默克诊疗手册

THE MERCK MANUAL

第 20 版

上 卷

主 编　Robert S. Porter, MD
主 译　王卫平

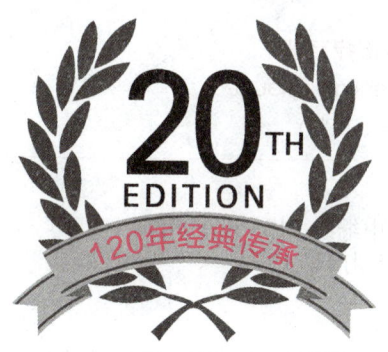

人民卫生出版社
·北京·

版权所有，侵权必究！

Copyright © 2020 by Merck Sharp & Dohme Corp., a subsidiary of Merck & Co., Inc.
Copyright © 1899, 1901, 1905, 1911, 1923, 1934, 1940, 1950, 1956, 1961, 1966, 1972, 1977, 1982, 1987, 1992, 1999, 2006, 2011, 2018

All rights reserved. No part of this book may be reproduced or used in any form or by any means, electronic or mechanical, including photocopying, or by any information storage and retrieval system, without permission in writing from the publisher. Inquiries should be addressed by email to The Merck Manuals Department, Merck & Co., Inc., P.O. Box 2000, Rahway, NJ 07065 or by email to merckmanualsinfo@merkc.com.

图书在版编目（CIP）数据

默克诊疗手册/（美）罗伯特·波特（Robert S. Porter）主编；王卫平主译. —北京：人民卫生出版社，2021.3
ISBN 978-7-117-30370-5

Ⅰ.①默… Ⅱ.①罗…②王… Ⅲ.①临床医学-诊疗-手册 Ⅳ.①R4-62

中国版本图书馆 CIP 数据核字（2020）第 158379 号

人卫智网　www.ipmph.com　医学教育、学术、考试、健康，购书智慧智能综合服务平台
人卫官网　www.pmph.com　人卫官方资讯发布平台

图字：01-2020-4657 号

默克诊疗手册
Moke Zhenliao Shouce
（上、下卷）

主　　译：王卫平
出版发行：人民卫生出版社（中继线 010-59780011）
地　　址：北京市朝阳区潘家园南里 19 号
邮　　编：100021
E - mail：pmph@pmph.com
购书热线：010-59787592　010-59787584　010-65264830
印　　刷：北京铭成印刷有限公司
经　　销：新华书店
开　　本：889×1194　1/16　总印张：190　总插页：16
总 字 数：7296 千字
版　　次：2021 年 3 月第 1 版
印　　次：2021 年 3 月第 1 次印刷
标准书号：ISBN 978-7-117-30370-5
定价（上、下卷）：698.00 元

打击盗版举报电话：010-59787491　E-mail：WQ@pmph.com
质量问题联系电话：010-59787234　E-mail：zhiliang@pmph.com

主 译
王卫平

译 者
王卫平	黄 瑛	王吉耀	邹和建	白春学	童朝阳
钱菊英	周 梁	余优成	孙兴怀	项蕾红	刘天舒
王 蔚	胡仁明	王晓川	卢洪洲	季建林	陈向军
顾 勇	华克勤	黄国英	胡 予	王大猷	王小钦
朱畴文	叶孜清	李 锋	宣丹旦	杨 冬	尹 俊
崔 洁	吴春萍	夏舒迟	刘婷婷	孙雯佳	庄荣源
黄金雅	孙金峤	孙建军	叶尘宇	朱冬青	易晓芳
陈伟呈	蒯 铮				

主 编
Robert S. Porter, MD

副主编
Justin L. Kaplan, MD

主编助理
Richard B. Lynn, MD
Madhavi T. Reddy, MD

编委会

Richard K. Albert, MD
Diane M. Birnbaumer, MD
Glenn D. Braunstein, MD
Ina Calligaro, PharmD
Deborah M. Consolini, MD
Sunir J. Garg, MD
Leonard G. Gomella, MD
Susan L. Hendrix, DO
Robert M. A. Hirschfeld, MD
Jonathan G. Howlett, MD
Michael Jacewicz, MD
Mathew E. Levison, MD

James Jeffrey Malatack, MD
Brian F. Mandell, MD
Karen C. McKoy, MD, MPH
James I. McMillan, MD
David F. Murchison, DDS, MMS
Robert J. Ruben, MD
David A. Spain, MD
Jerry L. Spivak, MD
Eva M. Vivian, PharmD
Michael R. Wasserman, MD
David S. Weinberg, MD

译 者 序

由于个体差异和各种环境因素的影响，同一种疾病在不同患者身上可能呈现出不同的临床表现和转归，然而每种疾病毕竟有其固有的发生和发展的规律，遵循这些规律来制订科学合理的诊断、治疗和预防的临床指南，就可以使各种常见病、多发病的临床诊治更加规范化，从而尽量提高疾病诊断的准确性和治疗的合理性。显然，萃集现代医学对各种疾病的认识，依据最新的理论和技术进展，以精练的篇幅编写一部临床工作指南，无论对于临床医疗工作者还是患者都是莫大的善事。

一百二十年前，美国医学界出现了一本小册子，称作 *Merck's Manual of the Materia Medica*，作为一种临床工作指南，供医生们在诊疗时参照，提高了医疗质量的同质化进步。经过几代人的不断努力和完善，这本手册已经成为世界著名的临床医疗工作指南。科学没有国界，我们将这本现在称作 *Merck Manual* 的《默克诊疗手册》介绍给我国的医务工作者，一定会促使我们的临床工作更加规范化和科学化，促进医疗质量的提升和同质化管理，造福于中国人民的健康事业。

复旦大学上海医学院曾经举全校之力，召集各个相关学科的精英参加了本书的编译工作，在繁忙的日常医务工作之余，严谨认真地完成了第18版和第19版纸质版的翻译出版。此后，《默克诊疗手册》开始启用电子版的形式发行，我们的翻译团队也随之进入对电子版内容的翻译编撰工作。本书纸质版第20版的编译和出版是基于电子版目前的内容完成的，由于电子版的内容会不断地滚动更新，因此纸质版的内容可能与最新电子版的内容略有不同；此外，篇章顺序与英文纸质版的第20版也略有不同。

希望我们的努力能够满足同行们的要求和期望，也希望众多读者继续对我们的编译工作不吝批评和赐教。

本版在翻译编纂过程中，得到以下各位同仁的协助，在此谨代表编委会表示谢意。他们是：胡文慧、钱莱、姜智星、梁敏锐、刘佳滟、郑舒聪、王茜、朱载华、朱小霞、曹灵、陈琛、赵天仪、赵力、薛愉、杨森、于一云、王令彪、孔宁、向清勇、杨达伟、方晓聪、王琴、毕晶、朱晓丹、童琳、葛海燕、许诺、邵勉、韩奕、王思佳、李远方、章轶琦、汪菁峰、张蔚菁、侯士强、刘桂剑、林瑾仪、徐世坤、张英梅、李智行、许莉莉、戴宇翔、李晨光、弭守玲、徐亚妹、陈章炜、龚洪立、陈慧、曹鹏宇、齐思思、刘晔、金尚霖、盛友渔、林尽染、许新雅、郦斐、赵颖、沈燕芸、王轩、邢小雪、徐中奕、王上上、王旭超、王艳、范逍遥、刘子琪、陈立立、袁燕、沈银忠、齐唐凯、宋炜、林逸骁、陈军、张仁芳、汤阳、王珍燕、闫翀、龚凌云、张璐、郁金泰、杨文波、张娜娜、王玥明、李翔、赵桂宪、徐骁盟、邱玥、董思其、陆瑶、杨璐萌、牛建英、吴青、张丽红、张旭垠、邱君君、张宁、陆芝英、王晓娟、傅有、陈义松、张运强、张晓丹、宋昱、李珺玮、郑韵熹、沈方、唐晓燕、王婷、李清、程忻、杨昌生、陈文安、李鑫、严蕾、蔡晓琳、孙思、顾俭勇、徐斐翔、王三强、杨笑宇、华英汇、杨雪、高振、董竞成、邵春海、李薇、顾静文、周璞、吴翠云、刘寄语、尹波、徐高静、吴毅、林丛、叶文静、黄钟洲、郑洪、徐睿、宋振举。

王卫平
2020 年 12 月 15 日

读 者 指 南

读者可以在目录页前找到下述内容：主译、译者、主编、副主编、主编助理、编委会、审校和作者名单；正文后有附录和索引。整书右侧面用不同位置的色块表示不同的篇。

每一篇的开头为本篇的目录，列出该篇下面的章及节的标题。各章的序号从本书的起始到结束按顺序统一编排。

索引仅收录相关内容中的重要关键词，读者可根据页码找到更多相关的资料。

左侧的书眉列出篇名和序号，右侧的书眉列出章名和序号。

缩略语和符号：为了节省文本的篇幅而使用一些缩略语，列在第 xi 页和 xii 页。上述两页内未列出的缩略语，在每章中首次使用时予以附注。

索引中没有将相关的图表单独列出。许多眼、耳、内分泌、皮肤、妇科和传染病科的照片以彩色插图出现。

原著给出的全部化验值都用美制单位，在多数情况下，中文版已将美制单位换算为我国法定计量单位，而将美制单位附在后面的括号中。附录Ⅱ中含有多个表格，列出各项实验室检测的正常值，包括血液、血浆、尿液、脑脊髓液和粪便等样本的检测。

本书中所涉及的药物已尽量使用通用名（非专业名），每个通用名后可能跟 1 个或多个商品名，部分处方中提及药物的商品名，仅是作者为表述方便，并不表示出版社推荐使用某个指定厂家生产的药品。

重要声明：本书的作者、评阅者、编者及译者都尽极大努力以确保治疗、药物和剂量方案准确，在本书付印时均符合标准。然而，由于新研究成果和新临床经验的不断涌现，作者们之间合理的学术观点相左，以及临床上个体差异的存在，在编写如此庞大的工具书的过程中难免出现人为的谬误，故要求读者在做出临床决策时运用个人的判断。需要时，可以咨询和比较其他来源的资料。我们特别建议读者在处方或使用某种药物前查对一下制造商所提供有关该药物的资料，特别是对自己不熟悉或不经常使用的药物。

注意：读者们可在 www.merckmanuals.com 网址上找到最新的资料、补充的图表以及多媒体增值服务内容。经常访问该网站可以获得临床进展的最新信息。现在，已经有了本书的 APP 应用程序提供各种移动装置使用。

（王卫平　译）

主编

ROBERT S. PORTER, MD
Executive Director, Scientific Affairs, Merck & Co., Inc, and
Clinical Assistant Professor, Department of Emergency Medicine,
Sidney Kimmel Medical College at Thomas Jefferson University

副主编

JUSTIN L. KAPLAN, MD
Director, Scientific Affairs, Merck & Co., Inc, and Clinical
Associate Professor, Department of Emergency Medicine, Sidney
Kimmel Medical College at Thomas Jefferson University

主编助理

RICHARD B. LYNN, MD

MADHAVI T. REDDY, MD

编委会

RICHARD K. ALBERT, MD
Professor and Vice-Chair for Clinical Affairs,
Department of Medicine, University of Colorado Health
Sciences Center

DIANE BIRNBAUMER, MD
Professor of Medicine Emeritus, David Geffen School of
Medicine at University of California, Los Angeles; Emeritus
Senior Clinical Educator and Professor of Emergency Medicine,
Harbor-UCLA Medical Center

GLENN D. BRAUNSTEIN, MD
Professor of Medicine, Cedars-Sinai
Medical Center; Professor of Medicine Emeritus,
David Geffen School of Medicine at University of California, Los
Angeles

INA LEE CALLIGARO, PharmD
Senior Associate Dean for Professional Programs and Associate
Professor of Pharmacy Practice, Temple University School of
Pharmacy

DEBORAH M. CONSOLINI, MD
Assistant Professor of Pediatrics, Sidney Kimmel Medical
College at Thomas Jefferson University; Chief, Division
of Diagnostic Referral, Nemours/AI duPont Hospital
for Children

SUNIR J. GARG, MD
Professor of Ophthalmology, The Retina Service of Wills Eye
Hospital, Sidney Kimmel Medical College at Thomas Jefferson
University; Partner, MidAtlantic Retina

LEONARD G. GOMELLA, MD
The Bernard W. Godwin, Jr. Professor of Prostate Cancer
and Chair, Department of Urology, Sidney Kimmel
Medical College at Thomas Jefferson University;
Clinical Director, Jefferson Kimmel Cancer Center
Network; Senior Director for Clinical Affairs, Jefferson
Kimmel Cancer Center

SUSAN L. HENDRIX, DO
Clinical Professor, Department of Surgical Specialties, Michigan
State University College of Osteopathic Medicine; Attending
Physician, St. Joseph Mercy Oakland, Trinity Health

ROBERT M.A. HIRSCHFELD, MD
DeWitt Wallace Senior Scholar and Professor of Psychiatry, Weill
Cornell Medical College

JONATHAN G. HOWLETT, MD
Clinical Professor of Medicine, University of Calgary; Past
President, Canadian Heart Failure Society

MICHAEL JACEWICZ, MD
Professor of Neurology, University of Tennessee Health Science
Center; Interim Chief of Neurology, VA Medical Center, Memphis

MATTHEW E. LEVISON, MD
Former Professor, School of Public Health, Drexel University;
Adjunct Professor and Former Chief, Division of Infectious
Diseases, College of Medicine, Drexel University; Associate
Editor, Bacterial Disease Moderator, ProMED-mail, International
Society of Infectious Diseases

JAMES JEFFREY MALATACK, MD
Professor of Pediatrics, Sidney Kimmel Medical College
at Thomas Jefferson University; Former Chief, Division of
Diagnostic Referral, Nemours/AI duPont Hospital for Children

BRIAN F. MANDELL, MD
Professor and Chairman of Medicine, Department of Rheumatic
and Immunologic Diseases, Center for Vasculitis Care and
Research, Cleveland Clinic Lerner College of Medicine at Case
Western Reserve University

KAREN C. McKOY, MD, MPH
Assistant Professor in Clinical Dermatology, Harvard
Medicine School; Assistant Professor in Clinical Dermatology,
Tufts University School of Medicine; Senior Staff, Group
Practice, Department of Dermatology, Lahey Clinic Medical Center

JAMES I. McMILLAN, MD
Associate Professor of Medicine, Nephrology Fellowship Program
Director, Loma Linda University

DAVID F. MURCHISON, DDS, MMS
Clinical Professor, Department of Biological Sciences, The
University of Texas at Dallas; Clinical Professor, Texas A&M
University Baylor College of Dentistry

ROBERT J. RUBEN, MD
Distinguished University Professor, Departments of
Otorhinolaryngology–Head & Neck Surgery and Pediatrics,
Albert Einstein College of Medicine and Montefiore Medical
Center

DAVID A. SPAIN, MD
The Ned and Carol Spieker Professor and Chief of Acute Care Surgery, Associate Chief of General Surgery, Department of Surgery, Stanford University

JERRY L. SPIVAK, MD
Professor of Medicine and Oncology and Director, Center for the Chronic Myeloproliferative Disorders, Johns Hopkins University School of Medicine

EVA M. VIVIAN, PharmD, MS
Professor, University of Wisconsin School of Pharmacy

MICHAEL R. WASSERMAN, MD
Chief Medical Officer, Rockport Healthcare Services, Los Angeles

DAVID S. WEINBERG, MD, MSc
Professor and Chair, Department of Medicine, and Audrey Weg Schaus and Geoffrey Alan Weg Chair in Medical Science, Fox Chase Cancer Center

---

审校

WILLIAM E. BRANT, MD
Professor Emeritus, Department of Radiology and Medical Imaging, University of Virginia

MICHAEL F. CELLUCCI, MD
Assistant Professor of Pediatrics, Sidney Kimmel Medical College at Thomas Jefferson University; Attending Physician, Diagnostic Referral Division/Solid Organ Transplantation, Nemours/AI duPont Hospital for Children

ROBERT B. COHEN, DMD
Clinical Associate Professor of Dentistry, Tufts University School of Dental Medicine

SIDNEY COHEN, MD
Professor of Medicine, Sidney Kimmel Medical College of Thomas Jefferson University; Co-Director, Gastrointestinal Motility Program, Jefferson University Hospitals

EUGENE P. FRENKEL, MD
Professor of Internal Medicine and Radiology, Patsy R. and Raymond D. Nasher Distinguished Chair in Cancer Research, Elaine Dewey Sammons Distinguished Chair in Cancer Research in honor of Eugene P. Frenkel, MD, A. Kenneth Pye Professorship in Cancer Research, The University of Texas Southwestern Medical Center at Dallas

J. CARLTON GARTNER, MD
Professor of Pediatrics, Sidney Kimmel Medical College at Thomas Jefferson University; Pediatrician-in-Chief, Nemours/AI duPont Hospital for Children

CHRISTOPHER P. RAAB, MD
Associate Professor of Pediatrics, Sidney Kimmel Medical College at Thomas Jefferson University; Attending Physician, Diagnostic Referral Division, Nemours/Alfred I. duPont Hospital for Children

MELVIN I. ROAT, MD
Clinical Associate Professor of Ophthalmology, Sidney Kimmel Medical College at Thomas Jefferson University; Cornea Service, Wills Eye Hospital

STEWART SHANKEL, MD
Emeritus Professor of Medicine, Loma Linda University

CATHERINE M. SOPRANO, MD
Clinical Assistant Professor of Pediatrics, Sidney Kimmel Medical College at Thomas Jefferson University; Attending Physician, Diagnostic Referral Division, Nemours/Alfred I. duPont Hospital for Children

作者名单

DENISE M. AARON, MD
Assistant Professor of Surgery, Section of Dermatology, Dartmouth-Hitchcock Medical Center; Staff Physician, Veterans Administration Medical Center, White River Junction
Benign Skin Tumors, Growths, and Vascular Lesions; Fungal Skin Infections

SIDDIQUE A. ABBASI, MD, MSc
Assistant Professor of Medicine, Warren Alpert Medical School of Brown University; Attending Cardiologist, Director of Heart Failure, and Director of Cardiac MRI, Providence VA Medical Center
Cardiac Tumors

BOLA ADAMOLEKUN, MD
Clinical Professor of Neurology, University of Tennessee Health Science Center
Seizure Disorders

CHRIS G. ADIGUN, MD
Board-Certified Dermatologist, Private Practice, Dermatology & Laser Center of Chapel Hill
Nail Disorders

MEHDI AFSHAR, MD
Clinical Fellow in Adult Cardiology, University of Toronto
Arteriosclerosis

THANIYYAH S. AHMAD, MD, MPH
Department of Cardiothoracic Surgery, University of North Carolina
Diseases of the Aorta and Its Branches

ROY D. ALTMAN, MD
Professor of Medicine, Division of Rheumatology and Immunology, David Geffen School of Medicine at UCLA
Paget Disease of Bone

GERALD L. ANDRIOLE, MD
Royce Distinguished Professor and Chief of Urologic Surgery, Barnes-Jewish Hospital, Washington University School of Medicine
Benign Prostate Disease

PARSWA ANSARI, MD
Assistant Professor and Program Director in Surgery, Hofstra Northwell–Lenox Hill Hospital, New York
Acute Abdomen and Surgical Gastroenterology; Anorectal Disorders; GI Bleeding

NOEL A. ARMENAKAS, MD
Clinical Professor of Urology, Weill Cornell Medical School; Attending Surgeon, New York Presbyterian Hospital and Lenox Hill Hospital
Genitourinary Tract Trauma

GUY P. ARMSTRONG, MD
Cardiologist, North Shore Hospital, Auckland; Cardiologist, Waitemata Cardiology, Auckland
Valvular Disorders

THOMAS ARNOLD, MD
Professor and Chairman, Department of Emergency Medicine, LSU Health Sciences Center–Shreveport
Bites and Stings

RAUL ARTAL, MD
Professor and Chair Emeritus, Department of Obstetrics/Gynecology and Women's Health, Saint Louis University School of Medicine
High-Risk Pregnancy

EVELYN ATTIA, MD
Professor of Psychiatry, Columbia University Medical Center, New York State Psychiatric Institute; Professor of Clinical Psychiatry, Weill Cornell Medical College, New York Presbyterian Hospital
Eating Disorders

JEANNE MARIE BAFFA, MD
Associate Professor of Pediatrics, Sidney Kimmel Medical College at Thomas Jefferson University; Program Director, Pediatric Cardiology Fellowship and Director of Echocardiography, Nemours/A.I. duPont Hospital for Children
Congenital Cardiovascular Anomalies

JAMES C. BAIRD, CPO (L)
Director of Education, Hanger Clinic
Limb Prosthetics

GEORGE L. BAKRIS, MD
Professor of Medicine and Director, ASH Comprehensive Hypertension Center, University of Chicago Medicine
Hypertension

RAGHAV BANSAL, MBBS
Assistant Professor, Ichan School of Medicine at Mount Sinai
Bezoars and Foreign Bodies; Pancreatitis

DAVID H. BARAD, MD, MS
Director of Assisted Reproductive Technology, Center for Human Reproduction
Approach to the Gynecologic Patient; Symptoms of Gynecologic Disorders

PEGGY P. BARCO, MS, BSW, OTR/L, SCDCM, CDRS
Assistant Professor of Occupational Therapy and Medicine, Washington University School of Medicine
The Older Driver

ROBERT A. BARISH, MD, MBA
Professor of Emergency Medicine and Vice Chancellor for Health Affairs, University of Illinois at Chicago
Bites and Stings

JENNIFER M. BARKER, MD
Associate Professor of Pediatrics, Division of Pediatric Endocrinology, Children's Hospital Colorado
Polyglandular Deficiency Syndromes

ROSEMARY BASSON, MD
Clinical Professor, Department of Psychiatry, University of British Columbia; Director, UBC Sexual Medicine Program
Sexual Dysfunction in Women

JAMES R. BERENSON, MD
President and Chief Medical Officer, Institute for Myeloma and Bone Cancer Research
Plasma Cell Disorders

JOHN L. BERK, MD
Associate Professor of Medicine and Assistant Director, Amyloidosis Center, Boston University Medical Center
Amyloidosis

BARBARA J. BERKMAN, DSW, PhD
Helen Rehr/Ruth Fitzdale Professor Emerita, Columbia University School of Social Work
Elder Abuse; Social Issues in the Elderly

CHESTON M. BERLIN, Jr., MD
University Professor of Pediatrics and Professor of Pharmacology, Penn State University College of Medicine
Principles of Drug Treatment in Children

RICHARD W. BESDINE, MD
Professor of Medicine, Greer Professor of Geriatric Medicine, and Director, Division of Geriatrics and Palliative Medicine and of the Center for Gerontology and Healthcare Research, Warren Alpert Medical School of Brown University
Approach to the Geriatric Patient; Aging and Quality of Life

RAJEEV BHATIA, MD
Associate Professor of Pediatrics, Northeast Ohio Medical University; Pediatric Pulmonologist, Akron Children's Hospital
Respiratory Disorders in Young Children

SCOTT W. BIEST, MD
Associate Professor of Obstetrics/Gynecology and Director of Minimally Invasive Gynecologic Surgery, Washington University School of Medicine
Uterine Fibroids

JOSEPH J. BIUNDO, MD
Clinical Professor of Medicine, Tulane Medical Center
Bursa, Muscle, and Tendon Disorders

DONALD W. BLACK, MD
Vice Chair for Education, Department of Psychiatry, University of Iowa, Roy J. and Lucille A. Carver College of Medicine
Idiopathic Environmental Intolerance

KAREN A. BLACKSTONE, MD
Assistant Professor of Medicine, Geriatrics and Palliative Care, George Washington University; Director, Palliative Care, Washington DC Veterans Administration Medical Center
The Dying Patient

MARCY B. BOLSTER, MD
Associate Professor of Medicine, Harvard Medical School; Director, Rheumatology Fellowship Training Program, Massachusetts General Hospital
Osteoporosis

JESSICA BON, MD, MS
Assistant Professor of Medicine, Division of Pulmonary, Allergy, and Critical Care Medicine, University of Pittsburgh School of Medicine
Pulmonary Rehabilitation

HERBERT L. BONKOVSKY, MD
Professor of Medicine and Chief, Liver Services and Laboratory for Liver and Metabolic Disorders, Wake Forest University School of Medicine
Porphyrias

CHARLES D. BORTLE, EdD
Director of Clinical Simulation, Office of Academic Affairs, Einstein Medical Center
Respiratory Arrest

ALFRED A. BOVE, MD, PhD
Professor (Emeritus) of Medicine, Lewis Katz School of Medicine, Temple University
Injury During Diving or Work in Compressed Air

THOMAS G. BOYCE, MD, MPH
Associate Professor of Pediatrics and Consultant in Pediatric Infectious Diseases and Immunology, Mayo Clinic College of Medicine
Gastroenteritis

SIMEON A. BOYADJIEV BOYD, MD
Professor of Pediatrics and Genetics, Section of Genetics, Department of Genetics, University of California, Davis
Congenital Craniofacial and Musculoskeletal Abnormalities

CHRISTOPHER J. BRADY, MD
Assistant Professor of Ophthalmology, Wilmer Eye Institute, Retina Division, Johns Hopkins University School of Medicine
Symptoms of Ophthalmologic Disorders

EVAN M. BRAUNSTEIN, MD, PhD
Assistant Professor of Medicine, Division of Hematology, Department of Medicine, Johns Hopkins School of Medicine
Anemias Caused by Deficient Erythropoiesis; Anemias Caused by Hemolysis; Approach to the Patient With Anemia

GEORGE R. BROWN, MD
Professor and Associate Chairman of Psychiatry, East Tennessee State University; Adjunct Professor of Psychiatry, University of North Texas
Sexuality, Gender Dysphoria, and Paraphilias

HAYWOOD L. BROWN, MD
F. Bayard Carter Professor of Obstetrics and Gynecology, Duke University Medical Center
Approach to the Pregnant Woman and Prenatal Care; Normal Labor and Delivery

CHRISTOPHER BRUNO, MD
Assistant Professor of Medicine, Division of infectious Diseases & HIV Medicine, Drexel University College of Medicine
Bacteria and Antibacterial Drugs

ERIKA F. BRUTSAERT, MD
Assistant Professor, Albert Einstein College of Medicine; Attending Physician, Montefiore Medical Center
Diabetes Mellitus and Disorders of Carbohydrate Metabolism

LARRY M. BUSH, MD
Affiliate Professor of Clinical Biomedical Sciences, Charles E. Schmidt College of Medicine, Florida Atlantic University; Affiliate Associate Professor of Medicine, University of Miami-Miller School of Medicine
Gram-Negative Bacilli; Gram-Positive Bacilli; Gram-Positive Cocci; Neisseriaceae; Spirochetes

JERROLD T. BUSHBERG, PhD, DABMP
Clinical Professor, Radiology and Radiation Oncology, and Director of Health Physics Program, School of Medicine, University of California, Davis
Radiation Exposure and Contamination

EDWARD R. CACHAY, MD, MAS
Professor of Clinical Medicine, Department of Medicine and Division of Infectious Diseases–Owen Clinic, University of California, San Diego
Human Immunodeficiency Virus Infection

ANDREW CALABRIA, MD
Assistant Professor of Pediatrics, Perelman School of Medicine at The University of Pennsylvania; Attending Physician, Division of Endocrinology & Diabetes, The Children's Hospital of Philadelphia
Endocrine Disorders in Children

DANIELLE CAMPAGNE, MD
Associate Clinical Professor, Department of Emergency Medicine, University of San Francisco–Fresno
Fractures, Dislocations, and Sprains

CAROLINE CARNEY, MD, MSc
Chief Medical Officer, Magellan Healthcare
Approach to the Patient With Mental Symptoms

DAVID B. CARR, MD
Alan A. and Edith L. Wolff Professor of Geriatric Medicine, Professor of Medicine and Neurology, and Clinical Director, Division of Geriatrics and Nutritional Science, Washington University School of Medicine
The Older Driver

MARY T. CASERTA, MD
Professor of Pediatrics, Division of Infectious Diseases, University of Rochester School of Medicine and Dentistry; Attending Physician, Golisano Children's Hospital, University of Rochester Medical Center
Enteroviruses; Infections in Neonates; Miscellaneous Viral Infections in Infants and Children; Pox Viruses

MICHAEL F. CELLUCCI, MD
Assistant Professor of Pediatrics, Sidney Kimmel Medical College at Thomas Jefferson University; Attending Physician, Diagnostic Referral Division/Solid Organ Transplantation, Nemours/A.I. duPont Hospital for Children
Dehydration and Fluid Therapy in Children

BRUCE A. CHABNER, MD
Director of Clinical Research, Massachusetts General Hospital Cancer Center; Professor of Medicine, Harvard Medical School
Overview of Cancer; Principles of Cancer Therapy

WALTER W. CHAN, MD, MPH
Assistant Professor of Medicine, Harvard Medical School; Director, Center for Gastrointestinal Motility, Division of Gastroenterology, Hepatology and Endoscopy, Brigham and Women's Hospital
Diagnostic and Therapeutic GI Procedures

IAN M. CHAPMAN, MBBS, PhD
Professor of Medicine, Discipline of Medicine, University of Adelaide, Royal Adelaide Hospital
Pituitary Disorders

LOIS CHOI-KAIN, MD
Assistant Professor of Psychiatry, Harvard Medical School; Medical and Program Director, Gunderson Residence of McLean Hospital; Director, McLean Borderline Personality Disorder Training Institute
Personality Disorders

ALFRED J. CIANFLOCCO, MD
Director, Primary Care Sports Medicine, Cleveland Clinic Sports Health; Department of Orthopaedic Surgery, Cleveland Clinic
Neck and Back Pain

JESSE M. CIVAN, MD
Assistant Professor and Medical Director, Liver Tumor Center, Thomas Jefferson University Hospital
Fibrosis and Cirrhosis

PAULA J. CLAYTON, MD
Professor Emeritus, University of Minnesota School of Medicine; American Foundation for Suicide Prevention
Suicidal Behavior and Self-Injury

ERIN G. CLIFTON, PhD
Department of Psychological Sciences, Case Western Reserve University
Domestic Violence and Rape

ELIZABETH L. COBBS, MD
Professor of Medicine, Geriatrics and Palliative Care, George Washington University; Chief, Geriatrics, Extended Care and Palliative Care, Washington DC Veterans Administration Medical Center
The Dying Patient

WILLIAM J. COCHRAN, MD
Associate, Department of Pediatric Gastroenterology and Nutrition, Geisinger Clinic, Danville, PA; Clinical Professor, Department of Pediatrics, Temple University School of Medicine
Congenital Gastrointestinal Anomalies; Gastrointestinal Disorders in Neonates and Infants

KATHRYN COLBY, MD, PhD
Louis Block Professor and Chair, Department of Ophthalmology & Visual Science, University of Chicago School of Medicine
Eye Trauma

RAFAEL ANTONIO CHING COMPANIONI, MD
Icahn School of Medicine at Mount Sinai, Elmhurst Hospital Center
Inflammatory Bowel Disease

DEBORAH M. CONSOLINI, MD
Assistant Professor of Pediatrics, Sidney Kimmel Medical College of Thomas Jefferson University; Chief, Division of Diagnostic Referral, Nemours/Alfred I. duPont Hospital for Children
Care of Newborns and Infants; Caring for Sick Children and Their Families; Health Supervision of the Well Child; Symptoms in Infants and Children

BAŞAK ÇORUH, MD
Assistant Professor, Division of Pulmonary, Critical Care, and Sleep Medicine, University of Washington
Bronchiectasis and Atelectasis

WILLIAM CORYELL, MD
George Winokur Professor of Psychiatry, Carver College of Medicine at University of Iowa
Mood Disorders

RICARDO A. CRUCIANI, MD, PhD
Chair and Professor, Department of Neurology, and Director, Center for Pain Palliative Medicine, Drexel University College of Medicine
Neurotransmission

JIMENA CUBILLOS, MD
Associate Professor of Clinical Urology and Pediatrics, University of Rochester School of Medicine and Dentistry
Congenital Renal and Genitourinary Anomalies

PATRICIA A. DALY, MD
Medical Director for Diabetes, Valley Health System; Visiting Assistant Professor of Clinical Medicine, University of Virginia
Multiple Endocrine Neoplasia Syndromes

DANIEL F. DANZL, MD
Professor and Chair, Department of Emergency Medicine, University of Louisville School of Medicine
Cold Injury

SHINJITA DAS, MD
Instructor in Dermatology, Harvard Medical School; Assistant in Dermatology, Massachusetts General Hospital
Pigmentation Disorders; Psoriasis and Scaling Diseases; Sweating Disorders

NORMAN L. DEAN, MD
Private Consultant, Internal/Pulmonary Medicine, Chapel Hill; Lifetime Fellow, American College of Physicians
Drowning

PETER J. DELVES, PhD
Professor of Immunology, Division of Infection & Immunity, Faculty of Medical Sciences, University College London
Allergic, Autoimmune, and Other Hypersensitivity Disorders; Biology of the Immune System

MARC A. De MOYA, MD
Chief, Division of Trauma, Critical Care, and Acute Care Surgery, Medical College of Wisconsin
Shock and Fluid Resuscitation

ARA DerMARDEROSIAN, PhD
Professor Emeritus of Biology and Pharmacognosy, University of the Sciences
Dietary Supplements

DEEPINDER K. DHALIWAL, MD, L.Ac
Professor, Department of Ophthalmology, University of Pittsburgh School of Medicine
Refractive Error

A. DAMIAN DHAR, MD, JD
Private Practice, North Atlanta Dermatology
Bacterial Skin Infections

MICHAEL C. DiMARINO, MD
Clinical Assistant Professor, Sidney Kimmel Medical College at Thomas Jefferson University
Diverticular Disease

JOEL E. DIMSDALE, MD
Professor Emeritus, Department of Psychiatry, University of California, San Diego
Somatic Symptom and Related Disorders

JAMES G. H. DINULOS, MD
Clinical Associate Professor of Surgery (Dermatology Section), Geisel School of Medicine at Dartmouth; Clinical Assistant Professor of Dermatology, University of Connecticut
Cornification Disorders; Parasitic Skin Infections; Viral Skin Diseases

KARL DOGHRAMJI, MD
Professor of Psychiatry, Neurology, and Medicine, and Medical Director, Jefferson Sleep Disorders Center, Thomas Jefferson University
Sleep and Wakefulness Disorders

JAMES D. DOUKETIS, MD
Professor, Divisions of General Internal Medicine, Hematology and Thromboembolism, Department of Medicine, McMaster University; Director, Vascular Medicine Research Program, St. Joseph's Healthcare Hamilton
Lymphatic Disorders; Peripheral Venous Disorders

ANTONETTE T. DULAY, MD
Attending Physician, Maternal-Fetal Medicine Section, Department of Obstetrics and Gynecology, Main Line Health System; Senior Physician, Axia Women's Health
Abnormalities of Pregnancy

JEFFREY S. DUNGAN, MD
Associate Professor, Clinical Genetics, Department of Obstetrics and Gynecology, Northwestern University Feinberg School of Medicine
Prenatal Genetic Counseling and Evaluation

DERRICK A. DUPRE, MD
Department of Neurosurgery, Allegheny General Hospital; Drexel University College of Medicine
Spinal Trauma; Traumatic Brain Injury

SOUMITRA R. EACHEMPATI, MD
Professor of Surgery, Professor of Medicine in Medical Ethics, and Director, Surgical Intensive Care Unit, Weill Cornell Medical College, New York Presbyterian Hospital
Approach to the Critically Ill Patient

JOSEPHINE ELIA, MD
Professor of Psychiatry and Human Behavior, Professor of Pediatrics, Sidney Kimmel Medical College of Thomas Jefferson University; Attending Physician, Nemours/A.I. duPont Hospital for Children
Mental Disorders in Children and Adolescents

B. MARK EVERS, MD
Professor and Vice-Chair of Surgery; Markey Cancer Foundation Endowed Chair; Director, Lucille P. Markey Cancer Center; Physician-in-Chief, Oncology Service Line UK Healthcare, University of Kentucky
Carcinoid Tumors

STEPHEN J. FALCHEK, MD
Director, Residency Program and formerly Division Chief of Pediatric Neurology, Nemours/A.I. duPont Hospital for Children; Instructor, Sidney Kimmel Medical College of Thomas Jefferson University
Congenital Neurologic Anomalies

MARK A. FARBER, MD
Professor of Surgery and Radiology, Division of Vascular Surgery, University of North Carolina; Program Director in Vascular Surgery; Director, University of North Carolina Aortic Network
Diseases of the Aorta and Its Branches

ABIMBOLA FARINDE, PhD, PharmD
Professor, Columbia Southern University, Orange Beach, AL
Pharmacodynamics

CHRISTOPHER M. FECAROTTA, MD
Attending Physician, Phoenix Children's Hospital
Eye Defects and Conditions in Children

NORAH C. FEENY, PhD
Professor, Department of Psychology, Case Western Reserve University
Domestic Violence and Rape

CAROLYN FEIN LEVY, MD
Assistant Professor, Hofstra Northwell School of Medicine
Histiocytic Syndromes

JAMES M. FERNANDEZ, MD, PhD
Clinical Assistant Professor of Medicine, Cleveland Clinic Lerner College of Medicine at Case Western Reserve University, Director, Allergy and Clinical Immunology, Louis Stokes VA Medical Center, Wade Park; Cleveland Clinic, Staff, Department of Allergy and Clinical Immunology
Immunodeficiency Disorders

BRADLEY D. FIGLER, MD
Assistant Professor of Urology, University of North Carolina
Genitourinary Tests and Procedures

T. ERNESTO FIGUEROA, MD
Professor of Urology and Pediatrics, Sidney Kimmel Medical College of Thomas Jefferson University; Chief, Division of Pediatric Urology, Nemours/A.I. duPont Nemours Hospital for Children
Incontinence in Children

DAVID N. FINEGOLD, MD
Professor of Human Genetics, Department of Human Genetics, Graduate School of Public Health, University of Pittsburgh
General Principles of Medical Genetics

MARVIN P. FRIED, MD
Professor and University Chairman, Department of Otorhinolaryngology-Head and Neck Surgery, Montefiore Medical Center, The University Hospital of Albert Einstein College of Medicine
Approach to the Patient With Nasal and Pharyngeal Symptoms; Nose and Paranasal Sinus Disorders

LARA A. FRIEL, MD, PhD
Associate Professor, Maternal-Fetal Medicine Division, Department of Obstetrics, Gynecology, and Reproductive Sciences, University of Texas Health Medical School at Houston, McGovern Medical School
Pregnancy Complicated by Disease

DMITRY GABRILOVICH, MD, PhD
Christopher M. Davis Professor in Cancer Research and Program Leader, Translational Tumor Immunology, The Wistar Institute; Professor, Department of Pathology and Laboratory Medicine, Perelman School of Medicine at the University of Pennsylvania
Tumor Immunology

PIERLUIGI GAMBETTI, MD
Professor of Pathology, Case Western Reserve University
Prion Diseases

JAMES A. GARRITY, MD
Whitney and Betty MacMillan Professor of Ophthalmology, Mayo Clinic College of Medicine
Eyelid and Lacrimal Disorders; Optic Nerve Disorders; Orbital Diseases

MARGERY GASS, MD
Board of Trustees, International Menopause Society
Menopause

DAVID M. GERSHENSON, MD
Professor and Chairman, Department of Gynecologic Oncology and Reproductive Medicine, The University of Texas MD Anderson Cancer Center
Gynecologic Tumors

ERIC B. GIBSON, MD
Associate Professor, Neonatal-Perinatal Medicine, Sidney Kimmel Medical College of Thomas Jefferson University; Attending Physician, Nemours/A.I. duPont Hospital for Children
Perinatal Problems

ELIAS A. GIRALDO, MD, MS
Professor of Neurology and Director, Neurology Residency Program, University of Central Florida College of Medicine
Stroke

MARK T. GLADWIN, MD
Jack D. Myers Professor and Chair, Department of Medicine, University of Pittsburgh School of Medicine; Director, Pittsburgh Heart, Lung, and Blood Vascular Medicine Institute
Pulmonary Hypertension

STEPHEN J. GLUCKMAN, MD
Professor of Medicine, Perelman School of Medicine at The University of Pennsylvania; Medical Director, Penn Global Medicine
Chronic Fatigue Syndrome

ANNE CAROL GOLDBERG, MD
Professor of Medicine, Division of Endocrinology, Metabolism and Lipid Research, Department of Medicine, Washington University School of Medicine
Lipid Disorders

MERCEDES E. GONZALEZ, MD
Clinical Assistant Professor of Dermatology, University of Miami Miller School of Medicine; Clinical Assistant Professor of Dermatology, Florida International University Herbert Wertheim College of Medicine; Medical Director, Pediatric Dermatology of Miami
Dermatitis

HECTOR A. GONZALEZ-USIGLI, MD
Professor of Neurology, HE UMAE Centro Médico Nacional de Occidente; Movement Disorders Clinic, Neurology at IMSS
Movement and Cerebellar Disorders

CARMEN E. GOTA, MD
Assistant Professor of Internal Medicine, Cleveland Clinic Lerner College of Medicine at Case Western Reserve University; Senior Staff, Department of Rheumatology, Orthopedic and Rheumatologic Institute, Center for Vasculitis Care and Research
Vasculitis

EVAN GRABER, DO
Clinical Assistant Professor of Pediatrics, Sidney Kimmel Medical College of Thomas Jefferson University; Pediatric Endocrinologist, Nemours/A.I. duPont Hospital for Children
Growth and Development

NORTON J. GREENBERGER, MD
Clinical Professor of Medicine, Harvard Medical School; Senior Physician, Brigham and Women's Hospital
Symptoms of GI Disorders

JOHN E. GREENLEE, MD
Professor and Executive Vice Chair, Department of Neurology, University of Utah School of Medicine
Brain Infections; Meningitis

JOHN J. GREGORY, Jr., MD
Assistant Professor of Pediatrics, Rutgers, New Jersey Medical School; Attending Physician, Goryeb Children's Hospital, Atlantic Health
Pediatric Cancers

JOHN H. GREIST, MD
Clinical Professor of Psychiatry, University of Wisconsin School of Medicine and Public Health; Distinguished Senior Scientist, Madison Institute of Medicine
Anxiety and Stressor-Related Disorders

ASHLEY B. GROSSMAN, MD
Emeritus Professor of Endocrinology, University of Oxford; Fellow, Green-Templeton College; Professor of Neuroendocrinology, Barts and the London School of Medicine; Consultant NET Endocrinologist, Royal Free Hospital, London
Adrenal Disorders

RAVINDU GUNATILAKE, MD
Director of Clinical Perinatal Medicine, Director of Obstetrical Research, Valley Perinatal Services
Drugs in Pregnancy

JENNIFER GURNEY, MD
Adjunct Assistant Professor, Uniformed Services of the Health Sciences
Care of the Surgical Patient

RULA A. HAJJ-ALI, MD
Associate Professor, Cleveland Clinic Lerner College of Medicine at Case Western Reserve University; Staff Physician, Center of Vasculitis Care and Research, Department of Rheumatic and Immunologic Disease, Cleveland Clinic
Autoimmune Rheumatic Disorders

JESSE B. HALL, MD
Professor Emeritus of Medicine and Anesthesia and Critical Care, University of Chicago School of Medicine
Respiratory Failure and Mechanical Ventilation

JOHN W. HALLETT, Jr., MD
Clinical Professor, Division of Vascular Surgery, Medical University of South Carolina
Peripheral Arterial Disorders

JAMES PETER ADAM HAMILTON, MD
Assistant Professor of Medicine, Division of Gastroenterology and Hepatology, Johns Hopkins University School of Medicine
Iron Overload

MARGARET R. HAMMERSCHLAG, MD
Professor of Pediatrics and Medicine and Director, Pediatric Infectious Disease Fellowship Program, State University of New York Downstate Medical Center
Chlamydia and Mycoplasmas

KEVIN C. HAZEN, PhD
Professor of Pathology and Director of Clinical Microbiology, Duke University Health System
Laboratory Diagnosis of Infectious Disease

L. AIMEE HECHANOVA, MD
Assistant Professor of Medicine, Loma Linda University; Attending Nephrologist, Loma Linda University Medical Center
Renal Replacement Therapy; Renal Transport Abnormalities

R. PHILLIPS HEINE, MD
Professor and Director, Division of Maternal-Fetal Medicine, Department of Obstetrics and Gynecology, Duke University Medical Center
Symptoms During Pregnancy

STEVEN K. HERRINE, MD
Professor of Medicine, Division of Gastroenterology and Hepatology, and Vice Dean for Academic Affairs, Sidney Kimmel Medical College at Thomas Jefferson University
Approach to the Patient With Liver Disease; Drugs and the Liver; Liver Masses and Granulomas

JEROME M. HERSHMAN, MD, MS
Distinguished Professor of Medicine Emeritus, David Geffen School of Medicine at UCLA; Director of the Endocrine Clinic, West Los Angeles VA Medical Center
Thyroid Disorders

MARTIN HERTL, MD, PhD
Jack Fraser Smith Professor of Surgery, Director of Solid Organ Transplantation, and Chief Surgical Officer, Rush University Medical Center
Transplantation

LYALL A. J. HIGGINSON, MD
Professor of Medicine, University of Ottawa; Clinical Cardiologist, Division of Cardiology, University of Ottawa Heart Institute
Symptoms of Cardiovascular Disorders

IRVIN H. HIRSCH, MD
Clinical Professor of Urology, Sidney Kimmel Medical College of Thomas Jefferson University
Male Reproductive Endocrinology and Related Disorders; Male Sexual Dysfunction

BRIAN D. HOIT, MD
Professor of Medicine and Physiology and Biophysics, Case Western Reserve University; Director of Echocardiography, Harrington HVI, University Hospitals Cleveland Medical Center
Pericarditis

JUEBIN HUANG, MD, PhD
Assistant Professor, Department of Neurology, Memory Impairment and Neurodegenerative Dementia (MIND) Center, University of Mississippi Medical Center
Delirium and Dementia; Function and Dysfunction of the Cerebral Lobes

WENDY W. HUANG, MD
Attending Physician, Phoenix Children's Hospital
Eye Defects and Conditions in Children

VICTOR F. HUCKELL, MD
Clinical Professor of Medicine, University of British Columbia; Staff Cardiologist, Vancouver General Hospital
Endocarditis

MICHAEL C. IANNUZZI, MD, MBA
Professor, Hofstra Northwell School of Medicine; Chair, Department of Medicine, Staten Island University Hospital
Sarcoidosis

HAKAN ILASLAN, MD
Associate Professor of Radiology, Cleveland Clinic Lerner College of Medicine at Case Western Reserve University; Staff Radiologist, Imaging Institute, Diagnostic Radiology
Principles of Radiologic Imaging; Tumors of Bones and Joints

TALHA H. IMAM, MD
Assistant Clinical Professor in Internal Medicine and Nephrology, University of Riverside School of Medicine; Attending Physician, Department of Nephrology, Kaiser Permanente
Urinary Tract Infections

HARRY S. JACOB, MD
George Clark Professor of Medicine and Laboratory Medicine (Emeritus), University of Minnesota Medical School; Founding Chief Medical Editor, *HemOnc Today*
Spleen Disorders

NAVIN JAIPAUL, MD, MHS
Associate Professor of Medicine, Loma Linda University School of Medicine; Chief of Nephrology, VA Loma Linda Healthcare System
Cystic Kidney Disease; Glomerular Disorders; Tubulointerstitial Diseases

LARRY E. JOHNSON, MD, PhD
Associate Professor of Geriatrics and Family and Preventive Medicine, University of Arkansas for Medical Sciences; Medical Director, Community Living Center, Central Arkansas Veterans Healthcare System
Mineral Deficiency and Toxicity; Vitamin Deficiency, Dependency, and Toxicity

BRIAN D. JOHNSTON
Director of Education, International Association of Resistance Trainers; Director of Education, Prescribed Exercise Clinics
Exercise

JAIME JORDAN, MD
Assistant Professor and Vice Chair, Acute Care College, David Geffen School of Medicine at UCLA; Associate Director, Residency Training Program, Department of Emergency Medicine, Harbor-UCLA Medical Center
Approach to the Trauma Patient

DOUGLAS E. JORENBY, PhD
Professor of Medicine, University of Wisconsin School of Medicine and Public Health; Director of Clinical Services, University of Wisconsin Center for Tobacco Research and Intervention
Tobacco Use

MICHAEL J. JOYCE, MD
Associate Clinical Professor of Orthopaedic Surgery, Cleveland Clinic Lerner School of Medicine at Case Western Reserve University
Tumors of Bones and Joints

JAMES O. JUDGE, MD
Associate Clinical Professor of Medicine, University of Connecticut School of Medicine; Senior Medical Director, Optum Complex Care Management
Gait Disorders in the Elderly

DANIEL B. KAPLAN, PhD
Assistant Professor, Adelphi University School of Social Work
Elder Abuse; Social Issues in the Elderly

KENNETH M. KAYE, MD
Associate Professor, Division of Infectious Diseases, Department of Medicine, Brigham and Women's Hospital, Harvard Medical School
Herpesviruses

JONETTE E. KERI, MD, PhD
Associate Professor of Dermatology and Cutaneous Surgery, University of Miami Miller School of Medicine; Chief, Dermatology Service, Miami VA Hospital
Acne and Related Disorders; Principles of Topical Dermatologic Therapy

BRADLEY W. KESSER, MD
Professor, Department of Otolaryngology - Head and Neck Surgery, University of Virginia School of Medicine
External Ear Disorders

LEILA M. KHAZAENI, MD
Associate Professor of Ophthalmology, Loma Linda University School of Medicine
Approach to the Ophthalmologic Patient; Cataract

JENNIFER F. KNUDTSON, MD
Assistant Professor, Reproductive Endocrinology and Infertility, Department of Obstetrics and Gynecology, University of Texas Health Science Center at San Antonio
Female Reproductive Endocrinology

APOSTOLOS KONTZIAS, MD
Assistant Professor of Medicine and Director, Autoinflammatory Clinic, Cleveland Clinic Foundation
Hereditary Periodic Fever Syndromes; Joint Disorders

MARY ANN KOSIR, MD
Professor of Surgery and Oncology, Wayne State University School of Medicine; Karmanos Cancer Institute
Breast Disorders

THOMAS KOSTEN, MD
JH Waggoner Chair and Professor of Psychiatry, Neuroscience, Pharmacology, Immunology and Pathology, Baylor College of Medicine/MD Anderson Cancer Center
Substance-Related Disorders

DANIELA KROSHINSKY, MD, MPH
Associate Professor of Dermatology, Harvard Medical School; Attending Physician and Director, Inpatient Dermatology, Massachusetts General Hospital
Pressure Ulcers

DAVID J. KUTER, MD, DPhil
Professor of Medicine, Harvard Medical School; Chief of Hematology, Massachusetts General Hospital
Bleeding Due to Abnormal Blood Vessels; Thrombocytopenia and Platelet Dysfunction

KARA C. LaMATTINA, MD
Assistant Professor of Ophthalmology, Boston University School of Medicine
Uveitis and Related Disorders

LEWIS LANDSBERG, MD
Irving S. Cutter Professor of Medicine and Dean Emeritus, Northwestern University Feinberg School of Medicine
Multiple Endocrine Neoplasia Syndromes

ALAN LANTZY, MD
Neonatologist, West Penn Hospital, Pittsburgh
Metabolic, Electrolyte, and Toxic Disorders in Neonates

CHRISTOPHER J. LaROSA, MD
Assistant Professor of Pediatrics, Perelman School of Medicine at The University of Pennsylvania; Attending Physician, Division of Pediatric Nephrology, Children's Hospital of Philadelphia
Congenital Renal Transport Abnormalities

JENNIFER LE, PharmD, MAS, BCPS-ID
Professor of Clinical Pharmacy and Director of Experiential Education in Los Angeles, Skaggs School of Pharmacy and Pharmaceutical Sciences, University of California San Diego
Pharmacokinetics

NOAH LECHTZIN, MD, MHS
Associate Professor of Medicine and Director, Adult Cystic Fibrosis Program, Johns Hopkins University School of Medicine
Approach to the Pulmonary Patient; Diagnostic and Therapeutic Pulmonary Procedures; Symptoms of Pulmonary Disorders

JOYCE S. LEE, MD, MAS
Assistant Professor, Division of Pulmonary Sciences and Critical Care Medicine, Department of Medicine, University of Colorado Denver
Interstitial Lung Diseases

JOSEPH R. LENTINO, MD, PhD
Chief, Infectious Disease Section and Professor of Medicine, Loyola University Medical Center
Anaerobic Bacteria

MICHAEL C. LEVIN, MD
Saskatchewan Multiple Sclerosis Clinical Research Chair and Professor of Neurology and Anatomy-Cell Biology, College of Medicine, University of Saskatchewan; Adjunct Professor of Neurology, University of Tennessee Health Science Center
Approach to the Neurologic Patient; Demyelinating Disorders; Neurologic Tests and Procedures; Symptoms of Neurologic Disorders

WENDY S. LEVINBOOK, MD
Private Practice, Hartford Dermatology Associates
Hair Disorders

ANDREA LEVINE, MD
Fellow, Division of Pulmonary, Allergy, and Critical Care Medicine, University of Pittsburgh Medical Center
Pulmonary Hypertension; Pulmonary Rehabilitation

MATTHEW E. LEVISON, MD
Former Professor, School of Public Health, Drexel University; Adjunct Professor and Former Chief, Division of Infectious Diseases, College of Medicine, Drexel University; Associate Editor, Bacterial Disease Moderator, ProMED-mail, International Society of Infectious Diseases
Arboviruses, Arenaviridae, and Filoviridae

SHARON LEVY, MD, MPH
Associate Professor of Pediatrics, Harvard Medical School; Director, Adolescent Substance Abuse Program, Boston Children's Hospital
Problems in Adolescents

JAMES L. LEWIS, III, MD
Attending Physician, Brookwood Baptist Health and Saint Vincent's Ascension Health, Birmingham
Acid-Base Regulation and Disorders; Electrolyte Disorders; Fluid Metabolism

PAUL L. LIEBERT, MD
Attending Physician, Orthopedic Surgery, Tomah Memorial Hospital, Tomah, WI
Sports Injury

JANE L. LIESVELD, MD
Professor, Department of Medicine, James P. Wilmot Cancer Institute, University of Rochester Medical Center
Eosinophilic Disorders; Myeloproliferative Disorders

RICHARD W. LIGHT, MD
Professor of Medicine, Vanderbilt University Medical Center
Mediastinal and Pleural Disorders

SUNNY A. LINNEBUR, PharmD, BCPS, BCGP
Professor of Clinical Pharmacy, University of Colorado Skaggs School of Pharmacy and Pharmaceutical Sciences
Drug Therapy in the Elderly

JEFFREY M. LIPTON, MD, PhD
Professor of Pediatrics and Molecular Medicine, Hofstra Northwell School of Medicine; Professor, The Center for Autoimmune and Musculoskeletal Disease, Feinstein Institute for Medical Research; Chief, Hematology/Oncology and Stem Cell Transplantation, Cohen Children's Medical Center of New York
Histiocytic Syndromes

JOHN LISSOWAY, MD
Department of Emergency Medicine, University of New Mexico; Department of Emergency Medicine, Presbyterian Hospital
Heat Illness

JAMES H. LIU, MD
Arthur H. Bill Professor and Chair, Departments of Obstetrics and Gynecology and Reproductive Biology, UH Cleveland Medical Center; Professor, Obstetrics and Gynecology, Case Western Reserve University School of Medicine
Endometriosis

ELLIOT M. LIVSTONE, MD
Emeritus Staff, Sarasota Memorial Hospital, Sarasota, FL
Tumors of the GI Tract

PHILLIP LOW, MD
Professor of Neurology, College of Medicine, Mayo Clinic; Consultant, Department of Neurology, Mayo Clinic
Autonomic Nervous System

ANDREW M. LUKS, MD
Professor, Division of Pulmonary, Critical Care, and Sleep Medicine, University of Washington
Altitude Diseases

LAWRENCE R. LUSTIG, MD
Howard W. Smith Professor and Chair, Department of Otolaryngology-Head & Neck Surgery, Columbia University Medical Center and New York Presbyterian Hospital
Hearing Loss; Inner Ear Disorders

KRISTLE LEE LYNCH, MD
Assistant Professor of Medicine, Perelman School of Medicine at The University of Pennsylvania
Esophageal and Swallowing Disorders

SHALINI S. LYNCH, PharmD
Associate Professor, Department of Clinical Pharmacy, University of California San Francisco School of Pharmacy
Concepts in Pharmacotherapy; Factors Affecting Response to Drugs

JOANNE LYNN, MD, MA, MS
Director, Center for Elder Care and Advanced Illness, Altarum Institute
The Dying Patient

JAMES MADSEN, MD, MPH
Adjunct Associate Professor of Preventive Medicine and Biometrics, Uniformed Services University of the Health Sciences; Chief, Consultant Branch, Chemical Casualty Care Division, US Army Medical Research Institute of Chemical Defense, Aberdeen Proving Ground South, MD
Mass Casualty Weapons

PAUL M. MAGGIO, MD, MBA
Associate Professor of Surgery, Associate Chief Medical Officer, and Co-Director, Critical Care Medicine, Stanford University Medical Center
Sepsis and Septic Shock

KENNETH MAIESE, MD
Member and Advisor, Biotechnology and Venture Capital Development, Office of Translational Alliances and Coordination, National Heart, Lung, and Blood Institute; Past Professor, Chair, and Chief of Service, Department of Neurology and Neurosciences, Rutgers University
Coma and Impaired Consciousness

ANNA MALKINA, MD
Assistant Clinical Professor of Medicine, Division of Nephrology, University of California, San Francisco
Chronic Kidney Disease

J. RYAN MARK, MD
Assistant Professor, Department of Urology, Sidney Kimmel Medical College at Thomas Jefferson University
Genitourinary Cancer

JOHN MARKMAN, MD
Director, Neuromedicine Pain Management, Director, Translational Pain Research and Associate Director, Department of Neurosurgery and Neurology, Neuromedicine Pain Management Center
Pain

MELISSA G. MARKO, PhD
Senior Clinical Scientist, Nestle Nutrition
Dietary Supplements

MARGARET C. McBRIDE, MD
Professor of Pediatrics, Northeast Ohio Medical University; Pediatric Neurologist, NeuroDevelopmental Science Center, Akron Children's Hospital
Neurocutaneous Syndromes; Neurologic Disorders in Children

DOUGLAS L. McGEE, DO
Chief Academic Officer and ACGME Designated Institutional Official, Einstein Healthcare Network
Clinical Decision Making

ROBERT S. McKELVIE, MD, PhD, MSc
Professor of Medicine, Western University; Cardiologist, Secondary Prevention and Heart Failure Programs, St. Joseph's Health Care
Sports and the Heart

JESSICA E. McLAUGHLIN, MD
Obstetrics and Gynecology, Division of Reproduction, Endocrinology, and Infertility, University of Texas Health and Science Center at San Antonio
Female Reproductive Endocrinology

JAMES I. McMILLAN, MD
Associate Professor of Medicine, Nephrology Fellowship Program Director, Loma Linda University
Acute Kidney Injury

S. GENE McNEELEY, MD
Clinical Professor, Michigan State University, College of Osteopathic Medicine; Center for Advanced Gynecology and Pelvic Health, Trinity Health
Benign Gynecologic Lesions; Pelvic Relaxation Syndromes

PAMELA J. McSHANE, MD
Assistant Professor of Medicine, Section of Pulmonary and Critical Care Medicine, University of Chicago
Respiratory Failure and Mechanical Ventilation

JAY MEHTA, MD
Assistant Professor of Pediatrics, Perelman School of Medicine at The University of Pennsylvania; Clinical Director, Division of Rheumatology, The Children's Hospital of Philadelphia
Juvenile Idiopathic Arthritis

NOSHIR R. MEHTA, DMD, MDS, MS
Professor, Department of Public Health and Community Service; Associate Dean for Global Relations; Senior Advisor, Craniofacial Pain and Sleep Center, Tufts University School of Dental Medicine
Temporomandibular Disorders

SONIA MEHTA, MD
Assistant Professor of Ophthalmology, Vitreoretinal Diseases and Surgery Service, Wills Eye Hospital, Sidney Kimmel Medical College at Thomas Jefferson University
Retinal Disorders

DANIEL R. MISHELL, Jr., MD (*DECEASED*)
Endowed Professor of Obstetrics and Gynecology, Keck School of Medicine, University of Southern California
Family Planning

L. BRENT MITCHELL, MD
Professor of Medicine, Department of Cardiac Services, Libin Cardiovascular Institute of Alberta, University of Calgary
Arrhythmias and Conduction Disorders

RICHARD T. MIYAMOTO, MD, MS
Arilla Spence DeVault Professor Emeritus and Past-Chairman, Department of Otolaryngology-Head and Neck Surgery, Indiana University School of Medicine
Middle Ear and Tympanic Membrane Disorders

JOEL L. MOAKE, MD
Professor Emeritus of Medicine, Baylor College of Medicine; Senior Research Scientist and Associate Director, J.W. Cox Laboratory for Biomedical Engineering, Rice University
Coagulation Disorders; Hemostasis; Thrombotic Disorders

PAUL K. MOHABIR, MD
Clinical Professor, Medicine - Pulmonary and Critical Care Medicine, Stanford University School of Medicine
Care of the Surgical Patient

JULIE S. MOLDENHAUER, MD
Associate Professor of Clinical Obstetrics and Gynecology in Surgery, Perelman School of Medicine at the University of Pennsylvania; Medical Director of the Garbose Family Special Delivery Unit and Attending High-Risk Obstetrician at the Center for Fetal Diagnosis and Treatment, The Children's Hospital of Philadelphia
Abnormalities and Complications of Labor and Delivery; Postpartum Care and Associated Disorders

STEPHANIE M. MOLESKI, MD
Assistant Professor of Medicine, Division of Gastroenterology and Hepatology, Sidney Kimmel Medical College at Thomas Jefferson University
Approach to the GI Patient; Irritable Bowel Syndrome

JOHN E. MORLEY, MB, BCh
Dammert Professor of Gerontology and Director, Division of Geriatric Medicine, Saint Louis University School of Medicine
Principles of Endocrinology; Undernutrition

ALEX MOROZ, MD
Associate Professor of Rehabilitation Medicine, Vice Chair of Education, and Residency Program Director, New York University School of Medicine
Rehabilitation

SHELDON R. MORRIS, MD, MPH
Associate Professor of Medicine, University of California San Diego
Sexually Transmitted Diseases

SAM P. MOST, MD
Chief, Division of Facial Plastic and Reconstructive Surgery, and Professor, Departments of Otolaryngology-Head & Neck Surgery (Plastic), Stanford University School of Medicine
Facial Trauma

DAVID F. MURCHISON, DDS, MMS
Clinical Professor, Department of Biological Sciences, The University of Texas at Dallas; Clinical Professor, Texas A & M University Baylor College of Dentistry
Dental Emergencies; Symptoms of Dental and Oral Disorders

DAVID G. MUTCH, MD
Ira C. and Judith Gall Professor of Obstetrics and Gynecology and Vice-Chair, Division of Gynecology, Washington University School of Medicine
Uterine Fibroids

SRI KAMESH NARASIMHAN, PhD
Assistant Professor, Sciences, University of Rochester
Pain

EDWARD A. NARDELL, MD
Professor of Medicine and Global Health and Social Medicine, Harvard Medical School; Associate Physician, Divisions of Global Health Equity and Pulmonary and Critical Care Medicine, Brigham & Women's Hospital
Mycobacteria

URSULA S. NAWAB, MD
Associate Medical Director, Newborn/Infant Intensive Care Unit and Attending Neonatologist, Division of Neonatology, Children's Hospital of Philadelphia
Perinatal Problems

GEORGE NEWMAN, MD, PhD
Chairman, Department of Neurosensory Sciences, Albert Einstein Medical Center
Neurologic Examination

LEE S. NEWMAN, MD, MA
Professor, Departments of Environmental and Occupational Health and Epidemiology, Colorado School of Public Health; Professor of Medicine, Division of Pulmonary Sciences and Critical Care Medicine, Colorado University Anschutz
Environmental Pulmonary Diseases

ALEXANDER S. NIVEN, MD
Adjunct Professor of Medicine, Uniformed Services University of the Health Sciences; Senior Associate Consultant, Division of Pulmonary and Critical Care Medicine, Mayo Clinic
Bronchiectasis and Atelectasis

STEVEN NOVELLA, MD
Assistant Professor of Neurology, Yale University School of Medicine
Complementary and Alternative Medicine

JAMES M. O'BRIEN, Jr., MD, MSc
System Vice President, Quality and Patient Safety, OhioHealth
Tests of Pulmonary Function

ROBERT E. O'CONNOR, MD, MPH
Professor and Chair of Emergency Medicine, University of Virginia School of Medicine
Cardiac Arrest and Cardiopulmonary Resuscitation

ADEDAMOLA A. OGUNNIYI, MD
Faculty, Department of Emergency Medicine, Harbor-UCLA Medical Center; Assistant Clinical Professor, David Geffen School of Medicine at UCLA
Motion Sickness

GERALD F. O'MALLEY, DO
Professor, Sidney Kimmel Medical College at Thomas Jefferson University; Director of Toxicology, Grand Strand Regional Medical Center, Myrtle Beach
Poisoning; Recreational Drugs and Intoxicants

RIKA O'MALLEY, MD
Attending Physician, Department of Emergency Medicine, Einstein Medical Center
Poisoning; Recreational Drugs and Intoxicants

NICHOLAS T. ORFANIDIS, MD
Clinical Assistant Professor of Medicine, Thomas Jefferson University Hospital
Alcoholic Liver Disease; Testing for Hepatic and Biliary Disorders; Vascular Disorders of the Liver

VICTOR E. ORTEGA, MD, PhD
Assistant Professor, Department of Internal Medicine, Section on Pulmonary, Critical Care, Allergy, and Immunologic Diseases, Center for Genomics and Personalized Medicine Research, Wake Forest School of Medicine
Asthma and Related Disorders

JAMES T. PACALA, MD, MS
Professor and Associate Head, Department of Family Medicine and Community Health, University of Minnesota Medical School
Prevention of Disease and Disability in the Elderly

ELIZABETH H. PAGE, MD
Assistant Clinical Professor of Dermatology, Harvard Medical School; Staff Physician, Lahey Hospital and Medical Center
Approach to the Dermatologic Patient; Reactions to Sunlight

ROY A. PATCHELL, MD
Chair of Neurology, Barrow Neurological Institute; Chair of Neurology, University of Arizona–Phoenix
Intracranial and Spinal Tumors

AVINASH S. PATIL, MD
Director, Center for Personalized Obstetric Medicine, Valley Perinatal Services, Phoenix
Drugs in Pregnancy

DAVID A. PAUL, MD
Professor of Pediatrics, Sidney Kimmel Medical College at Thomas Jefferson University; Chair, Department of Pediatrics, Christiana Care Health System
Perinatal Hematologic Disorders

RICHARD D. PEARSON, MD
Emeritus Professor of Medicine, University of Virginia School of Medicine
Approach to Parasitic Infections; Cestodes (Tapeworms); Extraintestinal Protozoa; Intestinal Protozoa and Microsporidia; Nematodes (Roundworms); Trematodes (Flukes)

ALICIA R. PEKARSKY, MD
Assistant Professor of Pediatrics, SUNY Upstate Medical University, McMahon/Ryan Child Advocacy Center
Child Maltreatment

EMILY J. PENNINGTON, MD
Pulmonologist, Wake Forest School of Medicine
Asthma and Related Disorders

DANIEL M. PERAZA, MD
Adjunct Assistant Professor of Surgery, Geisel School of Medicine at Dartmouth University
Bullous Diseases

FRANK PESSLER, MD, PhD
Helmholtz Centre for Infection Research, Braunschweig, Germany; Hannover Medical School, Hannover, Germany
Bone Disorders in Children; Connective Tissue Disorders in Children; Juvenile Idiopathic Arthritis

WILLIAM A. PETRI, Jr., MD, PhD
Wade Hampton Frost Professor of Medicine and Chief, Division of Infectious Diseases and International Health, University of Virginia School of Medicine
Rickettsiae and Related Organisms

KATHARINE A. PHILLIPS, MD
Professor of Psychiatry and Human Behavior, Warren Alpert Medical School of Brown University; Private Practice of Psychiatry, New York, NY
Obsessive-Compulsive and Related Disorders

JOANN V. PINKERTON, MD
Professor of Obstetrics and Gynecology and Division Director, Midlife Health Center, University of Virginia Health System; Executive Director, The North American Menopause Society
Menstrual Abnormalities

CAROL S. PORTLOCK, MD
Professor of Clinical Medicine, Weill Cornell University Medical College; Attending Physician, Lymphoma Service, Memorial Sloan-Kettering Cancer Center
Lymphomas

NINA N. POWELL-HAMILTON, MD
Clinical Assistant Professor of Pediatrics, Sidney Kimmel Medical College at Thomas Jefferson University; Medical Geneticist, Nemours/A.I. duPont Hospital for Children
Chromosome and Gene Anomalies

GLENN M. PREMINGER, MD
James F. Glenn Professor of Urology and Chief, Division of Urologic Surgery, Duke University Medical Center; Director, Duke Comprehensive Kidney Stone Center
Obstructive Uropathy; Urinary Calculi

CRAIG R. PRINGLE, BSc, PhD (*DECEASED*)
Professor Emeritus, School of Life Sciences, University of Warwick
Respiratory Viruses; Viruses

CHRISTOPHER P. RAAB, MD
Associate Professor of Pediatrics, Sidney Kimmel Medical College at Thomas Jefferson University; Attending Physician, Diagnostic Referral Division, Nemours/Alfred I. duPont Hospital for Children
Miscellaneous Disorders in Infants and Children

RONALD RABINOWITZ, MD
Professor of Urology and Pediatrics, University of Rochester Medical Center
Congenital Renal and Genitourinary Anomalies

PEDRO T. RAMIREZ, MD
Professor, Department of Gynecologic Oncology and Reproductive Medicine, David M. Gershenson Distinguished Professor in Ovarian Cancer Research, and Director of Minimally Invasive Surgical Research and Education, The University of Texas MD Anderson Cancer Center
Gynecologic Tumors

PATRICK M. REAGAN, MD
Senior Instructor, Department of Medicine, University of Rochester Medical Center
Eosinophilic Disorders; Myeloproliferative Disorders

ROBERT W. REBAR, MD
Professor and Chair, Department of Obstetrics and Gynecology, Western Michigan University Homer Stryker M.D. School of Medicine
Infertility

WINGFIELD E. REHMUS, MD, MPH
Clinical Assistant Professor of Pediatrics, Associate Member of Department of Dermatology, University of British Columbia; BC Children's Hospital, Division of Dermatology
Hypersensitivity and Inflammatory Disorders

BARBARA RESNICK, PhD, CRNP
Professor, OSAH, and Sonya Ziporkin Gershowitz Chair in Gerontology, University of Maryland School of Nursing
Provision of Care to the Elderly

SANJAY G. REVANKAR, MD
Professor of Medicine and Director, Infectious Disease Fellowship Program, Division of Infectious Diseases, Wayne State University School of Medicine
Fungi

DOUGLAS J. RHEE, MD
Chair, Department of Ophthalmology and Visual Sciences, UH Cleveland Medical Center; Visiting Professor of Ophthalmology, Case Western Reserve University School of Medicine; Director, Eye Institute, University Hospitals
Glaucoma

MELISSA M. RILEY, MD
Assistant Professor of Pediatrics, Children's Hospital of Pittsburgh; Associate Medical Director, NICU, and Medical Director, Neonatal Transport Services, UPMC Newborn Medicine Program
Perinatal Physiology

MELVIN I. ROAT, MD
Clinical Associate Professor of Ophthalmology, Sidney Kimmel Medical College at Thomas Jefferson University; Cornea Service, Wills Eye Hospital
Conjunctival and Scleral Disorders; Corneal Disorders

BERYL J. ROSENSTEIN, MD
Professor of Pediatrics, Johns Hopkins University School of Medicine
Cystic Fibrosis

LAURENCE Z. RUBENSTEIN, MD, MPH
Professor Emeritus of Geriatric Medicine, University of Oklahoma College of Medicine; Professor Emeritus of Medicine/Geriatrics at University of California, Los Angeles
Falls in the Elderly

MICHAEL RUBIN, MD
Professor of Clinical Neurology, Weill Cornell Medical College; Attending Neurologist and Director, Neuromuscular Service and EMG Laboratory, New York-Presbyterian/Weill Cornell Medical Center
Craniocervical Junction Abnormalities; Inherited Muscular Disorders; Neuro-ophthalmologic and Cranial Nerve Disorders; Peripheral Nervous System and Motor Unit Disorders; Spinal Cord Disorders

SEAN R. RUDNICK, MD
Assistant Professor, Department of Internal Medicine, Section on Gastroenterology, Wake Forest University School of Medicine
Porphyrias

ATENODORO R. RUIZ, Jr., MD
Consultant, Section of Gastroenterology, and Head, Colon Cancer Screening Task Force, The Medical City, Pasig City, Metro-Manila, Philippines
Malabsorption Syndromes

DANIEL P. RUNDE, MD
Clinical Assistant Professor of Emergency Medicine, Carver College of Medicine at University of Iowa
Electrical and Lightning Injuries

J. MARK RUSCIN, PharmD, BCPS
Professor and Chair, Department of Pharmacy Practice, Southern Illinois University Edwardsville School of Pharmacy
Drug Therapy in the Elderly

ANNA E. RUTHERFORD, MD, MPH
Assistant Professor of Medicine, Harvard Medical School; Clinical Director of Hepatology, Brigham and Women's Hospital
Hepatitis

LAWRENCE M. RYAN, MD
Professor of Medicine, Medical College of Wisconsin
Crystal-Induced Arthritides

CHARLES SABATINO, JD
Adjunct Professor, Georgetown University Law Center; Director, Commission on Law and Aging, American Bar Association
Medicolegal Issues

BIRENDRA P. SAH, MD
Assistant Professor, Pulmonary and Critical Care Medicine, and Medical ICU Director, Upstate Medical University
Sarcoidosis

GLORIA SALVO, MD
Rotating Research Resident, Department of Gynecologic Oncology and Reproductive Medicine, MD Anderson Cancer Center
Gynecologic Tumors

VAISHALI SANCHORAWALA, MD
Professor of Medicine, Director, Autologous Stem Cell Transplant Program, and Director, Amyloidosis Center, Boston Medical Center and University School of Medicine
Amyloidosis

LEE M. SANDERS, MD, MPH
Associate Professor of Pediatrics and Chief, General Division of Pediatrics, Stanford University School of Medicine
Inherited Disorders of Metabolism

CHRISTOPHER SANFORD, MD, MPH, DTM&H
Associate Professor, Family Medicine, Global Health, University of Washington
Medical Aspects of Travel

JEROME SANTORO, MD
Clinical Professor of Medicine, Sidney Kimmel Medical College at Thomas Jefferson University; Attending Physician, Lankenau Medical Center
Immunization

RAVINDRA SARODE, MD
Professor of Pathology, Director of Transfusion Medicine and Hemostasis, and Chief of Pathology and Medical Director of Clinical Laboratory Services, The University of Texas Southwestern Medical Center
Transfusion Medicine

CLARENCE T. SASAKI, MD
The Charles W. Ohse Professor of Surgery and Director, Yale Larynx Lab, Yale University School of Medicine
Laryngeal Disorders; Oral and Pharyngeal Disorders

BRADLEY A. SCHIFF, MD
Associate Professor, Department of Otorhinolaryngology-Head and Neck Surgery, Montefiore Medical Center, The University Hospital of Albert Einstein College of Medicine
Tumors of the Head and Neck

HANS P. SCHLECHT, MD, MMSc
Clinical Associate Professor of Medicine, Department of Medicine, Division of Infectious Diseases & HIV Medicine, Drexel University College of Medicine
Bacteria and Antibacterial Drugs

STEVEN SCHMITT, MD
Associate Professor of Medicine, Cleveland Clinic Lerner College of Medicine at Case Western Reserve University; Head, Section of Bone and Joint Infections, Department of Infectious Disease, Cleveland Clinic
Infections of Joints and Bones

S. CHARLES SCHULZ, MD
Professor Emeritus, University of Minnesota Medical School; Psychiatrist, Prairie Care Medical Group
Schizophrenia and Related Disorders

MARVIN I. SCHWARZ, MD
James C. Campbell Professor of Pulmonary Medicine, University of Colorado Denver
Diffuse Alveolar Hemorrhage and Pulmonary-Renal Syndrome

LAURA SECH, MD
Family Planning Fellow, Department of Obstetrics and Gynecology, Keck School of Medicine, University of Southern California
Family Planning

PENINA SEGALL-GUTIERREZ, MD, MSc
Adjunct Associate Professor of Family Medicine and Obstetrics and Gynecology, Keck School of Medicine, University of Southern California
Family Planning

SANJAY SETHI, MD
Professor and Chief, Pulmonary, Critical Care and Sleep Medicine, and Assistant Vice President for Health Sciences, University at Buffalo SUNY
Acute Bronchitis; Lung Abscess; Pneumonia

ANUJA P. SHAH, MD
Assistant Professor, David Geffen School of Medicine at UCLA; Los Angeles Biomedical Research Institute at Harbor-UCLA Medical Center
Approach to the Genitourinary Patient; Symptoms of Genitourinary Disorders

SANJIV J. SHAH, MD
Professor of Medicine, Division of Cardiology, Department of Medicine, Northwestern University Feinberg School of Medicine
Heart Failure

UDAYAN K. SHAH, MD
Professor, Sidney Kimmel Medical College at Thomas Jefferson University; Chief, Division of Otolaryngology, Nemours/A.I. duPont Hospital for Children
Some Ear, Nose, and Throat Disorders in Children

MICHAEL J. SHEA, MD
Professor of Internal Medicine, Michigan Medicine at the University of Michigan
Approach to the Cardiac Patient; Cardiovascular Tests and Procedures

PATRICK J. SHENOT, MD
Associate Professor and Deputy Chair, Department of Urology, Sidney Kimmel Medical College at Thomas Jefferson University
Penile and Scrotal Disorders; Voiding Disorders

DARYL SHORTER, MD
Staff Psychiatrist, Michael E. DeBakey VA Medical Center; Assistant Professor, Menninger Department of Psychiatry, Baylor College of Medicine
Substance-Related Disorders

ALI A. SIDDIQUI, MD
Professor of Medicine, Division of Gastroenterology, Sidney Kimmel Medical College at Thomas Jefferson University
Gallbladder and Bile Duct Disorders

STEPHEN D. SILBERSTEIN, MD
Professor of Neurology and Director, Headache Center, Sidney Kimmel Medical College at Thomas Jefferson University
Headache

EMILY SILVERSTEIN, MD
Research Project Manager, Department of Obstetrics and Gynecology, University of Southern California Keck School of Medicine
Family Planning

ADAM J. SINGER, MD
Professor and Vice Chair for Research, Department of Emergency Medicine, Stony Brook University School of Medicine
Lacerations

MICHAEL J. SMITH, MD, MSCE
Associate Professor of Pediatrics, Division of Pediatric Infectious Diseases, and Medical Director, Pediatric Antimicrobial Stewardship, Duke University Medical Center
Childhood Vaccination

DAPHNE E. SMITH-MARSH, PharmD, BC-ADM, CDE
Clinical Assistant Professor, Department of Pharmacy Practice, College of Pharmacy, University of Illinois at Chicago; Clinical Pharmacist, Mile Square Health Center, University of Illinois at Chicago
Adverse Drug Reactions

JACK D. SOBEL, MD
Dean and Distinguished Professor of Medicine, Wayne State University School of Medicine
Fungi

DAVID E. SOPER, MD
J. Marion Sims Professor, Department of Obstetrics and Gynecology, Medical University of South Carolina
Vaginitis, Cervicitis, and Pelvic Inflammatory Disease

DAVID SPIEGEL, MD
Jack, Samuel, and Lulu Willson Professor of Medicine, Associate Chair of Psychiatry and Behavioral Sciences, Director of the Center on Stress and Health, and Medical Director of the Center for Integrative Medicine, Stanford University School of Medicine
Dissociative Disorders

JERRY L. SPIVAK, MD
Professor of Medicine and Oncology and Director, Center for the Chronic Myeloproliferative Disorders, Johns Hopkins University School of Medicine
Leukemias

THOMAS D. STAMOS, MD
Chief, Clinical Cardiology and Associate Professor of Medicine, University of Illinois at Chicago
Cardiomyopathies

DAN J. STEIN, MD, PhD
Professor and Chair, Department of Psychiatry, University of Cape Town
Obsessive-Compulsive and Related Disorders

DAVID R. STEINBERG, MD
Associate Professor, Department of Orthopaedic Surgery, and Director, Hand and Upper Extremity Fellowship, Perelman School of Medicine at the University of Pennsylvania
Hand Disorders

MARVIN E. STEINBERG, MD
Professor Emeritus, Department of Orthopaedic Surgery, Perelman School of Medicine at the University of Pennsylvania
Osteonecrosis

LAUREN STRAZZULA, MD
Resident in Dermatology, Massachusetts General Hospital
Pressure Ulcers

KINGMAN P. STROHL, MD
Professor of Medicine, Case School of Medicine, Case Western Reserve University; Program Director, Case Fellowship in Sleep Medicine, UH Cleveland Medical Center
Sleep Apnea

STEPHEN BRIAN SULKES, MD
Professor of Pediatrics, Division of Developmental and Behavioral Pediatrics, University of Rochester Medical Center
Behavioral Concerns and Problems in Children; Learning and Developmental Disorders

ROSALYN SULYANTO, DMD, MS
Instructor in Developmental Biology, Harvard School of Dental Medicine and Boston Children's Hospital
Approach to the Dental Patient

WILLIAM D. SURKIS, MD
Clinical Associate Professor of Medicine, Sidney Kimmel Medical College at Thomas Jefferson University; Program Director, Internal Medicine Residency Program, Lankenau Medical Center
Immunization

GEETA K. SWAMY, MD
Associate Professor, Division of Maternal-Fetal Medicine, Department of Obstetrics and Gynecology, Duke University Medical Center
Symptoms During Pregnancy

VICTOR F. TAPSON, MD
Director, Venous Thromboembolism and Pulmonary Vascular Disease Research Program and Associate Director, Pulmonary and Critical Care Division, Cedars-Sinai Medical Center; Director, Clinical Research for the Women's Guild Lung Institute
Pulmonary Embolism

MARY TERRITO, MD
Emeritus Professor of Medicine, Division of Hematology and Oncology, David Geffen School of Medicine at UCLA
Leukopenias

GEORGE THANASSOULIS, MD, MSc
Associate Professor of Medicine, McGill University; Director, Preventive and Genomic Cardiology, McGill University Health Center
Arteriosclerosis

DAVID R. THOMAS, MD
Professor Emeritus, Saint Louis University School of Medicine
Nutritional Support

ELIZABETH CHABNER THOMPSON, MD, MPH
Founder, BFFL Co
Overview of Cancer; Principles of Cancer Therapy

DYLAN TIERNEY, MD, MPH
Instructor, Harvard Medical School; Associate Physician, Division of Global Health Equity, Brigham and Women's Hospital
Mycobacteria

AMAL N. TRIVEDI, MD, MPH
Associate Professor, Department of Health Services, Policy and Practice and Department of Medicine, Brown University
Financial Issues in Health Care; Funding Health Care for the Elderly

ANNE S. TSAO, MD
Associate Professor and Director, Mesothelioma Program; Director, Thoracic Chemo-Radiation Program, University of Texas M.D. Anderson Cancer Center
Tumors of the Lungs

DEBARA L. TUCCI, MD, MS, MBA
Professor, Head and Neck Surgery & Communication Sciences, Duke University Medical Center
Approach to the Patient With Ear Problems

ALLAN R. TUNKEL, MD, PhD
Professor of Medicine and Medical Services; Associate Dean for Medical Education, Warren Alpert Medical School of Brown University
Biology of Infectious Disease

JAMES T. UBERTALLI, DMD
Private Practice, Hingham, MA
Common Dental Disorders; Periodontal Disorders

NIMISH VAKIL, MD
Clinical Adjunct Professor, University of Wisconsin School of Medicine and Public Health
Gastritis and Peptic Ulcer Disease

PHILBERT YUAN VAN, MD
Assistant Professor of Surgery, Division of Trauma, Critical Care and Acute Care Surgery, Department of Surgery, Oregon Health and Science University
Abdominal Trauma

MARIA T. VAZQUEZ-PERTEJO, MD
Medical Director, Division of Pathology and Laboratory Medicine, JFK Medical Center; Integrated Regional Pathology Services
Gram-Negative Bacilli; Gram-Positive Bacilli; Gram-Positive Cocci; Neisseriaceae; Spirochetes

ALEXANDRA VILLA-FORTE, MD, MPH
Staff Physician, Center for Vasculitis Care and Research, Department of Rheumatic and Immunologic Diseases, Cleveland Clinic
Approach to the Patient With Joint Disease; Pain in and Around Joints

AARON E. WALFISH, MD
Clinical Assistant Professor, Mount Sinai Medical Center
Bezoars and Foreign Bodies; Inflammatory Bowel Disease

B. TIMOTHY WALSH, MD
Ruane Professor of Psychiatry, College of Physicians and Surgeons, Columbia University; Founding Director, Eating Disorders Research Unit, New York State Psychiatric Institute
Eating Disorders

JAMES WAYNE WARNICA, MD
Professor Emeritus of Cardiac Sciences and Medicine, The University of Calgary
Coronary Artery Disease

MICHAEL R. WASSERMAN, MD
Chief Medical Officer, Rockport Healthcare Services, Los Angeles
Nonspecific Symptoms

GEOFFREY A. WEINBERG, MD
Professor of Pediatrics, University of Rochester School of Medicine and Dentistry; Director, Clinical Pediatric Infectious Diseases and Pediatric HIV Program, Golisano Children's Hospital
Human Immunodeficiency Virus Infection in Infants and Children; Miscellaneous Bacterial Infections in Infants and Children

THOMAS G. WEISER, MD, MPH
Associate Professor, Department of Surgery, Section of Trauma & Critical Care, Stanford University School of Medicine
Thoracic Trauma

ERIC A. WEISS, MD
Professor of Surgery (Emergency Medicine), Stanford University Medical Center, Emeritus; Medical Director, Stanford University Fellowship in Wilderness Medicine
Heat Illness

GREGORY L. WELLS, MD
Staff Dermatologist, Ada West Dermatology, St. Luke's Boise Medical Center, and St. Alphonsus Regional Medical Center
Cancers of the Skin

KENDRICK ALAN WHITNEY, DPM
Associate Professor, Department of Biomechanics, Temple University School of Podiatric Medicine
Foot and Ankle Disorders

FRANK H. WIANS, Jr., PhD
Professor and Clinical Chemist, Department of Pathology, Texas Tech University Health Sciences Center El Paso
Normal Laboratory Values

JACK WILBERGER, MD
Professor of Neurosurgery, Drexel University College of Medicine; Jannetta Endowed Chair, Department of Neurosurgery, Allegheny General Hospital; DIO, Chairman Graduate Medical Education Committee, Allegheny Health Network Medical Education Consortium; Vice-President, Graduate Medical Education, Allegheny Health Network
Spinal Trauma; Traumatic Brain Injury

ROBERT A. WISE, MD
Professor of Medicine, Division of Pulmonary and Critical Care Medicine, Johns Hopkins University School of Medicine
Chronic Obstructive Pulmonary Disease and Related Disorders

STEVEN E. WOLF, MD
Golden Charity Guild Charles R. Baxter, MD Distinguished Chair in Burn Surgery; Professor and Vice-Chair for Research, Department of Surgery, University of Texas–Southwestern Medical Center
Burns

ADRIENNE YOUDIM, MD
Associate Professor of Medicine, David Geffen School of Medicine at UCLA; Associate Professor of Medicine, Cedars-Sinai Medical Center
Nutrition: General Considerations; Obesity and the Metabolic Syndrome

ZHIWEI ZHANG, MD
Associate Professor of Medicine, Loma Linda University; Attending Nephrologist, VA Loma Linda Healthcare System
Renovascular Disorders

目 录

上 卷

第一篇　营养性疾病 … 1
1. 营养学概论 … 2
2. 矿物质缺乏症和中毒 … 7
3. 营养支持疗法 … 13
4. 肥胖症和代谢综合征 … 18
5. 营养不良 … 27
6. 维生素缺乏症、依赖和中毒 … 35

第二篇　胃肠功能紊乱 … 53
7. 治疗消化科患者的方法 … 55
8. 消化道疾病症状 … 56
9. 消化道疾病的诊断与治疗方法 … 74
10. 急腹症及外科胃肠病学 … 77
11. 肛门直肠疾病 … 86
12. 胃石及异物 … 93
13. 憩室疾病 … 94
14. 食管与吞咽性疾病 … 97
15. 胃炎和消化性溃疡 … 104
16. 胃肠炎 … 111
17. 消化道出血 … 115
18. 炎症性肠病 … 119
19. 肠易激综合征（IBS） … 127
20. 吸收不良综合征 … 130
21. 胰腺炎 … 138
22. 消化道肿瘤 … 142

第三篇　肝脏及胆道疾病 … 155
23. 肝病患者的诊治 … 156
24. 肝胆疾病的辅助检查 … 174
25. 酒精性肝病 … 180
26. 药物和肝脏 … 183
27. 肝纤维化与肝硬化 … 185
28. 胆囊和胆管疾病 … 192
29. 肝炎 … 199
30. 肝肿块和肉芽肿 … 215
31. 肝血管疾病 … 219

第四篇　肌肉骨骼及结缔组织疾病 … 225
32. 关节疾病患者的检查方法 … 226
33. 自身免疫性风湿性疾病 … 230
34. 滑囊、肌肉和肌腱疾病 … 241
35. 晶体诱导性关节炎 … 244
36. 足与踝关节疾病 … 249
37. 手部疾病 … 258
38. 关节和骨感染 … 263
39. 关节疾病 … 268
40. 颈背痛 … 282
41. 骨坏死 … 287
42. 骨质疏松症 … 290
43. 骨佩吉特病 … 294
44. 关节及关节周围疼痛 … 295
45. 骨与关节肿瘤 … 303
46. 血管炎 … 307

第五篇　肺部疾病 … 323
47. 肺部疾病患者的检查 … 325
48. 呼吸系统疾病的症状 … 326
49. 肺部诊断性和治疗性操作 … 343
50. 肺功能检查 … 348
51. 急性支气管炎 … 354
52. 哮喘和相关疾病 … 355
53. 支气管扩张和肺不张 … 369
54. 慢性阻塞性肺疾病和相关疾病 … 374
55. 弥漫性肺泡出血和肺肾综合征 … 384
56. 环境性肺部疾病 … 388
57. 间质性肺疾病 … 397
58. 肺脓肿 … 412
59. 纵隔及胸腔疾病 … 414
60. 肺炎 … 422
61. 肺栓塞 … 434
62. 肺动脉高压 … 444
63. 呼吸康复治疗 … 448
64. 结节病 … 448
65. 呼吸暂停 … 453

66. 肺部肿瘤 ········· 457

第六篇　急救医学 ········· 465
67. 危重患者的处置 ········· 465
68. 心搏骤停 ········· 474
69. 呼吸骤停 ········· 485
70. 呼吸衰竭和机械通气 ········· 493
71. 脓毒症和脓毒性休克 ········· 502
72. 休克和液体复苏 ········· 505

第七篇　心血管疾病 ········· 511
73. 心脏病患者的诊查步骤 ········· 512
74. 心血管疾病的症状 ········· 518
75. 心血管检查和操作步骤 ········· 535
76. 心律失常和传导障碍 ········· 548
77. 心肌病 ········· 575
78. 心脏瓣膜疾病 ········· 581
79. 心内膜炎 ········· 594
80. 心力衰竭 ········· 599
81. 运动和心脏 ········· 611
82. 冠状动脉疾病 ········· 614
83. 心脏肿瘤 ········· 641
84. 心包炎 ········· 643
85. 主动脉及其分支疾病 ········· 648
86. 动脉硬化 ········· 655
87. 动脉高血压 ········· 660
88. 周围动脉疾病 ········· 672
89. 周围静脉疾病 ········· 678
90. 淋巴疾病 ········· 687

第八篇　耳鼻咽喉疾病 ········· 693
91. 耳部疾病患者的诊治 ········· 694
92. 外耳疾病 ········· 704
93. 中耳和鼓膜疾病 ········· 707
94. 内耳疾病 ········· 712
95. 听力损失 ········· 717
96. 鼻及鼻窦疾病 ········· 726
97. 鼻和咽部症状的诊治 ········· 730
98. 口腔和咽部疾病 ········· 740
99. 喉部疾病 ········· 746
100. 头颈部肿瘤 ········· 750

第九篇　口腔疾病 ········· 759
101. 齿科患者的诊治 ········· 759
102. 齿科和口腔症状的诊治 ········· 767
103. 常见的口腔疾病 ········· 777
104. 齿科急症 ········· 780
105. 牙周炎 ········· 782
106. 颞下颌关节疾病 ········· 785

第十篇　眼部疾病 ········· 789
107. 眼科疾病患者的诊治 ········· 790
108. 眼科疾病的症状 ········· 793
109. 白内障 ········· 813
110. 眼睑和泪器疾病 ········· 815
111. 角膜病 ········· 819
112. 青光眼 ········· 826
113. 结膜和巩膜疾病 ········· 833
114. 视神经疾病 ········· 840
115. 眼眶病 ········· 844
116. 屈光不正 ········· 847
117. 视网膜疾病 ········· 851
118. 葡萄膜炎及相关疾病 ········· 858

第十一篇　皮肤科疾病 ········· 863
119. 皮肤科患者的处理 ········· 865
120. 皮肤病局部治疗原则 ········· 874
121. 痤疮及相关疾病 ········· 876
122. 皮肤细菌感染 ········· 882
123. 皮肤真菌感染 ········· 889
124. 病毒性皮肤病 ········· 895
125. 寄生虫性皮肤病 ········· 898
126. 过敏性和炎症性疾病 ········· 902
127. 皮炎 ········· 909
128. 银屑病和鳞屑性疾病 ········· 919
129. 阳光过敏 ········· 925
130. 大疱性疾病 ········· 928
131. 色素异常 ········· 932
132. 压力性溃疡 ········· 935
133. 良性皮肤肿瘤、赘生物和血管病变 ········· 940
134. 皮肤癌 ········· 945
135. 角化异常皮肤病 ········· 951
136. 毛发疾病 ········· 954
137. 甲病 ········· 961
138. 汗腺疾病 ········· 964

第十二篇　血液病学及肿瘤病学 ········· 967
139. 贫血患者的诊治概论 ········· 969
140. 红细胞生成不足所致的贫血 ········· 973
141. 溶血性贫血 ········· 981
142. 血管异常引起的出血 ········· 992
143. 凝血性疾病 ········· 994
144. 嗜酸性粒细胞疾病 ········· 999
145. 止血 ········· 1004
146. 组织细胞综合征 ········· 1011
147. 铁过载 ········· 1014
148. 白血病 ········· 1017
149. 白细胞减少 ········· 1026
150. 淋巴瘤 ········· 1032
151. 骨髓增殖性疾病 ········· 1038

- 152. 浆细胞病 …… 1044
- 153. 脾脏疾病 …… 1049
- 154. 血小板减少和血小板功能不全 …… 1051
- 155. 血栓性疾病 …… 1059
- 156. 输血医学 …… 1062
- 157. 癌症总论 …… 1069
- 158. 癌症治疗原则 …… 1075
- 159. 肿瘤免疫学 …… 1087

第十三篇　内分泌及代谢紊乱 …… 1091
- 160. 内分泌学原理 …… 1092
- 161. 酸碱平衡的调节和紊乱 …… 1095
- 162. 肾上腺疾病 …… 1105
- 163. 淀粉样变性 …… 1116
- 164. 类癌 …… 1119
- 165. 糖尿病及糖代谢紊乱 …… 1120
- 166. 电解质紊乱 …… 1137
- 167. 体液代谢 …… 1161
- 168. 脂质代谢紊乱 …… 1164
- 169. 多发性内分泌腺瘤综合征 …… 1174
- 170. 垂体疾病 …… 1178
- 171. 多发性内分泌腺功能减退综合征 …… 1186
- 172. 卟啉症 …… 1189
- 173. 甲状腺疾病 …… 1200

第十四篇　免疫与过敏性疾病 …… 1213
- 174. 免疫系统生物学 …… 1213
- 175. 过敏、自身免疫和其他过敏反应性疾病 …… 1228
- 176. 免疫缺陷病 …… 1245
- 177. 移植 …… 1263

第十五篇　感染性疾病 …… 1277
- 178. 感染性疾病的生物学 …… 1280
- 179. 感染性疾病的实验室诊断 …… 1291
- 180. 免疫接种 …… 1296
- 181. 细菌和抗细菌药物 …… 1310
- 182. 革兰氏阳性球菌 …… 1342
- 183. 革兰氏阳性杆菌 …… 1352
- 184. 革兰氏阴性杆菌 …… 1359
- 185. 分枝杆菌 …… 1379
- 186. 奈瑟菌科 …… 1391
- 187. 厌氧菌 …… 1395
- 188. 真菌病 …… 1406
- 189. 病毒 …… 1420
- 190. 肠道病毒 …… 1427
- 191. 疱疹病毒 …… 1431
- 192. 痘病毒 …… 1441
- 193. 呼吸道病毒 …… 1443
- 194. 人类免疫缺陷病毒 …… 1450
- 195. 虫媒病毒、沙粒病毒科和丝状病毒科病毒 …… 1467
- 196. 衣原体和支原体 …… 1477
- 197. 立克次体及其相关病原体 …… 1478
- 198. 寄生虫感染 …… 1485
- 199. 吸虫感染（吸虫） …… 1489
- 200. 线虫（蛔虫） …… 1494
- 201. 绦虫（带绦虫） …… 1506
- 202. 肠外原虫 …… 1511
- 203. 肠道原虫与微孢子虫目 …… 1529
- 204. 螺旋体 …… 1535
- 205. 性传播疾病 …… 1540

第十六篇　精神疾病 …… 1555
- 206. 精神障碍的处理方法 …… 1556
- 207. 焦虑和应激相关障碍 …… 1562
- 208. 分离障碍 …… 1567
- 209. 进食障碍 …… 1572
- 210. 心境障碍 …… 1575
- 211. 强迫障碍和相关障碍 …… 1586
- 212. 人格障碍 …… 1589
- 213. 精神分裂症及相关障碍 …… 1600
- 214. 性活动、性别烦恼和性欲倒错 …… 1608
- 215. 躯体症状及相关障碍 …… 1614
- 216. 自杀行为和自伤 …… 1617
- 217. 物质相关障碍 …… 1620

彩插 …… 1
附录Ⅰ …… 1
附录Ⅱ …… 2
索引 …… 13

下 卷

第十七篇 神经系统疾病 1623
- 218. 神经系统疾病的检查 1625
- 219. 自主神经系统 1645
- 220. 颅内感染 1649
- 221. 昏迷和意识障碍 1655
- 222. 颅颈交界异常 1664
- 223. 谵妄与痴呆 1666
- 224. 脱髓鞘疾病 1682
- 225. 大脑各叶的功能及其功能障碍 1686
- 226. 头痛 1692
- 227. 颅内和脊髓肿瘤 1700
- 228. 脑膜炎 1707
- 229. 运动障碍和小脑疾病 1717
- 230. 神经眼科疾病和脑神经疾病 1737
- 231. 神经传递 1746
- 232. 疼痛 1751
- 233. 周围神经系统和运动单位疾病 1763
- 234. 朊病毒病 1779
- 235. 发作疾病 1783
- 236. 睡眠和觉醒障碍 1793
- 237. 脊髓病变 1806
- 238. 脑卒中 1812

第十八篇 泌尿生殖系统疾病 1825
- 239. 泌尿生殖系统疾病的评估与检查 1827
- 240. 泌尿生殖系统疾病的症状 1833
- 241. 泌尿生殖系统的检查和操作 1848
- 242. 急性肾损伤 1850
- 243. 慢性肾脏病 1855
- 244. 肾血管性疾病 1859
- 245. 肾小球疾病 1864
- 246. 小管间质疾病 1883
- 247. 肾脏转运异常综合征 1893
- 248. 肾脏囊肿性疾病 1898
- 249. 泌尿生殖系统肿瘤 1903
- 250. 肾脏替代治疗 1913
- 251. 男性生殖内分泌学和相关疾病 1918
- 252. 男性性功能障碍 1925
- 253. 良性前列腺疾病 1928
- 254. 排尿异常 1932
- 255. 梗阻性尿道疾病 1942
- 256. 泌尿系结石 1945
- 257. 尿路感染 1947
- 258. 阴茎和阴囊疾病 1955

第十九篇 妇产科学 1961
- 259. 接诊妇科患者 1963
- 260. 妇科疾病症状 1966
- 261. 妇科良性疾病 1974
- 262. 乳腺疾病 1978
- 263. 阴道炎、宫颈炎和盆腔炎 1990
- 264. 盆底松弛综合征 1996
- 265. 子宫内膜异位症 1998
- 266. 女性生殖内分泌学 2001
- 267. 月经异常 2004
- 268. 不孕症 2019
- 269. 绝经 2025
- 270. 妇科肿瘤 2027
- 271. 子宫肌瘤 2041
- 272. 计划生育 2043
- 273. 女性性功能障碍 2053
- 274. 家庭暴力和强奸 2060
- 275. 产前遗传咨询和评估 2063
- 276. 接诊孕妇和产前检查 2068
- 277. 妊娠期症状 2072
- 278. 正常妊娠与分娩 2081
- 279. 孕期用药 2087
- 280. 妊娠并发症 2092
- 281. 异常妊娠 2106
- 282. 高危妊娠 2120
- 283. 异常分娩和分娩并发症 2126
- 284. 产后护理和相关疾病 2134

第二十篇 儿科学 2141
- 285. 儿科学引言 2146
- 286. 婴儿和儿童的症状 2146
- 287. 健康儿童的预防保健 2173
- 288. 儿童免疫接种 2185
- 289. 儿童药物治疗的原则 2195
- 290. 生长和发育 2197
- 291. 新生儿和婴儿护理 2203
- 292. 患病儿童及家庭照护 2211
- 293. 染色体和基因异常 2213
- 294. 遗传性周期性发热综合征 2220
- 295. 先天性心血管畸形 2223
- 296. 先天性颅面部和肌肉骨骼畸形 2241
- 297. 先天性胃肠道畸形 2246
- 298. 先天性神经系统异常 2251
- 299. 先天性肾脏和泌尿生殖系统畸形 2256
- 300. 先天性肾转运异常 2261
- 301. 儿童骨和结缔组织疾病 2264
- 302. 囊性纤维化 2272
- 303. 遗传性代谢病 2277
- 304. 遗传性肌病 2317

305. 幼年特发性关节炎 …………………… 2321
306. 神经皮肤综合征 ……………………… 2323
307. 新生儿胃肠道疾病 …………………… 2327
308. 年幼儿童呼吸系统疾病 ……………… 2330
309. 儿童眼缺陷 …………………………… 2333
310. 儿童神经系统疾病 …………………… 2336
311. 儿童失禁 ……………………………… 2344
312. 儿童耳鼻咽喉疾病 …………………… 2348
313. 儿童内分泌疾病 ……………………… 2351
314. 婴儿和儿童杂症 ……………………… 2368
315. 儿童行为关注和问题 ………………… 2376
316. 学习和精神发育障碍 ………………… 2380
317. 儿童期和青春期精神障碍 …………… 2391
318. 新生儿电解质、代谢紊乱及中毒 …… 2403
319. 脱水和液体疗法 ……………………… 2412
320. 新生儿感染 …………………………… 2415
321. 婴儿和儿童的各种病毒感染 ………… 2435
322. 儿童人类免疫缺陷病毒感染 ………… 2443
323. 婴儿和儿童的各种细菌感染 ………… 2458
324. 儿童恶性肿瘤 ………………………… 2472
325. 儿童虐待 ……………………………… 2478
326. 围生期生理 …………………………… 2483
327. 围生期问题 …………………………… 2485
328. 围生期血液系统疾病 ………………… 2514
329. 青少年问题 …………………………… 2518

第二十一篇　老年病学 …………………… 2523
330. 老年患者的诊查方法 ………………… 2524
331. 衰老和生活质量 ……………………… 2538
332. 老年人的药物治疗 …………………… 2539
333. 虐待老人问题 ………………………… 2550
334. 老年人的跌倒问题 …………………… 2553
335. 老年医疗保健资金 …………………… 2558
336. 老年人的步态失调 …………………… 2564
337. 老年司机 ……………………………… 2568
338. 老年人的疾病和残疾预防 …………… 2572
339. 老年人保健的提供 …………………… 2578
340. 老年人的社会问题 …………………… 2587

第二十二篇　临床药理学 ………………… 2593
341. 药物不良反应 ………………………… 2593
342. 药物治疗学的概念 …………………… 2595
343. 影响对药物的反应的因素 …………… 2598
344. 药效学 ………………………………… 2601
345. 药动学 ………………………………… 2603

第二十三篇　损伤，中毒 ………………… 2613
346. 外伤患者的诊治 ……………………… 2615

347. 外伤性脑损伤 ………………………… 2619
348. 腹部创伤 ……………………………… 2626
349. 高原病 ………………………………… 2631
350. 咬蜇伤 ………………………………… 2633
351. 烧伤 …………………………………… 2646
352. 冷伤 …………………………………… 2650
353. 淹溺 …………………………………… 2654
354. 电击伤与闪电伤 ……………………… 2656
355. 眼外伤 ………………………………… 2659
356. 面部外伤 ……………………………… 2662
357. 骨折、脱位和扭伤 …………………… 2665
358. 泌尿生殖道损伤 ……………………… 2693
359. 中暑 …………………………………… 2696
360. 潜水或高气压下工作产生的损伤 …… 2705
361. 割裂伤 ………………………………… 2712
362. 大规模杀伤性武器 …………………… 2718
363. 晕动病 ………………………………… 2729
364. 中毒 …………………………………… 2731
365. 放射/辐射暴露和污染 ……………… 2766
366. 脊柱外伤 ……………………………… 2773
367. 运动损伤 ……………………………… 2776
368. 胸外伤 ………………………………… 2782

第二十四篇　特殊问题 …………………… 2791
369. 毒品和麻醉品 ………………………… 2793
370. 手术患者的管理 ……………………… 2812
371. 慢性疲劳综合征 ……………………… 2818
372. 临床决策 ……………………………… 2819
373. 补充和替代医学 ……………………… 2833
374. 膳食补充剂 …………………………… 2842
375. 临终患者 ……………………………… 2857
376. 运动锻炼 ……………………………… 2862
377. 医疗保健中的经济问题 ……………… 2865
378. 医学遗传学的一般原则 ……………… 2870
379. 不明原因的环境不耐受 ……………… 2878
380. 假肢学 ………………………………… 2879
381. 旅行中的医学问题 …………………… 2886
382. 医学法律问题 ………………………… 2889
383. 非特异性症状 ………………………… 2893
384. 医学影像学原理 ……………………… 2900
385. 康复医学 ……………………………… 2908
386. 吸烟 …………………………………… 2919

彩插 …………………………………………………… 1
附录Ⅰ ………………………………………………… 1
附录Ⅱ ………………………………………………… 2
索引 …………………………………………………… 13

第一篇

营 养 性 疾 病

1. **营养学概论** 2
   Adrienne Youdim, MD
   宏量营养素 2
   微量营养素 4
   其他的食物成分 4
   营养素的需要量 5
   临床营养 5
   营养素与药物的相互关系 6
   食物添加剂和污染物 6

2. **矿物质缺乏症和中毒** 7
   Larry E. Johnson, MD
   铬 8
   铬缺乏 8
   铬的毒性 8
   铜 8
   威尔逊氏症 9
   氟 11
   碘 11
   铁 11
   锰 12
   钼 12
   硒 12
   锌 12

3. **营养支持疗法** 13
   David R. Thomas, MD
   肠道内营养 14

完全静脉营养 16
临终患者和严重精神病患者 18

4. **肥胖症和代谢综合征** 18
   Adrienne Youdim, MD, FACP
   肥胖症 18
   代谢综合征 26

5. **营养不良** 27
   John E. Morley, MB, BCh
   蛋白质-热量营养不良 31
   肉碱缺乏症 34
   必需脂肪酸缺乏症 35

6. **维生素缺乏症、依赖和中毒** 35
   Larry E. Johnson, MD, PhD
   生物素和泛酸 38
   叶酸 38
   烟酸 39
   维生素 B_2 40
   维生素 B_1 40
   维生素 A 41
   维生素 B_6 43
   维生素 B_{12} 44
   维生素 C 46
   维生素 D 47
   维生素 E 50
   维生素 K 51

1. 营养学概论

营养学是一门研究食物中各种成分对健康产生影响的科学。营养素是指食物中含有对机体生长发育、功能维持以及能源供应发挥作用的化学物质。其中不能被人体自身合成,只能从食物中摄取的营养素称作必需营养素,包括各种维生素、矿物质、某些氨基酸和脂肪酸;能够在体内由其他物质合成,也可以通过食物从外界摄入的营养素称为非必需营养素。此外,将需要量相对较多的营养素称为宏量营养素,需要量较低的称为微量营养素。

营养素的缺乏可以导致各种临床综合征(如恶性营养不良、糙皮病)或者其他疾病(参见第29页)。宏量营养素摄入过多可以造成肥胖病及相关疾病(参见第18页);微量营养素摄入过多则可能招致中毒。此外,同一营养素中不同成分的比例平衡也可能影响疾病的发展,例如脂肪中不饱和脂肪酸和饱和脂肪酸的比例。

宏量营养素

宏量营养素是食物中主要的营养成分,包括供能营养素和许多必需营养素。碳水化合物、蛋白质(包括各种必需氨基酸)、脂肪(包括各种必需脂肪酸)、常量元素和水属于宏量营养素。碳水化合物、脂肪和蛋白质作为机体能量来源,可相互转换,每克脂肪产生37.64J(9cal)热量,每克蛋白质和碳水化合物产生16.73J(4cal)热量。

碳水化合物:食物中的碳水化合物在体内被分解为葡萄糖和其他的单糖。碳水化合物能够升高血糖水平,并提供热量。简单的碳水化合物由小分子的单糖或双糖构成,能够迅速地提高血糖水平。复杂的碳水化合物由大分子构成,被分解成单糖,其提升血糖水平的作用比较缓慢,但可以持续更长的时间。简单的碳水化合物有葡萄糖和蔗糖,淀粉和纤维素属于复杂碳水化合物。

食物的血糖生成指数能够反映摄入的碳水化合物提升血糖水平的速度。其波动范围从1(最慢的提升率)至100(最快的提升率,相当于摄入纯葡萄糖的响应;表1-1)。然而,实际提升率还受到与碳水化合物同时摄入的食物种类的影响。

具有较高血糖生成指数的碳水化合物能够迅速提升血中葡萄糖浓度到达高水平。并且被推断作为继发效应,促使胰岛素分泌,引起血糖降低和饥饿感,从而消耗过剩的热量并减少体重增长。较低血糖生成指数的碳水化合物提升血糖的速度比较缓慢,导致进食后胰岛素分泌缓慢和饥饿感不明显,因此减缓了体内热量的消耗。碳水化合物的正常代谢能够促进脂类代谢,并因此降低肥胖病、糖尿病发生的危险性,同时也减少了糖尿病并发症的可能性。

表1-1 某些食物的血糖生成指数

分类	食物	血糖生成指数
豆类	芸豆	33
	红扁豆	27
	大豆	14
面包	裸麦粗面包	49
	白面包	69
	全麦面包	72
谷类	全麦维	54
	玉米片	83
	燕麦	53
	爆米花	90
	小麦片	70
乳制品	牛奶、冰激凌、酸奶	34~38
水果	苹果	38
	香蕉	61
	橙子	43
	橙汁	49
	草莓	32
粮食	大麦	22
	糙米	66
	大米	72
面条	—	38
土豆	速溶土豆泥	86
	土豆泥	72
	土豆甜品	50
零食	玉米片	72
	燕麦饼干	57
	土豆片	56
食糖	果糖	22
	葡萄糖	100
	蜂蜜	91
	精制糖	64

蛋白质:食物中的蛋白质进入消化道后,首先分解成多肽和氨基酸。蛋白质的营养作用主要是维持组织生长发育、修复组织功能。但是,当机体不能从体内储存(特别是脂肪组织)或者从食物得到足够的热量时,蛋白质也可以被

消耗用作提供热量。

当食物中的蛋白质被用于合成机体组织时,体内蛋白质成分呈净增长状态(正氮平衡)。当体内蛋白质处于分解代谢状态时(饥饿、感染、烧伤),蛋白质的消耗大于吸收(因为机体组织被分解),从而导致蛋白质净丢失(负氮平衡)。通过将总氮消耗量减去尿和粪便中排出的氮含量,可以准确地判断体内的氮平衡。

在组成蛋白质的20个氨基酸中,9个属于必需氨基酸,它们不能被机体自我合成而必须从食物中摄取,其中除了成人需要的8种必需氨基酸之外,还有婴幼儿需要的组氨酸。自婴儿期后,按体重供给的食物蛋白质的需要量随年龄增长逐渐减少,蛋白质的需要量同生长发育密切相关。3个月龄小婴儿的蛋白质需要量为每千克体重2.2g,5岁儿童的需要量降至1.2g,成人则为0.8g。蛋白质的需要量与必需氨基酸的需要量密切相关(表1-2)。在成人期,如果要增加骨骼肌的容积,蛋白质的补充只需要少量超过表格中的推荐摄入量。蛋白质中各种氨基酸的比例构成是变化多端的,蛋白质的生物价反映了蛋白质氨基酸组成,及其与动物组织中蛋白质氨基酸组成的相似程度;因而生物价也反映了食物中蛋白质能提供给机体必需氨基酸的比例。鸡蛋的氨基酸比例非常合适,因此将其规定为生物价100。乳类和肉类等动物性食物中的蛋白质有较高的生物价(约为90),谷类和蔬菜中的蛋白质有比较低的生物价(约为40),而某些人工合成蛋白质(如明胶)的生物价为0。食物中各种蛋白质在氨基酸构成上的互相补充作用形成食物的总生物价。食物中蛋白质生物价的每日推荐量为70。

脂肪:脂肪在体内分解为脂肪酸和甘油。脂肪是提供组织生长和激素产生的必需营养物质。饱和脂肪酸通常存在于动物性食物中,在室温中呈固态。除了棕榈油和椰子油外,植物油在室温中呈液态,它们都含有高水平的单不饱和脂肪酸和多不饱和脂肪酸(PUFA)。在食品加工的过程中,部分不饱和脂肪酸氢化后可以成为反式脂肪酸,在室温下反式脂肪酸呈固体或者半固体状。在美国,饮食中反式脂肪酸的主要来源是氢化植物油,在加工某些食品(如饼干、脆饼干、薯条)中使用,以延长储存期。反式脂肪酸可能引起LDL胆固醇升高,以及DHL水平的下降,成为一种冠心病发生的危险因素。

表1-2 必需氨基酸的需要量/(mg/kg)

需要量	婴儿 (4~6月龄)	儿童 (10~12岁)	成人
组氨酸	29	—	—
异亮氨酸	88	28	10
亮氨酸	150	44	14
赖氨酸	99	49	12
蛋氨酸和胱氨酸	72	24	13
苯丙氨酸和酪氨酸	120	24	14
苏氨酸	74	30	7
色氨酸	19	4	3
缬氨酸	93	28	13
总必需氨基酸(不包括组氨酸)	715	231	86

必需脂肪酸(EFA)包括亚油酸(ω-6脂肪酸,n-6)、亚麻酸(ω-3脂肪酸,n-3)。其他的ω-6脂肪酸(如花生四烯酸)和ω-3脂肪酸(如二十碳五烯酸和二十二碳六烯酸)也是人体代谢所必需,但是可以在体内由必需脂肪酸自我合成。

必需脂肪酸(参见第35页)具有合成多种激素样物质的作用,包括前列腺素、血栓烷素、依前列醇和白三烯。ω-3脂肪酸具有降低冠心病危险因素的作用。

必需脂肪酸的需要量随年龄而不同,成人中亚油酸需要量应为总热量的2%以上,亚麻酸需要量则为总热量的0.5%以上。植物油能够提供亚油酸和亚麻酸。此外,红花油、葵花油、玉米油、豆油、樱草油、南瓜油和麦芽油都能提供丰富的亚油酸,深海鱼油以及亚麻籽、南瓜子和大豆等能够提供丰富的亚麻酸。深海鱼油也能提供大量的ω-3脂肪酸。

常量元素:包括钠、氯、钾、钙、磷和镁,其每日的需要量相对比较高(表1-3,表1-4和表2-2)。

表1-3 常量元素

营养素	主要来源	功能
钙	牛奶和乳制品、肉类、鱼类、蛋类、谷类、豆类、水果、蔬菜	骨骼和牙齿的形成,参与凝血过程,维持神经传导、肌肉收缩、心肌传导
氯	除了某些蔬菜,多数食物都含有,主要存在于动物性食物中;和钠的分布类似	参与酸碱平衡,维持渗透压、血浆pH值和肾脏功能
钾	多数食物都含有,包括脱脂乳、香蕉、果脯、葡萄干以及肉类	维持肌肉收缩力、神经传导、细胞内的酸碱平衡,以及水的保持
镁	绿叶蔬菜、果仁、谷类和杂粮,以及海鲜	骨骼和牙齿的形成,维持神经传导、肌肉收缩力、酶的活性
钠	多数食物都含有,包括牛肉、猪肉、沙丁鱼、乳酪、橄榄、玉米面包、土豆片、泡菜	维持血液及细胞内酸碱平衡、渗透压、血浆pH值、肌肉收缩力、神经传导和细胞膜梯度
磷	牛奶、乳酪、肉类、家禽、鱼类、粮食、果仁和豆类	骨骼和牙齿的形成,血液及细胞内酸碱平衡,产生热量

表1-4 美国科学院医学研究所食品和营养委员会推荐的某些膳食营养素的参考摄入量*

分类	年龄/岁	蛋白质/(g/kg)	热量/(Cal/kg)†	钙/(mg/kg)	磷/(mg/kg)	铁/(mg/kg)
婴儿	0.0~0.5	2.2	108.3	66.7	50.0	6.7
	0.5~1.0	1.6	94.4	66.7	55.6	6.7
儿童	1~3	1.2	100.0	61.5	61.5	6.2
	4~6	1.2	90.0	40.0	40.0	6.0
	7~10	1.0	71.4	28.6	28.6	6.1
男性	11~14	1.0	55.6	26.7	26.7	6.0
	15~18	0.9	45.5	18.2	18.2	6.1
	19~24	0.8	40.3	16.7	16.7	4.9
	25~50	0.8	36.7	10.1	10.1	4.4
	51+	0.8	29.9	10.4	10.4	4.5
女性	11~14	1.0	47.8	26.1	26.1	6.1
	15~18	0.8	40.0	21.8	21.8	5.5
	19~24	0.8	37.9	20.7	20.7	4.8
	25~50	0.8	34.9	12.7	12.7	4.4
	51+	0.8	29.2	12.3	12.3	4.3
妊娠期	—	0.9	4.6	18.5	18.5	4.9
母乳喂养	1岁	1.0	7.9	19.0	19.0	5.4

* 这些摄入量旨在为在正常环境条件下生活的大多数健康美国人提供各年龄阶段的有个体差异的每日摄入量。
† 1cal＝4.182J,本书全文同此例。

水：由于每消耗4.18J（1cal）的热量需要1ml的水（相当于0.24ml/kJ），或者每日2 500ml,因此水被看做是一种宏量营养素。水的需要量随发热、生理活动量，或者气候冷热和环境湿度而变化。

微量营养素

微量营养素包括各种维生素和需要量非常低的微量元素（又称痕量元素）。

水溶性维生素 包括维生素C以及8种维生素B族的成员[包括生物素、叶酸、烟酸、泛酸、维生素 B_1（vitamin B_1）、维生素 B_2（vitamin B_2）、吡哆醇（vitamin B_6）和钴胺素（vitamin B_{12}）。

脂溶性维生素 包括维生素A（视黄醇）、维生素D（胆钙化固醇和钙化醇）、维生素E、维生素K（叶绿醌和甲基萘醌类）。

其中只有维生素A、E和 B_{12} 可能在体内大量储存，其他维生素则必须通过经常性的食物摄入以维持机体健康。

必需的微量元素 包括铬、铜、碘、铁、锰、钼、硒和锌（参见第7页）。除了铬以外，上述其他元素在代谢过程中都同相关的酶或激素结合，成为其中的组分。在发达国家中，除了铁和锌缺乏外，其他微量元素的缺乏已经很少见。

至今没有发现证据表明其他的微量元素（如铝、砷、硼、钴、氟、镍、硅、钒）是人体生理活动所必需。尽管氟不是必需的微量元素，但是能够同钙（CaF_2）结合后在牙齿的表面形成稳固的复合物，有助于防止龋齿的发生。

所有的微量营养素在体内达到高浓度时都会产生毒性作用，其中某些还可能致癌（如砷、镍和铬）。

其他的食物成分

人类的日常食物中含有数以十万计的化学成分（如咖啡含有1 000种），然而仅300余种具有营养价值，其中部分才是人体必需的。但是食物中某些没有营养价值的成分并非完全没有功效，例如食物添加剂（包括防腐剂、乳化剂、抗氧化剂和稳定剂等）能够改善食品的质量和保存，而某些微量的成分（如调味品、香料、色素等各种合成的或天然的物质）则可以改善食品的性状和口味。

膳食纤维：食物中存在各种不同形式的膳食纤维（如纤维素、半纤维素、胶质等），不但具有促进消化道运动、防止便秘以及控制憩室病的功能，还具有清除大肠中细菌产生的各种致癌物质的作用。流行病学调查的结果显示，膳食纤维摄入量与大肠癌发生率之间存在非常密切的负相关性，而且膳食纤维对于肠道功能性疾病、克罗恩病、肥胖病和痔疮的防治具有明显功效。水果、蔬菜、燕麦、大麦和豆类中存在可溶性的膳食纤维，它们具有降低餐后血糖水平和胰岛素的作用，也能够降低胆固醇的水平。

传统的西方膳食中，由于使用精制面粉以及较少提供水果和蔬菜，因此膳食纤维的摄入量是比较低的（大约12g/d）。应该提倡多食用蔬菜、水果和富含膳食纤维的谷类食品,使得每日膳食纤维的摄入量达到大约30g。当然,过多的膳食纤维摄入可能会影响某些微量元素的吸收。

营养素的需要量

适宜的营养素供应能够保障人体理想的营养状态,维护正常的生理和智力的功能。平衡的热量供给对保持正常的体重非常重要,体内热量的消耗量随年龄、性别和体重不同而改变(表1-4),也同代谢状态和生理活动相关。热量供给超过体内消耗会导致体重增长,反之,则造成体重下降。

食物中各种营养素的每日需要量随年龄、性别、体重、代谢状态和生理活动不同而变化。美国食品与营养学会联合农业部(USDA)每五年颁布一次蛋白质、热量、某些维生素和矿物质的每日推荐供给量(RDA),见表1-4、表2-2和表6-1。对于某些尚了解不多的维生素和矿物质,每日摄入量的安全性和适宜性是估计的。

妊娠妇女和儿童的营养供应有特殊要求。

美国农业部颁布了膳食营养指南的金字塔方案,根据不同的年龄、性别和生理活动量列出了各种类食物每日的具体供应量,参见表1-5。进入USDA website 网站可以获得具有个性化的膳食建议。

表1-5　40岁成人在中度生理活动量*状态下的膳食推荐量

食物种类	每日摄入量	
	男性	女性
谷类†	9oz¶	6oz
蔬菜‡	3.5杯	2.5杯
水果	2杯	2杯
乳类	3杯	3杯
肉和豆类	6.5oz	5.5oz
食油	8茶匙	6茶匙
糖和脂肪	1 715J(410cal) (热量)	1 108J(265cal) (热量)
每日估计摄入量§	10 873J(2 600cal) (热量)	8 364J(2 000cal) (热量)

* 每日30～60min的中等程度或者较强程度的活动,例如快走、慢跑、骑自行车、有氧运动操以及园艺工作等。

† 至少一半应该是全谷类。

‡ 应该提倡食用不同种类的蔬菜,例如豆角和青豆、深绿色蔬菜(如西蓝花、绿叶蔬菜、生菜,以及菠菜)、橙色蔬果(如胡萝卜、甘薯和笋瓜)、富含淀粉的蔬菜(如玉米和土豆)以及其他诸如芦笋、花菜、蘑菇和番茄等。

§ 具体的摄入量应该根据观测体重的结果进行实际调整。

¶ 1oz=28.35g,本书全文同此例。

备注:通过登录美国农业部网(USDA web site)查询相关信息,可以获得个性化的膳食建议。

一般而言,建议老年人逐渐减少热量的摄入量,因为随着年龄的增长,生理活动量会逐步减少,热量的消耗也相应降低。新的金字塔方案强调以下几点:

- 增加全谷物食品的摄入量
- 增加水果和蔬菜的摄入量
- 采用无脂或者低脂类乳制品替代全脂类乳制品
- 减少饱和脂肪酸和反式脂肪酸的摄入量
- 加强有规律的身体锻炼

在金字塔方案的基础上,适当的水分摄入量不可忽略。脂肪的供给量应该小于或等于总热量供给量的30%,其中饱和脂肪酸和反式脂肪酸应该<10%。饱和脂肪酸的过多摄入可能导致动脉粥样硬化,使用多不饱和脂肪酸替代饱和脂肪酸可以减少动脉粥样硬化的危险性。没有必要将营养保健品作为常规使用,有些营养保健品可能是有害的。例如,过多使用维生素A可能引起维生素A中毒,导致头痛、骨质疏松症和皮疹发生。

临床营养

营养缺乏常导致健康损害(不论是否存在疾病状态),一些疾病状态(如吸收不良)可以导致营养缺乏。此外许多患者(如住院的老年患者)可能存在以往未被察觉的营养缺乏,而需要治疗。许多医疗中心已经建立由医师、护士、营养学家和药剂师等组成的临床营养支持疗法的多学科专业队伍,提供对营养缺乏症的预防、诊断和治疗服务。过度营养可能招致慢性疾病,如癌症、高血压、糖尿病和冠心病。对某些遗传性代谢性疾病患者实施饮食控制是必要的(如半乳糖血症、苯丙酮尿症)。

营养状态的评价

营养评价的指标包括:体重或者体质成分的异常、必需营养素的缺乏或毒性作用的表现,以及婴儿和儿童中生长发育的障碍。营养状态的评价应该成为婴幼儿、长期服用药物的老年人、精神病患者、患有全身性疾病并且长达数日患者的常规检查项目。

营养评价的一般内容包括病史、体格检查,必要时需要化验。如果怀疑存在营养缺乏,应该进行实验室检验(如血清白蛋白测定)和皮肤迟发行性变态反应试验(参见第31页)。体质成分组成的检测(如皮褶厚度测量和生物电阻抗测定)通常用于评估体内脂肪的含量以诊断肥胖病(参见第28页)。

病史采集包括询问膳食情况、体重变化以及营养缺乏的危险因素。营养学家可以收集更详细的膳食情况信息,通常包括24小时内摄入的食物调查问卷,记录摄入的食物内容和数量。通过膳食调查表,可以详细了解患者的体重以及摄入的食物性质和数量。

体格检查应该包括体重和身高的测定以及身体脂肪的部位分布。体重指数(BMI)是通过测定身高与体重的比例进行评价的方法,计算的公式为:体重(千克)/身高(米)^2,此种评价方法比较准确(表4-2)。婴儿、儿童以及青少年人群另有各自的年龄组评价标准(参见第2519页)。

体内脂肪的部位分布也是评价的重要方面,躯干部分的脂肪堆积(表现为腰/臀比例>0.8)相比于其他部位的脂肪堆积,更能反映心脑血管疾病、高血压和糖尿病发生的风险。对于BMI小于35的患者进行腰围的测量,有助于判断他们是否存在躯干型肥胖,也有助于预测糖尿病、高血压、高胆固醇血症和心血管疾病发生的危险性。如果男性的腰

营养素与药物的相互关系

营养状态可以影响身体对药物的反应，反之药物也可以影响人体的营养状态。

食物可以增强、延迟或降低药物的吸收，也可能影响许多抗生素的吸收。食物可能改变药物的体内代谢，例如，含高蛋白的膳食可以通过激活细胞色素 P-450 促进某些药物的代谢过程。葡萄可以抑制细胞色素 P-450 34A，因此能够减缓某些药物的体内代谢（如胺碘酮、卡马西平、环孢素以及某些钙通道阻滞剂）。

有些食物能够改变肠道菌群从而影响药物代谢的全过程。还有些药物则能够影响人体对药物的反应，例如服用单氨基氧化酶抑制剂的同时食用奶酪，由于奶酪中的酪胺具有很强的血管收缩作用，两者的协同作用可能导致患者出现高血压危象。

如上所述，营养缺乏可能影响药物的吸收和代谢。严重的热量和蛋白质缺乏可能导致组织中酶的水平降低，并因此影响药物的效果，其机制是降低了药物的吸收量或与相应蛋白质的结合，以及造成肝脏功能的直接损伤。这些结果都会间接或直接引起药物吸收和代谢的障碍。目前已知，钙、镁、锌的缺乏可以影响某些药物的代谢，维生素 C 的缺乏可以降低体内某些药物代谢酶的活性，尤其在老年人群中。

很多药物具有影响食欲、食物的吸收以及组织代谢的作用（表 1-6）。有些药物（如甲氧氯普胺）能够促进消化道的蠕动并因此减少食物的吸收。还有些药物（如阿片类、抗副交感神经类药物）则具有降低消化道动力的作用。有些药物随同食物服用可以改善对其的耐受性。

表 1-6 药物对营养的影响

作用	药物
增进食欲	乙醇、抗组胺药、氢化可的松类、卓那比诺、胰岛素、甲地黄体酮、米氮平、许多精神类药物、磺酰脲、甲状腺素
减退食欲	抗生素、大分子抗原（甲基纤维素，胶质）、环磷酰胺、地高辛、胰升糖素、吲哚美辛、吗啡、氟西汀
降低脂肪吸收	奥利司他
提高血糖水平	奥曲肽、阿片类、吩噻嗪、苯妥英、丙磺舒、噻嗪类利尿剂、氢化可的松类、丙酮苄羟香豆素
降低血糖水平	ACEI 类药物、阿司匹林、巴比妥酸盐、β-受体阻滞剂、单胺氧化酶抑制剂、口服降血糖药物、非那西汀、保泰松、磺胺药物
降低血脂水平	阿司匹林和 p-对氨基水杨酸、l-天冬酰胺酶、氯四环素、秋水仙碱、葡萄糖苷、胰升糖素、烟酸、苯茚满二酮、药物他汀类、磺吡酮、三氟哌利多
提高血脂水平	肾上腺皮质激素类、氯丙嗪、乙醇、生长激素、口服避孕药（雌-孕激素型）、硫脲嘧啶、维生素 D
降低蛋白质代谢	氯霉素、四环素

有些药物能够影响矿物质的代谢，例如利尿剂（特别是噻嗪类）和类固醇类可以降低体内钾的水平，并因此增加了地高辛所致心律失常的易感性。反复使用缓泻剂也可能造成低钾。可的松、去氧皮质酮和醛固酮可以引起严重的钠水潴留，氢化可的松和其他的类氢化可的松药物的钠水潴留副作用比较轻。磺脲和锂制剂能够损害甲状腺对碘的吸收和释放。口服避孕药可能降低血清锌水平并增加铜的水平。有些抗生素（如四环素）可以阻碍铁的吸收，某些食物（如蔬菜、茶和糠麸）也有同样作用。

某些药物能够影响药物的吸收和代谢。乙醇影响维生素 B_1 的吸收，异烟肼干扰烟酸和维生素 B_6 的代谢。乙醇和避孕药都抑制叶酸的吸收。很多服用苯妥英钠、苯巴比妥、去氧苯巴比妥或者吩噻嗪类药物的患者很容易出现叶酸缺乏，其原因可能是肝细胞中相关的药物代谢酶活性受到影响。补充叶酸可以降低苯妥英的效能，因此减弱抗癫痫药物的作用。抗癫痫药物可以引起维生素 D 的缺乏。在使用对氨基水杨酸、缓释性碘化钾、秋水仙碱、三氟吡啦嗪、乙醇和口服避孕药时可能出现维生素 B_{12} 的吸收障碍。含有高浓度孕激素的口服避孕药可能导致色氨酸缺乏，从而引起抑郁。

食物添加剂和污染物

添加剂：是加入食物中的一些化学物质，起到防腐、保存和增加口味的作用。仅有有限的添加剂经过实验室检验证明是安全的并被允许用于食品业。

很难权衡食物添加剂的利弊得失（如减少浪费、增加可食用食物种类和防止食源性疾病）。例如用于腌制肉类的亚硝酸盐具有抑制肉毒杆菌和增加风味的作用，然而亚硝酸盐在体内可以转化为亚硝胺，动物试验证明亚硝胺能够致癌。另一方面，唾液腺可以将天然食品中的硝酸盐转化为亚硝酸盐，与其数量相比，腌制肉类中添加的亚硝酸盐的量是比较小的。食物中的维生素 C 可以减少消化道中亚硝酸盐的形成。偶然有某些添加剂引起消化道的过敏反应（如亚硫酸盐）。多数情况下过敏反应是由食物自身引起的。

污染物：有些时候很难完全识别和去除食物中的污染物，因此更需强调食品质量的控制。常见的污染物包括杀虫剂、重金属（铅、镉、汞）、硝酸盐（绿叶蔬菜中）、黄曲霉毒素（果仁和乳类中）、生长激素（奶制品和肉类中）、动物毛发和粪便以及寄生虫。

FDA 判定食物安全的要求是不引起疾病和任何不良反

应。但是在污染物含量非常低的情况下辨别致病的原因并非易事,估计其远期的不良影响也比较困难,但是经过努力应该可以做到。有时候安全水平常常是一种大致的共识,并无确凿的证据。

2. 矿物质缺乏症和中毒

人类需要的六种常量元素用克来计量,每日需要量在 0.3~2.0g 之间。这些元素对于维持骨骼、肌肉、心脏和脑的功能至关重要。包括:

- 四种阳离子:钠、钾、钙和镁
- 伴随二种阴离子:氯和磷

人类需要的 9 种痕量元素(微量元素)以微克来计量:铬、铜、碘、铁、氟、锰、钼、硒和锌,参见表 2-1。

膳食指南对于微量元素的需要量都有明确规定(表 2-2)。所有微量元素的摄入量过高都有毒性作用,其中一些(砷、镍和铬)可能是致癌物质。

表 2-1 人类需要的 9 种痕量元素微量元素

营养成分	主要来源	功能	缺乏和中毒的影响
铬	肝脏、加工过的肉类、全谷类食品、调味品	促进葡萄糖耐受	缺乏:可能降低葡萄糖耐受
铜	内脏、贝壳类动物、坚果、干豆、水果干、全谷类食品、豌豆、可豆、蘑菇、西红柿制品	酶组成成分、血细胞生成、骨骼形成	缺乏:营养不良儿童发生贫血、Menkes 综合征(卷毛综合征) 中毒:威尔逊氏症、铜中毒
氟	海产品、茶、强化氟的水(氟化钠 1.0~2.0ppm)	骨骼和牙齿的形成	缺乏:易患龋齿,可能发生骨质疏松 中毒:斑釉、恒牙出现斑印和凹痕、脊柱外生骨疣
碘	海产品、加碘盐、蛋类、奶酪、饮用水(含量不一)	甲状腺素(T4)和三碘甲腺原氨酸(T3)的合成、胎儿发育	缺乏:单纯性(胶质性、地方性)甲状腺肿大、呆小症、聋哑症、损害胎儿的生长和脑发育 中毒:甲状腺功能亢进或黏液性水肿
铁	许多食物(除了奶制品)-大豆粉、牛肉、肾脏、肝脏、鱼类、家禽、蚕豆、蛤蜊、糖浆及谷物和麦片(其生物活性依种类而不同)	合成血红蛋白和肌红蛋白、细胞色素酶,硫磺铁蛋白	缺乏:贫血、异食癖、舌炎、口角炎 中毒:血红蛋白沉着病、硬化症、糖尿病、皮肤色素沉着
锰	全谷类食品、菠萝、坚果、茶、豆类、西红柿酱	健康骨骼组织 与锰相关的酶成分:糖基转移酶、磷酸烯醇丙酮酸盐羧基激酶、锰超氧化物歧化酶	缺乏:尚不明了 中毒:神经症状,类似帕金森病或威尔逊氏症的症状
钼	牛奶、豆类、全谷类食品或面包、深色绿叶蔬菜	亚硫酸盐氧化酶辅酶的组成成分、黄嘌呤脱氢酶和醛氧化酶	缺乏:心动过速、头痛、恶心、反应迟钝(亚硫酸盐中毒)
硒	肉类、海鲜、坚果、植物类食品(食物中硒含量因土壤中硒浓度而异)	谷胱甘肽过氧化物酶和以碘组成的甲状腺素组成成分	缺乏:Keshan 症(病毒性心肌炎)、肌无力 中毒:脱发、指甲异常、恶心、皮炎、外周神经性疾病
锌	肉类、肝脏、牡蛎及其他海鲜、花生、全谷类食品(植物性的生物利用度不同)	酶的组成成分、皮肤完整性、伤口愈合、体格生长	缺乏:生长迟缓和性发育迟缓,性腺功能减退、味觉迟钝 中毒:红细胞小红细胞症、中性粒细胞减少症、免疫功能低下

表2-2 各种元素的推荐每日摄入量

种类	年龄段/岁	铬/μg	铜/μg	氟/mg	碘/μg	铁/mg	锰/mg	钼/μg	硒/μg	锌/mg
每日推荐摄入量										
婴儿	0.0~0.6	**0.2**	**200**	**NR**	**110**	0.27	**0.3**	**2**	**15**	**2**
	0.7~1.0	**5.5**	**220**	**0.01~0.5**	**130**	11	**0.6**	**3**	**20**	3
儿童	1~3	11	340	**0.7**	90	7	**1.2**	17	20	3
	4~8	15	440	**1**	90	10	**1.5**	22	30	5
男	9~13	25	700	**2**	120	8	**1.9**	34	40	8
	14~18	35	890	**3**	150	11	**2.2**	43	55	11
	19~30	35	900	**4**	150	8	**2.3**	45	55	11
	31~50	35	900	**4**	150	8	**2.3**	45	55	11
	51+	30	900	**4**	150	8	**2.3**	45	55	11
女	9~13	21	700	**2**	120	8	**1.6**	34	40	8
	14~18	24	890	**3**	150	15	**1.6**	43	55	9
	19~30	25	900	**3**	150	18	**1.8**	45	55	8
	31~50	25	900	**3**	150	18	**1.8**	45	55	8
	51+	20	900	**3**	150	8	**1.8**	45	55	8
	孕妇	30	1 000	**3**	220	27	**2.0**	50	60	11
	母乳喂养儿	45	1 300	**3**	290	9	**2.6**	50	70	12
上限(UL)										
婴儿	<1	ND	ND	0.7~0.9	ND	40	ND	ND	45~60	4~5
儿童	1~8	ND	1 000~3 000	1.3~2.2	200~300	40	2~3	300~600	90~150	7~12
其他年龄	≥9	ND	5 000~10 000	10	600~1 100	40~45	6~11	1 100~2 000	280~400	23~40

注:本表所列的普通字体为每日推荐摄入量(RDA)。RDA值是指满足一个年龄组中97%~98%人群的需要量。

每日适宜摄入量(AI)用粗黑字体显示。对母乳喂养的健康婴儿而言,适宜摄入量是指平均摄入量。对其他年龄组而言,适宜摄入量是指满足这个年龄组所有人群的需要。但是,由于缺乏资料,所覆盖人群的百分比不能用可信区间来确定。

NR=不推荐;ND=因为资料缺乏,尚未确定;摄入来源应仅指食物来源。

资料源自"Dietary Reference Intakes for Vitamin A, Vitamin K, Arsenic, Boron, Chromium, Copper, Iodine, Iron, Manganese, Molybdenum, Nickel, Silicon, Vanadium, and Zinc", Food and Nutrition Board, Institute of Medicine. Washington, DC, National Academies Press, 2002, P772-773。

在饮食正常的成年人中不易发生元素缺乏(铁、锌和碘除外);婴幼儿由于生长快速且摄入量差异比较大,因而较容易发生元素缺乏症。导致微量元素失衡的原因有:遗传性疾病(如血红蛋白沉着症、威尔逊氏症)、肾透析、静脉营养或患有先天性代谢性疾病而需限制膳食的患者。

铬

实际上只有1%~3%的三价铬(Cr)具有生物活性并且能够被人体吸收。血浆中铬的正常值水平为0.05~0.5μg/L(1.0~9.6nmol/L)。铬能够增强胰岛素活性;然而,补充吡啶甲酸铬对治疗糖尿病是否有益尚不得而知。除非在糖尿病专家监督指导下,否则糖尿病患者不宜服用铬补充剂。补充铬并不能增加肌肉量或使男性强壮。

铬缺乏

曾经有四个长期接受TPN治疗的患者发生了铬缺乏症,表现为葡萄糖不耐受、体重下降、共济失调、外周神经疾病。接受三价铬150~250mg治疗后,其中三位患者症状消失。

铬的毒性

通过静脉给予高剂量的三价铬会导致皮肤过敏,但是小剂量口服是无毒的。在工作场所中接触铬酸(CrO_3)可能会刺激皮肤、肺和胃肠道,而且可能导致鼻中隔穿孔和肺癌发生。

铜

铜是许多人体蛋白质的组成部分,人体中的铜几乎都以与铜蛋白相结合的方式存在,游离的铜离子是有毒性的。在遗传基因的调控下,铜和脱辅基蛋白结合,避免铜在人体内积累产生的毒性作用。超过代谢需要的铜通过胆汁排泄。

获得性铜缺乏症

在控制铜代谢的遗传基因正常的情况下，临床上很少见到因膳食缺乏引起的铜缺乏症患者。其病因包括：

- 童年严重的蛋白质缺乏
- 持续的婴儿期腹泻（通常和饮食仅限于牛奶有关）
- 严重吸收不良（如在口炎性腹泻或囊性纤维化）
- 胃手术（其中维生素 B_{12} 不足也可存在）
- 过量摄入锌

铜缺乏可能导致中性粒细胞减少、骨质钙化障碍、脊髓病变、神经病变及铁剂补充无效的低色素性贫血。诊断依据是血清铜浓度和铜蓝蛋白水平低下，尽管这些测试并非总是可靠。

治疗方法是去除病因和口服铜 1.5~3mg/d（通常用硫酸铜）。

先天性铜缺乏症

门克综合征（Menkes 综合征）

先天性铜缺乏症发生在男婴中，为 X-链基因突变遗传所致。它的发病率在活产儿中为 1/100 000~1/250 000。患者的肝脏、血清和必需的铜蛋白中铜含量均低，包括细胞色素-C 氧化酶、血浆铜蓝蛋白和赖氨酰氧化酶缺乏。

症状及体征

临床症状有严重智力迟缓、呕吐、腹泻、蛋白质丢失性肠病、垂体功能减退、骨质疏松、动脉瘤、头发稀疏、发质坚硬或卷发。

大多数患儿在 10 岁之前死亡。

诊断

- 血清中铜含量低下和血浆铜蓝蛋白

先天性铜缺乏症的诊断是基于血清低铜蓝蛋白和水平低下。由于这种疾病的早期诊断和治疗有利于较好的预后，因此在出生后 2 周龄内检出本病较为理想。然而目前诊断方法的准确性非常有限。因此，其他的检测方法正在开发中。

治疗

- 组氨酸铜

一岁内的婴儿可以给予组氨酸铜 250μg，每日分两次通过静脉营养输入；一岁后可以每日 1 次给予 250μg，直至三岁。治疗期间必需监测肾脏功能。

尽管得到早期治疗，许多孩子仍然可能发生神经发育异常。

获得性铜中毒

获得性铜中毒是因为消化或吸收过多的铜所致（如食用长时间存放在铜器皿中的酸性食品或饮料）。表现为自限性胃肠道炎，常伴有恶心、呕吐和腹泻。

严重的铜中毒通常是因食用（通常有自杀意图）大量的铜盐（如硫酸铜）或通过皮肤（如用铜盐浸透的敷料覆盖在大面积烧伤的皮肤上）大量吸收所致。严重铜中毒会导致溶血性贫血和无尿，而且可能是致命的。

印度型儿童肝硬化、非印度型儿童肝硬化和先天性铜中毒的病理变化可能是相同的，均因铜过量导致肝硬化。所有症状的出现均因食用了在铜锅中烹煮或在黄铜容器中储存的牛奶。最近的研究结果表明，先天性铜中毒只可能发生在那些有未知基因缺陷的婴儿中。

诊断通常需要做肝活组织切片检查，可以发现肝组织中存在 Mallory 透明体。

治疗

- 螯合剂
- 支持治疗

对于摄入大量的铜所致的铜中毒，需要立即洗胃。引起的并发症，如溶血性贫血、无尿或肝毒性铜中毒可给予口服青霉胺每 6 小时 250mg 至每 12 小时 750mg（1 000~1 500mg/d，分 2~4 个剂量）治疗；或给予二巯基丙醇每 4 小时 3~5mg/kg 肌内注射共二日，然后改为 4~6 小时（螯合疗法）。

发病的早期使用血液透析治疗可能有效。尽管得到治疗，铜中毒偶尔也有死亡的案例。

威尔逊氏症

（先天性铜中毒）

肝豆状核变性导致在肝脏和其他器官的铜积累，表现为肝脏功能或者神经系统受损的症状。诊断基于血清铜蓝蛋白水平低下、尿中铜的过高排泄，有时需要进行肝脏活检。治疗包括低铜饮食、药物（包括青霉胺或者曲恩汀）。

威尔逊氏症是一种进行性铜代谢障碍，发病率为 1/30 000。患者均为第 13 条染色体上出现突变的隐性基因纯合体。杂合子为携带者，无临床症状，在人群中约占 1.1%。

病理生理

威尔逊氏症的基因的缺陷导致铜的转运障碍。转运障碍减少了铜分泌到胆汁，从而导致在肝脏郁积，此种情况在出生时即已经发生。这种转运障碍也影响铜与其结合蛋白的结合，导致血清铜蓝蛋白水平下降。

肝纤维化逐渐出现，最终导致肝硬化。铜从肝内扩展进入血液，然后进入其他组织。其后果危害最大的是大脑损害，同样也损害肾脏和生殖器官，还会引起溶血性贫血。铜还会沉积在角膜的后弹性层上及虹膜边缘，形成 Kayser-Fleischer 环，看似环绕虹膜成环状。

症状及体征

威尔逊氏症的症状通常出现在 5~35 岁之间，但病程进展可以从 2~72 岁。

近一半患者，特别是青少年，首发症状为：

- 急性、慢性活动或急性重型肝炎可能在任何时候发生。然而大约有 40%的患者，特别是年轻成年人，最先出现的症状是肝炎
- 中枢神经系统受损运动缺失比较常见，包括任何形式的震颤、张力失常、构音障碍、吞咽困难、舞蹈症、流口水以及不协调的组合；有时中枢神经系统症状也表现为认知障碍或精神异常。5%~10%患者的第一个症状是出现金色或绿金色的角膜色素环或半月形状（由于铜沉积在角膜），以及闭经、反复流产或血尿

诊断

- 裂隙灯检查 Kayser-Fleischer 环

- 血清铜蓝蛋白水平和24小时尿铜排出量测定
- 必要时使用青霉胺激发试验或者肝脏活检进行确诊

40岁以下人群若有以下症状者均应怀疑患有威尔逊氏症:
- 不能用其他原因解释的肝病、精神病或神经系统疾病
- 不能用其他原因解释的持续肝转氨酶升高
- 在其兄弟姐妹、父母亲或堂表兄弟姐妹中有威尔逊氏症患者
- 急性重型肝炎

如果怀疑是威尔逊氏症,需要的检查包括用裂隙灯检查 Kayser-Fleischer 环、血清铜蓝蛋白水平和24小时尿铜排出量测定。肝脏中转氨酶水平也应该检测,明显升高可以作为诊断的依据之一。

Kayser-Fleischer 环 此环出现并伴有典型运动神经异常或铜蓝蛋白含量下降,几乎是威尔逊氏症的特定症状。极少数其他肝脏综合征患者(如胆道闭锁、原发性胆汁性肝硬化)也会出现 Kayser-Fleischer 环,但是铜蓝蛋白的水平应该不受影响。

血清铜蓝蛋白含量 威尔逊氏症患者的血清铜蓝蛋白含量(正常 20~35mg/dl)通常低下,但也可能正常。在杂合子异常基因携带者中或者某些其他肝脏疾病患者(如病毒性肝炎、药物或者乙醇性肝病),血清铜蓝蛋白水平也是低下的。如果血清铜蓝蛋白低下同时伴有 Kayser-Fleischer 环,本病的诊断可以基本明确。如果血清铜蓝蛋白的水平<5mg/dl,则高度提示本病的可能,无论其他临床表现是否存在。

血铜水平 血清铜含量可能高,正常或低。

尿铜排出 威尔逊氏症患者的尿铜排出量(正常≤30μg/d)通常>100μg/d。如果血清铜蓝蛋白含量低下、尿铜排出增高,诊断可以明确;如果两者结果模棱两可,应该使用青霉胺后再检测尿铜排出量(青霉胺激发试验),来进一步明确诊断。对于成人患者,由于青霉胺激发试验的诊断界定点没有完全明确,因此通常不主张进行此项检测。

肝活检 对于证据不足的可疑病例(如转氨酶水平升高,但是未见 Kayser-Fleischer 环,血清铜蓝蛋白和尿铜水平亦无明显异常),可以进行肝组织活检来检测肝脏铜含量。然而,由于标本误差(不同肝脏部位的铜浓度有较大差异)或者急性重型肝炎(引起肝坏死而释放大量铜),活检结果也可能出现假阴性。

威尔逊氏症的筛查 由于早期治疗的效果非常理想,因此应该对高危人群(其兄弟姐妹、父母亲或堂表兄弟姐妹中有威尔逊氏症患者)进行筛查。筛查内容包括裂隙灯检查 Kayser-Fleischer 环,以及测定血清转氨酶、血清铜、血清铜蓝蛋白水平和24小时尿铜排出量。其中任何一项结果出现异常,都应该进一步进行肝脏活检以测定肝脏中的铜含量。由于出生后数月内血清铜蓝蛋白的水平处于较低水平,因此筛查应该在一岁以后进行。筛查结果正常的<6岁儿童,应该在五至十年后复查。基因诊断方法目前正在研究中。

预后

如果在治疗开始前病情没有恶化进展,治疗的预后是比较好的。

不经治疗的威尔逊氏症患者通常在30岁前死亡。

治疗

- 青霉胺或曲恩汀
- 低铜膳食
- 终身使用低剂量螯合剂或口服锌剂作为维持治疗

无论临床症状是否出现,肝豆状核变性患者必须接受持续的终身治疗。低铜饮食(如避免食用牛肝、腰果、黑眼豌豆、蔬菜汁、贝类、香菇和可可粉),使用青霉胺、曲恩汀,有时口服锌可以防止铜累积。应检测饮用水中铜的含量,尽量不使用含铜的维生素或矿物质补充剂。

青霉胺 是比较常用的药物螯合剂,但是具有某些副作用(如发热、皮疹、中性粒细胞减少症、血小板减少症和蛋白尿)。此外,在青霉素过敏的患者中可能出现交叉过敏。年龄5岁以下的患者可以每日空腹口服青霉胺,6小时1次,每次62.5mg,直至12小时1次,每次250mg(每日250~500mg,每日2~4次)。逐渐增加至最大量,每6小时250mg,每12小时750mg(每日1 000~1 500mg,分为2~4次)。年龄较小的儿童给予口服 10mg/kg,每日2次,或6.7mg/kg,每日3次。在服青霉胺时可以口服维生素 B_6,每次 25mg,每日1次。偶尔使用青霉胺会伴有神经系统症状恶化。

氢氯化三乙烯-羟四甲胺(trientine,曲恩汀) 是青霉胺的替代治疗药物。口服剂量为每次 375~750mg,每日2次;或者 250~500mg,每日3次(每日 750~1 500mg)。如果患者不能耐受青霉胺或曲恩汀,或者对神经系统症状的改善无效,可以选择口服**醋酸锌** 50mg,每日3次,以防止铜的积聚。(注意:青霉胺或曲恩汀不得同时与锌服用,因为这些药物可与锌结合,形成没有治疗效果的化合物。)

不能长期坚持药物治疗是常见的现象。此后1~5年的治疗,可以改为低剂量药物维持治疗。此外,建议由肝脏疾病方面的专家进行定期的随访。

对于暴发性肝衰竭或严重肝炎经药物治疗无效的威尔逊氏症患者来说,肝移植可能是挽救生命的方法。

关键点

- 威尔逊氏症是一种罕见的常染色体隐性疾病,导致铜在不同的脏器中潴留
- 儿童期或成年期发病,通常是5~35岁之间
- 高危人群包括具有家族史,以及不明原因的肝、神经或精神异常的患者(包括转氨酶升高水平)
- 如果怀疑是威尔逊氏症,需要的检查包括用裂隙灯检查 Kayser-Fleischer 环、血清铜蓝蛋白水平和24小时尿铜排出量测定
- 患者应该遵循低铜饮食,并给予青霉胺,曲恩汀治疗。如果不能耐受这些药物或治疗无效,可以口服锌治疗

氟

人体中氟（F）大部分沉积在骨骼和牙齿中。氟化物（氟的离子形式）广泛存在于自然界，饮用水是氟化物的主要来源。

氟缺乏症

氟缺乏可能导致龋齿发生，并且也可能引起骨质疏松。水中氟化物含量<1ppm（理想含量）能降低龋齿的发生率。如果儿童的饮用水没有被氟化，应遵医嘱口服氟补充剂。

氟的毒性

氟过量会沉积在骨骼和牙齿中，引起氟中毒。饮用水含氟>10ppm 是氟过量的常见原因。恒牙发育的阶段受到氟摄入过量的影响较大，对乳牙的影响则经历的时间更长。

氟中毒的**早期的标志**是牙齿呈垩白色，釉质的表面上不规则地分布的氟斑，这些斑点渐渐变成褐黄色或棕黄色，从而出现有特征性的斑点。严重氟中毒会使珐琅质地变脆，表面出现蚀损斑。只有在成年人中，长期摄入高含量的氟才可能引起骨质变化，包括骨质疏松、脊柱外生骨疣和膝外翻。

目前尚无检测方法来确诊氟中毒。中毒的**治疗**主要是减少氟的摄入量，例如在水中氟含量过高的地区，患者应该避免饮用氟化的水或者不要使用氟的补充保健品。应该不断地告诫儿童不要咽下含氟的牙膏。

碘

人体中的碘（I）主要参与合成两种甲状腺素：三碘甲腺原氨酸（T_4）和甲状腺素（T_3）。

自然环境中的碘主要通过饮食摄入体内。成年人中80%的碘化物的在甲状腺内吸收。环境中的碘大多数存在海水中，其中小部分通过空气以及通过雨水进入地下水和近海的土壤。因此，居住在远离大海和海拔较高地区的人群特别容易患碘缺乏。强化碘盐（通常碘含量为70μg/g）有助确保充足的碘摄入（150μg/d）。孕妇的需要量比较高（220μg/d），哺乳期间乳母的需要量更高（290μg/d）。

碘缺乏

在使用碘盐的地区极少发生碘缺乏症，但是碘缺乏依然是全球性的普遍问题。当碘化物摄入<20μg/d 就可能出现碘缺乏症。

症状及体征

受促甲状腺素（TSH）影响，轻度或中度碘缺乏症患者的甲状腺自身出现肥大，积聚碘化物，导致胶质性甲状腺肿。通常，患者的甲状腺功能维持正常；然而，严重碘缺乏的成年人可能会导致甲状腺功能减退（地方性黏液性水肿）。碘缺乏症患者可能出现生育能力下降，以及死胎、自发流产、围产儿和婴儿死亡率的危险性上升。

孕期严重碘缺乏可以引起胎儿生长迟滞和脑发育迟缓，可能导致先天性缺陷，造成婴儿期的克汀病，表现为智力障碍、聋哑、行走困难、身材矮小、有时出现甲状腺功能低下。

诊断

■ **甲状腺结构和功能的检查**

成人或者儿童通常都需要进行甲状腺功能检查和影像学检查以明确甲状腺功能和结构的异常，并据此做出诊断。所有新生儿都应测定 TSH 水平进行筛查。

治疗

■ **补充碘或者给予左旋甲状腺素**

患有碘缺乏症的婴儿应该给予口服左旋甲状腺素，3μg/kg，每日1次，持续一周；同时给予碘剂口服，50~90μg，每日1次，持续数周，以迅速恢复甲状腺功能。儿童每日1次给予碘 90~120μg。成人每日1次给予碘 150μg。也可以给予左旋甲状腺素治疗。

所有年龄组的患者都应该检测血清中 TSH 的水平，直至其水平达到正常（如<5μIU/ml）。

碘中毒

只有当碘摄入量>1.1mg/d 才会发生慢性碘中毒。大多数人摄入过量的碘仍能维持正常的甲状腺功能。摄入过量碘，特别是那些患有碘缺乏的人，可能会出现甲状腺功能亢进（Jod-Basedow 现象）。奇怪的是，过量摄入的碘进入甲状腺后可能会抑制甲状腺素的合成（称 Wolff-Chaikoff 效应）。碘中毒最终会导致高碘性甲状腺肿、甲状腺功能减退或黏液性水肿。极大量的碘化物摄入可能会引起味觉异常、流涎、胃肠道刺激、痤疮。频繁接受大剂量造影加强剂或者胺碘达隆的患者应该监测其甲状腺功能。

诊断

碘中毒通常是基于甲状腺功能测试结果和成像诊断等临床相关数据。碘排泄测定可能更具有特异性，但通常不使用。

治疗

碘中毒的治疗包括纠正甲状腺功能异常，如果摄取过量，应该进行饮食调整。

铁

铁（Fe）是体内血红蛋白、肌红蛋白和许多酶的组成成分。膳食中>85%的铁来自非血红素铁（主要存在于植物和谷类中），血红素铁主要存在于动物性食物中，比非血红素铁更容易吸收。非血红素铁如果与动物性蛋白和维生素 C 同时摄入，其吸收率也会上升。

铁缺乏

铁缺乏是世界上最常见的元素缺乏症。其发生的主要原因是：

■ 铁摄入不足，常见于婴儿、青春期女孩和孕妇
■ 吸收不良（如乳糜泻）
■ 慢性出血，包括月经出血过多和胃肠病变出血

在中老年人中，结肠癌引起的慢性出血是铁缺乏的常见原因。

当铁缺乏到一定程度时，可出现小细胞性贫血。除了贫血之外，铁缺乏可以引起异食癖、勺型指甲和不宁腿综合征。偶尔，由于环后食管蹼的原因，患者也会出现吞咽

困难。

诊断依靠 CBC、血清铁检测,如果有条件,必要时可以进行转铁蛋白饱和度(总铁结合力)测定。在铁缺乏状态下,铁和铁蛋白水平往往较低,铁结合力呈升高的趋势。

中、重度铁缺乏症患者和部分轻度铁缺乏症患者应该给予补充铁剂的治疗。

铁中毒

铁在机体内蓄积的原因如下:

- 在接受铁剂治疗时,摄入过量或摄入时间过长
- 反复输血
- 慢性乙醇中毒患者
- 服用的铁剂量过高

铁中毒也可能因铁负荷过高性疾病(血红蛋白沉着症)所致,这是一种具有潜在致死性,但又较易治疗的遗传性疾病,病因是铁吸收过多。在美国,血红蛋白沉着症患者人数已经超过 100 万。

过多的铁具有毒性,会导致呕吐、腹泻,损害小肠和其他脏器功能。

铁中毒的诊断方法类似铁缺乏症。

治疗

常用去铁胺(deferoxamine),其能够与铁结合并从尿中排出体外。

锰

锰(Mn)为机体骨骼构成所必需,也是几种酶类的组成成分,包括由锰特异性激活的糖基转化酶和磷酸烯醇式丙酮酸羧基激酶。锰平均摄入量通常为 1.6~2.3mg/d;吸收率为 5%~10%。

虽然曾经在实验性病例中有一个志愿者显示一过性皮炎、低胆固醇血症和血清碱性磷酸酶水平升高的表现,但至今尚无锰缺乏症的结论性文献记载。

锰中毒 通常见于矿工和冶炼工人;长期锰暴露会出现类似帕金森病或威尔逊氏症的神经症状。

钼

钼(Mo)是某些辅酶的组成成分,为维持黄嘌呤氧化酶、亚硫酸盐氧化酶和醛氧化酶的活性所必需。

先天性钼缺乏和营养性钼缺乏均曾有报道,但极少见。1967 年发现一名儿童患有先天性亚硫酸盐氧化酶缺乏症,表现为摄入足够的钼但不能合成钼辅酶,这种缺乏症导致患者智力迟缓、惊厥、强直性背痉挛和眼晶状体脱位。

曾有报道,一位长期接受全胃肠外营养的患者发生锰缺乏,继而导致亚硫酸盐中毒,症状包括心动过速、呼吸急促、头痛、恶心和昏迷。实验室检查显示,在血和尿液中的亚硫酸盐和黄嘌呤浓度升高,硫酸盐和尿酸浓度降低,这些表现在静脉补充钼酸胺 300μg/d 后迅速恢复正常。

1961 年曾报道过一例钼中毒,临床表现为痛风样症状以及胃肠道、肝肾功能异常。

硒

硒(Se)是谷胱甘肽过氧化物酶的一部分,参与不饱和脂肪酸的氢过氧化物代谢,硒也是甲状腺素脱碘酶的组成成分。一般来讲,硒作为抗氧化剂和维生素 E 共同发挥作用。一些流行病学研究发现,硒水平低下和癌症有关。根据硒摄入量不同,血浆硒浓度从 8μg/L 到 25μg/L 不等。诊断通常依靠临床表现;必要时可检测血谷胱甘肽过氧化物酶。

硒缺乏

硒缺乏症极少见,尽管在新西兰和芬兰人群的硒摄入量只有 30~50μg/d(美国、加拿大则为 100~250μg/d),也极少发生硒缺乏。

在中国一些地区,硒平均摄入量为 10~15μg/d,硒缺乏导致克山病,这是一种地方性病毒性心肌病,主要影响儿童和年轻的妇女。这种心肌病可以通过口服亚硒酸钠 50μg/d 预防,但不能治愈。

接受长期全肠道外营养的患者可能发生硒缺乏,出现肌肉疼痛和肌肉萎缩,补充硒蛋氨酸后症状有所改善。

在中国和俄罗斯的西伯利亚地区,处于生长发育中的儿童如果发生硒缺乏,可能演变成慢性骨关节病(Kashin-Beck 病)。

硒缺乏可能协同性地加重碘缺乏,导致甲状腺肿和甲状腺功能减退。

诊断

根据临床表现,需要时也可以测定血浆中的硒含量和谷胱甘肽过氧化物酶活性,但是两者的结果并无明确的诊断意义。

治疗

包括口服亚硒酸钠 100μg/d。

硒中毒

高剂量硒补充(>900μg/d)会导致中毒。症状包括脱发、指甲异常、皮炎、周围神经病变、恶心、腹泻、疲劳、烦躁不安、呼吸的蒜臭味。至今对于血浆硒的毒性水平没有得到明确的界定。

锌

锌(Zn)主要存在骨骼、牙齿、头发、皮肤、肝脏、肌肉、白细胞和睾丸中。锌是几百种酶的组成成分,包括许多辅酶(NADH)、脱氢酶、RNA 和 DNA 聚合酶、DNA 转录因子、碱性磷酸酶、超氧化物歧化酶、碳脱水酶。

含有高纤维和肌醇六磷酸的饮食(如含全谷物面包)会降低锌的吸收。

锌缺乏

饮食正常的健康人群不可能发生锌缺乏。在以下情况下可能发生继发性锌缺乏:

- 肝功能不全患者(因为储存锌的能力下降)
- 服用利尿剂的患者
- 糖尿病、镰状细胞贫血、慢性衰竭、长期酗酒者或肠道吸收不良患者、危重患者(如败血症、烧伤、头部受伤)

- 在养老机构的老人、家庭病床的患者(常见)

孕妇的锌缺乏可能导致胎儿畸形和低出生体重儿。儿童患有锌缺乏症会导致生长迟滞、味觉受损(味觉减退),其他症状和体征包括延迟性成熟和性腺功能低下。儿童或成人的锌缺乏患者中,症状还可能包括性腺功能减退、脱发、免疫功能受损、食欲减退、皮肤炎、夜盲症、贫血、嗜睡和受损伤口愈合不良。

营养不良患者中如果出现典型的临床症状和体征,应该怀疑存在锌缺乏症。然而,因为轻度锌缺乏的许多症状和体征是非特异性的,临床诊断比较困难。实验室的诊断同样也是困难的。在锌缺乏时常常伴有血浆白蛋白水平低下,使得血清锌浓度不能准确反映实际情况。因此在血清中锌含量低下和尿锌排出量增高同时出现时对诊断才有意义。如果有条件的话,放射性核素检测锌含量更准确。

治疗可以口服元素锌 15~120mg/d,直至临床症状和体征消失。

肠病性肢端皮炎(一种罕见的常染色体隐性基因病) 导致锌吸收不良。表现为银屑病样皮炎,起始于眼睛周围、鼻子和嘴;继而臀部;并在肢端分布。该病症也可导致脱发、甲沟炎、免疫力受损、复发性感染、生长迟滞和腹泻。此病通常在母乳喂养儿断乳后出现上述症状和体征。在发现可疑病例时,医生可通过这些临床表现进行诊断。治疗上,口服硫酸锌 30~150mg/d 可完全治愈。

锌中毒

锌摄入量的最高限量为每日 40mg。锌中毒非常少见。

长期摄入高剂量元素锌(范围在每日 100~150mg),可以干扰铜代谢;并导致血铜含量降低、红细胞体积缩小、中性粒细胞减少和免疫力受损;对患者进行高剂量锌的治疗必须在严密的监测下短时间内进行。

摄取过量的锌(200~800mg/d)的原因,通常是由于从镀锌容器中取用酸性食物所致。急性锌中毒可引起纳差、呕吐和腹泻。慢性锌中毒可导致铜缺乏,并可能导致神经损伤。

金属烟雾病,也称为黄铜铸工热(黄铜病)或者锌金属烟雾病,由于吸入氧化锌工业烟尘引起;表现为发热、呼吸困难、恶心、乏力和肌痛。症状发作通常是在暴露后 4~12 小时。转移到无锌的环境中 12~24 小时后症状消失。

诊断

锌中毒的诊断通常是根据时间过程和接触史。

治疗

脱离锌暴露的环境;目前没有可用的解毒剂。

3. 营养支持疗法

许多患有营养缺乏症的患者需要得到营养支持治疗,其目的是增进净体重质量(净体质)。但是,患有神经性纳差、进食困难和吸收障碍的患者很难经口补充营养,此时采取心理行为性措施可能会有一定的效果,具体如下:
- 鼓励进食
- 提供加热或者时鲜食物
- 提供特别喜爱的食物
- 鼓励少量定时多餐
- 膳食时间的灵活安排
- 给予辅助喂养

在上述行为性措施无效的情况下,应该考虑使用营养支持疗法,包括肠道内营养或静脉营养。营养支持疗法一般不适用于临终患者或者严重的精神错乱者。

营养需要量的预测

为了制订营养支持治疗的方案,需要预测营养的需要量,可以通过公式计算或者热量仪间接测算。间接热量预测需要使用"代谢车"(一种基于总 CO_2 的产生量来测定能量消耗的封闭式呼吸系统),这种测量方法需要特定的设备,因此并不常用。比较常用的方法是估算总热量需要量和蛋白质需要量二项数据。

热量消耗 总热量需要量(TEE)根据患者的体重、活动量和代谢率进行估算,对于久坐、活动少而且病情不严重的患者每日 TEE 为 104.55J/kg(25cal/kg)体重,对于病情严重者约为每日 167.28J/kg(40cal/kg)体重。TEE 等于以下各项的总和:
- 静息代谢率(RMR,或者称作静息状态下热量需要量),一般占 TEE 的 70%
- 食物消化耗热(占 TEE 的 10%)
- 生理活动耗热(占 TEE 的 20%)

营养不良可以使 RMR 降低至 20%。代谢活跃(如严重疾病、感染、炎症、创伤和外科手术后)可以提高 RMR,但是增加量通常不会>50%。与以往常用的 Harris-Benedict 公式相比,Mifflin-St. jeor 公式能够更加精确地估算 RMR 而减少误差,其估算结果可以控制在代谢车测定结果的 20% 之内。具体公式如下:静息代谢率

男性:kJ/d = [41.8×体重(kg)] + [26.1×身高(cm)] - [20.9×年龄(岁)] + 20.9

女性:kJ/d = [41.8×体重(kg)] + [26.1×身高(cm)] - [20.9×年龄(岁)] - 673.3

TEE 的估算可以用 RMR 加上一个百分数的方法进行。例如对于久坐活动少者，TEE 的估算可以用 RMR 加上 10%；对于患有严重病情者，可以用 RMR 加上 40% 的方法估算。

蛋白质需要量：健康人的蛋白质需要量估计为每日 0.8g/kg 体重，对于代谢活跃、肾衰竭以及老年患者，蛋白质的需要量可能相对增加（表 3-1）。

表 3-1 成人每日的蛋白质需要估计量

患者情况	需要量估计/[g/(kg·d)]
正常	0.8
年龄>70 岁	1.0
肾衰竭，未接受血液透析者[GFR<25ml/(min·1.73m^2)]	0.6~0.75
肾衰竭，接受血液透析者	1.2
代谢负担加重（如重症患者、创伤、烧伤、外科手术患者）	1.5

营养支持疗法的疗效评估

目前尚无评价营养支持疗法效果的金标准。临床上常用某些反映净体质的指标进行评估，具体内容如下：
- 体重指数（BMI）
- 身体元素测定
- 体内脂肪分布（参见第 20 页）

也可以运用氮平衡、皮肤抗原反应、肌张力测定以及间接热量仪测定等方法进行评估。

氮平衡测定：氮平衡测定值能够反映体内蛋白质供需平衡的状态，等于氮摄入量和氮消耗量之间的差值。正氮平衡（即摄入量大于消耗量）表明蛋白质摄入量是适宜的，尽管此种方法并不精准，但是有助于对治疗效果进行评估。
- 氮的摄入量可以通过蛋白质的摄入量来推算：氮（g）= 蛋白质（g）/6.25
- 可以通过测定尿（24 小时尿中尿素氮）和粪便中的氮丢失加上非显性丢失估计量（每日为 3g）三项指标来计算体内氮丢失的总量，粪便中的氮丢失量可以用每日 1g 估算，如果当天没有排便则忽略不计

皮肤对抗原的反应试验：皮肤抗原迟发性变态反应转为正常往往显示营养支持疗法效果良好，但是其他因素也可能影响这个指标。

肌肉的张力测定：肌张力能够间接反映净体质状态，间接反映净体质状态，可以用手握动力测定器或者电生理测定仪（如用电极刺激尺神经）的方法进行定量测定。

急相蛋白质的测定：血清中某些蛋白质测定，尤其是半衰期短的蛋白质（如前白蛋白、视黄酸结合蛋白和运铁蛋白等）能够用于判断营养支持疗法的效果。但是应该注意，这些蛋白质与炎症的关系更为密切。

> **关键点**
> - 心理行为性治疗措施可能免除使用不必要的营养支持治疗
> - 基于体重，性别，活动水平和代谢应激的程度（如由于严重疾病、创伤、烧伤或近期手术）来预测患者的能量需求
> - 正常蛋白质的需要量是 0.8mg/(kg·d)，但是，如果年龄>70 岁或者患者患有肾衰竭和代谢应激状态，则应该调整供给量
> - 通过净体重指数和/或其他的间接指标（如氮平衡，皮肤的抗原刺激反应，肌肉强度测量，间接测热法）可以评价营养支持疗法的效果

肠道内营养

肠道内营养适用于消化道功能正常，但是不能经口摄入或者不愿意进食的患者。相对于静脉营养（又称肠道外营养）而言，肠道内营养具有以下优点：
- 能够较好地保留和利用消化道的原有结构和功能
- 价格比较低廉
- 治疗引起的并发症比较少，尤其是感染方面

肠道内营养的**适应证**包括：
- 长期的纳差症患者
- 严重的蛋白质-热量营养不良患者
- 昏迷或者意识障碍患者
- 肝功能衰竭的患者
- 因头部或颈部损伤导致不能经口进食的患者
- 其他代谢应激（负荷增加）的重症患者（如烧伤）

其他适应证还包括重症外科手术患者或者营养不良患者的术前肠道准备、肠-皮肤瘘闭合期、小肠广泛切除后的小肠功能恢复以及其他疾病引起的小肠吸收不良（如克罗恩病）。

治疗方法 如果使用管饲的时间≤4 周至 6 周，应该选择口径小且柔软的鼻胃饲管或鼻肠饲管，其质材通常为硅胶或聚亚安酯。由于鼻部损伤或畸形而无法放置鼻饲管时，可以使用经口胃饲管或经口肠饲管代替。如果肠道内营养治疗的时间>4~6 周，常常需要施行胃造口术或者空肠造口术放置饲管。饲管通常运用内镜、外科手术或者放射影像技术放置，具体方式根据医师的能力和患者的意愿进行选择。

空肠造口术置管适用于那些不适宜采用胃造口术的患者（如出现胃切除手术，梗阻部位接近空肠的患者）。但是与胃造口术相比，采用空肠造口术并不能降低气管支气管误吸入的危险性。空肠造口术置管比较容易撤管，通常仅用于住院患者。

如果由于技术问题或者安全的原因不能通过内镜或放射影像学方法置管（如由于肠套叠），可以采用外科手术置管，根据情况选择开腹或者腹腔镜的方式。

治疗配方 通常使用液体制剂，包括基本配方制剂、组

合配方制剂和其他特殊配方。

基本配方制剂：已经有商品化生产的市售产品，其中包括单种的营养素，如蛋白质、脂肪、碳水化合物。可以单个使用治疗某种营养素缺乏症，或者混合使用以提供综合性的营养补充。

组合配方制剂：也有市售（包括搅拌食物、牛奶为主的配方和无乳糖配方），能够提供全面、平衡的膳食。这些配方制剂即可以口服，也可以用于管饲。在住院治疗的患者中，常常使用无乳糖的组合配方制剂。当然，牛奶为主的配方制剂口味要优于无乳糖配方。患有乳糖不耐受症的患者可以通过缓慢而持续地给与牛奶为主的配方制剂逐渐耐受这种配方。

特殊配方：包括水解蛋白质和氨基酸配方制剂等，适用于不能消化复合性蛋白质的患者。但是，这些制剂比较昂贵，而且难于获得。通过服用消化酶制剂，多数患有胰腺功能不全或者吸收不良的患者可以消化复合性蛋白质。此外，还有其他的特异性配方制剂可以提供选择，例如提供给液体入量受限患者的高密度热量-蛋白质制剂，以及用于便秘患者的富含纤维配方制剂等。

给药方式 接受肠道内营养治疗时，患者应该保持上身直立呈30°~45°的姿势，并且在治疗结束后继续保持如此体位1~2小时，以减少院内吸入性肺炎发生的可能性，也有助食物移动进入肠道。

管饲可以一日分段进行几次或连续饲喂。分段管饲是比较符合生理性的方式，并且可能更适用于糖尿病患者。如果分段管饲引起恶心，应该采用连续输注管饲。

分段管饲的每日入量应该分为4~6次给予，用注射器或者高位输液袋通过重力注入饲管。管饲完成后，饲管应该用水冲洗以防止阻塞。

鼻胃管或鼻十二指肠管进行管饲：很容易引起激惹性腹泻，因此常常采用小剂量稀释制剂起始，逐渐增加剂量，使患者能够逐步耐受。多数配方每毫升含有0.5、1或者8.36kJ（2kcal）的热量。相比含有同样热量但是已经稀释的配方，含有较高热量的配方容易引起胃排空能力下降，导致胃内容物潴留。肠道内营养的起始剂量常用每毫升4.18kJ（1kcal）热量的市售制剂，每小时给予50ml，或者酌情给予25ml。这些剂量往往不能提供足够的水分，尤其在呕吐、腹泻、出汗或者发热时，因此应该通过饲管或者静脉间断地给予额外的水分补充。如此治疗数天后，热量和水的供应可以增加到实际的需要量。

空肠造口术置管：管饲的起始剂量要更少，稀释度也要大些，一般起始剂量为热量每毫升≤2.09kJ（0.5kcal），每小时给予25ml。数日后，浓度和入量可以根据情况增加以满足热量和水的需要。通常患者的最大耐受量为每毫升3.35kJ（0.8kcal）的制剂，每小时给予125ml；每日的总热量为10 037kJ（2 400kcal）。

并发症 并发症经常发生，有时可能非常严重，（表3-2）。

表3-2 肠道内营养治疗的并发症

出现的问题	产生的影响	注释
与饲管相关的情况		
饲管置入	常常损害组织，造成鼻部、咽部甚至食管的损伤；鼻窦炎	饲管（尤其是长的饲管）可以引起组织炎症和坏死；可以引起鼻窦孔阻塞
管腔阻塞	管饲受阻	过稠的管饲制剂可能造成管腔的阻塞，特别在使用小口径饲管的情况下。此时使用胰腺酶或者其他市售制剂缓慢灌注可能疏通阻塞
鼻胃管放置误入颅腔	脑损伤和颅内感染	在头面部严重受伤的情况下，如果患者的颅骨筛板已经断裂，很容易造成鼻胃管放置时误入颅腔
鼻胃管或者经口放置胃饲管时误入气管	肺炎	引起咳嗽甚至窒息。在那些反应迟钝的患者中，饲管误入气管后，临床症状可能不明显；如果不及时发现，灌输的制剂将进入肺部引起肺炎
经胃造口术或空肠造口术放置的饲管脱落	腹膜炎	放置的饲管脱落后，将再置入一个新管，如果原先是采取侵袭性方式置入的，重新放置饲管有相当难度，并且很容易造成损伤并导致并发症
与配方相关的情况		
患者对配方中的某个主要营养素不耐受	腹泻，消化道不适*，恶心，呕吐以及偶然发生肠系膜缺血	大约20%接受肠内营养治疗的患者以及50%的重症患者会出现的不耐受，尤其在采取间断管饲的情况下
渗透性腹泻	频繁的腹泻	在制备液态配方制剂时常加入山梨醇，可以加重腹泻的发生
营养素失衡	电解质紊乱，包括高血糖、水中毒和高渗透压血症	不断监测体重、血清电解质、血糖、镁和磷的水平（尤其在治疗的第一周应该每日测定）
其他		
管饲的反流或者口咽部分泌物导致的问题	气道误吸入	尽管饲管置入正确并且保持上身直立的体位，仍然可能发生气道的误吸入

* 胃肠道不适可能有其他原因，包括因进食过少引起胃收缩，进食过多腹胀而导致的胃顺应性降低，以及幽门功能障碍导致的胃排空功能下降。

> **关键点**
> - 肠道内营养适用于消化道功能正常,但是不能经口摄入或者不愿意进食的患者
> - 如果预计肠道内营养治疗的时间>4~6周,常常需要施行胃造口术或者空肠造口术放置饲管
> - 通常使用组合配方,也最容易得到供给
> - 接受肠道内营养治疗时,患者应该保持上身直立30~45°的姿势,并且在治疗结束后继续保持如此体位1~2小时,以减少院内吸入性肺炎发生的可能性,也有助食物移动进入肠道
> - 定期检查患者中管饲的并发症(如与饲管有关或者配方有关的误吸等)

完全静脉营养

完全静脉营养(TPN)又称肠道外营养,指通过静脉输注提供营养。

部分静脉营养 是指每日的营养素需要量中一部分通过静脉输注,作为经口摄入营养的补充,很多患者住院期间接受葡萄糖或者氨基酸营养液静脉输注,就是采用这种方法。

完全静脉营养(TPN) 则不同,这种方法通过静脉输注的方式提供每日所有的营养素需要。TPN可以用于住院患者,也可以在家庭病房中使用。由于TPN制剂很容易浓缩并因此造成外周静脉血栓形成,通常采用中央静脉插管的技术。

TPN不适宜用于肠道功能完好的患者。相对肠道内营养而言,TPN不能很好地维护消化道的形态和功能,容易引起并发症;而且价格比较昂贵。

适应证 TPN适用于消化道功能丧失的患者,或者因为某种疾病而需要肠道完全休息的患者,具体如下:
- 溃疡性结肠炎某些阶段
- 肠梗阻
- 某些儿科消化道疾病(如先天性畸形、长期腹泻)的患者
- 由于外科手术造成的短肠综合征

TPN制剂的营养成分 根据分解代谢的情况,TPN的成分由水[30~40ml/(kg·d)]、热量{125.46~188.19J/(kg·d)[30~45cal/(kg·d)]}、氨基酸[1~2g/(kg·d)],以及必需脂肪酸、各种维生素和矿物质元素共同组成(表3-3)。接受TPN治疗的儿童应该给予适宜的水分供应,并且应该给予更多的热量{501.84J/(kg·d)[120cal/(kg·d)]}和氨基酸[2.5~3.5g/(kg·d)]。

TPN基本制剂的制备必须采用消毒技术,通常根据配方在量杯中配制。一般情况下,每人每日需要2L基本制剂。此外应该根据实验室监测的结果、疾病的类型、代谢水平的高低等因素进行配方调整。

提供热量的主要来源是碳水化合物,一般通过每日4~5mg/kg体重的葡萄糖提供。标准的TPN制剂中含有25%左右的葡萄糖,但是其含量和浓度还可以随同其他因素有

表3-3 采用完全静脉营养治疗时成人每日各种营养素的基本需要量

营养素	需要量
水分	30~40ml/(kg·d)
热量*	
内科患者	125J/(kg·d)[30cal/(kg·d)]
外科术后患者	125~188J/(kg·d)[30~45cal/(kg·d)]
代谢负担加重的患者	188J/(kg·d)[45cal/(kg·d)]
氨基酸	
内科患者	1.0g/(kg·d)
外科术后患者	2.0g/(kg·d)
代谢负担加重的患者	3.0g/(kg·d)
元素	
醋酸盐/葡萄糖酸盐	45mmol
钙	7.5mmol
氯	130mmol
铬	15μg
铜	1.5mg
碘	120μg
镁	10mmol
锰	2mg
磷	300mg
钾	100mmol
硒	100μg
钠	100mmol
锌	5mg
维生素	
维生素C	100mg
生物素	60μg
维生素B_{12}	5μg
叶酸	400μg
烟酸	40mg
泛酸	15mg
维生素B_6	4mg
维生素B_2	3.6mg
维生素B_1	3mg
维生素A	4 000IU
维生素D	400IU
维生素E	15mg
维生素K	200μg

*如果患者发热,体温每增加1℃,热量需要量增加12%。

所调整,例如由脂肪提供的热量比例和患者的代谢需要等。

可以加入市售的脂肪乳剂以补充必需脂肪酸和甘油三酯,通常应该有20%~30%的热量来自脂肪。然而,限制这种脂肪乳剂的输注量则可能有助于肥胖症患者动员内源性脂肪的消耗,并且提高对胰岛素的敏感性。

制剂 许多营养液制剂已经作为常规使用,可以在此基础上根据患者的情况加入各种电解质以满足个体的需要。

依据患者的年龄和其他疾病状态的影响来调整配制方案,具体如下:

- 不能接受血液透析的肾衰竭患者或者肝衰竭的患者应该给予低蛋白质、高比例必需脂肪酸的制剂
- 对于心力衰竭或者肾衰竭的患者,液体的入量必须控制
- 对于呼吸衰竭的患者,必须提供不含蛋白质成分的脂肪乳剂,以减少碳水化合物代谢产生的CO_2
- 新生儿应该给予比较低浓度的葡萄糖(17%~18%)

TPN治疗的管理 由于中央静脉插管要留置较长时间,在此期间必须实行严格的无菌消毒措施。TPN输液管不能作为它用。外管应该每24小时更换,一般在每日的第一袋制剂使用时连同更换新管。内管中的滤网并没有降低并发症的作用。敷料应该经过严格的消毒处理,并且每48小时更换一次。

如果TPN在医院外施行,必须教会患者识别感染的症状,同时要安排有专业资质的家庭护理人员。

TPN开始时,可以先使用计算总量一半的营养液制剂缓慢输注,另一半用5%的葡萄糖替代以保持液体入量。同时应该给予能量和氮。根据患者的血糖水平,可以在TPN制剂中直接加入胰岛素。一般来说,在血糖水平正常、输注的TPN制剂中含有25%葡萄糖的情况下,每升TPN制剂中可以加入5~10单位的胰岛素。

监测 可以用一张流程表来监测治疗的过程。如果条件允许,应该组织多学科综合的营养专业队伍进行监护。应该经常测定体重、CBC、电解质和BUN的情况(如住院患者可以每日1次)。每6小时测定一次血糖,直至血糖水平稳定为止。要持续记录液体出入量。在患者的情况稳定后,血液样本的测定次数可以减少。

治疗过程中应该进行肝功能化验,血浆蛋白质(如血清白蛋白、运铁蛋白、视黄醇结合蛋白)、出凝血时间、血浆和尿的渗透压、钙、镁和磷的水平应该每周测定两次。运铁蛋白和视黄醇结合蛋白的变化除了反映相关的营养素状态外,更能反映全身的营养状态。尽量不要在进行葡萄糖输注的同时采血化验。

此外,还应该每隔2周进行一次全面的营养状态评价(包括BMI和其他体格测量指数,参见第20页)。

并发症 5%~10%的并发症与中央静脉插管相关。约有>50%的患者并发插管引起的脓毒血症。>90%患者出现血糖水平异常(高血糖或者低血糖)和肝脏功能障碍。

葡萄糖水平异常 是TPN治疗中比较常见的现象。可以通过经常监测血糖浓度、相应调节TPN制剂中胰岛素含量,或者根据情况采取皮下注射胰岛素的方法防止高血糖发生。突然停止持续的高浓度葡萄糖输注可能引发低血糖症。治疗上应该根据低血糖的程度酌情处理,对于短期出现的低血糖患者可以给予50%葡萄糖静脉注射;低血糖持续时间比较长的患者应该在恢复中央静脉TPN输注之前,给予5%~10%葡萄糖输注24小时。

肝性并发症 包括肝功能衰竭、肝脏肿大伴肝痛、高氨血症,这些情况可以发生在各年龄阶段,但是最常见于婴儿,尤其是未成熟儿中(因为肝脏功能未发育成熟)。

- **肝功能异常**:TPN治疗的初期非常可能发生急性肝功能异常,表现为转氨酶、胆红素和碱性磷酸酶水平升高,这些指标的延迟出现或者持续升高可能与过量输注氨基酸有关。急性肝功能异常的发病机制仍不清楚,涉及的致病因素可能涉及胆汁淤积和炎症。少数患者可能发展成为肝脏进行性纤维化,减少蛋白质摄入量可能有助于缓解病情;
- **肝大伴肝痛**:提示肝内脂肪堆积,此时应该减少碳水化合物的摄入量;
- **高血氨症**:在婴儿中可能出现高血氨症,表现为昏睡、抽搐和全身性癫痫发作,可以给予精氨酸进行治疗,每日0.5~1.0mmol/kg。

出现任何类型肝性并发症的婴儿都应该限制氨基酸的入量,每日不超过1g/kg体重。

血清中电解质和元素水平异常:一般通过调整输注的营养液制剂可以得到纠正;如果情况紧急,可以直接通过静脉输液进行纠正。如果给予的配方制剂正确,一般不会出现维生素和矿物质的缺乏。实际上BUN升高常可能为脱水所致,解决的办法是通过周围静脉输入5%葡萄糖以补充水分。

水中毒:在每日获得高水平热量的情况下,水分的入量可能过多,并因此导致水中毒。(建议将每日的体重增加>1kg作为判断条件)

代谢性骨病:又称为骨钙化不良(骨质疏松症),常发生在接受TPN治疗>3个月以上的患者中。其发病机制尚不明确。病情严重者可以出现明显的关节周围性骨密度降低和背痛。

脂肪乳剂的副作用:表现为呼吸困难、皮肤过敏性反应、纳差、头痛、背痛、出汗和眩晕等,这种副作用临床并不常见。在TPN治疗的早期,尤其在脂肪供应量每小时>1cal/kg体重的情况下,比较容易出现副作用。可以发生暂时性的高脂血症,尤其在肝、肾衰竭的患者中,但是通常不需进行治疗。迟发性的脂肪乳剂副作用表现为肝脏肿大、肝脏酶水平轻度上升、脾大、血小板减少、白细胞减少等,在未成熟儿中可能出现呼吸窘迫综合征和肺功能异常。暂时性或者持续地减慢甚至停止脂肪乳剂输注,可以避免或者减轻这些副作用。

胆囊性并发症:包括胆石病、胆囊内容物淤积和胆囊炎。这些并发症的发生或者加重可能与长期的胆囊活动停滞有关。如果每日20%~30%的热量由脂肪提供,以及每日保持数小时内不输入葡萄糖,可以刺激胆囊收缩,有助于防

止胆囊性并发症发生。采用经口摄入或者肠道内营养都有助于缓解胆囊性并发症。对于部分发生胆汁郁积的患者，给予甲硝唑（metronidazole）、熊脱氧胆酸（ursodeoxycholicacid，优思弗）、苯巴比妥或者缩胆囊素（cholecystokinin）治疗有效。

> **关键点**
> - 对于消化道功能丧失的患者，或者因为某种疾病而需要肠道完全休息的患者，考虑进行静脉营养
> - 计算水需求量[30~40ml/（kg·d）]、热量{125.46~188.19J/（kg·d）[30~45cal/（kg·d）]}
> - 氨基酸[1.0~2.0g/（kg·d）]、必需脂肪酸、各种维生素和矿物质元素共同组成
> - 应该根据患者的年龄和器官功能的状态选择配方，新生儿以及心脏、肾脏或肺功能受损的患者应该选择各自适宜的配方
> - 中央静脉插管的置入与维护需遵循严格无菌原则
> - 密切监测患者的并发症（如中心静脉通路、葡萄糖水平、电解质和矿物质水平、肝或胆囊的功能、液体输入量或脂质乳剂）

临终患者和严重精神病患者

临终患者常常出现纳差或者食欲减退的现象。安排灵活的进食时间、缓慢进食、提供少量而精美的食物等心理行为性措施常常可以提高经口摄入的食物量。餐前30分钟给予少量酒类也有所助益。某些抗抑郁药物、甲地黄体酮（megestrolacetate）和屈大麻酚（dronabinol）具有刺激食欲的作用。甲氧氯普胺能够促进胃的排空，因此也具有促进食欲的功效，但是要服用1~2周后才能达到有效峰值。严重的精神错乱患者可以出现进食困难，有时候需要采用管饲喂养。但是没有确凿证据表明这种管饲营养具有延长生命、提供舒适感、改善功能或者防止并发症等功效。

肠道内营养和静脉营养治疗会给患者带来不便，因此通常并不适宜临终患者和精神病患者。患者的家庭成员可能难以接受放弃营养支持疗法的做法，但是他们应该懂得，患者自行选择进食的方式会使自我感觉更舒适。采用吸管吸取水和易于吞咽的食物也是有益的方法。包括口腔卫生在内的强化护理可以在生理和心理两方面给患者更多的安慰，同时也使得参与护理的家庭成员颇有成就感。

在决定是否采用具有侵袭性的营养支持疗法时，应该向处于焦虑中的家庭成员提供耐心的咨询服务。

4. 肥胖症和代谢综合征

肥胖症

肥胖是指体重超出正常范围，以体重指数（BMI）≥30kg/m² 作为判定标准。其并发症包括心血管疾病、糖尿病、多种癌症、胆石症、脂肪肝和肝硬化、骨关节炎、男性和女性的生殖系统疾病、心理障碍，如果 BMI 大于等于 35kg/m² 则可能发生早死。诊断依据体重指数。治疗包括改变生活方式（如在饮食，身体活动和行为等方面）。对于某些患者，可能需要药物治疗或采取减肥手术。

在美国，各个年龄组中肥胖症的发病率都很高（表4-1），成人中发病率达 35.7%。其中黑人的发病率最高（49.5%），墨西哥裔美国人为 40.4%，白人为 34.3%。在高收入群中的黑人和墨西哥裔美国人男性可能比低收入群中的同族更易罹患肥胖症；然而，在高收入群体中的女性（不分种族）肥胖症的可能性比较低。此外，大多数肥胖的成年人并不处于低收入人群中。在美国，肥胖症及其并发症每年导致多达 30 万人过早死亡，成为仅次于吸烟的可预防性死亡的原因。

表4-1 不同年代中各年龄组的肥胖症发病率（根据 NHANES 的调查结果）

年龄组/岁	1976—1980	2003—2004	2007—2008	2009—2012
2~5 岁	5%	13.9%	10.4%	12.1%
6~11 岁	6.5%	18.8%	19.6%	18.0%
12~19 岁	5%	17.4%	18.1%	18.4%
20~74 岁	15%	32.9%	33.8%	35.7%

NHANES，美国健康与营养状况的全国调查。

病因

导致肥胖症的原因可能是多方面的，包括遗传倾向。几乎所有肥胖症患者的发病原因都源自长期的热量摄入和热量消耗之间的失衡，包括维持基础代谢的热量消耗和生

理活动所需的热量消耗。

基因因素 决定 BMI 的遗传性大约为 66%。通过调控许多下丘脑和胃肠道的信号分子和受体表达水平，遗传因素可以影响食物的摄入（框 4-1）。遗传因素可以继承，或受子宫内的条件（称为遗传印记）的影响。肥胖症的起因，极少是因为调节食物摄入的肽类水平异常（如瘦素）或它们的受体异常（如肾上腺皮质激素-4 受体）所致。

框 4-1　调节食物摄入的途径

来自胃肠道的吸收前和吸收后信号以及血浆中营养素水平的变化共同组成一个短期和长期的反馈系统来调节食物摄入：
- 胃肠激素[如类胰升糖素肽 1（GLP-1）、酪酪肽和肠促胰酶肽]减少食物摄入
- 主要由胃分泌的生长激素配体-饥饿激素（Ghrelin）能促进食物摄入
- 由脂肪组织分泌的瘦素具有将脂肪存贮的信息传导给大脑的作用。对于正常体重的健康人而言，瘦素具有抑制食欲的作用，但是瘦素水平升高和体内脂肪增加有关。当体重丢失时，瘦素水平会降低，并且发送饥饿信号至大脑

下丘脑具有综合处理各种能量平衡调控信号的功能，继而激活各种途径来增加或减少食物的摄入：
- 神经肽（NPY）、刺鼠基因（Agouti 基因）相关肽（ARP）、α-促黑素激素（α-MSH）、可卡因和安非他明相关的转录因子（CART）、食欲因子和黑色素集中激素（MCH）都具有增加食物摄入的作用
- 促肾上腺可的松（CRH）和尿氢化可的松则减少食物摄入

遗传因素也调节体内能量的消耗，包括基础代谢率、进食引起的产热作用以及和产热有关的非自主运动。遗传因素在影响机体脂肪分布上的作用大于对脂肪总量的作用，特别是腹部脂肪的堆积（参见第 26 页）。

环境因素 在热量摄入超过需要量的情况下，体重增加。影响热量摄入的重要因素是膳食中各种食物含有的热量密度和成分。含有高热量和精制碳水化合物的食物（如加工食品），以及饮用软饮料、果汁和酒类都会促进体重增加。反之，采取含有大量新鲜水果和蔬菜、膳食纤维和复合性碳水化合物的膳食，以及以水为主要的液体摄入，能够减少体重增加。此外，常坐不动的生活方式会促进体重增加。

调节因素 围生期间母亲肥胖、母亲吸烟，以及宫内生长不良、睡眠不足等因素会干扰体重调节，并且影响其子代在儿童期乃至以后的体重增长。儿童早期发生的肥胖症很难在以后的生活中得以缓解。

大约有 15% 以上的妇女，每次怀孕使其体重永久性地增重≥20lb。睡眠不足（通常被认为<6～8 小时/天），可以改变饱足激素（satiety hormones）水平引发饥饿感，从而导致体重增加。某些药物，包括糖皮质激素类、锂、传统的抗抑郁剂（三环类、四环类和单胺氧化酶抑制剂[MAOI]）、苯二氮䓬类、抗惊厥药、噻唑烷二酮类（如罗格列酮、吡格列酮）、β-受体阻滞剂和精神病药物通常会导致体重增加。

偶然，下列因素也可能引起肥胖：
- 由于肿瘤（特别是颅咽管瘤）或感染（特别是影响到下丘脑）造成的脑损伤导致过多的热量消耗
- 因胰腺肿瘤导致胰岛素功能亢进可能会使体重增加
- 因库欣综合征所致的氢化可的松分泌亢进会导致向心性肥胖
- 甲状腺功能减退（极少会导致体重大幅度增加）

进食异常 至少有两种病理性进食异常与肥胖症有关：
- 暴食障碍：是指迅速吃下大量食物，在暴食过程中主观失控，但吃后又感觉沮丧（参见第 1574 页）。这种病症不包括补偿性行为（如呕吐），在男女人群中发生率为 1%～3%，在进行减肥计划的人群中的发生率为 10%～20%。暴食综合征引起的肥胖症程度比较严重，并且经常使体重猛增或猛减，并出现心理障碍
- 夜宵综合征：表现为早晨食欲减退，晚上食欲旺盛和失眠，午夜进食。至少有 25%～50% 的患者每日进食量是在晚餐后摄入的。因肥胖寻求治疗的人约有 10% 可能患有此症。偶然，类似现象可以由于使用催眠药引起（如唑吡旦）

类似上述的进食异常行为，但表现较轻的进食模式仍然可能导致多数人增重。例如，晚餐后进食的行为与多数体重超重者有关，但是他们并没有明显的夜宵综合征的表现。

并发症
肥胖症的并发症包括以下方面：
- 代谢综合征
- 糖尿病
- 心血管疾病
- 肝脏疾病[非乙醇性脂肪性肝炎（脂肪肝）和肝硬化]
- 胆囊疾病
- 胃食管反流
- 阻塞性睡眠呼吸暂停
- 生殖系统疾病（包括不孕症）
- 多种癌症
- 骨关节炎
- 社会和心理问题

胰岛素抵抗、脂质异常和高血压（代谢综合征）常常导致糖尿病和冠心病（参见第 26 页）。这些并发症比较容易发生在那些脂肪堆积集中在腹部、血清中甘油三酯高水平、家族中有 2 型糖尿病或者隐性心血管疾病或者多种危险因素复合的人群中。

肥胖症也是引起非乙醇性脂肪肝（可以导致肝硬化）的高危因素。同时也可能引起生殖系统的疾病，例如男性中睾丸激素水平低下和女性中多囊卵巢综合征。

在睡眠过程中，如果过多的脂肪积聚在颈部会压迫气道引起阻塞性睡眠呼吸暂停，一晚上呼吸暂停可多达几百

次。一晚上呼吸暂停可多达几百次。这种不易受到重视的并发症，通常表现为大声打鼾和白天过多睡眠，增加了高血压、心律失常和代谢综合征发生的危险性。肥胖-肺换气不足综合征（Pickwickian综合征）的患者，由于呼吸受到影响导致血中碳酸含量过高，使得呼吸中枢对CO_2刺激的敏感性下降，从而造成组织缺氧、肺源性心脏病和过早死亡的危险。这种综合征可单独发生或继发于阻塞性睡眠呼吸暂停综合征。

肥胖症可能会导致骨关节炎、肌腱和筋膜等疾病。皮肤病是常见的并发症，表现为皮肤出汗和分泌增加，局限在皮肤厚褶部位，导致真菌和细菌生长，皮肤擦烂性感染特别多见。此外，超重还容易引发胆石症、多囊卵巢综合征、痛风、深部静脉血栓、肺栓塞和一些癌症（尤其是结肠癌和乳腺癌）。

肥胖症还可能引起社会、经济和心理问题，如偏见、歧视和自卑感，导致例如学非所用，甚至失业等不良后果。

诊断

- BMI
- 腰围测量
- 必要时进行身体成分测定

诊断成年人超重和肥胖的重要指标是BMI，计算公式：体重（kg）除以身高平方（m^2）。BMI值在25~29.9kg/m^2之间为超重；BMI>30kg/m^2为肥胖（表4-2）。BMI是一种比较宏观的筛查工具，对于不同的人群具有许多局限性。有专家认为，BMI临界值应基于种族，性别和年龄而有所不同。例如，在某些非白种人群中，出现肥胖并发症患者的BMI远低于白人。在儿童和青少年人群中，根据美国CDC发布的年龄别性别生长曲线图，BMI值>同年龄同性别的第95百分位数值为超重。可以在CDC网站找到上找到这些生长曲线图。

表4-2 身体质量指数（体重指数，BMI）评价肥胖症程度

BMI 身高/cm \ 体重/kg	18.5~24 正常*	25~29 超重	30~34 肥胖	35~39 肥胖	40~47 极度肥胖	48~54 极度肥胖
152~155	44~58	58~69	69~82	81~93	93~112	111~129
157~160	47~61	62~74	74~87	87~100	99~120	119~138
163~165	50~65	66~79	79~93	93~106	105~128	127~147
168~170	54~69	70~84	84~98	98~113	112~136	135~156
173~175	57~73	74~89	89~104	104~119	119~144	143~166
178~180	60~78	79~94	95~110	110~127	126~153	151~175
183~185	64~83	83~99	100~117	117~134	133~161	160~185
188~190	67~87	88~105	106~123	123~141	141~170	169~195
193	71~89	93~108	112~127	130~145	149~175	179~201

*BMI值低于所列的正常值被认为是低体重。

亚洲人、日本人和许多土著人超重的界值点较低（23kg/m^2）。此外，在肌肉发达的运动员中，由于没有过多的脂肪，BMI可能是高的，但是以后可能会转为正常；如果他们的肌肉容量减少，可能会表现为超重。

腰围超标和代谢综合征对于预测代谢和心血管并发症的风险似乎更有意义，其价值优于BMI。

在不同的种族和性别人群中，判断肥胖症并发症高危因素的腰围值有所不同：

- 在白种人男性中，腰围>93cm，特别是>101cm
- 在白种人妇女中，腰围>79cm，特别是>87cm
- 在亚洲印第安人男性中，腰围>78cm，特别是>90cm
- 在亚洲印第安人女性中，腰围>72cm，特别是>80cm

人体成分分析 测定人体成分中体脂和肌肉百分比的方法称作人体成分分析，也是诊断肥胖症的一种指标。此方法不是临床工作的常规内容，但是当医生质疑BMI的高值是否缘于肌肉或者脂肪过多时，可以采用人体成分分析进一步诊断。

体脂和肌肉的百分比可通过测量皮褶厚度（通常是三头肌）或者上臂的中上围完成（参见第28页）。

通过生物电阻分析（BIA）可测定体脂的百分比，此方法简单且无创伤性。BIA可直接测量体内水的总量，并间接测得体脂百分比。BIA测定结果对健康人群是稳定可靠的；对少数虽然患有慢性病但是体内水的总量变化不大的患者（如中度肥胖、糖尿病）也同样是有价值的。对安装起搏器的患者测定BIA是否会有危险，尚不清楚。

水下称重（流体静力学）是测量体脂百分比最准确的方法。因其费用大而耗时，更多是用于研究而非临床医疗。为准确称重，被测量的人必须深吸一口气然后完全浸入水中。

影像学方法，包括CT、MRI和双能X线吸收法（DEXA）也能估计体脂的分布和百分比，但是通常只用于研究。

其他检查 对肥胖症患者应进行常见并发症的筛查，例如阻塞性睡眠呼吸暂停、糖尿病、血脂异常、高血压、脂肪肝和抑郁症。筛查可能需要借助一些仪器装备，临床医师可以使用STOP-BANG问卷表（表239-4），或者使用Epworth睡眠测量仪做睡眠呼吸暂停筛查（测定每小时内呼吸暂停

和呼吸浅慢发生的次数)。阻塞性睡眠呼吸暂停常被忽视，肥胖症增加了其发生的危险性。

预后

如果不经过治疗，肥胖症会持续发展。肥胖症并发症的发生率和严重性同脂肪堆积的净值、分布的部位以及肌肉容量的净值成比例。经过减肥治疗后，大多数人在5年内体重可再恢复到治疗前水平。显然，与其他慢病一样，肥胖症需要维持终身的治疗和健康管理。

治疗

- 膳食调整
- 体育运动
- 行为干预
- 药物(如苯丁胺、奥利司他、氯卡色林、芬特明/托吡酯)
- 减肥的外科治疗

在减肥治疗的过程中，体重减轻5%～10%就可以显现整体健康改善的功效，降低罹患心血管并发症(如高血压，血脂异常、胰岛素抵抗)发生的风险和有助于减轻其严重程度，并可能减少其他并发症和并存疾病的发生(诸如严重的阻塞性睡眠呼吸暂停、脂肪肝、不孕和抑郁症)。

患者从健康保健专业人员、同伴、家庭成员处获得支持和各种减肥程序计划有助于他们的体重减轻和维持。

膳食调整 平衡的饮食是减肥和维持的重要措施。其策略包括：

- 减少餐食进量，避免或谨慎选择零食
- 多食新鲜水果和蔬菜沙拉，以此替代精制碳水化合物和加工食品
- 多饮水以此替代软饮料或果汁
- 尽量限制饮酒
- 无糖或低脂肪的乳制品是健康饮食的一部分，并有助于提供适量的维生素D

采用低脂肪(特别是极低饱和脂肪)、高纤维素膳食可以适宜限制热量[2 509.2kJ/d(600kcal/d)]，采用某些蛋白质来替代碳水化合物的措施都显示能达到非常好的长期效果。血糖生成指数低的食物(表1-1)、海洋鱼油或从植物中提取的单不饱和脂肪酸(如橄榄油)能降低患心血管疾病和糖尿病发生的风险。

膳食替代有助减轻体重和维持，可以持续进行或者间断进行。

过度限制饮食不可能长久，也可能导致远期的体重丢失。限制热量摄入低于基础能量消耗的50%(BEE)的膳食，称作极低热量膳食，可以低至3 345.6J/d(800cal/d)。极低热量膳食可以用于治疗肥胖患者；然而，这样的膳食治疗必须在医生的监护下实施，并且在体重下降后逐渐增加热量摄入，以防止患者的体重反弹性增加。

体育运动 体育锻炼能够增加能量消耗、提高BMR和膳食诱导的耗能作用。体育锻炼也能调节食欲使其更符合热量摄入的需要。与体育运动有关的其他优点包括：

- 增加胰岛素敏感性
- 改善血脂成分结构
- 降低血压
- 健美体型
- 促进心理健康
- 减少乳腺癌和结肠癌的风险
- 延长寿命

强化(抗阻性)的体育锻炼能增加肌肉重，因为在休息时肌肉要比脂肪燃烧更多的热量，增加肌肉重量能导致BMR持续增加。体育锻炼令人愉快且有趣，因此更容易坚持。有氧健身和强化的体育锻炼的结合形式要比任何一种单一形式更有效。指南建议150分钟/周的体育运动对健康有益；300~360分钟/周的体育运动有助于减肥和维持体重。制订更多体育运动的生活方式可以有助于减肥和维持体重。

行为干预 临床医生可以推荐不同的行为干预措施，帮助患者减轻体重。这些措施包括：

- 支持措施
- 自我监控
- 压力管理
- 应急管理
- 解决问题
- 控制刺激

支持 可能来自群体，朋友或家庭成员。参加一个支持小组可以提高改变生活方式的决心，从而提高减肥效果。频繁地参加小组会议，将使得患者得到更多的支持、增进减肥的积极性、感受到更多的责任，因此获得更好的减肥效果。

自我监控：包括保持膳食记录(食品中热量的数量)、定期称重、观察和记录行为模式。其他有用的信息包括进食的时间和食物消耗，是否有人共同进餐，以及情绪等。临床医生可以提供患者如何改善自己的饮食习惯的反馈意见和建议。

压力管理：教会患者找出造成压力的原因，并制订相应的缓解措施，这些措施(如散步、冥想、深呼吸)并不涉及膳食。

应急管理：包括对积极的行为(如增加步行时间或减少某些食物的消费)给予具体的激励。奖励(如为其购买新衣服或音乐会门票)可以由其他人给予(如从一个支持小组或保健医生的成员)或由个人给予。口头鼓励(赞美)也可能是有用的。

解决问题：为可能出现的不健康饮食风险(如旅行、外出吃晚饭等)或者体育活动减少(如开车郊游)提前作出计划安排。

控制刺激：确定影响患者实现健康膳食和积极生活方式的障碍，并制订相应的措施来克服这些困难。例如，建议患者不去快餐店就餐或不在家里存放甜品。也可以建议患者创立更积极的生活方式，如尝试积极的业余爱好(如园艺)，报名参加各种集体活动(如体操班、运动队)，养成多走路的习惯(如走楼梯代替电梯，以及将车停放在停车场的尽头)。

互联网资源、移动设备和其他的技术设备也可能有助于坚持改变生活方式和达到减肥目的。这些设备和方法可

以帮助患者建立减肥的目标,监测其进展情况,以及随访食物摄入量和记录体育运动量。

药物 在 BMI>30kg/m²,或者 BMI>27kg/m² 伴有并发症(如高血压、胰岛素抵抗)的情况下可以使用药物治疗(如使用奥利司他、芬特明、芬特明/托吡酯联合用药、氯卡色林)。通常,药物治疗可以达到轻度减肥的效果(体重减轻 5%~10%)。

奥利司他(orlistat): 能够抑制小肠脂肪酶活性,降低脂肪吸收和改善血糖和血脂水平。由于奥利司他不能被吸收,因此副作用比较少见。常见的副作用有肠胀气、大便油腻和腹泻,但是在治疗后的第二年症状可以缓解。在含有脂肪饮食的情况下,口服剂量为 120mg,每日 3 次,服用奥利司他前或后至少 2 小时应该服用维生素补充剂。禁忌证为吸收不良和胆汁淤积。患有肠激惹综合征和其他胃肠道疾病的患者可能难以耐受奥利司他。奥利司他可以作为 OTC 药物使用。

西布曲明(sibutramine): 是一种作用于中枢的抑制食欲药物,具有剂量相关性的减肥效果。开始剂量为口服 15mg,每日 1 次。剂量可酌情增加至 30mg,每日 1 次,以至 37.5mg,每日 1 次;或者 15mg,每日 2 次。常见的副作用包括血压和心率增高、失眠、焦虑和便秘。芬特明不适用于那些已经存在心血管疾病、高血压控制效果不佳、甲状腺功能亢进、滥用药物或有成瘾史的患者。每日 2 次的剂量可以很好地控制全天的食欲。

芬特明和托吡酯: 两者联用药(通常用于治疗癫痫和偏头痛)结果被发现可以导致体重减轻长达 2 年。治疗以渐进方式为妥,每日的起始剂量(芬特明 3.75mg/托吡酯 23mg),2 周后分别增加至 7.5mg/46mg;如果需要,可以逐渐增加至最高 15mg/92mg。由于这种联合用药属于妊娠 X 类药物,存在引起出生缺陷的风险,因此只有当育龄妇女在使用避孕措施并且每月进行怀孕测试的情况下才可以使用。其他潜在的不利影响包括睡眠问题、认知障碍以及心率加快。长期心血管的影响尚不明了,药物上市后的随访调查正在进行中。

氯卡色林: 通过大脑中 5-羟色胺$_{2C}$(5-HT$_{2C}$)的选择性拮抗受体抑制食欲。氯卡色林的常用和最大剂量为 10mg,每 12 小时口服。

如果在治疗后的 12 周减肥依然无效,应按停止继续使用氯卡色林和芬特明/托吡酯。

不推荐其他的 OTC 药物用于减肥,因为并无实际效果。其他药物(斑点草莓、l-肉碱、壳聚糖、胶质、葡萄糖籽提取物、马栗子、甲基吡啶铬、海藻泡、银杏片)尚未被证实有效且可能有副作用。有些药品(咖啡因、麻黄碱、大麻、苯丙醇胺)可能轻微有效,但是副作用大于其减肥作用。为了避免不良影响,某些这类药物含有的物质不公开列出。

手术治疗 对于病情严重的肥胖症患者,手术治疗有明显的效果,具体见后(参见第 23 页)。

特殊人群
在儿童和老年人中应特别关注肥胖症。

儿童 因为儿童肥胖症持续的时间长,更容易出现并发症。大约有 25% 儿童和青少年罹患超重或肥胖。婴儿肥胖症的高危因素包括低出生体重,以及母亲的肥胖症、糖尿病和吸烟。

青春发育期后,食物摄入量增加,多余的热量在男孩被用来增加蛋白质储存,但在女孩则用于增加脂肪储存。

肥胖症儿童在早期就可能出现心理(如自卑感、社交沟通困难)和肌肉骨骼方面的并发症。一些肌肉骨骼并发症,如股骨头骨骺滑脱,只在儿童中出现。其他的早期并发症包括阻塞性睡眠呼吸暂停综合征、胰岛素抵抗、高脂血症和脂肪肝。此外,肥胖症儿童在成年期发生心血管系统、呼吸系统、代谢和肝脏等与肥胖相关并发症的风险性增加。

儿童肥胖症持续进入成人期的危险性与其初始发生的时间有关:
- 婴儿期发生的肥胖症:风险性较低
- 生后 6 个月至 5 岁儿童的肥胖症发生率:25%
- 6 岁以后儿童的肥胖症发生率:>50%
- 如果父母亲中有一方是肥胖症患者,青春期儿童肥胖症发生率>80%

在儿童肥胖症中,合理的目标是预防体重进一步增加而非体重减轻。具体措施是调整饮食和增加体育活动。增加一般的活动和游戏的效果要比程序化的锻炼计划更好。儿童期参加体育活动能养成长期热爱运动的生活方式。限制久坐的活动(如看电视、使用电脑或手持设备)也有帮助。儿童期应避免采用药物和手术治疗,但是如果出现威胁生命的肥胖症并发症时可以实施。儿童期控制体重和预防肥胖的措施对公共健康具有深远意义。这些措施应该在家庭、学校和初级保健计划中实施。

老年人 在美国,老年人群中发生肥胖症的百分比已经增加。

随着年龄老化,主要由于缺乏活动,也可能由于雄性激素、生长激素和炎性细胞因子的水平降低,导致体内脂肪成分增加、脂肪重新分布到腹部,以及肌肉萎缩。

老年人肥胖症并发症的危险性根据以下情况有所不同:
- 体内脂肪分布(腹部脂肪分布增加)
- 肥胖症持续的时间和严重程度
- 肌肉瘦缩的情况

在老年人中,腰围的增加反映了腹部脂肪的堆积,预示并发症出现的可能性(如高血压、糖尿病和冠心病),因此要比 BMI 值能更好地预测死亡风险。随着年龄的增长,脂肪往往在腰部积累更多。

对于老人,医生可能会建议减少热量摄入量和增加体育活动。然而,如果老年患者希望大幅度减少它们的热量摄入,他们的饮食应当在医生的监护下进行。体育活动还能增进肌力、耐力和改善全身健康状态;体育活动也能降低慢病(如糖尿病)的发生风险。这些活动应包括有强度和耐力的体育运动。

无论热量摄入是否需要限制,营养的适宜和平衡是首先应该考虑的。

在老年人中通常不主张使用减肥药(如西布曲明或者

氟西汀),因其副作用可能大于治疗的有效性。但是可以使用奥利司他,尤其是伴有糖尿病和高血压的老年肥胖症患者。各种器官功能正常的老年肥胖症患者可以考虑接受外科手术治疗。

预防

有规律的体育锻炼和健康的饮食方式能促进全面健康和控制体重,也有助于预防发生肥胖症和糖尿病。即或是体重下降不明显,但是能降低患心血管疾病的危险性。摄入膳食纤维可以降低患结肠癌和心血管疾病的危险性。此外,充足和高质量的睡眠、调整紧张情绪、适量控制酒类等也是重要的预防措施。

> **关键点**
> - 在美国,肥胖症及其并发症每年导致多达30万人过早死亡,使其成为次于吸烟的可预防性死亡原因
> - 热量摄入过多和体育运动过少是大多数肥胖症发生的原因,但是遗传易感性和各种疾病(包括进食障碍)也可能是影响因素。采用BMI和腰围测量的方法筛查肥胖症,必要时可以通过测量皮褶厚度,或使用生物电阻抗分析进行身体成分的分析
> - 应该筛查肥胖患者常见并发症,例如阻塞性睡眠呼吸暂停、糖尿病、血脂异常、高血压、脂肪肝和抑郁症
> - 鼓励患者通过改变自己的膳食、增加体育运动以及行为干预等途径,争取减轻体重5%~10%
> - 如果患者的BMI≥30,或者BMI≥27但是存在并发症(如高血压,胰岛素抵抗),可以试用奥利司他、芬特明、芬特明/托吡酯联合用药或氯卡色林进行治疗。当然,对于极度肥胖者,手术是非常有效的
> - 同时,应该鼓励所有患者进行体育锻炼、健康饮食、保障充足睡眠,以及缓解心理压力

肥胖症的手术治疗

肥胖症的减肥手术是通过施行胃、小肠或者两者同时的外科替代疗法,实现体重减轻的目的。

在美国,每年约有16万患者接受减肥手术。安全的腹腔镜技术进展,使得这项手术变得普遍风行。

适应证

为了保证减肥手术的质量,应该评估肥胖症患者的情况,具备以下条件可以接受减肥手术。
- BMI>40kg/m²;或者BMI>35kg/m²,同时伴有严重的并发症(如糖尿病、高血压、阻塞性睡眠呼吸暂停综合征和高风险的高脂血症)的肥胖症患者
- 手术风险在可控范围内
- 充分知情同意并积极配合
- 经各种非手术方法治疗肥胖症及其并发症,但是结果不理想

尽管有些研究表明,在BMI 30~35kg/m²的肥胖症患者中减肥手术可以导致糖尿病的缓解,但是仍然缺乏长期数据确定此点。对于在BMI较低患者中是否应该使用减肥手术仍有争议。

禁忌证包括:
- 没有得到控制的精神病,如抑郁症
- 目前存在的药物或乙醇滥用
- 没有得到缓解的癌症
- 其他危及生命的病症
- 满足营养需求能力缺失的患者(如需终身服用维生素制剂)

手术方式

在美国比较常用的术式是:
- Roux-en-Y 胃旁路术(RYGB)
- 胃袖大部切除术(SG)
- 可调型胃箍手术(AGB)

多数情况下采取腹腔镜手术,能够比开放式手术减少疼痛和缩短创口的愈合时间。

传统上,根据减肥的机制,将减肥手术划分为约束性和/或吸收不良性二种。然而,其他的因素似乎也对减肥产生影响;例如,RYGB(传统上分类为吸收不良性)和SG(传统上分类为限制性)都导致了激素和代谢方面的改变,例如增加了胰岛素释放(肠促胰岛素效果),似乎有助于糖尿病的快速缓解从而增强患者的饱足感并导致体重减轻。接受 RYGB 或 SG 手术后,患者的胃肠激素水平,如高血糖素样肽-1(GLP-1)和 YY 肽(PYY)的水平升高,可能有助于产生饱足感、降低体重和缓解糖尿病。接受此类手术后,患者在体重明显减轻前迅即出现胰岛素灵敏度显著增加的现象,提示神经体液因素在糖尿病的缓解方面起了重要作用。

Roux-en-Y 胃旁路术 RYGB 占美国肥胖症外科手术案例的80%,通常使用腹腔镜施行。从胃的近端部切开、分离并造成<30ml 的胃袋。从胃的剩余部分进入小肠的食物吸收正常,但是数量减少,因此热量的吸收实际降低。将分离形成的胃袋与空肠近端通过一个狭窄的入口吻合,也有限制胃排空率的功效。然后将所述"旁路胃-小肠"段再连接到远端小肠,这种术式使得胆汁酸和胰腺酶能够与胃肠道的内容物混合,限制了吸收不良和营养缺乏发生的可能性,见图4-1。

RYGB 对糖尿病的治疗特别有效,术后6年的缓解率高达62%。

如果术后依然进食高脂肪和高糖的食物,许多接受 RYGB 的患者可能发生倾倒综合征,症状包括头晕、出汗、恶心、腹痛和腹泻。倾倒综合征的这些症状可能会抑制这类食品的消化吸收。

胃袖大部切除术 传统上,在评估患者接受 RYGB 和胆胰分流手术可能面临高风险时(如患者的体重指数>60)才采取 SG 术式,通常都是在上述手术或者类似的手术之前实施。但是,由于 SG 导致明显和持续的体重下降,在美国被越来越多地应用于治疗重度肥胖症。术中部分胃被切除,形成一个管状胃通道。该过程不涉及小肠的解剖学改变。

术后重量减轻的均值高于 AGB。虽然传统上 SG 被列为限制性手术,其减肥的机制很可能也涉及神经内分泌的

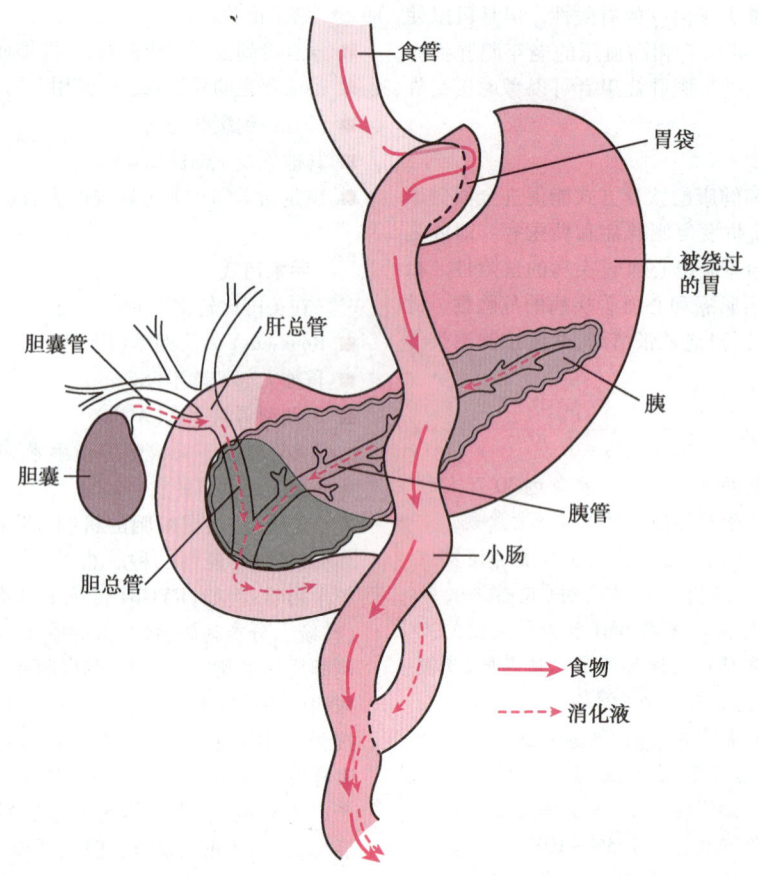

图 4-1　Roux-en-Y 胃旁路术

变化。比较严重的并发症是在缝合处出现胃泄漏；占并发症的 1%~3%。

可调型胃箍手术（AGB）　在美国采取 AGB 的次数已经显著下降。将一个箍带置于胃的上部，使得胃形成两个部分，上部一个小袋，下部一个大袋。经典的做法是经由皮下放置的端口注入盐水到箍带中，可以将箍带大小调整 4~6 倍。盐水注入胃箍带中，导致箍带涨大，从而限制了胃上袋的容量，见图 4-2。

进入胃上袋的食物量减少可以引起饱腹感较早发生，造成患者的进食速度减缓。此手术通常使用内镜进行。如果发生并发症或如果箍带限制过量，可以将盐水从箍带中抽出。减肥的效果取决于箍带的调整，经常随访并合理调整箍带可以使治疗效果更加满意。尽管术后发病率和死亡率都低于 RYGB，但是长期的并发症，包括再次手术的发生率仍然高达 15%。

胆胰分流术联合十二指肠转位手术　在美国，此术式占减肥手术总数<5%。术中胃的一部分被切除，从而限制胃容量。剩余部分与十二指肠相连。十二指肠被切断后连接于回肠，食物分流绕过部分小肠，包括奥狄括约肌（胆汁酸和胰酶输入的部位），导致食物吸收减少。此手术技术难度较高，但是有时可以通过腹腔镜操作。术后吸收不良和营养缺乏经常发生。

垂直加带胃隔间术　由于并发症的发生率很高，而减肥效果并不理想，此术式已经不常采用。术中使用订书机式缝合器将胃分隔成一个小的上袋和一个较大的下袋。在上袋连接下袋的开口处环绕放置一根不可扩展的塑料束带。

术前评估

术前评估包括诊断和尽可能纠正并发症，评估患者术后改变生活方式的准备情况和能力，并排除手术禁忌证。所有患者应该由营养师进行评估，对术后的膳食和患者改变生活方式的能力做出判断和建议。所有患者也应该由心理学家或其他合格的心理保健医生进行评估，以排除存在任何失控的精神障碍或者某些依赖性，这种依赖性可能影响患者术后对生活方式调整改变的能力，两者都是手术的禁忌证。

通常不需要进行更广泛的术前评估，但是根据临床表现有些术前检测可能是必要的，此外采取措施控制病情（如高血压），对于减少风险也是必要的。

- **肺**：根据临床表现，对于存在阻塞性睡眠呼吸暂停风险的患者应该使用多导睡眠图仪进行筛查，如果确定存在阻塞性睡眠呼吸暂停，患者应该给予连续气道正压通气（CPAP）治疗。出现阻塞性睡眠呼吸暂停表明心血管疾病发病率和过早死亡的高风险。吸烟增加肺部并发症、溃疡和胃肠术后出血的风险，吸烟应该在术前≥8 周禁止，并且永久禁烟
- **心脏**：建议进行术前心电图检查，以发现隐匿型冠心病，即使是无症状的患者。虽然肥胖症会增加肺动脉高压的

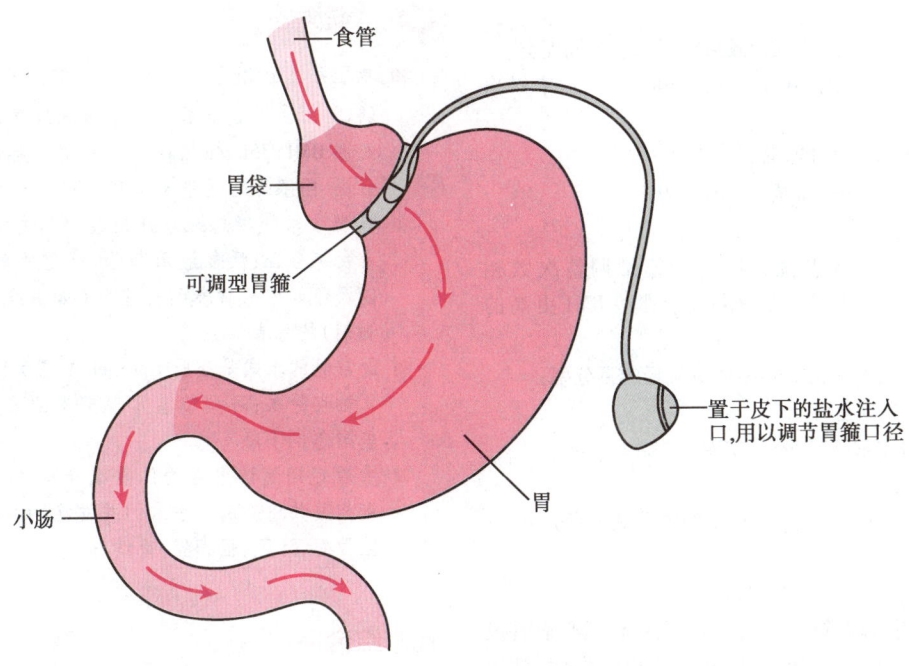

图 4-2 可调型胃箍手术

风险,但是不需要常规进行超声心动图检查。其他心脏方面的测试检查也不必常规进行。应该根据患者可能存在的冠状动脉疾病风险、外科手术的危险性以及其他功能状态而酌情检查。术前应完全控制血压在正常水平。焦虑或冠状动脉疾病的患者可予以 β-受体阻滞剂。在围术期,急性肾功能疾病的风险增加。因而如果需要,ACE 抑制剂和血管紧张素 II 受体阻断剂(ARB)类利尿剂可以在此期间谨慎使用。

- **GI**:上消化道系列或内镜检查通常是在术前完成。为了减少边缘溃疡的危险,临床医生可以测试和治疗幽门螺旋杆菌感染,尽管对于这种术前治疗的必要性缺乏统一认识
- **肝**:在准备进行减肥手术的患者中,肝脏同工酶水平升高是普遍现象,特别是 ALT,常表明存在脂肪肝疾病。如果水平升高达到正常上限 2~3 倍以上,应当怀疑其原因并非脂肪肝造成,并且对导致肝同工酶水平异常的其他原因进行调查。如果在减肥手术过程中拟进行预防性的胆囊切除术(为了减少胆石症的危险),应该进行肝脏超声检查
- **代谢性骨病**:肥胖患者面临维生素 D 缺乏和代谢性骨骼疾病的风险,有时可能发生继发性甲状旁腺功能亢进。由于维生素 D 缺乏是术前的普遍现象并且在术后由于吸收不良可能导致进一步缺乏,应该对患者进行筛查并在术前进行相关治疗
- **糖尿病**:由于糖尿病控制不佳会增加手术后不良结果的风险,血糖控制应在手术前进行优化
- **营养**:肥胖症患者存在营养缺乏的危险性,术后可能由于食物偏好和耐受性的变化、胃的酸度变化以及在小肠吸收量的降低而加重缺乏程度。建议常规检测维生素 D、维生素 B_{12}、叶酸和铁的含量。对于某些患者,其他营养素的水平,如维生素 B_1(硫胺素),也可以检测

危险因素

在通过资质认证的医疗中心进行减肥手术,围术期的风险是最低的。

并发症包括胃和/或吻合口泄漏(在 1%~3%),肺并发症(如呼吸机依赖、肺炎、肺栓塞),心肌梗死,伤口感染,切口疝,肠梗阻,胃肠道出血,腹疝和深静脉血栓形成。这些并发症可以增加死亡率、延长住院天数和增加医疗费用负担。心动过速可能是吻合口瘘唯一的早期迹象。

手术后其他的并发症为继发于小肠梗阻或者吻合口狭窄出现的长期恶心、呕吐。由于摄入不足、补充不当或者吸收不良可能引起营养缺乏(如热量-蛋白质营养不良、维生素 B_{12} 缺乏)。可能出现气味难闻的胃肠气胀和腹泻,或者两者兼有,尤其是采用吸收不良性术式后。钙和维生素 D 吸收可能受到影响,引起体内缺乏并导致低钙血症和高甲状旁腺激素血症。由于长期的呕吐,维生素 B_1 缺乏可能出现。患者术后可能出现胃肠道反流的症状,尤其是 SG 手术后的患者。在快速减肥期间,可能出现胆石症(通常为症状性)、痛风、肾结石。手术后,患者的饮食习惯可能改变,并且很难重新调整。

预后

在通过美国减肥手术协会认证并获得卓越资质(COE)的医院中,30 日内死亡率为 0.2%~0.3%。然而,一些数据表明,在预测严重并发症低发生率方面,医院的手术数量和外科医生人数等指标比 COE 资质更准确有用。

RYGB 的死亡率高于使用腹腔镜进行的 AGB,开放式手术的死亡率(2.1%)高于腹腔镜手术(0.2%)。预测死亡率的高风险因素包括:深静脉血栓形成或肺栓塞、阻塞性睡眠呼吸暂停、功能状态低下。其他高风险因素还有严重肥胖(BMI>50)、高龄等。男性因素也曾被认为与高风险相关,

但证据不确切。

减肥手术后的平均体重减轻效果根据术式不同而异。

采用腹腔镜进行的 AGB 术后体重减轻的百分率如下：
- 在术后 3~6 年期间从 45% 提高至 72%
- 在术后 7~10 年期间体重减轻 14%~60%
- 在 15 年后约达 47%

体重减轻的百分比与随访频次和箍带调整次数相关。BMI 较低患者的手术减肥效果优于那些 BMI 更高的患者。

接受 SG 的患者在术后 2 年中体重减轻的百分率：
- 两年内从 33% 提高至 58%，
- 在 3~6 年期间体重减轻 58%~72%

尚无更长期的统计数据。

接受 RYGB 的患者在术后 2 年中的体重减轻百分率：
- 两年后从 50% 提高至 65%

RYGB 后体重减轻可被保持长达 10 年。

减肥手术后得以缓解或者痊愈的并发症包括心血管风险因素（如血脂异常，高血压，糖尿病）、心血管疾病、糖尿病、阻塞性睡眠呼吸暂停、骨关节炎和抑郁症。缓解糖尿病的效果特别明显（如 RYGB 术后患者在 6 年后有效率高达 62%）。主要由于心血管疾病和癌症的死亡率降低，全因死亡率因此下降 25%。

随访

定期的长期随访有助于确保确切的减肥效果和防止并发症的发生。在 RYGB 或 SG 之后，通常在术后 6 个月内体重下降明显，在此期间患者应该每 4~12 周接受检查，此后每 6~12 个月检查一次。采用腹腔镜进行 AGB 的患者应在术后第一年中接受随访，并且箍带调整至少 6 次，如此其治疗结果是最理想的。

随访包括体重、血压检查，以及评价饮食习惯。定期进行血液的实验室检查（通常包括 CBC、电解质、血糖、BUN、肌酐、白蛋白和血浆蛋白水平）和肝功能测定。如果术前检测结果异常，随访中应该监测患者的糖化血红蛋白（血红蛋白 A1c）和空腹血脂水平。根据不同术式，可能需要监测患者的维生素和矿物质的水平，包括钙、维生素 D、维生素 B_{12}、叶酸、铁和维生素 B_1（硫胺素）。继发甲状旁腺功能亢进是一种危险因素，因此甲状旁腺激素水平也应被随访监测。SG 和 RYGB 术后患者应该进行骨密度测量。

在术后体重下降的快速期间，临床医生应该密切关注患者服用抗高血压药、胰岛素、口服降糖药或降脂药的药效反应。

应该定期检查痛风、胆石症和肾结石发生的征兆，因为减肥手术后这些疾病可能并发。熊去氧胆酸能够降低胆石症发生的风险，减肥手术后应该提供给患者。

为了最大限度地减少低血糖的风险（由于糖尿病患者在减肥手术后胰岛素的灵敏度增加），临床医生应调整胰岛素的剂量并减少口服降糖药的剂量（特别是磺脲类），或者在 RYGB 和 SG 术后酌情停止用药。

> **● 关键点**
>
> - 减肥手术适用于这些患者，他们的治疗动机积极明确，曾经采用非手术治疗而未获成功，BMI>40kg/m² 或者 BMI>35kg/m²，伴有严重并发症（如糖尿病、高血压、阻塞性睡眠呼吸暂停、高风险血脂）
> - 减肥手术的禁忌证包括未经控制的抑郁和精神病、暴食综合征、反复滥用药物、严重的凝血系统疾病，以及不能依从营养治疗指导（如需终身服用维生素制剂）的患者
> - 最常见的术式是空肠 Roux-en-Y 胃旁路手术，其次是胃袖切除术；可调节型胃箍带术的采用次数已经在美国急剧下降
> - 术后定期随访患者的体重减轻及维持情况，治疗体重相关共患疾病和手术的并发症（如营养缺乏、代谢性骨病、痛风、胆石症、肾结石）

代谢综合征

代谢综合征（X 综合征，胰岛素抵抗综合征）的特点包括腰围过大（由于腹部脂肪堆积）、高血压、空腹血糖异常或者胰岛素抵抗及血脂异常。其病因、并发症、诊断和治疗与肥胖症相似。

在发达国家，代谢综合征已经成为一个严重的健康问题。在美国代谢综合征很常见，年龄>50 岁的人群中>40% 患有此症。儿童和青少年人群也可发生代谢综合征，但是此病在这些年龄组人群的定义目前尚不明确。

代谢综合征的发生和发展与体内脂肪分布和脂肪总量密切相关。脂肪积聚在腹部周围（称苹果体型），特别是腰围-臀围比偏高（反映了肌肉与脂肪比例相对较低）的人群比较容易罹患代谢综合征；脂肪积聚在臀部周围（称梨型）以及腰围-臀围比低（反映了肌肉与脂肪的比例比较高）的人群较少患有此症。

过多的腹部脂肪堆积导致大量的游离脂肪酸积聚在门静脉，造成肝脏内脂肪堆积。脂肪也在肌细胞内堆积。随着高胰岛素血症的产生，胰岛素抵抗出现。葡萄糖代谢因此受到损害，并且导致血脂异常和高血压发生。继而血清尿酸浓度升高（痛风发生的风险增加）、凝血酶原异常（伴随纤维蛋白原和血浆酶原活化抑制因子Ⅰ水平上升）和炎症反应出现。患者存在阻塞性睡眠呼吸暂停的危险，其他危险因素还包括脂肪肝、慢性肾脏疾病、多囊性卵巢综合征（女性）、血清睾丸激素水平低下和勃起障碍（男性）。

诊断

- 腰围和血压
- 空腹血糖和血脂测定

筛查是非常重要的，家族史、腰围和血压的测定应该是常规检查的项目。如果患者年龄>40 岁，并且有 2 型糖尿病的家族史，常规检查发现腰围大于所在种族和性别人群的正常范围，必须进一步检测空腹血糖和血脂水平。

尽管代谢综合征有很多不同的定义和标准,但是符合以下条件>3项者基本可以诊断(表4-3):

表4-3 代谢综合征的常用诊断标准*

指 标	参考值
腰围/cm(in)	男性≥102(≥40) 女性≥88(≥35)
空腹血糖/[mg/dl(mmol/L)]	≥100(≥5.6)
血压/mmHg	≥130/85
空腹甘油三酯/[mg/dl(mmol/L)]	≥150(≥1.7)
高密度脂蛋白胆固醇/[mg/dl(mmol/L)]	男性<40(<1.04) 女性<50(<1.29)

*至少出现三项指标方可确诊。

- 多余的腹部脂肪
- 空腹血糖水平过高
- 高血压
- 甘油三酯水平过高
- 高密度脂蛋白(HDL)胆固醇水平过低

治疗
- 健康膳食和运动
- 必要时可以服用甲福明(甲福明)

■ 处理发生心血管疾病的危险因素

通过适当的健康饮食和合理运动(包括有氧操和强化运动的组合形式),配合有效的行为治疗,可以减轻体重。甲福明(一种胰岛素增敏剂)或噻唑烷二酮(如罗格列酮,吡格列酮)可能是有效的。如果体重减轻达到≈7%,足以扭转代谢综合征的进展,否则应该采取措施给予进一步的治疗。此时药物治疗应该是非常有效的。

此外,应该控制心血管疾病发生的危险因素(如禁止吸烟);适当增加体育运动,此举可能不能起到减轻体重的作用,但是对心血管疾病的预防是有益的。

> **关键点**
> - 腹部脂肪过多会导致空腹血糖异常或胰岛素抵抗、血脂异常和高血压
> - 代谢综合征在发达国家中已经成为常见病(如在50岁以上人群中发病率>40%)
> - 检测腰围、血压、空腹血糖和血脂
> - 关注健康膳食和体育运动,管理心血管危险因素,如果这些措施都不完全有效,可以考虑使用甲福明药物治疗。

5. 营 养 不 良

营养不良是一种营养失衡的表现,(营养失衡的内容也包括营养过剩,参见第18页)。其发生原因可以归为因为摄入不当、吸收不良、代谢障碍和腹泻等引起的营养素缺失,或者由于肿瘤和感染性疾病引起的需要量相对增加。营养不良的进展过程因病种而异,在神经性纳差的情况下营养不良进展缓慢,但是在肿瘤引起的恶病质情况下有时进展迅速。首先,血清中和组织中的营养素水平发生改变,随之出现细胞的功能和结构的改变,最后临床症状和体征显现。通过病史、体格检查、身体成分测定(参见第20页),有时需要采用实验室检验(如血清白蛋白测定)进行诊断。

危险因素

营养不良与某些疾病同时存在,也同贫穷和社会剥夺等环境因素有关。婴幼儿期、青春期、妊娠期、哺乳期和老龄期的人群面临相对多的危险因素。

婴幼儿期 婴幼儿需要比较多的热量和必需营养素,因此特别容易罹患营养不足。由于维生素K不易通过胎盘,新生儿极易发生由此产生的新生儿出血症,现在已经在新生儿出生后1小时内常规注射一次维生素K,以防止这种致命性的疾病发生(参见第51页)。纯母乳喂养的婴儿,由于维生素D水平势必低下,因此应该给予适宜的维生素D补充。如果母亲是纯素食者的话,接受单纯母乳喂养的婴儿很容易出现维生素B_{12}缺乏。喂养不当的婴幼儿很容易发生蛋白质-热量营养不良以及铁、叶酸、维生素A和C、铜和锌的缺乏。

由于生长发育加速,处于青春期儿童的营养素需要量也相应增加。神经性厌食(参见第1572页)常常发生在青春期女孩中,并影响她们的健康。

妊娠期和哺乳期 在妊娠期和哺乳期间各种营养素的需要量相应增加,同时在妊娠期间可能发生诸如异食癖(摄入没有营养价值的物质,如黏土和木炭等)这样的饮食不当行为。缺铁性贫血的发生率较叶酸缺乏引起的贫血更高,特别在服用口服避孕药的妇女中。在妊娠后期,维生素D的缺乏比较常见,可以导致儿童先天性的骨密度低下。

老龄期 即使不存在疾病或食物缺乏的问题,人至老年都会出现形体缩瘦,实际上是一种体质的逐渐下降过程,往往起始于40岁以后,最终男性大约丢失10kg重量的肌肉,女性丢失约5kg。营养不良导致老年性形体缩瘦,而营养不良的许多并发症(如负氮平衡、易感性增加等)也引起

老年性形体缩瘦发生,两者之间是一种互为因果的关系。其发病原因主要包括以下方面:

- 生理活动减少
- 膳食摄入量的减少
- 血清中白介素(特别是白介素-6)的水平上升
- 生长激素和辅助生长因子(胰岛素样生长因子-3)的水平下降
- 就男性老年人而言,男性激素的水平下降

老龄期间,基础代谢率下降(主要由于无脂肪净体重下降),体重、身高和骨密度降低。同时体内脂肪比例升高,以净脂肪与体重的百分比作为指标衡量,在40~65岁期间,男性大约增加30%(20%起始),女性增加40%(27%起始)。人的一生中,从20岁至80岁期间食物摄入量逐渐减少,尤其是男性。老龄化直接导致纳差的原因是多方面的,包括胃功能的容受性舒张、缩胆囊素(可以产生饱感)和瘦素(由脂肪细胞产生的激素,具有产生纳差的作用)水平的升高。味觉和嗅觉减退也影响食欲,但是其作用是轻微的。老龄期的纳差还有其他原因,例如孤独、失去购买和烹调食物的能力、阿尔茨海默病、某些慢性疾病以及使用某些药物的后果。此外,抑郁也是常见的原因。少数情况下,神经性纳差(有时又称为老龄期迟发型神经性纳差)、偏执、狂躁等行为可能影响进食。牙齿疾病可以影响咀嚼功能并进一步影响消化功能。在罹患卒中等神经系统疾病以及食管念珠菌病和口腔干燥时,可能出现吞咽困难。这些功能性障碍都会导致营养的摄入障碍。

在养老机构中的老年人非常容易罹患蛋白质-热量营养不良(PEU),因为他们常常不能妥善表达饥饿或对食物的喜好。他们中某些人可能已经丧失自己进食的能力。同时他们的咀嚼和吞咽能力非常低下,常使得护理人员没有足够的耐心在冗长单调的喂食过程中喂给足够的食物。

老年人,特别是在养老机构中的老年人,由于不适宜的膳食,以及对于维生素D的吸收和体内合成功能的下降,实际上对维生素D的需要量相对增加,如果没有机会晒太阳可能导致他们出现骨质疏松(参见第47页)。

某些疾病和处理措施 糖尿病、某些影响消化道功能的慢性疾病、肠切除术以及其他消化道外科手术后都可能影响对脂溶性维生素、维生素B_{12}、钙和铁的吸收;此外,麦麸性肠病、胰腺功能低下等也可能引起吸收不良。吸收障碍的结果可能导致铁缺乏或者骨质疏松症。肝脏疾病可以造成蛋白质和热量的代谢障碍,并因此引起维生素A和B_{12}的体内储存不足。肾功能不全可以导致蛋白质、铁和维生素D的缺乏。在癌症、抑郁症和艾滋病患者中,食欲减退可以造成食物摄入不足。感染、创伤、甲状腺功能亢进、重度烧伤和长期发热都可能由于代谢增强而增加营养的需要量。任何引起各种细胞因子水平上升的疾病状态都可以导致肌肉萎缩、脂肪分解、血浆白蛋白水平下降和食欲下降。

素食者膳食 在不完全素食者中,铁缺乏症可能出现,尽管他们的健康状态保持良好。在完全素食者中,除非使用酵母提取物或者亚洲式的发酵食物,否则很容易发生维生素B_{12}的缺乏,同时钙、铁和锌的摄入量也可能不足。

仅仅食用水果作为饮食是不妥当的,因为蛋白质、钠和许多微量营养素的供应将明显不足。

时尚膳食 有些流行的时尚食品可能造成某些维生素、矿物质和蛋白质缺乏,引起心、肾疾病或代谢性疾病,有时还可能导致死亡。极低热量膳食[<1 672.8J/d(400cal/d)]不可能维持人体的长久健康。

药物和营养添加剂:许多药物(如抑制食欲药和地高辛)能够抑制食欲,有些还可以影响营养素的吸收和体内代谢。某些药物(如兴奋剂)具有分解营养素的作用。还有些药物可以影响许多营养素的吸收,例如抗癫痫药物可以造成多种维生素的吸收障碍。

乙醇或药物依赖:乙醇或药物成瘾的患者可能会忽视自己的营养需要,同时他们的营养吸收和代谢功能常常受到损害。静脉用药的毒品成瘾者和每日饮用≥1夸脱(0.946L)以上高度酒的嗜酒者都会表现为典型的营养不良。嗜酒可以导致锰、锌以及维生素B_1等维生素的缺乏。

症状及体征

根据营养不良的原因和类型,临床表现各有不同(参见第31页)。

评估

应该依据临床病史和膳食调查、体格检查、生化测定(参见第30页)以及某些特殊实验室检验的结果进行诊断。

病史 病史采集包括膳食调查(图5-1)、最近的体重变化以及包括药物和嗜酒等各种危险因素等内容。近3个月内体重下降>10%以上提示营养不足的高度可能性。就诊者是否具有足够的经济能力支付饮食支出,以及他们自行购买和烹制食物的能力等社会因素也应列入询问范围。

病史的询问应该注重了解是否存在各种营养缺乏症的临床表现(表5-1)。例如夜间视力下降可能反映维生素A缺乏的可能。

体格检查 应该包括身高和体重测量,皮下脂肪分布以及反映净体重方面的体格测量。人体的体重指数(BMI)是体重和身高测定值的校正值(表5-2),计算公式为BMI=(体重/千克)/(身高/米)^2。在体重比身高的测定值<80%,或者BMI≤18时,应该考虑可能存在营养不良。尽管这些指标并没有特异性,但是在诊断营养不良方面仍然是有用的。

上臂肌肉容积测量值可以作为评价净体质数的指标,这个指标由三头肌的皮下脂肪厚度(TSF)和上臂围长度两者计算得出。测定方法应在患者肌肉松弛的状态下,测定右臂三头肌的皮下脂肪厚度以及同侧上臂中点的臂围长度。上臂围的平均值男性为(32±5)cm,女性为(28±6)cm。每cm^{2}上臂肌肉容积的计算方法见下:

$$\frac{[上臂围(cm)-3.14\times TSF(cm)]^2}{4\pi-10(女性为6.5)}$$

这个公式校正了测定中脂肪和骨骼对上臂围的干扰影响,其平均值为男性为(54±11)cm^2,女性为(30±7)cm^2,小于标准值的75%(根据年龄)表明净体质数下降(表5-2)。测定值可以因生理活动、遗传因素和年龄的影响而出现个体差异。

5. 营养不良　　29

| 名字:_____ | 姓氏:_____ | 性别:_____ | 日期:_____ |
| 年龄:_____ | 体重(kg):_____ | 身高(cm):_____ | I.D.号:_____ |

在带有适当数字的方框内填写,以完成屏幕。
添加屏幕的数字。如果得分为11分或更低,继续评估以获得营养不良指标得分。

SCREENING

A 过去3个月内是否存在因为食欲不振、消化问题、咀嚼或吞咽困难导致的膳食减少?
  0=严重的食欲不振
  1=中度的食欲不振
  2=食欲正常 □

B 上个月内的体重减少
  0=体重减少超过3kg(6.6lb)
  1=不清楚
  2=体重减少1~3kg(2.2和6.6lb)
  3=没有减少体重 □

C 活动范围
  0=限于床上或轮椅上
  1=能够下床/下轮椅,但不能出门
  2=能够外出 □

D 在过去3个月内曾遭受过心理压力或急性疾病
  0=是　　2=否 □

E 神经心理性问题
  0=严重的痴呆症或抑郁症
  1=中度痴呆症
  2=心理问题 □

F 体重指数(BMI)/(kg/m²)
  0=BMI 低于19
  1=BMI 19~21以下
  2=BMI 21~23以下
  3=BMI 23或以上 □

筛选得分(最多14分) □□

12分或更多　　正常-没有风险-无需完成评估

11分或以下　　可能存在营养不良-继续评估

ASSESSMENT

G 独立生活(不住在养老院或医院)
  0=是　　1=否 □

H 每天服用超过3种处方药
  0=是　　1=否 □

I 压疮或皮肤溃疡
  0=是　　1=否 □

J 患者每天吃多少顿?
  0=1顿
  1=2顿
  2=3顿 □

K 选择蛋白质摄入的消耗标记
  • 每天至少一份乳制品
    (牛奶、奶酪、酸奶)　　　　是□ 否□
  • 每周两份或更多份豆类或鸡蛋?　是□ 否□
  • 每天都有肉类、鱼类或家禽　　是□ 否□
  0.0=0或1个是
  0.5=2个是
  1.0=3个是 □.□

L 每天消耗两份或更多份水果或蔬菜?
  0=否　　1=是 □

M 每天消耗多少液体(水、果汁、咖啡、茶、牛奶……)?
  0.0=少于3杯
  0.5=3~5杯
  1.0=超过5杯 □.□

N 进食方式
  0=没有帮助就无法进食
  1=自我进食有些困难
  2=自我进食没有任何问题 □

O 对营养状况的自我观点
  0=自我认为存在营养不良
  1=对自己的营养状况不确定
  2=自我认为不存在任何营养问题 □

P 与其他同龄人相比,对健康状况的自我评价?
  0.0=比较差
  0.5=不清楚
  1.0=比较好
  2.0=非常好 □.□

Q 上臂围(MAC)/cm
  0.0=MAC 少于21
  0.0=MAC 21~22
  1.0=MAC 22或以上 □.□

R 小腿围(CC)/cm
  0=CC少于31　　1=CC31或以上 □

评估得分(最多16分) □□.□
筛选得分 □□
总评估得分(最多30分) □□.□

营养不良指标得分
17~23.5分　　有营养不良的风险 □
少于17分　　营养不良 □

图 5-1　简易营养评估(MNA)

表 5-1 营养缺乏症的临床症状和体征

部位/系统	症状和体征	缺乏的营养素
一般表现	消瘦	热量
皮肤	皮疹	多种维生素,锌,必需脂肪酸
	背侧皮疹	烟酸(糙皮病)
	容易出血、瘀伤	维生素 C,维生素 K
毛发和指甲	毛发稀疏或脱落	蛋白质
	白发早现	硒
	指甲外翻的杓样变	铁
眼睛	夜盲	维生素 A
	角膜软化(角膜干燥和云翳)	维生素 A
口腔	唇炎和舌炎	维生素 B_2,烟酸,吡哆醛,铁
	齿龈出血	维生素 C,维生素 B_2
肢端	水肿	蛋白质
神经系统	感觉异常或手套样皮肤感觉麻木	维生素 B_1(脚气病)
	手足搐搦	钙,镁
	感知缺失	维生素 B_1,烟酸,吡哆醛,维生素 B_{12}
	痴呆	维生素 B_1 烟酸,维生素 B_{12}
肌肉骨骼	肌肉萎缩	蛋白质
	骨骼变型(如 O 型腿、两腿向内弯曲、脊柱弯曲)	维生素 D,钙
	骨软化	维生素 D
	关节痛或水肿	维生素 C
消化系统	腹泻	蛋白质,烟酸,叶酸,维生素 B_{12}
	腹泻和味觉障碍	锌
	吞咽困难或吞咽痛(由于 Plummer-Vinson 综合征导致)	铁
内分泌系统	甲状腺肿大	碘

表 5-2 成人的上臂肌肉容积测量

标准/%	男性/cm^2	女性/cm^2	肌容积
100±20*	54±11	30±7	正常
75	40	22	临界
60	32	18	减少
50	27	15	消瘦

* 平均上臂肌肉容积±1 标准差。
资料来自美国健康与营养全国调查(NHANES)Ⅰ和Ⅱ。

体格检查应该特别注意某些营养素缺乏的特异性临床体征,诸如水肿、肌肉萎缩和皮肤改变等蛋白质-热量营养不良的表现。同时也应该注意某些营养缺乏的诱发因素,例如牙齿问题。此外,也应该检测智力和精神状态,因为抑郁或者认知能力障碍可以导致体重下降。

目前广泛使用的评价金标准(SGA)是将病史(包括体重降低、饮食摄入量改变、消化道症状)、体格检查(包括肌肉和皮下脂肪减少、水肿和腹水)以及医生对患者营养状态的判断进行综合分析。简易营养评价(MNA)的方法是有效的,并在全球被广泛地运用,尤其在老年人群中(图 5-1)。此外,简化的营养状态评价问卷(SNAQ)也不失为一种预测体重丢失的有效评价方法(图 5-2)。

检查 很难规定哪些实验室的检验内容是必需的,应该根据患者的具体情况来决定。如果营养性疾病的原因是显而易见的,实验室检验可能无所助益。但是有些患者可能需要非常详尽的检验结果。

血清白蛋白测定是常用的方法。血清白蛋白和其他蛋白质(如前白蛋白或甲状腺素结合蛋白、运铁蛋白、视黄醇结合蛋白)的下降都是蛋白质缺乏或者 PEU 的表现。在营养不良的发展过程中,白蛋白水平缓慢下降,随之前白蛋白、运铁蛋白和视黄醇结合蛋白迅速下降。血清白蛋白测定是一种比较廉价而有效的方法,比测定其他蛋白质能更好地预测病情和死亡。但是由于其他营养因素或非营养因素的影响,血清白蛋白水平变化与蛋白质缺乏的发生率

```
1. 我的食欲
   a. 非常差
   b. 差
   c. 一般
   d. 好
   e. 非常好

2. 当我进食时
   a. 只吃几口后就感觉饱了
   b. 吃大约 1/3 后感觉饱了
   c. 吃超过一半后感觉饱了
   d. 几乎都吃完后感觉饱了
   e. 我很少感觉饱

3. 食物吃起来
   a. 非常差
   b. 差
   c. 一般
   d. 好
   e. 非常好

4. 通常，我进食
   a. 1天＜1顿
   b. 1天1顿
   c. 1天2顿
   d. 1天3顿
   e. 1天＞3顿
```

患者答案的分数如下：a=1,b=2,c=3,d=4,e=5。总分是SNAQ得分
SNAQ得分≤14 表明6个月内体重丢失至少5%的高风险

图 5-2 简化的营养状态评价问卷（SNAQ）。经许可改编自 Wilson MMG. Appetite assessment：Simple appetite questionnaire predicts weight loss in community-dwelling adults and nursing home residents [J]. The American Journal of Clinical Nutrition, 2005, 82(5): 1074-1081

和死亡率并不完全一致。炎症可以引起细胞因子水平升高，导致白蛋白和其他营养标志性蛋白质漏出血管外，表现为它们的血清水平下降。在饥饿状态下，血清中前白蛋白、运铁蛋白和视黄醇结合蛋白的下降较白蛋白更迅速，因此常用于诊断急性营养不良和进行严重程度的判断，但是这些指标是否比白蛋白更灵敏或更具有特异性目前尚无定论。

在营养不良进展的过程中，淋巴细胞计数常常减少，其中 $CD4^+$ 细胞下降明显。但是此检测结果不适用于艾滋病患者作为诊断营养不良的有效指标。在 PEU 和其他营养不良的患者中，皮肤抗原过敏反应的结果常常反映出细胞介导免疫功能低下。

此外，应该根据具体情况选择性地进行各种体内维生素和元素的水平测定以发现特异性的营养缺乏。

蛋白质-热量营养不良

蛋白质-热量营养不良（protein energy undernutrition, PEU）曾经称作 protein energy malnutrition（PEM），是由于多种常量营养素慢性缺乏而导致的热量缺乏性疾病，常常伴随某些常量营养素的缺乏症。PEU 可能突然发生（饥荒时）或者渐进性发展。其严重程度可以从亚临床状态至明显消瘦（同时伴随水肿、脱发和皮肤萎缩），多脏器受损也常常出现。临床诊断常需要进行包括血清白蛋白测定等指标的实验室检验。可以通过静脉输液或者口服补液进行水、电解质平衡治疗，同时应酌情给予营养补充治疗。

在发达国家，PEU 常发生于托养机构的老人，以及食欲低下、消化吸收和代谢障碍的患者中。在发展中国家，PEU 常发生在缺乏足够热量和蛋白质供给的儿童中。

病因和分类

将患者体重比身高的百分数与国际标准值进行对照，根据结果可以将 PEU 分为轻度、中度和重度。测定值位于国际标准值的 90%～110% 范围内为正常，85%～90% 为轻度，75%～85% 为中度，＜75% 为重度 PEU。

PEU 也可以分为原发性和继发性两类。因营养素摄入不当造成的 PEU 为原发性，因各种疾病或药物导致营养素吸收和利用障碍引起的为继发性。

原发性 PEU 普遍发生在儿童和老年人群，原因是缺少足够的营养素供给，在老年人中精神抑郁也是重要原因。此外，减肥节食或神经性纳差可以引起 PEU，发生在儿童和老人中的虐待事件也可以是原因之一。

儿童中慢性原发性 PEU 常以两种类形存在：消瘦型（marasmus），恶性营养不良（kwashiorkor），以上表现形式的不同取决于热量或者蛋白质缺乏各自所占的比例。饿毙是严重原发性 PEU 的急性表现。

消瘦型 PEU 又称干性 PEU，表现为体重下降和脂肪肌肉组织的减少，普遍发生在发展中国家的儿童中。

恶性营养不良 也称湿性或水肿性 PEU，常见于过早脱离母乳喂养的婴儿，这种情况往往见于原来正在接受母乳喂养的婴儿不得不让位于刚出生的同胞,从而失去母乳喂养的机会。因此,罹患恶性营养不良的儿童年龄常常大于消瘦型营养不良患儿。在已经患有 PEU 的儿童中,由于伴发消化道疾病或者感染性疾病(可能因为细胞因子的释放)可以导致恶性营养不良发生。如果膳食中蛋白质缺乏甚于热量的不足,发生恶性营养不良的可能性会大于消瘦型营养不良。不同于消瘦型营养不良,恶性营养不良发生的地区比较局限,主要见于非洲农村、加勒比海和太平洋群岛地区。在这些地区,居民的主要食物含有比较低的蛋白质和比较高的碳水化合物(如洋芋、木薯、土豆和香蕉等)。恶性营养不良时,由于细胞膜渗漏导致血管内液和蛋白质向血管外转移引起周围性水肿。

在这两类营养不良发生时,患者的细胞介导免疫功能受到损伤,导致对感染的易感性增加。细菌性感染(如肺炎、胃肠炎、中耳炎、UTI、脓毒败血症)在各种类型的 PEU 中常常发生。感染引起白介素的释放,造成食欲减退、肌肉萎缩和血清白蛋白水平明显下降。

饿毙(starvation) 是指营养素完全缺乏的状态。其发生的原因极少是自愿性的,通常是由于饥荒或者野外迷失等外界因素。

继发性 PEU:此类营养不良常常继发于以下疾病状态:
- **累及消化道功能的疾病**:常常影响消化道功能(如胰腺衰竭)、吸收功能(如小肠炎和肠下垂)或者营养素在淋巴系统转运的功能(如腹膜后纤维化、Milroy 病)
- **消耗性疾病**:诸如艾滋病、肿瘤以及肾衰竭等疾病时,分解代谢引起大量的细胞因子释放,引起食欲减退和恶病质(肌肉和脂肪分解耗竭),从而导致营养不良。严重的营养不良可以造成心脏萎缩,在终末期可能引起心力衰竭,死亡率相当高。造成心脏萎缩的因素包括肝脏瘀血(引起食欲减退)、小肠水肿(引起吸收不良)及无氧代谢引起的需 O_2 量增加等。此外,消耗性疾病可以直接导致食欲减退和某些营养素的代谢障碍
- **增加代谢需要量的疾病**:例如感染性疾病、甲状腺功能亢进、嗜铬细胞瘤、其他内分泌疾病,以及烧伤、创伤、外科手术或其他应激性情况

病理生理

发生 PEU 时的初始病理改变是代谢率下降,为了增加热量供应,机体最先动员分解脂肪组织,如果这些组织被消耗殆尽,将开始分解蛋白质来提供能量,导致负氮平衡。随着病情继续进展,内脏器官和肌肉组织也被分解以提供热量,导致重量下降。器官重量的下降过程中,受累最严重的首推肝脏和小肠,心脏和肾脏居中,影响比较小的为神经系统。

症状及体征

轻中度 PEU

轻中度 PEU 的临床症状可能是全身性的或者仅涉及某些组织系统。表情淡漠和反应迟钝是普遍现象,患者表现为无力和工作效率下降,部分患者出现感知和意识障碍。可以出现暂时性的乳糖水平下降和胃酸缺乏。腹泻常常发生,并且由于肠道中双糖酶(尤其是乳糖酶)的缺乏而加重。

由于 PEU 造成性腺组织萎缩,女性可以出现闭经,男女性均可出现性欲下降。

在各种类型的 PEU 中,脂肪和肌肉组织的萎缩普遍存在。在成人志愿者中进行的试验结果表明,经过 30~40 日的节食,体重下降非常明显,达到原体重的 25%。如果饥饿状态持续,体重下降可能达到 50%,儿童可能会更严重。

在成人中可以出现恶病质,在脂肪存储较多的部位最为明显。肌肉萎缩,骨骼突出。皮肤变薄、干燥、缺乏弹性,面色苍白和畏冷。头发干燥和易脱落,变得稀疏。伤口不易愈合。在老年患者,髋部骨折和压力性溃疡(压疮)的风险增加。

患有严重 PEU 的患者(无论急性或慢性)可能出现心脏体积减小,心每搏输出量下降,心率减慢,血压下降;同时呼吸次数减少,存活能力下降;体温下降往往预示死亡的可能。此外,水肿、贫血、黄疸和瘀斑可能出现,显示肝脏、肾脏和心脏衰竭已经发生。

在婴儿中发生的消瘦型 PEU,表现为体重下降、生长迟滞、皮下脂肪和肌肉减少或消失,肋部和面部骨节凸出,皮肤变薄且松弛多皱。

恶性营养不良的主要特点是血清白蛋白水平下降导致的外周性水肿。由于腹肌松弛、小肠肿胀和肝脏肿大,导致腹部膨隆,也可能出现腹水。皮肤变薄、干糙而多皱,不同部位的皮肤在病情不同阶段可以有各种表现,开始可能表现为色素沉着和皲裂,随后变为色素减退、易破和萎缩。不同部位的皮肤在各个时期可能累及。毛发变细、颜色变成红色或灰白,头发容易脱落并逐渐稀疏,但是睫毛生长反而过度。由于营养不良和随后的营养治疗时间差的缘故,患者的头发会出现有特征性的条纹状改变。此外,患儿往往表现为淡漠,但是在被抱起时表现为激惹不安。

由于恶性营养不良发生后 8~12 周内,患者几乎完全死亡,因此上述的某些症状并不一定有机会完全得以表现。

诊断

- 诊断通常基于病史
- 评价营养不良的严重程度时,需要进行 BMI 测量,以及血清白蛋白、外周血的淋巴细胞计数、$CD4^+$ 细胞计数和血清运铁蛋白的测定
- 诊断并发症和判断预后时,需要测定 CBC、电解质、BUN、葡萄糖、钙、镁和磷的水平

膳食调查对诊断非常重要,营养的摄入量明显不足是判断 PEU 的重要证据。此外,还应该了解造成摄入不足的原因,尤其在儿童中。在低龄儿童和青春期儿童中应该注意是否存在虐待和神经性纳差的情况。

体格检查包括身高及体重的测量、体内脂肪分布及反映净体重的体格测量。测量体重指数[BMI=(体重/千克)/(身高/米)^2]来判定严重程度。计算结果通常可以确认诊断结果。

在膳食调查结果不能明确判定热量摄入量是否适宜时,实验室检验有助于判定继发性 PEU 的原因。血浆白蛋白、总淋巴细胞计数、$CD4^+T$ 细胞计算和皮肤迟发性变态反应的检验结果有助于判断 PEU 的严重程度(表5-3)或确定

临界性的诊断。PEU 发生时,还有一些其他指标发生改变,如某些激素、维生素、脂类、胆固醇、前白蛋白、胰岛素样生长因子-1、纤维结合蛋白和视黄醇结合蛋白等。此外,尿中肌酸和甲基组氨酸的水平可以反映出肌肉组织分解的程度。由于体内蛋白质分解减少,尿素水平也下降。然而,这些检验结果对于治疗并无多少指导意义。

表 5-3 判定蛋白质-热量营养不良严重程度的常用指标

测定指标	正常	轻度	中度	重度
正常体重/%	90~110	85~90	75~85	<75
体重指数	19~24*	18~18.9	16~17.9	<16
血清白蛋白/(g/dl)	3.5~5.0	3.1~3.4	2.4~3.0	<2.4
血清运铁蛋白/(mg/dl)	220~400	201~219	150~200	<150
淋巴细胞总数/(/μl)	2 000~3 500	1 501~1 999	800~1 500	<800
皮肤迟发型变态反应指数#†	2	2	1	0

* 对于老年人群,BMI<21 意味着死亡的危险性增加。
† 皮肤迟发型变态反应指数的测定是根据注射抗原(如假丝菌酵母或者发癣菌酵母)后皮肤出现的硬结直径来判定的,其中:0≤0.5cm,1=0.5~0.9cm,2≥1.0cm。

实验室检验有助于鉴别疑似的继发性 PEU。当营养不良的病因不明确时,需测定 c-反应蛋白和可溶性白细胞介素-2 受体以判定是否出现了细胞因子的过量释放。甲状腺功能测定有时也可以应用。

还有些实验室检验结果对于治疗是有意义的,如血清中各种电解质、BUN、葡萄糖等。发生 PEU 时,血糖浓度和某些电解质(特别是钾、磷、钙、镁,有时还有钠)通常都是低的。BUN 常常也是低的,除非有肾衰竭并存。代谢性酸中毒可能出现。末梢血常规检验常常显示正常红细胞性贫血(由于蛋白质缺乏)和小细胞性贫血(由于铁缺乏)。

如果患者腹泻严重并且治疗效果不明显,应该进行大便培养以检查是否存在寄生虫及其虫卵。由于反应低下,PEU 的患者被感染后的临床表现常常不明显,有时需要进行尿常规、尿培养、血培养、结核菌素试验和胸部 X 线检查以确诊。

预后

儿童 儿童中的死亡率为 5%~40%,在轻度 PEU 患儿和及时得到重症监护的患儿中死亡率相对较低。在治疗的起初几天中,死亡的原因常为电解质缺乏、脓毒血症、低体温和心力衰竭。意识障碍、黄疸、皮肤瘀斑和持续腹泻的出现显示病情凶险;淡漠、水肿和纳差等症状的改善是病情缓解的表现。恶性营养不良往往较消瘦型营养不良更快恢复。

PEU 患儿的远期影响尚不完全明了,有些患儿可能发展成慢性吸收不良或胰腺功能不全。小年龄儿童日后可以出现轻度的智力发育迟滞,并延续至学龄期。根据 PEU 发生的年龄、持续时间和严重程度,也可能出现永久性的智力损害。

成人 成人 PEU 也可能引发其他疾病或导致死亡(如在养老机构中,如果体重持续下降得不到纠正,老年患者的死亡率可能上升)。在老年患者中,如果伴有外科手术、感染或其他疾病,PEU 发生率和死亡率的危险性可能上升。除非器官衰竭发生,一般而言,成人 PEU 的治疗效果都是令人满意的。

治疗

- 一般情况下,主张口服营养治疗的方式
- 治疗中尽量避免给予乳糖(如果持续腹泻则提示可能存在乳糖不耐受)
- 支持性的辅助治疗(如改变环境、给予辅助喂养和开胃剂等)
- 对于儿童患者,应该禁食 24~48 小时

减少贫困、普及营养教育和改善公共卫生是预防 PEU 的全球性战略。

轻度和中度 PEU 患者(包括短时间内发生的饥饿状态)仅需给予平衡饮食经口补充即可纠正,在不能消化固体食物的情况下可以给予液体口服营养制剂进行补充(通常不含乳糖)。由于营养缺乏时肠道中的细菌非常容易进入 Peyer 斑,此时若予口服治疗,应该注意可能引起或加重感染性腹泻。如果腹泻经久不愈,提示可能存在乳糖不耐受,此时可以给予酸奶制品以替代普通牛奶,因为乳糖不耐受的患者可能可以接受酸奶。同时,还应该给予多种维生素补充治疗。

严重 PEU 和长期处于饥饿状态的患者需要住院接受临床营养治疗。首先应该纠正水和电解质平衡失调,并且控制感染。(最近的一项研究表明,在儿童中进行抗生素预防治疗是有益的。)然后应该通过口服补充常量营养素。如果需要(如存在吞咽困难),可以采用饲管(通常使用鼻饲管)或者胃造口术进行补充。如果存在吸收障碍,应该给予肠道外营养治疗(参见第 16 页)。

其他治疗包括针对性地纠正某些营养素的缺乏,这种缺乏情况随着体重增长可能表现得很突出。为避免复发,应该给予两倍于推荐供应量(RDA)的微量营养素进行补充,直至完全恢复。

儿童 首先应治疗原发病。对于腹泻患儿,经口补充营养应该推迟 24~48 小时后,以避免加重腹泻。在此期间,应该给予口服或者静脉补液。进食应该遵循少量(<100ml)多次的原则,一般每日 6~12 次,以避免小肠吸收功能超负荷。治疗的第一周,应该给予经强化的配方奶,酌情从少量

逐渐增加进乳量。一周后,每日热量的摄入量应该达到731.85J/kg(175cal/kg)体重,蛋白质应该达到4g/kg体重。如果给予市售多种维生素补充剂,应该按照2倍于RDA的剂量投入。四周后,可以进食添加了鱼肝油的全奶和固体食物,包括蛋类、水果、肉类和酵母等。

来自常量营养素的热量配比中,蛋白质应该占16%,脂肪占50%,碳水化合物占34%。例如,脱脂奶粉110g、蔗糖100g、植物油70g、水900ml。其他的膳食配方也可以使用,例如全脂奶加玉米油和麦芽糖糊精。配方奶粉应该用水稀释。

其他要补充的营养素通常为:
- 肌注镁0.2mmol/(kg·d),共7日。
- 静脉营养补充两倍于RDA的复合维生素B,共3日;通常,同时给予维生素A、磷、锌、锰、铜、碘、氟、钼和硒
- 由于此时PEU患儿对于铁的吸收能力比较低下,应该考虑给予口服或者肌注铁剂

此外,还应该对家长进行科学喂养的普及教育。

成人 应处理与PEU相关的其他疾病问题。例如,艾滋病和癌症可能产生过多的细胞因子。使用甲地黄体酮或甲黄体酮能够起到改善食欲的作用,但是这些药物可以引起男性患者的睾丸激素水平明显下降,并可能造成肌肉容积减少,因此应该同时给予睾丸激素。此外这些药物可以导致肾上腺功能低下,因此用药时间不能过长(<3个月)。

对于功能障碍的患者,家中食物的烹制和喂养辅助是至关重要的。

对存在纳差而没有明确原因的患者或者临终患者,可以给予促进食欲的开胃药物,如大麻的提取物屈大麻酚(dronabinol)以改善生命质量。由于肾衰竭造成恶病质的患者或者老年患者,给予合成代谢类固醇(如庚酸盐、诺龙、睾丸激素)可能具有一定的积极作用,比如增加净体重质量或改善某些功能等。

一般来说,成人PEU患者的治疗进程类似儿童。进食量宜少。对于大多数成人患者,开始进食的时间不必延迟,但是进食量不宜多。可以使用口服的商品化配方产品,其中每日各种营养素的配比应该保持250.92J/kg(60cal/kg)体重的热量和1.2~2.0g/kg体重的蛋白质。如果在接受口服流质营养制剂的同时还进食固体食物,应该在进食前至少1小时先给予口服流质制剂,以保证固体食物的进食量。

养老机构中的PEU患者治疗需要多方面的干预措施:
- 改善环境(如使得进餐区更有魅力);
- 给予辅助喂食;
- 改善膳食质量(如在两餐间给予一些强化食品和热量补充剂);
- 治疗精神抑郁和其他潜在疾病;
- 给予开胃药物和合成性类固醇,或者两者兼备。出现严重吞咽困难的患者必须给予长期的胃饲管喂养

对于痴呆患者是否使用此法尚有争议。愈来愈多的证据表明,在养老机构中使用味道极差的治疗性膳食(如低盐饮食、糖尿病饮食和低胆固醇饮食)应该废弃,因为这种治疗可以造成进食量减少甚至导致严重的PEU。

并发症的治疗 PEU的治疗可能引发某些并发症,包括水中毒、电解质缺乏、高血糖、心律失常和腹泻。腹泻通常是轻度和可治愈的,但是严重PEU患者并发腹泻可能招致重度脱水甚至死亡。导致腹泻的原因常常是明确的,例如使用胃饲管喂养时润滑剂中含有山梨醇,以及长期使用抗生素导致梭状芽孢杆菌感染等,针对原因治疗应该有效。由于热量摄入过剩导致的渗透压性腹泻非常少见,只有在排除其他原因的基础上才考虑此种可能。

由于PEU可能损伤心、肾功能,因此补液过度可以导致血管内液过多;此外,治疗过程中细胞外的钾和镁水平可能下降,钾和镁离子的丢失可以引起心律失常。治疗过程中糖代谢可以刺激胰岛素释放,继而促进磷离子进入细胞内,引发的低磷血症可以导致肌肉无力、皮肤感觉异常、癫痫发作、昏迷和心律失常。因此在静脉营养治疗期间,血磷浓度可能迅速变化,应该作为常规监测。

在治疗过程,内源性胰岛素可能失去效能从而引发高血糖症,进一步发展可以出现脱水和血浆高渗透压,导致致命的室性心律失常发生,心电图可能出现QT间期延长。

> **关键点**
> - PEU可以是原发性的(如营养素摄入过低导致)也可以继发于胃肠道疾病、消耗性疾病及增加代谢需要量的疾病
> - 严重的PEU可导致身体脂肪甚至内脏组织分解消失、免疫力受损、器官功能下降,甚至有时会导致多器官功能衰竭
> - 判断PEU的严重程度时,可以测定体重指数(BMI)、血清白蛋白、淋巴细胞计数、$CD4^+$细胞计数和血清运铁蛋白水平
> - 诊断并发症和判断预后时,需要测定CBC、电解质、BUN、葡萄糖、钙、镁和磷的水平
> - 轻中度病例可以给予平衡饮食治疗,有时需避免摄入含有乳糖的食物
> - 严重的PEU患者需要住院并控制饮食,纠正水和电解质平衡失调以及控制感染;常见的并发症包括水中毒、电解质缺乏、高血糖、心律失常和腹泻

肉碱缺乏症

肉碱缺乏症的原因为摄入不足或者体内氨基酸肉碱代谢障碍。临床有多种表现。肌肉代谢受到损害,引起肌病、低血糖或者心肌病变。在婴幼儿患者中,本病的典型表现为低血糖症和低血酮性脑病。常规治疗是在膳食中添加L-肉碱。

氨基酸肉碱的作用是辅助长链脂肪酸辅酶A(CoA)转运进入肌细胞的线粒体中,并且在线粒体中被氧化产生热量。人类中肉碱的来源主要通过摄入动物性食物获得,也可以在体内合成。

肉碱缺乏的原因包括几个方面：
- 摄入不足，例如喜好时尚膳食、遭遇饥荒或者长期给予TPN营养
- 相关酶的缺乏导致肉碱的代谢障碍（如肉碱棕榈酰转移酶缺乏、苯丙酮尿症、丙酸血症和异戊酸血症）
- 严重的肝脏疾病导致内源性肉碱合成减少
- 腹泻、利尿或者血液透析造成肉碱的过度丢失
- 遗传性疾病使得肉碱从肾小管漏出
- 发生酮血症或者其他情况（如脓毒血症、严重烧伤、肠道大手术后等应急状态）时，由于脂肪氧化活跃使得肉碱的需要量相对增加
- 由于线粒体损伤引起的肌肉中肉碱水平下降，（如使用齐多夫定，一种抗艾滋病药）
- 使用2-丙戊酸钠（抗惊厥和癫痫药）；肉碱缺乏引起的病变可能是全身性的也可能仅局限于肌肉组织（肌性）

症状

肉碱缺乏症的首发症状和出现年龄，随发病的原因而不同。肉碱缺乏症可以引起肌肉坏死、肌球蛋白尿、脂类储积性疾病、低血糖症、脂肪肝、高尿酸血症和心肌炎，临床可表现为肌痛、无力感、谵妄。

诊断

- 新生儿：质谱法分析结果
- 成人：酰基肉碱水平测定

运用质谱法分析技术，可以在新生儿血样的早期筛查发现肉碱棕榈酰转移酶缺乏症。通过羊水细胞检查可以做出围生期的诊断。成人中肉碱缺乏症的诊断基于血清中、尿液中和组织中的酰基肉碱水平的检测（如果肌肉和肝脏组织都有缺乏是为全身性缺乏，仅肌肉组织缺乏则为肌性缺乏）。

治疗

- 避免空腹和剧烈运动
- 根据病因进行膳食干预

由于摄入不足、需要量相对增加、过度丢失、体内合成减少以及相关酶缺乏等原因引起的肉碱缺乏症，可以给予l-肉碱口服治疗，剂量为25mg/kg，每6小时1次。各种类型的患者都应该避免空腹和过于剧烈的运动。晚上临睡前饮用未经烹饪加工的玉米淀粉汁可以预防次日晨的低血糖症发生。有些患者需要补充中链甘油三酸酯和必需脂肪酸（如亚油酸、亚麻酸）。患有脂肪酸氧化障碍的患者应该给予高碳水化合物、低脂肪的膳食。

必需脂肪酸缺乏症

必需脂肪酸（EFA）缺乏症在成人中并不常见，主要发生在接受必需脂肪酸缺乏膳食喂养的婴儿中。其临床表现包括鳞状皮炎、脱发、血小板减少症以及儿童中的生长发育迟滞。该病依靠临床表现进行诊断。治疗措施采用膳食补充必需脂肪酸以纠正缺乏。

必需脂肪酸中的亚油酸和亚麻酸是某些重要脂肪酸在体内合成的底物，这些脂肪酸具有维持皮肤和细胞膜完整性的作用，还参与前列腺素和白介素的合成，例如由必需脂肪酸合成而来的二十碳五烯酸和二十二碳六烯酸是大脑和视网膜组织的重要成分。

日常生活中只要有少量的供给就能够防止必需脂肪酸缺乏，因此只有在膳食摄入严重不足的情况下必需脂肪酸缺乏症才可能发生。少量的EFA可以预防EFA缺乏的发生。虽然牛乳中亚油酸的含量仅为人乳的25%，但是牛乳的日摄入量达到正常水平时即足以防止必需脂肪酸的缺乏。

在许多发展中国家的人群中，虽然膳食中脂肪的总摄入量非常低下，但是脂肪的来源主要为植物油，由于其中含有大量的亚油酸和足量的亚麻酸，因此可以防止必需脂肪酸缺乏症发生。

接受诸如脱脂奶粉等低亚油酸含量的配方乳，可能导致乳儿发生必需脂肪酸缺乏症。长期接受静脉营养的患者，如果配方中没有脂肪成分，极易发生必需脂肪酸缺乏症。目前多数静脉营养制剂中都含有脂肪乳剂，因此这种现象已经得以改善。在患有脂肪吸收不良、代谢需要额外增加（如外科手术、复合性创伤、烧伤等）的情况下，患者的临床表现可能不明显，而实验室检验可以显示必需脂肪酸缺乏症的存在。

必需脂肪酸缺乏症引起的皮炎往往是全身性的，呈鳞状。在婴儿中，这种皮炎可能类似先天性鱼鳞癣。应该注意，皮炎可以导致水分通过皮肤丢失。

通常根据临床表现进行诊断，目前在一些大型的医疗中心可以提供实验室的检验方法。

治疗方面可以通过膳食补充必需脂肪酸来纠正缺乏。

6. 维生素缺乏症、依赖和中毒

在发展中国家，维生素的缺乏常常与其他营养素的缺乏同时存在。在罹患营养不良之后数周至数月，水溶性维生素（除了维生素B_{12}）的缺乏开始出现；而脂溶性维生素和维生素B_{12}的缺乏常在1年后出现，因为它们的体内储存量比较高。

维生素可以分为脂溶性（维生素A、D、E和K）或水溶性

(维生素B和C)两种。B族维生素包括生物素、叶酸、烟酸、泛酸、维生素B_2、维生素B_1、维生素B_6(如吡哆醇)和B_{12}(钴胺素)。各种维生素的每日需要量、来源、功能、缺乏和中毒的影响、血清水平以及常用的治疗剂量参见表6-1和表6-2。

表6-1 各种维生素的推荐摄入量

年龄/岁	叶酸/mg	烟酸/mg NE*	维生素B_2/mg	维生素B_1/mg	维生素A/mg	维生素B_6/mg	维生素B_{12}/mg	维生素B_1/mg	维生素D/IU†	维生素E/mg	维生素K/mg
婴儿											
0~6个月	65	2	0.3	0.2	400	0.1	0.4	40	400	4	2.0
7~12个月	80	4	0.4	0.3	500		0.5	50	400	5	2.5
儿童											
1~3	150	6	0.5	0.5	300	0.5	0.9	15	600	6	30
4~8	200	8	0.6	0.6	400	0.6	1.2	25	600	7	55
男性											
9~13	300	12	0.9	0.9	600	1.0	1.8	45	600	11	60
14~18	400	16	1.3	1.2	900	1.3	2.4	75	600	15	75
19~70	400	16	1.3	1.2	900	1.3	2.4	90	600	15	120
>70	400	16	1.3	1.2	900	1.7	2.4	90	800‡	15	120
女性											
9~13	300	12	0.9	0.9	600	1.0	1.8	45	600	11	60
14~18	400	14	1.0	1.0	700	1.2	2.4	65	600	15	75
19~70	400	14	1.1	1.1	700	1.3	2.4	75	600	15	90
≥70	400	14	1.1	1.1	700	1.5	2.4	75	800‡	15	90
妊娠期妇女											
19~50	600	18	1.4	1.4	770	1.9	2.6	85	600	15	90
母乳喂养母亲											
19~50	500	17	1.6	1.4	1 300	2.0	2.8	120	600	19	90
上限(UL)§	1 000	35	ND	ND	3 000	100	ND	2 000	4 000	1 000	ND

注:本表列出膳食供给量(RDA)用常规字体表示;RDA能满足97%~98%健康人的需求。
  粗体字则表示适宜摄入量(AI)。在某营养素的RDA数据不充分时,可以使用AI,AI使通过观察或者实验获得的健康人群中某种营养素的摄入量。
* 1烟酸当量(NE)等于1mg烟酸或60mg膳食色氨酸。
† 200IU维生素D=5μg维生素D_3。
‡ 对于≥70岁者,建议摄入维生素D800IU。
§ UL指在无副作用危险的前提下,大多数成人每日可摄入的最大量。超过UL越多,出现副作用的可能性越大。
ND=因为缺乏数据,不能确定(摄入来源应仅限于食物);RAE=视黄醇活性当量(1μg的RAE=3.33IU的维生素A)。
引自 Dietary Reference Intakes,Food and Nutrition Board,Institute of Medicine. Washington,DC:National Academy Press。

表6-2 维生素的来源、功能及其影响

营养素	主要来源	功能	缺乏和中毒对机体的影响
叶酸	新鲜绿叶蔬菜,水果,内脏(如肝),强化谷类和面包	红细胞成熟,嘌呤、嘧啶和蛋氨酸合成,胎儿神经系统发育	缺乏:巨幼红细胞贫血,神经管出生缺陷,智力障碍
烟酸	肝脏、红肉、鱼、家禽、牛奶、豆类、全麦或强化谷类和面包	氧化还原反应,糖类和细胞代谢	缺乏:糙皮病(皮炎、舌炎、胃肠道及中枢神经系统功能不足) 中毒:面红
维生素B_2	牛奶、奶酪、肝脏、肉类、鸡蛋、强化谷类食品	糖和蛋白质代谢诸多方面,维持黏膜完整性	缺乏:唇干裂、口角炎、角膜血管化
维生素B_1	全麦、肉类(特别是猪肉和肝脏)、强化谷类食品、坚果、豆荚、土豆	碳水化合物、脂肪、氨基酸、葡萄糖和乙醇的代谢,中枢和外周神经系统功能,心肌功能	缺乏:脚气病(外周神经病变、心力衰竭),Wernicke-Korsakoff综合征

营养素	主要来源	功能	缺乏和中毒对机体的影响
维生素A(视黄醇)	作为天然维生素：鱼肝油、肝脏、蛋黄、黄油、维生素A强化奶制品，作为维生素原类胡萝卜素：深色绿叶蔬菜和黄色蔬菜胡萝卜、黄色水果	视紫红质合成（视网膜中的一种感光色素），上皮完整性，溶酶体稳定性，糖蛋白合成	缺乏：夜盲、囊周角化症、眼球干燥症、角膜软化，年幼儿童发病率和死亡率增加 中毒：头痛、脱皮、肝脾肿大、骨质增厚、颅内压增高、视乳头水肿，以及高钙血症
维生素B_6族（吡哆醛，吡哆醇，吡哆胺）	内脏（如肝）、全麦谷类、鱼、豆类	氮代谢许多方面（如转氨基、卟啉和亚铁血红素的合成、色氨酸向烟酸的转化），核酸生物合成，脂肪酸、脂类、碳水化合物以及氨基酸的代谢	缺乏：痫性发作、贫血、神经病、脂溢性皮炎 中毒：外周神经病变
维生素B_{12}(2钴胺素)	肉类（特别如牛肉、猪肉和肝脏等内脏）、鱼、家禽、鸡蛋、强化谷类、牛奶及奶制品	红细胞成熟，神经功能，DNA合成，蛋氨酸合成，甲基转移髓磷脂合成及修复	缺乏：巨幼红细胞贫血，神经损害（谵妄、感觉异常、共济失调）
维生素C	柑橘类水果、番茄、土豆、椰菜、草莓、甜椒	胶原合成，骨骼及血管健康，肉碱、激素和氨基酸合成，创口愈合	缺乏：维生素C缺乏症（出血、牙齿松动、牙龈炎和骨骼损害）
维生素D（胆钙化醇，麦角钙化醇）	皮肤受紫外线辐射（主要来源）；强化牛奶（主要饮食来源），鱼肝油、黄油、蛋黄、肝脏	钙和磷吸收，骨骼的重吸收、矿化及成熟，肾小管重吸收钙，胰岛素和甲状腺功能，改善免疫功能，减小自身免疫性疾病的风险	缺乏：佝偻病（有时伴有手足抽搐），骨软化 中毒：高钙血症、纳差、肾衰、钙化灶
维生素E族（α-维生素E，其他维生素E）	蔬菜，麦芽油，坚果	细胞内抗氧化剂，清除生物膜中的自由基	缺乏：红细胞溶血，神经病变 中毒：出血倾向
维生素K族（叶绿醌，甲基萘醌）	绿叶蔬菜（特别是羽衣甘蓝、菠菜和色拉用绿叶蔬菜）、黄豆、植物油，新生儿期过后的胃肠道细菌	参与凝血素、其他凝血因子和骨蛋白的合成	缺乏：凝血素及其他因子缺乏所致的出血、骨质疏松

膳食中维生素（以及其他营养素）的需要量以每日推荐摄入量(DRI)来表达，DRI有以下三种方式：

- **每日推荐供给量(RDA)** 能满足97%~98%健康人的需求
- **适宜摄入量(AI)** 是基于观测和试验的结果估算出健康人群的需要量，当计算某营养素RDA的数据不充足时，用AI来尽可能精确地估计
- **可耐受最高摄入量(UL)** 指在无副作用危险的前提下，大多数成人每日可摄入的最大量

在发达国家，**维生素缺乏**的主要原因包括贫穷、食物匮乏、药物的副作用（参见第6页和表1-6），以及酗酒和长期不适当的肠外营养。

表6-3　某些药物与维生素之间的相互影响

营养素	药物
生物素	抗生素、抗惊厥药物
叶酸	乙醇、5-氟尿嘧啶、甲福明、甲氨蝶呤、口服避孕药、抗癫痫药物（如苯巴比妥、苯妥英、普里米酮）、维生素B_1水杨嗪、氨苯蝶啶、甲氧苄啶
烟酸	乙醇、异烟肼
维生素B_2	乙醇、苯巴比妥、吩噻嗪、噻嗪类利尿剂、三环类抗抑郁剂
维生素B_1	乙醇、口服避孕药，在咖啡、茶叶、生鱼、红球甘蓝中含有的维生素B_1拮抗物质
维生素A	考来烯胺、矿物油
维生素B_6	乙醇、抗惊厥药物、糖皮质激素、环丝氨酸、肼屈嗪、异烟肼、左旋多巴、口服避孕药、青霉胺
维生素B_{12}	抗酸剂、甲福明、一氧化二氮（反复暴露）
维生素C	糖皮质激素
维生素D	抗精神病药物、糖皮质激素、矿物油、抗癫痫药物、利福平
维生素E	矿物油、华法林
维生素K	抗生素、抗惊厥药物、矿物油、利福平、华法林

在体质较差人群和养老机构中的老年人群中，伴随营养不良的同时，轻度维生素缺乏的现象也比较普遍。在对于预防常见的维生素缺乏（如维生素C缺乏症和脚气病）应该如何给予适宜的摄入量，目前仍然存在争议，是一个研究的前沿。

维生素依赖　则源于与某种维生素代谢有关的基因缺陷。在某些病例中，当维生素剂量高达每日推荐摄入量（DRI）的1 000倍时，替代的代谢途径使得功能得到改善。

维生素中毒（维生素过多症）　通常因为摄入了超大剂量的维生素A、D、C、B_6或烟酸引起。

由于许多人不能有规律地进餐，因此仅仅通过食物摄入不能满足机体对某些维生素的需要。在这种情形下，罹患某些癌症或其他疾病的风险就可能增加。然而，即或每日常规补充多种维生素也未必能够降低罹患癌症的风险。

生物素和泛酸

生物素是脂肪和碳水化合物发生羧化反应中所必需的辅酶，成人的适宜摄入量是30μg/d。

泛酸广泛存在食物中，是辅酶A的必需成分。成人每日大概需要5mg左右。强化补充泛酸对脂类代谢、RA或运动方面的有益作用尚待证实。单独的生物素或者泛酸缺乏在实际生活中几乎不存在。

叶酸

在美国和加拿大，叶酸现在已经被添加到富含谷物的食品中。叶酸在植物性食物和肉类中含量很丰富，但它在添加物和强化食品中的生物利用度较其在天然食品中要高。

叶酸参与红细胞的成熟，以及嘌呤和嘧啶的合成。胎儿神经系统的发育需要叶酸。叶酸经十二指肠和空肠近段吸收形成肠肝循环。叶酸补充剂不能预防冠状动脉疾病和卒中（即使能够降低同型半胱氨酸水平）；目前的证据也不支持补充叶酸能够增加或减少罹患各种癌症的风险。

叶酸的可耐受最高摄入量为1 000μg；对曾经育有神经管缺陷胎儿或婴儿的妇女，推荐给予较高剂量叶酸（可高达5mg）。叶酸基本上是无毒性的。

女性同时服用口服避孕药和抗惊厥药物可能需要给予叶酸补充剂，以保持生育控制的有效性。

叶酸缺乏症

叶酸缺乏症比较常见，其原因包括摄入不足、吸收障碍以及各种药物的副作用。叶酸缺乏导致巨幼红细胞性贫血（其与维生素B_{12}缺乏所造成的贫血难以区分）。孕期母体叶酸缺乏将增加胎儿神经管出生缺陷的危险性。叶酸缺乏症的诊断通常需要借助实验室检查来明确。中性粒细胞过度分裂是敏感而有效的检测方法。口服叶酸通常是行之有效的治疗方法。

病因

主要原因是：

- 摄入不足（通常见于营养不良患者或酗酒者中）
- 需要量增加（如由于怀孕或哺乳期妇女）
- 吸收功能障碍（如在热带口炎性腹泻或由于某些药物影响）

缺乏也可因生物利用度低下和排泄增加引起（表6-4）。

表6-4　叶酸缺乏的病因

原因	源自
摄入不足	膳食中缺乏鱼类、绿叶蔬菜或谷类，慢性乙醇中毒，TPN治疗
吸收障碍	乳糜泻，口炎性腹泻，其他吸收不良综合征，抗惊厥药物，先天性或获得性叶酸吸收不良
生物利用率低下	叶酸拮抗剂（甲福明、甲氨蝶呤、三胺蝶呤、甲氧苄啶），抗惊厥药物，先天性或获得性酶缺陷，酗酒
需要量增加	怀孕，哺乳，婴儿，代谢加快
排泄增加	肾透析（腹膜或血液透析）

过长时间的烹调会破坏叶酸，造成摄入不足。摄入不足是常见的原因（如酗酒者）。肝脏储备仅能提供数月的叶酸需要。

乙醇能干扰叶酸的吸收、代谢、肾排泄和肠肝再吸收，导致摄入不足。5-氟尿嘧啶、甲福明、甲氨蝶呤、苯妥英、苯巴比妥、柳氮磺胺吡啶以及甲氧苄啶会损害叶酸的代谢。

在美国和加拿大，许多膳食（如谷物或谷物制品）已添加强化了叶酸，从而降低了叶酸缺乏的风险。

症状及体征

叶酸缺乏会引起舌炎、腹泻、抑郁和谵妄。由于代偿性代谢机制的存在，贫血可以隐伏发展而临床表现并不严重。

孕期叶酸缺乏增加了胎儿神经管缺陷以及其他脑发育缺陷的危险性。

诊断

- 检查包括CBC、血浆中维生素B_{12}和叶酸水平的测定

CBC检测的结果有助于鉴别与维生素B_{12}缺乏所致的巨幼红细胞性贫血。

如果血清叶酸<3μg/L（<7nmol/L），表明可能存在缺乏。在近期叶酸摄入量没有明显改变的情况下，血清叶酸能够反映叶酸的体内水平。如果近期摄入量发生改变，测定红细胞（RBC）的叶酸水平能比较准确地反映组织中叶酸储备的情况。测定结果<140μg/L（<305nmol/L）表明存在缺乏。

另外，同型半胱氨酸水平增高提示组织中叶酸缺乏（但其水平也可受维生素B_{12}和维生素B_6水平及肾功能不全和遗传因素的影响）。而甲基丙二酸（MMA）水平正常可以有助于叶酸缺乏与维生素B_{12}缺乏的鉴别，在维生素B_{12}缺乏时MMA水平升高，但是叶酸缺乏时MMA没有变化。

治疗

- 口服补充叶酸

每日1次口服400~1 000μg叶酸能有效补充组织的储备，即便缺乏的原因是吸收障碍。叶酸正常的需要量是400μg/d(注意：对于巨幼红细胞性贫血，在用叶酸治疗之前必须先排除维生素 B_{12} 缺乏。如果维生素 B_{12} 缺乏存在的话，尽管叶酸治疗能减轻贫血却不能阻止或逆转神经方面的缺陷。)

怀孕妇女叶酸的每日推荐供给量(RDA)是600μg/d。对曾经育有神经管缺陷胎儿的妇女，建议在其怀孕1个月给予叶酸4 000μg/d(如果可能)，并且持续服用至怀孕后3个月。

> **关键点**
>
> - 常见的病因是摄入不足(如酗酒)、需要量增加(如因怀孕)以及吸收障碍(如某些药物或者影响吸收的疾病引起)
> - 长时间高温烹煮会破坏叶酸，但很多膳食已经补充强化了叶酸
> - 叶酸缺乏会引起巨幼红细胞性贫血，以及有时可能出现舌炎、腹泻、抑郁和谵妄
> - 对于巨幼红细胞性贫血的患者应该进行血清中叶酸和维生素 B_{12} 水平的检测
> - 治疗叶酸缺乏，应该给患者口服补充叶酸400~1 000μg/d。

烟酸

烟酸的衍生物包括烟酰胺维生素 B4 二核苷酸(NAD)和烟酰胺维生素 B4 二核苷酸磷酸(NADP)，它们都是氧化-还原反应中的辅酶，对于细胞的新陈代谢至关重要。因为膳食中的色氨酸能够被代谢成烟酸，所以富含色氨酸的食物(如奶制品)能弥补膳食中烟酸摄入的不足。

烟酸缺乏症

在发达国家，因膳食原因导致的烟酸缺乏症(引起糙皮病)并不常见。其临床表现包括：局限性色素沉着性皮疹(dermatitis，皮炎)、胃肠炎(diarrhea，腹泻)以及广泛性神经系统缺陷，包括认知障碍(dementia，痴呆)，即所谓的3D症状。诊断主要根据临床表现，膳食补充性治疗(口服，或者必要时肌注)常常有效。

病因

原发性缺乏 由烟酸和色氨酸两者严重摄入不足引起，通常发生在以玉米为主要食物的地区。除非预先用碱处理过，否则玉米(印度玉米)中的结合型烟酸不能被胃肠道消化吸收。而且玉米蛋白中色氨酸也是缺乏的。在印度，食用富含亮氨酸小米的人群中糙皮病发生率明显升高，这种情况引发了一个假设：氨基酸不平衡可以导致烟酸缺乏。原发性烟酸缺乏症常伴有蛋白质和某些B族维生素的缺乏。

继发性缺乏 可以因腹泻、肝硬化或乙醇中毒引起。类癌综合征(色氨酸变构形成5-羟色胺)以及Hartnup病(小肠和肾脏吸收色氨酸的功能低下)的患者中也会有糙皮病的发生。

症状及体征

糙皮病主要表现为皮肤、黏膜、中枢神经系统以及胃肠道的症状。严重的糙皮病能引起对称性光敏性皮炎、口炎、舌炎、腹泻以及精神失常。这些症状可单一出现或联合出现。

皮肤症状 包括几种类型的皮损，通常呈左右对称。皮损的分布部位(在压迫点或皮肤暴露部位)比皮损本身更具有特定的诊断意义。皮损在手上可呈手套样分布(糙皮病手套)或在足部和腿上成靴型分布(糙皮病靴)。日光照射会引起面部的Casal项链样或蝴蝶型皮损。

黏膜症状 主要影响口部，但也可能影响阴道和尿道。舌炎和口炎见于急性缺乏，随着缺乏的进展，舌和口腔黏膜变成鲜红色，继而发生口痛、多涎及舌体肿大。口腔溃疡也可能发生，特别是在舌下、下唇黏膜及磨牙的背侧。

消化道症状 出现在缺乏早期，包括咽部和食管的烧灼感以及腹部不适和膨胀感，常有便秘。进而可能发生恶心、呕吐和腹泻。因为直肠充血和溃疡的缘故，腹泻常是血性的。

中枢神经系统症状 包括精神症状和脑病(表现为意识障碍)，以及认知衰退(痴呆)。精神症状表现为记忆障碍、定向障碍、谵妄和虚构妄想。本病的突出症状是兴奋、抑郁、躁狂、谵妄或妄想。

诊断

- 临床评估诊断需结合临床，同时出现皮肤和口部的病损、腹泻、谵妄和痴呆时，诊断比较明确。但通常情况下，临床表现并非如此特异。有时会很难与维生素 B_1 缺乏所引起的中枢神经系统改变相区别。缺乏烟酸和色氨酸的膳食史可能有助于建立诊断。此外，对烟酸治疗反应良好可以成为诊断的佐证

如有可能，可以借助于实验室检查，特别是当诊断不能明确时。N1-甲基烟酰胺(NMN)的尿内排泄量降低，检测结果<0.8mg/d(<5.8μmol/d)表明烟酸缺乏。

治疗

- **烟酰胺和其他营养素** 由于常常伴有多种其他维生素缺乏同时存在，所以治疗中应该给予包含其他B族维生素(特别是维生素 B_2 和 B_6)的平衡膳食。烟酰胺(nicotinamide)常被用来治疗烟酸缺乏症，因为烟酰胺不同于烟酸(烟酸存在的主要形式)，不会引起面红、瘙痒、烧灼或刺痛感。给予烟酰胺，剂量在每日250~500mg

> **关键点**
>
> - 烟酸缺乏症引起糙皮病主要发生在发展中国家
> - 糙皮病导致光敏性皮疹、黏膜炎、胃肠功能紊乱、神经、精神损害
> - 诊断根据临床
> - 如果使用烟酰胺治疗的效果显著，有助于确诊

烟酸中毒

大剂量的烟酸(尼克酸)有时被用来降低血浆中低密度

脂蛋白（LDL）胆固醇和甘油三酯的水平，以及提高高密度脂蛋白（HDL）胆固醇的水平。烟酸中毒的症状包括出现皮肤发红，偶见肝细胞毒性。

速效和缓释型的烟酸制剂（但不是烟酰胺）可以影响血脂水平。然而，烟酸是否会降低冠心病和卒中的风险目前还不清楚。

使用中间剂量的烟酸（1 000mg/d）后，甘油三酯水平降低 15%～20%，HDL 胆固醇水平增加 15%～30%，LDL 胆固醇轻度降低（<10%）。使用高剂量的烟酸（3 000mg/d）后，LDL 胆固醇降低 15%～20%，但可能引起黄疸，上腹部不适，视力模糊，高血糖的恶化，并可能诱发痛风。肝病患者应该慎用高剂量的烟酸。

面红 是前列腺素介导的，常见使用即时释放制剂的患者，饮酒、有氧运动、日晒和食用辛辣食物可以加重面红症状，如果饭后服用烟酸或者服用烟酸前 30～45 分钟服用阿司匹林（325mg，效果优于低剂量）可以缓解面红发生。如果起始阶段使用低剂量的即时释放性烟酸（如 50mg，每日 3 次），然后逐渐缓慢增加剂量，能够降低严重面红发生的可能性。

肝细胞毒性 常见于使用缓释型烟酸制剂时，并且呈剂量相关性。一些专家建议每 6～8 周测查尿酸、血糖和血浆转氨酶水平，直到烟酸使用的剂量稳定以后。

维生素 B_2

维生素 B_2 作为许多氧化还原反应中必需的辅酶参与二氧化碳的新陈代谢。维生素 B_2 是无毒性的。

维生素 B_2 缺乏症

维生素 B_2 缺乏症通常与其他 B 族维生素缺乏一起发生。其缺乏的症状和体征包括：咽痛、口唇和口腔黏膜病损、舌炎、结膜炎、脂溢性皮炎和正常红细胞性贫血。诊断通常需结合临床。治疗包括口服或必要时肌内注射维生素 B_2。

原发性维生素 B_2 缺乏症 主要原因是不能摄入足够的强化谷物、牛奶以及其他动物性食品。

继发性缺乏症 常见的原因是慢性腹泻、吸收不良综合征、肝病、血液透析、腹膜透析、长期使用巴比妥类药物以及慢性乙醇中毒。

症状及体征

最常见的临床表现是口角处的黏膜苍白和溃疡（口角炎），以及口唇呈朱砂红（唇干裂），最后表面出现皲裂，皲裂还可能被白色念珠菌感染，引起灰白样破损（口角疮）。舌体可呈现洋红色。可能出现脂溢性皮炎，通常在鼻两翼、耳缘、眉间和阴囊或大阴唇处，这些部位变得发红、多屑和多脂。

少数患者可以出现眼的角膜新血管形成和角膜炎，并由此产生流泪和畏光的症状。

诊断

- 试验性治疗
- 维生素 B_2 的尿排泄量

由维生素 B_2 缺乏引起的病理改变是非特异性的。如果患有 B 族维生素缺乏的患者同时出现这些病损，则应该怀疑有维生素 B_2 缺乏。进一步通过治疗性试验或实验室检查（通常查维生素 B_2 的尿液含量）可以明确诊断。

治疗

- 口服维生素 B_2 和其他水溶性维生素

治疗可给予 5～10mg 的维生素 B_2 口服，每日 1 次，直到痊愈。同时应该给予其他水溶性维生素。

维生素 B_1

维生素 B_1 存在于各种食物中，主要参与碳水化合物、脂肪、氨基酸、葡萄糖和乙醇的代谢。维生素 B_1 是无毒性的。

维生素 B_1 缺乏症

维生素 B_1 缺乏症（引起脚气病）常见于发展中国家中以精制大米或其他精制碳水化合物为主食的人群，以及酗酒者。临床表现包括：弥散性多神经系统损伤、高输出性心力衰竭和 Wernicke-Korsakoff 综合征。维生素 B_1 制剂可以用来试验性诊断及治疗缺乏症。

病因

原发性维生素 B_1 缺乏症是由于：

- 摄入量不足引起，这通常是由于发展中国家的高度精制碳水化合物（如精白米，白面粉，白砂糖）的饮食。有时也因其他营养素摄入不足而引起，多见于患有严重神经性纳差的年轻成人，常和其他 B 族维生素缺乏共同发生

继发性维生素 B_1 缺乏症是由于：

- 需要量增加引起（如由于甲状腺功能亢进、怀孕、哺乳期、剧烈运动或发烧）
- 吸收障碍（如由于长期腹泻）
- 代谢障碍（如由于肝功能不全）

在酗酒者中，可以因为多种代谢机制的改变而引起维生素 B_1 缺乏，包括摄入减少、吸收和利用障碍、需要量增加以及脱辅基酶蛋白的缺陷等。

病理生理

维生素 B_1 缺乏引起周围神经、丘脑、垂体和小脑的退行性变，以及脑血流显著下降，血管阻力增加。

心血管系统可能出现心脏扩张，心肌纤维发生肿胀、断裂和空泡形成，同时伴有组织间隙水肿。周围血管扩张造成足部和腿部水肿，动静脉短路分流增加，最终导致高输出性心脏衰竭的发生。

症状及体征

早期表现是非特异性的，包括疲乏、烦躁、记忆力差、睡眠障碍、心前区疼痛、纳差和腹部不适。

干性脚气病 是指因维生素 B_1 缺乏导致的周围神经病变。病变呈双侧并且大致对称，表现为长筒袜-手套样分布，主要影响下肢，起始表现为脚趾感觉异常、双脚烧灼感（特别在晚上）、腓肠肌痉挛性痛、双腿疼痛以及足底触痛。腓肠肌触痛、患者难以从蹲坐位站起以及脚趾的震动感下降，都是发病的早期表现。随之肌肉发生萎缩。持续性缺乏使得多神经系统损伤进一步恶化，最

终可能波及上肢。

Wernicke-Korsakoff 综合征（脑脚气病） 由 Wernicke 脑病与 Korsakoff 精神病共同组成，见于没有接受维生素 B_1 强化食品的酗酒者。Wernicke 脑病的临床表现主要包括：眼球震颤、共济失调、眼肌麻痹、意识障碍，如果不及时治疗，最终发生昏迷和死亡，可能是在慢性缺乏的基础上急性发作的严重结果。Korsakoff 精神病的临床表现主要包括：精神错乱、发音困难以及伴有对近期事件记忆障碍的虚构妄想症。Korsakoff 精神病主要由慢性缺乏导致，并且可以因 Wernicke 脑病多次发作而产生。

心血管（湿性）脚气病 是维生素 B_1 缺乏导致的心肌疾病。起初表现为血管扩张、心动过速、脉压增高、出汗、皮温高以及乳酸性酸中毒。随后可能发生心脏衰竭，引起端坐呼吸以及肺部和外周水肿。血管扩张可以持续，有时导致休克的发生。

婴儿脚气病 发生在母亲患有维生素 B_1 缺乏症的母乳喂养儿中（通常发生在生后 3~4 周），表现为心脏衰竭（可突然发生）、失声以及深腱反射消失。

值得注意的是，由于维生素 B_1 为葡萄糖代谢所必需，所以葡萄糖的输入很可能会促成或加剧维生素 B_1 缺乏患者的病情。

诊断

- 接受维生素 B_1 治疗后的有效反应

诊断常基于对可疑患者接受维生素 B_1 治疗后的有效反应。其他原因（如糖尿病、乙醇中毒、维生素 B_{12} 缺乏、重金属中毒等）所导致的对称性双下肢多神经系统损伤等类似表现，用维生素 B_1 治疗无效。单神经炎（如坐骨神经痛）以及多发性神经病变（多发性单神经炎）不可能由维生素 B_1 缺乏引起。

诊断过程中应测定包括镁在内的电解质水平以排除其他原因。对可疑病例的确诊可以测定红细胞转酮酶活性以及 24 小时的尿中维生素 B_1 水平。

在同时存在其他引起心脏衰竭疾病的情况下，要诊断心血管性脚气病比较困难，此时可以借助维生素 B_1 的试验性治疗来帮助诊断。

治疗

- 补充维生素 B_1，剂量根据临床表现酌情加减不管临床表现如何，确保膳食中维生素 B_1 的充足供给是非常重要的

因为静注葡萄糖可能加剧维生素 B_1 缺乏，所以酗酒者和其他有维生素 B_1 缺乏可能的患者，在静注葡萄糖前都应该给予静脉注射 100mg 的维生素 B_1。

维生素 B_1 剂量：
- 对轻度的多神经系统损伤的患者，给予口服 10~20mg，qd，共两周
- 对中度或进展型神经系统损伤的患者，剂量为 20~30mg/d；并在症状消失后再持续几周
- 对因心血管性脚气病引起水肿和充血的患者，给予每日 1 次静注维生素 B_1 100mg，持续几天

同时应该治疗心力衰竭。

对 Wernicke-Korsakoff 综合征患者，通常给予肌注或静注维生素 B_1 50~100mg，每日 2 次，并必须持续几天；以后给予 10~20mg，每日 1 次，直至达到治疗效果。静注维生素 B_1 极少引起过敏性反应。经维生素 B_1 补充治疗后，眼肌麻痹的症状可在一日内解除；Korsakoff 精神病患者则需要 1~3 个月其症状才得以改善。Wernicke 脑病患者以及其他形式的维生素 B_1 缺乏症患者中，神经系统损伤的表现常常不能完全康复。

因为维生素 B_1 缺乏症常常与其他 B 族维生素缺乏症共同发生，所以通常要给予多种水溶性维生素持续治疗几周。患者应坚持摄入含有 1~2 倍于 DRI 维生素的营养膳食；并杜绝一切酒类的摄入。

> **经验与提示**
>
> - 在给予酗酒者或者其他可能存在维生素 B_1 缺乏症风险的患者进行静脉输入葡萄糖前，应该先给维生素 B_1 100mg 静脉注射

> **关键点**
>
> - 在以高度精制的碳水化合物，如精白米和白面粉为主食的人群中（多为发展中国家），或者酗酒者中发生维生素 B_1 缺乏症的风险增加
> - 早期表现可能是非特异性的，随之可能进展为周围神经缺损，高输出心脏衰竭，和 Wernicke-Korsakoff 综合征（主要是酗酒者）
> - 根据临床检查结果，包括对维生素 B_1 治疗的良好反应，可以进行诊断

维生素 A
（视黄醇）

维生素 A 的主要功能为构成视网膜的感光物质-视紫质，保持上皮细胞的完整性。保持上皮细胞的完整性。正常情况下，体内 80%~90% 的维生素 A 储存在肝脏。必要时机体将维生素 A 释放入血，后者与前白蛋白和视黄醇结合蛋白相结合。其他绿叶和黄色蔬菜以及深色水果中所含的 β-胡萝卜素和其他类胡萝卜素都可以转换成维生素 A。蔬菜中的类胡萝卜素经脂类（如食用油）烹调和匀化后吸收更好。

由于诸如胡萝卜素这样的维生素 A 前体较天然维生素 A 的活性低，因此目前使用视黄醇活性当量（RAE）进行计算。1μg 的视黄醇相当于 3.33IU 的维生素 A。

越来越多的合成型类维生素 A（视黄醇衍生物）被应用于皮肤病学。β-胡萝卜素、视黄醇和视黄醇衍生物防治某些皮肤癌症的保护性作用正在研究之中。然而，另一方面，有报道称补充 β-胡萝卜素反而增加了某些癌症发生的危险性。

维生素 A 缺乏症

维生素 A 缺乏症可因摄入不足、脂肪吸收障碍或肝脏疾病引起。维生素 A 缺乏可以影响机体的免疫功能和造血功能，并导致皮疹和典型的眼部症状（如干眼病和夜盲症）。诊断依据典型的眼部表现和维生素 A 检测水平低下。治疗可以口服维生素 A，症状严重或存在吸收障碍时可以改为静脉给药。

病因

原发性维生素 A 缺乏症 通常因以下原因引起：
- 长期的膳食摄入不足是东南亚地区的地方性疾病，因为那些地区以 β-胡萝卜素缺失的大米为主食。在发展中国家，由于维生素 A 缺乏引起的干眼病是导致年幼儿童失明的主要原因。

继发维生素 A 缺乏症 可能是由于：
- 维生素前体 A 类胡萝卜素的生物活性下降
- 影响维生素 A 吸收、储存和转运的干扰因素

吸收障碍常见于乳糜泻、囊性纤维化、胰腺功能不全、十二指肠旁路、慢性腹泻、胆管堵塞、贾第虫病以及肝硬化。维生素 A 缺乏症也常见于长期的蛋白质-热量营养不良，不仅因为饮食的缺乏，还因为维生素 A 的储存和运输都受到影响。对于伴有并发症的麻疹患儿，给予维生素 A 治疗可以减少病程天数，降低病情的严重程度和降低死亡率。

症状及体征

早期主要表现为导致夜盲的双眼暗适应功能受损，干眼病（几乎是判定诊断的特异性病征）由眼部结膜的角质化引起，随着病情进展，眼部结膜干燥和角膜变厚，可出现 Bitot 斑，表现为巩膜外缘不规则性泡沫样斑，由上皮细胞残屑和分泌物所组成。在严重缺乏时，眼角膜变得浑浊，进而糜烂，最终导致结构破坏（角膜软化）。

皮肤以及呼吸道、消化道和尿道的黏膜也可发生角质化。导致皮肤干燥、鳞屑化和毛囊变厚以及呼吸道感染。免疫功能常常受损。

患者年龄越小，维生素 A 缺乏引起的损伤越严重。儿童常出现生长迟缓和严重感染，维生素 A 缺乏症患儿的死亡率在 50% 以上。

诊断

- 血清视黄醇水平检测，临床表现，以及对维生素 A 治疗的效果

诊断主要根据眼部的特异性表现。暗适应能力下降也可见于其他疾病，如：锌缺乏症、色素性视网膜炎、严重的屈光不正、白内障、糖尿病性视网膜病。如果暗视野功能障碍，还可用暗点测量法和视网膜电流描记法来检测维生素 A 缺乏症是否为病因。

血清视黄醇水平测定正常值范围为 28~86μg/dl（1~3μmol/L）。但是，由于肝脏储存维生素 A 的调节作用，只有在维生素 A 缺乏相当严重时，视黄醇水平才出现明显下降。此外，在急性感染期间，视黄醇水平会下降，同时还伴有视黄醇结合蛋白和甲状腺素转运蛋白（也称作前白蛋白）的短期间下降。维生素 A 的试验性治疗有助于明确诊断。

预防

膳食应包含深色绿叶蔬菜、深色或有色水果（如木瓜和橘子）、胡萝卜以及黄色蔬菜（如葫芦和南瓜）。维生素 A 强化的牛奶和谷物、肝脏、蛋黄以及鱼肝油对预防维生素 A 缺乏症非常有益。类胡萝卜素与脂肪同食有利于吸收。

如果疑有牛奶过敏，在给予婴儿配方奶喂养时注意提供适宜的维生素 A。

建议在发展中国家，所有 1~5 岁儿童每 6 个月口服一次预防量的维生素 A 棕榈油剂（vitamin A palmitate），每次剂量 60 000RAE（200 000IU）；<6 个月的婴儿一次性给予 15 000RAE（50 000IU），6~12 个月婴儿一次性给予 30 000RAE（100 000IU）。

治疗

- 维生素 A 棕榈油剂

对摄入不足性缺乏，常用口服维生素 A 棕榈油剂进行治疗，剂量为 60 000IU，每日 1 次，分为 2 日连用，并继之以 4 500IU 口服，每日 1 次。如果同时伴有呕吐、吸收障碍或干眼病，给药方法如下：<6 个月的婴儿，给予 50 000IU，6~12 个月婴儿，给予 100 000IU，>12 个月的儿童和成人，给予 200 000IU。以上剂量分为 2 日连用，至少在两周后再追加一次。类似的治疗方法和剂量建议也用于伴有并发症的麻疹患儿。

维生素 A 缺乏是导致重症麻疹的危险因素，维生素 A 的治疗能够减轻病情和缩短患儿的住院天数。因此，WHO 建议在发展中国家的麻疹患儿中，给予维生素 A 辅助治疗。其中 12 个月龄以内的患儿 10 000IU，大于 12 个月龄患儿 20 000IU，在 24 小时内分二次投入。

对于 HIV 阳性孕母的新生儿，应该在出生后 48 小时内给予 50 000IU（15 000RAE）的维生素 A。必须避免长期大剂量的使用，特别对于婴儿，因为可能会引起维生素 A 中毒。

对怀孕或授乳妇女，预防或治疗剂量不应超过 10 000IU（3 000RAE）/d，以免产生对胎儿或婴儿的损害。

> **关键点**
> - 维生素 A 缺乏症通常因摄入不足造成，主要发生在以不含 β 胡萝卜素的大米为主食的地区。也可能由于吸收障碍，或者在储存和运输期间维生素 A 活性丢失而导致。
> - 眼部表现包括夜视能力受损（早期），结膜角化和角膜软化
> - 在严重缺乏的儿童中，生长迟缓和感染的风险增加
> - 诊断依据典型的眼部表现和视黄醇水平低下
> - 使用维生素 A 棕榈油剂治疗

维生素 A 中毒

维生素 A 中毒分为急性（通常由儿童误食引起）或慢性，两种类型都会引起头痛和颅内压增高。急性中毒还会出现恶心和呕吐。慢性中毒则可能出现皮肤、头发和指甲

的改变,肝功指标改变,以及胎儿出生缺陷。诊断需结合临床。除非存在先天性缺陷,一般在调整维生素A摄入量后能够达到完全康复。

急性维生素A中毒 儿童服用大剂量的维生素A[>300 000IU(>100 000RAE)],通常是误服,常引起急性维生素A中毒。在成人中,北极探险者因食用北极熊或海豹肝发生过急性中毒,因为那些肝脏中含有几百万单位的维生素A。

慢性维生素A中毒 常发生于年长儿童和成人,见于连续服用每日>30 000RAE(>100 000IU)剂量的维生素A数月之后。由于结节状粉刺或其他皮肤病而接受大剂量维生素A治疗也是导致维生素A中毒的原因,这些患者时常接受每日50 000~120 000RAE(150 000~350 000IU)的大剂量维生素A或它的代谢活性物。成人若每日服用>1 500RAE(>4 500IU)的维生素A可能引起骨质疏松症。婴儿如果被给予超剂量6 000~20 000RAE(18 000~60 000IU)的水合性维生素A,可以在几周内发生中毒。新生儿中毒的案例见于母亲孕期用过视黄酸(与维生素A有关)治疗痤疮。

虽然胡萝卜素在体内能转换成维生素A,但是过量摄入胡萝卜素仅导致胡萝卜素血症,并不引起维生素A中毒。胡萝卜素血症常无症状,但也可以导致胡萝卜素黄皮病,患者皮肤呈现黄色。作为辅助添加剂,β-胡萝卜素可能增加了癌症发生的危险性;但是在水果和蔬菜中的胡萝卜素则没有这种问题。

症状及体征

虽然急性或慢性中毒的症状可以多有不同,但头痛和皮疹是共同的表现。急性中毒引起颅内压增高。常表现为嗜睡、激惹、腹痛、恶心和呕吐。有时伴有皮肤褪脱现象。

慢性中毒早期表现为毛发稀疏、干枯、眉毛脱落、皮肤干燥、粗糙、眼干和嘴唇干裂。以后出现严重的头痛、假性脑瘤以及全身衰弱。还可能发生骨质增生和关节痛,特别是儿童。骨折易于发生,特别在老年人中。在儿童中,中毒可能导致瘙痒、纳差和生长发育不良。此外,患者还可能出现肝脾肿大。

胡萝卜素血症患者中,其皮肤(但不是巩膜)变成深黄色,特别是手掌和足底的皮肤。

诊断

- 临床评估该病依靠临床诊断。血浆维生素A水平与中毒程度相关性不强。但是,如果临床诊断不明确,可借助于实验室检查。维生素A中毒时,空腹血浆视黄醇水平可以从正常水平[28~86mcg/dl(1~3mcmol/L)]上升到>100mcg/dl(3.49mcmol/L),有时达到2 000mcg/dl(>69.8mcmol/L)以上。此外,高钙血症比较常见。

维生素A中毒与其他疾病的鉴别比较困难。可能因为胡萝卜素向维生素A转化的速度变慢的缘故,胡萝卜素黄皮病也可发生于严重的甲低和神经性纳差症患者中。

预后

停止摄入维生素A通常可以达到完全的康复。慢性中毒的症状和体征一般在1~4周内消失。然而,因母亲服用大剂量维生素A所导致的新生儿中毒损害则无法逆转。

治疗

停止使用维生素A。

> **关键点**
> - 维生素A中毒是由于摄入高剂量的维生素A引起,分为急性中毒(常常是儿童误服)或慢性中毒(如大量维生素治疗或治疗皮肤病)
> - 急性中毒表现为皮疹、腹痛、颅内压增高和呕吐
> - 慢性中毒表现为皮疹、颅内压增高、粗而稀疏的头发、干燥而粗糙的皮肤和关节痛;骨折的风险增加,特别是在老年人
> - 根据临床表现进行诊断
> - 当维生素A被停止摄入,症状通常在1~4周之内缓解消失(除非存在先天性缺陷)

维生素B$_6$

维生素B$_6$包括一组关系密切的化合物:吡哆醇、吡哆醛和吡哆胺。它们在体内代谢为吡哆醛磷酸盐,后者是血液、中枢神经系统以及皮肤的代谢中具有重要作用的辅酶。维生素B$_6$在血红素和核酸的生物合成过程以及脂类、碳水化合物和氨基酸的代谢中非常重要。

维生素B$_6$缺乏症及依赖症

因为维生素B$_6$广泛存在于各种食物中,所以膳食摄入性缺乏很少见。而继发性缺乏症可因各种疾病引起。维生素B$_6$缺乏症的症状包括周围神经炎、糙皮病样综合征、贫血和癫痫样发作,后者特别见于婴儿,用抗惊厥药治疗无效。代谢障碍导致的缺乏(依赖症)比较少见,可以表现为癫痫、智能低下和贫血。诊断基本根据临床表现,目前尚无检测维生素B$_6$体内实际状态的实验室可靠方法。治疗为口服维生素B$_6$,并且尽可能治疗病因。

膳食摄入不足 尽管膳食中维生素B$_6$摄入不足的情况比较少见,但是过度加工可以使得食物中维生素B$_6$大量损失,最终导致维生素B$_6$缺乏症。

继发性缺乏 由以下原因导致:
- 蛋白质-热能营养不良
- 吸收障碍
- 酗酒
- 导致吡哆醇失活性药物的使用(如抗惊厥剂、异烟肼、环丝氨酸、肼屈嗪、糖皮质激素、青霉胺)
- 过度丢失性代谢紊乱导致需要量增加的疾病(如甲状腺功能亢进)很少引起继发性维生素B$_6$缺乏

有少数报道,某些先天性代谢机制障碍可能影响吡哆醇的代谢。

维生素B$_6$缺乏引起血浆同型半胱氨酸水平增高或引起血管病变的作用尚在研究中。

症状及体征

缺乏可导致周围神经病变、糙皮病样综合征、脂溢性皮炎、舌炎、唇干裂和淋巴细胞减少,成人患者可导致抑郁、精

神错乱、脑电图异常以及癫痫样发作。尽管很罕见,维生素 B_6 缺乏或依赖可能在婴儿中引起癫痫样发作,而这种癫痫样发作经抗惊厥剂治疗效果不显。此外,维生素 B_6 缺乏症可以引起正常红细胞性、小红细胞性以及铁粒幼红细胞性贫血。

诊断
- 临床评估
- 在婴儿期发生的癫痫样发作都应该考虑到维生素 B_6 缺乏症的可能
- 任何癫痫患儿
- 任何用抗癫痫药治疗无效的难治性癫痫患者
- 以及存在其他维生素 B 族缺乏的患者(特别是在酗酒者或蛋白质-能量营养不良的患者)都应该警惕维生素 B_6 缺乏的可能

诊断基本根据临床表现。目前尚没有统一的检测维生素 B_6 水平的实验室方法,血清中吡哆醛磷酸盐水平测定比较常用。

> **经验与提示**
> - 对于使用抗癫痫药治疗无效的癫痫发作婴儿,应该考虑维生素 B_6 缺乏症的可能,并给予吡哆醇治疗

治疗
- 吡哆醇
- 尽量去除致病的风险因素

对于继发性缺乏,应尽可能去除病因(诸如使用吡哆醇失活性药物和吸收障碍)。

通常,成人每日口服一次 50~100mg 的吡哆醇能纠正维生素 B_6 缺乏。大多数服用异烟肼的患者应该每日接受吡哆醇 30~50mg po qd。如果维生素 B_6 缺乏因代谢性需求增加引起,则需用大于 DRI 的剂量给予补充。对多数有先天性代谢障碍的患者,高剂量的吡哆醇可能有效。

> **关键点**
> - 维生素 B_6 缺乏症通常是因为使用吡哆醇灭活的药物(如异烟肼),蛋白质-能量营养不良、吸收不良、乙醇中毒或过度丢失引起
> - 维生素 B_6 缺乏症可以表现为周围性神经炎、脂溢性皮炎、舌炎、唇干裂,并且在成人中能导致抑郁、谵妄以及癫痫样发作
> - 诊断根据临床表现
> - 去除继发因素,给予维生素 B_6 补充治疗

维生素 B_6 中毒

大剂量吡哆醇(>500mg/d)的摄入(常用于治疗腕管综合征或经前综合征,尽管疗效尚不确定)可以引起周围性神经炎,病损表现为长筒袜-手套样分布,包括进行性感觉性共济失调,以及严重的位置和震动感障碍。触觉、温度觉和痛觉很少受影响。运动和中枢神经系统通常完好。

该病依靠临床诊断。停止服用维生素 B_6 即为治疗。中毒恢复比较缓慢,并且有些患者不能完全恢复。

维生素 B_{12}
(钴胺素)

一般将含有维生素 B_{12} 生物活性的化合物称为钴胺素。这些化合物参与核酸代谢、甲基转移以及髓磷脂合成和修复,是正常红细胞的形成的必需物质。与食物结合的维生素 B_{12} 在胃的酸性环境中被释放并与 R 蛋白(haptocorrin)结合。在小肠中,胰酶对这种维生素 B_{12} 复合物(B_{12}-R 蛋白)进行解离,解离后的维生素 B_{12} 再与胃黏膜中壁细胞分泌的内因子结合。维生素 B_{12} 的吸收必须有内因子存在,吸收部位在回肠末端。

血浆中的维生素 B_{12} 与运钴胺素蛋白 I 和 II 结合,运钴胺素蛋白 II 主要负责将维生素 B_{12} 运送到组织。肝脏储备大量的维生素 B_{12}。肠肝循环的再吸收有助于保持维生素 B_{12} 水平。如果膳食摄入停止(如成为素食者),肝脏中维生素 B_{12} 的储备能维持机体 3~5 年的生理需要;而如果肠肝循环再吸收 B_{12} 的能力缺失,则仅可维持数月到 1 年的生理需要。

大剂量的维生素 B_{12} 不应作为常用的补药,尽管可能无毒性作用。

维生素 B_{12} 缺乏症

维生素 B_{12} 缺乏症通常因吸收不良引起,但是不服用维生素补充剂的完全素食者也可以发生缺乏症。维生素缺乏导致巨幼红细胞性贫血、脊髓和脑的白质受损以及周围性神经炎。诊断通常需要测定血浆维生素 B_{12} 水平。希林测试(Schilling test)有助于诊断病因。治疗可以使用口服或者静脉输入维生素 B_{12}。叶酸不应被用来替代维生素 B_{12},因为叶酸虽然可以缓解贫血,但不能阻止神经系统病变的进展。

病因

维生素 B_{12} 摄入不足 见于完全素食者,但是未必完全如此。对于母乳喂养儿,如果母亲是完全素食者,在 4~6 个月龄时可能发生维生素 B_{12} 缺乏症,其原因是肝脏内维生素 B_{12} 储备有限(在其他同龄婴儿中一般是足量的),同时婴儿的快速生长导致需要量增高。

维生素 B_{12} 吸收障碍 是缺乏的最常见的原因(表 6-5)。在年长者中常因胃酸分泌减少造成,在这种情形下,晶状维生素 B_{12}(如存在于维生素补充剂中)能够被吸收,但与食物结合的维生素 B_{12} 不能被正常解离和吸收。吸收障碍也可发生于盲袢综合征(小肠淤滞综合征,因为细菌过度生长)或鱼绦虫感染,由于细菌或寄生虫消耗了摄入的维生素 B_{12},以致维生素 B_{12} 的吸收减少。此外,如果回肠的吸收部位因炎性疾病遭到损害或被手术切除,也可能导致维生素 B_{12} 的吸收不足。其他比较少见的维生素 B_{12} 吸收不足的原因包括慢性胰腺炎、胃手术、吸收不良综合征、AIDS、某些药物的使用(如抗酸药、甲福明),反复暴露于一氧化二氮以及引起回肠吸收不良的遗传性疾病(Imerslund-Grasbeck 综合征)也可能造成吸收障碍。

表 6-5 维生素 B_{12} 缺乏的病因

原因	源自
摄入不足	完全素食者膳食
	完全素食母亲用母乳喂养的婴儿
	时尚膳食
吸收障碍	缺乏内因子(由于自身免疫性化生萎缩性胃炎、恶性贫血、胃黏膜损伤、胃部手术或胃分流手术造成)内因子抑制
	内因子抑制
	胃酸分泌减少
	小肠疾病(如炎症性肠病、乳糜泻、癌症、胆道或胰腺疾病)
	维生素 B_{12} 被争夺(鱼绦虫寄生病或盲袢综合征)
	获得性免疫缺乏综合征
利用不足	酶缺乏
	肝脏疾病
	转运蛋白异常
药物	抗酸药物
	甲福明
	一氧化二氮(重复暴露)

利用率下降或者服用某些药物 并不常见,也可导致维生素 B_{12} 缺乏症(表 6-5)。

恶性贫血常被作为维生素 B_{12} 缺乏症的同义词。但是,恶性贫血特指由一种伴有内因子缺乏的自身免疫性胃炎所导致的维生素 B_{12} 缺乏。典型的恶性贫血常见于年轻人,并与胃部和其他的消化道癌症的危险性。

症状及体征

贫血常隐性发生。贫血程度常比临床症状所显现的更为严重,这是因为其缓慢的演变过程允许产生生理性适应。偶尔会发生肝脾肿大。此外,还会引起各种消化道症状,包括纳差、便秘和定位不明的腹痛。常被描述成灼伤性舌的舌炎则比较少见。

神经系统病变的症状可以由血液系统异常产生,但也常常不伴有血液病学的异常。

亚急性联合变性 指的是在神经系统由于维生素 B_{12} 缺乏引起的退行性改变,主要影响大脑和脊髓白质,出现脱髓鞘或可能发生轴突周围神经病变。早期出现肢端的位置和震动感减弱伴有轻到中度的虚弱感,以及神经反射减弱。晚期出现强直、伸肌足底反射阳性、下肢位置和震动感丧失明显以及共济失调。这些病变可呈长筒袜-手套样分布。触觉、痛觉和温度觉通常完好,但可能难以在年长者中进行测评。

有些患者还会出现烦躁和轻度抑郁。在病情进展过程中,患者可能表现为妄想狂、谵妄、精神错乱,以及间歇性直立性低血压。精神错乱的表现可能难以与某些年龄相关的痴呆(如 Alzheimer 病)相鉴别。

诊断
- CBC 常规化验和维生素 B_{12} 以及叶酸的水平测定
- 有些情况下,需测定血清中甲基丙二酸水平或者进行希林测试(Schilling test)

有一点很重要,有时候大细胞性贫血没有出现,但是严重的神经系统损伤可能已经存在。

诊断依靠 CBC、维生素 B_{12} 以及叶酸水平的检测结果。CBC 检查常见巨幼红细胞性贫血。组织中维生素 B_{12} 缺乏和巨幼红细胞检测的异常结果可能先于贫血出现。当维生素 B_{12} 水平<200pg/ml(<145pmol/L)显示维生素 B_{12} 缺乏。由于叶酸缺乏也为恶性贫血的病因,维生素 B_{12} 缺乏须与之区别,故必须测定叶酸水平。盲目补充叶酸可能掩盖维生素 B_{12} 缺乏症,尽管结果可能减轻恶性贫血,但使得神经系统的病变进一步发展甚至恶化。

当临床表现提示维生素 B_{12} 缺乏,但血清维生素 B_{12} 实际水平处于正常低值[200~350pg/ml(145~260pmol/L)]或者血液学指标均正常时,可以采用其他测试方法。血清甲基丙二酸测定(MMA)可能有所助益,MMA 水平的升高表明维生素 B_{12} 缺乏,但也有可能是肾衰竭所致。此外,MMA 水平还可用于监测治疗反应。叶酸缺乏者 MMA 水平仍保持在正常;维生素 B_{12} 或叶酸缺乏者同型半胱氨酸水平升高。全运钴胺素蛋白 I(运钴胺素蛋白 II-B_{12} 复合物)测定的方法尚未广泛使用,当其<40pg/ml(<30pmol/L)表明维生素 B_{12} 缺乏。诊断为维生素 B_{12} 缺乏后,年轻成人应该进行如下的附加测试,年长者通常不需要。在没有充分证据证实维生素 B_{12} 的原因来自膳食摄入不足的情况下,应该测定促胃液素和自身抗体的水平。然而,这些检测结果的灵敏性和特异性并不显著。

希林测试(Schilling test): 仅在需要明确是否存在内因子缺乏的情况下(如典型的恶性贫血),才有必要进行 Schilling 测试。该测试对大多数老年患者是没必要的。Schilling 测试是观测口服放射性核素标记游离态维生素 B_{12} 吸收后的情况。先在 1~6 小时内经静脉给予 1 000μg(1mg)维生素 B_{12},以减少肝脏对标记维生素 B_{12} 的吸收,然后口服放射性核素标记的维生素 B_{12},核素标记的维生素 B_{12} 吸收后从尿液排出。收集 24 小时尿液,测定其中放射性核素标记维生素 B_{12} 的水平,计算其占全部同位放射性核素标记维生素 B_{12} 的百分比。结果大于或等于 9%,表明吸收正常;结果大于或等于 9%,表明吸收正常;结果<5%(如果肾功能正常)提示维生素 B_{12} 吸收不足。如果内因子的分泌正常,放射性核素标记的维生素 B_{12} 吸收应该逐渐改善,以此结果可以确定恶性贫血的诊断。

由于尿液收集不完整或肾功能不足,该测试往往难以实行。此外,Schilling 测试不能评估蛋白结合状的维生素 B_{12} 吸收情况,故不能反映食物来源的维生素 B_{12} 解离时的缺陷,而该缺陷普遍存在于老年人。Schilling 测试的过程会补充维生素 B_{12} 储量进而掩盖实际的缺乏,所以仅在所有其他诊断性测试和治疗性试验之后方可进行。

如果吸收不良的判断得到肯定,可在两周的口服抗生素试验之后重复进行 Schilling 测试,如果抗生素治疗能够纠正吸收不良,表明可能的病因是肠道内细菌过度生长(如盲袢综合征)。

治疗
- 补充维生素 B_{12}

若无严重缺乏表现,或者神经系统症状和体征不明显,可以每日 1 次口服 1 000~2 000μg 维生素 B_{12}。大剂量的维生素 B_{12} 可通过梯度浓度作用被吸收,即或在内因子缺少的情况下。可以使用鼻用凝胶制备的维生素 B_{12},但价格较为昂贵。如果 MMA 水平(有时用于监测治疗)未降低,患者可不给予维生素 B_{12}。

对于严重的维生素 B_{12} 缺乏症患者,每周通常给予 1~4 次肌内肉注射 1mg 维生素 B_{12},持续数周直到血液学检验异常得到纠正;随后每月肌注一次。

血液学检验的异常往往在 6 周内可纠正(网织红细胞计数可在一周内改善),神经系统症状的恢复则需要更多时间。神经系统症状若持续数月或数年不缓解将不可逆转。大多数患有维生素 B_{12} 缺乏症和痴呆的老年人,治疗后认知不能改善。如果导致患者发生维生素 B_{12} 缺乏症的原因不能得以纠正,维生素 B_{12} 的治疗须持续一生。

完全素食者母亲的母乳喂养婴儿应从出生起就给予维生素 B_{12} 的补充。

关键点
- 维生素 B_{12} 缺乏的常见原因包括不适当的饮食量(如素食者)、吸收障碍、年龄相关的胃酸分泌减少和自身免疫性化生萎缩性胃炎(导致恶性贫血)
- 维生素 B_{12} 缺乏症通常还会导致巨幼细胞贫血、位置感和振动感减退(早期出现并恶化),以及缺乏严重时出现妄想、精神错乱和谵妄
- 检查包括 CBC、血浆中维生素 B_{12} 和叶酸水平的测定
- 对于中青年患者,应该进行希林测试(Schilling test)
- 补充维生素 B_{12}

维生素 C
(维生素 C)

维生素 C 参与胶原、肉碱、激素和氨基酸的合成,为创伤愈合所必需,并且促进烧伤后的恢复。维生素 C 也是一种抗氧化剂,能增强免疫功能,并促进铁吸收。

维生素 C 缺乏症

在发达国家,维生素 C 缺乏症伴随广泛的营养不良而发生,但严重缺乏(导致维生素 C 缺乏症)并不常见。本病的症状包括疲劳、消沉以及结缔组织损伤[如齿龈炎、瘀点(斑)、皮疹、内出血、创口愈合能力削弱]。在婴儿和儿童中可能导致骨骼生长阻滞。诊断一般依据临床所见。治疗方法为口服维生素 C。

严重缺乏将导致维生素 C 缺乏症,一种以出血、骨骼和牙质发育异常为特征的急性或慢性疾病。

病因

在成年人中,造成原发性维生素 C 缺乏症的原因通常为摄入不足。在发热性疾病、炎症(特别是腹泻)、胃酸缺乏、吸烟、甲状腺功能亢进、铁缺乏、冷热应激、手术、烧伤和蛋白质缺乏的情况下,对食物中摄入的维生素 C 需要量增加。加热(如杀菌、烹饪)会破坏食物中的部分维生素 C。

病理生理

结缔组织、骨骼和牙齿的细胞间结合物质的合成出现障碍,致使毛细血管壁脆弱,引起出血、骨骼及其相关结构异常。

骨组织形成受到影响,在儿童可导致骨损害和骨骼生长缓慢。骨干和骨骺间纤维组织形成,肋软骨连接处膨大。密集钙化的软骨片段嵌入在纤维组织中。可见儿童或成人的骨膜下出血,有时起因于小骨折。

症状及体征

在成人,维生素 C 缺乏数周至数月后才会出现特异性症状,但是疲乏、虚弱、易怒、体重下降、肌痛、关节痛有可能早期就出现。

随着缺乏程度的进展,在结缔组织造成损害的症状出现。可能表现为毛囊过度角化、头发卷曲,毛囊周围出血。牙龈会变得肿胀、发紫、水肿和易破,严重缺乏时容易出血。最终,牙齿松动和脱落。可能招致继发性细菌感染。伤口愈合不良,容易撕裂,并可能出现自发出血,尤其是在下肢的皮肤瘀斑或球结膜出血部位。

其他症状和体征包括出血进入股神经鞘而引起的股神经病(类似深部静脉血栓)、下肢末端水肿、关节腔渗出和出血。

诊断
- 通常基于临床表现,主要根据皮肤和牙龈出血等以及病史

诊断根据临床表现,对具有皮肤或齿龈相关体征伴有维生素 C 缺乏危险因素的患者,实验室检测的结果可能有所助益。常检查 CBC 用以发现贫血。出血、凝血和凝血时间都正常。

骨骼 X 线片可以帮助诊断儿童中的维生素 C 缺乏症患者(不是成人),最明显的变化是在长骨的末端,特别是在膝部,早期改变类似于骨质萎缩,骨小梁的破坏可能呈磨砂玻璃状的影像表现,骨皮质变薄,在干骺端可见不规则的软骨钙化线(Fraenkel 白线)。在软骨钙化线的平行区域可见骨质疏松带或者线性骨折,在骨的外侧缘出现三角形缺损具有特异性的诊断价值。骨骺端可能缩窄。骨膜下出血愈合后可能增厚并形成骨膜钙化影。

有时需要测定血浆中维生素 C 水平,目前这种试验常在研究机构进行。血浆中维生素 C 水平从正常范围下降到 <0.6mg/dl(<34μmol/L)时被认为处于缺乏边缘,当下降到 <0.2mg/dl(<11μmol/L)时表明存在维生素 C 缺乏。将血液离心后,测定形成的白细胞-血小板层中维生素 C 水平,是一种尚未广泛展开也未标准化的实验室手段。

成人中的维生素 C 缺乏症诊断必须同关节炎、出血性

疾病、齿龈炎以及蛋白质-能量营养不良进行鉴别。毛囊过度角化伴随周围充血或出血是此病特异性的表现。牙龈出血、结膜出血、皮肤瘀点和瘀斑则是非特异的。

治疗
- 在食物中添加维生素C 对成年维生素C缺乏症患者，口服维生素C 100～500mg，每日3次，持续1～2周，直到症状消失，随后通过膳食补充，给予1～2倍于DRI的维生素C摄入量，持续数周

投入治疗剂量的维生素C数天后，维生素C缺乏造成的功能损伤可以恢复。症状和体征通常在1～2周后消失。广泛的皮下出血和慢性牙龈炎可能持续更长的时间。

预防
预防维生素C缺乏症可以口服维生素C，剂量为女性75mg，男性90mg，每日1次。吸烟者每日需额外增加35mg。每日食用五次水果和蔬菜（建议），能够获得>200mg的维生素C。

关键点
- 在发热性疾病、炎症、腹泻、吸烟、甲状腺功能亢进、铁缺乏、冷热的应激、手术、烧伤和蛋白质缺乏的情况下，需要增加食物中摄入的维生素C
- 维生素C缺乏几个星期或几个月后，出现非特异性的症状（如乏力、精神不振、易怒、关节痛、肌痛），随着缺乏的加重，结缔组织受到影响，导致毛囊过度角化、头发曲卷、牙龈肿胀出血、牙齿松动、伤口愈合不良和自发性出血
- 对于出现皮肤或牙龈症状或具备维生素C缺乏危险因素的患者，应该测量维生素C水平
- 通过补充维生素C和营养膳食进行治疗

维生素C中毒
维生素C的可耐受最高摄入量是每日2 000mg。据称每日摄入高达10g的维生素C会对健康有益，例如预防病毒感染或缩短感染持续时间、减缓或逆转癌症及动脉硬化的发展等，但是这些作用均尚未证实。然而该剂量可能酸化尿液、导致恶心和腹泻，干扰体内抗氧化-强化氧化系统的平衡，并且可能造成珠蛋白生成障碍性贫血患者或血红蛋白沉着病患者的体内铁超负荷。在健康成人中，只要维生素C摄入量不超过上限就不会发生毒性作用。

维生素D

维生素D有两种主要形式：
- 维生素D_2（麦角钙化醇）
- 维生素D_3（胆钙化醇），以天然形式存在或者以低剂量作为补充剂应用

维生素D_3可以通过暴露于阳光（B紫外线辐射）在皮肤里合成，或者直接从食物中获取（主要富含在鱼肝油、蛋黄和海水鱼类中）。在一些发达国家，牛奶和其他一些食物中强化了维生素D。人乳中维生素D含量低，平均仅为强化牛奶的10%。由于随年龄增长，皮肤的合成能力下降，维生素D水平因而减少。使用防晒霜和深色的皮肤色素沉着也会减少皮肤合成的维生素D。

维生素D是一种类激素，在体内的多个活性代谢产物发挥着激素样的作用。维生素D_3在肝脏中被代谢为25-羟维生素D[25-(OH)-D]，再在肾脏中转化成1,25-$(OH)_2$-D（1,25-二羟胆钙化醇、骨化三醇或活性维生素D激素）。25-羟维生素D作为主要的循环形式，有着部分代谢活性，而1,25-$(OH)_2$-D才是最具代谢活性的。转化成1,25-$(OH)_2$-D的过程受到如下因素调节：自身水平、甲状旁腺激素（PTH）以及血清中钙磷的水平。

维生素D作用于许多器官系统（表6-6），但主要是促进钙和磷在小肠的吸收、促进正常骨骼形成及钙化。维生素D和相关的类似物可被用于治疗牛皮癣、甲状旁腺功能减退和肾性骨发育不全。维生素D在预防白血病、乳腺癌、前列腺癌和结肠癌方面的效用还没有得到证实。

表6-6 维生素D及其代谢产物的作用

器官	作用
骨骼	通过维持适当的钙和磷浓度促进骨形成
免疫系统	增强免疫功能和抗肿瘤能力
	降低自身免疫性疾病的风险
小肠	加强钙和磷的转运（吸收）
肾脏	促进肾小管对钙的重吸收
甲状旁腺	抑制甲状旁腺激素分泌
胰腺	促使胰岛素分泌增加

维生素D缺乏症和依赖
阳光照射不足易造成维生素D缺乏，从而影响骨骼钙化，导致儿童的佝偻病和成人的骨质软化，并可能引起骨质疏松症。维生素D缺乏症的治疗一般为口服维生素D、钙和磷。预防通常是可行的。在某些罕见的遗传性疾病中存在维生素D代谢障碍（维生素D依赖症）。

维生素D缺乏症在全球普遍存在。维生素D缺乏症通常导致佝偻病和骨质软化，但是佝偻病和骨质软化症也可由其他一些情况引起，例如，慢性肾脏疾病包括多种肾小管疾病、家族性低磷酸血症佝偻病（维生素D抵抗）（参见第2263页）、慢性代谢性酸中毒、甲状旁腺功能减退（可降低维生素D的吸收）、钙摄入不足及破坏骨基质钙化的疾病或者药物。

维生素D的缺乏引起血钙水平降低，从而刺激PTH分泌增加，造成甲状旁腺功能亢进，导致钙的吸收增强，骨钙被动员入血，以及肾脏对钙的再吸收增加，但是对磷的排出量也增加。上述变化的结果可能维持血钙水平正常，但是骨骼的成骨钙化过程将受到损害。

病因
维生素D缺乏的原因可能有以下方面：

接受阳光照射不足或者从食物中摄入不足 一般情况下，只有阳光照射不足和摄入不够同时存在时才会引起临床上的维生素D缺乏症。易感人群包括：

- 老年人（常见于营养不良患者，以及阳光暴露不足者）
- 易感人群还包括一些特定人群（如长期居家不外出，或者被衣服包裹住整个身体及面部的妇女和儿童）

维生素 D 储存不足在老年人中普遍存在，特别是那些居家不外出的、被送进专门机构的、住院的或臀部骨折的老年人。建议这些老年人能够将他们的手臂、腿部或者脸部、手臂及手部每次接受 5~15 分钟的日光浴（以不出现皮肤红疹为度），每周至少三次。然而，由于皮肤癌的风险可能增加，许多皮肤科医生不建议增加日光曝晒。

吸收减少 膳食中维生素 D 的吸收不良可以造成体内维生素 D 缺乏，通过肝肠循环再吸收的 25-(OH)-D 的数量很少。

代谢异常 维生素 D 缺乏症可由 25-羟维生素 D 或者 1,25-二羟维生素 D[即 1,25-(OH)$_2$-D]的生成缺陷而引起。由于肾脏产生 1,25-(OH)$_2$-D 的能力下降，同时血磷的水平上升，导致患有慢性肾脏疾病的患者往往会发展出现佝偻病和骨软化症。肝脏功能不全的患者也会由于维生素 D 活性产物的合成减少而导致维生素 D 的缺乏。

先天性维生素 D 依赖性佝偻病 Ⅰ 型是一种常染色体隐性疾病，其特征是肾脏 25-羟维生素 D 向 1,25-(OH)$_2$-D 转化能力缺失或不足。X 连锁家族性低磷酸血症是由于肾脏合成维生素 D 的功能障碍所致。

使用某些抗惊厥药和糖皮质激素的患者可能需要增加维生素 D 的补充。

维生素 D 抵抗 遗传性维生素 D 依赖佝偻病 Ⅱ 型有几种形式，病因是 1,25-(OH)$_2$-D 受体发生变异，该受体影响肠、肾、骨及其他细胞的代谢。由于受体失去了作用，尽管 1,25-(OH)$_2$-D 的水平正常，但是没有功能。

症状及体征

任何年龄发生的维生素 D 缺乏症都可引起肌痛、肌无力和骨骼疼痛。

孕妇患有维生素 D 缺乏症可使胎儿也出现相应缺乏。偶尔，当母亲患有严重缺乏维生素 D 并出现骨软化时，新生儿会出现佝偻病伴有干骺损伤。

在小婴儿时，佝偻病可引起整个头骨软化（颅骨发育不良）。触摸枕骨和顶骨的后部会有乒乓球样感觉。

年龄较大的佝偻病婴儿，其能够坐、爬的时间均延迟，囟门关闭也滞后，头骨可出现结节，肋软骨增厚。肋软骨增厚形成沿侧胸壁的串珠样外观（佝偻病串珠）。

1~4 岁患儿可以出现桡骨、尺骨、胫骨和腓骨下末端处的骺软骨增大、脊柱后侧凸以及走路延迟。

年龄较大的儿童以及青少年患儿可能出现走路疼痛，在一些严重病例中，可以出现畸形如 O 形腿和膝外翻。骨盆的扁平化变形，可以造成青春期女童的产道狭窄。

佝偻病手足抽搐症由低钙血症引起，并可能伴随有儿童或成人的维生素 D 缺乏症。手足抽搐症可能产生臀部、舌头以及手指的感觉异常，面颊部痉挛，如果非常严重，可出现癫痫样发作。母亲的维生素 D 缺乏症可造成新生儿手足抽搐症。

骨软化易引起骨折。在老年人中，即使轻微的外伤也可能导致臀部骨折。

诊断

- 血清中 25-羟维生素 D（D$_2$+D$_3$）的水平

依据以下任何情况，应该警惕维生素 D 缺乏症：
- 阳光照射不足或饮食中摄入不足病史
- 佝偻病、骨质软化症的症状和体征，或新生儿手足抽搐
- X 线所见的骨骼特征性改变

此外，通过桡骨、尺骨的 X 线检查以及血钙、磷酸盐、碱性磷酸酶、PTH 和 25-羟维生素 D 水平的测定结果，可将维生素 D 缺乏症同其他导致骨钙化不良的疾病进行鉴别诊断。根据病史和临床检查结果，应该对颅骨软化的婴儿进行维生素 D 营养状态的检测和梅毒血清学实验，多数颅骨软化的婴儿有自然好转的趋势。佝偻病可以同软骨营养障碍区别开，后者的主要特征是头大、肢短、骨厚以及血钙、磷酸盐、碱性磷酸酶水平均正常。

婴儿期佝偻病所致的手足抽搐症可能在临床上难于同其他病因所致的痫性发作相区别。血清学实验以及临床病史有助于鉴别诊断。

X 线影像 佝偻病患者的 X 线检查所见骨骼改变早于临床体征。在桡骨和尺骨下末端最为明显。骨干末端失去原本明显清晰的轮廓，呈杯口状，并出现多斑的或穗状的密度减低。随后，由于桡骨、尺骨末端的脱钙化和密度减低，两者间距离以及与掌骨的距离增加。其他部位的骨基质也变得更加透明。软骨与骨干连接处的弯曲导致典型的畸形出现，因为该处骨干较弱。当病变愈合时，骨骺处开始出现一条薄的白色钙化线，随着不断钙化，变得稠密和增厚，随后骨基质在骨膜下变得乳浊钙化。

在成人中，骨骼的脱钙现象可从 X 线影像中显示，特别是在脊骨、骨盆和下肢；也可见纤维性骨板，骨皮质可见不完全的带状软化区域（假性骨折、Looser 线、Milkman 综合征）。

实验室检测 因为与其他维生素 D 代谢物相比，血清中 25-羟维生素 D 水平能更好地反映机体维生素 D 的储存情况，其与维生素 D 缺乏的症状及体征的相关性也更强。因而测定 25-(OH)-D（D$_2$+D$_3$）被普遍认为是诊断维生素 D 缺乏症的最佳方法。25-(OH)-D 的水平>20ng/ml 至 24ng/ml（约 50~60nmol/L）表明骨骼健康。更高水平是否具有其他的益处仍然不详，但是由此造成钙吸收增多，可能会增加发生冠状动脉疾病的风险。

如果诊断不清，可测定血 1,25-(OH)$_2$-D 水平和尿钙浓度。当严重缺乏时，血清中 1,25-(OH)$_2$-D 水平异常低下，往往检测不到。除了伴有酸中毒的情况，所有各种形式的维生素 D 缺乏症中尿钙浓度都是低的。

维生素 D 缺乏症时，血钙水平可能降低，也可能因继发性甲状旁腺功能亢进而保持在正常水平。血磷水平通常降低，血清碱性磷酸酶水平则升高，血中 PTH 水平可能正常或者升高。

遗传性维生素 D 依赖性佝偻病 Ⅰ 型可以表现为血清

25-羟维生素 D 水平正常、血清 1,25-(OH)$_2$-D 和钙水平降低、血磷水平正常或下降。

治疗
- 纠正钙和磷水平低下
- 补充维生素 D 钙缺乏（比较常用）和磷缺乏都应该及时补充纠正

在钙和磷的摄入足够的情况下，对于表现为骨质软化症的成人患者和轻度的佝偻病患儿，每日 1 次口服 40μg（1 600IU）维生素 D$_3$ 就可以达到治愈目的。血清中 25-羟维生素 D 和 1,25-(OH)$_2$-D 的水平在 1、2 日内便开始升高。大约在治疗后十日左右，血钙和磷酸盐水平出现上升，以及血碱性磷酸酶下降。治疗后三周内，X 线检查明显可见钙和磷沉积在骨骼。大约一个月后，剂量可逐步减少至正常维持水平，即每日 15μg（600IU）。

如果出现手足抽搐，除了给予维生素 D 治疗外，还应补充静脉注射的钙剂，持续一周（参见第 1152 页）。

老龄患者可能需要每日给予 25μg 至 >50μg（1 000IU 至 >2 000IU）的维生素 D，方可维持血清 25-羟维生素 D 的水平 >20ng/ml（>50nmol/L）；此剂量即高于 70 岁以下人群的推荐供应量 RDA（600IU），也高于 70 岁以上人群的 RDA（800IU）。维生素 D 的可耐受最高摄入量为 4 000IU/d。有时可能投入高剂量的维生素 D$_2$（如 25 000~50 000IU，每周或每月），由于维生素 D$_3$ 比维生素 D$_2$ 更有效，故常作为优先选择。

体内维生素 D 合成代谢障碍所致的佝偻病和骨质软化症称作维生素 D 抵抗，给予常规剂量的维生素 D 治疗没有效果，尽管同样剂量能有效治疗因摄入不足引起的佝偻病。维生素 D 抵抗的治疗需要根据特定的缺陷类型，因此内分泌系统的检查是必要的。当 25-羟维生素 D 合成障碍时，每日 1 次摄入 50μg（2 000IU）的 25-羟维生素 D 可提高其血液中水平并且改善临床症状。肾脏疾病患者常常需要补充维生素 1,25-(OH)$_2$-D。

先天性维生素 D 依赖性佝偻病 I 型的患者，每日口服一次 1~2μg 的 1,25-(OH)$_2$-D 有治疗效果。有些先天性维生素 D 依赖性佝偻病 II 型患者对超大剂量（如每日 10~24μg）的 1,25-(OH)$_2$-D 治疗有一定的疗效反应；同时需要长期的钙补充。

预防
在有维生素 D 缺乏危险的社区人群中进行饮食咨询非常重要。据报道，英国的印度籍移民人群中间，在未经发酵的薄煎饼面粉中强化维生素 D（125mcg/kg），其结果是有效的。采取暴露于阳光的措施以预防维生素 D 缺乏时，应该注意适当遮盖防护，以免皮肤晒伤和皮肤癌的危险。

母乳喂养儿自出生到 6 个月，应给予维生素 D 补充，每日 1 次，剂量为 10μg（400IU），至六个月龄后，应给予更为多样化的饮食。投入比 RDA 更高的剂量对预防维生素 D 缺乏症未见任何益处。

> **关键点**
> - 维生素 D 缺乏症是常见病，由于阳光曝露不足和饮食摄入不足引起（通常同时存在），也可能是慢性肾脏疾病的结果
> - 任何年龄发生的维生素 D 缺乏症都可引起肌痛、肌无力和骨骼软化
> - 缺少日晒和膳食摄入不足是导致维生素 D 缺乏症的易感因素，其典型症状和体征如佝偻病、肌痛和骨痛，或者 X 线检查见骨骼脱钙现象
> - 对于此类患者应该检测 25-(OH)-D 的水平（D$_2$+D$_3$）以明确诊断
> - 治疗方面除了给予维生素 D 补充不足，还应该纠正钙和磷的缺乏

维生素 D 中毒
维生素 D 中毒一般由摄入过多引起，高钙血症导致一系列的症状出现。诊断可根据血清中 25-羟维生素 D 水平升高。治疗包括终止给予维生素 D、限制钙摄入、纠正血管内液容量不足。如果中毒严重可以给予糖皮质激素或者二膦酸酯。

因为 1,25-(OH)$_2$-D（维生素 D 在体内的活性代谢物）的合成受到严格调控，所以维生素 D 中毒往往仅发生在摄入过量时（处方药或高剂量维生素制剂）。1~4 个月内每日服用 1 000μg（40 000IU）将引起婴儿中毒。在成人，每日服用 1 250μg（50 000IU）维生素 D，持续数月可能引起中毒。当甲状旁腺功能低下治疗过程中，可出现医源性的维生素 D 中毒。

症状及体征
维生素 D 中毒的主要症状源于高钙血症。可发生纳差、恶心以及呕吐，随后出现多尿、烦渴、虚弱、神经过敏、瘙痒症，最终出现肾衰竭。蛋白尿、管型尿、氮血症和钙化灶（特别在肾脏）也可能发生。

诊断
- 高钙血症以及其他危险因素，或者 25-羟维生素 D 水平升高

维生素 D 摄入过量病史可能是区分维生素 D 中毒和其他高钙血症病因的唯一线索。当中毒症状出现时，血钙水平一直处在升高的水平，为 12~16mg/dl（3~4mmol/L）。血清 25-羟维生素 D 水平通常升高，达到 >150ng/ml（>375nmol/L）。而 1,25-(OH)$_2$-D 水平往往是正常的，后者通常不需要测定来明确诊断。

所有接受大剂量维生素 D 的患者，特别是活性较强的 1,25-(OH)$_2$-D，应该测定血钙水平（开始每周一次，然后每月一次）。

治疗
- 静脉输液加入糖皮质激素或者二膦酸酯

停止摄入维生素 D 后，使用生理盐水静脉输液同时给予糖皮质激素或者二膦酸酯（抑制骨骼重吸收）来降低血钙水平。

如果出现肾脏损害或者钙化灶，这种损伤可能是不可逆的。

维生素 E
（生育酚）

维生素 E 是一类有着相似生物活性的化合物，包括维生素 E 和生育三烯酚两种，其中最具生物活性的是 α 维生素 E。但是 β-、γ- 和 δ- 维生素 E，以及四种生育三烯酚及其多种立体异构体也具有各自重要的生物活性作用。这些化合物具有抗氧化剂作用，能防止细胞膜上多不饱和脂肪酸发生脂质过氧化反应。血浆中维生素 E 水平伴随总血浆脂质水平而变化。正常情况下，血浆 α 维生素 E 水平是 5~20μg/ml（11.6~46.4μmol/L）。大剂量服用维生素 E 不能防止心血管疾病的发生。是否能够预防迟发性运动障碍，以及增加或者减少前列腺癌发生的风险，目前还有争议。也没有证据表明每日投入高达 2 000IU 的维生素 D 能够减缓阿尔茨海默病的恶化进展。

尽管许多强化食物和营养品中，维生素 E 含量以国际单位（IU）标出，目前建议使用 mg 作为计量单位。

维生素 E 缺乏症

在发展中国家，维生素 E 摄入不足普遍存在。发达国家的成年人中维生素 E 缺乏症发生率不高，且常因脂肪吸收不良引起。维生素 E 缺乏症的主要症状是溶血性贫血和神经损害。诊断基于血浆 α 维生素 E 与总脂质比率的测定，低比率表明有维生素 E 缺乏。治疗方法是口服维生素 E，如果出现神经损害或者缺乏是由吸收不良造成时，则需加大剂量。

维生素 E 缺乏可导致红细胞脆性增加和神经元变性，特别是外周轴突和后柱的神经元。

病因

在发展中国家，常见的病因是：
- 维生素 E 摄入不足

在发达国家中，最常见的原因是：
- 各种疾病导致的脂肪吸收障碍，包括无 β-脂蛋白血症、Bassen-Kornzweig 综合征（由于先天缺乏载脂蛋白 B 造成）。

曾报道有一种比较罕见的遗传性维生素 E 缺乏症，其发病机制不是由于脂肪吸收不良，而是因肝脏中维生素 E 代谢缺陷引起。

症状及体征

主要症状是轻度的溶血性贫血和非特异性神经系统损害。血 β-脂蛋白缺乏症会在患者 20 岁之前造成进行性的神经病变和视网膜病变。

维生素 E 缺乏症会引起早产儿出现早产性视网膜病变（也称为晶状体后纤维素增生）以及新生儿心室内和室管膜下出血。此外，早产儿患者会出现肌无力。

患有慢性胆汁淤积性肝胆疾病或囊性纤维化的儿童可能因为维生素 E 缺乏引起神经系统缺陷，包括脊髓小脑性共济失调伴随深腱反射消失、躯干肢体共济失调、振动感和位置感消失、眼肌麻痹、肌无力、上上睑下垂和构音障碍。

在吸收不良导致维生素 E 缺乏症的成人患者中，因为成人在脂肪组织中储存了大量维生素 E，脊髓小脑性共济失调非常罕见。

诊断

- α 维生素 E 水平下降或者血浆 α 维生素 E 与脂类的比率下降。

维生素 E 缺乏症患者常有摄入不足或患有诱发性疾病的病史。确诊通常需要检测维生素 E 的水平。维生素 E 缺乏破坏了红细胞的稳定性，使得红细胞溶血增加，过氧化物所引起的红细胞溶血试验有助于诊断，但并不是特异性的。

检测血浆 α 维生素 E 水平是最直接的诊断方法，如果成人 α 维生素 E 水平 <5μg/ml（<11.6μmol/L）可诊断为维生素 E 缺乏。对于存在高脂血症的成人，使用血浆 α 维生素 E 与脂类的比率是更为精准的指标（<0.8mg/g 总脂质），因为异常的血脂水平能够影响维生素 E 的状态。

在患有血浆 β-脂蛋白缺乏症的儿童和成人中，血浆 α 维生素 E 水平常常无法测到。

治疗

- 补充 α 维生素 E 或混合维生素 E 制剂（α、β 和 γ 维生素 E）

如果患者具有吸收障碍病史，并且已经出现维生素 E 缺乏症的临床症状，应该给予口服 α 维生素 E 15~25mg/kg，每日 1 次；或者给予混合维生素 E（200~400IU）。如果患者存在神经系统病变的表现，在治疗早期应该通过注射给予更大剂量的 α 维生素 E；在治疗血浆 β-脂蛋白吸收和转运缺陷导致的维生素 E 缺乏症时，也需要同样处理。

预防

对于正常足月儿，母乳和配方奶应该能够提供充足的维生素 E；但是早产儿可能需要给予额外补充。

> **关键点**
> - 在发展中国家，维生素 E 缺乏症通常是由于饮食中摄取不足引起；在发达国家，则多由出现脂肪吸收不良的疾病导致
> - 缺乏可导致轻度的溶血性贫血和非特异性神经系统缺陷
> - 具有摄入不足的病史，或者可能诱发维生素 E 缺乏的疾病等临床表现有助于诊断，可以测量维生素 E 水平以明确诊断
> - 治疗措施为补充 α 维生素 E。

维生素 E 中毒

许多成人服用相对大剂量的维生素 E（α 维生素 E 400~800mg/d）数月或数年，事后没有出现任何明显危害。偶尔，有人出现肌无力、疲劳、恶心和腹泻。值得注意的不良反应是出血倾向，然而出血也并不常见，只有当剂量 >1 000mg/d 或患者口服香豆素或华法林时才会发生。因此，对于年龄 ≥19 岁的成人，各种类型 α 维生素 E 的上限值都为 1 000mg。

基于对以往研究结果的分析，最近的报道认为高剂量

维生素 E 摄入可能会增加脑出血和过早死亡的风险。

维生素 K

维生素 K_1（叶绿醌）的来源为食物中的维生素 K，食物中的脂肪可以促进其吸收。在健康成人中，膳食中维生素 K 摄入不足的情况并不多见。婴幼儿配方奶粉中含有强化的维生素 K。维生素 K_2 是指一组在肠道由细菌合成的化合物（甲基萘醌）；但是合成产量不能满足人体对维生素 K 的需要量。维生素 K 具有调控凝血因子 Ⅱ（凝血酶原）、Ⅶ、Ⅸ 和 X 在肝脏中合成的作用。其他依赖维生素 K 的凝血因子有 C 蛋白、S 蛋白和 Z 蛋白，其中 C 蛋白和 S 蛋白为抗凝因子。维生素 K 通过代谢途径在体内储备，一旦维生素 K 参与凝血因子合成，维生素 K 环氧化物就会在酶的催化下活化生成维生素 K 氢醌。维生素 K-依赖蛋白的活化需要钙的参与，维生素 K-依赖蛋白如骨钙蛋白、间质 γ-羧基谷酰蛋白（Gla）在骨及其他组织中起着重要的作用。在日本等国家，治疗骨质疏松症的过程中服用维生素 K 已经成为常规的方法。

维生素 K 缺乏症

维生素 K 缺乏症发生的原因是由于严重的摄入不足、脂肪消化不良或使用了双香豆素类抗凝剂。维生素 K 缺乏在母乳喂养儿中尤其常见。维生素 K 缺乏可引起凝血障碍，常规凝血试验检查异常应怀疑此病，而确诊需要检测对维生素 K 的反应。可以通过口服维生素 K 进行治疗，但是当病因是脂肪消化不良或有出血高危倾向时则应静脉给药。

维生素 K 缺乏症降低了凝血酶原和其他维生素 K 依赖凝血因子的水平，引起凝血障碍和潜在的出血倾向。

在全世界范围内，维生素 K 缺乏症是造成婴儿发病率和死亡率的原因之一。

维生素 K 缺乏导致新生儿出血性疾病，通常发生在产后的 1~7 日。维生素 K 缺乏的新生儿如果伴有产伤可引起颅内出血；其迟发症状在 2~12 周龄时出现，如果仅接受母乳喂养，并且未给予任何维生素 K 的强化补充。此外，如果母亲服用过苯妥英抗惊厥药物、双香豆素类抗凝剂或头孢类抗生素，婴儿发生出血性疾病的风险将增加。

在健康成人中，膳食中维生素 K 摄入不足并不多见，因为维生素 K 广泛存在于各种绿色蔬菜中，而且肠道细菌也参与合成维生素 K_2。

病因

因为以下原因，新生儿极易发生维生素 K 缺乏症：
- 通过胎盘获得的脂类和维生素 K 相对缺乏
- 新生儿肝脏合成凝血酶原的功能尚不成熟
- 母乳中维生素 K 含量较低，仅 2.5μg/L（牛奶中高达 5 000μg/L）。
- 在出生后数天内，新生儿肠道处于无菌状态

食物中的维生素 K 为维生素 K_1（叶绿醌），食物中的脂肪可以增加它的吸收。婴幼儿配方奶粉中含有强化的维生素 K。

维生素 K_2 是指一组由在肠道细菌合成的化合物（甲基萘醌）；但是合成产量不能满足人体对维生素 K 的需要量。

维生素 K 调控凝血因子 Ⅱ（凝血酶原）、Ⅶ、Ⅸ 和 X 在肝脏中的合成。其他依赖维生素 K 的凝血因子有 C 蛋白、S 蛋白和 Z 蛋白，其中 C 蛋白和 S 蛋白为抗凝因子。维生素 K 通过代谢途径在体内储备，一旦维生素 K 参与凝血因子合成，维生素 K 环氧化物就会在酶的催化下活化生成维生素 K 氢醌。

成人中发生维生素 K 缺乏症的原因为：
- 脂肪吸收障碍（如胆道梗阻、消化不良、囊性纤维化及小肠切除术后）
- 接受了双香豆素类抗凝剂

双香豆素类抗凝剂能够干扰肝脏中维生素 K 依赖凝血蛋白的合成（因子 Ⅱ、Ⅶ、Ⅸ 和 X）。某些抗生素（特别是一些头孢类和其他广谱抗生素）、水杨酸盐、大剂量维生素 E 的使用，以及肝功能不全都会增加维生素 K 缺乏症患者的出血危险性。维生素 K 摄入不足通常不可能引起以上症状。

症状及体征

出血是常见的表现。易引起皮下瘀血和黏膜出血（常见为鼻出血、胃肠道出血、月经过多和血尿）。伤口或手术切口常发生渗血。

在婴儿中，新生儿出血性疾病和迟发性出血性疾病会引起皮下、胃肠道和胸腔出血，最严重的情况是引起颅内出血。在梗阻性黄疸的患儿中，如果发生出血，则常见于出生后的第 4 日或第 5 日。出血开始可以表现为在切口、牙龈、鼻或胃肠黏膜的缓慢渗血，也可以是胃肠道的大出血。

诊断

- 凝血时间（PT）延长，或者 INR 升高并且在注射维生素 K_1 后下降

当高危患者出现异常出血倾向时，应警惕维生素 K 缺乏或其拮抗剂（由于双香豆素类抗凝剂）存在的可能。血液凝集试验可作出初步诊断。凝血时间（PT）延长、INR 升高；但部分促凝血酶原激酶时间（PTT）、凝血酶时间、血小板计数、出血时间、纤维蛋白原、纤维蛋白降解产物和 D 二聚体水平都正常。

如果静脉注射 1mg 叶绿醌（维生素 K_1）后在 2~6 小时内凝血时间明显缩短，则能确诊维生素 K 缺乏症而排除肝功能紊乱所致的出血可能。一些医疗中心可以通过直接检测血浆中维生素 K 水平来诊断维生素缺乏。在摄入充足维生素 K_1 的健康人群中（50~150μg/d），血浆中维生素 K_1 的水平为 0.2~1.0ng/ml。了解维生素 K 摄入量能够帮助评价维生素 K 的血浆水平；近期的摄入量影响其血浆中含量但不影响组织中的含量。

还有一些更加敏感的维生素 K 状态检测指标，如维生素 K 缺乏或拮抗情况下诱导出现的蛋白质（protein induced in vitamin K absence or antagonism，PIVKA）和骨钙蛋白等正在研究中。

治疗

- 叶绿醌

只要有可能，应该给予叶绿醌（维生素 K_1）口服或者皮

下注射。通常的成人剂量为1~20mg。(偶见在叶绿醌被正确稀释后进行静脉输注时发生过敏性反应。)INR通常在6~12小时内下降。如果INR尚未令人满意地降低,可在6~8小时后重复投入相同剂量。对于服用抗凝剂患者出现INR延长的情况时,如果情况并非紧急,可以给予口服叶绿醌12.5~10mg,通常可在6~8小时内得以纠正。当只需要部分纠正INR时(如修复的心脏瓣膜时,需要INR维持在轻度升高状态),则应服用低剂量的叶绿醌(1~2.5mg)。

对于具有出血表现的婴幼儿患者,可通过给叶绿醌1mg皮下注射或肌内注射,如果INR持续升高,可以重复剂量投入。如果其母亲一直服用口服抗凝剂,可能需要给予患儿较高剂量。

预防

建议所有新生儿在出生后6小时内肌注0.5~1mg维生素K_1(对于早产儿,可给予每公斤体重0.3mg的剂量),以降低产伤所引起的颅内出血或者其他出血性疾病(出生后一周内有出血危险)的发病率。也可在手术前预防性使用维生素K。

一些临床医生建议服用过抗惊厥药物的孕妇在分娩前口服叶绿醌10mg,每日1次,连服1个月;或20mg,每日1次,连服2周。母乳中维生素K_1的含量较低,可以通过增加母亲膳食中的摄入量来补充纠正,每日应该摄入5mg的叶绿醌。

> **关键点**
>
> - 在全世界范围内,维生素K缺乏症是引起婴儿发病率和死亡率的原因之一
> - 维生素K缺乏导致出血(如易皮下瘀血、黏膜出血等)
> - 在具有出血倾向的高危患者中应该警惕维生素K缺乏症的存在
> - 在投入叶绿醌的前后,应该测定PT或INR进行比对;接受叶绿醌之后,如果在PT延长得到缓解或者INR出现上升,可以确定诊断
> - 口服或皮下注射维生素K_1治疗

维生素K中毒

口服使用维生素K_1没有毒性作用,甚至在大剂量服用时也是如此。然而,甲萘醌(一种合成的水溶性维生素K前体)具有毒性,不适宜用于治疗维生素K缺乏症。

第二篇

胃肠功能紊乱

7. **治疗消化科患者的方法** 55
   Stephanie M. Moleski, MD
   - 功能性消化道疾病 55

8. **消化道疾病症状** 56
   Norton J. Greenberger, MD
   - 消化道症状概述 56
   - 慢性和再发性腹痛 56
   - 消化不良 59
   - 呃逆 61
   - 癔症球 62
   - 恶心及呕吐 62
   - 反刍 65
   - 便秘 65
   - 腹泻 69
   - 与气体有关的消化道主诉 71

9. **消化道疾病的诊断与治疗方法** 74
   Walter W. Chan, MD, MPH
   - 酸及反流相关检查 74
   - 内镜 74
   - 腹腔镜 75
   - 测压术 75
   - 核素扫描 75
   - X 线及其他造影检查 76
   - 可由全科医生进行的消化道检查操作 76
   - 其他检查方法 77

10. **急腹症及外科胃肠病学** 77
    Parswa Ansari, MD
    - 急性腹痛 77
    - 急性肠系膜缺血 80
    - 急性穿孔 81
    - 阑尾炎 82
    - 腹壁疝 83
    - 肠梗阻 83
    - 机械性肠梗阻 84
    - 腹内脓肿 85
    - 缺血性结肠炎 86

11. **肛门直肠疾病** 86
    Parswa Ansari, MD
    - 肛裂 87
    - 肛门直肠脓肿 87
    - 肛门直肠瘘 88
    - 大便失禁 88
    - 痔 88
    - 肛提肌综合征 89
    - 藏毛病 89
    - 直肠炎 89
    - 肛门瘙痒 90
    - 直肠脱出和脱垂 92
    - 孤立性直肠溃疡综合征 92

12. **胃石及异物** 93
    Raghav Bansal, MBBS, and Araon E. Walfish, MD
    - 胃石 93
    - 消化道异物 93

13. **憩室疾病** 94
    Michael C. DiMarino, MD
    - 憩室病 94
    - 憩室炎 95
    - 梅克尔憩室 96
    - 胃和小肠憩室病 96

14. **食管与吞咽性疾病** 97
    Kristle Lee Lynch, MD
    - 贲门失弛缓症 97
    - 环咽肌不协调 98
    - 吞咽困难 98
    - 食管压迫性吞咽困难 99
    - 嗜酸细胞性食管炎 99
    - 食管憩室 100
    - 食管运动障碍性疾病 100
    - 食管破裂 100
    - 食管蹼 100
    - 胃食管反流性疾病 101
    - 裂孔疝 101

食管感染性疾病　102
下食管环　102
Mallory-Weiss 综合征　103
食管梗阻性疾病　103
症状性弥散性食管痉挛　103

15. **胃炎和消化性溃疡　104**
Nimish Vakil, MD
胃酸分泌概述　104
胃炎概述　104
自身免疫性化生性萎缩性胃炎　104
糜烂性胃炎　104
幽门螺杆菌感染　105
非糜烂性胃炎　106
消化性溃疡　107
胃切除术后胃炎　109
少见的胃炎综合征　109
治疗胃酸过多的药物　109

16. **胃肠炎　111**
Thomas G. Boyce, MD, MPH
旅行者腹泻　114
药物和化学物质相关性胃肠炎　115

17. **消化道出血　115**
Parswa Ansari, MD
消化道出血可能会诱发门体性肝性脑病或肝肾综合征　115
静脉曲张　118
消化道血管性疾病　119

18. **炎症性肠病　119**
Aaron E. Walfish, MD, and Rafael Antonio Ching Companioni, MD
炎症性肠病治疗药物　120
克罗恩病　122
溃疡性结肠炎　124

19. **肠易激综合征(IBS)　127**
Stephanie M. Moleski, MD
肠易激综合征　127

20. **吸收不良综合征　130**
Atenodoro R. Ruiz, Jr., MD
细菌过生长综合征　133
碳水化合物耐受不良　133
乳糜泻　134
小肠淋巴管扩张症　135
短肠综合征　136
热带口炎性腹泻　136
惠普尔病　137

21. **胰腺炎　138**
Raghav Bansal, MBBs
急性胰腺炎　138
慢性胰腺炎　140

22. **消化道肿瘤　142**
Elliot M. Livstone, MD
食管良性肿瘤　142
食管癌　142
胃癌　144
胃肠间质瘤　145
小肠肿瘤　145
结肠和直肠息肉　145
家族性腺瘤样息肉病　146
Peutz-Jeghers 综合征　147
结直肠癌　147
肛门直肠癌　149
遗传性非息肉性结直肠癌　149
胰腺癌　150
回顾胰腺内分泌肿瘤　151
胰岛素瘤　151
胃泌素瘤　152
血管活性肠肽瘤　153
高血糖素瘤　154

7. 治疗消化科患者的方法

胃肠道症状和疾病相当普遍。对于症状轻微患者,一般可根据病史和体格检查进行处置;否则,必须进行相应检查。

病史

通过开放式问诊,医生可确定症状的部位、性质,及加重或缓解因素。

腹痛是一种常见的消化科主诉(慢性和再发性腹痛,参见第56页)。确定疼痛部位有助诊断。例如,上腹痛提示胰腺、胃或小肠疾病。右上腹疼痛提示肝、胆囊、胆管疾病,如胆囊炎或肝炎。右下腹疼痛可提示阑尾、末端回肠、盲肠炎症,如阑尾炎、回肠炎或克罗恩病。左下腹疼痛提示憩室炎或便秘。左下腹或右下腹疼痛提示结肠炎、回肠炎、卵巢疾病(见于女性)。询问患者是否有放射痛有助诊断。例如,肩部反射痛提示胆囊炎,由于胆囊可能会刺激横膈。背部放射痛提示胰腺炎。请患者描述疼痛的性质(如锐痛、持续疼痛、钝痛)和疼痛的特点(骤然起病者可由内脏穿孔或异位妊娠破裂所致),故有助鉴别诊断。

同时应当询问患者饮食及排便的变化情况。关于饮食,应询问患者是否存在吞咽困难(吞咽困难,参见第98页)、食欲缺乏、恶心、呕吐(参见第62页)。若患者有呕吐,应询问呕吐频率、持续时间、呕吐物是否带有血液或咖啡样物,这可能提示消化道出血(参见第115页)。此外,应询问患者尝试饮用的液体的类型及数量;若有,则应询问他们是否能够将其咽下。关于排便情况,应询问患者最近一次排便的时间、排便频率及频率相比日常情况是否有变化。相比笼统地询问患者是否有腹泻或便秘,询问排便具体次数更有帮助,因为不同的人对此理解不同。同时应当询问患者粪便的颜色和性状,如是否有黑便或血便(提示消化道出血)、脓便、黏液便。若患者有便血,则需询问血液是否覆盖于粪便表面、混于粪便中、或仅排出血液而无粪便。

对于女性患者,妇科病史十分重要,因妇产科疾病也可表现为胃肠道症状。

对伴随的非特异性症状,如发烧或体重减轻,同样需要进行评估。若伴随有体重减轻,可提示更严重的问题,如癌症,临床医师需进行更加全面的评估。

患者对疾病症状的描述,通常与其性格、疾病对生活的影响以及社会文化背景有关。严重抑郁症患者可能被忽视或间接引述恶心和呕吐等症状;但在有表演倾向的患者中却被戏剧性地夸大。

重要的既往史,包括既往诊断的消化道疾病、既往腹部手术史、用药史、物质滥用等可能导致胃肠道症状(如NSAID、乙醇)。

体格检查

体检可从口咽部检查着手评估水合、溃疡或潜在的炎症。进行腹部视诊时,患者取仰卧位,若有肠梗阻、腹水或巨大肿块(罕见),可见腹部膨隆。听诊肠鸣音及有无血管杂音。肠梗阻时叩诊呈鼓音;腹水患者可闻及浊音;叩诊亦能确定肝界。若需进行系统触诊,首先轻按确定压痛部位,若患者可耐受,深部触诊以了解有无包块或器官肿大。若有腹部触痛,需评估是否存在肌卫及反跳痛。肌卫指腹壁肌肉不自主收缩,相比于敏感或焦虑患者腹肌快速、自主的收缩,前者收缩速度更慢,且更持久。反跳痛指检查者快速抬手后,被检者感到疼痛。触诊腹股沟及手术瘢痕处,评估是否存在疝。完善大便潜血及直肠指检;对女性有时需做盆腔检查。

检查

若患者有急性、非特异性症状(如消化不良、恶心),体检无明显异常,极少需其他辅助检查。如果有提示严重疾病的发现(报警症状),应行进一步检查,包括:

- 纳差
- 贫血
- 大便带血(肉眼血便或隐血试验阳性)
- 吞咽困难
- 发热
- 肝大
- 疼痛影响睡眠
- 持续性恶心呕吐
- 体重下降

存在慢性或复发性症状,即使体检没有明显异常,也需要行进一步的检查。具体见消化系统检查。

功能性消化道疾病

通常对于有消化科主诉的患者,即使进行全面评估后,仍未见病理因素者,可将此类患者诊断为功能性疾病,在转诊至消化专科医生的患者中约占30%~50%。功能性疾病可表现为明显的上和/或下消化道症状。

功能性症状的病因尚不明确。一些证据表明,这类患者存在内脏感觉过敏,即伤害感觉失调。对于常人无不适的感觉,如,肠腔扩张、肠蠕动,此类患者可能感到不适。对于部分患者,心理症状,如焦虑(伴或不伴有吞气症)、转换障碍、躯体化抑郁可伴随消化道症状出现。心理学观点认为,功能性症状可满足特定的心理需求。例如,慢性疾病患者可从患病中获益。对于这类患者,治疗成功可致其他的症状发生。

许多转诊医生及消化专科医生发现功能性胃肠疾病诊治较为困难,其不确定性可导致挫败感,并致其出现妄加指责的态度。对于病因未解的患者,医生应避免反复进行相

8. 消化道疾病症状

消化道症状概述

上消化道症状包括：
- 胸痛
- 慢性和再发性腹痛
- 消化不良
- 癔症球
- 口臭
- 呃逆
- 恶心及呕吐
- 反刍综合征

部分上消化道不适反映功能性疾病（如全面检查后未发现器质性的病因）。

下消化道主诉包括：
- 便秘
- 腹泻
- 排气及腹胀
- 腹痛
- 直肠疼痛或出血

与上消化道症状类似，下消化道症状可由生理疾病或功能性疾病所致（如经全面评估，未见影像学、生化、病理明显异常）。出现功能性症状的原因尚不明确。研究证据表明，功能性症状患者可能有动力失调、痛觉障碍，或两者皆有；对于常人可耐受的感觉，如肠腔扩张、肠蠕动，上述患者可有明显不适。

相比其他身体功能，排便最多变且易受外界影响。不同人的排便习惯有很大不同，而且同时受年龄、生理、饮食、社会文化的影响。有些人对于排便习惯持有毫无根据的成见。西方社会中，正常的排便频率从每日2~3次至一周2~3次。排便频率、性状、排便量或成分改变（出现血液、黏液、脓液或过量的脂肪类物质），可提示某种疾病。

慢性和再发性腹痛

慢性腹痛（CAP）指间断或持续腹痛超过三个月。间断腹痛指复发性腹痛（RAP）。急性腹痛见另述。CAP可见于任何5岁以上者。至多有10%的患儿因RAP需行进一步检查。约2%的成人有CAP表现，多数为女性（成人具有某种慢性消化道症状者更多，上述症状可包括非溃疡性消化不良及诸多肠道不适）。

几乎所有CAP患者曾有就医经历，但在询问病史、体格检查或其他基本检查后，诊断并不明确。

病理生理

功能性腹痛综合征（FAPS）指腹部疼痛>6个月，无病理性疾病依据，症状与生理活动并无相关性（如进食、排便、月经），症状困扰患者日常活动。FAPS病因尚未明确，与内脏感觉改变可能有关。多种因素综合作用下，使脊髓背角的感觉神经元异常激活，致痛觉高敏感。认知及心理因素（如抑郁、应激、文化、二次增益、应对及支持机制等），可刺激输出神经，放大疼痛信号，导致信号低输入时即有痛感，而且疼痛在刺激停止后仍能维持很长时间。此外，疼痛本身作为一个应激因素，促进正反馈循环。

另外，更年期可加重某些疾病的胃肠道症状，如肠易激综合征、炎症性肠病、子宫内膜异位症及非溃疡性消化不良。

病因

约10%的患者有一些隐匿性的疾病（表8-1）；其余为功能性疾病。但是，要确认异常情况是导致慢性腹痛的病因，或是一意外发现，较为困难。异常的发现包括肠粘连、卵巢囊肿及子宫内膜异位症。

评估

病史 现病史：应明确疼痛的部位、性质、持续时间、发作时间、复发频率、疼痛加剧或缓解的因素（特别是与进食或排便的关系）。特别需要询问是否在进食牛奶或乳制品后出现腹部绞痛、胀气、腹胀，因为乳糖不耐受较为常见，特别是在黑人患者中。

全身性疾病回顾：应询问伴随的消化道症状，例如：胃食管反流、纳差、腹胀或"胀气"、恶心、呕吐、黄疸、黑便、血尿、呕血、体重下降以及黏液血便等。肠道症状，如腹泻、便秘、大便性状、颜色或排便习惯改变等都非常重要。

对于青少年来说，询问饮食史非常重要。因饮用大量可乐、果汁等饮料（含大量的果糖及山梨醇），可致青少年不明原因腹痛。

既往史：应该包括所有腹部手术史及时间，既往检查结果及治疗情况。应详细询问处方药、非法药物用药史及饮酒史。

表 8-1　引起慢性腹痛的病理性因素

病因	有提示价值的发现[a]	诊断方法
泌尿生殖系统疾病		
先天性畸形	反复尿路感染	静脉肾盂造影
		超声
子宫内膜异位症	经期前或经期不适	腹腔镜
卵巢囊肿、卵巢癌	下腹部钝痛、胀气	盆腔超声
	有时可触及盆腔肿块	妇科会诊
肾结石	发热、腰痛、尿色深或血尿	尿培养
		静脉肾盂造影
		CT
急性盆腔炎的后遗症	盆腔不适	盆腔检查
	急性盆腔炎病史	有时需行腹腔镜
胃肠道疾病		
乳糜泻	儿童表现为生长迟滞	血清标志物
	腹胀、腹泻，经常伴有脂肪泻	小肠活检
	摄入含有麦麸的食物时症状恶化	
慢性阑尾炎	既往多次右下腹痛发作	腹部 CT
		超声
慢性胆囊炎	反复痉挛性右上腹疼痛	超声
		HIDA 扫描
慢性肝炎	上腹部不适、精神萎靡、纳差	肝功能检查
	黄疸不常见	肝炎病毒滴度检查
	1/3 患者有急性肝炎病史	
慢性胰腺炎，胰腺假性囊肿	发作性上腹部剧痛	血清脂肪酶水平（通常不升高）
	有时伴有消化不良症状（如腹泻、脂肪泻）	CT，MRCP
	常有急性胰腺炎病史	
结肠癌	常无明显不适，但左半结肠不完全梗阻时可伴有绞痛	结肠镜
	常有大便隐血阳性或肉眼便血	
克罗恩病	发作性腹部剧痛伴有发热、纳差、体重下降和腹泻	小肠 CT 或上消化道、小肠造影
	肠外表现（关节、眼、口腔、皮肤）	结肠镜和食管胃十二指肠镜检查并进行活检
胃癌	消化不良或轻微腹痛	上消化道内镜
	常有大便隐血	
肉芽肿性小肠结肠炎	家族史	血沉
	反复其他部位感染（如肺、淋巴结）	钡剂灌肠
		小肠 CT
食管裂孔疝伴胃食管反流	胃灼热	吞钡检查
	有时咳嗽和/或声音嘶哑	内镜
	服用抗酸药症状缓解	
	有时胃内容物反流到口腔	
肠结核	慢性非特异性疼痛	结核菌素试验
	有时右下腹可触及包块	内镜下进行活检
	发热、腹泻、体重减轻	口服造影剂行增强 CT 检查
乳糖不耐受	进食乳制品后出现胀气、腹部绞痛	氢气呼气试验

续表

病因	有提示价值的发现*	诊断方法
		尝试回避含乳糖食物
胰腺癌	严重上腹痛	CT
	常向背部放射	MRCP 或 ERCP
	疾病晚期时出现，此时常可见体重下降	
	可能会引起梗阻性黄疸	
寄生虫感染（尤其贾第鞭毛虫）	有旅游或暴露史	粪便寄生虫或虫卵检查
	肠绞痛、胀气、腹泻	粪便酶联免疫法（检测贾第鞭毛虫）
消化性溃疡	进食或服用抗酸剂后上腹部疼痛缓解	内镜和活检组织检查：幽门螺旋杆菌
	疼痛影响夜间睡眠	幽门螺旋杆菌呼气试验
		评估 NSAID 使用情况
		粪便隐血检查
术后粘连带	既往腹部手术史	上消化道和小肠钡餐或钡灌
	腹部绞痛伴恶心，有时呕吐	
溃疡性结肠炎	肠绞痛伴血便	乙状结肠镜
		直肠活检
		结肠镜
全身性疾病		
腹型癫痫	很少见	EEG
	发作性腹痛	
	不伴其他消化道症状	
家族性血管神经性水肿	家族史	发作时血清补体（C4）水平
	腹痛时伴有周围血管神经性水肿和发热	
家族性地中海热	家族史	基因检测
	发热、腹膜炎时常伴有腹痛发作	
	儿童或青少年发病	
食物过敏	症状仅在进食某种食物（如海鲜）后发生	食物回避
免疫球蛋白 A 相关性血管炎（原过敏性紫癜）	可触性紫癜样皮疹	病灶皮肤活检
	关节疼痛	
	大便隐血	
铅中毒	认知/行为异常	血铅水平测定
偏头痛等位症	罕见变异型发作时伴有腹痛和呕吐	临床评估
	主要见于儿童	
	常有偏头痛家族史	
卟啉病	反复发作的严重腹痛、呕吐	尿卟胆原和 δ 氨基乙酰丙酸筛查
	体检无异常发现	红细胞脱氨酶检测
	有时有神经系统症状（如肌无力、癫痫发作、精神异常）	
	部分类型有皮肤损害	
镰状细胞贫血	家族史	镰状细胞检查
	腹痛严重发作，持续超过1日	血红蛋白电泳
	除腹部外其余部位反复疼痛	

*上述表现不一定出现，也可见于其他疾病。

HIDA，二甲乙氨基乙酰醋酸；MRCP，磁共振胰胆管造影；PID，盆腔炎症性疾病；RLQ，右下腹；RUQ，右上腹；SBFT，全小肠钡剂造影。

经许可改编自 Barbero GJ. Recurrent abdominal pain[J]. Pediatrics in Review, 1982, 4：30；Greenberger NJ. Sorting through nonsurgical causes of acute abdominal pain[J]. Journal of Critical Illness, 1992, 7：1602-1609。

需确定再发性腹痛家族史和/或发热，及已确诊的镰状细胞病、镰状细胞特征、家族性地中海热及卟啉病等病史。

体格检查 生命体征监测：特别有无发热或心动过速。一般检查应该注意黄疸、皮疹及周围性水肿等。腹部查体应该注意压痛的范围，是否有腹膜炎体征（肌卫、板状腹及反跳痛等），以及有无肿块或脏器肿大。通过直肠指检和盆腔检查（女性）以确定疼痛的部位，有无肿块，是否出血等。

预警症状：出现下述表现时应引起特别注意：
- 发热
- 纳差，体重下降
- 疼痛影响睡眠
- 血便或血尿
- 黄疸
- 水肿
- 腹部肿块及脏器肿大

临床表现解析：单靠临床检查常常不能对疾病做出明确诊断。

对慢性腹痛患者，鉴别器质性或功能性腹痛往往较困难。尽管报警症状提示器质性病变的可能性大，但若无报警症状，亦不能除外病理性疾病。器质性疾病所致疼痛往往定位明确，以非脐周为主，以此可提供鉴别的线索。若疼痛影响患者睡眠，常为器质性疾病所致。提示特异性疾病的一些临床表现总结见表8-1。

功能性慢性腹痛可类似器质性腹痛。但前者无报警症状，心理因素常较突出。遭虐待、性侵害及尚未释怀的"丢失"，如离婚、流产或家庭成员死亡，可能是一个线索。

肠易激综合征的罗马诊断标准包括：在过去的3个月中腹痛或腹部不适每月至少有3日，同时至少具备以下两条：①排便后缓解；②每次腹部不适发作时伴大便次数的改变；③大便性状改变。

辅助检查 通常，应进行一些简单的检查，如尿常规、血常规、肝功能、ESR、脂肪酶。若出现异常，伴有报警症状或其他特殊的临床表现，即使既往检查结果阴性，也需要进一步检查。特殊检查依赖于上述结果（表8-1），一般包括针对50岁以上女性患者行腹部B超，排除卵巢癌；腹部及盆腔增强CT、胃镜或肠镜，还可包括小肠X线摄片或粪常规。

对无报警症状患者进行检查的益处尚不明确。年龄＞50岁者，需行肠镜检查；对≤50岁者可进行观察，若需进行影像学检查，可行腹腔及盆腔增强CT。若无特定指征，MRCP、ERCP或腹腔镜并无助益。

首次就诊与随访期间，患者（或患儿家长）需记录所有疼痛发作时的性质、强度、持续时间及诱因。同时需记录进食与排便情况以及尝试的所有治疗（包括治疗的结果）。此记录可反映不恰当的行为方式、疼痛反应放大，有助于诊断。

治疗

对器质性疾病进行治疗。若诊断为功能性慢性腹痛，则需避免反复检查或检验，因其会使患者关注或放大不适感，或意味着医生对诊断缺乏信心。尚无法治愈功能性慢性腹痛，但许多措施有助缓解症状。

这些措施基于医生、患者和家属互信共情之上。应使患者确信他们并无生命危险，对于患者产生的特定的担忧，应发现并予以解决。医生应解释实验室检查的结果、引起疼痛的原因，疼痛产生的过程及患者对此的感知（如应激状态下，感到疼痛，乃人之常情）。重要的是，应避免因慢性疼痛给患者带来持久的社会心理负面影响（如长期旷工、旷课、不参与社会活动），而应当促进患者独立参与活动，并增强独立自主能力。当患者全身心投入日常活动时，上述策略有助于他们控制或耐受疼痛症状。

药物，如阿司匹林、NSAID、H_2受体阻滞剂、质子泵抑制剂和三环类抗抑郁药对此有效。应避免使用阿片类药物，因其可致药物依赖。

认知方法（如松弛训练、生物反馈、催眠）有助于患者产生健康感，并控制症状。根据患者的需要，应每周、每月或每两个月进行一次规律随访，待问题解决后，仍需继续随访。若患者症状持续，尤其患者表现为抑郁，或其家庭环境使其处于严重心理窘境时，需转诊至精神科医师。

学校工作人员应参与慢性腹痛患儿的治疗。上学时，孩子可至学校医务室短暂休息，寄希望于他们能在15~30分钟后回到教室继续学习。学校护士有权给孩子服用弱效的止痛剂（如乙酰氨基酚）。学校护士有时应允许孩子打电话给父母，父母应鼓励孩子坚持留在学校。但是，一旦父母不再视疼痛为疾病做特殊处理时，患儿的症状可能在缓解前恶化。

> **关键点**
> - 大多数患者为功能性疾病表现
> - 报警症状意味着有器质性病因，并需进一步评估
> - 需根据临床表现进行相应的辅助检查
> - 排除器质性疾病后再反复检查，往往适得其反

消化不良

消化不良是一种反复发作的上腹部的疼痛或不适感。常被描述为不消化、胀气、早饱、餐后饱胀、不适或烧灼感。

病因

诸多原因可致消化不良（表8-2）。许多患者检查所见异常（如十二指肠炎、幽门功能障碍、动力紊乱、幽门螺杆菌相关性胃炎、乳糖酶缺乏、胆结石），与症状的相关性差（如进行相应治疗后，消化不良症状无缓解）。

非溃疡性（功能性）消化不良 定义为患者有消化不良的症状，但体格检查及上消化道内镜均未发现异常。

评估

病史 现病史：中应清晰描述患者症状特点，包括急性、慢性或反复发作性。其他还包括症状发作的时间、反复发作的频率，有无吞咽困难，以及症状与进食、服药的关系。注意加重症状因素（尤其劳累、特定的食物或饮酒）或缓解因素（尤其进食或服用抗酸剂）。

表 8-2 引起消化不良的部分病因

疾病	有提示价值的临床表现	诊断措施
贲门失弛缓症	吞咽困难缓慢进行性加重	吞钡造影
	早饱、恶心、呕吐、胀气、进食后症状加重	食管测压
	有时夜间出现未消化食物反流	内镜检查
	胸部不适	
癌症(如食管,胃)	慢性、隐约不适	上消化道内镜检查
	至晚期出现吞咽困难(见于食管癌)或早饱感(见于胃癌)	
	体重下降	
冠状动脉缺血	有些患者表现为胀气或消化不良,而非胸痛	心电图
	不适与劳累相关	心肌酶谱
	心脏病危险因素	有时需做压力测试
胃排空延迟(由糖尿病、病毒感染或药物所致)	恶心、腹胀及饱胀感	核素闪烁扫描测定胃排空时间
药物因素(如双膦酸盐、红霉素及其他大环内酯类抗生素、雌激素、铁剂、非甾体抗炎药及钾)	相关药物使用史	临床评估
	症状与药物服用相符	
食管痉挛	胸骨后疼痛,伴或不伴液体及固体食物吞咽困难	吞钡
		食管测压
胃食管反流	胃灼热	临床评估
	有时胃酸或胃内容物反流至口腔	有时需内镜检查
	仰卧位诱发反流	有时需 24 小时 pH 值监测
	抗酸剂可缓解症状	
消化道溃疡	进食或服用抗酸剂可缓解烧灼感或疼痛	上消化道内镜检查

系统回顾、询问消化道伴随症状,如纳差、恶心、呕吐、呕血、体重下降、血便或黑便。其他症状,包括呼吸困难及出汗。

既往史:应包括已知的消化道及心脏疾病史,心脏疾病危险因素(如高血压、高胆固醇血症),既往辅助检查结果以及既往治疗情况。用药情况应包括处方药、非法药物、乙醇等。

体格检查 生命体征方面应关注有无心动过速或心律不齐。

一般检查需注意有无苍白或出汗、恶病质或黄疸。腹部触诊注意压痛、包块、脏器肿大。若有血便或粪隐血阳性,需进行直肠指诊。

预警症状:有以下症状者需特别注意:
- 急性发作的呼吸困难、多汗或心动过速
- 纳差
- 恶心或呕吐
- 体重减轻
- 便血
- 吞咽困难或吞咽疼痛
- H_2 受体拮抗剂或质子泵抑制剂(PPI)治疗效果不佳

检查结果解读:部分表现有助诊断(表 8-2)。需特别重视单次急性起病的消化不良患者,尤其伴有呼吸困难、多汗或心动过速者,其很可能是急性冠状动脉缺血发作。症状伴随劳累呈慢性发作,且休息后减轻,可能提示心绞痛。消化系统病因导致消化不良多为慢性病程。症状常被分为溃疡性、胃肠动力障碍性、反流性;上述分类可起到提示作用,但并不能确定病因。溃疡性疼痛为上腹痛,常表现为饥饿痛,进食、抑酸剂或 H_2 受体拮抗剂可部分缓解症状。动力障碍性症状表现为不适感而非疼痛,常伴有早饱、餐后饱胀、恶心、呕吐、腹胀,进食后症状可能加剧。反流性症状表现为胃灼热或反酸等。但是各种症状常有重叠。

便秘腹泻交替伴消化不良,提示肠易激综合征,或过度服用非处方缓泻剂或止泻药。

辅助检查 对表现为急性冠状动脉缺血症状者,尤其合并高危因素时,应立即转至急诊室进行紧急检查,包括心电图、心肌酶谱等。

对表现为那些慢性、非特异性症状者,常规检查包括全血细胞计数(排除消化道出血导致失血性贫血)和常规血生化。若结果异常,需要考虑进行其他检查(如影像学检查及内镜)。由于存在癌症风险,55 岁以上及出现新发报警症状者,需接受胃镜检查。年龄<55 者且无报警症状,专家推荐先进行 2~4 周抗酸剂经验性治疗;若治疗失败,再进行胃镜检查。其他推荐包括进行 ^{14}C 尿素呼气试验或粪便筛查,排除幽门螺杆菌感染(参见第 106 页)。但是,慎将患者症状归咎于幽门螺杆菌或其他非特异性检查结果。

若胃镜检查后,予 PPI 治疗 2~4 周后,反流症状仍持续,需进行食管测压和 pH 值监测。

治疗
若出现特异性情况,需进行相应治疗。对于无特异症状者,可进行观察。控制症状可予 PPI、H_2 受体拮抗剂、细胞保护剂(表 8-3)。混悬液剂型的促动力药物(如甲氧氯普胺、红霉素)也可试用于动力障碍样消化不良患者。但是,目前并无明确证据表明,根据特定症状(如反流 vs 胃肠动力障碍)选择药物会有所不同。米索前列醇和抗胆碱能药物对于功能性消化不良的治疗无效。调节内脏感觉的药物(如三环类抗抑郁药)可能有帮助。

表 8-3　消化不良的口服药物治疗

药物	常用剂量	评论
质子泵抑制剂		
右兰索拉唑	30mg,qd	长时间服用可致促胃液素分泌增加,但无证据显示,其可导致黏膜不典型增生或癌症
埃索拉唑	40mg,qd	
兰索拉唑	30mg,qd	可能会引起腹痛或腹泻
奥美拉唑	20mg,qd	
泮托拉唑	40mg,qd	
雷贝拉唑	20mg,qd	
H_2 受体阻滞剂		
西咪替丁	800mg,qd	老年患者剂量酌减。在一定程度上,服用西咪替丁或与其他某些药物合用,可有轻度抗雄性激素作用,少见有勃起功能障碍
法莫替丁	40mg,qd	
尼扎替丁	300mg,qd	对于细胞色素 P-450 酶清除的药物(如苯妥英钠、华法林、地西泮等),可致代谢延迟
雷尼替丁	300mg,qd 或 150mg,bid	可能引起便秘或腹泻
黏黏膜保护剂		
硫糖铝	1g,po,qid	极少见引起便秘 可能与其他药结合,干扰其吸收 服用西咪替丁、环丙沙星、地高辛、诺氟沙星、氧氟沙星及雷尼替丁等药物前、后两小时内,避免服用硫糖铝

> **关键点**
> - 急性"胀气"患者可能存在冠状动脉缺血
> - >55 岁或有报警症状的患者,需行内镜检查
> - <55 岁且无高危因素的患者,可予经验性抑酸治疗。若治疗 2~4 周后,症状仍未缓解,则需进一步检查

呃逆

呃逆指膈肌非自主重复性痉挛,致声门突然关闭,抑制空气内流,并发出特征性的声音。一过性发作很常见。持续性(>2 日)及顽固性的(>1 个月)呃逆并不常见,且尤为扰人。

病因
呃逆由于控制呼吸肌,尤其膈肌的传出或传入神经或髓质中枢受刺激所致。呃逆更多见于男性。

病因尚不明确,但一过性呃逆常见病因如下:
- 胃扩张
- 饮酒
- 吞咽过热、刺激性食物

持续性及顽固性呃逆由多种病因导致(表 8-4)。

评估
病史　现病史:应注意呃逆持续时间、已尝试的治疗措施,及与新发疾病或近期手术之间联系。

全身性疾病回顾:应注意消化道伴随症状,如胃食管反流及吞咽困难;胸部症状如咳嗽、发热或胸痛;任何神经系统相关症状。

表 8-4　引起顽固性呃逆的原因

分类	举例
食管	胃食管反流、其他食管疾病
腹部疾病	腹部手术、肠道疾病、胆囊疾病、肝脏转移瘤、肝炎、胰腺炎、妊娠
胸部疾病	膈胸膜炎、心包炎、肺炎、胸腔手术
其他	酗酒、后颅窝肿瘤或梗死、尿毒症

既往史:包括消化道及神经系统疾病史。药物史应包括详尽的乙醇使用史。

体格检查　常无异常发现,但需寻找慢性疾病体征(如恶病质)。全面神经系统检查十分重要。

预警症状:对以下症状应尤其警惕:
- 神经系统症状或体征

检查结果解读:特异性的临床表现较少。饮酒或手术后出现呃逆,常与此两者密切相关。其他可能病因种类繁多,且通常并不是造成呃逆的罪魁祸首(表 8-4)。

辅助检查　若病史及体格检查未见异常,无需对急性呃逆行特殊检查;若有异常,需进行适当的检查。

长时间呃逆但无明确病因者,需进行检查,包括血电解质、尿素氮、肌酐、胸片及心电图。有时需行胃镜及食管 pH 值监测。若仍未见异常,可能需要做头颅 MRI 和胸部 CT。

治疗
对于明确的病因需进行治疗(如胃食管反流予质子泵

抑制剂、食管狭窄进行扩张治疗)。

可尝试许多简易方法用于缓解症状,但效果大多一般:通过深吸气后屏气,或套住纸袋进行深呼吸而提高 PaCO₂ 及抑制膈肌活动。(注意:不得使用塑料袋,因其可能吸附于鼻孔上)刺激咽部使迷走神经兴奋也可能有效,具体可如下操作:吞干面包、糖粒或碎冰;或牵拉舌头;刺激作呕等。还有不少偏方。

持续性呃逆通常较为顽固。人们曾尝试使用多种药物。巴氯芬为氨酪酸兴奋剂(5mg 口服,每 6 小时 1 次,可增加至每剂 20mg)可能有效。其他药物包括氯丙嗪 10~50mg,每日 3 次口服,按需服用;甲氧氯普胺 10mg,每日 2~4 次口服以及其他多种抗惊厥药(如加巴喷丁)。此外,也可经验性使用质子泵抑制剂。症状明显者可给予氯丙嗪(25~50mg 肌注或静脉注射)。对难治性病例,可用少量 0.5% 的普鲁卡因作膈神经封闭,应注意避免呼吸抑制和气胸。对某些患者,即使行双侧膈神经切断术也无效。

> **关键点**
> ■ 病因通常不明
> ■ 极少见严重疾病
> ■ 进行检查往往无特异发现,但对持续呃逆患者,需进行相应检查
> ■ 治疗方式多样,但并无最优方案(或是确切有效的治疗)

癔症球
(咽异感症)

癔症球指患者咽部有球块或团块的感觉,与吞咽无关,且并无咽部占位存在(若存在肿块,见颈部占位)。

病因
病因或生理机制尚不清。有研究指出,当环咽肌(即食管上括约肌)压力升高,或咽下动力异常时,可出现症状。胃食管反流(GERD)、焦虑或其他情绪影响下,患者频繁吞咽伴咽干,导致癔症球的哽咽症状。尽管与应激因素或某一特定精神疾病无关,癔症球可能是某种情绪状态的表现(如悲痛、骄傲);某些患者可能具有易感性。

部分疾病可出现类似症状,容易被误认为癔症球,包括:环咽部(上食管)蹼、弥散性食管痉挛相关症状、胃食管反流、骨骼肌疾病(如重症肌无力、营养不良性肌强直、多发性肌炎)、颈部或纵隔占位压迫食管。

评估
主要目标是鉴别癔症球与吞咽困难,后者存在咽部、食管结构或动力性疾病。

病史 现病史:需清晰描述症状,尤其是吞咽时是否有疼痛或吞咽困难(包括食物黏滞感)。了解症状出现时间十分重要,尤其是进食或饮水时发生,或与之无关;应询问是否与特定情绪相关。

全身性疾病回顾:注意是否有体重下降(可作为吞咽疾病的证据)及肌无力的症状。

既往史:应包括已知的神经系统病史,尤其是可致无力的病史。

体格检查 触诊颈部、口底以排除占位。视诊口咽部(包括使用直视喉镜观察)。观察患者饮水及固体食物(如饼干)时的吞咽动作。神经系统查体特别注意运动功能。

预警症状:以下临床表现需特别注意:
■ 颈部或咽部疼痛
■ 体重下降
■ 50 岁后骤然起病
■ 疼痛、窒息、吞咽困难
■ 食物反流
■ 肌无力
■ 触诊或视诊发现包块
■ 症状渐进性加重

检查结果解读:症状与吞咽无关,不伴吞咽疼痛、吞咽困难及食物黏滞感,且检查无异常患者,可考虑癔症球诊断。任何报警症状或检查异常发现,提示存在机械或动力性吞咽疾病。无法释怀或病理性悲痛时,伴发慢性症状,哭后症状缓解,提示可能为癔症球感。

辅助检查 对典型癔症球者无需行辅助检查。若诊断不明,或医生无法充分观察咽部时,需按照吞咽困难进行辅助检查。常用检查包括上消化道造影、吞咽时间测定、胸片及食管测压。

治疗
癔症球的治疗包括宽慰、共情及关怀,尚无药物被证实有效。对潜在的抑郁、焦虑及其他行为障碍,应予支持性治疗,必要时转诊至精神科。有时,与患者交代不适症状与情绪之间的关系,可使其获益。

> **关键点**
> ■ 癔症球感与吞咽无关
> ■ 若症状与吞咽无关、查体无异常、无报警症状,一般不需要辅助检查

恶心及呕吐

(婴幼儿恶心及呕吐见另述。)恶心指急欲呕吐前的不适,由于刺激传入至髓质呕吐中枢所引起(包括副交感神经紧张性升高)。当腹肌出现非自主收缩,胃底及食管下括约肌松弛时,胃内容物被用力排出,即发生呕吐。

呕吐应与反流鉴别,反流时胃内容物经口排出,但不伴恶心或腹肌收缩。贲门失弛缓、反刍综合征或 Zenker 憩室患者,常有未消化食物反流,不伴恶心症状。

并发症 严重呕吐会导致脱水和电解质紊乱(常见代谢性碱中毒及低钾血症),较少见食管撕裂,包括部分性撕裂(Mallory-Weiss 综合征)或完全性撕裂(Boerhaave 综合征)。慢性呕吐可致营养不良、体重下降及代谢紊乱。

病因
当呕吐中枢受影响时,患者表现为恶心及呕吐。病因可由消化道、中枢神经系统或全身性疾病所致(表 8-5)。

表 8-5 恶心及呕吐部分病因

病因	有提示价值的临床表现*	诊断措施
消化道疾病		
肠梗阻	便秘、腹胀及胀气	腹部立卧位片
	常呕吐物含胆汁,可见腹部手术瘢痕或疝	
胃肠炎	呕吐、腹泻	临床评估
	腹部查体无明显异常	
胃轻瘫或肠梗阻	进食数小时后,呕吐部分消化食物	腹部立卧位片
	常见于糖尿病或腹部手术患者	振水音阳性
肝炎	轻至中度恶心,持续数日,可伴呕吐	血转氨酶、胆红素及肝炎病毒检测
	黄疸、纳差、不适	
	有时肝区可有轻压痛	
腹腔脏器穿孔或其他急腹症	腹部剧痛	参见第 81 页
（如阑尾炎、胆囊炎、胰腺炎）	常有腹膜炎体征	
毒物摄入（较多量）	常有确切中毒史	根据不同毒物选择检测
中枢神经系统疾病		
闭合性颅脑损伤	根据病史易见	头颅 CT
中枢神经系统出血	突发头痛,伴精神状态改变	头颅 CT
	脑膜刺激征常阳性	若 CT 无明显异常,进行腰椎穿刺
中枢神经系统感染	头痛逐渐加重	头颅 CT
	脑膜刺激征常阳性,精神状态改变	腰椎穿刺
	脑膜炎球菌菌血症,可出现皮肤瘀点*	
颅内压增高（如颅内血肿、肿瘤）	头痛、精神状态改变	头颅 CT
	时有局灶性神经功能缺损	
内耳迷路炎	眩晕、眼球震颤随运动加重	参见第 702 页
	有时伴耳鸣	
偏头痛	头痛发作前或发作时伴有神经系统先兆症状或畏光	临床评估
	有反复类似发作病史	若诊断不能明,可考虑完善头颅 CT 及腰穿
	偏头痛患者可能发展为其他中枢神经系统疾病	
晕动病	据病史易明确	临床诊断
心境障碍性疾病	症状发生于应激状态下	临床诊断
	进食时有抵触感	
全身性疾病		
癌症晚期（与化疗或肠梗阻无关）	有明确病史	临床诊断
糖尿病酮症酸中毒	多尿、多饮	血糖、血电解质及酮体
	常有重度脱水	
	伴或不伴糖尿病史	
药物副作用或毒性作用	据病史易明确	根据服用药物选择对应检查项目
肝、肾衰竭	有明确相关病史	肝肾功能
	肝病晚期常有黄疸;肾衰竭时可有尿素气味	
妊娠	表现为晨吐或进食后呕吐	妊娠试验
	体检无明显异常（可能脱水）	
辐射暴露	有相关病史	临床诊断
剧痛（如肾结石）	根据具体病因而定	临床诊断

*有时,剧烈呕吐后(由任何疾病或状况引起),上躯干和面部可见瘀点,与流行性脑脊髓膜炎瘀点体征类似。对于有躯体、面部瘀点者,流行性脑脊髓膜炎患者一般情况差;为呕吐所致者一般情况好。

呕吐及恶心最常见的病因如下：
- 胃肠炎
- 药物
- 中毒

周期性呕吐综合征并不常见，其特征为严重呕吐、间断发作，或仅为恶心间断不定期发作，发作间期无任何不适，且不伴有解剖结构异常。最常见于儿童（平均发病年龄为5岁），成年后趋于缓解。成人周期性呕吐综合征通常与长期吸食大麻相关。

评估

病史 现病史：应该注意呕吐发作频率及持续时间；与可能诱因之间的关系，如药物或毒素摄入、头部外伤、运动（如乘车、乘飞机、坐船、游乐设施）；呕吐物是否含有胆汁（苦味、黄绿色液体）或血（红色或咖啡色样物质）。重要伴随症状包括腹痛及腹泻；最后一次排便、排气情况；是否存在头痛和/或头晕等。

全身性疾病回顾：需注意导致呕吐病因，如绝经期、乳房肿胀（孕期）、多尿、多饮（糖尿病）、血尿、腰痛（肾结石）。

既往史：应明确常见的诱因：如妊娠、糖尿病、偏头痛、肝脏或肾脏疾病、癌症（包括接受化疗或放疗的具体时间）、既往腹部手术史（可因肠粘连导致肠梗阻）。明确近期摄入药物或其他物质，因某些物质在摄入数日后，方才表现为中毒症状（如对乙酰氨基苯酚、菌菇类）。

需注意反复呕吐家族史。

体格检查 生命体征应注意有无发热及低血容量表现，如心动过速和/或低血压。

一般检查注意有无黄疸及皮疹。

腹部查体需特别注意有无腹胀及手术瘢痕；听诊是否有肠鸣音及其性质（如正常、亢进）；叩诊有无鼓音；触诊有无压痛、腹膜刺激征（如肌卫、板状腹、反跳痛）和肿块、脏器肿大或疝等；进行肛门指诊及盆腔检查（女性），确定是否有压痛、肿块及出血；若有上述表现则应进行定位，这非常重要。

神经系统查体应特别注意患者意识状态、眼球震颤、脑膜刺激征（如颈项强直、克氏征及布氏征）、眼征（如视乳头水肿、静脉搏动消失、动眼神经麻痹）；了解有无蛛网膜下腔出血（视网膜出血）。

预警症状：下述临床表现需特别引起注意：
- 低血容量体征
- 头痛、颈抵抗或意识状态改变
- 腹膜炎体征
- 腹胀及全腹鼓音

检查结果解读：许多临床表现可能提示一种或多种疾病（表8-5）。

若服用药物、摄入毒物、运动短时间后出现呕吐，且神经系统及腹部查体无异常者，呕吐原因可归咎于上述情况。妊娠期妇女出现呕吐，若查体无殊，可认定为妊娠所致呕吐。平素健康者出现急性呕吐伴腹泻，查体无殊，多数为感染性胃肠炎，暂时无需进一步检查。若想到食物就发生呕吐或呕吐与进食无时间上的相关性，可考虑心因性呕吐，尤其当患者有功能性恶心及呕吐的个人或家族病史时。此外，应询问患者，呕吐与应激事件之间的关系，此时患者可能尚未意识到，或不愿承认因此感到困扰。

辅助检查 所有育龄妇女均应作尿妊娠试验。如果呕吐严重，持续一日以上或有脱水，则需做其他实验室检查（如电解质、尿素氮、肌酐、血糖、尿常规，有时需查肝功能）。若出现报警症状，则需根据相应症状选择辅助检查（表8-5）。

对于慢性呕吐患者，需进行上述检查，以及胃镜、小肠平片，同时测定胃排空时间及胃窦-十二指肠动力。

治疗

需针对特定情况包括脱水，进行治疗。即使无严重脱水，静脉补液治疗（0.9%生理盐水1L，或儿童予20ml/kg），常可缓解症状。成人患者可选用多种止吐剂，疗效较好（表8-6）。根据呕吐的原因及症状严重程度，选择用药。常用药物如下：

表8-6 部分用于治疗呕吐的药物

药物	常用剂量	说明
抗组胺药		
茶苯海明	50mg, po, q4~6h	适用于内耳迷路病变（如晕动病、迷路炎）
美克洛嗪	25mg, po, q8h	
5-HT$_3$拮抗剂		
多拉司琼	12.5mg, IV, 用于恶心及呕吐发作时	用于严重或顽固性呕吐或化疗相关呕吐
格雷司琼	1mg, po 或 IV, tid	可能副作用：便秘、腹泻、腹痛
昂丹司琼	4~8mg, po 或 IV q8h	
帕洛诺司琼	预防用药：化疗前30分钟，单剂0.25mg, IV	
其他药物		
阿瑞吡坦	化疗第一日，用药前1小时125mg, po，第2、3日晨起80mg po	用于高致吐性的化疗方案
	若与昂丹司琼联用，仅化疗第一日用药前30分钟, 32mg, IV	可能副作用：嗜睡、乏力、呃逆
	若与地塞米松联用，化疗第一日用药前30分钟12mg, po，第2、3、4日晨起后, 8mg, po	

药物	常用剂量	说明
甲氧氯普胺	5~20mg,po 或 IV,tid~qid	轻度呕吐首选用药
奋乃静	5~10mg,IM 或 8~16mg,po,分次服用,最高剂量每日 24mg	—
丙氯拉嗪	5~10mg,IV 或 25mg 纳肛	—
东莨菪碱	1mg 贴剂,有效时间 72 小时	用于晕动病
		可能副作用:出汗减少、皮肤干燥

- 晕动病:抗组胺药和/或东莨菪碱贴
- 轻中度症状:丙氯拉嗪或甲氧氯普胺
- 严重或难治性呕吐及化疗相关呕吐:5-HT$_3$ 拮抗剂

显然,急性呕吐患者无法经口使用止吐剂。无论具体病因,对于精神性呕吐患者,医生应当宽慰患者,同时认识到患者确感痛苦,并设法努力缓解症状。不应当以"一切都是正常的"或"问题在于你的情绪"作为解释。可尝试使用止吐剂对症处理。若需要长期治疗,定期门诊随访,给予患者支持,有助解决问题。

> **关键点**
> - 多数患者呕吐病因明确,查体无殊,仅需对症治疗
> - 应警惕急腹症或严重颅内疾病体征
> - 对于育龄女性,必须考虑妊娠可能

反刍

反刍指少量食物自主地从胃内反流至口腔(最常见于餐后 15~30 分钟),多数情况下,重新咀嚼后再吞咽。患者一般无恶心或腹痛症状。

反刍常见于婴儿。因患者极少报告此症状,成人发病率尚不清楚。

病因

贲门失弛缓症或 Zenker 憩室患者可表现为反流未经消化的食物,不伴恶心。多数患者无食管梗阻病变,故具体病理生理机制尚不明确。反刍动物消化道可有逆蠕动的现象,但并不见于人类。这种疾病可为习得性、适应不良性习惯,可为进食障碍的一种表现。通过习得性过程,患者的食管下括约肌可开放,横膈节律性地收缩及松弛,胃内压升高,从而将胃内容物推入食管及咽喉部。

症状及体征

患者无恶心、疼痛及吞咽困难。处于应激状态时,患者对隐匿性反刍可能不太注意。旁观者首次观察到患者情况后,可能建议其就诊。患者极少因反流而吐出大量食物,致体重减轻。

诊断

- 临床评估
- 有时需行内镜检查或(和)食管动力检查

当观察到反刍现象后,可予以诊断。精神心理病史可反映潜在的情绪应激。需行胃镜或上消化道造影,以排除导致机械性梗阻的疾病或 Zenker 憩室。食管测压、胃排空及胃窦-十二指肠动力检测,可诊断动力障碍性疾病。

治疗

- 行为治疗

对于反刍,给予支持性治疗。药物治疗常无效。行为治疗[如松弛、生物反馈及膈肌呼吸训练(利用膈肌代替呼吸肌呼吸)],对于愿意接受治疗的患者可起一定的效果。精神科会诊可有助益。

便秘

便秘指排便困难或排便次数少、大便干结或排便不尽。许多人错误地认为必须每日排便,若无,则诉为便秘。其余需关注粪便的外观(大小、形状、色泽)或性状。有时,患者主诉为排便不满意或排便后有不尽感。便秘可能是许多潜在疾病[如肠易激综合征(IBS)、抑郁]的症状主诉(如腹痛、恶心、疲劳、纳差)。患者不应指望每日排便,所有症状即可缓解;并且应当谨慎选择通便的方式。有强迫观念者常认为必须每日清除体内"污物"。上述患者每日长时间如厕排便,或长期使用泻药。

病因

急性便秘提示有器质性病因,而慢性便秘则可能是器质性或功能性(表 8-7)。

对于多数患者,便秘由粪便通过结肠时间过长所致。可能由于药物、器质性疾病、排便功能障碍(如盆底肌功能异常)或饮食因素所致(表 8-8)。排便紊乱原因包括:直肠推力不足和/或耻骨直肠肌及肛门外括约肌失弛缓。肠易激综合征患者,可表现为腹部不适及排便习惯改变,但结肠传输及肛门直肠功能正常。但是,肠易激综合征可与排便紊乱共存。

盆底功能障碍者若排便时用力过度,可致肛肠疾病,(如痔疮、肛裂及直肠脱垂),甚至导致晕厥。粪便嵌塞,与便秘互为因果,在老年患者,尤其长期卧床或缺乏活动者中常见。也常见于口服吞钡或钡剂灌肠后。

评估

病史 现病史:需明确患者排便频率、粪便性状、排便费力或辅助排便的情况(如排便时按压会阴、臀部或直肠阴道壁)、排便后是否有满足感,以及服用泻药或进行灌肠的频率和持续时间。部分患者否认便秘史,但被问及时,他们往往承认每次排便需花 15~20 分钟。需明确了解大便是否带血,若有带血,应问问血量及血便持续时间。

表 8-7 便秘的病因

病因	举例
急性便秘*	
肠梗阻	肠扭转、疝、粘连、粪便嵌塞
麻痹性肠梗阻	腹膜炎、严重急症(如败血症)、头部或脊髓创伤、卧床
药物	抗胆碱能药(如抗组胺药、抗精神病药、抗帕金森病药、抗痉挛药)、各种阳离子(铁、铝、钙、钡、铋)、阿片类药、钙离子拮抗剂、全身麻醉剂用药后短期即出现便秘
慢性便秘*	
结肠肿瘤	乙状结肠腺瘤
代谢性疾病	糖尿病、甲状腺功能减退、低钙或高钙血症、妊娠、尿毒症、卟啉病
中枢神经系统疾病	帕金森病、多发性硬化、脑卒中、脊髓损伤
周围神经系统疾病	先天性巨结肠、神经纤维瘤、自主神经性疾病
全身性疾病	系统性硬化、淀粉样变、皮肌炎、强直性肌营养不良
功能性疾病	慢传输型便秘、肠易激综合征、盆底肌功能障碍(功能性排便障碍)
饮食因素	低纤维饮食、低糖饮食、长期滥用泻药

*急性与慢性便秘病因有部分重叠。尤其注意,药物是造成慢性便秘的常见病因。

表 8-8 常影响胃肠道功能的食物

导致稀便和/或胀气的食物
所有含咖啡因饮料,特别含菊苣者
桃子、梨、樱桃、苹果
果汁:橙汁、蔓越莓汁、苹果汁
芦笋及十字花科蔬菜,如西蓝花、花菜、卷心菜及豆芽
麸麦片、全麦面包、高纤维食物
糕点、糖果、巧克力、糖浆饼、甜甜圈
酒(易感人群饮酒 3 杯以上)
牛奶及乳制品(乳糖敏感者)
容易造成便秘或助大便成形的食物
米饭、面包、土豆、面食
肉、牛肉、家禽、鱼
煮熟的蔬菜
香蕉

全身性疾病回顾:应注意相关疾病症状,包括大便变细或血便(提示癌症),亦需注意慢性病全身症状(如体重减轻)。

既往史:应注意已知可能病因,包括既往腹部手术史、代谢疾病症状(如甲状腺功能减退,糖尿病)、及神经系统疾病(如帕金森病、多发性硬化、脊髓损伤)。询问用药史,包括处方药与非处方药,尤其注意抗胆碱能及阿片类药物的使用。

体格检查 需要全面检查了解有无全身性疾病的症状,包括发热和恶病质。触诊有无腹部包块。进行直肠指检,注意有无肛裂、狭窄、出血或肿块(包括粪便嵌塞);同时应检查肛管静息张力(嘱患者用力,检查耻骨直肠肌的提升),刺激排便时会阴下降程度及直肠感觉。排便异常患者,肛管静息张力可能增高(或肛门痉挛),刺激排便时会阴下降减少(<2cm)或增加(>4cm),和/或耻骨直肠肌反向收缩。

预警症状:慢性便秘合并下述表现,提示更严重病因:
- 腹胀、胀气
- 呕吐
- 血便
- 体重下降
- 老年患者新近出现较严重便秘,或便秘加剧

检查结果解读:出现某些特定症状(如肛肠阻塞感、排便时间长或排便困难),尤其合并会阴部异常运动(增强或降低),提示排便功能障碍性疾病。出现腹肌紧、腹胀,伴恶心呕吐,需考虑机械性肠梗阻。

肠易激综合征患者常有腹痛及排便习惯紊乱。慢性便秘患者,伴轻度腹部不适,且长期服用泻药,提示为慢传输型便秘。急性便秘患者,起病与使用某种致便秘药物时间相符,且不伴报警症状,考虑为药物作用。新发的便秘症状持续数周,或间断发作,但发作频率增加或严重程度进行性加重,无明确病因,应考虑结肠肿瘤或其他原因导致部分肠梗阻疾病。排便过度用力、长时间排便或大便不尽感,伴或不伴肛门指状突起,提示排便障碍疾病。粪便嵌塞患者可表现为痉挛性腹痛,水样黏液便或粪渣经粪块周围排出,临床表现类似腹泻(积粪性腹泻)。

辅助检查 需根据患者临床症状及饮食史进行相应辅助检查。

若便秘原因明确(如药物、创伤、卧床),无需进一步检查,可对症治疗。若有肠梗阻症状,需行腹部立卧位片,可能需行水溶性造影剂灌肠,以了解结肠梗阻情况,或行腹部CT、小肠钡剂造影(参见第 84 页)。绝大多数病因不明者,需行肠镜检查,及实验室检查(包括血常规、促甲状腺素、空腹血糖、电解质及血钙)。

若上述检查有异常或对症治疗无效,需行进一步检查。

若患者主诉排便次数少,可行闪烁扫描或结肠传输试验,测定结肠传输时间。若患者主诉排便困难,可进行肛门直肠压力测定及直肠球囊测压。慢性便秘患者,可能存在慢传输型便秘(结肠传输试验异常)或盆底肌功能障碍(标记物仅见于远端结肠),对上述两者进行鉴别十分重要。

治疗
- 若可行,停用导致便秘的药物(部分情况下停药是必要的)
- 增加膳食纤维摄入
- 可短期试用渗透性泻药治疗

对发现的任何异常情况,均应治疗。

用于治疗便秘的药物,总结见表8-9。谨慎使用泻药。某些(如磷酸盐、麦麸、纤维素)可与药物结合,干扰吸收。肠道转运速度加快后,某些药物及食物将快速通过肠道,从而未被充分吸收。缓泻剂和导泻剂禁忌证:不明原因急性腹痛、炎症性肠病、肠梗阻、消化道出血和粪便嵌塞。

表8-9 治疗便秘药物

药物	剂量	一些不良反应
纤维素类*		
麦麸	最多1杯/d	腹胀、胀气、铁和钙吸收不良
车前子	最多10~15g/d,每次2.5~7.5g	腹胀、胀气
甲基纤维素	最多6~9g/d,每次0.45~3g	腹胀感轻于其余纤维素制剂
聚卡波非钙	2~6片/d	腹胀、胀气
粪便软化剂		
多库酯钠	100mg,bid 或 tid	对严重便秘无效
甘油	2~3g,栓剂,qd	直肠刺激
矿物油	15~45ml,po,qd	脂性肺炎、脂溶性维生素吸收不良、脱水、大便失禁
渗透性泻药		
山梨醇	70%溶液 15~30ml,po,qd 或 bid	一过性腹部痉挛、肠胀气
	25%~30%溶液 120ml,经直肠给药	
乳果糖	10~20g(15~30ml),qd~qid	同山梨醇
聚乙二醇	17g/d	大便失禁(与剂量相关)
镁	$MgCl_2$ 或镁硫酸盐片 1~3g,qid	镁中毒、脱水、腹部绞痛、大便失禁、腹泻
	镁乳剂 30~60ml/d	
	枸橼酸镁 150~300ml/d(至多360ml)	
磷酸钠	10g,po,一次,肠道准备用	罕见致急性肾衰竭病例
刺激性泻药		
蒽醌类	取决于使用的品牌	腹部绞痛、脱水、结肠黑变病、吸收不良,可能损伤肠腔内神经
比沙可啶	10mg 栓剂,至多3次/周	大便失禁、低钾血症、腹部绞痛、每日使用栓剂,可致直肠烧灼感
	5~15mg/d,po	
利那洛肽	145~290μg,po,qd,第一餐前至少30分钟服用	腹痛、胀气;禁用于6岁以下儿童;17岁以下儿童避免使用
鲁比前列酮†	24μg,po,bid,餐时服用	恶心、尤其空腹时服用
灌肠剂		
矿物油/橄榄油保留灌肠	100~250ml/d,灌肠	大便失禁、机械性损伤
自来水灌肠剂	500ml,灌肠	机械性损伤
磷酸盐制剂	60ml,灌肠	直肠黏膜持续损伤、高磷血症、机械性损伤
肥皂水	1500ml,灌肠	直肠黏膜持续损伤、机械性损伤

* 纤维素剂量应该在数周内逐渐增加到推荐剂量。
† 鲁比前列酮为处方药,获批长期使用。

经许可改编自 Romero Y, Evans JM, Fleming KC, et al. Constipation and fecal incontinence in the elderly, population[J]. Mayo Clinic Proceedings, 1996, 71: 81-92.

饮食与行为 饮食应包含足够的纤维素(每日20~30g),以确保产生一定体积的粪便。植物纤维多数无法被消化和吸收,可增加粪便体积。纤维素的某些成分能吸收水分,软化粪便,使其利于排出。推荐食用水果、蔬菜,以及含麦麸的谷物。对传输时间正常的便秘患者,有一定的疗效,但对慢传输型便秘或排便障碍者,效果有限。

行为调整可能有所帮助。患者应该每日定时排便,宜在早餐后15~45分钟,因食物摄入可刺激结肠蠕动。最初可用甘油栓剂,达到规律、通畅排便。

解释工作十分重要,但使有强迫观念的患者相信他们对于排便持有错误的观念,这一点较为困难。医生必须说明,每日排便并非必须。若频繁使用泻药或进行灌肠(>三日1次),可能使肠道无法正常发挥作用。

泻药类型 容积性泻剂(例如车前子、聚卡波非钙及甲基纤维素),起效缓慢、作用温和,是通便最安全的选择。恰当用药方法:逐渐加量至每日3次或4次,并充分饮水(如每日额外饮水500ml),以预防粪便嵌塞,直至排足量软便。逐渐调整膳食纤维素至推荐剂量,或改用合成纤维制剂,如甲基纤维素,可减轻腹胀不适感。

渗透性泻药:含有不易吸收的多价离子(如镁、磷、硫酸根)、聚合物(如聚乙二醇)或糖(如乳果糖、山梨醇),上述物质滞留于肠道,使腔内渗透压升高,从而水分进入肠腔。腔内容物体积增大可刺激肠蠕动。上述药物通常在3小时内起效。

通常,即使定期服用渗透性泻药,也较为安全。但是,不应将磷酸钠用于肠道准备,因在极少数情况下,即使单剂使用也可导致急性肾衰竭。上述情况多见于老年患者,合并既往肾病者,及服用影响肾脏血流灌注或肾功能的药物(如利尿剂、ACEI、血管紧张素Ⅱ受体拮抗剂)。此外,镁和磷酸可被部分吸收,某些情况下,可能有害(如肾功能不全者)。钠(存于某些制剂),可加重心脏衰竭。若大剂量或经常摄入,可导致水、电解质紊乱。若为行诊断性操作或手术而行肠道准备、慢性便秘患者,可经口或鼻胃管给予大量含平衡液渗透性泻药(如聚乙二醇电解质溶液)。

分泌性或刺激性泻药:(如苯酚酞、比沙可啶、蒽醌类、蓖麻油等),通过刺激肠道黏膜或直接刺激黏膜下及肌间神经丛发挥作用。因动物试验提示苯酚酞具致癌性,其已退出美国市场,但并无人类流行病相关证据。比沙可啶对慢性便秘的疗效明确。蒽醌类番泻叶、鼠李圣草、芦荟、大黄是草药及非处方泻药常见成分。它们以原形到达结肠,在细菌作用下转变为活性形式。

副作用包括:过敏、电解质丢失、结肠黑变病和泻剂结肠。结肠黑病变指直肠黏膜因不明成分发生色素沉着。长期服用刺激性泻药者,行钡剂灌肠,可见结肠解剖结构变化。泻剂结肠发病原因不明,目前观点认为蒽醌类药物可破坏肌间神经丛,具体可能仍在市售的制剂或已退市的神经毒素制剂(如鬼白脂)所致。长期使用蒽醌类药物使用,可能并不增加罹患结肠癌风险。

也可进行**灌肠**,可用清水或市售高渗溶液。

润滑剂(如多库酯钠、矿物油)作用缓慢,可软化粪便,使之易于排出。但润滑剂并不能有效刺激排便。多库酯是一种表面活性剂,使水分进入粪块,软化粪便并增加其体积。

粪便嵌塞 对于粪便嵌塞,首先以清水灌肠,然后以少量(100ml)市售预配高渗溶液灌肠。若无效,必须用手将嵌塞的粪块弄碎并掏出。此操作可致疼痛,推荐先予直肠周或直肠内局部麻醉(如5%利多卡因软膏或1%辛可卡因软膏)。部分患者需镇静。

老年医学精要

老年人中便秘较为常见,原因包括:低纤维饮食、缺乏运动、伴随其他疾病及使用致便秘药物。许多老年人对正常排便及定期使用泻药存有误解。其他导致老年人便秘的变化包括:直肠顺应性增加、直肠感觉功能受损(即需更大直肠容积以激发排便欲)。

> **关键点**
> - 药物性便秘较常见(如长期滥用泻药、使用抗胆碱能或阿片类药物)
> - 对于急性且严重便秘患者,需警惕肠梗阻可能
> - 若无报警症状,除外盆底肌功能障碍后,可行对症治疗

排便困难

(排便紊乱,盆底或肛门括约肌功能障碍,功能性排便障碍,协同失调)

排便困难指大便排出困难。患者感觉到粪便的存在,有便意,但无法排便。由于盆底肌与肛门括约肌不协调所致。诊断需行肛门直肠检查。治疗较困难,生物反馈治疗可能有效。

病因

正常情况下,排便时直肠压力升高,同时肛门外括约肌松弛。一种或多种功能障碍(如直肠收缩功能受损、腹壁过度收缩、肛门矛盾收缩、肛门松弛障碍),可能影响正常的排便过程。功能性排便障碍可见于任何年龄。相反,直肠-肛门抑制性反射失可致先天性巨结肠病,绝大多数此类患儿确诊于婴儿或儿童期。

症状及体征

患者能或不能够感觉到直肠中粪便的存在。即使长时间用力,排便仍十分困难,或无法排出;甚至软便或灌肠后亦常如此。患者通常诉有肛门阻塞感,并可能需要用手扣出粪便;或支撑会阴部、按压阴道以助排便。实际排便次数可能减少或无。

诊断

直肠及盆腔检查可见盆底肌及肛门括约肌张力亢进。嘱患者向下用力时,正常情况下见肛门松弛、会阴部下降,但并不见于此类患者。用力过度时,若有肛门松弛受损,患者直肠前壁可能脱垂至阴道;故出现继发性直肠脱垂,并非原发性。持续排便困难者,若长期用力排便,可致孤立性直肠溃疡、不同程度直肠脱垂、会阴过度下垂,或肠疝。

诊断需行肛门直肠测压及直肠球囊排出试验,必要时

行动态磁共振排粪造影。

治疗

因予泻药治疗效果欠佳,对于难治性便秘患者,行直肠肛门功能检查较为重要。生物反馈治疗有助排便时腹肌收缩与盆底肌松弛协调,从而缓解症状。但对于排便障碍患者的盆底肌再训练治疗,专业性强,仅在特定医疗中心开展,需多学科协同指导治疗(物理治疗师、营养师、行为治疗师及消化科医生)。

腹泻

(儿童腹泻参见第286章)。粪便含水量为60%~90%。西方社会中,健康成年人每日排便量100~200g,婴儿为10g/(kg·d),粪便量取决于食物中不可吸收的量(主要为碳水化合物)。腹泻指排便量>200g/d。但多数人认为大便含水增加即为腹泻。此外,许多人摄入纤维后排较多成形大便,他们并不认为是腹泻。

并发症

任何原因造成的腹泻都可导致并发症。液体丢失造成脱水、电解质丢失(钠、钾、镁、氯),甚至循环衰竭。严重腹泻时(如霍乱患者)、幼儿、老人或体质虚弱者,可迅速出现循环衰竭。碳酸氢盐丢失可导致代谢性酸中毒。若患者严重或慢性腹泻,或排大量黏液便时,可发生低钾血症。长期腹泻导致低镁血症,可诱发手足搐搦。

病因

正常情况下,每日经口摄入与胃肠道分泌的液体总量约9~10L,其中99%可在小肠及结肠被吸收。因此,即使小肠水分吸收略有下降,或肠道分泌略有增加(低至1%的变化),粪便含水量即增加,可导致腹泻发生。

诸多原因可导致腹泻(表8-10)。临床表现典型的腹泻,其基本发病机制包括:渗透压增加、分泌增加、食接触时间/吸收表面积减少。多数疾病可有多种不同发病机制所致。炎症性肠病腹泻的发病机制包括:肠道黏膜受损、肠腔中渗出物、多种促分泌及细菌毒素影响肠道细胞功能。

表8-10 腹泻的部分病因*

分类	举例
急性	
病毒感染	诺如病毒、轮状病毒
细菌感染	沙门菌、空肠弯曲杆菌、志贺菌、大肠埃希菌、梭状芽孢杆菌
寄生虫感染	贾第鞭毛虫、痢疾阿米巴、隐孢子虫
食物中毒	金黄色葡萄球菌、蜡样芽孢杆菌、产气荚膜梭菌
药物	缓泻剂、含镁抗酸剂、咖啡因、抗肿瘤药、许多抗生素、秋水仙碱、奎宁/奎尼丁、前列腺素类似物、保健产品的赋形剂(如乳糖)
慢性	
药物	见急性腹泻相关内容
功能性	肠易激综合征
饮食因素	参见表8-11
炎症性肠病	溃疡性结肠炎、克罗恩病
手术	胃或肠道旁路手术或切除术
吸收不良综合征	乳糜泻、胰腺外分泌功能不全
	糖类不耐受(尤其乳糖不耐受)
肿瘤	结肠癌、淋巴瘤、结肠绒毛状腺瘤
内分泌肿瘤	血管活性肠肽瘤、胃泌素瘤、类癌、肥大细胞增多症、甲状腺髓样癌
内分泌疾病	甲状腺功能亢进
	糖尿病(因多因素伴发于乳糜泻、胰腺外分泌功能不全、自主神经病变)

*存在诸多病因。部分未提及者可能仅存在于特定人群中。

渗透压 不可被吸收的水溶性溶质滞留于肠道,保留其中水分,导致腹泻发生。这些溶质可作为缓泻剂,包括聚乙二醇、镁盐(氢氧化镁、硫酸镁)及磷酸钠。糖不耐受可致渗透性腹泻(如乳糖酶缺乏导致乳糖不耐受)。己糖醇(包括:山梨醇、甘露醇和木糖醇)是糖果、口香糖和果汁中糖的替代品,因己糖醇肠道吸收差,故大量摄入上述物质后可致渗透性腹泻。乳果糖可通过类似的机制导致腹泻,故可作为缓泻剂使用。过量摄入某些食物(表8-11),也可导致渗透性腹泻。

分泌增多 若肠道分泌电解质及水分超过其吸收量,可导致腹泻发生。导致分泌亢进的因素包括:感染、无法被吸收的脂肪、某些药物,以及各种内源性、外源性促分泌物质。

表 8-11　可能加重腹泻的饮食因素

饮食因素	来源
咖啡因	咖啡、茶、可乐、非处方类头痛药
大量果糖超过肠道吸收能力	苹果汁梨汁、葡萄汁、蜂蜜、枣、坚果、无花果、软饮料（尤其含果汁）、梅干
己糖醇、山梨醇及甘露醇	无糖、口香糖、薄荷糖、甜樱桃、梅干
乳糖	牛奶、冰激凌、冰酸奶、酸奶、软乳酪
镁	含镁抗酸剂
蔗糖聚酯	某种脱脂薯条或者脱脂冰激凌

感染（如胃肠炎，胃肠炎）是导致分泌性腹泻最常见病因。感染合并食物中毒是急性腹泻（病程<4 日）最常见病因。绝大多数肠毒素阻断钠-钾交换，其是小肠及结肠水分吸收的主要驱动力。

无法被吸收的食物脂肪和胆汁酸（见于吸收不良综合征及回肠切除术后）可刺激结肠分泌，从而导致腹泻。

药物可直接（如奎尼丁、奎宁、秋水仙碱、蒽醌类泻剂、蓖麻油、前列腺素）或间接（如奥利司他）影响脂肪吸收。

多种内分泌肿瘤能产生促分泌素，包括血管活性肠肽瘤（分泌血管活性肠肽）、胃泌素瘤（分泌促胃液素）、肥大细胞增多症（分泌组胺）、甲状腺髓质瘤（降钙素和前列腺素）和类癌（分泌组胺、5-羟色胺及多肽）。某些介质（如前列腺素、5-羟色胺和相关复合物）也可加快小肠和/或结肠转运时间。

胆汁盐吸收受损，伴发于多种疾病，可刺激水与电解质分泌而引发腹泻。可见绿色或橙色粪便。

接触时间降低/吸收表面积减小　肠道通过时间短、表面积减小可影响水分吸收功能，从而引发腹泻。常见原因包括：小肠或大肠切除或改道、胃切除及炎症性肠病。其他原因包括显微镜性结肠炎（胶原性结肠炎或淋巴细胞性结肠炎）及乳糜泻。

刺激肠道平滑肌加快通过速度的物质包括：药物（如含镁抗酸剂、缓泻剂、胆碱酯酶抑制剂、选择性 5-羟色胺再吸收抑制），体液因素（如前列腺素、血清素）。

评估

病史　现病史：应明确腹泻的持续时间及严重程度、发病时情况（包括近期旅行史、摄入食物、饮水来源）、用药史（包括近 3 个月抗生素使用史）、腹痛或呕吐、排便次数及时间、大便性状改变（如血便、脓或黏液便；颜色或性状改变；脂肪泻相关依据）、伴随体重或食欲的变化及直肠紧迫感或里急后重等。应明确密切接触者是否同时出现腹泻。

全身性疾病回顾：应注意可能的病因，包括：关节痛（炎症性肠病、乳糜泻）；潮红（类癌、血管活性肠肽瘤、肥大细胞增多症）；慢性腹痛（肠易激综合征、炎症性肠病、胃泌素瘤）及消化道出血（溃疡性结肠炎、肿瘤）。

既往史：应明确已知危险因素，包括：炎症性肠病、肠易激综合征、艾滋病毒感染和既往消化道手术史（如胃肠改道

术或切除术、胰腺切除）。家族和社会史应注意密切接触者是否同时出现腹泻。

体格检查　评估是否有脱水症状。进行全面腹部查体，并作直肠指检以评估括约肌功能，同时行粪隐血检查，上述检查均十分重要。

预警症状：部分特定表现可能存在器质性或严重疾病导致腹泻发生：

- 血便或脓便
- 发热
- 脱水体征
- 慢性腹泻
- 体重减轻

检查结果解读：平日体健的急性水样泻者，多数为感染性腹泻，尤其发生于旅行时，可能食用了被污染的食物，或此处暴发食物中毒。

平日体健者，出现**急性血性腹泻**，伴或不伴血流动力学不稳定，提示为肠道侵袭性感染。憩室出血或缺血性结肠炎也可表现为急性血样便。年轻患者反复便血提示炎症性肠病。

胃肠道解剖结构正常者，无缓泻剂使用史，出现**大量腹泻**（每日排便量>1L）强烈提示内分泌因素导致腹泻。粪便脂肪滴阳性，尤其伴有体重减轻，提示吸收不良。

摄入某些特定的食物（如脂肪）引起腹泻，提示患者存在食物不耐受。近期抗生素使用史者，需高度怀疑抗生素相关性腹泻，包括梭状芽孢杆菌结肠炎。腹泻伴绿色或橙色粪便，提示胆汁盐吸收障碍。腹泻症状可提示肠道受影响部位。通常，小肠疾病患者排大量水样便或脂肪泻。结肠疾病患者，常表现为大便次数增多，每次排便少，可能排血便、黏液便及脓液，并伴有腹部不适。肠易激综合征（IBS）患者排便后腹部不适症状缓解，排软便和/或排便次数增多。但是，仅凭症状较难区分肠易激综合征与其他疾病（如炎症性肠病）。肠易激综合征或直肠黏膜病变患者，均有明显的排便紧迫感、里急后重感，大便量少而次数多（参见第 127 页）。

肠道外表现可提示病因：如，皮损或潮红（肥大细胞增多症）、甲状腺结节（甲状腺髓样癌）、右心杂音（类癌）、淋巴结病（淋巴瘤、AIDS）和关节炎（炎症性肠病、乳糜泻）。

辅助检查　急性腹泻（病程<4 日），通常无需辅助检查。若有脱水体征、血便、发热、严重腹痛、低血压或中毒症

状,尤其年幼或老年患者,仍需行辅助检查。进一步检查包括:血常规、电解质、尿素氮及肌酐。收集粪便标本行镜检、培养和白细胞检查等;若近期有抗生素使用史,需行梭状芽孢杆菌毒素检查。

慢性腹泻(>4周)、免疫抑制患者或重症面容者,腹泻持续1~3周,即需进一步检查。粪便检查应包括:培养、粪白细胞(涂片或大便乳铁蛋白检查)、镜下虫卵和寄生虫检查、pH值(细菌使不吸收碳水化合物发酵,粪便pH值<6.0)、脂肪(苏丹染色)及电解质(钠和钾)。若未发现致病原,可作贾第鞭毛虫特异性抗原和产气单胞菌及微孢子虫检查。进行乙状结肠镜或者结肠镜活检以寻找感染源。急性肠道感染后,约10%患者发生慢性腹泻(感染后肠易激综合征)。

如果诊断不明,苏丹染色阳性,应测定粪便脂肪含量,并再行小肠钡灌或肠CT(排除结构性病变)及小肠镜下活检(排除黏膜病变)。若仍无异常发现,对无法解释的脂肪泻,需要评价胰腺结构及功能(参见第132页)。少见情况下,胶囊内镜可发现其他检查所不能及的病变,主要为克罗恩病及非甾体抗炎药相关肠病。

粪便渗透压差计算方法:290-2×(大便钠+大便钾),可用于区分分泌性腹泻与渗透性腹泻。若渗透压差<50mmol/L,提示分泌性腹泻;相反则提示渗透性腹泻。渗透性腹泻可能原因包括:服用含镁缓泻剂导致(可查粪便镁含量)、碳水化合物吸收不良(根据氢呼气试验、乳糖酶和饮食回顾诊断)。

不明原因分泌性腹泻,需行内分泌方面的检查[如血浆促胃液素、降钙素、血管活性肠肽、组胺和尿5-羟基吲哚乙酸(5-HIAA)。系统回顾应包括甲状腺疾病及肾上腺功能不全的症状及体征。同时需注意滥用泻药情况,可通过粪便查泻药成分进行排除。

治疗

- 脱水者予补液及纠正电解质紊乱
- 无全身中毒症状,且无血便的腹泻患者,可予止泻治疗

严重腹泻患者需补液及电解质以矫正脱水、电解质紊乱以及酸中毒。通常需静脉予氯化钠、氯化钾和葡萄糖。若血HCO_3^-<15mmol/L,需予乳酸钠、醋酸盐及碳酸氢盐纠正酸中毒。对于轻中度腹泻,若恶心及呕吐症状轻微,可予口服葡萄糖-电解质溶液(参见第64页)。若需补充大量水及电解质(如霍乱),可同时口服及静脉补液。

腹泻是一种症状。若可能,需进行对因治疗;但常常有必要对症治疗。减轻腹泻症状的药物包括:口服盐酸洛哌丁胺2~4mg,每日3~4次(宜餐前30分钟服用);地芬诺酯(片剂,或溶液)2.5~5mg,每日3~4次;磷酸可卡因15~30mg,每日2~3次;复方樟脑酊(阿片樟脑酊)5~10ml,每日1~4次。

由于止泻药可加重梭状芽孢杆菌感染,在产志贺毒素大肠埃希菌感染时可能增加溶血性尿毒症综合征风险,故腹泻伴血便或病因不明时,不应使用。止泻药仅限于水样泻及无全身中毒症状患者。但是,尚无确切证据支持既往观点——患者服用泻药后,可长期排出致病菌。

车前子或甲基纤维素复合物可增加粪便体积。虽然上述制剂常用于便秘,但小剂量使用可降低水样便的含水量。白陶土、果胶、活化硅镁土可吸收水分。应避免使用高渗药物(表8-11)及其他刺激性药物。

> **关键点**
> - 对于急性腹泻,大便检查(培养、寄生虫及其虫卵检查、梭状芽孢杆菌毒素)仅限于急性腹泻症状迁延(>1周)或伴有报警症状者
> - 若有梭状芽孢杆菌肠炎、沙门菌、志贺菌感染的可能,应慎用止泻剂
> - 10%的患者于急性感染性肠炎后,出现感染后肠易激综合征

与气体有关的消化道主诉

通常肠内气体体积<200ml,每日正常饮食外,进食200g烤豆,平均每日排气600~700ml。摄入营养物及内源性糖蛋白经结肠细菌发酵,产气体占总排气量的75%。肠内气体包括:氢气(H_2)、甲烷(CH_4)及二氧化碳(CO_2)。排气的气味与硫化氢浓度相关。肠内气体亦包括吞入空气(吞气症)及血液弥散入肠的气体。气体在肠腔和血液之间的弥散方向取决于两者之间的分压差。由此,肠腔内大部分氮气(N_2)来源于血液,而血液中的氢气绝大部分来源于肠腔。

病因

主要有三种与气体有关主诉:过度嗳气、腹胀(肠胀气)和过度排气,各由多种病因所致(表8-12)。2~4个月龄婴儿常反复哭闹,既往观点认为哭闹是由腹部绞痛、胀气所引起,称之为"肠痉挛"。但研究表明,肠痉挛患儿H_2的产生或口至盲肠转运时间并无增加。因此,婴儿肠痉挛病因尚未明确。

嗳气 嗳气(打嗝)的气体来源于吞入空气或碳酸饮料产气。正常进食及饮水时会吞入少量气体,但部分人在进食或抽烟及其他情况下,尤其焦虑或意图诱发嗳气时,无意识地反复地吞咽气体。流涎过多亦增加空气吞入,且可与多种胃肠道疾病(如胃食管反流)、义齿不合、特定药物、口香糖或任何原因引起恶心相关。

大部分被吞咽的气体会随后嗳出。只有小部分气体进入小肠;具体量受体位影响。直立位时,气体很易嗳出;平卧位时,气体聚于胃液表面,易被推至十二指肠。过量嗳气可为自主过程;患者服用抗酸药后出现嗳气,由于其将症状缓解归因为嗳气而非服用抗酸剂,因此有意嗳气以减轻不适。

肠胀气(腹胀) 腹胀可为孤立表现,对于功能性胃肠病患者,腹胀亦可伴发于其他消化道症状(如吞气症、非溃疡性消化不良、胃轻瘫、肠易激综合征);或见于器质性疾病(如卵巢癌、结肠癌)。胃轻瘫可有器质性病因所致,最常见为糖尿病伴发内脏自主神经病变;其他见于病毒感染后、服

表 8-12 与排气相关部分病因

病因	提示性发现	诊断方法
嗳气		
吞气症(吞咽空气)	有意识或无意识吞咽空气,可见于烟瘾重或大量食用口香糖者	临床评估
	可见于食管反流或义齿不适患者	
饮用碳酸饮料产气	由病史可明确饮料饮用情况	临床评估
自主性	被问及时,患者往往主动承认	临床评估
腹胀或胀气		
吞气症	见嗳气	临床评估
肠易激综合征	慢性、复发性胀气或腹胀,伴大便习惯或性状改变	临床评估
	无报警症状	粪便检查
	症状通常始于青少年时期或20岁左右	血液检查
胃轻瘫	恶心、腹痛、时有呕吐	胃镜和/或核素扫描以评估胃排空
	早饱有时见于已有明确病因患者	
饮食障碍	长期症状	临床评估
	身材纤瘦,但仍坚持认为体重超标患者,尤其年轻女性	
慢性可致便秘	长期大便干结,排便少患者	临床评估
非胃肠道疾病(如卵巢癌或结肠癌)	中老年人新发或持续腹胀	若疑似卵巢癌,行超声检查
	对于结肠癌,有时可见便血(肉眼血便或由医生检查发现)	若疑似结肠癌,行肠镜检查
肠胃胀气		
饮食中摄入:豆类、乳制品、蔬菜、洋葱、芹菜、胡萝卜、甘蓝、水果(如葡萄干、香蕉、杏、西梅汁)、复合糖(如椒盐脆饼干、百吉饼、小麦胚芽)	症状常见于食用产气食物后	临床评估 尝试回避
双糖酶缺乏症	食用乳制品后出现腹胀、腹痛、腹泻	呼气试验
乳糜泻、热带口炎性腹泻	出现贫血、脂肪泻、食欲缺乏、腹泻症状	血液检查
	乳糜泻患者,无力、症状常始于儿童期 热带口炎性腹泻,可有恶心、腹绞痛、体重下降	小肠活检
胰腺功能不全	腹泻、脂肪泻	腹部CT检查
	已知胰腺疾病史	可进行MRCP、超声内镜检查或ERCP

MRCP,磁共振胰胆管成像。

用抗胆碱能药物及长期使用阿片类药物。但是,肠道排气过度与上述主诉并无明显相关性。绝大多数健康者,若以1L/h速度向肠道内注入气体,并不引起明显症状。可能许多症状被错误地归咎为"气体过多"(框8-1)。

另一方面,部分患者反复出现消化道症状,其常不能耐受少量气体充入:球囊逆行结肠扩张或结肠镜检查充气时,部分患者(如肠易激综合征)可有严重不适感,而相同情况下,其余患者感觉甚微。同样,进食障碍患者(如神经性纳差、贪食症)常存有误解,尤其易被腹胀等症状所困扰。因此,肠道过度敏感可能是患者出现产气相关症状的原因。肠道动力改变亦可诱发症状。

> **框 8-1 有关排气**
>
> (首次印刷于第14版《默克诊疗手册》)
>
> 排气有时可带来严重精神心理负担,根据其不同特点,非正式分类如下:
>
> 1. "滑块"(拥挤电梯型),慢且无声,但可有恶臭。
> 2. 括约肌开放型,或"噗"型,温度更高,气味稍温和。
> 3. 断音或鼓声型,可暗中悄悄释放。
> 4. "吠叫"型(常发生于私人谈话时):常表现为尖锐声响,足以中断谈话。

臭味并不突出。极少情况下，这种令人苦恼的症状也能转变为优势，如有一位艺名为"Le Petomane"的法国人，通过排气，吹出不同的曲调，登上红磨坊舞台，并因此发财致富。

过度排气 直肠排气量及频率因人而异。类似于排便频率，主诉胃肠胀气患者通常对于正常排气心存误解。每日排气平均次数为13~21次。客观记录排气频率（患者记录排气日记）是进行评估的第一步。

排气是肠道细菌代谢的副产物。几乎无一源于吞下空气或血液中反向扩散的气体（主要为氮气）。细菌代谢可产生大量氢气、甲烷及二氧化碳。

消化不良综合征的患者在摄入某些水果、含有不易消化的碳水化合物的蔬菜（如烘烤的豆类）、糖类（如果糖）或糖醇（如山梨糖醇）后，会产生大量的**氢气**。双糖酶缺乏症（绝大多数为乳糖酶缺乏）患者，可有大量双糖排入结肠，并发酵成 H_2。对结肠产气过多患者，也应考虑乳糜泻、热带口炎性腹泻、胰腺外分泌功能不全和其他引起碳水化合物吸收不良等疾病。

甲烷亦由结肠细菌代谢同样的食物（如膳食纤维）所产生。但是，肠道内细菌存甲烷而非氢气者，占总人群的10%。

细菌代谢亦可产生**二氧化碳**，通过 HCO_3^- 与 H^+ 反应产生。胃酸或脂肪消化时可产氢离子，有时脂肪酸释放的氢离子达数百毫摩尔。不可吸收糖类在结肠内经细菌发酵可释放酸性产物，其可与碳酸氢盐作用，产生二氧化碳。虽然偶尔可致腹胀，但二氧化碳迅速弥散入血，可避免肠胀气。

饮食是造成不同个体产气差异的主要原因，但某些未解因素（如肠道菌群及动力）亦起作用。

尽管排出的氢气及甲烷具可燃性，在明火旁工作并不危险。但是，已有报道表明，肠道准备不佳的患者，行空肠及结肠外科手术或肠镜，进行电凝电切等操作可能发生气体爆炸，甚至导致生命危险。

评估

病史 对于嗳气患者，现病史应针对性地寻找有无吞气症的病因，尤其是饮食方面的因素。

若患者主诉腹胀、肠胀气或排气，应注意症状与饮食关系（进食的时间、种类及进食量）、排便、劳累情况等。某些患者，尤其急性期，常以胀气症状来描述冠状动脉缺血。询问是否有排便次数、颜色和性状改变。应尤其注意体重下降病史。

全身性疾病回顾：注意可能提示病因的相关症状，包括腹泻、脂肪泻（吸收不良综合征，如口炎性腹泻、热带口炎性腹泻、双糖酶缺乏及胰腺外分泌功能不全），以及体重减轻（癌症、慢性吸收不良）。

既往史：应全面评估饮食史，以寻找可能的病因（表8-12）。

体格检查 体格检查常无殊，但对于腹胀、排气过多患者，应行腹部、直肠及盆腔（女性）的检查，以明确是否有潜在器质性疾病体征。

预警症状：需注意下列表现：
- 体重下降
- 大便带血（潜血阳性或肉眼血便）
- 胸腔"胀气"感

检查结果解读：慢性、反复腹胀患者若排便后症状缓解，伴排便次数和性状改变，且无报警症状，提示为肠易激综合征。

平素健康青年患者，无体重下降，一般无严重器质性疾病。尤其年轻女性患者，需考虑排除饮食障碍。腹胀伴有腹泻和/或体重下降（或者仅见于进食某些特定食物），需考虑吸收不良。

辅助检查 除非症状提示某一特定疾病，对于嗳气患者，一般无需辅助检查。若既往史提示摄入大量碳水化合物，应行呼气试验排除糖类不耐受（如乳糖、果糖）。腹泻和/或体重下降患者，需考虑小肠细菌过度生长，可通过胃镜行小肠抽吸，进行需氧及厌氧菌培养。用于检测细菌过多生长的氢气呼气试验，尤其葡萄糖-氢气试验，易得到假阳性结果（见于肠道通过迅速）；假阴性结果（肠道内无产氢气细菌）。中老年女性出现新发、持续性腹胀（或盆腔检查异常者），需及时完善盆腔超声检查排除卵巢癌。

治疗

嗳气及胀气常难以缓解，因其可能为无意识地吞气，或对于正常气体量过度敏感所致。避免摄入口香糖与碳酸类饮料，通过认知行为预防过度吞气、治疗伴随的上消化道疾病（如消化性溃疡），可减轻吞气症状。避免摄入含不吸收糖类的食物。即使乳糖不耐受者少量多餐摄入牛奶，可耐受一日一杯量。需向患者解释及说明出现反复嗳气的机制。若吞气扰人时，可以通过行为训练鼓励张口呼吸、腹式呼吸，并减少吞咽，有助缓解症状。

药物疗效不大。二甲硅油可破坏小气泡、多种抗胆碱能药，疗效均欠佳。部分消化不良或餐后上腹饱胀的患者，服用抗酸剂和/或小剂量使用三环类抗抑郁药（如去甲替林10~50mg 口服，每日1次），作用机制为降低内脏感觉高敏感性。

排气过多者，应避免摄入易产气食物（表8-12）。可加入粗粮（如麦麸、车前子），以加快结肠通过时间。但对部分患者，反而可能加重症状。活性炭有助减少产气，并改善难闻气味。但其可能沾染衣物或口腔黏膜。可选购活性炭内衬的衣物。益生菌（如 VSL#3）可调节肠道微生态，以减轻腹胀。抗生素对肠道细菌过度生长有效。

功能性胀气、腹胀及排气，治疗只能部分缓解症状。恰当地安慰患者，上述症状并不危害身体健康，这一点十分重要。

关键点
- 根据临床表现选择辅助检查
- 对于老年患者，需注意新发、持续症状

9. 消化道疾病的诊断与治疗方法

消化道疾病相关诊疗操作包括：酸及反流相关检查、内镜、腹腔镜、动力学检测、核素扫描、X线检查、鼻胃管或小肠置管、肛门镜、乙状结肠镜，及腹腔穿刺。CT、MRI及超声检查也是消化道疾病常用检查，有时可行血管造影。操作方法的选取见如下章节。ERCP、经皮肝穿刺胆道造影和肝脏活检。

酸及反流相关检查

酸及反流相关检查主要用于诊断胃酸食管反流疾病。胃液分析及胆汁反流检查则不常用，上述操作并发症极为罕见。检查前日，患者午夜后应禁食，但在放置监测设备后，可正常饮食。

pH 值监测

24小时食管pH值监测伴或不伴阻抗测定，是目前定量评价胃食管反流的最常用方法。主要指征为：
- 测定酸过度反流或非酸反流
- 证实症状与反流关系
- 评估是否需行抗反流手术
- 评估药物或手术治疗的效果

可经鼻置入监测导管或内镜下将无线pH值监测仪器置于食管远端。

基于导管监控：一根含pH值探头的细管安放在距食管下括约肌近端5cm的位置。由患者记录24小时内的症状、进食及睡眠情况。食管酸暴露以pH值<4.0占总监测时间的百分比为计。若患者未服质子泵抑制剂，记录值若>4.3%为异常；对于服用质子泵抑制剂者，测试值>1.3%为异常。在pH值探针近端区域置入额外探头，可用于测定近端食管反流。

新型pH值监测设备亦可进行多通道腔内阻抗检测，可测定较弱酸反流（4.0<pH值<7.0）；或非酸反流（pH值>7.0）。传统pH值监测不能发现上述情况。

可以通过症状指数（SI）或症状关联概率（SAP），评估症状与反流之间的相关性。若SI值或SAP值显著，则表明症状与反流间存在关联性。酸反流过度及症状-反流相关性较高，预示行抗反流手术可取得较好疗效。

无线监测设备：亦可将无线pH值感应胶囊置于食管远端进行动态食管pH值监测。胃镜将此设备置于食管下括约肌上方5cm处，并对食管酸暴露连续监测48小时（酸暴露定义为pH值<4.0）。类似pH值探针监测，患者需记录检查期间症状、进食、睡眠情况。评估酸暴露及症状反流相关性（SI或SAP）。但是，由于该胶囊仅能检测pH值，只可用于酸反流测定。胶囊通常于放置入后一星期内脱落，随大便排出。因为胶囊可无线传输数据，故无需回收。

胃液分析

目前极少进行胃酸分析。通过鼻胃管抽取胃液，测定基础及刺激状态下胃酸排出量。对迷走神经切断术后消化性溃疡反复发作者，该检查结果较有意义。若予刺激后（假饲）有泌酸反应，提示迷走神经切断不完全。该检查也亦适用于血促胃液素升高患者。高促胃液素伴胃酸增多常提示胃泌素瘤。高促胃液素伴胃酸减少则提示泌酸障碍，见于恶性贫血、萎缩性胃炎、肥厚性胃炎及服用强效抑酸药物抑制胃酸分泌患者。

行胃液分析，需插入鼻胃管，抽取胃液并弃之。之后共收集1小时胃液量，按照每15分钟，分别留取4份样本。此样本代表基础胃酸分泌量。

内镜

弹性软镜配有摄像机，可用于观察上消化道——咽部至十二指肠上段，下消化道——肛门至盲肠（有时及末段回肠）。其他诊断及治疗性操作亦可内镜下进行。即便需进行镇静，且费用较为昂贵，进行一次内镜操作可同时完成诊断及治疗，仍使其优于其余影像学检查（如造影、CT、MRI）。

传统内镜检查**诊断方法**亦包括：活检刷或活检钳获取细胞及组织学样本。多种不同类型内镜具有其他的诊断与治疗功能。超声内镜可评估血流或提供黏膜、黏膜下层，或腔外病变影像。超声内镜可提示病灶的深度和范围，而传统内镜则不能。另外，超声内镜引导下，可进行腔内及腔外病变细针穿刺。传统内镜无法对绝大部分小肠进行检查。推进式小肠镜镜身更长，可进入末端十二指肠或近端空肠。相比推进式小肠镜，气囊辅助肠镜可对小肠进行进一步检查。内镜外的外套管附有一个或两个可充气气囊。内镜推进至可及最远处时，气囊充气后，其与肠壁相对固定。拉回气囊可借外套管拉直小肠，即可缩短小肠，进一步进镜。可进行顺行（经肛）或逆行（经口）气囊辅助小肠镜，由此进行全小肠检查。

推荐结肠癌高危人群及所有≥50岁者，进行**结肠镜筛查**。无高危因素或息肉病史者，应每10年进行一次结肠镜检查。结肠CT检查（参见第76页）是筛查结肠肿瘤的替代方案。

治疗性内镜手术 包括：取异物、止血夹止血、药物注射、热凝、激光光凝、静脉曲张套扎或硬化疗法、激光或双极电凝减瘤术、蹼或狭窄扩张术、支架置入、肠扭转或肠套叠复位、急性或亚急性结肠扩张的减压术、喂养管置入。

消化道内镜的绝对禁忌证包括：
- 休克
- 急性心肌梗死

- 腹膜炎
- 急性穿孔
- 暴发性结肠炎

相对禁忌证包括:欠合作、昏迷(除非已行气管插管)及心律失常或近期心肌缺血者。

服用抗凝剂或长期服用 NSAID 患者,行消化道内镜检查较安全。但是,若需内镜下取活检或行激光治疗,术前应停药一定时间。肠镜前4日~5日需停用口服含铁剂药物,因某些绿色蔬菜与铁剂相互作用会形成黏性残渣,肠道准备难以清除,影响内镜检查。美国心脏学会不再推荐患者行消化道内镜前,进行心内膜炎预防用药。

内镜前常规准备包括术前禁食6~8小时,禁水4小时。另外,肠镜前应行肠道准备。有多种方案供选择,均需流质饮食24~48小时,服用缓泻剂,按需进行灌肠。常用缓泻剂肠道准备法,需患者在3~4小时内服用大量(4L)平衡电解质溶液。若患者无法耐受,则可选用枸橼酸镁、磷酸钠、聚乙二醇、乳果糖,或其他缓泻剂。可用磷酸钠或清水进行灌肠。肾功能不全患者禁用磷酸盐制剂。

肠镜检查通常需静脉麻醉,胃镜可予咽部局麻。肛门镜及乙状结肠镜(参见第74页),无需麻醉。内镜检查总体并发症发生率为0.1%~0.2%;死亡率为0.03%。并发症常为麻醉药物相关的(如呼吸抑制);操作相关并发症(如误吸、穿孔及严重的出血),后者较为少见。

胶囊内镜 在胶囊内镜(无线视频内镜)中,患者吞入含摄像机的胶囊,其可将图像传输至体外记录仪。此无创技术可对小肠进行诊断,为传统内镜所不能及。对诊断隐匿性消化道出血及小肠黏膜病变尤其有助益。胶囊内镜较难用于结肠检查,故不适用于结肠癌筛查。

腹腔镜

诊断性腹腔镜是一种手术操作,可对急性或慢性腹痛患者,进行腹腔或盆腔内病变评估(如肿瘤、子宫内膜异位症),及评估癌症患者手术可能性。亦可用于淋巴瘤分期及肝活检。

绝对禁忌证包括:
- 凝血功能异常或出血性疾病
- 患者欠合作
- 腹膜炎
- 肠梗阻
- 腹壁感染

相对禁忌证包括:严重心肺疾病、腹部巨大疝、腹部多次手术史及张力性腹水。

腹腔镜检查前患者应作血常规、凝血功能、血型检查。亦需行胸部、腹部(肾脏、输尿管及膀胱)X线检查。腹腔镜检查应手术室无菌条件下或设备良好的内镜室进行。局部麻醉加静脉镇静和镇痛,可给予阿片类和短效的镇静剂(如咪达唑仑或丙泊苯酚)。

操作程序包括将气腹针插入腹腔,注入氧化亚氮气体使腹部膨胀。切口扩大后,将腹腔镜套管插入腹腔,检查腹腔内脏器。活检或其他手术器械分别从不同孔道插入。操作结束后,患者通过瓦尔萨尔瓦动作(Valsalva maneuver)排出氧化亚氮,同时医生撤出套管。并发症包括:出血、细菌性腹膜炎及内脏穿孔。

测压术

测压指在消化道不同部位进行压力检测。通常需经肛、经口将固态或液态测压导管置入空腔脏器中。测压常适于其余检查已排除结构性病变,考虑动力性疾病患者。可进行食管、胃、十二指肠、Oddi 括约肌及直肠测压。除轻微不适外,并发症极为罕见。术前患者需午夜后禁食。

食管测压 检查适用于吞咽困难、胃灼热、反流或胸痛患者。可测定食管上、下括约肌压力,明确食管推进的有效性及协调性,判断是否有异常收缩。可用于诊断食管动力性疾病,包括:贲门失弛缓症、弥漫性食管痉挛、系统性硬化及食管下括约肌压力过低或过高。也可用于评估食管功能、食管裂孔疝结构变化、抗反流手术及贲门失弛缓症球囊扩张术前解剖结构。新型高分辨率测压常与阻抗测定结合,可在患者吞咽时同时评估食糜通过。

胃十二指肠测压 进行测压时,将传感器置于胃窦、十二指肠及近端空肠。监测5~24小时,以检查空腹及进餐时压力。该检查适用于有动力障碍症状,但胃排空试验正常或治疗后无改善者。可确定患者症状或动力障碍是否由肌肉疾病(收缩幅度异常,而形式正常)或神经疾病(不规则收缩,而幅度正常)所致。

电子气压泵 将该仪器置于胃内,用于检测胃适应性舒张功能。装置由一个塑料气囊及电子控制器组成,可改变球囊中空气量以保持压力恒定。该仪器主要用于科研,可用于测定感觉阈及内脏感觉改变,尤其适用于功能性胃肠道疾病。

肛门直肠测压 通过将一个压力转换器置于肛门内,测定肛门直肠括约肌功能以及直肠感觉,适用于大便失禁或便秘患者。有助诊断先天性巨结肠病,并用于大便失禁生物反馈训练。检查时电子气压泵亦充气,以评估直肠感觉及舒张功能。

核素扫描

胃排空检查 检查时,患者服用放射性标记固体及液体试餐,通过伽马相机观察胃排空情况。由于该检查无法鉴别器质性梗阻与胃轻瘫,若检查示胃排空延迟,需进一步检查。该检查亦用于检测促动力药物疗效(如甲氧氯普胺、红霉素)。

出血扫描 ^{99m}Tc(锝)标记自体红细胞或 ^{99m}Tc 胶体,于手术或血管造影前,确定下消化道出血部位。肠道中局部放射性集聚部位,浓聚随时间增加,且随肠蠕动而移动,由此可确定活动性出血部位。出血扫描主要适用于严重结肠出血,未行肠道准备,内镜下直视检查困难者。

梅克尔扫描 可识别异位胃黏膜(梅克尔憩室),通过注射$^{99m}TCO_4^-$，其可被胃黏膜黏液分泌细胞摄取。若检查示胃外小肠处浓聚灶，提示梅克尔憩室。

X线及其他造影检查

X线及其他造影检查可直视整个消化道（咽部至直肠），有助于发现占位及结构异常（如肿瘤、狭窄）。单对比造影利用不透射线造影剂充满管腔，显示结构。双重对比造影可获取更详尽图像，患者服用小剂量高密度钡剂覆盖黏膜表面，同时充入气体扩张脏器，以提高对比度。进行双重对比造影时，由检查者注入气体；其余检查可利用消化道内气体，无需充气。所有患者检查时需变换体位，使气、钡在体内恰当分布。可利用透视以跟踪造影剂分布。通过录像或平片进行记录。录像对评估动力性疾病（如环咽肌痉挛、贲门失弛缓症）尤其有帮助。

X线对比造影主要禁忌证为消化道疑似穿孔，由于游离钡剂对纵隔及腹膜具强烈刺激作用；水溶性造影剂的刺激性较小，可用于可能穿孔患者。老年患者可能难以变换体位，使钡剂及腔内气体恰当分布。

行上消化道造影前，午夜后予禁食。钡剂灌肠前，检查前一日予流质饮食，下午口服磷酸钠缓泻剂，晚上予比沙可啶栓剂。其他缓泻剂亦有效。

罕见并发症发生。中毒性巨结肠患者行钡剂灌肠可能导致穿孔。术后口服补液及缓泻剂可预防钡剂嵌塞。

上消化道检查　宜分为两步进行：首先行双重对比造影检查食管、胃及十二指肠；再用低密度钡剂行单重对比检查。静脉注射0.5mg高血糖素可降低胃张力，有助检查。

小肠钡餐检查　结合透视，可对小肠进行更加详尽评估。检查前予患者口服20mg甲氧氯普胺，以加快造影剂通过。

小肠造影（小肠灌肠）　能提供更佳的小肠影像，但需将一可弯曲、附有气囊导管插至十二指肠。先向导管内注射含钡悬浊液，然后注入甲基纤维素溶液，两者可作为双重造影剂，提高小肠黏膜可视度。

钡剂灌肠　可行单对比或双重对比造影。单对比造影钡剂灌肠适用于可能肠梗阻、憩室炎、瘘管及巨结肠患者。双重对比造影适用于发现肿瘤。

腹部CT扫描　通过口服或静脉注射造影剂可使小肠、结肠、及腹腔内其他脏器结构显示更清楚。

小肠CT　可更清晰地显示小肠黏膜；通过多层螺旋CT（M-DCT）扫描进行。检查前患者需口服大量（1 350ml）0.1%的硫酸钡溶液。某些情况下（如隐匿性消化道出血、小肠肿瘤及慢性缺血），需行双相CT增强。

结肠CT（仿真结肠镜）　需患者口服造影剂，同时对结肠充气，利用多层螺旋CT，获得结肠3D及2D影像。高分辨3D影像类可模拟内镜结果，因此得名。通过结肠CT获取理想影像资料，需仔细进行肠道准备，并使结肠充气。同钡剂灌肠情况相同，残留粪便可能类似息肉或肿块。3D肠腔内成像有助于明确病灶，提高诊断可信度。

小肠CT及结肠CT已在较大程度上替代了小肠造影与结肠钡灌检查。

可由全科医生进行的消化道检查操作

鼻胃管或小肠管置入

鼻胃管或小肠置管置入用于胃肠减压。用于治疗胃张力缺乏、肠梗阻；去除服用毒物、和/或予解毒剂（如活性炭）；采集胃液送检（胃液量、酸度、血液）；给予营养。

禁忌证　包括：
- 鼻咽部或食管梗阻
- 严重颌面创伤
- 无法纠正的凝血功能异常

食管静脉曲张曾被视为禁忌证，但缺乏不良反应的证据。常用置管有如下类型：Levin管或Salem sump管可用于胃肠减压或胃液分析，极少用于短期鼻饲。不同长度、厚度的小肠管可用于长期肠道内营养。置管时，患者取端坐位，无法坐立者取左侧卧位。鼻腔及咽部喷洒局部麻醉剂，有助减少不适感。患者头稍弯曲，将已润滑过导管由鼻孔插入，朝后方循鼻咽往下推进。当其顶端达咽后壁时，嘱患者用吸管吸水吞咽。剧烈咳嗽，且呼吸时有气体从管中逸出，提示导管误入气管。若有胃液被吸出，证实胃管在位。可注入20~30ml空气，于左肋下区域听诊气过水声，确定大导管的位置。

更小、弯曲度更高的肠喂养管，需用硬制导丝或导丝引导。此类喂养管需在透视或内镜辅助下通过幽门。

并发症罕见，包括鼻咽部创伤，伴或不伴出血、误吸入肺、食管损伤、胃出血或穿孔，及颅内或纵隔穿透伤（非常罕见）。

肛门镜及乙状结肠镜

肛门镜及乙状结肠镜用于评估出现直肠或肛门症状者，如，直肠出血、直肠分泌物、直肠突出物、疼痛。此外，乙状结肠镜检查可进行结肠活检、进行治疗，如止血或腔内支架置入。除定期内镜检查外，无绝对禁忌证。心律失常或新近心肌缺血者应推迟内镜检查，以待上述伴发情况好转；否则需在心电监护下进行检查。根据美国心脏协会指南变动，上述检查前无需予心内膜炎预防。

可用7cm肛门镜对肛周及或直肠远端进行检查；采用25cm硬式内镜或60cm可弹性软镜，进行直肠及乙状结肠检查。使用乙状结肠软镜检查，舒适度更高，便于摄像及活检。使用硬式内镜检查时，通过直肠乙状结肠接合部不造成痛苦，对于操作者技术要求较高。

乙状结肠镜术前需进行灌肠。通常无需静脉注射药物。患者取左侧卧位。观察肛门并进行指检，将已润滑的镜身轻柔地插入3~4cm，以通过肛门括约肌。此时，取下硬式乙状结肠的闭孔器，直视下继续推进镜身。

肛门镜检查前无需准备。患者左侧卧位，按照上述乙状结肠镜操作方法，将镜身全长插入。恰当操作，极少有并发症发生。

腹腔穿刺

腹腔穿刺用于取腹水送检。亦用于缓解张力性腹水所致的呼吸困难、疼痛，或用于治疗慢性腹水。

绝对禁忌证包括：
- 严重、无法纠正的凝血功能异常
- 机械性肠梗阻
- 腹壁感染

相对禁忌证包括：患者欠合作、穿刺部位存在手术瘢痕、巨大腹腔内占位、重度门脉高压伴腹部侧支循环。

术前应行血常规、血小板计数及凝血功能检查。嘱患者排空膀胱后坐于床上，床头抬高45°~90°。明显及大量腹水者，取脐与耻骨连线中点为穿刺点，予乙醇及消毒剂清洁。其余可供选择的穿刺点为：**两侧髂**前上棘上方内侧5cm。中度腹水患者，宜行腹部超声准确定位穿刺点。嘱患者侧卧位，预穿刺点向下，可使充气肠段远离穿刺点。采用无菌操作，穿刺部位以1%利多卡因局部麻醉达壁腹膜。行诊断性腹腔穿刺，以18号针头连接50ml注射器上刺入壁腹膜（可有突破感）。缓慢抽出腹水，送检细胞计数、蛋白质或淀粉酶定量，按需行细胞学或培养。治疗性腹腔穿刺（大量），可将14号穿刺针连接在真空抽吸器上，最多可抽吸8L腹水。若抽取大量腹水，建议同时予静脉补充白蛋白，以避免血容量转移及术后低血压发生。

最常见并发症为出血。张力性腹水穿刺后，腹水有时可持续从穿刺处渗出。

其他检查方法

胃电图　通过贴皮电极检测胃部电活动。对胃轻瘫患者有助益。

无线胶囊动力检测　吞入该胶囊后，其在消化道中通过时可连续测定管腔内压力及pH值。可测定通过时间、压力曲线、整个消化道及个别区域的动力（胃、小肠、结肠）。可适用于出现动力障碍患者，进行胃排空、小肠及结肠通过时间的测定。

10. 急腹症及外科胃肠病学

急腹症指因腹部症状及体征严重，而需考虑外科干预。主要症状为急性腹痛。慢性腹痛慢性和再发性腹痛参见第56页。

急性腹痛

腹痛常见，多数不严重。但急性且剧烈腹痛，常为腹内疾病的症状。急性腹痛可是行手术的唯一指征，需尽快处理。肠道坏疽及穿孔可在症状出现<6小时内发生（如绞窄性肠梗阻或动脉血栓中断肠道血流）。对于极年幼或年老患者、HIV感染者或正使用免疫抑制剂（包括糖皮质激素），出现腹痛需格外注意。

由于人们对于疼痛的反应各有不同，故教科书中对于腹痛的描述具有局限性。部分患者，尤其老年人常隐忍疼痛，而其他患者可能夸大症状。婴儿、幼儿及部分老年患者难以定位疼痛部位。

病理生理

内脏痛　来源于腹部脏器，受自主神经纤维支配，感觉主要源自牵拉、肌肉收缩，而非切割、撕扯或局部刺激。内脏痛通常较模糊、迟钝，可致恶心。内脏痛难以定位，疼痛可放射至与受累器官胚胎来源一致的区域。前肠器官（胃、十二指肠、肝及胰腺）可致上腹痛。中肠器官（小肠、近端结肠及阑尾）可致脐周痛。后肠器官（远端结肠及泌尿生殖系统）可致下腹痛。

躯体性疼痛　来源于壁腹膜，受躯体神经支配，由感染、化学性或其他炎性过程的刺激所致。躯体痛呈锐痛，定位明确。

牵涉痛　远离病变部位，来源于脊髓神经纤维汇聚。常见牵涉痛：胆绞痛放射至肩胛区、肾绞痛放射至腹股沟区、膈部血运或感染刺激时的肩部疼痛。

腹膜炎　腹膜炎指腹膜腔炎症。最严重的病因是胃肠道穿孔（参见第81页），即刻致化学炎症，肠道微生物感染紧随其后。腹膜炎亦由任何导致腹部严重炎症的疾病所致[如阑尾炎、憩室炎（参见第95页）、绞窄性肠梗阻、胰腺炎（参见第138页）、盆腔炎，及肠系膜缺血]。任何来源腹腔出血（如动脉瘤破裂、创伤、手术、异位妊娠）也可刺激腹膜产生腹膜炎。疑似胃肠道穿孔者，禁行钡餐检查，由于钡剂可形成凝块，而导致严重腹膜炎。但是，使用水溶性造影剂则安全。腹腔-体循环分流、引流、透析管与腹水均可导致患者易感于感染性腹膜炎。自发性细菌性腹膜炎很罕见，由血源性细菌造成腹膜感染所致。

腹膜炎可致体液进入腹膜腔及肠道，造成严重脱水及电解质紊乱。成人患者可迅速发生急性呼吸窘迫综合征。随即发生肾衰竭、肝衰竭及弥散性血管内凝血。患者可出现面具样面容，是濒死表现。于数日内死亡。

病因

许多腹腔内脏器疾病可导致腹痛（图10-1）；部分为轻症，但有些可即刻出现生命危险，需要迅速诊治及手术。这些危重情况包括腹主动脉瘤破裂、内脏穿孔、肠系膜缺血、异位妊娠破裂。其他（如肠梗阻、阑尾炎、重症急性胰腺炎）亦属重症，需紧急处理。部分腹腔外脏器疾病，也可致腹痛（表10-1）。

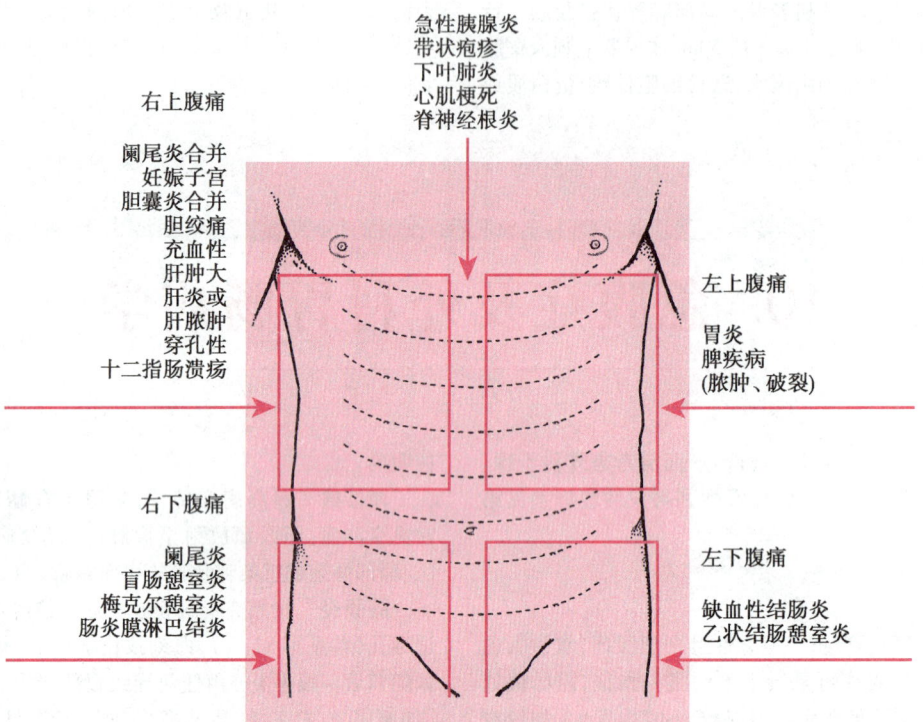

图 10-1 腹痛的部位和可能原因

表 10-1 引起腹痛的腹腔外病因

腹壁	胸部
腹直肌血肿	肋软骨炎
泌尿生殖系统	**心肌梗死**
睾丸扭转	肺炎
感染	**肺栓塞**
带状疱疹	神经根炎
代谢性	**中毒性**
酒精性酮症酸中毒	黑寡妇蜘蛛咬伤
肾上腺皮质功能不全	重金属中毒
糖尿病性酮症酸中毒	甲醇中毒
高钙血症	阿片类戒断反应
卟啉病	蝎蜇伤
镰状细胞贫血	

新生儿、婴儿及儿童腹痛有多种病因,并不见于成人。上述情况包括:坏死性小肠结肠炎、胎粪性腹膜炎、幽门狭窄、肠扭转伴肠旋转不良、肛门闭锁、肠套叠和肠闭锁导致肠梗阻。

评估

轻度与重度腹痛的评估过程相同,不过后者有时需要在诊断的同时进行治疗,并尽早请外科会诊。病史及体格检查通常可排除几乎所有可能病因,但确诊仍需进行恰当的实验室及影像学检查。必须首先排除可能致命的病因,其次考虑轻微的诊断。严重腹痛的危重患者,最重要的诊断方法是紧急手术探查。对于相对较轻的患者,观察并行诊断性检查最为适合。

病史 全面询问病史常可提示诊断(表 10-2)。重要的包括:疼痛部位(图 10-1)性质、既往发作史及伴随症状。伴随症状,如胃食管反流、恶心、呕吐、腹泻、便秘、黄疸、黑便、血尿、呕血、体重下降、黏液便或血便等,也有助诊断。服药史应包括处方药、违禁药品及乙醇。许多药物导致消化道不适症状。泼尼松或免疫抑制剂可抑制炎症反应,如出现胃肠道穿孔或腹膜炎时,疼痛、压痛或白细胞升高可能不明显。抗凝剂可增加出血及血肿形成的风险。乙醇增加胰腺炎易感性。

表 10-2 急性腹痛患者的病史

问题	可能反应及指征
疼痛的部位在哪里?	参见图 10-1
痛的性质	急性阵发性锐痛、绞痛"无法呼吸"(肾绞痛或胆绞痛)
	阵发性钝痛伴呕吐(肠梗阻)
	绞痛转为持续疼痛,(阑尾炎、绞窄性肠梗阻、肠系膜缺血)
	尖锐、持续痛,活动后加剧(腹膜炎)
	撕裂样疼痛(动脉瘤破裂)
	钝痛(阑尾炎、憩室炎、肾盂肾炎)
以往是否有类似发作?	是提示为复发性疾病如溃疡、胆囊结石绞痛、憩室炎或经间痛
是否骤然发生	疼痛骤然发生:"像开灯一般"(溃疡穿孔、肾结石、异位妊娠破裂、卵巢或睾丸扭转、某些动脉瘤破裂)
	起病缓慢:大多数其他原因
疼痛的严重程度?	严重腹痛(脏器穿孔、肾结石、腹膜炎、胰腺炎)腹痛与腹部体征不符(肠系膜缺血)
疼痛是否放射到其他部位?	右肩胛骨(胆囊痛)
	左肩部(脾破裂、胰腺炎)
	耻骨部或阴道(肾脏来源疼痛)
	后背(主动脉瘤破裂、胰腺炎、有时可为溃疡穿孔)
疼痛缓解的缓解因素?	抗酸剂(消化性溃疡病)
	平卧(腹膜炎)
疼痛的伴随症状?	呕吐先于疼痛,随后出现腹泻(胃肠炎)
	呕吐较晚出现,肠蠕动和排气消失(急性肠梗阻;呕吐出现较晚提示梗阻部位较低)
	严重呕吐先于上腹、左胸或肩部疼痛(腹腔内食管穿孔,致呕吐发生)

确定既往病史及腹部手术史相当重要。对于女性患者,应询问是否怀孕。

体格检查 患者一般情况十分重要。若患者心情愉悦、一般情况可,极少有严重疾病;但若患者焦虑、面色苍白、大汗淋漓,或疼痛明显,则不同。必须检查血压、脉搏、意识状态及外周循环。但是,腹部查体为重点,从视诊及听诊着手,紧接着进行触诊与叩诊。行直肠检查及盆腔检查(针对女性患者),以确定有无压痛、包块及出血。

应轻柔触诊,从远离疼痛最剧处开始,检查压痛明显部位、有无肌卫、肌强直及反跳痛(均提示腹膜刺激征)以及有无包块。肌卫指腹壁肌肉不自主收缩,相比见于敏感或焦虑患者被检时腹部肌肉的快速主动收缩,肌卫的收缩稍缓慢、持续时间更长。反跳痛指检查者的手快速离开后患者腹部后,患者感受到明显疼痛。应触诊腹股沟及所有手术瘢痕处,以检查是否有疝。

预警症状:下列发现提示可能存在更严重的病因:
- 剧烈疼痛
- 休克体征(如心动过速、低血压、出汗、意识不清)
- 腹膜炎的体征
- 腹胀

检查结果解读:腹胀,尤其见于腹部有手术瘢痕者、叩诊鼓音、听诊肠鸣音亢进,强烈提示肠梗阻。腹部剧痛,听诊无明显肠鸣音,患者卧位拒体位变化,提示腹膜炎;压痛部位可提示病因(如右上腹痛提示胆囊炎,右下腹痛提示阑尾炎),但无法据此明确诊断。背痛伴休克,尤其搏动性包块伴触痛,提示腹主动脉瘤破裂。孕妇出现休克伴阴道出血,提示异位妊娠破裂。肋脊角瘀斑(Grey Turner 征)或脐周瘀斑(Cullen 征),提示出血性胰腺炎,但敏感性不高。病史具有提示诊断作用(表 10-2)。轻至中度疼痛,肠蠕动活跃,肠鸣音不亢,提示非手术性疾病(如胃肠炎),但也可以是严重疾病的早期表现。辗转不安无法求得舒适体位的患者,可能为梗阻性疾病(如肾绞痛或胆绞痛)。

既往腹部手术史,提示可能为粘连性肠梗阻。全身动脉粥样硬化提高心肌梗死、腹主动脉瘤及肠系膜缺血的可能。HIV 感染者腹痛多由感染所致。

辅助检查 根据临床考虑疾病选择检查。
- 所有育龄妇女均应行尿妊娠试验
- 根据临床疑似诊断,选择影像学检查

常规检查(如血常规、生化和尿常规),因特异性低而价值不高;严重疾病患者上述检查结果可能正常。结果异常并不提示特异性诊断(诸多病因可致脓尿或血尿),轻症患者中亦可见。血清淀粉酶属例外,可强烈提示急性胰腺炎。所有育龄妇女均应行床旁尿液妊娠试验,因阴性结果即可有效排除异位妊娠破裂。

若怀疑穿孔或梗阻,应行腹部立卧位片及胸部正位片(若患者无法站立,行左侧卧位腹部平片及前后位胸片)。但是,上述平片对于其他疾病少有诊断价值,故其他情况无需进行检查。若疑似胆道疾病、异位妊娠、儿童阑尾炎,应行超声检查(异位妊娠行经阴道超声)。超声可发现腹主动脉瘤,但对于判断是否破裂,尚不可靠。多层螺旋 CT 平扫可用于疑似肾结石者。口服及静脉予造影剂行增强 CT 检查,可明确 95%的严重腹痛患者诊断,明显降低了剖腹探查的阴性率。但是,对于体征症状明确患者,不可因等待检查而延误手术治疗。

治疗
部分医生认为,明确诊断前给予止痛药,可能会干扰诊断。但是,中等剂量静脉止痛剂(如芬太尼 50~100μg,吗啡 4~6mg)并不掩盖腹膜炎体征,反而可减轻焦虑与不适,便于检查进行。

> **关键点**
> - 首先寻找危及生命的病因
> - 育龄妇女应排除怀孕
> - 寻找腹膜炎、休克及梗阻体征
> - 血液检查意义小

急性肠系膜缺血

急性肠系膜缺血是由于栓塞、血栓形成或低流量导致的肠道血供中断所引起。可引起介质释放、炎症反应,最终导致肠梗死。腹痛严重程度与体征不符。早期诊断较困难,但血管造影及剖腹探查诊断敏感性最高,其余影像学检查仅在疾病后期转为阳性。治疗方法包括取栓术、肠段血管的再通或肠段切除;有时血管扩张剂亦有效。本病死亡率高。

病理生理

肠黏膜的代谢率很高,血流供给需要量大(正常情况下接受 20%~25%的心排出量),对低灌注状况非常敏感。缺血破坏了黏膜屏障,允许细菌、毒素和血管活性介质释放,后者导致心肌功能抑制、全身炎症反应综合征(参见第 502 页),多系统器官衰竭和死亡。甚至在肠道完全梗死之前已有炎性介质释放。症状发生后 10~12 小时即可发生肠道坏死。

病因

腹腔器官三大主要血管:
- 腹腔干供应食管、胃、近端十二指肠、肝、胆囊、胰腺及脾脏的血供
- 肠系膜上动脉(SMA)供应十二指肠远端、空肠、回肠及结肠脾曲
- 肠系膜下动脉(IMA)供应降结肠、乙状结肠及直肠

胃、十二指肠和直肠侧支循环丰富;这些部位极少发生缺血。脾曲是肠系膜上动脉与肠系膜下动脉血供的分水岭,尤其易发生缺血。需注意急性肠系膜缺血与缺血性结肠炎不同(参见第 86 页),后者只累及小血管,导致主要是黏膜坏死和出血。肠系膜血流的中断可以发生在动脉侧或静脉侧。总之,年龄>50 岁患者最为高危,发生阻塞类型及危险因素见表 10-3。但许多患者并无确切危险因素。

表 10-3 急性肠系膜缺血病因

闭塞类型	危险因素
动脉栓塞(>40%)	冠心病、心力衰竭、心脏瓣膜病、房颤、既往动脉栓塞史
动脉血栓形成(30%)	全身动脉粥样硬化
静脉血栓形成(15%)	高凝状态,炎症状态(如胰腺炎、憩室炎),创伤,心力衰竭,肾衰竭,门脉高压,减压病
非闭塞性缺血(15%)	低血流状态(如心力衰竭、休克、体外循环)及内脏血管收缩(如血管升压素、可卡因)

症状及体征

肠系膜缺血早期标志性特征为剧烈疼痛,但体征不明

显。腹软,压痛轻微或无。可有轻度心动过速。后期,随坏死逐渐发生,出现腹膜炎体征,伴明显腹部压痛、肌卫、肌强直及肠鸣音消失。粪隐血阳性,并随缺血程度的加重而增加。发生休克表现,后通常死亡。

腹痛骤然起病提示动脉栓塞可能,而逐渐起病可为静脉血栓形成。餐后腹部不适者(提示肠绞痛)可能有动脉血栓形成。

诊断
- 相比实验室检查,临床诊断更为重要
- 如果诊断不明,可行肠系膜血管造影或CT血管造影

早期诊断尤其重要,因一旦发生肠段梗死,死亡率急剧增高。对任何年龄>50岁、伴已知危险因素或易感因素者,若骤然起病剧烈腹痛,必须考虑肠系膜缺血可能。

腹膜炎体征明确者,应直接进行外科探查,同时进行诊断与治疗。对于其余患者,进行选择性肠系膜血管造影或CT血管造影。其他影像学检查及血清学标记亦可见异常,但在疾病早期,敏感性及特异性较低,而此刻恰是确诊的关键时期。腹部平片用于排除其他腹痛病因(如内脏穿孔),而疾病后期可出现门静脉积气或肠道积气。上述异常亦见于CT,可直视血管阻塞的状况-尤其对于静脉梗阻更准确。多普勒超声有时能发现动脉闭塞,但敏感性低。MRI对于发现近端血管闭塞准确度高,但对远端血管闭塞则较低。血清学标记物(如肌酸激酶、乳酸)随坏死进展而升高,但非特异,且出现较晚。未来,小肠脂肪酸结合蛋白质可能被证实有助诊断,可作为疾病早期标志。

预后
若梗死发生前已诊断并治疗,死亡率低;若肠道梗死后得以诊断,则死亡率可达70%~90%。因此,应以临床诊断取代其他检查,后者往往延误治疗。

治疗
- 外科:取栓术、血管重建或肠段切除
- 血管造影:血管扩张剂或溶栓
- 长期抗凝或抗血小板治疗

若剖腹探查确诊,可选用手术取栓、血管再通及切除肠段。可能需"再次"剖腹探查,以评估存疑肠段生机。若根据血管造影诊断,经造影导管输注血管扩张剂(罂粟碱),可提高闭塞性及非闭塞性缺血生存率。即使预期进行手术治疗,使用罂粟碱亦有效,可在术中及术后使用。另外,对于动脉性闭塞,可予溶栓或手术取栓术。评估过程中只要发现腹膜炎体征,即需急诊手术。肠系膜静脉血栓形成不伴腹膜炎体征,可用罂粟碱治疗,继以用肝素抗凝,后改为华法林治疗。

动脉栓塞或静脉血栓形成患者需长期华法林抗凝。非闭塞性缺血患者可予抗血小板治疗。

> **关键点**
> - 早期诊断十分关键,因一旦发生肠梗死,死亡率明显升高
> - 最初,疼痛严重,但体征轻微
> - 腹膜刺激征明显者,最宜行手术探查
> - 其余患者,可行肠系膜血管造影或CT血管造影
> - 治疗方法包括:取栓术、血管重建及切除术

急性穿孔

消化道任何部位都可能穿孔,胃内或肠内气体及内容物将进入腹腔。病因多样。常骤然起病,剧烈腹痛后随即有休克体征。影像学检查发现腹腔游离气体,可明确诊断。治疗方法包括补液、抗生素及手术。死亡率高,据不同疾病及患者一般情况而定。

病因

钝挫伤及穿透伤均可导致消化道任一部位的穿孔(表10-4)。吞入异物,即使锐器,很少发生穿孔;除非发生嵌顿、局部压力增高引起缺血及坏死(参见第94页)。肛门插入异物可导致直肠或乙状结肠穿孔。

表10-4 消化道穿孔部分病因

穿孔部位	病因	注释
所有部位	外伤	—
	异物	—
食管	剧烈呕吐	称为Boerhaave综合征
	医源性	食管镜、球囊扩张或探条导致穿孔
	吞服腐蚀性物质	
胃或十二指肠	消化性溃疡病	三分之一患者无既往溃疡史
		约20%患者,腹片未提示游离气体
	吞服腐蚀性物质	常见胃穿孔
肠	绞窄性肠梗阻	—
	可为急性阑尾炎及梅克尔憩室炎	平片少见游离气体
结肠	肠梗阻	典型表现为盲肠穿孔
		高危因素:结肠直径>13cm,患者有泼尼松及其他免疫抑制剂用药史(上述患者症状及体征可能很轻微)
	憩室炎	
	炎症性肠病(溃疡性结肠炎、克罗恩病)	
	中毒性巨结肠	
	有时为自发性穿孔	—
胆囊	胆囊切除术或肝脏活检时医源性穿孔	通常情况下,损伤胆道或十二指肠
	急性胆囊炎极少见	通常被网膜包裹

症状及体征

食管、胃及十二指肠穿孔骤然起病、病情危重,伴剧烈全腹痛,有压痛及腹膜炎体征。可有肩部放射痛。

除上述情况外,其他疼痛及炎症情况下,亦可见消化道其余部位穿孔。由于穿孔较小,且被网膜包裹,故腹痛逐渐发生,压痛部位局限。可有局灶压痛。上述情况下,很难鉴别穿孔与疾病恶化、治疗无效。

各类穿孔时,常见恶心、呕吐及纳差。肠鸣音常减弱或消失。

诊断

- 腹片
- 若诊断不明,行腹部 CT 检查

腹片(立卧位片及胸片)具有诊断意义,50%~75%的患者可见膈下游离气体。随时间推移,上述体征更为常见。相比后前位胸片,侧位胸片对于发现游离气体的灵敏度更高。若腹片无法确诊,经口、静脉和/或直肠予造影剂行增强 CT 检查可有助于诊断。若疑似穿孔,不应行钡餐检查。

治疗

- 手术
- 静脉补液及抗生素

若发现穿孔,必须立即手术,延误治疗可致腹膜炎,死亡率迅速上升。若形成脓肿或炎性包块,可仅行脓肿引流。

有时术前置入鼻胃管。容量不足者应留置导尿管以监测尿量。适量补液及电解质以维持体液平衡。可静脉予针对肠道细菌有效的抗生素(如头孢替坦 1~2g,每日 2 次,或阿米卡星 5mg/kg,每日 3 次,及克林霉素 600~900mg,每日 4 次)。

> **关键点**
> - 疼痛骤然出现,随即迅速出现腹膜炎及休克体征
> - 需行平片和/或 CT 检查
> - 需予手术修补术、静脉补液及抗生素治疗

阑尾炎

阑尾炎指阑尾急性炎症,典型表现为腹痛、纳差及腹部压痛。临床诊断为主,辅以 CT 或超声检查。治疗方法为手术切除阑尾。

在美国,急性阑尾炎是急性腹痛需手术治疗最常见病因。人群中超过 5%,一生中可能患阑尾炎。最常见发病年龄为少年及 20~30 岁,但亦可见于任何年龄患者。

其他阑尾疾病包括:类癌、癌症、绒毛状腺瘤及憩室。阑尾病变亦可见于下列情况:克罗恩病或溃疡性结肠炎全结肠累及(炎症性肠病)。

病因

阑尾炎可由阑尾管腔阻塞引起的炎症,主要为淋巴增生所致,但偶可由肠石、异物、甚至蠕虫所致。阑尾腔阻塞可导致扩张、细菌过度生长、缺血及炎症。若不治疗,可发生坏死、坏疽及穿孔。若穿孔被网膜包裹,可形成阑尾脓肿。

症状及体征

经典急性阑尾炎症状为:

- 上腹部或脐周疼痛,之后伴短暂恶心、呕吐及纳差。几个小时后,疼痛转移至右下腹。咳嗽于活动时疼痛加剧

阑尾炎的典型体征为:

- 右下腹麦氏点(髂前上棘与脐之间连线中外 1/3 处)出现压痛及反跳痛

阑尾炎其他体征包括:Rovsing 征(触诊左下腹时,右下腹感疼痛);腰大肌征(右髂关节伸,牵拉髂腰肌时疼痛加重);闭孔内肌征(右侧大腿屈曲,进行内旋时有疼痛)。常见低热(肛温:37.7℃~38.3℃)。

遗憾的是,上述典型临床表现仅见于<50%的患者。症状及体征有诸多变异。疼痛有时难以定位,特别是婴儿及儿童患者。腹部压痛可为弥漫性,或极罕见情况下,患者可无压痛肠鸣音通常减弱或消失;若出现腹泻,应怀疑盲肠后阑尾。尿常规可见红细胞或白细胞。老年人及孕妇中常见不典型症状——尤其疼痛较轻,局部压痛不明显。

诊断

- 临床评估
- 若有需要,行腹部 CT
- 亦可选做 B 超检查

若见典型症状及体征,可做出临床诊断。对于上述表现典型患者,需为完善影像学检查而延迟手术治疗,仅会增加穿孔及后续并发症风险。

若患者临床表现不典型或模棱两可,应立即行影像学检查。增强 CT 对阑尾炎诊断具有较高准确率,且可发现引起急腹症的其他病因。分级加压超声检查十分迅速,并无辐射(尤其适用于儿童);但是,其使用受限于肠道气体,并对识别其他疾病引起的腹痛效果有限。

阑尾炎仍然主要依靠临床诊断。合理选用影像学检查可降低剖腹探查阴性率。

腹腔镜可用于诊断与治疗,尤其适用于不明原因下腹痛女性患者。实验室检查常可见白细胞升高(12 000~15 000/μl),但结果变异范围大;白细胞计数正常并不能除外阑尾炎。

预后

若未行手术治疗或予抗生素(如在偏远地区或既往病例),急性阑尾炎的死亡率>50%。

早期进行手术治疗,急性阑尾炎死亡率<1%,术后恢复迅速且彻底。若有并发症(破裂、脓肿形成或腹膜炎)和/或年老患者,其预后较差:常需再次手术,恢复期长。

治疗

- 手术切除阑尾
- 静脉予补液及抗生素

急性阑尾炎可行开腹或腹腔镜下阑尾切除术;因延误治疗可增加死亡率,故阑尾炎误诊手术率 15% 尚可被接受。即使阑尾穿孔,外科医生仍能够将其切除。偶尔,术中难以定位阑尾——此时它常位于盲肠或回肠后方,或右半结肠的肠系膜中。

阑尾切除禁忌证为炎症性肠病累及盲肠。但对于末端回肠炎,而盲肠正常时,也应该切除阑尾。

术前应静脉注射抗生素。宜使用三代头孢菌素。未穿孔阑尾炎无需抗生素治疗。若发生穿孔,抗生素需用至患者体温及白细胞计数恢复正常;或遵循外科医生所制订疗

程。若无法行手术治疗,可予抗生素治疗,虽无法治愈疾病,可显著提高生存率。

若术中发现巨大炎性包块累及阑尾、末端回肠及盲肠,则应切除整个包块,并行回肠结肠吻合术。疾病晚期若有结肠周围脓肿形成,可在超声引导下行经皮穿刺置管引流或开腹引流术,择期再行阑尾切除术。

> **关键点**
> - 若患者症状及体征典型,则应进行剖腹手术,而非继续完善影像学检查
> - 若患者临床表现不足以支持诊断,则应行CT检查,对于儿童行腹部超声检查
> - 术前给药第三代头孢菌素,若阑尾已穿孔,术后需续用

腹壁疝

腹壁疝指腹腔内容物通过后天或先天性腹壁薄弱或缺陷处向外膨出。多数疝无症状,但部分可能发生嵌顿或绞窄,引起疼痛,需要立即手术治疗。该病依靠临床诊断。治疗进行择期手术。

腹部疝非常常见,男性尤甚,因该病美国每年约进行700 000例手术。

分类

腹部疝可分为腹壁疝或腹股沟疝。由于物理压迫影响血供,造成缺血致绞窄性疝。之后发生坏疽、穿孔、腹膜炎。

腹壁疝 包括脐疝、上腹疝、半月线疝(spigelian hernia)及(腹部)切口疝。脐疝大多数为先天性(沿脐环突出),但部分可为成年后获得性,继发于肥胖、腹水、妊娠或长期腹膜透析。上腹疝沿腹白线发生。半月线疝发生于腹直肌鞘外侧的腹横肌薄弱处,常位于脐下方。切口疝则发生于既往腹部手术切口处。

腹股沟疝 包括腹股沟疝及股疝。腹股沟疝位于腹股沟韧带上方。腹股沟斜疝穿过腹股沟内环进入腹股沟管;腹股沟直疝直接向前突出,不经过腹股沟管。股疝位于腹股沟韧带下方并进入股管。

腹股沟疝占腹部疝约75%。另外10%~15%为切口疝。股疝及其他少见疝占余下10%~15%。

运动型疝气并非真正疝,因其并无腹内脏器由腹壁缺陷处突出。相反,该病原因为:下腹部或腹股沟区肌肉、肌腱或韧带撕裂所致,且多为附着于耻骨的结构。

症状及体征

绝大多数患者主诉为可见一鼓包,有隐隐不适或无症状。多数疝,即使较大,患者取头低脚高位时,持续轻施压便可手法回纳。嵌顿疝无法回纳,可导致肠梗阻。绞窄疝则可引起持续疼痛,并加重,伴恶心及呕吐。疝本身可致触痛,周围皮肤可见红斑;根据疝的部位,可能发生腹膜炎,引起全腹痛、肌卫及反跳痛。

诊断

- 临床评估

腹部疝依靠临床诊断。因疝可能仅在腹腔压力增高时出现,检查时患者应取直立位。若触诊未及疝,应在触诊腹部同时嘱患者咳嗽,或做瓦尔萨尔瓦动作(Valsalva maneuver)。应重点检查脐部、腹股沟处(对于男性患者,可用一个手指触诊腹股沟管)、股三角及所有既往手术切口处。

腹股沟包块可能与疝相类似,前者可能为肿大淋巴结(感染性或恶性)、异位睾丸或脂肪瘤。上述肿物质地硬,无法回纳。阴囊肿物可为精索静脉曲张、阴囊水囊肿或睾丸肿瘤。若体格检查无法明确诊断,可行B超检查。

预后

先天性脐疝极少发生绞窄,无需治疗;大多数在数年内自行缓解。对于巨大脐疝,可在2岁后择期手术修补。成人脐疝有美观方面考虑,亦可择期修补;绞窄疝或嵌顿疝并不常见;若发生,通常包含网膜,而非肠道。

治疗

- 外科手术纠治由于存在发生绞窄风险,致病率更高(高龄患者可致死)

腹股沟疝通常择期手术修补。男性中无症状腹股沟疝可进行观察;若出现症状,需择期手术修补。可通过剖腹手术或腹腔镜修补。

任何一种嵌顿疝或绞窄疝均需外科急诊手术修补。

肠梗阻

(麻痹性肠梗阻;无力性肠梗阻;轻瘫)

肠梗阻是肠道蠕动暂时性停止。最常见于腹部手术后,尤其肠道手术。可出现恶心、呕吐和腹部隐约不适。结合腹部平片及临床表现做出诊断。可予支持治疗,鼻胃管引流及静脉补液。

病因

最常见的原因是:
- 腹部手术
- 腹膜炎或腹膜后炎症[如阑尾炎、憩室炎(参见第95页)、十二指肠溃疡穿孔(参见第107页)]
- 腹膜后或腹腔内血肿(如腹主动脉瘤破裂、腰椎压缩性骨折)
- 代谢性疾病(如低钾血症)
- 药物(如阿片类、抗胆碱能药物,有时可由钙通道阻滞剂所致)
- 有时肾脏或胸腔内疾病(如低位肋骨骨折、下叶肺炎、心肌梗死)亦可导致肠梗阻

腹部手术后胃及结肠动力障碍较常见。小肠基本不受影响,术后几小时动力及吸收功能可恢复正常。胃排空障碍可达24小时或更久。结肠最常见受累,动力障碍可达48~72小时,或更久。

症状及体征

症状及体征包括腹胀、恶心、呕吐及腹部隐约不适。罕见出现机械性肠梗阻的典型腹部绞痛。可见便秘或排少量水样便。听诊无肠鸣音或肠蠕动微弱。腹部无压痛,除非原发病为炎症。

诊断

- 临床评估
- 有时需进行平片检查

与机械性肠梗阻鉴别最为重要。上述两种情况，腹片均可见孤立肠段充气扩张。术后肠麻痹，结肠积气多于小肠积气。术后小肠积气常提示并发症(如梗阻、腹膜炎)。其他类型肠麻痹，腹部平片表现类似梗阻；除非临床表现典型，否则难以进行鉴别。增强CT有助区分两者，并提示可能的病因。

治疗

- 鼻胃管
- 静脉补液

治疗包括持续胃肠减压、禁食、静脉补液及电解质、少量的镇静剂，并避免阿片类及抗胆碱能药物。维持血钾水平正常(>4mmol/L)尤为重要。肠麻痹持续>1周，多由机械性原因所致，应考虑剖腹探查。有时，结肠麻痹可通过结肠镜下减压缓解；极少情况下，可能需行盲肠造口术。结肠镜下减压有助缓解假性肠梗阻(Ogilvie综合征)，即在结肠脾区存在明显梗阻，但钡剂灌肠或结肠镜均未见明显异常，而气体及粪便却无法通过此处。部分医生予新斯的明静滴治疗Ogilvie综合征，需同时进行心电监护。

机械性肠梗阻

机械性肠梗阻是指肠内容物通过肠道时，发生严重机械性障碍或完全受阻。症状包括：绞痛、呕吐、顽固便秘及停止排气。通过临床可以诊断，腹部平片可确诊。治疗包括补液、鼻胃管减压，绝大多数完全性肠梗阻，需手术治疗。

机械性梗阻被分为小肠梗阻(包括十二指肠)及大肠梗阻。梗阻可为部分性或完全性。约85%的小肠部分性梗阻可予内科治疗，而约85%的完全性小肠梗阻需手术治疗。

病因

总体而言，机械性肠梗阻最常见病因为粘连、疝及肿瘤。其他常见原因包括：憩室炎(参见第95页)、异物(包括胆结石)、肠扭转(肠段于肠系膜处扭曲)、肠套叠(一段肠段套入另一段内)，及粪便嵌塞。不同部位肠段发生梗阻原因不同(表10-5)。

病理生理

单纯性机械性肠梗阻无血运受阻。摄入液体、食物、消化道分泌物及气体积聚于梗阻近端。近端肠管扩张，远端塌陷。黏膜正常的分泌及吸收功能受抑制，肠壁发生水肿及充血。严重时肠管扩张，持续存在并进行性加剧，加重肠蠕动及分泌紊乱，增加脱水及发展为绞窄性肠梗阻的风险。

绞窄性肠梗阻肠道血运受阻；见于约25%的小肠梗阻患者。其常伴发于疝、肠扭转及肠套叠。绞窄性肠梗阻可在6小时内进展为梗死及坏疽。先发生静脉阻塞，而后发生动脉闭塞，导致肠壁迅速发生缺血。缺血肠道可发生水肿及梗死，导致坏疽及穿孔形成。大肠梗阻，极少发展为绞窄性肠梗阻(肠扭转除外)。缺血肠段(尤其小肠)或明显肠道明显扩张时，可发生穿孔。若盲肠直径扩张至≥13cm，发生穿孔危险性高。梗阻处肿瘤或憩室亦可发生穿孔。

表10-5 机械性肠梗阻病因

部位	病因
结肠	肿瘤(常见左半结肠)、憩室炎(常见乙状结肠)、乙状结肠或盲肠扭转、粪便嵌塞、先天性巨结肠病、克罗恩病
十二指肠	
• 成人	十二指肠肿瘤或胰头癌、溃疡病
• 新生儿	肠闭锁、肠扭转、系带、环状胰腺
空肠及回肠	
• 成人	疝、粘连(常见)、肿瘤、异物、梅克尔憩室、克罗恩病(少见)、蛔虫感染、中肠扭转、肿瘤致肠套叠(罕见)
• 新生儿	胎粪性肠梗阻、旋转不良肠段发生扭转、肠闭锁、肠套叠

症状及体征

小肠梗阻 起病后短时间内出现症状：脐周或上腹部绞痛、呕吐，完全性肠梗阻者可见顽固便秘。部分性肠梗阻患者可见腹泻。疼痛剧烈且持续提示发生绞窄。若无绞窄，则无腹部压痛。典型表现为腹部绞痛伴肠鸣音活跃高亢。有时可触及扩张肠段。发生肠梗死时，腹部可有压痛，听诊肠鸣音消失或肠蠕动减少。休克及少尿是较为严重体征，提示单纯性肠梗阻晚期或绞窄性肠梗阻。

大肠梗阻 症状较小肠梗阻轻，且逐渐出现。便秘逐渐加重，最终导致顽固性便秘及腹胀。可发生呕吐(通常在其他症状出现后几小时内发生)，但不常见。下腹部绞痛，排便停止。体格检查典型表现为腹部膨隆、肠鸣音高亢。腹部无压痛，直肠空虚。若为肿瘤引起梗阻，可在此处触及包块。全身症状相对较轻，液体及电解质紊乱少见。

肠扭转 常骤然起病，表现为持续性腹痛，有时伴阵发性绞痛。

诊断

- 腹片

腹部立卧位片足以进行诊断。尽管仅行剖腹探查可明确诊断有无绞窄，但连续进行体格检查可早期发现警报症状。白细胞计数升高及酸中毒，提示已发生肠绞窄；但若绞窄处肠段静脉流出减弱，可能无上述表现。

平片见阶梯状扩张肠袢往往是小肠梗阻典型表现；亦可见于右半结肠梗阻。腹部立位片可见液平。肠麻痹的平片表现及症状与肠梗阻类似(肠道麻痹并无梗阻)，前者通常较轻；进行鉴别诊断较为困难。上段空肠梗阻或闭襻型绞窄(伴发于肠扭转)时可能无肠袢扩张或液平。平片上梗死肠段可有占位效应。肠壁积气提示坏疽。

腹片可见大肠梗阻近端结肠扩张。盲肠扭转表现为中腹部或左上腹部单个大气泡。若同时发生盲肠及乙状结肠扭转，钡剂灌肠可显示梗阻部位，典型表现为"鸟嘴样"畸形；该检查也可使乙状结肠扭转复位。若无法进行造影剂灌肠，可通过结肠镜行乙状结肠减压，用于盲肠扭转无效。

治疗

- 胃肠减压

- 静脉补液
- 若怀疑肠缺血,予静滴抗生素

凡疑有肠梗阻患者均应住院治疗。急性肠梗阻诊断及治疗必须同时进行。外科医师应自始至终参与诊治。

小肠及大肠梗阻支持治疗方法相同:胃肠减压、静脉补液(0.9%生理盐水或乳酸盐林格液以补充血容量),置导尿管监测尿量。应根据检查结果补充电解质,反复呕吐易导致低钾与低钠。若怀疑肠缺血或梗死,剖腹探查前应予抗生素(如三代头孢菌素,头孢替坦2g静脉注射)。

特殊处理方法 成人十二指肠梗阻常行手术切除治疗,若病变肠段无法切除,可予姑息性胃空肠吻合术(用于儿童)。

完全性小肠梗阻患者,宜早期剖腹手术;但对于极重症、脱水患者,手术可延迟2~3小时,至补充血容量及提高尿量后进行。尽可能切除病灶。若胆结石是造成阻塞原因,应行肠切开术取出结石,而无需行胆囊切除术。应采取措施预防肠梗阻复发,包括修补疝、去除异物及粘连松解。对于术后早期梗阻、粘连致反复梗阻,且无腹膜炎体征者,可置入长肠管(许多医生认为标准鼻胃管疗效相同)进行治疗,而无需手术。

腹腔内癌症播散导致小肠梗阻是成人胃肠道肿瘤患者的主要死因。经手术或内镜支架形成梗阻旁路,可短暂姑息性缓解症状。

通常可采用 I 期切除及吻合术治疗梗阻性结肠癌,按需行临时结肠造口术或回肠造口术。若无法实施上述手术,可切除肿瘤,行结肠造口或回肠造口;造口可远期关闭。有时,可行结肠改道造口术,延期行肿瘤切除术。

若憩室炎致梗阻,可伴穿孔。若发生穿孔及弥漫性腹膜炎,虽有切除指征,但手术难度将很高。进行切除及结肠造口,择期行肠吻合。

粪便嵌塞常见于直肠,可用手指或灌肠予以清除。然而,粪块或混合物(钡剂与抗酸剂)可致完全性梗阻(常见乙状结肠),需剖腹手术。

盲肠扭转需行受累肠段切除及吻合术;体弱者,需行盲肠造口术将盲肠固定于正常位置。乙状结肠扭转,可内镜下减压或置入长直肠管,数日后进行手术切除及吻合术。若不行切除术,无法避免肠扭转复发。

> **关键点**
> - 肠梗阻最常见病因为:粘连、疝及肿瘤;若无既往手术或疝,小肠梗阻常见病因为肿瘤
> - 呕吐及液体进入第三间隙液,可致血容量不足
> - 长期梗阻可导致肠管缺血、梗死及穿孔
> - 手术修复前予胃肠减压及补液治疗
> - 若患者因肠粘连反复肠梗阻,急诊手术前应先尝试胃肠减压

腹内脓肿

腹腔脓肿可以发生在腹腔及腹膜后任何部位。常见于手术、创伤或腹部感染及炎症,尤其是腹膜炎或穿孔。临床症状为精神萎靡、发热及腹痛。根据CT结果以诊断。需要行手术或经皮引流脓肿。抗生素辅助治疗。

病因

腹腔脓肿可以分为腹腔内、腹膜后或脏器脓肿(表10-6)。许多腹腔脓肿继发于空腔脏器穿孔或结肠癌。其余可能因感染或炎症反应蔓延所致,包括:阑尾炎、憩室炎参见第95页]、克罗恩病(参见第122页)、胰腺炎、盆腔炎或任何引起弥漫性腹膜炎的疾病。腹部手术,尤其消化道或胆道手术,是另一个重要危险因素:术中或术后可能由于吻合口漏污染腹膜。腹部创伤-特别是肝、脾、胰或肠道撕裂或血肿-无论手术与否,均可形成脓肿。

表10-6 腹腔脓肿

部位	病因	微生物
腹膜腔内		
膈下	术后;空脏器穿孔、阑尾炎、憩室炎或肿瘤;克罗恩病;盆腔炎;任何病因引起弥漫性腹膜炎	肠道菌群,常含多种微生物
右下腹或左下腹		
肠袢间		
结肠旁		
盆腔		
腹膜后		
胰腺	创伤、胰腺炎	肠道菌群,常含多种微生物
肾周	肾脏实质脓肿播散(肾盂肾炎的并发症或罕见来源于远处血行播散)	需氧革兰氏阴性杆菌
脏器		
肝	创伤、上行性胆管炎、门静脉菌血症	若为胆道来源,则多为需氧革兰氏阴性杆菌感染;若为门静脉菌血症,可有多种肠道菌群感染;可能有阿米巴感染(参见第1530页)
脾	创伤、血行播散、梗死(镰状细胞病及疟疾)	葡萄球菌、链球菌、厌氧菌、需氧革兰氏阴性杆菌,包括:免疫抑制患者为沙门菌,念珠菌

造成感染的微生物来源于正常肠道菌群,包含厌氧菌与需氧菌。最常分离出的是需氧革兰氏阴性杆菌(如大肠埃希菌和克雷伯菌)、需氧菌(尤其是脆弱拟杆菌)。

未引流的脓肿可能蔓延至邻近组织、腐蚀血管(导致出血或血栓形成)、破溃至腹腔或肠道,或形成皮肤或生殖泌尿系窦道。膈下脓肿可破溃至胸腔,引起气胸、肺脓肿或肺炎。下腹部脓肿来源于大腿或直肠窝。脾脓肿是心内膜炎患者接受恰当抗菌治疗,仍持续菌血症的罕见病因。

症状及体征

穿孔或严重腹膜炎后1周之内即可形成脓肿,而术后脓肿于2~3周后形成,极少数可在数月后形成。尽管临床表现各异,大多数脓肿均有发热及不同程度腹部不适表现(常在脓肿附近)。可出现全腹或局部麻痹性肠梗阻。恶心、纳差及体重减轻亦常见。

Douglas陷凹脓肿与直肠乙状结肠连接部毗邻,故可致腹泻。脓肿位置若毗邻膀胱,可致尿急或尿频;若脓肿由憩室炎所致,可能出现结肠膀胱瘘。

膈下脓肿可引起胸部症状,如干咳、胸痛、呼吸困难及肩部疼痛。听诊或可闻及干湿啰音或胸膜摩擦音。若有肺底不张、肺炎或胸腔渗出,叩诊呈浊音,听诊呼吸音减弱。

脓肿部位常有压痛。大的脓肿部位可触及包块。

诊断

- 腹部CT
- 很少用核素扫描

若疑似脓肿,口服造影剂行腹部及盆腔CT检查。行影像学检查亦可见异常:腹部平片可见脓肿内肠外积气、邻近器官移位、脓肿处见软组织影,或腰大肌影缺失。膈肌附近脓肿,胸片上可见异常,如同侧胸腔渗出、膈肌抬高或固定、肺下叶浸润及肺不张等。

应行血常规及血培养。大多数患者白细胞计数增高,贫血亦常见。

偶尔,行[111]-铟标记白细胞核素扫描,有助于诊断腹内脓肿。

预后

腹内脓肿死亡率为10%~40%,临床结局主要由患者基础疾病或创伤、一般情况决定,而非脓肿性质及所在部位。

治疗

- 静滴抗生素
- 引流:经皮或手术

几乎所有腹腔脓肿需行引流,可以通过经皮导管或手术进行;下列情况无需引流,包括:小脓肿(<2cm)位于结肠周围或阑尾,可自发引流至皮肤或进入肠道。下列情况提示导管引流效果好(通常于CT或超声引导下置管):脓腔很少;引流路径不穿过肠道或未被污染的脏器、胸膜或腹膜;污染源已被控制;脓液较稀可从导管排出。

抗生素无法治愈脓肿,但可控制血行播散,应于引流术前及术后用药。选择药物应对肠道菌群有效,如,氨基糖苷类——联用庆大霉素(1.5mg/kg,每8小时1次)和甲硝唑(500mg,每8小时1次)。亦可选择单剂予头孢替坦(2g,每12小时1次)。既往抗生素用药或院内感染患者,使用抗生素抗菌谱应能覆盖耐药需氧革兰氏阴性杆菌(如假单胞菌)与厌氧菌。

营养支持十分重要,推荐进行肠内营养。若无法进行肠内营养,需尽早开始肠外营养支持。

> **关键点**
> - 有相关病史(如腹部外伤、腹部手术)或因素(如克罗恩病、憩室炎、胰腺炎)的患者,若有腹痛及发热,需考虑腹腔脓肿可能
> - 脓肿可能是癌症的首发表现
> - 可通过腹部CT进行诊断
> - 治疗方法为经皮或手术引流;需予抗生素治疗,但单用不足以进行治疗

缺血性结肠炎

缺血性结肠炎为结肠血流一过性降低所致。

可发生坏死,但通常局限于黏膜层或黏膜下层,偶尔发生全层坏死需手术。主要见于老年人(>60岁),由小血管动脉粥样硬化所致。亦可为腹主动脉瘤修复术后并发症。

相比急性肠系膜缺血,该病起病慢,症状轻,可见左下腹疼痛,后出现便血。通过CT或结肠镜予以诊断;无需行血管造影或磁共振血管造影。治疗包括静脉补液支持、禁食及抗生素。极少需手术治疗,除非缺血性结肠炎为血管手术并发症或伴有黏膜全层坏死。约5%的患者可有复发。偶尔在数周后,肠管缺血处可发生狭窄,需行手术切除。

11. 肛门直肠疾病

肛管 起于肛门括约肌,止于肛门直肠交界处(梳状线、皮肤黏膜交界处或齿状线),该处有8~12个肛隐窝和5~8个肛乳头。肛管内壁覆以肛膜,为外部皮肤的延续。肛管附近的皮肤分布着大量的躯体感觉神经,因而对疼痛

刺激高度敏感。肛管静脉通过腔静脉系统回流,肛门直肠交界处的静脉则通过门静脉和腔静脉系统回流。肛管的淋巴则回流到髂内淋巴结、阴道后壁(女性)和腹股沟淋巴结。静脉和淋巴管的分布决定了恶性病变及感染的播散途径。

直肠 为乙状结肠的延续,起始于第3骶椎水平,延续至肛门直肠交界处。直肠内壁由红色含腺体的黏膜构成,分布着自主神经,对疼痛相对不敏感。静脉回流至门静脉系统。直肠的淋巴回流沿痔上血管到达肠系膜下和腹主动脉淋巴结。

围绕肛管的**括约肌环**由内括约肌、肛提肌的中央部分及部分外括约肌构成。其前面部分较易受创伤而造成失禁。耻骨直肠肌在直肠周围形成肌悬带,起到支持和协助排便作用。

病史 病史询问包括出血、疼痛、凸起、溢出物、肿胀、感觉异常、排便次数、大便失禁、大便性状、泻药和灌肠剂的应用及腹部和泌尿系统症状等详细情况。所有患者均需询问肛门性交情况及任何可能导致创伤和感染的情况。

体格检查 检查应该轻柔,并且在光线充足的地方进行。包括外部望诊、肛门周围和直肠内指诊、腹部检查、直肠阴道双合诊。肛门镜检查和硬式或可弯曲性乙状结肠镜检查常需要检查至痔环上方15~60cm处(参见第88页)。望诊、触诊和肛门镜及乙状结肠镜检查时,患者最好采取左侧卧位(Sim位)或膝胸位,或者于倾斜床上进行。对于疼痛性肛门病变,可能需要进行表面麻醉(5%利多卡因软膏)、局部麻醉,甚至全身麻醉。若患者能耐受,行磷酸盐清洁灌肠可能有助于乙状结肠镜检查。可做活检、涂片及培养等检查;如有指征,可行影像学检查。

肛裂
(肛门溃疡)

肛裂是肛管黏膜的急性纵向撕裂或肛管鳞状上皮的慢性卵圆形溃疡。可导致剧烈疼痛,有时伴出血,尤其在排便时。诊断依靠视诊。治疗方法为局部清洁、使用粪便软化剂,有时可注射肉毒杆菌毒素和/或手术治疗。

肛裂被认为是由坚硬或大块的粪便撕裂损伤肛管所致,并继发感染。创伤(如肛门性交)导致的肛裂少见。裂口可引起内括约肌痉挛、血供减少,导致肛裂经久不愈。

症状及体征

肛裂常发生在肛管后中线,但也可以发生在前中线。偏离中线的肛裂常有其他特殊的病因,比如克罗恩病。肛裂下端可出现外部皮赘(前哨痔),上端则可出现一个扩大的(增厚的)肛乳头。

婴儿可发生急性肛裂,但慢性肛裂罕见。慢性肛裂须与癌肿、原发性梅毒病变、结核及克罗恩病导致的溃疡相鉴别。

肛裂导致的疼痛和出血常在排便时或排便后发生,持续数小时,直至下次排便前消失。检查必须轻柔,需将肛门适当扩开以便视诊。

诊断
- 临床评估

通过视诊而诊断。除非发现其他特殊病因或外观和/或部位异常,一般不需要进一步检查。

治疗
- 软化大便
- 保护性药膏、坐浴
- 硝酸甘油药膏、钙通道阻滞剂外用或注射A型肉毒素

通过保守的方法最大限度地减少创伤(如粪便软化剂、车前子、纤维素),通常就可以有效治疗肛裂。使用保护性氧化锌软膏和温和的栓剂(如甘油栓剂)、润滑直肠下端及软化大便,可帮助肛裂愈合。每次大便后局部麻醉(如苯唑卡因或利多卡因)和温水(不是热水)坐浴10~15分钟可暂时缓解疼痛。局部用0.2%硝酸甘油、0.2%硝苯地平、2%精氨酸胶及向内括约肌注射A型肉毒素等,以放松直肠括约肌和降低最大肛门静息压,可能有助于愈合。保守治疗无效时,需要手术(肛门内括约肌切开术或限制性肛门扩张术)松解肛门内括约肌环。

肛门直肠脓肿

肛门直肠脓肿是直肠周围部位局限的脓液积聚。脓肿通常起源于肛门隐窝。症状为肿痛。诊断主要依靠体检、CT或盆腔MRI示深部脓肿。治疗为手术引流。

脓肿可发生于直肠周围间隙,位置可表浅或较深。**肛周脓肿**位置表浅,伴皮肤脓头。**坐骨直肠脓肿**位置深,可穿过括约肌达肛提肌下方的坐骨肛门窝,甚至可穿透对侧壁,形成"马蹄形"脓肿。肛提肌上方的脓肿(如盆腔直肠脓肿)常由憩室炎或盆腔感染引起,位置较深,可延伸到腹膜及腹腔器官。克罗恩病(特别是结肠克罗恩病),有时可引起肛门直肠脓肿。常发生混合感染,以大肠埃希菌,变形杆菌,拟杆菌,链球菌和葡萄球菌为主。

症状及体征

浅表脓肿可非常疼痛;其特征为肛周肿胀、发红、触痛。发烧罕见。

深部脓肿可引起中毒症状(如发热、寒战、不适),但疼痛不明显。肛周外表可能无异常,但直肠指诊可发现直肠壁有波动、肿胀。高位骨盆直肠窝脓肿可导致下腹痛和发热,有时发热是唯一的症状而缺乏直肠症状。

诊断
- 临床评估
- 很少需要麻醉下检查或CT检查

合并皮肤脓肿者,如直肠指诊正常且无全身疾病表现的患者,无需行影像学检查。有深部脓肿或克罗恩病复杂肛周病变,进行脓肿引流时,需麻醉行进一步检查。高位脓肿(肛提肌上方脓肿)需行CT检查,以明确腹腔内感染源。

治疗
- 切开或引流
- 高风险患者应用抗生素

需及时切开并充分引流,不应待皮肤脓肿形成后方进行。许多患者可行门诊引流手术,深部脓肿引流需在手术室进行。发热、中性粒细胞减少、糖尿病患者或显著蜂窝织炎,需抗生素治疗,(如环丙沙星500mg静脉注射,每12小

时1次,以及甲硝唑500mg静脉注射,每8小时1次,氨苄西林/舒巴坦1.5g静脉注射,每8小时1次)。不主张对体健的浅表脓肿患者使用抗生素。引流后可能发生肛门直肠瘘。

> **关键点**
> - 肛门直肠脓肿位置可表浅或较深
> - 浅表脓肿可临床诊断,在门诊或急诊室引流
> - 深部脓肿通常需在麻醉下进行检查和/或影像学检查,必须在手术室引流
> - 免疫功能低下者及深部脓肿者应接受抗生素治疗

肛门直肠瘘
(肛瘘)

肛门直肠瘘为管状瘘管,一端开口于肛管,另一端通常开口于肛周皮肤。症状为流液和偶发疼痛。诊断依靠体检和乙状结肠镜。常需要手术治疗。

瘘管 常自然发生,或继发于肛周脓肿引流。易感因素包括克罗恩病和结核。大多数瘘管源于肛门直肠隐窝,其他可能由憩室炎、肿瘤或创伤引起。婴儿肛瘘是先天性的,男孩更多见。**直肠阴道瘘**可继发于克罗恩病、产科损伤、放射治疗或肿瘤。

症状及体征

常有反复发作脓肿病史,随后出现间歇性或持久性流脓。常有脓性分泌物或血性分泌物,或两者均有。若有感染,可有疼痛。视诊时可见一个或多个继发的开口。触诊往往可摸到一个条索状管道。插入探针至瘘管内可以确定其深度、方向及原发开口。

诊断
- 临床评估
- 乙状结肠镜

通过体格检查以明确诊断。怀疑克罗恩病时需行乙状结肠镜检查(参见第122页)。隐匿性瘘管需与化脓性肛门汗腺炎、藏毛病、皮肤化脓性窦道和尿道会阴瘘鉴别。

治疗
- 各种外科干预措施
- 若由克罗恩病所致,需药物治疗

过去,唯一有效的治疗方法是外科手术,通过手术将原发口和整个瘘管敞开形成一条"沟"。必要时可分离部分括约肌。如果相当一部分括约肌环被分离,可能致一定程度失禁。传统手术之外的其他治疗措施包括:改良皮瓣疗法、生物制剂填塞、瘘管内纤维蛋白胶灌注。最近,瘘管结扎术(LIFT),即在括约肌间将瘘管分离,已作为一种可避免失禁的新替代治疗方法而被广泛接受。

如有腹泻或者克罗恩病,因疾病可致伤口愈合延迟,不宜做瘘管切开术。对于克罗恩病患者可给予甲硝唑或其他合适的抗生素,以及支持治疗(参见第124页)。克罗恩病瘘管,予英夫利昔单抗治疗,可有效使瘘管愈合。

大便失禁

大便失禁是指非自主排便。

肛门失禁可由脊髓损伤或病变、先天性异常、肛门和直肠的意外损伤、直肠脱垂、糖尿病、严重痴呆、粪便嵌塞、广泛的炎症、肿瘤、产科损伤、肛门括约肌切断或扩张引起。

体格检查应注意评估括约肌总体功能和肛门周围感觉,并排除粪便嵌塞的可能。肛门括约肌超声、骨盆和会阴MRI、骨盆底肌电图和肛门直肠测压法也可考虑采用。

治疗
- 排便管理方案
- 会阴部锻炼,有时需要生物反馈
- 有时需要外科干预

治疗包括训练定时排便的习惯,以形成可预测的排便模式。方法包括摄入足量的液体和足够容积的食物。让患者坐于便桶,或给予其他常用促排便食物(如咖啡),以鼓励其排便。可采用栓剂(如甘油栓,双醋苯啶栓)或磷酸盐灌肠。若不能建立规律的排便习惯,低渣饮食、口服洛哌丁胺可能减少排便次数。

简单的会阴运动,即患者反复收缩肛门括约肌、会阴肌和臀肌,可强化组织,有助排便控制,尤其适用轻症患者。对于有治疗意愿的患者,若其可理解并执行指令,且其肛门括约肌能感受直肠膨胀,建议在外科手术前试用生物反馈疗法(训练患者最大限度地使用肛门括约肌,更好地感受生理刺激)。生物反馈治疗对70%的此类患者有效。

括约肌缺损者可直接行括约肌缝合修补术。如果残留的括约肌不足以直接修补,特别是对<50岁的患者,可用股薄肌转位术。然而,这些手术的疗效持续时间并不长。一些中心正在进行研究,在股薄肌内安置起搏器及人造括约肌。这些及其他的试验性疗法仅在美国部分研究中心作为科研项目开展。骶神经电刺激有望用于治疗大便失禁。另外,可采用Thiersh线或其他材料环绕肛门。当所有方法都失败时,可考虑行结肠造瘘术。

痔

痔是直肠下段痔静脉丛的静脉扩张。症状包括刺激征和出血。血栓性痔有痛感。诊断依靠视诊或肛门镜检查。治疗包括对症治疗、内镜下套扎、注射硬化剂,有时需外科手术。

肛肠区血管压力增加导致痔疮。这种压力可能来源于怀孕、经常提重物,或反复用力排便(如由便秘导致)。可为外痔或内痔。在少数人中,直肠静脉曲张由门静脉压力增高造成,与痔疮不同。

外痔 位于齿状线以下,表面覆以鳞状上皮。

内痔 发生在齿状线以上,表面为直肠黏膜。典型的痔通常发生于右前方、右后方和左侧方。可发生于成人和儿童。

症状及体征

痔通常无症状,或仅表现为突出。痔很少引起肛门瘙痒。

外痔可能发生血管栓塞，导致疼痛以及产生紫色突出物。极少发生溃疡并导致少量出血。肛门区域的清洗可能比较困难。

内痔的特点是排便之后出血，常发现便纸上带血，有时便池内可见血液。内痔可造成不适，但疼痛轻于血栓性外痔。内痔有时可导致黏液溢出和排便不尽感。

若痔过度突出并缩窄阻碍血运，可发生绞窄性痔。偶在坏死和溃疡后出现痛感。

诊断

- 肛门镜检查
- 有时需乙状结肠镜或结肠镜检查

大多数伴疼痛的痔、血栓性痔，无论是否合并溃疡，均可建议行肛门及直肠检查。无痛或出血性痔需行肛门镜检查。若患者表现为直肠出血，仅排除其他严重病变后，才可归咎于痔（如通过乙状结肠镜或结肠镜排除其他病变）。

治疗

- 软化大便，坐浴
- 血栓性外痔很少需要切除
- 内痔可予硬化剂注射或橡皮圈套扎

所有的痔均需对症治疗。包括软化粪便（如多库酯、车前子）、每次便后或需要时温水坐浴（可耐受温度的热水，坐浴10分钟）、局部涂敷含利多卡因的麻醉剂软膏、金缕梅软膏（作用机制不清）。可用 NSAID 治疗血栓性痔引起的疼痛。偶尔，外痔简单切开可迅速缓解疼痛，局部 1% 利多卡因浸润麻醉后，切除痔中栓塞部分，然后用可吸收缝线缝合。

出血性内痔，注射硬化剂治疗，常用含 5% 苯酚的植物油。止血可至少暂时停止。

如果痔较大、痔脱垂或传统治疗无效，可用橡皮圈套扎疗。内外混合痔，仅对内痔进行套扎。将一个直径为 0.5cm 的弹性橡皮圈扩张，然后把痔核从橡皮圈中拉出，再把橡皮圈缩回扎紧痔，使其坏死脱落。一般情况下，一个痔每 2 周套扎 1 次，可能需要套扎 3~6 次。有时可一次套扎多个痔。

非脱垂痔、出血性内痔、因疼痛敏感而不能套扎治疗，或套扎圈不能治愈的痔，可行红外线光照凝固法。多普勒引导下痔动脉结扎术，即采用直肠超声探头确定缝合结扎血管具前景，但仍需进一步研究以评估总体疗效。激光破坏、冷凝法和其他各种电破坏法的疗效尚未明确。

手术治疗仅用于其他治疗方法无效的患者。术后疼痛、尿潴留和便秘较为常见。吻合器吻合是治疗环形痔的另外一种方法，术后疼痛少，但与传统手术相比，复发率及并发症发生率高。

> **关键点**
> - 外痔可能发生栓塞，疼痛明显但很少出血
> - 内痔经常出血但不经常疼痛
> - 大便软化剂、局部治疗、镇痛药通常足以治疗外痔
> - 出血内痔可能需要注射硬化剂、橡皮圈结扎，或其他消融方法
> - 手术是最后的手段

肛提肌综合征

肛提肌痉挛引起发作性直肠疼痛。

痉挛性肛周痛（直肠一过性疼痛）和尾椎痛（尾骨区域的疼痛） 是肛提肌综合征的表现。直肠痉挛可引起疼痛，多与排便无关，发作时持续 <20 分钟。疼痛可短暂而剧烈，或为直肠高位模糊疼痛。可自行发生或于坐位时出现，可使患者从睡眠中痛醒。肛门排气或排便后疼痛可缓解。重症病例疼痛可持续数小时，且反复发生。患者可能因此经历多次直肠手术，但无效果。

诊断

- 临床评估体格检查能够排除其他引起直肠疼痛的疾病（如痔、肛裂、脓肿）。尽管可有肛提肌的触痛或僵硬感（常位于左侧），但体格检查往往正常。部分病例由下腰或前列腺疾病引起。同时需排除引起盆腔疼痛的其他原因。多数情况下，肛提肌综合征的原因尚不明确

治疗

- 止痛药、坐浴
- 有时电刺激治疗

治疗包括向患者解释该病属于良性病变。急性发作时，可通过肛门排气和排便、坐浴或弱止痛药缓解疼痛。当症状较严重时，行直肠下端电刺激物理疗法常有效。也可试用局部或区域麻醉下肌肉放松或肛门括约肌按摩，但疗效尚不明确。

藏毛病

藏毛病指骶尾部急性脓肿或慢性引流形成的窦道。

藏毛病多见于年轻多毛的白种男性，也可见于女性患者。在骶骨区皮肤上有一个或数个沿中线或偏心排列的小凹或窦道，可能形成一个腔，其中常有毛发。通常无症状，感染时伴有疼痛。

急性脓肿需切开引流治疗。通常，若一个或多个慢性引流窦道持续存在，必须手术切除并一期闭合，最好采用开放式手术（如膀胱切开术或袋形缝合术）。通常不需使用抗生素。较大的囊肿可能需要回转皮瓣以关闭缺损。

直肠炎

直肠炎是指肠直肠黏膜的炎症，可源于感染、炎症性肠病或放疗。症状主要为直肠部位的不适感和出血。通过乙状结肠镜进行诊断，通常需培养及活检。治疗由病因而定。

直肠炎可能是下列疾病的一种表现

- 性传播疾病（如淋球菌，衣原体）
- 某些肠道感染（如空肠弯曲杆菌，痢疾杆菌，沙门菌，参见第 1373 页）
- 炎症性肠病（参见第 119 页）
- 放射治疗

直肠炎可以与既往抗生素的使用有关。

性传播所致的直肠炎在男性同性恋者更常见。免疫缺

陷患者感染单纯疱疹病毒和巨细胞病毒的危险性较大。

症状及体征

通常情况下，患者主诉里急后重、直肠出血或直肠排出黏液。由淋病、单纯疱疹或巨细胞病毒引起的直肠炎可伴有剧烈的肛门直肠疼痛。

诊断

- 直肠镜或乙状结肠镜
- 检测性传播疾病和艰难梭状芽孢杆菌

直肠镜或乙状结肠镜检查发现直肠黏膜炎性改变可明确诊断。小而分散的溃疡和滤泡提示疱疹感染。需通过直肠拭子检测淋球菌及衣原体（通过培养或连接酶链反应）、肠道病原体（通过培养）及病毒病原体（通过培养或免疫测定）。要行梅毒血清学试验和大便梭状芽孢杆菌毒素检查。有时需要行黏膜活检。结肠镜可对部分病例有价值，以排除炎症性肠病。

治疗

- 根据病因选用不同的治疗措施

感染性直肠炎 可用抗生素治疗。非特异性直肠炎的男同性恋患者可经验性给予头孢曲松125mg，肌注，每日1次（或环丙沙星500mg，每日2次，口服7日），加上多西环素100mg口服，每日2次，连用7日。治疗抗生素相关性直肠炎，可用甲硝唑(250mg口服，每日4次)或万古霉素(125mg口服，每日4次)，连续7~10日。

患处黏膜局部应用甲醛溶液可有效治疗**放射性直肠炎**。其他治疗方法包括：外用糖皮质激素泡沫（氢化可的松90mg）或灌肠（氢化可的松100mg或甲泼尼龙40mg），每日2次，共3周；或睡前美拉沙嗪灌肠(4g)，持续3~6周。美拉沙嗪栓剂500mg，每日1次或2次；美拉沙嗪800mg口服，每日3次，或柳氮磺胺嘧啶500~1 000mg口服，每日4次，≥3周，上述药物单独使用或与外用药物联合使用均可能有效。对这些治疗均无效的患者，予一疗程全身糖皮质激素治疗可能有效。可尝试多种凝固疗法，包括氩等离子体、激光、电凝和加热器探头治疗。

肛门瘙痒

肛门周围皮肤易于发生瘙痒，可由多种疾病导致（表11-1）。称为肛门瘙痒。偶尔，这种刺激被患者误认为疼痛，因此需要排除其他原因导致的肛周疼痛（如脓肿）。

表 11-1 肛门瘙痒的原因

原因	有提示意义的临床表现	诊断方法
肛门直肠疾病		
炎症性肠病（如克罗恩病）	脓性分泌物	肛门镜检查、乙状结肠镜或结肠镜检查
	直肠疼痛（有时）和/或腹部疼痛（经常）	
	有时瘘口有流出物	
	有时腹泻	
痔疮（内部或外部）	合并内痔时表现为出血（便纸上或便池内少量血液）	临床评估
	合并外痔时表现为肛门疼痛性肿块	常采用肛门镜或乙状结肠镜
感染		
细菌感染（抓伤导致继发性感染）	炎症抓伤区域	临床评估
念珠菌	肛周皮疹	临床评估
		有时检查皮肤碎屑
蛲虫	一般见于儿童	采用透明胶纸黏拭肛周皮肤，在显微镜下检查蛲虫卵（参见第1501页）
	有时见于多名家庭成员	
疥疮	瘙痒剧烈，夜间为甚	临床评估
	身体其他部位也可能出现瘙痒	皮屑检查
	受感染的区域可能出现粉红色、轻微的线条状或块状（洞穴状）隆起	
皮肤病		
特应性皮炎	伴瘙痒、红色、渗出、硬皮皮疹	临床评估
肛周癌（如鲍恩病，乳腺外佩吉特病）	鳞屑或结痂病变	活检
银屑病	典型银屑病斑块	临床评估
	有时皮肤其他部位见斑块	
皮赘	肛门上小组织瓣	临床评估

续表

原因	有提示意义的临床表现	诊断方法
药物		
抗生素	目前或近期抗生素的应用	尝试回避
食物和膳食补充剂		
啤酒、咖啡因、巧克力、辣椒、奶制品、坚果、西红柿制品、柑橘类水果、调味剂或维生素 C 片	仅摄入物质后才出现症状	尝试回避
与卫生相关		
过度出汗	患者自述过度出汗，特别着紧身和/或合成材料衣物时	尝试减少出汗（如穿着宽松纯棉内衣，改变清洁方式经常更换内衣）
清洗肛门部位时过于细致或粗暴	患者描述采用不恰当清洁方式	
清洁不充分		
皮肤刺激物		
局部使用消毒剂、药膏、肥皂和卫生湿巾	患者自述采用可能刺激性或致敏性物质	尝试回避

病因

大多数肛门瘙痒具有以下特点：
- 特发性（大多数）
- 与卫生相关

清洁欠佳导致刺激性大便和汗水残留于肛门皮肤。清洁过度，常用卫生湿巾、强力肥皂，可致干燥、刺激，或偶尔致接触性过敏反应。较大外痔可致排便后清洗困难；较大内痔可致黏液或粪便污秽物流出，进而产生刺激。

其余病因少见，但与多因素相关（参见第 90 页）。对年幼患儿与老年患者，粪便和尿失禁易于出现局部刺激和继发性念珠菌感染。

任何原因所致的皮肤瘙痒可引起瘙痒-搔抓-瘙痒循环，而搔抓可加剧瘙痒。通常，皮肤被抓伤并引起继发感染，会加剧瘙痒。同时，瘙痒和感染局部治疗后，可使皮肤致敏，造成进一步瘙痒。

评估

病史　现病史：应注意是否为急性还是复发性症状。询问患者肛门外用制剂使用情况，包括湿巾、软膏（甚至用于治疗皮肤瘙痒）、喷雾和肥皂。回顾饮食史和药物史（表 11-1），特别是酸性或辛辣食物食用史。询问淋浴和洗澡的频率，了解总体卫生状况。

全身性疾病回顾：应注意疾病导致的症状，包括排尿或排便失禁（局部刺激）、肛门疼痛或肿块、便纸带血（痔疮）、血性腹泻和腹部绞痛（炎症性肠病）、皮肤斑块（牛皮癣）。

既往史：应注意与肛门瘙痒相关的病因，特别是既往肛门手术史、痔疮和糖尿病。

体格检查　一般检查应了解整体卫生状况，注意任何可能存在的焦虑或强迫性行为。

体检　主要集中于肛门区域，重点寻找肛周皮肤改变、粪染或污秽的迹象（提示卫生不佳）和痔疮。外部检查应注意肛周皮肤的完整性、是否出现肤色变暗或增厚（提示慢性病程），以及任何皮肤病变、瘘管、抓痕或局部感染体征。直肠指诊评估约肌收缩功能。令患者做用力排便的动作，有助于发现脱垂内痔。进一步评估肛门直肠痔，需行肛门镜检查。

皮肤科检查　可以在趾间发现疥疮穴，或发现其他由全身皮肤疾病导致的症状。

预警症状：要特别注意以下情况：
- 引流瘘
- 血性腹泻
- 大型外痔
- 脱垂内痔
- 肛周溢便
- 肛周皮肤晦暗或增厚

检查结果解读：卫生问题、外用药物使用和局部病变（如念珠菌感染、痔疮），一般通过病史询问和体格检查易诊断。

成人出现不明原因急性瘙痒，应考虑摄入物质引起；尝试饮食回避可有效。对于儿童，应怀疑蛲虫。

成人出现不明原因慢性瘙痒，病因可能为肛门过度清洁。

辅助检查　对于大多数患者，除检查发现特定问题外，尝试经验性治疗往往有效。如，对可见病变，病因未明时，应行活检、培养或两者均进行。如果怀疑见于学龄儿童的蛲虫感染，，可于清晨用一条透明胶带拍打肛周皮肤皱褶，再将胶带置于玻片上，通过显微镜观察是否有虫卵。

治疗

对全身性疾病和寄生虫或真菌感染，需行特定治疗。

需排除由食物和外用药物引起的肛门瘙痒。

一般措施：衣服应宽松、被褥应轻便。排便后需用脱脂棉或平软物，蘸取清水或市售痔疮清洁液进行肛周清洁，避免使用肥皂和湿巾。不定时、常常喷洒不含药物的滑石粉或玉米淀粉，有助于防潮。短期（<1周）应用1%醋酸氢化可的松乳剂可缓解症状。有时可能需局部应用高效糖皮质激素。

> **● 关键点**
> - 儿童常见病因为蛲虫；成人患者则多为卫生相关
> - 食品和洗涤剂或肥皂可引起肛门瘙痒
> - 适当、无刺激性的卫生保健（清洁时恰如其分、避免刺激性肥皂和化学品制剂），并降低局部潮湿度，可助缓解症状

直肠脱出和脱垂

直肠脱出指直肠无痛性脱出于肛门外。直肠脱垂指直肠全层完全脱出。通过视诊诊断。成人常需要手术治疗。

少量直肠黏膜一过性脱垂常见于体健婴儿。成年人中直肠脱垂持久存在，并进行性加重。

直肠脱垂为直肠壁全层完全脱出。主要病因不清。患者大多数为>60岁女性。

症状及体征

最主要症状为直肠脱出。脱出可发生在用力时、行走或站立时。可出现直肠出血，大便失禁常见。除非发生嵌顿或显著脱垂，一般无疼痛。

诊断
- 临床评估
- 乙状结肠镜、结肠镜或钡剂灌肠

为全面了解脱垂程度，医师应在患者站立或蹲下和用力时进行检查。直肠脱垂有环状黏膜皱襞，据此与痔鉴别。肛门括约肌张力常减弱。必须行乙状结肠镜、结肠镜或X线钡剂灌肠检查以排除其他病变。必须排除原发性神经疾病（如脊髓肿瘤）。

治疗
- 去除用力原因
- 对于婴儿和儿童：有时将臀部绑扎在一起
- 对于成人：有时需要手术

在婴儿和儿童中保守治疗可取得满意疗效。去除用力的原因。在排便间歇期用胶带将臀部紧紧绑扎常可使脱垂自然消退。单纯黏膜脱垂成人患者，可切除多余黏膜。对于直肠脱垂者，可能需直肠固定，即将直肠固定于骶骨。对于年龄较大或全身状况差的患者，可采用金属丝或合成塑料圈套住括约肌环（Thiersch法）。也可考虑行其他会阴部手术（如Delorme或Altemeier法）。

孤立性直肠溃疡综合征

孤立性直肠溃疡综合征是一种罕见的疾病，包括排便费力、排便不尽感，有时有血和黏液排出。可能由于远端直肠黏膜局部缺血引起。诊断依赖临床表现、乙状结肠镜检查及组织活检。轻症患者可经肠给药，但若病因是直肠脱垂，有时需手术治疗。

孤立性直肠溃疡综合征源于创伤导致的远端直肠黏膜局部缺血。

病因包括：
- 直肠脱垂（参见第92页）
- 耻骨直肠肌矛盾性收缩
- 慢性便秘（参见第65页）
- 试图手动排出坚硬大便

症状及体征

患者排便费力、排便不尽感或盆腔胀满，有时由直肠排出血液和黏液。

该综合征命名不恰当，因相关病变可单发或多发，可合并或不合并溃疡；病变包括黏膜红斑至小溃疡。病变通常局限于直肠前壁距肛缘10cm范围内。

诊断
- 临床评估
- 乙状结肠镜检查及活检

一般通过临床病史询问可做出诊断，但有时需乙状结肠镜及活检确诊。对直肠脱垂的内部及全层均需进行评估（参见第92页）。

活检标本组织病理学表明黏膜层增厚伴隐窝结构破坏、固有层被平滑肌和胶原取代，导致黏膜肌层增厚和结构紊乱。

治疗
- 容积性泻药
- 有时需要手术切除脱垂直肠

轻症病例经肠给药、予以容积性泻药，可缓解慢性便秘。如果病因是直肠脱垂，可能需要手术（参见第92页）。

> **● 经验与提示**
> - 该综合征命名不恰当，因相关病变可单发或多发，可合并或不合并溃疡；病变包括黏膜红斑至小溃疡

12. 胃石及异物

食物和其他摄入的物质可以在胃肠道内聚集并行成固体团块。

胃石

胃石是指部分消化或未消化的物质在胃内紧密聚集，不能从胃内排出。通常发生在胃排空异常的患者，尤其是糖尿病胃轻瘫者，也可发生于胃手术后。大多是肠石没有症状，但部分会出现胃出口梗阻综合征的症状。有的胃石能够用酶解法溶解，其他需要内镜处理，有的则需要手术取出。

部分消化的植物类纤维形成的凝结物称为植物性胃石；包含头发的称为毛胃石。药物性胃石是由一些药物凝结形成的（硫糖铝、氢氧化铝凝胶）。其他许多物质也可形成胃石。

病因

毛胃石可重达数千克，最常见于精神障碍患者咀嚼和吞食自己的头发。植物性胃石常见于毕Ⅰ或毕Ⅱ式胃部分切除术后，尤其伴迷走神经离断术后。胃酸过少、胃窦运动减弱及不完全咀嚼是主要的促发因素；上述因素主要发生在老年人中，老年人是胃石发生的高危人群。其他因素包括糖尿病胃轻瘫，以及治疗病态肥胖的胃成形术。此外，现已明确食用柿子会导致胃石（一种含有单宁胶的水果，单宁胶可在胃内形成聚合物），而且>90%此类患者需要手术取出胃石。柿子性胃石的发生有区域性，经常发生在水果种植地。

症状及体征

尽管可能会有餐后腹胀、恶心、呕吐、疼痛和消化道出血等症状，但大多数胃石患者无症状。

诊断

- 内镜大多数检查均可发现胃石，如 X 线、超声和 CT 表现为胃内

占位性病变。它们可能被误认为肿瘤，故通常需上消化道内镜检查。内镜下可见胃石表面极不规则，颜色可有黄绿或灰黑。内镜活检发现有毛发或植物类纤维，即可诊断。

治疗

- 观察
- 有时内镜下取出
- 有时酶解法

如果由内镜首诊，则可在诊断内镜下取出胃石。内镜下用活检钳、套圈器、喷注或甚至激光等方法使胃石破碎，使之可以排出或取出。

若起初未行内镜，则可对症治疗。其他检查时偶然发现的无症状胃石并不一定需要干预。部分病例可试用酶解法。酶解剂包括木瓜蛋白酶（每餐10 000单位）、嫩肉剂［5ml（约1茶匙）溶解在240ml（8盎司）清洁液体，餐前服］或纤维素酶（10g溶解在1L水中，24小时内服完，服2～3日）。如果酶解法不成功，或患者出现症状，可尝试内镜下移除。石头样凝结物和植物性胃石需要手术取石。

消化道异物

各类异物可进入胃肠道。许多会自行排出，但部分会嵌顿，造成梗阻。可发生穿孔。嵌顿最常见于食管（75%）。几乎所有的嵌顿物都可内镜下取出，偶尔需要手术。

儿童、精神错乱的成年人会有意吞咽不能被消化的物品。带义齿者、老年人和醉酒者容易咽下咀嚼不充分的食物（尤其是肉食），这些食物可能嵌顿在食管。走私者为了逃避检查，有时咽下装满药物的气球、药瓶或包裹（体内包装或体内填充），可引起肠梗阻。包装可能破裂，导致药物过量摄入。

食管异物 通常停留在食管狭窄处，如环咽部或主动脉弓水平或在食管胃交界处上方。如果为完全梗阻，患者会出现干呕或呕吐。部分患者因无法吞咽口咽部的分泌物而流涎。尖锐的异物、食管近端的硬币或其他引起严重梗阻症状的异物，应急诊内镜取出。**纽扣形电池**滞留在食管内可引起直接腐蚀性损伤、低电压性烧伤和压迫性坏死，因此也需要立即内镜下取出。

对于其他食管异物，最多可观察12～24小时。高血糖素 1mg 静推和劳拉西泮 1mg 静推（如果初始剂量无效，可于15分钟后再次予 1mg），可松弛食管，使异物自发通过。不推荐使用其他方法，如产泡剂、嫩肉剂、探条扩张等。治疗上可选择内镜下取异物。最好用异物钳、网篮和圈套器等工具，在食管内放一个外套管，以防止异物吸入。

有时异物可刮伤食管，但并未卡住。此时，患者会有异物感，但实际并无异物存在。

胃和肠道异物 除非造成梗阻或消化道穿孔，异物可自行通过食管，并无症状。如果异物抵达胃部，80%～90%可自行通过，10%～20%需要非手术干预，≤1%需要手术治疗。因此，大多数胃内异物可不予处理。但若异物大小超过 5cm×2cm，基本上不能通过胃。因 15%～35%尖锐异物可能导致肠穿孔，因此需要从胃内取出；但小而圆的物体（如硬币或纽扣电池）则可简单地随访观察。检查患者的粪便，若未发现吞入异物，间隔48小时后，应再次摄片。如果硬币

在胃内逗留>4周,或电池胃内>48小时,出现腐蚀胃黏膜征象时,应设法取出。手握式金属探测仪可定位金属异物,可提供与普通X线摄片类似信息。

患者若有穿孔或梗阻症状,需要剖腹探查。对体内携毒患者应高度警惕,因包裹泄漏,可致药物过量。如果患者出现药物中毒的症状,必须立即开腹探查,并临时用药物控制症状(如可卡因中毒,予苯二氮䓬类药物)。无症状患者亦应收治入院。部分医师建议患者吞服聚乙二醇溶液,作为缓泻剂促进异物排出;其他则建议手术取出。尚不清楚何为最佳治疗手段。

已进入小肠异物,常可排出消化道,并不造成问题,但可能在数周或数月后排出。需要关注,异物可卡在回盲瓣或肠道任何狭窄部位,如克罗恩病患者的狭窄肠道中。牙签等异物可在胃肠道内停留数年之久,最后于肉芽肿或脓肿内发现。

直肠异物 胆石、肠石和咽下的异物(包括牙签、鸡骨和鱼刺)可能滞留于肛门直肠交界处。尿路结石、阴道栓、手术海绵或器械可能侵蚀入直肠。某些奇特物品,或与性爱有关的异物,被人为插入,发生意外嵌顿。有些物质可嵌入直肠壁,其余可嵌于肛门括约肌之上。

排便过程中突发、剧烈疼痛,应怀疑为穿透性异物,常位于肛门直肠交界处或之上。其他症状取决于异物大小和形状、原位停留的时间及有无感染或穿孔。

异物因无法通过直肠前屈的角度,故常滞留于直肠中部。肛指检查时可触及异物。需腹部查体和胸部X线检查,以排除腹膜内直肠穿孔可能。

如果可以触及异物,可皮下和黏膜下注射0.5%利多卡因或丁哌卡因进行局部麻醉。用直肠拉钩扩开肛门,然后抓持异物并取出。如不能触及异物,患者通常需住院治疗。肠蠕动常可将异物推至直肠中段,随后可进行上述操作。乙状结肠镜或直肠镜取出异物极少成功,乙状结肠镜检查常常将异物推向近端,延缓排出。少数情况下,需要局麻或全麻下剖腹检查术将异物挤向肛门,或结肠切开取出异物。异物取出后应进行乙状结肠镜检查,以排除严重直肠损伤或穿孔。直肠异物取出可能风险较高,需由有相关经验外科医师或消化科医师进行操作。

13. 憩室疾病

憩室是指从管状结构向外突出的囊状黏膜突起。真憩室包含原正常器官管壁的所有结构。假憩室仅为黏膜通过肌层向外突起。食管憩室(参见第100页)和梅克尔憩室(Meckel diverticulum)是真憩室。结肠憩室是假憩室,可因局部积存粪便、感染、出血或破裂而出现症状。

憩室病

憩室病是结肠多发性憩室疾病,可能因长期低纤维素饮食而引起。大多数憩室无症状,但部分可出现炎症或出血。诊断依靠结肠镜或钡剂灌肠。据临床表现进行相应治疗。

憩室可以发生于结肠的任何部位,常见于乙状结肠,但极少发生于直肠腹膜折返处以下的直肠。憩室的直径从3mm至>3cm不等。大多数憩室是多发的。憩室在<40岁者不常见,但之后发病率迅速增加。几乎每位年龄为90岁者均有多个憩室。巨大憩室很少见,其直径可在3~15cm之间,并可能为单发。

病理生理

肠腔内压力增高使得黏膜从肠管肌层最薄弱处-即邻近肠壁内血管的区域向外突出,从而形成憩室。长期低纤维素饮食的人更易发生憩室,但机制尚不清楚。可能原因为,需更大腔内压力,方可促使较小体积粪便通过结肠。另一种可能解释为:小体积粪便使肠腔直径变小,根据Laplace定律,肠腔压力则增加。

巨大憩室病因尚不清。一种理论指出,这种憩室底部存在瓣膜样异常,肠道气体可进入,但不易自由排出。

症状及体征

大多数憩室(70%)没有症状,15%~25%可出现炎性疼痛(憩室炎),10%~15%表现为无痛性出血。出血的原因可能为嵌塞于憩室内的粪便对邻近血管造成局部破坏。尽管大多数憩室位于消化道远端,但75%的出血来自脾曲近端憩室。约33%的患者(占总数的5%)可发生严重便血,需要进行输血。很少有患者因难治性出血而需要手术(结肠切除术或切除部分结肠)。

诊断
■ 常需结肠镜

无症状憩室通常在钡剂灌肠、结肠镜检查,或腹部CT时偶然发现。如果发生无痛性直肠出血,尤其老年患者,要怀疑是否存在憩室。结肠镜是评估直肠出血的经典方法,除非存在严重进行性出血,常规肠道准备后择期进行。对于严重进行性出血患者,快速肠道准备(鼻胃管3~4小时内灌入5~10L聚乙二醇溶液),可保证肠镜时视野清晰。如果结肠镜未发现出血部位,且持续性出血速度极快(>0.5~1ml/min),血管造影可帮助定位。有时可先行同位素核素扫描以定位。

治疗
- 高纤维膳食
- 有时通过血管造影或内镜治疗止血

憩室病治疗目标为减少节段性痉挛。高纤维饮食,并摄入亚麻籽油或麦麸,可有帮助。禁止低渣饮食。回避植物籽类或其他引起憩室嵌顿的食物的做法,缺乏医学根据。解痉药(如颠茄)无效,且可导致不良反应。无并发症的患者无手术指征。但巨大憩室需手术治疗。

75%的憩室出血会自行停止。常在诊断的过程中给予治疗。如果通过血管造影进行诊断,在动脉内注射血管升压素,可使70%~90%患者停止持续性出血。部分病例,数日内可反复出血,需要手术治疗。血管造影时行栓塞治疗可有效止血,但高达20%的患者发生肠梗死,故不推荐进行。结肠镜下可行热凝、激光凝固血管,或注射去甲肾上腺素。如果这些方法都无法止血,可考虑节段性结肠切除或结肠次全切除。

> **经验与提示**
> - 血管造影时行栓塞治疗可有效阻断憩室出血,但高达20%的患者发生肠梗死,故不推荐

> **关键点**
> - 憩室病是一种发生在结肠的多发性憩室。憩室炎是憩室的炎症
> - 憩室病在<40岁的人群中罕见,随着年龄的增长其发病率增高,尤其低纤维饮食者
> - 10%~15%的患者出现无痛性出血,15%~25%患者出现疼痛发炎(憩室炎)
> - 无症状患者采用高纤维饮食治疗
> - 约75%出血可自行停止;不能自行止血者可采用血管造影时注射血管升压素、结肠镜检查时注射肾上腺素或凝血剂

更多信息

参见 Practice Guidelines on the Diagnosis and Management of Diverticular Disease of the Colon in Adults from the American College of Gastroenterology(美国胃肠病协会制订的成人结肠憩病的诊断和治疗实践指南)

憩室炎

憩室炎是指憩室炎症,导致肠壁蜂窝织炎、腹膜炎、穿孔、瘘管或脓肿。主要症状为腹痛。诊断依靠CT。治疗方法为:肠道休息、抗生素(环丙沙星或三代头孢菌素加甲硝唑),偶尔需要手术治疗。

当憩室发生微小或巨大穿孔时,可引起憩室炎,并释放肠道细菌。75%的患者炎症局限。其余25%的患者可发展为脓肿、游离性腹腔穿孔、肠梗阻或瘘管。瘘管最常累及膀胱,但也可累及小肠、子宫、阴道、腹壁,甚至大腿。

憩室炎在老年患者中最为严重,特别是那些服用泼尼松或其他增加感染风险药物者。几乎所有严重的憩室炎均发生在乙状结肠。

症状及体征

憩室炎患者常表现为左下腹疼痛、触痛和发热。可有腹膜炎体征(如反跳痛或肌卫),尤其是合并脓肿或游离穿孔时。瘘管可表现为气尿、阴道溢粪、腹壁皮肤或肌筋膜感染、会阴或大腿上部皮肤感染。肠梗阻患者出现恶心、呕吐和腹胀表现。出血少见。

诊断
- 腹部CT
- 结肠镜检查

对于已知憩室病史患者,临床上应高度怀疑。但其他疾病(如阑尾炎、结肠或卵巢肿瘤)也可有类似临床表现,故需进一步检查。推荐腹部增强CT检查(口服和静脉注射造影剂),然而根据检查结果,约10%的患者无法与结肠癌鉴别。急性感染控制后,行结肠镜检查对明确诊断是必需的。

治疗
- 根据疾病的严重程度选择
- 轻症患者给予流质饮食,口服抗生素
- 重症患者静脉应用抗生素、禁食
- CT引导下经皮脓肿穿刺
- 有时需手术治疗

非重症患者可于家中静养,予流质饮食并口服抗生素(如环丙沙星500mg,每日2次,阿莫西林克拉维酸500mg,每日3次及甲硝唑500mg,每日4次)。症状常很快缓解。近期数据表明,部分轻度、急性、无并发症憩室炎患无需抗生素,也可恢复。于4~6周内,逐渐过渡到低渣软食。6~8周后,需行结肠镜或钡剂观察以评估结肠。1个月后,恢复高纤维素饮食。

患者若出现严重症状(如疼痛、发热、白细胞显著增多),需住院治疗;患者若服用泼尼松的患者,亦需住院治疗(穿孔及弥散性腹膜炎风险较高)。治疗方法为:卧床休息、禁食、静脉输液和静脉用抗生素(如头孢他啶1g,每8小时1次,加甲硝唑500mg静脉注射,每6~8小时1次)。

约80%患者无需手术,即可成功治疗。脓肿可行经皮穿刺下引流术(CT引导下)。如果治疗效果满意,患者可以一直住院治疗直至症状缓解,并开始进食软食。症状缓解≥4周后,进行结肠镜或钡剂灌肠检查。

手术 对穿孔和弥漫性腹膜炎患者需行急诊手术,症状严重且非手术治疗48小时内效果不满意者,也需要手术治疗。疼痛加重、压痛和发热为手术治疗的其他指征。需要手术治疗的指征还包括:既往有≥3次的轻度憩室炎发作史(或<50岁患者有过1次发作史);包块持续存在;临床、内镜或X线检查提示癌症;男性患者(或曾行子宫切除术的

女性患者)出现憩室炎相关的排尿困难或气尿,此症状可提示瘘管形成、穿孔至膀胱。

需切除受累的肠段。不合并穿孔、脓肿或严重感染的体健者,可立即行肠端吻合术。其他患者则先行临时结肠造瘘术,待炎症消退和一般状况改善后,再行吻合术。

> **关键点**
> - 憩室病是一种发生在结肠的多发性憩室;憩室炎是憩室内出现炎症反应
> - 当憩室发生微小或巨大穿孔时可引起憩室炎,并释放肠道细菌
> - 75%的患者炎症部位局限,其余25%的患者可发展为憩室脓肿、游离性腹腔穿孔、肠梗阻或瘘管
> - 诊断需口服和静脉注射造影剂后,腹部CT检查;症状缓解6~8周后,行结肠镜检查以明确诊断
> - 治疗方法取决于疾病严重程度,通常包括抗生素,有时经皮或手术引流

梅克尔憩室
(麦克尔憩室)

梅克尔憩室是发生于远端回肠的先天性囊样结构,见于2%~3%的人群。它通常位于距回盲瓣100cm的范围内,常含有异位胃组织和/或胰腺组织,或两者均有。常无症状,但可出血、肠梗阻和炎症(憩室炎)。诊断困难,常需放射性核素扫描和钡餐。治疗方法为手术切除。

病理生理

在胚胎早期,卵黄管源自末端回肠,并向脐部延伸;正常情况下,卵黄囊于孕7周时消失。如果连接回肠的部分没有萎缩,即形成梅克尔憩室。先天性憩室起源于小肠系膜侧,含正常肠道结构全层。约50%的憩室含有异位胃黏膜(因此包含分泌HCl的壁细胞)、胰腺组织或两者均有。

仅约2%的梅克尔憩室患者出现并发症。尽管梅克尔憩室的发病率男女相同,但男性出现并发症的概率为女性的2~3倍。包括下列并发症:
- 出血
- 肠梗阻
- 憩室炎
- 肿瘤

幼儿(<5岁)出血更常见,憩室内异位胃黏膜分泌胃酸腐蚀邻近回肠形成溃疡,即可引起出血。小肠梗阻可以发生于任何年龄患者,但大年龄儿童和成人中更常见。儿童中肠梗阻常由憩室所致肠套叠引发。梗阻也可因粘连、扭转、异物滞留、肿瘤或嵌顿疝(Littre疝)而导致。急性梅克尔憩室炎可以发生于任何年龄的患者,但发病以大年龄儿童最为多见。肿瘤包括类癌,罕见,且主要发生在成人。

症状及体征

任何年龄患者,小肠梗阻均表现为痉挛性腹痛、恶心和呕吐。急性梅克尔憩室炎特征为腹痛,常位于下腹部或脐左侧;常伴呕吐,与阑尾炎相似,但疼痛部位不同。

儿童常表现为反复发作无痛性、鲜红色直肠出血,出血不至于导致休克。成人也有消化道出血,但黑便更典型,而非鲜血便。

诊断
- 根据症状
- 放射性核素扫描确定出血部位
- 腹痛时CT检查

该病诊断困难,可根据临床表现选择检查方法。如果怀疑直肠出血来自梅克尔憩室,可用^{99m}Tc进行放射性核素扫描,寻找异位胃黏膜,明确憩室诊断。腹痛且局部有压痛的患者需口服造影剂,进行CT检查。若以呕吐和梗阻为主要症状,需摄腹部正侧位片。有时怀疑阑尾炎行探查手术时,方诊断梅克尔憩室;如果发现阑尾正常,则应高度怀疑梅克尔憩室。

治疗
- 手术 梅克尔憩室引起的肠道梗阻需及早手术。肠梗阻的详细治疗方法参见第83页

如果憩室出血,且在邻近回肠部位发现硬结,需切除该处肠段及憩室。憩室出血,但不合并回肠硬结,仅需切除憩室。

梅克尔憩室炎也需要手术切除。腹腔探查术时偶然发现的小、无症状憩室,无需切除。

> **关键点**
> - 梅克尔憩室是一种常见回肠远端的先天性囊样结构,偶尔可导致出血、发炎或梗阻
> - 大约一半憩室异位胃黏膜组织,可分泌HCl,可导致邻近回肠溃疡
> - 患者可能有类似阑尾炎的腹痛,或无痛性出血
> - 根据临床表现选择检查方法
> - 有症状的憩室手术切除;偶然发现小憩室,不伴症状,无需切除

胃和小肠憩室病

胃憩室罕见,但高达25%的人,可有十二指肠憩室。绝大多数十二指肠憩室为孤立,位于十二指肠第二段,靠近Vater壶腹部(壶腹周围)。空肠憩室见于约0.26%的人群,更常见于肠道动力紊乱者。梅克尔憩室位于远端回肠。

>90%的十二指肠和空肠憩室患者无症状,通常因其他疾病,行上消化道影像或内镜检查时意外发现。小肠憩室很少出血或发生炎症,从而导致疼痛和恶心。有的甚至会穿孔。壶腹周围憩室者,发生胆结石和胰腺炎的危险性增高,但原因不明。治疗方法为手术切除;对于有憩室但胃肠道症状不明显的患者(如消化不良),医生建议手术治疗时需慎重。

14. 食管与吞咽性疾病

（参见第 158 页）

吞咽器官由咽、食管上括约肌（环咽肌）、食管体和食管下括约肌（LES）构成。食管上 1/3 及其近端结构由骨骼肌构成；远端食管及食管下括约肌则由平滑肌构成。这些结构组成一个整体系统，其将食物从口腔输送至胃，并防止食物反流至食管。物理性梗阻或动力障碍性疾病（运动障碍）可影响该系统的功能。

几乎 80% 的患者可根据病史来诊断。食管疾病体格检查表现仅限于：①癌肿转移引起的颈部和锁骨上淋巴结肿大；②咽部大憩室或甲状腺肿大引起的颈部肿胀；③吞咽时间延长（从吞咽动作开始至液体/空气进入胃内发出声音所需的时间-正常≤12秒-可听诊上腹部）。观察患者吞咽有助诊断吸入或鼻腔反流。大多数食管疾病需要特殊检查以诊断。

贲门失弛缓症

（贲门痉挛；食管蠕动停止；巨食管症）

贲门失弛缓症是一种神经源性的食管运动异常，特征为食管蠕动障碍、吞咽时食管下括约肌松弛障碍和食管下括约肌压力增高。症状为缓慢、进行性吞咽困难，进食固体和液体食物时均存在吞咽困难，伴未消化食物反流。检查包括钡餐、内镜，有时可采用食管测压。治疗方法包括扩张、化学去神经术和肌切开手术。

失弛缓症可能源于食管肌间神经丛的神经节细胞缺失，导致食管肌肉失神经支配。去神经支配的原因不明，可能与病毒感染、自身免疫因素相关，部分肿瘤直接梗阻，或副肿瘤作用，也可导致贲门失迟缓症。美洲锥虫病破坏自主神经节，也可引起贲门失弛缓症。

食管下括约肌（LES）压力增高，可引起梗阻及继发性食管扩张。食管内未消化食物潴留较常见。

症状及体征

贲门失弛缓可发生在任何年龄，但常于 20~60 岁起病。起病隐匿，于数月或数年内进展缓慢。主要症状为难以吞咽固体及流质食物。约 33% 患者存在未消化食物的夜间反流，可导致胸痛和肺吸入。胸痛少见，一般吞咽时可出现或自发产生。患者可有轻至中度的体重下降；若体重下降显著，尤其老年患者，吞咽困难进展迅速，应考虑贲门失弛缓症继发于胃食管交界处肿瘤。

诊断

- 钡餐
- 食管测压

推荐食管钡餐检查，可显示吞咽时缺乏渐进式蠕动收缩。食管常明显扩张，但 LES 处因食管狭窄而呈鸟嘴状。如果行食管镜检查，可见扩张而无梗阻性病灶。食管镜通常可较易进入胃腔，若有困难则应考虑恶变或狭窄。为除外肿瘤，所有患者均应翻转观察贲门，进行活检及细胞学检查。通常需行食管测压，一般未见蠕动，食管下括约肌压力升高，且吞咽时，食管下括约肌不能完全松弛。

贲门失弛缓症须与引起远端狭窄的肿瘤和消化性狭窄相鉴别，尤其应注意与系统性硬化症相鉴别，后者食管测压时也可见蠕动消失。但系统性硬化症常伴有雷诺现象和食管下括约肌压力低或缺失引起的胃食管反流症状（GERD，参见第 101 页）。

可通过胸、腹部 CT 或超声内镜诊断胃食管交界处肿瘤引起的贲门失弛缓症。

预后

预后取决于是否存在肺误吸以及肿瘤。夜间反流和咳嗽提示误吸。继发于误吸的肺部并发症难以处理。贲门失弛缓症患者罹患食管癌的概率可能增加，但尚存争议。

治疗

- 食管下括约肌球囊扩张术
- 注射肉毒杆菌毒素
- 有时手术肌切开术

无治疗可恢复蠕动；治疗的目的是降低 LES 压力（从而缓解梗阻）。起初采用 LES 球囊扩张术。结果约 85% 的患者治疗结果令人满意，但可能需要反复扩张。<2% 患者可发生食管破裂和继发性纵隔炎，需要手术治疗。硝酸盐（如异硝酸山梨醇酯 5~10mg，餐前舌下含服）或钙通道阻滞剂（如硝苯地平 10~30mg，餐前口服）效果有限，但可降低 LES 压力以延长扩张治疗的间隔期。

还可通过食管下段直接注射 A 型肉毒杆菌毒素，使食管远端失去胆碱能神经支配，从而治疗贲门失弛缓症。70%~80% 的患者临床症状得到改善，但疗效仅维持 6 个月到 1 年。

切断 LES 肌纤维的 Heller 肌切开术常作为球囊扩张效果欠佳者的备用手术方法，成功率约 85%。与扩张术一样，腹腔镜（胸腔镜不太常用）也可作为首选的治疗方法。术后 15%~30% 的患者出现症状性 GERD。一些专家建议切开术之后行胃底折叠术，从而降低胃食管反流的发生率。

> **关键点**
> - 由病毒感染或自身免疫导致食管肌间神经丛神经节细胞缺失，使得食管蠕动降低及食管下括约肌（LES）松弛受损
> - 患者逐渐出现固体和液体食物吞咽困难，约 1/3 的患者存在夜间未消化食物反流

- 钡餐检查提示吞咽时缺乏渐进式蠕动收缩，LES 处形成鸟嘴征，及食管明显扩张
- 通常行食管测压和内镜检查
- 无治疗可恢复蠕动；治疗的目的是降低 LES 压力（从而缓解梗阻）
- 经典的治疗为球囊扩张或腹腔镜下 LES 肌切开术

环咽肌不协调

环咽肌不协调的患者存在环咽肌（食管上括约肌）功能不协调。可导致 Zenker 憩室（参见第 100 页）。憩室内物质反复误吸可导致慢性肺病。可通过外科手术切除环咽肌来治疗。

吞咽困难

吞咽困难是指难以吞咽。该症状源于液体或固体物质，或两者均有，从咽部至胃的传输障碍。不应将吞咽困难与癔症球相混淆（参见第 62 页），后者指患者有咽喉部异物感，与吞咽无关，且没有食物输送障碍。

并发症　吞咽困难可以导致食物或（和）口腔分泌物误吸入其他器官。误吸可导致急性肺炎；反复误吸最终可导致慢性肺病。长期吞咽困难往往导致营养不良和体重下降。

病因

吞咽困难根据发生部位分为口腔性和食管性吞咽困难。

口腔性吞咽困难　口腔性吞咽困难是指食团难以从口咽部进入食管；可由食管近端结构异常引起。患者主诉吞入困难、鼻腔反流，气管吸入继而出现咳嗽。

口腔性吞咽困难常见于累及骨骼肌的神经或肌肉病变（表 14-1）。

食管性吞咽困难　食管性吞咽困难是指食物沿食管下行困难。由动力异常或机械性梗阻引起（表 14-2）。

表 14-1　部分口腔性吞咽困难的原因

神经病变	卒中、帕金森病、发生硬化、某些运动神经元病变（肌萎缩性侧索硬化症、进行性延髓麻痹、假性延髓麻痹）、延髓型脊髓灰质炎、巨细胞动脉炎
肌肉病变	重症肌无力、皮肌炎、肌营养不良、环咽肌不协调

表 14-2　部分食管性吞咽困难的原因

动力障碍性疾病	贲门失弛缓症、弥散性食管痉挛、系统性硬化症、嗜酸细胞性食管炎
机械性梗阻	消化道狭窄，食管癌，下食管环，食管网，外源性压迫［如左心房扩大、主动脉瘤、异位锁骨下动脉（食管受压性吞咽困难）、胸骨后甲状腺、颈椎骨性外生骨疣或胸腔肿瘤］，吞食强碱

评估

病史　现病史：包括症状持续时间及发作程度。患者应描述什么样的食物会引起吞咽困难，及梗阻部位。需特别关注患者是否存在固体、液体食物吞咽困难，或两者均有；是否出现鼻腔反流；是否流涎或食物从口角流出；进食时是否有咳嗽或呛咳。

全身性疾病回顾：需关注提示神经肌肉、胃肠道、结缔组织疾病及其并发症的症状。重要的神经肌肉症状包括乏力、易疲劳、步态或平衡紊乱、震颤和语言障碍。重要的胃肠道症状包括胃灼热或其他胸部不适等提示反流的症状。结缔组织疾病症状包括肌肉和关节疼痛、雷诺现象和皮肤改变（如皮疹、肿胀、增厚）。

既往史：需要确定是否存在已知可能引起吞咽困难的疾病（表 14-1 和表 14-2）。

体格检查　检查针对神经肌肉、胃肠道、结缔组织疾病及并发症。

全身检查应当评估营养状况（包括体重）。需行全面神经系统检查，注意各种静止性震颤、脑神经（注意正常情况下也可能咽反射消失，咽反射消失不是吞咽困难的标志），及肌肉张力检查。若患者主诉易疲劳，应令其做重复性动作，观察动作幅度是否迅速下降（如眨眼、大声计数）。应观察患者的步态并进行平衡性测试。检查皮肤是否存在皮疹、角质增厚或质地改变，尤其指尖。应检查是否存在肌肉萎缩、肌束震颤，触诊是否有压痛。检查颈部是否有甲状腺肿大或者其他肿块。

预警症状：任何吞咽困难都应引起注意，但是某些情况更加紧急：

- 完全性梗阻的症状（如流涎、不能吞咽任何物质）
- 吞咽困难导致体重下降
- 新发局灶性神经功能异常，尤其是任何客观无力症状

检查结果解读：若吞咽困难与急性神经系统损伤同时出现，则可能是神经损伤所致；长期、稳定的神经系统损伤患者出现新的吞咽困难可能有其他病因。仅存在固体食物吞咽困难，提示机械性梗阻；但同时存在固体和液体食物吞咽困难则不具特异性。流涎或进食时食物从嘴角流出或鼻腔反流，提示口咽疾病。侧压颈部后，见少量食物反流，通常可诊断为咽部憩室。

患者主诉食物很难从口腔下咽或食物黏在食管下端，通常能指明病处位置；食管上段吞咽困难感知特异性较差。

许多表现可提示特异的疾病（表 14-3），但敏感性和特异性不一，因此不能就此诊断或排除某种疾病；但可以指导进一步检查。

辅助检查　吞咽障碍的患者均应行上消化道内镜检查，对排除癌症非常重要。胃镜检查时，应行活检以排除嗜酸细胞性食管炎。如果无法进行上消化道内镜检查，需行钡餐检查（给予固体钡剂，予棉花糖状或药片剂型）。如果吞钡检查结果阴性，且上消化道内镜检查正常，应行食管动力检查。根据阳性检查结果选择其他特异性检查。

治疗

应根据病因进行针对性治疗。如果出现完全性梗阻，

表 14-3　伴随吞咽困难某些有价值的临床表现

临床表现	疾病
震颤、共济失调、平衡紊乱	帕金森病
局部易疲劳，特别是面部肌肉	重症肌无力
快速进展、持续性吞咽困难，无神经系统阳性发现	食管性吞咽困难，很可能是肿瘤
胃肠道反流症状	消化道狭窄
间歇性吞咽困难	下食管环或弥散性食管痉挛
缓慢进展固体和液体食物吞咽困难（数月到数年），伴夜间反流	贲门失弛缓症
颈部肿块、甲状腺肿大	外源性压迫
肤色灰暗、红斑皮疹、肌肉压痛	皮肌炎
雷诺现象、关节痛、皮肤收紧/手指挛缩	系统性硬化症
咳嗽、呼吸困难、肺瘀血	肺吸入

需行急诊上消化道内镜检查。如果发现食管狭窄、环或蹼，应谨慎地进行胃镜扩张术。口咽性吞咽困难尚无确切的治疗方法，就诊于康复专家可能有所帮助。有时候以下方法也可以改善吞咽困难状况：改变进食时头部位置、吞咽肌再训练、锻炼提高口腔容纳食物的能力或者舌部力量和协调性训练。严重吞咽困难和反复误吸的患者需置入胃管。

老年医学精要

咀嚼、吞咽、品尝食物和语言交流需要完整而协调的口腔、面部和颈部神经肌肉。口腔运动功能随着年龄的增长而下降，健康人亦如此。功能下降可有多种表现：

- 常有咀嚼肌力量和协调性下降，尤其是部分或全部义齿的患者，可能会吞下大块食物，增加噎住或吸入风险
- 口周肌肉张力的下降导致下半部分脸和口唇下垂，缺牙的患者骨质支撑减少，影响美观，还可导致流涎、固体和液体食物自口角流出，且进食、睡觉或休息时无法闭合嘴唇。流涎往往是首发症状
- 吞咽困难加剧。食物经过口腔至咽部的时间延长，增加误吸风险

除了年龄因素外，口腔运动障碍最主要的原因是神经肌肉疾病（如糖尿病导致脑神经病变、卒中、帕金森病、肌萎缩性侧索硬化症、多发性硬化症）。部分为医源性因素。药物（如抗胆碱能药物、利尿剂）、头颅和颈部放、化疗，均对唾液分泌产生较大影响。唾液分泌过少是吞咽功能障碍的主要原因之一。

口腔运动功能障碍要通过多学科团队管理。需要口腔修复学、康复学、语言病理学、耳鼻喉科学及消化科专家的共同合作。

> **关键点**
> - 所有主诉食管性吞咽困难的患者均应行胃镜检查以除外癌症
> - 如果胃镜检查结果正常，应当进行活检排除嗜酸细胞性食管炎
> - 针对病因进行治疗

食管压迫性吞咽困难

食管压迫性吞咽困难可由任何先天性异常血管压迫食管造成。

常见的血管畸形有：起源于主动脉弓左侧的异位右锁骨下动脉、双主动脉弓或有左动脉韧带的右主动脉弓。食管压迫性吞咽困难可在儿童期发病，或因异位血管动脉硬化而较晚发病。食管钡餐检查显示有外部压迫，但需动脉造影进行明确诊断。大多数患者不需要治疗，但有时需要手术修复。

嗜酸细胞性食管炎

嗜酸细胞性食管炎是局限于食管的以嗜酸性粒细胞为主的炎症；它可能是由食物过敏引起的，并可能导致回流症状、吞咽困难，并且在老年患者中易出现食物嵌塞。

嗜酸性食管炎逐渐被人们认识，可见于婴儿期至青年期；偶尔见于老年人。男性更为常见。

原因可为具遗传易感性个体对食物抗原产生免疫应答。食管炎引发刺激症状，最终可导致食管狭窄。

症状

婴儿和儿童可表现为拒食、呕吐、和/或胸痛。成人患者食管食物嵌塞可为首发表现。

患者常有其他过敏性疾病（如哮喘、湿疹、过敏性鼻炎）。

诊断

- 内镜及活检
- 有时钡餐检查
- 常行过敏试验

抑酸剂治疗无效的反流症状需要首先考虑该诊断。成人如果出现食管食物嵌塞或非心源性胸痛，也需要考虑该诊断。

确诊需要内镜下活检提示嗜酸性粒细胞浸润。虽然内镜下可见到明显异常（如沟纹、狭窄、环状），但有时内镜下直视可能正常，故需进行活检。由于胃食管反流病（GERD）也可引起嗜酸性粒细胞浸润，以反流症状为主的患者，若质子泵抑制剂治疗2个月失败，方需行内镜检查。

钡餐检查可见猫样食管或皱纹状食管。

行食物过敏测试以明确可能的触发因素(参见第1242页);其他包括皮肤测试、放射变应原吸附试验(RAST)或饮食回避。

治疗
- 局部糖皮质激素
- 改变饮食习惯
- 必要时食管扩张

成人若存在明显狭窄,可局部予糖皮质激素。患者可使用氟替卡松(220μg)或布地奈德(180μg)早餐、晚餐前30分钟使用;将药物喷入口中,咽下而非吸入。布地奈德(0.5mg/2ml与甜味剂混合,于早餐、晚餐前30分钟咽下),亦可混入悬浮液后咽下。用药8周。

也可尝试改变饮食习惯,儿童比成人更有效;进行相应检查后回避致敏食物,或可遵循预设的食物回避原则。

若患者存在显著狭窄,需球囊或食管扩张器谨慎扩张;操作时应进行多次、小心、渐进式扩张,以防食管撕裂或穿孔。

食管憩室

食管憩室是食管黏膜穿过肌层向外形成的一个囊袋样结构。可无症状或引起吞咽困难及反流。通过钡餐诊断;很少需要手术干预。

食管憩室包含多种类型,起源各不同。
- Zenker憩室(咽憩室)是黏膜和黏膜下层从环咽肌后面向外突出所致,可能与环咽肌收缩和松弛不协调有关
- 食管中段憩室(牵引)是由纵隔炎症导致的牵引形成,或继发于食管运动异常
- 膈上憩室位于膈肌上方,常伴有食管运动障碍(失弛缓症、弥散性食管痉挛)

症状及体征

Zenker憩室内充满食物,当患者屈身或平卧时可发生反流。若是夜间反流,则可引起吸入性肺炎。罕见情况下,憩室增大而导致吞咽困难,有时可触及颈部肿块。

牵引性憩室和膈上憩室很少有临床症状,但潜在病因可能导致症状。

诊断

所有憩室均可通过钡餐检查诊断。

治疗
- 通常不需要治疗
- 必要时手术切除

通常无需特殊治疗,偶尔大或伴症状的憩室需行手术切除。伴动力紊乱的憩室,需治疗原发病。例如,病例报道显示,切除Zenker憩室时需行环咽肌切开术。

食管运动障碍性疾病

食管运动障碍包括食管功能障碍引起的症状,如吞咽困难、胃灼热及胸痛。

运动功能障碍的食管病因包括:
- 贲门失弛缓症(参见第97页)
- 弥散性食管痉挛(参见第103页)
- 嗜酸细胞性食管炎(参见第99页)

食管动力也可受全身性疾病影响,如:
- 系统性硬化病
- 美洲锥虫病

多种广义神经肌肉病变(如重症肌无力、肌萎缩性侧索硬化、卒中、帕金森病)可影响吞咽,但一般不归入食管运动障碍。

不同的病因有不同的症状,但通常包括吞咽困难(吞咽困难)、胸痛、和/或胃灼热。

评估方法取决于患者的症状,可能包括胃镜、钡餐、食管测压、反酸相关的检测(参见第99页)。

食管破裂

食管破裂可能是医源性的,如内镜检查或其他操作过程中损伤所致,也可为自发性破裂(Boerhaave综合征)。病情很严重,伴纵隔炎症状。诊断需以水溶性造影剂,进行食管造影。需要立即手术修补和引流。

内镜操作是食管破裂的主要原因,但食管有可能自发破裂,尤其是在呕吐、干呕或摄入巨大食物团时。最常见破裂部位为食管远端的左侧。胃酸和其他胃内容物可导致暴发性纵隔炎和休克。纵隔积气常见。

症状及体征

症状包括胸痛、腹痛、呕吐、呕血和休克。30%患者可触及皮下气肿。可闻及纵隔伊轧音(Hamman征)、与心跳同步的爆裂声。

诊断
- 胸部和腹部平片
- 食管镜

如果胸部和腹部X线片显示纵隔积气、胸腔积液或纵隔增宽,则提示诊断。通过水溶性造影剂行食管造影可明确诊断,使用水溶性造影剂的目的为避免钡剂对纵隔的刺激。胸部CT可发现纵隔积气和液体,但不能准确定位穿孔处。内镜可能遗漏小穿孔。

治疗
- 外科手术修补,进行食管修补术,术前需用广谱抗生素(如庆大霉素+甲硝唑或哌拉西林/他唑巴坦),休克的患者需进行液体复苏。即使给予治疗,死亡率仍较高。

食管蹼

[普卢默-文森综合征(Plummer-Vinson syndrome);Paterson-Kelly综合征;缺铁性吞咽困难]

食管蹼是跨食管腔生长的一薄层黏膜。

食管蹼很少发生于未经治疗的严重缺铁性贫血患者,在无贫血患者中更加少见。食管蹼通常位于食管上端,引起固体食物吞咽困难(参见第98页)。最佳诊断方式为吞钡检查。随贫血治疗,食管蹼可消退;食管镜检查时,食管蹼易发生破裂。

胃食管反流性疾病

食管下括约肌功能不全使胃内容物反流入食管,造成胸痛。长时间反流可导致食管炎、狭窄,少数情况下可导致黏膜化生或肿瘤。通常通过临床评估诊断,有时可进行内镜检查,酸相关检测可按需进行。治疗包括改变调整生活方式、质子泵抑制剂抑酸,有时可行手术修补。

胃食管反流性疾病(GERD)是一种常见病,可见于10%~20%的成年人。婴儿中亦较常见,常生后起病(参见第2327页)

病因

胃食管反流性疾病提示食管下括约肌功能(LES)不全,可由于内源性括约肌张力广泛消失或反复不恰当的暂时性松弛(如与吞咽无关)。暂时性LES松弛缘于胃扩张或咽部阈下刺激。

影响胃食管交接处功能的因素包括贲门食管交接处角度、膈肌作用及重力的影响(如直立体位)。影响反流的因素包括体重增加、脂类食物、含咖啡因或碳酸的饮料、乙醇、吸烟和药物。降低LES压力的药物包括抗胆碱能药、钙通道阻滞剂、黄体酮和硝酸盐类。

并发症 胃食管反流性疾病可引起食管炎、食管溃疡、食管狭窄、巴雷特食管(Barrett esophagus)和食管腺癌(参见第142页)。引起食管炎的因素包括:反流物的腐蚀性、反流物无法由食管清除、胃内容物容积及局部黏膜的防御功能。部分患者,尤其是婴儿,可将反流物吸入。

症状及体征

GERD主要症状是胃灼热,伴或不伴有胃内容物反流至口腔。婴儿表现为呕吐、激惹、纳差,有时表现为慢性吸入性症状。成人和婴儿的慢性吸入性症状均包括咳嗽、声嘶或气喘。

食管炎可导致吞咽疼痛,甚至食管出血,通常为隐性出血,但也可大量出血。消化道狭窄会逐渐出现进行性固体食物吞咽困难。食管溃疡可出现类似胃或十二指肠溃疡的疼痛,但疼痛部位常局限于剑突区或高位胸骨后区。消化性食管溃疡愈合慢、易复发,常在愈合后遗留狭窄。

诊断

- 临床诊断
- 经验性治疗无效者行内镜检查
- 有典型症状,但内镜检查正常的患者行24小时pH值监测

详尽病史有助于诊断。有典型GERD症状的患者可予试验性治疗。如果症状没有改善或症状持续时间较长或出现并发症,则需要进一步检查。选择带细胞刷和活检的内镜检查。镜下活检是连续观察巴雷特食管(Barrett esophagus)柱状黏膜改变的唯一方法。有典型症状但内镜检查没有明显异常发现者,除了给予质子泵抑制剂治疗外,还需行食管24小时pH值监测(参见第74页)。尽管食管钡餐可发现食管溃疡和消化道狭窄,但对于轻中度反流性疾病帮助不大;另外,大多数钡餐检查异常者仍需进一步行内镜检查。食管测压可帮助引导pH值探头置入,并在术前评价食管蠕动情况。

治疗

- 抬高床头
- 避免咖啡、乙醇、高脂食物,并戒烟
- 质子泵抑制剂

无并发症的GERD治疗包括:抬高床头约15cm(6英寸),并避免以下情况:餐后2~3小时内就寝、服用引起胃酸分泌的强刺激剂(如咖啡、乙醇)、某些药物(如抗胆碱能药物)、特殊食物(如高脂食物、巧克力)和吸烟。建议超重患者和近期体重增加者减肥。

药物治疗为服用质子泵抑制剂;不同药物疗效相同。例如,成人给予奥美拉唑20mg、兰索拉唑30mg或埃索美拉唑40mg,早餐30分钟前服用。部分病例(如每日1次仅有部分反应者)每日服药2次。儿童和婴儿可适当减少每日的剂量(如奥美拉唑:>3岁20mg,<3岁10mg;兰索拉唑:≤30kg的儿童15mg,>30kg的儿童30mg)。这些药物可长期使用,但应采用可以控制症状的最小有效量,包括间断用药和按需用药。H_2受体拮抗剂(如雷尼替丁150mg,睡前服)或促动力剂(甲氧氯普胺,10mg,饭前30分钟或睡前服用)效果欠佳。

抗反流手术(常为腹腔镜下胃底折叠术)适用于严重食管炎、大食管裂孔疝、出血、狭窄或溃疡患者。食管狭窄可反复行球囊扩张。

药物与手术治疗对巴雷特食管的疗效不明确。因巴雷特食管是癌前病变,建议每1~2年进行一次内镜检查以监测有无恶变。对低度异型增生者进行监测的经济-效益关系尚不明确,但对于高度异型增生而不能手术切除的患者意义重大。另外,巴雷特食管也可行内镜下黏膜切除术、光动力疗法、冷冻疗法或激光治疗。

> **关键点**
>
> - 下食管括约肌的功能不全导致胃内容物回流到食管,有时进入喉或肺
> - 并发症包括食管炎、消化性食管溃疡、食管狭窄、巴雷特食管和食管腺癌
> - 成人主要表现为胃灼热,婴儿表现为呕吐、激惹、纳差,有时为慢性吸入性症状;无论任何年龄,慢性吸入可导致咳嗽、声音嘶哑或喘鸣
> - 临床诊断;经验性治疗无效行胃镜,有典型症状者如果胃镜检查阴性,行24小时pH值监测
> - 生活方式为:改变生活方式(如床头抬高头部、减肥、饮食回避)和质子泵抑制剂治疗
> - 抗反流手术对有并发症或反酸症状明显者有益

裂孔疝

裂孔疝是胃通过膈肌的裂孔处向外突出所致。大多数

裂孔疝无症状,但由于酸反流增加可出现胃食管反流性疾病(GERD)的症状。可以通过钡餐检查诊断。如果存在GERD症状,应给予治疗。

病因

病因尚不明确,可能是食管和膈肌在裂孔处的筋膜受到牵拉而发生疝(裂孔是食管通过膈肌的开口)。

病理生理

滑动性裂孔疝(最常见类型)图14-1,胃食管交接处和部分胃腔位于膈肌上方。食管旁裂孔,胃食管交接处仍在正常位置,但部分胃腔与食管膈肌裂孔相邻。疝也可出现在横膈的其他部位(参见第2248页)。

滑动性裂孔疝很常见,>40%的患者在X线检查中偶然发现,但疝与症状之间的关系并不明确。尽管大多数GERD患者有不同程度的裂孔疝,但<50%的裂孔疝患者有GERD。

症状及体征

大多数滑动性裂孔疝患者无症状,但可出现胸痛和其他反流症状。食管旁疝患者通常也没有症状,但与滑动性裂孔疝不同,食管旁疝可发生嵌顿和绞窄。两种裂孔疝均可出现胃肠道隐性出血或大量出血。

诊断

- 钡餐检查

大的裂孔疝常在胸部X线检查时偶然发现。小的裂孔疝需要钡餐才能诊断。

治疗

- 有时可用质子泵抑制剂。无症状的滑动性裂孔疝无需治疗。若伴有胃食管反流性疾病,则应给予质子泵抑制剂治疗。食管旁疝因为有发生绞窄的风险,应手术治疗

食管感染性疾病

食管感染主要发生于机体防御功能受损的患者。主要病原包括白色念珠菌、单纯疱疹病毒和巨细胞病毒。症状为吞咽疼痛和胸痛。诊断依赖内镜观察和病原体培养。采用抗真菌或抗病毒药物治疗。

食管感染在机体防御功能正常的人群中罕见。食管主要的防御机制包括唾液、食管运动和细胞免疫。因此,感染高危人群包括AIDS、器官移植、酗酒、糖尿病、营养不良、癌症和运动障碍疾病患者。这些患者均有可能发生念珠菌感染。单纯疱疹病毒(HSV)和巨细胞病毒(CMV)感染主要发生在AIDS和器官移植的患者。

念珠菌食管炎患者常诉吞咽痛,吞咽困难少见。约2/3患者有口腔鹅口疮(因此无鹅口疮时不能排除食管受累)。有吞咽痛和典型鹅口疮的患者,可经验性治疗,如果5~7日后症状没有明显改善,需内镜检查。钡餐检查准确性不高。

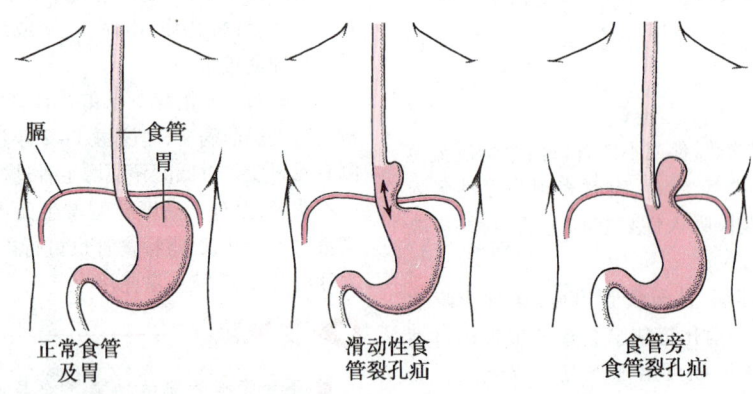

图14-1 了解裂孔疝。裂孔疝是胃通过膈肌的裂孔处向外异常突出

治疗:氟康唑200~400mg,每日1次口服或静脉注射,连续14~21日。替代疗法包括其他唑类药物(如伊曲康唑、伏立康唑、酮康唑)或棘白菌素(如卡泊芬净、米卡芬净、阿尼芬净)。局部治疗无效。

HSV和CMV 单纯疱疹病毒(HSV)和巨细胞病毒(CMV)常见于器官移植患者,但HSV感染发生在移植后早期(再活化),而CMV的感染发生在2~6个月之后。AIDS患者中CMV感染多于HSV感染,病毒性食管炎主要发生于CD4+计数<200/μl时。两种感染均可导致严重的吞咽痛。

诊断通常需要内镜并行细胞学或活检检查。HSV感染的治疗,可静脉应用阿昔洛韦5mg/kg,每8小时1次,连续7日;或伐昔洛韦1g口服,每日3次。免疫缺陷患者合并CMV感染时,采用更昔洛韦治疗,5mg/kg静脉注射,每12小时1次,连用14~21日,之后维持量5mg/kg,每周治疗5日。其他药物包括膦甲酸钠和西多福韦。

下食管环

(Schatzki环;B环)

下食管环是一厚约2~4mm的黏膜狭窄,可能是先天性的,在食管远端鳞状上皮和柱状上皮的交界处形成一个环状狭窄。

下食管环引起间歇性固体食物吞咽困难(参见第98页)。该症状可以发生在任何年龄,但大多数在25岁以后发病。吞咽困难往往反复,进食肉类和干面包会加剧吞咽困难。仅当食管直径<12mm时,才有症状;若>20mm则无

任何症状。如果远端食管充分扩张，X 线钡餐检查可显示此环。对食管环较大的患者，指导患者充分咀嚼食物是唯一的治疗方法，但是狭窄的食管环需行内镜或探条扩张。很少需要手术切除。

Mallory-Weiss 综合征

Mallory-Weiss 综合征是因呕吐、干呕或呃逆造成食管远端和近端胃的非穿透性黏膜撕裂。

Mallory-Weiss 综合征是因呕吐、干呕或呃逆造成食管远端和近端胃的非穿透性黏膜撕裂。占食管或上消化道出血原因的 5%。大多数出血可自行停止，10% 患者可有严重的出血，需要进一步治疗，如输血或内镜下止血（通过注射乙醇、聚多卡醇或肾上腺素，或电灼）。动脉造影时向动脉内注入加压素或治疗性栓塞胃左动脉，也可用以控制出血。很少需要手术修补。

食管梗阻性疾病

大多数食管梗阻发展缓慢，当患者首次就诊时一般为不完全梗阻，典型表现为固体食物吞咽困难。但是，有时异物或食物嵌塞，可致完全性食管梗阻（参见第 99 页）。

梗阻可有内在或外在原因。

内源性梗阻 可能原因：
- 食管肿瘤（良性或恶性）
- 下食管环（参见第 102 页）
- 食管蹼（参见第 100 页）
- 胃食管反流或偶尔烧碱摄入导致狭窄

外在障碍 可由以下原因引起压迫
- 左心房扩大
- 主动脉瘤
- 异常的锁骨下动脉（称为食管受压吞咽困难，参见第 99 页）
- 胸骨后甲状腺
- 颈椎骨软骨瘤
- 胸腔肿瘤

可疑食管梗阻的评估参见第 98 页。

症状性弥散性食管痉挛

（痉挛性假型憩室病；串珠形或螺旋状食管）

症状性弥漫性食管痉挛是运动障碍性疾病之一，其特点为强烈的非推进式收缩、高动力收缩或食管下括约肌压力升高。症状是胸痛，有时有吞咽困难。通过钡餐或测压以诊断。治疗困难，可用硝酸盐类、钙通道阻滞剂、注射肉毒杆菌毒素和抗反流治疗。

食管动力紊乱与患者症状之间的相关性不高；相同的动力障碍在不同人群中，可致不同症状或无症状。另外，症状或异常收缩均与食管组织病理学异常无明显相关性。

症状及体征

弥散性食管痉挛的典型表现为胸骨后疼痛，伴固体和液体食物吞咽困难。疼痛可影响患者睡眠。过冷或过热的液体可加重疼痛。经过数年后可能发展为贲门失弛缓症（参见第 97 页）。

食管痉挛也可引起剧痛但不伴有吞咽困难。疼痛常被描述为胸骨后压榨疼痛且可能与运动相关。这种疼痛可能与心绞痛难以区别。

部分患者有贲门失弛缓症和弥漫性痉挛的混合症状。这种混合症状被称为"强力型贲门失弛缓症"，因为既有失弛缓症造成的食物潴留和吸入症状，又有弥散性痉挛造成剧痛和痉挛症状。

诊断
- 钡餐
- 食管测压
- 可能需要做冠脉缺血的相关检查

鉴别诊断包括冠状动脉缺血，需要进行适当检查以排除（如心电图、心肌标志物、压力测试，参见第 616 页）。确定症状来源于食管较困难。钡餐检查常表现为食团推进缓慢、食管常呈无序同步收缩或三相收缩。严重痉挛的影像学表现可类似于憩室，但大小和位置不同。食管测压（参见第 75 页）可提供有关痉挛特异性信息。收缩通常是同步、延长、多相，可能为高幅（"胡桃夹食管"）。然而在测试的过程中可能未发生痉挛。食管下括约肌（LES）压力升高或松弛受损见于 30% 患者。食管显像和药物激发试验（如氯化依苯酚氯铵 10mg 静脉注射）尚未证明有效。

治疗
- 钙通道阻断剂
- 注射肉毒杆菌毒素

食管痉挛常难以治疗，关于治疗方案尚缺乏相关对照研究。抗胆碱能药物、硝酸甘油及长效硝酸盐制剂疗效有限。有些患者口服钙通道阻滞剂（如维拉帕米 80mg，每日 3 次；硝苯地平 10mg，每日 3 次），或予食管下括约肌（LES）注射肉毒杆菌毒素 A，可能有效。

通常内科治疗是足够的，但对部分难治性患者，可试用球囊或探条扩张，甚至行食管全长肌层切开术。

15. 胃炎和消化性溃疡

胃酸分泌概述

胃酸由位于胃近端2/3（胃体）部位的壁细胞分泌。胃酸能调节胃内pH值至适合胃蛋白酶和胃脂肪酶作用的水平，并刺激胰腺分泌碳酸氢盐，从而有助消化。胃酸分泌由食物所引起：食欲、气味和味道都可影响迷走神经，刺激位于胃远端1/3（胃窦部）的G细胞分泌促胃液素。食物中的蛋白质到达胃部后可进一步刺激促胃液素释放。血液循环中的促胃液素促进胃体部的嗜铬细胞释放组胺。组胺通过H_2受体刺激壁细胞，壁细胞分泌胃酸，导致胃腔内pH值下降，从而导致胃窦D细胞释放生长抑素，后者抑制促胃液素的释放（负反馈调节）。

胃酸的分泌自出生就存在，2岁时达到成人水平（基于体重的计算）。患慢性胃炎的老年人，其胃酸分泌水平下降，但其胃酸分泌终身维持在一定水平。

通常，胃肠道黏膜受多种机制保护：①黏膜可产生黏液和·HCO_3，在胃腔（低pH值）和胃黏膜（中性pH值）之间可产生一个pH值梯度。黏液成为胃酸和胃蛋白酶扩散的屏障。②上皮细胞可通过膜转运系统清除过多的氢离子（H^+），也可通过紧密连接防止H^+的逆扩散。③黏膜血流可清除扩散至上皮层的过多胃酸。多种生长因子（表皮生长因子、胰岛素样生长因子Ⅰ）和前列腺素均与黏膜修复及维持黏膜完整有关。

影响黏膜防御机制的因素（如非甾体抗炎药和幽门螺旋杆菌感染）可引起胃炎和消化性溃疡。

NSAID能通过局部和全身机制促进黏膜的炎性反应和溃疡形成（有时伴消化道出血）。NSAID通过阻滞环氧化物酶（COX）抑制前列腺素的产生，从而减少胃血流、黏液和·HCO_3分泌，并减弱细胞修复和复制功能。另外，由于NSAID本身是弱酸，在胃内pH值环境下呈非离子化形式存在，可自由通过黏液屏障抵达胃上皮细胞，在该处释放H^+，引起细胞损害。因为胃前列腺素的产生与COX-1异构体有关，具有选择性COX-2抑制功能的NSAID要比其他NSAID副作用少。

胃炎概述

胃炎是胃黏膜的炎症，以下任何因素均可引起胃炎，包括感染（幽门螺旋杆菌）、药物（非甾体抗炎药、乙醇）、应激和自身免疫（萎缩性胃炎）。很多病例没有症状，有时有消化不良和胃肠道出血。诊断依赖内镜检查。需针对病因进行治疗，常包括抑酸治疗，幽门螺旋杆菌感染时需行抗生素治疗。

根据黏膜损伤的严重程度，可将胃炎分为糜烂性和非糜烂性胃炎，也可根据胃累及的部位进行分类（如贲门、胃体、胃窦）。组织学上可将胃炎进一步分为急性和慢性胃炎。然而尚无一种分类方法与病理生理改变完全吻合；各种分类亦有很大的重叠。部分胃炎类型与酸-消化及幽门螺旋杆菌感染有关。另外，这个术语有时也用来泛指非特异性（常是未诊断的）腹部不适和胃肠炎。

急性胃炎 的特征为贲门和胃体部黏膜被中性粒细胞浸润。

慢性胃炎 常有一定程度的萎缩（黏膜丧失功能）或化生。主要累及胃窦（伴G细胞丧失和促胃液素分泌减少），也可累及胃体（使泌酸腺丧失，导致胃酸、胃蛋白酶和内因子分泌减少）。

自身免疫性化生性萎缩性胃炎

自身免疫性化生性萎缩性胃炎（AMAG）是一种遗传性自身免疫性疾病，累及壁细胞，导致低胃酸和内因子分泌减少。其结果包括萎缩性胃炎、维生素B_{12}吸收不良，常合并恶性贫血。发生胃癌的风险增加3倍。诊断依靠内镜，治疗方法为静脉补充维生素B_{12}。

AMAG患者具有抗壁细胞及其成分的抗体（包括抗内因子和质子泵H^+-K^+-ATP酶抗体）。AMAG是常染色体显性遗传病。部分患者也有慢性淋巴细胞性甲状腺炎，50%有甲状腺抗体；反之，壁细胞抗体也可见于30%的甲状腺炎患者。

内因子缺乏导致维生素B_{12}不足可引起巨幼红细胞性贫血（恶性贫血）或神经症状（亚急性联合变性）。

低胃酸可引起G细胞增生和血清促胃液素水平增高（常>1 000pg/ml）。增高的促胃液素引起肠嗜铬样细胞增生，后者有时可发展为类癌。

部分AMAG可能与慢性幽门螺旋杆菌感染有关，尽管关系尚不明确。胃切除、长期应用质子泵抑制剂引起的酸抑制也可出现类似的内因子分泌缺乏。

胃体和胃底的萎缩性胃炎可产生黏膜化生改变。AMAG患者发生胃腺癌的相对危险性增加3倍。

诊断依赖内镜活检。应检测血清维生素B_{12}水平。可以检测壁细胞抗体，但并非常规检查。是否需行内镜检查以筛查癌症尚无定论。若最初活检时未发现组织学异常（如不典型增生）或症状无进展，则没有必要随访内镜。除静脉补充维生素B_{12}外无需其他治疗。

糜烂性胃炎

糜烂性胃炎是由于胃黏膜屏障功能受损导致的胃黏膜

糜烂。通常是急性起病，表现为出血，但也可以是亚急性或慢性，这时很少或没有症状。通过内镜检查诊断。治疗主要是支持性的，并去除诱因。某些 ICU 患者（如应用呼吸机、头部外伤、烧伤、多系统创伤）预防性应用酸抑制剂有益。

糜烂性胃炎的常见病因包括：
- 非甾体抗炎药
- 乙醇
- 应激

少见原因包括：
- 辐射
- 某些病毒感染（如巨细胞病毒）
- 血管损伤
- 直接创伤（如 NGTS）

浅表糜烂和黏膜发生点状病变。这些可以早在初始损伤 12 小时后出现。严重的或未经治疗的病例可有深部糜烂、溃疡和穿孔。病灶损害通常在胃体，有时也可累及胃窦。

急性应激性胃炎 为糜烂性胃炎的一种，发生于约 5% 危重患者中。ICU 住院时间越长、禁食时间越长，风险越高。病理机制为胃肠黏膜低灌注，导致胃黏膜屏障功能损伤。颅脑损伤或烧伤的患者病理机制可能还包括胃酸分泌增加。

症状及体征
轻度糜烂性胃炎患者通常无症状，偶有消化不良、恶心或呕吐等不适主诉。首发症状通常为呕血、黑便或鼻胃管引流出血性液体，一般在应激后的 2~5 日内发生。出血常轻至中度，若溃疡较深时，尤其急性应激性胃炎，可能出血量较大。

诊断
急性和慢性糜烂性胃炎需胃镜诊断。

治疗
- 出血：内镜止血
- 抑酸：质子泵抑制剂或 H_2 受体阻滞剂

对于重度胃炎出血患者，需静脉补液，必要时输血。应尝试内镜下止血，手术（全胃切除）作为备选。因为胃侧支循环较多，故血管造影对严重出血者效果不佳。没有接受过抗酸药的患者需予抑酸治疗。

对于轻度胃炎，只需要去除致病因素并使用降低胃酸的药物（参见第 109 页）。

预防
预防性应用抑酸药物能降低急性应激性胃炎的发病率。对部分重症监护室的高危患者有益，包括严重烧伤、中枢神经损伤、凝血障碍、败血症、休克、复合伤、机械通气 >48 小时、肝或肾衰竭、多脏器功能障碍或既往有消化性溃疡或胃肠道出血者。

预防的方法包括静脉用 H_2 受体阻滞剂、质子泵抑制剂，或口服制酸药，使胃腔内 pH 值 >4。不需反复检测 pH 值以指导治疗。早期肠内营养能降低出血的发生率。

对那些仅有服用 NSAID 这一个风险因素的患者不推荐抑酸治疗，除非患者既往有溃疡病史。

幽门螺杆菌感染

幽门螺旋杆菌是一种常见的导致胃炎、消化性溃疡、胃腺癌和低级别胃淋巴瘤等胃部疾病的致病原。感染可以没有症状，或导致不同程度的消化不良症状。其诊断可通过尿素呼气试验和内镜下黏膜活检。治疗采用质子泵抑制剂加两种抗生素。

幽门螺旋杆菌是一种螺旋状、革兰氏阴性微生物，在酸性环境中生长繁殖。在发展中国家，幽门螺杆菌常引起慢性感染，感染多发生于儿童期。在美国，儿童感染不常见，但患病率随年龄而增加，至 60 岁时，约 50% 人群被感染，黑人、西班牙裔和亚洲人群中感染率最高。

已从粪便、唾液、牙垢中培养获得该病原，提示口-口或粪-口传播。其感染在家庭或其他群居人群中有聚集倾向。护士和胃肠科医师属于高危人群，因为细菌可通过消毒不严格的内镜传播。

病理生理
幽门螺旋杆菌感染的结局与胃内被感染的部位有关。

以胃窦部为主的感染使促胃液素分泌增加，原因可能是损害局部生长抑素的分泌。促胃液素分泌增加导致的高胃酸分泌加速了幽门前和十二指肠溃疡的形成。

以胃体为主的感染可引起萎缩性胃炎，并降低胃酸分泌，其原因可能是局部白介素-1β 生成增加。以胃体感染为主的患者更易发生胃溃疡和胃腺癌。

部分患者有胃窦和胃体混合感染，其临床结果多变。很多幽门螺旋杆菌感染患者没有明显的临床表现。幽门螺旋杆菌产生的氨使其能在胃酸性环境中生存并侵犯黏膜屏障。幽门螺旋杆菌分泌的细胞毒素和黏液溶解酶（如细菌蛋白酶、脂肪酶），可能对黏膜损害和之后的溃疡形成起重要作用。

幽门螺旋杆菌感染患者发生胃癌的可能性增加 3~6 倍。幽门螺旋杆菌感染与胃体和胃窦部肠型腺癌有关，但与胃贲门癌无关。其他相关肿瘤包括淋巴瘤和黏膜相关淋巴组织（MALT）淋巴瘤、单克隆限制性 B 细胞肿瘤。

诊断
- 初步诊断：血清学检测
- 确诊：尿素呼气试验或粪便抗原检测

不提倡对无症状者进行筛查。主要在评估消化性溃疡和胃炎时进行检查。治疗后检查主要为确认幽门螺杆菌是否被根除。不同检查方法分别适用于初次诊断和治疗后复查。

非侵入性检查 血清学检测幽门螺旋杆菌抗体的敏感性和特异性 >85%，可通过非侵入方法来获取有无幽门螺旋杆菌感染的初始资料。但是，成功治疗后抗体阳性的结果可长达 3 年，且治疗后 6~12 个月内抗体定量检测水平并不显著下降,故血清学检查不用于治疗效果的评价。

尿素呼气试验需口服^{13}C或^{14}C标记的尿素。幽门螺杆菌可分解尿素并释放CO_2,通过呼气排出,尿素摄入20~30分钟后可在呼气样本中进行定量测定。敏感性和特异性>90%。呼气试验非常适合用于判断治疗后是否根除。但若近期用过抗生素或质子泵抑制剂则可出现假阴性,因此随访至少在抗生素停用≥4周和质子泵抑制剂停用1周后进行。H_2受体拮抗剂对检查没有影响。

粪便抗原检测具有与尿素呼气试验相似的敏感性和特异性,特别是对初步诊断而言;以实验室为基础的大便测试正在开发中。

侵入性检查 通过胃镜可获得黏膜活检标本,然后行快速尿素酶试验(RUT)或组织学染色。由于细菌培养难度高,故临床应用受限制。单纯诊断幽门螺旋杆菌感染不推荐采用内镜;除非有其他内镜指征,否则选用非侵入性方法。

在快速尿素酶试验时,如果活检标本中含细菌的尿素酶,则可使特殊培养基的颜色改变,这是在活检标本中检测Hp的一种方法。如果快速尿素酶试验阴性但临床上又怀疑Hp感染,或近期使用过抗生素或质子泵抑制剂,则须行活检标本的组织学染色检查。RUT和组织学染色法的敏感度和特异度均>90%。

治疗
- 抗生素(多种方案)加质子泵抑制剂

有并发症者(胃炎、溃疡和癌症等)需行根除治疗。根除幽门螺旋杆菌后甚至能治愈部分MALT淋巴瘤(但不是其他感染相关的癌症)。是否治疗无症状的感染者仍有争议,但因为认识到幽门螺旋杆菌在胃癌发生中的作用,现主张进行治疗。目前正开发预防性和治疗性疫苗(如作为Hp感染患者的辅助治疗)。

幽门螺旋杆菌根除需要多种药物联合治疗,代表性方案为抗生素加酸抑制剂。质子泵抑制剂可抑制幽门螺旋杆菌,且胃内pH值提高可增加组织中抗生素浓度及其抗菌效果,创建一个不利于幽门螺旋杆菌生长的环境。

推荐三联治疗,口服奥美拉唑20mg,每日2次,或口服兰索拉唑30mg,每日2次;加克拉霉素500mg,每日2次;加阿莫西林1g,每日2次(对青霉素过敏患者,可选用甲硝唑500mg,每日2次),持续14日,感染治愈率可>95%。此方案的耐受性较好。雷尼替丁枸橼酸铋400mg,每日2次,可作为质子泵抑制剂的替代品。

四联疗法也有效,但较麻烦,方案包括:质子泵抑制剂,每日2次;四环素500mg,每日4次;次水杨酸铋或次枸橼酸铋525mg,每日4次;甲硝唑500mg,每日3次。

有十二指肠或胃溃疡的Hp感染患者需连续抑酸治疗至少4周。

如果幽门螺旋杆菌没有被根除,需重复杀菌治疗。如果2个疗程依然没有成功,部分专家建议再行内镜检查,以行药敏试验。

> **关键点**
> - 幽门螺杆菌是革兰氏阴性微生物,高度适于酸性环境,并经常感染胃;随着年龄的增长感染率增高,至60岁,人群感染率约50%
> - 主要感染胃、幽门前和十二指肠溃疡,并增加胃腺癌和淋巴瘤的风险
> - 初步诊断采用血清学试验或尿素呼气试验;如果因其他原因进行胃镜检查,可采用快速尿素酶试验或活检标本组织学染色
> - 有并发症的患者(如胃炎、溃疡、肿瘤)给予治疗以清除病原体;经典治疗方案包括质子泵抑制剂加抗生素(如克拉霉素加阿莫西林或甲硝唑)
> - 通过呼气试验以明确是否根除

非糜烂性胃炎

非糜烂性胃炎指主要由于幽门螺旋杆菌感染导致的各种组织学异常(参见第107页)。多数患者无症状。通过内镜检查诊断。治疗方法是根除幽门螺旋杆菌,有时需要抑酸。

病理

浅表性胃炎 常见的浸润细胞为混合中性粒细胞的淋巴细胞和浆细胞。炎症表浅,并可能累及胃窦、胃体,或两者兼有。它通常不伴有萎缩或化生。患病率随年龄增长而增加。

深层性胃炎 深层性胃炎多有症状(如不典型消化不良)。单核细胞和中性粒细胞浸润整个黏膜层至肌层,虽然理论上可以有渗出液或隐窝脓肿,但实际上很少出现。病灶呈片状分布。可有浅表性胃炎、腺体萎缩或化生同时存在。

胃萎缩 胃炎可引起胃腺体萎缩,尤其是长期的胃窦部胃炎(有时称为B型)。部分萎缩性胃炎患者有壁细胞自身抗体,通常与胃体胃炎(A型)和恶性贫血有关。

胃萎缩可无特殊症状。内镜下黏膜可正常,除非萎缩达到相当程度(当可见到黏膜下血管时)。当完全萎缩时,胃酸和胃蛋白酶分泌减少,内因子也可能丢失,导致维生素B_{12}吸收障碍。

化生 非糜烂性胃炎常存在两种类型的化生:黏膜腺化生和肠化生。

黏膜腺化生:(假幽门腺化生)发生于严重萎缩的胃腺,特别是在胃小弯侧,原有黏膜逐渐被黏膜腺(胃窦黏膜)所替代。胃溃疡多发生于胃窦和胃体黏膜交界处,但它究竟是胃窦化生的原因还是结果尚不清楚。

肠化生:常由胃窦部开始,可扩展至胃体部。肠化生组织学上分为完全(最常见)或不完全化生。在完全化生中,胃黏膜在组织学和功能上完全被小肠黏膜所替代,可吸收营养和分泌肽类。不完全肠化生时,胃上皮细胞组织学与大肠相似,多表现为发育不良。肠化生可引起胃癌。

症状及体征

绝大多数幽门螺旋杆菌相关性胃炎是无症状的,虽然部分有轻微消化不良或其他不典型的症状。通常这些症状是因其他症状行内镜检查时被发现。对无症状患者不进行检查。一旦被诊断为胃炎,应进行幽门螺旋杆菌检查。

诊断

- 内镜检查通常因其他原因行内镜检查时发现胃黏膜异常。不提倡检查无症状的患者。如果确认存在胃炎,应检查有无幽门螺旋杆菌感染

治疗

- 根除幽门螺旋杆菌
- 有时加用酸抑制剂

慢性非糜烂性胃炎的治疗为清除幽门螺旋杆菌(参见第 106 页)。因为幽门螺旋杆菌相关性浅表性胃炎的患病率很高,且发生严重临床后果(如消化性溃疡)的可能性又很低,故无症状患者是否需要治疗尚有争议。由于幽门螺旋杆菌已被列为 J 类致癌原,根除 Hp 治疗可减少发生癌症的风险。对幽门螺旋杆菌阴性患者,治疗应直接选用抑酸剂(如 H_2 受体拮抗剂、质子泵抑制剂)或抗酸药。

消化性溃疡

消化性溃疡是一种穿透黏膜肌层的胃肠道黏膜的局限性损伤,常发生于胃(胃溃疡)或十二指肠近端数厘米(十二指肠溃疡)。几乎所有溃疡均由幽门螺旋杆菌或使用 NSAID 引起。典型症状包括上腹部烧灼样疼痛,进食后缓解。诊断依靠内镜及幽门螺旋杆菌相关检查。治疗包括抑酸、清除幽门螺旋杆菌(如果存在)和避免使用 NSAID。

溃疡大小从几毫米至几厘米不等。溃疡与糜烂的区别在于穿透的深度:糜烂更为表浅,不累及黏膜肌层。溃疡可发生于任何年龄,包括婴幼儿和儿童,但最常见于中年人。

病因

幽门螺旋杆菌及 NSAID 破坏正常黏膜防御与修复功能,使黏膜更容易受到酸的侵蚀。幽门螺旋杆菌感染(参见第 106 页)见于 50%~70%十二指肠溃疡和 30%~50%胃溃疡患者。如果幽门螺旋杆菌得以根除,仅 10%的患者消化性溃疡会复发,而仅使用抑酸治疗患者中溃疡的复发率为 70%。>50%的消化性溃疡由 NSAID 药物引起。

吸烟是发生溃疡及其并发症的危险因素。另外,吸烟也影响黏膜的修复并增加溃疡复发概率。每日吸烟量与发病的危险度直接相关。尽管乙醇能强烈刺激胃酸分泌,但尚无确切证据说明乙醇摄入量与溃疡发生或愈合延迟的关系。极少患者有高促胃液素分泌〔即佐林格-埃利森综合征(Zollinger-Ellison 综合征),参见第 152 页〕。

50%~60%的十二指肠溃疡患者有家族史。

症状及体征

症状取决于溃疡的部位和患者年龄;许多患者,特别是老年患者,症状很少甚至没有。最常见症状为疼痛,多位于上腹部,进食或服用抗酸药可缓解。疼痛常被描述为烧灼痛、啃噬痛或饥饿感。病程具有长期性和反复性。仅有约半数患者具有典型的症状。

胃溃疡 症状常无固定形式(如进食有时可加重而非缓解)。幽门管溃疡常有因水肿和瘢痕导致的梗阻症状(如胃胀、恶心、呕吐)。

十二指肠溃疡 所致疼痛持续时间更长。患者晨起时无痛,但午间出现疼痛,进食后缓解,餐后 2~3 小时又发作。患者常夜间痛醒,高度提示为十二指肠溃疡。新生儿十二指肠溃疡的首发表现可能是穿孔和出血。虽然在婴儿后期或小年龄儿童中,常见的诊断线索为反复呕吐或腹痛,但出血仍可能为首发症状。

诊断

- 内镜
- 有时检测血促胃液素水平

患者的病史可提示诊断,并可通过内镜检查予以确诊。没有确诊前可行经验性治疗。内镜可以对胃及食管病变做活检和细胞刷检,以鉴别单纯溃疡还是溃疡性胃癌。胃癌的症状可能与溃疡相似,因此必须排除。尤其对年龄>45 岁、体重减轻或有严重或顽固症状的患者来说,这点很重要。由于十二指肠溃疡恶变的发生率极低,通常不需要活检。当发现溃疡时,内镜检查也可用于确诊有无幽门螺旋杆菌感染(参见第 106 页)。

对胃大部溃疡、非典型部位的溃疡(如球后溃疡)、难治性溃疡、合并明显腹泻或体重减轻的患者,应考虑分泌促胃液素的恶性疾病和佐林格-埃利森综合征的可能性。这些患者必须检测血促胃液素水平。

并发症

出血 中至重度出血是消化性溃疡最常见的并发症。症状包括呕血(呕鲜血或"咖啡样"物)、解血样或柏油样黑便(分别称便血或黑便)、因失血所致虚弱、直立性低血压、晕厥、口渴和出汗等。

穿透(局限性穿孔) 消化性溃疡可穿透胃壁。如果穿孔处的粘连阻止漏出物进入腹腔,则可避免游离性穿孔,仅发生局限性穿孔。但溃疡也可穿破十二指肠,抵达相邻的局限性间隙(小网膜囊)或其他器官(如胰腺、肝脏)。疼痛可以剧烈、持久,且放射到腹腔以外的其他部位(常为背部,系十二指肠后壁溃疡穿孔至胰腺所致),改变体位后可缓解。需行 CT 或 MRI 明确诊断。若内科治疗不能治愈,则应手术治疗。

游离性穿孔 不受粘连限制、穿透至腹腔的溃疡,常位于十二指肠前壁或胃部,但后者相对较少。患者出现急性腹痛。患者突然感到剧烈持久的上腹部疼痛,迅速扩展至整个腹部,常逐渐以右下腹最为显著,有时可放射到单肩或双肩。患者常静卧不动,因为即使深呼吸也会使疼痛加剧。腹部压痛、反跳痛明显,腹肌强直(木板样),肠鸣音减弱或消失。可能会发生休克,此时脉搏加快、血压下降和尿量减少。老年患者、垂死者、使用皮质激素治疗者或免疫抑制者症状可不明显。

如果 X 线或 CT 检查提示膈下或腹腔有游离气体,即

可明确穿孔的诊断。首选胸腹部正位片。最敏感的视图是胸部侧位X线。重症患者可能无法直立，可行卧位腹部侧位片了解腹腔气体分布。未见游离气体也不能排除诊断。

需要立即手术。等待时间越长，预后越差。可静脉予有效抗肠道细菌的抗生素（如头孢替坦、阿米卡星加克林霉素）。通常情况下，可置入鼻胃管持续吸引。罕见无法行手术患者，其预后较差。

胃出口梗阻 梗阻可能由溃疡瘢痕、痉挛或炎症引起。症状包括反复大量呕吐，多发生于傍晚，常在最后一餐6小时后发生。食欲下降伴进食后持续性腹胀或餐后饱胀感，常提示胃出口梗阻。长时间呕吐可导致体重下降、脱水和碱中毒。若患者病史提示梗阻，体格检查、胃内容物抽吸或X线检查可提供胃潴留的依据。若进食后>6小时仍继续存在振水音或禁食一夜后抽吸的液体或食物残渣>200ml，提示胃潴留。若胃抽吸显示有明显胃潴留，则应使胃排空，进行内镜或X线检查以确定梗阻的部位、原因和程度。

若梗阻系活动性幽门管溃疡水肿或痉挛所致，应采用鼻胃管引流进行胃减压和抑酸治疗（如静脉注射H_2受体阻滞剂）。应检测和纠正因长期呕吐和持续鼻胃管吸引所致的脱水和电解质紊乱。不主张应用促动力药物。梗阻常在2~5日内缓解。持续的梗阻可能由消化性瘢痕引起，内镜下幽门管球囊扩张治疗可能有效。部分患者需要手术治疗以缓解梗阻。

复发 影响消化性溃疡复发的因素包括未根除幽门螺旋杆菌、使用NSAID和吸烟。偶尔，胃泌素瘤（佐林格-埃利森综合征）可能为复发性溃疡的原因。幽门螺旋杆菌根除后，溃疡3年复发率<10%，而Hp未根除者>50%。因此，对复发患者应进行幽门螺旋杆菌检测，若存在感染应再次抗幽门螺杆菌治疗。

尽管长期应用H_2受体拮抗剂、质子泵抑制剂或米索前列醇等能减少溃疡复发的危险，但并不推荐作为常规治疗。而对那些溃疡后还需服用非甾体抗炎药的患者，或有溃疡出血或穿孔史的患者，则推荐长期治疗。

胃癌 幽门螺旋杆菌相关性溃疡患者以后发生胃癌的危险增加3~6倍。其他病因所致溃疡则与胃癌无关。

治疗

- 根除幽门螺旋杆菌（若有）
- 酸抑制剂

治疗胃和十二指肠溃疡需要根除幽门螺旋杆菌（参见第106页）并降低胃液酸度。对于十二指肠溃疡，抑制夜间酸分泌尤为重要。

降低胃液酸度的方法包括应用各种药物，均有一定效果，但费用、疗程和给药便捷性不一。另外，黏膜保护剂（如硫糖铝）和抑酸的外科处理也可以采用。药物治疗见后面有关内容（参见第109页）。

辅助治疗 需戒烟和戒酒，或仅饮用少量低度酒。尚无证据表明改变膳食能促进溃疡愈合或防止复发，因此，许多医师主张只回避引起患者不适的食物。

手术 经过现有的药物治疗，需要手术的患者明显减少。适应证包括穿孔、梗阻、不能控制的或反复的出血或内科治疗不能控制的症状（很少）。

手术的目的是减少胃酸分泌，通常还包括确保胃引流畅通。对十二指肠溃疡，推荐术式为高选择性或壁细胞迷走神经切断术（仅切断胃体部传入神经，而不切断胃窦部传入神经，使胃部输出道功能不受限制，无需再手术处理胃排空问题）。这种手术方式的死亡率很低，并可避免传统切除术和传统迷走神经切断术带来的后遗症。其他减少胃酸的外科方法包括胃窦切除术、半胃切除术、胃部分切除术及胃次全切除术（如切除胃远端的30%~90%）。这些方法常与躯干迷走神经干切断术联合使用。接受切除术的患者或需要解除梗阻的患者，一般行胃十二指肠吻合术（BillrothⅠ式）或胃空肠吻合术（BillrothⅡ式）。

术后症状的发生率和类型随术式而异。胃切除术后，30%患者可出现明显症状：包括体重减轻、消化不良、贫血、倾倒综合征、反应性低血糖、胆汁性呕吐、动力障碍和溃疡复发。

体重减轻 常见于胃次全切除术后，由于早饱感（因为残留的胃腔小），或为防止倾倒综合征或其他餐后综合征的发生，患者可能会限制食物摄入。因为胃腔小，即使中等量进食，患者也会出现腹胀和不适；应鼓励他们少食多餐。

消化不良 和脂肪泻由胰胆管旁路导致，特别是BillrothⅡ式吻合术后，可引起体重减轻。

贫血 常见（常为缺铁所引起，偶尔可因内因子缺乏或细菌过生长导致维生素B_{12}缺乏），也可发生骨软化。所有全胃切除的患者，推荐肌注维生素B_{12}；对胃次全切除患者，若怀疑有维生素缺乏，也应补充。

倾倒综合征 可能发生于胃手术后，尤其是切除术后。进食后很快出现虚弱、头晕、出汗、恶心、呕吐和心悸，特别是在进食高渗食物后。这种现象被称为早期倾倒综合征，其病因学尚不清楚，但可能与自主神经反射、血管收缩和小肠内血管活性物质释放有关。调整膳食，包括少食多餐、减少碳水化合物摄入通常是有效的。

反应性低血糖或晚期倾倒综合征（另外一种综合征） 由碳水化合物从胃腔内过快排空所致。早期的血糖峰值促进胰岛素过多分泌，导致餐后数小时后发生症状性低血糖。推荐摄入高蛋白、低碳水化合物和足够热量的饮食（少食多餐）。

动力障碍（包括胃轻瘫和胃石形成，参见第93页） 可因为胃运动收缩Ⅲ相降低导致，见于胃窦部切除或迷走神经切断术后。腹泻特别常见于迷走神经切断术后，即使没有切除（幽门管重建术）也可发生。

溃疡复发 早期研究表明高选择性迷走神经切断术后溃疡复发率为5%~12%，胃切除术后为2%~5%。复发性溃疡可经内镜诊断，质子泵抑制剂或H_2受体阻滞剂治疗有效。如溃疡持续发生，应通过胃液分析以确定迷走神经切断的完全性，如果存在幽门螺旋杆菌，则需要根除，并通过血清促胃液素测定排除佐林格-埃利森综合征。

> **关键点**
> - 消化性溃疡影响胃或十二指肠,任何年龄均可发生,包括婴儿和儿童
> - 绝大多数溃疡由幽门螺旋杆菌和 NSAID 造成;上述两种因素均破坏正常黏膜防御与修复功能,使黏膜更容易受到酸的侵蚀
> - 烧灼痛常见;进食会加重胃溃疡的症状,但缓解十二指肠溃疡的症状
> - 急性并发症包括胃肠道出血和穿孔;慢性并发症包括胃出口梗阻、术后复发,而当幽门螺旋杆菌感染是原因时,并发症还包括胃癌
> - 内镜诊断,并行幽门螺旋杆菌感染相关检查
> - 给予抑酸药及治疗,及幽门螺旋杆菌根除治疗

胃切除术后胃炎

胃切除术后胃炎是指部分或次全胃切除(胃泌素瘤除外)后发生的胃黏膜萎缩。

残胃的胃体部黏膜化生颇为常见。吻合口处胃炎程度最重。

几种病理机制包括:

- 胆汁回流(术后常见)损害胃黏膜
- 胃窦促胃液素的分泌减少降低了对壁细胞和消化细胞的刺激,从而导致其萎缩
- 迷走神经切断可能导致迷走神经营养作用的丧失

这种胃炎无特殊症状。胃切除术后胃炎常可发生严重萎缩及胃酸缺乏。内因子也可能丧失,并伴有维生素 B_{12} 缺乏(输入袢细菌过度生长更可加重其缺乏)。胃切除术增加了术后 15~20 年后的胃腺癌相对风险;然而,考虑到胃切除术后癌症的绝对风险较低,常规内镜监控性价比不高,但合并上消化道症状或贫血者应及时接受内镜检查。

少见的胃炎综合征

Ménétrier 病:此为少见、特发性疾病,常发生于 30~60 岁成年人,男性多见。表现为胃体而非胃窦部胃皱襞显著增厚。腺体萎缩、出现显著的小凹坑增生,常伴有黏液腺化生、伴有轻度炎症的黏膜增厚。胃肠道蛋白丢失(蛋白丢失性胃病)导致低蛋白血症(最常见的实验室异常)。随着疾病发展,胃酸和胃蛋白酶分泌减少,造成低胃酸状态。

症状不具有特异性,常包括上腹部疼痛、恶心、体重减轻、水肿和腹泻。鉴别诊断包括:①淋巴瘤,常有多发性胃溃疡。②黏膜相关淋巴组织(MALT)淋巴瘤,常伴有单克隆 B 淋巴细胞的广泛浸润。③胃泌素瘤,常伴有胃皱襞肥大。④Cronkhite-Canada 综合征,伴有腹泻、黏膜息肉样变、蛋白丢失。

通过内镜深层活检或腹腔镜下胃壁全层活检可以明确诊断。

治疗方法有多种,包括抗胆碱能药、抗分泌药和皮质激素,但没有一种被证明完全有效。对伴有严重低蛋白血症的患者,可能需要作部分或全胃切除。

嗜酸细胞性胃炎 广泛侵犯黏膜,黏膜下层和肌层。嗜酸细胞浸润常发生在胃窦。通常是特发性的,但可以由线虫感染导致。症状包括恶心、呕吐和早饱。诊断依靠内镜对象及病变进行活检。对特发性病变者,皮质激素治疗可能有效;但若发生幽门梗阻,可能需要手术治疗。

黏膜相关淋巴组织(MALT)淋巴瘤 此罕见疾病表现为胃黏膜内大量淋巴样组织浸润,与 Menetrier 病相似。

全身疾病所致胃炎 结节病、结核、淀粉样病、肉芽肿病也可引起胃炎,但一般无关紧要。

物理因素导致的胃炎 放射线和摄入腐蚀剂(特别是酸性化合物)可引起胃炎。全身暴露于 >6Gy 的射线可引起明显的深层性胃炎,对胃窦部的损害较胃体部明显。放射性胃炎的可能并发症为幽门狭窄甚至穿孔。

感染性(败血症)胃炎 除幽门螺旋杆菌感染,细菌侵犯胃部很罕见,主要见于缺血、吞入腐蚀剂或暴露于射线。X 线见气体充盈勾画出黏膜轮廓。病情可表现为急性外科急腹症,具有非常高的死亡率。通常需要手术治疗。

虚弱或免疫移植患者可发生病毒或真菌感染性胃炎,包括巨细胞病毒、念珠菌属、组织胞浆菌病或毛霉菌病;凡发现有渗出性胃炎、食管炎或十二指肠炎的患者,应考虑这些诊断。

治疗胃酸过多的药物

降低胃液酸度的药物常用来治疗消化性溃疡、胃食管反流性疾病(GERD,参见第 101 页)和多种胃炎。部分药物也是抗幽门螺旋杆菌方案的组成部分。药物包括:

- 质子泵抑制剂
- H_2 受体阻滞剂
- 抗酸药物
- 前列腺素

质子泵抑制剂 此类药物是 H^+-K^+-ATP 酶的强抑制剂。而这种酶位于壁细胞顶端,在 H^+(质子)分泌过程中起关键作用。这类药物能完全抑制胃酸分泌,且作用持久。它能促进溃疡愈合,是幽门螺旋杆菌清除方案中的主要成分。由于此类药物起效快且作用强,质子泵抑制剂在绝大多数临床应用中已经替代了 H_2 受体拮抗剂。

质子泵抑制剂包括口服及静脉均可用的埃索美拉唑、兰索拉唑、泮托拉唑,以及在美国仅作口服用的奥美拉唑、雷贝拉唑(表 15-1)。奥美拉唑及兰索拉唑在美国是非处方药。对没有并发症的十二指肠溃疡,可用奥美拉唑 20mg 口服,每日 1 次,或兰索拉唑 30mg 口服,每日 1 次,连续 4 周。对复杂的十二指肠溃疡(指多发溃疡、出血、直径 >1.5cm,或合并其他严重疾病的患者)大剂量药物的效果更好(如奥美拉唑 40mg,每日 1 次,或兰索拉唑 60mg,每日 1 次,或 30mg,每日 2 次)。胃溃疡需要治疗 6~8 周。胃炎和 GERD 需要治疗 8~12 周;GERD 还需要长期维持治疗。

表 15-1　质子泵抑制剂

药物	常见情况*	有并发症的十二指肠溃疡
埃索美拉唑	40mg, qd	40mg, bid
兰索拉唑	30mg, qd（儿童剂量：<10kg, 7.5mg, qd；10~20kg, 15mg, qd；≥20kg, 30mg, qd）†	30mg, bid
奥美拉唑	20mg, qd［儿童剂量：1mg/(kg·d), 1次或分2次给药］†	40mg, qd
泮托拉唑	40mg, qd	40mg, bid
雷贝拉唑	20mg, qd	20mg, bid

* 胃炎、胃食管反流性疾病、无并发症的十二指肠溃疡。
† 儿童使用质子泵抑制剂剂量相关数据有限。

长期使用质子泵抑制剂可使促胃液素水平增高，后者导致肠嗜铬样细胞增生。但尚无证据表明这些药物使用后会出现不典型增生或恶性变。部分可能发生维生素 B_{12} 吸收不良。

H_2 受体阻滞剂　这类药物为组胺 H_2 受体竞争性抑制剂（西咪替丁、雷尼替丁、法莫替丁，可口服或静脉使用；尼扎替丁仅口服），能抑制促胃液素刺激引起的胃酸分泌，并相应减少胃液分泌量。同时也降低组胺介导的胃蛋白酶分泌。在美国，尼扎替丁、法莫替丁、西咪替丁、雷尼替丁均为非处方药。

H_2 受体阻滞剂可被胃肠道很好地吸收，服药后 30~60 分钟起效，1~2 小时达到峰值效应。静脉给药起效更快。作用持续时间与剂量呈正比，从 6~20 小时不等。老年患者用药量应减少。

治疗十二指肠溃疡，口服西咪替丁 800mg 或雷尼替丁 300mg 或法莫替丁 40mg，或尼扎替丁 300mg，每日 1 次，睡前或晚饭后服用，持续应用 6~8 周。治疗胃溃疡同样有效，疗程需 8~12 周；但因胃溃疡夜间酸分泌不多，所以早晨口服效果相当或更好。≥40kg 的儿童采用成人剂量。低于此体重者，口服剂量为雷尼替丁 2mg/kg，或西咪替丁 10mg/kg，均为每 12 小时给药一次。对于 GERD, H_2 受体阻滞剂主要用于疼痛的治疗。每日 2 次法莫替丁或雷尼替丁，连用 8~12 周，可使胃炎消退。

西咪替丁有轻微的抗雄激素作用，表现为可逆性的男性乳房发育，个别长期使用者可出现勃起功能障碍。据报道，应用各种 H_2 受体阻滞剂后，<1% 的患者可出现神志改变、腹泻、皮疹、药物热、肌痛、血小板减少症、窦性心动过缓，以及快速静脉给药后出现的低血压，老年患者不良反应较常见。

西咪替丁及其余 H_2 受体阻滞剂可与微粒体 P-450 酶相互作用，使通过该系统清除的其他药物（如苯妥英、华法林、茶碱、地西泮、利多卡因）代谢延迟。

抗酸剂　这些药物用于中和胃酸，降低胃蛋白酶活性（其活性在胃内 pH 值 >4.0 时消失）。另外，部分抗酸药可吸附胃蛋白酶。抗酸药可能干扰其他药物的吸收（如四环素、地高辛、铁等）。抗酸剂能缓解症状、促进溃疡愈合并减少其复发。这些药物相对不贵，但必须每日服用 5~7 次。促进溃疡愈合抗酸方案为：15~30ml 液体制剂或 2~4 片片剂，每次餐后 1 小时与 3 小时、睡前服用。每日总剂量需提供 200~400mEq 中和能力。但抗酸剂治疗消化性溃疡的疗效不如抑酸药，因此仅用于短期缓解症状。

大体上，抗酸药分为可吸收与不可吸收两种。可吸收抗酸药（如碳酸氢钠、碳酸钙）能快速、完全中和胃酸，但能导致碱中毒，故仅能短期使用（1~2 日）。不可吸收抗酸药（如氢氧化铝、氢氧化镁）副作用少，临床上使用较普遍。

氢氧化铝是一种相对安全的常用抗酸药。由于铝在胃肠道内可与磷酸盐结合，长期应用偶尔可导致磷缺乏。乙醇中毒、营养不良、肾脏疾病（包括正在接受血液透析）患者发生磷缺乏的可能性增加。氢氧化铝还可引起便秘。

氢氧化镁较氢氧化铝的作用更强，但可引起腹泻。为减少腹泻，许多专利抗酸药物将氢氧化镁与氢氧化铝结合。因镁可被少量吸收，所以镁制剂应慎用于肾脏病患者。

前列腺素　某些前列腺素（特别是米索前列醇）减少组胺刺激壁细胞所产生的 cAMP，从而减少胃酸分泌，并增强黏膜保护功能。合成的前列腺素衍生物主要可降低非甾体抗炎药（NSAID）诱发的黏膜损伤。对可能因 NSAID 诱发溃疡的高危患者（如老年患者、过去曾发生过溃疡或溃疡并发症者、正在服用皮质激素者），在服用 NSAID 的同时推荐米索前列醇 200μg 口服，每日 4 次，进餐时服用。米索前列醇的常见副作用是腹部痉挛和腹泻，可见于 30% 患者。米索前列醇是一种强堕胎药，未服用避孕药的育龄期妇女绝对禁用。

硫糖铝　是一种蔗糖-铝复合物，在胃酸环境中，硫糖铝可以分解并在炎症区域形成屏障，保护胃黏膜免受酸、胃蛋白酶和胆盐的损害。它还能抑制胃蛋白酶与其底物的相互作用，刺激黏膜前列腺素的合成和结合胆盐。它对胃酸和促胃液素分泌没有影响。硫糖铝对溃疡处的黏膜具有营养作用，这可能与其结合多种生长因子并促进其在溃疡部位集聚有关。硫糖铝的全身吸收极少。3%~5% 患者可发生便秘。硫糖铝可与其他药物结合而干扰其吸收。

16. 胃 肠 炎

胃肠炎指胃、小肠及大肠黏膜炎症。尽管胃肠炎也可在药物和化学性毒物（如金属、部分植物成分）摄入后发生，但大多数是感染性胃肠炎。摄入途径可能是食品、水或通过人与人传播。在美国，估计每年6人里有1人感染食物传染疾病。症状主要表现为纳差、恶心、呕吐、腹泻和腹部不适。虽然可以选用的免疫学检测方法越来越多，但仍主要靠临床检查或粪便培养来诊断。主要是对症治疗，寄生虫或某些细菌感染需要特殊的抗感染治疗。

胃肠炎通常使人感不适，但为自限性。其导致的水、电解质丢失对健康成人来说仅仅带来不适感，但是对不能耐受这种丢失的婴幼儿（参见第2412页）、老人、体虚或同时患有其他严重疾病的人来说会带来巨大影响。就全球范围而言，每年约有150万儿童死于感染性胃肠炎。尽管这一数字很高，但已跌至既往死亡率的1/2~1/4。在世界许多地区，涉水卫生的改善和适当的口服补液治疗可以使婴幼儿腹泻感染率与死亡率下降。

病因

感染性胃肠炎可以由病毒、细菌或寄生虫引起。有关多种特异性病原微生物的深入讨论，见感染性疾病章节。

病毒 常见的病毒有：

- 轮状病毒
- 诺如病毒

在美国，病毒感染是引起胃肠炎的最常见病因。病毒感染小肠绒毛状上皮细胞，可导致水盐丢失到肠腔；有时候，碳水化合物吸收不良会导致渗透性腹泻而加重症状。通常为水样泻。炎症性腹泻（痢疾）不常见，此时粪便中有白细胞和红细胞或血块。大多数病毒性胃肠炎由四类病毒引起：绝大多数由轮状病毒和杯状病毒（主要是诺如病毒，以前叫诺瓦克病毒）所致，之后依次是星状病毒和肠腺病毒。

轮状病毒：为年幼儿中散发、严重、脱水性腹泻中最常见病因（发病高峰年龄为3~15个月龄）。轮状病毒有很高的传染性；多数经粪-口途径传染。成人可以在与感染婴儿密切接触后被感染。成人病情通常较轻。潜伏期为1~3日。在气候温和地区，大多数感染发生于冬季。在美国，轮状病毒感染常于每年11月始于西南部，至次年3月在东北部结束。

诺如病毒：感染最常见于大龄儿童及成人。其感染无明显季节性，但80%发生于十一月至四月间。诺如病毒是成人散发性病毒性胃肠炎和所有年龄组流行性病毒性胃肠炎的最主要原因；可发生大规模的水源性和食物源性暴发。人与人间的传播也会发生。本病毒有极高传染性，可导致大多数游轮上和养老院内的胃肠炎疫情。潜伏期为24~48小时。

星状病毒：感染见于任何年龄段，但主要影响婴儿及幼儿。感染最常见于冬季。通过粪-口途径传播。潜伏期3~4日。

腺病毒：是儿童病毒性胃肠炎中第4位最常见病因。感染无明显的季节性，但在夏季感染会有轻度增加，主要影响<2岁儿童。通过粪-口途径传播。潜伏期为3~10日。

在免疫功能缺陷的患者中，其他病毒（如巨细胞病毒、肠病毒）也会导致胃肠炎。

细菌 常见的细菌有

- 沙门菌
- 弯曲杆菌
- 志贺菌
- 大肠埃希菌（尤其是O157∶H7血清型）
- 梭状芽孢杆菌

细菌性胃肠炎少于病毒性胃肠炎。若干发病机制引发细菌性胃肠炎。部分菌属（如霍乱弧菌、产毒素性大肠埃希菌），产生肠毒素，黏附并不侵入肠黏膜。肠毒素破坏肠道吸收功能，通过刺激腺苷环化酶致水、电解质分泌，导致水样泻。梭状芽孢杆菌也会产生类似的毒素（参见第1400页）。

某些细菌（如金黄色葡萄球菌，蜡样芽孢杆菌，产气荚膜梭菌，参见第1401页）可以产生外毒素，随污染食物进入人体内。外毒素在没有细菌感染的情况下也可以导致胃肠炎。这些毒素通常在摄入污染食物12小时内引起恶心、呕吐、腹泻等症状。症状在36小时内缓解。

其他细菌（如志贺菌、沙门菌、弯曲杆菌、部分大肠埃希菌亚型，参见第1401页）侵入小肠或结肠黏膜，引起显微镜下可见的溃疡、出血、富含蛋白的液体渗出，电解质及水分泌。不管病原微生物是否产生肠毒素，都可能出现这样的侵袭过程及其后果。腹泻时粪便中含白细胞、红细胞，有时可有肉眼鲜血便。

沙门菌和弯曲杆菌是在美国引起腹泻的最常见细菌。这两种感染都常来自未煮熟肉类，亦可能来源于未行巴氏消毒牛奶。弯曲杆菌偶尔可由腹泻的狗或猫进行传播。沙门菌可以通过食用欠熟的鸡蛋及接触爬行动物而感染。志贺菌是美国腹泻病中第三大常见细菌，通常是人际传播，有时也有食源性传播。志贺痢疾杆菌Ⅰ型（美国未见）可以产生志贺类毒素，从而导致溶血性尿毒症综合征的发生（参见第1365页）。

几种不同的大肠埃希菌亚型都可导致腹泻的发生。感染亚型不同，腹泻的流行病学特点及临床表现也不同：①出血性大肠埃希菌是美国最有临床意义的细菌亚型。它可以产生志贺毒素导致血性腹泻（出血性结肠炎）。美国最常见的菌种是大肠埃希菌O157∶H7。没有煮熟的牛肉、未消毒的牛奶及果汁、污染的水源均可能为感染源。日托机构人际传播亦常见。亦有因接触游乐设施水源（如水池、湖泊、水上公园），而导致疫情暴发的报道。溶血性尿毒症综合征是一种严重并发症，发生2%~7%病例中，最常见于幼儿及年长者。②产毒性大肠埃希菌产生两种毒素（一种类似于霍乱毒素），导致水样腹泻。此亚型是至发展中国家旅游者中腹泻的最常见病因。③致病性大肠埃希菌导致水样腹泻。这种亚型曾经是幼托机构腹泻暴发常见原因，但现今较为罕见。④侵袭性大肠埃希菌导致血性或非血性腹泻的情况主要发生在发展中国家。其在美国较罕见。

过去，梭状芽孢杆菌感染几乎仅见于接受抗生素治疗的住院患者。20世纪末，随美国高毒性NAP1菌株出现，见多例社区感染病例报道。

其余细菌亦可致胃肠炎，但多数在美国不常见。结肠炎耶尔森杆菌可导致胃肠炎，或致类似阑尾炎综合征。可通过未煮熟猪肉、未消毒牛奶或者污染水源传播。未煮熟海鲜中的弧菌摄入后（如副溶血霍乱弧菌，参见第1364页）可引起腹泻。在发展中国家，霍乱弧菌可致严重脱水性腹泻参见第1363页，自然灾害后或难民营中需尤其关注该病。李斯特菌也可致食源性胃肠炎（参见第1357页）。产气单胞菌属感染可由在污染水源中游泳、饮用污染淡水或咸水所致。生吃贝类或者至发展中国家热带区域旅行，可能感染邻单胞菌志贺菌，导致腹泻。

寄生虫 常见的寄生虫有：
■ 贾第鞭毛虫
■ 隐孢子虫

某些肠道寄生虫，尤其是肠贾第鞭毛虫（参见第1533页），可黏附或侵入肠道黏膜，从而引起恶心、呕吐、腹泻和全身不适。贾第鞭毛虫病在美国及全球均见发生。该病可以成为慢性病，引起吸收不良综合征。通过人际传播（常见于日间护理中心）或饮用污染水源所致。

隐孢子虫可引起水样泻（参见第1531页），伴上腹部绞痛、恶心和呕吐。在健康者中，疾病多呈自限性，持续两周左右。但免疫缺陷患者症状可能较严重，出现水、电解质大量丢失。饮用污染的水通常是隐孢子虫感染最常见原因。因氯气难以将其杀灭，故在美国，隐孢子虫是游乐设施用水传播疾病最常见病因，导致大约3/4的疫情暴发。

其他寄生虫感染可出现类似隐孢子虫病症状：如：环孢子虫、见于免疫缺陷患者的孢子球虫及微孢子虫目（如微孢子虫，肠道微孢子虫）。阿米巴痢疾是发展中国家亚急性出血性腹泻病常见病因；美国则罕见。

症状及体征

症状特征和轻重程度不一。总体而言，骤然起病、伴纳差、恶心、呕吐、肠鸣、腹痛、腹泻（伴或不伴黏液血便）。亦可见周身不适、肌痛和虚脱。可有腹胀及轻度腹部压痛；严重患者可能有肌卫。有时可触及胀气肠袢。即使无腹泻，听诊可闻及肠鸣音亢进（腹鸣）（这是与麻痹性肠梗阻鉴别的重要体征，后者肠鸣音消失或减弱）。持续呕吐和腹泻可导致血管内液丢失，出现低血压、心动过速。严重病例，可以发生休克、血容量降低及少尿性肾衰竭。

如果呕吐引起液体的过度丢失，则会发生代谢性碱中毒和低氯血性。如果腹泻更明显，则容易出现酸中毒。呕吐、腹泻都会导致低钾血症。也可出现低钠血症，特别予低渗性液体补液。

病毒感染时，水样泻是最常见的症状；大便很少有黏液或血。婴幼儿和儿童的轮状病毒胃肠炎可持续5~7日。90%患者出现呕吐，30%患者的体温>39℃（>102.2°F）。诺如病毒感染引起急性发作的呕吐、腹部痉挛和腹泻，症状持续1~2日。儿童以呕吐为主要症状，而成人以腹泻为主。患者也有发热、头痛和肌肉酸痛等。腺病毒胃肠炎的特征为腹泻持续1~2周。婴幼儿和儿童感染腺病毒后，腹泻1~2日后出现轻微呕吐。约50%的患儿有低热。星状病毒感染的症状与轻度轮状病毒感染相似。

侵袭性细菌（如志贺菌、沙门菌）感染后更容易发生发热、虚脱和血性腹泻。大肠埃希菌O157：H7感染起病时水泻1~2日，之后为血性腹泻。无发热或仅为低热。梭状芽孢杆菌感染临床表现包括：轻微痉挛性腹痛、排黏液便腹泻以至严重出血性结肠炎及休克。产肠毒素细菌（如金葡菌，蜡样芽孢杆菌，产气荚膜梭菌）通常引起水样泻。

寄生虫感染通常引起亚急性或慢性腹泻。多数不导致血性腹泻；除了痢疾阿米巴，可引起阿米巴性痢疾。若腹泻持续，常见疲劳及体重下降。

诊断

■ 临床评估
■ 部分病例行粪便检查

首先需排除产生类似症状的其他胃肠道疾病（如阑尾炎、胆囊炎、溃疡性结肠炎）。提示胃肠炎的表现包括：大量水样腹泻、可疑不洁饮食史（尤其于已知暴发期）、饮用未经处理地表水、食用已知不洁食物、近期旅游史、与患相同疾病患者或动物接触史。大肠埃希菌O157：H7多致出血性腹泻，而非感染性病程，表现为消化道出血，伴少量或无粪便排出。若见肾衰竭及溶血性贫血，可能已发生溶血尿毒症综合征（参见第1365页）。最近3个月内有口服抗生素使用史的患者，需警惕梭状芽孢杆菌感染。然而，约1/4梭状芽孢杆菌社区感染患者并没有近期抗生素使用史。

粪便检查 如果直肠指检发现出血或水样泻>48小时，需行粪便检查（粪白细胞、虫卵、寄生虫）和粪便培养。对于贾第鞭毛虫和隐孢子虫感染，采用酶联免疫法检测粪便中抗原的诊断敏感性更高。市场上已有快速检测粪便中轮状病毒和肠腺病毒抗原的方法，但通常仅用于验证暴发流行。诺瓦克病毒可于实验室进行PCR检测；此检测有时用于确定免疫功能低下患者持续性腹泻病因。

所有严重血便患者均应行大肠埃希菌O157：H7的检测，同时在已知暴发流行期，非血便患者也需进行检测。该细菌无法在普通粪便培养基中生长，所以需用特殊培养基。除此之外可以用快速酶试验检测粪便中志贺毒素，阳性结果提示大肠埃希菌O157：H7或者出血性大肠埃希菌其他亚型的感染。（注：美国志贺菌不产生志贺毒素）。然而，快速酶试验检测敏感度低于粪便培养。一些中心利用PCR进行志贺毒素检测。

严重血便的成人患者通常需行乙状结肠镜检查、培养及活检。结肠黏膜检查有助诊断阿米巴痢疾、志贺细菌性痢疾、大肠埃希菌O157：H7感染，但溃疡性结肠炎可有类似黏膜病变。近期抗生素使用史、有其他艰难梭菌感染危险因素（如炎症性肠病，服用质子泵抑制剂）患者需行粪艰难梭菌毒素检测；即使无相关危险因素，亦应对重症患者进行检测，因约25%艰难梭菌感染见于无已知危险因素者。既往利用毒素A及B酶免疫分析对艰难梭菌感染进行诊断。但是，PCR技术对艰难梭菌毒素基因或基因调控因子检测敏感性更高，成为诊断首选。

常规检查 应进行血电解质、尿素氮、肌酐检查，以评估重症患者水及酸碱平衡状态。全血细胞计数无特异性，尽管嗜酸性粒细胞增多可提示寄生虫感染。大肠埃希菌O157：H7感染症状出现后一周，查肾功能及血常规，可早期发现溶血性尿毒症综合征。

治疗

- 口服或者静脉补液
- 若不考虑艰难梭菌或大肠埃希菌O157：H7感染，可予止泻药
- 仅部分病例需抗生素治疗

大多数患者都需支持疗法。患者需要卧床休息，需有如厕方便的环境或使用便盆。葡萄糖电解质口服溶液、肉汤或清汤，可预防脱水或治疗轻度脱水。即使患者仍有呕吐，也应少量多次口服补液；补充液体容量可减轻呕吐。大肠埃希菌O157：H7感染者，给予等张静脉补液可减轻溶血尿毒症综合征所致肾脏损害。儿童可能更快发生脱水，应予适当补液（部分市售，参见第2414页）。碳酸类饮料和运动型饮品，因葡萄糖/钠的比例不合适，不适合<5岁的儿童饮用。若为母乳喂养，应继续母乳喂养。若呕吐持续或出现严重脱水，需静脉补充水及电解质（参见第508页）。

当患者可耐受补液并无呕吐，且有食欲，可逐渐恢复饮食。无证据表明清淡食物摄入（如谷类、食用明胶、香蕉、烤面包）对治疗有益。部分患者可出现暂时性乳糖不耐受。

止泻剂 对于年龄>2岁水样泻患者（粪隐血阴性）安全。但止泻剂可能导致艰难梭菌或大肠埃希菌O157：H7感染患者的病情恶化，因此止泻剂也不应给予近期使用过抗生素或便血阳性，诊断尚不明确的患者。有效的止泻剂包括洛哌丁胺，首剂4mg口服，然后每次腹泻口服2mg（最大剂量为每日6次，或16mg/d)，或地芬诺酯片剂或液剂，2.5~5mg口服，每日3次或4次。对儿童可予洛哌丁胺。儿童体重13~20kg，1mg口服，每日3次；体重20~30kg，2mg口服，每日2次；体重>30kg，年龄至12岁，2mg口服，每日3次。成人和≥12岁的儿童可以在第一次稀便后口服4mg，然后每次稀便后服用2mg，24小时内不得超过16mg。

如果**呕吐**严重，且除外科急腹症，止吐药可能有效。对成人有效的药物包括丙氯拉嗪（5~10mg静脉注射，每日3次或4次；或25mg纳肛每日2次)，异丙嗪（12.5~25mg肌内注射，每日3次或4次；或25~50mg纳肛每日4次）。这些药物通常不用于儿童，因为缺乏有效性的依据，且低张性反应的发生率很高。昂丹司琼在儿童和成人中可安全有效地减少恶心和呕吐，对患有胃肠炎的人也有效，并且该药可以作为标准的片剂，口腔崩解丸，或静脉注射的制剂。≥2岁的儿童的剂量为0.15mg/kg口服或静脉注射，每日3次，最大单次剂量为8mg。成人剂量为4~8mg口服或静脉注射，每日3次。

虽然益生菌似乎能暂时缩短腹泻的持续时间，但没有足够的证据能证明，他们能影响主要临床结局（如减少静脉输液和/或住院治疗的需要）以支持其在治疗或预防感染性腹泻中的常规使用。

抗生素：通常不推荐经验性使用抗生素，除了某些旅行者腹泻或高度怀疑志贺菌或弯曲杆菌感染时（如与一个已知病例接触）。否则，均应等待粪便培养的结果才用抗生素，尤其是儿童，他们感染大肠埃希菌O157：H7的概率很高（抗生素可以增加大肠埃希菌O157：H7感染患者发生溶血尿毒症综合征的危险)。

即使证实有细菌感染，也不总是需要使用抗生素。抗生素无益于沙门菌感染，反而延长其大便排菌时间。但免疫抑制状态的宿主、新生儿和沙门菌血症的患者除外。抗生素对中毒性胃肠炎也无效（如金葡菌，蜡样芽孢杆菌，产气荚膜梭菌）。不加分辨地使用抗生素可导致耐药菌株的出现。当然，部分感染确实需要使用抗生素（表16-1）。

表16-1 部分用于治疗感染性胃肠炎的口服抗生素

病原体	抗生素	成人剂量	儿童剂量
霍乱弧菌	环丙沙星	1g,qd	NA
	多西环素†	300mg 单剂	6mg/kg 单剂
	甲氧苄啶/磺胺甲噁唑	1片倍量型药片,tid,疗程3日	4~6mg/kg‡,bid,疗程5日
艰难梭菌	甲硝唑	250mg,qid 或 500mg,tid,疗程10日	7.5mg/kg,qid,疗程10~14日
	万古霉素	125~250mg,qid,疗程10日	10mg/kg,qid,疗程10~14日
志贺菌	非达霉素	200mg,bid,疗程10日	NA
	环丙沙星	500mg,bid,疗程5日	NA
	甲氧苄啶/磺胺甲噁唑	1片倍量型药片,tid	4~6mg‡/kg,bid,疗程5日

续表

病原体	抗生素	成人剂量	儿童剂量
肠贾第鞭毛虫(贾第虫属)	甲硝唑	250mg,tid,疗程 5 日	10mg/kg,tid,疗程 7~10 日(最大剂量 750mg/d)
	硝唑尼特	500mg,bid,疗程 3 日	1~3 岁:100mg,bid,疗程 3 日 4~11 岁:200mg,bid,疗程 3 日 ≥12 岁:500mg,bid,疗程 3 日
痢疾阿米巴	甲硝唑§	750mg,tid,疗程 5~10 日	12~16mg/kg,tid,疗程 10 日(最大剂量 750mg/d)
空肠弯曲杆菌	阿奇霉素	500mg,qd,疗程 3 日	10mg/kg,qd,疗程 3 日
	环丙沙星	500mg,bid,疗程 5 日	NA

* 大部分情况下无需抗生素,但在特殊病原体感染时,推荐静脉输注治疗感染。
† 该药不能用于<8 岁的儿童或者孕妇。
‡ 剂量以甲氧苄啶成分计算。
§ 治疗后需要进行双碘喹啉后续治疗 10~13mg/kg,tid,共 20 日;或者巴龙霉素 500mg,tid,po,共 7 日。DS,倍量;NA,没有合适剂量;TMP/SMX,甲氧苄啶/磺胺甲噁唑。

若可行,艰难梭菌结肠炎初期治疗可停用致病抗生素。轻微病例可口服甲硝唑治疗。更严重病例应口服万古霉素治疗。遗憾的是,这两种治疗方案中复发都是常见的,发生在约 20%患者。一种新型药物,非达霉素,治疗复发率可能较低,但价格昂贵。多家中心对多次复发艰难梭菌结肠炎患者尝试使用粪便菌群移植。这种治疗方法的安全性与有效性已经被证明。

对于具有免疫力的患儿,硝唑尼特治疗肠道隐孢子虫病是有效的。对于 1~3 岁儿童,剂量为:100mg 口服,每日 2 次;4~11 岁儿童,200mg 口服,每日 2 次;≥12 岁儿童或成人 500mg 口服,每日 2 次。

旅行者腹泻

旅行者腹泻是由于细菌污染当地水源而发生的胃肠炎。症状包括呕吐和腹泻。主要通过临床诊断。可用环丙沙星或阿奇霉素,洛哌丁胺和补液等治疗。

病因

旅行者腹泻可由任何一种细菌、病毒或寄生虫(较少见)引起。但是,产肠毒素大肠埃希菌为最常见病因。大肠埃希菌常存于缺乏足够净化的水源中。常见于至发展中国家旅行者。诸如病毒感染是游轮旅行突出问题。

食物和水均是感染源。旅行者虽可不饮用当地的水,但刷牙时使用清洗不当的牙刷、饮用瓶装饮料时加入当地水制成的冰块或食物处理不当或用当地水冲洗食物时,仍可能被感染。服用抑胃酸药物者(如抗酸剂、H_2 受体阻滞剂和质子泵抑制剂),罹患严重疾病风险高。

症状及体征

摄入污染食物或水后 12~72 小时后,出现恶心、呕吐、肠鸣音、腹痛及腹泻。病情轻重不等。部分患者出现发热及肌痛。绝大多数病例属轻症和自限性,但会发生脱水,特别是在温暖的季节。

诊断

■ 临床评估

无需特异诊断检查。但发热、严重腹痛和血便提示更严重疾病,需立即进行进一步的评估。

治疗

■ 补液
■ 有时,使用抑制肠道动力药物
■ 中重度腹泻用抗生素(如环丙沙星、阿奇霉素)

治疗主要是补液,使用抑制肠道动力的药物,如洛哌丁胺起始剂量 4mg 口服,其后每次腹泻口服 2mg(最大剂量,每日 6 次,或 16mg/d),或者片剂或液剂地芬诺酯,2.5~5mg,每日 3~4 次小儿药物治疗(参见第 113 页)发热、便血、<2 岁的儿童,禁用抑制肠动力药物。某些发展中国家用碘氯喹啉,因可致神经损害,不应使用。

一般而言,轻度腹泻患者不必使用抗生素。中重度腹泻(8 小时内排稀便≥3 次),伴呕吐、腹部痉挛、发热或血便,需用抗生素。成人推荐用环丙沙星(500mg 口服,每日 2 次,疗程 3 日)或左氧氟沙星(500mg 口服,每日 1 次,疗程 3 日)。亦可选用阿奇霉素(250mg 口服,每日 1 次,疗程 3 日)或利福昔明(200mg 口服,每日 3 次,疗程 3 日)。儿童患者推荐予阿奇霉素 5~10mg/kg 口服,每日 1 次,疗程 3 日。

预防

旅行者应该至安全可靠场所就餐,避免食用街边小摊食物。仅应选用热食;带皮水果;密封瓶装碳酸饮料,并不加冰饮用(不法商贩可能在非碳酸类饮料中渗入自来水);避免食用生食色拉(尤其桌中色拉)。自助餐和快餐店感染危险性高。

预防性使用抗生素对预防腹泻有效,但考虑到副作用及可致细菌耐药,故仅用于免疫力低下患者。

两种口服轮状病毒减毒活疫苗能安全有效地预防绝大多数病毒株所致感染。目前,该疫苗已纳入婴儿预防接种推荐项目。

因无症状感染发生率很高,且许多致病原,尤其是病毒易在人群中传播,使得感染预防工作较为复杂。总体而言,

药物和化学物质相关性胃肠炎

许多药物可导致恶心、呕吐和腹泻等副作用。必须详细询问服药史。轻症患者，停药后症状缓解，再用药而症状复现，可确定其因果关系。引起胃肠道副作用的常见药物有以镁为主要成分的抗酸药、抗生素、抗蠕虫药、细胞毒性药（癌症治疗时应用）、秋水仙碱、地高辛、重金属、缓泻剂和放射治疗。抗生素使用可导致艰难梭菌相关性腹泻（参见第1399页）。

医源性、事故性或蓄意重金属中毒常导致恶心、呕吐、腹痛和腹泻。

滥用缓泻剂（有时患者否认）可导致乏力、呕吐、腹泻、电解质丢失和代谢紊乱。

食用某些植物及蘑菇也可能导致胃肠炎综合征。（参见第2742页）

需遵循食品制备流程。旅行者需避免摄入可能被污染的食物和饮水。

为防止娱乐设施用水相关感染，腹泻时不应游泳。婴儿及幼儿应勤换尿布，并在卫生间更换尿布，不得靠近水源。避免游泳咽水。

婴幼儿和其他免疫力低下的人群特别易发生严重沙门菌病，不应接触爬行类动物、鸟类，或两栖动物，因上述动物通常携带沙门菌。

母乳喂养能够为新生儿和婴儿提供部分保护。更换尿片后，家长必须用肥皂和水彻底洗手；同时应用新配1:64家用消毒剂对臀周进行消毒，(1/4 杯稀释于1加仑水中)。患儿出现腹泻症状期间，不应前往幼托机构。感染出血性大肠埃希菌或志贺菌儿童，必须两次粪便培养阴性，方可准许重新进入幼托机构。

17. 消化道出血

消化道出血可发生于从口腔至肛门的任何部位，可以是显性出血，也可以是隐性出血。出血的临床表现因出血部位及出血速率而不同。

呕血 是指呕吐红色血液，提示上消化道出血，常来源于消化性溃疡，血管病变或静脉曲张。呕吐出咖啡色物是指呕出深褐色，粒状物，形似咖啡渣。上消化道出血变缓慢或停止后，红色的血红蛋白受胃酸作用变成褐色的血红素形成咖啡色物。

便血 指通过直肠排出肉眼血便，常提示下消化道出血，也可因活动性上消化道出血迅速经肠道排出所致。

黑便 指黑色、柏油样便，常提示上消化道出血，但小肠或右半结肠的出血也可如此。通常上消化道出血量达100~200ml时才会出现黑便，出血停止后黑便可持续数日之久。隐血试验阴性的黑色粪便可能因摄入铁剂、铋剂或各种食物所致，不应误认为出血所致的黑便。

慢性隐性出血 可发生在消化道任何部位，通过粪便标本化验可以检出。急性严重的消化道出血可发生在消化道的任何部位。患者可表现为休克症状。原有缺血性心脏病患者在消化道急性出血后可因冠状动脉灌注不足出现心绞痛或心肌梗死。

消化道出血可能会诱发门体性肝性脑病或肝肾综合征

（继发于肝衰竭的肾衰竭）

病因

消化道出血有很多原因（表17-1），可分为上消化道出血（在Treitz韧带以上）、下消化道出血及小肠出血。

表 17-1 消化道出血常见原因

上消化道
十二指肠溃疡（20%~30%）
胃或十二指肠糜烂（20%~30%）
静脉曲张（15%~20%）
胃溃疡（10%~20%）
贲门黏膜撕裂症（5%~10%）
糜烂性食管炎（5%~10%）
血管瘤（5%~10%）
动静脉畸形（<5%）
胃肠间质瘤
下消化道（百分比随抽样年龄而不同）
肛裂
血管发育不良（血管扩张）
结肠炎：放射性、缺血性、感染性
结肠癌
结肠息肉
憩室病
炎症性肠病：溃疡性直肠炎/结肠炎、克罗恩病
内痔
小肠病变（罕见）
血管瘤
动静脉畸形
梅克尔憩室
肿瘤

任何引起出血的原因都有共性,若慢性肝病(如酗酒或慢性肝炎所致)、先天性凝血功能障碍或服用特殊药物的患者发病时,出血可能更严重。与消化道出血相关的药物包括抗凝药物(如肝素、华法林)、影响血小板功能的药物(如阿司匹林及某些其他 NSAID 类药物,氯吡格雷,选择性 5 羟色胺再摄取抑制剂)、影响黏膜防御功能的药物(如 NSAID)。

评估

在进行诊断性检查之前或同时,保持气道通畅、补液输血等治疗方法对稳定病情至关重要。

病史 现病史:需要明确出血量及频率。但出血量很难评估,因为即便很少的出血(5~10ml)也可把一马桶水变成不透明红色液体,焦急患者易将中等量呕血认为大量出血。但是,绝大多数情况下可根据血丝、几茶匙出血和血凝块区分出血量。

对于呕血患者需询问在呕吐之初就有呕血,还是一次或数次非血性呕吐之后才出现呕血。

直肠出血患者需明确其排出的是单纯的血还是血与大便、脓、黏液的混合物,或仅在大便表面或是厕纸上带血等。血性腹泻患者需询问其有无旅行史或暴露于消化道相关病原病史。

全身性疾病回顾:应包括有无腹部不适、体重下降、易出血或瘀血,既往结肠镜检查结果,贫血的症状(如乏力、易疲劳及头晕等)。

既往史:需要询问有无消化道出血(确诊的或未确诊的)、炎症性肠病、出血倾向、肝脏疾病及可能增加出血倾向或引起慢性肝病的药物使用史(如乙醇)。

体格检查 全面体格检查需特别注意重要的体征如提示可能发生休克或低血容量的体征(如心动过速、呼吸急促、苍白、多汗、少尿、意识模糊)及贫血相关体征(如苍白、多汗)。少量出血可能仅引起轻度心率增快(>100 次/分钟)。

急性失血≥2 个单位可引起脉搏或血压的体位性变化(直立位脉搏增加>10 次,或血压下降≥10mmHg)。但对于严重失血的患者进行体位性血压和脉搏检查是不明智的(常可导致晕厥),而且作为血容量检查指标并不敏感、特异,特别是老年患者。

寻找出血性疾病的外部特征(如瘀斑、瘀点)、慢性肝脏疾病(蜘蛛痣、腹水、肝掌等)及门静脉高压(如脾大、腹部静脉扩张)的体征。

肛门指检对检查大便颜色、肿块及肛裂是非常必要的。肛门镜检查有助痔疮诊断。对于无肉眼血便患者需完善粪常规,尤其粪隐血试验。

预警症状:下面几种情况提示存在低血容量或出血性休克。
- 昏厥
- 低血压
- 苍白
- 发汗
- 心动过速

检查结果解读:病史和体格检查有助于提示诊断约 50%的患者,但这些结果很少具诊断性,需行进一步检查来确诊。

进食或服用制酸剂可缓解上腹部疼痛提示为消化性溃疡病。然而许多出血性溃疡病患者并无疼痛史。伴或不伴大便改变的体重下降和纳差提示消化道癌症。有肝硬化或慢性肝炎病史,则提示食管静脉曲张出血。吞咽困难提示食管癌或食管狭窄。出血前有呕吐或干呕提示食管贲门黏膜撕裂,尽管 50%食管贲门黏膜撕裂症患者并无此病史。

出血史(如紫癜、瘀斑、血尿)可能提示出血倾向(如血友病、肝衰竭)。血性腹泻、发热和腹痛提示缺血性结肠炎及炎症性肠病(如溃疡性结肠炎、克罗恩病)或感染性结肠炎(如志贺菌、沙门菌、弯曲杆菌、阿米巴感染)。便血提示憩室病或血管发育不良。卫生纸或成形粪便表面鲜血提示内痔或肛裂,但如果血液与粪便相混则提示出血来自更近端的肠道。大便隐血应首先考虑结肠癌或肠息肉,特别是>45 岁的患者。

血液在鼻腔或流向咽部,说明出血部位在鼻咽部。蜘蛛痣、肝脾肿大和腹水是慢性肝病的表现,提示出血可能源于食管静脉曲张。动静脉畸形尤其是胃肠黏膜的动静脉畸形可能与遗传性出血性毛细血管扩张(Rendu-Osler-Weler 综合征)有关。皮肤甲床和消化道毛细血管扩张可能与系统性硬化症或混合性结缔组织病有关。

辅助检查 部分实验室检查可以帮助明确诊断。
- 全血细胞计数,凝血及其他实验室检查
- 除了少量直肠出血以外,几乎所有消化道出血均要鼻胃管引流
- 怀疑上消化道出血患者需行上消化道内镜检查
- 下消化道出血(除了已明确由痔引起)需行结肠镜检查

严重出血或隐性失血患者还须行全血细胞计数检查,严重出血的患者还需做凝血功能(如血小板计数、凝血酶原时间及部分凝血活酶时间)和肝功能检查(如胆红素、碱性磷酸酶、白蛋白、谷丙转氨酶、谷草转氨酶)。如果出血持续,需查血型及交叉配型。严重出血者需反复监测(每 6 小时 1 次)血红蛋白和血细胞比容。此外,还需进行诊断性操作。

对疑有上消化道出血(如吐血、呕吐咖啡样物、黑便、大量直肠出血)患者,应作鼻胃管吸引和灌洗。血性鼻胃管吸引物提示活动性上消化道出血,但约 10%的上消化道出血患者鼻胃管吸引无血。抽吸出咖啡样表明出血缓慢或停止。如果没有出血征象而吸出了胆汁,可撤除鼻胃管;否则仍应保留,继续监测持续或反复的出血。无血无胆汁回抽物认为是无诊断意义的吸引。

上消化道出血应行上消化道内镜(检查食管、胃和十二指肠)检查。因为内镜诊断的同时还可治疗,所以对于严重出血病例应该迅速检查,但如果出血停止或仅有少量出血则可推迟 24 小时进行。上消化道钡餐检查对急性上消化道出血无用,而且造影剂可能影响后续的血管造影检查。血管造影有助于上消化道出血的诊断,且可同时给予某些治疗措施(如栓塞、血管收缩药物)。

如果患者呈现典型痔疮出血,行可弯曲乙状结肠镜及肛门镜检查。其他所有便血患者均应行结肠镜检查,一般可选择性地在常规肠道准备后进行,除非存在严重的持续出血。对这样的患者,快速肠道准备(在3~4小时内通过鼻胃管或口服5~6L聚乙二醇溶液)常能提供一个合适的肠道可视环境。如果结肠镜不能看清出血来源且继续出血的速度很快(>0.5~1ml/min),可行血管造影定位。某些造影医生会先做放射性核素扫描以明确检查重点,因为血管造影对出血部位定位的敏感性低于放射性核素扫描。

诊断隐性出血较困难,因为隐血阳性的粪便可以来自消化道任何部位的出血。推荐内镜检查,根据症状决定首选上消化道内镜还是下消化道内镜检查。对下消化道出血的患者,若无结肠镜或患者拒绝,可行气钡对比的钡剂灌肠和乙状结肠镜检查。

如果上消化道内镜检查和结肠镜检查的结果是阴性,而大便潜血仍然存在,那么应该考虑进行上消化道的一系列检查,包括小肠钡剂造影、肠CT成像、小肠内镜检查(肠镜)、胶囊内镜检查(吞服一个药片大小的相机)、锝标记胶体或红细胞扫描和血管造影。胶囊内镜对于活动性出血者价值有限。

治疗
- 如有需要,保持气道通畅
- 静脉补液
- 如果需要,给予输血治疗
- 某些情况下,需要血管造影或内镜下止血

(亦见美国胃肠病学会成人急性下消化道出血管理指南和关于溃疡性出血患者管理实践指南。)

吐血、便血或黑便应视为紧急情况。建议将所有严重消化道出血患者收入重症监护病房,并请消化科医生与外科医师会诊。一般治疗目的在于维持气道通畅,恢复循环血量。止血和其他治疗取决于出血的原因。

气道 活动性上消化道出血患者,由吸入血液所致的呼吸道并发症常为该病主要死亡原因。为了防止咽反射功能不全或反应迟钝或意识丧失的患者发生这种并发症,应考虑作气管内插管,尤其那些将行上消化道内镜检查的患者。

补液 应立即开通静脉通路。在肘前静脉予短,大口径(如14~16号)静脉导管优于中央静脉,除非使用更大口径外鞘(8.5Fr)。对于任何血容量不足或失血性休克患者(参见第508页),应立即予静脉补液。健康成年人可予500~1 000ml生理盐水,直至低血容量症状消失,补液最多不超2L(儿童剂量为20ml/kg,可重复一次)。

需要进一步复苏患者应输浓缩红细胞。要持续输血,直到血容量恢复,然后根据需要视持续失血量进行替代输血。老年患者或存在冠状动脉病变的患者,当血细胞比容稳定在30左右时应停止输血,除非患者仍有症状。年轻患者或慢性失血患者,如果血细胞比容<23或有呼吸困难、心肌缺血症状,才需要输血。

需密切监测血小板计数,重度失血时可输血小板。服用抗血小板功能的药物(如氯吡格雷,阿司匹林)的患者由于血小板功能受损,往往加重出血。如果服用这些药物的患者呈现严重的持续性出血,应予输注血小板,尽管其体内循环的残余药物(尤其是氯吡格雷)可能灭活输入的血小板。每输注4个单位的红细胞悬液需输注新鲜冰冻血浆1次。

止血 约80%消化道出血患者可自动停止出血。其余患者需要某些干预治疗。特殊治疗视出血部位而定。早期干预控制出血,特别对年老患者,可减少其病死率。

对持续出血或再次出血者可采用内镜下凝固疗法(如双极电凝法、注射硬化剂、热探头、夹子或激光)。溃疡灶内可见的非出血性血管也需要治疗。如果内镜下止血失败,应行出血血管的血管造影栓塞或者手术缝合出血部位。如果患者在接受消化性溃疡病的治疗后仍有复发性出血,那么同时需要外科医生行减泌酸术(参见第101页)。

可用内镜下套扎、硬化剂注射或经颈静脉肝内门体分流术(TIPS)治疗。

憩室或血管瘤所致严重的持续**下消化道出血**时,行结肠镜下治疗可有效止血,如,钛夹止血、电凝、热凝或注射稀释的肾上腺素溶液等。息肉可圈套或烧灼去除。如果这些方法无效或无法操作,可通过血管造影行栓塞或局部注射血管升压素,常能成功止血。但是因为肠道的侧支循环有限,血管造影技术有造成肠缺血或梗死的危险,除非进行高选择性的导管血管栓塞。大多数情况下,缺血性并发症的发生率<5%。血管升压素注射的止血成功率可达80%,但约50%的患者会再出血,同时还有高血压和心肌缺血的风险。如需精确定位出血部位则需要血管造影检查。

手术常用于持续下消化道出血的患者(需要输血>6个单位),但出血部位的定位非常重要。如果出血部位无法定位,建议结肠次全切除。盲结肠切除术(无出血部位的术前标志)比定向节段切除术有更高的死亡风险,并且可能没有切除出血部位;其再出血率是40%。然而,评估必须迅速,以便手术没有不必要的延迟。在接受超过10个单位的浓缩红细胞患者中,死亡率约为30%。

急性或慢性内痔出血者,大多数情况下会自行止血。顽固性出血患者可行肛门镜下治疗,包括橡胶圈结扎、注射、凝固或手术。

老年医学精要
老年患者中内痔和直肠结肠癌是引起少量消化道出血最常见原因。消化性溃疡、憩室、血管畸形是导致老年人消化道大出血的最常见原因。静脉曲张破裂出血在老年人患者中较年轻人少见。

老年人对大量出血的耐受能力很差。相对于能够较好耐受反复出血的年轻患者,对老年人出血的诊断及治疗必须快速及时。

关键点
- 便血可能来自上消化道或下消化道出血
- 体位改变引起的生命体征改变对于判断严重出血是不可靠的指标
- 80%患者的消化道出血可自行停止;在众多诊疗手段中,各种内镜方法为消化道出血的首选治疗方法

更多信息

美国胃肠病学会成人急性下消化道出血管理指南。
美国胃肠病学会溃疡性出血患者管理实践指南。

静脉曲张

静脉曲张指远端食管或近端胃的扩张静脉,通常由肝硬化导致的门静脉系统压力增高所致。可引起严重出血而没有其他症状。诊断需行胃镜。治疗主要为内镜下套扎和静注奥曲肽。有时需行经颈肝门体分流术(TIPS)。

见消化道出血概述 门脉高压由多种原因引起,主要是肝硬化。如果门脉压力长时间压力高于下腔静脉,会形成静脉侧支。最危险的静脉侧支发生于食管远端和胃底,造成黏膜下突起、迂曲的静脉血管,称为曲张静脉。曲张静脉能部分降低门脉高压,但易破裂,造成消化道大出血。曲张静脉破裂的触发因素尚不清楚,除非门/体压力梯度>12mmHg,否则出血几乎不会发生。由于肝病造成的凝血功能障碍可加重出血。

详见美国胃肠病学会肝硬化静脉曲张破裂实践指南。

经验与提示

- 没有证据显示静脉曲张患者行鼻胃管操作可引发出血

症状及体征

典型表现为患者突发无痛的上消化道出血,通常为大量出血。可出现休克症状。出血多源自食管远端,较少来自胃底。胃静脉曲张破裂出血可以表现为急性,但以亚急性或慢性更常见。

已有肝损患者,消化道出血可能加重肝性脑病。

诊断

- 内镜
- 评估凝血功能

食管和胃静脉曲张均需行胃镜诊断,同时了解曲张静脉出血危险程度(如血性附着处)。内镜对排除急性出血的其他病因(如消化性溃疡)具有关键作用,即使是对于那些已知有静脉曲张的患者;大概1/3已知有静脉曲张患者,上消化道出血不是由曲张静脉破裂引起。

因为曲张静脉出血与严重肝病密切相关,故评价患者凝血功能非常重要。实验室检查包括血小板的全血常规、凝血酶原时间、部分凝血活酶时间和肝功能检测等。行血型检查及交叉配血后,出血患者输注6个单位浓缩红细胞。

预后

约80%曲张静脉破裂出血患者,出血可自行停止。此前,病死率>50%,但即使在当前的处理下,在6周的死亡率至少为20%。死亡率主要取决于相关肝病的严重程度而不是出血本身。严重肝细胞功能受损(如重度肝硬化)患者,其出血常常是致命性的,而那些肝功能储备良好的患者通常可以恢复。

存活的患者依然面临着再次静脉曲张出血的高度危险;通常50%~75%患者在1~2年内发生再出血。内镜或药物治疗能显著降低再出血的危险性,但是因为潜在的肝脏疾病,其对长期死亡率影响并不大。

治疗

- 补液疗法
- 内镜套扎(注射硬化剂是第二选择)
- 静注奥曲肽
- 可选择经颈静脉肝内门体分流术(TIPS)

液体复苏,包括根据需要输血,以纠正低血容量性及失血性休克。凝血功能异常的患者(如INR显著升高)可以用1~2单位的新鲜冰冻血浆治疗,但应慎用,因为对非低血容量患者补充大量液体,实际可能促进静脉曲张破裂出血。已知的肝硬化消化道出血的患者有细菌感染的风险,应接受诺氟沙星或头孢曲松钠的抗生素预防。

因静脉曲张均为内镜诊断,治疗主要为内镜下治疗。与内镜下注射硬化剂相比,更推荐内镜下套扎。同时,应静脉用奥曲肽(一种合成的生长抑素拟似物,也可用生长抑素)。奥曲肽能抑制内脏血管舒张因子(如胰高糖素和血管活性肠肽)的释放,从而增加内脏血管阻力。常用剂量是 $50\mu g$ 快速静脉推注,然后以 $50\mu g/h$ 速度静脉维持。与以往使用的药物,如血管升压素和特立升压素相比,奥曲肽的副作用更少,故临床使用最多。

如果以上方法处理后还持续出血或再出血,则需紧急在门脉系统和腔静脉系统之间建立"短路"通道,从而降低门静脉压力,减少出血。经颈静脉肝内门体分流术(TIPS)为紧急情况下选择方案。此为X线辅助下有创操作:导丝由下腔静脉穿过肝实质,进入门静脉循环系统。用可扩张的球囊导管扩大此通道,并植入金属支架,从而在门静脉和肝静脉体系之间建立通路。支架的型号很关键。如果支架太大,由于过多的门静脉血流入体循环,容易发生肝性脑病。如果支架太小,很容易堵塞。外科门-腔静脉分流,例如脾-肾分流,作用原理相似,但更具创伤性且死亡率更高。

三腔二囊管或其变形体进行机械性压迫止血死亡率相当高,不应作为主要处理方法。但是这种管子在进行TIPS或外科操作减压前,可以起到维持生命的填塞作用,此管为可弯曲鼻胃管,附有一个胃气囊与一个食管气囊。插入后,向胃囊内注入一定量空气使其扩张,再向外拉,使扩张的胃囊压迫于胃食管交界处。这个气囊通常足以止血,如果未能止血,则需充气食管囊至压力为25mmHg。这种操作使患者十分难受,也可能造成食管穿孔和吸入性肺炎;所以常推荐在气管内插管后和静脉麻醉下操作。

肝移植也能降低门脉压力,但只对那些已经排在移植等待名单上的患者才有意义。

降低门脉压力的长期药物治疗(β-阻滞剂和硝酸盐类)在其他地方介绍(参见第170页)。门体脑病亦需治疗。

> **关键点**
> - 肝硬化患者静脉曲张是主要但非唯一消化道出血病因
> - 潜在肝脏疾病严重程度是决定出血死亡率主要因素
> - 内镜可用于诊断及治疗;也可以使用套扎或硬化疗法
> - 1~2年内复发率在50%~75%

> **更多信息**
>
> 美国胃肠病学会肝硬化静脉曲张破裂实践指南。

消化道血管性疾病

多种先天性或获得性综合征,包括:消化道黏膜或黏膜下血管异常。这些异常血管可导致反复出血,但大出血罕见。诊断依靠内镜,有时需血管造影。通常行内镜下止血处理,偶尔需通过血管造影行栓塞治疗,或手术治疗。

亦见消化道出血概述

血管发育异常(血管发育不良,动静脉畸形) 主要由盲肠及升结肠血管扩张或扭曲所致。主要见于年龄>60岁老年患者,亦是该年龄下消化道出血最常见原因。通常认为是血管退行性变,与其他血管性异常无关。大多数患者有2~3处病变,典型病变为0.5~1.0cm、鲜红色、平坦或轻度凸起,表面覆有薄层上皮。

血管发育异常常伴发其他全身性疾病[如肾衰竭、肝硬化、CREST综合征(皮肤钙沉着)、Raynaud现象、食管运动障碍、肢端硬化、毛细血管扩张,参见第239页],肠道放射治疗后也可能发生。

胃窦血管发育异常(西瓜胃或GAVE) 由粗大扩张静脉沿胃成线样分布所致,呈现出西瓜条纹形态。主要见于老年女性,病因不清。

(Rendu-Osler-Weber综合征)为常染色体显性遗传病,可致全身多部位多血管异常,可累及整个消化道。患者40岁前极少见消化道出血。

Dieulafoy病 为穿透消化道壁的异常粗大动脉所致,偶尔因黏膜受损引起大出血。主要见于胃近端。

动静脉畸形和血管瘤,均为血管先天性疾病,可发生于胃肠道,但较罕见。

症状及体征

- 血管性疾病通常无痛。患者常见症状为粪隐血阳性或中等量鲜红色。出血呈间歇性,有时发作间隔较长。上消化道病变出血常表现为黑便。大出血不多见。

诊断

- 内镜血管性病变最常通过内镜检查诊断。如果常规内镜无法诊断,可行小肠镜、胶囊内镜、术中小肠镜或内脏血管造影。[99m]Tc标记红细胞扫描敏感性不高,但有助病变定位,使内镜检查或血管造影更有目标性

治疗

- **内镜下凝固** 内镜下凝血(热极、激光、氩离子或双极电凝)能有效地处理大多数血管性疾病。金属钛夹可用于某些病变。血管病变常复发。有若干证据提示口服雌激素-黄体酮联合制剂能减少复发

轻度反复出血可长期服用铁剂治疗。内镜处理无效的严重出血,需血管造影下栓塞或手术治疗。但是,仍有15%~25%患者手术治疗后再次出血。

> **关键点**
> - 各种遗传性和获得性血管异常可引起轻度至中度消化道道出血(通常为下消化道)
> - 首选内镜下凝固治疗

18. 炎症性肠病

炎症性肠病(IBD),包括克罗恩病(CD)和溃疡性结肠炎(UC),表现为症状反复发作和缓解,以胃肠道不同部位都可发生慢性炎症为特征,这些炎症可引起腹泻和腹痛。

炎症由胃肠黏膜中细胞介导免疫反应所致。确切病因尚不明,但证据表明,具多因素遗传易感性患者,其肠道中正常菌群诱发异常免疫反应导致炎症性肠病(可能与上皮屏障及黏膜免疫防御功能异常有关)。尚未识别特异环境、饮食或感染等因素。免疫反应与炎性介质释放有关,包括:细胞因子、白介素及肿瘤坏死因子。

尽管克罗恩病与溃疡性结肠炎有相似之处,但对于大多数病例,可对两种疾病进行鉴别(表18-1)。约10%结肠炎病例初期无法鉴别诊断,称为未分型结肠炎;若通过手术病理标本无法确定分型,其可被称为未确定型结肠炎。"结肠炎"仅指结肠炎症性疾病(如溃疡性、肉芽肿性、缺血性、放射性及感染性)。痉挛性(黏液性)结肠炎为误称,用于描述功能性疾病——肠易激综合征。

流行病学: 炎症性肠病可发生于各年龄段人群,但通常多数始发于30岁前,发病高峰年龄14~24岁。IBD第二个发病小高峰可为50~70岁,但可能涵盖部分缺血性结肠炎病例。

表 18-1 克罗恩病与溃疡性结肠炎鉴别要点

克罗恩病	溃疡性结肠炎
80%病例有小肠累及	病变局限在结肠
直肠乙状结肠很少累及,结肠病变以右半结肠为主	同时累及直乙状结肠,结肠病变以左半结肠为主
鲜血便见于75%~85%的克罗恩病结肠炎患者,除此之外,十分罕见	常有鲜血便
常发生瘘管、包块及脓肿形成,25%~30%病例见明显肛周病变	无瘘管形成,并无严重肛周病变
X线表现为:肠壁受累呈不对称性、节段性及跳跃性	肠壁对称性受累,由直肠至近端连续性病变
内镜下局灶性、散在溃疡灶,病灶间黏膜正常,镜下炎症及裂隙呈透壁性,病灶常呈高度灶性分布	均一连续性炎症改变,除严重病例外,炎症局限于黏膜层
25%~50%病例肠壁或淋巴结可见上皮样(结节样)肉芽肿,此为特异性表现	无典型的上皮样肉芽肿

IBD 最常见于北欧及安格鲁-撒克逊种族后裔;同一地区中,德系犹太人发病率相比非犹太裔白人高2~4倍。发病率在中南欧较低,在南美洲、亚洲及非洲亦较低。但居住于北美地区的黑人及拉丁美洲裔,发病率处于上升中。不同性别中并无差异。IBD 患者一级亲属患病危险性为4~20倍;他们绝对危险性可能高达7%。克罗恩病家族聚集性倾向远高于溃疡性结肠炎。已确认多种基因突变可增加克罗恩病发病风险(有些可能与溃疡性结肠炎相关)。

吸烟似与克罗恩病的发生或恶化相关,但降低溃疡性结肠炎风险。因阑尾炎行阑尾切除术似可降低 UC 风险。NSAID 可能加重 IBD。口服避孕药可能增加克罗恩病风险。一些数据表明,围生期疾病及儿童期抗生素使用可致 IBD 风险增加。

肠外表现

克罗恩病及溃疡性结肠炎均可影响肠道以外其他脏器。相比小肠型克罗恩病,溃疡性结肠炎及克罗恩结肠炎的肠外表现更多见。炎症性肠病的肠外表现可分为以下3种类型:

1. 通常伴随 IBD 发作 平行(即,与缓解和复发同步)的疾病包括:周围性关节炎、巩膜外层炎、口疮样口炎、结节性红斑和坏疽性脓皮病。关节炎倾向于累及大关节,且呈游走性及一过性。超过1/3的 IBD 住院患者中,可见上述平行发作疾病。

2. 与 IBD 关系确切,但与 IBD 活动性无关疾病 强直性脊柱炎、骶髂关节炎、葡萄膜炎及原发性硬化性胆管炎。强直性脊柱炎更常见于 HLA-B27 抗原阳性 IBD 患者。大多数脊柱或骶髂部受累的患者常有葡萄膜炎,反之亦然。原发性硬化性胆管炎是胆道癌症的危险因素,与 UC 或 CD 肠炎具显著相关性。胆管炎可先于或与肠道疾病同时出现,甚至在结肠切除20年后发生。尽管轻度肝功能异常更为常见;肝病(如脂肪肝、自身免疫性肝炎、胆管周围炎及肝硬化)见于3%~5%患者。上述部分疾病(如原发性硬化性胆管炎),可在 IBD 发病多年出现,故一旦诊断,需进行 IBD 相关检查。

3. 肠道生理功能紊乱所致病症:主要见于累及小肠的严重克罗恩病。回肠广泛切除可致吸收不良,脂溶性维生素、维生素 B_{12} 或矿物质缺乏,导致贫血、低钙、低镁、凝血障碍、骨质脱矿物质化。对于儿童,吸收不良可导致生长发育迟缓。其他疾病包括:饮食草酸盐过量吸收所致肾结石、肠道炎症压迫输尿管致输尿管积水及肾积水、回肠胆盐重吸收障碍致胆石症、长期炎性及化脓性疾病致继发性淀粉样变性等。

上述三类疾病多因素作用均可导致血栓栓塞性疾病。

  经验与提示

- 吸烟降低溃疡性结肠炎的风险

治疗

- 支持治疗
- 5-氨基水杨酸
- 糖皮质激素
- 免疫调节药物
- 生物制剂(抗细胞因子药物)
- 有时需用抗生素(如甲硝唑、环丙沙星)及益生菌

多类药物对 IBD 治疗有效。药物具体选择与用法见各疾病所述。

支持治疗 患者及其家属应该关注饮食与压力管理。尽管有报告称某些膳食治疗(包括严格限制碳水化合物)可改善临床症状,但对照试验并未证实其疗效一致性。压力管理可能对治疗有效。

炎症性肠病治疗药物

多类药物对炎症性肠病(IBD)治疗有效。以下分别讨论各种病症下药物的选择和用法(见克罗恩病及溃疡性结肠炎治疗)。

5-氨基水杨酸(5-氨基水杨酸,美沙拉嗪)

5-ASA 可阻断前列腺素及白三烯的生成,对于其他炎症级联反应有益处。由于5-ASA 仅在肠腔内发挥其活性,摄入后迅速由近端小肠吸收;故若口服给药,必须采用控释剂型,以推迟吸收。

柳氮磺胺吡啶 为该类药物初期制剂;通过磺胺基(磺胺吡啶)与5-ASA 形成复合物,从而延缓吸收。该复合物在低位回肠及结肠被肠道细菌裂解,释放5-ASA。但磺胺基团可致多种副作用(如恶心、消化不良、头痛等),干扰叶酸吸

收,有时还会导致严重不良反应(如溶血性贫血或粒细胞缺乏症,罕见肝炎、肺炎或者心肌炎)。80%男性患者精子数及活动度可逆性降低。若服用,柳氮磺胺吡啶初始小剂随餐服用(如 0.5g 口服,每日 2 次),剂量及服用次数于数日内逐渐增加至每次 1g~1.5g,每日 4 次。患者需每日补充叶酸 1mg 口服,并且每隔 6~12 个月查全血细胞计数与肝功能。罕见有美沙拉嗪导致急性间质性肾炎;若早期发现多数病变可逆,故建议定期监测肾功能。

5-ASA 与其他载体结合的药物,疗效相当,副作用更少。**奥沙拉嗪**(5-ASA 二聚体)和**巴柳氮**(5-ASA 与另一个无活性复合物结合)可被细菌的偶氮还原酶裂解(作用机理同柳氮磺胺吡啶)。这些药物主要于结肠激活,对近端小肠疗效稍差。奥沙拉嗪用法:1 000mg 口服,每日 2 次;巴柳氮用法:2.25g 口服,每日 3 次。奥沙拉嗪有时可致腹泻,尤其对于全结肠炎患者。逐步增加用药剂量和饮食管理可减轻该问题。

其他制剂包括:控释和/或缓释膜的 5-ASA 其他形式制剂。Asacol HD®(经典用量 1 600mg 口服,每日 3 次)和 Delzicoll®(800mg 口服,每日 3 次)是外被聚丙烯酸的 5-ASA 缓释剂形式,其溶解性依赖 pH 值的变化,因此药物进入远端回肠和结肠后才被释放。Pentasa®(1g 口服,每日 4 次)是外被乙基纤维素微粒的 5-ASA 缓释剂,在小肠中可释放 35%的药物。LIALDA®(2 400~4 800mg 口服,每日 1 次)和 Apriso®(1 500mg 口服,每日 1 次)联合了延迟释放和缓释制剂,可以每日 1 次给予;减少用药次数可以改善依从性。所有 5-ASA 制剂疗效基本相当。

5-ASA 亦有栓剂(500mg 或 1 000mg,睡前或每日 2 次)或灌肠剂(4g,睡前或每日 2 次)用于治疗直肠炎和以左侧结肠为主的病变。这些通过直肠给药的制剂对直肠炎和左侧结肠疾病的急性期治疗和长期维持治疗均有效,并可增加联合口服 5-ASA 的疗效。不耐灌肠刺激者可予 5-ASA 泡剂。

糖皮质激素

对于几乎所有 IBD 急性发作者,若 5-ASA 药物不足以控制症状,糖皮质激素往往有效。但不适用于维持治疗。

氢化可的松 300mg/d 或**甲泼尼龙** 60~80mg 持续滴注或分次给药(如 30~40mg 静脉注射,每日 2 次)用于严重病例;**口服泼尼松**或**泼尼松龙** 40~60mg,每日 1 次,用于中度病例。持续治疗至症状消失(通常 7~28 日),之后每周减量 5~10mg 至 20mg/d 每日 1 次。之后根据临床反应,每周减量 2.5~5mg,同时予 5-ASA 或免疫调节剂维持治疗,短期大剂量使用糖皮质激素的不良反应有高血糖、高血压、失眠、高兴奋性和急性精神异常发作等。

氢化可的松灌肠或泡沫制剂 可用于治疗直肠炎和左半结肠病变;予 100mg 药物溶解于 60ml 等张溶液中,每日 1 次或 2 次灌肠。灌肠液需在肠道内保留尽可能长的时间;夜间灌肠嘱患者左侧卧位并抬高臀部,如此可延长保留灌肠液的时间并扩大药液在肠内的分布。如果有效,需每日 1 次,持续 2~4 周,然后隔日 1 次,维持 1~2 周,然后在 1~2 周内逐渐停药。

布地奈德 是一种肝脏首过效应高(>90%)的糖皮质激素;因此口服给药对消化道疾病疗效显著,对肾上腺抑制作用小。与泼尼松龙相比,口服布地奈德不良反应更少,但起效慢,故一般用于较轻患者。使用布地奈德 3~6 个月,可有效维持缓解,但是长期维持缓解有效性尚未得到证实。该药物被批准用于小肠克罗恩病,肠溶性包衣、缓释制剂可用于溃疡性结肠炎。剂量为 9mg,每日 1 次。除美国以外地区,亦有灌肠剂。

所有开始服用糖皮质激素患者(包括布地奈德),应予口服维生素 D 400~800 单位/日和钙 1 200mg/d。

免疫调节药物

抗代谢药物硫唑嘌呤、巯嘌呤和甲氨蝶呤与生物制剂联合治疗。

硫唑嘌呤和巯嘌呤 硫唑嘌呤和其代谢物巯嘌呤可抑制 T 细胞功能,并诱导 T 细胞凋亡。长期使用有效,可降低糖皮质激素用量,维持数年缓解。服用 1~3 个月后起效,因此最早在治疗第 2 个月,可完全减停糖皮质激素。硫唑嘌呤的剂量为 2.5~3.0mg/kg 口服,每日 1 次,巯嘌呤剂量 1~2.5mg/kg 口服,每日 1 次,但剂量随个体代谢情况而定。

最常见副作用为恶心、呕吐和不适。常规监测白细胞计数(第 1 个月每 2 周 1 次,以后 1~2 个月 1 次),以除外骨髓抑制。3%~5%患者可发生胰腺炎或高热,均非再次用药绝对禁忌证。肝损更罕见,每 6~12 个月行肝功能检查以监测。这些药物与淋巴瘤和非黑色素瘤性皮肤癌的发生风险增加有关。

在使用这些药物之前,患者应当检测硫嘌呤甲基转移酶(TPMT)活性,该酶可将硫唑嘌呤和巯嘌呤转换为它们的活性代谢物 6-硫鸟嘌呤(6-TG)和嘌呤核糖酶(6-MMP)。患者亦应行基因型检测,以排除该酶已知低活性变异。使用这些药物后,测定 6-TG 和 6-MMP 的水平,有助确保安全和有效的药物使用剂量。疗效与 6-TG 水平在 230~400 微摩尔/$8×10^8$ 红细胞相关。当 6-TG 水平>400 时可发生骨髓毒性。当 6-MMP 水平>5 000 皮摩尔/$8×10^8$ 红细胞时可发生肝损伤。对于无反应的患者,代谢物的浓度测定有助于鉴别黏附性缺乏和抵抗。

甲氨蝶呤 甲氨蝶呤每周 15~25mg 口服或皮下注射,对许多糖皮质激素无效或激素依赖的克罗恩病患者有效,甚至是那些对硫唑嘌呤或巯嘌呤也无效的患者。

副作用包括恶心、呕吐和无症状的肝功能检查异常。每日补充 1mg 叶酸可减少部分副作用。服用甲氨蝶呤的妇女应该至少使用一种节育方式。此外,女性甚至是男性备孕前至少 3 个月,停用甲氨蝶呤。初治 3 个月间,应每月查全血细胞计数、白蛋白、肝功能,其后治疗期间每 8~12 周进行监测。饮酒、肥胖、糖尿病、银屑病是肝毒性危险因素。上述患者不宜予甲氨蝶呤治疗。不推荐治疗前进行肝活检;若一年间,12 次检测结果中超过 6 次 AST 水平升高,则需行肝活检。甲氨蝶呤亦可致骨髓抑制,具肺毒性与肾毒性。

环孢素和他克莫司 环孢素可阻止淋巴细胞活化,可能对那些糖皮质激素治疗无效的需结肠切除的重度溃疡性结肠炎患者有帮助。对于克罗恩病,唯一证明该药有效的是用于顽固性瘘管或脓皮病患者。初始剂量为2~4mg/kg静脉持续滴注24小时以上;有效者可改为6~8mg/kg口服,每日1次,并早期联用硫唑嘌呤或硫嘌呤。禁忌长期使用(>6个月),因可出现多种不良反应(如肾毒性、抽搐、机会性感染、高血压、神经系统疾病)。除非无法进行安全性更高的结肠切除术,一般不予环孢素治疗。环孢素用药期间,需监测血药浓度,控制于200~400ng/ml。若同时合用糖皮质激素、环磷酰胺及抗代谢药物,应予耶氏肺孢子菌预防治疗。

他克莫司为用于移植患者的免疫抑制剂,似与环孢素效果相当,可用于重度溃疡性结肠炎或无需住院治疗的难治性患者。

生物制剂

抗肿瘤坏死因子药物 英夫利昔单抗、赛妥珠单抗、阿达木单抗、戈利木单抗都是肿瘤坏死因子(TNF)抗体。英夫利昔单抗、赛妥珠单抗、阿达木单抗对克罗恩病是有效的,尤其是在预防或延缓术后复发方面。英夫利昔单抗、阿达木单抗、戈利木单抗对难治性或激素依赖性UC可能有效。

英夫利昔单抗 可单剂静脉给药,5mg/kg,滴注时间大于2小时。其后于第2周及第6周再次给药。之后每8周给药一次。能维持许多患者的症状缓解,但一年后不能维持大多数患者的缓解,此时剂量往往需要增加或间隔需要缩短。

阿达木单抗 初始负荷剂量为160mg,皮下注射;第二周80mg,皮下注射。该剂后,每2周予阿达木单抗40mg,皮下注射。对英夫利昔单抗不耐受或治疗无效的患者,应用阿达木单抗可能有效。

赛妥珠单抗 用量为400mg,皮下注射,每两周注射一剂,共予三剂;后每四周一次予维持。对不耐英夫利昔单抗或治疗无效者,予赛妥珠单抗可能有效。

抗肿瘤坏死因子药物单独给药对诱导和维持缓解均有确切疗效,但一些研究表明,抗TNF药物初始治疗时联合巯基嘌呤类药物(如硫唑嘌呤)或甲氨蝶呤,疗效更佳。然而,由于在联合治疗中不良反应可能增加,应建议个体化治疗。英夫利昔单抗使用2周后,激素可逐步减量。英夫利昔单抗静脉输注的不良反应(输液反应)包括急性过敏反应(如皮疹、瘙痒,有时出现过敏性反应)、发热、寒战、头痛和恶心等。还可以出现迟发型过敏反应。皮下应用抗TNF药物(如阿达木单抗)不出现输液反应,但可以出现局部红斑、疼痛和瘙痒(注射部位反应)。

有几例使用抗TNF药物后死于败血症的病例,因此如果存在未控制的细菌感染,禁用该类药物。另外,肺结核和乙型肝炎再发已被归因于抗TNF药物;因此,治疗之前需要筛查潜伏性结核病(用PPD试验和/或γ干扰素释放试验和胸片)和乙型肝炎。

淋巴瘤、脱髓鞘病变、肝毒性和血液系统毒性是应用抗TNF药物治疗的其他潜在风险。

其他生物制剂 一些免疫抑制白细胞介素和抗白细胞介素抗体可能有助于减轻炎症反应,正用于治疗CD的研究中。

维多珠单抗和那他珠单抗:是白细胞黏附分子的抗体。维多珠单抗已被批准用于中度到重度UC和CD。其效果仅限于肠道,较那他珠单抗更安全,那他珠单抗仅作为二线药物,用于最难治性克罗恩病病例时受到限制。

其他抗细胞因子、抗整合素和生长因子的功效尚在研究中,包括耗竭活动性淋巴细胞的白细胞祛除法。

抗生素和益生菌

抗生素 抗生素可能对克罗恩病有帮助,除中毒性结肠炎外,对UC疗效有限。甲硝唑500~750mg口服,每日3次,治疗4~8周可控制轻度感染,有助瘘管愈合。但其副作用(尤其是神经毒性)影响了全程治疗的完成。环丙沙星500~750mg口服,每日2次毒性更低。许多专家建议甲硝唑和环丙沙星联合使用。利福昔明为不可吸收抗生素,剂量200mg口服,每日3次或800mg口服,每日2次,对活动性克罗恩病有助。

益生菌 各种非致病性微生物(如大肠埃希菌、乳酸杆菌和酵母菌),每日作为益生菌给予可有效预防直肠炎,但其他疗效尚不明确。鞭虫感染疗法可诱导T2辅助细胞免疫,有助降低UC活动性。

克罗恩病

(局限性肠炎;肉芽肿性回肠炎或肉芽肿性结肠炎)

克罗恩病是一种慢性透壁性炎症性肠病,通常累及末端回肠和结肠,但也可发生在胃肠道任何部分。症状包括腹泻和腹痛。可发生脓肿、内瘘、外瘘和肠梗阻。可出现肠道外表现,特别是关节炎。诊断依靠结肠镜检查和影像学检查。可用5-ASA、糖皮质激素、免疫调节剂、抗细胞因子、抗生素和手术治疗。(也见美国胃肠病学会成人克罗恩病管理实践指南。)

病理生理

克罗恩病最初黏膜病变为隐窝炎症和脓肿,后发展为极小局灶性口疮样溃疡。这些黏膜病变可向深部纵向和横向发展,伴黏膜水肿,形成特征性的"鹅卵石"样外观。

透壁性炎症的播散导致淋巴水肿、肠壁和肠系膜的增厚。肠系膜脂肪延伸到肠浆膜层的表面。肠系膜淋巴结常常肿大。弥散的炎症可导致黏膜肌层肥厚、纤维化和狭窄,引起肠梗阻。

常有脓肿,瘘管可穿透肠壁进入邻近组织,包括其他的肠袢、膀胱或腰肌。瘘管也可延伸到前腹壁或胁部。独立腹内疾病活动性,肛瘘和脓肿发生在25%~33%的病例中;这些并发症往往是克罗恩病中最麻烦的问题。

非干酪样肉芽肿可发生于淋巴结、腹膜、肝脏和肠壁的各层。尽管这种肉芽肿具特征性,但50%克罗恩病患者中,并不能检测出肉芽肿。即使存在肉芽肿,其也与临床病程无关。

病变肠段与邻近的正常肠段(称为跳跃区)有明显的界线;因此又名局限性肠炎。

■ 约35%克罗恩病变仅累及回肠(回肠炎)

- 约45%克罗恩病病变累及回肠及结肠（回结肠炎），常累及右半结肠
- 约20%只累及结肠（肉芽肿性结肠炎），其中大部分情况，不同于溃疡性结肠炎（UC），并不累及直肠

个别情况，可见全小肠受累（空肠回肠炎）。尽管内镜常可发现胃窦病变，尤其在年轻患者中，但临床上胃、十二指肠、食管受累较为少见。在没有外科干预的情况下，初次诊断无小肠累及的病例，一般不会延伸至小肠。

分类 维也纳分类和最近蒙特利尔修订版将克罗恩病分为三个主要类型：①炎症为主型——病程数年所致。②狭窄或梗阻型。③穿孔或瘘管型。

不同分型需予不同治疗方式。部分基因研究提示分型具分子基础。

并发症 受累小肠肠段恶变危险性增高。若病变范围和病程相近，结肠型克罗恩病患者与溃疡性结肠炎患者，罹患结直肠癌长期危险性相近。慢性吸收不良可致营养缺乏，特别是维生素 D 以及 B_{12}。

症状及体征
克罗恩病最常见首发症状为：
- 慢性腹泻伴腹痛、发热、食欲缺乏、体重减轻
- 腹部有压痛，触诊及包块或有腹部饱胀感

血便并不常见，除非有孤立结肠病变，表现可与溃疡性结肠炎相近。部分患者以"急腹症"起病，酷似急性阑尾炎或肠梗阻。约33%病例有肛周疾病（尤见肛裂及肛瘘），有时可为最突出或最初主诉。

儿童患者 肠外表现往往较胃肠道症状更明显，可有关节炎、不明原因发热、贫血、发育迟缓，而无腹痛或腹泻症状。

病程反复 症状多变。最常见腹痛，可见于单纯复发或脓肿形成。严重疾病再燃或脓肿，常有腹部明显压痛、肌卫、反跳痛，伴全身中毒表现。狭窄肠段可致肠梗阻，引起绞痛、腹胀、顽固性便秘和呕吐。既往手术也可导致粘连性肠梗阻，起病迅速，无克罗恩病再燃时的发热、疼痛和全身不适等典型症状。肠-膀胱瘘管可致尿中可见气泡。皮肤瘘管可见分泌物。腹腔游离性穿孔并不常见。

慢性病变 可产生各种全身症状，如发热、体重减轻、营养不良和其他 IBD 肠外表现。

诊断
- 胃、小肠及结肠钡剂造影
- 腹部 CT（常规或小肠 CT）
- 有时可选用小肠 MR、胃镜、结肠镜和/或胶囊内镜

下列患者应怀疑克罗恩病：有炎性或梗阻性症状、虽无明显胃肠道症状，但有肛周瘘管或脓肿、其他原因无法解释的关节炎、结节性红斑、发热、贫血或（见于儿童）生长发育迟缓。克罗恩病阳性家族史也增加疑似度。

类似体征和症状（如腹痛、腹泻）也见于其他胃肠道疾病，尤其溃疡性结肠炎。20%克罗恩病患者，病变仅累及结肠，将其与溃疡性结肠炎鉴别可能存在困难。但由于治疗相近，鉴别诊断仅在考虑手术或试验性治疗时较为关键。

急腹症患者（无论是初发还是复发）均应摄正侧位腹部平片和腹部 CT 扫描。这些检查可了解有无梗阻、脓肿或瘘管，以及其他造成急腹症的病因（如阑尾炎）。超声检查对于病变位于下腹部和盆腔的妇科疾病更有意义。

若初发表现为亚急性，推荐上消化道及小肠造影，同时跟踪至末端回肠，优于传统 CT 扫描。然而，一些新技术，如小肠 CT 或 MR，摄入大量造影造影剂后，进行高分辨率 CT 或 MR 成像，成为多中心选用检查方式。若影像学检查见特征性狭窄或瘘管，伴有肠袢分离，具有诊断价值。

如果检查结果可疑，小肠钡灌 CT 或胶囊内镜可能发现浅表的阿弗他溃疡和线性溃疡。如果症状以结肠累为主（如腹泻），可行钡剂灌肠，可见钡剂反流至末端回肠、肠壁不规则、结节状、僵直、肠壁增厚及肠腔狭窄。类似的表现亦见于盲肠癌肿、回肠类癌、淋巴肉瘤、全身性血管炎、放射性肠炎、回盲部结核和阿米巴肉芽肿，因此需进行鉴别。

对于非典型病例（如腹泻为主，伴轻度腹痛），采用与溃疡性结肠炎疑似病例相同检查手段——行结肠镜（包括活检、肠道病原学检测；若可行，肠镜应插至末端回肠进行检查）。即使无上消化道症状，胃镜检查亦可见轻微胃及十二指肠病变。

实验室检查 实验室检查可排除贫血、低蛋白血症及电解质紊乱。需完善肝功能。结肠受累为主患者，若碱性磷酸酶、γ-谷氨酰转肽酶升高，提示原发性硬化性胆管炎可能。白细胞增多和急性期反应物水平升高（如血沉、C-反应蛋白），虽然非特异，但可用于动态监测疾病活动程度。

为了检测营养缺乏，维生素 D 与 B_{12} 水平应每 1~2 年检查。若疑似营养缺乏，完善相关实验室检测，包括：水溶性维生素（叶酸和烟酸），脂溶性维生素（A、D、E、K），和矿物（锌、硒和铜）含量检测。

所有炎症性肠病（IBD）患者，无论性别、年龄，均应行骨密度监测，常采用双能 X 线骨密度仪（DXA）扫描。

60%~70%溃疡性结肠炎患者中可有核周型抗中性粒细胞胞质抗体阳性；5%~20%克罗恩病患者存在相同情况。克罗恩病相对特异性抗体为抗酿酒酵母抗体。然而，上述检查对于克罗恩病与溃疡性结肠炎鉴别可靠性并不高，因此不推荐作为常规检查。其他抗体，如抗 OmpC 及抗 CBir1 目前可查，但这些补充试验临床价值尚不明确；一些研究表明，若抗体滴度高，提示预后可能不佳。

预后
已经确诊克罗恩病很少治愈，以间断加重和缓解为特征。部分严重病例腹痛频繁发作，症状扰人。然而，经恰当内外科治疗，大多数克罗恩病患者可正常生活。疾病相关死亡率很低。胃肠道癌症，包括结肠及小肠恶性肿瘤，是克罗恩病相关死亡最主要原因。血栓栓塞并发症（尤其克罗恩结肠炎活动期）亦可导致死亡。约10%患者因克罗恩病及其并发症致残。

治疗
- 洛哌丁胺或解痉药用于缓解症状
- 5-ASA 或抗生素
- 根据症状或严重程度选择其他药物
- 有时需手术治疗

具体药物及剂量详述见于 IBD 药物。

常规处理 口服洛哌丁胺 2~4mg 或解痉药，最多每日 4 次（宜餐前服用），可缓解痉挛和腹泻（饭前服用）。对症治疗安全，但重症、急性克罗恩性结肠炎，可出现类似溃疡性结肠炎的中毒性结肠炎。亲水性胶浆剂（如甲基纤维素、车前草制剂），可通过增加粪便硬度，有助预防肛门刺激症状。如果存在肠道狭窄或活动性结肠炎症，应避免摄入粗糙食物。

轻度至中度病例 包括那些能自由活动，耐受经口饮食无中毒症状、压痛、肿块或梗阻体征的患者。5-ASA（美沙拉嗪）作为一线用药经常使用。颇得斯安®适用于小肠疾病，以及 Asacol® HD 适用于远端回肠和结肠疾病。但是，任何 5-ASA 药物对小肠克罗恩病疗效中等，很多专家不提倡用于小肠克罗恩病。

部分医师将抗生素视为一线用药，或用于 5-ASA 治疗 4 周无反应患者；上述均为经验性用药。上述药物疗程为 8~16 周。

治疗有效者需予维持治疗。

中度至重度病例 无瘘管或脓肿，但有严重腹痛、压痛、发热或呕吐，或按轻度疾病治疗无效者，口服或静脉予糖皮质激素，往往可迅速缓解症状。相比口服布地奈德，口服泼尼松或泼尼松龙，作用更迅速、可靠，但前者副作用少，在多个中心，尤其欧洲，将其视为首选。

糖皮质激素治疗后未迅速起效者，或几周内不能减量者，不可续用当前疗法，需考虑更换其他药物。

抗代谢药（硫唑嘌呤、硫嘌呤或甲氨蝶呤），抗 TNF 制剂（英夫利昔单抗、阿达木单抗或赛妥珠单抗），或联合用药，可作为二线用药，甚至作为一线用药。上述药物，通过监测药物及抗体浓度指导用药，可成功治疗绝大多数病例。若上述治疗方法无效，且无法行手术治疗者，可试用新型生物制剂，包括抗整合素（如那他珠单抗或维多珠单抗）。此外，其他生物制剂也在开发中。

针对肠梗阻治疗，应先予鼻胃管减压及静脉补液。若无其他并发症，克罗恩病所致肠梗阻可在治疗后数日内缓解，因此无需要特定抗炎或肠外营养；但是，如果对上述治疗反应甚微，提示存在并发症或其他病因，需要即刻手术治疗。

暴发型疾病或脓肿 若患者出现中毒表现、高热、持续呕吐、反跳痛或压痛或可触及肿块，应立即收治入院，予静脉补液和抗生素治疗。必须经皮或手术行脓肿引流。仅排除或控制感染后，静脉予糖皮质激素或生物制剂。若糖皮质激素及抗生素治疗 5~7 日后，仍无效，需行外科手术。

瘘管 肛瘘可先予甲硝唑和环丙沙星治疗。若治疗 3~4 周无效，应予免疫调节剂（如硫唑嘌呤、硫嘌呤），可合用英夫利昔单抗和阿达木单抗以期获得更快的疗效。亦可单用抗 TNF 治疗（英夫利昔单抗或阿达木单抗）。亦可选用环孢素或他克莫司，但停用后瘘管常会复发。

严重难治性肛瘘可能需临时结肠造口分流，但肠道再通后，瘘管往往会复发；因此，分流仅作为根治术前准备、英夫利昔单抗或阿达木单抗的辅助治疗，而非主要治疗。

维持治疗 仅需 5-ASA 或抗生素即可临床缓解的克罗恩病患者，可以此药维持治疗。急性期需糖皮质激素或抗 TNF 制剂治疗者，维持期常需硫唑嘌呤，硫嘌呤，甲氨蝶呤，抗 TNF 治疗或联合用药。大部分，但并非所有患者，予抗 TNF 药物治疗临床缓解 1~2 年内，需增加药物剂量或缩短用药间期。长期使用全身糖皮质激素治疗，不安全，效果亦不佳；然而布地奈德可延缓复发，副作用小。英夫利昔单抗急性期治疗有效者，但用抗代谢药物无法维持缓解，继续使用抗 TNF 药物可以维持缓解。

缓解期随访只需询问症状及进行化验，无需常规 X 线或结肠镜检查（病程 7~8 年后，需定期复查肠镜监测异型增生）。

手术 尽管约 70% 患者最终需要手术治疗，但医生通常不愿对克罗恩病进行手术治疗。仅适用于反复肠梗阻、顽固性瘘管或脓肿。切除病变肠段可改善症状，但无法治愈疾病，即使将临床上可以发现的病灶全部切除，仍有可能复发。

复发率以内镜下可见吻合口处病变为计
- 1 年>70%
- 3 年>85%

基于临床症状，复发率：
- 3 年为 25%~30%，
- 5 年为 40%~50%

最终，约 50% 患者需要进一步手术。但是，如果术后早期预防性使用硫嘌呤、硫唑嘌呤，甲硝唑或英夫利昔单抗可降低复发率。若符合手术指征，几乎所有患者术后生活质量有所提高。

因吸烟增加复发风险，尤其是妇女，应该鼓励戒烟。

> **关键点**
> - 克罗恩病累及回肠和/或结肠，但不累及直肠（溃疡性结肠炎必见直肠受累）
> - 病变肠段与邻近正常肠段有明显界线（称为"跳跃区"）。
> - 症状包括：发作性腹泻和腹痛；胃肠道出血很罕见
> - 并发症包括腹腔脓肿和肠瘘
> - 5-氨基水杨酸和/或抗生素（如甲硝唑、环丙沙星、利福昔明）治疗轻度至中度疾病
> - 予糖皮质激素，有时可用免疫调节剂（如硫唑嘌呤）或抗 TNF 药物（如英夫利昔单抗、阿达木单抗），治疗严重疾病
> - 约 70% 患者最终需要手术治疗，主要用于反复肠梗阻、顽固性瘘管或脓肿

> **更多信息**
>
> 美国胃肠病学会成人克罗恩病管理实践指南。

溃疡性结肠炎

溃疡性结肠炎（UC）指发生于结肠黏膜的慢性炎症性、

溃疡性疾病,典型症状为血性腹泻。可出现肠道外症状,尤其关节炎。长期患病者结肠癌危险性高。诊断依靠结肠镜。治疗方法包括:5-ASA、糖皮质激素、免疫调节剂、生物制剂、抗生素,有时需要手术。

病理生理

溃疡性结肠炎通常始于直肠。可局限于直肠(溃疡性直肠炎)或向近端扩展,有时累及全结肠。累及全结肠情况较罕见。

溃疡性结肠炎炎症累及黏膜至黏膜下层,正常和受累组织之间的界限清楚。仅重症病例炎症累及肌层。疾病早期,黏膜出现红斑、细颗粒,质脆,正常血管纹消失,常有散在的出血区域。重症病例以大量脓性渗出,巨大黏膜溃疡为特征。相对正常或增生的炎性黏膜(假息肉)岛突起于溃疡黏膜上。无瘘管及脓肿形成。

中毒性结肠炎 中毒性或暴发性结肠炎指溃疡透壁扩展导致局部肠梗阻及腹膜炎。数小时或数日内,结肠失去肌肉张力,肠腔开始扩张。

不主张中毒性巨结肠和中毒性扩张的说法,因中毒性炎症及其并发症并不一定伴巨结肠(指疾病恶化时,横结肠直径>6cm)。

中毒性结肠炎属急症,通常于极重度结肠炎病程中自发产生,但有时阿片类或抗胆碱能药物可为诱因。若结肠穿孔,死亡率将显著升高。

症状及体征

血性腹泻持续时间及程度不一,间歇期无症状。通常起病隐匿,后逐渐出现便意增加,轻度下腹部痉挛性疼痛及黏液血便。某些患者继发于感染(如阿米巴肠炎、细菌性痢疾)。

溃疡局限于直肠、乙状结肠,大便可正常或为干结便,但排便时或排便间期,可排黏液伴红、白细胞。全身症状轻微或缺如。若溃疡向近端扩展,可有稀便,患者一日内排便可达>10次,常伴严重痉挛性疼痛、里急后重,夜间无缓解。可见水样便,或含黏液,往往为黏液血便。

中毒性或暴发性结肠炎特征表现为骤起剧烈腹泻、高热40℃(104°F)、腹痛、腹膜炎体征(如压痛、反跳痛)和明显毒血症。

全身症状和体征更多见于重症UC,包括:全身不适、发热、贫血、食欲缺乏、体重下降。当出现全身症状时,常常可见IBD的肠外表现(特别关节及皮肤并发症)。

诊断

- 粪培养及镜检(除外感染性疾病)
- 乙状结肠镜检查及活检

初期表现 若体征及症状典型,尤其伴肠外症状或既往类似发作史,高度提示溃疡性结肠炎。溃疡性结肠炎需与克罗恩病(表18-1)相鉴别,但与其他原因所致急性肠炎鉴别(如感染、老年患者缺血性肠炎),更为重要。

所有患者必须行粪便培养以查找病原菌,通过新鲜粪便检查排除溶组织内阿米巴感染。若根据流行病学或旅行史怀疑阿米巴感染,需行血清抗体滴度测定及黏膜活检。若有既往抗生素使用史或者新近住院史,应急行大便艰难梭菌毒素测定。高危患者应查HIV、淋病、疱疹病毒、衣原体和阿米巴感染。免疫抑制患者,需考虑机会性感染(如巨细胞病毒、鸟型细胞内分枝杆菌)或卡波西肉瘤(Kaposi sarcoma)。服用口服避孕药女性,可为避孕药诱发结肠炎;性激素治疗停止后,症状常自行缓解。

需行乙状结肠镜,可视诊确诊结肠炎,获取大便或黏液行培养及镜检,并对病变区域进行活检。尽管内镜观察和活检结果不一定可做出诊断,因不同类型结肠炎间表现可有重叠,但急性、自限性、感染性结肠炎,可由组织学上与慢性、特发性UC或CD性结肠炎相鉴别。严重肛周疾病、不累及直肠、无肠道出血以及结肠非对称性或节段性受累多提示克罗恩病,而非溃疡性结肠炎。初期并非必行结肠镜检查,若炎症向近端结肠蔓延,超出乙状结肠镜所及范围,可选择结肠镜检查。

完善实验室检查以排除贫血、低蛋白血症及电解质紊乱等。完善肝功能,碱性磷酸酶、γ-谷氨酰转肽酶升高,提示原发性硬化性胆管炎可能。核周型抗中性粒细胞胞质抗体(PANCA)对于UC相对特异(60%~70%)。抗酵母菌抗体对克罗恩病相对特异。上述检查并不能可靠鉴别溃疡性结肠炎与克罗恩病,故不推荐作为常规检查。其他可能异常实验室检查包括:白细胞增高、血小板增多和急性反应指标升高(如ESR、CRP)。

X线检查无法明确诊断,偶可提示异常。腹部X线平片可见黏膜水肿、结肠袋消失、病变肠段中无成形粪便等。钡剂灌肠亦见相似结果,但更为清晰,有时可见溃疡,不得用于急性期。病程数年后,常可见结肠缩短、僵硬伴有黏膜萎缩或假性息肉形成。若X线发现有"拇指印征"和节段性分布,更提示缺血性结肠炎或克罗恩病,而非溃疡性结肠炎。

复发症状 确诊溃疡性结肠炎患者,症状复发且典型,需完善相应检查,但应避免过度检查。根据病程及症状严重程度,行乙状结肠镜或结肠镜检查,以及血常规。若患者复发症状不典型、长期缓解后病情加重、传染病暴发期间、抗生素使用后或临床医生持有怀疑时,需行粪便培养、虫卵、寄生虫及艰难梭菌毒素检查。

急性重度发作 重度疾病发作时,应及时收治入院。腹部正侧位片有助发现巨结肠或肠道积气,后者因肠道肌张力消失、肠段长期、持续性麻痹所致。因存在穿孔风险,应避免行结肠镜及钡剂灌肠检查,但谨慎进行乙状结肠镜检查,适于评估疾病严重程度并排除感染。应完善血常规、血小板计数、血沉、C-反应蛋白、电解质及白蛋白检查;严重出血病例需查PT、PTT,完善血型及交叉配血检查。

严密观察患者病情,注意进展性腹膜炎或穿孔可能。肝脏叩诊十分重要,因肝浊音界消失可为内脏穿孔首发临床体征,尤其重视大剂糖皮质激素治疗患者,其腹膜炎体征可被药物抑制。每1~2日需行腹部平片检查,以了解结肠扩张情况、游离气体或肠壁积气;CT对肠外气体或结肠周围脓肿更为敏感。

预后

通常,溃疡性结肠炎为慢性病程,呈现出反复恶化及缓解的特点。近 10% 患者首次发作可转为暴发型,伴大量出血、穿孔或败血症和毒血症。另有 10% 患者可在一次发作后完全康复。

局限性溃疡性直肠炎患者预后最佳。严重全身症状、中毒性并发症、恶变及长期延续较少见,仅见于 20%~30% 患者。极少需手术治疗,预期寿命正常。但症状可能异常顽固和难治。由于广泛性溃疡性结肠炎可能始于直肠,向近端蔓延,故仅在观察≥6 个月后,方可考虑局限性病变。若局限性疾病在病程后期出现扩展,往往表明病情较重,更难以治疗。

结肠癌 结肠癌发生危险与病程长度和受累肠段的数量成正比,不一定与疾病临床严重程度相关。一些研究表明,镜下炎症反应持续是结肠癌危险因素,应用 5-ASA 抑制炎症反应具保护作用。

广泛结肠炎患者,起病后 7 年可能出现癌变,每一年约 0.5%~1% 患者发展为癌症。因此,发病 20 年后,7%~10% 患者发展为癌症,35 年后癌症率达 30%。然而,自确诊结肠炎之日起,炎症性肠病合并原发性硬化性胆管炎患者,即有较高发生结肠癌风险。

病程>8~10 年患者(除了孤立性直肠炎者),缓解期应定期复查结肠镜。若合并原发性硬化性胆管炎,诊断时即开始结肠镜监测。最新指南建议采用高清白光结肠镜检查行随机活检(于结肠,每隔 10cm 进行活检),色素内镜检查时对可见病变定向活检,以检查异型增生。结肠炎受累区域,任何级别异型增生,均可进展至更高级别肿瘤,甚至癌症。内镜下彻底切除息肉或非息肉样不典型增生性病变,建议结肠镜随访,而非结肠切除术。若存在内镜下不可见异型增生,应将患者转诊至具 IBD 监测经验的消化专科医生,可通过色素内镜和/或高清结肠镜进行 IBD 监测,以决定是否应予结肠切除或继续结肠镜随访。

结肠镜随访最佳频率目前尚不明确,但建议每年行肠镜检查。

结肠炎相关癌症患者长期生存率为 50%,与普通人群的结直肠癌的生存率相近。

治疗

- 饮食管理和洛哌丁胺(除急性重症发作)可用于缓解症状
- 5-氨基水杨酸(5-ASA)
- 根据症状或严重程度选择糖皮质激素或其他药物
- 抗代谢药和生物制剂
- 有时需手术治疗

具体药物及剂量见炎症性肠病药物详述。

一般处理 避免生食水果和蔬菜,可减少对炎性结肠黏膜损伤,减轻症状。避免摄入牛奶饮食可对疾病治疗有帮助,若症状无明显改善,则可开放相关饮食。对于相对轻症腹泻,可予洛哌丁胺 2mg 口服,每日 2 次。对于较重腹泻,可服用较大剂量洛哌丁胺(晨起 4mg,每次大便后 2mg)。止泻药可致中毒性肠扩张,故慎用于重症患者。建议所有炎症性肠病患者适量补充钙及维生素 D。

轻度左半结肠疾病 直肠炎或结肠炎,病变不超过脾曲患者,可每日给予 5-ASA(美沙拉嗪)灌肠治疗,或根据严重程度至每日 2 次。栓剂对于远端病变有效,受患者青睐。糖皮质激素和布地奈德灌肠剂疗效稍差,但可用于 5-ASA 治疗不成功或不耐者。一旦达到缓解,剂量应逐渐减小至维持量。口服 5-ASA,理论上能有效减少 UC 向近端扩展的可能性。

中度或广泛性 UC 脾曲近端或左半结肠累及,局部用药无效者,在 5-ASA 灌肠基础上,予口服 5-ASA 治疗。症状较重时可予大剂量糖皮质激素,1~2 周后,每日减量 5~10mg。最大剂量 5-ASA 治疗无效的患者可选用免疫调节剂硫唑嘌呤或硫嘌呤,避免长期使用糖皮质激素。此外,英夫利昔单抗,阿达木单抗和戈利木单抗对某些患者有效,对那些免疫调节剂(硫嘌呤治疗失败)或激素治疗无效或激素依赖的患者,亦可考虑使用。免疫调节剂和抗 TNF 联用,有时有助于患者。最后,对于一些使用糖皮质激素、免疫抑制剂,或抗肿瘤坏死因子药物无效患者,可以考虑试用维多珠单抗。

重症病例 若患者出现血便每日>10 次、心动过速、高热,或严重腹痛,需住院接受静脉予大剂量糖皮质激素治疗。可续用 5-ASA。根据脱水及贫血程度,予静脉补液和输血。必须密切观察患者,以防中毒性结肠炎发生。静脉营养可用于营养支持治疗,但不作为主要治疗。够可耐受经口饮食患者应该保持进食。

若治疗 3~7 日后无效,要考虑静脉用环孢素、英夫利昔或手术治疗。对激素治疗有反应患者,可在一周左右的时间内转为泼尼松 60mg 口服,每日 1 次,出院后根据临床反应再逐渐减量。静脉应用环孢素且治疗有效者,可改为环孢素口服,并同时服用硫唑嘌呤或硫嘌呤。口服环孢素可续用 3~4 个月,在此期间激素逐渐减量,同时密切跟踪环孢素血药浓度。一些临床医生建议联合运用激素、环孢素和抗代谢药物时,需予卡氏肺孢子菌预防性治疗。

暴发性结肠炎 如果怀疑暴发性或中毒性结肠炎,患者应:

1. 停用所有止泻药
2. 禁食禁水,置入肠管间歇吸引
3. 按需予静脉补液、补充生理盐水、电解质、氯化钾及输血治疗。
4. 予大剂量静脉注射糖皮质激素或环孢素
5. 予抗生素(如甲硝唑 500mg 静脉注射,每 8 小时 1 次,环丙沙星 500mg 静脉注射,每 12 小时 1 次)

患者每 2~3 小时翻身一次,由仰卧位转为俯卧位,有助于结肠气体重新分布,并预防结肠进行性扩张。直肠内置管亦有效,但需谨慎操作,以免肠穿孔。即使已行扩张结肠减压,患者尚未脱离危险。除非已控制潜在炎症反应,否则,仍有必要行结肠切除术。

若积极内科治疗 24~48 小时内,仍无法改善病情,需立即手术治疗,否则患者可能死于细菌移位所致败血症,或直肠穿孔。

维持治疗 有效地控制 UC 发作后,应根据临床反应,逐渐减停激素,因其对于维持缓解无用。患者仍需以 5-ASA

治疗,根据疾病的部位,予以口服或灌肠——药物应长期应用,因停止维持治疗常致疾病复发。灌肠治疗间隔期可逐渐延长到每 2~3 日进行 1 次。充分证据表明,口服和直肠给药联合相比两者单独治疗效果更为显著。

对于无法减停激素者,应予巯嘌呤(硫唑嘌呤或巯嘌呤),抗 TNF 药物,或两者联合使用。抗整合素维多珠单抗可用于 UC 及克罗恩病的难治性病例。此外,英夫利昔单抗、阿达木单抗及戈利木单抗被广泛接受用于 UC 维持期治疗。

手术 近 1/3 广泛溃疡性结肠炎患者最终需手术治疗。全直肠结肠切除术为根治性:预期寿命可恢复正常,与克罗恩病不同,疾病不会复发,且发生结肠癌危险性也显著降低。全结直肠切除并回肠储袋肛管吻合术(IPAA)后,仍然存在直肠肛门过渡区,甚至回肠袋发生化生或癌症的风险,虽然该风险不高。结直肠切除术伴回肠造口术或 IPAA 术后,生活质量将提高;但患者可能面临新挑战。

急诊结肠切除术适用于大出血、暴发性中毒性结肠炎或穿孔患者。首选术式为次结肠切除及回肠造瘘、直肠乙状结肠关闭(Hartmann 手术),因绝大多数患者不能耐受更广泛术式。乙状结肠的残端可择期切除或用于囊袋回肠肛门吻合术。完整直肠残端不应无限期保留,因为其有疾病复发及恶变风险。

肿瘤、症状性肠狭窄、儿童生长发育迟缓或者最常见顽固性慢性疾病致激素抵抗或依赖,是择期手术治疗指征。重度结肠炎相关肠外表现(如坏疽性脓皮病),目前可积极予药物治疗进行控制,因此很少视为手术指征。

括约肌功能正常患者,应选择保留性直肠结肠切除术并行回肠肛门吻合。此术式由远端回肠建立盆腔贮袋,并与肛门相连。括约肌功能保存,可控制排便,一般每日排便 4~9 次包括夜间 1~2 次排便)。

结肠袋炎:见于约 50% IPAA 术后患者,为炎症反应所致。原发性硬化性胆管炎、术前有肠外表现、术前高滴度核周抗中性粒细胞抗体和其他炎症性肠病生物标志物的患者,发生结肠袋炎风险更高。结肠袋炎与细菌过度生长有关,可予抗生素(如喹诺酮类)治疗。益生菌可有保护作用。多数结肠袋炎易控制,但 5%~10% 病例予所有药物均难以治疗,需再行传统(Brooke)回肠造口术。对于少数年龄较大、家庭条件可和生活方式佳、括约肌张力低下、不能或不愿忍受排便增多者、不愿或不可忍受慢性结肠袋炎患者,可选择 Brooke 回肠造瘘术。

要充分认识任何结肠切除术式,都将给患者带来生理及精神负担,因此术前及术后,均应给予充分指导及精神支持。

> **关键点**
>
> - UC 病变始于直肠,可连续性向近段蔓延,病变连续,无正常黏膜
> - 症状为腹部绞痛、血性腹泻间歇性发作
> - 并发症包括:暴发性结肠炎,可致穿孔;长期可致结肠癌风险增高
> - 轻度至中度疾病可予 5-ASA 直肠给药,近端病变可口服药物
> - 广泛性病变,可予大剂量激素或免疫调节剂,硫唑嘌呤或巯嘌呤
> - 暴发性疾病,可静脉予大剂量激素或环孢素和抗生素(如甲硝唑、环丙沙星);也可行结肠切除术
> - 约 1/3 广泛性溃疡性结肠炎患者最终需要手术治疗

19. 肠易激综合征(IBS)

肠易激综合征
(痉挛性结肠)

肠易激综合征(IBS)的临床特征是反复发作腹部不适或者腹痛,并至少有下列 3 项中的 2 项:排便后缓解、大便次数改变或大便性状改变。目前病因未知,病理生理机制尚不清。该病依靠临床诊断。主要进行对症治疗,可行饮食治疗,药物治疗包括:抗胆碱能药物、5-羟色胺受体激动剂。

病因

肠易激综合征病因仍然未知。实验室检查、X 线检查及活检未见解剖学异常。情感因素、饮食、药物或者激素可能诱发或者加重消化道症状。既往观点认为肠易激综合征为身心疾病。尽管与心理因素有关,但肠易激综合征是由社会心理因素及生理因素共同作用所致。

心理因素 IBS 患者常见焦虑,尤其是寻医就诊者。一些患者有焦虑障碍、抑郁或者躯体化障碍。可见睡眠障碍共存。然而,焦虑及情感冲突并不总是与症状发生、疾病反复一致。某些 IBS 患者可有习得性病态行为(如他们通过胃肠道症状表达情感冲突,通常表现为腹痛)。评估 IBS 患者,尤其难治性病例,医生注意是否有未解决心理事件,包括性侵或躯体虐待的可能性。心理社会因素亦影响 IBS 预后。

生理因素 多种生理因素似与 IBS 症状相关。包括动力改变、内脏痛觉过敏以及多种基因及环境因素。

内脏痛觉高敏感指肠腔正常扩张时敏感性增强;肠内

积气正常,而痛感增强,可能原因为脑-肠轴神经通路重塑。部分患者(可能占七分之一)急性胃肠炎后,出现 IBS 症状(称为感染后 IBS)。部分 IBS 患者可有自主神经功能障碍。但是,许多患者并无器质性问题;即使有,也可能与症状无关。

便秘和腹泻可能分别与结肠转运过慢或太快有关。某些便秘患者结肠高幅推进性收缩较少,该收缩可将结肠内容物向前推进数段。相反,对于功能性便秘患者,乙状结肠过度活动可能减慢结肠转运时间。

餐后腹部不适可能由于过度的胃结肠反射(餐后结肠反射性收缩)、结肠高幅传输性收缩、小肠敏感性增加(内脏痛觉过敏)或者上述因素共同作用所致。脂肪摄入可能增加肠壁通透性,加剧内脏痛觉敏感性。摄入可发酵寡糖、双糖、单糖、多元醇(统称 FODMAP)高含量食物后,由于小肠对这些物质吸收极少,故其可增加结肠蠕动及分泌。

女性激素水平变化可影响肠道功能。月经期间直肠敏感性增加,月经周期的其余时间则无此情况。性激素对胃肠蠕动影响甚小。小肠细菌过度生长对于 IBS 发病机制的作用仍存有争议。

症状及体征

肠易激综合征起病于青春期及 20 岁左右,症状反复发作,发作周期并无规律。年龄更大者发病不常见,但并不罕见。症状极少影响睡眠。食物尤其是脂肪,或压力可诱发症状。

患者腹部不适症状各不相同,以下腹不适为主,持续性或痉挛性疼痛,排便后可缓解。另外,腹部不适与排便次数改变相关(腹泻型 IBS 中排便次数增加;便秘型 IBS 中排便次数减少)以及粪便性状改变(如稀便或干结硬)相关。与排便相关的腹痛或不适可能为肠道因素所致;而与运动、活动、排尿、月经相关者,通常由其他因素所致。

尽管大部分患者症状相对恒定不变,但腹泻与便秘交替型也并不少见。患者亦可有异常排便症状(如排便费力、紧迫感、排便不净)、黏液便、胀气或腹胀。许多患者亦有消化不良症状。肠外表现(如疲劳感、纤维肌痛、睡眠障碍、慢性头痛)亦常见。

诊断

- 根据罗马标准进行临床评估
- 常规实验室检查、乙状结肠镜或结肠镜检查,筛查器质性疾病
- 具警报症状患者行相应的检查(直肠出血、体重减轻、发热)

对 IBS 的诊断主要基于特征性排便、疼痛的时间及特点,及体格检查与常规检查除外其他疾病。

预警症状: 无论发病初期或诊断后任何时间,若出现下列报警症状应进行更加深入的检查:

- 高龄
- 发热
- 体重下降
- 直肠出血
- 呕吐

鉴别诊断: 因 IBS 患者可能发展为器质性病变,故病程中患者若出现警报症状或明显不同症状,应进行相应检查。可能与 IBS 混淆的常见疾病包括:

- 乳糖不耐症
- 药物性腹泻
- 胆囊切除术后综合征
- 滥用缓泻剂
- 寄生虫病(如贾第鞭毛虫)
- 嗜酸性细胞性胃炎或肠炎
- 镜下结肠炎
- 小肠细菌过生长
- 乳糜泻
- 早期炎症性肠病

然而,结肠憩室若无炎症不会引起症状,不能以此作为病因解释。

> **经验与提示**
> - 然而,结肠憩室无炎症时并无症状,不能作为病因解释症状

IBD 年龄分布呈双峰状,因此年轻及高龄患者中均需考虑诊断。>60 岁伴急性症状患者,应考虑缺血性结肠炎。便秘患者若无解剖结构异常,应评估是否有甲状腺功能减退和甲状旁腺功能亢进。若患者症状提示吸收不良,需考虑热带口炎性腹泻、乳糜泻及惠普尔病。对排便困难者,排便障碍性疾病可能是造成便秘的一大原因。

腹泻罕见病因包括:甲状腺功能亢进、甲状腺髓样癌、类癌综合征、胃泌素瘤及血管活性肠肽瘤。但血管活性肠肽(VIP)、降钙素或促胃液素所致分泌性腹泻,排便量通常>1 000ml/d。

病史 应特别关注疼痛性质、排便习惯、家庭关系、用药史及饮食史。同样重要的是患者总体情绪状态、对自身问题的认识以及生活质量。患者与医生之间的沟通质量是进行有效诊治的关键。

罗马标准: 基于症状出发,为 IBS 诊断标准。根据罗马标准,腹痛或腹部不适在最近三月内每月至少有 3 日出现,并且满足下列标准中≥2 项:

- 排便后症状缓解
- 发病(每次不适症状时)与排便次数改变相关
- 粪便性状改变

体格检查 患者一般情况可。腹部触诊可有压痛,尤其是左下腹,有时可触及乙状结肠,伴压痛。所有患者均需行直肠指检及粪便隐血检查。对于女性患者,盆腔检查有助除外卵巢肿瘤、囊肿或者子宫内膜异位症,上述疾病可有类似 IBS 症状。

辅助检查 若患者无预警症状:如直肠出血、体重下降、发热或者提示其他疾病的临床表现,可根据罗马标准做出 IBS 诊断。很多 IBS 患者接受过度检查;然而,应进行下列检查:血常规、血生化(包括肝功能)、血沉、粪便虫卵及寄生虫检查(以腹泻为主要症状的患者)、TSH 及血钙(以便秘为主症状的患者)、乙状结肠镜或结肠镜检查。

行纤维乙状结肠镜检查时,内镜进入及空气注入常引发肠痉挛及疼痛。IBS患者肠道黏膜及血管形态通常正常。若患者年龄>50岁,伴大便习惯改变,尤其既往无IBS症状,应行结肠镜检查以排除结肠息肉及肿瘤。慢性腹泻患者,尤其老年妇女,应行黏膜活检除外镜下结肠炎可能。

仅当有其他客观异常表现时,才进行额外检查(如超声、CT、钡剂灌肠、胃镜、小肠X线摄片)。考虑为脂肪泻时,行粪便脂肪含量测定。对疑似吸收不良者,推荐行乳糜泻相关检查及小肠X线摄片。相应情况下,需考虑行碳水化合物不耐受试验或小肠细菌过度生长试验。

并发疾病 IBS患者将来可能罹患其他消化道疾病,因此医生不能忽视患者的主诉。症状的改变(如部位、类型、疼痛强度、排便习惯、便秘及腹泻)或出现新症状或主诉(如夜间腹泻),可能提示其他疾病。若有下列症状,需进一步检查:鲜血便、体重下降、剧烈腹痛或异常腹胀、脂肪泻或者粪便恶臭、发热或寒战、持续呕吐、呕血、症状影响睡眠(由于疼痛、排便而醒来)及症状持续加重。>40岁患者较年轻人更容易并发器质性疾病。

治疗

- 支持及理解
- 正常饮食,避免食用产气或导致腹泻食物
- 便秘者增加纤维素摄入
- 药物治疗针对主要症状

治疗主要针对特定症状。有效的治疗关系对于有效控制IBS至关重要。需鼓励患者表述症状、对疾病的理解及就诊原因(如对于严重疾病的恐惧)。对患者进行相应宣教(如正常的肠道生理,肠道对压力及食物高敏感性);完善相关检查若无阳性发现时,应宽慰患者目前并无严重或危及生命的疾病。设定合适的治疗目标(如对正常病程或变化的预期、药物副作用、恰当的医患关系)。

最后,患者积极参与治疗有助恢复。若上述方法取得成功,可增强患者依从性、建立更良性医患关系,促使最为被动患者动用应对资源。需要识别、评估及处理患者的心理压力、焦虑或者情绪障碍。定期锻炼有助减轻压力、恢复肠道功能,尤其对于便秘患者。

饮食 总体而言,应遵循合理膳食。忌暴饮暴食,应细嚼慢咽。腹胀、胀气患者应减少摄入:豆类、卷心菜及其他含有可发酵碳水化合物食物。减少甜味剂的摄入,可减轻胀气、腹胀、腹泻——甜味剂包括:山梨醇、甘露醇、果糖;上述甜味剂存于天然或加工食品中:苹果汁及葡萄汁、香蕉、坚果及葡萄干。而乳糖不耐受者应减少牛奶及乳制品的摄入。低脂饮食可减轻餐后腹部症状。

补充膳食纤维素可软化粪便,有助排便。摄入制剂以增加粪便体积[如粗糠,起始剂量为每次随餐服用15ml(1汤勺),同时增加饮水量]。另外,亦可选用车前子亲水胶散剂,以两杯水冲服。然而,过量摄入膳食纤维可致腹胀及腹泻,故摄入量需因人而异。有时,改用合成纤维制剂(如甲基纤维素),可缓解腹胀。

药物治疗 (见美国胃肠病学会肠易激综合征的综述及肠易激综合征药物治疗指南。)

药物治疗针对主要症状。抗胆碱能药物(如莨菪碱0.125mg,餐前30~60分钟口服)可用于缓解肠痉挛。

便秘型肠易激综合征(IBS-C)患者,予氯离子通道激活剂鲁比前列酮8μg或24μg,口服,每日2次;鸟苷酸环化酶C激动剂利那洛肽145μg或290μg,口服,每日1次,有助缓解症状。有关聚乙二醇缓泻剂用于IBS的研究尚不完善。然而,已证实其可有效治疗慢性便秘,用于结肠镜检查前的肠道准备,因此常用于IBS-C治疗。

对于以腹泻为主IBS(IBS-D)患者,可餐前口服地芬诺酯2.5~5mg或洛哌丁胺2~4mg。洛哌丁胺逐渐加量,以缓解腹泻,同时应避免便秘发生。抗生素利福昔明,已被证明能减轻腹胀及腹痛,并缓解IBS-D患者稀便症状。利福昔明用于治疗IBS-D推荐剂量为550mg口服,每日3次,疗程14日。5-羟色胺(血清素)3($5HT_3$)受体拮抗剂,阿洛司琼,有助严重IBS-D女性患者,特别是其余药物治疗无效时。但是阿洛司琼可导致缺血性结肠炎,因此在美国属限制性处方。艾沙度林具有混合阿片受体活性,可用于IBS-D的治疗。

对于多数患者,三环类抗抑郁药(TCAS)有助于缓解腹泻、腹痛及腹胀。上述药物下调脊髓及大脑皮质传入通路活动,从而减轻疼痛。仲胺类TCA(如去甲替林、去郁敏)较叔胺类TCA(如阿米替林、丙咪嗪、多塞平)耐受性好,因其抗胆碱、抗组胺镇静作用及α-肾上腺素的副作用较小。TCA治疗需从极小剂量开始(如去郁敏10~25mg睡前服用一次),据需要及耐受性逐渐加量至100~150mg,每日1次。

SSRI类药物可用于焦虑或情感障碍患者,但研究未显示IBS患者服用可有显著益处,反而可能加剧腹泻。

初步数据表明,某些益生菌(如婴儿双歧杆菌)可减轻IBS症状,尤其腹胀。益生菌的有益作用非所有菌种均有,只限于特定菌株。某些芳香油(驱风剂)可松弛平滑肌,减轻部分患者痉挛性疼痛。此类制剂中最常用的为薄荷油。

心理治疗 认知行为治疗、标准心理疗法、催眠疗法可有助于IBS患者。

关键点

- IBS表现为复发性腹部不适或者腹痛,伴下列症状中至少2项:排便后缓解、排便次数改变(腹泻或者便秘)、粪便性状改变
- 病因尚不清,但与心理及生理因素可能均相关
- 通过检查排除更危险疾病,特别是对于有警报症状患者;如,高龄、发烧、体重减轻、直肠出血或呕吐
- 可能与IBS混淆的常见疾病包括:乳糖不耐受、药物相关性腹泻、胆囊切除术后腹泻、缓泻剂滥用、寄生虫疾病、嗜酸粒细胞性胃肠炎、显微镜下结肠炎、小肠细菌过度生长、乳糜泻及早期炎症性肠病
- 常规检查包括:血常规、血生化(含肝功能检查)、血沉、粪便虫卵及寄生虫检查(腹泻型患者)、TSH、血钙(便秘型患者)、纤维乙状结肠镜或者结肠镜
- 支持、理解及治疗关系十分关键;药物治疗应针对主要症状

20. 吸收不良综合征

吸收不良综合征是指由于消化、吸收或物质转运障碍而导致的食源性营养物质吸收不足的一类疾病。

由于常量营养物质(如蛋白质、碳水化合物、脂肪)和/或微量营养素(如维生素、矿物质)的吸收不足,引起大便增多、营养不良和胃肠道症状。吸收不良包括:累及几乎所有营养物质的完全性吸收不良和某种特定营养物质的部分性吸收不良。

病理生理

消化和吸收的三个阶段:

1. 消化酶在消化道内水解脂肪、蛋白质和碳水化合物,在此阶段,胆盐可促进脂肪的溶解
2. 绒毛膜酶的消化及消化产物的吸收
3. 营养物质在淋巴管中运输

任何一个阶段发生异常都会可引起吸收障碍,但严格来说,第一阶段异常称为消化不良更准确。

脂肪的消化 胰酶(脂肪酶和辅脂肪酶)将长链甘油三酯分解成脂肪酸和甘油单酯,两者再与胆盐及磷脂结合形成微粒通过空肠上皮细胞。吸收后的脂肪酸被再度合成为甘油三酯,与蛋白、胆固醇、磷脂结合形成乳糜微粒,并经淋巴系统转运。中链甘油三酯可以被直接吸收。

未被吸收的脂肪影响了脂溶性维生素(A、D、E、K)和一些矿物质的吸收,导致这些营养元素的缺乏。细菌过度生长会引起胆盐解离及脱羟基化,从而影响脂肪的吸收。未被吸收的胆盐刺激结肠内水分分泌,造成腹泻。

碳水化合物的消化 碳水化合物和双糖在微绒毛内的胰淀粉酶和绒毛膜酶作用下分解为单糖。而未吸收的碳水化合物在结肠细菌的作用下酵解为二氧化碳、甲烷、氢气及短链脂肪酸(丁酸、丙酸、醋酸及乳酸)。这些脂肪酸可以引起腹泻。而产生的气体则会引起腹胀。

蛋白质的消化 胃蛋白酶启动了蛋白质在胃中的消化(同时促进缩胆囊素的释放,而缩胆囊素是胰酶分泌的关键因素)。肠激酶是绒毛膜酶的一种,它可以将胰蛋白酶原激活为胰蛋白酶,并使许多胰蛋白酶转化成活性状态。活化的胰蛋白酶将蛋白水解为寡肽,寡肽进而被直接吸收或进一步水解为氨基酸。

病因

引起吸收不良的原因有很多(表 20-1)。某些吸收障碍疾病(如乳糜泻),导致广泛的营养素、维生素和微量元素吸收减少(完全性吸收不良);其他疾病(如恶性贫血)是某一物质的选择性吸收不良。

若胰腺外分泌功能丧失>90%,可导致吸收不良。肠腔内酸度增加(如佐林格-埃利森综合征)可抑制脂肪酶和脂肪的消化。肝硬化和胆汁淤积减少了肝脏胆汁合成或阻碍胆盐向十二指肠运输,也可导致吸收不良。其他原因见本节另述。

表 20-1 吸收不良的病因

机制	病因
胃内食物混合不充分和/或胃排空过快	Billroth Ⅱ式胃切除术 胃结肠瘘、胃肠吻合术
消化因子不足	胆道梗阻和胆汁淤积
	肝硬化、慢性胰腺炎
	考来烯胺诱导胆酸丢失
	囊性纤维化
	乳糖酶缺乏、胰腺癌
	胰腺切除术
	蔗糖酶-麦芽糖酶缺乏
环境异常	继发于糖尿病、硬皮病、甲状腺功能减退和亢进引起的胃肠动力学紊乱
	由盲襻胆盐(去结合作用)和小肠憩室所致细菌过度生长、卓-艾综合征(十二指肠 pH 值低)

急性细菌、病毒和寄生虫感染(见胃肠炎概述)会引起短暂的吸收不良,其原因可能为绒毛和微绒毛的一过性的浅表损伤。除了盲襻、系统性硬化和憩室,小肠慢性细菌性感染并不多见。肠道细菌可能耗尽膳食中的维生素 B_{12} 和其他营养素,还可干扰消化酶系统的运作,引起肠道黏膜的损伤。

症状及体征

肠道内未吸收的物质(尤其完全性吸收不良)可引起腹泻、脂肪泻、腹胀和产气。其他症状是由营养缺乏造成。即使食物摄入量充足,患者仍有体重下降。

慢性腹泻是最常见症状,患者常因此就诊。脂肪泻-吸收不良的标志,粪便中脂肪含量>7g/d。脂肪泻时大便有恶臭、色淡、量多并呈油性。

重度吸收不良时可伴有严重的维生素和矿物质缺乏;其临床症状与相关营养素的缺乏有关(表 20-2)。维生素 B_{12} 缺乏见于盲襻综合征或在远端回肠或胃广泛切除术后。轻度吸收不良时,缺铁可能是唯一症状。

营养不良可能导致闭经,是年轻女性乳糜泻重要表现。

诊断

- 根据详细病史及典型临床表现进行诊断
- 吸收不良血液筛查试验
- 粪便脂肪检测可证实是否存在吸收不良(如果诊断不明确)
- 使用内镜、X 线造影或者其他检查来查找病因

表 20-2 吸收不良症状

症状	营养物质吸收不良
贫血(小细胞、低色素)	铁
贫血(巨红细胞性)	维生素 B_{12}、叶酸
出血、瘀斑、瘀点	维生素 K 和维生素 C
手足搐搦	Ca、Mg
水肿	蛋白质
舌炎	维生素 B_2 及维生素 B_{12}、叶酸、烟酸、铁
夜盲症	维生素 A、K、Mg
关节痛、骨痛、病理性骨折	Ca、维生素 D
外周神经病变	维生素 B_1、B_6、B_{12}

如有慢性腹泻、体重减轻和贫血的症状,应怀疑存在吸收不良。有时候病因很明显。如,慢性胰腺炎既往多次急性发作。乳糜泻患者常有终身腹泻,当食用麸质后,腹泻加重并可能出现疱疹样皮炎。肝硬化和胰腺癌患者常有黄疸。摄取碳水化合物 30~90 分钟后出现腹胀、胃肠胀气、水样泻,提示双糖酶(通常为乳糖酶)的缺乏。既往腹部较大手术史则提示短肠综合征。

如果病史提示为某种病因,则检查要针对此病因进行(图 20-1)。如果没有明显的病因,血液检查(如全血细胞计数、红细胞指数、铁蛋白、维生素 B_{12}、叶酸、血钙、白蛋白、胆固醇、凝血酶原时间)可作为筛查。筛查结果可能提示某个诊断或者指导进一步检查。

巨幼红细胞性贫血需检测血清叶酸和维生素 B_{12} 水平。叶酸缺乏常见于近端小肠的黏膜疾病(如乳糜泻、热带口炎性腹泻、惠普尔病)。低维生素 B_{12} 见于恶性贫血、慢性胰腺炎、细菌过度生长和末端回肠病变。低维生素 B_{12} 同时合并高叶酸提示细菌过度生长,因为小肠细菌可利用维生素 B_{12} 合成叶酸。

小细胞性贫血提示缺铁,可见于乳糜泻。白蛋白是反映营养状况的常规指标。摄入不足、肝硬化时合成减少或蛋白消耗都可引起白蛋白降低。当食物摄入充足时,存在低胡萝卜素血症(维生素 A 的前体),也提示吸收不良。

吸收不良的确诊 当临床症状不典型或者病因不明确时,应采用适当的检查来明确诊断。由于脂肪吸收不良的检测相对简易,所以大多数吸收不良的相关检查均为此类检查。如明确有脂肪泻,那么再行碳水化合物吸收不良的检测意义不大。由于粪便中的氮不易检测,因此很少有蛋白质吸收不良的相关检查。

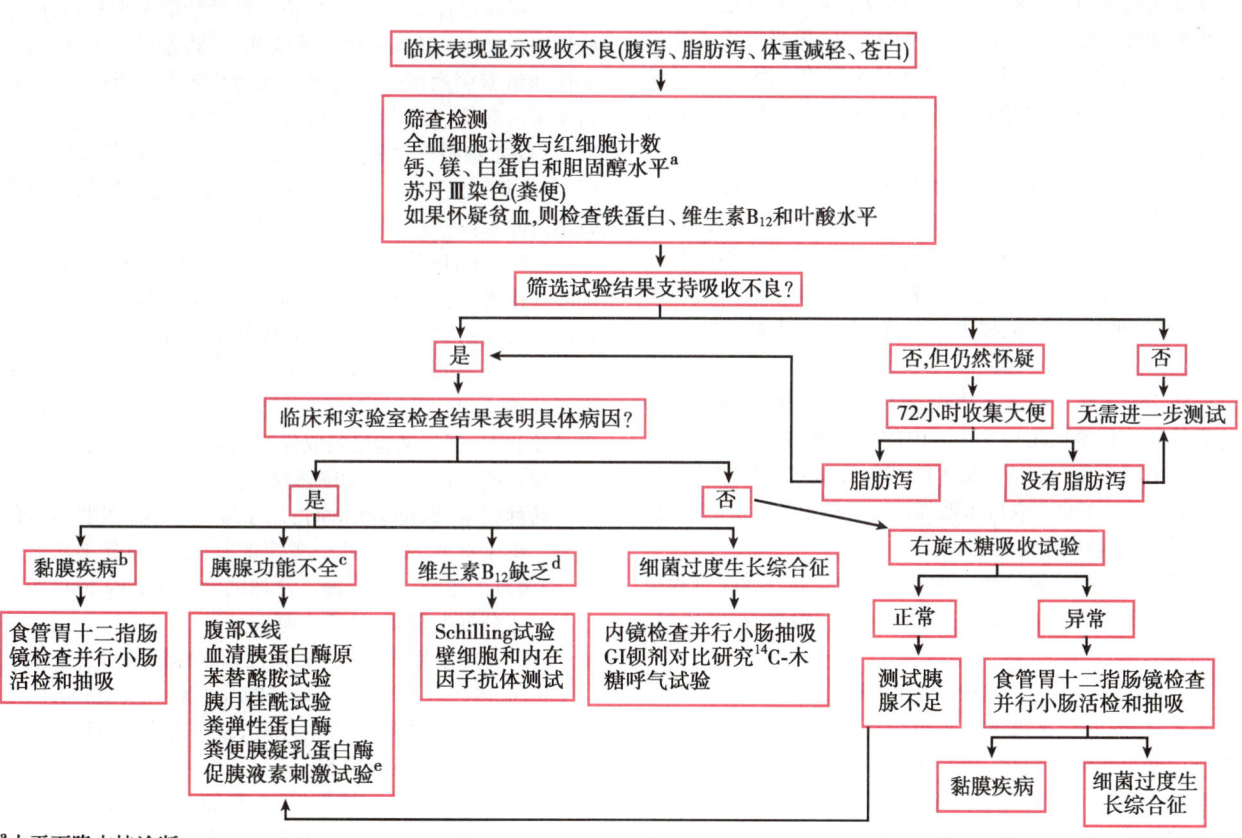

a 水平下降支持诊断
b 例如,腹腔注射口炎、热带口炎性腹泻、Whipple病、淋巴管扩张、淀粉样变性
c 例如,慢性胰腺炎、胰腺癌、遗传性胰腺炎、囊性纤维化
d 例如,恶性贫血、胰腺功能不全、细菌过度生长
e 仅在少数几个中心提供

图 20-1 吸收不良的推荐评估方法

粪便脂肪直接检测：通过收集被检者的72小时粪便，直接测定其大便脂肪含量是脂肪泻确诊的金标准，但对于有明显病因的脂肪泻，则不需要此检查。但是，仅少数医院可作为常规检测项目。对每日脂肪消耗量≥100g的患者，收集其连续3日的大便。检测粪便中的脂肪总量。粪便脂肪>7g/d为异常。尽管大便脂肪检测不能明确吸收不良的病因，但重度脂肪吸收不良（粪便脂肪≥40g/d）常提示胰腺功能不全或小肠黏膜疾病。由于此检查不卫生且耗时，容易引起患者不悦因此很难被大多数患者接受。

粪便苏丹Ⅲ染色涂片为一种简便、非定量粪便脂肪筛查检测。酸性脂肪压积检查是针对一份大便样本进行重量分析检测，其敏感性及特异性均较高（以72小时粪便检测法为金标准）。近红外反射分析（NIRA）可同时对粪便中的脂肪、氮和碳水化合物进行检测，未来可能是吸收不良的首选检测方法，但是目前只在少数医院中开展。

粪便弹性蛋白酶和糜蛋白酶：检测可区分胰源性和肠源性吸收不良。胰源性吸收不良时由于胰腺外分泌功能不全，粪便弹性蛋白酶和糜蛋白酶水平都降低，而肠源性吸收不良时两者为正常水平。

当病因不明时可行右旋木糖吸收试验。然而，随着内镜和影像学技术发展，目前这项试验已很少应用。尽管右旋木糖吸收试验是一种可评估小肠黏膜完整性并能区分肠源性和胰源性吸收不良的无创检测方法，但当该检查结果异常时，仍需要内镜下小肠黏膜活检来确诊。因此，小肠黏膜活检取代右旋木糖吸收试验成为小肠黏膜疾病的确诊检查。

右旋木糖通过被动扩散吸收，并且不需要胰酶消化。在中重度脂肪泻患者中，若右旋木糖吸收试验结果正常，则提示为胰腺外分泌功能不全导致，而不是来源于小肠黏膜疾病。在细菌过生长综合征患者中，由于肠道细菌代谢戊糖，使得可吸收的右旋木糖减少，造成右旋木糖吸收试验异常。

将25g右旋木糖溶于200~300ml的水中，给禁食后的患者饮用。检测饮用后5小时内的总尿液和1小时静脉血的右旋木糖含量。血清右旋木糖<20mg/dl或者尿右旋木糖<4g提示吸收不良。右旋木糖降低还可见于肾脏疾病、门静脉高压、腹水和胃排空延迟。

吸收不良的病因诊断 越来越多的特异性诊断试验被用于吸收不良病因的诊断（如上消化道内镜检查、结肠镜、钡剂造影）。

如怀疑小肠黏膜疾病或右旋木糖试验异常的严重脂肪泻患者，则需要行**胃镜**下小肠组织活检。内镜检查可在直视下观察小肠黏膜变化，并方便在病变部位获取组织进行病理检查。对于怀疑细菌过度生长的患者，可抽取肠液进行细菌培养及菌落计数。胶囊内镜可适用于常规内镜无法探及的远端小肠的检查。小肠活检的组织学特征（表20-3）可帮助明确小肠黏膜疾病分类。

小肠X线检查：（如小肠钡剂造影、钡灌肠、CT小肠造影）可观察有无解剖结构异常，导致细菌过度生长。包括空肠憩室、瘘管、手术吻合口、术后盲襻、溃疡及狭窄。腹部X线平片可显示胰腺钙化灶，提示慢性胰腺炎。虽然小肠钡剂造影的敏感度及特异度不高，但这些征象提示小肠黏膜疾病可能（如小肠袢扩张、黏膜皱襞变薄或增厚、钡剂节段状分布）。CT，磁共振胰胆管造影（MRCP）及ERCP应用于慢性胰腺炎的诊断。

表20-3 某些吸收不良性疾病的小肠组织学改变

疾病状态	组织学特征
正常	为指状绒毛，绒毛：隐窝比例约4:1；柱状上皮细胞上有许多规则的微绒毛；（刷状缘）固有层轻度圆形细胞浸润
乳糜泻（未治疗）	绒毛缺失，隐窝延长；固有层上皮内淋巴细胞及圆形细胞（特别是浆细胞）增多；立方形上皮细胞上微绒毛稀少且排列不规则
小肠淋巴管扩张症	黏膜内淋巴管扩张
热带口炎性腹泻	有多种表现，从小肠绒毛长度轻微改变，上皮细胞中度损伤到绒毛缺失、固有层淋巴细胞浸润使隐窝结构延长
惠普尔病	固有层中PAS染色阳性的巨噬细胞密集浸润；严重病变绒毛结构可能消失

如果病史提示胰腺病变，应行胰腺功能不全检查，但这些检查在轻度胰腺疾病中敏感度低。（胰腺功能不全检查：如促胰液素刺激试验、苯替酪胺试验、胰十二指肠试验、血清胰蛋白酶原、粪弹性蛋白酶、粪糜蛋白酶）。

^{14}C-木糖呼气试验：可辅助细菌过度生长的诊断。口服^{14}C-木糖，然后测量呼出的$^{14}CO_2$浓度。过度生长的细菌将摄入的木糖分解为$^{14}CO_2$，并随呼气排出。

氢气（H_2）呼气试验：细菌降解碳水化合物产生氢气并随呼气排出，从而检测呼气中的氢气。双糖酶缺乏的患者，体内不吸收的碳水化合物在结肠内被肠道细菌降解，因此增加了呼气中的氢气。乳糖-H_2呼气试验仅应用于乳糖酶缺乏的确诊，并不适用于吸收不良初诊的评估。^{14}C-木糖呼气试验和H_2呼气试验已经取代了内镜下肠液细菌培养，成为细菌过度生长综合征的确诊检查。

希林试验（Schilling test）：用于维生素B_{12}吸收不良的检测。维生素B_{12}缺乏见于恶性贫血、胰腺外分泌功能不全、细菌过度生长或乳糜泻。希林试验（Schilling test）四个步骤可区分维生素B_{12}缺乏来源。

- 步骤一：给患者口服1μg放射性核素标记的维生素B_{12}，同时肌内注射1 000μg未标记的维生素B_{12}，使肝脏的结合位点饱和。收集24小时尿液，分析其放射活性。如果尿排泄量<口服剂量的8%，提示维生素B_{12}的吸收不良。
- 步骤二：如果步骤一结果异常，则加入内因子后重复试验。若试验结果正常，表明存在恶性贫血
- 步骤三：加入胰酶重复试验；若试验结果正常，提示维生素B_{12}吸收不良继发于胰腺功能不全
- 步骤四：予覆盖厌氧菌的抗菌治疗后重复试验；若试验结果正常，则提示维生素B_{12}吸收不良来源于细菌过度生长

若上述检查结果均异常,提示维生素 B_{12} 吸收不良继发于回肠疾病或者回肠切除术。

吸收不良少见病因的检查方法包括血清促胃液素检测(佐林格-埃利森综合征)、内因子和壁细胞抗体检测(恶性贫血)、汗液氯化物含量检测(囊性纤维化)、脂蛋白电泳(无 β 脂蛋白血症)和血浆氢化可的松检测[艾迪生病(Addison disease)]。

胆汁酸吸收不良可与回肠末端疾病伴发(如克罗恩病、回肠末端广泛切除术),可用胆汁酸结合树脂治疗(如考来烯胺)。或行 SeHCAT 检测。患者口服 75Se-标记的合成胆汁酸,7 日后,用全身扫描或 γ 照相检测残留的胆汁酸。若残留胆汁酸少于 5%,提示胆汁酸吸收异常。

细菌过生长综合征

小肠细菌过生长常见于肠道解剖结构改变、胃肠动力紊乱或胃酸分泌缺乏等。可导致维生素缺乏、脂肪营养不良。可过呼气试验或小肠内液定量培养诊断。治疗选用口服抗生素。

细菌过度生长综合征是一种吸收障碍综合征。

正常情况下近端小肠细菌<10^5/ml,主要是 G^+ 需氧菌。正常的肠道蠕动、胃酸分泌、肠道黏液、分泌型 IgA 和完整的回盲瓣是维持肠道菌群数量在低值的原因。

病因

胃和/或小肠解剖结构的改变使得小肠内容物淤滞,从而引起细菌过度生长。这些状况包括小肠憩室、手术盲襻、胃切除术后(尤其是 Billroth Ⅱ 式手术的输入襻)、狭窄或部分梗阻。糖尿病性神经病变、系统性硬化、淀粉样变、甲状腺功能减退和特发性假性肠梗阻与肠道动力紊乱相关,这些疾病也会影响细菌清除。在老年人中,胃酸缺乏症和特发性肠道动力改变可引起细菌过度生长。

病理生理

过度生长的细菌消耗碳水化合物和维生素 B_{12} 等营养物质,导致热量不足及维生素 B_{12} 缺乏。但是由于细菌可生产叶酸,因此细菌过度生长时很少有叶酸缺乏。细菌分解胆盐,阻碍微粒形成从而影响脂肪吸收。重度细菌过度生长还会引起肠道黏膜损伤。脂肪吸收障碍和肠黏膜破坏则导致腹泻。

症状及体征

许多患者可没有临床症状,或仅表现为体重减轻或营养缺乏。腹部不适、腹泻、腹胀是细菌过度生长最常见的症状。有些患者则有严重腹泻或脂肪泻。

诊断

- ^{14}C-木糖呼吸试验或小肠吸出液的定量培养
- 上消化道钡餐及小肠造影

医生建议经验性抗生素治疗可作为诊断性治疗。但是由于细菌过度生长与其他吸收不良疾病(如克罗恩病)表现相似,且抗生素治疗的副作用会加重患者症状,因此首先要明确病因。

小肠内液细菌培养菌落数>10^5/ml,即可诊断为细菌过度生长。但小肠内液抽取需内镜下操作。呼气试验,利用葡萄糖、乳果糖或木糖进行,是一种简单易行的无创检查。^{14}C-木糖呼气试验(参见第 132 页)优于其他呼气试验。

非手术引起的解剖结构异常,需行上消化道钡餐检查明确解剖结构异常部位。

治疗

- 口服抗生素(多种)
- 饮食调整

口服抗生素治疗,抗菌谱涵盖肠道需氧菌及厌氧菌,疗程 10~14 日。经验性疗法包括四环素(250mg,每日 4 次)、阿莫西林/克拉维酸(250~500mg,每日 3 次)、头孢氨苄(250mg,每日 4 次)、甲氧苄啶/磺胺甲噁唑(160/800mg,每日 2 次)、甲硝唑(250~500mg,每日 3 次或 4 次)、利福昔明(400~550mg,每日 2 次)。若患者症状复发,可再次行抗生素治疗,应根据细菌培养及药敏结果选择抗生素。但由于多种细菌共存,抗生素更换可能相对困难。

肠道细菌首先分解食物中的碳水化合物而不是脂肪,因此高脂肪、低碳水化合物、低纤维素饮食是有益的。

另外,应改善患者的基础情况和营养缺乏(如维生素 B_{12})。

> **关键点**
> - 胃或肠道解剖结构改变引起胃肠道动力学淤滞,从而引起细菌过度生长
> - 细菌分解胆汁盐,引起脂肪吸收不良
> - 诊断采用 ^{14}C-木糖呼气试验、其他呼气试验及小肠内液细菌定量培养
> - 治疗需口服抗生素,并选择高脂肪、低碳水化合物饮食

碳水化合物耐受不良

碳水化合物耐受不良是由于缺少一种或多种酶而不能消化某种碳水化合物的疾病。主要症状包括腹泻、腹胀和胃肠胀气。诊断依靠患者临床表现和 H_2 呼气试验。治疗为避免含有双糖的饮食。

碳水化合物耐受不良属于吸收不良综合征。

病理生理

正常情况下,双糖被位于小肠细胞刷状缘的双糖酶分解为单糖,这些双糖酶包括乳糖酶、麦芽糖酶、异麦芽糖酶和蔗糖酶(转化酶)等。未被消化的双糖使肠道渗透压增加,水和电解质吸出至肠腔,导致水样泻。碳水化合物在结肠内发酵产生大量气体(氢气、二氧化碳、甲烷),导致患者胃肠胀气、腹胀和腹痛。

病因

酶缺乏可能是

- 先天性酶缺乏(如乳糖酶、蔗糖酶-异麦芽糖酶缺乏,较罕见)
- 获得性酶缺乏(原发性)
- 继发性

获得性乳糖酶缺乏症(原发性成人低乳糖酶症) 是碳

水化合物耐受不良中最常见的类型。由于新生儿乳糖酶含量多，能够很好地消化牛奶。大多数人种（80%的黑人和西班牙裔，>90%的亚洲人）在断奶后乳糖酶水平逐渐下降，因此年长儿和成人无法消化大量的乳糖。而80%~85%欧洲西北部的白人可终身产生乳糖酶，故能很好地消化牛奶和奶制品。目前全球>75%的人被认为乳糖酶缺乏，其原因并不清楚。

继发性乳糖酶缺乏症 见于小肠黏膜受损后[如乳糜泻、热带口炎性腹泻、急性肠道感染（见胃肠炎）。婴幼儿肠道感染或腹部手术后可短暂出现继发性双糖酶缺乏。原发病好转后，酶活性恢复。

症状及体征

所有双糖酶缺乏症患者，糖类不耐受的症状和体征均相似。乳糖不耐受患儿表现为大量牛奶摄入后的腹泻及体重不增。成人进食含乳糖的食物后可出现水样泻、腹胀、过度排气、恶心、肠鸣音异常和腹部绞痛。患者常早期就意识到两者的关系，从而避免食用乳制品。当食用超过250~375ml（8~12盎司）牛奶或等价乳制品后可出现典型症状。严重腹泻时，其他营养物质未被吸收就随腹泻一起排出。该病临床表现与肠易激综合征相似，且易被混淆。

> **经验与提示**
>
> - 大多数乳糖酶缺乏的人可耐受最多250~375ml牛奶；当少量乳制品即引起临床症状者需考虑其他诊断可能

诊断

- 临床诊断
- 氢呼气试验

乳糖不耐受诊断需详细询问乳制品食用的相关病史。若患者有进食牛奶和奶制品后腹胀和/或排气的病史，伴随皮疹、哮喘或其他过敏症状（尤其在婴幼儿和儿童中），常提示牛奶蛋白过敏。牛奶蛋白过敏在成人中少见，可引起呕吐和食管反流表现，但这些并不是碳水化合物不耐受的表现。如果患者有慢性或间歇性腹泻，粪便呈酸性（pH值<6），也提示该病可能，需行H_2呼气试验或乳糖耐受试验确诊。

氢呼气试验：测试者口服50g乳糖，未被消化的乳糖会被细菌分解产生氢气，检测服用后2、3、4小时产生的氢气。大多数患者呼出氢气高于基线>20ppm。此检查的敏感性和特异性均>95%。

乳糖耐量试验特异性>95%，但敏感性较低。乳糖耐量试验：测试者口服乳糖1.0~1.5g/kg，服用前和服用后60、120分钟检测血糖水平。乳糖不耐受患者在服用后20~30分钟内可出现腹泻、腹胀等不适表现，且血糖升高较基线不>20mg/dl（<1.1mmol/L）。

治疗

- **饮食限制**：避免摄入不能被吸收的糖类，可很好控制碳水化合物吸收不良（如乳糖酶缺乏的患者，选择无乳糖饮食）。因为乳糖吸收不良患者乳糖耐受能力差异较大，许多患者每日最多摄入375ml牛奶（即18g乳糖）而不出现临床症状。患者通常可耐受酸奶，因为酸奶中的乳酸菌可产生大量的乳糖酶。患者也可耐受奶酪，因为根据乳糖摄入量计算，乳酪中的乳糖含量低于牛奶。

对希望饮用牛奶但有症状的患者，可以在牛奶中添加市售的乳糖酶来消化牛奶中的乳糖，现在市场上也能买到预先处理的牛奶。酶添加是一种辅助治疗手段，并不能取代饮食限制治疗。乳糖不耐受患者必须补充钙剂（1 200~1 500mg/d）。

> **关键点**
>
> - 双糖缺乏（多数是乳糖酶）通常为后天获得的，先天性少见
> - 未消化的双糖（如乳糖）导致渗透压升高，引起腹泻
> - 双糖经肠道细菌代谢产生气体，引起腹胀和排气
> - 确诊依靠氢气呼气试验
> - 饮食限制疗法通常都十分有效

乳糜泻
（麸质性肠病）

乳糜泻是一种免疫介导的遗传易感性疾病，由于麸质蛋白不耐受导致肠道黏膜炎症和绒毛萎缩，最终引起吸收不良。症状主要表现为腹泻和腹部不适。诊断依靠小肠活检。典型病理改变为小肠绒毛萎缩，但这一改变并无特异性，通过绝对无麸质饮食可改善病情。

乳糜泻属于吸收障碍综合征。

病因

乳糜泻是一种遗传性疾病，由麸质中的醇溶蛋白过敏导致。醇溶蛋白存在于小麦中、黑麦和大麦中。在遗传易感人群中，麸质蛋白相关多肽抗原决定簇激活麸质蛋白敏感T细胞，从而产生炎症，使小肠绒毛萎缩。

流行病学 乳糜泻主要发生在北欧裔中。通过对献血者血清学筛查（有时通过活检验证）估算患病率，欧洲约为1/150，特别是爱尔兰和意大利，美国部分地区约1/250。某些地区目前患病率甚至高达1/100。

该病在一级亲属中的患病率为10%~20%，女性与男性的比例是2:1。该病通常儿童期起病，但发病较晚。

其他疾病如淋巴细胞性结肠炎、唐氏综合征、1型糖尿病，和自身免疫性（桥本）甲状腺炎，均有发生乳糜泻的风险。

症状及体征

该病临床表现多种多样，缺乏特异性表现。有的患者没有症状或仅表现为营养不良，有的患者则具有严重的消化道症状。

婴儿和儿童饮食中添加谷类食物后可产生乳糜泻。患儿可表现为生长发育迟缓、淡漠、纳差、苍白、肌张力减退、腹胀和肌肉萎缩。患儿大便呈陶土样，呈大量软便，并有恶臭。大年龄儿童可出现贫血或生长落后。

而倦怠、虚弱和纳差是成人最常见症状。有时轻度和

间歇性的腹泻为主要症状。脂肪泻严重程度分为轻至重度（粪便中脂肪7～50g/d）。部分患者有体重减轻，但很少达到低体重标准。同时，这部分患者常合并贫血、舌炎、口角炎和阿弗他溃疡。常见症状还有维生素D和钙缺乏表现（如骨软化、骨质缺乏、骨质疏松）。还会导致男性和女性的生育能力降低，并影响女性的月经周期。

约10%的患者出现疱疹样皮炎。表现为在肘、膝关节伸侧、臀部、肩部和头皮对称性分布的剧烈瘙痒的丘疱疹。由高麸质饮食诱导产生。

诊断
- 血清标志物
- 小肠活检

当患者具有可疑的临床症状和吸收不良相关实验室检查异常时应明确是否有乳糜泻。发病家族史具有很好的提示意义。若患者没有明显的消化道出血却合并铁缺乏时，应高度怀疑乳糜泻可能。

确诊需要十二指肠降部小肠黏膜活检，活检表现为绒毛缺失或缩短（绒毛萎缩），上皮细胞增多，隐窝增生。但是，这些表现也可见于热带口炎性腹泻、严重的小肠细菌过度生长、嗜酸细胞肠炎、感染性肠炎（如贾第虫病）和淋巴瘤。

因为活检结果缺乏特异性，血清标志物有助于诊断。抗组织型转谷氨酰胺酶抗体（tTG）和抗肌内膜抗体（EMA，一种抗小肠结缔组织蛋白抗体）的敏感性和特异性均大于90%。乳糜泻在患者的一级亲属和患有与乳糜泻高度相关疾病的患者中患病率较高，这些标志物可作为乳糜泻高患病率人群的筛查检测。如果任一项实验结果阳性，则患者需行小肠黏膜活检来确诊。如果两个结果均阴性，则乳糜泻的可能极小。患者无麸质饮食后抗体滴度会下降，因此这些指标有助于监测患者饮食治疗的依从性。所有血清学诊断检测都应在麸质饮食的前提下进行。

常有其他实验室检测的异常，包括贫血（儿童为缺铁性贫血，成人为叶酸缺乏性贫血）、低白蛋白血症、低钙、低钾、低钠血症、碱性磷酸酶和PT升高。

吸收不良试验在乳糜泻诊断中不具有特异性。其他常见吸收不良实验结果包括脂肪泻10～40g/d，右旋木糖吸收试验异常和希林试验（Schilling test）（回肠病变严重者）阳性。

> **经验与提示**
> - 若患者没有明显的消化道出血却合并铁缺乏时，应高度怀疑乳糜泻可能

预后
乳糜泻的并发症包括难治性腹泻、胶原性口炎性腹泻和肠淋巴瘤。6%～8%的乳糜泻患者会发生肠道淋巴瘤，通常发生于患病后的20～40年。其他胃肠道肿瘤的发病率也会增加（如食管癌、口咽癌或小肠腺癌）。坚持无麸质饮食可显著降低发生肿瘤的风险。若患者长期坚持无麸质饮食后再次出现乳糜泻，则需要行上消化道内镜及小肠活检评估有无小肠淋巴瘤。

治疗
- 无麸质饮食
- 补充严重缺乏的营养素

乳糜泻治疗方法为无麸质饮食（避免含小麦、黑麦或大麦的食物）。由于麸质的使用十分广泛（如市售的汤类、调味酱、冰激凌和热狗），所以患者必须有一份详细的食物清单以免误食。鼓励患者咨询营养师并加入乳糜泻支持治疗小组。无麸质饮食治疗起效很迅速，症状可在1～2周内缓解。即使很少量的麸质摄入也会影响病情的缓解或引起疾病复发。

无麸质饮食治疗3～4个月后需进行小肠组织活检复查。若检查结果仍异常，则需考虑其他引起绒毛萎缩的病因（如淋巴瘤）。患者症状和小肠黏膜形态学的改善与血清抗组织型转谷氨酰胺酶抗体和抗肌内膜抗体的滴度下降一致。

根据营养素缺乏的情况补充维生素、矿物质及补血药。轻症患者无需补充，重症患者可能需要施以综合性的补充治疗。成人的营养素补充包括：硫酸亚铁（300mg口服，每日1～3次）、叶酸（5～10mg口服，每日1次）、补钙及标准复合维生素。有些儿童在首次就诊时病情就十分严重（成年人很少），他们需要给予肠道休息并进行全肠外营养治疗。

如果患者对无麸质饮食治疗效果差，则需考虑是否诊断有误或病情顽固难治。对于难治性患者，糖皮质激素能控制病情。

> **关键点**
> - 乳糜泻是由麸质引起的一系列炎症反应，导致绒毛萎缩和吸收不良
> - 最常见于北欧裔人群
> - 若抗组织型转谷氨酰胺酶抗体和抗肌内膜抗体这些血清学标志物阳性，则需怀疑该病可能；确诊需进行小肠组织活检
> - 指导患者遵循无麸质饮食和补充缺乏的维生素和矿物质

更多信息
ACG临床指南：乳糜泻的诊断与管理

ACG Clinical Guidelines: Diagnosis and Management of Celiac Disease

小肠淋巴管扩张症
（特发性低蛋白血症）

小肠淋巴管扩张症是由于小肠黏膜内淋巴管梗阻或畸形导致的一种罕见病。主要发生在儿童和年轻人。症状包括水肿、生长发育迟缓等一系列吸收不良的表现。诊断依靠小肠组织活检。治疗方法通常为对症支持治疗。

小肠淋巴管扩张症属于吸收不良综合征。淋巴系统畸形分为先天性和后天获得性。先天性淋巴系统畸形常见于

儿童（通常3岁前诊断），而青少年及年轻成人中较少见。患病率无性别差异。后天获得性可继发于腹膜后纤维化、缩窄性心包炎、胰腺炎、肿瘤和引起淋巴管阻塞的浸润性疾病。

淋巴回流受阻导致压力增高，使淋巴液漏出到肠腔。乳糜微粒和脂蛋白的吸收受阻，导致脂肪和蛋白质吸收不良。由于碳水化合物的吸收不需要淋巴系统参与，因此其吸收不受影响。

症状及体征

小肠淋巴管扩张症早期可出现广泛非对称性水肿、间歇性腹泻、恶心、呕吐和腹痛。部分患者有轻到中度的脂肪泻。还可出现乳糜胸或乳糜腹。10岁前发病的儿童还有生长发育迟缓。

诊断

- 内镜下小肠黏膜活检
- 有时行淋巴管造影术

小肠淋巴管扩张症诊断通常需要内镜下小肠组织活检，可见到小肠黏膜和黏膜下层淋巴管显著扩张。另外，淋巴管造影（通过足淋巴管注射造影剂）也能显示异常的小肠淋巴管。

实验室检查异常包括淋巴细胞减少、血清白蛋白、胆固醇、IgA、IgM、IgG、运铁蛋白和血浆铜蓝蛋白降低。钡剂造影可显示增厚的、结节状黏膜皱襞，看似成叠硬币。右旋木糖吸收正常。肠道蛋白丢失可通过铬-51标记的白蛋白显示。

治疗

- 支持治疗
- 有时需外科切除术或修复术

淋巴管畸形是无法被纠正的。支持治疗可采用含有中链甘油三酯的低脂（<30g/d）高蛋白饮食，并补充钙和脂溶性维生素。肠切除或将畸形的淋巴管与静脉吻合，可能有助于治疗。胸腔积液应予胸腔穿刺引流。

短肠综合征

短肠综合征是指小肠广泛切除引起的吸收不良症（通常切除长度超过小肠的2/3）。症状取决于剩余小肠的长度和功能，可有严重腹泻，营养缺乏也很常见。治疗可选择小剂量进食、止泻，有时需要全肠外营养或小肠移植。

短肠综合征属于吸收不良综合征。

肠道广泛切除的常见病因是克罗恩病、肠系膜动脉梗死、放射性肠炎、肠癌、肠扭转和先天性畸形等。大多数营养素的消化和吸收发生在空肠，因此空肠切除后营养素吸收显著降低。空肠切除后，回肠发生相应改变，包括回肠长度增长和回肠绒毛吸收功能增强，从而逐步改善营养素的吸收。

维生素B_{12}和胆酸的吸收主要发生在回肠。如果回肠切除>100cm，可导致严重的腹泻和胆汁酸吸收不良。但剩余空肠并不能产生代偿性改变（不同于空肠切除后回肠的代偿性改变）。因此可有脂肪、脂溶性维生素和维生素B_{12}的吸收不良。另外，未被吸收的胆汁酸在结肠内会引起继发性腹泻。保留结肠能够显著减少水和电解质的丢失。末端回肠和回盲瓣切除者容易发生细菌过度生长。

治疗

- 全肠外营养
- 如果剩余空肠>100cm，最终可经口喂养
- 止泻药、考来烯胺、质子泵抑制剂、补充维生素

术后早期可发生严重腹泻并伴有显著电解质丢失。患者通常需要全肠外营养，并严密监测水、电解质（包括钙、镁）水平。若患者术后病情稳定且排便量<2L/d，可逐渐口服含钠和葡萄糖的等渗液（与WHO推荐的口服补液盐配方相似）。

广泛肠道切除（剩余空肠<100cm）和严重水、电解质丢失的患者需终身全肠外营养治疗。

空肠长度>100cm的患者可通过经口喂养获得足够的营养。这些患者能很好地耐受食物中的脂肪和蛋白质，但由于碳水化合物能显著增加肠道渗透压，因此患者无法耐受碳水化合物。小剂量喂养可降低肠道渗透压。理想状态下，40%的热量由脂肪提供。

餐后腹泻患者需要在餐前1小时服用止泻药（如洛哌丁胺）。餐中服用考来烯胺2~4g能够减少回肠切除后由胆汁酸吸收不良引起的腹泻。如果明确存在维生素B_{12}缺乏，需要每月肌注维生素B_{12}。大多数患者都需补维生素、钙和镁。该病可有胃酸分泌过多，从而使胰酶灭活。因此大多数患者需服用H_2受体拮抗剂或质子泵抑制剂。对于不适合长期全肠外营养和肠道没有术后适应性改变的患者，建议小肠移植。

> **关键点**
> - 广泛的小肠切除可引起严重腹泻和吸收不良
> - 空肠长度<1m的患者需终身全肠外营养治疗。空肠长度>1m的患者可以通过小剂量的高脂、高蛋白、低碳水化合物饮食生存
> - 并需服用止泻药、考来烯胺、质子泵抑制剂和补充维生素

热带口炎性腹泻

热带口炎性腹泻是一种罕见的获得性疾病，可能由感染引发，特征表现为吸收不良和巨幼红细胞性贫血。诊断需根据临床表现和小肠组织活检。治疗需口服四环素和叶酸，疗程为6个月。

热带口炎性腹泻属于吸收不良综合征。

病因

热带口炎性腹泻主要见于加勒比海地区、印度南部及东南亚，本地人和游客均可发病。如果游客在疾病流行区停留时间<1个月，则很少发病。尽管病因学尚不清楚，可能病因是由产毒性大肠埃希菌引起的小肠慢性感染导致。叶酸吸收不良和维生素B_{12}缺乏导致巨幼红细胞性贫血。热带口炎性腹泻在美国很少有报道。近几十年来全球的发病率一直呈下降趋势，可能的原因是急性旅行腹泻患者抗生素使用率增加。

症状及体征

常见症状为急性腹泻并伴发热和不适。慢性期则表现为较前减轻的腹泻、恶心、食欲缺乏、腹部痉挛和疲倦，脂肪泻也很常见。患病后的数月至数年可出现营养素的缺乏，尤其是叶酸和维生素 B_{12} 的缺乏。患者也可出现体重减轻、舌炎、口腔炎和周围性水肿。

诊断

- 内镜下小肠组织活检
- 血液检查明确是否存在营养不良

在疾病流行地区的居民或游客，且有巨幼红细胞性贫血和吸收不良症状时应怀疑热带口炎性腹泻。确诊有赖于上消化道内镜下小肠组织活检。特征性的组织学改变（表20-3）通常累及全小肠，可见绒毛钝化、小肠黏膜上皮和固有层慢性炎性细胞浸润。该病诊断需排除乳糜泻和寄生虫感染。与乳糜泻不同的是热带口炎性腹泻患者的抗组织型转谷氨酰胺酶抗体（tTG）和抗肌内膜抗体（EMA）为阴性。

其他实验室检查（如 CBC、白蛋白、钙、PT、铁、叶酸和 B_{12} 水平）有助于营养状况的评估。小肠钡餐检查显示钡剂呈节段样分布、肠腔扩张和黏膜皱襞增粗。>90%的患者右旋-木糖吸收试验异常。但以上检查不具有特异性，不是该病诊断的必要检查。

治疗

- 长期四环素治疗

四环素250mg，每日4次，疗程1~2个月，之后根据疾病的严重程度和患者对治疗的反应，调整为每日2次，疗程至6个月。多西环素100mg口服，每日2次，可以代替四环素疗法。患者需在第1个月内使用叶酸（5~10mg 口服，每日1次）和维生素 B_1（21mg 肌内注射，每周一次，疗程为数周）。巨幼红细胞性贫血可迅速纠正，临床表现有显著改善。其他营养素按需补充。该病的复发率约20%。如果治疗4周无效，需考虑其他诊断。

惠普尔病
（肠脂肪代谢障碍）

惠普尔病（Whipple disease）是一种由惠普尔养障体引起的罕见的全身性疾病。主要症状是关节炎、体重减轻和腹泻。诊断需要小肠活检。初始治疗选用头孢曲松或青霉素，继而口服复方磺胺甲噁唑一年以上。

惠普尔病属于吸收不良综合征。多见于30~60岁的白人男性。该病可累及全身性多个脏器（如心、肺、脑、浆膜腔、关节、眼、胃肠道），但最常见的还是小肠黏膜受损。有轻度细胞免疫缺陷患者，更易感染惠普尔养障体。约30%患者 HLA-B27 阳性。

症状及体征

根据病变累及部位不同表现为相应的临床症状。惠普尔病的四个主要症状：

- 关节痛
- 腹泻
- 腹痛
- 体重下降

通常首发症状是关节炎和发热。消化道症状（如水样泻、脂肪泻、腹痛、食欲缺乏、体重减轻）通常较晚出现，有时在首发症状后数年才出现。还可出现肠道肉眼出血或潜血。疾病晚期患者可合并严重的营养不良。其他表现包括皮肤色素沉着、贫血、淋巴结肿大、慢性咳嗽、浆膜炎、周围性水肿和中枢神经系统症状。

诊断

- 内镜下小肠组织活检 对于没有明显胃肠道症状的患者，惠普尔病可能会被漏诊。中年白种男性，有关节炎、腹痛、腹泻、体重减轻或其他吸收不良症状时，需怀疑该病可能。这些患者需行上消化道内镜下小肠黏膜活检；肠道病变具有特异性和诊断价值。最严重和持续的病变在近端小肠。光镜显示 PAS-阳性的巨噬细胞扭曲了绒毛的结构。固有层和巨噬细胞内可见革兰氏阳性、抗酸染色阴性的细菌（惠普尔养障体）。如果未见惠普尔养障体，却仍然怀疑惠普尔病，需行 PCR 和免疫组化检测

惠普尔病需与小肠鸟型细胞内分枝杆菌感染（*Mycobacterium avium-intracellulare*, MAI）鉴别，后者也有相似的组织学表现。但 MAI 抗酸染色阳性。

治疗

- 抗生素治疗
- 后期可能复发

未经治疗的病变呈进行性、致死性。许多抗生素都有疗效（如甲氧苄啶/磺胺甲噁唑、氯霉素、氨苄西林、青霉素、头孢菌素）。治疗方案为：先给予头孢曲松（2g 静脉注射，每日1次）或青霉素（150万~600万单位静脉注射，每6小时1次）。其后长期口服甲氧苄啶/磺胺甲噁唑（160/800mg 口服，每日2次，疗程一年）或联合服用多西环素（100mg 口服，每日2次，疗程一年）和羟氯喹（200mg，每日3次，疗程1年）。磺胺类药物过敏者可用青霉素 V 钾或氨苄西林。临床起效很快，数天内发热和关节症状缓解。肠道症状通常在1~4周后改善。

为了证实治疗效果，可行粪便、唾液，或其他组织的 PCR 检测。不过，其他专家建议1年后重复活检，显微镜镜检细菌（不能只检测巨噬细胞，治疗成功后，巨噬细胞可能会持续存在数年）与 PCR 检测相结合。

复发很常见，可以发生在数年之后。如果怀疑复发，则需要小肠活检（无论累及何种器官），以了解细菌是否已经清除。

> **关键点**
> - 惠普尔养障体感染影响许多器官，包括胃肠道
> - 小肠黏膜绒毛扭曲引起吸收不良
> - 有关节炎、腹痛、腹泻、体重减轻或其他吸收不良症状的中年白人男子怀疑患有惠普尔病
> - 内镜小肠活检是必要的
> - 长期的抗生素治疗是必要的，复发常见

21. 胰 腺 炎

胰腺炎分为急性胰腺炎和慢性胰腺炎。急性胰腺炎是指临床和组织学都能缓解的炎症反应。慢性胰腺炎的组织学改变不可逆,病情进展最终导致胰腺外分泌和内分泌功能相当大的破坏。慢性胰腺炎患者可能急性发病。

胰腺炎能同时影响胰腺内分泌和外分泌功能。胰腺腺管细胞将碳酸氢盐和消化酶分泌到导管,导管连接着胰腺和十二指肠壶腹部(外分泌功能)。胰腺 β 细胞直接将胰岛素分泌入血(内分泌功能)。

急性胰腺炎

急性胰腺炎是胰腺的炎症(有时也累及周围组织),是由胰腺释放活化的胰酶,引起一系列的炎症反应。最常见的诱发因素是胆管疾病和长期大量乙醇的摄入。轻症表现为腹痛和呕吐,重症表现为胰腺坏死伴休克及引起多脏器衰竭的全身炎症反应。其诊断基于临床表现和血淀粉酶、脂肪酶水平。治疗主要是支持疗法,包括静脉补液、止痛和禁食。

病因

胆道疾病和乙醇中毒占急性胰腺炎住院患者病因≥80%。其余20%由其他原因引起(表21-1)。

表21-1 急性胰腺炎的部分病因

病因	示例
药物	血管紧张素转化酶抑制药、天冬酰胺酶、硫唑嘌呤、2~3 双脱氧肌苷、呋塞米、硫嘌呤、喷他脒、磺胺类药物、丙戊酸
感染	柯萨奇B病毒、巨细胞病毒、腮腺炎
遗传	多种已知基因的突变,包括小部分囊性纤维化患者
机械性/结构性	胆石症,内镜下逆行胰胆管造影术,创伤,胰腺或壶腹周围癌,胆总管囊肿,Oddi括约肌狭窄,胰腺分裂症
代谢性	高甘油三酯血症、高钙血症(包括甲状旁腺功能亢进)、雌激素使用相关性的高脂血症
毒素	乙醇、甲醇
其他	妊娠、肾移植后、低血压或动脉栓塞引起的缺血、热带性胰腺炎

病理生理

Oddi括约肌被胆石或微结石(泥沙样结石)阻塞造成胰腺炎的确切机制尚不清楚,可能与胰管压力增加有关。长期乙醇摄入(每日摄入>100g,持续3~5年)可使胰酶蛋白沉积在小胰管中。这些蛋白栓引起胰管梗阻可使胰酶过早活化。这些患者如果大量饮酒会促使胰腺炎发作,但确切机制尚不清楚。

一些与胰腺炎有关的基因突变已经被发现。首先,常染色体携带阳离子胰蛋白酶原基因突变的人群中有80%会发生胰腺炎;目前已经有家族性遗传的模式图。其他基因突变的外显率相对较低,尽管基因检测阳性,但临床表现不明显。携带异常囊性纤维化基因的慢性胰腺炎患者反复急性发作的风险增加。

无论胰腺炎的病因是什么,其共同的病理机制都有胰酶(包括胰蛋白酶、磷脂酶A2和弹性酶)在腺体内的自我活化。胰酶破坏组织并激活补体和炎症反应链,从而产生细胞因子。最终导致胰腺炎症、水肿,有时出现坏死。轻症胰腺炎的炎症反应局限于胰腺,其死亡率<5%。重症胰腺炎存在严重的炎症,伴腺体的坏死和出血以及全身炎性反应,死亡率为10%~50%。5~7日后,坏死的胰腺组织可能被肠道细菌感染。

进入腹膜腔的被激活的胰酶和细胞因子造成化学性灼伤和"第三间隙"液体的重新分布;进入体循环的炎症因子可造成全身性的炎性反应,导致急性呼吸窘迫综合征和肾衰竭。释放的细胞因子及趋化因子导致毛细血管通透性增高和外周血管张力降低,造成全身炎症反应。磷脂酶A2可损伤肺泡膜。

约40%患者的胰腺内部及其周围会聚集富含胰酶的液体和坏死组织。其中一半病例的聚集物可自发溶解。其他的则形成继发感染或形成假性囊肿。假性囊肿有一层没有上皮覆盖的纤维样包膜。假性囊肿可能出血、破裂或发生感染。

急性胰腺炎最初几天内的常见死因为心血管相关因素(伴有顽固的休克和肾衰竭)或呼吸衰竭(伴有低氧血症及出现成人呼吸窘迫综合征)。偶见继发于未被确认的心肌抑制因子所导致的心力衰竭。一周以后的死亡通常是由于多器官衰竭。

症状及体征

急性发作引起持续的上腹部疼痛,常常需要静脉用大剂量止痛剂。约50%患者的疼痛向背部放射;疼痛偶可首先出现在下腹部。胆石性胰腺炎的疼痛常突然发作;乙醇性胰腺炎在数日内疼痛逐渐发生发展。腹痛通常持续数天。坐位和向前屈曲可减轻疼痛,但是咳嗽、剧烈活动和深呼吸可能使疼痛加剧。常常会出现恶心和呕吐。

患者表现为急性病容且出汗。脉率常为每分钟100~140次。呼吸浅表而快速。血压可能一过性升高或降低,并伴有明显的直立性低血压。开始时,体温可能正常或甚至低于正常,但在数小时内可升高至37.7~38.3℃(100~101℉)。神志可迟钝,甚至半昏迷。偶可见巩膜黄染。肺部检查可发现横膈移动受限制和肺膨胀不全的迹象。

约20%患者有上腹部鼓胀,其原因是胃胀或胰腺炎性包块使胃囊向前移位。胰管破裂可能引起腹水(胰性腹水)。腹部压痛明显,绝大多数在上腹部。下腹部压痛较轻,直肠检查常无触痛,粪便隐血试验多呈阴性。上腹部可能有轻至中度的肌强直,但极少见于下腹部。腹部板样强直的严重腹膜刺激征很罕见。肠鸣音可能减弱。Grey Turner征(腹胁部瘀斑)和Cullen征(脐部瘀斑)提示有大量血性渗出。

如果患者有全身中毒症状,体温和白细胞升高,或在初期稳定后又发生恶化,这时要怀疑是否存在胰腺感染或胰腺周围积液。

诊断

- 血清学指标(淀粉酶、脂肪酶)
- 胰腺炎一旦诊断,常规进行CT检查

每一例急腹症患者的鉴别诊断都应考虑到急性胰腺炎,尤其是大量饮酒者或已知有胆石症的患者。具有类似症状的鉴别诊断包括胃或十二指肠溃疡穿孔、肠系膜梗死、绞窄性肠梗阻、夹层动脉瘤、胆绞痛、阑尾炎、憩室炎、下壁心肌梗死和腹肌或脾脏血肿。

要根据临床表现、血清标志物(淀粉酶和脂肪酶)并排除导致患者症状的其他病因,才能做出诊断。因此,需要做一系列检查,尤其是全血细胞计数、电解质、Ca、Mg、血糖、尿素、肌酐、淀粉酶和脂肪酶。其他常规的检查包括心电图、腹部X线片系列(胸片、腹部平片和右上腹片)。尿糜蛋白酶原-2对诊断急性胰腺炎的敏感性和特异性>90%。超声和CT对诊断胰腺炎不具特异性但可用于评估急性腹痛(参见第76页)。

实验室检查 急性胰腺炎发病的第1日,血清淀粉酶和脂肪酶浓度会升高,在3~7日内恢复正常。脂肪酶对胰腺炎更具特异性,但这两种酶在肾衰竭和各种腹部疾病(如溃疡穿孔、肠系膜血管闭塞和肠梗阻)时均可能升高。其他导致血清中淀粉酶和脂肪酶升高的因素还包括唾液腺功能障碍、巨淀粉酶血症以及可分泌淀粉酶的肿瘤。若腺泡组织在之前的发作中已被破坏,不能释放足够数量的酶,那么这两种酶的水平可能"正常"。高甘油三酯血症患者可能有一种循环抑制物,必须将其稀释后才能检测到血清淀粉酶的升高。

淀粉酶与肌酐清除率比值对诊断胰腺炎并不具有足够的敏感度和特异度。无胰腺炎存在时,它常被用来确定巨淀粉酶血症。在巨淀粉酶血症患者中,与免疫球蛋白相结合的淀粉酶可使血清淀粉酶出现假性升高。

分别测定血清总淀粉酶中的胰型同工酶(P型)和涎型同工酶(S型),可提高血清淀粉酶对疾病诊断的准确性。但P型同工淀粉酶在肾衰竭和某些严重腹部疾患时也会升高,因为这个时候淀粉酶的清除率发生了改变。

白细胞计数往往升高至12 000~20 000/μl。血细胞比容可能因第三间隙液体的丢失而高达50%~55%,提示严重感染。可能出现高血糖。在胰脂酶作用下游离脂肪酸过度产生形成钙"皂",使得在疾病第1日血清钙浓度就出现下降。15%~25%患者的血清胆红素浓度升高,这是由于胰腺水肿压迫胆总管所致。

影像学检查 腹部X线平片可发现胰管钙化(提示曾有过炎症,之后发生慢性胰腺炎),钙化的胆结石,左上腹或中腹部局限性肠梗阻(小肠前端肠襻,横结肠扩张或十二指肠梗阻)。胸部X线检查可能发现肺不张或胸腔积液(常在左侧或两侧,很少局限于右侧胸膜腔)。

怀疑胆石引起的胰腺炎时(其他病因不明显)应该进行超声检查,明确是否存在胆结石或胆总管扩张(提示胆道梗阻)。有时可能观察到胰腺水肿,但是气体往往使胰腺显示不清。

胰腺炎诊断之后,增强CT检查常用于发现坏死、积液或假性囊肿。重度胰腺炎或发生并发症时(如低血压或进行性白细胞增多及体温升高),则更推荐CT检查。增强CT有助于发现胰腺坏死,但在低灌注区(如缺血区)可能导致胰腺坏死。因此,增强CT应在患者充分补液后进行。

如果怀疑胰腺感染,需行CT引导下经皮细针穿刺,从囊肿或积液区或坏死区获取液体标本,通过革兰氏染色或培养可能会发现病原菌。如果血培养阳性,特别是腹部CT发现后腹膜"气泡"样表现,则支持胰腺感染的诊断。磁共振胰胆管成像(MRCP)使得胰腺影像学检查更为简单。

预后

水肿型胰腺炎的死亡率<5%。坏死和出血型胰腺炎的死亡率为10%~50%。如果发生胰腺感染,若未行广泛的清创手术并引流感染部位,死亡率常达100%。

CT的表现与预后相关。如果CT仅显示轻度胰腺水肿(Balthazar分级A或B级),其预后良好。若胰腺周围有炎症或存在一处积液(C或D级),形成脓肿的可能性为10%~15%;存在2处或以上积液(E级)时的脓肿发生率可达60%。

Ranson预后指数 有助于评估急性胰腺炎的预后。入院时可记录五项指标:

- 年龄>55岁
- 血糖>200mg/dl(>11.1mmol/L)
- 血清乳酸脱氢酶>350IU/L
- 谷草转氨酶>250UL
- 白细胞计数>16 000/μl

其余几项指标在入院后48小时内确定:

- 血细胞比容下降>10%
- 尿素氮上升>5mg/dl(>1.78mmol/L)
- 血清钙<8mg/dl(<2mmol/L)
- 动脉血O_2分压<60mmHg(<7.98kPa)
- 碱缺失>4mEq/L(>4mmol/L)
- 估计液体丢失量>6L

死亡率随阳性指标数目的增加而增加:如果阳性指标<3项,病死率<5%;如果≥3项,则病死率为15%~20%。

APACHE Ⅱ指数通常在入院第二日计算,也与患者预后相关。

治疗

- 液体复苏
- 禁食

- 药物,包含充分的镇痛剂及酸抑制剂
- 胰腺坏死时使用抗生素
- 对感染性胰腺囊肿或者坏死区域进行引流

充分补液很重要;每日需要补充6~8L含有适当电解质的液体。液体补充不足可增加胰腺坏死的危险。

患者维持禁食状态至炎症消退(即腹部压痛和疼痛消失、血清淀粉酶恢复正常、食欲恢复、自我感觉良好)。轻度胰腺炎,禁食可持续数天至数周。重症病例,为预防营养不良,在最初几天就应开始全胃肠外营养。

可静脉予以适当剂量的阿片类药物。吗啡会引起Oddi括约肌收缩,此药的临床意义仍有待商榷。应给予止吐药(如丙氯拉嗪5~10mg静脉注射,每6小时1次,静脉注射)缓解呕吐。仅在严重呕吐或肠梗阻时,才予以鼻胃管。

可经胃肠外途径予以H_2受体阻滞剂或质子泵抑制剂。其他减少胰液分泌的药物(如抗胆碱能药,胰升糖素,生长抑素,奥曲肽),其疗效未被证实有效。

一旦怀疑重症急性胰腺炎,患者就应在重症监护病房内接受治疗,尤其是对那些低血压、少尿、Ranson指数≥3、APACHEⅡ≥8或者CT显示胰腺坏死区域>30%的患者。在ICU,每小时进行1次生命体征和尿量的监测;每8小时进行代谢参数测定(血细胞比容,血糖和电解质);必要时作动脉血气分析;如果患者血流动力学不稳定或者液体需要量不明确,每6小时经中心静脉导管或Swan-Ganz导管进行中心静脉压测量。每日做全血细胞计数及血小板计数,凝血功能参数,总蛋白及白蛋白、尿素氮、肌酐、钙、镁测定。

如果存在低氧血症,则应通过面罩或鼻导管吸入湿化O_2。如果低氧血症持续存在,或者向成人呼吸窘迫综合征发展,则可能需要辅助通气。如果血糖>170~200mg/dl(9.4~11.1mmol/L),应在严密监测下,经皮下或静脉注射胰岛素进行治疗。除非出现神经肌肉兴奋性增强,低钙血症通常不予处理;如若出现,则可使用10%葡萄糖酸钙10~20ml溶于1L溶液,4~6小时内静脉输入。慢性酗酒者和低镁血症患者,应给予硫酸镁1g/L,总量2~4g,或者直至血镁正常。如果有肾衰竭应监测血清镁水平,静脉注射镁剂时应特别谨慎。随着血清镁水平恢复,血清钙的水平也恢复正常。

心力衰竭的患者应进行治疗。肾前性氮质血症,应通过加强补液来治疗。肾衰竭可能需要透析(通常为腹膜透析)。

预防性应用亚胺培南能预防无菌性胰腺坏死区感染的发生,尽管其在降低死亡率上的作用仍不明确。胰腺坏死感染区需要外科清创,胰腺外感染的积液则需要经皮引流。如假性囊肿迅速扩大,继发感染,出血或即将破裂,则需要引流。经皮引流、手术引流或内镜下引流的选择取决于假性囊肿部位及治疗单位的经验。腹腔灌洗洗出已激活的胰酶和毒素的方法尚未被证实有效。

对于严重钝器伤或穿透伤,或无法控制的胆源性败血症,应在最初几天内行手术治疗。尽管>80%胆源性胰腺炎患者的胆石可自行排出,如果治疗24小时后患者的症状没有改善,则可ERCP下行括约肌切开取石术。自发缓解的患者可择期行腹腔镜下胆囊切除术。选择性胆管造影的价值尚有争议。

> **关键点**
>
> - 急性胰腺炎的原因有很多,但最常见的是胆道疾病和长期大量乙醇的摄入
> - 轻症胰腺炎的炎症仅局限于胰腺,随着病情的加重,会出现胰腺坏死,假性囊肿,和/或严重的全身炎症反应
> - 一旦被诊断胰腺炎,可行CT检查用于诊断胰腺坏死或假性囊肿
> - CT检查结果和Ranson指数有助于评估预后
> - 可用静脉补液,禁食,肠外止痛药,酸抑制剂进行治疗
> - 需要针对并发症进行治疗(如假性囊肿引流,抗生素治疗感染性胰腺坏死)

慢性胰腺炎

慢性胰腺炎是由于持续性的胰腺炎症,导致胰腺发生纤维化和导管狭窄的永久性结构破坏,从而出现胰腺内、外分泌功能障碍。它可能由慢性酗酒造成,也可能是特发性的。初期的症状是反复发作的疼痛。在疾病的晚期,部分患者可出现吸收不良和葡萄糖不耐受的症状。诊断主要依靠影像学检查,如ERCP、超声内镜或促胰液素功能检查。治疗主要为支持治疗,饮食调整、止痛和补充胰酶制剂。外科手术对某些病例有帮助。

病因

在美国,不到一半的慢性胰腺炎由酗酒引起,15%~25%是特发性的。然而,最新的数据显示乙醇在发病中的作用有所减少。其他不常见的原因包括遗传性胰腺炎、自身免疫性胰腺炎、甲状旁腺功能亢进,以及由于狭窄、结石或肿瘤引起的主胰管阻塞。在印度、印度尼西亚和尼日利亚,特发性钙化性胰腺炎可见于儿童和年轻人(热带性胰腺炎)。

病理生理

与急性胰腺炎类似,该病的发病机制可能是蛋白栓引起胰管梗阻。蛋白栓来源于过多分泌的糖蛋白-2,或由于消石蛋白(后者是胰液中阻止Ca沉积的一种蛋白)的缺乏而形成。如果梗阻是慢性的,持续的炎症反应将导致纤维化和不同部位的导管扩张和狭窄,并逐渐钙化。神经鞘增生和神经周围炎症可引起慢性疼痛。

若干年后,进行性的纤维化将导致胰腺外分泌和内分泌功能丧失。在起病10~15年内,20%~30%的患者发生糖尿病。

症状及体征

大多数患者的腹痛呈阵发性,10%~15%的患者无疼痛而表现出吸收不良症状。疼痛位于上腹部,剧烈,可持续数小时或数天。如果分泌胰消化酶的腺泡细胞遭受6~10年的进行性破坏,症状可自发缓解。最后,当脂肪酶和蛋白酶

的分泌减少到正常值的 10% 以下时,患者会出现脂肪泻,甚至排出油滴和肉质泻(大便中含有未消化的肌肉纤维)。此时会出现葡萄糖不耐受的症状。

诊断
- 临床疑诊
- 腹部 CT
- 有时需要行 MRCP、超声内镜或 ERCP 检查

由于胰腺功能大部分丧失,淀粉酶和脂肪酶等指标往往正常,从而导致诊断困难。如果患者有典型的酗酒史并有急性胰腺炎反复发作的病史,腹部 X 线平片显示胰腺钙化,可以诊断为慢性胰腺炎。但这些钙化的表现通常在疾病后期才典型,且仅在 30% 的病例可以看到此改变。对于没有典型病史的患者,必须排除由胰腺癌导致的疼痛,推荐腹部 CT 检查。CT 可发现胰腺钙化和其他异常(如胰腺假性囊肿或扩张的胰管),这些影像学表现在疾病早期也可能正常。MRCP 现在经常用于诊断,可显示胰腺肿块以及提供与慢性胰腺炎病程一致的更优化导管变化可视图。

CT 正常患者的主要诊断方法包括 ERCP、超声内镜和胰泌素功能试验。这些检查相当敏感,但约 5% 的患者可能因 ERCP 引起急性胰腺炎。

在疾病晚期,针对胰腺外分泌功能的检查可发现异常。72 小时粪便脂肪试验可诊断脂肪泻,但无法了解其病因。促胰液素试验可通过十二指肠收集胰腺分泌液,不过仅在少数几个医疗中心开展。血清胰蛋白酶原、粪糜蛋白酶和弹力酶水平可能下降。在苯替酪胺和胰月桂酰试验中,给予口服药物,可分析尿液中被胰酶裂解的产物。所有这些外分泌试验,在疾病早期的敏感性均不及 ERCP 或超声内镜。

治疗
- 静脉补液
- 禁食
- 药物,包含足够的镇痛剂及酸抑制剂
- 胰酶补充
- 必要时需假性囊肿引流(外科手术或者内镜下)

慢性胰腺炎复发时需按急性胰腺炎治疗,如禁食、静脉输液和止痛。如果恢复饮食,患者必须戒酒并低脂(<25g/d)饮食(以减少胰酶的分泌)。H_2 受体阻滞剂或质子泵抑制剂可减少由酸刺激的促胰液素释放,从而减少胰液的分泌。常见的情况是,这些措施并不能缓解疼痛,因而需要增加阿片类药物的用量,但这会带来药物成瘾的风险。慢性胰腺炎疼痛的药物治疗效果常常不满意。

补充胰酶可能通过抑制胆囊收缩素分泌,从而减少胰酶分泌而减轻慢性疼痛。胰酶补充治疗在轻度特发性胰腺炎患者中的疗效比乙醇性胰腺炎患者更明显。胰酶也用于治疗脂肪泻。胰酶制剂种类繁多,应该选用每剂至少能提供 30 000U 脂肪酶的制剂。要用非肠衣片,并在进餐时服用。H_2 受体拮抗剂或质子泵抑制剂可防止胰酶在酸性环境中分解。

良好的临床疗效表现为体重增加,每日排便次数减少,大便油滴渗漏现象消失及一般情况改善。胰酶治疗后粪便脂肪减少,可反映治疗效果。如脂肪泻特别严重,且对这些措施疗效不佳,则可将中链甘油三酯作为脂肪来源(甘油三酯可在无胰酶的情况下吸收),相应减少饮食中其他脂肪。应补充脂溶性维生素(A、D、K),包括维生素 E,后者可减轻炎症反应。

手术也能帮助缓解疼痛。胰腺假性囊肿可引起慢性疼痛,将其紧密粘连到邻近解剖结构(如胃),或者到已丧失功能的空肠肠袢(通过 Roux-en-Y 囊肿空肠吻合术)可减压并缓解疼痛。如果主胰管扩张 >5~8mm,胰管空肠吻合术(Puestow 术)有望使 70%~80% 的患者减轻疼痛。若胰总管未扩张,则部分切除术可达到近似效果,例如远端胰切除术(对胰尾部广泛病变者)或惠普尔术(对胰头部广泛病变者)。仅对已戒酒和糖尿病得到控制患者,考虑手术治疗,因为胰腺切除术可能使病情加重。

部分假性囊肿可进行内镜下引流。超声内镜引导下用乙醇和丁哌卡因对腹腔神经丛施行去神经处理,也可缓解疼痛。如果十二指肠乳头或远端胰管严重狭窄,在做 ERCP 时实行括约肌切开术、放置支架或扩张术,可能有效。

口服降血糖药对慢性胰腺炎引起糖尿病的患者很少有效。要慎用胰岛素,因为共存的 α 细胞无法分泌胰升糖素,这意味着胰升糖素的缺乏与胰岛素的降血糖效应叠加,可能导致持续性低血糖。

慢性胰腺炎患者罹患胰腺癌的风险增加。如果症状加重,特别是出现胰管狭窄时,应立即开展癌症方面的检查。检查可包括刷洗狭窄部位行细胞学分析或血清肿瘤标志测定(如 CA 19-9、癌胚抗原)。

> **关键点**
> - 急性胰腺炎反复发作可导致导管损伤,慢性持续性炎症,最终发生纤维化,导致胰腺功能不全
> - 患者有不定期腹痛,随后在疾病中伴随吸收不良的表现
> - 血清淀粉酶和脂肪酶可能是正常的,尤其是在疾病晚期;CT、MRCP,有时 ERCP 或超声内镜成像可用于检查
> - 有吸收不良症状的患者可能需要胰腺外分泌功能的检查
> - 治疗与急性胰腺炎治疗是相同的,用静脉补液,禁食,非肠道镇痛药,和酸抑制剂进行治疗,但根据需要口服补充胰酶和/或予胰岛素

22. 消化道肿瘤

消化道任何部位均可发生不同类型的良性或恶性肿瘤。口腔肿瘤见他处。

食管良性肿瘤

食管良性肿瘤有很多类型,常表现为吞咽困难(参见第98页),溃疡或出血少见。平滑肌瘤是最常见的食管良性肿瘤,可多发,预后良好。

食管癌

食管上段2/3的恶性肿瘤最常见的病理类型为鳞状上皮细胞癌,下段1/3的恶性肿瘤最常见的病理类型为腺癌。食管癌的症状为进行性吞咽困难和消瘦。食管癌通常通过内镜进行诊断,并用CT和超声内镜进行分期。不同分期的食管癌采用不同的治疗方法,以外科治疗为主,化疗和放疗为辅。总体来说,食管癌患者生存期较短,肿瘤部位较局限者除外。

美国每年新发食管癌18 200例,死亡15 000例。

食管鳞状细胞癌 美国每年约新发8 000例。食管鳞状细胞癌在亚洲部分地区和南非更常见。美国黑人食管癌发病率是白人的4~5倍,男女发病之比是2:1~3:1。

食管癌的主要危险因素包括:
- 饮酒
- 任何形式的烟草使用

其他因素:包括贲门失弛缓症(参见第97页)、人类乳头状病毒感染、误服碱液(导致狭窄)、硬化剂治疗、Plumme-Vinson综合征、食管辐照和食管蹼。遗传学病因尚不清楚,但有胼胝形成(手掌面和足底角化过度症,一种常染色体显性遗传疾病)的患者50%在45岁前,95%在55岁前患食管癌。

食管腺癌 食管腺癌通常发生在食管下段。其发病率逐年上升;约占白人食管癌的50%。白人与黑人患病之比为4:1。饮酒并非食管腺癌的危险因素,但是吸烟是食管腺癌的危险因素。食管下段的腺癌与侵犯食管下段的贲门腺癌很难鉴别。

大多数食管腺癌来源于**巴雷特食管**,而巴雷特食管主要由慢性胃食管反流病和反流性食管炎引起(参见第101页)。巴雷特食管是指食管下段正常的鳞状上皮细胞被化生的柱状上皮细胞取代,通常表现为肠上皮样改变,可见刷状缘及杯状细胞。这种改变通常发生在急性食管炎的愈合阶段,由持续的胃酸反流造成。肥胖可使食管腺癌发病的风险增加16倍,这可能是因为肥胖会促进食管的反流。

其他类型的食管恶性肿瘤 食管恶性肿瘤有如下少见类型:梭形细胞癌(低分化鳞状细胞癌)、疣癌(高分化鳞状细胞癌)、假肉瘤、黏液上皮细胞癌、腺鳞癌、圆柱瘤(腺样囊性瘤)、原发性燕麦细胞癌、绒毛膜癌、类癌、肉瘤和原发性恶性黑色素瘤。

转移性食管癌占食管癌的3%。黑色素瘤以及乳腺癌是最常见的易转移至食管的肿瘤;头、颈、肺、胃、肝、肾、前列腺、睾丸和骨等部位的恶性肿瘤也可转移到食管。转移性食管恶性肿瘤通常发生在食管外周疏松结缔组织的基底部,而原发性食管癌起源于黏膜或黏膜下层。

食管癌的症状及体征

早期食管癌多无明显症状。当食管管腔的直径<14mm时,患者常有吞咽困难的表现。患者首先表现为固体食物的吞咽困难,然后为半固体食物,最终表现为液体食物甚至唾液的吞咽困难;病情的持续性进展提示食管癌为进行性的恶性病程而非痉挛、良性或消化性狭窄。患者可能会有胸痛,常向背部放射。

即使食欲正常,大部分患者的体重也会减轻。喉返神经受压可以导致声带麻痹和声音嘶哑。交感神经受压可导致霍纳综合征(Horner syndrome),其他部位的神经受压可导致脊柱疼痛、呃逆、横膈麻痹。恶性胸腔积液以及食管癌肺部转移可导致呼吸困难。肿瘤向腔内生长可导致吞咽疼痛、呕吐、呕血、黑便、缺铁性贫血、误吸以及咳嗽。食管气管支气管瘘可导致肺部脓肿和肺炎。其他症状包括上腔静脉综合征、恶性腹水和骨痛。

食管癌常经淋巴管播散到颈内静脉淋巴结、颈淋巴结、锁骨上淋巴结、纵隔淋巴结及腹腔淋巴结。食管癌常可转移至肺和肝脏,甚至可远处转移(如骨、心脏、脑、肾上腺、肾脏、腹膜)。

食管癌的诊断
- 内镜检查及活检
- CT和超声内镜检查

食管癌尚无筛查方法。疑似食管癌患者应进行内镜检查并行细胞学和组织学活检。尽管X线钡餐检查可见食管梗阻性病变,仍需进行内镜检查,并进行组织活检。

确诊食管癌的患者还需进行胸腹部CT检查,了解肿瘤播散的范围。如果CT检查没有发现转移,则需进行超声内镜检查以确定肿瘤侵犯食管壁的深度和区域淋巴结受累情况。检查结果有助于制订治疗方案并评估疾病预后。

此外,还必须进行基本的血液检查,包括全血细胞计数、电解质和肝功能检查。

食管癌的预后

食管癌预后很大程度上取决于其分期,但由于患者就诊时多为晚期,总体而言预后很差(5年生存率<5%)。肿瘤局限于黏膜层的患者生存率可达80%,累及黏膜下层者<50%,累及固有肌层为20%,累及邻近器官者为7%,有远处转移者<3%。

食管癌的治疗

- 手术切除,常与化疗和放疗相结合 治疗方案取决于肿瘤的分期、大小及部位,以及患者的意愿(许多患者选择放弃积极治疗)

治疗基本原则 0、Ⅰ或Ⅱa期的患者(表22-1),手术切除效果较好,术前化疗和放疗可进一步提高疗效。Ⅱb和Ⅲ期患者,单纯手术预后差,术前(新辅助)放疗和化疗能减小肿瘤体积,改善治疗效果和生存率。对于不能手术或不愿手术的患者,放疗和化疗相结合有一定效果;单纯放疗或化疗几乎无效。Ⅳ期患者只能姑息性治疗,不能手术。

表22-1 食管癌的分期*

分期	肿瘤(最大浸润深度)	区域淋巴结转移	远处转移
0	T_{is}	N_0	M_0
Ⅰ	T_1	N_0	M_0
Ⅱ	T_2 或 T_3	N_0	M_0
Ⅲ	T_3 或 T_4	N_1	M_0
Ⅳ	任何 T	任何 N	M_1

* TNM 分期:
- T_{is},原位癌;T_1,黏膜固有层或黏膜下;T_2,黏膜肌层;T_3,浆膜;T_4,周围组织
- N_0,无;N_1,有
- M_0,无;M_1,有

术后3年内患者需每6个月复查内镜和颈、胸与腹部CT,3年后需每年复查一次。

患巴雷特食管患者需严格长期治疗胃食管反流病,并根据上皮化生等级,每3~12个月复查内镜筛查是否有恶性改变。

手术 如果超声内镜检查提示肿瘤表浅、早期,并且无浸润,可采用内镜下黏膜切除术(通常由三级医院的胃肠病学专家开展)进行治疗。然而,大部分食管癌患者需行根治切除手术。手术需切除全部肿瘤组织、近端和远端切缘正常组织、所有可能累及的淋巴结以及部分含有食管下段引流淋巴管的近端胃组织。食管癌根治术中需将胃上提行食管-胃吻合,或截取小肠或结肠替代食管。由于食管切除时常切断双侧迷走神经,因此为保证患者有足够的胃排空能力,通常在根治术中需同时进行幽门成形术(即通过手术扩大幽门)。通常75岁以上患者无法耐受这样的大手术,尤其是有潜在心肺疾病[心脏射血分数<40%,或第1秒用力呼气容积(FEV_1)<1.5L/分钟]。手术总体死亡率约5%。

手术并发症包括吻合口漏、瘘管形成、吻合口狭窄、胆汁性胃食管反流和倾倒综合征。食管下段切除术后胆汁反流引起的胃灼热感可能较最初的吞咽困难给患者带来更多的困扰,这时可能需再行Roux-en-Y空肠吻合术,以利胆汁排泄。移入胸腔内的小肠或结肠段血供差,可引起肠段扭转、缺血或坏疽。

体外放射治疗 放疗通常与化疗联合应用于无根治手术条件的患者,包括那些进展期患者。放射治疗禁用于有气管食管瘘患者,因为肿瘤缩小的同时会扩大瘘管。同样,位于血管周围的肿瘤放疗后,肿瘤缩小会引起相当严重的出血。在放疗早期,水肿会加重食管梗阻、吞咽困难和吞咽疼痛的程度。故放疗前需行食管扩张术或经皮胃造瘘术放置喂养管以利于肠内营养。放疗的其他副作用包括恶心、呕吐、纳差、乏力、食管炎、食管黏膜过度分泌、口干、食管狭窄、放射性肺炎、放射性心包炎、心肌炎和脊髓炎(脊髓损伤)。

化疗 单纯化疗对食管癌效果较差。化疗的反应率(肿瘤体积缩小≥50%)在10%~40%不等,但一般来说,化疗的反应不明显(肿瘤缩小程度不足)且为暂时性。并无特效药物。顺铂和氟尿嘧啶(氟尿嘧啶)最常用于联合治疗。但一些其他药物,包括丝裂霉素、多柔比星、阿霉素、博来霉素和甲氨蝶呤,也常用于鳞癌的化疗。

姑息治疗 姑息治疗的目标是减轻食管梗阻,使患者能够经口进食。食管梗阻会造成明显的流涎,且容易引起反复的误吸。姑息治疗方法有探条扩张术、经口植入支架、放疗、激光电凝和光动力治疗。部分病例连接颈部食管造口与空肠造口的体外旁路可达到进食目的。

食管扩张术的缓解时间仅持续数天。可弯曲的金属网状支架维持食管的通畅的时间更长。部分塑料膜覆盖的支架可用于堵塞食管气管瘘。如果支架必须置于食管下括约肌附近,可用带瓣膜阀门的支架,以防反流。

内镜下激光治疗能烧灼出一条通过肿瘤的中央通道,使吞咽困难得到缓解,且可根据需要反复操作。光动力疗法通过静脉注射一种主要集中于肿瘤细胞内的血卟啉衍生物,作为光敏感剂。当被照射肿瘤的激光束激活时,这种物质在肿瘤中释放有细胞毒性的单态氧,损毁肿瘤细胞。接受此治疗的患者,治疗后6周必须避免日光照射,因为皮肤也对光照敏感。

支持治疗 肠内营养可增强所有治疗的耐受性和可行性。即使患者出现食管梗阻,通过内镜或手术放置营养管可作为远端通路进行喂养。

几乎所有的食管癌都是致命的,因此终末期护理的目的是控制症状,尤其是疼痛和吞咽障碍(参见第2857页)。有时患者需要大量阿片类药物减轻疼痛。应在疾病的相对早期建议患者决定终末期护理的方式,并事先记录遗嘱。

> **关键点**
> - 乙醇、烟草和人乳头瘤病毒感染是食管鳞状细胞癌的危险因素;由慢性反流(通常与肥胖有关)引起的巴雷特食管是腺癌的危险因素
> - 早期食管癌通常无明显症状,最初表现为肿瘤侵入管腔引起的进行性吞咽困难,有时伴有胸部不适
> - 总体而言,由于患者确诊时多为晚期,食管癌的生存率较低(5年生存率<5%)
> - 食管癌的手术治疗累及范围较广,有并发症的患者和老年患者往往无法承受
> - 食管癌的姑息治疗主要包括支架置入和内镜下激光治疗,目的是减少梗阻,并使患者恢复经口进食

更多资料

美国胃肠病学会食管癌实践指南
Practice Guidelines on Esophageal Cancer from the American College of Gastroenterology

胃癌

胃癌病因繁多,幽门螺旋杆菌是其中重要的一种。胃癌的症状包括早饱、梗阻和出血,多在疾病后期出现。胃癌主要依靠内镜进行诊断,之后通过CT和超声内镜检查进行分期。手术是胃癌的主要治疗手段,化疗对胃癌可有短时效应。除了病灶局限的患者,胃癌的长期生存率很低。

美国每年新发胃癌约22 200例,死亡11 000例。胃腺癌占胃癌总数的95%,胃淋巴瘤和平滑肌肉瘤比较少见。胃癌是全球第二常见的癌症,但世界各地胃癌发生率差别很大。日本、中国、智利和冰岛发病率非常高。美国的胃癌发病率在数十年内逐渐降低,目前因胃癌死亡的患者的数目在所有因癌症死亡的患者中排第七位。在美国,胃癌常见于黑人、西班牙裔人和美洲印第安人。其发病率随年龄增长而增加,年龄>50岁人群中发病率>75%。

病因

绝大多数胃癌的病因
- 幽门螺旋杆菌感染

自身免疫性萎缩性胃炎(参见第104页)和各种遗传因素(参见胃肠间质瘤145页)也是胃癌的危险因素。尚未证实饮食因素与胃癌发生相关。

胃息肉可能是胃癌的癌前期病变。非甾体抗炎药(NSAID)可能会引起炎性息肉,质子泵抑制剂可引起胃底小凹状息肉。腺瘤性息肉有可能发展成癌症,罕见的多发性腺瘤性息肉发展为癌症可能性极大。当腺瘤性息肉直径>2cm,或病理学上见绒毛样改变时,恶变可能性更高。因为黏膜恶变很难检测,所有内镜下所见息肉需均应切除。十二指肠溃疡患者中的胃癌发生率普遍下降。

病理生理

胃腺癌可按大体形态分类如下:

- 隆起型:肿瘤为息肉样或菜花状;
- 凹陷型:肿瘤为溃疡型;
- 表浅型:肿瘤沿黏膜表面或浅表胃壁播散;
- 皮革胃:肿瘤沿胃壁浸润且伴有纤维化,形"皮革状"胃;
- 混合型:肿瘤具有上述≥2种类型特征,此型最常见

由于隆起型症状出现较早,隆起型比表浅型预后好。

症状及体征

早期胃癌症状无特异性,常表现为类似消化性溃疡的消化不良症状。患者和医生常忽视这些症状或仅仅进行制酸治疗。之后,当癌肿阻塞幽门或由于"皮革胃"使胃扩张受限时,可出现早期饱胀感(进食少量食物即感饱胀)。贲门部癌肿可阻塞食管出口而引起吞咽困难(参见第98页)。由于进食受限常出现体重减轻或乏力。大量呕血或黑便在胃癌患者中并不多见,但他们可能因隐性失血而出现继发性贫血。有时胃癌最初的症状和体征由肿瘤转移引起(如黄疸、腹水、骨折)。

体检亦无明显异常,或仅见便血。晚期可扪及上腹部肿块、脐、左锁骨上或左腋窝淋巴结肿大、肝大、卵巢或直肠肿块。也可发生肺、中枢神经系统和骨骼转移。

诊断

- 内镜检查及活检
- CT和超声内镜

鉴别诊断主要包括消化性溃疡及其并发症。对疑为胃癌患者应进行内镜检查和多点活组织检查及细胞学刷检。仅行胃黏膜活检有时会遗漏黏膜下层肿瘤。X线检查,尤其是气钡双对比钡餐检查可以发现病灶,但之后仍需进行内镜检查。

已确诊为胃癌的患者需行胸腹部CT检查以明确肿瘤播散的范围。如果CT未见转移,则需行超声内镜明确肿瘤在胃壁内的浸润深度和区域淋巴结受累情况。检查结果有助于制订治疗方案,并判断疾病预后。

此外,患者还必须做基本的血液检查,包括全血细胞计数、电解质和肝功能,以了解贫血、水电解质平衡、总体状况和可能的肝脏转移。术前和术后还需检测癌胚抗原(CEA)。

筛查 高危人群(如日本人)可用内镜筛查,但在美国并不推荐。胃癌患者的随访内容包括内镜、胸腹部及盆腔CT。如果患者升高的CEA在术后下降,需随访CEA水平,如升高则提示肿瘤复发。

预后

胃癌的预后很大程度上取决于分期,但总体而言预后很差(5年存活率<5%~15%),因为患者就诊时多处于晚期。肿瘤限于黏膜或黏膜下层患者的5年生存率达80%,有局部淋巴结转移者为20%~40%,广泛转移患者仅能存活1年以下。胃淋巴瘤的预后较好。

治疗

- 手术切除,有时联合化疗和/或放疗

胃癌的治疗取决于肿瘤分期和患者的意愿(有些患者可能选择放弃积极治疗,参见第2855页)。

根治性手术需切除大部或全部胃和邻近淋巴结,适合

息肉。

非腺瘤样（非肿瘤型）息肉 包括增生性息肉、错构瘤（参见第164页）、幼年性息肉、假性息肉、脂肪瘤、平滑肌瘤或其他罕见肿瘤。幼年性息肉出现于儿童，血供丰富，在青春期或青春期后有时可自行脱落。仅在出现难以控制的出血或肠套叠时需要治疗。慢性溃疡性结肠炎和克罗恩病患者结肠中可出现炎性息肉和假性息肉。多发性幼年性息肉（非零星分布的）发生癌变的风险增高。息肉数目与癌变风险之间的关系尚不明确。

症状及体征

大多数息肉无症状。直肠出血是最常见的主诉，通常是隐性出血，很少大量出血。病灶体积大时可发生痛性痉挛、腹痛或梗阻。直肠息肉可能通过肛门指检触及。偶尔带长蒂的息肉可从肛门脱出。大的绒毛状腺瘤很少引起水样腹泻和低钾血症。

诊断

- 结肠镜

结肠镜检查是诊断大肠息肉的常用方法。钡剂灌肠X线检查，尤其是气钡双重对比造影，能有效发现病变，但因为结肠镜检查同时还能切除息肉，故更推荐使用结肠镜检查。因为直肠息肉一般多发，并可能与癌症并存，因此进行结肠镜检查时，即使检查已发现乙状结肠远端的息肉，也必须继续检查直至盲肠的全部结肠。

治疗

- 结肠镜检查时摘除息肉
- 有时需要手术切除
- 结肠镜检查进行随访

全结肠镜检查，用套扎器或外科活检钳彻底摘除息肉；对大的绒毛样腺瘤而言，因为其恶变风险大，完全切除尤为重要。如果结肠镜切除不成功，应考虑开腹手术。用印度墨汁标记息肉的上缘，有助于外科医生在剖腹手术时定位息肉。

后续治疗取决于息肉的组织学类型。如果不典型增生上皮没有侵犯黏膜肌层、息肉蒂部有清楚的切除界线且病变为高分化型，则内镜下切除并严密内镜随访即可。对那些肿瘤侵犯部分较深、息肉蒂部界线不清及病变本身低分化的患者，则应进行结肠部分切除术。因为肿瘤侵犯黏膜肌层可侵及淋巴管，使淋巴结转移可能性增高，对这些患者要做进一步评估（见结肠癌部分，参见第147页）。

息肉切除术后的随访计划需根据息肉的数量、大小以及类型制订，目前也存在争议。大多数专家主张每年行全结肠镜检查1次，连续随访2年，（如果无法进行全结肠镜检查则可用钡剂灌肠替代），同时切除新发现的息肉。如果每年一次的检查连续2年未发现新的息肉，则推荐以后每2~3年检查1次。为减少医疗花费，有人建议将结肠镜检查的间隔延长至5年或更长，但是也有人反对这一做法。

预防

阿司匹林和COX-2抑制剂可能预防肠息肉或结肠癌患者形成的新息肉。

> **关键点**
> - 结肠息肉很常见，其发生率从7%~50%（取决于所使用的诊断方法）
> - 结肠息肉会发生恶变，不同大小和类型的息肉发生恶变的速率不同
> - 主要症状是出血，通常为粪隐血，大量出血较少见
> - 推荐使用结肠镜检查进行结肠息肉诊断和治疗
> - 在息肉患者中，阿司匹林和COX-2抑制剂可能有助于防止新的息肉形成

家族性腺瘤样息肉病

家族性腺瘤样息肉病是一种遗传性疾病，表现为结肠内产生大量息肉，40岁时可出现结肠癌。患者通常无症状，但可以出现大便带血。需行结肠镜和基因学检查以明确诊断。治疗方法为结肠切除术。

家族性腺瘤样息肉病（FAP）是一种常染色体显性遗传病，其特点是结肠和直肠出现≥100个息肉。发病率为1/14 000~1/8 000。50%患者15岁前出现息肉，95%患者35岁前出现息肉。如果未予治疗，几乎所有患者在40岁前发生恶变。

患者可出现不同的结肠外表现（以前称为Gardner综合征），包括良性和恶性病变。良性病变包括硬纤维瘤、颅骨或下颌骨肿瘤、皮脂腺囊肿和胃肠道其他部位的腺瘤。患者恶变风险增高，如十二指肠癌（恶变率5%~11%）、胰腺（恶变率2%）、甲状腺（恶变率2%）、脑（髓母细胞瘤，恶变率<1%）和肝脏（<5岁儿童肝母细胞瘤，恶变率0.7%）。

症状及体征

许多患者无症状，但可有直肠出血，主要为隐血。

诊断

- 结肠镜
- 对患者及一级亲属行基因检测
- 对子代筛查肝母细胞瘤

如果结肠镜检发现>100个息肉即可诊断。对确诊患者需行基因检测以明确是否特异突变，并在一级亲属中查找是否有该突变基因。如果无法进行基因学检查，患者亲属需自12岁起，每年行乙状结肠镜检查，每过10年可降低检查频率。如果50岁时仍未发现息肉，那么筛查的频度同一般人群。

如果儿童的父母患有FAP，则该儿童从出生起至5岁时需每年行血清甲胎蛋白水平和肝脏超声检查，了解有无肝母细胞瘤发生。

治疗

- 结肠切除术
- 术后定期随访结肠镜，了解剩余胃肠道的病变情况
- 可能需要服用阿司匹林或昔布类药物

一旦诊断，即行结肠切除术。在行直肠结肠全切除时，同时行回肠造口术，或行直肠黏膜切除和回肠袋肛门吻合术，能消除发生癌变的危险性。如果行次全结肠切除（切除

于肿瘤局限于胃和局部淋巴结的患者（<50%）。如果肿瘤能够切除，那么术后辅助化疗或联合放化疗可能是有益的。

切除局部晚期肿瘤患者的中位生存期为10个月（不切除者仅3~4个月）。

转移病例或广泛淋巴结累及的胃癌患者无法行根治手术，可行姑息性处理。但是，肿瘤确切的播散范围只有在手术时才能确定。姑息性手术一般为胃肠吻合术，旨在为幽门梗阻者建立一个旁路，但仅在能改善患者的生活质量时才考虑实施。无法手术者，联合化疗（氟尿嘧啶、多柔比星、丝裂霉素、顺铂和甲酰四氢叶酸等多种组合）可有暂时的反应，但不影响5年生存率。放疗对胃癌的治疗效果有限。

关键点
- 幽门螺杆菌感染是大多数胃癌的病因
- 胃癌最初的症状是非特异性的，往往与消化性溃疡症状相似
- 在高危人群（如日本人）中，推荐使用胃镜筛查胃癌，但不推荐美国人使用
- 总的来说，由于很多胃癌患者确诊时已是晚期，胃癌生存率很低（5年生存率：5%~15%）
- 根治性手术（可联合化疗和放射治疗）适用于病灶局限于胃或区域淋巴结的患者

胃肠间质瘤

胃肠间质瘤（GIST）是来源于消化道壁间质前体细胞的消化道肿瘤。是生长因子受体基因C-KIT突变的结果。部分GIST是由腹部其他肿瘤放疗后引起。

间质瘤生长缓慢，恶性潜能差异很大。大多数（60%~70%）的间质瘤发生于胃，20%~25%发生在小肠，小部分在食管、结肠和直肠。发病年龄为50~60岁。

GIST的症状因肿瘤部位而异，但大多表现为出血、消化不良和梗阻。GIST常通过内镜下活检进行诊断，并通过超声内镜了解分期。治疗方法为手术切除。治疗方法为手术切除。放疗和化疗作用不确定，但酪氨酸激酶抑制剂伊马替尼治疗有效。

小肠肿瘤

小肠肿瘤占胃肠道肿瘤的1%~5%（美国每年发病9 000余例）。

良性肿瘤 包括：平滑肌瘤、脂肪瘤、神经纤维瘤和纤维瘤。所有这些肿瘤都会引起腹胀、腹痛、出血、腹泻等症状，如果肿瘤引起了梗阻，则有呕吐出现。小肠息肉不如结肠多见。

小肠腺癌 恶性肿瘤但不常见。小肠腺癌常发生于十二指肠或空肠近端，可引起轻微的症状。克罗恩病患者的肿瘤多发生于肠道远端，或旁路或发炎的肠袢；小肠克罗恩病患者比结肠克罗恩病患者更易患腺癌。

原发性恶性**淋巴瘤**发生于回肠，可形成长而僵硬的肠段。小肠淋巴瘤患者常有长期未经治疗的乳糜泻。**小肠类癌**好发于小肠，特别是回肠和阑尾，这些部位的类癌常是恶性的。50%病例可出现多发性肿瘤。直径>2cm的恶性肿瘤患者中，80%手术时已发生局部转移或肝转移。约30%的小肠类癌可引起梗阻、疼痛、出血或类癌综合征。治疗需手术切除，可能需要多次手术。

卡波西肉瘤 最早在犹太和意大利老年男性人群中发现，多以进行性加重的形式在非洲人、器官移植受体和艾滋病患者中发生，伴有卡波西肉瘤的患者中40%~60%有消化道受累。病变可发生于胃肠道任何部位，但常见于胃、小肠或远端结肠。胃肠道损害常无症状，但是可发生出血、腹泻、蛋白丢失性肠病和肠套叠。≤20%患者可发生第二种原发性小肠恶性肿瘤，以淋巴细胞白血病、非霍奇金淋巴瘤、霍奇金淋巴瘤或胃肠道腺癌多见。治疗取决于肿瘤细胞类型以及肿瘤部位和范围。

诊断
- 灌肠造影
- 有时需要行小肠镜或胶囊内镜检查

灌肠造影（有时候CT灌肠造影，参见第76页）是小肠肿瘤最常见的检查方法。推进式小肠内镜可用于观察小肠肿瘤并取活检。胶囊可视内镜（参见第75页）能帮助确认小肠病灶，尤其是出血部位，它每秒可传输2帧图像到体外的记录仪。由于胃和结肠的腔径大，早期胶囊内镜不适用于这两个大器官。目前正在开发一种适于这种大腔径器官的结肠胶囊内镜，它具有更好的光学照明效果。

治疗
- 手术切除 治疗方法为手术切除。除手术切除外，内镜检查或外科手术时发现的病灶也可采用电灼、热灼除术或激光治疗

结肠和直肠息肉

肠道息肉是来源于肠壁并突入肠腔的任何组织肿块。大多数无症状，除轻度出血导致大便隐血。主要应该重视其恶性转变。大多数结肠癌来源于先前良性的腺瘤样息肉。肠道息肉的诊断主要依靠内镜。主要治疗方法为内镜下切除。

息肉大小相差明显，可能无蒂，也可能没有蒂。息肉的发生率在7%~50%之间，发生率能达到50%的原因是计算时包括了在尸解时可发现极小的息肉（往往是增生性息肉或腺瘤）。息肉常多发，最常见于直肠和乙状结肠，越接近盲肠发生率越低。多发性息肉可能是一种家族性腺瘤样息肉病（参见第146页）。约25%大肠癌患者有卫星腺瘤样息肉。

腺瘤样（肿瘤型）息肉 需要特别重视。按组织学可将其分为：管状腺瘤、管状绒毛状腺瘤（绒毛腺样息肉）或绒毛样腺瘤。腺瘤样息肉发现时恶变的可能性与其体积大小、组织学类型和不典型增生的程度相关：直径1.5cm的管状腺瘤具有2%的癌变危险，而直径3cm绒毛状腺瘤恶变率约为35%。锯齿状腺瘤的侵袭性相对较高，可能源于增生性

肠镜检查的患者,但其敏感性略低,且对读片人员要求较高。仿真结肠镜无需镇静,但仍需彻底的肠道准备,并且充气可能会有不舒适感。另外,与内镜检查不同,仿真结肠镜在检查时不能进行活检。

胶囊内镜存在很多技术问题,目前尚不能作为一种筛查手段。

- 结肠镜下活检
- CT评估肿瘤的生长和扩散程度

诊断方法 FOB阳性或乙状结肠镜/钡剂灌肠发现病灶者,需要进一步行全结肠镜检查。应切除所有病灶并送组织学检查。如果病灶是无蒂的,或者结肠镜时无法切除,应行外科手术切除。

钡剂灌肠X线检查,尤其是气钡双重造影,可发现许多病灶,但无结肠镜准确性高,因此钡剂灌肠X线检查不适合作为FOB阳性患者的随访手段。

一旦确诊结直肠癌,患者应行腹部CT、胸片和常规实验室检查,以了解有无转移、贫血和评估总体状况。

70%结直肠癌患者血清癌胚抗原(CEA)水平升高,但CEA检查特异性低,故不推荐作为筛查方法。如术前CEA水平升高,而肿瘤切除后降低,则监测CEA可能有助于发现肿瘤复发。其他已运用的肿瘤标志物包括CA 199及CA 125。

预后
预后主要取决于肿瘤分期(表22-2)。病灶局限于黏膜层者10年生存率达90%;穿透肠壁者为70%~80%;淋巴结转移者为30%~50%;有远处转移者<20%。

表22-2 结肠癌分期*

分期	肿瘤(最大浸润度)	区域淋巴结转移	远处转移
0	T_{is}	N_0	M_0
I	T_1或T_2	N_0	M_0
II	T_3	N_0	M_0
III	任何T或	任何N	M_0
	T_4	N_0	M_0
IV	任何T	任何N	M_1

* TNM分期:
- T_{is},原位癌;T_1,黏膜固有层或黏膜下;T_2,黏膜肌层;T_3,浸润全层(对于直肠癌,包括直肠旁组织);T_4,邻近器官或腹膜
- N_0,无;N_1,1~3个周围淋巴结;N_2,≥4个周围淋巴结;N_3,尖淋巴结或血管干淋巴结
- M_0,无;M_1,有

治疗
- 手术切除,有时结合化疗或(和)放疗

手术 70%无转移患者可通过手术治愈。根治性手术需要广泛切除肿瘤及其局部引流的淋巴结,并行肠段吻合。如果病灶和肛门之间正常肠管长度≤5cm,需行腹会阴直肠切除并行永久性结肠造口术。

对于一般状况良好,且肝内转移数目有限(1~3个)的患者,可考虑进一步行肝转移灶切除。其适用标准为:原发肿瘤已切除、肝转移灶局限单个肝叶、无肝外转移。仅少数肝转移患者能达到该标准,但患者术后5年生存率达25%。

辅助治疗 联合化疗(通常是氟尿嘧啶和甲酰四氢叶酸)使结肠癌淋巴结转移患者的生存率从10%提高到30%。仅1~4个淋巴结受累的直肠癌患者联合放化疗的治疗效果较好;如果>4个淋巴结受累,则联合治疗效果较差。越来越多的人认同术前放疗和化疗可以提高直肠癌患者的手术切除率或降低淋巴结转移的风险。

随访 结肠直肠癌术后5年内每年都需行结肠镜检查,如果没有发现息肉或肿瘤,则以后每3年检查1次。如果术前因结肠癌梗阻而不能进行完整的结肠镜检查,应在术后3个月行完整的结肠镜检查。

筛查复发还需收集病史、体检和实验室检查(全血细胞计数、肝功能),前3年每3个月进行一次,之后2年每6个月检查1次。建议每年进行一次影像学(CT或MRI)检查,但如果常规体检或血液学检查无异常发现时,其意义尚不肯定。

姑息治疗 如果不能行根治性手术或患者不愿承担手术风险,则可行有限的姑息性手术(如缓解梗阻或切除穿孔部位),其中位生存期仅为7个月。肿瘤引起的梗阻可通过结肠镜下激光疗法、电灼疗法或安放支架而得到缓解。化疗可缩小病灶并延长几个月的生存期。

可以单独或联合应用的新药有卡培他滨(氟尿嘧啶前体)、伊立替康和奥沙利铂。单克隆抗体,如贝伐单抗、西妥昔单抗和帕尼单抗也在应用中,并且有一定疗效。虽然一些药物能延缓疾病的进展,但没有一种药物对延长转移性结直肠癌患者的生存期有确切的疗效。晚期结肠癌的化疗应由经验丰富且能获得最新研究药物的化疗师来安排。

当转移局限于肝脏时,可以通过植入的皮下泵或装在腰带上的外泵将氟尿嘧啶或放射性微球连续注入肝动脉,或在放射科间断地将这些药物注入肝动脉,这种灌注疗法可能比全身性化疗效果更好。但是,目前这种疗法的获益尚不明确。然而,治疗的疗效是不确定的。但如果同时还存在肝外转移,那么灌注泵的肝动脉灌注化疗不比全身化疗优越。

大部分结肠,保留直肠)并行回直肠吻合术,则需每3~6个月对残余直肠做一次检查。新形成的息肉必须切除或套扎。阿司匹林或COX-2抑制剂能抑制新的息肉形成。如果新生息肉出现很快或难以切除,则需切除直肠并行永久性回肠造瘘。

结肠切除术后,患者每5年需行一次上消化道内镜检查。如果内镜检查时发现腺瘤性息肉,一种随访方案是每6个月随访内镜,并行多点活检,随访最少2年,此后每3年一次。同时也建议每年进行一次甲状腺体检和超声检查。

> **关键点**
> - FAP是一种常染色体显性遗传性疾病,结肠和直肠有≥100腺瘤性息肉
> - 几乎所有患者在40岁前发展为结肠癌,所以在确诊后通常进行全结直肠切除术
> - 患者患其他癌症的风险增加,特别是十二指肠癌、胰腺癌、甲状腺癌、脑癌和肝癌
> - 治疗后,患者应定期筛查其他癌症和上消化道息肉的发展
> - 父母患有FAP的儿童从出生到5岁间应筛查肝母细胞瘤

Peutz-Jeghers 综合征

Peutz-Jeghers综合征(Peutz-Jeghers syndrome)是一种常染色体显性遗传性疾病,表现为胃、小肠和结肠内发生多发性错构瘤性息肉,同时伴有明显的皮肤色素沉着。

患者出现消化道和消化道外肿瘤的风险明显增加,这可能与肿瘤抑制基因的缺失有关。消化道肿瘤包括胰腺、小肠和结肠的肿瘤。消化道外肿瘤包括乳腺、肺、子宫和卵巢的肿瘤。

皮肤病变为皮肤和黏膜黑色素或黄斑沉着,好发于口周、口唇、齿龈、手和足。除颊黏膜外,其他部位的病变在青春期时均有消退的趋势。息肉可能导致出血,常可导致梗阻或肠套叠。

进行临床诊断。基因检测不常规采用,但需要考虑。患者的一级亲属要常规筛查并进行癌症监测,但筛查手段和筛查间隔时间尚未达成共识。

大于1cm的结肠息肉需要摘除。参见第147页及彩图22-1。

结直肠癌

结直肠癌(CRC)非常多见。症状包括便血或排便习惯改变。筛查方法为大便隐血检查。结直肠癌通过结肠镜诊断。首选治疗方法为手术切除,有淋巴结受累时联合化疗。

美国每年新发结直肠癌137 000例,死亡50 000例。在西方国家,结直肠癌在每年新发肿瘤中所占的比例越来越高,仅次于肺癌。40岁时结直肠癌的发病率开始升高,60~75岁时达到高峰。70%结直肠癌位于直肠和乙状结肠,95%为腺癌。结肠癌在女性中更常见,而直肠癌在男性中更常见。5%的患者同时患有结肠癌和直肠癌(一个以上)。

病因

结直肠癌大多源于腺瘤样息肉。锯齿状腺瘤恶变的概率较高。约80%为散发病例,20%有遗传因素。易感因素包括慢性溃疡性结肠炎(参见第124页)、肉芽肿性结肠炎;病程越长,其癌变风险越高。

食用低纤维、高动物蛋白、高动物脂肪、精细碳水化合物膳食的人群发生结直肠癌的风险增高。虽然致癌物质可通过饮食摄入,更有可能是源于细菌对摄入食物、胆汁或小肠分泌物的分解作用。确切的发病机制尚不明确。

结直肠癌可穿透肠壁而直接蔓延,还可以通过血流、局部淋巴结、周围神经或肠腔内播散而转移。

症状及体征

结直肠腺癌生长速度缓慢,在增大到产生症状之前需要相当长的时间。症状的产生取决于肿瘤位置、类型、范围和并发症。

右半结肠管径较大,肠壁较薄,且其内容物为液体,所以梗阻症状出现较晚。常表现为隐性出血。严重贫血所致的疲乏和虚弱可能是唯一主诉。在其他症状出现前,肿瘤可能已经长得很大,甚至可以通过腹壁扪及。

左半结肠管腔较小,粪便为半固体状,癌肿倾向于环状绕壁生长,从而引起便秘,大便次数增多或腹泻。该病的首发表现可能是部分性或完全性肠梗阻,伴有腹部绞痛。粪便可呈细条状或混有血液。部分患者出现穿孔症状,通常累及腹壁(局部疼痛和压痛),很少出现弥漫性腹膜炎。

直肠癌最常见症状为大便带血。一旦出现直肠出血,即便存在明确的痔疮或憩室病史,必须除外可能同时存在肿瘤。直肠癌可出现里急后重或排便不尽感。如果病灶累及直肠周围,常出现疼痛症状。

有些患者以转移性病灶的症状和体征(如肝大、腹水、锁骨上淋巴结肿大)为首发表现。

诊断
- 结肠镜
- 粪潜血试验
- 纤维乙状结肠镜检查
- 结肠镜检查
- 有时CT结肠成像

筛查试验 早期诊断依赖于常规检查,尤其是粪便隐血试验(FOB)。粪隐血试验有几种方法,包括传统的愈创木脂法和新的免疫化学检测法,新方法的敏感度和特异度较高。此方法发现的肿瘤多处于早期,更易治愈。结直肠癌中等风险的患者在50岁以后需每年进行一次FOB检测,每5年进行一次纤维乙状结肠镜检查。有些学者推荐每10年进行一次结肠镜检查替代乙状结肠镜检查。每3年进行一次结肠镜检查效果更佳。对于有高危因素(如溃疡性结肠炎)的患者,其筛查需根据实际情况决定。

CT结肠成像(仿真结肠镜)是采用多排CT合成结肠的3D和2D图像,检查时需口服造影剂和结肠充气。高清3D图像可在一定程度上可以模拟光学内镜,故称为仿真结肠镜。仿真结肠镜作为一种筛查手段可用于不能或不愿行结

> **关键点**
> - 结直肠癌（CRC）在西方国家是第二最常见的癌症，大部分结直肠癌起源于腺瘤状息肉
> - 右侧病变通常表现为出血和贫血；左侧病变通常表现为梗阻症状（如大便次数改变和腹部绞痛）
> - 对于中等风险的患者而言，结肠癌的常规筛查应该在50岁时开始；常用的方法包括粪便隐血试验（FOB）和/或内镜
> - 结肠癌患者的血清癌胚抗原（CEA）水平通常升高，但特异性不高，故不能用于筛选；然而治疗后监测CEA水平可能有助于发现复发
> - 治疗方法是手术切除，有时联合化疗和/或放射治疗；疾病的预后与分期相关

肛门直肠癌

每年肛门直肠癌新发患者约为 7 000 例，死亡患者＞900 例。

肛门直肠癌最常见的病理类型是腺癌。肛门直肠鳞癌（非角质鳞状细胞或基底细胞）占远端大肠癌的3%～5%。基底细胞癌、Bowen 病（真皮内癌）、乳房外 Paget 病、泄殖腔癌和恶性黑色素瘤较少见。其他肿瘤包括淋巴瘤和各种肉瘤。肿瘤常沿直肠淋巴结转移至腹股沟淋巴结。

发病的危险因素包括人乳头状瘤病毒（HPV）感染、慢性瘘管、肛门皮肤射线照射、黏膜白斑、性病淋巴肉芽肿和尖锐湿疣。有肛交史的人群发病风险上升。HPV 感染可表现为轻度异常或正常肛门上皮的不典型增生（肛门上皮内瘤变-组织学分级Ⅰ、Ⅱ或Ⅲ）。这些表现在 HIV 感染的患者中更常见。分级高的肿瘤可发展为侵袭性癌。由于早期诊断和早期切除是否能改善长期预后尚不明确，因此目前尚无明确的筛查建议。

便血是最常见的首发症状。有些患者表现为疼痛，里急后重，或排便不尽。直肠指诊可触及硬块。

当出现直肠出血时，即使患者已存在明显痔疮或已确诊憩室，仍需排除癌症可能。在完成了结肠镜检查后，可能还需要皮肤科医生或外科医生在鳞柱交界（Z 线）附近的病变进行皮肤活检。CT、MRI 或 PET 可用于分期。

广泛的局部病灶切除术治疗肛周癌可达到满意的效果。联合放化疗可提高肛门鳞癌和泄殖腔原癌的治愈率。如果放疗和化疗不能达到肿瘤的完全缓解，且放疗区域外没有转移证据，应采用腹会阴联合切除术。

遗传性非息肉性结直肠癌

（Lynch 综合征）

遗传性非息肉性结直肠癌（hereditary nonpolyposis colorectal carcinoma，HNPCC）是常染色体显性遗传病，约占结直肠癌病例的3%～5%。HNPCC 的症状、诊断和治疗与其他类型结直肠癌（CRC）相似。HNPCC 的诊断需首先采集病史，确诊需行基因学检查。患者同时需检查是否合并其他恶性肿瘤，尤其是子宫内膜癌和卵巢癌。

如果患者有已知的数个突变之一，则其一生中发生结直肠癌（CRC）的概率达70%～80%。与其他散发性结直肠癌相比，HNPCC 发病年龄较早（中位年龄为40岁），病灶更靠近脾曲。不同于另一种主要的遗传性结直肠癌，即家族性腺瘤样息肉（FAP）患者具有多枚腺瘤，HNPCC 前期病变通常是单个结肠腺瘤。

但是，与 FAP 类似，HNPCC 也有多种结肠外肿瘤表现。非恶性疾病包括皮肤咖啡牛奶斑和皮脂腺瘤。低级皮肤癌，角化棘皮瘤也时有发生。恶性疾病包括子宫内膜癌和卵巢癌（70岁时风险分别为39%和9%）。患者发生输尿管、肾盂、胃、胆道和小肠恶性肿瘤的风险也增加。

症状及体征

症状和体征类似于其他类型的结直肠癌，诊断和治疗方法也相似。HNPCC 的确诊需要行基因检测。但是，决定哪些患者需要接受该项检查是困难的，因为与 FAP 不同，HNPCC 没有特异的临床表现。所以，疑诊 HNPCC 的患者，需要获取详尽的家族史，获得家族内所有确诊 CRC 的年轻患者的资料。

诊断

- 符合临床诊断标准，之后行微卫星不稳定（MSI）检测
- 确诊有赖于基因检测

根据 Amsterdam Ⅱ 的诊断标准，HNPCC 必须同时具备以下3项家族史特点：

- 3名或更多的亲属患 CRC 或 HNPCC 相关恶性肿瘤
- 至少有两代人患有结直肠癌
- 至少有1例亲属在50岁以前确诊 CRC

符合这些标准的患者，其肿瘤标本需检测有无 DNA 异常（称为微卫星不稳定）。但现在大部分商业实验室和医院的病理实验室对所有结直肠腺癌标本，常规进行该检查。如果存在 MSI，就有指征行 HNPCC 特异性突变基因学检查。有些学者提出增加一项标准（如 Bethesda 标准）来启动 MSI 检测。如果当地不能进行 MSI 检测，应将患者转诊到能开展此项检查的医院。

确诊为 HNPCC 患者需进一步检查有无其他癌症。建议每年进行一次子宫内膜涂片或阴道超声检查筛查子宫内膜癌。每年进行一次阴道超声或血清 CA125 测试筛查卵巢癌。可行预防性子宫切除和卵巢切除。也可行尿液分析以了解有无肾脏肿瘤。

HNPCC 患者的一级亲属20岁后需每1～2年进行一次结肠镜检查，40岁后每年检查一次。女性患者的一级亲属需每年筛查子宫内膜癌和卵巢癌。远亲需行基因学检查，如果结果阴性，那么结肠镜的检查频度同一般风险人群。

治疗

- 手术切除

最常用的治疗措施为手术切除病灶，并密切监测其他结肠及相关器官是否有肿瘤。因为 HNPCC 肿瘤多位于脾曲近端，可选择保留直肠乙状结肠的结肠次全切除作为替代术式。所有 HNPCC 患者均需密切随访。

> **关键点**
> - 特定的常染色体显性遗传突变会使患有 CRC 的可能性上升至 70% 到 80% 之间
> - 患者合并其他癌症的风险增加,尤其是子宫内膜癌和卵巢癌
> - HNPCC 的症状,首次诊断和治疗,类似于其他形式的 CRC
> - 有特定家族史的患者,应该对其肿瘤组织检测 DNA 的微卫星不稳定性(MSI),如果 MSI 存在,需要进行基因检测
> - 一级亲属应该在 20 岁开始每 1~2 年进行结肠镜检查,在 40 岁后每年检查一次;女性患者应每年进行子宫内膜癌和卵巢癌的检查
> - 更远系的亲属也应该进行基因检测

胰腺癌

美国每年新发胰腺癌,主要是导管腺癌,共计 46 400 例,死亡 39 600 例。常见症状包括体重下降、腹痛和黄疸。诊断需要行 CT 检查。主要治疗方法是手术治疗,辅以化疗和放疗。由于许多患者就诊时已处于晚期,胰腺癌预后较差。

大多数胰腺癌为外分泌性肿瘤,来源于腺管细胞和腺泡细胞。胰腺内分泌肿瘤见下述(参见第 151 页)。

来源于腺管细胞的胰腺外分泌部腺癌发生率为来源于腺泡细胞的 9 倍;80% 发生于胰头。胰腺癌的平均发病年龄为 55 岁,男性发病率为女性的 1.5~2.0 倍。主要危险因素包括吸烟、慢性胰腺炎、肥胖和长期糖尿病史(主要是女性)。遗传因素起了一定的作用。乙醇和咖啡因摄入并不是危险因素。

症状及体征

疾病晚期才出现症状。90% 患者确诊时肿瘤已累及后腹膜,扩散至局部淋巴结,或转移至肝肺。

大多数患者有明显的上腹痛,常放射至背部。卷曲体位或模拟胎儿姿势可减轻疼痛。常有体重下降。80%~90% 胰头癌患者出现阻塞性黄疸(常引起瘙痒)。胰体和胰尾肿瘤可引起脾静脉阻塞,进而导致脾大、胃和食管静脉曲张及消化道出血。25%~50% 胰腺癌会引起糖尿病,出现葡萄糖耐受不良的症状(如多尿和多饮)。胰腺癌会导致胰腺本身生产的消化酶数量减少,最终引起消化和吸收的能力减退。吸收不良会引起腹胀、腹腔积气及水样、油样或恶臭味的腹泻,并导致体重减轻和维生素缺乏。

诊断
- CT 或磁共振胰胆管成像(MRCP)
- 随访 CA 19-9(不用于筛查)

推荐用腹部螺旋 CT 或 MRCP 诊断胰腺癌。如果 CT 或 MRCP 发现明显不能切除或转移性病变,可考虑经皮细针穿刺行组织学检查。如果 CT 检查提示肿瘤可以切除或未发现肿瘤,可行 MRCP 或超声内镜以了解肿瘤分期,或探查 CT 未发现的小肿瘤。梗阻性黄疸患者首选的检查方法是 ERCP。

需要行常规实验室检查。碱性磷酸酶和胆红素水平升高提示胆管阻塞或肝脏转移。胰腺相关抗原 CA 19-9 可用于胰腺癌患者的随访,并可用于高危人群的筛查。但是这项检查的敏感性和特异性均不高,故不适于人群筛查。成功治疗后 CA 19-9 水平应当降低,如果之后水平再次升高则提示疾病进展。胰腺癌患者的淀粉酶和脂肪酶水平大多正常。

预后
胰腺癌的预后与分期有关,由于多数患者确诊时已为晚期,但总体预后较差(5 年生存率<2%)。

治疗
- 惠普尔术
- 辅助化疗和放疗
- 对症治疗

80%~90% 患者就诊时由于肿瘤转移或侵犯大血管已无法手术切除。根据肿瘤生长的位置,最常用的手术方式为惠普尔术(胰十二指肠切除术)。手术辅以氟尿嘧啶化疗和放疗可以提高生存率,2 年生存率为 40%,5 年生存率为 25%。这种联合治疗也可用于病变局限但无法切除的患者,中位生存时间约 1 年。新型药物(如吉西他滨,伊立替康,紫杉醇,奥沙利铂,卡铂)可能比以氟尿嘧啶为基础的化疗更有效,但无论是采用单药或联合用药的方案,无一种可明确延长患者生存期。对于有肝脏或远处转移的患者,可给予化疗;无论是否化疗,疗效欠佳,故部分患者可能选择放弃化疗。

如手术中发现肿瘤不能切除或有胃十二指肠或胆管阻塞,可施行胃和胆管双旁路手术以缓解梗阻。对于病灶不能切除的患者,内镜下胆管内支架置入术可缓解黄疸。对于预期寿命>6~7 个月,但无法手术切除的患者,需考虑外科旁路手术以避免支架所致的并发症。

- 止痛药,通常阿片类
- 有时候行手术保持胆道通畅
- 有时候需补充胰酶

对症治疗 绝大多数胰腺癌患者最终将经历疼痛和死亡。因此对症治疗与延缓疾病进展同样重要。对胰腺癌患者应给予适当的临终关怀(参见第 2857 页)。

中重度疼痛患者可口服足量的阿片类药物缓解疼痛。在控制疼痛时,不应过多地顾虑药物成瘾问题。长效制剂(透皮吸收的芬太尼、羟考酮、羟吗啡酮)对慢性疼痛效果最佳。经皮或手术阻断神经(腹腔)对大多数患者能有效缓解疼痛。皮下、静脉、硬膜外或鞘内给予阿片类药物,也能缓解难以忍受的疼痛。

如果姑息性手术或内镜下胆道支架植入术不能缓解阻塞性黄疸导致的瘙痒,可予考来烯胺(4g 口服,每日 1~4 次)口服。苯巴比妥 30~60mg 口服,每日 3 次可有帮助。

胰腺外分泌功能不足时可予猪胰腺酶口服(胰脂肪酶)。患者每餐前需至少提供 16 000~20 000 单位的脂肪酶。如果用餐时间延长(如在饭店),则需在进餐时加服。

肠腔内 pH 值为 8 时胰酶的活性最高；因此部分医生让患者每日服用两次质子泵抑制剂或 H₂ 受体阻滞剂。应密切监测和控制糖尿病。

> **关键点**
> - 由于胰腺癌大多数诊断时已为晚期，胰腺癌预后极差
> - 胰腺癌的明确危险因素包括吸烟和慢性胰腺炎史，饮酒可能不是胰腺癌的独立危险因素
> - 诊断方法包括 CT 和/或磁共振胰胆管造影（MRCP），胰腺癌患者的淀粉酶和脂肪酶水平通常正常，CA 19-9 抗原敏感性不高，不能够用于人群筛查
> - 由于胰腺癌在诊断时常已发生转移或侵袭大血管，80%~90%的胰腺癌在确诊时已失去手术机会
> - 常用手术术式包括惠普尔手术，同时可行辅助化疗和放射治疗
> - 对于胰腺癌患者也需要恰当的对症治疗，例如适当的镇痛治疗，建立胃和/或胆道的旁路以解除梗阻，以及胰酶补充

囊腺癌

囊腺癌是一种罕见的胰腺腺癌，源于黏液囊腺瘤的恶性退行性变，表现为上腹部疼痛和腹部包块。主要诊断方法为腹部 CT 或 MRI，典型表现为含有泥沙样沉积的囊肿性包块，这种包块可能被误认为坏死的胰腺癌或胰腺假性囊肿。与管状腺癌相比，囊腺癌的预后相对较好。手术时仅发现 20%患者有转移。远端或全部胰腺切除术或惠普尔手术可将肿瘤完全切除，其 5 年生存率达 65%。

管内乳头状-黏蛋白肿瘤

管内乳头状-黏蛋白肿瘤（IPMT）是一种罕见的肿瘤，可导致黏蛋白的大量分泌和胰管梗阻。组织学表现可能呈良性、交界性或恶性。女性多见(80%)，常位于胰尾(66%)。

症状包括腹痛和反复发作的胰腺炎。诊断依靠 CT，有时需联合超声内镜、MRCP 或 ERCP。只有手术切除才能鉴别其良恶性，手术切除也是其治疗措施。良性或交界性病变的 5 年生存率>95%，但恶性肿瘤的 5 年生存率为 50%~75%。

回顾胰腺内分泌肿瘤

胰腺内分泌肿瘤源于胰岛和产生促胃液素的细胞，可以分泌多种激素。虽然这些肿瘤最常发生在胰腺中，它们也可能出现在其他器官，特别是在十二指肠，空肠和肺。

有两种主要表现：
- 功能性肿瘤
- 无功能肿瘤

非功能性肿瘤 可引起胆道或十二指肠梗阻症状、消化道出血或腹部包块。

功能性肿瘤 可大量分泌特异性激素，导致多种症状（表 22-3）。这些临床症状可出现于多种内分泌瘤。肿瘤或新增生物可累及 2 个或 2 个以上的内分泌腺，通常是甲状旁腺、垂体、甲状腺或肾上腺。

表 22-3 胰腺内分泌肿瘤

肿瘤	激素	肿瘤部位	症状和体征
ACTH 瘤	ACTH	胰腺	库欣综合征（Cushing syndrome）
胃泌素瘤（参见第 170 页）	促胃液素	胰腺(60%)、十二指肠(30%)、其他(10%)	腹痛、消化性溃疡、腹泻
高血糖素瘤	高血糖素	胰腺	葡萄糖耐受不良、皮疹、体重下降、贫血
GRF	生长激素释放因子	肺(54%)、胰腺(30%)、空肠(7%)、其他(13%)	肢端肥大症
胰岛素瘤（参见第 169 页）	胰岛素	胰腺	空腹低血糖
生长抑素瘤	生长抑素	胰腺(56%)十二指肠/空肠(44%)	葡萄糖耐受不良、腹泻、胆石症
血管活性肠肽瘤（参见第 171 页）	血管活性肠肽	胰腺(90%)、其他(10%)	严重水样泻、低钾血症、面部充血

功能性和非功能性肿瘤的治疗方法为手术切除。如果已转移而无法行根治术，各种抗激素治疗（如奥曲肽、兰乐肽）可治疗功能性肿瘤。因为这些肿瘤比较罕见，化疗的治疗效果尚不明确。但链脲霉素能选择性作用于胰腺的胰岛细胞，故常使用，可以单独应用或联合氟尿嘧啶或多柔比星。有些医院还使用氯脲霉素和干扰素。较新的化疗方案，包括替莫唑胺单药或与其他药（如沙利度胺、贝伐单抗、依维莫司、卡培他滨）联用，已在小规模临床试验显示出良好的效果，并且正在进行大规模的前瞻性临床试验。

胰岛素瘤

胰岛素瘤是一种罕见的伴胰岛素过度分泌的胰腺 β 细胞肿瘤。主要症状是空腹低血糖。通过测定空腹 48 或 72 小时后的血糖、胰岛素水平，以及超声内镜检查可做出诊断。如无禁忌，应行手术治疗。抑制胰岛素分泌的药物（二氮嗪、奥曲肽、钙通道阻滞剂、β-阻滞剂、苯妥英等）可用于手术治疗无效的患者。

胰岛素瘤是一种胰腺内分泌肿瘤，起源于胰岛细胞。80%的胰岛素瘤为单发，有可能行根治性切除。只有 10%的

胰岛素瘤是恶性的。胰岛素瘤的患病率为1/250 000,中位发病年龄为50岁,但Ⅰ型多发性内分泌瘤(MEN)(约占胰岛素瘤的10%)在20岁左右发病。与MENⅠ型有关的胰岛素瘤常为多发。

外源性胰岛素过度摄入也可能出现发作性低血糖,与胰岛素瘤症状相似。

症状及体征

胰岛素瘤患者空腹时出现低血糖。胰岛素瘤症状隐匿,可能类似于各种精神和神经性疾患。神经系统症状包括:头痛、精神错乱、视力障碍、运动减弱、麻痹、共济失调、明显的性格改变,可能进展为意识丧失、抽搐和昏迷。常伴交感神经兴奋症状(晕厥、无力、震颤、心悸、多汗、饥饿和神经紧张)。

诊断

- 检测胰岛素水平
- 有时需检测 C-肽或前胰岛素水平
- 超声内镜

出现症状时需检测血糖水平。如果检测时发现低血糖[葡萄糖<40mg/dl(2.78mmol/L)],应对该标本进一步检测胰岛素水平。高胰岛素血症>6μU/ml(42pmol/L),提示为胰岛素介导的低血糖,血清胰岛素与血葡萄糖之比>0.3(μU/ml)。

胰岛素以胰岛素前体的形式分泌,胰岛素前体包括由C肽连接的α链和β链。因为药用胰岛素仅含有β链,所以可通过检测C肽和前胰岛素来检测人为注入外源性胰岛素水平。胰岛素瘤患者C肽浓度≥0.2nmol/L,前胰岛素水平≥5pmol/L。人为注射胰岛素者,C肽及前胰岛素水平正常或偏低。

因为大多数患者在接受检查时没有症状(即无低血糖),需要收治入院,并在空腹48~72小时后行血糖水平检测。几乎所有(98%)的胰岛素瘤患者在禁食48小时后出现临床症状,70%~80%的患者在禁食24小时后出现临床症状。以低血糖作为主要表现的惠普尔三联征包括:①症状在禁食后发生。②症状表现为低血糖。③服用碳水化合物后可缓解症状。当患者出现低血糖症状时,需测定激素水平。

如果延长禁食时间后仍未出现惠普尔三联征,或禁食一夜后空腹葡萄糖>50mg/dl(>2.78mmol/L),可进行C肽抑制试验。在胰岛素滴注[0.1U/(kg·h)]期间,胰岛素瘤患者不能将C肽降至正常水平[≤1.2ng/ml(≤0.40nmol/L)]。

超声内镜诊断胰岛素瘤的敏感度>90%,并有助于肿瘤定位。PET也可用于胰岛素瘤的诊断。CT对胰岛素瘤的诊断帮助不大,通常也不需要行动脉造影或选择性门静脉和脾静脉置管。

治疗

- 手术切除
- 低血糖患者有时可选用二氮嗪或奥曲肽
- 化疗

手术总体治愈率接近90%。位于或接近胰腺表面的单个小腺瘤常可手术摘除。对于胰体或胰尾单个大的或位置较深的腺瘤,胰体或胰尾(或两者)的多发性腺瘤,或者没有发现胰岛素瘤(一种罕见的情况),可行远端胰腺次全切除术。<1%的病例胰岛素瘤可异位于胰周部的十二指肠壁或十二指肠周围区域,手术时仔细探查方可发现。对于胰腺近端可切除的恶性胰岛素瘤,应行胰腺十二指肠切除术(惠普尔手术)。对于曾行胰腺次全切除不彻底的患者,可将胰腺全部切除。

如果低血糖持续存在,可以口服二氮嗪,起始剂量为1.5mg/kg 口服,每日 2 次,并联合使用利钠剂。二氮嗪最大剂量为4mg/kg。奥曲肽(100~500μg,皮下注射,每日 2~3次)是一种生长抑素类似物,其疗效个体差异较大,对于二氮嗪治疗无效的持续性低血糖患者可考虑使用。有效的患者可改用长效奥曲肽制剂(20~30mg,肌注,每月 1 次)。奥曲肽治疗时应同时补充胰酶,因为奥曲肽可以抑制胰酶的分泌。其他可不同程度抑制胰岛素分泌的药物包括维拉帕米、地尔硫䓬和苯妥英钠,效果均适中。如果症状仍没有得到控制,可试用化疗,但效果有限。链脲佐菌素的有效率为30%~40%,如果与氟尿嘧啶联合应用,有效率可达60%,持续 2 年。其他药物包括多柔比星、氯脲霉素和干扰素。较新的化疗药物包括基于替莫唑胺的药物,依维莫司,或舒尼替尼。

> **关键点**
> - 只有约10%的胰岛素瘤是恶性的,但都导致空腹低血糖
> - 出现症状(自发或住院期间禁食诱发的)期间测量血糖和胰岛素水平
> - 超声内镜定位肿瘤的敏感度>90%;PET 也可用于诊断,但 CT 诊断效果不佳
> - 约90%的胰岛素瘤可以手术切除
> - 使用二氮嗪或有时使用奥曲肽控制低血糖症状

胃泌素瘤

(卓-艾综合征;Z-E 综合征)

胃泌素瘤是位于胰腺或十二指肠壁的肿瘤,能分泌促胃液素。由于胃酸分泌过多导致难治性的消化性溃疡(卓-艾综合征)。测定血促胃液素水平有助于诊断。治疗方法为质子泵抑制剂和手术切除。

胃泌素瘤属于胰腺内分泌肿瘤,多来源于胰岛细胞,但也可来源于十二指肠的促胃液素分泌细胞,在一些少见的情况中,也可来源于其他部位。80%~90%的胃泌素瘤位于胰腺或十二指肠壁。其他好发部位为脾门、肠系膜、胃、淋巴结或卵巢。约50%患者的肿瘤为多发。胃泌素瘤通常体积较小(直径<1cm),生长缓慢。约50%为恶性。40%~60%胃泌素瘤患者有多发性内分泌肿瘤。

症状及体征

胃泌素瘤通常表现为侵袭性消化性溃疡,溃疡发生的位置多不典型(25%位于十二指肠球部远端)。然而,多达25%患者诊断时并无溃疡。可出现典型的溃疡症状及并发

症(如穿孔、出血和梗阻)。25%~40%患者以腹泻为首发症状。

诊断
- 血清促胃液素水平检测
- CT、放射性核素显像或PET定位

根据病史,往往可做出胃泌素瘤的疑似诊断,典型病史表现为标准抑酸治疗无效的溃疡。

最可靠的检查是血清促胃液素水平检测。所有患者的血清促胃液素水平均>150pg/ml;如果血清促胃液素水平>1 000pg/ml,并伴有相应临床表现和胃酸分泌过多(>15mmol/h),则可明确诊断。然而中度的高促胃液素血症也可伴随低胃酸分泌状态(如恶性贫血、慢性胃炎或服用质子泵抑制剂的患者)。肾功能不全致促胃液素清除率下降、广泛肠切除和嗜铬细胞瘤也会使促胃液素浓度升高。

当促胃液素水平<1 000pg/ml,促胰液素激发试验可能有助于诊断。快速静注促胰液素 2µg/kg,并在不同时刻测定血清促胃液素水平(注射促胰液素前10分钟、1分钟,注射后 2、5、10、15、20 和 30 分钟)。胃泌素瘤患者特征性的表现为促胃液素水平明显升高,而胃窦G细胞增生症或典型消化性溃疡患者的表现则相反。胃泌素瘤患者还应检查是否存在幽门螺旋杆菌感染,因为Hp感染可导致消化性溃疡和促胃液素水平中度升高。

一旦明确诊断,必须确定肿瘤的位置。首选检查方法为腹部CT或生长抑素受体核素显像,后者可发现原发肿瘤和转移病灶。PET或选择性动脉造影,伴增强或衰减,也有助于诊断。如果没有转移依据且原发灶不确定,应行超声内镜检查。选择性动脉促胰液素注射也有助于诊断。

预后
孤立性肿瘤,如果可以完全手术切除,其5年和10年生存率均>90%,如果不能完全切除,其5年和10年生存率分别为43%和25%。

治疗
- 抑酸治疗
- 病灶局限者手术切除
- 有转移者化疗

抑酸治疗 选用质子泵抑制剂:奥美拉唑或埃索美拉唑40mg口服,每日2次。一旦症状缓解,胃酸分泌减少,应缓慢减量。患者需长期服用维持量的质子泵抑制剂,除非手术治疗。

奥曲肽100~500µg皮下注射,每日2~3次,也能减少胃酸分泌,可用于对质子泵抑制剂反应不佳患者的治疗。也可用长效奥曲肽,20~30mg肌注,每月1次。

手术 对没有明显转移征象的患者,应尽可能手术切除肿瘤。术中十二指肠切开术、内镜或超声内镜可帮助肿瘤定位。如果胃泌素瘤并非多发性内分泌肿瘤综合征表现之一,则手术治愈率可达20%。

化疗 在转移性肿瘤患者,链脲佐菌素联合氟尿嘧啶或阿霉素是胰岛细胞瘤首选化疗。它可能会减低肿瘤大小(50%~60%)和血清促胃液素水平,对于奥美拉唑是一种有效的辅助治疗。正在研发中的胰岛素瘤新化疗药物包括基于替莫唑胺的药物,依维莫司,或舒尼替尼。化疗无法治愈已有转移的患者。

> **关键点**
> - 大多数胃泌素瘤表现消化性溃疡症状,但部分患者出现腹泻
> - 约半数患者有多发性胃泌素瘤;约半数胃泌素瘤患者有多发性内分泌腺瘤综合征;胃泌素瘤一半是恶性的
> - 血清促胃液素水平通常可用于确诊,但促胃液素轻度升高的患者可能需要促胰液素刺激试验
> - 肿瘤通常可以通过CT、生长抑素受体显像、PET定位
> - 可用质子泵抑制剂抑制胃酸分泌,有时也用奥曲肽,甚至手术切除

血管活性肠肽瘤
(Werner-Morrison 综合征)

血管活性肠肽瘤是一种非β胰岛细胞瘤,其能够分泌血管活性肠肽(VIP),导致水样腹泻、低血钾、胃酸缺乏(WDHA综合征)。测定血清血管活性肠肽水平可用于诊断。使用CT和超声内镜进行肿瘤定位。血管活性肠肽瘤需行手术切除。

血管活性肠肽瘤属于胰腺内分泌肿瘤的一种,起源于胰岛细胞。50%~75%的血管活性肠肽瘤为恶性,有些诊断时体积已经很大(7cm)。在6%的患者中,血管活性肠肽瘤为多发性内分泌瘤的表现之一。

症状及体征
血管活性肠肽瘤典型的临床表现为长期大量水样泻(禁食期间粪便量>750~1 000ml/d,非禁食期间>3 000ml/d)、低钾血症、酸中毒及脱水。一半患者存在持续性腹泻;其余患者腹泻严重程度随时间变化。诊断时,约33%患者的腹泻时间<1年,25%的腹泻时间≥5年。常见症状有嗜睡、肌无力、恶心、呕吐及痉挛性腹痛。20%患者腹泻期有与类癌综合征相似的面部潮红。

诊断
- 确定为分泌性腹泻
- 血清血管活性肠肽水平测定
- 超声内镜、PET或核素检查定位

诊断血管活性肠肽瘤需要确定其腹泻为分泌性(粪便渗透压应接近血浆渗透压,而所测粪便渗透压为大便Na和K浓度之和的2倍)。必须除外其他原因导致的分泌性腹泻,尤其是滥用泻药(参见第69页)。需检测患者的血清血管活性肠肽水平(理想状态是在腹泻发作期检测)。如果血管活性肠肽水平明显升高则可以明确诊断,轻度升高也可见于短肠综合征和炎症性疾病。血管活性肠肽水平较高的患者应行肿瘤定位检查,如超声内镜、PET、奥曲肽放射性核素显像或动脉造影以明确病灶。

需测量血电解质和全血细胞计数。≤50%的患者存在

高血糖及糖耐量受损。50%的患者发生高钙血症。

治疗
- 补充体液和电解质
- 奥曲肽
- 病灶局限者可行手术切除

首先应补充液体和电解质。必须给予碳酸氢盐以补充粪便中碱性液体的丢失，防止酸中毒。补液后粪便中水分和电解质的丢失会增加，所以继续静脉补充可能变得较为困难。

奥曲肽常可控制腹泻症状，但可能需要较大的剂量。治疗有效者可用长效奥曲肽制剂，20~30mg，每月肌注1次。应用奥曲肽治疗的患者应补充胰酶，因为奥曲肽可以抑制胰酶的分泌。

50%局限性肿瘤患者可通过手术切除而治愈。对于有转移的患者，手术切除全部可见病灶可以获得暂时性的症状缓解。联合使用链脲佐菌素和多柔比星可减轻腹泻并使肿瘤体积缩小，有效率50%~60%。血管活性肠肽瘤较新的化疗药物包括基于替莫唑胺的药物，依维莫司，或舒尼替尼。化疗不能治愈血管活性肠肽瘤。

> **关键点**
> - 超过一半的血管活性肠肽瘤是恶性的
> - 水样腹泻（通常是1~3L/d）是常见的，往往造成电解质紊乱和/或脱水
> - 水样腹泻患者应进行血清血管活性肠肽水平的测定（理想状态是在腹泻发作期检测）
> - 通过超声内镜、PET，或奥曲肽放射性核素显像或动脉造影可定位肿瘤
> - 治疗时，尽可能通过手术切除肿瘤，用奥曲肽控制腹泻症状

高血糖素瘤

高血糖素瘤是一种源于胰腺α细胞的肿瘤，可分泌高血糖素，导致高血糖和特征性的皮疹。诊断方法为高血糖素水平测定和影像学检查。依靠CT和超声内镜进行肿瘤定位。治疗方法为手术切除。

高血糖素瘤属于胰腺内分泌肿瘤，起源于胰腺的α细胞。高血糖素瘤极为罕见，与其他胰岛细胞瘤相似，原发灶和转移灶均生长缓慢，常见生存期为15年。80%的高血糖素瘤为恶性。患者起病年龄多在50岁；80%的患者是女性。少数患者有Ⅰ型多发性内分泌肿瘤。

症状及体征

高血糖素瘤产生高血糖素，因此症状与糖尿病类似。通常高血糖素瘤表现为体重减轻、正色素性贫血、低氨基酸血症和低脂血症，但其最特征性的临床特点是四肢慢性皮疹，伴有唇炎，舌面光滑、变亮、发红，坏死性游走性红斑：即表面剥脱坏死的棕红色斑。

诊断
- 血清高血糖素水平测定
- CT和超声内镜定位

大多数患者血清高血糖素水平>1 000pg/ml（正常为<200）。然而，在肾功能不全、急性胰腺炎以及严重应激状态下高血糖素也会升高。因此指标升高与症状的相关性对诊断是必需的。患者应行腹部CT及超声内镜检查，如果CT无阳性结果，可进一步行MRI和PET。

治疗
- 病灶局限者进行手术切除
- 有转移者进行化疗
- 奥曲肽抑制高血糖素分泌

切除肿瘤可使所有症状减轻。当肿瘤不能切除、已转移或复发时，可使用链脲佐菌素和多柔比星联合化疗，降低血液中具有免疫活性的高血糖素水平，缓解症状，提高治疗反应(50%)，但不能延长生存时间。正在研发新型化疗药物，用于高血糖素瘤治疗，包括替莫唑胺疗法、依维莫司或舒尼替尼。注射奥曲肽可部分抑制高血糖素分泌，缓解皮疹症状，但因奥曲肽抑制胰岛素的生成，可导致葡萄糖耐受性降低。奥曲肽能迅速逆转因高血糖素过度分泌导致的纳差和体重减轻。治疗有效的患者可改用长效奥曲肽制剂治疗(20~30mg，每月肌注1次)。由于奥曲肽可抑制胰酶分泌，奥曲肽治疗者应同时补充胰酶。

局部应用、口服或胃肠外补锌可使皮疹消退，但单纯补液或静脉应用氨基酸或脂肪酸也可使皮疹消失，提示皮疹并不完全由缺锌引起。

第三篇

肝脏及胆道疾病

23. 肝病患者的诊治 156
Steven K. Herrine, MD
评估 157
实验室检查结果异常的无症状患者 159
急性肝衰竭 160
腹水 162
克里格勒-纳贾尔综合征 163
脂肪肝 164
日尔贝综合征 164
先天代谢性疾病引起的高胆红素血症 164
黄疸 164
非酒精性脂肪性肝炎 168
门静脉高压 169
门体性脑病 170
自发性细菌性腹膜炎 172
手术后肝功能障碍 172
肝病的全身性异常 173

24. 肝胆疾病的辅助检查 174
Nicholas T. Orfanidis, MD
实验室检查 174
影像学检查 177
肝活检 179

25. 酒精性肝病 180
Nicholas T. Orfanidis, MD
酒精性肝病 180

26. 药物和肝脏 183
Steven K. Herrine, MD
肝脏疾病对药物代谢的影响 183
药物引起的肝脏损伤 183

27. 肝纤维化与肝硬化 185
Jesse M. Civan, MD
肝纤维化 185

肝硬化 187
原发性胆汁性肝硬化 190

28. 胆囊和胆管疾病 192
Ali A. Siddiqui, MD
非结石性胆绞痛 192
AIDS 相关的胆管病 192
急性胆囊炎 193
慢性胆囊炎 194
胆管结石和胆管炎 194
胆石症 195
胆囊切除术后综合征 197
原发性硬化性胆管炎 197
硬化性胆管炎 198
胆囊及胆管肿瘤 198

29. 肝炎 199
Anna E. Rutherford, MD, MPH
急性病毒性肝炎 201
急性重型肝炎 203
慢性肝炎概述 204
急性甲型肝炎 206
急性乙型肝炎 207
慢性乙型肝炎 209
急性丙型肝炎 210
慢性丙型肝炎 211
丁型肝炎 213
戊型肝炎 214

30. 肝肿块和肉芽肿 215
Steven K. Herrine, MD
肝囊肿 215
肝脏良性肿瘤 215
原发性肝癌 215
肝细胞癌 216
转移性肝癌 217
肝肉芽肿 218

31. 肝血管疾病 219	缺血性胆管疾病 221
Nicholas T. Orfanidis, MD	缺血性肝炎 221
巴德-吉亚利综合征 219	紫癜肝 222
瘀血性肝病 220	门静脉血栓形成 222
肝动脉瘤 221	静脉闭塞性疾病 223
肝动脉闭塞 221	

23. 肝病患者的诊治

肝脏是最复杂的代谢器官。肝细胞（肝实质细胞）执行肝脏的代谢功能：
- 在胆红素代谢过程中生成和分泌胆汁（框 23-1）
- 调节碳水化合物稳态
- 合成脂质和分泌脂蛋白
- 控制胆固醇代谢
- 生成尿素、血清白蛋白、凝血因子、酶和其他各种蛋白
- 代谢或解毒药物和其他外源性物质

框 23-1　胆红素代谢的概述

血红蛋白降解生成胆红素（非水溶性的代谢产物）和其他胆色素。胆红素必须转化成水溶性的才能被排泄。转化过程分五步：生成、血浆转运、肝脏摄取、结合和胆汁分泌。

生成：每日生成 250~350mg 的非结合胆红素；70%~80% 来自衰老红细胞的降解，20%~30%（早期标记的胆红素）主要来自骨髓和肝脏内的其他血红素蛋白。血红蛋白降解成铁和胆绿素，后者转化成胆红素。

血浆转运：非结合（间接反应的）胆红素是非水溶性的，所以在血浆中与白蛋白结合后被转运。它不能通过肾小球滤过膜进入尿液中。在某些情况下（如酸中毒），白蛋白结合能力减弱；此外，某些物质（如水杨酸盐、某些抗生素）能竞争结合位点。

肝脏摄取：肝脏快速摄取胆红素但不摄取结合的白蛋白。

结合：在肝脏内非结合胆红素结合葡萄糖醛酸主要生成胆红素二葡萄糖醛酸，或称为结合 [结合的（直接反应的）] 胆红素。这个反应被微粒体的葡萄糖醛酸转移酶催化，使得胆红素转化成水溶性。

胆汁分泌：相邻的肝细胞形成毛细胆管，逐渐合并形成小胆管、小叶间胆管和更大的肝管。在肝门外，肝总管与来自胆囊的胆囊管合并形成胆总管，后者在 Vater 壶腹部引流入十二指肠。

结合胆红素和胆汁的其他成分分泌至胆管。在肠道内，细菌代谢胆红素形成尿胆原，后者大部分进一步代谢成粪胆素使得粪便成棕色。胆道完全梗阻时，粪便失去正常颜色变成光亮的灰色（陶土色便）。一些尿胆原被重吸收，并被肝细胞摄取后再分泌到胆汁（肠肝循环）。一小部分的尿胆原被分泌到尿液。

因为结合胆红素能被分泌到尿液而非结合胆红素则不能，所以只有高结合胆红素血症（如由于肝细胞性或胆汁淤积性黄疸所致的）才能引起胆红素尿。

在细胞水平，门静脉三角是由邻近并平行的在肝细胞边缘的胆管、门静脉和肝动脉的末端分支构成的（图 23-1）。肝静脉的末端分支位于肝小叶的中央，又称为中央静脉。因为来自门静脉三角的血流经过肝细胞并通过小叶中央的静脉分支回流，所以小叶中央是最容易发生缺血的区域。

病理生理

多种原因可以引起肝病，包括感染、药物、毒物、缺血和自身免疫性疾病。偶尔，肝病发生在手术后（参见第 172 页）。多数肝病造成一定程度的肝细胞损伤和坏死，导致多种实验室检查结果的异常，有时还出现症状。这些症状可以是由肝病自身引起（如急性肝炎引起的黄疸）或由于肝病的并发症所致（如肝硬化和门静脉高压引起的急性消化道出血）。

尽管肝脏出现坏死，但是肝脏自身可以再生，甚至大块坏死也能完全缓解（如在急性病毒性肝炎时）。然而，全小叶的桥接样损伤或虽不明显但持续存在的破坏，可引起不完全的再生和纤维化。

特定的疾病针对性地影响肝胆系统的某一结构或功能

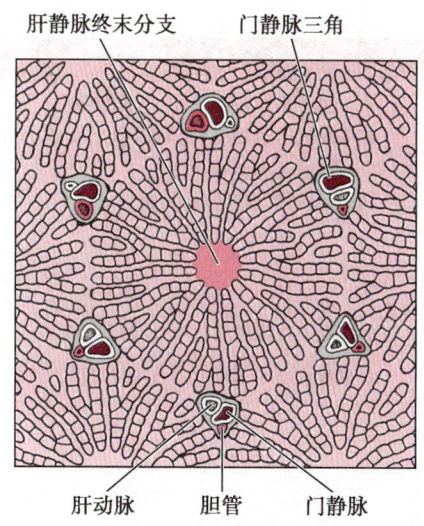

图 23-1 **肝脏的结构。** 肝脏由围绕肝静脉终末分支的小叶构成。小叶之间是门静脉三角。每个门静脉三角由胆管、门静脉和肝动脉分支组成

(如急性病毒性肝炎,主要表现为对肝细胞破坏或肝细胞损伤,参见第 201 页;原发性胆汁性肝硬化主要表现为胆汁分泌受损;隐源性肝硬化主要表现为肝纤维化和门静脉高压)。肝胆系统受影响的部分决定症状、体征和实验室异常。一些疾病(如严重的酒精性肝炎)影响多种肝脏的结构,导致多种形式的症状、体征和实验室异常的共同存在。

在老年人中,出现严重并发症的预后更差,他们更不能从严重的生理应激中恢复并且更不能耐受毒物的蓄积。

评估

病史 **现病史:** 肝病可以出现各种症状,但是很少具有特异性:

- 常见的非特异性症状包括疲乏、纳差、恶心,偶尔有呕吐,特别是在严重的疾病中更易出现呕吐
- 当胆汁淤积导致没有足量的胆汁进入肠道时可以出现松散的含有脂肪的粪便(脂肪泻)。脂肪泻的患者有缺乏脂溶性维生素(A、D、E、K)的危险。常见的临床后果包括骨质疏松和出血
- 病毒性肝炎或酒精性肝炎可以出现发热
- 黄疸是最特异的症状,可以发生在肝细胞功能障碍时也可以出现在胆汁淤积性疾病中,常伴有尿色加深和粪色变浅
- 肝病引起的右上腹疼痛通常是由于肝包膜的扩张(如由静脉瘀血、肿瘤所致)或炎症引起
- 可出现勃起功能障碍和男性女性化;然而,这些症状更提示乙醇的作用,而不是肝病自身的影响

家族史、社会史和药物及其他物质服用史可以提示肝病的危险因素(表 23-1)。

表 23-1 肝病的危险因素

分类	危险因素
获得性	嗜酒
	输血(特别是 1992 年以前)*
	人体穿孔术*
	药物(处方药和非处方药)和中成药
	接触其他肝脏毒物
	肝炎接触史*
	针灸*
	胃肠外药物的使用*
	摄入贝壳类食物*
	文身*
家族性	疾病如原发性胆汁性肝硬化、血色病、威尔逊氏症或 α_1-抗胰蛋白酶缺乏症的家族史

*通常这些因素增加了肝病的危险,特别是增加了肝炎的危险。

体格检查 直到疾病的后期才能在体格检查中发现异常。一些常见的体检结果可以提示病因(表 23-2)。

表 23-2 检查结果解读

表现	可能的病因	注释
肝脏的异常		
肝大	急性肝炎	—
	脂肪肝	
	酒精性肝病	
	静脉瘀血	
	肝脏出血(血液进入肝包膜或肝实质)	
	转移性癌症	
	胆道梗阻	
触及肿块	肝癌	
肝脏质地变硬、形状不规则、边缘变钝及表面呈结节状	肝硬化	—

表现	可能的病因	注释
压痛	急性肝炎	由于患者焦虑,所以常被过度诊断
	肝脏瘀血	在叩击或压迫肋缘时,可以引出真正的肝脏压痛(深压痛)
	肝出血	
	肝癌	偶尔,触痛严重类似腹膜炎
摩擦音或杂音(罕见)	肿瘤	—
肝外异常		
腹水	门静脉高压	典型的表现为腹胀、移动性浊音和液波
	慢性或严重的酒精性肝炎	如果腹水量<1 500ml,不能被发现
	肝静脉阻塞	
	腹膜疾病	
	全身液体的潴留(如心力衰竭、肾病综合征、低白蛋白血症)	
明显曲张的腹壁静脉(水母头)	门静脉高压	—
	下腔静脉阻塞	
脾肿大	门静脉高压	—
	非酒精性肝硬化	
	脾脏疾病	
扑翼样震颤	门-体分流性脑病	当上臂伸直手背屈时出现双侧的不协调的扑动
	尿毒症	
	严重的心力衰竭	
肝臭	门体性脑病或者门-体分流	甜的,刺激的气味
嗜睡和意识模糊	门-体分流性脑病药物	无特异性
	脑部疾病或者全身性疾病	
肢端消瘦合并腹水引起的腹部膨隆(肝硬化体型)	进展期肝硬化	
	进展期的癌症伴有腹腔转移	—
男性性腺功能减退症	酒精性肝硬化	睾丸萎缩、勃起障碍、不育症以及性欲丧失
	血色病	
	药物	
	垂体的、遗传的、全身性的以及内分泌的疾病	
在男性,男性乳房女性化、腋毛或胸毛的减少以及耻骨上的毛发女性化	肝硬化	通过体检鉴别男性乳房女性化和假性的男性乳房女性化(超重的男性)
	慢性嗜酒	
	药物	
	内分泌疾病	
	慢性肾病	
男性乳房女性化伴有睾丸萎缩	肝硬化	—
	慢性嗜酒	
	使用促蛋白合成类固醇	
	垂体的或内分泌疾病	

续表

表现	可能的病因	注释
蜘蛛痣	肝硬化 男性女性化 妊娠 严重的营养不良 慢性嗜酒（可能有关）	受压后，病变末梢（流向病变外周）的血流消失 当蜘蛛痣的数目增多时提示严重肝硬化和曲张静脉出血的风险可能增加 也可见于正常人（常<3个）
肝掌	肝硬化 男性女性化 甲状腺功能亢进 妊娠 类风湿性关节炎 血液系统恶性肿瘤 慢性嗜酒（可能有关）	常在大小鱼际最明显
杵状指	在肝硬化患者，可能为进展性的门-体分流 慢性肺病 发绀性心脏病 慢性感染（如感染性心内膜炎） 休克 炎症性肠病	或胆汁性肝硬化
黄疸	肝脏或胆道疾病、溶血、使用某些药物或先天的代谢障碍引起的高胆红素血症	当胆红素水平>2~2.5mg/dl（>34~43μmol/L）时，黄疸肉眼可见影响巩膜（不同于胡萝卜素血症）
泥状的皮肤色素沉着、经常性的瘙痒引起的抓痕和黄瘤（皮肤脂质沉积）	慢性胆汁淤积（包括原发性胆汁性肝硬化）	—
腮腺增大	慢性饮酒（常见于酒精性肝硬化）	—
岩状灰色的或青铜色皮肤	血色病伴有铁和黑色素沉积	—
杜普征掌挛缩（掌膜腹挛缩症）	酒精性肝硬化 慢性饮酒 吸烟 复合性的局部疼痛综合征 重复运动或震动 糖尿病 Peyronie病	—

辅助检查 肝胆检查包括血液检查、影像学检查，有时会做肝活检，这些检查在肝脏疾病的诊断中发挥了重要的作用。单项检查，特别是肝脏生化和分泌功能检查，往往在敏感性和特异性上有一定的局限性。多种检查联合应用能更好地诊断病因和评估疾病的严重程度。

实验室检查结果异常的无症状患者

常规的实验室检查指标包括氨基转移酶和碱性磷酸酶，在没有肝病症状或体征的患者也常出现异常。对于这样的患者，医生需询问可能的肝毒物的接触史，包括酒精、处方和非处方药、中药汤剂和中成药以及职业的或其他化学物质接触史。

氨基转移酶 单独的 ALT 或 AST 轻微升高（<正常值的 2 倍）可能仅需要复查，1/3 的病例自行缓解。如果其他实验室检查也出现异常，并且是严重异常，或在随后的复查中持续出现异常，那么需要如下的进一步评估：
- 应该考虑脂肪肝可能，后者在临床上常见
- 患者应该筛查乙型或丙型肝炎
- >40 岁的患者需筛查血色病
- <30 岁患者需筛查威尔逊氏症（Wilson disease）
- 大多数患者特别是年轻或中年女性应筛查自身免疫性疾病
- 有患疟疾和血吸虫病危险的患者应进行相应的检查

如果这些检查结果都是阴性的，那么需要检查是否为 α_1-抗胰蛋白酶缺乏症。如果所有的检查都不能发现病因，那么需进行肝活检。

碱性磷酸酶 如果没有症状的患者出现单独的碱性磷酸酶水平升高，需要确认是否肝脏源性，5'-核苷酸酶或者谷氨酰胺转肽酶升高可提示。如果证实肝脏源性的，那么需要进行肝脏影像学检查，常进行超声或磁共振的胰胆管显影术（MRCP）检查。如果在影像学检查中没有发现结构异常，那么可能是肝内胆汁淤积，病史可以提示有药物或毒物接触史。浸润性疾病和肝脏转移性肿瘤（如结肠癌来源）也应该考虑。在女性患者，需检查抗线粒体抗体以排除原发性胆汁性肝硬化。持续原因不明的升高或怀疑肝内胆汁淤积需要考虑行肝活检。

急性肝衰竭
（暴发性肝衰竭）

引发急性肝衰竭（acute liver failure）最常见的是药物和肝炎病毒。主要临床表现为黄疸、凝血功能障碍和脑病。可根据临床表现进行诊断。治疗主要采取支持疗法，有时会采用肝移植和/或特殊治疗（如针对对乙酰氨基酚毒性的 N-乙酰半胱氨酸）。

肝衰竭的分类方法有多种，但目前尚无一种普遍认可的分类方法（表 23-3）。

表 23-3 肝衰竭的分类*

严重程度	描述	常见表现
急性（暴发性）	出现门体脑病	通常为脑水肿
	• 黄疸出现 2 周内发生门体性脑病	
	• 既往没有肝病者为 8 周内	
亚急性（亚暴发性）	在 6 个月之内出现脑病，晚于急性肝衰竭	肾衰竭、门静脉高压（比急性肝衰竭更常见）
慢性	在 6 个月后出现脑病	常由肝硬化引起

*尚无一种普遍认可的分类方法。

病因

总体而言，急性肝衰竭最常见的病因为：
- 病毒
- 药物和毒物

在发展中国家，病毒性肝炎为最常见的病因。在发达国家，毒物则是最主要的病因。

一般而言，乙型肝炎是最为常见的病毒病因，丙型肝炎则不是常见原因。其他病毒性诱因包括巨细胞病毒、EB 病毒、单纯疱疹病毒、人类疱疹病毒 6 型、微小病毒 B19、水痘-带状疱疹病毒、甲型肝炎病毒（少见）、戊型肝炎病毒（尤其在怀孕期间感染）以及引起出血热的病毒（参见第 1470 页）。

最常见的毒物是对乙酰氨基酚，毒性与剂量有关。对乙酰氨基酚引起的肝衰竭的诱发因素包括先前存在肝脏疾病、慢性乙醇的使用以及能诱导细胞色素 P450 系统的药物（如抗惊厥药物）。其他毒物包括阿莫西林/克拉维酸、氟烷、铁化合物、异烟肼、NSAID、某些草药和毒鹅膏蘑菇（参见第 183 页）。有些药物反应是特异性的。

不太常见的原因包括：
- 血管疾病
- 代谢性疾病

血管的病因包括肝静脉血栓形成 [巴德-吉亚利综合征（Budd-Chiari syndrome）]、缺血性肝炎、门静脉血栓、肝窦阻塞综合征（也称为肝小静脉闭塞病，有时由药物或毒物诱导）。代谢原因包括妊娠急性脂肪肝、HELLP 综合征（溶血、肝酶升高及血小板降低）、Reye 综合征、肝豆状核变性。其他原因包括自身免疫性肝炎、转移性肝癌浸润、中暑和败血症。超过 20% 的病例无法确定病因。

病理生理

急性肝衰竭所伴随的多器官功能障碍往往原因不明，机制也不明确。受影响的器官系统包括：

肝脏 往往存在高胆红素血症。高胆红素血症发作的程度是肝衰竭严重程度的一个指标。由于肝脏合成凝血因子受损而导致的凝血功能障碍较为常见。肝细胞坏死表现为氨基转移酶水平增加。

心血管系统 周围血管阻力和血压下降，导致高动力性循环，心率和心排出量增加。

脑 门体性脑病的发生，可能是继发于肠道含氮物质产氨的增加。脑水肿在继发于急性肝衰竭的严重脑病的患者中较为常见。钩回疝可能发作且通常会致命。

肾脏 高达 50% 的患者出现急性肾损伤,原因不明。由于 BUN 水平取决于肝脏合成功能,其水平可能被误导而较低,因此,肌酐水平能更好地表明肾损伤。肝肾综合征,即使不使用利尿剂,无肾小管损伤(可能由于对乙酰氨基酚中毒)时,尿钠和钠排泄分数也会下降。

免疫 会发生免疫缺陷,包括调理作用缺陷、补体缺乏、白细胞和杀伤细胞功能失常。胃肠道中的细菌移位增加。呼吸道、泌尿道感染和败血症较为常见,其病原体可以是细菌,病毒或真菌。

代谢 早期可出现代谢性和呼吸性碱中毒。如有休克,会发生代谢性酸中毒。低钾血症较为常见,部分原因是交感神经张力降低和利尿剂的使用。低磷血症和低镁血症也会发生。低血糖可能发生,因为肝糖原耗尽,糖异生和胰岛素降解受损。

肺 可能发生非心源性肺水肿。

症状及体征

特征性表现为精神状态改变(通常是门体性脑病的一部分)、出血、紫癜、黄疸、腹水。其他症状可能非特异性(如全身乏力,纳差)或由致病因素引起。肝臭(霉味或甜美的气味)和运动功能障碍较为常见。心动过速,呼吸急促,并可能发生低血压(伴或者不伴脓毒血症)。脑水肿的症状包括迟钝,昏迷,心动过缓,高血压。感染的患者有时有定位症状(如咳嗽,排尿困难),但这些症状也可能没有。

诊断

- 患有高胆红素血症和氨基转移酶水平升高的患者,凝血酶原时间延长和/或有肝性脑病的临床表现
- 确定病因:药物使用史、有毒物质暴露、肝炎病毒血清学检查、自身免疫标志物及其他基于临床的检查

如果患者有急性黄疸,不明原因的出血,或精神状态的变化(可能暗示存在脑病),或存在以任何方式迅速恶化的已知肝病者,应高度怀疑患者有急性肝衰竭。

为确认是否存在肝衰竭及其严重程度,可进行实验室检查,其包括肝酶、胆红素水平和 PT。有急性肝损伤的临床/实验室证据的患者,如果出现感觉改变或 PT 延长>4 秒或 INR>1.5,则急性肝衰竭通常可被确诊。肝硬化的证据提示肝衰竭是慢性的。

患有急性肝衰竭的患者应检查并发症。检查通常在初步评估时完成,包括 CBC,血清电解质(包括钙、磷、镁),肾功能检查,尿检。如果确诊为急性肝衰竭,ABG、淀粉酶和脂肪酶、血型和血液筛查也需要做。为诊断脑病和监测其严重性,建议进行血氨检测。如果患者有高动力循环和呼吸急促,则需进行血培养、尿培养、腹水培养及胸部 X 线以排除感染。如果患者出现精神状态损伤或恶化,特别是伴有凝血功能障碍的,应该做头部 CT 检查以排除颅内出血。

为了确定急性肝衰竭的原因,临床医生应调查完整的毒素摄入史,包括处方药和非处方药、草药产品和膳食补充剂。确定病因的常规检查包括:

- 病毒性肝炎血清学检查[如甲型肝炎病毒 IgM 抗体(抗-HAV IgM)、乙肝表面抗原(HBsAg)、乙肝核心抗原的 IgM 抗体(抗-HBcAg IgM)、丙型肝炎病毒抗体(抗-HCV)]
- 自身免疫标志物[如抗核抗体(ANA)、抗平滑肌抗体、免疫球蛋白水平]

根据结果和临床推断选择做以下检验:

- 近期到发展中国家旅游:检查甲、乙、丁、戊型肝炎
- 育龄期女性:妊娠检测
- 年龄<40 岁和相对正常的氨基转移酶水平:检测血浆铜蓝蛋白水平判断威尔逊氏症(Wilson disease)
- 结构异常相关的疾病(如巴德-吉亚利综合征,门静脉血栓,转移性肝癌)检查:超声检查和有时其他影像学技术

应密切观察患者并发症情况(伴随感染的轻微生命体征变化),检测阈值应尽量低。例如,临床医生不应将精神状态恶化归因于脑病,这种情况下,应做头部 CT 检查及床边血糖检测。大多数情况下,常规实验室检查(每日 PT、血清电解质、肾功能检查、血糖和 ABG)应经常进行,有时甚至需要更频繁的检测(如严重脑病患者每 2 小时监测一次血糖)。

预后

预后很难预测。重要的预后指标包括:

- 脑病的程度:当脑病严重时预后更差
- 患者年龄:年龄<10 岁或>40 岁时预后更差
- PT:当 PT 延长时预后更差
- 急性肝衰竭原因:对乙酰氨基酚中毒、甲型肝炎、乙型肝炎引起的急性肝衰竭,比特异质药物反应或威尔逊氏症(Wilson disease)引起的预后更好

不同的分数[国王学院标准或急性生理评估和慢性健康评估 Ⅱ(APACHE Ⅱ)得分]可以对人群患者预后进行预测,但针对个体患者却并不十分准确。

治疗

- 支持治疗
- N-乙酰半胱氨酸解救对乙酰氨基酚中毒
- 肝移植

若情况允许,患者应尽量在有肝移植条件的 ICU 中心治疗。患者应尽快转运,因为随着肝衰竭,病情会迅速恶化,并发症(如出血、误吸、休克加重)也更容易发生。

加强支持疗法是主要的治疗方法。应尽量避免或尽可能小剂量使用能加剧急性肝衰竭症状(如降低血压、镇静作用)的药物。

对于**低血压**和**急性肾损伤**,治疗的目标是最大限度提高组织灌注。治疗手段包括静脉输液和经验性抗菌治疗直至败血症消除。如果输入 20ml/kg 的晶体溶液后低血压不缓解,临床医师应考虑测量肺毛细血管楔压,以指导液体治疗。如果有足够的充盈压,低血压仍继续,临床医生应考虑使用升压药(如多巴胺,肾上腺素,去甲肾上腺素)。

针对脑病患者,床头应抬高 30°,以减少误吸的危险并

尽早考虑插管。选择药物和药物剂量时,临床医生应尽量减少镇静剂以利于监测脑病的严重程度。通常使用丙泊酚作为插管的诱导药物,它可以防止颅内高压,持续期短,可以快速苏醒。乳果糖有助于治疗脑病,剂量为口服 50ml,1~2 小时 1 次,直到患者每日有≥2 次排便,有精神状态改变的患者,不应经口,除非被插管经鼻胃管给药。或将 300ml 溶于 1L 盐水后直肠给药。应采取以下措施,以避免颅内压(ICP)升高和脑灌注压降低。

- 为避免颅内压突然增加:应避免可能引发瓦尔萨尔瓦动作的刺激(如气管内吸痰前给予利多卡因以防止呕吐反射)
- 暂时降低脑血流量:甘露醇(0.5~1g/kg,视需要重复一次或两次)可以诱导渗透性利尿,如有可能采用短暂的过度通气,尤其是当怀疑有疝形成时
- 监测颅内压:尚不清楚是否或何时监测颅内压的风险(如感染、出血)超过早期发现脑水肿,根据颅内压引导液体和升压治疗等监测颅内压带来的益处。专家建议当脑病严重时采取监测。治疗目标是颅内压<20mmHg,脑灌注压>50mmHg

使用苯妥英钠治疗癫痫,尽量避免或小剂量使用苯二氮䓬类药物,因为它们能引起镇静。

使用抗菌药和/或抗真菌药治疗感染,当患者出现感染的任何迹象时(如发热,局灶征象,血流动力学、精神状态或肾功能恶化)须尽快开始治疗。因为感染的迹象与急性肝衰竭有重叠,因此感染可能被过度治疗。

电解质不足可能需要补充钠、钾、磷或镁。

连续输注葡萄糖(如 10%葡萄糖溶液)来治疗低血糖。因为脑病可掩盖低血糖的症状,因此要经常监测血糖。

如果发生出血,或计划有创操作,或有严重的凝血功能障碍(如 INR>7)则使用新鲜冰冻血浆治疗。否则应避免使用新鲜冰冻血浆,因为它会导致容量超负荷和脑水肿恶化。此外,当使用它时,临床医生不能随访 PT 的变化,这点很重要,因为 PT 是急性肝衰竭程度的指标因此有时被当作移植的标准。重组凝血因子Ⅶ有时代替或与新鲜冰冻血浆并用治疗容量超负荷的患者。它的作用正在发生变化。H_2 受体阻滞剂有助于防止消化道出血。

如果患者不能进食,则**营养供给**是必要的。没有必要对蛋白质进行严格限制;推荐量为 60g/d。

可以使用 N-乙酰半胱氨酸治疗急性对乙酰氨基酚过量。由于慢性对乙酰氨基酚中毒很难诊断,急性肝衰竭的病因不明显时应考虑使用 N-乙酰半胱氨酸。N-乙酰半胱氨酸对于其他情况引起急性肝衰竭的患者是否有轻微治疗作用正在研究中。

肝移植使得平均一年生存率约为 80%。因此,如果不移植的预后较差则建议移植。然而,预测移植的时机是困难的,评分(如国王学院标准或 APACHE Ⅱ 得分)作为移植的唯一标准不具有足够的敏感性和特异性。因此,它们被用来辅助临床判断(如基于风险因素)。

> **关键点**
> - 急性肝衰竭在发展中国家最常见的原因是病毒性肝炎,在发达国家为药物和毒素
> - 急性肝衰竭的症状是黄疸、凝血功能障碍和脑病
> - 在有高胆红素血症和氨基转移酶水平升高的患者,根据出现 PT 时间延长或肝性脑病的临床表现来进行确诊
> - 通过评估药物使用史、是否接触有毒物质、肝炎病毒血清学检查、自身免疫标志物和其他基于临床推断的测试来确定病因
> - 通常在 ICU 强化治疗并发症
> - 针对对乙酰氨基酚诱导的肝衰竭,考虑使用 N-乙酰半胱氨酸

预后指数不良的患者(如年龄<10 岁或>40 岁、严重脑病、严重 PT 延长、药物特异质反应、**威尔逊氏症**)需考虑肝移植。

腹水

腹水(ascites)是指腹腔内游离的液体。最常见的原因是门静脉高压。症状通常是由腹腔膨胀所致。通过体格检查、超声或 CT 可以诊断。治疗包括卧床休息、限钠饮食、利尿和治疗性穿刺。腹水可以出现感染(自发性细菌性腹膜炎),通常伴有疼痛和发热。感染的诊断依靠腹水的分析和培养,需用抗生素治疗。

病因

慢性肝病可以引起腹水,有时急性肝病也可以引起。与肝脏无关的情况也可能引起腹水。

肝脏原因引起腹水包括下列情况:
- 门静脉高压(>90%的肝源性腹水由门静脉高压引起),通常由肝硬化所致
- 慢性肝炎
- 不伴有肝硬化的严重的酒精性肝炎
- 肝静脉阻塞(巴德-吉亚利综合征)

门静脉血栓形成通常不引起腹水,除非同时存在肝细胞的破坏。

非肝脏原因 引起腹水包括下列情况:
- 与系统性疾病(如心脏衰竭、肾病综合征、严重的低白蛋白血症、缩窄性心包炎)相关的全身液体潴留
- 腹膜疾病(如肿瘤性或感染性腹膜炎、由于手术或其他医疗操作造成的胆漏)
- 少见的原因包括肾脏透析、胰腺炎、SLE 和内分泌疾病(如黏液性水肿)

病理生理

腹水的发病机制复杂并且未被完全理解,包括一氧化氮引起的内脏血管扩张,门静脉系统的 Starling 力的改变(低白蛋白血症引起低胶体渗透压合并有门静脉血管压力升高)、肾脏钠潴留(通常尿钠浓度<5mmol/L)、可能伴有肝脏淋巴液生成的增加。

造成肾脏钠潴留的机制包括肾素-血管紧张素-醛固酮系统的激活、交感神经活性增强、肾内的血液分流使得肾皮质血流量减少、一氧化氮合成的增加和 ADH、激肽、前列腺素及心房利肽素生成或代谢的改变。内脏动脉循环中血管的扩张可能是促发因素，但是其特定的作用以及这些异常之间的相互关系仍不清楚。

症状及体征

少量的腹水没有症状。中等量的腹水引起腹围的增大和体重的增加。大量腹水引起非特异性的全腹胀，但真正的疼痛少见，如果出现，需警惕急性腹痛的其他原因。如果腹水引起横膈抬高，可以出现呼吸困难。自发性细菌性腹膜炎(spontaneous bacteria peritonitis, SBP)的症状还包括新出现的腹部不适和发热。

体征包括腹部叩诊时出现移动性浊音和液波震颤。在体格检查时，<1 500ml 的腹水可以无体征。大量腹水造成腹壁紧张和脐部变平。在肝病或腹膜疾病中，腹水通常是独立存在的或与外周水肿不成比例；而在全身性疾病（如心脏衰竭）中，腹水与外周的水肿通常是成比例的。

诊断

- 如果体检不能明确诊断，需要行超声波或者CT检查
- 常需要行腹水化验

如果有大量的腹水，体格检查可以确定诊断，但是影像学检查更敏感。与体格检查相比，超声波和CT检查能发现更少得多的腹水（100～200ml）。腹水患者如出现腹痛、发热或不能解释的临床病情恶化需怀疑SBP。

出现下列情况需进行诊断性腹腔穿刺：

- 初次诊断的腹水
- 腹水病因不明
- 怀疑SBP

抽取 50～100ml 腹水，分析其外观、蛋白含量、细胞计数和分类、细胞学及培养，并且根据临床提示，进行抗酸染色和/或淀粉酶检查。与由炎症或感染引起的腹水相比，门静脉高压引起的腹水透明清亮，草黄色，蛋白浓度低，PMN 计数低（<250/μl）。最可靠的指标是高血清-腹水白蛋白浓度梯度，它是指血清白蛋白浓度减去腹水白蛋白浓度。梯度≥11g/L 对于诊断门静脉高压引起的腹水具有相对特异性。腹水混浊和 PMN 计数>250/μl 提示 SBP，但是血性腹水提示肿瘤或TB。罕见的牛奶样（乳糜样）腹水最常见于淋巴瘤或淋巴管堵塞。

治疗

- 卧床休息和限钠饮食
- 有时需要服用螺内酯(spironolactone)，可能需要加用呋塞米(furosemide)
- 有时需要治疗性腹水穿刺

对于门静脉高压引起的腹水，卧床休息和限钠饮食（2 000mg/d）是首要并且安全的治疗措施。如果在数天内严格的限钠不能引起利尿，则应使用利尿剂。螺内酯常有效（口服剂量范围为 50mg/d 至 200mg，每日 2 次）。如果螺内酯无效应该加用袢利尿剂（如口服呋塞米 20～160mg/d，或 20～80mg，每日 2 次）。螺内酯可以引起钾潴留，而呋塞米促进钾排泄，所以这两种药物联合使用能提供最佳的利尿效果并降低引起钾异常的危险。仅在治疗低钠血症（血钠<120mmol/L）时才需要控制液体入量。

体重和尿钠的变化反映对治疗的反应情况。因为腹水不能被过快地重吸收，所以体重减轻大约 0.5kg/d 是最佳的。大量利尿引起血管内液体的丢失，特别是当不存在外周水肿时，这将引起肾衰竭或电解质紊乱（如低钾血症），后者将诱发门-体分流性脑病。饮食中限钠不充分是腹水持续存在的常见原因。

治疗性腹水穿刺是另一种治疗方法。每日抽取腹水 4L 是安全的，许多临床医生同时经静脉输入少盐白蛋白（每次穿刺时输大约 40g）以防止血容量的减少。甚至单纯穿刺放腹水可能也是安全的。治疗性腹水穿刺能缩短住院天数同时相对降低了电解质紊乱或肾衰竭的危险；但是不管怎样，患者需要长期服用利尿剂，并且与那些未接受穿刺治疗的患者相比，有更快的腹水复发的趋势。

腹水自体回输的方法（如 Le Veen 腹腔静脉分流）常出现并发症，目前基本不再使用。经颈静脉肝内门-体分流(transjugular intrahepatic portal-systemic shunting, TIPS)可以降低门静脉压力，成功地治疗其他方法无效的腹水，但是 TIPS 是有创的，可以引起并发症，包括门-体分流性脑病和肝细胞功能恶化。

（另见美国肝病研究学会肝脏疾病指南：经颈静脉肝内门体分流术在门静脉高压治疗中的作用。）

> **关键点**
>
> - 腹水是腹腔内的游离液体，通常由门静脉高压引起，有时由肝脏或其他非肝脏因素引起
> - 中等数量的液体能增加腹围、体重，大量时可引起腹胀、压迫和呼吸困难。当腹水<1 500ml 时，这些体征可以不明显
> - 除非较为明显，否则应使用超声或CT确诊腹水存在
> - 如果初诊腹水，原因不明或怀疑是自发性细菌性腹膜炎，则应做穿刺以检测腹水
> - 建议卧床休息，饮食限制钠盐，如果这些措施不够有效，可以考虑使用利尿剂和治疗性穿刺

克里格勒-纳贾尔综合征

克里格勒-纳贾尔综合征(Crigler-Najjar syndrome)这种罕见的遗传性疾病是由于葡萄糖醛酸转移酶缺乏引起的。

常染色体隐性 I 型（完全性）疾病患者有严重的高胆红素血症。他们通常在 1 岁前死于核黄疸，但也可以活到成年。治疗包括光疗法和肝移植。

染色体显性 II 型（部分性）疾病（有不同的外显率）患者常有更轻的高胆红素血症[<20mg/dl（<342μmol/L）]，通常活到成年，不伴有神经系统的破坏。苯巴比妥(phenobarbital)可诱导部分缺乏的葡萄糖醛酸转移酶，1.5～2mg/kg，每日 3 次口服可能有效。

脂肪肝
（肝脂肪变性）

脂肪肝（fatty liver）是指脂质过多沉积于肝细胞，它是肝脏对于损伤的最常见反应。

许多原因可以引起脂肪肝，涉及多种不同的生化机制，并引起不同类型的肝脏损伤。临床上，鉴别脂肪肝是由于妊娠或酒精性肝病引起的还是在非妊娠和没有饮酒时出现的[非酒精性脂肪性肝病（nonalcoholic fatty liver disease，NAFLD）]是非常有用的。NAFLD包括单纯脂肪浸润（良性）和非酒精性脂肪性肝炎，后者虽更少见却是一种更为重要的病变。

日尔贝综合征

日尔贝综合征（Gilbert syndrome）推测是一种终身的疾病，其中唯一显著异常是无症状的、轻度的、高非结合胆红素血症。它可被误诊为慢性肝炎或其他肝脏疾病。

日尔贝综合征影响多达5%的人群。虽然家族成员可以发病，但是很难建立一种明确的基因模式。

发病机制涉及复杂的肝脏摄取胆红素的缺陷。葡萄糖醛酸转移酶的活性降低，但不如Ⅱ型的克里格勒-纳贾尔综合征那么低。在许多患者中，红细胞破坏也轻微加快，但这不能解释高胆红素血症。肝脏病理正常。

日尔贝综合征最常见于年轻人，偶然发现他们胆红素水平升高，通常波动于2mg/dl和5mg/dl之间（34μmol/L和86μmol/L之间），禁食和其他应激都可以引起胆红素水平升高。

日尔贝综合征与肝炎的不同点为显示的成分主要是非结合胆红素，其他还有正常的肝功能检查结果，和不存在尿胆红素。它与溶血不同，没有贫血和网织红细胞增多。

不需要治疗。应该向患者保证他们没有肝脏病。

先天代谢性疾病引起的高胆红素血症

遗传性或先天代谢性疾病可以引起高非结合胆红素血症或高结合胆红素血症。

- 高非结合胆红素血症：日尔贝综合征、克里格勒-纳贾尔综合征和原发性分流性高胆红素血症
- 高结合胆红素血症：杜宾-约翰逊综合征（Dubin-Johnson syndrome）和罗托综合征（Rotor syndrome）

原发性分流性高胆红素血症

这是一种罕见的家族性良性疾病，它与早期标记的胆红素生成过多有关（其胆红素来自无效的红细胞生成和非血红蛋白的血红素而不是来自正常红细胞的替换）。

杜宾-约翰逊综合征和罗托综合征

杜宾-约翰逊综合征（Dubin-Johnson syndrome）和罗托综合征（Rotor syndrome）引起高结合胆红素血症，但是没有胆汁淤积，除黄疸外不引起任何症状和后遗症。与日尔贝综合征（也不引起其他症状）的高非结合胆红素血症相比，杜宾-约翰逊综合征和罗托综合征的胆红素可以出现在尿液中。氨基转移酶和碱性磷酸酶的水平常是正常的。不需要治疗。

杜宾-约翰逊综合征 这是一种罕见的常染色体隐性遗传性疾病，涉及胆红素葡萄糖醛酸的分泌受损。常通过肝活检诊断；由于细胞内黑色素样物质聚积使得肝脏呈深黑色，但其他病理表现正常。

罗托综合征 这种罕见的疾病临床表现与杜宾-约翰逊综合征相似，但肝脏没有色素沉着并存在其他轻微的代谢异常。

黄疸

黄疸（jaundice）是指由于高胆红素血症所引起的皮肤和黏膜的黄色改变。当胆红素水平大约是2~3mg/dl（34~51μmol/L）时，可以看到黄疸。

病理生理

大部分的胆红素是由血红蛋白降解成非结合胆红素（和其他物质）时生成。非结合胆红素与血中的白蛋白结合转运到肝脏，被肝细胞摄取并与葡萄糖醛酸结合使其溶于水。结合胆红素分泌到胆汁进入十二指肠。在肠道，细菌代谢胆红素形成尿胆原。一些尿胆原经粪便排出，一些被重吸收，随后被肝细胞提取，再处理后，再分泌到胆汁（肠肝循环，参见第156页，框23-1）。

高胆红素血症的机制 高胆红素血症主要包括高非结合胆红素血症和高结合胆红素血症。

高非结合胆红素血症：最常见于下列≥1种情况：
- 生成增加
- 肝摄取减少
- 结合减少

高结合胆红素血症：最常见于下列≥1种情况：
- 肝细胞功能障碍
- 胆汁从肝脏排出减慢（肝内胆汁淤积）
- 肝外胆道梗阻（肝外胆汁淤积）

预后 主要取决于黄疸的原因和肝功能障碍及其严重程度。肝功能障碍可导致凝血障碍、脑病和门静脉高压（可引起消化道出血）。

病因

虽然高胆红素血症主要分为高非结合胆红素血症或结合胆红素血症，但是许多肝脏疾病可以同时引起两种情况的出现。

许多情况（表23-4），包括某些药物的使用（表23-5）可以引起黄疸，但最常见的原因通常是：

- 炎症性肝炎（病毒性肝炎、自身免疫性肝炎、毒物引起的肝损伤）
- 酒精性肝病
- 胆道梗阻

表 23-4 成人黄疸的发病机制和病因

机制	示例	临床表现*
高非结合胆红素血症		
胆红素生成增加	常见：溶血	很少或者没有肝胆系统疾病的临床表现；有时有贫血、瘀斑
	少见：大血肿的吸收，无效的红细胞生成	血胆红素水平常<3.5mg/dl（<59μmol/L），尿中无胆红素，氨基转移酶水平正常
肝脏摄取胆红素减少	常见：心力衰竭	—
	少见：药物、禁食、门体分流	
肝脏结合减少	常见：Gilbert 综合征	—
	少见：炔雌醇（ethinyl estradiol）、Crigler-Najjar 综合征、甲状腺功能亢进	
高结合胆红素血症†		
肝细胞功能障碍	常见：药物、毒物、病毒性肝炎	氨基转移酶的水平常>500U/L
	少见：酒精性肝病、血色病、原发性胆汁性肝硬化、原发性硬化性胆管炎、脂肪性肝炎、威尔逊氏症	
肝内胆汁淤积	常见：酒精性肝病、药物、毒物、病毒性肝炎	黄疸逐渐出现，有时有瘙痒
	少见：浸润性疾病（如淀粉样变性、淋巴瘤、结节病、TB）、妊娠、原发性胆汁性肝硬化、脂肪性肝炎	严重情况下可以出现白陶土色便、脂肪泻 如果长期存在，可以出现体重下降 碱性磷酸酶和GGT的水平常>3倍正常值 氨基转移酶的水平<200U/L
肝外胆汁淤积	常见：胆总管结石、胰腺癌	取决于病因，表现可能与肝内胆汁淤积的表现相似或者表现为更急性（如胆总管结石或者急性胰腺炎引起的腹痛或者呕吐）
	少见：急性胆管炎、胰腺假性囊肿、原发性硬化性胆管炎、既往手术引起的胆总管狭窄、其他肿瘤	碱性磷酸酶和GGT的水平常>3倍正常值 氨基转移酶的水平<200U/L
其他少见的发病机制	先天性疾病（主要是 Dubin-Johnson 综合征和 Rotor 综合征）	肝酶正常

* 存在引起黄疸的疾病的症状和体征。
† 尿液中出现胆红素。
GGT，γ-谷氨酰转肽酶。

表 23-5 引起黄疸的药物和毒物

机制	药物或毒物
胆红素生成增加	可以引起溶血的药物（常见于 G-6-PD 缺乏症的患者），如磺胺类药物和呋喃妥因（nitrofurantoin）
肝脏摄取减少	氯霉素（chloramphenicol）、丙磺舒（probenecid）、利福平（rifampin）
结合减少	炔雌醇（ethinyl estradiol）
肝细胞功能障碍	对乙酰氨基酚（acetaminophen）（大剂量或过量）、胺碘酮（amiodarone）、异烟肼（isoniazid）、NSAID、他汀类、其他的许多药物以及许多药物联合使用 毒蕈属蘑菇、四氯化碳、磷
肝内胆汁淤积	阿莫西林/克拉维酸（amoxicillin/clavulanate）、促蛋白合成类固醇、氯丙嗪（chlorpromazine）、吡咯双烷类生物碱（如在中草药制备过程中）、口服避孕药、苯酚噻嗪（phenothiazines）

评估

病史　现病史： 应该包括黄疸发生和持续的时间。高胆红素血症可在黄疸明显前引起尿色加深。所以，深色尿的出现比黄疸的出现更准确提示高胆红素血症的发生。重要的相关症状包括发热、黄疸前的前驱症状（如发热、不适、肌痛）、粪便颜色变化、瘙痒、脂肪泻和腹痛（包括部位、严重程度、持续时间和放射情况）。提示病情严重的重要症状包括恶心和呕吐、体重下降，可能还包括凝血障碍的症状（如易出现瘀斑或出血、柏油样便或血便）。

系统回顾： 应该询问能提示可能的病因的症状，包括体重减轻和腹痛(癌症)、关节疼痛和肿胀(自身免疫性或病毒性肝炎、血色病、原发性硬化性胆管炎、结节病)和停经(妊娠)。

既往史:应该明确已知的疾病,例如肝胆疾病(如胆结石、肝炎、肝硬化)、溶血性疾病(如血红蛋白病、G-6-PD 缺乏症)以及和肝脏疾病或胆道疾病相关的疾病,包括炎症性肠病、浸润性疾病(如淀粉样变性、淋巴瘤、结节病、TB)和 HIV 感染或 AIDS。

药物史询问药物服用情况或者已知能影响肝脏(表 23-5)的毒物接触史以及肝炎疫苗的使用情况。

手术史应该询问既往胆道手术的情况(胆道狭窄的可能原因)。

社会史应该询问肝炎的危险因素(表 23-6)、饮酒的量和持续的时间、毒品的使用情况和性生活史。

表 23-6 肝炎的危险因素

肝炎类型	危险因素
A	日托的人群或者工作人员
	封闭机构的居民或工作人员
	到流行区域旅行
	口-肛性行为
	摄食生的贝壳类食物
B	注射毒品
	血液透析
	共用剃须刀或牙刷
	文身
	人体穿孔艺术
	未注射疫苗的医务工作者
	高危的性行为
	出生于流行区域
C	在 1992 年之前输血
	注射毒品
	血液透析
	在医务工作或性活动中接触
	出生日期在 1945 年和 1965 年之间

家族史应该询问家族成员中反复发作的轻度黄疸和已经被诊断的先天性肝病情况。如果可能的话,应该询问患者的朋友或家族成员有关患者服用娱乐性药物的病史和饮酒的病史。

体格检查 生命体征中应该注意发热和全身毒性的体征(如低血压、心动过速)。

要注意一般状况,特别是恶病质和嗜睡。头颈部的检查包括巩膜和舌的视诊以观察是否有黄疸以及眼的视诊观察是否有凯-弗环(Kayser-Fleischer ring)。轻度黄疸最容易在自然光线下检查巩膜时发现;它通常在血胆红素达到 2~2.5mg/dl(34~43μmol/L)时即可被发现。注意呼吸气味的情况(如肝臭)。

腹部视诊需注意侧支血管、腹水和手术瘢痕情况。肝脏触诊注意肝大、肿块、结节和触痛情况。脾脏触诊注意是否有脾脏肿大。腹部的检查还需注意是否有脐疝、移动性浊音、液波震颤、肿块和压痛。检查直肠是否有肉眼的出血或者隐性出血。

男性患者应检查是否有睾丸萎缩和男性乳房女性化。

上肢检查注意是否有掌腱膜挛缩(Dupuytren contracture)。

神经系统的检查包括精神状态的评估和扑翼样震颤的评价。

皮肤检查注意是否有黄疸、肝掌、针眼、蜘蛛痣、抓痕、黄色瘤(提示原发性胆汁性肝硬化)、腋窝和耻骨上毛发的稀少、色素沉着、瘀斑、瘀点和紫癜。

警示症状:要特别注意以下情况:
- 明显的腹部疼痛和压痛
- 神志的改变
- 消化道出血(隐性的或明显的)
- 瘀点、瘀斑或紫癜

对检查结果的解释 疾病的严重性:主要取决于肝功能障碍的程度。需要警惕上行性胆管炎,因为它需要紧急处理。

出现脑病(如神志的改变、扑翼样震颤)或凝血功能障碍(如易出血、紫癜、柏油样便或粪便隐血试验阳性),特别是在伴有门静脉高压体征(如腹壁侧支静脉形成、腹水、脾大)的患者中,提示严重的肝功能障碍。上消化道大出血提示存在门静脉高压所致的曲张静脉出血(和可能伴有凝血功能障碍)。

发热和明显的持续性右上腹痛提示上行性胆管炎。伴有胆道梗阻的急性胰腺炎(如由于胆总管结石或胰腺假性囊肿所致)可以有相似的表现。

黄疸的病因:可以由下列情况提示:
- 年轻者和健康者中出现的急性黄疸提示急性病毒性肝炎,特别是合并有病毒的前驱症状、危险因素或两者皆有时。此外,对乙酰氨基酚摄入过量也是常见的原因
- 既往健康的患者近期服用药物或接触毒物后出现急性黄疸可能是由于药物或毒物所致
- 长期有大量饮酒的病史提示酒精性肝病,特别是当存在典型的皮肤红斑时
- 个人史或家族史中有反复发作的轻度黄疸、无肝胆系统功能障碍的表现,提示先天性黄疸,通常是日尔贝综合征
- 逐渐出现的黄疸伴有瘙痒、体重减轻和陶土色便提示肝内或肝外胆汁淤积
- 老年患者出现无痛性的黄疸伴有体重减轻和肿块及轻度瘙痒提示癌症所致的胆道梗阻

体检发现的其他体征可能对提示黄疸的病因也有帮助(表 23-7)。

表 23-7　提示黄疸病因的情况

表现	可能的病因
危险因素	
饮酒(重度)	酒精性肝病,包括酒精性肝炎和肝硬化
消化道肿瘤	肝外胆道梗阻
高凝状态	肝静脉血栓形成(Budd-Chiari 综合征)
炎症性肠病	原发性硬化性胆管炎
妊娠	肝内胆汁淤积、脂肪性肝炎(妊娠急性脂肪肝)
既往胆囊手术切除	胆道狭窄
	胆总管结石残留或者再发
近期手术	缺血性肝炎
	良性手术后肝内胆汁淤积
	时间过长的心脏分流手术
症状	
右上腹绞痛伴右肩或肩胛下疼痛(目前或既往)	胆管结石
经常发作右上腹疼痛	急性酒精性肝炎或病毒性肝炎、急性胆管炎
尿色加深	高结合胆红素血症
关节痛、肿胀或两者皆有	肝炎(自身免疫性或病毒性)
	血色病
	原发性硬化性胆管炎
	结节病
黄疸出现前有恶心或呕吐	急性肝炎
	结石引起的胆总管梗阻(特别是如果同时伴有腹痛或者寒战)
瘙痒和陶土色便	肝内或肝外胆汁淤积,如果粪便呈陶土色则可能胆汁淤积严重
病毒感染前驱症状(如发热、不适、肌痛)	急性病毒性肝炎
体格检查	
腹壁侧支静脉形成、腹水和脾大	门静脉高压(如肝硬化所致)
患者肝脏质地坚硬伴表面凹凸不平同时出现恶病质	肿瘤转移(常见)
	肝硬化(不常见)
急性黄疸的患者出现弥散性的淋巴结肿大	感染性单核细胞增多症
慢性黄疸的患者出现弥散性的淋巴结肿大	淋巴瘤,白血病
Dupuytren 挛缩、肝掌、腋窝和耻骨上毛发的稀少和蜘蛛痣	酒精性肝病
男性乳房女性化和睾丸萎缩	酒精性肝病、使用促蛋白生成的类固醇
过多色素沉着	血色病、原发性胆汁性肝硬化
Kayser-Fleischer 环	威尔逊氏症
针刺痕迹	乙型或者丙型肝炎
正在吸收的血肿	血液外渗到组织
黄瘤	原发性胆汁性肝硬化

检查 需要进行下列检查：
- 血液检查（胆红素、氨基转移酶、碱性磷酸酶）
- 常需要进行影像学检查
- 有时需要进行肝活检或腹腔镜检查

在所有患者中进行血液检查，包括检测总胆红素和直接胆红素、氨基转移酶和碱性磷酸酶的水平。检查的结果帮助识别是胆汁淤积还是肝细胞功能障碍（这是重要的，因为胆汁淤积的患者常需要进行影像学检查）：
- 肝细胞功能障碍：氨基转移酶显著升高（>500U/L）和碱性磷酸酶中度升高（<3倍正常值上限）
- 胆汁淤积：氨基转移酶中度升高（<200U/L）和碱性磷酸酶显著升高（>3倍正常值上限）
- 无肝胆系统功能障碍的高胆红素血症：轻度的高胆红素血症[如<3.5mg/dl（<59μmol/L）]伴正常水平的氨基转移酶和碱性磷酸酶

此外，因为结合胆红素由尿液排泄而非结合胆红素则不通过尿液排泄，所以肝细胞功能障碍或胆汁淤积的患者由于胆红素尿出现深色尿。胆红素分析可以区分结合胆红素和非结合胆红素。当氨基转移酶和碱性磷酸酶的水平是正常时，胆红素成分可以帮助提示病因，如日尔贝综合征或溶血以非结合胆红素升高为主，而杜宾-约翰逊综合征或罗托综合征以结合胆红素升高为主。

出现下列情况时，可根据临床怀疑和初步的检查结果进行其他的血液检查：
- 出现肝功能不全的体征（脑病、腹水、瘀斑）或消化道出血：凝血功能全套检查（PT/PTT）
- 肝炎病毒的血清学检查和自身免疫的血清学检查结果可以提示有肝炎的危险因素（表23-6）或肝细胞引起的
- 出现发热、腹痛和腹部压痛：CBC和血培养
- 外周血涂片可以证实是否溶血。

如果疼痛提示肝外梗阻或胆管炎或如果血液检查结果提示胆汁淤积须进行影像学检查。

通常首先进行腹部超声检查。在发现肝外梗阻时超声常具有高度的准确性。也可以选择CT和MRI。超声对于发现胆结石常更准确，而CT对于发现胰腺病变更准确。所有这些检查可识别胆道系统的异常和肝脏的局部病变，但是对弥漫性肝细胞性疾病（如肝炎、肝硬化）的识别则缺乏准确性。

如果超声提示肝外胆汁淤积，需要其他检查以确定病因。常进行磁共振胆胰管显影（magnetic resonance cholangiopancreatography，MRCP）或ERCP。ERCP更具有创伤性，但是它可治疗一些梗阻性病变（如结石的取出、狭窄部位支架的植入）。

通常不需要肝活检，但是它可以帮助诊断某些疾病（如引起肝内胆汁淤积的疾病、某些类型的肝炎、某些浸润性疾病、杜宾-约翰逊综合征、血色病、威尔逊氏症）。当其他检查不能解释肝酶异常时，进行肝活检是有帮助的。

腹腔镜检查（peritoneoscopy）可以直接观察肝脏和胆囊而没有剖腹手术的创伤。偶尔病因不明的胆汁淤积性黄疸需要进行腹腔镜检查，而剖腹探查基本上是不需要。

治疗

治疗病因和任何的并发症。在成人，黄疸自身不需要治疗（不像在新生儿，参见第2403页）。考来烯胺（cholestyramine）2~8g/d两次口服可以缓解恼人的瘙痒。但是，考来烯胺在完全胆道梗阻的患者中是无效的。

老年患者的特殊性

在老年患者中症状可减弱或被掩盖，如在急性病毒性肝炎中腹痛可能是轻度的或无腹痛。门体分流性脑病所致的睡眠障碍或轻度的意识模糊可能被错误地归因于痴呆。

> **关键点**
> - 在年轻者和健康者中出现的急性黄疸，特别是伴有病毒感染的前驱症状，提示急性病毒性肝炎
> - 老年患者出现无痛性黄疸伴有体重减轻、腹部肿块和轻微的瘙痒提示癌症所致的胆道梗阻
> - 氨基转移酶水平>500U/L和碱性磷酸酶升高<3倍正常值上限提示肝细胞功能障碍
> - 氨基转移酶水平升高<200U/L和碱性磷酸酶升高>3倍正常值上限提示胆汁淤积
> - 神志的改变和凝血功能障碍提示严重的肝功能障碍

非酒精性脂肪性肝炎

非酒精性脂肪性肝炎（nonalcoholic steatohepatitis，NASH）是出现于非嗜酒的患者的一种综合征，它引起病理上类似酒精性肝炎的肝脏损伤。它最常见于有至少一项下列危险因素的患者中：肥胖、血脂紊乱和葡萄糖不耐受。发病机制尚不清楚，但显然与胰岛素抵抗相关（正如肥胖或代谢综合征与胰岛素抵抗相关一样）。绝大多数患者没有症状，实验室检查可发现氨基转移酶水平升高。肝活检才能确诊。治疗包括去除病因和危险因素。

NASH（有时称为脂肪性坏死）的诊断多见于40~60岁的患者，但是它能发生于所有的年龄组。许多患者有肥胖、2型糖尿病（或葡萄糖不耐受）、血脂紊乱和/或代谢综合征。

病理生理

病理生理涉及脂肪沉积（脂肪变性）、炎症并可出现纤维化。由于肝甘油三酯积聚导致脂肪变性。对于脂肪变性可能的机制包括：极低密度脂蛋白（VLDL）合成降低和肝脏甘油三酯合成的增加（可能是由于脂肪酸的氧化降低或输送到肝脏的游离脂肪酸增加）。炎症的发生可能由于脂质过氧化破坏细胞膜所致。这些变化刺激肝星状细胞，导致纤维化的发生。如果继续进展，NASH可以引起肝硬化和门静脉高压。

症状及体征

大多数患者没有症状。有些患者可感觉疲劳、不适或右上腹不适。约75%的患者发生肝大。如果存在进展性肝纤维化，可以发生脾肿大，其常常是已经发生门静脉高压的第一个迹象。NASH引起的肝硬化患者可以是无症状的，并

且可能缺乏慢性肝病的常见体征。

诊断
- 病史(存在 NASH 相关的危险因素,无过量酒精的摄入)
- 血清学试验排除乙型和丙型肝炎,
- 肝活检

在伴有危险因素如肥胖、2 型糖尿病或血脂紊乱的患者和原因不明的提示肝病的实验室检查异常的患者中需要考虑 NASH 的诊断。最常见的实验室检查异常是氨基转移酶水平的升高。与酒精性肝病不同,NASH 中 AST/ALT 的比值通常<1。碱性磷酸酶和 γ-谷氨酰转肽酶(GGT)偶尔升高。高胆红素血症、PT 延长和低白蛋白血症少见。

对于诊断,没有过量的酒精摄入(如<20g/d)的有力证据(如亲友提供病史)是需要的,血清学测试应显示没有乙型和丙型肝炎(即,乙型肝炎表面抗原和丙型肝炎病毒抗体应该是阴性的)。肝活检发现类似酒精性肝炎的肝脏破坏,通常包括大的脂滴(大泡性脂肪浸润)。肝活检的适应证为原因不明的门静脉高压的体征(包括脾大或血细胞减少)和在糖尿病、肥胖或血脂紊乱患者中出现原因不明的氨基转移酶水平升高持续>6 个月。

肝脏的影像学检查,包括超声、CT,特别是 MRI,可以识别肝脂肪变性。然而,这些检查不能识别 NASH 的炎症表现并且不能区分 NASH 和其他原因引起的肝脂肪变性。

预后
预后很难预测。也许,大多数患者不进展成肝功能不全或肝硬化。然而,一些药物(如细胞毒性药物)和代谢紊乱与 NASH 的加速形成相关联。除非出现并发症(如静脉曲张出血),否则预后通常是好的。

治疗
- 祛除病因和控制危险因素

唯一被广泛接受的治疗目标是去除潜在的病因和危险因素。这样的目标包括停止使用药物或毒物、减肥和治疗血脂紊乱或高血糖。初步的证据表明噻唑烷二酮类(thiazolidinediones)药物和维生素 E 可帮助纠正 NASH 的生化和病理异常。许多其他的许多治疗方法[如熊去氧胆酸(ursodeoxycholic acid)、甲硝唑(metronidazole)、甲福明(metformin)、甜菜碱(betaine)、胰升糖素(glucagons)、注射谷氨酰胺(glutamine)]未证实有效。

> **关键点**
> - NASH 引起病理上类似酒精性肝炎的肝脏损伤,这些患者不酗酒,一般伴有肥胖、2 型糖尿病或血脂紊乱
> - 大多数患者没有症状,有些患者可感觉右上部不适、疲劳或乏力
> - 最终会出现门静脉高压和肝硬化,但也许为首发症状
> - 排除酗酒(根据可靠的病史)、乙型和丙型肝炎(血清学试验)并做肝活检
> - 可能的情况下,消除病因并控制危险因素

门静脉高压

门静脉高压(portal hypertension)是门静脉的压力升高。门静脉高压最常由肝硬化(在发达国家)、血吸虫病(在流行区域)或肝血管异常引起。它引起食管静脉曲张和门-体分流性脑病。诊断主要是根据临床标准,常结合影像学检查和内镜检查。治疗包括通过内镜、药物或两者一起预防消化道出血,有时通过门腔静脉分流或肝移植预防出血。

肠系膜上静脉和脾静脉汇合形成门静脉,将来自腹腔内消化道、脾脏和胰腺的血液引流入肝脏。在网状内皮细胞排列的血液通道(肝窦)内,来自门静脉末端的血液和肝动脉血液混合,再从肝窦流出经过肝静脉流入下腔静脉。

正常门静脉压力为 5~10mmHg(7~14cmH$_2$O),比下腔静脉压高 4~5mmHg(门静脉压力梯度)。高于这个值即定义为门静脉高压。

病因
门静脉高压主要由回流到门静脉的血流阻力增加所致。阻力增加的常见原因是肝脏本身的疾病,不常见的原因包括脾静脉或门静脉堵塞和肝静脉流出道阻塞(表 23-8)。血流量增加是造成门静脉高压罕见的原因,虽然在肝硬化和重度脾大的血液系统疾病引起门静脉高压中起作用。

表 23-8　门静脉高压最常见的病因

发病机制或者发病部位	病因
肝前性	
梗阻	门静脉或脾静脉血栓形成
门静脉血流增加(罕见)	动静脉瘘
	原发性血液系统疾病引起的重度脾大
肝内	
窦前性	特发性门静脉高压
	其他门静脉周围疾病(如原发性胆汁性肝硬化,结节病,先天性肝纤维化)
	血吸虫病
窦性	肝硬化(所有病因)
窦后性	肝窦阻塞综合征(肝静脉阻塞性疾病)
肝后性	
梗阻	肝静脉血栓形成(Budd-Chiari 综合征)
	下腔静脉阻塞
右心充盈受限	缩窄性心包炎
	限制型心肌病

病理生理
在肝硬化中,组织纤维化和细胞再生增加了肝窦和门静脉末端的阻力。然而,其他潜在可逆的因素也增加阻力,包括窦周细胞的收缩、血管活性物质(如内皮素、一氧化氮

的生成、多种调节动脉阻力的系统介质的生成、可能还有肝细胞肿胀等。

随着病情进展,门静脉高压引起门-体静脉侧支形成。这些侧支静脉可以轻度降低门静脉压力但可引起并发症。食管远端以及有时出现在胃底的充盈的蛇样黏膜下静脉(曲张静脉)可以发生破裂,造成突发的严重的消化道出血。除非门静脉压力梯度>12mmHg,否则很少发生出血。除了静脉曲张,胃黏膜血管充血(门静脉高压性胃病)也能引起急性或慢性出血。腹壁静脉侧支显露常见;静脉由脐向四周放射(水母头样)则较少见,如有则表明脐静脉和脐周脉有大量的血流。直肠周围的侧支静脉可以引起直肠静脉曲张造成出血。

门-体侧支静脉分流使血液远离肝脏。这样,当门静脉血流增加时,到达肝脏的血液却减少(减少了肝脏的储备)。此外,肠道吸收的有毒物质直接分流进入体循环,导致门-体分流性脑病(见下文)。门静脉高压造成的内脏静脉瘀血通过改变Starling力引起腹水。脾静脉压力增加常引起脾肿大和脾功能亢进,造成血小板和白细胞减少,偶然可以引起溶血性贫血。

门静脉高压常与高动力循环有关。发生的机制复杂,可能涉及交感神经张力改变、氧化亚氮和其他内源性扩血管物质的生成以及体液因子(如胰高糖素)活性的增加。

症状及体征

门静脉高压没有症状,症状和体征由它的并发症引起。最危险的是急性曲张静脉出血(参见第118页)。典型的患者出现突发的无痛性上消化道出血,常是大出血。门静脉高压性胃病引起的出血常为亚急性或慢性的。还可出现腹水、脾大或门-体分流性脑病。

诊断

- 通常,需要临床评估来进行诊断

当慢性肝病患者出现侧支循环、脾大、腹水或门-体分流性脑病时提示存在门静脉高压。证实存在门静脉高压需要通过经颈静脉插入导管到肝静脉直接测量肝静脉压力梯度,即为门静脉压。它是有创的,通常不进行。当怀疑存在肝硬化时进行影像学检查可能有帮助。超声或者CT常发现扩张的腹腔内侧支血管,多普勒超声可检测门静脉的开放和血流。

通过内镜了解是否存在食管胃底静脉曲张和门静脉高压性胃病,是最好的诊断方法,还可以识别食管胃底曲张静脉出血的预测因素(如曲张静脉上红色征)。

预后

急性曲张静脉出血的死亡率超过50%,预后取决于肝脏储备和出血的程度。对于幸存者,在随后1~2年内出血的危险率是50%~75%。进行内镜治疗或给予药物治疗能降低出血的危险但仅轻度降低长期的死亡率。急性出血的治疗见第131和118页。

治疗

- 定期的内镜治疗和随访
- 非选择性β-受体阻滞剂联合或不联合单硝酸异山梨酯
- 有时需要行门体静脉分流

如果可能,应治疗基础疾病。已有出血史的食管胃底曲张静脉的长期治疗包括一系列内镜下套扎从而使得残余的曲张静脉消失,随后定期进行内镜随访以治疗复发的静脉曲张。

出过血的曲张静脉的长期药物治疗包括非选择性β-受体阻滞剂;尽管效果不确定,但是这些药物主要通过减少门静脉血流而降低门静脉压力。普萘洛尔(40~80mg口服,每日2次)或纳多洛尔(40~160mg口服,每日1次),噻吗洛尔(10~20mg口服,每日2次),卡维地洛(6.25~12.5mg口服,每日2次),调整剂量至心率下降大约25%。加用单硝酸异山梨醇酯10~20mg口服,每日2次可进一步降低门静脉压力。联合长期内镜治疗和药物治疗比单用任何一种治疗方法可能稍微更有效。

对任何一种治疗方法效果不佳的患者,应该考虑予经颈静脉肝内门体分流(transjugular intrahepatic portosystemic shunting,TIPS)或比较不常用的手术门腔静脉分流。TIPS在肝内门静脉和肝静脉血流之间放置支架。尽管TIPS可能尤其是在急性出血时,导致的即时死亡风险小于手术分流,但是维持其通畅可能需要再次手术,因为支架可能会随着时间的推移狭窄或闭塞。长期的好处还不清楚。肝移植对于某些患者是有指征的。

对于尚未出血的静脉曲张患者,非选择性β-阻滞剂可降低出血的危险。

对于门静脉高压性胃病引起的出血,可以用药物降低门静脉压力。如果药物无效,应该考虑分流手术,但是与食管静脉曲张出血相比,手术效果可能更差。

因为脾功能亢进很少引起临床问题,所以不需要特殊治疗,应该避免脾切除。

> **关键点**
>
> - 门脉高压通常由肝硬化(在发达国家)、血吸虫病(在流行病区)或肝血管异常所引起
> - 并发症包括急性静脉曲张破裂出血(死亡率高)、腹水、脾肿大及门体性脑病
> - 应基于临床研究结果来诊断门脉高压症
> - 为预防急性静脉曲张破裂出血,应开始定期监测并采用内镜下套扎术
> - 为防止再出血,使用非选择性β-受体阻滞剂单用或联合单硝酸异山梨酯、经颈静脉肝内门体分流术(TIPS),或两者联合来治疗

门体性脑病

门体性脑病(portal systemic encephalopathy)是一种神经精神综合征。它大多数发生于存在门-体分流的患者进食高蛋白或急性代谢应激(如消化道出血、感染、电解质紊乱)时。症状主要为神经精神症状(如意识错乱、扑翼样震颤、昏迷)。诊断依靠临床表现。治疗通常包括纠正急性诱因、饮食以植物蛋白作为蛋白的主要来源并给予口服乳果糖

(lactulose)和不吸收的抗生素如利福昔明。

门体性脑病比肝性脑病(hepatic encephalopathy)或肝性昏迷更好地描述了病理生理过程,但三者可以替换使用。

病因

门体性脑病可以发生于病毒、药物或毒物引起的急性重型肝炎,但它更常见于肝硬化或其他慢性疾病,此时由于门静脉高压出现大量的门体侧支循环。还可以发生在门-体静脉吻合术后,如连接门静脉和腔静脉的吻合术(门-腔分流、TIPS)。

诱因 在慢性肝病患者中,脑病的急性发作常由可逆的病因诱发。最常见的诱因有:

- 代谢应激(如感染、电解质紊乱特别是低钾血症、脱水、使用利尿剂)
- 引起消化道蛋白含量增加的情况(如消化道出血、高蛋白饮食)
- 非特异性大脑抑制剂(如乙醇、镇静药、止痛药)

病理生理

门-体分流使原来应该被肝脏解毒的胃肠道吸收产物进入体循环到达大脑,引起中毒,特别是大脑皮质。引起脑中毒的物质尚未完全清楚。氨是蛋白消化产物,是重要的原因,但还有一些其他因素[如大脑苯二氮䓬类受体和γ-氨基丁酸(γ-aminobutyric acid,GABA)]介导的神经传递发生改变。血中芳香族氨基酸水平通常升高,而支链氨基酸的水平降低,但这些水平的改变可能并不引起脑病。

症状及体征

在疾病处于进展期时易出现脑病的症状和体征(表23-9)。

除非脑功能中度受损则症状通常不明显。在早期出现结构性运用不能,表现为患者不能复制简单的图案(如星星)。可出现焦虑不安和躁狂,但少见。当患者伸直手臂手腕背屈时可引出典型的扑翼样震颤。神经系统异常是对称性的。昏迷时的神经体征通常反映两侧的弥散性大脑半球功能障碍。脑干功能障碍的体征仅出现在进展性昏迷时,常发生于死亡前数小时或数天。无论脑病处于哪一期都可以出现腐烂的甜的呼吸气味(肝臭)。

诊断

- 临床评估
- 常需要辅助检查包括智力测验、氨水平的检测、EEG或联合这些检查
- 除外其他可治疗的疾病

诊断依靠临床表现,但辅助检查是有帮助的:

- 智力测验可以发现微小的神经精神缺陷,有助于诊断早期脑病
- 常检测血氨水平
- 即使在轻症患者,EEG 也常出现弥漫性慢波,对于早期脑病的诊断可能具有敏感性但不具有特异性

脑脊液检查不是常规需要进行的,轻度蛋白升高是唯一常见的异常。

应该除外其他可以引起相似表现的潜在可逆转的疾病(如感染、硬膜下血肿、低血糖、中毒)。如果确诊门体性脑病,需要寻找诱因。

预后

在慢性肝病,纠正诱因常使得脑病消失,不留下持久的神经系统后遗症。一些患者,特别是那些门腔静脉分流或TIPS患者,需要长期治疗,很少发展到不可逆的锥体外系体征或强直性瘫痪。尽管积极治疗,但是急性重型肝炎引起的昏迷(4期脑病)可造成高达80%的患者死亡;进展性慢性肝衰竭和门-体分流性脑病的合并存在常导致死亡。

治疗

- 治疗病因
- 口服乳果糖或用乳果糖灌肠清洁肠道
- 饮食以植物蛋白作为主要的蛋白来源
- 口服非吸收性抗生素,如利福昔明和新霉素

治疗病因常可逆转轻症病例。另一治疗目标是清除有毒的肠道产物,可有多种方法。灌肠以清洁肠道,或更常用的是口服乳果糖糖浆,对于昏迷患者可以管饲乳果糖糖浆。这种合成的双糖是渗透性泻药,它也降低结肠的pH值,减少局部氨的生成。最初剂量为30~45ml,口服,每日3次,剂量需进行调整使得每日解2~3次软便。饮食中蛋白的量应该限制在1.0g/(kg·d),主要来自植物蛋白。对于肝性脑病,口服不吸收的抗生素如新霉素(neomycin)和利福昔明(rifaximin)是有效的。常选用利福昔明,因为新霉素是一种氨基糖苷类抗生素,它可引起耳毒性或肾毒性。

镇静可加重脑病,应该尽可能避免。对于急性重型肝炎引起的昏迷,细致的支持治疗和护理同时防治并发症将

表23-9 门体性脑病的临床分期

分期	认知和行为	神经肌肉功能
0(亚临床)	无症状的认知能力丧失	无
1	睡眠障碍	单音调声音
	注意力受损	震颤
	抑郁,焦虑或易激惹	书写不能
		结构性运用不能
2	昏昏欲睡	共济失调
	定向力障碍	构音障碍
	近事记忆丧失	扑翼样震颤
	行为无法控制	不自主行为(如呵欠、眨眼、吸吮)
3	嗜睡	眼球震颤
	意识模糊	肌肉强直
	记忆丧失	反射亢进或减弱
	生气,妄想或其他古怪行为	
4	昏迷	瞳孔散大
		眼脑或眼前庭反射
		去大脑状态

提高存活的机会。大剂量的糖皮质激素、换血和其他用来清除血液中毒物的复杂操作基本上不改善预后。肝移植可以挽救暴发性肝衰竭引起的肝性脑病患者。

其他可能的治疗方法，包括左旋多巴、溴隐亭、氟马西尼、苯甲酸钠、注射支链氨基酸、必需氨基酸的酮基类似物和前列腺素，未被证实有效。复杂的血浆滤过系统（人工肝）展现了一定前景但需要更多研究。

> **关键点**
> - 门体性脑病是一种当门体静脉侧支吸收未被肝脏解毒的物质并输送至大脑时出现的神经综合征
> - 其症状有认知和行为障碍（如困惑、迟钝、昏迷）和神经肌肉功能障碍（如扑翼样震颤、共济失调、反射亢进或反射减弱）
> - 门体性脑病主要根据临床表现诊断，但通常也会测量血氨水平，如症状不明显或缺失，则需做神经心理测试
> - 排除其他可治疗的疾病（如硬膜下血肿、低血糖、中毒）
>   探寻脑病的触发因素（如感染、消化道出血、电解质异常）。
> - 采取清肠治疗脑病的诱因和脑病本身（使用乳果糖口服或灌肠），限制饮食中蛋白质来源，多食用蔬菜，以及口服利福昔明或新霉素

自发性细菌性腹膜炎

自发性细菌性腹膜炎（spontaneous bacteria peritonitis，SBP）是没有明确来源的腹水感染。临床表现包括发热、不适、腹水的症状和肝衰竭加重的症状。诊断依靠腹水化验。治疗需要使用头孢噻肟（cefotaxime）或其他抗生素。

SBP 在肝硬化所致的腹水中非常常见。这种感染可以引起严重的后果或死亡。引起 SBP 最常见的细菌是革兰氏染色阴性的大肠埃希菌和肺炎克雷伯菌以及革兰氏染色阳性的肺炎链球菌，通常只涉及单一菌群。

症状及体征

患者有腹水的症状和体征。通常感到不适，典型的表现为全腹持续的轻到中度的不适。

SBP 的体征包括发热、不适、脑病、肝衰竭加重和无法解释的临床病情的恶化。出现腹膜的体征（如腹部的压痛和反跳痛），但是由于腹水的存在，这些体征在一定程度上有所减轻。

诊断

- 诊断性腹水穿刺

临床诊断 SBP 是困难的；SBP 的诊断需要在临床怀疑后进行诊断性穿刺并培养。培养前将腹水注入血培养介质中可提高培养敏感性至大约 70%。PMN 计数>250/μl 可诊断 SBP。也可行血培养。因为 SBP 通常由单一菌群引起，所以如果培养得到混合菌群提示腹腔脏器穿孔或标本被污染。

治疗

- 头孢噻肟或其他抗生素

如果诊断 SBP，那么需要给予抗生素如静脉注射头孢噻肟 2g，每 4~8 小时 1 次（根据革兰氏染色和培养结果），至 5 日，直至腹水 PMN 计数<250/μl。使用抗生素将提高生存机会。由于一年内高达 70% 的患者出现 SBP 复发，所以需要给予预防性的抗生素治疗；使用最广泛的是喹诺酮类［如口服诺氟沙星（nor floxacin）400mg，每日 1 次］。

伴有静脉曲张破裂出血的腹水患者预防性使用抗生素可降低发生 SBP 的危险。

手术后肝功能障碍

即使手术前没有肝病，在大手术后有时也会出现轻度的肝功能障碍，这通常是由于肝脏缺血或尚不清楚的麻醉作用所致。手术前肝功能代偿良好的肝病患者（如肝功能正常的肝硬化）通常能很好地耐受手术。但是，手术可以加重一些已经存在的肝病，如在病毒性肝炎或酒精性肝炎患者剖腹手术可以诱发急性肝衰竭（acute liver failure）。

术后黄疸 手术后黄疸的诊断需要肝脏功能的实验室检查。症状出现的时间也可以帮助诊断。

多因素引起的混合性高胆红素血症是手术后黄疸最常见的原因。它由胆红素生成增加和肝脏清除减少所致，这最常发生于需要多次输血的大手术或创伤后。溶血、败血症、血肿的重吸收和输血增加了胆红素的生成；同时，低氧血症、肝脏缺血和其他尚不清楚的因素损伤肝脏的功能。这种情况常在手术后数天内最严重。肝功能不全少见，通常高胆红素血症缓解缓慢，但是可以完全缓解。肝脏实验室检查能区分多因素引起的混合性高胆红素血症和肝炎。前者常表现为严重的高胆红素血症伴轻度的氨基转移酶和碱性磷酸酶升高。而肝炎时，氨基转移酶水平常很高。

术后肝炎 缺血性的手术后"肝炎"是由于肝脏灌注不充分引起而不是炎症引起。原因是手术中一过性低血压或缺氧。典型的表现为氨基转移酶的水平上升很快（常>1 000U/L），但胆红素仅轻度升高。缺血性肝炎常在手术后数天内最严重并在数天内缓解。

氟烷（halothane）相关性肝炎是由于使用了含有氟烷或相关成分的麻醉药所致。它常在 2 周内出现，出现前常有发热，有时伴有皮疹和嗜酸性粒细胞增多。

现在真正的手术后肝炎很少见，过去主要是因为输血感染了丙型肝炎病毒所致。

术后胆汁淤积 手术后胆汁淤积最常见的原因是由于腹腔内并发症引起的胆道梗阻或手术后使用药物所致。肝内胆汁淤积偶尔在大手术后出现，特别是在腹部或者心血管手术后（良性术后肝内瘀胆）。发病机制不清，但常缓慢地自行缓解。偶尔，手术后胆汁淤积由急性无结石性胆囊炎或胰腺炎所致。

肝病的全身性异常

肝病常引起全身性症状和异常(参见第170页,门体性脑病)。

循环系统异常

进展性肝衰竭时,低血压可以引起肾功能障碍。进展性肝衰竭或肝硬化时出现高动力循环(心排出量增加和心率加快)和低血压的发病机制尚不清楚。然而,外周动脉的扩张可能导致高动力循环和低血压。在肝硬化时引起外周动脉扩张的因素包括交感神经张力的改变、一氧化氮和其他内源性扩血管物质的生成以及体液因子(如胰高糖素)活性的增加。

影响肝血液循环的特殊疾病[如巴德-吉亚利综合征(Budd-Chiari syndrome)]见第31章。

内分泌系统异常

肝硬化患者常出现葡萄糖不耐受、高胰岛素血症、胰岛素抵抗和高胰高糖素血症;胰岛素水平升高反映肝脏降解减少而不是分泌增加,但是高胰高糖素血症则相反。甲状腺功能检查异常反映肝脏对甲状腺素的代谢以及血浆结合蛋白发生改变而不是甲状腺出现异常。

对性功能的影响是常见的。慢性肝病常出现月经和生育能力受损。男性肝硬化患者,特别是嗜酒者,常同时有性腺功能减退(包括睾丸萎缩、勃起功能障碍、精子生成减少)和男性女性化(男性乳房女性化、女性体型)。生化机制尚未完全清楚。下丘脑-垂体轴的促性腺素储备常减弱。血液中睾酮水平低,主要是因为合成减少和外周雌激素的转化增加。常见雌激素水平而不是雌二醇水平升高,但雌激素和男性女性化的关系不确切。与其他原因引起的肝硬化相比,这些变化在酒精性肝病更多见,提示酒精是病因,而不是肝病。事实上,有证据提示酒精本身对睾丸有毒性。

血液系统异常

贫血 常见于肝病患者。造成的原因包括失血、叶酸缺乏、溶血、酒精对骨髓的抑制和慢性肝病的直接作用。

白细胞减少和血小板减少 常伴随进展性门静脉高压时出现的脾大一起发生。

凝血功能异常 常见并且机制复杂。肝细胞功能障碍和维生素K吸收不充分将影响肝脏合成凝血因子。异常的PT,这取决于肝细胞功能障碍的严重程度。可用每日注射一次植物甲萘醌(phytonadione)(维生素 K_1)5~10mg 治疗,连用2~3日可能有反应。许多患者存在血小板减少、弥散性血管内凝血和纤维蛋白原异常,也引起凝血障碍。

肾脏和电解质异常

肾脏和电解质异常常见,特别是在有腹水的患者。

低钾血症 可以由尿钾过多丢失所致,血液中醛固酮增加、与钾交换时肾脏胺离子潴留、继发性肾小管酸中毒或利尿治疗都可引起尿钾丢失过多。治疗包括给予口服氯化钾和不给予排钾利尿剂。

低钠血症 即使在肾脏积极保钠时也常见(参见第162页);通常发生于进展性肝细胞疾病并且很难纠正。它更常由水相对过多而不是总体钠丢失所致;钾丢失也起一定作用。限水和补钾可能是有帮助的;增加自由水清除的利尿剂可以在严重或者难治的患者使用。仅在严重的低钠血症引起癫痫或怀疑总体钠丢失时才能予静脉滴注含盐溶液;肝硬化伴有液体潴留的患者应该避免静脉滴注含盐溶液,因为它将加重腹水并仅能暂时提高血钠水平。

进展性肝衰竭可以改变酸碱平衡,常引起代谢性碱中毒。血BUN水平常是低的,这是由于损伤了肝脏的合成;消化道出血可以引起BUN浓度升高,是因为增加了肠道的负荷而不是损伤肾脏。当消化道出血引起BUN升高时,肌酐值正常提示肾功能正常。

肾衰竭 在肝病中可能提示
- 直接同时影响肾脏和肝脏(如四氯化碳中毒)的罕见疾病
- 循环衰竭伴肾灌注减少,伴有或不伴有明显的急性肾小管坏死
- 功能性肾衰竭,常称为肝肾综合征

肝肾综合征 肝肾综合征(hepatorenal syndrome)是指在肾脏未出现结构破坏时出现进行性少尿和氮质血症;它通常发生于急性重型肝炎或有腹水的进展性肝硬化患者。发病机制尚不清楚,可能涉及内脏动脉循环的血管大量扩张导致中心动脉血量的减少。随后的神经或体液因素引起肾皮质血流量的减少造成肾小球滤过率下降。尿钠浓度低和出现良性沉淀物常可鉴别肝肾综合征和肾小管坏死,但很难与肾前性氮质血症相鉴别;在可疑的病例,应该评价对容量负荷的反应情况。

一旦明确诊断,肝肾综合征引起的肾衰竭常进展很快并且是致死性的(1型肝肾综合征);而有些病例则不严重,稳定在更低程度的肾功能不全阶段(2型)。

联合使用血管收缩药(特别是米多君、奥曲肽、特利加压素)和扩容药(特别是白蛋白)可能有效。

对于1型肝肾综合征,肝移植是另一种被接受的治疗方法;TIPS可能有些作用,但需要更多研究。

24. 肝胆疾病的辅助检查

肝胆系统疾病的诊断包括实验室检查、影像学检查和肝脏活检。单项检查，特别是肝脏生化和分泌功能检查，往往在敏感性和特异性上有一定的局限性。因此，多种检查联合应用能更好地诊断病因和评估疾病的严重程度。有用的组合方案 [如终末期肝病模型 (Model of End-Stage Liver Dis-ease, MELD)、Child-Pugh 评分] 具备可以预测失代偿性肝硬化患者生存率的临床特点和实验室特点。

实验室检查

实验室检查一般对于下列情况是有用的：
- 发现肝功能不全
- 评估肝脏损害的严重程度
- 监测疾病进程和评价疗效

- **完善诊断**

许多关于肝脏生化和分泌功能的检查被称为"肝功能检查"。然而，许多检查检测释放到血流中的肝酶（如损伤的肝细胞释放的氨基转移酶或胆汁淤积释放的碱性磷酸酶），而不是评价肝功能。只有某些检查通过评价肝胆系统的分泌功能（如胆红素）或肝脏的合成能力 [如 PT（通常用 INR 来表示）；白蛋白] 来评估肝脏的功能。

筛查肝脏疾病的最有用的实验室检查是血清氨基转移酶（最常用的肝功能检查）、胆红素和碱性磷酸酶。某些类型的生化异常能帮助识别肝细胞损伤和胆汁分泌功能受损（胆汁淤积，表 24-1）。病毒性肝炎、肝脏炎症和免疫调节紊乱的检查包括肝炎血清学检查和免疫球蛋白、抗体及自身抗体的检测。

表 24-1 实验室检查指标异常的常见类型

类型	氨基转移酶升高	碱性磷酸酶升高	PT 延长
急性坏死或损伤	显著	常出现但程度轻微	肝功能严重受损时延长
慢性肝细胞性疾病	轻度~中度	常出现但程度轻微	肝功能严重受损时延长
胆汁淤积	常出现但程度轻微	显著	慢性脂肪泻致维生素 K 吸收不良时延长
			可以通过注射（通常是皮下注射）维生素 K 纠正
浸润性疾病	轻度	轻度至中度	通常不延长
肝衰竭	取决于病因	取决于病因	如果肝衰竭是慢性的，PT 可延长但常仅为轻微延长

有一些实验室检查本身就可以作出诊断，包括下列检查：
- 检测甲型肝炎病毒（抗-HAV）的 IgM 抗体诊断急性甲型肝炎
- 检测乙肝病毒表面抗原（HBsAg）诊断乙型肝炎
- 检测丙型肝炎病毒抗体（抗-HCV）和 HCV-RNA 诊断丙型肝炎
- 检测抗线粒体抗体诊断原发性胆汁性肝硬化
- 检测血浆铜蓝蛋白（降低）和尿铜（升高）诊断肝豆状核变性
- 检测血清 α_1-抗胰蛋白酶诊断 α_1-抗胰蛋白酶缺乏
- 检测甲胎蛋白诊断肝细胞肝癌

肝脏损伤的检查

氨基转移酶 丙氨酸氨基转移酶（alanine aminotransferase, ALT）和天门冬氨酸氨基转移酶（aspartate aminotransferase, AST）会从损伤的肝细胞内溢出，因此它们是检测肝脏损害的敏感指标。氨基转移酶显著升高（>500IU/L；正常值≤40IU/L），提示急性肝细胞坏死或损伤，常由下列情况引起：

- 急性病毒性肝炎
- 毒物或药物诱导的肝炎
- 缺血性肝炎或肝脏梗死

氨基转移酶的明显升高通常持续几天，或者在病毒性肝炎时持续数周。升高的程度不能反映肝损伤的程度。与单项检测相比，系列检测能更好地反映肝脏损害的严重程度和预后。氨基转移酶下降至正常提示肝脏损伤的恢复，但若同时伴有胆红素升高和 PT 或 INR 值上升则预示暴发性肝衰竭。暴发性肝衰竭造成漏出酶的肝细胞数量减少。

在下列情况时氨基转移酶的水平也明显升高：
- 自身免疫性肝炎急性恶化
- 慢性乙型肝炎再激活
- 急性巴德-吉亚利综合征
- 妊娠急性脂肪肝
- 胆总管内结石通过

氨基转移酶持续中等程度升高（300~500IU/L）常见于慢性肝病（如慢性肝炎、酒精性肝炎）和胆道梗阻。胆总管内的胆石通过时氨基转移酶可一过性的显著升高，有时甚至达到数千以上。

氨基转移酶轻度升高（<300IU/L）不具有特异性，常见于下列疾病：
- 继发于病毒性肝炎的肝硬化
- 非酒精性脂肪性肝病（nonalcoholic fatty liver disease, NAFLD）
- 胆汁淤积性肝病
- 肝细胞性肝癌

在某些肝脏疾病氨基转移酶可能正常，如
- 血色病
- 甲氨蝶呤（methotrexate）或胺碘酮（amiodarone）诱导的肝损伤
- 慢性丙型肝炎
- NAFLD

在某种程度上，ALT升高是肝脏损害的特异性指标。因为AST存在于心脏、骨骼肌、肾脏和胰腺，所以AST升高可能反映横纹肌溶解或这些器官中某一个器官的损伤。在大多数肝脏疾病中，AST与ALT的比值<1。然而，在酒精相关性肝损害中，该比值>2。因为嗜酒的患者缺乏5'-磷酸吡哆醛（pyridoxal-5'-phosphate），ALT的合成需要5'-磷酸吡哆醛，而AST合成则并不需要。5'-磷酸吡哆醛的缺乏也可以解释为什么在嗜酒的患者中ALT和AST升高水平是低的（<300IU/L）。

乳酸脱氢酶 常规检查通常包括乳酸脱氢酶（LDH），它存在于许多其他组织中，对于肝细胞损伤不敏感并缺乏特异性。LDH的升高常见于缺血性肝炎和广泛浸润肝脏的癌症。

胆汁淤积的检查

胆红素 胆红素是胆汁中的一种色素，由血红蛋白降解生成，主要来自衰老红细胞内血红蛋白的亚铁血红素部分。非结合（游离）胆红素不溶于水，因此不能通过尿液排泄；绝大部分非结合胆红素在血浆中与白蛋白结合。在肝脏，胆红素与葡萄糖醛酸结合形成更溶于水的胆红素葡萄糖二醛酸。随后结合胆红素通过胆道系统排泄到十二指肠，在那里它被代谢成尿胆原（部分尿胆原被重吸收并再分泌到胆汁），又被代谢成橘黄色的尿胆素（大部分尿胆素排泄到粪便中）。这些胆汁的色素使得粪便呈黄色。

高胆红素血症由下列一种或多种原因引起：
- 胆红素生成增加
- 肝脏摄取或结合减少
- 胆汁的分泌减少

正常情况下，总胆红素绝大部分是非结合胆红素，值<1.2mg/dl（<20μmol/L）。胆红素的分馏可以检测结合胆红素（因为它可以被直接检测不需要溶媒，所以又称为直接胆红素）的比例。胆红素的组分对于评价新生儿黄疸和评价胆红素升高而其他肝脏检查结果均正常的情况是很有帮助的，后一种情况表明胆红素升高不是由于肝胆系统功能障碍引起。

高非结合胆红素血症 （间接胆红素的比例>85%）反映胆红素生成增加（如溶血）或肝脏摄取或结合胆红素出现缺陷（如日尔贝综合征）。在这种情况下，除非同时伴有肝脏损伤，否则非结合胆红素的增加通常<5倍正常值[<6mg/dl（<100μmol/L）]。

高结合胆红素血症 （直接胆红素的比例>50%）是由于胆汁的生成或者分泌减少（胆汁淤积）所致。当同时出现其他肝功能检查异常时，高血清胆红素提示肝细胞功能障碍。血清胆红素在某种程度上对于肝脏功能障碍缺乏敏感性。然而，在原发性胆汁性肝硬化、酒精性肝炎和急性肝衰竭时出现严重的高胆红素血症提示预后不佳。

胆红素尿 反映尿液中有结合胆红素。因为血液中结合胆红素的水平显著升高，所以胆红素溢入尿液中，这提示疾病严重。非结合胆红素不溶于水，结合于白蛋白，所以不能排泄到尿液中。在急性病毒性肝炎或其他肝胆系统疾病，在黄疸出现前，胆红素尿可以在床旁通过商业的尿液检测试纸检测出来。但是，这种尿液检查诊断的准确性有限。当尿液标本放置时间过长、摄入维生素C或尿液含有硝酸盐（如由于尿路感染）时它可能出现假阴性。同样的，尿胆原升高既无特异性又缺乏敏感性。

碱性磷酸酶 这种肝酶水平的升高提示胆汁淤积。但是这不具有特异性，因为碱性磷酸酶由几种同工酶组成，在肝外有广泛的分布（如在胎盘、小肠、白细胞、肾脏，特别是骨骼）。

在胆道梗阻发生后1~2日，无论梗阻的部位，碱性磷酸酶水平都将升高到≥4倍正常值。在梗阻解除后数日，碱性磷酸酶的水平仍然是高的，因为它的半衰期大约是7日。在许多肝脏疾病碱性磷酸酶水平高达正常值的3倍，这些疾病包括：
- 肝炎
- 肝硬化
- 占位性病变（如癌症）
- 浸润性疾病（如淀粉样变性、结节病、TB、肿瘤转移、脓肿）
- 梅毒性肝炎（与其他肝脏检查指标中度变化相比，碱性磷酸酶不成比例地升高）

单独碱性磷酸酶升高（如其他肝脏检查结果正常）可出现于：
- 局部的肝脏病变（如脓肿、肿瘤）
- 部分或间歇性的胆道梗阻（如结石、狭窄、胆管癌）
- 梅毒性肝炎
- 偶尔也见于浸润性疾病

单独碱性磷酸酶的升高也见于不存在任何明显的肝脏或胆道疾病的情况，这些情况包括：
- 一些不涉及肝脏的癌症（如支气管癌、霍奇金淋巴瘤、肾细胞癌）
- 脂肪餐后（碱性磷酸酶来自小肠）
- 妊娠（碱性磷酸酶来自胎盘）

- 发育中的儿童和青少年（由于骨骼生长）
- 慢性肾衰竭（碱性磷酸酶来自肠道和骨骼）

因为碱性磷酸酶的分类在技术上是困难的，所以与碱性磷酸酶的分类相比，对肝脏更有特异性的γ-谷氨酰转肽酶或5'-核苷酸酶水平的升高能够更好地区分肝脏来源和肝外来源的碱性磷酸酶。此外，在无症状的老年人中，碱性磷酸酶的升高往往来源于骨骼（如在Paget病中），不需要更进一步检查是否有肝脏的损伤。

5'-核苷酸酶 5'-核苷酸酶水平升高对检测胆汁淤积和胆管梗阻的敏感性与碱性磷酸酶相似，但它更具特异性，几乎都提示肝胆疾病。因为血清碱性磷酸酶和5'-核苷酸酶水平并不一直相关，所以可能表现为一种升高而另一种正常。

γ-谷氨酰转肽酶（GGT）：在肝胆疾病，特别是胆汁淤积时，GGT水平升高，并且与碱性磷酸酶和5'-核苷酸酶水平弱相关。GGT的水平在骨骼病变、儿童期或妊娠时都不升高。然而饮酒和某些药物（如某些抗惊厥药物、华法林）能诱导肝脏的微粒体（细胞色素P-450）酶，从而显著升高GGT，这样在一定程度上限制了它的特异性。

肝脏合成功能的检查

PT和INR 凝血酶原时间（PT）可表示为时间（秒），或更恰当地表示为患者被检测的PT值与实验室参考值的比值（INR）。在监测抗凝的疗效方面，INR比PT更精确。PT和INR是检测肝脏合成纤维蛋白原和维生素K依赖的凝血因子[包括因子Ⅱ（凝血酶原）、Ⅴ、Ⅶ和Ⅹ]能力的有效指标。由于其中的一些凝血因子的生物半衰期短（如凝血因子Ⅶ的半衰期为6小时），所以当这些因子缺乏时PT和INR很快出现变化。PT和INR异常提示严重的肝细胞功能障碍，是急性肝病预后不佳的征兆。在慢性肝病中，PT或INR升高提示疾病进展为肝衰竭。在轻度肝细胞功能障碍时，PT或INR不升高，在肝硬化时也常是正常。

PT延长和INR异常也可由凝血功能障碍引起，如消耗性凝血功能障碍或缺乏维生素K。脂肪吸收不良，包括胆汁淤积，可引起维生素K缺乏。在慢性胆汁淤积时，如果维生素K替代治疗（10mg，皮下注射）能在24小时内使PT恢复≥30%，就可排除明显的肝功能功能障碍。

血清蛋白 肝细胞合成绝大部分的血清蛋白，包括α-和β-球蛋白、白蛋白和大部分的凝血因子（不包括Ⅷ因子或γ-球蛋白，前者由血管内皮细胞生成而后者由B淋巴细胞产生）。肝细胞也合成一些对特殊疾病有诊断意义的蛋白：

- $α_1$-抗胰蛋白酶（$α_1$-抗胰蛋白酶缺乏症缺乏该蛋白）
- 血浆铜蓝蛋白（在肝豆状核变性中该蛋白水平降低）
- 运铁蛋白（血色病时该蛋白被铁饱和）
- 铁蛋白（血色病时该蛋白明显升高）

因为在各种组织受到损害时（如炎症）这些蛋白会反应性升高，所以它们的升高对肝病缺乏特异性。

血清白蛋白 的下降在慢性肝病中是常见的，这是因为分布的容量增加（如由于腹水），或肝脏合成功能下降，或两者皆有。血清白蛋白的值<3g/dl（<30g/L）提示合成减少，可由下列任何一种情况引起：

- 失代偿期肝硬化（最常见的原因）
- 嗜酒
- 慢性炎症
- 蛋白质营养不良

低白蛋白血症也可能由于白蛋白从肾脏（如肾病综合征）、消化道（如由于蛋白丢失性胃肠病）或皮肤（如烧伤或剥脱性皮炎）大量丢失所致。

因为白蛋白的半衰期大约为20日，所以血清中的白蛋白水平需要数周才会升高或者降低。

其他实验室检查

氨 进入结肠的含氮复合物（如摄食的蛋白、分泌的尿素）被结肠内细菌降解，释放出氨。氨随后被重吸收并经门静脉转运到肝脏。健康的肝脏易于清除来自门静脉的氨并将其转化为谷氨酰胺，再经肾脏代谢进入尿液而被排泄。在存在门-体分流的患者中，受损的肝脏不能清除氨，氨将进入体循环中，可能引起门体性（肝性）脑病。发生肝性脑病时氨的水平升高，但是它可能是假性降低或升高。在进展性肝病中，下列情况可能升高氨的水平：

- 高蛋白饮食
- 消化道出血
- 低钾血症
- 代谢性碱中毒
- 某些药物（如乙醇、巴比妥类、利尿剂、阿片类、丙戊酸盐）
- 大剂量的化疗
- 肠外营养
- 肾功能不全
- 肌肉用力过度和肌肉消耗过度
- 水杨酸盐（salicylate）的毒性
- 休克
- 输尿管乙状结肠吻合术
- 生成尿素酶的细菌（如奇异变形杆菌）所致的尿路感染

因为血氨水平的升高程度与肝性脑病的严重程度相关性差，所以用血氨水平来监测肝性脑病的治疗效果用处不大。

血清免疫球蛋白 血清免疫球蛋白在慢性肝病时往往会升高。然而血清免疫球蛋白升高没有特异性，也没有太大的临床意义。血清免疫球蛋白浓度一般在急性肝炎时轻度升高，在慢性活动性肝炎时中度升高，而在自身免疫性肝炎时则明显升高。尽管在不同疾病中常有不同的免疫球蛋白明显升高，但是升高的免疫球蛋白的类型没有太大的意义：

- 在原发性胆汁性肝硬化中IgM明显升高
- 在酒精性肝病中IgA明显升高
- 在自身免疫性肝炎时IgG明显升高

抗线粒体抗体 >95%的原发性胆汁性肝硬化患者该类抗体阳性，而且往往呈高滴度。该类抗体偶尔也出现于下列情况：
- 自身免疫性肝炎
- 药物诱导的肝炎
- 其他自身免疫病，例如结缔组织疾病、重症肌无力、自身免疫性甲状腺炎、艾迪生病（Addison disease）和自身免疫性溶血性贫血。

抗线粒体抗体可帮助识别胆汁淤积的原因，因为在肝外胆道梗阻和原发性硬化性胆管炎中抗线粒体抗体往往为阴性。

其他抗体 其他抗体可帮助诊断下列疾病：
- 自身免疫性肝炎：平滑肌肌动蛋白抗体、呈现均匀（弥漫）荧光的抗核抗体（antinuclear antibody，ANA）和Ⅰ型肝/肾微粒体抗体（antibodies to liver-kidney microsome type 1,抗-LKM1）常为阳性
- 原发性胆汁性肝硬化：抗线粒体抗体是诊断的关键
- 原发性硬化性胆管炎：核周抗中性粒细胞胞浆抗体（perinuclear antineutrophil cytoplasmic antibody，p-ANCA）可帮助提示该疾病

这些抗体中任何一种单独异常并不具有诊断意义，也不能解释发病机制。

甲胎蛋白（AFP） AFP是一种糖蛋白，通常由胚胎期的卵黄囊和随后的胎肝合成，所以在新生儿和孕妇中AFP会升高。在出生后的第一年，AFP水平迅速下降，在一周岁时降至成人水平（正常情况下，<10~20ng/ml或<10~20mg/L，这取决于实验室的检测）。AFP升高，无论升高多少，应该考虑原发性肝细胞性肝癌（primary hepatocellular carcinoma，HCC）的可能。一般情况下，血清AFP与肿瘤的大小、分化和转移相关。因为小肿瘤可生成低水平的AFP，所以AFP值的升高提示HCC的存在，特别是当肿瘤直径>3cm时。AFP也帮助预测预后情况。

轻度AFP升高也见于急性和慢性肝炎，可能反映肝脏的再生。在急性重型肝炎中偶有AFP升高到500ng/ml。高AFP的情况可见于一些其他疾病（如畸胎瘤、儿童的肝母细胞瘤、某些胃肠道癌症的肝转移、一些胆管癌），但是这些疾病罕见，常可根据临床和病理进行鉴别。

在HCC患者中AFP检测的敏感性、特异性和峰值水平常根据人群的不同而变化，这反映影响因素如肝炎的患病情况和种族等的差异。在肝炎患病率相对低的区域（如北美和西欧），AFP≥20ng/ml对于HCC诊断的敏感性为39%~64%，特异性为76%~91%。然而，不是所有的HCC生成AFP。因此，AFP不是一个理想的筛查指标，但是它对于识别HCC有一定的作用。AFP的水平超过正常值（>20ng/ml），特别是当AFP水平持续升高时，高度提示HCC。当肝硬化患者出现肝脏肿块伴高AFP值（如>200ng/ml），需要高度怀疑HCC。目前联合AFP和超声检查是最好的随访方法。

影像学检查

影像学检查对于准确诊断胆道疾病是必需的并且对于识别肝脏局部病变（如脓肿、肿瘤）具有重要意义，但是它对于识别和诊断弥漫性肝细胞疾病（如肝炎、肝硬化）作用有限。

超声检查 传统上超声经腹部进行检查，检查前需要禁食一定的时间，它提供了脏器的结构信息而不是功能信息。对于胆道系统，特别是胆囊，超声是最便宜、最安全和最敏感的影像学检查方法。对于下列情况超声是可选择的检查方法：
- 筛查胆道异常
- 在右上腹疼痛的患者中评价肝胆管的情况
- 鉴别黄疸的原因是肝内还是肝外
- 识别肝脏占位

在肝胆管超声检查时还可观察到肾脏、胰腺和血管。超声可检测脾脏的大小，因此可帮助诊断脾大，后者常提示门静脉高压。

使用超声内镜可进一步了解肝胆的异常。

超声检查对于肠道积气患者或肥胖患者是困难的，这取决于操作者。超声内镜是一种将超声传感器置入内镜顶端的装置，因此即使存在肠道积气也能提供更高清晰度的图像。

胆结石 的超声表现为强回声光团，其后方伴有声影，随体位改变而移位。当胆结石直径>2mm时经腹超声的诊断正确率非常高（敏感性>95%）。超声内镜能够检测到胆囊或胆道系统内小至0.5mm的结石（微结石）。经腹超声和超声内镜还能检测泥沙型胆汁（一种颗粒物与胆汁的混合物），一般位于胆囊的低垂部，表现为不伴声影的低回声。

胆囊炎 典型的超声表现为：
- 胆囊壁增厚（>3mm）
- 胆囊周围积液
- 胆囊颈部结石嵌塞
- 超声探头触诊胆囊时有触痛[超声检查墨菲征（Murphy sign）]

肝外梗阻 表现为胆管的扩张。在经腹部和超声内镜中，胆管表现为无回声的管状结构。正常情况下，胆总管的直径（不要断开）<6mm，随着年龄增长有轻微的增宽，在胆囊切除术后可达10mm。胆管扩张且临床症状符合时一般就可确诊为肝外胆道梗阻。超声可能漏诊早期的或间断的梗阻，因为这些情况不引起胆管的扩张。经腹超声往往不能发现胆道梗阻的程度或病因（如超声对诊断胆总管结石的敏感性<40%）。超声内镜则要好一些。

局部肝脏病变 在直径>1cm时常可被经腹部超声识别。一般来说，囊肿表现为无回声，而实质性病变（如肿瘤、脓肿）表现为有回声。癌症表现为无特异性的实质性肿块。超声检查已被用于那些肝癌高危患者（如患有慢性乙型肝炎、肝硬化或血色病）的筛查。因为超声检查可以对局部的病变进行定位，所以它被用来引导穿刺和活检。

弥散性的疾病（如肝硬化，有时还有脂肪肝） 能被超声识别。超声弹性图能检测肝脏的硬度，可作为肝纤维化

的指标。在这种检查中，探头释放振动波诱发一种弹性剪切波。通过检测这种剪切波在肝脏中扩散的速率就可以反映肝脏的硬度。

多普勒超声 是一种评价肝周血管（特别是门静脉）的流量和血流方向的无创检查方法。临床上的使用包括：

- 识别门静脉高压（如明显的侧支循环和血流的方向可提示门静脉高压）
- 评估肝脏分流血管的流量（如门腔静脉分流术后、经皮经肝分流术后）
- 在肝移植前评价门静脉的流量和在移植后识别肝动脉血栓
- 识别异常的血管结构（如门静脉海绵样变）
- 手术前评估肿瘤的血供情况

CT：CT常用来识别肝脏肿块，特别是小的转移灶，准确率达到大约80%。它是最准确的影像学技术。增强CT可准确诊断肝海绵状血管瘤，也可鉴别肝海绵状血管瘤与其他腹部肿块。肥胖和肠道气体对CT图像都没有干扰。CT可发现脂肪肝和铁超负荷所致的肝密度升高。在识别胆道梗阻方面，CT的价值逊于超声；但对于胰腺，CT常是最好的检查方法。

胆管闪烁显像术 在患者禁食后，静脉注射锝（technetium）标记的亚氨基二醋酸（iminodiacetic）复合物［如羟基或二异丙基亚氨基二醋酸（hydroxy or diispropyl iminodiacetic acid, HIDA或DISIDA）］，这些复合物被肝脏摄取后分泌到胆汁中，随后进入胆囊。

在常由结石嵌顿在胆囊管引起的急性结石性胆囊炎中，由于放射性核素不能进入胆囊，所以在闪烁显像扫描中胆囊不显示。这种无创的方法在诊断上相对准确（除了在一些危重患者中有假阳性的结果）。然而，在临床诊断急性胆囊炎时很少需要进行胆道闪烁显像。

如果怀疑患有非结石性胆囊炎，在给予胆囊收缩素（cholecystokinin）（用来刺激胆囊收缩）前后分别对胆囊进行扫描。闪烁扫描计数差值提示胆囊排出分数。排出分数降低代表排空减少，提示非结石性胆囊炎。

胆管闪烁显像还可以用于识别胆漏（如手术或创伤后）和解剖结构异常（如先天性胆总管囊肿、胆总管肠吻合术）。胆囊切除术后，胆管闪烁显像能够测定胆汁排出量，胆汁的排出可帮助识别奥迪括约肌（Oddi sphincter）功能障碍。

放射性核素肝脏扫描 放射性核素扫描曾被用于诊断弥散性肝病和肝脏占位性病变，但目前多被超声和CT检查所替代。放射性核素扫描可以显示注射的放射性示踪剂通常为锝（^{99m}Tc硫胶体）的分布情况，在正常的肝脏内这种示踪剂成均匀分布。>4cm的占位性病变（如肝囊肿、肝脓肿、肿瘤转移灶和原发性肝肿瘤）表现为示踪（不应断开）剂的缺失。弥散性肝病（如肝硬化、肝炎）减少了肝脏对示踪剂的摄取，示踪剂更易在脾脏和骨髓中浓聚。当肝静脉阻塞（巴德-吉亚利综合征）时，肝脏对示踪剂的摄取下降，但肝尾叶除外，因为它的血液回流至下腔静脉。

腹部X线平片 X线平片不常用来诊断肝胆疾病。除非胆结石是钙化的并且足够大，否则X线平片对于识别胆结石缺乏敏感性。X线平片可以发现钙化的（瓷器样）胆囊。在重病的患者，X线平片可罕见地在胆道系统中发现气体，提示气肿性胆管炎。

MRI MRI可显影血管（不需要造影剂）、管道和肝组织。它的临床适应证仍在不断扩展。在诊断弥散性肝病（如脂肪肝、血色病）和识别一些局部占位性病变（如血管瘤）方面，MRI优于CT和超声。MRI也可以显示血流，因而可以与多普勒超声和CT血管造影互补，用于诊断血管异常以及了解肝移植前血管分布情况。

在诊断胆总管异常，特别是结石方面，**磁共振胆胰管造影（MRCP）**比CT和超声检查更敏感。MRCP所显像的胆道系统和胰管的图像与逆行胆胰管造影（ERCP）和经皮经肝胆管造影（PTC）的结果相似，但它更无创。因此在怀疑胆道梗阻时和进行治疗性ERCP（如在造影的同时进行取石）之前，MRCP是一种有用的筛查手段。

ERCP ERCP是在内镜下经十二指肠乳头插管注入造影剂，从而逆行显示胰胆管的造影技术。首先，将内镜插入十二指肠降部，然后将导管插入Vater乳头部，向胰管和胆管内注入造影剂。

ERCP可详细地显影大部分的上消化道和壶腹周围的区域、胆管和胰腺。ERCP也可用来进行组织的活检。对于壶腹部癌症，ERCP是最好的诊断方法。对于诊断胆总管结石，ERCP和超声内镜一样准确。因为ERCP是有创的，所以它更多用于治疗（包括同时进行诊断和治疗），而不是单纯用于诊断。对于治疗胆道和胰腺梗阻性病变，ERCP是可选择的手段，包括：

- 胆总管结石的取出
- 狭窄（炎症或者恶性肿瘤）部位支架植入
- 括约肌切开（如对于治疗奥迪括约肌功能障碍）

诊断性ERCP只是注入造影剂，其死亡率约为1%。若ERCP同时进行括约肌切开，则死亡率上升到4%~9%（主要是因为胰腺炎和出血）。ERCP测量奥迪括约肌压力可在高达25%的患者中引起胰腺炎。

经皮经肝穿刺胆管造影（PTC） PTC是在荧光镜或超声引导下，用细针穿刺肝脏，在肝总管上方的外周肝内胆管系统内置管，进而将造影剂注入显示胆管系统。

PTC诊断胆道疾病的准确性很高，而且在诊断同时还可进行治疗（如对胆道系统进行减压、植入内支架）。但是，与ERCP相比，PTC的并发症更多（如败血症、出血、胆漏），所以目前ERCP应用更加广泛。

术中胆管造影 这是一种在剖腹手术时直接注入造影剂来观察胆管系统的方法。

当出现黄疸并且无创的检查方法提示胆总管结石时有

指征进行术中胆管造影,随后可行胆总管探查取石。由于该检查在技术上要求较高,特别是在腹腔镜胆囊切除术时,因而限制了它在临床上的运用。

肝活检

肝活检提供关于肝脏结构和肝损伤的病理信息(损伤的类型和程度以及是否有纤维化),这不仅仅对于肝病的诊断是必需的,而且对于肝病的分级、判断预后和治疗也是必需的。虽然只能得到小部分组织,但是这块组织通常具有代表性,即使对于局部病变亦然。

肝活检(liver biopsy)常在床旁或者在超声引导下经皮穿刺进行。超声引导下进行是更好的选择,因为它的并发症发生率稍微更低,并且它能帮助观察肝脏的情况和定位于局部病变。

指征 一般来说,当怀疑肝脏异常并且用更无创的方法不能明确病因或者需要组织病理学进行分级时有指征进行肝活检(表24-2)。肝活检对于识别结核或其他肉芽肿性浸润病灶以及明确肝移植后肝脏情况(缺血性损害、排斥反应、胆道疾病、病毒性肝炎)特别有帮助。若要监测肝脏疾病的进展情况,可以定期进行肝脏活检,通常为几年一次。

表24-2 肝活检的适应证*

疾病	用途
原因不明的肝脏检查异常	诊断
酒精性肝病或非酒精性肝脂肪变性	诊断和分级
慢性肝炎(病毒性或自身免疫性)	诊断和分级
严重的金属蓄积引起的疾病(如血色病、威尔逊氏症)	诊断
肝移植后怀疑排异或其他并发症	诊断
供肝的情况	评估
原因不明的肝脾大	诊断
原因不明的肝内胆汁淤积(常为原发性胆汁性肝硬化或者原发性硬化性胆管炎)	诊断
怀疑为癌症或者病因不明的局灶病变	诊断
病因不明的系统性疾病(如不明来源的发热、炎症性或者肉芽肿性疾病)	诊断(可进行培养)
使用肝毒性药物[如甲氨蝶呤(methotrexate)]	监测

*一般来说,当怀疑肝脏异常并且用更无创的方法不能明确病因或者需要组织病理学进行分级时有指征进行肝活检。

肉眼观察和组织病理学往往能明确诊断。细胞学检查(细针抽吸)、冷冻切片和培养对于特定的病例可能有用。在活检标本还可测定金属含量(如在疑诊为肝豆状核变性的病例测定铜含量,在疑诊为血色病的病例测定铁含量)。

肝脏活检的局限性包括以下几点:
- 取样误差
- 在胆汁淤积的病例偶有误诊或诊断不明
- 需要一位经验丰富的组织病理学家(一些病理学家对细针穿刺活检的标本缺乏经验)

禁忌证 肝活检的绝对禁忌证包括:
- 术中患者不能制动或屏气
- 怀疑血管性病变(如血管瘤)
- 出血倾向(维生素K治疗后INR>1.2,出血时间>10分钟)
- 重度血小板减少(<50 000/ml)

肝活检的相对禁忌证包括重度贫血、腹膜炎、大量腹水、严重的胆道梗阻以及膈下或右侧胸膜感染或胸水。虽然如此,在门诊患者中,经皮肝活检依然是十分安全的检查。死亡率为0.01%。主要并发症(如腹腔内出血、胆汁性腹膜炎、肝破裂)的发生率大约为2%。肝活检后3~4小时内并发症发生率高,所以在这段时间内必须对患者进行监测。

肝活检的其他路径 经颈静脉进行肝脏活检比经皮肝活检更有创伤性,但在严重凝血功能障碍的患者中,可以应用经颈静脉肝活检。该方法是在右颈内静脉插管,通过下腔静脉后,将导管送入肝静脉。然后用细针穿过肝静脉进行肝脏活检。这种活检方法成功率>95%。同时并发症发生率低,肝包膜破裂出血的发生率为0.2%。

偶尔,肝活检在术中(如腹腔镜手术)进行,这样可以获得更大块并且更有目的性的组织标本。

25. 酒精性肝病

酒精性肝病

在大多数西方国家中酒精消耗量很高。在美国成年人，约 4.6% 的满足 DSM-IV 诊断标准的酗酒和 3.8% 的酒精依赖，其中男女比例约为 2∶1。

酗酒者将逐渐出现以下肝脏疾患：
- 脂肪肝（超过>90%）
- 酒精性肝炎（10%~35%）
- 肝硬化（10%~20%）

肝硬化患者发展为肝细胞肝癌，特别是如果同时存在铁的沉积时。

危险因素

酒精性肝病（alcoholic liver disease，ALD）的主要危险因素包括：
- 酒精摄入量和持续时间（通常>8 年）
- 性别
- 基因和代谢特点
- 肥胖

酒精量 在易感人群中，酒精摄入量和持续时间与酒精性肝病的发生发展成线性相关。

酒精饮料摄入量（以毫升计算）乘以其酒精含量百分比即可估计酒精摄入量。例如，80 标准酒精度（40% 酒精）的饮料 45ml 左右就含酒精 18ml。每毫升酒精大约为 0.79g。尽管各种酒类的酒精含量各不相同，但大部分啤酒的酒精含量在 2%~7%，大多数葡萄酒的酒精含量在 10%~15%。因此，一杯 355ml（12oz）的啤酒约含 5~20g 酒精，一杯 148ml（5oz）葡萄酒酒精含量 12~18g，一杯 44ml（1.5oz）烈酒酒精含量约 14g。

男性每日摄入酒精量>40g，特别是>80g（如 2~8 罐啤酒、3~6 口烈性酒或 3~6 杯葡萄酒），持续>10 年就会明显增加肝病的危险。每日酒精摄入量>80g 持续>10 年者可能发展成肝硬化。若每日酒精摄入量超过 20g 持续 20 年以上，将有一半患者发展成肝硬化。不过，在慢性嗜酒者中，只有部分发生肝脏病变。因此，酒精摄入量并不能完全解释酒精性肝病的易感性，还可能存在其他易感因素。

性别因素 女性更易发生酒精性肝病，即使经过体重指数的校正。女性每日饮酒超过 20~40g（男性的一半量）时就容易发生酒精性肝病。女性的危险性增加，其原因可能是其胃黏膜内的乙醇脱氢酶含量较少，使更多未被氧化的乙醇到达肝脏。

基因因素 酒精性肝病往往具有家族性，提示其可能有遗传因素（如细胞质内清除乙醇的酶缺失）。

营养状况 不饱和脂肪酸高的饮食会增加易感性，肥胖也一样。

其他危险因素 其他危险因素包括肝内铁质沉积（与铁的摄入不一定相关）和同时伴有丙肝病毒感染。

病理生理

乙醇吸收与代谢 酒精（乙醇）可以在胃内吸收，但绝大多数经小肠吸收。它不能在体内蓄积，一小部分酒精在通过胃黏膜时被降解，但大部分在肝脏分解，主要通过乙醇脱氢酶（ADH）还有细胞色素酶 P-450 2E1（CYP2E1）和微粒体酶氧化系统（MEOS）。

酒精通过 ADH 的代谢途径主要包括：
- ADH：一种细胞质酶，氧化乙醇成为乙醛。该酶的基因多态性导致不同个体摄入等量酒精后的血乙醇浓度各不相同，但是与酒精性肝病的易感性无关；
- 乙醛脱氢酶（ALDH）：一种线粒体酶，其将乙醛转化成醋酸。慢性酒精摄入促进醋酸形成。亚洲人群中，ALDH 水平较低的人容易发生乙醛毒性反应（如面部潮红），该反应类似 ALDH 抑制剂双硫仑的作用；
- 这些氧化作用产生氢，从而使氧化型辅酶Ⅰ（NAD）转化为还原型辅酶Ⅰ（NADH），导致肝脏的氧化还原电位（NADH/NAD）升高；
- 电位升高可抑制脂肪酸氧化作用以及葡萄糖生成，促进肝内脂肪堆积

慢性酗酒可诱导 MEOS（主要位于内质网），提高它的活性，主要是 CYP2E1 酶。该系统活化后可代谢 20% 左右的乙醇，但这一过程中会产生有害的活性 O_2 化物，增加氧化应激及 O_2^- 自由基的形成。

肝内脂肪沉积 由于以下原因，脂质（甘油三酯）在肝细胞内弥漫沉积：
- 由于肝脂肪酸氧化减少和脂蛋白合成下降所致的肝脏脂肪向外转运减少；
- 入肝的脂肪增加，因为肝脏脂质向外转运降低，增加了外周脂肪分解及甘油三酯合成，引起了高脂血症

肝内脂肪沉积可能引起后续的氧化损伤。

胃肠道内毒素 酒精改变胃肠道通透性，促进肠道对细菌内毒素的吸收。肝脏受损时对内毒素的解毒功能下降，从而使肝脏巨噬细胞[库普弗细胞（Kupffer cell）]释放自由基，增加氧化损伤。

氧化损伤 导致氧化应激的因素主要包括：
- 酒精摄入引起的肝脏高代谢
- 自由基诱导的脂质过氧化损伤
- 酒精引起的营养不良导致保护性抗氧化剂（如谷胱甘肽、维生素 A 和 E）减少
- 乙醇氧化产物，如乙醛，与肝细胞蛋白相结合形成新抗原引起炎症反应
- 脂质过氧化损伤及新抗原促使中性粒细胞和其他白细胞

积聚
- 白细胞释放炎症因子

此外,如果有肝内铁沉积可加剧氧化损伤。酒精性肝病患者肝内铁元素主要来源于含铁的酒精饮品,铁沉积一般程度中等。须与遗传性血色病相鉴别。

酒精引起肝脏炎症、肝细胞死亡和纤维化 酒精性肝病时会产生一个炎症反应的恶性循环,细胞坏死和凋亡导致肝细胞丧失,后续的再生导致纤维化。肝血窦内的星状(Ito)细胞激活增殖并转变为肌成纤维细胞并产生大量的I型胶原和细胞外基质,致使肝血窦狭窄,影响血流。纤维化导致终末肝小静脉狭窄、影响肝脏灌注,引起门脉高压。广泛的纤维化及肝脏再生导致了肝结节生成,最终导致肝硬化。

病理

一般认为,脂肪肝、酒精性肝炎和肝硬化是酒精性肝病中三个不同的进展阶段的表现。然而在具体病例中,它们的特征性表现往往是重叠的。

脂肪肝(fatty liver)(脂肪变性) 是过度饮酒所造成的最早和最多见的结果。脂肪肝可能是可逆的。脂肪肝时由大滴甘油三酯组成的大脂肪泡在肝细胞中堆积,并取代肝细胞核的位置,这一现象多见于静脉周围的肝细胞。肝脏体积增大。

酒精性肝炎(alcoholic hepatitis)[脂肪性肝炎(steato-hepatitis)] 是脂肪肝、弥散性肝脏炎症和肝细胞坏死(通常是局灶性的)的结合,-随严重度不同有所变化。损伤的肝细胞表现为细胞肿胀,内含颗粒状细胞质(气球样变)或者细胞质内出现纤维蛋白(Mallory 或酒精性透明小体)。严重的肝细胞损害会出现坏死。肝窦和终末肝小静脉狭窄。也可能出现肝硬化。

酒精性肝硬化(alcoholic cirrhosis) 是进展性的肝脏疾病,其特点为破坏正常肝脏结构的广泛纤维化。其肝细胞脂肪含量可多可少。可以同时存在酒精性肝炎。肝脏代偿功能微弱,肝细胞再生形成相对小的结节(小结节性肝硬化)。结果肝脏体积缩小。有时,甚至在戒酒后,纤维形成束带分隔肝组织形成大结节(大结节性肝硬化,参见第187页)。

症状及体征

症状 一般在患者30或40岁时出现;十年之后会表现出严重的健康问题。

脂肪肝:通常没有任何症状。在1/3的脂肪肝患者中,肝脏增大,但表面光滑,偶尔会有压痛。

酒精性肝炎:包括从轻度的可逆的病变到致命性病变。在大多数中度病变的病例中,患者表现为营养不良、乏力、发热、黄疸、右上腹痛、肝区肿大和压痛,有时会有肝区杂音。约40%患者在住院后病情迅速恶化,程度可以轻(黄疸加重)到重(腹水、门体性脑病、食管静脉曲张破裂出血、肝功能不全伴低血糖、凝血障碍),以及其他肝硬化相关的表现。

肝硬化:代偿期可无症状,肝脏体积多缩小,若肝脏体积增大,则需考虑脂肪肝或肝癌。肝硬化的症状包括酒精性肝炎的症状或重至终末期肝病的并发症,通常包括门静脉高压(常伴有食管静脉曲张和上消化道出血、脾大、腹水、门体性脑病)。门脉高压可引起肺内动静脉分流,伴低氧血症(肝肺综合征),可出现发绀及杵状指。肝硬化患者由于肾脏血供进行性下降,可能出现继发性急性肾衰竭(肝肾综合征)。此外,10%~15%酒精性肝硬化患者将进展为肝细胞肝癌。

慢性乙醇中毒:除了肝病,出现掌腱膜挛缩症、蜘蛛痣、肌病和周围神经病变。慢性乙醇中毒的男性患者还可能会有性功能减退和女性化表现(如皮肤光滑、缺乏男性型脱发、男性乳房发育、睾丸萎缩、阴毛改变)等表现。营养不良可导致多种维生素缺乏(如叶酸、维生素 B_1),腮腺增大和白甲。酗酒者发生韦尼克(Wernicke)脑病、科萨科夫(Korsakoff)精神病的主要原因是维生素 B_1 缺乏。胰腺炎是常见的。约有>25%的嗜酒者同时伴有丙肝病毒感染,酒精性肝病合并丙肝感染将使肝病的预后更差。

偶尔在酒精性脂肪肝或酒精性肝硬化患者中,出现齐夫综合征(高脂血症、溶血性贫血和黄疸)。

诊断
- 明确的饮酒史
- 肝功能检查及全血细胞计数
- 有时肝活检

所有长期过量饮酒者,特别是每日酒精摄入量>80g的肝病患者都须考虑酒精性肝病。怀疑有饮酒史时,须经家属确认。CAGE 量表(C:是否需要减量饮酒?A:是否因为饮酒被批评时感到恼怒?G:你是否对饮酒感到愧疚?E:你是否感觉清晨睁开眼第一件事就是要喝杯酒来缓解紧张情绪或摆脱宿醉?)可用于酗酒者的筛查。酒精性肝病的诊断缺乏特异的检查,在疑诊酒精性肝病时,须行肝功能(PT、血清胆红素、氨基转移酶和白蛋白)和CBC检查以发现肝损伤和贫血。

酒精性肝病时氨基转移酶中度升高(<300IU/L),并不反映肝脏损害的程度。AST/ALT≥2。低 ALT 的原因是食物中缺乏磷酸吡哆醛(维生素 B_6),其具有促进 ALT 功能的作用。它对 AST 的作用较小。GGT 升高大多是酒精诱导的酶反应,而不是胆汁淤积、肝脏损害或其他药物作用。血清白蛋白水平有可能下降,多提示营养不良,但有时也可能是肝衰竭所致的蛋白合成能力下降。在营养不良的嗜酒者中,常见 MCV>100fl 的巨红细胞症(反映了酒精对骨髓的直接作用)和叶酸缺乏导致巨细胞贫血。重症肝病的指标包括:

- 血清胆红素(反映分泌功能)
- PT 或 INR(反映合成功能)

血小板减少可能是酒精对骨髓的直接毒性造成,也可能是因为门脉高压引起的脾功能亢进。酒精性肝炎可引起中性粒细胞增多症,但需注意有无伴随的感染性疾病(特别是肺炎和自发性腹膜炎)。

肝脏影像学检查不作为常规检查。如果为了其他目的,腹部超声或CT可提示脂肪肝,或为诊断脾肿大、门脉高压或腹水提供证据。弹性超声通过检测肝脏硬度来诊断显著性肝纤维化。其价值是可以减少为诊断肝硬化而做的肝活检,并有利于评估预后。其确切作用仍在研究中。

疑诊为酒精性肝病的患者须行其他筛查以排除其他可治疗的肝病,特别是病毒性肝炎。

因为脂肪肝、酒精性肝炎和肝硬化的特点相互重叠,所以准确地描述临床表现和辅助检查结果比将患者归于某一种需要肝活检才能确诊的特殊类型肝病更有用。

肝活检的适应证并没有统一的标准。推荐的适应证一般包括：
- 临床诊断不明（如模棱两可的临床表现或实验室检查结果、无法解释的氨基转移酶持续性升高）；
- 临床考虑>1种以上病因的肝病（如酒精性肝病合并病毒性肝炎）；
- 需要精确判断预后

除确诊肝病之外，肝活检还能鉴别酒精摄入过量作为肝病可能原因，并对肝脏损伤进行分级。如果发现铁质沉积，铁含量与基因检测可以排除遗传性血色病。

对稳定的肝硬化患者，还须定期随访甲胎蛋白及肝脏超声以排除肝细胞肝癌。

预后

预后取决于肝纤维化和炎症的程度。不伴有纤维化的脂肪肝和酒精性肝炎在戒酒后是可逆的；脂肪肝可在戒酒后6周内完全消退。纤维化和肝硬化通常是不可逆的。

某些活检特征（如中性粒细胞浸润、静脉周围纤维化等）提示预后不良。目前推荐一些肝衰竭的定量指标来预测酒精性肝病的严重度和死亡风险，例如PT、血肌酐（用于肝肾综合征）和胆红素水平。可使用Maddrey辨别函数，按下公式进行计算：

$$4.6 \times (PT - 对照PT) + 血清胆红素$$

该公式中，胆红素单位为mg/dl（1μmol/L除以17后转换而得）。当结果>32时，提示短期死亡率较高（如无肝性脑病患者1个月内死亡率35%，肝性脑病患者1个月内死亡率45%）。其他指数还包括终末期肝病（MELD）评分、Glasgow酒精性肝炎评分和Lille模型等。如患者≥12岁，MELD评分使用以下公式计算：

$$3.8\ln[血清胆红素(mg/dl)] + 11.2\ln[INR]$$
$$+ 9.6\ln[血肌酐(mg/dl)] + 6.4$$

一旦出现肝硬化及其并发症（如腹水、出血），患者5年存活率一般只有50%左右；戒酒后存活率会高一些，而继续饮酒者存活率则更低。

酒精性肝病若同时存在铁沉积或丙肝感染，更容易发生肝细胞肝癌。

治疗
- 戒酒
- 支持治疗
- 重症酒精性肝炎患者可适当应用糖皮质激素和肠内营养
- 必要时肝脏移植

限制酒精摄入 戒酒是主要的治疗措施；它能防止酒精性肝病的进一步损害，从而延长生命。由于患者依从性较差，因而富于同情心的群体疗法十分重要。行为及社会心理干预，能够激发患者的积极性，包括康复计划和支持团体、初级保健医师简单干预以及阐明探索戒酒主动性的疗法（主动强化疗法）。

药物只用于辅助治疗。阿片受体拮抗剂（纳曲酮或烯丙吗啡）和调节氨酪酸受体的药物（巴氯芬或阿坎酸）可能短期内能减轻饮酒欲和戒断作用。双硫仑抑制乙醛脱氢酶，使乙醛积聚，因此服药12小时内饮酒将引起脸红及其他不适。然而，它并无促进戒酒的作用，因此仅适用于部分患者。

支持治疗 一般治疗强调支持治疗。提供高营养饮食和补充维生素（特别是B族维生素）在戒酒开始后几天是重要的。戒酒过程中往往需要应用苯二氮䓬类药物（如地西泮）。但在明显的酒精性肝病中，镇静剂过量应用会诱发肝性脑病，故应避免使用。

重症急性酒精性肝炎需要住院治疗，并且多需要在重症监护室，以便于接受肠内营养（改善营养不良）及特殊并发症（如感染、食管静脉曲张破裂出血、特殊的营养不良、韦尼克脑病、科萨科夫精神病、电解质紊乱、门脉高压、腹水、门体性脑病）的治疗，详见本书其他章节的相关介绍]。

特殊治疗 重症急性酒精性肝炎患者若无感染、消化道出血、肾衰竭或胰腺炎，皮质激素治疗（如泼尼松40mg/d口服，持续4周后逐渐规则减量）能够改善预后。

除了糖皮质激素及肠内营养，其他的有效治疗手段目前仍很有限。抗氧化剂（如S-腺苷-L-蛋氨酸、磷脂酰胆碱和美他多辛）在肝硬化早期有望改善肝脏损伤，但需作进一步研究。目前一些小型的研究显示针对细胞因子特别是肿瘤坏死因子-α（TNF-α），以及抗感染治疗有不同的结果。己酮可可碱是一种磷酸二酯酶抑制剂，能够抑制TNF-α合成，在严重的酒精性肝病患者的临床试验中有不同的结果。相反，应用抑制TNF-α的生物制剂（如英夫利西单抗和依那西普），感染的风险超过获益。抗纤维化药物（如秋水仙素、青霉胺）和减轻嗜酒者肝脏高代谢状态药物（如丙硫尿嘧啶）无明显疗效。抗氧化药物，例如水飞蓟素（水飞蓟提取物）和维生素A和E，无治疗作用。

重症患者可考虑肝移植。肝移植的5年存活率与非酒精性肝病患者类似——没有活动性肝病者5年存活率高达80%，急性酒精性肝炎者5年存活率为50%左右。因为接近50%的患者在移植后又重新饮酒，所以大多数肝移植前都要求戒酒6个月。新近资料提示较早的肝移植可能延长生存期，但是至今尚未列为标准治疗。

关键点

- 如果男性摄入>40g，特别是>80g酒精/天（如2~8罐啤酒，3~6杯葡萄酒或烈性酒）>10年，患酒精性肝病的风险明显增加；而女性摄入大约一半的乙醇量，患酒精性肝病的风险就明显增加。
- 使用CAGE问卷筛查患者，在对患者的饮酒有疑问时，考虑询问家庭成员
- 为了估计预后，应考虑不利的病理结果（如中性粒细胞浸润，静脉周纤维化）并使用公式[如Maddrey辨别函数，终末期肝病（MELD）评分模型]
- 强调戒酒，提供支持治疗，重症急性酒精性肝炎应该住院并给予糖皮质激素治疗
- 戒酒后的患者可考虑移植

26. 药物和肝脏

药物与肝脏的相互作用可分为下列三类：
- 肝脏疾病对药物代谢的影响
- 药物引起的肝脏损伤
- 肝内药物代谢的影响（如肝酶的诱导）可能的相互作用是非常大的

肝脏疾病对药物代谢的影响

肝脏疾病对于药物的清除、生化转换和药代动力学有着复杂的影响。发病的因素包括肠道吸收、血浆蛋白的结合、肝脏排泄率、肝血流、门体分流、胆汁排泄、肝肠循环和肾脏清除的变化。有时，这些变化提高了药物的生物利用度，导致正常的药物剂量出现毒性作用。然而，单一药物的水平和作用无法预测，而且与肝脏损害的类型、严重程度及肝功能检查结果无关。因此，对于肝病患者的用药剂量调整缺乏基本准则。

药物的临床效果是可变的，不取决于药物的生物利用度，特别是在慢性肝病时；例如，慢性肝病患者的大脑皮质对阿片类药物和镇静剂的敏感性往往增强。因此，肝硬化患者中即使是小剂量的给药也可能诱发脑病。这种影响机制可能与大脑皮质中药物受体的改变有关。

药物不良反应在进展性肝病的患者并不是更可能发生；然而，进展性肝病患者可能更不能耐受药物的任何肝脏方面的不良反应。

药物引起的肝脏损伤

许多药物（如他汀类药物）常引起无症状的肝酶（ALT、AST、碱性磷酸酶）升高。然而，临床上明显的肝损伤（如伴有黄疸、腹痛或者瘙痒）或者肝功能受损导致蛋白合成功能障碍（如伴有 PT 延长或伴有低白蛋白血症）是罕见的。

药物性肝损伤（drug-induced liver injury, DILI）这一术语可以用来解释药物引起的临床上明显的肝损伤或者所有的肝损伤（包括无症状的）。DILI 包括医用草药、植物和补充的营养物质引起的损伤以及药物引起的损伤。

病理生理

DILI 的病理生理方面是多变的，取决于药物（或其他的肝毒物），而且在许多病例中，尚未完全清楚。药物诱导的损伤机制包括药物共价地结合于细胞蛋白引起免疫损伤、抑制细胞代谢通路、阻断细胞转运泵、诱导凋亡和干扰线粒体功能。

一般来说，目前认为下列情况增加 DILI 发生的危险：
- 年龄≥18 岁
- 肥胖
- 妊娠
- 同时有饮酒
- 基因多态性（逐渐被认识）

肝损伤的模式 如果损伤常出现在用药后的短时间内并且是剂量-依赖的，这时 DILI 可能可预测；但是如果损伤出现前有一段潜伏期并且与剂量无关时，DILI 不可预测。在美国，可预测的 DILI（常见于对乙酰氨基酚诱导的肝损伤）是急性黄疸和急性肝衰竭的一个常见原因。不可预测的 DILI 是严重肝病的罕见原因。亚临床的 DILI 可能漏报了。

在生化方面，肝损伤一般分为 3 种类型（表 26-1）：

肝细胞性：肝细胞性肝损伤主要表现为不适和右上腹痛，这与氨基转移酶（ALT、AST 或者两者）的水平显著升高有关，在严重的病例随后可出现高胆红素血症。在这种情况下，高胆红素血症是肝细胞性黄疸，根据 Hy 定律，相关的死亡率高达 50%。如果肝细胞性肝损伤伴有黄疸、肝脏合成功能受损和脑病，那么自我恢复的机会很小，这时需要考虑肝移植。这种类型的损伤可由药物如对乙酰氨基酚和异烟肼（isoniazid）引起。

胆汁淤积性：胆汁淤积性肝损伤表现为瘙痒和伴有血清碱性磷酸酶显著升高的黄疸。通常，这种类型的损伤比严重的肝细胞损伤更轻，但恢复缓慢。已知引起这种类型损伤的药物包括阿莫西林/克拉维酸（amoxicillin/clavulanate）和氯丙嗪（chlorpromazine）。罕见地，胆汁淤积性肝损伤引起慢性肝病和胆管减少综合征（进展性的肝内胆管破坏）。

混合性：在这些临床综合征中，既不是以氨基转移酶升高为主也不是以碱性磷酸酶升高为主。症状也可能是合并存在的。药物如苯妥英（phenytoin）可引起这种类型的损伤。

诊断
- 识别具有特征性的实验室检查异常的模式
- 排除其他原因

DILI 的表现变化多样，范围从没有症状或者有非特异性症状（如乏力、恶心、纳差的）至黄疸、肝脏合成功能损害和脑病。早期识别 DILI 可改善预后。

识别潜在的肝毒性药物以及该物质（它的特征）引起的典型的肝功能检查异常模式有助于作出 DILI 的诊断。

因为缺乏明确诊断的检查，所以在诊断 DILI 时需要排除肝病的其他原因，特别是病毒性、胆汁性、酒精性、自身免疫性和代谢性原因。虽然再次服用药物出现肝损伤可增强 DILI 诊断的证据，但是通常需要避免这种情况发生。DILI 可疑病例应该向 MedWatch（FDA 的药物不良反应监察机构）报告。

表 26-1 具有潜在肝毒性的药物

肝细胞性:ALT 升高		胆汁淤积性:碱性磷酸酶和总胆红素升高	
	对乙酰氨基酚		阿莫西林/克拉维酸
	别嘌醇		合成代谢类的激素
	胺碘酮		氯丙嗪
	ART(抗逆转录病毒)药物		氯吡格雷
	丁氨苯丙酮		口服避孕药
	氟西汀		红霉素
	石蚕属植物(germander)		雌激素
	绿茶提取物		厄贝沙坦(irbesartan)
	巴氯芬		米氮平
	异烟肼		苯酚噻嗪
	卡瓦胡椒		特比萘芬(terbinafin)
	酮康唑		三环类抗抑郁药
	赖诺普利	混合性:碱性磷酸酶和 ALT 升高	阿米替林
	losartan		硫唑嘌呤(azathioprine)
	甲氨蝶呤		卡托普利
	非甾体抗炎药		卡马西平
	奥美拉唑		克林霉素
	帕罗西丁		赛庚定(cyproheptadine)
	吡嗪酰胺		依那普利
	利福平		呋喃妥因
	利培酮		苯巴比妥
	舍曲林		苯妥英
	他汀类		磺胺类药(sulfonamides)
	四环素类		曲唑酮
	曲唑酮		甲氧苄啶/磺胺甲噁唑
	曲伐沙星(trovafloxaci)		维拉帕米
	丙戊酸盐		

经验与提示

- 不要再次使用引起肝损伤的可疑药物

治疗

■ 尽早停止使用的药物

DILI 的治疗强调停止使用的药物,如果可以早期停止药物的使用,常可完全恢复。在严重的病例,特别是如果患者有肝细胞性黄疸和肝功能损害时,需到专业的医生那里就诊,因为可能需要肝移植。只有很少的一些肝毒性药物诱导的 DILI 有解毒药可用,如包括针对乙酰氨基酚毒性的 N-乙酰半胱氨酸(N-acetylcysteine)和针对毒蕈毒性的水飞蓟素(silymarin)或者青霉素(penicillin)。

预防

在药物研发过程中就应该努力避免 DILI,即使在小型临床前试验中药物明显是安全的,但是并不能保证该药物在广泛使用时最终是安全的。现在由 FDA 授权进行药物上市后的监测,能引起对潜在肝毒性药物的关注。

糖尿病,消化道和肾脏疾病研究所(NIDDK)成立了药物性肝损伤网络(DILI)收集和分析由处方药、非处方药和替代药物,比如草药产品和膳食补充剂引起的严重肝损伤。这是一个提供易于获得和精准的已知具有肝毒性的药物和添加剂的信息的检索网络。

肝酶的常规监测并不能降低药物肝毒性的发生。药物基因组学的使用可允许权衡药物的使用和避免易感患者的潜在毒性。

> **关键点**
> - 与引起临床上有明显的肝损伤或功能障碍相比,药物更可能引起无症状的肝功能异常
> - DILI 的风险因素包括年龄≥18 岁,肥胖,妊娠,伴随饮酒和某一种的基因多态性
> - DILI 可能是可预测的并且是剂量相关的,也可能是不可预测的并与剂量无关
> - DILI 可以是肝细胞性,胆汁淤积性(通常没有肝细胞性严重),或混合性
> - 为明确 DILI 的诊断,需要排除肝病的其他原因,特别是病毒性、胆源性、酒精性、自身免疫性和代谢性疾病
> - 怀疑导致 DILI 的药物不要再次使用

27. 肝纤维化与肝硬化

肝纤维化

肝纤维化(hepatic fibrosis)是过度的伤口愈合,其中过多的结缔组织在肝脏积聚。细胞外基质产生过量,降解缺失,或两者均有。触发因素是慢性损伤,尤其是如果有炎症存在。纤维化本身不会引起症状,但可导致门脉高压症(瘢痕扭曲通过肝脏的血流)或硬化(瘢痕破坏了正常肝脏的结构,导致肝功能障碍)。诊断依赖于肝活检。治疗包括尽可能及时纠正基础疾病。

肝纤维化是对慢性、反复的肝细胞损伤反应而产生的肝脏结缔组织过度沉积引起的瘢痕化。通常,纤维化的进展,破坏肝脏结构,并最终影响功能,而再生肝细胞试图更换和修复受损的组织。当这样的破坏现象广泛存在时,可诊断为肝硬化。

很多种慢性肝损伤可以导致肝纤维化(表 27-1)。自限性的急性肝损伤(如急性甲型病毒性肝炎),即使是暴发性,尽管失去肝细胞,但是并不一定破坏肝结构,因而不会引起纤维化。在最初阶段,如果病因是可逆的(如随着病毒清除),肝纤维化可以消退。经过长年累月的慢性或反复的肝损伤之后,肝纤维化即无法逆转。在机械性胆道梗阻性疾病中,肝纤维化可以更为迅速的发展。

病理生理

肝血管周围星状细胞(Ito 细胞,它储存脂肪)的活化启动纤维化。这些细胞和相邻细胞增殖,成为被称为成肌纤维细胞的收缩细胞。这些细胞产生过量异常基质(由胶原蛋白,其他糖蛋白和聚糖)和基质细胞蛋白。库普弗细胞(Kupffer cell,驻留巨噬细胞)、受损的肝细胞、血小板和白细胞发生聚集。其结果是,释放反应性 O_2 簇和炎症介质(如血小板源性生长因子,转化生长因子,结缔组织生长因子)。因此,星状细胞活化产生在数量和组成上异常的细胞外基质。

内皮素-1 刺激的肌成纤维细胞增加了门静脉阻力,并增加异常基质的密度。纤维束连接输入血液的门静脉和输出血液的肝静脉分支,绕过肝细胞,限制他们的血液供应。因此,纤维化造成了肝细胞缺血(导致肝细胞功能障碍)和门静脉高压。缺血及门静脉高压的程度决定了肝脏受到影响的程度。例如,先天性肝纤维化影响门静脉分支,大部分实质不受影响。其结果是产生门脉高压但是没有影响肝细胞功能。

症状及体征

肝纤维化本身不会引起症状,症状一般由引起纤维化的原发疾病或者纤维化进展为肝硬化由门脉高压的并发症引起。症状包括静脉曲张破裂出血、腹水及门体性脑病。肝硬化会导致肝功能不全和潜在致命的肝衰竭。

诊断

- 临床评估
- 有时血液检查和/或无创影像学检查
- 有时进行肝脏活检

如果患有慢性肝病的患者(如,慢性丙型和乙型病毒性肝炎,酒精性肝病)或者肝功能检查结果异常怀疑有肝纤维化,应检查有无纤维化,如果纤维化存在,应确定它的严重程度(分期)。了解肝纤维化的分期可以指导医疗决策。例如如果肝硬化被确认,需要筛查肝细胞肝癌和食管胃底静脉曲张,但如果是轻度或中度肝纤维化则一般不需要。此外,如果肝活检不能发现丙型肝炎患者有进展性的肝纤维化,许多临床医生推迟用干扰素治疗,因为他们预计将来会有更有效,毒性更小的药物可用。

用于肝纤维化分期的检查包括无创影像学检查,血液检查,肝活检,以及评价肝脏硬度的更新的检查。

无创影像学检查 包括常规超声,CT 和 MRI 以及应包括的剖面图。这些检查可以发现肝硬化和门脉高压症,如脾肿大和静脉曲张的证据。然而,如果没有脾肿大和静脉曲张时,它们对中度甚至进展性肝纤维化并不敏感。虽然纤维化可能在超声表现为改变的回声或 CT 上表现为信号的不均一,但是这些表现是非特异性的,有可能仅提示肝实质脂肪。

表 27-1　引起肝纤维化的疾病或药物

直接影响肝脏的疾病

自身免疫性肝炎

代谢物异常累积和先天性代谢紊乱性疾病

- α₁-抗胰蛋白酶缺乏
- 铜累积性疾病（如肝豆状核变性）
- 果糖血症
- 半乳糖血症
- 糖原累积性疾病（特别是Ⅲ、Ⅳ、Ⅵ、Ⅸ和Ⅹ型）
- 铁超负荷综合征（血色病）
- 脂代谢异常（如戈谢病）
- 过氧化物酶体疾病（如泽尔伟格综合征）
- 酪氨酸血症

先天性肝纤维化

感染

- 细菌性（如布鲁菌）
- 寄生虫性（如棘球蚴病）
- 病毒性（如慢性乙型或丙型肝炎）

非酒精性脂肪性肝炎（NASH）

原发性胆汁性肝硬化

原发性硬化性胆管炎

影响肝脏血流的疾病

布-加氏综合征

心力衰竭

肝静脉闭塞性疾病†

门静脉血栓

药物和化学制品

酒精*

胺碘酮

氯丙嗪

异烟肼

甲氨蝶呤

甲基多巴

苯酚丁

甲苯磺丁脲

机械性阻塞

既往肝脏手术引起的瘢痕

嵌顿的胆结石引起的胆管狭窄

*最常见病因。
†有时因吡咯里西啶类生物碱所致，其存在于草药产品中，如布什茶。

新技术提高超声和MRI的检测纤维化或早期肝硬化的准确性；包括超声弹性，磁共振弹性成像和声脉冲辐射力成像。对于这些检查，声振动用探头应用于腹部。通过测量肝组织传送这些振动速度，提示了一个肝脏变硬（即纤维化的）的程度。超声弹性和磁共振弹性正在获得保险机构接受，提供作为昂贵的新的无干扰素的抗病毒性肝炎药物治疗肝纤维化的证据。

肝活检　仍然是诊断和分期肝纤维化和用于诊断潜在引起纤维化的肝脏疾病的金标准。然而，肝活检是有创的，从而导致10%~20%风险轻微的并发症（如术后疼痛）和0.5%~1%危险的严重的并发症（如大出血）。肝活检的局限性还包括取样误差和不同的观察者对病理结果解释的不一致性。因此，并非所有患者都需要做肝活检。

血液检查　包括市场上可用的肝功能间接标记物（如血清胆红素）和直接标记物组合的检测。直接标记物是参与细胞外基质沉积发病的物质或诱导细胞外基质沉积的细胞因子。这些组合最适合用于2种纤维化的区分：从没有或者轻度纤维化到中度至重度纤维化；它们不能准确区分中到重度纤维化的程度。因此，如果怀疑纤维化，一种方法是先用其中一种组合，当组合检测提示中度至重度纤维化时进行肝活检。

做哪些检测取决于临床怀疑的程度，根据临床评价，包括肝功能检测结果。例如，非侵入性血液检测可以用于确定有无活检指征；在某些情况下，可能并不需要影像学检查。

治疗
■ 对因治疗

肝纤维化只是代表了对肝损伤的一种反应，治疗主要针对祛除肝损的病因，治疗策略包括：在慢性病毒性肝炎中清除乙肝或丙肝病毒；酒精性肝病患者戒酒；祛除重金属，如血色病患者祛铁治疗以及肝豆状核变性患者祛铜治疗；胆管梗阻患者的胆管减压治疗。这样的治疗可以阻止纤维化进展，并且在一些患者中，也逆转一些的纤维性变化。

逆转肝纤维化的治疗的药物长期使用有太多的毒性作用（如糖皮质激素、青霉胺）或者尚无确凿有效的证据（如秋水仙碱）。其他抗纤维化药物仍处于研究阶段。多种抗纤维化药物联合应用可能更有益处。水飞蓟素，存在于牛奶蓟，是用于治疗肝纤维化的一种常用的替代药物。它是安全的，但缺乏有效性。

关键点

- 自限性，急性肝损伤（如由于急性甲型病毒性肝炎），即使暴发性，不会引起纤维化
- 肝纤维化的最常见的原因是乙型和丙型肝炎和嗜酒
- 纤维化不引起症状，除非它进展到肝硬化
- 肝活检，虽然不完美，是金标准诊断试验
- 非侵入性的检测，其中包括超声弹性和磁共振弹性成像，正变得越来越重要
- 治疗肝纤维化的病因

肝硬化

肝硬化（cirrhosis）是纤维化的晚期阶段，纤维化已导致正常肝脏结构广泛破坏。肝硬化特征是致密纤维组织包绕再生结节。肝硬化可经历多年的无症状期或有食欲减退、易疲劳、体重下降等非特异表现。晚期表现为门脉高压、腹水，以及出现失代偿表现-肝衰竭等。诊断多需要肝组织活检。肝硬化通常是不可逆的。采用支持治疗。

肝硬化是世界上主要的死亡原因。肝硬化和肝纤维化有着相同的病因（表27-1）。发达国家中慢性酒精滥用和慢性丙型肝炎是肝硬化主要原因。在一些亚洲和非洲国家，肝硬化常由于慢性乙型肝炎病毒感染所致。（乙型肝炎和丙型肝炎的更多信息参见第201页的表29-2）随着越来越多的病因能够被证实（如慢性丙型肝炎、脂肪性肝炎等），真正不明原因的肝硬化（隐匿性肝硬化）已很少。机械性胆管梗阻，原发性胆汁性肝硬化和原发性硬化性胆管炎等胆管损伤也可导致肝硬化。

病理生理

有两个要素：
- 肝纤维化
- 肝细胞再生

生长调节因子诱发肝细胞增生（形成再生结节）和血管生成（血管新生）是对于损伤的反应。生长调节因子包括细胞因子和肝脏生长因子（表皮生长因子、肝细胞生长因子、转化生长因子-α、肿瘤坏死因子）。胰岛素、胰高糖素、肝内血流模式决定了结节如何产生及产生的部位。

血管新生时的新生血管存在于包绕结节的纤维鞘中。它们将肝动脉、门静脉分支与肝静脉分支直接连接而改建肝内循环路径。这种相互连接的短路血管只能提供相对较低的血流容量和高压的静脉引流，从而不能像正常血管床供应较大血液容量。结果引起门脉压力增高。这样的血流破坏造成门静脉高压，再生结节对肝静脉的压迫也是造成门脉压力增高的原因。

肝纤维化向肝硬化进展的速度，以及肝硬化形态学因人而异。一般来说，这种变异是由于对于损伤原因的暴露程度和个体反应不同所致。

并发症 门静脉高压症是肝硬化的最常见的严重并发症，其引起并发症，包括：
- 由于食管，胃或直肠静脉曲张和门脉高压性胃病引起的胃肠道出血
- 腹水
- 急性肾损伤（肝肾综合征）
- 肺动脉高压［门脉性肺动脉高压（portalpulmonary hypertension），参见第447页］

腹水是发生自发性细菌性腹膜炎的危险因素。门肺高压可以与心脏衰竭的症状相同。门脉高压并发症往往会引起显著的病残率和死亡率。

肝硬化会引起其他心血管并发症。血管扩张，肺内右至左分流，和通气/灌注不匹配可导致缺氧［肝肺综合征（hepatopulmonary syndrome）］。

肝脏正常结构进行性丢失导致肝功能下降，可表现为凝血功能异常，急性肾损伤（肝肾综合征）和肝性脑病。肝细胞的胆汁分泌减少，导致胆汁淤积和黄疸。小肠内胆汁缺乏导致食物中脂肪（甘油三酯）以及脂溶性维生素吸收障碍。维生素D吸收障碍可能导致骨质疏松。营养不良十分常见，可能继发于食欲减退导致的摄入不足，酒精性肝病患者胰腺功能低下导致的吸收障碍也是营养不良的原因之一。

血液疾病也常发生。贫血常常是由于脾亢、慢性消化道出血，叶酸缺乏（特别是在嗜酒的患者中）以及溶血。

肝硬化导致凝血和抗凝因子生成减少。脾功能亢进和血小板生成素表达的改变导致血小板减少。血小板减少和抗凝因子生成的减少，可使凝血变化莫测，增加了出血和血栓栓塞性疾病（即使INR通常是升高）的风险。白细胞减少症也是常见的；它是由脾功能亢进以及促红细胞生成素和粒细胞-刺激因子的表达改变介导的。

> **经验与提示**
> - 要考虑肝硬化患者血栓栓塞的并发症，即使INR升高

肝细胞肝癌是肝硬化常见并发症，尤其是在慢性乙型肝炎、慢性丙型肝炎、血色病、酒精性肝病、α_1-抗胰蛋白酶缺乏以及糖原累积性疾病等引起的肝硬化中。

组织病理学 肝硬化的特征表现为再生结节形成和纤维化。结节形成不完全，有结节但无纤维化（结节样再生性增生）和先天性肝纤维化（有广泛的纤维化无再生结节）都不是严格意义上的肝硬化。

肝硬化可以是小结节或大结节。小结节性肝硬化的特点是均匀的小结节（直径<3mm）和厚而规则的结缔组织条带。通常情况下，结节缺乏肝小叶结构；终端（中央）肝静脉和门静脉三角区被破坏。随着时间的推移，大结节性肝硬化常常发生。结节的大小（直径3～5cm）有所不同，并有一些含门静脉三角和终端肝静脉的相对正常小叶组织。不同厚度的广泛的纤维带绕大结节。纤维瘢痕内门静脉三角的汇聚提示正常肝脏结构的塌陷。混合性肝硬化（不完全的间隔性肝硬化）融合小结节和大结节性肝硬化的特点。肝硬化形态类型的区分的临床价值有限。

症状及体征

肝硬化可以长期无症状。1/3的患者从不出现症状。首发症状常常是非特异性的，包括全身乏力（常由于细胞因子的释放）、食欲减退、不适和体重下降等（表27-2）。典型的肝脏表现为可触及，质地硬、边缘钝，但有时肝脏变小、很难触及。结节通常不能触及。

临床体征提示慢性肝病或长期嗜酒，但对肝硬化不是特异的，包括：肌肉萎缩、肝掌、腮腺肿大、白甲、杵状指、掌挛缩病、蜘蛛痣（正常<10枚），男性乳房发育，腋毛脱落，睾丸萎缩和周围神经病变等。

一旦肝硬化出现并发症，提示失代偿不可避免地发生。

表 27-2 肝硬化并发症的常见症状和体征

症状或体征	可能病因
腹胀	腹水
腹部不适伴发热或肝性脑病（不常伴腹膜刺激征）	自发性细菌性腹膜炎
小腿疼痛或肿胀，肺栓塞症状	血栓栓塞
杵状指	肝肺综合征
意识不清，嗜睡	肝性脑病
呼吸困难，低氧血症	肝肺综合征
	门脉性肺动脉高压
乏力，苍白	贫血是由于出血、脾亢、伴叶酸/铁/维生素 B_{12} 缺乏的营养不良、慢性病或乙醇所致（如骨髓抑制）
液体过负荷，少尿，肾衰症状	肝肾综合征
脆性骨折（可由从高处或较低处摔下导致）	骨质疏松
感染的症状	白细胞减少
黄疸	胆汁淤积
瘀点，紫癜，出血	门脉高压所致脾亢导致的血小板减少或乙醇对骨髓的抑制作用
	由于肝脏合成功能受损、维生素 K 缺乏或两者兼而有之导致的凝血功能障碍
瘙痒，黄色瘤	胆汁淤积
直肠出血	痔静脉曲张
脾肿大	门脉高压
脂肪泻	脂肪吸收不良
上消化道出血	食管静脉曲张
	门脉高压性胃病

诊断

- 肝功能，凝血功能，全血细胞计数（CBC）及血清病毒学检查；
- 有时活检（如当临床和无创检查不能明确诊断或者活检结果可能会改变诊治方案）
- 有时候超声弹性或磁共振弹性成像检查
- 通过临床评估来确定病因。常见原因用常规检查，少见原因用选择性检查

一般步骤 患者有任何并发症表现，尤其是门脉高压或腹水时要考虑肝硬化。出现非特异症状或实验室检查偶然发现特征性的异常需要考虑早期肝硬化，尤其是原有基础肝脏疾病或使用可致肝纤维化药物的患者更要提高警惕。

检查的目的是发现肝硬化以及任何存在的并发症，并找出病因。

实验室检查 首先进行肝功能，凝血功能，CBC 和血清病毒学检查（如乙肝病毒和丙肝病毒）。单独的实验室检查可以支持肝硬化但不能确诊或除外诊断。如果明确诊断可以导致更好的处理和结局，此时肝活检就很必要。

肝硬化时实验室化验可表现为正常，有并发症或酗酒者中的异常表现也常是非特异的。ALT 和 AST 水平多中度升高；碱性磷酸酶和 γ-谷氨酰转肽酶常正常，升高时提示有胆汁淤积或胆道阻塞。胆红素水平多正常，但在肝硬化进展时升高，特别是在原发性胆汁性肝硬化。血清白蛋白下降和凝血酶原时间延长能直接反映肝脏合成功能受损——通常发生在肝硬化晚期，营养不良时白蛋白也会下降。在肝硬化和大多数炎症性肝脏疾病时，球蛋白会上升。

贫血常见，多为正常红细胞性贫血，红细胞分布宽度升高。贫血常为多因素导致：包括消化道慢性出血（可出现小细胞低色素贫血），叶酸缺乏（引起大细胞性贫血，特别是在酗酒者），溶血和脾亢也可能是贫血的原因。CBC 可发现白细胞减少，血小板减少或者全血细胞减少。

影像学检查 常规影像学检查对肝硬化本身的诊断并无高度敏感性或特异性，但它们常用于发现肝硬化并发症。当常规的影像学不能明确诊断和门静脉高压症不明显时，超声弹性和磁共振弹性检查对于检测早期肝硬化是有用的。

严重肝硬化时，超声显示肝脏缩小，呈结节样。超声也能发现门脉高压和腹水。

CT 能显示结节样结构改变，但 CT 并不优于超声。^{99}Tc 标记的硫胶体进行放射性核素肝脏扫描能反映肝脏不规律的摄取以及脾和骨髓的摄取增加。MRI 较其他影像学检查费用更高，但优势不明显。

寻找病因 确定肝硬化特异性病因需要病史、体检及有选择性的实验室检查方面的关键信息。

对于有记录的酗酒史和特征性临床表现如男性乳房发育、蜘蛛痣（毛细血管扩张），睾丸萎缩以及实验室检查证实的肝损伤（AST升高高于ALT）和肝酶诱导（GGT显著升高）的患者，酒精即可能是病因所在。发热，触诊肝大，黄疸提示有酒精性肝炎。

发现乙肝表面抗原（HBsAg）和乙肝IgG抗体（抗HBc-IgG）可确诊慢性乙型肝炎。发现血清丙肝病毒抗体（HCV抗体）和HCV-RNA提示丙型肝炎。大多数临床医生还常规测试如下：

- 自身免疫性肝炎：由高抗核抗体滴度提示（低滴度非特异性，并不总是需要进一步评价），并确认有高球蛋白血症和其他自身抗体（如抗平滑肌或抗肝/肾微粒类型1的存在抗体）
- 血色病：通过升高的血清铁和运铁蛋白饱和度和可能的基因检测结果证实
- α_1-抗胰蛋白酶缺乏：由低血清α_1-抗胰蛋白酶水平和基因分型确认。

如果没有这些病因，则需要寻找其他病因：

- 抗线粒体抗体阳性提示原发性胆汁性肝硬化（阳性率95%）
- 磁共振胰胆管成像（MRCP）发现肝内、肝外胆管狭窄和扩张提示原发性硬化性胆管炎
- 血浆铜蓝蛋白下降和特征性的铜测试结果提示肝豆状核变性
- 肥胖的存在和糖尿病史提示非酒精性脂肪性肝炎（NASH）

肝活检 如果临床标准和无创检查不能确诊，通常需要做肝活检。例如，如果临床怀疑代偿良好的肝硬化但影像学检查结果仍无定论，应做活检以明确诊断。肝脏活检敏感性接近100%，非酒精性脂肪性肝病（NAFLD）超声检查可明确诊断。但是，非酒精性脂肪性肝炎通常和肥胖，糖尿病或其他代谢综合征相关，需要活检以确诊。

对于有明显凝血功能异常，门脉高压，腹水和肝衰竭等典型肝硬化特征的病例中，肝活检结果无法改善预后，则不需要活检。在凝血功能障碍和血小板减少的肝硬化患者中，经颈静脉方法活检是最安全的。当使用这种方法，可以测量压力，从而可以计算出跨越肝窦的压力梯度。

监测 肝硬化患者，无论病因如何，需定期随访肝癌（参见第216页）。目前，建议每6个月行腹部超声检查，如果检查怀疑肝细胞肝癌时，应该做增强MRI或腹部三维CT（增强CT有独立的动脉和静脉期图像）。超声造影显示有一定的作用并可作为替代CT或MRI的选择手段，但在美国目前仍在研究中。

当诊断肝硬化时进行胃镜检查以发现食管胃底静脉曲张，以后，每2~3年复查。如果有食管胃静脉曲张，可能需要治疗或更频繁的内镜随访。

预后

肝硬化预后常难以估计，取决于病因、严重程度、并发症、伴随的疾病、宿主因素和治疗有效性等多因素。患者若继续饮酒即使少量也可导致较差的预后。Child-Turcotte-Pugh计分系统应用临床和实验室资料可对疾病的严重程度、手术风险和总体预后进行分层（表27-3和表27-4）。

然而，Child-Pugh分级评分系统有其局限性；例如，腹水和脑病的严重程度的评估是主观的；因此导致结果的可靠性降低。相反，终末期肝病（MELD）评分模型评估不论病因的终末期肝病的严重程度，只取决于实验室检查的客观结果：血肌酐，血清总胆红素，和INR。MELD评分用来确定可用的器官肝移植供体的分配。MELD评分的变化有时也用于其他目的（如估计酒精性肝炎患者90日死亡率的风险，预测肝硬化患者术后死亡风险）。加入血清钠的指标的改良MELDNa已被广泛研究，但在美国尚未广泛用于临床。

MELD评分对有肝癌患者应该进行不同的计算。对于12~17岁的患者，有尿素循环障碍、有机酸症或者肝母细胞瘤者，MELD评分的界值被设定为30。更高的MELD得分预示更高的危险性。

对于年龄<12岁，计算相应的儿童终末期肝病（PELD）评分。PELD得分越高预示越危险。

表27-3 Child-Turcotte-Pugh 计分系统

临床表现或生化指标	异常程度	分数*
肝性脑病（级†）	无	1
	1~2	2
	3~4	3
腹水	无	1
	轻度（利尿反应好）	2
	即使应用利尿剂仍至少中度以上	3
白蛋白/(g/dl)	>3.5	1
	2.8~3.5	2
	<2.8	3
总胆红素/(mg/dl)	<2	1
	2~3	2
	>3	3
PT（延长的秒数）/s	<4	1
	4~6	2
	>6	3
或者代替PT		
INR	<1.7	1
	1.7~2.3	2
	>2.3	3

* 积分标准：
- 5~6分，A级（低风险）
- 7~9分，B级（中等风险）
- 10~15分，C级（高风险）

† 脑病根据症状分级：
- 1级：睡眠紊乱；注意力下降；抑郁、焦虑或易激惹
- 2级：嗜睡；定向障碍；近事记忆下降；不自主的行为
- 3级：昏睡；思维混乱；健忘；恼怒，幻想或其他异常行为
- 4级：昏迷

表27-4 Child-Turcotte-Pugh评分系统的意义

分数	危险度(级别)	生存率/%	
		1年	2年
5~6	低危(A)	100	85
7~9	中危(B)	80	60
10~15	高危(C)	45	35

治疗

- **支持治疗** 肝硬化通常给予支持治疗,包括停用损肝药物,提供营养支持(包括补充维生素),针对基本病因和并发症的治疗。经肝脏代谢的药物使用时必须减量。避免饮酒和服用肝毒性药物。肝硬化并继续嗜酒的患者,住院期间应考虑出现戒断症状。肝硬化患者应接种甲型肝炎与乙型肝炎疫苗,除非已经免疫

有静脉曲张的患者需要予预防出血的治疗。没有证据支持治疗小食管静脉曲张。中到大的食管静脉曲张应预防性使用非选择性β受体阻滞剂或内镜下套扎治疗。如果胃静脉曲张不适合内镜套扎并且对非选择性β受体阻滞剂无反应,可以使用球囊闭塞逆行静脉闭塞或内镜注射氰基丙烯酸酯注射液。

如果患者有门脉高压并发症,包括腹水和反复静脉曲张破裂出血,用标准治疗没有效果,应该考虑经颈静脉肝内门体分流(TIPS)。

终末期肝病和肝癌患者具有施行肝移植的适应证。当MELD评分大于15时,不进行肝移植的死亡风险开始超过移植的风险(如围术期并发症,长期的免疫抑制)。因此,如果分数≥15或肝硬化临床上已经失代偿期,患者应转诊到移植中心。

🔴 关键点

- 肝硬化的病残率和死亡率通常是由于并发症(如门脉高压的并发症,肝衰竭,血液问题)引起
- 明确诊断如可以导致更好的处理和结局,则需要进行肝活检
- 所有的肝硬化患者均应评估有无自身免疫性肝炎,遗传性血色病,和α_1-抗胰蛋白酶缺乏,以及更常见的原因,酒精性和病毒性肝炎
- 所有患者定期评估食管胃静脉曲张和肝细胞癌
- 使用Child-Pugh和MELD评分系统预测预后,将MELD评分患者≥15的患者转诊评估是否肝脏移植
- 肝硬化的支持治疗,包括预防出血

原发性胆汁性肝硬化
(原发性胆汁性胆管炎)

原发性胆汁性肝硬化(primary biliary cirrhosis,PBC)是一种肝内胆管进行性破坏导致胆汁淤积、肝硬化、肝衰竭为特征的自身免疫性肝病。患者多表现为无症状或出现疲乏、胆汁淤积(瘙痒、脂肪泻)或肝硬化(门脉高压、腹水)等症状。实验室检查可发现胆汁淤积,IgM升高,特征性的血清中出现抗线粒体抗体。肝组织活检对诊断和分期可能是必要的。治疗包括熊去氧胆酸,针对瘙痒的考来烯胺,补充脂溶性维生素,进展到终末期时考虑肝移植。

病因

PBC是与成人慢性胆汁淤积相关的最常见的肝脏疾病。大多数(95%)病例发生在35~70岁的女性。PBC有家庭聚集性。与X染色体有关的遗传倾向可能与本病发生相关。患者可能存在遗传性的免疫调节异常。

推测本病有自身免疫机制,>95%的患者可检出针对位于线粒体内膜抗原的抗体。抗线粒体抗体(AMA)作为PBC的血清标记物,无细胞毒作用,不介导胆管损伤。

PBC与其他自身免疫性疾病相关,如类风湿关节炎、系统性硬化、干燥综合征、CREST综合征,自身免疫性甲状腺炎、肾小管酸中毒等。

T细胞攻击小胆管。CD4和CD8T淋巴细胞直接攻击胆管上皮细胞。该免疫反应的触发因素尚属未知。外源性抗原暴露,如感染原(细菌或病毒)或毒物暴露可能是诱发因素。这些外源性抗原与内源性蛋白可能在结构上有相似之处(分子模拟),继而可导致自身免疫反应并持续存在。胆管破坏和消失导致胆汁形成和分泌功能受损(胆汁淤积)。滞留的毒性物质如胆汁酸等可导致进一步损伤,尤其是肝细胞损伤。因此慢性胆汁淤积可导致肝细胞炎症和门管区周围瘢痕形成。最终,随肝纤维化发展成肝硬化,炎症逐步消退。

有时认为自身免疫性胆管炎是一种独立的疾病。它以产生自身抗体如抗核抗体(ANA),抗平滑肌抗体,或两者均有为特征。其临床过程和治疗反应与PBC类似。然而自身免疫性胆管炎中,AMA阴性。

症状及体征

约有半数的患者表现为无症状,病程中任何阶段都可出现症状和体征,包括疲乏、胆汁淤积的表现(脂肪吸收障碍导致的脂溶性维生素缺乏和骨质疏松)、肝细胞功能障碍或肝硬化。

症状常常隐匿发展,>50%的患者以瘙痒、疲乏、口干、眼干为首发表现,可先于其他症状月或数年。其他初期表现有右上腹不适(10%);肝脏增大、质地硬,无触痛(25%);脾脏肿大(15%);色素沉着(25%);黄斑瘤(10%)和黄疸(10%)。后期出现肝硬化表现和并发症。PBC中可伴有外周神经病变和其他自身免疫性疾病。

诊断

- 肝功能检查
- 抗线粒体抗体测定
- 超声以及常用MRCP
- 肝活检

无症状的患者中,PBC常在偶然化验肝功能异常尤其是碱性磷酸酶和γ-谷氨酰转肽酶(GGT)升高时发现。中年妇女出现典型症状(如不能解释的瘙痒、疲劳、右上腹不适、

黄疸）或实验室检查结果提示胆汁淤积性肝病如碱性磷酸酶和GGT明显升高而氨基转移酶（ALT或AST）轻度升高时应考虑PBC。疾病早期血清胆红素水平往往正常，升高预示疾病进展及预后较差。

若怀疑PBC，应检测患者肝功能、血清IgM（PBC时升高）和抗线粒体抗体。ELISA试验对PBC的敏感性为95%，特异性为98%。自身免疫性肝炎（Ⅰ型）时可有假阳性。PBC患者可出现其他自身抗体（如抗核抗体、抗平滑肌抗体、类风湿因子）。肝外胆道阻塞应予以排除。一般先行超声检查，但最终须行MRCP检查，有时还须ERCP检查。通常需要给患者做肝活检，除非其生存期短或有禁忌证存在。肝组织活检可以明确诊断和发现特征性的胆管损害，即使在疾病早期。随着病程进展，PBC在病理形态上很难和其他病因的肝硬化相鉴别。活检还有助于进行PBC的组织学分期，共分4期：
- **1期**：局限于门管区的炎症，异常结缔组织沉积，或两者同时出现
- **2期**：门管区和门管区周围的炎症，纤维化，或两者同时出现
- **3期**：桥接样纤维化
- **4期**：肝硬化

若无抗线粒体抗体，拟诊断PBC的患者可诊断为自身免疫性胆管炎。

预后

虽然PBC进展速度不尽相同，但通常经过15~20年发展到终末期，它可以多年不影响生活质量，无症状的患者多在2~7年内出现症状，也有的经历10~15年才出现症状，症状出现后的中位生存时间为10年。急剧进展的预测因素有以下几点：
- 症状迅速恶化
- 进展性组织学改变
- 患者年龄大
- 出现水肿
- 出现相关的自身免疫性疾病
- 胆红素、白蛋白、PT或INR异常

瘙痒消失、黄色瘤变小、黄疸进展和血清胆固醇下降是预后不良的征兆。

治疗
- 阻止或逆转肝脏损害
- 治疗并发症（慢性胆汁淤积和肝衰竭）
- 有时需进行肝移植

首先应戒酒及停用所有肝毒性药物，熊去氧胆酸（每日15mg/kg，分次口服）能减轻肝脏损害、延长生存和推迟肝移植。大约20%患者经熊去氧胆酸治疗≥4个月而无生化指标改善，预示着这些患者可能病情严重，数年内需要进行肝移植。其他药物虽可缓解肝脏损伤但不能改善总体临床结局或者应用尚存争议。

口服考来烯胺，每日2次，每次6~8g，可控制瘙痒症。这种偶联阴离子的药物能够结合胆盐，因此会加重脂肪吸收障碍。长期服用考来烯胺需考虑补充脂溶性维生素。考来烯胺可导致熊去氧胆酸的吸收减少，故两者不宜同时服用。考来烯胺还可以减少各种药物的吸收；如果患者服用可能受到影响的任何药物，他们应该被告知服用考来烯胺前后3小时之内不要服用此药。

部分患者在熊去氧胆酸或紫外线治疗后瘙痒也可减轻，无效者可谨慎尝试给予利福平或阿片拮抗剂如纳曲酮。

胆盐缺乏所致的脂肪吸收障碍患者应该补充维生素A、D、E和K。有骨质疏松时除补充钙和维生素D外，还需进行负重练习、二磷酸盐类或雷诺昔酚等治疗。疾病晚期则针对门脉高压或肝硬化并发症进行治疗。

肝移植有很好的疗效，指征为出现失代偿肝病表现（包括无法控制的静脉曲张出血、顽固性腹水、难治性瘙痒和肝性脑病）。肝移植后一年的生存率>90%，5年生存率>80%，10年生存率>65%。肝移植后AMA仍持续存在。PBC患者在移植后前几年的复发率为15%，10年后>30%。迄今为止，肝移植后PBC复发呈良性经过。肝硬化鲜有发生。

> **关键点**
> - PBC是一种慢性，进行性胆汁淤积性肝病，是由小胆管的自身免疫攻击引起的，而且几乎完全发生在35~70岁的女性
> - PBC进展至终末期一般在15~20年以上
> - 如果患者有不明原因碱性磷酸酶和GGT升高，但氨基转移酶轻度异常，尤其是如果他们有胆汁淤积的全身症状或表现（如瘙痒，骨质疏松症，维生素D缺乏），需要怀疑PBC
> - 检测IgM和抗线粒体抗体，并行影像学检查（排除肝外胆道梗阻）和肝活检
> - 停止使用肝毒物（包括酒精），并给予熊去氧胆酸治疗，可以延迟移植的需要
> - 移植的适应证为失代偿性肝病（不能控制的静脉曲张出血，顽固性腹水，难治性皮肤瘙痒，肝性脑病）

28. 胆囊和胆管疾病

肝脏每日生成 500~600ml 胆汁。胆汁与血浆等渗，主要成分有水、电解质和有机成分包括胆汁酸盐、磷脂（主要是卵磷脂）、胆固醇、胆红素、其他内源性生成物以及摄取的化合物，如调节胃肠功能的蛋白和药物或其代谢产物。胆红素是来自衰老红细胞的血红素的降解产物，使胆汁呈黄绿色。

胆汁酸盐（胆汁酸）是胆汁的主要有机成分。肝脏通过主动转运，分泌胆汁酸到相邻肝细胞之间的毛细胆管。毛细胆管的转运是胆汁生成的限速步骤。一旦分泌，胆盐通过渗透作用将其他胆汁成分（特别是钠和水）带到毛细胆管。胆汁酸盐也是生物学上的清洁剂，其促进机体分泌胆固醇和有潜在毒性的化合物（如胆红素、药物代谢产物）。在十二指肠，胆汁酸盐能溶解摄入的脂肪和脂溶性维生素，促进其消化和吸收。在肝脏内，胆汁从肝内胆管流到左、右肝管，最后进入肝总管。

空腹时分泌的胆汁约 75% 从肝总管经胆囊管进入胆囊。其余胆汁则直接通过肝总管和胆囊管汇合形成的胆总管进入十二指肠。空腹时，胆囊吸收了胆汁中高达 90% 的水分，浓缩和贮存胆汁。

胆汁从胆囊排空到胆总管。胆总管和胰管汇合形成 Vater 壶腹，进入十二指肠。和胰管汇合前，胆总管逐渐变细，直径≤0.6cm。

奥迪括约肌环绕胆总管和胰管，后两者又有自身的括约肌。因此正常情况下胆汁不会逆流至胰管内。这些括约肌对胆囊收缩素和其他胃肠激素（如促胃液素释放肽），以及胆碱能张力的改变（如抗胆碱能药物）高度敏感。

饮食促进胃肠激素的释放和胆碱能神经的激活，引起胆囊收缩和奥迪括约肌舒张，结果可使 50%~75% 的胆囊内成分排入十二指肠。相反，空腹时，括约肌张力增加利于胆囊充盈。

胆汁酸盐在近端小肠通过被动扩散吸收的很少，大部分到达末端回肠。末端回肠主动吸收 90% 的胆汁酸盐进入门静脉循环。胆汁酸盐回到肝脏后经过重新提取，适当加工（如游离形式变为结合形式），重新分泌到胆汁中。胆汁酸盐每日通过这种途径从肝脏到肠道再到肝脏（即肠肝循环）循环 10~12 次。

虽然无结石性胆痛可在没有胆结石的情况下出现，并且胆囊本身被切除后可以发生胆囊切除综合征，但是大多数胆道疾病由胆结石引起。胆囊结石（胆石症，参见第 195 页）通常无症状。胆汁流可以在胆管被胆结石阻止（胆总管结石，参见第 194 页），引发胆绞痛或造成胆囊的炎症（胆囊炎）。胆囊炎可能是急性，在几小时内发作，或慢性，持续很长一段时间。

胆管阻塞也可引起胆管炎症（急性胆管炎），通常伴细菌感染。胆汁流可以被肿瘤阻止或变慢（称为胆汁淤积），或者在艾滋病患者中，由机会性感染所造成的狭窄（艾滋病相关性胆管疾病，见下文）。胆汁淤积也可导致炎症，纤维化和胆管狭窄（称为硬化性胆管炎）。通常，硬化性胆管炎的原因不明（称为原发性硬化性胆管炎）。

非结石性胆绞痛

非结石性胆绞痛是没有胆结石时因胆囊结构或功能异常发生胆绞痛，有时可行腹腔镜胆囊切除术治疗。

胆绞痛可在无结石时发生，尤其是年轻女性。非结石胆绞痛在腹腔镜胆囊切除术者中高达 15%。常见原因如下：
- 微结石（常规腹部超声检测不到）
- 胆囊排空异常
- 胆管过度敏感
- 奥迪括约肌功能障碍
- 邻近的十二指肠过度敏感
- 结石自发排出

一些患者最后发展为其他功能性胃肠疾病。

诊断
- 不明
- 通常超声，有时胆囊核素造影和/或 ERCP

最好的诊断方法仍不清楚。

在有胆绞痛但影像学检查未发现胆结石者应怀疑非结石性胆绞痛。影像学检查应包括超声，条件允许时，可行超声内镜（<1cm 的小结石）。

急性疼痛发作期间，实验室检查的异常可能显示胆道异常（如碱性磷酸酶，胆红素，ALT 或 AST 的升高）或胰腺异常（如脂肪酶升高）。注射胆囊收缩素后行胆囊核素造影可检查胆囊的排空（射出分率），检查时避免服用有干预作用的药物如钙通道阻滞剂、阿片类药物和抗胆碱能药物。ERCP 并行胆道测压检测奥迪括约肌（Oddi sphincter）功能障碍。

治疗
- 尚不清楚，但有时行腹腔镜胆囊切除术

腹腔镜下胆囊切除术可改善微结石和胆囊动力异常患者的预后。腹腔镜胆囊切除术和内镜下乳头括约肌切开术的作用尚无定论。药物治疗尚未证实有益。

AIDS 相关的胆管病

AIDS 相关的胆管病是由于各种机会性感染引起胆管狭窄造成胆管梗阻。

在抗逆转录病毒治疗出现前，25% 的 AIDS 患者发生胆管病，尤其是 CD4 计数低的患者（<100/μl）。最常见的病原

体是隐孢子虫。其他病原体还包括巨细胞病毒、微孢子虫和环孢子虫。多数患者发生乳头狭窄、肝内或肝外硬化性胆管炎。半数以上患者上述两者均有。

常见症状包括右上腹或上腹痛和腹泻。一些患者有发热和黄疸。严重的疼痛通常提示乳头狭窄。较轻的疼痛提示硬化性胆管炎。腹泻反映了小肠感染，通常是隐孢子虫病。

诊断

- 通常进行超声和ERCP

影像学检查首先进行超声检查，它是无创的并且准确率高（>95%）。然而，通常需要进行ERCP。ERCP可帮助诊断，并可使临床医生通过小肠活检取得标本识别感染的病原体，并可治疗狭窄。CT和MRCP可以辅助诊断。异常的肝功能检查结果（特别是高碱性磷酸酶水平）与胆汁淤积相一致。

治疗

- 内镜治疗

对于乳头狭窄的患者，ERCP时进行内镜下乳头肌切开术可显著缓解疼痛、黄疸和胆管炎。单个或主要的狭窄可以内镜下植入支架。抗微生物治疗可治愈感染，但单独抗微生物治疗并不降低胆道破坏或缓解症状。

由于熊去氧胆酸在原发性硬化性胆管炎中的应用，它在治疗肝内胆管硬化和胆汁淤积中有一定作用。

急性胆囊炎

急性胆囊炎（acute cholecystitis）是胆囊的炎症，可在数小时内起病，通常是由于结石造成胆囊管梗阻。症状包括右上腹疼痛和压痛，有时伴寒战、发热、恶心和呕吐。腹部超声可检测到结石，有时可见伴随的胆囊炎症。治疗主要包括抗生素和胆囊切除术。

急性胆囊炎是胆石症最常见的并发症。反过来说，≥95%的急性胆囊炎有胆石症。当结石嵌在胆囊管引起持续性梗阻时，会造成急性炎症。胆汁淤滞促使炎症相关酶的释放（如磷脂酶A使卵磷脂转换成溶血卵磷脂，后者介导炎症反应）。

受损的黏膜分泌更多的液体进入胆囊腔，多于被胆囊吸收的，结果造成胆囊扩张进一步释放炎症介质（如前列腺素），加重黏膜损伤，造成局部缺血，所有这些造成炎症持续存在。在此基础上继发细菌感染。液体分泌和炎症的恶性循环，如果没有被及时发现，会导致胆囊坏死和穿孔。

如急性炎症缓解，然后又继续复发，胆囊可发生纤维化、缩小，不能浓缩胆汁或正常排空——慢性胆囊炎的特征。

急性非结石性胆囊炎 非结石性胆囊炎即发生胆囊炎而不存在胆结石，在因急性胆囊炎行胆囊切除术者中占5%~10%。危险因素包括下列内容：

- 严重疾病（如大手术、烧伤、败血症或创伤）
- 长时间禁食或TPN（均易发生胆汁淤滞）
- 休克
- 免疫缺陷
- 血管炎（如SLE、结节性多动脉炎）

其机制很可能与缺血、感染或胆汁淤滞造成炎症介质的释放有关。有时可分离出病原菌（如沙门菌、免疫缺陷患者感染的巨细胞病毒）。儿童的急性非结石性胆囊炎多继发于无明确感染源的发热。

症状及体征

大多数患者有前驱的胆绞痛或急性胆囊炎。胆囊炎的疼痛性质和部位类似于胆绞痛，但持续时间更长（>6小时），程度更剧烈。呕吐常见，伴右肋下压痛。数小时内可出现墨菲征（按压右上腹，深吸气可加重疼痛而使吸气终止）伴右侧上腹部肌紧张。常有低热。

在老年人中，首发或唯一的症状可能是全身性和非特异性的（如纳差，呕吐，全身乏力，虚弱，发热）。有时无发热。即使不经治疗，85%的患者急性胆囊炎通常在2~3日后可减轻，1周内完全缓解。

并发症 如不治疗，10%的患者会发生局限性穿孔，1%发生游离穿孔和腹膜炎。腹痛加剧、高热、腹壁强直伴反跳痛或肠梗阻，提示胆囊积脓（胆囊内脓液）、坏疽或穿孔。如急性胆囊炎伴黄疸或胆汁淤滞，可能存在胆总管部分梗阻，通常是结石或炎症造成。

其他并发症包括：

- Mirizzi综合征：是一种少见并发症，由胆结石嵌塞在胆囊管压迫阻塞胆总管引起胆汁淤积
- 胆石性胰腺炎（gallstone pancreatitis）：来自胆囊的结石通过胆总管阻塞胰管
- 胆肠瘘：罕见的情况下，大的胆结石可侵蚀胆囊壁形成通向小肠（或其他腹腔任何部位）的瘘管，结石可通过小肠排出或引起小肠梗阻（胆石性肠梗阻）

急性非结石性胆囊炎 和结石引起的急性胆囊炎症状相似，但很难识别，因为患者多病情重（如在ICU）、不能与其清楚地沟通。唯一的线索是腹胀或不能解释的发热。如不治疗，可迅速进展为胆囊坏疽和穿孔，导致败血症、休克和腹膜炎，死亡率高达65%。

> **经验与提示**
>
> - 密切关注有非结石性胆囊炎危险因素（如危重、禁食或免疫功能低下患者）的患者以发现疾病的轻微体征（如腹胀，原因不明的发热）

诊断

- 超声检查
- 如超声不能确诊或怀疑非结石性胆囊炎，可行胆管核素显像

当有以上症状和体征时应当怀疑急性胆囊炎。

经腹部超声是发现胆结石的最佳方法，且在胆囊区可有压痛（超声墨菲征）。胆囊周围积液或胆囊壁增厚提示急性炎症。

如果超声检查结果无法确定，可应用胆管核素显像；放射性物质不能填充胆囊提示胆囊管梗阻（如嵌顿结石）。假

阳性结果的可能原因如下：
- 重症患者
- 禁食接受 TPN 者(胆囊淤积阻止充盈)
- 严重肝病患者(肝脏不能分泌放射性核素)
- 有括约肌切除术史(放射性物质更容易进入十二指肠而非胆囊)

吗啡激发试验，可增加奥迪括约肌张力，促进胆囊充盈，从而排除假阳性结果。

腹部 CT 可鉴别并发症如胆囊穿孔或胰腺炎。

可以行实验室检查，但并不能做出诊断。白细胞增多伴核左移很常见。在无并发症的急性胆囊炎，肝功能检查是正常的或仅轻度升高。轻度的胆汁淤积(胆红素升至 4mg/dl，碱性磷酸酶轻度升高)常见，提示炎症介质影响肝脏而非机械性梗阻。更明显的升高，特别是脂肪酶(淀粉酶特异性不高)明显升高>2 倍，提示胆管梗阻。结石通过胆管可使氨基转移酶(ALT、AST)升高。

急性非结石性胆囊炎 当患者没有胆结石，但有超声墨菲征和或胆囊壁增厚、胆囊周围积液，应怀疑急性非结石性胆囊炎。胆囊增大，胆泥沉积和胆囊壁增厚，无胆囊周积液(由于低蛋白血症或腹水)有可能是由危重疾病造成。

CT 可识别胆管外的异常。胆管核素显像更有帮助，核素不能充盈胆囊提示水肿的胆囊管阻塞。给予吗啡有助于排除因胆囊淤滞造成的假阳性结果。

治疗
- 支持治疗(补液、镇痛和抗生素)
- 胆囊切除术

处理措施包括收住入院、静脉补液和给予镇痛药如 NSAID(酮咯酸)或阿片类药物。如呕吐明显或存在肠梗阻，应予禁食和放置鼻胃管。通常开始静脉应用抗生素以治疗可能存在的感染，但尚缺乏证据证明其有益。经验性用药应当针对肠道革兰氏阴性菌，可使用头孢曲松每 24 小时 2g 加甲硝唑每 8 小时 500mg 静滴，哌拉西林/他唑巴坦每 6 小时 4g 静滴，或替卡西林/克拉维酸每 6 小时 4g 静滴。

胆囊切除术可治愈急性胆囊炎和缓解胆绞痛。一般推荐早期行胆囊切除术，下列情况下最好在 24~48 小时内行胆囊切除术：
- 诊断明确、手术风险不高时
- 高龄或有糖尿病患者有较高的感染并发症的风险
- 患者有胆囊水肿、坏疽、穿孔和非结石性胆囊炎

当患者有增加手术风险的严重慢性疾病(如心肺疾病)时，可能需延迟手术。在这些患者中，胆囊切除术被推迟到内科治疗稳定伴随的疾病或至胆囊炎缓解时。如胆囊炎缓解，可在≥6 周后行胆囊切除术。推迟手术可能会有引起复发性的胆道并发症危险。

在手术风险极高的患者，如高龄、非结石性胆囊炎或因烧伤、创伤或呼吸衰竭入住 ICU 的患者，可行经皮胆囊造瘘术替代胆囊切除术。

> **关键点**
> - 绝大多数(≥95%)的急性胆囊炎患者有胆石症
> - 在老年人，胆囊炎的症状可能是非特异性(如纳差，呕吐，全身乏力，虚弱)，可能无发热
> - 虽然 85% 的患者急性胆囊炎自行缓解，10% 的患者发生局部穿孔或其他并发症
> - 行超声检查，如结果不能确诊，进行胆道核素显像
> - 患者需静脉输液，给予抗生素和止痛治疗；当病情稳定时做胆囊切除

慢性胆囊炎

慢性胆囊炎(chronic cholecystitis)是长期的胆囊炎症，几乎都是由结石引起。

慢性胆囊炎的病因几乎都是胆结石引起，既往有急性胆囊炎发作(即使是轻度的)。其损害从轻度慢性炎症细胞浸润至纤维化、萎缩的胆囊。纤维化导致的广泛钙化称为瓷化胆囊。

症状及体征

胆结石间断性阻塞胆囊管引起反复发作的胆绞痛。疼痛发作不一定伴有明显的胆囊炎症；炎症的程度与胆绞痛发作的程度和频率没有相关性。可有上腹压痛，但通常无发热。发热提示急性胆囊炎。一旦出现症状，很容易复发。

诊断
- 超声检查

反复发生胆绞痛伴胆结石时应当怀疑慢性胆囊炎。超声或其他影像学检查可发现胆结石，有时能显示萎缩和纤维化的胆囊。依据反复发作的胆绞痛病史和超声发现胆结石的证据做出诊断。胆管核素显像可表现为胆囊不显影，但准确性不高。

治疗
- 腹腔镜胆囊切除术 为了避免症状复发和进一步发生胆道并发症，有指征行腹腔镜下胆囊切除术。尤其是对与胆囊癌相关的瓷化胆囊更应该行此手术

胆管结石和胆管炎

胆管结石(choledocholithiasis)是指胆管内存在结石，该结石可能来源于胆囊或胆管本身。结石可造成胆绞痛、胆管梗阻、胆石性胰腺炎或胆管炎(胆管感染和炎症)。随后，胆管炎可导致胆管狭窄、胆汁淤滞和胆管结石。诊断通常需要磁共振胰胆管成像(MRCP)或 ERCP。有指征行早期内镜或手术减压。

结石包括：
- 原发性结石(通常是棕色胆色素结石)形成于胆管内
- 继发性结石(通常是胆固醇性的)形成于胆囊中但迁移至胆管内
- 残余结石，胆囊切除术遗留的结石(<3 年)
- 复发结石，手术>3 年后在胆管中形成的结石

在发达国家,>85% 的胆总管结石是继发性的,患者同时还有胆囊结石。而高达 10% 的有症状的结石患者伴有胆总管结石。胆囊切除术后,胆汁淤滞(如术后狭窄)和继发感染可形成胆色素结石。胆囊切除术后胆管结石中胆色素结石所占比例随时间递增。

胆管结石可进入十二指肠而不引起症状。当引起胆管部分梗阻时会出现胆绞痛。更完全梗阻可引起胆管扩张、黄疸,最终发生胆管炎(细菌感染)。结石阻塞 Vater 壶腹可导致胆石性胰腺炎。一些患者(通常是高龄)出现胆道梗阻是由既往无症状的结石引起的。

在**急性胆管炎**(acute cholangitis),胆管梗阻可使细菌从十二指肠上行。尽管大部分(85%)是胆总管结石引起,胆管梗阻也可由肿瘤或其他情况造成(表 28-1)。常见的感染病原为革兰氏阴性菌(如大肠埃希菌,克雷伯菌,肠杆菌),少见的是革兰氏阳性菌(如肠球菌)和混合厌氧菌(如拟杆菌,梭状芽孢杆菌)。症状包括腹痛、黄疸和发热或寒战(夏科三联症)。体征有腹部压痛、肝大压痛(通常有脓肿)。如果发生意识错乱和低血压预示约 50% 的死亡率和致残率。

表 28-1 胆管梗阻的原因

- 结石(常见)
- 手术造成胆管损伤(常见)
- 肿瘤
- 慢性胰腺炎形成瘢痕组织
- 外部压迫造成胆管梗阻,如胆总管囊肿或疝,或胰腺假性囊肿(罕见)
- 原发性硬化性胆管炎造成肝外或肝内胆管狭窄
- 获得性免疫缺陷综合征(AIDS)相关的胆管病或胆管炎
- 华支睾吸虫或泰国肝吸虫引起的寄生虫感染
- 蛔虫迁移至胆总管内(罕见)

复发性化脓性胆管炎(recurrent suppurative cholangitis)(东方胆管性肝炎、肝内胆管结石病) 以肝内棕色素结石的形成为特征。常见于东南亚。由胆管中的胆泥和细菌碎片组成。营养不良和寄生虫感染(如华支睾吸虫、泰国肝吸虫)可增加易感性。寄生虫感染可引起肝内胆管炎症、近端胆汁淤滞、结石形成和胆管炎,产生梗阻性黄疸。反复梗阻、感染和炎症导致胆管狭窄和胆汁性肝硬化。肝外胆管可扩张,而肝内胆管由于胆管周围纤维化而变直。

在 AIDS 相关的胆管病或胆管炎,直接胆管造影显示结果和原发性硬化性胆管炎或乳头狭窄(多发性狭窄和扩张累及肝内外胆管)类似。病因很可能是感染所致,最可能是感染了巨细胞病毒、隐孢子虫或微孢子虫。

诊断
- 肝功能检查
- 超声检查

有黄疸和胆绞痛的患者应怀疑胆总管结石。发热和白细胞升高进一步提示急性胆管炎可能。胆红素、尤其是碱性磷酸酶、ALT 和 GGT 持续升高伴肝外梗阻者提示存在结石,特别是在有急性胆囊炎或胆管炎症状的患者。

超声可显示胆囊结石,偶尔可发现胆总管结石(不太准确)。胆总管可发现扩张(如胆囊完好胆总管直径>6mm;如胆囊已切除胆总管直径>10mm)。如果症状出现早期(如第一日)未见胆管扩张,结石可能已经排出。如存有疑问,MRCP 可非常准确地发现残余结石。如 MRCP 显示不清可行 ERCP,不但可诊断也可治疗。CT 不如超声准确,但可发现肝脓肿。

怀疑有急性胆管炎者,还应检查 CBC 和血培养。白细胞升高常见,氨基转移酶可超过 1 000IU/L,提示急性肝细胞坏死,常由微小脓肿引起。血培养可指导抗生素的应用。

治疗
- ERCP 和括约肌切开术

怀疑有胆道梗阻者,有必要行 ERCP 和括约肌切开术以取出结石。成功率超过 90%,高达 7% 的患者有短期并发症(如出血、胰腺炎、感染)。长期并发症(如结石复发,纤维化和继发性胆管狭窄)更常见。腹腔镜胆囊切除术不适合术中胆管造影或胆总管探查,可选择性地在 ERCP 和括约肌切开术后进行。开放性胆囊切除和胆总管探查的病残率和死亡率较高。在胆囊切除术并发症的高危患者,如高龄,可考虑单纯括约肌切开术。

急性胆管炎是急症,需要积极支持治疗和紧急内镜下或手术去除结石。给予抗生素,方案类似用于急性非胆石性胆囊炎时(参见第 194 页)。重症患者可选用亚胺培南(imipenem)和环丙沙星(ciprofloxacin);并加用甲硝唑(metronidazole)以覆盖厌氧菌。

对于复发性化脓性胆管炎,治疗方案主要是支持治疗(如广谱抗生素)、根除寄生虫、内镜下(ERCP)或手术清除胆管结石和碎片。

> **关键点**
> - 在发达国家,>85% 的胆总管结石源自胆囊并移行至胆管,绝大多数是胆固醇结石
> - 患者如果有胆绞痛、不能解释的黄疸、和/或碱性磷酸酶和 GGT 的水平升高,应怀疑胆总管结石
> - 进行超声检查,如果不能确诊,行 MRCP
> - 行 ERCP 和括约肌切开术去除引起阻塞的结石
> - 对于急性胆管炎,尽早取出结石,并给予抗生素

胆石症

胆石症(cholelithiasis)是指胆囊内有一个或多个结石(胆结石)存在。在发达国家,约 10% 的成人和 20% 的>65岁人群有胆结石。胆结石可以无症状,最常见的症状是胆绞痛,但不会引起消化不良或高脂食物不耐受。较严重的并发症包括胆囊炎、胆管梗阻(通常是胆管结石引起),有时伴感染(胆管炎)和胆石性胰腺炎。通常根据 B 超做出诊断。如果胆石症引起临床症状或并发症,有必要行胆囊切除术。

胆石症的危险因素包括女性、肥胖、高龄、美洲印第安人、西方式饮食、迅速减体重和家族史。大多数胆道疾病由胆结石引起。

病理生理

胆泥 通常是胆结石的前体。胆泥中含有胆红素钙盐（一种胆红素的多聚体）、胆固醇微晶和黏蛋白。胆囊内胆汁淤滞时可产生胆泥，如怀孕期间或接受全肠外营养（TPN）时。大部分胆泥没有症状，可随原发情况的缓解而消失。另外，胆泥可以演变为胆结石或移行到胆管，阻塞胆管引起胆绞痛、胆管炎或胰腺炎。

胆结石有几种不同类型。

胆固醇结石 在西方国家中占所有结石的比例>85%。胆固醇结石的形成，必须具备：

- 胆汁必须被胆固醇过饱和。通常情况下，不溶于水的胆固醇与胆汁酸盐和卵磷脂结合形成胶粒，变成水溶性。胆汁被胆固醇过饱和最常见是由于胆固醇分泌过多（发生于肥胖或糖尿病），也可以由于胆汁酸盐分泌减少（如胆盐吸收不良导致的囊性纤维化）或卵磷脂缺乏（如少见的遗传性疾病造成进行性家族肝内胆汁淤积）引起
- 过多的胆固醇必须从胆汁中沉淀出来形成固态的微晶。黏蛋白（一种糖蛋白）或胆汁中的其他蛋白可加速胆囊内的胆固醇的沉淀
- 微晶必须凝聚和增大。促进凝聚的因素有黏蛋白的结合作用形成支架、胆囊收缩功能受损（胆汁中胆固醇过多造成）引起微晶的存留

黑色素结石 小而坚硬，含有胆红素钙盐和无机钙盐（如碳酸钙、磷酸钙）。加速其形成的因素有酒精性肝病、慢性溶血和高龄。

棕色胆色素结石 软而滑腻，含有胆红素钙盐和脂肪酸（软脂酸钙或硬脂酸钙）。在感染、炎症和寄生虫（如在亚洲由于肝吸虫）感染时形成。

胆结石以每年1~2mm的速度增长，达到足以引起症状的大小需5~20年。大部分胆结石在胆囊中形成，但棕色素结石在胆管内形成。胆囊切除术后，结石可移行到胆管中，或者尤其是棕色素结石，其淤滞于胆管引起感染造成随后胆管狭窄。

症状及体征

大约80%的胆结石没有症状，其余者表现从特征性疼痛（胆绞痛）到胆囊炎甚至危及生命的胆管炎。胆绞痛是最常见的临床表现。

结石偶然可通过胆囊管而不引起症状。然而，多数胆结石的移行可引起胆囊管梗阻，即使是暂时的，也引起胆绞痛。疼痛可位于右上腹，也可在腹部其他部位。定位常不明确，尤其是糖尿病或老年患者。疼痛可放射至背部或上肢。

疼痛突然发生，初始15分钟至1小时变得剧烈，然后稳定在一定强度（非绞痛）可达12小时（一般<6小时），经30~90分钟逐渐消失，仅残留钝痛。疼痛程度通常剧烈，致使患者至急诊就诊。常伴恶心呕吐，但一般无寒战发热，除非发生胆囊炎。可有右上腹或上腹部轻压痛，但没有腹膜炎体征。发作间期患者无不适。

尽管暴食可引起胆绞痛，但高脂饮食不是特异性诱发因素。非特异性的消化道症状，如嗳气、饱胀感和恶心，归因于胆囊疾病是不准确的。这些症状很常见，在胆石症、消化性溃疡和功能性胃肠病中的患病率相当。

- 脂肪的食物并不是胆绞痛特异性原因，胀气，饱胀感，恶心并不是胆囊疾病非特异性的症状

胆绞痛的严重度和发生频率与胆囊的病理变化之间不存在相关性。在没有胆囊炎时，也可发生胆绞痛。但是如果胆绞痛时间>12小时，特别是伴呕吐或发热，则有急性胆囊炎或胰腺炎可能。

诊断

- 进行超声检查

有胆绞痛（biliary colic）的患者应怀疑胆石症。腹部超声是检测胆囊结石可选的一种方法，敏感性和特异性达95%。超声检查也可准确地发现胆泥。也可以选择CT，MRI和口服胆囊造影（虽然很准确，现在已很少用）。在其他试验不能确定时，需要进行超声内镜，其能准确发现小结石（<3mm）。

实验室检查通常没有帮助；通常情况下，结果是正常的，除非发生并发症。

无症状的胆结石和胆泥通常在因其他原因进行影像学检查（通常是超声检查）时偶然发现。10%~15%是钙化结石，在X线平片上可见。

预后

无症状的胆结石每年约2%转变为有症状。最常见的症状是胆绞痛，而不是胆道并发症。一旦出现症状，每年20%~40%的患者胆绞痛会复发，1%~2%可发生并发症如胆囊炎、胆总管结石、胆管炎和胆石性胰腺炎。

治疗

- 对于有症状的结石：腹腔镜胆囊切除术或有时使用熊去氧胆酸溶石
- 对于无症状的结石：期待疗法

大多数无症状的胆结石患者，权衡不适感、费用和择期手术的风险后，并不值得为了可能永远不会发作的疾病切除一个器官。然而，一旦出现症状，疼痛很容易复发，并可发生严重的并发症，有指征切除胆囊（胆囊切除术）。

手术 手术包括开腹或腹腔镜胆囊切除术。

开腹胆囊切除术，包括腹部切开和直接探查，是安全有效的。在无并发症时择期手术，总死亡率约为0.1%。

腹腔镜胆囊切除术是另一种治疗的选择。通过腹部的小切口使用视频内镜和设备进行操作，其创伤小于开腹胆囊切除术，它大大缩短了恢复期，减轻了术后不适，改善了腹壁美观，而不增加病残率和死亡率。2%~5%的患者腹腔镜胆囊切除术改为剖腹手术，主要原因是胆囊解剖难以辨识或出现并发症。高龄会增加任何手术的风险。

胆囊切除术可有效防止将来胆绞痛的发作，但对一些非特异性症状如消化不良无明显效果。胆囊切除术不会引起营养问题，术后没有特殊饮食限制。一些患者出现腹

泻,通常是回肠胆盐吸收不良的表现。无症状的胆结石患者一般不需要行预防性胆囊切除术,除非有巨大结石(>3cm)或胆囊钙化(瓷化胆囊);这些情况将增加胆囊癌的风险。

溶石 对于拒绝手术治疗或手术风险高者(如伴有其他内科疾病或高龄),可予胆酸口服数月以溶解胆囊结石。适合溶石治疗的条件是结石较小且可透光(多数为胆固醇结石)在一个有功能无梗阻的胆囊(胆管核素显像或口服胆囊造影完全正常,或胆囊颈部无结石)。熊去氧胆酸4~5mg/kg口服,每日2次或3mg/kg,每日3次[8~10mg/(kg·d)],80%直径<0.5cm的微小结石可在6个月内溶解。较大的结石(占绝大多数),即便使用更大剂量熊去氧胆酸溶石成功率仍低。然而,即使溶石成功,5年内也有50%患者会复发。因此多数患者并不适合溶石,而应行腹腔镜胆囊切除术。在病态肥胖患者通过胃旁路手术或极低热量饮食来快速减轻体重时,口服熊去氧胆酸300mg,每日2次可防止结石形成。

碎石(体外冲击波碎石术)帮助结石溶解和消除,现在已很少应用。

关键点

- 在发达国家,约10%的成人和20%的>65岁的人群中有胆结石,但80%是无症状的
- 腹部超声是检测胆囊结石可选的一种方法,敏感性和特异性达95%
- 一旦症状发展(通常胆绞痛),每年20%~40%的患者疼痛复发
- 大多数有症状的胆结石患者行腹腔镜胆囊切除术

胆囊切除术后综合征

胆囊切除术后综合征(postcholecystectomy syndrome)是指胆囊切除术后出现的一些腹部症状。

5%~40%的患者发生胆囊切除术后综合征。它是指在胆囊切除术后假想的胆囊症状持续存在或发展,或由于胆囊切除术导致的其他症状。胆囊作为储存胆汁的器官,其切除一般对胆道功能和压力副作用很小。约10%的患者胆绞痛是由于奥迪括约肌的功能或结构异常引起了胆道压力改变或敏感性增高。

最常见的症状是消化不良或其他非特异性症状,而非真正的胆绞痛。括约肌周围纤维化造成的罕见的乳头狭窄,可能是由于创伤、胰腺炎导致的炎症、器械操作(如ERCP)或曾有结石通过引起。其他原因包括胆管结石的残留、胰腺炎和胃食管反流。

诊断
- ERCP胆管测压或胆管核素扫描
- 排除胆管外疼痛

胆囊切除术后疼痛,除了考虑胆源性,还应考虑胆外原因。如果疼痛提示胆绞痛,应该检测碱性磷酸酶,胆红素,ALT,淀粉酶,脂肪酶,并且进行ERCP胆管测压或胆管核素扫描。肝酶升高提示奥迪括约肌功能障碍,而淀粉酶和脂肪酶升高提示胰管括约肌功能障碍。

ERCP胆管测压是检测括约肌功能不全的最佳方法,尽管ERCP有引起15%~30%胰腺炎的危险。测压可显示疼痛再发时胆管压力增高。核素扫描见肝门-十二指肠转运时间减慢也提示奥迪括约肌的功能障碍。乳头狭窄的诊断基于明确的反复发作胆绞痛病史和肝酶或胰酶检查异常。

治疗
- 有时内镜下括约肌切开

内镜括约肌切开术可缓解由于奥迪括约肌功能障碍,特别是由于乳头狭窄引起的疼痛反复发作,ERCP和测压已被用于治疗胆囊切除术后疼痛;然而,当前没有证据提示如果患者没有客观的异常,该治疗是有效的。这些患者应该对症治疗。

原发性硬化性胆管炎

原发性硬化性胆管炎(primary sclerosing cholangitis, PSC)是胆管节段性的炎症、纤维化和狭窄,病因不明。然而,80%的患者有炎症性肠病,通常是溃疡性结肠炎。其他伴随的情况有结缔组织疾病、自身免疫性疾病、免疫缺陷综合征,有时合并机会性感染。乏力和瘙痒症状隐匿发生,进行性加重。诊断基于胆管造影(MRCP或ERCP)。终末期患者有肝移植指征。

PSC是硬化性胆管炎最常见的类型,大多数(70%)PSC患者是男性。平均诊断年龄为40岁。

病因

虽然病因尚不明确,但是80%的PSC患者与炎症性肠病有关。约5%的患者有溃疡性结肠炎,1%的患者有克罗恩病。这种关联和存在若干自身抗体[如抗平滑肌和核周抗中性粒细胞抗体(pANCA)]提示免疫介导的机制有关。T细胞似乎参与胆管的破坏,这意味着细胞免疫的紊乱。多个家庭成员发生疾病的趋势,以及与自身免疫性疾病相关性的人类HLAB8和HLADR3较高频率出现提示了遗传易感性。未知的诱因(如细菌感染和缺血性胆管损伤)可使有遗传易感性的患者发生PSC。

症状及体征

通常起病隐匿,进行性乏力和瘙痒。晚些时候出现黄疸。10%~15%的患者有上行性细菌性胆管炎引起反复发作的右上腹痛和发热。可有脂肪泻和脂溶性维生素的缺乏。持续的黄疸预示病情严重。75%的患者可发生有症状的胆囊结石和胆管结石。有些患者无症状,直到病程晚期才出现症状,以肝脾大或肝硬化为首发症状。PSC趋于缓慢而不可阻止地进展。终末阶段涉及失代偿性肝硬化,门脉高压,腹水和肝衰竭。从诊断到肝衰竭的时间约为12年。

尽管PSC和炎症性肠病有关,但两者病程是独立的。溃疡性结肠炎可在PSC之前数年出现,伴有PSC时通常病情较轻。同样,全结肠切除术也不能改变PSC的病程。

不论PSC是否行肝移植,PSC和炎症性肠病两种疾病共存增加了结直肠癌的发病率。10%~15%的PSC患者发

生胆管癌。

诊断

■ **磁共振胆胰管成像（MRCP）**

在不能解释的肝功能异常时应怀疑PSC，尤其是炎症性肠病患者。典型的胆汁淤积表现：碱性磷酸酶和γ-谷氨酰转移酶（GGT）通常比氨基转移酶升高更明显。γ-球蛋白和IgM水平趋于升高。抗平滑肌抗体和pANCA通常为阳性。抗线粒体抗体在原发性胆汁性肝硬化阳性，而在PSC中阴性。

肝胆系统的影像学检查通常从超声开始，以排除肝外胆管梗阻。虽然超声或CT可显示胆管扩张，诊断需要胆管造影显示肝内和肝外胆管多发狭窄与扩张。胆管造影应从MRCP开始。ERCP通常是第二选择，因为它是有创的。通常明确诊断不需要进行肝活检，如果行肝活检，可见胆管增生、管周纤维化、炎症和胆管消失。当疾病进展时，胆管周围纤维化从汇管区向外扩展，最终导致继发性胆汁性肝硬化。

应常规进行血肿瘤标志物检测和ERCP细胞学刷检以筛查胆管癌。

治疗

- 支持治疗
- ERCP扩张主要狭窄部位
- 复发性细菌性胆管炎或肝衰竭并发症出现时可行肝移植。无症状患者一般只需要监测（如体格检查和肝功能检查，每年2次）

熊去氧胆酸[如5mg/kg口服，每日3次，高达15mg/(kg·d)]减少瘙痒和改善生化标志物，但不影响存活。慢性胆汁淤积和肝硬化需要支持治疗。发作细菌性胆管炎需要用抗生素和治疗性ERCP。如果一个单一狭窄是阻塞的主要原因（显性狭窄，在约20%患者中发现），ERCP扩张（刷检进行细胞学检查肿瘤）和支架可缓解症状。

对于PSC患者，肝移植是唯一能够改善预期寿命的治疗方法，可以治愈。复发性细菌性胆管炎或终末期肝病的并发症（如难治性腹水、门体分流脑病或食管静脉曲张破裂出血），都是肝移植的指征。

> **关键点**
>
> - 大部分（80%）的PSC患者有炎症性肠病，通常是溃疡性结肠炎，许多人有自身抗体
> - 如果患者，特别是炎症性肠病患者，有原因不明胆汁淤积型肝功能检查异常应该怀疑PSC
> - 超声排除肝外胆道梗阻，然后做MRCP（或ERCP，作为第二选择）
> - 定期监测患者肝功能检查，并治疗症状和并发症（如ERCP扩张主要狭窄）
> - 复发性细菌性胆管炎或肝衰竭并发症可行肝移植

硬化性胆管炎

硬化性胆管炎（sclerosing cholangitis）是一种慢性胆汁淤积综合征，特点为肝内外胆管斑片状炎症、纤维化和狭窄。疾病进展导致胆管消失，引起肝硬化、肝衰竭甚至胆管癌。

硬化性胆管炎可以是原发性（原因不明）或继发于免疫缺陷（儿童为遗传性，成人为获得性如AIDS相关的胆管病），常伴有重叠感染（如巨细胞病毒、隐孢子虫）、组织细胞增多症X或药物的使用（如动脉内使用氟脲苷）。原发性和继发性硬化性胆管炎引起相似的胆管炎症和纤维化瘢痕。其他引起胆管狭窄的原因有胆总管结石、手术后胆管狭窄、缺血性胆管损伤（肝移植中）、先天性胆管异常、胆管细胞癌和寄生虫感染。

胆管狭窄和扩张的诊断需要影像学如超声和胆管造影。治疗主要是缓解胆管阻塞（如狭窄处的扩张和支架植入），有可能的话，清除致病病原体或针对病因治疗（如HIV）。

胆囊及胆管肿瘤

胆囊和胆管肿瘤可引起肝外胆管梗阻。可以无症状，但通常有全身或反映胆管梗阻的症状。诊断基于超声加上CT胆管成像或MRCP。预后通常很差。机械性胆汁引流可减轻胆管梗阻造成的瘙痒、反复的败血症和疼痛。

胆管癌（cholangiocarcinomas） 和其他胆管肿瘤少见（发生率1~2/10万），通常是恶性的。胆管癌主要发生在肝外胆管，60%~70%发生在肝门周围（Klatskin肿瘤），25%发生在远端肝管，其余发生在肝脏。危险因素包括原发性硬化性胆管炎、高龄、肝吸虫感染和胆总管囊肿。

胆囊癌（gallbladder carcinoma） 少见（发生率为2.5/10万）。在美洲印第安人、巨大胆结石（>3cm）以及慢性胆囊炎引起的胆囊广泛钙化（瓷化胆囊）患者中更常见。几乎所有（70%~90%）患者同时有胆结石。中位生存期是3个月。早期发现可以治愈（如胆囊切除术时偶然发现）。

胆囊息肉（gallbladder polyps） 是无症状的胆囊腔内良性黏膜突起。大多数直径<10mm，由胆固醇酯和甘油三酯组成。这种息肉的形成被称为胆固醇贮积症，在行超声检查者中约占5%。其他少见的良性息肉包括腺瘤（引起腺肌瘤病）和炎性息肉。小的胆囊息肉多是偶然发现，不需要治疗。

症状及体征

胆管癌患者多以瘙痒和无痛性梗阻性黄疸（好发年龄为50~70岁）起病。早期肝门部肿瘤可致腹部隐痛、食欲减退和体重减轻。其他特点有乏力、陶土样便、可触及的肿块、肝大或胆囊增大[库瓦西耶征（Courvoisier sign），见于远端胆管癌]。腹痛可类似于胆绞痛（反映胆管梗阻），或持续性进行性加重。败血症（继发于急性胆管炎）不常见，但可由ERCP而引起。

胆囊癌可以是为了缓解胆结石引起的胆绞痛行胆囊切除术时偶然发现，也可以表现为晚期症状，表现为持续疼痛、体重减轻、腹部肿块或梗阻性黄疸。

绝大多数胆囊息肉没有症状。

诊断

■ 行超声（有时内镜超声）检查，随后行CT造影或MRCP

- 有时 ERCP

当无法解释肝外梗阻的原因时应怀疑胆管癌及胆囊癌。实验室检查可反映胆汁淤积程度。在原发性硬化性胆管炎患者,应定期监测血清癌胚抗原(CEA)和癌抗原(CA)19-9水平以发现胆管癌。

诊断应基于超声(或内镜超声)、CT胆管造影或MRCP(参见第177页)。有时可考虑CT检查,可能比超声提供更多的信息,特别是对胆囊癌。如以上方法不能确诊,应行ERCP及经皮肝内胆管造影(PTC)。ERCP不仅能发现肿瘤,且刷检可提供组织学诊断,这样有时可不必做超声或CT引导下穿刺。增强CT有助于分期。

剖腹探查对确定疾病的程度是有必要的,可指导治疗。

治疗
- 对于胆管癌,放置支架(或其他旁路手段),偶尔可行切除术
- 胆囊癌,一般对症治疗

对于胆管癌,放置支架或旁路手术解决梗阻能减轻瘙痒、黄疸,乏力可能好转。

CT确诊的肝门部胆管癌可经PTC或经ERCP置入支架。远端胆管癌者则可ERCP内镜下放置支架。如胆管癌局限,可手术探查决定行肝门切除或胰十二指肠切除,但能成功切除的并不多。

由于复发率高,没有指征行肝移植术。辅助化疗和放疗对胆管癌的疗效并不确定。

许多胆囊癌病例可给予对症治疗。

> **关键点**
> - 胆管肿瘤(通常为胆管癌或胆囊癌)并不常见
> - 如果患者有不明原因的肝外胆道梗阻或腹部肿块,应怀疑胆管癌
> - 影像学检查可诊断胆管癌,先行超声检查,随后可行CT胆管造影或MRCP
> - 对症治疗(如通过支架或旁路手术解决胆管癌的梗阻)。偶尔,可考虑手术切除

29. 肝　　炎

肝炎(hepatitis)是一种以广泛或斑片状坏死为特征的肝脏炎症。

肝炎可以是急性或慢性(常界定为持续时间>6个月)。绝大多数的急性肝炎可自发缓解,但有些进展为慢性肝炎。

常见病因

肝炎常见病因包括:
- 特异性肝炎病毒
- 酒精
- 药物(如异烟肼)

至少5种特定病毒可以引起肝炎。其他尚未确定的病毒也可能引起急性病毒性肝炎。

较少见的病因

少见原因有其他病毒感染(如传染性单核细胞增多症、黄热病和巨细胞病毒感染)和钩端螺旋体病。

虽然寄生虫感染(如血吸虫病、疟疾、阿米巴病)、化脓性感染和肝脓肿也会影响肝脏,但不属于肝炎范畴。结核杆菌或其他肉芽肿疾病肝脏浸润时被称为肉芽肿性肝炎,但临床、生化和组织学特征与其他弥散性肝炎不同。

各种全身感染和其他疾病可能会产生小的局灶性肝脏炎症或坏死。这种非特异性反应性肝炎可导致轻微的肝功能异常,但通常无症状。

部分感染性及非感染性肝脏炎症类型总结见表29-1。

表29-1　与肝脏炎症相关的疾病或微生物

疾病或微生物	表现
病毒	
巨细胞病毒	婴儿:肝大、黄疸、先天性缺陷
	成人:单核细胞增多症样肝炎,可发生在输血后
E-B病毒	传染性单核细胞增多症
	5%~10%患者出现黄疸性肝炎,90%~95%出现亚临床肝脏损伤
	部分年轻患者急性肝炎病情严重
黄热病	黄疸、全身毒性反应、出血
	伴轻微炎症反应的肝脏坏死

续表

疾病或微生物	表现
其他	埃可病毒、柯萨奇病毒、单纯疱疹病毒、水痘病毒、风疹病毒、麻疹病毒偶可致肝脏感染
细菌	
放线菌病	肝脏肉芽肿反应伴进展性坏死性脓肿
脓肿*	各种病原体,特别是革兰氏阴性菌和厌氧菌通过门静脉脓毒血症,胆管炎,或血行或直接蔓延获得严重感染
	中毒症状明显但仅有轻微的肝功能异常
结核病	肝脏肉芽肿浸润(常见,常为亚临床表现),黄疸(少见)
	碱性磷酸酶不成比例地升高
其他	多种系统感染有时造成轻微和灶性肝炎(常见,常为亚临床表现)
真菌病	
组织胞浆菌病	肝脏、脾脏肉芽肿(常为亚临床),治愈后形成钙化
其他	肉芽肿浸润有时见于隐球菌病、球孢子菌病、芽生菌病和其他感染
原虫	
阿米巴病*	重要的疾病,一般无明显痢疾表现
	常表现为单一巨大液化脓肿
	全身不适,肝大伴触痛,但仅有轻度肝功能不全
疟疾	流行地区肝脾肿大的常见病因
	除非活动性溶血,一般无黄疸或轻度黄疸
弓形虫病	经胎盘传播
	婴儿:有黄疸,中枢神经系统和其他系统表现
内脏利什曼病	寄生虫浸润网状内皮系统,肝脾肿大
蠕虫	
蛔虫病	成虫造成胆管阻塞,幼虫造成肝实质的肉芽肿
华支睾吸虫病	胆道感染、胆管炎、胆道结石、胆管癌
棘球蚴病	一个或多个棘球蚴囊,通常有一个钙化边缘并且可能很大,但往往没有症状
	不损害肝功能
	可破裂到腹腔或胆道
肝吸虫病	急性:触痛性肝大、发热、嗜酸性粒细胞增多
	慢性:胆管纤维化、胆管炎
血吸虫病	门静脉周围对虫卵的肉芽肿反应,伴进展性肝脾肿大、门静脉纤维化、门脉高压、静脉曲张
	肝功能正常,并不是真正的肝硬化
弓蛔虫病	内脏幼虫迁移症状
	肝大伴肉芽肿、嗜酸性粒细胞增多
螺旋体	
钩端螺旋体病	急性发热、虚脱、黄疸、出血、肾脏损伤
	肝脏坏死(常为轻度,即使伴有严重黄疸)
梅毒	先天性:新生儿肝脾大、纤维化
	获得性:第二阶段为各种类型的肝炎,第三阶段为梅毒瘤伴不规则的瘢痕形成
回归热	莱姆螺旋体感染
	全身症状,肝大,有时出现黄疸
未知	
特发性肉芽肿肝炎	未知原因引起的活动性慢性肉芽肿性炎症(结节变种?)
	以发热、不适等全身症状为主,某些药物可能诱发此病
结节病	肉芽肿浸润(常见,常为亚临床表现);黄疸少见
	偶有进展性炎症反应伴瘢痕形成、门脉高压
溃疡性结肠炎,克罗恩病	各种类型的肝脏疾病,特别在溃疡性结肠炎,包括门静脉周围炎症(胆管周围炎)、硬化性胆管炎、胆管癌、自身免疫性肝炎
	肝功能与肠道疾病活动性之间无明显相关性

*通过血清学检查及脓肿穿刺抽吸检查与阿米巴肝脓肿相鉴别。

急性病毒性肝炎

急性病毒性肝炎(acute viral hepatitis)是由特异性嗜肝病毒引起的弥漫性肝脏炎症,有不同的传播和流行模式。非特异性病毒感染的前驱症状为食欲减退、恶心、发热或右上腹部疼痛。随着其他症状的消失,经常会出现黄疸。大多数病例可自行缓解,也有一些进展成慢性肝炎。偶尔急性病毒性肝炎也会发展成急性肝衰竭(提示急性重型肝炎)。通过肝功能检测及病毒血清学检查可以明确诊断。良好卫生和全面的预防措施可防止急性病毒性肝炎发生。根据病毒的不同特点,在与其接触前后使用疫苗或血清球蛋白具有一定预防作用。根据病毒的不同特点,可通过使用疫苗或血清球蛋白进行暴露前和暴露后的预防。一般采用对症支持治疗。

急性病毒性肝炎是一种常见的、世界性的疾病。虽然急性病毒性肝炎病因不同,但每种类型都具有相似的临床表现、生化和形态学特征。而非嗜肝病毒感染肝脏(如 EB 病毒、黄热病病毒和巨细胞病毒)通常不属于急性病毒性肝炎的范畴。

病因

目前至少有五种特异性病毒感染可发生急性病毒性肝炎(表 29-2)
- 甲型肝炎病毒(HAV)
- 乙型肝炎病毒(HBV)
- 丙型肝炎病毒(HCV)
- 丁型肝炎病毒(HDV)
- 戊型肝炎病毒(HEV)

其他未识别的病毒也可能引起急性病毒性肝炎。

表 29-2 肝炎病毒特征

特征	HAV	HBV	HCV	HDV	HEV
核酸	RNA	DNA	RNA	*	RNA
血清学诊断	抗-HAV IgM	HBsAg	抗-HCV	抗-HDV	抗-HEV
主要传染途径	粪-口	血液	血液	针头	水
潜伏期/d	15~45	40~180	20~120	30~180	14~60
流行性	是	否	否	否	是
慢性化	否	是	是	是	否
肝癌	否	是	是	是	否

* 不完全的 RNA,进行复制需要 HBV 存在。
抗-HCV,丙型肝炎病毒抗体;抗-HDV,丁型肝炎病毒抗体;抗-HEV,戊型肝炎病毒抗体;HBsAg,乙型肝炎表面抗原;抗-HAV IgM,甲型肝炎病毒 IgM 抗体。

症状及体征

急性肝炎的一些表现是病毒特异性的(见各种肝炎病毒的讨论),但在一般情况下,急性感染往往在可预测的阶段发展:

- **潜伏期**:病毒复制和扩散,没有症状(表 29-2)
- **前驱期(黄疸前期)**:出现非特异性症状;包括重度食欲缺乏,不适,恶心,呕吐,新出现的厌恶香烟(在吸烟者中),常有发热或右上腹痛。偶尔可出现荨麻疹和关节痛,特别在 HBV 感染
- **黄疸期**:病毒感染 3~10 日后,尿色变深,随后出现黄疸。虽然黄疸逐渐加深,但全身症状减轻,患者感觉好转。肝脏增大触痛,边缘仍然柔软光滑。15%~20%的患者有轻度脾肿大。黄疸通常 1~2 周之内达到峰值
- **恢复期**:持续 2~4 周,黄疸消退

一般症状出现 1 周后食欲开始恢复。通常在症状出现后 4~8 周急性病毒性肝炎自行恢复。

无黄疸型肝炎(肝炎不伴有黄疸) 在 HCV 患者和 HAV 感染的儿童中比黄疸型肝炎更常发生。它一般表现为轻微的流感样症状。

复发性肝炎 发生在一些患者,其特征是在恢复期出现反复发作的表现。

胆汁淤积的表现 可出现在黄疸期(称为瘀胆型肝炎),但通常可缓解。如果持续的话,可引起长期黄疸,并有碱性磷酸酶升高和瘙痒,尽管炎症已经消退。

诊断

- 肝功能检查(AST 和 ALT 升高,与碱性磷酸酶的升高不成比例,往往伴有高胆红素血症)
- 病毒血清学检查
- PT/INR

急性病毒性肝炎的初步诊断 急性肝炎必须先和引起相似症状的其他疾病相鉴别。肝炎在前驱期出现非特异性病毒感染症状,此时很难确诊。有危险因素怀疑肝炎的无黄疸患者可先做非特异性肝功能检查,包括氨基转移酶、胆红素和碱性磷酸酶。通常仅在黄疸期怀疑急性肝炎。因此急性肝炎应与其他引起黄疸的疾病相鉴别(图 29-1)。

急性肝炎时,ALT 和 AST 显著升高(典型的 ≥400IU/L),这一点可与引起黄疸的其他原因相鉴别。一般 ALT 水平明显高于 AST,但氨基转移酶的水平不能完全反映疾病严重程度。前驱期氨基转移酶升高出现较早,在黄疸最明显前达高峰,恢复期逐渐下降。在黄疸出现前一般先出现尿胆红素。急性病毒性肝炎高胆红素血症的严重程度因人而异,但胆红素的比例无临床意义。碱性磷酸酶一般呈中度升高,显著升高提示肝外胆汁淤积,应进行影像学方法(如超声)检查。

肝活检常常并不需要,除非诊断不明确时。

如果实验室检查提示急性肝炎,特别是当 ALT 和 AST>1 000IU/L,需测定 PT/INR。

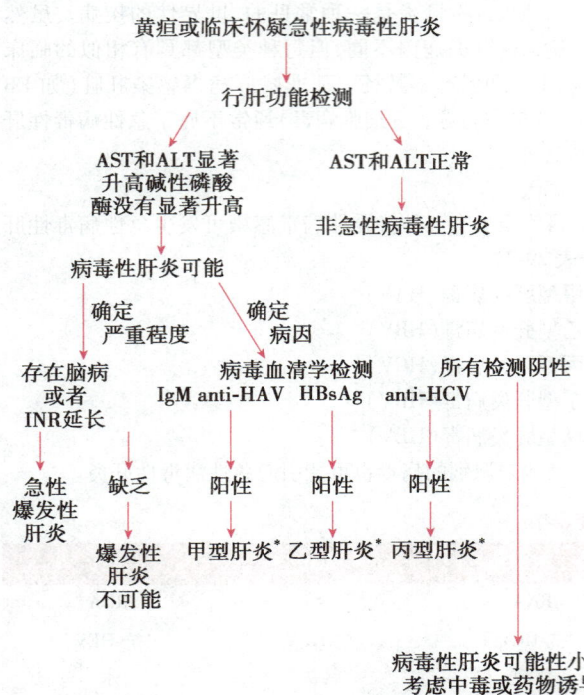

图29-1 急性病毒性肝炎简易诊断流程。Anti-HCV,丙型肝炎病毒抗体;HBsAg,乙型肝炎表面抗原;IgM anti-HAV,甲型肝炎病毒 IgM 抗体

* 获得额外的关于甲肝、乙肝、丙肝的实验室检查

如果存在门体性肝性脑病、易出血或 INR 延长表明急性肝衰竭,提示急性重型肝炎(见下文)。

如果考虑急性肝炎,要进一步查找病因。药物暴露史仅仅为药物性肝损或中毒性肝炎提供线索。病史询问也应该了解病毒性肝炎的危险因素。前驱期喉咙痛和弥漫性腺病提示传染性单核细胞增多症,而不是病毒性肝炎。

酒精性肝炎 有饮酒史,症状往往逐渐出现,常有蜘蛛痣或长期饮酒或慢性肝病的体征(参见第181页);即使在严重病例,氨基转移酶也很少超过 300IU/L。此外,与病毒性肝炎不同,酒精性肝炎 AST 明显高于 ALT 水平,尽管单凭此区别本身来鉴别两者并不可靠。在诊断不明确病例中,要通过肝活检鉴别酒精性肝炎和病毒性肝炎。

血清学检查 考虑急性病毒性肝炎的患者,需要进行以下检查以筛查 HAV、HBV 和 HCV:
- 甲肝病毒 IgM 型抗体(IgM 抗-HAV)
- 乙肝病毒表面抗原(HBsAg)
- 乙肝病毒核心抗原 IgM 型抗体(IgM 抗-HBc)
- 丙肝病毒抗体(抗-HCV)

如果任何一个为阳性,就要进一步做血清学检测区分急性、慢性和既往感染(表29-3、表29-4和表29-6)。如果血清学提示乙肝,进一步检查 HBeAg 和抗-HBe 可有助于预后评估和指导抗病毒治疗。血清学检查确定为重症乙肝时,应同时检测抗 HDV 抗体。

表29-3 甲型肝炎血清学

标志物	急性甲型肝炎	既往感染甲肝*
甲型肝炎病毒 IgM 抗体	+	−
甲型肝炎病毒 IgG 抗体	−	+

* 甲肝病毒不会引起慢性肝炎。

表29-4 乙型肝炎血清学*

标志物	急性 HBV 感染	慢性 HBV 感染	既往 HBV 感染†
HBsAg	+	+	−
抗-HBs	−	−	+‡
抗-HBcIgM	+	−	−
抗-HBcIgG	−	+	±
HBeAg	±	±	−
抗-HBe	−	±	±
HBV-DNA	+	+	−

* 在 HBV 严重感染时应进行抗-HDV 抗体水平监测。
† HBV 既往感染已康复。
‡ 抗 HBs 阳性是注射 HBV 疫苗后的单独的血清学变化。

抗-HBc,乙肝核心抗体;抗-HBs,乙型肝炎表面抗体;HBeAg,乙肝 e 抗原;HBsAg,乙肝表面抗原;HBV,乙型肝炎病毒。

如患者近期曾去过流行区,如有条件还需要检测抗-HEV IgM。

活检 活检通常是不必要的,但如果做了,不管哪一种的病毒通常有类似的组织病理学:
- 斑片样细胞脱落
- 嗜酸性肝细胞坏死
- 单核炎症浸润
- 再生的组织学证据
- 保留网状框架

HBV 感染偶尔可以通过肝细胞出现毛玻璃样变性(胞质中充满 HBsAg)和病毒成分的特殊免疫染色进行诊断。然而这些表现很少见于急性 HBV 感染,而在慢性 HBV 感染时多见。

形态学的微小线索有时有助于 HCV 感染因果关系的推断。

肝组织活检可以帮助预测急性肝炎预后,但很少因此目的而进行肝穿。组织学可完全恢复,除非广泛坏死桥接全部腺泡(桥接样坏死)。多数桥接样坏死的患者可完全恢复。然而也有一些转变为慢性肝炎。

治疗
- 支持治疗(表29-5)

急性肝炎尚无有效的治疗手段。应避免饮酒,因为饮酒会加重肝脏损伤。限制饮食和活动包括通常处方的卧床休息没有可靠的科学依据。

多数患者黄疸消退后即使 AST 或者 ALT 仍有轻微升高,也可以安全地返回工作。

对于胆汁淤积性肝炎,考来烯胺 8g/d 一次或者两次口服可以减轻瘙痒。

表 29-5 慢性乙型肝炎常用药物比较

疗效评估/%	INF-α	聚乙二醇 IFN-α	拉米夫定	阿德福韦	恩替卡韦	替比夫定	替诺福韦
血清 HBV-DNA 低于检测下限	37%	30%~42%	44%	21%	61%	60%	76%
从 HBeAg 到抗-HBe 血清转换	18%	29%~36%	16%~21%	12%	21%~22%	22%	21%
ALT 正常化	23%	34%~52%	41%~75%	48%	68%~81%	77%	68%
发生组织学改善	NA	38%	49%~56%	53%	72%	65%	74%
HBsAg 低于检测下限（1年时）	8%	3%	<1%	0%	2%~3%	0%	3%
出现耐药	无	无	第1年:14%~32% 第五年:60%~70%	第1年:0 第5年:9%	第1年:0 在6年:1.2%	第1年:5% 第2年:25%	6年后:0

HBeAg,乙肝 e 抗原;HBsAg,乙肝表面抗原;HBV,乙型肝炎病毒;INF-α,干扰素-α;PEG IFN-α,聚乙二醇干扰素-α。
摘自 Lok ASF, McMahon BJ. Chronic hepatitis B: Update 2009(参见美国肝病研究学会更新的实践指南)[J]. Hepatology 50,2009;661-699。

发现病毒性肝炎应及时传报当地或国家卫生防疫部门。

预防

由于治疗效果有限,因此病毒性肝炎预防非常重要。

一般措施 注意个人卫生有助于阻断传播途径,特别是经粪-口途径传播的 HAV 和 HEV。

急性乙肝感染者和急性丙肝感染者的血液、其他体液(如唾液、精液)和急性甲肝感染者的粪便具有传染性。尽管急性感染者需要隔离,但隔离对防止 HAV 传播作用不大,对防止乙肝和丙肝感染没有作用。

减少不必要的输血和对献血员进行 HBsAg 和抗-HCV 筛查可减少输血后感染。献血前筛查使输血后感染肝炎的发生率下降到 1/100 000。

免疫预防 免疫预防包括用疫苗的主动免疫和被动免疫。
在美国有甲型肝炎和乙型肝炎疫苗可用。
在美国对于所有的儿童和高危的成人推荐常规注射甲型肝炎和乙型肝炎疫苗。
在中国现有戊型肝炎疫苗可用。

应该给予患者的家庭成员和密切接触者注射标准的免疫球蛋白预防或降低 HAV 感染的严重程度。乙肝免疫球蛋白(HBIG)不能预防感染,但可防止或者减轻临床症状。

没有对 HCV 或 HDV 的免疫预防产品。但预防了 HBV 感染就可以预防 HDV 感染。HCV 基因多变性影响 HCV 疫苗的研制。

> **关键点**
> - 甲型肝炎是粪-口途径传染,乙型和丙型肝炎是肠道外或经血液传染
> - 乙型和丙型肝炎,不同于甲型肝炎,易发展为慢性肝炎和肝癌
> - 急性病毒性肝炎患者可无黄疸,甚至无症状
> - 如果临床表现与急性病毒性肝炎的症状一致,AST 和 ALT 升高与碱性磷酸酶升高不成比例,需进行病毒血清学检测(抗 HAVIgM,HBsAg,抗 HCV)
> - 对患者支持治疗
> - 在美国对于所有的儿童和高危的成人推荐常规注射甲型肝炎和乙型肝炎疫苗

急性重型肝炎

急性重型肝炎[暴发性肝炎(fulminant hepatitis)]是肝实质大块坏死和肝脏缩小(急性黄色萎缩)的一种少见综合征,通常发生于感染某些肝炎病毒、接触有毒试剂或药物引起的损伤后。

急性重型肝炎有时由 HBV 引起,高达 50%暴发性乙型肝炎患者合并有 HDV 的重叠感染。HAV 引起的急性重型肝炎较少见,多发生在过去存在肝脏疾病的患者中。HCV 能否引起急性重型肝炎尚无定论。

患者由于发生门体性脑病迅速恶化,几天或者数周内出现肝性脑病和腹水肿。凝血障碍通常是由于肝衰竭或弥散性血管内凝血引起,可发生功能性肾衰竭(肝肾综合征,参见第 173 页)。PT 或 INR 延长、门体性肝性脑病,特别是肾衰竭提示预后不良。

诊断
- 临床评估
- 肝功能评估
- 检测 PT/INR

如果急性肝炎患者出现新发的黄疸、神志的快速改变或无法解释的出血,或已知患有肝病的患者快速恶化,需怀疑暴发性肝衰竭。

实验室检查包括肝功能检查和 PT/INR 可以确诊暴发性肝衰竭。

进行急性 HAV、HBV 和 HCV 以及一些其他病毒(如巨细胞病毒、EB 病毒、单纯疱疹病毒)的实验室检查以明确肝衰竭是否为病毒所致。

治疗
- 口服核苷或核苷酸类似物
- 肝移植

精心护理和积极治疗并发症可以改善结局。

如果急性重型肝炎由乙型肝炎引起,口服的核苷或核苷酸类似物可以增加存活的可能性。

但是,紧急肝移植提供了生存的最大希望。如果不移植成人少见存活,儿童往往好一些。

存活的患者通常可以完全恢复。

慢性肝炎概述

慢性肝炎（chronic hepatitis）是肝炎持续>6个月,常见病因包括 HBV 感染、HCV 感染、自身免疫性肝病（自身免疫性肝炎）,脂肪性肝炎（非酒精性脂肪性肝炎或酒精性脂肪性肝炎）和药物。许多患者没有急性肝炎病史,无症状氨基转移酶升高是慢性肝炎的常见首发表现。部分患者首次就诊就已出现肝硬化及其并发症（如门脉高压）。需要进行肝组织活检以明确诊断和分期分级。治疗一般采用针对并发症治疗和病因治疗（如自身免疫性肝炎使用糖皮质激素,病毒性肝炎进行抗病毒治疗）。失代偿肝病常需要肝移植治疗。

肝炎持续>6个月通常被定义为慢性,虽然此持续时间不定。

病因

常见病因 最常见的病因为:

- HBV
- HCV
- 非酒精性脂肪性肝炎（NASH）
- 酒精性肝炎
- 特发性（可能是自身免疫性）

HBV 和 HCV 是引起慢性肝炎常见的原因。5%~10% 的 HBV 感染者（伴或不伴 HDV 重叠感染）和约 75% 的 HCV 感染者可以发展成慢性肝炎。儿童时感染 HBV 发展为慢性肝炎的概率更高（如新生儿感染时高达 90% 和婴幼儿感染时 30%~50% 的发展为慢性肝炎）。目前慢性化的机制尚未阐明,感染后患者的免疫反应最可能决定肝损伤。罕见地,基因 3 型的 HEV 感染也可发展为慢性肝炎。

HAV 不会引起慢性肝炎。

引起慢性肝炎的其他病因包括 NASH 和酒精性肝炎。NASH 最常见于至少有下列一项危险因素的患者:

- 肥胖
- 血脂紊乱
- 糖不耐受

大量饮酒引起酒精性肝炎（同时有脂肪肝、弥漫性的肝脏炎症和肝坏死）。

许多病例是特发性的。大多数病例具有免疫介导的肝细胞损伤（自身免疫性肝炎）的特征,包括以下几方面:

- 血清中检测到免疫标志物
- 与自身免疫性疾病常见的组织相容性单倍型（如 HLA-B1,HLA-B8,HLA-DR3,HLA-DR4）相关
- 在肝脏损伤部位以 T 淋巴细胞和浆细胞为主
- 细胞免疫和免疫调节功能复杂的体外缺陷
- 与其他自身免疫性疾病（如 RA、自身免疫性溶血性贫血、增殖性肾小球肾炎）相关
- 糖皮质激素或免疫抑制剂治疗有效

较少见的病因 有时慢性肝炎同时有自身免疫性肝炎和其他慢性肝病[如原发性胆汁性胆管炎（既往称为原发性胆汁性肝硬化）的特征。这些情况被称为重叠综合征。

许多药物,如异烟肼、甲基多巴、呋喃妥因、偶尔对乙酰氨基酚可导致慢性肝炎。其致病机制因药物不同而异,可能与免疫反应的改变、具有细胞毒性的中间代谢产物或基因决定的代谢缺陷有关。

$α_1$-抗胰蛋白酶缺乏、乳糜泻、甲状腺疾病、遗传性的血色病及威尔逊氏症也是慢性肝炎少见病因之一。

分类

在组织学上慢性肝炎曾经分为慢性持续性、慢性小叶性或慢性活动性肝炎。一个更有用的最近的分类系统特指以下内容:

- 病因
- 组织学炎症和坏死的强度（级）
- 组织学纤维化程度（期）

炎症和坏死通常是可逆的,纤维化通常是不可逆的。

症状及体征

临床表现多种多样。有 1/3 病例是由急性肝炎发展而来,但大多数从起病开始就是隐匿发展。

多数患者没有临床症状,特别在慢性 HCV 感染。然而,全身乏力,食欲缺乏,疲劳是常见的症状,有时有低热和非特异性上腹部不适。黄疸通常是不存在的。

通常情况下,特别是 HCV,首发表现是:

- 一些慢性肝脏疾病表现（如脾大、蜘蛛痣、肝掌）
- 肝硬化的并发症（如门静脉高血压、腹水、脑病）

少数慢性肝炎患者可出现胆汁淤积的表现（如黄疸、瘙痒、大便发白、脂肪泻）。

自身免疫肝炎,特别在一些年轻妇女中,可出现其他全身表现,如痤疮、闭经、关节痛、溃疡性结肠炎、肺纤维化、甲状腺炎、肾炎和溶血性贫血。

慢性 HCV 偶尔伴发扁平苔藓、皮肤黏膜脉管炎、肾小球肾炎、迟发性皮肤卟啉症和可能伴有 B 细胞非霍奇金淋巴瘤。

约 1% 的患者发生症状性冷球蛋白血症伴疲劳,肌痛,关节痛,神经病变,肾小球肾炎,和皮疹（荨麻疹、紫癜,或白细胞碎裂性血管炎）;无症状的冷球蛋白血症更多见。

诊断

- 肝炎相关的肝功能检查
- 病毒血清学检测
- 自身抗体、免疫球蛋白、$α_1$-抗胰蛋白酶水平及其他检测
- 常需肝活检
- 血清白蛋白、血小板计数及 PT/INR

患者有以下任何一种情况,都应该怀疑慢性肝炎的诊断。

- 患者有提示性的症状及体征
- 偶然发现的氨基转移酶水平升高
- 以前诊断过急性肝炎者

此外,为了识别无症状患者,疾病预防和控制中心（CDC）建议 1945—1965 年之间出生的所有人进行一次丙型肝炎的检测。

肝功能检查 如果以前未进行过肝功能检查,则需要

检测肝功能包括 ALT、AST、碱性磷酸酶和胆红素。

氨基转移酶的升高 是最具特征性的实验室检查异常。虽然升高程度不同,较常见的在 100~500IU/L。ALT 通常比 AST 高。如果慢性肝炎在静止期,特别是 HCV,氨基转移酶水平可以正常。

碱性磷酸酶 多为正常或轻度升高,偶尔会明显升高。

胆红素 多数是正常的,除非病情严重或进展。

但是这些实验室检查异常无特异性,其他疾病如酒精性肝病、急性病毒性肝炎复发和原发性胆汁性肝硬化也会具有类似异常。

其他实验室检查 如实验室检查结果符合肝炎,应进行病毒血清学检查,除外 HBV 和 HCV(表 29-4 和表 29-6)。除非这些检查提示慢性肝炎是病毒引起的,否则需要进一步的检查。

表 29-6 丙型肝炎血清学

标志物	急性丙型肝炎	慢性丙型肝炎	既往丙型肝炎*
丙型肝炎病毒抗体	+	+	+
丙型肝炎病毒 RNA	+	+	−

*自行恢复或治愈的既往 HCV 感染。

接下来的检查包括:
- 自身抗体(抗核抗体、抗平滑肌抗体、抗线粒体抗体和肝肾微粒体抗体)
- 免疫球蛋白
- 甲状腺的检查(促甲状腺素)
- 乳糜泻的检查(组织谷氨酰胺转氨酶抗体)
- α_1-抗胰蛋白酶水平
- 铁和铁蛋白的水平以及总铁结合力

对于儿童和青年要检测铜蓝蛋白筛查肝豆状核变性。血清免疫球蛋白显著升高提示慢性自身免疫性肝炎,但不能确诊。

自身免疫性肝炎的诊断常常基于有抗核抗体(ANA)、抗平滑肌抗体(ASMA)或抗肝肾微粒体抗体 1 型(抗-LKM1)滴度≥1:80(成人)或≥1:20(儿童)。抗线粒体抗体偶见于自身免疫性肝炎患者(参见美国肝病研究学会肝脏疾病指南)。

血清白蛋白、血小板计数和 PT 应该被检测以评估严重程度,低白蛋白水平、低血小板计数或 PT 延长提示肝硬化,甚至门静脉高压。

肝活检: 与急性肝炎不同,慢性肝炎进行肝活检是必要的。轻型患者仅有轻微的肝细胞坏死和炎症细胞浸润,通常发生在门管区,腺泡结构正常,很少或没有纤维化。这种情况下,很少进展为临床上重要的肝病或肝硬化。

在更严重的患者,典型的活检可见门脉周围坏死伴单核细胞浸润(碎屑样坏死),并伴有不同程度的门脉周围纤维化和胆管增生。由于结构塌陷和纤维化形成,腺泡结构被破坏,有时明显的肝硬化与进展性肝炎的表现并存。

肝活检也用于进行疾病分期与分级。

虽然 HBV 引起的慢性肝炎可通过存在毛玻璃样肝细胞和 HBV 成分的特殊染色识别,但在多数病例中单独肝活检不能明确慢性肝炎的具体病因。自身免疫性肝炎患者常有淋巴细胞和浆细胞的更大量浸润。符合慢性自身免疫性肝炎的病理诊断标准但是不满足血清学标准的患者,诊断为变异型自身免疫性肝炎,许多患者有重叠综合征。

并发症的筛查 在慢性肝炎时出现冷球蛋白血症的症状和体征,特别在 HCV 患者,应该检测冷球蛋白和类风湿因子,高水平的类风湿因子和血清补体水平降低提示存在冷球蛋白血症。

慢性 HBV 感染的患者需要每 6 个月进行超声检查和血清甲胎蛋白检测以筛查肝细胞肝癌,尽管对其的成本-效果尚有争论。(也见 Cochrane 系统评价摘要 Alpha-fetoprotein and/or liver ultrasonography for liver cancer screening in patients with chronic hepatitis B)慢性 HCV 感染的患者如果有进展性纤维化或肝硬化者也应该进行相似筛查。

预后

慢性肝炎预后相差很大。

药物导致的慢性肝炎如果停止用药后多可完全恢复。

未经治疗的 HBV 患者可以自行恢复(不常见),也可迅速进展或者经过几十年缓慢发展成肝硬化。疾病的缓解常常开始于病情的一过性加重并导致乙肝 e 抗原(HBeAg)到 e 抗体(抗 HBe)的血清转换。HDV 的重叠感染引起慢性 HBV 感染最严重的表现形式,如果不治疗,高达 70% 的患者发展成肝硬化。

未治疗的 HCV 引起的慢性肝炎约有 20%~30% 发展成肝硬化,尽管这一过程可能需要几十年并且因人而异,因为它常与引起慢性肝病的患者其他危险因素包括饮酒和肥胖相关。

慢性自身免疫性肝炎通常对治疗有反应,但有时也会发展成进展性肝纤维化最终导致肝硬化。

慢性 HBV 感染增加了肝细胞肝癌风险(参见第 216 页)。虽然在慢性 HCV 感染中这个风险也增加,但是仅在出现肝硬化或进展性肝纤维化时发生。

治疗

- 支持治疗
- 病因治疗(如糖皮质激素治疗自身免疫性肝炎,抗病毒药物治疗 HBV 和 HCV 感染)

慢性乙型肝炎有特异的抗病毒治疗(如恩替卡韦和替诺福韦作为一线治疗,见表 29-5),慢性丙型肝炎也有抗病毒治疗(如不使用干扰素的直接作用抗病毒方案,见表 29-6)。

一般治疗 慢性肝炎的治疗目标包括治疗病因和出现肝硬化和门静脉高压时处理并发症(如腹水,脑病)。

应停止引起肝炎的药物。基础疾病,如威尔逊氏症,应进行治疗。

HBV 引起的慢性肝炎,预防措施(包括免疫预防,参见第 203 页)对于与患者接触后避免感染可能会有所帮助。没有疫苗可供接触 HCV 感染者的人群使用。

在慢性乙型和丙型肝炎应该避免使用糖皮质激素和免疫抑制剂,因为这些药物增加病毒复制。如果患有慢性乙型肝炎需要用糖皮质激素、免疫抑制或用于其他疾病的细胞毒性化学疗法治疗，必须与抗病毒药物同时应用，以防止急性乙型肝炎的复燃或急性乙肝肝衰竭。相似情况下还没有丙型肝炎被激活或引起急性肝衰竭的报道。

NASH：NASH 的治疗在于
- 去除病因
- 控制 NASH 的危险因素

治疗措施包括减轻体重、治疗高脂血症和高血糖、停止服用 NASH 相关的药物（如胺碘酮、托马西平、甲氨蝶呤、糖皮质激素如泼尼松或羟化可的松、合成的雌激素）以及避免接触毒物（如农药）。

自身免疫性肝炎 使用糖皮质激素加或不加硫唑嘌呤可延长生存期。一般开始给予 30～60mg 泼尼松每日 1 次口服，症状控制后逐渐减量，直至维持氨基转移酶正常或接近正常的最小剂量。为了防止长期需要糖皮质激素治疗，临床医生可能在激素诱导完成后改予硫唑嘌呤 1～1.5mg/(kg·d)一次口服或吗替麦考酚酸酯 1 000mg/d 分二次口服，随后逐渐停用激素。绝大多数患者需要长期、小剂量、无激素的维持治疗。

终末期肝病需要进行肝移植。

> **关键点**
> - 慢性肝炎通常不是由急性肝炎发展来的，通常是无症状的
> - 如果肝功能检查结果（如氨基转移酶水平升高原因不明）与慢性肝炎符合，进行乙型和丙型肝炎的血清学检查
> - 如果上述血清学检查阴性，进行其他类型肝炎的检查（如自身抗体、免疫球蛋白、α_1-抗胰蛋白酶水平）。
> - 做肝活检以确定诊断和评估慢性肝炎的严重程度
> - 考虑恩替卡韦和替诺福韦作为慢性乙型肝炎的一线疗法
> - 用无干扰素的直接作用的抗病毒药物治疗所有基因型的慢性丙型肝炎
> - 用糖皮质激素治疗自身免疫性肝炎，并转换到硫唑嘌呤或吗替麦考酚酸酯的维持治疗

急性甲型肝炎

甲型肝炎（hepatitis A）是由肠道传播的 RNA 病毒引起的，在年龄较大的儿童和成人产生病毒性肝炎的典型症状，包括食欲缺乏，全身乏力，黄疸。幼儿可无症状，急性重型肝炎和死亡罕见。本病不引起慢性肝炎。抗体检测可明确诊断。采用支持治疗。疫苗接种和既往感染具有保护性。

HAV 是单链 RNA 的小核糖核酸病毒。它是急性病毒性肝炎最常见的原因，儿童和年轻人尤为常见。

在一些国家，>75% 的成年人有过 HAV 接触史。在美国，估计每年发生 3 000 例，1995 年甲肝疫苗面世前每年 25 000～35 000 例（见 CDC Hepatitis AFAQ）。

HAV 主要通过粪-口途径传播，多发生在卫生条件差的地区。特别是在发展中国家，主要通过水或食物的污染传播。生食受 HAV 污染的贝类有时会引起甲型肝炎。本病也常见散发病例，通常是通过人与人接触传染。

症状出现之前就开始通过粪便排出病毒，常于症状出现几天后停止。因此出现临床症状时，传染已经停止。HAV 没有已知的慢性携带状态并且不会引起慢性肝炎或肝硬化。

症状及体征

在<6 岁的儿童，70% 的 HAV 感染无症状，在有症状的患儿中，黄疸是罕见的。相反，大多数大龄儿童和成年人有病毒性肝炎典型表现，包括纳差，不适，发热，恶心和呕吐；超过 70% 发生黄疸。临床表现约 2 个月后缓解，但在某些患者中，症状持续或复发长达 6 个月。

急性甲型肝炎通常完全恢复。急性重型肝炎很少发生。

诊断
- 血清学检测

在初步诊断急性肝炎时，病毒性肝炎应与其他引起黄疸的疾病相鉴别。疑似急性病毒性肝炎的患者，需要进行以下检测以筛查 HAV、HBV 和 HCV 的感染：
- HAV IgM 型抗体（IgM 抗-HAV）
- 乙肝病毒表面抗原（HBsAg）
- 乙肝病毒核心抗原 IgM 型抗体（IgM 抗-HBc）
- HCV 抗体（抗-HCV）

如果 IgM 型抗-HAV 检测为阳性，诊断为急性甲型肝炎。HAV IgG 抗体（抗-HAV IgG）的检测可帮助识别急性感染还是既往感染（表 29-3）。抗-HAV IgG 阳性提示既往 HAV 感染或者获得性免疫。对于甲型肝炎没有进一步的检查。

HAV 仅存在于急性甲肝患者血清中，但临床上还没有试验可以直接检测出来。

IgM 抗体 产生于感染早期，并在黄疸发生后 1～2 周达到高峰。它在几个星期之内下降，随后出现保护性 IgG 抗体（抗-HAV IgG），它通常持续终身。因此，IgM 抗体可作为急性甲肝病毒感染标志物，而抗-HAV IgG 则提示 HAV 既往感染和对再感染的免疫性。

治疗
- 支持治疗

急性肝炎，包括甲肝尚无有效的治疗手段。应避免饮酒，因为饮酒会加重肝脏损伤。限制饮食和活动包括通常处方的卧床休息没有可靠的科学依据。

多数患者黄疸消退后即使 AST 或者 ALT 仍有轻微升高，也可以恢复工作。

对于胆汁淤积性肝炎，考来烯胺 8g/d 一次或者两次口服可以减轻瘙痒。

病毒性肝炎应及时传报当地或国家卫生防疫部门。

预防

注意个人卫生有助于阻断 HAV 的粪-口途径传播。推荐屏障保护，但隔离患者对防止 HAV 传播作用不大。

患者家溢出物和污染的物品表面可以用稀释的家用含

氯石灰清洗。

疫苗接种　建议所有儿童在 1 岁时给第 1 剂甲肝疫苗，6~18 个月后给第 2 剂(参见第 2185 页，表 291-2)。

针对下列人群进行进行 HAV 暴露前预防
- 将要去 HAV 高度或中度流行国家的旅游者
- 诊断实验室工作人员
- 男-男性生活者
- 注射或非注射的非法药物使用者
- 慢性肝病患者(包括慢性丙型肝炎)，因为他们发生 HAV 引起的急性重型肝炎的风险增加
- 输注浓缩凝血因子的人群
- 在最初 60 日内预期将密切接触来自高度或中度 HAV 流行国家的国际被收养者的人群。预防人群还包括军人和日托中心的职员

有数种 HAV 疫苗可用，每一种有不同的剂量和注射时间表，均安全可靠，注射后 4 周内起保护作用，可提供长期保护(可能>20 年)。

此前，旅游者被建议在出行前≥2 周注射甲型肝炎疫苗；那些 2 周内离开的旅游者应给予标准的免疫球蛋白。目前的证据表明，免疫球蛋白仅仅对老年旅游者和患有慢性肝病或其他慢性疾病的旅游者是必要的。

暴露后预防　甲肝患者的家属及密切接触者应进行暴露后预防。

未接种疫苗的 1 岁~40 岁的健康者，给予一次甲肝疫苗的注射。

对于其他患者，特别是那些>75 岁、患有慢性肝病和免疫功能低下的患者，标准的免疫球蛋白(以前免疫血清球蛋白)防止或减轻甲型肝炎的严重程度。推荐剂量 0.02ml/kg，肌内注射，但也有专家建议 0.06ml/kg(成人 3~5ml)。接触后 2 周内均可以给予，但越早越好。

> **关键点**
> - HAV 是急性病毒性肝炎最常见的原因；它是由粪-口途径传播
> - <6 岁儿童可无症状；更大的儿童和成人有纳差，全身乏力，黄疸
> - 急性重型肝炎是罕见的，不发生慢性肝炎，肝硬化和肝癌
> - 支持治疗
> - 对所有儿童推荐在 1 岁开始常规接种疫苗
> - 有风险的人群(如去流行地区旅游者，实验室工作人员)，需接种疫苗。暴露后预防可用标准的免疫球蛋白，对某些人可注射疫苗

急性乙型肝炎

乙型肝炎(hepatitis B)通常是由非肠道传染的 DNA 病毒引起的。它引起病毒性肝炎的典型症状，包括纳差，不适和黄疸。可发生急性重型肝炎和死亡。慢性感染可导致肝硬化和/或肝细胞肝癌。诊断是通过血清学检测。采用支持治疗。接种疫苗具有保护作用，暴露后使用乙肝免疫球蛋白可防止或减轻临床疾病。

HBV 是有最完全特征的复杂的肝炎病毒。传染性颗粒包括病毒核心和衣壳。核心由环状双股 DNA 和 DNA 聚合酶组成，在感染的肝细胞的核中复制。衣壳在细胞质中大量合成，原因不明。

HBV 是第二个最常见急性病毒性肝炎的原因。未识别的 HBV 感染是常见的，但比 HAV 引起的未识别的感染少得多。在美国，每年报告约 3 000 例急性乙肝感染，比乙肝疫苗普遍使用前每年报告 25 000 例有所减少。然而，由于很多病例未被识别或未传报，CDC 估计，新感染的实际人数接近每年 20 000 例(见 CDC Hepatitis BFAQ)。

HBV 感染有时可以合并一些肝脏外疾病，其原因尚不清楚，这些疾病包括结节性多动脉炎、其他结缔组织疾病、膜性肾小球肾炎和原发性混合性冷球蛋白血症。HBV 在这些疾病中的致病机制尚不清楚，推测可能与自身免疫机制有关。

乙型肝炎传输　HBV 通过肠外途径传播，特别是通过被污染的血液或者血制品传播。对于献血员常规进行乙型肝炎病毒表面抗原(HBsAg)检测可以消除过去常见的输血感染，但是吸毒者共用注射针头造成乙肝感染仍然比较普遍。在肾透析或者、肿瘤或者及与血制品接触的医院工作人员中乙肝感染风险增加。

除非分娩后立即注射乙肝免疫球蛋白(HBIG)并接种疫苗，否则乙肝感染的母亲的新生儿在分娩过程中有 70%~90%感染乙型肝炎的风险(新生儿 HBV 感染，参见第 2423 页)。更早期的经胎盘传播也可发生，但并不多见。

该病毒可通过黏膜与其他体液接触传染(如性伴侣之间，包括异性和同性；在封闭的机构，如精神病院和监狱)，但感染率远低于 HAV，并且传染的方式常常不清楚。

昆虫叮咬在传染中的作用尚不清楚。许多急性乙型肝炎病例散发，来源不明。

慢性 HBV 携带者是全球潜在的 HBV 感染源。患病率变异很大，取决于几个因素，包括地域差异(如在北美和北欧<0.5%，在远东和非洲的一些地区>10%)。

症状及体征

乙肝感染引起肝脏疾病的疾病谱很广，从亚临床携带者到重型肝炎或急性肝衰竭(急性重型肝炎)，特别是在老年人中，死亡率可以达到 10%~15%。

大多数患者有病毒性肝炎典型表现，包括纳差，不适，发热，恶心，呕吐，随后出现黄疸。症状持续时间从几周甚至到 6 个月。

乙肝感染的所有患者中 5%~10%发展为慢性肝炎或非活动性携带者。在急性感染时年龄越小，发展为慢性感染的风险越高。
- 婴幼儿:90%
- 1~5 岁的儿童:25%~50%
- 成人:约 5%

肝硬化可发生。慢性 HBV 感染最终可发展成肝细胞肝癌，其中甚至没有经过肝硬化阶段。

诊断

- **血清学检测**

在急性肝炎的初步诊断中，病毒性肝炎应与引起黄疸的其他疾病鉴别（图29-1）。疑似急性病毒性肝炎的患者，需要进行以下检测以筛查 HAV、HBV 和 HCV 的感染：

- HAV IgM 型抗体（抗-HAV IgM）
- 检测乙肝病毒表面抗原（HBsAg）
- 乙肝病毒核心抗原 IgM 型抗体（抗-HBc IgM）
- 检测 HCV 抗体（抗-HCV）

如果乙肝任何一项为阳性，就要进一步做血清学检测区分急性、慢性和既往感染（表29-4）。如果血清学提示乙肝，进一步检查 HBeAg 和抗-HBe 可有助于预后评估及指导抗病毒治疗。如果血清学证实 HBV 感染严重，需检测 HDV 抗体（抗 HDV）。

目前至少可以检测乙肝病毒的3种独特抗原抗体系统。

- HBsAg
- 乙肝核心抗原（HBcAg）
- HBeAg

HBsAg 通常在临床症状或生化异常发生之前1~6周即潜伏期出现，并提示血液有传染性。它在恢复期消失。然而，HBsAg 偶尔是一过性的。病情康复数周或数月之后，相应保护性抗体（抗-HBs）产生，常持续终身。因此，检测到抗-HBs 抗体提示过去感染过乙肝和有相对的免疫性。在5%~10%患者，HBsAg 的持续存在并不产生抗体；这些患者成为病毒无症状携带者或发展成慢性肝炎。

HBcAg 代表病毒核心。除非用特殊技术，否则它只能在感染的肝细胞中检测到，而在血清中无法检测到。抗 HBcAg 的抗体（抗-HBc）常在临床症状发生时出现，此后滴度逐渐下降，常持续数年或终身。抗-HBc 和抗-HBs 抗体的同时出现，提示从既往 HBV 感染中康复。抗-HBc 也可存在于慢性 HBsAg 携带者，这些患者不产生抗-HBs 抗体。在急性感染时，抗-HBc 主要为 IgM 型抗体，而在慢性乙肝感染时，IgG 型占优势。因此，抗-HBc IgM 型抗体可作为急性 HBV 感染的敏感指标，偶尔可作为近期感染的唯一指标，反映 HBsAg 消失和抗-HBs 出现之前的窗口期。

HBeAg 是从病毒核心衍生的蛋白质（不要与 HEV 混淆）。HBeAg 仅出现在 HBsAg 阳性血清中，倾向于提示病毒复制更活跃和有更大的传染性。相反抗-HBe 阳性提示传染性较弱。因此与用来诊断相比，e 抗原标志物更适合用于评价预后。

HBeAg 阳性相对于抗-HBe 阳性患者更易发展成慢性肝脏疾病。

HBV-DNA 能在活动性 HBV 感染患者的血清中被检测到。

其他检测 如果以前未进行过肝功能检查，则需要检测肝功能，包括 ALT、AST、碱性磷酸酶和胆红素。

评估疾病的严重程度的检查包括血清白蛋白，血小板计数，和 PT/INR 也应该进行。

- **支持治疗**
- 对暴发性乙肝，需要抗病毒药和进行肝移植

急性病毒性肝炎包括乙肝尚无有效的治疗手段。平时应避免饮酒，因为饮酒会加重肝脏损伤。限制饮食和活动包括通常处方的卧床休息没有可靠的科学依据。

如果发生急性重型肝炎，口服核苷或核苷酸类似物治疗可以增加存活的可能性。但是，紧急肝移植提供了生存的最大希望。成人不做移植存活是少见的；儿童往往会好一些。

多数患者黄疸消退后即使 AST 或者 ALT 仍有轻微升高，也可以恢复工作。

对于胆汁淤积性肝炎，考来烯胺 8g/d 一次或者每日2次口服可以减轻瘙痒。

发现病毒性肝炎应及时传报当地或国家卫生防疫部门。

预防

应该建议患者避免高危行为（如注射药物共用针头、有多个性伴侣）。血液和其他体液（如唾液、精液）具有传染性，所污染的物品应该用稀含氯石灰进行清理。尽管推荐保护性屏障，但是对患者的隔离是没有价值的。

减少不必要的输血和对献血员进行 HBsAg 和抗-HCV 筛查可减少输血后感染。献血前筛查使输血后感染肝炎的发生率下降到 1/100 000。

疫苗接种 流行地区的乙肝疫苗预防接种显著降低当地感染率。

高危人群应在暴露前进行免疫接种。在美国和其他非流行地区高危人群选择性疫苗的应用并没有明显减少 HBV 感染。因此，在美国推荐所有从出生到18岁的居民接种疫苗（参见第2185页，表291-2）。全世界接种是值得的，但是实行起来过于昂贵。

如果既往没有注射过疫苗或感染过乙肝，那么 HBV 感染的高危成人应该筛查并注射疫苗。这些高危人群包括：

- 男男同性恋者
- 有性传播疾病的人群
- 在过去6个月有超过1个性伴侣的人群
- 常接触血液或者其他感染的体液的卫生保健和公共安全工作者
- <60岁（或60岁以上并且获得 HBV 感染的风险增加的）并患有糖尿病的人群
- 终末期肾病、HIV 或慢性肝病的患者
- HBsAg 阳性人群的家庭接触者和性伴侣
- 在发育障碍人群的机构和非住宿日托设施的客户及职员
- 监狱或提供药物滥用治疗和预防服务的机构内的人群
- 到高度或中等程度流行区域的国际旅游者

目前有两种重组 HBV 疫苗，都安全可靠，孕期也可使用。在第0、1、6个月时分别在三角肌注射，共3次。儿童可适当减少剂量，免疫抑制患者或血液透析患者可适当增加剂量。

注射疫苗后，80%~90%的免疫活性获得者抗-HBs 保护作用可持续5年，60%~80%保护作用可持续10年。血液透析者或免疫抑制者抗-HBs<10mIU/ml 时需追加剂量。

暴露后预防 联合应用疫苗和乙肝免疫球蛋白（HBIG，一种具有高滴度的抗-HBs产物），进行乙肝暴露后免疫预防。HBIG可能不能防止感染，但可防止或者减轻临床发病。

HBsAg阳性母亲生育的婴儿，出生后立即给予起始剂量疫苗和0.5ml HBIG大腿处肌注。

对于与HBsAg阳性者性接触的人群或破损皮肤黏膜与HBsAg阳性者血液直接接触的人群在几天内给予0.06ml/kg HBIG肌注，同时注射疫苗。

曾经注射过疫苗者如与HBsAg阳性者持续接触，应检测体内抗-HBs水平，如果抗-HBs滴度<10mIU/ml，需追加疫苗注射剂量。

> **关键点**
> - 乙型肝炎通常是由肠外接触受污染的血液传播，但可以由黏膜接触其他体液引起
> - 乙肝母亲的婴儿，在分娩过程中有70%~90%受感染的风险，除非分娩后婴儿注射HBIG和疫苗
> - 5%~10%的急性乙型肝炎患者发展成慢性感染，并经常导致肝硬化和/或肝细胞癌
> - 诊断通过检测乙肝病毒表面抗原和其他血清学标记
> - 支持治疗
> - 建议对所有人从出生时开始常规接种疫苗
> - 联合HBIG和疫苗进行暴露后预防，HBIG可能不防止感染，但可能会阻止或减弱临床肝炎

慢性乙型肝炎

乙型肝炎是慢性肝炎常见的原因。患者可无症状或有非特异性表现，如疲劳和不适。如果不进行治疗，常常发生肝硬化；肝癌的风险增加。抗病毒药物可能有帮助，但肝移植可能是必要的。

肝炎持续>6个月通常被定义为慢性肝炎，虽然此持续时间是可变的。

急性乙型肝炎中5%~10%的患者发展为慢性。然而，急性感染时年龄越轻，发展为慢性感染的风险就越高：
- 对于婴幼儿：90%
- 对1~5岁的儿童：25%~50%
- 成人：约5%

美国CDC估计，在美国85万至220万人，全球大约2.4亿人有慢性HBV感染。

未经治疗的慢性乙肝患者可以自行恢复（不常见），也可迅速进展或者经过几十年缓慢发展成肝硬化。恢复的患者常常开始于病情的一过性加重，导致HBeAg到抗-HBe的血清转换。HDV重叠感染引起慢性乙肝最严重的表现形式，如果不治疗，70%的患者发展成肝硬化。慢性HBV感染增高肝癌风险。

症状及体征

根据肝脏损害程度，临床表现各有不同。

许多患者，特别是儿童，无症状。然而，全身乏力，食欲缺乏，疲劳是常见的，有时有低热和非特异性上腹部不适。通常无黄疸。

通常，最初的发现为：
- 慢性肝病或门静脉高压的体征（如脾大、蜘蛛痣、肝掌）
- 肝硬化的并发症（如门静脉高压，腹水，脑病）

少数慢性肝炎患者可出现胆汁淤积的表现（如黄疸、瘙痒、大便发白、脂肪泻）。

肝外表现可能包括结节性多动脉炎节和肾小球疾病。

诊断
- 血清学检测
- 肝活检

有提示性的症状和体征的患者，偶然发现氨基转移酶水平升高，或先前诊断过急性肝炎应该怀疑慢性乙型肝炎（chronic hepatitis B）的诊断。

HBsAg和抗-HBc IgG抗体阳性以及HBcAg-IgM抗体（抗-HBc，表29-4）阴性，并测定HBV-DNA（定量HBV-DNA）可明确诊断。

如果确诊为慢性乙肝，进一步检查HBeAg和抗-HBe可有助于预后评估和指导抗病毒治疗。如果血清学证实HBV感染严重，检测HDV抗体（抗HDV）。

治疗前和治疗过程中定量HBV-DNA检测用于评估治疗反应。

肝活检通常用于评估肝损伤的程度，并排除其他原因的肝病。对不符合指南推荐的治疗指征的病例肝活检是最有用的。

其他检查 如果以前未进行过肝功能检测，则需要检测肝功能，包括ALT、AST、碱性磷酸酶和胆红素。

为评估疾病的严重程度，还应做其他检查；包括血清白蛋白，血小板计数，和PT/INR。

患者也应进行HIV和HCV感染的检查，因为这些感染的传播途径是相似的。

如果在慢性肝炎时出现冷球蛋白血症的症状和体征，应检测冷球蛋白水平和类风湿因子，类风湿因子的高表达和血清补体水平降低均提示存在冷球蛋白血症。

并发症的筛查 慢性乙肝患者需要每6个月进行超声检查和血清甲胎蛋白以筛查肝细胞肝癌，虽然其成本效益分析尚有争论。

治疗
- 抗病毒药物治疗
- 有时肝移植

抗病毒治疗 适用以下患者：
- 氨基转移酶水平升高
- 疾病进展的临床或活检证据
- 上述两者均有

治疗目的是清除HBV-DNA。

治疗偶尔引起HBeAg转阴，或者更少见的，引起HBsAg转阴。然而绝大多数的患者治疗过程漫长、费用昂贵。不恰当停药可能造成病情复发加重。但是，如果发生下列情况之一的治疗可以终止：
- e抗原转化为e抗体
- HBsAg转阴

用药过程中,要注意是否发生耐药。

目前临床上采用的抗病毒药物有七种-恩替卡韦、阿德福韦、拉米夫定、α 干扰素(INF-α),聚乙二醇 INF-α$_2$(聚乙二醇干扰素-α$_2$),替比夫定和替诺福韦(表 29-5)。

一线治疗:
- 一线治疗方案为单种口服抗病毒药物治疗,例如核苷类似物恩替卡韦或核苷酸类似物替诺福韦。

口服抗病毒药物副作用少,可以给予失代偿性肝病患者。联合治疗并不优于单药治疗。然而研究还在继续比较它们的有用性。

如果 HBeAg 阳性的慢性 HBV 感染患者 HBsAg 检测不到并且 HBeAg 发生血清学转换,这些患者可停用抗病毒药物。HBeAg 阴性慢性 HBV 感染者几乎需要长期服用抗病毒药物以维持病毒抑制;他们已经产生抗 HBeAg 的抗体,因此停止乙肝治疗的标准只能是 HBsAg 检测不到。

恩替卡韦 具有高的抗病毒能力,耐药罕见;它被认为是 HBV 感染的一线治疗。恩替卡韦对阿德福韦耐药株有效。剂量为 0.5mg/d 一次口服,然而既往应用过其他核苷类似物的患者剂量为 1mg/d 一次口服。肾功能不全患者须减量使用。严重的副作用少见,对于妊娠的安全性尚未确定。

替诺福韦 已经取代阿德福韦(较旧的核苷酸类似物),为第一线治疗。替诺福韦是乙肝最有效的口服抗病毒药物;耐药发生最少。它很少有不良反应。剂量为 300mg/d 一次口服;如果肌酸酐清除率降低,给药频率需要减少。

阿德福韦 剂量为 10mg/d 一次口服。

α-干扰素(IFN-α) 可以使用,但已不再被视为一线治疗。用量为 500 万 IU 每日 1 次皮下注射或 1 000 万 IU 每周三次皮下注射,HBeAg 阳性慢性 HBV 感染注射 16~24 周,HBeAg 阴性慢性 HBV 感染患者注射 12~24 个月。约 40% 的患者,该方案消除 HBV-DNA 并导致血清转换到抗 HBe;氨基转移酶水平的暂时升高常提示成功的治疗反应。由于此药物必须注射给药,通常耐受性较差。最初的一到二次给药引起流感样综合征。随后,疲劳,不适,抑郁症,骨髓抑制,罕见的可发生细菌感染或自身免疫性疾病。

IFN-α 禁忌证包括:
- 进展期肝硬化:在肝硬化患者,IFN-α 可诱发肝硬化发生失代偿。
- 肾衰竭
- 免疫抑制治疗
- 实体器官移植
- 血细胞减少症

一小部分患者在治疗过程中由于不能耐受副作用而停药。在药物滥用或严重精神疾病患者中,干扰素须慎用或禁用。

聚乙二醇化干扰素-α: 可以用来代替 IFN-α。剂量一般 180 微克,1 次/周,通常注射 48 周。副作用与 α 干扰素相仿,但程度较轻。

拉米夫定(核苷类似物) 不再被认为是 HBV 感染一线治疗,因为与新的抗病毒药物相比耐药的风险更高,疗效更低。用量为 100mg/d 一次口服;它具有一些不良反应。

替比夫定 是一种较新的核苷类似物,药效明显强于拉米夫定,但耐药发生率也高。不考虑为一线用药。用量为 600mg/d 一次口服。

HBV 引起的终末期肝病需要进行**肝移植**。在 HBV 感染的患者,长期使用一线口服抗病毒药物和围移植期使用 HBIG 改善了肝移植的结局。与因其他指征进行的肝移植相比,生存率相等或更优,乙型肝炎的复发很少。

> **关键点**
> - 5%~10% 的急性乙型肝炎成为慢性;年龄越小风险越高(婴儿为 90%,1 岁~5 岁的儿童为 25%~50%,成年人约 5%)
> - CDC 估计全球约有 2.4 亿人患有慢性乙肝感染
> - 根据肝损伤程度,临床表现各有不同
> - 抗病毒药物能改善肝功能检查结果和肝组织学并延缓发展为肝硬化,但可能需要长期地服用;耐药是一个需要关注的问题
> - 乙肝引起的失代偿期肝硬化需要进行肝移植

急性丙型肝炎

丙型肝炎(hepatitis C)通常由非肠道传染的 RNA 病毒引起的。它有时会引起病毒性肝炎的典型症状,包括食欲缺乏,倦怠和黄疸,也可以是无症状的。急性重型肝炎和死亡罕见。约 75% 发展为慢性肝炎,可导致肝硬化,偶尔引起肝细胞肝癌。通过血清学检测明确诊断。治疗主要是支持治疗。没有疫苗可用。

在美国,每年约有 2 000 例急性丙肝。然而,由于很多病例没有被诊断或上报,CDC 估计,新感染的实际人数接近每年 30 000 例(见 CDC Hepatitis CFAQ)。

HCV 是单链 RNA 黄病毒,引起急性病毒性肝炎并且是引起慢性病毒性肝炎的一种常见原因。目前根据氨基酸序列可分为 6 个 HCV 亚型(基因型),不同亚型具有不同的地域分布、菌株毒力和治疗反应。HCV 感染宿主以后,经过一定时期,可以通过改变氨基酸序列形成突变株。

HCV 感染有时同时伴发特异的系统性疾病,包括:
- 混合性冷凝球蛋白血症
- 迟发性的皮肤卟啉病(60%~80% 的卟啉病患者有 HCV 感染,但仅少数 HCV 感染患者出现卟啉病)
- 肾小球肾炎

机制不清。

此外,酒精性肝病的患者中高达 20% 患者有 HCV。这种高度相关性的原因不清楚,因为只有一部分的患者同时有嗜酒和注射毒品。在这些患者中,HCV 和酒精协同作用加重肝脏的炎症和纤维化。

HCV 的传播: 血液传播是 HCV 最常见传播途径,主要是静脉药物使用者共用针头,还可以通过文身和身体穿孔等方式传播。性传播和母婴垂直传播相对比较少见。随着献血员筛查抗-HCV,由输血感染的丙型肝炎已经非常少见。部分散发病例的发生常无明确的危险因素。HCV 患病率随地域和危险因素的不同而存在差异。

症状及体征

丙型肝炎急性期感染可无症状。其严重程度往往波动,有时复发性肝炎和氨基转移酶水平剧烈波动可达几年甚至几十年。急性重型肝炎是极其罕见的。

HCV感染的慢性化率最高(75%),发生的慢性肝炎一般无症状或为良性的,20%~30%的患者在几十年后会发展成肝硬化。HCV感染相关肝硬化也可发展成肝细胞肝癌,但很少不经过肝硬化阶段直接转化成肝细胞肝癌(与HBV感染不同)。

诊断

- 血清学检测

在急性肝炎的初步诊断中,病毒性肝炎应与引起黄疸的其他疾病鉴别(图29-1)。疑似急性病毒性肝炎的患者,需要进行检测以筛查HAV、HBV和HCV的感染:

- 抗-HAV IgM抗体
- HBsAg
- 抗-HBc IgM抗体
- 抗-HCV抗体

如果抗HCV检测为阳性,需要测定HCV-RNA,以区分既往HCV感染还是有活动性(表29-6)。

丙肝的血清抗体(抗-HCV)见于慢性感染、既往感染和急性感染,它是一种非保护性抗体。在不确定的病例中,需要检测HCV-RNA。抗-HCV抗体一般在急性感染后2周内出现,有时会也延迟出现,但HCV-RNA更快为阳性。

其他检查 如果以前未进行过肝功能检查,则需要检测肝功能,包括ALT、AST、碱性磷酸酶和胆红素。

为评估疾病的严重程度,还应做其他检查包括血清白蛋白,血小板计数,和PT/INR。

治疗

- 支持治疗

急性肝炎包括丙肝尚无有效的治疗手段。

对于慢性丙型肝炎,有一些新的、高度有效的直接作用的抗病毒药物,可能降低其发展为慢性感染的可能性。然而,治疗方案是非常昂贵的,并没有在急性感染进行研究;目前的建议是随访患者6个月,评估有无自发清除,然后治疗那些有持续性病毒血症者(即慢性丙型肝炎)。

平时应避免饮酒,因为饮酒会加重肝脏损伤。限制饮食和活动包括通常处方的卧床休息没有可靠的科学依据。

多数患者黄疸消退后即使AST或者ALT仍有轻微升高,也可以恢复工作。

对于胆汁淤积性肝炎,考来烯胺8g/d一次或者每日2次口服可以减轻瘙痒。

发现病毒性肝炎应及时传报当地或国家卫生防疫部门。

预防

应该建议患者避免高危行为(如共用注射药物的针头、文身和身体穿孔)。

血液、其他体液(如唾液、精液)具有传染性。单次针刺暴露后感染的风险大约是1.8%。推荐屏障保护,但隔离患者对预防急性丙肝无益。

从HCV感染的医务人员获得感染的风险似乎很低,没有CDC推荐意见限制丙肝感染的医护人员。

减少不必要的输血和对献血员进行HBsAg和抗-HCV筛查可减少输血后感染。献血前筛查使输血后感染肝炎的发生率下降到1/100 000。

没有对HCV进行免疫预防的产品。HCV基因多态性影响HCV疫苗的研制。

> **关键点**
> - 丙型肝炎通常是通过接触受污染的血液肠外传播;罕见由黏膜接触其他体液而感染及由受感染母亲围生期传播
> - 急性丙肝中75%可发展为慢性丙肝,其中20%~30%进展为肝硬化,有些肝硬化患者可发生肝细胞肝癌
> - 通过测试抗HCV抗体和其他血清标志物诊断
> - 对患者进行支持治疗
> - 没有丙肝疫苗

慢性丙型肝炎

丙型肝炎是慢性肝炎的常见原因。在慢性肝病的表现出现前,常常是无症状的。治疗是根据基因型用直接作用的抗病毒药物和其他药物,永久性清除病毒RNA是可能的。

肝炎持续>6个月通常被定义为慢性肝炎,虽然此持续时间是可变的。

HCV有6个主要的基因型,其对治疗的反应有所不同。基因1型比其他基因型更常见;在美国它占慢性丙型肝炎(chronic hepatitis C)病例的70%~80%。

急性丙型肝炎患者约75%的发展成为慢性。CDC估计,约有270万~390万人在美国有慢性丙型肝炎感染。全球范围大约有7 100万人有慢性丙型肝炎。20%~30%的慢性丙型肝炎患者在几十年后会发展成肝硬化。HCV引起的肝硬化也可发展成肝细胞肝癌,但很少不经过肝硬化阶段直接转化成肝细胞肝癌(与HBV感染不同)。

症状及体征

许多患者没有症状,没有黄疸,但也可有全身乏力、食欲缺乏、疲劳和非特异性上腹部不适表现。慢性丙肝的首发症状多是一些慢性肝脏疾病表现(如脾大、蜘蛛痣、肝掌)或者是肝硬化的并发症(如门脉高压、腹水、脑病)。

慢性丙肝偶尔伴发扁平苔藓、皮肤黏膜脉管炎、肾小球肾炎、迟发性皮肤卟啉症和可能还有B细胞非霍奇金淋巴瘤。

诊断

- 血清学检测

有提示性症状和体征,偶然发现氨基转移酶水平升高,或先前诊断急性肝炎者需怀疑慢性丙型肝炎。

根据初次感染后,抗HCV阳性和HCV-RNA阳性≥6个月)可确诊(表29-6)。

肝活检 对下列一种或多种情况有用:

- 炎症活动分级
- 纤维化分期或疾病进展(有时可以帮助确定何种患者需

要治疗和治疗的时间)
- 排除其他原因的肝病

然而,肝活检的作用在丙型肝炎中有改变,活检正在被非创伤性的影像学检查(如超声弹性、磁共振弹性显像)和血清纤维化标记物以及根据血清标记物建立的纤维化评分系统取代。

在治疗前应该测定 HCV 基因型,因为基因型影响病程、治疗所需时间和是否成功。

HCV-RNA 的检测和定量有助于诊断丙型肝炎和评估治疗过程中以及治疗后的反应。对于大多数目前可用的定量 HCV-RNA 测定法,最低的检测下限是至少<50IU/ml 的。如果定量测定方法的灵敏性不具有这样的水平,可用定性检测的方法。定性测定可检测的 HCV-RNA 的水平非常低,经常低至<10IU/ml,并提供结果为阳性或阴性。定性检测可以用来明确丙型肝炎的诊断或持续病毒学应答(SVR)的诊断(定义为根据所用药物的方案,治疗结束后 12 周和 24 周,没有检测到 HCV-RNA)。

其他试验 如果以前未进行过肝功能检测,则需要检测肝功能,包括 ALT、AST、碱性磷酸酶和胆红素。

还应该做评估疾病的严重程度的其他检查,包括血清白蛋白,血小板计数,和 PT/INR。

患者应检测 HIV 和乙型肝炎病毒感染,因为这些感染的传播途径是相似的。

如果在慢性丙肝时出现冷球蛋白血症的症状或体征,应该测定冷球蛋白和类风湿因子,类风湿因子的高表达和血清补体水平降低均提示存在冷球蛋白血症。

并发症的筛查 慢性丙肝和进展性肝纤维化或肝硬化患者需要每 6 个月进行超声检查和血清甲胎蛋白监测以早期发现肝细胞肝癌,虽然其成本-效果分析尚有争论。

预后

预后取决于患者是否获得 SVR(即根据不同的治疗方案,在完成治疗后的 12~24 周检测不到 HCV-RNA)。

获得 SVR 的患者有 99% 的机会维持 HCV RNA 阴性,通常被认为治愈。近 95% 的 SVR 患者有组织学的改善,包括纤维化和组织学活动指数;此外,进展成肝硬化、肝衰竭和肝相关死亡的风险降低。肝硬化伴有门脉高压并接受干扰素为基础的方案治疗的患者,SVR 提示门脉压力的降低和肝脏失代偿、肝脏相关死亡、全因死亡和肝细胞肝癌的风险显著降低。

用以干扰素为基础治疗的方案获得的 SVR 更可能发生于以下≥1 种的情况:
- 非基因 1 型
- 治疗前病毒载量低
- 年龄小于 40 岁
- 体重<75kg
- 没有桥接纤维化或肝硬化
- 种族不是非洲裔美国人
- 无肝性脂肪变或胰岛素抵抗

新的不含干扰素的治疗方案获得 SVR 的可能性,主要取决于以下几点:

- 治疗前病毒载量
- 肝纤维化程度
- 对以前治疗的反应

治疗
- 直接作用的抗病毒药物

慢性丙肝出现以下二种情况需要治疗:
- 氨基转移酶水平升高
- 活检显示活动性炎症性与进展的纤维化

治疗目的是永久性清除 HCV RNA(即 SVR),其与氨基转移酶永久性正常和阻止肝组织病变进展相关。

中度肝纤维化和病毒载量<600 000~800 000IU/ml 的患者治疗效果优于肝硬化和病毒载量>800 000IU/ml 的患者。

在 2013 年底前,所有基因型均用聚乙二醇干扰素加利巴韦林治疗。现在,多数患者用抗病毒药物[直接抗病毒药(DAA)],这些药物影响 HCV 特异性的靶点,如蛋白酶或聚合酶(见下文)。

用于治疗丙肝的 DAA 包括:
- 特拉匹韦(telaprevir)和用波普瑞韦(boceprevir):第一代蛋白酶抑制剂,具有抗 HCV 基因 1 型活性
- 西咪匹韦(simeprevir):第二代的针对基因 1 型的特异性蛋白酶抑制剂
- 索非布韦(sofosbuvir):一种聚合酶抑制剂,对 HCV 基因 1~6 型均具有作用
- 帕利瑞韦(paritaprevir):蛋白酶抑制剂
- 雷迪帕韦(ledipasvir):蛋白酶抑制剂
- 达萨布韦(dasabuvir):聚合酶抑制剂
- 奥比他韦(ombitasvir):病毒非结构蛋白 5A 的抑制剂(NS5A 抑制剂)
- 达卡他韦(daclatasvir):NS5A 抑制剂
- 艾尔巴韦(elbasvir):NS5A 抑制剂
- 格佐匹韦(grazoprevir):NS5A 抑制剂
- 维帕他韦(velpatasvir):NS5A 抑制剂,可用于治疗所有 HCV 基因型

既往,特拉匹韦、波普瑞韦和西咪匹韦与聚乙二醇干扰素和利巴韦林联用,但是以干扰素为基础的治疗方案不再视为治疗标准。

索非布韦可以不与干扰素合用;在所有口服药治疗方案中,它可以与利巴韦林合用(治疗基因 1~6 型),与西咪匹韦合用(治疗基因 1 型)或与达卡他韦合用(治疗基因 1~3 型)。雷迪帕韦和索非布韦可单独用来治疗 HCV 基因 1、4 和 6 型。艾尔巴韦/格佐匹韦单可单独用来治疗 HCV 基因 1 和 4 型。

维帕他韦和索非布韦可单独用来治疗 HCV 基因 1~6 型。

以下 5 种药物方案对基因 1 和 4 型有效:
- 帕利瑞韦/利托那韦(ritonavir)/奥比他韦(单独一种),每日 1 次
- 达萨布韦,每日 2 次
- 利巴韦林,每日 2 次

帕利瑞韦/利托那韦/奥比他韦联合达萨布韦的复合制剂已上市。

利托那韦增加帕利他韦的水平,但没有直接的抗病毒作用。利巴韦林通常与 DAA 合用。

因为越来越多的 DAA 被研发,所以对于丙肝治疗目前的推荐意见发展迅速。美国肝病研究学会(AASLD)和美国传染病学会(IDSA)关于丙型肝炎的检测、管理与治疗推荐,可在网上下载,并会经常更新。

在美国,HCV 感染导致的失代偿性肝硬化是肝移植的最常见适应证。移植肝 HCV 几乎均复发,患者生存率和移植物存活率与因其他适应证而移植的相比更差。许多 DAA 和没有干扰素的方案用于治疗接受了肝脏移植的丙型肝炎患者。使用 DAA 后,无论患者是否患有肝硬化,肝移植患者的 SVR 率超过 95%。

HCV 基因 1 型 基因 1 型与其他基因型相比对聚乙二醇化的 IFN-α 联合利巴韦林(二联疗法)更容易发生耐药。然而,现在无干扰素的 DAA 方案,SVR 率从<50%提高到高达 95%。方案包括:

- 西咪匹韦或达卡他韦+索非布韦
- 雷迪帕韦/索非布韦
- 艾尔巴韦/格佐匹韦
- 维帕他韦/索非布韦
- 5 种药物方案(帕利瑞韦/利托那韦/奥比他韦,达萨布韦和利巴韦林)

聚乙二醇化 IFN-α₂b,皮下注射 1.5μg/kg 每周一次和**聚乙二醇化 IFN-α₂a** 180μg 皮下注射每周一次,两者效果相同。聚乙二醇干扰素-α 的副作用与 α-干扰素相似,但严重程度较轻,禁忌证也相似(见上文)。干扰素不再推荐为一线方案治疗丙型肝炎。

利巴韦林的用量为 500~600mg 口服,每日 2 次。利巴韦林通常有很好的耐受性,但易发生溶血引起的贫血;如果血红蛋白<10g/dl,用量要减少。利巴韦林无论对男性或女性都有致畸作用,因此在治疗中及治疗结束 6 个月内均需避孕。不能耐受利巴韦林的患者应给予聚乙二醇干扰素-α 治疗。但是不用利巴韦林降低治疗成功的可能性。利巴韦林单药治疗是无效的。

HCV 基因 1 型的一线治疗 包括:

- 根据以前的治疗史、治疗前病毒载量和肝纤维化的程度给予雷迪帕韦 90mg/索非布韦 400mg 的固定剂量组合治疗,每日 1 次口服,治疗 8~24 周
- 根据以前的治疗史、肝纤维化的程度以及基因 1a 型的患者伴有或不伴有针对艾尔布韦的基础 NS5A 耐药相关变异,给予艾尔布韦 50mg/格佐匹韦 100mg 的固定剂量组合治疗,每日 1 次口服,加或不加利巴韦林 500~600mg,每日 2 次口服,治疗 12~16 周
- 根据肝纤维化的程度,给予帕利瑞韦 150mg/利托那韦 100mg/奥比他韦 25mg 的固定剂量组合,每日 1 次,加达萨布韦 250mg,每日 2 次以及利巴韦林 500~600mg,每日 2 次口服,治疗 12~24 周
- 根据肝纤维化的程度,索非布韦 400mg/d1 次口服,加西咪匹韦 150mg/d 一次口服,加或不加利巴韦林 500~600mg,每日 2 次口服,治疗 12~24 周
- 根据肝纤维化的程度和以前的治疗史,索非布韦 400mg/每日 1 次口服,加达卡他韦 60mg 每日一次口服,加或不加利巴韦林 500~600mg,每日 2 次口服,治疗 12~24 周
- 索非布韦 400mg/维帕他韦 100mg 固定剂量组合,每日 1 次,治疗 12 周

西咪匹韦常引起贫血和光过敏。所有的蛋白酶抑制剂均有药物相互作用。

HCV 基因 2,3,4,5 和 6 型:对于基因 2 型,推荐用下列的一种组合方案:

- 根据肝纤维化程度,索非布韦 400mg/每日 1 次口服,加达卡他韦 60mg/d 一次口服,治疗 12~24 周
- 索非布韦 400mg/维帕他韦 100mg 的固定剂量组合,每日 1 次,治疗 12 周

对于**基因 3 型**,一线治疗包括:

- 根据肝纤维化程度,索非布韦 400mg/每日 1 次口服,加达卡他韦 60mg/每日一次口服,加或不加利巴韦林 500~600mg,每日 2 次口服,治疗 12~24 周
- 索非布韦 400mg/维帕他韦 100mg 的固定剂量组合,每日 1 次,治疗 12 周

对于**基因 4 型**,一线治疗包括:

- 雷迪帕韦 90mg/索非布韦 400mg 每日 1 次口服,治疗 12 周
- 帕利瑞韦 150mg/利托那韦 100mg/奥比他韦 25mg 每日 1 次口服,加利巴韦林 500~600mg,每日 2 次口服,治疗 12 周
- 艾尔巴韦 50mg/格佐匹韦 100mg 每日一次口服,治疗 12 周
- 索非布韦 400mg/维帕他韦 100mg,每日 1 次,治疗 12 周

对于**基因 5 型和 6 型**,一线治疗包括:

- 雷迪帕韦 90mg/索非布韦 400mg 每日 1 次口服,治疗 12 周
- 索非布韦 400mg/维帕他韦 100mg,每日 1 次,治疗 12 周

> **关键点**
>
> - 急性丙肝 75%发展为慢性,20%~30%进展为肝硬化,一些肝硬化患者可进展为肝细胞肝癌
> - 抗 HCV 阳性和 HCV-RNA 阳性可以确诊;然后做肝活检和检测基因型
> - 治疗由基因型而异,但它包括使用一种或多种直接作用的抗病毒药物,有时会与利巴韦林合用
> - 聚乙二醇化 IFN 不再推荐治疗慢性丙肝
> - 在许多患者,新的治疗方法可以永久清除 HCV-RNA

丁型肝炎

HDV 是一种 RNA 缺陷病毒(δ 成分),必须存在 HBV 时才能复制。因此丁型肝炎仅在与急性乙肝共同感染或慢性乙肝重叠感染时发生。

丁型肝炎(hepatitis D)通常是通过与受感染的血液或体液在肠胃外或黏膜接触传播。感染肝细胞包含 HBsAg 包被

的δ颗粒。

丁型肝炎患病率存在很大的地域差异，在某些国家流行。注射用药者患 HDV 的风险增加，但与 HBV 感染不同，HDV 在同性恋人群中并不广泛流行。

症状及体征

典型的急性 HDV 感染表现为少见的重症急性 HBV 感染（共同感染）、慢性 HBV 携带者出现急性加重（重叠感染）或慢性 HBV 感染出现相对快速进展。

诊断

- 血清学检测

在急性肝炎的初步诊断中，病毒性肝炎应与引起黄疸的其他疾病进行鉴别（图 29-1）。疑似急性病毒性肝炎的患者，需要进行以下检测以筛查 HAV、HBV 和 HCV 的感染：

- 抗-HAV IgM 抗体
- HBsAg
- 抗-HBc IgM 抗体
- 抗-HCV 抗体

如果乙肝血清学检测确认感染而临床表现严重的，应测量 HDV 抗体（抗-HDV）的水平。抗 HDV 抗体存在意味着活动性感染。它可持续到急性发病后数周。

治疗

- 支持治疗

急性肝炎包括丁肝尚无有效的治疗手段。平时应避免饮酒，因为饮酒会加重肝脏损伤。限制饮食和活动包括通常处方的卧床休息没有可靠的科学依据。

多数患者黄疸消退后即使 AST 或者 ALT 仍有轻微升高，也可以恢复工作。

对于胆汁淤积性肝炎，考来烯胺 8g/d 1 次或者每日 2 次口服可以减轻瘙痒。

预防

没有丁肝的免疫预防产品，但是预防 HBV 感染就可以预防 HDV 感染。

> **关键点**
> - 丁肝仅仅发生在乙肝患者
> - 当乙肝病情严重或当慢性乙型肝炎的症状恶化时特别要怀疑丁型肝炎
> - 治疗和预防感染同乙型肝炎

戊型肝炎

戊型肝炎（hepatitis E）由肠道传染的 RNA 病毒引起的，导致病毒性肝炎典型症状，包括纳差，不适和黄疸。除了妊娠期间，急性重型肝炎及死亡罕见。通过抗体检测明确诊断。采用支持治疗。

HEV 有 4 种基因型，所有的基因型都能够引起急性肝炎。

基因 1 型和 2 型 引起水源性的暴发，通常与供水被粪便污染和粪-口人到人的传播相关。疫情曾发生在中国，印度，墨西哥，巴基斯坦，秘鲁，俄罗斯，以及非洲中部和北部。这些暴发有与甲肝病毒类似的流行病学特征。散发病例也时有发生。美国或西欧无暴发流行。大多数情况下，在发达国家发生的感染绝大多数见于从发展中国家返回的旅游者，但是不与旅游相关的病例也有零星报告。

基因 3 型和 4 型 通常导致散发病例，而不是暴发流行。通过食物传播，可能与吃生的或未煮熟的肉有关，包括猪肉，鹿和贝类。

既往认为 HEV 不会引起慢性肝炎，肝硬化或慢性携带状态；然而，有文件报告在免疫功能低下的患者（包括器官移植受者，接受癌症化疗的患者和 HIV 感染者）发生慢性基因 3 型戊型肝炎。

症状及体征

出现病毒性肝炎典型表现：食欲缺乏，全身乏力，恶心，呕吐，发热，随后出现黄疸。戊型肝炎可能很严重，尤其是孕妇，急性重型肝炎和死亡的风险增加。

诊断

- IgM 型抗体的检测（当可供使用时）

在急性肝炎的初步诊断中，病毒性肝炎应与引起黄疸的其他疾病鉴别（图 29-1）。疑似急性病毒性肝炎的患者，需要进行以下检测以筛查 HAV、HBV 和 HCV 的感染：

- 抗-HAV IgM 抗体
- HBsAg
- 抗-HBC IgM 型抗体
- 抗-HCV 抗体

如果甲肝、乙肝、丙肝的检测是阴性的，但患者有病毒性肝炎典型表现，并在最近前往流行区旅游，有条件的话，应检测 HEV IgM 抗体。

治疗

- 支持治疗
- 对于慢性戊肝，可能用利巴韦林治疗

急性肝炎包括戊肝，尚无有效的治疗手段。

初步研究表明，利巴韦林在治疗慢性戊肝有抗病毒作用。

平时应避免饮酒，因为饮酒会加重肝脏损伤。限制饮食和活动包括通常处方的卧床休息没有可靠的科学依据。

多数患者黄疸消退后即使 AST 或者 ALT 仍有轻微升高，也可以恢复工作。

对于胆汁淤积性肝炎，考来烯胺 8g/d 1 次或者每日 2 次口服可以减轻瘙痒。

发现病毒性肝炎应及时传报当地或国家卫生防疫部门。

预防

良好的个人卫生习惯和标准普遍预防措施有助于防止戊肝经粪-口途径传播。水煮开后再饮用可以降低感染的风险。因为人对人的传播是罕见的，所以不必隔离被感染的患者。

戊型肝炎疫苗 在中国可以使用，美国没有供应。在男性这种疫苗可以防止 95% 的人出现有症状的感染，安全性好，尚不清楚这种疫苗在其他人群的效果、保护作用持续时间，以及防止无症状感染的效果。

> **关键点**
> - 戊肝通过粪口途径传播
> - 大多数患者自发恢复,但孕妇患急性重型肝炎和死亡的风险增加
> - 基因 3 型可在免疫缺陷患者引起慢性肝炎
> - 到过流行地区的旅游者出现肝炎临床表现时怀疑戊型肝炎,如果可以,应该检测抗-HEV IgM 抗体
> - 采用支持治疗;考虑使用利巴韦林治疗慢性戊型肝炎
> - 目前中国有疫苗可用

30. 肝肿块和肉芽肿

肝肿块包括囊肿、良性肿瘤、原发性肝癌和转移性肝癌。某些药物或疾病可导致肝肉芽肿的形成。

肝囊肿

孤立性肝囊肿(hepatic cysts)常常在腹部超声或 CT 检查时被偶然发现。这些囊肿通常没有症状和临床意义。先天性多囊肝较为罕见,且多伴有肾脏和其他脏器的多囊性疾病。成人多囊肝可引起进展性结节性肝大(有时呈巨块型)。但是肝细胞功能保持正常,也几乎不会出现门脉高压。

其他肝囊肿包括:
- 包虫囊(棘球蚴病)
- Caroli 病:罕见的常染色体隐性遗传疾病,表现为肝内胆管的节段性囊性扩张,成人阶段可出现症状,伴有结石、胆管炎甚至胆管癌
- 囊腺瘤:这种罕见的疾病,有时会引起疼痛或纳差,超声时较为明显。治疗采用囊肿切除术
- 囊腺癌:这种罕见的疾病,可能继发于囊腺瘤恶变,可发生于多个肝叶,治疗采用肝切除
- 其他真性囊性肿瘤(罕见)

肝脏良性肿瘤

肝脏良性肿瘤相对较为常见。大部分没有症状,少数可引起肝大、右上腹不适或腹腔内出血。大部分在行超声或其他扫描检查时被偶然发现(参见第 177 页)。肝功能多正常或轻微异常。诊断主要依赖于影像学检查,但有时需要肝活检。一般不需要治疗。

肝细胞腺瘤(hepatocellular adenoma) 是需要识别的最重要的良性肿瘤。多发于育龄妇女,尤其是服用口服避孕药者,可能与雌激素作用有关。

大部分患者没有症状,但较大腺瘤可引起右上腹不适。腺瘤偶尔会因破裂和腹腔内出血而出现腹膜炎和休克。极少数腺瘤会恶变。

超声或 CT 检查可提示诊断,但有时需靠肝活检确诊。

避孕药所致的腺瘤一般会随着停药而缩小或消失。如果腺瘤没有缩小、包膜下腺瘤或 >5cm,建议行外科手术切除。

局灶性结节性增生(focal nodular hyperplasia) 局灶错构瘤组织学上与大结节肝硬化相同。诊断多依赖于 MRI 或增强 CT,但确诊需要肝活检。一般不需要治疗。

血管瘤(hemangioma) 通常较小,没有症状,成人发生率为 1%~5%。当它们 >4cm 时可能出现症状,包括不适、饱胀及少见的纳差、恶心、早饱、继发于出血或血栓的疼痛。血管瘤通常具有特征性血管表现,多在行超声、CT 或 MRI 时被偶然发现。CT 通常显示边界清楚的低密度肿块,当使用造影剂时,发现早期周边强化,随后中心强化。通常不需要治疗。如果症状导致不适或血管瘤迅速扩大,则可以考虑手术切除。

对于婴儿来讲,血管瘤通常在 2 岁前自行消退。大血管瘤偶尔会引起足以导致心力衰竭的动静脉分流,有时也可出现消耗性凝血病。对于这些病例,治疗包括大剂量的糖皮质激素,有时需利尿剂和地高辛以改善心功能,以及皮下注射 α-干扰素、外科切除、选择性肝动脉栓塞,甚至肝移植。

其他良性肿瘤 肝脂肪瘤(通常无症状)和局灶性纤维性肿瘤(如纤维瘤)很少见。

良性胆管腺瘤罕见,无临床意义,通常为偶然发现,有时会被误诊为转移癌。

原发性肝癌

原发性肝癌(primary liver cancer)通常是肝细胞癌。大部分肝癌缺乏特异性临床表现而被延迟诊断。预后一般较差。

其他原发性肝癌

其他原发性肝癌均较少见甚至罕见。诊断常依赖于肝活检。预后很差。

某些癌症,如果局部的,可切除。手术切除或肝移植均

可延长生存期。

肝纤维板层性癌（fibrolamellar carcinoma） 是肝细胞癌的一种特殊变型，其特征性形态学改变为恶性肝细胞嵌入层状纤维组织。好发于青年，与既往存在肝硬化、HBV 或 HCV 感染以及其他已知的危险因素无关。AFP 很少升高。

预后较肝细胞癌好，许多患者肿瘤切除后生存数年。

胆管细胞癌（cholangiocarcinoma） 是起源于胆管上皮的一种肿瘤，在中国较为常见，被认为可能与潜在的肝吸虫感染有关。比肝细胞肝癌少见，组织学上两者可有重叠。原发性硬化性胆管炎患者患此病风险显著增加。

肝母细胞瘤（hepatoblastoma） 虽然较为罕见，但是婴儿最常见的原发性肝癌之一，尤其好发于具有家族性腺瘤样息肉家族史的患者。也可发生于儿童。肝母细胞瘤有时因异位促性腺素分泌可出现青春期早熟，但通常因出现全身健康状况减退和右上腹肿块而被发现。AFP 升高和异常的影像学结果有助于诊断。

血管肉瘤（angiosarcoma） 罕见，与某些特殊的化学致癌物质相关，包括工业聚氯乙烯。

囊腺癌（cystadenocarcinoma） 这种罕见的疾病，可能继发于囊腺瘤恶变，且往往出现在多个肝叶。

治疗采用肝切除术。

肝细胞癌

肝细胞癌（hepatocellular carcinoma，HCC）（肝癌）多发于肝硬化患者，在乙型和丙型肝炎病毒感染流行区域较为常见。症状和体征通常没有特异性。诊断依赖于甲胎蛋白（AFP）水平、影像学检查，有时需行肝活检。对于高危患者建议定期检测 AFP 和超声进行筛查。晚期预后差，但对局限于肝脏的小肝癌可通过射频消融姑息性治疗，外科切除或肝移植有时可治愈。

肝细胞癌是原发性肝癌最常见的类型，2012 年在美国新增病例估计为 23 000 例，大约导致 14 000 人死亡。然而，在美国以外尤其是在东亚和撒哈拉以南的非洲多见；发病通常与 HBV 感染的地理流行一致。

病因

肝细胞癌通常是肝硬化的并发症。

HBV 携带者患病的风险增加 >100 倍。即使不存在慢性肝炎或肝硬化，HBV-DNA 整合入宿主基因组促使恶变。

其他引起肝细胞癌的疾病包括 HCV 感染所致的肝硬化、血色病和酒精性肝硬化。其他原因引起的肝硬化患者患病风险同样增加。

环境中的致癌物质可能也起到部分作用；例如摄入带有真菌黄曲霉毒素的食物被认为与亚热带地区肝细胞癌的高发病率有关。

症状及体征

最常见的临床表现为原本稳定的肝硬化患者出现腹痛、体重下降、右上腹肿块，以及无法解释的病情恶化。也可伴有发热。少数患者，肝细胞癌的首发症状是血性腹水、休克，或肿瘤引起出血导致的腹膜炎。偶尔，产生肝摩擦音或杂音。

偶尔，会发生全身代谢并发症，包括低血糖症，红细胞增多症，高血钙，高血脂。这些并发症可出现相应的临床表现。

诊断

- 检测甲胎蛋白（AFP）
- 影像学检查（CT、超声或 MRI）

如果出现以下情况，应怀疑是肝细胞癌：

- 患者自己感到肝脏肿大
- 慢性肝病发生不能解释的失代偿
- 因其他原因影像学检查时发现右上腹肿块，特别当患者有肝硬化

然而，高危患者定期随访使临床医生在症状发生之前发现许多肝细胞癌。

诊断依赖于 AFP 的检测和影像学检查。对成人而言，AFP 的出现意味着肝细胞的逆向分化，大多数情况下提示肝细胞癌；40%～65% 的肝细胞癌患者会有 AFP 升高（>400μg/L）。其他情况下 AFP 很少明显升高，除非是睾丸畸胎瘤，一种较为少见的肿瘤。低水平的 AFP 升高特异性不强，可出现于肝细胞再生（如肝炎）。其他血液检查例如 AFP-L3（一种 AFP 异质体）和脱-α-羧基凝血酶原也可作为肝细胞癌早期诊断标志物。

根据当地的习惯和条件，首选的影像学检查包括增强 CT、超声或 MRI。对于难以确诊的病例，肝血管造影可有助于诊断，同时对于拟行手术或射频治疗者也能很好地显示血管解剖结构。

如果影像学有特征性表现且伴有 AFP 升高，则诊断明确。有时超声或 CT 引导下肝活检可用于进一步明确诊断。

分期 一旦诊断肝细胞癌，进一步评估需行胸部 CT 平扫、门静脉 MRI 或增强 CT 以排除血栓形成，有时需行骨扫描。

多种系统可用于肝细胞癌的分期，尚无一种被广泛使用。一种为 TNM 系统，基于以下标准进行肝细胞癌分期（表 30-1）：

- T：原发肿瘤数目、大小，是否侵及邻近器官
- N：转移淋巴结数目
- M：是否有远处器官转移

T、N 和 M 后增加数字（0~4），以表示增加的严重程度。其他评分系统包括 Okuda 和 Barcelona 临床肝癌症分期系统。除了肿瘤大小，局部受累和转移情况，这些系统包括肝脏疾病严重性的信息。

与其他系统相比，TNM 系统更好地预测肿瘤切除（也许是移植）的患者预后，而 Barcelona 系统则能更好地预测不能进行手术的患者的预后。

筛查 越来越多的肝细胞癌在筛查中被发现。对肝硬化患者进行筛查是合理的，尽管仍存在争议，也没有确切依据显示其能降低死亡率。通常每 6 个月或每 12 个月定期行

表 30-1　肝细胞癌分期*

分期	定义	描述
Ⅰ	T_1, N_0, M_0	单个肿瘤（任何大小），无血管侵犯
Ⅱ	T_2, N_0, M_0	单个肿瘤（任何大小），有血管侵犯
		或
		多发肿瘤，最大直径<5cm
ⅢA	T_{3a}, N_0, M_0	多发肿瘤，至少一个直径>5cm
ⅢB	T_{3b}, N_0, M_0	任意大小的一个或多个肿瘤侵犯门静脉或肝静脉分支
ⅢC	T_4, N_0, M_0	肿瘤侵犯邻近器官（胆囊除外），或肿瘤穿透肝包膜
ⅣA	任何 T, N_1, M_0	肿瘤（任何大小）伴邻近（区域）淋巴结转移
ⅣB	任何 T, 任何 N, M_1	肿瘤（任何大小）伴远处转移

*经许可改编自 the American Joint Committee on Cancer (AJCC). AJCC Cancer Staging Manual. 7th ed. New York: Springer, 2010。

超声。很多专家还建议对没有肝硬化但长期感染 HBV 的患者进行筛查。

治疗

- 肿瘤小、数量少可行肝移植

肝细胞癌的治疗取决于它的分期。对于肿瘤局限于肝脏，单个肿瘤<5cm，或≤3 个肿瘤、每个≤3cm，可行肝移植，预后好，与因非肿瘤性疾病行肝移植相当。也可考虑外科手术，但常会复发。

消融治疗[如肝动脉化疗栓塞、^{90}Y（钇）微球栓塞（选择性内照射疗法，或 SIRT）、药物洗脱珠经动脉栓塞、射频消融]可减缓肿瘤生长，用于等待肝移植的患者。

如果肿瘤较大（>5cm）、多发性、侵犯门静脉或有远处转移（Ⅲ期或Ⅲ期以上），一般预后较差（5 年生存率约 5% 或以下）。放疗通常无效。索拉非尼可能改善预后。

预防

HBV 疫苗可降低肝细胞癌发病率，尤其在高发地区。阻止各种原因引起的肝硬化进展对于降低肝细胞癌的发病率也具有显著作用（如治疗慢性丙肝、早期发现血色病、控制饮酒）。

> **关键点**
> - 肝细胞癌常是肝硬化的并发症，在乙肝流行区域最为多见
> - 如果体检或影像学检查发现肝脏肿大或慢性肝病意外恶化，需考虑肝细胞癌
> - 根据 AFP 水平和肝脏的影像学结果诊断肝细胞癌，进行胸部 CT 平扫，门静脉影像学检查，有时骨扫描以进行肝细胞癌的分期
> - 肿瘤小、数量少可考虑行肝移植
> - 预防包括使用乙肝疫苗和处理引起肝硬化的病因

转移性肝癌

肝转移常见于多种类型的恶性肿瘤，尤其是胃肠道肿瘤、乳腺癌、肺癌和胰腺癌。初发症状通常没有特异性（如体重下降、右上腹不适），但有时可作为原发性肿瘤的初始症状。患者出现体重下降和肝大或者原发肿瘤较易转移至肝脏时要怀疑肿瘤肝转移。影像学检查有助于诊断，通常采用超声或螺旋增强 CT 或增强 MRI。治疗常采取姑息性化疗。

转移性肝癌（metastatic liver cancer）较原发性肝癌常见，有时可作为胃肠道肿瘤、乳腺癌、肺癌或胰腺癌的初发临床表现。

症状及体征

早期肝转移可没有症状。恶性肿瘤的非特异性症状（体重下降、食欲缺乏、发热）常为其首发症状。肝脏可增大，质硬，伴压痛；明显的肝大伴易触及的结节提示肿瘤晚期。肝脏杂音和伴有摩擦音的胸膜炎型疼痛具有特异性，但不常见。原发肿瘤为胰腺癌时可出现脾大，但少见。伴有腹膜种植时会出现腹水，一般初期没有黄疸或伴有轻度黄疸，除非肿瘤引起胆管阻塞。

对终末期患者而言，出现进行性黄疸和肝性脑病是死亡的预兆。

诊断

- 增强 CT 或增强 MRI
- 有时需肝活检

对于体重下降、肝大或原发肿瘤较易转移至肝脏的患者应考虑肝转移。对疑诊病例，常规行肝功能检查，但对于诊断通常没有特异性。碱性磷酸酶、γ-谷氨酰转移酶和有时 LDH 可特征性升高，相对于其他检测结果而言出现较早或升高幅度更显著；氨基转移酶水平差异较大。影像学检查具有较高的敏感性和特异性。超声检查常有助于诊断，但增强 CT 和增强 MRI 能提供更为精确的结果。

超声或 CT 引导下肝活检是确诊手段，当其他检查措施不能明确，或需要组织学信息（如肝转移的肿瘤细胞类型）来指导治疗时可行此检查。

治疗

- 有时可行外科手术切除
- 有时行全身化疗；有时行肝脏动脉内化疗
- 偶尔行姑息性放疗

治疗需根据转移程度。

对于结直肠癌引起的单个或少量肝内转移灶，手术切除可延长生存。

根据原发肿瘤的特征而行的全身性化疗能使肿瘤缩小、延长生存期，但不能治愈；肝动脉内化疗有时能取得与全身化疗相同的疗效，且全身的副作用更少更轻。

肝脏放疗偶尔能缓解晚期转移引起的剧烈疼痛,但不能延长生命。广泛的转移是致命的,对患者而言最好的处理是缓解症状,对家庭而言应给予支持。

血液系统恶性肿瘤与肝脏

晚期白血病和其他相关血液疾病常累及肝脏。不需要进行肝活检确诊。在肝脏淋巴瘤尤其是霍奇金淋巴瘤,肝脏累及的程度决定淋巴瘤的分期和治疗,但很难进行准确评估。肝大和肝功能异常可能是霍奇金淋巴瘤的全身性反应,而不一定是肝转移,肝活检通常显示非特异性局灶性单核细胞浸润或意义不明确的肉芽肿形成。治疗针对血液系统肿瘤。

肝肉芽肿

肝肉芽肿(hepatic granuloma)有多种原因,常常没有症状。但是,也可能产生肝外症状、肝脏炎症、纤维化和门脉高压,或者同时出现这些情况。诊断依赖于肝活检,但只有在怀疑存在可治的基本病因(如感染)或需要排除其他肝脏疾病的情况下才考虑行肝活检。治疗取决于基本病因。

肝肉芽肿本身可能没有显著意义,但常反映临床相关疾病。肉芽肿性肝炎通常用于描述这种情况,但其实并不是真正的肝炎,肉芽肿的存在并不能表示肝细胞炎症。

病因

肝肉芽肿有很多的病因(表30-2),与原发肝脏疾病相比,药物和全身性疾病(常为感染)是更常见的病因。感染的识别非常重要,因为感染需要特异性治疗。结核和血吸虫病是世界范围内引起此疾病的最常见的感染;真菌和病毒感染引起的较为少见。结节病是最常见的非感染性病因,约2/3的患者肝脏受累,偶尔肝肉芽肿可成为结节病患者最主要的临床表现。

表 30-2　肝肉芽肿的病因

病因	示例
药物	别嘌醇、二苯丁唑酮、奎尼丁、磺胺类药物
感染,细菌	放线菌病、布鲁菌病、猫抓热、梅毒、结核*和其他分枝杆菌、兔热病、Q热
感染,真菌	酵母菌病、隐球菌病、组织胞浆菌病
感染,寄生虫	血吸虫病*、弓形虫病、内脏幼虫移行症
病毒,肝脏疾病	丙型肝炎、巨细胞病毒、原发性胆汁性肝硬化
全身性疾病	霍奇金淋巴瘤、风湿性多肌痛和其他结缔组织疾病、结节病*

*代表常见病因。

在原发性肝脏疾病中肉芽肿少见得多,原发性胆汁性肝硬化是唯一重要的病因。其他肝脏疾病偶尔也可出现小肉芽肿,但一般没有临床意义。

特发性肉芽肿性肝炎　是一种罕见的综合征,可出现肝肉芽肿、周期性发热、肌痛、乏力和其他全身性症状,常间断性发生并持续多年。有些专家认为它是结节病的一种变异。

病理生理

肉芽肿是慢性炎症细胞和上皮细胞、巨型多核细胞的一种局限性聚集。可能存在干酪性坏死和异体组织(如血吸虫卵)。肉芽肿多位于肝实质,但在原发性胆汁性肝硬化中,肉芽肿可出现于汇管区。

肉芽肿的形成尚未完全清楚。肉芽肿可能是对外源性难溶性物质或内源性刺激产生反应的结果。免疫机制也参与肉芽肿的形成。

肝肉芽肿很少影响肝细胞功能。但是,当肉芽肿继发于广泛炎症反应并累及肝脏时(如药物反应、传染性单核细胞增多症),可出现肝功能异常。有时炎症还可引起进展性肝纤维化和门脉高压,血吸虫病是典型的例子,偶尔也可出现于广泛结节样浸润时。

症状及体征

肉芽肿本身没有症状;即使广泛浸润通常也只出现轻度的肝大伴或不伴轻度黄疸。出现的症状多反映其原发的病因(如感染引起的全身性症状,血吸虫病引起的肝脾大)。

诊断

- 肝功能检查
- 影像学检查
- 活检

有以下情况的患者应怀疑肝肉芽肿:
- 经常引起肉芽肿的情况
- 影像学检查发现的原因不明的肝肿块
- 由于无症状的肝酶升高(特别是碱性磷酸酶),患者做影像学检查时发现异常

当疑诊肝肉芽肿时,常规行肝功能检查,但结果缺乏特异性,对诊断帮助不大。碱性磷酸酶(和γ-谷氨酰转移酶)常轻度升高,偶然也可显著升高。其他检查结果可能正常,或因其他肝脏损害而出现异常(如药物反应所致的广泛性肝脏炎症)。影像学检查例如超声、CT或MRI不能确诊。这些检查可能显示钙化灶(如果肉芽肿为慢性病变)或充盈缺损,尤其伴随融合性病变时。

诊断依赖于肝活检。但是只有在怀疑存在可治性病因(如感染)或为了与非肉芽肿性疾病(如慢性病毒性肝炎)相鉴别时才考虑行肝活检。肝活检有时可揭示确切的病因(如血吸虫卵、结核杆菌引起的干酪性坏死、真菌)。但是,同时也需要其他检查(如培养、皮肤试验、实验室检查、影像学检查、其他组织标本)。

当患者出现提示感染(如原因不明的发热)存在的全身或其他症状时,需同时采取特殊检查手段(如对新鲜的活检

标本进行培养、对抗酸杆菌、真菌和其他微生物进行特殊染色)以增加肝活检对于感染的诊断敏感性。很多情况下不能明确病因。

预后

药物或感染所致的肝肉芽肿在接受相关治疗后可完全消退。结节病肉芽肿可自行性消失,也可持续存在数年,通常不引起临床重要肝病。进行性肝纤维化和门脉高压(结节病性肝硬化)很少发生。

在血吸虫病患者中,进行性门静脉瘢痕形成(烟管样纤维化)是其典型表现;肝功能通常保持正常,但可出现显著的脾大和曲张静脉破裂出血。

治疗

- 对因治疗

针对病因治疗。当病因不明时,通常采取保守治疗,并定期随访肝功能。但是当出现结核感染的症状(如长期发热)和一般状况恶化时,需考虑行经验性抗结核治疗。

糖皮质激素可使进行性肝结节病患者得到缓解,但此药能否预防肝纤维化仍不明确。然而,对大部分结节病患者不推荐使用糖皮质激素,且只有在完全排除了结核和其他感染的情况下才能使用。

> **关键点**
>
> - 肝肉芽肿可由许多药物或全身性疾患引起,原发性肝病是少见的原因
> - 结核病和血吸虫病是全球最常见的感染病因,结节病是最常见的非感染性病因
> - 症状和并发症,主要是由于基础疾病引起而非肉芽肿本身所引起
> - 对因治疗

31. 肝血管疾病

肝脏具有双重血供(图23-1),2/3来自门静脉(富含营养和相对高的O_2),1/3来自肝动脉(富含O_2)。肝脏血流通过肝静脉进入下腔静脉。当门静脉血流增加时,肝动脉血流相应减少;反之亦然(肝动脉的缓冲反应)。肝脏的这种双重代偿性的血液供应在健康人为肝脏提供了免于缺血的保护作用。

尽管有着双重血液供应,肝脏作为代谢活跃的器官,仍可因以下情况而遭受损伤。

- 缺血
- 静脉回流不充分
- 特殊的血管病变

血流量减少、氧供应减少、代谢活性增加,或三者同时,可引起肝脏缺血。肝脏弥漫性缺血可导致缺血性肝炎,而局部缺血可引起肝梗死或缺血性胆管疾病。肝梗死由肝动脉疾病引起。

局部或广泛的静脉阻塞或右心衰竭引起肝脏静脉回流不充分,如瘀血性肝病。阻塞可发生于肝内静脉或肝外静脉(巴德-吉亚利综合征)或肝内的肝静脉终末支和肝窦(静脉闭塞性疾病),但更常见的是肝内肝外静脉均有异常。肝硬化是肝内弥漫性静脉流出道梗阻的最常见原因。弥漫性阻塞导致肝窦瘀血、肝大、门脉高压、门脉血流减少、腹水和脾大。局灶性静脉阻塞的临床表现取决于阻塞的部位。

特殊血管病变 可见于肝动脉、肝静脉或门静脉。肝动脉可被阻塞。发生动脉瘤并不常见。在紫癜肝中,肝窦内出现充满血的囊腔(门静脉和肝静脉之间的微血管吻合)。

肝静脉病变可导致局灶性或弥漫性静脉回流受阻。

几乎所有的门静脉疾病都会阻塞门静脉血流而导致门静脉高压。阻塞可位于:

- 肝外——高凝状态引起的门静脉血栓形成、血管壁病变(如门静脉炎、脐炎)、邻近脏器病变(如胰腺炎,肿瘤)或先天性门静脉闭锁。
- 肝内——例如血吸虫病、原发性胆汁性肝硬化、结节病、非肝硬化性门脉高压引起的门静脉微血管阻塞。

巴德-吉亚利综合征

巴德-吉亚利综合征(Budd-Chiari syndrome)是起源于从肝内的肝小静脉段到下腔静脉和右心房任何一处的肝静脉流出道阻塞。其临床表现多样化,可没有任何症状,也可出现暴发性肝衰竭。诊断主要依赖于超声检查。治疗包括药物支持治疗以及建立和维持静脉血流,例如溶栓治疗、减压分流和长期的抗凝治疗。

病因

在西方国家,巴德-吉亚利综合征最常见的病因是血凝块堵塞肝静脉和邻近的下腔静脉。形成血凝块常见原因如下:

- 易形成血栓的情况(如蛋白C或S缺乏、抗磷脂抗体综合征、抗凝血酶Ⅲ缺乏、V因子Leiden突变、妊娠、口服避孕药的使用)
- 血液病(如红细胞增多症、阵发性夜间睡眠性血红蛋白病等骨髓增生性疾病)
- 炎症性肠病

- 结缔组织病
- 外伤
- 感染(如包虫囊、阿米巴)
- 肿瘤侵犯肝静脉(如肝细胞或肾细胞癌)

有时,巴德-吉亚利综合征可在妊娠期间出现,揭示既往存在的无症状性高凝状态。

阻塞的病因通常很难明确。在亚洲和南非,病因多是肝上段下腔静脉的膜性阻塞(蹼),可能代表着成人陈旧性血栓的再通或儿童血管发育缺陷(如静脉狭窄)。这种类型的阻塞称为肝段下腔静脉阻塞。

巴德-吉亚利综合征通常在数周或数月发生。当它持续一段时间发生时,往往出现肝硬化和门脉高压。

症状及体征

临床表现多样化,可无任何症状,也可表现为暴发性肝衰竭或肝硬化。症状随阻塞是否急性发生或经过一段时间发生而不同。

急性阻塞(约占 20%)可引起乏力、右上腹痛、恶心呕吐、轻度黄疸、肝大伴压痛和腹水。典型的发生于妊娠期间。暴发性肝衰竭伴肝性脑病少见。氨基转移酶水平升得很高。

慢性流出道阻塞(数周到数月内发生)患者可很少症状或无症状直到疾病发生恶化,也可引起乏力、腹痛和肝大。即使在无肝硬化的情况下,下腔静脉阻塞可引起下肢水肿和腹水。可进展为肝硬化,继而引起曲张静脉出血、大量腹水、脾大和肝肺综合征。如果下腔静脉完全阻塞,患者还可出现腹壁和下肢水肿并伴有从骨盆至肋骨边缘区域的腹壁静脉曲张。

诊断

- 临床评估和肝功能检查
- 血管成像

出现以下情况需考虑巴德-吉亚利综合征:
- 肝大、腹水、肝衰竭、没有明确病因(如酗酒、肝炎)或不能解释的肝硬化
- 肝功能异常同时伴有血栓形成高危因素,通常存在肝功能异常,并无特异性

腹部多普勒超声检查可显示血流方向和阻塞部位。对于超声检查不能明确的患者,CT 和 MRI 有助于进一步诊断。常规血管造影(静脉造影测压和动脉造影)对于准备介入或手术的患者来讲必不可少。有时可行肝活检以诊断急性期和有无肝硬化。

预后

如果未经治疗,大部分静脉完全阻塞的患者会在 3 年内死于肝衰竭。而不完全阻塞的患者预后差别较大。

治疗

- 支持治疗
- 建立和维持静脉输出血流

治疗根据起病形式(急性或慢性)和严重程度(暴发性肝衰竭、失代偿性肝硬化、稳定/无症状)而不同。主要治疗原则为:
- 针对并发症(如腹水、肝衰竭、食管静脉曲张)的药物支持治疗
- 减轻肝瘀血(如维持静脉输出血流)
- 防止血凝块蔓延

急性起病(4 周内起病且无肝硬化)需应用积极的介入治疗(如溶栓、支架)。溶栓治疗可溶解急性血栓,使血管再通并可减轻肝脏瘀血。放射介入治疗如血管成形术、支架和/或门体分流有重要作用。

对于下腔静脉蹼或肝静脉狭窄患者,通过经皮经腔球囊血管成形术在腔内放置支架可恢复血流。当血管狭窄无法行扩张术时,经颈静脉肝内门体分流术(TIPS)和各种外科分流术也可通过分流到体循环减压。当出现肝性脑病时一般不采用分流术,因为分流术可使肝功能进一步恶化。同时,分流术也易于形成血栓,尤其是同时伴有血液疾病或血栓性疾病。

长期抗凝治疗对于预防复发是必要的。对于出现暴发性肝衰竭或失代偿性肝硬化的患者肝移植可提高存活率。

> **关键点**
> - 巴德-吉亚利综合征(肝静脉流出阻塞)的最常见的原因是血块阻塞肝静脉和下腔静脉
> - 如果患者有典型的表现(如肝大、腹水、肝衰竭、肝硬化)而无法解释其原因,或者如果肝功能检查结果异常和血栓形成的危险因素时,需考虑巴德-吉亚利综合征
> - 多普勒超声可明确诊断。若不能确诊,则需进行磁共振血管成像或 CT 检查
> - 恢复静脉流出道(如溶栓、血管成形术、支架),和治疗并发症

瘀血性肝病

(被动性肝脏瘀血)

瘀血性肝病是由右心衰竭(常由于心肌病、三尖瓣反流、二尖瓣关闭不全、肺心病或缩窄性心包炎)引起的肝内弥漫性静脉瘀血。

中度或重度右心衰竭可增加中心静脉压,通过下腔静脉和肝静脉传输至肝脏。慢性瘀血可导致肝细胞萎缩、肝血窦扩张和小叶中央区的纤维化,严重的可引起肝硬化(心源性肝硬化)。肝细胞死亡的机制可能是肝窦血栓形成并蔓延至中央静脉和门静脉分支,从而引起缺血。

大多数患者没有症状。中度瘀血可引起右上腹不适(由于肝包膜的牵张)和肝大伴压痛。严重瘀血可导致明显肝大和黄疸。中心静脉压升高可引起腹水;少见的可引起脾大。由于传输性的中心静脉高压,可出现肝颈静脉反流,与巴德-吉亚利综合征引起的肝瘀血不同。

诊断

- 临床评估

有右心衰竭、黄疸和肝大伴压痛的患者应怀疑瘀血性肝病。实验室检查轻度异常:高非结合性胆红素血症(总胆

红素<3mg/dl),氨基转移酶升高(通常<2~3倍)和PT/INR延长。如果存在腹水的话,具有较高的白蛋白含量(典型地>为2.5g/dl)的;相比之下,只有10%的肝硬化腹水患者腹水白蛋白水平有那么高。由于实验室检查非特异性,诊断肝瘀血主要根据临床表现。这种肝脏病变更重要的是作为心力衰竭严重程度的一个指标,而不是其病变本身。

治疗

治疗主要针对其根本病因,即心力衰竭。

肝动脉瘤

肝动脉瘤(hepatic artery aneurysms)是少见的。病损往往呈囊状和多发。常见病因有感染、动脉硬化、创伤和血管炎。

未经治疗的动脉瘤可破裂入胆总管(引起胆道出血)、腹腔(引起腹膜炎)或邻近空腔脏器导致死亡。胆道出血可引起黄疸、上消化道出血和右上腹痛。

有典型的临床症状或影像学检查发现动脉瘤时应考虑该诊断。确诊需要在多普勒超声后行增强CT。

治疗方法包括栓塞或外科手术结扎。

肝动脉闭塞

肝动脉闭塞(hepatic artery occlusion)的病因包括血栓形成(如高凝状态、严重的动脉硬化、动脉炎)、栓塞(如心内膜炎、肿瘤、治疗性栓塞、化学性栓塞)、医源性因素(如手术结扎)、血管炎(非血栓性机制)、动脉结构异常(如肝动脉瘤)、妊娠子痫、可卡因的使用和镰状细胞危象。

其结果通常是肝脏梗死。对于肝移植患者或本身存在门静脉血栓的患者,肝动脉血栓形成常可引起缺血性肝炎。由于肝脏的双重血供,肝脏对缺血性肝炎和肝脏梗死有一定的耐受性。

在没有肝脏梗死或缺血性肝炎时,肝动脉闭塞通常没有症状。肝脏梗死可以没有症状,或引起右上腹不适、发热、恶心、呕吐和黄疸。白细胞增多和氨基转移酶升高常见。

诊断

- 血管影像学

诊断肝动脉闭塞主要通过多普勒超声和血管造影。CT血管造影、磁共振血管造影和腹腔动脉造影的选择取决于当地的条件和医生的经验。CT可发现楔形的低衰减区。

治疗

对因治疗。

缺血性胆管疾病

缺血性胆管疾病(ischemic cholangiopathy)是由肝动脉发出的胆管周围血管丛受到破坏而引起的胆管树局部缺血。

缺血性胆管疾病的常见病因包括:
- 原位肝移植术或腹腔镜胆囊切除术血管损伤
- 移植物排斥损伤
- 化疗栓塞
- 放疗
- 高凝状态引起的血栓形成

胆管损伤(缺血性坏死)引起胆汁淤积、胆管炎或胆管狭窄(常是多发性的)。缺血性胆管病最常发生在肝移植手术的患者。

症状(如瘙痒、尿色加深、大便颜色变浅)、实验室检查和影像学检查结果可提示胆汁淤积。

诊断

- MRCP,ERCP,或两者联合

有危险因素、特别是肝移植后的患者,出现胆汁淤积时应考虑该诊断。超声是胆汁淤积的首选诊断性影像学检查,但多数患者需要行MRCP或ERCP或两者联合以排除其他病因如胆石症或胆管肿瘤(参见第178页)。

治疗

- 对于移植排异,抗排异治疗,可能需要重新移植
- 对于胆管狭窄,行球囊扩张和植入支架

对因治疗。对肝移植后的患者,治疗包括抗排异治疗和可能再次移植。胆管狭窄需行内镜下球囊扩张和植入支架。

缺血性肝炎

(急性肝梗死;休克肝)

缺血性肝炎(ischemic hepatitis)是由血供或氧供不足引起的弥漫性肝损伤。

常见病因多为全身性疾病:
- 肝灌注受损(如心力衰竭或急性低血压)
- 低氧血症(如呼吸衰竭或一氧化碳中毒)
- 代谢需求增加(如败血症)

少见的病因是局灶性的肝血管病变。肝移植中发生肝动脉血栓形成或镰状细胞危象患者肝动脉伴门脉血栓形成(从而损害肝脏的双重血供)可引起缺血性肝炎。发生小叶中央区坏死,而没有肝细胞炎症(并非真正的肝炎)。

症状包括恶心、呕吐和肝大伴压痛。

诊断

- 临床评估和肝功能检查
- 多普勒超声,MRI或动脉造影

有以下危险因素或实验室检查异常的患者应怀疑缺血性肝炎:
- 血清氨基转移酶显著升高(如高达1 000~3 000IU/L)
- 缺血数小时内LDH升高(不象急性病毒性肝炎)
- 血胆红素轻度升高,一般≤4倍正常上限
- PT/INR升高

诊断性影像学检查有助于明确病因:多普勒超声、MRI或动脉造影可鉴别肝动脉阻塞或门静脉栓塞。

治疗

- 肝脏再灌注

针对病因进行治疗,旨在恢复肝脏灌注,特别通过改善

心排出量和逆转血流不稳定性。

一旦灌注恢复，氨基转移酶可在1～2周内下降。在大多数情况下，肝功能可完全恢复正常。但是，对于本身存在肝硬化的患者有时可引起暴发性肝衰竭。

紫癜肝

紫癜肝（purpura liver）是一种典型的无症状疾病，有多个充满血液的囊腔随机分布于肝中。

紫癜肝的囊腔直径可为几毫米至3cm，常缺乏细胞形成的包膜，被肝细胞环绕。然而有时存在内皮细胞层，并同时伴有扩张的肝窦。其病因可能是肝窦内膜细胞被破坏。紫癜肝与服用激素（如合成类固醇、口服避孕药、糖皮质激素）、他莫昔芬、聚氯乙烯、维生素A有关，尤其在肾移植患者与硫唑嘌呤密切相关。

紫癜肝通常没有症状，偶尔破裂可引起出血（有时是致命的）。有些患者发展为明显的肝病，表现为黄疸、肝大和肝衰竭。

轻微病例可因肝功能检查轻度异常或其他原因做影像学检查时被偶然发现。超声或CT可发现囊腔。大多数患者不需要处理。

门静脉血栓形成

门静脉血栓形成（portal vein thrombosis）会引起门脉高压以及随之发生的静脉曲张出血，静脉曲张通常位于下段食管或胃。诊断依赖于超声检查。治疗主要包括控制静脉曲张出血（通常采取内镜套扎或/和静脉使用奥曲肽），β阻滞剂预防复发，有时也使用外科分流术或，溶栓治疗急性血栓。

病因

常见病因依据年龄段而有所不同（表31-1）。

表31-1 门静脉血栓形成的常见病因*

年龄	病因	注释
新生儿	脐根部感染或脐炎（经由脐静脉蔓延至门静脉），先天性门静脉异常（少见）	先天性门静脉异常，通常伴随有其他先天性缺陷
较大儿童	门静脉炎	急性阑尾炎时，感染可侵入门静脉系统；血管感染/炎症诱发血栓形成
成人	手术（如脾切除术）	
	高凝状态（如骨髓增生性疾病、蛋白C或蛋白S缺乏、妊娠）	
	恶性肿瘤（如肝细胞癌、胰腺癌、肾癌或肾上腺肿瘤）	
	肝硬化	
	外伤	
	可能的门脉高压引起的瘀血	

* 在大多数病例，病因是多因素性的，约1/3患者病因不明。

症状及体征

急性门静脉血栓通常是无症状的，除非同时伴发其他状况，如胰腺炎（病因），或并发症如肠系膜静脉栓塞。大多数情况下，门脉高压出现一段时间后可出现临床特征-脾肿大（尤其是儿童）和静脉曲张出血。窦后性门脉高压出现腹水并不常见（约10%）。如果同时有肝硬化，或消化道大出血后大容量的液体复苏引起的血清白蛋白（渗透压）下降，可以出现腹水。

诊断

- 临床评估和肝功能检查
- 多普勒超声

以下患者考虑门静脉血栓形成：
- 无肝硬化基础的门脉高压患者
- 具有危险因素（如新生儿脐部感染、儿童期阑尾炎或高凝状态）的轻度肝功能异常患者

多普勒超声具有诊断价值，可显示门静脉血流减少或中断，有时可发现血栓。对于诊断困难的病例可能需要进行增强MRI或增强CT。血管造影可用于指导分流手术。

治疗

- 部分急性病例，溶栓治疗
- 长期抗凝
- 处理门脉高压及其并发症

对于急性病例，抗凝治疗有时有效，但仅用于近期栓塞，特别是高凝状态。抗凝治疗不能溶解已经形成的血栓，但对高凝状态的长期预防有一定价值，尽管存在曲张静脉出血的风险。对新生儿及儿童患者，治疗主要针对病因（如脐炎、阑尾炎）。除此之外，主要治疗门脉高压及其并发症；治疗措施包括静脉用奥曲肽（一种人工合成的生长抑素类似物）和内镜下套扎以控制曲张静脉出血，非选择性β阻滞剂用于预防再出血。这些治疗降低了外科分流术（如肠系膜腔静脉分流术、脾肾静脉分流术）的使用率，这些分流术本身存在很多的问题例如血管闭塞，手术死亡率约为5%～50%。不推荐经颈静脉肝内体分流术（TIPS）。TIPS需要监测（如多次血管造影）通路开放情况，有闭塞可能，并且不能充分减轻肝内压力。

> **关键点**
> - 门静脉血栓形成的原因和危险因素包括脐带感染（新生儿），阑尾炎（儿童）和高凝状态（成人）
> - 如果没有肝硬化或者如果有轻度非特异性肝脏异常加上风险因素的患者出现门脉高压表现，应该怀疑门静脉血栓形成
> - 确诊使用诊断多普勒超声检查，或者，如果不能明确诊断，则行增强 MRI 或 CT
> - 治疗门静脉血栓形成的原因和门脉高压并发症

静脉闭塞性疾病

肝窦阻塞综合征/肝静脉闭塞性疾病（hepatic sinusoidal obstruction syndrome/veno-occlusive disease, HSOS/VOD）是由内皮细胞损伤引起的非血栓性末端肝小静脉和肝窦阻塞，而很少出现肝静脉主干或下腔静脉（如巴德-吉亚利综合征）的阻塞。

静脉瘀血可导致门脉高压和缺血性坏死（可引起肝硬化）。

常见原因 包括：
- 辐射
- 骨髓（或造血干细胞）移植所致的移植物抗宿主病
- 野百合属和千里光属植物（如药用灌木茶）中的吡咯啶生物碱和其他中草药（如紫草）
- 其他肝毒性物质（如二甲基亚硝胺、黄曲霉毒素、硫唑嘌呤和某些抗癌药物）

> **经验与提示**
> - 询问不明原因肝脏异常的患者，其有无使用草药和天然产品（包括灌木和草本茶）和合成代谢类固醇（可引起肝紫斑病）

症状及体征

静脉闭塞性疾病最初可表现为突发性黄疸、腹水和肝大伴压痛。骨髓或造血干细胞移植患者多在 3 周内出现症状，可在数周内自行恢复（有时，轻型病例在免疫抑制剂治疗中出现症状加重）或死于暴发性肝衰竭。其他的患者可出现复发性腹水、门脉高压，脾大，最终进展至肝硬化。

诊断
- 临床评估和肝功能检查
- 超声检查
- 有时需侵入性检查（如肝穿刺、检测门静脉-肝静脉压力梯度）

对于具有原因不明的肝病的临床表现或实验室检查的患者，尤其对于已知的高危患者，如骨髓或造血干细胞移植患者要怀疑该病。

化验结果是非特异性：氨基转移酶和结合胆红素水平增高。当疾病严重，PT/INR 出现异常。超声检查可显示门静脉血流逆流。

如果诊断不清，应进行有创检查。例如，肝活检或测量门-肝静脉压力梯度（压力梯度>10mmHg 时提示静脉闭塞病）。测量这个经肝的压力需要经皮插入导管至肝静脉，然后楔入到肝脏。该楔压反映了门静脉压力。（一个例外是门静脉血栓形成；在这种情况下，尽管有门静脉高压，但是压力是正常的。）

治疗
- 支持治疗
- 对因治疗
- 对进展性患者，可行 TIPS 或肝移植

熊去氧胆酸有助于防止骨髓移植或造血干细胞移植患者发生移植物抗宿主病。治疗包括祛除病因（如草药茶）和支持治疗。

大多数患者的病情为轻至中度，一般情况良好。TIPS 可以尝试缓解门脉高压，但不能延长生存期，尤其是当静脉闭塞病是严重的。25%的静脉闭塞性疾病是严重的，伴有暴发性肝衰竭。肝移植是最终的治疗手段。

第四篇

肌肉骨骼及结缔组织疾病

32. **关节疾病患者的检查方法** 226
    Alexandra Villa-Forte, MD, MPH
    - 关节疾病患者的评估 226

33. **自身免疫性风湿性疾病** 230
    Rula A. Hajj-ali, MD
    - 嗜酸性筋膜炎 230
    - 混合性结缔组织病 231
    - 多肌炎和皮肌炎 231
    - 复发性多软骨炎 233
    - 干燥综合征 234
    - 系统性红斑狼疮 235
    - 系统性硬化症 239

34. **滑囊、肌肉和肌腱疾病** 241
    Joseph J. Biundo, MD
    - 滑囊炎 241
    - 肌腱炎和腱鞘炎 242
    - 纤维肌痛综合征 243

35. **晶体诱导性关节炎** 244
    Lawrence M. Ryan, MD
    - 痛风 244
    - 无症状性高尿酸血症 248
    - 二羟焦磷酸钙结晶沉积病 248
    - 碱性磷酸钙和草酸钙结晶沉积病 249

36. **足与踝关节疾病** 249
    Kendrick Alan Whitney, DPM
    - 胫后肌腱病和胫后肌腱炎 251
    - 跗管综合征 252
    - 跖痛症 252
    - Freiberg 病 252
    - 趾间神经痛 252
    - 跖趾关节痛 253
    - 籽骨炎 254
    - 足底筋膜病 254
    - 跟下滑囊炎 255
    - 跟腱附着点病 255
    - 跟腱前滑囊炎 255
    - 跟腱后滑囊炎 255
    - 跟骨骨骺炎 256
    - 足底内侧和外侧神经卡压 256
    - 足底纤维瘤病 256
    - 锤状趾 256
    - 蹞囊炎 257

37. **手部疾病** 258
    David R. Steinberg, MD
    - 鹅颈样畸形 258
    - 纽扣花畸形 259
    - 掌腱膜挛缩 259
    - 腱鞘囊肿 259
    - 手部咬伤所致感染 259
    - 瘭疽 260
    - 手掌脓肿 260
    - 感染性屈肌腱鞘炎 260
    - 疱疹性瘭疽 260
    - 金伯克病 261
    - 腕管综合征 261
    - 肘管综合征 262
    - 桡管综合征 262
    - 手指屈肌腱炎和腱鞘炎 262
    - De Quervain 综合征 262
    - 手部骨关节炎 262

38. **关节和骨感染** 263
    Steven Schmitt, MD
    - 急性感染性关节炎 263
    - 慢性感染性关节炎 266
    - 关节假体置换后感染性关节炎 267
    - 骨髓炎 267

39. **关节疾病** 268
    Roy D. Altman, MD
    - 类风湿关节炎 268
    - 骨关节炎 275

神经源性关节病 277
血清阴性脊柱关节病概要 278
强直性脊柱炎 279
反应性关节炎 280
银屑病关节炎 281

40. 颈背痛 282
Sally Pullman-Mooar, MD
坐骨神经痛 285
腰椎管狭窄 286
非外伤性脊柱半脱位 287
寰枢椎半脱位 287
脊椎前移 287

41. 骨坏死 287
Marvin E. Steinberg, MD
骨坏死 287
颌骨坏死 289

42. 骨质疏松症 290
Marcy B. Bolster, MD

43. 骨佩吉特病 294
Roy D. Altman, MD
骨佩吉特病 294

44. 关节及关节周围疼痛 295
Alexandra Villa-Forte, MD, MPH
单关节及关节周围疼痛 295
多关节痛 298

45. 骨与关节肿瘤 303
Michael J. Joyce, MD
良性骨肿瘤 304
原发恶性骨肿瘤 305
转移性骨肿瘤 306
其他骨肿块 307
关节肿瘤 307

46. 血管炎 307
Carmen E. Gota, MD
白塞综合征 310
皮肤血管炎 311
嗜酸性肉芽肿性多血管炎 312
巨细胞动脉炎 314
肉芽肿性多血管炎 315
免疫球蛋白A相关性血管炎 317
显微镜下多血管炎 318
结节性多动脉炎 319
风湿性多肌痛 320
大动脉炎 321

32. 关节疾病患者的检查方法

关节疾病患者的评估

部分肌肉骨骼疾病主要累及关节，导致关节炎。其他则主要累及骨骼[如骨折、骨佩吉特病（Paget disease）、肿瘤]、肌肉或关节外软组织（如纤维肌痛）、关节周围软组织（如滑囊炎、肌腱炎、扭伤）。关节炎可由多种原因导致，包括感染、自身免疫性疾病、晶体诱导的炎症以及轻微炎症性软骨和骨病（如骨关节炎）。关节炎可累及单关节（单关节炎）或多关节（多关节炎），呈对称性或非对称性。此外，骨折和扭伤也可累及关节（见手册中其他部分内容）。

病史

除关节症状之外，临床医师需着重询问患者全身和关节外症状，如发热、寒战、全身乏力、体重下降、雷诺现象、皮肤黏膜表现（如皮疹、眼红或异物感、光过敏）、消化道或心肺系统症状，均可能与多种关节疾病相关。

疼痛 为最常见的关节症状。病史必须包括疼痛的性质、部位、严重程度、加重或减轻的因素，以及发作时间特点（新发或复发）。临床医生须判断疼痛是在长时间静息后还是在长时间活动后加重；是否在晨起时出现，还是白天出现。一般情况下，来自浅表的疼痛比深部组织的疼痛更易定位，位于远端小关节的疼痛比近端大关节的疼痛更易定位。关节疼痛还可能与关节外结构或其他关节相关。关节炎常产生酸痛感，而神经病变往往产生灼痛感。

僵硬 是指关节的运动障碍，但是对患者来说，僵硬更多地意味着无力、疲乏或关节运动受限。检查者需区分是关节本身无法运动还是因为疼痛而不愿活动。如下所示，僵硬的特征有助于判断病因：

- 休息一段时间后关节活动不适，多发生于风湿性疾病
- 随着关节炎症的加重，僵硬会更严重，持续时间更长

- "戏剧院征"(保持数小时坐位后需缓慢行走以缓解静止后僵硬感)多见于骨关节炎。
- 外周关节晨僵持续>1小时为重要的早期关节炎症表现,如类风湿关节炎、银屑病关节炎或慢性病毒性关节炎(表32-1)

表32-1 区别炎症性和非炎症性关节疾病的特征

特征	炎症	非炎症性的
系统性症状	明显,包括疲劳	罕见
发病	隐匿	逐步
	通常影响多个关节	1个关节或几个关节
晨僵	>1h	<30min
每日的恶化时间	早晨	一日内逐渐进展
活动对于症状的影响(关节疼痛和僵直)	活动后减轻	活动后加重
	休息过后更严重	休息后减轻
	使用可能引起疼痛	

- 下腰背晨僵持续>1小时可能为脊柱炎

乏力 是指精疲力尽后渴望休息的感觉。它与无力、运动障碍和因疼痛抗拒活动不同。乏力可能反映了全身炎症疾病的活动。

关节不稳定(关节屈曲) 提示支撑关节的韧带或其他结构受损,常通过应力试验来评估。关节屈曲最常见于膝关节,多由关节内结构紊乱引起。

体格检查

每个受累关节都必须进行视诊、触诊和活动范围的评估。在多关节病中,某些关节外体征(如发热、消瘦、皮疹)的出现提示系统性疾病。

注意观察关节的静止体位,以及红斑、肿胀、变形和皮肤磨损或刺破。受累关节需与对应的非受累关节或检查者的相应关节进行对比观察。

触诊关节时轻柔,注意有无局部压痛、皮温升高和肿胀及相应位置。鉴别压痛点是沿关节分布或是位于肌腱附着点还是黏液囊十分重要。注意软组织肿块、突出部位或腔隙和凹陷间填充组织(反映关节积液或滑膜增生)。肿胀关节的触诊有助于排除关节积液、滑膜增厚、关节囊增大或骨性肥大。小关节(如肩锁关节、胫腓关节、桡尺关节)均可能为疼痛的原因,但常被误认为始发于大关节。注意排除骨性肥大(常由骨赘引起)。

首先通过测量关节的主动运动范围(指患者自行活动关节的最大范围),活动受限常提示无力、疼痛、僵硬或生理结构异常。其次,测量关节的被动活动范围(指检查者让患者关节活动的最大范围),被动活动受限提示结构异常(如瘢痕、肿胀或变形),而不是无力或疼痛。主动活动或被动活动时炎症性关节(如由感染或痛风所致)可能非常疼痛。

运动或触诊无法引出的疼痛需要考虑牵涉性疼痛的可能。

注意观察关节的受累方式。对称性的多关节受累多发生于系统性疾病(如RA);单关节受累(一个关节受累)或者不对称的寡关节受累(受累关节≤4)常发生于骨关节炎和银屑病关节炎。外周小关节受累常发生于RA,而大关节或者脊柱关节受累常发生于脊柱关节炎。然而,在疾病早期关节的受累方式往往不能完全展现。

捻发音,可在关节活动过程中由触诊或听诊发现,可由粗糙的关节软骨或肌腱产生;注意甄别引发活动时捻发音的关节,可提示关节受累的结构。

不同的关节有其不同的特征,检查时需注意。

肘 肘关节疾病引起的滑膜肿胀和增厚见于桡骨头与鹰嘴之间的外侧区,在此处形成隆起。尽量完成肘关节180°的充分伸展检查。肌腱炎等非关节病变或关节外损害时,肘关节一般可以充分伸展,但是关节炎症早期即可出现肘关节伸展受限。注意检查关节周围的肿胀情况。类风湿结节通常较坚硬,多见于前臂伸侧的表面。痛风石有时在皮下可见,呈乳白色,提示痛风。鹰嘴滑囊的肿胀为囊性,位于鹰嘴突出处,关节活动不受限,感染、外伤、痛风和类风湿关节炎为可能原因。肱骨内上髁结节可由手部炎症引起,但也可能提示肉瘤样病或淋巴瘤。

肩 肩部疼痛也可累及肩部周围组织,因此肩部触诊应包括盂肱关节、肩锁关节、胸锁关节、喙突、锁骨、肩峰、肩下滑囊、肱骨内外髁及颈部。肩关节积液可能出现喙突和肱骨头之间隆起。可能的病因包括RA、骨关节炎、化脓性关节炎、Milwaukee肩(参见第249页)和其他关节病变。

让患者将其双臂外展、高举过头,并缓慢放下,可快速地检查是否有肩袖损伤导致的活动受限、无力、疼痛以及活动紊乱障碍。特定的对抗阻力检查可以帮助我们确定哪些肌腱受到影响。还应检查有无肌肉萎缩和神经病变。

膝关节 当患者站立和行走时,肉眼可见的畸形如肿胀(如关节积液、腘窝囊肿)、股四头肌萎缩及关节不稳定等情况会更加明显。患者仰卧位时,检查者触诊膝关节,包括髌骨、股骨髁、胫骨粗隆、胫骨平台、腓骨头、关节内外间隙、腘窝、股四头肌及髌腱。关节内外间隙与内外侧半月板的相对位置相关,可通过缓慢屈曲和伸展膝关节时触诊检查来确定。有触痛的关节外滑囊如关节内侧下的鹅足囊,需要与真性关节内病变鉴别。

在关节检查中,膝关节内少量积液较难确定,最好采用"浮髌征"试验。患者仰卧并放松肌肉,膝关节伸直,大腿轻微向外旋转。检查者压迫膝关节囊中部将液体推离该区。一只手放在髌骨上方凹窝处,然后在膝关节的内侧面轻轻叩击或压迫,若有积液肉眼可见液体波动或膨出。较大量的关节积液可通过肉眼观察或者触诊髌骨鉴别。多种关节疾病可引起关节积液,包括RA、骨关节炎、痛风和外伤。

膝关节180°充分伸展,有助于发现膝关节屈曲挛缩。

髌骨可自如无痛地活动。

髋关节 检查首先从步态观察开始。严重髋关节炎常可引起跛行,可能由疼痛、肢体变短、屈曲挛缩、肌无力或膝关节病变所致。内旋(常为髋骨关节炎或髋关节滑膜炎的早期表现)、屈曲、伸直或外展能力的丧失易通过检查被发现。把一只手放在患者的髂嵴处,易把检测到的骨盆活动误认为髋部活动。使对侧髋关节尽量屈曲以稳定骨盆,这样可在伸展患肢时发现屈曲挛缩。股骨大转子压痛提示局部滑囊炎(关节外),而不是关节内病变。关节被动活动时的疼痛(使者仰卧位,膝关节屈曲至90°,内旋及外旋髋关节)提示关节内病变。然而,患者可能同时患有关节内和关节外病变。

其他 手部检查见文中其他部分(参见第258、301页,多关节痛)。足和踝的检查见足和踝部疾病概述(参见第249页)。颈部和背部的体检(参见第283页)。

辅助检查

实验室检查和影像学检查不及病史和体检提供的信息丰富。尽管一些检查对部分患者是必需的,但仍不推荐一味地扩大检查。应根据患者病史及临床体检的结果选择血液学检查。

血液检查 一些检查无特异性,但有助于诊断某些系统性风湿性疾病,具体如下:

- 抗核抗体(ANA)及抗双链DNA抗体对诊断SLE有帮助
- 类风湿因子、抗环瓜氨酸肽抗体(CCP)对诊断类风湿关节炎有帮助
- HLA-B27在脊柱关节炎(如具有炎性腰背痛的症状但X线正常)具有提示作用
- 抗中性粒细胞胞浆抗体(ANCA)有助于诊断血管炎(怀疑系统受累时可能有用)

一些检查如白细胞计数、红细胞沉降率和C反应蛋白可帮助判断炎症性关节炎是否由感染或其他系统性疾病引起,但上述检查特异性和敏感性均不高。例如,红细胞沉降率和C反应蛋白升高可见于关节炎症,或者非炎症性关节病(如其他部位感染、肿瘤)。同样,并非所有的炎性疾病中两者都升高。

影像学检查 影像学检查一般不是必要检查。X线检查主要显示骨骼异常,多数关节疾病早期无骨质破坏。但其对早期评估局部的、无法解释的持续性或严重的关节尤其是脊柱异常症状很有价值,有助于发现可能存在的原发性或转移性肿瘤、骨髓炎、骨缺血坏死、关节周围钙化(如钙化性肌腱炎),以及其他一些在体格检查中可能被遗漏的深部组织病变。若怀疑慢性的类风湿关节炎、痛风和骨关节炎,X线检查可发现骨侵蚀、骨囊肿及关节间隙狭窄。假性痛风关节软骨内可见钙质沉积。

对肌肉骨骼系统的影像学检查来说,首选X线检查,但比CT、MRI或超声检查敏感性弱,尤其是在疾病早期。MRI可发现X线上未显示的骨折,尤其是对于髋关节、骨盆,以及膝关节内结构和周围软组织异常。在MRI检查有禁忌或者无MRI时,CT检查亦有价值。超声检查、关节造影和骨扫描有助于某些疾病的诊断。其他检查还包括骨、滑膜及其他组织的活检等。

关节穿刺术 关节穿刺术是使用针穿刺入关节以获取关节积液的过程。若有关节积液且穿刺术操作正确,液体通常可被抽出。滑液的检查是除外感染、诊断晶体性关节炎,鉴别关节积液病因的最精确方法。这种方法适用于所有急性或无明显诱因的单关节积液和无法解释的多关节积液的患者。

关节穿刺术需在严格无菌下进行。进针部位有感染或皮疹属于禁忌证。操作前应认真准备标本采集管。常用利多卡因或二氟乙烷局部喷雾麻醉。为防止损伤关节屈面的神经和血管,穿刺通常在关节伸面进针。多数大关节可选用20号穿刺针,上下肢的小关节一般选用22~23号穿刺针,尽可能多的抽出液体。穿刺应时注意特殊的解剖学位置(图32-1、图32-2和图32-3)。

手和脚的掌指关节、跖趾关节、指间关节或趾间关节穿刺方法相似,使用22或23号穿刺针。穿刺针从背侧进针,至伸肌腱的任意一侧。关节撑(拉)开牵引术有时有利于打开关节,更方便进行手术。

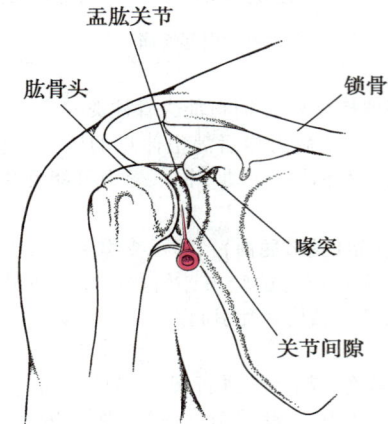

图32-1 肩关节穿刺术。 对盂肱关节进行穿刺时,患者坐位,手臂垂于一侧,手置于大腿上。针头从正面肩胛骨喙突的偏前外侧进入,随后进针至关节窝。背面进针亦可

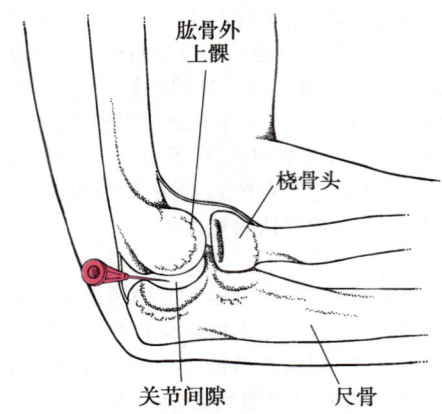

图32-2 肘关节穿刺术。 对尺肱关节进行穿刺时,患者肘部屈曲60°,腕关节旋前。于肱骨外上髁和尺骨鹰嘴之间的外侧进针

滑膜液检查 在床边,对液体的大体特征进行了评估,如颜色和清晰度。

总体评价可以把积液暂时进行大致的分类,如炎症性、非炎症性或感染性(表 32-2)。积液也可以是血性的。积液类型对相应关节病有提示价值(表 32-3)。所谓的非炎症性积液,准确地说是轻度炎症,倾向于提示骨关节炎这种炎症不严重的疾病。

关节积液的实验室检查通常包括细胞计数、白细胞分类、革兰氏染色、细菌培养(如果考虑感染,参见第 265 页),以及对细胞和晶体的偏振光显微镜检查。然而,检查的具体选择基于高度怀疑何种疾病。

针对晶体的滑液的偏振光显微镜检查(只需要一滴关节液),使用多极光,是确诊痛风、假性痛风和其他晶体性关节炎的必要检查(参见第 246 页)。通过光源上的偏振片以及置于色谱和检查者眼睛之间的另一块光栅偏振片,可见白色双折射的晶体。插入第一级红外线板可产生偏振光补偿,这种红外线板可以在显微镜市场购买。将两条干净并

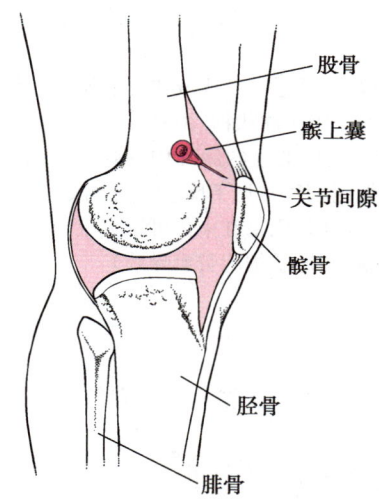

图 32-3 **膝关节穿刺术。** 患者仰卧、膝关节伸展,可对膝关节髌上囊进行穿刺。常用 20 号针头,沿髌骨上方,从外前方进针。同样,也可沿髌骨上方的内侧进针

表 32-2 滑膜积液的分类

检查	正常	血性	感染性	炎症	非炎性
肉眼检查					
外观	清	血性	浑浊或脓性	黄色,浑浊	浅黄色,清
常规实验室检查					
细菌培养	阴性	阴性	常阳性	阴性	阴性
中性粒细胞百分比*	<25	—	通常>85	>50	<25
WBC 计数*	<200/μl	受血细胞影响	5 000 ~ >100 000/μl	1 000 ~ 50 000/μl	200 ~ 1 000/μl

*感染性关节炎的 WBC 计数及中性粒细胞百分比在某些毒性不高的病原体感染(如淋球菌、莱姆菌、结核杆菌或真菌)或已经接受一定治疗的患者中可较低。SLE 及其他结缔组织病患者的积液可能仅仅倾向于炎性,WBC 数在 500 ~ 2 000/μl 之间。非感染性积液的 WBC 数很少达到 100 000/μl。

表 32-3 基于滑液分类的鉴别诊断*†

积液的分类	可能的病因	积液的分类	可能的病因
血性	抗凝药		风湿热
	血管瘤		SLE(轻度炎症)
	凝血功能障碍		滑膜梗死(如镰状细胞病造成)
	神经源性关节病变		溃疡性结肠炎
	色素沉着绒毛结节性滑膜炎	**非炎症性**	淀粉样变
	维生素 C 缺乏症		埃勒斯-当洛斯综合征(Ehlers-Danlos syndrome)
	血小板减少症		肥大性肺性骨关节病
	外伤伴或不伴骨折		代谢性疾病所致骨关节炎
	肿瘤		神经源性(神经病性)关节病变
感染性炎症	依赖于患者特征的多种病原体感染(表 38-2)		骨关节炎
	急性晶体性滑膜炎(痛风和假性痛风)		剥脱性骨软骨炎
	强直性脊柱炎		骨软骨瘤病
	克罗恩病		骨坏死(由镰状细胞导致的骨坏死)
	莱姆病		进行性系统性硬化症
	经治疗后或毒性较低的细菌性感染		风湿热
	银屑病关节炎		SLE
	反应性关节炎(包括过去被称为赖特综合征)		炎症已消退或早期的炎症
	RA		外伤

*见表 32-2 分类。此鉴别诊断仅包括部分疾病。
†部分疾病可跨越不同分类(如神经源性关节病变可为血性或非炎性;进行性系统性硬化症可为炎性或非炎性)。

有黏附性的磁带置于玻璃片上,并将这块玻璃片置于低一级的偏振光片,也可产生补偿偏振光。采用这样的一个自制系统或商业偏振显微镜来检测。晶体多见于痛风(单钠尿酸盐,针状负性双折射晶体)和假性痛风(焦磷酸钙,菱形或棒状的双折光或非双折光晶体)。如果结果显示晶体不典型,应该考虑几种少见晶体(胆固醇、液化脂肪晶体、草酸、冷球蛋白)或伪像(如沉积的皮质激素晶体)的可能。

其他也有一些少见的滑液检查结果,提示特异的诊断,包括:
- 特异的有机物(通过革兰氏或快速酸染色可鉴定)
- 骨髓针状物或脂肪球状物(由骨折导致)
- Reiter 细胞(赖特染色的涂片中吞噬了多形核中性粒细胞的单核细胞),最常见于反应性关节炎
- 淀粉样片段(通过刚果红染色可以鉴定)
- 镰状红细胞(由镰状细胞贫血导致)

33. 自身免疫性风湿性疾病

自身免疫性风湿性疾病包括各种综合征,例如:嗜酸性筋膜炎、混合性结缔组织病、多肌炎和皮肌炎、复发性多软骨炎、干燥综合征、系统性红斑狼疮和系统性硬化症。类风湿关节炎和脊柱关节病及其亚型也是免疫介导的。上述疾病的诱因和发病机制的许多方面逐渐被认识,但准确的病理生理学机制仍不清楚。

> **关键点**
> - 大部分自身免疫性风湿病患者动脉粥样硬化风险明显增加
> - 接受糖皮质激素联合免疫抑制剂治疗的患者通常需给予机会性感染如卡氏肺孢子虫的预防性治疗

嗜酸性筋膜炎

嗜酸性筋膜炎是一种以手臂和腿部的对称性疼痛性炎症、肿胀和硬化为特征的疾病,发病率不高。诊断依据皮肤和筋膜的活检。需使用激素治疗。

本病病因不明。好发于中年男性,亦可发生于女性和儿童。

症状及体征

本病常于剧烈的体力活动(如伐木)后出现。早期症状包括皮肤和皮下组织的疼痛、肿胀和发炎,随之发生硬化,使局部呈现特有的橘皮样外观,以四肢屈面最为常见。面部和躯干较少累及。病情逐渐进展导致手臂和腿部活动受限。肢体挛缩常继发于筋膜硬化和增厚,但病变也可影响肌腱、滑膜和肌肉。本病一般不累及手指和脚趾。肌力不受影响,但可出现肌痛和关节炎。亦可发生腕管综合征。

乏力和体重下降常见。偶尔可见再生障碍性贫血、血小板减少和淋巴组织增生。

诊断
- 活检

有典型症状的患者应怀疑本病。皮肤表现可能提示系统性硬化症;但硬皮病患者常有雷诺现象、肢端受累、毛细血管扩张和内脏病变(如食管运动功能障碍)。用于与本病鉴别。对深入到包括筋膜及邻近肌纤维的整体活检可明确诊断。典型的发现是筋膜的炎症,伴或不伴嗜酸性粒细胞浸润。

血液检查无诊断性作用,但在早期活动性病例可见嗜酸性粒细胞增多,血清蛋白电泳示多克隆的高丙种球蛋白血症。血常规检查中存在嗜酸性粒细胞异常可有助于诊断疾病。自身抗体常为阴性。MRI 虽不特异,但可见筋膜增厚、与炎症有关的浅表肌纤维信号密度增强。

预后
虽然长期预后不确定,但经过治疗多数患者呈自限性。

治疗
- 口服泼尼松

大剂量的泼尼松对多数患者有效(起始剂量为 40~60mg/d,一旦病情缓解激素逐渐减量至 5~10mg/d)。小剂量维持 2~5 年。一些患者需要更长的疗程和其他的药物(如羟氯喹、甲氨蝶呤、硫唑嘌呤、利妥昔单抗、霉酚酸酯和环孢素)。没有药物对照试验可以指导治疗。非甾体抗炎药和 H_2 受体拮抗剂(如西咪替丁)同样可用于嗜酸性筋膜炎的治疗。手术治疗用于松解挛缩和腕管综合征可能是必要的。

因偶可发生血液系统并发症,故随访血常规有助于早期发现。如果联合使用免疫抑制剂治疗,需对机会感染如卡氏肺孢子虫进行预防性治疗。

> **关键点**
> - 患者发展到手臂和腿的对称性、疼痛性炎症、肿胀和硬化的特征性橘皮样外观
> - 虽然皮肤表现可能提示系统性硬化症,但嗜酸性筋膜炎通常没有雷诺现象,肢端受累,毛细血管扩张,以及内脏累及(如食管运动功能障碍)
> - 确诊需要筋膜和邻近肌肉活检
> - 治疗需要激素、免疫抑制剂,或者两者联合

混合性结缔组织病

混合性结缔组织病是一种少见的，特指具有 SLE、系统性硬化症和多肌炎的特征性临床表现，同时伴有极高滴度的循环抗核抗体和抗核糖核蛋白抗体（RNP）。手肿胀、雷诺现象、多关节痛、炎性肌病、食管运动减弱和肺功能障碍较为常见。诊断根据临床特征、RNP 抗体阳性和其他自身免疫性疾病特异性抗体阴性综合得出。治疗依据病情严重程度和器官受累情况而定，但通常使用糖皮质激素并加用免疫抑制剂。

混合性结缔组织病（mixed connective tissue disease，MCTD）见于全世界和所有人种，在 10~20 岁年龄段发病率高。80% 患者为女性。病因不明。有些患者可进展为典型的系统性硬化症或 SLE。

症状及体征

雷诺现象可比其他症状早数年出现。通常首发症状类似于早期 SLE、系统性硬化症、多肌炎，甚至是 RA。最初许多患者表现为未分化结缔组织疾病。疾病表现可进展并累及越来越广泛，同时临床类型也随时间推移而变化。

典型症状包括弥漫性手肿胀，但不普遍。皮肤病变包括狼疮样或皮肌炎样皮疹。弥漫性硬皮病样皮肤改变和缺血性骨坏死或指尖溃疡均偶有发生。

几乎所有患者存在多关节痛，75% 有明显的关节炎。关节通常不变形，但也可能出现类似 RA 的侵蚀性病变和畸形（如"纽扣花"和"天鹅颈"样畸形）。常见近端肌无力，伴或不伴肌肉压痛。

约 25% 的患者发生典型的肾损害（最常见为膜性肾病），通常为轻度；而伴高发病率或死亡率的严重肾脏受累，是非典型 MCTD。多达 75% MCTD 患者肺部受到累及。间质性肺病是最常见的肺表现；肺动脉高压是死亡的主要原因。也可发生心力衰竭。可出现干燥综合征。三叉神经感觉性神经病是较为特征性病变，也是最常见的中枢神经系统表现。

诊断

- 检测抗核抗体（ANA）、可提取核抗原抗体（抗 U1RNP 或 RNP 抗体）、抗 Sm 抗体和抗 DNA 抗体
- 根据临床表现确定器官受累

当疑似有 SLE、系统性硬化症、多肌炎的患者中出现额外的重叠症状时应怀疑本病。

患者首先需检测抗核抗体（ANA）和抗 U1RNP 抗体。几乎所有患者都有高滴度的（常 >1:1 000）荧光抗核抗体，呈斑点型。常有高滴度抗 U1RNP 抗体（>1:100 000）。需检测针对可提取核抗原中抗耐核糖核酸酶的 Sm 成分的抗体（抗 Sm 抗体）和双链 DNA 抗体（MCTD 中以上 2 个抗体为阴性）以排除其他疾病。

类风湿因子常为阳性，且滴度高。红细胞沉降率通常增快。

肺动脉高压应尽可能早检测。进一步的评估还需要根据临床症状和体征：肌炎表现、肾脏受累或肺部受累需进行相关脏器的检查（如肌酸激酶、MRI 或肌炎诊断所需的肌电图或肌活检）。

预后

总体 10 年生存率达 80%，但预后很大程度上取决于突出的临床特征。具有系统性硬化症和多肌炎临床特征的患者预后较差。患者动脉粥样硬化风险增加。死亡原因包括肺动脉高压、肾衰竭、心肌梗死、结肠穿孔、感染播散和脑出血。一些患者在停止治疗后仍持续缓解多年。

治疗

- 非甾体抗炎药或抗疟药治疗轻症患者
- 糖皮质激素治疗中度或重度患者
- 有时加用其他免疫抑制剂

针对具体临床问题的总体治疗措施和初始药物使用类似于治疗 SLE 的治疗或者参考主要临床表现。激素治疗对多数中至重型的患者有效，尤其在疾病早期使用。轻型患者常通过使用 NSAID、抗疟药或小剂量激素即可控制病情。重要器官受累严重者常需要更大剂量的激素[如泼尼松 1mg/(kg·d) 口服]或加用免疫抑制剂。如果本病患者出现肌炎或系统性硬化症的相关表现，可参考相应疾病治疗。

所有的患者都需要密切监测动脉粥样硬化的情况。长时间服用糖皮质激素治疗的患者应重视骨质疏松的预防。如果联合使用免疫抑制剂治疗，需对卡氏肺孢子虫等机会性感染进行预防性治疗。

> **关键点**
> - MCTD 常类似于 SLE、系统性硬化和/或多肌炎
> - 通常情况下，ANA 和抗 U1RNP 抗体阳性，而抗 Sm 和抗 DNA 抗体阴性
> - 预测肺动脉高压
> - 轻症患者可给予 NSAID 或抗疟药，病情较重时需用糖皮质激素，有时候需要加用其他免疫抑制剂

多肌炎和皮肌炎

多肌炎和皮肌炎是一类并不常见的系统性风湿性疾病，以肌肉炎症和退行性改变（多肌炎）或肌肉皮肤同时受累（皮肌炎）为特征。最具特异性的皮肤表现为关节伸面的 Gottron 征和眼眶周围的水肿性淡紫色斑。临床表现包括对称性肌无力，可伴肌肉压痛，后期出现肌萎缩，以近端肢带肌为主。并发症包括内脏受累和肿瘤。诊断依靠临床表现和肌肉相关检查的异常，包括肌酶、MRI、肌电图和肌肉活检。治疗上主要使用激素，有时可联合使用免疫抑制剂或静脉滴注丙种球蛋白。

男女发病率比为 1:2。本病可发生于各个年龄段，但发病率最高的是 40~60 岁或 5~15 岁的儿童。

病因

病因可能是源于遗传易感人群肌肉组织的自身免疫反应。存在家族聚集性，HLA-DR3、HLA-DR52、HLA-DR6 亚型与遗传易感性关联。可能的诱因包括病毒性肌炎和潜在的肿瘤。在肌细胞内已经发现类似小核糖核酸病毒结构，但其意义尚不明确，同时动物实验发现病毒可引起类似病变。

肿瘤和皮肌炎（多肌炎者少）的相关现象提示，肿瘤患者出现肌炎表现的原因可能是针对肌肉和肿瘤的某一共同抗原发生了免疫反应。

病理生理

两种疾病的病理变化均包括细胞损伤、萎缩并伴有不同程度的炎症。手部、足部及面肌的受累轻于骨骼肌的受累。咽、食管上段和偶见心脏的肌肉受累会导致相应器官的功能障碍。炎症亦可发生于关节和肺，尤其见于抗合成酶抗体阳性的患者。

在皮肌炎中，特征性的免疫复合物沉积在血管中，被认为是免疫复合物介导的血管病变。而多肌炎的病理改变中，则主要是由 T 细胞直接介导的肌肉损伤。

分类

肌炎被分为以下几种亚型：
- 原发性特发性多肌炎，可发生于任何年龄，无皮肤受累
- 原发性特发性皮肌炎，与原发性特发性多肌炎相似，但有皮肤受累
- 多肌炎或皮肌炎伴有肿瘤，见于任何年龄，但多见于老年患者，肿瘤可在肌炎出现前后 2 年发生
- 儿童皮肌炎，常伴发系统性血管炎
- 多肌炎或皮肌炎与另一疾病共存，如合并进行性系统性硬化症，混合性结缔组织病，类风湿关节炎，系统性红斑狼疮或结节病

包含体肌炎常被误诊为多肌炎。该病与慢性多肌炎有相似的临床表现；但其发病年龄相对较晚，常累及远端肌（如手部和足部肌肉），病程长，对治疗反应差，以及具有特异的组织学表现。

症状及体征

多肌炎的发病可为急性（儿童多见）或隐匿性（成人多见）。多关节痛、雷诺现象、吞咽困难、肺部症状及全身不适（显著发热、疲劳、体重下降）亦可能发生。

肌无力 可在数周至数月内缓慢进展。50%肌纤维的破坏可导致有症状的肌无力（即肌无力提示进展性肌炎）。患者会出现手臂上举过肩困难，爬楼困难及久坐后无法站起。由于骨盆带肌和肩胛带肌的无力患者只能依靠轮椅或卧床生活。颈屈肌常受累严重，往往导致患者抬头困难。咽部和食管上段肌肉受累可导致吞咽困难及肺部的吸入性感染。头部、足部及面部肌肉一般不受累。最终会发生肢体挛缩。

关节表现 出现于约30%患者中，表现为多关节痛或多关节炎，常伴有肿胀、积液及其他非致畸性关节炎表现。然而，关节病变一般轻微。较多出现在抗 Jo-1 抗体或其他抗合成酶抗体阳性的患者。

内脏受累（除外咽部和食管上段） 在多肌炎中比其他风湿性疾病中少见（如 SLE、系统性硬化症）。间质性肺炎（表现为呼吸困难和咳嗽）最为突出，尤其表现在部分抗合成酶抗体阳性的患者中。可发生心律失常，尤其是包括传导阻滞或心功能不全。由于血管炎引起的消化道症状，常见于儿童患者，包括呕血、黑便和肠穿孔的表现。

皮肤改变 见于皮肌炎，多为较暗的红斑。眼眶周围的水肿性淡紫色斑为本病的相对特征性皮肤改变。皮疹可稍高出皮面，表面光滑或有鳞屑；可发生于额、颈三角区、肩、胸、背、肘、膝、内踝和近端指间关节及掌指关节的伸侧（Gottron 征——相对特异表现）。甲床及甲缘充血或增厚。一种伴皮肤裂开的脱屑性皮炎往往可累及手指桡侧。皮损可完全消退，但可残留继发改变（皮肤褐色样变、萎缩、瘢痕或白斑）。头皮上的皮疹可呈牛皮癣状并剧烈瘙痒。可发生皮下钙质沉着，特别见于儿童。

诊断

- 临床标准
- 肌肉活检（金标准）

当患者出现伴或不伴肌肉压痛的近端肌无力时应怀疑多肌炎。即使患者没有肌炎，但出现眶周的水肿性淡紫色斑或 Gottron 征，以及有肌炎症状同时出现任何与皮肌炎相关的皮疹时均应怀疑皮肌炎。多肌炎和皮肌炎具有某些与系统性硬化症、SLE 或血管炎相同的临床表现。诊断根据以下 5 项标准（具备越多越好）：

- 近端肌无力
- 特征性皮疹
- 血清肌酶升高[肌酸激酶（CK），如正常，则看转氨酶或醛缩酶（特异性低于 CK）]
- 特征性肌电图改变或 MRI 肌肉异常
- 肌活检改变（金标准）

肌肉活检 可排除某些需鉴别的疾病如包含体肌炎和病毒感染后的横纹肌溶解。活检发现具多样性，但慢性炎症和肌肉的退变和再生是典型的。通过肌肉活检明确诊断多肌炎的治疗，应该基于排除其他肌肉相关的疾病。为了增加活检结果的敏感性，活检的样本应从具有以下一个或多个特点的肌肉组织中获得：

- 临床检查中肌无力
- MRI 确定的炎症
- 肌电图显示异常的肌肉以及对侧对照肌肉

实验室检查 可为诊断提供帮助，并对疾病的严重性和并发症提供参考。自身抗体检测是必需的。80%的患者 ANA 阳性。当 ANA 阳性时，需进一步分型以明确是否合并其他自身免疫性疾病。约 30%的患者肌炎特异性抗体阳性：氨基酰-tRNA 合成酶抗体（抗合成酶抗体），其中包括抗 Jo-1 抗体、抗 SRP 抗体和针对核解旋酶的抗 Mi-2 抗体。虽然抗 Jo-1 抗体是纤维化性肺泡炎、肺纤维化、关节炎和雷诺现象的重要标志性抗体，但这些自身抗体与发病机制的关系目前仍不清楚。

定期检查 CK 水平有助于指导治疗。但当患者出现广泛的肌肉萎缩时，即使为慢性活动期肌酶也可正常。肌活检、MRI 或高水平 CK 常可帮助排除类固醇性肌病。醛缩酶在肌肉损伤中的特异性略低于 CK。

肿瘤筛查 部分权威推荐对≥40 岁皮肌炎患者或≥60 岁的多肌炎患者进行肿瘤筛查，因为这些患者常有难以预料的恶性肿瘤。筛选包括体格检查，包括胸部、盆腔和直肠（隐血试验）；全血细胞计数；生化检查；乳房 X 线片；癌胚抗原；尿液分析和胸片等项目；结合患者的年龄考虑其他适当的检查。根据患者病史及临床体检的结果进行必要检查。一些专家推荐胸腔、腹腔和骨盆的 CT 检查。年轻患者无恶性肿瘤相关症状时无需上述检查。

预后

经治疗的患者(多见于儿童)5年内有超过半数可达到长期缓解(甚至明显恢复)。然而该病在任何时候可复发。超过5年以上的生存率达75%,儿童中更高。成人患者的死亡常由严重及进展性的肌无力、吞咽困难、营养不良、吸入性肺炎或继发肺部感染的呼吸衰竭引起。伴有心脏或肺部受累的多肌炎患者更易对治疗发生抵抗。儿童患者的死亡常由肠道血管炎引起。肿瘤一旦存在,其预后亦决定了患者的总体预后。

治疗

- 糖皮质激素
- 免疫抑制剂(如甲氨蝶呤、硫唑嘌呤、霉酚酸酯、利妥昔单抗、环孢素、静脉免疫球蛋白)

必须限制患者活动直至炎症消退。糖皮质激素作为首选药物。对急性患者给予口服泼尼松片≥40~60mg/d。持续测定血清CK水平是观察疗效的最好方法,多数患者在治疗后6~12周CK下降至正常值,肌力也随之改善。一旦肌酶水平下降至正常,泼尼松可逐渐减量。反之,如果肌酶水平上升,剂量需加大。临床恢复的患者可在严密观察下尝试逐渐减量后停药,但多数成年患者需要泼尼松维持治疗(10~15mg/d)。儿童起始剂量为泼尼松每日30~60mg/m²。在病情缓解≥1年可以停药。

患者在大剂量激素治疗下偶可出现肌无力加重,这是由于发生了类固醇肌病。

一旦患者对激素治疗无效需要中到高剂量的激素,或发生类固醇肌病或其他并发症需停用或减量激素,此时应使用免疫抑制剂(如甲氨蝶呤、硫唑嘌呤、霉酚酸酯、利妥昔单抗、环孢素、静脉免疫球蛋白)。一些临床医生主张在开始的时候就给予激素和免疫抑制剂的联合应用。部分患者仅用甲氨蝶呤(常比RA治疗剂量更大)≥5年。静脉用免疫球蛋白对部分对药物治疗抵抗的患者有效,但其过高的价格影响了进一步对照研究的开展。

肌炎合并恶性肿瘤或包含体肌炎常对激素治疗抵抗。肿瘤相关性肌炎患者,一旦肿瘤被切除,病情可自然缓解。

自身免疫性疾病患者发生动脉粥样硬化的风险较高,因此需要密切监测。长期服用糖皮质激素治疗的患者应重视骨质疏松的预防。如果联合使用免疫抑制剂治疗,需对机会感染,如卡氏肺孢子虫,进行预防性治疗。

> **关键点**
> - 肌肉无力提示严重肌炎
> - 向阳征和Gottron征是皮肌炎相对特征性表现
> - 特征性肌无力和皮疹,CK升高,肌肉的肌电图或MRI变化是建立诊断的依据
> - 如果有必要,做肌肉活检以明确诊断
> - ≥40岁的皮肌炎和≥60岁多肌炎的患者需要筛查肿瘤
> - 大多数患者需要糖皮质激素治疗,有时需加用其他免疫抑制剂

复发性多软骨炎

本病是一种少见的炎性破坏性疾病,主要累及耳和鼻部的软骨,亦可影响眼、气管及支气管、心脏瓣膜、肾脏、关节、皮肤和血管。诊断需要结合临床表现、实验室检查、影像学和活检结果。治疗需要激素,必要时加用免疫抑制剂。

复发性多软骨炎男女发病率相同;典型起病见于中年。常伴随系统性血管炎、SLE及其他结缔组织病,提示本病有自身免疫相关病因。

症状及体征

最常见的表现是耳廓软骨的急性疼痛、发红和肿胀。鼻软骨炎是另一常见的表现,同时伴随关节炎。关节病变范围涵盖了关节痛到大、小关节受累的症状性或无症状性非致畸性关节炎,尤其易侵犯肋软骨和膝关节。其他临床表现按发生率高低依次为:眼部炎症(如结膜炎、巩膜炎、虹膜炎、脉络膜炎、视网膜炎);喉软骨、气管或支气管受累(导致声嘶、咳嗽及喉软骨压痛);内耳受累;心血管系统受累(如主动脉瓣反流、二尖瓣关闭不全、心包炎、心肌炎、主动脉瘤、主动脉炎);肾脏和皮肤受累。本病病程特点是急性发作后数周至数月痊愈,数年内反复发作。

疾病的进展可导致起支撑作用的软骨结构破坏,导致松软耳、马鞍鼻、胸廓塌陷及视觉、听觉和前庭功能异常。气管狭窄可导致呼吸困难、肺炎甚至气管萎陷。可同时伴发系统性血管炎(白细胞碎裂性血管炎或结节性多动脉炎)、骨髓增生异常综合征或肿瘤。

诊断

- 临床标准
- 组织活检

患者出现以下三项或三项以上可明确诊断:

- 双侧外耳软骨炎
- 炎性多关节炎
- 鼻软骨炎
- 眼部炎症
- 呼吸道软骨炎
- 听觉或前庭功能异常

如临床诊断不明确,可行受累软骨的活检,最常见的是耳廓软骨。

实验室的相关检查,虽然不是特异性的,但可帮助排除其他的疾病。滑膜液分析结果提示轻度炎性改变,这种改变虽然不是特异性的,但有助于排除感染过程。血液检查可有正细胞正色素性贫血、白细胞增多,红细胞沉降率加快或血清γ-球蛋白水平升高,偶有RF和ANA阳性或25%患者抗中性粒细胞胞浆抗体(antineutrophil cytoplasmic antibody,ANCA)阳性。肾功能异常提示存在相关的肾小球肾炎。cANCA试验阳性(ANCA主要对蛋白酶3起反应)提示肉芽肿性多血管炎,该病亦可有相似的表现(参见第315页)。

当明确诊断疾病的时候,上、下呼吸道的功能,包括全面的肺功能测试和胸腔CT扫描都应该被评估。

预后

随着新的治疗方法的出现死亡率已经下降。患病 8 年存活率 94%，通常死于喉和气管结构塌陷、大动脉瘤、心脏瓣膜功能不全等心血管并发症，或系统性血管炎。

治疗

- 非甾体抗炎药或氨苯砜治疗轻度耳部疾病
- 糖皮质激素
- 甲氨蝶呤或其他免疫抑制剂（如环孢素、环磷酰胺、硫唑嘌呤、TNF 抑制剂）治疗

轻度复发性的耳部疾病用常规非甾体抗炎药治疗有效，或氨苯砜（50~100mg/d，口服）。但多数患者需用泼尼松 30~60mg/d 治疗，一旦出现临床疗效就减少剂量。部分患者需长期使用。在此类患者中，用甲氨蝶呤 7.5~20mg/w 可帮助减少激素用量。非常严重的病例需加用免疫抑制剂，如环孢素、环磷酰胺、TNF 抑制剂（如英夫利昔单抗、依那西普）或硫唑嘌呤（参见第 273 页）。以上治疗均未经对照研究证明其可降低死亡率。一旦气管狭窄导致呼吸困难，需行气管造口术或放置支架。

广泛的气管塌陷需要气管重建。疾病累及眼部尤其是巩膜时，病情较为顽固，且预后较差。所有患者需要密切监测动脉粥样硬化，尤其在系统性血管炎中有早发的动脉粥样硬化风险。长期服用糖皮质激素治疗的患者应重视骨质疏松的预防。如果联合免疫抑制剂治疗，需对机会感染如卡氏肺孢子虫进行预防性治疗。

由于气道受累和狭窄，气管插管存在技术上的难度；另外，气管内操作可使声门或声门下炎症加重而导致危及生命的麻醉后恶化。因此，应尽可能避免气管插管（如用局部或者阻滞麻醉代替）。当气管插管不可避免的时候，应准备紧急环甲膜切开术。

> **关键点**
> - 如出现耳廓或鼻软骨炎症，尤其伴有症状和体征的呼吸道软骨炎或不明原因的关节炎，眼内炎症，或听觉或前庭功能障碍需考虑复发性多软骨炎
> - 有必要时需对受累的软骨进行活检以明确诊断
> - 轻度病情患者使用 NSAID 或氨苯砜治疗
> - 病情较重时需用糖皮质激素，有时还要加用甲氨蝶呤或其他免疫抑制剂
> - 避免气管插管，如不可避免时，应准备紧急环甲膜切开术

干燥综合征

干燥综合征（Sjögren syndrome，SS）是一种原因不明的、较为常见的慢性系统性自身免疫性疾病。其特征为由于淋巴细胞浸润使得外分泌腺体和其他腺体功能失调导致口、眼及黏膜干燥。干燥综合征可影响多个外分泌腺及器官。诊断依靠眼、口和唾液腺的特征性表现、自身抗体和/或组织病理学。一般予对症治疗。

SS 在中年女性中发病率高。当不伴有其他疾病时，可称为原发性 SS。约 30% 有其他自身免疫性疾病如 RA、SLE、硬皮病、混合性结缔组织病、慢性淋巴细胞性甲状腺炎、原发性胆汁性肝硬化或慢性自身免疫性肝炎的患者会发生 SS，如伴有这些疾病，则称为继发性 SS。目前已发现相关基因（如白种人中 HLA-DR3）与原发性 SS 相关。

病理生理

唾液腺、泪腺和其他外分泌腺受到 $CD4^+$ T 细胞和一些 B 细胞的浸润。T 细胞产生炎性细胞因子（如白介素-2，γ 干扰素）。唾液腺导管细胞亦产生细胞因子，最终破坏分泌性导管。泪腺分泌上皮的萎缩引起角膜和结膜的干燥（干燥性角结膜炎，参见第 823 页）。腮腺内淋巴细胞浸润和导管内细胞增生引起管腔狭窄，有时构成紧密的细胞结构，称之为肌上皮细胞岛；腺体萎缩亦可发生。干燥、消化道黏膜或黏膜下萎缩及浆细胞和淋巴细胞的广泛浸润可产生相关症状（如吞咽困难）。

症状及体征

腺体表现 SS 最早累及眼或口，有时范围更广。干眼症常引起眼部异物感。在严重病例，角膜严重损害，角膜上皮丝状脱落（线性角膜炎），视力受到相应影响。唾液腺受累（口干症）导致咀嚼和吞咽困难，继发念珠菌感染、龋齿和唾液腺导管结石。味觉和嗅觉亦可能受损。干燥同样可发生在皮肤和鼻、咽、喉、支气管、外阴和阴道的黏膜。呼吸道的干燥可引起咳嗽。脱发亦可发生。33% 的患者腮腺肿大，腮腺一般较硬、光滑，伴轻度触痛。肿大可以是不对称的，但一侧腺体明显不成比例肿大可能预示肿瘤。慢性唾液腺增大很少疼痛除非有梗阻或感染。

腺体外表现 SS 中伴发的关节疾病一般没有关节的骨侵蚀及骨变形。50% 的患者伴有关节痛。33% 的患者有关节炎，表现与 RA 相似但无骨侵蚀。

本病另一常见的腺体外表现包括全身性的淋巴结病变、雷诺现象、肺实质受累（常见但一般不严重）和血管炎。血管炎偶可影响周围神经（导致外周神经痛或多发性神经炎）、中枢神经系统、导致皮疹（包括紫癜）和肾小球肾炎。肾脏受累可引起肾小管酸中毒、肾脏浓缩功能降低、肾结石或间质性肾炎。本病患者可发生假性淋巴瘤、恶性淋巴瘤或 Waldenstrom 巨球蛋白血症，患者发生非霍奇金淋巴瘤的概率是正常人群的 40 倍。慢性肝胆疾病、胰腺炎（外分泌性胰腺组织与唾液腺相似）亦可发生。

诊断

- 眼部症状，口部症状，眼部检查及唾液腺检查
- 自身抗体
- 唾液腺活检

患者有持续的眼干或口干症状、唾液腺增大、外周神经痛、紫癜或无明显诱因的肾小管酸中毒时应怀疑本病。这些患者需行诊断性试验包括眼和唾液腺的评估及血清学检查。对 SS 的分类有不同的诊断标准。美国和欧洲 2002 年对这些标准进行了最新修订。这些标准并非日常临床实践

中常规使用,不是每一个诊断为 SS 的患者都需要达到所有的标准(通常>3 个即可)。6 条标准包括:眼部症状、口部症状、眼部试验阳性、唾液腺受累、自身抗体和组织病理学。如果患者有颌下腺肿大,尤其是胰腺炎病史,需考虑 IgG4 相关性疾病(一种新发现的以多器官淋巴浆细胞浸润为特点的疾病)的可能性。

眼部症状 包括任一眼发干≥3 个月,或每日使用泪液替代品≥3 次;裂隙灯检查亦可协助诊断。

口部症状 包括出现口干>3 个月,日常生活中吞咽时需要使用液体帮助,或检测到唾液腺肿大。

眼部客观检查 用 Schirmer 试验(眼睑下放置一滤纸条,测定 5 分钟内分泌的泪液量)来评估。正常年轻人浸湿滤纸 15mm。多数 SS 患者 5 分钟内浸湿滤纸<5mm。但有约 15%试验结果为假阳性,15%为假阴性。将一滴玫瑰红琼脂或丽丝胺绿液滴入眼内,做染色试验,具有高度特异性。裂隙灯检查示荧光染色后泪膜破裂<10 秒亦有诊断价值。

唾液腺受累 可通过唾液分泌量降低(≤1.5ml/15 分钟)确定。可通过唾液流量、涎管 X 线、唾液腺同位素扫描来评价,但此类检查较少运用。唾液分泌可以通过收集舌下唾液进行定性评价。或者用压舌板讲舌头紧贴颊黏膜持续 10 秒。如果压舌板移开时舌头立刻脱落,唾液流被认为是正常的。舌头越难脱落,干燥的程度越严重。女性的口红印黏附于前牙不易舔去,也是指示口干症的有效方法。如有刻度容器,让患者先吐清口腔内的唾液,然后在几分钟内将所有的唾液吐入容器内,计算唾液流率。正常是 0.3～0.4ml/分钟。显著口干为 0.1ml/分钟。

自身抗体(血清学标准) 灵敏度和特异度均不强。包括抗 Ro 抗体(抗 SS-A 抗体,参见第 237 页)或抗核抗原抗体(抗 La 或抗 SS-B 抗体)、抗核抗体、抗 γ-球蛋白抗体水平升高。>70%患者 RF 阳性。70%患者红细胞沉降率增快,33%患者有贫血,25%患者白细胞减少。

病理组织学 通过对患者颊黏膜上小唾液腺进行活检。唾液腺活检一般用于通过抗体检测不能确诊或有些主要器官受累的患者。若发现多发性的较大的淋巴细胞灶伴腺泡组织萎缩即可明确诊断。

大部分眼干和口干(干燥症状)的病因是年龄和药物,但出现干燥症状的同时伴有腮腺肿大,需要同丙肝、HIV、贪食症及结节病相鉴别。

预后

本病为慢性疾病,偶尔可能因肺部感染导致死亡,另外有罕见的死亡原因是肾衰竭或淋巴瘤。相关的系统损害可能提示不同的预后。

治疗

- 干燥症状的对症治疗
- 避免诱加重因素
- 视情况口服糖皮质激素、环磷酰胺或利妥昔单抗

SS 初期的治疗主要是针对眼干和口干的外用对症治疗。对 SS 其他系统性表现的处理依赖于疾病的严重程度和累及的器官。对其他疾病的治疗亦可加重干燥的症状。每日口服 200～400mg 羟氯喹可用来抑制病情的发展并有利于改善多关节痛症状。

干眼症可予润滑性滴眼液治疗(可选用羟丙甲纤维素或甲基纤维素滴眼液或非处方软膏睡前使用)。其他治疗包括泪点栓塞和外用环孢素。皮肤和阴道干燥亦可用润滑液改善症状。

口干症可通过整日不断饮水、咀嚼无糖口香糖和用含碳甲基纤维素的唾液替代物漱口来预防。应避免使用减少唾液分泌的药物(如抗组胺药、抗抑郁药和抗胆碱能药)。注意口腔卫生和定期检查牙齿是很必要的。结石应尽快取出,保存仍可用的唾液腺组织。突然肿大的唾液腺所引起的疼痛最好用局部热敷和止痛治疗。毛果芸香碱 5mg,每日 3～4 次,或西维美林软胶囊 30mg 口服,每日 3 次,可刺激唾液腺分泌,但在有支气管痉挛和闭角性青光眼的患者需禁用。

偶尔需要积极的全身治疗;但通常是针对有相关疾病(如严重的血管炎或内脏受累)的患者。病情严重时,给予糖皮质激素[如口服泼尼松片 1mg/(kg·d)]、环磷酰胺或利妥昔单抗,但是需要关注基线淋巴瘤风险的增加,尽管非细胞毒治疗时这种风险仍然会增加。

> **关键点**
>
> - 患者如有持续的眼干或口干症状、唾液腺增大、外周神经病、紫癜,或无明显诱因的肾小管酸中毒时应怀疑本病
> - 确诊通常依靠特定的临床标准
> - 干燥症状对症治疗(如外用润滑剂),避免干燥因素
> - 如果患者有严重的疾病(如严重的血管炎或内脏受累),需糖皮质激素、环磷酰胺或利妥昔单抗治疗

系统性红斑狼疮

系统性红斑狼疮(systemic lupus erythematosus,SLE)是一种慢性的累及多系统的炎症性疾病。病因为自身免疫性,主要发生于年轻女性。常见表现可包括多关节痛和关节炎、面颊及其他部位皮疹、胸膜炎和心包炎、肾脏或中枢神经系统受累和血细胞减少。诊断依靠临床和血清学检查。严重的活动期病例需要激素治疗,常合并使用羟氯喹和其他免疫抑制剂。

SLE 患者中 70%～90%为女性(主要为育龄期女性)。本病在黑种人和黄种人中发病率高于白种人。可见于任何年龄的人群,包括新生儿。由于对轻型病例的认识水平提高,导致世界范围内报告的病例数增加。在某些国家,SLE 的发病率与 RA 相近。SLE 的发病可能是某些未知的环境因素导致遗传易感人群发生自身免疫反应所致。一些药物(如盐酸肼屈嗪、普鲁卡因胺、异烟肼)可引起可逆的狼疮样综合征。

症状及体征

临床表现多变。SLE可突然以发热起病，也可表现为关节痛和全身不适，隐匿发展数月甚至数年。血管性头痛、癫痫或精神病也可成为首发症状。任何器官系统均可累及。处于相对缓慢发展期的病例可在短时期内恶化。

关节表现 关节症状，从间歇性多关节痛到急性多关节炎，见于大约90%患者，并在数年后可发生关节外其他症状。多数狼疮引起的关节炎无破坏性和致畸性。然而在病程长者可发生无骨破坏的关节变形[如掌指关节和指间关节偶发的尺侧偏斜和鹅颈样畸形，不伴骨或软骨的侵蚀性改变（Jaccoud关节炎）]。

皮肤和黏膜表现 皮肤病变包括颊部蝶形红斑（平坦或高出皮面），通常不累及鼻唇沟。SLE不伴丘疹和脓疱，可助于与玫瑰糠疹鉴别。其他皮疹包括面部和颈部暴露区域、前胸和肘部的坚硬的红斑样或斑丘疹样损害。尽管黏膜（特别是在硬腭软腭交界附近的硬腭中央部位，颊、龈黏膜及鼻中隔前部）经常发生溃疡（有时被称为黏膜狼疮），但皮肤水疱和溃疡少见。活动期SLE常发生广泛或局部脱发。脂膜炎可导致皮下结节样病变（有时被称为狼疮性脂膜炎或深部狼疮）。血管性皮肤病变包括手掌侧至手指的斑纹样红斑，甲周红斑及指尖坏死性血管炎、风疹和丘疹。瘀点瘀斑可继发于血小板减少。部分患者有光敏。狼疮肿胀性红斑特点是粉红色到紫罗兰色荨麻疹样非瘢痕性斑块和/或结节，有些沿着光照环形分布。狼疮性冻疮的特点是在寒冷气候下，脚趾、手指、鼻子或耳朵出现鲜红色到品蓝色柔软的结节。有些SLE患者出现扁平苔藓特征的皮疹。

心肺表现 心肺系统症状包括复发性胸膜炎，伴或不伴胸膜渗出。虽然常可发生轻度肺功能障碍，但狼疮性肺炎少见。偶可发生严重的肺出血。既往预后不佳，但现在由于早期积极的临床护理，预后有所改善。其他并发症包括肺栓塞、肺动脉高压和肺萎缩综合征。心脏并发症包括心包炎（最常见）和心肌炎。少见的严重并发症有冠状动脉炎，心瓣膜受累和Lib-man-Sacks心内膜炎。进展的动脉硬化是增加疾病危险度和死亡率的另一原因。先天性心脏传导阻滞可见于新生儿。

淋巴组织 常有全身淋巴结肿大，尤其是儿童、青年和黑人；然而纵隔淋巴结肿大并不常见。10%患者有脾大。

神经系统表现 中枢神经系统或周围神经系统或脑膜的任一部分受累可产生神经方面症状。轻度认知障碍常见。症状包括头痛、性格改变、脑缺血发作、蛛网膜下腔出血、癫痫、无菌性脑膜炎、精神病、器质性脑综合征、周围和脑神经病变、横断性脊髓炎或小脑功能障碍。

肾脏表现 肾脏受累见于疾病的任何阶段，也可为本病的唯一表现。它可以是良性的和无症状的，也可以是进展性和致命性的。肾脏病变有多种类型，从通常为良性的局灶性肾小球肾炎到可能致命性的弥散性膜增生性肾小球肾炎均可见到。常见表现包括蛋白尿（最常见），尿沉渣检查示红细胞和白细胞，高血压和水肿。

产科表现 产科表现包括早期和晚期的流产。在抗磷脂抗体阳性的患者中，习惯性流产的风险增加。但仍可成功妊娠，特别是维持缓解6~12个月后（参见第2094页），但SLE在怀孕期间易复发。应尽量在病情缓解期间怀孕。怀孕期间，患者应由风湿科、专业针对高危妊娠的产科和血液科专家组成的多学科团队密切关注疾病的复发或血栓事件的形成。

血液系统表现 血液系统表现包括贫血（自身免疫性溶血），白细胞减少（通常为淋巴细胞减少，<1 500/μl）和血小板减少（有时为威胁生命的自身免疫性血小板减少）。抗磷脂抗体阳性患者可发生复发性动脉或静脉血栓、血小板减少和高发生率的产科并发症。多种SLE的并发症均有血栓形成，包括产科并发症。

消化系统表现 消化系统表现是由于肠道血管炎或肠道功能受影响。此外，SLE疾病本身或接受大剂量激素或硫唑嘌呤治疗可能导致胰腺炎的发生。症状包括浆膜炎导致的腹痛、恶心、呕吐，以及肠穿孔和假性梗阻表现。SLE患者偶可发生肝实质病变。

诊断

- 临床标准
- 血细胞减少
- 自身抗体

有任何以上症状和体征的患者，尤其是年轻女性，应怀疑本病可能。然而早期的SLE可被误诊为其他结缔组织或非结缔组织病，如关节症状突出会被疑为RA。MCTD可与SLE混淆，但MCTD还具有系统性硬化症、类风湿样多关节炎和多肌炎的表现。感染（如细菌性心内膜炎，组织胞浆菌病）可出现与SLE相似的症状，在SLE免疫抑制治疗过程中也可能继发感染需要与SLE活动进行鉴别。此外，结节病和副肿瘤综合征亦可与SLE混淆。

实验室检查有助于SLE与其他结缔组织病鉴别。通常需要包括以下的检查：

- 抗核抗体（ANA）和抗ds-DNA抗体
- 血常规
- 尿液分析
- 肝肾功能等生化检查

大多数临床医生依赖美国风湿病学会制订的SLE诊断标准。然而，由一组SLE专家组成的系统性红斑狼疮国际合作组（SLICC）提出的修订标准现在受到青睐。SLICC提出的SLE分类标准需要包含以下任一条件：

- 至少满足17项中的4项标准，包括至少11项临床标准中的1项和6项免疫学标准中的1项（表33-1）
- 活检证实狼疮性肾炎，同时ANA或抗dsDNA抗体阳性

荧光法检测ANA：荧光法检测ANA为SLE最好的筛选方法；>98%的患者ANA阳性（通常为高效价>1:80）。但ANA阳性也可见于RA等其他结缔组织病、肿瘤，甚至正常人群。在健康对照中，大约有3%（ANA滴度为1:320）到30%（ANA滴度为1:40）的比例会出现ANA假阳性。药物

表33-1 SLICC关于SLE的分类标准*

判断指标	定 义
临床标准	
急性皮肤红斑狼疮	狼疮颊部红斑（不算颊部盘状红斑），大疱性狼疮，中毒性表皮坏死松解症，丘疹样皮疹和光过敏（无皮肌炎）或亚急性皮肤红斑狼疮（银屑样皮疹和/或环状多形皮疹，该类皮损特点是愈后不留瘢痕，但偶有炎症后色素沉着或毛细血管扩张）
慢性皮肤红斑狼疮	典型盘状皮疹：局部性（颈部以上）和全身性（颈部上下均有累及）盘状皮疹，肥厚性（疣状）狼疮，狼疮性脂膜炎（深部狼疮），黏膜狼疮，肿胀性狼疮，冻疮样狼疮或盘疮狼疮和扁平苔藓重叠
非瘢痕性脱发	头发呈弥漫性稀疏或明显头发脆性折断（排除斑秃、药物性、缺铁和雄激素相关脱发等其他病因）
口腔或鼻腔溃疡	腭、颊、舌溃疡或鼻溃疡［排除血管炎、白塞综合征、感染（疱疹病毒）、炎症性肠病、反应性关节炎以及进食酸性食物等原因引起的溃疡］
关节病	滑膜炎累及≥2个关节，表现为肿胀或积液或关节压痛≥2个和晨僵≥30min
浆膜炎	典型胸膜炎>1日，胸腔积液，胸膜摩擦音或典型的心包疼痛（卧位疼痛，前倾坐位改善）>1日，心包积液，心包摩擦音，或排除其他原因（如感染、尿毒症、心肌梗死后综合征）的心电图证实的心包炎
肾脏表现	尿蛋白/肌酐比（或24h尿蛋白）≥500mg/24h
神经系统症状	癫痫、精神病、多发性单神经炎（排除已知原发性血管炎所导致）、脊髓炎、外周或脑神经病变（排除已知原发性血管炎、感染、和糖尿病所导致）或急性精神混乱状态（排除其他原因，包括毒性和代谢性原因、尿毒症或药物所致）
溶血性贫血	溶血性贫血
白细胞减少或淋巴细胞减少	至少一次白细胞减少：<4 000/μl［排除其他已知原因如费尔蒂综合征（Felty syndrome）、药物和门脉高压症所致］或至少一次淋巴细胞减少：<1 000/μl（排除其他已知原因其如糖皮质激素、药物以及感染）
血小板减少症	排除其他已知原因如药物、门脉高压和血栓性血小板减少性紫癜所致的至少一次血小板减少（<100 000/μl）
免疫标准	
ANA	ANA水平高于实验室参考范围
抗dsDNA抗体	抗ds-DNA抗体水平高于实验室范围（或ELISA法检测大于参考值范围2倍）
抗Sm抗体	存在抗Sm核抗原抗体
抗磷脂抗体	以下结果可确定抗磷脂抗体阳性： • 狼疮抗凝物检测阳性 • 快速血浆反应素检测（RPR）假阳性 • 中或高滴度水平阳性的抗心磷脂抗体（IgA、IgG或IgM抗体） • 抗β_2糖蛋白I阳性（IgA、IgG或IgM抗体）
低补体	低C3、C4或低CH50
直接抗球蛋白试验	无溶血性贫血情况下，直接库姆斯试验（Coombs test）阳性

*满足17项标准中的至少4项，包括至少1项临床标准和1项免疫学标准或活检证实狼疮性肾炎。
ANA，抗核抗体；抗dsDNA，抗双链DNA；ELISA，酶联免疫吸附测定；Sm，史密斯；SLICC，国际系统性红斑狼疮合作组。

如肼屈嗪、普鲁卡因胺、TNF-α拮抗剂可导致ANA阳性并产生狼疮样综合征，停用药物后ANA可转阴。ANA阳性者可进一步行特异性的检查如抗dsDNA抗体，该抗体滴度升高对诊断SLE具高度特异性，但仅25%~30%的SLE患者阳性。

其他抗核抗体和抗胞浆抗体 ANA的检测敏感性高，但针对SLE是非特异性的；因此，在确诊疾病的过程中还需要其他自身抗体的证据。包括Ro（SSA）、La（SSB）、Smith（Sm），核糖核蛋白（RNP）和dsDNA。由于Ro主要存在于细胞质内，所以在有慢性皮肤狼疮的ANA阴性的SLE患者中偶可阳性。该抗体是新生儿狼疮和先天性心脏传导阻滞的主要抗体。抗Sm抗体与抗DNA抗体一样，对SLE特异性高，但敏感性较低。抗RNP抗体可见于SLE、混合结缔组织病和偶发的其他系统性自身免疫性疾病和系统性硬化患者中。

其他血液检查 白细胞减少（通常是淋巴细胞减少）很

常见。溶血性贫血亦可发生。除非患者有其他明显的SLE特征，否则SLE的血小板减少很难与特发性血小板减少性紫癜相鉴别。5%~10%SLE患者梅毒血清试验呈假阳性。这些检测结果可能与狼疮抗凝物质及部分促凝血酶原激酶时间延长有关。这些检查结果一项或多项异常提示存在抗磷脂抗体（如抗心磷脂抗体），该抗体可用酶联免疫吸附试验（ELISA）直接检测。抗磷脂抗体与患者动静脉血栓形成、血小板减少和自发性流产、晚期胚胎死亡的发生相关，但也可能出现无症状的患者。没有溶血性贫血表现的患者中，直接库姆斯试验（Coombs test）阳性也是帮助诊断狼疮的一个标准。

其他一些检查可帮助评估疾病的严重程度并指导治疗。血清补体水平（C3、C4）在活动期降低，尤其合并活动性肾炎时水平最低。红细胞沉降率在疾病活动期明显增快。但C反应水平蛋白可无显著增加。

肾脏受累 尿常规用于筛查肾脏受累。红细胞尿和/或白细胞尿提示活动性肾炎。故需定期复查尿常规，即使是那些明显缓解的患者，因为肾脏疾病可能呈无症状表现。当24小时尿蛋白定量>500mg/d，或者尿沉渣有活动证据时，提示需要肾活检。肾组织活检有助于评估肾脏病变的状态和分期（如急性炎症或炎症后瘢痕形成）并指导治疗。对已有慢性肾功能不全及肾小球硬化的患者不主张积极的免疫抑制治疗。

预后

本病的病程通常是慢性、反复和难以预测的。可有数年的长期缓解。即使当时病情严重（如脑血栓形成或严重的肾炎），只要最初的急性期得以控制，长期预后仍较好。在多数发达国10年存活率已>95%。预后的改善有赖于早期诊断和有效的治疗。严重病例需要更大剂量的药物治疗，这增加了致死的风险。此类并发症包括免疫抑制引起的感染和长期使用激素导致的骨质疏松。冠状动脉风险的增加可导致过早死亡。

治疗

- 非甾体抗炎药和抗疟疾用于治疗轻度SLE
- 激素和免疫抑制剂用于治疗重度SLE

为简化治疗，需将SLE分成轻型（如发热、关节炎、胸膜炎、心包炎、头痛、皮疹）或重型（如溶血性贫血、血小板减少性紫癜、胸膜和心包严重受累、明显的肾脏损害、急性四肢或消化道的血管炎、各种中枢神经系统受累）。

轻型或缓解期患者 几乎不需要治疗。关节痛可用非甾体消炎药控制。抗疟药也有效，尤其对关节和皮肤病变改善明显。建议羟氯喹200mg，每日1~2次，减少SLE复发的次数。其他适用药物包括氯喹250mg/d或米帕林50~100mg/d。羟氯喹偶有视网膜和骨骼肌或心肌毒性。故需每年进行一次眼科检查。

重型患者 治疗包括诱导缓解控制急性重症病情后维持治疗。糖皮质激素是一线治疗药物。对活动性严重中枢神经系统狼疮、内脏或神经受累的血管炎或活动性狼疮性肾炎建议泼尼松联合免疫抑制剂。初治常用甲泼尼龙1g连续缓慢静脉滴注（1小时）三日。随后，泼尼松40~60mg/d口服维持治疗，但需要根据SLE病情来调整剂量。环磷酰胺或霉酚酸酯（特别是非洲裔美国人）也通常用于诱导缓解治疗。对于严重肾脏受累，则使用环磷酰胺静脉间歇性冲击治疗，而不是每日口服，如500mg/m²~1g/m²同时用美司钠和水化保护膀胱]。通常疗程为前6个月每月一次，后18个月每3个月一次（如出现肾脏或血液系统毒性则延长间歇期，表33-2）。

表33-2 环磷酰胺治疗与静脉使用美司钠的方案

在使用全过程中对药物耐受性进行持续性监测
1. 用50ml生理盐水混合10mg昂丹司琼和10mg地塞米松滴注10~30min
2. 用250ml生理盐水混合250~500mg美司钠（用于结合环磷酰胺的代谢产物丙烯醛，后者可引起膀胱刺激），在环磷酰胺注入前，随500~1 000ml生理盐水滴注
3. 用250ml生理盐水混合环磷酰胺500~1 000mg/m²，滴注1h
4. 用250ml生理盐水混合250~500mg美司钠滴注。美司钠的总剂量应等同于环磷酰胺使用的总剂量。应鼓励患者多喝水，每2h排空膀胱。患者需在次日早晨口服8mg昂丹司琼

中枢神经系统狼疮或其他危重病情的患者可予静脉用丙种球蛋白400mg[/(kg·d)]共5日连续冲击治疗。终末期肾病患者可行肾移植替代透析，尤其对缓解期肾病，预后较好。

严重SLE患者用药4~12周后病情可有改善。如果确诊抗磷脂抗体综合征，血栓形成或脑、肺或胎盘血管栓塞需短期使用肝素并长期使用华法林治疗。通常INR目标值为3。

维持治疗 对多数患者来说，减少狼疮复发风险并不需要长期大剂量使用激素。对慢性疾病应使用最小剂量的激素及其他可控制炎症的药物（如抗疟药、小剂量免疫抑制剂）来维持缓解。虽然抗dsDNA抗体滴度或血清补体值均可用于随访，但治疗时仍以临床表现为评价标准。其他血液和尿液的检查可被用于评估特异性的器官受累。在没有肾脏疾病复发的情况下，抗双链DNA抗体滴度或血清补体水平可能不与复发平行。如果患者需要长期使用大剂量激素，可考虑改用硫唑嘌呤等口服免疫抑制剂。同时对长期服用激素的患者应予钙、维生素D和双膦酸盐补充治疗。

局部并发症及相应处理措施 所有患者应密切监测动脉粥样硬化。长期抗凝治疗对抗磷脂抗体阳性伴有反复血栓形成的患者是很重要的（参见第681页）。

如抗磷脂抗体阳性的患者发生妊娠，则需使用糖皮质激素（泼尼松≤30mg/d）、小剂量阿司匹林或肝素抗凝治疗来限制栓塞并发症的发生。目前认为在3~6个月和6~9个月间每日皮下注射肝素伴或不伴小剂量阿司匹林是最成功的预防措施。

> **关键点**
> - 关节和皮肤表现是 SLE 的典型表现，但本病可影响许多器官系统，如皮肤、心脏、肺、淋巴组织、肾脏、胃肠道、血液、生殖和神经系统
> - 尽可能用 SLICC 临床和免疫学标准来明确诊断，或做肾脏活检
> - 使用高度敏感的 ANA 来筛查，而使用更特异性的自身抗体（如抗 dsDNA，抗 Sm）来确诊
> - 评估所有患者肾脏受累情况
> - 用 NSAID 或抗疟药如氯喹或羟氯喹治疗轻型 SLE
> - 中度或重度 SLE 患者使用糖皮质激素治疗，如存在狼疮性肾炎、中枢神经系统疾病、血管炎或糖皮质激素治疗无效，常需联合一种免疫抑制剂治疗
> - 糖皮质激素降低到可维持缓解的最小剂量

其他类型狼疮

盘状红斑狼疮（discoid lupus erythematosus, DLE）有时也被称为慢性皮肤型红斑狼疮，主要累及皮肤，伴或不伴系统性受累。皮肤病变从红斑样丘疹发展至萎缩性瘢痕（彩图 33-1）。皮损好发于暴露的部位如面部头皮和耳部。如不经治疗，病变扩展并在皮损中央区出现萎缩和瘢痕，可出现广泛的瘢痕性秃头症。黏膜受累可十分显著，尤其是见于口腔。有时皮损肥厚，类似扁平苔藓（称为肥厚性或疣状狼疮）。

患者出现典型的盘状皮损应考虑本病。抗 dsDNA 抗体在 DLE 中通常为阴性。尽管抗双链 DNA 抗体不能用来鉴别 DLE 和 SLE，但活检可用于排除其他疾病（如淋巴瘤或肉状瘤病）。需要对皮肤病变的边缘、疾病活动处进行活检。

早期治疗可防止皮肤出现萎缩。应尽量避免暴露于阳光或紫外线（外出使用防晒用品）。局部涂抹糖皮质激素软膏（特别是干性皮肤）或霜剂（没有软膏油腻）每日 3～4 次，常可使小皮损消退；如 0.1% 或 0.5% 醋酸曲安西龙，0.025% 或 0.2% 氟氢松，0.05% 丙酮缩氟氢羟龙，0.1% 戊酸倍他米松，0.05% 倍他米松双丙酸盐等。但上述药物不可被广泛使用或在面部使用（会导致此处皮肤萎缩）。对顽固性皮损，用丙酮缩氟氢羟龙塑料带封包疗法常可奏效。也可皮内注射 0.1% 醋酸曲安西龙混悬液（每个部位<0.1ml），但常可导致继发性皮肤萎缩。抗疟药物（如羟氯喹 200mg 口服 1～2 次/d）有效，包括面部的皮损。对个别顽固病例，需合并使用羟氯喹 200mg/d 加丙米嗪 50～100mg/d 数月至数年。

亚急性皮肤型红斑狼疮（subacute cutaneous lupus erythematosus, SCLE） SCLE 是 SLE 的一种亚型，以皮肤受累为主要表现。该病患者有广泛的反复发生的皮疹。环状的或覆有鳞屑的丘疹常见于面部、手臂和躯干。皮损常伴有光敏并使局部皮肤褪色，但很少遗留瘢痕。关节炎和乏力常见，但一般无神经病变和肾脏受累。ANA 可阳性亦可阴性。多数患者有抗 Ro（SSA）抗体。母亲有抗 Ro 抗体的婴儿可能患有先天性 SCLE 或先天性心脏传导阻滞。SCLE 的治疗与 SLE 相似。

系统性硬化症
（系统性硬皮病）

系统性硬化症（systemic sclerosis, SSc）是一种原因不明的慢性疾病，特点是皮肤、关节和内脏（尤其是食管、胃肠道、肺、心脏和肾脏）的弥散性纤维化、退行性改变和血管异常。常见症状包括雷诺现象、多关节痛、吞咽困难、胃灼热和皮肤的肿胀增厚及手指的变形。肺、心脏和肾脏的受累是造成死亡的主要原因。诊断是临床性的，但实验室检查有助于确诊。目前尚无特异性的治疗方法，主要是针对并发症的治疗。

系统性硬化症女性多见，发病率为男性的 4 倍。高发于 20～50 岁人群，儿童少见。本病可发展成混合性结缔组织病。

病因
免疫机制和遗传（某些 HLA 亚型）共同作用导致本病的发生。一些药物可引起系统性硬化症样综合征，如氯乙烯、博来霉素、戊唑辛、环氧芳羟和污染的菜子油、L-色氨酸。

病理生理
病理生理过程包括血管损伤和纤维化过程的激活；多种组织内胶原及其他细胞外蛋白产生过多。

本病中，皮肤网状真皮内致密胶原纤维增多，表皮变薄，表皮突消失，皮肤附属器萎缩。真皮和皮下组织内 T 淋巴细胞大量聚集，发展成广泛的纤维化。指尖部毛细血管袢扩张及微血管袢消失。在四肢、滑膜、皮肤和关节周围软组织可发生慢性炎症和纤维化。

食管运动受损，食管下端括约肌功能不全；导致胃食管反流和继发性狭窄。小肠黏膜肌层变性，导致结肠和回肠形成假性憩室。可发生肺间质或支气管周围纤维化或肺小血管内膜增生，长期存在最终可导致肺动脉高压。可发生弥散性心肌纤维化或心脏传导异常。肾脏的小叶间和弓形动脉内膜增生导致肾脏缺血和高血压。

SSc 病程长短和程度不一，从广泛皮肤增厚伴较快进展的致命的内脏受累（弥散型系统性硬化）到缓慢进展的，往往几十年后才出现内脏受累的情况。后者被称为局限型的皮肤硬化症或 CREST 综合征（钙质沉着、雷诺现象、食管运动障碍、肢端硬化和毛细血管扩张）。此外，SSc 可重叠其他自身免疫性风湿性疾病，如 SSc 重叠皮肌炎（皮肤紧张和与多肌炎难以鉴别的肌肉无力）和混合性结缔组织病。

症状及体征
最常见的首发症状和体征是雷诺现象，并逐渐发展成四肢末端的肿胀，伴手指皮肤的增厚。多关节痛也很明显。消化道不适（如胃灼热、吞咽困难）或呼吸系统并发症（如呼吸困难）偶可成为首发症状。

皮肤和指甲表现 皮肤肿胀常为对称性，并逐步发生硬化。受累范围可仅限于手掌和手指（肢端硬化），也可影响大部分或整个身体。随病情发展，皮肤变得紧张、光亮、色素减退或色素沉着；形成面具脸；手指、面部、嘴唇和舌出现毛细血管扩张。皮下钙质沉着通常见于指尖和骨隆突的

上方。手指溃疡常见，尤其见于指尖以及指关节或钙化结节上面。检眼镜或毛细血管显微镜下可见甲周异常的毛细血管袢与微血管袢。

关节表现 可见明显的多关节痛和轻度的关节炎。可见手指、腕和肘关节的屈曲变形。在关节、腱鞘和大的滑囊部位可产生骨摩擦音。

消化系统表现 食管功能障碍是常见的内脏病变，见于多数患者。最早常出现吞咽困难（常为胸骨后）。胃酸反流可导致胃灼热感和狭窄。1/3患者可发生Barrett食管，且出现相关并发症（如狭窄和腺癌）的危险性增高。小肠运动功能减弱导致厌氧菌的过度繁殖可引起吸收障碍。空气进入受损的肠壁，在X线上可显示肠壁囊样积气症。肠内容物进入腹腔可引发腹膜炎。结肠局部可出现有较大开口的特征性肠袋。CREST综合征的患者还可发生胆汁性肝硬化。

心肺表现 肺部病变常呈隐匿性，在不同个体间有差异，是导致死亡的常见原因之一。肺纤维化可影响气体交换，导致劳力性呼吸困难和肺限制性疾病，最终引起呼吸衰竭。可发生急性肺泡炎（可能对治疗有反应）。食管功能障碍可导致吸入性肺炎。肺动脉高压及继发的心力衰竭均是预后不良的因素。可发生渗出性心包炎或胸膜炎。心律失常较为常见。

肾脏表现 本病可发生严重的突发的肾脏疾病（肾危象），最常见于病程的第4~5年及表现为弥漫型硬皮病的患者。通常先兆表现为突发的恶性高血压伴血栓性微血管溶血性贫血。

诊断
- 临床评估
- 自身抗体ANA，Scl-70（拓扑异构酶I）和抗着丝点抗体

患者有雷诺现象、典型的肌肉骨骼或皮肤表现、不能解释的吞咽困难、吸收功能不良、肺纤维化、肺动脉高压、心肌病变或传导异常等时应怀疑本病。当患者同时有以下几项典型表现如雷诺现象、吞咽困难和发硬的皮肤时，诊断本病是较显而易见的。但在某些患者，根据临床无法作出诊断，可以依靠一些已知的实验室检查来帮助诊断，但不能完全确诊。

需检测ANA和抗SCL-70抗体。≥90%的患者ANA阳性，常为抗核仁型。在多数CREST综合征的患者中，发现了抗着丝点蛋白（抗着丝点抗体）抗体。SCL-70抗原是对核酸酶敏感的DNA结合蛋白。弥漫型硬皮病患者中抗SCL-70抗体的阳性率比CREST综合征的患者高。1/3的患者尚有类风湿因子阳性。

如果怀疑有肺部受累，需行肺功能检查、胸部CT和心脏超声来评估其严重程度。高分辨率胸部CT可用于诊断急性肺泡炎。

预后
预后取决于本病的分型，但难以预测。一般来说，病程是缓慢进展的。10年的总生存率约为65%。多数有弥漫性皮肤损害的患者最终出现内脏并发症，后者为导致死亡的常见原因。如果早期出现心脏、肺或肾脏表现常提示预后不良。心力衰竭可能为顽固性的。室性期前收缩即使无症状，也可增加猝死的危险。急性肾功能不全如不经治疗，将快速进展并在数月内造成患者死亡。CREST综合征的患者病情往往进展有限且在长时间内不进展；虽最终可发生内脏病变（如肺血管病变导致的肺动脉高压，罕见的胆管硬化），但病程常是相对良性的。

治疗
- 对症治疗和针对器官功能障碍治疗

目前尚无药物能显著影响本病的自然病程，但多种药物对改善症状或治疗内脏病变有一定价值。非甾体消炎药可用于治疗关节炎，但是同时可引起胃肠道问题。合并肌炎或混合性结缔组织病患者糖皮质激素治疗有效，但易导致肾危象，因此只有在必要的时候才使用。青霉胺长期以来用于减轻皮肤增厚，但近期的实验未表明有明显有效的作用。

多种免疫抑制剂，包括甲氨蝶呤、硫唑嘌呤、霉酚酸酯和环磷酰胺，可改善肺泡炎。目前已有成功的肺移植报道。依前列醇（前列环素）和波生坦对改善肺动脉高压有一定作用。钙通道阻滞剂，如硝苯地平20mg，每日3次，或其缓释剂，可改善雷诺现象，但是可能加重胃食管反流。严重的雷诺现象也可选择波生坦、西地那非、他达拉非和伐地那非。患者需注意保暖，戴连指手套，保持头部温度。静脉用前列腺素E1（前地尔）或依前列醇或交感神经阻滞剂可改善肢端缺血。反流性食管炎可通过多次少量进食、大剂量PPI和睡眠时把床头抬高等缓解。食管狭窄者需定期行扩张术；胃食管反流可通过胃成形术矫正。口服四环素500mg，每日2次，或其他广谱抗生素可抑制肠内菌群，缓解肠道吸收不良症状。理疗有助于保护肌力，但不能防止关节挛缩。钙质沉着无治疗手段。

对急性肾危象，用ACEI适当的治疗可大大改善存活率。血压通常但并非一定可控。肾衰竭的死亡率较高。一旦进展到终末期肾病，病情可能会有逆转，但仍可尝试透析和肾移植。

> **关键点**
> - 关键病理变化包括皮肤和关节病变、雷诺现象和食管病变，但是肺、心脏或肾脏等器官受累可危及生命
> - 患者有雷诺现象、典型的肌肉骨骼或皮肤表现、不能解释的吞咽困难、吸收功能不良、肺纤维化、肺动脉高压、心肌病变或传导异常等时应考虑到该诊断
> - 检测ANA，Scl-70（拓扑异构酶）和抗着丝点抗体
> - 由于没有明确的病情改善治疗手段，针对受累器官进行治疗

34. 滑囊、肌肉和肌腱疾病

滑囊炎

滑囊炎为滑囊的急性或慢性炎症。通常原因不明，但创伤在其中扮演了重要角色，包括急性创伤和慢性反复劳损，感染或晶体诱导的关节炎也是可能的原因。症状包括疼痛(特别是运动或受压时)、肿胀、压痛。诊断通常靠临床。然而，超声可用来评估深部滑囊。在感染及晶体诱导的疾病的诊断中，需要行滑囊液分析。治疗包括夹板、非甾体类消炎镇痛药，有时可用糖皮质激素局部注射及针对病因的治疗。

滑囊是充满滑膜液的囊状间隙，或位于组织间产生摩擦的部位的潜在间隙(如肌腱或肌肉跨过骨突起的部位)。滑囊对正常运动有润滑作用，可减少运动各部位之间的摩擦力，部分滑囊可与关节相通。

滑囊炎可发生在肩部(肩峰下或三角肌下滑囊炎)，特别在肩袖肌腱炎的患者中，后者可能是肩部的原发损害。其他常见发病部位有尺骨鹰嘴(矿工肘或酒鬼肘)、髌前(女佣膝)或髌上，足跟、跟腱(跟腱滑囊炎)，髂耻部(髂腰部)，坐骨部(裁缝或织工臀)，大转子、鹅足滑囊炎和第一跖骨头(蹈囊炎)。滑囊炎偶可导致相邻关节炎症。

病因
滑囊炎可以由下列原因导致：
- 外伤
- 慢性劳损
- 炎性关节炎(如痛风，RA、银屑病性关节炎、脊柱炎)
- 急慢性感染(如化脓性细菌，特别是金黄色葡萄球菌感染)

特发或创伤是目前为止最常见的原因。急性滑囊炎可在异常的运动或劳损后出现，通常导致滑囊损伤。鹰嘴和髌前滑囊是最常感染部位。慢性滑囊炎可由先前的滑囊炎多次发作或反复受创伤所致。会逐渐出现滑膜增生，滑囊壁变厚，滑囊发生粘连，形成绒毛、赘生物及钙质沉着等。

症状及体征
急性滑囊炎可导致疼痛，特别是当运动时滑囊受压或拉伸时。如为浅部滑囊受累(如髌前及鹰嘴)，局部常肿胀或有时伴其他炎性征象。在鹰嘴滑囊炎中，肿胀可能比疼痛还要更突出。晶体诱导或细菌性滑囊炎通常有滑囊上方皮肤发红，可凹性水肿，疼痛和皮温升高。

慢性滑囊炎可以持续数月，且经常反复发作。每次发作可持续数天至数周。如果炎症持续存在于一个关节附近，可导致关节活动范围受限。持续活动受限会造成肌肉萎缩。

诊断
- 临床评估
- 深部滑囊炎可做超声或 MRI
- 怀疑感染、出血(创伤或抗凝药所致)或晶体诱导的滑囊炎时行穿刺

在有滑囊肿胀或有炎性征象的患者中，需怀疑浅表滑囊炎可能。如出现相应滑囊位置活动后不能解释的疼痛加重，需怀疑深部滑囊炎。通常滑囊炎是靠临床诊断的。当深部滑囊无法进行视诊、触诊或穿刺时，超声或 MRI 可以帮助确定诊断。这些检查用于确立诊断或排除其他疾病。影像学技术提高了鉴别受累结构的精确性。

如患者有明显红、肿、热、痛或滑囊炎累及鹰嘴或髌前滑囊，则应先通过滑囊穿刺排除感染和晶体诱导性疾病。在局部麻醉后，通过无菌技术取出滑囊液；进行包括细胞计数、革兰氏染色和培养以及显微镜下寻找晶体。革兰氏染色虽然有帮助，但是可能是非特异性的，细胞计数也不如败血症性关节炎的高。用偏振光显微镜可以很容易看到尿酸盐晶体。而钙化性肌腱炎的特异性表现的磷灰石晶体，则表现为有光泽的非双折射的厚块。如果滑囊炎持续存在或怀疑有钙化需行 X 线检查。

急性滑囊炎应该与滑囊内出血相鉴别，尤其是当使用华法林的患者中出现急性滑囊炎的表现。出血性滑囊炎与急性滑囊炎表现类似，因为血液可以导致炎症。创伤性滑囊炎抽出的液体是血性的。蜂窝织炎可导致炎性征象，但通常不会导致滑囊渗液。在滑囊上的蜂窝织炎是滑囊穿刺的相对禁忌证，但如果高度怀疑败血症性滑囊炎，还是需行滑囊穿刺。

治疗
- 休息
- 大剂量 NSAID
- 晶体诱导性或感染性疾病的治疗
- 偶尔需要注射糖皮质激素

晶体诱导的疾病参见第 244 页。对于感染，起始的经验性抗生素治疗需要覆盖金黄色葡萄球菌(参见第 1345 页，金黄色葡萄球菌感染的治疗)，之后抗生素的选择取决于细菌革兰氏染色及培养。除了抗生素之外，感染性滑囊炎还需要外科引流及切开。

对于非败血症性急性滑囊炎，需暂时休息或患部制动，大剂量应用 NSAID，有时可应用其他镇痛药。疼痛消退后，应增加主动运动。摆动锻炼特别有益于肩关节的康复。

如果口服药和休息无效，穿刺及向滑囊内注入长效糖皮质激素 0.5~1ml(如曲安奈德 40mg/ml)。用大约 1ml 局部麻醉剂(如 2% 利多卡因)在糖皮质激素注射之前进行麻醉。保留针头在原位，然后更换注射器。糖皮质激素的剂量及体积视滑囊大小而定。偶见在长效糖皮质激素注射后

的数小时内，症状发生反跳，这很可能是注射药物在关节内形成晶体所诱导的滑膜炎。通常持续不超过 24 小时，并且对冷敷加镇痛药有效。如果不能进行局部注射，可使用口服糖皮质激素治疗（如泼尼松）。

慢性滑囊炎的治疗方法与急性滑囊炎相同，但夹板固定与休息可能不如对急性滑囊炎有效。活动范围练习十分重要。很少情况下需要切除滑囊。

> **关键点**
> - 滑囊炎的通常原因是受伤和过度使用，但也可能是感染和晶体诱导疾病
> - 当鹰嘴或髌上囊受累或出现皮温增高，发红，压痛，和凹陷性水肿时，可抽取滑囊液进行细菌或晶体检查，以诊断是否存在感染性或晶体诱导的滑囊炎
> - 如无感染，大多数情况下治疗上给予休息、高剂量的非甾体类消炎镇痛药，有时可行滑囊内糖皮质激素注射

肌腱炎和腱鞘炎

肌腱炎是肌腱的炎症，通常由肌腱变性后发展而来（肌腱病）。腱鞘炎是肌腱炎和腱鞘衬里的炎症。症状包括活动时疼痛和触痛。慢性肌腱退化或肌腱/腱鞘炎症会导致瘢痕，从而限制活动。诊断依靠临床表现，有时通过影像学诊断。治疗包括休息、应用非甾体类消炎镇痛类药物，有时需要糖皮质激素局部注射。

肌腱病通常由肌腱内反复小的撕裂或变性数年后引起（有时有钙沉积）。

肌腱炎和腱鞘炎最常见的累及部位是肩关节（肩袖）、肱二头肌长头腱（二头肌腱）、桡侧腕屈肌或伸肌、指屈肌腱、腘肌腱、跟腱（参见第 2782 页），以及拇长展肌与拇短伸肌，它们共同使用一个纤维鞘（导致 De Quervain 综合征，参见第 262 页）。

病因

病因大多不明。多见于中年和老年人，肌腱血供不良和反复遭受轻微外伤可能是常见原因。反复或剧烈外伤（不完全断裂）、劳损、过度从事不适应的运动等也是常见的致病原因。一些喹诺酮类抗生素可增加肌腱炎和肌腱断裂的风险。某些全身性疾病——常见于 RA、系统性硬化症、痛风、反应性关节炎、糖尿病以及非常少见的淀粉样变性或血胆固醇显著升高，可以增加肌腱炎的风险。在较年轻的成年人尤其是女性中，播散性淋球菌感染可引起急性迁移性腱鞘炎。

症状及体征

受累肌腱一般在活动时疼痛，受累肌腱腱鞘偶可有肿胀及渗液积聚，通常当患者有感染、RA 或痛风时。肿胀可以是仅被触摸到的，也可以是肉眼可见的。沿着肌腱会有不同程度的触痛。

在系统性硬化中，腱鞘内可以是干燥的，但肌腱在腱鞘中运动时会导致摩擦，可有摩擦感或用听诊器能够听到摩擦音。

诊断

- 临床评估
- 有时靠影像学

通常诊断依靠症状和体检，包括触诊或特殊的方法评估疼痛。MRI 或超声可以用来确定诊断或排除其他疾病。MRI 可以检测肌腱撕裂和炎症（超声也可以）。

- **肩袖肌腱炎**：是肩痛最常见的原因。40°~120°的主动外展及内旋运动可导致疼痛（参见第 2278 页）。被动外展引起的疼痛较轻，但抗阻力增加疼痛。在 X 线片上有时可见钙沉积于肩峰下的肌腱上。超声或 MRI 可以进一步评估和决定治疗方案
- **肱二头肌腱炎**：肱二头肌腱炎可在肩关节屈曲或抵抗前臂的旋后运动时加重肱二头肌肌腱处的疼痛。旋转（轻弹）二头肌腱时，用检查者的拇指按压肱骨的肱二头肌肌间沟附近可诱发触痛
- **掌屈肌的腱鞘炎**（指屈肌腱炎）：是最常见的肌肉骨骼系统疾病之一，经常会被忽视（参见第 262 页）。疼痛位于手掌掌面或其他手指，也可引起远端放射痛。肌腱和腱鞘触痛，肿胀，有时可及结节。在后期阶段，屈曲手指时可出现凝固，用力伸直时手指会突然伸直并出现弹响（扳机指）
- **臀中肌腱炎**：股骨大转子滑囊炎通常伴有臀中肌腱炎。股骨大转子滑囊炎的患者有股骨大转子外侧隆突部触痛。通常与慢性加压冲击史、外伤，步态改变（如骨关节炎、卒中或腿长短不等引起）或该部位的炎症有关（如 RA）

治疗

- 休息或制动，热敷或冷敷，之后的锻炼
- 大剂量 NSAID
- 有时需糖皮质激素注射

通过以下治疗后症状可缓解：休息或肌腱制动（用夹板或吊带），热敷（慢性炎症）或冷敷（急性炎症），应用大剂量的 NSAID 药物（表 39-2）应用 7~10 日。吲哚美辛或秋水仙碱对于治疗痛风可能会有帮助（参见第 246 页）。在急性炎症被控制之后，特别是为了预防肩关节挛缩变形。可进行每日数次的运动训练，逐渐增加运动范围。

腱鞘内注射长效糖皮质激素（如倍他米松 6mg/ml 或氟羟泼尼松龙 40mg/ml 或甲泼尼龙 20~40mg/ml）可能有效。如果疼痛严重变成慢性，通常建议注射治疗。注射的体积根据位置的不同，波动于 0.3~1ml。用同一根针以等量或 2 倍体积的局部麻醉剂（如 1%~2% 的利多卡因）进行注射后如果疼痛立即缓解则可做出诊断。必须注意不要注入肌腱内（注射时阻力较大），以免使肌腱变得薄弱而增加肌腱断裂的风险。建议患者注射的关节注意休息减少断裂的风险。偶尔注射后会出现症状更严重，可长达 24 小时。

可能需要重复注射和针对症状的治疗。对少数顽固病例，特别是肩袖肌腱炎，可考虑进行外科探查手术，清除钙沉积物或修复肌腱，然后进行适当的物理治疗。除了对限制功能的瘢痕组织的松解术，或因慢性炎症而行腱鞘切除

术之外,很少需要外科手术。

> **关键点**
> - 肌腱炎和腱鞘炎因有炎症参与,所以与肌腱病不同(肌腱变性)
> - 疼痛,触痛和肿胀会随着病程而加重
> - 大多数情况下根据检查可以诊断,包括腱鞘活动的特点,有些时候需要 MRI 或超声检查诊断
> - 休息,热敷或冷敷,高剂量的非甾体类抗炎镇痛药,有时糖皮质激素注射治疗

纤维肌痛综合征

(纤维织炎;纤维肌炎)

纤维肌痛综合征为一常见的原因不明的非关节病变。以全身疼痛(有时严重),广泛的肌肉、肌腱附着处和邻近软组织的压痛,肌肉僵硬,疲劳和失眠为特征。诊断依靠临床。治疗包括锻炼、局部热敷、压力管理以及改善睡眠的药物和镇痛药。

纤维肌痛综合征可累及任何纤维肌组织,特别是枕部、颈部、肩部、胸部、腰背部和大腿的肌肉。没有特异性组织学改变。与局部软组织疼痛和压痛相比(肩胛部疼痛综合征),纤维肌痛综合征的症状和体征没有特异性,前者多与过度使用和微创伤相关。

纤维肌痛综合征很常见,女性患者发病率比男性高 7 倍,通常多见于年轻或中年女性,也可发生于男性,儿童以及青少年。因为性别的差异,在男性患者中易被忽视。有时可发生于有全身性风湿疾病的患者中,这使得诊断和治疗变得复杂。

目前的证据表明,纤维肌痛可能是中枢神经系统介导的疼痛敏感紊乱。原因不明,但可能与 4 期睡眠的不佳有关,因为其可能会引起精神紧张。纤维肌痛综合征也可能与病毒、其他全身感染(如莱姆病)或创伤有关。

症状及体征

纤维肌痛综合征的患者有肌肉僵硬和疼痛的频繁发作,多为渐进性和弥散性,具有"酸痛"的性质。环境或情绪的压力、睡眠不足、外伤、暴露于潮湿或寒冷的环境或医生、家人、朋友给患者的错误的信息如"都是你的头脑作祟",可加重症状。

患者通常表现为承受精神压力、紧张、焦虑、乏力和野心勃勃,有时可抑郁。患者可能有完美主义倾向。体格检查除特定个别肌肉区域(压痛点)压痛外无殊。压痛处无红肿、无皮温升高,如有则提示其他疾病。

诊断

(图 34-1)
- 临床标准
- 通常通过化验和体格检查排除其他疾病

有如下情况应怀疑纤维肌痛综合征:
- 全身疼痛和压痛,特别是当与体征不相符时
- 尽管有广泛的症状但实验室检查阴性

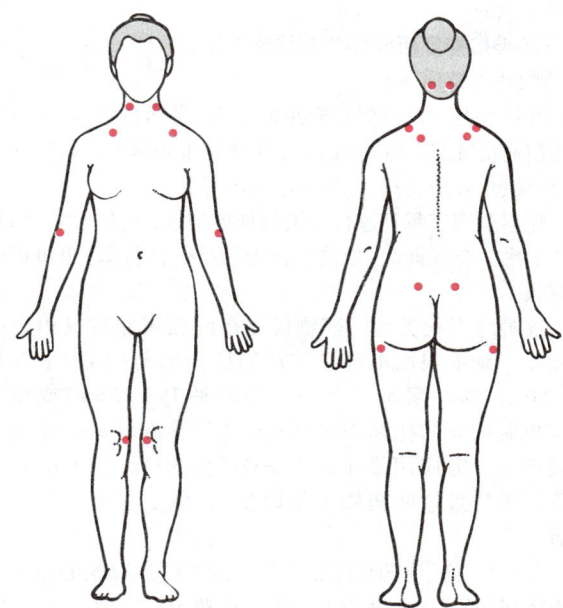

图 34-1 查找纤维肌痛综合征的压痛点。现有 ACR 诊断标准不再包括压痛点。但无论如何,典型的患者的确有广泛压痛,可由按压这 18 处评估。手指压力应为约 4kg。按压时疼痛视为阳性

- 主要的症状是疲劳

为鉴别所做的检查包括 ESR、C 反应蛋白、CK 以及甲状腺功能减退和丙型肝炎病毒的检查(可导致疲劳和全身肌痛)。仅当病史或体格检查有异常时才做其他检查(如风湿性疾病的血清学检查)。

为了避免潜在的陷阱,临床医师应该考虑如下情况:
- 在男性、儿童和青少年中,纤维肌痛综合征常被忽视
- 慢性疲劳综合征(系统性运动不耐受综合征)可导致类似的广泛肌痛、疲劳,而实验室检查正常
- 风湿性多肌痛也可导致广泛肌痛,特别在年纪较大的患者中。但以选择性的累及近端肌肉、晨起明显和高 ESR 及 CRP 为特征
- 在全身风湿病的患者中诊断是否合并纤维肌痛综合征是很困难的。如纤维肌痛综合征可能被误认为是 RA 或 SLE 的恶化

> **经验与提示**
> - 当患者出现加重的僵硬和疼痛,除了考虑任何已知的系统性风湿性病症例如 RA 或 SLE 的加剧,也需考虑到纤维肌痛的可能。

预后

纤维肌痛倾向于慢性,但也可随着紧张的解除而自行消退。也可以间隔一段时间后复发。在综合性的支持治疗下,功能预后是良好的,虽然可能有某种程度的持续性症状存在。如有重叠未解决的精神疾病,预后较差。

治疗

- 伸展和有氧健身,局部热敷和按摩

- 压力管理
- 三环类抗抑郁药或环苯扎林改善睡眠
- 非阿片类镇痛药物

伸展练习、有氧健身、充足的睡眠、局部热敷、轻柔按摩均能使病情减轻。综合性压力管理是很重要的（如深呼吸练习、冥想、心理支持，必要时心理辅导）。

受累肌肉应每日进行轻柔的伸展训练，至少持续30秒，重复5次。有氧训练（如快步行走、游泳、自行车）也可以改善症状。

改善睡眠很关键。药物仅在夜间服用并且仅用于改善睡眠。睡前服用小剂量三环类抗抑郁药（如阿米替林10~50mg，曲唑酮50~150mg，多塞平10~25mg）或相似药理机制的环苯扎林10~30mg，能改善深度睡眠并减轻肌肉疼痛。需应用最小的有效剂量。嗜睡、口干或其他副作用可导致这些药物不易耐受，特别是在上了年纪的患者。

非阿片类镇痛药（如曲马多、对乙酰氨基酚、非甾体类抗炎镇痛药）可对某些患者有效。应避免应用阿片类药物。普瑞巴林、度洛西汀和米那普仑可用于治疗纤维肌痛，但仅用于锻炼、改善睡眠和缓解压力的辅助用药，可帮助适度减轻疼痛。

偶可在压痛的部位局部注射0.5%的丁哌卡因或1%的利多卡因1~5ml，但非首选治疗，因为目前的证据不支持它们的常规使用。

> **经验与提示**
> - 不要在肌腱内注射糖皮质激素；这样会增加断裂的风险

患者应用的药物需检查是否会加重睡眠问题。这类药物应该避免。若存在焦虑、抑郁和特别是双相型障碍，应予以解决。

> **关键点**
> - 纤维肌痛相关的僵硬和疼痛会因环境或情绪的压力、睡眠不足、外伤、暴露于潮湿或寒冷的环境或医生、家人、朋友给患者的错误的信息如"都是你的头脑作祟"，而加重。
> - 当出现无法解释的全身疼痛、压痛和疲劳或者与体格检查、实验室检查结果不符时需怀疑纤维肌痛
> - 检查包括ESR、C反应蛋白、CK以及甲状腺功能减退和丙型肝炎病毒的检查，另外需要考虑慢性疲劳综合征和风湿性多肌痛诊断
> - 在有系统性风湿性疾病，如RA或SLE的患者中出现明显疼痛症状加重，与临床和实验室检查不符，需考虑到纤维肌痛
> - 治疗主要包括物理方法，压力管理和睡眠改善，并在必要时进行疼痛治疗，可给予非阿片类镇痛药

35. 晶体诱导性关节炎

关节炎可由关节内晶体沉积导致：
- 单钠尿酸盐（monosodium urate，MSU）
- 二羟焦磷酸钙（Ca pyrophosphate dihydrate，CPPD）
- 碱性磷酸钙（磷灰石）
- 比较少见的是，其他晶体如草酸钙晶体

诊断需要进行关节液分析。偏振光显微镜可专门用于辨别大多数晶体；碱性磷酸钙晶体具有超微细结构，需用其他方法分析。晶体可被白细胞吞噬，也可位于细胞外。晶体的存在并不能排除同时伴有感染或其他炎性关节炎的可能。MSU和CPPD晶体可以使用超声进行无创性检测，但目前很少有经验丰富的超声科医生。

痛风

痛风是指单钠尿酸盐晶体沉积于组织，一般位于关节腔内或关节周围，常常导致反复发作的急性或慢性关节炎。急性关节炎最初表现为单关节发病，常累及第一跖趾关节。痛风的症状包括急性疼痛、压痛、皮温升高、发红、肿胀。诊断需要鉴定关节液中的晶体。急性发作期的治疗使用抗炎药物。规律服用NSAID和/或秋水仙碱以及通过别嘌醇、非布司他或促尿酸排泄剂降低血尿酸浓度以减少发作频率。

男性痛风比女性多见。痛风一般在中年男性和绝经期后女性中出现。青年人中痛风较少见，但如在30岁前发病则病情较为严重。痛风具有家族聚集性。代谢综合征是痛风的危险因素。

病理生理

高尿酸血症程度越严重，持续时间越长，发生痛风的可能性越大，痛风也越严重。尿酸水平因以下因素增高：
- 排泄减少（最常见）
- 合成增加
- 嘌呤摄入增多

但为何仅有部分血尿酸（尿酸盐）水平增高的人发生痛风目前仍不清楚。

肾脏排泄减少 是目前高尿酸血症最常见的原因。这

种情况可以是遗传决定，也可发生在接受利尿剂治疗的患者以及那些因某些疾病导致 GFR 下降的患者。乙醇在肝脏中刺激嘌呤代谢，增加乳酸的合成，阻碍肾小管分泌尿酸盐。铅中毒和常用于移植患者的大剂量环孢素，能引起肾小管不可逆性损害，从而导致尿酸蓄积。

尿酸的合成增加 可由血液系统病理状态（如淋巴瘤、白血病、溶血性贫血）下核酸蛋白转换增多或在细胞增殖、死亡加速的情况下（如银屑病、肿瘤的化疗和放疗）导致。尿酸合成增加可发生在原发性遗传异常和肥胖人群，因为尿酸产生与体表面积有关。大多数病例尿酸过度产生的病因不明，但少数患者归因于酶的异常，次黄嘌呤-鸟嘌呤磷酸核糖基转移酶缺陷（完全缺乏即 Lesch-Nyhan 综合征）或磷酸核糖焦磷酸合成酶活性升高是可能的病因。

摄入增加 高嘌呤食物（如肝脏、肾脏、鳀鱼、芦笋、肉汤、鲱鱼、调味肉汁和肉汤、蘑菇、蚌、沙丁鱼、牛杂碎）摄入增加可引起高尿酸血症。啤酒富含鸟苷，后者是一种嘌呤核苷。然而，严格低嘌呤饮食仅能使血尿酸降低约 1mg/dl。

尿酸钠以针状 MSU 晶体的形式存在，多沉积于关节组织的细胞外结构中（如软骨）或关节毗邻的组织中（如肌腱、腱鞘、韧带、滑膜囊壁），这些部位包括远端的外周关节以及耳廓等温度较低的组织。在严重及长病程的高尿酸血症患者中，MSU 晶体可在中枢大关节及实质器官如肾脏中沉积。由于尿液 pH 呈酸性，尿酸易形成小盘状结构或菱形尿酸晶体，并聚集成结石，可导致泌尿道的梗阻。痛风石是 MSU 晶体聚集物，大多形成于关节或皮下组织中。它们通常由纤维基质包裹，该结构可防止它们引起急性炎症。

急性痛风性关节炎可能继发于创伤、应激（如肺炎和其他感染）、手术、使用噻嗪类利尿剂或降尿酸药物（如别嘌醇、丙磺舒、硝酸甘油）或大量摄入高嘌呤食物、酗酒。痛风急性发作常由血尿酸水平的突然升高诱发，更多是由尿酸水平的突然降低引起。为何这些因素诱发痛风急性发作尚不清楚。关节内或关节周围的痛风石能限制关节活动，导致残疾，产生慢性痛风石痛风性关节炎。慢性痛风会增加继发性骨关节炎的风险。

症状及体征

急性痛风性关节炎常以突发疼痛起病，一般为单关节，常在夜间起病。第一跖趾关节发病最常见（足痛风，彩图 35-1），足弓、踝关节、膝关节、腕关节和肘关节等也是常见发病部位，而髋关节、肩关节、骶髂关节、胸锁关节、颈椎关节很少累及。疼痛进行性加重，持续数小时，呈剧痛。体征类似于急性感染，有肿胀、局部发热、发红及明显触痛等，局部皮肤紧张、发热、有光泽，外观呈暗红色或紫红色。可发生包括发热、心悸、寒战及不适等全身表现。

病程 开始几次发作通常只累及一个关节，一般只持续数日，但后来则可同时或相继侵犯多个关节，若未经治疗症状可持续 3 周。随着病情的进展无症状间歇期愈来愈短。最后，每年会发作数次。

痛风石：痛风石常见于慢性痛风患者，偶尔也可见于从未发生急性痛风性关节炎的患者。痛风石表现为单个或多发坚硬的黄色或白色突起或结节，可在不同的部位形成，多见于手指、手、足或鹰嘴、跟腱周围。痛风石亦可发生于肾脏及其他脏器，或者耳廓皮下。有 Heberden 结节的骨关节炎患者可在结节处形成痛风石，这种情况多见于服用利尿剂的老年女性。痛风石多是无痛的，但位于鹰嘴滑囊处的痛风石在轻微或不当损伤后可发生急性炎症和疼痛。痛风石甚至可以通过皮肤向外溃破，分解成由尿酸盐结晶构成的白垩石样碎块。痛风石最终能导致关节畸形和继发性骨关节炎。

慢性痛风：慢性痛风性关节炎可引起疼痛、残疾和关节活动受限。关节炎症在一些关节中消退的同时也可以在另一些关节出现。约 20% 的痛风患者因尿酸性结石或草酸钙结石形成泌尿系结石病。

并发症包括泌尿系统梗阻、感染及继发性肾小管间质性疾病。未经治疗的进展性肾功能不全常常与并存的高血压相关，其次一些其他原因导致的肾病，进一步影响尿酸盐的排泄，加速组织中晶体的沉积。

痛风患者常合并心血管疾病和代谢综合征。

诊断

- 临床标准
- 滑液分析

当患者出现急性单关节或寡关节炎时就应怀疑痛风，对老年人或具有痛风危险因素者更应重视。足痛风或反复足背关节炎发作要特别考虑痛风。既往关节炎的急性发作和自发性缓解是痛风特异性症状之一。相似的症状见于：

- 二羟焦磷酸钙（CPPD）晶体沉积病（但是 CPPD 一般侵犯大关节，无痛风石表现，临床病程较缓和）
- 累及关节的急性风湿热和青少年特发性关节炎（但多见于很少发生痛风的年轻人）
- RA（但是在 RA 患者中，所有受累关节同时发作，同时消退，持续时间更长，而痛风的炎症往往在某些关节炎症消退后另一些关节出现炎症性反应）
- 无法提供外伤史的急性骨折患者
- 感染性关节炎（急性和慢性；需分析关节滑液进行鉴别）
- 回纹型风湿症
- 碱性磷酸钙和草酸钙盐结晶沉积病所致的急性钙化性肩周炎

回纹型风湿症 以单个或少数几个关节炎急性反复发作，并能自发性缓解为特征；疼痛和红斑可如痛风一样严重。发作无明显诱因，1～3 日内达到高峰。这种发作可能预示着 RA 发病，类风湿因子检测有助于鉴别，大约 50% 患者检查结果为阳性（该检查在 10% 痛风患者中也为阳性）。

滑膜液分析：如果怀疑有急性痛风性关节炎，在症状初发时应该行关节穿刺术和关节液分析。已知有痛风的患者症状典型复发时不必行关节穿刺，但在诊断困难时或患者存在感染性关节炎的危险因素及临床特征时则应进行穿刺。

关节滑液分析发现游离的针状强负性双折光尿酸盐结晶，或被吞噬细胞所吞噬可帮助明确诊断（表 35-1）。发作

表35-1　关节内结晶的显微镜检查

晶体种类	双折射性	伸展度*	形状	长度/μm
单尿酸钠	强	负性	针状或杆状	2~15
二羟焦磷酸钙	弱或无双折射性	正性	菱形或杆状	2~15
草酸钙†	弱或强	正性或中性	双锥形	5~30
碱性磷酸钙	偏振光下无双折射性	—	片状、硬币样或不规则	3~65（聚集）

*具有负性伸展性的结晶呈黄色，正性伸展性的结晶呈蓝色。
†此类晶体原发于肾衰患者。

时关节液具有炎性特征，白细胞约2 000~100 000个/μl，多形核白细胞>80%。这些表现很大程度上与感染性关节炎重叠，但后者可通过革兰氏染色（不敏感）和细菌培养排除。

血清尿酸水平： 血清尿酸盐水平升高支持痛风的诊断，但其敏感性和特异性都不高，至少30%患者在急性发作时血尿酸正常。但是，间歇期血尿酸水平反映细胞外可溶性尿酸盐池的容积。在患者初诊痛风时，应测定血尿酸水平2~3次，以确定基线水平，如果升高[>7mg/dl（>0.42mmol/L）]，应行24小时尿酸排泄量测定。正常饮食情况下，24小时尿酸排泄量约为600~900mg。

尿尿酸的定量检测可鉴别血尿酸增高是因排泄障碍还是尿酸产生过多所致，为选择降尿酸的治疗方法提供参考。然而，尿酸排泄并不能预测别嘌醇或非布司他对患者的疗效。尿液中尿酸排泄水平升高者发生尿路结石的风险增加，应避免使用促尿酸排泄药物。

影像学检查： 受累关节可通过X线摄片寻找痛风石，但如果根据滑液分析已确诊则不必进行关节摄片。对于CPPD，影像学显示晶体沉积位于纤维软骨或透明关节软骨（尤其是膝关节），或两者均有。

经验丰富的超声科医师可以识别尿酸盐沉积，甚至在痛风性关节炎发作前就可发现。

慢性痛风性关节炎的诊断： 有持续性关节疾病或皮下及骨痛风石的患者应考虑慢性痛风性关节炎。第一跖趾关节或其他受累关节的X线平片有助诊断。受累关节的X线检查可显示出软骨下骨的穿凿样病变，通常见于第一跖趾关节。这种现象只有在骨破坏直径≥5mm时才能在X线片上显示出来。关节间隙在极晚期前通常存在。

骨质破坏没有特异性和诊断价值，但几乎总发生在皮下痛风石出现之前。

诊断性超声检查被越来越多地被用于疾病诊断，检测到典型的双轨征则表明尿酸盐晶体沉积，但该检查灵敏度依赖于操作者的技术，常与焦磷酸钙晶体沉积难以鉴别。

预后

如果能够早期诊断、治疗，大多数患者正常生活。对进展期患者，积极降低血尿酸水平能溶解痛风石和改善关节功能。30岁以前出现首发症状的痛风患者，其病情更为严重。高患病率的代谢综合征和心血管疾病可增加痛风患者的死亡率。

一部分人经过治疗不能完全缓解，常见原因包括依从性差、饮酒和未接受内科医生的治疗。

治疗

- NSAID、糖皮质激素或秋水仙碱可缓解急性发作
- 每日预防性应用秋水仙碱或一种NSAID以防止反复急性发作
- 降低血尿酸可抑制MSU晶体进一步沉积，并使已存在的痛风石溶解。（别嘌醇、非布司他抑制尿酸生成或尿酸酶促进尿酸降解，丙磺舒或磺吡酮促进尿酸排泄）
- 治疗高血压、高脂血症及肥胖症等并发症，避免高嘌呤饮食

急性发作的治疗　NSAID对已确诊的痛风急性发作有效，且耐受性较好。但NSAID可引起许多并发症，包括胃肠道不适及出血、高钾血症、肌酐上升和体液潴留。老年人和脱水者使用NSAID有风险，尤其是有肾脏病史者。实际上使用任何一种抗炎剂量（高剂量）的NSAID都有效，均可产生数个小时的止痛作用。治疗应持续数天，待疼痛和炎症体征消失以避免病情反复。

口服秋水仙碱： 是一种传统疗法，如果在发病的早期使用往往疗效显著。在关节炎急性发作的12~24小时内使用效果尤其显著。起始剂量0.6mg，1小时后服用1.2mg。关节疼痛往往在12~24小时后改善，有时在3~7日内消退，但通常需要服药3次以上才能达到缓解。如患者对秋水仙碱能耐受，可持续使用0.6~1.2mg，每日1次，直至症状缓解。如有肾功能不全和药物相互作用，特别合并使用克拉霉素的患者，需减少剂量或使用其他治疗方法。

静脉用秋水仙碱因为与使用不当或剂量有关的毒性，现已在美国禁用。

糖皮质激素： 有时用于治疗急性发作。受累关节抽吸关节液后注射氢化可的松晶体悬浮液有明显效果，尤其是用于缓解单关节症状。根据受累关节的大小，可注入丁醋酸泼尼松龙4~40mg或醋酸泼尼松龙5~25mg。口服泼尼松（约0.5mg/kg，每日1次），肌内注射或静脉注射糖皮质激素，或单剂ACTH 80U肌内注射都是非常有效的治疗方法，特别是多关节受累时。与NSAID治疗相同，激素治疗应持续到发作症状完全缓解以预防复发。

除NSAID和氢化可的松激素外，辅助的镇痛药、休息、冰敷和制动均有益处。由于在急性发作期间降低血清尿酸盐水平可延长发作过程和诱导复发，因此在急性症状完全控制之前不应使用降低血尿酸水平的药物。如果患者在急性发作期正在服用降尿酸药物，应继续维持原剂量，症状消失后再考虑调整剂量。

如果糖皮质激素、秋水仙碱和NSAID有使用禁忌，可选

用 IL-1 拮抗剂,如阿那白滞素。虽然价格昂贵,但它可尽快缓解症状,对多种并发症或有其他药物使用限制的患者还可以缩短住院时间。

预防急性发作复发　秋水仙碱每次口服 0.6mg,每日 1~2 次(取决于对药物的耐受能力和病情轻重),能降低痛风急性发作的次数。当发现急性发作的征兆时,立即额外服用两次秋水仙碱 0.6mg,常能阻止痛风发作。如果患者正在服用预防剂量的秋水仙碱,并已使用较高剂量秋水仙碱治疗过 2 周之内的急性发作,这时候可替换为 NSAID 药物替换以中止发作。

长期服用秋水仙碱可发生神经病(可逆性)或肌病,这种情况可能会发生在肾功能不全患者,或者接受他汀类或大环内酯类药物治疗的患者,或无任何危险因素的患者。

每日服用小剂量 NSAID 也能降低痛风发作频率。

降低血尿酸水平　无论秋水仙碱、NSAID 还是糖皮质激素都不能阻止痛风石造成的进行性关节破坏。这种破坏可被降尿酸药物所抑制或逆转。通过降低血尿酸水平,痛风石沉积可被吸收。降低血尿酸还能减少急性关节炎的发作频率。可通过以下途径达到这一作用:
- 通过别嘌醇或非布司他阻断尿酸合成
- 通过促尿酸排泄剂增加尿酸的排出
- 对有严重痛风石的痛风可联用上述两类药物

降尿酸治疗适用以下患者:
- 痛风石沉积
- 尽管预防性使用秋水仙碱和/或 NSAID,仍有频繁或致残性痛风性关节炎发作
- 尿酸性尿路结石
- 存在多种并发症(如消化性溃疡、慢性肾脏病),这些是治疗急性发作药物(NSAID 或糖皮质激素)的相对禁忌证

无痛风发作的高尿酸血症一般不需处理。降尿酸治疗的目标是降低血清尿酸水平。如无痛风石,合理的降尿酸目标是使血尿酸水平<6mg/dl(0.36mmol/L),这低于尿酸的饱和度[正常中心体温和 pH 值条件下 > 7.0mg/dl (> 0.42mmol/L)]。如果痛风石存在,治疗目标是溶解痛风石,因此需要更低的目标水平。合理的目标水平为 5mg/dl(0.30mmol/L),尿酸水平越低,痛风石溶解越快。该目标水平无需永久维持,低尿酸水平常常很难维持。

药物可有效降低血尿酸,虽然限制嘌呤饮食的效果一般,但仍应避免大量摄入高嘌呤食物,应避免饮酒(尤其是啤酒)和非乙醇性啤酒。由于高胰岛素水平可抑制尿酸的排泄,因此存在胰岛素抵抗的患者应限制碳水化合物的摄入和减轻体重来辅助降低血尿酸。鼓励食用低脂奶制品。由于在降尿酸治疗开始的最初几个月内易发生痛风急性发作,因此在此期间虽无症状出现,治疗同时也应联用每日 1~2 次的秋水仙碱或 NSAID 预防发作。

即使持续低血尿酸水平,痛风石也需要数月才能溶解。故应定期检测血尿酸,在调整药物剂量期间一般定期每月一次检测血清尿酸盐浓度,其后每年检测一次来确认疗效。

别嘌醇:能抑制尿酸合成,是最常用的降尿酸药物,同时可以溶解尿酸结石。起始剂量为 50~100mg 口服,每日 1 次,可增加到 800mg/d 或更高以达到降尿酸作用。一些医生建议减少该药在肾功能不全患者的起始剂量,以减少罕见但严重的全身过敏反应的发生。但是,这种干预方法有效性的证据不足。别嘌醇的最终剂量应由目标血清尿酸水平来确定。最常用的日剂量为 300mg,该剂量仅在≤50% 的痛风患者中有效。

别嘌醇的不良反应主要有轻度胃肠道不适、皮疹[可能是重症多形红斑(Stevens-Johnson syndrome)的前兆]、致命性的肝炎、血管炎和白细胞减少。不良反应在肾功能不全患者中更常见。有些族群(如泰国人、中国汉族人及有肾脏病的韩国人)是在别嘌醇副反应的高危人群;HLA-B * 5801 是评估这类人群风险的标志。在服用硫唑嘌呤或巯嘌呤的患者中,因为别嘌醇可抑制两者代谢增强免疫抑制和细胞溶解效果,故其使用受限。

非布司他:是一个更加昂贵(在美国)、但强效的尿酸合成抑制剂。它可在患者不耐受别嘌醇,或存在别嘌醇禁忌,或别嘌醇降尿酸效果不佳时使用。口服给药 40mg/d,每日 1 次起始,若尿酸未降低到 <6mg/dl 则剂量可增加至 80mg/d,每日 1 次。非布司他(同别嘌醇一样)在服用硫唑嘌呤或巯基嘌呤的患者中禁用,因为它可以减少这些药物的代谢。非布司他可导致转氨酶可升高,需定期监测。

也可选用尿酸酶治疗,但目前并非常规用药。尿酸酶是一种将尿酸转化成尿囊素的酶,后者溶解性更好。静脉注射尿酸酶能瞬时大幅度降低血尿酸水平。因其瞬时强效降尿酸的作用,晶体沉积物很快部分溶解并在关节内释放,引起痛风急性发作,发生率高达 70%。尽管使用糖皮质激素和/或抗组胺药预处理,尿酸酶仍可能引起过敏性输液反应(过敏反应发生率为 6.5%,其他输液反应发生率为 25%~40%)。

🔴 关键点

- 虽然增加嘌呤摄取和生成可导致高尿酸血症,但痛风的最常见的原因是继发于利尿剂、肾脏疾病或遗传因素的尿酸排泄下降
- 不明原因的急性单关节或寡关节炎(特别是大脚趾受影响或既往曾有大脚趾的发作史),并不明原因的自发缓解,需要怀疑痛风
- 在关节液中发现针状强负性双折光尿酸盐结晶可确诊痛风
- 治疗急性发作可选择口服秋水仙碱、NSAID 或糖皮质激素
- 开始降尿酸治疗时,可通过秋水仙碱或 NSAID 预防痛风发作
- 在有痛风石或者经积极预防仍有反复或严重发作的患者中使用降尿酸治疗。尿路结石或其他多种并发症限制了控制急性发作的药物使用
- 常使用别嘌醇或非布司他来降尿酸

普瑞凯希：（聚乙二醇重组尿酸酶）是一种常用的制剂，但价格昂贵。每2周给药一次，疗程数月至数年，以至完全清除过量尿酸盐沉积；它往往降低血清尿酸水平至<1mg/dl。普瑞凯希可以导致溶血和高铁血红蛋白血症，故在G-6-PD缺乏的患者中禁用。普瑞凯希治疗后尿酸水平未能降低至<6mg/dl，则预示普瑞凯希抗体的产生以及过敏反应的危险性增加。为了防止其他降尿酸药物影响该药疗效，普瑞凯希不宜与其他降尿酸药物联用。

促尿酸排泄治疗 适用于尿酸排泄减少，肾功能正常并没有肾结石的患者。它通常包括丙磺舒或磺吡酮。
- 丙磺舒的起始剂量为250mg口服，每日2次，根据需要增加剂量至最大量1g，每日3次
- 磺吡酮的起始剂量为50~100mg，每日2次，根据需要增加剂量至最大量100mg，每日4次

磺吡酮比丙磺舒作用强，但毒性也大。低剂量的水杨酸盐会加重高尿酸血症，但仅是轻度的。

其他治疗： 所有患者液体摄入量最好≥3L/d，特别是那些患有慢性尿酸盐结石的患者。

除降低血尿酸治疗和充分水化外，碱化尿液（枸橼酸钾20~40mEq，口服，每日2次；或乙酰唑胺500mg，睡前口服）也是经降尿酸和充分水化治疗失败的顽固性尿酸盐结石患者的有效治疗方法。但是，尿液过度碱化可导致磷酸钙和草酸钙晶体的沉积。

利用体外震波碎石粉碎肾结石。在健康皮肤的大痛风石可通过手术切除，其他痛风石可通过充分降尿酸而慢慢溶解。氯沙坦有轻度排尿酸的效果。

无症状性高尿酸血症

无症状性高尿酸血症是指血尿酸升高>7mg/dl（>0.42mmol/L），但临床上无痛风发作。

一般无需治疗。但患者尿酸排泄增加存在尿路结石风险时可给予别嘌醇治疗。

众多研究数据表明，高尿酸血症可促进慢性肾脏病进展以及青少年原发性高血压的发生。

二羟焦磷酸钙结晶沉积病

（焦磷酸钙性关节炎；假性痛风）

二羟焦磷酸钙（calcium pyrophosphate dihydrate, CP-PD）结晶沉积病由二羟焦磷酸钙结晶关节内和/或关节外沉积所致。临床表现多样，可无症状，也可表现为急性关节炎的间歇性发作，被称之为假性痛风或二羟焦磷酸钙结晶沉积病。有时候也会出现很严重的退行性关节病。诊断需要在关节液中发现CPPD结晶。治疗包括关节腔内注射氢化可的松激素或口服糖皮质激素、NSAID或秋水仙碱。

无论是症状性还是无症状CPPD结晶沉积（软骨钙化症），都随着年龄增长而越来越常见。

无症状软骨钙化症常见于膝、掌指关节、腕关节、耻骨联合以及脊柱。男性和女性患病率相似。

病因

CPPD晶体沉积病的病因未明。常与外伤（包括外科手术）、低镁血症、甲状旁腺功能亢进、痛风、血红蛋白沉着病以及年龄增长等有关，提示二羟焦磷酸钙（CPPD）结晶沉积于软骨内是继发于软骨的退行性或代谢性改变。

一些病例的发病呈家族性，为常染色体显性遗传，40岁前发病。

最新研究表明，ANK蛋白是产生过量细胞外焦磷酸盐的重要因素，从而促进CPPD晶体形成。ANK蛋白可能是焦磷酸盐从胞内转运到胞外的转运蛋白，焦磷酸盐到胞外后形成CPPD晶体。

症状及体征

急性、亚急性或慢性关节炎的发作常见于膝关节或其他较大的外周关节，因CPPD晶体沉积病常与其他关节炎表现相似。急性发作形式与痛风相仿，但没有后者严重。CPPD晶体沉积病两次发作之间可完全无症状，也可持续存在，但症状较轻，累及多关节，类似于类风湿关节炎或骨关节炎。这些表现往往终身存在。

诊断
- 关节滑液分析
- 显微镜下证实晶体的存在

老年人出现关节炎，尤其是炎症性关节炎应除外CPPD沉积病。

CPPD结晶沉积病的诊断通过识别滑液中偏菱形或杆状晶体，而不是偏光显微镜下显示的双折射或弱正性双折射晶体。急性发作期的关节液具有典型的炎症表现，因此，必须排除并发感染性关节炎和痛风（炎性关节液的其他常见原因）。感染性关节炎的排除基于革兰氏染色和细菌培养。若发病关节的滑液中不存在尿酸盐结晶，痛风常容易排除。如果无法进行关节液检查，可行X线检查或超声检查。若发现关节软骨尤其是纤维软骨呈多发线性或穿凿样钙化，则支持诊断，但仍不能排除痛风或感染。痛风的典型超声表现（双轨征）可与焦磷酸钙晶体沉积病相似。

预后

CPPD晶体沉积病急性发作预后良好，但可转变为慢性关节炎，偶可发生类似神经源性关节病（Charcot关节）的严重破坏性关节损害。

治疗
- 关节内注射糖皮质激素
- NSAID
- 秋水仙碱维持治疗

急性滑膜炎症有渗出时，必须把积液抽净。先检查积液内的结晶，然后向关节内注入糖皮质激素酯微晶混悬液（如在膝关节内注入40mg醋酸泼尼松龙或泼尼松叔丁乙酯）。

给予抗炎剂量的吲哚美辛、萘普生或其他NSAID常能迅速抑制急性发作。急性发作治疗秋水仙碱用法与痛风相同。秋水仙碱0.6mg口服，每日1~2次，可减少急性发作频率。

> **关键点**
> - 无症状软骨钙化症常与年龄相关,尤其常见于膝、髋、腕关节、纤维环和耻骨联合
> - 关节炎常见于膝关节或其他较大的外周关节,表现与其他类型的关节炎相似
> - 检查发现关节滑液中有特征性的偏菱形或棒状晶体,非双折射或是弱正性双折射晶体,并需排除关节感染
> - 对于急性期症状,可关节内注射糖皮质激素或口服NSAID治疗

碱性磷酸钙和草酸钙结晶沉积病

碱性磷酸钙(basic Ca phosphate, BCP)(磷灰石)和草酸钙晶体病所引起的临床表现与其他晶体诱导的关节炎相似。

碱性磷酸钙结晶沉积病 全身大多数的病理性钙化物都是碳酸盐代羟磷灰石和磷酸八钙的混合物。由于这些超显微晶体是非酸性的磷酸钙,故称之为"碱性磷酸钙"似乎比"磷灰石"更确切。在风湿性疾病中(如钙化性肌腱炎、钙化性关节周围炎、部分进展性系统性硬化症和皮肌炎),这些超显微晶体呈雪球样块状物。它们还可以在退行性关节炎患者的关节液和软骨中出现,最后进展成X线可见的关节间隙狭窄。

BCP晶体破坏关节,导致严重的关节内或关节周围炎症。

Milwaukee肩综合征 就是最好的例子,这是一种主要发生于老年女性的严重的破坏性关节病,常见于肩和膝关节。

关节周围BCP沉积引起的**急性发作**与痛风类似,多见于青年女性(青年男性少见),治疗与痛风相同。

除关节液检查外,受累关节应行X线摄片检查。BCP晶体的X线表现为关节周围云雾状阴影,晶体常在数月后自发溶解,偶见数天即可溶解者。关节液中BCP结晶的检测方法尚不成熟,成簇的晶体只能用投射电镜检查鉴别,在偏振光镜下是非双折射的。

治疗上可以口服秋水仙碱或NSAID药物。若有大关节受累,可向关节腔内注射糖皮质激素酯晶体混悬液。治疗方法与急性痛风相同。

草酸钙结晶沉积病 草酸钙结晶沉积不常见。它常见于行腹透和血透的氮质血症患者,特别是接受维生素C(维生素C)治疗者,与维生素C可代谢形成草酸有关。

晶体可以在血管壁、皮肤以及关节中沉积,呈现双折射双锥结构呈现。滑液检测可能出现白细胞>2 000/μl, X线检查时草酸钙结晶很难与BCP晶体的关节周围钙化或CPPD结晶的软骨沉积鉴别。

治疗方法与CPPD晶体沉积病相同。

腱鞘炎始于急性炎症。肌腱病变可由原发性炎症性疾病引起,例如RA(参见第268页)或痛风(参见第244页)。

36. 足与踝关节疾病

绝大多数足部问题是由于关节内外结构的解剖或功能异常引起的(图36-1)。系统性疾病引起足部问题则相对少见(表36-1)。

对于糖尿病及周围血管病患者,需每年至少进行两次的详细足部检查来评估其供血的充足性和神经功能的完整性。而患者本人至少每日1次足部自我检查。

足部同时也是鸡眼、骨痂及真菌、细菌和病毒感染的好发部位。

表36-2列举了足与踝关节疾病的相关解剖位置。表36-3列举了足跟痛的常见部位及相应病因。

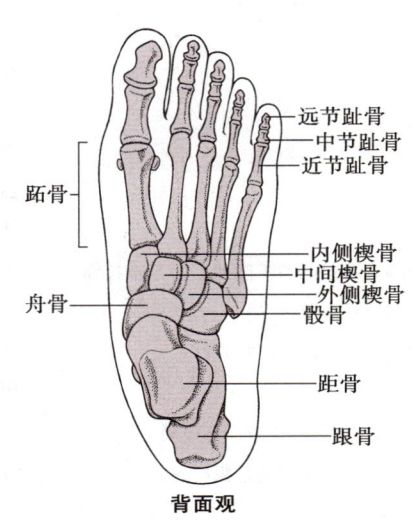

背面观

图36-1 足部各骨

表 36-1 系统性疾病的足部表现

足部症状与体征	可能的病因
静息痛（抬高时），放下后可缓解	终末期周围动脉病
足发冷、发红或发绀	进行性动脉缺血
足发作性发红、发热、疼痛、烧灼感	红斑性肢痛病——特发性（大部分）或继发于多种疾病
足部疼痛在数秒或数分钟内加剧，多见于心房颤动患者；足部时长发凉	栓塞性动脉闭塞
单足趾发绀（蓝趾综合征）	由主动脉-髂动脉狭窄引起的血栓栓塞性疾病或胆固醇栓塞（冠脉分流术或导管插入术后） 抗凝治疗
双侧足趾发作性发白、发绀	雷诺综合征
双侧无痛性发绀	手足发绀，药物引起的变色（如米诺环素）
双侧性水肿	肾、肝或心功能不全 药物（如钙通道阻滞剂）
单侧性水肿	深静脉血栓形成 淋巴管阻塞
硬性非凹陷性足部及下肢水肿	淋巴水肿 系统性硬化症
硬性非凹陷性水肿伴踝上结节	胫前黏液性水肿
水肿伴含铁血黄素沉积及褐色样变	静脉功能不全 复发性或既往小血管性血管炎
足和足趾水肿，踝和足跟麻木、疼痛（跗管综合征）	甲状腺功能减退 复发性对称性血清阴性滑膜炎（罕见）
足背暗红色斑块伴水疱（坏死性松解性肢端红斑）	丙型肝炎 血管炎 栓塞
单足趾肿胀、畸形伴疼痛（腊肠趾）	银屑病性关节炎 反应性关节炎 其他脊柱关节病 晶体性关节炎 感染
足部疼痛伴感觉异常	周围神经病（局部或系统性——如糖尿病周围神经病变） 缺血
足和下肢疼痛、感觉异常；下肢伸展时足部疼痛，膝关节屈曲时疼痛缓解	坐骨神经痛
足趾、足或踝关节疼痛伴发热、发红	痛风 应力性骨折，如与骨质疏松相关的骨折
足部肿胀、发红、发热，很少或没有疼痛	神经源性关节痛（夏科关节，通常无疼痛）
走动时碰到鞋子下方出现的足跟后疼痛	脊柱关节病相关的跟腱起止点炎（如强直性脊柱炎、银屑病性关节炎）
肌腱压痛（诊断性）	
踝关节被动背屈时肌腱疼痛加重	

表 36-2 常见足踝疾病的相关解剖位置

踝关节（前外侧）
半月板样小体
足背中间皮神经痛
腓骨肌腱腱鞘炎
踝关节（内侧）
跗管综合征
胫后肌腱炎
胫后腱鞘炎
足跖趾部
鸡眼和胼胝
Freiberg 病
趾间神经痛（Morton 神经瘤）
跖趾关节痛
籽骨炎
足跟（足底部）
跟下滑囊炎
足底内侧或外侧神经卡压
足底筋膜炎
足跟（后方）
跟腱附着点病
跟腱前滑囊炎
跟腱后滑囊炎
足跟（两侧）
跟骨骨骺炎（Sever 病）
跗管综合征
足弓（趾侧部）
骰骨半脱位综合征
足底筋膜拉伤
跖腱膜纤维瘤病
胫骨后肌腱断裂伴足弓塌陷
足趾
蹞囊炎
蹞趾强直
锤状趾
嵌甲
甲真菌病
甲沟炎

表 36-3 足跟痛的常见部位及相应病因

疼痛部位	相关病因
足跖侧部	跟下滑囊炎 足底筋膜病（足底筋膜炎，跟骨骨刺综合征）
足跟内外侧缘	跟骨骨骺炎（Sever 病，见于儿童） 足底内外侧神经卡压 偶可见于跗管综合征
踝后间隙跟腱前方	跟腱前滑囊炎 距骨外后结节骨折 跗管综合征 静候肌腱炎
跟腱后方	跟腱后滑囊炎 肌腱结节
跟腱的跟骨附着处或体部	跟腱附着点病 肌腱撕裂（因外伤或使用氟喹诺酮）

胫后肌腱病和胫后肌腱炎

（胫后肌腱功能障碍）

胫后肌腱病，是指胫后肌腱退行性病变，是导致内踝后方疼痛的最常见病因。

胫后肌腱位于内踝后方。长期站立引起生物力学改变，从而导致肌腱退行性病变，例如足过度旋前（常见于肥胖人群）或慢性腱鞘炎。

症状及体征

早期，患者偶尔感到内踝后方疼痛。随时间延长，疼痛逐渐加剧，并伴有内踝后方的疼痛肿胀。正常的站立、行走以及足趾站立也变得困难。一旦肌腱断裂（如慢性肌腱炎患者），可立刻出现足部变平（足弓塌陷）以及向足底延伸的疼痛。

腱鞘炎疼痛通常更急剧，可感到沿着内踝的肌腱增厚肿胀。

诊断

- MRI

临床表现提示该病的诊断。在足内翻跖屈时触诊该肌腱常引发疼痛。用脚趾站立时常有疼痛感，但当该肌腱撕裂或严重丧失功能时该姿势不能完成。内踝后方胫后肌腱的压痛和肿胀提示有腱鞘炎。单侧足弓塌陷伴内踝凸出，及前掌外展（多足趾畸形）特别提示为进展的肌腱病变，需要进一步排查跟腱断裂。MRI 或超声可用来明确肌腱周围积液（提示腱鞘炎）或慢性肌腱退行性变的范围，或肌腱炎合并的肌腱断裂。

治疗

- 矫正器及支具或手术治疗

如果以恢复正常功能为目标，那么完全撕裂的肌腱需要外科治疗。对于年轻有活力患者的急性撕裂而言，外科治疗尤为重要。保守治疗用来减轻肌腱的机械压力，包括使用定制的踝关节支具或根据加深的足跟杯调整的矫正器。局部使用糖皮质激素可加剧病变进程（框 36-1）。腱鞘炎患者需要休息和积极抗感染治疗。

> **框 36-1　糖皮质激素局部注射治疗**
>
> 注射糖皮质激素需慎重，以防止副作用的发生。该治疗应被用于足部疾病中不为多见的炎症性病变（如痛风和 RA）。由于趾背、跖骨、踝关节和跟骨后间隙等部位在皮肤和骨之间存在少量结缔组织，在这些部位注射糖皮质激素可能导致色素减退、萎缩或溃疡形成，对于有周围动脉疾病的老年患者尤其明显。
>
> 在使用不溶性糖皮质激素进行深部注射时应更为小心，例如注入足跟垫、跗管或跖间间隙。在进行腱鞘内注射治疗后，足部需制动数日。对注射治疗不敏感常提示注入了肌腱。避免反复注射，否则会削弱肌腱，甚至导致肌腱继发性撕裂。

跗管综合征
（胫后神经痛）

跗管综合征是指疼痛沿着胫后神经分布扩展，常为神经在跗管内受压的结果。

胫后神经在踝的平面穿过纤维骨隧道并分成内侧与外侧足底神经。跗管综合征是指神经在此纤维骨管内受压，但这一术语已被宽泛地用于不同原因引起的胫后神经痛。踝部屈肌腱滑膜炎的原因包括足功能异常、炎症性关节炎（如类风湿关节炎）、纤维化、神经节囊肿、骨折及静脉淤滞。甲状腺功能减退患者亦可因为周围神经黏蛋白沉积产生类似跗管综合征的症状。

症状及体征

疼痛（偶呈烧灼样或针刺样）常位于踝后方，有时位于足跟内侧并可能放射至足底皮肤，甚至足趾。站立行走时疼痛可加重，但是当休息时出现疼痛则提示了疾病进展，将有助于区分于足底筋膜炎（参见第 254 页）。

诊断
- 查体与电生理检查

轻叩或触诊胫后神经在内踝下侧受压或损伤的部位，常引发远端的麻刺感（Tinel 征）。尽管电生理检查出现假阴性结果较为常见，但是当有阳性病史者，查体及电生理检查结果均为阳性时，确诊跗管综合征的可能性更大。足跟和足弓疼痛持续>6 个月强烈提示胫神经足底远端卡压。当神经区域有肿胀时，应明确是否存在其他原因。

治疗
- 支具或矫正器应用于足内翻、糖皮质激素注射、手术或综合治疗用黏胶带把足固定于自然位置或轻度内翻，并适当抬高足跟，或使用矫正器以保持足的内翻位置，可减轻张力。如果是由炎症或纤维化引起的卡压，局部注射不溶性的糖皮质激素及麻醉剂的混合物可能有效。外科手术适用于那些源于纤维骨组织压迫产生的顽固症状

跖痛症

跖痛症是用于描述跖趾关节区域的疼痛。最常见的病因包括：
- Freiberg 病
- 趾间神经痛（Morton 神经瘤）
- 跖趾关节痛
- 籽骨炎
- 跖骨头下方脂肪垫萎缩通常与老化有关

Freiberg 病
（Freiberg 梗死）

Freiberg 病是指跖骨头的缺血性坏死，负重时疼痛加剧。诊断靠 X 线表现。治疗包括糖皮质激素注射、制动与矫形器。

Freiberg 病是跖骨痛的常见原因，该病是由骨骺及生长板的轻微外伤引起的。缺血性坏死使跖骨头变得平坦。第二跖骨头最常受累。该病常见于青春期女性及第一跖骨较短且第二跖骨较长的人群，后者引起第二跖骨头及跖趾关节所承受的应力增加。该病跖关节趋于塌陷，若反复应力性活动（如舞蹈、慢跑或跑步）作用于此关节，可能会加速这一进程。

症状及体征

典型的表现为负重时最痛的部位是前足的跖骨头，特别是前推或穿高跟鞋时。跖趾关节通常肿胀，被动活动时出现疼痛，关节活动范围受限。

诊断
- X 线片

通常 X 线检查能明确诊断。典型的表现为第二跖骨头增宽、变平，跖趾关节硬化、形态不规则。

治疗
- 急性发作时制动、减轻负重，缓解期改变穿鞋习惯

注射糖皮质激素和制动能够缓解急性发作期的疼痛。长期治疗包括跖骨垫的矫形支具和穿低跟鞋，有可能的话可应用摇椅底状的矫形器，来减轻第二跖骨头及关节的应力。针对顽固性疼痛，必要时可以手术切除趾骨头来缓解。

趾间神经痛
（Morton 神经瘤；Morton 神经痛）

趾间神经刺激（神经痛）或持续性的神经束膜的良性增大（神经瘤）可引起疼痛，疼痛可以是非特异性、烧灼感或刺痛或异物感。通常依据临床表现诊断。治疗包括校正鞋、局部注射，或手术切除。

趾间神经痛是跖骨痛的常见原因。趾间神经走行于跖骨之间及其下方，走向远端并支配足趾。造成沿着趾间神经支配范围的神经痛主要原因是不合脚或过于狭窄的鞋具，其次是足结构异常导致神经受牵拉（如足外翻畸形）。慢性反应性损伤使神经产生良性增生（Morton 神经瘤）。

症状及体征

趾间神经痛的特征是疼痛位于跖骨头或足趾周围。早

期趾间神经痛常导致跖骨球的间歇性轻度疼痛或不适感，往往出现于穿某种鞋子，比如足前部太窄的鞋。神经痛通常是单侧出现。随着病情进展，神经逐渐增粗、疼痛加剧，常伴有烧灼感、撕裂感或感觉异常。此时患者往往无法穿封闭式鞋。行走时，患者常有鞋里有小石头的错觉，必须脱鞋才能缓解。神经瘤最常见部位是第3趾间隙，其次是第2趾间隙，有时双侧趾间隙或双脚同时受累。

诊断

■ 临床评估

症状常具特征性，而诊断可根据足底趾间隙的触痛以及挤压足底趾间隙时产生放射性烧灼痛来明确，这种疼痛还伴随有可察觉的哒哒声（Mulder征）。虽然MRI无法确诊神经瘤，但可排除其他可能引起类似症状的趾间病变或关节炎，有助于诊断。

治疗

■ 改善穿鞋习惯和激素注射

单纯神经痛　患者穿上合适的鞋或局部注射麻醉剂，疼痛即可得到缓解。在靠近受累趾间的跖骨头处使用护具垫也有助于减轻症状。

神经瘤　患者则需一次或多次长效糖皮质激素与局部麻醉剂作周围神经浸润注射。在跖趾关节背侧与足成45°角注射入跖间间隙。神经瘤患者通过使用矫形器、休息、冷敷，并选择合脚的鞋子往往可缓解症状。神经消融技术，如在超声引导下局部直接注射20%乙醇，或低温冷冻神经可能有助于缓解症状。如果其他治疗无效，手术切除可彻底根除神经瘤。术后在切除部位偶尔会长出另一个神经瘤（神经瘤切除术），则需再次手术。

> **关键点**
> - 跖骨疼痛可由趾间神经刺激或良性增厚所致
> - 最初穿窄的鞋子时症状加重，轻微疼痛发展为撕裂样痛，有时有感觉异常和/或有异物感
> - 根据临床发现进行疾病诊断，包括趾间疼痛，及按压可诱发类似症状
> - 通过修改鞋子、局部注射麻醉剂或糖皮质激素、神经消融术或外科手术进行治疗

跖趾关节痛

跖趾关节痛常由足部生物力学改变所导致的组织变形引起。症状和体征包括行走时疼痛和压痛。诊断一般依靠临床表现；需注意排除感染或系统性风湿性疾病如类风湿关节炎。治疗方面包括矫正器、局部注射，偶需外科治疗。

跖趾关节疼痛是引起跖骨痛的常见原因。跖趾关节痛常由关节对线异常伴足部生物力学改变导致的关节半脱位、屈肌板撕裂，关节囊受撞击及关节软骨损坏（骨关节炎）引起。对线不良的关节导致滑膜撞击，可伴轻微的发热和肿胀（骨关节炎性滑膜炎）。

第二跖趾关节最常受累。通常由过度内旋（足尖向内而足跟向外）导致第一跖列（第一楔骨和第一跖骨）功能不全，常常导致滑囊炎和锤趾畸形。高足弓及马蹄足（跟腱较短从而踝关节背屈受限）的患者胫前肌肉过度活动，往往会造成足背关节半脱位伴回缩，增加跖骨头下方的压力和疼痛。

跖趾关节半脱位亦可因慢性炎性病变引起，尤其是类风湿关节炎。跖趾关节负重时疼痛和晨僵是RA的早期征象。RA的炎性滑膜炎和骨间肌萎缩同样导致跖趾关节半脱位和锤状趾畸形。因此，在行走时缓解跖骨和趾间神经之间压力的趾垫可能在足趾下方向远端偏移，导致趾间神经痛或Morton神经瘤形成。为代偿这种缓冲作用的缺失，胼胝体和滑囊随之产生。当脚放松伸直时，跖骨头下面或旁边的类风湿结节会增加疼痛。

跖趾关节痛也可由于功能性踇趾僵直引起，后者限制了第一跖趾关节的主动与被动活动。患者常有足内旋异常，从而引起负重时第一跖列抬高和内侧足纵弓降低。由于第一跖列抬高，近节跖骨无法在第一跖骨头上自由伸展，跖趾关节头背侧的干扰引起骨关节炎性改变和关节活动度丧失。随着时间推移，疼痛可能加剧。引起第一跖趾关节疼痛的另一个原因是外伤直接导致踇短屈肌受压，通常发生于踇管内。如果疼痛呈慢性化，关节活动度下降并引起关节僵化（踇僵硬）。

急性关节炎的发作可能继发于全身性关节炎如痛风、RA和脊柱关节病。

症状及体征

症状包括走路时疼痛，触诊和被动活动时可有足背、足底部疼痛。骨关节炎滑膜炎引起轻微肿胀和皮温略高。明显发烫、肿胀或发红则提示炎性关节病变或感染。

诊断

■ 主要依赖临床评估
■ 如有炎症表现应排除感染或关节病变

跖趾关节疼痛与神经痛或趾间神经瘤的鉴别点在于前者通常没有灼热感、麻木、刺痛和趾间痛，然而关节炎症也可引起这些症状，如果难以鉴别时可借助触诊明确诊断。

单关节的红、肿、热如排除包括痛风在内的其他诊断则应考虑感染。如为多关节的红、肿、热，则应考虑系统性的关节炎症（如痛风、类风湿关节炎、病毒性关节炎、肠病性关节炎），并进行风湿性疾病相关检查[如抗环瓜氨酸肽（抗-CCP）抗体、类风湿因子（RF）、红细胞沉降率]。

治疗

■ 矫形器

应用跖骨垫矫形器可重新分配和缓解非炎性病变关节的压力。距骨下过度外翻或高弓形足时，应使用一个矫正器来纠正这些不良对线位置。使用摇椅底座样的鞋子进行矫正也可能有所帮助。针对功能性踇僵硬，矫正鞋有助于第一跖列屈曲，改善跖趾关节的活动，缓解疼痛。如果通过上述方法仍无法减轻第一纵列抬高，第一纵列抬高垫可能会有帮助。对于第一跖趾严重的活动受限或疼痛的患者，使用刚性矫形器、碳纤维板或摇椅底座样的鞋子可能对减少关节活动非常必要。

如果保守治疗无效，可能需要手术治疗。如果有炎症

(滑膜炎),局部注射糖皮质激素/麻醉剂的混合物可能有用。

> **关键点**
> - 关节表面对位异常是引起跖趾关节疼痛最常见的原因,继而引起滑膜对冲,表现为轻度发热和肿胀,但跖趾关节疼痛也可以是 RA 的初始表现
> - 患者足背和足底关节压痛是急性炎症的早期提示症状
> - 诊断跖趾关节疼痛一般无烧灼感、麻木感,刺痛和趾间关节间隙痛(提示趾间神经痛)以及压痛
> - 通过矫形器改善足的生物力学

籽骨炎

籽骨炎是指第一跖骨头下方籽骨的疼痛,伴或不伴炎症或骨折。诊断往往是依靠临床。可通过穿鞋和使用矫形器来治疗。

籽骨炎是跖骨痛的常见原因。两块半月形的籽骨在运动时协助足的正常功能。内侧为胫侧籽骨,外侧为腓侧籽骨。足部结构改变会导致籽骨的直接创伤或位置变化(如拇趾的外向移位可导致籽骨的外向错位),由此引起籽骨疼痛。籽骨炎常见于舞蹈工作者、慢跑运动员和高弓足或穿高跟鞋的人群。很多拇囊炎的患者都有胫骨籽骨炎。

症状及体征

籽骨炎的疼痛位于第一跖骨头下方,常在行走时或穿薄底鞋或高跟鞋时加重。有时炎症的出现会导致疼痛部位及其内侧甚至第一跖趾关节周围的轻度发热、肿胀或皮肤发红。籽骨骨折亦可导致疼痛、中度肿胀和炎症反应。

诊断

- 临床评估
- 如怀疑骨折、感染或痛风,应予影像学检查

在足和拇趾背屈的位置,检查者观察跖骨头并触诊各籽骨。籽骨局部,尤其是胫侧籽骨常有触痛。过度角化的组织常提示疼痛由疣或鸡眼引起。如果炎症导致第一跖趾关节周围肿胀,行关节穿刺术排除痛风和感染性关节炎是必需的。一旦怀疑骨折、骨关节炎或关节错位,则需行 X 线平片检查。骨折时 X 线平片可见籽骨与软骨或纤维组织分离。如果 X 线平片结果不确定,则需进一步行 MRI 检查。

治疗

- 新鞋、矫正支具或联合应用

摒弃导致疼痛的鞋子是最简易的治疗方法。如果疼痛持续存在,则需用厚底鞋和矫正器来缓解籽骨的压力。如果骨折无移位,一般仅需保守治疗,包括使用平底坚硬的外科鞋来固定关节。口服非甾体抗炎药和局部注射糖皮质激素或麻醉剂能起到一定效果。保守治疗无效时,外科手术移除籽骨可能有效,但由于手术存在破坏足部生物力学和活动性的潜在风险,故目前存在争议。如果存在炎症,那么保守治疗与糖皮质激素或麻醉剂的局部浸润有助于缓解症状。

> **关键点**
> - 舞蹈者,慢跑者,高足弓,穿高跟鞋,或拇囊炎人群可出现第一跖骨头下方的籽骨痛
> - 负重疼痛加剧,尤其当穿着某种鞋子时
> - 根据临床表现诊断,关节肿胀时需对关节积液进行检查以排除感染,通过 X 线排除可疑骨折
> - 厚底鞋、矫形器能减轻籽骨压力

足底筋膜病

(足底筋膜炎)

足底筋膜病是指在足底筋膜和跟骨接合处的疼痛(足跟起止点病),伴或不伴足底筋膜内侧缘的疼痛。诊断往往是依靠临床。治疗包括小腿肌肉和足底软组织的拉伸练习、夜间支具固定、使用矫正器和适当足跟高度的鞋。

跖腱膜的疼痛综合征被称为足底筋膜炎。然而,由于通常情况下并没有炎症存在,故称为足底筋膜病更准确。此外还可称为跟骨起止点痛或跟骨骨刺综合征(尽管跟骨上可能并无骨刺)。病变包括筋膜急、慢性的过度牵拉或撕裂、筋膜附着点的退行性变。

病因

该病常见病因是小腿肌肉和足腱膜被过度牵拉或挛缩。危险因素包括久坐的生活方式、需要长时间坐位的职业、高弓或平足和长期穿高跟鞋。该病常见于跑步运动员和舞蹈工作者,也可见于那些需要长时间站立或行走于硬路面的职业人员。该病患者可伴有肥胖、类风湿关节炎、反应性关节炎和银屑病性关节炎。反复多次的局部注射糖皮质激素,引起筋膜的退行性变和跟下脂肪垫的萎缩症状。

症状及体征

足底筋膜病具有足跟底部负重时疼痛的特点,在早晨第一次站立时尤为明显,5~10 分钟内缓解,傍晚时可重新加剧。当休息一段时间后,足跟受挤压时疼痛会加剧(即步态的推进相)。急性严重的足跟痛,尤其当伴有局部肿胀时可能提示急性筋膜撕裂。部分患者在行走时感到沿着足底内侧缘的烧灼样或黏着样疼痛。

诊断

- 踝背屈时足跟受压反复疼痛

其他导致足跟痛的疾病可与足底筋膜病相混淆:

- 搏动性足跟痛,尤其伴有轻微发热、膨胀感或不穿鞋时疼痛,更倾向于跟骨滑囊炎的诊断
- 伴有发红、发热的急性严重后跟痛,可能提示痛风
- 疼痛从后背放射至足跟,可能提示 L5 腰椎间盘突出导致骶 1 神经根病变

在足部背屈时用拇指按压足底筋膜和跟骨接合处,如可引发疼痛,则该诊断可确立。患者亦可出现沿着足底筋膜内侧缘的疼痛。如果上述症状不明显,X 线片上显示跟

骨骨刺,则可支持诊断;但 X 线片上未见骨刺并不能排除该诊断,同样骨刺并非一定是上述症状产生的原因。另一较少见的情况是跟骨骨刺在 X 线片上表现不典型,呈绒毛样新生骨形成,这种情况常提示脊柱关节病(如强直性脊柱炎、反应性关节炎)。如怀疑急性筋膜撕裂,则需行 MRI 检查。

治疗

- 固定、拉伸、足垫或支具

为减轻筋膜张力与疼痛,患者可以小步行走,但应避免赤脚走路。诸如慢跑等对足跟有冲击作用的活动应尽量避免。最有效的治疗包括腓肠肌拉伸锻炼和夜用夹板来拉伸腓肠肌和足底筋膜。个体化设计的足矫正器也能缓解筋膜张力和疼痛症状。其他治疗包括运动改善、非甾体抗炎药、减肥、冰敷按摩以及注射糖皮质激素。然而,糖皮质激素的注射会引起足底筋膜炎,因此限制了其在临床的应用。

对于顽固性疼痛的患者,可以采用理疗、药物、口服糖皮质激素和石膏固定治疗,必要时行手术治疗。治疗顽固的足底筋膜病的新方法有体外脉冲激活疗法(extracorporeal pulse activation therapy,EPAT),这是通过手持工具局部使用低频脉冲波。脉冲压力波是一种安全、无创技术,通过刺激新陈代谢,促进血液循环,帮助受损组织再生,加速愈合。EPAT 主要在医疗中心使用。

> ● 关键点
> - 足底筋膜病是一组可以引起足底筋膜疼痛的综合征
> - 各种生活方式和疾病通过缩短小腿肌肉和足底筋膜从而增加患病风险
> - 负重时足跟底部疼痛加剧,特别是长时间穿着高跟鞋时
> - 大足趾背屈时足跟压力增加导致疼痛从而可以明确诊断
> - 首先通过鞋跟和足弓缓冲垫,小腿伸展运动,夜间夹板来治疗

跟下滑囊炎

滑囊炎同样可以在跟骨下部发生,靠近足底筋膜的附着处。症状、体征包括足跟剧痛,尤其是脱鞋时,轻度发热和肿胀。步行或跑步时足跟一触地就会立即出现疼痛。治疗为局部注射麻醉药物或与糖皮质激素的混合液,穿具有足跟垫的软垫鞋。

跟腱附着点病

跟腱附着点病是在跟腱末端附着在跟骨后上方处出现的疼痛。诊断依靠临床表现。夹板固定、拉伸、抬高足跟是常见的治疗方式。

跟腱在跟骨表面附着处的慢性牵拉是本病的病因。生活方式、肥胖或过度运动是导致腓肠肌的收缩或缩短造成本病。肌腱端炎可由脊柱关节病变引起。

特征表现是行走时出现位于鞋帮顶点处下方的后足跟疼痛。对有症状的患者,肌腱末端压痛具有诊断意义。踝关节在背屈时压痛有所加剧。反复发作的多病灶的肌腱端炎提示需要评估脊柱关节病(病史和体检)。

治疗

- 夹板固定、拉伸、抬高足跟

物理治疗对于家庭运动计划十分有必要,目的在于拉伸腓肠肌,应当每日进行 2~3 次,每次 10 分钟。患者用力推墙时,可以感觉腓肠肌被拉伸的力量,此时靠患者自身体重而伸展膝盖且可使足部背屈。为减小负重时跟腱承受的压力,患者应该运动中积极增加足踝的活动度。睡眠时可以提供夜间夹板固定,以避免挛缩。

抬高鞋跟可暂时地减轻负重时肌腱压力,缓解疼痛。即使只有一边足跟痛,也应通过抬高两边鞋跟来预防步态不稳和可能继发的(代偿性的)臀部或下腰背疼痛。

跟腱前滑囊炎

(Albert 病;踝后部滑囊炎)

跟腱前滑囊炎是踝后部(跟骨后部)滑囊炎症,位于跟腱的跟骨止点腹侧。主要通过临床诊断。治疗方法包括局部注射。

滑囊炎是由于创伤(如由穿坚硬或不合脚的鞋子引起的)或炎症性关节病(如类风湿关节炎、痛风)。少数情况下,重度炎症也可导致跟骨侵蚀。

症状及体征

源于创伤或痛风的滑囊炎症状发展迅速。而由系统性疾病导致的症状则逐渐发展。疼痛、肿胀以及脚跟的发热很常见,也可造成穿鞋与行走困难。滑囊会有触痛。肿胀起初局限于跟腱深部,但随后向内外侧扩展。

用拇指和示指从两边按压跟腱前方会导致疼痛。

诊断

- 临床评估和 X 线

距骨结节后外侧骨折往往会在跟腱止点的前方产生触痛。滑囊炎与骨折的区别在于其肿胀和发热相继出现在跟腱并且疼痛主要局限于软组织。X 线片可排除骨折并提示类风湿关节炎或其他风湿性疾病所致的侵蚀性跟骨改变。

治疗

- 滑囊内注射可溶性糖皮质激素和麻醉药物

注射糖皮质激素和麻醉药物、服用非甾体抗炎药、冷敷或热敷可起到一定效果。必须确保激素仅注射入滑膜囊而不是肌腱,因为后者会引起肌腱弱化、撕裂,使之易于撕裂。

跟腱后滑囊炎

跟腱后滑囊炎是由于鞋压迫造成的,局限于鞋后跟顶部位于皮肤和跟腱之间的滑囊炎症。诊断靠临床。主要通过改变穿鞋习惯来治疗。

该病主要发生于青年女性。穿高跟鞋是危险因素。跟

骨处有骨性突出（Haglund 畸形）是另一危险因素。如果这种畸形反复被鞋挤压就有可能形成滑囊畸形。

症状及体征

好发于鞋后跟的顶点。早期症状可能仅为发红、疼痛和皮温高。随后，表面皮肤被侵蚀。几个月或更长时间后，出现波动性的、触痛的囊性结节，直径 1~3cm，可能是红色的或肉色的。在慢性患者中，滑囊可能会发生纤维化和钙化。

诊断

- 症状及小的、触痛的、肉色或红色的特征性小结节

出现小的、触痛的、肉色或红色的小结节及其他相关症状可以确诊。较为罕见的跟腱黄瘤也会在鞋后跟顶部出现，但可能会变成粉红色并且无症状。病变主要在跟腱附着处，导致疼痛但也可能在后跟顶点边缘致痛。无软组织病变可用来鉴别肌腱端病变。

治疗

- 改变鞋具

治疗本病必须穿合脚的低跟鞋，用一块泡沫橡胶或鞋跟垫可以被用来抬高谢跟，从而使滑囊不至于触到鞋跟顶部。建议使用保护性的胶套护具，包绕在滑囊周围，或穿没有鞋面的鞋直到炎症消退。足矫正器能够加强后足稳定性，有助于减轻步行时跟骨后方的刺激性运动。热敷或冷敷、非甾体抗炎药以及滑囊内局部注射封闭治疗药物或糖皮质激素可以暂时缓解症状，但应该避免药物注射入跟腱内。少数情况下，为减少对软组织的撞击，可在必要时手术切除一部分跟腱前骨质。

跟骨骨骺炎

（Sever 病）

跟骨骨骺炎是一种发生于跟骨完全骨化之前，位于跟骨后凸与跟骨体之间的疼痛性破坏性疾病。诊断靠临床表现。通过足跟垫、夹板或石膏固定等方式来治疗。

跟骨是从两个骨化中心发展生成的：一个在出生时，另一个通常出现在 8 岁时。骨化通常在 15 岁前完成。跟骨骨骺炎的软骨中断可能是源于腓肠肌的收缩或缩短，导致跟骨后突的过度牵拉。骨性生长高峰与腓肠肌拉伸的不适应，可能在疾病中发挥作用。

患者的疼痛可能伴随运动史（通常在 9~14 岁），尤其是穿过没有跟的鞋的患者（如平底鞋或足球鞋）；主要影响跟骨的边缘，并会因踮脚和跑步而加重症状。偶尔会出现发热和肿胀。

诊断依靠临床。X 线检查通常没有帮助。

治疗

- 足跟垫、夹板或石膏固定

护具垫可以通过减少跟腱牵拉来缓解症状。夜用夹板固定通过被动牵拉腓肠肌以维持灵活性。针对更严重或顽固性疼痛的患者，石膏固定可以缓解疼痛，并进行被动牵拉腓肠肌。休息、冰敷、改变活动，以及使用鞋跟垫通常可缓解疼痛。对于更加严重或顽固的患者，制动能够缓解疼痛，而且能使肌肉舒展。因为症状可能持续数月并呈自限性，故而充分解释和安慰对患者显得尤为重要。

足底内侧和外侧神经卡压

足底内侧和外侧神经卡压是胫后神经的内侧分支在足跟内侧受压而产生的症状。诊断靠临床。治疗包括护具和制动。

症状包括不论负重与否的持续性疼痛，这一点有助于与足底筋膜炎相鉴别。疼痛通常是慢性，顽固性，高强度运动可加剧疼痛，如跑步。然而，单腿的站立常常会很困难。一般很少有烧灼感、麻木感和感觉异常。

诊断

- 临床评估

足底内侧和外侧神经卡压易与足底腱膜炎、跟骨骨刺痛和跗管综合征混淆。足底神经卡压常出现如下表现：
- 没有跗管综合征（如 Tinel 征）的其他表现
- 通过触诊跚外展肌和/或跟骨的内侧结节处跖腱膜的起始点，可以诱发症状
- 随着内侧神经卡压，舟状骨下方内侧弓近端出现压痛，有时疼痛放射到脚趾内侧
- 随着足底外侧神经卡压，在足跟内侧和跚展肌处出现压痛

治疗

- 支具、制动及理疗

制动和足支具像许多物理疗法与冷冻疗法一样，可以减轻刺激性运动和压力。如果上述治疗无效，局部注射含乙醇的硬化剂或神经减压手术均可缓解疼痛。

足底纤维瘤病

足底纤维瘤病是足底腱膜的良性增生性疾病。

足底纤维瘤病的结节在足背屈时最容易发现。大多数患者有脚掌侧结节，通常位于第四跖趾关节。该疾病常被报道合并有糖尿病、癫痫，而是否合并乙醇中毒尚无报道。

通常不需要手术，除非结节增大引起负重时的压力性疼痛。如果是这样，矫形器可以帮助重新分配压力从而减轻纤维化结节的压力。手术通常会导致复发，有时痛性瘢痕组织需进一步手术治疗。过度去除筋膜也可能导致术后无意识的足部不稳。

锤状趾

锤状趾是一种 Z 形畸形，源于跖趾关节背侧的半脱位。诊断靠临床。治疗方面常予改变穿鞋习惯和/或佩戴护具。

病因常是由于遗传因素导致的足部生物力学机制和肌腱牵缩，从而使关节面对线异常。RA 和神经病，例如 Charcot-Marie-Tooth 病（夏-马-图肌萎缩/进行性神经肌萎缩）（参见第 1769 页）及其他疾病也是常见病因。第二趾

是最常演变为锤状趾畸形的部位(图 36-2)。第二趾锤状趾常常源于踇趾过度外展(踇外翻)而导致的过度受压(参见第 253 页)。较长的脚趾经常演变为锤状趾畸形。疼痛性的鸡眼(参见第 951 页)通常在锤状趾时会加重,尤其是在第五趾。反应性的滑囊外膜炎通常位于鸡眼下方,导致炎症。

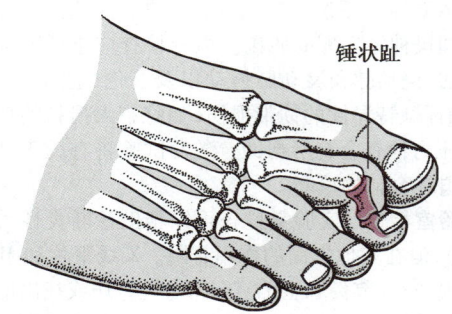

图 36-2 锤状趾。 锤状趾是一种 Z 形畸形,源于跖趾关节背侧的半脱位

症状包括穿鞋时疼痛,尤其是鞋面低而且鞋子太窄小时,还会有跖骨痛。诊断依靠临床。通常需要检查关节以确认有无并发关节炎(如类风湿关节炎,参见第 268 页)。

治疗
- 穿宽松的鞋,趾垫、支具或联合使用

鞋子需要有足够的脚趾空间。药房出售的趾垫也能起保护作用,避免过紧的鞋子影响脚趾。如果保守方法无效,手术矫形通常可以缓解症状。如果伴有跖痛,就应该应用矫形支具来缓解疼痛。

踇囊炎

踇囊炎是指第一趾骨头内侧部分的突起。病因常为第一跖骨或踇趾的改变,例如踇趾的外侧成角(踇外翻)。继发性骨关节炎和骨刺形成亦常见。症状包括疼痛、红肿、关节内侧的滑囊炎和轻度滑膜炎。诊断依靠临床。治疗通常为穿宽松的鞋子、使用保护性足垫和矫正器。注射糖皮质激素对滑囊炎或滑膜炎亦有效。

疾病加重因素包括过度足内翻、穿过紧或尖头鞋,偶尔见于创伤。关节失调可导致软骨受损,引发骨关节炎和外生骨疣形成,最终引起关节活动受限(踇外翻)或消失(踇趾僵化)。终末期,滑膜炎形成引起关节肿胀。为对抗过紧产生的压力,关节隆起处的内侧可形成滑囊,引起疼痛、肿胀及炎症反应(图 36-3)。

症状及体征
最初的症状表现为穿鞋时关节突出部位的疼痛。任何时期关节囊都可出现压痛。随后表现为位于内侧的肿胀物,移动度尚可,伴红、肿、热、痛等症状(外膜滑囊炎),也可表现为累及整个关节的轻度炎症(骨关节滑膜炎)。一旦出现踇外翻或踇趾僵化,关节被动活动度受限制,关节背侧压痛,远节趾骨背伸度增加。

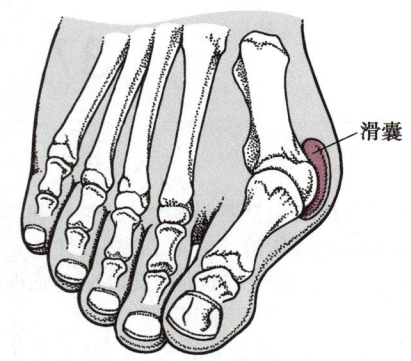

图 36-3 踇囊炎。 踇囊炎是指第一趾骨头内侧部分的突起。病因常为第一跖骨或踇趾的改变,例如踇趾的外侧成角(踇外翻)

诊断
- 临床评估

临床表现常常具有特征性。急性张力性疼痛、发红、肿胀、皮温高往往提示痛风性关节炎或感染性关节炎,有时需要进行滑液检查。如果多关节受累,则应考虑痛风或系统性疾病。如果骨关节性滑膜炎的临床诊断可疑,则应行 X 线检查。关节间隙变窄、跖骨头或近趾骨基底部的骨质增生往往提示该病。影像学上的关节周围侵蚀(Martel 征)表现提示痛风。

治疗
- 穿宽松的鞋、踇囊垫、支具或联合使用
- 并发症的处理

穿宽松的鞋或使用可升缩材料能减轻不适感。如无效,可从药店里购买踇囊垫保护疼痛区域。矫正器可以重新分布和缓解受累关节的压力。一旦保守治疗失败,则考虑采取手术治疗,纠正骨的异常排布,恢复骨的活动性。如果患者不愿意为了踇囊炎穿宽松但是不美观的鞋,可以考虑手术;但是应当告知患者,即使术后也应当使用护具以减轻复发的风险。

对于滑囊炎,推荐行黏液囊穿刺和糖皮质激素注射。

对于骨关节炎滑膜炎,口服 NSAID 或糖皮质激素/麻醉剂溶液的关节内注射可减轻症状。

对于踇外翻或踇趾僵直,治疗的目的是通过被动的伸展运动来维持关节活动度,偶尔需要局部注射麻醉制剂以减轻肌肉痉挛。必要时行手术松解挛缩。

> **关键点**
> - 脚踝的过度旋后,穿较紧的尖趾鞋,偶然情况下外伤也增加了第一跖骨关节(踇囊炎)内侧突出的风险
> - 症状包括疼痛、关节或囊性肿大,关节被动活动受限
> - 临床表现可明确诊断
> - 初始治疗可采用穿宽松的鞋、踇囊垫、支具或联合使用

37. 手部疾病

常见的手部疾病包括各种畸形、腱鞘囊肿、感染、金伯克（Kienböck）病、神经压迫综合征、非感染性腱鞘炎和骨关节炎。复杂的局限性疼痛综合征（反射性交感神经性营养不良）和手外伤不在本章介绍。

畸形 全身性疾病（如关节炎）或脱臼、骨折等关节局部病变均可导致畸形。大多数非创伤性局部关节病变可以通过体格检查确诊。一旦手部畸形定型，夹板、运动或其他非手术治疗方法均无法对畸形起到明显改善作用。

感染 常见的手部细菌感染包括甲沟炎（参见第963页）、咬伤后感染、瘭疽、手掌脓肿和感染性的屈肌腱鞘炎。疱疹性瘭疽是一种病毒性的手部感染，常以持续性的、强烈的、搏动性的疼痛起病，通常可以通过体格检查而诊断。某些感染可以行X线检查（如咬伤、感染性的屈肌腱鞘炎）来检测体内隐藏的异物，但无法检测到小的或射线可以通过的物体。治疗包括外科治疗和抗生素。发病率升高的社区获得性和院内感染性耐甲氧西林金黄色葡萄球菌（methicillin-resistant Staphylococcus aureus，MRSA）需引起重视。不复杂的MRSA感染最好通过切开引流治疗。如高度怀疑MRSA且感染严重，则依据感染性疾病专家的建议，住院予万古霉素或达托霉素治疗（静脉用药）。对于门诊患者也可以选择甲氧苄啶/磺胺甲噁唑、克林霉素、多西环素或利奈唑胺口服治疗。一旦细菌培养和药敏排除了MRSA，则可换用萘夫西林、氯唑西林、双氯西林或第1/2代头孢菌素治疗。

神经压迫综合征 常见的神经压迫综合征包括腕管综合征、肘管综合征和桡管综合征。神经压迫常引起感觉异常，常在检查者指尖轻叩受压神经时被诱发（Tinel征）。通过神经传导速度和远端潜伏期检测可以明确受压的神经，该检测可以精确地测定运动和感觉神经的传导。最初常采取保守治疗，但如果保守治疗无效或出现了明显的运动或感觉缺失，则必须行手术减压。

非感染性腱鞘炎 腱鞘炎可累及手内或手周任何肌腱，但手指屈肌腱炎、腱鞘炎和De Quervain综合征更为常见。

评价

病史和体格检查结果在手部疾病中具有诊断意义。

病史 病史应该包括外伤或其他症状相关的事件信息。要注明畸形的出现和持续时间及运动障碍的具体情况。列出疼痛的出现时间、持续时间、严重程度和加重或缓解的因素。相关的症状，如发热、肿胀、皮疹、雷诺现象（参见第676页）、感觉异常和无力也要记录。

体格检查 体格检查应包括视诊有无红斑、肿胀、畸形和触诊有无压痛。检查主动运动范围明确可能的肌腱损伤。被动运动范围可以评估是否存在固定的畸形及特异性的动作是否会加重疼痛。用回形针的两头测两点辨别距可以检查感觉神经系统。运动功能检查应包括由桡神经、正中神经和尺神经支配的肌肉。血管检查应包括毛细血管充盈的评估、桡动脉和尺动脉搏动以及艾伦试验（参见第677页）。如怀疑特异性的韧带损伤（如狩猎人拇指的尺侧副韧带），则压力检查会有所帮助。激发试验将有助于腱鞘炎和神经压迫综合征的诊断。

实验室检查 实验室检查可以帮助诊断炎性关节疾病（如RA），但在其他方面的作用有限。X线平片和MRI有助于发现损伤、关节炎和金伯克（Kienböck）病或找出能导致感染的隐藏于体内的异物。MRI和超声检查可以帮助评估肌腱结构和完整性，并探测深部脓肿。高分辨率超声允许实时运动成像，对评估肌腱和滑膜炎特别有用。神经传导检查有助于诊断神经压迫综合征。骨扫描在诊断隐匿性骨折时可作为MRI的替代检查手段，也可以帮助复合性局部疼痛综合征的诊断。

鹅颈样畸形

鹅颈样畸形有近端指间（proximal interphalangeal，PIP）关节过伸，伴远端指间（distal interphalangeal，DIP）关节屈曲，有时伴有掌指（metacarpophalangeal，MCP）关节屈曲（图37-1）。

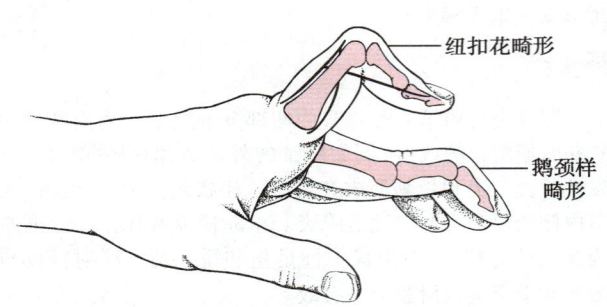

图37-1 纽扣花畸形和鹅颈样畸形

尽管鹅颈样畸形是类风湿关节炎的典型表现，但它还有其他多种病因，包括未经治疗的锤状指，PIP关节掌侧面韧带松弛（如继发于风湿热或SLE的Jaccoud关节病），手固有肌痉挛，PIP关节屈肌腱断裂以及中节指骨、近端指骨骨折后连接不正等。由于PIP关节的过伸不能纠正，使手不能握拳，从而导致严重的残疾。治疗的目的在于尽可能纠正根本的病因（如纠正锤状指或任何骨的连接不正，缓解手固有肌的痉挛）。类风湿关节炎患者轻度手指畸形可采用功能性的环形夹板治疗。

由于拇指只有一个指间关节，故真正的鹅颈畸形不会累及拇指。然而，当拇指的指间关节发生严重过伸并伴有掌指（MCP）关节屈曲时，称为鸭嘴、Z（锯齿）形或90°角畸形。若同时伴有拇指关节不稳定,则捏持动作不能进行。本畸形一般可通过 MCP 关节的关节固定术及肌腱重建加以纠正。

纽扣花畸形

PIP 关节固定屈曲伴 DIP 关节过伸(图 37-1)。

该畸形可以由下列原因造成:肌腱撕裂,脱臼,骨折,骨关节炎或类风湿关节炎。一般认为,这种畸形的发生是因为附着于中节指骨底部的伸指肌腱中间束断裂,使位于伸指肌腱外侧束间的近侧指骨形成所谓"纽扣花样改变"。初始治疗包括夹板固定,但必须在瘢痕形成和畸形发生之前。外科重建通常不能恢复手的正常活动,但可以减轻畸形并改善功能。

掌腱膜挛缩

(掌纤维瘤病;迪皮特朗挛缩)

掌腱膜挛缩(Dupuytren contracture)为掌筋膜束进行性挛缩所致的手指屈曲畸形。治疗包括局部注射糖皮质激素手术或注射梭状芽孢杆菌胶原酶。

掌腱膜挛缩是常见的手部畸形之一,男性发病率更高,且在 45 岁以后发病率明显升高。这种常染色体显性遗传疾病具有不同程度的外显率,更多见于糖尿病、酗酒或癫痫患者。但引起掌筋膜增厚、挛缩的原因仍然未明。

症状及体征

通常最早的表现是在掌面出现的触痛性结节,最常见于中指和环指附近,逐渐变成无痛性的结节。随后,肌腱前一条表浅的束带形成,致使 MCP 关节与手指的指间关节挛缩,最终整个手掌呈弓形。本病偶见于 PIP 关节背面纤维增厚(Garrod 垫)或 Peyronie 病(阴茎海绵体纤维瘤),占全部患者的 7%~10%,并且极少数病例会在足底出现结节(跖纤维瘤)。手指屈曲畸形的其他类型也可以出现在糖尿病、系统性硬化症和慢性反射性交感神经性营养不良,需要进行鉴别。

治疗

- 糖皮质激素注射(挛缩发生之前)
- 对致残性挛缩行手术治疗
- 对某些挛缩进行梭菌胶原酶注射

在发生挛缩前,结节内注射糖皮质激素悬液可以缓解局部的压痛。然而,这种压痛往往是自限性的,即使不干预治疗也可自行缓解。当病情发展到手掌无法平放于桌面,尤其是当 PIP 关节发生明显挛缩时,通常建议手术治疗。手术包括经皮针筋膜切开术,PIP 关节挛缩动力性外固定器临时应用,和开放性手掌/手指筋膜切开术。对于有多个手指受累的严重病例,切除挛缩筋膜的开放手术是最好的治疗;由于筋膜组织包绕血管神经束和肌腱,切除时必须小心分离。手术切除不完全或疾病再发会导致挛缩复发,这种情况尤其多见于青年发病或有家族史者,及伴发 Garrod 垫、阴茎纤维性海绵体炎或足底受累的患者。局部注射胶原蛋白酶可一定程度地逆转关节挛缩,尤其对 MCP 关节有效。

腱鞘囊肿

通常发生在手部的囊性肿胀,尤其好发于手腕的背侧。有症状的腱鞘囊肿有指征行抽吸或手术切除。

在影响手、腕的慢性软组织肿胀中,腱鞘囊肿约占 60%。通常自发出现在 20~50 岁的成人,女性与男性之比为 3:1。

病因

大多数腱鞘囊肿的病因不明。囊性结构常靠近或附着于(常有蒂结构存在)肌腱鞘与关节囊处。腱鞘囊肿的囊壁光滑,纤维性,厚度不等。囊内充满澄清的胶状、黏性或黏稠的液体。囊内的这些液体有时仅为透明质酸。

多数腱鞘囊肿是孤立的异常突起。腕背腱鞘囊肿多来自舟月关节,约占腕、手腱鞘囊肿的 65%。腕关节掌面的腱鞘囊肿来源于桡骨远端,约占 20%~25%。屈肌腱鞘囊肿(来自远端指间关节的背侧)构成余下的 10%~15%。腱鞘囊肿可以自发消退。

诊断

- 检查

查体时腱鞘囊肿很容易分辨。RA 患者手腕背侧可出现另一种结节;其外形柔软不规则,与类风湿关节炎的伸肌腱鞘炎相关,极易鉴别。

治疗

- 如引起患者不适或影响活动,可以抽吸或切除

多数腱鞘囊肿不需要治疗。但如果患者自觉影响美观,或者出现疼痛及触痛,可行囊液抽吸术,50%的患者一次抽吸即有效。以硬物撞击促使囊肿破裂的方法可能会造成局部的损伤,且疗效不如囊液抽吸术佳。40%~70%的患者非手术治疗无效,需行外科手术摘除。切除可以通过关节镜或标准开放手术来完成。手术切除后的复发率约为 5%~15%。

手部咬伤所致感染

一个很小的刺伤,尤其是人或猫咬伤,可能造成严重的肌腱、关节囊或关节软骨的损伤。最常见的人咬伤是掌指关节击打口腔造成的齿咬伤(紧握拳头的损伤)。人口腔内的菌群包括啮蚀艾肯菌(Eikenella corrodens)、葡萄球菌、链球菌和厌氧菌。患者往往在受伤后数小时或数天后才就医治疗,这大大增加了感染的严重程度。动物咬伤通常包括多种潜在的病原体,包括巴斯德菌(Pasteurella multo-cida)(尤其是猫咬伤)、葡萄球菌、链球菌和厌氧菌。严重的并发症包括感染性关节炎和骨髓炎。

诊断

- 临床评估
- X 线片

局限在咬伤处的红斑和疼痛提示存在感染。沿着肌腱走行的触痛提示感染扩散到腱鞘。活动后明显加重的疼痛提示关节或腱鞘的感染。

诊断为临床性诊断,但如果皮肤有破损,则需行 X 线检查检测有无骨折或牙齿或其他的异物在体内形成一个持续

的感染灶。

治疗
- 清创
- 抗生素

治疗包括手术清创、开放伤口并应用抗生素。对门诊患者的治疗，可经验性单用抗生素（如阿莫西林-克拉维酸 500mg，每日 3 次口服），或青霉素[500mg，每日 4 次口服，针对啮蚀艾肯菌（E. F. G. corrodens）、巴斯德菌（P. multocida）、链球菌和厌氧菌]联合治疗金葡菌的头孢菌素类（如头孢氨苄 500mg 口服，每日 4 次）或半合成青霉素（如双氯青霉素 500mg 口服，每日 4 次）。在 MRSA 流行的地区，则以甲氧苄啶/磺胺甲噁唑、克林霉素，多西环素或利奈唑胺代替头孢菌素治疗。如果患者对青霉素过敏，可换用克林霉素 300mg 每 6 小时 1 次口服。手须夹板固定在功能位并抬高（图 37-2）。

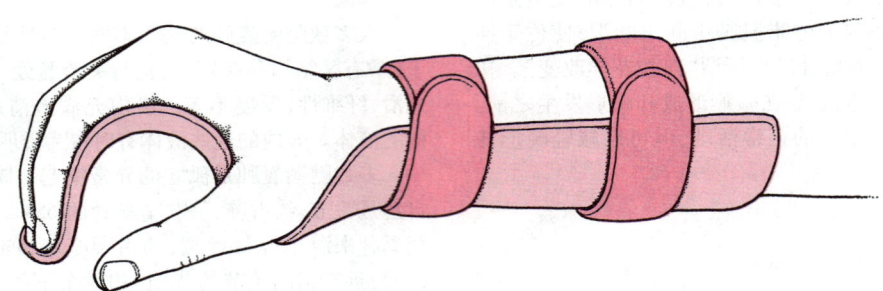

图 37-2　夹板固定在功能位（腕伸展 20°，掌指关节屈曲 60°，指间关节略屈曲）

非感染性的咬伤则需行外科清创术并预防性用药，抗生素用药剂量为治疗感染性伤口剂量的一半。

瘭疽

为手指指髓的感染，通常伴有葡萄球菌和链球菌的感染。

最常见部位为末节指髓，可累及中部、两侧或尖部。指髓间隙由于有纤维隔的间隔，限制了感染的扩散，而在局部形成脓肿，压迫周围组织导致组织坏死。下面的骨骼、关节，或屈肌腱可能被感染。出现明显跳痛，指髓肿胀、灼热、明显压痛。治疗包括及时切开引流（使用侧面纵行切口能够充分划分纤维间隔）和口服抗生素治疗。用头孢菌素经验性治疗是足够的。在耐甲氧西林金黄色葡萄球菌金葡菌（MRSA）流行的地区，则以甲氧苄啶/磺胺甲噁唑，克林霉素，多西环素或利奈唑胺来代替头孢菌素治疗。

手掌脓肿

为手掌深部的化脓性感染，典型的为葡萄球菌或链球菌感染。

手掌脓肿包括哑铃形脓肿、鱼际脓肿和掌中脓肿。脓肿可发生在手掌深部间隔的任何部位，并在掌骨间扩散，从掌中间隙扩散到手背，表现如同手背感染。有明显跳痛，肿胀，触诊时压痛严重。行 X 线检查寻找隐匿异物。手术室脓肿切开引流（同时脓液培养）和抗生素（如头孢菌素）治疗是必需的，切开引流时注意避免损伤重要的解剖结构。在 MRSA 流行的地区，则以甲氧苄啶/磺胺甲噁唑、克林霉素、多西环素或利奈唑胺代替头孢菌素治疗。

感染性屈肌腱鞘炎

感染性屈肌腱鞘炎是屈肌腱鞘内的急性感染。

常见的病因为穿通伤和腱鞘内细菌滋生。

诊断
- Kanavel 征
- X 线片

感染性屈肌腱鞘炎可以引起 Kanavel 征：
- 手指呈屈曲静止状态
- 梭形肿胀
- 沿着屈肌腱鞘的触痛
- 被动伸指时的疼痛感

X 线检查查找隐匿性的异物。急性钙化性肌腱炎和类风湿关节炎都可导致腱鞘活动受限和疼痛，但与感染性的屈肌腱鞘炎相比，前两者为慢性进展性发病，且无 Kanavel 征表现，以此可加以鉴别。播散性淋球菌感染可以引起腱鞘炎但常累及多关节（尤其是腕关节、指关节、踝关节和足趾关节），且患者近期多有发热、皮疹、多关节痛并多有罹患 STD 的危险因素。肌腱腱鞘还可以有非典型分枝杆菌感染，但此类感染通常无痛，并呈慢性表现。

治疗
- 外科引流术和抗生素治疗

治疗通常是手术引流（如在腱鞘的一端插管，使灌洗液沿着腱鞘流到另一端）。也要行抗生素治疗（开始是以经验为主的治疗：应用头孢菌素）和行鞘液培养。在 MRSA 流行的地区，则以甲氧苄啶/磺胺甲噁唑、克林霉素、多西环素或利奈唑胺代替头孢菌素治疗。

> **经验与提示**
> - 切开可疑瘭疽或甲沟炎之前，需首先排除病毒感染（如疱疹性瘭疽）

疱疹性瘭疽

为远端手指皮肤的感染，由单纯疱疹病毒引起。

疱疹性瘰疽可以引起剧痛。指髓不是非常致密。通常在疼痛后2～3日出现远节指骨的掌侧或背侧水疱。剧痛表现类似于普通瘰疽，但通常指髓不肿胀绷紧，且有水疱产生，以此与普通瘰疽鉴别。疱疹性瘰疽也可以出现类似甲沟炎或手部其他病毒感染（如柯萨奇病毒）的临床表现。本病呈自限性，但可复发。切开引流是禁忌。外用5%阿昔洛韦可缩短初发的持续时间。如果症状反复发作后立即给予口服阿昔洛韦（800mg口服，每日2次）可预防复发。水疱破溃后表面应遮盖保护，防止传染。

金伯克病

（月骨无菌性坏死病）

金伯克病即月骨无菌缺血性坏死病。症状包括腕关节疼痛和压痛。诊断依靠影像学。治疗包括不同的外科处理。

本病最常见于20～45岁的男性，以优势手居多，多见于从事重体力劳动的工人。总的来说，本病相对少见。病因不明。最终月骨发生塌陷，并导致舟状骨的固定旋转及随后的腕关节退行性变。

症状及体征

最初的症状表现为腕关节疼痛，局限在月骨区；患者往往否认有外伤史。10%的病例累及双手。月骨有局限性的触痛，最常见于腕背侧。

诊断

- 影像学检查

MRI和CT检查最敏感；X线平片后期才能发现异常，通常先表现为月骨的硬化，随后为囊性变，碎裂乃至塌陷。

治疗

- 手术治疗

治疗的目的在于通过手术缩短桡骨或加长尺骨来减轻月骨的压力。替代治疗在于重建月骨的血供（如植入血管或将骨移植到一个血管蒂上）。一旦腕关节发生退行性变，一些补救措施（如近端腕骨切除术或腕骨融合术）可能有助于保留某些腕关节的功能。全腕关节固定术为晚期缓解疼痛的最终方法。非手术的治疗方法是无效的。

腕管综合征

腕管综合征为正中神经穿过腕部时在腕管内受到卡压引起的临床表现。症状有疼痛和正中神经分布区域的感觉异常。通过症状和体征可以诊断，神经传导速度检查可进一步明确诊断。治疗包括改善工作环境使其符合人体工效学、止痛、夹板固定，有时可局部注射皮质激素或行手术治疗。

腕管综合征非常常见，尤其好发于30～50岁的女性。危险因素包括类风湿关节炎或其他腕关节炎（有时为首发症状）、糖尿病、甲状腺功能减退、肢端肥大症、原发或透析相关性淀粉样变性以及妊娠导致的腕管内水肿。需要腕部进行重复屈伸的运动或工作也是少见的危险因素。大多数病例是特发性的。

症状及体征

症状包括手、腕部疼痛伴有刺感及麻木感，常见于沿正中神经分布的区域（拇指掌侧，示指，中指以及无名指桡侧），但也可波及整个手部。典型表现有：患者深夜可因烧灼样剧烈疼痛而痛醒，伴麻木及针刺感，甩手可减轻不适和恢复知觉。后期可有鱼际萎缩及拇指的对掌和外展无力。

诊断

- 临床评估
- 神经传导检查

Tinel征阳性强烈支持该诊断，即用叩诊锤轻叩腕部掌面腕管内正中神经对应的部位，可再现正中神经的感觉异常。屈腕时出现手指刺麻感（Phalen征），或压迫腕部中间部位神经后出现刺麻感（正中神经受压测试），也提示腕管综合征。如果压迫神经后30秒内出现麻木症状，则正中神经压迫试验阳性。但临床上要与其他的外周神经病变相鉴别有时还是很难的。如果症状很重或诊断不明确，可行患肢的正中神经传导检查，以排除较近端的神经病变。

治疗

- 夹板固定
- 有时可行糖皮质激素/麻醉剂注射
- 手术减压治疗

改变电脑键盘的位置或改善其他不符合人体工程学的设计可能有助于缓解症状。此外，治疗包括轻型夹板固定腕部（图37-3），尤其在夜间使用；应用较温和的止痛药（如对乙酰氨基酚，非甾体抗炎药等）。如果上述措施均不能有效控制症状，可在腕管内局部注射麻醉剂或糖皮质激素（如1.5ml 4mg/ml的地塞米松与1.5ml 1%利多卡因的混合注射液），进针位置为掌长肌腱和正中神经尺侧，靠近远端腕部皱褶。如果不适症状仍然持续或复发，或手部无力与鱼际肌萎缩的情况仍在进展，应行开放手术或内镜治疗以减轻腕管压力。

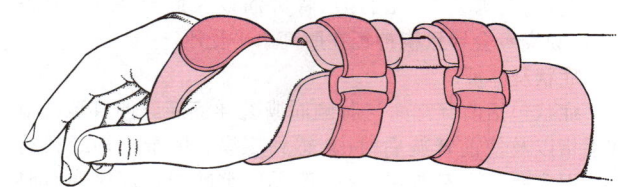

图37-3 腕部固定夹板

> **关键点**
>
> - 虽然腕管综合征有很多的危险因素，大多数情况下是特发性的
> - 典型症状包括手、腕部疼痛伴有刺感及麻感，沿拇指掌侧、示指、中指以及无名指桡侧分布
> - 屈腕或压迫正中神经时出现症状可帮助诊断
> - 治疗上首先进行人体工程学的纠正，然后尝试夹板、止痛药和注射糖皮质激素治疗，对肌无力、肌肉萎缩及症状严重保守治疗无改善的患者，需进行手术减压

肘管综合征
（尺神经病变）

肘管综合征为肘部尺神经卡压或被牵拉引起的异常表现。

尺神经多在肘部而极少在腕部受到刺激。肘管综合征常由撑肘或长期、过度的屈肘引起。该病一般较腕管综合征少见。棒球手投球（尤其是投射滑球）可能损伤肘内侧韧带，是常见的危险因素。

症状及体征

症状包括沿着尺神经走行部位（无名指、小指和手的尺侧）的麻木和感觉异常以及肘部疼痛。随着病变进展，逐渐出现手固有肌和无名指、小指屈肌的无力。无名指与小指的无力可能妨碍拇指与示指正常的捏持及握拳动作。慢性肘管综合征患者可出现尺骨爪形手（由于手内肌、手外肌不平衡导致环、小指掌指关节过伸及指间关节屈曲）。

诊断

- 临床评估
- 有时可行神经传导检查

依照临床表现一般能够诊断。如果临床诊断可疑，考虑手术治疗时，需行神经传导检查。肘管综合征与尺神经腕部卡压（腕尺管）的区别在于有无手背尺侧的感觉障碍（感官测试或 Tinel 征），以及肌电图和神经传导速度检查在腕部以上的尺神经是否异常。

治疗

治疗包括保持肘部伸展呈 45°角，夜间使用夹板固定，白天可用肘托。如保守治疗无效，手术减压可能有帮助。

桡管综合征
（后骨间神经综合征）

桡管综合征为分布于前臂近端的桡神经受压。

创伤、腱鞘囊肿、脂肪瘤、骨肿瘤以及肱桡关节（肘关节）滑膜炎等会导致桡神经在肘窝水平受压。

症状及体征

症状包括前臂背面与肘侧面撕裂样疼痛。伸直腕关节和手指以及使前臂旋后时，会感到疼痛。由于桡神经在这一平面主要是运动神经，故一般无感觉缺失。该疾病有时易与网球肘（外上髁炎）混淆。伸肌无力为首发症状，后期可能进展为骨间肌瘫痪。

诊断

- 临床评估

肱骨外上髁炎可以在外上髁部位有类似的触痛，但通常没有 Tinel 征或是沿着桡神经走行的触痛。

治疗

- 夹板固定

夹板固定可以避免剧烈或反复的旋后或腕部背屈运动，减轻神经的压力。若腕下垂或手指伸指无力持续进展或经 3 个月的保守治疗症状仍无法缓解，则可能需手术减压。

手指屈肌腱炎和腱鞘炎
（扳机指）

手指屈肌腱炎和腱鞘炎为炎性病变，有时伴有手指肌腱和腱鞘的纤维化。

这两种疾病为特发性，但常见于类风湿关节炎或糖尿病患者。重复应用双手（最常见于使用沉重的园艺剪刀）可以诱发。在糖尿病患者，扳机指常合并腕管综合征，偶伴有掌筋膜纤维样变。病理改变首先表现为肌腱增厚或结节形成，当肌腱在绷紧的第一环状韧带处增厚或形成结节，就阻碍了手指顺利地伸屈。手指可交锁于屈曲位置，类似于扣动扳机姿势，伸直时需用力，迅速到位并伴有弹响。

治疗

- 保守治疗
- 有时需注射糖皮质激素
- 有时需手术治疗

急性炎症和疼痛期的治疗包括夹板固定、热敷和抗炎剂量的非甾体抗炎药（参见第 272 页）。如果上述治疗无效，屈肌腱鞘内注射糖皮质激素悬液可以安全、迅速地缓解疼痛和关节交锁。如果激素注射也无效，可行手术治疗。

De Quervain 综合征
（洗衣女工扭伤征）

De Quervain 综合征为第一伸肌间隔内拇短伸肌与拇长展肌肌腱的狭窄性腱鞘炎。

本病常见于手腕反复用力者（尤其是扭绞动作），偶尔可见于类风湿关节炎。最常见症状表现为随活动加重的手腕及拇指的疼痛，活动加重。在受累腱鞘上方及桡骨茎突近端可诱发触痛。Finkelstein 试验阳性强烈提示本病。让患者向掌心内收患侧拇指，然后握拳。如果被动的腕部向尺侧偏斜可引起受累腱鞘部位的剧痛，则该试验结果为阳性。

治疗

- 糖皮质激素注射
- 人字夹板固定
- 有时需手术治疗

休息、温浴以及非甾体抗炎药仅对非常轻微的病例有效。局部的滑膜腔内糖皮质激素注射和拇指的人字形绷带夹板固定，约对 70%~80% 的病例有效。局部注射罕见并发肌腱破裂，如果注射时让药物慢慢浸润腱鞘，并防止药物直接注入肌腱，则可以预防该并发症的发生。假如注射时遇到中到重度的阻力，注射针可能抵在了肌腱上。当保守治疗失败时，手术治疗通常很有效。

手部骨关节炎

手关节累及在骨关节炎中十分常见。

手部骨关节炎包括无痛性的近端指间关节瘤样膨大（Bouchard 结节）或者远端指间关节瘤样膨大（Heberden 结节）或是这些关节成角畸形。这些关节和拇指基底部的疼痛和僵硬感都很常见。腕关节通常不受累（除非有陈旧性损伤),而掌指关节轻微受累或不受累,除非患者存在代谢性疾病(如血红蛋白沉着症)。骨关节炎与 RA 的手部改变鉴别请参见第 227 页表 32-1。

治疗
- 保守治疗
- 偶尔可行糖皮质激素注射或手术治疗

对症治疗包括镇痛药,适当休息,夹板固定和必要时糖皮质激素注射。对于拇指基底部严重变形,手术治疗可有助于减轻疼痛和纠正畸形,但指间关节晚期退行性变较少行手术治疗。

38. 关节和骨感染

急性感染性关节炎

急性感染性关节炎是历时数小时或数天演变的关节感染。感染位于滑膜或关节周围组织,通常由细菌引起。年轻人通常由淋球菌感染引起。然而,非淋球菌性细菌感染也可能发生,并且可以迅速地破坏关节结构。症状包括突发疼痛、积液、主动和被动活动范围受限,通常发生于单个关节。诊断需要进行关节液分析和培养。治疗包括静脉应用抗生素和引流关节脓液。

急性感染性关节炎可见于儿童。大约有 50% 患关节感染的儿童<3 岁。然而,在儿童中常规接种流感嗜血杆菌和肺炎链球菌的疫苗使这个年龄组中关节炎的发病率有所下降。

危险因素见表 38-1。在 RA 和其他会导致慢性关节破坏的疾病、有关节感染史、注射成瘾药物或有关节假体置换史的患者中,患病风险大大增加(参见第 267 页)。RA 患者会增大细菌性关节炎的感染风险(患病率 0.3%~3%,年发病率 0.5%)。大部分患感染性关节炎的儿童没有特别的危险因素。

病因

感染的病原体通过直接侵入(如创伤、手术、关节穿刺术、咬伤),邻近感染扩散(如骨髓炎、软组织脓肿、感染的伤口)或远处感染通过血源性传播到达关节。

常见病原体见表 38-2。

在**成人**中大部分病例都是由细菌引起,可以分为淋球

表 38-1 感染性关节炎的危险因素

年龄大(50%的患者>60 岁)
酗酒
关节穿刺术或外科手术
菌血症
恶性肿瘤
慢性疾病(如肺或肝脏疾病)
糖尿病
血液透析
血友病
有关节腔感染史
免疫缺陷,包括 HIV
免疫抑制治疗,包括糖皮质激素
注射毒品
关节假体植入
RA
性传播疾病的危险因素(如多个性伴侣,没有使用避孕套)
镰刀细胞病
皮肤感染
SLE

表 38-2 急性感染性关节炎的常见病原体

患者	病原体	典型来源
成人及青少年	淋球菌(育龄期)、非淋球菌(金黄色葡萄球菌、链球菌)、脑膜炎奈瑟菌不常见	宫颈、尿道、直肠或咽部感染通过细菌传播(淋球菌);菌血症(葡萄球菌和链球菌)
新生儿	B 族链球菌、大肠埃希菌(及其他肠道革兰氏阴性菌)、金黄色葡萄球菌	母婴传播、静脉注射或经细菌感染的导管播散
≤3 岁的儿童	化脓性链球菌,肺炎球菌,金黄色葡萄球菌	菌血症(如中耳炎、上呼吸道感染、皮肤感染、脑膜炎)
三岁至青少年	金黄色葡萄球菌、链球菌、淋病奈瑟球菌、铜绿假单胞菌、金氏金氏杆菌	菌血症或邻近传播

续表

患者	病原体	典型来源
患脑膜炎、菌血症及皮肤隆起性紫癜的儿童	脑膜炎奈瑟球菌(不常见)	菌血症
所有年龄	病毒[如细小病毒 B19、乙肝、丙肝、风疹病毒(急性感染和免疫接种后);披膜病毒、奇昆古尼亚热病毒、水痘病毒、腮腺病毒(成人)、腺病毒、柯萨奇病毒 A9、B2、B3、B4 和 B6;反转录病毒,包括 HIV、EB 病毒]	病毒血症或免疫复合物沉积
蜱接触史	博氏疏螺旋体(导致莱姆病)	菌血症
咬伤(人、狗、猫、鼠)	通常是多种微生物 人:艾肯螺旋体、B 族链球菌、金黄色葡萄球菌、口腔厌氧菌(如菱形杆菌属、消化链球菌、类杆菌属) 狗或猫:金黄色葡萄球菌、巴斯德菌、假单胞菌属、摩拉克菌属、嗜血杆菌属 鼠:金黄色葡萄球菌、念珠状链杆菌,或鼠咬热螺旋体	直接关节侵入,通常是手上的小关节
老年人严重关节创伤或严重疾病(如免疫抑制、血透、SLE、RA、糖尿病、恶性肿瘤)	葡萄球菌(特别在 RA 中),革兰氏阴性细菌(如肠道细菌、铜绿假单胞菌、黏质沙雷菌),沙门菌属(特别在 SLE 中)	尿路、皮肤
多关节感染的患者	链球菌 厌氧菌(如痤疮丙酸杆菌、大消化链球菌、菱形杆菌属、泡沫梭菌、类杆菌属),通常为兼性或需氧菌混合感染,如金黄色葡萄球菌、表皮葡萄球菌、大肠埃希菌	咽炎,蜂窝织炎,胃肠道和泌尿道感染 腹部、生殖器、牙源性感染,窦道,关节侵入(创伤、关节穿刺术、关节感染,糖尿病,恶性肿瘤缺血的肢体切开术导致)
HIV 感染	金黄色葡萄球菌、链球菌、沙门菌、分枝杆菌	皮肤、黏膜、导管
注射毒品,留置管(如血液透析、单采或肠外营养)	革兰氏阴性菌、金黄色葡萄球菌、链球菌	菌血症

* 炎症的征象可能会不明显,所以医生需要放宽穿刺和培养的适应证;严重的疾病(如免疫抑制、血液透析、系统性红斑狼疮、类风湿关节炎、糖尿病、癌症)可能会增加不常见病原体感染(如真菌,分枝杆菌)的风险。

菌性或非淋球菌性。这种鉴别很重要,因为淋球菌感染很少会破坏关节。在成年人中,金黄色葡萄球菌可能是感染性关节炎最常见的原因。从社区分离的金黄色葡萄球菌中,甲氧西林耐药已经越来越常见。

在**年轻人**和**青少年**,淋病奈瑟菌是最常见的原因,淋病奈瑟菌从感染的黏膜表面(子宫颈,尿道,直肠,咽)通过血液传播。感染的患者通常同时有生殖器沙眼衣原体的感染沙眼支原体。链球菌属感染也是常见的原因,特别是在多关节感染的患者中。接受免疫抑制剂治疗(如用 TNF 抑制剂或糖皮质激素)的患者可有少见的病原体(分枝杆菌、真菌)引起的化脓性关节炎。

病理生理

感染的微生物在滑液和滑膜衬里层中繁殖。某些细菌(如金黄色葡萄球菌)产生毒力因子(黏附因子)可以使细菌穿透、定植及感染关节组织。其他细菌产物(如由革兰氏阴性菌产生的内毒素、细胞壁骨架成分、革兰氏阳性菌产生的外毒素、细菌抗原与宿主抗体结合产生的免疫复合物)都会促发炎症反应。

多核中性粒细胞(polymorphonuclear neutrophils,PMN)迁移进入关节,吞噬感染性病原体。在吞噬病菌的同时引起 PMN 自溶,释放溶酶体酶进入关节,造成滑膜、韧带及软骨的损伤。因此,PMN 既是宿主的主要防御系统,也是引起关节损伤的主要原因。关节软骨可以在数小时或数天内被破坏。

即使应用抗生素控制了感染,滑膜炎症也可偶尔继续存在。特别是淋球菌感染的病例,持续存在的细菌抗原碎片或感染会改变软骨,使其变成抗原,辅以细菌成分参与免疫调节,造成慢性"无菌性"滑膜炎。

症状及体征

数小时到数天里,患者发展为中、重度的关节痛。皮温高、压痛、积液,主动及被动运动受限,有时可以发红。全身症状可以很轻微甚至没有。

婴儿和儿童可出现肢体有限的自发运动(假瘫)、烦躁不安、喂养障碍,以及高热、低热或无发热。

淋球菌性关节炎 淋球菌性关节炎通常会导致典型的皮炎-多关节炎-腱鞘炎综合征。

典型表现为：发热(5~7日)及多样皮损(瘀点、丘疹、脓疱、血疱或大疱和坏疽)，多见于黏膜表面及躯干、手或下肢，游走性关节痛、关节炎、腱鞘炎，累及一个或多个关节，多见于手上的小关节、腕、肘、膝及踝关节，中轴关节少见。

然而，来源于黏膜的感染(如尿道炎、宫颈炎)可以没有症状。

非淋球菌感染性关节炎 非淋球菌感染性关节炎会导致逐渐加重的中、重度的关节痛，运动或加压时疼痛加剧。受累关节大多表现为红、肿、热。近50%的患者体温正常或有低热，20%的患者有寒战。毒性强的病原体(如金黄色葡萄球菌、铜绿假单胞菌)通常会引起暴发性关节炎，而毒性弱的病原体(如凝固酶阴性的葡萄球菌、痤疮丙酸杆菌)引起的关节炎症状较轻。

在**成年人**中，80%非淋菌性细菌性关节炎影响单关节，且通常发生在一个外周关节：膝、髋、肩、腕、踝或肘。在**儿童**中，≥90%的患者影响单关节，膝(39%)、髋(26%)、踝(13%)。

多关节受累多见于免疫抑制、有潜在慢性关节炎(如RA、骨关节炎)或有链球菌感染的患者。在注射使用成瘾药物的人和留置静脉导管的患者中，通常累及的是中轴关节(如胸锁关节、肋软骨、髋、肩关节、脊柱、耻骨联合和骶髂关节)。流感病毒可能会导致类似淋球菌感染的皮炎-关节炎综合征。

继发于咬伤的感染性关节炎 被人、狗或猫咬后引起的关节感染通常发生在48小时内。

鼠咬后还会在2~10日内引起全身症状，如发热、皮疹、关节痛、关节炎及局部淋巴结病。

病毒感染性关节炎 病毒感染性关节炎的症状有时与急性非淋球菌感染性关节炎类似，且比细菌性关节炎更容易发展成多关节累及。

博氏疏螺旋体 感染性关节炎：博氏疏螺旋体关节感染的患者还会有一些莱姆病的症状(参见第1536页)或仅有急性单关节炎或寡关节炎的表现。

类似RA的多关节症状是不常见的，更有可能是另一种疾病。

诊断

- 关节穿刺术，滑液检查和培养
- 血培养
- 有时需影像学检查
- 通常需要血常规和红细胞沉降率(或C反应蛋白)检查

急性起病的单关节炎以及其他特殊感染性关节炎的症状组合(如播散性淋球菌感染的游走性多关节痛、滑膜炎和典型皮损，莱姆病的游走性红斑或其他症状和体征)需要怀疑有感染性关节炎可能，参见第1536页。

接受免疫抑制治疗(如糖皮质激素、TNF抑制剂)且有危险因素的患者(如RA)、关节假体置换术后，或有可以播散至关节的关节外感染(如生殖器的淋球菌感染、肺炎、菌血症、任何厌氧菌感染)，即使关节症状比较轻，也需要引起高度怀疑。

> **经验与提示**
>
> - 即使患者有已知疾病(如RA)可以解释关节积液原因，但在有细菌性感染性关节炎征象的关节积液的患者中还是需要做一个关节穿刺术和滑液培养排除关节感染

普通关节炎 滑液检查：是诊断的基石。取得的滑液进行细胞计数和通过革兰氏染色，需氧和厌氧培养以及晶体检测进行鉴别。恶臭的滑液提示厌氧菌感染。急性感染的关节内取出的滑液样本中，WBC计数通常>20 000/μl(有时>100 000/μl)，中性粒细胞>95%。非淋球菌性关节炎的WBC计数比淋球菌感染性关节炎更高。在早期或经过初步治疗后的关节感染中，WBC计数会降低。革兰氏染色仅可以提示50%~75%急性细菌性关节炎的病原体，以葡萄球菌多见。若呈阳性，革兰氏染色有提示意义，而培养则是明确诊断。晶体的存在不能除外合并感染性关节炎。有时滑液分析很难鉴别感染和其他滑液炎症。如果临床方法或滑液分析都不能做出鉴别，那么在培养结果出来前，尚不能做出感染性关节炎的诊断。

血液检查：如血培养、血常规和红细胞沉降率(或C反应蛋白)，通常都需检测。然而，正常的结果不能排除感染。同样地，与感染性关节炎一样，WBC计数、红细胞沉降率或C反应蛋白在非感染性关节炎(包括痛风)中也会升高。血清尿酸水平不应被用于诊断或排除痛风性关节炎的唯一依据，因为其可以是正常或甚至较低。

X线平片：受累关节的X线平片检查不是诊断急性感染的手段，但可以除外其他问题(如骨折)。早期急性细菌性关节炎在X线上的表现仅限于软组织肿胀和滑膜渗液征象。未治疗的细菌感染经过10~14日后，可能出现破坏性改变如关节间隙变窄(反映关节软骨破坏)，骨侵蚀和软骨下骨髓炎病灶可能出现。关节腔内见到气体，提示大肠埃希菌或厌氧菌感染。

MRI用于检查不易进行关节抽吸术的关节(如中轴关节)。MRI或超声可以用于渗出或脓肿的定位，便于抽吸或引流，既可以诊断又可以治疗。MRI可以提供并发骨髓炎的早期征象。^{99m}Tc骨扫描在感染性关节炎中可有假阴性。而且，因为在炎性滑膜和代谢活跃的骨骼中，均可见丰富的血流和同位素摄入增加，在非感染性的关节炎如痛风中可呈假阳性结果。核素显像和MRI不能鉴别晶体诱导的关节炎。

淋球菌性关节炎 如果怀疑是淋球菌性关节炎，可立即取血样和滑液标本接种于非选择性巧克力平板上。此外，从尿道、子宫颈内膜、直肠和咽部采集的样本应该接种于选择性的塞尔马丁培养基进行培养。常被用于诊断生殖器淋球菌感染的滑液核酸检测仅在专业实验室里完成。还需进行生殖器病原体培养或DNA检测。血培养可能在感染第一周呈阳性，可以协助微生物诊断。

单纯化脓性关节炎的滑液培养结果多为阳性，皮损处取得的液体培养也可能为阳性。如果根据临床标准怀疑有播散

淋球菌感染,即便淋球菌培养阴性,也认为感染是存在的,对抗生素的临床反应(预期5~7日内)可以帮助确定诊断。

预后

急性非淋球菌性关节炎 会破坏关节软骨,在数小时或数天内持续破坏关节。

而**淋球菌性关节炎**则通常不会持续破坏关节。可增加感染性关节炎易感性的危险因素同样也可以增加疾病的严重度。在RA患者中,关节功能预后会相当差,死亡率也会上升。

治疗

- 静脉注射抗生素
- 感染关节穿刺排脓(急性非淋球菌感染性关节炎或任何有持续渗出的脓毒性关节炎)

抗生素治疗 起始的抗生素选择应覆盖最可能的病原体并在培养及药敏结果的基础上进行调整。

淋球菌性关节炎: 可静脉使用头孢曲松1g/d,每日1次,至少用至症状及体征缓解24小时后,继以头孢克肟400mg口服,每日2次,共7日。氟喹诺酮类如环丙沙星750mg口服,每日2次,可用于对β-内酰胺类过敏的患者,且药敏提示对该病原体敏感不需要进行关节引流术及清创术。合并生殖器衣原体感染者需同时治疗,通常应用7日多西环素100mg,每日2次口服或阿奇霉素1g口服单次治疗。必要时与患者有性接触者也需同时治疗(参见第1546页)。

如果革兰氏染色结果怀疑有**非淋菌性革兰氏阳性感染**的成人,以下是经验性的选择:

- 半合成青霉素(如奈夫西林2g静脉用,每4小时1次)
- 头孢菌素(如头孢唑啉2g静脉用每8小时1次)
- 万古霉素1g静脉用每12小时1次(如果从社区分离的金黄色葡萄球菌对甲氧西林耐药)

疑为革兰氏阴性菌感染时(如接受免疫抑制治疗或有严重的并发症,注射药物成瘾,近期应用过抗生素,或留置血管导管),经验治疗包括静脉用有抗假单孢菌活性的第三代头孢菌素(如头孢他啶2g静脉用每8小时1次),如果感染严重,可加用氨基糖苷类药物。

新生儿: 应在治疗初期联合应用覆盖革兰氏阳性菌感染(如奈夫西林,万古霉素)及覆盖革兰氏阴性菌感染(如庆大霉素或第三代头孢菌素,如头孢噻肟)的抗生素。

>3个月年龄的**孩子**治疗初期类似于成人。静脉用抗生素需应用至临床症状明显改善(通常2~4周),然后需口服大剂量的抗生素,根据临床反应再用2~6周。

链球菌和嗜血杆菌感染通常需静脉治疗后再继以2周的口服抗生素即可根除。

葡萄球菌感染则至少需抗生素治疗3周,通常是6周或更长的时间,特别是有节炎病史或诊断有延误的患者。

其他治疗 除了应用抗生素外,对**急性非淋球菌关节炎**患者,用大号针头抽取关节脓液,每日至少一次,并定时冲洗,关节内镜冲洗或关节切开清创。对感染的RA关节,一般需早期积极的外科干预及引流。

对于有持续渗出的**淋球菌性关节炎**,必要时可重复脓液穿刺和引流。急性细菌性关节炎在最初几天内可以上夹板以缓解疼痛,在能忍受的情况下,尽早进行主动及被动的运动训练及肌力强度训练,以预防挛缩。NSAIDS可以帮助减轻疼痛和炎症。在急性感染期间应避免关节内应用糖皮质激素。

病毒性关节炎和继发于咬伤的关节炎: 病毒性关节炎应给予支持治疗。

咬伤的伤口应用抗生素治疗,必要时外科引流(参见第2634页)。

> ● **关键点**
>
> - 淋球菌性关节炎的急性炎症比非淋球菌性细菌性关节炎表现轻
> - 如果患者有急性单关节炎,需怀疑感染性关节炎可能,特别是在有危险因素的患者中,或检查提示其他特殊感染关节综合征
> - 滑液检查和培养用于确诊或排除诊断;X线和常规实验室检查通常意义不大
> - 尽快诊断和治疗感染性关节炎,尤其非淋菌性细菌性关节炎
> - 根据临床症状和革兰氏染色的结果针对可疑病原体直接进行抗生素治疗

慢性感染性关节炎

慢性感染性关节炎在数周内发展起来,通常由分枝杆菌、真菌或其他一些致病性较弱的细菌引起。

慢性感染性关节炎占感染性关节炎的5%。它可以发生在健康人群中,但患者感染风险增加如合并有以下因素:

- RA
- HIV感染
- 免疫抑制(如血液或其他恶性肿瘤,服用免疫抑制剂)
- 关节假体

可能的病原体有结核分枝杆菌、海洋分枝杆菌、堪萨斯分枝杆菌、念珠菌属、厌酷球孢子菌属、荚膜组织胞浆菌、新型隐球菌、皮炎芽生菌、申克孢子丝菌、曲霉菌、衣氏放线菌和布鲁菌属。

莱姆病关节炎通常是急性的,也可以是慢性的和复发性的。

不常见的机会菌感染见于血液恶性肿瘤或HIV感染者或服用免疫抑制剂患者。病程持续或对常规抗生素治疗无效,提示有分枝杆菌或真菌的感染。

在慢性感染性关节炎中,滑膜可增殖,可侵蚀关节软骨和软骨下骨。起病通常无痛,逐渐发展出现肿胀,轻度皮温升高,很少或没有关节区的红肿,可能出现轻微疼痛。通常为单关节受累。

除常规检查外,患者还需进行滑液或滑膜组织的真菌和分枝杆菌的培养。

X线平片表现可能与急性感染性关节炎不同,关节间隙可以维持更久,且出现边缘骨侵蚀和骨质硬化现象。

分枝杆菌和真菌引起的关节感染需长期治疗。分枝杆

菌通常需要联合应用多种抗生素，并根据药敏结果进行调整。

关节假体置换后感染性关节炎

关节假体置换后有急性和慢性感染的风险，可导致败血症，使关节感染的发病率和死亡率上升。

病因

关节假体置换的感染较普通关节感染常见。通常是因围术期带入细菌至关节中或是由皮肤感染、肺炎、牙科操作、侵入性操作、尿路感染或跌倒引起的术后菌血症所致。有2/3患者的感染发生在关节置换术后1年以内。在术后开始的数月内，由金黄色葡萄球菌引起的感染占50%，混合菌感染占35%，革兰氏阴性菌感染占10%，厌氧菌感染占5%。痤疮丙酸杆菌在感染的假体肩关节特别常见，并且可能需要延长培养时间（最多2周）供检测。念珠菌属感染人工关节的病例<5%。

症状及体征

有25%的患者在起病的2周前有跌倒史，而20%的患者既往有外科手术修复史。

某些患者有似乎痊愈的术后伤口感染史，在痊愈数月后发展为休息或关节承重时的持续性关节痛。

症状和体征包括疼痛、肿胀、活动受限，体温可正常。

诊断

- 临床、微生物、病理、影像学标准

诊断需要联合临床、微生物、病理和影像学标准。假体和窦道之间的相通也要考虑诊断感染。

滑液分析应进行细胞计数和培养。X线可显示假体松动或骨膜反应，但不是诊断性的。^{99m}Tc骨扫描和铟标记的白细胞扫描比X线更敏感，但是可能在术后早期缺乏特异性。假体周围组织可在手术时送培养和组织分析。

治疗

- 关节切开术和清创术
- 长期全身应用抗生素治疗

关节假体置换的感染需接受长期治疗，通常包括手术摘除关节假体，仔细清除骨水泥、脓肿和失活的组织。立即进行假体修正或放置抗生素浸染的垫片，随即行清创术，2~4个月后植入新的经抗生素浸润骨水泥的关节。

所有病例都需使用长期全身抗生素治疗；经验性治疗在术中取培养后立即开始，通常需联合应用覆盖耐甲氧西林的革兰氏阳性病原体（如万古霉素1g静脉用每12小时1次）及需氧革兰氏阴性病原体（如哌拉西林-他唑巴坦3.375g静脉用每6小时1次或头孢他啶2g静脉用每8小时1次）的抗生素，根据培养和药敏试验结果调整。

不管是即刻或择期手术，仍有38%新假体感染的发生率。如果患者不能耐受手术，也可尝试单独长期抗生素治疗。

关节切除成形术伴或不伴融合术通常在感染控制不佳及骨量不足的患者中使用。

预防

在无其他适应证情况下（如心脏瓣膜病），关节假体置换的患者是否需要在牙科手术或泌尿道侵入术前预防性应用抗生素目前没有定论。详细推荐指南可见 www.aaos.org 和 www.idsociety.org 和 www.idsociety.org。

在许多临床中心，会用鼻拭子培养对患者进行金黄色葡萄球菌筛选培养。携带者需在关节假体植入术前应用莫匹罗星软膏去除细菌定植。

骨髓炎

骨髓炎是由细菌、分枝杆菌或真菌引起的炎症及骨破坏。常见的症状为局部骨痛、压痛，伴全身症状（在急性骨髓炎中）或不伴全身症状（在慢性骨髓炎中）。诊断依靠影像学检查和培养。治疗以抗生素为主，有时需手术。

病因

骨髓炎由下列原因引起

- 从感染组织或一个感染的假体关节上开始的全身扩散
- 血源性病原体（血源性骨髓炎）
- 开放性伤口（污染的开放性骨折或骨科手术）

创伤、缺血及异物易导致骨髓炎。骨髓炎可形成深部压疮。

大约80%的骨髓炎是由邻近感染播散或从开放性伤口而来，通常是多种微生物感染。≥50%的病例存在金黄色葡萄球菌感染（包括甲氧西林敏感的和耐药的）。其他常见的细菌包括链球菌、革兰氏阴性肠道病原体和厌氧菌。由邻近播散的骨髓炎通常位于足部（在糖尿病或外周血管疾病患者中）、创伤或手术的骨穿透处、放疗的损伤处或压疮的邻近骨如髋骨和骶骨处。鼻窦、牙龈或牙齿感染也会播散至骨骼。

血行传播的骨髓炎通常由单种微生物引起。革兰氏阳性菌在儿童中最常见，通常会影响到胫骨、股骨、肱骨的干骺端。血行传播的骨髓炎在成人中常影响椎骨。成人的危险因素有：老龄、体质弱、血透、镰刀细胞病及注射吸毒者。常见的病原体包括以下几种：

- 在老年、体弱或接受血液透析的成人中：金黄色葡萄球菌[耐甲氧西林金黄色葡萄球菌（MRSA）常见]和肠溶革兰氏阴性菌
- 在注射吸毒者中：金黄色葡萄球菌、铜绿假单胞菌和沙雷菌属
- 在镰状细胞病、肝病或免疫功能低下患者中：沙门菌属

真菌和分枝杆菌会在免疫低下患者以及地区流行的组织胞浆菌病、酵母病或球孢子菌病患者中导致血源性播散性骨髓炎。多累及椎骨。

病理生理

骨髓炎会使局部血管闭塞，引起骨坏死和局部感染扩散。感染可穿过骨皮质播散至骨膜下，并形成皮下脓肿，后者会自发性穿透皮肤而流出。

在椎骨骨髓炎中，可形成椎旁脓肿或硬膜外脓肿。如果急性脊髓炎未完全治愈，可发展为低级别的慢性骨髓炎。

症状及体征

外周骨的**急性骨髓炎**通常会有体重减轻、乏力、发热和局部红、肿、热、痛。

椎骨骨髓炎通常引起局限性背痛、压痛伴有椎旁肌肉痉挛，保守治疗无效。疾病进一步进展可能导致脊髓或神经根

压迫，导致根性疼痛和下肢无力或麻木。患者通常不发热。

慢性骨髓炎 通常引起间断性（数月至数年）骨痛，压痛和窦道排脓。

诊断

- 红细胞沉降率或C反应蛋白
- X线、MRI或放射性骨扫描
- 骨培养和/或脓肿培养

如果出现局限性的外周骨痛、发热、乏力或局部反复发作的椎骨痛，特别是那些有近期败血症风险的患者，则提示**急性骨髓炎**可能。

持续性局限性骨痛 需怀疑慢性骨髓炎，特别是那些有危险因素的患者。

如果怀疑骨髓炎需行全血细胞计数，ESR，C反应蛋白检查及受累骨骼的X线平片检查。白细胞增多和ESR和CRP升高支持骨髓炎的诊断。但是，ESR和C-反应蛋白可以在炎性疾病，如类风湿关节炎中升高，或在罕见病原体感染中显示正常。因此，这些检验必须结合体检和影像学检查结果来考虑。

X线片在感染后2~4周出现变化，可见骨膜突起、骨破坏、软组织肿胀。在椎骨感染中椎骨变短，邻近感染的椎间盘间隙变窄和邻近的终板破坏。

若X线表现不明确或症状为急性的，CT和MRI检查是目前可供选择的影像学检测手段以确定病变骨骼及显示脓肿的形成（如椎旁或硬膜下脓肿）。

^{99m}Tc放射性骨扫描也可供选择。比起X线平片，骨扫描可以早期发现异常，但无法区别感染、骨折和肿瘤。

^{111}In 标记的白细胞扫描可以更好地鉴别骨扫描中的感染区域。

细菌学诊断对于骨髓炎的优化治疗是必要的。通过骨的穿刺、手术活检和脓肿的抽吸或清创时的坏死组织可行细菌培养和药敏试验。从窦道取到的标本培养结果对诊断骨髓炎是不可靠的。活检和培养应该在抗生素治疗之前进行，除非患者出现休克或神经功能障碍。

治疗
- 抗生素

- 对于脓肿、全身症状、潜在的脊柱不稳定或大范围坏死骨组织需要进行外科手术

抗生素 在培养及药敏结果出来之前，应选择对革兰氏阳性及阴性菌均有作用的抗生素。

针对**急性血源性骨髓炎**，最初的抗生素应包括耐青霉素酶的半合成青霉素（如萘夫西林或苯唑西林2g，静脉用，每4小时1次）或万古霉素1g，静脉用，每12小时1次（当社区MRSA流行时）及三代或四代的头孢菌素（如头孢他啶2g，静脉用，每8小时1次或头孢吡肟2g，静脉用，每12小时1次）。

由邻近组织感染引起的**慢性骨髓炎**的经验性治疗除了覆盖革兰氏阳性和阴性菌外，还需覆盖厌氧菌，特别是糖尿病患者。常用氨苄西林三唑巴坦3g，静脉用，每6小时1次或哌拉西林他唑巴坦3.375g，静脉用，每6小时1次，如果感染严重或MRSA流行可加用万古霉素1g，静脉用，每12小时1次。抗生素必须静脉给药，疗程4~8周，根据培养结果调整。

手术 如果症状持续（如发热、无力、体重下降）或存在大范围骨破坏，就需对坏死组织行外科清创术。要对脊柱旁或硬膜外脓肿需进行外科清创引流，以预防脊柱受累。较大的手术缺损需进行皮肤或带蒂移植物闭合创口。术后需持续应用广谱抗生素>3周。可能需要长期抗生素治疗。

> **关键点**
> - 多数骨髓炎是由邻近感染播散或从开放性的伤口而来，通常是多种微生物感染，和/或包括金黄色葡萄球菌。
> - 如果出现局限性外周骨痛、发热、乏力或局部反复发作的椎骨痛和压痛，特别是那些有近期败血症风险的患者，则提示骨髓炎可能
> - 进行CT或MRI检查，因为X线上骨髓炎的证据通常>2周后出现
> - 初始应用广谱抗生素治疗
> - 基于骨组织培养结果而治疗以获得最好的预后

39. 关 节 疾 病

关节疾病可以表现为炎性（类风湿关节炎，脊柱关节病，晶体诱导的关节炎或相对炎性较轻的骨关节炎，神经源性关节病）。晶体诱导的关节炎和感染性关节炎会在本手册的其他章节讨论。

类风湿关节炎

类风湿关节炎（rheumatoid arthritis，RA）是一种主要累及关节的慢性系统性自身免疫性疾病。RA的关节破坏由细胞因子、趋化因子和金属蛋白酶介导。对称性外周关节炎（如腕关节和掌指关节）是RA的主要特征。受累关节结构进行性破坏，并常伴有全身症状。诊断依靠特异性的临床表现、实验室检查和影像学特征。治疗包括药物、功能锻炼，有时需外科手术。改善病情的抗风湿药物有助于控制症状和减缓疾病进展。

RA在人群中的患病率约1%。女性患病率比男性高2~3倍。任何年龄均可起病,但更多见于35~50岁。儿童(参见第2321页,幼年特发性关节炎)或老年人也可发病。

病因

类风湿关节炎的确切病因不明,有自身免疫因素参与其中,也有许多其他因素共同作用。目前认为它有一定的遗传倾向,白种人患者在组织相容性抗原Ⅱ类分子的HLA-DR β1上享有共同表位。未知的或未经证实的环境因素(如病毒感染、吸烟)被认为在触发和维持关节炎症中起一定的作用。

病理生理

突出的免疫学异常包括存在于炎症血管中、由滑膜衬里细胞产生的免疫复合物。浆细胞可产生抗体[如类风湿因子(RF)、抗环瓜氨酸肽抗体(anti-CCP)],从而促进免疫复合物的形成,但即使RF阴性,也可出现侵蚀性关节炎。巨噬细胞也在疾病早期阶段迁移到受累滑膜中;巨噬细胞来源的衬里细胞增加与血管炎症都是突出的病理表现。浸润滑膜组织的淋巴细胞主要是$CD4^+$ T细胞。巨噬细胞和淋巴细胞可在滑膜中产生促炎症细胞因子和趋化因子[如TNF-α、粒-巨噬细胞集落刺激因子(GM-CSF)、多种白介素和γ干扰素]。炎症介质和各种酶的释放可导致类风湿关节炎的全身和关节病变包括软骨和骨的破坏。

在关节慢性受累的过程中,原本纤薄的滑膜发生增殖、增厚,形成许多绒毛状皱褶。滑膜衬里细胞可产生多种物质,其中包括能加重软骨破坏的胶原酶和基质溶解素;能造成软骨破坏、激活破骨细胞介导骨吸收及滑膜炎的白介素-1和肿瘤坏死因子-α;以及强化炎症反应的前列腺素。还可出现纤维蛋白沉积、纤维化及坏死等病理改变。高度增生的滑膜组织(血管翳)释放上述炎性介质,侵蚀软骨、软骨下骨、关节囊及韧带。多形核白细胞(PMN)在滑液中约占白细胞总数的60%。

约30%患者有类风湿结节。这些结节实质上是肉芽肿,其中央为坏死区,周围被栅栏状增生的巨噬细胞包裹,最外层为淋巴细胞、浆细胞和成纤维细胞。在许多内脏器官亦可出现类风湿结节和血管炎病变。

症状及体征

类风湿关节炎通常隐匿起病,以全身或关节症状首发。全身症状包括受累关节的晨僵、午后乏力和不适感、食欲减退、全身虚弱、偶发低热。关节症状包括疼痛、肿胀和僵硬。

本病在起病前六年往往快速进展,特别是第一年里;前十年中80%的患者可出现永久的关节畸形。很难对患者的病程进行个体化的预测。

对称分布是RA关节病变的特征。晨起后持续>60分钟的关节僵硬是典型表现,但关节僵硬也可出现在长时间关节不活动后(称为胶凝状态)。受累关节可有红肿热痛及活动受限。主要受累关节如下:

- 腕关节、示指和中指的掌指关节最常受累
- 近端指间关节(PIP)
- 跖趾关节
- 肩关节
- 肘关节
- 髋关节
- 膝关节
- 踝关节

尽管理论上任何关节都会受累,但远端指间关节(DIP)受累较少见。除了上颈椎,中轴关节亦很少受累。滑膜的增生常有迹可循。因为关节囊内压力升高会促使患者维持关节屈曲状态以减轻疼痛。关节畸形可发展迅速,尤其是屈曲挛缩;手指尺侧偏斜伴伸肌肌腱从掌指关节尺侧滑脱是本病典型的体征,如天鹅颈和纽扣花样畸形(参见第258页,图37-1)。还可见因关节囊过度拉伸引起的关节稳定性下降。腕关节滑膜炎压迫正中神经可致腕管综合征。部分患者可形成腘窝囊肿(贝克囊肿),导致小腿后部肿痛,提示深静脉血栓可能。

关节外表现 皮下类风湿结节:一般不是早期表现,但最终会有多达30%的患者有此表现,多位于受压和慢性机械性刺激的部位(如前臂伸侧、掌指关节、枕部)。内脏结节(如肺部结节)通常没有症状,常见于严重类风湿关节炎。如果不活检,无法鉴别肺部结节是否与RA或其他原因相关。

其他关节外表现包括引起小腿部溃疡和多发性单神经炎的血管炎、胸膜腔或心包积液、肺部浸润或肺纤维化、心包炎、心肌炎、淋巴结肿、费尔蒂综合征(Felty syndrome)、干燥综合征、巩膜软化、巩膜外层炎。颈椎受累可导致寰枢椎半脱位和脊髓压迫;伸颈时(如气管插管时)半脱位会加重。需要注意的是,颈椎不稳定多无症状。

诊断

- 临床标准
- 血清类风湿因子(RF)、抗环瓜氨酸肽抗体(抗CCP)、ESR或C反应蛋白(CRP)
- X线片

有多关节炎、对称性关节炎,特别是腕关节和示指、中指掌指关节受累的患者应怀疑类风湿关节炎。RA分类标准(表39-1)包含RF、抗CCP、血沉和C反应蛋白的实验室检查结果。必须排除其他引起对称性多关节炎的原因,尤其是丙型肝炎。患者应行血清类风湿因子检测、手和腕关节的X线片和受累关节的基线X线片,用于随访将来骨质侵蚀的变化情况。对于有显著腰部症状的患者,应注意和其他疾病鉴别。

表39-1 类风湿关节炎的诊断*

表现	评分
评估标准: • 至少1个关节有明确的滑膜炎临床表现(肿胀) • 滑膜炎不能被其他更合适的疾病解释 RA分类标准是一个评分系统。A~D四项标准的分值相加后≥6分(总共10分)的患者应被分类为RA* A. 受累的关节†	

表现	续表 评分
1 个大关节‡	0
2~10 个大关节	1
1~3 个小关节§（有或没有大关节受累）	2
4~10 个小关节（有或没有大关节受累）	3
>10 个关节‖（至少 1 个小关节）	5
B. 血清学（该项标准至少需要 1 项结果）	
RF 和抗 CCP 均阴性	0
RF 或抗 CCP 弱阳性	2
RF 或抗 CCP 强阳性	3
C. 急性时相反应物（该项分类标准至少需要一项检验结果）	
CRP 和 ESR 在正常范围	0
CRP 或 ESR 升高	1
D. 症状持续时间（根据患者描述）	
<6 周	0
≥6 周	1

* 评分<6 分的患者日后仍可重新评估；随着时间的推移，有的患者最终可满足 RA 的诊断标准。

† 远端指间关节、第一腕掌关节和第一跖趾关节则不包含在评分标准内。

‡ 大关节包括肩、肘、髋、膝和踝关节。

§ 小关节包括掌指关节、近端指间关节、第二至第五跖趾关节、拇指指间关节和腕关节。

‖ 小关节也可包括其他没有特别列出的关节（如颞颌关节、肩锁关节和胸锁关节）。

抗 CCP，抗环瓜氨酸肽抗体；CRP，C 反应蛋白；RF，类风湿因子。

经许可改编自 Aletaha D, Neogi T, Silman AJ, et al. 2010 Rheumatoid arthritis classification criteria; An American College of Rheumatology/European League Against Rheumatism Collaborative Initiative [J]. Arthritis & Rheumatism, 2010, 62 (9): 2569-2581.

类风湿因子（RF）是一组抗人 γ-球蛋白的抗体，存在于大约 70% 的类风湿关节炎患者中。但 RF 在其他疾病中也常可出现较低滴度升高（参考值水平因实验室而异），包括其他结缔组织疾病（如系统性红斑狼疮）、肉芽肿性疾病、慢性感染（如病毒性肝炎、细菌性心内膜炎、结核）和癌症。低滴度的类风湿因子阳性可在 3% 的正常人群和 20% 的老年人中出现。高滴度的类风湿因子阳性可在丙型肝炎患者中出现，有时也在其他慢性感染中出现。乳胶凝集试验检测类风湿因子滴度>1:80 或抗 CCP 抗体阳性支持类风湿关节炎诊断，但需结合临床表现并除外其他疾病。

抗环瓜氨酸多肽抗体（抗 CCP）对于类风湿关节炎有着高度特异性（90%）和敏感性（77%~86%），如同 RF 一样，高滴度也提示预后较差。RF 和抗 CCP 的滴度不随疾病的活动而波动。丙型肝炎患者虽有可能出现 RF 阳性，但不会出现抗 CCP 阳性。

在发病的前几个月内 X 线检查仅能看到软组织肿胀。随后出现关节周围骨质疏松、关节间隙变窄（关节软骨受累）、边缘骨侵蚀。骨侵蚀多在起病第一年内出现，但也可在疾病任何阶段发生。MRI 可能更敏感，尤其在发现早期的关节炎症和侵蚀方面。另外，膝关节软骨下骨异常信号（如骨髓损伤和骨髓水肿）常常提示疾病进展。

RA 确诊后，完善检查有助于发现并发症和预料之外的异常。还需行全血细胞计数及分类。正色素性（或轻度低色素性）正细胞性贫血可见于 80% 的患者；血红蛋白一般>10g/dl。如果血红蛋白≤10g/dl，则考虑是否合并铁缺乏或其他引起贫血的原因。1%~2% 的患者有中性粒细胞减少，常伴脾肿大[费尔蒂综合征（Felty syndrome）]。急性期反应物（如血小板增多、红细胞沉降率增快、C 反应蛋白上升）可反映疾病的活动性。并常伴有轻度的多克隆高 γ 球蛋白血症。90% 活动期患者可出现红细胞沉降率升高。

滑膜检查在任何新发关节积液的鉴别诊断中是必要的，可将类风湿关节炎与其他炎性关节病相鉴别（如化脓性关节炎或晶体诱导的关节炎）。RA 急性关节炎症期，滑液是混浊、黄色的和无菌的，通常含白细胞 10 000~50 000/μl；虽然典型者以多形核白细胞为主，但淋巴细胞和其他单个核细胞也可>50%。滑膜液无结晶发现。

鉴别诊断 许多疾病可以与类风湿关节炎有相似的表现：

- 晶体诱导的关节炎
- 骨关节炎
- 系统性红斑狼疮
- 结节病
- 反应性关节炎
- 银屑病关节炎
- 强直性脊柱炎
- 丙型肝炎相关性关节炎

RF 没有特异性，也可以出现在一些其他的自身免疫性疾病中；抗 CCP 抗体对类风湿关节炎更具特异性。例如丙肝相关性关节炎，该病临床表现与 RA 相似，且 RF 也可以是阳性的，但该病抗 CCP 抗体是阴性的。

有些晶体诱导的关节炎甚至可以符合 RA 的分类标准；但滑液检查可以协助鉴别。如发现结晶则不支持 RA 的诊断。痛风、高胆固醇血症和淀粉样变与 RA 一样也可导致关节受累和皮下结节；必要时需要行结节的穿刺或活检来明确诊断。

若患者有如下表现需鉴别系统性红斑狼疮（SLE）：受日光照射部位的皮肤损害、脱发、口鼻黏膜损害、长病程关节炎却不伴关节侵蚀、关节积液中白细胞计数<2 000/μl（单核细胞为主）、抗双链 DNA 抗体阳性、肾脏病变以及血清补体水平降低。与类风湿关节炎不同，系统性红斑狼疮所致的关节畸形往往因无影像学上的骨侵蚀和软骨破坏而可逆转。

其他结缔组织疾病（如多动脉炎、硬皮病、皮肌炎或多肌炎）或重叠综合征及混合结缔组织病也有类似 RA 的关节炎表现。

结节病、惠普尔病、多中心网状组织细胞增多症和其他系统性疾病均可累及关节；其他临床特征和组织活检可有助于鉴别这些疾病。根据游走性关节受累特点和发病前有链球菌感染的证据（培养或抗"O"滴度变化）可以鉴别急性风湿热。相比之下，类风湿关节炎的关节病变呈进展性，受累关节不断增多。

反应性关节炎可通过前驱的消化道或泌尿道的症状、非对称性的跟腱、骶髂关节和下肢大关节受累及疼痛、结膜炎、虹膜炎、无痛性口腔溃疡、环状龟头炎或掌跖及其他部位的脓溢性皮肤角化症来鉴别。

银屑病关节炎往往关节受累是不对称的，而且一般没有RF升高，但在缺乏银屑病特征性指甲或皮肤损害时鉴别较困难。远端指间关节（DIP）受累、损毁型关节炎强烈提示该病，可出现指/趾弥漫性肿胀（腊肠指/趾）。

强直性脊柱炎多有脊柱和中轴关节受累而无皮下结节，RF检测阴性，而HLA-B27阳性率可达90%，这些均有助于鉴别。

骨关节炎受累关节与RA不同，无类风湿结节、缺少全身症状、RF升高不显著、滑膜液中白细胞<2 000/μl等可与之鉴别。手骨关节炎最常累及DIP关节、拇指指根和PIP关节，有时累及掌指关节，但一般不累及腕关节。RA不累及DIP关节。

预后

类风湿关节炎可使患者的预期寿命减少3~7年，心脏病、感染和消化道出血为主要死因，其他还包括药物治疗、恶性肿瘤与其他基础疾病。

即使给予充分治疗，仍有至少10%的患者最终会发展为严重残疾。白种人和女性的预后更差，有皮下结节、起病年龄较晚、≥20个关节的炎症、早期有骨侵蚀、长期吸烟、红细胞沉降率、RF或抗CCP抗体水平高者预后也不佳。

治疗

- 支持治疗（如戒烟、营养、休息、物理治疗和止痛治疗）
- 改善病情抗风湿药物
- NSAID根据需要用于镇痛

治疗包括平衡休息与锻炼、补充足够营养、物理治疗和药物治疗，有时需手术治疗。[请参阅欧洲抗风湿病联盟2013年更新的EULAR类风湿关节炎合成类及生物类改善病情抗风湿药物治疗指南（EULAR Recommendations for the Management of Rheumatoid Arthritis with Synthetic and Biological Disease-Modifying Antirheumatic Drugs）。]

生活方式的改进措施 几乎不建议哪怕较短时间的完全卧床，但鼓励适时休息。

正常饮食即可满足需要。很少有食物引起的RA加重；没有特别的食物经证实可加重RA。饮食疗法多为骗局，不做推荐。用ω3脂肪酸（在鱼油中）替代ω6脂肪酸（在肉中）可能通过一过性减少前列腺素的产生和调节肠道菌群而减轻部分患者的症状。戒烟可以增加预期寿命。

物理治疗 夹板固定能减轻局部炎症，缓解疼痛和神经压迫症状。关节局部冷敷可以暂时减轻肿痛。矫形鞋和运动鞋提供较好的足跟和足弓支撑，有助于缓解病痛；跖趾关节后部（近端）增加支撑可减轻承重带来的疼痛。严重畸形的关节可能需要特制的鞋子。作业疗法和自助器具可帮助提高类风湿关节炎致残患者的自理能力。

患者需要在可耐受范围内最大限度地锻炼。在急性炎症期，被动活动范围训练有助于预防屈曲挛缩。热疗也许会有帮助。在热水中进行局部的运动范围锻炼，可以缓解肌肉的痉挛和僵硬，改善肌肉功能。在炎症开始消退后锻炼可更有效地预防挛缩和帮助肌力恢复；但为恢复肌量和维持关节活动范围而进行的主动运动（包括散步和针对受累关节的活动）不应使患者过度疲劳。有屈曲挛缩的患者应进行拉伸运动、投掷运动或使用逐渐增加关节伸展范围的固定术（如夹板疗法），逐渐增加关节张开范围。石蜡浴可温暖手指，使手指易于活动。

专业治疗师的按摩、牵引、透热疗法或超声法深部加热能够有效辅助抗炎药物治疗。

手术 内科治疗无效可考虑手术。需根据病情及患者的预期考虑是否手术。例如，手和前臂畸形会在康复阶段限制患者使用拐杖；膝关节和双足严重受累可降低髋关节手术的获益。对每一个患者需设置合理的手术目标，且需考虑治疗是否有益于改善功能；纠正手指的尺侧偏斜并不能改善手的功能。疾病活动时可以进行手术。

如果关节损害严重妨碍功能，有指征行人工关节置换术；全髋关节和全膝关节置换一般都能成功。人工髋关节和膝关节不能承受激烈运动（如竞技体育）。切除疼痛的半脱位跖趾关节可使行走功能极大地恢复。拇指融合术可增加患者捏夹动作的稳定性。C1~2椎体半脱位伴严重疼痛或潜在脊髓压迫时需进行颈椎融合术。关节镜下或开放滑膜切除术可暂时减轻关节炎症，若疾病活动未有效控制，炎症仍可再发。

治疗类风湿关节炎的药物

药物治疗的目的是通过减轻炎症来防止关节侵蚀、畸形和关节功能丧失。改善病情抗风湿药物（DMARD）需尽早使用，且通常联合使用。其他药物包括生物制剂如肿瘤坏死因子-α（TNF-α）拮抗剂和白介素-1（IL-1）受体拮抗剂、白介素-6（IL-6）阻滞剂、B细胞清除剂、Jak抑制剂可能对减缓类风湿关节炎进展有效。NSAID能减轻类风湿关节炎的疼痛，但不能防止关节侵蚀和疾病进展，因此仅作为辅助治疗。加用低剂量的全身糖皮质激素（泼尼松<10mg/d）可控制严重的多关节症状，用于DMARD起效前的桥接治疗。关节内注射糖皮质激素可以减轻严重的单关节或少关节的症状，但即使低剂量应用也可代谢相关的副作用。

最佳药物的组合方式目前仍不清楚。但一些数据提示不同类型药物之间的组合优于DMARD单药序贯或多药联合（如甲氨蝶呤加其他DMARD、快速减量的泼尼松加一种DMARD、甲氨蝶呤加一种TNF-α拮抗剂或一种TNF-α拮抗剂加一种DMARD）。在一般情况下，生物制剂之间不联合用药，否则会增加感染概率。举例说明初始治疗可以如下：

- 甲氨蝶呤7.5mg口服，每周一次，同时叶酸1mg口服，每日1次
- 如果疗效不明显而患者可以耐受，3~5周后提高甲氨蝶呤剂量，最多可予25mg口服或注射，每周一次
- 如果疗效仍不明显，可联合生物制剂治疗。或使用甲氨蝶呤、羟氯喹、柳氮磺胺吡啶的三药联合治疗

来氟米特可作为甲氨蝶呤的替代用药或与其联用，但需密切监测患者的肝功能和血常规。

非甾体抗炎药 阿司匹林在类风湿关节炎中已不再使用，因为如需达到有效剂量常有毒性。一般应用一种NSAID（表39-2），但患者可能因为需要抗血小板、保护心脏而同时

表 39-2 类风湿关节炎的非甾体抗炎药物治疗

药物	常用剂量（口服）	推荐每日最大剂量
双氯芬酸	75mg bid，或 50mg tid 100mg qd（缓释剂）	150mg
非选择性 NSAID		
依托度酸	300～500mg bid	1 200mg
非诺洛芬	300～600mg qid	3 200mg
氟比洛芬	100mg bid 或 tid	300mg
布洛芬	400～800mg qid	3 200mg
吲哚美辛	25mg tid 或 qid 75mg bid（缓释剂）	200mg
酮洛芬	50～75mg qid 200mg qd（缓释剂）	300mg
甲氯芬那酸	50mg tid 或 qid	400mg
萘丁美酮	1 000～2 000mg/d，qd 或分次服用	2 000mg
萘普生	250～500mg bid	1 500mg
奥沙普秦	1 200mg qd	1 800mg
吡罗昔康	20mg qd	20mg
舒林酸	150～200mg bid	400mg
托美丁	400mg tid	1 800mg
COX-2 选择性 NSAID		
塞来昔布	200mg qd 或 bid	400mg
美洛昔康*	7.5mg qd	15mg

* 这种药物的 COX-2 特异性目前还不清楚。
COX，环氧化酶。

服用≤325mg/d 剂量的阿司匹林。因为 NSAID 达到最大效果时需两周时间，所以不应太勤于加量。可增加药物用量直到达到最大疗效或剂量。所有 NSAID 药物仅用来缓解 RA 症状、减轻炎症，但并不改变疾病的病程，所以只能用于辅助治疗。

NSAID 抑制环氧合酶（COX），从而减少前列腺素的产生。由环氧化酶-1（COX-1）催化产生的前列腺素对人体的许多部位都起着重要作用（如保护胃黏膜和抑制血小板黏附）。而由环氧化酶-2（COX-2）催化产生的另一些前列腺素则与炎症反应相关。选择性 COX-2 抑制剂，也称为昔布类药物（如塞来昔布）与非选择性 NSAID 作用相当，而且消化道副反应较小，但肾毒性并没有减少。

既往有消化性溃疡和消化不良病史的患者应避免使用昔布类以外的 NSAID 药物。其他可能的副作用包括头痛、意识模糊和其他中枢神经系统（CNS）症状、血压升高、原有的高血压进一步加重、水肿和血小板功能下降。NSAID 药物增加心血管风险（参见第 1754 页）。因为肾前列腺素受到抑制，肌酐水平可能可逆性升高，偶可引起间质性肾炎。服用阿司匹林可引起荨麻疹、鼻炎或哮喘，但服用其他 NSAID 也可能发生同样的问题，改用塞来昔布或许可以避免。

传统的改善病情抗风湿药物（DMARD） （表 39-3 特殊剂量具体药物信息和一些治疗 RA 药物的副作用。）

DMARD 可减缓类风湿关节炎的病程，在几乎所有的类风湿关节炎的患者中都推荐使用。不同 DMARD 的化学及药理机制也各不相同。大多均需数周或数月后才能起效。总体上约 2/3 的患者治疗有效，达到完全缓解的患者也越来越多。研究显示许多 DMARD 可减轻影像学上的关节破坏，表明这些药物能减轻疾病的活动。患者需知晓 DMARD 的风险并严密监测药物的毒性作用。

表 39-3 其他治疗类风湿关节炎的药物

药物	剂量	不良反应
传统的改善病情抗风湿药物（DMARD）		
羟氯喹	5mg/kg，qd（随早餐或晚餐）口服，也可分两次服用（如 2.5mg/kg q12h）	常见轻度皮疹 肌病 角膜混浊（通常可逆） 偶见不可逆的视网膜退行性变
来氟米特	每次 20mg po，qd 如发生不良反应，减量至每次 10mg，qd	皮肤反应 肝损 脱发 腹泻
甲氨蝶呤	每周口服一次，从 7.5mg 起始，逐渐增加至所需剂量，最大剂量为 25mg 如剂量>20mg/周，最好采用皮下注射以保证生物利用度	肝纤维化（呈剂量相关性，常可逆） 恶心 可有骨髓抑制 胃炎 罕见间质性肺炎（可能致死）
柳氮磺胺吡啶*	起始剂量：每晚一次，每次 500mg po，可增至早 500mg，晚 1 000mg，并再增至 bid，每次 1 000～1 500mg	骨髓抑制 胃部症状 中性粒细胞减少 溶血 肝炎

续表

药物	剂量	不良反应
糖皮质激素（关节内注射）		
醋酸甲泼尼龙	根据注射关节决定	长期使用：罕见注射部位感染
醋酸曲安奈德	根据注射关节决定	
己酸曲安奈德	10~40mg，根据注射关节决定	
糖皮质激素（全身使用）		
泼尼松	尽量不超过每次 7.5mg po，qd（除非患者有严重的全身表现）	长期使用： • 体重增加 • 糖尿病 • 高血压 • 骨质疏松
泼尼松龙		
免疫调节、细胞毒性或免疫抑制药物		
硫唑嘌呤	起始剂量：1mg/kg（50~100mg），qd 或分两次口服，6~8 周后日剂量可增加 0.5mg/kg†，此后每 4 周加量一次，直至日剂量达上限 2.5mg/kg	肝毒性 骨髓抑制 肿瘤风险可能增加（如淋巴瘤、非黑色素瘤皮肤癌）
环孢素	每次 50mg po，不应超过 bid，每次 1.75mg/kg	与环孢素合用，可增加肾脏损害、高血压和糖尿病的风险
生物制剂		
阿巴西普	体重<60kg 者，静脉输注 500mg 体重 60~100kg 者，静脉输注 750mg 体重>100kg 者，静脉输注 1g 或者 每周一次，每次 125mg 皮下注射	肺毒性 感染风险增加 头痛 尿路感染 咽痛 恶心
利妥昔单抗	第 0 周和第 2 周分别静脉输注 1g（每次输注利妥昔抗时同时静脉输注甲泼尼龙 60~125mg 以预防过敏反应）	给药时： • 注射部位轻度瘙痒 • 皮疹 • 背痛 • 高血压或低血压 • 发热 给药后： • 感染和肿瘤可能风险轻度增加 • 低球蛋白血症 • 中性粒细胞减少
IL-1 受体拮抗剂		
阿那白滞素	每次 100mg 皮下注射，qd	注射部位反应 免疫抑制 中性粒细胞减少
IL-6 抑制剂		
托珠单抗	每 4 周一次，每次 8mg/kg（最大 800mg）静脉输注 或者 体重<100kg 者每 2 周一次皮下注射，每次 162mg，根据临床疗效酌情增加至每周一次，每次 162mg 体重>100kg 者每周一次，每次 162mg 皮下注射	感染风险增加（尤其机会性感染） 中性粒细胞减少 血小板减少 胃肠穿孔 过敏反应 神经系统脱髓鞘病变
TNF-α 拮抗剂		

药物	剂量	不良反应
阿达木单抗	每2周一次，每次40mg皮下注射	感染风险增加（尤其结核和真菌） 非黑素瘤皮肤癌 乙肝病毒再激活 抗核抗体阳性，伴或不伴系统性红斑狼疮的临床表现 神经系统脱髓鞘病变
赛妥珠单抗	400mg皮下注射（200mg注射2次），分别在第0、2、4周给药，后每2周一次，每次200mg皮下注射（或每4周一次，每次400mg皮下注射）	
依那西普 依那西普生物类似物	每周一次，每次50mg皮下注射	
戈利木单抗	每4周一次，每次50mg皮下注射	
英夫利昔单抗 英夫利昔单抗生物类似物	3mg/kg用生理盐水稀释后静脉输注，分别在第0、2、6周给药，以后每隔8周给药（单次剂量可增至10mg/kg）	
JAK抑制剂		
托法替尼	5mg bid po	感染风险增加，尤其是带状疱疹（病毒再激活） 非黑色素瘤皮肤癌 高胆固醇血症

* 柳氮磺胺吡啶通常为肠溶片。
† 在硫唑嘌呤增量的过程中，需监测全血细胞计数，AST和ALT。
JAK, Janus激酶。

选择DMARD时需要考虑如下原则：
- 联合使用DMARD比单药有效。例如：羟氯喹、柳氮磺胺吡啶和甲氨蝶呤联用比单用甲氨蝶呤或另两种药合用更有效
- 联合应用一种DMARD和另一种药物，比如甲氨蝶呤加一种TNF-α拮抗剂，或加用激素并快速减量比单用DMARD有效

甲氨蝶呤　是一种叶酸拮抗剂，大剂量使用时有免疫抑制的作用。用于治疗类风湿关节炎的剂量具有抗炎作用，药效明显，且起效相对较快（通常3~4周）。甲氨蝶呤应谨慎使用，肝肾功能不全者应禁止使用。服药期间应避免饮酒。每日1次，每次1mg口服补充叶酸，可减少甲氨蝶呤的不良反应。需要每隔8周检测一次全血细胞计数、AST、ALT、白蛋白和肌酐。当在RA病程早期使用时疗效可等同于生物制剂。罕见情况下，如果患者肝酶持续在正常上限的两倍以上，而又需要继续用甲氨蝶呤的话，则需要进行肝脏活检。停用甲氨蝶呤可能会导致严重的关节炎复发。类风湿结节会因使用甲氨蝶呤而反常性增大。

羟基氯喹　同样能控制轻型类风湿关节炎的症状。治疗前和治疗后每隔12个月需检查眼底和视野。如果服用9个月后病情没有改善，应停止使用。

柳氮磺胺吡啶　可改善症状及减缓关节破坏。通常以肠溶片形式给药。一般在3个月内起效。服用肠溶制剂和减少剂量可增加药物的耐受性。由于粒细胞缺乏可在用药早期出现，所以在治疗起始后1~2周应复查全血细胞计数，然后在治疗期间每12周复查一次。AST和ALT应每6个月及增加剂量时复查一次。

来氟米特　通过干扰嘧啶代谢途径中的酶而发挥药理作用。它与甲氨蝶呤疗效相仿，但对骨髓抑制的风险较小，也不易引起肝功能损害或肺炎。脱发和腹泻在治疗的开始时很常见，但随着治疗继续可自行缓解。

肠外金制剂已不再常规使用。

肾上腺皮质激素　全身使用激素较其他药物相比能更快、更大限度减轻炎症和其他症状。也可以减缓骨质侵蚀。但不能预防关节破坏，且临床疗效随治疗时间延长而降低。当疾病处于活动期，停药后会出现严重的反跳现象。由于其长时间使用会导致严重的副作用，部分医生推荐在其他DMARD起效时即需停用肾上腺皮质激素。

肾上腺皮质激素可应用于有严重关节或全身表现的类风湿关节炎患者（如血管炎、胸膜炎、心包炎）。使用肾上腺皮质激素的相对禁忌证包括：消化性溃疡、高血压、未经治疗的感染、糖尿病和青光眼。用肾上腺皮质激素治疗之前应考虑潜伏性结核的风险。

关节内注射：肾上腺皮质激素有助于暂时控制个别极度疼痛关节的肿痛。注射己酸曲安奈德可以较长时间地抑制炎症。醋酸曲安奈德和醋酸甲泼尼龙也是有效的。糖皮质激素在同一关节腔内注射不能超过3~4次/年，因为过度频繁的注射会加剧关节破坏（虽然没有来自人体实验的数据证实这一点）。由于糖皮质激素酯为晶体，所以注射后<2%的患者在几个小时内局部炎症会暂时加重。尽管感染的

发生率只有<1:40 000,但若注射后>24小时出现疼痛,则仍需要考虑感染的可能性。

免疫调节、细胞毒药物和免疫抑制剂 硫唑嘌呤、环孢素(一种免疫调节药物)有类似于DMARD的作用。然而,这些药物毒性更大。因此,这些药物只有在DMARD治疗无效或为了减少肾上腺皮质激素的用量时才使用。除非有关节外表现,否则这类药物一般很少用到。使用硫唑嘌呤应用最小有效剂量维持。低剂量的环孢素单用或与甲氨蝶呤合用时也有一定疗效,但极少应用。其副作用比硫唑嘌呤要小。环磷酰胺因其毒副作用,现已不作推荐。

生物制剂 除TNF-α拮抗剂,其他生物DMARD还可作用于B细胞或T细胞。生物制剂之间不能联用。

利妥昔单抗:是一种抗CD20抗体,可清除B细胞。它可用于难治性类风湿关节炎患者。该药显效较慢但疗效可以维持6个月。6个月后可重复疗程。轻微的药物不良反应很常见,可以单用或联用镇痛药、激素或苯海拉明来缓解不良反应。利妥昔单抗通常用于TNF抑制剂和甲氨蝶呤治疗无效的患者。利妥昔单抗治疗被报道与进行性多灶性白质脑病、皮肤黏膜反应、迟发性白细胞减少和乙肝病毒再激活等疾病相关。

阿巴西普:是一种可溶性的细胞毒T淋巴细胞相关抗原4(CTLA-4)抗体-免疫球蛋白融合蛋白,适用于其他DMARD疗效欠佳的患者。

其他制剂 阿那白滞素:是重组的白介素-1受体拮抗剂。白介素-1在类风湿关节炎的发病机制中起很大作用。可出现感染与白细胞减少。因需每日给药故很少应用。

TNF-α拮抗剂(如阿达木单抗、依那西普及其生物类似物、戈利木单抗、赛妥珠单抗和英夫利昔单抗)可延缓关节原有侵蚀进展和减少新的侵蚀出现。虽然不是所有的患者都有效,但大部分患者用药后迅速感觉明显好转,一些患者甚至在第一次使用后即感好转。炎症常可显著减轻。这些药物通常和甲氨蝶呤联合使用,以增强疗效,同时防止机体产生中和生物制剂的抗体。

托珠单抗:通过阻断IL-6的作用,对于其他生物制剂疗效欠佳的患者依然有效。

托法替尼:是JAK抑制剂,用于甲氨蝶呤单药或其他生物制剂疗效欠佳的患者,可单独或与甲氨蝶呤一起口服。

虽然这些药物各不相同,但最严重的问题均为感染,特别是可引起潜伏性结核再激活。患者应行PPD试验或γ干扰素释放试验以除外结核。其他严重的感染也可发生,包括败血症、侵袭性真菌感染以及其他条件致病微生物引起的感染。目前尚不清楚在使用TNF-α拮抗剂的RA患者中淋巴瘤或其他癌症的风险是否增加。最新资料显示孕期可安全使用TNF-α拮抗体或阿那白滞素。在大多数情况下,重大手术前应停用TNF-α拮抗剂以减少围术期感染风险。依那西普、英夫利昔单抗和阿达木单抗可单用或与甲氨蝶呤联用。英夫利昔单抗可能增加心衰风险,故心功能3~4级是其使用的相对禁忌证。

> **关键点**
>
> - RA是一种全身性炎症性疾病
> - 最具特征的表现是累及外周关节的对称性多关节炎,如腕关节、掌指关节和跖趾关节,常伴有全身症状
> - 关节外表现包括类风湿结节、引起腿部溃疡或多发性单神经炎的血管炎、胸腔或心包积液、肺部结节、肺部浸润或肺纤维化、心包炎、心肌炎、淋巴结病、费尔蒂综合征(Felty syndrome)、干燥综合征、巩膜软化和巩膜外层炎
> - 可行X线检查以协助诊断,但主要依靠特异性临床表现和实验室检查结果,包括自身抗体(血清类风湿因子和抗环瓜氨酸肽抗体)和急性期反应物(ESR或C反应蛋白)诊断
> - RA可使患者预期寿命减少3~7年(主要可归因于消化道出血、感染或心脏疾病等),并可使10%的患者残疾
> - 几乎所有的患者都需尽早开始改善病情抗风湿药物治疗
> - 改善病情的药物包括传统的DMARD(尤其是甲氨蝶呤)、生物制剂如TNF-α拮抗剂、IL-1拮抗剂和其他免疫调节、细胞毒性或免疫抑制药物。

> **更多信息**
>
> EULAR Recommendations for the Management of Rheumatoid Arthritis with Synthetic and Biological Disease-Modifying Antirheumatic Drugs(欧洲抗风湿病联盟2013更新)。

骨关节炎

(退行性关节病;骨关节病;肥大性骨关节炎)

骨关节炎(osteoarthritis,OA)是一种以关节软骨受损和潜在丢失伴发其他病变包括骨质增生(骨赘形成)为特征的慢性关节疾患。症状包括逐渐产生、活动后加重的关节疼痛,晨起或静止时持续<30分钟的僵硬感,偶可出现关节肿胀。X线可协助诊断。治疗包括理疗、康复、患者教育和药物。

骨关节炎是最常见的关节疾病,通常在四五十岁时出现症状,80岁以上者几乎普遍患病(虽然并非都有症状)。有OA病理改变的患者中只有一半会出现症状。40岁以下的OA患者大部分为男性,且多由创伤引起。女性在40岁至70岁这个年龄段中的发病率高于男性。70岁以上的发病率则男女相仿。

分类

骨关节炎分为原发性(特发性)或继发性(继发于某些已知因素)。

原发性OA 可局限于某些特定的关节(如髌骨软骨软化是好发于年轻人的程度较轻的OA)。原发性骨关节炎还可根据累及的部位细分(如手、足、膝、髋)。如果原发性OA

累及多个关节，可归为原发性全身性OA。

继发性OA 由软骨微环境改变引起。原因包括严重的创伤、先天性关节畸形、代谢缺陷（如血色病、威尔逊氏症）、感染（导致感染后关节炎）、内分泌和神经源性疾病、改变透明软骨正常结构和功能的病变（如RA、痛风和软骨钙质沉着病）。

病理生理

正常关节活动时摩擦系数很低，正常活动、过度活动或大部分创伤也较少引起磨损。透明软骨没有血管、神经及淋巴管。其成分95%为水分和细胞外基质软骨，5%为软骨细胞。软骨细胞是体内细胞周期最长的细胞（与神经元和肌细胞类似）。软骨的健康和功能取决于依赖负重和去重时产生的吐故纳新作用（即软骨受压将代谢废液排至关节腔，继而进入毛细血管和小静脉；减压时软骨再膨胀至高水合状态，同时吸收必需的电解质和营养物质）。

OA的促发因素常不明确，但常始于机械损伤导致的组织破坏（如半月板撕裂）、炎症介质从滑膜转移至软骨或软骨代谢缺陷。组织破坏刺激软骨细胞修复，从而使蛋白多糖与胶原合成增加。然而修复的过程也使软骨降解酶及炎症因子大量产生，而正常情况下，这些炎症因子仅少量存在。炎症介质触发恶性循环，进一步刺激软骨细胞和滑膜衬里细胞，最终破坏软骨。软骨细胞可发生程序性细胞死亡（凋亡）。一旦软骨破坏，暴露的软骨下骨组织可出现致密化和硬化等改变。

所有关节和部分关节周围组织均可发生OA病变。先出现软骨下骨硬化，然后发生梗死，最终发展为软骨下囊肿。骨修复的过程可造成软骨下硬化及在骨边缘形成骨赘。骨赘形成可能有利于稳定关节。滑膜炎症和增生使得产生的滑液黏度降低，体积增加。关节周围肌腱和韧带受压，引起肌腱炎和挛缩。随着关节活动减少，周围肌肉萎缩从而导致支撑力不足。半月板出现缝隙，并可能会碎裂。

脊柱OA在椎间盘平面会引起后纵韧带（位于椎体后方、脊髓前方）显著增厚和增生，产生一道道横嵴，推压脊髓。黄韧带（位于脊髓后方）肥厚及增生常压迫椎管后部，引起腰椎管狭窄。相比之下，前后神经根、神经节和脊总神经则被较好保护于椎间孔，因为它们只占据椎间孔25%的空间，具有较好的缓冲。

症状及体征

骨关节炎发病隐匿而逐渐加重，起病时常常累及一个或几个关节。疼痛为最早期症状，有时被描述为深部的疼痛。常负重后加重，休息后减轻，最终变为持续性。晨起或静止后出现的关节僵硬，持续时间通常<30分钟，活动后可改善。当病情继续发展时，可出现关节活动受限、压痛、关节捻发音和摩擦感。软骨、骨、韧带、肌腱、关节囊和滑膜的增生及不同程度的关节积液引起OA特征性的关节肿大。最终出现关节屈曲挛缩。急性和重度滑膜炎少见。

晚期体征为触痛及被动活动时疼痛。肌肉痉挛和关节挛缩使疼痛加重。另可出现关节内游离体或半月板异位引起的关节机械性障碍，导致关节交锁和突然活动受限。也可出现畸形和不全脱位。

全身OA 常见受累关节包括：
- 远端指（趾）间关节（DIP）和近端指（趾）间关节（PIP）（引起赫伯登结节和布夏尔结节）
- 拇指腕掌关节
- 颈椎和腰椎的椎间盘和椎骨关节突关节
- 第一跖趾关节
- 髋关节
- 膝关节

颈椎、腰椎OA 可引起脊髓病和神经根病。但前者的临床体征一般较轻。腰椎管狭窄可以导致腰背或腿的疼痛，并在行走时（神经源性跛行，有时称为假性跛行）或伸展背部时加重。神经根病症状很突出，但不常见，因为神经根和神经节都被保护得较好。偶可见椎动脉供血不足、脊髓梗死和颈部骨赘压迫食管引起的吞咽困难。症状和体征也可来源于软骨下骨、韧带结构、滑膜、关节周围囊、关节囊、肌肉、肌腱、椎间盘和骨膜，这些组织均对疼痛刺激敏感。软骨下骨髓内静脉压升高也是致痛的原因（有时可称为骨绞痛）。

髋骨关节炎 导致关节活动范围逐渐减小，并且负重时症状更明显。疼痛感觉常定位于腹股沟或股骨大转子或放射到膝关节。

膝骨关节炎 导致软骨丢失（70%的软骨丢失位于关节内侧）。韧带变得松弛，关节稳定性下降，可伴随韧带和肌腱的局部疼痛。

侵蚀性OA 可产生手部滑膜炎和囊肿。主要累及DIP或PIP关节。有20%的患者拇指腕掌关节受累，但是掌指关节和腕关节通常不受累。目前还不清楚侵蚀性指间骨关节炎是手骨关节炎的一种变异，还是一种独立的疾病。

骨关节炎通常进展缓慢，但偶可停止进展或发生逆转，但尚无法预测其变化情况。

诊断

- X线

症状体征隐匿出现者需怀疑有OA的可能性，尤其是在老年患者中。如果疑有OA，应对症状最明显的关节进行X线平片检查。X线一般能显示边缘骨赘、关节间隙狭窄、软骨下骨密度升高、软骨下骨囊肿形成、骨重建和关节积液。膝关节的站立负重Merchant位（屈膝30°切线位）摄片对发现关节间隙狭窄敏感性更高。

虽然OA患者实验室检查结果均正常，但仍需完善检查以除外其他疾病（如RA）或诊断引起继发性OA的潜在疾病。如果有关节积液存在，那么滑膜液分析也可以将其与炎性关节病进行鉴别；OA患者的滑膜液通常清澈、黏稠，WBC数≤2 000/µl。

如果在不常见关节发生骨关节炎往往提示继发，需进一步寻找原发病（如内分泌、代谢、肿瘤、生物力学异常）。

治疗

- 非药物治疗（如教育、康复和支持治疗）
- 药物治疗

治疗目的是减轻疼痛、维持关节灵活性、改善关节和全身功能。主要的治疗有包括康复在内的物理治疗、支具、强度、柔韧性和耐力的训练、患者教育以及日常生活方式的改善。辅助治疗包括药物和手术治疗。

物理治疗 肥胖患者适度减重常能减少疼痛,甚至能减少膝骨关节炎的进展。康复治疗最好能在残疾发生之前就开始。锻炼(被动活动范围训练、等长、等张、等力训练、姿势和力量训练,参见第2861页)有助于保持关节正常活动范围,并能增加肌腱和肌肉的力量,减少关节活动时对软骨产生的压力。锻炼可阻止甚至逆转髋或膝部OA的进展。推荐进行水中运动治疗,治疗过程中可使关节处于无压力的状态。应每日进行关节伸展运动。制动时间过长可加重挛缩,恶化病情。但如果与锻炼和日常生活平衡好,那么休息数分钟(每隔4~6小时休息一次)是有帮助的。

改善日常生活方式也有助于改善病情。例如:腰椎、髋或膝OA患者应避免使用会使姿势不佳或站起困难的软椅或卧椅。半躺时避免在膝关节下垫枕头,不然会导致挛缩加重。但是,放在两膝之间的枕头往往可以帮助缓解根性背痛。应坐不会下陷的直靠背椅、睡硬板床、使用前倾且设计舒适的汽车座位、进行身体姿势训练、穿合适的鞋子和运动鞋、坚持工作和锻炼。

在脊柱、膝、拇指腕掌关节的骨关节炎中,各种器械支持可减轻疼痛、改善功能,但为了保持关节活动度,必须同时进行专项训练。对于侵蚀性OA,在温水中进行活动范围的训练可预防挛缩。

药物 药物治疗是物理治疗的补充。对乙酰氨基酚最大剂量为每日4次、每次1g口服,能有效镇痛,且比较安全。有时可能需要用到更强效的止痛剂,如曲马多或更少用到的阿片类药物;然而,这些药物可使老年患者产生意识不清。度洛西汀是一种4-羟色胺和去甲肾上腺素再摄取抑制剂,可减少由OA引起的疼痛。局部外用辣椒素可通过干扰疼痛信号传递的作用,有效减轻浅表关节的疼痛。

NSAID:在疼痛或炎症表现(如局部发红、皮温升高)较顽固时,可使用NSAID,包括环氧化酶-2(cyclooxygenase-2, COX-2)抑制剂或昔布类药物。NSAID联合应用其他镇痛剂(如曲马多、阿片类)可更有效地缓解症状。局部应用NSAID对浅表关节,如手和膝关节的疼痛有治疗价值。局部应用NSAID对老年人可能特别有价值,因为吸收较全身应用少,使药物不良反应的风险降到最低。

肌松药:(通常小剂量给予)偶可减轻肌肉因支撑患病关节而过度紧张引起的疼痛。但在老年人中此类药物弊大于利。

口服肾上腺皮质激素:不应长期使用。关节腔内注射激素有助于部分患者减轻疼痛和增加关节活动度。但临床试验发现其中存在很强的安慰剂效应。

透明质酸制剂:可被注射于膝关节腔内,延长部分患者的疼痛缓解时间。两个疗程需间隔大于6个月。每个疗程持续1~5周,每周注射一次。影像学证实为重度OA的患者往往无效或疗效有限,且有些患者局部注射后会产生急性炎症性滑膜炎。研究表明这些制剂有很强的安慰剂效应。

口服硫酸氨基葡萄糖1 500mg/d被认为可减轻关节疼痛,减缓关节退化;口服硫酸软骨素1 200mg/d也被认为可减轻疼痛。但目前研究显示两者在缓解疼痛方面效果尚不确切,而在保护软骨方面则无明显作用。

其他辅助治疗和试验性研究 其他辅助治疗可以缓解疼痛,包括按摩、热敷、减肥、针灸和经皮电神经刺激(transcutaneous electrical nerve stimulation,TENS,参见第2910页)。如所有保守治疗均无效,须考虑外科治疗,如椎板切除术、截骨术、全关节置换术等。

保存软骨或软骨移植的试验性治疗目前正在研究当中。目前还不清楚5%利多卡因贴片是否能够缓解疼痛。福来考昔是一种植物来源的化合物,或许可以尝试。目前尚无较多文献支持注射富血小板血浆治疗OA。

> **关键点**
>
> - OA是最常见的关节疾病,尤其在老年人中
> - 主要病理生理特征包括关节软骨的损伤及丢失和骨质增生
> - OA可以累及个别关节(有时继发于外伤或其他关节问题)或全身多处关节(通常为原发性)
> - 症状包括逐渐起病的关节痛(负重或应力时加重,休息后减轻)及僵硬感(活动后减轻)
> - X线检查可明确诊断,影像学特征为边缘骨赘、关节间隙狭窄、软骨下骨密度增加、骨重建并可伴有软骨下骨囊肿和关节积液
> - 主要的治疗包括康复治疗在内的物理治疗、器械支持、力量、柔韧性和耐力的锻炼、患者教育以及调整日常生活方式
> - 辅助治疗有药物(如止痛药、NSAID、肌松药)和手术治疗

神经源性关节病

(神经病性关节病;沙尔科关节病)

神经源性关节病是由于多种潜在疾病,通常是糖尿病和卒中引起的痛觉或位置觉受损所导致的快速进展的破坏性关节病。常见的表现包括关节肿胀、积液、变形和不稳定。疼痛与潜在的神经病变相比较轻微,不成比例。依靠X线确诊。治疗包括关节制动,可减缓疾病进展,严重时需手术。

病理生理

表39-4列举了常见可能引起神经源性关节病的疾病。深部痛觉或本体感觉障碍,影响了关节的正常保护性反射,经常导致创伤(尤其是反复发生的小损伤)以及关节周围的细微骨折而不自知。另外,由于反射性血管扩张使骨血流增加,结果导致骨质吸收活跃,可引起骨和关节破坏。

每一次损伤在愈合时都会引起关节变形加重。可出现血性关节积液和多发性小骨折,加速疾病进展。常见韧带松弛、肌张力减退以及关节软骨的迅速破坏,易发生关节脱位,也加速了疾病的进展。严重的神经源性关节病可引起骨增生和/或骨破坏。

表 39-4　引起神经源性关节病的潜在疾病

淀粉样神经病（继发性淀粉样变）
阿诺德-基亚里畸形（Arnold-Chiari malformation）
先天性痛觉不敏感
脊柱退行性疾病伴神经根受压
糖尿病
家族性遗传性神经病
• 家族性淀粉样多神经病 • 家族性自主神经异常（Riley-Day 综合征） • 遗传性感觉神经病 • 肥大性间质性神经病（Dejerine-Sottas 病） • 腓侧肌萎缩（Chacot-Marie-Tooth 病）
伴发肥大性神经病的巨人症
麻风病
脊柱裂伴脊髓脊膜膨出
（儿童）亚急性联合性脊髓变性
脊髓空洞症
脊髓痨
外周神经和脊髓的肿瘤及损伤

症状及体征

从出现神经病变到发生关节病变之间可以间隔多年，然而关节病变一旦发生即会迅速发展，在几个月内造成整个关节彻底破坏。疼痛是常见的早期症状。然而，因为痛觉障碍，疼痛往往是轻微的，不如根据关节破坏程度所预料的那样严重。在早期阶段可出现明显的且常为血性的关节积液、关节不全脱位和关节不稳定。有时也会出现急性关节脱位。

在晚期阶段，如果疾病导致了快速的关节破坏（如关节周围出现骨折或有张力较大的血肿），疼痛可更为严重。在晚期阶段，过度骨质增生和大量滑膜积液导致关节肿胀。移位性骨折和关节脱位可造成关节畸形。骨折与骨愈合将使许多软骨或骨的碎片脱落进入关节，导致粗糙、刺耳的捻发样摩擦音，周围人常常比患者本人更易听到且难以忍受。用手触摸关节时，感觉好像是"装有几块骨头的袋子"。

虽然大多数关节都可受累，但膝关节和踝关节最常受到影响。受累关节的分布情况主要取决于原发病。如脊髓痨可累及膝和髋，而糖尿病会影响足和踝。脊髓空洞症通常累及脊柱和上肢关节，尤其是肘关节和肩关节。常常为单关节受累（除足部小关节外），很少超过 2 个或 3 个关节，并呈不对称分布。

可发生伴或不伴全身症状（如发热、乏力）的感染性关节炎，尤其是在糖尿病的患者中更为常见。组织过度增生可导致血管、神经和脊髓等结构受压。

诊断

- X 线

原有神经系统病变，发生了破坏性但却相对无痛的关节病，且关节病常在神经病变起病后数年出现者，应该考虑神经源性关节病的可能。如果怀疑有神经源性关节病，需进行 X 线片检查。如患者具有本病的易感因素、典型的症状和体征、X 线见特征性改变，可做出诊断。

早期神经源性关节病的 X 线异常与 OA 患者相似（参见第 276 页）。主要的征象有骨碎片、骨破坏、新骨形成以及关节间隙消失。也可有滑膜积液和关节半脱位。晚期表现为关节畸形，并在邻近皮质的地方有新骨形成，这种新骨形成开始发生在关节囊内，然后常常向上扩展到骨干，尤其是在长骨。软组织偶可出现骨化和钙化现象。关节边缘或关节内可见到形状不规则的巨大骨赘。脊柱 X 线常可见到大而弯曲的骨赘（即特征性的"鹦鹉嘴"样骨赘），而无脊柱疾病表现。

在疾病的早期阶段，神经源性关节病可与 OA 类似。然而神经源性关节病较 OA 进展迅速，并且相对疼痛较轻。

治疗

- 对因治疗
- 有时需手术治疗

对于无痛性或有轻微症状的骨折患者，需早期诊断以便早期开始治疗；可采取关节固定术（用夹板、特制的长筒靴或双脚规），以保护关节不受进一步的损伤，阻止疾病的进展。对于高危患者需预防神经源性关节病的发生。

对于神经系统的基础疾病进行有效治疗可能会减缓关节病变的进展速度，且如果关节破坏尚处于早期阶段，可以部分逆转关节病变。对结构显著破坏的关节，采用内固定使关节融合、加压技术和适宜的骨移植手术治疗可能会获得成功。对于破坏严重的髋关节和膝关节，当疾病不再进展时，全髋和膝关节置换术能获得良好效果。然而，人工关节松动和脱位的情况仍是主要的并发症。

> **关键点**
>
> - 神经源性关节病是痛觉或位置觉受损（受损可能由糖尿病、脑卒中等原因引起）所导致的快速进展的破坏性关节病
> - 疼痛与关节破坏不成比例是其典型表现，在疾病进展期，关节破坏往往发展迅速
> - 对于存在神经系统疾病基础的患者，行 X 线见关节破坏（类似于骨关节炎表现）较疼痛程度明显严重，则可确诊
> - 尽可能地治疗病因、通过物理方法（如制动）保护关节免受进一步损伤
> - 必要时建议患者行手术治疗

血清阴性脊柱关节病概要

（血清阴性脊柱关节炎）

血清阴性脊柱关节病（血清阴性脊柱关节炎）有几类共同特点（如背部疼痛、葡萄膜炎、胃肠道症状、皮疹）。有些与 HLA-B27 等位基因高度相关。临床和遗传上的相似性提示他们也有着相似的原因或病理生理特点。类风湿因子（RF）在脊柱关节病中通常是阴性的（因此，也被称为血清阴性脊柱关节病）。包括有强直性脊柱炎、反应性关节炎、银屑病性关节炎以及其他疾病。

脊柱关节病可与消化道因素相关（有时称为肠病性关节炎），如炎症性肠病、肠道旁路手术或惠普尔病。

幼年型脊柱关节病是非对称性、通常累及下肢的脊柱关节病，常发生于7~16岁的男孩。

但部分脊柱关节患者也可没有上述几类脊柱关节病的特异性表现（未分化脊柱关节病）。未分化脊柱关节病的治疗与反应性关节炎类似。

强直性脊柱炎

强直性脊柱炎（ankylosing spondylitis，AS）是一种典型的脊柱关节病，是以中轴关节炎、外周大关节炎和指/趾炎症为特征的全身病变。常见症状包括夜间背痛、背部僵硬感、不断加重的驼背、主动脉炎、心脏传导异常和前葡萄膜炎。X线上看到骶髂关节炎症可作出诊断。治疗包括 NSAID 和/或肿瘤坏死因子拮抗剂以及维持关节柔韧性的物理锻炼。

强直性脊柱炎男性发病率比女性高3倍，常在20~40岁起病。患者的一级亲属发生 AS 的机会比一般人群高出10~20倍。90%的 AS 患者 HLA-B27 阳性，但普通人群的阳性率也高达10%，且不同种族间还有差异。患者的一级亲属如有 HLA-B27 阳性，则该亲属患 AS 的可能性大约是20%。在有 HLA-B27 基因的白种人和有 HLA-B7 基因的黑人中 AS 的患病率增高，这一点也提示疾病具有遗传倾向。然而，同卵双胞胎患病的一致率只有50%，提示环境因素也起到一定的作用。病理生理过程可能涉及免疫介导的炎症反应。

分类

多数 AS 患者主要表现为中轴关节受累（称为中轴型 AS）。有些人主要表现为外周关节受累。部分中轴关节受累者在 X 线片上没有骶髂关节炎表现。因此，有些专家提出 AS 分类标准如下：

- **中轴型 AS**：主要表现为中轴关节受累，且 X 线可见典型的骶髂关节炎
- **放射学阴性的 AS**：临床表现类似于中轴型 AS，但 X 线上没有典型的骶髂关节炎表现
- **外周型 AS**：主要表现为外周关节受累

症状及体征

最常见的症状是腰背痛，但也可以外周关节炎起病，特别是在妇女和儿童中；极少数甚至以急性虹膜睫状体炎（虹膜炎或前葡萄膜炎）起病。其他的早期症状和体征包括肋椎关节受累所致的胸部扩张度减小、低热、疲劳、纳差、体重减轻和贫血。

背痛常于夜间发作，疼痛程度有重有轻，最终可进展为反复发作。可有晨僵（活动后可明显减轻）和椎旁肌痉挛。患者常采取屈曲或弯身的姿势以减轻背痛和椎旁肌痉挛。所以，在未经治疗的患者中，脊柱后凸也是常见表现。最终可出现严重的髋关节炎。在晚期，患者脊椎后凸加重，腰椎前凸消失，驼背姿势固定，肺功能下降，平躺困难。还可能表现为外周关节病变，病变有致畸的可能；有时可累及手指或足趾（指/趾炎）。可出现跟腱炎和髌骨肌腱炎。

1/3的患者可出现全身表现。反复发作的急性前葡萄膜炎很常见，通常局部治疗有效；偶尔病情迁延，严重时可使视力受损。偶可发生压缩性神经根炎或坐骨神经痛、腰椎骨折或半脱位、马尾综合征从而引起神经系统体征异常。心血管表现可以包括主动脉瓣闭锁不全、主动脉炎、心绞痛、心包炎和心脏传导异常（常无症状）。极少数患者可出现由非结核性纤维化或肺上叶空洞引起的呼吸困难、咳嗽或咯血等症状；空洞病变可继发于曲霉菌感染（*Aspergillus*）。罕见情况下，AS 可引起继发性淀粉样变，但一般不会出现皮下结节。

诊断

- 腰骶椎和骶髂关节影像学检查
- 血液检测（ESR、C 反应蛋白、HLA-B27 和全血细胞计数）或依据明确的临床分类标准（修订的纽约分类标准）
- 部分患者可完善骨盆 MRI

对于有夜间背痛、脊柱后凸、胸部扩张受限、跟腱炎、髌腱炎或无法解释的前葡萄膜炎的患者，尤其是年轻男性患者，需要怀疑 AS 的可能。若同时有一个一级亲属患 AS，更应高度怀疑。

患者需检测红细胞沉降率、C 反应蛋白 HLA-B27 和全血细胞计数。如果患者存在外周关节炎，不能除外其他疾病时还需检测类风湿因子（RF）和抗核抗体。不能仅凭实验室检查来诊断，但是其结果可以提示有此疾病的可能性以及协助除外其他类似 AS 的疾病。如果完成这些检查后仍然考虑 AS，那么需要进行腰骶椎和骶髂关节的 X 线检查；X 线上看到骶髂关节炎症强烈支持该诊断。

AS 可以通过修订的纽约标准来诊断。患者应有骶髂关节炎的影像学证据，加上以下其中一条：

- 腰椎在矢状面（从侧面看）和额状面（从后面看）均有活动受限
- 年龄校正后的胸廓扩张受限
- 炎性背痛史

炎性背痛区别于非炎性背痛的病史特点包括：起病年龄≤40岁、逐渐起病、晨僵、活动后改善、就医前症状持续≥3个月。

多数活动性 AS 患者红细胞沉降率和其他急性期反应物（如 C 反应蛋白）升高程度不一。类风湿因子和抗核抗体试验阴性。HLA-B27 基因对确诊没有帮助，因为阳性和阴性预测值均很低。

早期 X 线改变包括由于软骨下侵蚀所致关节间隙假性增宽，后关节间隙发生硬化、狭窄，最终骶髂关节发生融合。病变是对称性的。在脊柱病变的早期，X 线上表现为上腰椎的椎体方形变伴边缘硬化和斑点状韧带钙化；出现一个或成对的韧带骨赘。晚期改变可引起脊柱"竹节"样表现，由突出的韧带骨赘、广泛性脊柱旁韧带钙化和骨质疏松引起；平均在发病10年后才出现。

往往在起病后数年才能在 X 线平片上见到 AS 的特征性影像学改变。MRI 可以显示较早期的病变，但作为常规检查是否有意义，目前并没有达成共识。也没有足够的数据支持其作为诊断工具。

椎间盘突出可导致类似 AS 的背痛和神经根病,但疼痛仅局限于脊椎,起病更突然,没有全身表现或实验室检查异常。如有必要,可行 CT 或 MRI 加以鉴别。单侧骶髂关节受累提示其他脊柱关节疾病,如感染。结核性脊柱炎也可与 AS 类似(参见第 1387 页,骨和骨关节结核)。

弥漫性特发性骨肥厚(diffuse idiopathic skeletal hyperostosis,DISH) 综合征 多见于>50 岁的患者,并且与 AS 的临床表现和 X 线所见非常相似。患者很少有脊柱痛、僵硬感以及隐匿加重的运动受限。X 线可见脊柱韧带前方大面积的骨化(如同在椎体前方和两侧浇上蜡烛油),骨化连接数个椎体且常从低位胸椎开始出现,最终影响颈椎和腰椎。在骨盆边缘和肌腱(如跟腱)附着点的骨膜下常可见骨膜下骨异常增生。但脊髓前韧带完整性不受影响,肿胀多见,骶髂及脊柱关节突关节无侵蚀。其他可用于鉴别的特点还有:晨起可有僵硬感,但并不突出,以及红细胞沉降率正常。

预后

AS 的特点是轻度或中度的急性炎症期和少炎症或无炎症期交替出现。大多数患者经恰当治疗后可最大限度减少残疾,甚至避免残疾的发生;除了背部僵硬感难以消除,患者可获得与常人接近的高质量生活。病情偶可加重,呈急进性表现,最终发生严重影响功能的关节畸形。

治疗

- 非甾体抗炎药
- 柳氮磺胺吡啶、甲氨蝶呤、肿瘤坏死因子拮抗剂
- 锻炼或支持治疗

治疗目标是缓解疼痛、维持关节活动度和预防器官终末期损伤。因为本病可导致肺纤维化的发生,所以提倡戒烟。

NSAID 可减轻疼痛,抑制关节炎症和肌肉痉挛,从而增加运动范围,便于进行锻炼和预防挛缩。大多数 NSAID 药物对 AS 有效,应根据患者对药物的耐受程度以及药物的潜在毒性来选择药物。每日 NSAID 的剂量应尽可能低,但在疾病活动期,则仍可能需应用最大剂量。只有在该病活动期的所有全身症状和关节症状已被控制数月后,才能缓慢撤药。

柳氮磺胺吡啶有助于减轻部分患者外周关节症状,使炎症指标恢复正常。起始剂量为 500mg/d,以后每过一周增加 500mg/d,直到每日 2 次,每次 1~1.5g 维持治疗;由于用药期间可发生急性中性粒细胞缺乏,当开始治疗或增加剂量时需检测细胞计数。甲氨蝶呤可减轻外周关节症状,但很少减轻中轴关节症状。

全身应用 TNF-α 拮抗剂(如依那西普、英夫利昔单抗、阿达木单抗、赛妥珠单抗、戈利木单抗)在炎性背痛中非常有效。应用肾上腺皮质激素、免疫抑制剂和大部分改善病情的抗风湿病药物目前未被证实有效,所以一般不用于治疗 AS。

为了改善固定的姿势和增加关节活动度,每日锻炼和其他辅助手段(如姿势训练、治疗性的练习)对于加强肌群力量、对抗可能发生的畸形十分关键(如加强伸肌群力量训练对抗屈曲姿势)。在肘或者枕头的支撑下俯卧位看书可以舒展整个背部,有助于维持背部的柔韧度。胸壁活动受限可影响肺功能,因此强烈建议戒烟以减少对肺功能的影响。

关节内注射激素可有获益,特别是个别外周关节炎症特别严重时,因为注射激素后有益于进行锻炼和康复。也可在全身用药疗效欠佳时使用。影像学引导下骶髂关节注射激素偶可改善严重骶髂关节炎症状。

对于急性的葡萄膜炎,局部应用肾上腺皮质激素和扩瞳剂就足够了。

如果出现严重的髋关节炎,全髋关节置换可显著改善疼痛和关节的灵活性。

> **关键点**
>
> - 强直性脊柱炎是一种全身性疾病,主要累及关节,并可能导致全身症状、心脏症状和前葡萄膜炎
> - 患者往往以腰背痛和僵硬感起病,可伴有外周关节症状和/或前葡萄膜炎
> - 基于腰骶和骶髂影像学表现如骨盆 MRI、血检(ESR,C-反应蛋白,HLA-B27 和血常规)和/或明确的临床标准进行诊断
> - NSAID 有助于减轻症状和改善功能
> - 柳氮磺胺吡啶、甲氨蝶呤、TNF-α 拮抗剂可用来减轻关节症状。

反应性关节炎

反应性关节炎是一种常可由感染(特别是消化道或泌尿生殖道的感染)诱发的急性脊柱关节病。常见表现包括:非对称性关节炎(多累及下肢,严重程度不一)、腊肠指/趾、手指和/或足趾畸形、全身症状、肌腱附着点炎、肌腱炎和皮肤黏膜溃疡,包括过度角化或水疱结痂病变(即脓溢性皮肤角化病)。依据临床症状作出诊断。治疗主要为 NSAID,也可使用柳氮磺吡啶或免疫抑制剂。

与尿道炎或宫颈炎、结膜炎和皮肤黏膜损害相关的脊柱关节病(以前叫赖特尔综合征)是反应性关节炎的一种类型。

病因

目前认为本病有两种形式:性传播型和痢疾型。前者主要见于 20~40 岁男性。可能主要与生殖器沙眼衣原体(*Chlamydiatrachomatis*)感染相关。不同性别都可在肠道细菌感染之后发展为痢疾型,主要是由志贺杆菌(*Shigella*)、沙门菌(*Salmonella*)、耶尔森菌(*Yersinia*)或弯曲杆菌(*Campylobacter*)感染引起。反应性关节炎可因关节感染或感染后炎症引起。尽管在滑膜中可找到微生物抗原的证据,滑液培养却培养不出病原体。

流行病学 在 63%~96%的患者中 HLA-B27 阳性,而健康白种人对照组中仅为 6%~15%,提示本病有遗传易感性。

症状及体征

反应性关节炎可以是一过性的单关节炎,也可以是严重的多系统疾病。全身表现包括发热、乏力和体重减轻。

关节炎表现可轻可重。受累关节一般不对称,可表现为寡关节炎或多关节炎,通常发生在下肢大关节和足趾。可能出现背痛,多见于严重患者。

肌腱末端病 (肌腱附着点炎症,如足底筋膜炎、指/趾骨膜炎、跟腱炎)是常见的特征。

皮肤黏膜病变 范围较小,病变呈一过性,相对疼痛较轻。浅表溃疡常见于口腔黏膜、舌、龟头(环状龟头炎)。极具特征的表现有手掌和足底的水疱(有时与脓疱型银屑病表现相同),以及指/趾甲周围过度角化形成痂皮(**脓溢性皮肤角化病**)。偶尔可出现心血管并发症(主动脉炎、主动脉关闭不全、心脏传导阻滞)、胸膜炎和中枢及外周神经系统症状。

尿道炎 在性接触后(或偶尔在腹泻后)7～14日之后发生,再经数周出现低热、结膜炎和关节炎。并非所有特征都会出现,所以不完全型也需要考虑。在男性,尿道炎的疼痛程度和脓性分泌物量均不及急性淋球菌性尿道炎,可能合并出血性膀胱炎或前列腺炎。在女性,尿道炎和宫颈炎可能很轻微(有排尿困难或少量阴道分泌物),或完全无症状。

结膜炎 为最常见的眼部病变。通常使眼睛发红,有异物感。角膜炎和前葡萄膜炎也可出现,引起眼痛、畏光和流泪。

诊断
- 典型的关节炎症状
- 泌尿生殖系或肠道的感染症状
- 特征性的关节外表现

在有急性的,非对称性的累及下肢或足趾的关节炎,特别是有肌腱炎或先前腹泻或排尿困难史的患者,需怀疑有反应性关节炎的可能性。诊断最终需依靠临床表现,需要有典型的外周关节炎合并消化道或泌尿道的感染,或特征性的关节外表现。由于各种表现可在不同时期出现,所以确诊有时需要数月时间。血清和滑液补体水平升高,但这些表现不是诊断性的,不需要进行检测。

播散性淋球菌感染的表现可与反应性关节炎很相似。关节穿刺术不能加以鉴别,因为两种疾病均可表现为炎性特征,且滑液的淋球菌培养很难有阳性结果。发现这些临床表现有助于鉴别;播散性淋球菌感染可同等累及上肢或下肢,游走性更多见,较少引起背痛,大疱非过度角化。淋球菌血培养或病变处皮肤培养阳性可帮助鉴别这两种疾病,但尿道或宫颈培养阳性并不能用于鉴别。如果鉴别仍有困难,可用头孢曲松进行诊断性治疗。

银屑病性关节炎也可有类似的皮肤损害、葡萄膜炎和非对称性关节炎。银屑病性关节炎常累及上肢,特别是远端指间关节,可突然或逐渐起病,附着点炎较少见,没有口腔溃疡、泌尿道或消化道感染的症状。

预后
反应性关节炎可在3～4个月内缓解,但高达50%的患者可有数年的反复发作或长期症状。关节、脊柱或骶髂关节炎症或畸形可见于慢性或反复发作的患者。在有些患者中可致残。

治疗
- 非甾体抗炎药
- 可选择柳氮磺胺吡啶、多西环素、硫唑嘌呤或甲氨蝶呤,也可联用
- 支持治疗

NSAID(如吲哚美辛25～50mg口服,每日3次)有助于缓解症状。如果因**沙眼衣原体**感染所致,应给予多西环素100mg口服,每日2次,疗程3个月,可缩短病程,但此疗法存在争议。用于治疗RA的柳氮磺胺吡啶也是有效的(参见第272页)。如果应用NSAID和柳氮磺胺吡啶后症状仍严重,可考虑应用硫唑嘌呤或甲氨蝶呤。

对于肌腱附着点炎或顽固性的少关节炎可进行局部肾上腺皮质激素注射以减轻症状。理疗对于恢复期的患者是有帮助的,可维持关节的活动度。前葡萄膜炎可按常规治疗,局部应用肾上腺皮质激素和扩瞳剂滴眼以预防虹膜粘连。结膜炎和皮肤黏膜损害只需对症治疗。

> **关键点**
> - 反应性关节炎在性传播疾病和肠道感染后出现,是一类急性脊柱关节病
> - 表现可包括关节炎(累及下肢大关节和足趾,通常非对称性)、肌腱附着点病、皮肤黏膜损伤、结膜炎和生殖器非脓性分泌物(如尿道炎、宫颈炎)
> - 确诊依靠典型的关节表现和泌尿生殖道或胃肠道感染,或特征性的关节外表现
> - 主要用NSAID治疗,也可用柳氮磺吡啶或免疫抑制剂治疗

银屑病关节炎

银屑病性关节炎是一种发生于皮肤或指甲银屑病患者的脊柱关节病和慢性炎症性关节炎。关节炎常不对称,可累及远端指间关节。诊断依靠临床表现。治疗包括改善病情抗风湿药物和生物制剂。

银屑病患者中30%可出现银屑病性关节炎。艾滋病患者中发病率更高。HLA-B27或其他相关基因阳性的人群及该病患者的家属患病风险增加。病因和发病机制不明。

症状及体征
指甲或皮肤银屑病可发生在关节炎之前或之后。关节和皮肤疾病的严重程度常不一致。银屑病可隐藏于头皮中、臀部皱褶或脐部,患者可不自知。

远端指间关节(DIP)最易受累。大小关节,包括骶髂关节和脊柱均可受累,关节受累常呈不对称性。关节与皮肤症状可同时加重或缓解。手指和/或足趾的炎症可导致腊肠指/趾样畸形,RA患者则无该表现。没有皮下类风湿结节。银屑病关节炎缓解得比类风湿关节炎更容易、更快且更完全,但有时也可转化为慢性关节炎,并可致残。可出现关节残毁(手关节多发性破坏,指端呈望远镜样改变)。背部疼痛可能存在。常伴不对称的脊柱韧带骨赘。

诊断
- 临床评估

- 类风湿因子(RF)

在同时有银屑病和关节炎的患者中应怀疑有银屑病性关节炎的可能性。因为银屑病可能被忽视或发生于隐匿部位,或在关节炎症状之后出现,所以在任何血清阴性脊柱关节病中都应考虑有银屑病性关节炎的可能性;对于这些患者应观察有无相关皮疹、指甲凹陷及有无银屑病家族史。疑有银屑病性关节炎的患者应进行类风湿因子的检测。血清类风湿因子(RF)偶可阳性,但抗环瓜氨酸肽抗体(抗CCP)通常在 RA 中更特异。

银屑病性关节炎主要依靠临床表现诊断,诊断还需除外其他引起类似表现的疾病。常见 X 线片表现包括远端指间关节受累、末端指(趾)骨溶解、毁损性关节炎、广泛破坏、增生样骨改变、腊肠指/趾、大小关节的广泛破坏和脱位。

治疗
- DMARD(特别是甲氨蝶呤)和生物制剂(TNF-α 拮抗剂、优特克单抗、苏金单抗和阿普斯特)

治疗旨在控制皮肤损害和减轻关节炎症。药物治疗与类风湿关节炎治疗相似,特别是甲氨蝶呤。羟氯喹治疗是否能获益还存在争议,可能导致剥脱性皮炎或加重银屑病。NSAID、环孢素和 TNF-α 拮抗剂(参见第 273 页生物制剂)、优特克单抗、苏金单抗、阿普斯特治疗可能获益;TNF-α 拮抗剂疗效显著。

用长波紫外线 A+补骨脂素进行光疗。每周光疗两次,光疗前 2 小时口服甲氧沙林 600μg/kg。光疗被用于治疗银屑病,且对外周关节炎也有一定疗效,但对脊柱病变无效。

优特克单抗是 IL-12 和 IL-23 拮抗剂。第 0 周和第 4 周分别肌内注射 45mg(负荷剂量),之后每 12 周肌注 45mg。如果患者体重>100kg,则需肌注 90mg。副作用与其他生物制剂相似。

苏金单抗是 IL-17 抑制剂。在第 0、1、2、3、4 周皮下注射 150mg,以后每 4 周一次。如患者急性银屑病关节炎持续存在可考虑加至 300mg。副作用包括荨麻疹、上呼吸道感染、真菌感染(念珠菌)、腹泻、带状疱疹和炎症性肠病。

阿普斯特是磷酸二酯酶-4 抑制剂。初始剂量为每日 1 次、每次 10mg 口服,逐渐加量至每日 2 次、每次 30mg 口服维持。不良反应包括腹泻、恶心、头痛、抑郁和体重下降。

> **关键点**
> - 银屑病性关节炎是发生于皮肤或指甲银屑病患者的慢性炎症性关节炎;但出现关节病变时,银屑病可能症状轻、被忽视或还未起病
> - 关节炎通常是不对称的,大、小关节(包括中轴关节)均可受累,主要影响指/趾远端指间关节
> - 根据临床表现予以诊断
> - 治疗包括 DMARD 和生物制剂

40. 颈背痛

颈背痛是内科最常见的就诊原因。本章节将讨论包括颈后部在内的疼痛(不仅仅局限于颈前部),但并不涵盖大部分由创伤所致的损害(如骨折、脱位、半脱位)。

病理生理

由于病因不同,颈背痛可能伴随神经系统的症状。如果神经根受累,疼痛可沿着受累神经根的走行向远处放射(称为放射痛)。受此神经根支配的区域的肌力、感觉和反射会受到损害(表 40-1)。

如果脊髓神经受累,则会引起受累脊髓及以下节段所支配区域的肌力、感觉和反射的异常(称为节段性神经功能异常)。

如果马尾受累,节段性功能异常发生在脊髓腰骶部,则会引起肠道及膀胱功能丧失,肛周感觉缺失,勃起功能障碍,尿潴留,直肠壁和括约肌反射(如球海绵体肌和缩肛反射)减弱。

任何疼痛性的脊柱疾病都可能引起椎旁肌的反射性痉挛而令人难以忍受。

表 40-1 不同脊髓平面神经根病的常见症状

脊髓平面	症状
C6	斜方肌脊和肩峰处疼痛,常放射至拇指,并有上述区域的感觉异常和感觉减退
	肱二头肌无力
	肱二头肌和肱桡肌反射减退
C7	肩胛骨和腋窝疼痛,放射至中指
	肱三头肌无力
	肱三头肌反射减退
T(任一胸髓节段)	环绕胸廓的束带状感觉障碍
L5	臀部、大腿后侧面、小腿和足部的疼痛
	足下垂伴胫前肌、胫后肌和腓肌无力
	胫前和足背部感觉消失
S1	沿腿后和臀后的疼痛
	腓肠肌内侧头无力伴踝部跖屈受损
	踝反射消失
	腓肠肌侧面至足部的感觉消失

病因

大多数颈、背痛由脊柱疾病引起。纤维肌痛也是一个常见的原因，并且可以并发一个慢性原发性脊髓疾病。少数颈、背痛来源于脊柱外疾病（尤其是血管性、消化道或者是泌尿生殖系统疾病）。某些少见的脊柱和脊柱外病变可引起严重的症状。

大多数脊柱疾病为机械性的。仅有少数属于感染性、炎症性和肿瘤性疾病（称为非机械性的）。

常见的病因 大多数引起颈痛或背痛的机械性脊柱疾病都存在非特异的机械性异常：
- 肌肉拉伤，韧带扭伤，痉挛或上述情况同时存在仅有15%的情况是累及了特征性的结构区域而引起典型的症状，主要见于：
- 椎间盘突出
- 压缩性骨折
- 腰椎管狭窄
- 骨关节炎
- 脊椎前移

其他机械性疾病通常无典型的病变部位，或其临床表现（如椎间盘膨出或退行性变、骨赘、脊椎滑脱和先天性椎间盘异常）也常见于无颈背痛的患者，由此很难找到疼痛的病因。然而背痛（尤其是机械性的）常与多因素相关，其潜在疾病可因疲劳、生理的不适所加重，有时也可因社会心理压力或精神上的异常而加重。因此要明确疾病的单一病因通常比较困难或是不可能的。颈部和背部疼痛，有时归因于肌筋膜疼痛综合征如纤维肌痛，而不是一个原发性脊柱疾病。

严重的少见病因 严重的病因可能需要长时间的治疗来避免残疾或死亡的发生。

严重的**脊柱外**疾病包括：
- 腹部主动脉瘤
- 主动脉夹层
- 颈动脉或椎动脉夹层
- 急性脑膜炎
- 心绞痛或心肌梗死
- 某些消化道疾病（如胆囊炎，憩室炎，憩室脓肿，胰腺炎，透壁的消化道溃疡，盲肠后位阑尾炎）
- 某些盆腔疾病（如异位妊娠，卵巢癌，输卵管炎）
- 某些肺部疾病（如胸膜炎，肺炎）
- 某些泌尿道疾病（如前列腺炎，肾盂肾炎，肾结石）

严重的**脊柱**疾病包括：
- 感染性疾病（如椎间盘炎，硬脑膜外脓肿，骨髓炎）
- 原发肿瘤（脊髓或椎体的肿瘤）
- 转移性椎体肿瘤（多继发于乳腺癌，肺癌或前列腺癌）

机械性脊柱疾病如压迫了脊神经根或脊髓则会很严重。

脊髓压迫可由肿瘤、脊髓硬脑膜外脓肿或血肿所致。

其他不常见的病因 颈背痛也可见于许多其他疾病，诸如佩吉特骨病、斜颈、胸廓出口综合征、颞下颌关节综合征、带状疱疹，腹膜后纤维化和脊柱关节病（强直性脊柱炎最多见，也见于肠病性关节炎、银屑病关节炎、反应性关节炎和未分化的脊柱关节病）。

评价

总体评估 由于病因常为多因素相关，许多患者无法明确诊断。但如果可能临床医师应明确如下诊断：
- 疼痛的诱因为脊髓内还是脊髓外的
- 疼痛的病因是否为严重的疾病

病史 现病史：应包括疾病特点、起病、病程、严重程度、部位、放射性、疼痛的时限以及缓解的因素，例如休息、活动、变换体位、承重和疼痛的时间（如夜间、晨起）。需注明的伴随症状有晨僵、麻木感、感觉异常、乏力、尿潴留和尿失禁。

系统回顾：需记录能提示病因的症状，包括发热、出汗和畏寒（感染）；体重减轻和食欲缺乏（感染或肿瘤）；疲劳、衰弱症状和头痛（多因素相关的机械性背痛）；吞咽时加重的背痛（食管疾病）；纳差、恶心、呕吐及肠道功能或大便的改变（消化道疾病）；泌尿系统症状和侧腹部疼痛（泌尿道疾病），尤其是间歇性复发性绞痛（肾结石）；咳嗽、呼吸困难及呼吸时加重（肺部疾病）；阴道流血或分泌物及经期相关的疼痛（盆腔疾病）。

体格检查 记录体温和一般情况。如果可能，在患者没意识到的情况下，仔细观察其走进办公室、去除衣物并爬上桌子的过程。如症状为心理因素相关，则在患者未意识到的情况下进行评估所得到的结论更准确。

体格检查应重在脊柱和神经系统检查。如无明显的机械性脊柱疾病导致疼痛，则检查牵涉性疼痛的病源。

脊柱检查中，应观察任何可视的背部和颈部异常，红斑或水疱的部位。脊柱和椎旁肌肉触诊时有压痛、肌肉痉挛和肌筋膜痛综合征的表现（束带感、扳机点和痛觉过敏）。应检查所有的运动范围。下背部疼痛应检查髋部。

神经系统检查至少应该评估整个脊髓功能。需进行肌力和肌腱深反射检查。伴有神经系统症状的患者，需检查感觉和骶神经功能（如直肠壁和缩肛反射、球海绵状体反射）。反射检查是确认脊髓功能是否正常的最可靠的体格检查之一。跖伸肌反射和Hoffman征的出现提示皮质脊髓束功能的异常。Hoffman征检查方法：临床医师轻敲患者双手第3指的指甲或轻弹第3指的指腹，如拇指的远端指节屈曲，则为阳性，通常提示椎管狭窄所致的皮质脊髓束功能异常。感觉检查通常是主观性的，结果可能并不可靠。

直腿抬高试验有助确诊坐骨神经痛。患者取仰卧位，双膝关节伸直，踝关节掌屈位。临床医师缓慢地抬高患肢，保持膝关节伸直状态。如果出现坐骨神经痛，抬高至10°~60°会引起特征性的疼痛。交叉直腿抬高试验，抬高健侧下肢，如坐骨神经痛发生在患肢则试验阳性。直腿抬高试验阳性对诊断椎间盘滑脱敏感性高但缺乏特异性；交叉直腿抬高试验敏感性低但特异性达90%。坐位直腿抬高试验于患者取坐位且髋关节屈曲呈90°时进行；将小腿抬高至膝关节完全伸直。如果腿伸直时存在脊椎痛（和经常存在神经根症状）则存在坐骨神经痛，通常是放射痛。

在一般体格检查中，需肺部听诊。腹部检查包括腹部压痛和肿块，尤其是在>55岁的患者，搏动性肿块（提示有腹主动脉瘤）。检查者以拳头于肋脊角处检查有腹部压痛，提示腹膜炎、肾盂肾炎的可能。

直肠检查包括大便隐血，男性患者还需检查前列腺。在伴有提示盆腔疾病的症状或无法解释的发热的女性患者需进行盆腔检查。

下肢脉搏也需检查。

危险信号　要特别注意以下情况：
- 腹主动脉直径>5cm（尤其伴有疼痛时）或下肢脉搏减弱
- 急性、撕裂性中背部疼痛
- 确诊或怀疑肿瘤
- 疼痛时间>6周
- 神经功能缺陷
- 发热
- 消化道表现例如局限性腹部压痛、腹膜炎、黑便或便血
- 感染性危险因素（如免疫抑制、静脉注射成瘾、近期手术史、穿透性外伤或细菌性感染）
- 假性脑膜炎
- 严重的夜间痛或致残性疼痛
- 超过55岁的新发的无法解释的疼痛
- 无法解释的体重减轻

检查结果解读：尽管严重的脊柱外疾病（如肿瘤、主动脉瘤、硬膜外脓肿、脊髓炎）并非背部疼痛的常见病因，但也并不罕见，尤其在高危人群。

脊柱源性的病因较脊柱外的病因更易引起牵涉性疼痛（但非绝对），如有以下特点：
- 疼痛可因运动或承重而加重，休息或倚靠而缓解
- 脊椎或椎旁的疼痛

需高度怀疑严重疾病的临床发现（表40-2）。其他的检查也有帮助。脊柱表面的红斑和压痛提示感染，尤其高危人群中。屈曲时加重的疼痛提示椎间盘疾病；背伸时加重的疼痛提示椎管狭窄，累及小平面关节的关节炎，腹膜后炎症或浸润（如胰腺或肾脏的炎症或肿瘤）。某些特异性扳机点的压痛提示纤维肌痛综合征。近端指间关节（PIP）和远端指间关节（DIP）的畸形以及短于30分钟的晨僵提示骨关节炎。与吞咽无关、劳累性的颈部疼痛提示心绞痛。

实验室检查　通常如果疼痛的时间（<4~6周），并无必需的检查，除非存在危险的临床表现，如患者曾有严重的外伤（如汽车碾压伤、高空坠落、穿通性损伤）或者经评估存在特殊的非机械性病因（如肾盂肾炎）。

X线平片可明确多数的骨质疏松性骨折和骨关节炎。但却无法明确软组织（最常见的引起颈背痛的原因）和神经组织（如同发生于许多严重疾病一样）的异常。由此，X线片通常是不必要的并且不会对处理产生影响。X线片有时可被用于鉴定明显的骨质异常（如那些由感染或肿瘤所致的异常）从而免去了MRI和CT检查，后两者很难做到但相对更准确并且通常十分必要。

表40-2　背部疼痛患者的危险信号解析

临床发现	可能病因
腹主动脉直径>5cm（尤其伴有疼痛时）或下肢脉搏减弱	腹主动脉瘤
急性、撕裂性中背部疼痛	主动脉夹层
确诊或怀疑肿瘤	转移瘤
疼痛时间>6周	肿瘤
	亚急性感染
	脊柱关节病
发热	肿瘤
	感染
消化道事件如局限性腹部压痛、腹膜炎（压痛、反跳痛、肌紧张）、黑便或便血	可能为消化道急症（如腹膜炎、脓肿、消化道出血）
感染性危险因素	感染
假性脑膜炎	脑膜炎
神经功能缺陷	脊髓或神经根压迫
严重的夜间疼痛或致残性疼痛	肿瘤
	感染
超过55岁的无法解释的疼痛	腹主动脉瘤
	肿瘤
无法解释的体重减轻	肿瘤
	亚急性感染

依据临床发现和可疑的病因进行检查：
- 神经功能损伤，尤其是那些与脊髓压迫所致的神经功能损伤相一致的：尽快行MRI或者CT造影术
- 可能的感染：白细胞计数，红细胞沉降率，影像学（通常是MRI或者CT）以及感染组织培养
- 可能的肿瘤：CT或者MRI及可能的活组织检查
- 可能的动脉瘤：CT、血管造影术或有时行超声检查
- 可能的主动脉夹层：血管造影术、CT或MRI
- 伴有致残性的或持续>6周的症状：影像学检查（通常是MRI或CT），并且如果怀疑感染，行白细胞计数和红细胞沉降率检查（一些医生用前后位和侧位X线片帮助定位和诊断疾病）
- 其他的脊柱外疾病：进行适当的检查（如肺部疾病行胸片检查，泌尿道疾病或无明显机械性因素的背痛行尿液分析）

治疗

治疗潜在疾病。

急性肌肉骨骼性疼痛（伴或不伴有神经根病）治疗如下

- 镇痛药
- 腰椎稳定训练
- 热疗和冷敷
- 安慰

镇痛药：对乙酰氨基酚或 NSAID 是镇痛药的首选药物，但对于严重的疼痛可能需要应用阿片类制剂。急性损伤后及时、足量的镇痛可以限制疼痛和痉挛的循环加重。

热疗和冷敷：急性肌肉痉挛可能通过冷敷或热敷缓解。通常损伤后的前2日冷敷较热敷更适宜。冰袋和冷敷袋都不应直接接触皮肤。应该被包起来（如塑料包装）并且放置在毛巾或布上。冰袋冷敷20分钟后需间隔60～90分钟后再冷敷20分钟。在损伤后的第1个24小时内如此重复冷敷数次。还可以用热水袋进行类似方式的热敷。由于背部的皮肤对热度较敏感，热敷需间歇性进行以避免烫伤。该操作通常不建议患者在床上进行，以避免热敷过程中入睡而导致热敷过久。透热疗法在急性期可能有助于减轻痉挛和疼痛。

肌松剂：口服肌松剂（如环苯扎林、美索巴莫、美他沙酮）目前尚有争议。服用这些药物的获益同时需考虑其中枢神经系统及其他的副作用，尤其在老年患者，可能导致更为严重的副作用。

休息及制动：尽管损伤早期可能需要短期（如1～2日）地减少活动，但长期的卧床、脊柱牵引和穿着束身衣并无益处。斜颈和有时颈肌紧张的患者在疼痛缓解前可能需要颈托和等高枕，并且可以参与固定的康复计划。

脊柱推拿：脊柱推拿可能有助于缓解颈部痉挛或急性颈背部损伤致的疼痛；但某些形式的推拿也有增加患者罹患椎间盘疾病或骨质疏松症的危险。

腰椎稳定训练：当急性疼痛缓解至允许活动时，即可开始腰部稳定训练。腰椎稳定训练需在医师的指导下进行。该训练包括拉伸腹部和下腰部肌肉，外加活动姿势的指导；目的在于加强背部的支持结构并降低疾病慢性化或复发的可能性。

安慰：临床医师需安慰急性非特异性肌肉骨骼性背痛的患者，该病预后良好。即使在活动和锻炼中引起些许不适，也是安全的。临床医师应当是周密的、耐心的、坚定和不带偏见的。如果患者情绪抑郁持续存在数月或怀疑有继发的问题，则应当考虑行心理评估。

老年医学概要

在>60岁的人群中，下腰部疼痛约占50%。

在伴有非创伤性下腰部疼痛的老年患者需警惕腹主动脉瘤的可能（行CT或B超检查），尤其吸烟或有高血压者，即使没有体征支持该诊断。

即使考虑病因与肌肉骨骼性的背痛不相关，老年患者仍适合行脊柱影像学检查（如排除肿瘤）。

口服肌松剂（如环苯扎林、美索巴莫、美他沙酮）目前尚有争议。在老年患者中因为中枢神经系统及其他的副作用，服用这些抗胆碱能药物可能利大于弊。

▶ 关键点

- 在>60岁的人群中下腰部疼痛约占50%
- 大多数颈背痛是由机械性的脊柱疾病引起的，通常表现为非特异性的、自限性的肌肉骨骼性功能紊乱
- 大多数机械性疾病可通过镇痛药、早期活动和锻炼进行治疗；避免长期卧床和固定
- 背痛通常是多因素相关的，诊断困难
- 严重的脊柱或脊柱外疾病是颈背痛的少见病因
- 危险的体征常提示病情严重，需要进一步检查
- 伴有节段性神经功能损伤的患者提示存在脊髓压迫需尽快行MRI或CT脊髓造影术
- 在体格检查中骶神经功能（如直肠壁、缩肛反射、球海绵体肌反射）、膝反射、踝反射和运动强度的检查，可以更好地证实脊髓功能正常
- 不为活动加重的疼痛常提示脊柱外疾病，尤其是未发现椎体或椎体旁压痛时
- 在伴有下腰部疼痛的没有明确的机械性外伤的老年患者需警惕腹主动脉瘤的可能，即使没有体征支持该诊断

坐骨神经痛

坐骨神经痛表现为疼痛沿坐骨神经的走行放射。通常是由下腰部神经根受压迫引起。常见的病因包括椎间盘突出、骨赘和脊椎管狭窄（椎管狭窄）。症状包括从臀部到腿部的放射性疼痛。诊断依靠MRI或CT。肌电图和神经传导检查可以明确受累平面。治疗包括对症治疗，有时需要手术介入，尤其是存在神经缺陷时。

病因

坐骨神经痛典型地由神经根压迫引起，通常源自椎间盘突出、骨质异常（如骨关节炎骨赘、脊椎前移）、椎管狭窄，椎体肿瘤或脓肿少见。压迫可以发生在椎管内或椎间孔。神经压迫也可在脊柱外，骨盆或臀部。L5～S1、L4～L5 和 L3～L4 的神经根最易受压（参见第1773页，表233-5）。

症状及体征

疼痛沿着坐骨神经的走行呈放射性分布，最常为沿臀部向下经大腿后侧到膝盖下。典型的疼痛呈烧灼样、刀割样、刺痛，伴有或不伴有下腰痛。瓦氏动作或咳嗽可因导致椎间盘突出而加重疼痛。患者会主诉患肢的麻木感和时常的无力感。

神经根压迫可以发生感觉、运动的缺失或最客观的反射的缺失。L5～S1 椎间盘突出可能影响踝反射，L3～L4 椎间盘突出可能影响膝反射。当直腿缓慢抬高超过60°时，会诱发沿着大腿走行的放射性疼痛。此检查对坐骨神经痛有一定敏感性；抬高对侧下肢而诱发受累侧下肢放射性疼痛（交叉直腿抬高），对坐骨神经痛更有特异性意义。直腿抬高试验于患者取坐位且髋关节屈曲呈90°时进行；小腿缓慢抬高直到膝关节完全伸直。当腿伸直时如果出现脊椎痛（经常是神经根症状），则存在坐骨神经痛。

诊断

- 临床评估
- 有时可行 MRI,电生理检查或两种都做

根据特征性的疼痛即可考虑坐骨神经痛。一旦怀疑,就要检查肌力、反射和感觉。如果有神经系统体征或者症状持续>6 周,就需要进行影像学和电生理检查。结构异常引起的坐骨神经痛(如椎管狭窄),通过 MRI 或 CT 能作出最准确的诊断。电生理检查则可以明确存在神经根的压迫及压迫的程度,并能排除类似坐骨神经痛的其他疾病,例如:多神经系统疾病。这些检查有利于判断病变是累及一个还是多个神经平面,以及临床表现是否与 MRI 的异常相一致(在手术前很有价值)。但在症状出现后的数个星期内有可能拿不到电生理检查异常的依据。

治疗

- 卧床,能耐受情况下活动,镇痛药以及能缓解神经痛的药物
- 物理治疗
- 有时口服或硬膜外激素治疗
- 严重的病例手术治疗

急性疼痛可被 24~48 小时的卧床休息所缓解,即床头抬高约 30(°半卧位)。治疗下腰痛的药物包括非阿片类镇痛药(如非甾体抗炎药、对乙酰氨基酚),可用至 6 周。缓解神经痛的药物(参见第 1758 页),例如加巴喷丁或其他抗惊厥药或低剂量的三环类抗抑郁药(非三环类优于其他)可能会改善症状。加巴喷丁首剂为睡前 100~300mg,但有效剂量有时可能更高,最高达 3 600mg/d。正如所有的镇静药,在用于有跌倒风险、伴有心律失常和慢性肾脏疾病的老年患者时需谨慎。

治疗性的热敷或冷敷(参见第 2910 页)以及物理治疗可能会改善肌肉痉挛。急性放射性疼痛期,皮质激素的应用尚存在争议。硬膜外应用皮质激素可能促进疼痛的缓解,但除非疼痛非常严重或为持续性的,否则不用。有些临床医生会应用口服激素。

只有马尾综合征或在明确椎间盘突出并伴有以下问题之一时才建议手术治疗:

- 肌无力
- 进行性的神经功能损伤
- 在精神状态稳定的患者,有影响工作或个人功能的无法耐受的、顽固性疼痛,经过不少于 6 周的保守治疗疼痛未改善

通过局限性椎板切除行经典的椎间盘髓核摘除术是椎间盘突出症最标准的治疗。如果突出是局限性的,可以进行微创椎间盘切除术,只需要更小的皮肤和椎板切口。

向椎间盘内注射木瓜凝乳蛋白酶的化学髓核溶解术已不再应用。

预示手术效果较差的情况包括:

- 显著的精神因素
- 症状持续>6 个月
- 重体力劳动者
- 显著的背部疼痛(非放射性)
- 继发获益(如通过法律诉讼和补偿)

> **关键点**
> - 典型的坐骨神经痛由神经根压迫引起,通常源自椎间盘突出、骨关节炎骨赘、脊椎前移
> - 经典的是烧灼痛或刺痛沿着坐骨神经走行呈放射性分布,最常为沿臀部向下经大腿后侧到膝盖下
> - 可发生无力、感觉或反射缺失
> - 神经功能缺损或症状持续>6 周时应行 MRI 和电生理检查
> - 保守治疗通常就足够了,但椎间盘突出伴有进行性神经功能缺损,或持续性、顽固性疼痛时需考虑手术治疗

腰椎管狭窄

腰椎管狭窄(lumbar spinal stenosis,LSS)是腰椎椎管的狭窄,在坐骨神经根出椎孔前对脊髓或坐骨神经根产生压迫。导致体位性的背痛,神经根压迫的症状以及行走或承重时远端肢体的疼痛。

椎管狭窄可以是先天或获得性的。可以累及颈椎或腰椎。获得性腰椎管狭窄是中年或老年人坐骨神经痛常见的发病原因。最常见的 LSS 病因是骨关节炎、椎间盘退行性改变、颈椎病及伴有马尾受压的脊椎前移。其他的病因包括佩吉特骨病、类风湿关节炎和强直性脊柱炎。

症状及体征

LSS 在行走、跑步、爬楼梯甚至是站立时可产生臀部、大腿或者小腿的疼痛。站立后疼痛不能缓解,但弯腰或坐位可缓解(尽管感觉异常可能持续)。由于上山时腰部略弯,所以上山时疼痛比下山时要轻。疼痛、感觉异常、无力和反射减弱可能出现在受累神经根分布的区域。极少的情况下,脊髓受压会产生马尾综合征。

诊断

- 临床评估
- 有时可行 MRI,电生理检查或两种都做

根据特征性的症状可疑诊椎管狭窄。诊断检查类似于坐骨神经痛(参见第 285 页)。腓肠肌受累可能加重间歇性跛行的症状。跛行可以根据休息后缓解(与体位变换无关)、皮肤萎缩和脉搏的异常,毛细血管再灌注和血管检查来鉴别。

治疗

- 能耐受情况下活动,镇痛药以及能缓解神经痛的药物
- 物理治疗
- 可硬膜外激素治疗
- 严重的病例手术治疗

保守治疗和手术的指征都类似于坐骨神经痛。严重的椎管狭窄症的手术治疗是对受压神经根进行减压和椎孔扩充术,有时要求在 2~3 个椎体水平行椎体切开术和椎间孔切开术。必须保证脊柱的稳定性。如脊椎不稳定或在 1~2 个脊椎间隙存在严重的、局部的关节炎变化,可行脊椎融

非外伤性脊柱半脱位

脊柱脱位、半脱位（部分脱位）通常由外伤引起。例如寰枢椎的半脱位和脊椎前移可见于多种常见的外伤，例如高速行驶时突然减速所导致的损伤。但上述疾病也可以发生于很小的、无法确认的外伤或没有外伤的情况。极少的情况下，颈椎间盘病变也能引起非外伤性的脊椎半脱位。

寰枢椎半脱位

（C1-C2 半脱位）

寰枢椎半脱位是第 1、2 颈椎的移位，可能仅发生在屈颈时。

寰枢椎半脱位主要由重大外伤引起，亦可见于没有明确外伤的类风湿关节炎、幼年型类风湿关节炎或强直性脊柱炎患者。

寰枢椎半脱位通常是没有症状的，但也可引起不明确的颈痛、枕部头痛或偶发间断性的（可能是致命性的）颈髓压迫症状。

诊断

- X 线平片
- 如怀疑脊髓压迫可行 MRI

通常颈部 X 线平片即可诊断；但屈曲位可能无法显示间歇性半脱位。在患者屈颈时的影像可以发现整个颈椎动力学的不稳定。如果 X 线平片检查正常而临床高度怀疑半脱位，MRI 敏感性更高。MRI 可以对脊髓压迫进行敏感性更高的评估，一旦怀疑有脊髓压迫，可立即进行检查。

治疗

治疗的指征包括疼痛、神经功能损伤以及潜在的脊柱不稳定。治疗包括对症治疗、颈椎制动，通常从佩戴稳固的颈托开始。也可能需要行外科手术来稳定脊柱。

脊椎前移

脊椎前移是腰椎半脱位。常发生在青春期。通常是脊椎峡部的先天性缺陷（椎骨脱位）而引起的。

脊椎前移通常是固定的。常累及 L3-L4，L4-L5，或 L5-S1 椎间盘。椎体前移常发生在受过小创伤的青少年或年轻运动员；原因是脊椎峡部存在潜在的先天性缺陷而使腰椎变得薄弱。这种缺陷很容易发生骨折，骨折后的碎片分离导致了关节的半脱位。脊椎前移也可以发生在 60 岁以上、患有骨关节炎且受过微小创伤的患者。轻到中度的脊椎前移半脱位（≤50%），尤其是在年轻患者可能仅引起轻微的疼痛或无疼痛。椎体前移预示以后会发展为脊椎狭窄。如是大的创伤引起的脊椎前移，可能导致脊髓压迫或其他的神经功能损伤，但这些损伤并不常见。

脊椎前移根据相邻椎体半脱位的程度进行分期：

- Ⅰ期：0%～25%
- Ⅱ期：25%～50%
- Ⅲ期：50%～75%
- Ⅳ期：75%～100%

脊椎前移在腰椎 X 线平片上可以找到依据。侧位影像通常用作脊椎前移的分期。前屈和过伸位摄片可以检查不稳定性。

治疗主要是对症治疗。物理治疗如腰椎稳定性训练或有帮助。

41. 骨坏死

骨坏死

（无菌性骨坏死；非血管性骨坏死；缺血性骨坏死）

骨坏死（osteonecrosis，ON）是一种局部骨梗死，特发性或由特定病因引起。本病会引起疼痛、活动受限、关节萎缩和骨关节炎。通过 X 线和 MRI 可诊断。外科手术可减慢或阻止早期病程进展。在疾病晚期，关节置换术可缓解疼痛和维持功能。

在美国，每年约有 20 000 例新发骨坏死患者。髋关节（股骨头）是最常见的受累部位；其次是膝关节和肩关节（肱骨头）。较少累及腕关节和踝关节。无髋关节受累而单纯累及肩关节或其他的非常见部位的骨坏死并不多见。颌骨坏死与其他部位骨坏死相比较具有其特征性。

病因

骨坏死最常见的原因是外伤。非外伤性骨坏死男性患者多于女性，>60% 的病例发生在双侧，发病年龄高峰在 30～50 岁之间。

创伤性骨坏死 创伤性骨坏死最常见的原因是髋关节骨折导致的股骨颈移位；股骨粗隆间骨折很少引起骨坏死。髋关节脱位后骨坏死的发生率与创伤的严重程度相关，若脱位没有及时改善，骨坏死的发生率会更高。骨折或脱位可能通过强力撕拉或挤压邻近血管从而引起骨坏死。

非创伤性骨坏死 导致或诱发非创伤性骨坏死的危险因素见表 41-1。最常见的因素如下：

- 长期使用糖皮质激素
- 酗酒

持续数周或数月服用泼尼松（或等效价的其他糖皮质

激素）>20mg/d，累及剂量>2 000mg会增加骨坏死的风险。数年饮酒>每日3次（>500ml乙醇/周）骨坏死的风险也会增加。一些遗传因素也会增加骨坏死的易感性。蛋白C、蛋白S或抗凝血酶Ⅲ缺乏或抗磷脂抗体（参见第1059页）导致的凝血障碍在骨坏死患者中具有相当高的检出率。

表41-1　骨坏死的非创伤性因素

乙醇
化疗
凝血功能障碍（抗磷脂抗体综合征，弥散性血管内凝血，血栓形成倾向）
糖皮质激素
库欣综合征
减压病
戈谢病
血红蛋白病
血脂异常
肝病
混合情况，其他因素混杂因素（如慢性肾病，少见的遗传代谢紊乱）
器官移植
胰腺炎
放射治疗
SLE和其他自身免疫性结缔组织病
吸烟
肿瘤

与骨坏死相关的一些疾病都使用过糖皮质激素治疗（如SLE）。有证据表明，这些疾病导致的骨坏死风险主要与糖皮质激素的使用相关，而不是这些疾病本身。约20%的患者为特发性。有报道提示，一些接受大剂量双膦酸盐静滴治疗的患者出现下颌骨坏死。60%非创伤性髋部骨坏死是双侧性的。

膝关节自发性骨坏死（spontaneous ON of the knee，SPONK或SONK）是股骨髁或胫骨平台的局部骨坏死，通常见于老年女性（偶见于男性）。SPONK被认为是不充分骨折引起（一种脆性骨折，是骨质疏松的骨通过正常磨损或撕裂而导致的骨坏死，非直接外伤引起）。

病理生理

骨坏死导致骨细胞和骨髓的死亡。非创伤性骨坏死的机制包括血栓、脂肪滴、血管内血栓形成和血管外挤压。血管受损后，新鲜组织逐渐替代坏死骨和骨髓来进行修复。如果梗死面积比较小，尤其在非负重骨骼，那么这些修复过程可能成功。然而，大约80%的患者会修复失败，这些梗死部位逐渐萎陷。因为骨坏死通常发生在长骨的末端，关节表面变平且不规则，在骨萎缩和塌陷的区域可能最终导致骨关节炎和疼痛加剧。

症状及体征

一般症状　血管受损后受累区域数周或数月无明显症状。通常疼痛会逐渐加剧，尽管有时也很剧烈。随着关节进行性塌陷，疼痛加重。运动或负重使疼痛加剧，而休息时缓解。

关节特异症状　髋关节部位的骨坏死：可引起腹股沟的疼痛，可放射至大腿或臀部。患者运动受限，且通常可出现跛行。

SPONK：通常会突然出现无创伤诱因的膝关节疼痛；疼痛突然发作以及疼痛的位置可以帮助我们与经典的ON相鉴别。疼痛在股骨髁和胫骨平台的内侧面最常见，表现为压痛、关节积液、运动性疼痛和跛行。

股骨头坏死：引起的疼痛和残疾比髋关节和膝关节坏死轻。

随着骨坏死的进展，患者出现疼痛和运动能力降低，虽然被动活动度较主动活动度范围影响较小。特别在膝关节，可出现非炎性的滑膜积液。

诊断

- X线
- MRI

具有如下表现的患者应怀疑骨坏死：

- 骨折相关的骨坏死发病率增加，尤其是如果疼痛持续或加重
- 持续自发性的髋关节、膝关节或肩关节痛，尤其是存在骨坏死的危险因素

应先行X线平片检查。数月内X线可能无异常。早期改变是局部区域硬化和透明化。接着，可能出现软骨下新月征。最后，关节面出现大片的骨塌陷和扁平化，及进一步的退行性改变。

当X线正常或没有诊断意义时，需要进行MRI检查，其更具有特异性和敏感性。双侧髋关节均应检查。骨扫描不如MRI敏感和特异，目前应用较少。很少需要CT扫描，但有时当关节塌陷在X线平片上看不到且MRI也不能明确，可进行CT扫描。

实验室检查一般正常，对检测骨坏死价值不大。但可协助发现潜在的问题（如凝血缺陷，血红蛋白病，脂质异常）。

治疗

- 对症处理（如休息，物理疗法，非甾体抗炎药）
- 外科减压或其他促使愈合的外科手术
- 髋关节置换

非外科治疗　小的、无症状损伤可自然愈合，不需要治疗。较大损伤，不论有无症状，尤其是在股骨头时，如果不治疗则预后不佳。因此，需要早期治疗来减缓或阻止病程进展和拯救关节。目前尚无完全有效的治疗措施。非外科治疗包括药物（如双膦酸盐）和物理疗法（如电磁场和超声波）。部分研究证实药物治疗和物理疗法有一定的疗效，但目前尚未广泛应用。限制负重与否对结果无明显改善。

SPONK通常无需手术治疗/外科治疗，疼痛一般可以缓解。

外科治疗　外科治疗是关节塌陷前最有效的方法。较多应用于髋关节骨坏死，因为该部位坏死预后远较其他部位差。

髓腔减压：最常用；从坏死区域取出一块或更多块中央骨，或钻出多个小径或穿孔以减轻骨髓内压促进修复。骨髓减压术操作简单，如果操作正确并发症很少见。需要大约6周保护性的负重（负重的重量在承受范围内且有一个运动辅助设备，如拐杖或助行器）。大部分报告表明65%的患者及80%髋关节出现较小或早期损伤的患者均得到满意

或者良好的结果；尽管这些报道的结果有很大的差别。

其他有效的方法：包括各种股骨近端有血供或者无血供截骨术和骨接合术。这些方法技术含量高，6个月内需减少负重，在美国并不常做。适应证和有效性也报道不一。这些方法应选择在有外科经验和设备能得到理想手术结果的中心做。目前正在评估的方法是将自体骨髓移植入坏死区域，早期的结果是有前景的。

股骨头大面积塌陷、髋臼出现退行性变会引起疼痛和残疾，关节成形术是唯一减轻疼痛和提高关节活动度的方法。传统方式是全髋关节置换术。95%的全髋关节和全膝关节置换效果良好，并发症低，患者3个月内可重新开始大多数日常活动。大多数人工髋关节和膝关节可使用>15~20年。

表面置换关节成形术（surface replacement arthroplasty，SRA）和半SRA两种替代方式目前正在研究中。SRA可取代全髋关节置换，插入两个金属帽，一个在髋臼，另一个在股骨头上，这样形成金属-金属关节。半SRA是只在股骨头上行金属帽置换。半SRA只适合局限在股骨头上的病例，是一种临时处理方法。这些方法因为局部并发症的增加、假体失败以及患者对金属离子可能存在的长期全身性影响的担忧，目前临床应用较前减少。

相对于髋关节骨坏死，非手术治疗更常用于膝关节和肩关节骨坏死。骨髓减压术经验有限但较有前景。晚期可行部分或全部关节置换。

预防

将糖皮质激素可能引起的风险最小化，必要时才使用糖皮质激素，且给予最少的有效剂量及尽可能缩短用药周期。为了避免减压病引起的骨坏死，潜水或在有压力的环境下工作时应按正确原则减压。

戒烟，不酗酒。目前正在评估各种药物（如抗凝药，血管扩张药，降脂药）以阻止高危患者骨坏死。

> **关键点**
> - 骨坏死是髋关节骨折移位最常见的并发症，但是一些影响骨血供的因素（如长期使用糖皮质激素，过量饮酒）会增加非创伤性骨坏死风险
> - 患者髋关节、膝盖、肩膀（有时在手腕或脚踝）出现原因不明的非创伤性疼痛或一般骨折后疼痛持续或恶化，需怀疑有骨坏死
> - 虽然X线可以用于诊断，但是MRI更加敏感且更具特异性
> - 较小的病变可自行愈合，但多数病灶较大，尤其是髋关节，未经治疗时病情可进一步进展
> - 因为非手术治疗的疗效没有得到明确证实，非手术治疗还没有得到广泛应用
> - 手术治疗往往可以限制进展和/或缓解症状，尤其对于髋关节骨坏死

颌骨坏死

颌骨坏死（osteonecrosis of the jaw，ONJ）是累及裸露的下颌骨或上颌骨的口腔病变。它可能会引起疼痛，也可以是无症状的。通过骨外露存在至少8周可作出诊断。治疗措施包括局部清创术、抗生素和口腔冲洗。

颌骨坏死无明确的定义和病因，但通常是指累及到下颌骨或上颌骨的口腔病变。

ONJ可自行发生，或由拔牙、外伤、头颈部放射治疗（放射性骨坏死），或大剂量静滴双膦酸盐治疗（如癌症治疗）引起。ONJ可能是骨髓炎而不是真正的骨坏死，特别是与双膦酸盐类药物的使用相关时。

尚不清楚常规应用口服双膦酸盐治疗或预防骨质疏松是否增加ONJ风险。目前，适当的双膦酸盐的使用不应该被限制。但是在双膦酸盐治疗前需进行必要的口腔外科手术，且在服用双膦酸盐期间保持良好的口腔卫生（Edwards BJ，Hellstein JW，Jacobsen PL，et al：Updated recommendations for managing the care of patients receiving oral bisphosphonate therapy：an advisory statement from the American Dental Association Council on Scientific Affairs. J Am Dent Assoc，2008，139：1674-1677）。

症状及体征

ONJ可能长期没有症状。症状通常与体征同时出现，尽管有时疼痛先于体征出现。颌骨坏死通常表现为疼痛和从暴露的下颌骨中出现脓性分泌物，偶见于上颌骨。牙齿和牙龈都有可能累及。可能出现口内瘘或口外瘘。

诊断

- 临床评估

当上颌骨或下颌骨出现骨暴露，且存在坏死骨至少8周时可诊断颌骨坏死。

治疗

- 局部清创术、抗生素和口腔冲洗

一旦确诊，ONJ处理比较棘手，应该由有治疗ONJ经验的口腔外科医生进行。治疗措施包括有限清创术、抗生素和口腔冲洗[1]。

外科切除受累部位会加重病情，不作为首选的治疗。

[1] Edwards BJ，Hellstein JW，Jacobsen PL，et al：Updated recommendations for managing the care of patients receiving oral bisphosphonate therapy：an advisory statement from the American Dental Association Council on Scientific Affairs. J Am Dent Assoc，2008，139：1674-1677.

42. 骨质疏松症

骨质疏松症是一种进行性代谢性骨病，引起骨密度降低（即单位骨量减少），损害骨骼结构。骨骼肌无力导致微小骨折或不明显的创伤，尤其是在胸椎、腰椎、手腕和臀部（称为脆性骨折）。通过双能X线骨密度仪（DXA扫描）或由确认的脆性骨折进行诊断。预防和治疗涉及相关的风险因素，包括钙和维生D补充、体育锻炼以增加骨和肌肉的强度，提升平衡能力，减少跌倒的危险，以及药物治疗保持骨量或刺激新骨生成。

病理生理

骨在不断形成和再吸收。一般来说，骨形成与骨再吸收是相对平衡的。成骨细胞（合成骨有机质使骨矿化的细胞）和破骨细胞（吸收骨的细胞）由甲状旁腺激素（PTH）、降钙素、雌激素、维生素D、多种细胞因子和其他局部作用的细胞因子如前列腺素等进行调控。

男性和女性的正常骨量高峰出现于30岁左右。黑人的骨量高峰超过白人和亚洲人。西班牙裔的骨量峰值介于两者之间。男性的骨量超过女性。在达到骨量峰值后，骨峰量维持约10年。这期间，骨转化平衡，即骨形成与骨吸收基本相等。此后骨量以每年0.3%～0.5%速度流失。女性绝经期开始后5～7年内，骨流失加速，约每年3%～5%，然后骨流失的速度减慢。

骨质疏松时骨量丢失同时影响皮质和骨小梁骨（骨松质）。骨皮质变薄，网状骨骨小梁数目及体积减小，导致空隙增加。骨小梁受损甚至完全消失。骨小梁的减少比皮质骨迅速，因为骨小梁更具微孔状，骨更新更快。然而，这两种骨流失均导致骨骼变脆。

脆性骨折 脆性骨折往往在一个小创伤后发生，创伤程度比正常骨折所需水平更轻。从一个直立的高度（或更低）跌落，包括从床上掉下来，所导致的骨折通常被认为是脆性骨折。脆性骨折发生最常见的部位如下：

- 桡骨远端
- 脊柱（椎骨压缩性骨折，最常见的骨质疏松症相关的骨折）
- 股骨颈
- 大粗隆

其他部位包括肱骨近端和骨盆。

分类

骨质疏松既可是原发性也可继发于其他因素。骨折发生的部位在原发和继发性骨质疏松中类似。

原发性骨质疏松 超过95%的女性和大约80%男性的骨质疏松为原发性。大多数病例发生于绝经期后女性和老年男性。性激素分泌不足在女性和男性患者都是重要的原因。其他影响因素包括钙摄入减少，维生素D水平下降，某些药物和甲状旁腺功能亢进。有些患者因在骨骼生长的青少年阶段钙摄入不足而从未达到过峰值骨量。

骨丢失的主要机制为骨吸收增加，导致骨量减少和骨微结构退化，但同时骨形成也受损。骨量减少的机制包括以下：

- 刺激骨吸收的细胞因子合成的局部变化，例如刺激骨吸收的细胞因子增加
- 骨重塑过程中合成反应受损（可能由成骨细胞数量和活性出现与年龄相关的减退所致）
- 其他因素如局部和全身生长因子减少等

脆性骨折很少发生在儿童、青少年、绝经前女性或<50岁没有检测到其他原因且性腺功能正常的男性，即使存在低骨量[低Z分值双能X线骨密度（DXA）]。这种罕见的病例被认为是特发性的骨质疏松。

继发性骨质疏松 继发性骨质疏松症在女性骨质疏松患者中<5%，男性中约为20%。这些诱因（表42-1）可进一步加速原发性骨质疏松患者的骨丢失和增加骨折的风险。

表42-1　继发性骨质疏松症的原因

癌症（如多发性骨髓瘤）
慢性阻塞性肺疾病（由于疾病本身，以及吸烟和/或糖皮质激素治疗）
慢性肾脏病
药物（如糖皮质激素、抗惊厥药、甲羟黄体酮、芳香酶抑制剂、罗格列酮、吡格列酮、甲状腺替代治疗、肝素、乙醇、烟草）
内分泌疾病（如糖皮质激素分泌过多、甲状旁腺功能亢进、甲状腺功能亢进、性腺功能下降、高催乳素血症、糖尿病）
高尿钙症
高维生素A血症
低磷酸酯酶症
制动
肝病
吸收不良综合征

慢性肾脏疾病患者出现低骨量可能有以下几个原因，包括继发甲状旁腺功能亢进，肾性骨病，与骨再生不良。

危险因素

因为压力，包括负重是骨骼生长必需的，而制动、卧床将导致骨量丢失。低体重指数诱发骨量减少。某些民族，包括白人和亚洲人，骨质疏松症的风险更高。钙、磷、镁和维生素D摄入不足也会导致骨量丢失，如内源性酸中毒。烟草和乙醇使用同样对骨量造成不良影响。有骨质疏松家

族史,特别是父母有髋关节骨折病史者,患病风险更高。发生过脆性骨折的患者出现其他临床(症状性)骨折和临床无症状性椎骨压缩性骨折的风险增加。

症状及体征

除非发生骨折,否则骨质疏松患者一般无明显症状。非脊椎骨折通常是有症状的,但大约2/3的椎体压缩性骨折是无症状的(尽管患者可能有潜在的由于其他原因导致的慢性背部疼痛,如骨关节炎)。椎体压缩性骨折的症状通常始于急性发作的疼痛,但无明显放射性,负重时疼痛加重,可能还伴有棘突的压痛,一般1周内减退。然而,疼痛也可持续数月或长期存在。

多发性胸椎压缩性骨折可随着颈椎的前凸(dowager峰)导致驼背。由于脊柱肌肉与韧带处于异常紧张状态,引起慢性的钝痛或酸痛,尤其是在腰背部。由于胸廓接近骨盆引起腹腔受压导致胸廓内体积减小和/或腹部不适导致患者出现气短。

诊断

- 双能X线骨密度仪(DXA)骨密度

应使用DXA筛查高危人群及随访有骨密度降低史的患者,包括正在接受治疗的患者。

DXA扫描推荐用于以下患者:

- 所有≥65岁的女性
- 具有风险因素的更年期和65岁之间的妇女,包括骨质疏松家族史,低体重指数(如先前定义为体重<127磅),使用导致骨质疏松风险增高的烟草和/或药物(如糖皮质激素)
- 曾在任何年龄发生过脆性骨折的患者(男性和女性)
- 影像学证据提示有骨密度降低或无症状的椎体压缩性骨折的表现
- 继发性骨质疏松症的风险因素

虽然低骨密度(与骨折相关的风险增加)可通过简单的X线被提示,但仍应由骨密度测量来确认。目前尚不清楚应该多久复查DXA。例如,对正在进行骨质疏松治疗的妇女,DXA可以被频繁的用于复查骨质情况(如每2~3年),而在低风险的妇女中(如T值>-2.00或无风险因素)可以考虑减少DXA复查的次数。

X线平片 当骨量减少超过30%时,才能在X线上显示出放射密度降低和骨小梁结构丢失。椎体高度丢失和双面凸的弧度增加是椎体压缩性骨折的特征。胸椎骨折可导致脊柱楔形前弯。在长骨中,尽管骨皮质变薄,但骨膜表面仍然光滑。第四胸椎及以上的骨折时应考虑恶性肿瘤的可能比骨质疏松大。在严重背部疼痛和局部椎棘突压痛老年患者中需做脊柱的普通X线检查。

糖皮质激素引起的骨质疏松可能导致肋骨骨折和其他部位的骨折,这些部位骨质疏松性骨折较常见。骨质软化症的影像学异常与骨质疏松相似(框42-1)。出现骨皮质下吸收或囊性骨侵蚀时则应考虑甲状旁腺功能亢进(较少见)。

> **框42-1 骨量减少:骨质疏松症和骨质软化症的鉴别**
>
> 骨质减少是指骨量减少。骨质疏松症和骨质软化症这两种代谢性骨病都可引起骨量减少。
>
> 骨质疏松症中,骨量虽然减少,但骨矿物质与骨基质的比例并未改变。
>
> 而骨质软化症的骨矿物质与骨基质的比例降低。
>
> 骨质疏松症缘于骨峰量减少、骨吸收增加和骨生成障碍的综合作用。骨质软化症是由矿化障碍所致,常因维生素D严重缺乏或代谢异常引起(见维生素D)。在美国,骨质疏松症较骨质软化症常见。两者可并存,它们的临床表现相似,而且骨质疏松症可发生轻至中度的维生素D缺乏。
>
> 如果维生素D水平一直很低应怀疑软化症。为明确区分这两种疾病,临床医生可以做一个四环素标记骨活检。

骨密度检测:DXA用于检测骨密度(g/cm^2);可用于提示骨量减少或骨质疏松(在没有骨软化症的情况下),预测骨折的风险和后续随访治疗效果。应测定腰椎、髋部、桡骨远端或全身的骨密度,(定量CT可对腰椎或骨盆的骨密度进行类似的检测,但目前尚未广泛应用)。理想状态的骨密度需要检测两个部位,包括腰椎和一侧髋关节。然而,在一些中心,测量的是脊柱和双侧髋关节。

如果脊柱或髋关节不适用于扫描(如由于人工全髋关节置换术的假体),桡骨远端可用于扫描(在DXA扫描报告上被称为"1/3半径")。甲状旁腺功能亢进的患者也应进行桡骨远端的扫描,因为这是甲状旁腺功能亢进患者骨质疏松最常见的部位。

DXA结果的报告用T值和Z值表示。T值是指患者骨密度与相同性别、种族的健康青年人的平均峰值骨量比较所得的标准差数。世界卫生组织规定了定义骨量减少和骨质疏松症T值的临界值。T值<-1.0且>-2.5定义为骨量减少。T值≤-2.5定义为骨质疏松症。

Z值是指患者骨密度与相同年龄、性别的正常人平均骨密度比较所得的标准差数,可用于儿童、绝经前女性,或<50岁的男性。如果Z值≤-2.0,考虑患者的年龄后骨质密度仍是降低的,需要考虑继发原因。

目前中央DXA系统还可以评估低位的胸腰椎椎体畸形,称为椎骨骨折分析(vertebral fracture analysis,VFA)。椎体畸形,即使没有临床症状,可诊断骨质疏松症并可预测未来骨折风险增加。VFA在高度损失≥3cm的患者中有应用价值。

是否需要药物治疗基于骨折的可能性,这取决于DXA结果以及其他因素。该**骨折风险评估(FRAX)评分**(WHO fracture risk assessment tool)预测的是未经治疗的患者在10年内发生主要骨质疏松部位(髋关节,脊柱,前臂,或肱骨)或髋关节骨折的概率。评分用于评估具有显著骨质疏松和骨折风险的人群。如果FRAX评分高于一定的阈值(在美国，≥20%的主要部位骨质疏松性骨折或约3%髋部骨折概率），应推荐药物治疗。

应当使用同一台DXA机器来连续监测骨质流失或对治疗的反应，比较实际的骨矿物质密度（g/cm^2），而不是T值。对正在治疗中的骨质疏松症患者，DXA 约每2~3年进行复查，但对于在服用糖皮质激素的患者应更频繁的复查。一个稳定或改善的骨密度可预测骨折风险降低。连续DXA扫描检查提示明显骨密度降低的患者应评估药物的依从性和骨质流失的继发性原因。

其他检查方法 在Z值≤-2.0的患者中或临床中怀疑存在继发性骨质疏松时应对继发性骨质疏松进行评估。通常需要包括以下的实验室检查：
- 血清钙，镁和磷
- 25-羟基维生素D
- 肝功能试验，包括碱性磷酸酶（低磷酸酯酶症）
- PTH（甲状旁腺功能亢进）
- 男性血清睾酮（性腺功能减退）
- 24 小时尿钙和肌酐（高钙尿症）

其他检查包括促甲状腺素和血清游离甲状腺素以排除甲状腺功能亢进，检测尿游离氢化可的松和血细胞计数，以及其他排除恶性肿瘤的检测，尤其是骨髓瘤（如血、尿蛋白电泳），应根据临床表现加以选择。慢性肾脏病患者可由于甲状旁腺功能亢进、肾性骨营养不良和骨再生不良而出现低骨量，所以他们可能需要其他的检测。

体重减轻的患者应筛查消化道疾病（如吸收不良，乳糜泻，炎症性肠病）以及肿瘤。特殊情况下可行骨活检（如无明显诱因的年轻患者的脆性骨折，可能合并其他骨骼疾病的慢性肾脏病患者，以及持续低维生素D水平怀疑有骨软化症的患者）。

空腹血清C-端交联肽（C-telopeptide cross-links，CTX）或尿的N-端交联肽（N-telopeptide cross-links，NTX）的水平反映骨吸收增加，虽然在临床使用中可靠性不一致，但CTX和NTX可用于监测治疗反应或确定药物使用。

治疗
- 纠正危险因素
- 补充钙和维生素D
- 抗骨吸收的药物［如双膦酸盐，激素替代疗法，选择性雌激素受体调节剂，核因子κB配体（RANKL）抑制剂的受体激活剂］
- 合成药

治疗目的在于保存骨量、预防骨折，减轻疼痛及维持功能。

保存骨量 使用药物减缓骨质流失的速度。足够钙和维生素以及体育运动是维持最佳骨密度的关键。应该关注可纠正的危险因素。

纠正危险因素包括增加负重锻炼、减少咖啡因和乙醇的摄入和戒烟。负重锻炼的运动量无明确要求，一般推荐平均30分钟/天。理疗师可以制订一种安全的锻炼计划，并演示如何安全地进行日常活动，以减少跌倒和脊柱骨折的风险。

男性和女性每日饮食中摄入元素钙应>1 000mg。绝经期后女性、老年男性和近期需求增加如生长发育、妊娠、哺乳的人群推荐每日摄入应达到1 200~1 500mg（包括饮食摄入）。钙的摄入最好来自膳食来源，如果饮食摄入不足可给予钙补充剂。钙补充剂最常用的有碳酸钙和枸橼酸钙。胃酸缺乏者使用枸橼酸钙更易于吸收，两者在进食时服用都易吸收。患者服用质子泵抑制剂或曾行胃分流手术者应选用枸橼酸钙，以确保最大限度的吸收。钙剂应分次服用，500~600mg，每日2次或每日3次。

补充维生素D，建议服用800~1 000国际单位/天。有维生素D缺乏的患者需要的剂量更大。维生素D的补充常常采用天然形式的维生素D_3，但也可使用植物来源的合成形式麦角骨化醇。25-羟基维生素 D 应≥30ng/ml。

双膦酸盐是一线治疗药物。该药通过抑制骨吸收来保存骨量，减少高达50%的椎体和髋部骨折。在使用双膦酸盐治疗3个月后骨转化开始减少，最早在开始治疗一年后骨折风险降低。当需要连续监测治疗反应时，DXA 扫描的间隔时间通常不低于2年。双膦酸盐可口服或静脉给药。双膦酸盐类药物包括以下：
- 阿仑膦酸钠（10mg 每日一次，或70mg 每周一次，口服）
- 利塞膦酸钠（5mg 每日一次，35mg 每周一次，或150mg 每月一次，口服）
- 唑来膦酸（5mg 每年一次，静脉）
- 伊班膦酸钠，口服（150mg 每月一次）或静脉（3mg 每3个月一次）

口服双膦酸盐需要患者空腹，一杯白开水（8 盎司，250ml）送服，服药后患者须在至少 30 分钟（伊班膦酸钠需要 60 分钟）内保持直立，并在此期间内禁食。当肌酐清除率>35ml/min 时，使用这些药物是安全的。双膦酸盐类药物可引起食管刺激。导致药物转化时间延迟的食管疾病及有上消化道疾病的症状是口服双膦酸盐类药物的相对禁忌证。当患者不能忍受或者是无法依从口服双膦酸盐时可使用双膦酸盐的静脉制剂。

颌骨骨坏死与使用双膦酸盐有关；但这种情况在口服双膦酸盐的患者中极少见。危险因素包括侵入性牙科手术，静脉使用双膦酸盐和肿瘤。其减少骨质疏松症相关骨折的收益远远大于这个小风险。

长期双膦酸盐的使用也可能增加不典型股骨骨折的风险。这些骨折发生在较小创伤后或无创伤，部位通常在股骨中段，可能之前数周或数月有出现大腿疼痛。骨折也可能是双侧的。为了尽量减少骨折的发生率，如发生下列情况应考虑停止双膦酸盐（双膦酸盐休药期）的使用。
- 在使用了3~5 年的骨质疏松症患者中（通过 DXA 扫描），很少或没有其他骨质流失的风险因素（静脉使用唑来膦酸3年和口服双膦酸盐5年）
- 使用5~10 年的骨质疏松患者（通过 DXA 扫描）和更多的风险因素

在暂停双膦酸盐的患者中应严密监测新的骨折或 DXA 扫描中骨质流失加速的证据。在抗骨吸收药物治疗期间，如双膦酸盐，可通过空腹血清 N-端交联肽（<40nmol/L）或

C-端交联肽降低证明骨转换被抑制。在休药期,这些指标可能维持低水平≥2年。

在未经治疗的患者,骨转换指标水平的增加提示骨折风险的增加。然而,骨转换指标水平是否应该被用作何时开始或结束药物休药期的标准目前尚未明显。何时开始或结束药物休药期比较复杂,应考虑到患者的危险因素。

鼻吸入鲑降钙素不应该常规被用于治疗骨质疏松症。鲑降钙素可以用于短期急性骨折后的镇痛,如椎体骨折引起内啡肽作用导致的疼痛。它没有被证实可以减少骨折。

雌激素可减慢骨质丢失及预防骨折。如在绝经期4~6年内开始应用效果更好,即使在晚期才开始使用,雌激素仍可能减慢骨流失和减少骨折。使用雌激素可增加血栓栓塞和子宫内膜癌的风险,并可能增加患乳腺癌的危险。雌激素与孕激素联用可减少子宫内膜癌的危险性(参见第2027页)。但这种用法可增加乳腺癌、冠状动脉性心脏病、脑卒中和胆道疾病的危险。由于这些风险和骨质疏松症其他治疗的有效性,对大多数女性而言,雌激素治疗骨质疏松症的潜在危害超过治疗可能获得的收益。在开始治疗的时候,应密切监测短期疗效。

雷洛昔芬是一种选择性雌激素受体的调节剂(seletive estrogen receptor modulator,SERM),用于不适合双膦酸盐类药物治疗的女性骨质疏松症患者。该药可使脊柱骨折风险降低50%,但目前尚无证据显示可以减少髋骨骨折。雷洛昔芬对子宫无作用,在乳腺组织中能抵消雌激素的作用。它已被证实可以降低侵袭性乳腺癌的风险。

甲状旁腺激素能刺激新骨形成,一般用于具有下列特点的患者:
- 不能耐受抗骨吸收药物或存在使用这类药物的禁忌证
- 对抗骨吸收药物,以及钙,维生素D和锻炼反应不佳(即,有新发的骨折或骨密度降低)
- 可能存在严重的骨质疏松(如T值<-3.5)或多个椎体脆性骨折
- 具有糖皮质激素诱导的骨质疏松症

每日注射合成甲状旁腺激素(PTH氨基端1~34片段,特立帕肽)平均20个月,可增加骨量和减少骨折。使用特立帕肽的患者肌酐清除率应>35ml/min。

预防骨折 许多老年人容易跌倒,因为其协调能力差、视力减退、肌肉无力、思维混乱以及使用致直立性低血压和刺激感觉中枢的药物等有关。强化练习可增加身体的稳定性。提醒患者避免跌倒和骨折,改善家庭的安全环境,制订个体化锻炼计划以增强身体稳定性,减少骨折发生的风险因素。

疼痛的治疗和功能维持 脊柱压缩性骨折引起急性剧烈背痛,可用矫形外科支架、镇痛剂、和(如肌肉痉挛显著)热敷和按摩治疗(参见第2909和2910页)。慢性背痛可通过矫形外科背甲固定或运动锻炼以加强松弛的脊柱旁肌肉的方法减轻。避免过度负重是有益的。应尽量减少卧床休息,鼓励患者坚持能提高耐力的负重的运动锻炼。

在一些情况下,椎体后凸成形术可以减轻由于新的骨脆性骨折导致的严重疼痛。椎体成形术是将甲基丙烯酸甲酯注入椎体。而椎体后凸成形术首先是利用球囊使椎体膨胀,然后注入甲基丙烯酸甲酯。均能减轻注射椎体的畸形,但不能减少甚至是增加邻近椎体骨折的危险。其他风险包括肋骨骨折、骨水泥渗漏、肺水肿或心肌梗死。有必要进一步的研究以确定这些方法的适应证。

预防

预防的目的主要在于保持骨量和预防骨折。预防措施适用于以下情况:
- 绝经后妇女
- 老年男性
- 骨量减少患者
- 长期大剂量使用糖皮质激素者
- 骨质疏松症患者
- 继发性骨质流失患者

所有这些患者的预防措施包括适当的钙和维生素D的摄入、负重运动、预防跌倒等方式来降低风险(如戒烟和限酒)。另外,药物治疗的适应证为有骨质疏松症或骨量减少且伴有骨折风险增加,例如那些FRAX评分高的患者]以及服用糖皮质激素的患者。药物治疗往往与治疗骨质疏松症药物相同。对患者和社区的骨骼健康教育仍然至关重要。

关键点

- 40岁后骨丢失的速度约为0.3%~0.5%/年,女性绝经期后5~7年内,骨流失加速,约每年流失3%~5%
- 超过95%的女性和约80%男性的骨质疏松为原发性
- 患者由意外的小的创伤引起的脊柱、桡骨远端、股骨颈、股骨大转子的骨折(脆性骨折)时应怀疑有骨质疏松症
- 使用DXA测量以下患者的骨密度:≥65岁女性;更年期至65岁之间的有以下风险因素的女性[如骨质疏松家族史,低体重指数,吸烟和/或药物导致骨质流失风险增高(包括糖皮质激素)];有脆性骨折的任何年龄段的男性和女性;存在骨密度降低或无症状性椎体压缩骨折的影像学证据,以及存在继发性骨质疏松风险的患者
- 如果Z值≤-2.0或临床怀疑继发骨质流失时,应考虑患者继发性骨流失的原因。
- 对于治疗和预防,保证摄入足够的钙和维生素D,必要时使用补充制剂,避免风险因素以帮助维持骨量(如负重运动,通过减少咖啡因,乙醇和烟草)
- 大多数患者可用抗骨吸收药物[如双膦酸盐,选择性雌激素受体调节剂,核因子κB配体(RANKL)抑制剂,用于激素替代治疗的药物]或合成代谢的药物(如PTH)治疗。

更多信息

The WHO Fracture Risk Assessment Tool 世界卫生组织骨折风险评估工具。

43. 骨佩吉特病

骨佩吉特病
（变形性骨炎）

变形性骨炎是一种成人的慢性骨骼疾病，其特征为局部的骨转化增加。正常的基质被软化和增大的骨性结构取代。本病可以无症状或出现逐渐起病的骨痛或骨畸形。诊断依据X线。治疗包括对症治疗的措施和药物，通常是双膦酸盐。

在美国，年龄>40岁的成人中约1%患本病，男女比率为3:2。随着年龄的增长，发病率增加。然而，总体发病率似乎呈下降趋势。发病比较常见的地区是欧洲（除了斯堪的纳维亚），澳大利亚和新西兰。

病因

目前已经发现几种遗传学异常，明确RANK-NF-kB受体活化信号影响到破骨细胞的生成和活性。6号染色体Sequestrum 1基因相关的泛素化突变存在于约10%的佩吉特病患者中。病变骨在电镜下的表现提示病毒感染，虽然病毒的原因尚未确定，据推测，在遗传易感患者中一种未知的病毒引发异常的破骨细胞活性。

病理生理

任何骨都可受累。最常受累的部位按照递减顺序排列为：骨盆、股骨、颅骨、胫骨、椎骨、锁骨与肱骨。

受累部位的骨转化加快，代谢活跃，血供丰富。过度活跃的破骨细胞显著增大，胞核增多。成骨细胞的修复也呈现高活性，产生粗糙交织而增厚的骨板层与骨小梁。这种异常的结构虽然使骨增大和明显钙化，但减弱了骨结构。

并发症 过度增生的骨可压迫神经及其穿越骨小孔的结构。导致椎管狭窄或脊髓压迫症。受累骨邻近的关节可发展成骨关节炎。

骨形成加速和钙需求增加导致继发性甲状旁腺功能亢进，见于10%~15%的患者；如果不增加钙吸收，就会导致低钙血症。高钙血症（参见第1152页）偶见于不运动的患者。佩吉特病患者继发甲状旁腺功能亢进也可发生高钙血症。

体积大或数量多的损伤可能导致高排性心力衰竭。富含血管的骨可能骨科手术过程中出血过多。

症状及体征

多数长期无症状。呈隐匿起病，如有症状出现，可表现为有疼痛、僵硬感、乏力和骨畸形。佩吉特骨痛是深部疼痛，偶为剧痛，夜间可加重。疼痛也可由神经受压引起或与骨关节炎有关。颅骨受累，可有头痛和听力减退。

体征包括双颞部颅骨增大，前额隆起；头皮静脉曲张；单侧或双侧神经性耳聋；眼底血管样纹；躯干矮而驼背，形似猿猴；蹒跚步态；股或小腿前外侧弯曲且有骨膜压痛和温度升高。弯曲的长骨与邻近关节的骨关节炎可发展为畸形，病理性骨折可为主要表现。可表现为病理性骨折。骨肉瘤发病率<1%，临床常表现为日益加重的严重疼痛。

诊断

- X线平片
- 血清碱性磷酸酶，钙和磷酸盐（PO_4^{3-}）
- 明确诊断后行骨扫描

有以下表现的患者应怀疑佩吉特病：

- 不能解释的骨痛或畸形
- X线表现有提示性价值
- 用其他疾病难以解释的血清碱性磷酸酶增高，尤其是γ-谷氨酰转肽酶（GGT）正常的情况下
- 长期卧床的老年患者出现高钙血症
- 老年患者出现骨肉瘤

如果怀疑本病，需检查X线平片，血清碱性磷酸酶，钙和磷酸盐。明确诊断需X线证实。特征性的X线表现如下：

- 骨硬化增加
- 结构异常（骨小梁增粗或骨皮质增厚）
- 弯曲变形
- 骨骼增大

胫骨或股骨可见微骨折。特征性的实验室检查包括血清碱性磷酸酶升高（骨合成代谢增加），但GGT和血清磷酸盐正常。血清钙一般也正常，但不运动或甲状旁腺功能亢进的患者可增高，骨合成增加时也可出现降低（通常是暂时性的）。如果碱性磷酸酶不增高或不明确增高的血清碱性磷酸酶是否来源于骨（如，GGT与碱性磷酸酶成比例升高），可检测骨的特异性分数。

有时，骨分解代谢活跃，可通过骨胶原转换的尿标志物（如吡啶酚偶联物）来明确，这些可作为补充发现。基线水平的骨放射性核素扫描（^{99m}Tc标记膦酸盐）检查用于明确骨受累的范围。

治疗

- 症状和并发症支持治疗

> **经验与提示**
>
> - 认为骨佩吉特病的老年人患者通常碱性磷酸酶升高，但GGT水平正常

- 双膦酸盐

局限性与无症状的佩吉特病不需治疗。对症治疗包括镇痛剂或非甾体抗炎药减轻疼痛。矫形支具可矫正下肢弯曲引起的异常步态。一些患者需行矫形外科术（如髋关节或膝关节置换术，椎管减压术）。鼓励负重，避免静卧。偶有需要快速纠正高钙血症，使用静脉输液和呋塞米（参见第

1156页）。

药物治疗：药物治疗抑制破骨细胞活性。适宜药物治疗的指征为：
- 为了阻止或减缓并发症（如，听力丧失、畸形、骨关节炎、椎骨佩吉特病引起的下肢轻瘫或截瘫，或其他神经病变，尤其是手术治疗效果差的患者）
- 疼痛必须明确与佩吉特病相关，而不是其他疾病（如骨关节炎）引起者
- 防止或减少行矫形外科手术中的术中出血
- 当血清碱性磷酸酶（骨源性）>正常水平2倍时即使无临床症状也应抑制破骨细胞活性

尽管疾病进展可以减缓，但是已存在的病变（如畸形、骨关节炎、听力丧失、神经损伤）不可逆转。

双膦酸盐可作为药物治疗之首选（表43-1）。双膦酸盐不耐受或抵抗的患者可选择合成的鲑降钙素。新型双膦酸盐（含氨基的双膦酸盐，比如唑来膦酸盐）效果更持久。

由于骨转化增加，患者应保证摄入足够的钙和维生素D，膳食补充剂也常常需要补充。

表 43-1 佩吉特病的药物治疗

药物	剂量	注释
阿仑膦酸盐	40mg po,qd,共6个月	晨起单剂服用,饭前至少30min
依替膦酸钠	5~10mg/kg po,qd,共6个月;明显疾病活动期的患者可能需要较大剂量（20mg/kg po,qd,共3个月）	空腹单剂服用,饭前饭后至少2h。如果需要,间隔3~6个月后可重复
帕米膦酸盐	30~90mg,静滴,qd,维持4h,连续3日,或每月1次,共3个月	用于不耐受口服双膦酸盐的患者；顽固性病例可增加使用频率
利塞膦酸盐	30mg po,qd,共2个月	同阿仑膦酸盐
替鲁膦酸盐	400mg po,qd,共3个月	同阿仑膦酸盐
唑来膦酸盐	5mg,静滴,15min单次输注	用于不耐受口服双膦酸盐的患者
合成鲑鱼降钙素	50~100IU（0.25~0.5ml）皮下或肌注,qd	初始反应良好（一般1个月后）,可逐渐减量至50IU,隔天,甚至每周1~2次

> **关键点**
> - 骨佩吉特病是一种常见病且通常无明显症状，好发于老年人
> - 并发症包括神经压迫、骨关节炎、骨折、继发性甲状旁腺功能亢进和低钙血症或高钙血症
> - 通常是通过X线确诊，如骨硬化、粗皮质小梁形成或皮质增厚、骨弯曲或肿大
> - 一线治疗的药物是唑来膦酸或其他新型双膦酸盐

44. 关节及关节周围疼痛

单关节及关节周围疼痛

不论是关节本身病变，还是关节周围结构（关节周）的病变，如肌腱和滑囊，患者都可能主诉为"关节"痛，在这两种情况下，单关节及关节周疼痛均被称为单关节痛。源自关节的疼痛（关节痛）可能由关节炎症（关节炎）引起的。炎症往往导致关节积液（渗出液），临床上可查及皮温升高，肿胀和罕见红斑。对于关节积液，及时检查以除外感染非常重要。急性单关节疼痛有时可由以多关节疼痛为特征的疾病所引起（如 RA），也可作为多关节炎（如银屑病关节炎，RA，参见第268页）的始发表现。

病理生理
关节及关节周围疼痛可包括：
- 炎症（由感染，晶体诱导的关节炎，或系统性自身免疫性疾病所致）
- 非炎症因素，一般见于机械损伤（如外伤，内部结构紊乱）

滑膜和关节囊是关节疼痛的主要部位。滑膜是炎症（滑膜炎）主要受累部位。半月板病变引起的疼痛一般是损伤的结果。

病因
引起急性单关节痛最常见的原因如下：

- 损伤
- 感染
- 晶体诱导的关节炎

对于损伤,外伤史往往存在且具有提示意义。损伤包括直接损伤(如跌倒扭伤)或过度使用(如重复运动及长时间跪位),都会影响关节内和/或关节周结构病变。

感染常累及关节(化脓性关节炎,参见 263 页),而关节周围结构,如滑囊、表皮及邻近骨也可同时受累。

年轻患者中,最常见病因如下:
- 损伤(最常见)
- 感染
- 原发性炎症性疾病(如痛风和 RA)

老年患者中,最常见的非创伤性原因有:
- 骨关节炎(最常见)
- 晶体诱导的关节炎(常见于痛风和假性痛风)

对任何年龄而言,引起关节痛最危急的病因则为急性感染性关节炎。迅速引流,静脉用抗生素,有时行手术关节内灌洗可能减少永久性关节损伤,预防败血症和死亡。

单关节痛罕见的原因包括:骨坏死,色素沉着绒毛结节性滑膜炎,关节积血(如血友病或凝血紊乱),肿瘤(表 44-1)和通常会导致多关节疼痛的疾病如反应性关节炎和肠病性关节炎。

表 44-1 单关节及单关节周围疼痛的一些原因

病因	提示性发现	诊断方法
晶体诱导性关节炎常由尿酸盐晶体(痛风)、焦磷酸钙盐晶体(假性痛风)间或羟基磷酸钙晶体引起	急性,自限性,反复发作性单关节炎,最常见于第一跖趾关节、踝关节,或膝关节(痛风)或手腕或膝(假性痛风) 有时可见痛风石(通常在关节周围结构)	关节腔穿刺术检查晶体
关节积血	自发或外伤后的急性疼痛和积液 典型者,有已知的出血性疾病	关节腔穿刺检查
感染性(脓毒性)关节炎(如细菌、真菌、病毒、分枝杆菌、螺旋体)	急性或亚急性起病,疼痛,肿胀和皮温升高,通常伴活动范围受限 多见于免疫抑制患者,静脉吸毒者,糖尿病患者或之前有抗生素应用以及有性传播疾病危险因素的患者	关节腔穿刺术及细胞计数、革兰氏染色、穿刺液培养
莱姆病	在莱姆病的后期表现为单关节或者少关节型关节炎 莱姆病前驱表现,如游走性红斑,发热,不适感,和/或蜱叮咬后出现肌痛	血清学检查抗博氏疏螺旋体抗体
骨关节炎	老年人多表现为慢性无痛性关节痛伴或不伴肿胀 骨肥大 有时肥胖,关节过度使用史(如职业运动员)和/或骨性膨大	X 线
邻近关节骨髓炎(少见)	发热,疼痛定位不确切,无关节肿胀或红斑	X 线加骨扫描、CT 或 MRI 骨活检与培养
骨坏死(缺血性坏死)	常有既往或当前糖皮质激素使用史,或者有镰状细胞病	X 线 通常行 MRI
关节周围疾患(如滑囊炎、上髁炎、筋膜炎、肌腱炎、腱鞘炎)	主动活动后疼痛;被动运动和关节压迫时轻微疼痛 压痛点,有时伴肿胀和/或红斑,位于滑囊、肌腱附着点或其他关节周围结构(如筋膜);关节处无积液,局部轻微压痛	临床评估 有时需滑液抽吸行革兰氏染色,细胞计数和培养
银屑病关节炎(导致多关节痛,疼痛往往比单关节痛多见)	银屑病患者通常在疼痛关节有大量关节积液 可能会合并指炎或附着点炎	临床评估
外伤(如扭伤,半月板撕裂,断裂)	通常近期创伤后起病	X 线 有时需行 MRI(如果 X 线正常)和/或关节镜检查
肿瘤	隐匿的,缓慢渐进,最终可至持续疼痛,通常伴有关节肿胀	X 线 MRI

关节周围的疼痛最常见的原因是损伤,包括过度使用。常见的关节周围疾患(如滑囊炎和肌腱炎;上髁炎、筋膜炎、腱鞘炎也可能发生)。关节周围的感染较少见。

有时,疼痛可放射至某个关节。例如,脾损伤可能会导致左肩疼痛,髋部疾患的儿童可能会主诉膝盖疼痛。

评价

急性单关节痛需要快速确诊,因为感染(脓毒)性关节炎需要迅速得到治疗。

临床评估应该确定症状是来源于关节还是关节周围结构,以及是否为关节炎。如果炎症征象存在或诊断不明确,应积极寻找多关节和系统性病变的症状及体征。

病史 现病史:主要着重于发病部位、发病的缓急(如突然发病、缓慢进展),症状是初发还是复发,既往其他关节是否曾有类似症状。而且,还需密切关注其他病史:时间方式(如持续性或暂时性),伴发症状(如肿胀),加重或者缓解的因素(如活动),近期或既往有无与发病关节有关的外伤。

切记询问患者是否有无保护措施的性交史(排除性传播疾病)、既往莱姆病史以及在莱姆病流行区是否有可能的蜱叮咬史。

系统回顾：系统回顾可提示全身疾病线索。系统回顾应询问致病疾患的关节外症状，包括发热(感染，有时为晶体诱导的关节炎)，尿道炎(淋菌性关节炎或反应性关节炎)，皮疹或眼睛发红(反应性或银屑病性关节炎)，腹痛腹泻史(炎症性肠病)，和近期的腹泻或生殖器病变(反应性关节炎)。

既往史：是最有可能有帮助的，如果疼痛是慢性或复发性的，既往史应询问已知关节疾患(尤其是痛风和骨关节炎)，可能会导致或诱发单关节痛的疾病(如出血性疾病，滑囊炎，肌腱炎)，可诱发关节疾患的疾病(如镰状细胞病或慢性糖皮质激素诱发骨坏死)。还应该询问用药史，特别是抗凝药物、喹诺酮类抗生素(肌腱炎)或利尿剂(痛风)。另外，家族史亦不可遗漏(脊柱关节病，参见第279页)。

体格检查 做完整的体格检查。所有主要器官系统(如皮肤和指甲，眼睛，生殖器，黏膜表面，心脏，肺，腹部，鼻，颈部，淋巴结，神经系统)都应该检查，包括肌肉骨骼系统。检查生命体征以排除发热。头、颈部、皮肤检查注意排除结膜炎、银屑病皮损、黏膜缺损、痛风石或瘀斑。生殖器检查排除异常分泌物和其他与性传播疾病相关的改变。

因为其他关节受累可提示多关节炎和全身性疾病，所有关节检查应包括触痛、畸形、红斑及肿胀。

触诊可以确定压痛，也有助于检测关节积液、皮温升高和骨肥大。可不屈伸关节而直接按压关节。通过主动和被动运动评价活动范围，注意捻发音的存在和是否疼痛是由关节运动(主动或被动)触发。对于外伤，可在患者接受范围内选择多种检查手法以排除软骨或韧带断裂(如膝关节内翻和外翻试验，前、后抽屉试验，Lachman 试验，McMuray 试验)。与对侧正常关节对比有助于发现更细小改变。注意压痛是直接在关节线、邻近部位、抑或是其他地方对确定疼痛部位(特别是当膝关节参与)是关节还是关节周围特别有帮助。

膝关节大量积液比较典型且较易检出。患者取膝关节伸展位，检查者可通过先推压髌上囊下方，再压迫髌骨内侧面来判断少量的膝关节积液。这种检查会使患者膝关节内侧面出现隆起(或可触及)。肥胖患者膝盖的大积液最好用髌骨冲击触诊法检测。在该手法中，检查者使用双手从全部四个象限推向膝关节的中心，然后使用 2 或 3 个手指向下推髌骨入滑车沟并释放它。出现"咔嗒"声或感觉髌骨浮动表明有积液。

关节周围结构的检查包括压痛点，比如肌腱附着点(附着点炎)，肌腱上方(肌腱炎)或滑囊上方(滑囊炎)。对于某些类型的滑囊炎(如鹰嘴，髌前)，肿胀及有时会出现的红斑可以帮助定位滑囊。

重点说明：出现下列情况需特别关注：
- 红斑，皮温升高，积液和活动范围下降
- 发热伴急性关节痛
- 性活跃青年患者出现急性关节痛
- 受累关节邻近皮肤破溃伴有蜂窝织炎
- 潜在的出血性疾病或接受抗凝治疗者
- 全身或关节外症状

检查结果解读：近期外伤史提示病因可能为外伤(如骨折、半月板撕裂或者关节积血)。然而，外伤不能排除其他原因，患者往往误以为新出现的非创伤性的疼痛是因为损伤引起的。检查往往是必要的，以排除严重原因和确立诊断。

起病的缓急非常重要。几小时内起病的严重关节痛常见于晶体诱导性关节炎，其次为感染性关节炎。既往有快速起病单关节炎史提示晶体诱导关节炎的复发，尤其是当该诊断之前已被确诊过。关节疼痛逐渐发作在 RA 或非感染性关节炎中比较典型。缓慢逐渐起病虽然在急性细菌感染性关节炎中不常见，但可见于某些特定感染性关节炎(如分枝杆菌、真菌)。

疼痛是关节内、关节周围还是两者皆有(如痛风，这可能会影响关节内外结构)，以及是否有炎症存在都是关键的线索，主要是依据体检结果。静息痛或活动开始时疼痛常提示炎症性关节炎，而活动后加重，休息后缓解的疼痛则提示机械或非炎症性病变(如骨关节炎)。在体格检查时，疼痛因主动及被动运动而加重，并导致关节活动受限，通常表明存在炎症。皮温升高伴有红斑亦提示有炎症，但这些表现不敏感，所以没有这些症状也不能除外炎症。疼痛在主动活动而非被动活动时加剧，可能提示肌腱炎或滑囊炎；在滑囊或肌腱附着点上方可出现压痛或肿胀。压痛和肿胀在关节的同一侧，或者远离关节线提示关节外起源(如肌腱或滑囊)的病变；关节线局部压痛或关节弥漫提示关节内病变。对于有肌腱炎或滑囊炎的患者，按压关节而不弯曲或伸展关节时并不会特别疼痛，但如有关节炎则会相当疼痛。

第一跖趾关节的受累提示痛风(足痛风)，但也可以由感染性关节炎，反应性关节炎，或银屑病关节炎导致。

有皮肤、心脏或肺部累及时，提示可能为全身疾病，通常导致多关节痛。

辅助检查 用于滑膜液检查的关节穿刺(关节穿刺术)应在有关节积液的患者中进行。滑液检查包括白细胞计数与分类计数，革兰氏染色和培养，以及使用偏振光显微镜检查晶体。在滑液中发现晶体可以确诊晶体诱导性疾病，但不排除共存感染的可能。非炎症性滑液(如白细胞<1 000/μl)提示骨关节炎或创伤。血性液体与关节积血相符。在感染性和晶体诱导性关节炎中，滑液 WBC 计数可以非常高(如>50 000/μl)。

对于一些之前已经确诊痛风性关节炎的患者，关节炎复发可以不需要任何检查。但是，如果可能存在感染或者如果在治疗痛风性关节炎后症状没有迅速缓解，应该行关节穿刺术。

除非怀疑骨折，X 线很少改变急性单关节炎的诊断。X 线可以显示长病程复发性关节炎患者的关节损伤。其他影像学检查(如 CT，骨扫描，但最常见为 MRI)很少需要，但可以表明某些特定疾病[如骨坏死、肿瘤(表 44-1)、隐性骨折、色素沉着绒毛结节性滑膜炎]。

血液学检查[如红细胞沉降率、类风湿因子、抗环瓜氨酸肽(CCP)抗体]可能有助于临床疑诊全身炎症性疾病(如RA)。血清尿酸水平不应被用于诊断痛风;因为它既不敏感,也不特异,并且不一定反映关节内尿酸水平。

治疗

总体治疗的原则主要取决于潜在的疾病。如果怀疑急性细菌感染性关节炎,通常应立即或尽快使用静脉抗生素。

关节炎主要通过 NSAID 对症治疗。非炎症的疼痛常可更安全地使用对乙酰氨基酚。疼痛的辅助治疗还包括通过夹板或吊带制动关节,热或冷疗。

急性症状缓解后给予物理治疗,对于改善或维持关节活动度、加强关节周围肌肉力量有效。

> **关键点**
> - 关节肿胀时必须行关节腔穿刺检查,以排除感染
> - 感染是青年人急性非创伤性单关节炎最常见的原因,而骨关节炎是老年人中最常见的原因
> - 滑液中发现晶体可确诊晶体诱导性关节炎,但不排除合并感染的可能
> - 不要使用血清尿酸水平来诊断痛风
> - 关节腔穿刺和 X 线检查后仍不能确诊的关节痛需进一步行 MRI 检查,以排除不常见的病因(如隐性骨折、骨坏死、色素沉着绒毛结节性滑膜炎)

多关节痛

关节可简单地表现为疼痛(关节痛);也可表现为炎症(关节炎)。关节炎症通常伴随着皮温升高,肿胀(由于关节内液,或渗出液引起)以及罕见红斑。疼痛可仅仅发生于关节活动时或者静息时,有时,由患者描述的关节疼痛可以来源于关节外(如关节周围结构或骨)。

多关节疼痛(多关节痛)涉及多个关节(单关节痛参见第 295 页,单关节及关节周围疼痛)。多关节疾病会在不同的时间影响不同的关节。当多个关节受到影响,以下区分法可以鉴别不同的疾病,特别是关节炎中:
- 少关节型:受累关节≤4 个
- 多关节型:受累关节>4 个

病理生理

关节疼痛来源于关节内。关节周围疼痛的来源在关节周围结构(如肌腱,韧带,滑囊,肌肉)。

关节源性多关节痛可能来源于以下几个方面:
- 炎症(如感染,晶体诱导的关节炎,全身性炎症性疾病如类风湿关节炎和银屑病性关节炎)
- 机械或其他非炎症性疾病(如骨关节炎,过度活动综合征)滑膜和关节囊是关节内疼痛的主要来源。滑膜是炎症(滑膜炎)主要受累部位。没有炎症的多关节痛可能是由于关节松弛度增加和过度的创伤造成,如良性过度活动综合征。多关节炎可能累及外周关节,中轴关节(如骶髂关节、椎间关节、盘椎关节、肋椎关节),或同时累及外周和中轴关节

病因

外周少关节型关节炎和多关节炎较单关节炎而言多有全身感染(如病毒)或全身性炎症性疾病(如 RA)。通常可以诊断出具体的病因(表 44-2 和表 44-3),但是有时关节炎是一过性的,诊断未明确前已缓解。中轴关节受累提示血清阴性脊柱关节病(也称为脊柱关节炎,参见第 278 页),但是也可以发生在 RA(影响颈椎但不是腰椎)。

表 44-2 受累关节≥5 个的病因*

病因	提示性发现	诊断方法†
急性风湿热	严重的游走性疼痛,主要影响大关节如腿部,肘和腕关节 压痛比肿胀更严重 关节外表现,如发热,心功能不全的症状和体征,舞蹈病,皮下结节和皮疹 链球菌感染性咽炎史	特定的(Jones)临床诊断标准 A 族链球菌感染检查(如培养,快速链球菌检查,抗链球菌 O 和抗脱氧核糖核酸酶 B 抗体滴度) 心电图、有时可行心脏超声检查
血红蛋白病(如镰状细胞病或珠蛋白生成障碍性贫血)	疼痛通常靠近关节,但有时在关节内,有时为对称性 非洲裔或地中海裔儿童或年轻患者,发病时常有已知的疾病	血红蛋白电泳
过度活动综合征(如埃勒斯-当洛,马方,良性过度活动)	多关节痛,很少有关节炎 复发性关节半脱位 有时可有皮肤松弛过度 常有关节过度活动家族史 对于马方和埃勒斯-当洛综合征的患者,可能会有青少年或中年时期主动脉瘤或夹层的家族史	临床评估
细菌感染性(化脓性)关节炎(单关节受累更常见)	急性关节炎疼痛剧烈,伴有关节积液 有时为免疫抑制状态或具有 STD 的风险	关节腔穿刺检查

续表

病因	提示性发现	诊断方法†
病毒感染性关节炎(细小病毒B19,乙型肝炎,丙型肝炎,肠病毒,风疹病毒,腮腺炎病毒和HIV)	急性关节炎 关节疼痛和肿胀不及细菌感染性关节炎严重 其他全身症状取决于病毒感染的类型(如黄疸见于乙肝,全身淋巴结肿大常见于HIV病毒感染)	关节腔穿刺检查 根据临床提示进行病毒血清学检测(如对可疑的乙肝患者检测乙肝表面抗原和乙肝核心抗体 IgM)
幼年特发性关节炎	幼年起病的关节症状 寡关节炎的表现加上葡萄膜炎或全身症状(斯蒂尔病——发热,皮疹,淋巴结肿大,脾肿大,胸腔和/或心包积液)	临床评估 ANA,RF 和 HLA-B27 的检测
其他风湿性疾病[如干燥综合征,多发性肌炎/皮肌炎,风湿性多肌痛,系统性硬化症(硬皮病)]	针对特定疾病的表现形式,包括具体的皮肤病表现(皮肌炎),吞咽困难(系统性硬化症),肌肉酸痛(风湿性多肌痛),或眼干和口干(干燥综合征)	临床评估 有时可行 X 线片和/或血清学试验(如抗SSA 和抗SSB抗体对干燥综合征,抗Scl-70 抗体对系统性硬化症) 有时需作皮肤和肌肉活检
银屑病关节炎	五个关节受累模式中的一个,其中包括与 RA 类似的多关节炎和寡关节炎 关节外表现,如银屑病,指/趾甲营养不良,葡萄膜炎,肌腱炎,与指炎(腊肠指)	临床评估 有时需做 X 线检查
RA	累及小关节和大关节的对称性关节炎 有时以单关节或寡关节起病 本病可在任何年龄起病,但常见于年轻人 晚期有时会关节畸形	临床评估 RF 和抗 CCP 抗体检测 X 线片
血清病	关节痛往往比关节炎更多见 发热、淋巴结肿大和皮疹 暴露于血液制品后 21 日内出现症状	临床评估
SLE	关节痛往往比关节炎更多见 全身表现,如皮疹(如颊部红斑),黏膜病变(如口腔溃疡),浆膜炎(如胸膜炎、心包炎),肾小球肾炎的表现 女性更常见	临床评估 ANA,抗 dsDNA,全血细胞计数,尿液分析,肝肾功能
系统性血管炎[如IgA 相关性血管炎(以前称为过敏性紫癜)],结节性多动脉炎,肉芽肿性多血管炎	关节痛,特别是 IgA 相关性血管炎 关节外症状,常涉及多个器官系统(如腹痛,肾衰竭,肺炎表现,鼻窦症状,皮损可包括皮疹、紫癜、结节和溃疡)	根据临床提示进行血清学检查(如对于疑似肉芽肿性多血管炎的 ANCA 检查) 累及部位的活检(如肾、皮肤或肺)

* 这类疾病也可表现为寡关节炎(受累关节数≤4 个)。
† 患者关节积液或炎症应行关节穿刺术(细胞计数、革兰氏染色、培养和晶体检查),查 ESR 和 C-反应蛋白。X 线往往是不必要的。
ANA,抗核抗体;ANCA,抗中性粒细胞胞浆抗体;抗 CCP,抗环瓜氨酸肽;dsDNA,双链 DNA;RF,类风湿因子;STD,性传播疾病。

表 44-3 ≤4 个关节疼痛的原因

病因	提示性的表现	诊断步骤*
强直性脊柱炎†	一般中轴疼痛和僵硬,早晨较重,活动后缓解 有时大的外周关节会出现积液 时有关节外表现(如葡萄膜炎,起止点炎,主动脉瓣关闭不全) 常见于年轻男性	腰骶椎 X 线 有时需行 MRI 或 CT,抽血化验(血沉、C反应蛋白和全血细胞计数)和/或参照特定的临床分类标准(修订的纽约分类标准)
白塞综合征	关节痛或关节炎 关节外表现,如复发性口腔和/或生殖器病变,或葡萄膜炎 常起病于 20 岁左右	特定的(国际性)临床诊断标准

续表

病因	提示性的表现	诊断步骤*
晶体诱导性关节炎‡，特征性地由尿酸晶体（痛风）、焦磷酸钙双水化合物晶体（假性痛风或羟基磷酸钙晶体）引起	关节炎急性发作时，关节发烫且肿胀 在临床上与细菌感染性（化脓性）关节炎可能不易区分 有时会发热	关节腔穿刺检查
感染性心内膜炎	关节痛或关节炎 全身症状，如发热、盗汗、皮疹、消瘦或心脏杂音	血培养 超声心动图
骨关节炎†	慢性疼痛更常累及拇指根部，PIP 和 DIP 关节，膝关节和臀部 有时会有赫伯登结节	X 线片
反应性关节炎或肠病性关节炎	关节炎是不对称的且大的下肢关节更常见 反应性关节炎：急性关节炎起病前 1~3 周可有 GI 或 GU 感染 肠病性关节炎：同时存在 GI 病变（如炎症性肠病，肠旁路手术）与慢性关节炎	临床评估 根据临床提示进行 STD 检测

*有关节积液或炎症的患者应进行关节穿刺术（进行细胞计数、革兰氏染色、培养和晶体检查），通常需检测 ESR 和 C-反应蛋白。X 线在病程早期往往帮助不大。

†这类疾病可表现为中轴关节受累。

‡晶体诱导性关节炎常表现为单关节炎，然而有时也表现为寡关节炎。

DIP，远端指间关节，PIP，近端指间关节；STD，性传播疾病。

急性多关节炎常见病因：
- 感染（通常为病毒性）
- 全身炎症性疾病的暴发
- 痛风或假性痛风

慢性成年人多关节炎常见病因：
- RA
- 血清阴性脊柱关节病（通常是强直性脊柱炎、反应性关节炎、银屑病性关节炎以及肠病性关节炎）

成年人非炎症性多关节痛常见病因：
- 骨关节炎

在成人慢性多关节痛是最常由 RA 和骨关节炎引起的。

慢性儿童多关节痛常见病因：
- 儿童幼年特发性关节炎

评估

应明确是关节还是关节外结构病变导致症状以及是否存在炎症。如果存在炎症征象或诊断不明，也应寻找多关节的症状和体征以及是否有全身性疾病。

病史 现病史：应明确关节疼痛的特点，相关的关节症状和全身症状。重要的关节症状特点有起病缓急（如是急性起病还是逐渐出现），时间方式（如昼夜变化、是持续性还是间歇性），持续时间（如是急性还是慢性的），加重和缓解因素（如休息、活动）。特别注意询问是否有无保护的性交史（或提示为播散性淋球菌感染导致的细菌感染性关节炎），蜱叮咬史，或到莱姆病流行区的居住或旅行的病史。

完善系统回顾以找出关节外症状，这可能提示特定疾病（表 44-2、表 44-3 和表 44-4）。

既往史 和家族史需明确已知的系统性炎症性疾病和其他可能导致关节症状的疾病（表 44-2、表 44-3）。有时系统性炎症性疾病更常见于具有特定遗传谱系的家系。

体格检查 体检应较为完整，评估所有主要器官系统（如皮肤和指甲、眼、生殖器、黏膜表面、心脏、肺、腹部、鼻子、颈部、淋巴结和神经系统），以及肌肉骨骼系统。测量生命体征检查以排除发热。

表 44-4 多关节痛的提示性检查结果

检查结果	可能原因
一般结果	
伴发肌腱炎	RA，播散性淋球菌感染，银屑病关节炎，痛风，幼年特发性关节炎（年龄≤16 岁起病）
结膜炎、腹泻、皮肤和生殖器病变	反应性关节炎
发热	感染性关节炎，痛风，全身性炎性病症（如 SLE、RA）
不适感，体重减轻和淋巴结肿大	急性 HIV 感染，全身型幼年特发性关节炎（斯蒂尔病）
口腔和生殖器病变	白塞综合征，反应性关节炎

续表

检查结果	可能原因
银屑增多	银屑病关节炎
近期咽炎和游走性关节炎	风湿热
近期疫苗接种或者使用血制品	血清病
皮肤损害,腹痛,呼吸道症状和黏膜病变	系统性血管炎
尿道炎	反应性关节炎或播散性淋球菌感染
手部检查结果(表 44-5)	
非对称性累及 PIP 或 DIP 关节,伴有弥漫性的手指肿胀(指炎)和/或指甲点状凹陷	银屑病关节炎
痛风石加任何不对称的手关节受累	慢性痛风
骨性膨大累及 PIP 关节(Bouchard 结节)或 DIP 关节(Heberden 结节)	骨关节炎
第一腕掌关节(CMC)受累	
雷诺现象	系统性硬化、SLE 或混合性结缔组织病
鳞屑皮疹,常常形成斑块,在 MCP 和 PIP 关节表面的伸侧(Gottron 丘疹)	皮肌炎
多发手指肌腱松弛导致的可逆性手指畸形(Jaccoud 关节病)	SLE
PIP 和 MCP 关节对称性受累,特别是天鹅颈或纽扣花样畸形	RA
手指皮肤增厚(指硬化症)和屈曲挛缩	系统性硬化症

DIP,远端指间关节;MCP,掌指关节;PIP,近端指间关节。

头部的检查中应注意眼部炎症(如葡萄膜炎、结膜炎)和鼻或口腔损伤的迹象。皮肤检查注意皮疹和损伤(如瘀斑、皮肤溃疡、银屑病斑块、紫癜、颧部红斑)。同时要检查患者有无淋巴结和脾脏肿大。

心肺检查应注意任何提示浆膜炎,心包炎或瓣膜病变的征象(如心脏杂音、心包摩擦音、心音低沉、胸腔积液引起的双肺底浊音)。

生殖器检查需注意分泌物、溃疡或者其他与性传播疾病相关的表现。

肌肉骨骼检查首先应区别是关节病变,还是关节周病变,或其他结缔组织或肌肉的压痛。关节检查首先注意关节畸形、红斑、肿胀或积液,进而触诊关节积液,皮温和压痛点。确定关节被动和主动活动范围。关节屈曲和/或伸展过程中可感到捻发音。与对侧未受累关节对比可能会发现更细微的变化。检查时还需注意受累关节的分布是否为对称还是不对称。疼痛的关节也可以在未弯曲或伸展时按压。

应检查关节周围结构,以明确肌腱、滑囊或韧带受累情况,如滑囊部位肿胀(滑囊炎),或附着点压痛(肌腱炎)。

危险信号:出现下列情况需特别关注:
- 关节发烫,肿胀,红斑
- 任何关节外症状(如发热、皮疹、发冷、斑块、黏膜溃疡、结膜炎、虹膜炎、心脏杂音、紫癜)

检查结果解读:初始评估很重要,主要依据仔细的体格检查,疼痛是起源于关节、还是毗邻结构(如骨、肌腱、滑囊、肌肉),还是两者兼具(如痛风),或是其他结构。压痛和肿胀仅在关节的一侧,或者远离关节线提示关节外起源的病变(如肌腱或滑囊);位于关节线的压痛或更范围更广的关节受累提示关节内病变。不屈曲或伸展关节时使关节受压,肌腱炎或滑囊炎的患者不会特别疼痛,但是患者如有关节炎则会相当疼痛。疼痛在主动活动时加剧而非被动活动,可能提示肌腱炎或滑囊炎(关节外);关节内炎症常明显限制关节的主动和被动活动。

另一个重要的判断是关节是否有炎症。静息痛或活动开始时疼痛常提示关节炎症,而活动后加重、休息后缓解的疼痛则提示机械性或非炎症性病变(骨关节炎)。皮温升高伴有红斑常提示炎症,但是这些征象并不敏感,所以如果没有上述症状也不能除外炎症。

临床上长时间的晨僵、长时间不活动后出现的僵硬感(胶着现象),非创伤性关节肿胀、发热或非刻意导致的消瘦提示关节受累的系统性炎症性疾病。疼痛是弥漫的、难于言表的,并影响肌筋膜结构而无炎症迹象,提示为纤维肌痛。

受累关节的对称性也可作为线索。RA 的受累关节往往是对称的,而非对称的关节受累更多提示银屑病关节炎、痛风以及反应性关节炎或肠病性关节炎。

手关节检查可能提供其他线索(表 44-4),有助于鉴别骨关节炎和 RA 或可能提示其他疾病(表 44-5)。

伴有外周关节炎的脊柱疼痛提示了血清阴性脊柱关节病(强直性脊柱炎、反应性关节炎、银屑病关节炎或肠病性

表 44-5 类风湿关节炎和骨关节炎手部表现的鉴别诊断

标准	类风湿关节炎	骨关节炎
关节肿	常见	不常见
	滑膜、关节囊、软组织	可能有一过性轻度肿胀及发红
骨性肥大	只在晚期出现	多见,常有不规则骨刺
DIP 受累	罕见	频繁
MCP 受累	频繁	不常见
		血红蛋白沉着症中 MCP 受累可能更显著
PIP 受累	频繁	频繁
腕关节受累	频繁	少见,然而第一腕掌关节受累(常见)有时被认为是腕关节疼痛

CMC,腕掌关节;DIP,远端指间关节;MCP,掌指关节;PIP,近端指间关节。
经许可改编自 Bilka PJ. Physical examination of the arthritic patient. Bulletin on the Rheumatic Diseases,1970,20:596-599。

关节炎),但也可出现于 RA(通常是为颈椎疼痛)。如果患者有血清阴性脊柱关节炎家族史,那么新发的寡关节炎加脊椎疼痛特别提示该病的可能。眼睛发红和下腰背疼痛提示强直性脊柱炎。新发的寡关节炎之前出现的银屑病皮疹强烈提示为银屑病性关节炎。

辅助检查 以下检查非常重要:
- 关节腔穿刺检查
- 通常查血沉(ESR)和 C 反应蛋白
- 血清学检测
- 在慢性关节炎中需行 X 线检查

大多数新发关节腔积液的患者必须行关节腔穿刺检查以排除感染,并寻找晶体。该检查也可以帮助区分炎症和非炎性的发病过程。

滑液检查包括白细胞计数与分类技术,革兰氏染色和培养,以及使用偏振光显微镜检查晶体。在滑液中找到晶体可以确诊晶体诱导性关节炎,但不排除共存感染的可能。非炎症性关节滑液(如白细胞计数<1 000/μl)更提示了骨关节炎或创伤。血性液体与关节积血相符。在感染性和晶体诱导性关节炎中,滑液 WBC 计数可以非常高(如>50 000/μl)。导致多关节炎的系统性炎症性疾病关节积液中的白细胞计数常在 1 000 和 50 000/μl 之间。

如果基于病史和检查仍不能得到特定诊断,可能需要额外检查。可查血沉和 C 反应蛋白,以帮助确定关节炎是否为炎症性的。ESR 和 CRP 升高强烈提示炎症,但并无特异性,尤其在老年人。如果检测值在炎症发作时升高,而炎症退去后恢复正常,则更具特异性。

一旦临床怀疑是系统性炎症性疾病,血清学检查如抗核抗体、抗双链 DNA 抗体、类风湿因子、抗环瓜氨酸肽抗体、抗中性粒细胞胞浆抗体更有助于确诊。**只有**需要为特定诊断,如 SLE、ANCA 相关性血管炎,或 RA,提供支持时需要行特定检查。

如果关节炎是慢性的,更应行 X 线检查以寻找关节损伤的征象。

需要行其他检查用来确诊(表 44-2、表 44-3)。

治疗

可能的话,治疗应针对潜在的疾病。系统性炎症性疾病需要根据诊断使用免疫抑制剂或抗生素来治疗。关节炎主要通过 NSAID 对症治疗。非炎症性的疼痛通常可更安全地用对乙酰氨基酚治疗。通过夹板或护具固定关节有时能够减轻疼痛。热敷或冷敷在炎症性关节炎中可能有止痛作用。由于慢性多关节炎可导致非活动性的和继发的肌肉萎缩,应当鼓励经常性的身体锻炼。

老年医学精要

骨关节炎目前是老年人中最常见的关节炎原因。RA 常在 30~40 岁起病,但至少 1/3 的患者是 60 岁以后起病。因为肿瘤可引起副肿瘤性的多发性关节炎,老年人中新发的 RA 应当考虑肿瘤,特别是急性起病、下肢为主要受累或者有骨压痛的患者。若患者>50 岁,有髋关节和肩关节束带僵感和疼痛的,也应考虑风湿性多肌痛,即使患者有外周关节炎。

关键点

- 对于多关节疼痛的鉴别诊断,可以通过受累关节数目、是否为炎症性的、是否为对称性的,有无关节外症状或征象来缩小诊断范围
- 慢性关节炎在儿童最常见于幼年特发性关节炎,慢性多关节痛在成人最常见于骨关节炎和 RA
- 急性多关节炎常见于感染、痛风或系统性炎症性疾病的发作
- 对于多数新发关节腔积液的患者必须行关节腔穿刺检查,用来排除感染、诊断晶体诱导性关节病以及帮助区分炎症性和非炎症性病变

45. 骨与关节肿瘤

骨肿瘤既可以是良性的,也可以是恶性的;既可以是原发的,也可以是转移的。

在儿童中,大部分的肿瘤是原发性的良性肿瘤;只有一部分是原发性的恶性肿瘤(如骨肉瘤、尤因肉瘤)。而转移瘤较少见(如神经母细胞瘤、肾母细胞瘤)。儿童白血病和淋巴瘤也可以累及骨髓。

在成人中,尤其是年龄超过40岁的人群,转移瘤较常见,其发生率约是原发性恶性肿瘤的100倍。除外骨髓细胞肿瘤(如多发性骨髓瘤),在美国的儿童及成人中,每年仅有2500例原发性恶性骨肿瘤发生。

滑膜肿瘤在儿童和成年人中都很罕见。色素沉着绒毛结节性滑膜炎是一种良性但有时具有破坏性的滑膜细胞肿瘤。滑膜肉瘤是一种非滑膜来源的恶性软组织肿瘤(常由梭形细胞和腺样组织构成),很少发生于关节内。

症状及体征

骨肿瘤通常会引起不明原因进行性加重的疼痛和肿胀。疼痛可发生于非负重或受压状态下,亦可有静息痛和夜间痛。

诊断

- X线平片
- 通常是MRI,有时可依靠CT
- 如怀疑多发或转移性肿瘤则行骨扫描
- 除非影像学检查能清楚地显示良性特征或患者有多发骨质病变且已确诊为原发恶性肿瘤,否则应行活检术

骨肿瘤延误诊断的最常见原因是医师未考虑到肿瘤这一诊断并进行合适的影像学检查。如患者存在不明原因的骨痛,尤其有夜间或静息时发作的,应该考虑到骨肿瘤的可能。持续或进行性加重的躯干或四肢的不明原因疼痛,尤其与肿块相关的,也提示骨肿瘤。X线平片为首选检查。如果影像学发现无法解释的与肿瘤相关的异常现象,也应怀疑为肿瘤。

X线平片 是鉴别骨肿瘤的首选检查。若提示肿瘤引起的损伤,则需要进一步的评估,通常是其他的影像学检查(如MRI)和活检。

特征性表现 一些肿瘤有其特征(如非骨化性纤维瘤、骨纤维结构发育不良、内生软骨瘤)或瘤样状态(如佩吉特骨病),不需要活检就可以明确诊断。

影像学检查提示恶性肿瘤的征象包括如下表现:

- 骨溶解、破坏或渗透性表现
- 肿瘤边缘不规则
- 骨质破坏,特别是多发的(虫蚀样破坏)
- 骨皮质损坏
- 软组织扩散
- 病理性骨折

> **经验与提示**
>
> - 如患者有不明原因的骨痛,尤其有夜间或静息时发作的,需考虑骨肿瘤

溶骨性的特征性表现为边界清楚的骨质破坏。渗透性的特征性表现为逐渐的骨缺损或边界模糊的浸润现象。特定的肿瘤通常有其特征性的表现(如尤因肉瘤有渗透性的骨破坏表现,包括常在出现广泛的溶骨性破坏之前,即形成巨大的软组织肿块伴有侵袭性的骨膜葱皮样反应;巨细胞瘤则表现为囊性变,肿瘤与正常骨质间分界不清)。根据肿瘤生长的位置可以缩小诊断的范围(如尤因肉瘤最常出现在长骨的骨干,骨肉瘤通常侵犯长骨的干骺端,巨细胞瘤常侵犯骨骺)。

儿童白血病和淋巴瘤有时可影响骨髓,引起骨X线片的异常改变。

然而,一些情况下良性肿瘤也可有恶性肿瘤的临床表现:

- 异位骨化(骨化性肌炎)及骨折后快速生长的骨痂可造成骨皮质及周围软组织的矿化,类似恶性肿瘤
- 朗汉斯巨细胞组织细胞增多症(组织细胞增多症X,莱特勒-西韦病,汉-许-克病,嗜酸细胞肉芽肿)可造成单一或多发的骨损伤,常通过X线来鉴别。在孤立的病变部位,骨膜的新骨形成常提示恶性骨肿瘤
- 全身脆性骨硬化(骨斑点症)可以没有任何症状,但与乳腺癌骨转移的表现类似。它的特征性表现为多发性小的圆形或椭圆形的硬化灶,以跗骨、腕骨、骨盆或管状骨的干骺端最常见

其他检查方法 CT或MRI有助于骨肿瘤的定位及确定骨肿瘤的范围,有时对明确诊断也有提示作用。一旦怀疑是恶性肿瘤,通常需行MRI检查。如果怀疑是转移性肿瘤或有多发病灶(多中心),此时应行放射性核素骨扫描来寻找所有的肿瘤。

对恶性肿瘤的诊断而言,活检是必不可少的,除非影像学检查提示典型的良性表现。应给病理科医生提供相关的临床病史及影像学检查结果。组织病理学诊断相对较困难,需要从肿瘤上获得足够多的具有代表性的组织(通常是软的部分)。在有丰富骨组织活检经验的中心可获得最好的诊断结果。>90%的病例可得到迅速、精准的诊断。冰冻切片诊断为恶性肿瘤,在进行治疗前,手术医师一般会等待正式的病理报告。对于原发性恶性肿瘤患者较少见的医院,常常会出现诊断偏差。

> **关键点**
> - 在儿童中，大部分的肿瘤是原发性的良性肿瘤；只有一部分是原发性的恶性肿瘤，转移瘤较少见
> - 在成年人中，尤其是年龄超过40岁的人群，转移瘤较常见，其发生率约是原发性恶性肿瘤的100倍
> - 病情评估首选X线平片检查，但通常需要进一步行MRI及其他影像学检查
> - 提示恶性肿瘤的常规影像学检查表现为，破坏性的外观（尤其是多灶性的）、边界不规则、骨皮质破坏、软组织扩散和病理性骨折
> - 确诊恶性肿瘤需要进行组织活检

良性骨肿瘤

骨软骨瘤 骨软骨瘤（骨软骨的外生骨疣）是最常见的良性骨瘤，可以发生于任何骨端，但大多数在长骨的骨端生长。好发年龄为10~20岁，可单发也可多发。多发性骨软骨瘤有家族性发病的倾向。10%的多发性骨软骨瘤患者、低于1%的单发骨软骨瘤患者可继发恶性的软骨肉瘤。在遗传性骨软骨瘤的患者中，多发性患者比单发性的瘤体更多，更容易继发软骨肉瘤。骨软骨瘤很少引起骨折。

骨软骨瘤在影像学上表现为骨性突起，表面常有软骨帽（<2cm），其下无骨皮质。外生骨疣与骨髓腔相连通。骨髓腔和外生骨疣相融合，在基底并没有真正的皮质。在软骨帽的上方偶可形成滑囊并伴疼痛。

如果肿瘤压迫神经、引起疼痛（尤其当肿瘤不断撞击肌肉并形成滑囊炎症）、妨碍骨生长或影像学检查提示向恶性软骨肉瘤转化，表现为骨质破坏、软组织肿块或软骨帽增厚（>2cm），则需行手术切除。在成人中，逐步扩大的肿瘤可能为软骨肉瘤应引起关注，需要切除或活检。

内生软骨瘤 内生软骨瘤可发生在任何年龄，但以10~40岁为多。它们常多发于骨干骺端。大多数患者没有症状，但软骨瘤增大时可有疼痛。常在拍X线片时偶尔发现。

X线片上表现为骨内呈分叶状的钙化区；有些在平片或CT上只表现为斑点样的钙化灶。如果邻近骨皮质，内生软骨瘤表现为骨内膜细微的扇形状区域。几乎所有的内生软骨瘤可以在骨扫描上显影，使人们错误地对其是否为恶性的关注程度增加。X线、MRI和CT的表现具有诊断价值；但如果影像学诊断不明确，尤其是当肿瘤（不是相关关节）引起疼痛，需行活检以明确诊断。鉴别骨痛还是关节痛，可以向关节内注射长效的麻醉剂（如丁哌卡因）；如果疼痛持续存在，则表明其由骨损害引起的。

无症状的骨软骨瘤无需活检、切除或其他治疗（通常为刮除）；尽管如此，建议患者进行影像学检查随访，以排除少数进展为软骨肉瘤的可能。无论症状有无进展，均应在6个月或1年后复查影像学检查。

具有多个内生软骨瘤（Ollier病），尤其是多个具有软组织血管瘤的内生软骨瘤（马富西综合征）的患者患软骨肉瘤的风险更高。

成软骨细胞瘤 成软骨细胞瘤非常罕见，好发年龄为10~20岁。肿瘤起源于骨骺，进行性生长，破坏骨质与关节。它的影像学表现为囊状物，边缘硬化，其内可见钙化点。MRI显示的病变周围特征性的水肿表现有助于诊断。

必须行手术刮除病灶并植骨填充空洞。术后局部复发率为10%~20%，一旦发生，须再次刮除病灶与植骨。

软骨黏液样纤维瘤 软骨黏液样纤维瘤非常少见，常发生于30岁之前。影像学表现为位于长骨末端异常的、溶骨性的、边界清晰的局限性肿块，有助于诊断。活检后治疗通常为手术切除或刮除。

骨样骨瘤 骨样骨瘤易侵犯青年人（好发年龄10~35岁），可发生于任何骨骼，但以长骨为多。可引起疼痛（夜间痛明显，反映了夜间加重的前列腺素介导的炎症反应）。疼痛可被作用于前列腺素的轻度镇痛药缓解，如阿司匹林或非甾体抗炎药。在儿童生长期，由于肿瘤引起的炎症反应及充血现象，如果骨样骨瘤靠近生长板，则会引起过度生长和肢体长度出现差异。由于疼痛引起肌肉运动减少，体检可见骨周围有肌萎缩现象。

X线片的特征性表现为小的透亮带，周围伴大片硬化带。如果怀疑为骨肿瘤，可用 ^{99m}Tc 行骨扫描。骨样骨瘤的部位表现为核素摄取增多。行CT扫描亦有助于鉴别诊断。

大多数病例行经皮射频消融清除小透亮带，可获得永久性缓解。大多数骨样骨瘤通过局麻后经皮介入放射治疗。少部分骨样骨瘤可行手术切除或刮除。对于附近是神经或接近皮肤（如脊柱、手、足）骨样骨瘤，手术切除是首选，因为射频消融治疗所产生的热量可能会对其造成损坏。

非骨化性纤维瘤（纤维性皮质缺损，纤维黄瘤） 非骨化性纤维瘤是一种良性骨纤维病变，在X线片上出现一个明确的透亮皮质缺损。一个非常小的非骨化性纤维瘤被称为纤维皮质缺损。这些病变的发育性缺陷被纤维组织充满，替代了通常应骨化的部分骨。这些病变通常会影响干骺端，受影响最常见的位置为（按顺序排列）股骨远端、胫骨远端和胫骨近端。他们可以逐步扩大，并发展为多腔形态。儿童中非骨化性纤维瘤较常见。大多数病变最终骨化并进行重塑，往往形成一些致密、硬化的区域。然而，有些病变组织会扩大。

小的非骨化性纤维瘤是无症状的。但当病变累及范围接近骨骼直径的50%时往往会引起疼痛和增加病理性骨折的风险。

非骨化性纤维瘤第一次一般都是影像学检查意外发现（如创伤后）。他们通常是放射可透、单一的、直径小于2cm、外观透亮的并有清晰的皮质硬化边界的椭圆形病灶。也可以多腔的。

非骨化性纤维瘤不需要治疗和严格的随访。当病变引起疼痛或接近50%骨直径时可以通过刮除术、骨移植治疗，以减少病变引起的病理性骨折的风险。

良性骨巨细胞瘤 良性骨巨细胞瘤好发于20~30岁，

多发于骺端。这种肿瘤被认为是局部侵袭性的。可逐步扩大,破坏骨骼,最终可能会侵犯骨的其他部分并累及软组织。肿瘤可引起疼痛。其显著特点为易复发性。骨巨细胞瘤虽然为良性肿瘤,但仍有极少病例出现肺转移。

X线表现为膨胀性溶骨性的破坏。正常骨小梁与瘤体之间边界清楚,无硬化带形成。

大多数骨巨细胞瘤可经刮除,并用甲基丙烯酸甲酯或骨质填充治疗。为减少复发率,手术医师通常倾向行辅助治疗,例如热疗(甲基丙烯酸甲酯硬化提供的热量)、使用苯酚行化学治疗或液氮冷冻治疗。如果肿瘤过大破坏了关节,须行手术彻底切除与关节重建。

原发恶性骨肿瘤

多发性骨髓瘤 多发性骨髓瘤是最常见的原发恶性肿瘤,但因其有骨髓源性,所以常被认为是骨髓细胞肿瘤而不是骨肿瘤。绝大多数好发于老年人。肿瘤生长为多中心性,可弥散地侵入骨髓,因此骨髓穿刺可以诊断该病。X线片常见局限性的溶骨破坏或广泛的骨质疏松。在少数情况下,肿瘤损害也可表现为骨硬化或弥散性骨质减少,特别是在椎体。如为孤立的单个肿瘤而无全身性骨髓受累则称为浆细胞瘤。某些骨性病变对于放射性治疗反应较好。

骨肉瘤 骨肉瘤(骨源性肉瘤)是第二位常见的原发性的骨肿瘤,且为高度恶性。可发生于任何年龄段,好发于10~25岁人群。骨肉瘤从骨肿瘤细胞产生恶性骨痂(不成熟骨)。骨肉瘤通常发生于膝关节(股骨远端比胫骨近端更常见)及其他长骨,尤其是干骺端。常发生转移,最常见的为肺转移或骨转移。最常见的症状为疼痛和肿胀。

X线片表现具有多样性,可有骨硬化或溶解表现。确诊依赖于骨活检。患者需经胸片、CT及骨扫描检查来明确有无肺及骨的转移。

骨肉瘤的治疗需联合手术和辅助性化疗。辅助性化疗可将5年生存率从低于20%延长至高于65%。应在手术治疗前即开始新辅助化疗。X线片显示肿瘤缩小,疼痛的程度减轻和血清碱性磷酸酶浓度下降均提示治疗有效,但理想的化疗结果应达到在切除的组织标本中超过95%的肿瘤组织已坏死。在几个疗程的化疗之后(历经数月),可行保肢治疗和肢体重建。在保肢手术中,应彻底切除肿瘤,包括周围的反应性组织,切至正常组织的边缘;为避免肿瘤细胞扩散,尽量不要破坏肿瘤组织。超过85%的患者在保肢手术后仍能获得较长的生存率。术后仍需继续化疗。如果术前化疗后肿瘤组织几乎完全坏死(大约95%),则5年生存率>90%。

普通型骨肉瘤的变异型发生的较少,通常包括表面皮质的病变,如骨旁骨肉瘤、骨膜骨肉瘤。骨旁骨肉瘤最常发生部位为股骨远端后侧皮质,通常分化良好。骨膜骨肉瘤是软骨表面的恶性肿瘤。通常位于股骨中段,X线片表现为日光放射征。骨膜骨肉瘤转移的可能性远远大于分化良好的骨旁骨肉瘤,但略小于普通型骨肉瘤。骨旁骨肉瘤需要手术整块切除,不需化疗。大多数情况,骨膜骨肉瘤的治疗方式类似于传统普通型骨肉瘤,包括化疗和手术整块切除。

纤维肉瘤 纤维肉瘤与骨肉瘤有相似的特征,但产生纤维瘤细胞,而不是骨瘤细胞。好发的年龄段与骨肉瘤相同,亦引起同样的后果。高级别病变的治疗及预后与骨肉瘤相同,亦引起同样的后果。高级别病变的治疗及预后与骨肉瘤相同。

恶性纤维组织细胞瘤 恶性纤维组织细胞瘤的临床表现与纤维肉瘤和骨肉瘤相似,但因其不同的组织结构(没有瘤骨产生)而未划分到骨肉瘤组中。它好发于儿童与青少年,但也发生在成人中,常为继发性出现在骨梗死和辐射区。治疗方法与骨肉瘤相同。

软骨肉瘤 软骨肉瘤是软骨的恶性肿瘤,它的临床表现、治疗及预后均与骨肉瘤不同。90%的软骨肉瘤为原发性肿瘤。软骨肉瘤也可起源于其他已存在的病变,特别是多发性骨软骨瘤和多发性内生软骨瘤(如Ollier病和马富西综合征)。软骨肉瘤多发于年长的成年人。可发生于骨的任何部位,但好发于扁平骨(如骨盆、肩胛骨),也可侵入周围的软组织。

X线平片常见钙化斑点。原发性软骨肉瘤通常有骨皮质破坏及正常骨小梁的缺失。钙化斑点及骨软骨瘤的不断增大提示可能为继发性软骨肉瘤。^{99m}Tc骨扫描是一种精确的筛检方法。所有的软骨病灶都可表现为摄取增加,但软骨肉瘤摄取量特别高。活检有助于诊断及决定肿瘤分级(转移的可能性)。

低级别的软骨肉瘤(1/2级或1级)通常采取刮除加辅助治疗(冷冻液氮;氩气;甲基异丁烯酸;射频或者苯酚)。一些外科医生更喜欢对低级别肿瘤施行全切以减少复发风险。对于更高级别的肿瘤,手术全切为其治疗手段。当手术切除不能保留肢体原有功能时,可选截肢术。由于肿瘤有种植的潜在可能,在活检及手术时需要精细的处理以避免发生肿瘤细胞的软组织转移。一旦肿瘤细胞转移,复发将不可避免。如果没有转移,治愈率则取决于肿瘤的分级。治疗充分,低分级的肿瘤几乎可以治愈。由于肿瘤血供有限,放疗和化疗疗效均不佳。

尤因肉瘤 尤因肉瘤是圆形细胞的骨肿瘤,好发年龄为10~25岁。可生长在骨的任何部位,绝大多数发生在骨端。尤因肉瘤容易扩散,可波及整个骨,最常发生于骨干区域。15%~20%发生在干骺端。疼痛和肿胀是最常见的症状。

X线片最常见的征象为溶解性的破坏,特别是无清楚边界的渗透性浸润。可有骨膜增生,多层新骨形成"洋葱皮"现象。X线平片通常不能显示全部浸润的范围,且受累骨周围往往有较大的软组织肿块。MRI能更好地确定疾病的范围,指导治疗。许多其他的良、恶性肿瘤可有相同表现,可经活检证实诊断。这种类型的肿瘤有时需与感染相鉴别。通过分子标记可以完成精确的组织学诊断,包括对典型染色体异常的评估。

治疗包括手术、化疗和放疗等各种综合治疗。目前,>60%的原发局灶性尤因肉瘤可经综合治疗治愈。有时甚至转移的肿瘤也有可能治愈。手术切除与化疗联合应用可以产生更好的长期效果。

骨淋巴瘤 骨淋巴瘤（曾称为网状细胞肉瘤）主要见于成年人，好发年龄为40～50岁。可发生在任何骨骼。肿瘤细胞有小圆细胞，常混合有网状细胞、淋巴母细胞、淋巴细胞。可以是孤立的原发骨肿瘤，也可以并发其他组织的淋巴瘤，还可以是其他组织淋巴瘤的转移瘤。常见的症状是疼痛和肿胀，病理性骨折多见。

X线片上可有斑点状或片状骨缺损甚至浸润的表现，常伴有巨大的软组织肿块。在肿瘤终末期，受累骨质的整个轮廓可能消失。

独立的原发性骨淋巴瘤5年生存率≥50%。骨淋巴瘤的治疗常采用系统化疗，也可联合放疗。需稳定长骨以防止病理性骨折的发生。很少推荐截肢术，除非有病理性的骨折导致肢体功能丧失，或有广泛的软组织浸润及其他治疗无效。

恶性骨巨细胞肿瘤 恶性骨巨细胞肿瘤非常少见，好发于长骨的末端。X线片可见典型的恶性破坏现象（主要为溶解性破坏、皮质破坏、软组织浸润及病理性骨折）。由良性骨巨细胞发展而来的恶性骨巨细胞瘤，其特点为放疗无效。其治疗原则与骨肉瘤相同，但治愈率较低。

脊索瘤 脊索瘤非常少见，起源于残余的胚胎性脊索组织。主要发生在脊柱的两端，通常在骶骨中间部位或颅底。靠近骶骨部位的脊索瘤可产生持续的疼痛。靠近颅底的肿瘤可侵犯脑神经，其中视神经的损害最常见。

在脊索瘤诊断之前，其症状可能已存在数月或者数年。X线片可表现为膨胀性、破坏性的骨损伤，同时伴有软组织肿块。转移性肿瘤较少见，但病灶局部复发较为常见。骶尾部的脊索瘤可经放疗治愈。颅底的脊索瘤通常难以通过手术治疗，但放疗可能有效。

转移性骨肿瘤

任何恶性肿瘤都可以转移到骨骼，但来源于上皮组织的癌转移最常见，尤其是起源于以下组织的癌：
- 乳房
- 肺
- 前列腺
- 肾脏
- 甲状腺
- 结肠

男性的前列腺癌和女性的乳腺癌是最常见的肿瘤类型。肺癌是导致男女肿瘤性死亡最常见的原因。乳腺癌是骨转移性肿瘤中最常见的。任何骨骼均可以受累。但前臂及小腿中段以下骨的远端较少受累，一旦这些部位发生转移，最常见的原发灶是肺癌，其次是肾癌。

症状及体征

转移癌的症状常表现为骨痛，但也可以在一段时间内无症状。骨转移性肿瘤可在发现原发肿瘤之前就出现症状，或发生在已明确诊断癌症的患者中。

诊断
- X线
- 骨扫描可以发现所有的转移灶
- 临床评估和检查明确原发性肿瘤（如未知）
- 评估后无法确定原发性肿瘤的则进行活检

所有存在无法解释的骨痛患者均应考虑转移性骨肿瘤的可能，特别是有以下疾病的患者
- 已确诊的癌症
- 不止一个部位的疼痛
- 影像学上提示为转移灶

前列腺癌通常为成骨性改变，肺癌为溶骨性改变，而乳腺癌则两者均可。

CT和MRI对转移灶高度敏感。然而，一旦怀疑有骨转移，则需做放射性核素的全身扫描，但其敏感度并不高。骨扫描对于早期和无症状的骨转移较X线片更为敏感，同时可以扫描全身。若患者有已确诊的原发性肿瘤，则扫描发现的病灶通常被认为是转移灶。骨扫描中发现多发病灶的患者需考虑转移瘤的可能。尽管已明确诊断肿瘤和单一骨病灶的患者需考虑出现转移瘤，但仍需通过活检明确诊断。正电子发射型计算机断层显像（PET）全身扫描现在经常被用于一些肿瘤的评估，它对于骨转移的诊断较放射性核素扫描更具特异性，同时还能诊断骨外转移。

如果发现多处溶骨性骨质破坏，高度怀疑骨转移性肿瘤，则需对原发性肿瘤进行评估（特别是乳腺、前列腺和甲状腺），行胸部X线、乳房X线及前列腺特异性抗原水平检查。胸部、腹部及盆腔的CT检查也可以显示原发肿瘤。然而，如果无法诊断原发肿瘤但又高度怀疑转移性骨肿瘤，则应采取骨活检，特别是细针穿刺或骨髓活检。免疫组化检查可以提示原发性肿瘤的类型。

治疗
- 通常采取放疗
- 对于有病理性骨折风险的骨行手术以维持骨稳定，或切除严重病变的骨（必要时行关节重建）
- 对某些椎体骨折产生疼痛的可采取后凸成形术或椎体成形术

治疗主要依据原发组织的类型及起源的器官而定。放疗结合选择性化疗或激素替代治疗是最常见的治疗方法。早期放疗（30Gy）和双膦酸盐类药物（如唑来膦酸和帕米膦酸二钠）可延缓骨质破坏。一些肿瘤的骨破坏在放疗后能够治愈；例如前列腺癌和乳腺癌的成骨性损害比肺癌和肾细胞癌的溶骨性破坏更容易治愈。核因子κB受体活化因子配体（RANKL）类的药物现在被应用于抑制骨质破坏。

如果骨转移的范围较广，可能或已经导致病理性骨折，可用手术固定或切除重建的方法以提高骨稳定性并减少发病率。当去除了原发的肿瘤后，单发的转移瘤（特别是转移性损害出现在原发性肿瘤≥1年以后）可用手术切除，也可结合放疗、化疗或三者联合治疗。椎体内植入甲基异丁烯

酸（后凸成形术或椎体成形术）来缓解疼痛，并支撑和稳定压缩性骨折，同时不会导致硬膜外软组织过度牵拉。

> ▶ **关键点**
> - 乳腺癌、肺癌及前列腺癌是转移肿瘤最常见的来源
> - 对于确诊癌症的患者，患者有一个以上的部位疼痛，并且/或有影像学检查结果提示转移，应当怀疑骨转移
> - 如果临床和影像学评估未能确诊原发肿瘤，则有必要行骨活检
> - 大多数情况下，放射治疗和双膦酸盐可减缓骨质破坏
> - 病理性骨折则可能需要手术、椎体后凸成形术、椎体成形术的治疗

其他骨肿块

许多非肿瘤性骨新生物在临床及放射表现上都类似于单发的骨肿瘤。

单发性骨囊肿 单发的骨囊肿常见于儿童，好发于长骨干骺端远端。囊肿可引起骨皮质变薄，有病理性骨折的倾向，常以此为表现。通常可以通过普通X线诊断。简单的单房性骨囊肿通常边界清晰，病变无反应性硬化或膨胀性皮质。<5cm的囊肿多在病理性骨折治愈后自行愈合消失。>5cm的囊肿，特别是发生于儿童的，需要进行手术切除或刮除，并进行植骨。然而，采取腔内注射糖皮质激素、骨基质去矿物化和人工骨替代物也取得一定的疗效。疗效因人而异，常需多次注射。倘若不治疗，囊肿在10%~15%的患者中持续存在。

骨纤维结构不良 骨纤维结构不良常有儿童期的骨发育异常。可侵犯单骨也可为多骨受累。可有表皮疼痛及内分泌异常（奥尔布赖特综合征）。骨纤维发育不良引起的骨损害多在青春期停止进展。它们极少向恶性转化。在X线片上病损可为囊状、弥散性或骨骼畸形。在影像学上，病灶出现毛玻璃样典型表现。降钙素可减轻疼痛。渐进性畸形，固定后不能治愈的骨折或顽固性疼痛可通过手术得到有效的治疗。

动脉瘤性骨囊肿 动脉瘤性骨囊肿是一种特发性扩张性疾病，好发于25岁之前。这种疾病主要侵犯长骨的干骺端，但几乎所有骨骼都可受累。该病发展缓慢。在囊肿膨胀性病变周围骨膜形成的新骨壳常比原骨宽。常见的表现是疼痛和肿块。病损常在作出诊断前几个星期或几年前出现。病变部位X线片的特征性表现为边界清晰的偏心性的稀薄区域，其骨膜突出，伸入软组织，周围被新生骨包围。MRI的典型表现为液-液平面。在影像学中，部分恶性肿瘤也会出现与动脉瘤性骨囊肿相似的表现，如骨肉瘤。因此，看到类似动脉瘤性骨囊肿表现时需考虑毛细血管扩张性骨肉瘤可能。

手术切除整个病损部位是最有效的方法，如果手术切除不完全，则很容易复发。应避免放疗，否则可能会引起肉瘤变。尽管如此，如果脊柱受损、压迫神经节而不易手术治疗时，可行放射治疗。

关节肿瘤

肿瘤很少侵犯关节，除非是附近的骨及软组织肿瘤的扩散直接侵犯。尽管如此，两种疾病——滑膜软骨瘤病和色素沉着绒毛结节性滑膜炎可发生在关节衬里（滑膜）。它们都是良性疾病，但具有侵袭性的特点。两种疾病都可以侵犯单关节，最常受累的是膝关节，其次为髋关节，可引起疼痛和积液。该两种疾病的治疗包括切除滑膜并清除关节内的异物。

滑膜软骨瘤病 滑膜软骨瘤病（以前称为滑膜骨软骨瘤病）被认为是化生。它的特点是在滑膜形成众多松散的钙化软骨体。在肿痛的关节中，每个软骨体可能没有米粒大。恶变非常罕见。但常复发。其诊断主要靠影像学：CT或MRI。滑膜软骨瘤可行对症治疗，但如果出现明显机械症状，应行关节镜或开放性手术除去肿物或滑膜。

色素沉着绒毛结节性滑膜炎 色素沉着绒毛结节性滑膜炎被认为是肿瘤性疾病。其滑膜变厚，因含有血铁黄素使组织染成血迹样颜色，MRI呈现出特征性的表现。这种滑膜组织可侵犯周围的骨质，造成囊性破坏和软骨损害。该病通常为单关节的，但也可以累及多关节。一旦处理延迟，特别是复发后，常需采取全关节置换术。多次滑膜切除后，只有极少数情况下可以行放射治疗。

46. 血 管 炎

血管炎是一类伴随缺血、坏死、器官炎症等病变的血管炎症。血管炎可影响任何血管，包括动脉、小动脉、静脉、小静脉或毛细血管。特异的血管炎疾病表现出的临床症状是多样的，取决于受累血管的大小和位置，及炎症的程度和类型。

病因

血管炎可分为
- 原发性

- 继发性

原发性血管炎 源于针对血管壁的炎症反应,且病因不明。

继发性血管炎 可能是由感染、药物、毒物所触发,或是继发于其他炎症性疾病或肿瘤所触发。

病理生理

受累血管的组织学描述应该包括以下几方面:
- 血管壁损伤的表现(如炎症浸润的类型和位置,损害的程度和类型,是否存在纤维蛋白样坏死)
- 愈合反应的表现(如内膜增厚、纤维化)

某些特征(如大量炎症细胞、局部炎症反应)提示特殊的血管病变过程,可能有助于明确诊断(表46-1)。比如,在许多急性病变中,浸润的炎性细胞主要为多形核白细胞;在慢性病变中,则主要为淋巴细胞。

表46-1 诊断血管炎疾病的组织学依据

表现	可能的诊断
主要表现为淋巴、巨噬细胞和多核巨细胞炎性浸润的非坏死性肉芽肿	巨细胞动脉炎 原发性中枢神经系统血管炎(特定类型) 大动脉炎
伴有多种白细胞和淋巴细胞混合性浸润的血管壁纤维素样坏死	EGPA(原 Churg-Strauss 综合征) GPA(原韦格纳肉芽肿) 免疫复合物相关的血管炎 MPA 结节性多动脉炎 RA
IgA 沉积*	免疫球蛋白 A 相关性血管炎(原过敏性紫癜)
血管壁寡或完全没有免疫球蛋白和补体沉积*†	EGPA GPA MPA

*通过免疫荧光染色测得这些结果。
†有这些特征的疾病称为寡免疫血管炎疾病。
EGPA,嗜酸性肉芽肿血管炎;GPA,肉芽肿血管炎;MPA,显微镜下多血管炎。

炎症可呈节段性或累及整个血管。在炎症发生部位血管壁的一层或多层内可见不同程度的炎症细胞浸润,坏死或瘢痕形成。肌性动脉中层的炎症容易破坏内弹性层。一些血管炎以血管壁中的巨细胞浸润为特征。

白细胞破碎性血管炎是用来表述小血管血管炎的组织病理学术语。它是指炎症细胞崩解而在血管内和血管周围遗留核小片段(核碎片)。炎症是一过性的,无结节形成。早期主要是多形核白细胞浸润;后期以淋巴细胞浸润为主。炎症消退后可导致纤维化和内膜肥厚。内膜增厚或继发性血栓形成可以导致血管腔狭窄,引起组织缺血或坏死。

分类

血管炎疾病可以根据主要受累血管大小进行分类。但实际上经常有重叠(表46-2)。

症状及体征

临床表现取决于受累血管的大小(表46-2)。无论受累血管的大小如何,患者总是可以表现出全身炎症的症状和体征(如发热、盗汗、乏力、食欲减退、体重减轻、关节痛、关节炎)。有些临床表现是威胁生命或者严重损害器官可造成严重损害的,需要立即治疗。包括:

表46-2 血管炎疾病的分类

受累血管的大小	疾病	症状和体征
大	白塞综合征 巨细胞动脉炎 风湿性多肌痛 大动脉炎	肢体跛行 肢端血压不等、脉搏强度不同或无脉 中枢神经系统缺血的表现(如脑卒中)
中	中等血管皮肤血管炎 结节性多动脉炎	受累器官出现组织梗死症状,如: • 肌肉:肌痛 • 神经:多发性单神经病(多发性单神经炎) • 胃肠道:肠系膜缺血 • 肾脏:新发的高血压 • 皮肤:溃疡,结节和网状青斑
小	嗜酸性肉芽肿性多血管炎(原 Churg-Strauss 综合征) 冷球蛋白血症性血管炎 肉芽肿性多血管炎(原韦格纳肉芽肿) 免疫球蛋白 A 相关性血管炎(原过敏性紫癜) 显微镜下多血管炎 小血管皮肤血管炎	除了皮肤病变更像紫癜,其他受累器官的组织缺血症状与中等大小血管炎症状相似

- 肺泡出血
- 急进性肾小球肾炎
- 急性肠系膜缺血
- 巨细胞动脉炎患者视力减退

小血管及中等血管炎患者常以皮肤病变为表现,如明显的紫癜、荨麻疹、溃疡、网状青斑和结节。

诊断

- 临床评估
- 基础实验室检查以发现炎症或器官异常(如全血细胞计数、ESR 或 C 反应蛋白、血清白蛋白和总蛋白水平、AST 和 ALT、BUN 和肌酐、尿常规等)
- 实验室检查以诊断血管炎的类型[如抗中性粒细胞胞浆抗体(ANCA)]
- 实验室和影像学检查确定血管炎病因和器官受累的程度
- 活检

伴有以下表现的患者需考虑全身性血管炎的可能:
- 症状或体征提示血管炎(如颞部头痛和间歇性下颌运动功能障碍提示巨细胞动脉炎)
- 不具有动脉硬化危险因素的患者出现缺血的表现(如缺血性脑卒中,肢体跛行,肠系膜缺血)
- 一个以上器官系统出现无法解释的血管炎相关的复合症状(如高血压,肌痛),特别是表现有全身性症状时

原发性血管炎性的诊断是依据特征性症状,体格检查,

实验室检查结果以及排除其他可能的原因（如继发性血管炎）。只要条件允许，就必须进行组织学检查，有助于明确血管炎的类型（表46-1）。

首先进行常规实验室检查。大多数检查得到的结果都是非特异性的。然而，结果往往可以帮助诊断，确定器官受累的程度，或提示其他诊断。实验检查通常包括全血细胞计数（CBC）、ESR或C反应蛋白、血清白蛋白和总蛋白、AST和ALT。患者表现为ESR或CRP升高、慢性炎症导致的贫血、血小板升高和低血清白蛋白。应使用新鲜尿液检测RBC计数，RBC管型和蛋白量以是否有明确肾脏受累。血清肌酐水平也需要检查和监测。白细胞减少和血小板减少在原发性血管炎中不常见，提示有其他诊断。

ANCA的检出可以支持以下诊断：肉芽肿性多血管炎（GPA-原韦格纳肉芽肿），嗜酸性肉芽肿性多血管炎（EGPA，原Churg-Strauss综合征），或显微镜下多血管炎（有时统称为ANCA相关性血管炎）。ANCA的标准化检测包括免疫荧光染色和酶联免疫吸附试验（ELISA）。在乙醇固定的中性粒细胞行免疫荧光染色，可发现胞质型cANCA或核周型pANCA。而ELISA是用来检测主要抗原的抗体：在乙醇固定的自身特异性中性粒细胞中引起cANCA染色类型的蛋白酶-3（PR3），和引起pANCA染色类型的髓过氧化物酶（MPO）。由于ANCA相关性血管炎罕见，且ANCA检测不够特异，因此只有当ANCA相关性血管炎的预测概率比较高时，才应该检测ANCA。

其他有用的实验室测试包括乙型肝炎和丙型肝炎的血清学试验、血清和尿蛋白电泳、抗核抗体、抗可提取性核抗原、冷球蛋白检测和补体水平，这些检查可用于诊断病毒性血管炎、冷球蛋白血症血管炎、淋巴增生性疾病，及继发于其他自身免疫性疾病的血管炎。

根据临床发现决定进一步的检查。如果临床表现有提示，应该进行胸片检查以发现炎症浸润，也可能需要胸部高分辨率CT来检查细微的病变，比如小结节或空洞。双侧肺部弥漫性浸润提示可能出现肺泡出血，需要即刻诊断和治疗。也可能需要其他影像学检查。例如大血管和主动脉受累时，磁共振血管造影可用于诊断和监测。如果症状和检查结果提示神经病变，则可进行肌电图检查。

由于血管炎性疾病很少见，而且治疗可能有严重的不良反应，只要可行，就应行组织活检来明确诊断。临床表现提示活检的最佳部位。如果从受累的肺、皮肤和肾组织取活检，更易有阳性发现。无临床表现或实验室检测提示的盲目活检，得到阳性结果可能性低。

治疗
- 为诱导缓解危及生命或器官的血管炎，应使用糖皮质激素，且常联合使用环磷酰胺或利妥昔单抗
- 诱导缓解不太严重的血管炎，使用糖皮质激素和较弱的免疫抑制剂（如甲氨蝶呤、硫唑嘌呤、霉酚酸酯）或利妥昔单抗
- 维持缓解，使用甲氨蝶呤、硫唑嘌呤或利妥昔单抗，联合逐渐减量的糖皮质激素

治疗取决于病因、血管炎的类型和疾病严重程度。对于继发性血管炎性疾病，祛除病因（如感染、药物和肿瘤）可有助于治疗。

对于原发性血管炎性疾病来说，治疗的目的在于诱导和维持缓解。使用细胞毒性免疫抑制剂和高剂量的糖皮质激素可以诱导缓解，通常需要3~6个月，直到疾病缓解或活动性降低至可接受的范围。缓解的持续时间是很难预测并且可能取决于血管炎的类型。对于许多患者，维持缓解需要单独应用免疫抑制剂或加用低剂量糖皮质激素的持续治疗。在这一阶段，主要目的是减少激素用量甚至停用激素，及尽可能长时间地使用较弱（和较低毒性）的免疫抑制剂。

应用免疫抑制剂治疗的所有患者都应监控有无机会感染和其他感染。可能因免疫抑制治疗而加重的疾病如结核和乙肝，应考虑予以检测。对于使用强力或长期免疫抑制治疗的患者，应预防**卡氏肺孢子虫性肺炎**。

诱导缓解 对于不太严重的血管炎，可使用低剂量的糖皮质激素和较弱的免疫抑制剂（如甲氨蝶呤、硫唑嘌呤、霉酚酸酯）或利妥昔单抗。

严重、快速进展性及危及生命或器官的血管炎（如引起肺泡出血、快速进展性肾小球肾炎或肠系膜缺血）需要迅速收治入院并给予即刻的治疗。治疗方案通常包括以下几部分：

- **糖皮质激素**：通常使用高剂量糖皮质激素（也称为冲击式糖皮质激素）。可使用甲泼尼龙15mg/kg或1g静脉注射每日1次，用3日，继以1mg/kg的泼尼松或甲泼尼龙口服（若住院，有时静脉注射）每日1次，持续约4周。因为会出现耐药需缓慢减量，通常每周减10mg至40mg/d，接着每两周减5mg至20mg/d，然后每两周减2.5mg至10mg/d，此后每个月减1mg直至药物停用。如果患者治疗过程中无改善或者复发，则需要改变这种阶梯式减量方案
- **环磷酰胺**：通常推荐使用2mg/kg，每日1次口服，持续至少3个月，或者直到症状缓解。治疗过程中，必须密切监测白细胞计数，同时调整剂量以防出现低白细胞血症。（白细胞计数应该维持在>3 500/μl）。或者，每2~4周静脉使用环磷酰胺0.5~1g/m²。如果患者伴有明显的肾功能不全，则应减少环磷酰胺的剂量。需密切监测白细胞计数。长期服用高剂量糖皮质激素，特别是同时使用环磷酰胺的患者，应预防性治疗卡氏肺孢子虫肺炎
- **美司钠**：美司钠和环磷酰胺静脉混合使用以结合去除丙烯醛。丙烯醛是环磷酰胺的降解产物，对膀胱上皮细胞有毒性，可导致出血性膀胱炎，有时甚至导致膀胱移行细胞癌。长期使用环磷酰胺可增加膀胱癌的风险。每1mg环磷酰胺加入1mg的美司钠。复发性血尿，尤其是没有管型和异形红细胞的血尿，应转诊至泌尿科。进行膀胱镜和肾脏影像学检查以排除癌症
- **利妥昔单抗**：利妥昔单抗是清除B细胞的抗CD20单克隆抗体，已被证明在严重ANCA相关性血管炎的诱导缓解治疗中不劣于环磷酰胺。利妥昔单抗剂量为375mg/m²静脉注射，每周一次，连用4周。一种广泛使用的替代方案是注射2次1 000mg，间隔2周进行

维持缓解 糖皮质激素逐步减少至停用或者降低到维持缓解的最小剂量。对于某些类型的血管炎（特别是ANCA相关性血管炎），每周使用甲氨蝶呤（和叶酸）或每日使用硫唑嘌呤可以替代环磷酰胺，因为这些药物的副作用较小。周期性静脉注射利妥昔单抗可用于维持缓解。治疗时间不定，从一年到数年不等，取决于患者、诊断类型和复发倾向。经常复发的患者可能需要服用免疫抑制剂。

长期口服糖皮质激素会有明显的不良反应。每日使用 ≥7.5mg泼尼松或等效剂量的其他糖皮质激素的患者，应补充钙片和维生素D以及双膦酸盐，以预防或减少骨质疏松的发生；同时，患者应每年监测骨密度。

> **关键点**
> - 血管炎可原发或继发于其他疾病
> - 临床表现可以是全身性和/或器官特异性，这取决于血管受到何种累及
> - 血管炎可影响小、中或大型血管，各有特定的器官受累
> - 按需做血液检查、影像学检查和组织活检，以确定血管炎的病因（包括感染和癌症等疾病）和器官受累程度
> - 糖皮质激素及免疫抑制剂治疗
> - 注意治疗血管炎会导致感染和骨质疏松症的风险增加，需进行监测和/或预防性治疗

白塞综合征
（白塞病）

白塞综合征为多系统、复发性、慢性血管炎性疾病，伴有黏膜炎症。常见临床表现包括反复的口腔溃疡、眼部炎症、生殖器溃疡以及皮肤损害。失明、神经系统或消化道系统受累、静脉血栓形成和动脉瘤为该病最严重的表现。该疾病需根据国际标准进行临床诊断。其治疗通常是对症的，但是病情严重者可应用糖皮质激素，或加用其他免疫抑制剂。

白塞综合征是炎性病症，可为大、小动脉和/或静脉的血管炎。也可发生动脉和静脉血栓。

该综合征在男性和女性中的发病率几乎相近，但往往男性患者更重，发病年龄一般为20岁左右。一些儿童病例也有报道。各地区发病率不同。白塞综合征在从地中海至中国的丝绸之路区域最常见；在美国则很少见。

该病病因不明。免疫学原因（包括自身免疫）、病毒或细菌感染可能与发病有关，HLA-B51是主要危险因素。HLA-B51等位基因在欧洲，中东和远东地区患者之中>15%，但在非洲，大洋洲和南美洲的患者中较少或缺失。

口腔阿弗他溃疡、结节性红斑和针刺反应部位的活检组织中可见中性粒细胞浸润，组织学改变无特异性。

症状及体征

黏膜 几乎所有患者都有类似阿弗他口炎的反复发作的疼痛性口腔溃疡；在绝大多数患者中，口腔溃疡是本病首发表现。溃疡呈现圆形或者椭圆形，直径2~10mm，浅平或者较深，中心有微黄色坏死区；溃疡可发生在口腔内的任何地方，主要见于皱襞处。溃疡可持续1~2周。类似的溃疡还可发生在阴茎、阴囊、女性外阴等部位，疼痛明显；也可发生在女性阴道内，可能疼痛轻微或没有症状。

皮肤病变亦常见，可能包括痤疮样病变、小结节、红斑、浅表血栓、坏疽性脓皮病样病变以及可触及的紫癜。

针刺反应（对局部皮肤损伤的红斑丘疹或脓疱反应）定义为在用20~25号规格的细针刺入皮肤后24~48小时后出现的>2mm丘疹。

眼 25%~75%的患者眼部可受累。眼部表现可能与神经系统表现有关。可发生以下表现：
- 反复发生的葡萄膜炎或虹膜睫状体炎（最常见），经常表现出疼痛，畏光和红眼
- 前房积脓（可见前房有一层脓液）
- 虹膜睫状体炎的典型表现是双侧发病和周期性，整个葡萄膜可受到累及（全葡萄膜炎），在发作间歇期也不能完全缓解
- 脉络膜炎、视网膜血管炎、血管阻塞和视神经炎可能导致不可逆的视力损害，甚至进展至失明

肌肉骨骼 在50%的患者中可见相对轻微、自限性、非破坏性的关节疼痛或一过性关节炎，尤其是膝关节和其他大关节。可见骶髂关节炎症。

血管 动静脉中可出现血管周围和血管内炎症。动脉中可发生血栓、动脉瘤、假性动脉瘤、出血和狭窄。3%~5%的患者在一生中会出现大动脉受累。然而，尸检中1/3的患者有大血管受累表现，但终身并无症状。主动脉和肺动脉动脉瘤可发生破溃。原位血栓可导致肺动脉阻塞。肺动脉和支气管之间形成瘘管可出现咯血。

静脉受累可引起浅表和深静脉血栓形成。多静脉可能受累，包括上下腔静脉、肝静脉（导致巴德-吉亚利综合征）和硬脑膜静脉窦。

原位动静脉血栓形成、动脉瘤和假性动脉瘤比狭窄和阻塞多见。

神经和精神 中枢神经系统累及较少见，但是一旦出现就很严重。可能突然发作或者逐渐加重。首发症状可能是实质受累并伴有锥体征，或伴发于多发性硬化等一类疾病的小血管病变，也可能是非实质组织的无菌性脑膜炎或脑脊膜炎，或硬脑膜窦栓塞。

精神症状包括人格改变和多年后的痴呆。其他血管炎疾病常见周围神经病，但是在白塞综合征中很少见。

胃肠道 可出现原发于回肠和结肠的肠道溃疡引起腹部不适、疼痛、腹泻等，类似克罗恩病。

全身性 可能会出现发热及全身乏力。

诊断
- 临床标准

年轻患者具有反复口腔阿弗他溃疡、无法解释的眼部病变或生殖器溃疡应该考虑有白塞综合征的可能性。本病靠临床诊断，由于许多表现是非特异的和潜伏的，明确诊断可能需要较长时间。

国际诊断标准：包括反复口腔溃疡（1 年内出现至少 3 次）以及以下中的两条：
- 反复生殖器溃疡
- 眼部损害
- 皮肤损害
- 针刺反应阳性而无其他临床解释

需进行实验室检查（如血常规、ESR 或 C 反应蛋白、血清白蛋白和总蛋白水平）。实验室的异常所见虽然是非特异的，但是反映了炎症性疾病的特征（升高的 ESR、CRP、α2-球蛋白和 γ-球蛋白；白细胞轻度增高）。

鉴别诊断 鉴别诊断包括：
- 反应性关节炎
- 系统性红斑狼疮（SLE）
- 克罗恩病
- 溃疡性结肠炎
- 强直性脊柱炎
- 周期性发热综合征
- 单纯疱疹病毒感染

白塞综合征缺少可以排除其他容易混淆疾病的特异性表现，但根据反复发作-自发缓解的症状表现和多器官受累等特点，特别是反复深部黏膜溃疡，常可加以鉴别。

预后

白塞综合征典型表现有加重和缓解交替的消长变化的慢性过程。如果患者是年轻人，预后往往较差。如果患者有 HLA-B51 等位基因，风险似乎也更高。在疾病早期，黏膜、皮肤和口腔病变以及关节疼痛经常加重。如果发生中枢神经系统和大血管累及表现，则一般在疾病的后期。本病由于神经系统、血管（如动脉瘤）、胃肠道受累偶尔也可致死。死亡风险最高的是年轻人、患有动脉疾病或有大量突发症状者。大多数患者最终进入缓解期。

治疗

- 黏膜病变者使用秋水仙碱、阿普斯特、沙利度胺、抗 TNF 药物和/或干扰素治疗
- 眼部损害者使用硫唑嘌呤或环孢素
- 难治性或危及生命者使用抗 TNF 药物、环磷酰胺及苯丁酸氮芥

基于临床表现而治疗。由于临床试验数据不足（多为横断面研究，而不是前瞻性的，统计效能有限）治疗建议也受限。局部使用糖皮质激素可使眼部及大多数的口腔症状暂时缓解。然而无论是局部还是全身应用糖皮质激素，都不能改变本病的复发次数。少数有严重的葡萄膜炎或中枢神经系统受累的患者，给予全身大剂量激素有效（如泼尼松 60~80mg/d 口服）。

抗 TNF 药物似乎对多种症状有效，包括胃肠道表现和眼部疾病（如重度难治性葡萄膜炎），并可减少发作次数。在胃肠道和眼部症状严重时，抗 TNF 药物可与硫唑嘌呤等其他药物联用。特别是英夫利昔单抗，具有起效快的优势。

免疫抑制剂，包括抗 TNF 药物，可改善血管受累患者的预后。免疫抑制剂有助于防止静脉血栓复发，但目前还不清楚抗凝治疗是否有效。肺动脉瘤患者禁忌使用抗凝治疗。

黏膜病变 黏膜病变可对症处理。可局部外用激素药物、局部麻醉剂和硫糖铝。

秋水仙碱 0.6mg 口服，每日 2 次可降低口腔或生殖器溃疡的发生频率和严重程度，可能对结节性红斑和关节痛也有效。病程早期应用秋水仙素曾被认为可减少之后的免疫抑制剂使用，但并无有效的证据。

阿普斯特是一种口腔 4 型磷酸二酯酶抑制剂，已被证明可减少口腔溃疡和减轻疼痛。

沙利度胺 100~300mg 口服，每日 1 次，可治疗口腔、生殖器和皮肤损害，但一旦停药，病变就可能复发。

皮下注射抗 TNF 药物依那西普 50mg 每周一次或 25mg 两次/周可以抑制皮肤黏膜病变。在秋水仙碱无效时可以给予依那西普。有时另一抗 TNF 药物（英夫利昔单抗或阿达木单抗）可用于代替依那西普。

若秋水仙碱无效，也可给予干扰素 α-2a 600 万单位，3 次/周。

眼部疾病 硫唑嘌呤 2.5mg/kg，每日 1 次，可保护视力和预防新的眼部病变。硫唑嘌呤对皮肤黏膜和多关节疼痛亦有效。

伴有严重眼部症状的患者可用环孢素 5~10mg/kg 口服，每日 1 次，环孢素和硫唑嘌呤可联合治疗难治性葡萄膜炎。

干扰素-α-2a 600 万单位，每周 3 次皮下注射和英夫利昔单抗（一种 TNF 抑制剂）3~10mg/kg 于第 0、2、4 周、然后每 8 周静脉使用，对伴有眼部病变的患者有一定疗效。

难治性或危及生命的疾病 对于难治性或伴有危及生命的疾病（如肺动脉瘤）或中枢神经系统损害的患者可用环磷酰胺和苯丁酸氮芥。对于有严重神经系统表现的患者，静脉使用环磷酰胺比用硫唑嘌呤有更长的无事件生存期。

> **关键点**
> - 白塞综合征是复发性炎症性疾病，以显著黏膜炎症和常累及大血管和小血管的血管炎为特点
> - 在多个受累的器官系统中，主要表现为口腔和生殖器溃疡、皮肤损害和眼部表现，症状多同时出现
> - 根据具体的临床标准诊断
> - 早期死亡的危险因素有男性、多次突然加重和动脉并发症（如血栓形成、动脉瘤、假性动脉瘤）
> - 用环磷酰胺和苯丁酸氮芥（用于威胁生命的情况）、硫唑嘌呤或环孢素（用于眼病）和秋水仙碱、阿普斯特、沙利度胺或抗 TNF 药物（用于黏膜病）治疗

皮肤血管炎

（皮肤白细胞破碎血管炎；白细胞破碎性血管炎；皮肤白细胞碎裂脉管炎；皮肤坏死性小静脉炎；过敏性血管炎；白细胞性血管炎）

皮肤血管炎为影响皮肤或皮下组织的小或中等大小血

管,而不影响内脏的血管炎。可形成紫癜、瘀点或溃疡。确诊需要活检。治疗取决于病因和疾病的程度。

血管炎可影响皮肤的小或中等大小血管。血管炎影响皮肤内的小血管(如小动脉、毛细血管、毛细血管后小静脉),往往会引起紫癜,瘀斑和浅溃疡等病变。网状青斑、结节和深溃疡通常是由更深层次的,中等或大血管血管炎引起的。任何原发或继发的血管炎都可影响皮肤,包括血清疾病、感染(如丙肝)、癌症、风湿性或者其他自身免疫性疾病,以及药物过敏。

用于描述皮肤血管炎的术语可能重叠,且可能不一致:
- 皮肤血管炎:指血管炎影响皮肤,但不累及内脏
- 皮肤小血管血管炎(cutaneous small-vessel vasculitis, CSVV):指血管炎影响皮肤的小血管,但不累及内脏。CSVV 有时是指原因不明的小血管血管炎(也称为特发性皮肤小血管血管炎)
- 白细胞破碎性血管炎:为 CSVV 的常见类型,使用该名称是因为炎症开始时的中性粒细胞在脱颗粒后形成大量核碎片(白细胞破碎)并沉积在血管壁上
- 过敏性血管炎:这个词以前用来指 CSVV 但现在通常不使用,因为 CSVV 的原因通常不是过敏。但过敏性血管炎,有时仍用于由已知药物或感染引起的 CSVV

症状及体征

患者以皮肤病变为表现,包括明显的紫癜、瘀点、荨麻疹、溃疡、网状青斑和结节。如果皮肤血管炎是继发于全身血管炎,则症状可能还包括发热、关节疼痛、其他脏器累及,或者皆而有之。

诊断

- 排除系统性血管炎的常见临床病因
- 常规检查(如血常规、血沉、尿常规、血肌酐、胸部 X 线)
- 活检
- 确认血管炎的病因和类型的检查[如冷球蛋白、抗中性粒细胞胞浆抗体(ANCA)、乙肝和丙肝抗体、补体 C3 和 C4 水平、类风湿因子、血培养和蛋白电泳]

诊断皮肤血管炎需要完整的病史和体格检查。病史的重点是查明病因,如新的药物或感染。评估也集中在排除其他器官的炎症或血管炎的表现,如
- 肺部:气短、咳嗽、咯血,或者同时出现以上症状
- 肾脏:新发的高血压或者水肿
- 神经:新发的非对称性肢端无力或者瘫痪
- 肠道:新发的腹痛,腹泻和血便

尿常规应该包括血、蛋白和红细胞管型。进行胸片检查是否出现浸润(提示肺泡出血)。需要进行血常规和其他血液学检查了解有无贫血、检查血小板计数和血清肌酐水平、急性期反应物的升高水平(如 ESR、CRP)。

应进行皮肤活检,最好在出现血管炎病变的 24～48 小时内。诊断结果取决于皮肤活检的深度和时机。一般说来,深部穿刺活检或者切至皮下组织的活检比较合适,这样活检可以取得小和中等大的血管。削刮活检通常不适用。

如果活检结果显示有以下几项,可明确诊断皮肤血管炎:

- 炎症细胞浸润血管壁,导致血管壁破裂和损害
- 血管壁内和管腔内纤维沉积(纤维素样坏死)
- 红细胞渗出
- 细胞核碎裂(白细胞破碎)

检测沉积在血管壁内或管壁周围的 IgA、IgM、IgG 以及补体需直接免疫荧光染色,从而提示是免疫复合物介导的炎症过程、淋巴增殖性疾病或其他肿瘤性疾病,在成人中尤其有意义。IgA 沉积与肾、关节和消化道表现有关,而 IgG 和 IgM 则没有。直接免疫荧光染色在冷球蛋白血症性血管炎或 RA 中 IgM 或 IgG 可为阳性,在免疫球蛋白 A 相关性血管炎中 IgA 可为阳性。

血管炎的病因检查有冷球蛋白、抗中性粒细胞胞浆抗体(ANCA)、乙肝和丙肝抗体、补体 C3 和 C4 水平、类风湿因子、血培养及血尿蛋白电泳。其他所需检查主要是确定血管炎的临床可能病因。

治疗

- 病因治疗
- 药物治疗从抗组胺药开始,继而秋水仙碱,羟氯喹或氨苯砜,或低剂量糖皮质激素的短期使用

根据确定的病因选择治疗方案。如果病因未明,而血管炎病变仅局限于皮肤者,可用保守治疗。支持治疗和抗组胺药可能就够了。如果治疗效果欠佳,则可试用秋水仙碱、羟氯喹、氨苯砜或短期使用小剂量糖皮质激素。

很少使用较强的免疫抑制剂(如硫唑嘌呤,甲氨蝶呤),特别是病变皮肤发生溃疡,或为控制症状使用糖皮质激素时。

> **关键点**
> - 皮肤血管炎影响小和中等大小血管,可为原发或继发
> - 特征为明显的紫癜、瘀点、荨麻疹、溃疡、网状青斑和结节
> - 需排除其他血管炎病因
> - 常规行实验室检查和活检
> - 尽可能地治疗病因

嗜酸性肉芽肿性多血管炎

(Churg-Strauss 综合征)

嗜酸性肉芽肿性多血管炎(原 Churg-Strauss 综合征)是一种系统性小和中等血管坏死性血管炎,特点为血管外肉芽肿形成,嗜酸细胞增多症,嗜酸细胞浸润组织。患者常有哮喘、过敏性鼻炎、鼻息肉等病史,或同时患有这些疾病。诊断最好经活检明确。治疗主要用糖皮质激素,对于严重的病例,需要加用其他免疫抑制剂。

嗜酸性肉芽肿性多血管炎(eosinophilic granulomatosis with polyangiitis, EGPA)发生率约为 3 人/100 万。平均起病年龄为 48 岁。

EGPA 以血管外形成坏死性肉芽肿(通常多嗜酸性粒细胞浸润),嗜酸性粒细胞增多症和组织浸润有嗜酸性粒细胞

为特点。然而，这些异常表现不总是都能看到。典型的血管炎可影响小和中等大小动脉。任何脏器均可受累，肺部、皮肤、鼻窦、心血管系统、肾脏、周围神经系统、中枢神经系统、关节和胃肠道受累是最常见的。有时，肺毛细血管累及可导致肺泡出血。

病因

EGPA病因未明。然而，由嗜酸性粒细胞和中性粒细胞脱颗粒产生的物质导致组织直接受损，这一过敏机制可能参与其中。T淋巴细胞活化可能参与维持嗜酸性粒细胞性炎症。该综合征在成人发作的哮喘、过敏性鼻炎、鼻息肉患者中多见。在40%的病例中可见抗中性粒细胞胞浆抗体（ANCA）。

症状及体征

该综合征主要有三个阶段，各阶段可相互重叠：

- **前驱症状**：该期可持续数年。患者可有过敏性鼻炎、鼻息肉、哮喘或兼而有之
- **第二阶段**：典型表现为外周血和组织中嗜酸性粒细胞增多。临床表现类似单纯性肺嗜酸细胞浸润症，包括慢性嗜酸性粒细胞肺炎和嗜酸性粒细胞胃肠炎
- **第三阶段**：形成极有可能危及生命的血管炎。全身症状（如发热、不适、体重减轻、疲乏）在这一阶段常见。但是，这些阶段并不是一个接着一个连续发生的，在各阶段之间的时间间隔可有很大差别

多个器官和系统可能受累：

- **呼吸系统**：大多数患者可发生哮喘，且多在成年期发作，可较严重并为糖皮质激素依赖型。鼻窦炎亦常见，但为非破坏型，一般不伴有严重的坏死性炎症。患者可能出现气短。出现咳嗽和咯血则是由于肺泡出血。常见一过性的肺部片状浸润阴影
- **神经系统**：神经系统表现亦很常见。3/4的患者可出现多发性单神经病（多发性单神经炎）。中枢神经系统受累较少见，可表现为轻偏瘫、意识模糊、癫痫发作及昏迷，伴或不伴脑神经麻痹或小脑梗死症状
- **皮肤**：半数患者可有皮肤受累。在肢端伸侧面可见结节和丘疹。这是由于血管周围一圈肉芽肿病变伴有中心坏死区。伴或不伴大量嗜酸性粒细胞浸润的白细胞破碎性血管炎可形成紫癜和红斑丘疹
- **肌肉骨骼**：有时可出现关节痛、肌痛，甚至关节炎，一般是在血管炎期间
- **心脏**：心脏受累是死亡的主要原因，包括由于心肌炎和心内膜纤维化导致的心力衰竭，冠状动脉血管炎（可能并发心肌梗死）、瓣膜疾病和心包炎。主要的病理学表现为嗜酸性粒细胞浸润性心肌炎
- **胃肠道**：高达1/3的患者呈现胃肠道症状（如腹痛、腹泻、出血和无结石胆囊炎），主要由嗜酸性粒细胞性胃肠炎或血管炎导致的肠系膜缺血引起
- **肾脏**：与其他ANCA相关性血管炎相比，肾脏往往较少受累。一般说来，可能出现寡免疫（几乎没有任何免疫复合物存在）伴有新月体形成的局灶节段性坏死性肾小球肾炎；肾脏的嗜酸性粒细胞性或肉芽肿性炎症很少见

肾脏、心脏或神经系统受累者提示预后较差。

诊断

- 临床标准
- 常规实验室检查
- 活检

2012年的教堂山共识会议（Chapel Hill Consensus Conference）将EGPA定义为涉及哮喘和嗜酸性粒细胞增多、与坏死性小和中等大小血管炎相关的呼吸道富嗜酸性粒细胞和坏死性肉芽肿性炎症。美国风湿病学会分类诊断标准包括以下几项：

- 哮喘
- 外周血中嗜酸性粒细胞增多>10%
- 鼻旁窦炎
- 肺部浸润阴影，有时呈一过性
- 病理学证实血管外嗜酸性粒细胞增多的血管炎
- 多发性单神经病或多神经病

如果符合≥4条分类标准，诊断的敏感性是85%，特异性是99.7%。

检查的目的在于明确诊断和器官累及的程度，并鉴别EGPA和其他嗜酸性粒细胞疾病（如寄生虫感染、药物反应、急性和慢性嗜酸性粒细胞肺炎、变态性支气管肺曲霉病和高嗜酸性粒细胞综合征）。临床表现和常规实验室检查结果可以提示该病，但是通常需要肺部或者其他受累器官活检来确定诊断。

虽然结果不具有诊断性，但需要行血液学检查和胸片检查。进行全血细胞计数检查来明确嗜酸性粒细胞增多，也是疾病活动的一个标志。应定期复查IgE、C反应蛋白和ESR水平以评价炎症活动性。应检查尿常规和肌酐以筛查肾脏疾病并监测其严重性。应检查电解质水平。

血清学检查可在40%的患者中发现ANCA阳性；如果发现了ANCA，则需要酶联免疫吸附剂测定（ELISA）以测定特定抗体。对髓过氧化物酶起反应的核周型ANCA（p-ANCA）是最常见的结果，然而ANCA并不是EGPA高特异性或敏感性的检查。

尽管被用作疾病活动性的标志物，嗜酸性粒细胞、IgE、ANCA、ESR和C-反应蛋白水平也有协助诊断的作用，并在某些条件下可预测发作。

胸片可以显示肺部一过性斑片状浸润影。如果可行的话，应对受累组织进行活检。

治疗

- 糖皮质激素

全身应用静脉使用糖皮质激素是治疗的主要手段。然而，即使没有预后不良因素，单独使用糖皮质激素也往往不能维持缓解。

根据肉芽肿性多血管炎和显微镜下多血管炎相同的一般标准治疗，也可联合使用其他免疫抑制剂（如环磷酰胺、甲氨蝶呤、硫唑嘌呤），这取决于疾病严重性和器官受累的类型。在41例EGPA利妥昔单抗治疗的回顾性研究中，49%患者在12个月时缓解，且应用利妥昔单抗减少了糖皮质激素的需求。该结果优于其他治疗方法。

> **关键点**
> - EGPA 是一种罕见的小和中等大小血管炎
> - 包括上呼吸道症状及喘鸣，嗜酸性粒细胞性肺炎和肠胃炎，及危及生命的血管炎几个阶段
> - 这些阶段可能不会依次出现，也可能互相重叠
> - 可能发生肾脏、心脏或神经系统受累，且提示预后较差
> - 诊断需要结合临床标准、常规实验室检查，有时需要活检结果
> - 在糖皮质激素和有时其他免疫抑制剂治疗的基础上，根据疾病的严重程度，使用与肉芽肿性多血管炎和显微镜下多血管炎相同的治疗标准
> - 考虑到可能较高的治疗应答率和减少糖皮质激素剂量，可使用利妥昔单抗

> **更多信息**
> American College of Rheumatology

巨细胞动脉炎

（颞动脉炎；颅动脉炎；霍尔顿病）

巨细胞动脉炎主要累及胸主动脉，颈部主动脉的大分支动脉以及颈动脉的颅外分支。同时，常见合并风湿性多肌痛。症状和体征包括头痛、视力下降、颞动脉压痛、咀嚼时下颌肌肉疼痛。发热、体重减轻、身体不适、乏力等表现亦常见、ESR 和 C 反应蛋白常常升高。诊断为临床诊断，并经颞动脉活检确诊。大剂量激素和阿司匹林治疗通常有效且可以预防视力丧失。

在美国和欧洲，巨细胞动脉炎比其他血管炎疾病更为常见。发病率根据种族不同而有所差异。尸检结果显示大量无症状患者。女性较多见。可见于 50 岁 ~>90 岁的人群，平均发病年龄为 70 岁左右，大约有 40%~60% 的巨细胞动脉炎患者合并风湿性多肌痛。颅内血管通常不受累。

病理生理

血管炎可能是局部，多灶或者广泛的。该病倾向于影响含有弹性组织的动脉，绝大多数是颞动脉、脑动脉或其他颈动脉系统的动脉。大动脉弓的分支、冠状动脉和外周动脉也可能受累。动脉外膜出现单核细胞浸润而形成包含有活化的 T 细胞和巨噬细胞的肉芽肿。可出现多核巨细胞，沿着破碎的弹性动脉膜呈簇状分布。血管内膜明显增厚，中央狭窄，腔内栓塞。

症状及体征

症状可在几周内逐渐出现或突然出现。患者可能出现全身症状比如发热（通常低热）、乏力、身体不适、无法解释的体重减轻以及盗汗。某些患者初诊为发热待查。最终，大部分患者产生了与受累动脉相关的症状。

严重时，有时跳动性头痛（颞动脉的、枕骨的、前额的或者弥漫的）是最常见的症状。可与触摸头皮或梳头时引起的头皮疼痛伴发。

视力损害包括复视、暗点、视力模糊、视野缺损（警示症状）。单眼短期内部分或全部视野缺损（一过性黑矇）之后可能很快出现永久性不可逆的视力丧失。如果不及时治疗，另外一只眼睛也可受累。尽管完全的双侧失明很少见。视力减退是由于眼动脉分支动脉炎或后睫状体动脉炎，导致视神经缺血。检眼镜检查可见缺血性视神经炎的表现，如视神经乳头苍白和水肿、棉絮状渗出斑或者小的出血。后期出现视神经萎缩。脑远端颈动脉区或基底部动脉病变可导致枕骨皮质梗死引起中央区盲点，但很少见。在过去 50 年中，视觉障碍的发病率有所下降，而康复率有所提高，这可能是因为对巨细胞动脉炎的认识提高以及在发展为视觉障碍之前的及时治疗。

间歇性下颌运动障碍（缺血性肌肉疼痛）可发生在下颌肌肉和舌头或舌尖的肌肉。当咀嚼坚硬的食物时，下颌间歇性运动障碍尤其明显。间歇性下颌运动障碍与视觉症状的高风险相关。

当出现颈动脉或脊柱基底动脉及其分支狭窄或阻塞时，可出现卒中、短暂性一过性缺血等神经系统表现。

胸主动脉瘤和主动脉夹层是严重的、后期的并发症，且可能为仅有的症状。

诊断

- ESR、CRP 和血常规
- 动脉活检，通常用颞动脉

如果出现以下任何症状的年龄>55 岁的患者应怀疑巨细胞动脉炎，尤其是他们有全身性炎症表现时：

- 新发的头痛
- 新发的颈部以上动脉缺血的症状或体征
- 咀嚼时出现下颌疼痛
- 颞动脉压痛
- 无法解释的慢性发热或贫血

如果患者伴有风湿性多肌痛的症状则诊断更明确。体格检查可发现在颞动脉表面有肿胀、压痛，可有结节或红斑。颞动脉可突起。颞动脉在检查者手指下呈现为饱满而不是塌陷状态，则提示异常。应该检查颈部和肢端大动脉以及胸动脉是否累及。

如果怀疑该诊断时，可查 ESR、CRP 和血常规。大多数患者的 ESR、CRP 水平升高；慢性病贫血亦常见。有时，血小板水平增高，而若检查血清白蛋白和总蛋白水平时，可发现蛋白水平低下。可见轻微的白细胞碎裂，但并不特异。

如果巨细胞动脉炎还不确诊，推荐动脉活检。因为炎症段与正常段经常交替存在，应该取材于看似异常的血管段。通常选择颞动脉症状部位进行活检，如果枕骨动脉看起来异常也可进行活检。颞动脉取材的最佳长度还不明确，但是长一些，约 5cm 长，可提高阳性率。对侧动脉活检的辅助诊断价值很小。无需等到活检后才治疗。因为炎症消退缓慢，在治疗开始后 2 周内仍可行颞动脉活检。

应在诊断时和诊断后定期进行主动脉及其分支的影像学检查，即使在没有提示的症状或体征时也需随访（表 46-3）。

表 46-3 诊断大动脉炎的影像学检查

检查	适应证	注释
传统的血管造影术（主动脉造影）	需要用外科介入治疗和任何方法都无法测量近端主动脉血压时	可提供描述性的血管腔内解剖信息
主动脉和大动脉磁共振血流成像	避免动脉穿刺和暴露于碘造影剂或放射性的危险 通常对不太可能有广泛动脉硬化和对放射诱导的癌症更敏感的年轻女性患者选择该检查	由于分辨率太低，无法提供远端主动脉分支的足够解剖信息，无法知晓动脉斑块内含物，不能辨别血管炎和动脉硬化疾病
CT 血管成像	当磁共振血管成像有禁忌或不能提供时，通常用该方法检测主动脉及其近端分支	了解主动脉钙化，提供主动脉壁厚度的信息，尚不清楚对监测疾病活动性是否有帮助
氟-18（^{18}F）脱氧葡萄糖正电子放射层扫描术	用来评估葡萄糖代谢的区域差异，可能有助于定位炎症区域（因为炎症细胞摄入更大量的葡萄糖）	无法给出管腔大小改变的信息

治疗

- 糖皮质激素
- 低剂量阿司匹林

从开始怀疑颞动脉炎开始，就应该治疗。活检可延迟至治疗之后几天进行。

> **经验与提示**
>
> - 如果>55 岁的患者有新发头痛、间歇性下颌运动障碍、突发视力障碍和/或颞动脉压痛，应考虑立即用糖皮质激素治疗巨细胞动脉炎

糖皮质激素是治疗的基础。糖皮质激素可快速缓解症状，防止大多数患者视力丧失。最佳的起始剂量、减量方式及总疗程还没有定论。泼尼松的开始剂量 40～60mg，每日口服（或等效的激素）连续 4 周，然后逐渐减少，对于大多数患者来说都有效。

如果患者伴有视力损害，开始静脉使用甲泼尼龙 500～1 000mg/d，连续 3～5 日，可用以尝试防止视力进一步下降，特别是对侧眼睛。比起糖皮质激素的剂量，保存视力可能更多地取决于是否及时使用。一旦发生视神经梗死，无论糖皮质激素的剂量多少，都不能恢复。

如果症状减轻，泼尼松可以逐渐减量，根据患者反应，通常从 60mg/d 开始，每周减 5～10mg/d 减至 40mg/d，然后每周减 2～5mg/d 减至 10～20mg/d，然后每月减 1mg/d 直至停药。不能单用 ESR 评价患者对治疗的反应（和疾病活动性）。例如，在老年患者中、单克隆丙种球蛋白病等其他因素也可升高 ESR。应该用临床症状来评价。C-反应蛋白有时可能比 ESR 更为有用。

大多数患者至少需要激素治疗 2 年。长期服用激素有明显的不良反应，因此如果可行的话，应该减量。一半以上患者服用这些药物可出现药物相关的并发症。因此，正在研究替代的治疗方案。如果患者无法耐受激素治疗或激素剂量减少之后症状复发，可服用甲氨蝶呤 0.3mg/（kg·w）。在一些患者中，使用甲氨蝶呤可降低糖皮质激素剂量并减少发作。对于长期服用泼尼松的老年患者应给予双膦酸盐化合物以预防骨质疏松。

一篇系统回顾发现，使用生物制剂的证据强度较弱。一项随机对照研究发现，抗 TNF 药物英夫利昔单抗治疗没有获益，且有潜在危害。

低剂量阿司匹林（81～100mg/d，口服）可有助于防止缺血事件的发生，除非有禁忌，则应该给所有患者服用。

> **关键点**
>
> - 巨细胞动脉炎是一个主要累及头颈部主动脉及其分支的常见大型血管炎
> - 许多患者并发风湿性多肌痛
> - 特征有头痛、间歇性下颌运动障碍、颞动脉压痛和全身症状
> - 需查血常规、ESR、C 反应蛋白，并做颞动脉活检
> - 用糖皮质激素（立即开始）和低剂量阿司匹林治疗

肉芽肿性多血管炎
（韦格纳肉芽肿）

肉芽肿性多血管炎（原韦格纳肉芽肿）是以坏死性肉芽肿炎症、小和中等大小的血管炎、局灶性坏死性肾小球肾炎并易形成新月体为特征。通常以上、下呼吸道和肾脏受累为主，但是任何脏器都可能累及。根据受累器官和系统，症状有所不同。患者可能出现上和下呼吸道症状（如反复流涕或鼻出血、咳嗽），随后出现高血压和水肿，或者呈现伴有多器官累及的症状。诊断通常需要活检。治疗主要是用糖皮质激素加免疫抑制剂。通常多能缓解，但常见复发。

肉芽肿性多血管炎（granulomatosis with polyangiitis, GPA）患病率约为 1/25 000，可见于所有人种以及任何年龄，但最常见于白种人。平均起病年龄 40 岁。病因不明，免疫机制可能参与其中。有活动性全身性疾病的患者可有抗中性粒细胞胞浆抗体（ANCA）阳性。

病理生理

组织细胞的上皮样细胞常和巨细胞形成肉芽肿病变为典型特征。可见浆细胞、淋巴细胞、中性粒细胞和嗜酸性粒细胞。炎症可累及组织和血管；血管炎是该病或小或大的组成部分。早期可呈现微坏死，通常伴有中性粒细胞（微脓

肿）。微坏死渐渐发展为大坏死。中心区域坏死（称为地图样坏死）边缘围着淋巴细胞、浆细胞、巨噬细胞和多核巨细胞。成纤维细胞样增殖区伴有组织细胞可能围绕该区域。

鼻部可有非特异性慢性炎症和组织坏死。肺部最有可能显示各种组织学异常，但经支气管活检获得的样本较小可能并不能发现典型的诊断依据。肾脏最常见的病变是增生性新月体性局灶型肾小球肾炎，伴有独立的管袢或大片的肾小球坏死和血栓形成。偶见血管炎性病变和弥漫性肉芽肿形成。

症状及体征

呈隐匿性或急性发病，疾病的全部呈现有时需几年。有些患者初始表现为上呼吸道和下呼吸道症状，随后可出现肾脏累及。另外一些患者全身症状起病则相对较急，某些器官或系统，如上呼吸道、周围神经系统[引起多发性单神经病（多发性单神经炎）]、肾脏（引起肾小球肾炎）和下呼吸道（引起出血、肺部结节、空洞或多发病变）可同时受累。

- **上呼吸道**：鼻窦疼痛，清水样或脓性鼻涕，鼻出血亦可能发生。鼻黏膜外观呈颗粒样（类似鹅卵石样），质脆；常见溃疡，厚黑结痂，鼻中隔穿孔。鼻软骨炎可发生肿胀、疼痛、鼻梁（鼻脊）坍塌。患者主诉反复的鼻窦炎，对多种抗生素治疗无效，曾多次行鼻窦手术。可发生继发感染（如金黄色葡萄球菌感染）。可发生声门下狭窄，引起喉部疼痛、声音嘶哑、呼吸困难、喘鸣和哮鸣等症状
- **耳朵**：可发生耳炎、感觉神经性听力丧失、眩晕和软骨炎。常见中耳、内耳、乳突受累
- **眼睛**：眼部可呈现红眼和水肿。可发生鼻泪管炎症和阻塞、结膜炎、巩膜炎、葡萄膜炎或视网膜血管炎。炎症浸润球后区域（眼眶假瘤）可引起眼球突出，视神经压迫和失明。炎症浸润至眼外肌导致复视。如果患者出现严重的眼部症状，需要立即评估和治疗以防永久性失明
- **下呼吸道**：常见呼吸道症状。主支气管和支气管分支炎症可导致局限性喘息、阻塞性肺炎和肺不张。单发或多发的肺结节，伴或不伴空洞、薄壁组织炎症浸润，有时引起胸痛、呼吸短促、排痰性咳嗽等症状。出现肺部双侧炎症浸润的呼吸困难，伴或不伴咯血，可能提示肺泡出血，需要立即进行检查
- **心脏**：冠脉疾病少见
- **骨骼肌肉系统**：患者可能出现肌痛、关节痛或非侵蚀性炎症性关节炎
- **皮肤**：可出现白细胞破碎性血管炎、痛性皮下结节、丘疹、网状青斑、脓皮病坏疽
- **神经系统**：血管炎可导致缺血性周围神经病，脑部病变以及相邻区域病变扩大。来源于鼻窦或中耳的病变可直接蔓延至咽后部和颅脑底部，引起颅内神经病、眼球突出、尿崩症或脑膜炎
- **肾**：发生肾小球肾炎的症状和体征。尿沉渣检查可有异常，血清肌酐可能会迅速增加。可致水肿和高血压。可发生危及生命的急进性肾炎
- **静脉系统**：在 GPA 疾病活动时，深静脉血栓常发生在下肢
- **其他器官**：炎性肿块有时出现在乳腺、肾脏、前列腺或其他器官

诊断

- 常规实验室检查，包括尿常规
- ANCA 检测
- 为明确诊断而做活检

在有慢性无法解释的呼吸道症状和体征（包括成人中耳炎），特别是有提示合并其他系统尤其是肾脏表现的患者中应怀疑 GPA 的可能性。需要做常规实验室检查，但是 ANCA 检测和活检可获得最特异的发现。

常规实验室检查包括 ESR、C 反应蛋白、全血细胞计数和分类、血清白蛋白和总蛋白、血清肌酐、尿常规、24 小时尿蛋白和胸片。处于急性期的多数患者的 ESR 和 C 反应蛋白水平升高，血清白蛋白和总蛋白降低；可发现贫血、血栓形成、轻到中度的嗜酸性粒细胞增多。尿常规中检测到异形红细胞和红细胞管型，提示有肾小球累及。可发现蛋白尿及血清肌酐升高。

在酶联免疫吸附试验（ELISA）后进行血清学试验来检测特异性抗体。大多数活动期患者有胞质型 ANCA（c-ANCA）和抗蛋白水解酶 3（PR3）抗体阳性；这些检查结果加上特征性的临床表现提示 GPA。

某些其他疾病的患者（如细菌性心内膜炎、可卡因滥用、SLE、阿米巴病、结核）可有 ANCA 阳性。由于在一般人群中检查罕见病可能出现假阳性，且 ANCA 的阳性预测值为约 50%，故应在 GPA 或其他 ANCA 相关性血管炎患病概率比较高时（如患者肺泡出血，肾小球肾炎，或多发性单神经病加上其他显微镜下多血管炎或 GPA 的特征）进行 ANCA 检测。

阳性的 ANCA 结果不能排除分枝杆菌和真菌感染；因此，ANCA 阳性和空洞肺部病变的患者仍然需要支气管镜和适当的培养以及其他针对结核病和真菌感染的检查。ANCA 的检测（滴度）不能用于指导接下来的治疗。在缓解期，ANCA 滴度可能增加，ANCA 也可能从阴性转变为阳性。一些患者无复发症状；另外一些患者在该检查之后的数周、数月或数年，症状可复发或很快加重。

如果可能的话，应做活检以明确诊断。应首先对临床上有异常的部位活检。对受累的肺组织活检是最有可能发现特征性的表现；开胸手术是最好的途径。肺或鼻窦组织活检组织需培养以排除感染。若肾活检显示寡免疫坏死性局灶性新月体或非新月体肾小球肾炎，则强烈支持诊断。来自多个组织的活检也可提供组织学证据来帮助指导治疗（如肾纤维化）。

鉴别诊断 包括其他累及小和中等大小血管的血管炎性疾病。取样本组织进行染色和培养来除外感染，尤其是生长缓慢的真菌或抗酸微生物感染。

预后

预后取决于疾病范围（有限或弥漫），也同样取决于治疗是否及时。

用免疫抑制剂治疗严重病例，可显著改善预后。经治

疗后,约有70%患者可达到完全缓解,然而其中有一半患者最终出现复发;复发可在维持缓解期或在治疗终止后(甚至很多年之后)。继续治疗或者加强治疗通常可控制疾病。然而,90%的患者由于疾病本身和/或治疗而病情加重。

治疗

- 为了诱导缓解危及生命或器官的 GPA,使用大剂量糖皮质激素加环磷酰胺或利妥昔单抗
- 为了诱导缓解病情较轻的 GPA,使用糖皮质激素加甲氨蝶呤或利妥昔单抗
- 为维持缓解,单独使用利妥昔单抗、其他药物(如甲氨蝶呤,硫唑嘌呤,霉酚酸酯)或利妥昔单抗加其他药物,有时使用低剂量糖皮质激素
- 必要时进行肾脏移植

GPA 的治疗取决于疾病严重程度。治疗多器官疾病需要多学科治疗,通常包括风湿科医生、耳鼻喉科医生、肺科医生和肾内科医生。

有严重危及生命或脏器表现的患者(如肺泡出血、急性进展性肾小球肾炎、多发性单神经炎伴运动神经累及)需要立即入院治疗以诱导缓解。这类患者需高剂量的糖皮质激素和环磷酰胺(见诱导缓解)。利妥昔单抗和环磷酰胺的功效在诱导和维持缓解中相似。虽然支持使用血浆置换的证据较其他干预弱,但血浆置换可以应用于有严重急性肾功能不全(尤其是抗小球基底膜抗体未证实为阴性,不能排除急性进展性肾小球肾炎时)或肺泡出血患者的治疗。

在复发的患者中,利妥昔单抗似乎特别有效。在一项研究中,仅 5%的利妥昔单抗治疗的患者发生严重复发,但在硫唑嘌呤治疗的患者中占 29%。利妥昔单抗是单独使用还是与另一种药物一起使用,以及利妥昔单抗的剂量和给药频率尚不完全清楚。不过在一个回顾性研究中,当利妥昔单抗与甲氨蝶呤、硫唑嘌呤或霉酚酸酯组合时,复发率较单独使用利妥昔单抗时低。通常使用低剂量糖皮质激素辅助维持缓解。

对于较轻的患者,可用糖皮质激素和甲氨蝶呤诱导缓解。利妥昔单抗可以用来代替甲氨蝶呤。对于上呼吸道表现,利妥昔单抗维持疗效似乎比环磷酰胺、甲氨蝶呤或硫唑嘌呤更好。

糖皮质激素逐渐减量至维持缓解的最小剂量或停用。

用加或不加 2%莫匹罗星软膏的生理盐水冲洗鼻腔,有助于减少结痂和继发性葡萄球菌感染。治疗声门下狭窄较困难,全身使用免疫抑制剂可能无效。

病变部位注射长效糖皮质激素,辅以温和地渐进地扩张,可显著改善结局并减少气管切开。

应该向患者宣教疾病知识,这样可以早期发现疾病复发。患者应会自己检测血尿和蛋白尿,并在出现任何血尿的迹象时告知自己的主治医生。

肾移植较为有效;与维持透析治疗相比,移植后复发的危险性减少(可能部分是因为使用免疫抑制剂以预防排异)。

> **关键点**
>
> - 在 GPA 中,血管炎影响小和中等大小血管,通常累及肾脏(肾小球肾炎)和上下呼吸道
> - 症状可涉及多个器官系统,包括上和下呼吸道症状(如反复流涕或鼻出血、咳嗽),随后出现高血压和水肿
> - 通过 ANCA 检测和活检明确诊断
> - 复发是常见的,且治疗可以导致发病
> - 用糖皮质激素加免疫抑制剂诱导缓解
> - 使用甲氨蝶呤、硫唑嘌呤或利妥昔单抗维持缓解并逐渐减少糖皮质激素剂量

免疫球蛋白 A 相关性血管炎

(亨诺赫-舍恩莱因紫癜)

免疫球蛋白 A 相关性血管炎(immunoglobulin A-associated vasculitis,IgAV——原亨诺赫-舍恩莱因紫癜)是一类主要影响小血管的血管炎。多见于儿童。常见的临床表现包括可触及的紫癜、关节痛、消化道症状和体征以及肾小球肾炎。儿科诊断依靠临床表现,而诊断成人患病通常需要活检来明确。疾病通常是自限性的。糖皮质激素可以缓解关节痛和消化道症状,但是不能改变疾病的病程。进展性的肾小球肾炎可能需要大剂量的糖皮质激素和环磷酰胺。

含有 IgA 的免疫复合物在皮肤小血管和其他部位沉积。可能触发的抗原包括上呼吸道感染的病毒、链球菌感染、药物、食物、昆虫叮咬和免疫接种。典型的肾脏损害是局灶性节段增殖性肾小球肾炎,但通常较轻。

症状及体征

以突发的可触及的紫癜样皮疹起病,特征性地累及足、腿,有时也累及躯干和手臂。可能开始只是小块区域的荨麻疹,逐渐发展为可触及,有时有出血和融合。数天至数周里新的皮损可分批出现。大部分患者有发热和多关节痛,伴发外周关节压痛和踝、膝、髋、腕和肘关节的肿胀。

消化道表现常见,包括腹部绞痛、腹部压痛和黑便。某些患儿偶尔可以发展为肠套叠。粪隐血试验可为阳性。

免疫球蛋白 A 相关性血管炎大约 4 周后症状缓解,但通常在疾病缓解期的数周后至少会复发一次。在大多数患者中,疾病可完全消退,不留严重的后遗症;然而虽罕见,一些患者会发展为慢性肾衰竭。

诊断

- 皮肤活检

2012 年教堂山共识会议(Chapel Hill Consensus Conference)将 IgAV 定义为 IgA1 显性免疫沉积的血管炎,影响皮肤和胃肠道的小血管,并经常引起关节炎。IgAV 也与肾小球肾炎相关,与 IgA 肾病难以区分。

在有典型皮疹的患者中,特别是儿童,需要怀疑有 IgAV 的可能性。临床诊断靠皮肤活检来证实,通过免疫荧光法检测有无白细胞破碎性血管炎及 IgA 在血管壁的沉积。临床诊断已经明确的患儿无需活检。

需要进行尿常规;血尿、蛋白尿及红细胞管型提示有肾脏受累。

应该进行全血细胞计数和肾功能检查。如果肾功能进行性恶化应行肾活检帮助明确预后。弥漫性肾小球受累或在大多数肾小球中见到新月体形成预示会出现进行性肾衰竭。

治疗

- 主要用糖皮质激素和对症治疗

如果病因是药物因素，除了停止药物接触，主要是对症治疗。

糖皮质激素（如泼尼松2mg/kg，最多不超过50mg 口服，每日1次）可能有助于控制腹痛，也偶尔用于治疗严重关节痛或肾脏疾病。在出现严重肾脏累及的患者，可尝试用甲泼尼龙静脉冲击治疗继以口服泼尼松或环磷酰胺控制炎症。然而，激素对肾脏受累的疗效尚不清楚。

> **关键点**
> - IgAV 是血管炎主要影响小血管，主要发生在儿童
> - 表现可包括紫癜样皮疹、关节痛、发热、腹痛和黑便
> - 症状通常经过约4周缓解
> - 必要时，对皮损活检寻找 IgA 沉积以明确诊断
> - 对症治疗并考虑应用糖皮质激素

显微镜下多血管炎

显微镜下多血管炎（microscopic polyangiitis，MPA）是一种无免疫球蛋白沉积（寡免疫）的系统性坏死性血管炎，主要累及小血管。该病可以肺-肾综合征起病，出现迅速进展性肾小球肾炎和肺泡出血，但是疾病类型依赖于受累器官。诊断根据临床表现，有时需活检证实。根据疾病严重性来治疗，包括使用糖皮质激素和免疫抑制剂。

显微镜下多血管炎较少见（大约13/100万~19/100万）。病因未明。MPA 影响小血管，是寡免疫（即组织活检中无免疫球蛋白沉积），类似肉芽肿性多血管炎（GPA）和嗜酸性肉芽肿性多血管炎（EGPA），这区别于免疫复合物介导的小血管炎（如免疫球蛋白 A 相关性血管炎 IgAV）和小血管皮肤血管炎。MPA 主要影响小血管（包括毛细血管和毛细血管后小静脉），与累及中等大小有平滑肌层的动脉的结节性多动脉炎不同。旧文献（即1994年之前）没有区分结节性多动脉炎和 MPA——在 MPA 中可出现肺泡出血和肾小球肾炎，但结节性多动脉炎则不会。MPA 偶尔可伴发于乙肝。

临床表现与 GPA 的某些症状相似，除了没有肉芽肿性损害病变（如肺空洞病变），上呼吸道累及通常很轻或没有。在这两个疾病中，抗中性粒细胞胞浆抗体（ANCA）可出现。

症状及体征

通常，前驱症状包括一些全身表现，如发热、体重减轻、肌肉酸痛、关节痛。其他症状根据受累器官和系统的情况而不同：

- **肾脏**：高达90%的患者出现肾脏累及。可见血尿、蛋白尿（有时>3g/24小时）和红细胞管型。若没有及时诊断和治疗，则会迅速出现肾衰竭
- **皮肤**：大约1/3的患者在明确诊断时有紫癜性皮疹。可见指甲床梗死和破裂出血；指端缺血少见
- **呼吸道**：肺部受累者，可见肺泡出血，后期可出现纤维化。迅速发展为呼吸困难和贫血，伴或不伴咯血及肺部双侧斑片状浸润（胸部 X 线片中可见），这可能是由肺泡出血所致，需要立即治疗。鼻炎、鼻腔出血、鼻窦炎等轻微症状可以发生；然而，倘若出现上呼吸道的严重病变，可能病因是 GPA
- **消化道**：症状包括腹痛、呕心、呕吐、腹泻以及便血
- **神经系统**：神经系统受累者，通常可见影响周围或脑神经的多发性单神经病（多发性单神经炎）。脑血管炎引起的脑出血、梗死、癫痫或头痛极少见
- **心脏**：很少累及
- **眼睛**：巩膜外层炎常导致眼睛受累

诊断

- 临床表现
- ANCA 和 CRP 等常规实验室检查
- 活检

有无法解释的发热、体重降低、关节痛、腹痛、肺泡出血、新发肾炎综合征、新发的多发性单神经病变和多神经病变等并发症状的患者应该高度怀疑显微镜下多血管炎。需要进行实验室和 X 线检查，但是诊断需要由活检明确。

检查包括全血细胞计数、ESR、C 反应蛋白、尿常规、血肌酐、ANCA 等。ESR、C 反应蛋白水平和白细胞、血小板计数常升高，表明全身炎症反应。慢性病贫血亦常见。血细胞比容急剧下降提示有肺泡出血或胃肠道出血。尿液分析（检查血尿、蛋白尿、管型尿）和血肌酐应定期监测，来评价肾脏累及与否。

免疫荧光染色可检测 ANCA；之后由酶联免疫吸附试验（ELISA）检查特异性抗体。至少60%的患者 ANCA 阳性，通常是核周型 ANCA（p-ANCA），伴有抗过氧化物酶的抗体。应进行较易获得的受累组织活检来确诊血管炎。肾活检可以发现，局灶节段性寡免疫坏死性肾小球肾炎伴有肾小球毛细血管壁纤维素样坏死，最终导致细胞新月体的形成。

出现呼吸道症状的患者，应进行胸部影像学检查来明确肺部浸润情况。双侧肺部斑片状浸润阴影常提示肺泡出血，即使患者无咯血的表现。CT 比 X 线更敏感。

如果患者有呼吸困难和肺部双侧浸润，应立即进行支气管镜检查以明确是否有肺泡出血并除外感染。检查中发现肺部和支气管出血，随着支气管镜在气道内的深入，出血越来越多，表明有活动性肺泡出血存在。含有含铁血黄素的巨噬细胞在肺泡出血后24~72小时出现，可持续到2个月。

治疗

- 有重要脏器受累时，用大剂量糖皮质激素加环磷酰胺或利妥昔单抗治疗
- 症状不严重的患者，用糖皮质激素合并硫唑嘌呤或甲氨蝶呤治疗

治疗与 GPA 相似。当出现重要脏器累及时，每日给予环磷酰胺和糖皮质激素可改善生存率。在重症的诱导缓解方面，利妥昔单抗已被证明不劣于环磷酰胺。但是，肌酐水平非常高的患者数据不足。诱导和维持缓解疗法有多种，而血浆置换和甲泼尼龙静脉冲击治疗等辅助治疗可能有用，亦可能无用。

血浆置换在治疗严重肾脏累及所致肾功能不全或严重肺泡出现的患者中的作用尚在研究中。

不严重的病例，可用糖皮质激素加硫唑嘌呤或甲氨蝶呤控制病情。

> **关键点**
> - MPA 是罕见的小血管性血管炎
> - 表现是多种多样的，包括肺泡出血、多发性单神经病和肾小球肾炎
> - 通过检测 ANCA 和活检明确诊断
> - 使用糖皮质激素加免疫抑制剂（如重症时的环磷酰胺或利妥昔单抗）治疗

结节性多动脉炎

（多动脉炎；结节性动脉周围炎）

结节性多动脉炎（polyarteritis nodosa，PAN）是一类系统性坏死性血管炎，侵犯中等大小肌性动脉或偶尔影响小肌性动脉导致组织继发性缺血为特征。肾脏、皮肤、关节、肌肉、外周神经和消化道是最常见的受累器官，任何脏器都可能累及。但肺部较少受累。患者可出现典型的全身症状（如发热、乏力）。诊断依靠活检或血管造影术。糖皮质激素和免疫抑制剂治疗通常有效。

结节性多动脉炎较少见（2/100 万 ~ 33/100 万）。该病主要见于中年人，发病率随着年龄的增长而增加，发病高峰在 50 岁左右。

病因

大多数病例是特发性的。约有 20% 的患者有乙肝或丙肝病毒的感染。

病因不明，可能与免疫机制有关。临床与病理表现的多样性，提示存在着多种发病机制。药物可能也是病因之一。通常没有确定的致病抗原存在。在某些淋巴瘤、白血病、RA 或干燥综合征的患者中可以发展为类似结节性多动脉炎的系统性血管炎（有时称为继发性 PAN）。

病理生理

肌性动脉节段性、透壁坏死性炎症为本病特征性改变，病变多发生于血管分叉部位。不像其他血管炎疾病，PAN 不累及毛细血管后小静脉或静脉。在不同发展阶段及愈合期的病变可同时出现。早期病变有多形核白细胞，偶尔也有嗜酸细胞；后期还可以见到淋巴细胞和浆细胞。

一般不发生肉芽肿性炎症。内膜增生伴有继发性血栓形成和血管闭塞可导致器官和组织梗死。肌性血管壁变薄可引起小动脉瘤和动脉破裂。愈合时可致外膜形成结节状纤维化。

肾脏、皮肤、周围神经、关节、肌肉和消化道最常受累。其次为肝脏和心脏。肾脏缺血和梗死亦可见，但是肾小球肾炎并不是 PAN 的特征。紫癜（通常由于小血管炎）也不是 PAN 的特征。

症状及体征

结节性多动脉炎的临床表现同许多疾病相似。病程可呈急性迁延性；或为亚急性，于数月后死亡；亦可为隐匿性，表现为慢性消耗性疾病。PAN 的症状主要决定于动脉炎发病部位及其严重程度，以及继发性缺血的范围。临床表现主要集中在一个器官或一个系统中。

最多见的早期症状有发热、乏力、盗汗、食欲缺乏、体重减轻和全身无力。局部缺血性肌炎引起的肌痛和关节痛亦常见。受累肌肉表现为压痛，可有无力。关节炎也可发生。

症状和体征的不同依赖于器官或器官系统的重要影响：

- **周围神经系统**：患者常常表现为非对称性周围神经病，比如多发性单神经病（多发性单神经炎），腓神经、正中神经或尺神经受累出现运动和感觉神经症状。此外，当神经分支及时，患者可出现远端对称性多神经病
- **中枢神经系统**：中枢神经系统受累可引起头痛和癫痫发作。某些患者可出现缺血性脑卒中和脑出血，有时是因为高血压所致
- **肾脏**：如果肾脏的小和中等大小的动脉受累，患者可有高血压、少尿、尿毒症和非特异性尿沉渣如血尿、蛋白尿，但无细胞管型。高血压可迅速恶化。肾动脉动脉瘤破裂可引起肾周围出血。在严重的病例，可见多发性肾梗死伴腰痛、肉眼血尿。肾脏缺血和梗死可导致肾衰
- **胃肠道**：肝脏或胆囊血管炎引起右上腹疼痛。亦可出现胆囊穿孔所致的急性腹痛。中等大小的肠系膜动脉血管炎可导致腹痛、呕吐（伴或不伴血性腹泻）、吸收不良、肠穿孔和急性腹痛。可在肝脏或腹腔动脉形成动脉瘤
- **心脏**：某些患者有冠心病，通常无症状，但是可引起心绞痛。缺血性或高血压性心肌病可导致心衰
- **皮肤**：网状青斑、皮肤溃疡、痛性红斑结节、大疱或小囊泡出疹，手指或脚趾梗死和坏疽，或同时出现以上皮肤表现。PAN 患者出现的结节类似结节性红斑，但是与结节性红斑的结节不同，PAN 的结节可发生溃疡，并且在活检中表现为中等大小的动脉血管壁坏死性血管炎，通常位于深部皮肤和皮下脂肪层
- **生殖器**：睾丸炎出现睾丸疼痛和压痛

诊断

- 临床表现
- 活检
- 如果无可供活检的受累组织，则选择动脉造影

因为表现的特异性，PAN 可能难以诊断。诊断应考虑到患者的多种症状，例如不明原因的发热、关节痛、皮下结节、皮肤溃疡、腹部或四肢疼痛、新发足下垂或腕下垂及迅速进展的高血压。综合临床与实验室检查结果，在排除其他原因后，通常可提示诊断。

PAN 的诊断需要靠活检见到坏死性动脉炎的病理改变，或对中等大小血管做血管造影时显示的典型动脉瘤而明确。磁共振血管造影可以显示微血管瘤，但是有些异常改变可能太小而无法检测到。因此，磁共振血管造影并不是患者的首选检查。

由于病变的局灶性，未受累及的组织进行活检是无用的，故应针对有临床表现部位活检。出现病变的皮下组织，腓肠神经或肌肉取材做活检，比选肾脏和肝脏要好；肾脏和肝脏活检可能以取材错误而出现假阴性，并导致未发现的微动脉瘤出血。

缺乏临床症状或表现轻微时，肌电图与神经传导测定

可有助于选择肌肉或神经的活检取材部位。如果存在皮肤损害,则应做包括真皮深层和皮下脂肪组织的外科皮肤活检。(取自表皮和真皮浅层的皮肤穿刺活检可能遗漏 PAN 的病变皮肤)。应提倡做睾丸活检,因为镜下损害在此处多见,但如无睾丸的症状或有其他可疑部位可做活检时应避免对睾丸活检。同时,男性患者可能不愿做睾丸活检。

实验室检查是非特异性的。最常见的异常改变为白细胞升高至 20 000~40 000/μl、蛋白尿和镜下血尿。此外,患者常有血小板增多、ESR 显著加快、失血或肾衰导致的贫血、低蛋白血症与血清免疫球蛋白升高。ALT 以及 AST 常见轻度的升高。应进行乙肝和丙肝检查。

其他检查[如抗中性粒细胞胞浆抗体(ANCA)、类风湿因子、抗环瓜氨酸多肽抗体(抗 CCP)、抗核抗体(ANA)、补体 C3 和 C4 水平、冷球蛋白水平、核抗原以及核抗原可提取物抗体比如抗 Smith、抗 Ro/SSA、抗 La/SSB 和抗 RNP]的检测对于鉴别其他结缔组织疾病是有必要的,例如 RA、SLE 或干燥综合征。

预后

本病如不治疗,5 年生存率<15%。如及时治疗,5 年生存率>80%,但对于伴有乙肝的患者生存率可能更低。如果疾病在诊断后的 18 个月内达到疾病缓解则预后较好。与其他血管炎性疾病相比,复发比较少见。

以下几个症状与预后差有关:
- 肾功能不全
- 胃肠道累及
- 神经系统累及

治疗
- 根据疾病严重程度,单用糖皮质激素或与环磷酰胺、甲氨蝶呤、硫唑嘌呤合用
- 伴有乙肝的患者加用拉米夫定和血浆置换

根据 PAN 的严重程度而选择治疗方案。出现全身症状但无严重的神经、肾脏、胃肠道、心脏表现的患者,糖皮质激素可有效,至少初治有效。对于有严重的神经、肾脏、胃肠道、心脏症状的患者,环磷酰胺加糖皮质激素可改善疗效。对于中等程度疾病,可用激素合并甲氨蝶呤或硫唑嘌呤。应该积极治疗高血压。

乙肝相关的 PAN 治疗目的在于快速抑制炎症,然后通过血浆置换消除病毒和诱导血清转化。糖皮质激素短期疗程可用数周。拉米夫定 100mg/d 口服最多可用 6 个月。伴有肾功能不全的患者应用低剂量。

定期进行血浆置换:每周 3 次,持续 3 周;每周 2 次,持续 2 周;每周 1 次持续 2~3 个月,直至乙肝 e 抗原(HBeAg)转化为乙肝 e 抗体(抗 HBe)或至临床痊愈。尽管这个方法还未被证实较单用免疫抑制剂治疗更有利于改善生存率,但是可以减低乙肝长期并发症的风险,并减少长期激素和免疫抑制剂治疗的不良反应。

由于乙肝病毒长期持续存在,传统激素治疗有时加用细胞毒性免疫抑制剂(主要是环磷酰胺)常常在短期内有效,但是不能预防复发和并发症(如慢性肝炎、肝硬化)对乙肝患者的免疫抑制治疗可促进病毒复制,导致活动性病毒性肝炎和肝衰竭。

患丙肝的 PAN 应同时治疗丙肝。

> **关键点**
> - PAN 是影响中等大小动脉的一种罕见系统性血管炎
> - 肾脏、皮肤、关节、肌肉、周围神经和消化道最常受累
> - 若患者出现不明原因发热、关节痛、皮下结节、皮肤溃疡、腹部或四肢疼痛,新发的足下垂或腕下垂,及快速进展的高血压,应考虑 PAN 可能
> - 通过活检或动脉造影明确诊断
> - 肾功能不全、消化道受累及神经系统受累提示预后较差
> - 根据疾病严重程度,单用糖皮质激素或加用环磷酰胺、甲氨蝶呤、硫唑嘌呤治疗

风湿性多肌痛

风湿性多肌痛是一组与巨细胞动脉炎(颞动脉炎)密切相关的综合征。多见于 55 岁以上的中老年人。通常导致近端肌群剧烈疼痛与僵硬征,无肌无力或肌萎缩,伴非特异性的全身症状。ESR 和 C 反应蛋白常常升高。诊断依靠临床。激素治疗通常是有效的。对中低剂量的泼尼松或甲泼尼龙出现显著而快速的反应,可支持该诊断。

风湿性多肌痛多见于 55 岁以上的人群,男女之比是 1:2。

因为风湿性多肌痛与巨细胞动脉炎密切相关,有些专家认为这两个疾病是同一病理过程的不同表现。风湿性多肌痛比巨细胞动脉炎更常见。一小部分患风湿性多肌痛的患者可发展为巨细胞动脉炎,但有 40%~60%巨细胞动脉炎的患者同时患有风湿性多肌痛。风湿性多肌痛可在巨细胞动脉炎之前、之后或同时发生。

该病的病因学及发病机制不明。超声和 MRI 表现提示他们可能是轻度中轴滑膜炎和滑囊炎所致。

症状及体征

风湿性多肌痛的临床特点为双侧近端肩带、骨盆带、背部(上和下)以及颈部肌剧痛。晨僵也是典型症状,常持续 60 分钟以上。肩部症状反映近端滑囊炎(如,三角肌下和肩峰下),较少发生肱二头肌肌腱炎或关节滑膜炎。在早晨不适感更严重,有时疼痛加重导致患者无法起床或者进行简单的活动。疼痛可能使患者感觉乏力,但不是真性肌无力。

诊断
- 临床表现
- 排除其他原因

在有典型症状的中老年患者中需要怀疑有风湿性多肌痛的可能,但是需要排除其他可能的原因。

通常需要检测 ESR、C 反应蛋白、全血细胞计数、促甲状腺素和肌酸肌酶。超过 80%的患者 ESR 明显增快,可>100mm/h,通常>50mm/h(魏氏法)。C-反应蛋白也升高。肌电图、活检或其他检查(如类风湿因子)在风湿性多肌痛的患者中是正常的,但是为了除外其他疾病有时也需要进行这些检查。

风湿性多肌痛的表现应与以下疾病鉴别:
- RA:在风湿性多肌痛中,约 80%的患者无慢性小关节滑膜炎、侵蚀性或破坏性的病变、无类风湿结节且类风湿因子阴性(尽管可有某些关节肿胀)。剩下 20%的患者与 RA 鉴别困难
- 多肌炎:风湿性多肌痛以肌痛甚于肌无力;肌酶、肌电图

和肌活检结果正常
- **甲状腺功能减退**：风湿性多肌痛患者的甲状腺功能和肌酶水平正常
- **多发性骨髓瘤**：风湿性多肌痛患者无单克隆丙种球蛋白病
- **纤维肌痛**：风湿性多肌痛的症状更局限，ESR 通常升高，疼痛为触痛和肩部运动时痛（主动和被动），甚至当患者不注意时也痛

治疗

- **泼尼松**

开始以每日 15～20mg 口服的泼尼松治疗，对风湿性多肌痛有明显的效果，通常起效非常迅速（几小时或几天），这也可以支持该诊断。如疑有巨细胞动脉炎，需使用更大剂量的激素以及进行颞动脉活检。

通过症状，ESR 和 C-反应蛋白监测疗效。当症状减轻，应将糖皮质激素减量直至最低临床有效剂量，无需考虑 ESR 数值。C-反应蛋白是在指导对治疗的反应方面优于 ESR，因为 ESR 可以在老年人中持续升高。部分患者在约 2 年内可停用激素，无复发者可更短，而另一些患者仍需小剂量维持多年。NSAID 很少有效。

激素无法减量和频繁复发的患者可加用甲氨蝶呤（10～15mg 口服 1 次/周，需肾功能正常）或其他免疫抑制剂如硫唑嘌呤。在风湿性多肌痛或巨细胞动脉炎中加用两种药物是有争议的，因为随机对照试验显示获益很小。应用 TNF 药物（英夫利昔单抗和阿达木单抗）的试验还没有表现出优势。

在老年患者中，临床医生应监测和治疗激素相关的副作用如糖尿病和高血压。对于长期服用激素的患者应给予双膦酸盐化合物预防骨质疏松。

巨细胞动脉炎可发生在风湿性多肌痛初发时或之后，有时甚至在风湿性多肌痛痊愈之后。所以所有患者应被告知一旦有头痛、咀嚼时疼痛以及特别是视力障碍时应立即告知医师。

> **关键点**
> - 风湿性多肌痛多见于 55 岁以上的人群，导致远端肌痛和僵硬
> - 40%～60% 的巨细胞动脉炎患者中可出现
> - 有 ESR 增快的支持性证据，和对中低剂量糖皮质激素的显著治疗反应，可作出临床诊断
> - 用糖皮质激素治疗并尽可能地逐渐减量，必要时使用甲氨蝶呤或硫唑嘌呤
> - 告知患者巨细胞动脉炎的症状

大动脉炎

（主动脉弓综合征；闭塞性血栓性大动脉病；无脉病）

大动脉炎是一个主要累及主动脉及其分支、肺动脉的炎性疾病。好发于年轻女性。病因未明。血管炎症可导致动脉狭窄、阻塞、扩张或者动脉瘤。患者可出现非对称的脉搏或肢体之间血压不等（如双侧肢体之间，以及同侧手臂与腿之间）、肢体跛行、脑灌注减少症状（如短暂的视力障碍、短暂性缺血发作、卒中）和高血压及其并发症。诊断依靠主动脉造影或磁共振血流成像。治疗包括糖皮质激素和其他免疫抑制剂，如果有危及脏器的缺血发生，可用血管干预例如血管旁路手术。

大动脉炎不常见。虽然全世界范围都可见报道，但亚洲多见。男女之比为 1∶8，发病年龄在 15～30 岁之间。在北美，每年发病率估计在 2.6 例/100 万人。

病因

病因不明，可能与细胞介导的免疫机制相关。

病理生理

大动脉炎主要影响大的弹性动脉。最常见的受累血管为：
- 无名动脉和锁骨下动脉
- 主动脉（主要是升主动脉和主动脉弓）
- 颈总动脉
- 肾动脉

大多数患者有动脉狭窄或阻塞。约 1/3 的患者可出现动脉瘤。通常，主动脉及其分支的血管壁不规则增厚伴有内膜皱缩。

当主动脉弓受累，从主动脉分叉出来的大动脉的血管口可能因为内膜增厚而明显狭窄，甚至闭塞。约有一半患者可出现肺动脉受累。有时，肺动脉的中等大小分支也受累。

早期组织学改变包括外膜的单个核细胞浸润，使得血管周围白细胞聚集成血管滋养管。后期，中膜出现大量单个核细胞炎症，有时伴有肉芽肿病变，巨细胞和中膜的片状坏死改变。大动脉炎的形态学改变不同于巨细胞动脉炎。全脉炎症浸润导致受累动脉的明显增厚，随后形成管腔狭窄和闭塞。

症状及体征

大多数患者仅有局部受累器官或肢端低灌注引起的症状。

患者大约 1/3 报告有全身症状，如发热、不适、盗汗、消瘦、乏力和/或关节痛。

反复上肢运动和持续的抬高上肢可引起疼痛和乏力。上肢和下肢的动脉脉搏减弱，且双侧不对称。四肢可有缺血症状（如发冷、腿跛行）。经常可以闻及锁骨下动脉、肱动脉、主动脉、腹部动脉或股动脉杂音。常见一侧或双侧上臂血压降低。

当主动脉和椎动脉受累引起脑血流减少，可导致眩晕、晕厥、直立性低血压、头痛、一过性视力下降、一过性脑缺血发作或者卒中。

患者锁骨下动脉靠近椎动脉起始处的狭窄病变，尤其在患者活动上肢时，可引起脑后循环缺血综合征或晕厥（称为锁骨下动脉盗血综合征）。机制是椎动脉的血流逆行，以供应锁骨下动脉远端狭窄处，同时，运动期间上肢血管床舒张。

由于主动脉炎或者冠脉动脉炎导致的冠脉开口处狭窄可引起患者心绞痛或者心肌梗死。若升主动脉明显扩张，则可能出现主动脉血液反流。最后导致心衰。

降主动脉阻塞有时可引起主动脉收缩的体征（如，高血压、头痛、下肢间歇性跛行）。如果腹主动脉或肾动脉狭窄可形成肾血管性高血压。可发生间歇手臂或腿跛行。

肺动脉受累，有时可引起肺动脉高压。肺动脉的中等大小分支受累可引起肺梗死。由于大动脉炎是慢性疾病，可形成侧支循环。因此，肢端动脉阻塞引起的缺血性溃疡

或坏疽很少见。

诊断

- 主动脉血管造影、磁共振血流成像或CT血管成像
- 监测疾病活动性

如果出现提示有主动脉及其分支供血的器官缺血的症状，或在动脉粥样硬化和其他主动脉疾病低危险性者，尤其是在年轻女性中发现外周脉搏的减弱或消失，需要怀疑有大动脉炎的可能性。动脉杂音和左右或上下肢的血压或脉搏不一致也提示有大动脉炎的可能性。

确诊过去需要主动脉造影；但现在磁共振血流成像或CT血流成像也可用于评估主动脉所有的血管分支。特异性的发现包括狭窄、阻塞、血管腔不规则、狭窄后扩张、阻塞血管侧支形成和动脉瘤（参见第315页，表46-3）。

应监测四肢血压，不过准确测量血压可能有难度。如果双侧锁骨下动脉严重受累，全身血压可能只能在下肢才能精确测量到。若病变影响患者双侧锁骨下动脉及伴有降主动脉狭窄和/或者双侧髂动脉或股动脉累及的患者，可能无法精确测量四肢血压。通过血管造影监测中心动脉血压来评价隐匿性高血压，隐匿性高血压可引起多种并发症。

其他隐匿性高血压的线索包括高血压性视网膜病变的检眼镜检查和/或向心性左心室肥厚的超声心动图的表现。若未识别严重高血压，并发症可能与导致器官缺血的血管炎表现相混淆。

实验室检查是非特异性的，对诊断无多大帮助。如果有原发系统性疾病，通常可以见到慢性病贫血，血小板升高，有时出现白细胞计数增多，ESR和C反应蛋白增快。

以下是大动脉疾病活动的指标：

- 症状和体征：新的全身症状（如发热、乏力、消瘦、食欲缺乏、盗汗），症状提示血管炎累及新的动脉区域（如跛行），新的杂音，和/或新的血压测量变化
- 实验室检查：血液学检查提示炎症（尽管炎症指标可能遗漏活动性动脉炎）
- 影像学检查：评价尚未受累的动脉狭窄和动脉瘤的形成［定期影像学检查（通常是磁共振血流成像）］

然而，即使当临床和实验室的研究表明完全缓解时，多发性大动脉炎仍可能无察觉地进展。因此，必须定期对主动脉和大动脉行影像学检查。对尚未累及的肢体，应定期监测血压。

需要排除类似大动脉炎的疾病包括：

- 遗传性非炎性结缔组织疾病（如埃-丹耳综合征及马方综合征）
- 血管感染（结核、真菌或梅毒）
- 纤维肌性发育不良
- 疾病引起动脉血栓形成（如高凝状态）
- 特发性炎性状态（如伴主动脉炎的强直性脊柱炎、RA、Cogan综合征及白塞综合征、川崎病、结节病）

所有这些疾病都可能影响到大血管。

预后

约20%的患者病程为单相型。其余患者，病程呈现复发和缓解交替或慢性进展性。甚至临床症状和实验室结果提示疾病处于稳定期，新发血管病变也有可能出现，可在影像学检查时发现。病程进展或出现并发症（如高血压、主动脉反流、心衰、动脉瘤），提示预后不佳。

治疗

- 糖皮质激素
- 有时需要其他免疫抑制剂
- 需要抗高血压药和/或血管干预治疗

药物 糖皮质激素对大动脉炎患者是必需的。最佳剂量、减药计划和治疗时长尚未明确。对大多数患者来说，单用激素治疗可诱导疾病缓解。通常使用泼尼松。开始剂量为1mg/kg，口服，每日1次，持续1~3个月；随后，激素剂量在几个月内缓慢减少。低于开始剂量的激素也可诱导疾病缓解。当激素减量或停药时，约有半数患者出现疾病复发，尽管初始治疗有效。

甲氨蝶呤、环磷酰胺、硫唑嘌呤、霉酚酸酯和TNF抑制剂（如依那西普、英夫利昔单抗）也曾成功用于某些患者。如果糖皮质激素无效或无法减量，可试用这些药物。甲氨蝶呤初始计量为0.3mg/kg，每周1次，逐渐增加到25mg/周。也可试用霉酚酸酯。患者出现冠脉血管炎或其他严重并发症，考虑为活动性动脉炎，应给予患者使用环磷酰胺。

由于无法排除血小板介导的血管阻塞，常需给予口服抗血小板药物（如，阿司匹林325mg，每日1次）。积极治疗高血压；ACEI类药物可能有效。

措施 如果药物治疗无效，需要血管介入治疗，通常用旁路手术，来重建缺血组织的血流供应。包括以下适应证：

- 主动脉瓣关闭不全
- 冠状动脉狭窄引起症状性冠状动脉疾病或缺血性心肌病
- 主动脉动脉瘤破裂或扩张
- 难治的继发于肾动脉狭窄的严重高血压
- 肢体缺血症状影响日常活动
- 脑缺血
- 主动脉狭窄
- 无法准确测量血压（所有肢体）

旁路移植术最好用自体移植，通畅率最佳。血管吻合应该选在受累血管中无病变的位置以防动脉瘤形成和血管闭塞。

经皮腔内冠脉血管成形术（PTCA）风险低且对短期病变疗效好。但是长期反复狭窄的发生率似乎明显高于旁路移植术。通常不推荐血管扩张，因为发生反复狭窄率较高。

对于主动脉瓣反流的患者，有必要进行心脏瓣膜手术伴主动脉根部置换术。

关键点

- 大动脉炎是罕见的动脉炎，主要影响年龄在15~30岁的女性
- 主动脉、肺动脉及其分支的受累可导致非对称脉搏或血压测量结果、肢体跛行、脑灌注不足症状（如一过性视力障碍、短暂性脑缺血发作、卒中），以及高血压（全身和肺）或其并发症
- 诊断依靠磁共振血管造影，有时也用CT或传统血管造影
- 用糖皮质激素、其他免疫抑制剂、阿司匹林和必要的降压药治疗
- 如果经过药物治疗，仍有严重的血管并发症（如终末器官缺血、主动脉夹层缩窄、主动脉瓣关闭不全），应转诊至血管介入科

第五篇

肺 部 疾 病

- **47.** 肺部疾病患者的检查　325
  Noah Lechtzin, MD, MHS
  - 肺部疾病患者的评估　325

- **48.** 呼吸系统疾病的症状　326
  Noah Lechtzin, MD, MHS
  - 成人咳嗽　326
  - 呼吸困难　329
  - 咯血　332
  - 过度通气综合征　335
  - 孤立性肺结节　336
  - 喘鸣　338
  - 声带功能障碍　340
  - 哮鸣　340

- **49.** 肺部诊断性和治疗性操作　343
  Noah Lechtzin, MD, MHS
  - 胸部影像　343
  - 肺部疾病中的心电图检查　344
  - 支气管镜检查　344
  - 纵隔镜检查和纵隔切开术　345
  - 胸膜活检　346
  - 胸腔穿刺术　346
  - 胸腔镜检查和电视辅助胸腔镜手术　346
  - 开胸术　347
  - 经胸腔细针活检　347
  - 手术管胸廓造口术　348

- **50.** 肺功能检查　348
  James M. O'Brien, Jr., MD, MSc
  - 流速、肺容积和流速-容量环　348
  - 测量气体交换　351
  - 呼吸肌功能测定　353
  - 运动试验　354

- **51.** 急性支气管炎　354
  Sanjay Sethi, MD
  - 急性支气管炎　354

- **52.** 哮喘和相关疾病　355
  Matthew C. Miles, MD, and Stephen P. Peters, MD, PhD
  - 哮喘　355
  - 变应性支气管肺曲霉病　368

- **53.** 支气管扩张和肺不张　369
  Bas. ak Çoruh, MD, Brian Pomerantz, MD, and Alexander S. Niven, MD
  - 支气管扩张　369
  - 肺不张　373

- **54.** 慢性阻塞性肺疾病和相关疾病　374
  Robert A. Wise, MD
  - 慢性阻塞性肺疾病　374
  - α_1-抗胰蛋白酶缺乏症　382

- **55.** 弥漫性肺泡出血和肺肾综合征　384
  Marvin I. Schwarz, MD
  - 弥漫性肺泡出血　384
  - 肺肾综合征　385
  - 肺出血肾炎综合征　386

- **56.** 环境性肺部疾病　388
  Lee S. Newman, MD, MA
  - 空气污染相关性疾病　388
  - 石棉相关性疾病　388
  - 石棉沉着病　389
  - 胸膜间皮瘤　389
  - 石棉相关胸膜疾病　390
  - 铍病　390
  - 建筑物相关性疾病　391
  - 棉肺尘埃沉着病　392
  - 煤工肺尘埃沉着病　392
  - 职业性哮喘　393

硅沉着病 394
有毒物吸入性肺损伤 396
慢性暴露 397

57. **间质性肺疾病** 397
Joyce Lee, MD
药物诱发肺疾病 398
嗜酸性粒细胞性肺疾病 399
急性嗜酸细胞性肺炎 399
慢性嗜酸细胞性肺炎 399
单纯性肺嗜酸细胞浸润症 400
过敏性肺炎 400
特发性间质性肺炎 403
急性间质性肺炎 405
隐源性机化性肺炎 405
脱屑性间质性肺炎 406
特发性胸膜肺弹力纤维增生症 406
特发性肺纤维化 407
淋巴样间质性肺炎 407
非特异性间质性肺炎 408
呼吸性细支气管相关性间质性肺疾病 409
淋巴管平滑肌瘤病 409
肺泡蛋白沉积症 410
肺朗格汉斯细胞肉芽肿 411

58. **肺脓肿** 412
Sanjay Sethi, MD
肺脓肿 412

59. **纵隔及胸腔疾病** 414
Richard W. Light, MD
纵隔肿块 414
纵隔炎 415
胸腔积液 415
胸膜纤维化和钙化 420
纵隔气肿 420
气胸 421
病毒性胸膜炎 422

60. **肺炎** 422

Sanjay Sethi, MD
吸入性肺炎 423
社区获得性肺炎 424
卫生保健相关性肺炎 428
医院获得性肺炎 429
免疫缺陷患者肺炎 431
肺孢子菌肺炎 433

61. **肺栓塞** 434
Victor F. Tapson, MD
非血栓性 PE 常见原因 444

62. **肺动脉高压** 444
Mark T. Gladwin, MD, and Shilpa Jain, MD
肺动脉高压 444
门静脉-肺动脉高压 447
肝肺综合征 447

63. **呼吸康复治疗** 448
Bartolome R. Celli, MD
胸部物理疗法 448

64. **结节病** 448
Michael C. Iannuzzi, MD, and Birendra P. Sah, MD
结节病 448

65. **呼吸暂停** 453
Kingman P. Strohl, MD
阻塞性睡眠呼吸暂停 453
儿童阻塞性睡眠呼吸暂停 456
中枢性睡眠呼吸暂停 457

66. **肺部肿瘤** 457
Anne S. Tsao, MD
肺癌 458
气道肿瘤 463
支气管类癌 464
胸壁肿瘤 464

47. 肺部疾病患者的检查

肺部疾病患者的评估

呼吸系统疾病患者的评估的关键在于病史采集、体格检查,以及在大多数情况下进行胸片检查。通过它们可以确定进一步检查的必要性,包括肺功能检查和动脉血气分析(参见第 348 页)、CT 扫描或其他影像学检查(参见第 343 页),以及支气管镜检查(参见第 344 页)。

病史

通过采集病史常可确定患者的症状如呼吸困难、胸痛、哮鸣音、喘鸣音、咯血和咳嗽是否源于呼吸系统疾病。当有多种症状同时出现时,病史采集的重点应放在主要的症状上,以及是否伴随全身症状,如发热、体重减轻和盗汗。其他重要信息包括:

- 职业和环境暴露
- 家族史,旅行史和接触史
- 既往史
- 处方药,非处方药,或非法药物使用
- 既往的测试结果(如结核菌素皮肤试验,胸部 X 线)

体格检查

体格检查时首先评估患者的一般状况。医生在问候患者和询问病史时可对患者的不适、焦虑、体质及患者的谈话和动作对症状的影响(如无法一口气说出完整的句子)作出评估,可提供与呼吸系统状况相关的有用信息。接下来对患者进行视诊、听诊、胸部叩诊和触诊。

视诊 视诊应将重点放在

- 呼吸困难和低氧血症的体征(如烦躁不安、呼吸急促、发绀、辅助呼吸肌的使用等)
- 可能为慢性肺部疾病的体征[如杵状指(趾)、足部水肿]
- 胸壁畸形
- 异常呼吸形式(如陈-施呼吸、库斯莫尔呼吸)
- 颈静脉怒张

低氧血症的体征:包括发绀(嘴唇、面部或甲床的颜色呈青紫色),提示动脉血氧饱和度低(<85%),无发绀并不能排除低氧血症的存在。

呼吸困难的体征:包括呼吸急促和使用辅助呼吸肌来呼吸(包括使用胸锁乳突肌、肋间肌、斜角肌)。COPD 患者坐位时,有时会用双臂支撑双腿或检查桌(如同三脚架的姿态),这种潜意识的动作可以增加辅助呼吸机的力量,从而增强呼吸运动。在婴儿和合并重度气流受限的老年患者中,经常出现肋间肌的收缩(肋间隙凹陷);矛盾呼吸(吸气时腹部凹陷)提示呼吸肌疲劳或乏力。

可能为慢性肺部疾病的体征:包括杵状指(趾)、桶状胸(在一些肺气肿患者中出现的胸廓前后径增大)及缩唇呼吸。杵状指(趾)是指(趾)甲与指(趾)骨间的结缔组织增生所形成的指(趾)头膨大。甲床与指(趾)跟间的夹角增加(>176°)或指骨厚度比例增加(>1,图 47-1)可以作为诊断依据。角质层下指(趾)甲床的"海绵样改变"也提示杵状指(趾)。杵状指(趾)最常见于肺癌患者,但也是慢性肺部疾病如囊性纤维化和特发性肺纤维化的常见体征;在发绀性心脏病、慢性感染(如感染性心内膜炎)、脑卒中、炎症性肠病和肝硬化患者中亦可见(较少见)。杵状指(趾)偶见于骨关节病和骨膜炎(原发性或遗传性肥大性骨关节病),并常伴有皮肤改变,如手背皮肤过度增生(厚皮性骨膜病)、脂溢性皮炎、面部皮肤粗糙等特征。良性遗传性疾病也可能出现杵状指,无呼吸系统症状或疾病以及早期(由父母发现)发生的杵状指为良性杵状指,以此与病理性杵状指相鉴别。

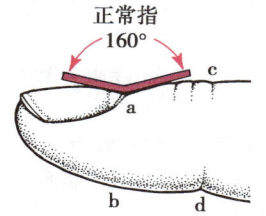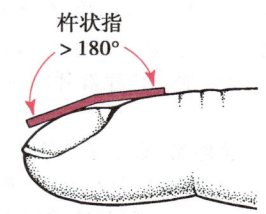

图 47-1 测量杵状指。甲床部前后径(a-b)与远端指间关节处前后径(c-d)之比是测量杵状指的一项简易指标。通过卡尺可对其比值进行便捷、可重复地测量。如比例>1,则提示存在杵状指。杵状指的另一个特征是甲床部的正常角度增加

胸壁畸形:如漏斗胸(起始于胸骨柄中部以上的胸骨凹陷并且通过剑突向内进展)和脊柱后侧凸可能会限制呼吸运动并使已经存在的呼吸系统疾病症状加重。这些异常通常可以在患者脱掉衣服后进行仔细的体格检查发现。

异常呼吸形式:可致呼吸频率波动,因此应评估并计 1 分钟内的呼吸频率以发现异常呼吸形式。

- **陈-施呼吸:**(潮式呼吸)是一种呼吸节律和深度的周期性波动。患者从短暂的呼吸暂停开始,呼吸逐渐变深变快(通气过度),然后又逐渐变慢变浅直至再次出现呼吸暂停,并重复上述循环。陈-施呼吸最常由心力衰竭、神经系统病变(如脑卒中、晚期痴呆)或药物所致。心力衰竭患者发生陈-施呼吸的原因可能是因为脑循环时间延迟、呼吸中枢对全身酸中毒/低氧(导致呼吸过度)或碱中毒/低碳酸血症(导致呼吸暂停)的识别延迟

- **比奥呼吸:**是陈-施呼吸的一种少见变异,其中不规则的呼吸暂停期与 4~5 次深而均匀的呼吸期交替出现。与陈-施呼吸不同的是它呈突发突止的特点,缺乏周期性。它由中枢神经系统损伤所致,在脑膜炎等疾病时也常出现

- **库斯莫尔呼吸**：是代谢性酸中毒时发生的深而规则的呼吸

  颈静脉怒张：有时通过视诊可以发现，是右心房和右心室压力升高的表现。高压常由左心室功能不全引起，但也可由肺部疾病引起肺动脉高压所致（参见第 444 页）。颈静脉怒张的出现提示去寻找其他心脏疾病的体征 [如第三心音 (S3) 奔马律，体位性水肿]。

  听诊 胸部听诊是体格检查中最重要的部分。应仔细听诊包括侧胸和前胸在内的每个区域以发现相应肺叶的异常。听诊时应注意：

- 呼吸音的性质和音量
- 有无语音传导
- 胸膜摩擦音
- 吸气时间与呼气时间的比例（吸呼比）

  与肺部听诊同时进行的心脏听诊（参见第 512 页）可以发现肺动脉高压的体征 [如响亮的肺动脉瓣第二心音 (P2)]，及右心衰竭 [如右心室第四心音 (S4)] 和三尖瓣反流。

  呼吸音的性质和音量可以提示肺部疾病。肺泡呼吸音是在绝大多数肺野均能闻及的正常呼吸音。支气管呼吸音较肺泡呼吸音稍响亮、粗糙，音调也稍高，通常在气管附近和肺实变区（如肺炎）可以闻及。

  附加音是异常呼吸音，如湿啰音、干啰音、哮鸣音和喘鸣音。

- **湿啰音**（以前称为水疱音）是一种不连续的呼吸附加音。细湿啰音短促、高调；粗湿啰音较长、音调较低。湿啰音与弄皱塑料包装袋发出的声音相近，也可以用两个手指在耳边捻搓头发来模拟它。湿啰音常见于肺不张、肺泡充盈过程（如肺水肿）和间质性肺病（如肺纤维化）。湿啰音提示塌陷肺泡的重新开放
- **干啰音**是吸气或呼气时可闻及的低调呼吸音。多种情况均可出现干啰音，包括慢性支气管炎。其发生机制可能与气道阻塞的变化有关，因为吸气时气道扩张，而呼气时气道狭窄
- **哮鸣音**是一种口哨样、乐音样的呼吸音，呼气相较吸气相更响亮。哮鸣音可以是阳性体征，也可以是一种症状，均与呼吸困难有关
- **喘鸣音**是一种高调、主要在吸气相闻及的一种呼吸音，它形成的机制是胸腔外上气道的阻塞，通常无需听诊器即可闻及。喘鸣音常较哮鸣音响亮，主要在吸气相闻及，在喉部听诊较为响亮。当听到喘鸣音时应考虑患者可能发生致命性上呼吸道阻塞
- **呼吸音降低**提示气道内气体运动不良，如同在哮喘、COPD 时因气道痉挛等机制所造成的气流受限。胸腔积液、气胸或支气管内阻塞性病变时呼吸音也会降低
- **语音声**指患者发声时进行的听诊
- **支气管语音和耳语音**指的是患者说话或耳语的声音清晰地透过胸壁传导的现象。它常由肺炎等引起肺泡实变的疾病造成
- **支气管羊鸣音**（E 到 A 的改变）指的是当患者发字母 "E" 的音时，检查者听到的是字母 "A" 的音。同样发生于肺炎

  摩擦音是随呼吸周期起伏的刺耳的或嘎吱嘎吱的声音，其性质如同皮肤与湿皮革摩擦时所发出的声音。它是胸膜炎症的征象，在胸膜炎、脓胸和开胸术后可以闻及。

  吸呼比 (I：E) 一般为 1：2，但在气流受限如哮喘和 COPD 患者中，即使不伴有哮鸣音，可能延长至 ≥1：3。

  叩诊和触诊 叩诊是检查有无胸腔积液及其量的主要体格检查方法。叩诊浊音的范围往往提示胸腔积液或者更少见的肺实变。

  胸部触诊包括触觉语颤（当患者说话时胸壁的震颤），它在胸腔积液和气胸时减弱，而在肺实变时增强（如大叶性肺炎）。触诊时发现的触痛点提示其下方的肋骨骨折或胸膜炎症。

  在肺源性心脏病（参见第 610 页）时，胸骨左下缘的右心室搏动可能会更明显，搏动的振幅和持续时间均会增加（右心室隆起）。

48. 呼吸系统疾病的症状

肺部、胸膜及胸壁疾病均可引起胸痛，如：
- 肺炎
- 肺栓塞
- 胸膜炎
- 肺癌
- 肋骨骨折

心血管系统疾、胃肠道系统及骨骼肌系统疾病也会引起胸痛，关于胸痛患者的评估内容参见第 518 页。

成人咳嗽

咳嗽是为清除气道内物质的一种反射性或自主性地突然暴发性呼气动作。其是致患者就诊最常见症状之一。

咳嗽的病因（表 48-1）按其症状是急性（<3 周）或慢性而不同。

表 48-1　引起咳嗽的部分原因

原因	有提示意义的临床表现	诊断方法
急性		
上呼吸道感染（包括急性支气管炎）	流涕	临床评估
	鼻黏膜红肿	
	咽喉痛	
	精神萎靡	
肺炎（病毒、细菌、误吸、真菌少见）	发热	胸部 X 线检查
	咳痰	在病情严重的患者和医院获得性肺炎
	呼吸困难	患者需要进行痰和血培养
	胸膜炎性胸痛	
	支气管呼吸音或羊鸣音	
鼻后滴漏（过敏性、病毒性、细菌性）	头痛	临床评估
	咽喉痛	有时对经验性抗组胺药和减轻充血剂治疗敏感
	恶心	
	口咽后壁鹅卵石样改变	如果诊断不明可行鼻窦 CT
	鼻黏膜苍白、湿润、水肿	
COPD 加重	既往有 COPD 病史	胸部 X 线检查
	呼吸音弱	
	哮鸣	
	呼吸困难	
	缩唇呼吸	
	使用辅助呼吸肌	
	上臂支撑双腿或检查桌呈三脚架姿势	
异物*	无上呼吸道感染或全身症状的幼儿急性起病	胸片（吸气相和呼气相）
		支气管镜
肺栓塞*	胸膜炎性胸痛	CT 血管造影
	呼吸困难	
	心动过速	不常用，通气/灌注扫描和可能的肺动脉造影
心力衰竭*	呼吸困难	胸部 X 线检查
	闻及细湿啰音	脑（B 型）利钠肽水平
	收缩期额外心音	
	体位性外周水肿	
慢性		
慢性支气管炎（吸烟患者）	既往有 COPD 或吸烟史的患者，1 个月几乎每日咳痰或连续 2 年每年有 3 个月	胸部 X 线检查
	咳痰	肺功能
	频繁清理喉咙	
	呼吸困难	
鼻后滴漏（大多数为过敏性）	头痛	临床评估
	咽喉痛	有时对经验性抗组胺药和减充血剂治疗敏感
	咽后壁鹅卵石样改变	
	鼻黏膜苍白、湿润、水肿	过敏原测试
胃食管反流	胸部烧灼感或腹痛，在进食、活动或体位改变时加重	临床评估

续表

原因	有提示意义的临床表现	诊断方法
	反酸,尤其在刚醒的时候	对经验性 H_2 阻断剂或质子泵抑制剂治疗有效
	声音嘶哑	诊断不明确时可使用 24h 食管 pH 探头
	慢性的夜间或清晨咳嗽	
哮喘(咳嗽变异性)	多种诱因(如过敏原、冷空气、运动)引起的咳嗽	肺功能
		醋甲胆碱激发试验
	可能发生哮鸣和呼吸困难	对经验性支气管舒张剂治疗有效
呼吸道感染缓解后气道高反应性	急性呼吸道感染后持续数周或数月的干咳	胸片
血管紧张素转化酶抑制药(ACEI)	ACEI 治疗数天或数月后出现的持续性干咳	停止使用 ACEI 后症状消失
百日咳	反复在呼气相出现超过 5 次的连续快速的用力咳嗽,紧接着快而深的吸气相("呼")或者咳嗽后的呕吐	鼻咽部标本培养
误吸	进食或饮水后出现有痰的咳嗽声	胸部 X 线检查
		必要时改良钡餐咽部造影
		支气管镜
恶性肿瘤*	不典型症状(如体重下降、发热、咯血、盗汗)	胸片
	淋巴结肿大	如果阳性,进一步行胸部 CT 和支气管镜检查
结核或真菌感染*	不典型症状(如体重下降、发热、咯血、盗汗)接触史	胸片
	免疫缺陷	皮试;如果阳性,需进行痰培养和抗酸杆菌和真菌染色
		必要时胸部 CT 或支气管肺泡灌洗

* 表示少见病例。

引起急性咳嗽最常见的原因包括:
- 上呼吸道感染(包括急性支气管炎)
- 鼻后滴漏
- COPD 急性发作
- 肺炎

引起慢性咳嗽最常见的原因包括:
- 慢性支气管炎
- 鼻后滴漏
- 病毒或细菌性呼吸道感染缓解后的气道高反应性(即感染后咳嗽)
- 胃食管反流

儿童咳嗽的原因(参见第 2152 页)与成人咳嗽大致相同,但哮喘和异物吸入更为常见。

由外耳道中的耵聍或异物刺激迷走神经耳支引起的反射性咳嗽很少见。精神性咳嗽更为罕见,是排除性诊断。

慢性咳嗽患者有可能发展一种二次反射或心理性咳嗽。此外,长期咳嗽可能会损伤支气管黏膜,从而引发更多的咳嗽。

评估

病史 现病史:需要包括咳嗽病程及特点(如干咳、咳痰或咯血,以及是否伴随呼吸困难、胸痛或两者均有)。询问诱发因素(如寒冷的空气,强烈的气味)和咳嗽的时间(如主要是在夜间)能得到解释。

全身性疾病回顾:需要关注与病因相关的症状,包括流涕和喉咙疼痛(上呼吸道感染、鼻后滴漏);发热、寒战和胸膜炎性疼痛(肺炎);盗汗和体重下降(恶性肿瘤、结核);胸部烧灼感(胃食管反流);以及进食或饮水时发生吞咽困难或窒息发作(误吸)。

既往史:需要关注近期呼吸道感染的情况(即最近的 1~2 个月);过敏史、哮喘史、COPD 和胃食管反流等疾病史;结核或 HIV 感染的危险因素(或已知病史);以及吸烟史。药物应用史需要特别强调 ACEI 的使用情况。慢性咳嗽的患者还需要问及有关接触气道刺激物或致敏原,以及真菌疾病流行地区的居住和旅游史。

体格检查 需要观察生命体征,以明确是否存在呼吸急促和发热。

全身检查需要寻找呼吸窘迫和慢性疾病的表现(如消瘦、嗜睡)。

鼻腔和喉咙的检查需要重点观察鼻黏膜的外观(如颜色、充血情况)和分泌物的部位(外鼻腔或咽后壁)。需检查耳道以排除反射性咳嗽的刺激诱因。

颈部及锁骨上淋巴结的视触诊。针对肺部的检查需要全面,尤其需要注意吸气和呼气的充分性;呼吸音的对称性;湿啰音、哮鸣音或兼有两者。需要注意肺实变的体征(如支气管羊鸣音、叩诊浊音)。

预警症状:要特别注意以下情况:
- 呼吸困难

- 咯血
- 体重下降
- 结核或 HIV 感染的危险因素

检查结果解读：一些情况有助于特定疾病的诊断（表 48-1）。

其他一些重要的发现缺乏特异性。例如痰液的颜色（如黄色、绿色）和黏稠度，不能有助于区分是否为细菌性感染。多种原因可以引起哮鸣音。多种病因可引起严重咳嗽伴少量咯血，而量大的咯血可能与支气管炎、支气管扩张、结核和原发性肺癌相关。发热、盗汗和体重下降可能与多种慢性感染和恶性肿瘤相关。

辅助检查 具有呼吸困难和咯血等警示症状的患者，和高度疑似肺炎的患者需进行指尖氧饱和度和胸片的检查。有体重下降或危险因素的患者应行胸片以及结核和HIV 感染的检查。

在没有警示症状的患者中，临床医生的诊断需要基于病史和体格检查，并可以在检查之前开始治疗。在没有明确病因的患者中，如果不伴警示症状，许多临床医生会凭经验针对鼻后滴漏（如抗组胺药和减充血药合剂、鼻腔糖皮质激素喷剂），或胃食管反流（如质子泵抑制剂，H_2 受体阻断剂）进行治疗。经过这类治疗后症状充分缓解的患者，无需进一步检查。

对经验性治疗效果不佳的慢性咳嗽患者，需要接受胸片检查。如果胸片检查结果无特殊提示，多数临床医生会继续进行针对哮喘（肺功能及醋甲胆碱激发试验），鼻窦疾病（鼻窦部 CT 检查），和胃食管反流（食管 pH 值监测）的检查。对于疑似隐匿感染的患者，痰培养可以有助于百日咳、结核、非结核分枝杆菌感染的诊断。在怀疑恶性肿瘤，且患者有痰或咯血时，可以使用无创的痰细胞学检查。胸部 CT 和支气管镜检查主要针对疑似肺癌或其他支气管肿瘤的患者（如具有长时期吸烟史，非特异的体征），经验性治疗失败的患者，和通过其他检查尚无定论的患者。

治疗

治疗咳嗽主要是治疗引起咳嗽的病因。

支持使用镇咳剂或黏液松解剂治疗咳嗽的临床证据很少。咳嗽是清除呼吸道分泌物的一个重要机制，有利于呼吸道感染的恢复。因此，尽管患者常期望或要求止咳治疗，但应谨慎使用镇咳剂，应仅在上呼吸道感染和经过基础疾病治疗后其咳嗽症状仍未得到缓解的患者中使用。镇咳剂能够帮助反射性或伴心因性或发展为支气管黏膜损伤的慢性咳嗽的患者减轻症状。

镇咳药 抑制延髓咳嗽中枢（右美沙芬和可卡因）或麻醉支气管和肺泡上的迷走神经传入支的牵张感受器（苯佐那酯）。右美沙芬是阿片类物质左啡诺的同类物，成人每日口服 1~4 次，每次 15~30mg，儿童按 0.25mg/kg 口服，每日 4 次（片剂或糖浆）有效。可卡因有镇咳、止痛和镇静作用，但可能出现药物依赖，常见的副作用为恶心、呕吐、便秘和耐药。常用剂量为成人 10~20mg 口服，每 4~6 小时 1 次，儿童剂量按每次 0.25~0.5mg/kg，口服，每日 4 次。应避免使用其他阿片类药物（氢可酮、氢吗啡酮、美沙酮、吗啡），因为它们虽有镇咳作用但极易形成药物依赖和导致滥用。苯佐那酯是丁卡因的同类化合物，为液体胶囊包装，其有效剂量为 100~200mg 口服，每日 3 次。

祛痰药 能降低呼吸道分泌物的黏性，使其易于咳出，但对治疗的获益很有限。愈创甘油醚（200~400mg 口服，每 4 小时 1 次，片剂或糖浆）因其副作用小而得到广泛应用。同时还有一些其他镇咳剂，如溴己新、吐根、碘化钾饱和溶液（SSKI）。气溶胶祛痰药，如 N-乙酰半胱氨酸、脱氧核糖核酸酶（DNase）通常专供治疗支气管扩张或肺囊性纤维化住院患者咳嗽之用。确保充足的水化，如吸入水蒸气等可能有助于排痰，但其效果并未得到严格验证。

局部治疗 如阿拉伯胶、甘草、甘油、蜂蜜和野樱桃止咳滴剂或糖浆（润药）通过局部作用或具有情绪舒缓作用，但尚无科学依据。

促咳药 能引发咳嗽，一般用于肺囊性纤维化和支气管扩张患者，因为通常认为排痰性咳嗽对于清除气道分泌物和保持肺功能非常重要。脱氧核糖核酸酶或高渗盐水与肺部理疗和体位引流配合使用以促进咳嗽和排痰。此方法在肺囊性纤维化中有效，但对其他导致慢性咳嗽的疾病无效。

支气管舒张剂 如沙丁胺醇和异丙托溴铵或吸入糖皮质激素对上呼吸道感染后咳嗽和咳嗽变异性哮喘有效。

> **关键点**
> - 危险的体征包括呼吸窘迫、慢性发热、体重下降和咯血
> - 临床诊断通常是充分的
> - 隐匿的胃食管反流应当作为潜在的病因之一
> - 应当选择性运用镇咳药和祛痰药

呼吸困难

呼吸困难是令人不快或不适的呼吸。不同病因所致的呼吸困难在不同患者中的感受和描述也不相同。

病理生理

尽管呼吸困难是一种相对常见的症状，但呼吸困难不适感受的病理生理机制尚不明了。与其他类型的有害刺激不同，呼吸困难没有一种特定的感受器，（尽管近期 MRI 有关研究发现，中脑存在一小块特定的区域，可能参与了呼吸困难的感受机制）。

呼吸困难的形成可能是由于呼吸过程中化学感受器刺激、呼吸机械异常和中枢神经系统对这些异常信号感知，这三者之间的复杂相互作用所产生的。一些学者描述了在肺和胸壁之间因神经刺激和机械改变之间的失衡所形成的神经-机械不匹配的机制。

病因

呼吸困难有多种呼吸系统、心血管系统和其他系统的病因，因起病的剧烈程度而有一定差异（表 48-2、表 48-3、表 48-4）。

表 48-2 引起急性*呼吸困难的部分病因

病因	有提示意义的临床表现	诊断方法†
肺源性病因		
气胸	突发尖锐胸痛、呼吸急促、呼吸音减低、叩诊过清音 损伤后或自发引起（尤其在高瘦的患者和COPD患者）	胸片
肺栓塞	突发尖锐胸痛、呼吸急促和心动过速常有肺栓塞危险因素（如恶性肿瘤、制动、深静脉血栓、怀孕、使用口服避孕药或其他含雌激素药物、近期手术或住院、家族史）	CT血管造影通常较少，V/Q扫描和可能的肺动脉造影
哮喘、支气管痉挛或反应性气道疾病	自发性地或暴露于特定刺激（如过敏原、上呼吸道感染、冷空气、运动）时发生的哮鸣和气体交换下降 可能出现奇脉 通常有反应性气道疾病史	临床评估 必要时需肺功能检查或峰流速测定
异物吸入	突发咳嗽或喘鸣（典型发生在婴儿或幼儿）不伴上呼吸道感染或全身症状	吸气相和呼气相胸片 必要时支气管镜检查
毒性气道损伤（如吸入氯气或硫化氢）	在职业暴露或不适当使用清洁剂后突然发作胸片	通过病史询问可明确吸入物质 必要时动脉血气分析并观察以判断严重程度
心源性病因		
急性心肌缺血或梗死	胸骨后压榨感，伴或不伴向手臂或下颌放射，尤其在具有冠心病高危因素的患者中多见	心电图 心肌酶谱检测
乳头肌功能失调或断裂	突发胸痛，新出现或响亮的全收缩期杂音，心衰体征，尤其在近期发生心肌梗死的患者	听诊 超声心动图
心力衰竭	湿啰音，S_3奔马律，中央或外周容量负荷过度的体征（如颈静脉怒张、外周性水肿） 平卧位呼吸困难（端坐呼吸）或入睡后1~2h出现呼吸困难（夜间阵发性呼吸困难）	听诊 胸片 BNP检测 超声心动图
其他病因		
膈肌麻痹	外伤累及膈神经后突发 频繁端坐呼吸	胸片 透视下吸气试验
焦虑症-过度通气	常伴精神运动刺激和手指或唇周感觉异常的情境性呼吸困难 查体和脉搏氧饱和度检查均正常	临床评估 排除性诊断

*急性（数分钟内）。
†多数患者需要进行脉搏氧饱和度检测，除了症状可以明确地用已知慢性疾病的轻度加重来解释外，还需行胸片检查。
S_3，第三心音；V/Q，通气/灌注。

表 48-3 引起亚急性*呼吸困难的部分原因

病因	有提示意义的临床表现	诊断方法†
肺源性病因		
肺炎	发热、咳痰、呼吸困难、有时胸膜炎性胸痛 局部肺部体征，包括湿啰音、呼吸音降低和羊鸣音	胸片 必要时血和痰培养 白细胞计数
COPD加重	咳嗽、咳痰或干咳 通气功能减退 使用辅助呼吸肌或缩唇呼吸	临床评估 必要时胸片和动脉血气分析
心源性病因		
心绞痛或冠心病	胸骨后压榨感，伴或不伴向手臂或下颌放射，常由体力运动诱发，尤其在具有冠心病危险因素的患者中多见	心电图 心脏负荷试验 心导管检查
心包积液或心脏压塞	具有心包积液危险因素的患者（如恶性肿瘤、心包炎、系统性红斑狼疮）出现 心音遥远或心影增大 可能出现奇脉	超声心动图

*亚急性（数小时至数天）。
†多数患者需要进行脉搏氧饱和度检测，除了症状可以明确地用已知慢性疾病的轻度加重来解释外，还需行胸片检查。

表48-4 引起慢性*呼吸困难的部分原因

病因	有提示意义的临床表现	诊断方法†
肺源性病因		
阻塞性肺病	长期吸烟史、桶状胸、吸气和呼气困难	胸片 肺功能检查（首次评估时）
限制性肺病	已知职业暴露史或神经系统的异常者出现进行性呼吸困难	胸片 肺功能检查（首次评估时）
间质性肺病	听诊可闻及细湿啰音	胸部高分辨CT
胸腔积液	胸膜炎性胸痛和叩诊肺区呈浊音，呼吸音减低 有时具有恶性肿瘤、心力衰竭、类风湿关节炎、系统性红斑狼疮，或急性肺炎病史	胸片 常行胸部CT和胸腔穿刺
心源性病因		
心力衰竭	湿啰音，S_3奔马律，中央或外周容量负荷过度的体征（如颈静脉怒张，外周性水肿） 端坐呼吸或夜间阵发性呼吸困难	听诊 胸片 超声心动图
稳定型心绞痛或冠心病	胸骨后压榨感，伴或不伴向手臂或下颌放射，常由体力运动诱发，尤其在具有冠心病危险因素的患者中多见	心电图 心脏负荷试验 心导管检查
其他病因		
贫血	劳力性呼吸困难，逐渐进展至静息时呼吸困难 肺部查体和脉搏氧饱和度正常 有时因为流速加快出现收缩期心脏杂音	全血细胞计数
身体失适应	久坐生活方式的患者在活动时出现呼吸困难	临床评估

*慢性（数小时至数年）。
†多数患者需要进行脉搏氧饱和度检测，除了症状可以明确地用已知慢性疾病的轻度加重来解释外，还需行胸片检查。
S_3，第三心音。

最常见引起呼吸困难的原因包括：
- 哮喘
- 肺炎
- 慢性阻塞性肺疾病
- 心肌缺血
- 去适应作用

在慢性呼吸系统和心血管系统疾病的患者中，引起呼吸困难最常见的病因
- 基础疾病的加重但是，这些患者也可能急性发作另一种疾病（如一位有长期哮喘的患者可能发生心肌梗死，一位慢性心力衰竭的患者也可能发生肺炎）

评估

病史 现病史：包括持续时间、此次起病情况（如突发的、隐匿的），以及诱发或加重的因素（如接触过敏原、受冷、体力活动、仰卧位）。可以通过引起呼吸困难的活动程度来评估严重程度（如在静息情况下引起呼吸困难要比只有在爬楼梯时引起呼吸困难的程度严重）。临床医生需要注意与基线情况相比，呼吸困难的变化程度。

全身性疾病回顾：需要关注与病因相关的症状，包括胸痛或胸闷［肺栓塞（PE）、心肌缺血、肺炎］；体位性水肿、端坐呼吸、阵发性夜间呼吸困难（心力衰竭）；发热、寒战、咳嗽、咳痰（肺炎）；黑色、柏油样便或大量月经（隐匿的出血可能引起贫血）；以及体重下降或盗汗（恶性肿瘤或慢性肺部感染）。

既往史：包括引起呼吸困难的已知疾病，如哮喘、COPD、心脏疾病，及不同病因相关的危险因素：
- 吸烟史——恶性肿瘤、COPD和心脏疾病
- 家族史、高血压病和高胆固醇水平——冠心病
- 近期制动或手术史、远距离旅行、恶性肿瘤或隐匿性恶性肿瘤的体征或危险因素、既往或家族凝血系统疾病史、怀孕、口服避孕药、小腿疼痛、腿部水肿和已知的深静脉血栓形成-肺栓塞

需要调查职业暴露史（如气体、烟雾、石棉）。

体格检查 需要检查重要的生命体征，以发现发热、心动过速和呼吸急促。

查体的重点放在心血管系统和呼吸系统。针对肺部的检查需要全面，尤其需要注意吸气和呼气的充分性；呼吸音的对称性；湿啰音、干啰音、喘鸣音和哮鸣音。肺实变的体征（如支气管羊鸣音、叩诊浊音）。颈、锁骨下和腹股沟区域需要通过视诊和触诊来检查淋巴结肿大。

观察颈静脉怒张，触诊双腿和骶尾部是否有凹陷性水肿（提示心力衰竭）。

心脏听诊需要注意额外的心音、低沉的心音、杂音。奇脉（吸气时收缩压下降大于 12mmHg）的测试方法为在舒张压之上继续给袖带充气 20mmHg，然后缓慢放气直到仅在呼气相听到第一个 Korotkoff 音。随着继续放气，第一次听到的 Korotkoff 音可以同时在吸气相和呼气相听到，记录此时的压力值。如果第一次和第二次的数值之差大于 12mmHg，便可认为存在奇脉。

检查结膜是否苍白。进行直肠检查和粪便检查。

预警症状：要特别注意以下情况：
- 体检时静息状态下即存在呼吸困难
- 意识水平降低、烦躁或精神错乱
- 使用辅助呼吸肌和气体排出困难
- 胸痛
- 湿啰音
- 体重下降
- 盗汗
- 心悸

检查结果解读：特定病史和体格检查结果提示病因并指导进一步的检查（表 48-2、表 48-3 和表 48-4），许多发现值得注意。哮鸣（参见第 326 页）提示哮喘或 COPD。喘鸣（参见第 326 页）提示气道外梗阻（如异物、会厌炎、声带功能障碍）。如伴有实变的体征，提示肺炎。

但是一些危及生命的疾病，例如心肌缺血和肺栓塞，症状和体征往往缺乏特异性。此外，症状的严重程度通常与病因的严重程度不成正比（如肺栓塞发生于一个身体健康的人，仅引起轻微的呼吸困难）。因此，需要谨慎地高度怀疑这些常见的可能。推荐在考虑较轻的病因之前，首先排除这些引起呼吸困难的严重病因。

一种临床预测法则（表 61-5）可以辅助评估肺栓塞的风险。值得注意的是正常的血氧饱和度不能排除肺栓塞，而过度通气综合征是一种排除性诊断。因为低氧可以引起呼吸急促和烦躁，将每一位呼吸加快、焦躁的年轻患者仅仅考虑过度通气综合征是不明智的。

辅助检查 所有患者需要进行脉搏血氧饱和度检测和胸片检查，已明确症状是由已知基础疾病的轻度或中度的加重所致的患者中，可以避免 X 线的检查。例如哮喘或心力衰竭的患者，不必在每一次发作的时候进行胸片检查，除非临床证据提示合并其他病因，或不寻常的严重发作。通常成人患者需要进行心电图，检查心肌缺血（如果高度怀疑，还需要进行血清心肌标志物的检测），除非在临床上可以排除心肌缺血。

严重呼吸困难或呼吸状况恶化的患者应行动脉血气分析，从而精确了解低氧血症的程度，测定 $PaCO_2$，分析导致过度通气的酸碱失衡，并计算肺泡-动脉氧分压差。

在胸片和心电图检查后没有明确诊断，同时具有中度或高度肺栓塞危险因素的患者（临床预测法则，表 61-5）应行肺通气/灌注扫描或 CT 血管成像。具有低危因素的患者需要进行 D-二聚体检测；在低危患者中正常的 D-二聚体水平可以有效地排除肺栓塞。

诊断慢性呼吸困难还需要进行一些其他检查，如 CT 扫描、肺功能测定、心脏超声检查和纤维支气管镜检查。

治疗

治疗重在纠正病因。

低氧血症需要辅助吸氧，以维持 $SaO_2 > 88\%$ 或 $PaO_2 > 55mmHg$，因为超过此水平就能为组织提供足够的氧供。低于此阈值水平时，O_2-Hb 解离曲线处于陡直段，即动脉氧分压的少量下降也会导致 Hb 氧饱和度的显著降低。如虑及心肌或脑缺氧，则氧饱和度应维持在 >93% 的水平。

吗啡 0.5~5mg 静注能减轻患者的焦虑和缓解呼吸困难的不适，用于心肌梗死、肺栓塞和多种终末期疾病时伴随的呼吸困难。但是阿片类药物能抑制呼吸中枢，加重呼吸性酸中毒，如应用于急性气流受限患者（如哮喘、COPD）会导致病情恶化。

> **关键点**
> - 脉搏血氧饱和度检测是检查的一个重要部分
> - 低血氧饱和度（<90%）提示问题的严重性，但是正常的氧饱和度不能排除疾病的存在
> - 使用辅助呼吸肌、低血氧饱和度或意识水平降低需要急诊评估和收治入院
> - 心肌缺血和肺栓塞相对常见，但是症状和体征并不典型
> - 已知基础疾病的恶化较为常见（如哮喘、COPD、心力衰竭），但是患者也可能同时合并新的疾病

咯血

咯血是指血液从呼吸道中咳出。大咯血是指 24 小时内咯血量超 600ml（约能装满一弯盘）。

病理生理

供应肺部的大部分血液（95%）通过低压的肺动脉流入肺毛细血管床，并在那里进行气体交换。其余约 5% 的血液通过高压的支气管动脉（起于主动脉）供应大气道和支撑结构。除了肺动脉受损（因创伤、肉芽肿侵蚀、淋巴结钙化、肿瘤、极少见的肺动脉导管或肺毛细血管炎症受累），咯血时出的血多来自支气管动脉。

病因

痰中带血丝在多种呼吸系统疾病中都很常见，如上呼吸道感染和病毒性支气管炎。

鉴别诊断时应考虑多种疾病（表 48-5）。在成人患者中，70%~90% 的病因为：

表 48-5　引起咯血的部分原因

病因	提示性发现	诊断方法
气管支气管来源		
恶性肿瘤（支气管来源、支气管转移性、卡波西肉瘤）	盗汗 体重下降 重度吸烟史 卡波西肉瘤危险因素（如 HIV）	胸片 CT 支气管镜检查
支气管炎（急性或慢性）	急性：咳痰或干咳 慢性：既往有 COPD 或吸烟史的患者，1 个月几乎每日咳痰或连续 2 年每年有 3 个月咳痰	急性：临床评估 慢性：胸片
支气管扩张	既往有反复感染病史者出现慢性咳嗽和黏痰	高分辨 CT 支气管镜检查
支气管结石病	既往有肉芽肿性疾病的患者出现钙化淋巴结	胸部 CT 支气管镜检查
异物（慢性未诊断、非急性）	慢性咳嗽（以婴儿或幼儿为典型）不伴上呼吸道感染症状 有时伴有发热	胸片 必要时支气管镜检查
肺实质来源		
肺脓肿	亚急性发热 咳嗽 盗汗 纳差 体重下降	胸片或 CT 提示不规则的空腔内有气液平面
肺炎	发热、咳痰、呼吸困难和胸膜炎性胸痛 呼吸音减弱或羊鸣音 白细胞计数升高	胸片 住院患者需要血和痰培养
活动性肉芽肿性疾病（结核、真菌、寄生虫、梅毒）或足分支菌病（真菌球）	已知暴露史的患者出现发热、咳嗽、盗汗和体重下降 通常具有免疫抑制的病史	胸片 胸部 CT 痰样本或支气管镜冲洗标本微生物学检测
肺出血-肾炎综合征	疲劳 体重下降 经常血尿 有时伴水肿	尿液分析 肌酐水平 肾活检 抗肾小球基底膜抗体检测 cANCA 检测
肉芽肿血管炎（韦格纳肉芽肿）	经常慢性鼻出血和鼻腔溃疡 经常关节痛和皮肤病变（结节、紫癜） 牙龈增厚和增殖性牙龈炎 马鞍鼻和鼻中隔穿孔 有时肾功能不全	活检病灶区域（如肾、皮肤）进行 cANCA 检测和发现中小动脉血管炎 支气管镜检查
狼疮性肺炎	有系统性红斑狼疮病史的患者出现发热、咳嗽、呼吸困难和胸膜炎性胸痛	胸部 CT（示肺泡炎） 必要时支气管镜冲洗（示淋巴细胞增多或粒细胞增多）
原发血管来源		
动静脉畸形	皮肤黏膜毛细血管扩张或外周发绀	胸部 CT 血管成像 肺血管造影
肺栓塞	突发尖锐胸痛、呼吸急促和心动过速，尤其是具有肺栓塞常见危险因素（参见第 434 页）的患者	CT 血管成像或通气/灌注扫描 多普勒或双功能超声检查四肢深静脉血栓形成
肺静脉压力升高（尤其二尖瓣狭窄、左心衰竭）	湿啰音 中央或外周容量负荷过度的体征（如颈静脉怒张、外周性水肿） 平卧位呼吸困难（端坐呼吸）或入睡后 1~2h 出现呼吸困难（夜间阵发性呼吸困难）	心电图 BNP 检测 超声心动图
主动脉瘤伴渗漏至肺实质	背痛	胸片提示纵隔增宽 胸部 CT 血管成像

病因	提示性发现	诊断方法*
肺动脉破裂	近期放置或操作肺动脉导管	急诊胸部CT血管成像或急诊肺血管造影
气管-无名动脉瘘	在前3日至6周安置气管套管	临床评价（如在可获得的临床检查中识别气管出血）
其他		
肺子宫内膜异位症（经期咯血）	在月经期反复咯血	临床评估 必要时试验性口服避孕药物治疗
全身凝血系统疾病或使用抗凝药物或溶栓剂	为治疗肺栓塞、深静脉血栓或房颤接受全身抗凝治疗的患者 为治疗卒中或心肌梗死接受溶栓治疗的患者 有时具有家族史	PT/PTT或抗Xa因子水平 纠正凝血缺陷后咯血停止

*所有咯血的患者需要进行胸片和脉搏氧饱和度检查。
BNP，脑（B型）利钠肽；cANCA，抗中性粒细胞胞浆抗体。

- 支气管炎
- 支气管扩张
- 坏死性肺炎
- 结核

40岁以上的吸烟者出现咯血应考虑有无原发性肺癌的可能，但是转移性肿瘤很少出现咯血。空洞性曲霉病所致咯血已日益得到重视，但其导致咯血的概率尚不及肺部恶性肿瘤。

在儿童中，常见的病因包括：
- 下呼吸道感染
- 异物吸入

大量咯血：常见病因随着时间和地理位置的不同发生改变，但主要包括：
- 支气管肺癌
- 支气管扩张
- 结核和其他肺炎

评估

病史 **现病史**：包括持续时间、此次起病情况（如突发的、反复发作的），以及诱发的原因（如接触过敏原、受冷、劳力、仰卧位），近似的咯血量（如血丝、茶匙、茶杯）。需要特别提醒患者来区分真性咯血和假性咯血（如因鼻咽部出血导致的咯血），以及呕血。假性咯血的依据包括有鼻涕倒流的感觉和没有咳嗽的情况下鼻孔出血。伴随恶心和呕出黑色、棕色或深咖啡色的血时，提示为呕血。当出现泡沫痰、血液呈鲜红色、并伴随窒息的感觉（大量咯血）时，提示为真性咯血。

全身性疾病回顾：需要关注与病因相关的症状，包括发热和咳痰（肺炎）；盗汗、体重下降和乏力（恶性肿瘤、结核）；胸痛和呼吸困难（肺炎、肺栓塞）；下肢疼痛和水肿（肺栓塞）；血尿（肺出血-肾炎综合征）；涕中带血[肉芽肿伴多血管炎（韦格纳肉芽肿）]。

另外需要询问患者病因相关的危险因素。包括HIV感染、免疫抑制剂的使用（结核、真菌感染）、结核暴露史、长期吸烟（恶性肿瘤）和近期制动或手术、已知的恶性肿瘤、既往或家族凝血系统疾病史、怀孕、使用含雌激素药物及近期长距离旅行（肺栓塞）。

既往史：需要关注可能引起咯血的情况，包括慢性肺部疾病（如COPD、支气管扩张、结核、囊性纤维化）、恶性肿瘤、出凝血功能异常、心力衰竭、胸主动脉瘤，及肺-肾综合征（如肺出血-肾炎综合征、多血管炎伴肉芽肿）。尤其是在有HIV感染或其他免疫损害的患者中，结核接触史非常重要。

频发鼻出血、易擦伤或肝脏疾病提示可能存在凝血功能障碍。需要回顾患者的用药史以了解是否使用抗凝药物和抗血小板药物。

体格检查 生命体征需要关注发热、心动过速、呼吸急促和低氧饱和度。另外需要注意患者全身体征（如恶病质）和患者窘迫的程度（如使用辅助呼吸肌、缩唇呼吸、烦躁、意识水平下降）。

针对肺部的检查需要全面，尤其需要注意吸气和呼气的充分；呼吸音的对称性；湿啰音、干啰音、喘鸣音和哮鸣音。肺实变的体征（如支气管羊鸣音、叩诊浊音）。颈、锁骨下区域需要通过视诊和触诊来检查淋巴结肿大（提示恶性肿瘤或结核）。

观察颈静脉怒张，触诊双腿和骶尾部是否有凹陷性水肿（提示心力衰竭）。心脏听诊需要注意额外的心音或杂音，提示诊断心力衰竭和肺动脉压力升高。

腹部检查需要注意肝瘀血或肿块的体征，可以提示恶性肿瘤或因食管静脉曲张引起的呕血。

皮肤和黏膜需要检查瘀斑，瘀点，毛细血管扩张，牙龈炎，或口腔和鼻腔是否有出血。

如果患者在检查过程中再次咯血，需要记录咯血的颜色和出血量。

预警症状：以下症状需要特别注意：
- 大量咯血
- 背痛
- 置入肺动脉导管或气管切开患者
- 精神萎靡、体重下降、乏力
- 大量吸烟史
- 在检查的静息状态下出现呼吸困难或呼吸音消失或降低

检查结果解读：特定病史和体格检查结果提示病因并

指导进一步的检查(表48-5)。

尽管有许多种可能,但可以总结出一般的规律。一位既往健康的患者,检查正常并且没有危险因素(如结核、肺栓塞),急性起病的咳嗽和发热,最可能引起咯血的原因是急性呼吸道疾病;慢性疾病导致疾病的可能性较低。但是,如果合并危险因素,一些特定的疾病必须被引起注意。一项临床预测的法则可以用来评估肺栓塞的危险程度。正常的氧饱和度并不能排除肺栓塞。肺部疾病(如COPD、囊性纤维化、支气管扩张)或心脏病(如心力衰竭)导致咯血的患者,既往常有明确的基础疾病史。咯血不是一种最初的临床表现。

免疫受损的患者需要怀疑结核和真菌感染。患者具有慢性疾病的症状和体征,但没有明确的病因,需要怀疑恶性肿瘤或结核,尽管在没有症状的肺癌患者中,咯血也可以是最初的临床表现。

以下几点需要注意。既往有肾衰竭或血尿史提示肺-肾综合征(如肺出血-肾炎综合征、肉芽肿伴多血管炎)。肉芽肿病患者伴多血管炎可能有鼻黏膜病灶。韦格纳肉芽肿的患者可存在鼻黏膜病变。可见的毛细血管扩张提示动静脉畸形。患者具有皮肤症状(瘀斑、紫癜,或兼有)或者有抗凝药物或抗血小板药物使用史,提示咯血可能由于出凝血功能异常所致。反复咯血如果与月经周期相符合,需要重点考虑肺子宫内膜异位症的可能。

辅助检查 大量咯血的患者需要在检查前(通常在ICU)进行治疗并稳定病情。少量咯血的患者可以在门诊进行相关检查。**影像检查**是必需的。X线胸片检查总是不可或缺的。必须行胸片检查。如患者胸片检查无异常,病史与支气管炎相符,且出血量较小,可按支气管炎进行经验性治疗。胸片检查结果异常,及病史不支持者应行CT和支气管镜检查。CT可发现胸片上不明显的肺部病变,且对支气管镜检查和活检的定位有帮助。CT血管造影,或较少进行的通气/灌注扫描,伴或不伴肺动脉造影,可证实肺栓塞的诊断。CT和血管造影术可发现肺动静脉瘘。如病因仍不能明确,需**纤维内镜**检查咽、喉、气道,以及食管胃的内镜检查,以区分血、呕血及鼻咽或口咽出血。

实验室检查 同时进行。患者通常需要接受全血细胞计数、血小板计数和PT和PTT的检测。在接受低分子肝素治疗的患者,通过检测抗因子Xa可以诊断是否存在过度的抗凝治疗。通过尿检来寻找肾小球肾炎的依据(血尿、蛋白尿、管型)。针对活动型结核,需要一开始便进行结核菌素皮肤试验和痰培养,如果结果为阴性,并且未能明确诊断,还需要进一步进行诱导痰或通过纤维支气管镜获取标本进一步进行抗酸杆菌检测。

原因不明的咯血:30%~40%出现呼吸困难(夜间阵发性呼吸困难)的患者咯血的病因不明,但不明原因咯血的患者预后一般较好,通常在评估后6个月内止血。

治疗

大量咯血 针对大量咯血的最初治疗有2个目标:
- 预防血液吸入健侧肺中(否则可能导致窒息)
- 预防持续出血导致的大量失血

由于一般出血部位不明,所以难于保护健侧肺。一旦出血部位明确,治疗方法包括调整体位(如让患者保持患侧卧位)和健侧肺选择性插管并堵塞患侧肺的支气管。

预防大量失血的治疗方法包括逆转出血因素和直接止血。凝血障碍可通过输注新鲜冷冻血浆和特殊凝血因子或血小板而纠正。还可通过支气管镜进行激光治疗、烧灼、直接注射肾上腺素或血管升压素。

大咯血是少数行硬质气管镜(与纤维支气管镜相反)检查治疗的一个指征,使用硬质气管镜能控制气道,获得比纤维支气管镜更大的视野,更方便抽吸血液,更便于开展介入治疗,如激光治疗。

在对大咯血患者进行止血治疗时,通过支气管动脉导管进行肺段栓塞法是一种推荐方法,报道的治疗成功率可达90%。在硬质气管镜和栓塞治疗都不奏效时,急诊外科治疗是最后的选择。

一旦诊断明确,应根据病因给予进一步的治疗。

少量咯血 少量咯血的治疗主要是针对不同的病因。支气管腺瘤或癌所致咯血是进行早期手术切除的指征。

支气管结石病(钙化淋巴结对毗邻支气管的侵蚀)在无法进行硬质气管镜气管内取石时可能需行肺切除术。继发于心力衰竭或二尖瓣狭窄的咯血常在进行抗心力衰竭治疗后得以缓解。继发于心力衰竭或二尖瓣狭窄的咯血常在进行抗心力衰竭治疗后得以缓解。但仍有极少数情况需要进行急诊二尖瓣切开术以治疗致命性大咯血。

肺栓塞极少引起大咯血,且多能自发停止。如栓子反复出现而咯血尚未停止,此时禁止抗凝治疗,而可为患者安置下腔静脉滤器。

因为支气管扩张区域的出血常因感染所致,因此其治疗要点在于使用合适的抗生素和进行体位引流。

> **关键点**
> - 咯血需要与呕血及鼻咽或口咽出血相鉴别
> - 在成人中,最常见的原因为支气管炎、支气管扩张、结核和坏死性肺炎或肺脓肿
> - 在儿童中,最常见的原因为下呼吸道感染和异物吸入
> - 大量咯血的患者需要在检查前进行治疗和稳定病情
> - 大量咯血患者在出血部位明确时,调整患者体位,让其保持患侧卧位
> - 支气管动脉栓塞是治疗大量咯血的推荐治疗方法

过度通气综合征

过度通气综合征是一种焦虑相关性呼吸困难及呼吸急促,常伴有全身其他症状。

过度通气综合征常见于年轻女性,也见于其他任何年龄的男/女性。有时发病前有致情绪紧张的事件。过度通气综合征与惊恐障碍无关(参见第1563页),尽管两种疾病

有重合之处。近半数惊恐障碍患表现为过度通气综合征；1/4过度通气征患者有惊恐障碍。此疾病可以存在急性和慢性两种形式。慢性过度通气综合征更为常见；但是急性形式更容易被识别。

症状及体征

急性过度通气综合征的患者常感到严重的、类似窒息般的呼吸困难。它常伴有情绪激动、恐惧感或躯体症状如胸痛、感觉异常（肢端和口周）、肢体抽搐（如手指和手臂僵硬）、晕厥前（期）或晕厥，或上述几种表现同时出现。因呼吸性碱中毒导致低磷酸盐血症和低钙血症，所以发生手足搐搦。查体方面，患者表现为焦虑、呼吸急促或兼有两者；肺部查体一般正常。

慢性过度通气综合征患者的症状明显较轻，常不易察觉；他们常有深而频繁的叹息及非特异性躯体症状，并有基础的情绪和焦虑障碍以及情绪应激。

诊断

■ 通过检查排除其他诊断（胸片、心电图、脉搏血氧饱和度检测）

过度通气综合征是排除性诊断；主要是应用各种检查来区别本病和其他更严重的疾病。基本检查包括脉搏血氧饱和度检测、胸片和心电图检查。过度通气综合征行脉氧计测量氧饱和度多达到或接近100%。胸片检查无异常。心电图检查用于发现心肌缺血，尽管过度通气综合征时心电图上也会出现ST段压低、T波倒置和Q-T间期延长等表现。如需与其他导致过度通气的病因（如代谢性酸中毒）相鉴别，应行动脉血气分析。有时急性过度通气综合征不易与急性肺栓塞鉴别，此时可行肺栓塞相关检查以资鉴别（如D-二聚体、通气/灌注扫描、CT血管成像）。

治疗

■ 支持性辅助
■ 必要时精神或心理治疗

治疗主要是安慰性的。有医师推荐教会患者尽力呼气和膈肌呼吸。绝大多数患者因其潜在的情绪或焦虑障碍需要给予治疗，包括认知治疗、减轻压力的方法、药物（如抗焦虑药、抗抑郁药、锂剂），或上述方法的联合应用。

孤立性肺结节

孤立性肺结节是指被肺实质所包绕的直径<3cm的孤立性肺部病变，它不靠近肺门、纵隔或胸膜，亦无与之相关的肺不张或胸腔积液出现（纵隔肿块的评估，参见第414页）。

孤立性肺结节通常在因其他原因进行胸片检查时偶然发现。肺外软组织密度影常由乳头影、疣、皮肤结节和骨病变所致，易在胸片片上误认为是孤立性结节。

病因

尽管恶性肿瘤往往放在首位考虑，但是许多原因都可能导致孤立性肺结节（表48-6）。根据年龄和危险因素的不同，最常见的病因包括：

表 48-6 引起孤立性肺结节的部分病因

病因	举例
恶性病因*	
原发性肺癌	腺癌
	小细胞肺癌
转移性恶性肿瘤	乳腺癌
	黑色素瘤
	结肠癌
	头颈部恶性肿瘤
	肾癌
	睾丸癌
	肉瘤
非恶性病因	
自身免疫性疾病	肉芽肿血管炎（韦格纳肉芽肿）
	类风湿结节
良性肿瘤	纤维瘤
	错构瘤
	脂肪瘤
肉芽肿性感染	非典型分枝杆菌感染
	芽生菌病
	球孢子菌病
	隐球菌病
	组织胞浆菌病
	结核
感染	蛔虫病
	曲霉病
	细菌性脓肿
	恶丝虫病（狗心脏蠕虫感染）
	棘球蚴囊肿
	耶氏肺孢子菌
肺血管异常	海绵状血管瘤
	血管瘤
	肺动静脉畸形
	肺毛细血管扩张
其他	淀粉样变
	支气管囊肿
	血肿
	肺内淋巴结
	包裹性积液
	黏液栓
	圆形肺不张

*恶性病因的可能性随着年龄的增长而升高。

■ 肉芽肿
■ 肺炎
■ 支气管囊肿

评估

评估的首要目的在于发现恶性肿瘤和活动性感染。

病史 通过病史可以提供信息来鉴别导致孤立性肺结节的原因是恶性的还是良性的，包括：
- 现在或既往吸烟史
- 恶性肿瘤病史或自身免疫疾病史
- 恶性肿瘤的职业危险因素（如暴露于石棉、氯乙烯、氡）
- 地方性真菌或结核高发地区旅行史或居住史
- 机会性感染的危险因素（如HIV、免疫缺陷）

年老、吸烟及恶性肿瘤史均使诊断更倾向恶性。这些危险因素和结节的直径均可用于估计恶性疾病似然比（表48-7）。

表48-7 评估孤立性肺结节为恶性疾病的概率

Ⅰ. 使用下表计算恶性疾病的似然比（LR）*			
发现	恶性疾病的似然比	发现	恶性疾病的似然比
结节的直径/cm		现吸烟者或戒烟尚未达到9年者（平均每日吸烟支数）	
<1.5	0.1	1～9	0.3
1.5～2.2	0.5†	10～20	1.0†
2.3～3.2	1.7	21～40	2.0
3.3～4.2	4.3	≥41	3.9
4.3～5.2	6.6	已戒烟时间/年	
5.3～6.0	29.4	≤3	1.4
患者年龄/岁		4～6	1.0
≤35	0.1	7～12	0.5
36～44	0.3	≥13	0.1
45～49	0.7	总体患病率	
50～59	1.5	临床环境	0.7†
60～69	2.1†	社区调查	0.1
70～83	5.7		
吸烟史			
从不吸烟	0.15		
仅抽旱烟或雪茄	0.3		
曾吸香烟者	1.5		
Ⅱ. 将结节直径、患者年龄、吸烟史和肿瘤患病率的LR相乘即可得孤立性肺结节为恶性疾病的估算概率（Odds CA）：			
OddsCA=结节大小LR×患者年龄LR×吸烟LR×患病率LR 在这个病例中：Odds CA=（1.5×2.1×1.0×0.7）=2.21∶1			
Ⅲ. 将此概率换算为患肿瘤的概率：			
患肿瘤的概率（PCA）=OddsCA/（1+OddsCA）×100% 在这个病例中：PCA（以%）=2.21（/1+2.21）×100%=69%			

* LR是衡量某种表现对于预测疾病发病的一项衡量指标，其定义为患某病的患者出现某种表现的概率除以未患此病的患者出现该表现的概率，即真阳性与假阳性之比，或敏感性与（1-特异性）之比。
† 该病例为一个65岁患者，每日吸烟20支，有一直径2.0cm的肺部结节。

节选自 Cummings SR, Lillington GA, Richard RJ. Estimating the probability of malignancy in solitary pulmonary nodules: A ABayesian approach[J]. The American Review of Respiratory Disease. 1986, 134(3): 449-452.

体格检查 详细的全身体格检查可提示潜在的病因（如乳房肿块或皮肤病灶提示恶性肿瘤），但通常无助于确定肺结节的具体病因。

辅助检查 最初的检查目的是评估孤立肺结节恶性的可能性。第一步是查看X线片，接下来通常是使用CT检查。

放射学特征：可用来确定孤立肺结节的恶性可能。
- **生长速率**：通过与前次胸片或CT相比较可得出其生长速率。如果病灶在≥2年的时间里没有增大，多提示良性病变。如果肿块的体积倍增时间为21～400日，则为恶性疾病的可能性较大。小结节（<1cm）应在第3个月、第6个月及随后每年一次连续两年进行随访
- **钙化**：提示良性病变，尤其是表现为中心性钙化（结核瘤、组织胞浆菌病）、同心性钙化（愈合后的组织胞浆菌病），或呈爆玉米花状（错构瘤）
- **边缘**：毛刺状或不规则（圆齿状）更提示为恶性疾病

- **直径**：<1.5cm 强烈提示良性病变；直径>5.3cm 强烈提示恶性病变。但除外肺脓肿、韦格纳肉芽肿、和棘球蚴等良性疾病

这些特征有时在胸部平片上比较明显，但仍常需做 CT 描。CT 也能分辨肺部与胸膜的不透光病变。CT 发现恶性疾病的敏感性为 70%、特异性为 60%。

PET 影像可以帮助区分恶性肿瘤与良性结节。PET 是最常用于成像结节，以确定其为癌的概率是中度或高度。用于诊断癌症敏感性>90%、特异性约为 78%PET 的活性用（18）F-2-脱氧-2-氟-D-葡萄糖（FDG）的标准摄取值（SUV）定量。SUV>2.5 提示癌症，而 SUV<2.5 结节更可能是良性的。但同时存在假阳性和假阴性结果的可能。如果结节<8mm，假阴性结果可能性更大。代谢不活跃肿瘤可导致 PET 扫描结果呈假阴性，而感染、炎症等却可能导致假阳性结果。

培养 对于病史提示感染性疾病（如结核、球孢子菌病）时有应用价值。

侵袭性检查 包括 CT 或超声引导下经皮肺穿刺、纤维支气管镜和手术活检。通过活检可以诊断恶性肿瘤，并可以通过切除治疗，因此高度怀疑可切除的病灶为恶性肿瘤时，应采取手术切除。经皮肺穿刺是外周病变的最佳选择，尤其针对高度怀疑感染性的病因，因为通过经皮肺穿刺，与支气管镜不同，可以避免活检的样本被上气道的微生物污染。经皮肺穿刺的缺点在于有 10% 气胸的风险。纤维支气管镜可以进行支气管冲洗、刷检、细针穿刺、经支气管活检。在较大的、位置较为中央的病灶，具有更高的诊断效率，但对于直径<1cm 的外周病灶，需要经验丰富的操作者使用特别设计的细镜来活检。如果通过以上创伤性较小的侵袭性方法无法获取结节病灶，须通过开放性手术进行检查。

治疗
- 部分采取手术
- 部分随访观察

如果患者患恶性疾病的可能性极低，病变直径很小（<1cm），患者拒绝手术或不适宜进行手术的话，对其进行随访观察是合理的。推荐的方案是对患者进行随访，并在第 3 个月、第 6 个月及随后每年一次连续两年进行随访。如果病变在>2 年时间内没有增大，则其为良性病变的可能性很大。当病变为恶性肿瘤的可能性最大或基本排除良性病变的情况下，如患者无肺功能差、存在并发症等禁忌证或拒绝手术，应行手术切除病灶。

喘鸣

喘鸣是一种高调、主要为吸气时出现的呼吸音。最常与吸入异物等急性病症有关，但也可能由气管软化等慢性疾病造成。

病理生理

喘鸣由湍流的气体快速通过狭窄或部分阻塞的胸腔外上呼吸道所形成。所涉及的区域包括咽、会厌、喉和胸腔外气管。

病因

多数病因表现为急性，但一些患者也表现出慢性或反复出现的症状（表 48-8）。

表 48-8 引起喘鸣的部分原因

病因	提示性发现	诊断方法
急性喘鸣		
过敏反应（严重）	接触过敏原后突然发作 通常伴随哮鸣和颜面部水肿、瘙痒无发热或喉咙痛；罕见咳嗽	临床评估
义膜性喉炎	年龄在 6~36 个月，犬吠状咳嗽在夜间更严重，上呼吸道感染症状，无吞咽困难，低度发热	临床评估 必要时正位颈部 X 线示声门下狭窄（尖塔影）
会厌炎	主要为成人，和未接受 HiB 疫苗的儿童 突然出现高热、咽喉痛、流涎以及常有呼吸困难和明显焦虑 表情痛苦	如果患者情况稳定，进行颈部侧位 X 线检查 出现呼吸窘迫症状时在手术室进行检查
异物	无上呼吸道感染或全身症状的幼儿或儿童突然发病 成人患者通过病史可以明确异物进入上呼吸道	直接或间接喉镜检查或者支气管镜检查
吸入损伤（如由于清洗剂或烟雾吸入）	临床显示近期有毒性物质吸入	临床评估 必要时支气管镜检查
拔管后并发症（如喉头水肿、喉痉挛、环杓关节脱位）	近期拔管并出现呼吸窘迫	临床评估 必要时直接喉镜检查
咽后脓肿	主要发生在 4 岁以下儿童 高热、严重喉痛、流涎、吞咽困难、有时呼吸窘迫 可见或不可见咽部肿胀	颈侧位 X 线检查 必要时颈部增强 CT

续表

病因	提示性发现	诊断方法
细菌性气管炎（罕见）	犬吠式咳嗽在半夜更为严重，高热，以及呼吸窘迫 患者表情痛苦	颈部X线 必要时直接或间接可视喉镜检查以及气道脓性分泌物培养
喉痉挛	反复发生，与胃食管反流或近期药物使用有关，或出现于气管插管之后	直接或间接喉镜检查
声带功能障碍	复发性原因不明喘息常伴有其他表现包括声嘶、喉咙发紧、窒息感和咳嗽	直接喉镜检查
慢性喘鸣		
先天性畸形（多种类型；喉软骨软化最多见）	一般见于新生儿或婴儿 有时出现其他部位的先天畸形 有时婴儿会出现喂养或睡眠困难 有时上呼吸道感染使病情更严重	颈部胸部CT 直接喉镜检查 肺功能流速-容积环检查
外压	有头颈部肿瘤或明显肿块病史，盗汗和体重下降	颈部胸部X线 颈部胸部CT 直接或间接喉镜检查
喉部肿瘤（如鳞状细胞癌，血管瘤，小细胞癌）	吸气或双相喘鸣症状，随着肿瘤增大而逐步加重	直接或间接喉镜检查 肺功能流速-容积环检查
先天性气管软化	慢性症状 在咳嗽、哭泣或进食时出现 仰卧位时可能加重	CT或MRI 肺功能流速-容积环检查 必要时支气管镜检查
双侧声带麻痹或功能障碍	近期受到创伤（如出生时、甲状腺或其他颈部手术、气管插管、深气道吸痰） 表现为多种神经退行性病变或神经肌肉紊乱 发音功能正常但强度弱	直接或间接喉镜检查

HiB，流感嗜血杆菌B型。

急性病因通常为感染、异物吸入和过敏。慢性病因通常为先天性或继发性上气道结构异常。短暂或间歇性喘鸣可因急性喉痉挛或声带功能障碍时吸气所致。

儿童 最常见的儿童急性喘鸣病因包括：
- 义膜性喉炎
- 异物吸入

会厌炎长期以来都是儿童喘鸣的常见原因，但随着流感嗜血杆菌B（HiB）疫苗的问世，该病发病率下降。许多新生儿和婴儿先天性呼吸道异常都可能表现出反复喘鸣。

成人 常见成人病因包括：
- 声带功能障碍（也称为反常声带运动，参见第340页）
- 拔管后喉头水肿
- 声带水肿或麻痹
- 喉肿瘤
- 过敏反应

声带功能障碍的症状通常类似于哮喘，因此许多声带功能障碍患者被错误的使用哮喘药物，症状却没有改善。会厌炎可能在成人中更为常见，但与儿童相比，成人会厌炎造成喘鸣的可能性小于儿童。

评估

病史 **现病史**：首先需要区别急性症状和慢性；一过性或间歇性。如果是急性症状，需要注意上呼吸道感染（流涕、发热、咽喉疼痛）或过敏（瘙痒、打喷嚏、面部水肿、皮疹、潜在过敏原接触）的症状。近期气管插管和颈部外科手术史。慢性症状需要明确发病的年龄（如出生时、婴儿期时、仅在成人时期）和持续的时间，及症状是否持续或间歇性。诱发或加重间歇性症状的因素包括体位、过敏原接触、受凉、焦虑、喂食、哭泣。其他相关的症状还包括咳嗽、疼痛、流涎、呼吸窘迫、发绀和喂食困难。

全身性疾病回顾：需要寻找提示病因的症状，例如胸部烧灼感或其他反流的症状（喉痉挛）；盗汗、体重下降和乏力（恶性肿瘤）；声音改变，吞咽困难，反复误吸（神经源性疾病）。

既往史：儿童需要包括围生期病史，尤其需要注意气管插管、已知的先天性畸形、疫苗接种史（尤流感嗜血杆菌B疫苗，HiB）。在成人中，包括既往气管插管、气管切开、反复呼吸道感染史，以及烟草和乙醇使用史。

体格检查 检查的第一步是进行快速检查，通过生命体征的检查（包括指尖血氧饱和度）来确定是否存在呼吸窘迫及其程度。严重的呼吸窘迫体征包括发绀、意识水平下降、氧饱和度下降（如<90%）、呼吸困难、使用辅助呼吸肌群和说话困难。伴有会厌炎的儿童会出现坐直，双臂支撑于双腿或检查台，身体前倾，过伸脖子，前伸下颌并张开嘴，以增加气体交换（三脚架姿势）。中度呼吸窘迫表现为呼吸急促、使用辅助呼吸肌群及肋间隙凹陷。中度呼吸窘迫表现为呼吸急促、使用辅助呼吸肌群及肋间隙凹陷。出现严重

呼吸窘迫，进一步的检查需要等待气道紧急措施的相关设备和人员安排就绪后进行。

在对会厌炎的患者进行口咽部检查时（尤其是儿童患者），会引起焦虑，导致功能性气道阻塞，并丧失通气功能。因此，如果怀疑会厌炎，不应在患者口腔中使用压舌板或其他器械。当会厌炎仅为低度怀疑且不合并呼吸窘迫时，可采用影像学检查。其他的患者需送至手术室，在麻醉下，由耳鼻喉科医生进行直接喉镜检查。

如果患者的生命体征和气道条件稳定，不怀疑急性会厌炎，需要进行全面的口腔检查，包括分泌物的聚集、扁桃体肥大、硬结、红斑或异物。需要触诊颈部肿块和气管偏移。仔细地听诊鼻、口咽、颈部和胸部，可以帮助辨别喘鸣发生的部位。针对婴儿的检查需要特别关注颅面形态（寻找先天性畸形的体征），鼻孔通畅和皮肤的异常。

预警症状：以下情况需要特别注意：
- 流涎和烦躁
- 三脚架体位
- 发绀或血氧饱和度提示低氧血症
- 意识水平下降

检查结果解读：区分急性和慢性喘鸣十分关键。其他临床指征也通常会有所帮助（表48-8）。

急性表现更可能反映出即刻威胁生命的疾病。其中，发热提示感染。发热合并犬吠样咳嗽提示假膜性喉炎，或者少见情况下气管炎。患有假膜性喉炎的患者通常有明显的上呼吸道感染症状，中毒表现相对不明显。发热不伴有咳嗽，尤其是出现中毒表现、咽喉痛、吞咽困难或呼吸窘迫等情况时，提示会厌炎以及较少出现的小儿咽后脓肿。流涎和三角架体位提示会厌炎，而咽后脓肿则可能表现为颈部僵直和伸颈困难。

无发热或上呼吸道感染症状的患者可能产生了急性过敏反应或吸入异物。严重急性过敏反应引发的喘鸣通常还伴有其他气道水肿表现（如口腔或面部水肿、哮鸣）或过敏反应（瘙痒、风疹）。上呼吸道异物阻塞引发的喘鸣常为急性，但幼儿也可能表现隐匿（较大儿童和成人可以通过表达反映问题，除非出现近乎完全的气道阻塞，而不表现为喘鸣）。吸入异物常表现出咳嗽，而过敏反应少见咳嗽。

发生于儿童早期且无明显刺激诱因的慢性喘鸣提示先天性畸形或上呼吸道肿瘤。成人中，大量吸烟和饮酒者需要高度怀疑喉癌。声带麻痹通常有明确诱因，如手术或气管插管，或者同时发现其他神经性疾病的体征，如肌无力。气管软化患者通常会咳痰，并有反复的呼吸感染病史。

辅助检查 检查应包括脉搏血氧饱和度检测。对轻度呼吸困难的患者，颈部软组织X线可以协助诊断，通过侧位片可以发现增大的会厌或咽后部间隙，以及假膜性喉炎患者可以通过正位片观察到会厌下方狭窄（尖顶症状）。X线还可以鉴别颈部或胸部异物。

其他情况下，直接喉镜检查能够发现声带异常、结构异常以及肿瘤。如果怀疑上呼吸道肿瘤或气管软化等结构异常时，需要进行颈部和胸部CT检查。流量-容积环能帮助诊断慢性和间歇性喘鸣，反映上气道阻塞情况。流量-容积检查异常通常需要再进一步采取CT或喉镜检查。

治疗

应针对喘鸣的病因进行治疗。作为一种缓解严重呼吸窘迫的方法，氦-氧（heliox）混合气体能改善气流并减少拔管后喉部水肿、假膜性喉炎和喉部肿瘤等大气道病变引起的喘鸣。其作用机制被认为与氦气密度较氧气和氮气低，因此可以减少气流的湍流。

雾化消旋肾上腺素（2.25%消旋肾上腺素0.5ml至0.75ml加入生理盐水2.5ml至3ml中）和地塞米松（10mg静脉注射，间隔6小时后再静脉注射4mg）可以帮助气道水肿患者缓解症状。

气管插管用于保护严重呼吸窘迫、气道丧失功能或意识水平降低患者的气道功能。当发生严重水肿时，难以进行气管插管，需要采取急症气道外科手术（如环甲膜切开术、气管切开术）。

> **关键点**
> - 吸气喘鸣通常为临床急症
> - 首先需要评估生命体征和呼吸窘迫的程度
> - 有些情况下，必须在体格检查之前或同时保护气道
> - 急性会厌炎在接受过HiB疫苗的儿童中并不常见

声带功能障碍

声带矛盾（反常声带运动）或异常运动指的是声带在吸气时内收而呼气时外展；由此导致吸气时功能性气道阻塞及喘鸣，通常被误认为是哮喘。声带瘫痪（单侧或双侧）参见第748页。喘鸣患者的常见评估参见第326页。

声带功能异常常见于20~40岁女性。该病因不明，但与焦虑、抑郁、创伤后应激障碍和人格障碍有关。这些不被认为是一种人为障碍（即患者无意识地行为）。

症状通常为吸气喘鸣和部分相对少见的呼气哮鸣。其他表现包括声嘶、喉咙发紧、窒息感和咳嗽。

诊断主要通过直接喉镜观察吸气时声带闭合。有时患者仅在被误诊为哮喘，继而对支气管舒张剂和糖皮质激素治疗无效时，才被发现为声带功能异常。

治疗包括教育患者疾病的发生机制，就患者的呼吸技巧咨询言语治疗师（喘气等技巧可减轻喘鸣和气道梗阻），避免将患者按哮喘误诊误治。

上述治疗方法通常对与心理问题有关的声带功能异常无效。这种情况下需要转至心理咨询治疗。

哮鸣

哮鸣是一种相对高调的呼啸噪音，由空气通过狭窄或被挤压的小气道产生。这既是症状也是体征。

病理生理

气流通过一段狭窄或被挤压的小气道时会发生湍流，

产生气道壁振动。这种振动产生哮鸣声。

哮鸣在呼气时更为常见,这是由于呼气阶段胸腔内压力增加使气道更为狭窄。仅在呼气时产生哮鸣相对于呼气吸气都发生哮鸣的患者气道阻塞较轻,后者的气道狭窄更为严重。

相反,湍流的气流通过胸腔外大气道的狭窄段时会产生呼呼的吸气噪声(喘鸣,参见第326页)。

病因

小气道狭窄可能由支气管收缩、黏膜水肿或外部挤压造成,或因肿瘤、异物及厚分泌物造成部分阻塞。

通常,最常见的病因为:

- 哮喘
- COPD

但哮鸣也可能出现在影响小气道的其他疾病中,包括心力衰竭(心源性哮喘)、过敏反应和毒物吸入。健康患者在急性支气管炎期间有时也会出现哮鸣。健康患者在急性支气管炎期间有时也会出现哮鸣。对于儿童,毛细支气管炎和异物吸入也是主要原因(表48-9)。

表48-9 哮鸣的部分病因

病因	提示性发现	诊断方法
急性支气管炎	上呼吸道感染症状 无明确肺部疾病病史	临床评估
过敏反应	突然发作,通常30min内曾暴露于已知或潜在过敏原 常伴鼻塞、荨麻疹、眼部瘙痒、打喷嚏	临床评估
哮喘	一般有明确哮喘病史 哮鸣自发出现或在暴露于特定刺激原(如过敏原、上呼吸道感染、寒冷、运动)后发生	临床评估 必要时肺功能检查、床旁峰流速检测、乙酰胆碱激发试验,或观察对经验性支气管舒张剂治疗的反应
支气管炎	小于18个月的儿童(常见出现于北半球11月至次年4月) 常伴有上呼吸道感染症状和呼吸急促	临床评估
COPD加重	中老年患者 一般有明确COPD病史 长期吸烟史 呼吸音差 呼吸困难 缩唇呼吸 使用辅助呼吸肌	临床评估 必要时胸片和动脉血气分析检查
药物反应(如ACEI、阿司匹林、β受体阻断剂、NSAID)	新近开始使用一种新药,最常见于既往有反应性气道疾病史的患者	临床评估
支气管内肿瘤	固定且持续性吸气和呼气相哮鸣,尤其见于有癌症危险因素或体征的患者(如吸烟史、盗汗、体重减轻、咯血) 多为局限性而非弥散性	胸片或CT 支气管镜检查(通常肺活量与流量的循环,表明阻塞之前)
异物吸入	突发于幼儿,无上呼吸道感染和全身症状	胸片或CT 支气管镜检查
慢性误吸性胃食管反流	慢性或反复性哮鸣,常伴胸部烧灼感和夜间咳嗽 无上呼吸道感染和过敏症状	抑酸药物诊断性治疗 必要时食管pH值监测
吸入刺激物	突发于职业暴露或使用清洁剂不当	临床评估
左心衰伴肺水肿(心源性哮喘)	湿啰音,中央或外周容量负荷过度的体征(如颈静脉怒张,外周性水肿) 平卧位呼吸困难(端坐呼吸)或入睡1~2h后出现呼吸困难(夜间阵发性呼吸困难)	胸片 心电图 BNP检测

*多数患者应接受脉搏血氧饱和度检查。除非症状非常轻微或明确诊断为已知慢性病加重,否则必须进行胸片检查。

评估

患者出现明显呼吸窘迫时,疾病评估和治疗过程应同时开始。

病史 **现病史:** 应明确哮鸣是新发或复发。如果为反复性发作,则必须询问患者之前的诊断,以及当前症状表现或严重程度与过去是否有所不同。尤其是当诊断不明时,需要明确起病程度(突发或渐进)、时间规律(如持续性、间歇性、季节性变化)、诱发或加重的因素(如上呼吸道感染、过敏原接触、冷空气、运动、婴儿的哺乳)。重要的相关症状包括气促、发热、咳嗽以及咳痰。

全身性疾病回顾：引发疾病的症状和体征,包括发热、咽喉痛和流涕(呼吸道感染);端坐呼吸、夜间阵发性呼吸困难,外周性水肿(心力衰竭);盗汗、体重减轻和乏力(癌症);鼻塞、眼睛瘙痒、打喷嚏和皮疹(过敏反应);以及呕吐、胃灼热、吞咽困难(胃食管反流伴有误吸)。

既往史：应询问已知的可能造成哮鸣的情况,尤其是哮喘、COPD和心力衰竭。有时,患者的用药目录可能提示是这些诊断的唯一证据(如COPD患者使用吸入性支气管舒张剂和糖皮质激素;心力衰竭患者使用利尿剂和ACEI类药物)。对有明确疾病诊断的患者应询问疾病严重程度指标,如既往住院、插管、入住重症监护室情况。同样,应关注易发心力衰竭的情况,包括动脉硬化性和先天性心脏病和高血压。吸烟史和二手烟暴露情况也应引起重视。

体格检查 需要检查生命体征,注意是否存在发热、心动过速、呼吸急促和低血氧饱和度。呼吸窘迫的任何相关体征必须立刻引起重视(如辅助呼吸肌使用、肋间隙凹陷、缩唇呼吸、烦躁、发绀、意识水平降低)。

肺部应重点检查,尤其是吸气和呼气的充分性,双侧呼吸音对称性和哮鸣的部位(弥散或局限、吸气相、呼气相或两相兼有)。注意肺实变的体征(羊鸣音、叩诊浊音)或湿啰音。心脏检查应重视提示心力衰竭的指征,如心脏杂音、第三心音(S3奔马律)和颈静脉怒张。鼻喉检查应关注鼻黏膜情况(如颜色、充血情况)、面部或舌头肿胀,以及鼻炎、鼻窦炎或鼻息肉的体征。检查四肢是否出现杵状指(趾)和水肿,并检查皮肤以发现过敏反应体征(如荨麻疹、皮疹)或特应体质(如湿疹)。检查患者外表,观察全身体征,如恶病质与严重COPD造成的桶状胸。

预警症状：应特别注意以下体征：
- 使用辅助呼吸肌、临床疲劳体征或意识水平降低
- 固定的吸气和呼气相哮鸣
- 面部和舌头肿胀(血管性水肿)

检查结果解读：有明确诸如哮喘、COPD或心力衰竭病史的**复发性**哮鸣患者通常认为是病情加重的表现。同时合并有肺部和心脏疾病的患者,临床表现较为相似(如心力衰竭和COPD导致的肺心病所引起的颈静脉怒张和外周性水肿),并需要进行实验室检测。如果是由哮喘或COPD引起的哮鸣、咳嗽、鼻后滴漏、接触过敏原或毒性/刺激性气体(如冷空气、灰尘、烟草烟雾、香水)的病史常可以提示诱因。

临床检查的发现可以帮助在无已知病史的哮鸣患者中推断病因(表48-9)。

急性(突然发病) 无上呼吸道感染症状的哮鸣提示变态反应或急性过敏反应,尤其是当荨麻疹或血管性水肿同时发生时。发热和上呼吸道感染症状提示感染:如年龄较大儿童和成人可能为急性支气管炎,小于2岁儿童可能为毛细支气管炎。湿啰音、颈静脉怒张和外周水肿提示心力衰竭。婴儿与进食或呕吐相关的哮鸣可能是由胃食管反流引起。

哮喘患者一般会阵发性或间歇性发作急性哮鸣。

持续而局限的哮鸣提示由肿瘤或异物引起的局部支气管阻塞。在年幼时出现的持续性哮鸣提示先天性或结构性异常。突然出现的持续性哮鸣与吸入异物有关,相反缓慢渐进的哮鸣则可能是由于腔外的肿瘤或淋巴结压迫支气管所致。

辅助检查 通过检查评估病情严重程度,明确诊断及并发症。
- 脉搏血氧饱和度检测
- 胸片(如诊断不明确)
- 必要时动脉血气分析
- 必要时肺功能检查

通过脉搏血氧饱和度检测来评估患者的严重程度,在呼吸窘迫或临床有疲劳表现的患者还需行动脉血气分析。既往有哮喘病史的患者一般需进行床旁峰流速测量[或在允许的情况下,进行第1秒用力呼气容积(FEV_1)的测定]。

新发或未确诊的持续哮鸣患者应该接受胸片检查。在典型的哮喘病情加重的患者以及出现明显过敏反应的患者中,可延期行胸片。心影增大、胸腔积液和叶间裂积液提示心力衰竭。肺过度通气和透亮度增加提示COPD。段或亚段肺不张或肺浸润影提示阻塞性支气管腔内病变。气道内高密度影或局部充气征提示异物存在。

如果反复哮鸣的患者无法确诊,可以通过肺功能检测来确定气流受限并量化其可逆程度及严重性。醋甲胆碱激发试验和运动激发试验可以明确疑似哮喘患者的气道高反应性。

治疗

应针对其病因进行治疗。哮鸣本身可以通过吸入支气管舒张剂(如沙丁胺醇2.5mg雾化溶液或180mg定量吸入器)缓解。可以通过吸入糖皮质激素和白三烯抑制剂来长期控制持续性哮喘性哮鸣。

静脉H_2受体阻断剂(苯海拉明)、糖皮质激素(甲泼尼龙)以及皮下和吸入消旋肾上腺素可以用于治疗过敏反应。

> **关键点**
> - 哮喘是最主要病因,但并非所有哮鸣都是哮喘造成的
> - 无肺部疾病患者突发哮鸣,可能与吸入异物、过敏反应或心力衰竭有关
> - 反应性气道疾病可以通过肺功能检查确诊
> - 吸入性支气管舒张剂是治疗急性病症的主要手段

49. 肺部诊断性和治疗性操作

诊断性检查除肺功能(pulmonary function testing)(参见第 348 页)外还包括多种,如胸部影像学检查、心电图、肺通气/灌注扫描。诊断性操作包括支气管镜、纵隔镜和纵隔切开术、胸膜活检、胸腔穿刺术、胸腔镜和电视辅助胸腔镜手术(video-assisted thoracoscopic surgery, VATS)、开胸术、经胸腔细针活检和胸腔切开置管引流术。肺动脉导管检查将在别处进行中讨论。治疗性操作包括胸部物理治疗和呼吸康复治疗(参见第 448 页)。

胸部影像

胸部影像学检查包括 X 线、磁共振显像(magnetic resonance imaging, MRI)、核素扫描及超声检查。除 MRI 之外,无创的影像学检查没有绝对禁忌证。患者的眼睛或脑部有金属物体存在,不能进行 MR 成像检查。有永久性起搏器或内部心脏除颤器是 MR 检查的相对禁忌证。此外,MRI 检查中使用钆作为造影剂,增加 4 期或 5 期慢性肾脏疾病患者的肾纤维化风险。钆对胎儿有害,所以孕妇一般避免 MRI 检查。

X 线检查技术

常用的胸部 X 线检查技术包括 X 线片、胸部透视、高分辨和螺旋 CT 以及 CT 血管造影。

胸部 X 线 胸部 X 线片和 X 线透视可提供肺及其周围组织结构的影像学图像。

胸部 X 线片:可显示胸腔内外的结构,最有助于识别心脏、肺实质、胸膜、胸壁、横膈、纵隔和肺门的异常。通常作为评价肺脏的初步检查。标准的胸部 X 线片是由后向前(后前位片)以及从胸腔一侧拍摄(侧位片),后前位可以最大限度地减少 X 线散射所致人为的心影增大。脊柱前倾位片或斜位片可用于评判肺部结节或区分可能由叠加结构造成的异常,但胸部 CT 能提供更多的信息并已基本取代前两者。侧卧位片可用来区分游离性和包裹性胸腔积液,但 CT 和超声能提供更多的信息。呼气末胸片可用于检测少量气胸。胸部 X 线常用于筛查,但基本不推荐;唯一例外的是对于无症状的结核菌素皮试阳性患者,在决定是否需要进行肺结核进一步诊断和治疗时,拍摄后前位胸片做参考,无需拍摄侧位片。床旁胸片(常为前后位)一般总是不做首选,只用于病情严重不能转运至放射科的患者。

胸部透视:是应用连续 X 线光束扫描进行运动显影。它可用于检查单侧膈肌麻痹。在鼻吸试验中指导患者经鼻用力吸气(或称为鼻吸),可观察到麻痹的半侧膈肌向头侧运动(矛盾运动)而未受影响的半侧膈肌向骶尾侧运动。

计算机体层摄影术 计算机体层摄影术(computed tomogra-phy, CT)较胸部 X 线片更为清晰地显示胸腔内的结构和异常。常规(平扫)CT 提供 10mm 层厚的胸部横断面图像。它的主要优点是适用性广。缺点是有运动伪影以及每层之间的组织无法显像。

高分辨率 CT (high-resolution CT, HRCT):可行 1mm 层厚的横断面显像,特别有助于评判间质性肺病(如癌性淋巴管炎、结节病、纤维性肺泡炎)和支气管扩张。胸部 CT 通常是在吸气末进行扫描。由于扫描过程中有肺通气,因而可以提供肺实质、气道和血管的最佳成像,并发现异常,如肿块、浸润或纤维化。呼气末 HRCT 图像与吸气末成像对诊断同样有帮助。呼气末成像可更为清晰地显示空气潴留征,这是典型的闭塞性细支气管炎的表现。俯卧位扫描的图像如果磨玻璃影位于肺部重力依赖区,则提示为重力依赖性肺不张(可因体位改变而变化)相关性肺疾病,而其他疾病(如特发性肺纤维化,石棉沉着病,或系统性硬化症)的影像学改变则不受体位变化的影响。

螺旋 CT:是在患者屏气 8~10 秒通过 CT 扫描机架时,连续扫描后提供胸部的多平面图像。对大部分检查目的而言,螺旋 CT 至少与常规 CT 相当。它的主要优点是快速、放射线辐射暴露较少、可以重建三维影像。其软件也可用于支气管黏膜成像(虚拟支气管镜)。主要缺点是普及率较低以及检查时需要屏气,这可能对有症状的呼吸系统疾病患者较为困难。较新的多排螺旋 CT 技术可在整个胸部更为快速的扫描同时提供高分辨率薄层成像。

CT 血管造影:是通过静脉快速推注造影剂而突出显示肺动脉,可用于诊断肺栓塞。使用的造影剂量和传统血管造影相当,但检查相对快速、无创。多项研究已肯定了 CT 血管造影诊断肺栓塞的准确性,除了不能应用于部分无法耐受造影剂以及肺通气/灌注(V/Q)扫描的患者,目前已在很大程度上取代了传统的肺血管造影。

MRI

MRI 在肺部显像中作用相对有限,但在一些特殊情况下优于 CT,例如显示肺上沟的肿瘤、可能的囊肿,和一些贴近胸壁的病变。如怀疑肺栓塞的患者但又不能使用静脉造影,MRI 有时可识别近端的大栓子,但通常应用有限。目前利用 MRI 评估肺动脉高压的研究尚在进行中,今后这一应用也可能被推广。

MRI 的优点包括无放射线辐射、血管结构成像极佳、无骨伪影、软组织对比度好。缺点包括呼吸和心脏运动的影响，检查耗时较长和存在一些偶然发生的绝对或相对禁忌证。

超声检查

超声检查常常用于帮助胸腔穿刺和中心静脉置管。支气管内超声（endobronchial ultrasonography，EBUS）的应用日趋广泛，与纤维支气管镜联合应用于明确病变部位以及发现肿大的淋巴结。EBUS 引导下经支气管淋巴结针吸的诊断率较传统的非引导技术为高。此外，超声检查对于判断是否存在胸腔积液和评估积液量非常有价值，目前广泛用于床旁引导胸腔穿刺。

核素扫描

胸部的核素扫描技术主要包括 V/Q 扫描和正电子发射体层摄影扫描（PET）。

V/Q 扫描 V/Q 扫描通过吸入放射性核素检测通气情况和静脉注射放射性核素检测血流灌注。以 6~8 幅肺部视图可判别有通气无灌注、有灌注无通气或两者同步升高和降低的区域。

V/Q 扫描最常用于诊断肺栓塞，但目前极大程度上被 CT 血管造影技术所替代。但是，V/Q 扫描仍用于诊断慢性血栓栓塞症引起的肺动脉高压。分侧通气功能扫描可量化每个肺叶的通气度，可预测肺叶或全肺切除对肺功能的影响：术后第 1 秒用力呼气容积（FEV_1）等于健肺通气示踪物吸入百分比乘以术前 FEV_1（单位为升）。该值<0.8L（或<40%预测值）提示肺功能储备有限，围术期的并发症发生率和死亡率可能很高。

正电子发射体层摄影扫描（positron emission tomography，PET） PET 扫描使用放射性标记的葡萄糖（氟脱氧葡萄糖）测定组织的代谢活性。用于检查肺部结节和纵隔淋巴结中有无肿瘤细胞（代谢期）以及放疗后的肺瘢痕区有无肿瘤复发。在纵隔的分期评价中 PET 优于 CT 扫描，因为 PET 能识别正常大小淋巴结内的肿瘤和胸腔外肿瘤，由此减少纵隔镜和细针活检等有创性检查。目前 PET 的空间分辨率是 7~8mm，因此该检查不适于<1cm 的病变。在其他检查方法未发现转移的患者中，PET 可发现多达 14%的患者有转移病灶。PET 的敏感性（80%~95%）可与组织学检查相媲美。炎性病变如肉芽肿可能会出现假阳性结果。缓慢生长的肿瘤（如支气管肺泡癌、类癌、一些转移性恶性肿瘤）则可能引起假阴性结果。结合 PET-CT 扫描的新方法可能成为肺癌诊断和分期中性价比最好的技术。

肺部疾病中的心电图检查

心电图检查[心电图检查（ECG）的介绍请参考心血管疾病章节。心电图检查可提供右心信息，鉴别某些肺部疾病，如慢性肺动脉高压和肺栓塞等，所以是其他肺部检查的有益补充。

慢性肺动脉高压 所致的慢性右房和右室肥大可以表现为 P 波高尖（肺型 P 波）和Ⅱ、Ⅲ、aVF 导联 ST 段压低；QRS 电轴右偏；P 波向量下移及胸前导联 R 波降低。

COPD 患者因肺脏扩张导致心脏和心电图电极间距离增大而表现为低电压。

肺栓塞（大面积或次大面积） 可引起急性右室负荷过重或右心衰竭，表现为典型的（但不常见）电轴右偏（V1-导联 R>S）、Ⅰ导联 S 波加深、Ⅲ导联 Q 波加深、Ⅲ导联和胸前导联 ST 段抬高、T 波倒置（S1Q3T3）。有时可以出现右束支传导阻滞。

支气管镜检查

支气管镜检查是在气道内置入内镜。可弯曲纤维支气管镜在所有诊断和大部分治疗中已取代了硬质支气管镜。

硬质支气管镜 目前只用于需要较大的口径和管道以获得更好的视野和操作条件。例如：

- 大量活动性肺出血（硬质支气管镜能更好地判断出血部位，其较粗的吸引管道也能更好地抽吸血液以防窒息）
- 观察并移除儿童误吸的异物
- 支气管内阻塞性病变（需要激光消蚀或放置支架）

可弯曲纤维支气管镜 几乎都与彩色视频设备兼容，便于气道显像和存储结果。

诊断方面，可弯曲纤维支气管镜可用于以下情况（表49-1）：

- 气道的直视下观察（可到亚段支气管）
- 通过支气管冲洗和刷检、周围气道和肺泡灌洗可采集到呼吸道分泌物和细胞样本
- 对支气管内膜、肺实质和纵隔结构进行活检

治疗方面可用于吸引黏稠分泌物、支气管内支架置入以及对狭窄气道行球囊扩张。

禁忌证 绝对禁忌证包括：

- 未经治疗的致命性心律失常
- 检查过程中氧合不足的患者
- 伴有高碳酸血症的急性呼吸衰竭（除非患者已气管插管并在机械通气中）
- 高度的气管阻塞

相对禁忌证包括：

- 患者不配合
- 近期心肌梗死
- 未纠正的凝血障碍

尿毒症、上腔静脉梗阻、肺动脉高压患者经支气管镜活检时出血风险增加，故操作需谨慎。但在这些患者中，气道内视诊是安全的。

操作 支气管镜检查只能由肺科医生或经过培训的外科医生操作，需要有监护设备，通常在支气管镜检查室、手术室或 ICU（为机械通气的患者）中进行。

表 49-1 纤维支气管镜检查的适应证

流程	指 征
用于诊断	胸片异常：诊断免疫功能低下宿主肺炎的病因；免疫功能正常患者的复发性或难治性的肺炎病因*；气管/纵隔/肺门肿块、肺实质肿块或结节的患者，尤其当病灶在近端肺时
	肺不张（持续的）*
	咳嗽（持续的，不能解释的）*
	弥漫性肺疾病（经支气管肺活检）
	评估肺移植患者排斥反应
	评估烧伤患者的气道情况
	评估胸部外伤患者的支气管破裂情况
	咯血
	无牙颌患者的肺脓肿（怀疑为支气管内病变）
	肺癌的分期
	痰细胞学检查阳性而胸部 X 线检查正常的情况*
	怀疑为气管食管瘘
	原因不明的声音嘶哑或声带麻痹
	哮鸣音（局部的/固定的）
用于治疗	滞留分泌液的吸引*†
	支气管肺泡灌洗（肺泡蛋白沉积症）
	激光切除肿瘤‡
	治疗支气管胸膜瘘
	光动力治疗‡
	放置气管支架‡
	在困难的条件下放置气管内插管（颈椎损伤，解剖结构异常）
	取出异物‡

* 纤维支气管镜检查只用于其他相对无创的检查和治疗失败时。

† 纤维支气管镜检查不能代替胸部物理治疗、支气管扩张剂雾化治疗和经鼻气管吸痰；它只用于低氧血症（机械通气患者）和/或因分泌物阻塞导致大叶性肺不张而常规治疗无效的患者。

‡ 硬质支气管镜比纤维支气管镜的设备更易操控，可能会有帮助。

患者行支气管镜检查前必须禁食禁水至少 6 小时、建立静脉通路、间歇监测血压、持续监测脉氧饱和度和心电图。必须吸氧通常在检查前以阿托品 0.01mg/kg 肌内注射或静脉注射以减少分泌物、降低迷走神经张力，然而近年来的研究已对该方法提出质疑。检查前可用短效苯二氮䓬类、阿片类药物或两者合用给予患者保留意识的镇静，以减轻焦虑不适和咳嗽。在一些中心，支气管镜检查前常用全身麻醉（如应用丙泊酚深度镇静同时通过气管插管或使用喉罩进行气道控制）

利多卡因（1%或 2%）喷雾或雾化吸入（最大剂量 250～300mg/70kg 体重）麻醉咽部和声带。支气管镜润滑后经鼻，或经口（使用咬口）或经人工气道（如气管导管）进入气道。检查鼻咽部和喉部后，于吸气相将支气管镜穿过声门进入气管和远端支气管。

按需在透视引导下进行一些辅助操作
- **支气管冲洗**：气道内注入生理盐水后吸出
- **支气管刷检**：经支气管镜送入毛刷，刷擦可疑病变部位获得细胞
- **支气管肺泡灌洗**：向远端支气管肺泡树注入 50～200ml 无菌生理盐水；回吸的液体含有肺泡中的细胞、蛋白质和微生物。灌洗造成的局部肺水肿可能引起一过性的低氧血症
- **经支气管活检**：活检钳经支气管镜和气道伸入，对肺实质的一个或多个部位活检。经支气管活检可无需 X 线引导，但有证据表明使用透视引导可提高诊断率、降低气胸发生率
- **经支气管细针抽吸**：经支气管镜伸入可伸缩式细针，吸取纵隔内肿大的淋巴结或肿块组织进行活检。支气管内超声检查（EBUS）可以用于指导细针活检

检查后给予患者吸氧并观察 2～4 小时。吞咽反射恢复和在不吸氧的情况下维持血氧饱和度是患者恢复的两个主要指标。标准操作是在经支气管肺活检后，拍摄后前位胸片以排除气胸。

并发症 严重的并发症并不常见；10%～15% 的患者出现活检部位的少量出血和发热。支气管肺泡灌洗后患者可能出现咳嗽加重的情况。少见的情况有局麻导致的喉痉挛、支气管痉挛、癫痫发作、高铁血红蛋白血症伴难治性发绀、心律失常或骤停。

支气管镜本身可能导致：
- 轻度喉头水肿或者损伤伴有声音嘶哑
- 气体交换受限患者可出现低氧血症
- 心律失常（最常见房性期前收缩、室性期前收缩或心动过缓）
- 罕见的有设备消毒不当所致的交叉感染

经支气管肺活检可引起气胸（2%～5%）明显出血（1%～1.5%），或死亡（0.1%），但经支气管镜活检通常可避免开胸术。

纵隔镜检查和纵隔切开术

纵隔镜检查是从胸骨上切迹进入纵隔置入内镜，从而看到纵隔内结构。纵隔切开术是以外科手术打开纵隔。此两项检查手段是互补的；纵隔切开术可直接到达主肺动脉窗淋巴结，而纵隔镜则不能。

适应证 两种方法都可用于评判和切除增大的纵隔淋巴结或肿块以及对肿瘤进行分期（如肺癌、食管癌），但是 PET 扫描和支气管内超声内镜引导下经支气管针吸活检减少了它们在肿瘤分期中的应用。

禁忌证 禁忌证包括：
- 上腔静脉综合征
- 曾行纵隔放疗
- 曾行正中胸骨切开术
- 气管切开术
- 主动脉弓动脉瘤

纵隔镜检查和纵隔切开术由外科医生在手术室全身麻

醉的情况下进行。

对于**纵隔镜检查**，切口在胸骨上切迹，从颈部沿气管将软组织钝性分离，远端直至隆突。将纵隔镜插入空隙中，可到达气管旁、气管支气管、奇静脉、隆突下淋巴结、后上纵隔。

前纵隔切开术（chamberlain术） 是通过胸骨左缘第二肋间隙切口进入纵隔，可到达左上叶肺癌的常见转移部位前纵隔和主肺动脉窗淋巴结。

并发症 并发症的发生率<1%，包括出血、感染、喉返神经损伤造成的声带麻痹、胸导管损伤引起的乳糜胸、食管瘘和气胸。

胸膜活检

当胸腔穿刺不能明确渗出性胸腔积液的病因时，则需进行胸膜活检。在闭合式胸膜活检中，结核的诊断率是肿瘤的两倍。随着实验室技术的改进、新的胸腔积液诊断试验的应用（如腺苷脱氨酶水平、干扰素-γ、可疑结核的PCR检测）、胸腔镜检查的日益普及，胸膜活检的必要性较前减少，故不常使用。

经皮胸膜活检只可由肺科医生或受过专门训练的外科医生操作。患者要求能良好配合操作且无凝血功能障碍。操作方法与胸腔穿刺术完全相同，可以在床边进行，患者无需做特殊准备。经一个皮肤穿刺点，于切割针的3点、6点、9点钟处取至少3块标本，进行组织学检查和培养。

胸膜活检后出现并发症的危险性较高，故活检后应行胸部X线检查，其并发症同胸腔穿刺术，但气胸和血胸的发生率较高。

胸腔穿刺术

胸腔穿刺术是指经胸壁穿刺后抽吸胸腔积液。

适应证
- 诊断性胸腔穿刺：新发或病因不确定胸腔积液，且在CT扫描，超声检查或侧位X线检查中厚度≥10mm的患者
- 治疗性胸腔穿刺：用于缓解由大量胸腔积液引起的呼吸困难患者的症状
- 胸膜黏合术：通常用于治疗反复恶性胸腔积液

禁忌证 胸腔穿刺术无绝对禁忌证。

相对禁忌证包括：
- 检查不能定位的积液
- 极少量积液
- 胸壁解剖结构改变
- 可能引发致命性并发症的严重肺病
- 出血倾向或凝血功能障碍
- 无法控制的咳嗽

操作 胸腔穿刺术可在患者床边或门诊室中安全施行。通过体格检查（胸部叩诊）或影像学技术确定积液及定位。如胸部X线模棱两可、以前胸腔穿刺不成功或积液包裹，可行超声、CT检查，或两者合用。临床医生操作时通常采用床旁超声对积液定位，并确定是游离积液。使用超声可提高胸腔穿刺成功率，降低并发症的发生。

胸腔穿刺时患者最好直坐、手臂支撑略向前倾。也可于斜卧位或仰卧位进行（如机械通气患者），但最好在超声或CT引导下。只有病情不稳定或很有可能发生并发症导致呼吸困难的患者才需监测（如脉搏氧饱和度、心电图）。

无菌条件下以25号针注射1%~2%利多卡因行皮肤麻醉。用含有麻醉剂的较大号针（20号或22号）于肩胛下角线液面下一肋间隙沿肋骨上缘穿刺。穿刺针随周期性吸气推进（为避免不慎刺入血管和血管内注射），逐步向深部组织注入麻醉药。刺入皮肤后最痛的部位是壁层胸膜，此部位需充分浸润麻醉，穿过壁层胸膜直到抽出胸腔积液时标记针头的深度。然后将大口径（16~19号）胸腔穿刺套管针与三通开关相连，再连接30~50ml的注射器和输液管后导入容器内。胸腔穿刺针沿肋骨上缘穿过皮肤和皮下组织刺入积液中，进针深度与麻醉时标记的深度基本相同。通过穿刺针插入管，拔除穿刺针以减少气胸的危险。

然后可抽吸胸腔积液，也可旋转三通开关将积液收集在试管内或袋子中以备进一步检查。一些临床医生认为液体应逐步引流，每日放液不宜超过1.5L；一次放液>1.5L或使用真空或吸引瓶快速引流时都可能发生低血压和肺水肿。然而，没有证据证明复张性肺水肿的发生与胸腔积液的引流量相关，因此，非常有经验的操作者在一次操作中完全引流完积液可能是合理的。当大量积液体必须引流时，应持续监测血压，并且如果患者出现胸痛，或如果正在使用胸膜测压，胸膜压力低于负20cmH$_2$O时，应停止操作。

胸腔穿刺后行胸部X线检查已成为标准操作，用来排除气胸、记录放液程度、观察先前因积液而显示不清的肺野，但有证据提示无症状患者无需常规行X线检查。

肺复张时常有咳嗽，但这并不预示气胸。如果胸腔病变是炎症性的，放液后可能因感染的脏层胸膜和壁层胸膜互相接触而出现胸膜炎性疼痛、胸膜摩擦音或两者均有。当从胸腔排放大量积液时，应该定期在一次抽吸的中途放松注射器的内芯。如果注射器内负压减少时其内液体反流入胸腔，则胸腔内负压可能太大、肺脏可能因胸膜粘连或肿瘤而复张受限。

并发症 并发症包括：
- 气胸
- 出血（刺破肺脏而咯血）
- 复张性肺水肿和/或低血压（不常见，可能与引流液体量并不相关）
- 损伤肋间血管所致的血胸
- 刺伤脾脏或肝脏
- 血管迷走性晕

因为胸腔内游离的血液会迅速去纤维蛋白化，所以如果血性液体在试管内不凝则提示胸腔内的血液并非医源性。

胸腔镜检查和电视辅助胸腔镜手术

胸腔镜检查是在胸腔内使用内镜。胸腔镜可用于

显像观察（胸膜镜）或手术操作。手术胸腔镜通常指电视辅助胸腔镜手术（video-assistant thoracoscopic surgery, VATS）。

胸腔镜检查可在镇静后于内镜检查室进行，而 VATS 则需要全身麻醉，多在手术室进行。两者均需制造人工气胸以提供清晰的视野

适应证 胸腔镜的适应证为：
- 评估渗出性胸腔积液、多种胸膜和肺部病变，尤其是当无创检查不能得出结论时
- 对复发性恶性胸水患者进行胸膜黏合术
- 清除脓胸患者的脓腔

对恶性和结核性胸膜病变的诊断准确率为 95%。

VATS 常见适应证包括：
- 原发性气胸矫正术
- 肺气肿患者行肺大疱切除术和肺减容术
- 楔形切除术
- 肺实质活检
- 肺叶切除术甚至全肺切除术（某些医疗中心）

较少见的适应证是：
- 良性纵隔肿块的切除
- 食管癌的活检和分期
- 因严重多汗或灼性神经痛而行交感神经切断术
- 对肺、胸膜、膈肌创伤的修补

禁忌证 同胸腔穿刺术。

绝对禁忌证 胸膜腔粘连闭塞。

血供丰富的癌肿、重度肺动脉高压、重度大疱性肺病的患者禁行活检。

操作 尽管有些肺科医生可行胸腔镜检查，但 VATS 则由胸外科医生操作。两项操作均类似于胸腔插管，通过皮肤切口将套管针插入肋间隙，再通过套管针插入胸腔镜。另外的切口供视屏摄像机和辅助设备使用。

胸腔镜检查后通常需留置胸腔引流管 1~2 日。

并发症 胸腔镜检查的并发症与胸腔穿刺术的并发症相似，包括：
- 术后发热（16%）
- 胸膜撕裂导致气体漏逸和/或皮下气肿（各约 2%）。

严重但少见的并发症包括：
- 出血
- 肺穿孔
- 气体栓塞

同时全麻也会带来相关的风险。

开胸术

开胸术是应用手术方法打开胸腔。当无创性方法不能诊断或不能肯定时，用它来评价和治疗肺部病变。

适应证 开胸术的主要适应证为：
- 肺叶切除
- 肺切除

肺叶切除和肺切除通常用于治疗肺肿瘤。

电视辅助胸腔镜手术在很大程度上取代了开胸术用于胸膜和肺活检。

禁忌证 开胸术的禁忌证和一般手术的禁忌证一样，包括：
- 不能纠正的凝血功能障碍
- 急性心肌缺血
- 主要器官系统不稳定或功能不全

操作 开胸术有三种基本方法。
- 局限性前部或侧位开胸术：通过 6~8cm 肋间切口到达前胸部位
- 后外侧开胸术：可到达胸膜、肺门、纵隔和整个肺脏
- 胸骨切口（正中胸骨切开术）：需要到达双侧肺脏如肺减容术时，可行正中胸骨切开术

患者行局限性开胸术后需胸腔插管 1~2 日，大部分患者 3~4 日后可出院。目前开胸术的主要适应证是肺叶切除和肺切除（如肺癌手术）。电视辅助胸腔镜手术已经几乎取代开胸术行胸膜和肺活检。

并发症 因全麻、手术创伤、术后不适较多、住院时间较长，开胸术的并发症多于其他肺活检方法。出血、感染、气胸、支气管胸膜瘘、麻醉反应是最常见并发症。探查性开胸术的死亡率在 0.5%~1.8% 之间。

经胸腔细针活检

胸内或纵隔结构的经胸腔细针活检是使用切割针吸取一小块组织用于组织学检查。

适应证 经胸腔细针活检用于评估：
- 肺周边结节或肿块
- 肺门、纵隔和胸膜异常
- 不明原因的渗出或肺炎病灶有支气管镜检查禁忌证或经检查仍未明确

有熟练的细胞病理学家在场时在 CT 引导下进行操作，经胸腔细针活检诊断恶性肿瘤的准确率>95%。目前细针活检对良性病变诊断的准确率仅有 50%~60%。

禁忌证 禁忌证与胸腔穿刺术的禁忌证相似。其他禁忌证包括：
- 机械通气
- 对侧肺切除
- 可疑的血管病变
- 肺脓肿
- 包囊虫病
- 肺动脉高压
- 大疱性肺疾病
- 顽固性咳嗽
- 凝血障碍、血小板计数<50 000/μl 和其他出血素质

操作 经胸腔细针活检通常由介入放射科医生操作，细胞病理学家也常在场。在无菌条件下、局部麻醉、由影像学引导（通常是 CT 但有时胸膜下病变也用超

声），当患者屏气时活检针穿刺入可疑病灶。抽吸病灶，可用或不用生理盐水，收集2~3块标本用于细胞学和细菌学检查。操作后行透视或胸部X线检查以排除气胸和出血。管芯细针活检可获取柱状组织，适合用于组织学检查。

并发症 并发症包括气胸（10%~37%）、咯血（10%~25%）、肺实质出血、空气栓塞和皮下气肿。

手术管胸廓造口术

手术管胸廓造口术是将胸管插入胸膜腔，用于引流胸腔内气体或液体。

适应证包括：
- 反复、持续、创伤性的、大量、张力性或双侧气胸
- 正压通气患者的气胸
- 症状明显或反复的大量胸腔积液
- 脓胸或复杂的肺炎旁胸腔积液
- 血胸
- 乳糜胸

禁忌证 绝对禁忌证：
- 无

相对禁忌证：
- 包括难以纠正的凝血障碍

并发症 包括下列并发症：
- 胸管误入肺实质、叶间裂、膈肌下或皮下
- 胸管由于血块或扭结而阻塞
- 胸管脱落需要重新置管
- 复张性肺水肿
- 皮下气肿
- 残留胸腔积液的感染或积液复发
- 肺脏和膈肌的裂伤
- 出血
- 肋骨下神经血管束损伤引起的肋间神经痛
- 还有极少见的胸腹部其他脏器结构穿孔

操作 胸壁切开置管最好由受过相应训练的医生操作。其他医生可使用针头和注射器处理紧急情况（如张力性气胸）。插管需要一个或两个止血钳或Kelly夹、丝质缝线、纱布敷料和一根胸管。胸管放置为住院手术。常用的胸管型号为16~36Fr，根据需要选择合适型号。气胸用16~24Fr；恶性胸腔积液用20~24Fr；支气管胸膜瘘、复杂性肺炎旁胸腔积液和脓胸用28~36Fr；血胸用32~40Fr。

根据引流的是气体还是液体决定插管部位和患者体位。气胸患者取腋中线第4肋间隙，其他适应证则取腋中线第5或第6肋间隙，插管时同侧手臂外展置于头上。

除某些病例给予镇静外，患者无需特殊准备。无菌条件下，局部麻醉皮肤、皮下组织、肋骨骨膜和壁层胸膜，范围大于胸腔穿刺术（参见第346页）。麻醉注射器回抽出气体或液体则可确定准确部位。麻醉起效后可在预定切口周围做一个荷包缝合，但暂不收紧缝线。皮肤做一2cm切口，用止血钳或Kelly钳钝性分离肋间软组织直至胸膜；而后用钳穿破胸膜并钝性打开胸膜。可用手指扩开孔道保证进入胸膜腔。用钳夹住胸管的顶部，通过孔道插入胸腔直至所有管孔都在胸腔内，积液时插向下后方而气胸时插向肺尖。关闭荷包缝合，将胸管缝在胸壁上，无菌油纱布覆盖切口以帮助伤口愈合。

胸管与水封瓶相连以引流并防止空气经胸管进入胸腔，可不用吸引（积液或脓胸）也可用吸引（气胸）。插管后行后前位和侧位X线胸片以确定胸管位置。

病情缓解后拔除胸管。在气胸病例，需停止吸引并将胸管置于水封瓶内数小时确无气体溢出且肺保持复张。拔管时嘱患者深吸气后用力呼气，于呼气相拔除胸管并用油纱布覆盖切口，这样可降低拔管时发生气胸的可能性。积液或血胸时，引流量<100~200ml/d时可拔管。取下胸管后数小时应重复胸部X线检查。

50. 肺功能检查

肺功能检查可以检测流速、肺容积、气体交换功能，对支气管扩张剂的反应和呼吸肌功能。常规肺功能检查可以在急诊环境中完成肺量计和脉搏血氧饱和度测定，通过这些检查可获得关于肺功能的生理指标，并迅速缩小鉴别诊断范围，提示进一步的诊疗计划。更加复杂的检查包括肺容积，肺、胸壁和呼吸道顺应性（需要测定食管压力），心肺运动试验。这些检查对生理异常和可能潜在的病理基础提供更为详细的资料。通过详细询问病史和体格检查获得的信息来决定选择何种检查及检查的顺序。

流速、肺容积和流速-容量环

流速和肺容量的测定能用于鉴别阻塞性肺病和限制性肺病，评价病情严重程度及随访治疗效果。通常这些测定值是以流速和容量的绝对值及占预计值的百分比来表示的，而预计值是通过大样本正常人群所测定的。预测正常

值的变量包括年龄、性别、种族和身高。

流速 通过肺量计定量测定吸气和呼气流速，鼻夹用于夹闭鼻孔。

测定呼气流速时，患者先尽力深吸气，然后将嘴唇紧贴于咬嘴上使之不漏气，尽最大力气尽可能完全将气体呼入一个测量呼气量[用力肺活量（FVC）和第1秒用力呼气容积（FEV_1），图50-1]的仪器中。如今大多数的仪器仅测定流速，在整合时间的基础上估计呼气容量。

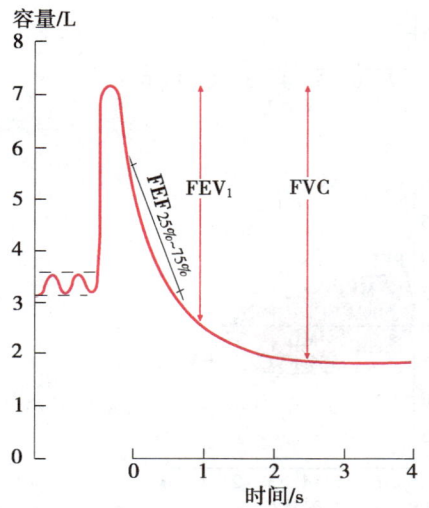

图50-1　正常肺量图（在最大吸气后用力所呼出的最大气体量）。FEF_{25-75}，25%~75%间用力肺活量时用力呼气流速；FEV_1，在进行用力肺活量测定动作时第1秒用力呼气容积；FVC，用力肺活量（在最大吸气后用力所呼出的最大气体量）

在测量吸气流速和容量时，患者先尽力深呼气，然后尽力吸气，通过这些动作可以测定许多指标。下述这些方法可以用于多项测定。最大尽力吸气后尽全力所能呼出的最大气量。FEV_1是重复性最好的指标，在诊断和监测阻塞性通气功能障碍性肺病（如哮喘，COPD）有很重要的价值。FEV_1和FVC可用于阻塞性和限制性肺疾病鉴别。如果FEV_1正常，基本不会是不可逆的阻塞性肺部疾病，如果FVC正常，基本不会是限制性疾病。

较FEV_1而言，在FVC的25%~75%间测得的呼气流速在诊断轻度小气道阻塞方面更为敏感，但是重复性较差。呼气峰流速（PEF）是呼气时最大的流速，主要用于家庭监测哮喘患者和监测气流的日间变异。

这些测量值的解释依赖于患者测量过程中的积极配合，通常经过实际操作指导可以改善。合格的肺量图有个良好的起点[如快而有力的呼气，无咳嗽，曲线平滑，无呼气早期终止（如呼气时间至少6秒钟，且最后1秒容量无变化），重复测量的结果变异小于5%或100ml。如检查结果达不到这个标准，在解释结果时需谨慎。

肺容量 肺容量（图50-2）通过肺量计和计算出的功能残气量（FRC）测定。

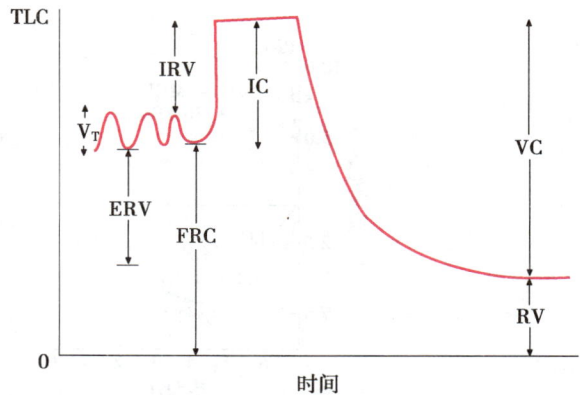

图50-2　正常肺容量。ERV，补呼气量；FRC，功能残气量；IC，吸气量；IRV，补吸气量；RV，残气量；TLC，肺总量；VC，肺活量；V_T，潮气量。FRC，RV+ERV；IC，V_T+IRV；VC，VT+IRV+ERV

FRC是通过气体稀释法或者体描仪（在气流受限和气道陷闭的患者中更为准确）来测定的。

气体稀释法包括：
- 氮气洗脱
- 氦气平衡

氮气洗脱后，患者呼气至FRC位，然后从一个含纯O_2的肺量计中吸气。当呼气中氮气的浓度为零时实验终止。收集到呼出气中氮气体积等于初始FRC的81%。

当应用氦气平衡法时，患者呼气至FRC位，然后在含有已知浓度氦气和O_2的肺量计中呼吸，当吸入和呼出的氦气浓度一致时开始对其进行测量，提示它已与肺内相同体积的气体达到了平衡，通过氦气浓度的改变而估算出FRC。

这两种方法都可能低估FRC，因为只测量了与气道相通的体积，在有严重气流受限的患者中，有相当多的陷闭的气体几乎不参与交换。

人体体积描记法：应用Boyle定律来测量胸腔内可压缩气体的体积，它较气体稀释法更为精确。当患者坐于气体密闭的箱子中时，他从FRC位开始尽力经密闭咬嘴吸气。当胸壁扩张时，气密箱中的压力升高。已知吸气前气密箱容积和吸气前后气密箱中的压力就可以计算出气密箱中体积的变化，而这等同于肺容积的变化。

知道FRC后，可将肺容积分割为各种更小的容积单位，这些指标可通过肺量计或计算（图50-2）得出。正常情况下，FRC占肺总量（TLC）的40%。

流速-容积环 肺量图显示流量（升）相对于时间（秒）的变化，而流速-容积环（图50-3）显示的是从完全呼气（残气位）到最大吸气和从最大吸气（肺总量位）到最大呼气的流速（L/S）与肺容量（L）的关系。流速-容积环的一个最根本的优势就在于它能显示在特定的肺容量时，流速是否合适。例如，流速在低肺容量时会更慢，因弹性回缩力在低肺活量时更低。因为肺纤维化的患者肺容量减小，如果只测量流速，那么流速就会变慢，然而，当流速与肺容量结合起来，就会发现流速其实高于正常（由于纤维化肺弹性回缩力增加）。

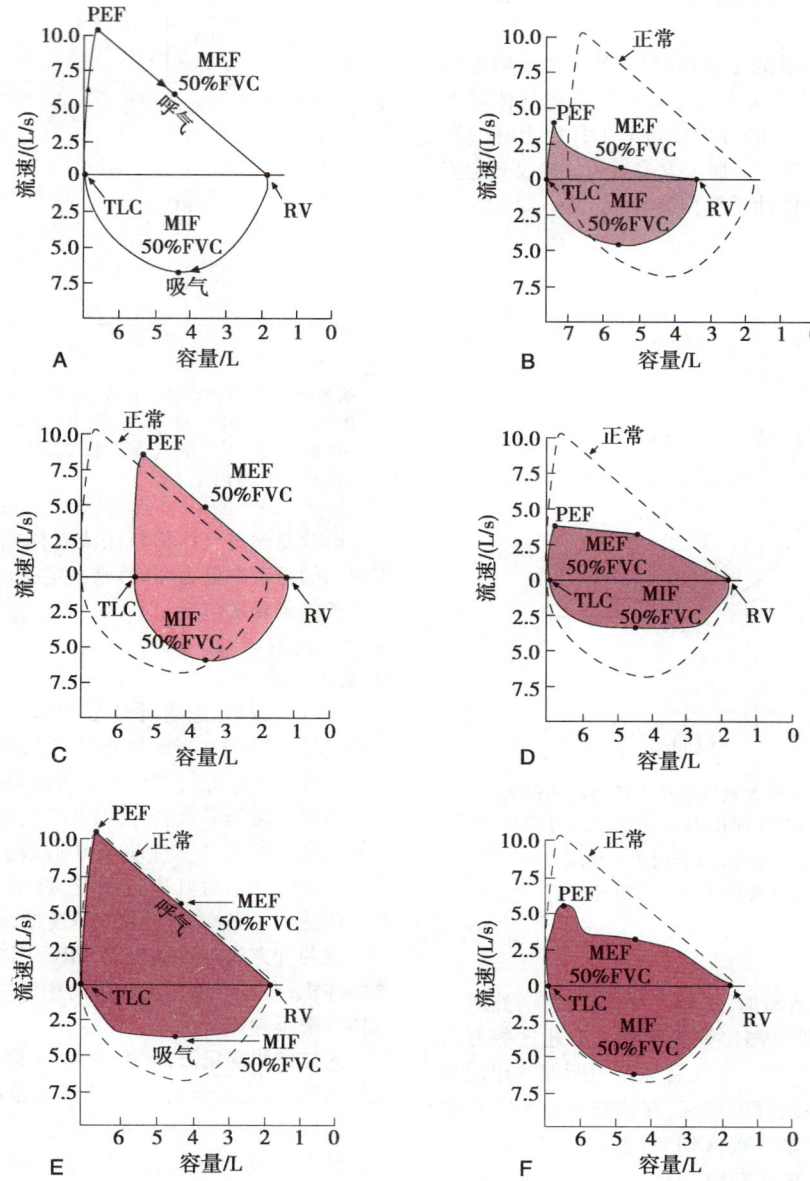

图50-3 流速-容积环。A. 正常。此环的吸气支凸起且对称。呼气支呈线性。常测定吸气和呼气容量中点时的流速。由于气道动态压缩发生于呼气时,因此50%用力肺活量时的最大吸气流速(MIF50%FVC)高于50%FVC时的最大呼气流速(MEF50%FVC)。B. 阻塞性疾病(如肺气肿、哮喘)。尽管所有流速均降低,但明显延长的是呼气过程,并且MEF<MIF。有时使用呼气峰流速来估计气道阻塞的程度,但测量准确的程度取决于患者配合的程度。C. 限制性疾病(如间质性肺病,脊柱后凸侧弯)。由于肺容量减少所以此环呈缩窄状,但其与正常容量肺的形状大致相同。因为肺弹性回缩力增加将气道保持在气道开放状态,因此在相同肺容量下流速较高。D. 固定上气道阻塞(如气管狭窄、甲状腺肿)。此环的顶部和底部均呈平坦状,其外形类似长方形。固定阻塞在吸气和呼气时对气流的限制相同,MEF = MIF。E. 可变性胸外气道阻塞(如单侧声带麻痹、声带功能障碍)。当单侧声带麻痹时,它会按跨会厌压力梯度被动运动。在用力吸气时,它被拉向内侧,导致吸气流速降低,形成一个平台。用力呼气时,它被被动地推向外侧,因而呼气流速不受影响。因此,MIF 50%FVC<MEF 50%FVC。F. 可变性胸内气道阻塞(如气管软化症)。在用力吸气时,胸膜腔内负压能维持"松软"的气道开放。而在用力呼气时,由于失去了气道的支撑结构,导致气管塌陷内径变窄和流速降低形成平台。流速仅能在气道被压缩前得以维持

流速-容积环需要先测定肺绝对容量,然而遗憾的是很多实验室只对FVC做流速图,流速-FVC环没有吸气支,因而也就不能提供很多信息。

各种异常表现

根据流速和肺容量,大部分的呼吸系统疾病可以分为两类:阻塞性或限制性(表50-1)。

表50-1 与肺部疾病相关的生理学特征变化

检测指标	阻塞性疾病	限制性疾病	混合性疾病
FEV_1/FVC	降低	正常或增加	降低
FEV_1	降低	降低、正常或增加	降低
FVC	降低或正常	降低	降低或正常
TLC	正常或增加	降低	降低、正常或增加
RV	正常或增加	降低	降低、正常或增加

FEV_1,第1秒用力呼气容积;FVC,用力肺活量;RV,残气量;TLC,肺总量。

阻塞性疾病 阻塞性肺病的特征在于流速下降,尤其是:

FEV_1 和 FEV_1 占 $FVC(FEV_1/FVC)$ 的百分比。FEV_1 占预计值的百分比决定阻塞的程度(表50-2)。阻塞性缺陷原因包括:

表50-2 阻塞性和限制性肺疾病严重度分级*

严重程度	阻塞性		限制性
	$FEV_1/FVC/$%预计值	$FEV_1/$%预计值	TLC/%预计值
正常	≥70	≥80	≥80
轻度	<70	≥80	70~79
中度	<70	50≤FEV_1<80	50~69
重度	<70	30≤FEV_1<50	<50
极重度	<70	<30 或 <50 伴慢性呼吸衰竭	—

*阻塞性疾病严重程度主要基于 FEV_1/FVC 和 FEV_1,限制性疾病主要基于TLC。
FEV_1,第1秒用力呼气容积;FVC,用力肺活量;TLC,肺总量。

- 气道腔内病变(如肿瘤、分泌物、黏膜增厚)
- 气道壁变化(如平滑肌收缩、水肿)
- 弹性回缩力(如肺气肿时肺实质的破坏)

在流速降低情况下,呼气时间较平时延长且呼出不完全,空气就可能残余在肺中导致肺容量增加(如TCL、RV)。

应用支气管扩张剂后,FEV_1 和 FEV_1/FVC 改善≥12%或者200ml可以诊断哮喘或气道高反应性。然而,某些哮喘患者在发作间歇期肺功能和各项测量值可正常。当高度怀疑哮喘时,若肺功能正常,可用非特异性支气管激发剂——乙酰甲胆碱(乙酰胆碱的人工合成物)对患者做支气管激发试验以证实或排除支气管收缩。在乙酰甲胆碱激发实验中,要测定基础和吸入不同浓度乙酰甲胆碱后的各项指标。导致 FEV_1 下降20%的乙酰甲胆碱浓度被称为 PC_{20}。不同实验室关于气道高反应性的定义不同,但一般说来如果乙酰甲胆碱使患者的 FEV_1 从基线水平降低20%(PC_{20})的激发浓度<1mg/ml可以诊断哮喘,且 PC_{20}>16mg/ml可以排除哮喘的诊断。PC_{20} 值介于1~16mg/ml之间意义不确定。

运动激发实验用来发现运动诱发的支气管收缩,但相对于乙酰甲胆碱激发试验来说,在诊断普通气道高反应性方面不够敏感。患者在踏板或自行车测力计上持续运动6~8分钟,运动强度为使其心率达到预测最高心率的80%。在运动前及运动开始后5、15、30分钟时测量 FEV_1 和FVC。运动诱发的支气管收缩患者在运动后 FEV_1 和FVC降低≥15%。等 CO_2 过度通气实验(EVH)也可用来诊断运动诱发的支气管收缩,已被国际奥委会认可。EVH实验是让患者在含有 5% CO_2 和 21% O_2 的混合气体中,在85%的最大通气量下过度通气6分钟。然后在特定的时间间隔测定 FEV_1。与其他支气管激发实验类似,各个实验室应用 FEV_1 下降的程度来诊断运动诱发支气管收缩的标准不同。

限制性疾病 限制性疾病的根本特征在于肺容量的下降,即TLC小于80%预计值。TLC下降的程度决定限制性疾病的严重程度(表50-2)。肺容量的下降导致流速的下降(FEV_1 下降,图50-3B)。然而相对于肺容量来说,流速是上升的,因此 FEV_1/FVC 正常或增加。

限制性肺疾病的病因包括:
- 肺容量降低(如肺叶切除术)
- 肺周组织病变(如胸膜疾病、脊柱后凸、肥胖)
- 呼吸时吸气肌无力(如神经肌肉疾病)
- 肺实质病变(如肺纤维化)

上述病变的共同特点是肺顺应性降低或胸壁顺应性降低或两者均降低。

测量气体交换

气体交换可用多种指标测定,包括一氧化碳弥散能力,脉氧饱和度和动脉血气分析。

一氧化碳弥散能力

一氧化碳弥散能力(DL_{CO})是测量CO经肺泡上皮和毛细血管内皮从肺泡转运到红细胞的能力。DL_{CO} 不仅受气血屏障的面积和厚度的影响,也受肺毛细血管中血流量的影响。肺泡容量和通气的分布同样也会影响到 DL_{CO} 值的大小。

患者先吸入少量一氧化碳(CO),屏气后再呼气,通过测量呼气末气体中的CO即得 DL_{CO} 值。测得的 DL_{CO} 值需按患者的肺泡容量(通过氦气稀释法估计而得)和Hct校正。DL_{CO} 值按 ml/(min·mmHg)和占预测值的百分比报告。

引起 DL_{CO} 下降的原因 原发性肺动脉高压和肺栓塞这类主要影响肺血管的疾病,引起 DL_{CO} 下降。影响肺弥散能力的疾病如肺气肿和肺纤维化既导致 DL_{CO} 下降,又导致肺泡通气量(V_A)的下降。由于肺容量的下降,肺叶切除患者 DL_{CO} 下降,但当用 V_A 校正后,由于残余肺血管面积增加,DL_{CO} 可正常甚至高于正常 V_A。贫血患者 DL_{CO} 在Hb校正后也下降。

引起 DLco 上升的原因 心力衰竭的患者 DLco 可能高于预计值，可能是因为肺动静脉压力升高募集更多的肺微血管。红细胞增多症的患者 DLco 也会升高，一部分是因为 Hct 增加，一部分是血黏度增加导致肺血管压力上升而发生血管募集。肺泡出血患者 DLco 也会上升，因为肺泡内的红细胞也能结合 CO。哮喘患者 DLco 也上升，是由于募集了更多的微血管，但有数据表明可能是由于生长因子刺激血管生成所致。

脉氧测定

经皮脉氧定量测定能估计毛细血管中血液的 O_2 饱和度（SpO_2），其原理在于测定血液对位于指夹或黏性条带上的发光二极管所发现光线的吸收量。此估计值通常很精确，其误差范围多在动脉血 O_2 饱和度（SaO_2）的 5% 误差范围内。但在皮肤高度色素沉着、涂有指甲油、心律失常和低血压患者中，准确性较差，因为此时降低了信号的振幅。此外，脉氧定量测定仅能发现氧合血红蛋白或还原型 Hb；其他类型的 Hb（如碳氧血红蛋白、高铁血红蛋白）会被仪器误以为是氧合型血红蛋白，导致 SpO_2 测量值高于实际值。

动脉血气分析标本采集

通过采集动脉血气分析标本，可以精确测量 PaO_2、$PaCO_2$ 和动脉血 pH 值；这些值根据患者的体温校正后就可以计算出 HCO_3（它也可以通过静脉血直接测量）和 SaO_2。通过动脉血气分析还可以精确测定碳氧血红蛋白和高铁血红蛋白的水平。

通常在桡动脉处采血。因极少数情况下动脉穿刺会导致栓塞并影响远端组织灌注，需先行 Allen 试验以判断患者手部是否有充足的侧支循环。进行 Allen 试验时，先同时将桡动脉和尺动脉的血流阻断直到手掌变苍白。然后撤去在尺动脉上所施加的压力但仍保持阻断桡动脉，如果在松开尺动脉后 7 秒钟内全手掌变红润提示尺动脉有充足的血流。

皮肤消毒后，将 22～25 号针头套在已经肝素化的注射器上，然后刺入桡动脉近端搏动最强处并稍向远侧进针直至回血时见到搏动的血液。收缩压力足以将注射器内芯推出。在收集 3～5ml 血液后，迅速拔针并用力按压穿刺部位止血。同时需将动脉血气分析标本置于冰上以降低血中白细胞消耗 O_2 和产生 CO_2，并送往实验室。

氧合作用

低氧血症是动脉血中 PO_2 降低；缺氧是指组织中 PO_2 降低。动脉血气分析能精确衡量低氧血症，通常定义为 PaO_2 降低使 SaO_2 低于 90% 时（如 $PaO_2 < 60$mmHg）的情况。按氧合血红蛋白解离曲线，在血红蛋白异常（如高铁血红蛋白血症）、体温升高、血 pH 值降低和 2,3-DPG 水平升高等情况下也可能出现 HbO_2 饱和度降低，即使 PaO_2 正常（图 50-4）。

导致低氧血症的病因可分为肺泡动脉血氧分压差 $[(A-a)DO_2]$ 增大或正常的疾病。肺泡-动脉血氧分压差

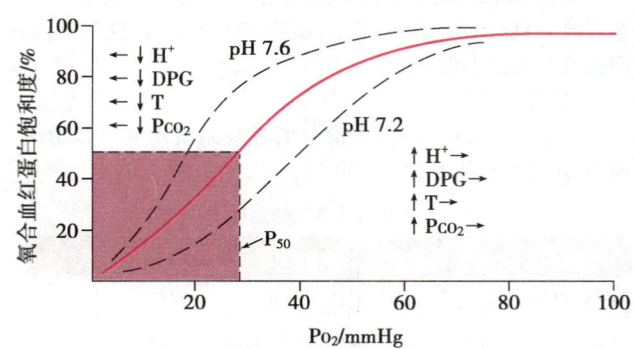

图 50-4 氧合血红蛋白解离曲线。动脉氧合血红蛋白饱和度与 O_2 分压 PO_2 相关。达到 50% 饱和度时的 PO_2（P_{50}）通常为 27mmHg。当氢离子（H^+）浓度增加、红细胞内 2,3-二磷酸甘油酸酯（2,3-DPG）增加、温度（T）增高及二氧化碳分压（PCO_2）增高时此解离曲线右移。而当 H^+、2,3-DPG、温度和 PCO_2 降低时此曲线左移。曲线右移时 Hb 与 O_2 的亲和力降低，曲线左移则 O_2 亲和力增高

定义为肺泡 O_2 分压（PAO_2）与 PaO_2 之间的差值。PAO_2 按下式计算：

$$PAO_2 = [FiO_2 \times (P_{atm} - PH_2O)] - PaCO_2/R$$

FiO_2 是吸入气氧浓度（如室内空气为 0.21），P_{atm} 是周围的大气压力值（如在海平面时为 760mmHg），PH_2O 是水蒸气分压（通常为 47mmHg），$PaCO_2$ 是动脉血中 CO_2 分压，R 为呼吸商，正常饮食患者静息状态下为 0.8。

在海平面和室内空气情况下，$FiO_2 = 0.21$，则 $(A-a)DO_2$ 可简化为：

$$(A-a)DO_2 = 150 - PaCO_2/0.8 - PaO_2$$

一般 $(A-a)DO_2 < 20$，但会随年龄增长（因年龄相关性肺功能减退）、FiO_2 增加（因为尽管 Hb 在 PaO_2 在 150mmHg 时已达到 100% 饱和，但由于 O_2 气溶于水，所以血浆 O_2 容量会随 FiO_2 增加而增加）而升高。估计正常 $(A-a)DO_2$ 值时，按 $<[2.5 + (FiO_2 \times 年龄（岁）)]$ 或小于 FiO_2 绝对值（如室内空气时<21；30%FiO_2 时<30）估计，可校正上述效应。

低氧血症时伴（A-a）DO_2 增高 原因：
- 通气/血流（V/Q）比例低（V/Q 比例失调）
- 右向左分流
- 弥散功能严重受损

V/Q 比例降低：是引起低氧血症的常见原因，它同时也是 COPD 和哮喘时低氧血症的原因。正常肺中，区域性灌注与区域性通气是密切配合的，其原因在于肺泡缺氧时所发生的小动脉收缩。发生疾病时，由于通气量不足导致肺泡单位的 V/Q 比例失调。因此体循环静脉血在未达到正常 PaO_2 时即已通过肺毛细血管。尽管辅助吸氧（A-a）DO_2 时仍增高，但它能通过提高 PaO_2 纠正低 V/Q 所致的低氧血症。

右向左分流：是低 V/Q 比值的极端情况。由于存在分流，脱氧的肺动脉血未流经通气肺段即到达左心。它可能

通过肺实质、异常肺动静脉循环或通过心内交通（如卵圆孔未闭）分流。辅助 O_2 疗无法改善右向左分流引起的低氧血症。

单纯弥散功能障碍极少单独出现，它多伴有 V/Q 比例降低。这是因为在血液与肺泡气体接触的总时间中的一部分时间里 O_2 就已经完全将 Hb 饱和，所以因弥散功能障碍而致的低氧血症仅在心排出量增加（如运动时）、气压低（如在高海拔地区）或当>50%肺实质遭到破坏时才会出现。低 V/Q 比值，(A-a)DO_2 也增加，但通过提高 FiO_2 可快速提高 PaO_2。辅助 O_2 疗也可改善弥散功能障碍引起的低氧血症。

低氧血症时伴（A-a）DO_2 正常的原因 这种情况是由于

- 低通气
- 吸入气 O_2 分压下降（PiO_2）

低通气：（肺泡通气量降低）使 PAO_2 降低而 $PaCO_2$ 升高，因此降低 PaO_2。在单纯低通气时，(A-a)DO_2 正常。低通气的病因有呼吸频率变慢和深度变浅（如神经肌肉疾病、严重肥胖、药物过量，或代谢性碱中毒时代偿）或已达最大通气能力患者的通气死腔增加（如严重 COPD 患者病情发作）。辅助吸氧对低通气性低氧血症有效。

PiO_2 降低是导致低氧血症的一个罕见病因，多数情况下仅发生于高海拔地区。尽管 FiO_2 不随海拔高度变化而变化，但气压则呈指数降低，因此 PiO_2 也随之降低。比方说，埃弗勒斯山顶峰处 PiO_2 仅为 43mmHg（海拔 8 848m）。(A-a)DO_2 仍正常。(A-a)DO_2 维持正常。缺氧导致肺泡通气量增加，并降低了 $PaCO_2$ 水平。辅助 O_2 疗可改善这种类型的低氧血症。

二氧化碳

PCO_2 通常维持在 35~45mmHg 水平。CO_2 其解离曲线与 O_2 类似，但在超过 PCO_2 的正常生理范围后基本呈线性。PCO_2 异常多与通气障碍有关（除非是代谢性异常的代偿反应）并常伴酸碱失衡。

高碳酸血症 高碳酸血症指的是 PCO_2>45mmHg。其病因与低通气相同（参见第 395 页）。CO_2 生成增加的疾病（如甲状腺功能亢进、发热），并且通气量不能相应增加的时候也会导致高碳酸血症。

低碳酸血症 低碳酸血症指的是 PCO_2<35mmHg。低碳酸血症常由高通气所致，造成高通气的原因有肺部疾患（如肺水肿或栓塞）、心脏疾患（如心力衰竭）、代谢性疾患（如酸中毒）、药物所诱发（如阿司匹林、黄体酮）、中枢神经系统疾患（如感染、肿瘤、出血、颅内压增高）或生理情况下（如疼痛、妊娠）等。低碳酸血症据认为可直接增加支气管收缩、降低心肌和脑组织缺血的阈值，或许是通过其对酸碱平衡的影响来实现的。

碳氧血红蛋白血症

CO 与 Hb 的亲和力是 O_2、Hb 亲和力的 210 倍并阻碍 O_2 的转运。碳氧血红蛋白达到临床中毒水平多因吸入废气或吸入烟雾所致，但吸烟者亦能达到可检测水平。CO 中毒患者可能表现为非特异性症状如全身乏力、头痛和恶心。因为 CO 中毒常发生在寒冷季节（由于室内使用可燃性燃料取暖器），上述症状常会与病毒感染症状如感冒相混淆。临床医生须警惕患者发生 CO 中毒的可能性并适时检查碳氧血红蛋白水平；静脉血可直接检测 COHb，无需采集动脉血标本。

治疗方法为给患者吸 100% O_2（能缩短碳氧血红蛋白的半衰期）和/或使用高压氧舱治疗。

> **● 经验与提示**
>
> ■ 碳氧血红蛋白水平可以从静脉血测定，无需采集动脉血

高铁血红蛋白血症

高铁血红蛋白指的是 Hb 中的二价铁（Fe^{2+}）被氧化为三价铁（Fe^{3+}）。高铁血红蛋白不能携带 O_2 并使正常的 HbO_2 解离曲线左移，因此使 O_2 向组织释放受到限制。高铁血红蛋白血症常由某些药物（如氨苯砜、局部麻醉药、硝酸盐、伯氨喹、磺胺类药物）引起，少数情况下也可能由某些化学物质（如苯胺染料、苯衍生物）引起。高铁血红蛋白的水平可通过联合血氧定量法（co-oximetry，它能发出 4 种波长的光并能检测高铁血红蛋白、COHb、Hb 和 HbO_2 的含量）直接测定，也可通过比较直接测得的 SaO_2 值与经测得的 PaO_2 值估算出的 O_2 饱和度之间的差异来进行估计。高铁血红蛋白血症患者常表现为无症状性发绀。严重病例中，O_2 运输量甚至降低到出现组织缺氧的程度，患者发生意识错乱、心绞痛和肌痛。停用致病性药物或化学物质常可奏效。仅在极少数情况下需要使用亚甲蓝（一种还原剂；1% 溶液，1~2mg/kg 缓慢静脉注射）或血浆置换。

呼吸肌功能测定

通过测定最大吸气压力（MIP）和最大呼气压力（MEP）可能有助于评估呼吸肌无力的程度。

MIP 是患者对密闭系统尽最大努力吸气时所产生的压力。它通常在患者处于残气量（RV）位时进行测量，因为吸气肌力量大小与肺容量呈负相关（呈曲线相关）。

MEP 通过类似的方法测定，但患者是在处于肺总量（TLC）位时进行测量，因为呼气肌力量大小与肺容量呈正相关（同样呈曲线相关）。然而，通过上述手段搜集的信息无特异性，且不能区分患者检查时配合不佳、肌肉无力和神经系统病变。

最大随意通气（MVV） 是另一种联合检测神经肌肉和呼吸系统的指标。MVV 指的是在 12 秒内进行快速深呼吸所呼出气体的总体积，1 秒（FEV_1）×35 或 40。它也可用（FEV_1）×35 或 40 来加以估计。预计 MVV 值与实测 MVV 值，若相差很大提示患者可能有神经肌肉储备不足、呼吸力学异常或检查时配合不佳。患者在检查中潮气量逐渐减少提示可能有神经肌肉病变，但也有可能因为气流受限引起的气体陷闭。

怀疑患者有膈神经麻痹或膈轻瘫时可行**鼻吸试验**

(sniff test)。在胸部 X 线透视检查中，患者做短、快、用力的吸气动作（"鼻吸"）。此检查方法最大限度减少了其他呼吸肌（如肋间肌）的运动。力量减弱的半侧膈肌与对侧膈肌相比，其向下运动幅度减弱或反而向上呈矛盾运动。偶尔会对膈肌和膈神经进行肌电图检查，但实施检查得到结果并进行分析，需要较多经验，且该检查诊断准确性尚不确定。对某些患者作神经和肌肉活检可能有助于诊断。

运动试验

用于评价肺部疾病的两个最常用运动试验项目是 6 分钟步行试验和全负荷心肺运动试验。

6 分钟步行试验 它主要是测定患者以其步行速度在 6 分钟内所能行走的最大距离。它能大略地评估患者的活动能力但不能精确评估运动中所牵涉的各个系统（心、肺、血液、骨骼肌肉）功能，也不能评估患者自身的配合程度。肺移植和肺减容手术患者术前、术后进行本检查以监测疗效和康复的情况。本试验也用于预测心肺血管疾病患者的发病率和死亡率。

心肺运动试验（CPET） 此电脑化测试能检测静息状况下和运动一段时间内每次呼吸的气体交换，试验的强度逐渐增加直至患者出现症状而终止或患者达到最大运动水平。所测得的流速、耗氧量、CO_2 量和心率等可用于计算其他指标；同时还可能采血查动脉血气分析。本试验在一个跑台或自行车测力计上进行；因自行车测力计能直接测量功率并且受肥胖的影响较小，所以是首选。

CPET 主要用于了解患者的运动能力最大氧耗量（VO_2max）是正常还是降低。VO_2max 降低能提示患者的病因。CPET 用于发现导致患者劳力性呼吸困难和运动不耐受的病变属于哪个器官系统。此试验与患者静息时所做的其他简单检查相比，对发现早期或亚临床病变方面更敏感。本检查可用于以下方面

- 在伤残评定评价运动能力
- 术前评估
- 判断呼吸困难究竟是心脏疾病所致还是肺部疾病所致或两者共同所致
- 选择心脏移植受体
- 评估疾病预后（如心脏病、肺血管疾病和囊性纤维化）

CPET 也可用于定量评估疗效和指导开具康复治疗时的运动处方。在对疗效或病情进展情况进行随访时，以按最大 CPET 的 50%~70% 最大功率进行至少 6 分钟的稳态 CPET 测试，可能较逐渐增量至最大 CPET 更好。隔段时间后按此功率重复进行测试能提供可比较的检查数据，通过比较能敏感地发现心肺功能的改善或恶化。

CPET 检查时评价多个变量，其中没有哪一个单变量能作为诊断运动受限的原因。相反，此时应根据临床资料、运动测试时的变化趋势和识别潜在生理反应模式进行综合分析。

51. 急性支气管炎

急性支气管炎

急性支气管炎是气管支气管炎症，通常发生在无慢性肺部疾病患者上呼吸道感染后。发病原因几乎都是病毒感染。病原体很少被检出。最常见的症状是咳嗽，伴或不伴发热，可能伴咳痰。根据临床表现即可诊断。治疗以对症支持治疗为主；一般不需要抗生素。预后良好。

急性支气管炎常为上呼吸道感染的一部分，由鼻病毒、副流感病毒、流感病毒 A 或 B、呼吸道合胞病毒、冠状病毒或人偏肺病毒引起。有时也可由肺炎支原体、百日咳杆菌、肺炎衣原体引起。低于 5% 是由细菌引起的，有时存在暴发。

患有慢性支气管疾病（如慢性阻塞性肺疾病、支气管扩张、囊性纤维化）气管支气管的急性炎症被认为是原发病的急性加重而不是急性支气管炎。在这些患者中，病因学、治疗和预后与急性支气管炎不同（参见第 374 页）。

> **经验与提示**
>
> - COPD，支气管扩张症，或囊性纤维化患者急性咳嗽通常应被认为是原先疾病的急性加重，而不是简单的急性支气管炎

症状及体征

症状为咳嗽无痰或少痰，伴随或继发于上呼吸道感染症状，通常>5 日。主观呼吸困难是因呼吸时胸痛或胸闷引起，而非低氧血症。常无体征，但也可有散在干啰音和哮鸣音。痰可为无色、脓性，偶为血性。痰的特征与病因无关（如病毒还是细菌）。有时可有低热，若出现高热或持续发热常提示流感或肺炎。

在恢复期，咳嗽是最后消失的症状并常常持续 2~3 周甚至更久。

诊断

- 临床评估
- 有时需行胸部 X 线检查排除其他疾病

根据临床表现可诊断。通常无需辅助检查。然而，有呼吸困难主诉的患者应行指尖氧饱和度检测以除外低氧血症。如有提示病情严重或肺炎的症状体征，需行胸部 X 线检查（如生命体征异常，精神状态改变，高热，呼吸急促，低氧血症，啰音，肺实变或胸腔积液的体征）老年患者例外，他们罹患肺炎时可无发热和异常呼吸音，仅表现为精神状态异常和呼吸急促。

痰涂片革兰氏染色和痰培养通常对诊断无帮助。如临床怀疑流感和百日咳可行鼻咽拭子采样进行测试（如百日咳，发病 10~14 日后仍有持续性和阵发性咳嗽，仅有特征性喘息和/或干呕）。

75% 的患者 2 周内咳嗽消失。持续咳嗽者应进行胸部 X 线检查。通常根据临床表现可除外非感染性病因如鼻后滴漏和胃食管反流。咳嗽变异性哮喘的鉴别诊断可能需要肺功能检测。

治疗

- 缓解症状（对乙酰氨基酚，大量饮水，可能需用镇咳药）
- 有喘息者可吸入 β 受体激动剂

> **经验与提示**
> - 在既往健康的急性支气管炎患者大多数情况下无需使用抗生素

既往身体健康的急性支气管炎患者是过度使用抗生素的主要原因。几乎所有患者仅需对症治疗，如给予对乙酰氨基酚、大量饮水。常规使用的其他对症治疗措施，如镇咳药，黏液溶解药和支气管扩张剂的循证医学证据不足。仅在咳嗽影响睡眠时才考虑使用止咳剂。有喘息者可吸入 $β_2$-受体激动剂（如特布他林）数天。口服抗生素仅用于百日咳杆菌感染或已知细菌感染暴发。大环内酯类如阿奇霉素 500mg 口服一次，然后 250mg 口服，每日 1 次，连用 4 日或克拉霉素 500mg，每日 2 次连用 14 日。

> **关键点**
> - 95% 以上的急性支气管炎通常是上呼吸道感染的一部分
> - 诊断急性支气管炎主要根据临床表现；仅在患者有危重疾病表现时才需行胸部 X 线和/或其他检查
> - 大多数患者仅需对症治疗

52. 哮喘和相关疾病

哮喘

哮喘是由多种刺激因素引起部分或完全可逆性气道阻塞的弥散性气道炎症性疾病。症状和体征包括呼吸困难、胸闷、咳嗽和喘鸣。诊断基于病史、体检和肺功能检查。治疗包括控制诱发因素和药物治疗，最常用的是吸入 $β_2$ 受体激动剂和糖皮质激素。治疗积极则预后良好。

流行病

从 20 世纪 70 年代起，哮喘的发病率持续上升，WHO 估计全世界大约 2.35 亿人受影响。在美国，超过 2 500 万的人患有哮喘。它是儿童最常见的慢性疾病之一，影响超过 600 万的儿童，男性多于青春期前发病而女性多于青春期后发病。此外，非西班牙裔黑种人及波多黎各人发病率高。然而，尽管哮喘的发病率升高，但近年来其死亡率呈下降趋势。在美国，每年大约 3 400 人死于哮喘。然而，黑种人死亡率比白种人高 2~3 倍。哮喘是儿童住院的主要原因，是导致小学生缺课的最主要慢性病。在医疗保健和生产力损失方面，估计每年哮喘治疗的总费用达 560 亿美元。

病因

哮喘的发生是多因素的，由多个易感基因和环境因素相互作用所致。

易感基因 包括 Th1、Th2 细胞、IgE、细胞因子（IL-3、IL-4、IL-5、IL-9、IL-13）、粒细胞-巨噬细胞集落刺激因子（GM-CSF）、肿瘤坏死因子-α（TNF-α）以及 *ADAM33* 基因，这些基因可能参与了刺激气道平滑肌和成纤维细胞增殖或调节细胞因子的生成。

环境因素 包括以下几个方面：

- 过敏原暴露
- 饮食
- 围生期因素

大量证据提示家居过敏原（如灰尘、蟑螂、宠物）和其他环境过敏原参与年长儿和成人哮喘的发生。维生素 C、E 和 ω-3 脂肪酸含量低的饮食与哮喘的发病有关，同样肥胖也起一定作用。另外，哮喘与多种围生期因素有关如低龄产妇、孕产期母亲的营养差、早产、低出生体重、缺乏母乳喂养。

另一方面，早期暴露于内毒素能诱导耐受，这可能有保护性。虽然空气污染可能促进哮喘加重，但与疾病进展无明确关系。少儿暴露于吸烟后产生的作用尚存在争议,因为部分研究发现其能促进疾病发生,而另一部分发现其具有保护因素。

遗传和环境因素可相互作用,进而影响Th1和Th2细胞系间的平衡。专家认为婴儿可能天生易发生促敏和促炎Th2免疫反应,以嗜酸性粒细胞的生长和激活及IgE产生为特征。儿童早期暴露于细菌和病毒感染及内毒素可导致机体Th1反应,这些可抑制Th2细胞和诱导耐受。发达国家中家庭趋于小型化、孩子较少,更清洁的室内环境和疫苗、抗体的早期应用使儿童Th2反应抑制及诱导耐受的暴露减少,这些可部分解释哮喘发病率在发达国家呈持续增高(卫生假说)的现象。

反应性气道功能不全综合征(RADS) 室内暴露于NO和挥发性有机物(如绘画颜料,溶剂,黏合剂)可引起RADS,该综合征表现为无哮喘病史患者出现持续性可逆性气道阻塞(参见388页)。RADS有别于哮喘,有时可能是环境引起肺部疾病的一种形式。但是其和哮喘临床表现具有相似性(如喘鸣、呼吸困难、咳嗽),且都对糖皮质激素具有反应性。

病理生理

哮喘发病涉及以下几个过程:
- 支气管痉挛
- 气道水肿和炎症
- 气道高反应性
- 气道重塑

在哮喘患者中,Th2细胞和其他类型细胞,尤其是嗜酸性粒细胞和肥大细胞,还有其他$CD4^+$细胞亚型和中性粒细胞导致气道上皮和平滑肌发生广泛性炎症浸润,造成气道重塑(如上皮脱落、上皮下纤维化、血管形成和平滑肌增生)。平滑肌增生使气道狭窄,从而对过敏原、感染、刺激物、副交感神经刺激(这些可引起神经肽如P物质、神经激肽A和降钙素基因相关肽的释放)及其他气管收缩刺激物的反应性增加。此外,其他一些因素包括支气管收缩抑制剂(上皮源性的舒张因子、地诺前列酮)以及内肽酶(代谢内源性气道收缩剂)的减少都可导致气道反应性增加。黏液栓和外周血中嗜酸性粒细胞增多也是哮喘的典型表现,可能是气道炎症的伴随现象。然而,并非所有的患者都有嗜酸性粒细胞增多。

诱发因素 哮喘发作的常见诱发因素包括:
- 环境和职业过敏原(大量)
- 感染
- 运动
- 吸入性刺激物
- 情绪
- 阿司匹林
- 胃食管反流

感染性诱发物,在幼儿主要包括呼吸道合胞病毒、鼻病毒和副流感病毒感染;在年长儿和成人中,上呼吸道感染(尤其是鼻病毒)和肺炎是常见的感染诱发因素。运动也能诱发哮喘发生,尤其是在寒冷或干燥的环境中。常见的吸入刺激物包括空气污染、吸烟、香水和清洁剂。情绪波动如焦虑、生气和激动等易诱发加重。

在多达30%的重症哮喘患者和<10%的哮喘患者中,阿司匹林是一种诱发因素。阿司匹林敏感型哮喘通常伴有鼻息肉和鼻窦充血。

胃食管反流(GERD) 对于某些哮喘患者来说是常见诱发因素,可能是通过胃食管酸性物质或由于微量酸吸入引起反射性气道收缩。然而,治疗无症状胃食管反流(如质子泵抑制剂)似乎并不能改善哮喘的控制。

过敏性鼻炎常并发哮喘,现在尚不清楚这两种疾病是否是同一种过敏过程的不同表现抑或过敏性鼻炎只是独立的哮喘诱发因素。

反应性 出现诱发因素时,肺部发生可逆性气道狭窄和非均一性通气。在肺远端至狭窄的气道处,相对灌注超过相对通气,因此肺泡O_2分压降低,肺泡CO_2分压升高。大多数患者能通过高通气代偿,但在严重的病情加重时,广泛的气管收缩可引起严重的气体潴留,呼吸肌处于不良机械状态,导致呼吸功增加。在这种情况下,低氧血症加重,CO_2分压增加,引起呼吸性和代谢性酸中毒,如果不给予适当治疗,可致呼吸心跳停止。

分类

哮喘不像高血压那样通过血压值确定疾病的严重程度及治疗的有效性,它能够引起一系列的临床及检验异常。同样,和高血压的绝大多数类型不一样,哮喘的典型表现为发作和缓解交替。因此,监测(和学习)哮喘需要固定的专业术语和明确的基准。

哮喘持续状态是治疗无效的严重、强烈而持续的支气管痉挛。

严重程度 是疾病发生的内在强度(情况有多坏)(表52-1,哮喘严重程度分级)。往往仅在治疗开始前直接评估,主要因为对治疗反应良好的患者仅具有很少的症状。哮喘按严重程度可分为:

表52-1 哮喘严重程度分级

严重程度	间歇状态	轻度持续	中度持续	重度持续
症状和风险评估	所有年龄:≤2日/周	所有年龄:>2日/周,但非每日有症状	所有年龄:每日有症状	所有年龄:每日持续有症状
夜间憋醒	成人和≥12岁儿童:≤2次/月	成人和≥5岁儿童:3~4次/月	成人和≥5岁儿童:>1次/周,但非每晚有症状	成人和≥5岁儿童:经常出现,通常每晚均有症状
	0~4岁儿童:无	0~4岁儿童:1~2次/月	0~4岁儿童:3~4次/月	0~4岁儿童:>1次/周

续表

严重程度	间歇状态	轻度持续	中度持续	重度持续
应急缓解药 SABA 的使用（不是为了预防 EIB）	≤2 日/周	>2 日/周，但非每日使用	每日使用	每日多次使用
正常活动受限	无	轻微受限	部分受限	严重受限
FEV_1	成人和≥5 岁儿童：>80% 0~4 岁儿童：不适用	成人和≥5 岁儿童：>80% 0~4 岁儿童：不适用	成人和≥5 岁儿童：60%~80% 0~4 岁儿童：不适用	成人和≥5 岁儿童：<60% 0~4 岁儿童：不适用
FEV_1/FVC	成人和≥12 岁儿童：正常† 5~11 岁儿童：>85% 0~4 岁儿童：不适用	成人和≥12 岁儿童：正常† 5~11 岁儿童：>80% 0~4 岁儿童：不适用	成人和≥12 岁儿童：降低 5%† 5~11 岁儿童：75%~80% 0~4 岁儿童：不适用	成人和≥12 岁儿童：降低>5%† 5~11 岁儿童：<75% 0~4 岁儿童：不适用
急性发作需要口服糖皮质激素‡	0~1 次/年	成人和≥5 岁儿童：≥2 次/年 0~4 岁儿童：6 个月内≥2 次或喘息≥4 次/年，持续>1 日并且有哮喘持续的危险因素	更频繁和剧烈的发作表明严重度更高	

* 严重程度根据损害程度和急性加重需要口服糖皮质激素进行分类。评估过去 2~4 周内的受限情况及过去一年内的风险。严重程度分级最好在治疗开始之前进行（无 SABA 或全身性糖皮质激素用于控制症状和急性发作）。

† 气流阻塞的证据基于 FEV_1/FVC 低于年龄组的正常预测值。按年龄组正常 FEV_1/FVC：8~19 岁=85%；20~39 岁=80%；40~59 岁=75%；60~80 岁=70%。

‡ 目前，尚无足够的数据将急性发作的频率与哮喘的不同严重水平联系起来。

一般说来，频繁且严重的急性发作（如需要急诊、非常规随访、住院或入住 ICU）都表明哮喘的严重程度非常高。出于治疗目的，≥2 次急性发作的患者可能被认为患有持续性哮喘。

- 间歇状态
- 轻度持续
- 中度持续
- 重度持续

必须明白严重程度分类并不能预测患者发生急性加重时的严重程度。例如，一个轻度哮喘患者可长期无或仅有轻度症状且肺功能正常，然而，也可经历严重的、危及生命的急剧恶化。

控制 是指治疗后疾病症状、损害及风险达到最小的状态。控制是患者接受治疗时的重要评价指标。无论疾病严重程度如何，获得良好的控制是哮喘治疗的目标。哮喘控制水平分为：

- 完全控制
- 部分控制
- 未控制

通过损害程度及风险评价哮喘患者的严重程度及控制水平（表 52-2）。

表 52-2 哮喘控制水平分类*†

组成部分	完全控制	部分控制	未控制
症状	所有年龄，不包括 5~11 岁儿童：≤2 日/周 5~11 岁儿童：≤2 日/周，但不>每日 1 次	所有年龄（不包括 5~11 岁儿童）：>2 日/周 5~11 岁儿童：>2 日/周，或≤2 日/周内多次发作	所有年龄：每日
夜间憋醒	成人和≥12 岁儿童：≤2 次/月 5~11 岁儿童：≤1 次/月 0~4 岁儿童：≤1 次/月	成人和≥12 岁儿童：1~3 次/周 5~11 岁儿童：≥2 次/月 0~4 岁儿童：>1 次/月	成人和≥12 岁儿童≥4 次/周 5~11 岁儿童：≥2 次/周 0~4 岁儿童：>1 次/周
正常活动受限	无	稍受限	非常受限
使用短效 $β_2$ 受体激动剂控制症状（不包括用于预防运动性哮喘）	≤2 日/周	>2 日/周	几次/日
FEV_1 或峰值流速	>80%预计值或个人最佳值	60%~80%预计值或个人最佳值	<60%预计值或个人最佳值
FEV_1/FVC（儿童 5~11 岁）	>80%	75%~80%	<75%
加重时需要口服糖皮质激素‡	0~1 次/年	成人和≥5 岁儿童：≥2 次/年 0~4 岁儿童：2~3 次/年	成人和≥5 岁儿童：≥2 次/年 0~4 岁儿童：>3 次/年
问卷：			
• ATAQ	0	1~2	3~4

续表

组成部分	完全控制	部分控制	未控制
• ACQ	≤0.75[†]	≥1.5	N/A
• ACT	≥20	16~19	≤15
治疗推荐	维持现阶段治疗 每1~6个月随访 如果病情稳定控制≥3个月,考虑降阶梯治疗	升1个阶梯治疗 2~6周内重新评估 如果发生药物不良反应,考虑其他治疗	考虑短期运用全身性糖皮质激素 升1~2个阶梯治疗 2周内重新评估 如果发生药物不良反应,考虑其他治疗

* 除非特别指出,否则适用于所有年龄。
[†] 控制水平基于损害程度或风险分类。其他需要考虑的因素:肺功能测试提示进行性肺功能降低,严重的药物副作用,急性加重时的严重程度及间隔时间(如急性加重时如需插管或1个月内住院两次提示控制很差)。
[‡] 目前,尚无足够的数据将急性加重的频率与哮喘的不同控制水平联系起来。一般说来,频繁且严重的急性加重(如需要急诊,非常规随访,住院,或入住ICU)都表明哮喘控制非常差。
ACQ,哮喘控制问卷;ACT,哮喘控制测试;ATAQ,哮喘治疗评估问卷;FEV_1,第1秒用力呼气容积;FVC,用力肺活量。
引自 National Heart, Lung, and Blood Institute. Expert Panel Report 3: Guidelines for the diagnosis and management of asthma, 2007 report. 2007, Aug 28. 见网址 http://www.nhlbi.nih.gov/guidelines/asthma/asthgdln.htm.

损害 指患者的症状及功能受限的频率及强度。损害不同于严重程度,其重点在于症状和功能受限,而不是疾病过程的内在强度。损害程度通过肺功能评估,主要是第1秒用力呼气容积(FEV_1)及FEV_1与用力肺活量(FVC)的比值,此外还包括以下临床特征:
- 症状的发生频率
- 夜间憋醒频率
- 使用短效$β_2$受体激动剂缓解症状的频率
- 正常生活受限的频率

风险 是指未来急性发作或肺功能降低的可能性以及发生药物副作用的风险。风险主要通过长期的肺功能及临床指标(见下文)评价:
- 需要口服糖皮质激素的频率
- 需要住院
- 需要入住ICU
- 需要插管

症状及体征

轻度哮喘患者在发作间期常无典型症状。重度哮喘或病情加重者可出现呼吸困难、胸闷、可闻及的哮鸣音和咳嗽。咳嗽可能是一些患者的唯一症状(咳嗽变异型哮喘)。症状呈昼夜节律性,在睡眠期间加重,经常发生在凌晨4点左右。许多严重患者经常发生夜间憋醒(夜间哮喘)。

体征包括哮鸣音、奇脉(在吸气期间收缩压下降>10mmHg)、呼吸急促、心动过速和呼吸费力[使用颈部和胸骨上(辅助)肌肉,呈直立姿势,缩唇-吹笛样呼吸,不能说话]。呼气时相延长,吸呼比大于1:3。哮鸣音在吸气相及呼气相均出现或只在呼气相出现。严重气管收缩者因严重气流受限可能出现喘鸣音消失。

严重恶化和即将发生急性呼吸衰竭者可出现一些典型的并发症 意识障碍、发绀、奇脉>15mmHg、氧饱和度<90%、$PaCO_2$>45mmHg(海平面)或过度充气。偶尔胸片可见气胸或纵隔气肿。

在哮喘急性发作间期,患者可无任何症状和体征,尽管在用力呼气、运动后和休息时可能闻及轻微哮鸣音。如哮喘长期未控制则易发生肺过度充气,导致桶状胸。

所有症状和体征都是非特异性的,通过及时治疗具有可逆性,尤其是典型的由一种或多种激发因素所诱发的哮喘。

诊断
- 临床评估
- 肺功能测定

诊断主要基于病史和体格检查,并通过肺功能检查确诊。病因诊断和排除其他可引发喘鸣的疾病也是非常重要的。哮喘和慢性阻塞性肺疾病(COPD)有时很易混淆;两者症状和肺功能检测结果相似,但它们发病机制不同。

对于难以控制或常用治疗方法无效的哮喘,应进一步评估发作性喘息、咳嗽和呼吸困难的其他原因,如变应性支气管肺曲霉病,支气管扩张,或声带功能障碍。

肺功能测定 疑有哮喘者应进行肺功能检查来确定和量化气道阻塞的严重性和可逆程度。肺功能结果的质量与是否用力有关,所以在肺功能测定前需对患者进行耐心教育。如果停用支气管扩张剂尚安全,那么在检查前应停用支气管扩张剂,如检查前8小时,停用短效$β_2$受体激动剂沙丁胺醇等;前24小时停用异丙托溴铵;前12~48小时停用氨茶碱;前48小时停用长效$β_2$受体激动剂,如沙美特罗和福莫特罗;前1周停用噻托溴铵。

在吸入短效支气管扩张剂前后做肺功能测定。在吸入支气管扩张剂前出现的气流受限体征包括第1秒用力呼气容积(FEV_1)降低和FEV_1对用力肺活量的比值(FEV_1/FVC)降低。由于气体潴留,FVC也可下降;此外,肺容积测量显示残气量和/或功能残气量增加。吸入支气管扩张剂后FEV_1增加>12%或增加≥10%预计值FEV_1,证明气道阻塞是可逆的;即使无改善也不能除外试用长效支气管扩张剂治疗。

流量-容积曲线也可用于诊断声带功能障碍——一种与哮喘类似的可引起上气道阻塞的常见病因。

支气管激发试验,为吸入乙酰甲胆碱(或替代物,如吸入组胺、腺苷、缓激肽,或运动试验)激发气道收缩,用于肺功能测定和流量-容积曲线正常的可疑哮喘患者、可疑咳嗽变异型哮喘,前提是无禁忌证。禁忌证包括FEV_1<1L或<预计值50%、新近发生的心肌梗死、卒中和严重高血压(收缩压>200mmHg;舒张压>100mmHg)。激发试验后FEV_1下降>20%支持哮喘的诊断。但是,这些药物用于其他疾病如COPD时,FEV_1也可降低。如果FEV_1在激发试验的最后降低<20%,不太可能存在哮喘。

其他试验 其他试验可能对一些疾病诊断有帮助:
- 一氧化碳弥散功能测定(DLco)
- 胸片
- 过敏试验

一氧化碳弥散功能测定(DLco)有助于鉴别哮喘与COPD。哮喘时结果正常或升高,而在COPD时结果常降低,尤其是肺气肿患者。

胸片可帮助除外引起哮喘的某些病因或排除其他诊断,如心力衰竭或肺炎。哮喘时胸片多为正常,但也可呈现过度充气或节段性肺不张,后者是黏液栓的一种表现。对于渗出影,尤其那些呈游走性并伴有中央支气管扩张的,提示变应性支气管肺曲霉病(参见第368页)。

过敏试验适用于那些病史提示有明确过敏原的儿童(尤其是过敏性鼻炎),因为所有儿童都可能适宜免疫治疗。对于病史提示在避免过敏原后症状减轻的成年患者和那些考虑用抗IgE抗体治疗的患者也考虑进行该检查。皮肤试验和通过放射性过敏原吸附试验(RAST)测定过敏原特异性IgE,可以明确特异性诱发因素。

血液检查可能是必要的。血嗜酸性粒细胞(>400个/μl)和非特异性IgE(>150IU)升高有参考价值,但并不能诊断过敏性哮喘,因为它们在许多其他情况下也可增高。然而,嗜酸性粒细胞增多不敏感。

较少应用痰中嗜酸性粒细胞升高来评价病情,因痰中发现大量嗜酸性粒细胞只能提示哮喘,既不敏感也不特异。

用价格便宜的手持式峰流速仪测量呼气峰流速(PEF)被推荐用于在家中监测病情严重性以及指导治疗。

急性加重的评估 可根据临床症状初步评估哮喘急性发作的患者,但仍需进行某些测定:
- 脉搏氧饱和度仪
- PEF或FEV_1测定

这三个指标有助于判断病情急性发作的严重程度和治疗效果。PEF值要取患者的最佳值,在同样控制很好的患者中其值差异较大。低于基线值的15%~20%提示明显加重。基线值不明确时,FEV_1占预计值的百分比是评价气流受限的常用方法,但并不代表患者的加重程度。当无法测定FEV_1(如在急诊室)和基线PEF未知时,也可以使用基于年龄、身高和性别的PEF预计值的百分比。虽然PEF预计值百分比与个人最佳值相比不太准确,但将它作为基线值来评估治疗反应是很有帮助的。

然而,急性发作的治疗决策主要基于对症状和体征的初步评估,将肺功能和PEF测定用于监测疗效或需要客观指标时(如当病情恶化似乎比患者感受到的严重时或者未被识别)。对大多数急性发作的患者不需做胸片,但对有症状或体征提示肺炎、气胸或纵隔气肿者可进行胸片检查。

在患者有明显呼吸窘迫,或者出现呼吸衰竭的症状和体征时应行动脉血气(ABG)分析。

预后

大多数患儿的哮喘能缓解,但还有1/4的患者病程迁延到成人或复发。女性、吸烟、初发年龄小、对家庭尘螨敏感和气道高反应性都是复发和持续的危险因素。

尽管每年有大量的人死于哮喘,但其中大多数可通过治疗来避免。所以通过充分的评估和坚持治疗,预后较好。死亡的危险因素包括入院前增加口服糖皮质激素用量、既往因急性发作住院和呼气峰流速较低。一些研究表明应用吸入性糖皮质激素可降低住院率和死亡率。

随着病情进展,一些哮喘患者的气道可出现永久性结构改变(气道重塑),不能恢复到正常的肺功能。早期积极应用抗炎药物可能对预防气道重塑有益。

治疗
- 控制诱发因素
- 药物治疗
- 监测
- 患者教育
- 急性发作的治疗

哮喘治疗目的是最大限度减小损害和风险,包括防止急性发作和将包括夜间觉醒次数在内的慢性症状降到最少;将急诊就诊或住院治疗的必要性降到最小;保持基本(正常)肺功能和活动水平;避免治疗的副作用。

控制诱发因素 通过用合成纤维枕头、不透水床垫套,经常用热水洗床单、枕套和毯子可能会控制一些患者的诱发因素。理想情况下,应至少从卧室中去除软垫家具、软玩具、地毯、窗帘和宠物,以减少尘螨和动物皮屑。对于地下室和其他通风不良处,潮湿的房间宜用干燥器来减少真菌的滋生。房屋内雾化可减少尘螨等过敏原。清扫房屋和根除蟑螂尤为重要。虽然在城市环境中控制诱发因素更难,但这些措施仍很重要。高效粒子空气(HEPA)吸尘器和过滤器可减轻症状,但是他们对改善肺功能和药物需求量的作用并未证实。亚硫酸盐敏感的患者应避免饮用含此类成分的红酒。尽可能避免或控制一些非过敏性诱发因素,如吸烟、强烈气味、刺激性烟尘、冷空气、潮湿和运动。避免上呼吸道感染同样重要。

阿司匹林哮喘患者可用对乙酰氨基酚、水杨酸胆碱镁盐(choline magnesium salicylate)或环氧合酶2(COX2)抑制剂代替非甾体抗炎药物。

对于非选择性β受体阻滞剂,哮喘是其相对禁忌证,包括局部应用,但是心脏选择性药物(如美托洛尔、阿替洛尔)可能无副作用。

药物治疗 治疗哮喘和哮喘急性发作的常见药物分类包括:
- 支气管扩张剂($β_2$受体激动剂,抗胆碱能类药)
- 糖皮质激素
- 白三烯调节剂
- 肥大细胞膜稳定剂
- 甲基黄嘌呤
- 免疫调节剂

这几类药物(表52-3)用药形式包括吸入、口服、皮下或静脉注射,吸入方式包括气雾和干粉吸入。气雾吸入常通过储雾罐或手持雾化器促进药物在气道(而不是咽部)沉积；建议患者用后洗净并干燥储雾罐以防止细菌污染。此外，气雾吸入需要雾化器驱动和吸入动作相协调。干粉吸入减少了协调的需要，因为只有当患者充分用力吸气时，才能输送药物。

表 52-3 慢性哮喘的药物治疗*

药物	形式	剂量		备注
		儿童	成人	
短效β受体激动剂				
沙丁胺醇	HFA：90μg/喷	与成人相同	q4~6h 2喷或运动前15min 2喷	沙丁胺醇主要用于急救 不推荐维持治疗
	雾化溶剂：5mg/ml，0.63mg，1.25mg 和 2.5mg/3ml	<5岁：0.63~2.5mg溶于3ml生理盐水，q4~6h ≥5岁：0.05mg/kg溶于3ml生理盐水，q4~6h（最小1.25mg，最大2.5mg）	1.25~5mg溶于3ml生理盐水，q4~6h	常规用法提示哮喘控制不佳，则需要添加药物。如果患者能够通过储雾罐或手持罐协调应用吸入装置，MDI-DPI和雾化治疗同样有效 雾化沙丁胺醇可与其他雾化溶液混合
盐酸左沙丁胺醇	HFA：45μg/喷	<5岁：未确定 ≥5岁：与成人相同	q4~6h 2喷	盐酸左沙丁胺醇是沙丁胺醇的R异构体，0.63mg和1.25mg消旋硫酸沙丁胺醇同效
	雾化溶剂：0.31mg，0.63mg 和 1.25mg/3ml，1.25mg/0.5ml	<5岁：0.31~1.25mg溶于3ml生理盐水，q4~6h 5~11岁：0.31~0.63mg，q8h（最大剂量0.63mg，q8h） ≥12岁：与成人相同	0.63~1.25mg，q6~8h	
吡布特罗	MDI：200μg/喷	<12岁：不确定 ≥12岁：与成人相同	1~2喷，q4~6h（最大剂量12喷/d）	—
长效β₂受体激动剂（不能用于单药治疗）				
阿福特罗	雾化溶剂：15μg/2ml	未确定	15~25μg 吸入 q12h	阿福特罗是福莫特罗的右旋异构体，主要在COPD中使用
福莫特罗	DPI：12μg/胶囊	≤5岁：未确定 >5岁：与成人相同	12μg（1粒胶囊），q12h（最大剂量为24μg/d），在运动前至少15min使用	胶囊单用 教患者避免吞服
沙美特罗	HFA：21μg/喷	≥12岁：与成人相同	q12h 2喷；运动前30~60min使用（如果运动使用）	作用持续12h 每晚1次对夜间哮喘有益
	DPI：50μg/喷	<4岁：不确定 ≥4岁：与成人相同	q12h 1喷；运动前30min使用	不用于急性加重时急性症状的缓解
抗胆碱能药物				
异丙托溴铵	MDI：18μg/喷	<12岁：不确定 ≥12岁：与成人相同	q6h 2喷，（最大剂量为12喷/d）	可以和沙丁胺醇相混合
	雾化溶剂：500μg（0.02%）	<12岁：不确定 ≥12岁：与成人相同	500μg（必要时q6~8h）	但不作为一线治疗 加β₂激动剂长期维持治疗无确切益处
噻托溴铵	DPI：18μg/胶囊	未确定	18μg（1胶囊）qd	比异丙托溴铵长效
糖皮质激素（吸入）				
倍氯米松	MDI：40~80μg/喷	<5岁：未确定 5~11岁：1喷 q12h（最大剂量80μg bid） ≥12岁：与成人相同	1~2喷，q12h（最大剂量320μg bid）	剂量根据疾病严重性而定，从1~2喷始到控制疾病为止 长期应用时都可能有全身反应 最大剂量阈值是下丘脑-垂体-肾上腺轴产生抑制的临界值 如果需要更大的剂量来控制哮喘，应考虑咨询专家
布地奈德	DPI：90~180μg/吸入	<6岁：未确定 ≥6岁：初始剂量180μg bid（最大剂量360μg bid）	初始剂量360μg bid（最大剂量：720μg bid）	

药物	形式	剂量		备注
		儿童	成人	
	雾化溶剂：0.25mg、0.5mg或1.0mg悬浮剂	只用于1~8岁儿童：如果以往只用支气管扩张剂，初始剂量为0.5mg qd或0.25mg bid（最大剂量0.5mg/d） 如果以往使用吸入性糖皮质激素，初始剂量为0.5mg qd或0.25mg bid 如果以往口服糖皮质激素，初始剂量为0.5mg bid或1mg qd（最大剂量1mg/d）	不用于成人	
氟尼缩松	MDI-HFA：80μg/喷	<5岁：未确定 5~11岁：1喷bid[最大剂量：2喷bid（320μg/d）] ≥12岁：与成人相同	2喷bid[最大剂量4喷bid（640μg/d）]	
氟替卡松	MDI：44μg、110μg或220μg/喷	0~4岁：初始剂量88~176μg bid（通常最大剂量176μg bid） 5~11岁：初始剂量88~176μg bid（通常最大剂量176μg bid） ≥12岁：与成人相同	如果以往只用支气管扩张剂，初始剂量为88μg bid（最大剂量440μg bid） 如果以往使用吸入性糖皮质激素，初始剂量为88~220μg bid（最大剂量440μg bid） 如果以往口服糖皮质激素，初始剂量为440~880μg bid（最大剂量880μg bid）	
	DPI：50μg、100μg或250μg/喷	0~4岁：不确定 5~11岁：初始剂量50μg bid（最大剂量100μg bid） ≥12岁：与成人相同	如果以往只用支气管扩张剂，初始剂量为100μg bid（最大剂量500μg bid） 如果以往使用吸入性糖皮质激素，初始剂量为100~250μg bid（最大剂量500μg bid） 如果以往口服糖皮质激素，初始剂量为500~1000μg bid（最大剂量1000μg bid）	
莫美他松	DPI：110μg或220μg/喷	<4岁：未确定 4~11岁：110μg/晚 ≥12岁：与成人相同	如果以往单用支气管扩张剂或吸入糖皮质激素，初始剂量为220μg qn（最大剂量为220μg bid或440μg qn） 如果以往口服糖皮质激素，初始剂量为440μg bid（最大剂量880μg bid）	
全身用糖皮质激素（口服）				
甲泼尼龙	片剂：2mg、4mg、8mg、16mg、32mg	0~11岁：短程冲击：1~2mg/(kg·d)，最大量60mg/d，连续3~10日	7.5~60mg qd，早晨或隔日早晨	维持剂量按控制需要每日早晨或隔日给予单剂

药物	形式	剂量		备注
		儿童	成人	
泼尼松龙	片剂:5mg 溶液:5mg 或 15mg/5ml		短程冲击:40~60mg/d qd(或 20~30mg bid)连续 3~10 日	一些证据提示下午 3 时给药临床有效性增加但不伴肾上腺抑制
泼尼松	片剂: 1mg, 2.5mg, 5mg, 10mg, 20mg,50mg 溶液:5mg/ml,5mg/5ml			当初始治疗或病情逐渐恶化,短程冲击剂量对控制病情有效冲击将持续直到患者 PEF 达到个人最佳值 80% 或症状缓解,可能需要>3~10 日的治疗
联合用药				
异丙托溴铵和沙丁胺醇	MDI:18μg/喷 异丙托溴铵和 90μg/喷沙丁胺醇	未确定	2 喷 qid(最大剂量 12 喷/24h)	异丙托溴铵延长沙丁胺醇扩张支气管的作用
	雾化溶剂:0.5mg 异丙托溴铵和 2.5mg 沙丁胺醇溶于在 3ml 吸入瓶		3ml qid,经雾化吸入(最大剂量 6 次/24h)	—
氟替卡松和沙美特罗	DPI:100μg,250μg,或 500μg 氟替卡松和 50μg 沙美特罗	<4 岁:不确定 4~11 岁:1 吸 bid(100/50) ≥12 岁:与成人相同	1 吸 bid	250/50 剂量用于低~中剂量吸入糖皮质激素哮喘没有控制的患者 500/50 剂量用于中~高剂量吸入皮质激素没有控制的哮喘患者
	HFA:45μg,115μg,或 230μg 氟替卡松和 21μg 沙美特罗	<12 岁:不确定 ≥12 岁:与成人相同	2 吸 bid	—
布地奈德和福莫特罗	HFA:80μg 和 160μg 布地奈德和 4.5μg 福莫特罗	<12 岁:不确定 ≥12 岁:与成人相同	2 吸 bid(最大剂量:2 吸,160/4.5μg bid)	80/4.5 剂量用于低~中剂量吸入糖皮质激素哮喘没有控制的患者 160/4.5 剂量用于吸入中~高剂量皮质激素,哮喘未控制的患者
莫美他松和福莫特罗	HFA:100μg 或 200μg 莫美他松和 5μg 福莫特罗	<5 岁:未确定 ≥5 岁:与成人相同	2 吸 bid	100/5 剂量用于低~中剂量吸入糖皮质激素没有控制的患者 200/5 剂量用于中~高剂量吸入皮质激素没有控制的患者
肥大细胞稳定剂				
色甘酸	雾化溶剂:20mg/安瓿	<2 岁:不确定 ≥2 岁:与成人相同	1 安瓿 tid-qid	色甘酸于运动或过敏原暴露前使用 一次用药可有效预防过敏 1~2h
白三烯拮抗剂				
孟鲁司特	片剂,咀嚼片或颗粒:4mg,5mg 或 10mg	12 个月~5 岁:4mg 睡前口服 6~14 岁:5mg 睡前口服 ≥15 岁:与成人相同	10mg 睡时口服 运动诱发哮喘:于运动前 2h 10mg po	孟鲁斯特是白三烯受体拮抗剂,是白三烯 D4 和 E4 竞争性抑制剂
扎鲁司特	片剂:10mg 或 20mg	<5 岁:未确定 5~11 岁:10mg po bid ≥12 岁:与成人相同	20mg po qn	扎鲁斯特是白三烯受体拮抗剂:白三烯 D4 和 E4(LTD4,LTE4)竞争性抑制剂 餐前 1h 或餐后 2h 用药

续表

药物	形式	剂量		备注
		儿童	成人	
齐留通	片剂 速释片:600mg 缓释片:1 200mg	<12岁:不确定 ≥12岁:与成人相同 <12岁:未确定 ≥12岁:与成人相同	600mg po qid 1 200mg po bid,早餐和晚餐后1h内	齐留通是5-脂肪氧合酶抑制剂 用药剂量影响患者依从性 齐留通可引起转氨酶升高,通过CYP3A4抑制包括茶碱的药物代谢
甲基黄嘌呤				
茶碱	胶囊:缓释100mg,200mg,300mg或400mg 酊剂:80mg/15ml 片剂:缓释100mg,200mg,400mg,450mg或600mg	起始剂量10mg/(kg·d),直到600mg/d,然后调整剂量到稳定状态时血清浓度5~15μg/ml	起始剂量10mg/(kg·d),直到600mg/d,然后调整剂量到稳定状态时血清浓度5~15μg/ml	代谢清除、药物相互作用有很大差异,故常规监测血清水平来发现潜在副作用 药物浓度安全窗窄,所以较少应用这个药物血清浓度<10μg/ml,将更安全
免疫调节剂				
奥马珠单抗	皮下注射: 150mg/1.2ml	<12岁:不推荐使用 ≥12岁:与成人相同	150~375mg,SC,每2~4周,取决于体重和预处理血清IgE水平	每次注射部位最大剂量为150mg
瑞利珠单抗	IV:100mg/10ml	未确定	3mg/kg,IV,q4w	

* 除非特别指出,适用于所有年龄。
DPI,干粉吸入器;HFA,氢氟烷烃(hydrofluroalkane);MDI,定量吸入器;PEF,呼气峰值流速。
引自 National Heart,Lung,and Blood Institute:Expert Panel Report 3,Guidelines for the diagnosis and management of asthma,2007 全文版。2007 年 8 月 28 号。见网址 www.nhlbi.nih.gov/guidelines/asthma/asthgdln.pdf.

支气管热成形术(BT)是一种支气管镜技术,通过装置将局部控制的射频波传递到气道而施加热能。热能减少哮喘气道平滑肌重塑(从而减少平滑肌纤维量)。在经多种药物治疗未控制的严重哮喘患者中,临床试验发现,它能使哮喘发作频率略有下降,并改善症状控制。然而,一些患者在该治疗后症状迅速恶化,有时甚至需要在手术后立即住院。

有以下情况的重症哮喘患者可考虑 BT:吸入糖皮质激素和长效支气管扩张剂仍无法控制、需要间断或连续口服糖皮质激素、FEV_1≥50%预计值、无危及生命的急性发作史。使用 BT 前,患者应了解术后发生哮喘急性发作并因此需要住院的风险。BT 的长期疗效和安全性未知。在急性发作次数>3次/年或 FEV_1<50%预计值的哮喘患者中,尚无数据,因为这些患者在临床试验中被排除。

$β_2$ 受体激动剂能舒张支气管平滑肌,减少肥大细胞脱颗粒和组胺释放,抑制微血管渗漏入气管内,增加黏液清除。$β_2$ 受体激动剂分短效、长效和超长效(表52-3)。按需每4小时吸入2喷短效 $β_2$ 受体激动剂(如沙丁胺醇)是缓解急性支气管收缩和预防运动诱导支气管收缩的首选药物。它们不适合单独用于长程维持治疗。可在几分钟内起效,根据不同药物作用持续6~8小时。心动过速和震颤是吸入 $β_2$ 受体激动剂最常见急性副作用,且呈剂量依赖性。轻度低钾不常出现。左旋沙丁胺醇(一种包含沙丁胺醇 R 异构体的溶液)理论上可使副作用降到最低,但长期疗效和安全性尚未证实。口服 $β_2$ 受体激动剂全身副作用较多,通常避免使用。

长效 $β_2$ 受体激动剂(如沙美特罗)作用维持时间达到12小时,超长效作用维持时间达 24 小时,适合中至重度哮喘,但不能用于单药治疗。它与吸入糖皮质激素有相互协同作用,所以允许合用低剂量糖皮质激素。长期常规应用长效 $β_2$ 受体激动剂的安全性有争议。长效 $β_2$ 受体激动剂单药可能会增加哮喘相关死亡风险。因此,当治疗哮喘患者时,对于用其他哮喘控制药物(如低至中等剂量的吸入糖皮质激素)不能完全控制的患者,或者对于病情严重程度明确需要额外药物进行维持治疗的患者,这些药物(沙美特罗和福莫特罗)应该与吸入糖皮质激素联合应用。$β_2$ 受体激动剂每日应用,或疗效减退,或一个月内用一支或以上气雾剂提示疾病控制不良,需要开始或加强其他治疗。

抗胆碱能类药物:通过竞争性抑制毒蕈碱(M3)胆碱能受体舒张支气管平滑肌。异丙托溴铵与短效 $β_2$ 受体激动剂联合应用时疗效增加。副作用包括瞳孔散大、视力模糊和口干。噻托溴铵软雾吸入剂(1.25μg/喷)是24小时吸入型抗胆碱能药物,可用于哮喘患者。在哮喘患者中,最近临床试验无论是将噻托溴铵加入吸入性糖皮质激素还是加入吸入长效 $β_2$ 受体激动剂与糖皮质激素的联合制剂,都显示改善肺功能,减少哮喘加重发作。

糖皮质激素:抑制气道炎症,逆转 β 受体下调,抑制细胞因子产生和黏附蛋白活化。阻断吸入过敏原的迟发反应(但不是早期反应)。用药的途径包括口服、静注和吸入。在急性哮喘重症发作时,早期全身应用糖皮质激素通常可抑制病情恶化,减少住院需要,预防复发和加快恢复。口服和静注效果一样。在急性重症发作时吸入糖皮质激素无效,但适合用于长期抑制、控制和逆转炎症及症状。实质上吸入治疗减少了口服糖皮质激素维持治疗的需要。吸入糖皮质激素的局部副作用包括发声困难、口腔念珠菌病,通过让患者使用储雾罐和/或在糖皮质激素吸入后漱口,可防止或减轻副作用。糖皮质激素全身效应是剂量依赖性的,口服或吸入形式都可出现,主要在吸入剂量>800μg/d时发生。包括肾上腺-垂体轴抑制、骨质疏松、白内障、皮肤萎缩、食欲增加、易挫伤。吸入糖皮质激素是否抑制儿童生长尚有争议,但大多数儿童成年时都达到他们预测的身高。全身应用糖皮质激素可能会使静止期结核复燃。

肥大细胞稳定剂:抑制肥大细胞释放组胺,降低气道高反应性和阻断速发和迟发型过敏反应。通过吸入预防性用于运动和过敏原诱导的哮喘。一旦症状出现这类药物则无效。它们在所有抗哮喘药物中是最安全的,但也是疗效最低的。

口服白三烯调节剂,用于长期控制和预防轻度持续到重度持续哮喘患者症状。主要副作用是转氨酶升高(主要发生在与齐留通一起用时)。患者可发展为一种与变应性肉芽肿性血管炎(Churg-Strauss综合征)相似的临床综合征,但极少见。

甲基黄嘌呤:舒张支气管平滑肌(可能通过抑制磷酸二酯酶)和通过不明的机制改善心肌和膈肌收缩力。甲基黄嘌呤抑制细胞内Ca^{2+}释放,降低微血管渗入气管黏膜,抑制机体对过敏原的迟发反应。可减少嗜酸性粒细胞、T淋巴细胞在气道黏膜和上皮下的浸润。甲基黄嘌呤作为$β_2$受体激动剂的辅助用药适用于长期控制哮喘。缓释茶碱有助于控制夜间哮喘。但与其他药物相比,因为有很多副作用及易发生药物间的相互作用,所以较少应用。副作用包括头痛、恶心、心律失常和癫痫发作。甲基黄嘌呤治疗谱窄,多种药物(任何通过细胞色素P450途径代谢的药物,如大环内酯类抗生素)和疾病状况(如发热、肝病、心力衰竭)可改变甲基黄嘌呤代谢和清除。所以应定期监测血清茶碱水平,使其浓度保持在$5\sim15μg/ml(28\sim83μmol/L)$。

免疫治疗 包括奥马珠单抗(抗IgE抗体),和两种针对IL-5的抗体(美泊利单抗和瑞利珠单抗),用于治疗严重过敏性哮喘。奥马珠单抗适用于伴IgE升高的严重过敏性哮喘患者。奥马珠单抗可减少哮喘急性发作,降低糖皮质激素需要量以及缓解症状。剂量由患者体重和IgE水平来决定,每2~4周一次皮下注射。

美泊利单抗和瑞利珠单抗用于嗜酸性粒细胞哮喘患者,并且是阻断IL-5的单克隆抗体。IL-5是促进气道中嗜酸性粒细胞炎症的细胞因子。美泊利单抗降低哮喘发作次数,减轻哮喘症状,并减少长期全身糖皮质激素依赖性哮喘患者对系统性糖皮质激素的需求。根据临床试验的数据,血嗜酸性粒细胞绝对计数>150/μl时有效;然而,对于长期应用糖皮质激素治疗的患者,该临界值尚不清楚。用法为每4周皮下注射100mg。

瑞利珠单抗似乎也能降低发作的频率并减少哮喘症状。在临床试验中,患者的血嗜酸性粒细胞绝对计数约为400/μl。但在长期应用糖皮质激素治疗的患者中,尚不清除有效时嗜酸性粒细胞计数的临界值。瑞利珠用法为3mg/kg,静注20~50分钟。

运用这些免疫调节剂时,临床医生必须作好准备来识别和治疗可能的过敏性反应,即使之前的剂量可以耐受。即使已耐受先前的剂量,但过敏反应仍能发生在使用任何剂量的奥马珠单抗或瑞利珠单抗中。已报道美泊利单抗使用时发生的超敏反应。美泊利单抗与带状疱疹感染有关;因此,开始治疗前应考虑接种带状疱疹疫苗。

> **经验与提示**
> ■ 在患者使用奥马珠单抗治疗时,应做好准备以识别和治疗可能发生的过敏性反应,即使之前的剂量可耐受

其他药物 不常用于哮喘治疗,仅在特定情况下使用。镁常用于急诊,但是不推荐用于慢性哮喘。如病史提示和过敏试验证明,症状由过敏原激发,可用免疫治疗。免疫治疗在儿童比成人更有效。如果治疗24个月,症状减轻不明显,则停止治疗。若症状缓解,治疗多持续到3岁以上,虽然最佳治疗时间并不明确。有时,抑制免疫系统的其他药物能够用于减轻对大剂量糖皮质激素的依赖,但是这些药物具有明显的毒副反应。低剂量甲氨蝶呤(5~15mg口服或肌内注射,每周1次)可适度提高FEV_1和适度降低每日糖皮质激素用量。金制剂、环孢素也有效,但因有毒而需要监测,并限制使用。其他治疗慢性哮喘的措施包括雾化利多卡因、肝素、秋水仙素和静注大剂量免疫球蛋白。支持上述治疗的证据有限,而且它们的益处还没有被证实,所以目前不推荐常规用于临床。

监测治疗反应:指南推荐使用肺功能(FEV_1,FEV_1/FVC,FVC)来测量气流受限和评估损害及风险。确诊哮喘的患者应至少每1~2年进行一次肺功能测定,监测疾病进展情况,如果肺功能降低或有气流阻塞的证据则可能需要升级治疗。在院外,家用PEF监测联合患者症状日志卡和哮喘控制计划,对记录中至重度哮喘患者的疾病进展和治疗反应非常有用。当哮喘缓解时,只需早晨测量一次PEF。如果患者PEF<80%个人最佳值,则每日监测2次来评估昼夜节律性变化。昼夜节律变化>20%提示气道不稳定,需要重新评价治疗方案。

患者教育 患者教育重要性不可忽视。关于哮喘[如诱发因素、用何种药物及用药时间、正确的吸入技术、如何使用带定量雾化吸入器(MDI)的储雾罐及严重发作时糖皮质激素早期应用的重要性],患者知晓的越多做得越好。每个患者应有一完整的书面计划用于日常管理,尤其是急性发作的管理,而这主要基于患者最佳个人峰流速而不是正常预计值。依此计划坚持治疗可更好地控制哮喘。

急性发作治疗 急性发作治疗目的是缓解症状和恢复到患者最好的肺功能。治疗包括:
■ 吸入支气管扩张剂($β_2$受体激动剂和抗胆碱能类药物)
■ 常常需要全身性糖皮质激素

当急性发作时患者要学会自我吸入2~4喷沙丁胺醇或类似的短效$β_2$受体激动剂,每隔20分钟1次,连续3次,如果可能还需测量PEF。当这些短效的急救药物起效时(症状缓解和PEF>80%基线值),患者可以在家里控制急性发作。对治疗无反应、伴严重症状或PEF<80%基线值的患者将遵循由医师制订的治疗计划或去急诊室接受治疗(具体剂量见,表52-4)。

表 52-4 哮喘急性加重的药物治疗 *†

药物	形式	【用法用量】儿童	【用法用量】成人	评价
全身用 β₂ 受体激动剂				
肾上腺素	溶液：1mg/ml（1∶1 000）	0.01ml/kg 皮下注射（最大剂量：0.4ml～0.5ml，每 20min 1 次，共 3～4 次或按需 q4h）	0.2～0.5mg 皮下注射，每 20min 1 次，共 3 次或按需要 q2h	皮下注射给药与吸入治疗效果相同，而且伴随更多副作用 应用于成人有争议,对于有心血管疾病的患者可能禁忌
特布他林	溶液：1mg/ml	<12 岁：0.005～0.01mg/kg，每 20min 1 次，共 3 次，然后必要时 q2～6h 重复给药 ≥12 岁：与成人相同	0.25mg/次，皮下注射在 15～30min 内可重复 1 次（最大剂量：4h 内不超过 0.5mg）	—
短效 β₂ 受体激动剂				
沙丁胺醇	HFA：90μg/喷	与成人相同	4～8 喷每 20min 1 次，共 3 次，然后必要时 q1～4h	如果患者能够协同使用储雾罐吸入装置，MDI 与雾化溶液一样有效
	雾化溶液：5mg/ml 和 0.63mg、1.25mg 和 2.5mg/3ml	每次 0.15mg/kg，每 20min 1 次，共 3 次（最小 2.5mg），然后 0.15～0.3mg/kg，直到必要时 10mg q1～4h。或者，0.5mg/（kg·h）连续雾化	2.5～5mg，共 3 剂；之后 2.5～10mg q1～4h prn（或者，10～15mg/h 连续雾化同样是有效的，但增加不良反应的发生）	—
左旋沙丁胺醇	HFA：90μg/喷	与成人相同	4～8 喷，每 20min 1 次，共 3 次，然后必要时 q1～4h	沙丁胺醇 R 异构体 0.63mg 与 1.25mg 消旋沙丁胺醇是等效的 左旋沙丁胺醇可能比沙丁胺醇副作用更少
	雾化溶剂：0.63mg、1.25mg/3ml	0.075mg/kg（最小 1.25mg）每 20min 1 次，共 3 次；然后 0.075～0.15mg/kg，直到必要时 5mg q1～4h 或者，0.25mg/（kg·h）连续雾化	1.25～2mg，每 20min 1 次，共 3 次；然后必要时 1.25～5mg q1～4h 或者，5～7.5mg/h 持续雾化	—
吡布特罗	MDI：200μg/喷	与成人相同	同沙丁胺醇	—
抗胆碱能药				
异丙托溴铵	雾化溶剂：500μg/2.5ml（0.02%）	0.25～0.5mg，每 20min 1 次，共 3 次，然后必要时 q2～4h	0.5mg 每 20min 1 次，共 3 次，然后必要时 q2～4h	异丙托溴铵应加入 β₂ 受体激动剂，非一线治疗方案 可以与沙丁胺醇混合 MDI 递送剂量低，而且对重症发作应用未研究
联合用药				
异丙托溴铵和沙丁胺醇	MDI：每次吸入 20μg 异丙托溴铵和 100μg 沙丁胺醇	与成人相同	1 喷，每 30min 1 次吸入，共 3 次，然后必要时 q2～4h	异丙托溴铵延长了沙丁胺醇的气管舒张作用
	雾化溶剂：0.5mg 异丙托溴铵和 2.5mg 沙丁胺醇置入 3ml 吸入瓶中	1.5ml，每 20min 1 次，共 3 次，然后必要时 q2～4h	3ml，每 30min 1 次，共 3 次，然后必要时 q2～4h	
全身用糖皮质激素				

药物	形式	【用法用量】儿童	【用法用量】成人	评价
甲泼尼龙 泼尼松龙	片剂:2、4、8、16、32mg 片剂:5mg 口腔崩解片:10、15和30mg 溶液:5、10、15、20或25mg/5ml	住院患者:1mg/kg q6h 持续48h,然后 0.5~1.0mg/kg bid(最大剂量 60mg/d)直到 PEF = 预计值或个人最佳值70%	住院患者:40~60mg q6h 或 q8h 持续 48h,然后 60~80mg/d 直到 PEF 达 70%预计值或个人最佳值	如胃肠功能正常,静注与口服相似 在重症发作时,提高剂量无优势。通常用法是持续频繁的增倍日剂量直到患者 FEV_1 或 PEF 达 50%预计值或个人最佳值,然后常在 48h 内降低剂量到 bid
泼尼松	片剂:1、2.5、5、10、20、50mg 溶液:5mg/ml、5mg/5ml	门诊患者治疗:0.5~1.0mg/kg bid(最大剂量 60mg/d 持续 3~10 日)	门诊患者治疗:40~60mg 1 次或分 2 次持续 3~10 日	住院或急诊就诊后续治疗可持续 3~10 日 如果患者也给予吸入糖皮质激素治疗,则不需逐渐减量

* 除非特别指出,否则适用于所有年龄。† 药物剂量和使用时间由临床反应决定。
FEV_1,第 1 秒用力呼气容积;HFA,氢氟烷烃;MDI,定量气雾吸入器;PEF,呼气峰流速量。
引自 National Heart, Lung, and Blood Institute. Expert Panel Report 3: Guidelines for the diagnosis and management of asthma-full report 2007. 2007, Aug 28。见网址 www.nhlbi.nih.gov/guidelines/asthma/asthgdln.pdf。

吸入支气管扩张剂(β_2 受体激动剂和抗胆碱能类药)是急诊治疗哮喘的主要措施。在成人和年长儿中,通过定量吸入器、储雾罐和雾化吸入沙丁胺醇同样有效。因协调定量吸入器和储雾罐困难,故雾化治疗更受幼儿喜爱。最近证据表明,雾化器氦 O_2 驱动比 O_2 驱动可更好地改善支气管扩张剂效果。皮下给予肾上腺素 1:1000 溶液或特布他林是儿童的一种替代治疗。特布他林比肾上腺素更好,因为它的心血管作用较小,作用持续更长,但是它不再大量生产,而且昂贵。因为心脏副作用,对成人皮下注射 β_2 受体激动剂理论上是有问题的。然而,临床中严重的副作用很少出现,皮下给药可能对最大吸入治疗无反应者或那些不能接受有效雾化治疗者(如咳嗽剧烈、通气不足或不能合作者)有好处。对单独使用沙丁胺醇疗效不佳可联合雾化异丙托溴铵和沙丁胺醇;有证据支持大剂量 β_2 受体激动剂和异丙托溴铵同时应用作为一线治疗,但无资料支持持续使用 β_2 受体激动剂雾化优于间断给药。茶碱在治疗中作用轻微。

除了最轻的急性发作,全身糖皮质激素治疗(泼尼松、泼尼松龙、甲泼尼龙)可用于所有患者;而对使用一或两种支气管扩张剂后 PEF 正常者不必使用。静注和口服途径给药同样有效。如果静脉通路已建立可予静注甲泼尼龙,必要或方便时可换成口服制剂。一般而言,推荐较高剂量(泼尼松 50~60mg,每日 1 次)用于严重急性发作需要住院治疗者,而较低剂量(40mg,1 次)则用于轻度发作者的门诊治疗。虽然有关最佳剂量和持续时间的证据很弱,但在大多数指南中建议治疗疗程儿童 3~5 日和成人 5~7 日,并且应该根据发作的严重程度和持续时间调整。

抗生素仅在病史、体格检查或 X 线提示潜在细菌感染时使用;大多哮喘急性发作时感染源于病毒。

对于低 O_2 血症的患者,应当通过鼻导管或面罩以一定的流速或浓度吸氧以维持血 O_2 饱和度>90%。

当焦虑引起哮喘急性发作时,安慰治疗是最好的方法。抗焦虑剂和吗啡相对禁忌,因其与病死率和机械通气的需要增加相关。

如果患者在急诊积极治疗 4 小时内未恢复到基线水平,通常需要住院治疗。住院治疗标准不同,但明确的指征是未能改善、疲劳加重、反复 β_2 受体激动剂治疗后复发和明显的氧分压降低(PaO_2<50mmHg)或二氧化碳分压升高(>40mmHg,二氧化碳明显升高提示进展为呼吸衰竭)。

即使给予积极治疗病情仍持续恶化的患者,可选用无创正压通气(NIPPV)。出现呼吸衰竭者则可能需要经气管插管的有创机械通气。对于 $PaCO_2$ 升高且与呼吸窘迫程度不匹配的急性呼吸衰竭患者,在严重急性发作早期使用 NIPPV,可以预防插管。NIPPV 应用于那些尽管立即使用支气管扩张剂和全身性糖皮质激素治疗仍恶化并进展至呼吸衰竭的患者,标准如呼吸急促(呼吸频率>25/分钟),使用辅助呼吸肌,$PaCO_2$>40 但<60mmHg,以及低氧血症。若患者有以下情况应使用机械通气而不是 NIPPV:$PaCO_2$>60mmHg;意识水平下降;呼吸道分泌物过多;可能妨碍无创通气的面部异常(如手术、创伤)。如果 NIPPV 1 小时后没有明显改善,应积极考虑机械通气。

需要插管机械通气的患者宜处于镇静状态,但因可能与糖皮质激素相互作用引起持续性神经肌肉无力,所以应避免常规使用神经肌肉阻滞剂。

通常采用辅助控制模式的定容通气,这是因为这种模式在高气道阻力和阻力变化时能提供恒定的肺泡通气。呼吸机应设置在相对低的频率,相对高的吸气流速(>80L/min),从而可延长呼气时间,并达到最小的内源性呼气末正压(PEEP)。初始潮气量设置为 6~8ml/kg。由于高气道阻力和吸气流量,可能会出现高气道峰压。在这些患者中,气道压力峰值并不反映由肺泡内压引起的肺扩张的程度。然而,如果平台压超过 30~35cmH₂O,则潮气量应减低,以防气胸。当需要降低潮气量时,可以接受中等程度的高碳酸血症,但如果动脉血 pH 值降到 7.10 以下,则需给予 $NaHCO_3$ 缓慢滴注,使 pH 值保持在 7.20~7.25 之间。一旦气流阻塞缓解,$PaCO_2$ 和动脉血 pH 值正常,患者通常能很快撤机。

> **经验与提示**
> - 哮喘患者上呼吸机,平台压力比气道峰压能更好地反映发生气胸的风险;如果平台压超过 30～35cmH₂O,则减少潮气量

对哮喘发作有效的其他疗法,有报道但尚无充分研究证据。氦气和氧气的混合物(氦氧混合气)用于减少呼吸做功,并通过减少由于氦气(一种比氧气密度低的气体)引起的湍流而改善通气。虽然理论上氦气有益,但关于其有效性的研究结果矛盾;另外,缺乏即时可用性且无法同时提供高浓度氧气(由于吸入空气中 70%～80%为氦气)也限制其使用。硫酸镁可松弛平滑肌,但其用于治疗哮喘急性发作的有效性存有争议。给处于哮喘持续状态的患者常规麻醉使气道舒张,机制尚不清,也许是通过气道平滑肌直接放松作用或减弱胆碱能张力。

慢性哮喘的治疗　目前哮喘指南推荐根据严重程度分级确定治疗。而维持治疗主要根据哮喘控制水平的评估(表 52-2)。在哮喘的损害及风险控制前,呈"升阶梯治疗"(表 52-5)。在治疗升级前,应综合回顾以下因素:坚持用药,环境暴露因素(如诱因),并发症(如肥胖,过敏性鼻炎,胃食管反流,COPD,阻塞性呼吸睡眠暂停综合征,声带功能障碍)。在增加药物治疗之前这些因素需要被控制。一旦哮喘控制达 3 个月以上,药物剂量应尽量减少到维持良好控制的最小剂量(降级)。具体药物及剂量见表 52-3。

表 52-5　哮喘的阶梯治疗*

阶梯	适宜治疗	替换治疗
1(间歇状态初始治疗)	按需给予短效 β₂ 受体激动剂	—
2(轻度持续初始治疗)	†低剂量吸入性糖皮质激素	肥大细胞稳定剂,白三烯受体拮抗剂,或甲基黄嘌呤
3(中度持续初始治疗)	中等剂量吸入性糖皮质激素 或 低剂量糖皮质激素+长效 β₂ 受体激动剂	低剂量糖皮质激素+以下一种:白三烯受体拮抗剂或甲基黄嘌呤或齐留通
4	中等剂量吸入性糖皮质激素+长效 β₂ 受体激动剂	中等剂量糖皮质激素+以下一种:白三烯受体拮抗剂或甲基黄嘌呤或齐留通
5(重度持续初始治疗)	高剂量吸入性糖皮质激素+长效 β₂ 受体激动剂,对于过敏性哮喘可加奥马珠单抗	—
6	高剂量吸入性糖皮质激素+长效 β₂ 受体激动剂+口服糖皮质激素,对于有过敏性哮喘证据者可用奥马珠单抗、美泊利单抗或瑞利珠单抗。	—

* 在升级梯之前,必须首先坚持用药,环境因素(如诱因)、并发症等进行综合回顾,必要时进行相应管理。
† 短效 β₂ 受体激动剂适用于快速缓解所有阶段患者的症状,并可预防运动性哮喘。

运动性哮喘　常通过在开始运动前吸入短效 β₂ 受体激动剂或肥大细胞稳定剂来抑制运动性哮喘。如果 β₂ 受体激动剂无效或运动诱导哮喘症状频繁加重,提示患者可能比预估的哮喘更严重,需长期治疗控制症状。

阿司匹林过敏性哮喘　主要治疗是避免非甾体抗炎药阿司匹林。塞来昔布不是一个诱发因素。白三烯拮抗剂可以减少对非甾体抗炎药的反应。少部分住院患者脱敏治疗是成功的。

未来治疗　针对炎症发生发展特殊阶段开展多种治疗。针对 IL-4、IL-13、TNF-α、肿瘤坏死因子 α、其他趋化因子,细胞因子及其受体的治疗正在研究中,并被认为是治疗的靶点所在。

特殊群体

婴儿、儿童和青少年　婴儿哮喘很难诊断,常误诊误治。经验性吸入支气管扩张剂和抗炎药可有助于诊断治疗。给药装置为雾化器或带储雾罐的定量雾化器(MDI),有或无面罩。症状大于每周 2 次的婴儿和不到 5 岁的儿童建议每日给予抗炎治疗:吸入糖皮质激素(首选)、白三烯受体拮抗剂或色甘酸钠。

5 岁以上的儿童和青少年哮喘患者,治疗与成人相似。要鼓励他们坚持体育活动、锻炼、参加运动。青少年肺功能试验预期标准值接近儿童标准(不是成人)。青少年和发育成熟的幼儿将参与自身哮喘管理计划的制订,并建立提高依从性的治疗目标。教师和学校护士将了解治疗计划以确保急救时可靠和迅速地用药。色甘酸钠和奈多罗米常用于这类患者,但是作用不如吸入糖皮质激素。长效制剂可避免在学校用药时出现的问题(如不方便,尴尬)。

孕妇　约 1/3 哮喘妇女孕期症状减轻,1/3 加重(时而会发展为重度);1/3 无变化。GERD 可能是孕期出现症状的重要诱因。孕期控制哮喘非常重要,若母亲疾病控制不佳可致产前死亡率增加、早产、低出生体重儿。抗哮喘药物未发现不利于胎儿的作用,但尚无安全性方面的数据(见美国哮喘教育和预防计划指南 2004)。一般情况下,相对于哮喘药物的不良反应,不受控制的哮喘对于母亲和胎儿来说更是一个危险因素。在怀孕期间,正常的血液 PCO_2 水平是

约 32mmHg。因此，若 PCO_2 接近 40mmHg 则可能发生 CO_2 潴留。

> **经验与提示**
>
> ■ 哮喘未控制的孕妇如 PCO_2 水平近 40mmHg，应怀疑二氧化碳潴留和呼吸衰竭

老年人 老年人群中其他阻塞性肺部疾病的发病率较高（如 COPD，参见第 375 页），因此识别气道阻塞可逆性部分的大小很重要，（如可进行 2~3 周糖皮质激素吸入试验或支气管扩张剂后肺功能测定）。老年人也许对 $β_2$ 受体激动剂和吸入糖皮质激素的副作用更加敏感。在吸入糖皮质激素期间，采取保护骨密度的方法（如补充钙片和维生素 D，双膦酸盐）对具有骨质疏松危险因素的患者极为有益。

> **关键点**
>
> ■ 哮喘诱发物的范围从环境过敏原和呼吸道刺激物到感染，阿司匹林，运动，情绪和胃食管反流
> ■ 患者出现不能解释的持续性咳嗽，尤其是在夜间，需要考虑哮喘
> ■ 如果怀疑哮喘，安排肺功能检查，必要时行乙酰甲胆碱激发试验
> ■ 教育患者如何避免诱发因素
> ■ 用于慢性哮喘的过敏和免疫反应调节药物-通常是吸入性糖皮质激素，根据哮喘的严重程度加入其他药物（如长效支气管扩张剂，肥大细胞稳定剂，白三烯受体拮抗剂）
> ■ 用吸入 $β_2$ 受体激动剂，抗胆碱能药，全身应用糖皮质激素，有时注射肾上腺素，来治疗哮喘急性发作。
> ■ 如果需要机械通气，考虑使用高吸气流速（延长呼气时间）和低潮气量，即使 PCO_2 略升高（允许性高碳酸血症）
> ■ 怀孕期间积极治疗哮喘

更多信息

The National Heart, Lung, and Blood Institute: Expert Panel Report 3, Guidelines for the diagnosis and management of asthma-full report 2007.

变应性支气管肺曲霉病

变应性支气管肺曲霉病（allergic bronchopulmonary aspergillosis, ABPA）是一种对曲霉菌（主要是烟曲霉菌）的过敏反应，几乎只出现在哮喘患者，更少出现在囊性纤维化患者中。对曲霉抗原的免疫反应引起气道阻塞，如不治疗，可引起支气管扩张和肺纤维化。症状和体征除哮喘表现外，还有排痰性咳嗽，偶有发热和食欲减退。依据病史和影像学检查可疑诊，确诊通过曲霉菌皮肤试验、IgE 测定、血清沉淀素和烟曲霉菌特异性抗体检测。用糖皮质激素治疗，顽固难治性疾病，可用伊曲康唑。

当曲霉菌（土壤中广泛存在的真菌）寄殖于哮喘或囊性纤维化患者气道时，可引发变应性支气管肺曲霉病。

病理生理

因未知原因，曲霉菌定植会导致对曲菌抗原产生强烈的抗体（IgE 和 IgG）和细胞介导的免疫反应（Ⅰ、Ⅲ、Ⅳ型超敏反应），导致频繁哮喘反作。随后，免疫反应伴真菌直接毒性作用致气道扩张损伤，最后发展为支气管扩张和纤维化。组织学表现以气道黏液栓为特征，嗜酸粒细胞性肺炎，肺泡间隔浆细胞和单核细胞浸润，支气管黏液腺体和杯状细胞数量增加。极少数情况下，在无潜在哮喘或囊性纤维化时其他真菌如青霉菌、念珠菌属、弯孢（霉）属、长蠕孢菌属和/或德氏霉属等，可引起相同的症状称为变应性支气管肺真菌病。

出现在管腔内的曲霉菌并无侵袭性。故变应性支气管肺曲霉病需与出现在免疫抑制患者中的侵袭性肺曲霉病相鉴别；与曲菌球相鉴别，后者是由曲霉菌在患者肺内原有空洞或囊性空间内蓄积形成；与少见的曲霉菌性肺炎相鉴别，后者出现在长期服用低剂量泼尼松的患者（如 COPD 患者）。虽然区别很明显，但有重叠综合征的报道。

症状及体征

症状与哮喘或肺囊性纤维化加重的症状一样，另外排痰性咳嗽，痰中可含深绿色或褐色栓子，偶有咯血。病情严重者可出现发热、头痛和食欲缺乏等常见的全身症状。体征表现为气道阻塞，尤其是哮鸣音和呼气时间延长，要注意与哮喘急性发作相鉴别。

诊断

■ 哮喘病史
■ 胸片或高分辨 CT
■ 曲霉菌抗原皮试试验
■ 血清曲霉菌沉淀素
■ 痰培养曲霉菌（Aspergillus）或其他罕见真菌阳性
■ IgE 水平

哮喘症状反复发作，X 线胸片中出现游走性或不易吸收的浸润影（常由于痰栓和支气管阻塞导致肺不张）及支气管扩张的影像学特征（参见第 372 页），痰培养烟曲霉菌阳性，或明显外周血嗜酸性粒细胞增多可疑诊。

已提出一些诊断标准（表 52-6），但在实际操作中不是所有标准都用于每一个病例的评估。临床实践中通常评估 4 个主要指标。疑诊患者，用曲霉菌抗原行皮肤点刺试验是最好的第一步。曲霉菌抗原皮试引起速发风团及潮红应答后应快速进行血清 IgE 和曲霉菌沉淀素测定，因为高达 25% 无变应性支气管肺曲霉病的哮喘患者皮试也呈阳性。IgE>1 000ng/ml（>417IU/ml）和沉淀素阳性提示诊断，可通过特异性曲霉菌抗体测定确诊（虽然高达 10% 无 ABPA 哮喘患者也有血清沉淀素）。当怀疑 ABPA 时，烟曲霉菌特异性 IgG 和 IgE 抗体浓度至少是无 ABPA 者的 2 倍，才能确诊。如测试结果有分歧，比如血清 IgE 水平升高而特异性烟曲霉菌抗体阴性时，可重复试验以及随访患者以最终确诊或排除诊断。

表 52-6　变应性支气管肺曲霉病诊断标准

主要标准

哮喘或囊性纤维化

曲霉菌特异性 IgE 升高或曲霉菌抗原皮试阳性

血清 IgE 升高（>1 000ng/ml 或 >417IU/ml）*

其他标准

免疫分析法测定烟曲霉血清沉淀素或血清曲霉菌 IgG 升高

影像学显示肺部阴影符合 ABPA

使用糖皮质激素前，既往或目前血嗜酸性粒细胞升高（>500/μl）

* 如果患者符合所有其他诊断标准，可能会较低。

引自 Agarwal R, Chakrabarti A, Shah A, et al. Allergic bronchopulmonary aspergillosis: review of literature and proposal of new diagnostic and classification criteria.

治疗

- 泼尼松
- 有时用抗真菌药物

根据疾病分期（表 52-7）选择治疗方案。Ⅰ期给予泼尼松 0.5~0.75mg/kg 口服，每日 1 次，2~4 周后逐渐减量，疗程 4~6 个月。每三个月检查一次 X 线胸片、血嗜酸性粒细胞和 IgE 水平来评估改善情况，以浸润吸收、嗜酸性粒细胞减少 ≥50%、IgE 降低 33% 为好转。Ⅱ期患者只需每年监测一次。Ⅱ期患者复发（Ⅲ期）可再次试用泼尼松。泼尼松无效的Ⅰ期或Ⅲ期患者（Ⅳ期）适用抗真菌治疗。伊曲康唑 200mg，每日 2 次，口服 16 周，作为泼尼松替代药物并具糖皮质激素减量作用。伊曲康唑治疗时需监测药物浓度和血清中转氨酶、甘油三酯及钾离子浓度。

表 52-7　变应性支气管肺曲霉病分级*

分期	描述	标准
Ⅰ	急性	出现所有诊断标准
Ⅱ	缓解期	症状缓解 >6 个月
Ⅲ	复发期	≥1 个诊断标准再次出现
Ⅳ	难治期	糖皮质激素依赖或难治性
Ⅴ	纤维化期	弥散性纤维化和支气管扩张

* 各期不是连续发展。

所有患者的潜在性哮喘或囊性纤维化要给予最佳治疗。另外，长期应用糖皮质激素患者要监测并发症，如白内障、糖尿病、骨质疏松症，为防止骨质丢失和肺部耶氏肺孢子菌感染应尽可能给予预防治疗。

> **关键点**
> - 如果哮喘或囊性纤维化患者出现原因不明的频繁发作，胸片检查发现游走或不缓解的浸润，影像学检查有支气管扩张的表现，有持续性血嗜酸细胞升高，或者如果痰培养示曲霉菌时，则需考虑 ABPA
> - 开始使用曲霉菌抗原做皮肤点刺试验，血清学检测通常紧随其后
> - 初期治疗使用泼尼松
> - 如果使用了泼尼松后 ABPA 仍然持续不缓解，用抗真菌药如伊曲康唑治疗

53. 支气管扩张和肺不张

支气管扩张

支气管扩张是由慢性感染和炎症引起的大气道的扩张和破坏。常见病因是囊性纤维化、免疫缺陷、反复感染，有些病例表现为特发性的。症状主要是慢性咳嗽和脓性痰；有些患者还有发热和呼吸困难。诊断主要根据病史和影像学表现，虽然标准的胸部 X 线片也可用于诊断，但通常应用高分辨 CT。急性加重的治疗和预防包括支气管舒张剂、分泌物的清除、抗生素的使用，并发症（如咯血和由耐药菌或机会感染造成的进一步肺损伤）的处理。如有可能，治疗原发病因很重要。

病因

普遍认为支气管扩张是引起慢性气道炎症的各种疾病的共同终点。支气管扩张可累及肺的多个区域（弥漫性支气管扩张），也可仅累及一个或两个区域（局灶性支气管扩张）。

弥漫性支气管扩张　好发于有气道遗传、免疫或解剖缺陷的患者。在发达国家，很多情况下出现支扩时无明显诱因，部分原因可能是起病缓慢，在支气管扩张形成时诱因不能被识别。利用较新的改进的遗传和免疫学检测方法，有越来越多的报告描述了经过仔细、系统的评价后这些特发性病例的病因最终被发现。

囊性纤维化（CF）是最常见的原因，以前未确诊 CF 可以占特发性病例的 20%。甚至杂合子患者，通常不具有典型的 CF 的临床表现，患支气管扩张的风险升高。

免疫缺陷如常见变异型免疫缺陷病（CVID）及罕见的气道结构异常也可导致弥漫性病变。营养不良和感染艾滋病毒似乎也增加支扩发生的风险。

黏液纤毛清除功能的先天性缺陷如原发性纤毛运动障碍（PCD）综合征也可以是一个诱发因素，占既往认为特发性病例的近 3%。弥漫性支气管扩张也是一些常见自身免疫疾病的并发症，例如类风湿关节炎、干燥综合征，也可发生于血液系统恶性肿瘤、器官移植，以及治疗这些疾病导致

的免疫功能缺陷等情况。变应性支气管肺曲霉病,对曲霉菌(*Aspergillus*)有高敏反应,最常发生在哮喘患者,但有时在CF患者,可引起或导致支气管扩张。

在发展中国家,大多数情况下,可能是由结核引起的,尤其是由于营养不良和感染艾滋病毒等存在免疫功能受损的患者。

局灶性支气管扩张 源自未治疗的肺炎或存在阻塞(如异物、肿瘤、手术后改变、淋巴结肿大所致)。分枝杆菌(结核或非结核)可造成局灶性支气管扩张,也可定植于其他病因引起支气管扩张的患者肺内(表53-1)。

表53-1 支气管扩张的诱发因素

分期	举例与注释
感染	
细菌	百日咳杆菌
	流感嗜血杆菌
	克雷伯菌
	卡他莫拉菌
	肺炎支原体
	铜绿假单胞菌
	金黄色葡萄球菌
真菌	曲霉菌
	荚膜组织胞浆菌
分枝杆菌	结核分枝杆菌
	非结核分枝杆菌
病毒	腺病毒
	单纯疱疹病毒
	流感病毒
	麻疹
	呼吸道合胞病毒
先天性疾病	
α_1-抗胰蛋白酶缺乏	严重者可导致支气管扩张
纤毛缺陷	可导致支气管扩张、鼻窦炎、中耳炎、男性不育症
	50%的原发性纤毛运动障碍(PCD)患者有内脏转位
	Kartagener综合征(右位心、鼻窦疾病和内脏转位临床三联征)
囊性纤维化	钠和氯离子的转运缺陷导致分泌物黏稠
	常合并铜绿假单胞菌或金黄色葡萄球菌定植
免疫缺陷	
原发性	慢性肉芽肿病
	补体缺陷
	低丙种球蛋白血症,尤其常见变异型免疫缺陷
继发性	HIV感染
	免疫抑制药物
气道梗阻	
恶性肿瘤	支气管内病变
外源性压迫	源于肿瘤性占位或淋巴结肿大
异物	吸入性或内源性(如支气管结石)
黏液阻塞	变应性支气管肺曲霉病

续表

分期	举例与注释
手术后	肺叶切除术后,由于残肺扭曲所致
结缔组织疾病	
类风湿关节炎	常导致支气管扩张(常为亚临床),男性及病程长者多见
干燥综合征	支气管扩张可能是由于支气管黏液黏稠度增加,导致阻塞、清除不利和慢性感染
系统性红斑狼疮	高达20%的患者存在支气管扩张,机制不明
炎症性肠病	支气管肺的并发症85%发生于炎症性肠病发病后,10%~15%发生于发病前支气管扩张在溃疡性结肠炎常见,克罗恩病也可发生
复发性多软骨炎	—
先天性结构缺陷	
淋巴管性的	黄甲综合征
气管支气管性的	威廉姆斯-坎贝尔综合征(软骨缺损)
	巨气管支气管症(如Mounier-Kuhn综合征)
血管性	肺隔离症(先天畸形,其中无功能性肺组织团块缺乏与气管支气管树的正常交通,并从体循环接受动脉血液供应)
毒性物质吸入	
氨气	气道直接受损而改变了结构和功能
氯气	
二氧化氮	
其他	
移植	可能继发于免疫抑制导致的频发感染

经许可摘自Barker, AF. Bronchiectasis[J]. The New England Journal of Medicine, 2002, 346:1383-1393。

病理生理

支气管扩张的病理生理尚不完全清楚,可能部分原因是因为它是一组导致慢性气道炎症的异质性疾病的共同终点。

弥漫性支气管扩张 发生在小型和中型气道,诱因触发气道炎症紊乱,管腔内中性粒细胞释放炎症介质。炎症介质破坏大气道弹力蛋白,软骨和肌肉,导致不可逆的支气管扩张。同时,在发生炎症的小型和中型气道,巨噬细胞和淋巴细胞形成黏膜浸润,导致气道壁增厚。气道壁增厚导致气道阻塞,这在肺功能测试过程中经常被发现。随着病情进展,炎症蔓延超出了气道,导致周围肺实质的纤维化。什么导致小气道炎症往往取决于支气管扩张症的病因。常见的病因者包括呼吸道清除受损(由于CF产生黏稠黏液,在PCD患者存在纤毛运动障碍,或气道感染或损伤导致纤毛和气道的损害)和宿主防御功能受损;这些因素会导致患者出现慢性感染和炎症。在免疫缺陷(特别是CVID)的情况下,自身免疫性炎症也是原因。

局灶性支气管扩张 通常发生于大气道被阻塞时。由于无法清除分泌物可导致感染,炎症和气道壁损伤的恶性循环。因为它的支气管细且成角,并在近端附近有淋巴结,因此右肺中叶常被累及。由分枝杆菌感染造成的淋巴结肿大,有时会导致支气管阻塞和局灶性支气管扩张。

由于持续的炎症可改变气道解剖,致病菌(有时还包括分枝杆菌),常常在气道定植。最常见的病原菌为流感嗜血杆菌(35%)、铜绿假单胞菌(31%)、卡他莫拉菌(20%)、金黄色葡萄球菌(14%)、肺炎链球菌(13%)。金黄色葡萄球菌定植与CF高度相关;细菌培养发现金黄色葡萄球菌应认识到可能是未确诊的CF。此外,定植铜绿假单胞菌往往预示疾病严重,并预示着肺功能的快速下降。定植多种微生物是常见的,在反复急性发作需要抗生素治疗的患者需要关注抗生素耐药。

并发症 随着病情的发展,慢性炎症和缺氧可导致支气管新生(不是肺)动脉的形成。支气管动脉壁容易破裂而导致大咯血。其他血管并发症包括由于血管收缩,动脉炎,支气管肺分流等导致的肺动脉高压。定植多耐药菌可导致慢性、较轻的气道炎症。这种炎症可以进展,造成反复加重,并使得肺功能检查中的气流受限恶化。

症状及体征

症状具有隐匿性特点,呈逐年加重,伴有急性加重发作。支气管扩张的主要症状是慢性咳嗽,有大量稠厚的脓痰。

呼吸困难和喘息也是常见症状,亦可发生胸膜痛。在病情较重的情况下,肺动脉高压导致的低氧血症和右心衰竭会加重呼吸困难。大咯血往往是由于气道新血管形成。

新发的或感染恶化常常导致急性加重。急性加重表现为咳嗽加剧,呼吸困难加重,咳痰量增加。低热和全身症状(如乏力,倦怠)也可能存在。口臭和异常呼吸音,包括爆裂音、干啰音和喘鸣音,是该病的典型体征。可有杵状指,但不常见。晚期患者可有低氧血症、肺动脉高压(如气短、眩晕)、右心衰竭的体征。慢性鼻窦炎和鼻息肉可以存在,特别是在CF患者或PCD患者。体重通常降低,可能是由于炎症和细胞因子过量。在CF患者,存在吸收不良。

诊断

- 病史和体格检查
- 胸片
- 胸部高分辨CT
- 肺功能检测用于基线评估和疾病进展的评估
- 可疑病因的特殊检查

诊断根据病史、体格检查和胸部影像学。慢性支气管炎临床表现与支气管扩张相似，但支气管扩张与之的区别在于渐进性每日咳大量脓性痰液，以及影像学显示的气道扩张。

影像学检查 胸部X线通常是不正常的，凭此可能诊断出支扩。X线的发现提示支气管扩张的征象包括气道壁增厚和/或支气管扩张，典型表现包括边界不清的肺门周围线性阴影，与中央肺动脉难以区分，模糊不清的环状结构及"轨道征"，往往是由于支气管壁增厚，扩大并与X线垂直时看得到。气道扩张充满黏液栓，可有散在的细长的管状不透明物样改变。由于基础疾病不同，影像学表现也不同：由囊性纤维化导致的支气管扩张主要累及上肺叶，而气管内阻塞所致支气管扩张，胸片更常见局灶性病灶。高分辨CT用于确定支气管扩张的程度，这项检查的敏感度和特异度接近100%。典型的CT表现包括气道扩张（两个或更多的气道的内腔超过相邻动脉的直径）和印戒征（一个增厚扩张的气道与相邻小动脉伴随的横断面视图）。缺乏正常支气管渐变特征，中型支气管几乎延伸至胸膜。"双规征"很容易在CT上看到。随着时间的推移气道损伤的加重，支气管扩张的变化从圆柱形到曲张，再到囊样改变。肺不张、黏液栓、肺实变、血管减少是非特异性表现。在牵拉性支气管扩张，肺纤维牵拉或扭曲呼吸道，在影像上出现支气管扩张改变。

肺功能测定 肺功能检查目的是记录基础肺功能情况并用于监测疾病其变化。支气管扩张可导致气流受限[第一秒用力肺活量（FEV_1）、FEV_1/FVC都减少]，用支气管舒张剂β-受体激动剂后FEV_1可改善。肺容积可能增加或减少，CO弥散能力（DLco）可能降低。

病因诊断 在非急性发作期，所有患者应该咳痰或诱导痰做痰培养，以确定主要定植细菌及药敏。这些信息在病情加重时有助于抗生素的选择。血常规及分类可以帮助确定疾病活动的严重程度，并确定是否有嗜酸性粒细胞增多，这有助于并发症的诊断。染色和细菌培养，分枝杆菌培养（*Myco-bacterium avium* 鸟分枝杆菌复合体和 *M. tuberculosis* 结核分枝杆菌），以及真菌培养（曲霉菌）也可以帮助识别慢性气道炎症的原因。有临床意义的非结核分枝杆菌感染的诊断是通过系列痰标本中发现高的菌落计数，或有病理证实为肉芽肿及有影像学依据的患者肺泡灌洗液中发现较高菌落计数。

当支气管扩张症的病因尚不清楚时，可能要做基于病史和影像学检查结果的进一步测试。测试可以包括以下内容：

- 血清免疫球蛋白（IgG，IgA，IgM）和血清蛋白电泳诊断CVID
- 靶向评估基线和对多肽及多糖抗原特异性抗体应答（如破伤风，荚膜多糖，肺炎链球菌和流感嗜血杆菌b型）来完成，以评估免疫反应
- 两个汗液氯化物测试和*CFTR*基因突变分析诊断CF（包括成年人>40岁无支气管扩张的可识别的病因，特别是如果他们有肺上叶受累，消化吸收不良，或男性不育症）
- 如果考虑自身免疫性疾病，类风湿因子，ANA，抗中性粒细胞胞浆抗体等需要检测
- 免疫球蛋白检测（IgE）；曲霉菌沉淀素，IgE，嗜酸性粒细胞计数检查以排除变应性支气管肺曲霉病。嗜酸性粒细胞计数增高患者检测血清免疫球蛋白E（IgE）和曲霉菌沉淀素，以排除变应性支气管肺曲霉病
- 如果高分辨CT显示肺下叶肺气肿，检测α_1抗胰蛋白酶水平，以评估α_1抗胰蛋白酶缺乏症。

如果成人支气管扩张也伴有慢性鼻窦疾病或化脓性中耳炎，特别是从小就存在上述疾患者要考虑PCD。这类患者支扩多发于右中叶和舌叶，可有不育或右位心。诊断需要鼻或支气管上皮标本透射电子显微镜检查观察是否有异常纤毛结构。PCD的诊断通常应该在专门的中心来完成，因为评估是具有挑战性的。健康人多达10%的纤毛可存在非特异性的结构缺陷，并在患有肺部疾病，以及存在感染时可导致短暂的运动障碍。部分有PCD症状的患者纤毛超微结构也可能是正常的，对这些患者需要进一步测试，来发现异常的纤毛功能。

如怀疑存在解剖结构异常、阻塞性的异物或病变，建议行支气管镜检查。

急性加重的评价 检测的范围取决于感染的严重程度。对于轻度至中度急性加重，反复痰培养，确认致病微生物和药敏就足够了。这有助于缩小抗生素覆盖范围和排除条件致病菌。对病情更严重的患者，需要做血细胞计数，胸部X线，以及其他可能的试验，来排除严重肺部感染的常见并发症，如肺脓肿和脓胸。

预后

预后随病情严重度而异。平均每年FEV_1下降50~55ml（在健康人正常减少是20~30ml）。囊性纤维化患者预后最差，中位生存期为36岁，其中多数患者间断出现急性加重。

治疗

- 用抗生素和规范接种疫苗预防急性加重
- 帮助清除气道分泌物的措施
- 如果存在可逆性气道阻塞，需要使用支气管扩张剂和经常吸入糖皮质激素
- 抗生素和支气管扩张剂用于治疗急性加重
- 病灶局限者，且症状持续或出血患者，应接受手术切除病灶

关键的治疗目标是控制症状，提高生活质量，减少急性发作的频率，并保留肺功能。

和所有慢性肺部疾病的患者一样，支扩患者建议戒烟和每年接种流感疫苗，接种13价肺炎球菌疫苗（PCV13）和肺炎球菌多糖疫苗（PPSV23）。建议初次预防接种<65岁患

者,5 年后重新接种疫苗。脾切除或使用免疫抑制的患者 5 年后也要接种疫苗。

呼吸道清除技术被用于减少患者咳痰和黏液堵塞导致的慢性咳嗽及在病情加重期间减轻症状。这些技术包括规律运动、体位引流和胸部叩击,呼吸末正压装置,肺内冲击呼吸机,气动背心,和自体引流(一种有助于分泌物从外周移动到中心气道的呼吸技术)。患者应该由呼吸治疗师教会他们这些技巧,并使用对他们最有效和可持续技术;当然目前没有证据说哪一个技术更优越。

对有气道阻塞的患者,支气管扩张剂治疗(如在 COPD 患者,根据症状和肺阻塞的严重度使用长效 β 肾上腺素能激动剂,噻托溴铵,和短效 β 肾上腺素能药的组合)可以帮助改善肺功能和生活质量。在频繁急性发作的患者或肺功能测量显著变异的患者可吸入糖皮质激素。呼吸康复对患者有帮助(即支气管舒张剂使用后可逆性的气道阻塞)。

在 CF 患者,各种雾化治疗,包括黏液溶解(rhDNase)和高渗(7%)的盐水,可以帮助减少痰液黏稠,增强气道清理。在没有 CF 的患者,没有证据说使用这些药物会获益,所以只有湿化和生理盐水被推荐为治疗吸入。吸入特布他林,干粉甘露醇和黏液溶解剂如羧甲司坦和溴已新可能加速气管支气管的清除。然而,大多数这些药物是在有限的临床试验做的,患者有或无 CF,结果并不一致。

目前没有共识认为使用抗生素可以防止或减少急性发作。定期使用抗生素或轮换使用可减少症状和急性发作,但可能会增加未来的感染中出现耐药微生物的风险。目前的指南建议使用抗生素的指征是每年≥3 次急性加重的患者,以及虽然急性发作次数较少但痰培养铜绿假单胞菌阳性的患者。阿奇霉素 500mg 每周三次长期治疗,不管是否有 CF,均可减少急性加重。大环内酯类抗生素被认为是主要得益于其抗炎或免疫调节作用。患者有铜绿假单胞菌者可从吸入妥布霉素受益,300mg 每日 2 次共一个月,每隔一个月给药。

其他的治疗取决于基础疾病。变应性支气管肺曲霉病可以给予糖皮质激素,有时也可以给予唑类抗真菌药(参见第 369 页)。免疫球蛋白缺乏症患者和 α_1-抗胰蛋白酶缺乏症患者都应接受替代治疗。

急性加重 急性发作都用抗生素治疗,吸入支气管扩张剂(特别是如果患者有喘息),增强黏液清除,使用物理排痰技术,加强湿化,并雾化盐水(对 CF 患者使用黏液溶解药)。吸入或口服糖皮质激素常用于治疗气道炎症和气道阻塞加重。抗生素选取决于先前培养结果以及是否患者有 CF。

没有 CF 的患者或之前没有细菌培养结果的患者最初的抗生素选择应该是针对流感嗜血杆菌、卡他莫拉菌、金黄色葡萄球菌和肺炎链球菌,包括阿莫西林/克拉维酸钾,阿奇霉素,克拉霉素,和甲氧苄啶/磺胺甲噁唑。抗生素应根据培养结果进行调整,疗程为 14 天。已知铜绿假单胞菌定植的患者,或出现严重的急性加重,应接受针对该微生物有效的抗生素(如环丙沙星 500mg 口服,每日 2 次,左氧氟沙星 500mg 口服,每日 1 次,7~14 日),直至得到重复培养的结果。

对于 CF 患者初始抗生素的选择是由以前的痰培养结果(在所有 CF 患者常规做)来定的。在儿童时期常见的感染病原体是金黄色葡萄球菌和流感嗜血杆菌,可以应用喹诺酮类抗生素如环丙沙星和左氧氟沙星。囊性纤维化的后期,感染涉及某些高度耐药的革兰氏阴性菌株,包括铜绿假单胞菌、洋葱伯克霍尔德菌、嗜麦芽窄食单胞菌。这些患者的治疗应联合多种抗生素(如妥布霉素、氨曲南、替卡西林/克拉维酸、头孢他啶、头孢吡肟),并且通常需要静脉应用。

并发症 大量咯血常采用支气管动脉栓塞术,但如果栓塞无效并且肺功能允许,可考虑手术切除。

分枝杆菌二重感染,如鸟分枝杆菌复合体几乎都需要多药联合方案,包括克拉霉素,阿奇霉素,利福平或利福布丁,乙胺丁醇。药物治疗方案应根据痰培养和药敏结果进行调整。所有药物应坚持服用,直到痰培养阴性持续 12 个月。

外科手术切除较少被应用,但当药物治疗已达最优化,而症状仍无法耐受时,可考虑手术治疗局灶性支气管扩张。某些弥漫性支气管扩张的患者,肺移植也是一种选择。有报道,心肺联合移植或双肺移植术后 5 年生存率高达 65%~75%。肺功能通常在 6 个月内得到改善,且这种改善至少可持续 5 年。

> **关键点**
> - 在支气管扩张中,各种原因引起的大气道慢性炎症破坏弹性蛋白,软骨和肌肉,导致不可逆的支气管损伤;扩张的气道会出现慢性感染性微生物定植
> - 患者有咳嗽咳痰,间歇急性加重,一般 2~3 次/年
> - 诊断依靠影像,一般用 CT;做痰培养来判定定植的微生物
> - 使用适当的免疫接种,呼吸道清除技术,有时采用大环内酯类抗生素等防止急性加重
> - 治疗急性加重需使用抗生素,支气管扩张剂,反复呼吸道清除措施,和糖皮质激素

肺不张

肺不张指的是肺组织塌陷,肺容积缩小。若肺不张广泛,患者可有呼吸困难或呼吸衰竭。也可以发展为肺炎。有些肺不张可伴有胸痛。根据胸部 X 线片进行诊断。治疗包括保持咳嗽和深呼吸,治疗原发原因。

肺泡的自然回缩受到了下列因素的对抗:
- 表面活性物质(即保持表面张力)
- 连续呼吸(这使肺泡开放)
- 间歇性深呼吸(其中释放的表面活性剂进入肺泡)
- 定期咳嗽(清除气道分泌物)
- 肺不张的主要后果包括低通气[缺氧和通气/灌注(V/Q)不匹配]和肺炎

病因

最常见的导致肺不张的原因包括：
- 内源性气道阻塞（如异物，肿瘤，黏液栓）
- 气道的外源性压迫（如肿瘤，淋巴结肿大）
- 呼吸或咳嗽抑制（如全身麻醉，过度镇静，疼痛）
- 仰卧位，特别是在肥胖患者和心脏扩大患者
- 压缩或肺实质的萎陷（如大量胸腔积液或气胸）

胸腔和腹腔手术是非常常见的原因，因为它们涉及全身麻醉，使用阿片类药物（继发性呼吸抑制），并且往往是呼吸伴有疼痛。一个错位气管插管可以通过阻断一个主支气管引起肺不张。

肺不张的不太常见的原因包括表面活性物质功能障碍和肺实质瘢痕形成或肿瘤。

症状及体征

肺不张本身是无症状的，除非低氧血症或出现肺炎。低氧血症的症状往往与肺不张发生的速度和严重程度相关。快速，广泛的肺不张，可出现呼吸困难，甚至呼吸衰竭。缓慢发展的非广泛性肺不张，症状可能是轻微或缺如。

肺炎可导致咳嗽、咳痰、呼吸困难和胸膜炎性胸痛。胸膜炎性胸痛也可能是由于导致肺不张的病症（如胸部创伤或手术）引起。

往往无体征。如果肺不张面积大，肺不张区域可有呼吸音降低，并有叩诊浊音，以及胸部触觉语颤降低。

诊断

- 胸部 X 线

出现任何不明原因的呼吸道症状，有危险因素，尤其是近期的大手术的患者，应该考虑到肺不张的可能。有临床表现的肺不张（如引起症状，增加了并发症的风险，或影响肺功能）通常在胸部 X 线检查时发现，包括肺部阴影和/或肺容积的减少。如果肺不张不具临床表现（如果它不是近期手术或胸部 X 线看到的肺炎）或其他疾病（如肺栓塞、肿瘤），其他检查，如支气管镜或胸部 CT，可能是必要的。

治疗

- 保持咳嗽和深呼吸
- 如怀疑肿瘤或异物阻塞，需支气管镜检查

用于治疗肺不张的措施疗效证据均较弱或无。通常的建议包括胸部物理治疗，以帮助维持肺膨胀技术，如咳嗽，深呼吸练习和使用激励肺活量计的协助通气和分泌物的清除。对于未插管，分泌物不多的患者，持续气道正压可能会有帮助。对于气管插管的患者，呼气末正压和/或更高的潮气量通气可能会有帮助。

避免过度镇静有助于确保通气和有效的深呼吸和咳嗽。然而，严重的胸膜疼痛可能会影响深呼吸和咳嗽，阿片类药物可协助缓解。因此，许多医生处方阿片类镇痛药用以缓解疼痛和建议患者自觉咳嗽，并定期做深呼吸。在某些患者术后，硬膜外麻醉或肋间神经阻滞可以用于缓解疼痛，而不会导致呼吸抑制。应避免镇咳。

更重要的是，针对肺不张（如黏液栓、异物、肿瘤、肿块、胸腔积液）的原因应及时治疗。对于持久性黏液堵塞，雾化阿尔法链道酶及试用支气管扩张剂。N-乙酰半胱氨酸通常要避免，因为它可引起支气管收缩。如果其他措施无效，或者原因不是黏液堵塞而是其他问题，应该行支气管镜检查。

预防

吸烟者可以通过术前停止吸烟，最好是术前至少 6~8 周来降低其术后肺不张的危险。药物治疗慢性肺疾病（如慢性阻塞性肺疾病）应在手术前进行。胸或上腹部手术的患者应考虑进行术前吸气肌训练（包括激励肺活量测定）。手术、早期下床活动和肺扩张的技术（如咳嗽，深呼吸练习，激励肺活量测定）也可以降低风险。

> **关键点**
> - 肺不张是可逆性的肺组织塌陷或容积减少，常见的原因包括内在或外在的气道受压，低通气和错位气管导管
> - 大面积肺不张可能会导致低氧血症症状，但其他症状是由于原发病因或叠加肺炎
> - 诊断依靠胸部 X 线检查；如果致病原因不易在临床上发现，可能需要支气管镜或胸部 CT 检查
> - 治疗包括最大限度地咳嗽和深呼吸

54. 慢性阻塞性肺疾病和相关疾病

慢性阻塞性肺疾病

慢性阻塞性肺疾病（chronic obstructive pulmonary disease，COPD）是以吸入有毒物质后促发气道炎症反应继而引起气流受限的一类疾病，促发 COPD 的有毒吸入物中以香烟烟雾为最常见。在非吸烟者中，α_1-抗胰蛋白酶缺乏及职业性暴露因素是较为少见的原因。COPD 患者主要临床表现为逐年加重的咳嗽咳痰和呼吸困难症状；常见体征为呼吸音减低、呼气相时间延长和哮鸣音。病情严重患者可并发体重下降、气胸、频发的急性心力衰竭，右心衰竭和/或急性

或慢性呼吸衰竭。这类疾病主要根据病史、体检、胸片、肺功能检查进行诊断。治疗上主要使用支气管舒张剂及糖皮质激素，必要时可予吸氧或使用抗生素。诊断后10年内约50%的严重COPD患者会死亡。

COPD包括：

- 慢性阻塞性支气管炎（依照临床症状诊断）
- 肺气肿（病理结合影像学确诊）

许多患者兼有两者的特征。

慢性阻塞性支气管炎　是伴有气流受限的慢性支气管炎。慢性支气管炎的定义是连续2年慢性咳嗽、咳痰，每年持续时间至少3个月。当肺功能测定有气流阻塞的证据，则慢性支气管炎已经演化为慢性阻塞性支气管炎。慢性喘息性支气管炎是一种相似的重叠症，特点为慢性咳嗽、咳痰、喘息，部分可逆的气流阻塞，常见于有哮喘史的吸烟者中。在某些病例中，慢性阻塞性支气管炎和慢性喘息性支气管炎的区别不明显，也可称为哮喘COPD重叠。

肺气肿　是肺实质的结构破坏，导致肺弹性回缩力降低，肺泡间隔减少，放射状的气道牵拉作用丧失，致使气道易于塌陷。随之，肺过度充气，气流受限，肺内气体滞留。气腔扩大最终可导致肺大疱形成。

流行病

在美国，大约有2 400万人存在气流受限，其中约1 200万人患有COPD。COPD是第三位死亡原因，2010年约135 000位患者死于COPD，相比之下，1980年约为52 193人。自1980～2000年，COPD的病死率上升了64%（自40.7/10万升至66.9/10万），并一直保持稳定。COPD的患病率、发病率、病死率随年龄增长而增加。目前女性的患病率较高，但男女间总体病死率相近。一般在白种人和低收入的人群中发病率和病死率较高，可能与这些人群中吸烟者所占比例较高有关。COPD表现出家族聚集性，且这种聚集性与α_1-抗胰蛋白酶（α_1-抗蛋白酶抑制剂）缺乏无关。

在全世界范围内，COPD的发病率逐年上升，主要原因在于发展中国家吸烟人数越来越多，感染性疾病的病死率下降，以及生物燃料的广泛使用，例如木材、稻草或其他有机物质。COPD的病死亡率也对发展中国家的影响比发达国家更大。2005年，在全球范围内，COPD影响了6 400万人并导致超过300万人死亡。预计至2030年，COPD将成为全球第三大死亡原因。

病因

COPD有多种病因：

- 吸烟（以及其他少见的吸入性致病因素）
- 遗传因素

吸入性致病因素　尽管只有约15%的吸烟者会发展为临床症状显著的COPD，但是在所有吸入性致病因素中，吸烟在绝大部分国家都是导致COPD发病的最主要的危险因素。40包年或以上的吸烟史尤其具有预测性。由室内烹调和取暖产生的烟雾是发展中国家的一个重要致病因素。原先有气道高反应性（定义为对吸入甲酰胆碱的敏感性增加）的吸烟者即使无哮喘表现，也较无气道高反应性者更易发生COPD。

低体重、儿童期的呼吸道疾病史、被动吸烟、空气污染、职业性粉尘（如矿尘、棉尘）或吸入性化学物质（如镉）暴露都增加患COPD的危险，但吸烟仍是最重要的致病因素。

遗传因素　最明确的遗传病是α_1-抗胰蛋白酶缺乏症。它是非吸烟者肺气肿的重要原因，并且增加吸烟者对COPD的易感性。

在最近几年，超过30个基因变异被发现在特定人群中与COPD或者肺功能下降相关，但没有一个被证明比α_1-抗胰蛋白酶重要。

病理生理

导致气流受限和COPD其他并发症的因素有许多。

炎症　在遗传易感人群中，吸入性暴露触发了气道和肺泡的炎症反应而致病。目前认为此过程由蛋白酶活性增高和抗蛋白酶活性降低所介导。肺脏的蛋白酶，如中性粒细胞弹性蛋白酶、基质金属蛋白酶、组织蛋白酶，可降解正常组织修复过程中的弹性蛋白和结缔组织。正常情况下它们的活性由抗蛋白酶来平衡，如α_1-抗胰蛋白酶、来源于气道上皮的分泌性白细胞蛋白酶抑制剂、弹性蛋白酶抑制剂、基质金属蛋白酶组织抑制剂。在COPD患者中，激活的中性粒细胞和其他炎症细胞在炎症过程中释放蛋白酶；蛋白酶活性超过抗蛋白酶活性，导致组织破坏和黏液高分泌。中性粒细胞和巨噬细胞激活也导致自由基、超氧阴离子和过氧化氢积聚，进而抑制抗蛋白酶活性，引起支气管收缩，黏膜水肿和黏液高分泌。中性粒细胞诱发的氧化损伤，原纤维化神经肽（如铃蟾肽）的释放，以及血管内皮生长因子水平的降低导致肺实质细胞发生凋亡。

在COPD发生发展中，炎症反应随着疾病严重程度增加而加重，并且，在疾病晚期，炎症并不会因为停止吸烟而完全终止。此类慢性炎症反应对糖皮质激素治疗不敏感。

感染　呼吸道感染（COPD患者易伴发呼吸道感染）能加快肺组织破坏的进程。

约30%的COPD患者有细菌定植于下呼吸道中，特别是流感嗜血杆菌。病情较严重者（如曾住院者）常见铜绿假单胞菌或革兰氏阴性菌定植。吸烟和气流阻塞导致下呼吸道的黏液清除功能受损，易于感染。反复感染增加炎症负荷，促使疾病进展。然而尚无证据表明长期应用抗生素可延缓易感的吸烟者COPD的进程。

气流受限　COPD的主要病理生理特征是由气道狭窄和/或阻塞、肺弹性回缩力丧失或两者同时并存而导致的气流受限。

气流狭窄和阻塞是由于炎症反应引发的黏液高分泌、黏液栓、黏膜水肿、支气管痉挛，支气管周围纤维化及小气道破坏中的单一或多种机制所致。肺泡间隔被破坏，减少实质与气道的附着，从而在呼气时导致气道关闭。

扩大的肺泡腔有时融合成直径≥1cm的肺大疱。在肺气肿严重的区域，大疱可完全是空的，或有肺组织条索穿过大疱，这些区域偶可占据半侧胸腔。

这些变化导致了肺弹性回缩力丧失及过度膨胀。气道阻力升高增加了呼吸功。肺过度充气虽可降低气道阻力，也会使呼吸功增加。呼吸功增加可导致肺泡低通气，出现低氧血症和高碳酸血症,尽管低氧也可由通气/灌注(V/Q)比例失调引起。

并发症 除了气流受限和偶尔发生的呼吸不畅外,其他并发症包括:
- 肺动脉高压
- 肺部感染
- 体重减轻及其他并发症

慢性低氧血症使肺血管张力升高,如果弥散性肺血管张力升高,会引起肺动脉高压和肺心病。由于肺泡间隔的破坏导致肺毛细血管床的破坏,这进一步增加了肺血管压力。

病毒或细菌感染在COPD患者中常见,是导致多数COPD患者病情急性加重的原因之一。目前观点认为急性细菌感染是由于患者感染了新型致病菌株,而非慢性定植菌株的过度增殖。

患者可有体重下降,这可能与能量摄入减少和循环血中TNF-α的水平增加有关。其他并存或影响疾病复杂程度、降低生活质量和生存率的并发症包括骨质疏松症、抑郁症、焦虑症、冠脉疾病、肺癌及其他恶性肿瘤、肌肉萎缩及胃食管反流。关于这些疾病和COPD、吸烟及伴发的炎症反应之间的关系尚不完全明了。

症状及体征

COPD的发生和进展需数年时间。绝大部分患者有吸烟≥20支/日并且持续超过20年的吸烟史。发病于四五十岁的吸烟者,最初的症状往往表现为咳嗽、咳痰。在患者五六十岁时出现进行性、持续性、活动性呼吸困难,呼吸道感染时加重。继续吸烟者或吸烟时间较长者,症状常快速进展。晚期患者出现晨起头痛,提示夜间高碳酸血症或低氧血症。在COPD病程中间歇出现急性加重,以症状加重为前驱表现。虽然大多不能确定急性加重的特定原因,但常将其归因于病毒性上呼吸道感染,急性细菌性支气管炎或接触呼吸道刺激物。随COPD进展,急性加重更频繁,平均1~3次/年。

COPD的体征包括哮鸣音,呼气相延长,肺过度充气表现为心音和呼吸音减低,胸腔前后径增大(桶状胸)。晚期肺气肿患者由于不活动、低氧、全身炎症介质如TNF-α释放、代谢率增加而出现体重下降、肌肉萎缩。疾病晚期的体征有缩唇呼吸、使用辅助呼吸肌而出现下胸部肋间隙吸气时矛盾性凹陷(Hoover征)、发绀。肺心病体征包括颈静脉怒张、第二心音分裂亢进、三尖瓣关闭不全的杂音、周围性水肿。由于肺过度充气,右心室膨隆在COPD中不常见。

当COPD患者症状突然恶化时,需考虑自发性气胸(常见于肺大疱破裂)可能。

诊断
- 胸片
- 肺功能检查

病史、体检、胸部影像学均有助于COPD的诊断,肺功能检查可确诊。鉴别诊断包括哮喘、心力衰竭、支气管扩张。哮喘,心力衰竭和支气管扩张会出现相似的症状(表54-1)。COPD和哮喘有时易混淆,也会重叠,称为哮喘-COPD重叠。

表54-1 COPD的鉴别诊断

诊断	起病情况	影像学特征	其他特点
慢性阻塞性肺疾病	中年	有时可见肺过度充气,肺大疱,胸骨后间隙增宽和/或支气管壁增厚(胸片显示),通常对诊断没有帮助,主要用于排除其他疾病	缓慢进展的症状有吸烟史或有烟草或其他种类烟雾暴露史
哮喘	早年发病(常在儿童时期)	多为正常,可能出现过度充气或节段性肺不张	气流阻塞通常具有显著的可逆性常在夜间或清晨症状加重有过敏、鼻炎或湿疹史,一般有哮喘家族史
心力衰竭	各个年龄段,但最常见于老年或中年	心脏增大,胸腔积液,有时可见肺水肿(胸部X线可见)	容量限制不伴气流受限(肺功能检查发现)
支气管扩张	各个年龄段,但最常见于老年或中年	支气管扩张和支气管壁增厚(胸部X线或胸部CT可见)	经常有大量脓痰,常年或近期频繁的细菌感染史
弥漫性泛细支气管炎	通常在10~60岁之间(平均年龄40岁)	在胸片和高分辨率CT上观察到弥漫性小叶中心性结节影和过度充气	多为男性不吸烟者 几乎都有慢性鼻窦炎 以亚裔为主
闭塞性细支气管炎	发病年龄轻	低密度区域(呼气相CT)	非吸烟者,可能有类风湿关节炎或急性烟雾暴露史,骨髓移植史
结核	各个年龄段	肺部浸润影,通常为多结节,有时可见钙化的肺门淋巴结(胸部X线可见)	微生物学检查确诊 通常发生在结核高发地区

经许可改编自 The Global Strategy for the Diagnosis, Management and Prevention of COPD Global Initiative for Chronic Obstructive Lung Disease(GOLD),2016。见网址 http://www.goldcopd.org。

全身性疾病也可能伴有气流受限的表现，比如 HIV 感染、静脉药物滥用（尤其是可卡因、安非他明）、结节病、干燥综合征、闭塞性细支气管炎、淋巴管平滑肌瘤病和嗜酸性肉芽肿。间质性肺疾病（ILD）可以通过胸部影像和肺功能检查与 COPD 相区别，ILD 在胸部影像上表现为间质纹理增多，而肺功能检查提示限制性通气障碍而不是阻塞性通气功能障碍。对于某些患者，COPD 和 ILD 可共同存在［合并有肺纤维化和肺气肿（CPFE）］，他们的肺功能可表现为肺容积相对正常，而气体交换严重受损。

肺功能测定 疑诊为 COPD 者需进行肺功能检查以确定有无气流受限，确定其严重程度和可逆性，并且有助于鉴别 COPD 与其他疾病。肺功能检查也有助于随访病情进展及监测治疗反应。主要诊断指标是：

- FEV_1，即吸气后用力呼气第 1 秒用力呼气容积
- 用力肺活量（FVC），即用力呼气时能呼出的最大气体量
- 流速-容量环，即最大用力呼气和吸气时肺量计同步记录的流速和容量

FEV_1、FVC 及 FEV_1/FVC 比值的下降是气流受限的标志。流速-容量环示呼气曲线呈凹陷型（图 50-3）。约 30 岁起 FEV_1 开始下降，吸烟者每年最多可下降 60ml，而非吸烟者下降较慢，每年为 25~30ml。已出现低 FEV_1 的年轻吸烟者，其下降速度更快。当 FEV_1 降至 1L 以下时，患者可在日常活动时出现气急［尽管气急与动态肺过度充气（呼气不完全导致逐渐加重的肺过度充气）的相关性要大于与气流受限的相关性］。可以在诊室中用肺量计方便地测定 FEV_1 和 FVC，因这些指标与症状和病死率相关，故可确定疾病的严重程度（表 54-2）。正常参考值由患者年龄、性别和身高决定。

表 54-2　COPD 的分级及治疗

患者	临床表现	治疗	替代治疗
所有患者		避免危险因素（如吸烟） 每年接种流感疫苗肺炎链球菌多糖疫苗并发症的处理	
A （低风险，症状少）	$FEV_1 \geq 50\%$ 预计值 0~1 次急性加重/年 mMRC*：0~1	SABA 或 SAC，必要时	LAC 或 LABA 或 SABA+SAC
B （低风险，症状多）	$FEV_1 \geq 50\%$ 预计值 0~1 次急性加重/年 mMRC $\geq$ 2	LAC 或 LABA	LABA+LAC 或 SABA 和/或 SAC
C （高风险，症状少）	$FEV_1 < 50\%$ 预计值 $\geq$ 2 次急性加重/年 mMRC：0~1	ICS+LABA 或 LAC	LABA+LAC 或 LAC+PDE4I 或 LABA+PDE4I
D （高风险，症状多）	$FEV_1 < 50\%$ 预计值 $\geq$ 2 次急性加重/年 mMRC $\geq$ 2	ICS+LABA 和/或 LAC	ICS+LABA+LAC 或 ICS+LABA+PDE4I 或 LABA+LAC 或 LAC+PDE4I

* COPD 评估测试（CAT）可代替 mMRC 用来评估症状。对于 MRC 定义，请参阅表 54-3。
FEV_1，第 1 秒用力呼气容积；ICS，吸入型糖皮质激素；LABA，长效 β_2 受体激动剂；LAC，长效抗胆碱能药；mMRC，改良的英国医学研究委员会呼吸困难问卷；PDE4I，磷酸二酯酶-4 抑制剂；SABA，短效 β_2 受体激动剂；SAC，短效抗胆碱能药。
Data from the Global Strategy for the Diagnosis, Management, and Prevention of Chronic Obstructive Pulmonary Disease. www.goldcopd.org。

仅在某些特殊情况下需行其他肺功能检查，如肺减容手术前。其他检查异常包括肺总量、功能残气量和残气量增加，有助于鉴别 COPD 和其他限制性肺疾病。在后者中这些指标均下降；肺活量下降；单次呼吸的一氧化碳弥散功能（DLco）下降。DLco 下降为非特异性，在其他累及肺血管床的病变如间质性肺疾病中也降低，但有助于鉴别肺气肿和哮喘，在后者中 DLco 正常或升高。

影像学检查 胸部 X 线：有特征性表现。在有肺气肿的患者中，改变包括肺过度充气，表现为横膈低平（即侧位片上胸骨与横膈前端形成的夹角增大，从正常的 45° 增加到 >90°），肺门血管影迅速变细，以及肺大疱（即胸片上 >1cm 的透亮区，围绕有弧形的发丝状影）。其他典型表现包括胸骨后间隙增宽及心影狭长。如果肺基底部的肺气肿表现更明显，则提示 α_1-抗胰蛋白酶缺乏症（参见第 382 页）。肺脏可表现正常或由于肺实质丧失而透亮度增加。慢性阻塞性支气管炎患者的胸片可正常也可见双侧基底部的支气管血管影增多，这是支气管壁增厚的表现。

肺门突出提示中心肺动脉扩张，可能是肺动脉高压的征象。肺心病的右心室扩大可被肺过度充气所掩盖，或表现为心影侵占胸骨后区，或与既往胸片相比心影横径增大。

胸部 CT：不但可以明确胸片检查不能明确的因素，而且可明确是否伴有并发症或合并症，如肺炎、肺尘埃沉着病

或肺癌。CT可通过目测评分或肺密度分析,评估肺气肿的程度和分布。COPD患者进行CT扫描检查的适应证包括为评估肺减容术提供依据,以及排除其他胸片不能明确的并发症或合并症,排除其他胸片不能明确的并发症或合并症,怀疑肺癌的患者以及筛查肺癌。

辅助检查 <50岁出现COPD症状者或任何年龄患COPD的非吸烟者都需测定α_1-抗胰蛋白酶水平以发现α_1-抗胰蛋白酶缺乏症。可能是α_1-抗胰蛋白酶缺乏症的其他提示包括成年前COPD或不明原因肝脏疾病的家族史、下叶分布的肺气肿、COPD伴抗中性粒细胞胞浆抗体(ANCA)阳性血管炎。α_1-抗胰蛋白酶水平低时需通过基因检测对α_1-抗胰蛋白酶表型进行分析来证实诊断。

心电图常用于排除心脏疾病引起的气急,典型表现是各导联QRS低电压、肺过度充气引起的心脏电轴右偏、P波电压增高或晚期肺气肿患者的右房增大引起P波向量右偏。右室肥大的表现为V1导联的R或R′波与S波等高或高于S波;V6导联的R波小于S波;电轴右偏>110°而无右束支传导阻滞,或其中几个组合。COPD可伴有多源性房性心动过速,表现为多形性P波和多变的PR间期。

尽管COPD患者因肺部气体淤滞而难以行超声心动图检查,但此项检查对于评估右室功能和肺动脉高压的严重程度意义重大。尤其对于怀疑合并左室或瓣膜病变的患者更应行超声心动图检查。

全血细胞计数对COPD的诊断价值很小,但是,如果患者伴慢性缺氧的话,这项检查可表现为红细胞增多(血细胞比容>48%)。如果患者患有贫血(非COPD引发),则会表现为异常的严重的呼吸困难。血清电解质价值不大,但如果患者有慢性高碳酸血症,可能会出现HCO_3水平升高。

评估急性加重 急性加重患者通常伴发咳嗽、咳痰、呼吸困难及呼吸功增加,以及脉氧仪测定氧饱和度低、大汗、心动过速、焦虑及发绀等症状。但是伴有二氧化碳潴留的急性加重期患者可能出现嗜睡或昏睡,这和单纯缺氧的表现有所不同。所有需住院治疗的急性加重期患者需行检查(如动脉血气分析),以明确低氧及高碳酸血症的程度。高碳酸血症可不伴有低氧血症。

呼吸性酸中毒情况下合并PaO_2<60mmHg或$PaCO_2$>50mmHg,表示急性呼吸衰竭。而有些慢性COPD患者即使达到PaO_2和$PaCO_2$的上述水平,仍然不表现为急性呼吸衰竭。

常行胸片检查以了解有无肺炎或气胸。少数情况下,在长期接受全身糖皮质激素治疗者中,出现的肺部浸润影代表了曲霉性肺炎。

黄色或绿色痰是痰中有中性粒细胞的可靠证据,提示细菌定植或感染。对于住院患者,经常进行细菌培养,但是门诊患者常常不需要。对采集于门诊患者的样本分析得知,革兰氏染色常见中性粒细胞和多种病原体混杂存在,这些病原体常为革兰氏阳性双球菌(肺炎链球菌)和/或革兰氏阴性杆菌(流感嗜血杆菌)。其他口咽部常见菌群如卡他莫拉菌,偶可引起急性加重。在住院患者中,细菌培养可发现耐药革兰氏阴性菌(如假单胞菌属),偶尔也可发现葡萄球菌。

预后

气道阻塞的严重程度预示COPD患者的生存率。FEV_1≥50%预计值的COPD患者病死率略高于普通人群。如FEV_1在0.75~1.25L之间,患者的5年生存率为40%~60%;如<0.75L,则为30%~40%。

能更精确预测死亡风险的指标有体重指数(B)、气流阻塞程度(O,即为FEV_1)、气急(D,改良的英国医学研究委员会呼吸困难问卷mMRC;表54-3),以及运动能力(E,应用6分钟步行试验进行评估),这就是所谓的BODE指数。老年、心脏疾病、贫血、静息时心动过速、高碳酸血症、低氧血症会降低生存率,而对支气管扩张剂有明显反应可改善生存率。急性加重需住院的COPD患者死亡的危险因素为高龄、$PaCO_2$高和维持性口服糖皮质激素。

表54-3 改良的英国医学研究委员会呼吸困难问卷

分级	呼吸短促
0	剧烈运动时出现
1	平地快步行走或爬缓坡时出现
2	致使平地行走时比同龄的人慢 或 致使需要停下喘气当在平地上按自己的节奏行走
3	致使平地行走100m或数分钟后停下来喘气
4	严重到不能离开家或在穿衣或脱衣时出现

经许可改编自Mahler DA, Wells CK. Evaluation of clinical methods for rating dyspnea[J]. Chest, 1988, 93:580-586.

具有急性死亡高危因素的患者常常有如下特征,如进行性的不可解释的体重下降,或日常生活严重受限(如穿衣、洗澡或进食等活动时气急)。COPD患者戒烟后,其死亡常由并发症引起而不是基础疾病的进展引起。死因通常为急性呼吸衰竭、肺炎、肺癌、心脏病或肺栓塞。

稳定期COPD的治疗
- 吸入支气管舒张剂、糖皮质激素或两者同时应用
- 支持治疗(如氧疗、呼吸康复治疗)

COPD管理包括对慢性稳定期及加重期疾病的治疗。对于长期、严重COPD的常见并发症——肺心病的治疗参见后章。

慢性稳定期COPD的治疗目标是防止急性加重、使肺功能和机体功能长期改善。选择有指征的患者进行外科治疗。

药物治疗 推荐的药物治疗总结在表54-2。

支气管舒张剂是COPD治疗的主要药物,包括:
- β受体激动剂
- 抗胆碱能药物(毒蕈碱受体阻断剂)

这两类药物效果相当。病情轻微患者(A组)仅在有症状时才用药,B、C或D组的COPD患者都应规律使用其中一类或两者兼用,由此改善肺功能及运动能力。急性加重的频率可通过使用抗胆碱能药物,吸入糖皮质激素或使用长效β受体激动剂而降低。没有证据表明规则使用支气管舒张剂能延缓肺功能的恶化。初始治疗方案的选择是一个个体化问题,选择短效β受体激动剂还是长效β受体激动

剂,抑或是抗胆碱能药物,或两者联合应用,涉及权衡医疗费用、患者使用便利性和偏好、疗效等问题。

在慢性稳定期的家庭治疗中,通过定量吸入器或干粉吸入器给药要优于雾化给药治疗,家用雾化装置由于清洁和干燥不彻底而易污染。因此,雾化装置应该留给那些不能协调定量吸入器和吸入动作或不能产生足够的吸气流量来吸入干粉吸入剂的人。对于定量吸入器的使用,应教育患者呼气至功能残气量时再缓慢吸入气溶胶至肺总量,在呼气前屏气3~4秒。储雾罐可确保药物输送到远端气道,降低对吸入器和吸气动作间协调性的要求。有些储雾罐在患者吸气太快时可发出警告。以氢氟烷烃(HFA)为推进剂的新型定量吸入器和既往以破坏环境的氯化碳氟化合物为推进剂的吸入器相比在使用技术上稍有差别,如果在首次使用或最近没有使用的情况下,以HFA为推进剂的吸入器需要2~3个起始剂量。

β受体激动剂能松弛支气管平滑肌,增加黏液纤毛清除。沙丁胺醇气雾剂,用定量吸入器每次2喷(90~100μg/喷),每日4~6次,价格低,是常选用的药物。夜间有症状或多次用药不方便者,推荐使用长效β受体激动剂。可选择沙美特罗粉剂,每次1喷(50μg),每日2次;茚达特罗,每次1喷(75μg),每日1次(在欧洲每次150μg,每日1次),福莫特罗粉剂,每次1喷(12μg),每日2次。干粉制剂对难以协调使用定量吸入器的患者更有效。必须告知患者短效和长效β受体激动剂的区别,因为后者若按需使用或每日超过2次会增加心律失常的危险。任何β受体激动剂都会产生副作用,包括手抖、焦虑、心动过速、轻度或一过性的低血钾。

抗胆碱能药物:(抗毒蕈碱药)通过竞争性抑制毒蕈碱受体(M1、M2和M3)而松弛支气管平滑肌。异丙托品是短效的抗胆碱能药物,定量吸入器吸入,剂量是每4~6小时1次,每次2~4喷(18μg/喷)。该药起效较慢(30分钟内起效,1~2小时作用达峰值),因此常联用一种β2受体激动剂,与异丙托品置于一个吸入器中或作为按需急救药物分开使用。噻托溴铵是一种长效的四价铵抗胆碱能药,以粉剂形式吸入。噻托溴铵剂量为每次1喷(18μg),每日1次。阿地溴铵以多剂量型干粉吸入器给药。剂量为每次1喷(400μg/喷),每日2次。芜地溴铵联合维兰特罗(长效β受体激动剂)通过干粉器给药,每日1次。抗胆碱能药物的副作用包括瞳孔扩大(及诱发或加重急性闭角型青光眼的风险)、尿潴留和口干。

糖皮质激素:是常规治疗的组成部分之一。吸入糖皮质激素可减轻气道炎症,逆转β受体的下调,抑制白三烯和细胞因子的产生。激素不能改变继续吸烟者的肺功能下降过程,但确实可缓解症状及短期改善某些患者的肺功能,并增加支气管舒张剂的作用,可能减少COPD急性加重的次数。对于已经使用最优支气管舒张剂治疗但症状持续,或反复加重的患者,可应用吸入糖皮质激素。剂量因药物而异,如氟替卡松500~1 000μg/d,倍氯米松400~2 000μg/d。老年人吸入糖皮质激素的长期危险尚未证实,但可能有骨质疏松、白内障形成,非致命性肺炎风险增加。因此长期用药者应定期接受眼科检查及骨密度筛查,有指征时应补充钙、维生素D和双膦酸盐。

慢性稳定期的治疗中,联合应用长效β受体激动剂(如沙美特罗)和吸入糖皮质激素(如氟替卡松)较单用一种药物更有效。

口服或全身应用糖皮质激素不应常用于慢性稳定期COPD的治疗。

茶碱:在慢性稳定期COPD治疗中的作用较小,因为目前已有更安全有效的药物。茶碱可减轻平滑肌痉挛,增强黏液纤毛清除功能,改善右室功能,降低肺血管阻力和动脉压。其作用方式不甚明了,但看来不同于β2受体激动剂和抗胆碱能药物。茶碱对改善膈肌功能和缓解运动时气急的作用仍有争议。低剂量口服茶碱(300~400mg/d)有抗炎作用,可能增强吸入糖皮质激素的作用。

茶碱可用于对吸入药物反应不佳、试验性用药能改善症状的患者。无需监测血药浓度,除非患者对药物无反应、出现中毒症状或怀疑其依从性时;缓慢吸收的口服制剂降低了给药频率,能提高患者的依从性。毒性反应常见,包括失眠、胃肠道不适,甚至在低血药浓度时也可见。更严重的副作用如室上性和室性心律失常、癫痫发作易出现在血药浓度>20mg/L时。茶碱的肝脏代谢变异很大,受遗传因素、年龄、吸烟史、肝功能不全、某些药物如大环内酯类和氟喹诺酮类抗生素及非镇静性H_2受体阻断剂的影响。

磷酸二酯酶-4抑制剂:比茶碱对肺部磷酸二酯酶特异性更高,同时副作用更少。它不仅具有抗炎作用而且是轻度的支气管扩张剂。磷酸二酯酶-4抑制剂包括罗氟司特和西洛司特,但是只有罗氟司特应用于常规临床。除了其他支气管扩张剂,它可以用来减少COPD患者急性发作。剂量为500μg,口服,每日1次。常见的副作用包括恶心、头痛和体重减轻,但这些副作用会随着持续使用而减轻。

氧疗 PaO_2长期<55mmHg的COPD患者,长期氧疗可延长其生命。持续24小时使用较夜间12小时使用更有效。氧疗使血细胞比容趋于正常。氧疗使血细胞比容趋于正常;可能通过促进睡眠而适度改善神经心理因素;改善肺血流动力学异常。氧疗也能增加许多患者的运动耐力。

在运动和休息期间应当监测血氧饱和度。同样,对清醒状态下未达长期氧疗标准(表54-4),但临床评估提示肺动脉高压而白天无低氧血症的晚期COPD患者,需进行睡眠监测。如果睡眠监测提示发作性氧饱和度≤88%,可给予夜间氧疗。该治疗可防止肺动脉高压进展,但其对生存率的影响尚不知晓。

表54-4 COPD长期氧疗的适应证

最佳药物治疗至少30日[†],PaO_2≤55mmHg 或 SaO_2≤88%[*]
有肺心病或红细胞增多症(血细胞比容>55%),PaO_2 = 55~59mmHg 或 SaO_2≤89%[*]
可考虑用于 PaO_2≥60mmHg 或 SaO_2≥90%[*],但在呼吸空气情况下,活动或睡眠时 PaO_2≤55mmHg 或 SaO_2≤88%

[*] 静息状态呼吸空气时测得动脉氧饱和度水平。
[†] 刚从急性呼吸疾病中恢复的患者以及达到氧疗标准的患者应给氧,60~90日后呼吸空气复查。

经鼻导管给氧,流速足以使 $PaO_2 > 60mmHg$（$SaO_2 > 90\%$）即可,通常为静息时≤3L/min。可通过电动式氧压缩机、液氧系统或压缩气瓶供氧。氧压缩机移动不便,但价格最低廉,对大部分时间在家的患者推荐使用。这些患者需要小型氧气筒以备停电,并可便携使用。

液氧系统推荐用于长时间外出的患者。便携式液氧罐较压缩气瓶更易于携带、容量更大。大型压缩气瓶是最贵的供氧方式,只在无其他选择时使用。所有患者必须知道在吸氧时吸烟的危险性。

不同的氧装置都能通过储备系统或仅在吸气时允许 O_2 流出而保存患者需要的氧气量。它们和持续气流系统一样能有效地纠正低氧血症。

有些患者在飞机旅行时需补充氧气,因为商用飞机舱内的压力较海平面低[往往相当于 1 830~2 400m（6 000~8 000ft）]。处于海平面时 $PaO_2>68mmHg$ 的血二氧化碳正常的 COPD 患者一般在飞行时 $PaO_2>50mmHg$,不需要吸氧。对于海平面时 $PaO_2≤68mmHg$、高碳酸血症、明显贫血（血细胞比容<30%）或合并心脏、脑血管疾病的 COPD 患者,在长途飞行时必须吸氧,且须在订票时告知航空公司。

航空公司可供应氧气,但多数需在起飞前至少 24 小时预约,还需医生的证明书及给氧处方。患者应自备鼻导管,因为有些航空公司只提供面罩。不允许患者自行携带或使用液态氧,但许多航空公司现在允许使用便携式电池供电的氧压缩机,该氧气压缩机在到达目的地后仍可提供合适的氧源。

> **经验与提示**
>
> ■ 在关注患者呼吸机依赖问题的同时,不应延缓对急性呼吸衰竭的治疗；许多需要机械通气治疗的患者可恢复到加重前的健康水平

戒烟 戒烟相当困难但又极为重要；能延缓但非中止 FEV_1 的降低（图 54-1）,并可增加长期生存率。同时应用多种策略最有效：设立戒烟日、行为纠正疗法、集体戒烟、尼古丁替代治疗（口香糖、透皮贴剂、吸入剂、锭剂、鼻喷雾剂）、伐尼克兰或安非他酮,以及医生鼓励等。即使采用诸如安非他酮联合尼古丁替代或者单用伐尼克兰等最有效的干预措施,一年戒烟率也达不到 50%。

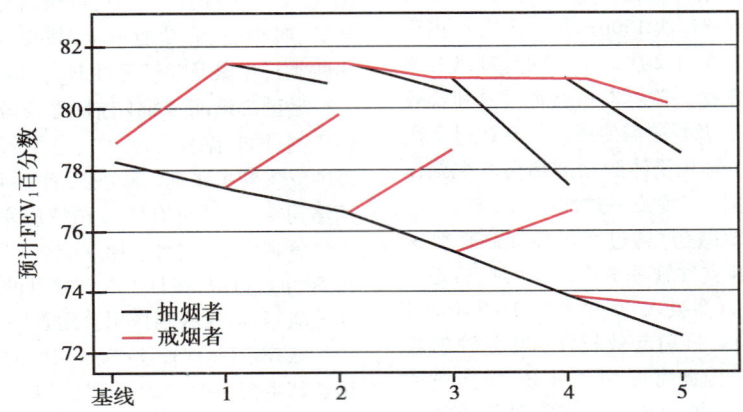

图 54-1　戒烟患者和持续吸烟患者肺功能（FEV1）比较。在第一年期间,戒烟者肺功能有改善而持续吸烟者肺功能持续下降。随后,持续吸烟者肺功能下降程度是戒烟者的 2 倍。持续吸烟者肺功能持续恶化而戒烟者有改善（不考虑何时发生改变）（经许可改编自 Scanlon PD. Smoking cessation and lung function in mild-to-moderate chronic obstructive pulmonary disease; the Lung Health Study[J]. American Journal of Respiratory and Critical Care Medicine, 2000, 161：381-390）

接种疫苗 所有 COPD 患者必须每年接种流感疫苗。如患者不能接种流感疫苗或疫苗配方中不包括当年流行病毒株,当有流感患者亲密接触史时,有时可以给予神经氨酸酶抑制（奥司他韦或扎那米韦）预防性治疗。神经氨酸酶抑制剂的治疗应在刚出现流感样征象时进行。肺炎球菌多糖疫苗在 COPD 中的有效性尚未证实,但副作用很小,也应接种。

营养 COPD 患者有体重下降和营养不良的危险,因其日常活动功能耗较高；由呼吸困难而致热量摄取相对减少；炎症因子如 TNF-α 的分解代谢效应。全身肌肉力量及用氧效率受影响。营养状态较差的患者预后也不佳,因此推荐患者摄入平衡膳食,保证充足的热量摄入并结合锻炼,以防止和逆转营养不良及肌肉萎缩。但是应避免体重过度增加,肥胖患者应尽量达到较正常的体重指数。研究显示单纯营养补充不能改善肺功能和运动能力。食欲刺激剂、同化激素、生长激素补充及 TNF 拮抗剂对逆转营养不良、改善功能状态及预后并无作用。

呼吸康复治疗 呼吸康复治疗作为药物治疗的辅助手段可改善机体功能；许多医院和卫生保健机构提供正规的多学科康复治疗。呼吸康复治疗包括运动、教育和行为干预。治疗应个体化；对患者及家属进行 COPD 和药物治疗的宣教,鼓励患者尽可能生活自理。康复治疗的收益是改善自理能力、生活质量和运动能力。然而呼吸康复治疗一般不能改善肺功能。但是,精心设计综合康复计划并给出切

合实际的期望改善值,能使重度COPD患者适应自身生理限制。病情严重者需至少3个月的康复治疗才能受益,且需维持治疗。

运动方案应当是适于在家里、医院或在福利机构进行的。因呼吸衰竭长期住院或久不活动导致的骨骼肌失用可通过逐渐增加锻炼而改善。特殊的呼吸机锻炼不如全身供氧情况改善有效。

典型的锻炼方案始于在活动平板上缓慢步行或在测力计上无负荷踏车数分钟。持续时间和锻炼负荷在4~6周内逐渐增加,直到患者能持续锻炼20~30分钟,不因气急而停止。极重度COPD患者通常能达到以1~2m/min的速度步行30分钟。需每周维持进行3~4次锻炼,以保持适应性。在锻炼时监测SaO_2,必要时吸氧。

日常活动如洗澡、穿衣和打扫卫生有助于锻炼上肢耐力。通常从这些体育锻炼中获益的方面还包括少量增加下肢力量、耐力及最大氧耗。

必须教会COPD患者在日常活动中储备能量和安排活动节奏的方法。也要考虑这些患者性功能的障碍,建议他们在性生活中采用节约能量的方法。

外科手术 对重度COPD的外科治疗包括肺减容术和肺移植。

肺减容术:切除无功能的肺气肿区域。对于有严重肺气肿且主要位于上肺、呼吸康复治疗后活动能力仍低的患者,可改善活动耐力和生活质量。在肺减容手术后90日内死亡率增加,但5年的生存率更高。对动脉血气分析(ABG)的改善多样并且不可预测,但是绝大部分术前需氧疗的患者仍旧需要这种治疗。但患者获得的改善不如肺移植。目前认为改善的机制是肺弹性回缩力增加、膈肌功能增强。手术死亡率约为5%。肺减容术最适于FEV_1为20%~40%预计值,$DL_{CO}>20\%$预计值,活动能力明显受限、CT扫描示肺气肿分布不均、以上叶为主,$PaCO_2<50mmHg$,无严重肺动脉高压和冠心病的患者。极少数患者有巨大肺大疱,压迫有功能的肺组织。这些患者可通过手术切除大疱继而减轻症状,改善肺功能。通常,对大疱累及一侧胸腔1/3以上、FEV_1占正常预计值1/2的患者,切除手术最有效。肺功能的改善与受大疱压迫的正常或轻微病变肺组织的量有关。连续胸部X线和CT最有助于判断患者的肺功能状态是由大疱压迫正常肺组织抑或广泛的肺气肿引起。DL_{CO}显著降低(<40%预计值)表明肺气肿分布广泛,提示切除手术效果较差。

肺移植:可以是单肺或双肺移植。围术期并发症往往是单肺移植低,但一些证据表明,双肺移植能够增加生存时间。适宜者为年龄<65岁,吸入支气管舒张剂后$FEV_1<25\%$预计值或伴有重度肺动脉高压的患者。肺移植不一定能延长生存时间,因此移植的主要目的是提高生活质量。因肺气肿行肺移植术后5年生存率为45%~60%。需要终身免疫抑制治疗,伴随机会性感染的危险。

COPD急性加重期的治疗
- 氧疗
- 支气管舒张剂
- 糖皮质激素
- 抗生素
- 必要时使用机械通气

急性加重期的治疗目标是确保足够氧合和接近正常的血pH值,逆转气道阻塞,治疗潜在诱因。

虽然有些急性加重是由细菌或病毒感染引起,但往往诱因不明。吸烟、刺激性吸入物暴露、严重空气污染均有关。对有良好家人照顾的患者,轻度加重常可在门诊治疗。年老体弱、有并发症、有呼吸衰竭史、血气急剧变化者需住院观察治疗。住院治疗后仍有危及生命的急性加重表现如中重度低氧血症不能纠正、急性呼吸性酸中毒、新发心律失常或呼吸功能恶化的患者,必须收入ICU密切监测呼吸状况。

氧疗 大多数急性加重期患者需要吸氧,即使是那些平时不需长期吸氧者。吸氧可能会加重高碳酸血症。减弱低氧性呼吸驱动而加重高碳酸血症。这种加重一般被认为是由于减弱了低氧性呼吸驱动。尽管如此V/Q比例失调加重可能是更为重要的原因。在吸氧前,肺血管收缩降低了V/Q比例失调程度,主要是由于减少了肺内大部分通气不佳区域的灌注。而发生V/Q比例失调加重是因为给氧减弱了低氧性肺血管收缩。何尔登效应也可能有助于加重高碳酸血症,尽管这个理论还存在争议。何尔登效应是指血红蛋白与CO_2的亲和力减弱,这样就增加了CO_2在血浆中的溶解量。尽管氧疗可加重高碳酸血症,但是这种疗法仍是目前推荐的主要疗法之一;许多COPD患者伴有慢性或急性高碳酸血症,高碳酸血症一般不会引发严重中枢神经系统抑制,除非$PaCO_2>85mmHg$。将PaO_2提高至约60mmHg是治疗目标,如果此值过高的话不但无益,反而增加高碳酸血症的风险。通过文丘里(Venturi)面罩给患者吸氧,可密切调控氧流量和患者状态。对于氧疗使病情加重的患者(如那些伴有严重的酸中毒或中枢神经系统抑制的患者)需要使用机械通气治疗。

许多急性加重患者出院后需要开始家庭氧疗,多在出院30日后病情明显改善不再需要继续氧疗。因此,在出院后60~90日应重新评估家庭氧疗是否仍需要。

机械通气 无创正压通气(如经面罩压力支持或双水平气道正压通气)是可选择的机械通气方式。无创通气能降低插管率,减少住院天数,降低重度急性加重(定义为pH值<7.30而血流动力学稳定且无即刻呼吸骤停危险的患者)患者的死亡率。无创通气对轻度加重的患者无作用。但是对这类患者中经初始药物治疗或氧疗后动脉血气恶化者;或急需机械通气但无需气管插管以管理气道且无需镇静治疗控制激惹状态者,无创通气也适用。有严重的呼吸困难,肺过度充气和用呼吸辅助肌进行呼吸的患者也可能获得缓解当给予气道正压通气。无创通气病情恶化者应迅速转为有创通气。

动脉血气、精神状态恶化及进行性呼吸无力是气管内插管机械通气的指征。呼吸机设置、通气策略和并发症见相关内容。呼吸机依赖的危险因素包括$FEV_1<0.5L$、动脉血气稳定在$PaO_2<50mmHg$或$PaCO_2>60mmHg$、严重的活动受限、营养状态差等。此时，如果患者有高危因素，应考虑患者对插管和机械通气的意愿，并记录在案即使他们是稳定的门诊患者。尽管如此，在关注患者呼吸机依赖问题的同时，不应延缓对急性呼吸衰竭的治疗；许多需要机械通气治疗的患者可恢复到加重前的健康水平。

如果患者需要长期插管（如>2 周），宜行气管切开术，以使患者感到舒适并方便交流及进食。采用良好的多学科康复治疗方案，包括营养和心理支持，许多需长期机械通气的患者可成功脱机，恢复到急性加重前的功能状态。对于急性呼吸衰竭后仍然需要机械通气的患者需要制订特殊的治疗方案。一些患者可在后期治疗中脱离呼吸机。对于有良好家人照料的患者而言，家人经适当培训，可在家中使用呼吸机治疗。

药物治疗 β 受体激动剂、抗胆碱能药物，或联合糖皮质激素应在给氧同时开始应用（不管给氧方式如何），以逆转气道阻塞。茶碱类药物过去曾用于急性 COPD 加重期治疗，但是因其毒性高于疗效，目前已停用。

短效 β 受体激动剂是急性加重的主要治疗药物。最常用的药物为沙丁胺醇，2.5mg 雾化吸入，或使用定量吸入器每次 2~4 喷（100μg/喷），每 2~6 小时 1 次。使用定量吸入器可迅速产生支气管舒张作用；尚无证据表明雾化吸入较同等剂量正确操作的定量吸入器更有效。在危及生命的急性加重期患者，大剂量 β 受体激动剂的使用利大于弊，故应持续给予 β 受体激动剂雾化吸入治疗直至病情改善。

异丙托品：是一种抗胆碱能药物，对 COPD 急性加重有效，应与 β 受体激动剂同时或交替给予。剂量为 0.25~0.5mg 雾化吸入，或使用定量吸入器，每次 2~4 喷（17~18μg 喷），每 4~6 小时 1 次。其舒张支气管的作用一般与推荐剂量的 β 受体激动剂相近。长效抗胆碱能药物在治疗急性加重中的作用尚未明确。

除轻度加重外，所有患者应立即使用**糖皮质激素**。可选用的药物包括泼尼松 30~60mg，每日 1 次口服，持续使用 5 日，或在 7~14 日内逐渐减量；甲泼尼龙 60~500mg，每日 1 次，静脉注射，连续使用 3 日，之后在 7~14 日内逐渐减量。另外，泼尼松 40mg 的 5 日疗程同样有效。这些药物的急性作用相似；吸入激素对急性加重无效。

对于出现脓性痰的急性加重患者推荐使用**抗生素**。有些医生根据痰色及非特异性的胸片异常经验性使用抗生素。除非怀疑少见或耐药菌感染，否则在治疗前无需常规培养及革兰氏染色（如住院患者、福利院患者或免疫抑制的患者）。推荐使用针对口腔中定植菌群的抗生素。甲氧苄啶/磺胺甲噁唑 160mg/800mg 口服，每日 2 次；阿莫西林 250~500mg 口服，每日 3 次；四环素 250mg 口服，每日 4 次；多西环素 50~100mg 口服，每日 2 次，连用 7~14 日，均价廉有效。药物的选择要根据当地的药敏情况及患者的用药史。如病情严重或临床提示耐药菌感染，可以使用更广谱的二线药物。这些药物包括阿莫西林/克拉维酸（250~500mg），口服，每日 3 次；氟喹诺酮类（如环丙沙星、左氧氟沙星）；二代头孢菌素（如头孢呋辛或头孢克洛）；广谱大环内酯类（如阿奇霉素、克拉霉素）。这些药物对产 β-内酰胺酶的流感嗜血杆菌和卡他莫拉菌有效，但在大多数患者中未见其比一线药物更有效。教育患者识别痰液，从正常变为脓性是病情急性加重的征象，应随后给予 10~14 日的抗生素治疗。长期预防使用抗生素仅推荐于支气管扩张、感染性肺大疱等结构性肺病患者。对于急性加重频繁的患者，长期服用大环内酯类药物可以减少急性加重频率，但可能会有副作用。

止咳药：如右美沙芬和苯佐那酯治疗作用甚微。阿片类药物（如可卡因、二氢可卡因酮及氧可酮）在缓解患者症状（严重咳嗽发作、疼痛）时要慎用，因为这类药物可抑制咳痰，影响精神状态，导致便秘。

临终关怀 对于病情严重的患者，不应运动，日常活动应保持最低能量消耗。比如，可以把患者安排居住在底楼，少量多餐，不要穿需要系鞋带的鞋子。还应进一步考虑这些患者是否需要购买呼吸机，是否需要姑息性使用镇静剂，在病危时指派其委托医疗决策者。

> **关键点**
>
> - 在发达国家，吸烟是引起遗传易感人群发生 COPD 的主要原因
> - COPD 的诊断及与其他疾病（如哮喘、心力衰竭）的鉴别主要依靠常规的临床资料，例如症状（尤其是时间过程）、发病年龄、风险因素和常规检查结果（如胸部 X 线、肺功能检查）
> - FEV_1、FVC 及 FEV_1/FVC 比值的下降是特征性表现
> - 根据 FEV_1 和症状将患者分为 4 组，并根据分组来指导药物治疗
> - 快速缓解症状的药物主要是短效 β 肾上腺素受体激动剂，而减少急性加重的药物有吸入型糖皮质激素、长效 β 肾上腺素受体激动剂、长效抗胆碱能药物，或联合使用。
> - 采用多种干预措施来鼓励戒烟。（如行为矫正、支持群体、尼古丁替代、药物治疗）
> - 支持治疗的优化使用（如营养，呼吸康复治疗，自主锻炼）
> - 对于出现急性加重和脓性痰的患者推荐使用抗生素
> - 对于终末期 COPD 的患者，主动给予临终关怀，包括关于机械通气和姑息性镇静剂的选择

$α_1$-抗胰蛋白酶缺乏症

$α_1$-抗胰蛋白酶缺乏症是一种肺内主要的抗蛋白酶——$α_1$-抗胰蛋白酶先天性缺乏，在成人中导致蛋白酶介导的组织破坏和肺气肿形成。异常的 $α_1$-抗胰蛋白酶在肝内沉积可引起儿童和成人的肝脏疾病。血清 $α_1$-抗胰蛋白酶<11μmol/L（<80mg/dl）可确诊。治疗措施为戒烟、使用支气管舒张剂、早期治疗感染，某些患者可给予 $α_1$-抗胰蛋白酶

替代治疗。严重的肝病需要肝移植。其预后主要与肺损伤程度有关。

病理生理

α_1-抗胰蛋白酶是一种中性粒细胞弹性蛋白酶抑制剂（抗蛋白酶），其主要作用是保护肺脏免受蛋白酶介导的组织破坏。大部分 α_1-抗胰蛋白酶由肝细胞及单核细胞合成，通过循环被动弥散入肺；其次由肺泡巨噬细胞和上皮细胞产生。蛋白构象（和相应的功能）及循环中 α_1-抗胰蛋白酶的量是由父母等位基因的共显性表达所决定的；已鉴定出90余种不同的等位基因，按照蛋白酶抑制剂（protein inhibitor, PI）的表型描述。

肝脏 某些变异等位基因遗传引起 α_1-抗胰蛋白酶分子构象改变，导致其在肝细胞内多聚化并滞留。肝细胞内积聚的异常 α_1-抗胰蛋白酶分子使10%~20%的患者出现新生儿胆汁淤积性黄疸；其余患者或许能够降解异常蛋白，但确切的保护机制不明。约20%的新生儿期肝脏受累患者在儿童期发生肝硬化。约10%的儿童期无肝脏病变者成人后发生肝硬化。肝脏受累增加了肝癌的风险。

肺部 在肺内，α_1-抗胰蛋白酶缺乏增加了中性粒细胞弹性蛋白酶的活性，促进组织破坏导致肺气肿（特别是在吸烟者，因为香烟烟雾也增加蛋白酶活性）。α_1-抗胰蛋白酶缺乏引起的COPD估计占所有病例的1%~2%。α_1-抗胰蛋白酶缺乏最常最易于引起早发肺气肿，在吸烟者，其肺部疾病的症状体征较非吸烟者出现更早，但均多在25岁以后发病。某些支气管扩张的患者患有 α_1-抗胰蛋白酶缺乏症。

其他组织 其他可能与 α_1-抗胰蛋白酶变异有关的疾病包括脂膜炎（一种皮下组织的炎症性疾病）、致命性出血[α_1-抗胰蛋白酶突变使其从中性粒细胞弹性蛋白酶转变为凝血因子抑制剂]、动脉瘤、溃疡性结肠炎、抗中性粒细胞胞浆抗体（ANCA）阳性血管炎和肾小球疾病。

分类

正常的PI表型是PI*MM。95%以上 α_1-抗胰蛋白酶严重缺乏和肺气肿的患者是Z等位基因纯合子（PI*ZZ），α_1-抗胰蛋白酶水平约为30~40mg/dl（5~6μmol/L）。人群中的发病率为1/5 000~1/1 500。大多为北欧裔的白种人，在亚洲人和黑色人种中Z等位基因极少见。虽然在PI*ZZ患者中常见肺气肿，但许多不吸烟且为PI*ZZ的患者即使有典型的COPD家族史也未出现肺气肿。PI*ZZ吸烟者的预期寿命较PI*ZZ非吸烟者短，而PI*ZZ非吸烟者的预期寿命又短于PI*MM的非吸烟者和吸烟者。与正常人相比，不吸烟的PI*MZ杂合子的 FEV_1 随年龄快速下降的可能性更高。

其他罕见表型有PI*SZ和两种等位基因不表达的类型：PI*Z-null 及 PI*null-nul（表54-5）。在null表型患者血清中几乎检测不到 α_1-抗胰蛋白酶。罕见突变者的血清 α_1-抗胰蛋白酶水平正常但无功能。

表54-5 A1-抗胰蛋白酶缺乏症的表型

表型	血清 α_1-抗胰蛋白酶水平	肺气肿的风险
PI*ZZ	13.6~38mg/dl（2.5~7μmol/L）	高
PI*MZ	92~179mg/dl（17~33μmol/L）	轻微升高
PI*SZ	43.5~87mg/dl（8~16μmol/L）	轻度升高
PI*SS	81.5~179mg/dl（15~33μmol/L）	轻微升高
PI*null-null	0	高
PI*Z-null	0~27mg/dl（0~5μmol/L）	高
PI*MM	109~261mg/dl（20~48μmol/L）	正常

症状及体征

肝脏受累的婴儿在出生后一周内出现胆汁淤积性黄疸和肝大；黄疸常在2~4个月龄时消退。肝硬化可出现于儿童期或成年后（肝硬化的症状体征和肝细胞肝癌在本手册的其他章节讨论）。患有肺气肿的成人，症状和体征与COPD一致，包括呼吸困难、咳嗽、喘息及呼气相延长。患者肺部病变的严重程度在不同表型患者之间差异很大，并且和吸烟情况及其他因素有关。有些PI*ZZ吸烟者的肺功能可保持正常，而有些PI*ZZ非吸烟者的肺功能可严重受损。无论是否吸烟，人群普查中发现的PI*ZZ者（即无临床症状和肺部疾病者）的肺功能普遍好于有肺部疾病的PI*ZZ者。气流阻塞多见于伴有哮喘、反复呼吸道感染、职业性粉尘暴露及有肺病家族史的男性患者。

脂膜炎是皮下软组织的炎症性疾病，表现为质硬、触痛、皮色改变的斑块或结节，典型者位于下腹部、臀部或大腿。

诊断

- 血清 α_1-抗胰蛋白酶水平
- 基因表型

有下列表现者应怀疑 α_1-抗胰蛋白酶缺乏症

- 45岁前出现肺气肿的吸烟者
- 任何年龄出现肺气肿而无职业性暴露的非吸烟者
- 胸片主要表现为下肺气肿者
- 有肺气肿或无法解释的肝硬化家族史者
- 有脂膜炎者
- 有黄疸或肝酶升高的新生儿
- 有无法解释的支气管扩张或肝脏疾病者

诊断需要有血清 α_1-抗胰蛋白酶水平的证据，即通过放射免疫扩散的方法检测得 α_1-抗胰蛋白酶<80mg/dl（<15μmol/L）或通过浊度测定法测得其<50mg/dl（<9μmol/L）。α_1-抗胰蛋白酶检测水平低下的患者，需要基因表型分析进一步确诊。

预后

总体而言，患有严重 α_1-抗胰蛋白酶缺乏症的不吸烟患者，仅伴有中等程度的肺功能受损而生存期不受影响。α_1-

抗胰蛋白酶缺乏症最常见的死因是肺气肿,其次为肝硬化(常伴发肝癌)。

治疗

- 支持治疗
- 对于肺部疾病,常采用 α₁-抗胰蛋白酶替代治疗

肺部疾病的治疗采用纯化的人源 α₁-抗胰蛋白酶(60mg/kg 静脉注射 45~60 分钟,每周 1 次;或剂量合并使用,250mg/kg 静脉注射 4~6 小时,每月 1 次),可维持血清 α₁-抗胰蛋白酶水平高于 80mg/dl(正常水平的 35%)的目标保护性水平。因为肺气肿使肺结构永久改变,治疗无法修复已破坏的肺结构或改善肺功能,但可以阻止病变进展。治疗费用较高,故仅用于有两个异常的等位基因,肺功能轻至中度异常,血清中 α₁-抗胰蛋白酶水平低下而确诊的不吸烟者。不适用于病情严重者,以及一个或两个等位基因正常者。

戒烟、使用支气管舒张剂、早期治疗肺部感染对于有肺气肿的 α₁-抗胰蛋白酶缺乏症患者尤其重要。一些实验性治疗正在研究中,如采用苯丁酸逆转肝细胞中异常 α₁-抗胰蛋白酶的错误折叠,进而促进蛋白释放。对小于 60 岁且病情危重者,应考虑肺移植。肺减容术治疗 α₁-抗胰蛋白酶缺乏的肺气肿仍存在争议。基因治疗仍处于研究中。

肝脏病变的治疗主要是支持治疗。肝脏病变是由酶加工异常而非酶缺乏引起的,因此酶替代治疗无效。肝衰竭患者可采用肝移植。

脂膜炎的治疗尚无定论。糖皮质激素、抗疟药、四环素均有应用。

> **关键点**
>
> - 如果患者有不明原因肺气肿、肝脏疾病(尤其在新生儿中)、脂膜炎,或支气管扩张,应高度怀疑他们患有 α₁ 抗胰蛋白酶缺乏症
> - 血清 α₁-抗胰蛋白酶<80mg/dl(<15μmol/L)可疑诊,而确诊需要检测基因表型。
> - 特定患者(两个等位基因均异常,肺功能轻至中度异常,血清中 α₁-抗胰蛋白酶水平低下的不吸烟患者)选择用纯化的人 α₁-抗胰蛋白酶治疗。
> - 如果出现肝功能衰竭,可考虑肝移植

55. 弥漫性肺泡出血和肺肾综合征

某些引起肺泡出血的疾病与肾小球肾炎相关,因而这种疾病被命名为肺肾综合征。

弥漫性肺泡出血

弥漫性肺泡出血是持续或反复发生的肺出血。有多种病因,但自身免疫性疾病最为常见。多数患者表现为呼吸困难、咳嗽、咯血,以及胸部影像上新出现的肺泡浸润影。诊断性检查应根据可疑病因选择进行。治疗则针对自身免疫性病因的患者采用免疫抑制剂,必要时应用呼吸支持治疗。

弥漫性肺泡出血并非一种特异的疾病,而是需要鉴别诊断和特定序列检查的一种综合征。

病理生理

弥漫性肺泡出血是由于肺小血管的广泛损伤,导致肺泡内血液聚积。如果有足够的肺泡受到影响,气体交换障碍。不同病因者,其特异的病理生理和临床表现有所差异。例如,孤立性寡免疫型肺毛细血管炎是一种局限于肺内的小血管炎;其唯一的临床表现是肺泡出血;患者年龄为 18~35 岁。

特发性肺含铁血黄素沉着症 特发性肺含铁血黄素沉着症(IPH)是一种罕见的疾病,可导致复发性弥漫性肺泡出血而检测不到潜在的疾病;它主要发生于<10 岁的儿童。它被认为是由于在肺泡毛细血管内皮的缺陷所致,而这可能是因自身免疫损伤引起。许多受影响的患者有乳糜泻。

IPH 患儿症状和体征包括反复发作的呼吸困难和咳嗽,特别是初始时干咳。随后出现咯血。患特发性肺含铁血黄素沉着症的儿童可仅表现为发育迟缓以及缺铁性贫血。成人患者最常见的症状是由于肺出血及缺铁性贫血所导致的劳力性呼吸困难和疲劳。

特发性肺含铁血黄素沉着症的诊断涉及特征性临床表现的综合征:缺铁性贫血,支气管肺泡灌洗液(BAL)或肺活检标本中有充满含铁血黄素的巨噬细胞,而无小血管炎(肺毛细血管炎)或其他疾病的证据。如果其他表现不确定 IPH 诊断,肺活检可明确诊断。

糖皮质激素可减少肺泡出血急性发作的发病率和死亡率,并且可以控制肺纤维化的进展。一些患者可能需要额外的免疫抑制药物治疗。同时伴有乳糜泻的患者应该给予无麸质饮食。

病因

许多疾病可导致肺泡出血,包括:

- 自身免疫性疾病(如系统性血管炎、肺出血肾炎综合征,抗磷脂抗体综合征,结缔组织疾病)
- 肺部感染(如汉坦病毒感染)
- 毒物接触(如偏苯三酸酐、异氰酸盐、强效可卡因、某些杀虫剂)
- 药物反应(如丙基硫氧嘧啶、苯妥英、胺碘酮、甲氨蝶呤、呋喃妥英、博来霉素、孟鲁斯特、英夫利昔单抗)
- 心脏疾病(如二尖瓣狭窄)
- 疾病或抗凝药物引起的凝血功能障碍
- 孤立性寡免疫型肺毛细血管炎
- 特发性肺含铁血黄素沉着症
- 造血干细胞移植或实体器官移植

症状及体征

轻度弥漫性肺泡出血的症状和体征是呼吸困难、咳嗽、发热,但许多患者表现为急性呼吸衰竭,有时可致死亡。咯血症状常见,但多达 1/3 的患者可无咯血。多数患者有贫血及持续性出血伴有血细胞比容降低。

体格检查无特异性发现。其他临床表现因基础疾病而异(如二尖瓣狭窄患者的舒张期杂音)。

诊断

- 胸片
- 支气管肺泡灌洗液
- 血清学及其他检查以明确病因

呼吸困难、咳嗽、咯血,同时胸片见弥漫性双侧肺泡浸润影,可提示诊断。当临床表现不典型或气道来源出血无法排除时,强烈推荐支气管镜及支气管肺泡灌洗(BAL)以明确诊断。BAL 标本呈血性,内含大量红细胞和含铁血黄素的吞噬细胞;典型特征是多次灌洗取样后,灌洗液仍为血性或出血增加。

病因诊断 进一步检查以明确病因是必要的。尿液检查用以排除肾小球肾炎和肺肾综合征,血清尿素氮和肌酐也需要测定。

其他常规检查包括:

- 全血细胞计数
- 凝血功能检查
- 血小板计数
- 血清学试验[抗核抗体,抗双链 DNA(抗 dsDNA)抗体,抗肾小球基底膜(抗 GBM)抗体,抗中性粒细胞胞浆抗体(ANCA),抗磷脂抗体]

血清学试验可用以寻找潜在的疾病。一些孤立性寡免疫型肺毛细血管炎的核周-ANCA(P-ANCA)滴度升高。

其他检查根据临床实际情况而定。当患者病情稳定时,可行肺功能检查以了解肺功能情况。可能表现为一氧化碳弥散能力(DLco)增加,这是由于肺泡内的血红蛋白对一氧化碳摄取增加所致;这一变化虽与出血一致,但对确立诊断没有帮助。超声心动图可用以排除二尖瓣狭窄。基础病因不明,或疾病进展过快以至于无法等待血清学结果时,常需肺活检或肾脏活检(如果尿检异常)。

预后

患者可能需要进行机械通气,甚至因为出血相关的呼吸衰竭而死亡。反复发作的弥漫性肺泡出血综合征引起肺含铁血黄素沉着和纤维化,两者在肺泡内铁蛋白聚集并产生毒性作用时进一步进展。部分继发于显微镜下多动脉炎的反复发作的弥漫性肺泡出血患者可发生 COPD。

治疗

- 糖皮质激素
- 必要时环磷酰胺或血浆置换
- 支持治疗

治疗包括纠正病因。糖皮质激素用于治疗血管炎、结缔组织病、肺出血肾炎综合征,环磷酰胺也可能有效。利妥昔单抗在弥漫性肺泡出血的有效性尚未研究。血浆置换可用于治疗肺出血肾炎综合征。已有数项研究报道,重组活化人Ⅶ因子成功治疗严重治疗无反应的肺泡出血,但由于可能引起血栓并发症,该治疗存在争议。

其他治疗措施包括氧疗,支气管舒张剂,凝血障碍的纠正,急性呼吸窘迫综合征(ARDS)时给予插管和保护性策略,以及机械通气。

> **关键点**
>
> - 虽然弥漫性肺泡出血可具有各种原因(如感染,毒素,药物,血液或心脏疾病),自身免疫性疾病是最常见的原因
> - 症状,体征和胸部 X 线表现无特异性
> - 通过 BAL 检查连续灌洗样本显示持续出血可确认弥漫性肺泡出血
> - 通过做常规化验,自身抗体检测以及其他测试可检测病因
> - 治疗病因(如用糖皮质激素,环磷酰胺,血浆置换,和/或在自身免疫性原因时应用免疫抑制剂)

肺肾综合征

肺肾综合征(PRS)是同时出现的弥漫性肺泡出血和肾小球肾炎。病因常是一种自身免疫性疾病。诊断依靠血清学检测以及必要时肺和肾组织活检。经典的治疗方案包括用糖皮质激素和细胞毒药物进行免疫抑制。

PRS 并非一种特异的疾病,而是需要鉴别诊断和特殊检查的一种综合征。

肺组织病理学 表现是小血管炎,可累及小动脉、小静脉及肺泡毛细血管。

肾脏病理学 表现是小血管炎造成的一种局灶节段性增生性肾小球肾炎。

病因

PRS 经常是潜在的自身免疫性疾病的表现。肺出血肾

炎综合征是 PRS 典型的病因，但 PRS 也可由系统性红斑狼疮、肉芽肿性血管炎、显微镜下多血管炎以及其他一些少见的血管炎、结缔组织病、药物诱发血管炎（如丙基硫氧嘧啶）引起（表 55-1）。

表 55-1　肺肾综合征的病因

疾病	举例
结缔组织病	皮肌炎
	多肌炎
	进行性系统性硬化症
	类风湿关节炎
	系统性红斑狼疮
肺出血肾炎综合征	
肾病	特发性免疫复合物性肾小球肾炎
	IgA 肾病
	急进性肾小球肾炎伴心衰
系统性血管炎	白塞综合征
	冷球蛋白血症
	嗜酸性肉芽肿性多血管炎
	肉芽肿血管炎
	IgA 相关的血管炎
	显微镜下多动脉炎
其他	药物（如丙基硫氧嘧啶）
	心衰

PRS 少见于 IgA 介导疾病如 IgA 肾病或 IgA 相关血管炎，以及免疫复合物介导肾病如原发性混合型冷球蛋白血症。少数情况下，急进性肾小球肾炎可引起 PRS，机制为肾衰、容量负荷增加、肺水肿伴咯血。

症状及体征

典型的症状和体征包括：
- 呼吸困难
- 咳嗽
- 发热
- 咯血
- 周围水肿
- 血尿

患者可有肾小球肾炎的表现。肺和肾临床表现的出现可相隔数周至数月。

诊断

- 血清学检测
- 必要时肺和肾组织活检

其他原因（如肺炎、肿瘤或支气管扩张）不能解释的咯血患者，特别是咯血伴弥漫性肺实质渗出或肾脏疾病的患者应疑诊为 PRS。

初始检查包括尿液分析以发现血尿和红细胞管型（提示肾小球肾炎），血清肌酐以评估肾功能，全血细胞计数以了解有无贫血。尚未行胸片检查的应完成胸片检查。

血清抗体检查可帮助鉴别某些病因，如下所述：
- 抗肾小球基底膜抗体：肺出血肾炎综合征
- 抗双链 DNA 抗体和血清补体减少：SLE
- 针对蛋白酶-3 的抗中性粒细胞胞浆抗体［PR3-ANCA 或胞质 ANCA（c-ANCA）］：肉芽肿性血管炎
- 针对髓过氧化物酶的抗中性粒细胞胞浆抗体［MPO-ANCA 或核周 ANCA（p-ANCA）］：显微镜下多血管炎

确诊需要行肺组织活检见小血管炎，或行肾组织活检见肾小球肾炎，伴或不伴抗体沉积。

肺功能检查和支气管肺泡灌洗并不能诊断 PRS，但有助于明确有肾小球肾炎和肺部浸润影但无咯血的患者是否合并弥漫性肺泡出血。连续取样后灌洗液仍为血性，可确定为弥漫性肺泡出血，尤其是伴有血细胞比容降低的患者。

治疗

- 糖皮质激素
- 必要时环磷酰胺
- 血浆置换

免疫抑制剂是肺肾综合征治疗的基础。标准的诱导缓解方案包括静脉甲泼尼龙冲击治疗（500～1 000mg/d 静注，3～5 日）。由于存在严重并发症的风险，糖皮质激素可减量：第一个月给予泼尼松 1mg/kg 口服，每日 1 次（或等效剂量），随后的 3～4 个月内逐渐减量。重症患者应在糖皮质激素的基础上加用环磷酰胺，剂量为 $0.5～1g/m^2$ 静注，每月一次冲击治疗或口服（1～2mg/kg，每日 1 次）。血浆置换也经常使用，特别是在肺出血肾炎综合征及某些血管炎。

诱导治疗开始 6～12 个月后或临床缓解后可转为维持治疗。维持治疗包括低剂量糖皮质激素联合细胞毒药物。但在维持治疗中仍有可能复发。

> **关键点**
> - 对 PRS 最有提示价值的线索常常是患者有原因不明的肺、肾两种症状，即使这些症状发生在不同的时间
> - 行常规化验检查（包括尿检和胸部 X 线），以及自身抗体检测
> - 必要时，行肺部或肾脏活检以明确诊断
> - 治疗潜在的自身免疫性疾病

肺出血肾炎综合征

（抗肾小球基底膜抗体病）

肺出血肾炎综合征（Goodpasture syndrome）是 PRS 的一种亚型，是一种自身免疫综合征，由循环中抗肾小球基底膜抗体（抗-GBM）引起肺泡出血和肾小球肾炎。该症最常发生于吸烟的遗传易感人群，但暴露于碳氢化合物和病毒性呼吸道感染可能是另外的诱因。症状为呼吸困难、咳

嗽、乏力、咯血和血尿。有咯血或血尿的患者应疑诊为肺出血肾炎综合征，血或肾脏活检标本中出现抗肾小球基底膜抗体可确诊。在出现呼吸或肾脏衰竭之前开始治疗预后较好。治疗包括血浆置换、糖皮质激素、免疫抑制剂如环磷酰胺。

病理生理

肺出血肾炎综合征是肾小球肾炎合并肺泡出血，并有抗肾小球基底膜抗体。本病最常表现为弥漫性肺泡出血合并肾小球肾炎，但偶可单独引起肾小球肾炎（10%~20%）或肺部病症（10%）。男性较女性易受累。

抗肾小球基底膜抗体是针对Ⅳ型胶原 α_3 链的非胶原（NC-1）区，Ⅳ型胶原在肾脏和肺的毛细血管基底膜含量最高。

环境因素（最常见的是吸烟、病毒性上呼吸道感染、吸入碳氢化合物溶剂，肺炎相对少见）使遗传易感人群的肺泡毛细血管抗原暴露于循环抗体，最主要的易感人群是有 HLA-DRw15、-DR4 和 -DRB1 等位基因者。循环抗肾小球基底膜抗体结合于基底膜，固定补体，触发细胞介导的炎症反应，引起肾小球肾炎和/或肺毛细血管炎。

症状及体征

咯血是最显著症状。然而肺部出血也可无咯血，患者可仅有胸部X线浸润表现或浸润合并呼吸窘迫和/或衰竭。

其他常见的症状包括：
- 呼吸困难
- 咳嗽
- 疲乏
- 发热
- 体重减轻
- 血尿

多达40%的患者有肉眼血尿，但肺部出血可先于肾脏表现数周或数年出现。

体征随时间而变化，肺部听诊表现可从清音到干湿啰音。一些患者可有肾衰引起的周围性水肿和贫血引起的皮肤黏膜苍白。

> **经验与提示**
> - 患者有与肺泡出血和肾小球肾炎相一致的表现时，应考虑肺肾综合征，即使肺和肾的临床表现发生在不同的时间

诊断

- 血清抗-GBM 抗体检测
- 必要时肾脏活检

通过间接免疫荧光试验，或有条件时以重组或人 NC-1α_3 进行直接酶联免疫吸附试验（ELISA），检测患者血清抗肾小球基底膜抗体。这些抗体的存在可证实诊断。仅有25%的肺出血肾炎综合征病例出现 ANCA 阳性（外周型）。

若抗肾小球基底膜抗体阴性，而患者有肾小球肾炎（血尿、蛋白尿、尿红细胞管型、肾功能不全，或这些情况合并存在）的证据时，应进行肾脏活检以明确诊断。活检标本见伴新月体形成的急进性局灶节段性坏死性肾小球肾炎，可见于肺出血肾炎综合征和所有其他原因导致的肺肾综合征（PRS）。肾脏或肺组织的免疫荧光染色典型者可见沿肾小球或肺泡毛细血管的 IgG 线样沉积。IgG 沉积也可见于糖尿病患者和原纤维性肾小球肾炎（一种罕见的引起 PRS 的疾病）患者。但这些疾病中抗体和肾小球基底膜的结合是非特异性的，且不呈线性分布。

预后

肺出血肾炎综合征通常进展迅速，如果诊断和治疗延误，可致生命危险。在出现呼吸或肾脏衰竭之前开始治疗预后较好。远期病死率与患者就诊时肾脏损伤的程度有关，就诊时即需透析的患者以及肾脏活检标本中>50%新月体形成（这类患者通常需要透析治疗）的患者，他们的生存期<2年，除非进行肾脏移植。咯血有利于早期诊断，因此可能是预后良好的指标。少数患者可复发，并且与继续使用烟草和呼吸道感染有关。终末期患者接受肾脏移植后，其移植肾仍可能再次发病。

治疗

- 血浆置换
- 糖皮质激素和环磷酰胺

出现肺出血和呼吸衰竭时，及时的气道管理可改善即刻生存；血气分析的数值临界呼吸衰竭时，推荐气管插管和机械通气。肾功能严重受损的患者可能需要透析或肾脏移植。治疗采取每日或隔日血浆置换，持续2~3周，每次置换4000ml以清除抗肾小球基底膜抗体，联合使用糖皮质激素（常用甲泼尼龙1g静脉输注时间20分钟以上，每日或隔日使用共3次，随后应用泼尼松1mg/kg口服，每日1次，持续3周，然后减量至20mg口服，每日1次，维持6~12个月）和环磷酰胺（2mg/kg口服或静注每日1次，维持6~12个月）以预防新抗体形成。当肺和肾功能不再改善时，治疗可逐渐减量。

利妥昔单抗可用于治疗一些应用环磷酰胺有严重的副作用或拒绝环磷酰胺治疗的患者，但它并没有在肺出血肾炎综合征患者中进行研究。

> **关键点**
> - 肺出血肾炎综合征患者可能有肺出血和肾小球肾炎两种表现或其中任何一种表现单独出现
> - 肺部表现可以轻微或非特异性
> - 检测血清抗-GBM 抗体
> - 如果患者有肾小球肾炎，做肾穿刺活检
> - 尽可能在器官功能衰竭前，诊断和治疗肺出血肾炎综合征
> - 治疗可用血浆置换，糖皮质激素和环磷酰胺

56. 环境性肺部疾病

环境性肺部疾病的产生是由于粉尘、过敏原、化学物质、有害气体以及环境污染物的吸入。肺组织持续地暴露于外界环境中,因而易于发生环境相关性疾病。病变可涉及其各个组成部分,包括气道(如职业性哮喘、反应性气道功能不全综合征、毒性物质吸入),与空气污染相关的肺疾病,肺实质(如肺尘埃沉着病、过敏性肺炎),或者硅沉着病以及胸膜(如石棉相关性病变)。

长期以来,已知环境吸入暴露是哮喘的危险因素(参见第356页),同时它也越来越多地被认为是引起COPD的非吸烟原因(参见第375页)。美国胸科学会估计COPD的职业和环境暴露相关人群归因危险度百分比约为20%(即如果环境风险减少到零,COPD发病率和死亡率可下降20%左右)。

临床医生应采集所有患者的职业史和环境暴露史,特别是询问过去和现在是否存在蒸汽,气体,粉尘,烟雾,和/或生物燃料烟雾(如来自燃烧木材、动物粪便、作物等)暴露。如答案是肯定的,应紧接着询问详细的问题。

职业和环境性呼吸系统疾病的预防重在减少暴露(一级预防)。减少暴露的措施有:

- 管理控制(如限制暴露于有害环境中的人数)
- 技术控制(如密闭罩、换气系统、安全净化程序)
- 产品替换(如采用安全低毒性材料)
- 使用呼吸保护装置(如呼吸器、防尘口罩、防毒面罩)

许多临床医生错误地以为戴了面罩或呼吸保护装置(防尘口罩或防毒面具)的患者已经得到很好的保护,而事实上面罩可以提供一定程度的保护,尤其当输气管道提供新鲜空气的情况下,但这种保护作用有限且人与人之间存在差异。因此在推荐使用面罩时,有些问题临床医生必须考虑。患心血管疾病的工人可能无法进行一些较为费力的工作,尤其是那些必须使用独立呼吸装置者。使用某些装置紧密并需要佩戴者经滤筒吸气的面罩会增加呼吸做功,对哮喘、COPD或间质性肺病的患者而言尤其困难。

医学监测是一种二级预防措施。对这些工人进行检查以发现早期病变,此时给予治疗可能有助改善远期预后。

空气污染相关性疾病

发达国家空气污染的主要成分是二氧化氮(源于矿物燃料的燃烧)、臭氧(由于二氧化氮和碳氢化合物经日光照射而来)以及悬浮的固体或液体颗粒。在室内被动吸烟以及发展中国家生物质燃料(如木头,动物排泄物,谷物)的燃烧(如烹饪、加热)是其他来源。高度污染的空气对肺功能的影响很大,可诱发哮喘和使COPD加重。空气污染也增加了急性心血管事件(如MI)和发展成冠状动脉疾病的风险。生活在交通繁忙地区的人群尤其高危,特别是逆温层空气不流动时。在所谓的空气污染指标(氮氧化物、硫氧化物、臭氧、CO、铅和颗粒)中,只有CO和铅不会影响气道高反应性。长期暴露于此环境中的普通人群,尤其是儿童,发生呼吸系统感染和症状的可能性增加,可损害肺功能。

臭氧是烟雾的主要成分,是一种呼吸道强刺激剂和强氧化剂。臭氧浓度往往是在夏季,并在上午晚些时候和下午早些时候最高。短期暴露可引起呼吸困难,胸痛,以及气道反应性。经常在臭氧污染高环境下参加户外活动的儿童更容易患哮喘。长期暴露于臭氧可使肺功能产生永久性轻度的下降。含大量硫磺成分的矿物燃料燃烧产生的硫氧化物,可产生可溶性强的酸性气溶胶沉积在上呼吸道。这些硫氧化物可引发气道炎性反应,可能增加发生慢性支气管炎的危险性,并诱发支气管收缩。空气污染颗粒是成分复杂的混合物,来源于矿物燃料(尤其是柴油)的燃烧。这些颗粒能够引起局部和系统性炎症反应,可能解释了其对呼吸和心血管系统的影响。与大颗粒相比,PM2.5(即直径小于$2.5\mu m$的颗粒)引起的炎症反应更为严重。目前资料提示空气污染颗粒使人群全因死亡率增加,尤其是心血管和呼吸道疾病的死亡率。

空气污染的数据引起了对一些更微小颗粒——纳米颗粒对健康的潜在影响的关注,纳米型颗粒是在受控工程过程制造的颗粒和超细颗粒。某些纳米颗粒和超细颗粒可引起动物模型中的氧化应激,气道炎症和毒性,并且与哮喘患者呼吸道症状增加有关;然而,直接因果关系尚未报告。

石棉相关性疾病

石棉是一类自然形成的硅酸盐,因其结构和耐热特性,可作为建筑、造船材料,以及制造汽车制动器和一些纺织品的材料。温石棉(一种蛇纹纤维)、青石棉和铁石棉(闪石或直纤维)是三种主要的致病石棉类型,可引起肺和/或胸膜疾病。

石棉相关疾病是由石棉纤维的吸入引起的。该类疾病包括:

- 石棉沉着病
- 肺癌
- 非恶性胸膜斑块的形成和增厚
- 良性胸腔积液
- 胸膜间皮瘤

石棉沉着病和恶性胸膜间皮瘤可引起进行性呼吸困难,后者也可见于大量胸腔积液和胸膜斑块形成。

石棉沉着病

石棉沉着病是由于石棉暴露引起的一种肺间质纤维化。其诊断依靠病史和胸部X线或CT。治疗主要是支持性的。

石棉沉着病较肺部恶性肿瘤更多见。许多工种的工人是高危人群，包括造船工、纺织和建筑工人、家庭装修工、清除石棉的工人，以及接触石棉纤维的矿工。这些工人的家属和生活在矿区周围的人可能发生间接暴露。

病理生理

肺泡巨噬细胞试图吞噬吸入的纤维，继而释放细胞因子和生长因子，引发炎症反应、氧化损伤和胶原沉积，最终导致组织纤维化。石棉纤维也可直接对肺组织产生毒性作用。发生此疾病的危险性通常与石棉暴露的时间和程度，以及吸入纤维的类型、长度和厚度有关。

症状及体征

石棉沉着病起病时可无症状，疾病进展时可发生进行性呼吸困难、干咳和乏力。超过10%的患者在终止暴露后疾病仍持续进展。进展性石棉沉着病可引起杵状指、velcro啰音，严重者可见右心衰竭（肺源性心脏病）的症状体征。

诊断

- 胸部X线片，最好选择高分辨胸部CT
- 有时肺泡灌洗或肺活检

根据暴露史和X线胸片或高分辨胸部CT可作诊断。胸部X线片可见线性网状阴影，其标志着纤维化，且通常出现在外围下叶。阴影往往是双边且常伴有胸膜改变，胸膜斑块的形成标志着先前接触过石棉蜂窝征提示疾病进展，可侵及中下野肺。与硅沉着病一样，其严重程度的分级是根据国际劳动组织的衡量（International Classification of Radiographs of Pneumoconioses，肺尘埃沉着病国际影像学分类），分级基于阴影的大小，形状，位置和密度。与硅沉着病相反，石棉沉着病以下叶网状阴影为主。肺门纵隔淋巴结肿大并非此病特征，其出现常提示其他诊断。胸部X线对疾病诊出不敏感；石棉沉着病为可能诊断时，高分辨率（薄层）胸部CT则非常有用。CT鉴别胸膜异常亦优于X线胸片。

肺功能试验可显示肺容量和一氧化碳弥散（DLco）降低，无特异性，但疾病确诊后可用于观察肺功能随时间的变化。静息和运动状态下的脉氧饱和度的测定，尽管没有特异性，但可以发现石棉引起的功能减退。

非侵入性手段无法确诊时可采用支气管肺泡灌洗或肺活检术，检查发现石棉纤维可证实肺纤维化患者的石棉沉着病诊断，但偶尔在有石棉暴露而未致病者的肺组织中也可发现此类纤维，或者在石棉沉着病患者的标本中无法发现此类纤维。因此发现石棉纤维有助于诊断，但并非诊断的必要条件。

预后

预后差异很大，很多患者可以没有任何症状，而有些患者则出现进行性的呼吸困难，小部分人发展为呼吸衰竭，右心衰竭和癌症。

石棉沉着病患者发生肺癌（常为非小细胞肺癌）的概率是无此症者的8~10倍，所有类型石棉的吸入都可升高肿瘤发生的危险性，特别在闪石纤维暴露人群中。吸烟与石棉暴露在肺癌发生方面具有协同效应（参见第458页）。

治疗

- 支持治疗

目前尚无特异性治疗方法低氧血症和右心衰竭的早期发现需行O_2气支持并治疗心脏衰竭。呼吸康复锻炼可以为患者肺的损伤有所帮助。

预防

预防措施包括：祛除暴露因素，职业及非职业环境中减少石棉污染、戒烟、接种肺炎球菌和流感疫苗。戒烟尤其重要，因为吸烟的石棉沉着病患者发生肺癌的危险性倍增。

> **关键点**
> - 石棉暴露人群中石棉沉着病较肺部恶性肿瘤更多见，但是石棉沉着病患者患有肺癌可能性增高
> - 诊断需行胸部高分辨CT
> - 支持性治疗石棉沉着病；戒烟是重要的

胸膜间皮瘤

胸膜间皮瘤是目前已知的唯一胸膜恶性病变，几乎所有病例都是由石棉暴露引起。根据病史和X线胸片或CT、组织活检做出诊断。一般均给予支持性治疗，可能需要手术、化疗，或两者兼而有之。

石棉工人终身具有高达的10%的患有间皮瘤的风险，平均潜伏期为30年。吸烟是独立危险因素。病灶可局部增大或转移至心包、纵隔、腹膜，极少数情况下可侵犯睾丸鞘膜。

症状及体征

患者最常表现为呼吸困难和非胸膜源性胸痛。此时系统性症状少见。侵入胸壁和其他邻近结构可能引起严重的疼痛，声音嘶哑，吞咽困难，霍纳综合征，臂丛神经丛病变，或腹水。

诊断

- 胸部X线
- 胸水细胞学检查或胸膜活检
- 有时需要电视辅助胸腔镜手术（VATS）或开胸手术
- 根据胸部CT，纵隔镜，MRI，或者PET和支气管镜进行分期

90%以上的间皮瘤患者都有胸膜病变（其他10%患者表现为心包间皮瘤和腹膜间皮瘤），X线胸片表现为单侧或双侧弥散性胸膜增厚，常到肋膈角变钝。胸腔积液存在于95%的病例，并且通常为单侧性，量多，为血性。诊断依据胸水细胞学或胸膜活检。胸水透明质酸酶水平升高提示有但不能诊断间皮瘤。如果以上无法确诊，则通过胸腔镜或开胸活检完成。研究发现由间皮细胞产生释放入血的可溶性间皮素相关蛋白可能作为肿瘤标志物用于疾病的诊断和监

测,但假阳性率可能会限制其价值。

分期　由胸部 CT,纵隔镜和 MRI 完成。MRI 和 CT 的敏感性和特异性相似,尽管 MRI 可帮助确定肿瘤是否扩散到脊柱或脊髓。PET 在胸膜增厚良恶性区分中有更好的敏感性和特异性。需行支气管镜检查排除支气管肺癌共存可能。

预后

目前间皮瘤仍是一种不可治愈的肿瘤,长期生存不常见。可考虑给予手术切除胸膜、同侧肺组织、膈神经和患侧纵隔心包,联合化疗或放疗,但此方法实际并不改变患者的预后和生存期。尚无治疗方法显示能真正延长患者生存期。从诊断以后中位生存期是 9~12 个月,这取决于肿瘤位置和细胞类型。影像和组织病理学与预后最相关,预后最差的患者特点如下:诊断时年龄大于 75 岁,体力状态不佳,LDH 水平>500IU/L,血小板计数大于 4 000 000/ml,胸痛,非上皮组织学。

治疗

- 支持治疗
- 胸膜固定术或胸膜部分切除以缓解胸腔积液引起的呼吸困难
- 阿片类物质止痛,有时选择放疗
- 化疗使肿瘤缩小并缓解症状
- 实验性治疗法方案

支持治疗主要用于缓解疼痛和呼吸困难。由于病症的弥漫性,放射治疗通常是不合适的,除了用于治疗局部疼痛或针道转移。一般不治疗神经根痛。胸膜固定术或胸膜切除术可以帮助改善因胸腔积液引起的呼吸困难。充分镇痛很重要,但难以实现。一般使用经皮下和硬膜下置管给予阿片类药物来止痛。

由于胸膜外全肺切除术较高的并发症发生率与死亡率,当所有的肉眼可见肿瘤局限在一侧胸腔且可被切除,胸膜切除术与胸膜剥脱术应用的越来越广泛,然而,完全切除通常是不可行的,在这种情况下,加入化疗和放疗可延长生存期。非手术疗法包括化疗(如培美曲塞和铂化合物)和放疗。培美曲塞和顺铂的联合化疗比单独使用顺铂延长了 3 个月的存活时间,在这项研究中,添加了叶酸和维生素 B_{12} 减少毒性。临床试验表明,贝伐单抗加入培美曲塞和顺铂可延长生存期,目前被关注的几种疗法包括免疫疗法,基因疗法,光动力疗法和胸膜内温热灌注化疗。在大多数情况下化疗可以改善症状,有时甚至可以减小肿瘤的面积单一模式治疗不延长生存期。综合治疗的疗效以及其各个组成模式的作用尚待进一步研究。

> **● 关键点**
> - 间皮瘤大多与石棉接触史相关,超过 90% 的患者为胸膜侵犯
> - 诊断后中位生存期是 9~12 个月,且不可治愈
> - 治疗的重点在于支持治疗,但很多手术和非手术治疗正在研究中

石棉相关胸膜疾病

胸膜疾病是石棉暴露的标志,包括胸膜斑的形成、胸膜钙化、胸膜增厚、圆形肺不张、胸膜粘连、胸腔积液和胸膜间皮瘤。诊断依靠病史和胸部 X 线或胸部。治疗以支持治疗为主。

除了间皮瘤之外,石棉可引起其他胸膜疾病,包括良性胸腔积液和良性胸膜斑块这些胸膜疾病可产生胸腔积液而鲜有症状。所有的胸膜病变都可经胸片或 CT 诊断,CT 较胸片更敏感。一般不需治疗。良性石棉胸腔积液(BAPE)通常是单侧的,并且在初始石棉暴露后 15~45 年发生。胸部 CT 证实了有石棉接触史的患者的诊断。胸腔积液的分析表明渗出过程,并且可以是浆液性的,血清性的或明显的血性。胸膜斑的存在增加了间皮瘤的可能性,因此应该进行诊断评估以排除恶性肿瘤。BAPE 可随时间自行消退,仅 BAPE 不能预测恶性肿瘤的风险。

离散的斑块　可以出现在 60% 的石棉暴露工作者中,其典型病变为散在分布于双侧第 5 到第 9 肋间壁层胸膜,紧邻膈面的斑块。斑块钙化较为常见,X 线上其与肺野的重叠时常被误诊为严重肺病。在这种情况下,CT 可以用来分辨胸膜病变与肺实质病变。脂肪条纹在胸部 X 线中可能会被误诊为胸膜斑。CT 可以区分胸膜病变和脂肪条纹。

胸膜弥漫性增厚　可以影响脏层和壁层胸膜。它可能是肺纤维化的延伸,从实质到胸膜或胸腔积液非特异性反应。胸膜增厚伴或不伴钙化都可导致限制性呼吸功能障碍。

圆形肺不张　是胸膜增厚的一种良性表现,这种情况下胸膜内陷进入实质可以使肺组织塌陷,引起肺不张。在胸部 X 线和 CT 图像上,它一般表现为肺下叶的曲线,瘢痕样肿块,经常与肺癌混淆。

铍病

(铍中毒)

急性铍病(acute beryllium disease, ABD)和慢性铍病(chronic beryllium disease, CBD)是由吸入含铍化合物和产物的灰尘或烟雾引起。ABD 现在较为罕见,CBD 的特征是全身,尤其是肺、肺内淋巴结和皮肤肉芽肿形成。CBD 可导致进行性呼吸困难、咳嗽和疲劳。诊断依据病史、铍淋巴细胞增生试验和活检结果。治疗给予糖皮质激素。

病因

工业生产中的铍暴露是一种常见但总被忽视的疾病原因,包括铍矿开采和提炼、合金生产、合金机械、电子产品、电信业、核武器制造、国防、航空器、汽车业、宇航工业以及金属废弃物、计算机、电子再循环工业等。由于少量的铍即有毒性,且被加入许多铜、铝、镁合金中,很多工人并没有意识到暴露和危险。

病理生理

急性铍病(ABD)　是一种引起肺实质弥散性炎性浸润和非特异性肺泡内水肿的化学性肺炎,其他组织(如皮肤和

结膜)也可受侵。由于大多数工厂已经降低了铍暴露水平，ABD 如今罕见，但 1940~1970 年间有较多个例报道，且许多 ABD 患者进展为 CBD。

慢性铍病 在使用铍及其合金的行业仍然是常见病。它与大多数肺尘埃沉着病的不同之处在于它是一种细胞介导的过敏性疾病。铍主要在 HLA-DP 分子被+抗原提呈细胞呈递给 $CD4^+$ T 淋巴细胞。在血液，肺，或其他器官的 T 淋巴细胞，相应地，识别铍、增殖，并形成 T 淋巴细胞克隆。这些克隆释放促炎细胞因子，如肿瘤坏死因子 α、IL-2、干扰素 γ。这些细胞因子扩大免疫应答，导致在铍沉积的靶器官中形成的单核细胞浸润和非干酪肉芽肿。一般来说，2%~6% 的铍暴露人群可发生铍敏化（定义为体外血淋巴细胞增殖），这些人大多会发展为疾病。在某些高危人群，如从事铍金属及合金行业的机工，慢性铍病发病率>17%。旁观者暴露，如秘书和警卫工作人员，也可发生铍敏化和相关疾病，但发生率较低。典型的病理表现是弥漫性肺，肺门和纵隔淋巴结肉芽肿反应，是从组织学上与结节病难以区分。也可能发生单核和巨细胞形成的早期肉芽肿［支气管肺泡灌洗（BAL）］通过支气管镜肺泡灌洗会在灌洗液中找到许多淋巴细胞。这些 T 淋巴细胞在体外接触到铍盐会发生增殖，类似血细胞［测试称为铍淋巴细胞增殖试验（BeLPT）］。

症状及体征
CBD 患者常有呼吸困难、咳嗽、体重下降，胸部 X 线表现类型多样，典型表现为上叶和中叶的结节状阴影，通常合并拥有肺门和纵隔淋巴结肿大。患者可主诉隐匿或进行性的劳累性呼吸困难、咳嗽、胸痛、体重下降、盗汗和乏力。症状在铍第一次暴露的几个月内或停止暴露>30 年以后逐渐出现。部分患者可一直无症状。

诊断
- 铍淋巴细胞增生试验（用外周血或者支气管肺泡灌洗细胞）
- 胸部 X 线或 CT

诊断依赖于铍暴露史、合理的临床证据，以及血和/或支气管肺泡灌洗液 BeLPT 异常。急性铍疾病与慢性疾病的区别在于非常高水平的暴露史，除了系统性体征和症状（结膜炎，皮炎，咽炎，喉气管支气管炎）外，急性干咳和发作时进行性呼吸困难。此外，影像学异常发生在暴露 1~3 周内。在慢性铍疾病中，体征和症状至少存在一年，并且临床表现可以从无症状到干咳，进行性呼吸困难，疲劳和盗汗。支气管肺泡灌洗液 BeLPT 敏感性、特异性高，有助 CBD 与结节病或其他弥散性肺部疾病的鉴别。由于血清血管紧张素转化酶水平不敏感，并且在阳性时不能区分暴露和疾病，所以不常规检测 ACE 水平。胸片表现可正常或显示为弥散性浸润的结节、网状或模糊的磨玻璃影，常伴肺门淋巴结肿大——类似于结节病表现，也见粟粒样表现。高分辨 CT 较较普通胸片更为敏感，但也有活检证实此症而影像学检查正常的病例。

预后
严重 ABD 患者可能致命，但只要不进展为 CBD 通常预后较佳。CBD 常致进行性呼吸功能下降，早期异常表现包括气流阻塞，静息状态和运动试验动脉血气分析氧合降低。表现为 CO 弥散功能（DLco）降低，以及限制性呼吸功能受限表现较晚出现。约有 10% 的患者进展为肺动脉高压和右心衰竭而死于肺心病。首次工作场所初始卫生监测项目显示，铍过敏进展到 CBD 的发生率约为 6%/年。接触铍碎屑或铍尘引起的皮肤肉芽肿性结节通常持续存在直至被切除。

治疗
- 糖皮质激素
- ABD 有时需要机械通气
- CBD 时，有时需要辅助 O_2 疗，呼吸康复治疗，治疗右心衰竭
- 终末期 CBD，有时需要肺移植

ABD 患者常发生肺水肿和肺出血，严重者需要机械通气支持治疗。

部分 CBD 患者因疾病进展相对缓慢而无需治疗。糖皮质激素治疗可改善症状及氧合，通常只有症状明显，伴气体交换异常，或肺功能或氧合能力进行性减退的患者才开始给予治疗。对于有症状且肺功能异常者，给予波尼松 40~60mg/d，1 次或隔日 1 次口服，3~6 个月。需重新进行肺部生理学和气体交换方面的检查以观疗效，随后逐渐减至最低剂量以维持症状及各项客观指标（通常 10~15mg/d，1 次或隔日 1 次口服），常需要皮质激素终身治疗。另有证据显示，与结节病相似，CBD 患者加用甲氨蝶呤（10~25mg 每周 1 次口服）可起到减少皮质激素用量的作用。

硫唑嘌呤，在结节病中亦可应用，但尚未被推荐用于慢性铍疾病。

CBD 自发缓解者少见。终末期 CBD 可采用肺移植术治疗。需要时可采用其他支持疗法如吸氧、呼吸康复疗法和抗右心衰竭药物治疗。

预防
减少工业粉尘是预防铍暴露的基础，必须将必须将暴露程度降至尽可能低的水平，在 15 分钟的采样周期内，每立方米空气 0.2μg，平均超过 8 小时，有限的短期暴露量为每立方米空气 2.0μg（OSHA final rule to protect workers from beryllium exposure）。推荐对所有铍暴露工人（包括直接和间接接触）进行医学监测，采用血 BeLPT 和胸片检查，迅速识别此病。所有急性和慢性患者及时得到诊治，并且使接触者避免进一步的铍暴露。

> **关键点**
> - 铍病是根据公认的，在很多行业影响着工人
> - 采用高分辨 CT 和铍淋巴细胞增生试验（用血或者支气管肺泡灌洗细胞）来确诊
> - 使用糖皮质激素治疗具有症状的患者
> - 预防包括减少铍尘和暴露的工作人员监督

建筑物相关性疾病

建筑物相关性疾病（building-related illnesses，BRI）是

多种不同病症组成的一组疾病,病因与现代建筑物内空气密闭有关。这些建筑物的特征是窗口密闭,依赖取暖通风的空调系统来流通空气。大多数病例发生于非工业的办公楼内,也可发生于公寓楼、独立别墅、学校、博物馆和图书馆。

BRI 可为特异性或非特异性。诊断依据病史和临床检测。治疗方法通常为支持治疗。

特异性 BRI 特异性 BRI 是指那些已明确与建筑物暴露因素间存在关联的疾病。例如:
- Legionella 感染
- 职业性哮喘(参见第 393 页)
- 过敏性肺炎(参见第 400 页)
- 吸入热

吸入热 是一种由有机气溶胶或粉尘暴露引起的发热反应。症状在暴露后 4~12 小时出现,包括发热、头痛和全身不适。通常用来形容包括加湿器热、谷物热、猪分娩热和真菌毒素中毒症等诸如此类的 BRI。金属粉尘和多聚物粉尘也可引起发热性疾病。过去有机粉尘中毒综合征(organic dust toxicsyndrome,ODTS)被用来概括机体对任何被大量细菌毒素污染的有机粉尘引起的亚急性发热和呼吸系统反应,现在则普遍使用中毒性肺炎这个名词,但特异性不足。

在非工业性建筑中,加湿器热是指在使用加湿器或其他类型的通气设施时,微生物(细菌、真菌)将之作为贮菌库在其中生长,并通过这些设施雾化入环境中而致病。通常表现为低热、不适、咳嗽和呼吸困难。离开该暴露环境后症状改善(如周末离开该办公建筑)常为首先提示该病的征候之一。加湿器热为急性起病(暴露后 4~12 小时出现)而病情自限(常 2~3 日)。体征可缺如或不明显,群集发病常多见。

最近在韩国发生的间质性肺疾病暴发已被归因于加湿器消毒剂中添加毒性吸入剂。

与免疫细胞介导性疾病(如过敏性肺炎和建筑物相关性哮喘)不同,吸入热不需要致敏时间。首次暴露即可发病。急性发作通常不需治疗,离开该污染环境并给予退热药物即可。若症状持续,需要进一步检查以排除感染、过敏性肺炎或其他疾病可能。生物学样本调查以发现工作环境中空气传播的微生物耗时且花费较大,但有时为明确空气污染源而必须为之。通风换气系统的良好维护常可预防各种类型吸入热的发生。

非特异性 BRI 非特异性 BRI 是指那些与建筑物相关暴露因素之间联系较难明确的疾病。

过去常用**建筑物病综合征**来概括那些在同一建筑物内群集发生的疾病,现在已被建筑物相关性疾病取代,其症状常不特异,包括:
- 瘙痒、刺激、眼干或溢泪
- 流涕或鼻充血
- 咽痛或咽部紧缩感
- 皮肤干燥瘙痒或不明原因的皮疹
- 头痛、嗜睡和精神难以集中

部分病例中一些建筑物相关因素可能是引起症状的原因。包括较高的温度和湿度,以及通气条件较差,尤其是缺乏足够的室外新鲜空气。而患者因素包括女性、过敏病史、对自身感觉较为敏感、担心、焦虑、抑郁以及偶尔的癔症集体发作也可能是症状出现的原因。

棉肺尘埃沉着病

棉肺尘埃沉着病是一种气道反应性疾病,以棉纺、亚麻和麻织品工人的支气管收缩为特征。病原体是棉尘中的细菌内毒素。症状表现为胸部紧迫感和呼吸困难,在工作周的第 1 日加重,随时间逐渐消退。诊断依据病史和肺功能试验。治疗包括避免暴露和使用抗哮喘药物。

病因

棉肺尘埃沉着病几乎完全发生于接触未经加工原棉的工人中,尤其是那些负责开包,或在棉纺车间和梳毛车间工作者。棉肺尘埃沉着病可在急性暴露后发病,但通常还是发生在慢性暴露至少 10 年工人中。有证据表明,起因是在棉尘中细菌的内毒素。内毒素导致的支气管狭窄,慢性支气管炎,和肺功能逐渐降低,特别是遗传易感者。曾经认为长期的棉尘暴露可引起肺气肿,现在这一理论得到证实。

症状及体征

症状有胸部紧迫感和呼吸困难,随着反复暴露而减轻,症状出现在周末或假期后工作周的第 1 日,到周末时减轻或消失。经过数年的反复暴露后,胸部紧迫感重新出现并持续至周三,偶尔持续至周末或下一个工作周。这种典型的一过性表现可鉴别棉肺尘埃沉着病与哮喘。

急性暴露者的体征为呼吸急促和喘鸣。慢性暴露者可有啰音。

诊断

诊断根据病史和肺功能试验结果,后者显示典型的气流阻塞和通气功能降低,尤其是在第 1 个工作周开始和结束时的检测。对乙酰甲胆碱的高反应性也很常见。监测措施包括纺织工人的症状报告和肺量计测定,有助于疾病的早期发现。

治疗

治疗包括避免或减少暴露和使用抗哮喘药物。

煤工肺尘埃沉着病

(炭末沉着症;黑肺病;煤矿工人肺尘埃沉着病)

煤工肺尘埃沉着病(coal workers' pneumoconiosis,CWP)是由吸入煤炭粉末引起,粉尘沉积导致细支气管周围出现含尘巨噬细胞(煤点),偶尔可致局灶性细支气管肺气肿。CWP 通常不引起症状,疾病进展可出现大面积肺纤维化伴肺功能损伤。诊断依靠病史和胸部 X 线。通常给予支持治疗。

病因

煤工肺尘埃沉着病是由于慢性吸入高炭煤(无烟煤和烟煤)和罕见的石墨来源的粉尘所引起,尤其吸入史达 20 年或以上者。吸入煤中的二氧化硅同样也可引起临床疾病。

病理生理

肺泡巨噬细胞吞噬粉尘,释放细胞因子刺激炎症发生,并聚集在细支气管和肺泡周围的肺间质(煤点);胶原积聚形成煤结节;细支气管管壁增厚扩张形成局灶性肺气肿;也可发生纤维化,常局限于煤结节邻近部位。肺结构畸变、气流阻塞和肺功能损伤常为轻度,但部分亚组患者也可见重度损伤。

疾病有**两种形式**:

- 单纯型:有个别的煤尘斑点
- 复杂型:伴有斑块融合和PMF

单纯型CWP患者进展至肺纤维化的概率为1%~2%/年。近期,年轻矿工CWP到PMF的快速发展已得到确认,尤其是在美国东部。

在PMF,结节合并形成的黑色,橡胶实质团块通常在后上肺野。团块可能侵袭和破坏血管供血以及呼吸道或形成空腔。即使终止煤尘暴露,PMF可以进展并加重。尽管煤炭引起的PMF和砾岩硅沉着病的相似性,煤工中PMF的发展与煤的二氧化硅含量无关。然而,煤中二氧化硅暴露对于从CWP到PMF的进展是必需的,单独暴露于石墨会导致CWP,但不会进展成PMF。少数CWP患者在后期会发展为肺纤维化。

并发症 已发现CWP与类风湿关节炎之间存在某种关联。但不清楚是CWP使矿工易患类风湿关节炎,还是类风湿关节炎在CWP患者中有独特的表现形式,抑或类风湿关节炎改变了矿工对煤尘的反应。相对较短时间的接触后出现肺部多发的圆形结节(Caplan综合征)代表了一种类风湿体质有关的免疫病理反应,其组织学上类似类风湿结节,但其周围的急性炎症反应更明显。CWP患者发生活动性结核和非结核分枝杆菌感染的危险性稍有增加。有报道认为CWP与进行性系统性硬化症和胃癌之间有轻度关联。

症状及体征

CWP不常引起症状,煤矿工的大多数肺部慢性症状都由其他疾病如煤炭粉尘引起的支气管炎或吸烟并发的肺气肿导致。可有慢性咳嗽,在患者已脱离工作环境后仍对其造成困扰,甚至不吸烟的患者亦如此。

PMF可引起进行性呼吸困难,黑痰罕见,多由PMF病灶破溃入支气管所致,PMF常可进展为肺动脉高压,伴右心室和呼吸功能衰竭。

诊断

- 煤炭粉尘暴露史
- 胸部CT或X线

诊断依赖于煤炭粉尘暴露史和胸部X线或CT表现。在CWP患者中,X线和CT检查可见弥散性小斑点或结节影,背景上有至少1个>10mm的斑块影常提示PMF。X线胸片对PMF的诊断特异性较低,经其发现的PMF病灶中多达1/3之后被证实为恶性病变、瘢痕或其他病变;胸部CT在发现融合性病灶、早期PMF和空洞灶方面同样较胸片敏感;弥漫性肺纤维化的特征在于以下叶为主的网状阴影,亦可出现蜂窝肺表现。

黑肺野呈现斑驳的外观带有白色纤维状团块样的补丁。肺功能试验为非诊断性检查,但有助于发现患者肺功能异常是为阻塞性、限制性抑或是混合性。由于广泛的单纯型CWP患者和复杂型CWP患者常见气体交换功能异常,故推荐测CO弥散功能(DLco)以及静息和运动状态下动脉血气分析的基线和周期性检查。

由于CWP患者都已接触硅尘和粉尘,应定期检测TB。CWP患者应每年检测结核菌素皮肤测试,对于皮肤测验,痰和细胞学检查阳性患者,应行气管镜检查确诊TB。

治疗

- 辅助O_2疗和呼吸康复治疗
- 减少进一步暴露

单纯型CWP一般不需治疗,但须建议患者戒烟和进行结核监测,肺动脉高压和/或低氧血症患者可予吸氧治疗。吸氧、呼吸康复疗法有助于改善严重患者的日常活动。CWP尤其PMF患者,应限制其进一步暴露,特别是高浓度粉尘的暴露。合并结核者给予推荐治疗(参见第1382页)。

预防

预防包括消除暴露因素、戒烟以及接种肺炎球菌和流感疫苗。可使用面罩减少煤炭粉尘的暴露以预防CWP的发生。尽管已进行了长期的调控,煤矿环境中的粉尘暴露依然存在,导致发病率持续增长,包括严重病例。呼吸面罩可提供的保护作用较为有限。

> **关键点**
>
> - CWP是由于慢性吸入高炭煤(无烟煤和烟煤)和罕见的石墨来源的粉尘所引起,尤其吸入史达20年或以上者
> - 多数患者有单纯CWP,伴有影像学上小而无症状的结节
> - 一些患者CWP发展成进行性大片纤维化,伴肺部功能恶化,呼吸困难和影像学显著异常
> - 基于接触史以及胸部影像学检查进行诊断
> - 辅助治疗,鼓励戒烟,并限制进一步曝露

职业性哮喘

职业性哮喘是在工作场所接触过敏原致敏后数月到数年间发生的可逆性气道阻塞性病变。症状包括呼吸困难、喘鸣、咳嗽,偶尔伴上呼吸道过敏症状。诊断依据职业史,包括对工作性质、工作环境中过敏原,以及工作与症状间短暂联系等问题的评估,专科可采用过敏原皮试和吸入激发试验检查,但这些检查通常不必要。治疗包括脱离该过敏环境和按需使用抗哮喘药物。

职业性哮喘是因职业暴露发生哮喘,(或既往哮喘恶化)。典型者在从工作场所接触致敏原致敏后数月到数年出现症状,一旦致敏,该工人对远低于起始致敏浓度的过敏原都会产生一定的反应。

其他几种工作场所吸入性暴露引起的气道疾病须与职业性和职业激发性哮喘相鉴别。

反应性气道功能不全综合征(reactive airways dysfunction syndrome, RADS) 为非过敏性疾病,无哮喘史的患者在急性过度暴露于刺激性粉尘、烟雾和气体后,发生持续的可逆性气道阻塞。甚至在去除急性刺激物之后,气道炎症仍持续存在,此综合征较难与哮喘鉴别。

反应性上呼吸道综合征 在急性或反复暴露于气道刺激物后出现上呼吸道(如鼻、咽)黏膜症状。

刺激相关性声带功能不全 类似于哮喘,急性吸入刺激性物质后发生声带对合和关闭异常,尤其吸气时明显。

工业性支气管炎(刺激引起的慢性支气管炎) 在急慢性刺激物吸入性暴露后发生支气管炎症,从而引起咳嗽。

闭塞性细支气管炎 刺激性气体的(如无水氨)急性吸入性暴露后发生的细支气管破坏,两种主要形式为增生和缩窄,缩窄更常见。并可与其他弥散性肺损伤相关或不相关。近年来,有报道称制作奶油爆米花的工人接触双乙酰化学物质发生闭塞性细支气管炎,即爆米花工人肺,可以发生在接触其他香味的工人或接触这些物质的消费者。

其他职业性哮喘包括工作中哮喘加重,工作中发生哮喘和职业中非哮喘性嗜酸性粒细胞性支气管炎。

病因

职业性哮喘由免疫和非免疫介导性机制引发。免疫性机制包括IgE和非IgE介导的工作场所过敏原过敏反应,存在数百种职业性过敏原,小至低分子量化学物质到大的蛋白质不等,如细粒粉尘、去污剂工厂使用的蛋白水解酶、红柏木、异氰酸酯、甲醛(罕见)、抗生素(如氨苄西林、螺旋霉素)、环氧树脂和茶叶。

职业相关呼吸道疾病的非免疫介导性炎症机制,包括直接刺激呼吸道上皮细胞和上呼吸道黏膜。

已发现部署在伊拉克和阿富汗的美国军事人员哮喘风险增加(包括闭塞性细支气管炎)。可能的原因包括露天燃烧排放和工业火灾,沙漠灰尘和汽车废气。

症状及体征

症状包括呼吸急促、胸部紧迫感、喘鸣和咳嗽,常伴上呼吸道症状如喷嚏、流涕和流泪,上呼吸道和结膜症状可较典型哮喘症状先出现数月或数年。工作期间特异性粉尘或蒸汽暴露后症状可有所进展,直至下班后数小时才变得明显,因而导致症状与职业性暴露因素间的关系不甚明显。夜间喘鸣可以是唯一的表现。通常症状在周末或假期消失,但随着持续的暴露,短暂的加重和减轻可变得不太明显。

诊断

- 工作场所过敏原接触史
- 免疫学试验
- 吸入激发试验

诊断职业性哮喘依赖于发现工作场所过敏原与哮喘临床表现之间的联系。若存在职业过敏原暴露史应疑诊此症。可以采用材料安全信息表(工作场所强制性要求)列出所有可能的过敏原,并用可疑过敏原进行免疫学测试(如皮肤划痕试验、斑贴试验),以证实该场所引起工人不适的病因。此外可疑抗原暴露后支气管高反应性增加也可有助诊断。

对诊断困难的病例,可谨慎给予吸入激发试验以证实气道阻塞的原因。此方法应限于进行吸入激发试验的临床中心使用,并且必须对偶尔可能发生的严重反应进行监测。肺功能试验或呼气流量峰值测定显示工作中气流量降低进一步提示职业性暴露病因。乙酰甲胆碱激发试验可用于气道高反应性的分级,停止职业性过敏暴露后,气道对乙酰甲胆碱的敏感性可降低。

> **经验与提示**
> - 如果工作人员出现新的呼吸系统症状,应考虑审查工作场所的安全数据表以发现潜在的过敏原

根据症状类型、证实工作场所存在过敏原,以及过敏原暴露与症状、生理学加重之间的联系,通常可与特发性哮喘进行鉴别。

治疗

治疗同特发性哮喘,包括吸入支气管舒张剂和皮质激素治疗(参见第359页)。治疗应包括避免将患者持续暴露于过敏原中。

预防

减少粉尘为必需措施,但消除所有引起过敏的物质和临床疾病是不可能的,而且职业性哮喘患者一旦被致敏,就可能对空气中极低水平的过敏原发生反应。如患者重回有过敏原的环境,一般预后较差,呼吸道症状和肺生理学异常较严重,更加需要药物治疗。经常出现病情恶化且更为严重,因此有症状的患者应尽可能离开引起其症状的工作环境,若暴露持续则症状也将持续。职业性哮喘若早期发现并停止暴露有时也可治愈。

> **关键点**
> - 职业性哮喘可以是非免疫介导的或者经数月或数年致敏
> - 如果工作人员出现新的呼吸系统症状,应考虑审查工作场所的安全数据表以发现潜在的过敏原
> - 考虑免疫学检测及吸入激发试验
> - 治疗哮喘并脱离含有过敏原的环境

硅沉着病

硅沉着病(silicosis)是由于吸入游离晶体硅粉尘所致疾病,以结节性肺纤维化为特征。慢性硅沉着病起始无症状或仅有轻度呼吸困难,但随时间进展可发生大面积肺组织侵犯,引起呼吸困难、低氧血症、肺动脉高压和呼吸功能损伤。诊断依赖于病史和胸部X线表现。除支持治疗外无其他有效治疗方法,严重病例可行肺移植术。

病因

硅沉着病是最早知道的职业性肺病,因吸入以"游离"晶体硅(常称石英)形式存在细小的硅颗粒,或较少情况下

以吸入硅酸盐，含二氧化硅的矿物吸附了其他成分如滑石而致病。最高危人群包括从事石块或泥土搬运或爆破的工人（开矿工、采矿工、石匠），或使用含硅沙石磨砂者（喷沙工、玻璃制作者、铸造、宝石雕琢和陶瓷工人、陶工）。煤矿工人有罹患硅沉着病合并煤工肺尘埃沉着病的危险性（参见第437页）。

影响进展为硅沉着病的因素包括：
- 暴露时间和暴露程度
- 硅的形式（晶体形式较混合形式的暴露致病的危险性更大）
- 表面特征（有包膜较无包膜暴露的危险性更大）
- 以及是否在粉尘打碎入空气后迅速被吸入（迅速暴露较延迟暴露危险性更大）

病理生理

肺泡巨噬细胞吞噬游离硅颗粒后进入淋巴系统和肺间质，其释放细胞因子（TNF-α、IL-1）、生长因子（TGF-β）和氧化剂，刺激肺实质炎症和胶原合成，最终发生肺纤维化。

巨噬细胞死亡后将硅颗粒释放入小的细支气管周围肺间质，形成病理特征性的矽结节。这些早期结节含有巨噬细胞、淋巴细胞、肥大细胞、成纤维细胞、胶原分解片段和散在的双折射颗粒，偏振光学显微镜下观察最佳。随之逐渐成熟，结节中心变成一致密纤维瘢痕球，形成典型的洋葱皮样改变，外层伴炎细胞围绕。较低程度或短期暴露时，这些结节分布独立不引起肺功能损伤（单纯型慢性硅沉着病），而较高程度或较长时间的暴露（复杂型慢性硅沉着病）下，这些结节发生融合，并引起进行性肺纤维化，肺功能试验显示肺容量（TLC、VC）降低，或者有时结节融合成大的团块（也叫做进行性块状纤维化）。

慢性硅沉着病 是硅沉着病最常见的形式，在暴露后数十年形成。

急性硅沉着病 亦称为急性硅蛋白病，和更加罕见的**快速进展性硅沉着病**由短时间内严重的含硅粉尘暴露引起（数月或数年），患者肺泡腔内充满PAS染色阳性的蛋白样物质，类似于肺泡蛋白沉着症中所见。单核细胞浸润肺泡间壁，肺泡中充斥蛋白质样物质，这些物质呈过碘酸-雪夫染色阳性，表现类似于肺泡蛋白沉着症（silicoproteinosis，参见第410页）。职业病急性暴露史对于鉴别硅蛋白沉积症与特发性肺泡蛋白沉着症较为重要。

混合性（复杂性）硅沉着病 是慢性或加速性硅沉着病的进展期表现，以广泛大片纤维化为表现，典型的主要分布在上肺。

并发症 硅沉着病患者患其他疾病的风险增加，包括：
- 肺结核
- 诺卡放线菌病
- 肺癌
- 渐进性系统性硬化（硬皮病）
- 类风湿关节炎（rheumatoid arthritis，RA）

硅沉着病患者感染结核分枝杆菌和非结核分枝杆菌的风险是正常人的30倍，并且更易出现肺部和肺外症状。原因可能是有肺泡巨噬细胞功能受损或者导致潜在感染灶的活化风险增高。相对于没有接触的人群来说，接触硅尘而没有进展为硅沉着病的患者感染TB风险高于3倍。

其他的并发症包括自发性气胸，支气管结石、气管支气管阻塞。肺气肿常见于紧邻融合性结节和进行性大面积纤维化的区域。

症状及体征

慢性硅沉着病患者常无症状，但很多人最终发生劳力性呼吸困难，而后进展为静息时呼吸困难。出现排痰性咳嗽，可能是由于硅沉着病合并有慢性职业性（工业性）支气管炎或吸烟。随着疾病进展呼吸音逐渐减低，肺实变、肺动脉高压和呼吸衰竭，伴或不伴右心衰竭亦可在疾病进展期出现。

加速型硅沉着病患者的症状同慢性硅沉着病，但发病时间较短。

急性硅沉着病迅速进展至呼吸困难、体重减轻和乏力，伴双侧弥散性啰音，常在2年内进展至呼吸衰竭。融合性（复杂型）硅沉着病可引起严重的慢性呼吸系统症状。

诊断

- 硅职业暴露史
- 胸部CT或胸部X线
- 有时需要组织活检确诊
- 与其他疾病鉴别的辅助检查

影像学 在具有暴露史的患者，胸部X线或CT常可诊断硅沉着病。CT较胸片敏感，尤其是螺旋和高分辨CT（薄层）。大多数患者，应首选胸部CT，因为胸部CT诊断硅沉着病更加敏感，且能发现单纯型硅沉着病向融合型的转变。胸部CT也能更好的区分硅沉着病和石棉沉着病，尽管根据暴露史和胸部X线也常可区别。部分硅沉着病患者可发生RA，其胸片或肺部CT上可出现3~5mm大小的类风湿结节。

慢性硅沉着病：在胸部X线或CT上表现为多个1~3mm圆形云雾影或结节，多分布在肺上野。按照国际劳动组织（International Classification of Radiographs of Pneumoconioses）的标准化量表进行严重性分级，经过专业培训的人员对X线胸片进行评估，根据阴影的大小、形状和深浅，以及胸膜的变化做出判断。目前尚没有对CT进行评价的同样量表。常见肺门和纵隔淋巴结钙化灶，偶见蛋壳样变。胸膜增厚改变不常见，除非存在严重的胸膜相邻器官的实质性病变。轻度胸膜累及的患者中偶见胸膜增厚。肺大疱一般形成于融合性团块灶周围。气管偏移可见于团块增大并引起肺容积减少时。真性空洞提示结核可能。

各种X线表现类似硅沉着病的疾病包括电焊工铁肺尘埃沉着病、含铁血黄素沉着病、结节病、慢性铍病、过敏性肺炎、煤工肺尘埃沉着病、粟粒性肺结核、真菌性肺病和肺转移性肿瘤。肺门纵隔淋巴结蛋壳样钙化征有助于硅沉着病和其他肺部疾病的鉴别，但其既非病理特异性，也非常见表现。

加速型硅沉着病：胸片类似于慢性硅沉着病表现，进展相对较迅速。

急性硅沉着病：症状进展迅速，由于肺泡腔充满液体，X线胸片见双肺基底部弥散性阴影。CT显示毛玻璃状阴影内有网状浸润影,以及斑片区衰减增加和不均一表现。这些表现在薄层和螺旋CT上更易发现。高分辨(薄层)、螺旋CT最宜观察病灶。发性圆形不透亮影并非急性硅沉着病的特异征象。

融合性硅沉着病:表现为慢性硅沉着病的背景上见直径>10mm的融合阴影。

辅助检查 痰培养和细胞学检查、PET和支气管镜检查都有助硅沉着病与播散型结核或恶性肿瘤的鉴别。

肺功能检查和气体交换功能评价[CO弥散能力(DL_{co}),动脉血气分析]并非诊断性检查,但有助疾病监测。慢性硅沉着病早期可表现为肺容量减低至预期范围的低限,而功能残气量和残气容积正常。融合性硅沉着病患者的肺功能检查可显示肺容量和DL_{co}降低以及气道阻塞,动脉血气分析显示低氧血症通常没有二氧化碳潴留。测量运动过程中的气体交换,使用脉搏血氧仪或最好是留置动脉导管,是肺功能损伤最敏感的指标之一。抗核抗体和类风湿因子水平在部分患者可升高,提示并存结缔组织疾病可能,但这并非诊断性结果(如系统性硬化、RA)。

治疗

- 有时全肺灌洗术
- 对于急性硅沉着病,有时口服糖皮质激素和/或全肺灌洗
- 极个别需要肺移植
- 经验性应用支气管扩张剂和吸入糖皮质激素改善阻塞
- 避免进一步暴露

全肺灌洗术对部分急性硅沉着病患者有效,在慢性硅沉着病患者此方法可降低肺内粉尘总负荷。病例分析显示灌洗后可在短期内减轻患者症状,但尚缺乏对照试验的结果。诸如此类的证据支持给予急性和加速型硅沉着病患者口服糖皮质激素治疗。肺移植术为最终治疗手段。

伴有气道阻塞的患者可经验性给予支气管舒张剂和吸入激素治疗。应在肺动脉高压发生之前对患者的低氧血症予以监护和治疗。呼吸康复疗法有助于改善患者日常活动能力。呼吸康复疗法有助于改善患者日常活动能力。发生硅沉着病的工人应离开该工作环境以免进一步暴露。

应按照推荐方法治疗TB,但是疗程要更长,因为硅沉着病伴有TB更加容易复发。

预防

最有效的预防性措施是在工厂而非临床,包括减少粉尘、工序隔离、通风和使用无硅磨料。呼吸面罩并不能提供完善的保护,因此尽管有用也不能算作是充分的保护措施。建议受到呼吸问卷调查的工人仍然需要进行呼吸量检测和X线检查。推荐采用呼吸病问卷、肺量计测定和X线胸片对有暴露因素的工人进行健康监测,监测频率根据预期暴露程度而定。其他预防措施包括戒烟、接种肺炎球菌和流感疫苗。

临床医生应警惕硅暴露患者,尤其是矿工发生结核和非结核性分枝杆菌感染的危险性。硅暴露的患者应每年检测结核菌素实验。那些结核菌素实验阳性患者应行痰结核菌培养。有时需要CT和支气管镜来确诊肺结核。硅暴露的患者若结核菌素试验阳性而痰结核培养阴性,应根据针对其他结核菌素反应性疾病的指南,给予异烟肼预防性化疗。

> **关键点**
> - 硅沉着病通常是慢性的,但急性发作,急性加重,群体发生是可能的
> - 硅沉着病患者存在肺部并发症和其他疾病(如结核,诺卡菌病,肺癌,进行性系统性硬化症)的危险
> - 诊断基于患者胸部成像(如多发1~3mm圆形阴影)和职业接触史
> - 考虑全肺灌洗和支持治疗
> - 监测二氧化硅暴露患者(如矿工)的结核和非结核性分枝杆菌感染

> **更多信息**
>
> Guidelines from the American College of Occupational and Environmental Medicine: Medical Surveillance of Workers Exposed to Crystalline Silica。

有毒物吸入性肺损伤

有毒性气体是那些溶解于水后,被吸入到呼吸道黏膜后会引起炎症反应,通常来源于酸性或碱性基团释放。有毒物暴露主要影响呼吸道,引起气管炎、支气管炎和细支气管炎。其他吸入物可能有直接毒性(如氰化物、一氧化碳)或者通过取代O_2引起窒息而引起的损伤。

吸入有毒气体的后果依赖于暴露的程度和时间,以及吸入物的特殊性。氯气、光气、二氧化硫、氯化氢或硫化氢、二氧化氮、臭氧和氨是最重要的刺激性气体。硫化氢还是个强的细胞毒素,抑制细胞色素系统,抑制细胞呼吸。在含有含氯石灰的清洁剂与家用氨水混合,释放出有毒氯气,这是比较常见的暴露方式。

急性暴露

短时间内急性暴露于高浓度的有毒气体,常见于气箱阀门或泵的问题或运输中发生工业事故。可有较多患者暴露并受影响。1984年,印度博帕尔一个化工厂释放出甲基异氰酸酯使超过2 000人丧生。

呼吸道损伤与吸入气体的浓度和可溶性和接触时间有关。水溶性高的气体(如氯气、氨、二氧化硫、氯化氢)可直接引起黏膜刺激,从而促使吸入者试图逃离该气体,只有在其无法逃离的情况下才发生上呼吸道、末端气道和肺实质的永久性损伤。

水溶性低的气体(如二氧化氮、光气、臭氧)只在进入呼吸道后才会溶解,故经常进入下呼吸道。因此这些气体(如光气在低浓度时气味很宜人)较少产生早期的预警信号,更易引起严重的细支气管炎,可伴或不伴肺水肿,肺水肿症状可延迟达12小时才出现。

并发症 ARDS是最严重的即刻并发症,通常即刻发生,但亦可延迟到接触的24小时以后。下呼吸道严重受损的患者可能会出现细菌感染。

某些气体(如氨、二氧化氮、硫化氢、汞)急性暴露后的 10~14 日,有些患者会出现闭塞性细支气管炎,直至进展为 ARDS。在机体修复过程中,当肉芽组织在终末气道和肺泡管中沉积,紧接着会出现闭塞性细支气管炎合并机化性肺炎。少数患者在后期会发展为肺纤维化。

症状及体征

可溶性刺激性气体可引起严重的烧伤及其他如眼、鼻、咽、气管和主支气管刺激症状。剧烈咳嗽、咯血、喘鸣、干呕和呼吸困难常见,上呼吸道可能因上呼吸道可能因上呼吸道可能因水肿、分泌物和/或喉头痉挛而阻塞,症状严重性常与剂量相关。症状严重性常与剂量相关。非可溶性气体较少引起直接症状,但可出现呼吸困难和咳嗽。

患者出现 ARDS,呼吸困难会进一步加重,对 O_2 的需要量增加。

诊断

- 接触史
- 胸部 X 线
- 肺功能及肺活量检测

从病史中很容易得到诊断。患者应该接受胸部 X 线和指尖脉氧饱和度检查。胸片上斑片样或融合型肺泡实变常提示肺水肿。肺活量测定和肺容量测试完成。阻塞性异常是最常见的,但暴露于高剂量的氯气后限制性异常亦可占优势。

CT 用来评估出现晚发症状的患者。那些闭塞性细支气管炎患者进展到呼吸衰竭的时候,常表现为支气管壁增厚和片状马赛克样的过度充气影。

预后

大多数患者可完全恢复,但有部分患者出现持续性肺损伤伴有可逆性气道阻塞(反应性气道功能不全综合征)或者肺纤维化;吸烟者的风险更高。

治疗

- 脱离暴露环境,24 小时观察
- 支气管扩张剂、辅助氧疗
- 吸入消旋肾上腺素,必要时气管插管,机械通气

治疗措施并不因吸入的物质不同而异,患者应该转移至空气新鲜处并给予吸氧。患者应立即移入新鲜空气环境中并予吸氧,治疗以保证足够的氧供和肺泡换气。对于病情较轻的患者,给予支气管扩张剂和吸氧即可,严重的气流阻塞给予吸入消旋肾上腺素,必要时气管插管或气管切开及机械通气治疗。皮质激素(如泼尼松 45~60mg,每日 1 次,1~2 周)的疗效仍难以证实,常用作经验性治疗。

由于存在进展至 ARDS 的危险性,任何吸入有毒性气溶胶或气体后发生急性上呼吸道损伤的患者都应观察 24 小时。高剂量糖皮质激素不应常规用于吸入性损伤引起的 ARDS;然而,少数病例报告显示糖皮质激素对吸入氯化锌烟雾后严重 ARDS 的疗效。

急性期处理后,临床医生应警惕发生反应性气道功能不全综合征、闭塞性细支气管炎伴或不伴机化性肺炎、肺纤维化和迟发型急性呼吸窘迫综合征的可能。

预防

小心处理气体和化学物质是最重要的预防措施,事故事故性暴露发生时提供足够的呼吸保护装置(如有独立供气的防毒面具)同样非常重要,无保护性装置的救援者自己也常中毒,或发生急慢性的呼吸道疾病。

慢性暴露

刺激性气体或化学蒸汽的低水平持续或间歇性暴露可导致慢性支气管炎,但这种暴露对患者的影响,尤其在吸烟者中仍难以证实。

某些物质(如双氯甲基乙醚或某些金属)的慢性吸入可引起肺癌和其他癌症(氯乙烯单体暴露后的肝血管肉瘤、石棉暴露后的间皮瘤)。

> **关键点**
> - 有毒物暴露主要影响呼吸道,引起气管炎、支气管炎和细支气管炎
> - 急性暴露的并发症包括急性呼吸窘迫综合征,细菌感染,和闭塞性细支气管炎(有时会导致肺纤维化)
> - 急性暴露的诊断通常根据病史,但同时要做脉搏血氧仪,X 线胸片,肺功能检查和肺容积评估
> - 急性暴露辅助治疗并观察患者 24 小时

57. 间质性肺疾病

(弥漫性肺实质疾病)

间质性肺疾病是一类以肺泡间隔增厚、成纤维细胞增生、胶原沉积为特征的疾病,如病变一直未得到控制,可发生肺纤维化。根据不同的分类标准可以将间质性肺疾病进行分类(如急性或慢性,肉芽肿性或非肉芽肿性,原因已知或原因未明的,原发性或继发于其他疾病)。

在众多可能病因中大部分为结缔组织病、职业性暴露和药物因素(表 57-1)。一些病因未明的特发性间质性肺疾病在组织学、临床特征和表现上具有特征性而被视为独立

的疾病，包括如下疾病：

表 57-1　间质性肺疾病的病因

分类	疾病列举
结缔组织病	强直性脊柱炎 白塞综合征（很少见） 皮肌炎 肺出血肾炎综合征 IgG-4 相关疾病 混合性结缔组织病 类风湿关节炎 干燥综合征 系统性红斑狼疮系统性硬化症 未分化结缔组织病
药物	可选药物：两性霉素 B，博来霉素，白消安，卡马西平，苯丁酸氮芥，可卡因，环磷酰胺，苯妥英，氟卡尼，海洛因，美法仑，美沙酮，甲氨蝶呤，哌甲酯，美西麦角，矿物油（通过慢性微粒吸入），呋喃妥因，亚硝基脲，丙卡巴肼，硅胶（sc 注射），妥卡胺，长春花生物碱类（含丝裂霉素）
职业和环境暴露	无机物（特定）：矽土肺（暴露于金属铝粉尘颗粒），石棉沉着病，钡肺尘埃沉着病，铍中毒，煤炭工人肺，金属抛光者肺/硬金属纤维化，肺铁末沉着症，硅沉着病，锡肺尘埃沉着病，滑石肺尘埃沉着病 有机物（部分）：蔗肺尘埃沉着病，爱鸟者肺，咖啡工人肺，农民肺，加湿器肺，热水盆肺，制麦芽工人肺，剥枫树皮工人肺，养蘑菇工人肺，茶农肺
感染	曲菌病 组织胞浆菌病 寄生虫感染 分枝杆菌感染 病毒感染
血管炎	嗜酸性韦格纳肉芽肿 巨细胞动脉炎（罕见） 肉芽肿血管炎 显微镜下多血管炎 结节性多发性动脉炎（罕见） Takayasu 动脉炎（罕见）
特发性间质性肺炎	急性间质性肺炎 原因未明的组织性肺炎 脱屑性间质性肺炎 特发性胸膜肺弹力纤维增生症 特发性肺纤维化 淋巴样间质性肺炎 非特异性间质性肺炎 呼吸性细支气管相关性间质性肺疾病
混合性异常	淀粉样变 慢性吸入 嗜酸细胞性肺炎 戈谢病 脂质性肺炎 淋巴管平滑肌瘤病 肺微小结石病 神经纤维瘤病 尼曼-皮克病（罕见） 肺泡蛋白沉积症 肺朗格汉斯细胞增多症（肉芽肿病）肺淋巴瘤 结节病 结节性硬化

- 嗜酸性粒细胞性肺疾病
- 肺朗格汉斯细胞增多症（肉芽肿病）
- 淋巴管平滑肌瘤病
- 肺泡蛋白沉积症
- 结节病

但将近 30% 的患者找不到明确的病因，需要依靠组织病理学结果对之加以区分，称为特发性间质性肺炎。

药物诱发肺疾病

药物诱发肺疾病不是一种单纯的病症，而是个常见的临床问题，先前无肺病的患者在接受药物治疗后出现呼吸系统症状、胸片改变、肺功能减退和/或组织学改变。已报道超过 150 种药物能引起肺疾病；其机制并不清楚，但认为许多药物可以引起过敏反应。一些药物（如呋喃妥因）可在不同的患者身上引起不同的损伤类型。

根据种类不同，药物诱发肺疾病可以类似间质纤维化、阻塞性细支气管炎伴机化性肺炎、哮喘、非心源性肺水肿、胸腔积液、肺嗜酸细胞增多、肺出血或静脉闭塞性疾病（表 57-2）。

表 57-2　药物引起的特异性肺疾病表现

病症	药物
哮喘	阿司匹林、β 阻滞剂（如噻吗洛尔）、可卡因、双嘧达莫、氢化可的松（阿司匹林敏感哮喘患者很少使用）、IL-2、哌甲酯、呋喃妥因、鱼精蛋白、柳氮磺胺吡啶、长春碱（合用丝裂霉素）
机化性肺炎	胺碘酮，博来霉素，可卡因，环磷酰胺，甲氨蝶呤，米诺环素，丝裂霉素-C，青霉胺，柳氮磺胺吡啶，四环素
过敏性肺炎	硫唑嘌呤加巯嘌呤，白消安，氟西汀，放射线
间质性肺炎或纤维化	两性霉素 B，博来霉素，白消安，卡马西平，苯丁酸氮芥，可卡因，环磷酰胺，苯妥英钠，氟卡尼，海洛因，美法仑，美沙酮，甲氨蝶呤，哌甲酯，美西麦角，矿物油（通过慢性微吸），呋喃妥因，亚硝脲，丙卡巴肼，硅酮（sc 注射液），妥卡胺，长春碱（合用丝裂霉素-C）
非心源性肺水肿	β 激动剂（如特布他林、羟苄麻黄碱），氯氮䓬，可卡因，阿糖胞苷，乙碘油（IV，并通过慢性微滴），吉西他滨，海洛因，氢氯噻嗪，美沙酮，丝裂霉素-C，吩噻嗪，鱼精蛋白，柳氮磺胺吡啶，抑制分娩药，三环类抗抑郁药，肿瘤坏死因子，长春碱（合用丝裂霉素）
肺实质出血	抗凝药，硫唑嘌呤加巯嘌呤，可卡因，矿物油，呋喃妥因，放射线
胸腔积液	胺碘酮，抗凝药，博来霉素，溴隐亭，白消安，粒细胞-巨噬细胞集落刺激因子，IL-2，甲氨蝶呤，美西麦角，丝裂霉素-C，呋喃妥因，对氨基水杨酸，丙卡巴肼，放射线，抑制分娩药
肺嗜酸细胞浸润	胺碘酮，两性霉素 B，博来霉素，卡马西平，苯妥英钠，乙胺丁醇，依托泊苷，粒细胞-巨噬细胞集落刺激因子，异烟肼，甲氨蝶呤，米诺环素，丝裂霉素-C，呋喃妥因，对氨基水杨酸，丙卡巴肼，放射线，柳氮磺胺吡啶，磺胺，四环素，曲唑酮
肺血管病	食欲抑制剂（如右旋芬氟拉明、芬氟拉明、芬特明），白消安，可卡因，海洛因，美沙酮，哌甲酯，亚硝脲，放射线

诊断根据停用和再用可疑药物后的反应而确定。

治疗
- 停用药物

治疗是停用导致肺疾病的可疑药物

预防

通常在患者准备开始或已接受有肺毒性的药物治疗时进行肺功能筛查，但尚未证实筛查有利于预测或早期判断毒性。

嗜酸性粒细胞性肺疾病

嗜酸性粒细胞性肺疾病是以肺泡腔、间质或两者均有嗜酸性粒细胞积聚为特征的一组疾病。也常见外周血嗜酸性粒细胞增多。嗜酸性粒细胞性肺病的已知病因包括：

- 感染（特别是寄生虫感染）
- 药物诱发肺炎（如治疗性药物，如抗生素、苯妥英、l-色氨酸等）
- 吸入毒素（如软性毒品，比如可卡因）
- 系统性疾病[如嗜酸性肉芽肿病伴多血管炎（旧称 Churg-Strauss 综合征）]
- 变应性支气管肺曲霉病

但有很多患者往往找不到病因。两种主要的不明原因嗜酸细胞性肺疾病是：

- 急性嗜酸细胞性肺炎
- 慢性嗜酸性粒细胞性肺炎

嗜酸细胞增多综合征是一种累及多器官的系统性疾病，后面会加以讨论。单纯性肺嗜酸细胞浸润症（Loeffler syndrome），短暂的肺部症状和外周血嗜酸粒细胞增多综合征，是另一种嗜酸性肺疾病。

诊断
- 胸部 X 线
- 外周血，支气管肺泡灌洗液，或肺组织中嗜酸性细胞增多

根据胸片阴影和外周血（>450/μl）、支气管肺泡灌洗液或肺活检组织中嗜酸细胞增多而诊断。然而，肺嗜酸粒细胞增多可不伴有外周血嗜酸性粒细胞增多。与血嗜酸细胞相关的 X 线肺部阴影有时被称为 PIE 综合征（肺嗜酸细胞浸润）。

嗜酸细胞主要位于组织中，其数量高于血中数百倍。所以血嗜酸细胞数量不能提示受累组织中嗜酸细胞浸润的程度。与环境接触的黏膜上皮组织中嗜酸细胞数量最多，如呼吸道、胃肠道和下生殖泌尿道。健康人的肺中无嗜酸性粒细胞，所以其在组织或支气管肺泡灌洗液存在（分类计数>5%）可确定为病理性的。

嗜酸细胞对糖皮质激素极敏感，在给予糖皮质激素数小时内血液中的嗜酸细胞即完全消失。在确诊前就接受糖皮质激素治疗的患者中，这种嗜酸细胞快速消失的现象会使诊断不明。

急性嗜酸细胞性肺炎

急性嗜酸细胞性肺炎（AEP）的特征是快速的肺间质嗜酸细胞浸润。

相对于慢性嗜酸细胞性肺炎，AEP 是一种急性疾病，通常不会复发。AEP 的发病率和患病率尚不知。AEP 可发生于任何年龄，但最常累及 20～40 岁的患者，男女之比 2:1。病因不明，但 AEP 可能为其他方面健康者对未知吸入抗原的急性过敏反应。吸烟或其他烟雾暴露可能与之有关。

症状及体征

AEP 引起短期的（通常<7 日）急性发热。症状是干咳、呼吸困难、全身乏力、肌痛、盗汗和胸痛。症状包括呼吸急促、发热（通常>38.5℃），双基底叶吸气时闻及噼啪声，偶尔用力呼吸时闻及啰音。

患者 AEP 经常存在与需要机械通气的急性呼吸衰竭。少数情况下，可能会发生分布性（高动力）休克。

诊断
- 高分辨 CT
- 常需要血细胞检查、胸水检查及肺功能检查
- 需进行支气管镜灌洗，偶需活检

对具有急性肺炎症状并进展为呼吸衰竭对抗生素不敏感的患者往往需要考虑该诊断。根据临床表现和常规检查结果诊断，由支气管镜检查确诊。AEP 是一个排除性诊断，必须除外嗜酸细胞性肺炎和呼吸衰竭的已知病因[如药物、毒性物质等引起，蠕虫及真菌感染相关，嗜酸细胞性肉芽肿与多血管炎（Churg-Strauss 综合征），特发性高嗜酸细胞性综合征，肿瘤等]。大多数患者的全血细胞计数未见嗜酸细胞显著增多，与慢性嗜酸性粒细胞性肺炎不同。红细胞沉降率和 IgE 水平高，但非特异性。

胸片早期可仅见细网状或磨玻璃影，常有 Kerley B 线。发病时也可见孤立的肺泡模糊影（约 25% 的病例）或网状影（约 25% 的病例）。与慢性嗜酸细胞性肺炎所见不同，AEP 模糊影并不会位于肺的外周部。2/3 的患者出现少量胸腔积液，常为双侧性。

高分辨率 CT 见双侧、随机分布、斑片状磨玻璃或网状影。

胸水检查见明显嗜酸细胞增多以及高 pH 值。肺功能检查常示限制性通气障碍伴一氧化碳弥散能力（DLco）降低。

诊断必须经支气管镜灌洗，偶需活检。支气管肺泡灌洗液常见嗜酸细胞数量和比例增高（>25%）。最常见的活检组织学特征是嗜酸细胞浸润伴急性、机化性、弥散性肺泡损害，但鲜有病例进行肺活检。

治疗
- 全身用糖皮质激素

有些患者自发改善。大多数用泼尼松治疗 40～60mg 口服，每日 1 次。在呼吸衰竭患者，甲泼尼龙 60～125mg 静脉注射，每 6 小时 1 次。预后一般较好；糖皮质激素有效和完全恢复是常见的。胸腔积液较实变恢复得更慢。

慢性嗜酸细胞性肺炎

慢性嗜酸细胞性肺炎（CEP）是肺部嗜酸细胞异常的慢

性积聚。

CEP 并非真正意义上的慢性疾病，而是急性或亚急性疾病的再发（因此，最好定义为再发型嗜酸细胞肺炎）。CEP 的患病率和发病率尚不知。病因疑是过敏体质。大多数患者为非吸烟者。

症状及体征

患者常突然出现咳嗽、发热、进行性呼吸困难、体重减轻、喘鸣和盗汗。临床表现常提示为社区获得性肺炎。>50%的病例伴有或先期出现哮喘。症状反复发作者，可有体重减轻。

诊断

- 胸部 X 线
- 除外感染引起的肺炎
- 支气管肺泡灌洗液

对有典型症状和影像学表现的患者需要考虑该诊断。诊断还需要 CBC，ESR，并通过适当的培养排除感染病因。外周血嗜酸细胞增多、红细胞沉降率极快、缺铁性贫血和血小板增多都很常见。

胸片可见双侧周围性或胸膜下模糊影，最常见于肺中、上部，虽然只见于<25%的患者，实际上是该疾病的特异性病征。类似的模式可以存在于 CT，但合并的分布可以变化，甚至包括单侧病变。支气管肺泡灌洗常用于确诊。

支气管肺泡灌洗液中嗜酸粒细胞增多>40%高度提示CEP；多次支气管肺泡灌洗检查有助于了解疾病的过程。

治疗

- 全身用糖皮质激素
- 有时需应用吸入激素或口服激素或两者合用来维持治疗

CEP 患者都对静脉或口服糖皮质激素有反应；如无反应则提示其他诊断。初予泼尼松 40~60mg/d，1 次。很快有明显的临床改善，常出现于 48 小时内。大多数患者的症状和胸片异常在 14 日内完全缓解，几乎所有的患者在 1 个月内缓解。症状和胸片能可靠而有效地指导治疗。虽然 CT 扫描对发现放射学异常较敏感，但重复检查并不能获益。外周血嗜酸细胞计数、红细胞沉降率和 IgE 水平也可用于治疗期间随访临床病程。然而，并非所有的患者都有实验室检查异常。多数患者停用或减量糖皮质激素后，症状和放射学异常再发。再发可发生于初次发病后数月至数年。因此，有时可能需要长期（数年）糖皮质激素维持治疗。吸入激素（如氟替卡松或倍氯米松 500~750μg/d×2 次）有效，特别是减少了口服激素的维持剂量。

再发不代表治疗失败、预后差或者死亡率增高。患者和再发前一样对糖皮质激素有反应。一些康复的患者会存在不可逆的气流阻塞，但其临床意义常模棱两可。

CEP 偶尔会导致生理上重要的限制性肺功能异常造成不可逆纤维化的结果，但异常通常是轻微的，CEP 发病和死亡均极其少见。

单纯性肺嗜酸细胞浸润症

单纯性肺嗜酸细胞浸润症（Loeffler syndrome，洛夫勒综合征）是一种嗜酸性肺疾病，其特征是无或有轻微的呼吸症状（多为干咳）、快速游走的肺部阴影和外周血嗜酸细胞增多。

寄生虫感染（尤其蛔虫）可能是病因，但多达 1/3 的患者找不到明确的病原体。

该病常在 1 个月内缓解。

推荐全身应用糖皮质激素治疗及序贯治疗。

过敏性肺炎

（外源性变应性肺泡炎）

过敏性肺炎是由环境抗原（常为职业性）致敏引起咳嗽、呼吸困难、乏力的综合征。存在急性、亚急性和慢性型；特征都是急性间质炎症，长期暴露后形成肉芽肿和纤维化。综合病史、体格检查、影像学检查、支气管肺泡灌洗和活检做出诊断。短期治疗用糖皮质激素；长期治疗是避免接触抗原。

病因

已鉴定出 300 余种抗原可引发过敏性肺炎，但其中 8 种与 75%左右的病例有关。常根据抗原类型和职业对抗原分类；农民肺，由吸入含嗜热放线菌的干草粉尘引起，就是典型例子。在农民中过敏性肺炎和慢性支气管炎实质上存在重叠，农民中慢性支气管炎很常见，其发生并不取决于吸烟状况，而与嗜热放线菌暴露有关，诊断检查中可出现与过敏性肺炎相似的表现（表 57-3）。

表 57-3 过敏性肺炎病因举例

过敏性肺炎	抗原	来源
耕作		
蔗肺尘埃沉着病	嗜热放线菌	霉变的蔗渣（甘蔗）
乳酪清洗者肺	乳酪青霉菌 棒曲霉菌	霉变的乳酪
咖啡工人肺	咖啡豆尘	咖啡豆
堆肥肺	曲霉菌	堆肥
农民肺	真菌，特别是曲霉菌 嗜热放线菌	植物性堆肥（霉变的谷物、干草、青贮饲料）
养蘑菇工人肺	本菇 嗜热放线菌	蘑菇堆肥

续表

过敏性肺炎	抗原	来源
筛土豆工人肺	曲霉菌	土豆旁的霉变干草
	嗜热放线菌	
烟草种植者肺	曲霉菌	烟草植物
	短尾帚真菌	
酿葡萄酒者肺	灰色葡萄孢	霉变的葡萄
水		
热浴盆肺	枝孢菌	天花板上和水盆旁受污染的水雾和真菌
	鸟分枝杆菌复合物	
加湿器肺	短柄真菌	湿化或空调系统中受污染的水
	白色念珠菌	
	嗜热放线菌	
洗桑拿者肺	短柄真菌	受污染的桑拿水
下水道工人肺	头孢菌	受污染的地下室(污水)
鸟		
爱鸟者肺	长尾鹦鹉、鸽、鸡、火鸡和鸭蛋白	禽鸟的滴落物或羽毛
动物		
鱼饵肺	不明	鱼饵
鱼粉工人肺	鱼粉尘	鱼粉尘
毛皮工人肺	动物毛皮粉尘	动物毛皮
实验室工作者过敏性肺炎	啮齿动物蛋白	雄性大鼠尿和毛皮
干尸处理者肺	不明	干尸包裹布
神经垂体粉吸入者肺	动物蛋白	异种(牛、猪)神经垂体粉
香肠工人肺	纳地青霉菌	干香肠真菌
粮食		
制麦芽工人肺	曲霉菌	霉变的大麦
磨粉者肺	谷象(小麦象鼻虫)	受象鼻虫感染的小麦粉
铣磨及建筑业		
过敏性肺泡炎	短柄真菌	红木锯屑
	黏束孢真菌	
茅屋顶工人肺	绿色糖精单胞菌	干草枯叶
木浆工人肺	青霉菌	橡树和枫树木浆
刨木工人肺	根霉菌	受污染的木材刨屑
	毛霉菌	
木工肺	链格孢子菌	橡树、雪松、松树、云杉、红木粉尘
	枯草杆菌	
工业		
化学工人肺	异氰酸酯	聚氨酯泡沫,清漆,亮漆
清洁剂工人肺	枯草杆菌(Bacillus subtilis)	清洁剂中的枯草杆菌酶
葡萄园喷药者肺	硫酸铜	使用硫酸铜
其他		
棉肺尘埃沉着病(褐色肺)	粉尘(可能内毒素相关的)	棉花、亚麻、麻的粉尘
尘菌孢子肺	马勃(马勃属)蘑菇孢子	替代医学或娱乐性用途(误认马勃菌为致幻蘑菇)

病理生理

该疾病可能是一种Ⅳ型过敏反应,遗传易感的人群反复暴露于抗原,引起急性中性粒细胞和单核细胞性肺泡炎,随后是间质淋巴细胞浸润和肉芽肿反应。持续暴露时出现纤维化和阻塞性细支气管炎。

循环沉淀素(抗原致敏的抗体)可能并不起主要致病作用,变态反应病史(如哮喘和季节性变态反应)并非易感因素。吸烟可能通过下调肺对吸入抗原的免疫反应而延缓或防止疾病进展。然而,吸烟可引起疾病的急性加重。

过敏性肺炎与其他病理生理学不同的疾病在临床表现上相似。

■ 例如有机粉尘中毒综合征(肺真菌中毒症、谷物热),是

包括发热、寒战、肌痛和呼吸困难的综合征,考虑是吸入真菌毒素或其他有机粉尘引起的
- Silofiller 病可引起呼吸衰竭、急性呼吸窘迫综合征、阻塞性细支气管炎或支气管炎,其为吸入由新鲜发酵的谷物或苜蓿青贮饲料产生的毒性氧化亚氮引起的
- 职业性哮喘在预先被吸入抗原致敏的人群中引起呼吸困难,但气流阻塞、气道嗜酸细胞增多等特点以及触发抗原的不同使其有别于过敏性肺炎

症状及体征

症状和体征取决于发病:
- 急性
- 亚急性
- 慢性

只有一小部分暴露者出现症状,而其中大多数在暴露和致敏数周至数月后才发生。

急性过敏性肺炎 急性型发生在预先急性暴露于高水平抗原而致敏者,表现为再暴露后 4~8 小时出现发热、寒战、咳嗽、胸部紧缩感(类似哮喘发作样)和呼吸困难。也可出现纳差、恶心呕吐。体格检查显示呼吸急促、散在的细至中啰音,几乎所有病例都无哮鸣音。

慢性过敏性肺炎 慢性型见于长期低水平抗原暴露者(如养鸟者),表现为数月至数年后发生劳力性呼吸困难、咳嗽咳痰和体重减轻。体检少有发现;偶有杵状指,无发热。在晚期病例中,肺纤维化产生右心衰竭和/或呼吸衰竭的症状体征。

亚急性过敏性肺炎 亚急性型介于急性和慢性型之间,表现为数天至数周后发生咳嗽、呼吸困难、乏力和纳差或在慢性症状基础上出现急性症状。

诊断

- 胸片及 HRCT
- 肺功能检测
- 支气管肺泡灌洗液
- 组织学检查和血清学检查

对有相符合的症状、有职业接触史或特定暴露史的高度疑似患者需考虑该诊断。常规检查胸片、HRCT 及肺功能。必要时需进行支气管肺泡灌洗和活检。鉴别诊断范围广,包括环境所致肺疾病、结节病、阻塞性细支气管炎、结缔组织相关肺疾病以及其他间质性肺疾病。

病史线索包括:
- 反复出现的非典型肺炎
- 换新的工作或搬家后发生的症状
- 热水盆、桑拿池、游泳池、其他静水或家中水渍以上在家或其他地方规律暴露
- 鸟类宠物
- 进入和离开特殊地点时症状加重和减轻

虽然有异常的肺部听诊音和杵状变,但体检常无助于诊断。

影像学检查 有上述病史、症状和体征的患者行影像学检查。

胸片: 对疾病诊断既不敏感也不特异,急性和亚急性型的患者常正常。通常在有症状时,可见到网状或结节状影。慢性型患者的胸片多在肺上叶见网状或结节状影、肺容量缩小以及蜂窝样变,与特发性肺纤维化所见相似。

高分辨率 CT: 更常发现异常,其被视为评价过敏性肺炎肺实质病变的标准方法。急性及亚急性患者最典型的 HRCT 所见是大量界定不清的小叶中心性微结节。偶尔,磨玻璃影(浅淡)是主要的或唯一的发现。其常为弥散性,但有时不累及次级肺小叶的周围部分。与阻塞性细支气管炎所见相似的局灶性高透亮区,可能是某些患者的主要特征(如 HRCT 呼气相的马赛克影伴空气滞留现象)。慢性过敏性肺炎有肺纤维化的征象(如小叶容量缩小、线状/网状影或蜂窝样变)和中心性小叶缺失。一些不吸烟的慢性过敏性肺炎患者有上叶气肿的表现。纵隔淋巴结肿大不常见,由此可将过敏性肺炎与结节病相区别。

肺功能测定 肺功能检查应作为过敏性肺炎易感者的标准评估之一。该病可引起阻塞性、限制性或混合性气道改变。疾病晚期最常产生限制性通气障碍(肺容量缩小)、一氧化碳弥散能力(DLco)降低以及低氧血症。气道阻塞不常见于急性型,但可在慢性型中进展。

支气管肺泡灌洗 支气管肺泡灌洗对诊断很不特异,但常为慢性呼吸综合征和肺功能异常诊断评估的一部分。灌洗液中淋巴细胞增多(>60%)伴 $CD4^+/CD8^+ < 1.0$(正常比例±平均数标准差 = 2.3±0.2)是疾病的特征;相反,$CD4^+$ 淋巴细胞增多为主(比率>1.0)在结节病中更具特征性。其他发现包括肥大细胞>1%(急性暴露后)以及中性粒细胞和嗜酸细胞增多。

淋巴细胞转化试验是一类体外试验,该试验可以用外周血进行检测,但最好是用肺泡灌洗液检测。这些患者的淋巴细胞往往暴露于特定的抗原,如果出现淋巴细胞转化为胚细胞并出现增殖则提示先前有抗原接触。

肺活检 当无创性检查没有结论时,考虑肺活检。表现各异,但是典型的表现可见环绕小支气管的淋巴细胞浸润性肺泡炎、不成形的非坏死性肉芽肿及机化性肺炎。间质纤维化可能存在于慢性肺病患者。

其他试验 当诊断还需其他支持或为了鉴别 ILD 的其他病因时,再行另外检查。循环沉淀素(可疑抗原的特异性可沉淀抗体)有提示性,但既不敏感也不特异,因而没有帮助。然而环境中的粉尘是不是致敏的或者特异性的,应该由工业卫生专家们进行大气生物学和/或微生物学的详细评估,但通常先查已知来源的刺激抗原(如清洁剂工厂的 *Bacillus subti-lis*)。皮试无帮助,也没有嗜酸细胞增多。对发现其他疾病有帮助的检查包括血清学和培养(针对鹦鹉热或其他肺炎)以及自身抗体检查(针对结缔组织疾病)。嗜酸细胞增多可提示慢性嗜酸细胞性肺病。肺门和气管旁淋巴结增大对结节病更特异。

预后

如早期发现并消除抗原暴露,能完全逆转病理改变。如避免抗原接触,急性型为自限性;症状常在数小时内减轻。慢性型的预后较复杂:一旦出现纤维化,患者的病理生理学改变常不可逆,患者不再暴露于刺激环境后这些病变

常稳定化。

治疗

- 糖皮质激素急性或亚急性过敏性肺炎以糖皮质激素治疗,常为泼尼松 60mg,每日 1 次,1~2 周;随后的 2~4 周减量至 20mg,每日 1 次;接着每周减少 2.5mg 直至停药。此疗法能缓解初发症状但似乎不改变长期预后。慢性过敏性肺炎治疗通常疗程较长,泼尼松 30~40mg 口服,每日 1 次,根据临床反应,逐渐减量

预防

最重要的长期治疗是避免抗原暴露。彻底改变环境几乎不现实,尤其是对农民和其他工人,此时采取粉尘控制措施(如搅动各组分前先湿化)或使用空气过滤器或保护面罩可能有效。可使用杀真菌剂防止抗原性微生物的生长(如用于干草中或甘蔗上),但尚未证实该方法的长期安全性。深入清洁潮湿的通气系统、除湿地毯、保持低湿度在某些情况下也有效。但必须告诉患者,在持续暴露时这些措施可能并不充分。

> **关键点**
> - 过敏性肺炎是Ⅳ型超敏反应,可因多种过敏原触发
> - 具有这些症状的高危患者,应充分了解其职业、业余爱好和家庭暴露情况
> - 做胸部 X 线摄片,HRCT 和肺功能检查,如果诊断不清,可能需要支气管肺泡灌洗和活检
> - 对大多数患者可给予口服激素治疗

特发性间质性肺炎

特发性间质性肺炎(idiopathic interstitial pneumonias, IIP)是一类病因不明、临床特征相似的间质性肺疾病,主要区别在于肺活检的组织病理学不同。组织学上分为 8 种亚类,特征是都有不同程度的炎症和纤维化,都引起呼吸困难和典型的影像学异常。诊断依据病史、体格检查、高分辨率 CT、肺功能检查以及肺活检。治疗因不同亚型而异。预后也因亚类而异,可以很好也可以致死。

特发性间质性肺炎八种亚类按发生频率降序排列依次为:

- 特发性肺纤维化(组织学鉴定为普通型间质性肺炎)
- 脱屑性间质性肺炎
- 非特异性间质性肺炎
- 原因未明的组织性肺炎
- 呼吸性细支气管相关性间质性肺疾病(RBLD)
- 急性间质性肺炎
- 淋巴样间质性肺炎
- 特发性胸膜肺弹力纤维增生症

这些亚类的特征为不同程度的间质炎症和纤维化[1]。上述病变都可能导致呼吸困难;高分辨 CT(HRCT)弥散性病变;活检见炎症和/或纤维化。但区分亚类很重要,因为它们的临床特征和治疗反应不同(表 57-4)。

表 57-4 特发性间质性肺炎的主要特征

疾病	好发患者	前驱症状	胸片特征	HRCT	CT 鉴别	病理表现
间质性肺纤维化	多为男性,>50 岁,(>60%吸烟)	慢性(>12 个月)	主要位于基底部的网状影伴肺容量缩小	周围性,胸膜下,基底部;网状蜂窝样变,牵拉性支气管/细支气管扩张,结构扭曲	石棉沉着病 结缔组织病 过敏性肺炎	寻常性间质性肺炎
脱屑性间质性肺炎	多发于 30~50 岁患者,男性居多(>90%吸烟)	亚急性至慢性(数周至数年)	毛玻璃影	下部,绝大多数为周围性 毛玻璃影 网状线	过敏性肺炎 耶氏肺孢子菌肺炎 呼吸细支气管相关性间质性肺疾病 结节病	脱屑性间质性肺炎
非特异性间质性肺炎	多为女性,年龄 40~60 岁(<40%吸烟)	亚急性至慢性(数月至数年)	毛玻璃影和网状影	周围性,基底部,对称性 实变 多种毛玻璃影 不规则线	COP DIP 过敏性肺炎 特发性肺纤维化	非特异性间质性肺炎
隐源性机化性肺炎	任何年龄,一般 40~50 岁(<50%吸烟)	亚急性(<3 个月)	双侧斑片状实变和/或结节	支气管周围斑片状实变和/或结节	肺泡癌 嗜酸细胞性肺炎 淋巴瘤 感染 NSIP 结节病 血管炎	机化性肺炎

续表

疾病*	好发患者	前驱症状	胸片特征	HRCT	CT鉴别	病理表现
呼吸性细支气管相关性间质性肺疾病	多发于30~50岁患者，男性稍多（>90%吸烟）	亚急性（数周至数月）	支气管壁增厚；毛玻璃影	弥散分布 支气管壁增厚 小叶中心性结节 斑片状毛玻璃影	DIP 过敏性肺炎 NSIP 感染	呼吸性细支气管炎相关性间质性肺疾病
急性间质性肺炎	任何年龄†	突发（1~2周）	进行性弥漫的毛玻璃影/实变	弥散的实变和毛玻璃影，常伴小叶膨胀不全 晚期牵拉性支气管扩张	急性嗜酸细胞性肺炎 急性呼吸窘迫综合征 流体静力性水肿 肺炎	弥散性肺泡损害
淋巴样间质性肺炎	多为女性，可发病于任何年龄†	慢性（>12个月）	实变 结节	弥散分布 小叶中心性结节 毛玻璃影 间隔和支气管血管增厚 薄壁囊泡	朗格汉斯细胞肉芽肿 淋巴管癌 结节病	淋巴样间质性肺炎
特发性胸膜肺弹力纤维增生症	没有性别偏好，中位年龄，57岁	慢性（>12个月）	双侧顶不规则胸膜增厚	胸膜下密集实变 牵拉性支气管扩张 结构扭曲 上叶体积损失	过敏性肺炎 非特异性间质性肺炎 石棉沉着病 结缔组织病 结节病 放射引起的甲状腺疾病 药物诱发肺疾病	特发性胸膜间质弹力纤维化

* 按照发病频率降序排列。
† 吸烟史未知。

参考文献

[1] Travis WD, Costabel U, Hansell DM, et al. 美国胸科学会/欧洲呼吸学会声明：特发性间质性肺炎的国际多学科分类的更新. 美国呼吸危重医学，2013，188（6）：733-748.

症状及体征

症状和体征往往非特异性。典型表现为不同程度的咳嗽、呼吸困难并不断进展。一般表现包括呼吸急促、胸廓变小、双侧肺底吸气末捻发音及杵状指。

诊断

- 高分辨CT
- 肺功能检测
- 有时需要肺活检

未明确病因的间质性肺疾病患者需考虑是否为IIP。针对每位患者，临床医生、影像医生和病理医生需要互相交换信息综合诊断。需要系统的排除已知病因的ILD（表57-1）。通常需要检查胸片、肺功能及高分辨率CT（high-resolution CT，HRCT）。为了更好诊断，病史采集需要强调以下内容：

- 症状持续时间
- 肺部疾病家族史，尤其是肺纤维化
- 吸烟史（因为有些疾病多发于吸烟者或既往吸烟者）
- 目前及先前用药情况
- 家庭及工作单位的详细环境，包括其家庭成员

需要列一个患者既往工作清单，包括有否暴露于有机或无机制剂。以及暴露的时间、程度及有否应用防护措施。

X线检查 可出现典型异常，但不足以鉴别各种类型。

肺功能检查 作为估算功能障碍的严重程度，但无助于鉴别不同类型。典型的结果是通气功能受限，肺容量和弥散能力减少。运动时常发生低氧血症，也可能存在于休息时。

HRCT 鉴别气腔还是间质病变，是最有用的测试常常使用。能更好地估计疾病的范围和分布，可能发现潜在或并存的疾病（如隐匿性纵隔淋巴结肿大、肿瘤、肺气肿等）。HRCT应在患者仰卧和俯卧进行，并应包括动态呼气成像以关注小气道受累的情况。

实验室检查 提示有结缔组织病、脉管炎及环境暴露因素特征的患者还需要进行相应的检查。如红细胞沉降率、抗核抗体、类风湿因子或对于结缔组织病变特异性血清检测（如RNP、SSA、SSB、scl70、Jo-1）、过敏原监测（一系列针对特定抗原如微生物、真菌、动物源的抗体的集合），抗中性粒细胞胞浆抗体及抗基底膜抗体等。

经**支气管镜活检**有助鉴别其他间质性肺病，如结节病及过敏性肺炎，但活检并不能够提供足够组织以诊断IIP。支气管肺泡灌洗有助于某些患者缩小鉴别诊断范围，可提

供疾病进程和治疗反应方面的信息。然而,此项检查对于大部分患者病情预测和随访的帮助尚不知晓。

若病史及HRCT未能做出诊断时,需**手术进行肺活检**以明确诊断。可开胸或电视辅助胸腔镜手术(VATS)行多点活检。

治疗

- 根据不同疾病处理不同
- 通常需要糖皮质激素
- 有时需要肺移植

治疗原则因疾病而异(表57-5)。需要戒烟以避免病情进一步加重,并减少呼吸道并发症。

表57-5 特发性间质性肺炎的治疗及预后

疾病*	处理	预后
间质性肺纤维化	吡非尼酮或尼达尼布;肺移植	50%~70%患者5年内死亡
脱屑性间质性肺炎	戒烟	5年死亡率5%
非特异性间质性肺炎	糖皮质激素伴或不伴免疫抑制剂,(如硫唑嘌呤或者麦考酚酸酯)	死亡率:变化很大,但一般低于特发性肺纤维化。在单纯的细胞性病(罕见),极低
隐源性机化性肺炎	糖皮质激素	完全痊愈率:>65% 常见复发 极少死亡
呼吸性细支气管相关性间质性肺疾病	戒烟	极少死亡
急性间质性肺炎	支持治疗	60%患者<6个月内死亡
淋巴样间质性肺炎	糖皮质激素	不确定
特发性胸膜肺弹力纤维增生症	适当治疗不明;通常使用糖皮质激素	疾病进展见于60%患者

*按照发病频率降序排列。

隐源性机化性肺炎、淋巴样间质性肺炎、非特异性间质性肺炎,往往推荐用糖皮质激素治疗,但糖皮质激素不用于特发性肺纤维化。

终末期患者往往需要肺移植。

关键点

- 特发性间质性肺炎有8种组织学亚型
- 症状、体征和胸部X线表现无特异性
- 最初诊断IIP主要根据病史和HRCT
- 当临床评估和HRCT不能诊断时,做外科肺活检
- 治疗因亚型而异

急性间质性肺炎

(加速性间质性肺炎;Hamman-Rich综合征)

急性间质性肺炎(AIP)是急性呼吸窘迫综合征(ARDS)的一种少见的特发类型。

急性间质性肺炎(acute interstitial pneumonia, AIP)累及>40岁的看上去健康者,男女比例无差异。

AIP在组织学上定义为弥漫的机化性肺泡损害,呈非特异性,在其他原因所致的非IIP肺损伤中也可见。机化性肺泡损害的特点是弥散的肺泡间隔明显水肿伴炎症细胞浸润、成纤维细胞增生、偶有透明膜形成、间隔增厚。肺泡间隔中不典型增生的Ⅱ型肺泡细胞排列成行,并有气腔塌陷。小动脉中血栓形成但无特异性。

突然出现发热、咳嗽、气短症状并持续7~14日,大部分患者快速进展至呼吸衰竭。

诊断

- 高分辨CT(HRCT)
- 通常肺活检

根据患者出现ARDS的症状、体征和胸部X线表现(如双侧弥漫性磨玻璃状改变)拟诊。

诊断通过高分辨率CT(HRCT),但确诊需要活检。HRCT显示了主要分布胸膜下磨玻璃衰减和双边斑片状对称的区域。可见轻度的蜂窝样变,累及<10%的肺。常规实验室检查无特异性,对诊断没有帮助。

通过活检确诊,可见弥散性肺泡损害,但不存在已知的可引起ARDS和弥漫肺泡损害的病因(如脓毒血症、药物、毒素、放射和病毒感染)。潜在肺部疾病急性加重(在特定的急性发作特发性肺纤维化)必须考虑,可以解释某些某些之前定义为AIP的病例。通常需要活检来区分AIP与弥漫性肺泡出血综合征,急性嗜酸性粒细胞性肺炎和隐源性机化性肺炎。必须仔细考虑手术肺活检的风险和益处。

治疗

- 支持性

治疗为支持性,常需机械通气,与ARDS使用相同方法(包括小潮气量通气)。一般使用糖皮质激素治疗,但效果尚不确切。

病死率>60%;大多数患者在发病后6个月内死亡,常死于呼吸衰竭。尽管疾病可能复发,但度过起初急性期而存活的患者肺功能可完全恢复。

隐源性机化性肺炎

(阻塞性细支气管炎伴机化性肺炎)

隐源性机化性肺炎(cryptogenic organizing pneumonia, COP)是一种特发性疾病,肉芽组织阻塞细支气管和肺泡管,伴相邻肺泡的慢性炎症和机化性肺炎。

COP是一种特发性间质性肺炎,发病无性别差异,常发生于40岁或50岁左右。吸烟似乎并非危险因素。

大约半数患者回忆起曾有社区获得性肺炎样综合征(如非特异的流感样症状,咳嗽、发热、不适、乏力和体重减轻)。进行性咳嗽和劳力性呼吸困难常促使患者就医。

胸部检查有细小、干性、基底部吸气相捻发(velcro)音。

诊断

- 高分辨CT
- 有时需要肺活检

诊断依据影像学检查,如上述检测未能明确诊断,可进

行外科肺活检。

胸片 见双侧弥漫、周围性分布的肺泡模糊影,肺容量正常;可出现与慢性嗜酸细胞性肺炎相似的周围性分布。很少出现单侧的肺泡实变。复发性和迁徙肺实变影是常见的。很少出现不规则线状或结节状间质性实变或蜂窝表现。

肺部 HRCT 扫描见斑片状气腔实变(90%患者)、磨玻璃影、小结节影和支气管壁增厚扩张。斑片状影较常见于肺周边,多位于下肺。HRCT 显示的病变范围远大于胸片预计。

肺功能检查 常示限制性通气障碍,但在21%的患者中可见阻塞性通气障碍[(FEV_1/FVC)<70%],肺功能偶可正常。

常规实验室检查 无特异性。约半数患者出现白细胞增多不伴嗜酸细胞增多。红细胞沉降率最初常升高。

肺活检 示小气道和肺泡管内肉芽组织过度增生,伴周围肺泡慢性炎症。机化性肺炎灶无特异性,可继发于其他病理过程,包括感染、血管炎、淋巴瘤、其余肺间质性疾病,如特发性肺纤维化、非特异性间质性肺炎、结缔组织相关肺病、药物性肺病、过敏性肺炎和嗜酸细胞性肺炎。

治疗
- 糖皮质激素

接受糖皮质激素治疗的患者常在两周内临床康复。

COP 复发患者达 50%。复发与治疗的持续时间相关,因此治疗通常应为 6~12 个月。疾病复发对再用糖皮质激素有反应。

在 HRCT 上表现为肺实变、磨玻璃影或结节患者较易再发。而在 HRCT 上表现为线性或网状影者不易再发。

脱屑性间质性肺炎

脱屑性间质性肺炎是以气腔中单核细胞浸润为特征的慢性肺部炎症,绝大部分发生于目前或既往吸烟患者。

脱屑性间质性肺炎是一种特发性间质性肺炎。绝大多数脱屑性间质性肺炎患者是吸烟者,多在 30~40 岁之间发病。

该病均匀地影响整个肺实质。肺泡壁衬有丰富立方细胞;肺泡间隔存在淋巴细胞,浆细胞的适度浸润,以及偶尔嗜酸性粒细胞浸润如果存在肺泡间隔纤维化的话,程度很轻。最显著的特征是远端气腔中出现大量色素性巨噬细胞,在最初描述该疾病时其被误认为脱落的肺泡细胞。罕见蜂窝样变。呼吸性细支气管炎—相关性间质性肺病(RBILD)有类似病变但范围小得多,提示脱屑性间质性肺炎和 RBILD 是由吸烟引起的同一种疾病的不同表现。

脱屑性间质性肺炎表现为逐渐增加的呼吸困难和干咳。

诊断
- 高分辨 CT
- 有时需要肺活检

胸片能显示双侧非蜂窝状模糊斑片影,但在接近 20%的病例中可以正常。HRCT 显示斑片状、胸膜下磨玻璃影。往往在不透明的区域可见囊肿存在。可见不规则线性或网状阴影但并非主要特征。蜂窝状改变仅在少部分患者中可见。有时需要进行手术肺脏活检

治疗
- 戒烟
- 有时需要应用糖皮质激素或细胞毒药物

戒烟 可使约75%的患者临床改善。无改善的患者,糖皮质激素或细胞毒性药物可能有作用。

该病预后良好,10 年生存率约 70%。

特发性胸膜肺弹力纤维增生症

特发性胸膜肺弹力纤维增生症是一种缓慢进展的罕见的特发性间质性肺炎,主要累及肺上叶。患者常有反复感染,呼吸急促和干咳。诊断依赖于高分辨CT,但是有时也需要肺活检。激素可以应用。

特发性胸膜肺弹力纤维增生症(PPFE)是罕见的,归类为特发性间质性肺炎[1]。它是累及上叶胸膜和胸膜下肺实质的纤维化。

> **参考文献**

[1] Travis WD, Costabel U, Hansell DM, et al: Travis WD, Costabel U, Hansell DM, et al: 美国胸科学会/欧洲呼吸学会声明:特发性间质性肺炎的国际多学科分类进展. Am J Respir Crit Care Med 188(6):733-748, 2013。

病因
病因不明,但临床数据表明,与反复肺部感染有关。遗传和自身免疫机制也被认为在这种疾病中起作用。

症状及体征
发生的平均年龄大约是 57 岁,没有性别差异。大多数患者为非吸烟者。患者经常报告反复感染,呼吸急促和干咳的病史。疾病过程中常发生气胸。

诊断
- 高分辨 CT
- 为确诊,需要肺活检

影像学表现包括上叶胸膜和胸膜下区增厚。患者可以同时有其他间质性肺炎表现存在,包括普通型间质性肺炎及非特异性间质性肺炎。患者也可以有实变区域和支气管扩张。

病理特征为肺泡内纤维化,这些区域肺泡壁弹性纤维变性和脏层胸膜致密纤维组织增厚。在一些患者中,下部肺叶共存间质性肺炎。确诊需手术肺活检。

预后
大多数患者 PPFE 临床过程往往是进行性的。疾病进展见于 60% 的患者。

治疗
- 可能应用糖皮质激素治疗对此的确切治疗目前未知,大多数文献报道使用糖皮质激素

特发性肺纤维化

特发性肺纤维化（IPF）是最常见的特发性间质性肺炎，引起进行性肺纤维化。症状和体征在数月至数年间进展，包括劳力性呼吸困难、咳嗽和细捻发（velcro）音。诊断依据病史、体格检查、HRCT，若有必要需要肺活检。治疗包括抗纤维及氧疗。大多数患者即使治疗病情也会恶化；确诊后的中位生存期约 3 年。

IPF 患者，经组织学证实为常见间质性肺炎，占绝大多数特发性间质性肺炎患者。IPF 在大于 50 岁男性和女性的比例是 2:1，每增长十岁发病率显著增加。正在或曾经吸烟是该疾病最强的相关因素。存在某种遗传倾向，约 20% 的病例有家族聚集性。

病因

环境，遗传和其他未知因素的都可能导致肺泡上皮细胞功能障碍或凋亡，从而导致肺部纤维增生异常。目前正在研究基因、环境刺激、炎症细胞、肺泡上皮细胞、间质及基质所起的作用。

病理

最重要的组织学发现是胸膜下纤维化伴局部成纤维细胞增生（成纤维细胞灶）和密集的瘢痕形成，交替出现正常肺组织区（异质性）。散布的间质炎症中有淋巴细胞、浆细胞和组织细胞浸润。在所有患者均可发现囊性病变（蜂窝样变），随疾病进展而增多。偶尔在明确病因的 ILD 患者中也可见相似的组织学表现（表 57-4）。

症状及体征

典型的症状体征在 6 个月至数年间进展，包括劳力性呼吸困难和干咳。全身症状如低热和肌痛不常见。IPF 的经典体征是细小、干性、双侧基底部吸气相捻发（velcro）音。大约 50% 的病例出现杵状指。其余体检都正常，直到疾病进展；在晚期可出现肺动脉高压和右室舒张功能不全的症状。

诊断

- 高分辨 CT
- 有时需要肺活检

具有急性呼吸困难，干性咳嗽，捻发音患者需考虑是否为 IPF。IPF 常在初诊时被忽略，因为其临床上与其他疾病很相似，如支气管炎、哮喘和心力衰竭。诊断需要通过 HRCT，部分病例需要肺活检。

典型的胸片显示下肺外带弥散的网状模糊影。另外可见小的囊性病变（蜂窝样变）和牵拉引起的气道扩张。

HRCT 显示弥漫的、斑片状、胸膜下网状模糊影，伴小叶间隔不规则增厚和小叶内线状影；胸膜下蜂窝样变；牵拉性支气管扩张。如超过 30% 的肺磨玻璃病变则提示其他诊断。

实验室检查对诊断作用不大。

预后

大多数患者在确诊时病情已达中到晚期，即使治疗病情也恶化。确诊后的中位生存期为 3 年。已建立多个预后模型，这些因素之间，预示着预后不良的因素包括高龄、男性、低用力肺活量和 DLco。

引起急性加重的原因包括感染、肺栓塞、气胸及心力衰竭。也有些急性加重的发生原因不明。所有的急性发作有很高的发病率和死亡率。IPF 患者发生肺癌的概率较高，但死因通常是呼吸衰竭由于 IPF 预后较差，在早期诊断和病情管理阶段对患者及家属进行治疗安排和临终关怀非常重要。

治疗

- 吡非尼酮或尼达尼布
- 氧疗及呼吸康复治疗
- 有时需要肺移植

吡非尼酮和尼达尼布是有助于延缓病情进展的抗纤维化药物[1,2]。支持措施包括吸氧和呼吸康复。患者加入支持治疗小组有助于减轻疾病压力。

IPF 的新疗法正在开发或正在测试，应鼓励合适的患者积极参加临床试验。

肺移植在没有其他疾病的 IPF 患者（通常<65 岁）是可以获得成功的。诊断时应该同时评估是否适合肺移植。

参考文献

[1] King TE, Bradford WZ, Castro-Bernardini S, et al：特发性肺纤维化吡非尼酮的 3 期临床试验。N Eng J Med 370：2083~2092, 2014。
[2] Raghu G, Rochwerg B, Zhang Y, et al：An Official ATS/ERS/JRS ALAT 临床实践指南：特发性肺纤维化治疗. Am J Respir Crit Care Med 192（2）：pp e3-e19, Jun 15 2015。

关键点

- IPF 占大多数特发性间质性肺炎，老年人常见
- 症状体征（如亚急性呼吸困难，干咳和湿啰音）是非特异性的，通常可由其他更常见的疾病引起的
- HRCT 显示弥漫的、斑片状、胸膜下网状模糊影，伴小叶间隔不规则增厚和小叶内线状影；胸膜下蜂窝样变；牵拉性支气管扩张，有助于诊断
- 辅助治疗，可能的情况下使用吡非尼酮或尼达尼布
- 鼓励参加临床试验，如果患者<65 岁和既往身体健康，诊断后可考虑肺移植

淋巴样间质性肺炎

（淋巴细胞性间质性肺炎）

淋巴样间质性肺炎（lymphoid interstitial pneumonia, LIP）是肺泡间质和气腔内淋巴细胞浸润。病因不详。症状和体征是咳嗽、进行性呼吸困难和捻发音。诊断根据病史、体格检查、影像学及肺活检。治疗使用糖皮质激素和/或细胞毒药物，但有效性不详。5 年生存率为 50%~66%。

淋巴样间质性肺炎是一种罕见的特发性间质性肺炎，特征为肺泡及肺泡间隔内小淋巴细胞和数量不等的浆细胞

浸润。可出现非干酪性肉芽肿，但较少见且不明显。

LIP 是 HIV 阳性儿童在肺炎球菌感染后最常见的病症，在近半数的 HIV 阳性儿童中是 AIDS 的定义病症。LIP 累及<1%的成人，不论有无 HIV 感染。女性更常受累。

病因认为是一种自身免疫性疾病或者对 EB 病毒、HIV 或其他病毒感染的非特异反应。自身免疫致病的证据是其常伴随干燥综合征（25%的病例）及其他疾病（如系统性红斑狼疮、类风湿关节炎、慢性淋巴细胞性甲状腺炎-14%的病例）。间接病毒致病的证据是其常伴有免疫缺陷状态（HIV/AIDS、变异性联合免疫缺陷病、丙种球蛋白缺乏症-14%的病例）以及在 LIP 患者的肺组织中找到 EB 病毒 DNA 和 HIV RNA。根据这一理论，LIP 是肺内淋巴样组织对吸入和循环抗原做出反应能力的极端表现。

症状及体征

在成人，LIP 引起进行性呼吸困难和咳嗽症状。这些表现数月内进展，或在有些病例数年内进展，出现的平均年龄为 54 岁。有体重减轻、发热、关节痛和盗汗，但较少见。

体检可有捻发音。肝脾肿大、关节炎和淋巴结肿大不常见，提示合并其他疾病。

诊断

- HRCT
- 活检以确证

在有相应的症状的高危患者中需考虑该诊断。需要影像学检查，有时进行肺活检。

胸片 显示双侧肺底部线状或结节状影，此为部分许肺部感染的非特异性表现，可见于多种肺部感染。肺泡模糊影和/或蜂窝样变可出现于病情较晚期时。

HRCT 胸部的 HRCT 有助于确定疾病的程度，确定肺门的解剖结构，并确定胸膜受累。HRCT 结果表现各异。特征性表现是小叶中心性和胸膜下结节、支气管血管束增厚、磨玻璃影及囊性结构。

出现明显的低氧血症。

支气管肺泡灌洗 以排除感染和可能揭示淋巴细胞的数量增加。

常规实验室检查及血清蛋白电泳（SPEP） 约 80%的患者有血清蛋白异常，最常为多克隆丙种球蛋白病和低蛋白血症，其意义尚不清楚。

成人诊断需要**肺活检**，以证实由于淋巴细胞和其他细胞（浆细胞、免疫母细胞、组织细胞）浸润所造成的肺泡间隔扩大。浸润偶尔出现于支气管和血管内，但最常见于肺泡间隔。必须进行组织的免疫组化染色和流式细胞术检测，以鉴别 LIP 与原发性淋巴瘤。LIP 的浸润细胞是多克隆（包括 T 细胞和 B 细胞），而其他淋巴瘤生产单克隆浸润。其他常见的发现包括生发中心和非干酪样多核巨细胞肉芽肿。

预后

LIP 的自然病史和预后不清。可自然缓解、糖皮质激素或其他免疫抑制剂治疗后缓解、进展为淋巴瘤、肺纤维化进展伴呼吸功能不全。5 年生存率 50%~66%。常见的死因为感染、恶性淋巴瘤进展（5%）及进行性纤维化。

治疗

- 糖皮质激素或细胞毒药物

以糖皮质激素和/或细胞毒药物治疗，但与许多其他原因导致的 ILD 一样，该治疗的有效性不明。

> **● 关键点**
>
> - 总之，LIP 是罕见的，但它是 HIV 阳性儿童最常见的肺部疾病之一
> - 症状和体征无特异
> - 做 HRCT、肺泡灌洗，或有时需肺活检
> - 治疗使用糖皮质激素和/或细胞毒药物

非特异性间质性肺炎

非特异性间质性肺炎（nonspecific interstitial pneumonia，NSIP）是一类多发于女性、非吸烟、年龄<50 岁患者的 IIP。

相比特发性肺纤维化（IPF），非特异性间质性肺炎（NSIP）是一种罕见的特发性间质性肺炎。大多数患者为女性，40~50 岁之间，并没有已知的原因或相关因素。然而，在结缔组织疾病（特别是系统性硬化症或多发性肌炎/皮肌炎），某些药物诱发的肺疾病及过敏性肺炎患者中，可能会发生类似的病理过程。

临床表现和 IPF 相似。咳嗽和呼吸困难存在数月至数年。全身反应不明显，可能会有低热及乏力。

诊断

- 高分辨 CT
- 外科肺活检

患者出现不明原因亚急性或慢性咳嗽和呼吸困难应考虑诊断。诊断需要通过 HRCT，常需要外科肺活检确认。NSIP 是排除诊断，需要对可能的其他疾病进行仔细临床检查排除，特别是结缔组织疾病、过敏性肺炎和药物毒性。

胸部 X 线检查 主要是显示出较低的区域网状阴影。双侧片状影也是可能的。

HRCT 结果包括双侧斑片状磨玻璃影，不规则的线条，以及支气管扩张（牵拉性支气管扩张），一般分布于下肺。胸膜下可能不受累。罕见蜂窝样变。

约有半数以上的患者出现支气管肺泡灌洗液中淋巴细胞增多，但发现并无特异性。

外科肺活检 诊断所必需。组织学上，多数患者有一定程度的纤维化。非特异性间质性肺炎的主要组织学特征是暂时性的程度一致的炎症和纤维化，与寻常性间质性肺炎的异质性相反。病变在时态上呈现一致性，但为斑片状，间有未受累的区域。

治疗

- 使用糖皮质激素伴或不伴免疫抑制剂

许多患者对糖皮质激素治疗有效，无论是否伴或不伴免疫抑制剂治疗（如硫唑嘌呤、麦考酚酸酯、环磷酰胺）。预后似乎最依赖外科肺活检中发现的纤维化程度。在患者肺泡破坏少的情况下，几乎所有的患者存活至少 10 年。然而，随着纤维化增多，生存恶化。并且一些研究表明，纤维化 NSIP 平均存活为 3~5 年。

> **关键点**
> - NSIP 是少见的；大多数患者是女性，是在 40 和 50 岁之间，并且没有已知的风险因素
> - 排除结缔组织疾病（尤其是系统性硬化症和多发性肌炎/皮肌炎），药物性肺损伤，过敏性肺炎，并做外科肺活检
> - 应用激素治疗，根据情况加或不加免疫抑制剂（如硫唑嘌呤、麦考酚酸酯、环磷酰胺）
> - 若活检发现纤维越多，则预后更不佳

呼吸性细支气管相关性间质性肺疾病

呼吸性细支气管相关性间质性肺疾病（respiratory bronchiol-itis-associated interstitial lung disease, RBILD）发生在吸烟者中，是小气道炎症和间质性肺疾病的综合征。症状包括劳累时咳嗽和呼吸困难。诊断需要进行胸部 X 线检查，高分辨率 CT 扫描，有时还需要进行肺活检。治疗是戒烟。

RBILD 是特发性间质性肺炎的一种形式。

绝大多数吸烟者有亚临床的细支气管炎，以小气道轻度至中度炎症为特征。少数有较严重炎症、临床上出现明显间质性疾病者，被称为呼吸性细支气管炎相关 ILD（RBILD）。男女比例 2:1。

RBILD 的组织学特征是黏膜和呼吸性细支气管的黏膜下炎症，表现为土褐色巨噬细胞（铁含量增加引起，在吸烟者中亦可见）、黏液淤积、细支气管和肺泡上皮化生呈立方形。始终有肺泡间隔瘢痕形成。但也可在某些过敏反应、职业性暴露（常为金属粉尘）、病毒感染和药物反应中发现这些病变。

RBILD 和脱屑性间质性肺炎在组织学上相似，但 RBILD 的炎症更呈斑片状、范围较小。这两种病状的相似性提示它们是由吸烟引起的同一种疾病的不同表现。咳嗽和活动时气短的症状与其他 ILD，尤其是 IPF 相似，但较轻微。体检仅发现捻发音。

诊断
- 胸片
- 高分辨 CT（HRCT）
- 有时需要肺活检

对疑似间质性肺疾病患者需考虑 RBILD。诊断依据病史、影像学及活检。

胸片检查结果可包括：
- 弥散的、细网状或结节状影
- 支气管壁增厚
- 支气管壁周围凸起
- 支气管血管周围小间隙
- 外周肺的小环状阴影

HRCT 常见中心结节影或磨玻璃影。混合阻塞性限制性类型是常见的肺功能测试表现，尽管结果可能正常或显示单独的残气量增多。常规实验室检查无价值。

如果诊断仍不清楚，并且戒烟试验并未减轻症状，则有时可以进行手术肺活检。

治疗
- 戒烟

RBILD 的治疗是戒烟及避免烟雾接触，以免疾病加重或再发。糖皮质激素的疗效缺乏确切依据。该疾病的临床自然病程目前未知，但戒烟后预后良好。

淋巴管平滑肌瘤病

淋巴管平滑肌瘤病（LAM）是整个肺、肺血管、淋巴管和胸膜中平滑肌细胞的不活跃渐进的生长。该病极少见，且仅发生于年轻女性。症状是呼吸困难、咳嗽、胸痛和咯血；常见自发性气胸。根据症状和胸片可疑诊，并通过高分辨率 CT 确诊。预后不确定，但疾病缓慢进展，常数年后引起呼吸衰竭和死亡。主要的治疗是西罗莫司或肺移植。

淋巴管平滑肌瘤病仅发生于女性，大多累及 20~40 岁成人，白种人的危险最高。LAM 影响<百万分之一的人群。其特征是整个胸部，包括肺实质、血管系统、淋巴系统和胸膜，不典型的平滑肌细胞增生，导致肺组织结构变形、囊状气肿及肺功能进行性恶化。

流行病

LAM 的病因不明。关于女性激素在发病过程中作用的假说仍未得到证实。该病常自发出现，但 LAM 与结节性硬化（TS）肺部表现有许多相似之处；LAM 发生于一些结节性硬化患者中，有人视其为结节性硬化的顿挫型。已发现 LAM 细胞和血管平滑肌脂肪瘤（良性肾错构瘤由平滑肌，血管和脂肪组成）中结节性硬化复合物-2 基因（tuberous sclerosis complex-2gene, TSC-2）突变。LAM 患者中 50% 以上存在血管平滑肌脂肪瘤。这些发现提示两种可能性之一：

在肺和肾脏 TSC-2 突变的体细胞嵌合体造成病灶叠加在这些组织的正常细胞上（尽管病情多个离散位点可以预料）LAM 代表低度，破坏性，转移性肿瘤，或许源于子宫，通过淋巴系统扩散

症状及体征

初发症状为呼吸困难，以及不常见的咳嗽、胸痛和咯血。鲜有疾病体征，但一些女性有捻发音和干啰音。许多患者出现自发性气胸。也可出现淋巴系统阻塞的表现，包括乳糜胸、乳糜性腹水和乳糜尿。怀孕期间症状加重。

肾血管平滑肌脂肪瘤通常为症状，但若肿瘤增大（如>4cm），常表现为血尿或腰痛。

诊断
- 胸片及高分辨 CT（HRCT）
- VEGF-D 测试
- 若 HRCT 未诊断需进行肺活检

年轻女性有呼吸困难、胸片见间质病变而肺容量正常或增加、自发性气胸和/或乳糜性渗出液时怀疑该病。但所有怀疑该病的患者均行 HRCT 检查。多发的、弥散分布的小囊泡是 LAM 的主要特征。

建议进行血清 VEGF-D（血管内皮生长因子 D）测试。在大多数患有 LAM 的女性中，血清 VEGF-D 水平升高，而在患有其他形式的囊性肺部疾病的女性中则正常。升高的水平可以确诊 LAM，但正常水平不能排除诊断。

只在 HRCT 不能诊断时才考虑活检（手术）。组织学检查发现平滑肌细胞（LAM 细胞）异常增生伴囊样变能确诊该病。

肺功能检查可支持诊断，尤其有助于病情监测。典型表现是阻塞性或阻塞/限制混合性通气障碍。肺往往过度充气，肺总量（total lung capacity，TLC）和胸内气体量增加。常出现空气滞留现象[残气量（residual volume，RV）和 RV/TLC 比率增加]。PaO_2 和一氧化碳弥散能力（DLco）常降低。大多数患者有体能下降的表现。

预后

LAM 极罕见且患者的临床病程多变，故其预后不清。总体而言，疾病缓慢进展，最终导致呼吸衰竭和死亡，但报道的至死时间变化范围大。诊断后的中位生存期可能>8 年。肺功能降低速度较健康者快 2~3 倍。必须提醒患者，怀孕期间疾病进展加速。

治疗

- 西罗莫司
- 肺移植

标准的治疗方案是肺移植，但疾病可在移植肺内复发。

最近的数据表明，西罗莫司（mTOR 抑制剂）可以帮助稳定或减缓中度肺部损害[最大呼吸量第一秒呼气量（FEV_1）<70%预计值]的进展。其他可选的治疗，如孕激素治疗、他莫昔芬、卵巢切除术，大多无效。

气胸的治疗可能较困难，因为其常反复发作、为双侧性、标准处理效果差。反复发作的气胸需要胸膜摩擦、以滑石粉或化学物胸膜固定或胸膜切除。当血管肌脂瘤>4cm 时需考虑栓塞术以阻止出血。

大部分患者可耐受乘飞机旅行。

在美国，患者可从美国 LAM 基金会（The LAM Foundation）获得相关教育及心理支持。

> **▼ 关键点**
> - LAM 可以类似于间质性肺疾病，但实际上是一种罕见的平滑肌细胞在不同器官缓慢渐进增长的疾病
> - 年轻女性不明原因的呼吸困难以及对胸部 X 线摄片，自发性气胸，乳糜或积液正常或增加肺容量间质性改变等考虑改诊断
> - 做 HRCT，如果结果不确定再活检
> - 如 LAM 肺功能进行性减低，可考虑使用西罗莫司治疗

肺泡蛋白沉积症

肺泡蛋白沉积症是肺泡内表面活性物质积聚。病因一直不清。症状为呼吸困难、疲乏不适。尽管有特征性 X 线和实验室检查异常，但诊断依据支气管肺泡灌洗。治疗是用全肺灌洗，或在某些情况下，基因重组粒细胞-巨噬细胞集落刺激因子。治疗后的 5 年生存率约为 80%。

病因

肺泡蛋白沉积症常为特发性，发生于 30~50 岁、其他方面健康的人群。少见的继发性病变见于急性硅沉着病、卡氏肺孢菌性肺炎感染、血液恶性肿瘤或免疫抑制患者，或者发生于吸入铝、钛、水泥和纤维素粉尘者。偶见先天畸形，可以引起新生儿呼吸衰竭。尚不清楚特发性和继发性病例是否具有共同的病理生理学。

病理生理

粒细胞-巨噬细胞集落刺激因子（GM-CSF）信号转导异常，也可能是单核细胞上的 GM-CSF/IL-13/IL-5 受体正常 β 链的功能降低或缺失（见于某些儿童患者但不见于成人）使受损的肺巨噬细胞产生表面活性物质，引起该疾病。在大多数患者中发现了抗 GM-CSF 抗体。在继发的吸入性病因中，怀疑肺毒性损伤，但未证实。

肺泡内充满无细胞结构、过碘酸-希夫（periodic acid-Schiff，PAS）阳性、脂蛋白性的表面活性物质。肺泡和间质的细胞保持正常。肺后基底段最常受累。不累及胸膜和纵隔。

症状及体征

大多数患者表现为进行性劳力性呼吸困难及体重减轻、疲乏不适或低热。可有咳嗽但不常见，偶咯黏稠痰。杵状变和发绀不常见。因为肺泡充满液体而少有吸气相捻发音；出现捻发音则提示感染。

诊断

- 支气管肺泡灌洗
- 有时需要肺活检

因为非特异性呼吸症状而行胸片检查时，往往首先怀疑肺泡蛋白沉积症，因为 X 线胸片常见双侧中下肺野蝴蝶状分布的模糊影而肺门正常。

诊断需支气管肺泡灌洗。灌洗液为牛奶样或不透明，PAS 染色阳性，特征是散在富含表面活性物质的巨噬细胞、T 淋巴细胞增多、表面活性载脂蛋白-A 水平升高。

当禁忌行支气管镜检查或灌洗液标本不能诊断时，经胸腔镜或开胸活检。治疗开始前，通常的测试包括：

- 高分辨 CT
- 肺功能检测
- 动脉血气
- 实验室检查

HRCT 示磨玻璃影、小叶内结构增厚及典型的多角形小叶间隔（铺路石样）。然而这些表现不特异，也可见于脂质性肺炎、支气管肺泡细胞癌及 *jirovecii* 肺孢子虫肺炎的

肺功能检查示一氧化碳弥散能力（DLco）降低，与肺活量、残气量、功能残气量和肺总量降低不成比例。

实验室异常包括红细胞增多症、高丙种球蛋白血症、血清 LDH 水平升高和血清表面活性蛋白 A 和 D 增高。异常情况具有提示性作用，但不能以此做出诊断。

轻至中度活动时动脉血气可显示低氧血症，如疾病较严重则可出现于休息时。

预后

如不治疗，肺泡蛋白沉积症在至多 10% 的患者中自发缓解。单次全肺灌洗最多治愈 40% 的患者；其余的患者需要每 6~12 个月灌洗一次，持续多年。5 年生存率约 80%；最常见死因是呼吸衰竭，典型者发生于诊断后第一年内。偶因巨噬细胞功能受损引起肺部继发细菌（分枝杆菌、诺卡菌）和其他病原体（曲菌、隐球菌及其他机会感染真菌）感染；这些感染需要治疗。

治疗

- 全肺灌洗

无症状或仅有轻微症状的患者无需治疗。对受呼吸困难烦扰的患者行全肺灌洗，使用全身麻醉和双腔气管内插管。一侧肺使用 1 000~2 000ml 生理盐水灌洗最多 15 分钟，同时另一侧肺机械通气。然后两侧交换。不施行肺移植，因为疾病会在移植肺中复发。

糖皮质激素对该病治疗无效，同时还可能引起继发感染。GM-CSF（静脉注射或皮下注射）的作用仍需进一步验证。有一项公开研究结果提示应用 GM-CSF 治疗有 57% 的患者出现临床症状的改善。

> **关键点**
> - 年龄 30 和 50 岁之间原本健康的患者，如果 X 线胸片显示正常肺门蝴蝶分布双边中、下肺野阴影，考虑肺泡蛋白沉积症
> - 做支气管肺泡灌洗；如果禁忌或者当结果不能诊断，做肺活检
> - 如果呼吸困难是中度或重度，全肺灌洗治疗

肺朗格汉斯细胞肉芽肿

（嗜酸性肉芽肿；肺肉芽肿 X；肺朗格汉斯细胞肉芽肿病；组织细胞增生症 X）

肺朗格汉斯细胞肉芽肿（PLCH）是肺间质和气腔内单克隆朗格汉斯细胞增生。病因不明，但吸烟起了主要作用。症状为呼吸困难、咳嗽、疲乏和/或胸膜痛。根据病史结合影像学或支气管肺泡灌洗和活检做出诊断。治疗是戒烟。许多病例给予糖皮质激素，但有效性未知。肺移植联合戒烟可以治愈。5 年生存率约为 74%。患者患恶性肿瘤的危险增加。

PLCH 是细支气管和肺泡间质中单克隆的 CD1a 阳性朗格汉斯细胞（组织细胞的一种类型）浸润的疾病，伴有淋巴细胞、浆细胞、中性粒细胞和嗜酸细胞浸润。PLCH 是朗格汉斯细胞组织细胞增多症的一种表现，可单独或同时累及器官（特别是肺、皮肤、骨骼、垂体及淋巴结）。≥85% 的 PLCH 孤立发生。

PLCH 的病因不明，但该病几乎仅发生于 20~40 岁吸烟的白种人。男性和女性同样累及。女性发病较迟，但不同性别间发病年龄的不同可能代表了吸烟行为的差异。病理生理学可能涉及香烟烟雾引起肺泡巨噬细胞反应性分泌细胞因子和生长因子，朗格汉斯细胞对这些因子反应而聚集和增生。

症状及体征

PLCH 典型的症状体征是呼吸困难、干咳、乏力和/或胸膜痛。10%~25% 的患者突发性、自发性气胸。

约 15% 的患者无症状，因其他原因摄胸片时偶然发现该病。

骨骼囊肿引起骨痛（18%）、皮疹（13%）、尿崩症引起多尿（5%）是最常见的肺外表现，发生在至多 15% 的患者，偶尔是 PLCH 的首发症状。PLCH 几乎无体征；体检结果通常正常。

诊断

- HRCT
- 肺功能检测
- 有时需要支气管镜检查或肺活检

根据病史、体检和胸片怀疑 PLCH，由高分辨率 CT、支气管镜加活检和支气管肺泡灌洗确诊。

胸片典型表现为中上肺野双侧对称的结节影伴囊样变，肺容量正常或增加。肺底部常不受累。表现可类似 COPD 或淋巴管平滑肌瘤病。

HRCT 确认中上叶囊泡（常形状奇异）和/或结节伴间质增厚可诊断 PLCH。

病程中行肺功能检查的时机不同，结果可为正常、限制性、阻塞性或混合性。最常见一氧化碳弥散能力（DLco）降低及活动受限。

当影像学和肺功能检查无法确诊时，考虑支气管镜和活检。支气管肺泡灌洗液中 CD1a 细胞>5% 高度提示该疾病。活检示朗格汉斯细胞增生，偶伴嗜酸细胞丛集（嗜酸细胞肉芽肿的由来）于星状构型的细胞纤维性结节中央。CD1a、S-100 蛋白和 HLA-DR 抗原的免疫组化染色阳性。

预后

某些症状最轻微的患者可自发缓解；5 年生存率约 75%，中位生存期 12 年。然而，一些患者发展缓慢进展性疾病，其临床指标包括：继续吸烟、老年患者、多器官受累、持续的全身症状，胸部 X 线多发囊肿，DLco 降低，低最大呼吸第一秒呼出气量容积（FEV$_1$）/用力肺活量（FVC）的比率（<66%）、高残气量（RV）/总肺活量（TLC）比（>33%），以及需要长时间使用糖皮质激素。死因为呼吸功能不全或恶性

肿瘤。肺癌危险度因吸烟而升高。

治疗

- 戒烟
- 必要时需要糖皮质激素及细胞毒性药物或者肺移植

主要治疗是戒烟，可使高达 1/3 的患者症状缓解。和其他间质性肺疾病一样，常经验性使用糖皮质激素和细胞毒药物，即使其有效性尚未证实。

其他方面健康而呼吸功能不全不断加重的患者可选择肺移植，但如果患者再吸烟，疾病可在移植肺中复发。

> **关键点**
> - 在 PLCH，肺泡间质和细支气管中单克隆朗格汉斯细胞增殖
> - 20~40 岁吸烟患者，在其中胸部 X 线片可见囊性改变及中上肺野两侧对称结节影，考虑 PLCH
> - 确认 HRCT 诊断，或者，如果结果是不确定的，肺活检
> - 建议戒烟
> - 必要时需要糖皮质激素及细胞毒性药物，若戒烟，考虑肺移植

58. 肺 脓 肿

肺脓肿

肺脓肿是以含脓液空腔形成为特征的坏死性感染。肺脓肿大多为意识障碍的患者吸入口腔分泌物引起。症状为持续性咳嗽、发热、出汗和体重减轻。诊断主要根据胸部 X 线检查。治疗常用克林霉素或联合 β-内酰胺类/β-内酰胺酶制剂。

病因

- 口腔分泌物的吸入（最常见）
- 支气管内阻塞
- 肺的血行播散（较少见）

肺脓肿大多为有牙龈炎或口腔卫生差的患者吸入口腔分泌物引起。典型病例多因酗酒、滥用药物、麻醉剂、镇静剂或阿片类物质导致意识障碍。高龄及那些因神经系统疾病不能自行处理口腔分泌物的患者也是高危人群。肺脓肿也可继发于支气管阻塞（如支气管癌）或免疫抑制（如艾滋病毒/艾滋病或脏器移植后以及使用免疫抑制药物）。

极少情况下见于由化脓性血栓栓塞（如静脉用药所致脓毒性栓塞）或右侧心内膜炎产生的脓毒性栓子经血行播散引起的坏死性肺炎所致的肺脓肿。与误吸及阻塞因素相比，这些情况往往引起肺部多发性肺脓肿。

病原体 由误吸引起的肺脓肿最常见的病原体是厌氧菌，但约有 50% 的病例为厌氧菌和需氧菌混合感染（表 58-1）。最常见的厌氧菌是消化链球菌（*Peptostreptococcus*），梭菌属（*Fusobacterium*），普雷沃菌属（*Prevotella*），和多形杆状菌（*Bacteroides*）。最常见的需氧菌是链球菌和葡萄球菌-有时为耐甲氧西林的金黄色葡萄球菌（MRSA）。肺脓肿也可由革兰氏阴性菌引起，尤其是克雷伯菌。免疫受损患者的肺脓肿最常见的病原体为铜绿假单胞菌及其他革兰氏阴性菌，其他病原体如诺卡菌、分枝杆菌或真菌亦应考虑。发生肺坏疽或败血症肺炎暴发比较罕见，已报告有致病菌如 MRSA、肺炎球菌（*Pneumococcus neumococcus*）和克雷伯菌（*Klebsiella*），发展中国家人群有结核分枝杆菌、阿米巴感染（溶组织阿米巴）肺吸虫病或假鼻疽假单胞菌感染引起肺脓肿的危险。

表 58-1 肺空洞形成的病因

病因	举例（疾病）
需氧菌	类鼻疽假单胞菌* 肺炎克雷伯菌* 诺卡菌† 铜绿假单胞菌* 金黄色葡萄球菌‡ 米勒链球菌‡ 其他链球菌‡
厌氧菌	放线菌属† 拟杆菌属* 梭菌属† 梭杆菌属* 消化链球菌属‡ 普氏菌属*
真菌病	曲霉属（曲霉病） 皮炎芽生菌（芽生菌病） 球孢子菌（球孢子菌病） 新型隐球菌（隐球菌病） 荚膜组织胞浆菌（组织胞浆菌病） 耶氏肺孢子菌根毛霉菌真菌（毛霉菌病） 根霉菌属毛霉菌属（毛霉菌病） 申克孢子丝菌（孢子丝菌病）
分枝杆菌	鸟-胞内分枝杆菌 堪萨斯分枝杆菌 结核分枝杆菌
寄生虫	溶组织内阿米巴（阿米巴病） 细粒棘球绦虫（棘球蚴病） 多房棘球绦虫（棘球蚴病） 卫斯特曼并殖吸虫（肺吸虫病）

* 革兰氏阴性杆菌。
† 革兰氏阳性杆菌。
‡ 革兰氏阳性球菌。

这些病原体进入肺内后首先引起炎症,1~2周后导致组织坏死脓肿形成。脓肿破入支气管,脓性物咳出后常形成一个充满气体和液体的空腔。约1/3的病例直接或间接蔓延(经支气管胸膜瘘)进入胸膜腔形成脓胸。

症状及体征

由厌氧菌或厌氧菌和需氧菌混合感染引起的肺脓肿的症状常呈慢性过程(数周或数月),包括咳痰、发热、盗汗和体重减轻。患者也可出现咯血和胸痛。痰可以是脓性的,也可以带血丝,通常有恶臭。

由需氧菌感染引起的肺脓肿起病较急,症状与细菌性肺炎相似。由其他一些非厌氧性病原体(如分枝杆菌、诺卡菌)引起的肺脓肿,无腐臭的呼吸道分泌物,往往发生在非好发部位。

肺脓肿的体征是非特异性的,与肺炎相似:呼吸音减低提示实变或渗出,体温≥38℃,病变部位有湿啰音,支气管羊鸣音,当有渗出时叩诊浊音。典型的病例往往有牙周疾病的体征和易发生误吸的病史,如吞咽困难或意识障碍。

诊断

- 胸部X线检查
- 有时需行CT检查
- 痰培养(除非考虑厌氧菌感染可能大),包括真菌和分枝杆菌
- 支气管镜检查可用于排除肺部肿瘤,检测异常的病原体如真菌或分枝杆菌,以及免疫功能低下患者
- 胸水培养

根据患者有意识障碍或吞咽困难导致误吸可能的病史可疑诊肺脓肿,进一步行胸部X线可确诊。

肺部空洞性病变不一定总是由感染引起。非感染性疾病的空洞病变病因包括:

- 有气液平的大疱
- 囊性(囊状)支气管扩张
- 肺癌
- 肺梗死
- 结节状硅沉着病小结节伴中央坏死
- 肺栓塞
- 肺隔离症
- 结节病
- 肉芽肿血管炎

由误吸引起的厌氧菌感染,胸部X线往往显示实变影及有气液平的单个空洞,空洞位于重力依赖部位(如患者平卧则为上叶后段或下叶背段)。这有助于区分是厌氧菌感染引起的肺脓肿还是其他肺部空洞性病变,因为弥散性或栓塞性肺部疾病常引起多发空洞,而典型的肺结核常累及肺尖部。

CT不是常规检查(如患者具有肺脓肿的危险因素,在X线上有清晰的空洞性改变)。以下情况加做胸部CT:如X线未能清晰显示空洞性病灶,或者怀疑因阻塞性因素导致肺叶的引流不畅,或者肺脓肿需与脓胸或肺大疱鉴别。

支气管肺癌可导致阻塞性肺炎和肺脓肿形成。肺脓肿患者对抗感染治疗无反应,或者症状及病灶位置不典型、无发热等,均应考虑支气管肺癌的可能。有时需行支气管镜检查以除外肺癌或异物或协助诊断少见病原体感染,如真菌或者分枝杆菌。如果是免疫抑制患者应行支气管镜检查。

培养 厌氧菌感染很少能通过细菌培养鉴定,一是因为很难得到未被污染的痰标本,二是因为大多微生物实验室不能培养厌氧菌或者不常规做。如果痰有腐臭味,提示厌氧菌感染。而且,如果出现脓胸,脓液是一个很好的厌氧菌培养基。

如临床表现考虑厌氧菌感染的可能性很小,则要考虑需氧菌、真菌或分枝杆菌感染,并设法明确病原体。痰培养和经支气管镜采样均有助于明确病原体。

治疗

- 静脉用抗生素,病情轻的患者可以口服治疗
- 对抗生素治疗无反应或者出现脓胸,行经皮或手术引流

抗感染治疗。常用克林霉素,因其对对链球菌和厌氧菌敏感,剂量为600mg静脉使用每6~8小时1次。其次可用β-内酰胺/β-内酰胺酶抑制剂复合制剂(如氨苄西林/舒巴坦1~2g每6小时1次静脉滴注)。其他选择包括碳青霉烯类(如亚胺培南/西司他丁500mg每6小时1次静脉滴注)或用甲硝唑500mg每8小时1次静脉滴注加青霉素200万单位每6小时1次静脉滴注联合治疗。轻症患者可给予口服药物治疗,如克林霉素300mg口服每6小时1次或阿莫西林/克拉维酸875/125mg口服每12小时1次。患者退热后静脉用药可改为口服治疗。对于MRSA感染的病情严重的肺脓肿患者,最佳治疗方案是万古霉素或利奈唑胺。

最佳疗程尚不确定,一般认为需治疗至胸部X线提示病灶完全消失或仅残留较小稳定的慢性病灶,通常需3~6周或更长。一般来说,脓肿越大,X线上病灶消散的时间越长。

大多数专家不推荐胸部理疗和体位引流,因为这可使感染扩散到其他支气管以及引起支气管急性阻塞。

并发脓胸须引流。约10%对抗生素治疗无效的肺脓肿以及形成肺坏疽的患者需经皮或外科手术引流。抗生素耐药最常见于脓腔大及阻塞后脓肿。如果患者经治疗后7~10日不能退热或临床症状加重,需考虑病原体耐药或特殊病原体、气道阻塞,以及非感染因素的可能。

如需要外科治疗,肺叶切除是最常用的手术方式;肺段切除用于脓腔小的病灶(脓腔直径<6cm)。对药物治疗无反应的多发性肺脓肿或肺坏疽需行肺切除术。如患者不能耐受手术治疗,经皮穿刺引流或通过支气管镜置入猪尾巴导管引流脓液。

关键点

- 肺脓肿大多为意识障碍的患者吸入口腔分泌物引起,因此厌氧菌是最常见的病原体
- 疑诊为肺脓肿的患者易发生误吸,亚急性起病、有呼吸道症状,胸部X线片提示空洞性病灶
- 初始用抗生素治疗;如果患者经治疗7~10日无反应,应考虑特殊或耐药病原体、支气管阻塞以及非感染性因素形成的肺空洞性病变的可能
- 引流脓胸,对药物治疗无效的肺脓肿及肺坏疽者需考虑引流或者手术治疗

59. 纵隔及胸腔疾病

纵隔和胸膜疾病包括纵隔肿块、纵隔炎、胸腔积液、胸膜纤维化和钙化、纵隔气肿、气胸和病毒性胸膜炎。

纵隔肿块

纵隔肿块(mediastinal masses)由多种囊肿和肿瘤引起;病因因患者年龄和肿块部位(前、中、后纵隔)而异。肿块可能无症状(成人)或引起呼吸道阻塞症状(儿童)。检查包括CT引导下活检,并按需使用其他方法。治疗随病因而异。

病因

纵隔肿块可分为前、中、后纵隔肿块。前纵隔从胸骨到心包和头臂血管。中纵隔位于前后纵隔之间。后纵隔的前界是心包和气管,后界是脊柱。

成人:在成人,**最常见**的病因根据位置而改变:
- 前纵隔:胸腺瘤和淋巴瘤(霍奇金病和非霍奇金淋巴瘤)
- 中纵隔:淋巴结肿大和血管性肿块
- 后纵隔:神经源性肿瘤和食管畸形

其他病因见图 59-1

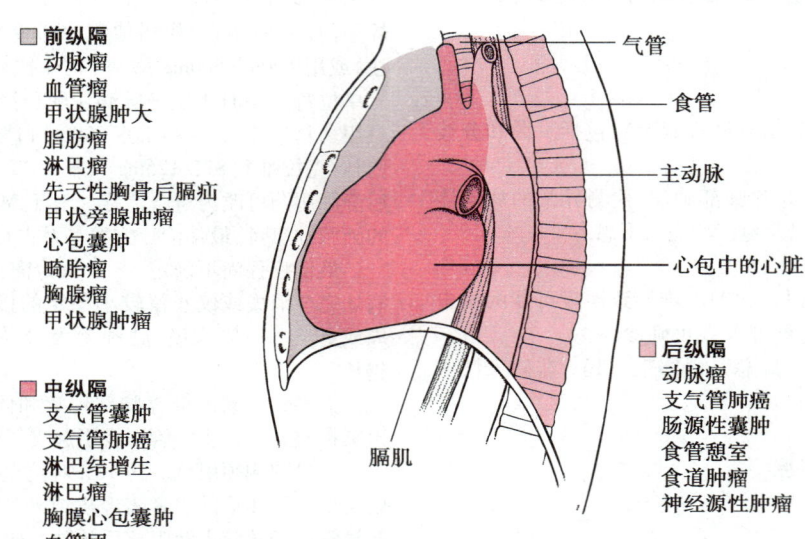

图 59-1 成人纵隔肿块的常见病因

儿童:儿童最常见的纵隔肿块是神经源性肿瘤和囊肿。其他病因见表 59-1。

症状及体征

多数纵隔肿块无临床症状。总体而言,儿童恶性病变更易产生症状。最常见的症状是胸痛和体重减轻。而淋巴瘤可以表现为发热和体重减轻。在儿童,纵隔肿块更可能引起气管支气管压迫和喘鸣或反复的支气管炎或肺炎的症状。

纵隔肿块的症状和体征取决于肿块的位置。前纵隔的巨大肿块可引起仰卧位呼吸困难。中纵隔肿块可压迫血管和气道,产生上腔静脉综合征或气道阻塞。后纵隔肿块可侵犯食管,产生吞咽困难或吞咽痛。

诊断
- 胸片
- CT
- 必要时组织活检

表 59-1 儿童纵隔肿块的常见病因

部位	病因
前纵隔	异位甲状腺
	淋巴瘤
	肉瘤
	畸胎瘤
中纵隔	支气管囊肿
	心脏肿瘤
	囊状水瘤
	淋巴结肿大
	淋巴瘤
	心包囊肿
	血管异常
后纵隔	食管重复畸形
	脊膜脊髓膨出
	神经管原肠异常
	神经源性肿瘤

纵隔肿块最常因胸部症状行胸部 X 线或其他影像学检查时偶然发现。其他诊断性检查如影像学和活检,适于明确病因。

增强 CT 扫描是最有价值的影像学技术。通过胸部 CT,可将正常变异和良性肿瘤,如脂肪和液体充填的囊肿,与其他病变区分开。

针吸细胞学检查或穿刺活检可以确诊许多纵隔肿块。细针抽吸技术通常足以诊断癌性病变,但怀疑淋巴瘤、胸腺瘤或神经源性肿块时,应进行切割针活检。如果考虑异位甲状腺,应检测促甲状腺素的水平。

治疗

- 治疗因病因而异治疗取决于病因。一些良性病变如心包囊肿,可以观察

多数的恶性病变应手术摘除,但是某些病变如淋巴瘤,最好进行化疗。肉芽肿性疾病应以恰当的抗微生物药物治疗。

> **关键点**
> - 在成人中,胸腺瘤和淋巴瘤(霍奇金和非霍奇金)是最常见的前纵隔病变,淋巴结肿大和血管肿块是最常见的中纵隔病变,神经源性肿瘤、食管异常是最常见的后纵隔病变
> - 在儿童中,最常见的纵隔肿瘤是神经源性肿瘤和囊肿
> - 常见的症状是胸痛和体重减轻,但很多是无症状的
> - 阻塞性呼吸道症状,可发生于儿童及少数成年人
> - CT 静脉造影是最有价值的影像学技术

纵隔炎

纵隔炎(mediastinitis)是纵隔的炎症性疾病。急性纵隔炎通常由食管穿孔或正中胸骨切开术引起。症状包括严重的胸痛、呼吸困难和发热。通过胸片或者 CT 确诊。治疗通常为抗生素(如克林霉素联合头孢曲松),必要时行手术治疗。

急性纵隔炎最常见的两项病因是:
- 食管穿孔
- 正中胸骨切开术

食管穿孔 食管穿孔可并发于食管镜检查或因食管静脉曲张出血而置三腔二囊管时。偶尔也可继发于剧烈呕吐(Boerhaave 综合征)。另外一些可能的诱因是吞食腐蚀性物质(如碱液、某些纽扣电池)。某些药物或者食管溃疡(如患有食管炎的艾滋病患者)也可以引起。

食管穿孔的患者通常几小时内急性起病,因纵隔炎症出现严重胸痛和呼吸困难。

通过临床表现、手术史和一些危险因素可以进行**诊断**。

在病情严重、有胸痛并且可能有无法描述的危险因素的患者(如中毒患者剧烈呕吐,但不记得误食过哪些物质,或者不会说话的婴幼儿误服了纽扣电池),应考虑食管穿孔可能。胸部 X 线或者 CT 见纵隔内有气体可确诊。

治疗 选择覆盖口腔和胃肠道菌群的抗生素静脉应用(如克林霉素 450mg 静脉滴注,每 6 小时 1 次,联合头孢曲松 2g,每日 1 次,至少 2 周)。许多患者需要急诊纵隔探查,修复食管破口,行胸膜腔和纵隔引流。

正中胸骨切开术: 大约 1% 的正中胸骨切开术病例并发纵隔炎。这些患者最常表现为伤口排脓或脓毒血症,经胸骨针吸穿刺发现感染性液体可诊断。治疗包括立即进行外科引流术、清创术、静脉使用广谱抗生素。在某些病例报道中病死率达 50%。

慢性纤维性纵隔炎: 该病的病因通常为结核或组织胞浆菌病,也可由结节病、硅沉着病或其他真菌性疾病引起。患者纤维化病变严重,导致纵隔结构受压迫而出现上腔静脉综合征、气管狭窄或肺动脉/静脉阻塞。

根据胸部 CT 扫描来诊断。如果由结核引起,应进行抗结核治疗。其他病因引起者,无有效的治疗方法,但可以考虑植入血管内或气道内支架。

胸腔积液

胸腔积液(pleural effusion)是指胸膜腔内积聚的液体。多种原因可引起胸腔积液,通常分为漏出性和渗出性。通过体格检查和胸片可诊断;常需胸腔穿刺术和胸水分析明确病因。无症状漏出液不需要治疗。有症状的漏出液和几乎所有的渗出液需行胸腔穿刺术、胸腔置管引流、胸膜固定术或胸膜切除术治疗。

正常情况下,脏层和壁层胸膜表面覆盖有一薄层 10~20ml 的胸液,其成分与血浆相似但蛋白含量较低(<1.5g/dl),促进肺和胸壁之间的运动。液体从壁层胸膜毛细血管进入胸膜腔,从壁层胸膜的小孔和淋巴系统排出。当液体进入胸膜腔过多或排出过少时,胸腔积液即形成。

病因

常根据胸水的实验室检查特点分为漏出性和渗出性(表 59-2)。无论单侧或双侧,漏出液通常不需要过多的检查即可治疗,而渗出液需明确病因。多种病因可引起胸腔积液(表 59-3)。

表 59-2 诊断渗出性胸腔积液标准

检查	渗出液	敏感性/%	特异性/%
Light 标准(以下 3 项中的 1 项以上)		98	77
胸水 LDH*	≥血清 LDH 正常值上限的 2/3	66	100
胸水总蛋白/血清白蛋白	≥0.5	91	89
胸水 LDH/血清 LDH	≥0.6	93	82
胸水总蛋白	≥3g/dl	90	90
胸水胆固醇†	≥60mg/dl	54	92
	≥43mg/dl	75	80
胸水胆固醇/血清胆固醇†	≥0.3	89	71
血清蛋白-胸水蛋白	≤3.1g/dl	87	92

* 校正红细胞裂解造成的 LDH 增加 = 实测的 LDH − 0.001 2×红细胞计数/μl。

† 对于出现胸水后使用了利尿剂的患者,如果达到 Light 渗出液诊断标准,推荐该检查。但生化指标无一项超过 Light 标准截断值的 15%。

经许可改编自 Light RW. Pleural effusion[J]. New England Journal of Medicine, 2002, 346: 1971-1977。

表 59-3 胸腔积液病因

病因	注　释
漏出液	
心衰	双侧 81%；右侧 12%；左侧 7%
	左心室衰竭使间质液体增加，液体穿过脏层胸膜，进入胸膜腔
肝硬化腹水（肝源性胸腔积液）	右侧 70%；左侧 15%；双侧 15%
	腹水通过膈肌的缺陷处进入胸腔
	临床上有明显腹水的患者中约 5% 可发生
低白蛋白血症	不常见
	双侧 >90%
	血管内胶体渗透压降低产生胸腔漏出液
	伴有其他部位或全身水肿
肾病综合征	通常为双侧，常见于肺底
	血管内胶体渗透压降低以及血容量过多引起胸腔漏出液
肾积水	尿液从腹膜后进入胸腔产生尿液胸
缩窄性心包炎	静脉内静水压升高
	有些病例伴严重的全身水肿和腹水，机制与肝源性胸腔积液相似
肺不张	胸腔负压升高
腹膜透析	机制与肝源性胸腔积液相似
	胸腔积液性质与透析液相似
陷闭肺	伴纤维素增生的密闭腔隙使胸腔负压升高
	可为渗出液或介于渗出液和漏出液之间
全身毛细血管渗漏综合征	少见
	伴全身水肿和心包积液
黏液性水肿	发生率约 5%
	升高的静脉压导致同时出现心包积液常为漏出液；如仅有胸腔积液，可为漏出液或渗出液
渗出液	
肺炎（肺炎旁胸腔积液）	可为单纯性，或为包裹性和/或化脓性（脓胸）
	需行胸腔穿刺予以鉴别
恶性肿瘤	肺癌、乳腺癌、淋巴瘤最常见；但任何肿瘤转移到胸膜都可出现胸腔积液
	胸痛是典型的钝痛
肺栓塞	发生于约 30% 的患者
	几乎均为渗出性；血性胸腔积液 <50%
	当呼吸困难与胸腔积液量不成比例时，应怀疑肺栓塞
病毒感染	胸水通常少量，伴或不伴实质渗出
	全身症状而不是肺部症状为主
冠状动脉旁路手术	左侧或左侧为主占 73%；双侧等量占 20%；右侧或右侧为主占 7%
	10% 的患者在术后 30 日有占一侧胸腔 25% 的积液
	血性胸腔积液与术后出血有关，可消退
	非血性胸腔积液可能复发，原因常不明，但可能与免疫有关
结核	胸腔积液通常为单侧或有肺实质浸润的同侧
	胸水是由对结核菌蛋白的超敏反应引起
	结核菌培养阳性率 <20%
结节病	发生在 1%~2% 的患者
	患者有广泛肺实质的结节并且经常出现胸外结节
	胸腔积液以淋巴细胞为主
尿毒症	出现在约 3% 的患者
	>50% 的患者有胸部症状最常见的是发热（50%）、胸痛（30%）、咳嗽（35%）和呼吸困难（20%）
	排除性诊断
膈下脓肿	引起"交感神经性"肺底积液
	胸腔积液以中性粒细胞为主
	pH 值和葡萄糖正常

续表

病因	注释
HIV感染	胸腔积液可由多种因素引起:肺炎(肺炎旁),包括耶氏肺孢子菌肺炎;其他机会性感染;结核;肺卡波西肉瘤
类风湿关节炎	典型折为老年男性,有类风湿结节和致畸形的关节炎
	需和肺炎旁胸腔积液鉴别(都可以有低糖、低pH值和高LDH)
系统性红斑狼疮	可为SLE的首发表现,常见于药物诱发的系统性红斑狼疮,诊断应通过血液而非胸腔积液的血清学检查
药物	许多药物,最主要为溴隐亭、丹曲洛林、呋喃妥因、白介素-2(用以治疗肾癌和黑色素瘤)、二甲麦角新碱
卵巢过度刺激综合征	以人绒毛膜促性腺素(hCG)或氯米芬诱导排卵时可并发hCG注射7~14日后出现胸腔积液,右侧胸水占52%,双侧胸水占27%
胰腺炎	急性:发生于约50%的患者;双侧占77%;左侧占16%;右侧占8%因炎症性渗出液经横膈转运以及横膈炎症引起慢性;胰腺假性囊肿的窦道经横膈到达胸膜腔及胸部症状而不是腹部症状为主
	患者有肿瘤样恶病质表现
上腔静脉综合征	由肿瘤或中心静脉导管内血栓阻塞胸腔静脉和淋巴回流引起可能为渗出液或乳糜胸
食管破裂	患者极危重
	属急症发病和死亡是由纵隔和胸膜腔的感染引起
良性石棉性胸腔积液	初次接触石棉30年后发生
	通常无症状,有反复发作和自愈的倾向
	需排除间皮瘤
良性卵巢肿瘤(Meigs综合征)	机制与肝源性胸腔积液相似
	部分卵巢肿瘤合并腹水和胸腔积液的患者可手术,诊断本病需肿瘤切除后胸水和腹水消失
黄甲综合征	胸腔积液、淋巴水肿、黄甲三联征;症状出现可间隔数十年
	胸腔积液蛋白含量相对较高而LDH含量低,胸腔积液易复发
	无胸膜炎性胸痛

漏出性胸腔积液 是由体循环静水压增高和血浆胶体渗透压降低引起。心力衰竭是最常见的病因,其次是肝硬化腹水和肾病综合征引起的低白蛋白血症。

渗出性胸腔积液 是因局部病变使胸膜毛细血管通透性增加致液体、蛋白、细胞和其他血清成分渗出。原因多样,最常见的是肺炎、恶性肿瘤、肺栓塞、病毒感染和结核。黄甲综合征(yellow nail syndrome)是一种少见疾病,引起慢性渗出性胸腔积液、淋巴水肿和营养不良性黄甲,这些都由淋巴引流受损造成。

乳糜性胸腔积液(乳糜胸) 由外伤或肿瘤(最常为淋巴瘤)破坏胸导管引起,为牛奶样白色液体,甘油三酯水平高。乳糜性胸腔积液亦可由上腔静脉综合征引起。

乳糜样胸腔积液(胆固醇或假乳糜性) 类似乳糜性胸腔积液,但甘油三酯含量低,胆固醇含量高。目前认为此种胸腔积液是由于长期的胸腔积液中红细胞和中性粒细胞裂解释放胆固醇,而胸膜增厚致吸收受阻所致。

血胸 是胸膜腔中血性液体积聚(胸水血细胞比容>50%外周血细胞比容),病因为创伤,少数情况下是凝血功能异常,或者是大血管破裂,例如主动脉或者肺动脉破裂。

脓胸 是胸腔积脓。它可并发于肺炎、开胸术、脓肿(肺、肝或膈下)、穿通伤继发感染。自溃性脓胸是指脓胸扩散至软组织引起胸壁感染并向外引流。

陷闭肺(trapped lung) 是脓胸或肿瘤导致胸膜纤维化后,肺被包裹。因为肺不能膨胀,胸膜腔负压增加,使壁层胸膜毛细血管液体漏出增加。积液性质介于漏出液和渗出液之间,即其生化值在Light标准截断值的15%以内(表59-2)。

医源性胸腔积液 可因胃管移位或放置错误而进入气道,或中心静脉导管导致上腔静脉穿孔,使经胃管注入或经静脉导管滴注的液体进入胸膜腔。

不明原因的胸腔积液 多由隐匿的肺栓塞、结核或恶性肿瘤引起。即使经过全面检查后,仍有15%的积液病因不明;其中多数考虑是病毒感染所致。

症状及体征

有些胸腔积液无症状,偶然经体格检查或者胸片检查发现。大部分胸腔积液引起呼吸困难、胸膜炎性胸痛,或者两者兼有。胸膜炎性胸痛是一种模糊的不适感或者尖锐的疼痛,吸气时加重,提示壁层胸膜的炎症。疼痛感通常出现在炎症部位之上,但也可出现牵涉痛。横膈胸膜的后部和外周部由低位的6根肋间神经支配,这些部位的刺激可引起下胸壁或腹部疼痛,表现类似腹腔内疾病。横膈胸膜的中央部分受刺激,经膈神经传导,可引起颈肩部牵涉痛。

体格检查示触觉语颤消失,叩诊呈浊音,积液侧呼吸音减低。胸膜增厚同样可有这些表现。大量胸腔积液时,呼吸通常浅快。胸膜摩擦音尽管少见,却是典型的体征。胸膜摩擦音形式多样,从类似湿啰音的间断声音到粗糙的摩擦声、嘎吱声或与呼吸同步的似皮革的声音,可在吸气相和呼气相听到。靠近心脏的摩擦音(胸膜心包摩擦音)可随心跳变化,并可能与心包炎的摩擦音混淆。心包摩擦音最佳听诊位置在胸骨左缘第三四肋间,特征为与心跳同步的来回音,并不受呼吸影响。体格检查发现胸腔积液的敏感性和特异性均较低。

诊断

- 胸片
- 胸水检查
- 必要时 CT 血管造影或者其他检查

在具有胸膜炎性痛、无法解释的呼吸困难或者其他提示性体征时应考虑胸腔积液的可能。胸腔积液诊断性检查的意义在于确定胸腔积液的存在和鉴别病因(图59-2)。

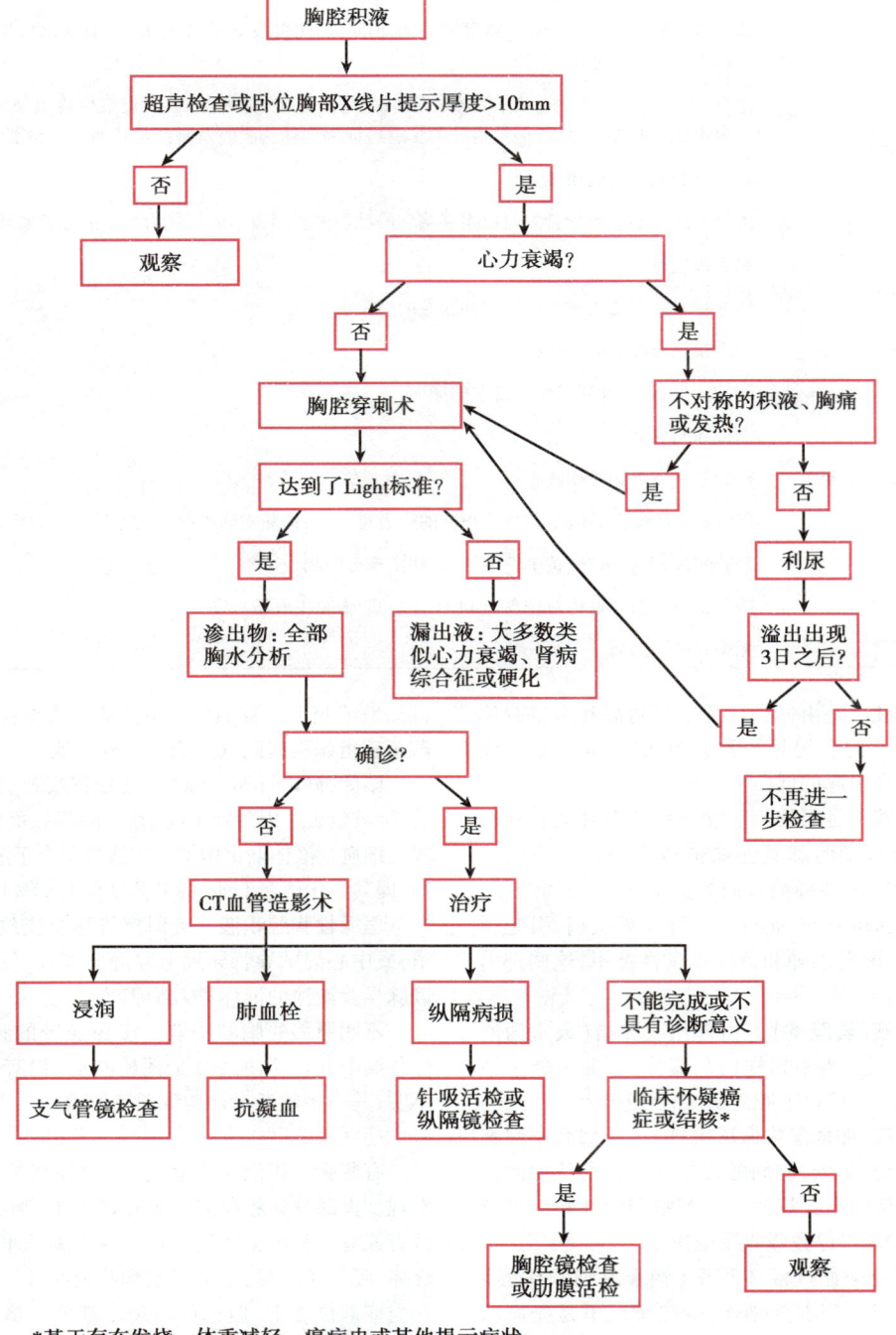

*基于存在发烧、体重减轻、癌症史或其他提示症状

图 59-2 胸水诊断流程

胸水的存在　胸片是确定胸腔积液的首选检查。当怀疑胸腔积液时，应行直立侧位胸片检查。直立位胸片中，75ml 的液体可使后肋膈角变钝，而侧肋膈角变钝需要约 175ml 胸水，甚至可能需要 500ml 胸水。大量积液可使一侧胸腔模糊以及造成纵隔移位；积液>4L 可使一侧胸腔完全不透亮，纵隔移位至对侧。

包裹性积液是因胸膜粘连或肺叶间裂内液体流动受限积聚而成。如果 X 线片密度不能确定是积液或肺实质浸润或所怀疑的积液是否包裹，则应该做侧卧位 X 线、胸部 CT 或超声检查，这些检查较立位 X 线更加敏感而且可以检测出<10ml 的积液。包裹性积液，尤其是在水平裂或斜裂部位，可以混淆为肺部实质性肿块（炎性假瘤）。随患者的体位以及胸腔积液量改变，它们的形状和大小也可发生改变。

CT 并非常规手段，但在有胸水存在时肺部是否合并有渗出或占位及 X 线片无法区别包裹性积液还是占位时是有价值的。

胸水病因　CT、超声或侧卧位胸片检查提示胸腔（参见第 388 页）积液厚度≥10mm，并且胸腔积液为新发或病因不明时，几乎所有患者均应行**胸腔穿刺**。一般情况下，只有心力衰竭合并双侧对称性胸水，且无胸痛或发热的患者可不行胸腔穿刺检查。这类患者可尝试给予利尿治疗，一般不行胸腔穿刺，除非胸水持续≥3 日。

除非患者胸穿后症状提示气胸（呼吸困难或胸痛）或者怀疑穿刺过程中空气进入胸膜腔，一般胸穿后无需复查胸片。慢性、病因明确、无症状的胸腔积液常不需要胸穿和胸水分析。

> **经验与提示**
>
> ■ 尽管是普通方法，胸腔穿刺术后不需要重复进行胸片，除非患者出现可能为气胸的症状（呼吸困难或胸痛），或除非医生怀疑在手术过程中空气可能进入胸膜腔

胸腔穿刺时尽可能使用超声引导，可以增加穿刺成功率，并降低并发症，如气胸或穿刺到腹内脏器的发生率。

胸腔积液分析　用来诊断病因。先肉眼观察。
■ 可区分血性、乳糜性（或乳糜样）和其他类型胸水
■ 证实为脓性胸腔积液，强烈提示脓胸
■ 证实为黏稠的液体，是某些间皮瘤的特征

胸水应送检以测定总蛋白、LDH、细胞计数和分类、革兰氏染色、需氧菌和厌氧菌培养。其他检查[葡萄糖、细胞学、结核标志物（腺苷脱氨酶或干扰素-γ）、淀粉酶、分枝杆菌和真菌染色及培养]应根据临床情况选用。

胸水检查有助于区分渗出液和漏出液。存在多种诊断标准，但没有其中哪一个标准能准确无误地鉴别两者。当使用 Light 标准时（表 59-4），应尽量与胸穿同步测定血清 LDH 和总蛋白水平，以便和胸水相比较。Light 标准能正确诊断几乎所有的渗出液，但是可将约 20%的漏出液误诊为渗出液。如怀疑漏出液（如由心力衰竭或肝硬化引起），且没有一项生化指标超过 Light 标准截断值的 15%，此时可计算血清和胸水蛋白的差值，如差值>3.1g/dl，则可能为漏出性胸腔积液。

表 59-4　继发性气胸的病因

类型	疾病
较常见	
肺	哮喘
	慢性阻塞性肺疾病
	囊性纤维化
	坏死性肺炎
	耶氏肺孢子菌感染
	结核
不常见	
肺	特发性肺纤维化
	朗格汉斯细胞组织细胞增生症
	肺癌
	淋巴管平滑肌瘤病
	结节病
结缔组织病	强直性脊柱炎
	埃勒斯-当洛斯综合征（Ehlers-Danlos syndrome）
	马方综合征
	多发性肌炎/皮肌炎
	类风湿关节炎
	系统性硬化病
其他	肉瘤
	胸腔子宫内膜异位症
	结节性硬化

如果经胸腔积液分析后，病因仍不明，需行 CT 血管造影以寻找肺栓塞、肺部浸润或纵隔病变。肺栓塞需要长期抗凝治疗；肺实质浸润需要行支气管镜检查；纵隔病变需经胸壁针吸活检或纵隔镜检查。但 CT 血管造影要求患者屏住呼吸≥24 秒，并不是所有患者都能配合。如 CT 血管造影不能诊断，观察随访是最好的措施，除非患者有恶性肿瘤史、体重减轻、持续发热或者其他表现提示恶性肿瘤或结核，此时应行胸腔镜检查。如不能行胸腔镜检查，可行胸膜细针活检。当怀疑有结核性胸膜炎，要进行胸水腺苷脱氨酶检测。当>40U/L 时，有 95%的敏感性和特异性时可以诊断为结核性胸膜炎。

治疗

■ 症状和潜在疾病治疗
■ 胸水引起症状时予以引流
■ 肺炎旁胸腔积液和恶性胸腔积液的其他治疗

针对潜在病因治疗时，无症状的胸腔积液本身一般不

需要治疗,因为多可自行吸收,特别是单纯肺炎、肺栓塞、手术引起的胸水。胸膜痛通常可使用 NSAIDS 或其他口服镇痛药治疗,必要时可短期口服阿片类药物。

胸穿是多种有症状胸腔积液的必要治疗,对反复出现的胸水可重复胸穿。对胸水引流量没有任何限制。胸水可以持续引流直至积液引流完成或患者出现胸闷、胸痛或严重咳嗽。慢性、反复发作、有症状的胸腔积液可行胸膜固定术或留置导管间断引流(参见第 343 页)。肺炎和恶性肿瘤引起的胸腔积液可能需要另外的特殊治疗措施。

肺炎旁胸腔积液和脓胸 有些患者存在提示预后不良的因素(pH 值<7.20,葡萄糖<60mg/dl,革兰氏染色或培养阳性,包裹性积液),这些患者的胸腔积液应通过胸穿或置管引流全部排出。如果积液不能完全引流,应向胸腔内注入溶栓药(溶解纤维蛋白,如组织型纤溶酶原激活剂 10mg)加 DNA 酶(如阿法链道酶)溶于 100ml 生理盐水胸腔内注射,每日 2 次,持续 3 日。但是这种治疗方式的效果尚未得到证实。如胸水引流不成功,可行胸腔镜治疗,松解粘连,剥除包绕肺组织的纤维组织,使肺组织膨胀。如果胸腔镜无效,应开胸行外科剥脱术(如去除瘢痕、血凝块或包绕肺的纤维膜)。

恶性胸腔积液 如果恶性胸腔积液引起的呼吸困难通过胸穿能够减轻,但积液及伴呼吸困难反复发生,应置管长期(间断)引流或行胸膜固定术。无症状胸腔积液,以及胸腔积液伴呼吸困难但胸穿无法缓解者,不需要额外的操作。

置管引流是非卧床患者的首选方法,因为患者无需住院,在门诊便可进行置管,胸腔积液可间断引流入真空瓶。胸膜固定术是将硬化剂注入胸膜腔,粘连脏层和壁层胸膜,消除空腔。最有效和最常用的硬化剂是滑石粉、多西环素、博来霉素,可通过胸管或胸腔镜注入。如果纵隔向胸腔积液侧移位或置入胸管后肺不复张,禁忌行胸膜固定术。

胸膜固定术失败的恶性胸腔积液患者,以及陷闭肺患者,将胸腔积液分流至腹腔(胸腹膜分流术)可有效。

> **关键点**
> - 渗出性积液是由静水压力增加和血浆胶体渗透压降低的结合所引起的
> - 渗出性积液是由毛细血管通透性增加所造成的,导致蛋白,细胞,和其他血清成分的泄漏
> - 渗出性积液最常见的原因是心脏衰竭,肝硬化腹水,低蛋白血症(通常是由于肾病综合征造成)
> - 渗出性胸腔积液最常见的原因是肺炎,肺癌,肺栓塞,肺结核
> - 诊断需要影像(通常是胸部 X 线)来确定存在积液和胸腔积液来分析帮助确定病因
> - 如果胸部 X 线密度不能确定是积液或肺实质浸润或积液是否是包裹性的,则应该做侧卧位 X 线,胸部 CT 或超声检查
> - 慢性或复发性及引起症状的积液,可通过胸膜固定术或通过留置导管间歇引流进行治疗

胸膜纤维化和钙化

胸膜纤维化和钙化(pleural fibrosis and calcification)常是胸膜炎症或石棉暴露后的良性后遗症。

胸膜纤维化和钙化可以是炎症后结果,也可以与石棉相关(参见第 420 页)。主要通过影像学检查来发现和确诊该类疾病。

炎症后 胸膜炎症常引起纤维化,从而引起急性胸膜增厚。大部分病例增厚的胸膜可以完全恢复。有些病例遗留轻度胸膜增厚,常无症状也不损害肺功能。偶尔可形成厚的纤维层包裹肺,限制肺膨胀,向患侧牵拉纵隔,损害肺功能。胸部 X 线示双肺不对称伴胸膜增厚(陷闭肺)。以胸片区分局部胸膜增厚和包裹性胸腔积液较困难,但 CT 扫描易于鉴别。

炎症后胸膜纤维化偶可形成钙化。钙化可在 X 线上形成致密影,并且几乎都累及脏层胸膜。炎症后钙化总为单侧性。

石棉相关 石棉暴露可引起局灶的斑块状胸膜纤维化,有时也可形成钙化,最长可于初次接触石棉 20 年后发生。通常通过胸片进行诊断。斑块的直径可以从几毫米到 10cm 不等。胸膜和心包的表面都可以受累,但石棉相关的胸膜斑常见于胸腔下 2/3,且为双侧性。钙化最常累及壁层和横膈胸膜,而肋膈沟和肋膈角不累及。钙化可能是石棉暴露的唯一证据。整个肺周厚度超过 1cm 的高密度胸膜纤维化也可发生于石棉暴露后。

纵隔气肿

纵隔气肿(pneumomediastinum)是空气积聚于纵隔间隙内。

纵隔气肿的**主要原因**是:
- 肺泡破裂后气体进入**肺间质及纵隔**
- 食管穿孔
- 食管或肠破裂后气体从颈部或腹部进入纵隔

最初的症状是胸骨下胸痛,偶尔可以很严重。体格检查可发现皮下气肿,通常位于胸骨上凹,伴有与心跳同步的嘎吱声或咔哒声,左侧卧位时在心前区最易听到(Hamman 征)。

胸片检查发现纵隔内有气体可确诊。

> **经验与提示**
> - 虽然纵隔气肿可以通过体检和/或 X 线片发现明显异常,同时预示着严重的功能障碍,但纵隔气肿本身的治疗通常是不必要的

治疗

一般无需治疗,但少见情况下张力性纵隔气肿压迫纵隔结构可用空针抽吸缓解,并保持穿刺针与大气相通,如同张力性气胸的治疗。如果纵隔气肿继发于食管或者肠道破裂则需要住院治疗,如果继发于肺泡破裂,则无需住院。

气胸

气胸（pneumothorax）是气体进入胸膜腔导致肺部分或完全塌陷。可自发，也可因创伤或医疗操作引起。诊断根据临床表现和胸部X线。大多数气胸需要经导管抽气或胸壁切开置管。

病因

原发性自发性气胸 发生在没有肺部基础疾病的患者，典型者为瘦高的10~30岁青年男性。病因认为是吸烟或遗传因素导致的肺尖胸膜下大疱自发破裂。通常于休息时发生，但有些病例发生于举臂或伸展等类似运动时。原发性自发性气胸也可发生于潜水或高空飞行时。

继发性自发性气胸 发生于有肺部基础疾病的患者。最常见的原因是重度 COPD 患者（$FEV_1 < 1L$）的肺大疱破裂、HIV 相关耶氏肺孢子菌的耶氏肺孢子菌肺炎、囊性纤维化或任何基础肺实质病变（表59-4）。继发性自发性气胸一般较原发性自发性气胸严重，因为其发生于肺储备功能较差的患者。

月经性气胸 是继发性自发性气胸的一种罕见类型，发生于绝经前妇女的经期最初48小时内，有时发生于服用雌激素的绝经后妇女。病因为胸腔内的子宫内膜异位症，可能是腹部的子宫内膜组织通过膈肌缺陷处迁移至胸腔，或来自盆腔静脉的栓子栓塞转移入胸腔。

创伤性气胸 是钝性和穿透性胸部外伤的常见并发症参见第394页。

医源性气胸 由医疗操作引起，包括经胸腔针吸活检、胸穿、中心静脉置管、机械通气、心肺复苏。

病理生理

由于肺部向内的和胸壁向外的反冲，胸腔内压力通常是负压的（小于大气压力）。气胸时，气体从胸外部或从肺本身通过纵隔组织层进入胸膜腔或直接胸膜穿孔。胸腔内压力升高，肺容积减少。

张力性气胸（参见第421页） 使胸腔内压力进行性上升，整个呼吸周期中均为正压，使肺塌陷，纵隔移位，静脉回流受阻。气体持续进入胸膜腔但不能排出。如治疗不当，静脉回流受阻可在几分钟内导致全身低血压和呼吸心搏骤停（无脉性电活动）。张力性气胸最常发生于接受正压通气的患者（机械通气或特别在心肺复苏过程中）。少数情况下并发于创伤性气胸，胸部的伤口呈单向活瓣，在吸气时胸腔内气体体积不断增加。

症状及体征

少量气胸有时没有症状。气胸的症状包括呼吸困难和胸膜炎性胸痛。依气胸的进展速度和程度不同，呼吸困难可为突发或进行性发生。胸痛可类似于心包炎、肺炎、胸膜炎、肺栓塞、肌肉骨骼损伤（当出现肩部牵涉痛时）或腹部病变（当牵涉到腹部时）。尽管典型的心肌缺血疼痛并不是胸膜炎性的，但气胸的疼痛也可以类似于心肌缺血的疼痛。

典型体征包括气胸侧触觉语颤消失、叩诊呈过清音、呼吸音减低。气体量大则可使患侧胸部隆起，可见气管移向对侧。同时，张力性气胸还可以出现血压降低。

诊断

■ 胸片

正常患者突发呼吸困难或胸膜炎性胸痛，需要考虑发生气胸的可能，可以通过直立位吸气相胸片确诊。萎陷的肺和壁层胸膜之间存在无肺纹理的透亮气体区可诊断气胸。大量气胸时有气管偏移和纵隔偏移。

气胸的范围由一侧胸腔内无肺区所占的百分比而定。用1减去肺和一侧胸腔宽度的三次方的比值。例如，一侧胸腔的宽度是10cm，肺宽度为5cm，比例为 $5^3/10^3$ = 0.125。这样气胸的范围就是1减去0.125，即87.5%。如果肺和胸壁有粘连，肺萎陷不对称，气胸可能表现为不规则或局限性，无法准确计算范围。少量气胸（如<10%）有时在胸片上会被忽视。对可能存在气胸的患者，应在胸片上追溯肺纹理直至胸膜边缘影像学上类似气胸的情况包括肺气肿性肺大疱、皮肤皱褶、床单褶皱以及肺野上的胃肠重叠影。

> **经验与提示**
>
> ■ 机械通气患者突发低血压应及时考虑张力性气胸。如果患者也有呼吸音减弱，叩诊过清音，应推定张力性气胸诊断并立即治疗，而不需要等待胸部X线的确认

治疗

- 对张力性气胸立即空针减压
- 原发性自发性气胸，少量气胸且无症状者，可以观察、胸片随访
- 原发性自发性气胸，大量气胸或有症状者，应置管引流
- 继发性或创伤性气胸，通常采取胸壁切开置管

在胸片结果出来前，患者应给予吸氧；吸氧可促进胸膜气体吸收。治疗取决于气胸的类型、范围和造成的影响。范围<20%的原发性自发性气胸，如未引起心肺症状，且发病6小时和48小时随访胸片无进展，可以观察而不需要治疗。范围较大或有症状的原发性自发性气胸应置管引流排气。胸壁切开置管也可作为备选治疗方法。

导管引流是在锁骨中线第二肋间插入小口径（约7F至9F）静脉导管或猪尾巴导管，导管接三通阀和注射器，用注射器经三通阀从胸膜腔抽气。重复该过程直至肺复张或抽气量已达4L。如果肺复张，可拔除导管，或连接单向Heimlich阀后留置导管（这样便于下床活动），患者无需住院。若肺不复张，须置入胸管并须住院原发性自发性气胸也可以一开始就置入胸管接水封瓶，用或不用负压吸引。原发性自发性气胸患者应当接受戒烟咨询。

继发性和创伤性气胸一般行胸壁切开置管（参见第346页）。有症状的医源性气胸患者最好一开始就抽吸气体。

张力性气胸是医疗急症,无须浪费时间行 X 线检查来明确诊断。应立即在锁骨中线第二肋间插入带导管的 14G 或 16G 针排气。高压气体逸出的声音可证实诊断。导管可向外界开放或连接 Heimlich 阀。紧急减压后,立即行胸壁切开置管术,随后拔除原先的导管。

并发症

气胸治疗遇到的 3 个主要问题是:
- 空气渗漏
- 肺不能复张
- 复张后肺水肿

空气渗漏 常因最初的损伤引起,即肺内气体持续漏到胸膜腔,但也可因为胸管置入部位未正确缝合和密封,空气从胸管周围漏入胸膜腔。空气渗漏较常见于继发性气胸(多于自发性气胸)。大多在 1 周内自行缓解。

肺复张失败 常因为以下原因之一
- 持续的空气渗漏
- 支气管内阻塞
- 陷闭肺
- 胸管位置不正确

如果空气渗漏或肺复张不完全持续超过 1 周,应考虑血胸膜固定术(血块补丁)、支气管瓣膜、胸腔镜或胸廓切开术。

复张性肺水肿 发生于肺快速复张时,如肺萎陷超过 2 日后胸管接负压吸引。治疗采用吸氧、利尿剂等支持治疗,必要时心肺支持。

预防

50%的初发自发性气胸患者 3 年内可复发。最佳预防措施是电视辅助胸腔镜手术(VATS),术中结扎肺大疱,摩擦胸膜、切除壁层胸膜或喷撒滑石粉从而固定胸膜;某些医疗机构仍使用开胸术。自发性气胸导管引流失败、气胸复发或继发性气胸患者,推荐使用上述措施。采取以上措施后气胸复发率<5%。不能行胸腔镜或有禁忌证的患者可经胸管行化学性胸膜固定术(参见第 470 页),虽然侵袭性小,但仅能将复发率降至 25%。

> **关键点**
> - 原发性自发性气胸发生在没有潜在肺疾病的患者,通常为高、瘦、年轻的、十几岁或二十几岁的年患者
> - 继发性自发性气胸发生于有潜在的肺疾病的患者;它最常地是由中重度 COPD 患者的疱疹或肺大疱破裂所导致的
> - 可以采用立位胸部 X 线进行诊断,不包括张力性气胸,后者通常在怀疑后尽快通过临床诊断
> - 原发性自发性气胸若小于 20%,不会引起呼吸或心脏症状,如果在后续约 6 和 48 小时胸部 X 线片没有进一步发展,可以安全地观察而不用进行治疗
> - 大的或有症状性的原发性自发性气胸应通过导管抽吸或胸腔闭式引流术进行排气
> - 继发性的或创伤性的气胸则通常通过胸腔闭式引流术进行治疗
> - 电视胸腔镜手术(VATS)和其他操作可以帮助防止自发性气胸复发,否则 50%的患者在 3 年内会复发

病毒性胸膜炎

病毒性胸膜炎(viralpleuritis)是胸膜的病毒感染。

病毒性胸膜炎最常由柯萨奇 B 病毒感染引起。埃可病毒可引起罕见的流行性胸痛(Bornholm 胸痛),表现为胸膜炎、发热和胸壁肌肉痉挛;发生于夏末,累及青少年和年轻成人。

病毒性胸膜炎主要的症状是胸膜炎性胸痛,体征可有胸膜摩擦音(参见第 467 页)。患者发生胸膜炎性胸痛伴或不伴全身病毒感染症状,需要考虑该病发生的可能性。通常进行胸片检查。也需要考虑其他可引起胸膜炎性胸痛的病因,如肺栓塞和肺炎,必要时可行相关检查予以排除。

治疗主要是对症治疗,可口服非甾体抗炎药,或必要时短期口服阿片类药物。

60. 肺　炎

肺炎是由感染引起的肺部急性炎症。肺炎的初步诊断通常依据临床表现及胸部 X 线检查。根据感染的病原体,如细菌、分枝杆菌、病毒、真菌或寄生虫的不同;或根据肺炎感染的场所不同,如社区、医院或在护理院获得;以及根据肺炎患者本身免疫功能状态的不同,如正常者或免疫功能受损,肺炎的病原谱、临床症状、治疗、预防措施和预后不尽相同。

在美国每年约有 200 万~300 万人患肺炎,其中约 60 000 人死亡。在美国,肺炎和流感一起,是第 8 大死亡原因,是感染引起的首要死亡原因。在发展中国家,肺炎

是最常见的致命性的医院获得性感染及最常见的死亡原因。

肺炎最常见的原因在成人>30岁是：
- 细菌

肺炎链球菌（Streptococcus pneumoniae）是所有不同年龄组，不同感染场所和地理区域中最常见的病原菌。然而，各种病原体，从病毒到寄生虫，都可引起肺炎。

气道和肺持续地暴露于外界环境中的病原体；特别在上呼吸道和口咽部，定植有正常菌群。从上呼吸道微吸入这些病原体经常发生，但宿主肺的防御机制很容易处理这些病原体。肺炎可发生于：
- 机体的防御机制受损
- 大量吸入这些病原体导致细菌的大量繁殖最终突破正常宿主防御能力
- 尤其是致病力强的病原体

有时，感染的病原体亦可通过血流或从胸壁或纵隔邻接的脏器扩散到达肺部导致感染的发生。

上呼吸道防御系统 包括唾液中分泌的IgA、蛋白酶和溶菌酶；正常菌群产生的生长抑制因子以及覆盖在黏膜表面能抑制黏附的纤维连接蛋白。

下呼吸道非特异性防御机制 包括咳嗽、黏液纤毛的清除功能和预防肺泡内感染的气道角度。下呼吸道特异性防御机制包括各种针对病原体的特异性免疫机制，如IgA和IgG的调理素作用、抗菌肽、表面活性物质的抗炎作用、肺泡巨噬细胞的吞噬作用和T淋巴细胞介导的免疫应答。这些机制使大多数人能有效抵御感染。

很多状况能改变正常菌群（如系统性疾病、营养不良、医院或护理院暴露、抗生素暴露）或机体防御机制的损害（如精神状态的改变、吸烟、鼻胃管或气管插管）。然后病原体可进入肺泡增殖而引起肺炎。

尽管经仔细的诊断检查，仍有<50%的肺炎患者不能找到特异性病原体，源于目前诊断的方法有限。但肺炎发生的场所和宿主危险因素相同，则肺炎的病原体及转归也会相近，因此可将肺炎分为：
- 社区获得性（参见第424页）
- 医院获得性（包括呼吸机相关性和手术后肺炎，参见第429页）
- 卫生保健相关（包括养老院获得性肺炎，参见第428页）
- 免疫功能低下患者的肺炎（参见第431页），包括HIV感染患者（参见第433页）
- 吸入性肺炎，当大量上呼吸道或胃分泌物进入肺部（参见第423页）

这种分类可指导选择经验性治疗。

间质性肺炎是指多种已知的或不明原因导致以肺间质炎症和纤维化为特征的多种不同疾病（参见第397页）。

吸入性肺炎

吸入性肺炎由于有毒物质吸入肺内而引起的肺炎，最常见的为吸入胃内容物，可引起化学性肺炎、细菌性肺炎或气道阻塞。症状包括咳嗽和呼吸困难。根据临床表现和胸片检查确诊。吸入物不同，治疗和预后亦不同。

误吸可引起肺部炎症（化学性肺部炎症）、感染（细菌性肺炎或脓肿，参见第412页）或气道阻塞。但是，多数误吸仅引起轻微的症状或局部肺炎，而不是感染和阻塞，且有些患者误吸后并不发病。溺水也可能引起肺部炎症，并在别处讨论。

误吸的危险因素包括：
- 认知障碍或意识水平
- 吞咽障碍（如卒中或其他神经系统疾病后）
- 呕吐
- 胃肠道的装置和一些操作（如鼻胃管安置）
- 牙科手术
- 呼吸道的装置和操作（如气管插管）
- 胃食管反流疾病

病理生理

化学性肺炎 多种物质吸入后可对肺部产生直接的毒性作用或刺激炎症反应的发生。胃酸就是这样一种最常见的吸入物质，其他包括石油产物（特别是低黏滞度的，如凡士林）和通便油（如矿物油、蓖麻油、液状石蜡），所有这些都可引起脂质性肺炎。吸入汽油和煤油也可引起化学性肺炎。

胃内容物：中引起损伤的主要成分是胃酸，但食物和其他摄入的物质（如活性炭治疗药物过量）量大时也有一定的损害。胃酸可引起气道和肺的化学烧伤，从而导致支气管快速收缩、肺不张、肺水肿和肺泡出血。

症状常在几天内自发缓解，或可进展为急性呼吸窘迫综合征。有时会出现细菌超级感染。

油或凡士林：的误吸引起外源性脂质性肺炎，特征性的组织学改变是慢性肉芽肿性炎症和纤维化。

吸入性肺炎 健康人常常吸入少量口腔分泌物，但机体正常的防御机制可清除这些物质而不产生后遗症。如吸入量较大，或吸入发生于肺部防御功能受损的患者，常可引起肺炎和/或脓肿（参见第412页）。老年人更易发生误吸，因为随着年龄的增大，老年人意识发生改变，如需使用镇静剂，或一些疾病（如神经系统疾病、身体虚弱）。误吸有时也会并发脓胸（参见第417页）。

革兰氏阴性肠源性病原体和口腔厌氧菌是吸入性肺炎的最常见的原因。

症状及体征

其临床症状和体征与其他原因引起的肺炎和肺脓肿相似
- 慢性轻度呼吸困难
- 发热
- 体重减轻
- 咳嗽，咳腐臭痰

常有不洁的口腔卫生史由胃内容物引起的化学性肺炎，可出现急性呼吸困难、咳嗽、有时咯粉红色泡沫痰、呼吸急促、心动过速、发热、弥漫性湿啰音、哮鸣音。油或凡士林油吸入引起的肺炎常无症状，在胸片检查时偶然被发现，也可有低热、体重渐渐减轻和湿啰音。

诊断
- 胸部X线片

胸部X线常表现为相关肺段的浸润影，即下叶的背段、后基底段或上叶的后段，但这并不是唯一表现。对于误吸相关的肺脓肿,胸部 X 线可显示一个空洞性病变。增强 CT 诊断肺脓肿具有很高的灵敏度、特异性,显示一个圆形充满液体或液气体的病灶。对于误吸凡士林油的患者,胸片可有不同的表现:肺实变、空洞形成、间质浸润或结节状浸润、胸腔积液和其他改变,这些病变可缓慢进展。

持续的误吸可表现为进食后经常清嗓子或有痰的咳嗽。有时,没有任何迹象提示误吸的存在,只能通过食管钡餐造影排除潜在的吞咽障碍。

治疗
- 抗生素
- 对抗生素治疗无效的肺脓肿患者需经皮或外科手术引流

支持治疗包括吸氧和机械通气。对明确的感染予以抗生素(β 内酰胺/β 内酰胺酶抑制剂或克林霉素)治疗,对于已知的由胃内容物误吸引起的肺炎亦可予以抗生素治疗,因难于鉴别细菌感染为原发性的抑或继发性的;然而,如果 48~72 小时后没有浸润的扩展,可以停用抗生素治疗。避免接触毒性物质。有报道指出全身使用糖皮质激素可能对治疗误吸油或凡士林的患者有一定效果。

对于吸入性肺炎,美国传染病学会(IDSA)指南推荐 β 内酰胺类/β 内酰胺酶抑制剂、克林霉素或碳青霉烯类抗生素。例如克林霉素 600mg 静脉注射,每 8 小时 1 次(随后 300mg 口服,每日 4 次)和阿莫西林/克拉维酸 875mg 静脉注射,每 12 小时 1 次。治疗疗程通常为 1~2 周(参见 Infectious Diseases Society of America Clinical Guideline on Community-Acquired Pneumonia)。肺脓肿的治疗措施为抗生素,有时需经皮或手术引流(参见第 412 页)。

预防
预防误吸的策略对于护理和整体临床结果很重要。对于意识水平降低的患者,避免经口进食及药物,床头抬高>30°可能有所帮助。停用镇静药物。吞咽困难的患者(由于卒中或其他神经系统疾病)可能需要特殊质地的饮食,以减少误吸的危险。语言病理学家可能可以通过特定的策略(下巴抱膝等)训练患者以降低吸入的危险。对于严重吞咽困难的患者,经常使用经皮胃造瘘或空肠造瘘管,但是尚不清楚这种策略是否真正降低吸入的危险。对于反复吸入的患者,优化口腔卫生及牙医定期护理可能有助于预防肺炎或肺脓肿的发生。

> **关键点**
> - 对于吸入性肺炎和吸入性肺损伤的患者都应该进行潜在的吞咽紊乱测试
> - 吸入性肺炎应该使用抗生素治疗;治疗吸入性肺炎主要是支持治疗
> - 利用各种措施对吸入进行二级预防是患者护理的重要组成部分

更多信息

Infectious Diseases Society of America Clinical Guideline on Community-Acquired Pneumonia。

社区获得性肺炎

社区获得性肺炎指发生在与医疗机构很少或没有接触的人群中的肺炎。最常见的病原体为肺炎链球菌、流感嗜血杆菌、非典型细菌(如肺炎衣原体、肺炎支原体、军团菌)和病毒。症状和体征有发热、咳嗽、产生痰液、胸痛、呼吸困难、呼吸急促、心动过速。诊断根据临床表现和胸片检查。治疗是经验性抗生素治疗。年轻人或健康人群预后良好。但对于老年人和体质虚弱的患者来说,许多肺炎,特别是由肺炎支原体、军团菌、金黄色葡萄球菌或流感病毒引起的,往往是严重的甚至是致命性的。

病因

许多微生物如细菌、病毒和真菌都可引起社区获得性肺炎。如果患者的年龄和其他影响因素不同,感染的病原体亦不同(表 60-1)。但每种病原体作为病因的相对重要性尚不明确,因为大多数患者没有经过彻底检查,而即使检查,特异性病原体的检出率亦<50%。

表 60-1 成人社区获得性肺炎

分组	可能的病原体	经验性治疗
Ⅰ. 门诊患者-无修正†	肺炎链球菌,肺炎支原体,肺炎衣原体,流感嗜血杆菌,呼吸道病毒,其他(军团菌、结核、地方性真菌)	大环内酯类(阿奇霉素首剂 500mg po,以后 250mg po qd;克拉霉素 250~500mg po bid;或克拉霉素缓释片 1g po qd) 或 多西环素 100mg po bid(如大环内酯类过敏)
Ⅱ. 门诊患者-修正†	肺炎链球菌,包括耐药株;肺炎支原体;肺炎衣原体;混合感染(细菌+非典型病原体或病毒);流感嗜血杆菌;肠道革兰氏阴性菌;呼吸道病毒;其他[卡他莫拉菌、军团菌、厌氧菌(误吸),结核分枝杆菌,地方性真菌]	β-内酰胺类(头孢泊肟 200mg po q12h;头孢呋辛 500mg po q12h;阿莫西林 1g q8h;阿莫西林/克拉维酸钾 875/125mg q12h) 联合 大环内酯类口服 或 ‡抗肺炎球菌的氟喹诺酮类口服或静脉给药(单药,如左氧氟沙星 750mg po/IV q24h,莫西沙星 400mg po/IV q24h 或吉米沙星 320mg po/IV q24h)

分组	可能的病原体	经验性治疗
Ⅲ. 住院患者-非ICU	肺炎链球菌,流感嗜血杆菌;肺炎支原体;肺炎衣原体;混合感染(细菌+非典型原体或病毒);呼吸道病毒;军团菌,其他(结核分枝杆菌、地方性真菌、耶氏肺孢子菌)	阿奇霉素 500mg IV q24h 联合 β-内酰胺类 IV(头孢噻肟 1~2g q8~12h;头孢曲松 1g q24h) 或 抗肺炎球菌的氟喹诺酮类 po 或 IV(单用)
ⅣA. ICU 患者无假单胞菌感染危险因素	肺炎链球菌(包括耐药型),军团菌,流感嗜血杆菌,肠道革兰氏阴性菌,金黄色葡萄球菌,肺炎支原体,呼吸道病毒,其他(肺炎衣原体、结核分枝杆菌、地方性真菌)	β-内酰胺类 IV(头孢噻肟 1~2g IV q8~12h;头孢曲松 1g IV q24h) 联合下列任何一种 抗肺炎球菌的氟喹诺酮类 IV 或 阿奇霉素 500mg IV q24h
ⅣB. ICU 患者-存在假单胞菌感染 Pseudomonas 高危因素	同ⅣA 类(见上),加铜绿假单胞菌	抗假单胞菌的 β-内酰胺类‡ 或氨曲南(β-内酰胺类过敏或不耐受)1~2g q8h 加用下列任何一种 环丙沙星 400mg IV q12h 或左氧氟沙星 750mg po 或 IV q24h 另可选择: 抗假单胞菌的 β-内酰胺类‡ 联合 一种氨基糖苷类抗生素 加用下列任何一种 环丙沙星 400mg IV q12h 或左氧氟沙星 750mg po 或 IV q24h

† 修正因素:
- 耐药病原体的风险增加:年龄>65岁、酗酒、3个月内使用过抗生素、接触幼儿园儿童、多种疾病并存
- 肠道革兰氏阴性菌感染风险增加:3个月内使用过抗生素、心肺疾病(包括 COPD 和心力衰竭),多种疾病并存
- 感染风险增加铜绿假单胞菌:过去一月内使用广谱抗生素>7日,使用糖皮质激素,营养不良,结构性肺病

‡ 抗假单胞菌的 β-内酰胺类=头孢吡肟 1~2g IV q12h,亚胺培南 500mg IV q6h,美罗培南 500mg~1g IV q8h,哌拉西林/他唑巴坦 3.375g IV q4h。

Data from Mandell A,Wunderink R,Azueto A,et al. Infectious Disease Society of America and American Thoracic Society Guidelines for the management of adults with community-acquired pneumonia[J]. Clinical Infectious Diseases,2007,44:S27-S72.

肺炎链球菌、流感嗜血杆菌、肺炎衣原体、肺炎支原体是最常见的病原体。衣原体和支原体感染引起的肺炎临床上很难与其他病原体引起的肺炎相区别。常见的病毒包括呼吸道合胞病毒(RSV)、腺病毒、流感病毒、偏肺病毒和副流感病毒。病毒感染继发的细菌感染难以和单纯的细菌感染区分。

肺炎衣原体感染占社区获得性肺炎的2%~5%,是5~35岁健康人群肺炎的第二位常见病原体。肺炎衣原体也是家庭内、大学寝室和军队训练营内呼吸道感染暴发流行的最常见原因。这类肺炎预后良好,很少需要住院治疗。鹦鹉热衣原体肺炎(鹦鹉热)较少见,常发生于养鸟人或经常与鸟接触的人。

自2000年以来,社区获得性耐甲氧西林金黄色葡萄球菌(CA-MRSA)皮肤感染发病率明显升高。这种病菌很少能引起严重的、空洞性肺炎,并且往往影响年轻人。

铜绿假单胞菌是囊性纤维化、中性粒细胞减少、晚期艾滋病和支气管扩张症患者肺炎中尤为常见的病原体。

在免疫功能正常的患者中,是其他病原体引起肺部感染的宿主。在肺炎患者中,全面了解暴露史、旅游史、宠物、兴趣爱好及其他暴露史对于怀疑少见的病原体感染至关重要。

Q热、土拉菌病、炭疽热和鼠疫是少见的由细菌感染引起的以肺炎为主要特征的综合征。土拉菌病,炭疽热和鼠疫应当怀疑与生物恐怖主义相关。

腺病毒、EB病毒、柯萨奇病毒是三种常见的病毒,但很少引起肺炎。季节性流感很少能直接导致病毒性肺炎,但往往容易诱发严重的继发性细菌性肺炎。水痘病毒和汉坦病毒引起的肺部感染常常是成人水痘和汉坦病毒肺部综合征的表现之一。一种冠状病毒引起严重急性呼吸综合征(SARS)和中东呼吸综合征(MERS)。

最常见的真菌包括荚膜组织胞浆菌(组织胞浆病)和粗球孢子菌(球孢子菌病)。其次为皮炎芽生菌(芽生菌病)和巴西芽生菌(巴西芽生菌病)。耶氏肺孢子菌肺炎常见于HIV感染的患者或免疫抑制患者(参见第433页)。

在发达国家引起肺部感染的寄生虫包括犬弓蛔虫或猫弓蛔虫(内脏幼虫移行症,参见第1503页)、犬恶丝虫(恶丝虫病,参见第1497页)和卫氏并殖吸虫(并殖吸虫病,参见第1491页)。(为探讨肺结核或特定的微生物,参见第1379页)在儿童,不同的年龄病因不同:

- <5岁:病毒最为常见,细菌中肺炎链球菌,金黄色葡萄球菌,化脓性链球菌较多见
- ≥5岁:细菌多见,常见肺炎链球菌、肺炎支原体及肺炎衣原体

肺炎链球菌和MRSA可引起坏死性肺炎。

症状及体征

症状包括乏力、畏寒、寒战、发热、咳嗽、呼吸困难和胸痛。年长儿童和成人常有咳痰,而婴儿、低龄儿童和老年人常常表现为干咳。呼吸困难通常较轻,多是劳力性的,很少在休息时发生。胸痛由胸膜炎症引起,靠近感染部位。当肺下叶感染刺激膈肌时可表现为上腹部疼痛。胃肠道症状(恶心、呕吐、腹泻)也较为常见。症状因年龄不同而相异,在婴儿表现为非特异性的易激惹和不安;在老年人可表现为意识障碍和反应迟钝。

症状包括发热、呼吸急促、心动过速、爆裂声、支气管呼吸音、羊鸣音(E 到 A 的变化,听诊时患者发字母"E",检查者听到字母"A"),以及叩诊浊音。也可出现胸腔积液的体征(参见第 417 页)。鼻翼扇动、辅助呼吸肌参与呼吸及发绀在婴儿中是很常见的。老年人常无发热表现。

以前认为病原体不同,症状和体征也不同。例如,认为病毒性肺炎的特征包括:起病缓慢、前期 URI 症状、弥漫性听诊发现及缺少毒性表现。非典型病原体可能起病较急,而且发生在团体暴发期间的可能性较大。然而,对于典型和非典型病原体,患者所表现出现临床特征常有重叠。另外,尚无足够敏感和特异的单一症状或体征可以用来预测病原体。症状和体征甚至与一些非感染性炎性肺部疾病相似,如过敏性肺炎和机化性肺炎。

诊断

- 胸片
- 考虑鉴别诊断(如心力衰竭,肺栓塞)
- 必要时需鉴定病原体

根据临床表现及胸片浸润影可以拟诊。当临床高度怀疑肺炎但胸片无浸润影时,建议行 CT 检查或 24~48 小时后复查胸片。

患者出现肺炎样症状时应鉴别的诊断包括心脏衰竭(参见第 599 页)和 COPD 急性加重(参见第 378 页)。特别是当检查结果不一致或者不典型时需要考虑其他疾病。最严重的常见情况是将肺栓塞误诊为肺炎,那些少痰、不伴有上呼吸道感染或全身症状、无血栓栓塞危险因素的患者更易误诊(表 61-1);因此应当对肺栓塞进行检测。对于支气管镜或吸取标本进行定量培养,若标本在抗生素给药前获得,有助于鉴别细菌定植(即微生物病原体存在状态既不引起症状也不引起免疫应答)和感染。然而,支气管镜检查通常只对接受机械通气的患者进行,以及具有罕见微生物感染或复杂性肺炎危险因素的患者进行(如免疫功能低下,经验性治疗失败)。

鉴别细菌性和病毒性肺炎是具有挑战性的。许多研究分析了临床表现、影像学和血常规对于鉴别诊断的效用,结果显示没有一种方法足以鉴别。血清标志物的应用,如降钙素原和 C 反应蛋白,对于鉴别细菌和非细菌性肺炎的价值,目前正在研究中。

在门诊对于轻度或中度肺炎,并不需要进一步的诊断测试(表 60-2)。对于中度或重度患者,应进行血白细胞计数、电解质、尿素氮和血肌酐检查以进行危险分层和了解体液情况。应进行脉氧饱和度或血气分析测定以评估氧化情况。对于需要住院的中度或重度肺炎患者,需要抽取 2 套血培养以评估菌血症和败血症。IDSA 指南建议检测应当根据患者的人口统计学和危险因素决定(Infectious Diseases Society of America Clinical Guideline on Communi-ty-Acquired Pneumonia)。

表 60-2 社区获得性肺炎的危险度分层(PSI)

因素	要点
患者的基本特征	
• 男性	年龄/岁
• 女性	年龄/岁~10
疗养院居住者	10
合并疾病	
癌症	30
肝病	20
心脏衰竭	10
脑血管病变	10
肾病	10
体格检查	
神志改变	20
呼吸频率≥30 次/min	20
收缩压<90mmHg	20
体温≥40℃ 或<35℃	15
心率≥125 次/min	10
化验结果	
动脉血气 pH 值<7.35	30
BUN≥30mg/dl(11mmol/L)	20
Na<130mmol/L	20
血糖≥250mg/dl(14mmol/L)	10
血细胞比容<30%	10
PaO_2<60mmHg 或氧饱和度<90%*	10
胸腔积液	10
分数	死亡率	建议
---	---	---
≤70	<1%	门诊治疗†
71~90	<5%	门诊治疗†
91~130	5%~15%	住院治疗
>130	>15%	住院治疗

* 许多学者认为低氧血症是住院治疗的绝对适应证。
† 虚弱、独居或生活环境欠佳的患者应考虑紧急入院、次紧急入院、观察、家庭静脉使用抗生素或家庭护理访视。

经许可改编自 Pneumonia: New prediction model proves promising(AHCPR Publication No. 97-R031)。

病原体鉴定 病原体的鉴定有助于指导治疗和确定细菌对抗生素的敏感性。然而,由于目前诊断性检测的局限性和经验性抗生素治疗的成功,专家建议在微生物鉴定方面进行有限的尝试(如培养、特异性抗原的检测),除非患者处于高风险或有并发症(如重症肺炎、免疫功能低下,无脾,经验性抗感染治疗失败)。通常,肺炎的表现越轻微,需要的诊断性测试更少。重症患者需要进行密切检测,这部分患者可

能存在耐药或者罕见病原体感染(如结核、耶氏肺孢子菌),以及在72小时内病情恶化或对治疗无反应。

胸片 通常不能区分不同的感染病原体,尽管以下的胸片结果提示:

- 多叶性浸润提示为肺炎链球菌或嗜肺军团菌感染
- 间质性肺炎(胸片表现为肺纹理增多、胸膜下网格状阴影和胸膜下蜂窝状表现)提示病毒或支原体的感染
- 空洞性肺炎提示金黄色葡萄球菌或真菌或分枝杆菌的感染

血培养 多数来自住院的肺炎患者,在存在菌血症时可以明确致病的细菌病原体。约12%的肺炎住院患者可并发菌血症,其中2/3的菌血症由肺炎链球菌引起。

痰标本的检测 包括革兰氏染色和痰培养以明确病原体,但其是否有诊断意义尚存争议,因为痰标本常常被口腔菌群污染且检出率低。不管怎样,痰培养所鉴定的细菌病原体允许进行药敏试验。获取的痰标本也允许通过直接荧光抗体检测或PCR技术检测病毒病原体,但对结果需要谨慎的解释,因为在15%的健康成人中携带有呼吸道病毒或潜在的细菌病原体。对于病情恶化以及对广谱抗生素治疗无效的患者,应当进行痰标本分枝杆菌和真菌的涂片和培养。

痰标本 可通过咳痰或对那些无痰患者用高渗盐水雾化吸入导痰等无创性手段获得。另外,也可以通过支气管镜或气管内吸引获得,特别对机械通气的患者,上述两种方法通过气管内插管很容易操作。除此之外,支气管镜取样通常只对有其他危险因素的患者进行(如免疫功能低下,经验性治疗失败)。

尿标本 检测军团菌抗原和肺炎球菌抗原目前被广泛使用。与这些病原体痰标本革兰氏染色和培养相比,这些测试方法简单、快速,具有较高的敏感度和特异度。如对有军团菌感染危险者(如严重疾病、门诊抗感染治疗失败、出现胸腔积液、乙醇滥用、近期旅游史)须检测尿军团菌抗原,该抗原即使在药物治疗后仍能长期存在,但这种检测只能检测到军团菌血清群1(见于70%的病例)。

建议对具有严重疾病、门诊抗生素治疗失败、有胸腔积液、乙醇滥用、严重肝病及无脾的患者进行**肺炎球菌抗原检测**。若在初始抗生素治疗前未能获得足够的痰标本或血培养标本,这些检测的意义尤为重要。一个有意义的检测可以调整抗生素治疗,即使它不能提供抗菌药物敏感性。

预后

短期死亡率与疾病的严重程度有关。对于适合于门诊治疗患者,死亡率<1%。住院治疗的患者死亡率8%。死亡可由肺炎本身引起,也可因肺炎进展为败血症或并发症恶化所致。在住院治疗的肺炎病者中,死亡风险在出院后一年内有所增加。

死亡率与不同的病原体有一定关系。死亡率最高是革兰氏阴性菌和CA-MRSA。然而,由于这些病原体是肺炎相对少见的原因,肺炎链球菌仍然是社区获得性肺炎患者死亡最常见的原因。非典型病原体如支原体预后较好。对于初始经验性抗生素治疗无反应的患者死亡率较高,并且这些患者的治疗方案不符合指南的推进。

治疗

- 风险分层以决定护理设置
- 抗生素
- 流感或水痘的抗病毒治疗
- 支持治疗

危险度分级 风险分层:通过风险预测标准来评估死亡风险,以帮助指导决定是否住院。这些标准已经被用来区分哪些患者可以安全地在门诊治疗,哪些患者有出现并发症的高度危险性而需住院治疗(表60-2)。但是,这些标准应作为临床判断的补充,而非替代,因为存在许多未显现的因素,如依从性、自我照顾的能力以及拒绝住院的意愿,均会影响决策的制订。一个重症监护病房收住的患者

- 需要机械通气
- 低血压(收缩压≤90),即对容量复苏无反应性

其他ICU的标准包括:

- 呼吸频率>30/分
- PAO_2/吸入氧流量$O_2(FiO_2)$<250
- 多叶性肺炎
- 收缩压<60mmHg
- 精神错乱
- 血尿素氮>19.6mg/dl

肺炎严重程度指数(PSI)是公认的最为可靠的预测指标。但是,PSI包括实验室检测指标,临床应用较繁琐。因此,临床上通常推荐CURB-65等更简单的指标。这些预测指标的使用降低了非重症患者不必要的住院率。

在CURB-65评分体系中,以下高危因素各得1分:

- 意识障碍
- 氮质血症(BUN≥19mg/dl)
- **呼吸频率≥30次/min**
- **收缩压<90mmHg或舒张压≤60mmHg**
- 年龄≥65岁

分级如下:

- 0或1分:死亡风险<3%。适合门诊治疗
- 2分:死亡风险为9%。应考虑收入院治疗
- ≥3分:死亡风险为15%~40%。需要住院治疗,特别是4分或5分的患者,应考虑收住ICU

抗菌药 抗生素治疗:是社区获得性肺炎的主要治疗手段。合理的治疗包括尽早经验性使用抗生素,最好在起病8小时内开始治疗。因为病原体较难明确,所以需针对可能的病原体,结合病情的严重程度,制订经验性抗感染治疗方案。许多专业机构对共识指南进行了修订;一个广泛使用的版本在-已经详细阐述(也见于Infectious Diseases Society of America Clinical Guideline on Community-Acquired Pneumonia)。指南应该与当地的耐药数据,药品目录及患者个人情况相结合。如果病原体明确,药敏试验结果有助于指

导调整抗生素的治疗。

对于儿童来说,治疗方案取决于年龄,疫苗接种史,以及治疗场所(门诊或住院)。对于门诊患者,治疗由年龄决定:

- <5岁:阿莫西林或阿莫西林/克拉维酸通常是首选药物。如果流行病学提示为非典型病原体感染,且与临床表现相符合,则可选择大环内酯类药物(如阿奇霉素或克拉霉素)。一些专家认为,在临床表现强烈提示为病毒性肺炎的情况下,不建议使用抗生素
- ≥5岁:阿莫西林或阿莫西林联合大环内酯类(特别是不能排除非典型病原体感染)。阿莫西林/克拉维酸是备选方案。如果怀疑非典型病原体感染,可予以大环内酯类单药治疗

住院患儿的治疗,需更为积极地选择广谱抗生素,并结合患儿疫苗接种史:

- 完全接种[对肺炎链球菌(S. pneumoniae)和流感嗜血杆菌(H. influenzae)B型]:氨苄西林或青霉素(备选为头孢曲松或头孢噻肟)。如果怀疑MRSA,加用万古霉素或克林霉素。如果非典型病原体不除外,加用大环内酯类
- 不完全接种:头孢曲松或头孢噻肟(备选为左氧氟沙星)。如果怀疑MRSA,加用万古霉素或克林霉素。如果非典型病原体不除外,加用大环内酯类

详见美国儿科传染病学会及美国传染病学会临床实践指南。

经验性治疗可使90%的细菌性肺炎病情得到改善。病情改善表现为咳嗽和呼吸困难减轻,体温下降,胸痛缓解,白细胞计数下降。如病情无缓解

- 需怀疑罕见病原体
- 抗生素治疗效果不佳
- 脓胸
- 合并另一种病原体的多重感染
- 梗阻性支气管内病变
- 免疫缺陷
- 感染播散(肺炎球菌感染)
- 依从性不佳(门诊患者)

排除以上因素,需考虑宿主免疫功能不全可能。如治疗失败,需请肺科和/或传染病专家会诊。

对于较明显的病毒性肺炎,可进行抗病毒治疗 利巴韦林不常规用于儿童或成人RSV肺炎的治疗,但可用于少数年龄<24个月的高危儿童。

流感患者在起病48小时内给予奥司他韦(75mg口服,每日2次),或扎那米韦(10mg吸入,每日2次),持续5日,可缩短病程,减轻症状。有观察性研究表明,对于确诊流感的住院患者,起病48小时,抗病毒治疗仍有获益。

水痘性肺炎的患者,提倡使用阿昔洛韦,剂量为成人5~10mg/kg静脉注射,每8小时1次,儿童250~500mg/m²静脉注射,每8小时1次。一些病毒性肺炎特别是流感病毒感染,往往继发细菌感染,故对这些患者需针对肺炎链球菌、流感嗜血杆菌和金黄色葡萄球菌进行抗菌治疗。

对于年龄大于35岁的患者,建议治疗6周后随访胸片;若≥6周,肺部浸润影持续存在,应怀疑支气管内的恶性病变或结核可能。

支持治疗 支持治疗包括补液、使用退热药及止痛剂、低氧血症患者予吸氧等。预防血栓栓塞性疾病,早期活动,有利于改善肺炎住院患者的预后。为吸烟者提供戒烟咨询。

预防

接种疫苗可预防部分社区获得性肺炎。对于年龄2个月至2岁的儿童,以及19岁以上合并某些疾病(包括免疫缺陷)的成人,推荐接种肺炎球菌结合疫苗(PCV13)。肺炎球菌多糖疫苗(PPSV23)适用于所有65岁以上成人,任何2岁以上具有肺炎球菌高危因素(如潜在的心、肺、免疫系统疾病)的患者及吸烟者。两种肺炎球菌疫苗适应证的完整列表见于CDC网站。乙型流感嗜血杆菌B型(Hib)疫苗(用于患者年龄<2岁),水痘疫苗(用于患者年龄<18个月和加强疫苗)和流感疫苗(患者年龄≥65岁以及发生严重流感相关并发症高危人群每年接种),可在CDC网站中找到。高危人群包括年龄≥65岁和患有慢性疾病(如糖尿病,哮喘或心脏病)的人,孕妇和幼儿。

对于未接种流感疫苗且日常接触流感患者的高危患者,建议服用奥司他韦75mg口服,每日1次或扎那米韦10mg口服,每日1次,持续2周,暴露48小时内开始治疗可预防流感(尽管近年来发现奥司他韦有耐药现象)。

戒烟可减少发生肺炎的风险。

> **关键点**
>
> - 社区获得性肺炎是美国和世界各地的主要死亡原因
> - 常见的症状和体征包括咳嗽,发热,畏寒,乏力,呼吸困难,寒战,咳痰及胸痛
> - 非重症患者可实施经验性抗感染治疗,而无需病原体检测
> - 经过风险评估,具有多种危险因素的患者,建议收住入院
> - 当肺炎样症状和体征不典型的时候,需考虑包括肺栓塞在内的其他诊断

更多信息

Infectious Diseases Society of America Clinical Guideline on Community-Acquired Pneumonia Clinical Practice Guidelines by the Pediatric Infectious Diseas-es Society and the Infectious Diseases Society of America CDC Recommendations for the PCV13(Pneumococcal Con-jugate)Vaccine.

卫生保健相关性肺炎

医疗保健相关性肺炎(HCAP)包括以下肺炎患者:长期居住在护理院或护理机构者;近30d内接受过静脉治疗(包括化疗)或伤口处理者;近90d内层因急性病住院治疗2d以上者;近30d内在医院或血透中心接受过透析治疗者。除了

常见的社区获得性的病原体(参见第 424 页),HCAP 的病原体还包括革兰氏阴性杆菌(包括铜绿假单胞菌)和金黄色葡萄球菌(包括耐甲氧西林金黄色葡萄球菌)及各种耐药的病原体。护理院获得性肺炎的症状体征与其他环境获得的肺炎相似,但许多老年人的生命体征变化较不明显。诊断根据临床表现和胸片。使用广谱抗生素。病死率较高,可能与并发症有关。

定义 HCAP 是为了筛选出有耐药菌感染性肺炎高危因素的患者,因为这类患者可能需要接受经验性的广谱抗生素治疗(参见第 430 页)。护理院获得性肺炎是 HCAP 最常见的一种类型。危险因素在身体衰弱的护理院居住者中非常常见;包括:

- 机体功能差
- 情绪障碍
- 意识状态改变
- 吞咽困难
- 免疫抑制
- 高龄
- 留置胃管
- 流感或其他呼吸道病毒感染
- 易造成菌血症的情况(如留置导尿管,压疮)
- 以及气管切开

病原体 除了常见的社区获得性的病原体(参见第 424 页),HCAP 的病原体包括革兰氏阴性杆菌[包括铜绿假单胞菌和金黄色葡萄球菌(包括耐甲氧西林金黄色葡萄球菌)和各种耐药的病原体。

最常见的病原体是:
- 肺炎链球菌
- 革兰氏阴性杆菌

这些病原体是大多数 HCAP 的致病菌;目前尚不清楚革兰氏阴性杆菌是否有时为定植菌而非致病菌。其次常见的是流感嗜血杆菌和卡他莫拉菌。支原体、衣原体和军团菌很少见。

多重菌混合感染及耐药菌感染特别是耐甲氧西林金色葡萄菌和铜绿假单胞菌感染可能与先前应用抗生素(近 90 日内)相关。耐药菌感染使发病率和死亡率明显升高。多重菌混合感染和耐药菌感染的其他危险因素包括:

- 住院时间≥5 日
- 社区、医院或特定的医疗单位耐药率高
- 近 90d 内住院时间≥2d
- 长期居住在护理院或护理机构
- 静脉输液(包括抗生素)
- 接受血液透析治疗
- 伤口处理
- 接触耐药菌感染的家庭成员
- 免疫缺陷或接受免疫抑制治疗

然而,使用这些危险因素可能会高估多重菌混合感染和耐药菌感染的风险,从而导致广谱抗生素的滥用。目前正在编写修订的 HCAP 指南,并可能会建议在过去 90 日内对以前的抗生素治疗患者限制广谱抗生素,同时对其他 HCAP 相关因素进行个体化治疗。

症状及体征

护理院获得性肺炎的症状与社区获得性肺炎相似,但常较隐匿。咳嗽和意识状态改变最为常见,其他常见的非特异性症状包括食欲减退、乏力、焦虑和激惹、大小便失禁。也可出现呼吸困难,但少见。体征包括反应迟钝、发热、心动过速、气促、有痰、哮鸣音或啰音、鼾音、痰鸣音。

诊断

- 临床表现
- 胸片
- 氧饱和度及肾功能的评估

诊断卫生保健相关性肺炎依据临床表现(如发热、咳嗽、咳痰)和胸片提示浸润影。血液检查可有白细胞升高。因为在护理院病情变化往往不能及时发现,再加上这些患者容易出现并发症,故有必要使用脉氧仪监测低氧血症以及检测血尿素氮和肌酐估计血容量的减少。

因护理院常不能进行 X 线检查,故有必要将患者转到医院检查。有些患者(如临床诊断明确,病情较轻,或无需加强护理)在未经 X 线检查确诊前即应开始治疗。一般认为护理院患者在起病早期可能缺乏影像学上的浸润性改变,推测可能与老年人常因发热伴脱水及免疫反应低下有关。

预后

需转入医院治疗者的死亡率为 13%~41%,而在护理院治疗者的死亡率为 7%~19%。

治疗

- 抗生素

没有资料能明确指出患者适合在何处治疗。通常,患者如有 2 项或 2 项以上的生命体征不稳定或者护理院不能提供急诊治疗,则应转入医院治疗。部分护理院患者(如临床关怀患者或预先要求限制医疗干预患者)在任何情况下都不适合过度治疗或转院。

准备入院的患者在转院前可给予抗菌谱能有效覆盖肺炎链球菌、流感嗜血杆菌和常见革兰氏阴性杆菌的抗生素治疗,较常用的方案是口服抗肺炎球菌的喹诺酮类药物(如左氧氟沙星 750mg/d,1 次,莫西沙星 400mg/d,1 次)。也可选择头孢曲松、厄他培南、氨苄西林/舒巴坦(都为单药治疗)。

> **关键点**
>
> - 医疗保健相关性肺炎(HCAP)发生在近期接触过医疗保健系统包括护理院、透析中心和输液中心的非住院患者
> - 医疗保健相关性肺炎的致病原体与社区获得性肺炎的不同,且需要经验性使用广谱可以覆盖耐药菌感染的抗生素

医院获得性肺炎

医院获得性肺炎(hospital-acquired pneumonia,HAP)指

在入院48小时后发生的肺炎。最常见的病原体为革兰氏阴性杆菌和金黄色葡萄球菌,耐药菌的感染备受关注。症状包括乏力、发热、寒战、咳嗽、呼吸困难、胸痛,但机械通气患者肺炎可表现为氧合恶化及气管分泌物增多。根据临床表现和胸片可拟诊,经血培养和经支气管镜下呼吸道采样病原体培养可确诊。治疗使用抗生素。总体而言预后较差,可能与合并其他疾病有一定关系。

医院获得性肺炎包括呼吸机相关性肺炎(ventilator-as-so-ciated pneumonia,VAP)、手术后肺炎和未行机械通气的住院患者。

病因

HAP最常见的病因是危重患者口咽部和上呼吸道定植菌的误吸。吸入被污染(含军团菌、曲霉菌或流感病毒的空气悬浮微粒)的气溶胶或菌血症肺部播散并不是VAP的常见原因。

危险因素 经气管插管行机械通气是最重要的危险因素;VAP占医院获得性肺炎的85%以上,机械通气患者肺炎发生率为9%~27%。在插管10日以后发生VAP的风险最高。气管插管破坏了气管防御功能,减弱咳嗽和黏液纤毛清除功能,使气管插管气囊头端堆积的富含细菌的分泌物易被吸入。此外,细菌在气管套管表面或内部可形成生物膜而抵抗抗生素和宿主的防御机制。

未行气管插管的患者的危险因素包括既往的抗生素治疗史、胃液pH值升高(由应激性溃疡的预防或H_2受体阻滞剂或质子泵抑制剂治疗引起)、合并的心肺、肝和肾功能不全。术后肺炎的主要危险因素为年龄>70岁、腹部或胸部手术和相关的功能状态。

病原体 不同医疗机构的医院获得性肺炎的病原体和抗生素的耐药性可明显不同,在同一医疗机构内两者也会在短时间(如一个月)内发生变化。定期更新医疗机构的抗菌药物敏感性,对于确定合适的经验性抗生素治疗至关重要。总的来说,最常见的病原体为铜绿假单胞菌,甲氧西林敏感金黄色葡萄球菌及甲氧西林耐药金黄色葡萄球菌(MRSA)。

其他的重要病原体有肠道革兰氏阴性菌(主要是肠杆菌、肺炎克雷伯菌、大肠埃希菌、黏质沙雷杆菌、变形杆菌以及不动杆菌)。

在入院后4~7日内发生的肺炎以甲氧西林敏感金黄色葡萄球菌、肺炎链球菌和流感嗜血杆菌感染最常见。随着气管插管时间的延长,铜绿假单胞菌、MRSA、革兰氏阴性肠杆菌的感染率增加。

既往使用静脉抗生素(入院前90日内)大大增加了耐药菌感染风险,特别是耐甲氧西林金黄色葡萄球菌和铜绿假单胞菌感染的可能性。耐药菌的感染明显增加了发病率和死亡率。多重感染和耐药菌感染的其他危险因素包括:

- VAP时感染性休克
- VAP之前发生ARDS
- 住院时间≥5日
- 接受肾脏替代治疗

大剂量糖皮质激素的使用增加了军团菌和铜绿假单胞菌感染的风险。慢性化脓性肺病如囊性纤维化和支气管扩张会增加革兰氏阴性病原体的风险,包括耐药菌。

症状及体征

非插管患者的症状和体征一般来说与社区获得性肺炎相同(参见第426页),包括精神萎靡、发热、畏寒、寒战、咳嗽、呼吸困难和胸痛。发生在危重患者、机械通气患者的肺炎常引起发热、呼吸频率或心率增快或呼吸参数的改变,如脓性分泌物的增加和低氧血症的加重。

诊断

- 胸片检查及临床表现(诊断准确性有限)
- 必要时需支气管镜检查及血培养结果

HAP的确诊较难。临床上主要根据新出现的症状(如发热、分泌物增多、低氧血症加重)、体征和白细胞计数增高及新出现的胸片浸润影可拟诊。然而,症状、体征和X线表现并不是敏感和特异的诊断指标,因为所有这些都可由肺不张、肺栓塞、肺水肿等引起,也可为ARDS的部分临床表现(表60-3)。

表60-3 医院获得性肺炎风险指数

因素	评分
体温/℃	
≥36.5和≤38.4	0
≥38.5和≤38.9	1
≥39和≤36	2
血液白细胞/μl	
≥4 000和≤11 000	0
<4 000或>11 000	1
杆状核≥50%	1
气道分泌物	
无	0
非脓性	1
脓性	2
氧合指数:PaO_2/FiO_2/mmHg	
>240或ARDS	0
≤240和不伴ARDS	2
肺部影像学表现	
无浸润影	0
弥散(或斑片状)浸润影	1
局限性浸润影	2
肺部浸润的进展*	
无	0
进展(排除心衰和ARDS)	2
气道吸引物培养的致病菌生长*	
无、极少或少量生长	0
中等或大量生长	1
与革兰氏染色相同细菌生长	1

*适用于初次诊断72h后。积分≥6可能为医院获得性肺炎。评分<6提示其他诊断。

PaO_2/FiO_2,动脉血氧分压和吸入氧浓度的比值;ARDS,急性呼吸窘迫综合征。

数据来源于Singh N,Rogers P,Atwood CW,et al. Short-course empiric antibiotic therapy for patients with pulmonary infiltrates in the intensive care unit[J]. American Journal of Respiratory and Critical Care Medicine,2000,162:505-511。

对气管内吸出物革兰氏染色和半定量培养虽然对确定感染没有确定性,但推荐用于指导 VAP 的治疗。经支气管镜采样行下呼吸道分泌物定量培养可得到可靠标本,可鉴别感染和定植。经支气管镜采样获得的信息减少了抗生素的使用,并有助于将广谱抗生素更改为窄谱抗生素。然而,并未显示出可改善预后。

测定支气管肺泡灌洗液中的炎性介质并未证实可靠。血清降钙素原水平进行升高可预示患者病情恶化。确定肺炎和致病菌的唯一可靠证据是胸腔积液培养阳性(由在胸腔积液患者进行胸腔穿刺获得标本)。血培养鉴定呼吸道病原体特异性较好,但敏感性欠佳。

预后

尽管使用了有效的抗生素,医院获得性肺炎的死亡率仍达 25%~50%。然而,并非所有的死亡都归因于肺炎本身;许多死亡都与患者的其他潜在的疾病相关。足量的初始抗菌治疗能明显改善预后。感染抗生素耐药的革兰氏阴性或革兰氏阳性菌临床预后更差。

治疗

- 经验性选择针对耐药菌株有效的抗生素对于疑似 HAP 病例,需经验性选择抗生素治疗
- 当地细菌敏感情况
- 患者易感抗生素耐药病原体的危险因素

在 2007 年的指南中,美国传染病学会和美国胸科学会使用非常宽泛的标准来判断耐药菌感染的危险因素,这导致大多数 HAP/VAP 患者需要广谱抗生素治疗 MRSA 和耐药假单胞菌。2016 年新建议强调经验性治疗尽可能使用窄谱抗生素。对无耐药菌感染的风险因素和高死亡率(机械通气治疗肺炎或感染性休克)的 HAP/VAP 患者,在 MRSA 发病率<20% 的机构中(金黄色葡萄球菌分离物)和铜绿假单胞菌常用经验性抗假单胞菌抗生素的耐药性<10%,经验性治疗可包括以下任何一种:

- 哌拉西林/他唑巴坦
- 头孢吡肟
- 左氧氟沙星
- 亚胺培南
- 美罗培南

剂量取决于肾功能。在 MRSA 分离率大于 20% 的机构中,应加用万古霉素或利奈唑胺。

对于高死亡率或者有耐药菌易感因素者,或者缺乏当地流行病学数据机构中,建议使用三联方案,其中包括两种抗假单胞菌药物和一种抗 MRSA 药物:

- 一种抗假单胞菌头孢菌素(头孢吡肟或头孢他啶)或者一种抗假单胞菌碳青霉烯类(亚胺培南,美罗培南)或者一种 β 内酰胺/β 内酰胺酶抑制剂(哌拉西林/他唑巴坦)
- 一种抗假单胞菌喹诺酮类(环丙沙星或左氧氟沙星)或氨基糖苷类(阿米卡星,庆大霉素或妥布霉素)
- 利奈唑胺或万古霉素

虽然滥用抗生素是产生细菌耐药性的主要原因,但足量的初始抗生素仍是良好预后的决定因素。因此,在治疗初始阶段使用广谱抗生素,再根据临床效果和病原体培养结果改用针对性抗生素治疗。

预防

在 HAP 病例中,最有效的预防措施主要针对 VAP。与仰卧位相比,半坐位或坐位可减少误吸和发生肺炎的危险性,这也是最简单有效的预防措施。持续气道正压(CPAP)或双水平气道正压(BiPAP)无创通气可避免气管插管对气道防御功能的损伤,使一些患者免于气管插管。

使用特殊设计的连接抽吸装置的气管套管可持续吸引声门下的分泌物,这样可减少误吸的危险。

口咽部选择性净化(局部使用庆大霉素、黏菌、氯己定、万古霉素乳膏,或联合用药),或全胃肠道选择性净化(使用多黏菌素、氨基糖苷类或喹诺酮类、制霉菌素或两性霉素 B)目前仍有争议,虽然它们可减少 VAP 的发生,但净化可能会导致耐药菌株的产生,且这些方法并不能减少病死率。

培养监测和定期更换呼吸机管道或气管套管并不能降低 VAP 的发生率。刺激性肺量测定法可帮助预防术后肺炎。

> **关键点**
>
> - 医院获得性肺炎包括呼吸机相关性肺炎(ventilator-asso-ciated pneumonia,VAP)、手术后肺炎和发生在那些入院至少 48 小时未行机械通气的肺炎
> - 机械通气是 HAP 的最重要的危险因素
> - 可能的病原体与引起 CAP 的病原体不同,并且初始经验性抗生素治疗即需覆盖耐药微生物
> - HAP 诊断困难,通常胸腔积液或血培养出可能的病原体是最具特异性的
> - 初始治疗后数天需重新评估患者,并根据所得到的培养结果及临床数据更换抗生素

免疫缺陷患者肺炎

免疫缺陷患者肺炎往往由非常见病原体引起,但亦可能由引起 CAP 的病原体导致(参见第 424 页)。症状和体征取决于感染病原体以及免疫系统受损情况。诊断根据血培养和支气管镜下呼吸道分泌物培养,有时需定量培养。治疗取决于宿主的免疫系统缺陷状态和病原体。

免疫系统受损患者的潜在病原体很多。包括社区获得性肺炎常见病原体和一些罕见病原体。判断可能感染的病原体根据宿主的免疫缺损类型表 60-4。然而,免疫缺陷患者的呼吸系统症状和胸部 X 线变化的原因除感染外还有其他多种原因,如肺出血、肺水肿、放射损伤、细胞毒药物引起的肺毒性及肿瘤浸润等。

表 60-4 免疫缺陷患者肺炎

免疫系统缺陷	与缺陷相关疾病或治疗	可能病原体
多形核中性粒细胞缺陷		
中性粒细胞减少症	急性白血病,再生障碍性贫血,肿瘤化疗	革兰氏阴性菌,金黄色葡萄球菌,曲霉菌,念珠菌
趋化功能缺陷	糖尿病	金黄色葡萄球菌,革兰氏阴性需氧菌
细胞内杀伤功能缺陷	慢性肉芽肿病	金黄色葡萄球菌
替代途径缺陷	镰形细胞病	肺炎链球菌,流感嗜血杆菌
C5 缺陷	先天性疾病	肺炎链球菌,金黄色葡萄球菌,革兰氏阴性菌
细胞介导免疫		
T 细胞缺乏或功能障碍	霍奇金淋巴瘤,肿瘤化疗,糖皮质激素治疗	分枝杆菌,病毒(单纯疱疹病毒、巨细胞病毒),类圆线虫,条件致病性真菌(曲霉菌,毛霉菌,隐球菌),诺卡菌,弓形虫
	获得性免疫缺乏综合征	肺孢子菌,弓形虫,巨细胞病毒,单纯疱疹病毒,条件致病性真菌(曲霉菌、毛霉菌、隐球菌),分枝杆菌
体液免疫缺陷		
B 细胞缺乏或功能障碍	多发性骨髓瘤,丙种球蛋白缺乏症	肺炎链球菌,流感嗜血杆菌,脑膜炎奈瑟菌
	选择性免疫缺陷:IgA,IgG,IgM	肺炎链球菌,流感嗜血杆菌
	低丙种球蛋白血症	肺孢子菌,巨细胞病毒,肺炎链球菌,流感嗜血杆菌

症状及体征

症状和体征可以与那些免疫健全的与社区获得性肺炎(参见第 426 页)或医院获得性肺炎(参见第 430 页)相同。症状包括乏力、畏寒、发热、寒战、咳嗽、呼吸困难和胸痛。然而,免疫受损患者可能没有发热或呼吸系统体征,中性粒细胞减少症患者很少有脓痰。某些患者发热为唯一症状。

> **经验与提示**
>
> ■ 因为免疫功能低下者症状不典型或较轻,对于怀疑肺炎者有一个评分

诊断

- 胸片
- 氧合评估
- 痰诱导或支气管镜获得痰标本
- 血培养
- 根据症状、X 线改变以及免疫缺陷的类型预测病原体

免疫功能低下者有呼吸道症状,体征,或发热者需完成**胸片检查**和氧合(通常由脉搏血氧饱和度)的评估。如果有肺部浸润或低氧血症存在,需做诊断性检查。肺孢子菌肺炎的胸片往往是正常的,但通常会有低氧血症。

应做**痰液测试**和血培养。痰液测试应包括革兰氏染色,分枝杆菌和真菌的染色和培养,有时病毒测试(如移植患者或艾滋病患者的巨细胞病毒 PCR 检测)。如果有感染曲霉菌体征,症状或风险因素(参见第 1410 页),应做血清半乳甘露聚糖测定。

最佳的确诊方法是行诱导痰和/或支气管镜检查,尤其是轻症肺炎患者,免疫功能严重缺陷,以及对广谱抗生素治疗无效者。

根据症状、X 线改变及免疫缺陷类型可预测可能的病原体。如为急性起病,鉴别诊断需包括细菌感染、出血、肺水肿、输注血制品后白细胞凝集素反应、肺栓塞等。呈亚急性和慢性病程者,可能为真菌或分枝杆菌感染、机会性病毒感染、肺孢子菌肺炎、肿瘤、细胞毒药物反应或放射性损伤。

如肺部 X 线示局限性实变影,常提示细菌、分枝杆菌、真菌或诺卡氏菌感染。弥漫性间质性改变常提示病毒感染、卡氏肺孢菌肺炎、药物、放射性损伤或肺水肿。弥散性结节状病变提示分枝杆菌、诺卡菌、真菌或肿瘤。空洞性病变提示分枝杆菌、诺卡菌、真菌或细菌感染,最常见为金黄色葡萄球菌感染。

接收器官或骨髓移植患者如出现双侧间质性肺炎,常见病因是巨细胞病毒感染或特发性病变。胸膜下实变多见于曲霉菌感染。艾滋病患者中,双侧肺炎常常是卡氏肺孢菌肺炎。约 30% 的 HIV 感染者以卡氏肺孢菌肺炎为首发表现而确诊为艾滋病。如不进行预防性治疗,>80% 的艾滋病患者会在病程中感染肺孢子菌。当 $CD4^+$ T 细胞计数 $<200/\mu l$ 时,HIV 感染者易患肺孢子菌肺炎。

治疗

- 广谱抗生素治疗

抗菌治疗依赖于免疫系统的缺陷和特定病原体的危险因素。建议感染病专家会诊。中性粒细胞缺乏患者,经验性治疗取决于免疫缺陷状况、X 线表现和疾病严重程度。一般如治疗医院获得性肺炎一样,选择广谱抗菌药物覆盖革兰氏阴性杆菌、金黄色葡萄球菌和厌氧菌的抗菌药物(参见第 430 页)。如果患者合并 HIV 感染外的其他情况,经过 5 日抗生素治疗仍未好转,常需经验性增加抗真菌药物。

增强免疫系统功能治疗(参见第 394 页)是用于在免疫功能低下患者的治疗肺炎的重要辅助手段。

预防

增强免疫系统功能治疗提示在免疫功能低下患者中可预防肺炎。例如,化疗诱导的中性粒细胞减少患者应接受粒细胞集落刺激因子(G-CSF,或非格司亭)治疗,遗传性或获得性疾病(如多发性骨髓瘤,白血病)患者低丙球蛋白血症应该接收静脉滴注免疫球蛋白治疗。

患者 HIV 和 $CD4^+$ 细胞计数 $<200/\mu l$ 时,应接受甲氧苄

啶/磺胺甲噁唑或其他适当的日常预防性治疗。

疫苗接种在这些患者中也非常重要的。例如，患者有荚膜细菌所致肺炎风险者（如低丙球蛋白血症，无脾）应接种肺炎球菌疫苗和流感嗜血杆菌疫苗。

> **关键点**
> - 免疫功能低下肺炎患者需考虑典型病原体，也许考虑非常见病原体
> - 如果患者有低氧血症或胸片异常，做进一步的测试，包括痰液检测，最好是诱导排痰或支气管镜下获得的标本
> - 起初使用广谱抗生素治疗

肺孢子菌肺炎

肺孢子菌是免疫受损患者肺炎（参见第431页）的常见病因，尤其是HIV感染者和接受全身糖皮质激素治疗的患者。症状包括发热、呼吸困难和干咳。诊断需在诱导痰或支气管刷检标本中找到病原体。治疗方法是使用抗生素，通常甲氧苄啶/磺胺甲噁唑或氨苯砜/甲氧苄啶，克林霉素/伯氨喹，阿托伐醌，或喷他脒。患者$PaO_2<70mmHg$需接受全身糖皮质激素治疗。若治疗及时，通常预后良好。

肺孢子菌在环境中普遍存在，且通过气溶胶传播，对免疫功能正常者不致病。然而，以下患者存在肺孢子菌肺炎风险：
- HIV感染患者并且$CD4^+$计数$<200/\mu l$
- 器官移植受者
- 血液系统恶性肿瘤患者
- 服用糖皮质激素的患者

多数患者表现为发热、呼吸困难和干咳，呈持续数周的亚急性病程（HIV感染者）或持续数天的急性病程（其他原因导致的细胞免疫功能受损者）。呼吸困难常见。

诊断
- 胸部X线
- 氧饱和度测定
- 组织病理学确诊

患者需要进行胸片检查，并通过脉氧测定评估氧合水平。

胸片 示弥散性、双侧肺门周围浸润影，但20%~30%的患者胸片正常。

即使胸片未见浸润仍可出现**低氧血症**；这一表现是诊断的重要线索。脉氧测定异常时，常需进行动脉血氧分压的检测，以评估低氧血症的严重程度（包括肺泡-动脉血氧分压差的增加）。

> **经验与提示**
> - 免疫抑制患者出现干咳和异常胸部X线或脉搏血氧饱和度，需进一步检测肺孢子菌肺炎

如进行了肺功能检查，可提示弥散功能改变（虽然这很少作为诊断性试验）。

确诊试验需要**组织病理学提示**生物体。六胺银、吉姆萨、瑞氏-吉姆萨、改良Grocott、Weigert-Gram染色或单克隆抗体染色证实。痰标本常通过诱导或支气管镜取得。诱导痰检查的敏感性为30%~80%，经支气管镜行支气管肺泡灌洗的敏感性为95%以上。

预后

肺孢子菌肺炎在住院患者中总死亡率为15%~20%。死亡的危险因素包括：既往肺孢子菌肺炎病史、高龄，$CD4^+$细胞计数$<50/\mu l$的HIV感染者。

治疗
- 甲氧嘧啶/磺胺甲噁唑
- $PaO_2<70mmHg$时使用糖皮质激素

治疗用甲氧嘧啶/磺胺甲噁唑（TMP/SMX）15mg/kg静注或口服，每日3次，使用14~21日。因为肺孢子菌的包囊在肺部持续存在几周，故治疗可在确诊前开始。治疗副反应在艾滋病患者中更常见，包括皮疹、中性粒细胞减少、肝炎和发热。

替代方案，疗程也需21日，方案是：
- 喷他脒4mg/kg静脉滴注，每日1次
- 阿托伐醌750mg/次，口服，每日2次
- 甲氧苄啶5mg/kg口服，每日4次联合氨苯砜100mg口服，每日1次
- 克林霉素300~900mg/次静脉滴注，每6到8小时一次，联合伯氨喹15~30mg每日。

喷他脒应用受限的主要原因是高毒副反应发生率，包括急性肾损伤、低血压和低血糖。PaO_2低于70mmHg的患者，建议使用糖皮质激素辅助治疗。推荐剂量为泼尼松40mg/次，口服，每日2次（或相当剂量），治疗5日，接着40mg，每日1次，治疗5日（或20mg/次，每日2次），然后20mg，每日1次，1次维持至治疗结束。

预防

曾患肺孢子菌肺炎的HIV患者或$CD4^+$细胞计数$<200/\mu l$，必须预防性使用TMP/SMX 80/400mg/d，1次治疗；如患者不能耐受，可使用氨苯砜100mg口服，每日1次或雾化喷他脒300mg每月1次。这些预防性治疗方案也可用于非HIV感染的耶氏肺孢子菌肺炎的高危人群。

> **关键点**
> - 对于免疫抑制患者，即使他们仅有轻微的呼吸道症状，即使胸部X线检查是正常的，也需考虑肺孢子菌肺炎
> - 通过诱导痰或支气管镜吸痰获得组织病理学学依据
> - 使用甲氧苄啶/磺胺甲噁唑治疗的患者，如果动脉血氧分压$PaO_2<70mmHg$，加用激素

61. 肺栓塞

肺栓塞(PE)是由来源于身体其他部位的血栓导致的一支或多支肺动脉闭塞。比较典型的是来源于腿部或盆腔大静脉的血栓。肺栓塞的危险因素包括引起静脉回流异常、内膜损伤和内膜功能不全,以及基础高凝状态。肺栓塞的症状并不特异,包括气急、胸膜炎性胸痛,一些较严重病例可出现头晕、晕厥前期、晕厥,或心跳呼吸骤停。体征也是非特异性的,包括呼吸急促、心率加快,严重病例出现低血压。肺栓塞的诊断一般通过 CT 血管造影,当然有时候也用到肺通气/灌注扫描。肺栓塞治疗措施主要为抗凝,某些情况下可应用溶栓药物溶栓或采用外科手术切除血栓。在有抗凝禁忌证的情况下,应放置下腔静脉滤器。预防措施包括应用抗凝药物,和/或对住院患者腿部使用机械压迫装置。

肺栓塞的发病率为 117/100 000 人年,每年约有 350 000 发生肺栓塞(在美国至少 10 万人),每年有 85 000 人因肺栓塞而死亡。它主要发生于成人。

病因

几乎所有的肺血栓来源于腿部或盆腔的静脉(深静脉血栓)。小腿静脉近端的血栓引起肺栓塞的危险性更高。血栓也可来源于手臂静脉或胸部中央静脉(与中心静脉导管相关或胸廓出口综合征的结果)。

儿童深静脉血栓和肺栓塞的危险因素(表 61-1)与成人蕾丝,包括:

- 影响静脉回流的情况,包括长期卧床
- 造成内皮损伤或功能障碍的情况
- 基础高凝(易栓)状态

病理生理

一旦深静脉血栓形成,血凝块可能脱落并在血管中迁移,经静脉系统和右心到达肺动脉,引起一支或多支血管部分或全部栓塞。其后果因血栓的大小、数量、肺部基础疾病、右室功能的情况,和机体内在的溶栓系统溶解血凝块的能力而异。死因通常和右心室功能衰竭相关。

小的血栓可能不产生急性生理学效应,有的几个小时或几天内后自行溶解消失。较大的栓子可引起反射性通气增加(呼吸急促);通气/血流(V/Q)失调及导致低氧血症;心排出量下降导致混合静脉氧含量下降;肺泡低碳酸血症及表面活性物质异常致肺不张;机械性阻塞和血管收缩引起肺血管阻力增加。内源性溶栓机制可减少大多数血栓,即使是中等大小的血栓,其生理学改变可在数小时或者数天后出现。部分不能溶解的血栓会机化并长期存在。

根据 PE 所引起的不同生理学效应,可以分为下面几种类型:

- 致命性或超大面积(高危):右室功能受到影响,导致严重低血压/低血氧,需要积极地血管加压治疗和高流量氧疗

表 61-1 深静脉血栓和肺栓塞的危险因素

年龄>60 岁
癌症
接受激素治疗
• 雌激素受体调节剂(雷洛昔芬、他莫昔芬)
• 外源性雌激素或孕激素,包括口服避孕药和雌激素治疗
• 外源性睾酮
心力衰竭
制动或活动减少(如驾车、飞行)
留置静脉导管
骨髓增生性疾病(高血黏度)
肾病综合征
肥胖
妊娠/分娩后
既往血栓栓塞
镰形细胞病
吸烟
中风
血栓性疾病(血栓形成倾向)
• 抗磷脂抗体综合征
• 抗凝血酶Ⅲ缺乏
• V 因子 Leiden 突变(活化蛋白 C 抵抗)
• 肝素诱发的血小板减少症和血栓形成
• 遗传性纤溶障碍
• 高半胱氨酸血症
• Ⅷ因子水平增加
• Ⅸ因子水平上升
血管性假血友病因子(von Willebrand factor)水平增加
• 阵发性睡眠性血红蛋白尿症
• 蛋白 C 缺乏
• 蛋白 S 缺乏
• 前凝血酶 G-20210A 基因突变
• 组织因子途径抑制剂的缺乏或功能失调
创伤/手术
其他相关因素,包括行动不便、静脉损伤

- 大面积(也是高危):影响右心功能导致低血压,定义为收缩压<90mmHg,或从基线降低 40mmHg 以上并持续 15 分钟
- 次大面积(中危):影响右心功能,导致肌钙蛋白或者

BNP升高,但是血压正常
- 低危:没有右心室功能障碍和低血压

骑跨型 PE 栓子位于主肺动脉分叉处骑跨,分别进入左,右肺动脉主干;骑跨型PE通常是中危或者高危血栓,当然也有例外。

在1%～3%的患者,慢性残余的栓塞经过几个月到几年的演变,可导致肺动脉高压(慢性血栓栓塞性肺动脉高压),最终引起慢性右心衰竭。

当大血栓阻塞主要肺动脉或许多小栓子阻塞远端肺动脉系统的50%以上时,右心室压力升高,可引起急性右心衰竭、休克或猝死。死亡风险与右室压力升高的程度和速度以及患者的基础心肺功能状态有关。有心肺基础疾病的患者死亡风险高,而年轻和/或相对健康的病人在肺动脉床阻塞50%以上时也可能存活。

不超过10%的PE患者会发生肺梗死[肺动脉血流中断导致肺组织缺血,通常基于胸膜(位于外围),胸部X线上(汉普顿驼峰)或其他影像学检查上呈楔形]。肺梗死发生率低是因为肺有双重血供(即支气管动脉和肺动脉)。一般来说,肺梗死是由于小血栓堵塞远端的小的肺动脉所致,但几乎都是可逆的。影像学检查的灵敏性可以使肺梗死在早期、肺坏死发生之前发现。

非血栓性原因也可导致PE(见"非血栓性PE常见原因")。

症状及体征

许多肺栓子较小,不会产生生理性影响,无症状。即使出现症状,也为非特异性,症状出现的频率及强度因肺血管阻塞的程度和基础心肺功能而异。

血栓常引起
- 急性呼吸困难
- 胸膜炎性胸痛(如果存在肺梗死的情况)

呼吸困难休息时不明显,活动期间可加重。其他不太常见的症状包括:
- 咳嗽(通常由其他并存疾病导致)
- 咯血(有肺梗死时偶尔会发生)

在高龄患者,可能以精神状态改变为首发症状。大面积肺栓塞可能出现低血压、心动过速、轻度头痛/晕厥前状态,晕厥或心搏骤停。

PE最常见的体征
- 心动过速
- 呼吸急促

少见者为低血压,肺动脉收缩增强(P2)增强致第2心音(S2)亢进。捻发音或哮鸣音也可能出现,但多数由其他并存疾病导致。在右心室衰竭的情况下,颈内静脉和扩展张和右室抬举可能会很明显,并且无论有无三尖瓣反流都可以听到右室奔马律[第三心脏声音(存在S3)]。

如果没有其他潜在原因,发热通常为低热。

肺梗死时主要表现为胸痛(主要是胸膜性疼痛),偶尔出现咯血。胸壁可能有压痛。

慢性血栓栓塞性肺动脉高压可引起右心衰竭的症状和体征,包括活动性呼吸困难、易疲劳、数月至数年后可出现外周水肿。

急性PE患者也可有深静脉血栓形成的症状(即疼痛,sfe肿胀,和/或一个下肢或手臂的红肿)。但是这种情况一般少见。

诊断
- 临床高度可疑
- 评估可能性(根据临床表现,包括脉氧测定和胸部X线片)
- 根据以上评估结果行进一步检查

诊断PE并非易事,因其症状和体征均不特异,且诊断方法没有100%敏感性和特异性。当患者存在呼吸困难、胸痛、咯血、轻度头痛,或晕厥等非特异性症状时,需要把PE纳入鉴别诊断之一。因此,当怀疑患者有以下情况时,需要把PE放入鉴别诊断。

- 心肌缺血
- 心脏衰竭
- COPD 急性发作
- 气胸
- 肺炎
- 败血症
- 急性冠状动脉综合征(镰状细胞病)
- 急性焦虑症合并过度通气

原因不明性心动过速可能是一个线索。在高龄患者有心跳过速或精神状态改变时也要考虑肺栓塞。

最初评估要包括脉氧和胸片。ECG和ABG,两者有助于排除其他诊断(如急性心肌梗死)。胸片通常是非特异性的,但是可以显示:肺不张、局部浸润、单侧膈肌抬高或胸腔积液。局部血管影缺失(Westermark征)、周围性的楔形影(Hampton峰)或右下肺动脉扩张(Palla征)等典型表现可提示诊断,但其敏感性很低,特异性亦不高。胸部X线片也可用于排除肺炎。PE所致肺梗死可能被误诊为肺炎。

脉氧测定 可快速评估氧合;低氧血症是PE的体征之一,需要进一步检查其潜在原因。动脉或者静脉血气分析表现为肺泡-动脉(A-a)血氧分压差增加或低碳酸血症,所有这些检查都有较好的敏感性,但无一具有特异性。但对于有呼吸困难或心跳过速,而脉氧检测又没有低氧血症的患者,动脉血气分析是必要的。氧饱和度可能因为血栓太小或代偿换气过度而显示正常;ABG显示pCO_2明显降低常常提示过度换气。

心电图 最常见心动过速、不同程度的ST-T异常,但并非PE的特异性表现(图61-1)。S1Q3T3或新出现的右束支传导阻滞可提示右室容量急剧升高对右室传导的影响;这些表现较为特异,但敏感性低,仅发生于约5%的患者,而在大面积肺栓塞时较为常见。电轴右偏(V1上R>S)和肺性P波也可能出现。V1~V4导联也可发生T波倒置。

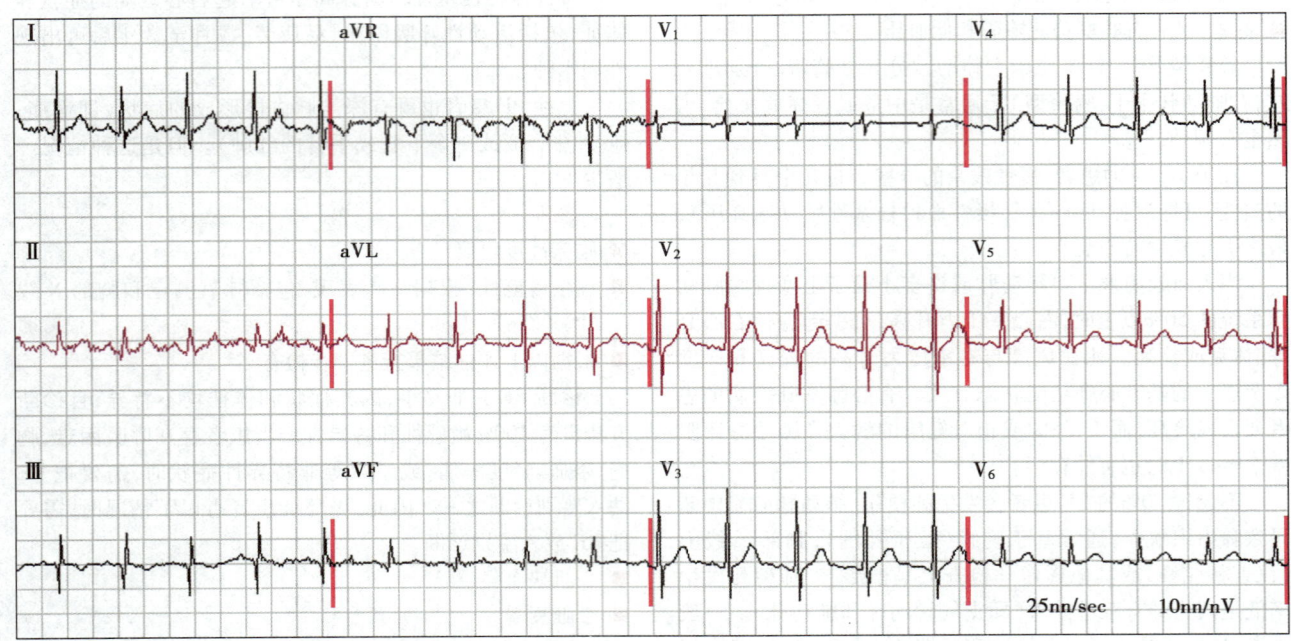

图 61-1　PE 的心电图。心电图显示窦性心动过速,心率 110 次/min;$S_1Q_3T_3$ 和 R=S 出现在 V_1 导联

临床可能性:心电图和胸部 X 线所见结合病史和体格检查即可评估 PE 的临床可能性。临床预测评分,如 Wells 评分,经修订的日内瓦评分,或肺栓塞排除标准(PERC)评分,可帮助临床医师评估急性 PE 可能性大小。这些评分系统包括了各种临床因素,结合起来根据评分判断 PE 的概率(检查前的概率)。例如,Wells 评分结果分为可能或不太可能。临床预测评分在急诊部门研究得比较多。但是,对于 PE 的可能性的判断在某种程度上是主观性的。此外,和预测评分相比,有经验的临床医生的判断可以同样敏感,或甚至更敏感。如果患者具有 1 种或 1 种以上下列症状或体征,则需考虑 PE,如临床或胸片结果不能解释的呼吸困难、咯血、心跳过速、低氧血症。

检查前的概率评估可以指导下一步检查策略和对检查结果的分析。临床可能性低的患者不需要或只需要最少的附加检查(如 D-二聚体检查)。在这种情况下,一个阴性的 D-二聚体试验(<0.4μg/ml)几乎可以否定 PE。如果临床高度怀疑 PE,患者的出血风险又很低,则可以在安排辅助检查的同时立即给予抗凝血剂治疗。

PERC 规则有 8 项标准,符合这些标准且临床可能性低的患者不需要进一步进行 PE 检查。这些标准包括:
- 年龄<50 岁
- 心率<100 次/min
- 氧饱和度>95%
- 没有 DVT 和 PE 既往史
- 没有单侧下肢水肿
- 没有使用雌激素病史
- 没有咯血
- 过去 4 周内没有因为外上或者手术需要住院治疗

使用 PERC 规则可以帮助减少不必要的检查,其敏感性和特异性和 D-二聚体相当

诊断性检查
- 如果评分预测 PE 低中度可疑时,应该查 D-二聚体
- 如果检查前概率提示可能 PE 或 D-二聚体结果升高,则应进一步考虑 CT 血管造影,或 V/Q 扫描(在肾功能不全或者 CT 造影禁忌的情况下)
- 有时可以选择腿或手臂超声(在肺部影像检查无法及时进行或者禁忌的情况下)

目前还无针对疑似急性肺栓塞普遍认可的最佳检查方案。用于诊断或排除 PE 最有用的测试是:
- D-二聚体检测
- CT 血管成像
- V/Q 扫描
- 多普勒超声扫描

D-二聚体是内源性纤溶过程的副产物,其水平升高提示近期有血栓形成。当检查前概率预测 PE 低中度可疑时,阴性 D-二聚体水平(<0.4mcg/ml)对于否定 PE 是高度敏感的(阴性预测值>95%);在大多数情况下,这样的结果可以完全排除 PE 的诊断。然而,D-二聚体水平升高并不特异,很多没有 DVT 或 PE 的患者 D-二聚体也会升高,因此,在检查前概率预测 PE 可疑以及 D-二聚体水平增高的情况下,需要进一步检查。

CT 血管造影　是用于诊断急性 PE 的首选的影像学检查。它快速,准确,且灵敏度和特异性高。它也可以提供有关其他肺部疾病的详细信息(如证实缺氧或胸膜炎性胸痛是肺炎而不是 PE 引起的)以及判断 PE 的严重程度(根据右室的大小和肝静脉反流情况)。虽然由于运动伪影、造影

剂原因可能影响检查的灵敏度，现在CT技术的改进已经将成像速度缩短到2秒以内，可以获得呼吸困难患者相对静止的影像。快速扫描可以减少造影剂的使用剂量，降低急性肾损伤的风险。

CT血管造影对PE在主肺动脉及肺叶和节段血管的敏感性最高，在亚段血管PE的检测灵敏度最低（约占所有PE的30%）。然而，CT血管造影的敏感性和特异性随着技术的进步在不断改善。

V/Q扫描 在PE发现通气但无灌注的部分肺段。V/Q扫描时间比CT血管造影长，特异性低。然而，当胸部X线表现正常或接近正常，无肺部基础疾病时，V/Q扫描的灵敏度高。尤其是当患者有肾功能不全不能使用造影剂时，V/Q扫描是特别有用的。在某些医院，V/Q扫描可以用便携式仪器进行，仪器会给出3个通气和灌注的报告，这种便携式仪器特别适用于危重患者。根据V/Q匹配的情况将结果定分为极低、低度、中度、高度PE可能。完全正常的结果可基本排除PE，其准确率接近100%，低度可能性者仍有15%的可能性是PE。灌注缺失也可发生于其他多种肺部疾病（如COPD、肺纤维化、肺炎及胸腔积液）。肺血管炎，肺静脉闭塞性疾病和结节病也可能表现为类似PE的通气灌注不匹配。

中度可能的患者，PE的可能性为30%～40%；高度可能意味着80%～90%的可能性。这时候需要结合临床预测评分和扫描结果分析，以决定是否需要治疗或进一步检查。

多普勒超声 对于发现腿和手臂血栓（特别是股静脉）来说是一种安全、无创、便携式检查。确定静脉不可压缩、多普勒证实血流减少可发现血栓。该检查对血栓的敏感性>95%，特异性>95%。小腿或髂静脉DVT较难检测但是通常也能完成。超声技术人员应该尽量扫描腘静脉以下到其三根分叉处。

股静脉内未发现血栓并不能排除其他部位血栓的可能性，如上肢静脉。但多普勒检查阴性患者无事件存活率>95%，因为血栓来源于其他部位的可能性很低。

虽然腿和手臂超声并不能明确诊断为PE，但是如果检查发现腿或腋-锁骨下静脉血栓则提示已经需要抗凝治疗，可以免去进一步诊断性检查，除非需要进行溶栓等更加激进性的治疗。因此，对于有CT造影禁忌和V/Q扫描低度可能（如在患者具有异常胸部X线）的病情稳定患者在上下肢超声发现DVT之后可以停止进一步诊断评估，而直接开始抗凝治疗。但是，对于怀疑急性PE的患者，超声结果阴性并不排除PE，还要进一步检查。

超声心动图 可能显示在右心房或心室凝块，但一般用于急性肺栓塞的风险分层。右心室扩张和室壁运动减弱提示需要更积极的治疗。

心脏标志物检查 用于急性PE患者的死亡风险评估。心脏标志物检测可以作为PE的辅助检查。肌钙蛋白水平升高提示右室（有时左室）缺血。脑利钠肽及前利钠肽水平升高提示右室功能不全；但这些检查特异性不高。

血栓性疾病（血栓形成倾向） 对于没有明确的危险因素的PE患者，尤其对于那些年龄<35岁，反复发生PE或有阳性家族史的患者，需考虑进行血栓性疾病的检测[1]。

肺动脉造影 现在很少用于诊断急性PE，因为无创CT血管造影也有类似的敏感性和特异性。但是，在使用导管溶栓治疗的患者，肺血管造影可以评估导管放置的位置和治疗的成功性。肺动脉造影也可以联合右心脏导管检查评估慢性血栓栓塞性肺动脉高压患者是否需要进行肺动脉内膜切除术。

参考文献

[1] Le Gal G, Righini M, Roy PM, et al: Prediction of pulmonary embolism in the emergency department: the revised Geneva score. Ann Intern Med 144:165-171, 2006.

预后

约10%的PE患者在出现症状几小时内死亡。不少患者临终前没有确诊。事实上，这些患者大多数没有疑诊过PE。降低死亡率的最佳方法包括：

- 提高诊断率（如当患者表现为PE非特异性但是可能存在的症状时，把PE纳入鉴别诊断）
- 提高快速诊断和抗凝治疗的速度
- 对有PE危险因素的患者提供适当的预防

PE存活者中有极少但非常重要的一部分患者有慢性血栓栓塞性疾病。抗凝治疗可以使PE的复发率降至5%甚至更低。

治疗

- 支持性治疗
- 抗凝
- 下腔静脉过滤器置入（某些患者）
- 减少血栓负荷（某些患者）

快速评估 患者是否需要支持治疗。低氧血症的患者应给予氧气。由于大面积的PE合并低血压的患者，可以静脉输入0.9%的生理盐水。如果静脉输液不能充分提高血压时应使用升压药。去甲肾上腺素是首选的一线用药。肾上腺素和多巴胺也有正性肌力作用，但是对于薄弱的右室壁的影响目前尚不明确。

抗凝 是PE的基本治疗。对于顽固性低血压和右心功能障碍的患者可以通过溶栓或者取栓术来迅速减少血栓负荷。有抗凝禁忌或抗凝治疗过程中仍反复发生PE的患者可以考虑放置可回收的经皮下腔静脉滤器（IVCF）。例如，对于急性PE，下肢有血栓又不能抗凝的患者，需要置入下腔静脉过滤器。

PE的患者应住院治疗至少24～48小时。异常生命体征或大面积或次大面积PE者需要住院治疗的时间更长。

大面积PE一般都需要入住ICU。

有下列情况的患者应该考虑是否需要入住ICU：

- 大量血栓负荷
- 右室功能异常
- 显著低氧血症
- 低血压
- 临床情况恶化

偶然发现的 PE 或极小的血栓而且症状不明显者,如果生命体征平稳,并且门诊有一个合理的治疗和随访方案的话,可以在适当的患者教育后门诊治疗。

抗凝

急性 PE 患者进行初始抗凝随后进行维持抗凝,以防止凝块延伸和进一步栓塞以及新凝块形成。如果强烈怀疑 PE,且出血风险低,则应该立刻开始抗凝治疗。否则,抗凝治疗应该在诊断后尽快开始。较小,亚段血管栓塞的抗凝治疗(特别是无症状,偶然发现栓子),其利弊目前尚无定论,某些情况下其危害可能超过获益。但是目前还是推荐治疗。抗凝治疗的主要并发症是出血,住院期间应密切观察患者出血倾向。

初始抗凝 初始抗凝:急性 PE 的抗凝选择包括:
- 静脉使用普通肝素
- 皮下使用低分子肝素
- 皮下使用磺达肝癸钠
- 因子 Ⅹa 抑制剂(阿哌沙班和利伐沙班)
- 肝素诱发的血小板减少症患者静脉使用阿加曲班

静脉注射普通肝素:半衰期短(当为出血风险高时可以选择),并且可以用鱼精蛋白逆转其抗凝作用(图 61-2)。初始剂量过后,使用维持剂量使 APTT 达到正常值的 1.5~2.5 倍。因此,普通肝素治疗需要住院监测。此外,普通肝素的药物动力学是相对不可预测的,为此可能导致过度抗凝和抗凝不足,因此需要频繁调整剂量。然而,许多临床医师更喜欢这种静脉输注普通肝素的抗凝方案,尤其在当患者接受溶栓治疗或当患者出血风险较高时,因为它的半衰期短,即使发生出血,它的抗凝作用在停药后也会很快消失。

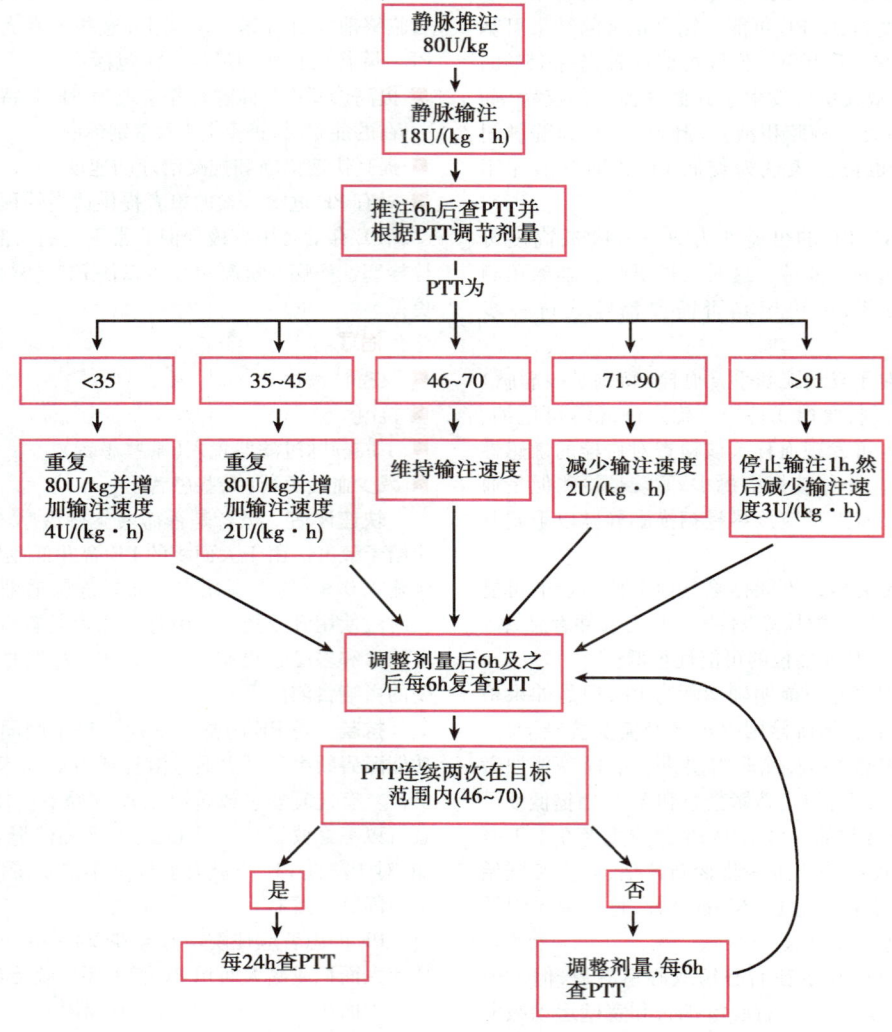

图 61-2　根据体重计算的肝素治疗剂量

皮下注射低分子量肝素:与普通肝素相比,有不少优点。
- 生物利用度高
- 和同样按体重计算剂量的普通肝素相比,低分子肝素的抗凝效果更稳定可靠
- 操作方便(可每日给予皮下注射一次或两次)
- 低出血风险
- 治疗效果可能更好

- 易于患者自我注射（减短住院时间）
- 和普通肝素相比，肝素诱导的血小板减少症发生风险较低

在肾功能不全患者，需要减量（表61-2），后续治疗剂量的选择应通过检查血清Xa因子水平来决定（目标：在第4次剂量后3~4小时测量水平为0.5~1.2IU/ml）。低分子肝素禁用于严重肾功能不全患者（肌酐清除率<30ml/min）。鱼精蛋白可以部分逆转低分子肝素的抗凝效果。

表61-2　血栓栓塞性疾病治疗中低分子量肝素*的选择

低分子肝素	治疗剂量	预防剂量
达肝素	100U/kg 皮下注射 q12h，或 200U/(kg·h)†‡	2 500~5 000U 每日1次
依诺肝素	1mg/kg 皮下注射 q12h，或 1.5mg/kg 皮下注射，每日1次	腹部手术后：40mg 皮下注射，每日1次 髋关节置换手术后：40mg 皮下注射，每日1次 或 30mg 皮下注射，或者 30mg 皮下注射，q12h 膝关节置换后：30mg 皮下注射，q12h 不稳定型心绞痛或非Q波心肌梗死：1mg/kg 皮下注射，q12h 其他患者（内科）：40mg 皮下注射，每日1次
亭扎肝素	175U/kg 皮下注射，每日1次（有或无PE的患者）¶	3 500U 每日1次

*普通肝素的剂量见图61-2。注意：虽然低分子量肝素可以经静脉滴注，但这种方式很少使用。当患者处于仰卧位时，一般选择在腹部皮下注射。

†癌症患者前30日治疗时，达肝素剂量是每日1次200U/kg。

‡在肾功能不全的患者，依诺肝素剂量应重新评估。
在肾功能不全患者（肌酐清除率<30ml/min），依诺肝素的剂量必须减少或停止使用。

¶在肾功能不全患者，慎用，虽然没有具体的建议。

肝素治疗的副作用包括：
- 出血
- 血小板减少症（包括肝素引起的血小板减少症以及潜在血栓风险）
- 荨麻疹
- 过敏反应（罕见）

过度肝素化引起的出血可按50mg的鱼精蛋白每5 000U普通肝素静脉输注15~30分钟以上来治疗。对于低分子量肝素引起的过度肝素化，可以使用1mg鱼精蛋白溶于20ml生理盐水中静脉输注10~20分钟以上，但准确剂量未定，因为鱼精蛋白仅能部分中和低分子量肝素灭活凝血因子Xa的作用。

磺达肝癸钠：是一种较新的因子Xa拮抗剂。在治疗急性DVT和PE时，它可以代替肝素或低分子量肝素使用。它可以用于预防表浅的静脉血栓复发。效果类似于普通肝素。优点包括每日1次或2次的固定剂量，不需要监测抗凝效果，并且引起血小板减少症的风险较低。剂量（每日1次）体重<50kg：5mg；50~100kg：7.5mg；>100kg：10mg。如果肌酐清除是30~50ml/min，磺达肝癸钠剂量减半。当肌酐清除率<30ml/min，禁忌使用。

其他较新的因子Xa抑制剂，阿哌沙班和利伐沙班有口服固定剂量的优点，被用作维持抗凝，无需监测抗凝效果。他们与其他少数药物产生相互作用，比如：唑类抗真菌药治疗和一些HIV治疗会增加因子Xa抑制剂药物浓度，而一些抗惊厥药和利福平会降低药物浓度。阿哌沙班和利伐沙班用于初始抗凝时，不需要和其他肠道外抗凝药叠加使用，但是依杜沙班通常需要肠道外抗凝5~10日。

肾功能不全患者剂量均需要减少。阿哌沙班可以用于肾功能不全者，最新的数据认为甚至可以用于血透患者。Andexanet可以用于逆转因子Xa抑制剂（阿哌沙班，利伐沙班，依杜沙班）的抗凝作用，但是目前很多地方没有上市。如果出血加重，需要拮抗，可以考虑4因子凝血酶原复合物，并咨询血液科。这些药物对于PE合并严重心肺代偿失调的患者的安全性和有效性尚未明确。

直接凝血酶抑制剂：达比加群也已证明可有效治疗急性DVT和PE。Idarucizumab可用于逆转其抗凝作用。

最后，患者怀疑或证实肝素诱导的血小板减少症，静脉使用阿加曲班或皮下使用磺达肝癸钠可用于抗凝。新的口服抗凝血剂对肝素诱导的血小板减少症的治疗效果还在研究中，但是在血小板恢复正常后，是可以使用的。

维持抗凝　可以降低凝块扩大或栓塞的危险，并减少新凝块形成。维持抗凝药物的选择包括：
- 口服维生素K拮抗剂（美国用华法林）
- 口服因子Xa抑制剂（阿哌沙班，利伐沙班，依杜沙班）
- 口服凝血酶直接抑制剂（达比加群）
- 极少情况下使用皮下注射低分子肝素

华法林：是有几十年历史的长期有效的口服抗凝剂。但是有若干原因使得它的使用不太方便。在大多数患者，华法林和肝素（或磺达肝癸钠）通常同一日开始使用作为初始抗凝治疗。治疗时肝素（或磺达肝癸钠）与华法林应重叠应用最少5日直到INR达标（2.0~3.0）至少24小时。华法林的主要缺点是需定期监测INR，频繁调整剂量，以及药物相互作用。医生给予华法林时应考虑多药的相互作用，特别是新加的药物。

出血是华法林治疗的最常见并发症，年龄>65岁、有并发症（特别是糖尿病、近期心肌梗死、血细胞比容<30%、血肌酐>1.5mg/dl）、有卒中或胃肠道出血病史的患者危险度最高。出血可以用维生素K 2.5~10mg静注或口服来逆转华法林的作用，在紧急情况下，还可以使用含有新鲜冰冻血浆或新的浓缩物制剂（凝血酶原复合物浓缩物），内含因子Ⅱ（凝血酶原），因子Ⅶ，因子Ⅸ，因子Ⅹ，蛋白C和蛋白S。

维生素K可引起面红、局部疼痛，极少数情况下出现过敏反应。

华法林导致的组织坏死是华法林治疗的一个严重并发症。通常发生在肝素诱导的血小板减少症患者在血小板恢复之前开始使用华法林的情况。基于这些考虑，以及更方便的口服抗凝药的开发，华法林的应用将会在未来几年大幅下降。

抑制因子Ⅹa的口服抗凝药：阿哌沙班和利伐沙班，可同时用于初始和维持抗凝治疗（表61-3）。这些药物剂量固定且无需监测抗凝效果，药物之间的相互作用也较少，比华法林更方便。在临床试验中，利伐沙班[1,2]、阿哌沙班[3]和依杜沙班[4]在预防反复DVT和PE的治疗效果与华法林相当。一个关于大型Ⅲ期随机对照的临床试验的系统分析显示口服因子Ⅹa抑制剂所引起的大出血概率，包括颅内出血，显著低于华法林[5]。利伐沙班和阿哌沙班的另一个优点是在治疗6~12个月后，剂量可以减少（利伐沙班10mg，每日1次口服；阿哌沙班2.5mg，每日2次口服）。

表61-3 口服抗凝药

用药	剂量	备注
因子Ⅹa抑制剂		
阿哌沙班	10mg,bid,7日 然后5mg,bid	—
依杜沙班	60mg,qd 如果肌酐清除率15~50ml/min，或者体重≤60kg，则30mg,qd	起初5~10日需要同时使用肝素 肌酐清除率<15ml/min 时不能使用依杜沙班
磺达肝癸钠	<50kg:5mg,qd 50~100kg:7.5mg,qd >100kg:10mg,qd	肌酐清除率是30~50ml/min：磺达肝素剂量减半 肌酐清除率<30ml/min，该药禁忌使用
利伐沙班	15mg,bid，与食物同服，21日，然后20mg,qd，与食物同服	当肌酐清除率<30ml/min 时不应用利伐沙班
因子Ⅱa(凝血酶)抑制剂		
达比加群	150mg,bid	起初5~10日需要同时使用肝素治疗 当肌酐清除率<30ml/min 时不应使用达比加群

在使用依杜沙班治疗前，必须使用肝素或低分子量肝素治疗5~10日。

直接凝血酶抑制剂达比加群也可以用于维持抗凝治疗。和依杜沙班一样，在开始使用达比加群前，也需要使用肝素或低分子量肝素5~10日。达比加群引起的临床相关出血比华法林低。作为维持治疗，达比加群具有和因子Ⅹa抑制剂相同的优点和缺点。

皮下注射低分子肝素　主要用于高危癌症病人，或者在口服抗凝药治疗的基础上仍有反复PE的病人。近期的数据认为利伐沙班在癌症病人也同意有效[6]。

阿司匹林　也有把其用于长期维持治疗的研究，结果证明其效果比安慰剂好，但是低于所有其他抗凝药。在已经用口服抗凝药治疗6-12个月的病人，利伐沙班10mg每日一次的抗凝效果优于阿司匹林，且安全性相当[7]。

抗凝持续时间：PE维持抗凝治疗的时间决定于各种因素（如PE的危险因素，出血风险），短至三个月，长至终身。如果是由明显的一过性危险因素（如制动，近期手术，外伤）引起的PE，只需要3个月。无诱因、风险因素持续存在（如癌症，血栓形成倾向症）以及复发性PE，如果出血风险不高，则需要长期抗凝治疗。

出血的危险因素包括：
- 年龄>65岁
- 出血史
- 血小板减少症
- 抗血小板治疗
- 抗凝控制不佳
- 频繁跌倒
- 肝衰竭
- 酗酒
- 近期手术
- 功能下降
- 既往中风史
- 糖尿病
- 贫血
- 癌症
- 肾衰竭

没有以上出血的危险因素时被认为低出血风险；有一个危险因素；高度出血风险时为中度出血风险；有两个或更多的危险因素。

参考文献

[1] EINSTEIN Investigators, Bauersachs R, Berkowitz SD, et al. Oral rivaroxaban for symptomatic venous thromboembo-

lism[J]. N Engl J Med,2010,363(26):2499-2510.

[2] EINSTEIN-PE Investigators,Buller HR,Prins MH,et al. Oral rivaroxaban for the treatment of symptomatic pulmonary embolism[J]. N Engl J Med,2012,366(14):1287-1297.

[3] Agnelli G,Buller HR,Cohen A,et al. Oral apixaban for the treatment of acute venous thromboembolism[J]. N Engl J Med,2013,369(9):799-808.

[4] Hokusai-VTE Investigators,Buller HR,Decousus H,et al. Edoxaban versus warfarin for the treatment of symptomatic venous thromboembolism[J]. N Engl J Med,2013,369(15):1406-1415.

[5] van Es N,Coppens M,Schulman S,et al. Direct oral anticoagulants compared with vitamin K antagonists for acute symptomatic venous thromboembolism:evidence from phase 3trials[J]. Blood,2014,124(12):1968-1975.

[6] Young AM,Marshall A,Thirlwall J,et al. Comparison of an oral factor Xa inhibitor with LMWH in patients with cancer with VTE Results of a randomized trial(SELECT-D)[J]. J Clin Oncol,2018,36(20):2017-2029.

[7] Weitz JI,Lensing AWA,Prins MH,et al. Rivaroxaban or aspirin for extended treatment of venous thromboembolism [J]. N Engl J Med,2017,376:1211-1222. doi:10.1056/NEJMoa1700518. Epub 2017 Mar 18.

尽快减少血栓负荷

对PE合并顽固性低血压者(大面积PE)要考虑经导管药物溶栓治疗或手术取栓。适用于低血压和需要使用升压药或者收缩压<90mmHg持续至少15分钟的血流动力学障碍患者。虽然轻度右室障碍(根据临床,心电图或超声心动图检查判断)只需抗凝治疗,但如果出现严重右室功能障碍和/或严重低氧血症,即使没有低血压也可能需要溶栓治疗或血栓切除术,尤其是当患者出现心跳加快、血压进一步下降、血氧饱和度进一步下降等提示情况恶化的表现时。

系统性溶栓治疗 以阿替普酶(组织型纤维蛋白溶酶原激活剂,tPA)进行药物溶栓是一种快速恢复肺动脉血流的无创方式,但关于其长期获益和出血风险的利弊权衡仍有争议。多数专家认为如果患者有血流动力学障碍时,应该予以系统性溶栓治疗,尤其是当血流动力学障碍很明显时。目前虽然没有针对系统性溶栓对改善次大面积PE患者生存率的前瞻性随机研究,一些专家建议当患者存在多个或较大血栓、严重的右心室功能不全、显著心动过速、显著低氧血症和其他伴随问题如在腿部残余血栓、肌钙蛋白增高和/或BNP增高等等情况时选择溶栓。其他人则认为溶栓治疗只应用于大面积肺栓塞患者。

溶栓绝对禁忌证:
- 既往出血性脑卒中
- 一年内有缺血性中风
- 任何部位的活性外部或内部出血
- 2个月内颅内损伤或手术
- 颅内肿瘤
- 过去几天某些手术史

其相对禁忌证包括:
- 近期手术(≤10日)
- 出血体质(如肝功能不全)
- 妊娠
- 近期穿刺过不可压迫的大静脉(如锁骨下或颈内静脉)
- 近期的股动脉插管(如≤10日)
- 消化性溃疡或其他会增加出血危险的状况
- 严重高血压(收缩压>180mmHg或舒张压>110mmHg)
- 由PE导致晕厥所引起的头部外上,即使头颅CT正常

除非同时并发脑出血,对于大面积PE危及生命的情况,即使存在"溶栓绝对禁忌"有时也会给予溶栓治疗。对于有溶栓相对禁忌证的患者时,是否进行溶栓治疗也要视情况而定。

在美国,阿替普酶用于系统性溶栓(表61-4),链激酶和尿激酶已经不用于急性PE的治疗。

表61-4 系统性溶栓方案

用药	标准方案
阿替普酶*	100mg 持续静脉输注 2h
链激酶†	250 000U 静脉输注 30min 然后,100 000U/h 静脉输注 24h
尿激酶†	4 400U/kg 静脉输注 10min 然后,4 400U/(kg·h)静脉输注 12h

* 一些数据表明,低剂量的阿替普酶(50mg)和100mg的标准剂量一样有效,而且出血风险降低。
† 美国已经不再使用。

导管治疗 通过导管直接治疗PE(溶栓,取栓),将导管直接放置于肺动脉破坏或溶解血栓。一般用于治疗大面积PE,在次大面积PE的治疗中适应证也在逐渐增加。迄今为止的前瞻性随机临床试验证明,和单独抗凝相比,经导管介入治疗的患者RV/LV比值在24小时后明显改善。与全身溶栓相比,导管溶栓的安全性和有效性正在研究中。

基于导管的PE溶栓治疗 通过右心脏导管和肺动脉造影确认导管到达肺动脉,溶栓药物通过导管直接送达近端的大血栓。目前广泛使用高频低能超声以帮助溶栓药物的到达血栓部位。超声通过分解纤维蛋白丝和促进溶栓药物渗透到血栓内部来加速溶栓进程。

其他技术包括**导管介入的旋转吸取栓术**,有时还需联合使用体外循环。与系统性溶栓和导管溶栓不同的是,导管旋转吸取血栓术的不同之处在于需要一个较大内径的导管,被吸出的血液必须回输到静脉(通常股静脉)。最适用于有腔静脉、右心房、右心室途经血栓的情况。不管使用什么其他疗法,静脉-动脉体外膜肺氧合(ECMO)可以用作重症急性PE患者抢救手段。

手术取栓术 仅适用于经支持治疗后仍有低血压(补

液和吸氧后收缩压仍≤90mmHg或需要升压药物治疗），或有心跳和呼吸骤停风险的PE患者。如果有溶栓禁忌可考虑手术取栓，也可根据当地的资源和经验在手术取栓前尝试导管直接取旋转吸取血栓。手术取栓似乎提高大面积PE患者的生存率，但没有被广泛使用。经导管溶栓/栓塞移除，还是手术取栓的选择取决于当地的资源和经验。

体外膜氧合

体外膜氧合（ECMO）也越来越多用于致命性急性PE有溶栓禁忌或者溶栓失败时。ECMO可以用于手术或者导管介入治疗前的过渡治疗，也可以为药物抗凝治疗赢来更多时间。

预防

预防急性血栓栓塞 预防PE意味着预防深静脉血栓（DVT）；预防的必要性取决于患者的危险因素。包括：

- 手术类型和时长
- 伴随疾病，包括癌症和血液高凝状态
- 中心静脉导管放置
- DVT或PE的病史

对卧床、外科手术特别是骨科手术后的患者，预防措施尤其有益，而且大多数此类患者可在血栓形成前被发现（表61-5）。预防药物包括小剂量普通肝素、低分子量肝素、华法林、磺达肝素、口服抗凝剂（利伐沙班、阿哌沙班、达比加群）加压装置、弹力加压长筒袜。

药物或预防装置的选择原则取决于多种因素：患者群体，危险因素，禁忌证（出血风险），费用及使用的便利性。美国胸科医师协会发表了非常详尽全面的关于手术、非手术患者及妊娠期急性深静脉血栓的预防建议，包括预防持续时间，并且研究了不同人群的预防必要性。

手术类型、患者的具体因素决定了DVT的风险。独立危险因素包括：

- 年龄≥60岁
- 既往DVT或PE病史
- 癌症
- 麻醉超过2小时
- 卧床休息≥4日
- 男性
- 住院时间≥2日
- 败血症
- 妊娠或产后状态
- 中心静脉通路
- BMI>40

Caprini评分广泛用于评估手术患者深静脉血栓形成危险分层和预防必要性（表61-5）。

基于风险评估评分决定是否进行DVT预防（表61-6），以及选择适当的预防措施，包括从早期下床活动到使用肝素。

表61-5 血栓形成的风险评估

危险因素	评分
年龄/岁	
41~60	1
60~74	2
≥75	3
手术	
住院期间小手术	1
在过去1个月内大手术	1
住院期间关节镜手术	2
目前住院期间大手术持续>45min	1
目前住院期间腹腔镜手术持续>45min	2
目前住院期间择期腿部主要关节置换术	5
伴随情况	
静脉曲张	1
炎症性肠病	1
腿部出现水肿	1
肥胖（BMI>25）	1
急性心肌梗死	1
前1个月内心脏衰竭	1
前1个月内脓毒症	1
前1个月内严重的肺部疾病*	1
肺功能异常（如慢性阻塞性肺疾病）	1
中心静脉通路	2
癌症（现在或以前）	2
DVT/PE史	3
血栓的家族史[†]	3
凝血因子V_{Leiden}突变	3
凝血酶原20210A基因突变	3
血清同型半胱氨酸升高	3
狼疮抗凝物阳性	3
抗心磷脂抗体增高	3
肝素诱发的血小板减少症	3
其他先天性或获得性血栓形成倾向	3
前1个月内卒中	5
前1个月内多发创伤	5
前1个月内急性脊髓损伤/麻痹	5
制动	
正卧床休息（内科患者）	1
卧床休息>72h	2
前1个月内的石膏固定	2
前1个月内的髋部、骨盆或小腿骨折	5
女性的危险因素	
口服避孕药、激素替代治疗	1
前1个月内妊娠或产后不明原因的死胎史，反复自然流产（≥3），早产与毒血症或生长受限的婴儿	1
其他	
其他危险因素[‡]	1

*包括肺炎在内的严重肺病。
[†]血栓家族史是最易遗漏的危险因素。
[‡]其他危险因素包括体重指数>40、吸烟、糖尿病需要胰岛素、化疗、输血以及手术>2h。

BMI,体重指数；COPD,慢性阻塞性肺疾病；DVT,深静脉血栓形成；PE,肺栓塞。

数据来源于Gould MK, Garcia DA, Wren SM, et al. Prevention of VTE in Nonorthopedic Surgical Patients Antithrombotic Therapy and Prevention of Thrombosis. 9th ed. American College of Chest Physicians Evidence-Based Clinical Practice Guidelines. Chest 141(2_suppl):2012, e227S。

表 61-6　根据 Caprini 评分采取预防措施

分数	危险性	预防措施
0	非常低	早期下床活动
1~2	低	间断加压装置
3~4	中度	肝素 q8h 使用或低分子肝素±SCD
≥5	高度	肝素或低分子肝素+SCD

肺栓塞预防的药物方案　预防深静脉血栓的药物通常在手术后开始,以防止术中大出血。然而术前预防也有效。

普通外科手术病人,通常给予**低剂量普通肝素 5 000U,每 8~12 小时 1 次,持续 7~10 日**,或直到患者能完全下床活动。未接受手术的制动患者以 5 000U 皮下注射每 8~12 小时 1 次直到下床活动。

低分子肝素:在预防深静脉血栓形成时所用的剂量取决于具体的药物(依诺肝素、达肝素、亭扎肝素)。低分子量肝素用于预防 DVT 和 PE 的效果至少和低剂量肝素相当。

磺达肝癸钠:是因子 Ⅹa 的选择性抑制剂。在骨科手术或某些情况下,2.5mg 皮下注射,每日 1 次,可达到和低分子肝素一样的疗效。

在髋关节或膝关节置换术时,**华法林 2~5mg/d** 或维持 INR 于 2~3 之间的剂量通常安全有效。它仍然被一些骨科医生用于这类患者的血栓预防,但越来越多地被使用较新的口服抗凝剂取代。

利伐沙班:口服因子 Ⅹa 抑制剂,可以用于全膝关节或髋关节置换术的患者预防急性 DVT/PE。剂量为 10mg/d 一次口服。它在其他患者(手术和非手术)的使用,目前正在研究中。

阿哌沙班:口服因子 Ⅹa 抑制剂,也被用于全膝关节或髋关节置换术的患者 DVP/PE 的预防。剂量为 2.5mg/d,每日两次口服。和利伐沙班一样,在其他类型患者中的使用,目前正在研究中。

肺栓塞的预防设备　下腔静脉滤器、间歇气压疗法(也称为连续加压装置,SCD)和弹力长筒袜单独或联合药物治疗能有效预防 PE。这些设备是否单独使用或联合使用取决于具体情况。

下腔静脉滤器(inferior vena cava filter,IVCF):对于腿部有 DVT 的患者能有效预防 PE,但长期放置 IVCF 会导致相应的并发症。如果 PE 复发可能危及生命时,使用 IVCF 利大于弊的。但是,目前关于这方面的临床研究很少。过滤器适应证:

- 确诊 DVT 和抗凝禁忌
- 在抗凝充足基础上仍有 DVT 复发(或栓子)
- 肺动脉血栓内膜剥脱术后
- 心肺功能很差,不能耐受小栓子脱落形成肺栓塞

由于静脉侧支的形成可能为血栓提供新的通道,滤器也会形成血栓,因此仍然会有 PE 的风险,所以有反复 DVT 或有不可控制的 DVT 危险因素的患者仍需抗凝治疗。过滤器的放置一般通过颈内静脉或股静脉导管,最佳放置位置是肾静脉入口下方。大多数 IVCF 是可以移除的。在很少的情况下,滤器可能在血管内游走,甚至到达心脏,这时候需要取出并重新放置。滤器上还有可能形成血凝块,堵塞血管,引起双侧腿部静脉瘀血(如急性疼痛性蓝肿)、下肢缺血和急性肾衰竭。

间歇气压疗法(IPC)和 SCD　规律地给予小腿和/或大腿外源性压迫以防止血栓。其预防小腿 DVT 的效果优于腿部近端 DVT。但其单独使用不足以预防髋关节或膝关节置换术后患者术后 DVT。所以往往用于其他低风险手术患者,或者 DVT 风险低但出血风险高的内科患者。理论上来讲,对于制动的、可能有潜在 DVT 但是没有接受 DVT 预防治疗的患者,使用 IPC 可诱发 PE。

分级弹力加压袜　很可能比外部充气加压装置效果较差,但有一项系统分析表明,在术后患者,压力袜将 DVT 的发生率为 13%,而对照组 26%。

肺栓塞的预防选择　外科术后有 DVT/PE 高风险的患者,建议使用低剂量普通肝素,低分子肝素,或适量的华法林。

在髋关节或膝关节的手术之后,还可以使用利伐沙班和阿哌沙班等新型口服抗凝剂。这些药物是安全有效,而且不需要像华法林一样需要频繁验血来监测抗凝水平。

对于**髋关节置换**患者应在术后服用抗凝药 35 日。对 DVT/PE 和出血的危险性均极高的患者,临时置入 IVCF 是可选择的预防性措施。

还有一类静脉血栓高风险患者是择期神经外科手术、急性脊髓损伤及多发性外伤的患者。考虑到颅内出血的风险,神经外科患者通常使用物理方法(SCD 和弹性袜)预防血栓形成,此外,低分子肝素也是可以考虑的替代措施。对高危患者,联用 SCD 和 LMWH 比单用一种更有效。有限的数据支持在脊髓损伤或复合伤时联用 SCD、弹性袜和低分子肝素。极高危患者可以考虑放置暂时 IVCF。

在**急性患者**可以使用低剂量肝素,低分子量肝素,或磺达肝素。当有抗凝治疗禁忌证时,可用 SCD、弹性袜或两者联用。卒中患者可用低剂量的常规肝素或低分子肝素;SCD、弹性袜或两者联用可能有效。

> **关键点**
> - 急性肺栓塞是一种常见的和可能潜在致死的疾病
> - 大多数死于急性 PE 的患者甚至都没有被疑诊过,因此临床怀疑和确诊 PE 非常重要
> - 抗凝治疗可以提高生存率,因此当确诊或高度怀疑 PE 时应给予抗凝治疗。
> - 大面积 PE 和某些次大面积 PE 患者应考虑溶栓治疗或血栓切除术
> - 应对所有有血栓风险的住院患者给予预防深静脉血栓形成(包括 PE)的措施

更多信息

The American College of Chest Physicians Guidelines on Prevention of Thrombosis.

非血栓性 PE 常见原因

肺栓塞的非血栓来源包括空气，脂肪，羊水，感染物质，异物和肿瘤。

非血栓性原因也可导致肺栓塞。非血栓性 PE 的临床表现与血栓性 PE 有所不同。诊断通常部分或完全根据临床标准，特别是患者的危险因素。治疗主要包括支持治疗。

空气栓塞 空气栓塞是由大量空气进入体循环静脉或右心室，随后进入肺动脉所致。可能发生肺流出道梗阻，可导致迅速死亡。原因包括手术，钝伤，有缺陷的或没有封闭的静脉导管，也可在插入或移除中心静脉导管过程中由于操作失误引起。

治疗包括将患者左侧卧位，最好是头低脚高位，使气体停留在右心室尖端以避免脑栓塞和主要肺动脉流出道阻塞。还需要支持治疗措施。

另一种不同的情况是，潜水后快速减压可导致肺循环内大量微气泡的形成，从而可导致内皮损伤、低氧血症、弥散性渗出（参见动脉气体栓塞）。

脂肪栓塞 脂肪栓塞是脂肪或骨髓颗粒进入体循环静脉进而到达肺动脉所致。病因包括长骨骨折、骨科手术、镰状细胞危象的患者微血管阻塞或骨髓坏死，少见原因为自身或经静脉给予的血清脂质的毒性改变。

脂肪栓塞的肺部表现与急性呼吸窘迫综合征相似，为快速发生的严重低氧血症、常伴有神经系统改变和瘀斑。

长骨骨折早期行夹板固定或手术比外固定术更有效预防脂肪栓塞。

羊水栓塞 羊水栓塞较少见，是在分娩过程中羊水经由母体静脉进入母体肺动脉系统所致。该综合征多发生于分娩时（羊水栓塞），或在产前相关子宫操作时，不过后者比较少见。患者由于过敏反应，血管收缩引起急性重度肺动脉高压，直接肺微血管毒性导致低氧血症和肺浸润，最终导致心脏衰竭和呼吸窘迫。

感染性栓塞 脓毒性栓塞是由感染性物质栓塞于肺。原因包括静脉毒品注射，右心感染性心内膜炎，和感染性血栓性静脉炎。感染性栓塞引起肺炎的症状和体征（如发热、咳嗽、咳痰、胸痛、呼吸困难、呼吸急促、心动过速）或败血症（如发热、低血压、少尿、呼吸急促、心动过速和精神错乱）。初期胸片上可见结节影，渐发展到周围出现渗出，可形成空洞（尤其当栓塞是由金黄色葡萄球菌引起时）。

治疗主要针对潜在感染。

异物栓塞 异物栓塞是颗粒物质进入肺动脉系统而引起，通常是静脉注射无机物，如海洛因使用者注入的滑石粉或精神异常患者注射的元素汞。

可引起局部肺浸润。

肿瘤栓塞 肿瘤栓塞是恶性肿瘤（常为腺癌）的少见并发症，肿瘤细胞自脏器脱落进入体循环静脉和肺动脉系统，在此定位、增殖、阻塞血流。

患者的典型表现为气急、胸膜炎样胸痛，数周至数月后出现肺心病体征。

肺内微结节或弥散性渗出提示诊断，确诊依靠活检，偶可依靠针吸细胞学和肺毛细血管血的组织学检查。

62. 肺动脉高压

肺动脉高压

肺动脉高压是指肺循环压力升高。可因很多原因继发；一些病例为特发性。肺动脉高压时，肺血管收缩、增生、纤维化。肺动脉高压导致右室负荷过重和右心衰竭。肺动脉高压导致右室负荷过重和右心衰竭。症状为乏力、劳力性呼吸困难，偶有胸部不适和晕厥。症状为乏力、劳力性呼吸困难，偶有胸部不适和晕厥。发现肺动脉压力升高可诊断（超声心动图可提示诊断，右心导管检查可确诊）。治疗使用肺血管舒张剂和利尿剂。在某些晚期病例，可进行肺移植。如没有可治疗的原发病因，则预后一般不佳。

肺动脉高压定义为静息状态时经右心导管测定肺动脉平均压≥25mmHg 而肺动脉闭塞压（肺毛细血管楔压）正常（≤15mmHg）。

病因

许多疾病和药物会引起肺动脉高压。引起肺动脉高压最常见的原因包括：

- 左心衰竭，包括舒张功能不全
- 间质性肺病伴低氧血症
- 混杂因素：睡眠呼吸暂停，结缔组织病，和复发性肺栓塞

根据病理生理学和临床特征的不同通常将肺动脉高压分为五类（表 62-1）。第一类（肺动脉高压）主要累及肺小动脉。

少数偶发肺动脉高压病例无明确原发病因，被称为特发性肺动脉高压。肺动脉高压的遗传形式（常染色体显性遗传伴不完全外显率）已经确定；75%的病例是由骨形态发生蛋白 2 型受体（*BMPR2*）突变所致。其他明确的突变包括活化素样激酶 1 型受体（*ALK-1*）、窖蛋白 1（*CAV1*）、内皮糖蛋白（*ENG*）、钾通道亚家族 K 成员 3（*KCNK3*）以及 *SMAD9*，但这些突变很少见，仅见于 1%的患者。约 20%的遗传性肺动脉高压患者致病基因不明。最近发现 EIF2AK4 基因突变与 1'类肺动脉高压中的肺静脉闭塞性疾病相关。

表 62-1　肺动脉高压的分类

类别	类型	特定疾病
1	肺动脉高压	左心疾病相关的肺动脉高压 遗传性 PAH： BMPR2 ALK-1，ENG，SMAD9，CAV1，KCN-K3 未知 毒品和毒素引起的肺动脉高压 相关因素所致 结缔组织病 HIV 感染 门静脉高压症 先天性心脏病 裂体吸虫病
1'	肺静脉闭塞症和/或肺毛细血管瘤	
1"	新生儿持续性肺动脉高压(PPHN)	
2	左心疾病相关的肺动脉高压	收缩功能不全所致的左心室衰竭左心脏舒张期功能障碍，包括射血分数正常性左心脏衰竭左心瓣膜疾病先天性或后天性心脏向左分流或流入流出道梗阻和先天性心肌病
3	与呼吸系统疾病和/或缺氧相关的肺动脉高压	肺泡低通气综合征 COPD 慢性高原病肺泡毛细血管发育不良间质性肺疾病睡眠呼吸障碍
4	慢性血栓或栓塞性肺动脉高压	非血栓性肺栓塞（如肿瘤、寄生虫、异物） 血栓阻塞远端或近端肺动脉
5	杂项（不清楚或多方面的机制）	血液系统疾病 • 慢性溶血性贫血 • 骨髓增殖性疾病 • 脾切除 全身疾病 • 结节病 • 肺朗格汉斯细胞肉芽肿 • 淋巴管平滑肌瘤病 代谢性障碍 • 糖原沉积病 • 戈谢病 • 甲状腺疾病 其他障碍 • 纤维性纵隔炎 • 肿瘤，造成阻塞 • 慢性肾脏病 • 肺动脉高压

经许可改编自 Fifth World Symposium on PAH, Nice, 2013. Simonneau G, Gatzoulis MA, Adatia I, et al. Updated clinical classification of pulmonary hypertension[J]. Journal of the American College of Cardiology 62(supplement D), 2013; D34-D41.

某些药物和毒物体是肺动脉高压的危险因素。肯定与肺动脉高压有关的包括食欲抑制剂（芬氟拉明，右芬氟拉明，阿米雷司），毒菜籽油和苯氟雷司。孕期服用 SSRI 可增加新生儿持续性肺动脉高压的风险。可能与肺动脉高压有关的药物包括安非他明，甲基苯丙胺，L-色氨酸和达沙替尼。

有遗传性溶血性贫血的患者，如镰状细胞病，有发展为肺动脉高压（占经右心导管检查确诊病例的 10%）的高危风险。其发病机制与血管内溶血及血红蛋白释放到血浆，消耗氧化亚氮，生成活性氧，并激活凝血系统有关。镰状细胞疾病引起肺动脉高压的其他危险因素包括铁过载，肝功能障碍，血栓性病症，和慢性肾脏疾病。

病理生理
肺动脉高压的病理生理学机制包括：
- 肺血管阻力增加
- 肺静脉压力增高

肺血管阻力增高可由于肺血管床闭塞或低氧导致肺血管收缩所致。肺动脉高压以可逆性血管收缩、血管内皮和平滑肌增生肥大、慢性炎症，最终导致血管壁重塑为特征。血管收缩的部分原因是血栓素和内皮素-1（两者均为血管收缩剂）活性增强，依前列醇和氧化亚氮（两者均为血管舒张剂）活性降低。血管阻塞使肺血管压力增加，进一步损伤内皮。损伤激活了内膜表面的凝血过程，可能加重肺动脉高压。

血小板功能异常，纤溶酶原激活物抑制剂 1，纤维蛋白肽 A 增加和组织纤溶酶原激活物活性降低引起凝血异常和血栓形成也是可能的原因。血小板被激活后，可通过分泌促进成纤维细胞和平滑肌细胞增殖的物质，如血小板衍生的生长因子，血管内皮生长因子和转化生长因子发挥重要作用。内皮表面的局部凝血不应与慢性血栓栓塞性肺动脉高压相混淆，后者是由机化的肺动脉栓子引起的肺动脉高压。

肺静脉压力增高通常是由于各种原因导致左室压力升高所致。肺静脉压力增高可造成肺泡-毛细血管壁损伤和肺水肿。肺静脉压力持续增高，最终可导致不可逆的肺泡-毛细血管膜增厚，肺弥散功能下降。肺静脉高压最常见的原因是射血分数正常的左心衰竭，通常见于有高血压和代谢综合征的老年妇女。跨肺压梯度（平均肺动脉压-肺动脉阻塞压梯度）>12mmHg 或肺动脉舒张压肺动脉阻塞压梯度>6mmHg 时，预后较差。大多数肺动脉高压患者最终导致右心室肥厚、扩张和右心室功能衰竭。右心衰竭可使劳力时的心排出量受限。

症状及体征
几乎所有病例都出现进行性劳力性呼吸困难和乏力。伴随呼吸困难出现不典型的胸部不适和劳力性头晕或晕厥常提示病情严重。这些症状主要由于右心衰竭，心排出量不足导致。雷诺现象出现在大约 10% 的特发性肺动脉高压患者，绝大多数是女性。罕见咯血，但可能是致命的。肺动脉膨大压迫喉返神经致声嘶（Ortner 综合征）也比较少见。

晚期患者的右心衰竭体征可包括右室膨隆，第二心音广泛分裂（S2），肺动脉瓣第二心音亢进（P2），肺动脉喷射性咯喇音，右室第三心音（S3），三尖瓣反流杂音和颈静脉扩张。此外，肝瘀血和外周水肿也是常见的晚期表现。肺部听诊一般正常。患者还可能有原发病或相关疾病的表现。

诊断
- 劳力性呼吸困难

- 初步诊断：胸部X线检查，肺功能，心电图，心超和血常规
- 确诊原发病：通气-灌注扫描或血管CT，胸部高分辨CT，肺功能，多导睡眠描记，HIV检测，肝功能和自身抗体
- 评估病情严重性：6-分钟步行距离，N末端脑钠肽（BNP）或pro-BNP

有明显劳力性呼吸困难的患者，其他方面相对健康，没有已知可引起肺动脉高压的病史或体征应疑诊肺动脉高压。

患者首先行胸部X线检查、肺活量测定、心电图以排除引起呼吸困难的常见原因，然后进行多普勒超声心动图检查评估右室和肺动脉压力以及有无能引起继发性肺动脉高压的结构性左心疾病。查血常规明确有无红细胞增多症，贫血和血小板减少症。

肺动脉高压最常见的X线表现是肺门增大、血管向外周走行时截断，侧位片可见右室增大。肺活量和肺容积测定可正常或出现轻度限制性通气功能障碍，一氧化碳弥散能力（DLco）通常降低。心电图常见电轴右偏，V1导联R>S，$S_1Q_3T_3$（提示右心肥厚），P波高尖（右心房扩大）。临床上继发性原因不明显时，可进行其他诊断性检查。这些检查包括：

- 通气-灌注扫描或CT血管造影以发现血栓栓塞性疾病
- HRCT可发现肺间质疾病
- 肺功能检查以发现阻塞性或限制性肺疾病
- 血清抗体检查［如抗核抗体（ANA）、类风湿因子（RF）、Scl-70（拓扑异构酶Ⅰ）、抗Ro（抗SSA）、抗核糖核蛋白（抗RNP）和抗着丝点抗体可发现自身免疫性疾病

CT或肺通气-灌注扫描可提示慢性血栓栓塞性肺动脉高压，动脉造影可明确诊断。CT血管造影有助于发现近端血管内血栓和血管腔纤维化改变。根据临床实际情况选用其他检查如HIV检测，肝功能检查和多导睡眠描记。

如初步评估提示肺动脉高压，必须进一步行肺动脉导管术测量右心房和右心室压力、肺动脉和肺动脉闭塞压、心排出量和左室舒张压。需测量右心血氧饱和度以排除房间隔缺损。虽然肺动脉平均压>25mmHg和肺动脉闭塞压≤15mmHg，且无基础病因者定义为肺动脉高压，但多数肺动脉高压患者肺动脉压明显升高（如60mmHg）。右心导管检查术中常给予血管舒张药物，如吸入氧化亚氮，静脉使用依前列醇、腺苷。根据用药后右心压力降低程度选择药物。一度广泛应用的肺活检，因其并发症发生率和死亡率高，既非必须也不推荐。心超提示右心收缩功能障碍（如三尖瓣环收缩期位移）及明确的右心导管检查结果（如心排出量降低，平均肺动脉压力增高和右心房压力增高）提示严重的肺动脉高压。检测其他反应肺动脉高压严重度的指标有助于评估患者预后及监测疗效。这些指标包括6分钟步行距离降低和N端脑利钠肽（NT-pro-BNP）或脑利钠肽（BNP）的血浆水平升高。

一旦确诊肺动脉高压，应回顾患者的家族史以发现可能存在的基因遗传（如家族中有看似健康的成员夭折）。家族性肺动脉高压需要遗传咨询，告知家族成员患肺动脉高压的风险（约20%），提倡以超声心动图定期筛查。对特发性肺动脉高压行**BMPR2**基因突变检测可发现家族成员的发病风险。

预后

经过治疗的患者5年生存率约为50%。然而，一些研究结果表明死亡率较前降低（如法国的一项注册登记研究显示3~5年的死亡率为20%~30%，而REVEAL研究显示1~3年的死亡率为10%~30%），这可能是因为目前的治疗方法优于以前。预后较差的指标包括对血管扩张剂无反应性，低氧血症，整体身体功能差，6分钟步行距离低，NT-pro-BNP或BNP升高，心超提示右心收缩功能障碍（如三尖瓣环收缩期位移）及右心导管检查提示心排出量降低，平均肺动脉压力增高和右心房压力增高。系统性硬化症，镰状细胞病，或HIV感染者合并肺动脉高压提示预后较差。例如，镰状细胞病伴肺动脉高压患者4年死亡率为40%。

治疗

- 避免加重病情的诱因（如吸烟、高海拔、妊娠、使用拟交感神经药）
- 特发性和家族性肺动脉高压：静脉使用依前列醇，吸入，口服、皮下或静脉注射依前列醇类似物；口服内皮素受体拮抗剂，口服磷酸二酯酶5抑制剂，和/或鸟苷酸环化酶激动剂
- 继发性肺动脉高压：治疗原发疾病
- 肺移植
- 辅助治疗：吸氧，利尿剂和/或抗凝剂

第一类肺动脉高压 治疗进展较快。静脉使用依前列醇，一种依前列醇类似物，能够改善患者功能，延长患者生存期，包括经右心导管检查对血管舒张剂无反应的患者。依前列醇是目前治疗肺动脉高压最有效的药物。缺点是需要持续中心静脉置管给药和频繁发生明显的副作用，包括面部潮红、腹泻和中心静脉导管相关的菌血症。

目前可用的前列腺环素类似物包括吸入制剂（伊洛前列素及曲依前列醇）、皮下注射或静脉注射制剂（曲依前列醇）目前可用的三种口服内皮素受体拮抗剂包括波生坦，安贝生坦和马西替坦。也可使用口服磷酸二酯酶5抑制剂，如西地那非和他达拉非。利奥西呱是第一个可用的可溶性鸟苷酸环化酶激活剂。这些药物可提高患者的运动能力，降低临床恶化的复合终点，后者通常以因右心衰竭和住院次数来评估。目前没有研究比较各种口服药物的疗效。多数患者喜欢用口服药物开始治疗，根据临床反应决定是否增加第二种口服药物。如果第二种药物来自一个不同的种类（内皮素受体拮抗剂或磷酸二酯酶5抑制剂），患者的运动能力将得到改善。然而，磷酸二酯酶5抑制剂不能与利奥西呱合用，因为两类药物都会增加环磷酸鸟苷（cGMP）的水平，合用有导致低血压的风险。早期治疗及静脉或皮下注射依前列醇类似物可使合并严重右心衰竭有猝死高危风险的患者获益。

肺移植是唯一治愈该病的希望,但排斥反应,感染和闭塞性细支气管炎的高发生率使得移植后死亡率较高。5年生存率仅50%。肺移植适用于纽约心脏协会心功能分级Ⅳ级(定义为轻微活动时有呼吸困难而不能下床),所有药物治疗无效的复杂先天性心脏病患者,但符合其他肺移植健康标准的患者。许多患者需用辅助药物治疗心力衰竭,包括利尿剂,除非有禁忌证否则多需用华法林预防血栓栓塞。

第二类到第五类肺动脉高压 主要治疗为控制原发病。有左心疾病的患者需行手术治疗血管病变。在治疗原发病的基础上加用氧疗可使有肺部疾病伴低氧血症的患者获益。继发于慢性血栓栓塞性疾病的严重肺动脉高压患者的治疗包括利奥西呱和肺动脉栓塞内膜剥脱术。在体外循环的条件下,沿着肺动脉干分离机化和内皮化的血栓,该操作较急性血栓切除术更复杂。这种方法可以治愈相当一部分患者的肺动脉高压,并恢复心肺功能;在经验丰富的医疗中心,该手术的死亡率<10%。

合并肺动脉高压的镰状细胞病患者可使用羟基脲,铁螯合剂和吸氧治疗。经右心导管检查提示肺血管阻力增高的肺动脉高压患者可考虑使用选择性肺血管扩张剂治疗(依前列醇或内皮素受体拮抗剂)。西地那非可增加镰状细胞病患者疼痛危象的发生率,因此仅用于患者出现限制性血管闭塞危象和使用羟基脲治疗或输血治疗时。

> **关键点**
> - 肺动脉高压可分为五类
> - 难以用其他心肺疾病解释的呼吸困难患者需怀疑肺动脉高压
> - 先行胸片,肺功能,心电图和经胸超声心动图来协助诊断
> - 右心导管术可确诊
> - 可予肺血管扩张剂治疗第1组患者,如治疗无效,考虑肺移植
> - 第2~5组患者主要通过治疗基础疾病,对症治疗,有时采用其他措施

门静脉-肺动脉高压

门静脉-肺动脉高压是指肺动脉高压伴门静脉高压且无其他继发因素。

多种病因引起门静脉高压伴或不伴肝硬化的患者可发生肺动脉高压。慢性肝病患者中门静脉-肺动脉高压较肝肺综合征少见(3.5% vs 12%)。

主要症状是呼吸困难和疲劳。也可出现胸痛及咯血。患者有肺动脉高压的体征和心电图异常,并可有肺心病的表现(颈静脉充盈、水肿)。常见三尖瓣反流。

超声心动图可提示诊断,右心导管检查可确诊。

治疗同原发性肺动脉高压,但需避免使用肝毒性药物及抗凝剂(参见第446页)。血管扩张剂治疗可使部分患者获益。基础肝脏疾病是决定预后的主要因素。门静脉-肺动脉高压是肝移植的相对禁忌证,因其可增加术后并发症的发生率和死亡率。然而,部分轻度肺动脉高压的患者在肝移植后病情减轻。一些中心认为经血管扩张剂治疗后平均肺动脉压力<35mmHg者可考虑行肝移植。

肝肺综合征

肝肺综合征是门静脉高压患者因血管扩张引起的低氧血症;呼吸困难和低氧血症在直立体位时加重。

肝肺综合征是因慢性肝病患者肺内动静脉扩张所致。发病机制不明,目前认为可能与肝内扩血管物质产生增加或缩血管物质清除降低有关。血管扩张可致通气血流比例失调,从而导致低氧血症,特别是患者常因系统性血管扩张引起心排出量增加。这种异常多见于肺基底部,故肝肺综合征可引起斜卧呼吸和直立性低氧血症,即患者在坐位或直立位时出现呼吸困难和低氧血症,卧位时可缓解。多数患者有慢性肝病的皮肤特征,例如蜘蛛痣。然而,约20%患者只表现为肺部症状。

诊断
- 氧饱和度测定
- 心脏超声造影图和其他影像学检查

肝病患者主诉呼吸困难(特别是出现斜卧呼吸)时应怀疑肝肺综合征。有明显临床症状者应测定脉搏氧饱和度。如症状较重(如静息时呼吸困难),应测定呼吸空气和100%氧气时的动脉血气以判断分流量。

心脏超声造影有助诊断。静脉注射由生理盐水振荡产生的微泡,正常情况下不能通过肺泡毛细血管,而肝肺综合征的患者可快速(在7个心动周期内)经肺到达左心房。同样地,静脉注射^{99m}锝标记的白蛋白可经肺到达肾和脑。肺血管造影可以显示弥漫的细点或斑点样血管结构。除非怀疑血栓栓塞,一般不需要血管造影。

治疗
- 吸氧

主要治疗是对症给氧。其他治疗,如生长抑素抑制血管舒张,只对部分患者有一定的疗效。因为病变血管数量多范围广,线圈栓塞术实际上不可能应用。吸入氧化亚氮合成酶抑制剂将来可能成为一种治疗方法。肝移植后或基础肝病缓解,肝肺综合征可能减轻。未经治疗的患者预后差(生存期<2年)。

> **关键点**
> - 肝肺综合征患者具有慢性肝病的表现,并出现斜卧呼吸
> - 疑诊患者需测定脉搏血氧饱和度,并考虑ABG和影像学检查(如心脏超声造影)
> - 治疗方法为氧疗

63. 呼吸康复治疗

胸部物理疗法

胸部物理疗法包括胸壁叩击、体位引流、震荡等体外机械性手段，用以促进气道分泌物的移行和清除。它适用于咳嗽不能有效清除黏稠分泌物者如纤维化、支气管扩张、肺脓肿、神经肌肉疾病和重力依赖区肺炎患者。

禁忌证 所有胸部物理治疗的禁忌证都是相对的，包括以下情况：
- 体位或操作引起的不适
- 凝血功能障碍
- 椎骨骨折或骨质疏松
- 近期咯血

操作 胸部物理治疗可由呼吸治疗师进行，但也可将操作技术教授给患者家属。

最常用的操作是体位引流和胸部叩击，转动患者体位促进特定肺叶和肺段的分泌物引流，同时弓起手背叩击患者胸部使分泌物松解、移行，然后被咳出或引流出。这种操作在某种程度上使患者感到不适和疲劳。除了用手叩击之外，其他方式如机械振荡器和充气马甲也可用于胸部叩击。

除胸部叩击外，其他帮助通畅气道的方法包括呼吸方式的控制、保证气道开放的呼气正压装置、超低频气道震荡装置等。清除气道的方式的选择是相对性的，需根据患者的个人需要和喜好。

> **经验与提示**
> - 如门脉高压患者出现卧位可缓解的呼吸困难需考虑肝肺综合征

并发症 并发症不常见，包括体位相关性低氧血症和分泌物误吸入其他肺区。

呼吸康复治疗

慢性阻塞性肺疾病患者呼吸康复治疗是用锻炼、教育和行为干预来提高生活质量。适用于任何呼吸系统症状引起活动受限的疾病（如 COPD、间质性肺病、神经肌肉疾病致胸壁无力）以及长时间呼吸机依赖后呼吸功能恢复。

对很多慢性呼吸系统疾病患者而言，药物治疗仅能部分缓解症状和并发症。呼吸康复的综合方案可缓解气短、提高运动耐力、在一定程度上减少住院次数，从而产生显著的临床改善，然而这些方案不能改善生存。呼吸康复只要不超出预期的体力消耗和运动，没有并发症。

禁忌证 是相对的，包括试图增加患者活动量时可能使情况复杂化的并发症（如未经治疗的心绞痛、左心室功能不全）。然而这些并不妨碍其他呼吸康复措施的运用。

操作 呼吸康复项目由医生、护士、呼吸治疗师、理疗师和职业治疗师、心理学家或社会工作者组成的团队来实施。

运动训练： 包括有氧运动、呼吸肌和上下肢体力量的训练。

教育： 包括多项内容。戒烟咨询是重要的。教授呼吸技巧（如缩唇呼吸：呼气开始时缩唇，以降低呼吸频率，减少气体陷闭）和保存体能原则将对患者很有帮助。解释治疗，包括药物的正确使用，以及规划临终护理，都很必要。

心理干预： 包括对抑郁、焦虑、恐惧的心理咨询和反馈，这些心理问题阻碍了患者充分参与各项活动。

64. 结 节 病

结节病

结节病是以单个或多个脏器和组织非干酪性肉芽肿性病变为表现的疾病，其病因未明。可侵犯全身各个脏器，肺部和淋巴系统最常受累。肺部表现从无症状至劳力性呼吸困难轻重不等，极少情况下可出现肺或其他器官功能衰竭。常因肺部受累而疑诊此症，经胸片、肺组织活检并排除其他肉芽肿性炎后可确诊。一线治疗药物为糖皮质激素。病变局限者预后佳，但病变广泛者预后差。

结节病常见于 20～40 岁人群，偶有儿童和老年患者。该病世界性分布，以美国黑种人和北欧人种，尤其是斯堪的纳维亚人中发病率最高，不同种族间症状差异较大，如美国黑种人以胸外表现较多见。女性发病率高于男性。冬季和早春发病率增加，原因未明。

Löfgren 综合征 Löfgren 综合征以急性多关节炎、结节性红斑和肺门淋巴结肿大三联症为特征。常有发热、乏力、葡萄膜炎，有时有腮腺炎。在斯堪的纳维亚人和爱尔兰女性中较为常见。

Löfgren 综合征通常是自限性的。一般对 NSAID 治疗反应性好。复发率低。

Blau 综合征 Blau 综合征是一种在儿童时期发病的常染色体显性遗传的结节病样疾病。该病发病年龄通常小于4岁，表现为关节炎、皮疹以及葡萄膜炎。Blau 综合征往往是自限性的，NSAID 治疗后通常症状缓解。

病因

一般认为结节病是具有遗传易感性的人群在环境抗原刺激下发生炎症反应造成的。可能的触发因素包括：

- 痤疮丙酸杆菌 Propionibacterium acnes 和分枝杆菌［潜在的结核分枝杆菌 Mycobacterium tuberculosis 过氧化氢酶及过氧化物酶（mKatG）蛋白］
- 真菌或存在于工作场所的带有发霉气味的某些不明物质

烟草使用与结节病的发生呈负相关。下列证据支持遗传易感性：

- 同卵双生比异卵双生发病一致性要高；
- 结节病患者的1、2级亲属中结节病患病率增加（约3.6%～9.6%）；
- 结节病患者的兄弟姐妹罹患结节病的风险增加了五倍；
- 已鉴定出与结节病相关的几种可能的 HLA 和非 HLA 基因

病理生理

由未知抗原触发细胞介导的免疫反应，以 T 细胞和巨噬细胞聚集、释放细胞因子和趋化因子，并机化成为肉芽肿性病灶为特征。疾病的家族和种族聚集性提示这些患者具有遗传倾向和共同的环境暴露因素，或者有可能在人与人之间传播。

炎症反应导致形成非干酪性肉芽肿，此为结节病的病理标志。肉芽肿由单核细胞和巨噬细胞聚集而成，随后分化为上皮样细胞和多核巨细胞，周围围绕淋巴细胞、浆细胞、成纤维细胞和胶原组织。肉芽肿发生最常见于肺和淋巴结，但可累及任何器官，并引起显著功能障碍。肺部肉芽肿沿淋巴系统分布，最多发于细支气管周围、胸膜下和小叶旁区。

由于激活的巨噬细胞产生维生素 D 活性产物增多，可能会发生高钙血症。高钙尿症可以存在，即使是在正常血清钙水平的患者。可能发生肾结石和肾钙化，有时会导致慢性肾脏疾病。

症状及体征

症状和体征取决于病变累及部位及程度，并随病程不同，由自发缓解至慢性顽固性病变不等，因此有必要经常对发生在不同脏器的症状加以评价。大多数结节病患者可能因无症状而被漏诊。超过90%的成年患者出现肺部病变表现。

症状体征可包括呼吸困难、咳嗽、胸部不适和啰音。乏力不适、食欲减退、体重减轻、低热常见。结节病可表现为不明原因的发热。全身性侵犯表现不一（表64-1），因种族、性别、年龄而有所不同。与白种人相比结节病在黑种人较易发生眼、肝、骨髓、周围淋巴结和皮肤侵犯，结节性红斑少见。女性较易出现结节性红斑，以及眼或神经系统的侵犯。男性和老年患者易发生高钙血症。

表 64-1 结节病各系统侵犯

系统	预计发生率	注 评
肺	>90%	肺泡间隔、细支气管和支气管壁形成肉芽肿性病灶，引起弥漫性肺部病变；肺动静脉亦受侵及，通常无症状
		许多患者可自行缓解，但也可引起进行性肺功能受损，导致活动能力受限、呼吸衰竭，部分可导致死亡
肺淋巴系统	90%	大多数患者偶经胸片发现肺门或纵隔淋巴结受累，其他也可表现为无痛性周围或颈部淋巴结肿大
肌肉	50%～80%	大多无症状，伴或不伴酶的升高
		有时隐匿，有时呈急性肌病伴肌无力
肝脏	40%～75%	通常无症状
		可表现为肝功能检查结果轻度升高，增强 CT 显示肝内低密度影
		极少数患者可有明显的胆汁淤积或肝硬化的临床表现
		当结节病仅影响肝脏时，结节病性肝炎与肉芽肿性肝炎之间无明显区别
关节	25%～50%	踝、膝、腕、肘关节炎（最常见）
		可引起慢性关节炎伴 Jaccoud 畸形或指（趾）炎
		Löfgren 综合征（急性多发性关节炎，结节性红斑和肺门淋巴结肿大）
血液系统	<5%～30%	淋巴细胞减少症
		慢性贫血
		肉芽肿浸润骨髓引起的贫血，偶尔导致全血细胞减少症
		脾隔离症引起血小板减少
		白细胞减少

系统	预计发生率	注评
皮肤	25%	结节性红斑：
		• 腿部正面红色硬结，有触痛
		• 欧洲人、波多黎各人和墨西哥人中较多见
		• 常在1~2个月内缓解
		• 周围关节常伴关节炎（Löfgren综合征）
		• 可能为良性预后因素
		由于结节性红斑并不表现结节病肉芽肿特征，因此该种病变活检是不必要的
		常见的皮肤病变：斑块、斑疹和丘疹，皮下结节，色素减退和色素沉着
		狼疮性冻疮：
		• 鼻、颊、唇、耳部位紫色斑块
		• 在美国黑种人和波多黎各人中较多见
		• 常与肺纤维化有关
		不良预后因素
眼	25%	眼葡萄膜炎（最常见），可引起视力模糊、畏光和流泪
		可能导致失明
		大多自行缓解
		可表现为结膜炎、虹膜睫状体炎、脉络膜视网膜炎、泪囊炎、泪腺浸润所致眼干、视神经炎、青光眼、白内障
		眼部受累在美国黑种人和日本人中较为多见
		每年1次筛查有助疾病早期发现
精神病	10%	抑郁症（常见），不能确定是结节病的原发表现抑或是病程长期或反复复发所致的精神反应
肾脏	10%	无症状性高尿钙（最常见）
		间质性肾炎
		部分患者因肾脏结石和肾钙沉着症导致肾脏疾病，需要肾脏替代治疗（透析或肾脏移植）
脾脏	10%	通常无症状
		可表现为左上腹疼痛、血小板减少症，或偶经X线检查或CT发现
神经系统	<10%	脑神经病变，尤其是第Ⅶ（导致面神经瘫痪）和第Ⅷ对神经（导致听力丧失）
		视神经和周围神经病变（常见）
		任何脑神经都可能受影响
		中枢神经系统受累，尤其在小脑和脑干区的特征性结节性病变或播散性脑膜炎症
		下丘脑性尿崩症、多食和肥胖，体温调节与性欲异常
鼻窦	<10%	鼻窦黏膜的急性和慢性肉芽肿性炎症，往往与普通过敏性和感染性鼻窦炎难以鉴别
		经活检可确诊
		狼疮性冻疮患者此症较多
心脏	5%	传导阻滞与心律失常（最常见），并可能致猝死
		因限制性心肌病（原发性）或肺动脉高压（继发性）导致心力衰竭
		短暂性乳头肌功能失调和心包炎（罕见）
		日本人最常见，该人群中心肌病为结节病相关死亡的最常见原因
骨骼	5%	溶骨或囊性改变
		骨量减少
口腔	<5%	无症状性腮腺肿大（最常见）
		腮腺炎伴口腔干燥
		Heerfordt综合征（葡萄膜腮腺炎），以眼葡萄膜炎、双侧腮腺肿大、面神经瘫痪，以及慢性发热为主要表现
		口腔狼疮性冻疮可导致硬腭毁形，也可能侵犯颊、舌和牙龈
胃肠道	罕见	罕见胃部肉芽肿
		罕见肠道侵犯
		肠系膜淋巴结肿大可能引起腹痛
内分泌	罕见	下丘脑和垂体柄侵犯可导致全垂体功能减退症
		可发生甲状腺浸润而不伴功能障碍
		高钙血症引起的继发性甲状旁腺功能减退
胸膜	罕见	引起淋巴细胞渗出性胸腔积液，常为双侧
生殖系统	罕见	偶见子宫内膜、卵巢、附睾和睾丸侵犯的个例报道
		不影响生育
		孕期可自动消退，产后可能复发

结节病的儿童可表现 Blau 综合征（关节炎，皮疹，葡萄膜炎），或与成人表现相类似。该年龄段结节病患者易与青少年特发性关节炎（青少年类风湿关节炎）相混淆。

诊断
- 胸部影像学表现
- 活检
- 排除其他肉芽肿性疾病

患者偶然行胸片检查发现肺门淋巴结肿大而疑诊此症。这些变化是最常见的异常。因此疑为结节病而尚无胸片结果的患者应首先考虑此项检查。X 线表现可粗略预测仅胸部淋巴结受累的患者疾病自发缓解的机会（表 64-2）。然而，通过胸部 X 线进行结节病分期可能会产生误导；例如，肺外结节病，如心脏或神经结节病，在没有肺部受累时却预示预后较差。此外，胸部 X 线检查结果对肺功能的预测较差，因此，胸部 X 线表现可能不能准确表示肺结节病的严重程度。

表 64-2　结节病的胸部 X 线分期

分期	定义	自发缓解率
0	胸片正常	—
Ⅰ	双侧肺门、气管旁和纵隔淋巴结肿大，无肺实质浸润	60%~80%
Ⅱ	双侧肺门、纵隔淋巴结肿大伴肺间质浸润（肺上野常见）	50%~65%
Ⅲ	弥散性肺间质浸润，无淋巴结肿大	<30%
Ⅳ	弥散性肺纤维化，伴纤维堆聚性团块，牵拉性支气管扩张，牵拉性肺囊肿	0%

正常的胸部 X 线（0 期）并不排除结节病诊断，尤其是当疑诊心脏或神经系统受累时。高分辨率 CT 对检测肺门和纵隔淋巴结肿大，肺实质异常更为敏感。疾病较晚阶段（Ⅱ~Ⅳ期）的 CT 表现包括：支气管血管束和支气管壁增厚，小叶间隔串珠样改变，磨玻璃样阴影，肺实质内结节、囊肿或空洞灶，牵拉性支气管扩张。

有影像学提示，又经组织活检证实为非干酪性肉芽肿性病变，并且排除其他肉芽肿性疾病（表 64-3）后即可明确结节病诊断。Löfgren 综合征并不需要通过活检确认。

因此，疾病的诊断与评估需要以下几个方面：
- 活检部位的选择
- 排除其他肉芽肿性疾病
- 评估疾病的严重程度和范围以决定是否具有治疗指征

活检部位　根据体格检查和疾病初次评估可选择合适的活检部位，周围淋巴结、病变皮肤和结膜这些部位的组织标本都很容易获得。纵隔或肺门淋巴结支气管内超声引导下经支气管针吸活检（EBUS-TBNA）的诊断率据报道大约为 90%。它通常是胸内受累病变的诊断选择。当 EBUS-TBNA 无法获得诊断时可尝试支气管镜经支气管活检；而当支气管镜经支气管活检无法获得诊断时，可以尝试第二次。如果 EBUS-TBNA 和支气管镜经支气管活检均无法获得诊断，或者支气管镜不能耐受，可以行纵隔镜活检纵隔或肺门淋巴结，或胸腔镜（VAT）肺活检或开胸肺活检以获得肺组织。如果结节病高度疑诊，但根据检查或影像学发现活检部位不明确，PET 扫描可帮助确定部位，如心脏和脑。

表 64-3　结节病的鉴别诊断

类型	特定疾病
分枝杆菌感染	非结核分枝杆菌
	结核杆菌（TB）
真菌感染	曲霉病
	芽生菌病
	球孢子菌病
	隐球菌感染
	组织胞浆菌病
其他感染	布鲁菌病
	猫抓病（仅有淋巴结肿大）
	支原体感染
	耶氏肺孢子菌感染
	梅毒
风湿性疾病	青少年特发性关节炎（青少年风湿性关节炎）
	Kikuchi-Fujimoto 病（仅有淋巴结病变）
	坏死性结节样肉芽肿病
	类风湿关节炎
	干燥综合征
	肉芽肿性血管炎（韦格纳肉芽肿）
血液系统恶性肿瘤	Castleman 病（与感染艾滋病病毒或人类疱疹病毒 8 相关的淋巴增殖性疾病）
	霍奇金淋巴瘤
	非霍奇金淋巴瘤
	脾淋巴瘤
超敏反应	职业性金属接触：铝、铍、钛、锆
	有机抗原导致过敏性肺炎：放线菌、非典型分枝杆菌抗原、真菌、蕈类孢子、其他生物气溶胶
	无机抗原导致过敏性肺炎：异氰酸酯、除虫菊酯
	药物反应
其他	炎症性肠病
	异物吸入或接种
	肉芽肿性肝炎
	意义不明的肉芽肿性病变
	淋巴细胞间质性肺炎

鉴别诊断　由于很多其他疾病都可引起肉芽肿性炎（表 64-3），因此必须严格排除其他诊断，尤其在症状和 X 线表现不明显时。活检组织要进行真菌和分枝杆菌培养，寻找职业（硅酸盐、铍）、环境（发霉的干草、鸟类，和其他过敏性肺炎的抗原性触发因素）以及感染性（结核、球孢子菌病、组织胞浆菌）抗原暴露史。先要进行有阴性对照的 PPD 皮试。

疾病严重度评估　疾病的严重度评估可通过
- 肺功能试验
- 运动脉搏血氧测定

疾病早期肺功能试验结果常正常，进展期则显示限制性通气功能障碍及 CO 弥散功能（DLco）下降；也可出现气流阻塞，可能提示支气管黏膜侵犯。静息状态脉搏血氧测定常为正常，肺部广泛受累时则显示劳力性氧饱和度下降。静息和运动期间的动脉血气分析较脉氧仪测定更敏感。

肺外病变的常规推荐检查方法 包括：
- 心电图
- 眼科裂隙灯检查
- 常规血肝肾功能检查
- 血清钙水平和24小时尿钙排出量测定

若有心脏、神经或风湿性疾病症状，可行超声心动图、心脏钆造影剂增强MRI、神经影像学、骨扫描，以及肌电图检查。PET扫描似乎是检测骨和其他肺外结节病的最敏感的试验。通常不推荐常规行腹部增强CT检查，但对于肝脾受累的病例可提供一定的诊断依据（如肿大、低密度影）。

实验室检测 对确立诊断和判断器官受累程度起辅助作用。CBC可显示贫血，嗜酸性粒细胞增多，白细胞减少。应测定血清钙以检测是否有高钙血症。尿素氮、肌酐以及肝功能指标在肾脏以及肝脏结节病中可以增高。高丙种球蛋白血症者血总蛋白可以升高。血沉增快常见但无特异性。推荐采集24小时尿样行尿钙测定以排除高钙尿症，即使在患者血清钙水平正常时。血清ACE水平升高也提示结节病，但非特异性，并且可以在其他各种情况下升高[如甲状腺功能亢进，戈谢病（Gaucher disease），硅沉着病，分枝杆菌病，真菌感染，过敏性肺炎，淋巴瘤]。然而，ACE水平可能有助于监测糖皮质激素治疗的依从性。ACE水平骤降提示更低剂量的糖皮质激素应用。

当结节病的诊断存在疑问，BAL检查可以帮助排除其他类型的肺间质疾病，并可排除感染。BAL检查结果变异较大，若其细胞分类显示淋巴细胞增多（淋巴细胞>10%）和/或$CD4^+/CD8^+$比值>3.5，结合临床可提示结节病诊断，但结果阴性并不能排除诊断。

全身镓扫描已经在很大程度上被PET扫描取代。缺乏组织学证据的情况下同位素镓扫描可提供一定诊断支持依据。纵隔肺门淋巴结（λ征）和泪腺、腮腺、唾液腺（熊猫脸）部位出现同位素对称性摄取增多高度提示结节病诊断，服用泼尼松的患者出现阴性结果不可靠。

预后

尽管结节病自发性缓解常见，但疾病表现及严重性变异较大，并且许多患者在病程中有时需要糖皮质激素治疗。故而须连续监测疾病是否复发。自发性缓解者中约90%的人在疾病初次诊断后2年内缓解，<10%的患者在2年后复发。而2年内未缓解者可能为慢性病变。

多达30%的结节病患者表现为慢性病变，10%~20%的患者有永久性的后遗症，1%~5%的患者导致死亡。死亡的常见原因为肺纤维化引起的呼吸衰竭，其次为曲菌球引起的肺出血。但在日本，病变侵犯心肌导致的心律失常和心力衰竭为最常见致死原因。

肺外结节病和黑种人患者预后更差。无肺外病变的白种人和黑种人患者的疾病恢复率分别为89%和76%，有肺外病变者分别为70%和46%。

良性预后因素包括：
- Löfgren综合征（急性多发性关节炎，结节性红斑和，肺门淋巴结肿大三联征）

不良预后因素包括：
- 慢性葡萄膜炎
- 狼疮性冻疮
- 慢性高钙血症
- 神经系统结节病
- 心脏受累
- 广泛的肺外病变

治疗和未治疗患者的远期预后并未发现显著差异，治疗停止后常见复发。

治疗
- NSAID
- 糖皮质激素
- 必要时使用免疫抑制剂

由于结节病常自发缓解，无症状和症状较轻的患者通常无需治疗，但须监测以防疾病加重。可予连续随访X线胸片、肺功能试验（包括弥散功能）和各项肺外侵犯指标（如肝肾功能常规检查、每年裂隙灯眼部检查）。后续随访检测的频率由疾病的严重程度来确定。出现以下情况的患者无论疾病处于何期都应给予治疗：
- 症状加重
- 活动能力受限
- 肺功能明显异常或恶化
- 某些X线改变（空洞、纤维化、堆聚性团块、肺动脉高压征象）
- 心脏、神经系统或眼部侵犯
- 肝或肾功能不全或衰竭
- 中至重度高钙血症
- 毁损性皮肤或关节病变

NSAIDS用于治疗肌肉骨骼不适。改善症状的初始治疗是糖皮质激素标准的治疗方案：根据症状和检查结果的严重程度，给予泼尼松20~40mg，每日1次口服治疗。也可采取隔日给药方案：如泼尼松40mg口服，隔日1次。虽然很少有患者需要超过40mg/d的剂量，但为减轻神经系统受侵犯的患者的并发症可能需要高剂量。治疗应答通常在6~12周时，因此症状和肺功能测试可以在6~12周之间进行重新评估。慢性，隐匿性病变患者可能起效更慢。起效后，糖皮质激素逐渐减量至维持量（如泼尼松10~15mg/d），持续应用至少6~12个月。治疗的最佳持续时间是未知的。过早的减量可导致复发。如果无效或疗效模棱两可，应缓慢停药。大多数患者可以最终停用糖皮质激素，但由于复发率高达50%，通常每3~6个月应重复进行监测。当症状和体征复发时，包括呼吸困难，关节痛，发热，肝功能不全，心律不齐，中枢神经系统受累，高钙血症，眼部疾病局部用药不能控制以及毁容性损伤，应重新开始糖皮质激素治疗。由于低剂量的糖皮质激素可抑制ACE的生成，连续检测血清ACE水平有助于评估ACE水平增高患者对糖皮质激素治疗的依从性。

吸入糖皮质激素可缓解支气管腔内受累或气道高反应

性患者的咳嗽。糖皮质激素局部治疗可能对部分皮肤、鼻窦和眼部病变患者有效。

约有10%需要治疗的患者对可耐受剂量的糖皮质激素治疗无反应,可试用甲氨蝶呤10~15mg/周治疗6个月。治疗开始时同时给予糖皮质激素和甲氨蝶呤,8周后糖皮质激素逐渐减量,很多患者甚至可以停药,对甲氨蝶呤的最长起效时间可发生在6~12个月后。这类患者中糖皮质激素减量应更加缓慢。开始治疗时每隔1周或2周应行血常规和肝功能检查,达到稳定治疗剂量后每4~6周复查一次。甲氨蝶呤治疗者推荐同时补充叶酸(口服1mg,每日1次)。

如果患者服用糖皮质激素或免疫抑制剂,应考虑预防耶氏肺孢子菌肺炎。

其他药物如硫唑嘌呤、霉酚酸酯、环磷酰胺、苯丁酸氮芥、氯喹或羟氯喹、英夫利昔单抗,据报道对少数糖皮质激素耐药或并发不良反应的患者可能有效。难治性患者通常免疫抑制剂疗效较佳,但停药后复发常见。TNF抑制剂英夫利昔单抗可有效治疗慢性糖皮质激素依赖性肺结节病,难治性狼疮冻疮,和神经系统结节病。3~5mg/kg一次静脉内给药,2周后重复一次,再以后每月一次。

羟氯喹400mg,每日1次,或200mg,每日2次口服,可有效治疗高钙血症、皮肤结节病,或增大的引起不适或毁损性外周淋巴结。

因心脏受累导致心脏传导阻滞或室性心律失常的患者除药物治疗外,应该有一个植入式心脏除颤器并安装起搏器。

尚无可持续预防肺纤维化的药物。终末期肺、心以及肝脏部病变患者可选择脏器移植手术治疗,但术后移植器官仍可能复发结节病。

> **关键点**
>
> - 全身和肺外脏器受累常见于结节病,但>90%的成年患者有肺部受累
> - 获得胸部影像学诊断,但通过活检确诊,通常采用支气管内超声引导下经支气管针吸纵隔或肺门淋巴结
> - 应用肺功能检测和运动脉搏血氧仪评估肺严重程度
> - 应用心电图,裂隙灯检查,肾和肝功能测定,血清和尿液Ca测定评估肺外受累
> - 对有指征患者(如严重的症状,高钙血症,脏器功能进行性下降,心脏或神经系统受累)应用全身糖皮质激素治疗
> - 如果患者不能耐受中等剂量糖皮质激素,糖皮质激素耐药,或需要长期应用糖皮质激素,可应用免疫抑制剂治疗

65. 呼吸暂停

睡眠呼吸障碍描述睡眠过程中发生的呼吸病症。这类疾病主要包括:
- 阻塞性睡眠呼吸暂停
- 中枢性睡眠呼吸暂停
- 混合型睡眠呼吸暂停(其中既有阻塞性和中枢性睡眠呼吸暂停的特点)

儿童阻塞性睡眠呼吸暂停可影响儿童,严重程度较轻的类型为不伴呼吸暂停的鼾症和上气道阻力综合征。

阻塞性睡眠呼吸暂停

阻塞性睡眠呼吸暂停(OSA)是指睡眠中上气道部分和/或完全闭塞导致呼吸停止(定义为呼吸暂停或低通气时间>10秒)。症状包括焦虑、打鼾、反复觉醒、晨起头痛和日间过度嗜睡。诊断根据睡眠史和多导睡眠图。治疗可应用经鼻持续气道正压通气、口腔矫正器,对难治病例可行手术治疗。治疗积极则预后良好。但大部分病例未得到诊断和治疗而导致高血压、房颤、其他类型心律失常、交通事故致伤致死和由嗜睡引起的其他事故。

在有危险因素的患者中,睡眠使上气道开放不稳定,引起鼻咽和/或口咽部分或完全阻塞。

阻塞性睡眠低通气 呼吸减弱时发生。

OSA在成年人中的发病率为2%~9%;但由于对此疾病的认识不足,即使有症状的患者也常未能诊断。OSA患者中,男性高于女性4倍,肥胖者高于正常人7倍[即体重指数(BMI)>30]。重度OSA(暂停-低通气指数>30/小时)增加了中年男性的死亡风险。

OSA可引起过度日间嗜睡,增加汽车事故,失业,和性功能障碍的风险。与床伴和室友和/或同房间者的关系也可能受到不利影响,因为这些人可能也有睡眠困难。

长期未治疗的OSA可引发心血管疾病,如难治性高血压、心力衰竭、心房纤颤(甚至在导管消融术后)及其他心律失常。

病因

阻塞性睡眠呼吸暂停的解剖风险因素包括:
- 短下颌或下颌后缩引起口咽"拥堵"
- 突出的舌根或扁桃体

- 圆头形和短颈
- 颈围>43cm（17英寸）
- 厚的咽侧壁
- 咽旁外侧脂肪垫

肥胖者中解剖危险因素常见。

其他明确的危险因素还包括绝经后、衰老、饮酒或服用镇静药物。25%~40%的患者有OSA家族史，也许遗传因素反映在影响通气驱动或颅面结构。家庭成员OSA的风险与家族成员OSA的数目成正比。

肢端肥大症，甲状腺功能减退，有时卒中可引起或导致OSA。OSA患者常见伴发疾病包括，高血压、卒中、糖尿病、高脂血症、胃食管反流、夜间心绞痛、心力衰竭、房颤或其他心律失常。肥胖是OSA和肥胖-低通气综合征两者的共同危险因素，因此这两种情况可能共存。上气道关闭时吸气费力、气体交换减少、正常睡眠结构破坏、睡眠时部分或彻底觉醒。低氧血症、高碳酸血症与睡眠割裂互相影响而产生特征性的症状和体征。

OSA是呼吸相关的上气道阻力的极端表现。不严重的类型不会造成O_2饱和度下降，包括：
- 打鼾
- 上气道气流阻力造成吸气噪音，但无睡眠觉醒
- 上气道阻力综合征——特征为递增性打鼾被呼吸功相关的睡眠觉醒（RERA）所终止。

上气道阻力综合征患者一般比OSA患者年轻，且体重较后者轻，而主诉日间嗜睡比原发性鼾症者多。存在频繁觉醒，但尚无严格的标准用于界定呼吸暂停和呼吸低通气。但鼾症和上气道阻力综合征在症状、诊断方法和治疗等方面与OSA相同。

症状及体征

尽管85%的OSA患者主诉有响亮断续的鼾音，但是大部分打鼾者没有OSA。OSA的其他症状可能包括：
- 睡眠时窒息，喘气，或响鼻
- 睡眠不能恢复体力
- 难以保持睡眠

大部分患者并未察觉睡眠中的症状而由同床或同室的人告知。部分患者可因咽喉痛或口干清醒。

日间症状包括嗜睡、疲乏、注意力不集中。睡眠不适的频度和日间嗜睡的程度与夜间觉醒的次数并不完全相关。

诊断
- 症状指标
- 睡眠监测

有确定的危险因素和/或症状者应疑诊。诊断标准包括日间症状及夜间症状，以及睡眠监测的证据，包括一小时内发生5次及以上低通气和/或呼吸暂停事件并有症状，或无症状但一小时内发生15次及以上低通气和/或呼吸暂停事件。在依据症状确诊时，要至少包括下列症状中的一项：
- 日间嗜睡，无意识的瞌睡，睡眠不解乏、疲乏及难以入睡
- 因呼吸暂停、喘息、窒息等导致觉醒
- 由同室者主诉有响亮的打鼾音、呼吸中断或两者兼发的情况

患者和睡眠同伴或室友应接受访视。日间过度嗜睡的鉴别诊断范围较广，包括：
- 睡眠卫生差而致睡眠时间或睡眠质量降低
- 药物引起的镇静或精神状态改变、慢性疾病（包括心血管、呼吸疾病）、代谢异常及相应的治疗
- 抑郁
- 酗酒或药物滥用
- 发作性睡病
- 其他原发性睡眠障碍（如周期性肢体运动障碍、不宁腿综合征）

对下列患者应当采集详细的睡眠史：
- 年龄≈65岁或以上
- 报告日间疲乏、嗜睡，难以保持清醒的症状
- 超重
- 高血压控制不佳患者（可由OSA引起或加重）心房纤颤、心力衰竭（可引起OSA）、卒中或糖尿病等慢性疾病的患者

大部分患者仅主诉有打鼾而无其他症状或心血管危险因素，不需要进一步评定OSA。

体格检查应评定有无鼻塞、扁桃体肥大、咽部结构、辨别甲状腺功能减退及肢端肥大症相应的临床表现。

多导睡眠图是用于确诊和量化OSA严重性的最佳方法。多导睡眠图，包括容积描记法持续测定呼吸作用力；流量传感器测定鼻、口气流；脉氧仪测定血O_2饱和度；脑电图（睡眠结构）、颏肌电图（测定低张力）和眼电图（快速眼动）。多导睡眠图有助于辨别睡眠分期并且可以监测呼吸浅慢和窒息发生次数及持续时间。同时也使用视频观察患者。心电图有助于判定呼吸暂停期间有无心律失常发作。其他评定指标包括肢体肌肉活动（确定非呼吸引起的睡眠觉醒，例如不宁腿综合征和周期性肢体运动障碍）和体位（仅在仰卧位时发生呼吸暂停）。

呼吸暂停-低通气指数（AHI），是指在睡眠时呼吸暂停低通气发作的总次数除以睡眠时间的小时数，是用于描述睡眠期间呼吸紊乱常用综合性量度。AHI值可按不同的睡眠期计算。

呼吸紊乱指数（RDI） 是与AHI类似的一种检测方法，其描述每小时睡眠中努力呼吸引起微觉醒的发作次数（被称为呼吸努力相关的微觉醒或RERA）加上每小时睡眠呼吸暂停和低通气发作的次数。

觉醒指数（AI） 其是每小时睡眠觉醒的次数，如果使用脑电图监测可由计算机算出。AI可与AHI或RDI相关，但大约20%的呼吸暂停和低氧饱和度发作不伴有觉醒，或存在其他原因的觉醒。

诊断OSA需AHI>5；AHI>15和>30分别提示中度和重度睡眠呼吸暂停。响亮的打鼾使AHI>5的可能性增加10

倍。AI 和 RDI 与患者的症状仅中度相关。

目前临床上越来越多地将某些便携式的工具应用于 OSA 的诊断中。在自我报告的睡眠监测方面，便携式监测仪可测量心率、脉氧饱和度、做功、体位和鼻部气流，评价呼吸干扰情况，以此估计 AHI/RDI 值。临床上常将这些便携式监测仪器与问卷合用（如 STOP Bang 及柏林问卷），以计算患者风险（检测敏感性和特异性取决于验前概率）。便携式监测仪无法排除并存的睡眠障碍（如不宁腿综合征），可能仍需要后续多导睡眠图来确定在睡眠的不同阶段以及在体位变化时的 AHI/RDI 值，尤其是对于考虑手术或其他非气道正压治疗的患者。

临床若有怀疑，可行促甲状腺素的测定。没有其他辅助测试（如上气道成像）具有足够的诊断准确性作为常规推荐。

预后
给予有效治疗者预后良好。

未治疗或漏诊的 OSA 可引起严重的认知损害，继而可导致由事故造成的严重损伤甚至死亡，尤其是交通事故。应当警告嗜睡患者，他们在驾车，操作重型机器，以及参与其活动时不自主地打瞌睡是十分危险的。

过度嗜睡还会带来很多不良影响，如使患者失业或性功能受损，这些都会影响其正常家庭生活。

此外，OSA 可引起围术期并发症，如心脏停搏，可能是因为麻醉的作用使得人工气道移除后发生气道阻塞。因此在手术前患者应当告知麻醉师 OSA 的病史，并在围术期接受持续气道正压通气（CPAP）。

治疗
- 控制危险因素
- CPAP 或口腔矫治器的应用
- 对于咽部解剖结构异常或顽固性疾病的患者，可考虑气道手术或舌下神经电刺激

OSA 治疗的目的是减少低氧血症发生并改善睡眠；治疗因患者和疾病程度而异。治愈是指症状缓解，AHI 降至阈值（常为 10 次/小时）以下。治疗要基于危险因素方面和 OSA 本身。

对 OSA 进行的特殊治疗方案包括 CPAP、口腔矫治器及气道外科手术。

危险因素的控制　最开始干预时要考虑到那些最容易纠正及防治的危险因素，如肥胖、酗酒、镇静药物的应用、甲状腺功能减退、肢端肥大症及其他慢性病。尽管适度减轻体重（15%）可以提高临床治疗效果，但是对于大多数人减肥是有困难的，比如那些极其虚弱及嗜睡的人。对于病态肥胖患者（BMI>40），多通过外科手术减轻体重，改善 AHI；然而，这种方式的减肥效果可能不及通常减肥方法的效果明显。是否通过减肥手术而使体重减轻不应该被列为对 OSA 的治疗方法。

CPAP　经鼻 CPAP 是大部分有主观嗜睡症状者的治疗选择；对无嗜睡症状者的依从性较差。CPAP 对塌陷的上气道施加正压而保持上气道开放。故有效的压力一般为 $3\sim15\,cmH_2O$。疾病的严重度与所需压力无相关性。许多 CPAP 设备根据内部算法，监测 CPAP 疗效和自动滴定压力。如果临床症状改善不明显，CPAP 的疗效应重新审视，并且应重新评估患者的继发性睡眠障碍（如上气道阻塞）或共患疾病。若有需要，在重复多导睡眠图监测下，可人工调整压力。无论 AHI 改善程度如何，CPAP 能减少认知功能损害，改善生活质量，和降低血压。虽然因急性病症短期暂停 CPAP 通常耐受良好，但如果撤掉 CPAP，症状会在几天后复发。治疗的持续时间尚未确定。

经鼻 CPAP 治疗失败通常是因为患者依从性欠佳。不良反应有鼻部干燥及疼痛，一些病例可在气体加温加湿后缓解；面罩不合适也可引起不适。

对于肥胖低通气综合征患者可使用吸气辅助（双水平气道正压）而加强 CPAP。

口腔矫治器　口腔矫治器设计为前拉下颌，或至少防止睡眠时下颌后移；一些矫治器也设计为前拉舌体。应用这些矫治器治疗打鼾和轻中度 OSA 已得到认可。与应用 CPAP 的对照研究发现，在治疗轻度及中度 OSA 方面，两者效果相似。尚未确定成本-收益。

手术　外科手术纠正解剖因素，如扁桃体肥大和鼻息肉造成的上气道阻塞（称为解剖流程）应予以考虑。巨舌症和小颌畸形也可选择手术治疗，如果存在解剖结构异常，可将外科手术作为一线治疗方案。然而，在没有侵占的情况下，缺乏支持手术作为第一线治疗的证据。

最常用的术式是**悬雍垂腭咽成形术**（UPPP）。切除包括腺样增殖体在内的扁桃弓至杓会厌区的黏膜下组织以扩大上气道。一项应用 CPAP 作为手术过渡的实验证实手术和 CPAP 等效，但是并未进行两者的直接对比。病态肥胖或有气道解剖狭窄者可能 UPPP 治疗失败。此外，因为 UPPP 术后打鼾消失，不易发现睡眠呼吸暂停。但这些"无声"的阻塞可能由隐匿性梗阻导致呼吸暂停，可与外科干预前一样严重。

辅助的外科手术包括中线舌根切除术、舌骨前移术和上下颌前移术，后者通常是 UPPP 不能治愈时，进行上下颌前移术作为第二阶段措施。目前尚无最优的多级治疗方法。

气管切开术：是阻塞性呼吸暂停最有效的治疗措施，但也是最后的治疗手段。气管切开术绕开了睡眠时的阻塞部位。这项手术适用于阻塞性睡眠低通气非常严重的患者（如有肺源性心脏病的患者）。

激光辅助悬雍垂成形术、悬雍垂固定术、组织射频消融术：推荐用于治疗响亮打鼾但并非为 OSA 的患者。虽然可以短期内降低鼾声音量，然而数月或数年后疗效减弱。

舌下神经刺激　一种新的非解剖操作是上气道刺激。上气道刺激，是指植入装置刺激舌下神经的分支。这种治疗，在不能耐受 CPAP 治疗的中重度高度选择性病例可能有效。

辅助治疗 辅助治疗很常用但未证实可作为一线治疗。对于 CPAP 治疗有效的 OSA 患者，使用莫达菲尼可以缓解嗜睡症状。

虽然给予患者 O_2 供可以提高血氧浓度，但是临床获益无法预测。且 O_2 可能诱发部分患者的呼吸性酸中毒和晨起头痛。

目前已应用一些药物作为呼吸驱动兴奋剂（如三环抗抑郁药、茶碱），但因为疗效有限和/或治疗指数低而不推荐常规使用。

非处方销售的鼻扩张器和咽喉喷雾剂治疗鼾症无切实疗效。

患者宣教和支持 告知患者和家属病情后能更好地配合治疗，包括气管切开术。患者支持团队能提供有用信息，有效地支持及时治疗和随访。

关键点

- 肥胖，上气道解剖结构异常，家族史，某些疾病（如甲状腺功能低下，卒中），以及使用乙醇或镇静剂均可增加 OSA 的风险
- 患者通常打鼾，有不安和不能解除困乏的睡眠，常常感到白天嗜睡和疲劳
- 打鼾者大多数人没有 OSA
- OSA 患者与慢性疾病相关，包括高血压、卒中、糖尿病、胃食管反流、非乙醇性脂肪肝、夜间心绞痛、心力衰竭、房颤或其他心律失常
- 通过多导睡眠图监测诊断
- 控制可改变的危险因素和使用 CPAP 和/或口腔矫治器开放气道治疗大多数患者
- 对于气道侵占所致或者治疗棘手者，考虑手术

更多信息

American Sleep Apnea Association STOPBang Questionnaire。

儿童阻塞性睡眠呼吸暂停

阻塞性睡眠呼吸暂停（OSA）指睡眠中上气道部分或完全闭塞导致呼吸停止。症状包括打鼾、睡眠不安稳、盗汗、晨起头痛。并发症包括学习或行为障碍，生长障碍，肺心病，肺动脉高压。诊断根据多导睡眠图检查。治疗行腺样体扁桃体切除术。

OSA 在儿童中的发病率约为 2%。目前的情况是诊断率低并可导致严重的后遗症。

病因

儿童 OSA 的危险因素包括下面几点：
- 扁桃体或腺样体肿大
- 肥胖（目前最常见的原因）
- 颅面部畸形（如小颌畸形、后退颌，中面部发育不全，扁平颅底）
- 某些药物（如镇静剂，阿片类药物）
- 黏多糖贮积病
- 引起肌张力减退或亢进的疾病（如唐氏症，大脑性麻痹，肌肉萎缩症）
- 可能是遗传因素（如先天性中枢性低通气障碍，可以包括阻塞性和中枢性呼吸暂停和可能为普拉德-威利综合征等）

症状及体征

大多数受影响的儿童，父母注意到打鼾；但是，即使严重的 OSA，也可能无打鼾。其他睡眠时的症状包括睡眠不安、盗汗及可观察到的窒息。患病儿童还可有遗尿症状。日间症状包括鼻塞、张口呼吸、晨起头痛、注意力不集中。但日间嗜睡的程度与成年 OSA 患者相比要轻微。

OSA 的并发症可能包括与学习和行为困难，肺心病，肺动脉高血压，和生长障碍的问题。

检查可能表现为正常或仅有面部、鼻部或口部解剖异常而导致的气道堵塞，或肺动脉瓣区第二心音增高，或生长迟滞。

诊断

- 多导睡眠图结合呼气末 CO_2 监测

对于有睡眠时打鼾或有上述危险因素的儿童要考虑 OSA。如果 OSA 的症状存在，诊断测试应在睡眠实验室使用过夜多导睡眠图包括血氧定量和呼气末 CO_2 监控。家用多导睡眠图的价值尚需斟酌。

多导睡眠图能帮助确认 OSA 的诊断，但确诊还要求排除患儿有心脏或肺部疾病，以解释多导睡眠图异常。睡眠阶段和体位多导睡眠监测过程中的影响进行分析可以帮助明确上气道阻塞的影响程度。因此，多导睡眠图监测结果可以帮助确定初始治疗[如用自动滴定或口或外科用具的持续气道正压（CPAP）]。

根据临床判断确定 OSA 患者是否使用其他测试评价。其他测试可能包括心电图，胸部 X 线，ABG 和上气道成像。

治疗

- 腺样体扁桃体切除术，或矫正先天性的小颌畸形
- 有时 CPAP 和/或体重减轻

扁桃体切除术 通常对其他方面健康的，扁桃体和/或腺样体肥大的患儿有效。腺样体切除术通常效果不佳。对于同样进行了腺样体扁桃体切除术的儿童而言，患有 OSA 者发生外周气道阻塞的危险较非 OSA 患者更高，所以，手术中需要进行密切监测。

对于健康状况不佳的患儿，比如有复杂的解剖结构异常，或遗传因素引起呼吸控制异常，或伴发心肺综合征者，需要咨询对儿童 OSA 治疗非常有经验的医生。腺样体扁桃体切除术对这些患儿可能有效，或可缓解部分症状。基于造成 OSA 的解剖异常，需要进行相应的手术治疗（如悬雍垂腭咽成形术、舌部及中面部手术）。

CPAP 可应用于不宜行矫形手术的患儿或已行腺样体扁桃体手术但效果不佳的 OSA 患儿。

减肥 能减轻肥胖儿童OSA的严重程度并有其他健康益处,但仅此用于OSA治疗往往并不充分。

在完成有效的治疗前,给予夜间吸氧 可能有助于防止低氧血症的发生。

糖皮质激素和抗生素不是常规治疗策略。

> **关键点**
> - 儿童OSA风险因素包括肥胖,扁桃体或腺样体肿大,解剖(包括颅面)异常,遗传异常,药物,以及引起肌张力增高或减低的疾病
> - 学习和行为问题是潜在的严重并发症
> - 根据护理人员确定症状,多导睡眠图监测的结果诊断儿童OSA
> - 矫正导致气道梗阻的解剖结构异常(如通过扁桃体切除术或小颌畸形矫正)
> - 如果手术无指征或不完全有效,考虑CPAP和/或减轻体重

更多信息

American Sleep Apnea Association STOPBang Questionnaire

中枢性睡眠呼吸暂停

中枢性睡眠呼吸暂停(central sleep apnea,CSA)是一组异质性的疾病,特点为呼吸驱动改变而无气道阻塞。大多导致睡眠中无症状的呼吸模式改变。诊断依据临床表现,有必要时,由多导睡眠图确诊。治疗主要是支持治疗。

病因

根据CO_2水平及通气驱动力,CSA的患者可分为两组。一组为高碳酸血症,呼吸驱动力降低。病因包括甲状腺功能减退及中枢病变(如脑干梗死、脑炎、Chiari Ⅱ畸形)。

另一组换气驱动增高,表现正常或低碳酸血症但伴有呼吸暂停发作,周期性呼吸,或两者兼而有之。

潮式呼吸 继发性CSA的一种独立类型,被认为是由响应于缺氧和酸中毒的呼吸控制中枢的固有特性所引起,过度通气导致复氧和碱中毒,进而由低通气和呼吸暂停导致通气不足。

高海拔是复发性OSA的另一病因,表现为低碳酸血症。长期使用阿片类药物(如美沙酮维持的患者,癌症慢性疼痛患者)可引发呼吸频率紊乱及呼吸深度异常的CSA,及呼吸暂停发作;CSA可以致高碳酸血症或低碳酸血症。

先天性中枢低通气(Ondine病的一种) 是罕见的新生儿特发性CSA,可能与Hirschsprung病有关。80%~90%的患者发病与*PHOX2*基因突变有关。80%~90%患者存在*PHOX2*基因突变。突变导致不同的表型,临床症状源自显性遗传。

症状及体征

CSA大多无症状,而常由看护者或同睡者发现患者有长时间呼吸暂停、呼吸浅或睡眠不安而发现。伴有高碳酸血症的患者可有日间嗜睡、昏睡和晨起头痛。

诊断
- 临床评估
- 多导睡眠图

依据病史可疑诊,确诊需行多导睡眠图检查。但是如果CSA无症状或明确与已知疾病有关,则可不必行该检查。可行脑或脑干影像学检查以明确CSA病因。

治疗
- 支持治疗

基本治疗是纠正潜在病因,避免使用阿片类及其他镇静药。针对有症状的患者的二级治疗包括吸入O_2,对其他治疗无效的高碳酸血症的CSA患者可应用无创持续性或双水平气道正压通气。

CSA和潮式呼吸的患者,持续气道正压可降低呼吸暂停低通气发作,但对临床结局的影响尚不清楚。乙酰唑胺对高海拔引起的CSA有效。

大于2岁的先天性中枢低通气综合征患儿可选择膈神经和/或膈肌起搏。

更多信息

American Sleep Apnea Association STOPBang Questionnaire

66. 肺部肿瘤

肺肿瘤可以是:
- 原发
- 转移自体内其他部位

肺部原发肿瘤可能是:
- 恶性(表66-1)
- 良性(表66-2)

表 66-1 肺部原发恶性肿瘤的分类

类型	举例
癌	
小细胞肺癌	燕麦细胞癌
	中间细胞癌
	混合型
非小细胞肺癌	腺癌
	腺泡癌
	细支气管肺泡癌
	乳头状癌
	实性癌
	腺鳞癌
	大细胞癌
	透明细胞癌
	巨细胞癌
	鳞形细胞癌
	梭形细胞癌
其他	
支气管腺体癌	腺样囊性癌
	黏液表皮样癌
类癌	—
淋巴瘤	原发性肺霍奇金病
	原发性肺非霍奇金淋巴瘤

表 66-2 肺部良性肿瘤分类

类型	举例
喉气管支气管	腺瘤
	错构瘤
	成肌细胞瘤
	乳头状瘤
实质	纤维瘤
	错构瘤
	平滑肌瘤
	脂肪瘤
	神经纤维瘤
	神经鞘瘤

肺癌

肺癌是世界范围内引起死亡最多的恶性肿瘤。约85%的患者与吸烟有关。症状包括咳嗽、胸部不适或胸痛、消瘦和咯血(不常见),但很多患者即使出现转移时也没有任何临床症状。胸部X线或CT扫描可疑诊,确诊需活检。根据疾病分期,治疗包括外科手术、化疗、放疗,或联合治疗。在过去的几十年,肺癌患者的预后较差,从确诊开始,只有15%的患者能存活超过5年。Ⅳ期(转移)患者,5年总体生存率<1%。但是,随着可用于靶向治疗的突变基因的发现,肺癌预后有所改善。

最常见的肺癌是非小细胞肺癌。

流行病

2014年,美国有约224 210例肺癌新发病例,约159 260人因肺癌死亡。男性肺癌的发病率在过去的20年呈下降趋势,而女性的发病趋于平稳并开始轻微的下降。

病因

约85%的肺癌与吸烟有关。其危险性因年龄、吸烟量和持续时间而异。

同时暴露于毒物和香烟烟雾的人群患肺癌的危险性增加。其他确定的或可能的危险因素包括空气污染、吸食大麻、雪茄和二手烟烟雾暴露;致癌物的暴露(如石棉、射线、砒霜、铬酸盐、镍、氯甲基乙醚、多环芳烃、芥子气、炼焦炉排放物、原始烹饪、供暖的临时工棚。

手烟烟雾暴露;致癌物的暴露(如石棉、射线、砒霜、铬酸盐、镍、氯甲基乙醚、多环芳烃、芥子气、炼焦炉排放物、原始烹饪、供暖的临时工棚)。

戒烟后肺癌的危险性降低但却无法回到基线水平。15%~20%的肺癌患者从不或几乎不吸烟。家里氡的暴露是否会增加患肺癌的风险以及增加的程度还具有争议性。

COPD、α_1-抗胰蛋白酶缺乏症和肺纤维化可能增加肺癌易感性的观点也值得怀疑。患者若有其他的肺部疾病(如结核)所致瘢痕,那么他们潜在的患癌风险也将增加。此外,吸烟者补充β-胡萝卜素也可能增加患肺癌的危险性。

呼吸道上皮细胞需长时间暴露于促癌物质下并逐渐积累多种基因突变才能成为新生物(这种作用称作 fieldcarcino-genesis)。在某些肺癌患者中,刺激细胞生长的基因(*K-ras*,*MYC*)发生继发或额外的突变,导致生长因子受体信号通路的异常(*EGFR*,*HER2/neu*),同时抑制凋亡,从而促进异常细胞的失控增殖。此外,肿瘤抑制基因的突变(如 *p53*,*APC*)亦可导致癌症。其他可能相关的突变包括 *EML-4-ALK* 易位以及 *ROS-1*、*BRAF* 和 *PI3KCA* 突变。这些主要促进肺癌的基因被称作致癌驱动突变。致癌驱动突变尽管可引起或促进吸烟者发生肺癌,但这些突变很可能只是非吸烟者发生肺癌的原因之一。2014年,肺癌突变联盟(LCMC)发现在733名吸烟者和非吸烟者的肺癌患者中,64%的人存在驱动突变(25%*K-ras*突变,17%*EGFR*突变,8%*EML-4-ALK*,和2%*BRAF*突变[1]。**其他的突变也有报道**,以致癌驱动突变为靶点的新型疗法正在开发中。

参考文献

[1] Kris MG,Johnson BE,Berry LD,et al:Using multiplexed assays of oncogenic drivers in lung cancers to select targeted drugs[J].JAMA,2014,311(19):1998-2006。

分类

肺癌分为2大类:

- 小细胞肺癌(small cell lung cancer,SCLC),约占15%
- 非小细胞肺癌(non-small cell lung cancer,NSCLC)约占85%

SCLC是一种高侵袭性癌,几乎均发生于吸烟者。它生长迅速,大约80%的患者在确诊时已发生广泛转移。

NSCLC的临床表现依据组织学分型不同而变异较大,但是约有40%的患者在确诊后会有肺外转移。致癌驱动突变主要发现于腺癌,尽管正在尝试在鳞癌中发现相似的突变。两类肺癌的其他特征(如发病部位、危险因素治疗方案、并发症)也各不相同(表66-3)。

表 66-3 肺癌的特征

特征	小细胞肺癌	非小细胞肺癌		
		腺癌	鳞癌	大细胞癌
在肺癌中所占比例	13%~15%	35%~40%	25%~30%	10%~15%
部位	气道黏膜下层，肺门周围肿块	周围型结节或肿块	中央型，支气管内	周围型结节或肿块
危险因素	吸烟	吸烟（占80%~85%；15%~20%从不或几乎不吸烟），吸烟者和不吸烟者经常存在致癌驱动突变		
		环境和职业暴露（主要是氡气、石棉、辐射、二手烟、多环芳烃、砷，铬酸盐或镍）		
治疗	依托泊苷联合顺铂或卡铂 有时，在疾病广泛期时，用伊立替康或拓扑替康代替依托泊苷 局限期可同步放疗 手术无效	Ⅰ期和Ⅱ期：手术，加或不加辅助化疗 ⅢA期：手术加或不加辅助化疗或同步放疗或化疗，化疗加放疗和手术，化疗加手术，或化疗加放疗 ⅢB期：放疗联合化疗/或化疗；可以加免疫治疗 Ⅳ期：全身靶向治疗、化疗或免疫治疗-任何一项治疗加或不加姑息性放疗		
并发症	上腔静脉综合征 类癌综合征	咯血、气道阻塞、肺炎、胸膜受累和疼痛、胸腔积液、上腔静脉综合征、Pancoast瘤（引起肩部或手臂疼痛）、喉返神经受累引起的声音嘶哑、脑转移引起的神经系统症状、骨转移引起的病理性骨折、肝转移引起的黄疸		
治疗后5年生存率	局限型：20% 广泛型：<1%	Ⅰ期：60%~70% Ⅱ期：39%~55% Ⅲ期：5%~25% Ⅳ期：<1%		

SVC，上腔静脉。

症状及体征

大约25%的肺癌患者无症状，由胸部影像学检查偶然发现。症状和体征可由局部肿块压迫、局部蔓延或远处转移引起。副癌综合征和全身症状可以发生在任何时期。虽然不同分类的肺癌临床表现并无特异性，但不同类型的肺癌可能会有特定的并发症（表66-3）。

局部肿块 局部肿块可引起咳嗽，偶有气道阻塞引起的呼吸困难、阻塞性肺不张或肺炎，和淋巴管播散引起的实质损失。阻塞性肺炎可引起发热。多达1/2的患者主诉含糊或局限的胸痛。咯血较少见，失血量极少，除非在极少数病例中肿瘤侵蚀大动脉引起大出血，进而因窒息或失血而死亡。

局部蔓延 肿瘤局部蔓延可引起胸膜炎性胸痛或胸腔积液所致的呼吸困难。肿瘤侵犯喉返神经引起声音嘶哑，膈神经受累引起膈肌麻痹而致呼吸困难和低氧血症。

上腔静脉综合征 是肿瘤压迫或侵犯上腔静脉引起头痛或头胀、面部或上肢肿胀、仰卧时气促、颈面部和上半身静脉扩张，以及面部和躯干潮红（多血症）。

肺上沟综合征 出现是由于肺尖部肿瘤，一般是非小细胞肺癌（Pancoast瘤）侵犯臂丛、胸膜或肋骨，引起肩部和上肢疼痛以及同侧手无力或萎缩。肺上沟综合征也包括霍纳综合征（Horner syndrome）。

霍纳综合征（Horner syndrome）（上上睑下垂、瞳孔缩小、无汗症） 发生于脊旁交感神经链或颈部星状神经节受累时。

肿瘤播散至心包可以无症状或导致缩窄性心包炎、心脏压塞。在少数病例中，肿瘤压迫食管引起吞咽困难。

远处转移 远处转移最终引起的症状因部位不同而异。转移可以扩散到

- 肝脏，引起疼痛、恶心、早饱，最后肝功能不全
- 大脑，引起行为改变、神志不清、失语、癫痫、麻痹或瘫痪、恶心呕吐，最后昏迷死亡
- 骨骼，引起剧烈的疼痛和病理性骨折
- 肾上腺，很少引起肾上腺皮质功能不全

副癌综合征 副癌综合征是一组发生于远离肿瘤原发灶或转移灶部位的临床症状。肺癌患者中常见的副癌综合征包括：

- 高钙血症（鳞癌患者中，由肿瘤产生甲状旁腺激素相关蛋白引起）
- 抗利尿激素分泌综合征（SIADH）
- 杵状指伴或不伴肥大性肺性骨关节病
- 高凝状态与游走性浅血栓性静脉炎（特鲁索综合征）
- 肌无力样综合征（兰伯特-伊顿综合征）
- 库欣综合征
- 各种其他副肿瘤性神经综合征

其他副肿瘤性神经综合征包括神经病变、脑病、脑炎、脊髓病和小脑疾病。神经肌肉综合征的发病机制涉及肿瘤表达自身抗原进而产生自身抗体，但其他大部分综合征的原因尚不清楚。

诊断

- 胸片
- CT或者PET-CT
- 胸水或痰液细胞学检查
- 支气管镜引导下活检和穿刺活检
- 必要时开胸活检

影像学 胸片是初筛检查。它可以显示明显的异常，如单个肿块、多发肿块或孤立的肺结节，肺门增大、纵隔增宽、气管支气管狭窄、肺不张、不消散的实质浸润、空洞、不能解释的胸膜增厚或积液。这些发现可提示但不能诊断肺癌，需要进一步的CT或PET-CT检查和细胞病理学证实。

CT 显示许多特征性的解剖结构和形态,可以强有力支持诊断。CT 也可引导在病灶处细针穿刺活检,并且有助于疾病分期。如果胸部平片中的阴影高度疑似肿瘤,可以使用 PET-CT 检查用来诊断和分级。这个检查综合了 CT 的解剖学影像和 PET 的功能影像特点。PET 影像可以帮助区分炎症和恶性肿瘤。

细胞学检查 获取细胞或组织用于诊断的方法取决于组织的可获得性和病变的部位。痰液和胸腔积液的细胞学检查是创伤性最小的方法。患者若有咳痰,晨起时咳嗽收集的痰液标本可能含有较高浓度的恶性细胞,但该方法的总体诊断率<50%。胸腔积液是另一种方便的细胞来源;恶性胸腔积液是预后不好的指征,**同时可能预示着疾病已至晚期。**

一般而言,应一早采集尽可能多的痰液或胸水标本并立即送至病理实验室以免细胞破坏,这样能最大限度地减少细胞学假阴性结果。分子(基因)研究可以在由石蜡包埋的来自胸水的肿瘤细胞中进行,如果胸水被及时离心并且细胞团被立即石蜡包埋。活检一般是穿刺活检;**穿刺活检和细针穿刺相比更容易被选择,**因为细针穿刺获得的组织太少不能进行准确的基因研究。

操作步骤 经皮穿刺活检是其次创伤性小的操作。其对转移部位(如锁骨上或其他浅表淋巴结、胸膜、肝脏和肾上腺)比对肺脏病变更有帮助。风险包括 20%~25% 的机会引起气胸(主要发生在有明显肺气肿的患者)和获得假阴性结果的风险。

支气管镜检查 是肺癌诊断最常用的方法。理论上,应选择创伤性最小的方法获取组织;但是实际上,常在其他创伤性较小的检查后加行支气管镜,或以支气管镜替代其他检查,因为该方法的诊断率更高,并且对疾病分期很重要。结合灌洗、刷检和支气管内可见病变及气管旁、隆突下、纵隔、肺门淋巴结的活检,可得到组织学诊断。

纵隔镜 是评估纵隔淋巴结的标准检查,但也是危险性较高的检查,通常用于胸部手术前确定或排除肿大的纵隔淋巴结内是否有肿瘤。支气管内超声引导下活检(EBUS)与有着较好的效果。

开胸肺活检 是通过开胸手术或视频辅助胸腔镜进行的检查,当患者的临床和影像学表现强烈提示肿瘤可以切除,而其他创伤性较小的方法不能诊断时,可选择开胸肺活检。

筛查 到目前为止,没有一项筛选研究是被广泛接受的。不推荐在无症状的高危患者(吸烟者)中进行胸片和痰细胞学筛查。CT 筛查正在被评估,因为它更敏感。但 CT 容易获得假阳性结果,这增加了许多没有必要的创伤性检查来证实 CT 上的发现。这些创伤性检查不仅造成了经济上的损失,同时也会引起许多并发症。目前的研究表明在既往或目前吸烟者(主要是 55~74 岁伴有严重的吸烟史)中用低剂量的螺旋 CT(LDCT)筛查与胸片相比能够使肺癌死亡下降 20%。但是,LDCT 筛查对于非高危患者可能不适合。

肺癌筛查被认为对于处于疾病早期,尤其是有手术切除指征的早期非小细胞肺癌患者是有利的,**同时现在也被推荐在高危人群中进行筛查。**美国由于"适度的净效益",预防服务工作组(USPSTF)推荐年龄 55~80 岁,目前吸烟或戒烟小于 15 年,有 ≥30 包-年吸烟史的无症状吸烟者进行每年一次的 LDCT 筛查。筛查需要排除那些早期发现不能受益的患者,例如那些拒绝接受治疗或由于其他严重的疾病无法完成治疗的患者。此外,建议 LDCT 筛查应该在对 LDCT 精通和遵守已建立的后续诊断和治疗策略的诊所开展。

在未来,肺癌筛查可能会包含基因标志物(如 *K-ras*、*p53*、*EGFR*)的分子分析,痰细胞学检查和呼出气中肿瘤相关的挥发性有机化合物(如烷、苯)等的检查。

分期

SCLC 分 2 期:
- 局限期
- 广泛期

局限期 SCLC 指肿瘤局限在单侧胸腔(包括同侧淋巴结),能被一个可耐受的放疗窗覆盖,无胸腔积液或心包积液。

广泛期指肿瘤超出单侧胸腔,或伴有恶性胸腔积液或心包积液。不到 1/3 的 SCLC 患者会是局限期,其余患者常有广泛的远处转移。

NSCLC 分为 4 期:Ⅰ期到Ⅳ期(根据 TNM 系统)。TNM 分期基于肿瘤的大小、肿瘤和淋巴结的位置、有无远处转移(表 66-4)。

表 66-4 新的肺癌国际分期系统

分期	描述
原发肿瘤(T)	
Tis	原位癌
T1	肿瘤≤3cm,未侵犯叶支气管近端以上位置
T1a	肿瘤≤2cm
T1b	肿瘤>2cm 但≤3cm
T2	肿瘤>3cm 但≤7cm 或者有以下任何一项特征: • 累及主支气管且距隆突≥2cm • 累及脏层胸膜 • 扩展至肺门区的肺不张或阻塞性肺炎,但尚未累及全肺
T2a	肿瘤>3cm 但≤5cm
T2b	肿瘤>5cm 但≤7cm
T3	肿瘤>7cm 或者有以下任何一项特征: • 直接侵犯胸壁、横膈、膈神经、纵隔胸膜、壁层心包,或累及主支气管、肿瘤距隆突<2cm,但未累及隆突 • 全肺肺不张或阻塞性肺炎 • 同一肺叶内多个肿瘤结节
T4	任何大小的肿瘤有以下任何一项特征: • 侵犯纵隔、心脏、大血管、气管、喉返神经、食管、椎体、隆突 • ≥1 个肿瘤卫星灶位于同侧不同肺叶
区域淋巴结(n)	
N0	无区域淋巴结转移
N1	转移至同侧支气管旁和/或肺门淋巴结以及肺内淋巴结,包括原发肿瘤直接蔓延累及

续表

分期	描述
N2	转移至同侧纵隔和/或隆突下淋巴结
N3	转移至对侧纵隔、对侧肺门、同侧或对侧斜角肌、锁骨上淋巴结
远处转移（M）	
M0	无远处转移
M1	远处转移
M1a	肿瘤具有以下任一特点： ● ≥1个肿瘤结节位于对侧肺 ● 胸膜结节 ● 恶性胸腔或者心包积液
M1b	远处（胸外）转移
分期	
0期：Tis N0M0	
● ⅠA期：T1a-T1b N0M0	
● ⅠB期：T2a N0M0	
● ⅡA期：T1a-T2a N1M0 或 T2b N0M0	
● ⅡB期：T2bN1M0 或 T3N0M0	
● ⅢA期：T1a-T2b N2M0 或 T3N1-N2M0 或 T4N0-N1M0	
● ⅢB期：T1a-T3N3M0 或 T4N2-N3M0	
● Ⅳ期：任何T 任何N M1a-M1b	

经许可改编自 Edge SB, Byrd DR, Compton CC, et al. AJCC Cancer Staging Manual. 7th ed. New York：Springer，2010。

初步评估和分期的检查：所有的肺癌患者都需要全身的影像学检查。可以采用不同的检查组合。其中，有些是常规检查，而另外一些检查就需要根据检查结果是否可以影响治疗方案而采取：

- PET 或者 PET-CT
- 从颈部到盆腔的 CT 检查和骨扫描（无法接受 PET-CT 检查时采用）
- 胸部 MR（用于评价靠近肺尖和膈肌的肿瘤的血供）
- 不明性质的结节活检（如果 PET 无法定性）
- 头部 CT 或者头颅 MRI

如果无法接受 PET-CT 检查，从颈部至上腹部的薄层高分辨率 CT（HRCT）（以发现颈部、锁骨上、肝脏和肾上腺的转移）对 SCLC 和 NSCLC 都是首要的分期检查之一。然而，CT 通常难以区分炎症后改变和恶性胸腔内淋巴结增大，或难以区分肝脏、肾上腺的良恶性病变（这些区分可决定分期）。因此，如 CT 见这些部位有异常则行其他检查。

PET 扫描是一种相对准确、无创的检查，用于识别恶性纵隔淋巴结和其他远处转移（代谢分期）。PET-CT 扫描是由一个扫描架中的两台扫描仪将 PET 和 CT 图像整合为一幅图像，其对 NSCLC 的分期比单独应用 CT、PET 或目测两种图像的关联更准确。PET 和 PET-CT 的应用受到经济、设备条件和特异性的限制（也就是说该检查非常敏感，并且有着非常理想的阴性预测值，但是它的阳性预测值就不是那么高了）。PET 扫描无法明确时，支气管镜、纵隔镜或视频胸腔镜（VATS）可用于活检有疑问的纵隔淋巴结。无 PET 扫描时，肝脏或肾上腺的可疑病变需通过细针穿刺活检来评估。

对肺尖和靠近膈肌的肿瘤进行分期时，胸部 MRI 比高分辨 CT 略为准确，同时还可以提供肿瘤周围血管的信息。

通常还会对患者进行血液检查。钙和碱性磷酸酶水平升高，提示可能有骨转移。其他的血液检查，包括全血细胞计数、血清白蛋白、AST、ALT、总体胆红素、电解质和肌酐水平，虽然不能帮助分期，但是可以提供很多预后相关的有用信息，如患者是否可以耐受治疗，是否可能存在副癌综合征。

确诊后，所有肺癌患者应进行头颅影像学检查；MRI 优于 CT。头颅影像学检查在出现头痛或神经系统异常的患者中尤其必要。

有骨痛、血清钙或碱性磷酸酶增高的患者应行 PET-CT 检查，若无条件行 PET-CT，则应行放射性核素骨扫描。

预后

对于 **SCLC 患者**，总的预后差。局限期 SCLC 患者中位生存期为 20 个月，5 年生存率为 20%。广泛期 SCLC 患者预后非常差，5 年生存率不到 1%。

对于 **NSCLC 患者**，5 年生存率因分期而异，从Ⅰ期患者的 60%～70% 直至Ⅳ期患者的 <1%。未治疗的转移性 NSCLC 患者平均生存期 6 个月，而治疗者中位生存期大约为 9 个月。近年来，早期和晚期的 NSCLC 预后有所改善。最近有证据显示以铂类为基础的化疗方案结合手术可改善早期病例（ⅠB 期到ⅢB 期）的生存率。另外，靶向药物能够改善Ⅳ期患者的预后，尤其是有 *EGFR* 突变、*EML-4-ALK* 和 *ROS-1* 易位的患者。

治疗

- 手术（根据细胞类型和分期）
- 化疗
- 放疗

治疗依据肺癌细胞类型和分期而不同。许多非肿瘤因素可影响治疗的选择。心肺储备功能差、营养不良、意志薄弱或体能状况差［如卡诺夫斯库执行情况标准（KPS）或东部肿瘤协作组体能状态（ECOGPS）进行评估］、并发症，包括血细胞减少症、精神或认知障碍，这些都可能导致选择姑息性治疗而非根治性治疗或放弃任何治疗，即使在技术上通过积极治疗有治愈的可能性。

当大面积的肺脏长时间暴露于高剂量射线下，放疗会带来放射性肺炎的危险。放射性肺炎可迟至治疗后 3 个月发生。咳嗽、呼吸困难、低热或胸膜炎性胸痛以及胸部听诊的湿啰音或胸膜摩擦音可提示该病。胸片可能有非特异性表现；CT 可显示非特异性浸润而无明显的肿块。诊断通常为排除性。其治疗主要为糖皮质激素的规范治疗，几周后逐渐减量，以及适当加用支气管扩张剂减轻症状。

射频消融术是一种利用高频电流来杀死肿瘤细胞的技术，可以用于肿瘤病灶较小的早期患者或放疗后的复发患者。这是一种创伤较小的治疗手段，较开胸手术而言，可以尽可能多地保护肺功能，适用于无法手术的患者。

SCLC 任何分期的 SCLC 初治效果明显，但通常疗效短暂。根据患者疾病分期来选择化疗，或化疗联合放疗。在较多患者中，化疗可以延长生存期并改善生活质量。虽然手术可治愈极少数有局部小病灶而无扩散的 SCLC 患者（如**孤立的肺内结节**），他们通常在手术切除后才确定是 SCLC，但总体而言手术治疗无效。

最常用的化疗方案是依托泊苷联合一种铂类药物（顺

铂或卡铂),其他常用药物包括伊立替康、拓扑替康、长春碱(长春碱、长春新碱、长春瑞滨)、烷化剂(环磷酰胺、异环磷酰胺)、阿霉素、紫杉醇类(多西紫杉醇、紫杉醇)和吉西他滨等。**在局限期**,当疾病局限于单侧胸腔,放疗能够进一步改善临床转归;这种对放疗的反应是定义疾病局限期的基础。在特定的患者中,提倡全颅预防性照射来预防脑转移;因为 SCLC 的微转移灶很常见,而化疗药物难以穿透血脑屏障。

在广泛期患者中,治疗以化疗为主而不是放疗,尽管在出现骨转移或脑转移时,放疗经常作为姑息性治疗的手段。在某些对化疗药物十分敏感的患者中,也可以考虑应用预防性的全颅照射以防止脑转移。在少数对化疗反应达到完全缓解的患者中,胸部放疗有时被认为能够更好地控制疾病。以拓扑异构酶抑制剂(依立替康或托泊替康)替代依托泊苷是否可提高生存率尚未明确。这类药物也常单独或与其他药物联合用于难治病例和任何分期的复发病例。

总体而言,**复发的 SCLC 患者**预后差,然而对于一般状况良好的患者**仍应尝试参与临床试验进行更多治疗**。

NSCLC NSCLC 的治疗因肿瘤类型和分期不同而异,通常首先评估手术可行性,随后采取相应的治疗方案,比如手术、化疗、放疗以及各种模式的联合治疗等。

对于 Ⅰ 期和 Ⅱ 期患者,标准治疗是肺叶或全肺切除联合纵隔淋巴结活检或清扫。对肺储备功能差的患者行切除范围较小的手术,包括肺段切除和楔形切除。Ⅰ 期患者的手术治愈率为 55%~70%,Ⅱ 期患者 35%~55%。

术前肺功能 需要评估。只有切除一叶或一侧肺后仍保留足够肺功能的患者才能行手术治疗。若患者术前 FEV_1 >2L 通常可耐受肺切除术。FEV_1<2L 的患者应当行定量放射性核素灌注扫描以确定患者在肺切除后将丧失多少肺功能。未切除肺的灌注百分比乘以术前 FEV_1 可预测术后的 FEV_1。预计值 FEV_1>800ml 或>40% 正常预计值 FEV_1 提示术后有足够的肺功能,但 COPD 患者肺减容术的研究显示,如肿瘤位于功能较差的大疱区域(通常在肺尖),即使患者 FEV_1<800ml 也可耐受手术。在肺切除手术量较多的医院接受治疗的患者并发症较少、生存率较高。

术后的**辅助化疗**目前是 Ⅱ 期或者 Ⅲ 期患者,甚至是肿瘤直径>4cm 的 Ⅰ B 期患者的常规治疗手段。临床试验证实术后辅助化疗可以延长患者的 5 年生存率。但患者能否接受辅助化疗要根据患者的其他疾病以及风险评估而定。常用的化疗方案是以顺铂为基础的双药治疗(顺铂联合另一种化疗药物,如长春瑞滨,多西他赛,紫杉醇)。在早期 NSCLC 患者中,新辅助(术前)化疗也是常用的治疗,通常包括 4 个周期的顺铂双药治疗。不能耐受顺铂的患者,可以用卡铂代替。

Ⅲ 期患者 治疗时采取化疗、放疗、手术或者联合治疗的手段;治疗方式的选择和顺序主要取决于肿瘤所在位置和患有的其他疾病。总体而言,同步放化疗被认为是治疗不能手术的临床 Ⅲ A 期患者的标准治疗手段,但是生存率依旧很低(中位生存期为 10~14 个月)。Ⅲ B 期伴有对侧纵隔淋巴结或锁骨上淋巴结累及的患者采用化疗、放疗或两者联合。肿瘤局部进展侵犯心脏、大血管、纵隔或脊柱的患者常接受放疗。在某些患者(即有 $T_4N_0M_0$ 的肿瘤)中手术切除加新辅助或辅助放化疗具有可行性。治疗的 Ⅲ B 期患者的 5 年生存率为 5%。

Ⅳ 期 患者的治疗目标是缓解症状。化疗、靶向药物和放疗可用于减轻肿瘤负荷、缓解症状和改善生活质量。但是如果没有发现突变的患者接受靶向药物治疗,其中位生存时间仅 9 个月;<25% 的患者可存活 1 年。可能需行姑息手术,如对复发的胸腔积液行胸腔穿刺术和胸膜固定术、留置胸腔引流管、对累及气管和主支气管的肿瘤行支气管镜下电灼术、放置支架以防气道阻塞、在一些病例中固定脊柱以防脊髓压迫。

在没有致癌驱动突变的非鳞癌 NSCLC 患者中,贝伐单抗,作为一种血管内皮生长因子抑制剂,能够与标准化疗方案联合使用(如以铂类为基础的双药治疗,如卡铂联合紫杉醇),来改善转归。耐昔妥珠单抗现在可联合顺铂加吉西他滨作为鳞癌治疗的一线用药。对于 NSCLC,二线治疗目前包括免疫治疗(纳武单抗、碘解磷定单抗)和多西他赛加雷莫芦单抗。

对于有致癌驱动突变的肿瘤,抑制剂优先使用。在有 *EGFR* 敏感突变(即 19 号外显子缺失、21 号外显子 L858 突变)的 Ⅳ 期患者,EGFR 酪氨酸激酶抑制剂(TKI)可作为一线治疗方案;其获得的反应率和无进展生存期比标准化疗方案更好。EGFR-TKI 包括吉非替尼、厄洛替尼、阿法替尼和布格替尼。有 EML-4-ALK 易位的患者应该给予 ALK 和 ROS-1 的抑制剂(克唑替尼、色瑞替尼或阿来替尼)。有 *ALK* 突变的患者可以给予阿雷替尼或色瑞替尼。有 *ROS-1* 突变的患者可以给予克唑替尼或厄洛替尼。有 *BRAF* 突变的患者可能从 BRAF 抑制剂(如达拉非尼和曲美替尼)中受益。同样地,有 *PI3K* 突变的患者可能对 PI3K 抑制剂有反应,其正在开发中。许多其他的生物制剂正在研究,包括一些药物特异性靶向肿瘤细胞的信号转导通路,或靶向提供氧气和营养来促进肿瘤细胞生长的血管形成通路。

复发性肺癌 肺癌复发的治疗选择因肿瘤部位而异,包括转移予以重复化疗或靶向药物治疗,局部复合或转移相关性疼痛予以放疗,支气管内病灶不能耐受体外放疗时予以腔内放疗。少数情况,考虑手术切除孤立转移灶或行姑息性手术治疗。

局部复发 NSCLC 的治疗原则与 Ⅰ 期到 Ⅲ 期的原发肿瘤相同。如果原先已行手术,那么放疗是主要的治疗方式。如果复发表现为远处转移,Ⅳ 期患者的治疗应注重缓解症状。

复发或转移的 Ⅳ 期 NSCLC 的治疗包括化疗或新型靶向药物。方案的选择应根据肿瘤的组织学类型、患者功能状态以及患者的意愿。例如,EGFR TKI,如吉非替尼或厄罗替尼,甚至在没有 *EGFR* 敏感突变的患者中,可作为二线或三线的治疗。

肺癌的并发症 无症状的恶性胸腔积液无需治疗。有症状的胸腔积液的初始治疗是胸腔穿刺术。多次胸腔穿刺仍复发的有症状的胸腔积液通过胸管引流。向胸腔内注射滑石粉(有时用四环素或博来霉素)使胸膜产生瘢痕而消除胸膜腔(胸膜固定术),在 90% 以上的患者中有效。上腔静脉综合征的治疗同肺癌:可应用化疗(SCLC)、放疗(NSCLC)或两者合用。常使用糖皮质激素,但效果不确切。

肺尖肿瘤导致的霍纳综合征（Horner syndrome）的治疗是手术加或不加术前放疗；放疗加或不加辅助化疗。

副癌综合征的治疗因其表现不同而异。

临终关怀 因为整体生存率较差，故需要临终关怀。据研究报道，早期姑息治疗干预能够减少临终关怀的化疗使用甚至可能延长寿命（也就是说避免积极治疗带来的副作用）。

呼吸急促可以予以提高氧供和支气管扩张剂。临终前的呼吸急促可以给予阿片类药物治疗。

疼痛、焦虑、恶心和食欲减退等症状特别常见，可注射吗啡；口服、经皮、注射阿片类药物；给予止吐药治疗。

医院提供的临终关怀深受广大患者及患者家庭的认同，但此种措施目前仍没有广泛开展。

预防

除戒烟外无其他有效的主动干预措施。降低居所中高水平的氡可消除致癌性辐射，但未证实可降低肺癌发病率。

多进食富含维生素 A 和 β-胡萝卜素的水果和蔬菜对肺癌发病也无影响。吸烟者补充维生素无确切疗效（维生素E）甚至有害（β-胡萝卜素）。证据表明非甾体抗炎药（NSAID）和维生素 E 可能保护既往吸烟者免患肺癌，但这还没有被证实。

目前正在研究靶向细胞信号转导、细胞周期通路及肿瘤相关抗原（精准化疗预防）的新的分子学方法。

> **关键点**
> - 促进肺癌的主要因素是吸烟
> - 约 15% 的肺癌患者从来没有吸过烟，并有可疑的驱动突变
> - 肺癌分为小细胞肺癌（SCLC）或非小细胞肺癌（NSCLC）
> - 多个对靶向药物敏感的驱动基因突变已在非小细胞肺癌中发现；新发的腺癌患者应进行 EGFR、ALK 和 ROS1 突变
> - 临床表现可包括咳嗽发烧、声音嘶哑、胸腔积液、肺炎，Pancoast 瘤、副癌综合征、上腔静脉综合征、霍纳综合征（Horner syndrome）以及脑、肝和骨转移
> - 疑诊依据临床资料和影像学检查（如 CT、PET-CT），而确诊依据其组织学检查（如痰或胸水细胞学检查或穿刺活检）
> - 年龄≥55 岁的高危吸烟者考虑每年进行低剂量螺旋 CT 筛查
> - 做检查，首先是全身影像学检查，来进行肿瘤分期
> - 当肺功能储备充足，早期 NSCLC 行手术切除治疗，而后常再予以化疗
> - 进展期的 SCLC 和 NSCLC 予以化疗和/或免疫治疗

更多信息

Lung Cancer Mutation Consortium Moyer VA, US Preventive Services Task Force; Screening for lung cancer; US. Eastern Cooperative Oncology Group.

气道肿瘤

原发性气管支气管肿瘤、侵犯或压迫气道的邻近的原发肿瘤或转移到气道的肿瘤，都会影响气道。

气管原发性肿瘤罕见（0.1/100 000 人）。通常为恶性且发现时处于局部进展期。最常见的气管恶性肿瘤包括腺样囊性癌、鳞癌、类癌和黏液表皮样癌。最常见的气道良性肿瘤是鳞状细胞乳头状瘤，但也可为多形性腺瘤、粒细胞瘤、良性软骨细胞瘤。

症状及体征

患者常表现为：
- 呼吸困难
- 咳嗽
- 气喘
- 咯血
- 喘鸣

咯血可发生于鳞癌并可由此早期诊断，而气喘或喘鸣更常发生于腺样囊性癌。吞咽困难和声音嘶哑也可为首发症状，通常提示疾病为晚期。

诊断
- 支气管镜活检

气道狭窄的症状（如喘鸣、呼吸困难、气喘）可提示存在危及生命的气道阻塞。气道肿瘤应被考虑是一个可能的病因，如果这种症状不能被解释，缓慢出现，合并其他气道肿瘤的症状（如不明原因咯血），并对标准治疗反应差（如重度哮喘治疗不缓解喘息）。

如果怀疑气道肿瘤，患者需立即行支气管镜检查评估病情。支气管镜检查既能治疗气道阻塞也能获取诊断标本。如果发现是恶性病变，需进一步检查来分期。

预后

预后依据组织学类型。鳞癌易转移至区域淋巴结并直接侵犯纵隔，导致局部和区域复发率高。即使采用根治性切除术，5 年生存率也仅为 20%~40%。

腺样囊性癌通常呈惰性，但易转移至肺并沿神经周围播散，导致切除后的复发率高。但这种肿瘤生长缓慢，这些患者的 5 年生存率较高，可达 60%~75%。

治疗
- 手术
- 必要时放疗
- 减轻阻塞的措施

如果可能，原发性气道肿瘤应当手术切除，气管、喉气管或隆突切除是最常用的术式。可安全切除长达 50% 的气管并一期吻合。若肺癌或甲状腺癌侵犯气道，如估计有足够的组织可用于气道重建则仍可手术；如果手术切缘与肿瘤的距离不足，则推荐辅助放疗。

因转移、局部进展或患者有并发症，大部分气道原发性肿瘤不能切除。若为腔内肿瘤，可通过支气管镜治疗切除肿瘤。其他祛除阻塞的治疗技术还有激光汽化、光动力疗法、冷冻疗法、支气管内放疗。压迫气管的肿瘤可放气道支架、放疗或两者联合治疗。

> **关键点**
> - 原发性气管肿瘤很罕见,常为恶性,一般在发现时已经是局部进展期
> - 有缓慢出现的、不明原因的或难治性的呼吸困难、咳嗽、气喘、咯血和喘鸣的患者需要怀疑气道肿瘤
> - 行局部切除治疗,如果不能切除治疗,可行其他局部破坏性的治疗

支气管类癌

支气管类癌罕见(约占成年肺癌的 1%~2%),为生长缓慢的神经内分泌肿瘤,起源于支气管黏膜,发病年龄 40~70 岁。

半数患者无症状,半数患者表现为呼吸困难、哮鸣和咳嗽等气道阻塞的症状,常误诊为哮喘。反复发生的肺炎、咯血和胸痛也常见。

副癌综合征包括异位 ACTH 引起的库欣综合征、异位生长激素释放因子导致的肢端肥大症和异位促胃液素引起的佐林格-埃利森综合征比类癌综合征更常见,后者只发生于<3%的肿瘤患者。

左心杂音(二尖瓣狭窄或反流)罕见于支气管类癌,由 5-羟色胺损害瓣膜而引起(与胃肠道类癌的右心瓣膜损害相对应)。

诊断
- 支气管镜活检

支气管肺癌确诊依据支气管镜活检,但评估首先选择胸部 CT,它能发现多达 1/3 患者的肿瘤钙化。

^{111}铟标记的奥曲肽扫描有助于确定肿瘤局部和远处转移范围。

尿 5-羟色胺和 5-羟吲哚醋酸水平升高可支持诊断但并不常见。

治疗
- 手术

支气管肺癌治疗选择手术切除加或不加辅助化疗和/或放疗。预后取决于肿瘤类型。分化良好的类癌 5 年生存率>90%;非典型者为 50%~70%。

胸壁肿瘤

胸壁肿瘤可为良性或者恶性肿瘤,可影响肺功能。

胸壁原发肿瘤占所有胸部肿瘤的 5%,所有原发肿瘤的 1%~2%。几乎一半是良性的。**最常见的良性**胸壁肿瘤是:
- 骨软骨瘤
- 软骨瘤
- 骨纤维结构不良

恶性胸壁肿瘤种类多样。一半以上是来自远处器官的转移瘤或邻近结构的直接侵犯(乳房、肺、胸膜、纵隔)。肉瘤约 45%来源于软组织,55%来源于软骨组织或骨。

软骨肉瘤是最常见的原发性胸壁肉瘤,起源于前肋,胸骨、肩胛骨或锁骨起源者较少见。骨肿瘤包括骨肉瘤和小细胞恶性肿瘤(如尤因肉瘤、Askin 瘤)。

最常见的软组织原发性恶性肿瘤是纤维肉瘤(硬纤维瘤、神经纤维肉瘤)和恶性纤维组织细胞瘤。其他原发性肿瘤包括成软骨细胞瘤、成骨细胞瘤、黑素瘤、淋巴瘤、横纹肌肉瘤、淋巴管肉瘤、多发性骨髓瘤和浆细胞瘤。

症状及体征

胸壁软组织肿瘤常表现为不伴其他症状的局部肿块。一些患者有发热。患者直到肿瘤进展才感到疼痛。相反,原发性软骨瘤和骨肿瘤常伴有疼痛。

诊断
- 影像学
- 活检

有胸壁肿瘤的患者需行胸片、CT、MRI 检查,必要时行 PET-CT 检查以明确原发部位、肿瘤的范围、肿瘤是原发胸壁肿瘤还是转移瘤。可通过活检和组织学评估确诊。

预后

预后因肿瘤类型、分化程度和分期而异;但其中各种肿瘤的发病率都低,因此无确切的结论。目前对肉瘤的研究最多,据报道胸壁原发性肉瘤的 5 年生存率为 17%。早期病例的生存率较高。

治疗
- 手术
- 必要时联合化疗、放疗和手术治疗

大部分胸壁肿瘤的治疗首选手术切除加重建。重建常联合应用皮肌瓣和假体材料。恶性胸腔积液是手术切除的禁忌证。对多发性骨髓瘤或孤立的浆细胞瘤,化疗和放疗是首选治疗。

对小细胞恶性肿瘤,如尤因肉瘤和 Askin 瘤,应给予联合化疗、放疗和手术的综合治疗。

如远处肿瘤转移至胸壁,只在非手术方法不能减轻症状时行姑息性胸壁切除术。

> **关键点**
> - 几乎一半的胸壁肿瘤是良性的
> - 不到一半的胸壁恶性肿瘤的原发的
> - 如果患者有胸部肿块或不明原因的胸壁疼痛,伴或不伴发热,应考虑诊断胸壁肿瘤
> - 通过影像学和活检明确诊断胸壁肿瘤
> - 大多数治疗选择手术切除和重建(除非存在恶性胸腔积液),有时可以选择化疗和/或放疗

第六篇

急 救 医 学

- **67.** 危重患者的处置　465
  Soumitra R. Eachempati, MD
  - 危重患者的监护和检测　465
  - 危重患者评分系统　468
  - 血管通路　468
  - 低氧血症　470
  - 少尿　471
  - 重症患者激惹、意识紊乱和神经肌肉阻滞　472

- **68.** 心搏骤停　474
  Robert E. O'Connor, MD, MPH
  - 心搏骤停　474
  - 成人心肺复苏　475
  - 婴儿及儿童心肺复苏　481

- **69.** 呼吸骤停　485
  Charles D. Bortle, EdD
  - 气道建立与管理　486
  - 气道与呼吸辅助装置　488
  - 气管插管术　489

- 外科气道　491
- 插管辅助药物　491
- 清醒的成年人如何行 Heimlich 手法　492
- 如何抢救清醒的窒息婴儿　492

- **70.** 呼吸衰竭和机械通气　493
  Jesse B. Hall, MD, and Pamela J. McShane, MD
  - 机械通气概述　494
  - 急性低氧性呼吸衰竭　496
  - 通气衰竭　499
  - 其他类型的呼吸衰竭　501
  - 机械通气的撤离　501

- **71.** 脓毒症和脓毒性休克　502
  Paul M. Maggio, MD, MBA

- **72.** 休克和液体复苏　505
  Marc A. De Moya, MD
  - 休克　505
  - 液体复苏　508

67. 危重患者的处置

危重病医学是一门有关救治危重患者的学科。这些患者应该在 ICU 接受经验丰富的医护人员治疗。有些医院还根据不同专科设置独立的 ICU,如心脏科、外科、神经科、儿科或新生儿科。为了满足高强度的治疗、生理参数监测等必需的工作,ICU 通常配备较高的护士/患者比。

ICU 患者的支持治疗包括提供足够的营养,预防感染、应激性溃疡、应激性胃炎,和肺栓塞。由于 15%~25% 的 ICU 患者会在 ICU 死亡,医生必须了解如何减少患者的痛苦以及帮助临近生命终点的患者保持尊严(参见第 2855 页)。

危重患者的监护和检测

部分监护仍然需要人工完成(如直接观察和体检),并依患者的病情决定观察频度。包括生命体征测量(体温、血压、脉搏和呼吸频率)、记录出入液量和每日体重。自动血压仪用于测量血压,经皮传感器用于监测脉搏血氧饱和度。

其他一些连续监护的设备由于比较复杂需要经过专业培训且有经验的人员操作。这些监护仪器大多会对偏离正常值的生理学参数发出报警。每个 ICU 都应严格遵循报警

血液检测

尽管频繁抽血会导致血管损伤、疼痛和贫血,ICU 患者通常仍会每天接受血液检测以期及时发现问题。留置中心静脉导管或动脉导管可以方便采血,避免外周血管反复穿刺,但并发症的风险必须加以考虑。一般而言,患者需要每天做血电解质和血常规检查,有心律失常者加测血镁、磷和钙。行肠外营养(TPN)者,每周测定肝功能和凝血功能。其他检验可视具体情况而定(如发热者加做血培养、出血后随访血常规)。

POCT 用高度自动化的小型仪器来完成床旁或部分场所(ICU、急诊室和手术室)的某些血液检测。通常包括血液生化、血糖、动脉血气分析、血常规、心肌标志物和凝血指标,大部分在 2 分钟内完成测定,所需血标本量少于 0.5ml。

心脏监护

大多数危重患者都接受了三导联的心电监护,通过患者佩戴的小型无线发射仪将信号传送至中央监护系统,一旦心率或节律异常则自动报警,并储存供事后查阅。

虽然临床效用尚不明确,一些用于追踪冠脉缺血参数的特殊心脏监护仪已应运而生,其主要用于连续监测 ST 段改变和心率变异。正常的逐拍(beat-to-beat)形态差异消失预示心脏自律性降低和冠脉缺血可能,死亡风险增加。

肺动脉导管监测

ICU 患者已经很少放置肺动脉导管(pulmonary artery catheter,PAC)进行监护。此类导管顶端带有球囊,插入中心静脉后,经右心漂浮到达肺动脉。通常导管带有数个接口,可用于监测压力或输注液体。有些导管还配有感受器可以测量(混合)静脉血 O_2 饱和度。PAC 获取的数据主要用于确定心排出量和前负荷。前负荷通常由肺动脉楔压估测,但更准确的方法是通过受心率调控的快反应热敏电阻仪测定右心室舒张末容积。

虽然 PAC 已使用多年,但未发现能降低患者病率和死亡率。相反,使用 PAC 与死亡率升高有关。这个结果可能与导管并发症以及误读数据有关。尽管如此,仍有医生相信,结合其他临床数据,PAC 对某些危重患者的处理有益。和许多生理学检测一样,参数的动态趋势比单次测定的异常值更有临床意义。放置肺动脉导管的可能指征见表 67-1。

表 67-1 放置肺动脉导管的潜在指征

心脏疾病	休克
急性瓣膜反流	**血流动力学监护**
心脏压塞	心脏手术
并发心力衰竭	危重患者的术后监护
并发心肌梗死	心脏患者的手术及术后监护
室间隔破裂	肺部疾病
血流动力学不稳定*	并发肺栓塞
评估容量状况	肺动脉高压

* 特别是需要正性肌力药物者。

放置过程 经锁骨下或颈内静脉将球囊尚未充气的 PAC 插入,当导管顶部送达上腔静脉时,将球囊部分充气,以使血流起到引导作用。一般通过压力监测(表 67-2)或偶有经 X 线透视确定导管顶端的位置。当收缩压突然升至约 30mmHg 而舒张压维持在右心房或腔静脉水平时,提示导管已进入右心室。导管插入肺动脉时,收缩压维持不变,舒张压则高于右心室舒张末压或中心静脉压(CVP),使脉压(收缩压及舒张压差值)变窄。导管继续前移使球囊楔入肺动脉远端,胸部 X 线检查用以确认导管是否在恰当的位置。

表 67-2 心脏和大血管正常压力值

压力类型	平均压/mmHg	范围/mmHg
右心房	3	0~8
右心室		
收缩峰压	25	15~30
舒张末压	4	0~8
肺动脉		
平均压	15	9~16
收缩峰压	25	15~30
舒张末压	9	4~14
肺动脉楔压		
平均压	9	2~12
左心房		
平均压	8	2~12
A 波	10	4~16
V 波	13	6~12
左心室		
收缩峰压	130	90~140
舒张末压	9	5~12
肱动脉		
平均压	85	70~150
收缩峰压	130	90~140
舒张末压	70	60~90

摘自:Fowler NO. Cardiac Diagnosis and Treatment. 3rd ed. Philadelphia:Lippincott,1980:11。

将导管球囊放气后测量收缩压(正常 15~30mmHg)和舒张压(正常 5~13mmHg)。舒张压与肺动脉楔压相关性较好,但在一些肺部原发疾病(如肺纤维化、肺动脉高压)导致肺血管阻力增加时,肺动脉舒张压会超过肺动脉楔压。

肺动脉楔压(PAOP) 当球囊充气时,导管顶端测得的压力反映肺静脉逆传的静态压。为了防止肺梗死,球囊充气时间不得超过 30 秒。通常情况下,PAOP 接近左心房压力,后者约等于左心室舒张末期压力(left ventricular end-diastolic pressure,LVEDP),LVEDP 可反映左心室舒张末期的容量(left ventricular end-diastolic volume,LVEDV)。LVEDV 代表了前负荷,这是实际的目标参数。许多因素导致 PAOP 不能准确反映 LVEDV,诸如二尖瓣狭窄、呼气末正压过高

（>10cmH$_2$O）、左心室顺应性变化（如心肌梗死、心包积液、后负荷增加）。球囊过度充气、导管位置不当、肺泡压高于肺静脉压或严重肺动脉高压（致使球囊难以楔入）也会导致一些技术问题。

PAOP 升高见于左心衰竭，PAOP 下降见于容量不足或前负荷降低。

混合静脉血氧饱和度 混合静脉血含有上、下腔静脉血并经右心到达肺动脉，血液样本可从 PAC 远端采集，配置光纤探头的导管则可直接获取血氧饱和度数据。

导致混合静脉血氧含量（SmvO$_2$）降低的原因有贫血、肺部疾病、碳氧血红蛋白症、心排出量降低和组织代谢增强。O$_2$ 输送是否足够取决于 SaO$_2$ 与（SaO$_2$-SmvO$_2$）的比值，两者之比 4∶1 较为理想，而 2∶1 则是维持有氧代谢的最低要求。

心排出量 心排出量（cardiac output, CO）可经间歇注入冰水或用新型导管连续热稀释法测得。为了纠正患者身材大小的影响，通常用 CO 除以体表面积计算心脏指数（表 67-3）。

表 67-3 APACHE Ⅱ 评分系统*

	生理参数†	+4	+3	+2	+1	0	+1	+2	+3	+4
1	核心体温/℃	≥41	39~40.9	—	38.5~38.9	36~38.4	34~35.9	32~33.9	30~310.9	≤29.9
2	平均动脉压/mmHg	≥160	130~159	110~129	—	70~109		50~69		≤49
3	心率/(次/min)	≥180	140~179	110~139		70~109		55~69	40~54	≤39
4	呼吸频率（机械或非机械通气）	≥50	35~49	—	25~34	12~24	10~11	6~9		≤5
5	氧合：①FiO$_2$≥0.5：用 A-aDO$_2$	≥500	350~499	200~349		<200				
	②FiO$_2$<0.5：用 PaO$_2$/mmHg	—				>70	61~70		55~60	<55
6	动脉血 pH 值	≥7.7	7.6~7.69		7.5~7.59	7.33~7.49		7.25~7.32	7.15~7.24	<7.15
7	血清钠/(mmol/L)	≥180	160~179	155~159	150~154	130~149		120~129	111~119	≤110
8	血清钾/(mmol/L)	≥7	6~6.9		5.5~5.9	3.5~5.4	3~3.4	2.5~2.9		<2.5
9	血清肌酐/(mg/dl)；急性肾衰竭时分值加倍	≥3.5	2~3.4	1.5~1.9		0.6~1.4		<0.6		
10	血细胞比容/%	≥60		50~59.9	46~49.9	30~45.9		20~29.9		<20
11	白细胞计数/(×10^9/L)	≥40		20~39.9	15~19.9	3~14.9		1~2.9		<1
12	Glasgow 昏迷评分	GCS 分数 = 15-实际 GCS 分值								

急性生理学评分亦即 12 项参数得分的总和

年龄<44 岁加 0 分，45~54 岁加 2 分，55~64 岁加 3 分，65~74 岁加 5 分，≥75 岁加 6 分

加慢性健康评分：免疫低下或有严重器官功能不全史者，择期手术加 2 分；免疫低下或有严重器官功能不全史者未手术治疗或急诊术后者加 5 分‡

| 13§ | 血清 HCO$_3^-$（静脉血 mmol/L） | ≥52 | 41~51.9 | — | 32~40.9 | 22~31.9 | | 18~21.9 | 15~17.9 | <15 |

* APACHE Ⅱ 评分=急性生理学评分+年龄分值+慢性健康分值。最低分=0 分，最高分=71 分，院内死亡危险性随分值增加而增加。
† 选取最近 24h 内最差值。
‡ 慢性健康状态：器官功能不全（如肝脏、心血管、肾脏、肺）或入院前已存在的免疫低下状态。
§ 选择性参数，仅限在无动脉血气分析时使用。
A-aDO$_2$，肺泡动脉氧含量梯度；FiO$_2$，吸入氧浓度 O$_2$。
引自：Knaus WA, Draper EA, Wagner DP, Zimmerman JE. APACHE Ⅱ: A severity of disease classification system[J]. Critical Care Medicine, 1985, 13: 818-829.

用 CO 还可计算其他变量值，如体循环和肺循环阻力、右心室和左心室每搏输出量（RVSW, LVSW）。

并发症及其防范 PAC 有时较难插入。心律失常，尤其是室性心律失常是最常见的并发症。其他并发症包括肺梗死（继发于球囊过度充气或楔入持续时间过长）、肺动脉穿孔、心内穿孔、瓣膜损伤和心内膜炎。罕见情况下导管可在右心室内打结（特别在心力衰竭、心肌病或肺动脉压力增高时容易发生）。

放置 PAC 时肺动脉破裂的发生率小于 0.1%，一旦发生往往致命。破裂多发生在球囊楔入时或球囊堵闭测压时。鉴于此，许多临床医生宁愿监测肺动脉舒张压而放弃测量肺动脉楔压。

无创心排出量测定

为了避免 PAC 的并发症，一些无创测定 CO 的方法应运而生，如胸部生物阻抗图法和食管多普勒监测法（esophageal doppler monitor）。两者颇有应用潜力，但至今仍不及

PAC 可靠。

胸部生物阻抗图法 借助放置在前胸壁和颈部的电极测量胸部电阻抗,其测量值随每次心搏流经胸腔的血容量变化而变化,并依此估测 CO 值。此方法具有无害、测量快速的特点(2~5 分钟内完成),但是对电极和胸壁的接触变化过于敏感。胸部生物阻抗图测量法对患者而言,确定 CO 的变化趋势比单次精确测量更有价值。

食管多普勒监测法(EDM) 用一根 6mm 的柔软导管经鼻咽部插入食管置于心脏后部,利用导管顶部的多普勒血流探头连续监测 CO 和心脏每搏输出量。与有创的 PAC 不同,EDM 不会发生气胸、心律失常和感染。在心脏瓣膜损害、间隔缺损、心律失常或肺动脉高压的情况下,EDM 测定可能较 PAC 更为精确,但患者体位的轻微变化都可能使 EDM 测量波形失真,导致误判。

手持式超声心动图 左室功能评估尤其重要,因为心肌收缩力下降是危重患者(包括脓毒症患者)发生血流动力学紊乱的常见原因。床旁经胸超声心动图(TTE)能够快速无创地评估危重患者的心功能,但如果没有超声医生或心脏病医生协助,床旁心超往往无法及时实施。

如果不能即刻做正式的 TTE 检查,可以由已完成手持式超声培训的 ICU 医生做快速简单的床旁 TTE 检查。和正式的 TTE 不同,简单评估更侧重显著影响血流动力学的因素,如心包积液和左室功能损害,而这会影响治疗决策。这些由 ICU 医生做的床旁 TTE 结果证实与正式 TTE 的检查结果高度一致。

颅内压监测

颅内压(ICP)监测主要用于重度闭合性颅脑损伤,偶尔用于其他脑部疾病,如脑积水和假性脑瘤,或颅内动静脉畸形手术后或者血管栓塞术后的管理。这些设备用于优化颅内灌注压(平均动脉压-颅内压)。通常,脑灌注压须保持在 60mmHg 以上。

有不同型号的颅内压监护仪可供使用。最有用的方法是将导管经头颅置入脑室("脑室造口术"导管),除监测外亦可引流脑脊液从而降低 ICP。脑室造口术属创伤性监测,感染发生率高,放置也极为困难,有时可因严重脑水肿而致堵塞。

其他颅内测量装置有脑实质监护仪和硬膜外传感仪(epidural bolt),其中脑实质监护仪使用更普遍。为避免感染,所有 ICP 测量装置使用 5~7 日后通常应当更换或撤除。

其他监测

舌下二氧化碳测量法 利用舌下 PCO_2 升高与身体组织低灌注相关联的原理,将无创传感器置于舌下监测休克状况。此法较胃张力测定简单易行,能快速反映复苏后组织灌注情况。

组织分光镜检查 是将无创的近红外(near infrared,NIR)传感器置于目标组织的体表皮肤上,监测线粒体细胞色素的氧化还原状态,反映组织灌注情况。NIR 对其他一些临床情况也有价值。比如,游离组织移植术后并发缺血的诊断,创伤时对急性室间隔综合征的诊断,以及下肢血管搭桥手术的术后监护。NIR 用于小肠 pH 值监测可判断复苏是否充分。

危重患者评分系统

评分系统已用于评估危重患者的疾病严重程度。评分系统在预测患者生存率上精确度一般,但对诊疗质控和开展科研很有价值。因为评分系统可以将危重患者按疾病严重程度归类,并比较预后。

目前最常用的是 1985 年引入的第二版急性生理和慢性健康状况评估系统(acute physiologic assessment and chronic health evaluation Ⅱ,APACHE Ⅱ)。APACHE Ⅱ 依据 12 项生理指标、年龄和健康状况得出 0~71 分的评分(表 67-3)。1991 年引入的 APACHE Ⅲ 有 17 项生理指标,较 APACHE Ⅱ 复杂,较少应用。其他评分系统有:第二版简化急性生理评分(simplified acute physiology score,SAPS Ⅱ)、死亡概率模型(MPM)和序贯器官功能衰竭评分(SOFA)。

血管通路

有数种方法可建立血管通路。

周围静脉置管

皮下周围静脉置管可以满足大多数的静脉补液和用药需求。经皮置管失败时可行静脉切开,上臂头静脉和踝部大隐静脉是常用的切开部位。然而,随着外周中心静脉导管(PICC)和骨内通路技术在成人和儿童患者中的普及,静脉切开已很少需要。

置管时遵守细致的无菌操作,置管后 72 小时内及时更换或拔除导管,这些行为可以减少常见的置管并发症(如局部感染、静脉血栓形成、血栓性静脉炎和液体外渗)。

中心静脉置管

当患者需要保持长期、安全的血管通路(如使用抗生素、化疗或肠外营养),或者患者外周静脉通路条件差,则需要放置中心静脉导管(central venous catheter,CVC)。中心静脉导管既可用于高浓度或对周围静脉有刺激的液体输注,也可用于中心静脉压的监测。

颈静脉、锁骨下静脉、股静脉和上臂外周静脉(PICC 导管)是中心静脉置管的常用通路。虽然导管和穿刺点的选择通常由个体特征决定,但是颈静脉 CVC 或 PICC 管通常优于锁骨下静脉 CVC(出血和气胸的风险更高)或股静脉 CVC(感染风险更高)。心搏骤停时,CPR 会使胸腔内压增高,妨碍经股静脉 CVC 输注的药物和补液进入横膈以上部位的循环。鉴于此,一般选择锁骨下或颈内静脉穿刺(图 67-1)。

超声引导下放置颈内静脉导管和 PICC 管现在是标准的操作流程,可以减少并发症的发生。CVC 置管前应该纠正凝血功能异常。若未纠正,不能选择锁骨下静脉穿刺,因为该穿刺位点无法观察出血情况,也不能压迫止血。

操作过程 常规消毒并在局麻(如 1% 利多卡因)下放置 CVC,具体步骤如下:
- 穿刺针穿刺目标血管
- 通过穿刺针送入导引钢丝
- 移除穿刺针

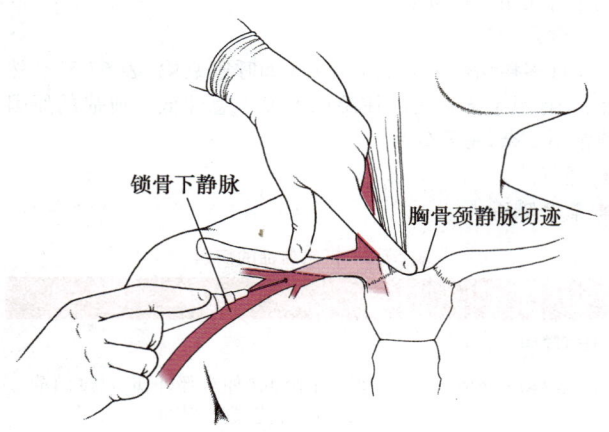

图 67-1　锁骨下静脉穿刺。锁骨下静脉穿刺时手的位置（锁骨下径路）

- 在导引钢丝引导下送入组织扩张器,然后移除扩张器
- 在导引钢丝引导下送入中心静脉导管,然后移除导引钢丝

导管用生理盐水冲洗,然后用缝线固定导管,再用敷料完全覆盖穿刺点。对颈静脉和锁骨下静脉的 CVC,胸部 X 线摄片用以确认导管前端是否位于上腔静脉和右心房的交界区域(如果位置不当,可以将导管向前进,或者向后撤),并确认是否发生气胸。为了防止心律失常,临床医生应该将已进入右心房或右心室的导管回撤,直至导管前端回至上腔静脉。

股静脉置管必须在腹股沟韧带以下穿刺。不然,一旦腹股沟韧带以上的髂外静脉或动脉撕裂,会导致腹膜后出血,而外部压迫止血几乎不可能。

中心静脉导管应该尽早拔除,以减少发生静脉血栓和导管相关性感染的风险。皮肤穿刺部位必需每天清洁,同时检查是否有局部感染;如有局部或全身感染,必须更换导管。有些医生认为,定期更换导管(如每隔 5~7 日)对有发热的脓毒症患者有益,能减少导管细菌定植的风险。

并发症　CVC 能引起许多并发症(表 67-4)。中心静脉置管的气胸发生率约 1%。房性或室性心律失常多见于导管插入时,有自限性,当导引钢丝或导管从心内撤出时会逐步消失。若无全身感染表现,导管细菌定植的发生率可高达 35%,而真正的脓毒症发生率为 2%~8%。导管误入动脉需要外科修补的情况很少发生。当导管插至血管外时,可引起胸腔积液和纵隔积液。导管损伤三尖瓣、细菌性心内膜炎、气泡栓塞和导管栓塞较少发生。

动脉置管

随着自动、无创血压监测仪的使用,单纯为了血压监测而动脉置管已经少见。但对需连续监测血压和频繁抽取动脉血气的患者,动脉置管依然有益。适应证包括顽固性休克和呼吸衰竭。动脉导管测量的血压常稍高于无创血压计的测量值。导管最初置入时,测量点越靠近远心端,收缩压和脉压最高测量值越高,而舒张压和平均动脉压测量值越低。血管钙化、动脉硬化、近端堵塞、肢体位置都能影响有创动脉血压测量值。

表 67-4　与中心静脉置管相关的并发症

并发症	可能的后遗症
常见	
颈动脉损伤	出血、呼吸功能受损、神经系统并发症
胸膜或肺刺破	气胸
静脉刺破	出血、液体外渗、血流动力学改变
邻近动脉损伤	出血、肢体血管受损、血肿、血流动力学改变
血栓形成	肢体水肿、肺动脉栓塞
少见	
气体栓塞	心搏骤停
心律失常	心搏骤停
臂丛神经损伤	肢体功能受损
导管受蚀	出血、液体外渗、血流动力学改变
感染	脓毒症
锁骨、肋骨和椎骨损伤	骨髓炎
淋巴管损伤	乳糜胸
瓣膜损伤	心内膜炎

操作过程　常规消毒并行局麻(如 1% 利多卡因)后放置动脉导管。常用的置管动脉有桡动脉、股动脉、腋动脉、肱动脉和足背动脉,儿童也选用颞动脉,其中以桡动脉最常用。股动脉置管的并发症相对较少,但对有股动脉旁路或存在远端血管功能不良的患者应该避免选用,前者会损伤血管旁路,后者会诱发急性缺血。超声引导有益于困难病例的动脉置管。

在桡动脉置管前,Allen 试验能了解在桡动脉堵塞时,尺动脉侧支循环能否提供足够的手部血流灌注(用手指同时压迫阻断尺动脉和桡动脉,待手掌部发白,放开一侧压迫,手部转红)。如果尺动脉解除压迫后 8 秒钟内手部血流灌注不能恢复,则不能行桡动脉置管,建议选择其他动脉置管。

并发症　所有穿刺部位都可能发生出血、感染、血栓形成和远端栓塞。当有局部或全身感染征象时,应拔除导管。

桡动脉置管并发症主要有因血栓形成或栓塞所致的手部和前臂缺血、内膜夹层及放置导管处的痉挛。导管留置在小动脉(可以解释女性血栓形成发生率高的原因)或留置时间延长,则动脉血栓发生的风险较高。堵塞的动脉在拔除导管后大多能再通。

股动脉置管并发症包括插入导引钢丝时发生动脉粥样硬化栓塞。血栓形成和肢体远端缺血的发生率较桡动脉置管低。

血肿作为腋动脉置管的并发症并不多见,但需及时处理,防止臂丛神经受压致周围神经不可逆损伤。冲洗腋动脉导管可能带入气体和血凝块,为了避免这些栓子所致的神经系统后遗症,临床医生应当选取左腋动脉置管(左腋动脉与右腋动脉相比离颈动脉较远)。

经骨髓腔输液

任何静脉常规输注的液体或药物(包括血制品)均可经长骨穿刺进行髓腔内给药,液体进入中央循环的速度和静脉给药相似。这一技术在儿科更常用。一方面,婴儿和儿童的骨皮质较薄容易穿透;另一方面,在发生休克或者心脏停搏的时候,他们的外周静脉和中心静脉通路都很难建立。现在,随着一些特定设备(如加压穿刺装置,钻孔装置)的普及,该技术也可用于年长的患者,常用的穿刺点包括胸骨、胫骨近端和肱骨。因此,成人骨髓腔内给药逐渐多见。

骨髓腔内给药装置应该在 24 小时内撤除,或者在外周或中央静脉通路建立后尽快撤除。

操作步骤 使用特制的带有针芯的骨髓腔穿刺针(图 67-2)。胫骨近端和股骨远端是儿童的首选穿刺点;两个区域都要进行无菌消毒,同时暴露在手术视野。胫骨穿刺时,穿刺点距离胫骨结节远端 1~2cm,位于胫骨平坦的前内侧面。股骨穿刺时,穿刺点位于外侧髁以上 3cm 中线位置。对年龄较大的儿童,在胫骨远端内踝以上 2cm 的内侧面穿刺更容易。对于成年人,肱骨上端也可以穿刺。

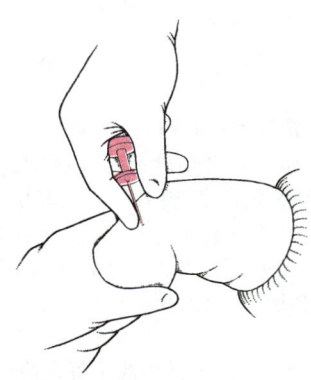

图 67-2 骨髓腔穿刺针插入。 用示指和拇指夹住胫骨近端保持固定,不要把手直接放在穿刺位点的后方(避免刺到自己),可以把毛巾放在膝后起支撑作用。用手掌握住针,定位穿刺点稍稍远离关节腔和骨骺板生长区。使用适当的力量旋转送入穿刺针,当有突破感时提示已穿破骨皮质,立刻停止进针。有些穿刺针带有塑料保护套管,调整套管和针头的距离可以防止过度穿刺、甚至穿透骨质

对任一穿刺部位,穿刺针必须旋转进针。用戴手套的指尖协助使针体固定于皮肤表面,一旦突破骨皮质立即停止进针。进入骨髓腔后,拔出针芯,开始输液。有几种半自动的穿刺装置可供使用,包括弹簧动力和电池动力的穿刺装置。

并发症 穿刺过程中控制不佳可致穿刺针穿透对侧骨皮质,随之使输液大量进入软组织。一旦发生,需要另选部位进行穿刺。骨髓炎发生率较低,低于 2%~3%。暂无骨骺生长面受损报道。其他并发症包括出血和室间隔综合征。

低氧血症
(缺氧)

无呼吸系统疾病的 ICU(或其他)患者住院期间可以发生低氧血症(氧饱和度<90%)。呼吸系统疾病并发的低氧血症将在相关章节中讨论。

病因

许多疾病会引起低氧血症(如呼吸衰竭,表 67-5)。然而,无呼吸系统疾病的住院患者发生急性低氧血症的原因通常不复杂,主要分为:

- 通气障碍
- 氧合障碍

表 67-5 低氧血症的病因

机制	范例
通气障碍	
通气驱动力减弱	意识水平降低(如头部外伤、过度镇静、脓毒症、休克或脑卒中)
气道受阻	支气管痉挛症
	气管插管移位
	气管或气管内插管黏液堵塞
胸部、腹部或者两者的剧烈疼痛	肋骨骨折
	胸部或腹部手术
氧合障碍	
肺部原因	急性呼吸窘迫综合征
	肺不张,肺炎,气胸,肺栓塞,肺挫伤,吸入性肺炎
非肺部原因	医源性液体负荷过多
	心力衰竭(如由基础疾病加剧或者急性心肌梗死导致)

评估

评估患者住院期间的总补充液体量,尤其是前一日 24 小时补液量,确认是否容量负荷过多。评估是否使用了镇静药物以及剂量。对于明显的低氧血症(氧饱和度<85%),评估和治疗应同时进行。

病史 突发的呼吸困难和缺氧需要考虑肺栓塞(PE)或气胸(主要发生在接受正压通气的患者)。发热、寒战和咳痰(或分泌物增多)提示肺炎。心肺(如哮喘、慢性阻塞性肺疾病、心力衰竭)的疾病史可能提示疾病的加重。心肌梗死可以引起急性瓣膜关闭不全、肺水肿,或心源性休克。单侧下肢疼痛提示深静脉血栓形成(DVT),因此可能发生 PE。之前的严重创伤或脓毒症如果接受了积极的液体复苏,需要考虑急性呼吸窘迫综合征。之前有胸部外伤需要考虑肺挫伤。

体格检查 立即评估气道的开放程度、呼吸的力量和充分性。对于机械通气患者,重要的是确认气管插管有无阻塞或移位。以下表现有提示作用:

- 单侧呼吸音减弱但肺野清晰提示气胸,或者气管插管插入右主支气管;肺部湿啰音伴有发热提示肺炎可能性大
- 颈静脉怒张伴有双侧肺湿啰音提示容量负荷过多伴有肺水肿、心源性休克、心脏压塞(常无湿啰音),或急性瓣膜关闭不全

- 颈静脉怒张而两肺呼吸音清，或单侧呼吸音降低、伴有气管移位提示张力性气胸
- 双侧下肢水肿提示心力衰竭，而单侧水肿提示 DVT 及可能发生 PE
- 喘鸣提示支气管痉挛（通常见于哮喘或过敏性反应，PE 或心力衰竭少见）
- 意识水平下降提示通气不足

辅助检查 通常经皮脉搏血氧仪可以初步确认低氧血症。患者需要进一步检查：
- 胸部 X 线（评估肺炎，胸腔积液，气胸或肺不张）
- 心电图（评估心律失常或心肌缺血）
- 动脉血气（确认低氧血症和评估通气）

在做正式心超之前，ICU 医生可以先用床旁心超评估是否存在足以造成血流动力学异常的心包积液，或左心室整体功能减退的程度。血清 B 型钠尿肽（BNP）的水平有助于鉴别心力衰竭和非心力衰竭。如果这些检查仍不能明确诊断，需要考虑肺动脉栓塞。气管插管患者可以做纤维支气管镜检查，以排除（和除去）气管阻塞物。

治疗

明确的病因治疗参照本手册其他章节内容。如患者存在持续通气不足，必须给予无创机械通气或必要时行气管插管。持续低氧需要氧疗。

氧疗：依据动脉血气或经皮脉搏血氧仪测定值决定供氧量，维持 PaO_2（氧分压）在 60～80mmHg（氧饱和度在 92%～100%），同时避免氧中毒。这个水平的氧疗能使组织氧供达到满意效果。由于氧解离曲线呈 S 形，当氧分压 >80mmHg 时，继续升高氧分压时实际供氧增加有限，因此并无必要。以最低吸入氧浓度分数（FiO_2）维持有效 PaO_2 即可。氧中毒呈浓度和时间依赖性。FiO_2 持续 >60% 可致炎性变化、肺泡渗出，最终可致肺纤维化。除非用以维持生命，否则应避免 FiO_2 超过 60%，而 FiO_2 <60% 可长期耐受。

当氧疗所需 FiO_2 <40% 时，可经鼻导管或面罩供氧。鼻导管所用氧流量为 1～6L/min，因为 6L/min 足以充满鼻咽部，所以更高流量并无益处。简易面罩和鼻导管无法持续稳定地混合氧气、空气和口腔气体，因此不能提供一个精确的 FiO_2。然而，文丘里型面罩能够提供精确的供氧浓度。

当 FiO_2 >40% 时，需用具储氧气囊的氧气面罩。就标准的非再吸入式面罩而言，患者从储气囊吸入 100% O_2，呼气时经橡皮阀瓣将呼出气排至大气环境中，防止 CO_2 和水蒸气与吸入氧混合；但是，由于有泄露，此类面罩提供的 FiO_2 最多达到 80%～90%。

> **关键点**
> - 低氧血症主要是由通气和/或氧合功能障碍引起，通常脉搏血氧饱和仪可以初步确认低氧血症
> - 患者需要做胸部 X 线，心电图和动脉血气（确认缺氧和评估通气程度）；如果仍不能确诊，需要考虑肺栓塞
> - 供 O_2 量需要保持 PaO_2 在 60～80mmHg（氧饱和度 92%～100%），并治疗病因

少尿

少尿指成人 24 小时尿量 <500ml 或成人、儿童尿量 <0.5ml/(kg·h)[新生儿<1ml/(kg·h)]。

病因

少尿病因通常分为三类：
- 肾前性（与血流相关）
- 肾性（肾脏自身疾病）
- 肾后性（流出道梗阻）

虽然少尿有许多原因（参见第 1852 页），但大部分住院患者的急性少尿为几种常见病因所致（表 67-6）。

表 67-6 部分少尿的原因

机制	范例
肾前性*	
低血容量	出血
	体液丢失
	液体补充不足
低心排出量	心肌梗死
	心力衰竭
	肺栓塞
周围血管阻力降低	脓毒症
肾性	
急性肾小管坏死	血流灌注不足（持续时间长，如>4h）
	X 线造影剂
	横纹肌溶解
	肾毒性药物（氨基糖苷类及其他抗生素、非甾体抗炎药物）
肾后性	
机械性尿路梗阻	导尿管堵塞
	前列腺肥大
	尿路结石
膀胱或括约肌功能不良	抗胆碱药物的使用
	术后尿潴留
	严重的粪便嵌塞

* 这些肾前性因素常合并存在，并且尿量迅速（1h 内）减少。

评估

病史 若患者诉有明显的排尿急迫感，考虑有尿路梗阻；而口渴无尿意提示容量不足；行动迟缓（假设带有导尿管）且血压正常患者尿量突然减少预示导尿管堵塞或移位；若尿量逐步减少则急性肾小管坏死（ATN）或肾前性因素可能较大。

患者近期的诊疗信息有助于诊断，如近期血压记录、有无手术、药物和造影剂使用情况。近期有手术或外伤史者可能存在血容量不足。严重挤压伤、深部电击伤或中暑要

考虑横纹肌溶解。

体格检查 关注生命体征,尤其是有无低血压、心动过速(提示低血容量或脓毒症)、发热(提示脓毒症)。注意寻找有无局部感染和心力衰竭的征象。膀胱明显膨胀提示出口存在阻塞。肌红蛋白尿则尿液呈棕褐色。

辅助检查 在进一步测试前,所有留置导尿管(和行回肠膀胱术)者须经冲洗确认是否通畅,此步骤可能会解决问题。多数患者的病因临床上显而易见,如休克、脓毒症;对临床表现复杂者,需要区分肾前性和肾性少尿(如急性肾小管坏死)。对尚无导尿管者可考虑留置导尿,利于诊断、治疗梗阻和持续监测尿量。

如果有中心静脉或肺动脉导管,中心静脉压(参见第509页)或肺动脉楔压有助于判断容量状态(有肺动脉导管者可以了解心排出量状态)。当然,临床医生不会单为急性少尿放置导管,仅在有其他适应证时考虑。对无容量增多患者,可选用快速静脉输注 500ml 生理盐水(儿童 20ml/kg),如尿量增加提示肾前性因素。

应该检测实验室指标,必需检测血清电解质、尿素氮和肌酐。常规检测尿钠、尿肌酐浓度。肾前性少尿时,BUN/肌酐比率>20,而正常情况和 ATN 时≤10。在肾前性少尿时,尿钠<20mmol/L,肾脏最大限度保钠以维持血管内容量;ATN 时,通常尿钠>40mmol/L。钠排泄分数(FE_{Na})能比较精确地反映肾脏保钠能力,计算公式如下:

$$\frac{尿 NA/血 NA}{尿肌酐/血肌酐}\times 100$$

若比值<1,说明肾脏重吸收钠的能力尚好,提示肾前性原因,若比值>3,提示可能是肾性原因。

治疗

对因治疗,如解除流出道梗阻、补充容量、使心排出量恢复正常,停用肾毒性药物。避免低血压以防止肾脏进一步受损。当肾功能损害已不可逆时,应予肾脏替代治疗,如连续静脉血液滤过或血液透析。

> **关键点**
> - 少尿的原因分为:肾血流量减少、肾功能不全和泌尿道梗阻
> - 病史和体检经常会提示发病机制(如近期低血压、肾毒性药物使用史)
> - 测量血清电解质、尿素氮和肌酐
> - 测量尿钠和肌酐浓度。如果不能够确定肾前性或肾性因素,计算钠排泄分数;如果比值<1 考虑肾前性因素,而比值>3 则表示可能是肾性因素

重症患者激惹、意识紊乱和神经肌肉阻滞

ICU 患者常有激惹、意识紊乱和不适,并出现明显的精神症状(ICU 谵妄)。这些症状令患者不悦并常影响治疗和安全,严重者可危及患者生命,如拔除气管插管和静脉输液管。

病因

对危重患者而言,原发病、并发症、治疗过程及 ICU 的环境(表 67-7)均可引起激惹和意识紊乱。尤其要牢记,神经肌肉阻滞仅仅掩盖疼痛和激惹,并不能防止其发生,肌松的患者可能更为痛苦。

表 67-7 危重患者激惹和意识紊乱的部分原因

机制	范例
存在的问题	头部外伤
	休克
	毒素摄入
并发症	疼痛和不适(诸如外伤、外科手术、气管插管、静脉输液、抽血或 NGT)
	低氧血症
	低血压
	脓毒血症
	器官衰竭(如肝性脑病)
	肺栓塞
药物	镇静剂和其他中枢神经系统活性药物,特别是阿片类药物、苯二氮䓬类药物、H_2 受体阻滞剂和抗组胺药
	乙醇和/或药物的撤除
ICU 环境*	睡眠剥夺(如噪声、灯光或定时的诊疗活动)
	对死亡的恐惧
	对不悦的诊疗过程的焦虑感

* 尤其是老年患者的问题。

评估

针对"激惹"使用镇静剂前要回顾病史和体格检查。

病史 首先要考虑已有的外伤或疾病可能是主要的原因。通过护理记录和与同事讨论病情可辨别血压和尿量下降趋势(提示 CNS 灌注不足)和睡眠不良的类型。查询患者的用药史,判断是否有镇痛和镇静过量或不足的情况。

从既往病史中了解有无潜在病因。潜在的肝病提示肝性脑病可能;已知药物成瘾或滥用,则需考虑戒断综合征。

当患者清醒配合时,询问有何不适,特别是疼痛、呼吸困难及未告知的药物成瘾。

体格检查 氧饱和度<90%提示低氧性病因。低血压、尿量少提示中枢神经系统灌注不足。发热和心动过速提示脓毒症和震颤性谵妄。颈项强直提示脑膜炎,但对激惹患者很难确定该体征。神经系统定位体征见于脑卒中、颅内出血或颅内压增高。

激惹程度可用 Riker 镇静-激惹评分(表 67-8)或 Ramsay 镇静评分量化。谵妄评估量表(CAM)(表 67-9)可用于筛查谵妄。使用量表有利于不同观察者对病情趋势判断有更好

的一致性。神经肌肉阻滞患者很难评估。尽管人静止不动,但可以有非常严重的激惹和不安。因此,必须有规律地(如每天)中止肌松,使评估顺利进行。

辅助检查　选用恰当的检查把临床发现的异常情况进一步澄清(如低氧、低血压和发热)。无需常规做头颅CT,除非有神经定位体征,或已排除其他病因。双频谱指数(bispectral index, BIS)有助于评价神经肌肉阻滞患者的镇静/激惹情况。

治疗

处理病因(如低氧、休克和药物因素)。优化环境,使之与诊疗相适宜(如光线暗淡、安静,尽可能减少夜间睡眠干扰)。时钟、日历、窗外环境、电视和广播节目能帮助患者维系与外面世界的连接,减少意识紊乱的发生。家人陪伴与护理人员会使患者平静。

大多数有烦躁症状的患者可予药物治疗。疼痛者予镇痛剂,焦虑和失眠者予镇静剂,而躁狂精神症状者可予小剂量抗精神病药物。当需要大剂量镇静镇痛,以至于危及气道和抑制呼吸驱动时,需要气管插管。多种药物可选。如果需要频繁的神经系统体检或准备拔管,首选短效药物。

止痛　静脉适量使用阿片类药物镇痛;对神志清醒但无法交流的患者,如果有骨折或手术等疼痛因素,同样需予镇痛治疗。机械通气会给患者带来不适,通常联合使用阿片类药物和镇静剂。芬太尼具有强效、作用时间短和心血管系统副作用小的优点,常作为首选的阿片类镇痛剂。芬太尼使用剂量每小时30~100μg,个体差异较大。

镇静　许多患者尽管使用了镇痛剂,激惹症状仍难以改善而需加用镇静剂。镇静剂可使患者在使用小剂量镇痛剂时即感舒适。苯二氮䓬类药物(如劳拉西泮、咪达唑仑)最为常用,镇静催眠药丙泊酚可用于短期镇静。**劳拉西泮常用的镇静剂量:** 插管患者每1~2小时静注1~2mg或每小时1~2mg连续输注。这些药物对某些患者会有呼吸抑制、低血压、躁狂及延迟性精神症状的副作用。地西泮、氟西泮和甲氨二氮䓬等长效苯二氮䓬类药物应避免用于老年患者。抗胆碱能作用弱的抗精神病药物如氟哌利多醇1~3mg静注,与苯二氮䓬类药物合用效果较好。

右旋美托咪啶是一种较新的药物,具有抗焦虑、镇静和一定的镇痛作用,并且不影响呼吸驱动。谵妄的风险比苯二氮䓬类低。由于风险较小,右美托咪啶越来越多地替代苯二氮䓬类药物用于机械通气的患者。右美托咪啶的镇静特点和深度允许机械通气患者进行互动,患者容易唤醒但保持舒适。最常见的副作用是低血压和心动过缓。常用剂量为0.2~0.7μg/(kg·h),但是一些患者需要剂量高达1.5μg/(kg·h)。由于右美托咪啶价格昂贵,通常只适合短期内使用(如<48小时)。

神经肌肉阻滞　对气管插管患者而言,神经肌肉阻滞剂(肌松剂)并不能替代镇静剂,其作用仅消除一些问题的表象(激惹)而非纠治。为使患者在检查(CT、MRI)或操作过程中(中心静脉置管)保持不动,或者机械通气者已使用足量镇痛、镇静剂仍不能保持有效通气时需使用肌松剂。使用新型镇静药(包括右美托咪啶)时,神经肌肉阻滞剂极少使用。

神经肌肉阻滞剂的使用时间避免过长,除非不能安全地进行呼吸,或者有严重的肺损伤。使用超过1~2日,尤其与糖皮质激素合用时会导致长时间的虚弱。常用的有维库溴铵,按需连续输注。

表67-8　RIKER镇静-激惹量表

分值	描述	解释
7	带有危险的激惹	试图移除监护仪及有关设备或爬出床外,投掷物品、翻爬、责骂医护人员
6	明显激惹	虽频繁口头安慰仍处于不安分状态,咬气管插管,需制动
5	激惹	焦虑或不安,试图移动,劝说后能安静
4	安静、合作	安静,易唤醒,能按指引行事
3	镇静	难以唤醒,对口头指令或轻轻摇动有反应,但很快入睡
2	深度镇静	无法交流,对身体刺激有反应,对语言指令无反应,可以自发移动
1	不能唤醒	无法交流,对疼痛刺激几乎无反应

表67-9　谵妄评估量表(CAM),诊断谵妄 *

特征	评估 †
所需的特征	
急性发作和病情波动	以下问题的肯定回答反映了该特点:
	"是否患者的精神状态突然和平日不同?"
	"是否异常行为在一日内有波动(即,时有时无,或忽重忽轻)?"
注意力不集中	以下问题的肯定回答反映了该特点:
	"患者有注意力集中的困难吗(如容易分神,无法对交谈内容保持专注)?"
需要一条下面的特征	
思维凌乱	以下问题的肯定回答反映了该特点:
	"是否患者思维凌乱没有条理(如散漫或无关的谈话,模糊或毫无逻辑的思维,毫无征兆的话题跳跃)?"
意识水平改变	"警觉"之外的回答反映了意识改变:
	"总体而言,你如何评价这个患者的意识水平?"
	• 正常=警觉
	• 高度警觉=警醒
	• 打瞌睡但易唤醒=嗜睡
	• 难以唤醒=昏睡
	• 不能唤醒=昏迷

* 谵妄的诊断需要有2条第一项特征加1条第二项特征。
† 这些信息通常由家庭成员或护士收集。

> **关键点**
> - 原发病、急性疾病的并发症、治疗和 ICU 环境都可以导致激惹和意识紊乱
> - 病史和体检常提示病因和指导后续检查
> - 治疗病因(镇痛,改善医院环境减少意识紊乱),使用镇静剂(如劳拉西泮或丙泊酚)治疗激惹
> - 神经肌肉阻滞剂仅仅是掩盖疼痛和躁动;肌松患者的痛苦可能更严重

68. 心搏骤停

心搏骤停

心搏骤停指心脏机械活动停止导致循环血流缺失。心搏骤停使得重要器官的血供及氧供停止,如果不及时治疗将导致死亡。心搏骤停是在症状发生短时间内(有时没有预警)出现的意外的循环停止。在美国,院外心搏骤停发生率约35万人/年,死亡率90%。

呼吸骤停与心搏骤停是不同的,但若不治疗两者可互为因果。(见呼吸衰竭,呼吸困难,和低氧血症部分)

病因

对于成人而言,心搏骤停的首要原因是心脏疾病(包括各种类型,尤其是冠状动脉疾病)。心脏疾病中有很大一部分患者以心搏骤停为初发表现。其他原因包括非心脏疾病引起的循环休克(尤其是肺栓塞、消化道出血、创伤)、通气障碍和代谢紊乱(包括药物过量)。

对于婴幼儿而言,心脏疾病引起的心搏骤停相对于成人来说较少见。婴幼儿心搏骤停的主要原因包括创伤、中毒和各种呼吸系统疾病(如气道梗阻、烟雾吸入、淹溺、感染和婴儿猝死综合征)。心搏骤停的其他原因包括创伤和中毒。

病理生理

心搏骤停导致全身缺血,造成细胞损伤,对复苏后器官功能恢复不利。主要影响包括直接细胞损伤和水肿形成。由于颅内空间有限,水肿可对脑部造成损害,导致复苏后颅内压升高、脑灌注压下降。成功复苏的患者部分存在短期或长期的脑功能障碍,表现为警觉性改变(轻微意识紊乱至昏迷)和/或惊厥。

ATP 合成减少导致细胞膜完整性缺失,伴有钾外流和钠、钙内流。钠过量导致细胞水肿。钙过量破坏线粒体(抑制 ATP 合成),增加一氧化氮合成(导致破坏性自由基生成),并在某些情况下,激活损伤细胞的蛋白酶。

异常离子流也可引起神经元去极化,释放神经递质,其中一些具有损伤性,例如,谷氨酸可激活特定的钙通道,加剧细胞内钙超负荷。

炎性介质(如白介素-1B,肿瘤坏死因子-α)发挥作用,其中一些导致微血管血栓形成和血管完整性缺失,造成水肿进一步加剧。一些因子可激活细胞凋亡,从而加速细胞死亡。

症状及体征

重症或终末期病患发生心搏骤停之前常常有一段时间的临床表现恶化,包括呼吸浅快、低血压、精神状况进行性恶化。在其他一些心搏骤停的病例中,发作没有预警,偶尔可能伴有一阵短暂(<5秒)的癫痫发作。

诊断

- 临床评估
- 心脏监护和心电图
- 寻求病因的检查(如心脏超声、胸部 X 线片或胸部超声)

临床存在呼吸暂停、无脉、意识丧失即可诊断。动脉血压无法测得。数分钟后瞳孔散大并且对光反射消失。

应使用心电监护仪,它可提示心室颤动、室性心动过速或心搏暂停。有时表现为一种灌注节律(如极度心动过缓),这可能代表真性无脉电活动(PEA,或称电机械分离)或血压极低无法探及搏动。

评估患者是否有潜在的可治疗的病因;"H & T"可作为有用的记忆帮助方式:

H 低氧(hypoxia),低血容量(hypovolemia),酸中毒[氢离子(hydrogen)],高钾血症(hyperkalemia)或低钾血症(hypokalemia),低温(hypothermia),低血糖(hypoglycemia)。

T 药品(tablet)或毒物摄入(toxin),心脏压塞(tamponade),张力性气胸(tension),血栓栓塞(thromboembolism)(大面积肺栓塞),创伤(trauma)。

遗憾的是,在心肺复苏过程中很多病因无法明确。临床检查、胸部超声和胸片可以发现张力性气胸。心脏超声可了解心肌收缩力并识别心脏压塞、极低血容量(空心);右心室超负荷提示肺栓塞,局部室壁运动异常提示心肌梗死。床边快速血液检查可以检测血钾或血糖水平异常。家人或

救援人员提供的病史可提示药物过量。

预后

存活并出院，特别是存活并且神经功能完整，其意义远胜于单纯的自主循环恢复。

存活率变异较大，**可提高存活率的因素包括：**

- 早期、有效地由旁人开始心肺复苏
- 有目击者的心搏骤停
- 院内（尤其监护室）
- 初始心律为心室颤动或室性心动过速
- 早期除颤（胸外按压后出现室性心动过速或心室颤动）
- 复苏后治疗，包括循环支持，以及心导管检查
- 成人患者体温管理（目标32~36℃），避免体温过高[1,2]

如果存在有利条件（如在ICU或急诊室发生心室颤动），约40%患者可存活出院。总体而言，院内心搏骤停（室性心动过速/心室颤动和心搏骤停/PEA）的存活率约为25%。

当均为不利条件时（如患者发生心脏停搏而无目击者、院外心搏骤停），存活的可能性很低。报道的院外心搏骤停存活率约为10%。

只有约10%的心搏骤停幸存者在出院时仍有良好的CNS功能。

参考文献

[1] Bernard SA, Gray TW, Buist MD, et al. Treatment of comatose survivors of out-of-hospital cardiac arrest with induced hypothermia[J]. N Engl J Med, 2002, 346: 557-563. doi 10.1056/NEJMoa003289。

[2] Nielsen N, Wetterslev J, Cronberg T, et al. Targeted temperature management at 33℃ versus 36℃ after cardiac arrest[J]. N Engl J Med, 2013, 369: 2197-2206. doi: 10.1056/NEJMoa1310519。

治疗

- 心肺复苏
- 可能的话对原发病因进行治疗
- 复苏后治疗

快速干预是根本。

心肺复苏是应对心搏骤停做出的有序并连续的一系列措施。迅速进行无间断的胸外按压（快速用力按压）并对有心室颤动或室性心动过速患者（成人较为普遍）尽早除颤是复苏成功的关键。

对儿童而言，窒息是心搏骤停的常见原因，表现为典型的缓慢型心律失常，随后发生心脏停搏。然而，15%~20%的儿童可表现为室性心动过速或心室颤动（特别是心搏骤停前无呼吸系统症状者），应进行快速除颤。12岁以上儿童以心室颤动作为初始节律的比例有所增加。

应及时治疗基础病因。若不存在可治疗的病情而多普勒可探及心脏搏动或脉搏，要识别是否存在严重的循环休克，予以静脉补液（如1 000ml生理盐水、全血或联合输注以纠正失血）。如果静脉补液效果不佳，多数临床医生会加用一种或数种血管活性药物（如去甲肾上腺素、肾上腺素、多巴胺、血管升压素），但并无证据表明这些药物能提高生存率。

除病因治疗外，经典的复苏后治疗包括优化氧供应、对疑似心脏病患者的紧急冠状动脉造影，以及目标体温管理（成人32~36℃，婴幼儿36~37.5℃）[1,2]。

参考文献

[1] Moler FW, Silverstein FS, Holubkov R, et al. Therapeutic hypothermia after in-hospital cardiac arrest in children[J]. N Engl J Med, 2017, 376: 318-332. doi: 10.1056/NEJMoa1610493。

[2] Moler FW, Silverstein FS, Holubkov R, et al. Therapeutic hypothermia after out-of-hospital cardiac arrest in children[J]. N Engl J Med, 2015, 372: 1898-1908. doi: 10.1056/NEJMoa1411480。

成人心肺复苏

心肺复苏是一系列对心搏骤停做出的有序而连续的反应措施，包括：

- 识别呼吸和循环停止
- 基本生命支持包括胸外按压和呼吸支持
- 高级心脏生命支持包括气道保护和心脏节律控制
- 复苏后治疗

迅速进行无间断的胸外按压以及尽早除颤（如有指征）是复苏成功的关键。心肺复苏的速度、有效性和正确应用决定了预后是否成功。罕见的特例，如因浸没于冷水中处于深低温状态，患者在长时间心跳呼吸停止（长达60分钟）后被成功复苏。

概述 美国心脏学会对医疗工作人员的指南（图68-1）。如有人因可疑心搏骤停而倒地，救助者应首先确认患者无反应、呼吸停止或仅有垂死性呼吸，然后寻求帮助，所有救助者都应启动急救应答系统（或院内复苏急救人员团队），并尽可能取得除颤仪。

若无人应答，救助者首先启动急救应答系统，然后开始给予基本生命支持，即以每分钟100次的速度进行30次胸外按压，然后开放气道（抬高下颌并将前额后倾）并进行2次人工呼吸。保持胸外按压和人工呼吸的循环不要间断（表68-1），每位救助者最好每2分钟轮换一次。

若有除颤仪（手动或自动），对心室颤动（VF）或无脉性室性心动过速（VT）者进行非同步电除颤。若心搏骤停发生时有目击者并且现场有除颤仪，应立即对心室颤动或室性心动过速者进行除颤。越早除颤越有可能将心室颤动（VF）或无脉性室性心动过速（VT）转复为正常节律。建议未经过培训者开始并进行持续的胸外按压，直到救援人员到达。

气道与呼吸

与以往建议不同，目前推荐先开始胸外按压，保持气道

通畅已位居其次(参见第486页)。有关儿童复苏的机械措施,参见表68-4。

因窒息所致的心搏骤停应进行口对口(成人及儿童)或联合口对口鼻(婴儿)的人工呼吸,或采用带活瓣的呼吸球囊进行通气。在可行的情况下放置口咽通气道。目前已不再推荐按压环状软骨。

若出现腹部膨胀,需检查气道是否通畅并降低通气量。有吸引装置的情况下才可留置鼻胃管以减轻胃扩张,因为在置管期间可能出现胃内容物反流。如果严重胃扩张影响通气且又不能通过上述方法纠正,则将患者侧卧,按压上腹部,保持气道通畅。

当专业人员在场时,应在胸外按压不中断的情况下建立人工气道(气管内插管或声门上装置),见气道建立及管理(参见第486页)。在持续胸外按压的同时,每6秒给予1次呼吸(每分钟10次)。然而,胸外按压和电除颤始终应先于气管插管。若无有经验的施救者在场,可先用带活瓣的呼吸球囊、喉罩,或类似的装置,延后气管插管。

循环

胸外按压　对于有目击者的心搏骤停,应持续胸外按压直至除颤仪可用。对于无目击者的心搏骤停,专业人员应立即进行胸外按压,继之进行人工呼吸。尽可能保持胸外按压的连续性(如气管插管、留置中心静脉导管或转运时)。胸外按压时按压与胸廓回弹的比例为1∶1。在数分钟的胸外按压之后,应观察心律并进行除颤。

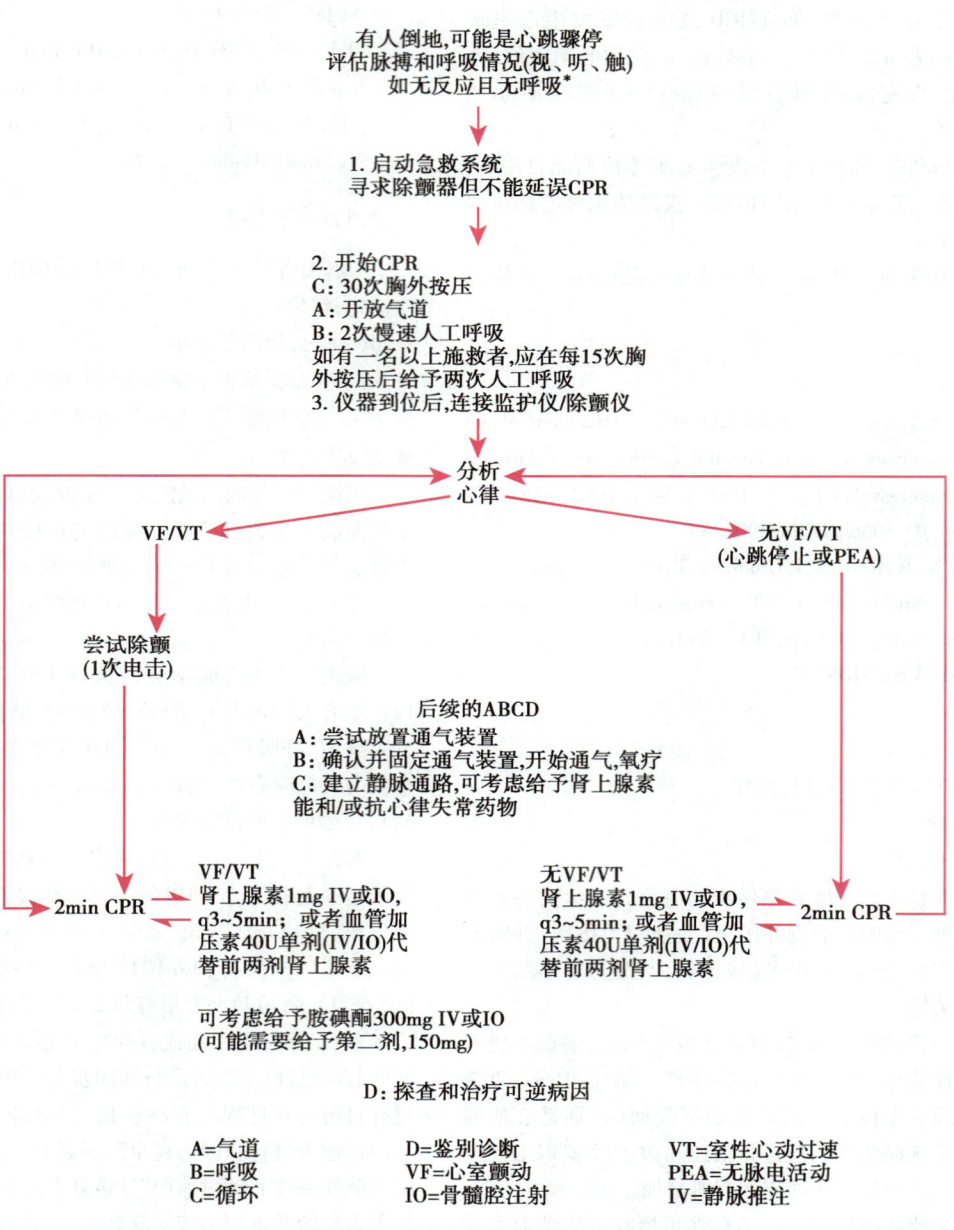

图68-1　成人心脏急救流程

＊如果人员充足,患者的评估、心肺复苏(CPR)以及启动急救系统应该同时进行。基于美国心脏病协会制定的成人心脏急救流程单人和双人心肺复苏技术列在表68-1。此类技能最好通过诸如由美国心脏病协会(1800-AHA-USA1)或其他美国相应组织提供的实训获得

表 68-1 医疗工作人员所需的心肺复苏技术

年龄组	单人心肺复苏	双人心肺复苏	吹气量
成人和青少年	以 100 次/min 的速率进行胸外按压,每 30 次按压给予 2 次人工呼吸(每次 1s)	以 100 次/min 的速率进行胸外按压,每 30 次按压给予 2 次人工呼吸(每次 1s)†	每次人工呼吸潮气量约 500ml(小心不要过度通气)
1 岁儿童~青春期‡	以 100 次/min 的速率进行胸外按压,每 30 次按压给予 2 次人工呼吸(每次 1s)	以 100 次/min 的速率进行胸外按压,每 15 次按压给予 2 次人工呼吸(每次 1s)†	人工呼吸潮气量较成人小(足够使胸廓起伏)
婴儿(<1 岁)	以 100 次/min 的速率进行胸外按压,每 30 次按压给予 2 次人工呼吸(每次 1s)	以 100 次/min 的速率进行胸外按压,每 15 次按压给予 2 次人工呼吸(每次 1s)†	仅需很小的潮气量

* 对于单一施救者,现在推荐单纯胸外按压的心肺复苏。
† 吹气时不停止胸外按压。
‡ 青春期指女性乳房发育,男性出现腋毛。

成人推荐的胸部按压深度在 5~6cm(2~2.4 英寸)之间。理想状态下,一次胸外按压可产生一次动脉搏动,尽管此时的心排出量只有正常状态的 20%~30%。然而,胸外按压期间扪及脉搏通常很困难,即便对有经验的医生也是如此,且并不可靠。呼气末 CO_2 监测可以更好地反映胸外按压期间的心排出量。灌注不足时回流至肺部的循环血量减少,因此呼气末 CO_2 低。自主呼吸的恢复以及自主睁眼通常提示自主循环恢复(restoration of spontaneous circulation, ROSC)。

机械胸外按压装置可供临床使用,其有效性并不优于正确的人工按压,但能减少人工操作的失误和疲劳,并且在特定情况下很有帮助,例如患者转运过程中,或心导管室内。

开胸后进行心脏按压也许更有效,但只限于胸部贯通伤、心脏术后 48 小时内、心脏压塞等患者以及在术中已经打开胸腔突发心搏骤停时使用。然而,开胸术需要接受过训练的有经验医生才能进行,应把握指征。

胸外按压的并发症 肝脏破裂是少见但是十分严重(有时具有致死性)的并发症,一般是由于按压胸骨下方腹部所致。胃撕裂也偶有发生(尤其是胃胀时)。罕见迟发性脾破裂。偶见由于胃内容物反流造成致命的吸入性肺炎。

肋软骨分离和肋骨骨折通常无法避免,因为胸外按压需要一定的力度和深度来保证足够的心排出量。儿童骨折较少见,因其胸廓的柔韧性较成人好。罕见胸外按压后骨髓栓塞于肺部,但无明确依据说明它与死亡率相关。肺损伤比较少见,但可能因肋骨骨折刺破而致气胸。一般不会发生严重的心肌损伤,但可能损伤已经存在的室壁瘤。虽然存在以上这些并发症的可能,但施救者仍应积极进行心肺复苏。

除颤

心室颤动(VF)是引起成人心搏骤停最常见的心律失常,必须迅速恢复灌注心律。无脉性室性心动过速(VT)与心室颤动处理相同。

快速直流电复律通常比抗心律失常药物更有效,但是,除颤的成功与时间相关,对于心室颤动或无脉室性心动过速患者,除颤每延迟 1 分钟,成功率下降 10%。自动体外除颤仪(automated external defibrillators,AED)使得接受培训较少的施救者也能进行心室颤动或室性心动过速的复苏。第一应答者(警察与消防员)对 AED 的使用以及公共场所内 AED 的广泛配备,使复苏率有了很大的提高。

除颤电极或 AED 电极放置部位 一个放在胸骨右缘锁骨与第二肋间之间,另一个放在腋中线第 5 或第 6 肋间心尖部。常规除颤仪电极应涂导电膏,电极垫片含有导电凝胶。初始复苏时电击一次即可(以前推荐 3 次电击),除颤后立即胸外按压。双相除颤仪能量在 120~200J 之间(儿童 2J/kg);单相除颤仪选择 360J。除颤后心律的评估应在胸外按压两分钟后再进行。之后进行的除颤应给予相同或更高的能量(成人最高至 360J,儿童 10J/kg)。若患者仍为心室颤动或室性心动过速,应继续进行胸外按压和通气治疗,并选择相应的药物治疗。

监护与静脉通路

心电监护 可以监测患者心电节律。应建立静脉通路,建立两条通路可保证 CPR 过程中静脉通路通畅。首选肘前静脉留置大口径外周通路。对于成人和儿童,在外周静脉通路建立失败时,在保证持续胸外按压的前提下(通常困难)开放中心静脉通路,如锁骨下静脉,颈内静脉。尤其对儿童可选择经骨内和股骨建立通路。CPR 过程中可选择股静脉置管,因为不需要中断 CPR,并且潜在致命性并发症更少;然而,由于无法触及股动脉搏动,置管比较困难。

根据不同的临床情况给予不同种类和剂量的液体与药物。通常情况下,缓慢静注 0.9% 盐水(仅需维持静脉通路开放);对于由低血容量引起的心搏骤停应积极液体复苏(晶体、胶体、血液)。

特殊情况

处理电击伤患者时,施救者须确认患者与电源脱离接触,以免造成自身触电。应使用非金属的抓手或木杆转移患者至安全地点后再进行心肺复苏。

对于淹溺患者,在浅水中可以进行人工呼吸,而有效的胸外按压则应将患者置于坚实的平面后方能进行,如冲浪板或浮板。

对于外伤引起心搏骤停的患者,首先应清理气道并开放气道进行辅助通气,因为对于此类患者,气道梗阻是心搏骤停最可能的原因。为了尽量减少颈椎损伤,应使用牵引下颌法而非压额抬颏法。其他外伤性心搏骤停的病因包括心脏压塞和张力性气胸,这两种情况都需要立即穿刺减压以挽救生命。然而,大多数创伤性心搏骤停患者伴有严重失血(胸外按压通常无效)及不可逆性脑损伤。

高级心血管生命支持的药物治疗

尽管许多药物已经长时间广泛使用,但仍没有一种药物或联合使用能够绝对提高心搏骤停患者的生存率。应合理应用能增加ROSC成功率的药物(剂量、包括儿童剂量,表68-2)。

表68-2 复苏药物*

药物†	成人剂量	儿童剂量	备注
腺苷	首剂6mg,之后12mg×2	首剂0.1mg/kg,之后0.2mg/kg×2	快速静脉推注后进行冲洗(最高单次剂量12mg)
胺碘酮	用于心室颤动/无脉室性心动过速:300mg	用于心室颤动/无脉室性心动过速:5mg/kg	用于心室颤动/无脉室性心动过速:静脉推注大于2min
	用于有脉室性心动过速:负荷量:150mg	用于有脉室性心动过速:5mg/kg 大于20~60min,可重复使用,最大剂量15mg/(kg·d)	用于有脉室性心动过速:首剂静脉推注大于10min
	输滴:1mg/min×6h,之后0.5mg/min×24h		
氨力农	负荷量:0.75mg/kg 大于2~3min	负荷量:0.75~1mg/kg 大于5min(可重复至3mg/kg)	500mg加入250ml 0.9%盐水即2mg/ml
	静滴:5~10μg/(kg·min)	输注:5~10μg/(kg·min)	
阿托品	0.5~1mg	0.02mg/kg	每隔3~5min重复直至起效或总剂量达0.04mg/kg(最小剂量0.1mg)
氯化钙	1g	20mg/kg	10%溶液即100mg/ml
葡庚糖酸钙	0.66g	N/A	22%溶液即220mg/ml
葡萄糖酸钙	0.6g	60~100mg/kg	10%溶液即100mg/ml
多巴酚丁胺	2~20μg/(kg·min)[以2~5μg/(kg·min)起始]	同成人剂量	500mg加入5%D/W 250ml即2 000μg/ml
多巴胺	2~20μg/(kg·min)[以2~5μg/(kg·min)起始]	同成人剂量	400mg加入5%D/W 250ml即1 600μg/ml
肾上腺素	推注:1mg	推注:0.01mg/kg	如有需要每隔3~5min重复 8mg加入5%D/W 250ml即32μg/ml
	输注:2~10μg/min	输注:0.1~1.0μg/(kg·min)	
葡萄糖	25g 50%D/W	0.5~1g/kg	婴儿和低龄儿童应避免高浓度使用
			5%D/W:给予10~20ml/kg
			10%D/W:给予5~10ml/kg
			25%D/W:给予2~4ml/kg
			大龄儿童应选用大静脉
利多卡因	1~1.5mg/kg,每5~10min重复给药,最大剂量3mg/kg	1mg/kg负荷量,然后20~50μg/(kg·min)输注	成人中,用于VF/VT恢复自主循环后儿童中,可替代胺碘酮用于顽固性VF/VT的治疗
硫酸镁	1~2g	25~50mg/kg,最大剂量2g	给药时间大于2~5min
米力农	负荷量:50μg/kg 大于10min	负荷量:50~75μg/kg 大于10min	50mg加入5%D/W 250ml即200μg/ml
	输注:0.5μg/(kg·min)	输注:0.5~0.75μg/(kg·min)	
纳洛酮	2mg鼻内给药或0.4mg肌注	如体重<20kg或年龄<5岁,0.1mg/kg	如有需要可重复
去甲肾上腺素	输注:2~16μg/min	输注:以0.05~0.1μg/(kg·min)起始[最大剂量2μg/(kg·min)]	8mg加入5%D/W250ml即32μg/ml
去氧肾上腺素	输注:0.1~1.5μg/(kg·min)	输注:0.1~0.5μg/(kg·min)	10mg加入5%D/W250ml即40μg/ml
普鲁卡因胺	30mg/min直至起效或最大剂量17mg/kg	同成人剂量	对于儿童无脉性心搏骤停不推荐使用
碳酸氢钠(NaHCO₃)	50mmol	1mmol/kg	缓慢输注,仅用于通气充分时 4.2%溶液含0.5mmol/ml,8.4%溶液含1mmol/ml
血管升压素	不推荐使用	不推荐使用	血管升压素并不比肾上腺素更有效

* 适应证及使用方法,参见正文。
† 静脉内或骨内给药。
VF,心室颤动;VT,室性心动过速。

使用外周静脉通路时,给药后应进行输液(在成人中"畅滴",儿童给予3~5ml)以确保药物到达体循环。对于没有建立静脉或骨内输液通路的患者,阿托品、肾上腺素等可经气管插管给药,剂量为静脉剂量的2~2.5倍。经气管插管给药时,胸外按压可短暂暂停。

一线药物 一线药物包括:

■ **肾上腺素**

一般3~5分钟可重复使用。它同时兼具α与β肾上腺素能受体激动作用。α肾上腺素能作用可增加冠状动脉舒张压,能在胸外按压过程中增加心内膜下的灌注。肾上腺素也能提高除颤的成功率。然而,β-受体肾上腺素能作用从某种意义上说是有害的,因为它增加需氧量(尤其是心脏),并导致血管扩张。不推荐心内注射肾上腺素,因为除了中断胸外按压,还可能发生气胸、冠状动脉撕裂和心脏压塞。

给予肾上腺素或血管升压素后,一旦除颤失败可给予胺碘酮300mg,随后再给予150mg。对于成功复律后再发的心室颤动或室性心动过速,胺碘酮也有潜在作用,可予小剂量输注10分钟以上,继之持续滴注。无确切证据表明其能增加生存率。

单剂量血管升压素40单位可用于替代肾上腺素(仅用于成人),其作用可持续40分钟。然而它不比肾上腺素更有效,因此美国心脏学会的指南中不再推荐。然而在心肺复苏过程中肾上腺素缺乏的情况下,血管升压素可以用来替代。

其他药物 在某些特定情况下,一些其他药物可能有用。

阿托品是副交感神经阻断剂,可使心率上升,提高窦房结传导能力。可用于有症状的心动过缓以及高度房室传导阻滞。不推荐用于心搏骤停或无脉电活动。

氯化钙在高钾血症、高镁血症、低钙血症或钙通道阻滞剂中毒时推荐使用。在其他情况下,由于细胞内钙离子浓度已明显高于正常,再补充钙剂可能是有害的。透析患者发生心搏骤停通常与高钾血症相关,在床旁无法监测钾离子浓度时,可尝试给予钙剂。需要特别注意的是钙离子可增加洋地黄药物的毒性作用,引起心搏骤停。

随机对照研究并未证实硫酸镁能改善预后。然而,它可用于尖端扭转性室性心动过速或者存在或可疑存在镁缺乏的患者(如酗酒、迁延性腹泻等)。

普鲁卡因是用于治疗难治性室性心动过速或心室颤动的二线药物。但是不推荐普鲁卡因用于无脉性心搏骤停的儿童。

苯妥英钠较少用于治疗心室颤动或室性心动过速,只有当存在洋地黄中毒且其他药物无效时使用。使用剂量为50~100mg/min,每5分钟1次直到心律改善或总剂量达20mg/kg。

目前不推荐在心肺复苏时使用碳酸氢钠(NaHCO$_3$),除非患者存在高钾血症、高镁血症或三环类抗抑郁药过量伴有复杂的室性心律失常。对于儿童,当心搏骤停时间>10分钟且通气状态良好的情况下才使用NaHCO$_3$。用药前及每使用50mmol(儿童1~2mmol/kg)NaHCO$_3$后需监测动脉血pH值。

利多卡因已不推荐在心肺复苏时使用。然而作为替代胺碘酮治疗对除颤无反应的VF或VT(儿童)或在VF或VT恢复自主循环后使用(成人)可能会有效。

溴苄铵已不推荐在心肺复苏时使用。

心律失常的治疗

应在目击心搏骤停并确诊为心室颤动或无脉性室性心动过速时立刻给予双相波直流电除颤。应尽可能减少胸外按压的中断时间(<10秒)。推荐的能量范围:双相波120~200J,单相波360J。若未成功,给予肾上腺素1mg静注,每3~5分钟重复一次。每种药物给药后1分钟进行相同或者更高能量的电除颤。如心室颤动仍存在,给予胺碘酮300mg静注。如心室颤动/室性心动过速复发,给予胺碘酮150mg静注,并以1mg/min速度滴注持续6小时,然后减量至0.5mg/min滴注。自动体外除颤仪有供儿童专用的电缆,可减少能量。(对儿童的除颤能量见表68-4,药物剂量见表68-2)

判断心搏停止应确认是否存在监护仪电极脱落,仔细检查监护仪的连接并更换导联观察心律。如果确认心脏停搏,则予肾上腺素1mg静注,每3~5分钟重复。心脏停搏时不鼓励除颤(可能是细颤),因为电击易损伤低灌注的心肌。

无脉电活动(PEA)是一种循环衰竭的表现,尽管此时心电图可显示心电波形。对于无脉电活动的患者,应输注500~1000ml(20ml/kg)生理盐水。予肾上腺素0.5~1.0mg静注,每3~5分钟重复。心脏压塞可引起无脉电活动,但通常发生于开胸术后、心包积液或严重胸外伤的患者。这种情况应立即行心包穿刺术或开胸术(参见第647页)。心脏压塞是引起心搏骤停的隐匿性原因,如临床怀疑存在心脏压塞应立即行超声检查;若无条件行超声检查,立即行心包穿刺术。

终止复苏

心肺复苏应持续进行直到患者呼吸循环系统稳定,或患者被宣布死亡,或单人复苏时施救者体力难以为继。由低温引起的心搏骤停,心肺复苏应持续进行到患者体温升至34℃。

终止复苏属于临床决策,临床医师应考虑心搏骤停的持续时间、患者的年龄以及疾病的预后。经过心肺复苏以及高级生命支持手段后仍然没有恢复自主循环时终止复苏。插管患者呼气末二氧化碳水平<10mmHg是预后不佳的征象。

复苏后治疗

恢复自主循环只是复苏的中期目标。只有3%~8%恢复自主循环的患者存活至出院。复苏的终极目标是保留良好的神经系统功能而出院。为了尽可能改善预后，临床医生必须进行支持治疗（如治疗性低温、管理血压和心律）并处理潜在的问题，特别是急性冠状动脉综合征。

复苏后实验室检查包括动脉血气、血常规以及血生化检查，包括电解质、血糖、尿素氮、血肌酐、心肌标志物（心肺复苏后由于骨骼肌损伤，肌酸激酶通常会升高，因此应该采用肌钙蛋白这一不受 CPR 及除颤影响的指标）。动脉血 PaO_2 应保持在正常范围（80～100mmHg）。血细胞比容应≥30，血糖应<200mg/dl，电解质尤其是钾离子，应保持在正常范围。

冠状动脉造影 如果需要，冠状动脉造影应紧急（而不是在住院后期）进行，以便如果需要经皮冠状动脉介入治疗（PCI）可以尽快完成。心搏骤停复苏后是否做心导管检查取决于心电图表现、心脏科医生的临床印象以及患者的预后。指南建议对怀疑有心脏病（并且存在心电图 ST 段抬高，或者 ST 段无明显改变但昏迷）的患者进行急诊血管造影。

神经支持 出院时只有约 10% 的心搏骤停幸存者具有良好的 CNS 功能（脑功能指数 1 或 2）。缺氧性脑损伤是缺血性脑损伤和脑水肿的结果。脑损伤和恢复可能在复苏后 48～72 小时发生。

维持氧合和脑灌注压（避免低血压）能减少神经系统并发症。低血糖和高血糖均可损伤缺血后脑组织，应予以处理。

目标体温管理 成人患者将核心体温降至 32～36℃，可改善预后，推荐用于恢复自主循环后仍然意识不清的患者[1,2]。恢复自主循环即刻开始降温。可通过体外或体内降温方法诱导和维持低温。体外降温方法简单易行，从冰袋降温到使用体外降温设备如利用大量冰水持续循环从而降温。体内降温可使用 4℃ 液体快速输注以降低体温，但这种方法对于无法耐受过多液体量的患者不适用。此外还有体外热交换装置。该装置要求在静脉中留置一根热交换导管，该导管采用闭环设计，冰盐水在导管闭环内及装置内循环，而不进入患者体内。另一种装置采用体外设备在体外对血液进行冷却并回输回体循环。无论选择何种方法，迅速降温并保持 32～36℃ 的核心体温十分重要。

药物治疗包括自由基清除剂、抗氧化剂、谷氨酸盐抑制剂和钙通道阻断剂等，这些药物理论上具有益处，且许多在动物模型中已被证实有效，但在临床试验中却未被证实。

血压支持 推荐老年人平均动脉压（MAP）>80mmHg，年轻人和既往体健者>60mmHg。对于既往有高血压的患者，收缩压应较以前血压低 30mmHg。最好通过动脉置管监测平均动脉压。目前已经不采用肺动脉漂浮导管来监测血流动力学。

血压支持包括：
- 静脉输注0.9%盐水
- 有时用正性肌力药或血管升压素
- 主动脉内气囊反搏使用较少

平均动脉压和中心静脉压降低的患者应予 250ml 0.9% 盐水行补液试验。

虽无证据表明正性肌力药物和血管升压素能增加长期生存率，对平均动脉压中度下降（70～80mmHg）、中心静脉压正常或升高的年长患者可予以静脉输注正性肌力药物[如多巴酚丁胺从 2～5μg/（kg·min）起始]。也可给予氨力农或米力农（表 68-2）。

如治疗效果不佳，可加用多巴胺等缩血管药物。也可用肾上腺素以及外周血管收缩药物如去甲肾上腺素、去氧肾上腺素（表 68-2）。然而，血管活性药物应尽可能小剂量使用以维持正常中较低值的平均动脉压，因其可能增加血管阻力，减少器官灌注，尤其是肠系膜血管床。同时在心肺复苏后，心功能明显减弱，血管活性药物可加重心脏负荷。

如果心肌梗死的患者平均动脉压<70mmHg，应考虑行主动脉内气囊反搏。平均动脉压正常，但中心静脉压升高的患者可予正性肌力药物或减少心脏后负荷（硝酸甘油，硝普盐）。

主动脉内气囊反搏可用于药物难治性左心泵衰竭所致的低心排出量状态。气囊导管从股动脉进入，通过经皮穿刺或动脉切开，沿股动脉逆行向上，进入胸主动脉至左锁骨下动脉远端。气囊在每个舒张期膨胀，增加冠脉灌注，在收缩期回缩，减少后负荷。它的价值在于能为一些可以用手术或介入纠正的休克提供暂时的支持（如伴有冠状动脉主要分支堵塞的急性心肌梗死、急性二尖瓣关闭不全、室间隔缺损）。

抗心律失常的治疗 尽管室性心动过速或心室颤动可能在复苏后复发，但预防性抗心律失常药物并不能提高生存率，因此不再常规使用。但是，出现这种心律失常的患者可予普鲁卡因胺或胺碘酮治疗。

心肺复苏后可能出现快速性室上性心动过速，这可能与心搏骤停及心肺复苏期间 β-肾上腺素能儿茶酚胺类物质（内源性及外源性）水平升高有关。如果心律失常持续时间较长，或出现低血压或冠脉缺血等情况应予立即治疗。可给予静脉艾司洛尔治疗，起始剂量为 50μg/（kg·min）。

非急性心肌梗死引起的心室颤动/室性心动过速导致的心搏骤停患者具有植入式复律-除颤器（implantable cardioverter-defibrillator, ICD）的指征。目前这种装置与起搏器类似，有心内导联，部分也有皮下电极。ICD 能感知心律失常并根据需要进行起搏或复律。

参考文献

[1] Bernard SA, Gray TW, Buist MD, et al. Treatment of comatose survivors of out-of-hospital cardiac arrest with induced hypothermia[J]. N Engl J Med, 2002, 346: 557-63. doi 10.1056/NEJMoa003289。

[2] Nielsen N, Wetterslev J, Cronberg T, et al. Targeted temperature management at 33℃ versus 36℃ after cardiac arrest[J]. N Engl J Med, 2013, 369: 2197-2206. doi 10.1056/NEJMoa1310519。

婴儿及儿童心肺复苏

即使实施有效的心肺复苏,院外婴儿与儿童心搏骤停的死亡率仍达到80%~97%,而院内的数据则是40%~65%。单纯呼吸骤停死亡率约25%。神经系统常严重受累。

小儿复苏方案适用于年龄<1岁的婴儿和青春期前(定义为女性乳房发育、男性腋毛显现)或体重<55kg的儿童。成人复苏方案适用于青春期后或体重超过55kg的儿童。新生儿复苏会在其他章节讨论(参见第2488页)。

50%~65%需要CPR的儿童<1岁,这其中多数<6个月。约6%的新生儿在出生时就需要复苏,在出生体重<1 500g的新生儿中该比例有所上升。

标准预后指南应包含儿童心肺复苏预后报告,如修订版匹兹堡预后分类评分能反映大脑和总体的表现(表68-3)。

表68-3 儿童大脑功能分类评价表*

评分	分类	描述
1	正常	与年龄相称的功能 学龄前儿童发育正常 学龄儿童参加常规课程的学习
2	轻度残疾	能有与年龄相称水平的互动 能控制的轻度神经系统疾患,不影响日常功能(如癫痫样症状) 学龄前儿童可能有轻度发育迟缓,但日常生活发育"里程碑">75%都在第10个百分位以上 学龄儿童参加常规学校的学习,但年级可能与年龄不相符,或虽在与年龄相符的年级,但会因为认知困难导致学习不及格
3	中度残疾	在与年龄相称的功能水平以下 神经系统疾患不能控制并严重限制活动 学龄前儿童日常生活发育"里程碑"大部分低于第10个百分位 学龄儿童能参加日常活动,但由于认知困难或学习障碍而在特殊班级就读
4	严重残疾	学龄前儿童日常生活发育"里程碑"低于第10个百分位,日常生活严重依赖他人 学龄儿童由于病情而不能上学,日常生活严重依赖别人 学龄前和学龄儿童异常活动的表现,包括无目的性,以及对疼痛的去皮质或去大脑样反应
5	昏迷或植物状态	无意识
6	死亡	—

*以任何单项标准的最差表现作为分类的依据。仅对源自神经疾患的缺陷进行评分。评价是根据病史记录和看护人员的描述。
摘自:Recommended guidelines for uniform reporting of pediatric advanced life support:The pediatric Utstein style:statement for health care professionals from the Task Force of the American Academy of Pediatrics,the American Heart Association,and the European Resuscitation Coun-cil[J]. Pediatrics,1995,96(4):765-779。

应遵循美国心脏学会标准心肺复苏指南(表68-1)。关于可疑心搏骤停患者晕倒的诊治流程,见图68-2。

开始心肺复苏后,应对心律进行识别并除颤。

儿童与成人心肺复苏的主要不同点:

停搏前 危重患儿出现心动过缓提示可能出现心搏骤停。新生儿、婴儿、幼儿在缺氧状态时更易发生心动过缓,而大年龄儿童最初则发生心动过速。儿童或婴儿心率<60次/min伴低灌注表现,进行通气支持仍无明显改善的情况下需立即进行胸外按压(图68-3)。因传导阻滞所致的心动过缓并不常见。

胸外按压 在婴幼儿(青春期前或<55kg)的胸外按压深度为4~5cm。在青少年或55kg以上的儿童中,推荐的按压深度即与成人相同。婴幼儿的按压频率与成人类似,在100~120次/min。

复苏药物 选择与成人类似,首选肾上腺素。予肾上腺素0.01mg/kg静注,每3~5分钟重复。

给予肾上腺素后,一旦除颤失败可给予胺碘酮5mg/kg静注。对于心室颤动或无脉室性心动过速,最多可重复给药2次。如果没有胺碘酮,可选择利多卡因,负荷剂量1mg/kg静注,后予20~50μg/(kg·min)维持注射。但两者都不能提高存活率。

血压 测量必须使用尺寸合适的袖带,危重患者应予以有创动脉血压监测。

由于血压随着年龄而变化,**记忆收缩压正常下限的方法如下**:<1个月 60mmHg;1个月至1年,70mmHg;>1年,70+(2×年龄)。因此,一个5岁的儿童,低血压定义为血压<80mmHg[70+(2×5)]。重要的是,由于存在较强的代偿机制(增加心率,增加全身血管阻力),儿童维持血压的时间很长。一旦低血压发生,心跳呼吸骤停可能迅速发生。所以在血压开始下降、休克征象出现前(心率加快、肢冷、

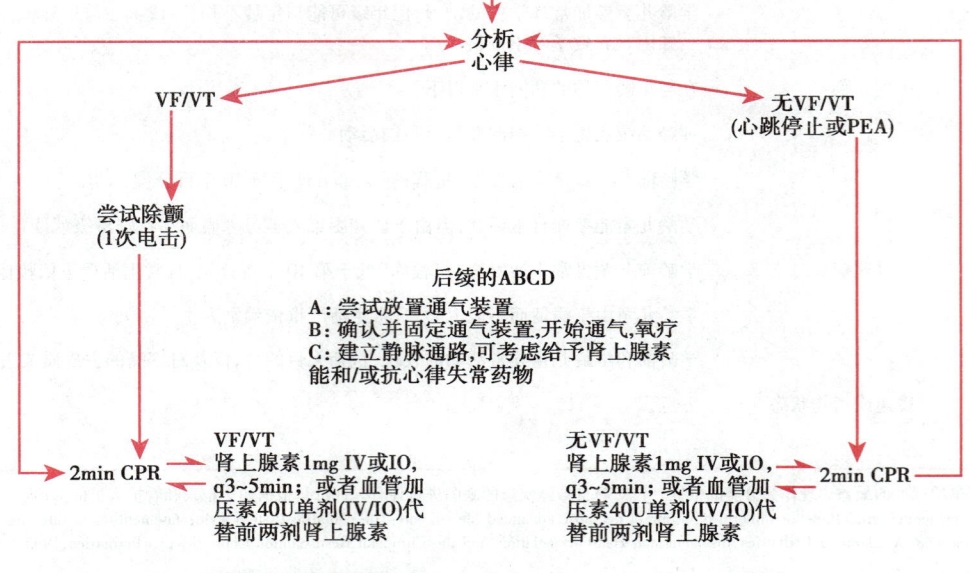

图 68-2　儿童心脏急救流程

* 如果人员充足,患者的评估、心肺复苏(CPR)以及启动急救系统应该同时进行基于美国心脏病协会制定的成人心脏急救流程

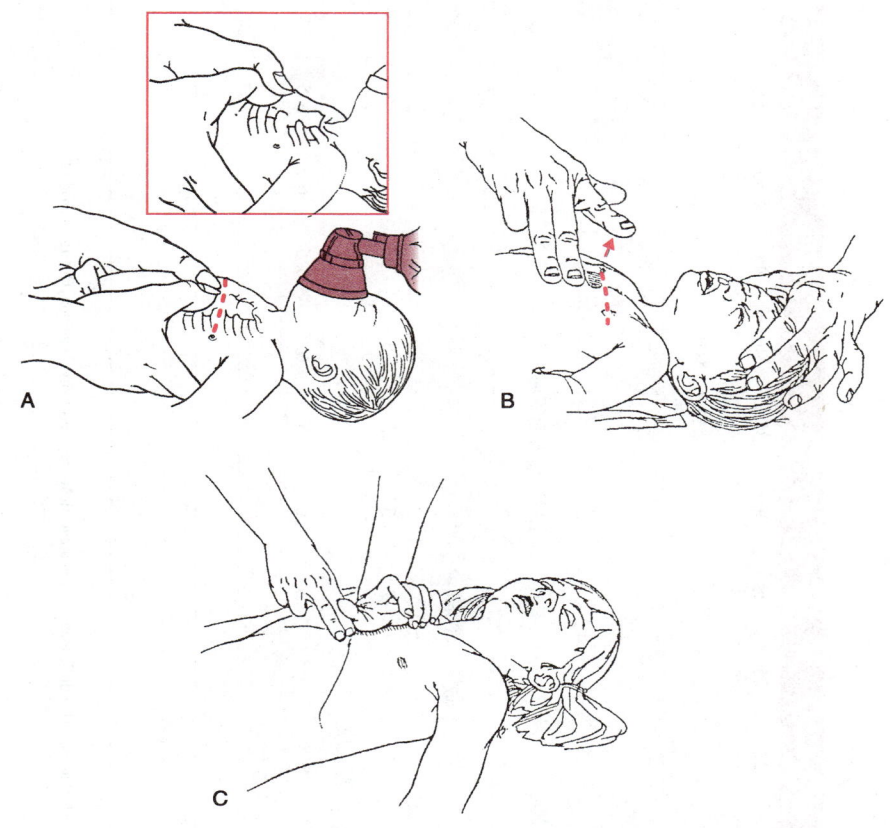

图 68-3 胸外按压。A. 对于可用手掌把胸廓环绕的新生儿和小婴儿，可用并拢的两个大拇指行胸外按压。如果新生儿特别小，大拇指可以上下重叠。B. 对于稍大的婴儿可用两指。在按压过程中，手指应该保持直立。对于新生儿，此方法按压的部位有时会过低，比如在剑突下，而正确位置是稍低于乳头线。C. 对儿童进行胸外按压时手的位置（经许可摘自 American Heart Association. Standards and guidelines for CPR[J]. Journal of the American Medical Association, 1992, 268: 2251-2281. Copyright 1992, American Medical Association）

毛细血管再充盈时间>2 秒、外周脉搏弱），就应开始积极治疗。

设备与环境 设备大小、药物剂量、心肺复苏参数随患者年龄与体重改变而改变（表 68-1、表 68-2、表 68-4）。大小不同的设备有除颤电极、电极片、面罩、气囊、喉镜片、气管插管和吸引管。应测量体重，或使用测量带，通过身高计算标准体重。剂量应偏小，如 2 岁半的患儿应使用 2 岁的剂量。

体温管理 婴儿及儿童应注意保温，因为相对体表面积较大而皮下脂肪组织较少。核心体温<35℃的低温使得复苏更加困难。

对于从院内和院外心搏骤停复苏的昏迷儿童，没有证据表明治疗性低温是有益的。对于心搏骤停复苏后的昏迷儿童，应当保证治疗性常温（36~37.5℃），并积极治疗发热[1,2]。

气道与通气 儿童的上呼吸道解剖与成人不同。头颅较大，而面部、上颚、鼻孔较小，颈部相对较短。舌头相对于口较大，喉部位于颈部更高位置，向前成角。会厌长，气管最窄部分在声带下方，因此能够使用不带套囊的气管插管。对于幼童，直的喉镜片较弯的窥视片更能看清声带，因为幼儿喉部相对靠前，而会厌相对松软。

如果婴幼儿进行复苏时没有高级气道，如果只有一名施救者，建议的按压：通气比率为 30∶2；如果有多名施救者，则比率为 15∶2。而成人按压：通气比总是 30∶2，与施救者数量无关。

使用高级气道每 6 秒（10 次呼吸/分钟）为婴幼儿和成人提供 1 次呼吸。

除颤 心搏骤停时，不推荐使用阿托品及起搏治疗。心室颤动与无脉室性心动过速占心搏骤停患者的 15%~20%。不应使用血管升压素。使用电复律时，电击能量小于成人能量，波形可以是双相的（推荐）或单相的（表 68-4）。任何波形都推荐首次能量给予 2J/kg，可逐渐增加至 4J/kg（如需要，参见第 477 页成人除颤）。最大推荐能量为 10J/kg 或最大成人剂量（双相除颤仪 200 焦耳和单相除颤仪 360 焦耳）。

自动体外除颤仪（AED）成人导联只能用于 1 岁以上儿童，但如有儿童导联的 AED（最大双相电极能量 50J）可供 1~8 岁儿童使用。推荐或反对<1 岁的儿童使用 AED 的证据均不足。对于电极板位置，参见第 477 页成人除颤。

表 68-4 儿童复苏器械指南

年龄/岁	新生儿	<12月	1	2	3	4	5	6	7	8	9	10	11	12	13	14	15	16
体重/kg	3.5	<10	10	12	14	16	18	20	22	25	28	30	35	40	45	50	55	60
按压技巧	拇指按压,双手环绕胸部(推荐)或两根手指按压					单手								双手				
气到尺寸/cm	000	00	00	0	0	7	7	7	7	7	7	7	7	7	8	8	8	8
	3.5	5	5	5	5													
面罩尺寸	Rendell-Baker 0/1	Rendell-Baker 型号#1		Rendell-Baker 型号#1			半球型套囊面罩#3					半球型套囊面罩#4						
储100%氧气的通气气囊	婴儿 240ml	儿童 400~500ml								成人 1 600ml								
喉镜片	0	1	1	1	2	2	2	2	2	2	2	3	3	3	3	3	3	3
	直式或弯式									弯式或直式								
ETT尺寸/mm	3	3.5	4	4.5	4.5	5	5	5.5	5.5	6	6	6	6	6.5	6.5	6.5	6.5	7
	不带套囊									带套囊								
吸引导管(直接口咽型)	10F	儿童扁桃体吸引				10F	成人扁桃体吸引											
	8F																	

ETT,气管内插管。
Dr. B. Paes and Dr. M. Sullivan, the Departments of Pediatrics and Medicine, St. Joseph Hospital, The Children Hospital, Hamilton Health Sciences Corporation, McMaster University, Hamilton, Ontario, Canada。

参考文献

[1] Moler FW, Silverstein FS, Holubkov R, et al. Therapeutic hypothermia after in-hospital cardiac arrest in children [J]. N Engl J Med, 2017, 376: 318-332. doi: 10.1056/NEJMoa1610493。

[2] Moler FW, Silverstein FS, Holubkov R, et al. Therapeutic hypothermia after out-of-hospital cardiac arrest in children [J]. N Engl J Med, 2015, 372: 1898-1908. doi: 10.1056/NEJMoa1411480。

69. 呼吸骤停

呼吸骤停和心搏骤停不同，但不处理，必然由此及彼。

肺部气体交换中断超过 5 分钟时，可以导致重要脏器不可逆损伤，尤其是脑部。除非立即恢复呼吸，否则几乎总是继发心搏骤停。然而激进的通气治疗会对血流动力学带来不利影响，尤其在围骤停期和低心排出量时。大多数情况下，治疗的最终目标是：在不影响循环稳定的同时恢复充分的通气和氧合。

病因

呼吸停止（以及可以进展为呼吸停止的呼吸功能不全）的病因包括：

- 气道梗阻
- 呼吸动力不足
- 呼吸肌乏力

气道梗阻：梗阻气道包括：

- 上气道
- 下气道

3 个月以下的婴儿通常用鼻呼吸，所以鼻部阻塞会造成上气道梗阻。在所有年龄患者，随着意识下降，肌群张力丧失，造成舌向后移位至口咽部，导致上气道梗阻。**上气道梗阻的其他原因包括**：血液、黏液、呕吐物或异物阻塞，声带痉挛或水肿，咽喉部气管炎症（如会厌炎、喉炎），肿瘤或创伤。先天发育障碍患者，上气道结构常有变异，更易发生梗阻。

下气道梗阻病因包括：误吸、支气管痉挛、通气障碍（如肺炎、肺水肿、肺出血）或者淹溺。

呼吸动力降低：以下原因导致中枢性呼吸动力不足：

- 中枢神经系统病变
- 药物副作用
- 代谢异常

影响脑干（如脑卒中、感染、肿瘤）的病变可导致通气不足。颅内压增高最初引起过度通气，如果脑干受压则会发生通气不足。

导致呼吸动力降低的药物包括：阿片类药、镇静催眠药（如巴比妥类药、乙醇和苯二氮䓬类药物）。通常由于药物过量（医源性、有意或无意）导致呼吸动力不足。但对于敏感的患者，即使较低剂量用药也会引起呼吸动力不足（如老年、体弱患者，慢性呼吸功能不全患者）。

严重的低血糖或低血压会抑制中枢神经系统导致呼吸动力不足。

呼吸肌无力：可能由下列因素引起：

- 神经肌肉病变
- 疲劳

神经肌肉相关原因包括：脊髓损伤、神经肌肉疾病（如肌无力、肉毒中毒、脊髓灰质炎、格林巴利综合征），以及使用神经肌肉阻断药物。

如果患者用力呼吸（分钟通气量超过最大通气量的 70%）太久，比如，严重的代谢性酸中毒或低氧血症时，就会发生呼吸肌疲劳。

症状及体征

随着呼吸停止，患者意识丧失或逐渐意识丧失。

低氧血症患者会出现发绀，但贫血、一氧化碳或氰化物中毒会掩盖发绀。高流量吸氧患者可能直到呼吸停止数分钟后才会出现低氧血症、发绀或氧合下降。相反，有慢性肺部疾病和红细胞增多症的患者，即使无呼吸停止也会出现发绀。如果停止的呼吸没有恢复，在出现低氧血症或高碳酸血症后数分钟会发生心跳停止。

临近呼吸停止 在呼吸完全停止前，神经功能完整的患者可表现出躁动不安、意识混乱、呼吸费力。会出现心动过速和发汗。可能会出现肋间或胸锁间隙的收缩。有中枢神经系统损伤或呼吸肌乏力的患者，可表现为虚弱无力、喘息、不规则呼吸和矛盾呼吸。气道异物的患者，表现为用手指着颈部，说不出话，吸气时喘鸣，或者这些症状都已经无力表现。呼气末 CO_2 监测能提醒临床医生失代偿患者临近呼吸停止。

婴儿，尤其是<3 个月的婴儿，在严重感染、代谢性疾病或呼吸疲劳时，可能毫无预兆就发展为急性呼吸停止。哮喘或其他慢性肺部疾病患者在长时间呼吸窘迫后可出现高碳酸血症和呼吸疲劳。即使氧合足够，这些患者也会毫无预兆地出现迟钝和呼吸停止。

诊断

- **临床评估**

呼吸停止的临床表现很明显，诊断的同时即开始治疗。首先确认气道内是否有异物。如果有异物，口接面罩或球囊面罩通气时会感到明显阻力。喉镜下气管插管时可以发现和移除异物（参见第486页）。

治疗

- 清理气道
- 机械通气

清理气道，建立人工气道，并开始机械通气。

气道建立与管理

气道管理包括

- 清理上气道
- 保持气道开放，有时需要装置辅助
- 有时需要辅助呼吸。

气道管理有许多适应证（表69-1），也有许多方法建立气道，包括：

- 基础技术，如头、颈部体位摆放、挤压腹部以及叩击背部
- 声门上方法，如气囊面罩、喉罩气道
- 声门下技术（气管插管）
- 外科气道

表69-1 需要进行气道管理的情境

分类	事例
紧急事件	心搏骤停
	呼吸停止（如由中枢神经系统病变、药物或者缺氧所致）
	深昏迷，舌松弛从而关闭声门
	急性喉水肿
	喉痉挛
	喉部异物（如食物窒息）
	淹溺
	上气道创伤
	头部或高位脊髓损伤
紧急事件	呼吸衰竭
	需要进行通气支持（如急性呼吸窘迫综合征、烟雾或毒物吸入、呼吸道灼伤、胃内容物误吸、COPD或哮喘急性加重、弥散性感染或其他肺实质问题、神经肌肉病变、呼吸中枢受抑制或者呼吸肌极度疲劳）
	休克、低心排出量以及高心肌应力患者需要减少呼吸功
	口服药物过量且意识改变者，在需要洗胃之前保护气道
	上消化道出血者，行食管胃镜检查前保护气道
	临界呼吸状态的患者在行支气管镜检查前
	有意识改变，特别是可能需要镇静，在放射检查前

不管用何种技术管理气道，潮气量应为6~8ml/kg（明显低于以往推荐量），通气频率每分钟8~10次（明显慢于以往推荐量，防止出现不良血流动力学结果）。在严重空气潴留的患者中通常使用较慢的速率（如急性哮喘，慢性阻塞性肺疾病），并且在心搏骤停后的最初几分钟内，出现非正压通气的被动氧合，预示着复苏成功的希望。在任何血流动力学不稳定状态下，较小的潮气量和较慢的呼吸速率也是理想的；然而，重要的是要记住，正压通气与生理上正常的负压通气相反。在心跳停止时，生理需求显著减少，而在未停止时，通气不足对血流动力学稳定性和肺保护的益处往往超过允许性高碳酸血症和中度缺氧的负面影响。

清理和开放上气道

为了解除上气道软组织所致的梗阻，为气囊面罩（bag-valve-mask，BVM）通气及喉镜腾出最佳位置：施救者屈曲患者颈部，抬高头部使外耳道与胸骨处在同一平面上，面部约与天花板平行位置（图69-1）。这与以前讲授的头部倾斜位置稍有不同。抬举下颌和颌下软组织或将下颌支往上推，使下颌部向上移（图69-2）。

解剖结构的限制、各种畸形、创伤的因素（不建议移动颈部可疑骨折的患者）可能会影响施救者调整颈部体位。需小心调整至最佳位置，最大限度开放气道，利于使用气囊面罩通气和喉镜检查。

因假牙及口咽部异物（如血液、分泌物）造成的梗阻，可用手指检查，或吸引口咽部以清除异物，小心勿将异物推向更深处（在婴儿及幼儿中较易发生，故对他们禁止盲目使用手指进行异物探查）。深部异物可在喉镜检查时用Magill钳或吸引去除。

Heimlich手法（哈姆立克法，膈下腹部推挤法）：哈姆立克法是以手法推挤上腹部，如遇孕妇或特别肥胖者，则推挤胸部直至气道清空或者患者意识丧失。对清醒、异物窒息患者是首选方法。

对于意识清醒的成人，复苏者站于患者身后，双手臂环绕其腹部。一手握拳放置于脐和剑突中间。另一手抓紧前

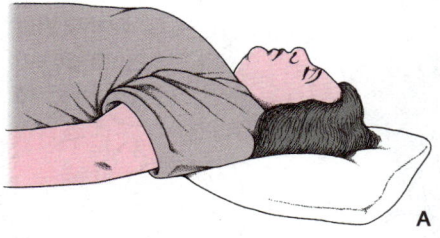

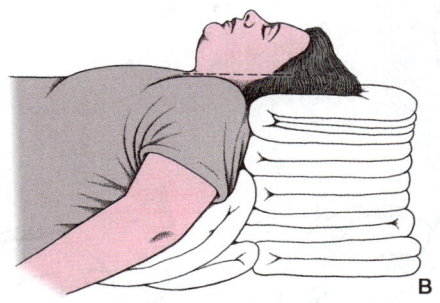

图 69-1 开放气道时头和颈部位置。A. 头部平放在担架上,气道处收窄状态。B. 耳和胸骨切迹对齐,面部平行于天花板,开放气道(经许可摘自 Levitan RM, Kinkle WC. The Airway Cam Pocket Guide to Intubation. 2nd ed. Wayne, PA: Airway Cam Technologies, 2007)

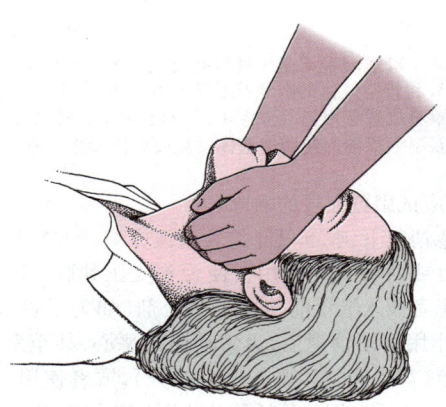

图 69-2 抬举下颌

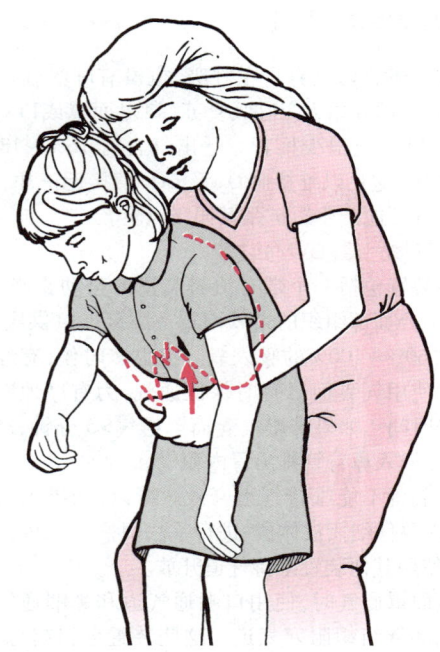

图 69-3 患者站立位或坐位腹部推击(有意识患者)

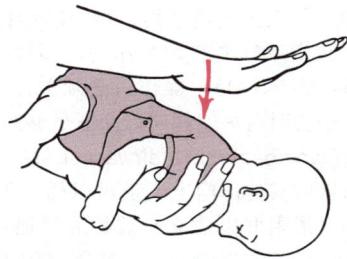

图 69-4 背部婴儿拍击。婴儿头低位予以背部拍击促使气管支气管内异物排出[经许可摘自 Standards and Guide-lines for Cardiopulmonary Resuscitation(CPR)and Emergency Cardiac Care(ECC)[J]. The Journal of the American Medical Association, 1986, 25: 2956-2959. Copyright 1986, American Medical Association]

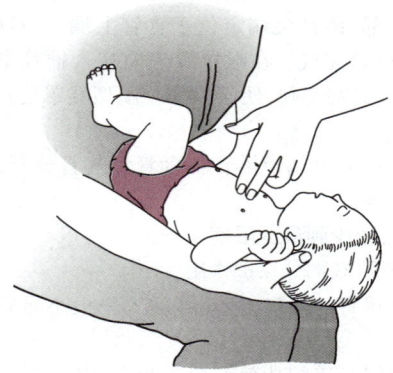

图 69-5 挤压婴儿胸部。在乳头水平下方胸骨的下半部进行胸部挤压

一手,双手臂用力向内向上推挤(图 69-3)。

丧失意识的上气道梗阻患者(成人),先行 CPR。胸部按压可以增加胸腔内压,和清醒患者做腹部推挤的效果相同。每一轮呼吸前检查口咽,用手指取出任何可见物。可使用直接喉镜吸引或 Magill 钳取出近端气道内异物。一旦异物已过声带,异物下方施加正压最有可能排出异物。

对于年长儿,可以实施哈姆立克法。然而,对于体重<20kg(尤其年龄<5 岁)的患儿,应给予缓和的压力推挤,施救者应在患儿足侧跪下而非骑坐。

年龄<1 岁的婴儿不应采用哈姆立克法,而是应被置于俯卧头低位,施救者一手手指支撑患儿头部,另一手拍击背部 5 次(图 69-4)。之后将患儿置头低位,背靠施救者大腿部(仰卧位,图 69-5),给予 5 次胸部挤压。重复进行这系列背部拍击与胸部挤压直至异物排除,气道通畅。

气道与呼吸辅助装置

开放气道后如没有自主呼吸,也没有呼吸辅助装置可供使用,则立即开始人工呼吸复苏(口对面罩或口对屏障装置),口对口通气很少推荐。呼出气含有 16%~18% O_2 及 4%~5% CO_2,这足以维持血 O_2 及 CO_2 值接近正常。高于需求量的通气可能产生胃扩张及误吸风险。

带瓣气囊面罩(BVM)装置

这些装置包括一个带有活瓣装置的自动膨胀气囊(复苏囊)和适合面部组织的柔软面罩。当接上氧供应装置时,它们提供 60%~100% 的吸入氧。在很多时候,有经验的施救者可以使用气囊面罩暂时保证通气,为有序地完成气道管理赢得时间。如果带瓣气囊面罩通气 >5 分钟,空气会进入胃内,需插入鼻胃管排出胃内积气。

这些装置不能维持气道开放。所以,如果患者有软组织松弛,需要仔细摆放体位,进行手法调整(图 69-1 和图 69-2),以及使用其他装置维持气道开放。

气囊面罩通气时,使用口咽通气道和鼻咽通气道可以阻止口咽部软组织阻塞气道。这些装置会引起恶心,可能使清醒患者发生呕吐和误吸。

这类装置的尺寸要适宜,口咽通气道的尺寸应等于患者口角与下颌角间的距离。

复苏气囊也与人工气道联用,包括气管内插管、声门上和咽部气道。儿童用气囊有调节压力的瓣膜,可限制气道峰压(常为 35~45 cmH_2O)。操作者必须关注活瓣位置,避免通气不足。必要时可关闭阀门以保证足够的压力。

喉罩气道(laryngeal mask airways,LAMs)

喉罩气道管或其他声门上气道可以插至下口咽部以防软组织引起的气道阻塞以建立有效的通气通道(图 69-6)。喉罩允许气管内插管或胃管通过。喉罩封闭了喉部入口处(不同于面罩与脸部接触),避免了面罩密闭性不佳的问题,以及下颌及舌移位的风险。喉罩已成为标准的复苏通气技术,可用于无法行气管插管、特定的麻醉和急诊情况等场景。并发症包括呕吐、呕吐和/或过度通气造成的误吸。

放置喉罩有多种方法。标准步骤:将排空的喉罩囊对着硬腭压迫(用优势手的中指),旋转着经过舌根直至将喉罩送达喉咽部,使其尖端定位于食管上端。一旦置于正确位置,将喉罩囊充气。在喉罩置入前充入推荐量一半的气体,可使喉罩尖端变硬,便于操作。新型喉罩使用按气道塑型的凝胶代替充气囊。

尽管喉罩不像气管插管将食管和气管分开,但比球囊面罩通气更好:
- 使胃胀气减少到最低限度
- 对被动反流有部分保护作用。

新款喉罩有一开口,经此可插入一根小导管进行胃部减压。

喉罩密闭气道的功效与气管导管不同,与气囊充气压并不直接相关。对于气管导管,气囊压力越高,其密闭越紧;喉罩与之不同,过度充气反而使喉罩囊变得僵硬,更难匹配患者解剖形态。若密闭不够,应稍微降低充气压力,如

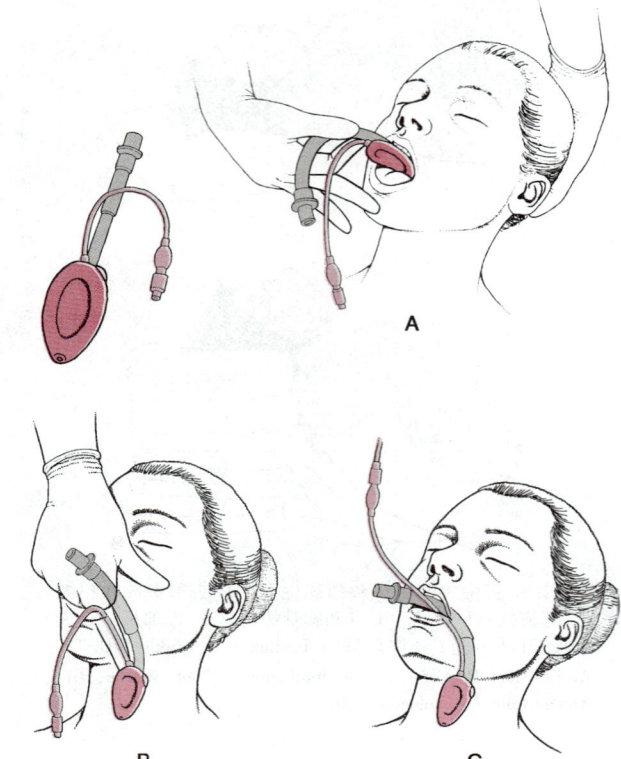

图 69-6 喉罩。喉罩是一种带有充气囊放置于口咽部的导管。A. 将排空气体的喉罩囊放入口中。B. 在手指导引下,将喉罩囊放置于喉部上方。C. 一旦到位,给喉罩囊充气。一些新型喉罩袖口使用气道模具凝胶取代膨胀气囊。

未见效,应试用更大号的喉罩。

紧急情况下,喉罩只能作为过渡方案。放置时间过长、充气过度或两者共同作用会使舌头受压肿胀。还有,如果非昏迷患者插入喉罩前使用了肌松剂(如为了置入喉镜),当药物作用逐渐消退后,患者会出现恶心,甚至发生误吸。撤除喉罩(如果通气和恶心反射充分),或者使用药物抑制呕吐反应,然后选用气管插管替代原先的气道方案。

气管内导管

气管内导管通常选用经口插入气管,偶尔也会选经鼻插入。气管导管使用高容低压气囊,可防止气体逸漏,并将误吸危险降至最低,以往,气囊导管仅用于成人和 >8 岁儿童。现在,为了减少气体泄漏(特别是转运患者时),婴儿和幼儿使用气囊导管的情况有所增多。但有时气囊并不充气,或仅少量充气以防止明显漏气。

对于昏迷患者、气道失去保护的患者和需要长期机械通气的患者,放置气管内导管是一种明确有效的方法,可以保护受损气道、减少误吸和实施机械通气。它也使下呼吸道吸痰成为可能。心脏停止时虽然可以通过气管内给药,但是不提倡这么做。

气管插管需使用喉镜,要求操作者技能熟练。现在,许多新型气管插管装置已经问世。

其他装置

喉管(laryngeal tube)或称气道双腔管(twin-lumen airways)(如 Combitube®, KingLT®)是另一类急救通气装置。这类装置有两个气囊,分别封闭喉上、下部,并在喉入口处留有通气孔(在两球囊之间)。与喉罩类似,放置时间过长、气囊过度充气会导致舌体水肿。

气管插管术

大多数患者通过气管插管建立人工气道。通常使用直接喉镜完成经口气管插管。经口气管插管特别适用于呼吸停止和危重患者,因为操作较经鼻插管更快。而后者更适用于清醒、有自主呼吸或需要避免经口操作的患者。

插管前准备

气管插管前要用手法开放气道,进行通气和给氧。一旦决定行气管插管,需准备的措施包括:
- 纠正患者体位(图69-1)
- 纯氧通气
- 准备好必需的设备(包括吸引器)
- 相关药品

对于既往健康的患者,100% O_2 通气可以降低体内氮含量,显著延长窒息的安全时间(而既往有严重心肺疾病的患者效果不佳)。

在紧急情况下,困难气道的预测方法(如 Mallampati 评分、甲颏间距测量)价值有限。如果喉镜插管失败,操作者必须有替代方案(如喉罩、球囊面罩通气和外科气道)。

心搏骤停时,胸外按压不能因气管插管而停顿。当施救者因持续胸外按压(或胸外按压换人时,按压中止间隙太短)而不能插管,应选用其他的通气技术。

尽快备好吸引装置,以清除气道内分泌物和其他物质。

既往推荐插管前和插管中在前方按压环状软骨(Sellick手法)以防止被动反流。然而,现在认为该手法未必有效,还会影响喉镜视野。

使用喉镜前,对清醒和半清醒的患者,通常给予镇静、肌松药物,有时还有抗迷走药物。

气管导管的选择与准备

多数成人患者可接受内径≥8mm的导管。内径大的导管优于内径小的导管。因为:
- 大内径导管的气流阻力更低(降低呼吸功)
- 便于吸引分泌物
- 便于支气管镜检查
- 可能有助于脱机。

对于婴儿和≥1岁的儿童,使用不带气囊的导管,导管直径=(患儿年龄+16)/4,**例如**:4岁患儿需要直径为(4+16)/4=5mm 的气管内导管。如用带球囊的导管,所选内径应从推荐公式算出的结果减去 0.5mm。Broselow 标尺或 Pedi-Wheel 儿科换算转盘能快速查到婴儿和儿童对应的喉镜镜片尺寸和气管导管尺寸。

对成人(有时为儿童),在导管中插入一根硬质导丝,深度至距导管顶端 1~2cm 处,而导管顶端保持柔软。置入导丝后,导管至气囊起始处保持笔直,其后的导管部分向上弯曲35°成曲棍球球棍状。这种形状有利于插入导管,避免了导管通过声带时妨碍操作者视野。常规并不需要对导管气囊充气以检查密闭性。如果做了密闭性检查,则在插管前必须将气囊内气体排尽。

插管技术

插管一次成功至关重要。如果重复使用喉镜(≥3次),严重低氧、误吸和心搏骤停的发生率会明显升高。除了正确体位,**其他保证插管成功的重要原则包括:**
- 看到会厌
- 看到喉部后方结构(较理想的是声带)
- 未确认插入气管前不要推送导管

左手握住喉镜柄,将镜叶插入口中,向上牵拉下颌和舌头,使其不会阻挡操作者视野,充分暴露咽后部。应注意避开门牙,避免挤压喉部组织。

强调识别会厌的重要性。会厌是操作者识别并确认气道的标志,并引导操作者正确放置喉镜叶片。会厌可能位于咽后壁对侧,与周围粉红色黏膜融为一体,或是位于积聚的分泌物中。心搏骤停者几乎都会在咽部看到积聚的分泌物。

一旦看到会厌,操作者可用喉镜叶片顶部将其提起(典型的直式镜片操作方法),或推进喉镜叶片顶部至会厌谷,顶住舌骨会厌韧带,间接提起会厌以暴露视野(典型的弯式镜片操作方法)。弯式镜片操作成功取决于:①叶片顶部是否放在会厌谷的合适位置;②提升力的方向(图69-7)。提升会厌能暴露咽后部结构(杓状软骨、杓间切迹)、声门和声带。如果喉镜叶片伸入过深,可能会完全错过喉部标志,而把幽暗、圆孔形的食管当作开放的声门。

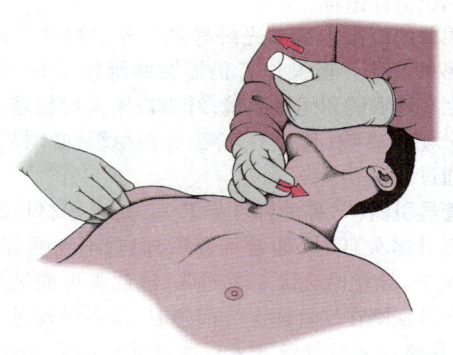

图69-7 双手操作喉镜。在颈部对着喉镜抬起的方向施压。箭头显示喉镜抬起的方向和颈前部施压方向

假如辨别结构有困难,将右手置于颈部前方压迫喉部(使左右手能一起操作)可优化喉部视野(图69-7)。另一方法是抬高头部(抬高枕部,而非伸展寰枕关节),此举移动了颌部位置,改善视线。对有潜在颈椎损伤者,不推荐抬高头部。对病态肥胖者,抬高头部也有困难(必须预先摆好体位,上身倾斜抬高或头高位)。

在最佳视野时,声带清晰可见。若未见到声带,至少必须见到咽后部的标志,见到导管端部经过杓间切迹和后部软骨上方。操作者必须清晰地辨认喉部标志,避免误插入食管,后者可能致命。如果操作者不能确信将导管插进气管,则应停止插入。

一旦操作视野达到最佳，用右手将导管经喉插入气管（如果操作者已用右手在喉前方施压，旁边的助手应继续按压喉前方）。假如推送导管不顺，可将导管顺时钟旋转 90°，以利于导管更顺利地通过前气管环。撤除喉镜前，操作者应确认导管已通过声带。成人导管插入的适宜深度为 21~23cm，儿童为导管内径的 3 倍（4.0mm 内径，插入深度为 12cm；5.5mm 内径，深度为 16.5cm）。在成人中，如不注意，气管导管会深入到右主支气管。

其他可供选择的插管设备

越来越多的插管设备和技术用于临床，既可作为喉镜插管失败的备选方案，也可作为插管的首选方案。**设备包括：**

- 可视喉镜
- 间接喉镜
- 兼容气管插管操作的喉罩
- 带有光纤导芯的纤维内镜
- 导管引导器

每种设备各有特点。即使操作者能熟练使用标准喉镜，但是如果不熟悉新设备，喉镜的操作经验并不保证他会使用新设备（特别在患者肌松之后）。

可视喉镜和间接喉镜 使操作者能看到弯曲舌头周围的情况，提供了良好的操作视野。然而，导管需要增加曲度才能绕过舌头，这增加了操作和插管的难度。

为使气管导管通过喉罩，操作者必须能够在喉部入口将喉罩位置调至最佳。即便如此，气管插管通过喉罩仍可能会遇到机械性困难。

可屈曲的纤维内镜和光纤导芯 易于操作，可用于有解剖畸形的患者。但操作者仍需在纤维镜下识别喉部标志。较之视频喉镜和间接喉镜，纤维内镜操控较难，也易受出血和分泌物影响；其并不分离、分割组织，必须从开放的孔道中通过。

导管导引器（常称为弹性导芯） 是半硬材质的导丝，用于喉部暴露欠佳时（如看到会厌，但看不到喉部开口）。这种情况下，导丝沿会厌下方送入，经此很可能进入气管。当触到导丝顶端在气管环上方回弹时，提示导丝进入气管。然后，气管导管通过导丝送入。通过导丝或支气管镜送入气管导管时，管尖有时会挂到右侧杓会厌皱襞。将导管逆时针旋转 90°，通常能分离管尖和皱襞，使导管顺利进入气管。

导管插入后的处置

移除导丝，用 10ml 的注射器给球囊充气。压力计测量并确认球囊压力 $<30cmH_2O$。对于尺寸合适的气管导管，<10ml 空气即可产生恰当的压力。

球囊充气后，需要确认导管位置，方法包括：

- 视诊和听诊
- CO_2 检测
- 食管探测设备
- 有时需行胸部 X 线检查

如果导管位置正确，人工通气应使胸廓对称抬起，两侧呼吸音清晰，而且上腹部没有气过水声。

呼出气中含有 CO_2，而胃内气体不含。用呼气末 CO_2 比色测定装置或二氧化碳波形法测定 CO_2 可以确定导管是否在气管内。然而，如果心跳停止时间较长（几乎很少或没有代谢活动），即使导管位置正确，也可能测不到 CO_2。这类患者可用食管探测设备。这些设备使用可充气的球囊或大容积注射器对气管导管施加负压。柔软的食管会塌陷，很少或几乎没有气流进入探测设备；相反，气管结构坚硬不会塌陷，会探测到气流，证实导管已在气管。

无心脏停搏时，胸部 X 线检查是确定导管位置的经典方法。

确认导管位置正确后，用特定装置或胶布将导管固定。用适配器将气管导管连接至复苏囊、供氧和湿化的 T 形管，或呼吸机。

气管导管可能发生移位，尤其在忙乱的复苏场合，应反复检查导管的位置。若左侧呼吸音消失，相对左侧张力性气胸而言，导管进入右主支气管的可能性更大，但两者均应考虑到。

经鼻气管插管

假如患者有自主呼吸，在特定场景下可以采用经鼻气管插管，比如患者的口腔和颈部有严重的疾患（如损伤、水肿、活动受限）难以使用喉镜经口插管。过去，如果无法获得或禁用肌松剂（如送医院前、某些急诊部），而患者表现为呼吸窘迫、端坐呼吸（如心力衰竭），且有可能耐受插入导管，操作者会采用经鼻插管。然而，由于使用无创通气（如双水平气道正压通气，bilevel positive airway pressure, Bi-PAP）、优化获取插管用药的途径、强化插管用药培训以及使用新型气道装置，经鼻插管已明显减少。**经鼻气管插管的额外问题包括**：鼻窦炎（插管 3 日后普遍存在），以及能做气管镜的导管（≥8mm）几乎不可能经鼻插入。

经鼻气管插管后，应在鼻黏膜和喉部使用血管收缩剂（如去氧肾上腺素）和局部麻醉剂（如苯佐卡因，利多卡因），防止出血和减弱保护性反射刺激。部分患者可能也需要静脉注射镇静剂、阿片类或麻醉药物。鼻黏膜准备完成后，应插入鼻咽通气道，保证所选鼻腔通道通畅，并可用于咽喉局部用药。放置鼻咽通气道时可用普通或含有麻醉药（如利多卡因）的润滑剂。咽部黏膜喷药后取出鼻咽通气道。

将鼻气管导管插至 14cm 的深度（对于大部分成人患者此时正位于喉入口处上方），在此可听到气流声音。随着患者呼吸，声带打开，将鼻导管及时插入气管。初次插入失败往往引起患者咳嗽。操作者应该对这种情况有所准备。因为发生咳嗽时，声门完全开放，这是插入导管的第二次机会。气管导管头方向可控，导管弯曲能力更强，这些可能会提高插管成功率。有些操作者将气管导管放入温水，使之变软，以减少出血，便于插入。一种商购的小型汽笛可以连接到气管导管的近端，当导管准确位于喉和气管上方时，它能扩增气流声音。

气管插管的并发症

并发症包括：

- 直接损伤

- 插入食管
- 气管糜烂或狭窄

喉镜会伤及唇、牙齿、舌及声门上、声门下区域。如果气管导管插入食管而未察觉，会导致通气中止、缺氧损伤，甚至死亡。对插入食管的气管导管送气，会导致反流误吸，反流物妨碍之后进行气囊面罩通气，也遮挡了再次插管的视野。

经喉插管会造成不同程度的声带损伤、溃疡、缺血和长时间的声带麻痹。后期可能发生声门下狭窄（通常在3~4周时）。

气管糜烂不常见，多数由于气囊压力过高所致。大血管出血（如无名动脉）、瘘管（尤其是气管食管瘘）和气道狭窄罕见发生。使用带高容低压气囊的导管，且导管型号合适；密切（每隔8小时）监测气囊压力，且维持其压力<30cmH₂O。这些方式可以降低气管发生压力性缺血坏死的风险。但是，对于伴有低心排出量或脓毒症的休克患者，仍然特别容易发生损伤。

外科气道

如果因异物或重大创伤使上气道梗阻，或其他方法无法建立通气，则需建立外科气道。外科气道既往也是气管插管失败后的一种补救措施。然而，外科气道从开始切开到通气平均需要100秒左右。喉罩和其他设备建立急救通气的速度更快。很少有患者需要紧急建立外科气道。

环甲膜切开术

环甲膜切开术（图69-8）是一种紧急建立外科气道的经典方法，较气管切开更加简单快捷。

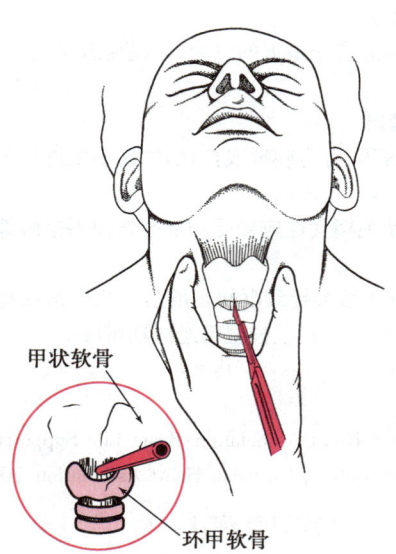

图69-8 紧急环甲膜切开术。 患者仰卧，拉伸颈部。无菌操作准备完成后，一手抓握住喉部，一手持刀沿中线切开皮肤、皮下组织和环甲膜，进入气管。一根中空的导管用来维持气道开放

与放置喉镜或手法通气时的体位不同，环甲膜切开术时的正确体位是拉伸颈部、拱肩向后。无菌操作准备完成后，非惯用手抓握住喉部，同时惯用手持刀垂直切开皮肤、皮下组织和环甲膜。用气管拉钩保持切口开放防止回缩，通过外科切口将内径为6mm的气管导管或小号的气管切开导管（多用带气囊的4.0Shiley导管）置入气管。

并发症有出血、皮下气肿、纵隔气肿和气胸。市场上有多种产品可用于快速建立环甲膜切开气道，产品的配套导管能保证充分的氧供和通气。与之前的推荐意见相反，大口径静脉导管针穿刺环甲膜并不能保证足够通气，除非气源动力能达到50磅/平方英尺（射流吹气机或射流呼吸机）。

气管切开术

由于气管环紧密相连，通常至少需要切除部分气管环才能置入导管，使得气管切开术的操作更为复杂。气管切开术更适合在手术室中由外科医生完成。紧急处理时，这项操作与环甲膜切开术相比，并发症风险更高，没有任何优势。然而，对于需长时间通气患者，则是更优先的选择。

对于机械通气的危重病患者，经皮气管切开术是一项适宜的选择。这种床旁技术使用皮肤穿刺及扩张器来插入气管导管。常借助气管内纤维镜，防止操作时刺破气管后壁膜部和食管。

极少数情况下，气管切开术会造成出血、甲状腺损伤、气胸、喉返神经麻痹、大血管损伤或插入部位迟发的气道狭窄。

气管糜烂不常见，多数由于气囊压力过高所致。大血管出血（如无名动脉）、瘘管（尤其是气管食管瘘）和气道狭窄罕见发生。使用带高容低压气囊的导管，且导管型号合适；密切（每隔8小时）监测气囊压力，且维持其压力<30cmH₂O。这些方式可以降低气管发生压力性缺血坏死的风险。但是，对于伴有低心排出量或脓毒症的休克患者，仍然特别容易发生损伤。

插管辅助药物

无脉、呼吸停止或严重嗜睡状态的患者应直接插管，无需插管辅助药物。其他患者应给予镇静麻醉，将患者不适减到最小以利于插管（称为快速诱导插管）。

预处理 经典的预处理包括：

- 100%O₂
- 利多卡因
- 有时用阿托品、神经肌肉阻滞剂或两者合用

如果时间允许，患者应先吸入100%O₂ 3~5分钟；这种方法对既往健康者可维持高达8分钟的满意氧合。然而，需O₂量和安全的呼吸暂停时间取决于脉率、肺功能、红细胞计数和许多其他代谢因素。

喉镜检查可以引起交感神经介导的压力感受器反应，包括心率加快、血压升高、颅内压亦可能升高。为减轻这些反应，如果时间允许，可以在镇静肌松前1~2分钟静注利多卡因1.5mg/kg。

儿童和青少年插管时常有迷走神经反应（显著的心动过缓），通常插管同时会静注阿托品0.02mg/kg（最低剂量：婴儿0.1mg，儿童和青少年0.5mg）。

对于>4岁的患者，为了防止足量琥珀胆碱引起的肌束

震颤,有些医生会使用小剂量神经肌肉阻滞剂(NMB),如维库溴铵 0.01mg/kg 静脉推注。肌束震颤可导致觉醒后肌痛并引起暂时性高血钾。然而,这种预处理的实际效果并不确定。

镇静与镇痛　喉镜检查和插管会有不适感,对清醒患者必须静注短效镇静药物或兼有镇静镇痛的药物。

依托咪酯(0.3mg/kg)是一种非巴比妥类催眠药,可以是首选药物。芬太尼 5μg/kg(儿童 2~5μg/kg;注意:比镇痛用剂量大),同样有效,而且不会引起心血管抑制。芬太尼是一种兼具镇静镇痛效果的阿片类药物,然而较高剂量的芬太尼可能引起胸壁僵硬。氯胺酮(1~2mg/kg)是一种具有心脏激动作用、能产生分离麻醉状态的麻醉剂,它通常是安全的,但清醒后可能会引起幻觉或古怪行为。硫喷妥钠(3~4mg/kg)及美索比妥(1~2mg/kg)有效,但会导致低血压,较少使用。

肌松药物　静脉推注神经肌肉阻滞剂(NMB),松弛骨骼肌,显著有利于插管过程进行。

琥珀胆碱(1.5mg/kg 静注,婴儿 2.0mg/kg),一种除极化神经肌肉阻滞剂,起效最为迅速(30 秒~1 分钟),维持有效时间最短(3~5 分钟)。**但以下情况避免使用**:烧伤、肌肉挤压伤>1~2 日、脊髓损伤、神经肌肉疾病、肾衰竭以及可能的眼部贯通伤。大约 1/15 000 的儿童(成人发生率更低)由于遗传易感性,使用琥珀胆碱时会发生恶性高热。由于可能出现显著的心动过缓,在儿童中使用琥珀胆碱时应联合使用阿托品。

可替换的非除极化神经肌肉阻滞剂,维持有效时间较长(>30 分钟),起效较慢。除非大剂量用药才能加快起效,而这将显著延长肌松时间。**这类药物包括**:阿曲库铵 0.5mg/kg,美维库铵 0.15mg/kg,罗库溴铵 1.0mg/kg,维库溴铵 0.1~0.2mg/kg。药物注射时间需超过 60 秒。

局部麻醉　清醒患者插管(通常不适用于儿童)需进行鼻部及咽部麻醉。通常会使用含有苯佐卡因、丁卡因、氨基苯甲酸丁酯(氨苯丁酯)或苯甲烃铵的气雾剂。或者,使用 4%利多卡因经面罩雾化吸入。

清醒的成年人如何行 Heimlich 手法

(腹部推挤法,膈下腹部推挤法)

Heimlich 手法是异物,如食物、玩具和其他物品,导致上气道梗阻从而窒息的急救方法。

指征
- 异物导致严重上气道梗阻从而引起窒息。窒息的症状主要是不能言语、咳嗽以及呼吸困难。

Heimlich 手法仅用于严重的上气道梗阻导致命在旦夕的情况下。如窒息的患者可以说话,有力的咳嗽,或自在呼吸,请不要干预。

禁忌证

绝对禁忌证
- 年龄在 1 岁以下。

相对禁忌证
- 体重<20kg 特别年龄<5 岁的儿童只能接受中等力度的推挤
- 肥胖或孕晚期女性应接受胸部推挤而不是腹部推挤。

并发症
- 肋骨损伤或骨折
- 内脏损伤

额外考虑
- 无论在何地有人发生窒息,这种急救措施都因立即实施。

体位
- 常规情况下,施救者应站在窒息患者身后。
- 对体重<20kg 特别年龄<5 岁的儿童,施救者应在患儿足侧跪下而非骑坐。

相关解剖
- 声带具有保护气道的功能。食物以及其他误吸的异物通常停留声带上方。

逐步分解 Heimlich 手法以及一些关键步骤
- 确认患者存在严重气道梗阻且危及生命。检查是否存在严重气道梗阻的体征,如不能言语、咳嗽以及呼吸困难。
- 一旦发现患者双手突然抓住自己的脖子,说明严重气道梗阻已出现全身窘迫症状。
- 询问:你是否窒息了?如患者点头,但无法言语、咳嗽或呼吸困难,提示存在严重气道梗阻,需要紧急救治。
- 复苏者站于患者身后,双手臂环绕其腹部。一手握拳放置于脐和剑突中间。另一手抓紧前一手。
- 双手臂用力向内向上推挤。
- 如需要可重复 6~10 次。
- 继续该手法救治,直到梗阻解除或可行高级气道救治。
- 如患者丧失意识,应开始 CPR

后续治疗
- 尽快转运患者至最近的急诊,即使梗阻解除,患者恢复正常呼吸。

常见错误
- 患者可言语、有力咳嗽或自在呼吸,不要进行 Heimlich 手法救治。
- 肥胖或孕晚期女性应接受胸部推挤而不是腹部推挤。

提示
- Heimlich 手法会导致呕吐。虽然呕吐会帮助排出梗阻异物,但呕吐并不代表梗阻已经成功解除。

参考文献

American Heart Association:Basic Life Support(BLS)Provider Manual. Dallas,American Heart Association,2016。

如何抢救清醒的窒息婴儿

婴儿窒息通常是因为误吸嘴里的小物件导致,如食物、玩具,或其他小物件(如纽扣、硬币或小球)。如果气道梗阻很严重,因先给患者拍背,然后进行胸部推挤从而排出异物。

指征
- 异物引起严重上气道梗阻导致窒息

婴儿上气道梗阻导致窒息的症状包括

- 发绀
- 退缩
- 哭泣不能或无法出声
- 虚弱，不能咳嗽
- 喘鸣

  如患儿可以哭泣、喊叫、咳嗽有力或呼吸自在，说明气道梗阻不严重，此时不要干预。此外，有力的咳嗽和哭泣会帮助排出梗阻异物。

  禁忌证
- 如婴儿出现气道梗阻之外的原因导致的呼吸骤停，如哮喘、感染、肿胀或头部撞击，此时不要把患儿翻至俯卧位并行胸部推挤。

  相对禁忌证
- 无

  并发症
- 肋骨损伤或骨折
- 内脏损伤

  装备
- 无

  额外考虑
- 无论在何地有人发生窒息，这种急救措施都因立即实施。

  体位
- 拍背时，患儿面朝下，头低位。施救者前臂托住患儿，用大腿辅助支撑。用手握住患儿的胸部，用手指托住患儿的下颌。
- 胸部推挤时，患儿面朝上，头低位。施救者前臂托住患儿，用大腿辅助支撑。用手握住患儿的头部。

  相关解剖
- 声带具有保护气道的功能。食物以及其他误吸的异物通常停留声带上方。
- 婴幼儿时期，环状软骨是气道最狭窄的部位。异物可能被卡在声带与环状软骨之间，从而预示着梗阻很难被解除。

  逐步分解手法以及一些关键步骤
- 确认患儿存在严重气道梗阻且危及生命。检查是否存在严重气道梗阻的体征，如哭泣不能、咳嗽以及呼吸困难（如喘鸣、退缩、发绀）。
- 如果婴儿哭泣有力或剧烈咳嗽，不要施救。如果确认患儿存在严重气道梗阻，实施以下步骤。
- 开始施救时，请人去打求救电话。如果只有你一个人，在施救前先大声呼救。
- 患儿面朝下，头低位。施救者前臂托住患儿，用大腿辅助支撑。用手握住患儿的胸部，用手指打开患儿的下颌。
- 用另一只手快速有力的拍打患儿背部五次。
- 检查患儿口中是否可见误吸的异物。如果可以直接清除，则清除。
- 如未见异物，则将患儿反转，面朝上。
- 施救者前臂托住患儿，头低位。用大腿辅助支撑。用手握住患儿的头部。
- 将两根手指置于患儿乳头下方的胸骨正中处。避免碰及肋骨或胸骨尖端。
- 快速有力的推挤患儿胸部五次，按压深度为胸部的 1/3~1/2，通常是 1.5~4cm。
- 之后继续拍背五次，直到异物排出或患儿丧失意识。
- 如患儿清醒，不要尝试去抓紧并拉出异物。
- 如果患儿丧失意识，呼救并开始婴儿 CPR。如果你是一个人，先进行一分钟 CPR，然后打急救电话。
- 如果患儿丧失意识，且异物可见，可尝试用手指清除。仅在异物可见的情况下才能做这种尝试。

  后续治疗
- 患儿应尽快接受医生的检查，即使梗阻解除，患儿恢复正常呼吸。

  常见错误
- 如果婴儿哭泣有力或剧烈咳嗽，不要施救。
- 如婴儿出现气道梗阻之外的原因导致的呼吸骤停，如哮喘、感染、肿胀或头部撞击，应立即开始 CPR。
- 梗阻异物不可见时，不要尝试用手指去清除。
- 不要尝试对婴儿进行腹部推挤。

  提示
- 整个过程中应将患儿置于头低位，利用重力清除异物。

> **参考文献**
>
> American Heart Association: Basic Life Support (BLS) Provider Manual. Dallas, American Heart Association, 2016。

70. 呼吸衰竭和机械通气

呼吸衰竭是指由氧合和/或 CO_2 清除障碍所致的致命性疾病。气体交换障碍和/或通气减少均可导致呼吸衰竭。常表现为呼吸困难、辅助呼吸肌参与、呼吸急促、心动过速、多汗、发绀、意识改变，若不予以治疗，最终将出现反应迟钝、呼吸停止和死亡。诊断主要依靠临床表现、血气分析和胸部摄片等辅助检查。患者通常收入 ICU，治疗包括纠正潜在病因、O_2 支持、减少分泌物，必要时给予呼吸机辅助通气。

呼吸系统吸入氧气进行氧合并可清除静脉血中的 CO_2。因此，通常根据氧合不足还是 CO_2 清除不够（即通气不足）对呼吸衰竭进行分类，但许多疾病对这两方面都有影响。

尽管有些措施可以缓解症状，但呼吸衰竭患者大多需要机械通气。

机械通气概述

机械通气可分为无创机械通气和有创机械通气，前者包括各种类型的面罩通气，后者包括气管插管通气。选择和使用合适的机械通气技术需要医生理解呼吸力学。

指征 气管插管和机械通气的指征有很多（表69-1），但一般而言，当临床表现和实验室检查提示患者不能保持气道畅通，或维持足够氧合或者通气时，就应考虑机械通气治疗。主要内容包括呼吸频率>30/min、吸氧浓度（FiO_2）>0.60时仍无法维持动脉氧饱和度>90%，以及$PaCO_2$>50mmHg且pH值<7.25。根据临床判断及患者的整体状况及时启动机械通气，而不要拖延到临终前再启动机械通气。

呼吸力学

正常吸气时胸腔内产生的负压使空气和肺泡之间形成压力差，这种压力差使空气流向肺内。机械通气时，该压力差由气源压力升高（正压通气）所致。

气道峰压 测压点在气道开口处（Pao），呼吸机常规显示该数值。气道峰压是驱动气体进入并充盈肺部所需要的总压力。压力用于克服气流的阻力（黏滞阻力）、克服肺和胸壁的弹性回缩力（弹性阻力）和吸气开始时的肺泡内压力[呼气末正压（PEEP），图70-1]。运动方程：气道峰压＝气道黏滞阻力+弹性阻力+PEEP。

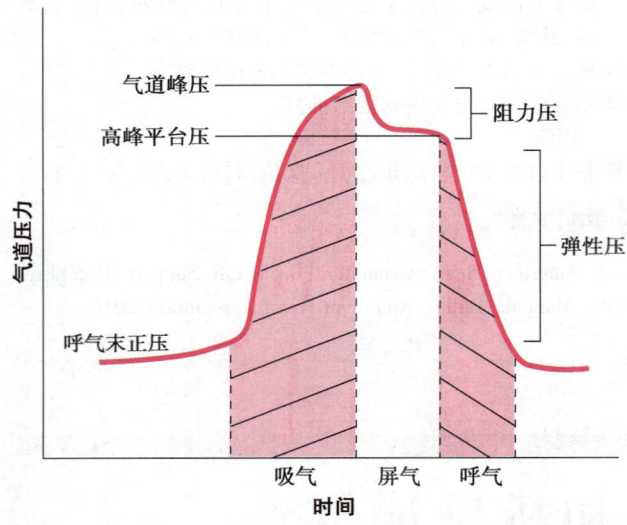

图70-1 机械通气时气道压力的组成（吸气后屏气状态）

黏滞阻力 气流通过呼吸环路时产生的气道阻力。机械通气时，呼吸机环路、气管导管以及患者气道都会产生气道黏滞阻力，其中患者气道产生的黏滞阻力最为重要。注意：即使管路因素不变，只要流速增加，气道黏滞阻力也会增加。

弹性阻力 是由肺和胸壁的弹性回缩力以及气体输送量决定的。气体量不变时，弹性阻力随着肺僵硬程度（如肺纤维化）或胸壁/膈肌活动受限程度（如张力性腹水或过度肥胖）的增加而增大。弹性与顺应性成反比，故弹性越大，顺应性越小。

呼气末正压（end-expiratory pressure） 正常情况下呼气末肺泡内压力与大气压是相等的。但是，出现气道梗阻、气流受限或者呼气时间过短时，肺泡内气体不能完全排空，肺泡呼吸末可高于大气压。此时的肺泡内压称为内源性PEEP，用来区别外源性施加的（治疗性）PEEP。呼吸机或正压面罩都可以提供外源性PEEP。

在任一气道峰压水平（如>25cmH₂O），通过吸气末屏气可以测得吸气末气道压（平台压）。通过计算就可以确定黏滞阻力和弹性阻力的比例。吸气末屏气时，呼气阀在吸气后额外关闭0.3～0.5秒，呼气动作推迟。此时，随着气流终止，气道压逐渐下降。最终的吸气末压减去PEEP即为弹性阻力（假设在测量时患者无主动吸气或呼气肌收缩）。气道峰压与平台压的差值即为气道黏滞阻力。

黏滞阻力升高（如>10cmH₂O）提示气管导管扭曲，被分泌物或异物堵塞，或存在支气管痉挛。弹性阻力升高（如>10cmH₂O）提示肺顺应性降低，见于肺水肿、肺纤维化、肺叶不张、大量胸腔积液、气胸、纤维胸以及肺外限制性疾病（如环形烧伤、胸壁畸形、腹水、妊娠和过度肥胖）。潮气量超过通气肺容积也会导致弹性阻力升高，如气管导管移位时使用常规大小的潮气量进行单肺通气。

通过呼气末屏气可以测定内源性PEEP。吸气前，呼气口关闭2秒钟。气流停止，黏性阻力消失，此时测得的压力即为呼气末肺泡压（内源性PEEP）。为了精确测量内源性PEEP，需要患者在机械通气时完全被动通气，但没必要为此使用神经肌肉阻滞剂。另一种判断内源性PEEP的非定量方法是检查呼气期流速曲线。如果在下一次吸气前患者仍有呼气气流，或胸壁未复原，提示存在内源性PEEP。内源性PEEP升高的后果包括吸气功增加和静脉回流减少，后者可导致心排出量降低和低血压。

出现内源性PEEP时应及时寻找气道阻塞的原因（如气道分泌物、弹性回缩力下降、支气管痉挛）。但是即使没有气道阻塞，患者在高分钟通气量（>20L/min）时也会产生内源性PEEP。如是因气流受限所致，缩短吸气时间（如增大吸气流速）或降低呼吸频率都能延长呼气时间，可以降低内源性PEEP。

机械通气的方法和模式

呼吸机可按预设的参数输送恒定容量（容量切换），恒定压力（压力切换），或两者皆有。无论患者是否触发自主呼吸，保证呼吸最低频率的通气模式称为辅助控制（A/C）。压力和容积直接相关，所以无论呼吸机采用何种通气模式，特定的容量总是对应特定的压力。

不同通气模式需设定的呼吸机参数不同，但一般都包括呼吸频率、潮气量、触发灵敏度、流速、流量波形和吸呼比（I/E）。

容量切换通气 这种通气模式包括容量控制通气（V/C）和同步间歇指令通气（SIMV），呼吸机按预设的潮气量送气。气道压不恒定，随气道阻力、呼吸系统弹性阻力以及预设流速的变化而变化。

V/C 是最简单有效的全机械通气。在此模式下，当吸气功超过触发灵敏度阈值时，呼吸机即按预设潮气量输送气体。如果自主呼吸触发的通气频率不够，呼吸机将启动一次通气，确保达到预设的最低呼吸频率。

SIMV 也可以按照预设的呼吸频率和容量送气，并可与患者的自主呼吸同步。与 V/C 模式不同，当自主呼吸高于预设呼吸频率时，吸气阀打开保证气流，但呼吸机并不提供压力支持。SIMV 模式应用较为普遍，尽管其不能像 V/C 模式那样提供完全的呼吸支持，或者帮助患者脱机，也不改善患者舒适度。

压力切换通气 包括压力控制通气（pressure control ventilation, PCV）、压力支持通气（pressure support ventilation, PSV）和一些采用密封面罩的无创通气模式。所有这些模式，呼吸机按照预设的吸气压力送气。因此，潮气量并不固定，取决于气道黏性阻力和呼吸系统弹性阻力的变化。这种模式下，呼吸力学的变化不知不觉中就会引起分钟通气量的变化。由于限定了肺膨胀压，理论上压力通气模式对急性呼吸窘迫综合征（ARDS）有利，但尚无文献证明其较 A/C 通气模式更优。而且，如果 PCV 的送气量与 A/C 相同，那么两者的肺膨胀压其实也相同。

压力控制通气是压力切换的 A/C 模式。当吸气用力超过预设的触发阈值时，呼吸机会在固定的吸气时间内提供足量的压力支持，并且保证最低的呼吸频率。

压力支持通气时无需设置最低呼吸频率，所有呼吸支持均由患者的自主呼吸触发。呼吸机以恒定的压力水平辅助患者呼吸，直到吸气流速降至预设值。因此，患者吸气越深、时间越长，潮气量越大。这种模式常用于撤机时，使患者进行更多的自主呼吸锻炼。但是，尚无研究证实这一做法有更优之处。

无创正压通气（NIPPV） 无创正压通气（noninvasive positive pressure ventilation, NIPPV）是指呼吸机通过密闭的鼻罩或鼻面罩实施正压通气的方式。用于 NIPPV 的头盔正在研究中，适用于无法耐受标准密闭面罩的患者。因 NIPPV 适用于有自主呼吸的患者，尽管也可使用容控模式通气，但主要用于 PSV 通气或给予呼气末正压。

NIPPV 可以采用持续气道正压（continuous positive airway pressure, CPAP）或双水平气道正压（bilevel positive airway pressure, BiPAP）通气。CPAP 时，整个呼吸周期保持恒定压力而无额外的吸气相压力支持。BiPAP 时，医生预先设定气道呼气正压（expiratory positive airway pressure, EPAP）和吸气正压（inspiratory positive airway pressure, IPAP），由患者自主呼吸触发压力支持。由于无创通气并不能提供气道保护，患者容易发生误吸。因此，患者必须意识清晰、气道保护反射完整，并且无需紧急外科手术，无需长时在病房外转运。当患者血流动力学不稳或存在胃排空障碍（如肠梗阻或妊娠）时应避免使用 NIPPV。在这些情况下，吞入大量气体可能会导致呕吐和致命性误吸。**无创正压通气转为气管插管机械通气的指征包括**：休克恶化、心律失常频发、心肌缺血。如果心导管室或外科手术室需要管理患者气道和实施完全的呼吸支持，患者转运前也可考虑气管插管。反应迟钝及有大量分泌物的患者不宜行无创正压通气。此外，IPAP 的设定应低于食管开口压（20cmH$_2$O）以避免胃胀气。

门诊也可使用 NIPPV。例如，CPAP 常用于阻塞性睡眠呼吸暂停患者，而 BiPAP 用于低通气综合征的肥胖患者，以及神经肌肉疾病或胸壁疾病患者的长期通气支持。

呼吸机设置 呼吸机设置视具体情况而定，基本原则如下：设置潮气量和呼吸频率确定分钟通气量。通气量过高导致肺过度膨胀，过低则有肺不张的危险。呼吸频率过快会导致过度通气和呼吸性碱中毒，同时因呼气相时间过短而产生内源性 PEEP；太慢则会出现分钟通气量不足和呼吸性酸中毒。通常潮气量按每公斤理想体重（IBW）8～10ml 为宜，对部分呼吸力学正常的患者（特别是神经肌肉疾病），将潮气量设置在高限水平可能有益于防治肺不张，但对 ARDS 或 AECOPD 或哮喘患者则需要较低的潮气量。对于有肺部疾病且接受机械通气的患者，使用理想体重计算合适潮气量，而不是实际体重。

触发灵敏度指触发呼吸机送气的负压水平。一般设置在-2cmH$_2$O。如果触发的负压水平设置太高（如低于-2cmH$_2$O），则虚弱的患者可能无力触发呼吸机的辅助通气。如果触发的负压水平设置太低（如高于-2cmH$_2$O），则可能引起呼吸机辅助通气持续自动循环，导致过度通气。内源性 PEEP 较高的患者很难通过深吸气达到触发水平的气道内负压。

有些通气模式可以调节呼吸机的吸气和呼气时间比。对于呼吸力学正常的患者，**吸呼比通常设置在 1:3。而哮喘或 COPD 急性加重患者应设置为 1:4，甚至更长，以减轻内源性 PEEP**。

有些通气模式则还可以调节吸气流速（也就是说可以调节吸气流速或吸呼比，但不能同时调节）。吸气流速一般设定在 60L/min，但对有气流受限的患者则可增加至 120L/min，使呼气相时间延长，从而限制内源性 PEEP。

FiO$_2$ 最初设定在 1.0，随后逐步减少至能维持足够氧合所需的最低水平。

PEEP 可在任何通气模式下使用。PEEP 可增加肺呼气末容积，减少呼气末气道和肺泡塌陷。对于大部分机械通气患者，5cmH$_2$O 的 PEEP 可以有效减少气管插管、镇静麻醉和仰卧通气引起的肺不张。对于心源性肺水肿和急性呼吸窘迫综合征（ARDS），则需要更高的 PEEP 改善氧合。PEEP 能在维持足够氧合的同时减小 FiO$_2$，这对于防止因长期高浓度吸氧（FiO$_2$≥0.6）引起肺损伤有重要意义。但是，因 PEEP 增加胸腔内压，减少静脉回流，会使低血容量患者出现低血压。而且 PEEP 使部分肺过度膨胀，可导致呼吸机相关性肺损伤（ventilator-associated lung injury, VALI）。如果 PEEP 太低，则会引起肺泡周期性开闭，产生反复的剪切力，也可导致 VALI。需要指出肺内不同部位的压力-容积曲线是不一样的。这种变异性意味着，对于给定的 PEEP，肺内重力依赖性区域增加的容量相对低于非重力依赖性区域。

患者体位 机械通气时,患者通常处于半卧位。但是,对于ARDS患者,俯卧位通气由于使肺内通气更均匀,故可维持更好的氧合。肺通气均匀可减少无通气肺泡量(即分流量),这些肺泡大部分位于肺的背侧和尾侧。同时对肺灌注分布的影响不大。

尽管许多学者提倡对需要高水平PEEP(如>12cmH₂O)和FiO_2(如>0.6)的ARDS患者采用俯卧位治疗,但目前为止有关该策略的所有研究均未显示其对死亡率有任何的改善(但这些研究通常是低估获益的)。最近,一项大样本的、多中心的前瞻性试验对潮气量为6ml/kg的重度ARDS患者($PaO_2:FiO_2$<150mmHg,在$FiO_2 \geq 0.6$,PEEP>5cmH₂O时)进行评估。对这些患者随机分组,一组患者俯卧位通气时间≥16小时,另一组患者始终处于仰卧位机械通气。这项研究共纳入466例患者,明确发现俯卧位治疗组的28日死亡率和90日死亡率更低,而且无明显相关并发症发生。俯卧位通气禁用于脊柱不稳或颅内压增高的患者。该体位还要求ICU工作人员对患者小心护理,以防止发生并发症,如气管导管或血管内导管移位。

镇静和舒适度 尽管许多患者不用镇静剂也能耐受气管插管和机械通气,但仍然有一些患者需要静脉持续镇静(如丙泊酚、劳拉西泮、咪达唑仑)和镇痛(如吗啡、芬太尼),以此最大限度地减少患者的应激和焦虑。这些药物一定程度上也能降低能量消耗,进而减少CO_2的产生和O_2的消耗。根据标准镇静/镇痛评分系统滴定药物剂量至预期效果。ARDS患者在行机械通气时通常需要较大剂量的镇静剂和止痛剂。使用丙泊酚超过24~48小时者,应定期监测血清甘油三酯水平。有证据表明,持续静脉镇静会延长机械通气时间。因此,镇静目标是充分但不过度,可用的方法包括每日中断的持续镇静,或间歇注射镇静药物。

机械通气患者不常规使用神经肌肉阻滞剂,因为存在造成长期神经肌肉无力的风险以及需要持续深度镇静。但是,有一项研究显示使用48小时神经肌肉阻滞剂的患者组90日死亡率下降。**以下情况考虑使用神经肌肉阻滞剂:患者无法耐受精细而复杂的机械通气模式、心搏骤停者降温治疗时预防肌颤用药。**

并发症和防护措施:机械通气并发症的原因包括:气管插管过程、机械通气本身、长时间不活动及不能正常进食。

气管插管可引起鼻窦炎(无临床意义)、呼吸机相关性肺炎(参见第485页)、气管狭窄、声带损伤以及非常罕见的气管-食管瘘或气管-血管瘘。机械通气>48小时后,如患者出现发热、气管内吸出脓性分泌物以及血白细胞计数升高,应考虑呼吸机相关性肺炎。

机械通气本身所致的并发症包括气胸、氧中毒、低血压和呼吸机相关性肺损伤(VALI)。

若机械通气患者突然出现低血压,特别是伴有心动过速和/或吸气峰压突然升高时,必须考虑张力性气胸。应立即胸部查体和胸片检查(如查体可确诊,应立即予以治疗)。但是低血压更常见的原因是在插管过程和机械通气时使用镇静剂或阿片类药物引起交感神经张力减弱。对于采用高PEEP治疗的患者,因胸腔内压增高导致静脉回流减少也可引起低血压。哮喘、COPD等高内源性PEEP患者也可因同样的原因引起低血压。如查体没有张力性气胸的体征,但又考虑低血压与机械通气相关,可在等待床旁胸片时,断开患者与呼吸机的连接,以100%O_2吸入并用球囊以2~3次/min的频率手动加压辅助通气,同时予以补液扩容(如成人用500~1 000ml的生理盐水,儿童按20ml/kg计)。若情况迅速改善则提示低血压和机械通气有关,应根据情况调整呼吸机设置。

机械通气时,因患者很少活动,静脉血栓疾病、皮肤压疮和肺不张的风险明显增加。

多数医院都有减少并发症的标准防护方案。床头抬高>30°可使呼吸机相关性肺炎的风险下降,每2小时常规翻身可使皮肤压疮风险降低。所有机械通气患者均应预防深静脉血栓形成。可用普通肝素5 000U每日2~3次皮下注射或用低分子肝素;存在肝素禁忌时,可使用连续加压装置。预防消化道出血可予H_2受体阻滞剂(如口服或静脉用法莫替丁20mg,一天2次)或硫糖铝(1g,一天4次口服)。质子泵抑制剂可用于既往已有用药指征或有活动性出血的患者。对患者必须常规进行营养评估,若估计机械通气持续时间较长,应予置管行肠内营养。

减少机械通气并发症最有效的方法是缩短机械通气时间。每日镇静中断和自主呼吸训练有助于患者及早撤机。

急性低氧性呼吸衰竭

急性低氧性呼吸衰竭(AHRF),指通过单纯供O_2难以解决的严重的动脉低氧血症。肺泡填充和肺泡萎陷造成肺内分流是其病因。临床表现为呼吸困难和呼吸急促。诊断依据动脉血气和胸部X线。通常需要机械通气治疗。

病因
AHRF时肺泡填充可源于:
- 肺泡毛细血管静水压升高,如左心衰竭或高血容量状态
- 肺泡毛细管通透性增加,如任何原因所致的急性呼吸窘迫综合征(ARDS)
- 血(如弥漫性肺泡出血)或炎性渗出物(如肺炎或其他炎症性肺病)

病理生理
急性呼吸窘迫综合征(ARDS) ARDS时,肺或全身炎症导致细胞因子和其他促炎分子释放。细胞因子激活肺泡巨噬细胞,并将中性粒细胞募集到肺部。这些活化的细胞接着释放白三烯、氧化剂、血小板活化因子和蛋白酶。这些物质损伤毛细血管内皮和肺泡上皮,破坏毛细血管和肺泡腔之间的屏障。水肿液、蛋白和细胞碎片渗透入肺泡腔和肺间质,造成肺表面活性物质破坏、肺泡萎陷、通气/血流比失调、肺内分流和肺动脉高压。肺泡萎陷更多见于肺内重力依赖区。

根据氧合损害程度和临床标准将ARDS分为轻度、中度和重度(表70-1)。轻度ARDS相当于此前分类中的急性肺损伤(ALI)。

表 70-1 ARDS 的柏林定义

ARDS 分类	氧合
严重程度	
轻度	200mmHg < PaO_2/FiO_2 ≤ 300mmHg* 且 PEEP 或 CPAP ≥ 5cmH_2O
中度	100mmHg < PaO_2/FiO_2 ≤ 200mmHg 且 PEEP ≥ 5cmH_2O
重度	PaO_2/FiO_2 ≤ 100mmHg 且 PEEP ≥ 5cmH_2O
临床标准	
起病时间	在已知诱因后,或在新出现或已有的呼吸系统症状加重后一周内发病
影像(胸片或胸部CT)	双肺透亮度减低,而且不能完全用胸腔积液、肺叶不张或结节解释
肺水肿来源	无法用心力衰竭或液体负荷过多解释的呼吸衰竭

* PaO_2 单位为 mmHg;FiO_2 用小数表示(如 0.5)。
ARDS,急性呼吸窘迫综合征;CPAP,持续气道正压;FiO_2,吸氧浓度;PaO_2,动脉氧分压;PEEP,呼气末正压。
摘自 ARDS Definition Task Force, Ranieri VM, Rubenfeld GD, et al. Acute respiratory distress syndrome: the Berlin definition [J]. Journal of the American Medical Association, 2012, 307:2526-2533.

ARDS 病因(表 70-2)包括直接肺损伤(如肺炎、酸性物质吸入)和间接肺损伤(如脓毒症、胰腺炎、大量输血、非胸部创伤)。约 60% 的 ARDS 是由脓毒症和肺炎造成的。

顽固性低氧血症 在两种 AHRF 中,吸入气无法进入充满液体或塌陷的肺泡,因此无论给予多高的吸氧浓度(FiO_2),血液流经这部分肺泡后仍为混合静脉血。这使未氧合的血液不断进入肺静脉,从而导致动脉低氧血症。相反,因通气下降造成低通气/血流比(见于哮喘、慢性阻塞性肺疾病和 ARDS 某些阶段)所致的低氧血症通过供 O_2 容易纠正。

表 70-2 ARDS 病因

直接肺损伤	间接肺损伤
常见病因	
胃酸吸入	脓毒症
肺炎	创伤伴长时间低血容量性休克
较少见病因	
弥漫性肺泡出血	骨髓移植
脂肪栓塞	烧伤
肺移植	体外循环
淹溺	药物过量(如阿司匹林、可卡因、阿片类药物、吩噻嗪类药物、三环类药物)
肺挫伤	大量输血(>15 单位)
有毒气体吸入	因卒中、癫痫、头部外伤、缺氧引起的神经性肺水肿
—	胰腺炎
—	造影剂(罕见)

ARDS,急性呼吸窘迫综合征。

症状及体征

急性低氧血症可引起呼吸困难、烦躁不安、焦虑。体征包括意识改变或错乱、发绀、呼吸急促、心动过速和多汗。可导致心律失常和昏迷。胸部听诊可闻及因气道陷闭造成的湿啰音,通常弥漫性分布但有时肺底部更明显。呼气末正压(PEEP)高或有右心室衰竭时可见颈静脉充盈扩张。

诊断

- X 线胸片和血气分析
- 临床定义(表 70-1)

脉搏血氧饱和度仪常首先发现低氧血症。低氧饱和度的患者应做血气分析和胸片检查,在等候检查结果时应给予吸氧。

如果吸氧后氧饱和度不能提高至 >90%,应怀疑存在右向左分流。如果胸片有明显的肺泡渗出,提示病因是肺泡填充而非心内分流。但在起病初期,胸片表现常滞后于低氧血症。

诊断 AHRF 后,必需进一步明确病因,包括肺内和肺外病因。有时,当前已知的疾病(如急性心肌梗死、胰腺炎、脓毒症)就是明显的病因。此外,既往史会有提示,免疫受损患者应怀疑肺炎,骨髓移植术后或结缔组织病患者应怀疑肺泡出血。危重患者复苏时常需大量补液复苏,此时需鉴别高压性 AHRF(如因心力衰竭或液体负荷过重所致)和潜在的低压性 AHRF(如因脓毒症或肺炎所致)。

高压性肺水肿查体可及第三心音、颈静脉扩张和外周性水肿,胸片可见中央弥漫性渗出、心影增大和血管影异常增粗。ARDS 表现为双侧弥漫性渗出,通常以周围性改变更多见。大叶性肺炎、肺不张或肺挫伤通常引起局灶性渗出。尽管超声心动图见到左心室功能不全提示心源性病因,但心超结果的特异性不强,因为脓毒症也可降低心肌收缩力。

当 ARDS 病因不明时(如创伤、脓毒症、严重肺部感染、胰腺炎),回顾用药史、近期的诊断性检查和诊疗经过可提示潜在的原因,如使用放射造影剂、空气栓塞或输血。**有些专家建议**:病因不明时,行支气管镜肺泡灌洗,除外肺泡出血和嗜酸细胞性肺炎,如无发现,行肺活检除外其他疾病(如外源性过敏性肺泡炎,急性间质性肺炎)。

预后

ARDS 预后个体差异大,取决于多种因素,包括病因、疾病严重程度、年龄和慢性健康状况。总之,ARDS 死亡率很高(40%~60%),但近年已降至 25%~40%。这可能归功于机械通气和脓毒症治疗水平的提高。然而,**重度 ARDS 患者**(即 $PaO_2:FiO_2 < 100mmHg$)的死亡率仍然非常高(>40%)。多数患者并非死于呼吸功能障碍,而是脓毒症和多器官功能衰竭。支气管肺泡灌洗液内持续存在中性粒细胞和高水平细胞因子提示预后不良。另外,**死亡率升高与以下因素相关**:年龄、存在脓毒症、发病前存在器官功能不全或发病时合并器官功能不全。对于多数 ARDS 存活者,肺功能在 6~12 个月内会逐渐恢复、接近正常。但是,如果病程长或病情严重,患者可能会遗留肺部症状,而且许多患者会有长期的神经肌肉无力。

治疗

- 高氧流量下,若血氧饱和度 <90%,考虑予以机械通气

处理潜在疾病的相关治疗会在其他章节进行讨论。起初,AHRF可用非循环呼吸面罩(nonrebreather face mask)吸入高流量的70%~100%氧气。如果氧饱和度仍不能>90%,则很可能需要启动机械通气。特殊处理视个体化情况而定。

心源性肺水肿的机械通气 左心衰竭患者可从几个方面得益于机械通气。吸气正压可降低左/右心室的前负荷以及左心室的后负荷并减少呼吸功。减少呼吸功可使有限的心排出量从过负荷的呼吸肌移出而进行重新分配。呼气压力[气道呼气正压(EPAP)或PEEP]使肺水肿液体从肺泡向肺间质重新分布,让更多的肺泡参与气体交换。

因为药物治疗常常能快速改善病情,故使用无创正压通气(无论是CPAP,还是BiPAP)可使许多患者免于气管插管。参数常设置为:IPAP 10~15cmH_2O,EPAP 5~8cmH_2O。

常规机械通气有多种通气模式。在大多数情况下,急性心力衰竭初始需要完全的呼吸支持,呼吸机可用辅助/控制模式(A/C)。初始参数设置为:潮气量按理想体重计6~8ml/kg,呼吸频率25次/min,FiO_2 1.0,PEEP 5~8cmH_2O。随后将PEEP以每次2.5cmH_2O幅度上调滴定,同时将FiO_2降至非毒性水平。也可采用压力支持通气(PEEP水平类似)。初始压力设置应根据患者主观感受、呼吸频率、辅助呼吸肌参与程度综合判断,应能使患者呼吸肌得到充分的休息。通常,压力支持水平需比PEEP高出10~20cmH_2O。

ARDS的机械通气 几乎所有ARDS患者都需要机械通气,除了改善氧合,还能使呼吸肌得到休息、减少氧需求。

目标包括:
- 平台压<30cmH_2O(考虑到可使胸壁和腹部顺应性降低的因素)
- 为了减少继发性肺损伤,潮气量按理想体重6ml/kg设置
- 尽量降低吸氧浓度(FiO_2),能维持足够氧饱和度(SaO_2)即可,避免发生氧中毒

提高PEEP维持肺泡开放,同时尝试最小FiO_2,直至平台压达到28~30cmH_2O。中重度ARDS患者最有可能从高PEEP策略获益,使死亡率降低。

有时,NIPPV对ARDS患者也有帮助。但与心源性肺水肿相比,ARDS通常需要更高的支持压力,治疗时间也更长,要维持足够的氧合常需要8~12cmH_2O的EPAP。要达到该呼气压,需将吸气压设置在>18~20cmH_2O,患者常难以耐受,且通气过程难以维持足够的密闭性,面罩变得非常不适,并可能引起皮肤破溃和胃胀气。与早期插管相比,插管前接受NIPPV治疗的患者病情会进一步加重。因此,严重的低氧可能就是插管时机。这需要对患者进行密切的监测和筛选。

过去,ARDS机械通气的重点是纠正血气异常。现已证实小潮气量通气可降低ARDS死亡率。因此,大多数情况下,潮气量应按每公斤理想体重6ml设定(框70-1)。如此设定潮气量则需要增加呼吸频率,甚至高达35次/min,以产生足够的肺泡通气使CO_2充分排出。但是,有时候为了减少呼吸机相关性肺损伤,一定程度的呼吸性酸中毒也可接受,患者也能耐受,尤其是pH值≥7.15时。若pH值降至7.15以下,可静脉用碳酸氢钠或氨丁三醇。由于高碳酸血症可引起呼吸困难,导致患者急促呼吸而不能与呼吸机协同,因此需要给予镇痛(如芬太尼或吗啡)和镇静[如丙泊酚,起始剂量为5μg/(kg·min),可逐步增加至有效剂量,最大剂量为50μg/(kg·min);因有发生高甘油三酯血症风险,故每48小时应随访甘油三酯水平]。镇静优于肌松,因为肌松不但需要镇静,还会使患者遗留疲乏无力。

框70-1　ARDS机械通气的初步设置

通常,ARDS的呼吸机设置推荐如下:
- 初始治疗时采用辅助/控制通气模式,参数设置为:潮气量以理想体重6ml/kg计,呼吸频率25次/min,流速60L/min,FiO_2 1.0,PEEP 15cmH_2O
- 一旦O_2饱和度>90%,即下调FiO_2
- 之后以每次2.5cmH_2O幅度逐渐下调PEEP至可耐受的最低水平,此时在FiO_2≤0.6的情况下动脉O_2饱和度可维持90%以上
- 呼吸频率最高可上调至35次/min,使pH值>7.15或呼气流量曲线出现呼气末流量

肺部疾病患者接受机械通气治疗时,确定合适潮气量用的是理想体重(IBM)而不是实际体重。

男性:IBW(kg)=
　　50+2.3[身高(英寸)-60]
　　或50+0.91[身高(cm)-152.4]
女性:IBW(kg)=
　　45.5+2.3[身高(英寸)-60]
　　或45.5+0.91[身高(cm)-152.4]

PEEP通过肺泡复张(alveolar recruitment)增加肺通气容积,进而使ARDS患者的氧合改善,使其能够使用更低FiO_2。目前对最佳PEEP的确定方法仍存在争议。许多临床医生简单地采用在安全FiO_2下能维持足够动脉氧饱和度的最低PEEP。对于大多数患者,所需的PEEP值为8~15cmH_2O。但对重度ARDS患者,有时PEEP需要>20cmH_2O。对这类患者,应注意寻找其他方法以优化氧输送且使氧耗最低。

判断肺泡过度膨胀的最好方法是测量吸气末屏气瞬间的平台压。每隔4小时、每次调整PEEP或潮气量后均应测量平台压。平台压应<30cmH_2O。如果平台压大于30cmH_2O,且不能归因为胸壁和腹部问题(如腹水、胸腔积液、急腹症、胸部创伤),应该以0.5~1ml/kg的幅度下调潮气量,直至可耐受最低范围,下限为4ml/kg。同时,上调呼吸频率补偿减少的分钟通气量,并检查呼吸波形确保呼气

相完整。在未出现呼气相不完整导致的明显气体陷闭以前,呼吸频率经常可调高至最高 35 次/min。如果平台压<25cmH$_2$O 且潮气量小于 6ml/kg,可将潮气量上调至 6ml/kg 或直到平台压超过 25cmH$_2$O。有些研究者认为压控通气模式对肺的保护性更好,但依据不足。压力通气模式控制的是气道峰压而非平台压。压控通气模式下,潮气量随肺顺应性而不断变化。因此,必须持续监测潮气量,及时调整吸气压力,避免潮气量过高或过低。

俯卧位通气可以使一些患者的萎陷肺泡复张,从而改善氧合。最近的一项研究显示这种通气方式可改善患者生存率。

对于 ARDS 患者,**最佳的液体管理是**:既能维持足够的循环容量保证终末器官灌注,又能减少前负荷限制肺内液体渗出。最近,**一项大样本多中心研究结果显示**:与开放性补液策略相比,限制性补液策略可缩短患者的机械通气及 ICU 住院时间。但是,两种策略的生存率并无差异,应用肺动脉导管也不会改善预后。该策略适用于没有休克的患者。治疗过程中需对患者严密监测,以便及时发现终末器官灌注下降的证据,诸如低血压、少尿、脉弱或肢端冰凉。

目前尚无明确的药物能够降低 ARDS 患者的发病率和死亡率。对一氧化氮吸入法、肺表面活性物质替代法、活化型蛋白 C(α-drotrecogin)以及其他许多调节炎症反应的药物研究也没有发现其可降低患者的发病率或死亡率。小样本研究显示全身使用糖皮质激素对晚期 ARDS 患者可能有利,但是一项大样本的前瞻性随机研究并没有发现该方法可降低死亡率。早期给予糖皮质激素可能有害。

通气衰竭

通气衰竭:当呼吸系统无力代偿增加的呼吸负荷时,PaCO$_2$ 升高(高碳酸血症)。最常见的病因包括:哮喘、COPD 急性发作、导致呼吸抑制的药物使用过量以及导致呼吸肌无力的疾病(如吉兰-巴雷综合征、重症肌无力、肉毒杆菌中毒)。临床表现包括呼吸困难、呼吸急促和意识模糊。最终可导致死亡。诊断主要根据动脉血气分析和临床查体;胸片和临床评估有助寻找病因。病因不同,治疗也有所差异,但通常都需机械通气治疗。

病理生理

当肺泡通气量下降,或在 CO$_2$ 产量增多却不能相应增加通气量时,会发生高碳酸血症。当分钟通气量下降,或死腔通气增加而分钟通气量没有代偿性增加时,会发生肺泡通气量下降。

当呼吸系统负荷(如黏性阻力负荷、肺和胸壁的弹性阻力负荷)相对于神经肌肉吸气做功能力过重时,也可导致通气衰竭。当分钟通气量负荷增加(如脓毒症)时,受损的呼吸系统可能无法满足这一增长的需求(图 70-2)。

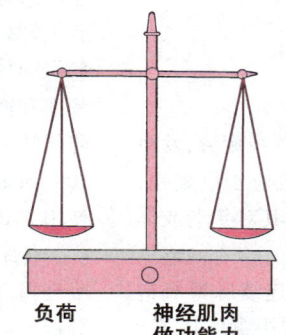

胸壁弹性负荷
腹部扩张
腹水
肥胖
胸腔积液
气胸
肋骨骨折
肿瘤

肺弹性负荷
肺泡水肿
肺不张
感染
内源性PEEP

分钟通气量负荷
过多热卡
低血容量
肺栓塞
脓毒血症

阻力性负荷
支气管痉挛(如哮喘、毛细
 支气管炎、COPD)
水肿、分泌物或气道瘢痕
 形成
阻塞性睡眠呼吸暂停
上呼吸道阻塞(如喉气管、
 支气管炎、会厌炎)

呼吸驱动受损
脑干损伤
药物过量
甲状腺功能减退
睡眠-异常呼吸

神经传递受损
氨基糖苷类药物
肌萎缩侧索硬化
肉毒中毒
脊髓损伤
吉兰-巴雷综合征
重症肌无力
神经肌肉阻滞
膈神经损伤

肌无力
电解质异常
疲劳
低灌注状态
低氧血症
肌病
营养不良

负荷 神经肌肉做功能力

图 70-2 呼吸系统负荷(黏性阻力负荷、弹性阻力负荷和分钟通气量负荷)与神经肌肉做功(驱动、神经信号传递和肌力)之间的平衡决定了维持肺泡通气的能力。PEEP,呼气末正压

生理死腔是呼吸树的一部分，但并不参与气体交换。其包括解剖死腔（口咽、气管和气道）和肺泡死腔（即有通气但无血液灌注的肺泡）。肺内发生分流或低通气/灌注（V/Q）时，如患者不能适时增加自身的分钟通气量，则也可出现生理死腔。正常情况下，生理死腔约占潮气量的30%~40%，气管插管患者可达50%，大面积肺栓塞、重度肺气肿和哮喘持续状态患者甚至可>70%。因此，分钟通气量不变时，死腔越大，CO_2排出能力也越差。

发热、脓毒症、创伤、烧伤、甲状腺功能亢进、恶性高热时CO_2产量增加，但不是引起通气衰竭的主要原因，因为这些情况可通过增加通气代偿。只有代偿能力受损时，这些情况才会引起通气衰竭。

高碳酸血症使动脉血pH值降低（呼吸性酸中毒）。严重酸中毒（pH值<7.2）也引起肺小动脉收缩、全身血管扩张、心肌收缩力下降、高钾血症、低血压及心脏兴奋性增高，后者可导致致命性心律失常。急性高碳酸血症还可引起脑血管扩张和颅内压增高，是急性颅脑外伤患者的主要问题。一段时间后，组织液缓冲和肾脏代偿可以很大程度上纠正酸中毒。但是，急性$PaCO_2$升高要比这种代偿改变要快得多（呼吸完全停止的患者$PaCO_2$以3~6mmHg/min的速度上升）。

症状及体征

呼吸困难是其主要症状。体征包括强烈动用辅助呼吸肌、呼吸急促、心动过速、多汗、焦虑、潮气量降低、呼吸不规则或喘息样呼吸和腹式矛盾运动。

中枢神经系统可有多种表现，从轻微性格改变到明显的意识模糊、反应迟钝或昏迷均可发生。患者对慢性高碳酸血症的耐受性好，可以几乎无症状。

诊断

- 血气分析
- 胸片
- 确定病因的检查

神经肌肉疾病患者突然出现呼吸窘迫、呼吸疲劳、发绀或意识改变时应怀疑通气衰竭。呼吸急促也应予以重视，呼吸次数无法长时间维持>28~30次/min，尤其对年老或体质虚弱患者。

对怀疑通气衰竭者应行动脉血气分析、连续脉搏氧饱和度监测以及胸片检查。血气提示呼吸性酸中毒（pH值<7.35伴PCO_2>50mmHg）即可确诊。慢性通气衰竭患者PCO_2常渐渐升高（如60~90mmHg），而pH值通常仅有轻微酸中毒。对此类患者，提示急性通气不足的主要依据是酸中毒的严重程度而非PCO_2水平。

由于在通气衰竭初期，患者的动脉血气分析结果可为正常，所以使用某些床旁肺功能测定有助于预测通气衰竭，这对神经肌肉疾病患者尤为重要，因为这类患者不但更易发生通气衰竭，而且不会有呼吸窘迫的症状。肺活量<10~15ml/kg以及吸气负压不能达到15cmH₂O预示通气衰竭即将发生。

一旦诊断通气衰竭，则应进一步明确病因。有时患者当前的疾病（如昏迷、急性哮喘、COPD急性发作、黏液性水肿、重症肌无力和肉毒杆菌中毒）就是明显的病因。其他时候，病史也有一定提示作用，外科手术后突发呼吸困难和低血压提示肺动脉栓塞；局灶性神经症状体征提示中枢神经系统或神经肌肉疾病。可通过测量吸气肌张力（负性吸气和正性呼气）、神经肌肉传导性（神经传导测试和肌电图）评估神经肌肉做功能力；寻找弱化驱动的原因（毒物筛查、颅脑影像检查和甲状腺功能检查）。

治疗

- 对因治疗
- 常需予以正压通气

治疗目的是纠正呼吸系统工作能力和负荷间的失衡，而且这种失衡随病因不同而异。尽可能去除明显的诱发因素，如气道痉挛、黏液阻塞、异物。

两个最常见的病因是哮喘急性发作（即哮喘持续状态）和慢性阻塞性肺疾病（COPD）。COPD所致的呼吸衰竭称为慢性呼吸衰竭急性发作（acute-on-chronic respiratory failure，ACRF）。

哮喘持续状态（status asthmaticus, SA） 患者应收入ICU，由专业人员管理气道。

无创正压通气（NIPPV）可迅速降低呼吸做功，并且在药物治疗起效前提供支持避免气管插管。COPD患者通常容易接受NIPPV治疗，而哮喘患者不同，他们在使用面罩后会觉得呼吸更困难，因此在治疗前要作好解释工作。治疗开始时，建议单独使用呼气正压（EPAP），并采用滴定的方式调整压力。因为，气道吸气正压（IPAP）的主要作用是增加潮气量，而对于哮喘患者，呼气末肺容量已接近肺总容量。向患者解释完NIPPV治疗的好处后，将面罩放在患者脸上，给予较小的压力支持[持续气道正压（CPAP）3~5cmH₂O]。待患者耐受后，将面罩固定好，并根据患者呼吸频率和辅助呼吸肌使用情况，将支持压力调至兼具舒适和降低呼吸功的水平。**最终呼吸机参数一般设置为IPAP：10~15cmH₂O，EPAP：5~8cmH₂O**。应仔细甄别哪些患者可使用NIPPV。

传统气管插管机械通气的指征是临床提示患者临近呼吸衰竭，包括反应迟钝、单音发声、瘫软和呼吸浅弱。血气分析提示高碳酸血症恶化也是插管指征。但是血气不是必需的，其结果也不能替代临床判断。与经鼻插管相比，优先选择经口插管，这是因为经口插管所用的导管直径较大，这有利于降低气道阻力且更易吸取气管内分泌物。

哮喘持续状态患者在插管后有可能发生低血压和气胸（参见第496页）。由于现在的通气策略相比于纠正高碳酸血症，更强调避免动态性的肺过度膨胀，所以这些并发症及相关的死亡率已明显下降。对哮喘持续状态的患者，为达到正常pH值而采取充分通气常导致严重的肺过度膨胀。为防止肺过度膨胀，初始呼吸机参数设置为潮气量5~7ml/kg，呼吸频率为10~18次/min。吸气流量要求较高（如70~

120L/min），采用方波模式有助于最大化地延长呼气时间。尽管由于吸气相和呼气相的呼吸肌运动，测量压力不易。但只要平台压<30～35cmH₂O、内源性PEEP<15cmH₂O，危险的肺过度膨胀就不大可能发生。如果平台压>35cmH₂O，可通过降低潮气量（如临床评估高平台压不能归因于胸壁和腹部的顺应性降低）或呼吸频率进行管理。

虽然降低峰流速或采用减速波可以降低气道峰压，但并不应该这么做。尽管高流速需要很高的压力来克服哮喘持续状态下的高气道阻力，但是该压力在经过坚韧的、软骨围绕而成的气道时会逐步下降。低流速（如<60L/min）可缩短呼气时间，进而使肺呼气末容积增加（和产生内源性PEEP），这样在下次呼吸时吸气容积也进一步增加。

低潮气量通气常导致高碳酸血症，但相比于其有利于更好地减轻肺过度膨胀的好处而言，是可以被允许的。当动脉血pH值>7.15时，患者常可良好耐受，但这常需用大剂量镇静剂和阿片类药物。围气管插管期应避免使用神经肌肉阻滞剂，因为这些药物与糖皮质激素合用可引起严重的并且有时是不可逆转的肌病，特别是在联用上述药物的24小时以后。患者躁动时应使用镇静而非肌松，但在理论上，应根据患者的需要调整通气以减少镇静剂用量。

尽管有少数患者因气道梗阻严重而需延长机械通气时间，但大多数哮喘持续状态者在治疗2～5日内可撤离机械通气。有关撤机方法探讨参见第501页。

慢性呼吸衰竭急性发作 因COPD所致的ACRF患者，呼吸耗氧量是无基础肺病者的数倍。在这种情况下，对于增加的呼吸负荷，患者几乎都没有足够的神经肌肉储备代偿，因此极易出现呼吸肌疲劳而难以维持通气。这类患者常因一些看似微不足道的原因而导致呼吸衰竭，在康复过程中需整体分析并采取相应措施纠正诱因（参见第423页）。为了恢复神经肌肉做功与呼吸负荷间的平衡，可用支气管扩张剂和糖皮质激素缓解气流阻塞和动态肺过度膨胀，同时用抗生素控制感染。低血钾、低血磷和低血镁可加重呼吸肌无力，而不利于疾病恢复，因此必须及时发现并予以纠正。

多数ACRF患者在治疗初期可首选NIPPV，与气管插管相比，NIPPV可降低呼吸机相关性肺炎的发生率、缩短住院时间、降低死亡率。大约75%接受NIPPV治疗的患者不需要行气管插管。NIPPV的优势包括使用和撤机方便、对部分经选择的患者在病情稳定后可暂停NIPPV而经口进食、易于进行自主呼吸训练，而且对有指征的患者可反复使用NIPPV。

常规参数设置为IPAP：10～15cmH₂O、EPAP：5～8cmH₂O，根据患者主诉、呼吸频率、潮气量和辅助呼吸肌使用情况对呼吸机参数进行滴定式调整。如前所述，同样值得关注的是过高的IPAP对这些患者肺总容量的潜在影响。患者病情恶化（和需要气管插管）最好通过临床评估，血气分析可能会产生误导。尽管高碳酸血症恶化常提示治疗失败，但不同个体对高碳酸血症的耐受性存在显著差异。有些患者在NIPPV治疗下，PaCO₂>100mmHg时意识仍警觉，而有些人在更低水平时即需气管插管。

ACRF患者常规机械通气的目的是尽可能减少动态肺过度膨胀和逆转内源性PEEP的不良作用，同时使疲劳的呼吸肌得以休息。推荐的初始呼吸机参数设置为：辅助/控制（A/C）通气下，潮气量：5～7ml/kg，呼吸频率：20～24/min，尽管有些患者需要较低的初始呼吸频率来限制内源性PEEP。内源性PEEP指患者触发呼吸机需要克服的吸气阈负荷，它会增加呼吸功，使呼吸肌无法充分休息。为抵消内源性PEEP的影响，外源性PEEP应设置在≤85%内源性PEEP（通常为5～10cmH₂O）。这既可减少呼吸功，也不引起动态性肺过度膨胀。高吸气流速可最大限度地延长呼气时间。上述设置可使上机早期发生呼吸性碱中毒（通气过度所致）的风险降至最低。插管后即刻也可发生低血压（参见第496页）。

大部分患者在考虑行自主呼吸试验前需完全由呼吸机支持24～48小时。目前尚不确定是否需要这段时间让呼吸肌得以休息或缓解肺过度膨胀，从而增强呼吸肌力量。与哮喘不同，此类患者在机械通气期间常处于深睡眠状态，几乎无需镇静。为保证患者得到充足休息，应密切监测呼吸用力情况。患者呼吸用力时表现为辅助呼吸肌参与呼吸、吸气起始或吸气过程中不正常的低气道压力，或者反复触发呼吸机失败，这些都提示内源性PEEP过高和/或呼吸肌无力。

其他类型的呼吸衰竭

围术期呼吸衰竭 通常由肺不张所致。有效预防和治疗肺不张的方法包括在确保胸腹部切口充分镇痛前提下进行诱发性肺量测定、直立体位和早期活动。因腹腔张力增高所致的肺不张通过对因治疗可缓解（如胃肠胀气时可留置鼻胃管减压，张力性腹水时行腹腔穿刺引流）。

任何原因所致的低灌注状态都可因呼吸肌氧供不足及呼吸肌过负荷而出现呼吸衰竭（如脓中毒、脓毒症）。机械通气有助于将血流从过度负荷的呼吸肌重新分配至脑、肾和肠道等重要脏器。

机械通气的撤离

终止呼吸机支持的最佳方法不是逐步下调呼吸的支持水平（撤机），而是全面系统地寻找并消除导致呼吸衰竭的各种原因。病因一旦去除，即可不再需要呼吸机支持。然而如果病因持续存在或不能完全纠正，降低所需的通气支持参数可能会延缓疾病的恢复。现已知道，与同步间歇指令通气下逐步降低呼吸频率相比，每日用T形管行自主呼吸训练可缩短患者机械通气的时间。在另一些研究中，与压力支持试验相比，也得到相同结果。

一旦患者休克状态得到纠正，在吸氧浓度（FiO₂）≤0.5及PEEP≤7.5cmH₂O参数下能够维持充足的动脉血氧饱和度而且无明显无法维持的呼吸负荷时（如分钟通气>20L/

min），即可用T形管或5cmH$_2$O水平的CPAP模式进行每日自主呼吸试验。能够维持自主呼吸的患者通常呼吸模式为深慢呼吸，而不是浅快。通用的观察指标是浅快呼吸（rapid shallow breathing,RSB）指数，即患者自主呼吸频率（次/min）比潮气量（升）。尽管单次独立的测量结果不能对脱机成功进行完美预测，但RSB<105可提示自主呼吸更有望实现。最近，自主呼吸试验后是否拔管已从依靠浅快呼吸指数转向更多依靠试验期间结合血气的临床评估。较好的拔管指征是：患者在1~2小时的自主呼吸试验期间表现良好，且血气分析结果也很满意。决定拔管不同于决定停止通气支持，需要评估患者的心理状态、气道保护性反射以及气道通畅情况。

镇静药和阿片类药物会延长机械通气时间。这些药物在体内积蓄使镇静作用延长，即使呼吸衰竭的病因已纠正，患者也很难完成自主呼吸试验。因此，应连续评估镇静水平以尽早开始逐步停用镇静剂。可采用标准流程或采用简单的每日镇静中断。停用镇静，直到患者清醒而且可遵嘱运动，或出现躁动、人机对抗或其他生理紊乱，需要再用镇静剂。如果患者停用镇静后发现仍需镇静，可从之前的半量开始，根据需要逐步加量。有些研究显示采用每日镇静中断或其他限制镇静方案，以及进行每日自主呼吸试验，都能缩短机械通气的平均时间。

71. 脓毒症和脓毒性休克

脓毒症是一种威胁到生命的器官功能障碍综合征，感染后机体调节异常是发病的关键。脓毒性休克时，组织灌注显著下降，可发生急性的多脏器功能衰竭，包括肺、肾脏和肝脏。对于免疫正常患者，常见病因包括各种革兰氏阳性和革兰氏阴性细菌。对于免疫功能受损患者，病因还应考虑不常见的细菌或真菌。症状包括发热、低血压、少尿和意识模糊。诊断主要依靠临床和病原体培养结果。早期识别和早期治疗至关重要。治疗包括积极的液体复苏、应用抗生素、外科切除感染或坏死组织、并行脓液引流，以及支持治疗。

脓毒症 包含一大类疾病，疾病死亡风险从10%到>40%不等，取决于病原体和宿主因素，以及能否及时识别并提供适当治疗。

脓毒性休克 是一种严重的脓毒症，循环和/或细胞代谢的严重紊乱导致其死亡率明显升高。脓毒性休克存在持续性低血压[指尽管进行了充分的容量复苏，但仍需要使用升压药维持平均动脉压≥65mmHg，以及血清乳酸水平仍然>18mg/dl（2mmol/L）]。

全身炎症反应综合征（SIRS）的定义包含了特定的生命体征异常和实验室检查异常，一直用于识别早期脓毒症。然而，把SIRS标准作为患者死亡风险增加与否的依据，其敏感性和特异性都不好，这是使用SIRS时最需考虑的问题。SIRS通常是适应性反应而非病理性反应，这可能是特异性不好的原因。

参考文献

[1] Singer M, Deutschman CS, Seymour CW, et al. The third international consensus definitions for sepsis and septic shock（sepsis-3）[J]. JAMA, 2016, 315: 801-810.

病因

大多数脓毒性休克是院内感染导致的，感染病原体包括革兰氏阴性杆菌和革兰氏阳性球菌，常发生于免疫功能受损、合并慢性病以及虚弱的患者。念珠菌或其他真菌感染导致的脓毒性休克罕见。近期有过手术的患者，如果发生脓毒性休克，术后感染（深部或浅表感染）是可能的病因。金黄色葡萄球菌和链球菌的细菌毒素可以导致休克，是一种独特而罕见的休克形式，称为中毒性休克综合征。

脓毒性休克易发生于新生儿（参见第2636页）、老人和孕妇。**易感因素包括**：

- 糖尿病
- 肝硬化
- 白细胞减少症（尤其是与癌症相关或细胞毒性药物治疗所致）
- 有创设备（包括气管内导管，血管内导管或导尿管，引流管，及其他异物）
- 之前使用过抗生素或糖皮质激素治疗

常见的感染部位包括肺、泌尿道、胆道和胃肠道。

病理生理

脓毒性休克的发病机制尚不明确。炎症刺激（如细菌毒素）触发了促炎介质的产生，包括肿瘤坏死因子和白介素-1。这些细胞因子促使中性粒细胞与内皮细胞黏附，从而激活凝血机制，生成微血栓。炎症刺激也会导致其他许多介质的释放，包括白三烯、脂质氧化酶、组胺、缓激肽、5-羟色胺和白介素-2。抗炎介质如白介素-4和白介素-10，与上述促炎因子对抗，产生负反馈机制。

早期，动脉和小动脉扩张，外周动脉阻力下降，心排出量明显增加，此阶段称为"暖休克"。继之心排出量减少，血压下降（伴或不伴有外周阻力增加），出现典型的休克表现。

需要指出，即使在心排出量增加阶段，由于血管活性介质的作用，血流绕过毛细血管交换床（分布性缺失）产生分流。分流和微血栓阻塞使毛细血管血流量下降，从而使其携氧、清除 CO_2 和代谢废物的能力下降。血流灌注的减少引起肾、肺、肝、脑和心脏在内的一个或多个脏器功能障碍，有时候甚至导致脏器衰竭。

无论是血管内凝血造成大量凝血因子消耗，还是继发性纤溶亢进，或者更多时候两者协同作用，都会加重凝血功能紊乱。

症状及体征

脓毒症的症状与体征可以很轻微，容易被误认为是其他疾病（如谵妄、原发性心功能不全和肺栓塞）的表现，尤其是对于术后患者。脓毒症患者一般有发热、心动过速、大汗和呼吸急促，但血压正常。患者还会有原发感染的相关体征。当脓毒症恶化或脓毒性休克进展时，患者的早期表现可能是意识障碍或反应迟钝，特别是老人或年纪很小的患者。开始时，血压下降，但是皮肤仍温暖。接着，肢端逐渐变冷、苍白，出现周围性发绀和皮肤花斑。当发生器官功能障碍时，会出现相应的症状和体征（如少尿、呼吸困难）。

诊断

- 临床表现
- 血压，心率和氧饱和度监测
- 全血细胞计数与分类、电解质和血肌酐、乳酸
- 有创中心静脉压（CVP），PaO_2 和中心静脉氧饱和度（$ScvO_2$）
- 血、尿及其他潜在感染部位的培养，包括手术患者伤口培养

对于有明确感染的患者，出现全身炎症或器官功能不全时应怀疑脓毒症。同样，当患者出现难以解释的全身炎症征象时，应从以下几个方面评估是否存在感染：病史、体检和实验室检查，包括尿常规和尿培养（特别是留置导尿管患者）、血培养及其他怀疑感染的体液培养。脓毒症患者怀疑外科或隐匿感染时，根据可疑感染部位行超声、CT 或 MRI 检查。严重脓毒症患者的血 C-反应蛋白和降钙素原水平通常升高，有助于诊断，但并非特异。最终诊断还是依靠临床。

应结合病史、体格检查、心电图检查和血清心肌标志物等除外其他类型的休克（如低血容量或心肌梗死）。即使无心肌梗死，脓毒症所致低灌注也可导致心电图心肌缺血样表现，包括非特异性 ST-T 异常、T 波倒置、室上性和室性心律失常。

尽早发现器官功能障碍极其重要。目前已有许多评分系统，但序贯器官衰竭评分（SOFA 评分）和快速 SOFA 评分（qSOFA）证实可反映死亡风险，且操作相对简单。

快速 SOFA 评分标准用来识别需要进一步行临床和实验室检查的患者（以下 3 个条件必须符合）：

- 呼吸频率≥22 次/min
- 神智改变
- 收缩压≤100mmHg

从某种程度上来看 SOFA 评分更可靠，但需要实验室检查（表 71-1）。

表 71-1 序贯器官衰竭（SOFA）评分

参数	评分：0	评分：1	评分：2	评分：3	评分：4
PaO_2/FiO_2	≥400mmHg（53.3kPa）	<400mmHg（53.3kPa）	<300mmHg（40kPa）	呼吸支持下 <200mmHg（26.7kPa）	呼吸支持下 <100mmHg（13.3kPa）
血小板	≥150×10³/μl	<150	<100	<50	<20
胆红素	≥1.2mg/dl（20μmol/L）	1.2~1.9mg/dl（20~32μmol/L）	2.0~5.9mg/dl（33~101μmol/L）	6.0~11.9mg/dl（102~204μmol/L）	>12.0mg/dl（204μmol/L）
心血管	MAP≥70mmHg	MAP<70mmHg	使用多巴胺[<5μg/(kg·min)]≥1h 和/或 使用任意剂量的多巴酚丁胺	使用多巴胺[5.1~15μg/(kg·min)]≥1h 和/或 使用肾上腺素[≤0.1μg/(kg·min)]≥1h 和/或 使用去甲肾上腺素[≤0.1μg/(kg·min)]≥1h	使用多巴胺[>15μg/(kg·min)]≥1h 和/或 使用肾上腺素[>0.1μg/(kg·min)]≥1h 和/或 使用去甲肾上腺素[>0.1μg/(kg·min)]≥1h
格拉斯哥昏迷量表评分*	15 分	13~14 分	10~12 分	6~9 分	<6 分
肌酐	<1.2mg/dl（110μmol/L）	1.2~1.9mg/dl（110~170μmol/L）	2.0~3.4mg/dl（171~299μmol/L）	3.5~4.9mg/dl（300~400μmol/L）	>5.0mg/dl（440μmol/L）
尿量	—	—	—	<500ml/d	<200ml/d

*格拉斯哥昏迷量表评分越高，表明神经系统功能越好。

FiO_2，吸入氧浓度；kPa，千帕斯卡；MAP，平均动脉压；PaO_2，动脉血氧分压。

摘自 Singer M, Deutschman CS, Seymour CW, et al. The third international consensus definitions for sepsis and septic shock (sepsis-3)[J]. JAMA, 2016, 315:801-810。

监测全血细胞计数、血气分析、胸片、血清电解质、尿素氮、肌酐、PCO_2 及肝功能。监测血清乳酸水平或中心静脉氧饱和度（$ScvO_2$），或两者都测，可以用来指导治疗。白细胞计数可能下降（<4 000/μl）或升高（>15 000/μl），多形核中性粒细胞可以低至20%。在脓毒症病程中，白细胞计数的变化取决于脓毒症或休克的严重程度、患者的免疫状态及感染的病因。发病时使用糖皮质激素可能使白细胞计数升高，从而掩盖由于疾病进展导致的白细胞变化。

为了代偿血乳酸升高，早期有过度通气伴呼吸性碱中毒（$PaCO_2$ 降低、动脉血 pH 值升高）。血清 HCO_3 浓度通常较低，血清及全血乳酸水平上升。随着休克进展，代谢性酸中毒加重，动脉血 pH 下降。早期低氧血症型呼吸衰竭导致氧合指数（$PaO_2:FiO_2$）下降，有时有明显的低氧血症，即 $PaO_2<70mmHg$。出现急性呼吸窘迫综合征（ARDS）时，胸片表现为肺部弥漫性渗出。出现肾功能不全时，尿素氮和肌酐常进行性升高。尽管明显的肝衰竭在基础肝功能正常的患者中不常见，但胆红素和转氨酶可见升高。

许多严重脓毒症患者可出现相对性肾上腺功能不全（如基础氢化可的松水平正常或稍高，但应激或外源性ACTH 刺激时无明显增加）。晨 8 点查血清氢化可的松水平可以检测肾上腺功能，若氢化可的松水平<5mg/dl 说明存在肾上腺功能不全。也可在注射 250μg 人工合成 ACTH 前后测定氢化可的松水平来检测肾上腺功能，若升高<9μg/dl 应考虑肾上腺功能不全。然而，对于难治性脓毒性休克患者，糖皮质激素治疗前无需检测氢化可的松水平。

当休克类型不明或需要大量扩容时（如 6~8 小时内补充生理盐水>4~5L），使用中心静脉或肺动脉导管行血流动力学监测。在 ICU，床旁心超是无创操作而且实用，是有创血流动力学监测的替代方案。脓毒性休克时，心排出量增加，外周血管阻力下降；而在其他类型休克时，心排出量通常降低，外周阻力增加。脓毒性休克时，CVP 和肺动脉闭塞压（PAOP）都可能正常，这不同于低血容量性休克、梗阻性休克或心源性休克。

预后

脓毒性休克患者总体死亡率在下降，目前平均为 30%~40%（根据患者特征波动在 10%~90%之间）。不良预后主要归因于早期未能积极治疗（如在怀疑脓毒症的前 6 小时内）。一旦代谢性酸中毒失代偿，出现严重的乳酸酸中毒，特别在合并多器官衰竭时，脓毒性休克很难逆转，最终死亡。

治疗

- 给予静脉补液恢复灌注，有时需使用血管升压药
- O_2 支持
- 广谱抗生素
- 控制感染源
- 有时需给予其他支持治疗（如糖皮质激素、胰岛素）

脓毒性休克患者应收入 ICU 治疗，以下指标需每小时监测：

- CVP、PAOP 及 $ScvO_2$
- 指尖氧饱和度监测
- 动脉血气分析
- 血糖，乳酸，和电解质水平
- 肾功能

尿量是很好的判断肾血流灌注的指标，一般通过留置导尿管来监测尿量。一旦出现少尿[约<0.5ml/（kg·h）]或无尿，或肌酐逐渐上升，预示临近肾衰竭。

建议遵循循证指南和推荐方案，因为近期有证据表明及时诊断和治疗脓毒症可以减少死亡率、缩短住院时间。

恢复灌注　静脉补液是恢复灌注的首要方法。优先使用等渗晶体（如 0.9%氯化钠）。对于严重脓毒症或脓毒性休克患者，有医生也在初始负荷补液时加用白蛋白。白蛋白比晶体液昂贵，但作为晶体液的补充，一般来说比较安全。淀粉类液体（如羟乙基淀粉）与死亡率增加相关，不应使用。最初，应快速补充 1L 晶体液。大部分患者在第一个 4~6 小时至少需要补液 30ml/kg。然而，治疗目标并不是给予一个特定的液体量，而是实现组织再灌注。但有个前提，液体负荷不能过重而致肺水肿。

再灌注成功与否的评估指标包括 $ScvO_2$ 和乳酸清除率（即血清乳酸水平变化值的百分比）。$ScvO_2 \geq 70\%$ 提示再灌注成功，乳酸清除率在 10%~20%之间亦提示再灌注成功。可通过优化前负荷来控制肺水肿风险。除非 CVP 达到 8mmHg（$10cmH_2O$）或 PAOP 达到 12~15mmHg，否则应继续补液。但是，机械通气患者可能需要达到更高的 CVP 水平，所需液体量通常远远超过正常血容量，在 4~12 小时后可能达到 10L。通过 PAOP 或超声心动图可以了解左心室功能，以及早期识别液体负荷过重导致的肺水肿。

对于脓毒性休克患者，如果经治疗后 CVP 和 PAOP 已达标，但仍有低血压，可使用去甲肾上腺素或血管升压素，使平均血压至少升高到 60mmHg。如果需要联合使用升压药，可加用肾上腺素。然而，大剂量使用这些药物会引起血管收缩，从而导致器官灌注不良和酸中毒。

氧气支持　可通过面罩或鼻导管供 O_2。出现呼吸衰竭后可能需气管插管和机械通气（详见 ARDS 的机械通气）。

抗生素　血、体液和伤口标本完成取样，并送检革兰氏染色和培养后，应尽早静脉使用抗生素。如果怀疑脓毒症，及时启动经验性治疗非常重要，与改善患者的生存率息息相关。需合理选择抗生素，考量因素包括：可疑感染源（如肺炎、尿路感染）、临床表现、已知或可疑的病原微生物、病房或医疗机构常见病原体药敏状况、患者既往的培养结果。

一般来说，初始治疗应使用广谱抗生素覆盖革兰氏阳性及革兰氏阴性细菌，免疫功能损害患者还应开始经验性抗真菌治疗。起始方案有多种选择。医疗机构的常见病原微生物以及其药敏状况应该用来指导经验性治疗（如果能够获取）。总的来说，常用的覆盖革兰氏阳性菌的经验性抗

生素包括万古霉素和利奈唑胺。经验性覆盖革兰氏阴性菌的抗生素选择较多,包括广谱青霉素类(如哌拉西林/他唑巴坦),三代或四代头孢菌素,亚胺培南和氨基糖苷类。应根据培养及药敏结果逐渐缩窄覆盖范围。

控制感染源 应尽早控制感染源。如果可能,应拔除或更换静脉内导管、导尿管和气管插管。脓肿须切开引流,坏死和失活组织必须手术切除(如胆囊坏疽和软组织坏死感染)。如果无法切除(如由于并发症或血流动力学不稳定),外科引流可能会有帮助。如果不加以控制感染源,即使使用抗生素,患者的病情仍将继续恶化。

其他支持措施 将血糖控制在正常水平可改善危重患者的预后,即使对非糖尿病患者也该如此,因为高血糖可降低机体对感染的反应。连续静脉滴注胰岛素(起始剂量 1~4 单位/小时),使血糖维持在 110~180mg/dl 之间(7.7~9.9mmol/L)。这个方法必须频繁(如每 1~4 小时)监测血糖。

经过静脉补液、控制感染源、使用抗生素和血管升压药治疗后,如果患者仍有低血压,使用糖皮质激素可能有益。开始治疗前无需监测氢化可的松水平。激素替代本身是治疗关键,而非药物剂量。其中一个方案包括氢化可的松 50mg 静脉注射,每 6 小时 1 次(或 100mg,每 8 小时 1 次)。是否继续治疗基于患者对激素的反应。

有关单克隆抗体和活化蛋白 C(drotrecogin alfa 已停止出售)的试验均未成功。

> **关键点**
> - 脓毒症和脓毒性休克是威胁到生命的器官功能障碍综合征,后者更加严重,感染后机体调节异常是发病的关键
> - 组织灌注急剧减少是病情进展的重要环节,导致急性多脏器功能衰竭,包括肺、肾和肝
> - 早期识别和早期治疗对提高生存率极为关键
> - 进行静脉液体复苏,有时需使用升压药,通过滴定达到最佳 $ScvO_2$ 和前负荷,降低血清乳酸水平
> - 通过拔除留置导管、清除感染和坏死组织以及引流脓液来控制感染源
> - 给予经验性广谱抗生素治疗,覆盖可疑病原体,尽快根据培养和药敏结果调整抗生素

72. 休克和液体复苏

休克的根本问题是重要组织器官的灌注减少。重新恢复组织灌注是最重要的治疗。

休克

休克是一种器官灌注不足导致细胞功能障碍和死亡的状态。其机制可能包括循环容量不足、心排出量降低、血管扩张以及血流分流绕过毛细血管交换床。症状包括精神状态改变、心动过速、低血压和少尿。临床诊断依据包括血压和组织低灌注的指标(如血乳酸、碱缺失)。治疗主要是实施液体复苏(必要时包括输血)、纠正病因以及使用升压药。

病理生理

休克的根本问题是重要组织器官的灌注减少。一旦灌注下降、氧供不足以维持有氧代谢,细胞代谢即转换为无氧代谢,使 CO_2 产生增加和乳酸堆积。起初细胞功能降低,若休克持续,细胞将发生不可逆损伤和死亡。

休克时,组织灌注不足的部位会发生炎症和凝血级联反应。缺氧的血管内皮细胞激活白细胞,其与内皮细胞结合并直接释放损伤物质(如氧自由基、蛋白水解酶)和炎性介质(如细胞因子、白三烯、肿瘤坏死因子)。部分介质结合到细胞表面受体,激活核因子-κB(NFκB),导致额外的细胞因子和一种强烈血管扩张因子——一氧化氮(NO)的产生。由于细菌毒素,尤其是内毒素的作用,脓毒性休克较之其他类型休克有更强烈的炎症反应。

脓毒性休克时,血液滞留在扩张的容量血管内,产生"相对性"低血容量(指血液总量相对血管容积不足,无法充满血管),导致低血压。局部血管扩张引起血液分流绕过毛细血管交换床,导致即使心排出量和血压正常仍可发生局部低灌注。此外,过多的 NO 被转化为损害线粒体和减少 ATP 产生的自由基,即过氧亚硝酸(peroxynitrite)。

脓毒性休克时,尽管大血管的血流量得以保留,但包括毛细血管在内的微血管血流量是减少的。微血管的机械性梗阻至少部分限制了底物的输送。白细胞和血小板黏附于内皮,凝血系统激活,纤维蛋白沉积。

伴随内皮细胞功能减弱,多种介质使微血管通透性显著增加,使液体和血浆蛋白质渗透到组织间隙中。在消化道,微血管通透性增加有利于肠道内细菌易位,有可能导致脓毒症和转移性感染。

中性粒细胞的凋亡会受到抑制,增加了炎症介质的释放。对于另一些细胞,细胞凋亡可能增强,细胞死亡增多,器官功能进一步恶化。

休克早期血压不一定下降(若休克不纠正,低血压最终

必然发生)。同样,出现"低"血压的患者也不都是休克。低血压的程度和预后取决于患者生理代偿能力和基础疾病状态。因此,对于年轻且相对健康者而言,能较好耐受轻度的低血压;对年长伴有显著动脉硬化者而言,可能会导致严重的心、脑和肾功能损害。

代偿 当 O_2 输送量(DO_2)开始降低时,机体通过增加摄氧来代偿。另外,低动脉压触发肾上腺素反应,产生交感介导的血管收缩和心率加快。休克早期,血管收缩具选择性,保证心、脑的血供,同时减少其他脏器的血供。循环中的 β-肾上腺素胺(肾上腺素、去甲肾上腺素)能够增强心肌收缩力,并促使肾上腺、肾脏和肝脏分别释放氢化可的松、肾素和葡萄糖。升高的葡萄糖加重了已受损的线粒体的负担,进一步促进乳酸生成。

再灌注 缺血再灌注使细胞损伤加剧。由于底物的再次导入,中性粒细胞活性加强,有害的超氧化物和羟自由基生成增多。血流恢复时,炎症介质随血液循环至其他脏器。

多脏器功能不全综合征(MODS) 直接损伤和缺血再灌注损伤的共同作用导致多脏器功能不全综合征,即致命性疾病或损伤产生两个或以上脏器的进行性功能不全。任何休克均可出现 MODS,但以脓毒性休克最为常见。器官衰竭是脓毒性休克的典型特征之一。超过10%的重度创伤患者会发生 MODS,MODS 在存活超过24小时的患者中是主要死因。

MODS 可累及任何脏器,以肺部最多见。基底膜通透性增加使毛细血管漏出增多,导致肺泡水肿和进一步炎症。进行性低氧加重,氧疗效果越来越差。这种情况称为肺损伤,严重时称为急性呼吸窘迫综合征(ARDS)。

当肾脏血液灌注急剧下降时,肾脏功能受损,导致急性肾小管坏死和肾功能不全,表现为少尿和血肌酐进行性升高。

对于心脏,冠状动脉血流量减少和炎症介质(TNF 和 IL-1)会抑制心肌收缩力、降低心肌顺应性以及下调 β 受体数量。这些因素导致心排出量降低,从而使心肌和体循环血供减少,造成恶性循环促使患者死亡。也可导致发生心律失常。

胃肠道可出现肠梗阻和黏膜下出血。肝脏血流量下降,可致局灶性或广泛性肝细胞坏死,转氨酶和胆红素升高,以及凝血因子生成减少。

病因和分型

有几种机制主导了器官低灌注和休克的发生。休克的发病机制包括:循环容量不足(低血容量性休克)、血管扩张(分布性休克)、原发性心排出量下降(心源性和梗阻性休克)或混合因素。

低血容量性休克 低血容量性休克由血管内容量急剧减少引起。静脉回心血量(前负荷)下降使心室充盈和心搏量下降。除非通过加快心率代偿,否则通常心排出量下降。

出血是常见原因(出血性休克),主要见于创伤、外科手术、消化性溃疡、食管静脉曲张或主动脉瘤破裂。出血可能明显(如咯血或黑便),也可能隐匿(如异位妊娠破裂)。

血液外的大量体液丢失也可导致低血容量性休克(表72-1)。

表72-1 体液丢失导致的低血容量性休克

体液丢失的部位	丢失的机制
皮肤	灼伤或化学烧伤、暴露于高温环境而大量出汗
胃肠道	呕吐和腹泻
肾脏	糖尿病或尿崩症、肾上腺皮质功能不全、"失盐性"肾炎、急性肾小管损伤后的多尿期、使用强效利尿剂
血管内液体渗漏到血管外间隙	炎症、外伤性损伤(如挤压)、缺氧、心脏停搏、脓毒症、肠道缺血和急性胰腺炎都会导致毛细血管通透性增强

低血容量性休克的病因也可以是液体摄入不足(伴或不伴液体丢失增加)。无论是神经功能疾病损伤口渴反馈机制,还是躯体残疾导致无法摄入,都会导致缺水。

对于住院患者,如果把循环不足的表现错误地认为是心力衰竭,而限制液体或使用利尿剂,会使低容状态恶化。

分布性休克 分布性休克源于动、静脉扩张所致的血管内容量相对不足,而循环血量并无减少。有些患者,心排出量(和 DO_2)是高的,但增加的血流因为动静脉分流绕过毛细血管床,造成细胞灌注不足(表现为 O_2 耗降低)。另外一些情况下,静脉床的血容量和心排出量都会下降。

分布性休克的病因包括 过敏(过敏性休克,参见第1235页)、细菌感染伴有内毒素释放(脓毒性休克)、脊柱的严重创伤,通常损伤平面高于胸4(神经源性休克)和摄入某些药物或毒物如硝酸盐、阿片类药物和肾上腺受体阻滞剂。过敏性休克和脓毒性休克都存在部分的容量不足。

心源性和梗阻性休克 心源性休克指原发性心脏疾病引起的绝对或相对的心排出量减少。梗阻性休克指机械性因素使心脏或大血管充盈和排空障碍。具体病因列于表72-2。

表72-2 心源性和梗阻性休克的机制

分型	机制	病因
梗阻性	影响心室充盈的机械性障碍	张力性气胸、腔静脉受压、心脏压塞、心房肿瘤或血凝块
	影响心室排空的障碍	肺栓塞
心源性	心肌收缩力受损	心肌缺血或梗死、心肌炎、药物
	心律异常	心动过速、心动过缓
	心脏结构异常	急性二尖瓣或主动脉瓣反流、室间隔破裂、人工瓣膜功能障碍

症状及体征

常见淡漠、意识模糊以及嗜睡。手脚苍白湿冷,常见发绀,耳垂、鼻子和甲床的表现类似。毛细血管充盈时间延长,皮肤出现湿冷花斑(分布性休克除外)。可能会出现明显出汗。外周脉搏通常细速,只有股动脉或颈动脉脉搏搏动明显。可能存在呼吸急促和过度通气。血压往往很低(收缩压<90mmHg)或测不出。如果经动脉导管直接测量,通常能够获得更高更准确的数值。尿量减少。

分布性休克也会有类似症状(除了皮肤温暖或潮红与之不同),特别是脓毒症时。脉搏可洪大而非细弱。脓毒性休克通常会伴有寒战之后的发热。部分过敏性休克患者伴有荨麻疹和哮鸣音。

根据原发病和继发器官衰竭可有其他不同症状,如胸痛、呼吸困难和腹痛。

诊断

- 临床评估
- 检查结果趋势

诊断主要依据临床征象 如组织灌注不良(反应迟钝、少尿和末梢发绀)和代偿体征(心动过速、呼吸加快、出汗)。具体标准包括反应迟钝、心率>100、呼吸频率>22、低血压(收缩压<90mmHg)或相比基础血压下降 30mmHg、尿量<0.5ml/(kg·h)。实验室检查支持休克诊断的项目包括乳酸盐>3mmol/L、碱缺失<-4mmol/L、$PaCO_2$<32mmHg。然而单独某一项检查结果并无诊断意义,需结合临床整体情况及体征综合评价。最近,测定舌下 PCO_2 和近红外分光光谱技术已作为无创快速地评价休克严重程度的方法,然而这些技术还需要更大规模的验证。

病因诊断 判别休克的病因远较分型来得重要。病因通常是较明确,或是可以根据病史、体检和简单的化验快速确诊。

胸痛(有或无呼吸困难)提示心肌梗死、主动脉夹层或肺栓塞。收缩期杂音提示可能存在急性心肌梗死引起的室间隔穿孔或二尖瓣关闭不全。舒张期杂音提示可能存在累及主动脉根部的主动脉夹层引起的主动脉瓣关闭不全。颈静脉怒张、心音低沉以及奇脉提示心脏压塞。严重到足以引起休克的肺栓塞会导致氧饱和度下降,通常发生在包括长期卧床及术后的特殊情况。检查包括心电图、肌钙蛋白Ⅰ、胸片、动脉血气分析、肺扫描、螺旋CT和超声心动图。

腹痛、背痛或腹肌紧张提示胰腺炎、腹部主动脉瘤破裂、腹膜炎可能,育龄妇女则要考虑异位妊娠破裂。正中线搏动性肿块提示动脉瘤破裂可能。附件肿块触痛提示异位妊娠可能。检查通常包括腹部CT(如果患者情况不稳定,床旁超声检查有助诊断)、血常规、淀粉酶和脂肪酶,育龄妇女应做尿妊娠试验。

发热、寒战和局部感染体征提示脓毒性休克,特别是免疫功能受损患者。单纯发热,根据病史和临床表现,要注意中暑。相关检查包括胸片、尿液分析、血液常规检查,伤口、血、尿以及相关体液的培养。

有些患者的病因较为隐匿。如无症状和体征提示病因,应行心电图、心肌酶、胸片和血气分析检查。如果检查结果正常,最可能的病因包括药物过量、隐匿性感染(包括中毒性休克)、过敏性休克和梗阻性休克。

辅助检查 如果之前未做相关的检查,需要行心电图、胸片、血常规、血清电解质、尿素氮、肌酐、PT、PTT、肝功能、纤维蛋白原和纤维蛋白降解物的测定,以评估患者基本情况并作为随访比较的基础。假如患者的容量状况难以确定,中心静脉压(CVP)和肺动脉楔压(PAOP)监测可能是有用的。尽管对于有肺动脉高压病史的低血容量患者,CVP可能增高,但CVP<5mmHg(<7cmH$_2$O)或PAOP<8mmHg仍可能提示血容量不足。使用快速床旁超声心动图(由治疗医生完成)评估心脏充盈和心脏功能,被越来越多地用于评估休克。

预后和治疗

未经治疗的休克预后不佳。即使经过治疗,心肌梗死后的心源性休克和脓毒性休克的死亡率仍然高达60%~65%。预后取决于病因、既往史、并发症、起病到确诊的间隔时间以及治疗是否及时和充分。

一般处理 急救措施包括注意为患者保暖、控制出血、检查气道及通气状况,必要时给予呼吸支持。禁食并将患者头部侧向一边以避免呕吐物误吸。

评估与治疗同步开始。给予面罩吸氧。对严重休克或通气不足的患者有必要行气管插管和机械通气。开通两路周围静脉通路(用14或16号套管针)。对周围静脉置管困难患者或儿童可考虑中心静脉置管或经骨髓穿刺输液。

通常15分钟输注1000ml 0.9%氯化钠(儿童按20ml/kg计)。大出血患者常用乳酸林格液。持续输液直到临床症状有所改善。对有右心高压征象(颈静脉怒张)或急性心肌梗死患者补液量要控制(250~500ml)。对肺水肿患者一般不予扩容治疗。进一步的液体治疗取决于基础疾病情况,可能需要监测CVP或PAOP。床旁心超评估心肌收缩和下腔静脉的呼吸变异情况,有助于决定继续补液还是使用正性肌力药物。

休克患者病情危重,应收住ICU。**监测内容包括:** 心电图、收缩压、舒张压和平均动脉压(放置动脉内导管)、呼吸频率和深度、血氧饱和度、尿量(留置导尿管)、体温,以及临床状况,包括感官(如 Glasgow 昏迷量表)、脉搏、皮温和肤色。测定CVP和PAOP,以及放置肺动脉球囊导管用热稀释法测定心排出量,有利于不明原因休克、混合型休克或严重休克的诊断和早期处理,尤其在伴有少尿或肺水肿时。可选用创伤较小的超声心动图检查(床旁或经食管)。持续随访血气分析、血细胞比容、电解质、血清肌酐和血乳酸。若有条件,舌下 CO_2 测定可无创监测内脏血流灌注。设计良好的流程图是有帮助的。

由于组织血液低灌注使肌内吸收不稳定,注射药物均经静脉输注。一般不用阿片类药物以免引起血管扩张,严重疼痛可用1~4mg吗啡静脉注射,给药时间2分钟以上,必要时10~15分钟后重复。尽管中枢血液灌注减少会出现焦虑，但不主张常规使用镇静药物。

早期复苏后，针对病因给予相应治疗。根据休克类型确定其他支持治疗。

失血性休克 对失血性休克，外科手术止血是关键。同时给予容量补充而非单纯手术止血。血制品和晶体液都被用于复苏，但是对可能需要大量输血的患者应尽早考虑以1∶1的比例输注少浆血和血浆(参见第1064页)。若治疗效果不佳应考虑补液不足或仍有不明确的活动性出血存在。对失血性休克不主张使用血管收缩药，除非有心源性、梗阻性或分布性休克并存。

分布性休克 严重低血压的分布性休克经生理盐水扩容后可加用正性肌力药物或血管活性药物(如多巴胺、去甲肾上腺素，表72-3)。感染性休克至少应用两种广谱抗生素(参见第504页)。过敏性休克对补液治疗无反应者(尤其是伴支气管痉挛)需静脉注射肾上腺素0.05~0.1mg，之后用肾上腺素5mg加入5%葡萄糖水500ml中，以10ml/h或0.02μg/(kg·min)的速度输注。

心源性休克 对心源性休克，解剖结构异常(瓣膜功能不全、间隔破裂)可通过手术治疗。冠状动脉血栓形成可通过经皮介入(球囊导管扩张、支架)、冠状动脉搭桥或溶栓治疗(参见第613页)。快速心律失常(如快速心房颤动、室性心动过速)可通过电复律或药物复律。心动过缓可经皮或经静脉植入起搏器，等待放置起搏器时可能需要静脉注射阿托品0.5mg，每5分钟1次，最多4次。若阿托品无效，异丙肾上腺素[2mg加入5%葡萄糖500ml中，以1~4μg/min

表72-3 正性肌力药物和血管活性儿茶酚胺

用药	剂量	血流动力学作用
去甲肾上腺素	4mg加入5%葡萄糖250ml或500ml中，开始以8~12μg/min速度持续静脉输注，然后以2~4μg/min速度维持，个体差异较大	α受体作用：血管收缩 β受体作用：正性肌力和影响心率作用*
多巴胺	400mg加入5%葡萄糖500ml中以0.3~1.25ml(250~1 000μg)/min速度持续静脉输注 2~10μg/(kg·min)为小剂量 20μg/(kg·min)为大剂量	α受体作用：血管收缩† β受体作用：正性肌力、影响心率及血管扩张† 非肾上腺素能作用：肾和内脏血管扩张
多巴酚丁胺	250mg加入5%葡萄糖250ml中，以2.5~10μg/(kg·min)速度静脉持续输注	β受体作用：正性肌力‡

* 如动脉压升高过多则效果不明显。
† 疗效取决于剂量和病理生理学改变。
‡ 小剂量时影响心率、致心律失常作用和对血管直接作用最低。

(0.25~1ml/min)速度输注]可能有效，但不主张用于冠状动脉缺血者。

对于急性心肌梗死后休克，如PAOP低或正常，可给予扩容治疗，PAOP维持在15~18mmHg最为理想。若未放置肺动脉导管，可谨慎输注250~500ml生理盐水，同时需反复肺部听诊，注意有无液体负荷过多的征象。部分右心室心肌梗死后休克对扩容治疗有效，可能需要加用血管活性药物。床旁心超用来评估收缩性，下腔静脉呼吸变异有助于确定是否需要进一步补液或使用升压药。正性肌力药物对于充盈正常或稍高的患者来说是更好的选择。

若仅为中度低血压[平均动脉压(MAP)70~90mmHg]，输注多巴酚丁胺可增加心排出量，同时降低左心室充盈压。使用多巴酚丁胺，特别在大剂量时可发生心动过速和心律失常，应予减量。由于血管扩张剂(如硝普钠、硝酸甘油)能增加静脉容量、降低体循环阻力、减少受损心肌的工作负荷，应用于无严重低血压者可增加心排出量。联合应用(多巴胺或多巴酚丁胺与硝普钠或硝酸甘油)可能更加有效，但需密切监护心电图、肺循环和体循环的血流动力学情况。

对于更严重的低血压者(平均动脉压<70mmHg)，可给予去甲肾上腺素或多巴胺，目标是使收缩压达到80~90mmHg(并且不要>110mmHg)。对于急性心肌梗死所致休克，主动脉内气囊反搏术对暂时缓解休克有一定作用。对急性心肌梗死伴发室间隔破裂或严重二尖瓣反流需用升压药支持>30分钟者，应该考虑主动脉内气囊反搏术作为可能的手术干预前用以支持实施心导管和冠状动脉造影的过渡措施。

对于梗阻性休克，非创伤性心脏压塞须立即行心包穿刺术，必要时可在床旁施行。创伤相关的心脏压塞需要手术减压和修补。张力性气胸应立即用针穿刺锁骨中线第二肋间减压，之后放置胸管。大面积肺栓塞所致休克可选抗凝、溶栓、外科取栓或体外膜肺氧合治疗。

液体复苏

与严重血管内容量不足(如腹泻、热休克)一样，几乎所有循环休克状态均需要大量的静脉液体复苏。血管内容量不足先由血管收缩代偿，随后数小时将血管外液体转移至血管内，在体液总量消耗时用来维持循环容量。然而这种代偿不能弥补容量大量丢失。维持所需液体量的讨论，参见第1164页，轻度脱水的讨论，参见第2412页。

液体

复苏液的选择取决于容量缺失的原因。

出血 红细胞的丢失使血液携氧能力下降。然而机体通过增加心排出量来维持O_2的输送(DO_2)并增加对O_2的摄取。这些因素提供了约是静息状态时需O_2量九倍的安全保障。因此,在轻至中度失血情况下,无携氧能力的液体(如晶体液或胶体液)可用作血管内容量的补充。但是在严重休克中,需要使用血制品。血浆和血小板的早期应用可能有助于减少大出血导致的稀释和消耗性凝血障碍。推荐每1~2单位血制品用1单位血浆,但尚未确定最佳比例。当患者病情稳定时,无心脏或脑血管病变患者一旦血红蛋白降至<7g/dl,应当通过输血(将来可能为血液替代品)来恢复携氧能力。活动性的冠状动脉或脑血管病变或者活动性出血的患者其血红蛋白量<10g/dl时即需输血。

晶体液 用作血管内容量补充的液体通常是等渗的(如0.9%盐水或乳酸林格液)。由于H_2O可自由游离至血管外,仅10%的等渗液被保留在血管内。低渗液(如0.45%盐水)在血管内保留更少,一般不用于复苏。0.9%盐水和林格液的疗效相同。林格液能减少酸中毒的发生,不会引起高氯血症,更多用在失血性休克。对于急性脑损伤患者,首选0.9%盐水。不推荐在复苏时使用高渗盐水,因为有证据显示与等渗液相比预后没有差异。

胶体液(如羟乙基淀粉、白蛋白、葡萄糖苷) 作为大出血时的容量补充也是有效的。相比晶体液,胶体液并没有明显优势。白蛋白在创伤性脑损伤患者中的应用与预后不良相关。葡萄糖苷和羟乙基淀粉用量>1.5L时反而会对凝血功能产生影响。

输血 一般使用少浆血并需做交叉配血,但在紧急情况下,允许使用1~2个单位Rh阴性的O型血。当输血1~2个单位以上时(如重大创伤),应将血加温至37℃。输血超过6个单位应输注新鲜冰冻血浆或冷沉淀物和血小板以补充凝血因子(参见第1064页)。

血液替代品 是指具有携氧能力的液体,可以是基于血红蛋白的产品,或全氟碳化合物。基于血红蛋白的液体可能含有游离血红蛋白,由脂质体包裹的或修饰过的(如表面修饰或与其他分子交联)以限制肾脏排泄和毒性作用。由于不含表达抗原的红细胞膜,所以无需做交叉配血。可储存1年以上,较之库存血供应来源更为稳定。全氟碳化合物是可静脉使用、携氧能力强的碳氟乳液。然而尚无血液替代品增加生存率的证据,并且其中一部分有严重副反应(如低血压)。目前市场上无血液替代品可供销售使用。

非失血性低血容量 在休克和低血容量时通常使用等渗晶体液扩容。基本不用胶体液。患者脱水但循环容量充足时意味游离水缺乏,可补充低张液(如5%葡萄糖、0.45%盐水)。

补液途径和速度

大部分液体复苏情况使用标准大号(如14和16号)外周静脉导管就足够。使用输液泵可10~15分钟输注1L晶体液或20分钟输注1单位少浆血。对有大出血风险的患者可用中心静脉导管(如8.5F)以加快补液速度。加压输液泵可以在不到5分钟内输注1单位少浆血。

休克患者通常需要最大补液速度。当成人补充晶体液达1L(儿童达20ml/kg)或失血性休克时补充5~10ml/kg胶体液或少浆血后应重新评估患者情况。例外的情况是心源性休克患者通常不需要大剂量补液。

当患者血管内容量减少而无休克时,可适当控制补液速率,通常为500ml/h。儿童的液体缺失量需进行计算(参见第2410页)并在24小时内给予完全补充(在第一个8小时内输注一半)。

治疗终点和监护

休克患者组织灌注恢复时可以停止液体治疗。然而相关指标通常不能直接测量。临床替代指标包括终末器官灌注和前负荷测定。

每小时尿量>0.5~1ml/kg是终末器官灌注足够的最佳指标。心率、精神状态和毛细血管充盈可能受基础疾病的影响而不太可靠。由于血管代偿性收缩,器官灌注不足时血压数值仍正常,因此平均动脉压(MAP)仅能用作粗略观察。血清乳酸水平升高反映低灌注情况,但在有效复苏后数小时内仍不会下降。碱缺失的变化趋势有助于判断复苏是否有效。其他的检测方法包括舌下组织CO_2水平或近红外分光光谱仪。

中心静脉压 由于尿量难以反应即时情况,测定前负荷可能有助于指导危重患者的液体复苏。中心静脉压(CVP)是上腔静脉的平均压,反映右心室舒张末压或前负荷。CVP的正常值为2~7mmHg(3~9cmH_2O)。当患者的CVP<3mmHg时提示其容量不足,补液相对安全。当CVP在正常范围时不能除外容量不足,应给予100~200ml的容量负荷试验,补充容量后CVP轻度上升提示低血容量。快速滴注100ml液体后CVP增加>3~5mmHg表明心脏功能储备有限。CVP>12~15mmHg时,应警惕低血容量可能不是低灌注的唯一原因,补液可能存在引起液体过负荷的风险。

考虑到CVP对容量状态和左心室功能的评估可能不可靠,如果初步治疗后心血管功能无改善迹象,需要考虑放置肺动脉导管(参见第466页)用于诊断或更精确的液体治疗。当患者处于机械通气状态,尤其是呼气末正压水平超过10cmH_2O时或在呼吸窘迫时胸腔压力波动较大的情况下,要特别注意仔细分析充盈压的意义。应在呼气末测压并将换能器置于心房零位水平(腋中线)并仔细校正。

创伤失血性休克 此类患者的处置方法可能稍有不同。实验和临床证据表明内出血(如内脏或血管撕裂或挤压造成)时,将平均动脉压恢复至或高于正常反而使病情恶化。有些医生认为此类患者只需维持平均动脉压在80~90mmHg水平即可,直至手术控制出血,除非需要更高的压力以保持足够的脑灌注。

当失血控制后,血红蛋白水平可用于判断进一步输血治疗的必要性。建议目标血红蛋白水平为8~9g/dl,以尽量减少血制品用量。部分患者难以耐受中度贫血(如冠状动脉或脑动脉病变患者）可维持血细胞比容在30%以上。过高的血细胞比容并不改善预后，反而会增加血液黏度从而损害毛细血管床的灌注。

并发症

快速输注任何类型的液体都可能会诱发肺水肿、急性呼吸窘迫综合征，甚至是间隔室综合征（如腹腔间隔室综合征、肢体间隔室综合征）。

输注晶体液后产生的血液稀释本身并无害处，但需监测血细胞比容，观察是否达到需要输血的临界值。

尽管输注红细胞导致直接传播感染的危险性很低，但还是会导致危重患者的院内感染发生率小幅增加。输注12日以内的血制品可减少感染发生，因其中的红细胞变形性好，不容易在微血管内发生淤滞。其他有关大量输血的并发症，参见第1065页。

第七篇

心血管疾病

73. 心脏病患者的诊查步骤 512
    Michael J. Shea, MD
    心血管检查 513

74. 心血管疾病的症状 518
    Lyall A. J. Higginson, MD
    胸痛 518
    水肿 522
    肢体疼痛 524
    直立性低血压 526
    心悸 529
    晕厥 531

75. 心血管检查和操作步骤 535
    Michael J. Shea, MD
    心导管术 536
    冠状动脉旁路移植术 538
    超声心动图检查 539
    心电图检查 540
    电生理检查 543
    心脏影像学检查 543
    经皮冠状动脉介入术 544
    放射性核素显像 545
    负荷试验 547
    直立倾斜试验 548

76. 心律失常和传导障碍 548
    L. Brent Mitchell, MD
    治疗心律失常的药物 551
    直流电心脏复律-除颤 555
    心脏起搏器 556
    埋藏式自动复律除颤器 559
    射频消融治疗心律失常 561
    心房颤动 561
    心房颤动和预激综合征 564
    心房扑动 565
    房室传导阻滞 566

Brugada 综合征 567
束支和分支传导阻滞 568
异位室上性心律 569
长 Q-T 综合征和尖端扭转型室性心动过速 570
折返性室上性心动过速 571
窦房结功能不全 572
心室颤动 573
室性期前收缩 573
室性心动过速 574

77. 心肌病 575
    J. Malcolm O. Arnold, MD
    扩张型心肌病 576
    肥厚型心肌病 578
    限制型心肌病 580

78. 心脏瓣膜疾病 581
    Guy P. Armstrong, MD
    主动脉瓣反流 582
    主动脉瓣狭窄 583
    二尖瓣脱垂 585
    二尖瓣反流 587
    二尖瓣狭窄 588
    肺动脉瓣反流 590
    肺动脉瓣狭窄 591
    三尖瓣反流 592
    三尖瓣狭窄 593

79. 心内膜炎 594
    Victor F. Huckell, MD
    感染性心内膜炎 594
    非感染性心内膜炎 598

80. 心力衰竭 599
    J. Malcolm O. Arnold, MD
    充血性心力衰竭 599
    肺水肿 609
    肺源性心脏病 610

| 81. 运动和心脏　611
　　Robert S. McKelvie, MD, PhD, MSc
　　　运动员心脏　611
　　　运动员心脏性猝死　612

| 82. 冠状动脉疾病　614
　　James Wayne Warnica, MD
　　　心绞痛　616
　　　X综合征　621
　　　变异型心绞痛　622
　　　急性冠脉综合征　622
　　　不稳定型心绞痛　627
　　　急性心肌梗死　629
　　　急性冠脉综合征血运重建　640

| 83. 心脏肿瘤　641
　　Leonard M. Shapiro, MD, MA
　　　心脏肿瘤　641

| 84. 心包炎　643
　　Brian D. Hoit, MD
　　　心包炎　643

| 85. 主动脉及其分支疾病　648
　　John W. Hallett, Jr., MD
　　　腹主动脉瘤　648
　　　胸主动脉瘤　650
　　　主动脉分支动脉瘤　651
　　　主动脉夹层分离　652
　　　主动脉炎　654
　　　腹主动脉分支阻塞　654

| 86. 动脉硬化　655
　　Jules Y. T. Lam, MD, FRCP(C)
　　　动脉粥样硬化　655
　　　非粥样硬化性动脉硬化　659

| 87. 动脉高血压　660
　　George L. Bakris, MD
　　　治疗高血压的药物　665
　　　肾血管性高血压　669
　　　高血压急症　670

| 88. 周围动脉疾病　672
　　John W. Hallett, Jr., MD
　　　手足发绀症　672
　　　红斑性肢痛症　672
　　　纤维肌性发育不良　673
　　　周围动脉瘤　673
　　　周围动脉疾病　673
　　　急性周围动脉阻塞　675
　　　雷诺综合征　676
　　　血栓闭塞性脉管炎　677

| 89. 周围静脉疾病　678
　　James D. Douketis, MD
　　　深静脉血栓形成　678
　　　深静脉血栓形成的预防　684
　　　慢性静脉功能不全和静脉炎后综合征　684
　　　浅表静脉血栓形成　686
　　　静脉曲张　686
　　　特发性毛细血管扩张症　687
　　　动静脉瘘　687

| 90. 淋巴疾病　687
　　James D. Douketis, MD
　　　淋巴结病　688
　　　淋巴水肿　690

73. 心脏病患者的诊查步骤

　　通过了解症状或体格检查可提示心血管疾病。为了证实，常需有选择地施行无创性和有创性检查。
　　病史
　　一份完整的病史是基本的，不能为检查所替代。病史中应包括完整的系统回顾，因为许多在其他系统疾病出现的症状（如气急，消化不良）也可由心脏病引起。不少心脏疾病（如冠状动脉疾病、高血压、二叶式主动脉瓣、肥厚型心肌病、二尖瓣脱垂）有遗传的基础，因此应问患者的家族史。
　　严重心脏病的症状包括胸痛或胸部不适感、呼吸困难、虚弱、疲乏、心悸、头晕、近乎晕厥的感觉、晕厥和水肿。这些症状常在不止一种心脏病中发生，也见于非心脏疾病患者。

心血管检查

有必要对所有系统进行完整的检查,以发现心脏疾病对周围循环和其他系统的影响,以及可能对心脏产生影响的非心脏疾病的证据。检查内容如下:
- 生命体征测量
- 脉搏的触诊和听诊
- 观察静脉
- 胸壁的视诊、叩诊、听诊和触诊
- 心脏的叩诊、触诊和听诊
- 肺部检查
- 四肢和腹部检查

生命体征

血压 测量双上肢的血压,对疑有先天性心脏病或周围血管病者再测双下肢血压。大小适合的血压计袖带的气囊应缠绕肢体周径的80%,气囊的宽度为肢体周径的40%。水银柱下降中听到第一声音为收缩压;声音消失时为舒张压(Korotkoff音的第5相)。正常情况下右臂和左臂之间的血压差别可达15mmHg;更大的差别提示有血管疾病(如胸主动脉夹层分离)或周围血管疾病。下肢血压常高于上肢血压20mmHg。踝-臂指数(踝-臂收缩压比)正常时>1。如果足背动脉不易触及,可采用多普勒探头测量踝部的血压。

心率和心律 通过触诊颈或桡动脉搏动或疑诊心律失常时通过心脏听诊来评定,心律失常时有些心搏能闻及,但不产生可触及的脉搏。

呼吸频率 如不正常,可能提示心功能失代偿或原发性肺病。心力衰竭或焦虑症患者呼吸频率增快而濒死者则减慢。浅而快的呼吸率可能提示胸膜性疼痛。

体温 急性风湿热或心脏感染(如心内膜炎)时体温可升高。心肌梗死后,低度发热甚为常见,但如发热持续>72小时则应寻找其他原因。

体位改变 测量患者卧位、坐位和立位时的血压和心率,每次体位改变间需相隔1分钟。血压差别在≤10mmHg正常;由于血管弹性的降低,在老年人此差别趋于稍大些。

奇脉 正常情况下吸气时收缩压可降低达10mmHg而脉率则增快以代偿之。吸气时更大的收缩压降低或脉搏的减弱应考虑为奇脉。奇脉可见于:
- 心脏压塞(常见)
- 缩窄性心包炎、严重哮喘或慢性阻塞性肺疾病(COPD)(偶见)
- 限制型心肌病、严重肺栓塞或低血容量休克(罕见)

吸气时血压降低是由于胸腔内的负压使静脉回流增多因而右心室(RV)充盈增加,其结果是室间隔稍突入左心室(LV)流出道,以致心排血量和血压降低。可引起胸腔内负压增加的疾病(如哮喘)或限制右心室充盈(如心脏压塞、心肌病)与降低心排血量(如肺栓塞)等疾病可加重此机制(以及收缩压的下降)。

奇脉可予以定量,方法是测血压时袖囊充气至刚刚超过收缩压,随后极缓慢地放气(如≤2mmHg/心搏)。记录Korot-koff音首次出现(开始时仅在呼气时出现)和Korotkoff音持续可听到时的压力读数,这两者间的差别即为奇脉的"量"。

脉搏

周围动脉搏动 要触诊上肢和下肢主要周围动脉脉搏的对称性和容量(强度);并注意动脉壁的弹性。脉搏的消失可能提示动脉疾病(如动脉粥样硬化)或全身性动脉栓塞。然而,在肥胖或肌肉发达者中周围动脉脉搏可能难以触及。脉搏快速上冲然后骤然下跌的特点见于伴有动脉血迅速流出的疾病(如动静脉交通、主动脉瓣反流)。快速和跳跃的脉搏见于甲状腺功能亢进和高代谢状态;而在黏液性水肿中脉搏则慢而迟钝。如脉搏不对称,在周围血管上可能听诊到动脉狭窄所致的杂音。

颈动脉搏动 望诊、触诊和听诊双侧颈动脉脉搏可能提示一种特殊的疾病(表73-1)。老年和动脉硬化导致血管僵硬,趋于使特异性的表现消失。在很年幼的儿童,即使有严重主动脉瓣狭窄,颈动脉脉搏也可能正常。

表73-1 颈动脉脉搏振幅和伴随的疾病

颈动脉脉搏振幅	伴随的疾病
跳跃和明显的	高血压高代谢状态 具有血压迅速上升和下降的疾病(如动脉导管未闭)
血压骤升伴并血管充分扩张随即骤降(Corrigan脉或水冲脉)	主动脉瓣反流
低振幅和低容量伴高峰延迟出现	主动脉瓣狭窄(左心室流出道阻塞)休克
双峰(分叉)伴迅速的上升	肥厚型心肌病
分叉伴正常或延迟的上升	主动脉瓣狭窄和反流并存
单侧或双侧减低,常伴收缩期杂音	由于动脉粥样硬化引起颅外颈动脉狭窄

在颈动脉上听诊可辨别心脏杂音和血管杂音。起源于心脏或大血管的杂音常在心前区上部较响而在颈部减轻。血管杂音音调较高,仅在动脉上听到而且更表浅。动脉杂音需与静脉哼鸣音相区别。与动脉杂音不同,静脉哼鸣音常为连续性,以患者取坐位或立位时听诊最好,而在压迫同侧的颈内静脉时消失。

静脉

周围静脉 观察周围静脉有无静脉曲张、动静脉畸形(arte-riovenous malformations,AVM)和分流以及血栓性静脉炎引起的炎症和压痛。动静脉畸形或分流产生连续性杂音(听诊时可闻及),常可触诊到震颤(因无论在收缩期或舒张期中静脉内的阻力均较动脉内的低)。

颈静脉 检查颈部静脉以估计静脉波的高度和形态。高度与右心房压成比例,而波形反映心动周期中发生的情况。两者均以在颈内静脉处观察最好。

颈静脉常在患者斜倚45°时检查。此时静脉柱的顶部正常恰位于锁骨之下(正常高限:在垂直面胸骨切凹上4cm处)。在心力衰竭、容量负荷过重、缩窄性心包炎、三尖瓣狭窄、上腔静脉阻塞或右心室顺应性降低时静脉柱升高。如上述情况严重,静脉柱可达到下颌部水平,其顶部仅在患者直坐或站立时才能见到。血容量不足时静脉柱降低。

正常时,用手紧压腹部(肝颈反流或腹颈反流)可使静脉柱短暂升高,但即使持续地加压腹部,静脉柱仍在数秒内(最多 3 个呼吸周期或 15 秒)回落(由于具有顺应性的右心室通过 Frank-Starling 机制增加其心搏量之故)。然而,当某些疾病引起右心室扩大或顺应性差,或因三尖瓣狭窄或右心房肿瘤使右心室充盈受阻时,静脉柱可在腹部受压时持续升高(>3cm)。

正常情况下,吸气时由于胸腔内压降低吸引血液从周围静脉进入腔静脉,静脉柱轻度降低。在吸气时静脉柱升高(库斯莫尔征,Kussmaul sign)是慢性缩窄性心包炎、右心室心肌梗死和慢性阻塞性肺疾病的典型表现,也常见于心力衰竭和三尖瓣狭窄。

颈静脉波(图 73-1)常可在临床检查观察到,但在中心静脉压监测中看得更清楚。

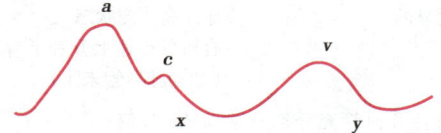

图 73-1 正常颈静脉波。a 波由右心房收缩(收缩期)引起,随后为由右心房舒张所引起的 x 下降。c 波是 x 波下降的中断,由颈动脉搏动传导而来,但临床上难以辨认。v 波由右心室收缩期(三尖瓣已关闭)中右心房充盈所致。y 下降为右心房收缩前右心室舒张期快速充盈所致

在肺动脉高压和三尖瓣狭窄时 a 波增大,巨大 a 波(大炮波)见于房室分离,在心房收缩而三尖瓣关闭时。心房颤动时 a 波消失,右心室顺应性差时(如肺动脉高压或肺动脉瓣狭窄)则增大。v 波在三尖瓣反流时极显著。心脏压塞时 x 下降陡峭。右心室顺应性差时,y 下降快速,这是由于升高的静脉血柱在三尖瓣开放时涌流入右心室,仅因遇僵硬的右心室壁(限制型心肌病)或心包(缩窄性心包炎)才突然被终止。

胸部望诊和触诊

观察胸廓外形和任何可见的心脏搏动。触诊心前区的搏动(判定心尖搏动和心脏的位置)、震颤。

望诊 胸廓畸形如盾状胸和鸡胸(明显的鸟状胸骨),可能伴马方综合征(可能累及主动脉根部或二尖瓣)或努南综合征(Noonan syndrome)。上胸部局限性隆起提示罕见的梅毒性主动脉瘤。漏斗胸(胸骨凹陷)伴胸前后径缩小和胸椎异常变直可能提示遗传性疾病包括先天性心脏病[如特纳综合征(Turner syndrome),努南综合征]或马方综合征。

触诊 心前区中部抬举是在胸骨部位或胸骨左缘的胸前区触及抬起样的感觉,提示重度右心室肥厚(RVH)。偶然情况下,在先天性疾病引起的重度 RVH,可见胸骨左侧心前区的不对称隆起。

心尖部持续的抬举样搏动提示左心室肥厚(LVH)(易于与 RVH 时的心前区抬起相鉴别,后者不甚局限,甚至有些弥散)。有时在有运动失调的室壁瘤患者中可触及心前区的异常局部收缩期搏动。重度二尖瓣反流的患者心前区有异常弥漫的收缩期抬举搏动,由左心房扩张导致心脏向前移位所致。左心室扩大和肥厚(如在二尖瓣反流)时,可见心尖冲动弥散且向左下移位。

震颤的位置(可触及的蜂鸣样感觉常伴特别响的杂音)可提示其病因(表 73-2)。

表 73-2 震颤的位置和伴随的疾病

震颤的位置	伴随的疾病
位于心底部胸骨右缘第二肋间,发生于收缩期	主动脉瓣狭窄
位于心尖部,发生于收缩期	二尖瓣反流
位于胸骨左缘第二肋间	肺动脉瓣狭窄
位于胸骨左缘第四肋间	小型肌部室间隔缺损(Roger 病)

位于胸骨左缘第 2 肋间陡峭的搏动可由肺动脉高压引起肺动脉瓣有力关闭所致。位于心尖部收缩早期类似的搏动可为狭窄的二尖瓣关闭所致;狭窄二尖瓣的开放有时可在舒张的开始时触及。这些发现与心脏听诊时第 1 心音(S_1)的增强和二尖瓣狭窄的开瓣音同时出现。

心脏听诊

心脏的听诊需要极好的听力和能辨别声音的音调和微小时限差别的能力。听力障碍的医护人员可以使用音量扩增听诊器。听力受损的医疗工作者可用能扩音的听诊器。高调声音以膜型胸件听诊器听诊最好,而低调声音则以钟型胸件听诊最佳。用后者听诊时应只用很轻的压力来按住钟型胸件,过度用力可使胸件下的皮肤绷紧转变为膜,从而消除低调的声音。

整个心前区应系统有序检查,患者取左侧卧位,规范听诊始于心尖搏动处。然后患者转平卧位继续听诊胸骨左下缘,朝头部方向逐肋间隙听诊,再从胸骨右上缘,朝脚部方向听诊。临床医师还应在左腋下和锁骨上部听诊。患者坐直接受背部听诊,然后取前倾位,这利于主动脉瓣和肺动脉瓣舒张期杂音或心包摩擦音的听诊。

主要的听诊发现包括:

- 心音
- 杂音
- 摩擦音

心音 为短暂的声音,由瓣膜开放和关闭引起,它们可分为收缩期音和舒张期音。

杂音 为血液湍流所致,较心音时间长,可为收缩期、舒张期或连续性,并可按强度分级(表 73-3),以出现部位及心动周期出现的时间描述。

表 73-3 心脏杂音的强度

级别	描述
1	不容易闻及
2	柔和但易闻及
3	响而无震颤
4	响而有震颤
5	响,听诊器的胸件稍接触胸壁即可闻及
6	响,听诊器的胸件不接触胸壁即可闻及

摩擦音 为高调刺耳的声音,常有 2 或 3 个分开的组分,在心动过速时此音可几乎呈连续性。

临床医师的注意力顺序地集中于心动周期的每个时相,注意每个心音和杂音。分析其强度、音调、时限和发生的时间以及它们之间的间隔,常可提供正确的诊断。每次对患者的心血管系统作检查时,在心前区的主要听诊和触诊发现,均应以图示形式常规记入患者的病历卡中(图 73-2)。从这些图中可对每次检查作比较。

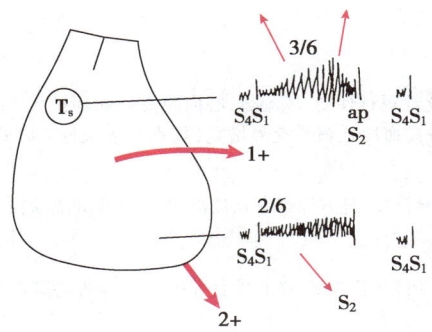

图 73-2 患主动脉瓣和二尖瓣反流患者的体检发现示意图。 描述杂音的特征、强度和放射情况。肺动脉瓣关闭音发生在主动脉瓣关闭之前。肺动脉关闭音超过了主动脉关闭音。左心室(LV)的冲击和右心室(RV)的抬高(粗箭头)均被显示。有第 4 音(S_4)和收缩期震颤(T_S)。a,主动脉瓣关闭音;p,肺动脉瓣关闭音;S_1,第 1 心音;S_2,第 2 心音;3/6=先增强后减弱型收缩期杂音的分级(放射到双侧颈部);2/6=心尖部全收缩期递增型杂音的分级;1+=右心室肥厚引起轻度心前区抬高(箭头示抬高的方向);2+=中度左心室冲击(箭头示冲击的方向)

收缩期心音 收缩期心音包括:
- 第 1 心音(S_1)
- 喀喇音

S_1 和第 2 心音(S_2,舒张期心音)为心动周期的正常成分,即大家熟识的"lub-dub"音。

S_1 紧随收缩期的开始而出现,主要由二尖瓣关闭引起但亦可包括三尖瓣关闭的成分。它常分裂且音调高。二尖瓣狭窄时 S_1 响亮。由于瓣叶硬化和僵硬引起二尖瓣反流时 S_1 柔和或消失,但由二尖瓣结构发生黏液样变性或心室肌异常(如乳头肌功能失调、心室扩张)引起二尖瓣反流时常仍可清晰听到。

喀喇音仅在收缩期出现,与 S_1 和 S_2 不同在于其较高的音调和较短的时限。有些喀喇音随着血流动力学的变化在收缩期的不同时间中出现。喀喇音可以是单个或多个。

出现在先天性主动脉瓣或肺动脉瓣狭窄的喀喇音被认为是心室壁张力异常的结果。这些喀喇音发生在收缩早期(非常接近 S_1)且不受血流动力学改变的影响。类似的喀喇音发生在重度的肺高压患者中。二尖瓣或三尖瓣脱垂引起的喀喇音,典型地发生在收缩中晚期,被认为是累赘和冗长的腱索或瓣叶所致。

由瓣膜黏液样退行性变引起的喀喇音可在收缩期的任何时间出现。但在作短暂降低心室充盈量的生理动作(如站立、Valsalva 动作)时它们移向 S_1。如心室充盈量增加(如平卧位),喀喇音移向 S_2,尤其是在二尖瓣脱垂的患者。喀喇音的性质可能在多次检查之间有大的差别,并可时有时无,其原因不明。

舒张期心音 舒张期心音包括:
- 第 2、3 和 4 心音(S_2,S_3 和 S_4)
- 舒张期叩击音
- 二尖瓣音

与收缩期心音不同,舒张期心音均低调,其强度较柔和,时限较长。除了 S_2,成人这些声音通常是异常的,40 岁以上及怀孕期间 S_3 可能也是生理性的。

S_2 发生在舒张期的开始,由主动脉瓣和肺动脉瓣关闭引起。正常时主动脉瓣关闭发生在肺动脉瓣关闭之前,除非前者延迟或后者提前关闭。在左束支传导阻滞或主动脉瓣狭窄时,主动脉瓣关闭延迟;在有些预激综合征的类型中,肺动脉瓣提早关闭。肺动脉瓣延迟关闭可见于经右心室的血流增加(如房间隔缺损的常见类型第 2 孔型缺损)或完全性右束支传导阻滞时。房间隔缺损时右心室血流增加还消除了正常呼吸所致的主动脉瓣和肺动脉瓣关闭时间间隔之间的变异,产生 S_2 的固定分裂。有左至右分流而右心室血流量正常时(如在膜型室间隔缺损),不引起 S_2 固定分裂。单一的 S_2 发生于主动脉瓣反流、重度狭窄或闭锁(在主动脉干永存时只有一个共同瓣膜)。

S_3 出现在舒张早期,此时心室扩张且无顺应性。它出现在心室舒张被动充盈时,在成人它通常提示严重的心室功能不全;在儿童,它可以是正常的,甚至持续到 40 岁。在怀孕期间 S_3 也可以是正常。来自右心室的 S_3 在患者平卧位吸气时听诊最清楚(有时仅在吸气时听到),由于此时胸腔内的负压增加右心室充盈之故。来自左心室的 S_3 则在患者向左侧卧位呼气时听诊最清楚,因此时心脏更靠近胸壁。

S_4 是由近舒张末期心房收缩使心室充盈增加所产生的。与 S_3 相类似,用钟形胸件听诊器听诊最清楚,或仅能通过钟形听件闻及。吸气时来自右心室的增强而来自左心室的则减轻。吸气时来自右心室的 S_4 增强而来自左心室的 S_4 则减轻。与 S_3 相比 S_4 更常被闻及,提示较轻度的心室功能不全,且常为舒张功能不全。S_4 在心房颤动时消失(因心房此时无收缩),但在活动性心肌缺血或心肌梗死后近期几乎都出现。S_3,伴或不伴有 S_4,常见于明显的左心室收缩功能不全;不伴有 S_3 的 S_4 则常见于左心室舒张功能不全中。

重叠型奔马律:见于心动过速患者同时有 S_3 和 S_4 时,

因舒张期缩短而此两音重叠。当患者左侧卧位时,响亮的 S_3 和 S_4 可在心尖部被触到。

舒张期叩击音:出现在舒张早期与 S_3 相同的时间。它不伴有 S_4,为较响的砰击声,提示由于无顺应性的心室、缩窄的心包导致的心室充盈突然停止。

开瓣音:发生于二尖瓣狭窄时的舒张早期,罕见于三尖瓣狭窄时。二尖瓣开瓣音甚高调、短促,用听诊器的膜形胸件听得最清楚。二尖瓣狭窄越严重(即左心房压力越高),开瓣音越靠近 S_2 的肺动脉瓣成分。其响度与瓣叶的顺应性相关:当瓣叶仍有弹性时开瓣音响亮,在瓣叶发生硬化、纤维化和钙化时则逐渐减弱并最终消失。虽有时在心尖部可听到二尖瓣开瓣音,它常在或仅在胸骨左下缘处听得最清楚。

杂音的听诊方法 杂音在心动周期中出现的时间与其病因有关(表73-4),听诊发现与特定的心脏瓣膜疾病相关。不同的生理动作(如吸气、Valsalva 动作、握拳、下蹲、吸入亚硝酸异戊酯)可稍改变心脏的生理学,使鉴别心脏杂音产生的原因成为可能(表73-5)。

表 73-4 根据出现的时间判断杂音的病因

出现的时间	伴随的疾病
收缩中期(喷射性)	主动脉口阻塞(瓣上狭窄、主动脉缩窄、主动脉瓣狭窄、主动脉瓣硬化、肥厚型心肌病、瓣下狭窄)
	流过主动脉瓣的血流增多(高血流动力循环状态、主动脉瓣反流)
	升主动脉扩张(粥样斑块、主动脉炎、主动脉瘤)
	肺动脉口阻塞(肺动脉瓣上狭窄、肺动脉瓣狭窄、漏斗部狭窄)
	流过肺动脉瓣的血流增多(高动力循环状态房间隔缺损左至右分流、室间隔缺损)
	肺动脉扩张
收缩中晚期	二尖瓣脱垂,乳头肌功能不全
全收缩期	二尖瓣反流、三尖瓣反流室间隔缺损
舒张早期(反流性)	主动脉瓣反流:后天性或先天性瓣膜异常(黏液样性或钙化性退行性变、风湿热、心内膜炎)、瓣环扩大(主动脉夹层分离、主动脉瓣瘤样扩张、主动脉壁中层囊性坏死或高血压)、瓣膜交界增宽(梅毒)、先天性二叶式瓣膜伴或不伴室间隔缺损
	肺动脉瓣反流:后天性或先天性瓣膜异常,瓣环扩大(肺动脉高压、马方综合征)、法洛四联症、室间隔缺损
舒张中期	二尖瓣狭窄(风湿热、先天性狭窄、三房心)
	通过非狭窄二尖瓣的血流增多(二尖瓣反流、室间隔缺损、动脉导管未闭、高心排血量状态、完全性心脏传导阻滞)
	三尖瓣狭窄
	通过非狭窄三尖瓣的血流增多(三尖瓣反流、房间隔缺损、肺静脉异常回流)
	左心房或右心房肿瘤,心房球瓣状血栓
连续性	动脉导管未闭、肺动脉缩窄、冠状动静脉或肋间动静脉瘘、Valsalva 窦动脉瘤破裂、主动脉间隔缺损、颈静脉哼鸣音、左冠状动脉异位起源、近端冠状动脉狭窄、乳房杂音(妊娠期由充盈的乳房血管引起的静脉哼鸣音)、肺动脉分支狭窄、支气管侧支循环、小型(限制性)房间隔缺损伴二尖瓣狭窄、冠状动脉-心腔瘘、主动脉-右心室或心房瘘

表 73-5 帮助杂音诊断的生理动作

生理动作	对血流的作用	对心音的作用
吸气	增加静脉血流到右心,同时减少静脉血流到左心	使右心心音增强[如三尖瓣狭窄和关闭不全的杂音,肺动脉瓣狭窄(*即刻)和反流(经常)的杂音];使左心心音减弱
Valsalva 动作	减小左心室(LV)的大小,减少静脉回流到右心和其后到左心的量	增强梗阻性肥厚型心肌病的杂音和二尖瓣脱垂的杂音,增强二尖瓣狭窄的舒张期杂音;减轻主动脉瓣狭窄、二尖瓣反流和三尖瓣狭窄的杂音
Valsalva 动作放松期	增加左心室容量	增强主动脉瓣狭窄、主动脉瓣反流(4或5次心搏后)和肺动脉瓣反流或狭窄*(即刻)的杂音;减轻三尖瓣狭窄的杂音
等长握拳动作	增加后负荷和周围动脉阻力	减轻主动脉瓣狭窄和梗阻性肥厚型心肌病的杂音;减轻二尖瓣脱垂或乳头肌功能不全的杂音,增强二尖瓣反流和主动脉瓣反流的杂音以及二尖瓣狭窄的舒张期杂音

续表

生理动作	对血流的作用	对心音的作用
下蹲	减少回流右心的静脉血流同时增加后负荷和周围阻力	增强主动脉瓣反流、主动脉瓣狭窄、二尖瓣脱垂和二尖瓣反流的杂音以及二尖瓣狭窄的舒张期杂音;减轻梗阻性肥厚型心肌病和二尖瓣脱垂或乳头肌功能不全的杂音
吸入亚硝酸异戊酯	引起显著的静脉扩张,从而减少静脉回流到右心	增强梗阻性肥厚型心肌病和二尖瓣脱垂的杂音;减轻主动脉瓣狭窄的杂音

* 使对肺动脉瓣狭窄的影响可被听到,患者可能需要取站立位。

对所有的心脏杂音要用胸部 X 线和心电图检查来评价。其中大多数还需行超声心动图检查以确定诊断,判定病变严重程度,追踪随时间而发生的严重程度的改变。通常,如疑有重要疾病需要心脏专科会诊。

收缩期杂音　收缩期杂音可属正常或不正常。它们可出现在收缩期的早、中或晚期,或为全收缩期杂音可分为喷射性、反流型和分流型杂音。

喷射性杂音:是由于血液经狭窄或不规则的瓣膜或流出道而产生的前向湍流所致(如由于主动脉瓣或肺动脉瓣狭窄)。它们典型地发生在收缩中期其响度具有渐增——渐减的特征,当血流受阻加重时变得更响和历时更长。当狭窄和湍流越重,其渐增时相越长而渐减时相越短。

不存在有血流动力学意义的流出道狭窄时,收缩期喷射性杂音也可发生,因而并不一定提示疾病。在正常的婴儿和儿童,血流常呈轻度的湍流,可引起柔和的喷射性杂音。老年人常因瓣膜或血管硬化而有喷射型杂音。

在妊娠期,许多妇女在胸骨左、右缘第 2 肋间有柔和的喷射性杂音,由于血容量和心排血量生理性增加使血流通过正常结构的速度增加所致。如妊娠期并发重度贫血这些杂音可能大大增强。

反流型杂音:代表逆向或异常血流(如由于二尖瓣反流、三尖瓣反流或室间隔缺损)进入阻力较低的心腔。典型的反流性杂音为全收缩期并在高血流速度、低容量反流或分流时较响,而在高容量反流或分流时较柔和。收缩晚期的杂音,之前可有或无喀喇音,常为二尖瓣脱垂或乳头肌功能不全,常需要不同的生理动作以更准确地诊断杂音的发生时间和类型(表 73-5)。

分流型杂音:可发生于分流所在部位(如动脉导管未闭、室间隔缺损)或是远离分流部位处由血流动力改变所致(由房间隔缺损伴左至右分流引起的肺动脉瓣收缩期血流杂音)。

舒张期杂音　舒张期杂音都属异常,多数为舒张早期或中期,但也可为晚期(收缩期前)。典型的舒张早期杂音为主动脉瓣或肺动脉瓣反流所致。舒张中期(或早至中期)杂音典型地为二尖瓣或三尖瓣狭窄所致。舒张晚期杂音见于风湿性二尖瓣狭窄心律为窦性时。

由于心腔内肿块位置发生变化,心房肿瘤或血栓所致的二尖瓣或三尖瓣杂音易消失,并可随体位和先后两次检查而发生变化。

连续性杂音　连续性杂音存在于整个心动周期之中。它们均属异常,提示在收缩和舒张整个过程中都有分流持续存在。它们可由各种心脏缺损(表 73-4)所致。有些缺损产生震颤,许多伴有右心室肥大和左心室肥大的征象。随分流而发生肺动脉阻力增高时,其舒张期成分逐渐减轻。当肺循环和体循环动脉阻力相等时,杂音可能消失。

动脉导管未闭的杂音在第 2 肋间,左锁骨内端之下水平处最响。主动脉肺动脉隔窗形缺损的杂音在第 3 肋间水平中部处听到。体循动静脉瘘的杂音直接在病变上方听诊最好。肺动静脉瘘和肺动脉分支狭窄的杂音分布弥散,可在整个胸部闻及。

当循环血量增多、妊娠、贫血、甲状腺功能亢进期间发生时,连续静脉嗡鸣音经常在右锁骨上窝听到;这种静脉嗡嗡声在儿童中也会发生,是正常的。内乳动脉扩张(乳腺杂音)产生的杂音可被误认为连续性心脏杂音。乳腺杂音通常在乳房在右侧和/或左侧第二或第三肋间隙水平最容易听到,虽然常常分类为连续的,但是在心脏收缩期间,通常更响亮。

心包摩擦音　心包摩擦音是由心脏脏层和壁层心包炎症粘连的相互活动所引起,为高调或短而尖的声音,可发生于收缩期、舒张期加收缩期或呈三相(在舒张晚期当心房收缩时其舒张期成分响度增加)。摩擦音有如两片毛皮摩擦时产生短而尖的声音。当患者上身向前倾或取手和膝着地的体位并在呼气后屏气时听诊最为精楚。

腹部和四肢检查

检查腹部和四肢,寻找由于心力衰竭或心脏外的疾病(如肾脏、肝脏、淋巴)导致的液体负荷过重的体征。

腹部　在腹部,严重的液体负荷过重表现为腹水。明显的腹水导致腹部膨隆,腹壁紧张但无触痛,叩诊有移动性浊音和液波,肝脏可肿大并有轻度触痛,出现肝-颈反流征。

四肢　在四肢(主要是下肢),液体负荷过重的表现为水肿,是由于组织间隙液体增加导致的软组织肿胀,望诊时可见到水肿,但肥胖和肌肉发达的患者中轻度的水肿望诊时难以识别。因此,可触诊肢体,明确压陷的存在和程度(检查者用手指压迫后可见到和触到凹陷,局部组织间隙的液体移位)。检查水肿的面积以确定其程度、对称性(即比较双侧肢体)、温度、红斑和触痛。严重的液体负荷过重时,水肿可见于骶骨部位、生殖器部位或同时有。

触痛、红斑或同时发生,尤其是发生于单侧时,提示炎症性的病因(如蜂窝织炎或血栓性静脉炎)。非压陷性水肿更可能是淋巴性或血管性阻塞,而不是液体负荷过重。

74. 心血管疾病的症状

胸痛

胸痛是非常常见的主诉。许多患者都清楚知道这可能是具有潜在生命危险的疾病的警告，即使对轻微的症状也会焦虑不安。而另一些患者，包括许多有严重疾病的患者，会轻视或忽略这些预警信息。不同个体和不同性别对疼痛的感受（包括性质和程度）有着较大差异。无论患者主诉如何，均不能由于无法解释而轻视胸痛的病因。

病理生理

心、肺、食管和大血管的神经冲动经由同一的胸自主神经节传入中枢。这些器官的疼痛刺激以胸痛为主要表现，但由于传入神经纤维在背神经节中重叠，胸部疼痛可能表现为从脐部到耳部之间任何部位的疼痛（作为放射性痛），包括上肢。

来自胸部器官的疼痛刺激所引起的不适感觉可被患者描述为压迫、撕裂样、胀气和打嗝、消化不良、烧灼、疼痛、锐痛和有时为针刺样疼痛。由于感觉起源于内脏，许多患者否认曾发生疼痛而坚持认为仅为不适感觉。

病因

许多疾病可以产生胸痛或不适。这些疾病可累及心血管、胃肠道、肺部、神经或肌肉骨骼系统（表74-1）。

表74-1 胸痛的病因

病因*	提示性发现	诊断方法†
心血管		
[1]心肌缺血（急性心肌梗死/不稳定型心绞痛/心绞痛）	突发,压榨样胸痛,向下颌或上肢放射 劳力性胸痛,休息后可缓解（心绞痛） S_4 奔马律 有时有收缩晚期杂音 常有红色信号表现‡	动态ECG和心脏标志物,入院时或随访过程中ECG阴性且心脏标志物无升高者考虑负荷试验或冠状动脉CT造影 如果检查结果阳性常需心导管检查和冠状动脉造影
[1]胸主动脉夹层	突发的撕裂样胸痛向后背放射	X线胸片可有提示诊断的发现
	有些患者有晕厥、卒中或下肢缺血	主动脉增强CT扫描可确诊
	四肢的脉搏或血压可能不相同	经胸或经食管超声心动图
	年龄>55岁	
	高血压	
	红色信号表现‡	
[2]心包炎	固定性或间隙性锐痛,呼吸、吞咽食物或平卧位可加重,前倾坐位可减轻心包摩擦音 颈静脉怒张	ECG通常可作出诊断 血清心脏标志物（有时表现为肌钙蛋白轻度升高而CPK正常） 经胸超声心动图
[2]心肌炎	发热、气急、乏力、胸痛（心肌心包炎者）,近期病毒或其他感染病史 有时可出现心力衰竭、心包炎,或两者均有	ECG 血清心肌标志物 血沉 C反应蛋白 通常需要超声心动图
胃肠道		
[1]食管破裂	呕吐或器械检查后（如食管胃镜或经食管超声心动图）突发、严重的胸痛	X线胸片可提示诊断
	听诊有皮下捻发音	用水溶性造影剂食管摄片可确诊
	多个红色信号表现‡	
[2]胰腺炎	上腹部或下胸部疼痛,平卧后加重,前倾后缓解 呕吐 上腹部触痛 休克 常有乙醇滥用或胆道疾病史	血清脂肪酶 有时腹部CT

续表

病因*	提示性发现	诊断方法[†]
[3]消化性溃疡	吸烟或饮用过量乙醇患者反复发生的、不确切的上腹部或右上腹不适感,食物或抗酸剂或两者均可使症状缓解	临床评估 有时需内镜检查 有时需要检查幽门螺杆菌
	无红色信号样表现[‡]	
[3]食管反流(GERD)	反复发生的烧灼样疼痛,从上腹部向喉部放射,弯腰或平卧后加重,抗酸剂可使其缓解	临床评估 有时需内镜检查 有时需要动力学检查
[3]胆道疾病	反复发生的右上腹或上腹部不适感,进食后发生(但不是劳力后)	胆囊超声检查
[3]食管动力异常	不知不觉起病的持续性疼痛 常有吞咽困难	钡剂检查
肺部		
[1]肺栓塞	常有胸膜疼痛,气急,心动过速	随临床疑诊情况而异
	有时轻度发热,咯血,休克	
	更可能存在危险因素	
[1]张力性气胸	明显的气急,低血压,颈静脉怒张,单侧呼吸音消失,叩诊过清音	通常临床可诊断
	有时皮下气肿	X线胸片表现明显
[2]肺炎	发热,寒战,咳嗽和脓痰	X线胸片
	常有气急、心动过速、体检时肺实变的体征	
[2]气胸	有时,单侧呼吸音消失,皮下气肿	X线胸片
[3]胸膜炎	此前可有肺炎、肺栓塞或呼吸道病毒感染	常临床评估
	呼吸、咳嗽时胸痛	
	体检无明显表现	
其他		
[3]肌肉骨骼性胸壁疼痛(包括创伤、劳损、肋软骨炎)	常通过病史提示胸痛常为持续性(典型的可持续数天或更长),被动或主动运动时加重弥散性或局限性压痛	临床评估
[3]纤维肌痛	近乎持续的疼痛,影响身体的多个区域以及胸部 典型的,乏力和睡眠不佳 多个触发点	临床评估
[2]各种胸壁肿瘤	多样化	X线胸片
	有时慢性咳嗽,有吸烟史,慢性疾病征象(体重减轻,发热),颈部淋巴结肿大	如果X线胸片提示诊断,胸部CT检查 持续、局限性肋骨痛时骨扫描
[3]带状疱疹感染	锐利、束带状疼痛,单侧胸中部	临床评估
	典型的为线性,水疱样皮疹	
	皮疹发生前可胸痛数天	
[3]特发性	不同表现	除外性诊断
	无红色信号表现[‡]	

* 严重程度分类如下:
[1]立刻危及生命。
[2]潜在致命危险。
[3]不适感但通常无危险。
[†]多数胸痛患者应该测定指尖血氧、行ECG和X线胸片检查(基本检查)。如果疑诊冠状动脉性缺血,应测定血清心脏标志物(肌钙蛋白,CK)。
[‡]红色信号表现包括异常生命体征(心动过速、心动过缓、气急、低血压),低灌注的体征(如意识模糊、皮肤苍白和出汗),气短,呼吸音或脉搏不对称,新发心脏杂音,或奇脉>10mmHg。
S_4,第四心音。

有些疾病可立刻危及生命：
- 急性冠脉综合征（急性心肌梗死/不稳定型心绞痛）
- 胸主动脉夹层分离
- 张力性气胸
- 食管破裂
- 肺栓塞（PE）

其他还涵盖了各种严重、有潜在致命危险或仅表现为不适感觉的疾病。有时即使经过全面的检查也可能无法确定原因。

总体上，最常见的病因包括：
- 胸壁的疾病（即累及肌肉、肋骨或软骨）
- 胸膜的疾病
- 胃肠道疾病（食管反流或痉挛、溃疡性疾病、胆石症）
- 特发性
- 急性冠脉综合征及稳定型心绞痛

评估

病史 现病史：需注意记录胸痛的部位、时限、特征和疼痛的性质。需要询问患者胸痛发生前的任何诱发因素（如胸壁肌肉的用力或劳损），以及可触发和缓解胸痛的因素。需要特别注意的因素包括胸痛是否发生于劳力的当时或休息时，是否存在精神紧张，胸痛是否发生于呼吸或咳嗽时，是否有吞咽困难，与进食的关系，以及可以使胸痛缓解或加重的体位（如平卧，前倾）。需要注意既往的类似发作和发作时的情况，注意是否有相似性。需要寻找的重要相关症状包括气急、心悸、晕厥、出汗、恶心或呕吐、咳嗽、发热和寒战。

全身性疾病回顾：应寻找可能病因的相关症状，包括下肢疼痛、肿胀，或两者同时存在[深静脉血栓（DVT）和可能的PE]，以及慢性虚弱，全身乏力和体重下降（癌症）。

既往史：中应记录已知的病因，尤其是心血管和胃肠道疾病，以及任何的心脏检查和操作（如负荷试验，心导管术）。应该记录冠状动脉疾病（CAD）的危险因素（如高血压、高胆固醇血症、糖尿病、脑血管疾病、吸烟）或PE的危险因素（如下肢的损伤、近期外科手术、缺乏活动、已知的癌症、妊娠）。药物服用史中应记录能激发冠状动脉痉挛的药物（如可卡因、曲普坦类、磷酸二酯酶抑制剂）或引发胃肠道疾病的药物（尤其是乙醇类，非甾体抗炎药）。家族史中需要注意心肌梗死的病史（尤其是一级亲属早发者——男性<55岁，女性<60岁）和高脂血症。

体格检查 测量生命体征和体重，以及计算体重指数（BMI）。检查双侧上肢和下肢的脉搏，测量双侧上肢血压，测量是否有奇脉。

记录一般情况（如苍白、出汗、发绀、焦虑）。颈部检查包括颈静脉怒张和肝颈反流征，以及静脉波形。

颈部触诊包括颈动脉搏动、淋巴结疾病，或甲状腺异常。听诊颈动脉的杂音。

肺部叩诊和听诊呼吸音是否存在及对称，是否有肺淤血的体征（干性或湿性肺部啰音，鼾音）、实变音、胸膜摩擦音和胸腔积液（呼吸音降低，叩诊浊音）。

心脏检查注意S_1和S_2的强度和时限，S_2肺动脉瓣组成成分随呼吸的变化，喀喇音和二尖瓣的开瓣音，心包摩擦音，杂音和奔马律。发现杂音时，应记录杂音的发生时间、持续时限、音调、形态和强度，以及在体位改变、握拳和Valsalva动作时的变化。发现奔马律时，应该鉴别S_4和S_3，前者常出现在舒张功能不全或心肌缺血时，后者常出现于收缩功能不全时。

检查胸部的皮肤病变，包括皮肤的损伤或带状疱疹感染，触诊检查是否有捻发感（提示皮下气肿）和压痛。触诊腹部是否有触痛，是否有器官肿大、包块或压痛，尤其是上腹部和右上腹区域。

检查下肢动脉搏动，灌注是否充分，是否有水肿、静脉曲张和DVT的体征（如肿胀、红斑和压痛）。

预警症状：某些特定的发现提示更严重的胸痛病因：
- 生命体征异常（心动过速、心动过缓、气急、低血压）
- 低灌注征象（如意识模糊、苍白、出汗）
- 呼吸短促
- 脉搏氧饱和度提示低氧血症
- 呼吸音或脉搏不对称
- 新发心脏杂音
- 奇脉>10mmHg

检查结果解读：胸部疾病所引起的症状和体征变化范围较大，严重和不严重的情况可互相重叠。尽管出现红色信号征象者提示有严重疾病的高度可能，且许多疾病可以有典型的临床表现（表74-1），但许多有严重疾病的患者并不表现有这些典型的症状和体征。例如，心肌梗死的患者主诉仅有消化不良或很轻的胸壁压痛。在评估胸痛患者病因时应尽可能全面些。不过，仍可做些鉴别和概括。

胸痛的持续时间：可为疾病的严重性提供线索。长时间的胸痛（如持续数周或数月）一般不是那些可立刻危及生命的疾病的临床表现。通常是肌肉骨骼疾病，当然也需要考虑胃肠道疾病和肿瘤，尤其在老年患者。同样地，持续时间短（<5秒）的锐利的间隙性疼痛很少是由于严重的疾病所致。典型的严重疾病表现为胸痛持续数分钟至数小时，胸痛的发作可反复发生（如不稳定型心绞痛可在1日或数天内多次发作）。

患者的年龄：有助于评估胸痛病因。尽管心肌梗死可在20多岁的患者发生，但儿童和青年人（<30岁）胸痛由心肌缺血所致的可能性仍不大。肌肉骨骼或肺部疾病为该年龄段胸痛更常见的原因。

症状的加重和缓解：也有助于判断胸痛病因。尽管心绞痛可发生在从耳到脐的任何部位（常不在胸部），但典型的心绞痛常与体力活动或情绪激动有关，有时，患者可以在某日上1层楼梯无胸痛，而次日可耐受3层楼梯。夜间痛是急性冠脉综合征、心力衰竭或冠状动脉痉挛的特征。

许多疾病的胸痛，无论轻重，可在呼吸、运动或压迫胸部时加重。这并非胸壁来源疾病的特异性表现，约15%的急性心肌梗死患者亦可有胸壁的触痛。

硝酸甘油可缓解心肌缺血导致的疼痛，也可缓解非心脏的平滑肌痉挛（如食管或胆道疾病）；它的有效与否并不能用作诊断。

伴随症状：也可提示病因。发热虽无特异性，但如果伴有咳嗽，则提示肺部疾病。有雷诺综合征或偏头痛的患者有时会发生冠状动脉痉挛。

是否存在 CAD 危险因素（如高血压、高胆固醇血症、吸烟、肥胖、糖尿病、阳性家族史，参见第 659 页）有助于冠心病的诊断，但无法确定某次特定的急性胸痛病因。有这些因素的患者也可有其他原因引起的胸痛，而无这些因素的患者也可发生急性冠脉综合征。然而，已知有 CAD 病史的胸痛患者则应更多地考虑 CAD 作为胸痛病因（尤其当患者描述症状为"像心绞痛"或"像我上次心脏病发作"时）。有周围血管病史的患者亦应更多地考虑心绞痛作为胸痛的病因。

辅助检查　对急性胸痛的成人，必须除外可即刻危及生命的疾病。患者必须马上行脉搏血氧测定、ECG 和胸部 X 线检查。如果症状提示急性冠脉综合征或没有其他明确病因的患者（尤其是高危患者），需要测定肌钙蛋白水平。如果怀疑肺栓塞可能，需测定 D-二聚体。迅速而有效的评估是非常重要的。因为如果存在心肌梗死或其他的急性冠脉综合征，患者应立即被送至心脏导管室（如果可能）。

某些检查的异常结果即可确诊疾病（如急性心肌梗死、气胸、肺炎），另一些异常结果可能提示诊断或至少提示需要进一步的检查（如主动脉形态的异常提示需要进行排除胸主动脉夹层的检查）。因此，如果初步的检查结果是正常的，胸主动脉夹层、张力性气胸以及食管破裂就可基本排除。然而，在急性冠脉综合征的患者，可能数小时内 ECG 没有变化，或有时根本就没有ECG变化，在 PE 的患者，血氧也有可能是正常的。因此，需要根据病史和体格检查中的发现来确定需要的其他检查（表 74-2）。

表 74-2　诊断 PE 的临床预测原则

病因	提示性发现	诊断方法
Ⅰ确定临床可能性-将危险因素相加计算总分以确定可能性		
临床危险因素		分值
DVT 的临床症状和体征（客观可见的腿肿胀、触痛）		3
PE 与其他诊断的可能性相当或更甚		3
心率>100 次/min		1.5
制动≥3 日		1.5
近 4 周内接受外科手术		1.5
原有 DVT 或 PE 史		1.5
咯血		1
肿瘤（包括正在治疗中、停止肿瘤治疗 6 个月内、保守治疗的患者）		1
总分		可能性
>6		高度
2~6		中度
<2		低度
Ⅱ. 根据预测的可能性决定检查措施		

DVT，深静脉血栓；PE，肺栓塞；V/Q，通气/灌注。

由于单次的心脏标志物检查不能除外心脏病因，症状提示急性冠脉综合征的患者，需要进行连续几次心脏标志物（肌钙蛋白，CK-MB）和 ECG 检查，至少 6 小时后复查一次。医师会在这些检查后（急性期或数天后）进行负荷 ECG 或负荷影像学检查。在等待第二次心肌标志物的检查结果时，就可以开始药物治疗，除非有明确的禁忌证。舌下含服硝酸甘油或口服液体抗酸药作为诊断性试验并不足以鉴别心肌缺血和胃食管反流性疾病或胃炎。这两种药物均可缓解以上两种疾病的胸痛症状。所有急性冠脉综合征患者肌钙蛋白均会升高，在其他一些可导致心肌损伤的疾病中（如心肌炎，心包炎，主动脉夹层分离累及冠状动脉血流，肺栓塞，心力衰竭，严重的败血症）肌钙蛋白也会升高。任何可导致肌肉组织损伤的疾病均可引起 CK 升高，但 CK-MB 的升高是心肌损伤特异性的。然而，肌钙蛋白是判断心肌损伤的金标准。ECG 上 ST 段异常可能无特异性或由于先前疾病所致，因此与以往的 ECG 进行比较是非常重要的。

PE 的可能性受很多因素的影响，可采用流程图（图 74-1）进行相应的检查。

慢性胸痛的患者中，不会立即危及生命。大多数临床医师可根据症状和体征采用 X 线胸片或其他检查。

治疗

治疗确诊的特异性疾病。如并不清楚病因是否属良性，患者应予收住院或在监护病房作心脏监护和进一步的评估。在明确诊断之前，如确有需要，可用对乙酰氨基酚或阿片类药物缓解症状。在阿片类药物治疗后胸痛缓解者，不应忽视除外严重和危及生命的疾病的必要性。

老年医学精要

随年龄增加，严重和危及生命的疾病之可能性也增加。与年轻患者相比，许多老年患者恢复更慢，但如给予恰当的诊断和治疗，其生存期相当长。老年患者用药剂量通常较低，用药剂量递增的速度亦较慢。一些慢性疾病（如肾功能减退）常同时存在，可使诊断和治疗复杂化。

关键点

- 首先应排除立即危及生命的疾病
- 有些严重的疾病，尤其是冠状动脉缺血和 PE，常无典型的表现
- 多数患者需要检查脉搏血氧、ECG、心肌标志物和胸部 X 线
- 需要进行快速评估，以便 ST 段抬高性心肌梗死患者能在 90 分钟的标准时间内送至心导管室（或溶栓治疗）
- 如高度怀疑肺栓塞，在获取诊断的过程中应该给予抗凝血酶治疗，未接受抗凝治疗者若再次栓塞可能是致命性的

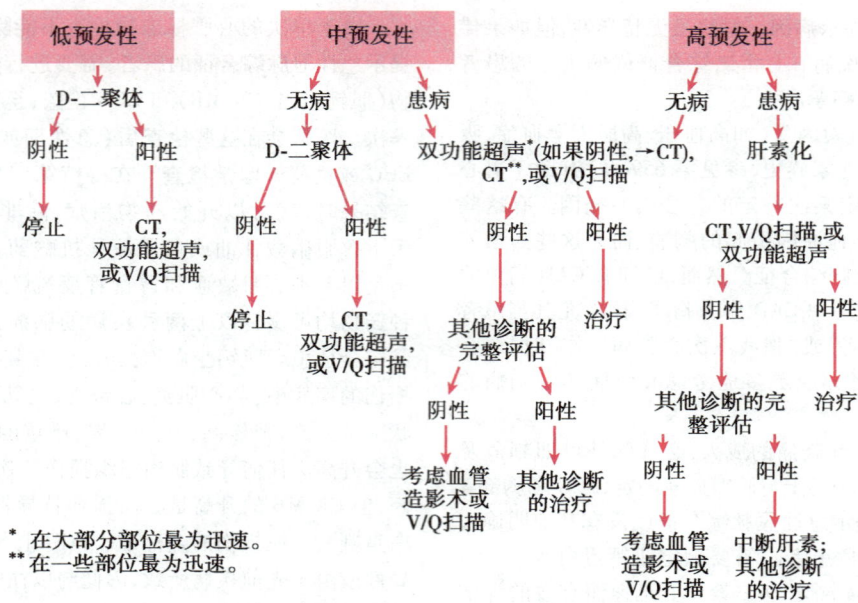

* 在大部分部位最为迅速。
** 在一些部位最为迅速。

图 74-1　**PE 检测算法**。根据预测的可能性决定检查措施

水肿

水肿是组织间隙液体增加导致的软组织肿胀，潴留的液体以水为主，但如果合并感染或淋巴阻塞，富含蛋白和细胞的液体亦可积聚。

水肿可以是全身性或局部的（如局限于单侧肢体或肢体的部分），有时可突然出现，患者主诉一侧肢体突然肿胀。更常见的是，水肿隐匿起病，开始时为体重增加，晨起时眼皮水肿，晚上时鞋子变紧。缓慢发展的水肿可能在患者就诊前已很严重。

除了偶尔有发紧或肿胀的感觉外，水肿本身很少引起症状。其他一些症状主要和原发病有关。由心力衰竭（常见的病因）引起水肿的患者有活动后呼吸困难、端坐呼吸和阵发性夜间呼吸困难。下肢深静脉血栓（DVT）引起水肿的患者常有疼痛。

细胞外液体容量增加导致的水肿常为下垂性水肿，因此，在可以活动的患者，水肿发生在足部和下肢；需要卧床休息的患者，水肿发生在臀部、生殖器和大腿后部，取单侧卧位的女性患者，水肿可发生在下垂的乳房一侧。淋巴阻塞导致的水肿发生在阻塞部位的远端。

病理生理

水肿的产生是由于血管内进入组织间隙的液体增加或组织间隙的液体进入毛细血管或淋巴管减少。机制涉及以下一项或多项：

- 毛细血管净水压增加
- 血浆张力降低
- 毛细血管通透性增加
- 淋巴系统受阻

当液体转移入组织间隙，血管内容量减少，从而激活肾素-血管紧张素-醛固酮-ADH 系统，导致肾脏对钠的重吸收增加。肾脏的保钠作用导致血浆渗透压增加，触发了水的重吸收，以维持血浆容量。肾脏的潴钠作用也可能是液体超负荷和水肿的主要病因。过多的外源性钠的摄取也可导致水肿发生。

比较少见情况的是，由于缺乏足够的血浆张力（如肾病综合征、蛋白丢失性肠病、饥饿等），组织间隙进入毛细血管的液体减少，从而导致水肿发生。

毛细血管通透性增加可发生于感染时，毒素或炎症物质导致毛细血管壁的损伤。

淋巴系统负责从组织间隙中移除蛋白和白细胞（连同一些水分）。淋巴系统阻塞时可引起这些物质在组织间隙中积聚。

病因

全身性水肿　最常见于：

- 心力衰竭
- 肝衰竭
- 肾脏疾病（尤其是肾病综合征）

局限性水肿　最常见于：

- 深静脉血栓或其他静脉阻塞（如肿瘤所致）
- 感染
- 血管性水肿
- 淋巴阻塞

慢性静脉功能不全可累及一侧或双侧下肢。根据主要机制分类的常见病因见表 74-3。

评估

病史　**现病史**：应包括水肿的部位和持续时间，是否存在疼痛或不适及其程度。女性患者需询问是否怀孕，水肿是否与月经周期有关。慢性水肿的患者记录其体重的增减是有价值的。

全身性疾病回顾：应包括引起水肿的病因之疾病相关的症状，包括劳力性呼吸困难，端坐呼吸，夜间阵发性呼吸困难（心力衰竭）；乙醇或肝毒性物质接触史，黄疸和容易出现瘀斑（肝脏疾病）；全身乏力和食欲减退（肿瘤或肝或肾病）；和制动、下肢损伤或近期手术（DVT）。

表 74-3 水肿的病因

病因	提示性发现	诊断方法*
静水压增加，液体超负荷		
原发或继发于左心疾病的右心衰竭直接增加静脉压	对称性、下垂性、无痛、压陷性水肿，常伴有劳力性呼吸困难、端坐呼吸和夜间阵发性呼吸困难 通常有肺部啰音，S_3 或 S_4 奔马律或二律并存，颈静脉怒张，肝颈反流征，库斯莫尔征（Kussmaul sign）	X 线胸片，ECG 常用超声心动图
妊娠期或月经前	病史明确	临床评估
药物（如米诺地尔，NSAID，雌激素，氟氢化可的松，二氢吡啶，地尔硫䓬和其他钙通道阻断剂）	对称性、下垂性、无痛，常为轻度的压陷性水肿	临床评估
医源性（如静脉输注液体过量）	病史和医疗记录	临床评估
静水压增加，静脉阻塞		
深静脉血栓	急性、压陷性单侧水肿，常为下肢，常伴有疼痛，有时候 Homan 征（踝关节背屈时小腿肌肉疼痛） 发红，皮温高，有触痛；可能不如软组织感染那么显著 有时存在诱因（如近期手术，创伤，制动，激素替代治疗，肿瘤）	超声
慢性静脉功能不全	一侧或双侧下肢慢性水肿，伴皮肤褐色沉着，有不适感但无显著疼痛，有时皮肤溃疡 常伴有静脉曲张	临床评估
外源性静脉受压（由肿瘤、妊娠子宫或显著的腹部肥胖）	无痛，缓慢发生的水肿 如果肿瘤压迫上腔静脉，常伴颜面部多血症，颈静脉怒张和阻塞部位以上静脉搏动消失	临床评估 疑诊肿瘤时超声或 CT 检查
长时间缺乏肌肉组织对肢体静脉的挤压作用	长时间制动（如长期卧床或长时间飞行的航班） 无痛、对称、下垂性水肿	临床评估
血浆张力降低†		
肾病综合征	弥漫性水肿，常有显著的腹水，有时眼周水肿	收集 24h 尿液检查蛋白丢失 血浆蛋白检查
蛋白丢失性肠病	严重的腹泻	检查病因
白蛋白合成减少（如肝病，或营养不良）	常伴明显的腹水 通过询问病史可明确病因 如病因为慢性肝病，常有黄疸、蜘蛛痣，男性乳房发育，肝掌和睾丸萎缩	血清白蛋白，肝功能检查和 PT/PTT
毛细血管通透性增加		
血管性水肿（过敏性，特发性，遗传性）	突发，局限性，非对称性，非下垂性，粉红色或肤色的水肿，有时伴有不适感	临床评估
损伤（如烧伤，化学伤，中毒，钝伤）	有明确病史	临床评估
严重败血症（可导致血管内皮渗漏）	明显的败血症伴有发热，心动过速，局限性感染 无痛，对称性水肿	细菌培养 需要时影像学检查
软组织感染（如蜂窝织炎，坏死性肌筋膜炎）	如果是蜂窝织炎所致，常较血管性水肿所致者更红，更痛，触痛更明显，较 DVT 所致者更局限 坏死性感染时，剧烈疼痛，全身性症状	临床评估 细菌培养 有时需要超声检查除外 DVT
淋巴阻塞		
医源性（如癌症手术中淋巴结切除后或放疗后）	病史可提供明确的病因 起始时为压陷性水肿，以后发展成纤维化	临床评估
先天性（罕见）	常儿童时起病，但有些临床类型仅在后期起病	有时需淋巴造影
淋巴丝虫病	有生活在发展中美国地方病区域的病史 常为局限性水肿，有时累及生殖器	血涂片显微镜检查

*多数有全身性水肿的患者需要血常规、电解质、尿素氮、肌酐、肝功能检查，血清蛋白测定，尿液检查（蛋白尿）。
†血浆张力的降低可触发水钠潴留，导致液体超负荷。
DVT，深静脉血栓；S_3，第三心音；S_4，第四心音。

既往史：应包括任何可导致水肿的疾病，包括心脏、肝脏和肾脏疾病，以及肿瘤（包括任何相关的手术或放疗）。病史中还应包括这些疾病的诱因，包括链球菌感染、近期病毒感染（如肝炎），慢性乙醇滥用，和高凝性疾病。药物应用史应包括对已知可导致水肿的药物的特殊问题（表74-3）。询问患者烹饪时和餐桌上钠盐的量。

体格检查 识别水肿的部位，检查其程度、温度、红斑和触痛；注意是否对称。压陷性是否存在及程度（用检查者的手指压迫水肿部位移除组织间隙的液体，可导致可见和可触及的凹陷）。

全身检查时检查皮肤，是否有黄疸，皮损和蜘蛛痣（提示肝病）。

肺部检查叩诊是否浊音，呼吸音减弱或增强，是否有湿啰音、干啰音和胸膜摩擦音。

注意颈内静脉的高度、波形和反流。触诊心脏震颤、震动、胸骨旁抬举和异常的非同步收缩期突起。听诊 P_2 有肺的成分，S_3 和 S_4、杂音和心包摩擦音或叩击音，这些均提示心源性水肿。

进行腹部的望诊、触诊和叩诊，是否有腹水、肝脏肿大和脾大，可提示是否有肝脏疾病或心力衰竭。触诊肾脏，叩诊膀胱，如存在异常的腹部肿块，可触诊到。

预警症状：某些征象提示较严重的水肿病因：
- 突然起病
- 明显的疼痛
- 气短
- 有心脏病史或心脏检查异常
- 咯血、呼吸困难或胸膜摩擦音
- 肝大、黄疸、腹水、脾大或呕血
- 单侧下肢肿胀伴触痛

检查结果解读：必须识别潜在的、危及生命的急症，常表现为突发的局限性水肿。此类情况多提示急性DVT、软组织感染或血管性水肿。急性DVT可引起肺栓塞（PE），可以是致命性的。软组织感染可以从轻度到危及生命，取决于感染病原体和患者的健康状况。急性血管性水肿有时可进展累及气道，有严重的后果。

呼吸困难可发生于心力衰竭导致的水肿、DVT引起的水肿（如果发生PE）、急性呼吸窘迫综合征或血管性水肿累及气道时。

总体上，缓慢进展的水肿提示慢性心脏、肾脏或肝脏疾病。尽管这些疾病也可能有生命危险，但并发症的发生需要较长时间。

某些因素和其他一些临床特征有助于提示病因（表74-3）。

辅助检查 对多数有全身水肿的患者，应检查全血细胞计数、血清电解质、BUN、肌酐、肝功能、血清蛋白质和尿液检查（特别注意蛋白尿和镜下血尿的存在）。应根据怀疑的病因进行其他检查（表74-3），如疑诊心力衰竭时检查脑利钠肽（BNP）和疑诊PE时查D-二聚体。

孤立性下肢肿胀的患者常需行超声检查排除静脉阻塞。

治疗

治疗特殊的病因。有钠潴留的患者可从限制饮食中的钠受益。心力衰竭患者要减少烹饪时和餐桌上的盐，避免食用加盐处理的熟食。患有严重肝硬化和肾病综合征的患者更严格地限制钠（≤1g/d）。钾盐常用来替代钠盐以便患者能耐受限钠饮食。但是，当患者同时服用保钾利尿剂、ACEI或血管紧张素受体抗抗剂时，以及有肾脏疾病者，需要引起警惕，因为可能发生有致命危险的高血钾。

有钠潴留的患者也可从袢利尿剂和噻嗪类利尿剂治疗中获益。但不能仅为了改善水肿症状而处方利尿剂。使用利尿剂后，某些患者中钾的丢失可能是有危险的。使用利尿剂后，某些患者中钾的丢失可能是有危险的。保钾利尿剂（如阿米洛利、氨苯蝶啶、螺内酯和依普利酮）可抑制远端肾单位和集合管对钠的重吸收。单独使用时，这些药可轻度增加钠的排泄。氨苯蝶啶和阿米洛利均可与噻嗪类利尿剂合用以防止钾丢失。ACEI和噻嗪类利尿剂的合用也可减少钾丢失。

老年医学精要

在老年患者，使用药物治疗水肿的病因时需要特别小心，如下：
- 起始剂量要小，调整剂量时充分评估患者
- 服用利尿剂、ACEI、血管紧张素受体拮抗剂或β-阻滞剂时监测直立性低血压
- 使用地高辛、减慢心率的钙通道阻断剂或β-阻滞剂时评估心动过缓或心脏传导阻滞
- 经常检测低钾或高钾
- 无需为踝部水肿而停服钙通道阻滞剂，因这种水肿是良性的

每天记录体重有助于监测临床改善还是恶化。

关键点

- 水肿可由于全身性或局部原因所致
- 全身性水肿的主要原因包括慢性心脏疾病、肝脏疾病和肾脏疾病
- 突然起病者需要立即评估
- 水肿可发生于身体的任何部位，包括脑部
- 并非所有的水肿均为有害的，后果主要取决于其病因

肢体疼痛

肢体疼痛可能会影响全部或者部分肢体（如关节）。疼痛可以是持续性或间歇性的，可能与某项运动无关或者由它长期积淀引起。伴随的症状和体征经常会提示疼痛原因。

病因

肌肉骨骼损伤和过度使用是肢体出现疼痛的最常见原因，但显而易见与病史有关。此讨论包括除受伤和扭伤外的关节外肢痛。只是一个或多个关节的疼痛在别处讨论。疼痛原因有很多种（表74-4），但是最常见的有如下几种：

表 74-4 非创伤性肢体疼痛的一些病因

病因	提示性发现	诊断方法
骨骼肌组织和软组织		
蜂窝织炎	局灶性红斑、热、压痛、肿胀 有时会发热	临床评价 有时进行血液和组织培养（如免疫功能受损者）
深部软组织感染（如心肌坏死、坏死性皮下感染）	深部、持续性疼痛、典型的与其他检查结果不相称 发红、热、压痛、紧张肿胀、发热 有时有捻发音、分泌物分泌出、水疱或坏死区、全身毒性信号（如谵妄，心动过速、脸色苍白、休克）	血液和组织培养 X 线 有时行 MRI
骨髓炎	深部、持续、经常夜间痛 骨压痛、发热 常见的危险因素（如免疫受损、非肠道用药、已知的邻近或远程感染源）	X 线、MRI 和/或 CT 有时进行骨髓培养
骨肿瘤（原发或转移）	深部、持续、经常夜间痛 骨压痛 经常具有已知癌症	X 线、MRI 和/或 CT
血管		
深静脉血栓形成	肿胀、经常发热和/或发红，有时静脉扩张 经常具有危险因素（如高凝状态、近期接受手术或行动不便、癌症）	超声检查 D 二聚体检测
慢性静脉瘀血	轻微的肿胀、红斑和下肢远端发热等不适 有时具有浅溃疡	临床评价
急性缺血（典型的由于动脉栓塞或血栓，有时由于大量的髂股静脉血栓形成，从而完全阻碍肢体血液流动）	突然剧烈的疼痛 远端肢体缺血的信号（如发冷、面色苍白、脉搏缺失、迟发性毛细血管再充盈） 有时具有慢性缺血性皮肤改变（如萎缩、脱发、脸色苍白、溃疡） 几小时后，出现神经系统障碍和肌肉压痛 有时已知周围性血管疾病	直接动脉造影
外周动脉供血不足	规律地出现活动后下肢疼痛，休息后可缓解（间歇性跛行），有时会出现静息痛，当腿抬高时加重踝臂血压指数低，慢性缺血性皮肤改变	超声 有时进行动脉造影
神经系统疾病		
神经丛病（臂或腰）	疼痛；有时无力，反射降低 有时神经丛分布中出现麻木	经常进行电诊断法测验（肌电图和神经传导速度） 有时行 MRI
胸廓出口综合征	有颈部或肩部开始疼痛和感觉异常，并延展至手臂和手内侧	不清楚，但是可进行电诊断法检测和/或 MRI
神经根病（如因椎间盘突出或骨刺引起）	随皮区分布的疼痛，有时具有感觉障碍，经常运动时加重 经常颈部或后背痛 神经根分布中经常出现无力和深部肌腱反射减弱	通常需行 MRI
痛性周围神经病（如乙醇性神经病变）	慢性、灼痛，在手和脚中典型有时出现感觉异常，如感觉减退、感觉过敏和/或触刺激诱发痛（非伤害性刺激疼痛）	临床评估
复杂区域疼痛综合征（CRPS）	灼痛、感觉过敏、触刺激诱发痛、血管收缩异常典型者先前有外伤史（可发生于较早时期）	临床评估
其他		
急性心肌缺血（造成相应的臂痛）	疼痛位点没有可解释的生理性发现；其他提示性结果（如提示冠心病的病史，臂痛的同时发生出汗和/或呼吸困难）	ECG 和血清肌钙蛋白检测 有时进行运动平板试验或冠状动脉血管造影术
肌筋膜痛综合征	慢性疼痛和肌肉紧绷肌带的压痛，运动时或压迫触发点疼痛加重（疼痛最为显著的一个局部区域）	临床评估

- 深静脉血栓形成（DVT）
- 蜂窝织炎
- 神经根病

虽然不常见但是很严重，需要立即诊断和治疗的病因有：
- 急性动脉闭塞
- 深部软组织感染
- 急性冠状动脉缺血（仅表现为上肢疼痛）

评估

排除急性动脉闭塞非常重要。

病史 现病史：应该包括疼痛持续时间、强度、位置、性质和时间特点。应当注意近期损伤、局部过度活动和/或不恰当运动、疼痛加剧的因素（如肢体运动、走路）、缓解疼痛的因素（如休息、某些体位）。应该鉴别任何相关的神经系统症状（如麻木，感觉异常）。

全身性疾病回顾：应该询问可能病因的症状，包括后背或颈痛（神经根病）、发热（感染，如骨髓炎、蜂窝织炎，或深部软组织感染）、呼吸困难（伴有肺栓塞的深静脉血栓）、胸痛或出汗（心肌缺血）。

既往史：应该鉴别已知的危险因素，包括癌症（转移性骨肿瘤）、免疫抑制性疾病或药物（感染）、高凝状态（DVT）、糖尿病（伴肢体缺血的外周血管病）、外周血管病、高胆固醇血症、和/或高血压（急性或慢性缺血）、骨关节炎或类风湿关节炎（神经根病）、继往损伤［复杂区域疼痛综合征（CRPS）］。家族史和社会史应该注明早期血管疾病的家族史，吸烟史（肢体或心肌缺血）和不适当肠道外用药史（感染）。

体格检查 应重视重要体征，如发热（提示感染），心动过速和/或呼吸急促（提示合并肺栓塞的 DVT、MI 和败血症感染）。

疼痛的肢体要检查其颜色、水肿、任何皮肤或毛发改变及触诊脉搏、温度、压痛、捻发音（细微的噼啪作响的感觉表明软组织积气）等。患肢和非患肢进行肌力、感觉和深肌腱反射比较。在患肢踝部测量收缩压，并与上肢的收缩压进行比较，两者的比值为踝臂指数。
- 突发、剧烈疼痛
- 急性肢体缺血的信号（如发冷、面色苍白、脉搏缺失、迟发性毛细血管再充盈）
- 呼吸困难、胸痛、和/或出汗
- 全身中毒症状（如谵妄、心动过速、休克、面色苍白）
- 捻发音、压痛、排泄物、大疱、坏死
- 深静脉血栓的危险因素
- 神经功能缺损

检查结果解读：通过症状的剧烈程度对患者进行分类，然后根据检查的结果是否存在进一步缩小鉴别诊断是有帮助的：
- 缺血
- 炎症
- 神经系统异常

突发、剧烈疼痛 表明急性缺血或急性神经根病（如来自突发性间盘突出症）。急性缺血导致整个肢体疼痛，并显现无力或无脉搏、迟发性毛细血管再充盈、发冷和苍白；踝臂指数小于 0.3。这种血管体征通常可排除神经根病，后者往往沿皮节分布，并总是伴随后背或颈痛，以及深肌腱反射减弱。但是，两者疼痛都会表现为无力。因巨大静脉血栓形成（股蓝肿）引起的急性缺血经常导致水肿，而这在动脉闭塞导致的缺血中并不存在。

在**亚急性疼痛**中（即 1～几天的时间内疼痛），发红和压痛经常伴随肿胀，和/或皮温升高，表明是因炎症导致。如果这些体征是局灶性或局限性，那么可能是蜂窝织炎。广泛的、环绕水肿更可能提示 DVT 或不常见的深部组织感染。深部组织感染的患者典型的表现为病情很重，并具有水疱、坏死或捻发音。DVT 的临床表现各异；肿胀和皮温高很少发生或不存在。无力、感觉异常、和/或感觉障碍等神经病学结果提示神经根型颈椎病或神经丛病变。如果神经病学症状按照皮节分布，那么更可能是神经根病。

慢性疼痛 确诊很难。如果神经病学表现存在，其病因包括神经根病（皮节分布）、神经丛病（丛分布）、神经性病变（袜子手套分布）、复杂区域疼痛综合征（分布变异大）。如果具有血管舒缩变化（如面色苍白、色斑、发冷），尤其是患肢之前受过损伤的患者，应该怀疑复杂区域疼痛综合征。肌筋膜痛综合征不会导致神经血管异常，其典型表现为疼痛区域具有明显的紧张肌肉群，并且在邻近区域的触发点给予压力的时候重复出现疼痛。对于基本上没有临床发现的患者，应考虑癌症和骨髓炎，尤其是那些有危险因素的患者。

间歇性疼痛 的发生与体力活动程度（如不论何时步行>3 个街区）相关，并且休息几分钟后缓解，提示为外周动脉疾病。这种患者典型的踝臂血压指数≤0.9；当指数≤0.4 时，表明疾病严重。外周动脉疾病的患者可以具有慢性皮肤改变（萎缩、脱发、面色苍白、溃疡）。

辅助检查 蜂窝织炎、肌筋膜疼痛、痛性周围神经病和复杂区域疼痛综合征经常可以临床确诊。怀疑其他病因导致的疼痛需进行一些检查（表 74-4）。

治疗

首要针对病因治疗。镇痛剂能够缓解疼痛。

> **关键点**
> - 具有突然、严重疼痛的患者考虑急性肢体缺血
> - 是否存在缺血、炎症、神经系统异常，加上发作时剧烈程度有助于缩小鉴别诊断范围

直立性低血压

直立位（体位性）低血压是当取直立体位时血压的过度下降。共识意见为收缩压下降 20mmHg，舒张压下降 10mmHg 或两者均下降。直立数秒至数分钟内发生虚弱、头晕、头昏、神志模糊或黑矇，平躺后症状迅速消失。有些患者发生跌倒、晕厥，甚至惊厥。运动或饱餐可加重症状。其他伴随的症状和体征都与病因有关。直立性低血压是由多

种情况引起的血压调节异常的表现而非一种特殊的疾病。

体位性直立位心动过速综合征（POTS） POTS（亦称体位性自主神经性心动过速，慢性或特发性直立位耐受不良）是一种年轻患者直立位耐受不良综合征。尽管站立时发生心动过速和各种症状（如乏力、头昏、运动耐受不良、认知受损），但血压仅轻度降低或并无降低。本病的发生原因不明。

病理生理

正常时，由于地心引力作用，突然站起时血液（1/2～1L）积聚在腿部和躯干的容量静脉中。静脉血回流短暂减少的后果是减低心排血量从而也降低血压。主动脉弓和颈动脉体的压力感受器对低血压作出反应，通过激活自主神经反射迅速使血压回至正常。交感神经系统增快心率和心脏收缩力，并增加容量血管的张力。同时发生的副交感神经（迷走神经）抑制也使心率增快。在多数人，直立位时发生的心率和血压变化轻微且短暂，不产生症状。

持续的站立使肾素-血管紧张素-醛固酮系统和抗利尿激素的分泌激活，引起水钠潴留并增加循环血容量。

病因

若自主神经反射弧的传入、中枢或传出部分因疾病或药物而受到损伤；若心脏收缩力或血管的反应受抑制；若存在低血容量或激素反应不当，则内环境稳定机制可能不足以使低血压恢复正常（表74-5）。

病因随症状是急性或慢性而不同。急性直立性低血压最常见的病因包括：
- 低血容量
- 药物
- 长时间卧床
- 肾上腺功能不全

慢性直立性低血压最常见的病因包括：
- 年龄相关的血压调节功能改变
- 药物
- 自主神经功能失常

餐后直立性低血压也常见。它可能是由于高碳水化合物饮食后的胰岛素反应和血液积贮于胃肠道所致，饮酒使之恶化。

评估

当站立时所测得的血压明显下降并出现提示低血压的症状，而平卧后缓解时，即可诊断为直立位低血压。其原因必须探求。

病史 现病史：应识别症状的持续时间和严重程度（如是否伴有晕厥或跌倒）。询问患者有关已知的触发因素（如药物、卧床休息、体液丢失）和症状与进餐之间的关系。

全身性疾病回顾：寻找病因相关的症状，尤其是自主神经功能不全的症状，例如视力损害（由于瞳孔扩大和调节失灵）、大小便失禁或尿潴留、便秘、不耐热（由于出汗功能受损）和阳痿。其他重要的症状包括震颤、僵硬和行走困难（帕金森综合征，多系统萎缩）；虚弱和乏力（肾上腺功能不全，贫血）；黑色、柏油样大便（胃肠道出血）。注意其他神经、心血管疾病和癌症方面的症状。

表 74-5 直立性低血压的原因

原因	举例
神经性（包括自主神经功能不全）	
中枢性	多系统萎缩（前称 Shy-Drager 综合征）
	帕金森病
	脑卒中（多发性）
脊髓性	脊髓痨
	横贯性脊髓炎
	肿瘤
周围性	淀粉样变性
	糖尿病性、乙醇性或营养性神经病变
	家族性自主神经异常（Riley-Day 综合征）
	吉兰-巴雷综合征
	类癌综合征
	单纯性自主神经衰竭（前称原因不明直立性低血压）
	外科交感神经切除术
心血管性	
低血容量	肾上腺功能不全
	脱水
	出血
血管运动张力受损	卧床休息（长期）
	低钾血症
心输出受损	主动脉瓣狭窄
	缩窄性心包炎
	心力衰竭
	心肌梗死
	快速性或缓慢性心律失常
其他	醛固酮增多症*
	周围静脉功能不全
	嗜铬细胞瘤*
药物性	
血管扩张剂	钙通道阻滞剂
	硝酸酯类
自主神经活性	α-阻滞剂（哌唑嗪、苯氧苄胺）
	抗高血压药[可乐定、甲基多巴、利血平、β-阻滞剂（罕见）]†
	抗精神病药（尤其是酚噻嗪类）
	单胺氧化酶抑制剂
	三环或四环抗抑郁药
其他	乙醇
	巴比妥类药
	左旋多巴[见于帕金森病（罕见）]
	袢利尿剂（如呋塞米）
	奎尼丁
	长春新碱（神经毒）

* 疾病引起平卧位高血压。
† 治疗开始之后症状更明显。

既往史：应识别已知的潜在病因，包括糖尿病、帕金森病和癌症（即导致类癌综合征者）。回顾药物使用情况，是否有导致不适的药物（表74-5），尤其是降压药和硝酸酯类。有直立性低血压症状家族史提示可能有家族性自主神经功能异常。

体格检查 平卧位5分钟后测血压和心率然后在站立1和3分钟后再测，如患者不能站立可在坐直位评估。血压降低不伴有代偿性心率增快（<10次/分）提示自主神经损害；心率明显增快（达到>100次/分或增加>30次/分）提示血容量降低，或如出现症状但未发生低血压则提示POTS。

检查皮肤和黏膜是否有脱水体征和提示艾迪生病（Addison disease）的色素改变（如过度色素沉着的区域，白斑）。检查直肠是否有胃肠道出血。

神经系统检查时，检查GU和直肠反射以评估自主神经功能，包括提睾反射（正常时，刺激股部导致睾丸收缩）、肛门收缩反射（正常时，刺激肛门周围的皮肤导致肛门括约肌收缩），和球海绵体肌反射（正常时，挤压阴茎头或阴蒂导致肛门括约肌收缩）。评估周围神经病变的体征（如肌力、感觉和深部腱反射的异常）。

预警症状：某些发现提示较严重的病因：
- 血便或大便隐血阳性
- 神经系统检查异常

检查结果解读：对有急性症状的患者，最常见的病因（包括药物、卧床休息和容量不足）临床上常明确。

对有慢性症状的患者，重要目的是检测任何能导致自主神经功能不全的神经系统疾病。有活动异常的患者可能有帕金森病或多系统萎缩。有周围神经病变表现的患者可能有明显的病因（如糖尿病、酗酒），但也要考虑未发现的癌症引起的类癌综合征或淀粉样变性。仅有周围自主神经症状者可能为单纯自主神经衰竭。

辅助检查 常规记录心电图、测血清电解质和血糖。然而，这些检查和其他一些试验的价值常不大，除非有特异症状的提示。

床旁心脏监测可评估自主神经功能。当自主神经功能健全时，心率在吸气时增加。监测患者缓慢及深呼吸时（大概5秒吸气和7秒呼气）的心率共1分钟。正常情况下，呼气时的最长R-R间期至少是吸气时最短R-R间期的1.15倍，R-R间期缩短提示自主神经功能不全，R-R间期相类似的变化可在休息与作10~15秒Valsalva动作之间出现。有R-R间期异常或自主神经症状或体征的患者需进一步评价有无糖尿病、帕金森病和多系统萎缩的可能性及单纯自主神经衰竭；后者可能需测定患者平卧和站立时的血浆去甲肾上腺素或抗利尿激素（ADH）水平。

对怀疑药物引起者可减少其剂量或停服药物以确定药物是否为病因。

直立倾斜试验 可在怀疑有自主神经功能不全时施行；它能提供较平卧和直立位血压测定更稳定的结果，而且排除了腿部肌肉收缩增加静脉回流的情况。患者可保持直立30~45分钟作血压测定。

治疗

需要长期卧床休息的患者如可能应每日坐起并在床上运动。患者从平卧或坐位站起时应缓慢，饮足够的水分，限制或不饮酒，可能条件下规则地进行运动。规则的中等强度运动可增加总血管张力并减少静脉血积聚。老年患者应避免长时间站立。睡眠时将床头抬高可通过促进钠潴留和减少夜尿而缓解症状。

餐后低血压常可通过减少进食量及食物中碳水化合物含量、减少乙醇摄取和避免餐后突然站立而预防。

穿齐腰高的紧身弹力长筒袜可增加站立后的静脉回流、心排血量和血压。在严重病例，可能需要穿可充气的抗重力飞行服以产生足够的腿和腹部的反搏压力，虽然常难以耐受。

增加钠摄入可扩张血管内血容量和减少症状。在无心力衰竭或高血压时，钠的摄入可在一般饮食水平上通过开放含钠饮食或口服氯化钠片而每天增加5~10g。这一措施有致心力衰竭的危险，尤其对老年患者和有心肌功能受损的患者。发生下垂部位水肿而无心力衰竭者并非继续用这一治疗措施的禁忌证。

氟氢化可的松为盐皮质激素，可引起钠潴留，扩张血浆容量，常可减轻症状，但仅在钠摄入足够时才有效。剂量为0.1mg睡前口服，每周增加剂量直至1mg或发生周围水肿。此药也可改善周围血管对交感刺激的收缩反应。此治疗方法可能发生平卧位高血压、心力衰竭和低钾血症，可能需要补充钾盐。

米多君（midodrine），是兼具动脉和静脉收缩作用的周围α-激动剂，常有效。剂量为2.5~10mg口服，每日3次。副作用包括感觉异常和发痒（可能继发于竖毛作用）。此药不能推荐给有冠状动脉或周围动脉病的患者。

非甾体抗炎药（NSAID）（如吲哚美辛25~50mg口服，每日3次）可抑制前列腺素引起的血管扩张，增强周围血管阻力。然而，NSAID可引起胃肠道症状和不利的血管升压反应（有报告由吲哚美辛和拟交感神经类药物同时应用引起）。

L-二羟苯基羟氨酸为去甲肾上腺素的一种前体，可能对自主神经功能不全有效（有限的试验报告）。

普萘洛尔或其他β-阻滞剂可增加钠和盐皮质激素的治疗效果。普萘洛尔阻滞β-受体导致α-肾上腺素能性周围血管收缩不被对抗，从而防止有些患者站立时发生血管扩张。

老年医学精要

约20%的老年人发生直立性低血压，在合并有其他疾病的患者中更常见，尤其是高血压患者和长期居住于护理机构者。许多老年人的跌倒可能是由于未被认识到的直立位低血压。

老年人中直立位低血压发生率增加是由于其压力感受器反应性降低加上动脉顺应性降低。压力感受器反应降低导致站立时心率加快反应和周围血管的收缩反应延迟。自相矛盾的是，高血压可使压力感受器的敏感性降低，增加对直立性低血压的易患性。自相矛盾的是，高血压可使压力感受器的敏感性降低，增加对直立性低血压的易患性。老年人静息时的副交感神经张力也降低，反射性的迷走张力降低导致的心动加速也较弱。

> **关键点**
> - 直立性低血压常涉及容量不足或自主神经功能不全
> - 在老年人，一定程度的自主神经功能不全常见，但需除外神经性疾病
> - 可行床旁试验评估自主神经功能或行直立倾斜试验
> - 治疗包括可减少静脉贮血量的运动措施，增加钠的摄入，有时使用氟氢化可的松或米多君

心悸

心悸是对心脏活动的感觉，常被描述为扑动、奔跑或跳跃的感觉。心悸很常见，有些患者发现心悸令人不愉快和有警示性，心悸可出现于无心脏病者，或可由危及生命的心脏疾病所致。诊断和治疗的关键是在心悸症状发作时捕捉到心电图上的心律并进行仔细地观察。

病理生理

导致有心悸感觉的机制尚不清楚。正常频率的窦性心律通常不被感觉，心悸通常反映了心跳频率、节律或收缩力的改变。在所有患者中，感觉到的是心脏在胸腔内的异常活动。在孤立性期前收缩时，患者可能实际上感觉到的是期前收缩后发生的增强心跳，像跳跃性的心跳，而不是期前收缩本身，可能是期前收缩干扰了正常节律的窦性心律，使得下一个心跳心室充盈时间延长，因此心每搏输出量更高。

不同患者对心律失常感觉程度变异很大。有些患者对每个期前收缩均能切实感觉到，而其他患者对即使更为复杂的房性或室性心动过速亦感觉不到。安静状态下，焦虑或抑郁的患者中，感觉会加强，而积极、愉快的患者中感觉会减弱。在有些患者中，无任何心脏异常活动时也可感到心悸。

病因

有些患者其实仅是对正常的心脏活动提高了注意力，尤其在运动中、患发热性疾病或焦虑等情况下心率增快时。然而在多数情况下，心悸是心律失常的结果。心律失常性质可从良性到危及生命各异。

最常见的心律失常包括：
- 房性期前收缩（PAC）
- 室性期前收缩（PVC）

这些心律失常常属无害的。其他心律失常包括：
- 阵发性室上性心动过速（PSVT）
- 房室结折返性心动过速
- 心房颤动或扑动
- 室性心动过速

缓慢性心律失常很少引起患者心悸主诉，虽然一些患者意识到心率减慢。

心律失常的病因 有些心律失常（如房性期前收缩、室性期前收缩、阵发性室上性心动过速）常自主发生，并无严重的基础疾病，但其他心律失常则常有严重的心脏疾病。

严重的心脏疾病：包括心肌缺血或其他的心肌疾病、遗传性疾病（如 Brugada 综合征、致心律失常性右室心肌病、先天性长 Q-T 综合征）、瓣膜性心脏病和传导系统障碍（如引起心动过缓或心脏传导阻滞的传导障碍）。有直立性低血压的患者因站立位时发生的窦性心动过速常感觉到心悸。

增强心肌收缩力的非心脏疾病（如甲状腺功能亢进、嗜铬细胞瘤）可产生心悸。

药物：有些药物包括洋地黄类、咖啡因、乙醇和拟交感神经药（如沙丁胺醇、苯丙胺、可卡因、多巴酚丁胺、肾上腺素、麻黄碱、异丙肾上腺素、去甲肾上腺素和茶碱）常引起心悸。

代谢性紊乱：包括贫血、低氧、低血容量和电解质异常（如利尿剂引起的低钾血症）可激发或加重心悸。

后果 许多可导致心悸的心律失常本身没有不良的生理后果（即独立于其基础疾病以外）。然而，缓慢性或快速性心律失常和心脏传导阻滞可能是不可预测的，可以影响心每搏输出量，引起低血压或死亡。室性心动过速有时可发展为心室颤动。

评估

完整的病史和体格检查是非常重要的。应该寻求其他医学专业人士或可靠的旁观者的观察结果。

病史 现病史：应包括心悸的发生频率和持续时间，以及诱发或加重的因素（如情绪激动、活动、体位改变、服用可卡因或其他药物）。重要的相关症状包括晕厥、头晕、视野狭隘、呼吸困难和胸痛。要求患者轻敲出心悸时的心搏频率和韵律，有时较之用语言来描述更好，常可确定诊断，例如在房性或室性期前收缩时常被描述为"漏搏"，或心房颤动时为快速的完全不规则的搏动。

全身性疾病回顾：应涵盖病因相关疾病的症状，包括心脏耐受力下降、体重减轻和震颤（甲状腺功能亢进）；劳力性胸痛和呼吸困难（心脏缺血），以及疲劳、虚弱、严重的阴道出血和柏油样黑便（贫血）。

既往史：应识别已知的可能病因，包括有记录的心律失常和心脏或甲状腺疾病。家族史中应包括任何年龄发生的晕厥（有时可被误认为是癫痫）或猝死。还应询问患者可引起不适的处方药（如抗心律失常药，洋地黄类，β-受体激动剂，茶碱类和控制心率的药物）；非处方药（如感冒药和影响窦房结的药物，包含兴奋剂的食物补充剂），包括替代药物以及违禁药品（如可卡因，脱氧麻黄碱）。应用咖啡因（如咖啡、茶、许多软饮料和能量饮料）、乙醇或烟草情况也应确定。

体格检查 一般检查中应注意患者是否存在焦虑行为和精神运动性激动。检查生命体征有无发热、高血压、低血压、心动过速、心动过缓、呼吸急促和低氧血症。测量直立位时血压和心率的改变。

头和颈部检查时注意任何的异常或与颈动脉搏动或听诊心脏节律不同步的颈静脉搏动波型，是否有甲状腺功能亢进的发现，如甲状腺肿大或触痛和突眼。查看结膜、手掌和口腔黏膜是否有苍白。

心脏听诊注意频率和节律是否规则，是否有杂音或额外心音，这些可能提示存在瓣膜或结构性心脏病。

神经检查应注意是否有静止性震颤或活跃的反射（提示过度的交感刺激）。如果晕厥为症状之一，异常的神经检

查发现则提示病因更可能是癫痫而不是心脏疾病。

预警症状:某些发现提示更严重的病因:
- 头晕或晕厥(尤其是晕厥导致损伤时)
- 胸痛
- 呼吸困难
- 新发的无规律的不规则心律
- 静息心率>120次/分或<45次/分
- 严重的基础心脏疾病
- 有反复晕厥或猝死家族史
- 运动引起的心悸,尤其当伴晕厥时

检查结果解读:病史(表74-6)和体格检查(较小程度上)可提供诊断线索。

表74-6 心悸患者提示性的病史发现

发现	可能病因
偶发的跳跃性搏动	PAC,PVC
快速、规律的心悸,突发突止常反复发生	PSVT,2:1房室传导的心房扑动,室性心动过速
心悸后晕厥	窦房结功能不全,如预激综合征的房室旁道,先天性长QT综合征
运动或情绪激动时心悸	窦性心动过速(尤其是在健康人)
药物使用后心悸*	药物所致原因
感觉不幸、焦虑或恐慌	提示(但不能确定)心理原因
术后患者	窦性心动过速(由于感染,出血,肺动脉栓塞,疼痛)
自幼起反复发生	室上性心律失常(如房室结折返性旁道,预激综合征)
	先天性长QT综合征(通常在青少年时有临床表现)
有晕厥或猝死家族史	Brugada综合征,长QT综合征,遗传性扩张型或肥厚型心肌病

* 规则服用的药物(尤其是治疗性药物)或某些食物(如每天喝的咖啡)的作用很难确定,有时可停服该药的试验以做出诊断。有心血管作用的所有药物、多数的精神活性药物和可导致低钾血症和低镁血症的药物均需要怀疑。

PAC,房性期前收缩;PSVT,阵发性室上性心动过速;PVC,室性期前收缩。

触诊动脉脉搏和听诊心脏可发现心律失常。但体检很少能对某一特定的心律失常作出诊断,除以下情况外:一些快速心房颤动为无规律的不规则心律;心房或心室成对性期前收缩为有规律的不规则心律;阵发性室上性心动过速时为规则的150次/分的心动过速;以及完全性房室传导阻滞时规则的<35次/分的心动过缓。在无ECG的情况下,心脏听诊同时仔细地检查颈静脉搏动波形和触诊颈动脉搏动可诊断多数心律失常,因为颈静脉波形显示心房节律而听诊到的心音或颈动脉脉搏音是心室收缩所致。

甲状腺增大或有压痛伴突眼提示甲状腺功能亢进。显著高血压和规则的心动过速提示嗜铬细胞瘤。

辅助检查 常需要进行检查。
- ECG,有时需要动态心电图监测
- 实验室检查
- 有时需要影像学检查、负荷试验或两者均需要

行ECG检查,但除非有症状出现时记录ECG,否则常不能提供诊断。多数心律失常是间歇地发生,没有固定的ECG异常,例外的情况包括:
- 预激综合征
- 长QT综合征
- 致心律失常型右室发育不良性心肌病
- Brugada综合征及其变异

如症状频发而诊断不明,24~48小时动态心电图(Holter)监测有帮助,如症状间歇性地出现,可佩戴更长记录时间的事件记录仪,可嘱患者在症状发生时启动记录。这些检查常主要用于怀疑有持续性心律失常者,而不是偶有跳动性搏动者。症状发作极不频繁者,如临床医生怀疑存在严重心律失常时,可在上胸部皮下埋入电子记录仪。该记录仪能连续记录心律,通过体外询问可以打印心脏节律。

实验室检查 所有患者均需要。所有患者均应检测CBC,血清电解质包括Mg和Ca。对有进展性心律失常、胸部不适或其他提示活动性或近期冠状动脉缺血、心肌炎或心包炎者应检测心脏标志物(肌钙蛋白)。

新近被诊断为心房颤动者或有甲状腺功能亢进状者有行甲状腺功能检查的指征。阵发性血压升高者检测是否有嗜铬细胞瘤。

有体位性晕厥者有时需要行直立倾斜试验。

影像学检查 常是需要的。发现提示有心脏功能不全或结构性心脏病者需要行超声心动图检查,有时需要心脏MRI。有活动后症状的患者可行负荷试验,有些需要负荷超声心动图、负荷核素显像或PET。

治疗

停服可诱发心悸的药物或食物。如果具有危险的或使患者感觉虚弱的心律失常是由必须使用的治疗性药物所致者,应该试用其他的药物。

对无结构性心脏病的孤立的PAC和PVC,只需给予患者解释使他们安心即可。对其他那些症状使其丧失能力的健康患者,如果已努力尝试以避免焦虑的患者反复强调其可能有严重的疾病,可使用β-受体阻滞剂。

检查并治疗已发现的节律异常和基础疾病(表74-7)。

表 74-7 心律失常的治疗

疾病	治疗*
窄 QRS 综合波心动过速	
多源性房性期前收缩	安慰或 β-阻滞剂
心房颤动	根据临床情况使用阿司匹林,华法林,伊诺肝素,普通肝素,直流电复律,氟卡尼,β-阻滞剂,地高辛,维拉帕米,地尔硫䓬,伊布利特,胺碘酮,射频术,或迷宫手术
心房扑动	射频消融(往往是最好的治疗)
	有时可电复律,地高辛,β-阻滞剂,维拉帕米,抗凝治疗
室上性心动过速	射频消融(往往是最好的治疗)
	有时可增加迷走张力的动作,腺苷,直流电复律,β-阻滞剂,或维拉帕米,氟卡尼,胺碘酮,或地高辛
房室结折返性心动过速	射频消融(往往是最好的治疗)
	有时 β 受体阻滞剂或维拉帕米
宽 QRS 综合波心动过速	
室性心动过速	直流电复律,胺碘酮,索他洛尔,利多卡因,美西律,氟卡尼,射频术或植入性除颤器
尖端扭转型室性心动过速	镁,钾,直流电复律,β 阻滞剂,超速抑制起搏器或植入性除颤器
心室颤动	直流电复律,胺碘酮,利多卡因或植入性除颤器
Brugada 综合征	直流电复律或植入性除颤器

* 总是需要识别和纠正病因及加重因素(如电解质异常,低氧血症,药物)。
DC,直流电。

老年医学精要

老年患者使用抗心律失常药物具有发生不良反应的风险高,原因包括 GFR 较低和同时合用其他药物。如果需要药物治疗,应从小剂量开始。可能存在亚临床的传导功能障碍(ECG 或其他检查中可见),使用抗心律失常药物后可恶化;这些患者可能需要起搏器以允许其使用抗心律失常药物。

关键点

- 心悸是常见但相对不特异的症状
- 心悸并非严重心律失常的可靠提示,但有结构性心脏病或异常心电图的患者出现心悸是有严重问题的征象,需要进一步检查
- 症状发生时记录 ECG 或其他检查是重要的;无症状期间的正常 ECG 不能除外严重的疾病
- 多数抗心律失常药物本身可引起心律失常
- 如果血流动力学不稳定的患者快速性室性心动过速的诊断存在疑问,先采用电复律,随后再提出问题

晕厥

晕厥 定义为突然、暂短的意识丧失(loss of consciousness,LOC)伴跌倒、随后自行苏醒。患者处于静止状态、软弱无力,常四肢冷、脉搏弱和呼吸浅。有时会出现短暂的肌肉不自主的抽搐,类似癫痫发作。

近乎晕厥 是头昏和趋向于昏倒的感觉,但未发生意识丧失,常和晕厥一起分类和讨论,因为其病因相同。

癫痫发作 常导致突发的意识丧失,但不是此处所述的晕厥。不是晕厥,然而,在有明显晕厥的患者必须考虑到癫痫发作,因为病史可能不清楚或无法获得,有些癫痫发作不引起强直痉挛性抽搐,而且,有时真正的晕厥发生时可有短暂(<5 秒)的癫痫发作。

诊断依赖于仔细地询问病史,目击者的报告,或偶尔在事件发生时进行的检查。

病理生理

多数晕厥是由脑血流不足引起的。一些患者有足够的血流但没有足够的脑代谢底物(O_2,葡萄糖或兼有)。

脑血流不足 脑低血流灌注最常见于心排血量(CO)减低的疾病。

CO 降低可见于:
- 心脏疾病阻塞流出道
- 收缩功能不全的心脏疾病
- 舒张功能不全的心脏疾病
- 心律失常(过快或过慢)
- 降低静脉回流的情况

运动、血管扩张剂和低血容量可加重流出道阻塞(尤其是主动脉瓣狭窄和肥厚型心肌病),并诱发晕厥。

当心率过快以致心室得不到足够的充盈(如>150~180 次/分)或过慢不能提供足够的心排血量(如<30~35 次/分),心律失常可引起晕厥。

由于出血、胸腔内压力增加、迷走张力过高(也可降低心率)、交感张力丧失(如药物引起、颈动脉窦压迫、自主神经功能不全)可引起静脉回流降低。由这些机制导致的晕厥(除出血外)常被称为**血管迷走性**或神经心源性,是较常见且良性的。

直立性低血压为常见的引致良性晕厥的原因,是对直

立后发生的暂时性静脉回流降低的正常代偿机制（如窦性心动过速、血管收缩或两者同时）不全所致。

脑血管疾病（如卒中，短暂脑缺血发作）很少导致晕厥，因为多数患者并不累及中脑结构，而必须影响到中脑结构才会产生意识丧失。然而，由于短暂脑缺血发作或偏头痛引起的基底动脉缺血，可产生晕厥。患严重颈椎关节炎或脊椎关节强直引起椎基底动脉供血不足时，当患者头部转到某一位置时偶可引起晕厥。

脑部代谢底物不足 中枢神经系统（CNS）需要 O_2 和葡萄糖以维持功能。即使脑血流正常，两者之间任一缺失均可导致意识丧失。在临床实践中，低血糖是主要原因，因为低氧血症很少以突发意识丧失的方式起病（除非飞行或潜水意外）。低血糖导致的 LOC 很少像晕厥或癫痫发作那样突然发生，因为常有警示性症状（除服用 β-阻滞剂者外）；然而，对检查者而言，并不清楚症状的起病特征，除非有目击者。

病因

病因通常根据发病机制分类（表 74-8）。

表 74-8　晕厥的原因

原因	提示性发现	诊断方法
心脏流出道或流入道梗阻		
瓣膜疾病：主动脉瓣或二尖瓣狭窄，法洛四联症，人工瓣裂开或血栓	年轻或老年患者 常有劳力性晕厥；迅速恢复 心脏杂音	超声心动图
肥厚型心肌病，限制型心肌病，心脏压塞，心脏破裂	年轻或老年患者 常有劳力性晕厥；迅速恢复 心脏杂音	超声心动图
心脏肿瘤或血栓	体位性晕厥 常有杂音（可能有变化） 周围动脉栓塞现象	超声心动图
肺栓塞，羊水栓塞，或偶尔空气栓塞	通常由大的栓子所致，伴有呼吸困难，心动过速或呼吸增快 常有肺栓塞的危险因素	D-二聚体 CT 血管造影或核素显像
心律失常		
缓慢性心律失常（如病态窦房结综合征，高度房室传导阻滞，药物†）	晕厥发生前无警告，醒来后迅速恢复 任何体位均可发生 缓慢性心律失常在老年人中更常见 服用药物，尤其是抗心律失常或其他可延长 Q-T 间期药物的患者 器质性心脏病	如果 ECG 不能明确，考虑 Holter 监测，事件记录仪，偶尔可考虑植入式循环记录仪 如果发现或高度怀疑异常，行电生理检查 如果临床提示异常（如服用利尿剂，呕吐，腹泻），测定血清电解质
快速性心律失常，室上性或室性（如由于缺血、心力衰竭、心肌疾病、药物†、电解质异常，致心律失常型右室发育不良、长 QT 综合征、Brugada 综合征、预激综合征）	晕厥发生前无先兆，醒来后迅速恢复 任何体位均可发生 服用药物，尤其是抗心律失常或其他心脏药物的患者 器质性心脏病	如果 ECG 不能明确，考虑 Holter 监测或事件记录仪 如果发现或高度怀疑异常，行电生理检查 如果临床提示异常（如服用利尿剂，呕吐，腹泻），测定血清电解质
心室功能不全		
急性心肌梗死，心肌炎，收缩或舒张功能不全，心肌病	晕厥是心肌梗死较少见的临床表现（多数这样的患者是老年人），伴有心律失常或休克	血清心脏标志物 ECG 超声心动图 有时心脏 MRI
心脏压塞或心包缩窄	颈静脉充盈，奇脉>10mmHg	超声心动图 有时 CT
血管迷走性（神经心源性）		
胸腔内压力升高（如张力性气胸，咳嗽，用力排尿或排便，Valsalva 动作）	警告性症状（如眩晕，恶心，出汗）；通常迅速恢复，但不是即刻恢复（5~15min 或更长，有时可达数小时） 常有明显诱因	临床评估

续表

原因	提示性发现	诊断方法*
强力的情绪(如疼痛,害怕,见到血液)	警告性症状(如眩晕,恶心,出汗);迅速恢复,但不是即刻恢复(5~15min,有时可达数小时) 常有明显诱因	临床评估
颈动脉窦压迫	警告性症状(如眩晕,恶心,出汗)迅速恢复,但不是即刻恢复(5~15min,有时达数小时) 常有明显诱因	临床评估
吞咽	警告性症状(如眩晕,恶心,出汗)迅速恢复,但不是即刻恢复(5~15min,有时长达数小时) 常有明显诱因	临床评估
过敏反应	药物服用史,昆虫叮咬,过敏史	过敏试验
直立性低血压		
药物†	直立位后数分钟内发生症状 检查时站立后血压下降	临床评估 有时直立倾斜试验
自主神经功能不全	直立位后数分钟内发生症状 检查时站立后血压下降	临床评估 有时直立倾斜试验
长期卧床导致的失适应状态	直立位后数分钟内发生症状 检查时站立后血压下降	临床评估 有时直立倾斜试验
贫血	慢性疲乏,有时有黑便,月经过量	全血细胞分析
脑血管		
基底动脉短暂缺血发作或卒中偏头痛	有时有脑神经缺陷和共济失调 有视力症状的先兆,畏光;单侧性	CT 或 MRI 临床评估
其他		
长时间站立	病史明确,无其他症状	临床评估
妊娠	育龄期健康妇女;无其他症状 常为妊娠早期或未知晓的妊娠	尿妊娠试验
过度通气	晕厥前常有嘴周或指尖麻木 通常在情绪激动的情况下	临床评估
低血糖	精神状态改变直至得到治疗,很少突发起病,出汗,竖毛 通常有糖尿病史或胰岛素瘤	指尖血糖 对输注葡萄糖有反应
精神异常	不是真正的晕厥(事件发生时患者可部分或间断地有反应) 常规检查 常有精神异常的病史	临床评估

* 所有患者均行 ECG 检查和脉搏血氧测定。
† 见表 74-9。

最常见的病因为:
- 血管迷走性(神经心源性)
- 特发性

许多晕厥患者从未有明确的诊断,但也无明显的伤害。少部分患者有严重的病因,通常为心脏病。

评估

事件发生后应尽早评估。距晕厥症状发生的时间越长,诊断越困难。来自目击者的信息很有帮助,应尽快采集。

病史 **现病史**:应确定导致晕厥发生的事件,包括患者的活动(如运动、争吵、明显的情绪激动),体位(如卧位或站位),如果是站立位,站立持续时间。询问事件发生前、后即刻重要的伴随症状,包括是否有近乎意识丧失的感觉、恶心、出汗、视物模糊或管状视野、嘴唇或指尖的麻木感、胸痛或心悸。需明确恢复意识所用的时间。如果有目击者,应要求其描述事件过程,尤其是任何抽搐发作的存在和持续时间。

全身性疾病回顾:应询问任何部位的疼痛或创伤,起身站立时是否有眩晕或近乎晕厥症状,劳累时是否有心悸或胸痛症状。询问患者可能提示病因的相关症状,包括血性或柏油样便,月经量过多(贫血);呕吐、腹泻或尿量过多(脱水或电解质异常);以及肺栓塞的危险因素(近期外科手术或缺乏活动,已知的癌症,既往有血栓或高凝状态)。

既往史：应询问以往是否有晕厥事件、已知的心血管疾病、已知的抽搐样发作。询问用药史（尤其是用抗高血压药、利尿剂、血管扩张剂和抗心律失常药）。家族史应注意任何家庭成员中发生的早发心脏病或猝死（表74-9）。

表74-9 可导致晕厥的一些药物

机制	举例
缓慢性心律失常	胺碘酮，其他减慢心率的药物
	β-阻滞剂
	钙通道阻断剂（非二氢吡啶类）
	地高辛
快速性心律失常	任何可以延长复极化（如普鲁卡因胺，丙吡胺）的抗心律失常药物，奎尼丁
直立性低血压	多数降压药（偶见于β-阻滞剂）
	抗精神病药（主要是酚噻嗪类）
	多柔比星
	左旋多巴
	袢利尿剂
	硝酸酯类（合用或不合用治疗勃起功能障碍的磷酸二酯酶抑制剂）
	奎尼丁
	三环类抗抑郁药
	长春新碱

体格检查 生命体征很重要。测量患者平卧和直立3分钟后的心率和血压。触诊脉搏是否规则。

一般检查注意患者的精神状态，包括任何提示癫痫发作后状态的意识模糊或反应迟钝，和任何受伤的迹象（如外伤、肿胀、触痛、舌咬伤）。

听诊心脏是否有杂音，如果有杂音，注意杂音随Valsalva动作、站立或下蹲时发生的任何变化。

在触诊颈动脉搏动或听诊心脏时仔细检查颈静脉波形（图73-1）可在无ECG的情况下诊断心律失常。

有些医生在患者卧位监测ECG的过程中小心地压迫单侧颈动脉窦以检测心动过缓或心脏传导阻滞，可提示颈动脉窦过敏。如果存在颈动脉杂音，不应行颈动脉窦压迫。

触诊腹部是否有触痛，检查直肠是否有明显的或隐性的出血。

行完整的神经系统检查以发现任何局限性的异常，可提示中枢神经系统病因（如癫痫）。

预警症状：某些发现提示较严重的病因：
- 劳力性晕厥
- 短时间内多次发作
- 心脏杂音或其他提示有结构性心脏病（如胸痛）
- 高龄
- 晕厥后发生明显的创伤
- 猝死、劳力性晕厥或不明原因的反复晕厥或癫痫家族史

检查结果解读：尽管病因常为良性，但识别少数的危及生命的病因（如快速心律失常，心脏传导阻滞）非常重要，因为有猝死的风险。临床病史（表74-8）可为40%~50%的患者找到病因。做一些归纳总结有助于病因判断。

良性的病因 常可导致晕厥。由于身体或情绪受到不愉快的刺激（如疼痛、惊恐）而诱发的晕厥，常发生在站立位，其前常有迷走神经介导的警示性症状（如恶心、虚弱、打哈欠、忧虑、黑矇、出汗），提示血管迷走性晕厥。

最常见在站立位时发生的晕厥（尤其是老年患者长期卧床之后或正在服某些药物的患者），提示直立性晕厥。发生在长时间站立且不移动体位后的晕厥，常是静脉血贮积于下肢所致。

神志丧失突然发生，伴肌肉痉挛或抽搐持续数秒以上，大小便失禁，流涎，舌咬伤，随之有发作后精神错乱或昏睡者提示癫痫发作。

红色信号发现提示危险病因。

劳力性晕厥提示心脏流出道梗阻或运动诱发的心律失常。这些患者有时还有胸痛、心悸或两者兼有。心脏检查有助于发现病因。心底部粗糙、放射到颈动脉的收缩晚期杂音提示主动脉瓣狭窄；Valsalva动作使之增强而下蹲使之减弱的收缩期杂音提示肥厚型心肌病。

晕厥的发生和终止均突然而自发者，典型地为心脏原因所致，最常见的是心律失常。由于血管迷走性和直立位晕厥不会在平躺位时发生，因此平卧位时发生的晕厥也需考虑是心源性可能大。

如果患者在晕厥发作时受伤，心源性或癫痫发作的可能性增加，这样的事件更需要重视。良性的血管迷走性晕厥所伴随的警示性症状和缓慢发生的意识丧失一定程度上降低了受伤的可能性。

辅助检查 通常需要进行检查。
- ECG
- 脉搏血氧仪
- 有时需要超声心动图
- 有时需要直立倾斜试验
- 如果有临床指征，行血液检查
- 偶尔需要中枢神经系统影像学检查

总的来说，如果晕厥导致受伤或反复发生（尤其是在短时间内），有必要行进一步详尽的检查。

疑诊心律失常、心肌炎或心肌缺血者，需要住院检查。其他患者可在门诊检查。

ECG需在所有患者中记录。心电图可显示心律失常、传导异常、心室肥厚、预激综合征、QT延长、起搏功能异常、心肌缺血或心肌梗死。如无临床线索，对老年患者应测心脏标志物，并连续记录心电图以除外心肌梗死，为慎重起

见,加做至少记录24小时的动态心电图。任何被发现的心律失常均应结合神志的改变,以考虑可能的病因,但多数患者在监测过程中并不发生晕厥。另一方面,症状发生时无心脏节律异常则有助于排除心源性疾病。如晕厥之前有警示性症状,事件记录器可能有帮助。信号平均心电图可识别缺血性心脏病或心肌梗死后患者发生室性心律失常的倾向。如果晕厥不频繁(如<1次/月),可植入的循环记录器可用于更长期记录。

脉搏血氧仪 应于事件发生时或发生后即刻使用以发现低氧血症(此可提示肺栓塞)。如有低氧血症,有指征行CT扫描或肺扫描以排除肺栓塞。

实验室检查 应根据临床情况的提示而进行,随意取得的实验室检查项目作用不大。然而,所有育龄期女性应行妊娠试验。疑有贫血时可作血细胞比容。仅在临床怀疑有电解质紊乱时测定电解质(如有症状或服用某些药物);疑有急性心肌梗死时应测定心脏标志物(如血清肌钙蛋白)。

超声心动图 用于因运动引起晕厥、有心脏杂音或疑有心脏内肿瘤的患者(如有位置性晕厥者)。

直立倾斜试验 用于评价病史和体格检查提示血管减压反射或其他反射引起的晕厥。也常用于评价运动引发晕厥但超声心动图检查或运动负荷试验结果为阴性的患者。

负荷试验(运动或药物负荷) 用于怀疑有间歇性心肌缺血的患者。也常用于运动诱发症状者。

有创性的电生理检查 可考虑用于反复发生原因不明晕厥但无创性检查未发现心律失常者。检查结果阴性的患者可归为低危亚组,其晕厥的缓解率高。在其他患者电生理检查的应用价值有争议。运动试验价值较小,除非体力活动诱发晕厥。

脑电图 检查应该用于疑诊癫痫发作者。

CT和MRI仅用于体征和症状提示有局限性中枢神经系统疾病者。

治疗

目击晕厥时,迅速检查脉搏。如果患者无脉,开始CPR和心脏复苏。如果有脉搏,采用阿托品或经胸体外起搏治疗心动过缓。放置临时起搏器后,可使用异丙肾上腺素维持足够的心率。

治疗快速性心律失常,对血流动力学不稳定的患者,直流电同步复律治疗既快又安全。静脉回流量不足者,将患者保持平躺,抬高双腿,给予静脉注射普通生理盐水。心包穿刺缓解心脏压塞。张力性气胸需要置入胸管引流。过敏反应者采用胃肠道外给过敏反应者采用胃肠道外给予肾上腺素治疗。

在除外有生命危险的疾病后,将患者置于水平位并抬高双腿,常能终止晕厥发作。如患者此时坐起过快,晕厥可再发。扶持患者在直立位或以直立位运送患者可延长脑低血流灌注时间从而不利于恢复。特殊的治疗取决于病因及其病理生理。

老年医学精要

老年人晕厥最常见的原因是多种因素联合作用导致的直立性低血压。这些因素包括动脉僵硬、无顺应性,由于体力活动减少而骨骼肌对静脉的泵作用减少,以及由于进展性的器质性心脏病导致的窦房结或传导系统的退行性变。

老年人的晕厥常有多种病因,例如,联合服用数种心脏和血压药物,在闷热的教堂内长时间站立,进行长时的宗教仪式,亦可导致晕厥的发生,尽管没有单一的可导致晕厥发生的因素。

> **关键点**
> - 晕厥是整个中枢神经功能不全而产生的,通常是由于脑血流灌注不足所致
> - 多数的晕厥是由于良性的病因
> - 较少见的病因包括心律失常或流出道梗阻,比较严重,有潜在致命性
> - 血管迷走性晕厥常有明显的先兆,警示性症状,意识恢复后症状持续数分钟或更长
> - 心律失常导致的晕厥常突然发生和突然恢复
> - 癫痫发作有较长(如数小时)的恢复期
> - 如果无法明确其病因是否为良性,应禁止开车和使用机器,直至病因明确且得到治疗,未能明确的心脏原因导致的下一次发作可能是致命性的

75. 心血管检查和操作步骤

许多非侵入性和侵入性检查方法可以帮助我们搞清楚心脏的结构和功能(表75-1)。在做某些侵入性检查时还可以进行治疗(如在心导管术中做经皮冠状动脉介入治疗,在电生理检查时作射频消融术)。

表 75-1 评估心脏解剖和功能的检查方法

用途	检查方法
左心室功能	超声心电图
	多门控采集核素（MUGA）显像
	门控磁共振成像（MRI）
	心室造影
冠状动脉疾病诊断和预后	心电图、核素心肌灌注显像或超声心动图的运动或药物负荷试验
	磁共振血管造影
	冠状动脉造影
	血管内超声检查
	多排CT冠状动脉显像
心肌活性	静息单光子发射计算机断层扫描（SPECT）心肌灌注显像
	超声心动图负荷试验（应用低剂量多巴胺）
	正电子发射断层扫描（PET）
	门控磁共振成像

心导管术

心导管术是指经外周动脉或静脉将导管插入心腔内、肺动脉或冠状动脉的过程。

心导管检查可以用来做各种测试,包括:
- 血管造影
- 血管内超声检查
- 心排血量测定
- 检测和量化心内缺损的分流
- 心内膜心肌活检
- 心肌代谢的测量

这些检查可明确冠状动脉解剖、心脏解剖、心脏功能以及肺动脉血流动力学,以确立诊断并帮助选择治疗。

心导管术也是多种介入性治疗的基础操作(见经皮冠脉内介入治疗章节)

操作步骤

进行心导管术前患者须禁食4～6个小时。如果没有接受介入治疗,大多数患者无需留院过夜。

左心脏导管插入术 左心脏导管术是最常用的,以评估:
- 心脏解剖左心脏导管插入术也可以用来评估
- 动脉血压
- 体循环血管阻力
- 主动脉瓣功能
- 二尖瓣功能
- 左心室压力和功能

操作时经皮穿刺股动脉、锁骨下动脉、桡动脉或肱动脉,将导管送至冠状动脉开口处或经主动脉瓣进入左心室。

偶尔在进行右心导管术时穿刺房间隔将导管插入到左心房(LA)和左心室(LV)。

右心脏导管插入术 右心脏导管最常用来评估:
- 右心房(RA)的压力
- 右心室(RV)压力
- 肺动脉压
- 肺动脉楔压(PAOP,图75-1)

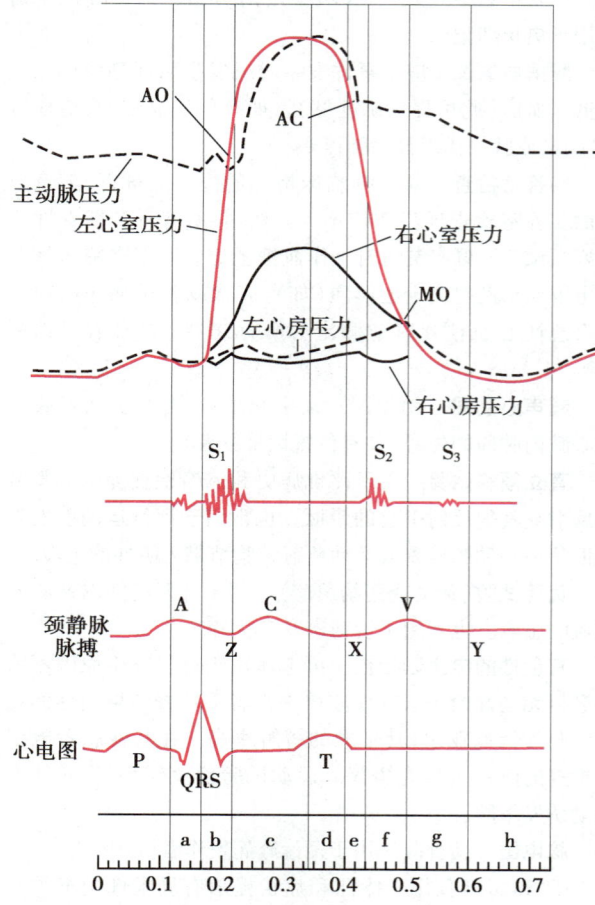

图75-1 心动周期图,图示心腔压力曲线、心音、颈静脉波和心电图(ECG)心动周期的各个时相为：心房收缩期(a)、等容收缩期(b)、最大射血期(c)、减慢射血期(d)、舒张早期(e)、等容舒张期(f)、快速充盈期(g)和舒张末期或缓慢充盈期(h)。为了说明的目的,瓣膜事件之间的时间间隔有改动,z点延长。AO,主动脉瓣开放,AC,主动脉瓣关闭,MO,二尖瓣开放

PAOP接近左心房和左心室舒张末期压力。对于病情严重的患者,PAOP有助于评估容量状态,与心排出量(CO)同时测定可帮助指导治疗。

右心导管术也有助于评估肺血管阻力、三尖瓣和肺动脉瓣功能、心内缺损的分流以及右心室压。

非侵入性检查不能提供诊断价值时,右心脏压力检测则可以有助于心肌病、缩窄性心包炎和心脏压塞的诊断,并且它还是评估心脏移植或机械心脏支持的一个重要部分(如使用心室辅助装置)。

该程序可经股静脉,锁骨下静脉,颈内静脉或肘静脉穿刺完成。导管可经右房、三尖瓣进入右室,然后跨肺动脉瓣

进入肺动脉。

也可以将导管选择性插入冠状静脉窦。

心导管术中的特殊检查方法

血管造影 在某些情况下将不透 X 线的造影剂注入冠状动脉、肺动脉、主动脉以及心腔内进行造影有助于诊断。数字减影血管造影可用于不移动的动脉造影或心腔电影造影。

经左心导管施行的冠状动脉造影用于在各种临床情况下评估冠状动脉解剖,如怀疑有冠状动脉粥样硬化性疾病或先天性冠状动脉疾病、瓣膜病行瓣膜置换术前或不能解释的心力衰竭患者。

经右心导管施行的肺动脉造影可被用来诊断肺栓塞。腔内充盈缺损或动脉截断征象具有诊断意义。不透 X 线的造影剂选择性地注入一侧或双侧肺动脉或它们的分支。然而,计算机断层肺动脉造影(computed tomographic pulmonary angiography,CTPA)已在很大程度上取代右心导管术用于肺栓塞的诊断。

经左心导管施行的主动脉造影用于评估主动脉瓣反流、主动脉缩窄、动脉导管未闭和动脉夹层。

心室造影 用于观察室壁运动和心室流出道,包括瓣下、瓣膜和瓣上区域。它也可以用来估计二尖瓣反流严重程度,并确定它的病理生理改变。从单平面或双平面心室造影测得左心室质量和容积后,即可算出收缩末期容积和舒张末期容积以及射血分数。

血管内超声检查 应用置于导管顶端的微型超声换能器可获得冠脉内腔和管壁的图像以及冠脉血流情况。在冠状动脉造影的同时进行冠脉内超声检查正日益增多。

相干光层析成像 相干光层析成像(OCT)与血管内超声显像类似,是通过测量反向散射光的振幅变化,确定冠状动脉斑块的温度,并可以帮助确定病变斑块是否存在破裂的高风险(最终导致急性冠脉综合征)。

心脏分流检查 连续在心脏和大血管的不同水平上测定氧含量可帮助确定中心性分流的存在、分流的方向和分流量。不同结构之间的氧含量的最大参考差值如下:
- 肺动脉和右心室:0.5ml/dl
- 右心室,右心房:0.9ml/dl
- 右心房和上腔静脉:1.9ml/dl

如果某处心腔的血氧含量与其上游心腔的血氧含量之差超过上述数值,则可能在该心腔水平存在左向右分流。当左心房、左心室或动脉血 O_2 饱和度下降(≤92%)且吸入纯 O_2(吸入氧分数 O_2 = 1.0)不能改善时,则强烈提示存在右向左分流。左侧心脏或动脉血 O_2 饱和度降低并且分流部位远侧的右侧心腔血氧含量增加提示双向分流。

心排血量和血流测定 心排血量(CO)指心脏每分钟的排血量(静息状态下正常值:4~8L/min)。用于计算心排血量的技术包括:
- 菲克心输出法
- 指示剂稀释法
- 温度稀释法(表 75-2)

表 75-2 心排血量计算公式

Fick 法
$CO = \dfrac{[外周血 O_2 - 呼出气 O_2](ml/min)}{1.36 \cdot Hb(g/dl) \cdot (SaO_2 - SvO_2)}$
分子是肺吸收的氧(ml/min)
指示剂稀释法
心排血量 $= \dfrac{注射量(mg)}{int C(t) dt}$
分母是染料浓度(C)在每个时间间隔(t)的积分
温度稀释法
热稀释技术: $CO = \dfrac{(T_B - T_I) \times 注射容量(ml) \times 53.5}{(int_{infty})^{T_B(t)dt}}$
TB-TI 是机体与注射物之间的温度差,注射物通常用葡萄糖或生理盐水。分母是温度变化在每个时间间隔(t)的积分

SaO_2,动脉血氧饱和度(%);SvO_2,混合静脉血氧饱和度,在肺动脉内测量。

应用 Fick 法时,CO 与耗氧量和动静脉 O_2 差的比值成比例。

稀释法 依据这样的假设,即将指示剂注入循环后它的出现与消失与 CO 成比例。

通常,CO 与体表面积(BSA)结合起来,用心脏指数(cardiac index,CI)表示为 $L/(min \cdot m^2)$(即 CI=CO/BSA,表75-3)。BSA 用 DuBois 的身高(ht)-体重(wt)公式计算:

$$BSA(m^2) = 0.20247 \times 身高(m)^{0.725} \times 体重(kg)^{0.425}$$

表 75-3 心脏指数及其相关测量的正常值

测定指标	正常值	SD
氧气摄取	143ml/(min·m²)*	14.3
动静脉氧差	4.1dl	0.6
心脏指数	3.5L/(min·m²)	0.7
心搏指数	46ml/(beat·m²)	8.1
体循环总阻力	1 130dyn·s·cm⁻⁵	178
肺循环总阻力	205dyn·s·cm⁻⁵	51
肺小动脉阻力	67dyn·s·cm⁻⁵	23

*随 BMI 变化。
SD,标准差。
引自:Barratt-Boyes BG, Wood EH. Cardiac output and related measurements and pressure values in the right heart and associated vessels, together with an analysis of the hemodynamic response to the inhalation of high oxygen mixtures in healthy subjects[J]. Journal of Laboratory and Clinical Medicine, 1958, 51: 72-90。

心内膜心肌活检 心内膜心肌活检可帮助评估心脏移植排斥反应以及由感染和浸润性疾病引起的心肌疾病。可将活检导管(bioptome)置入任何一个心室,通常是右心室。从室间隔心内膜取 3~5 块心肌组织。心内膜心肌活检主要的并发症是心脏穿孔,发生率为 0.3%~0.5%,导致心包积血和心脏压塞。也可能会出现伤害三尖瓣和腱索,并可能导致三尖瓣关闭不全。

冠状动脉血流测定 冠状动脉造影能显示冠状动脉狭窄的存在及其程度,但是不能说明病变的功能意义(如有多少血流通过狭窄病变处），或某个特定的病灶是否有可能导致疾病发生。

使用带有压力传感器或多普勒血流传感器的极细的导丝，从这些传感器获得的资料可用于估计血流，用血流储备分数（fractional flow reserve, FFR）表示。这些传感器的数据可用于估计冠状动脉血流，以血流储备分数描述（FFR）用FFR估计的血流与介入治疗需求及长期后果的相关性很好。

上述对于冠状动脉血流的预计与是否需干预以及长期预后相关；若病变 FFR>0.8，进行支架植入可能无益。这种血流测定方法对临界病变（40%～70%狭窄）和多处病变（确定临床上最重要的病变）特别有用。

心导管术的禁忌证

心导管术的相对禁忌证包括：
- 肾功能不全
- 凝血功能障碍
- 发热
- 全身感染
- 未能控制的心律失常或高血压
- 失代偿性心力衰竭
- 未经预先处理的对造影剂过敏的患者

心导管术的并发症

心导管术并发症的发生率从 0.8%～8% 不等，这取决于患者的因素，技术因素，和操作者的经验。患者方面的因素包括：
- 年龄
- 心脏衰竭
- 心瓣膜病变
- 以及外周动脉病变
- 慢性阻塞性肺疾病（COPD）
- 慢性肾脏病
- 胰岛素依赖型糖尿病

大多数并发症是轻微的，可以很容易地处理。严重的并发症（如心搏骤停、过敏反应、休克、癫痫发作、发绀、肾毒性）少见。死亡率是 0.1%～0.2%。心肌梗死（0.1%）和休克（0.1%），可能会导致显著病态。年龄>80 岁的患者卒中的发生率比较高。

总体说来，并发症包括：
- 造影剂
- 导管的影响
- 入路部位

造影剂并发症　大多数患者在注射造影剂时产生短暂的全身发热的感觉。也可发生心动过速、血压轻度下降、CO 增加、恶心、呕吐和咳嗽。偶尔，在注射大量造影剂时发生心动过缓，嘱患者咳嗽常可恢复正常节律。

更严重反应包括：
- 过敏性造影剂反应
- 造影剂肾病

过敏反应　可能包括荨麻疹和结膜炎，静脉注射 50mg 苯海拉明常可奏效。全身过敏反应，支气管痉挛，喉头水肿，呼吸困难是罕见的反应；吸入沙丁胺醇或肾上腺素 0.3～0.4ml 处理。过敏性休克可用肾上腺素和其他支持措施处理。有造影剂过敏的患者可在注射造影剂前需预先使用泼尼松（造影剂注射前 13 小时、7 小时和 1 小时各口服 50mg）和苯海拉明（造影剂注射前 1 小时口服或皮下注射 50mg）。如果患者需要急诊检查，可以给予苯海拉明（造影剂注射前 1 小时口服或皮下注射 50mg），以及给予其氢化可的松，每 4 小时静脉注射一次，直到 X 线摄影完成。

造影剂肾病　指静脉注射造影剂 48～72 小时之内发生的肾功能损害（血清肌酐增加 25% 或绝对值增加 0.5mg/dl）对于有发生造影剂肾病高风险的患者，术前 4～6 小时静滴生理盐水，术中使用低渗或等渗对比度，术后再用生理盐水静滴 6～12 小时，可以降低造影剂肾病发生的风险。注射造影剂后 48 小时可复查血肌酐评估有无肾功能损害。

导管相关的并发症　如果导管头接触到心内膜，诱发室性心律失常还是常见的，但心室颤动比较罕见。如果发生心室颤动，立即予直流电（DC）电复律。

导管接触可致斑块的破裂，可释放出粥样硬化栓子。从主动脉脱落栓子可能造成卒中或肾病。从冠状动脉脱落栓子可能导致心肌梗死。

冠状动脉夹层也是可能发生的。

穿刺相关的并发症　穿刺相关的并发症包括：
- 出血
- 血肿
- 假性动脉瘤
- 动静脉瘘
- 肢体缺血

穿刺部位出血，通常用压迫止血即可。轻微瘀伤和小血肿比较常见，一般不需要特殊的检查或处理。

一个大的或者不断扩大肿块应行超声检查，以区分血肿及假性动脉瘤。穿刺部位的血管杂音（伴有或不伴有疼痛）往往提示有动静脉瘘，这点超声可以明确。血肿通常可以自愈，一般不需要特殊治疗。假性动脉瘤和动静脉瘘通常需要压迫处理；如果持续存在则需要手术修复。

与经股动脉途径相比，经桡动脉途径介入会让患者更舒适，并且血肿或假性动静脉瘘发生的风险要低得多。

> **更多信息**
>
> ACR Manual on Contrast Media 2012American College of Cardiology Foundation/Soci-ety for Cardiovascular Angiography and Interventions Expert Consensus Document on Cardiac Catheterization Laboratory Standards Update.

冠状动脉旁路移植术

冠状动脉旁路移植术（coronary artery bypass grafting, CABG）是对不能进行血管成形并植入支架的高度狭窄或阻塞的自身冠状动脉建立旁路。由于经皮介入治疗的应用越来越多，其指征正在发生变化。

传统的 CABG 手术

传统的 CABG 的手术步骤包括经胸骨中线（正中）切开

胸骨的开胸术。通常使用心肺机建立心肺旁路(cardiopulmo-nary bypass,CPB),使心脏停搏并排空血液,以最大限度暴露手术野,利于血管吻合。心脏停搏也显著减少了心肌的氧耗。

在开始心肺旁路之前,给予患者大剂量的肝素以预防旁路回路中的血液凝固。然后阻断主动脉,注射心脏停搏液(晶体或更常见的是用血液配制)使心脏停搏,心脏停搏液也含有帮助心肌细胞耐受缺血和再灌注的成分。有时将心脏停搏液和心脏略微冷却以增强对缺血的耐受性;基于相似的理由,患者的身体通过心肺旁路机器进行冷却。

左侧乳内动脉几乎总是作为带蒂的移植物连接到左前降支上。其他移植物包括取自腿部的大隐静脉节段。偶尔也用右侧乳内动脉或非优势侧手臂的桡动脉。

血管吻合完成后,松开钳夹的主动脉,由氧合血液灌注冠状动脉,这通常能恢复心脏跳动。肝素的抗凝作用通过给予鱼精蛋白逆转。尽管有心脏保护措施,心脏停搏不是没有并发症。在再灌注时,常见心肌功能失常,导致心动过缓、心律失常(如心室颤动)和心排血量降低,治疗上应用标准方法,如起搏、除颤和正性肌力药。

住院时间一般为4~5日,除非因为并发症或共存疾病而延长。

冠状动脉旁路术并发症 并发症和传统CABG的缺点主要是:
- 胸骨切开
- 体外循环

令人吃惊的是,胸骨正中切开能够很好地耐受;然而,伤口愈合需要4~6周。并且伤口感染偶尔会导致纵隔炎或胸骨骨髓炎,在治疗上颇伤脑筋。

心肺旁路可导致数种并发症,包括:
- 出血
- 器官功能障碍
- 神经精神效应
- 卒中

心肺旁路术后出血 是一个常见问题,有许多原因,包括血液稀释、使用肝素、血小板暴露于旁路泵产生功能障碍、血管内弥散性凝血以及人工低温。

器官功能障碍 常常归因于心肺旁路装置导致的全身性炎症反应(可能是由于血液成分暴露于旁路回路中的异物);这可以导致任何系统的器官功能障碍(如肺、肾、脑、消化道)。主动脉插管、钳夹阻断及松开会引起栓子脱落导致卒中,发生率约为1.5%;心肺旁路术后的神经精神效应可能由微栓塞引起,发生率为5%~10%。

最常见的输血并发症为:
- 局部心肌缺血
- 大面积心肌缺血
- 心律失常

约1%的患者发生围术期心肌梗死。15%~40%的患者发生心房颤动,通常发生在术后2~4日。β受体阻滞剂(包括索他洛尔)和胺碘酮可减少心脏手术后房性心律失常的可能性。多达50%的患者可能发生非持续性室性心动过速。

死亡率 主要取决于患者的基础健康状况;术者及其所在医院的经验(即年手术量)也很重要。对有经验的术者,在其他方面尚属健康的患者围术期死亡率通常<1%~3%。

一个简单的计算可以归类CABG的风险为三组(低、中、高)。更高级的心脏外科手术风险在线评估计算(online cardiac surgery risk calculator)由胸外科医师协会公布。

非传统的CABG手术

新的技术通过以下方法寻求限制传统CABG的并发症
- 避免心肺旁路(非体外循环冠脉搭桥术)
- 避免胸骨正中切开(微创冠脉搭桥术)
- 以上两者都用

非体外循环冠状动脉搭桥术 特定的患者可在心脏跳动时进行血管重建,从而避免心肺旁路。有不同的装置和方法让心肌的一部分保持稳定,使手术区域保持相对静止。

非体外循环手术更常经胸骨旁或肋间的小切口进行(微创CABG),有时使用内镜或机器人辅助,但是也可能通过传统的胸骨正中切口进行,这能够提供更好的手术视野。

让心脏在手术时跳动意味着比使用心肺旁路时心肌需要更多的氧耗。因此,心脏对血流中断非常敏感,而当进行血管吻合时,中断血流是必需的,这可能会导致由病变血管供血的心肌发生缺血或梗死。有些外科医生放置一个临时的冠状动脉旁路以提供病变远端的灌注。

微创冠状动脉搭桥术 微创搭桥技术要稍许困难一些,对多支血管旁路移植特别是心脏后面的血管可能不适合。非体外循环CABG通常可以减少输血需求、缩短住院时间、节省费用,但是,有研究表明,严重并发症如死亡、心肌梗死和卒中的发生率与体外循环下CABG时相似。因此,非体外循环CABG的理论上的好处似乎并没有完全实现。

微创冠状动脉搭桥术通常在非体外循环下进行,但可以使用CPB来完成。在这种情况下,体外循环可借助于插入到动脉和静脉系统的特殊装置完成;主动脉被气囊从血管内阻断,而不是从主动脉外部夹闭。虽然避免了胸骨正中切开的并发症,该技术有着与传统技术相似的死亡率和主要围术期并发症。

超声心动图检查

超声心动图检查利用超声波来产生心脏、心脏瓣膜和大血管的图像,帮助评估心壁的厚度(如肥厚或萎缩)和运动,提供缺血或梗死的信息。超声心动图可用来评估左心室收缩和舒张功能,协助诊断左心室肥厚、肥厚型或限制型心肌病、严重心力衰竭、缩窄性心包炎和严重主动脉瓣反流。它也被用来评估心脏瓣膜的结构和功能;检测瓣膜赘生物及腔内血栓;同时还可测定肺动脉压和中心静脉压。

技术 有两种超声心动图技术:
- 经胸超声心动图
- 经食管超声心动图

经胸超声心动图(TTE) 是最常见的超声心动图的技术。TTE是将换能器置于胸骨左缘或右缘、心尖、胸骨上凹

(观察主动脉瓣、左心室流出道和降主动脉)或肋骨剑突下区。TTE 能够提供大多数重要心脏结构的二维或三维断层图像。对于 ICU 和急诊科存在活动功能障碍的危重患者(如显著心包积液和严重心功能不全),TTE 检查可在床边完成。当有经验的放射科或心脏科医师不在场时,许多 ICU 和急诊医生也可完成 TTE 检查。

经食管超声心动图(transesophageal echocardiography,TEE) 系通过位于内镜顶端的换能器经胃和食管观察心脏。当经胸超声检查存在技术上的困难,如检查肥胖患者和慢性阻塞性肺疾病(COPD)患者时,可用 TEE 评估心脏疾患。TEE 能够更好地显示小的异常结构的细节(如心内赘生物和卵圆孔未闭)和心脏后部结构(如左心房、左心耳、房间隔、肺静脉),因为这些结构距离食管比距离前胸壁更近。TEE 也可观察起于第 3 肋软骨后方的升主动脉、< 3mm 的结构(如血栓、赘生物)和人工瓣膜。

方法学 二维(切面)超声心动图最为常用,对比超声心动图和频谱多普勒超声心动图可提供额外的信息。三维超声心动图是评估手术矫正二尖瓣病变时特别有用。

超声心动图造影:即是将震荡的生理盐水(或者其他心脏超声造影剂)快速注入血液循环后作二维 TTE 检查。震荡的盐水产生微气泡,在右侧心脏产生一团回波,如果存在间隔缺损,气泡回波就会出现在左侧心脏。通常微气泡不能通过肺毛细血管床,但有一种试剂,即经声波处理过的白蛋白经静脉注射后,能通过肺毛细血管床到达左侧心脏,可勾画出心脏腔室(特别是左室)的轮廓。

频谱多普勒超声心动图:可以记录血流的速度、方向和类型。该技术对检测异常的血流方向(如反流性病变)或速度(如狭窄性病变)有帮助。频谱多普勒超声心动图不能提供心脏或其结构的大小或形状的空间信息。

彩色多普勒超声心动图:将二维和频谱多普勒超声心动图结合起来,可探知心脏及其结构的形状和大小以及经瓣膜和流出道的血流速度和方向。颜色用于编码血流方向,按照惯例,红色表示血流朝向探头,蓝色表示血流离开探头。

组织多普勒显像:使用多普勒技术测量心肌组织(而不是血流)收缩的速度。这些数据可用于计算心肌应变(心肌收缩和松弛时长度变化的百分比)和心肌应变率(长度变化的比率)。应变和应变率测定能够帮助评估收缩和舒张功能并能在负荷试验时识别心肌缺血。

三维超声心动图:采用 M 型超声心动图,多普勒血流测量和组织多普勒给予实时显示心脏解剖和功能的三维结构。这项技术的不断发展,但它的广泛应用因缺乏第三方报销而受到阻碍。

负荷超声心动图:在运动或给予药物负荷试验以后,TTE 可以代替放射性核素显像来确定心肌缺血。负荷超声心动图可检测出负荷期间因心外膜冠状动脉血流减少导致的局部室壁运动异常。在检查的同时可用计算机程序评估在静息和负荷状态下,心室收缩期和舒张期的收缩舒张情况。运动和药物负荷试验的操作步骤与放射核素的负荷试验一致,除了多巴酚丁胺而不是双嘧达莫和腺苷作为负荷试验的药物以外。

负荷超声心动图在评估主动脉瓣狭窄并发症无明显增高。负荷试验的给药方案与放射性核素负荷试验时相同。试验方案的选择通常基于可及性、操作者的经验和成本。

心电图检查

常规心电图(ECG)通过置于四肢和胸壁的正性电极和负性电极所反映的电位差,可提供心脏电活动的 12 个不同的向量观图。其中 6 个图形在垂直方向(额面导联 Ⅰ、Ⅱ、Ⅲ和肢体导联 aVR、aVL、aVF),另 6 个图形在水平方向(心前导联 V_1、V_2、V_3、V_4、V_5 和 V_6)。12 导联心电图对确立许多心脏病的诊断至关重要(表 75-4)。

表 75-4 异常 ECG 的解释

不正常成分	描述	可能的病因
P 波	不正常	左心房或右心房肥大、心房逸搏或心房异位搏动
P 波	缺失	心房颤动、窦房结静止或传出阻滞、高钾血症(重度)
P-P 间期	变动	窦性心律不齐
PR 间期	延长	Ⅰ°房室传导阻滞
PR 间期	变化	莫氏 Ⅰ 型房室传导阻滞、多源性房性心动过速
QRS 综合波	增宽	右或左束支传导阻滞、心室扑动或颤动、高钾血症
QT 间期	延长	心肌梗死、心肌炎、低钙血症、低钾血症、低镁血症、甲状腺功能减退、蛛网膜下隙出血或颅内出血、卒中、先天性长 QT 综合征、抗心律失常药(如索他洛尔、胺碘酮)、三环类抗抑郁药、吩噻嗪、其他药物
QT 间期	缩短	高钙血症、高镁血症、格雷夫斯病(Graves disease)、地高辛
ST 段	压低	心肌缺血、急性后壁心肌梗死、地高辛、心室肥厚、肺栓塞、左束支传导阻滞、右束支传导阻滞(V_1-V_3 导联,可能还有 Ⅱ、Ⅲ、aVF 导联)、过度通气、低钾血症
ST 段	抬高	心肌缺血、急性心肌梗死、左束支传导阻滞、急性心包炎、左心室肥厚、高钾血症、肺栓塞、正常变异(如运动员心脏综合征)、低温
T 波	增高	高钾血症、急性心肌梗死、左束支传导阻滞、卒中、心室肥厚
T 波	低,平坦或倒置	心肌缺血、心肌炎、年龄、种族、过度通气、焦虑、喝热或冷的饮料、左心室肥厚、某些药物(如地高辛)、心包炎、肺栓塞、传导异常(如右束支传导阻滞)、电解质紊乱(如低钾血症)
U 波	明显	低钾血症、低镁血症、缺血

- 心律失常
- 心肌缺血
- 心房扩大
- 心室肥厚（表75-5）
- 一些易于发生晕厥或猝死的疾病（如 Wolff-Parkinson-White 综合征、长 QT 综合征、Brugada 综合征）

表 75-5 心电图诊断左心室肥厚的标准

标准	表现	分值
Romhilt-Estes（5 分 = 确定左心室肥厚；4 分 = 可能左心室肥厚）	任何肢导联 R 或 S 波 ≥ 20mm 或	
	V_1 或 V_2 S 波 ≥ 30mm 或	
	V_5 见 R 波 V_6 ≥ 30mm	
	典型 LVH 的 ST-T 改变	—
	• 洋地黄	1
	• 未用洋地黄	3
	左心房改变：V_1 终末 P 波振幅 ≥ 1mm，时间 ≥ 0.04s	3
	电轴左偏 ≥ -30°	2
	QRS 时间 ≥ 90ms	1
	V_5 或 V_6 导联 QRS 起始至 R 波顶点的时间 ≥ 0.05	1
Sokolow-Lyon	V_1 S 波 + V_5 或 V_6 R 波 ≥ 35mm 或	N/A
	aVL R 波 ≥ 11mm	
Cornell	男：V_3 S 波 + aVL R 波 ≥ 28mm	N/A
	女：V_3 S 波 + aVL R 波 > 20mm	

有关心电图解释的更多信息，请参阅心律失常的概述，诊断和急性冠脉综合征的心电图改变。

标准心电图的组成

习惯上，将 ECG 曲线分为 P 波、PR 间期、QRS 波、QT 间期、ST 段、T 波和 U 波（图 75-2）。

P 波 P 波代表心房除极。在除 aVR 导联外的大多数导联，P 波是直立的。在 Ⅱ 导联和 V_1 导联可能是双相，起始成分代表右心房电活动，第二个成分代表左心房电活动。

心房增大时可产生任何一个成分或两个成分的电压增加。右心房增大时在 Ⅱ、Ⅲ、aVF 导联 P 波 > 2mm（肺型 P 波）。左心房增大时 Ⅱ 导联 P 波增宽并呈双峰状（二尖瓣 P 波）。正常情况下 P 波电轴在 0°~75°。

PR 间期 PR 间期是从心房开始除极到心室开始除极的时间。正常 PR 间期为 0.1~0.2 秒，PR 间期延长称为一度房室传导阻滞。

QRS 综合波 QRS 综合波代表心室除极。起始的向下波折是 Q 波，在其他导联 Q 波持续时间 < 0.05 秒视为正常，除 V_1 ~ V_3 导联外，在 V_1 ~ V_3 导联出现的任何 Q 波均视为异常，提示既往或现在有心肌梗死。

第一个向上的波折是 R 波，其高度或大小的正常标准并非绝对，但较高的 R 波可能由心室肥厚引起。QRS 综合波中第二个向上的波折称为 R′ 波。

如果有 Q 波，则第二个向下的波折是 S 波，如果没有 Q 波，则（R 波后）第一个向下的波折是 S 波。

依 ECG 导联、向量和心脏疾病的不同，QRS 综合波可以是仅有 R 波、呈 QS（无 R 波）、QR（无 S 波）、RS（无 Q 波）或 RSR′ 型。正常 QRS 间期是 0.07~0.10 秒。QRS 间期在 0.10~0.11 秒可能是不完全束支传导阻滞或非特异性心室内传导延迟，依 QRS 形态而定。间隔 ≥ 0.12 秒被认为是完整的束支传导阻滞或室内传导阻滞。

正常 QRS 电轴为 90°~-30°。电轴在 -30°~-90° 表示电轴左偏，见于左前分支阻滞（-60°）和下壁心肌梗死。

电轴在 90°~180° 表示电轴右偏，见于任何引起肺循环压力增高和右心室肥厚的疾病（如肺心病、急性肺栓塞、肺循环高压），有时也见于右束支传导阻滞或左后分支传导

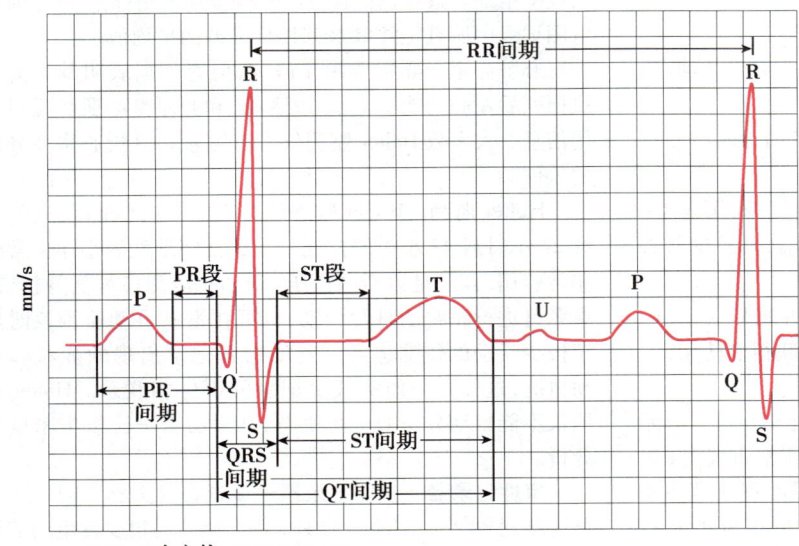

图 75-2 ECG 波形。 P 波 = 心房激活（去极化）。PR 间期 = 心房开始除极到心室开始除极的时间。QRS 波群 = 心室去极化，由 Q，R 和 S 波。QT 间期 = 从心室除极开始到心室复极结束的时间。RR 间期 = 2 个 QRS 波之间的时间间隔。T 波 = 心室复极。ST 段加 T 波（ST-T）= 心室复极。U 波 = 大概后除极心室（放松）

mm/mV　1个方格 = 0.04s/0.1mV

阻滞。

QT 间期 QT 间期是从心室除极开始到心室复极结束的时间。QT 间期须用心率进行校正，公式为：

$$QTc = QT/(RR^{0.5})$$

这里 QTc 是校正的 QT 间期，R-R 间期是 2 个 QRS 综合波之间的时间。所有间期的长度均以秒表示。尖端扭转型室性心动过速的发生与 QTc 间期延长关系密切。由于 T 波的结束常常不清晰或者 T 波后跟随有与其融合的 U 波，QTc 的计算常有困难。许多药物与 QT 间期延长密切关联（见 QTdrugs.org）。

ST 段 ST 段表示心室肌除极完成。正常时与 RP（或 TP）段代表的基线平齐，或轻微偏移。

ST 段抬高可由下列原因引起：
- 早期复极
- 左心室肥厚
- 心肌缺血和梗死
- 左心室壁瘤
- 心包炎
- 高钾血症
- 低体温症
- 肺栓塞

ST 段压低可由下列原因引起：
- 低钾血症
- 地高辛
- 心内膜下心肌缺血
- 急性心肌梗死的对应性改变

T 波 T 波反映心室复极。T 波的方向通常与 QRS 综合波相同（一致）。方向相反（不一致）可能表示过去或现在的梗死。T 波通常是平滑圆顶形，但在低钾血症和低镁血症（似应为低钙血症，译者注）时振幅可能会降低，而在高钾血症和低钙血症（似应为低镁血症，译者注）时则可能变尖。

U 波 U 波常见于低钾血症、低镁血症或缺血的患者。也常见于正常人。

特殊 ECG 检查

标准 12 导联 ECG 仅代表一段短时间的心脏电活动，改进的方法能提供额外的信息。

附加的心前导联 额外的胸导联用于帮助诊断右心室和后壁心肌梗死。

右侧导联放在右胸，是左侧标准导联的镜像，用 V_{1R}～V_{6R} 表示。有时仅用 $V_{1R}V_6$，有时可用导联 V_{4R}，其对诊断右心室梗死最敏感。

附加的左侧导联置于第 5 肋间隙，V_7 在左腋后线上，V_8 在左肩胛线上，V_9 在左脊柱旁线上。这些导联很少使用，但是可以帮助诊断真正的后壁心肌梗死。

食管导联 食管导联比体表导联更接近左心房。当标准导联 P 波不清楚并且识别出心房电活动非常重要时，如必须区别宽 QRS 心动过速是起源于心房还是心室或是怀疑有房室分离时，可以选择食管导联。食管导联也可用来监测心脏手术中心肌缺血或在心脏停搏时识别出心房电活动。放置导联时让患者咽下电极，然后与标准心电图机连接，通常是与 II 导连接口连接。

信号平均心电图 信号平均心电图是对几百个心脏周期的 QRS 波形进行信号平均产生的数字化综合，以检测出 QRS 综合波终末部的高频、低振幅电位和微电流。这些异常发现代表异常心肌的缓慢传导区域，提示折返性室性心动过速的危险增加。

信号平均心电图仍然是一个重要的实验研究方法，但偶尔也会应用于临床，用来评估心脏猝死的危险性（如已知显著心脏疾病）。在低猝死风险的人群中，信号平均心电图似乎最有用，但在高猝死风险的患者中，其价值尚不肯定。

信号平均技术也正应用于其他心脏疾病的调查，如心肌梗死后的状态、心肌病、Brugada 综合征、室壁瘤，以及手术后心律失常的评估。该技术也用于评估抗心律失常药物的致心律失常作用和检测心脏移植的排斥反应。

P 波信号平均作为识别患者发生心房颤动危险的一种手段正在研究中。

连续 ST 段监测 连续 ST 段监测用于缺血和严重心律失常的早期发现。监测可以自动化（有专门的电子监测仪）或在临床上通过进行系列心电图检查完成。适应证包括急诊室对恶化型心绞痛的监测，经皮介入术后的评估，术中监测以及术后监护。

QT 离散度 QT 离散度（12 导联心电图上最长和最短 QT 间期的差）用来评估心肌复极的不均一性。QT 离散度增加（≥100ms）提示由心肌缺血或纤维化导致的心肌电不均一性，伴随折返性心律失常和猝死的危险增加。QT 离散度可预测死亡危险，但由于常有测量误差，患病和不患病者的 QT 离散度有相当大的重叠范围，没有公认的参考标准，以及有其他有效的危险预测指标，因而本检查未能广泛应用。

心率变异性 心率变异性反映支配心脏的交感和副交感（迷走）神经冲动之间的平衡。心率变异性下降表示迷走神经冲动减少和交感神经冲动增加，预示心律失常和死亡的危险增加。最常用的评估心率变异性的指标是 24 小时心电图记录中所有正常 R-R 间期标准差的平均值。

心脏心率变异主要用于研究，但有证据表明其可为心肌梗死后左心功能不全，心脏衰竭，和肥厚型心肌病提供有用信息。大多数 Holter 监测仪带有测量和分析心率变异性的软件。

Holter 监测 Holter 监测是对心电图或（和）血压的连续 24 小时或 48 小时的监测。在评估间歇性的心律失常时非常有用，其次是诊断高血压。Holter 监测仪可随身携带，患者可进行正常的日常活动，也可在没有自动监测仪时用于极少活动的住院患者。要求患者记录出现的症状和活动情况，这样可与监测仪上记录的事件相联系。Holter 监测仪不能自动分析心电图资料，其后需由一位医生来进行分析。

事件记录器 事件记录器可佩戴在身上达 30 日之久，可检测到 24 小时 Holter 监测也许会漏掉的很少发生的节律异常。记录器可以连续工作，也可以在症状发生时由患者自行启动。循环记忆体可将启动前后数秒或数分钟的信息储存下来。患者可将心电图资料通过电话或卫星传输给医生阅读,有些严重的事件也可自动传输。如果患者有严重事件(如晕厥)且发生的间隔>30日,可将事件记录器埋置于皮下(可植入的环形记录器),它可用一块小的磁铁进行启动。皮下事件记录器的电池寿命是36个月。

无线跟踪显示器 单通道心律监测的一个新选择是一个小的、可跟踪的、无线和一次性防水装置,并可戴在胸前。这个装置的一个连续记录心律的周期长达2周。另一个设备功能类似于一个事件记录器;患者经历任何潜在的心律失常相关症状(如心悸,头晕)时,按压装置上的按钮,此时可记录存储事件发生前45秒直到事件发生后15秒的ECG数据,然而,与事件记录器不一样的是,该装置是不能自行传输与实时报告的。

更多信息

University of Utah ECG Learning Center Credible Meds QT Drugs Lists

电生理检查
(EPS)

进行电生理检查时,通过右侧或左侧心导管术在全部4个心腔内置入记录和刺激电极。从右心房或左心房进行心房起搏,从右心室心尖部或右心室流出道进行心室起搏,并记录心脏的传导。有多种不同的标测技术可以应用。程序刺激技术可用于诱发和终止折返性心律失常。

电生理检查主要适用于评估和治疗心律失常。
- 严重
- 持续
- 难以捕捉

这些检查可用于做出主要的诊断,评估抗心律失常药的效果,或在进行导管射频消融前标测心律失常的病灶位置。

心脏影像学检查

标准的影像学检查包括:
- 超声心动图
- 胸部X线
- 计算机体层摄影
- 磁共振显像
- 各个放射性核素技术

由于心脏不停地搏动,标准CT和MRI的应用价值有限,但是快速CT和MR技术可提供有用的心脏图像,有时在显像时给患者使用药物(如一种β受体阻滞剂)以减慢心率。

此外,使用**心电门控**的同步图像记录(又称作重建),可以使用几个心动周期的信息来创建心动周期某个选定点的单一图像。

使用ECG在想要得到数据的心动周期某个部分触发X线的ECG门控比不用ECG门控时的X线曝光量更少,并且不中断X线。

胸部X线 胸部X线检查在刚开始进行心脏病的诊断时有用。后前位和侧位片可提供心房和心室的大小和形状,以及肺血管床的情况。但对心脏结构和功能的精确了解几乎总是需要进一步的检查。

CT 螺旋CT:可用于评估心包炎、先天性心脏病(特别是异常动静脉连接)、大血管疾病(如主动脉瘤、主动脉夹层)、心脏肿瘤、急性肺栓塞、慢性肺血栓栓塞性疾病和致心律失常性右心室发育不良。然而,CT需要用不透射线的造影剂,这可能会限制其在肾功能损害的患者中应用。

电子束CT:以前称为超高速CT或电影CT,与传统CT不同,不使用移动的X线源和靶,其X线束的方向由磁场控制,由一排静止的探测器阵列进行检测。由于不需要移动机器,可以在几分之一秒内获得图像(可以选取心动周期的某个特殊点进行成像)。

电子束CT主要用于检测和定量冠状动脉钙化这一动脉粥样硬化的早期征象。然而,电子束CT的空间分辨率很差,不能用于非心脏疾病的诊断,因此,新的标准CT技术用于心脏病的诊断更可取。

多排探测器CT(MDCT):使用≥64个探测器,扫描时间非常快;某些先进的机器可在1个心搏内生成图像,尽管通常需要30秒。双源CT在1个吊架上使用2个X线源和2个多排探测器阵列,使得扫描时间减少一半。这两种设备似乎都能识别冠状动脉钙化和血流限制型(即>50%狭窄)冠状动脉阻塞。通常要使用静脉造影剂,尽管非增强扫描能够查出冠状动脉钙化。

MDCT作为代替冠状动脉造影的非侵入性方法,现在主要用于负荷显像试验结果不确定的患者。MDCT的主要价值是排除冠状动脉疾病的低或中度风险者的临床明显的冠状血管疾病。然而,辐射剂量很大,约为15毫西弗(mSv,拍一张胸片的辐射剂量为0.1mSv,冠状动脉造影为7mSv),新的影像技术可以降低放射剂量至5~10mSv。存在高密度的钙化斑块时会产生图像伪差,干扰对图像的解释。

MRI 标准MRI在评估心脏周围区域时有用,特别是纵隔和大血管(如研究动脉瘤、动脉夹层和狭窄)。由ECG门控获得的图像,其分辨率可达到CT或超声心动图的水平,清楚地勾画出心肌壁的厚度和运动、心腔容积、腔内肿块或血块以及瓣膜平面。

在注射一种顺磁性造影剂(钆-二乙烯三胺五醋酸,Gd-DTPA)后进行**序列**MRI所获心肌灌注图像的分辨率高于核素显像。MRI通常被认为是测量心室体积以及射血分数最准确和可靠的方法。然而,肾功能损害的患者在使用钆造影剂后,可能会发生肾源性系统性纤维化,这是一种潜在性威胁生命的疾病。

当应用造影剂完成MRI后,可获得梗死的大小和位置的三维信息,并且可测量心腔内的血流速度。通过给予正性肌力药物多巴酚丁胺评估心肌组织的收缩反应或使用造影剂(如Gd-DTPA,它通过完整的细胞膜排出细胞外),可以评估心肌的存活性。MRI可以区分心肌瘢痕和炎症性水肿。在马方综合征患者中,MRI测量升主动脉扩张直径比超声心动图更准确。

磁共振血管造影（MRA）用于评估感兴趣血管的血管容积（如胸部或腹部血管），可同时评估所有的血流。MRA可用于检测颈动脉、冠状动脉、肾动脉或周围动脉的动脉瘤、狭窄或阻塞。正在研究应用该技术检测深静脉血栓形成。

正电子发射断层扫描 PET可以显示心肌灌注和代谢，有时被用于评估心肌活力，或者被应用于产生模糊图像的单光子发射CT（SPECT）检查之后或者非常肥胖患者，以评估心肌灌注。

灌注药物 是被用来跟踪输入的特定区域的血流量，并在有助于发现静息状态下心肌灌注缺损。用于测定灌注的显像剂包括（^{11}C）二氧化碳、（^{15}O）水、（^{13}N）氨和铷（^{82}Rb）。只有^{82}Rb不需要现场回旋加速器。

代谢剂 是一种非放射性类似物，可被吸收并通过细胞代谢的正常生物物质，包括：

- 氟-18[^{18}F]标记的脱氧葡萄糖（FDG）
- ^{11}C醋酸

FDG 检测缺血条件下增强的葡萄糖代谢，因而能从瘢痕组织区分缺血但仍存活的心肌。灵敏度比心肌灌注显像更高，因此FDG成像的临床意义更大，因为对发现有存活心肌的患者选择血运重建获益更大，而对只是瘢痕患者，选择血运重建则没有意义。该用途可能为费用昂贵的PET找到理由。^{18}F的半衰期足够长（110分钟），通常不需要在现场生产。应用传统的SPECT照相机进行FDG显像的技术将会使FDG显像得到广泛应用。FDG也被用来检测炎性心血管病症（如起搏器导线感染，主动脉血管炎，心肌结节病）。

^{11}C 醋酸盐 的摄取似乎反映了心肌细胞总的氧耗。对^{11}C醋酸盐的摄取不依赖像血葡萄糖水平这样容易变化的因素，血糖浓度可影响FDG的分布。对预测介入治疗后心肌功能的恢复，^{11}C醋酸盐显像要优于FDG显像。然而，由于半衰期只有20分钟，^{11}C必须使用现场回旋加速器生产。

经皮冠状动脉介入术
（PCI）

经皮冠状动脉介入术（PCI）包括植入或不植入支架的经皮经腔冠状动脉血管成形术（PTCA）。主要适应证是治疗：

- 心绞痛（稳定或不稳定）
- 心肌缺血
- 急性心肌梗死（特别是在形成或已发生心源性休克时）

在疼痛发生90分钟内进行PTCA和支架植入是透壁ST段抬高心肌梗死的最佳治疗。择期PCI适用于心肌梗死后有反复心绞痛发作或在出院前可诱发出心绞痛，以及心绞痛患者虽经药物治疗但仍有症状者。

经皮经腔血管成形术（PTA）用于治疗周围动脉疾病。

操作步骤 PTCA通过穿刺股动脉、桡动脉或肱动脉施行。桡动脉途径在技术上比股动脉途径难度更高些，但可以减少患者的不适，缩短术后卧床时间，并降低并发症的发生率（如出血、假性动脉瘤形成）。

将指引导管插入大的周围动脉送至冠状动脉开口。在X线透视或血管内超声的指引下，将顶端带球囊的导管送至狭窄处，然后使球囊充气将粥样硬化斑块挤碎从而扩大动脉管腔。在PTCA后再次行冠脉造影以记录所发生的改变。根据需要通常可对2~3支血管进行PTCA。

支架 支架在以下情况下最为有用

- 先前未行PTCA的较大自身冠状动脉的短病变
- 大隐静脉桥的局灶性病变
- PTCA时血管急性闭塞的治疗

目前支架广泛应用于急性心肌梗死、开口或左主干病变、慢性完全阻塞性病变以及分叉病变中。

支架类型 裸金属支架（BMS）有镍钛合金制成。药物洗脱支架（DES）在金属支架上结合有药物（如第一代药物：西罗莫司，紫杉醇；第二代药物：依维莫司、佐他莫司）来抑制新生内膜增殖以减少再狭窄的风险。使用放射性颗粒的放射性支架或冠脉支架腔内放射（近距离放射治疗）并没有证明治疗再狭窄有效。生物可降解的支架目前正在临床试验中。

抗凝及其相关治疗 各种各样的抗凝方案在进行血管成形术时或之后被用于减少球囊扩张部位的血栓发生率。在不稳定性非ST段抬高心肌梗死的患者，噻氯吡啶氯吡格雷和血小板糖蛋白Ⅱb/Ⅲa抑制剂是标准治疗。PCI后减少支架内血栓形成的风险，噻吩并吡啶（通常与阿司匹林的组合）至少持续使用9~12个月，直到支架内皮化。钙通道阻断剂和硝酸盐可降低冠状动脉痉挛的危险。

禁忌证

PCI相对禁忌证包括：

- 缺少心脏外科支持
- 无保护左主干严重狭窄病变，左前降支缺乏自身侧支或既往搭桥侧支的供血
- 凝血功能障碍
- 高凝状态
- 无局限性狭窄的弥散性病变
- 向全部心肌供血的单支病变血管
- 冠状动脉完全阻塞
- <50%的狭窄

虽然缺乏心脏外科的支持有时PCI被认为是绝对禁忌的，许多专家主张，当STEMI迫切需要血管重建时，即使没有外科支持，在经批准的导管室，有经验的操作人员应该实施PCI。

虽然旁路移植术是无保护主干病变的首选方案，但PCI术在某些人群中正得到越来越广泛的应用。

并发症

PTCA和支架植入的主要并发症有：

- 标准心导管及冠状动脉造影并发症
- 血栓和远端栓塞
- 再狭窄
- 动脉夹层
- 抗栓治疗导致的出血

在所有血管造影操作中，PCI导致造影剂肾病（与造影

剂的量及操作时间有关）的危险性最高，对已存在肾功能不全的患者在手术前进行水化，使用非离子型造影剂或者血液滤过能使危险性降低。

进行冠状动脉造影，不做血管成形或支架植入，死亡、心肌梗死和卒中的危险更大。

PCI 术后死亡率与患者条件和医师的操作技术有关不断修订的评分系统可帮助医生确定 PCI 术后死亡风险，也可为咨询两种治疗方案（PCI VS 药物治疗）利弊提供帮助。

血栓形成 支架内血栓形成导致完全堵塞，并随时可能发生：
- 急性（手术期间或手术后）
- 亚急性（30 日内）
- 晚期（>30 日）

支架血栓形成可能是由于支架膨胀不全或没有放在正确位置、中断双联抗血小板治疗（如依从性差、需施行非心脏手术），或两者皆有。很少的情况下，支架可使冠状动脉内凝块脱落（如可发生在急性心肌梗死），导致远端血管栓塞，引起心肌梗死。远端保护的策略（如使用一个气球暂时阻断动脉内的血流，然后吸取栓子，在病变远端放置小的滤器捕捉栓子）可能会改善桥血管 PCI 术的预后，但这么操作也并不常见。

单独用气囊血管成形术，急性血栓形成的风险是 5%~10%。

支架的使用几乎消除了 PCI 术后紧急冠状动脉旁路移植术的需求，术后急性血栓和亚急性血栓的风险<1%。然而，药物涂层支架会增加晚期支架内血栓形成的风险，3 年内大约每年为 0.6%。

再狭窄 再狭窄一般是由于胶原沉积产生，因此在手术数周以后才出现；可能会造成血管部分阻塞，少见情况下也会造成血管完全阻塞。

单纯 PTCA 术，亚急性再狭窄的危险约为 5%，总的再狭窄率约为 30%~45%。

支架植入后，亚急性再狭窄发生率<1%。使用金属裸支架，晚期再狭窄率是 20%~30%。用药物涂层支架使晚期再狭窄的危险降至 5%~10%。

动脉夹层 动脉夹层通常会很快被发现，因为造影剂填充时会出现各种异样的造影图像。植入另一个支架经常重新打开夹层的血管。

放射性核素显像

放射性核素显像使用一种特殊的探测器（γ-照相机）在注射放射性物质后产生这个试验是为了评估。
- 冠状动脉疾病
- 心瓣膜病
- 先天性心脏病
- 心肌病
- 其他心脏疾病

放射性核素显像比类似的 X 线检查对患者的辐射要小。然而，由于放射性物质在体内的短暂存留，在检查后的几天里，患者可能触发先进的放射性报警器（如在机场）。

单光子发射计算机断层显像（SPECT）

产生 2 维图像的平面技术，已经很少使用；SPECT 使用了旋转的摄像系统和层析重建，以产生三维图像，这在美国更常见。应用多探头 SPECT 系统，显像常可在≤10 分钟内完成。负荷和延迟显像的肉眼比较可通过定量显像来补充。SPECT 可以识别以下情况：
- 下壁和后壁异常
- 小的梗死区域
- 梗死相关血管

可对梗死和存活的心肌进行定量，以帮助确定预后。

心肌灌注显像

在心肌灌注显像时，静脉注射的放射性核素被心肌的摄取大致与心肌血供成正比例；因此，心肌摄取减少的区域表示相对或绝对缺血的区域。

由于软组织重叠所致的心肌活性减弱可能会导致假阳性。由女性乳房组织所致的心肌活性减弱尤其常见。由膈肌和腹腔内容物所致心肌活性减弱，在男性和女性均可导致假性下壁缺损，但在男性更常见。^{99m}Tc 的心肌活性减弱比 ^{201}Tl 更常见。

适应证 心肌灌注显像用于联合负荷试验
- 评估患者来源不明的胸痛
- 冠状动脉造影明确提示冠状动脉狭窄时，冠脉血管的功能评估
- 冠状动脉造影明确提示侧支血管时，侧支循环的功能评估
- 评估再灌注干预的成功［如冠状动脉旁路移植术（CABG），经皮介入治疗，溶栓］
- 心肌梗死估计预后

在急性心肌梗死后，进行心肌灌注显像能帮助评估预后，这是因为它能显示由于急性心肌梗死导致的灌注异常、由先前的梗死所致的瘢痕的范围以及残余的梗死周围和其他区域的可逆性缺血。

方案和造影剂 根据造影剂可选择不同检查方案，包括：
- 放射性铊-201（^{201}Tl）
- 锝-99m（^{99m}Tc）标记（甲氧基异丁基异腈，替曲膦和替肟锝）
- 碘-123（^{123}I）标记的脂肪酸
- ^{123}I-间碘苯甲胍

放射性铊-201（^{201}Tl） 作为钾的类似物，是负荷试验最早使用的示踪剂。在负荷达到高峰时注射 ^{201}Tl，并用 SPECT 进行显像，4 小时后注射初始剂量的 1/2，并再次进行 SPECT 显像。该方案的目的是评估适合进行介入治疗的可逆性灌注缺损。负荷试验后，由于狭窄冠状动脉灌注区域 ^{201}Tl 的摄取相对降低，出现正常冠状动脉和狭窄冠脉远端灌注的不平衡。不管是运动负荷还是药物负荷，^{201}Tl 负荷试验检测冠心病的敏感性均相似。

锝-99m（^{99m}Tc） 已被开发作为心肌灌注标记物，这是由于 ^{201}Tl 的 γ 射线显像效果不够理想。标志包括异丁基异腈（常用），替曲膦和 teboroxime（表 75-6）。试验方案包括 2

日负荷-静息、1日静息-负荷和1日负荷-静息方案。有些方案应用双核素(^{201}Tl和^{99m}Tc),虽然这种方法费用很大。用这些标记物的任何一种,敏感性约为90%,特异性约为71%。

表75-6 锝-99m心肌灌注标记物

标志物	特征
^{99m}Tc-甲氧基异丁基异腈	心肌摄取速度比铊慢,但心肌洗脱极少,因而时间上较为灵活;有急性症状的患者可立即注射^{99m}Tc-MIBI,数小时后再进行显像
	心肌摄取依赖于心肌血流甚于存活心肌;血流少的存活区域可能会误为瘢痕
	检查可在1日内或分2日进行,先在负荷时给予一次小剂量,接着在静息时给予一次较高的剂量
	应用心电图门控显像可评估室壁运动,室壁增厚和射血分数
^{99m}Tc替曲膦	与锝-99m-甲氧基异丁基异腈相似
^{99m}Tc替肟锝	首过的心肌摄取率很高,洗脱迅速;心肌峰活性的1/2在10min内消失
	由于其快速的药物动力学,进行平板运动试验非常困难
	初步研究提示应用药物负荷的负荷再分布检查可在15min内完成。冠状动脉疾病可通过分析在静息时注射的示踪剂经心肌的洗脱来检测,而不需要负荷

对2日方案来说,如果最初负荷试验显示没有异常灌注的证据,则静息显像可省去。当使用更高剂量^{99m}Tc(c>30mCi)时,可在灌注显像的同时以首次通过法进行心功能检测(心室造影)。

其他放射性检查包括^{123}I标记的脂肪酸,在心肌缺血部位产生冷区;枸橼酸镓-67(^{67}Ga),在活动性炎症部位积聚(如在急性炎症性心肌病时);以及^{123}I间碘苄胍,是一种由交感神经系统的神经元摄取和储存的神经递质类似物,在研究中用于评估心力衰竭、糖尿病、嗜铬细胞瘤、某些心律失常和致心律失常性右心室发育不全。

心肌梗死热区显像

心肌梗死热区显像使用在心肌坏死区积聚的放射性核素标记的标记物,如^{99m}Tc-焦磷酸盐和抗肌凝蛋白[铟-111(^{111}In)标记的心肌肌凝蛋白抗体]。通常在急性心肌梗死后12~24小时出现阳性显像,持续时间约1周;如果心肌梗死后心肌坏死继续或形成室壁瘤,则可能会持续阳性。由于心肌梗死的其他诊断试验(如生物标志物)更易获得且费用较低,以及心肌梗死热区显像除提供梗死大小外并不能提供预后信息,目前该技术已很少应用。

放射性核素心室造影

放射性核素心室造影用于评估心室功能。可用于评估冠状动脉病(CAD)、瓣膜性心脏病和先天性心脏病在静息或运动时的射血分数。对于使用有心脏毒性的癌症化疗药(如蒽环类)的患者,有些医生更喜欢用该方法系列评估其心功能。然而,放射性核素心室造影已基本上被超声心动图代替,后者费用低,没有放射线暴露,而且理论上可以同样精确地测定射血分数。

经静脉注射^{99m}Tc标记的红细胞。左心室(LV)和右心室(RV)功能可以评估:
- 首次通过法(一种对逐个心搏进行分析的方法)
- 在数分钟时间里用门控(心电图同步)血池显像(多门控采集)评估

无论是休息时或运动后均可进行研究。首过研究相对快速简易,但多门控采集提供了更好的图像和更广泛的应用。

应用首过法时连续显像8~10个心动周期,此时显像剂与血液混合并从中心循环通过。首过法是评估右心室功能和心内分流的理想方法。

在多门控采集显像时,显像与心电图的R波进行同步。在每个心动周期内的各个短暂时间里序列采集多个图像共5~10分钟。经计算机处理产生心动周期各个部分的平均血池影像,然后合成为模拟心脏搏动的连续电影图像。

多门控采集显像能对许多心室功能指数进行定量,包括局部室壁运动,射血分数(EF)、每搏量与舒张末期容积的比值、射血和充盈速率、左心室容积,以及相对容量超负荷指数(如左心室和右心室每搏量的比值)。EF最为常用。静息多门控采集显像几乎无风险。静息多门控采集显像用于系列评估多种不同心脏病(如瓣膜性心脏病)的右心室和左心室功能,监测使用潜在心脏毒性药物(如多柔比星)的患者,以及评估冠心病或心肌梗死患者行血管成形术和CABG的效果。由于心律失常时正常的心动周期很少,心律失常是相对禁忌证。

左心室造影 多门控采集显像可用于检出左心室室壁瘤,对典型的前壁或前壁心尖部真性室壁瘤的敏感性和特异性>90%。传统的门控血池显像对左心室下后壁室壁瘤的显示不如对前壁和侧壁室壁瘤好,需要在其他体位观察。门控SPECT显像所需要时间(使用多探头照相机时20~25分钟)比单一的平面门控显像(5~10分钟)要长,但可观察到心室的所有部分。

右心室造影 多门控采集显像用于评估有肺部疾病或可能会累及右心室的左心室下壁梗死的患者。通常情况下,右心室射血分数(大多数技术方法40%~55%)比左室射血分数低。许多患有肺动脉高压的患者和右心室梗死或心肌病累及到右心者RVEF低于正常。特发性心肌病通常以双心室功能障碍为特性,与典型的冠心病不同,后者导致左心室功能障碍要比右心室功能障碍多。

评估瓣膜 使用静息-负荷方案的多门控采集显像能评估导致左心室容量负荷过重的瓣膜性心脏病。在主动脉瓣反流患者,静息EF减低或运动时EF无增加是心功能恶化的征象,提示可能需要修复瓣膜。多门控采集显像也能用于计算任何瓣膜反流的反流分数。正常时二个心室的每搏量是相等的。然而,在左侧心脏瓣膜反流的患者,左心室每搏量超过右心室,超过的部分与反流成比例。因此,如果右心室正常,可从左心室与右心室的每搏量比值计算出左心室的反流分数。

分流评估 应用多门控采集显像和从市场购买的计算机程序,可用以下两种方法对先天性分流的大小进行定量:一个是每搏量比值;另一个是在显像剂首次通过时,计算异常的早期肺再循环放射性与总肺放射性的比值。

负荷试验

进行负荷试验时,在增加心脏需氧的诱发发作期间应用心电图以及经常用到的显像方法监测心脏,以便识别出有梗死潜在危险的缺血区域。心率增加到按年龄预计的最大值的85%(目标心率)或直到出现症状为止(视两者哪个先出现)。压力测试是用于:

- 诊断冠状动脉疾病(CAD)
- 已知 CAD 的患者危险分层
- 监测已知 CAD 患者

静息时有足够血供的 CAD 患者,在运动或其他负荷下心脏氧需增加时,可能会血供不足。

与心导管术相比,负荷试验的侵入性小,费用少,检查的是血流的病理生理学异常;但对事件概率低的 CAD 患者,其诊断的精确性较差。负荷试验能够确认在导管术中经冠状动脉造影发现的冠状动脉解剖异常的功能重要性。由于没有造成显著狭窄的冠状动脉斑块(即在负荷试验时没有导致缺血)仍然会破裂导致急性冠脉综合征,正常的负荷试验结果并不能保证将来不发生心肌梗死。

负荷试验的危险包括心肌梗死和猝死,发生率大概是1/5 000。负荷试验有一些绝对和相对禁忌证。

运动负荷试验绝对禁忌证包括:

- 急性冠脉综合征(心肌梗死 48 小时以内或未能控制的不稳定型心绞痛)
- 主动脉夹层(急性)
- 有症状的或严重的主动脉瓣狭窄
- 有症状的或血流动力学不稳定的心律失常
- 失代偿性心力衰竭
- 心肌炎急性期
- 心包炎急性期
- 若急性可为肺栓塞
- 肺梗死急性期

运动负荷试验的相对禁忌证包括:

- 高度房室传导阻滞
- 缓慢性心律失常
- 电解质失平衡
- 高血压(收缩压>200mmHg 或舒张压>110mmHg)
- 肥厚型梗阻性心肌病
- 由于精神或体力受损而不能达到足够运动量者
- 中重度心脏瓣膜狭窄
- 左冠状动脉主干狭窄
- 全身性疾病
- 快速性心律失常

负荷试验方法学

可增加心脏耗氧量的方法包括:

- 运动
- 药物

患者在试验前 4~6 小时必须禁食。黄嘌呤化合物(如氨茶碱、茶碱、咖啡因)可使双嘧达莫负荷试验时产生假阴性,因此在检查前 24 小时应避免应用此类药物(包括茶、咖啡、可、巧克力、能量补充剂及饮料、含咖啡因苏打饮料)。

运动负荷试验 与药物相比,之所以更愿意选择运动负荷试验,是因为它能更近似地复制出诱发心肌缺血的紧张性刺激。通常,按照 Bruce 方案或类似的运动方案,患者在传统的活动平板上行走,直至达到目标心率或出现症状。Bruce 方案每 3 分钟增加一次活动平板的速度和坡度。

药物负荷试验 药物负荷试验通常在患者不能在活动平板上行走足够长的距离以达到目标心率的情况下应用,包括适应不良、骨骼肌疾病、肥胖、周围动脉疾病或其他情况。静脉使用的药物有双嘧达莫、类伽腺苷、腺苷和多巴酚丁胺。

双嘧达莫:增强内源性腺苷的作用,导致冠状动脉扩张。它增加正常冠状动脉的血流,但不增加狭窄远端的冠状动脉血流,产生从狭窄冠状动脉"窃血"的现象,从而引起心肌灌注不平衡。双嘧达莫导致的缺血或其他不良反应(如恶心、呕吐、头痛、支气管痉挛)大约发生在10%的患者,不过这些作用可以通过静脉注射氨茶碱逆转。严重不良反应的发生率<1%。禁忌证包括哮喘、极重度主动脉瓣狭窄和体循环低血压(收缩压<90mmHg)。

腺苷:的作用与双嘧达莫相同,但腺苷在血浆中降解很快,必须连续静脉输注给药。不良反应包括短暂的潮红、胸痛、心动过速停止给药即可逆转这些不良反应。

类伽腺苷:是更具选择性的腺苷激动剂,不劣于双嘧达莫或腺苷,而且具有较少的不良反应,并更易于给药。

多巴酚丁胺:具有变力、变时及血管扩张作用,主要用于双嘧达莫和腺苷有禁忌(如患者有哮喘、二度房室传导阻滞)或进行超声心动图检查时。在下列情况下应用多巴酚丁胺需要小心谨慎:严重高血压或心律失常、左心室流出道梗阻、既往有多部位心肌梗死或急性心肌梗死。

负荷试验诊断方法学

有几种显像技术可以检测运动或药物负荷后的心肌缺血。

- ECG
- 核素心肌灌注显像
- 超声心动图

ECG:心电图总是和负荷试验结合起来以诊断 CAD 并帮助确定预后。单独负荷心电图(即没有放射性核素显像或超声心动图)最适宜的患者包括:

- 年龄及性别相关的冠状动脉疾病似然比
- 休息时心电图正常

诊断包括对 ST 段变化(反映全部心内膜下缺血)、电压变化和患者症状的评估。

平均敏感性为 67%,平均特异性为 72%。女性的敏感性和特异性较低,这可能是部分由于青中年女性 CAD 的发病率较低的缘故。ST 段压低越明显,预后越差。

核素心肌灌注显像 核素心肌灌注显像比心电图负荷试验更加敏感（85%～90%）和特异（70%～80%），两个测试相结合的结果增加了冠状动脉疾病诊断的敏感性。

心肌灌注显像特别适用的患者
- 患者基线心电图异常在负荷试验时可能会干扰对心电图变化作出解释（如束支传导阻滞、固定频率起搏器、应用洋地黄制剂者）
- 对心电图运动试验时假阳性率很高的患者（如绝经前女性、二尖瓣脱垂）

在外科医生选择病变进行搭桥或用经皮冠状动脉成形术进行扩张时，这种显像检查能帮助确定由冠状动脉造影发现的冠状动脉狭窄的功能意义。

超声心动图 超声心动图不仅提供血流灌注的信息，在需要更多信息时非常有用。超声心动图检测到的室壁运动异常是局部缺血的征象，同时应用多普勒技术可帮助评估导致缺血或由缺血引起的瓣膜疾病，或者瓣膜疾病与缺血无关，但是值得同时评估。

典型情况下，超声心动图检查是在活动平板试验前和试验之后立即进行，或者在静脉输注多巴酚丁胺时进行。

超声心动图检查的便携性相对好一些，没有电离辐射、采集数据的时间短，费用不高，但肥胖患者、慢性阻塞性肺疾病（COPD）并有肺气肿的患者检查时有困难。在由专家进行检查时，负荷超声心动图的预测价值与负荷核素心肌灌注显像检查相似。

放射性核素心室造影 放射性核素心室造影偶尔与运动负荷试验一起应用以代替超声心动图来评估运动时的射血分数（EF），后者是CAD患者最好的预后判断指标。

正常情况下运动时的EF比休息时至少要高5%。心室功能不全（如在瓣膜性心脏病、心肌病或CAD时）可导致运动EF低于基线EF或运动EF不增加。

在CAD患者，运动EF为40%～49%时，8年生存率是80%；运动EF为30%～39%时，8年生存率是75%；运动EF<30%时，8年生存率是40%。

直立倾斜试验

直立倾斜试验是用来评价晕厥：
- 发生于表观健康的人
- 心脏和其他检查未能确诊的老年患者

直立倾斜试验造成最大限度的静脉血贮积，这会触发血管迷走性（神经心源性）晕厥，重现与其相伴随的症状和体征（恶心、头昏、苍白、低血压、心动过缓）。

操作过程
禁食一夜后，将患者置于一端有一脚踏板的可倾斜的平面上，并用一根带子经过患者的腹部将其位置固定好，建立静脉通路。患者保持仰卧位15分钟后，使平面直立倾斜，角度达60～80°，保持45分钟，监测症状和生命体征。

禁忌证 其相对禁忌证包括：
- 重度主动脉瓣狭窄
- 重度二尖瓣狭窄
- 肥厚型心肌病
- 冠心病

解释
如果发生血管迷走性症状，则确定为血管迷走性晕厥。如果不发生症状，可给予药物（如异丙肾上腺素）诱发。注意：异丙肾上腺素不可用于肥厚型心肌病或严重CAD的患者。依所用的方案不同，敏感性从30%到80%不等，假阳性率10%～15%。

血管迷走性晕厥发生时，心率和血压通常都下降。有些患者仅有心率下降（心脏抑制型），另一些患者仅有血压下降（血管抑制型）。其他提示可能为其他诊断的反应包括收缩压和舒张压逐渐下降而心率改变很小（自主神经功能障碍型）、心率显著增加（>30次/分）而血压改变很小（体位性直立性心动过速综合征），以及发生晕厥但无血流动力学改变（精神性晕厥）。

76. 心律失常和传导障碍

正常心搏以规律的、协调的方式出现，心肌细胞所产生电冲动和传播，以其独特的心电特性触发一连串有组织的心肌收缩。心律失常和传导障碍是由于这些电冲动的产生或传导异常或两者兼而有之所引起。

任何心脏疾病，包括先天性结构异常（如附加的房室连接）或功能异常（如遗传性离子通道病变）可以扰乱心脏的节律。能引起或导致心律障碍的系统性因素包括电解质异常（特别是低钾或低镁）、低氧、激素失衡（如甲状腺功能减退、甲状腺功能亢进）、药物和毒性物质（如乙醇、咖啡因）。

心脏传导系统的解剖

上腔静脉和右心房高侧壁交界处有一簇细胞产生每个正常心脏搏动的最初电冲动，称为窦房（sinoatrial, SA）结或窦结。这些起搏细胞释放的电冲动刺激邻近的细胞，按一种有规律的顺序导致心脏相连区域相继兴奋。冲动通过结间通道和非特异性心房细胞，经心房传递到房室结（atrial ventricular node, AV node）。房室结位于房间隔的右侧。它的传导速度缓慢，因而延迟冲动的传递。房室结传递的时间是心率依赖性的,并受自主神经张力和血液循环中的儿茶酚胺调节,以便在任何的心房率中达到最大的心排血量。

除前间隔区外,在电学上心房与心室是被纤维环隔离的。在前间隔区有房室束,即房室结的延伸部,进入室间隔的顶部,在那里分叉成左束支和右束支,并终止于浦肯野纤维。右束支将冲动传导到右心室的前部和心尖心内膜区域。左束支在室间隔的左侧面成扇形展开。它的前部(左前分支)和后部(左后分支)兴奋室间隔的左侧面,这是心室被电激动的第一部分。因而,室间隔从左到右除极,从心内膜面通过心室壁到心外膜面,双心室几乎同时被激动。

心脏生理 在理解节律异常之前,首先需要理解正常的心脏生理学。

电生理学 穿过心肌细胞膜的离子通过特殊的离子通道来调节,导致细胞的周期性除极和复极,称为动作电位。心肌细胞的动作电位开始于舒张期-90mV的跨膜电位到大约-50mV的电位而除极时。在此阈值电位,电压依赖性快Na通道开放,引起Na内流使它的浓度阶差陡然下降而致快速除极。快速Na通道迅速失活,Na内流停止,但其他的时间和电压依赖性离子通道开放,允许Ca通过慢Ca通道进入(一种除极的事件)和K通过K通道漏出(一种复极的事件)。

开始时,这两个过程是平衡的,维持正性的跨膜电位,延长动作电位的平台期。在这个阶段中,钙进入细胞是负责完成肌电耦合和肌细胞的收缩。最终,钙内流停止时,钾外流增加,使细胞快速复极回到-90mV的静息跨膜电位。在去极化情况下,细胞对再发去极化事件是抵制的(不应期)。去极化初期,再发生去极化是不可能的(绝对不应期),部分但不完全的复极之后,去极化是可能的,但慢慢地发生(相对不应期)。

心脏组织总体有2种类型:
- 快通道组织
- 慢通道组织

快通道组织:包括心房和心室的心肌工作细胞、房室束-浦肯野系统,具有高密度的快Na通道和极少或几乎无自发性舒张除极为特征的动作电位(仅具有极弱的起搏活性),能非常快地启动除极(传导速度快),复极时也相一致的几乎不存在不应期(因不应期缩短能反复传导高频率冲动)。

慢通道组织:包括窦房和房室结、有低密度的快速Na通道和以较快速自发舒张期除极为特征的动作电位(有较强的起搏活性),除极初始速度较缓慢(传导速度缓慢),因复极延迟而丢失不应期(表现为不应期长和不能传导高频率的反复冲动)。

正常情况下,窦房结有最快速率的自发舒张期除极,因此,它的细胞比其他组织以更高的频率产生自发性的动作电位。因而,在正常心脏中窦房结是占优势的自动组织(起搏点)。如果窦房结不产生冲动,另一个且有最高自动频率的组织(典型地是房室结)取代起搏点的功能。交感刺激增加起搏点组织的频率释放,而副交感刺激则降低其频率释放。

正常心脏节律 成年人静息时窦性心率通常为60~100次/分。缓慢心率(窦性心动过缓)出现在年轻人,尤其是运动员和睡眠中。在运动、生病或情绪激动时通过交感神经和循环儿茶酚胺的促进可出现较快速的心率(窦性心动过速)。正常时,心率每天都可发生明显的变化,清晨清醒前心率最慢。吸气时,心率轻度增加,呼气时心率降低(呼吸性窦性心律不齐)也是正常的;它由迷走张力波动所导致,在健康年轻人中特别常见。随年龄增长这种波动会减轻但不会完全消失。窦性心律速率的绝对规则是病理性的,发生在去自主神经患者(如严重糖尿病)或严重心力衰竭患者中。

大多数心脏电活动可在心电图上显示出来,但是窦房结、房室结和房室束-浦肯野除极组织较少从而不足以被检测到。P波代表心房除极,QRS波群代表心室除极,而T波代表心室复极。

PR间期(从P波开始到QRS波群的开始)是从心房激动的开始到心室激动开始的时间。此间期多数反映房室结中冲动传递的缓慢。R-R间期(2个QRS波群之间的时间)代表了心室的速率。QT间期(从QRS波群的开始到T波的末部)代表了心室除极的时限,正常值在女性中稍长,也随心率的减慢而延长。QT间期因受心率的影响而需校正,即校正的QT间期(QTc)。最常用的计算公式(所有间期单位为秒)是:

$$QTc = QT/\sqrt{RR}$$

病理生理

节律紊乱由冲动形成、冲动传导的异常,或两者兼有所致。缓慢性心律失常由内在起搏功能降低或主要在房室结或房室束-浦肯野系统内的传导阻滞所致。大多数快速性心律失常是由折返所致,有些是由正常自律性增强或异常自律性机制所致。

折返是冲动围绕2个互相连接的具有不同传导特征和不应期的通道的环行传播(图76-1)。

在某些状况下,由一个期前收缩触发折返可引起激活波阵的连续循环而导致快速心律失常(图76-2)。一般情况下,刺激后的组织不应期可以抑制折返的产生。然而,有3种状况有利于折返:组织不应期缩短(如由于交感刺激)、传导途径延长(如肥大或异常传导途径)和冲动传导延缓(如缺血)。

症状及体征

心律失常和传导障碍可能无症状,或引起心悸(跳动或快速或有力心搏的感觉),或引发血流动力学受影响的症状(如呼吸困难、胸部不适、近似晕厥、晕厥),或心搏骤停。偶尔,在持续的室上性心动过速(supraventricular tachycardias, SVT)时可由于心房钠尿肽的释放而致多尿。

脉搏触诊和心脏听诊可确定心室率和节律规律与否。颈静脉搏动波的检查可能有助于房室传导阻滞和房性快速性心律失常的诊断。例如,在完全性房室传导阻滞,当房室

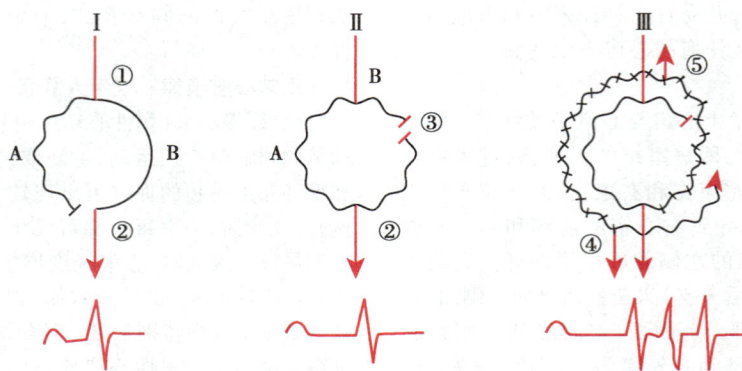

图 76-1 典型折返机制。 这里以房室结折返为例。两条传导路线连接同样的两点。A 通道有较缓慢的传导和较短的不应期。B 通道传导正常和有较长的不应期。Ⅰ：正常冲动到达①并沿 A 和 B 通路分别下行。经通路 A 的传导较慢，抵达组织②时其已去极化并处在不应期。此为一个正常窦性心搏的结果。Ⅱ：提前冲动落在通路 B 的不应期上并被阻滞，但通路 A 不应期较短，仍可经其传导。抵达组织②时继续向前传导并沿通路 B 逆行上传，被处在不应期的组织③阻滞。此为窦性搏动伴 PR 间期延长的结果。Ⅲ：如果沿通路 A 的传导非常慢，一提前冲动可能在已过不应期的通路 B 继续一路逆向上传。假如通路 A 也过了不应期，冲动可再度进入通路 A 而继续循环，在每一循环中向心室④传出冲动并逆向传至心房⑤，产生一持续的折返性心动过速

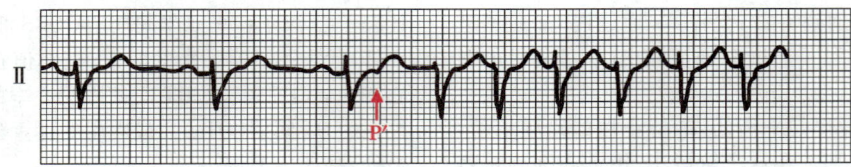

图 76-2 房室结折返性心动过速的起始。 在心动过速开始前有一异常 P 波（P'）和房室结延迟（长 P'R）

瓣关闭时心房呈间歇性收缩，使颈静脉搏动产生大的 a 波（大炮波）。心律失常少有其他阳性体检发现。

诊断

■ 心电图

病史和体格检查可能检出心律失常和提示可能的原因，但诊断需要 12 导联心电图，在有症状时记录一段心律的心电图，以确立症状和心律之间的关系。

系统地分析心电图，用分规测量间期，以确认微小的心律不齐。诊断的关键特征是心房激动的频率、心室激动的频率和规律性，以及这两者之间的关系。不规则的激动信号被分为整齐的不规则或不整齐的不规则（无可测得的类型）。整齐的不规则性是在其他整齐的节律中出现间断的不规则（如期前收缩）或一种可预测的不规则性的类型（如几组搏动之间的反复关系）。

窄的 QRS 波群（<0.12 秒）提示室上性（房室束分叉以上）来源。宽的 QRS 波群（≥0.12 秒）提示心室来源（房室束分叉以下）或室上性节律传导中伴有心室内传导缺陷或伴有预激综合征中的心室预激。

缓慢性心律失常 缓慢性心律失常的心电图诊断取决于 P 波的有无、P 波的形态，和 P 波与 QRS 波群之间的关系。

P 波和 QRS 波群之间无关并且 P 波多于 QRS 波群的缓慢性心律失常提示房室分离；逸搏的节律可能是交界性的（窄的 QRS 波群）或室性的（宽的 QRS 波群）。

一个具有规则 QRS 的缓慢性心脏节律且伴有 1∶1 的 P 波和 QRS 波群关系提示不存在房室传导阻滞。P 波在 QRS 波群之前提示为窦性心动过缓（如果 P 波正常）或窦性静止伴有房性逸搏性心动过缓（如果 P 波异常）。P 波在 QRS 波群之后提示窦性静止伴有交界性或室性逸搏节律和逆行室房传导。室性逸搏心律表现为宽 QRS 波群，交界性逸搏心律通常为窄 QRS 波群（或宽 QRS 波伴有束支传导阻滞或预激）。

当 QRS 节律不规则时，通常 P 波的数量超过 QRS 波群；有些 P 波产生 QRS 波群，但有些则无 QRS 波群（提示为 Ⅱ 度房室传导阻滞）。不规则的 QRS 波群伴有 1∶1 的 P 波和其后的 QRS 波群之间的关系通常提示为窦性心律不齐伴有逐渐加速的和减速的窦性心率（如果 P 波正常）。

在规则的 QRS 节律中出现暂停，可能是由于 P 波被阻滞（通常可见异常 P 波紧随在前面 T 波之后或使前面 T 波的形态发生改变）、窦性暂停或窦性传出阻滞，以及 Ⅱ 度房室传导阻滞所致。

快速性心律失常 快速性心律失常根据目测心律规则与不规则、QRS 波群的窄与宽被分成 4 组。

不规则的、窄 QRS 波群的快速性心律失常包括心房颤动（atrial fibrillation, AF）、心房扑动或真正的房性心动过速伴有不同程度的房室传导，和多源性房性心动过速。鉴别依赖于心房的心电图信号，此信号在 QRS 波群间的距离较长时最易见到。心房的心电图信号如果在时间上是连续而不规则的，在形态学上是变化的，频率非常快（>300 次/分），无明确的 P 波，则提示 AF。各心搏之间的 P 波形态至少有 3 种不同的变化提示为多源性房性心动过速。规则的、不连续的、形态相同的心房信号而无等电位的间隔时期（一般心率大于 250 次/分）提示心房扑动。规则的、不连续的、形态相同的心房信号并具有等电位间隔期（一般心率小于 250 次/分）提示房性心动过速。

不规则的、宽 QRS 波群的快速性心律失常包括上述 4 种房性快速心律失常伴有束支传导阻滞或心室预激，和多形性室性心动过速（ventricular tachycardia, VT）。鉴别依赖于心房心电图信号和非常快速的（>250 次/分）多形性室性心动过速。

规则的、窄 QRS 波群的快速性心律失常包括窦性心动过速、心房扑动或真正的房性心动过速伴有一致的房室传导比率和阵发性室上性心动过速（房室结折返性室上性心动过速、顺行性房室反复性心动过速伴有附加的房室连接、和窦房结折返性心动过速）。迷走操作法或药物性房室传导阻滞可帮助鉴别这些心动过速。用这些操作法，窦性心动过速不会被终止，但它可减慢或发生房室传导阻滞，暴露出正常 P 波。同样，心房扑动或真性房性心动过速通常不能被终止，但房室传导阻滞可暴露出扑动波或异常 P 波。最常见的阵发性室上性心动过速类型（房室结折返性和顺行性反复性心动过速）如果发生传导阻滞则一定会终止。

规则的、宽 QRS 波群的快速性心律失常包括规则的、窄 QRS 波群的快速性心律失常中所列出的那些心律失常，均伴有束支传导阻滞或心室预激，和单形性室性心动过速。迷走操作法有助对它们的区别。鉴别室性心动过速和室上性心动过速伴有心室内传导经常用到 Brugada 诊断标准（图 76-3）。当有疑问时，宜假设该心律为室性心动过速，因为治疗室上性心动过速的有些药物可使如果心律是室性心动过速的临床状况恶化；反之，治疗室性心动过速的药物不至于对室上性心动过速产生不良影响。

治疗
- 对因治疗
- 有时可使用抗心律失常药物、植入型心律转复除颤器及起搏器

一般根据症状和心律失常的危险性来指导治疗，因此对治疗的需求往往是不同的。对于无症状又无严重危险的心律失常，即使它们恶化也不需要治疗。对于有症状的心律失常可能需要治疗以改善生活质量。对于可能威胁生命的心律失常需要治疗。

直接针对病因的治疗 如果必要，直接抗心律失常治疗包括抗心律失常药物、心脏电复律-除颤、植入除颤型起搏

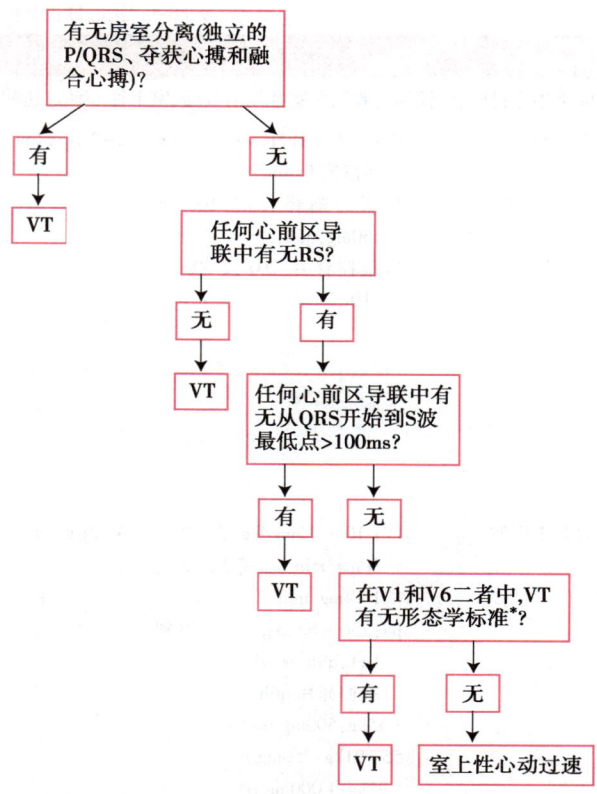

图 76-3 室性心动过速修正的 Brugada 诊断标准。VT, 室性心动过速
*伴有右束支传导阻滞的 QRS：
- 在 V_1 导联中，单相 R 或 QR 或 RS
- 在 V_6 导联中，R/S<1 或单相 R 或 QR

伴有左束支传导阻滞的 QRS：
- 在 V_1 导联中，R 波宽度>30ms 或 RS 波宽度>60ms
- 在 V_6 导联中，QR 或 QS

器（ICD）、起搏器（包括一种特殊类型的心脏同步化起搏治疗）或采用联合治疗。已引起或可能引起血流动力学损害症状的心律失常患者可能会被限制开车，直到被评估为治疗对其有效。

外科手术治疗心律失常 微创的射频消融技术发展，使得应用外科手术祛除快速性心律失常的病灶正变得不太必要。但当心律失常对射频消融无效时，或当有另一个需要心脏外科手术操作时，外科手术仍是治疗指征，最常见的是当心房颤动患者需要瓣膜置换或修复或当室性心动过速患者需要血管重建或左心室室壁瘤的切除时，可以同时针对心房颤动或室性心动过速施行外科手术。

治疗心律失常的药物

心律失常根据症状和心律失常的危险性来指导治疗。直接抗心律失常治疗包括抗心律失常药物、心脏电复律-除颤、植入心脏转复除颤器或同步化治疗（一种特殊类型的起搏器），或者采用联合治疗。

基于它们主要的细胞电生理作用，大多数抗心律失常药物（表 76-1）被分成 4 个主要的类型（Vaughan Williams 分类）。

表 76-1 抗心律失常药物（VauGhan WilliamS 分类）

用药	剂量	目标水平	可选择性不良反应	备注
Ia 类用途：抑制房性期前收缩和室性期前收缩、室上性心动过速和室性心动过速、心房颤动、心房扑动和心室颤动				
丙吡胺	IV：开始，1.5mg/kg>5min 后静滴 0.4mg/(kg·h) 口服即刻释放剂：100 或 150mg，q6h 口服控释片：200 或 300mg，q12h	2～7.5μg/ml	抗胆碱能作用（尿潴留、青光眼、口干、目糊、肠道不适）。低血糖、尖端扭转型室性心动过速、室性心动过速，在肾功能不全的患者中应减少剂量 不良作用可能导致依从性差 如果 QRS 时限增宽（如果开始<120ms 则增宽>50%，如果开始>120ms，则增宽>25%）或如果 QTc 间期延长>550ms，滴速或剂量应减少甚至停药	在有左心室功能受损的患者中应小心应用 在美国无静脉制剂供应
普鲁卡因胺	IV：10～15mg/kg 在 25～50mg/min 后持续静滴 1～4mg/min po：250～625mg（罕有用到 1g），q3h 或 q4h 口服控释片 q6h <55kg：500mg po 55～91kg：750mg po >91kg：1 000mg po	4～8μg/ml	低血压（静滴时），在几乎 100% 服药>12 个月的患者中有血清学异常（特别是 ANA），在 15%～20% 的患者有药物诱发的狼疮（关节痛、发热、胸水），在<1% 患者中有粒细胞缺乏症、尖端扭转型室性心动过速	避免多次用药可用缓释剂 如果 QRS 时限增宽（如果开始<120ms 则>50%，如果开始>120ms，则增宽>25%）或如 QTc 间期延长>550ms，滴速应减慢，剂量减小或停药
奎尼丁*	po：200～400mg，q4～6h	2～6μg/ml	腹泻、急腹痛、腹胀、发热、血小板减少、肝功能异常、尖端扭转型室性心动过速；总不良反应发生率约 30%	如果 QRS 时限增宽（如果开始<120ms 则>50%，如果开始>120ms，则增宽>25%）或如 QTc 间期延长>550ms，滴速应减慢，剂量减小或停药
Ib 类用途：抑制室性心律失常（室性期前收缩、室性心动过速、心室颤动）				
利多卡因	IV：2min 内 100mg，之后连续静滴 4mg/min（>65 岁者 2mg/min）；首剂后 5min，第 2 次注射 50mg	2～5μg/L	震颤、抽搐；如滴速太快，嗜睡、谵妄、感觉异常；可能增加急性心肌梗死后心动过缓的危险性	为减少中毒危险，24h 后剂量和滴速应减少到 2mg/min 发生广泛的肝脏首过效应
美西律	口服即刻释放剂：100～250mg，q8h 口服缓释剂：360mg，q12h IV：在 25mg/min 快速注射 2mg/kg 后静滴 250mg 1h，在接着的 2h 静滴 250mg，维持滴注量为 0.5mg/min	0.5～2μg/ml	恶心、呕吐、震颤、抽搐	在美国不能得到口服缓释剂和静脉制剂
Ic 类用途：抑制房性期前收缩和室性期前收缩、室上性心动过速和室性心动过速、心房颤动、心房扑动和心室颤动				
氟卡尼	po：100mg，q8h 或 q12h IV：10min 以上 1～2mg/kg	0.2～1μg/ml	偶有视觉模糊或感觉异常	如果 QRS 综合波增宽（如果开始<120ms，则增宽>50%，如开始>120ms，则增宽>25%），剂量必须减少或停药 在美国无静脉制剂

续表

用药	剂量	目标水平	可选择性不良反应	备注
普罗帕酮	po:开始 150mg tid,逐渐递增到 150～300mg,tid IV:2mg/kg 注射,其后 2mg/min 滴注	0.1～1.0μg/ml	β-阻滞活性可能使反应性气道疾病恶化;偶有胃肠不适	药物动力学是非线性表现;剂量增加不应超过以前剂量的 50% 生物活性和蛋白结合变化;药物能在首过代谢时饱和。在美国无静脉制剂供应
Ⅱ类(β-阻滞剂)用途:室上性快速性心律失常(房性期前收缩、窦性心动过速、室上性心动过速、心房颤动、心房扑动)和室性心律失常(常为支持性的作用)				
醋丁洛尔	po:200mg,bid	β-阻滞程度无法测定;将剂量调整到使心率降低>25%	β-阻滞剂典型的不良作用包括胃肠障碍、失眠噩梦、无力、勃起功能障碍,房室结功能障碍患者可能的房室传导阻滞	β-Blockers 禁忌在反应性支气管气道疾病患者中应用
阿替洛尔	po:50～100mg,qd			
倍他索洛尔	po:20mg,qd			
比索洛尔	5mg,qd			
卡维地洛	po:开始,6.25mg,bid,其后逐渐增加到 25mg,bid			
艾司洛尔	IV:50～200μg/(kg·min)			
美托洛尔	po:50～100mg,bid IV:5mg,每 5min 1 次直到 15mg			
纳多洛尔	po:60～80mg,qd			
普萘洛尔	po:10～30mg,tid 或 qid IV:1～3mg(如果需要 5min 后可重复一次)			
噻吗洛尔	po:10～20mg bid			
Ⅲ类(膜稳定药物)除尖端扭转型室性心动过速外的任何快速心律失常				
胺碘酮	po:600～1 200mg/d,7～10日,然后 400mg/d,连续 3周,随后的维持剂量(理想,≤200mg/d) IV:150～450mg,1～6h(取决于紧急程度)其后用维持剂量 0.5～2.0mg/min	1～2.5μg/ml	肺纤维化(治疗>5 年者达到 5%)可能致命;QTc 延长;尖端扭转型室性心动过速(罕见);心动过缓;暴露在太阳下的皮肤变灰色或蓝色;光敏;肝功能异常;周围神经病变;角膜微粒沉着(几乎所有治疗的患者均有),通常无严重的视力影响且在停药后可逆转;甲状腺功能改变,肌酐升高约 10%不伴肾小球滤过率的改变,减缓的肾清除率可能延长其副反应	本药具有非竞争性的 β-阻滞、Ca 通道阻滞和 Na 通道阻滞作用,其用药后起效时间延迟 由于延长不应期,药物可能引起整个心脏均一的复极 静脉注射可用于复律
阿齐利特*	po:100～200mg,qd	200～1 000ng/ml	尖端扭转型室性心动过速	—
溴苄铵*	IV:开始 5mg/kg,其后 1～2mg/min 持续滴注 肌注:开始 5～10mg/kg,此剂量可重复到总剂量 30mg/kg 肌注维持量 5mg/kg,q6～8h	0.8～2.4μg/ml	低血压	本药物具有Ⅱ类药特性作用作用可能被延迟 10～20min 本药被用来治疗潜在的致命性难治性室性快速性心律失常(难治性室性心动过速、反复的心室颤动),对这些心律失常通常在注射 30min 内有效
多非利特	肌酐清除率为 40～60ml/min 时 250μg bid;肌酐清除率为 20～40ml/min 时 125μg bid	N/A	尖端扭转型室性心动过速	如果 QTc>440ms 或肌酐清除率<20ml/min 则此药禁忌

续表

用药	剂量	目标水平	可选择性不良反应	备注
决奈达隆	po:400mg bid	N/A	QTc 延长,尖端扭转型窦性心动过速(少见),心动过缓,胃肠不适,可能的肝毒性(少见),肌酐水平增加20%,但肾小球滤过率未变	药物是改进的胺碘酮类物质,具有较短的半衰期,较小的分布体积,较少的不良反应和功效 这种药物不应用于心衰和永久性心房颤动的患者
伊布利特	IV:1mg 或<60kg 体重的患者 0.01mg/kg,持续 10min 以上,如果首次不成功,10min 后可重复剂量	N/A	尖端扭转型室性心动过速(2%)	用于终止心房颤动(成功率大约40%)和心房扑动(成功率大约65%)
索他洛尔	po:80~160mg,q12h IV:10mg,1~2min 以上	0.5~4μg/ml	类似于Ⅱ类药;可能抑制左室功能和尖端扭转型室性心动过速	消旋式的化合物[D-L]形式,有Ⅱ类药特性的β-阻滞剂;[D]非消旋形式没有此类特性。而两种形式都具有Ⅲ类药活性。在临床应用中只能得到消旋式的索他洛尔 在肾功能不全患者中不应使用本药
Ⅳ类(钙通道阻滞剂)用途:终止室上性心动过速和减慢快速心房颤动或心房扑动的心室率				
地尔硫䓬	口服缓释剂:120~360mg,qd IV:5~15mg/h 直到24h	0.1~0.4μg/ml	在伴有室性心动过速的患者中可能促使心室颤动,具有负性肌力作用	静脉注射是最常用的形式,以减慢心室对心房颤动或心房扑动的反应速率
维拉帕米	po:40~120mg,tid,或缓释剂 180mg qd~240mg,bid IV:5~15mg,10min 以上 预防治疗:40~120mg,tid	N/A	在伴有室性心动过速的患者中可能促使心室颤动,负性肌力作用	常用静脉注射形式来终止涉及房室结的窄 QRS 心动过速(用5~10mg IV,10min 以上,成功率几乎为100%)
其他抗心律失常药物				
腺苷	6mg 快速静脉推注,如果需要可重复两次达到12mg,后追加 20ml 生理盐水弹丸式推注	N/A	一过性呼吸困难,胸部不适和潮红(30%~60%),一过性支气管痉挛	本药减慢或阻滞房室传导作用时间非常短 禁忌证包括哮喘和高度房室传导阻滞 吡二丙胺可使其作用加强
地高辛	静脉负荷剂量:0.5mg 口服维持量:0.125~0.25mg,qd	0.8~1.6μg/ml	纳差,恶心,呕吐和常有严重心律失常(室性期前收缩、室性心动过速、房性期前收缩、房速、Ⅱ度或Ⅲ度房室传导阻滞,这些心律失常可能合并出现)	禁忌证包括通过附加的房室连接通道前行传导(表现为预激综合征),因为如果发生心房颤动,心室反应可能过度(地高辛缩短附加连接的不应期)

* 市场上能否得到不肯定。

AF,心房颤动;ANA,抗核抗体;APB,房性期前收缩;AV,房室;CrCl,肌酐清除率;LV,左心室;QTc,心率纠正的 QT 间期;SVT,室上性心动过速;VF,心室颤动;VPB,室性期前收缩;VT,室性心动过速。

- Ⅰ类:Ⅰ类药物被细分为亚类 A、B 和 C。Ⅰ类药物是 Na 通道阻断剂(膜稳定药物)阻断快速 Na 通道,延缓快通道组织(心房和心室心肌工作细胞、房室束-浦肯野系统)的传导
- Ⅱ类药物是 β-阻滞剂,主要作用于慢通道组织(窦房结和房室结),它们降低这些组织的自律性,减慢其传导速度和延长其不应期。
- Ⅲ类药物主要是 K 通道阻断剂,在慢和快通道组织中延长动作电位时限和不应期
- Ⅳ类药物是非二氢吡啶类 Ca 通道阻断剂,其在慢通道组织中抑制 Ca 依赖的动作电位,从而降低自律性速率,减缓传导速度和延长不应期

地高辛和腺苷未被包括在 Vaughan Williams 分类中。地高辛缩短心房和心室不应期,增高迷走张力,因而延长房室结传导和房室结不应期。腺苷延缓或阻滞房室结传导,并可终止依赖于房室结传导的持续快速性心律失常。

Ⅰ类抗心律失常药物

Na 通道阻断剂(膜稳定药物),阻断快速 Na 通道,延缓快通道组织(心房和心室心肌工作细胞、房室束-浦肯野系统)的传导。心电图中,这种作用可能被反映为 P 波增宽、QRS 波群增宽、PR 间期延长或合并存在。

基于对 Na 通道的动力学作用Ⅰ类药物可被再分类:
- Ⅰb 类药物具有快动力学效应
- Ⅰc 类药物具有慢动力学效应
- Ⅰa 类药物具有中级动力学效应

Na 通道阻断剂的动力学决定了它们发挥电生理作用的最适宜的心率。因为Ⅰb 类药物有快速动力学作用,只有在快速心率时才发挥它们的电生理作用;因而,正常心律、正常心率时所记录到的心电图不显示出快通道组织传导延缓的证据;Ⅰb 类药物不是一种非常强的抗心律失常药,对心房组织的作用很小。Ⅰc 类药物具有缓慢动力学作用,在所

有心率时都可表达它们的电生理作用；因而，正常心律、正常心率时所获得的心电图通常显示快通道组织传导延缓；Ⅰc类药物是较强的抗心律失常药物。因为Ⅰa类药物有居中的动力学，它们的快通道组织传导延缓作用在正常心律、正常心率时所得到心电图上可能有或可能无证据；Ⅰa类药物也阻断复极的K通道，延长快通道组织的不应期；心电图上，这种作用反映为即使在正常心率时也有QT间期延长。Ⅰb类药物和Ⅰc类药物不直接阻断钾通道。

Ⅰa和Ⅰc类药物的主要适应证是室上性心动过速，所有Ⅰ类药物都有应用于室性心动过速的指征。

Ⅰ类药物最令人烦恼的不良作用是致心律失常作用，与药物有关的心律失常比正在被治疗的心律失常更严重。所有Ⅰ类药物都可使室性心动过速恶化。Ⅰ类药物也倾向于抑制心室收缩力。因为Ⅰ类药物的这些不良作用更可能发生在有结构性心脏疾病的患者中，故对这种患者一般不推荐用Ⅰ类药物。因而，这些药物通常仅用于无结构性心脏疾病的患者或有结构性心脏疾病但无其他治疗可取代的患者。其他Ⅰ类药物负反应是对于特定亚类或特定药物而言。

Ⅰa类抗心律失常药物　Ⅰa类药物具有的介于Ⅰb类的快速动力学和Ⅰc类的慢动力学之间的中间动力学。因为Ⅰa类药物有居中的动力学，它们对快通道组织传导延缓作用在正常心律、正常心率所得到心电图上可能得不到表现。Ⅰa类药物也阻断复极的K通道，延长快通道组织的不应期。心电图上，这种作用反映为即使在正常心率时也有QT间期延长。

Ⅰa类药物用于抑制房性期前收缩（APB）、室性期前收缩（VPB）、室上性和室性心动过速、心房颤动（AF）、心房扑动和心室颤动。主要适应证是室上性和室性心动过速。

Ⅰa类药物可引起尖端扭转型室性心动过速。Ⅰa类药物能控制和减慢房性快速性心律失常，从而足以允许1∶1房室传导，导致心室率的明显加速。

Ⅰb类抗心律失常药物　因为Ⅰb类药物有快速动力学作用，只有在快速心率时才发挥它们的电生理作用。因而，通常正常心律、正常心率时所记录到的心电图不显示出快通道组织传导延缓的证据。Ⅰb类药物不是一种非常强的抗心律失常药，对心房组织的作用很小。Ⅰb类药物不直接阻断K通道。Ⅰb类药物用于抑制室性心律失常（室性期前收缩、室性心动过速、心室颤动）。

Ⅰc类抗心律失常药物　Ⅰc类药物具有缓慢动力学作用，在所有心率时都可表达它们的电生理作用。因而，正常心律、正常心率时所获得的心电图通常显示快通道组织传导延缓。相比Ⅰa和Ⅰb药物而言，Ⅰc类药物是一种较强的抗心律失常药物。Ⅰc类药物不直接阻断K通道。

Ⅰc类药物可控制和减慢房性快速性心律失常，达到足以允许1∶1房室传导的频率，反而可能使得心室率明显加快。Ⅰc类药物用于抑制房性和室性期前收缩、室上性和室性心动过速、心房颤动、心房扑动和心室颤动。

Ⅱ类抗心律失常药物

Ⅱ类药物是β-阻滞剂，主要作用于慢通道组织（窦房和房室结），它们降低这些组织的自律性，减慢其传导速度和延长其不应期。从而，减慢心率，延长PR间期，房室结以较低的频率传递较快的心房除极。

Ⅱ类药物主要用于治疗室上性心动过速，包括窦性心动过速、房室结折返性心动过速、心房颤动和心房扑动。这些药物也用来治疗室性心动过速以提高心室颤动的阈值和降低β-肾上腺能受体兴奋剂所致的室性心律失常作用。

β-阻滞剂一般能良好耐受；不良作用包括无力、睡眠障碍和肠胃不适。这些药物在哮喘患者中禁用。

Ⅲ类抗心律失常药物

Ⅲ类药物是膜稳定性药物，主要是K通道阻断剂，在慢和快通道组织中延长动作电位时限和不应期。因而，整个心脏组织传递高频冲动的能力被降低，但传导速度无明显影响。因为动作电位延长、自律性降低，对心电图的主要影响是QT间期延长。

本类药物用来治疗室上性心动过速和室性心动过速。Ⅲ类药物有致室性心律失常的危险，特别是尖端扭转型室性心动过速，不用于尖端扭转型室性心动过速患者

Ⅳ类抗心律失常药物

Ⅳ类药物是非二氢吡啶类Ca通道阻断剂，其在慢通道组织中抑制Ca依赖的动作电位，降低自律性速率，减缓传导速度和延长不应期，从而减慢心率、延长PR间期和减慢房室结对快速心房除极的传导。这些药物主要用于治疗室上性心动过速，也可以用于减缓快速心房颤动或心房扑动；某种类型的室性心动过速（左侧间隔或贝勒哈森型室性心动过速）可以用维拉帕米进行治疗。

直流电心脏复律-除颤

对心律失常的治疗取决于症状和其严重性。直接抗心律失常治疗包括抗心律失常药物、心脏电复律-除颤、植入型心律转复除颤器（ICD）、心脏起搏器（包括特殊类型的心脏同步化治疗）或采用联合治疗。

经胸直流电（DC）电击使整个心肌除极，提供整个心脏瞬间对重复除极的不应性。此后，最快速的内在起搏点，通常是窦房结，重新控制心律。因而，直流电心脏复律-除颤非常有效地终止由折返所致的快速性心律失常。然而，对终止由自律性所致的快速性心律失常不太有效，因为恢复的心律可能仍是自律性快速性心律失常。除外心室颤动的快速性心律失常，直流电电击必须与QRS波群同步（称为直流电心脏复律），这是由于发生在易损期（T波波峰附近）的电击可能引起心室颤动。在心室颤动时，同步QRS的电复律既无必要也不可能做到。与QRS波群非同步的直流电电击是直流电除颤。

直流电复律的操作流程　当择期进行心脏直流电复律时，患者应空腹6~8小时以避免气管吸入胃内容物的可能性。因为电复律过程引起恐惧和疼痛，有必要对患者施以短暂的全身麻醉或静脉注射镇痛剂和镇静剂（如芬他尼1μg/kg，地西泮1~2mg且每2分钟1次到最大剂量5mg），同时必须有维持气道的设备和人员。

心脏复律用的电极（垫片状或桨状）可被放置在前后位（胸骨左缘第3-4肋间对左肩胛下区域）或前侧位（锁骨下和

胸骨右缘第2肋间隙对第5-6肋间心尖部）。在监护器上确认与QRS波群同步后，给予电击。最恰当的能量水平由被治疗的快速性心律失常类别决定。随着双相电击的应用，心脏复律效果增加，在双相电击中电流波形和极性双相逆转。

直流电心脏复律-除颤也可在开胸手术时通过应用心内电极导管直接用于心脏；此时仅需要低得多的能量水平。

直流电复律的并发症 并发症通常较轻微，包括房性期前收缩和室性期前收缩及肌肉痛。不常见，但可能出现在左心室功能处在边缘状态或多次电击的患者上，电复律加重心肌损伤和引起电机械分离。

心脏起搏器

对心律失常治疗的需求是不同的，取决于症状和心律失常的严重性。直接抗心律失常治疗包括抗心律失常药物、心脏电复律-除颤、植入型心律转复除颤器（ICD）心脏起搏器（包括心脏同步化治疗的起搏器）或采用联合治疗。

起搏器可感知电信号和在需要时通过释放电刺激心脏来做出反应。永久起搏器导线经胸廓切开术或经静脉途径放置，但有些临时紧急起搏导线也可放置在胸壁上。

起搏器的指征 起搏器植入指征非常多（表76-2），但一般涉及有症状的心动过缓或高度房室传导阻滞。对某些快速性心律失常，起搏器通过短期内以更快频率超速起搏终止，之后起搏频率又减慢到所需的心率。不管如何，对于室性快速性心律失常患者首选植入能够转复颤并且起搏的装置（植入型心脏复律除颤器）。

表76-2 永久起搏器的指征

心律失常	指征（具有循证依据）	由大量循证依据支持的可能指征	可能的指征但较少循证依据支持	无指征
窦房结功能障碍	症状性的心动过缓，包括因为应用必要的药物（存在替代禁忌）而导致的频发的窦性停搏和窦性心动过缓有症状（心率不能满足生理需要）	还不能明确症状与窦性心动过缓的相关性时心率<40次/min 不能解释原因的昏厥伴有在心电图上见到或电生理检查时诱发出显著的窦房结功能障碍	患者清醒时有轻微症状，心率<40次/min	无症状心动过缓 症状与心动过缓一致，但是与其关系不明确 由非必要药物引起的有症状的心动过缓
房室传导阻滞	任何Ⅲ°或Ⅱ°房室传导阻滞伴有症状性心动过缓或室性心律失常 在任何解剖水平Ⅲ°或高度Ⅱ°房室传导阻滞，如果伴有下列之一的情况： • 心律失常和其他疾病需要用到可引起症状性心动过缓的药物 • 在清醒、无症状患者中记录到心搏停止≥3.0s（心房纤维颤动中≥5.0s），或逸搏心率<40次/min，或逸搏位点来自房室结以下部位 • 心脏肥大或LV功能障碍患者的逸搏心率>40次/min • 房室交界处处导管消融 • 术后传导阻滞预期不能消退 • 神经肌肉疾病合并房室阻滞[如肌强直性肌营养不良、Kearns-Sayre综合征、肢-带型营养不良、Charcot-Marie-Tooth病（腓骨萎缩）] • 无心肌缺血的患者运动时即发生传导阻滞	在任何解剖水平的无症状性Ⅲ°房室传导阻滞，在清醒时平均心室率≥40次/min，特别是无心脏扩大患者；无症状的Ⅱ型Ⅱ°房室传导阻滞伴有窄的QRS综合波（如果QRS综合波是宽的，则为装起搏器指征） 电生理检查时所检出的无症状的Ⅱ°房室传导阻滞位于房室束内或在房室束以下水平 伴有症状的Ⅰ°或Ⅱ°房室传导阻滞提示有起搏器综合征	对于服用治病药物或发生药物毒性的患者引起房室阻滞，如果停药后仍然再发生房室传导阻滞 与神经肌肉疾病有关的任何程度的房室传导阻滞（包括Ⅰ°），在此病中传导异常可能意外出现进展[如强直性肌营养不良、肢-带型营养不良、Charcot-Marie-tooth病（腓骨萎缩）伴或不伴有症状]	无症状的Ⅰ°房室传导阻滞 无症状的Ⅱ°Ⅰ型房室传导阻滞，阻滞水平在房室结或不知是在房室束内还是房室束之下水平 房室传导阻滞预期会消退或不至于复发（如由于药物毒性或莱姆病或在睡眠呼吸暂停综合征低氧血症时发生无症状性的房室传导阻滞）

续表

心律失常	指征（具有循证依据）	由大量循证依据支持的可能指征	可能的指征但较少循证依据支持	无指征
快速性心律失常	持续的长间歇依赖性室性心动过速，伴或不伴有 QT 间期延长	伴有先天性长 QT 综合征的高危患者 当消融或药物无效时（除了当附属房室连接能够高频顺行传导时），症状性复发性室上性心动过速可以起搏终止发作	预防症状性反复发作的心房颤动，当药物治疗效果不佳和伴有窦房结功能不全时	非长 QT 综合征所引起的频繁或复杂的室性异位心律且无持续性室性心动过速 具有可逆原因的尖端扭转性室性心动过速 无其他起搏器指征的患者用于心房颤动的预防
急性心肌梗死后	持续的在房室束-浦肯野系统的Ⅱ°房室传导阻滞伴有双侧束支阻滞或在房室束-浦肯野系统内或下的Ⅲ°房室传导阻滞 一过性进展性的位于房室结或以下水平的Ⅱ°或Ⅲ°房室传导阻滞并有伴束支阻滞 持续的有症状的Ⅱ°或Ⅲ°房室传导阻滞	无	位于房室结水平持续的Ⅱ°或Ⅲ°房室传导阻滞	短暂的房室传导阻滞而无心室内传导缺陷 短暂的房室传导阻滞伴有孤立的左前分支阻滞 不伴房室阻滞的获得性束支传导阻滞或分支阻滞 持续性Ⅰ°房室传导阻滞伴有束支传导阻滞或分支阻滞
多分支传导阻滞	进展性的Ⅱ°房室传导阻滞及间歇性Ⅲ°房室传导阻滞 Ⅱ°Ⅱ型房室传导阻滞 交替性束支传导阻滞	排除其他可能的原因（特别是室性心动过速）以后并未显示昏厥是由于房室传导阻滞所致 在无症状患者中，电生理检查时意外的检测到非常长的 HV 间期（≥100ms） 在电生理检查时意外的检测到，由起搏诱发的非生理性的、房室束内的传导阻滞	在神经肌肉疾病中传导异常可能意外的进展［如强直性肌营养不良、肢-带型营养不良、Charcot-Marie-Tooth 病（腓骨萎缩）伴或不伴有症状］	无房室传导阻滞及症状的分支阻滞 Ⅰ°房室传导阻滞伴分支阻滞但无症状
先天性心脏病	重度Ⅱ°或Ⅲ°房室传导阻滞引起有症状的心动过缓、心室功能不全或低心排血量 在与年龄不相称的心动过缓的患者中窦房结功能不全与症状有关 术后高度Ⅱ°或Ⅲ°房室传导阻滞估计不能消除或手术后持续时间≥7日 先天性Ⅲ°房室传导阻滞伴有宽 QRS 逸搏心律、复杂的室性异位搏动或心功能不全 婴儿有先天性Ⅲ°房室传导阻滞其心室率<55 次/min 或有先天性心脏病其心室率<70 次/min 持续长间歇依赖性室性心动过速伴或不伴有延长的 QT，且起搏被证实有效	先天性心脏病和窦性心动过缓，防止心房内折返性心动过速复发 出生 1 年后仍然持续的先天性Ⅲ°房室阻滞，如果平均心率<50 次/min，或心室突然停顿间歇为基本周期长度的两倍或三倍，或因心脏病变时功能不全导致相关症状的 在伴有复杂先天性心脏病和静息时心率<40 次/min 或心室暂停>3s 的儿童中的无症状窦性心动过缓 先天性心脏病和由于窦性心动过缓或丧失房室同步功能所致的血流动力学损害的患者 接受过先天性心脏病外科手术并发短暂Ⅲ°房室阻滞伴有剩余束支阻滞患者出现不明原因昏厥	术后短暂的Ⅲ°房室阻滞转变为窦性心律和残余双束支传导阻滞 具有可接受心室率、窄 QRS 综合波、正常心室功能的无症状婴儿、儿童、青少年或者年轻人先天性Ⅲ°房室阻滞 静息时心率<40 次/min 或心室率停顿>3s 的先天性心脏病患者进行双心室修补后无症状性窦性心动过缓	当房室传导恢复到正常时短暂术后房室传导阻滞 术后无症状的双束支阻滞伴或不伴Ⅰ°房室传导阻滞，并且先前不具有短暂的Ⅲ°房室传导阻滞 无症状Ⅱ°Ⅰ型房室传导阻滞 无症状的窦性心动过缓，最长 RR 间期<3s 和最慢心率>40 次/min

续表

心律失常	指征(具有循证依据)	由大量循证依据支持的可能指征	可能的指征但较少循证依据支持	无指征
高敏性颈动脉窦综合征和神经心源性昏厥	因自发性颈动脉窦刺激或颈动脉窦压力诱导的心脏停搏>3s 导致的反复昏厥	反复昏厥,但没有明显的触发事件,有高敏性心脏抑制反应(如颈动脉窦压力诱导心脏停搏>3s)	有明显症状的神经心源性昏厥伴有临床上已证实的或在倾斜试验时诱发的心动过缓	对刺激颈动脉窦有高反应性心脏抑制反应,无症状或伴有迷走症状(如眩晕、头昏) 可用体位改变来预防的体位性血管迷走性昏厥
心脏移植后	预期为持续的症状性心动过缓,为安置永久起搏器所建立的其他指征	无	手术后恢复期延长存在或复发的相对缓慢的心律失常影响了患者康复和出院 没有缓慢性心律失常证据的移植后晕厥	无
肥厚型心肌病	与窦房结功能不全或房室传导阻滞的指征相同	无	内科治疗无效的症状性肥厚性心肌病当静息或经诱发出左心室流出道明显阻塞时	无症状或内科治疗可控制的肥厚性心肌病 无左室流出道阻塞证据的症状性肥厚性心肌病
严重收缩性心力衰竭的心脏再同步治疗(CRT)	CRT(具有或不具有ICD)的患者左心室射血分数≤35%伴左束支传导阻滞 在给予最佳药物治疗后,QRS间期≥0.12s、窦性心律、NYHA Ⅱ级或Ⅲ级或非卧床时Ⅳ级心脏衰竭症状的患者	最佳药物治疗情况下LVEF≤35%、窦性心律、左束支传导阻滞、QRS间期≥0.12~0.149s、NYHA Ⅱ级或Ⅲ级或非卧床时Ⅳ级心脏衰竭症状患者可以给予CRT(具有或不具有ICD) 最佳药物治疗情况下LVEF≤35%、窦性心律、非左束支传导阻滞、QRS间期≥0.15s、NYHA Ⅲ级或非卧床时Ⅳ级心脏衰竭症状患者可给予CRT 对于左室射血分数≤35%的AF患者符合CRT标准,可以行房室结消融或药物治疗使接近100%心室起搏,可以植入CRT 对于左室射血分数≤35%,植入新的起搏器或者更换起搏器预期有>40%心室起搏的患者可植入CRT	最佳药物治疗情况下LVEF≤30%的缺血性心脏病、窦性心律、QRS间期≥0.15s、NYHA Ⅰ级有心脏衰竭症状患者 最佳药物治疗情况下LVEF≤35%、窦性心律、非左束支传导阻滞、QRS间期0.12~0.149s、NYHA Ⅲ级或非卧床的Ⅳ级心脏衰竭症状患者 最佳药物治疗情况下LVEF≤35%、窦性心律、非左束支阻滞、QRS间期≥0.15s、具有心脏衰竭的症状	NYHA Ⅰ级或Ⅱ级的症状,无左束支传导阻滞的QRS波形,QRS时限<0.15s 并发症和/或危重,估计良好功能状态的生存期<1年

AF,心房颤动;AV,房室;BBB,束支传导阻滞;EF,射血分数;HV 间期,从房室束信号开始到第一个心室信号开始的间期;ICD,植入型心律转复除颤器;LBBB,左束支传导阻滞;LV,左心室;NYHA,纽约心脏协会;SVT,室上性心动过速;VT,室性心动过速。

资料改自 Epstein AE,DiMarco JP,Ellenbogen KA,et al. 2012 ACCF/AHA/HRS focused update incorporated into the ACCF/AHA/HRS 2008 Guidelines for device-based therapy of cardiac rhythm abnormalities. Circulation 11。

经验与提示

- 假设规则的、宽波群快速性心律失常是室性心动过速,直到证明并非如此

起搏器类型 起搏器的类型可用 3~5 个字母来命名(表 76-3),代表被起搏的心腔、感知的心腔、起搏器对一个感知事件如何反应(抑制或触发起搏)、在运动时是否能增加心率(频率-调整)、和起搏是否是多部位的(双房、双室或在单个心腔内放置一根以上起搏导线)。例如,VVIR 起搏

器指在心室起搏(V)和感知(V)事件,对感知事件的反应是抑制起搏(I),可以在运动时增加起搏器的速率(R)。VVI和DDD起搏器是最常使用的装置。他们提供同等的生存利益。但与VVI起搏器相比,生理性起搏(AAI、DDD、VDD)似乎更能减少心房颤动和心力衰竭的危险,并可改善生活质量。

表76-3　起搏器编码

I 起搏心腔	II 感知心腔	III 对感知事件的反应	IV 频率调整	V 多部位起搏
A=心房	A=心房	O=无	O=非程控的	O=无
V=心室	V=心室	I=抑制起搏器		A=心房
D=双腔	D=双腔	T=触发起搏器刺激心室	R=频率调节	V=心室
		D=双腔:在心室感知事件中抑制;在心房中触发感知事件		D=双腔

起搏器设计中的进展包括低能量的电路系统、新的电池设计和糖皮质激素涂层导线(此导线可降低起搏阈值),以上种种改进均延长了起搏器的寿命。模式开关指对感知事件反应的起搏模式的自动转换(如在心房颤动时从DDDR变到VVIR)。

使用心脏起搏器的并发症　起搏器可能由于对事件的过度感知或感知不足而功能不良,不能起搏或夺获,或以异常的频率起搏。心动过速是特别常见的并发症。频率调整型起搏器在对震动、肌肉活动或感受由MRI的磁场所引发的电压做出的反应可能增加刺激。在起搏器介导的心动过速中,一个正常功能的双腔起搏器感知一个室性期前收缩或起搏心动通过房室结或通过附加通道逆传到心房,这种情况可触发快速、反复循环的心室兴奋。

另外与正常工作装置有关的并发症包括交叉感知抑制,此时由于心房起搏冲动被双腔起搏器的心室通道所感知,导致心室起搏的抑制起搏器综合征,而由于心室起搏导致房室不同步引起波动、模糊的脑部(如头晕)、颈部(如颈部搏动)或呼吸系统(如呼吸困难)症状等。起搏器综合征的治疗主要通过心房起搏(AAI)、单电极心房感知心室起搏(VDD)或双腔起搏(DDD)恢复房室同步性,以DDD起搏方式最常用。

环境干扰来自电磁源如手术电灼器和MRI,虽然当起搏器的发生器和导线不在磁场之内时,MRI可能是安全的。手机和电子安全装置是潜在的干扰源,电话不应放置在靠近装置处,但当作为正常通话使用时不成问题。走过金属探测器不会引起起搏器功能不全,只要患者不逗留太久。

心脏再同步治疗

对治疗的需求是不同的,一般根据症状和心律失常的严重性来决定治疗。直接抗心律失常治疗包括抗心律失常药物、心脏电复律-除颤、植入型心律转复除颤器(ICD)、起搏器(其中包括一种特殊类型的起搏器,心脏再同步治疗)或采用联合治疗。

某些患者会出现心腔收缩正常、有序、连续关系被打乱(变成非同步性的)。不同步可能是:

- 房室:心房和心室收缩
- 心室间:左、右心室收缩之间
- 心室内:左室内不同节段收缩之间

有心脏不同步风险的患者包括如下:

- 患有缺血性或非缺血性扩张型心肌病
- QRS间期延长(≥130毫秒)
- 舒张末期左室内径≥55mm
- 窦性心律,左心室射血分数≤35%

心脏再同步治疗(CRT)包括使用起搏系统重新同步心脏收缩。这种系统通常包括右心房导线、右心室导线、左心室导线。起搏导线可以通过开胸手术或者经静脉途径放置。对于NYHA Ⅱ~Ⅳ级的患者,CRT可减少因心力衰竭住院和减少全因的死亡率。永久性心房颤动、右束支传导阻滞、室内传导阻滞或者QRS间期轻微延长(<150毫秒)的患者受益较少。

埋藏式自动复律除颤器(ICD)

对治疗的需求是不同的,一般根据症状和心律失常的严重性来指导治疗。直接抗心律失常治疗包括抗心律失常药物、心脏电复律-除颤、植入型心律转复除颤器(ICD)、起搏器(其中包含特殊的心脏同步化治疗)或采用联合治疗。

复律除颤器可对室性心动过速(VT)或心室颤动(VF)转复心律和进行除颤。当代的分层治疗除颤器还提供治疗心动过缓起搏和抗心动过速起搏(终止房性或室性心动过速),并存储心腔内心电图。

ICD一般经皮下或胸肌下植入,电极经静脉植入右心室,有时也植入右心房。双心室ICD还有一左心室心外膜电极,通过冠状窦静脉系统或者经胸切开放置。

对曾有心室颤动或者不是由于可逆性的或一过性的情况(如电解质紊乱、抗心律失常药物的致心律失常作用、急性心肌梗死)所致的引起有血流动力学变化的室性心动过速的患者,ICD是可取的治疗方法;对在电生理检查时可诱发室性心动过速或心室颤动的患者和特发性或缺血性心肌病、左心室射血分数<35%,以及室性心动过速或心室颤动高危患者,也具有植入ICD的指征。其他指征尚不明确(表76-4)。

表76-4　埋藏式自动复律除颤器在室性心动过速和心室颤动中应用的指征

证据级别	特殊指征
有指征(有证据支持)	没有一过性或可逆性的病因的血流动力学不稳定的室性心动过速或心室颤动
	有结构性心脏疾病的血流动力学稳定的持续性室性心动过速
	不明原因晕厥,在行电生理检查过程中诱发出具有血流动力学改变的持续性室性心动过速或心室颤动
	缺血性心肌病,在最佳药物治疗情况下,有NYHA心功能分级为Ⅱ级或Ⅲ级的心脏衰竭症状,心肌梗死后至少40日左室射血分数≤35%
	缺血性心肌病,在最佳药物治疗情况下,NYHA心功能分级为Ⅰ级的心脏衰竭症状,心肌梗死后至少40日左室射血分数≤30%
	非缺血性扩张型心肌病,在最佳药物治疗情况下,心功能Ⅱ级或Ⅲ级的心脏衰竭症状,左室射血分数≤35%
	缺血性心肌病,非持续性室性心动过速,心肌梗死后至少40日左室射血分数≤40%,电生理检查过程中发现可诱发的心室颤动或持续性室性心动过速
由大量证据支持的可能指征	特发性扩张性心肌病患者经充分药物治疗后仍有显著左室功能不全,出现不明原因的晕厥
	患有持续性VT,心功能正常或接近正常的患者
	肥厚型心肌病患者有持续性室性心动过速/心室颤动以及至少一个高危因素(早期猝死家族史,不明原因晕厥,左室壁厚度≥30mm,运动试验中异常血压反应)
	致心律失常型右室心肌病患者有持续性室性心动过速/心室颤动以及至少一个高危因素(显著右室病变,家族中猝死病史,诊断不明的晕厥,电生理检查中可诱发室性心动过速)
	长QT综合征患者,在服用β-阻滞剂期间出现晕厥或发作室性心动过速
	等候心脏移植的院外患者
	Brugada综合征患者出现晕厥者,或记录到室性心动过速但尚没有发生心搏骤停的患者
	儿茶酚胺敏感性多形性室性心动过速,有晕厥和/或在接受β受体阻滞剂治疗中仍记录到持续性室性心动过速的患者
	患有心脏结节病、巨细胞心肌炎或者南美锥虫病的患者
由较少有力证据支持的可能指征	经过充分药物治疗后仍存在左心室功能不全的特发性扩张性心肌病患者,LVEF≤35%,NYHA心功能分级为Ⅰ级
	长QT综合征患者无晕厥或室性心动过速病史,有至少一个高危因素[QTc>0.5s,LQT1型具有两个异常基因及耳聋(曾称为Jervell-Lange-Neilsen综合征),LQT2型,LQT3型]
	出现晕厥和进展的心脏结构异常,侵入性和非侵入性检查没有指明其原因的患者
	有家族性心肌病伴有猝死的患者
	左室致密化不全的患者
无指征	不明病因的昏厥,不能诱发出室性心动过速或心室颤动,亦无结构性心脏病
	持续的室性心动过速或心室颤动
	室性心动过速或心室颤动经导管或外科手术消融治疗有效
	室性心动过速或心室颤动由一过性或可逆性病变所致,可以纠正并且有可能预防复发
	精神病患者植入埋藏式心脏转复-除颤器可能使状况恶化或拒绝随访者
	生存期无法合理估计,预计≥1年可接受功能状态存活的患者
	NYHA Ⅳ级、药物难治性心力衰竭症状的患者,不适合接受心脏移植或者CRT ICD治疗

ARVC,致心律失常性右室心肌病;CRT,心脏再同步化治疗;HCM,肥厚型心肌病;ICD,植入式心脏复律除颤器;LQT1,长QT综合征1型;LQT2,长QT综合征2型;LQT3,长QT综合征3型;LV,左心室;NYHA,纽约心脏协会;QTc,校正QT间期;RV,右心室;VF,心室颤动;VT,室性心动过速。

资料改自Epstein AE, DiMarco JP, Ellenbogen KA, et al. 2012 ACCF/AHA/HRS focused update incorporated into the ACCF/AHA/HRS 2008. Guidelines for device-based therapy of cardiac rhythm abnormalities[J]. Circulation, 2013, 127(3): e283-e352。

因为ICD是治疗而非预防室性心动过速或心室颤动,患这些心律失常的患者可能需要ICD加抗心律失常药物治疗以减少发作的次数和对令人不舒服的电击的需要;药物措施也延长ICD的寿命。

ICD脉冲发生器一般可维持约5年。ICD可能由于在对窦性心动过速或室上性心动过速的反应中释放不恰当的起搏或电击,或非生理性释放脉冲(如由于导线断裂)也可能出现功能障碍,包括没有释放正常起搏脉冲或者在需要时没有电击,原因包括导线或脉冲发生器移位,低感知,由于之前电击部位纤维化而致起搏阈值增高,和电池耗竭。

当患者报告 ICD 异常放电,但患者并无晕厥、呼吸困难、胸痛或持续性心悸出现时,在一周内应进行 ICD 临床随访和/或预约电生理医生进行随访。ICD 可以通过电子回顾以确定放电的原因。如果此类相关症状一直存在,或患者受到连续电击,应该建议患者急诊就诊寻找有无可治疗的病因(如冠状动脉缺血、电解质紊乱)或器械功能障碍。

射频消融治疗心律失常

射频消融根据症状和心律失常的危险性来指导心律失常的治疗。直接抗心律失常治疗包括抗心律失常药物、心脏电复律-除颤、植入型心律转复除颤器(ICD)心脏起搏器(包括心脏同步化治疗的起搏器)或采用联合治疗。

如果快速性心律失常是由特殊的通道或具自律性的异常位点引起,可通过一根发放低电压、高频(300~750MHz)电能的电极导管对该病灶予以消融。该能量可加热并产生直径<1cm 和深达 1cm 的坏死区域。在发放电能量之前,必须先通过电生理检查确定其靶点。

对折返性心动过速(经房室结或旁道)、局灶性房性心动过速和扑动,以及局灶性特发性室性心动过速(右心室流出道、左间隔部或束支折返性室性心动过速)其成功率>90%。因为心房颤动常由起源于肺静脉内的致心律失常病灶或由其维持,通过在肺静脉-左房交界处或左房内消融可以将其电隔离。作为一种选择性的方法,对难治性并伴有快速心室率的心房颤动患者,可在安装永久起搏器后进行房室结消融。在对药物难治的室性心动过速患者特别是有缺血性心脏病者,射频消融有时可获成功。

射频消融是安全的,死亡率<1/2 000。并发症包括瓣膜损伤、肺静脉狭窄或闭塞(当用于心房颤动消融时)、卒中或其他栓塞、心脏穿孔、心脏压塞(1%)和意外消融房室结。

心房颤动

(AF;AFIB)

心房颤动(AF)是一种快速、不整齐又不规则的房性心律。症状包括心悸、有时疲乏、体力下降和晕厥先兆。常形成心房栓子,有引起栓塞性脑卒中的显著危险。诊断靠心电图。治疗包括用药物控制心率,用抗凝药物预防血栓栓塞,有时用药物或心脏转复的方法使心房颤动转复成窦性心律。

心房颤动已被归因于心房内有多个子波的混乱性折返。然而,在许多病例中,邻近心房的静脉结构内的异位病灶(通常在肺静脉)可触发启动心房颤动,且可能使心房颤动维持。在心房颤动时,心房无收缩,大量的电刺激涌向了房室(AV)传导系统,引起不一致的冲动传递和不整齐又不规则的心室率,心室率通常在心动过速速率的范围内。

心房颤动是最常见的心律失常之一,在美国约有 230 万患者。男性比女性、白人比黑人更可能患心房颤动。发病率随年龄而增长;>80 岁者心房颤动比例几乎达 10%。心房颤动更易发生在患其他心脏病的患者中。

并发症 无心房收缩也易导致血栓形成;每年脑血管栓塞事件的危险性约为 7%。脑卒中的危险性在风湿性心瓣膜病、甲状腺功能亢进、高血压、糖尿病、左心室收缩功能不全或以前曾有血栓栓塞事件的患者中更高。全身性栓塞也可引起其他器官(如心、肾、胃肠道、眼)或肢体的功能异常或坏死;AF 也可能会损害心脏输出,在正常的心脏速率下,失去心房收缩会降低约 10% 的心排出量。这种幅度的减低通常仍能很好耐受,除非心室率变得太快(如>140 次/分),或患者心排血量处于边缘状态或较低。在这种情况下,可能发展为心脏衰竭。

病因

最常见的原因 包括高血压、心肌病、二尖瓣或三尖瓣病变、甲状腺功能亢进、狂饮乙醇饮料(假日心脏病)。

较少见的原因 包括肺栓塞、房间隔和其他先天性缺损、慢性阻塞性肺病、心肌炎和心包炎。患者年龄<60 岁且无明确原因的心房颤动称为孤立性心房颤动。

分类

急性心房颤动 指新发作的心房颤动,持续<48 小时。

阵发性心房颤动 指反复发作的心房颤动,通常持续时间<48 小时且可自动转复成正常窦性心律。

持久性心房颤动 指心房颤动持续时间>1 周或需要治疗才能转复成正常窦性心律。

长程持续性心房颤动 指持续时间>1 年,但仍有恢复窦性心律的可能性的心房颤动。

永久性心房颤动 指不能被转复成窦性心律的心房颤动。心房颤动存在时间越长,自动转复的可能性越小,转复越困难,因为出现了心房的重构(快速的心房率导致了心房电生理学的变化,主要是心房不应期的缩短,也可能包括心房不应期的空间离散性的增加而减慢了心房传导速度,或者两者皆有之)。

症状及体征

心房颤动常无症状,但许多患者有心悸、隐约胸部不适或心力衰竭的症状(如疲乏、头晕、呼吸困难),特别是当心室率非常快时(常为 140~160 次/分)。患者也可能存在急性脑卒中或由于系统性栓塞所致的其他器官损害的症状和体征。

脉搏不整齐而不规则伴有颈静脉搏动中 a 消失,可能存在脉搏短绌(心尖心室率快于在腕部扪及的速率),因为左心室心搏量在快心室率时不总是足以引起周围的压力波。

诊断

- 心电图
- 超声心动图
- 甲状腺功能检查

通过心电图诊断心房颤动包括 P 波消失、QRS 波群之间的(f 颤动)波(在时间上不规律,在形态学上不整齐;基线波动,速率>300 次/分,不是在所有导联上都明显看得出),不整齐而不规则的 R-R 间期(图 76-4)。

其他不规则的心律可能在心电图上类似心房颤动,但由于存在无关联的 P 波或扑动波而可做出鉴别,用刺激迷

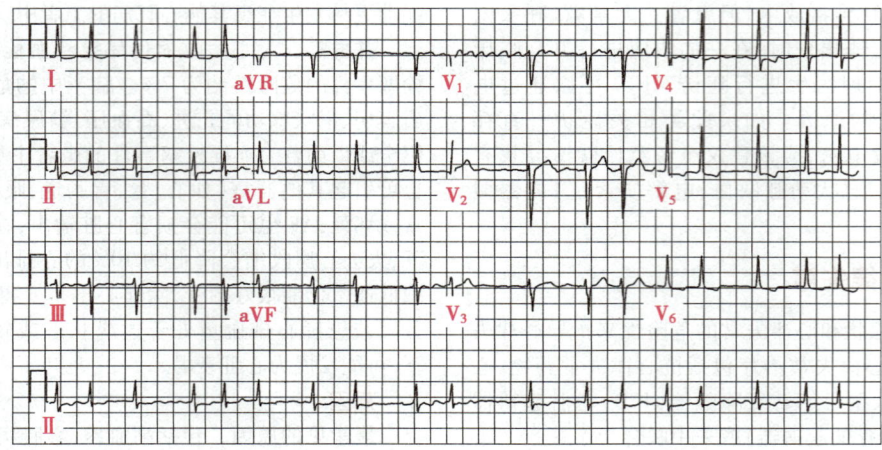

图76-4 心房颤动

走神经的动作有时可使上述现象看得更清楚。肌肉震颤或电的干扰可能类似 f 波,但基础心律是规则的。心房颤动也可能引起类似于室性期外收缩或室性心动过速的现象[阿什曼现象（Ashman phenomenon）]。这种现象通常发生在长 R-R 间期后的短 R-R 间期时；较长的间期延长了结下-房室束传导系统的不应期,其后的 QRS 波群传导发生差异,通常是呈右束支传导阻滞的形态。

超声心动图和甲状腺功能检查在初始评估时是重要的。超声心动图检查是为了评估结构性心脏缺陷（如左心房扩大、左心室室壁运动异常提示过去或现在存在心肌缺血、瓣膜病变、心肌病）以及确定脑卒中的附加危险因素（如心房血液淤滞或血栓、复杂的主动脉斑块）。心房血栓最可能位于心耳,用经食管而非经胸壁超声心动图的方法最能检出该处的血栓。

治疗

- 药物控制心室率或房室结射频消融
- 有时应用心脏电复律或心房颤动基质消融以进行节律控制
- 预防血栓栓塞

如果怀疑有明显的基础心脏疾病,新发作的心房颤动患者住院治疗可能会获益,但伴有反复发作心房颤动的患者不需要住院,除非有其他的症状提示需要。处理了诱发因素以后,心房颤动的治疗就集中在心室率的控制、心律控制和预防血栓栓塞上。

心室率控制 任何病程的心房颤动患者都需要心率控制（通常是达到静息时<100 次/分）以控制症状和预防心动过速诱发的心肌病。

对急性阵发性快速心率（如 140～160 次/分）,静脉用房室结阻断剂（剂量见表 76-1）。警告：房室结阻断剂不应该用于房室附加通道参与（宽 QRS 波群可提示）的预激综合征患者；这些药物可增加经旁道传导的频率,可能导致心室颤动。如果怀疑儿茶酚胺过多时（如甲状腺疾病、运动触发的情况下）,优选 β-阻滞剂（如美托洛尔、艾司洛尔）,非二氢吡啶类钙通道阻断剂（如维拉帕米、地尔硫䓬）也是有效的。地高辛是效果最差的,但如果存在心力衰竭时可能优先。

这些药物可以口服以用作长期心率控制。当 β-阻滞剂、非二氢吡啶类钙通道阻断剂和地高辛分别或联合应用无效时,可能需要应用胺碘酮。

> **经验与提示**
> - 如果可能的话,尝试心房颤动转换为窦性心律前应给予抗凝治疗。对于符合抗凝标准的患者,转复成窦性心律并不一定免除长期抗凝的需要
> - 心房颤动伴有宽 QRS 波群可能提示预激综合征,在这种情况下,使用房室结阻滞剂可能引起致命后果

心律控制 如果患者新发作的心房颤动引起心力衰竭或其他血流动力学损害,有恢复正常窦性心律的指征,以改善心排血量。在其他病例中,心房颤动转复成正常窦性心律是最理想的选择,但是有此效果的抗心律失常药物（Ⅰa、Ⅰc、Ⅲ类）有副作用的风险并可能增加死亡率。转复成窦性心律并不一定祛除长期抗凝的需要。

同步心脏电转复或药物都能用于急性复律在尝试转复之前,心室率应被控制在<120 次/分,许多患者应给予抗凝治疗（标准与方法见节律控制时的血栓栓塞预防）。如果心房颤动存在已>48 小时,患者通常应使用口服抗凝治疗（不管应用何种方法,复律都增加血栓栓塞的危险）。可能情况下,在复律前应抗凝维持>3 周,复律后应至少 4 周。许多患者需要长期抗凝,虽然具体标准仍在讨论（见防止血栓栓塞的长期措施）。

虽然复发率高,同步心脏复律（100J,如果需要其后可用 200～360J）可使 75%～90%的心房颤动患者转复成正常窦性心律。在操作前 24～48 小时应用Ⅰa、Ⅰc、Ⅲ类药物可提高复律和其后窦性心律维持的有效性。对于短期的心房颤动、孤立性心房颤动或有可逆因素的心房颤动,心脏复律更有效；当左心房扩大（>5cm）,心耳血流低,或有明显的基本的结构性心脏病存在时心脏复律较少有效。

使心脏复律成窦性心律的药物 包括Ⅰa 类（普鲁卡因胺、奎尼丁、丙吡胺）,Ⅰc 类（氟卡尼、普罗帕酮）和Ⅲ类（胺碘酮、多非利特、伊布利特、索他洛尔）抗心律失常药

(表76-1)。所有的药物都在50%~60%的患者中有效,但不良作用不同。β-阻滞剂或非二氢吡啶类钙通道阻断剂通常要到控制心率后才应用。为长期维持窦性心律(不论以往有无心脏复律史),上述复律药物也可用于窦性心律。如何选择取决于患者的耐受性。然而,只发生在或几乎发生在休息时或睡眠时迷走神经张力高时的阵发性心房颤动,用消除迷走神经作用的药物(如丙吡胺)可能有特殊的效果。用β-阻滞剂可能能更好地预防活动诱发的心房颤动。

> **经验与提示**
>
> ■ 不要对心房颤动伴WPW的患者给予地高辛和非二氢吡啶类钙离子通道拮抗剂(如维拉帕米、地尔硫革),因为这些药物可能引发心室颤动

对一些反复发作阵发性心房颤动的患者,且若其能根据症状确定发作的一些医生建议患者准备药物,在心悸发作时自行服用单一负荷剂量的氟卡尼(≥70kg的患者使用300mg,其他患者使用200mg)或普罗帕酮(≥70kg患者使用600mg,其他患者使用450mg)以治疗(称为"随身携带药物"法)。该方法仅限于没有窦房结或房室结功能障碍、束支传导阻滞、QT间期延长、Brugada综合征或器质性心脏病的患者。这种方法可能存在一定风险(预计约1%),使心房颤动转为相对缓慢的心房扑动而出现1:1下传,心率在200~240次/分范围。通过合用房室结传导抑制药物(如β-阻滞剂或非二氢吡啶类钙拮抗剂)可以减少这种潜在的并发症的发生。

血管紧张素转化酶抑制药和血管紧张素Ⅱ受体阻断剂可能减弱心肌纤维化,这种心肌纤维化在心力衰竭患者中为心房颤动提供一种基质,但在心房颤动的常规治疗中这些药物的作用还待确定。

节律控制时的血栓预防 心房颤动患者,特别是那些已经发作>48小时者,在药物或直流电复律后的数周内有较高的血栓风险。如果当前的AF不能明确是否在48小时内,患者在复律前应抗凝维持>3周,复律后应至少4周,而不论患者的血栓栓塞事件风险如何(Ⅰ级推荐)。

替代的方法是患者可用肝素抗凝和做经食管超声心动图检查(TEE);若左心房或附属内无血块,可立即作心脏复律,之后进行四周抗凝治疗(Ⅱa级推荐)。

如果由于血流动力学异常而必须紧急复律,可以复律,抗凝要在复律后立即开始,并持续至少4周。

如果当前的AF确定是发生在48小时之内,患者是非瓣膜性心房颤动,不是在血栓栓塞事件高危者,可以不预先抗凝而进行复律复律后应抗凝治疗4周(Ⅰ类推荐),虽然血栓事件低危者可能没这个必要(Ⅱb类建议)。

复律后抗凝治疗4周后,一些患者仍需要长期抗凝(见下文)。

心房颤动的消融治疗 对控制心率的药物无反应或不能服用这些药物的患者,可做房室结的射频消融以导致完全性房室传导阻滞;然后,需要植入一永久起搏器。消融房室结两个通道中的一个(房室结改良术)可减少心房冲动传到心室的数量且可避免安置起搏器,但认为此法比完全消融的效果差,已经很少应用。

通过消融使肺静脉与心房电隔离,不用导致房室传导阻滞就能起到预防心房颤动的效果。与其他疾病的消融相比,肺静脉隔离的成功率较低(60%~80%)而并发症发生率较高(1%~5%)。因此这一措施通常用于最适合此疗法的患者——无器质性心脏病的药物治疗无效的年轻患者。

血栓栓塞的长期预防 对于一些心房颤动患者,长程的预防血栓治疗是其长期治疗的一个方面,这取决于对卒中与出血风险的评估。

风湿性二尖瓣狭窄和机械人工心脏瓣膜的患者都被认为是有血栓栓塞事件的高风险,与非瓣膜心房颤动且拥有额外的危险因素的患者是相同对待;其他危险因素是由CHADS2评分评定(表76-5)或CHA2DS2-VASC得分(表76-6)。

表76-5 CHADS2评分

不确定	得分点
[充血性]心力衰竭	1
高血压	1
年龄≥75岁	1
糖尿病	1
既往卒中/TIA病史	2

表76-6 CHA2DS2-VASC评分

变量	分数
(充血性)心力衰竭	1
高血压	1
年龄≥75岁	2
糖尿病	1
既往卒中/TIA史	2
血管疾病	1
年龄65~74岁	1
性别(女)	1

抗血栓治疗的指南是不断变化的,并因地区不同而有所区别。目前美国的指南如下:

■ 对于以下患者推荐长期的抗凝治疗:风湿性心脏病二尖瓣狭窄,人工心脏瓣膜,以及非瓣膜性心房颤动患者CHA2DS2-VASC评分≥2的(Ⅰ级推荐)

■ 以下患者推荐不需要抗血栓治疗:非瓣膜性心房颤动且CHA2DS2-VASC评分为0(ⅡA级推荐)

■ 以下患者推荐不用抗血栓治疗,服用阿司匹林或口服抗凝治疗,非瓣膜性心房颤动且CHA2DS2-VASC评分为1

的(ⅡB级推荐)
- 心房颤动且有机械心脏瓣膜者要用华法林抗凝。心房颤动伴显著二尖瓣狭窄患者用华法林抗凝。对于非瓣膜病性心房颤动并用口服抗凝药物治疗者,以下治疗是Ⅰ类指证:华法林治疗并使INR达到2.0~3.0(A级证据),阿哌沙班(B级证据)、达比加群(B级证据)和利伐沙班(B级证据)

对中度以上肾功能损害的患者须做出调整。

如果适当的抗栓治疗都存在绝对禁忌时,可用外科缝扎或经导管闭合装置来处理左心耳。

患者的出血风险可以用一些预测工具来判断,其中最常用的是HAS-BLED评分(表76-7)。HAS-BLED对于确定以下情况最有价值,即减少出血风险而不是识别有出血高危风险而不宜抗凝治疗的患者。

表76-7 HAS-BLED预测心房颤动患者出血风险工具

变量	分数
未控制的高血压	1
肾功能异常	1
肝功能异常	1
既往卒中史	1
既往出血史	1
华法林治疗过程中INR多变(定义为保持在治疗范围内的时间小于60%)	1
老年人(>65岁)	1
药物使用(定义为伴随使用NSAID或抗血小板药物)	1
饮酒(定义为每周为>8个乙醇单位)	1

关键点

- 心房颤动是一种绝对不规则的心房节律,可以是发作性或者持续性的;可能会有阵发性的心动过速发作
- QRS波群应该是窄的;跨心室内传导异常或者预激综合征时QRS波群则变宽
- 患者应该做超声心动图检查和甲状腺功能检查
- 控制心室率(通常是静息时<100次/分);一线药物包括β受体阻滞剂和非二氢吡啶类钙离子通道阻滞剂(如维拉帕米、地尔硫䓬)。
- 转复窦性心律并不像控制室率一样重要,且不意味着失去抗凝的必要性,对于症状持续或者血流动力学损害(如心脏衰竭)者,可以使用同步电复律或药物复律
- 复律之前必须接受抗凝治疗
- 有血栓栓塞危险的患者要求长期口服抗凝药以预防卒中;阿司匹林用于那些没有风险的患者

更多信息

January CT, Wann S, Alpert JS, et al. 2014ACC/AHA/HRS Guideline for the management of patients with atrial fibrilla-tion: a report of the American College of Cardiology/American Heart Association Task Force of Practice Guidelines and the Heart Rhythm Society. Circulation 130:2071-2104,2014。

心房颤动和预激综合征

心房颤动(AF)若伴预激综合征(心室预激),在附加通道上快速前向传导,是一种内科急症。

在显性预激综合征中,经附加通道前向传导。如果发生心房颤动,房室结正常限速的作用被绕过,过快的心室率(有时为200~240次/分)可能导致心室颤动(图76-5)和猝

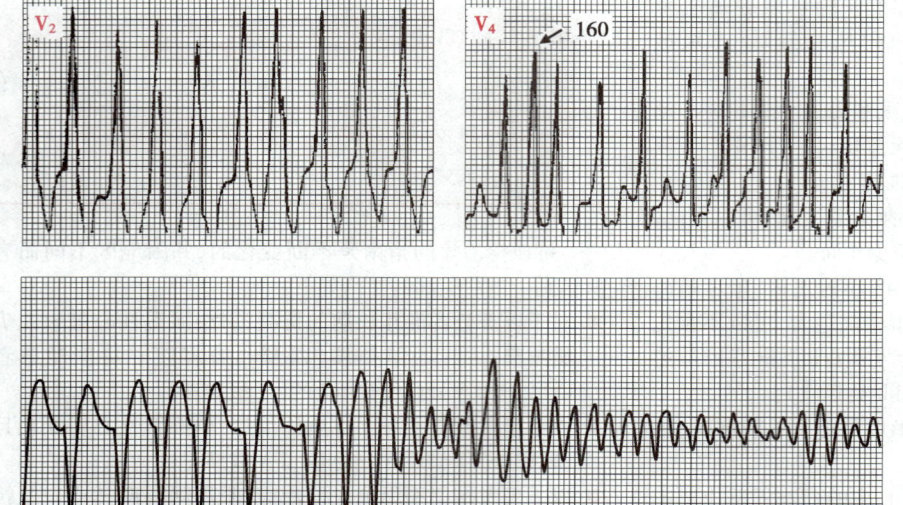

图76-5 预激综合征中的心房颤动。心室反应非常快(最短RR间期为160ms)。因此短时间内就演变为心室颤动(底部Ⅱ导联的连续记录)

死。隐匿性预激综合征的患者无此危险,因为这些患者的前向传导不发生在附加通道中。

治疗

首选治疗是直流电心脏复律。常用于心房颤动时减慢心率的药物对此无效,禁用地高辛和非二氢吡啶类钙通道阻断剂,因其可能增快心室率和引起心室颤动。如果不能进行心脏复律,应该应用能延长旁道不应期的药物。宜静脉用普鲁卡因胺或胺碘酮,但其他任何Ⅰa类、Ⅰc类或Ⅲ类抗心律失常药都不可使用。

心房扑动

心房扑动是由心房折返引起的快速规则的心房节律,症状包括心悸、有时疲乏、体力下降、呼吸困难和晕厥先兆。可能导致心房血栓和栓塞。通过心电图可以诊断。治疗涉及以下方面:用药物控制心室率,用抗凝药物预防血栓栓塞,常用药物或心脏电复律转复成窦性心律。

心房扑动比心房颤动少见得多,但其原因和血流动力学结果是相似的。许多心房扑动患者也有心房颤动的阶段。

典型的心房扑动多数是由右心房的大折返环导致。心房以 250～350 次/分的速率(一般是 300 次/分)除极。因为房室结通常不能在这种速率时传导,通常情况下一半的冲动可以下传(2:1 阻滞),导致 150 次/分的规则的心室率。传导阻滞的情况时时变化,导致不规则的节律。少数情况下,可能出现固定的 3:1、4:1 或 5:1 阻滞。

一度认为,心房扑动发生血栓栓塞事件的可能性罕见,目前则认为大约是心房颤动的 1/2(除非也存在心房颤动)。

症状及体征

症状主要取决于心室率和所患基础心脏病的性质。如果心室率<120 次/分并且规则,可能很少有或没有症状。较快的心室率和房室传导的变化常引起心悸,以及心排血量降低导致血流动力学损害的症状(如胸部不适、呼吸困难、虚弱、晕厥)。密切观察颈静脉搏动可发现扑动的 α 波。

诊断

- 心电图

诊断靠心电图。典型的心房扑动,其心电图可显示连续和规则的心房激动伴有锯齿状波形(F 波),在Ⅱ、Ⅲ、aVF 导联最明显(图 76-6)。

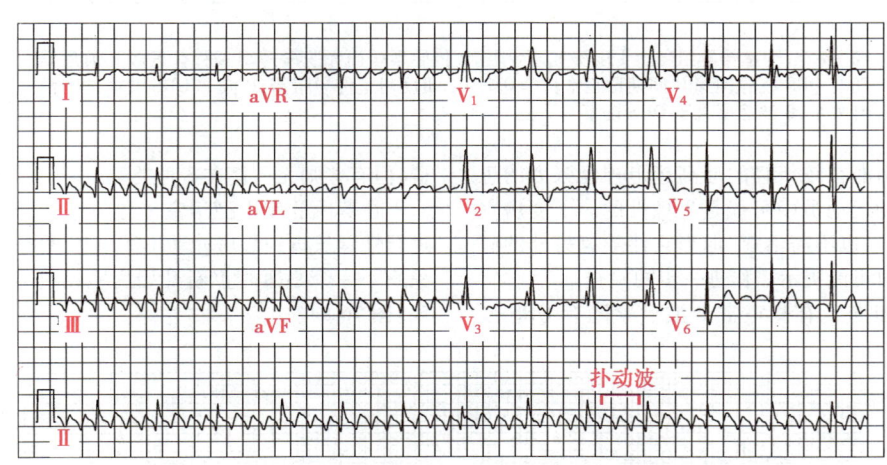

图 76-6 心房扑动(注意:下传伴右束支传导阻滞)

颈动脉窦按摩可增加房室传导阻滞和更好地显露典型的扑动波。类似的反应可见于应用房室结阻滞药物(如腺苷)后,但这种药物治疗不能终止心房扑动。

治疗

- 药物控制心室率
- 心脏电复律、药物或消融法控制节律
- 预防血栓栓塞

像心房颤动一样,治疗集中在心室率的控制、心律控制和血栓栓塞的预防上。然而,用药物控制心房扑动的心室率比心房颤动更困难。因而,用电学方法复律(应用同步心脏电复律或超速起搏)是大多数患者初始发作后的首选治疗,伴有 1:1 房室传导或血流动力学损害时必须强制性做上述治疗。通常,低能量(50J)即可有效复律。在复律之前,心房颤动及心房扑动均需要抗凝治疗。

如果用药物转复窦性心律,必须首先用 β-阻滞剂或非二氢吡啶类钙通道阻断剂(如维拉帕米,地尔硫䓬)控制心率。可转复窦性心律的许多抗心律失常药(特别是Ⅰa 和Ⅰc 类)可减慢心房扑动频率、缩短房室结不应期(由于它们的去迷走神经作用),或两个因素都存在,足以允许发生 1:1 房室传导伴有反常的心室率增加和血流动力学异常。这些药物可以用来作为需要预防复发的长期维持治疗。

抗心动过速的起搏治疗在部分患者中是长期抗心律失常药物的一种替代治疗。同样,消融治疗可以阻断心房折返环,可有效地预防心房扑动,尤其是典型的心房扑动。

慢性或反复心房扑动的患者需要长期口服抗凝药(华法林治疗维持 INR 2～3,或直接凝血酶抑制剂,或 Xa 因子抑制剂)或阿司匹林治疗。各种治疗之间的选择基于心房颤动时相同的考虑。

> **关键点**
> - 心房扑动是一种快速的、规则的心房节律,很少会引起不规则或不快的心室率,这依赖于阻滞出现的程度和类型
> - 在最初应用药物如 β-阻滞剂和非二氢吡啶类钙离子通道拮抗剂(如维拉帕米、地尔硫䓬)来控制速率后,大多数患者应该接受同步电复律治疗
> - 复律之前必须要接受抗凝治疗
> - 慢性或复发性心房扑动的患者需要长期口服抗凝药以预防卒中

房室传导阻滞

房室传导阻滞是从心房到心室冲动的传递部分地或完全地中断。最常见的原因是传导系统的特发性纤维化和硬化。诊断靠心电图;症状和治疗取决于阻滞的程度,但如需要,治疗通常牵涉到起搏疗法。

房室传导阻滞最常见的病因为:
- 特发性纤维变性和传导系统的硬化(约 50% 患者)
- 缺血性心脏疾病(40%)

其他的房室传导阻滞的病因是:
- 药物(如 β-阻滞剂、钙通道阻滞剂、地高辛、胺碘酮)
- 提高迷走神经张力
- 瓣膜病
- 先天性心脏病、遗传性或其他疾病

房室传导阻滞可以是部分或完全的。一度和二度阻滞是部分阻滞。三度阻滞是完全阻滞。

Ⅰ度房室传导阻滞 所有正常 P 波后均跟随有 QRS 波群,但 PR 间期比正常长(>0.20 秒,图 76-7)。

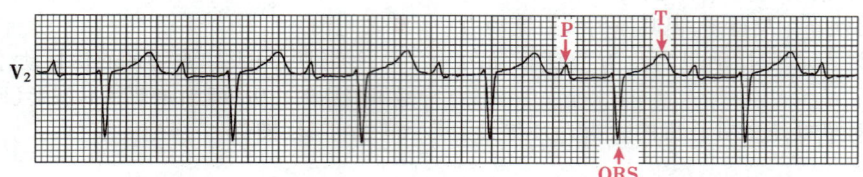

图 76-7 房室传导阻滞。Ⅰ度房室传导阻滞,传导延缓而无脱漏搏动。所有正常 P 波后紧随有 QRS 波群,但 PR 间期比正常长(>0.2s)。Ⅲ度房室传导阻滞,P 波和 QRS 波群之间没有关系,P 速率大于 QRS 速率

Ⅰ度房室传导阻滞在较年轻的伴高迷走神经张力的患者和在经良好训练的运动员中可能是生理性的。Ⅰ度房室传导阻滞很少有症状,也不需治疗,但当它伴随有另外的心脏病或由药物引起时可能提示需作进一步的检查。

Ⅱ度房室传导阻滞 有些正常 P 波后紧随有 QRS 波群,但有些则无。存在 3 种类型。

在莫氏Ⅱ度Ⅰ型房室传导阻滞中,PR 间期随每个心搏进行性延长直到心房冲动不能下传,QRS 波群脱漏(文氏现象);下一个心搏时重新开始房室结传导,这种顺序反复出现(图 76-8)。

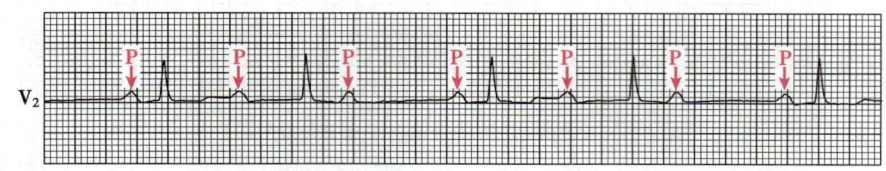

图 76-8 莫氏Ⅱ度Ⅰ型房室传导阻滞。PR 间期随每个心搏进行性延长直到心房冲动不能下传和 QRS 波群脱漏(文氏现象);下一个心搏时重新开始房室结传导,此顺序反复出现

莫氏Ⅱ度Ⅰ型房室传导阻滞在较年轻、运动量较多的患者中可能是生理性的。约 75% 的患者阻滞发生在房室结,伴有窄的 QRS 波群,其余的阻滞发生在结下部位(房室束、束支或分支)。如果阻滞变为完全性,通常会出现可靠的结性逸搏节律除非阻滞导致了症状性心动过缓,并且排除了短暂的或可逆的诱因,一般不需治疗。治疗是植入起搏器,这对因为其他原因进行电生理检查而检出的结下部位的莫氏Ⅱ型Ⅰ度房室传导阻滞的无症状患者也可能获益。

在莫氏Ⅱ度Ⅱ型房室传导阻滞中,PR 间期保持恒定。心搏呈间歇性不传导和 QRS 波群脱漏,通常在每第 3 个(3∶1阻滞)或第 4 个(4∶1阻滞)P 波处反复循环(图 76-9)。

莫氏Ⅱ度Ⅱ型房室传导阻滞总是病理性的;20% 患者阻滞发生在房室束,其余的发生在束支。患者可能无症状或感到轻微头晕、晕厥先兆和晕厥,取决于传导与阻滞心搏的比率。患者有发生症状性的高度或完全性房室传导阻滞的危险,此时逸搏心律可能是室性的,因太慢且不能赖以维持系统灌注,因此有安置起搏器的指征。

在高度的Ⅱ度房室传导阻滞,每 2 个(或更多)P 波被阻滞下传(图 76-10)。

此时鉴别莫氏Ⅰ型和莫氏Ⅱ型阻滞是困难的,因为 2 个 P 波决不会连续传导。完全性房室传导阻滞的危险性难以预测,因而有安置起搏器的指征。

伴有任何类型Ⅱ度房室传导阻滞而有结构性心脏病的

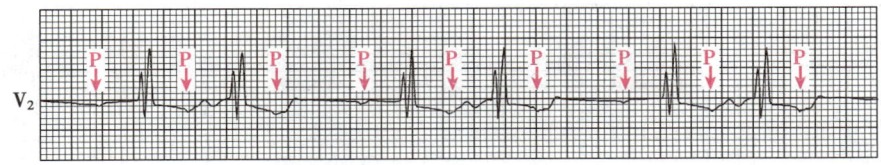

图76-9　莫氏Ⅱ度Ⅱ型房室传导阻滞。PR间期保持恒定。心动呈间歇性不传导,QRS波群脱漏,通常每3个(3:1阻滞)或4个(4:1阻滞)形成一个P波阻滞的周期

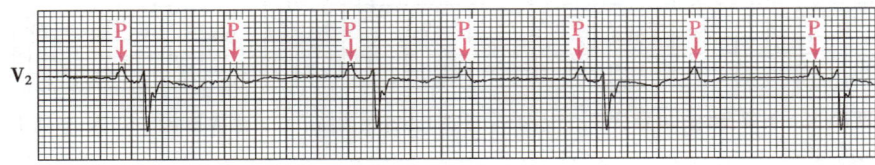

图76-10　Ⅱ度房室传导阻滞(高度)

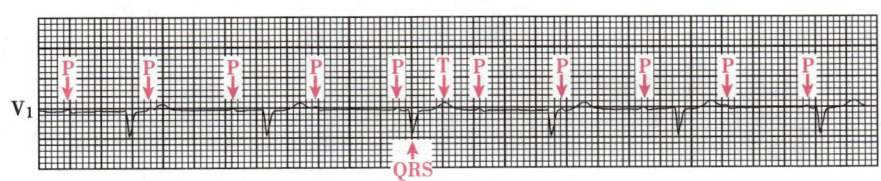

图76-11　Ⅲ度房室传导阻滞

患者应考虑为安置永久起搏器,除非有暂时性的和可逆转的原因。

Ⅲ度房室传导阻滞:房室传导阻滞呈完全性(图76-11),心房和心室之间没有电的交通,P波和QRS波群之间没有关系(房室分离)。交界性逸搏或心室起搏点的存在维系着心功能和逸搏心律。起自房室束分叉之上产生窄的QRS波群,有相对较快(>40次/分)且可靠的心率和轻度的症状(如疲劳、体位性头晕、不能耐受劳力)。逸搏心律起自分叉以下产生宽的QRS波群,有更慢或不可靠的心率,有更重的症状(如晕厥先兆、晕厥、心力衰竭)。体征包括房室分离的表现,如大炮型α波、血压波动、第1心音(S_1)响度的改变。如果是低位逸搏节律则存在着心率缓慢相关的晕厥和猝死危险。

大多数患者需要安置起搏器(表76-3)。如果阻滞是由抗心律失常药物引起,虽然可能需要安置临时起搏器,但停用该药物可能就会有效果。由急性下壁心肌梗死所引起的阻滞通常反映了房室结功能不全,可能对阿托品有反应,或在数天后可自行缓解。由前壁心肌梗死所致的阻滞通常反映了广泛心肌坏死累及房室束-浦肯野系统,需要立即经静脉置入起搏电极来起搏,必要时用过渡型的体外起搏。阻滞可能会自行消除,但需评估是房室结还是结下传导阻滞(如电生理检查、运动试验、24小时心电图)。

伴有先天性Ⅲ度房室传导阻滞的大多数患者有交界性逸搏心律,此心律保持在一合理的速率,但当他们达到中年之前需要安置永久起搏器。较少见的情况下,先天性房室传导阻滞患者有缓慢的逸搏心律,并在年轻或许甚至在幼年时就需要安置永久起搏器。

Brugada综合征

Brugada综合征是一种遗传性心脏电生理异常,可导致晕厥和猝死的危险性增加。

涉及几种不同的突变,大部分影响*SCN5A*基因,该基因编码电压依赖性心脏Na^+通道的α-亚基。通常情况下,患者无结构性心脏疾病。然而,该疾病与其他遗传和后天的结构性心脏疾病的关系正越来越被认可,可与长QT综合征3型和致心律失常性右心室发育不良(ARVD)形成重叠综合征。

在一些患者中,Brugada综合征无临床表现。然而,在许多患者中可能因多形性室性心动过速和心室颤动导致晕厥或心脏性猝死。此类事件好发于夜间,而且通常与运动无关。此类事件也可能由发热或使用某些治疗药物而诱发,包括钠通道阻滞剂、β-受体阻滞剂、三环类抗抑郁药、锂制剂以及可卡因。

诊断
■ **心电图**

初步诊断主要依赖于心电图的特征性改变(1型Brugada心电图表现),V_1和V_2导联ST段抬高,有时还累及V_3导联(图76-12),因此在这些导联中QRS波群形态类似右束支传导阻滞。ST段呈穹窿型抬高并延续至倒置的T波。程度较轻的这种改变(2型和3型Brugada心电图模式)不被认为有诊断性。在发热或应用某些药物后,2型和3型模式可能自发转变为1型模式。后者是激发性诊断试验的基础,通常使用阿义马林或普鲁卡因胺。

对于不明原因的心搏骤停或晕厥或有此类家族病史的患者,应考虑该诊断。电生理检查的价值目前还不清楚,正

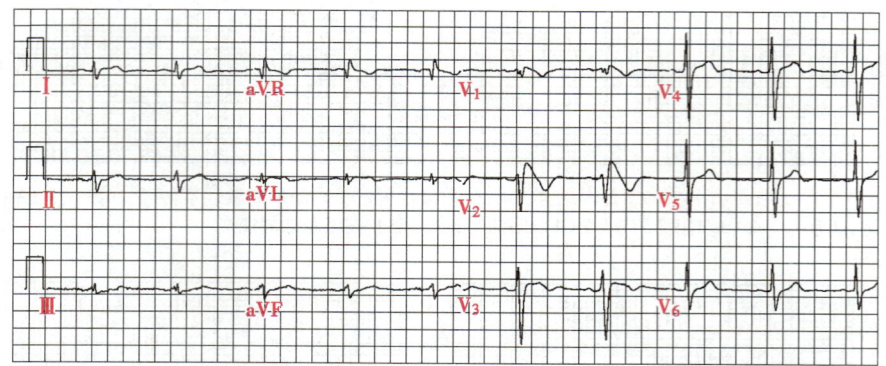

图 76-12 1 型 Brugada 综合征。V_1 和 V_2 导联 J 点显著抬高形成穹窿样抬高的 ST 段,伴随 T 波倒置

在进行一些针对此方面的研究。

治疗

■ 植入性心脏复律除颤器

对于有晕厥症状以及猝死后复苏的患者应该接受植入式心律转复除颤器治疗。对于依据心电图的变化及家族史而诊断的患者还不明确其最佳治疗方法,虽然他们确实存在猝死危险性的增加

束支和分支传导阻滞

束支传导阻滞是在束支中冲动传导部分或全部中断;分支阻滞是束支的分支中有类似的传导中断。这 2 种病变常共存。通常无症状,但存在 2 种之一就提示有心脏病变。通常心电图进行诊断,无特殊治疗。

传导阻滞可由许多心脏病变引起,包括内在的退行性变而无其他有关的心脏疾病。

右束支传导阻滞(RBBB,图 76-13 和图 76-14) 可见于看似正常的人群;也可能发生在前壁心肌梗死的患者中,提示有广泛的心肌损伤。新出现的 RBBB 应寻找基础的心脏病理变化,但常无任何发现。短暂的 RBBB 可发生于肺栓塞后。虽然 RBBB 使 QRS 波群畸形,但它对心电图诊断心肌梗死无明显的干扰。

左束支传导阻滞(LBBB,图 76-15) 比 RBBB 更常伴有

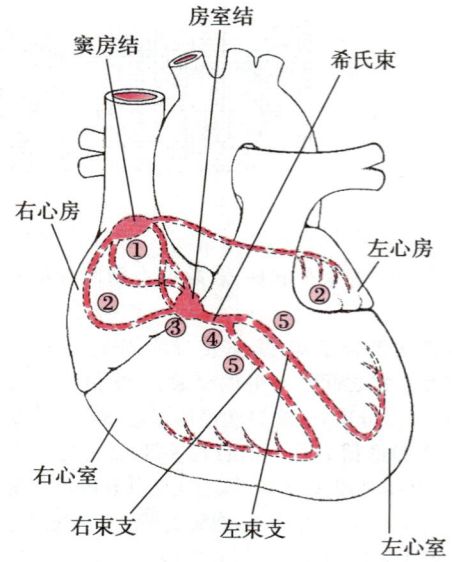

图 76-13 心脏的电传导通路

结构性心脏病。LBBB 对心电图诊断心肌梗死常有干扰。

分支阻滞 涉及左束支的前或后分支。左前分支的阻断导致左前分支阻滞,其特点为轻度的 QRS 增宽(<

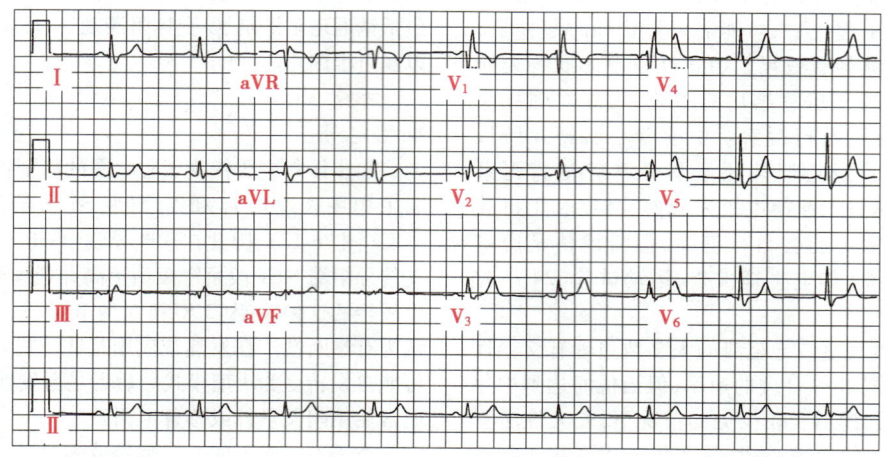

图 76-14 右束支传导阻滞

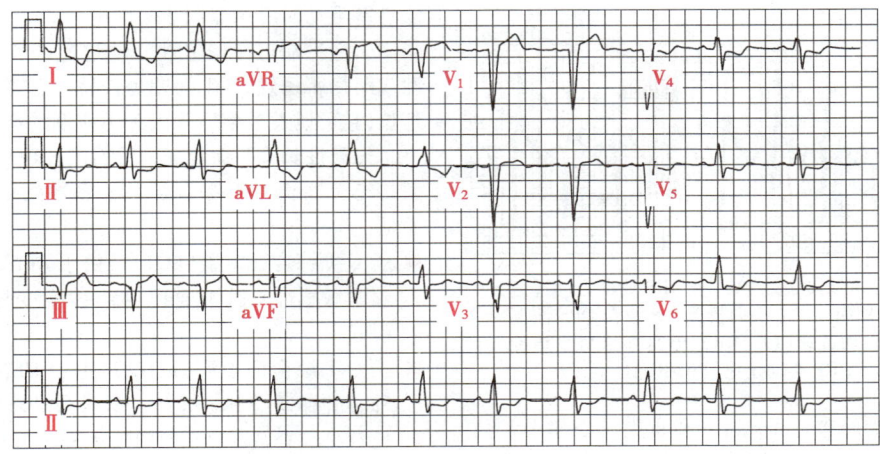

图76-15　左束支传导阻滞

120ms），和前额面QRS电轴比-30°更负（电轴左偏）。左后分支阻滞伴随有前额面QRS电轴比+120°更正。分支阻滞和结构性心脏病之间的关系与LBBB相同。

半分支阻滞可能与其他传导障碍同时存在：RBBB和左前或左后分支阻滞（双分支阻滞）；左前或左后分支阻滞，RBBB和Ⅰ度房室传导阻滞（不恰当地被称为三分支阻滞；Ⅰ度房室传导阻滞通常源自房室结）。

三分支阻滞指RBBB伴有交替性左前和左后分支阻滞或交替性LBBB和RBBB。心肌梗死后双分支或三分支阻滞的存在提示广泛的心肌损害。双分支阻滞不需要直接治疗，除非存在有间歇性Ⅱ度或Ⅲ度房室传导阻滞。真正的三分支阻滞需要立即起搏治疗，然后永久起搏。

当QRS波群增宽（>120ms），但QRS图形不是典型的LBBB或RBBB时，诊断为**非特异性心室内传导障碍**。传导延迟可能发生在浦肯野纤维更远端，为细胞至细胞间的缓慢传导所致。不需进行特殊治疗。

异位室上性心律

由室上性病灶（通常在心房）所引起的各种心律；多无症状，且不需要治疗。

异位室上性心律包括：
- 房性期前收缩
- 房性心动过速
- 多源性房性心动过速
- 非阵发性交界性心动过速
- 游走性心房起搏点

房性期前收缩　房性期前收缩（atrial premature beats, APB）是常见的异位冲动。它们可能发生在正常心脏，伴或不伴有诱发因素（如咖啡、茶、乙醇、伪麻黄碱），或可能是心肺疾病的一个体征。COPD患者常见。它们偶尔引起心悸。

诊断依靠心电图（图76-16）。房性期前收缩的下传可能是正常传导，差异传导或未下传，通常后面跟随着不完全代偿间歇。差异传导的房性期前收缩（通常伴有右束支传导阻滞的形态）必须同心室起源的期前收缩相鉴别。

心房逸搏：是出现在长窦性暂停或窦性停搏之后的异位心房搏动，它们可能是单个的或多个的；来自一个单一局灶的逸搏可能引起连续的逸搏节律（称为房性逸搏节律）。心率通常较慢，P波常形态不同，PR间期比窦性心律稍短。

房性心动过速　房性心动过速是一种规则的心律，由一个单一心房局灶引起的持续快速心房活动所导致，心率通常是150~200次/分；然而，在心房率很快、结性功能异常或洋地黄中毒时，可能发生房室传导阻滞，心室率可能较慢。其机制包括心房自律性增加和心房内折返。

房性心动过速是室上性心动过速中最少见的形式（5%），通常发生在结构性心脏病患者中。其他原因包括心房激惹（如心包炎）、药物（如地高辛）、乙醇和毒性气体吸入。

症状同其他心动过速。

诊断靠心电图；P波在形态上与正常窦性P波不同，处在QRS波群之前，但可能隐藏在前一T波之内（图76-17）。

可应用刺激迷走神经的动作以减慢心率，使被隐藏的P波得以可见，但这些动作通常不能终止心律失常（证明房室结不是心律失常环节中不可或缺的部分）。治疗包括处理原因和应用β-阻滞剂或钙通道阻断剂来减慢心室反应速率。用直流电心脏转复可能终止一次发作。终止和预防房

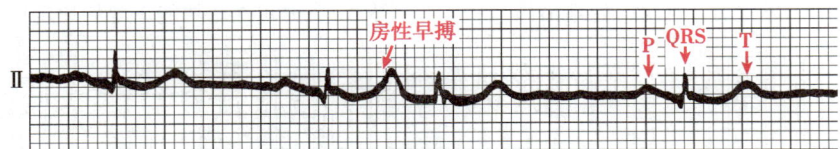

图76-16　房性期前收缩（APB）。在Ⅱ导联中，起自窦性的第2个心动后，T波由于房性期前收缩而变形。因为房性期前收缩发生在窦性周期的相对早期，窦房结起搏点被重整，在下一窦性心动前出现一个不完全代偿的间歇期

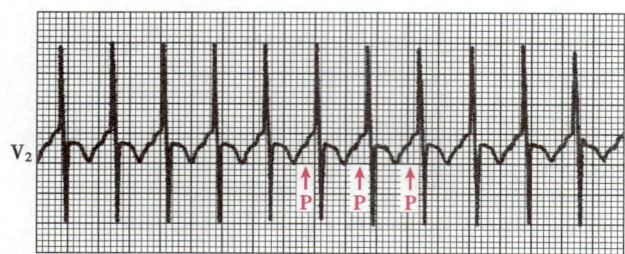

图76-17 真性房性心动过速。这种窄QRS波群心动过速起源于异常的自律性病灶或心房内折返。P波在QRS波群之前;常是长R-P心动过速(PR<RP),但是如果房室结传导慢的话,也可能是短RP心动过速(PR>RP)

性心动过速的药物措施包括Ⅰa、Ⅰc和Ⅲ类抗心律失常药物。如果这些非侵入性的方法无效,替代的方法包括超速起搏和对异位病灶的射频消融。

多源性房性心动过速 多源性房性心动过速(混乱性房性心动过速)是一种不整齐的不规则心律,由多个心房异位病灶随机放电所致。其定义为心率>100次/分。除心率不同外,其表现与游走性心房起搏点相同。这种心律失常的症状是快速心动过速的表现。治疗要针对基础的肺部疾病。

非阵发性交界性心动过速 非阵发性交界性心动过速是由房室结或其邻近组织中异常自律性所引起,常发生在心脏直视手术、急性下壁心肌梗死、心肌炎或洋地黄中毒后。心率60~120次/分,因而常无症状。心电图表现为规则的、正常形态的QRS波群,无可识别出的P波或伴有逆行P波(在下壁导联中倒置),其出现于QRS波群之前(<0.1秒)或之后。与阵发性室上性心动过速的鉴别在于其心率较慢,且表现为逐渐地发作和终止。治疗需针对病因。

游走性心房起搏点 游走性心房起搏点(多源性房性心律)是一种不整齐的不规则心律,由多个异位心房局灶随机放电所致。根据其定义,心率≤100次/分。这种心律失常最常发生在有肺部疾病和低氧血症、酸中毒、茶碱中毒,或合并上述情况的患者中。心电图上,每个心搏的P波形态都有差别,有≥3种的不同P波形态。游走心房起搏节律与心房颤动的不同之处在于前者具有P波。

长Q-T综合征和尖端扭转型室性心动过速

尖端扭转型室性心动过速是一种发生在长QT间期的患者中的特殊类型的多形性室性心动过速。它的特点为快速、不规则的QRS波群,此QRS波群似乎围绕心电图的基线扭转。这种心律失常可自发地终止或蜕变成心室颤动。它可引起明显的血流动力学损害,常致死亡。诊断靠心电图。治疗是静脉推注镁剂,缩短QT间期的处理措施,当诱发心室颤动时应用非同步心脏电复律。

引起尖端扭转型室性心动过速的长QT间期可为先天性或药物所诱发。QT间期延长易致心律失常的原因是复极延长,它可诱发早期后除极和不应期的空间离散度增大。

先天性长QT综合征 目前已发现至少有10种以上类型的先天性长Q-T综合征。大多数病例可纳入以下3种亚型:
- 长Q-T综合征1型(LQT1):由于*KCNQ1*基因(编码肾上腺素敏感性心脏钾通道IKs)发生变异导致功能丧失所引起
- 长Q-T综合征2型(LQT2):由于*HERG*基因(编码另一种心脏钾通道IKr)发生变异导致功能丧失所引起
- 长Q-T综合征3型(LQT3):由于*SCN5A*基因图标导致心脏钠通道INa的快速激活受到影响所引起

这些基因是常染色体显性遗传,但不完全外显,过去归属为Romano-Ward综合征。在极少数患者中具有2种基因异常(大多数为LQT1型),伴有先天性耳聋,过去归属为Jervell-Lange-Nielsen综合征。长Q-T综合征患者容易反复发作因尖端扭转型室性心动过速引起的晕厥以及因尖端扭转型室性心动过速蜕变为心室颤动导致的猝死。

药物性长QT综合征 较常见的尖端扭转型室性心动过速是由药物所致,通常为Ⅰa类、Ⅰc类或Ⅲ类抗心律失常药;其他药物包括三环类抗忧郁药、酚噻嗪和某些抗病毒药及抗真菌药(www.torsades.org最新的目录)。

症状及体征

患者常表现有晕厥,因为发作时心率过快(200~250次/分)导致无效的灌注。在意识清醒的患者中常有心悸的症状。有时在复苏之后检查心电图见到QT间期延长。

诊断

- 心电图

诊断是通过心电图表现,为QRS电轴呈波浪状起伏,QRS波群的极性围绕基线变换(图76-18)。发作之间的心电图显示心率校正后的QT间期(QTc)延长。正常值平均约0.44秒,不过因个体和性别而有变异。有家族史的患者可能提示为先天性综合征。

治疗

- 通常采用非同步直流电复律
- 有时静脉注射硫酸镁($MgSO_4$)

急性发作的时间长到足以引起血流动力学损害时,要采用非同步心脏电复律治疗,初始能量100J。然而很容易早期复发。患者常对镁剂治疗有效:可给予$MgSO_4$ 2g,静脉注射1~2分钟。如果此治疗不成功,在5~10分钟后给予第2次注射,并可在肾功能正常的患者中开始滴注硫酸镁3~

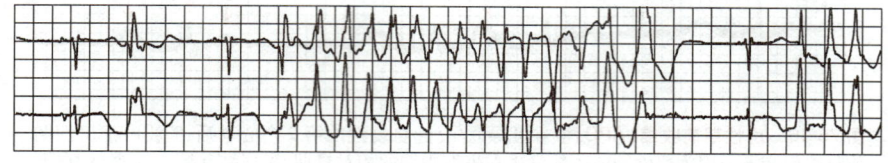

图76-18 尖端扭转型室性心动过速

20mg/min。利多卡因（Ⅰb 类抗心律失常）可缩短 QT 间期，可能对药物诱发的尖端扭转型室性心动过速特别有效。应该避免用Ⅰa、Ⅰc 或Ⅲ类抗心律失常药。

如果是药物所引起，应予以停药，但直到药物完全清除前仍有频繁或长时间发作的尖端扭转型室性心动过速的患者，需要缩短 QT 间期的治疗。因为增快心率可缩短 QT 间期，所以临时起搏、静滴异丙基肾上腺素或两者共用常有效。

先天性长 QT 间期综合征患者需要长期治疗。治疗选择包括 β-阻滞剂、永久起搏器、ICD 或以上的联合治疗。应采用心电图来评估患者的家庭成员。

先天性长 Q-T 综合征的患者应该明确避免应用延长 Q-T 间期的药物，运动诱发症状的患者（通常为 LQT1 型或 LQT2 型）应该避免体力活动。治疗选择包括 β-阻滞剂、起搏维持快速心律（缩短 Q-T 间期），以及单用或联用 ICD。目前指南推荐，心搏骤停心肺复苏成功的患者以及应用了 β-阻滞剂后仍有晕厥的患者，应该植入 ICD。

> **关键点**
>
> - 引起尖端扭转型室性心动过速的长 QT 间期可为先天性或药物所诱发
> - 虽然有些患者对 1~2 分钟内 MgSO₄ 2g 静脉注射治疗是有反应的，但尖端扭转室性心动过速最快速的处理是 100J 的非同步心脏电复律治疗
> - 先天性长 Q-T 综合征的患者需要接受 β-阻滞剂、永久性起搏治疗，以及单用或联用 ICD
> - 应采用心电图来评估患者的家庭成员

折返性室上性心动过速

（SVT；PSVT；WPW）

折返性室上性心动过速涉及位于房室束分叉以上的折返通路。患者有突然发作的心悸，呈突发突止；有些患者有呼吸困难或胸部不适。诊断靠临床和心电图。治疗用增加迷走神经张力的动作，如果无效，对窄的 QRS 波群的心律或某些宽的 QRS 波群的心律（可能是 SVT 伴差传导，需要房室结的传导)，静脉应用腺苷或非二氢吡啶类钙通道阻断剂；对于其他的宽 QRS 波心动过速则用普鲁卡因胺或胺碘酮；或所有患者均可用同步心脏电复律。

病理生理

室上性心动过速的折返通路（图 76-1）位于：
- 房室（AV）结（约 50%）
- 附加旁道（40%）
- 心房或窦房结（SA）（10%）

房室结折返性心动过速　大多数经常发生在其他方面健康的患者中。大多数常由房性期前收缩所触发。

附加通道所致的折返性心动过速　涉及传导通道部分或完全绕过正常房室连接（旁道）。旁道的常见走行形式是从心房直接连接心室，较少的情况下是从心房连接传导系统的某一部分或从传导系统的某一部分连接心室。它们可被房性期前收缩或室性期前收缩所触发。

预激综合征（预激综合征）　预激综合征是最常见的附加通道所致的 SVT，人群发生率为 1~3/1 000。预激综合征主要是特发性的，虽然在肥厚型或其他类型的心肌病、大血管转位或 Epstein 畸形中更常见。预激综合征有两种主要形式：
- 经典
- 隐匿

经典的（或显性的）预激综合征　在窦性心律时顺行传导是经附加旁道和正常传导系统。附加旁道传导更快，心室的有些部分提早除极引起短 PR 间期和 QRS 波群起始钝挫的上升波（δ 波，图 76-19）。

δ 波使 QRS 时限延长到 >0.12 秒，虽然整个 QRS 波群形状除了 δ 波外看来可能正常。根据 δ 波的位置，可能出现假性心肌梗死图形的 Q 波。心室提早除极的部分也提早复极，T 波的向量可能异常。

隐匿性预激综合征　隐匿性预激综合征的附加旁道不能前向传导，因而心电图上不出现上述异常。但它可逆向传导，因而可参与形成折返性心动过速。

折返性心动过速最常见的类型（称为顺向反复性心动过速）表现为，环路是利用正常房室通道激活心室，再经附加房室连接部回到心房。因而，所产生的 QRS 波群窄（除非同时存在束支传导阻滞）且无 δ 波。顺向反复性心动过速

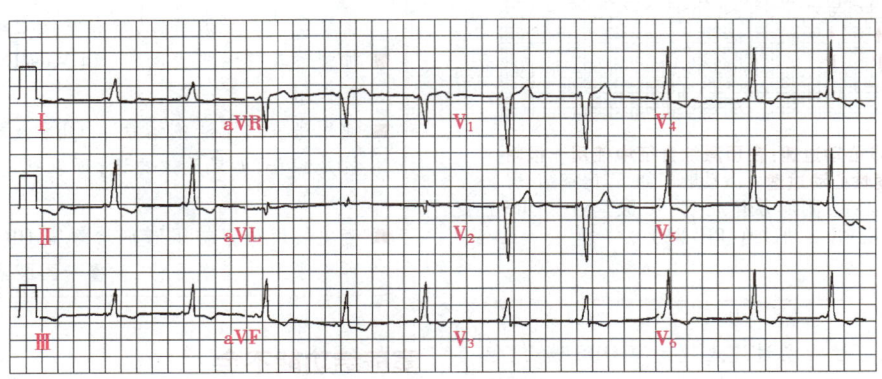

图 76-19　经典的预激综合征。Ⅰ、Ⅱ、Ⅲ、V₃ 和 V₆ 导联显示预激综合征典型的图形，在窦性心律时伴有短 PR 间期和 δ 波

典型地呈现为短 RP 心动过速伴有 ST 段上的逆向 P 波。

在少见的情况下,折返环路经由相反方向,自心房从旁道传导到心室,并从正常的房室结系统返回(称为逆向反复性心动过速)。此时因为心室激动异常,导致 QRS 波形增宽。在有两个房室异常通道时(该情况并不罕见),激动可能从一条旁道下传并经另一条上传构成往复式心动过速。

在预激综合征中的心动过速可能一开始就像或蜕变成心房颤动,可能非常危险。如合并有肥厚型心肌病和其他类型的心肌病所致的心房扩大使预激综合征患者更易患心房颤动。

症状及体征

大多数患者在年轻成人期或中年时出现症状,典型症状为突然发生、突然停止,快速、规则的心悸发作,常伴有血流动力学耐受的症状(如呼吸困难、胸部不适、头晕)。发作可能仅仅持续数秒或数小时(罕见>12 小时者)。

婴儿可表现伴有发作性呼吸困难、昏睡、喂养问题或快速心前区搏动。如果心动过速发作延长,可能有心力衰竭的表现。

除了心率 160~240 次/分外,体检通常无其他发现。

诊断

- 心电图

室上性心动过速的诊断依靠心电图显示快速、规则的心动过速。如果能得到平时的心电图,可评估是否有显性预激综合征

P 波位置可有变异。在大多数房室折返的病例中,QRS 波群的终末部有逆行的 P 波(常导致 V_1 导联假性的 R'波折);约 1/3 正好发生在 QRS 波群之后,极少发生在其前。在预激综合征的顺向折返性心动过速中,P 波总是跟随在 QRS 波群之后。

如何不合并束支阻滞、逆向心动过速或双附加旁道的折返性心动过速,QRS 波群是窄的。宽 QRS 波群心动过速必须要与室性心动过速相鉴别(图 76-19、图 76-20)。

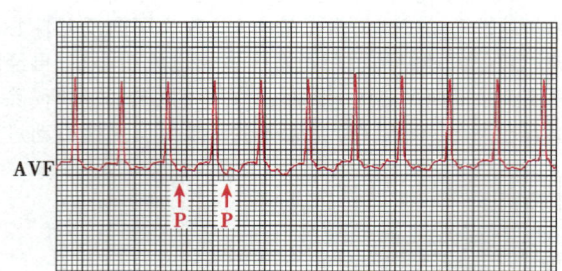

图 76-20 窄 QRS 心动过速:在预激综合征中使用一根附加旁道的顺向折返性心动过速。激动顺序如下:房室结、房室束-浦肯野系统、心室、附加旁道、心房。P 波紧随在 QRS 波群之后;是一种短 PR 心动过速(PR>RP)

> **经验与提示**
> - 虽然大多数室上性心动过速表现为窄 QRS 波群,但有一些是呈宽 QRS 波群,必须和室性心动过速予以区分

治疗

- 加强迷走神经张力动作
- 腺苷
- 窄 QRS 波时应用维拉帕米或地尔硫䓬
- 频繁发作时行射频消融治疗

许多发作在治疗前自发停止。

加强迷走神经张力动作 如 Valsalva 动作、单侧颈动脉窦按摩、冰水面部浸泡、咽下冷冰水,特别是如果早期应用,可能终止快速性心律失常;有些患者在家中采用这些动作。

房室结阻断剂 如果刺激迷走神经的动作无效,且心动过速是窄 QRS 波群(提示为顺向传导),可应用房室结阻断剂,阻断一个心动通过房室结的传导,即可阻断折返环。首选的是腺苷,剂量是快速静脉注射 6mg(儿童用 0.05~0.1mg/kg),紧接着再注射 20ml 盐水。如果此剂量无效,随后每 5 分钟给予 12mg 剂量,可用 2 次。腺苷有时引起短暂心脏停搏(2~3 秒),这可能使患者和医生感到紧张。静脉内注射维拉帕米 5mg 或地尔硫䓬 0.25~0.35mg/kg 可作为替代治疗。

对规则的、宽 QRS 波群且已知不是涉及双旁道的逆向折返性心动过速(这必须通过了解病史来认定,而难以即刻明确),房室结阻断剂也可能有效。然而,如果心动过速的机制不明,未能排除室性心动过速,应避免应用房室结阻断剂,因其可能使室性心动过速恶化。在这些病例(或在那些药物无效的病例)中,可用静脉普鲁卡因胺或胺碘酮。作为替代的方法,50J 同步心脏复律(儿童为 0.5~2J/kg)的方法是快捷而安全的,可能比这些毒性较大的药物更为优选。

当房室折返性心动过速发作频繁或患者深感困扰时,可供选择的措施包括长期应用抗心律失常药物或经静脉导管射频消融。一般来说是推荐消融术,如果不被接受,药物预防可先用地高辛,必要时可再选用 β-阻滞剂、钙通道阻断剂或两者合用,然后用一种或多种 I a 类、I c 类或 III 类抗心律失常药。然而,有预激综合征的壮年患者(这些患者更容易发生心房颤动)不应该单独接受地高辛或非二氢吡啶类钙通道阻滞剂。

> **关键点**
> - 症状突发突止
> - QRS 波群通常是窄而快速、有规律;然而,有时也会出现宽的复合波群,必须和室性心动过速鉴别区分
> - 加强迷走神经张力动作(如 Valsalva 动作)有时可能起作用
> - 使用房室结阻滞剂治疗窄 QRS 波群心动过速;首选的是腺苷,如果无效的话,可以换用维拉帕米或者地尔硫䓬
> - 避免使用房室结阻滞剂治疗宽 QRS 波群心动过速;可以采用同步电复律、普鲁卡因胺或者胺碘酮治疗

窦房结功能不全

(病态窦房结综合征)

窦房结功能不良是指一系列的情况导致生理上不适当

的心房频率。症状可能是轻微的，或包括乏力、劳力不耐受、心悸和晕厥。通过心电图可以诊断。有症状的患者需安置起搏器。

窦房结功能紊乱包括：
- 不适当的窦性心动过缓
- 交替性的心动过缓和快速性房性心律失常（慢-快综合征）
- 窦性静止或停搏
- 窦房(SA)传出阻滞

窦房结功能不全主要累及老年人，特别是那些有其他心脏病或糖尿病的患者。

窦性静止 是窦房结活动的暂时停止，在心电图上见到 P 波消失数秒至数分钟。窦性暂停通常引起低级起搏点的逸搏（如房性或交界性逸搏）以维持心率和功能，但长时间暂停可引起眩晕和晕厥。

窦房传出阻滞 窦房结可除极，但冲动向心房组织的传导受损。
- 在Ⅰ度窦房阻滞时，窦房结冲动仅仅是缓慢而已，心电图是正常的
- 在Ⅱ度Ⅰ型窦房阻滞（窦房文氏现象）中，在阻滞发生前冲动传导是减慢的，在心电图上可见到 P-P 间期进行性地缩短直到 P 波脱落，产生一次暂停；暂停的时限<2 个 P-P 周期
- 在Ⅱ度Ⅱ型窦房阻滞中，冲动被阻滞前并无延缓，导致暂停的间期等于 P-P 间期的倍数（通常是 2 倍）
- 在Ⅲ度窦房阻滞中，传导被阻滞；P 波缺如，产生窦性停止

病因
窦房结功能不全最常见的原因是特发性窦房结纤维化，此纤维化可能伴有较低位传导系统成分的退行性改变。

其他原因包括药物、过度的迷走张力和其他缺血、炎症和浸润性疾病。

症状及体征
许多患者无症状，但取决于心率，可发生心动过缓和心动过速的所有症状。

诊断
- 心电图

缓慢而不规则的脉搏提示病态窦房结综合征的诊断，心电图、心律的长条记录，或连续的 24 小时心电图记录可确定诊断。有些患者表现有心房颤动，仅在转复成窦性心律时才显示其潜在的窦房结功能异常。

预后
预后取决于多个因素；不治疗，年死亡率约 2%，主要由潜在的结构性心脏病所导致。每年约 5% 患者发生心房颤动，伴有心力衰竭和脑卒中的危险。

治疗
- 起搏器

植入起搏器，应用生理性（心房起搏或房室顺序起搏）起搏而非心室起搏器起搏时心房颤动的危险性大大降低。可最少心室起搏的新型的双腔起搏器可能减少心房颤动的风险。起搏器植入后可应用抗心律失常药物预防阵发性快速性心律失常。

茶碱和肼屈嗪可以有选择性地增加健康人和有心动过缓而无晕厥的较年轻患者的心率。

心室颤动
(VF)

心室颤动导致心室不协调的抖动，丧失有效收缩。它可立即引起晕厥，在数分钟内死亡。治疗措施是心肺复苏，包括立即除颤。

心室颤动是由多个子波折返的电活动所致，心电图上表现为非常快速的围绕基线的波动，在时间和形态上都是不规则的（图 76-5）。

约 70% 的心搏骤停患者表现的心律是心室颤动，因而在许多疾病中心室颤动是临终事件。总体说来，大多数心室颤动患者都有基础心脏病[典型的是缺血，但也有肥厚型或扩张型心肌病、致心律失常性右心室发育不全(arrhythmogenic right ventricular dysplasia, ARVD)或 Brugada 综合征]。电解质异常、酸中毒、低氧血症或缺血等均可以在任何疾病的基础上增加心室颤动的危险。

在婴儿和儿童中心室颤动较少见，心脏停搏是其心搏骤停更常见的表现类型。

治疗
- 除颤
- 植入性心脏复律除颤器

治疗措施是心肺复苏，包括除颤。无严重泵衰竭者除颤的即刻（3 分钟内）成功率约为 95%。当已存在泵衰竭时，即使即刻除颤也只有 30% 的成功率，复苏的患者多数在出院前死于泵衰竭。

若患者的心室颤动无可逆转的或暂时性原因，其存在未来发生心室颤动和猝死的高风险。这些患者大多数需要植入型心脏复律除颤器；许多患者需要伴随用抗心律失常药以减少以后发生室性心动过速和心室颤动的频率。

室性期前收缩
(VPB；PVC)

室性期前收缩是心室内折返或心室细胞的异常自律性所引起的单个心室冲动。它们常见于无器质性疾病的人群和有一种心脏病的患者中。室性期前收缩可以无症状，也可导致心悸。诊断靠心电图。通常不需要治疗。

室性期前收缩也称为室性早搏，可以不规律的出现，或有固定的周期（如每三个心动周期出现一次称为三联律，每两个心动周期出现一次称为二联律）。在刺激性因素（如焦虑、应激、摄入乙醇、咖啡因、致交感兴奋的药物）、缺氧或电解质紊乱时，室性期前收缩可以增多。

室性期前收缩可导致心脏漏搏感；患者感受到的不是室性期前收缩本身，而是其后增强的窦性搏动。当室性期前收缩非常频繁时，特别是当表现为每 2 个心搏出现一次时，可能有轻度血流动力学症状，因为窦性心率被减半了。因心脏充盈增加和代偿间歇后心肌收缩力的增强，可使原

有喷射性杂音更明显。

诊断

- 心电图

诊断靠心电图上出现的宽 QRS 波群且其前无 P 波,其后有典型的完全性代偿间歇。

预后

在无心脏病的患者中室性期前收缩并不重要,除了避免明显的诱发因素外常不需要治疗。如果症状不能耐受则给予 β-阻滞剂治疗。抑制室性期前收缩的其他抗心律失常药有增加更严重心律失常的危险。

治疗

- 对有症状的心力衰竭及心肌梗死后患者需应用 β-受体阻滞剂

在有结构性心脏病的患者中(如主动脉瓣狭窄、心肌梗死后),即使频发的室性期前收缩(>10/小时)与病死率的增加有相关性,如何治疗也依然存在争议,因为并无研究显示药物可减少病死率。在心肌梗死后的患者中,用 I 类抗心律失常药的病死率比用安慰剂组更高。该结果可能反映了抗心律失常药的不良作用。在有症状的心力衰竭和心肌梗死后患者的治疗应用 β-阻滞剂是有益的。如果冠心病患者运动时室性期前收缩增加,应考虑评估是否需要经皮腔内冠脉成形术或冠脉旁路移植手术。

室性心动过速

(VT)

室性心动过速是指速率≥120 次/分、≥3 个连续的室性搏动。症状取决于发作的时限,可表现为无症状、心悸、血流动力学紊乱甚至死亡。诊断靠心电图。发作时间略长的室性心动过速,其治疗是用心脏电复律还是抗心律失常药,取决于症状。如果必要,长期治疗可采用植入性心脏复律除颤器。

有些专家对室性心动过速采用≥100 次/分作为界定。

表现为较慢心率的反复室性心律称为加速性心室自主心律或缓慢的室性心动过速;它通常是良性的,不必治疗,除非伴有血流动力学症状。

大多数室性心动过速患者有明显的心脏病,特别是既往有心肌梗死或心肌病。电解质异常(特别是低钾血症或低镁血症)、酸血症、低氧血症和药物不良作用可促发室性心动过速。长 QT 综合征(先天性或获得性)与一种特殊类型的室性心动过速即尖端扭转型室性心动过速有关。

室性心动过速可能是单形性或多形性,非持续性或持续性。

- 单形性室性心动过速:由单个异位病灶或折返通道所致,有规则的、同一形态的 QRS 波群
- 多形性室性心动过速:由数个不同的病灶或折返通道所引起,伴有不规则的、形态不同的 QRS 波群
- 非持续性室性心动过速:持续<30 秒
- 持续性室性心动过速:持续时间≥30 秒或因为有血流动力学的异常而需立即终止

室性心动过速常会恶化成心室颤动,引起心搏骤停。

症状及体征

短时的或缓慢心率的室性心动过速可能无症状。持续室性心动过速几乎总是有症状,引起心悸、血流动力学损害的症状或心源性猝死。

诊断

- 心电图

心电图发现有无关的 P 波激动、融合波或夺获心搏,在胸导联上同向性 QRS 向量,伴反向 T 波向量(与 QRS 向量相反),前额面的 QRS 电轴位于第Ⅲ象限,上述都支持室性心动过速的诊断。鉴别诊断包括室上性心动过速伴束支阻滞或经附加旁道传导(表 76-3)。然而,有些患者对室性心动过速耐受性极好,因此根据宽 QRS 波群心动过速时有良好耐受就判断一定是室上性起源是错误的(图 76-21)。在室性心动过速患者中应用治疗室上性心动过速的药物(如维拉帕米、地尔硫䓬)可能引起血流动力学崩溃和死亡。

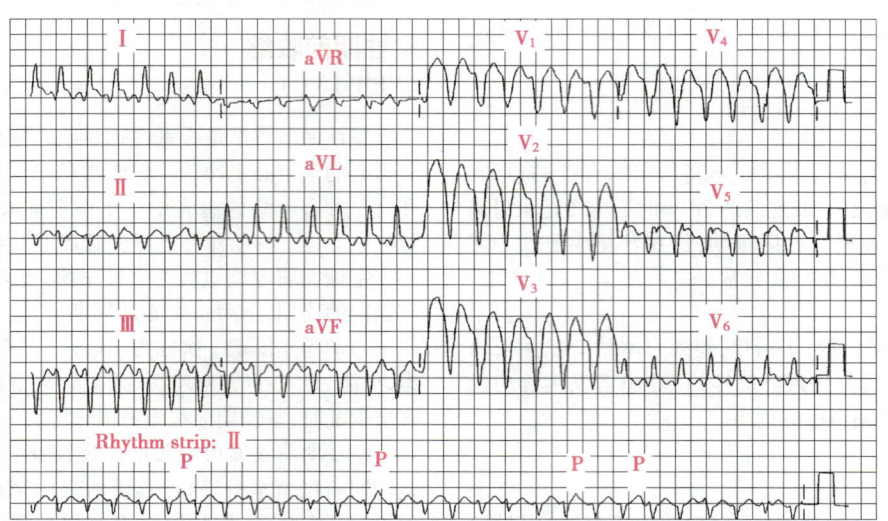

图 76-21 宽 QRS 室性心动过速。图中 QRS 宽度是 160ms。在 V_1 导联上可见到无关的 P 波(箭头)。平均额面电轴向左偏移

治疗

- **急性**：有时使用同步直流电复律,有时使用Ⅰ类和Ⅲ类抗心律失常药物
- **长期**：通常使用植入性心脏复律除颤器

急性 急性室性心动过速治疗取决于症状和室性心动过速持续的时间。

低血压性室性心动过速 需用≥100J同步直流电复律。

稳定的持续性室性心动过速 可静脉用药治疗,通常用利多卡因(表76-1)。此药作用快但常无效。如果利多卡因无效,可静脉给予普鲁卡因胺,但此药可能直到1小时才起作用。静脉注射胺碘酮经常使用,但通常不会马上起效。静脉用普鲁卡因胺或胺碘酮无效是心脏电复律的指征。

非持续性室性心动过速 不需要立即治疗,除非室性心动过速频繁发作或时间长到足以引起症状。在这种病例中可像持续性室性心动过速一样应用抗心律失常药物。

长期 主要的目标是预防猝死,而非简单地抑制心律失常。最好是采用植入性心脏复律-除颤器来实现这一目的。然而,如何选择患者是一个复杂的问题,取决于对室性心动过速致命可能性的估计和基础心脏病的严重度(表76-4)。

如果室性心动过速发作是由暂时性原因(如心肌梗死发作后48小时)或由可逆转的原因(酸碱失衡、电解质异常、药物的致心律失常作用)所引起,不需要长期治疗。

在无暂时的或可逆转的原因时,发生过持续性室性心动过速的患者通常需要ICD。大多数有持续性室性心动过速和明显结构性心脏病的患者也应接受β-阻滞剂治疗。如果不能应用ICD,胺碘酮可能是预防猝死的优选抗心律失常药。因为非持续性室性心动过速是有结构性心脏病患者猝死危险性增高的一个标志,需对此类患者(特别是射血分数<0.35的患者)进一步评估。此类患者应接受ICD。

如果室性心动过速的预防非常重要(通常是在已植入ICD的患者仍频繁发作室性心动过速),此时需要抗心律失常药,或对致心律失常的基质施行导管射频或外科手术消融。任何Ⅰa类、Ⅰb类、Ⅰc类、Ⅱ类或Ⅲ类药物都可应用。因为β-阻滞剂是安全的,它们可作为首选,除非有禁忌证。如果需要附加药物,常应用索他洛尔,然后是胺碘酮。经导管射频消融通常用于室性心动过速且伴有明确定义的综合征者[如右心室流出道室性心动过速或左间隔部室性心动过速(Belhassen室性心动过速、维拉帕米敏感的室性心动过速)]以及无其他心脏方面问题的患者。

> **关键点**
> - 任何宽QRS波群心动过速(QRS≥0.12秒)都应考虑为室性心动过速,直到证明不是
> - 不稳定的患者(如伴有低血压,胸痛)应该接受直流电复律治疗(≥100焦耳)
> - 如果患者病情稳定,可以静脉注射利多卡因或普鲁卡因胺
> - 持续性VT发作患者,没有一过性或可逆性原因的话,通常需要植入ICD

---

77. 心 肌 病

心肌病是原发的心脏肌肉的病变。它不同于结构性心脏异常如冠心病、瓣膜病和先心病。心肌病根据病理学形态分为三种主要类型:扩张型,肥厚型和限制型(图77-1)。

- 扩张型
- 肥厚型
- 限制型

严重冠心病的患者(有或没有心肌梗死)有时会有心腔扩大和心肌收缩力下降被称为缺血性心肌病。尽管它并不被描述为原发的心肌异常,但其仍然被广泛应用。

心肌病的临床表现是心力衰竭,其症状依据其是否有收缩功能不全或舒张功能不全,或两者皆有而有所不同。有些心肌病会引起胸痛,晕厥或猝死。

典型的评价方法包括心电图和心脏超声,有时使用磁共振检查。部分患者需要做心肌活检(经静脉右心室或逆行左心室)。其他所需检查主要是为确定病因。治疗依据患者类型和病因进行(表77-1)。

表77-1 心肌病的诊断与治疗

特征或方法	扩张性心肌病	肥厚型心肌病	限制型心肌病
病理生理	收缩功能不全	舒张功能不全±流出道梗阻	舒张功能不全
临床发现	左室和右室衰竭 心脏扩大 功能性房室瓣反流 S_3及S_4心音	劳力性呼吸困难,心绞痛,晕厥,猝死 喷射性杂音±二尖瓣反流杂音,S_4颈动脉搏动分裂,有快速上升支和快速的下降支	劳力性呼吸困难及疲劳 左室±右心室衰竭 功能性房室瓣反流

续表

特征或方法	扩张性心肌病	肥厚型心肌病	限制型心肌病
心电图	非特异性 ST 及 T 波异常 异常 Q 波±束支阻滞	左室肥厚及缺血 深间隔性 Q 波	左室肥大或 QRS 低电压
超声心动图	心室扩张运动减弱±附壁血栓 EF 值降低，经常性，功能性房室瓣反流	心室肥厚±二尖瓣收缩期前向运动±非对称性肥厚±左室流出道压力阶差	增加的心室壁厚度±心腔闭塞 左室舒张功能障碍
X 线	心脏扩大 肺静脉充血	无心脏扩大	没有或有轻微心脏扩大
血流动力学	舒张末期压力正常或升高，EF 值降低，心室弥散性扩张及运动减弱±房室瓣反流 心排血量降低	舒张末期压力升高，EF 值高±瓣膜下流出道压力阶差±二尖瓣反流 心排血量正常或降低	舒张末期压力升高，左室压力曲线舒张期有下陷和平台 心排血量正常或降低
预后	第一年死亡率20%，以后年死亡率10%	年猝死风险 1%	5 年死亡率 70%
治疗	利尿剂，血管紧张素转化酶抑制药，血管紧张素Ⅱ受体拮抗剂，β受体阻滞剂，螺内酯或依普利酮，地高辛，埋置式自动心脏转复除颤器，心室再同步化治疗，抗凝剂	β 受体阻滞剂±维拉帕米±丙吡胺±室间隔切开术±导管乙醇消融术；房室起搏	血色病可用静脉切开放血术 心内膜切除术 羟基脲治疗嗜酸细胞增多症

S_3，第 3 心音；S_4，第 4 心音；±，有或无。

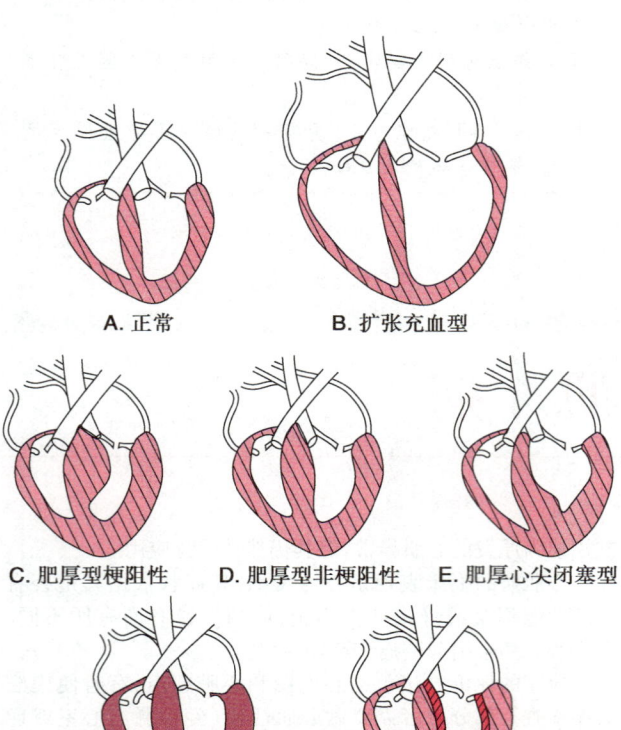

图 77-1　心肌病的类型

A. 正常　　B. 扩张充血型　　C. 肥厚型梗阻性　　D. 肥厚型非梗阻性　　E. 肥厚心尖闭塞型　　F. 限制性弥漫性非闭塞型　　G. 限制性闭塞型

扩张型心肌病

扩张型心肌病（DCM）是由于心肌功能不全引起的心脏衰竭，这些患者都存在心室扩张和收缩功能不全。其症状包括呼吸困难，乏力和周围性水肿。诊断依据临床，胸部 X 线检查、钠尿肽、超声心动图及 MRI。其治疗一般为直接对因。如果心脏衰竭严重且为进展性的，可能需要心脏再同步治疗，植入式心律转复除颤器，修复中至重度严重瓣膜关闭不全，或心脏移植。

病理生理

作为原发性心肌疾病，其心肌功能受损并不继发于冠状动脉阻塞性病变或前后负荷受影响的条件下（如高血压、瓣膜性心脏病等）。在某些患者，DCM 由急性心肌炎起病（可能多为病毒所致），随后可伴随不同的潜伏阶段，心肌细胞广泛坏死（由于病毒引起的心肌细胞的自身免疫反应）和慢性纤维化的阶段。不论何种病因，剩余的心肌扩张、变薄和代偿性肥厚（图 77-1）经常导致功能性二尖瓣或三尖瓣反流和心房扩大。

本病通常同时影响左右心室，单纯影响左心室者少见（除非有缺血性病因）而单纯影响右心室者罕见。

一旦心腔明显增大，尤其在急性心肌炎阶段，附壁血栓形成常见。在急性心肌炎时和晚期慢性扩张阶段常并发心律失常，如可能有房室传导阻滞。左心房扩张常伴有心房颤动。

病因

扩张型心肌病（dilated cardiomyopathy，DCM）有许多已知和未知的病因（表 77-2）。在温带最常见的病因是冠心病引起的弥漫性心肌缺血。有超过 20 种病毒可引起 DCM；在温带最常见的是柯萨奇 B 病毒。在美洲的中部和南部，由克氏锥虫（*Trypanosoma cruzi*）感染引起的 Chagas 病是最常见的病因。DCM 在 HIV 感染者中发病率也在增高。当然，还有其他病因包括弓形体感染，甲状腺功能亢进和脚气病等。许多有毒物质，尤其是乙醇，各种有机溶剂，某些化疗药物（如阿霉素）都可以损害心脏。

突发的精神紧张和其他高肾上腺素能状态可引发急性扩张型心肌病，这通常是可逆的（是由心动过速发作延长引起）。典型例子就是急性心尖球囊样综合征（应激性心肌

表77-2 扩张性心肌病的原因

病因	举例
慢性弥漫性心肌缺血	冠状动脉病
慢性心动过速	不可控制的心房颤动
感染（急性或慢性）	细菌 螺旋体 立克次体 病毒（包括HIV病毒） 真菌 原虫 蠕虫
肉芽肿性疾病	结节病 肉芽肿性或巨细胞性心肌炎肉芽肿血管炎（韦格纳肉芽肿）
代谢性疾病	营养障碍（如脚气病，硒缺乏症，肉碱缺乏症，恶性营养不良） 家族性沉积病 尿毒症 低钾血症 低镁血症 低磷酸盐血症 糖尿病甲状腺功能亢进 甲状腺功能减退 嗜铬细胞瘤 肢端肥大症 病态性肥胖症
药物和毒物	乙醇 可卡因 蒽环类药物 钴 精神治疗类药物（三环及四环类抗抑郁药，酚噻嗪类） 儿茶酚胺 环磷酰胺 赫赛汀 辐射
肿瘤	某些内分泌活跃的肿瘤（如嗜铬细胞瘤、肾上腺的肿瘤、甲状腺肿瘤）
结缔组织疾病	SLE 系统性硬化病 RA
遗传异常	20%～30%家族性疾病患者：常染色体显性、X连锁、常染色体隐性、线粒体遗传
遗传性神经肌肉及神经系统疾病	弗里德赖希共济失调
妊娠（围生期）	—

病）。这种疾病表现为只有左室心尖部或局部心室壁受影响，引起左心室局部室壁功能障碍，有时伴有局部扩张（球囊样变）。

DCM中20%～35%的发病是由遗传因素引起的；涉及多个基因位点。

症状及体征

除了急性心肌炎，病程往往是逐渐发展的。症状取决于受累的心室。左室功能障碍时，由于左室舒张压升高及心排血量降低而引起劳力性呼吸困难和乏力。右室衰竭则导致周围性水肿和颈静脉怒张。当仅累及右心室时，典型表现为房性心律失常及由于恶性室性快速性心律失常所致的猝死。

在所有扩张型心肌病患者中，约有25%的患者有不典型的胸痛。

诊断

- 胸部X线检查
- 心电图
- 超声心动图
- 检测血清心肌标志物

诊断需根据病史，体格检查和除外其他原因所致的心室功能衰竭（如体循环高血压、原发性瓣膜疾病、心肌梗死，表77-1）。需要行胸部X线，心电图和心脏超声、近期可用心肌MRI。如果患者有急性症状，或者在胸痛发作时，需检测血清心肌标志物，虽然心肌缺血标志物升高通常提示冠状动脉缺血，但心力衰竭尤其肾功能减退时可见肌钙蛋白升高。当心脏衰竭时通常出现血清钠尿肽水平升高。如果临床怀疑有特殊原因的患者需做病因诊断。如果没有明显的特殊病因，需行血清铁，总铁结合力及甲状腺素、促甲状腺素水平检测。并行弓形虫，柯萨奇病毒，埃克病毒的血清学检测以除外这些可治疗的病因。

胸部X线　往往提示心脏各腔均有增大。胸腔积液，右侧居多，常伴有肺静脉压力增高及间质性水肿。

心电图　可表现为窦性心动过速，QRS复合波低电压以及非特异性ST段压低或T波低平或倒置。有时在胸前导联可出现病理性Q波类似陈旧性心肌梗死。左束支传导阻滞及心房颤动较为常见。

超声心动图　提示心腔扩张，并有运动功能减低，并可除外原发性瓣膜疾病。节段性室壁运动异常虽为心肌梗死的典型改变，但由于本病病灶可以是局灶性的，因此DCM也可有此种改变。超声心动图还可提示附壁血栓的存在。

心脏MRI　应用越来越普遍，用于提供心肌结构和功能的详细成像信息。MRI可显示异常的心肌组织特征或瘢痕组织，可用于诊断。

正电子发射断层扫描PET　用于诊断心肌结节病具有良好的敏感性。

如果进行无创性的检查之后仍不能明确诊断，则可行冠状动脉造影，尤其对于有胸痛或年老的患者，他们更有可能患冠心病。然而，对于冠状动脉造影发现的非完全闭塞性的冠状动脉病变可能并非扩张型心肌病的病因。导管检查时两个心室均可行活组织检查，但由于病灶可能是局限的，且其结果对于治疗疾病本身并没有影响，因此活检的效能较低，通常并不进行。

预后

虽然当前的治疗方案（如使用β受体阻滞剂）改善了预后，但总的来说预后仍然不良。一年的死亡率可达20%左右,且此后年死亡率逐年递增10%;40%~50%死于猝死,恶性心律失常或栓塞事件。如果代偿性肥厚保存了心室壁的厚度则预后较好,而心室壁明显变薄并且心室扩张则预后较差。

治疗

- 病因治疗
- 心力衰竭的评估
- 有时应用抗凝剂
- 有时植入心律转复除颤器,双室起搏,或心脏移植

纠正可治疗的原发疾病(如弓形虫/血色病/甲状腺毒症/脚气病等)。治疗与心力衰竭的治疗相同:血管紧张素转化酶抑制药、β受体阻滞剂、醛固酮受体拮抗剂、血管紧张素Ⅱ受体拮抗剂、利尿剂、地高辛以及硝酸酯。氢化可的松类、硝基咪唑和马抗胸腺细胞球蛋白不再使用;尽管这些药物可以缩短某些心肌炎性心肌病的急性期(如急性病毒感染后或结节性心肌炎),但不能改善其长期预后。抗病毒没有帮助。秋水仙碱可能有助于减轻病毒感染或其他心肌炎急性期炎症。

由于DCM常继发附壁血栓,常预防性使用口服抗栓药物来预防系统或肺栓塞。然而,最近一项大规模的随机试验,比较华法林和阿司匹林显示,华法林降低缺血性卒中的风险,但也有较高的出血风险。决定使用华法林还是阿司匹林的取决于患者个体特征。既往有脑血管栓塞的患者,有严重急性心肌炎和某些严重左室扩张者可考虑应用华法林。

心力衰竭的侵入性治疗减少心律失常的风险,但显著的心律失常要使用抗心律失常药物。如果房室传导阻滞发生在慢性扩张阶段需要植入永久性起搏器。然而,房室传导阻滞发生在急性心肌炎时常可以恢复,一般不需要永久起搏。如果患者有宽QRS波合并有左室射血分数降低和优化药物治疗后依然有严重的症状,需要考虑CRT治疗。植入心脏转复除颤器可以预防突发心律失常引起的死亡。

因为预后较差,扩张型心肌病患者是心脏移植的候选者。选择的标准包括没有相关的系统性失调和心理障碍,以及增高且不可逆转的肺血管阻力;由于供体稀缺,所以年轻患者(通常<60岁)有比较高的优先权。

> **关键点**
>
> - 扩张型心肌病中,心肌扩张、变薄、肥大
> - 很多情况下是由弥漫性缺血或感染(病毒常见)引起的;有时还包括毒素,代谢或遗传因子,或结缔组织病
> - 做胸部X线,心电图,超声心动图和心脏MRI评估疾病的程度,寻找可能的心脏衰竭的其他原因
> - 治疗主要病因,并使用标准的心脏衰竭的治疗措施(如血管紧张素转化酶抑制药,β受体阻滞剂,醛固酮受体阻断剂,血管紧张素Ⅱ受体拮抗剂,利尿剂,地高辛,硝酸盐,植入式心律转复除颤器,和/或心脏再同步治疗等)。
> - 既往脑血管栓塞,急性重症心肌炎,或严重左室扩张患者考虑使用口服抗栓药物

肥厚型心肌病

肥厚型心肌病是以显著的心室肥厚及舒张功能异常为特点的先天性或获得性疾病,不伴有后负荷的增加(如主动脉瓣狭窄、主动脉缩窄、全身性高血压)。症状包括胸痛,呼吸困难,晕厥以及猝死。可在Valsalva动作时增强的收缩期杂音是肥厚型梗阻性心肌病的典型表现。诊断需要通过超声心动图或MRI。治疗方面有β受体阻滞剂、维拉帕米、丙吡胺,有时则需要化学消融或外科手术解除流出道梗阻。

肥厚型心肌病(hypertrophic cardiomyopathy,HCM)是年轻运动员猝死的常见原因。它可能引起不明原因的晕厥,而直到尸体解剖时才得出诊断。

病因

大多数肥厚型心肌病的病因是遗传性的。在一个显性常染色体模型中已经确定至少有50种不同的基因突变,自发的基因突变罕见。也许500人中会有一个人受到影响,其基因表型有显著的变异。

HCM很少被发现。它可能发生在肢端肥大症患者、嗜铬细胞瘤、神经纤维瘤病病程中。

病理生理

心肌异常伴心肌细胞和肌原纤维排列紊乱,但这一表现并非肥厚型心肌病所特有。

在大多数常见类型中,位于室间隔上部主动脉瓣下面的心肌肥大和增厚更明显,而左室后壁则较少或没有心肌肥厚,这种结构称为非对称性室间隔肥大,青春期时病变加速。在心收缩期间,隔膜变厚,有时因为异常形态的心室二尖瓣前发生异常运动,通过高速血流文丘里效应被吸向隔膜,进一步阻碍流出道并减少心脏输出。所得病症可称为肥厚型梗阻性心肌病。少见情况,心室中部肥大导致在乳头肌水平腔内的梯度变化。在这两种类型中,左室远端最终会变薄并扩大。心尖肥大也可能发生,但不阻碍流出,虽然它可能在心脏收缩期间消除LV的顶端部分。有时肥大是弥漫性对称。

肥厚型心肌病患者的心肌收缩力多正常,从而使射血分数也正常。其后,由于心室容量减小,为了维持心排血量,心室几乎完全排空,射血分数则增加。

心肌肥厚致使心室腔僵硬,无顺应性(通常是左心室)而抵抗舒张期灌注,舒张末期压力升高,从而使肺静脉压力增加。由于灌注阻力增加,心排血量降低,任何流出道压力阶差的出现均会使病情恶化。由于心动过速时,心室充盈时间减少,所以在运动时或是快速性心律失常时更易出现临床症状。

由于冠状动脉血流量可能会受损,从而在无心外膜冠状动脉病的情况下引起心绞痛,晕厥或是心律失常。因为毛细血管密度相对于心肌细胞大小来说不够充足(毛细血管/心肌细胞失衡),或由于内膜及中膜增生肥大导致心肌内冠状动脉管腔直径狭窄,所以血流可能受损。另外,运动使外周血管阻力及主动脉根部舒张压力降低,因此减少冠状动脉灌注压。

在有些病例中,心肌细胞逐渐地死亡,可能是由于毛细

血管/心肌细胞失衡导致慢性弥漫性的缺血所致。当心肌细胞死亡后被弥漫性纤维化所代替。然后，舒张期功能障碍的肥厚心室逐渐扩大，也出现收缩功能障碍。

肥厚型心肌病可伴发感染性心内膜炎，这是因为二尖瓣异常以及收缩早期血流快速地通过流出道所致。有时房室传导阻滞是后期的并发症。

症状及体征

通常症状出现在 20～40 岁之间，呈劳力性。包括胸痛（通常类似于典型的心绞痛），呼吸困难，心悸和晕厥。患者可以有一种或多种症状。因为保存了收缩功能，所以乏力少有报道。

晕厥常在劳力中发生，常没有先兆，这是由于非持续性室性或房性心律失常所致，是猝死风险增加的一个标志。源于肥厚型心肌病的猝死被认为是室性心动过速或是心室颤动的结果。

通常血压和心率正常，很少有静脉压力上升的表现。当流出道梗阻时，颈动脉搏动波存在快速的上升支，双峰和快速的下降支。由于左室肥厚，心尖部可有持续性抬举样搏动。在左室舒张晚期，心房为克服心室顺应性降低而强力收缩，常可闻及 S_4。间隔部的肥厚产生可在胸骨左缘第三或第四肋间闻及收缩期喷射样不向颈部放射的杂音。心尖部可闻及由于二尖瓣结构扭曲产生的反流性杂音。当右室流出道狭窄时，有时可在胸骨左缘第二肋间闻及收缩期喷射样杂音。肥厚型心肌病的左室流出道喷射性杂音可通过 Valsalva 动作（减少静脉回心血量和左室舒张期容积），降低主动脉压的措施（如用硝酸甘油）或者期外收缩后的心悸（增加流出道压力阶差）而响度增加。握拳可增加主动脉压力从而降低杂音的强度。

诊断

- 临床怀疑（晕厥和心脏杂音）
- 超声心动图和/或 MRI 检查

根据典型的杂音及症状，应怀疑此诊断。如果患者有不明原因晕厥或不明原因猝死的家族史，更应怀疑。对于年轻运动员不能解释的晕厥应该提高警惕。肥厚型心肌病必须要与主动脉狭窄和冠心病相鉴别，因它们常有相似的症状。须行心电图和二维超声心动图检查和/或 MRI（最好的非创伤性确诊检查）。通常胸部 X 线检查均正常，因为心室并没有扩张（虽然左心房可能增大）。有晕厥或者持续性心律失常的患者应入院进行评估。虽然对于识别高危患者较为困难，但运动试验和 24 小时动态心电图监测对此可能有些帮助。

心电图常表现符合电压标准的左心室肥厚（如 V_1 导联 S 波+V_5 或 V_6 导联 R 波>35mm）。非对称性室间隔肥大在 I、aVL、V_5 和 V_6 导联常有很深的间隔性 Q 波；有时肥厚型心肌病的 V_1 和 V_2 导联 QRS 波群类似于陈旧性间隔部心肌梗死的表现。T 波常为异常；最常见的改变是在 I、aVL、V_5 和 V_6 导联深的对称性 T 波倒置。在相同导联常见 ST 段压低。P 波常在 II、III 和 avF 导联增宽和有切迹，并在 V_1、V_2 导联呈双相，表明存在左心房肥厚。可引起心悸的预激综合征的预激现象发生率增加。分支阻滞常见。

二维多普勒超声心动图可鉴别不同类型的心肌病（图 77-1），并可以定量流出道梗阻的程度，包括压力阶差以及狭窄段的面积。这些测量对于监测药物或是外科治疗的效果尤为有用。当流出道梗阻严重时可发生收缩中期主动脉瓣关闭。

心导管检查通常仅考虑行介入性治疗时进行。通常情况下冠状动脉没有严重的狭窄，但老年患者也可能合并冠心病。遗传标记对于进一步确诊是有用的。

预后

对于成人总体来说年死亡率在 1%～3%，但儿童的死亡率更高。死亡率与症状出现的年龄成反比例，在有频发的非持续性室性心动过速，晕厥，或因心搏骤停而复苏存活的患者当中死亡率最高。对于有猝死家族史的年轻患者以及年龄>45 岁有心绞痛或劳力性呼吸困难的患者预后较差。死亡通常是突然发生的，而猝死是最常见的结局；慢性心力衰竭通常较少发生。

治疗

- β 受体阻滞剂
- 具有减慢心率和负性肌力作用的钙通道阻滞剂
- 避免使用硝酸酯类、利尿剂和血管紧张素转化酶抑制药
- 可能需使用抗心律失常药物（如丙吡胺，胺碘酮）
- 可能需要植入 ICD，有时需要外科或消融手术

治疗首要针对舒张期顺应性异常。主要用 β 受体阻滞剂和具有减慢心率而扩张动脉能力较弱的钙通道阻滞剂（如维拉帕米）单独或联合应用。这些药物通过降低心肌收缩力使心脏扩张，通过减慢心率使心室舒张期的充盈时间延长。这两种作用均可减少流出道梗阻，从而改善心室舒张功能障碍。在重症患者，可加用丙吡胺，因其有负性肌力作用。

降低前负荷的药物（如硝酸酯、利尿剂、血管紧张素转化酶抑制药、血管紧张素 II 受体拮抗剂）可缩小心腔的容量，恶化症状和体征。血管扩张剂增加流出道压力阶差引起反射性心动过速进一步恶化心室舒张功能。正性肌力药物（如洋地黄苷类，儿茶酚胺类）并不能减轻舒张末期较高的压力，使流出道梗阻更为严重，而且可能导致心律失常。

如果已经发生过晕厥或心搏骤停，心电图或 24 小时动态监测证实存在心律失常，则需考虑安装埋置式自动心脏转复除颤器或服用抗心律失常药物。推荐肥厚型心肌病的患者为预防感染性心内膜炎而应用抗生素。应该避免进行竞技性的运动，因为很多猝死发生在劳力增加的过程中。

肥厚型心肌病中充血性扩张阶段的治疗则与扩张型心肌病相同，其突出表现则是心肌的收缩功能障碍。

虽然经过内科治疗，室间隔肥厚和流出道梗阻仍导致显著症状的，则需外科治疗。经导管乙醇消融术现已广泛应用但效果尚存变数；室间隔切开术和肥厚心肌切除术改善症状效果更可靠，但并不能延长生命。

对于有非对称性室间隔肥大的患者应接受遗传咨询。

> **关键点**
> - 肥厚型心肌病通常是由于导致多种心肌肥厚心肌充血受限的多种基因中的某一突变引起的（即导致舒张功能不全），有时导致左心室流出道梗阻
> - 即使没有冠状动脉粥样硬化，冠状动脉的血流也会受影响。因为毛细血管密度相对于心肌细胞大小来说不够充足，或由于内膜及中膜增生肥大导致心肌内冠状动脉管腔直径狭窄
> - 在青少年时期，患者可有胸痛，呼吸困难，心悸，晕厥，有时会猝死，通常由劳累引发
> - 一般做超声心动图，但是，如果条件允许，MRI 能最好显示出异常的心肌
> - β受体阻滞剂和/或减慢心率的钙通道阻滞剂（维拉帕米）降低心肌收缩力和减慢心脏速度，从而延长充盈和减少流出道梗阻
> - 避免使用硝酸酯类以及其他降低前负荷的药物（如利尿剂、血管紧张素转化酶抑制药、血管紧张素 Ⅱ 受体拮抗剂）可减小左心室大小，恶化症状和体征
> - 对晕厥或心搏骤停患者可考虑植入式心律转复除颤器

表 77-3 限制性心肌病的病因

病因	举例
基因异常	Fabry 病 戈谢病 血红蛋白沉着病
结缔组织病	淀粉样变 弥漫性系统性硬化 心内膜纤维弹力组织增生
其他	类癌 嗜酸细胞增多综合征（包括单纯性肺嗜酸细胞浸润症） 辐射病 结节病

限制型心肌病

限制型心肌病以心室壁顺应性下降引起舒张期充盈受阻为特点；单心室受累，通常左心室受累最常见，或者双心室均受影响。症状包括乏力和劳力性呼吸困难。根据超声心动图或心导管检查诊断。治疗通常不够满意，最好是针对病因治疗。外科手术有时有用。

限制型心肌病（restrictive cardiomyopathy，RCM）是心肌病中最不常见的类型。它分为：
- 非闭塞型（心肌被某种异常物质所浸润）
- 闭塞型（心内膜和心内膜下纤维化）

每种类型都可以是弥漫性或者非弥漫性的（当病变仅累及单心室或是不均匀地影响单心室的某一部分）。

病因

病因常不明，已经认定的病因在表 77-3 中列出。有些疾病在引起限制型心肌病的同时也影响到其他组织。淀粉样蛋白（淀粉样变性疾病）或是铁（血色病）除在心肌内浸润外往往也可影响到其他器官，但很少累及冠状动脉。结节病和 Fabry 病也可影响房室结传导组织。Loëffler 综合征（主要累及心脏的嗜酸细胞增多征的一个亚型）发生在热带，开始时以嗜酸细胞增多性急性动脉炎起病，随后在心内膜，腱索及房室瓣上形成血栓，并进一步进展为纤维化。心内膜弹力纤维增生症发生在温带地区，仅累及左心室。

病理生理

心内膜增厚或者心肌浸润（有时伴有心肌细胞坏死，乳头肌浸润，代偿性心肌肥厚和纤维化）可发生在单心室（典型的是左室）或者双心室。由此可致二尖瓣或三尖瓣功能障碍而引起反流。功能性的房室瓣反流可能是由于心肌浸润或是心内膜增厚所致。如果累及窦房结，房室结和传导系统，有时会引起不同程度的窦房节功能障碍、房室传导阻滞。

主要的血流动力学后果是舒张功能障碍，心室质硬，顺应性差，舒张期充盈受阻以及高的充盈压，导致肺静脉高压。如果受浸润或是纤维化的心室代偿性肥大不充分，可导致收缩功能的恶化。可有附壁血栓形成，导致体循环栓塞。

症状及体征

症状有劳力性呼吸困难，端坐呼吸和当右心受累时有周围性水肿。缘于心室充盈受阻，产生固定心排血量可引起乏力。常有房性，室性心律失常以及房室传导阻滞，心绞痛和晕厥少见。症状和体征与缩窄性心包炎较接近。

体格检查可发现心前区搏动减弱，颈动脉搏动容量较低且快速，肺部有啰音，以及显著的颈静脉扩张伴有快速的 y 倾斜（图 73-1）。几乎绝大多数均存在 S_4，可有 S_3，但必须与缩窄性心包炎的心前区叩击音相鉴别。在有些患者，由于心肌或是心内膜的浸润或纤维化改变了腱索或心室的几何结构，可以产生二尖瓣或是三尖瓣的功能性反流性杂音。不会产生奇脉。

诊断

- 超声心动图
- 磁共振显像
- 病因检查

需要行心电图，胸部 X 线以及超声心动图检查。心电图可表现为 ST 段和 T 波改变，可有低电压，通常没有特异性。有时可出现并非由陈旧性心肌梗死而引起的病理性 Q 波。有时由于代偿性的心肌肥厚可使左心室肥厚。胸部 X 线往往显示心影正常或是缩小，但当淀粉样变或血色病晚期时，心影可增大。

超声心动图示收缩功能正常。常见的发现包括心房扩大以及心肌肥厚。常见的发现包括心房扩大以及心肌肥厚。由于淀粉样变导致的限制型心由于淀粉样变导致的限制型心肌病的心肌有非常显著的亮回声区。超声心动图可根据增厚的心包来帮助鉴别缩窄性心包炎，但两种疾病均可产生室间隔的反常抖动。如果仍不能确诊，CT 对于显示

心包是否正常更为敏感,而MRI可以显示出心肌浸润性疾病(如被淀粉样蛋白或是铁浸润)所致的心肌结构异常。

心导管检查和心肌活检常并非必需。如果进行,导管检查可检测到限制型心肌病具有高的心房压伴显著的y倾斜,在心室压力曲线中有一个舒张早期的下陷,随后是个高的舒张期高原波。与缩窄性心包炎不同,左心室舒张压通常只比右心室高出几个毫米汞柱。血管造影可发现正常大小的心室腔伴正常或减低的收缩期缩短。也可出现房室瓣反流。活检可发现心内膜纤维化和增厚,心肌被铁或是淀粉样蛋白浸润,以及慢性心肌纤维化。除非淀粉样变性累及到心外膜的冠状动脉,冠状动脉造影为正常的。偶尔心导管检查不能鉴别诊断,罕见的情况下需要开胸进行心包探查。应进行限制型心肌病的最常见病因的检查(如对疑有淀粉样变性疾病者进行直肠活检,疑有血色病者进行铁试验或者肝脏活检)。

预后

本病预后不佳(表77-1),因为疾病的诊断往往是在晚期才作出。对于大多数患者缺乏有效的治疗,仅能进行对症支持治疗。

治疗

- 治疗病因
- 考虑使用利尿剂
- 可行室间隔部分切除术、植入起搏器或植入性心脏复律除颤器

利尿剂可以用于治疗水肿或肺血管充血,但是由于它们会降低前负荷,使用时必须小心;而心室的顺应性降低则依赖于前负荷来维持心排血量。洋地黄对于改变血流动力学异常的作用很小,对淀粉样变性引起心肌病的患者,使用洋地黄可能危险,因其常对洋地黄类极度敏感。如果心率增快,可以谨慎地小剂量使用β受体阻滞剂或者限制速率的钙离子通道拮抗剂。减轻后负荷的药物(如硝酸酯)可能引起严重的低血压且常无用。

室间隔心肌切除术/消融术可以改善一些症状。植入起搏器可以帮助那些想要避免更多的侵入性操作的老年患者。植入心脏转复除颤器可能对那些年轻的高猝死风险患者有效。

如果在疾病的早期作出诊断,针对血色病,结节病和Loëffler综合征的特异性治疗可能有帮助。

并不建议做移植手术,因为这种疾病可能会在移植的心脏上再次出现。

> **关键点**
>
> - 在限制型心肌病中,心内膜增厚或心肌浸润导致僵化,心室顺应性下降,因此直到在疾病晚期都可能表现为舒张功能障碍但收缩功能正常
> - 如累及瓣膜组织或传导系统,可引起瓣膜反流或心脏传导阻滞和心律失常
> - 病因通常是未知的,但有些病例是由淀粉样变性,血色病或结节病引起的
> - 根据超声心动图及相关检查可确定病因
> - 治疗往往不理想,除非病因可以得到解决;利尿剂对水肿或肺血管充血患者可能受益,但必须谨慎使用,以避免降低前负荷
> - 植入设备可用于某些患者延长生命

78. 心脏瓣膜疾病

心脏瓣膜常表现为狭窄或关闭不全,在出现症状以前常常就已经存在血流动力学改变。最常见的是单个瓣膜狭窄或关闭不全,但多个瓣膜病变可能共存,且某个瓣膜可能同时有狭窄和关闭不全。

诊断包括临床症状评估及超声心动图诊断。标准二维超声可以显示心脏解剖结构。多普勒超声心动图可以评价压力梯度和血流量。评估还包括心电图(以检测心脏节律和心脏腔室改变)和胸部X线(检测心脏腔室改变,肺瘀血,和其他肺部疾病)。

瓣膜病变的管理通常只需要定期观察,可能很多年都没有特殊治疗。在一般情况下,生活方式改变及药物均不能改变瓣膜病的转归。当中度或重度瓣膜病变引起症状或心功能不全时,可以考虑采取干预措施。有些患者因为起病缓慢,可能没有注意到症状,许多医生都需使用运动试验以协助监测患者。

干预可能涉及瓣膜成形术或瓣膜置换,并且可以经皮或外科手术进行。有些机构现在通常成立心脏团队,包括外科医生,心脏内科专家和其他专家,来帮助决定哪些干预是对患者最好的。心脏瓣膜手术治疗可以与冠状动脉搭桥手术同时进行,即使无症状。

瓣膜置换可采用2种人造瓣膜:
- 人工生物瓣(猪瓣)
- 机械瓣(金属瓣)

传统上,在<65岁的患者和预期寿命较长的老年患者中采用机械瓣,因为生物瓣在10~12年后发生退变(年轻患者中发生更早出现)。带有机械瓣的患者需终身抗凝至

INR2.5~3.5（以预防血栓栓塞）和在有些内科或牙科操作前用抗生素（以预防心内膜炎）。不需要抗凝的生物瓣，可以应用在>65岁的患者、预期寿命<10年，较年轻的患者和有些有右心病变的患者中。然而，较新的人工生物瓣可能比第一代瓣膜更耐久；因而，现在可考虑患者对瓣膜类型选择的倾向。

处于生育年龄的妇女需要瓣膜置换术而有计划妊娠者，面临用机械瓣时需用华法林使畸胎的危险增高，而用生物瓣时瓣膜快速退化的境地，必须在两者之间作出平衡抉择。这些危险性可在妊娠的头12周和后2周通过应用肝素代替华法林或通过频繁的超声心动图筛查及时发现胎儿是否畸形来减少。

心内膜炎预防指征包括心内膜炎病史患者及人工瓣膜置入者。

主动脉瓣反流

主动脉瓣反流是主动脉瓣关闭不全导致舒张期时血流从主动脉反流入左心室。原因包括瓣膜变性和主动脉根部扩张（合并或不合并二叶式主动脉瓣畸形），风湿热，心内膜炎，黏液变性，主动脉根部夹层，和结缔组织（如马方综合征）或风湿性疾病。症状包括劳力性呼吸困难、端坐呼吸、阵发性夜间呼吸困难、心悸和胸痛。体征包括脉压增宽和全舒张期杂音。诊断主要依靠体格检查和超声心动图。治疗措施为主动脉瓣置换术或修补术，经皮瓣膜置换术的临床效果正在评价中。

病因

主动脉瓣反流可能是急性（罕见）或慢性的。

急性主动脉瓣反流的主要原因包括：
- 感染性心内膜炎
- 升主动脉夹层分离

成人发生轻度慢性主动脉瓣反流最常见的原因包括：
- 主动脉瓣退化或主动脉根部的病变（具有或不具有二叶瓣）
- 风湿热
- 感染性心内膜炎
- 黏液样变性
- 创伤

在儿童中，最常见的原因是室间隔缺损伴主动脉瓣脱垂。罕见的情况下，主动脉瓣反流由血清阴性的脊椎关节病变（强直性脊柱炎、反应性关节炎、银屑病关节炎）、类风湿关节炎、系统性红斑狼疮、与溃疡性结肠炎有关的关节炎、梅毒性主动脉炎、成骨不全、胸主动脉瘤、主动脉夹层分离、分离性主动脉瓣瓣上膜部狭窄、多发性大动脉炎、乏氏窦瘤破裂、肢端肥大症和巨细胞性（颞）动脉炎所致。由黏液瘤样变性所致的主动脉瓣反流可能发生在马方（Marfan）综合征或埃勒斯-当洛斯综合征患者中。

病理生理

主动脉瓣反流患者，因为左心室在舒张期除接受来自肺静脉和左心房的血液外还接受了主动脉瓣反流的血液。

急性主动脉瓣反流患者，左心室没有时间代偿增加的容量负荷，就会发生左室压力增高，继而肺水肿，心排出量降低。

慢性主动脉瓣反流导致左心室容量和左心室心搏量逐渐增加。左心室用肥厚和扩大来逐年代偿左心室容量增高的情况，但最终会发生失代偿。这些改变最后可引起心律失常，心力衰竭或心源性休克。

症状及体征

急性主动脉瓣反流引起心力衰竭（呼吸困难，乏力，虚弱，水肿）和心源性休克（周围组织低灌注压）的症状。

慢性主动脉瓣反流一般可数年无症状，逐渐出现进行性劳力性呼吸困难、阵发性夜间呼吸困难和心悸等。

心力衰竭的症状与左心室功能的客观测量指标无明显相关性。胸痛（心绞痛）只影响约5%患者，这些患者不合并冠状动脉疾病，胸痛发作多见于夜间。当异常的主动脉瓣易暴露于细菌的感染时，患者可能有心内膜炎的表现（如发热、贫血、消瘦、栓塞现象）。

体征由于病情严重程度而有很大个体差异。急性AR的体征反映HF和心源性休克，通常包括心动过速，四肢发凉，肺爆裂声和低血压。心脏第一心音（S_1）通常不存在（因为主动脉和左心室舒张压力平衡），以及第3心音（S_3）是常见的。即使AR很严重也很可能没有杂音，尽管Austin Flint杂音（见下文）是常见的。

主动脉瓣反流逐渐进展过程中，常常会引起脉压增大，因为收缩压升高，而舒张压降低。随时间的进展，左心室搏动可能变得增大、持续、振幅增强、向下和向外侧移位，整个左胸骨旁区域伴有收缩期凹陷，产生向左胸部的摇摆运动。

在主动脉瓣反流的后期可扪及心尖部或颈部的收缩期震颤；它是由大的向前心搏量和低的主动脉舒张压所致。

听诊发现包括正常的第1心音（S_1）和无分裂、响亮、尖锐或洪大的第2心音（S_2），这是由于主动脉弹性回缩增强所致。主动脉瓣反流的杂音呈吹风样、高调、舒张期和递减型，在主动脉 S_2（A_2）成分后不久开始；当患者向前倾斜、在呼气末屏住呼吸时用听诊器膜型胸件来听此杂音最好。在患者体位前倾、呼气末时听诊可获得最清晰的心脏杂音。对增加后负荷的动作（如下蹲、等长握拳）的反应是反流量增加，杂音增强。如果主动脉瓣反流轻微，杂音可能仅发生在舒张早期。如果左心室舒张压非常高，杂音会因为主动脉和左心室舒张压在舒张期较早平衡而变得较短。

其他异常心音包括向前的喷射性杂音和向后的反流性杂音（来回性），在S_1后不久的喷射音和主动脉血流喷射性杂音。在腋下附近或左胸中部听到的舒张期杂音（Cole-Cecil杂音）是由主动脉瓣杂音与第3心音（S_3）相融合所致，S_3是由于来自左心房和主动脉瓣反流的血液同时充盈左心室所引起。心尖部听到的中晚期舒张期隆隆样杂音可能由于血液快速反流进入左心室，导致心房血流顶峰时二尖瓣瓣叶的震动所致；此杂音与二尖瓣狭窄的舒张期杂音相仿。

其他体征不常见；其敏感性和特异性低或不明。望诊体征包括头摆动（Musset征）和指甲毛细血管搏动（Quincke征，轻压时最易看见）或悬雍垂搏动（Müller征）。触诊体征包括大容量脉搏伴有快升和快落（洪大脉、水冲脉或萎陷脉)和颈动脉搏动(Corrigan 征),视网膜动脉搏动(Becker 征),肝脏搏动(Rosenbach 征),或脾脏搏动(Gerhard 征)。血压发现可能包括腘动脉收缩压比肱动脉压高≥60mmHg(Hill 征),臂部抬高时舒张压下降>15mmHg(Mayne 征)。听诊体征包括股动脉搏动上闻及尖锐音(枪击音或 Traube 征)和股动脉受压时其远端有收缩期杂音和其近端有舒张期杂音(Duroziez 杂音)。

诊断
- 诊断基于病史和体格检查的发现,由超声心动图加以确诊。多普勒超声心动图是选作检出和定量反流血流量大小的检查。二维超声心动图可定量主动脉根部大小和解剖结构,以及左心室功能

重度主动脉瓣反流有下列表现时可进行诊断:
- 彩色多普勒的波形宽度>65%左心室流出道内径
- 缩脉>6mm(病变瓣膜的下游流体流的最窄直径)
- 在腹主动脉 Holodiastolic 反流
- 反流量>60ml/心搏
- 反流量>50%

在严重的 AR,左心室的代偿(从而需要进行手术)通过以下指标可以提示:
- 收缩末期容积 LV>60ml/m²
- 收缩末期内径 LV>50mm
- 左室射血分数(LVEF)<50%

超声心动图还可以评估继发于左心功能不全的肺动脉高压的严重程度,检测赘生物或心包积液(如在主动脉夹层),并协助评估预后。缩窄与二叶式主动脉瓣相关联,并且是通过将超声探头在胸骨上切迹检测。经食管超声心动图提供了主动脉扩张和瓣膜解剖,当考虑手术修复时这是特有用的信息。如果主动脉增宽,建议行 CT 或 MRI 评估整个胸主动脉。在超声心动图图像信息不理想时,MRI 也可以帮助评价左室功能及主动脉瓣反流到程度。

如果超声心动图测量 LVEF 结果为临界异常或超声技术操作有困难时,核素显像可用于检测 LVEF。

应行心电图和胸部 X 线检查。心电图可能显示复极异常伴或不伴有判定左心室肥厚的 QRS 电压标准,左心房扩大,胸导联 T 波倒置伴 ST 段压低。在慢性进行性主动脉瓣反流患者中胸部 X 线可能显示心脏扩大和主动脉根部突出。如果主动脉瓣反流严重,也可能存在肺水肿和心力衰竭的体征。运动试验可以帮助评估功能耐量和在已证实的主动脉瓣反流患者中的症状和相关的症状。

通常不必作冠状动脉造影来诊断,但在手术前即使无心绞痛表现也应作冠状动脉造影,因为约20%严重主动脉瓣反流患者有明显的冠状动脉疾病,这可能需要同时作冠状动脉旁路移植手术。

二叶式主动脉瓣患者的一级亲属也应行超声心动图检查,因为20%~30%的患者亲属也合并有二叶式主动脉瓣。

预后
经过治疗,轻至中度主动脉瓣反流的 10 年存活率为80%~95%。选择合适时机行瓣膜置换术(即在心力衰竭之前和应用介入治疗指征),中至重度主动脉瓣反流患者的长期预后是良好的。然而,有重度主动脉瓣反流和心力衰竭的患者的预后则明显较差。

治疗
- 主动脉瓣置换术或修复术
- 有时可使用血管扩张剂、利尿剂和硝酸酯类药物

当主动脉根部扩张为 AR 的机制的一部分,血管紧张素受体阻断剂可以减缓疾病进展,亦可达到降高血压效果。

干预方案可以是心外科手术主动脉瓣置换或(较少)修复。经皮治疗方法正在开发中。生物瓣术后早期需抗凝治疗,机械瓣膜则要终身抗凝。

不能心外科手术患者也可以从心力衰竭药物治疗中获益。主动脉内球囊反搏是禁忌,因为舒张期球囊充气会恶化 AR。β 受体阻滞剂应谨慎应用,因为他们阻断代偿性心动加速,并通过延长舒张期从而恶化 AR。

重度主动脉瓣反流但未达到上述手术标准的患者应该每6~12个月随访一次,重新进行体格检查及超声心动图评价。除了主动脉瓣置换术后的患者以外,用抗生素预防心内膜炎已经不再建议应用于主动脉瓣反流(表 79-4)。

介入治疗指征 主动脉瓣反流且引起心力衰竭症状。重度主动脉瓣反流且引起左室功能不全表现(LVEF<50%,左室收缩末期内径>50~55mm,或左室舒张末期内径>65~75mm)。

有时,若升主动脉扩张>55mm(>50mm 合并有马方综合征及主动脉瓣二叶式时)可以考虑提前手术若因其他原因要行心脏外科手术,可同时处理中度或重度主动脉瓣反流。

> **关键点**
> - 急性 AR 的主要病因是感染性心内膜炎及升主动脉夹层;成人慢性 AR 最常见的原因是主动脉瓣或根部退行性变
> - 急性 AR 导致出现 HF 和心源性休克的症状,但可能表现无 AR 体征
> - 慢性 AR 通常是多年无症状,之后表现为呼吸困难,端坐呼吸和夜间阵发性呼吸困难
> - 典型的心音包括正常的第 1 心音(S_1)或非常快的第 2 心音(S_2)以及尖锐的、渐弱地舒张期杂音
> - 急性 AR 提示需要主动脉瓣置换或修复
> - 当症状发展或心力衰竭时,慢性 AR 需要主动脉瓣置换或修复;符合标准,但不具备手术条件的患者可以从抗心力衰竭药物中获益

主动脉瓣狭窄

本病为主动脉瓣(AS)的狭窄,在收缩时阻碍血流从左心室到升主动脉。原因包括先天性二叶式主动脉瓣,特发性退变性硬化伴钙化和风湿热。未治疗的进行性进展的主动脉瓣狭窄最后导致典型的晕厥、心绞痛和劳力性呼吸困难三联征的症状;可能发生心力衰竭和心律失常。渐强-渐弱喷射性杂音为其特征性表现。诊断靠体格检查和超声心动图。无症状主动脉瓣狭窄常不需要治疗。一旦出现症

状,需要进行外科换瓣手术或介入换瓣术。在儿童中,重度或有症状的主动脉瓣狭窄可施行球囊瓣膜成形术。

病因

在老年患者中,主动脉瓣钙化是最常见的原因,它是一种退行性主动脉瓣疾病,由于纤维化和钙化导致主动脉瓣膜结构逐渐增厚,但起初并不引起严重梗阻;硬化逐年加重,在多达15%的患者可以进展到主动脉瓣狭窄。主动脉硬化类似动脉粥样硬化,伴有瓣膜的脂蛋白沉着、活动性炎症和钙化;其危险因素也相似。

在<70岁的患者中主动脉瓣狭窄最常见的原因是先天性二叶式主动脉瓣。先天性主动脉瓣狭窄发生率在出生活婴中为3/1 000~5/1 000,男性更多受累。它往往合并缩窄及其后的升主动脉渐进性扩张,可能导致主动脉夹层。

在发展中国家,在所有年龄组中,风湿热都是最常见的原因。

由先天性的膜发育不良或正乏氏窦之上发育不全的瓣上型主动脉瓣狭窄少见。瓣上型主动脉瓣狭窄的散发型伴有特征性的面容(高和宽的前额,眼距过宽、斜视、朝上翘的鼻子、长人中、阔口、牙齿异常、双颊虚肿、下颌过小、双耳低排列)。幼儿伴随有原发性高钙血症时,这种类型被称为Williams综合征。由正好在主动脉瓣之下先天性的膜或纤维环所引起的瓣下型主动脉瓣狭窄是少见的。

病理生理

主动脉瓣反流可能伴随有主动脉瓣狭窄,且>60岁有明显主动脉瓣狭窄患者中的约60%也有二尖瓣钙化,这可导致二尖瓣反流。

随着主动脉瓣跨瓣压差逐渐增高,室壁张力(后负荷)随之升高,导致左室腔扩大,射血分随着时间推移,左室不能代偿,引起继发左室扩大,左室射血分数(ejection fraction, EF)降低,导致主动脉瓣跨瓣压差假性降低(低压力阶差重度主动脉瓣狭窄)。患者合并其他疾病引起左室扩大及LVEF降低(如心肌梗死、原发性心肌病)可以导致血流量减小不能完全打开硬化的主动脉瓣,表现为似乎瓣口面积减小而实际上主动脉瓣狭窄并不非常严重(假性重度主动脉瓣狭窄)。假性重度主动脉瓣狭窄应该与低压力阶差重度主动脉瓣狭窄相鉴别,因为只有低压力阶差重度主动脉瓣狭窄的患者才能从主动脉瓣置换术获益。

因为主动脉瓣狭窄引起的高切应力使血管性血友病因子的多聚体发生降解。因此主动脉瓣狭窄患者有较高的胃肠道和其他部位出血(称为Heyde综合征)的发生率。

症状及体征

先天性主动脉瓣狭窄通常在10或20岁时才出现症状,此后症状可能逐渐进展。在所有类型中,未治疗的进行性主动脉瓣狭窄最终导致劳力性晕厥、心绞痛和呼吸困难(syncope, angina, dyspnea, SAD三联征)。其他症状及体征可能包括心力衰竭和心律失常的症状和体征,包括导致猝死的心室颤动。

因为心排血量不能增加到足以满足体力活动的需要而发生劳力性晕厥。非劳力性晕厥可能由于改变压力感受器的反应或心室颤动所致。劳力性心绞痛影响约2/3患者;约1/2患者有明显的冠状动脉粥样硬化,约1/2患者冠状动脉正常但有由左心室肥厚、冠脉血流动力学异常所致的心肌缺血。

主动脉瓣狭窄无视诊可及的体征。触诊的体征包括颈动脉和周围脉搏的振幅减小和缓慢上升(细迟脉),左心室搏动因为左心室肥厚而持续存在(随S_1而抬举,随S_2而松弛)。收缩性心力衰竭出现后,左心室搏动向左下移位。触诊到第4心音(S_4)的最佳部位在心尖部。偶尔在严重病例中在相当于主动脉瓣狭窄杂音处,最佳部位为胸骨左上缘可扪及收缩期震颤(S_4)。收缩压可能很高当主动脉瓣狭窄非常严重的时候,但最终会下降当LV心力衰竭时。

听诊时,S_1正常而S_2呈单音,因为主动脉瓣关闭延迟,S_2主动脉瓣(A_2)和肺动脉瓣(P_2)成分合并或在严重病例中因为A_2缺如。主动脉瓣成分有可能很柔和。有时可闻及S_2假性分裂。可闻异常的分裂声S_2。正常的分裂S_2音是可以明确除外重度主动脉的唯一生理性表现。可能听到S_4。喷射性喀喇音可能在先天性二叶式主动脉瓣狭窄患者中S_1后早期闻及,此时瓣叶僵硬但未完全固定。做影响血流动力学的动作时喀喇音不变。

主动脉瓣狭窄的特征性体征是渐增-渐减性喷射性杂音,最好是用膜型听诊器的胸件在患者取坐位前倾体位时在胸骨左上缘处听诊。杂音典型地放射到右锁骨和两侧颈动脉(左侧常较右侧更响),其性质为粗糙或刺耳的。但在较年长的患者中,钙化的主动脉瓣叶的未融合的瓣尖的震动可能传递一更响亮、更高调、"鸟鸣样"或乐音样杂音到心尖部,胸骨旁杂音变柔软或缺如(Gallavardin现象),因而与二尖瓣反流的杂音混淆。当狭窄不太严重时杂音柔和,随狭窄进展而变响亮,变得更长和在收缩晚期响度达到高峰,(即渐增期变得更长和渐减期变得更短)。作为严重AS中的LV收缩性病变类型,杂音比较柔和和短暂。在极其严重的主动脉瓣狭窄中当左心室收缩力减弱时,杂音减弱,此时杂音的强度可能使人误诊。

主动脉瓣狭窄的杂音在用增加左心室容量的动作时(如抬腿、下蹲、Valsalva动作松弛期、一个室性期前收缩后)增强,而在降低左心室容量(Valsalva动作用期)或增加后负荷(等长握拳)动作时减弱。这些动力学动作对肥厚型梗阻型心肌病杂音则起相反作用,这种杂音在其他方面可能与主动脉瓣狭窄的杂音相仿。由于二尖瓣后叶脱垂引起反流的杂音也和主动脉瓣狭窄相似。

诊断

- 超声心动图当根据临床表现提示诊断后,确诊依赖于超声心动图。应用经胸二维超声心动图来确定狭窄的主动脉瓣和可能的原因,定量分析左心室肥厚和舒张或收缩功能,检出共存的瓣膜性心脏病(主动脉瓣反流,二尖瓣疾病)和并发症(如心内膜炎)。应用多普勒超声心动图可以通过测量主动脉瓣面积、射血速度和经瓣膜的收缩期压差来定量狭窄的程度

严重超声心动图诊断标准:
- 中度:主动脉瓣峰流速度3~4m/s,平均压力20~40mmHg,瓣膜面积1.0~1.5cm^2

- 严重:主动脉瓣峰流速>4m/s,平均压力大于40mmHg,瓣膜面积<1.0cm²
- 极重度:主动脉瓣峰流速>5m/s 或平均压力大于60mmHg

当各参数不一致时需要临床评估(如中度瓣膜面积但高跨瓣压差)。当 LV 功能正常,瓣膜面积是最准确的。

当合并主动脉瓣关闭不全时压力可能被高估。当射血分数低时压力可能会被低估,例如,患者的左心室收缩功能障碍(低压力低 EF)或小又肥厚的 LV(低压力正常 EF)。有时,LV 收缩功能不全导致左心室压力低,不足以打开主动脉瓣瓣叶,心脏超声提示主动脉瓣狭窄但其实主动脉瓣并无狭窄(pseudostenosis)。

在介入治疗前,需作心导管检查以确定冠状动脉疾病(CAD)是否是患者发生心绞痛的原因或以解释临床和超声心动图发现之间的不一致。

应行心电图和胸部 X 线检查。典型的心电图显示左心室肥厚改变伴或不伴有缺血性 ST 段和 T 波图形。胸部 X 线发现可能包括主动脉瓣钙化(在侧位投照片或透视)和心力衰竭的证据。左心室大小通常是正常的或轻度增大。

患有严重 AS 的无症状患者,推荐使用心电图检查密切监督运动,因为运动可能会引起心绞痛或呼吸困难或低血压的症状。不能正常增加血压及 ST 段压低的发展,使不良预后不易预测。有症状患者禁忌参与运动试验。当有左室功能不全和主动脉瓣压力较低,但瓣膜面积小时,低剂量多巴酚丁胺负荷超声心动图区分低压力主动脉瓣狭窄和假性主动脉瓣狭窄。

预后

主动脉瓣狭窄随着狭窄程度加重而加速进展,但进展可能快慢不一,因而需要有规则的随访以检出其进展,特别是在少活动的较年长的患者中。在这种患者中,血流动力学可能已有明显损害,而不引起症状。

无症状的收缩功能正常的重度主动脉瓣狭窄应该每 6 个月复查 1 次,因为每年有 3%~6%的患者发生症状或左心室 EF 降低。在无症状的患者中,外科手术的风险超过了生存的获益,但出现症状后平均生存时间只有 2~3 年,因此推动患者进行瓣膜置换术以缓解症状并改善预后。对需要同时作冠状动脉旁路手术(CABG)的患者和有左心室收缩功能低下的患者增加了手术的危险性。

严重 AS 患者中,约 50% 突然死亡。因此,患者应限制其活动以避免猝死。

治疗

- 有时需要进行主动脉瓣置换术尚不清楚他汀类是否可以减轻主动脉瓣狭窄的进展。在随机临床试验中,他汀类药物治疗已经无效

尽管硝普钠被临时用于失代偿性心力衰竭患者在换瓣术前数小时降低后负荷,但引起低血压的药物(如硝酸酯类)应该在密切监测下小心的应用。发生心力衰竭而同时有行瓣膜术高危的患者应该可以从密切监测下应用地高辛利尿剂和 ACE 抑制剂的治疗获益。

介入的时机 当患者出现症状和/或满足一定的超声心动图的标准,才推荐介入治疗。因此,患者需要定期的临床评估,包括超声心动图和必要时的运动试验,以确定瓣膜置换的最佳时机。建议瓣膜置换。

有症状的患者 或者运动耐力降低的患者。
- 严重 AS

没有症状 但具有下列标准之一:
- LV EF<50%
- 中度或重度 AS,接受其他原因的心外科手术时
- 非常严重的 AS(和低手术风险)

干预的选择 在儿童和非常年轻的成年人患有先天性 AS 可以考虑球囊扩张术。在外科手术风险大的老年患者,可以考虑在瓣膜手术前通过球囊扩张术过度,但单纯球囊扩张术仍有加多手术并发症且仅临时改善症状。

外科主动脉瓣置换术: 是大多数患者的最佳选择,但(经皮)主动脉瓣膜置换(TAVR),可用于手术风险高且可以从手术中获益的患者。TAVR 比单纯的药物治疗可以改善患者的生存率和生活质量,对于高外科手术风险患者比手术安全。心外科手术通常使用机械瓣膜或生物瓣膜,在年轻的患者中,可以使用患者的自体肺动脉瓣,可以有良好的耐久性,然后,肺动脉瓣用人工生物瓣来代替(称为 Ross 术)。在手术前有指征作冠状动脉病的评估,以便如果有指征作 CABG 的话可与瓣膜置换术在同一次手术中进行。生物瓣术后早期需抗凝治疗,机械瓣膜则要终身抗凝。新型口服抗凝药不适用于换瓣术后患者。

> **关键点**
> - <70 岁 AS 患者的最常见病因是主动脉瓣二叶;主动脉瓣硬化是中老年人最常见的病因
> - 未经治疗的 AS 最终导致劳累性晕厥,心绞痛和呼吸困难;可能会发生突然死亡
> - 典型的心音是一个递增递减型喷射性杂音,在用增加左心室容量的动作时(如抬腿、下蹲、Valsalva 动作松弛期)增强,而在降低左心室容量(Valsalva 动作用力期)或增加后负荷(等长握拳)动作时减弱
> - 硝酸盐可能导致危险的低血压,可用于 AS 引起的心绞痛
> - 一旦出现症状或左室功能不全发生时可考虑瓣膜置换术
> - 外科瓣膜置换手术是大多数患者的最佳选择,但对于高手术风险患者可以考虑经导管主动脉瓣植入术

二尖瓣脱垂

二尖瓣脱垂(mitral valve prolapse, MVP)是在收缩时二尖瓣瓣叶向左心房内的一种帆样鼓起。最常见的原因是特发性黏液样变性。二尖瓣脱垂通常是良性的,但并发症包括二尖瓣反流、心内膜炎、瓣膜破裂和可能导致血栓栓塞。症状和体征包括心悸、呼吸困难和收缩期喀喇音。诊断靠体格检查和超声心动图。预后取决于左室功能、病因、严重程度和二尖瓣反流的持续时间。轻度或无症状的二尖瓣反

流需要随访,进展或者有症状的二尖瓣反流则需要修复或换瓣手术。

二尖瓣脱垂是常见的,在健康人群里发病率约为 1%~3%。男性和女性比例相似;大多发生于青春期后。

病因

由于二尖瓣和腱索的黏液样变性引起二尖瓣脱垂。在黏液变性时,瓣膜的纤维化胶原层变薄和黏液物质积聚。腱索变得更长和更薄和瓣叶扩大并成为橡胶状。这些变化导致左心室收缩时,二尖瓣瓣叶背面(脱垂)会脱垂至左心房。退化的腱索断裂会导致瓣膜脱垂到左房,会造成严重的反流。

通常为特发性退行性变,但也可能通过常染色体显性遗传或罕见的 X 连锁的隐性方式遗传。黏液样变性也可能由结缔组织病(如马方综合征、埃勒斯-当洛斯综合征、成人多囊肾疾病、骨生成不全、弹性纤维假黄瘤、系统性红斑狼疮、结节性多动脉炎)和肌营养不良所致。MVP 在格雷夫斯病(Graves disease)患者,乳腺过小症,血管性血友病综合征,镰状细胞病和风湿性心脏瓣膜病中较为常见。黏液瘤变性也可能影响到主动脉瓣或三尖瓣,造成主动脉或三尖瓣脱垂。黏液样变性也可能影响主动脉瓣或三尖瓣,引起主动脉瓣或三尖瓣脱垂;原发性三尖瓣反流不常见,更多为继发于二尖瓣反流的三尖瓣关闭不全。

如果存在有缺血性乳头肌功能不全或风湿性腱索断裂,正常(即无黏液样变性)的二尖瓣瓣叶也可脱垂。当血管内容量明显降低,如严重脱水或有时在妊娠时(当孕妇取卧位时妊娠的子宫压迫下腔静脉减少了静脉回流)时也可能发生暂时性的二尖瓣脱垂。

并发症

二尖瓣反流是二尖瓣脱垂最常见的并发症。MR 可能是急性(由于腱索断裂造成二尖瓣瓣叶)或慢性。MVP 与 MR 的后遗症包括心脏衰竭,感染性心内膜炎,和心房颤动(AF)与血栓栓塞。二尖瓣脱垂引起脑卒中和感染性心内膜炎是否与二尖瓣反流和 AF 无关还不清楚。

症状及体征

大多数二尖瓣脱垂无症状。有些患者感到有非特异性症状(如胸痛、呼吸困难、心悸、头晕、近乎晕厥、偏头痛、焦虑),但这些情况与拟肾上腺素信号和敏感性的异常无明显相关性,也和二尖瓣的病理改变无明显相关。约 1/3 患者,情感压力可能诱发心悸,而这种心悸可能是良性心律失常的症状(房性期前收缩、阵发性房性心动过速、室性期前收缩、复杂的室性异位搏动)。

患者偶有二尖瓣反流的表现。罕见有心内膜炎的表现(如发热、消瘦、血栓栓塞现象)或脑卒中。猝死发生在<1% 患者中,最常由腱索断裂和连枷样二尖瓣瓣叶所致。由致命性心律失常所致的死亡罕见。

其他伴随的体格检查发现但不能诊断二尖瓣脱垂的包括乳腺过小、漏斗胸、直背综合征和狭窄的胸前后径。

听诊 典型的二尖瓣脱垂不引起望诊或触诊方面的心脏体征。

二尖瓣脱垂单单引起清脆的收缩期喀喇音,这是因为瓣下结构拉紧所引起的。患者取左侧卧位时用膜型听诊器的胸件在左胸心尖听诊最容易识别。伴二尖瓣反流的二尖瓣脱垂引起一喀喇音——收缩晚期二尖瓣反流杂音。用减少左心室容量的动作(如坐起、站立、Valsalva 动作)可使喀喇音变得更容易听到,或移向更靠近(S_1)变得更响;相同的动作引起二尖瓣反流杂音出现或变得更响和更持久。这些作用的发生因为降低左心室体积引起瓣下的乳头肌和腱索一起拉向更中心,导致较早期更快更有力的脱垂,更严重的反流。相反,下蹲或等长握拳可以延迟 S_1 喀喇音,并缩短二尖瓣反流杂音。收缩期喀喇音可能与先天性主动脉瓣狭窄的喀喇音相混淆,后者可以被鉴别,因为它发生在收缩期的非常早期,且不随体位或左心室容量改变而移动。其他发现包括收缩期雁鸣音或喘鸣声,认为是由于瓣叶震动所引起;这些发现通常是暂时的和可能随呼吸相而改变。由脱垂瓣膜回到它的正常位置所引起舒张早期开瓣音甚少闻及。在部分患者,特别是儿童,MVP 的发现可能是劳累后更加明显。

诊断

- 超声心动图诊断由临床表现提示,由二维超声心动图确诊。增厚、累赘的二尖瓣瓣叶和移位(≥5mm)提示有更广泛的黏液样变性,并提示患心内膜炎和二尖瓣反流的危险性增加

预后

二尖瓣脱垂通常是良性的,但瓣膜严重的黏液样变性可导致二尖瓣反流。在严重二尖瓣反流患者中,左心室或左心房扩大、心律失常(如心房颤动)、感染性心内膜炎、脑卒中、需要瓣膜置换术和死亡的发生率为每年 2%~4%。男性患者是不太可能有 MVP,但一旦有 MVR 更有可能进展为严重的 MR。

治疗

- 通常不需要治疗
- 可使用 β-阻滞剂

二尖瓣脱垂通常不需要治疗。

可用 β-阻滞剂减轻交感张力过高的症状(如心悸、周期性偏头痛、头晕)和降低危险心动过速的风险,虽然无资料支持这种实际治疗方法。典型的方案是阿替洛尔 25~50mg 口服,每日 1 次或普萘洛尔 20~40mg 口服,每日 2 次。

心房颤动可能需要附加的治疗(参见第 561 页)。

二尖瓣反流的治疗取决于其严重度和伴随的左心房和左心室的改变。

现已不再推荐应用抗生素来预防心内膜炎。只有对心房颤动或以前曾有暂时性脑缺血发作或脑卒中的患者才推荐用抗凝剂来预防血栓栓塞。

🔴 关键点

- MVP 是最经常由二尖瓣和腱索的特发性黏液变性引起的
- 二尖瓣反流(MR)是最常见的并发症
- 心音通常包括一个尖锐的收缩期中期喀喇音,早于瓦尔萨尔瓦动作出现
- 预后通常是良性的,除非 MR 发展,在这种情况下,心力衰竭,心房纤维性颤动,卒中和感染性心内膜炎的风险增加
- 通常不需要治疗,除非 MR 显著发展

二尖瓣反流

二尖瓣反流(mitral regurgitation, MR)是二尖瓣关闭不全引起血流在收缩期从左心室反流入左心房。常见的原因包括二尖瓣脱垂、风湿热和左心室扩张或**心肌梗死**引起的瓣环扩张。并发症包括进行性心力衰竭、心律失常和心内膜炎。症状和体征包括心悸、呼吸困难和心尖部全收缩期杂音。诊断靠体格检查和超声心动图。预后取决于左心室功能及病因,二尖瓣反流的严重度和病程长短。轻度无症状二尖瓣反流患者可以监护随访,但进行性或有症状的二尖瓣反流需要作二尖瓣修补或置换术。

病因

二尖瓣反流可能是急性或慢性。

急性 MR 的原因 包括:
- 缺血性乳头肌功能不全或断裂
- 感染性心内膜炎及二尖瓣腱索断裂
- 急性风湿热
- 二尖瓣瓣下附件断裂
- 心肌炎或缺血所致的左心室急性扩张
- 人工二尖瓣的机械功能衰竭

慢性 MR 的常见原因 是由瓣膜本身病变(原发性二尖瓣反流)和左室扩大和功能不全继发的二尖瓣反流。

原发二尖瓣关闭不全最常见的是二尖瓣脱垂或风湿性心脏瓣膜病。较少见的原因是结缔组织疾病,先天性二尖瓣裂和辐射心脏疾病。

在继发性 MR,心功能障碍和扩张让乳头肌位置发生改变,使二尖瓣不能完全关闭。原因是心肌梗死(缺血性慢性继发 MR)或内在心肌病(非缺血性慢性心脏病引起的继发 MR)。

在婴儿中,二尖瓣反流最可能的原因是乳头肌功能不全、心内膜弹力纤维增生症、急性心肌炎、二尖瓣裂隙伴或不伴有心内膜垫缺损和二尖瓣黏液样变性。当增厚的瓣叶不关闭时二尖瓣反流可能与二尖瓣狭窄共存。

病理生理

急性二尖瓣反流可能引起急性肺水肿和双心室衰竭伴心源性休克、呼吸骤停或心源性猝死。

慢性二尖瓣反流的并发症包括左心房逐渐扩大;左心室扩大和肥厚,这些表现起先是对反流血液的代偿(维持向前的心搏量),但最终失代偿(降低了向前的心搏量);并发症还包括心房颤动伴血栓栓塞和感染性心内膜炎。

症状及体征

急性二尖瓣反流引起像急性心力衰竭和心源性休克一样的症状和体征。但可能缺乏特异性的二尖瓣反流体征。

大多数慢性二尖瓣反流患者开始时无症状,当发生左心房扩大、肺动脉压力增高和左心室失代偿时逐渐出现症状,症状包括呼吸困难、疲乏(由于心力衰竭所致)和心悸(常由于心房颤动所致);罕见表现有心内膜炎的患者(如发热、消瘦、栓塞现象)。

体征只在二尖瓣反流变成中度至重度时出现。望诊和触诊可能检出一强烈的心尖搏动和由于扩大的左心房的扩张所致的持续的左胸骨旁运动。持久、扩大和向下向左移位的左心室搏动提示左心室肥厚和扩张。严重二尖瓣反流时因为左心房扩大,引起心脏向前移位发生弥散的心前区抬举。反流的杂音(或震颤)也可能在严重的病例中扪及。

听诊上,第 1 心音(S_1)可能是柔和(偶可响亮)。心尖部闻及第 3 心音(S_3)反映左心室扩张和明显的二尖瓣反流。

二尖瓣反流主要的体征是全收缩期杂音,当患者处于左侧卧位时在心尖部用听诊器膜型胸件听诊最好。轻度二尖瓣反流的收缩期杂音可能短促或出现在收缩晚期。在引起全收缩期瓣叶关闭不全时杂音伴随 S_1 开始,但多数情况下杂音在 S_1 后开始出现(如当心腔扩张在收缩期扭曲瓣膜附件时或当心肌缺血或纤维化改变动力学时)。当杂音开始于 S 后,杂音总是持续到 S。杂音放射到左腋下;强度可能保持相同或变化。如果强度变化,杂音音量上倾向于渐增型直到 S_2。二尖瓣反流杂音在握拳或下蹲动作时强度增强,因为对心室射血的外周血管阻力增加,增大了反流到左心房的血液;取站立位或做 Valsalva 动作可使杂音在强度上减弱。由于大量的二尖瓣舒张期血流可致一短促的隆隆样舒张中期杂音在 S_3 后面出现。在后叶脱垂患者,杂音可能较粗糙并放射至胸骨上缘,类似主动脉瓣狭窄。

二尖瓣反流杂音可能与三尖瓣反流相混淆,但三尖瓣反流杂音在吸气时增强可被鉴别。

诊断

- 超声心动图根据临床表现而考虑该诊断时,可以用超声心动图证实

多普勒超声心动图被用来检出反流血流和肺动脉高压;二维和三维超声心动图被用来测定二尖瓣反流的原因和严重程度(表 78-1)、是否存在瓣环钙化及其严重程度、左室和左房的内径及其功能,以及检出肺动脉高压。

表 78-1 二尖瓣反流分级

参数	中度*	重度原发性 MR	重度继发 MR
缩脉†	3~7mm	>7mm	没有公认的标准
有效瓣口面积	0.20~0.40cm²	>0.40cm²	>0.20cm²
反流量	30~60ml	>60ml	>30ml
反流分数	40%~50%	>50%	>50%

* 中度继发性 MR 不存在任何公认的标准。
† 异常瓣膜下的血流最细直径,比瓣膜解剖直径稍小。
MR,二尖瓣反流。

出现急性二尖瓣反流时,严重的二尖瓣反流可能在彩色多普勒上并不显著,但患者存在急性心力衰竭伴随左室收缩功能呈现高血流动力学状态时,应该考虑该诊断。

如果怀疑有心内膜炎或瓣膜栓子,经食管超声心动图(transesophageal echocardiography, TEE)可提供二尖瓣和左心房比较详细的影像。当考虑以二尖瓣修补术取代换瓣术时也有作 TEE 的指征,以评估二尖瓣反流机制。

通常开始时要行心电图和胸部 X 线检查。心电图可显

示左房扩大和左室肥厚,伴或不伴有缺血。当二尖瓣反流为急性时,通常为窦性心律,因为心房尚无时间伸展和重构。

急性二尖瓣反流时胸部 X 线可能显示肺水肿;心影没有异常的证据除非同时存在有基础的慢性疾病。在慢性二尖瓣反流中胸部 X 线可能显示左心房和左心室扩大。胸部 X 线也可能显示肺血管瘀血和肺水肿伴心力衰竭。

在手术前进行心导管检查,主要是测定是否存在有冠状动脉疾病。在心室收缩时肺动脉阻塞压(肺毛细血管楔压)曲线上可见到一明显的 *c-v* 心房收缩波。可用心室造影来定量二尖瓣反流。心脏可以准确的测量反流分数及扩张型心肌病的病因。

定期运动试验(负荷 ECG)往往可以评估活动耐力变化,从而指导外科手术干预。定期做超声心动图是为了评估二尖瓣反流进展。

预后

预后因二尖瓣反流的时间、严重程度和原因而变化。一些 MR 恶化,并最终变得严重。一旦二尖瓣反流变得严重,此后每年约有 10% 无症状的患者变得有症状。由 MVP 引起的慢性二尖瓣反流患者约有 10% 需要手术干预治疗。

治疗

- 二尖瓣修复或置换术
- 心房颤动患者抗凝血剂

ACEI 和其他血管扩张剂并不延迟左室扩张或二尖瓣反流进程,所以对于无症状二尖瓣反流或左心室功能保留患者,并无明显效果。但是,中度二尖瓣关闭不全患者以延缓左室扩张。如果出现 LV 扩张或者功能丧失,应使用血管扩张剂、螺内酯和小动脉舒张 β-受体阻滞剂(如卡维地洛)。若 ECG 示左束支传导阻滞,双室起搏对于继发性 MR 有益。袢利尿剂,如呋喃苯胺酸,对活动后或者夜间呼吸困难的患者有治疗作用。地高辛可缓解合并心房颤动但不适合瓣膜手术的患者的症状。

对没有进行瓣膜置换的患者,预防性抗生素治疗已不再推荐(表 79-4)。

介入的时机 急性二尖瓣反流:需要紧急二尖瓣修补或置换术;缺血性乳头肌断裂患者也可能需要血管重建术。在手术之前,可用硝普钠或硝酸甘油滴注及使用 IABP 以减轻后负荷,从而改善前向心搏量。

慢性原发性 MR:当出现左心功能不全症状时就应该介入治疗(LVEF<60% 或左室收缩末期内径>40mm)。即使没有以上情况,当瓣膜形态学提示可能从瓣膜介入手术获益的,也可以考虑介入治疗,尤其当有新发 AF 或休息时肺动脉收缩压大于 50mmHg。当 EF 下降<30%,手术风险很高,需要仔细权衡手术风险和收益。

慢性继发性 MR:介入指征少。因为原发病在于左心室肌肉,纠正 MR 不一定有获益。此外,没有办法修补继发性的 MR,二尖瓣置换术可能会进一步恶化左心室功能。不同于原发 MR,最近的一项随机试验对于严重继发性二尖瓣反流患者 2 年随访结果中发现二尖瓣修补及置换术均未能改变左心室重构和生存率。在修复组二尖瓣反流再发生率更加常见(59 vs 4%),同时显示更多心力衰竭并发症及再入院率。

对于因其他适应证接受心脏手术的患者,合并可修复的二尖瓣中重度反流的患者可以考虑同时行二尖瓣手术。尽管如此,对于继发性二尖瓣反流患者,这一手术方式仍被质疑。在最近的一项随机临床试验 1 年随访结果显示,左心室重构并无差异,但有更多手术并发症发生。长期的随访更加必要。如果瓣膜是不可修复,只有严重二尖瓣反流才需瓣膜置换术。

介入治疗方案的选择 在原发性二尖瓣反流患者中,二尖瓣介入治疗越接近于自身瓣膜,左室功能恢复越好,死亡率越低。因此,优先顺序应为:

- 修复
- 腱索保留的瓣膜置换
- 腱索不保留的瓣膜置换

在二尖瓣位置的生物瓣膜不耐用,因此机械瓣更好。二尖瓣环成形术只临时减轻二尖瓣反流,但如有中重度二尖瓣反流,同时需行 CABG,可同时行二尖瓣环成形术。目前正在研究新的经皮介入治疗原发和继发性二尖瓣反流。置换机械瓣后需终身服用抗凝药预防血栓形成。并且不可用新型口服抗凝药。在约 50% 的失代偿患者,瓣膜置换术可引起射血分数的明显降低,因为在失代偿后左室功能取决于二尖瓣反流减少的后负荷。特定的 AF 患者受益于伴随消融治疗而来的好处,尽管这种疗法增加手术并发症。

> **关键点**
>
> - 常见的原因包括二尖瓣脱垂,风湿性发热,左室扩张或梗死
> - 急性 MR 可引起急性肺水肿和心源性休克或心源性猝死
> - 慢性 MR 导致心脏衰竭的症状缓慢发展,如果 AF 继续发展,出现心悸
> - 典型的心音是一个全收缩期杂音,最好在心尖部听到,向左腋下辐射,在握拳或下蹲动作时强度增强,取站立位或做 Valsalva 动作可使杂音在强度上减弱
> - 有症状的患者,以及那些符合一定的超声心动图的标准的患者可以从瓣膜置换或修复中获益

二尖瓣狭窄

二尖瓣狭窄(mitral stenosis, MS)是使血流从左心房到左心室的二尖瓣口发生狭窄。最常见的原因是风湿热。常见并发症是肺动脉高压、心房颤动和血栓栓塞。症状表现为心力衰竭,体征包括开瓣音和舒张期杂音。诊断依赖体格检查和超声心动图。预后良好。内科治疗包括利尿剂、β-阻滞剂或限制心率的钙通道阻滞剂和抗凝剂;对比较严重病例的手术治疗由有球囊瓣膜切开术、交界分离术或瓣膜置换术。

在二尖瓣狭窄中,二尖瓣瓣叶变厚和固定,二尖瓣口由于交界部融合而狭窄。最常见的原因是风湿热,虽然大多

数患者都不能回忆起此疾病。非常少见的原因包括二尖瓣环及瓣叶均钙化，使二尖瓣变硬及不能完全打开。极少数情况下，二尖瓣狭窄是先天的。偶见先天性二尖瓣狭窄。如果瓣膜不能完全关闭，二尖瓣闭不全可能与狭窄共存。许多由于风湿热所致的二尖瓣狭窄患者也有主动脉瓣或三尖瓣疾病。

左心房体积和压力进行性增加以代偿二尖瓣狭窄；肺静脉和毛细血管压力也增高，可能引起继发性肺动脉高压，导致右心室心力衰竭、三尖瓣和肺动脉瓣反流。病情进展的速率不同。

瓣膜病变伴左心房扩大者倾向于易患心房颤动，后者是血栓栓塞的危险因素。心房颤动时心率较快和左房收缩能力丧失可以导致症状突然加重。

症状及体征

症状与疾病的严重度相关不良，因为此病常缓慢进展，患者下意识的会降低活动量。许多患者无症状直到他们妊娠或发生心房颤动。初始症状常是心力衰竭的症状（如劳力性呼吸困难、端坐呼吸、阵发性夜间呼吸困难、疲乏）。直到风湿热发作后15～40年，患者出现典型表现，但在发展中国家，因为低龄儿童的链球菌感染得不到抗生素治疗，且往往反复感染，所以患者可能早期就有症状。阵发性或慢性心房颤动使存在的舒张功能不全加剧，当心室率控制不良时促使肺水肿和急性呼吸困难。心房颤动也可能引起心悸；在未抗凝的患者中，心房颤动引起全身栓塞伴有脑卒中或其他器官缺血的症状者达到15%。

较少见的症状包括由于小的肺血管破裂和肺水肿所致咯血，特别是妊娠、血容量增加时；由扩张的左心房或肺动脉（Ortner综合征）压迫左侧喉返神经所致声音嘶哑；肺动脉高压的症状和右心室心力衰竭。

望诊和触诊可能检出可扪及的S_1和S_2。S_1在心尖部最好扪及，S_2可在左上胸骨缘扪及。S_2的肺动脉瓣成分（P_2）形成此搏动且是肺动脉高压的结果。当存在肺动脉高压和右心室发生舒张功能不全时，右心室搏动（抬举）可在胸骨左缘扪及同时可能伴随有颈静脉扩张。

听诊发现包括由狭窄二尖瓣突然关闭（M_1）的瓣叶所引起的响亮S_1，像一张帆"突然转向"所发出的声音；在心尖部听诊最佳。当瓣膜钙化严重及无法运动时，第一心音S_1消失。也可听到正常S_2分裂伴有由于肺动脉高压所致的P_2增强。最明显的发现是舒张早期开瓣音，此时瓣叶鼓起进入左心室，它在靠近胸骨左下缘处最响亮；其后紧跟有一低调的渐减-渐增型隆隆样舒张期杂音，当患者左侧卧位时在心尖部（或在扪及的心尖搏动之上）用听诊器的钟形胸件听诊最佳。如果二尖瓣钙化，开瓣音可能是柔合的或没有。当MS变得更加严重且左心房压增高时拍击音更近S_2（杂音的时限延长）。Valsalva动作后（此时血液倾注入左心房）以及增加后负荷的动作（如下蹲或握拳）后，舒张期杂音增强；当扩大的右心室使左心室向后移位和当其他疾病（肺动脉高压、右侧瓣膜异常、心房颤动伴快速心室率）减少通过二尖瓣的血流量时杂音可能更柔软或缺如。杂音在收缩期前渐增强是由于左心室收缩时二尖瓣口狭窄所引起。但左室收缩时二尖瓣瓣叶关闭也会引起舒张期杂音增强，但只在舒张期末的极短的时间，此时左心房压力仍高。

可能与MS杂音共存的舒张期杂音包括：
- 合并主动脉瓣关闭不全时的舒张早期杂音，可能向心尖部传导
- Austin Flint杂音（在心尖部可闻及一舒张中晚期隆隆样杂音，由主动脉瓣反流血流对二尖瓣叶的影响所致）
- Graham Steell杂音（一柔软的渐减型舒张期杂音，沿胸骨左缘听诊最佳，由继发于严重肺动脉高压的肺动脉瓣反流所致）
- 严重二尖瓣反流时舒张期血流音
- 阻塞二尖瓣瓣口的心房黏液瘤或球形血栓（罕见）

二尖瓣狭窄可能引起肺源性心脏病的体征（参见第610页）。经典的二尖瓣面容、深紫色样颊潮红，只发生在心排血量低和肺动脉高压严重时；原因是皮肤血管扩张和慢性低氧血症。

偶尔，二尖瓣狭窄的首发症状和体征是栓塞性脑卒中或心内膜炎的表现；中心内膜炎是罕见的，除非也存在二尖瓣反流。

诊断

- 超声心动图

据临床表现怀疑诊断，由超声心动图确诊。二维超声心动图可显示瓣膜及瓣下结构异常。也可以提供关于瓣膜钙化、狭窄和左心房大小程度的信息；多普勒超声心动图提供关于经瓣膜压力阶差和肺动脉压力的信息。二尖瓣口的正常面积是$4～5cm^2$。

严重二尖瓣狭窄超声心动图诊断标准为：
- 中度：瓣口面积1.5达到$2.5cm^2$
- 重度：瓣区$<1.5cm^2$；症状经常出现
- 极重度：瓣区$<1.0cm^2$

然而，阀孔面积和症状之间的关系并不总是一致的。彩色多普勒超声心动图检测MR。食管超声心动图可以用于检测或排除小LA血栓，尤其是那些在左心耳，这通常不能通过经胸心脏超声看到。

常进行心电图和胸部X线检查。心电图可显示左心房扩大，表现为P波持续>0.12s伴有导联P波终末成分的明显的负向波折（时限：>0.04s；振幅：>0.10mV）在V_1中；在Ⅱ导联中有宽而有切迹的P波；或两者均有。在V_1导联低电压，QRS电轴右偏和在V_1导联中高R波提示右心室肥厚。

胸部X线通常显示由于扩张的左心耳所致的左心缘变直。通过食管吞钡试验，X线胸部侧位片可以显示主肺动脉（干）突出压迫食管；如果肺动脉高压明显，下降的右肺动脉内径≥16mm。上叶肺静脉可能扩张，因为下叶静脉被压缩，迫使更多的血液进入上叶。沿右心缘可能见到扩大的左心房的双重阴影。下后肺野的水平线（Kerley B线）提示间质水肿伴有左心房压力增高。

只在手术前围术期评估冠状动脉疾病时才有作心导管检查的指征，可确诊增高的左心房和肺动脉压力及瓣膜面积的大小。

预后

二尖瓣狭窄的自然病史变化不一，但症状开始和严重

残疾之间的间期约为7~9年。结局受患者手术前年龄和功能状态、肺动脉高压和MR程度的影响。非瓣膜钙化的患者，瓣膜切开术和交界分离术的结果是相当的；在大多数患者中，随着时间进展，多数患者瓣膜再狭窄，引起瓣膜功能恶化，许多患者需要瓣膜置换手术。心房颤动和肺动脉高压是死亡的危险因素；心力衰竭、肺或脑血管的栓塞是最常见的死亡原因。

治疗
- 利尿剂，有时使用β-阻滞剂或钙通道阻滞剂
- 心房颤动抗凝治疗
- 交界分离术或瓣膜置换术

无症状的患者只需要预防风湿热的复发，不需要其他治疗。

症状轻微的患者通常对利尿剂有反应，如果存在有窦性心动过速或心房颤动，一般对β-阻滞剂或钙通道阻滞剂有反应，这些药物可控制心室率。如果存在心房颤动或左房存在血栓或出现栓塞，都应该抗凝治疗。如果左房巨大（LA大于50mm）或有左房血栓，均应抗凝治疗。应鼓励所有患者至少继续作低水平的体格锻炼，不管有无劳力性呼吸困难。

预防性抗生素治疗不再推荐应用于未进行瓣膜置换术的患者（表79-4）。

介入的时机 对于中度MS，当以下情况≥1，指示可能需要干预：
- 手术治疗其他指征
- 当存在下面一项时

严重MS，下述任一情况建议进行干预：
- 任何症状，如果瓣膜非常适合作为经皮球囊扩张术（无症状患者，也可以考虑）
- 手术治疗其他指征

对于非常严重的MS，介入的适应证为经皮球囊扩张术的所有患者（有或没有症状）。

干预的选择 经皮球囊瓣膜扩张术是较年轻的患者，不能耐受更强的侵入性手术的较老年患者和瓣膜无严重钙化、瓣下破坏、无左心房血栓或明显MR患者选择的手术。在这种以透视和超声心动图指导的手术中，球囊经间隔从右心房进入左心房，并扩张球囊分离融合的二尖瓣瓣叶。结果与侵入性更强的手术的结果相当。并发症少见，包括二尖瓣关闭不全、栓塞和心脏压塞。

有严重瓣下病变、瓣膜钙化或左心房血栓的患者可能是交界分离术的候选者，在此手术中应用一扩张器经过左心房或左心室（闭式交界分离术）将融合的瓣叶分离或手工的分离术（直视的交界分离术）；这两种手术均需要胸腔切开。手术的选择基于外科医生的经验和瓣膜的形态，但闭式分离术在西方国家目前已极少进行。由于其更大的风险，手术通常推迟到症状到达纽约心功能分级Ⅲ级（表80-2）。在手术中，一些临床医生结扎左心耳，以减少血栓栓塞。

对于有严重的二尖瓣形态改变，不适合进行球囊扩张或闭式分离的患者，应该进行瓣膜连合处切开术。机械瓣膜需终身抗凝，新型口服抗凝药不可使用。

当病因是瓣环钙化，球囊扩张术不能使患者获益。此外，外科换瓣手术的技术要求很高，因为瓣环钙化，大多是老年人和有并发症的存在高手术风险。因此，使用利尿剂和心率控制药物后仍有症状再行手术治疗。

> **关键点**
> - 二尖瓣狭窄几乎都是由于风湿热引起的
> - 肺动脉高压和心房颤动（随之而来的血栓栓塞）可能出现
> - 心音包括一个响亮的S_1及舒张早期开瓣音，其后紧跟有一低调的渐减-渐增型隆隆样舒张期杂音，当患者左侧卧位时在心尖部听诊最佳。Valsalva动作，运动，下蹲和握拳后杂音增强
> - 症状轻微的患者通常对利尿剂有反应，如果存在有窦性心动过速或心房颤动，一般对β-阻滞剂或钙通道阻滞剂有反应，这些药物可控制心室率
> - 有更严重症状的患者和有肺动脉高压证据的患者需要作扩张术或瓣膜置换术

肺动脉瓣反流

肺动脉瓣反流（pulmonic regurgitation, PR）是肺动脉瓣关闭不全，舒张期血流从肺动脉流入右心室。最常见的原因是肺动脉高压。肺动脉瓣反流通常无症状。肺动脉瓣反流通常无症状。体征包括渐减型舒张期杂音。诊断靠超声心动图。根据超声心动图可明确诊断。起肺动脉高压状况的处理外，无需特殊的治疗。

继发性肺动脉高压是肺动脉瓣反流最常见的原因。较少见的原因是感染性心内膜炎、法洛四联症的手术修补、特发性肺动脉扩张和先天性瓣膜性心脏病。类癌综合征、风湿热、梅毒和导管诱发的创伤是罕见的原因。严重肺动脉瓣反流罕见，最常由涉及肺动脉和肺动脉瓣瓣环扩张的孤立性先天性缺陷所致。

肺动脉瓣反流可能导致右心室肥厚，最终右心室功能不全而诱发心力衰竭，但在大多数病例中，肺动脉高压导致此并发症更有重要意义。由心内膜炎引起急性肺动脉瓣反流导致急性右心室功能不全诱发的心力衰竭罕见。

症状及体征

肺动脉瓣反流通常无症状。少数患者发生右心室功能不全诱发心力衰竭的症状和体征。

触诊的体征与肺动脉高压和右心室肥厚有关。包括在胸骨左上缘可扪及S_2的肺动脉瓣成分（P_2）和在胸骨左中下缘可扪及一持久的振幅增强的右心室搏动。

听诊S_1正常。S_2可能分裂或单一。当分裂时，P_2可能响亮和因为肺动脉高压可在S_2主动脉成分（A_2）后短时间听到，或因为右心室心搏量增加P_2可能延迟。因为迅

速的肺动脉瓣关闭伴有 A_2-P_2 融合或罕见地,因为肺动脉瓣的先天性缺如,S_2 可能呈单一感。在伴有右心室功能不全诱发的心力衰竭或右心室肥厚时,右心室第 3 心音(S_3)、第 4 心音(S_4)或两者可能被闻及;这些心音可与左心室心音相鉴别,因为它们位于胸骨左缘第 4 肋间隙处且在吸气时更响。

由于肺动脉高压所致的肺动脉瓣反流杂音呈高调、舒张早期渐减型杂音,杂音伴随 P_2 开始和在 S_1 之前结束,向胸骨右缘中部放射(Graham Steell 杂音);杂音在胸骨左上缘用听诊器膜型胸件听诊,当患者保持呼吸在呼气末和坐直位时听诊最佳。无肺动脉高压的肺动脉瓣反流杂音较短、低调(在性质上较粗糙),开始于 P_2 之后。这 2 个杂音可能与主动脉瓣关闭不全的杂音相似,但可用吸气(使肺动脉瓣反流杂音更响)和用 Valsalva 动作松弛期来鉴别。Valsalva 动作松弛期后,肺动脉瓣反流杂音立即变响(因为静脉回流立即进入右侧心脏),但 AR 杂音需要 4 或 5 个心动后才会变响。同样,柔软的肺动脉瓣反流杂音在吸气时有时可能变得甚至更柔软,因为此杂音在左侧第 2 肋间隙听诊最佳,在这个部位吸气使听诊器与心脏的距离增大。在某些先天性心脏疾病中,严重 PR 的杂音很短,因为舒张期肺动脉和右心室之间的压力差很小。

诊断

- 超声心动图肺动脉瓣反流通常在体格检查或因为其他理由作多普勒超声心动图时偶然被检出。应作心电图和胸部 X 线检查。ECG 可以反映右室肥厚的征象;典型的胸部 X 线显示右室扩大均提示存在肺动脉高压。

治疗

- 对因治疗
- 偶行瓣膜置换术

治疗是针对引起肺动脉瓣反流的情况进行处理。如果发生右心室功能不全诱发的心力衰竭症状和体征,肺动脉瓣置换术是其选择,但结果和危险性不清楚,因为需要施行置换术的患者不多。

> **关键点**
> - 肺动脉瓣关闭不全通常是由肺动脉高压引起的
> - 血流动力学影响通常由于其病因,而不是 PR 本身
> - 由于肺动脉高压所致的肺动脉瓣反流杂音呈高调、舒张早期渐减型杂音,杂音伴随 P_2 开始和在 S_1 之前结束,向胸骨右缘中部放射;杂音在胸骨左上缘用听诊器膜型胸件听诊,当患者保持呼吸在呼气末和坐直位时听诊最佳。无肺动脉高压的肺动脉瓣反流杂音较短、低调,开始于 P_2 之后
> - 对因治疗,瓣膜置换术不是常规需要

肺动脉瓣狭窄

肺动脉瓣狭窄是肺动脉流出道狭窄,导致收缩期从右心室流到肺动脉的血流阻塞。大多数为先天性,很多患者直到成年后才出现症状。体征包括渐增-渐减型喷射性杂音。根据超声心动图可明确诊断。有症状的患者及跨瓣压差明显升高的患者需要行球囊瓣膜切开术。

病因

肺动脉瓣狭窄(pulmonic stenosis,PS)最常是先天性的,受累的主要是儿童;狭窄可能是瓣膜性的或正好在瓣下流出道部位(漏斗部)。常常是法洛四联症的组成部分之一。较少见的原因包括努南综合征(类似于特纳综合征的家族性综合征,但不伴染色体缺陷)和成人中的类癌综合征。

症状及体征

许多儿童多年无症状,直到成年期才去就诊。也有一些患者直到成年也没有症状。也有一些患者直到成年也没有症状。临床症状与主动脉瓣狭窄类似(晕厥、心绞痛、呼吸困难)。望诊和触诊的体征反映右心室肥厚的影响,包括颈静脉 a 波明显(由于右心房对肥厚的右心室有力地收缩所致),心前区右心室抬举和胸骨左缘第 2 肋间隙收缩期震颤。

听诊第 1 心音(S_1)正常,因为肺动脉射血延长[S_2 的肺动脉瓣成分(P_2)延迟],第 2 心音(S_2)分裂是宽的。右心室衰竭和肥厚时,第 3 心音和第 4 心音(S_3 和 S_4)罕见地在胸骨左缘第 4 肋间隙听到。先天性肺动脉瓣狭窄中的喀喇音被认为是由异常的心室壁紧张所致。喀喇音发生在收缩早期(非常靠近 S_1),不受血流动力学改变的影响。可听到粗糙的、渐增-渐减型喷射性杂音,在胸骨左缘第 2(瓣膜型狭窄)或第 4(漏斗部狭窄)肋间隙用听诊器膜型胸件,在患者向前倾斜时听诊最佳。与主动脉瓣狭窄杂音不同,肺动脉瓣狭窄杂音不放射,渐增型成分延长反映狭窄的进展。在 Valsalva 动作松弛期和吸气时杂音立即变得更响;为取得这种听诊效应患者可能需要站立。

诊断

- 超声心动图诊断及分度靠多普勒超声心动图
- 轻度:峰压力<36mmHg
- 中度:峰压力 36~64mmHg
- 重度:峰压力>64mmHg

心电图可表现正常或显示右心室肥厚或右束支传导阻滞。只有当怀疑有两处同时存在的梗阻(瓣膜的和漏斗部的)、当临床和超声心动图发现不符或进行介入治疗前时才有作右心导管检查的指征。

治疗

- 有时进行球囊瓣膜成形术

未经治疗的患者预后一般良好,用恰当的介入治疗可改善预后。治疗是球囊瓣膜成形术,有症状患者和无症状伴有右室的收缩功能正常、峰值压力阶差>40~50mmHg 的患者均为此手术的指征。经皮瓣膜植入术可以在高度选择先天性心脏中心提供,尤其是对于年轻的患者或之前做过手术的患者,为了减少行开放心脏手术。如果需要外科手术,生物瓣膜是首选,因为右心机械心脏瓣膜血栓形成率高。

> **关键点**
> - 肺动脉瓣狭窄通常是先天性的，但症状（如晕厥，心绞痛，呼吸困难）通常直到成年才会出现
> - 心音包括 S_2 分裂增强及粗糙的、渐增-渐减型喷射性杂音，在胸骨左缘第 2 或第 4 肋间隙，在患者向前倾斜时听诊最佳。在 Valsalva 动作松弛期和吸气时杂音立即变得更响
> - 治疗是球囊瓣膜成形术，有症状患者和无症状伴有右室的收缩功能正常、峰值压力阶差 > 40~50mmHg 的患者均为此手术的指征

三尖瓣反流

三尖瓣反流（tricuspid regurgitation,TR）是三尖瓣关闭不全，导致在收缩时血流从右心室到右心房。最常见的原因是右心室扩张。症状和体征通常缺如，但严重三尖瓣反流可引起颈部搏动，全收缩期杂音和右心室诱发的心力衰竭或心房颤动。诊断靠体格检查和超声心动图。三尖瓣反流通常是良性的，不需要治疗，但有些患者需要作瓣环成形术、瓣膜修补或瓣膜置换术或瓣膜切除术。

病因

三尖瓣反流常见原因可以是：原发性的或继发性的（最常见）。原发性三尖瓣反流并不常见。

由经静脉滥用药物引起的感染性心内膜炎、类癌综合征、胸部外伤、风湿热、特发性黏液样变性、先天性缺损（如三尖瓣裂隙、心内膜垫缺损）、Ebstein 畸形（先天畸形的三尖瓣下移入右心室）、马方综合征和应用某些药物（如麦角胺、芬氟拉明、苯丁胺）所致的三尖瓣反流较少见。医源性原因包括跨 RV 心内膜心肌活检过程中的三尖瓣瓣膜损害及起搏器导线通过三尖瓣瓣膜时引起瓣膜损坏。

长时间存在的严重三尖瓣反流可能导致右心室功能不全-诱发心力衰竭和心房颤动。

症状及体征

三尖瓣反流通常不引起症状，但有些患者感到由于颈静脉压增高所致的颈部静脉搏动。严重 TR 的症状包括乏力，腹胀，食欲缺乏。患者也可能发生心房颤动或心房扑动的症状。中度至重度三尖瓣反流唯一望诊体征是颈静脉扩张伴有明显融合的 c-(v 或 S) 波和一陡峭的 y 倾斜，有时还会有肝脏扩大及下肢水肿。在严重三尖瓣反流中，触诊可及右颈静脉震颤，可能扪及收缩性肝脏搏动和在胸骨左下缘扪及右心室搏动。

如果三尖瓣反流杂音存在，听诊第 1 心音（S_1）可能正常或简直听不到；第 2 心音（S_2）可能分裂[在肺动脉高压中伴有一响亮的肺动脉瓣成分（P_2）]或为单一音，因肺动脉瓣迅速关闭伴有 P_2 与主动脉瓣成分（A_2）融合。一个 RV 第 3 心音（S_3）在胸骨附近闻及的可能是 RV 功能障碍引起的心力衰竭。

TR 的杂音经常不容易被听到。三尖瓣反流的杂音是全收缩期杂音，在胸骨右或左缘中或下部或在上腹部，用听诊器膜型胸件于患者坐直或站立位时听诊最佳。如果三尖瓣反流不严重和由肺动脉高压所致，杂音可能是高调的，或如果三尖瓣反流是严重的和有其他原因所致。如果杂音不存在，诊断最好由颈静脉波动图形的表象和肝收缩期搏动情况判断。杂音随呼吸而变化，随呼吸声音更响（卡尔瓦约征）。

诊断

- 超声心动图 轻度三尖瓣反流最常因其他原因作超声心动图时被检出。较中度或重度三尖瓣反流可能为病史和体格检查所提示。根据超声心动图可以确诊

严重 TR 存在以下一项以上超声心动图表现：
- 2 维超声失败
- 彩色多普勒提示大量反流
- 接近瓣膜的大量血流融合
- 静脉缩窄宽度 > 7mm
- 在肝静脉收缩期逆向血流
- 三尖瓣 E 峰 > 1cm/秒
- 密集的，三角形的，早期达到峰值，连续的三尖瓣多谱勒波形

当 TR 是中度或重度，峰值反流速度会低于肺动脉压。二维超声心动图检测用于检查原发性 TR 的结构异常。

心脏 MRI 是目前用于评估 RV 大小和功能的首选方法。也常作心电图和胸部 X 线检查。心电图通常正常，但在重危患者中，可能显示由右心房扩大所致的高尖 P 波，在 V_1 导联有高 R 或 QR 波特征性的右心室肥厚或心房颤动。胸部 X 线一般正常，但在伴有右心室肥厚或右心室功能不全诱发心力衰竭的重危病例可能显示扩大的上腔静脉、扩大的右心房或右心室阴影（在侧面投照位中上胸骨后面）或胸膜积液。

不需要实验室检查，但如果严重的 TR 患者出现肝功能障碍则需要做。

当 TR 严重及计划手术前评估冠脉解剖需要精确测量肺动脉压力，可进行心导管检查。当心导管检查时发现包括在心室收缩时有明显的心房收缩 c-v 波和正常或增高的心房收缩压。

预后

严重三尖瓣反流预后不良，即使早期可以耐受数年。如同左心瓣膜反流一样，容量超负荷最终导致心室不可逆性失代偿。

治疗

- 对因治疗
- 有时可行瓣膜成形术、修复或置换术

轻度 TR 是一个正常的结果，不需要采取行动。内科治疗多为对症治疗（如心力衰竭、心内膜炎）。如果优化药物治疗后症状仍然存在，或者逐渐增大的右室及功能不全，均需手术治疗。在合并左心疾病需要外科手术干预时，中度三尖瓣反流或轻度三尖瓣反流合并瓣环扩张 > 40mm 的患者应该考虑同时瓣膜修复术。

手术的选择包括瓣环成形术、瓣膜修补和瓣膜置换术。在瓣环成形术中三尖瓣瓣环被缝合到人工环上或当三尖瓣

反流是由瓣环扩张所致时适于在瓣环周径大小上进行裁减。当三尖瓣反流是由主要瓣膜异常所致或当瓣膜成形术技术上不能施行时宜行瓣膜修补或瓣膜置换术。当三尖瓣反流是由类癌综合征或 Ebstein 畸形所致时宜用猪瓣人工瓣膜作三尖瓣瓣膜置换术。以减少血栓栓塞伴随右心的低血流和低血压而发生的危险；与左心不同，用于右心的猪瓣可持续使用>10年。

> **关键点**
> - TR 通常发生在一个受 RV 扩张影响的正常的瓣膜；较少出现的情况是，器质性异常（如由于感染性心内膜炎，类癌综合征，某些药物）
> - 可能会出现颈静脉怒张；严重 TR 可能引起腹水、肝大和下肢水肿
> - 心音包括全收缩期杂音，在胸骨左缘中或下部或在上腹部，患者坐直或站立位时听诊最佳。吸气时杂音变得响亮
> - TR 通常耐受性良好，但严重的情况下，可能需要瓣膜成形术，瓣膜修补或瓣膜置换术

三尖瓣狭窄

三尖瓣狭窄（tricuspid stenosis，TS）是三尖瓣口狭窄，阻碍血流从右心房流入右心室。几乎所有病例都是由风湿热引起。症状包括颈部的扑动不适，疲乏，皮肤冷，右上腹不适。颈静脉搏动明显，常在胸骨左缘第4肋间隙闻及收缩期前的杂音和在吸气时增强。根据超声心动图可明确诊断。三尖瓣狭窄通常为良性，不需要特殊治疗，但有症状的患者可能从手术获益。

三尖瓣狭窄几乎总是由风湿热引起；三尖瓣反流也总是存在，也常有二尖瓣病变（通常为二尖瓣狭窄）。三尖瓣狭窄罕见的原因包括系统性红斑狼疮、类癌综合征、右心房黏液瘤、先天性畸形、原发的或转移的肿瘤和局限性缩窄性心包炎。右心房变得肥厚和扩张，发生右侧心脏病的后遗症-诱发心力衰竭但无右心室功能不全；右心室保持充盈不足和较小。心房颤动不常见。

症状及体征

严重三尖瓣狭窄的症状有颈部的扑动不适（由颈静脉搏动中巨大的 a 波所致），疲乏和皮肤冷（由低的心排血量所致）和右上腹不适（由扩大的肝脏所致）。

主要望诊的体征是在颈静脉中见一巨大的闪动的 a 波伴有坡度不大的 y 倾斜。伴有心房颤动者，颈静脉搏动中 v 波变得明显。可能发生颈静脉扩张，随吸气而增强（库斯莫尔征，Kussmaul sign）。脸色可能变得灰暗，当患者取卧位时头皮静脉可能扩张（涨红征）。正好在收缩期前可扪及肝脏搏动。外周水肿常见。

听诊时三尖瓣狭窄常不容易听到但是可引起一柔软的开瓣音。舒张中期隆隆样杂音罕见。三尖瓣狭窄可引起一短促的、搔抓样、渐增-渐减型收缩期前杂音，用听诊器膜型胸件在胸骨左缘第4或第5肋间隙或在上腹部，当患者坐直

和向前倾斜（使心脏移向胸壁）或在右侧卧位（增加通过瓣膜的血流）时听诊最佳。用增加静脉回流的动作（运动、吸气、抬腿、Mueller 动作），杂音变得更响和更长，用减少回流的动作（站立、Valsalva 动作）杂音变得更柔软和更短。

三尖瓣狭窄的表现常与二尖瓣狭窄的表现共存，不如后者明显。临床上可鉴别这两种杂音（表 78-2）。

表 78-2　三尖瓣和二尖瓣狭窄杂音的鉴别

特征	三尖瓣狭窄	二尖瓣狭窄
特征	搔抓样	
持续时间	短	
时间	在舒张早期开始，直到 S_1 不增强	整个舒张期都增强
增强的因素	吸气	运动
部位	较低的右和左胸骨旁边缘	心尖部，患者左侧卧位

S_1，第1心音。

诊断
- 超声心动图

基于病史和体格检查可怀疑本病，由多普勒超声心动图通过测定跨三尖瓣压力阶差确诊。严重三尖瓣狭窄的跨三尖瓣前向平均压>5mmHg。二维超声心动图可显示瓣叶增厚伴活动减弱及右心房扩大。心电图可能显示右心房扩大、与右心室肥厚不成比例，在下壁导联和 V_1 导联 P 波高尖。胸部 X 线可能显示扩张的上腔静脉和由扩大的右心缘提示的右心房扩大。可引起肝瘀血导致肝酶增高。

罕有为评估 TR 作心导管检查的指征。当有指征作心导管检查（如为了评估冠状动脉解剖病变），其发现包括增高的右心房压力伴有舒张早期的缓慢下降和舒张期跨三尖瓣压力阶差。

治疗
- 利尿剂及醛固酮拮抗剂
- 罕有需要行瓣膜修复或置换

指导治疗的证据很少。对所有有症状的患者未接受干预，治疗应包括低盐饮食、利尿剂和醛固酮拮抗剂。重症患者 TS 应进行干预，如果他们是有症状或因其他原因需要行心脏手术。不合并有 TR 的 TS，可考虑行经皮球囊三尖瓣成形术。

> **关键点**
> - 三尖瓣狭窄往往是由于风湿热；三尖瓣关闭不全和二尖瓣狭窄也经常存在
> - 心音包括柔软的开瓣音及舒张中期隆隆样杂音（收缩前期加重），用增加静脉回流的动作（运动、吸气、抬腿），杂音变得更响和更长，用减少回流的动作（站立、Valsalva 动作）杂音变得更柔软和更短
> - 治疗包括使用利尿剂和醛固酮拮抗剂；很少用到手术修复或替换

79. 心内膜炎

心内膜炎通常指心内膜的感染（即感染性心内膜炎），该术语也包括非感染性心内膜炎，其心瓣膜上及邻近的心内膜上形成无菌的血小板和纤维素血栓。非感染性心内膜炎有时会导致感染性心内膜炎。感染和非感染性心内膜炎两者均可引起栓塞和心功能损害。

感染性心内膜炎的诊断通常是基于一系列的临床发现，而不是单一的确定性检验结果。

感染性心内膜炎

感染性心内膜炎是心内膜的感染，通常伴有细菌（常见的是，链球菌属或葡萄球菌属）或真菌。它引起发热、心脏杂音、瘀点、贫血、栓塞现象和心内膜赘生物。赘生物可能导致瓣膜关闭不全或梗阻，心肌脓肿或细菌性动脉瘤。诊断需要证实血中有微生物，并且通常需要超声心动图检查。治疗包括长时间的抗微生物治疗，有时还需要外科手术。

心内膜炎可发生于任何年龄段。男性受累通常约为女性的2倍。静脉药瘾者和免疫缺陷患者风险最高。

病因

正常心脏相对能抵抗感染。细菌和真菌不易黏附在心内膜的表面，恒定的血流有助于防止微生物定植在心内膜结构上。因此，发生心内膜炎通常需要2个因素包括：

- 既往有心内膜异常作为诱因
- 血液中含有微生物（菌血症）

大量的细菌或致病力特别强的微生物可引起正常瓣膜的心内膜炎，但罕见。

心内膜因素 心内膜炎通常累及心脏瓣膜。主要的易感因素是先天性心脏病、风湿性瓣膜病、二叶式或钙化的主动脉瓣、二尖瓣脱垂、肥厚型心肌病和既往有心内膜炎史。人工瓣膜是一个特殊的风险因素。偶尔，附壁血栓、室间隔缺损和动脉导管未闭等部位被感染。感染病灶实际是由受损的内皮细胞释放出组织因子形成的无菌纤维素-血小板赘生物。

感染性心内膜炎最常发生于左侧（如二尖瓣或主动脉瓣）。10%～20%的病例发生在右侧（三尖瓣或肺动脉瓣）。静脉药瘾者发生右侧心内膜炎概率高得多（30%～70%）。微生物：感染心内膜的微生物可能源自远处感染的部位（如皮肤脓肿、牙龈炎、泌尿道感染）或有明显细菌侵入的门户，如中心静脉导管或药物注射部位。几乎任何被植入的异物（如心室或腹膜分流、人造装置）都存在细菌定植的风险，从而成为菌血症的来源，并因此患心内膜炎。心内膜炎也可能由无症状的菌血症引起，例如例如通常发生于侵入性齿科、内科或外科操作过程中。即使刷牙和咀嚼也会导致牙龈炎患者出现菌血症（通常由于草绿色链球菌所致）。

致病微生物因感染部位、菌血症的来源和宿主危险因素（如静脉药瘾者）而异，但总体而言，80%～90%的病例由链球菌和金黄色葡萄球菌引起。其余大多数由肠球菌，革兰氏阴性杆菌，HACEK微生物（包括嗜血杆、放线共生放线杆菌、人心杆菌、啮蚀埃肯菌、金氏杆菌等）和真菌所引起。至于为什么链球菌和葡萄球菌常黏附于赘生物而革兰氏阴性需氧杆菌很少如此的原因还不清楚。然而，金黄色葡萄球菌附着于纤维连接蛋白可能发挥了作用，正如草绿色链球菌可能产生葡聚糖一样。

定植于赘生物以后，微生物被一层纤维蛋白和血小板所覆盖，这可阻止中性粒细胞、免疫球蛋白和补体进入，因而阻断了宿主的防御。

病理生理

心内膜炎具有局部和全身的后果。

局部后果 局部的后果包括形成心肌脓肿并伴有组织破坏，有时有传导系统异常（通常伴有低间隔脓肿）。可能突然发生严重瓣膜反流，导致心力衰竭和死亡（通常由于二尖瓣或主动脉瓣病变）。由于感染的连续传播引起的主动脉炎。人工瓣膜感染尤其可能累及瓣环脓肿，阻塞性赘生物、心肌脓肿以及以瓣膜阻塞、裂开和传导障碍为表现的真菌性动脉瘤。

全身后果 全身后果主要源自心瓣膜的感染物质所致的栓塞，和主要是慢性感染的免疫介导现象。右心感染性心内膜炎通常会产生脓毒性肺栓塞，这可能导致肺梗死、肺炎或脓胸。左心感染性心内膜炎可使任何器官栓塞，尤其是肾脏、脾脏和中枢神经系统。在任何重要的动脉中都可形成细菌性动脉瘤。皮肤和视网膜栓塞常见。弥散性肾小球肾炎由免疫复合物沉积所致。

分类

感染性心内膜炎可能呈缓慢的、亚急性的病程或急性的、暴发性的病程并伴快速失代偿的可能。

亚急性细菌性心内膜炎（SBE） 虽具侵犯性，但通常呈隐匿缓慢的发展（即数周~数月）。常常无感染来源或感染进入途径的证据。亚急性细菌性心内膜炎最常由链球菌引起（特别是草绿色、微需氧的、厌氧的、非肠球菌D组链球菌和肠球菌）以及比较少见的有金黄色葡萄球菌、表皮葡萄球菌、麻疹双球菌、软弱贫养菌（原软弱链球菌）颗粒链球菌属SP以及流感嗜血杆菌SP也会诱发感染，但并不常见。常由于牙周、胃肠、泌尿道引起无症状菌血症后在异常瓣膜上发生SBE。

急性细菌性心内膜炎（ABE） 通常突然发生并且快速进展（即数日）。感染的来源和进入的途径常明显。当细菌致病力强或细菌的暴露量大时，ABE可累及正常心脏瓣膜。它通常由金黄色葡萄球菌、A型溶血性链球菌、肺炎球菌或淋球菌所引起。

人工瓣膜心内膜炎（PVE） 2%～3%发生于瓣膜置换术后1年内,此后每年发生0.5%。主动脉瓣置换术后发生PVE较二尖瓣置换术后更常见,机械瓣膜和生物瓣膜受累机会相同。早发性感染（<术后2个月）主要是由于手术过程中感染了耐药细菌所致（如表皮葡萄球菌、类白喉杆菌、大肠埃希菌、念珠菌属、曲霉菌属）。迟发性感染主要由于手术过程中的低致病力微生物污染或者是由一过性的无症状菌血症引起,最常见的有链球菌,表皮葡萄球菌,类白喉杆菌,需要复杂营养的革兰氏阴性杆菌,嗜血杆菌属,放线杆菌属放线菌和人心杆菌科菌。

症状及体征

症状和体征因分类不同而异,但具有非特异性。

亚急性细菌性心内膜炎 开始时症状不明显：低热（<39℃）,盗汗,乏力,萎靡不振,和体重减轻。可能发生畏寒和关节痛。瓣膜关闭不全的症状和体征可能是第一线索。最初,≤15%患者有发热或心脏杂音,但最终几乎所有患者都出现了发热或杂音。体格检查可能正常或包括苍白、发热、先前存在的杂音的改变或发生新的反流性杂音和心动过速。

视网膜栓塞可引起圆形或椭圆形出血性视网膜病变伴有小而白的中心（罗特斑,Roth spot）。皮肤表现包括瘀点（在躯干上部、结膜、黏膜和远端肢体上）,疼痛红斑、指或趾端上的皮下结节（奥斯勒结节,Osler node）,在手掌或足底上有无痛性出血斑（詹韦损害,Janeway lesion）（彩图79-1）,和指甲下裂片状出血灶。约35%的患者中有中枢神经系统的累及,包括短暂性缺血发作,脑卒中,中毒性脑病,如果中枢神经系统出现细菌性动脉瘤破裂,有脑脓肿和蛛网膜下腔出血。肾栓塞可引起侧腹痛和罕见的肉眼血尿。脾栓塞可引起左上腹痛。长期感染可能引起脾肿大或杵状指和趾。

急性细菌性心内膜炎与人造瓣膜心内膜炎 症状和体征与亚急性细菌性心内膜炎相似,但病程更快。最初几乎都表现为发热,患者有毒血症性表现；有时发生脓毒性休克。约在50%～80%患者中开始时就存在心脏杂音,最终有杂音者占比>90%。化脓性脑膜炎罕见。

右侧心内膜炎 脓毒性肺栓塞可能引起咳嗽,胸膜性胸痛,有时有咯血。三尖瓣反流性杂音是典型的体征。

诊断

- 血培养
- 超声心动图
- 临床诊断标准

因为症状和体征是非特异性的,且变化很大,可能还隐匿地发生,故诊断需要有高度的怀疑指标。在发热而无明显感染来源,特别是如果存在心脏杂音时应怀疑心内膜炎。在有心瓣膜病变病史的患者如新近有某种侵入性操作或有滥用静脉药物的情况而其血培养阳性者应高度怀疑心内膜炎。已证实有菌血症的患者应彻底而反复地检查有否新的杂音和栓塞的体征。

如果怀疑心内膜炎,应在24小时内进行3次血培养检查（每次20ml）（如果表现提示ABE,则在最初1~2个小时内进行2次血培养）。每次血培养应从新的穿刺部位采血（即不能从预先留置的血管置管处采血）。由于大多数患者有持续的菌血症存在,因此血培养并不一定非在寒战和发热期间才能进行。当存在心内膜炎而以前未给予过抗生素治疗时,所有3次血培养通常均为阳性,因为菌血症是持续存在的;99%至少1次培养阳性。对于有获得性或先天性瓣膜病变或分流病变的患者,应避免过早经验性的使用抗生素治疗,以避免血培养阴性的感染性心内膜炎。如果已经给予抗生素治疗,仍需进行血培养检查,但结果可能为阴性。

一般应做经胸超声心动图（TTE）而非经食管超声心动图（TEE）检查。虽然TEE更为精确（即能显示因为太小而不能在TTE上看到的赘生物）,但它是侵入性的,且价格更昂贵。当人工瓣膜患者怀疑心内膜炎时,TTE未确诊时,以及临床确诊感染性心内膜炎时,应进行TEE检查。

除了阳性的血液培养外,没有特异的实验室检查结果。已确定的感染常导致正常细胞-正常血红蛋白性贫血,血白细胞计数增高,血沉增快,免疫球蛋白、循环免疫复合物和类风湿因子增高,但是这些发现并无诊断性的帮助。尿液分析常显示镜下血尿和偶尔有红细胞管型、脓尿或菌尿。

细菌的鉴定及其对抗菌药物的敏感性是指导治疗的关键。对某种微生物来说,血培养可能需要3~4周的培养期。然而,某些专有的、自动化的培养监测系统可以在一周内识别出阳性的血培养。其他微生物（如曲霉菌属）可能不会出现阳性的血培养。有些微生物（如贝纳特立克次体、二硫丙醇通氏体属,鹦鹉热衣原体,布鲁杆菌病）需要血清学诊断；其他的（如嗜肺军团菌）则需要特殊的培养基或PCR（如惠普尔病致病原）。阴性的血培养结果可能提示由于先前的抗微生物治疗造成的抑制,有在标准培养基中不生长的感染微生物或存在其他的诊断（如非感染性心内膜炎,有栓塞现象的心房黏液瘤,血管炎）。

当在进行心脏手术、栓子切除术或尸体解剖时获得的心内膜赘生物中从组织学上（或组织培养中）见到有微生物时感染性心内膜炎才可以确诊。因为通常不能取得赘生物进行检查,因此已经发展建立了临床诊断标准（其敏感性和特异性均>90%）（表79-1）。

表79-1 感染性心内膜炎修订的DuKE临床诊断标准

主要标准
2次血培养检出同一典型的致病微生物
3次血培养检出同一致病微生物
贝纳特立克次体的血清学证据（或一次阳性的血培养）
心内膜受累的超声心动图证据：
• 在心脏瓣膜上、支持结构上、血流途径中或植入材料上的心内摆动团块,而又无其他解剖原因可解释
次要标准
原患心脏疾病滥用静脉药物发热≥38℃
血管现象：
• 动脉栓塞
• 感染性肺栓塞

续表

- 细菌性动脉瘤
- 颅内出血
- 结合膜瘀斑
- 詹韦损害(Janeway lesion)

免疫学指征

- 肾小球肾炎
- 奥斯勒结节(Osler node)
- 罗特斑(Roth spot)
- 类风湿因子

与感染相一致的微生物证据,但未达到主要标准与心内膜炎相一致的微生物感染的血清学证据

肯定的临床诊断:2个主要标准,1个主要标准和3个次要标准,或5个次要标准。

可能的临床诊断:1个主要标准和1个次要标准,3个次要标准。

排除诊断:肯定的可替代的诊断来解释感染性心内膜炎的发现,抗生素治疗≤4日后症状和体征消除,在手术或尸解时未能发现感染性心内膜炎的病理学证据,或不能满足可能心内膜炎的临床标准。

经许可摘自 Li JS, Sexton DJ, Mick N, et al. Proposed modifications to the Duke criteria for the diagnosis of infective endocarditis[J]. Clinical Infectious Diseases, 2000, 30: 633-638。

预后

未治疗的感染性心内膜炎总是致命的。即使治疗,对于那些老年患者和有耐药微生物感染者、有基础心脏病者或长期延迟治疗者,其死亡的可能性更大,预后也更差。对于主动脉瓣或多个瓣膜受累的,大的赘生物,多种微生物菌血症,人工瓣膜感染,细菌性动脉瘤,瓣环脓肿和重要栓塞事件的患者,其预后也较差。脓毒性休克则更有可能发生在患有糖尿病、急性肾功能不全、金黄色葡萄球菌感染、阵发性室上性心动过速,赘生物>15mm,和具有持续感染征象的患者身上。草绿色链球菌心内膜炎不伴有重要并发症的病死率<10%,但人工瓣膜术后曲霉菌性心内膜炎实际上病死率达100%。

右侧心内膜炎的预后比左侧心内膜炎更好,因为患者对三尖瓣功能不全的耐受性更好,且无系统栓塞,右侧金黄色葡萄球菌心内膜炎对抗生素治疗的反应性更好。

治疗

- 静脉抗生素(基于机体及其敏感性)
- 有时可采取心脏瓣膜清创术,瓣膜修复或瓣膜置换

治疗包括长程的抗微生物治疗。对机械瓣功能并发症或耐药微生物可能需要手术治疗。标准治疗是给予静脉抗微生物治疗,由于需要进行2~8周的治疗,常采用家庭静脉治疗。

任何明显菌血症的源头都必须予以处理;清除坏死组织,脓肿引流,去除异物及感染装置。应该更换已有的静脉导管(特别是中心静脉导管)。如果一个新插入的中心静脉导管者其心内膜炎持续存在,也应该拔除该导管。黏附于导管和其他装置的生物膜内的微生物可能对抗微生物治疗无反应,导致治疗失败或疾病复发。如果应用连续输注而非间歇注射的话,不应长时间中断输注。

抗生素治疗方案 药物和剂量取决于微生物和它对抗生素的敏感性(典型的方案,表79-2)。确定微生物之前开始的治疗应使用广谱抗生素以覆盖所有可能的微生物。

表 79-2 心内膜炎的抗生素疗法

类型	成人的药物和剂量	对青霉素过敏的成人药物和剂量
青霉素敏感的链球菌[青霉素最低抑菌浓度(MIC)≤0.1μg/ml],包括大多数草绿色链球菌	青霉素 1 200 万~1 800 万 U/d,连续静滴或 200万~300 万 U IV,q4h 共 4 周,或如果同时用庆大霉素 1mg/kg* IV(最多 80mg)q8h 共 2 周	通过中心静脉导管头孢曲松 2g,qd IV,共 4 周或同时给予庆大霉素 1mg/kg*(最多 80mg)IV,q8h 共 2 周(如果无青霉素过敏病史,可在门诊给予治疗) 或 万古霉素†15mg/kg IV,q12h 共 4 周
对青霉素相对耐药的链球菌(青霉素 MIC>0.1μg/ml),包括肠球菌和有些其他链球菌株及软弱贫养菌(前软弱链球菌)	庆大霉素 1mg/kg* IV,q8h,加青霉素 1 800 万~3 000 万 U/日静滴或氨苄西林 12g/d 连续静滴或 2g IV,q4h,共 4~6 周‡	对青霉素去过敏 或万古霉素†15mg/kg IV(最多 1g)q12h,加庆大霉素 1mg/kg* IV,q8h,共 4~6 周
肺炎球菌或 A 型链球菌	如果青霉素敏感,用青霉素 1 200 万~1 800 万 U/d,连续静滴共 4 周 或用万古霉素†15mg/kg 治疗肺炎球菌伴有青霉素 MIC≥2μg/ml 者 IV,q12h 共 4 周	如果无青霉素过敏病史,通过中心静脉导管用头孢曲松 2g,qd)IV,共 4 周(可在门诊给药) 或 万古霉素†15mg/kg IV,q12h 共 4 周
青霉素耐药的金黄色葡萄球菌株	对左侧自体瓣的病人:苯唑西林或萘夫西林 2g IV,q4h,共 4~6 周§ 对右侧自体瓣的病人:苯唑西林或萘夫西林 2g IV,q4h,共 2~4 周加庆大霉素 1mg/kg* IV,q8h,共 2 周 对人造瓣膜的病人:苯唑西林或萘夫西林 2g IV,q4h,共 6~8 周加庆大霉素 1mg/kg* IV,q8h,共 2 周,再加利福平 300mg po,q8h,共 6~8 周	如果葡萄球菌对苯唑西林或萘夫西林敏感,如果无青霉素过敏史,用头孢唑啉 2g IV,共 4~6 周 或 头孢唑啉 2g IV,q8h,共 2~4 周,加庆大霉素 1mg/kg* IV,q8h,共 2 周 或 头孢唑啉 2g IV,q8h,共 4~6 周,加庆大霉素 1mg/kg* IV,q8h,共 2 周,再加利福平 300mg po,q8h,共 6~8 周 或 如果自体瓣,单用万古霉素†15mg/kg IV,q12h;如系人造瓣,加庆大霉素 1mg/kg* IV,q8h,共 2 周,再加利福平 300mg po,4~6 周

续表

类型	成人的药物和剂量	对青霉素过敏的成人药物和剂量
对苯唑西林和萘夫西林耐药的金黄色葡萄球菌株	如为自体瓣单用万古霉素[†]15mg/kg IV, q12h 如为人造瓣加庆大霉素 1mg/kg[*] IV, q8h, 共 2 周, 加利福平 300mg po, q8h, 共 6~8 周	
HACEK 微生物	头孢曲松 2g, qd IV, 共 4 周 或氨苄西林 12g/d, 连续静滴或 2g, q4h, 加庆大霉素 1mg/kg[*] IV, q8h, 共 4 周	如无青霉素过敏史, 则用头孢曲松 2g, qd IV, 共 4 周, 或如果同时给予庆大霉素 1mg/kg[*] IV(最多 80mg), q8h, 共 2 周
大肠埃希菌状杆菌	已证实的对 β 内酰胺类抗生素敏感(如头孢曲松 2g IV, q12~24h, 或头孢他啶 2g IV, q8h) 加氨基苷类(如庆大霉素 2mg/kg[*] IV, q8h)共 4~6 周	—
铜绿假单胞菌属	头孢他啶 2g IV, q8h 或头孢吡肟 2g IV, q8h, 或伊米配能 500mg IV, q6h 加妥布霉素 2.5mg/kg, q8h, 共 6~8 周; 如果细菌敏感, 可用阿米卡星 5mg/kg, q12h 代替妥布霉素	头孢他啶 2g IV, q8h 或头孢吡肟 2g IV, q8h, 加妥布霉素 2.5mg/kg, q8h, 共 6~8 周; 如果细菌只对阿米卡星敏感, 可用阿米卡星 5mg/kg, q12h 来代替妥布霉素

[*] 在肥胖患者中基于理想的体重而非实际的体重。
[†] 用万古霉素, 如果给予剂量>2g/24h, 必须监测血清浓度。
[‡] 如果肠球菌心内膜炎持续>3 个月和涉及大的赘生物或赘生物在人工瓣膜上, 治疗应持续 6 周。
[§] 在天然瓣膜的患者中, 有些临床医生会加用庆大霉素 1mg/kg IV, q8h, 共 3~5 日。
HACEK 微生物: 副流感嗜血杆菌, 嗜沫嗜血杆菌, 放线杆菌属放线菌, 心杆菌科, 啮蚀艾肯菌和金格杆菌。

- 自体瓣膜和未滥用静脉药物的患者: 氨苄西林 500mg/h 连续静滴加萘夫西林 2g 静脉注射, 每 4 小时 1 次再加庆大霉素 1mg/kg 静脉注射, 每 8 小时 1 次
- 人工瓣膜: 万古霉素 15mg/kg 静脉注射, 每 12 小时 1 次加庆大霉素 1mg/kg 静脉注射, 每 8 小时 1 次再加利福平 300mg 口服每 8 小时 1 次
- 静脉滥用药物者: 萘夫西林 2g 静脉注射, 每 4 小时 1 次

在所有的治疗方案中, 对于青霉素过敏的患者则需用万古霉素 15mg/kg 静脉注射, 每 12 小时 1 次来代替。

静脉药瘾者常常不坚持治疗, 滥用静脉输注线路, 并倾向于过早离开医院。对这种患者, 可采用短程静脉或(较少选用)口服治疗。对于甲氧苯青霉素敏感的金黄色葡萄球菌引起的右侧心内膜炎, 应用萘夫西林 2g 静脉注射, 每 4 小时 1 次加庆大霉素 1mg/kg 静脉注射, 每 8 小时 1 次, 共 2 周是有效的。口服方案: 环丙沙星 750mg 口服, 每日 2 次, 加利福平 300mg 口服, 每日 2 次。左侧心内膜炎对 2 周的疗程无反应。

心瓣膜手术 对于脓肿, 尽管使用抗生素治疗但感染持续(即持续的血培养阳性或反复栓塞)或严重瓣膜反流者常需要手术治疗(清创术、瓣膜修补或置换)。

手术时机的把握需要有经验的临床医师来判断。如果由可纠正的病变引起的心力衰竭正在恶化(尤其是当该微生物是金黄色葡萄球菌, 革兰氏阴性杆菌或真菌时), 则可能需要在 24~72 小时的抗菌治疗后进行手术。在人工心脏瓣膜的患者中, 当 TEE 显示瓣膜在瓣旁脓肿上裂开、瓣膜功能障碍诱发心力衰竭、检出有反复栓塞或者当感染由抗生素耐药的微生物引起时则可能需要手术。

对治疗的反应 治疗开始后, 青霉素敏感的链球菌心内膜炎病通常反应较好, 体温在 3~7 日内下降。发热可能并不是由于持续感染的原因而继续存在(如药物过敏、静脉炎、由栓塞引起的梗死)。葡萄球菌心内膜炎患者倾向于反应比较缓慢。通过超声心动图可发现赘生物的尺寸开始减缩小。

复发通常发生在 4 周内。抗生素治疗可能有效, 但也可能需要手术。在没有人工瓣膜的患者中, 6 周后心内膜炎的复发通常是由新的感染所引起而非疾病复发。甚至在成功进行抗生素治疗后, 直到 1 年后仍有可能发生无菌性栓塞和瓣膜破裂。

预防

在进行心脏瓣膜修复或先天性心脏病手术之前推荐口腔科检查和治疗进行预防。

患者 美国心脏学会(American Heart Association, AHA)推荐对感染性心内膜炎的高危患者进行抗菌药物预防(见 AHA 指南)。这些患者包括:

- 置入人工心脏瓣膜或修复材料术后
- 感染性心内膜炎病史
- 患有某些先天性心脏病(CHD): 未修复的发绀型 CHD(包括姑息性分流和通道), 完全修复手术后最初 6 个月内的 CHD 如果使用了人工材料或器械, 修复后的 CHD 在修复的部位或邻近修复的部位存在残余缺陷
- 有心脏瓣膜病的心脏移植患者

措施 对于高危患者需要进行预防的措施主要包括齿科处理, 如牙龈或牙根尖区域的操作或口腔黏膜穿刺。其他措施包括黏膜切取的呼吸道手术, 以及消化道、泌尿道或累及已确定感染区域的肌肉骨骼手术(表 79-3)。

抗生素治疗方案 对于大多数患者和手术操作来说, 手术操作前单剂量抗生素短程治疗是有效的。对于口腔和呼吸系统, 可使用对草绿色链球菌有效的药物(表 79-4)。

表 79-3　需要使用抗生素预防心内膜炎的手术操作

类型	拔牙
口腔-齿科手术操作*	牙科种植体植入和脱位牙再植牙周处理,包括手术、刮治、根面处理和探查当预料有出血时作牙齿或种植体的预防性清洁根管治疗器械或手术范围超出根尖孔
呼吸道黏膜手术	需要切取黏膜的支气管镜检查在有已知感染部位进行操作扁桃体切除术或腺样增殖体切除术
胃肠道	无,除非在有已知感染部位进行操作
泌尿道	无,除非在有已知感染部位进行操作(如在有已知肠球菌感染的泌尿道感染时进行膀胱镜检查)
肌肉骨骼	无,除非在有已知感染部位进行操作
皮肤	无,除非在有已知感染部位进行操作

* 不需要预防的口腔牙科手术的例子是通过未感染的黏膜注射麻醉剂和放置正畸托槽。
经许可摘自 Wilson W, Taubert KS, Gewitz M, et al. Prevention of infective endocarditis[J]. Circulation, 2007, 116(15): 1736-1754。

表 79-4　在口腔牙科、呼吸道或食管手术操作*时推荐心内膜炎的预防

途径	药物和剂量	对青霉素过敏者的药物和剂量
口服(手术操作前1h给药)	阿莫西林,2g(50mg/kg)po	克林霉素 600mg(20mg/kg)po 或 头孢氨苄或头孢羟氨苄 2g(50mg/kg)po 或 阿奇霉素或克拉霉素 500mg(15mg/kg)po
注射用药物(手术操作前半小时给药)	氨苄西林 2g(50mg/kg)IM 或 IV	克林霉素 600mg(20mg/kg)IV 或 头孢唑啉 1g(25mg/kg)IM 或 IV

* 对无急性感染的患者。
经许可改编自 Wilson W, Taubert KS, Gewitz M, et al. Prevention of infective endocarditis[J]. Circulation, 2007, 116(15): 1736-1754。

对消化道、泌尿道以及累及感染组织的肌肉骨骼的操作,抗生素的选择应基于病原体和其敏感性。如果存在感染,但还没有确定感染的病原体,针对消化道和泌尿系统预防性使用抗生素应该对肠球菌有效(如阿莫西林或氨苄西林或对青霉素过敏的患者使用万古霉素)。针对皮肤和骨骼预防性使用抗生素应该对葡萄球菌和β-溶血性链球菌有效(如果怀疑是耐甲氧西林金黄色葡萄球菌感染,可使用头孢菌素或万古霉素或克林霉素)。

> **关键点**
> - 因为正常心脏相对能抵抗感染。发生心内膜炎主要在于心内膜原来就有异常
> - 主要的诱发因素是先天性心脏病、风湿性瓣膜病、二叶式或钙化的主动脉瓣、二尖瓣脱垂、肥厚型心肌病、既往心内膜炎、瓣膜置入
> - 心内膜炎局部后果包括心肌脓肿,传导系统异常,突发性严重瓣膜反流
> - 全身性后果包括免疫介导的现象(如肾小球肾炎)和脓毒性栓子,这可以影响到任何一个器官,特别是肺(右心内膜炎)、肾、脾、中枢神经系统、皮肤和视网膜(左心内膜炎)
> - 诊断标准包括血培养和 Duke 检测
> - 长期抗生素治疗;对机械瓣功能并发症或耐药微生物可能需要手术治疗
> - 对感染性心内膜炎预后不良的高危患者进行预防性抗生素治疗,包括那些人工心脏瓣膜患者,有感染性心内膜炎病史,某些先天性心脏病,或进行心脏移植的心瓣膜病的患者

非感染性心内膜炎

非感染性心内膜炎(无菌性血栓性心内膜炎)是指在对创伤、循环免疫复合物、血管炎或高凝状态的反应中,心瓣膜及其邻近的心内膜上有无菌性血小板和纤维素血栓的形成。出现全身动脉栓塞的症状。诊断依据超声心动图检查和血培养结果阴性。治疗包括使用抗凝剂。

病因

赘生物是由机体的创伤而不是感染所致。它们在临床上可能不被检出,或成为一个感染的病灶(导致感染性心内膜炎),引起栓塞或瓣膜功能的损害。

导管经过右心可能损伤三尖瓣和肺动脉瓣,导致血小板和纤维素附着于损伤的部位。在疾病如系统性红斑狼疮中,循环免疫复合物可能引起易碎的血小板和纤维素赘生物沿瓣叶关闭缘分布(Libman-Sacks 病变)。这些病变通常不会引起明显的瓣膜阻塞或反流。抗磷脂综合征(狼疮抗凝、反复静脉血栓形成、脑卒中、自发性流产、网状青斑)也可导致无菌性心内膜赘生物和系统栓塞。罕见的是,伴有多血管炎的肉芽肿病也会导致非感染性心内膜炎。

消耗性(maranti-c)心内膜炎　在慢性消耗性疾病、弥散性血管内凝血、产生黏蛋白的转移性癌肿(肺、胃或胰腺)或慢性感染(如结核、肺炎、骨髓炎)的患者中可能在其瓣膜上形成大的血栓性赘生物,并导致明显的脑、肾脏、脾脏、肠系膜、四肢和冠状动脉的栓塞。这些赘生物倾向于在先天性异常的心瓣膜或风湿热损害的瓣膜上形成。

症状及体征

赘生物本身并不引起症状。症状是由于栓塞所致,并取决于受累的器官(如脑、肾脏、脾脏)。有时存在发热和心

脏杂音。

诊断
- 血培养
- 超声心动图

当慢性病患者发生了提示动脉栓塞的症状时应怀疑非感染性心内膜炎。应作一系列的血培养和超声心动图检查。阴性血培养和瓣膜赘生物（但不是心房黏液瘤）提示此诊断。栓子切除后的栓子碎片检查可有助于诊断。与血培养阴性的感染性心内膜炎的鉴别可能很困难，但很重要。非感染性心内膜炎通常需要抗凝治疗，而对于感染性心内膜炎抗凝治疗是禁忌。

预后
预后一般很差，更多是因为原患疾病的严重程度，而不是心脏的病变。

治疗
- 抗凝治疗

治疗包括肝素或华法林抗凝，虽然这种治疗的结果还未被评估。如可能，原发疾病应予以治疗。

80. 心力衰竭

充血性心力衰竭

心力衰竭（heart failure, HF）是心室功能障碍引起的一组综合征。左室衰竭引起气短和乏力，右室衰竭引起周围组织和腹部液体潴留，左右心室可同时受累或单独受累。诊断主要基于临床表现，以胸部X线，超声心动图和血浆利钠肽的水平为支持依据。治疗包括患者教育、利尿剂、ACEI、ARB、β受体阻滞剂、醛固酮受体拮抗剂、脑啡肽酶抑制剂、起搏器、除颤仪及其他器械治疗和纠正原发疾病等。

在美国，心力衰竭的患者大约有650万人；每年的新发病例要超过96万。全球患病人数约有2600万人。

生理

心肌收缩力（心肌收缩的强度和速度），心室的做功和心肌对O_2的需求取决于：
- 心脏的前负荷
- 心脏的后负荷
- 可利用的底物（如O_2，脂肪酸，葡萄糖）
- 心率和心律
- 存活心肌的数量

心排血量（cardiac output, CO）等于心每搏量乘以心率；它也受静脉回心血量，周围血管张力和神经介质因素的调节。

前负荷是收缩前（收缩期）心脏成放松阶段末期（舒张期）的负荷状态。前负荷代表了舒张末期心肌纤维舒张的程度和舒张末期的容积，它受左室舒张末压力和心肌壁的组成的影响。一般来说，左室舒张末压力，尤其是高于正常时，是衡量前负荷的合理指标。左室扩张，肥厚，心肌延展力（顺应性）的变化都会改变前负荷。

后负荷是心肌收缩开始时抵抗心肌纤维收缩的阻力。它取决于主动脉瓣开放时心腔的压力，容积和室壁的厚度。临床上，主动脉瓣开放时或其后瞬间的系统血压，代表了室壁张力的顶点，并接近后负荷。

Frank-Starling定律描述了前负荷和心脏做功的关系。该定律描述为，正常时，收缩期的收缩功（以心每搏输出量或心排血量为代表）是与生理范围内的前负荷成正比的（图80-1）。不做心导管检查，心肌的收缩力是很难测量的，但是射血分数（ejection fraction, EF）可以较合理地反映心肌的收缩力，EF指每一次心脏收缩所射出舒张末期心脏容量的百分数（左室心搏量/舒张末期容量）。收缩力一般都可以通过无创方法来比较准确地进行评估，如超声心动图，核成像，或MRI。

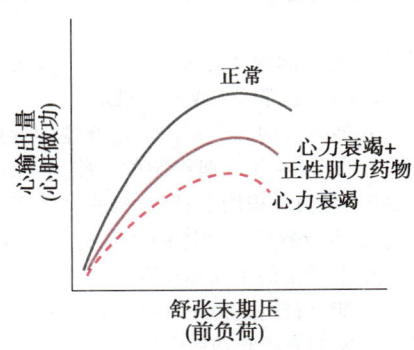

图80-1 Frank-Starling定律。正常情况下（最上端曲线），随着前负荷增加，心脏做功也增加。然而达到某一点后，做功进入平台期，然后下降。心衰时由于收缩功能不全（底部曲线），整个曲线下移，表明在一给定的前负荷时，心脏做功减少，随着前负荷增加，心脏做功轻度增加。治疗后（中间曲线）心脏做功虽未完全正常，但有改善

心脏储备力是心脏对情绪和体力应激超过静息水平时增加做功的能力；在最大体力运动时机体对O_2的消耗将从250ml/min增加到≥1500ml/min。其机制包括增加心率、收缩期和舒张期容积、心每搏输出量和组织摄O_2量（动脉血和混合静脉血或肺动脉血O_2含量差值）。在训练有素的成年人，进行最大运动时，心率可以从休息时的每分钟55~70次增加到每分钟180次，心排血量可以从6L/min增加到

≥25L/min。在休息时,动脉血中 O_2 含量大约 18ml/dl,混合静脉或肺动脉血 O_2 含量为 14ml/dl。O_2 提取约 4ml/dl。当需氧量增加时,氧摄取量可以增加到 12 或 14ml/dl。这些机制有助于代偿心力衰竭时组织血供的减少。

病理生理

心力衰竭时,心脏不能提供给组织足够的血液用以维持新陈代谢的需要,与心脏相关的肺循环和体循环静脉压力的升高导致了器官的充血。这种情况可由收缩或舒张功能异常引起,通常两者均有。虽然原发异常主要在心肌细胞功能的变化,但细胞外基质胶原蛋白也会有变化,心脏结构异常(如先天性缺损,瓣膜异常),节律异常(包括持续性心动过速),和高代谢需求(如甲状腺功能亢进)也可以引起心力衰竭。

EF 值降低的心力衰竭(HFrEF) 又称为收缩性心力衰竭,此类型以左心室弥漫性收缩功能减退占主导地位。心室收缩差并不能充分排空,导致心室舒张压力和容积增加,EF 值降低。许多发生在能量利用,能量供应,电生理功能和收缩功能元素间的相互作用的缺陷,伴有细胞内钙调节异常和环化单磷酸腺苷酸(cAMP)产生的异常。

显著的收缩功能障碍通常见于因心肌梗死,心肌炎和扩张型心肌病引起的心力衰竭。收缩功能障碍常首先影响左室或右室;左室衰竭常导致右室衰竭。

EF 值保留的心力衰竭(HFpEF) 既往称之为舒张性心力衰竭。心室的充盈受损,导致静息或运动时左室舒张末压力升高。此时心肌收缩力和 EF 值尚能保持正常。在大部分 HFpEF 患者,左室舒张末容积正常。但在部分患者,左室充盈的明显受限可导致左室舒张末容积较少继而出现心排血量减少及全身症状。左房压升高可引起肺动脉高压和肺瘀血。

舒张功能障碍常因于心室松弛(一个主动过程)受损,心室僵硬度增高,瓣膜病,或缩窄性心包炎。急性心肌缺血也是舒张功能障碍的一个病因。对充盈的抵抗随年龄的增长而增加,可能反映了心肌细胞的功能异常、心肌细胞的丢失,间质胶原蛋白沉积增多;因此舒张功能障碍在老年人更常见。舒张功能障碍在肥厚型心肌病,伴有心室肥厚的疾病(如高血压,严重的主动脉瓣狭窄),以及心肌的淀粉样变中更多见。如果右室压力明显升高推动室间隔向左侧移动也会造成左室的充盈和功能受损。

舒张功能障碍越来越被认为也是引起心力衰竭的一个原因。据不同估计,大约 50% 的心力衰竭患者为 HFpEF;发病与年龄、糖尿病相关。目前认为,HFpEF 是复杂的、异质的、多器官受累的全身性综合征,通常伴随有多种病理生理改变。目前的数据表明,多种并发症(如肥胖、高血压、糖尿病、慢性肾病)会导致全身性炎症、广泛的内皮功能障碍、心脏微血管功能障碍,并最终导致心脏分子学变化、心肌纤维化和心室硬化加重。因此,虽然 HFrEF 通常与原发性心肌损伤相关,但 HFpEF 也可能与心脏外异常导致心脏继发性损伤相关。

左室衰竭 是由于 LV 功能障碍,CO 减少,肺静脉压升高。当肺毛细血管压超过了血浆蛋白的渗透压(大约 24mmHg)时,液体就从毛细血管渗出到肺间质和肺泡,降低了肺顺应性,增加呼吸功。淋巴液引流增加但不能代偿肺内液体的增加。肺泡内明显液体的积聚(肺水肿)严重影响了肺的通气灌注比(V/Q):含有还原血红蛋白的肺动脉血通过通气减少的肺泡时,使系统动脉血氧分压(PaO_2)降低,引起呼吸困难。然而,呼吸困难可出现在 V/Q 比发生异常之前,可能是由于肺静脉压升高和呼吸功的增加;其确切的机制还不清楚。在严重的或慢性左心衰竭患者中,常出现胸腔积液,进一步加重呼吸困难。每分通气量增加;$PaCO_2$ 下降,血 pH 值增加(呼吸性碱中毒)。明显的小气道间质水肿可以阻碍通气,$PaCO_2$ 升高——预示呼吸衰竭即将发生的一个指标。

右室衰竭 在右室功能障碍的心力衰竭中,系统静脉压升高,引起液体渗出导致水肿,首先在低位的组织处(非卧床患者的脚,脚踝部分)和腹部内脏。肝脏常受累严重,但胃和肠也常会有充血;液体也可以积聚在腹膜腔即腹水。右室衰竭常引起中度肝功能异常,伴中度直接或间接胆红素升高,PT 和肝酶的升高[如碱性磷酸酶、AST、ALT、γ-谷酰胺转酰酶(GGT)等]。损伤的肝脏降解醛固酮减少,更进一步增加了液体的积聚。慢性的内脏瘀血可以产生食欲减退,营养和药物吸收不良,蛋白质丢失性肠病(主要表现为腹泻和明显低白蛋白血症),慢性胃肠道出血,和罕见的缺血性肠梗死。

心脏的反应 在 HFrEF,左室收缩功能严重受损,需要较高的前负荷来保持 CO。结果,久而久之引起心室重构:左室不再是卵圆形,而接近球形,并有扩张和肥厚;右室也可出现扩张或肥厚。这些变化在初期起代偿作用,最终增加心室舒张期的僵硬度和室壁的张力(即舒张功能障碍),减弱了心脏的做功能力,尤其是在有体力活动的时候。室壁紧张度的增加,使心肌 O_2 需求增加,加速了心肌细胞的凋亡(细胞死亡的程序)。扩张的心室还可以引起二尖瓣和三尖瓣反流(由于瓣环的扩张)进一步增加了舒张末容积。

血流动力学反应 随着心排血量的减少,O_2 含量的维持是通过增加 O_2 的摄取以及氧合血红蛋白的氧解离曲线右移以使 O_2 释放量达到最大。

心排血量的减少伴随着系统血压的降低,激活动脉的压力反射,增加交感神经张力,降低副交感活性。结果,心率增加和心肌收缩力增强,选择性小动脉血管床收缩,静脉也收缩,水钠滞留。这些变化代偿了心室做功的减弱并在心力衰竭早期帮助维持血流动力学和内环境的稳定。然而,这些代偿性的变化增加了心脏做功、前负荷和后负荷;减少了冠脉和肾灌注;引起液体积聚最后导致瘀血;增加钾的排泄;这些可能会引起心肌细胞的坏死和心律失常。

肾脏反应 当心功能恶化时,肾血流较少(源于低心排),肾静脉压升高导致肾静脉瘀血,继而导致肾小球滤过率降低、血液在肾内进行再分布。滤过分数和钠滤过减少,但肾小管对钠的重吸收增加,导致水钠滞留。在运动时血流的再分布使肾脏血流更加减少,但休息时肾血供却反而增加。

肾灌注减少（可能继发于心室功能减退引起的动脉收缩期张力的降低）激活肾素-血管紧张素-醛固酮系统，增加钠和水的重吸收，保持肾和外周血管床的张力。与心力衰竭同时发生的强烈交感激活加重了这些作用。

肾素-血管紧张素-醛固酮-抗利尿激素[抗利尿激素（ADH）]系统使得潜在的损害因素产生剧变效应。血管紧张素Ⅱ会加重心力衰竭，主要通过使血管收缩，包括出肾小球血管的收缩，和增加醛固酮的分泌，不仅增加钠在远侧肾单位的重吸收，且使心肌和血管产生胶原沉积和纤维化。血管紧张素Ⅱ增加去甲肾上腺素的释放，刺激血管升压素的释放，并触发细胞凋亡。血管紧张素Ⅱ可能涉及血管和心肌肥厚，因而参与心脏和周围血管的重构，这些都逐渐使心力衰竭加重。心脏和血管不依赖血管紧张素Ⅱ也可以分泌醛固酮（它可能被促肾上腺皮的松，氧化亚氮，自由基和其他刺激因子的介导）并对这些器官起损害作用。

心力衰竭引起肾功能异常（包括由治疗心力衰竭的药物引起的肾功能障碍）的进展又促成心力衰竭的加重成为心肾综合征。

神经激素反应　在应激状态下，神经激素的反应帮助提高心功能，维持正常血压和器官灌注，但是这些反应的慢性激活对保持心肌刺激和血管收缩激素以及心肌松弛和血管舒张激素之间的正常平衡是有害的。

心脏含有许多神经激素的受体[如 α₁、β₁、β₂、β₃、血管紧张素Ⅱ的Ⅰ型（AT1）和Ⅱ型（AT2）受体、毒蕈碱、内皮素、血清素、腺苷、细胞因子、脑钠肽]；这些受体的角色尚未定义明确。在心力衰竭患者，β₁受体（占心脏β受体的70%）下调，可能是对强烈的交感神经激活作出的反应，下调的结果是心肌收缩减弱和心率加快。

血浆去甲肾上腺素水平升高，很大程度上反映了交感神经激活，因为血浆肾上腺素水平并不升高。其有害作用包括血管收缩引起前负荷和后负荷增加，包括细胞凋亡在内的直接心肌损害，肾脏血流减少，激活其他神经激素系统，包括肾素-血管紧张素-醛固酮-血管升压素系统。

血管升压素被释放是对不同神经激素刺激引起的血压下降的一种反应。血管升压素升高减少肾脏对自由水的分泌，可能是心力衰竭患者低钠血症的原因。血压正常的心力衰竭患者血管升压素水平存在差异。

心房钠尿肽增加是对心房容积和压力增加的反应；心室分泌的脑钠肽（BNP）是对心室扩张的反应。这些肽增加了肾脏的排钠作用，但在心力衰竭患者，肾脏的灌注压降低，受体下调，可能还有酶的降解作用增强，从而使这一作用变得迟钝。此外，升高的利钠肽水平对RAAS和儿茶酚胺刺激产生负调节作用。

由于心力衰竭患者的内皮功能障碍，内源性的血管舒张因子（如氧化亚氮、前列腺素）分泌减少，而内源性血管收缩因子（如内皮素）生成增加，因而增加了后负荷。

衰竭的心脏和其他器官产生肿瘤坏死因子（TNF-α）。这种细胞因子增加了分解代谢，可产生心源性恶病质（肌肉组织丧失可≥10%），引起有严重症状的心力衰竭，和其他损害改变。心功能的下降同时伴有游离脂肪酸利用增加和糖利用率降低等代谢的变化；这些变化可能会成为治疗的靶点。

年龄的变化　与年龄相关的心脏和心血管系统变化降低了对心力衰竭阈值的表达。心肌间质胶原蛋白增加，心肌僵硬，和心肌松弛被延长。这些变化导致了左室舒张功能显著降低，即使是健康的老年人。随年龄增长心脏收缩功能也有中等程度降低。与年龄相关的心肌和血管对β肾上腺素刺激的反应性的降低进一步损害了心血管系统对做功增加的需求的反应。

这些变化的结果是最大运动能力下降（30岁以后每10年下降8%），在运动顶点时心排出量也有一定的降低。有规律的体育锻炼可以减慢这种衰退。对系统功能障碍的应激反应或相对中度的心血管损害的反应，年老者要比年轻者更容易发生心力衰竭症状。应激因素包括炎症（尤其是肺炎）、甲状腺功能亢进、贫血、高血压、心肌缺血、缺氧、高热、肾衰竭、围术期Ⅳ级液体负荷、药物治疗依从性差或低盐饮食，和使用某些特定药物。

病因

心脏和全身性因素均能损害心脏做功并引起或加重心力衰竭（表80-1）。

表80-1　心衰的病因

类型	举例
心脏	
心肌损害	心肌梗死 心肌炎 心肌病 某些化疗药
瓣膜病	主动脉瓣狭窄 二尖瓣反流
心律失常	心动过缓 心动过速
传导系统病变	房室传导阻滞 左束支传导阻滞
可利用的基质物减少（如游离脂肪酸或葡萄糖）	缺血
渗透性或基质异常	淀粉样变性 慢性纤维化（如系统性硬化） 血红蛋白沉着病
系统	
对心输出量需求增加的疾病	贫血 甲状腺功能亢进 Paget病
泵血阻力（后负荷）增加的疾病	主动脉瓣狭窄 高血压

分类

目前最常用的心力衰竭分类包括：

- EF值降低的心力衰竭（"收缩性心力衰竭"）
- EF值保留的心力衰竭（"舒张性心力衰竭"）

HFrEF 定义为 LVEF ≤ 40%，HFpEF 定义为 LVEF ≥ 50%。LVEF 介于 40% 和 50% 之间的心力衰竭属于中间区域，近期被归类为 EF 中间值心力衰竭（HFmrEF）。

传统的左心衰竭和右心衰竭的区分有些令人误解，因为心脏是一个完整的泵，任何一个腔室的变化最终都会影响到整个心脏。然而，这些术语表明了在病理学上引起心力衰竭的主要部位所在，对最初的评估和治疗还是有用的。其他常用的描述还有急性或慢性；充血性，高输出或低输出，扩张型或非扩张型，收缩期或舒张期，扩张型或非扩张型；和缺血性，高血压性，或原发性扩张型心肌病。根据急慢性表现而治疗有所不同。

左心衰竭 主要发生在缺血性心脏病、高血压、二尖瓣或主动脉瓣反流、主动脉瓣狭窄、大多数各种类型的心肌病和先天性心脏病（如伴有大量分流的室间隔缺损、动脉导管未闭）。

右心衰竭 最常见的是由左心衰竭所引起（左心衰竭引起肺静脉压力升高，继而肺动脉高压，因而使右心室负荷增加）或由严重的肺部疾病（称肺源性心脏病）所致。其他的病因还有多发肺栓塞，右室梗死，原发性肺动脉高压，三尖瓣关闭不全或狭窄，二尖瓣狭窄，肺动脉或肺动脉瓣狭窄，肺静脉栓塞性疾病，致心律失常右室心肌病，或先天性疾病例如 Ebstein 畸形或 Eisenmenger 综合征等。某些疾病可能本身心功能还是正常的，但也可以产生类似右心衰竭的表现；这些疾病包括红细胞过多症或过量输血引起的容量负荷过重和体循环静脉压升高，急性肾损伤伴水钠潴留引起体内水分过多，任何腔静脉阻塞，和任何引起低蛋白血症的疾病均可导致血浆胶体渗透压下降和周围性水肿。

双心室衰竭 源于累及全部心肌的疾病所引起（如病毒性心肌炎、淀粉样变、Chagas 病）或长期左心衰竭后引起右心衰竭。

高排血量心力衰竭 起因于长期的心排血量增加，最终使正常的心脏无法维持足够的心排血量。可致心排血量增高的情况包括严重的贫血，终末期肝病，脚气病，甲状腺毒症，晚期佩吉特病（Paget disease），动静脉瘘，和持续的心动过速。

心肌病 是反映心肌病变的一个广义词。这个名词最常用以代表一种原发性的心室肌肉病变，而不是由于先天性的解剖缺陷，瓣膜病，系统性，或肺血管病变；孤立的心包，窦房结，或传导系统疾病；或心外膜的冠状动脉疾病（CAD）所引起。这个词有时用于病因学（如缺血性对高血压性心肌病）。心肌病并不一定都产生有症状的心力衰竭。它常是特发性的，可分为扩张充血型、充血型、肥厚型、浸润-限制型，或心尖球形综合征（又称 Takotsubo 心肌病或应激型心肌病）。

症状及体征

临床表现因最初受累的是左心室还是右心室而有所差别。其严重程度明显不同，分级常由纽约心功能分级系统（表 80-2）；对于老年人、衰弱患者来说正常活动量的概念还需要修正。由于 HF 的严重程度有如此大的范围，一些专家建议细分 Ⅲ 级 NYHA 为 Ⅲ A 或 Ⅲ B。Ⅲ B 通常用于近期有心力衰竭恶化的患者。美国心脏学会将心力衰竭分为 A、B、C、D 四期，强调了心力衰竭早期预防的重要性。

表 80-2　纽约心脏病学会（NYHA）的心衰分级

NYHA 分级	定义	限制	行为能力
Ⅰ	一般的体力活动不引起乏力，呼吸困难，或心悸	无	能完成任何 ≤7MET 的活动： • 搬运 11kg 的物体上 8 个台阶 • 可携带 36kg 的重物 • 铲雪 • 锄地 • 滑雪 • 打墙球，手球，或篮球 • 慢跑或步行 8km/h
Ⅱ	一般的体力活动引起乏力，呼吸困难，心悸，或心绞痛	轻度	能完成任何 ≤5MET 的活动： • 可完成性生活不需停顿 • 可完成花园工作 • 滑旱冰 • 平地步行 7km/h 左右 • 用正常速度爬一层楼梯而没有症状
Ⅲ	休息时尚可；轻微的体力活动可引起乏力，呼吸困难，心悸或心绞痛	中度	能完成任何 ≤2MET 的活动： • 沐浴或穿衣不需停顿 • 脱衣和铺床 • 擦窗户 • 打高尔夫球 • 步行 4km/h
Ⅳ	休息时有症状；任何的体力活动均增加不适	重度	不能作或不能完成任何 ≥2MET 的活动；不能从事上述的任何活动

MET，代谢当量。

- A：HF 的高危人群，但无器质性心脏病或症状
- B：存在器质性心脏病但无心力衰竭症状
- C：存在器质性心脏病且伴有心力衰竭症状
- D：顽固性 HF 需要专门的干预措施（如机械辅助支持治疗、心脏移植）或姑息治疗

　　严重的左心衰竭可引起急性肺水肿或心源性休克。

　　病史　在左室心衰，最常见的症状是呼吸困难和乏力，它反映了肺静脉压升高和低心排血量（静息状态不足或运动时无法增加）。呼吸困难通常在劳力时发生，休息后可以缓解。当心力衰竭加重时，休息时及夜间也会发生呼吸困难，有时会引起夜间咳嗽。在心力衰竭进展时，呼吸困难通常发生在平卧后即刻或平卧后不久，坐起后可迅速缓解（端坐呼吸）。有夜间阵发性呼吸困难（paroxysmal nocturnal dyspnea，PND）者，患者一般在躺下后几个小时，被呼吸困难惊醒，要坐起15～20分钟后才能缓解。严重心力衰竭者，呼吸会发生周期性变化[Cheyne-Stoke 呼吸，即短暂的呼吸增强（呼吸过度）后接下来出现短暂的呼吸停止（呼吸暂停）]——可发生在白天或夜间；突然发生的过度透气可以使患者从睡眠中惊醒。这种呼吸不同于PND，它的呼吸过度时间短暂，通常只有10～15秒，但可反复发生，持续30秒至2分钟。PND 伴有肺部瘀血，Cheyne-Stoke 则伴有心排血量减少。与睡眠相关的呼吸异常，如睡眠呼吸暂停，在心力衰竭中很常见并且可能加重心力衰竭。严重的脑血流减少和低氧血症能引起慢性的大脑兴奋性和功能的损伤。

　　在**右心衰竭患者**，最常见的症状是脚踝水肿和乏力。有时患者腹部和颈部有胀满感。肝脏充血可引起右上腹不适，胃肠的充血能引起稍进食即饱、纳差和腹胀。

　　非特异性的心力衰竭症状包括四肢冰冷，体位性的头晕，夜尿增多，而白天排尿减少。骨骼肌肉的消耗可见于严重双心室功能不全的患者，可能反映了某些肌肉的失用但又由于伴随细胞因子产生的增多而使分解代谢增强。明显的体重减轻（心脏恶病质）是一个不良的体征，多伴有较高的死亡率。

　　在老年人，现病史可能不典型，例如意识模糊，谵妄，摔跤，突然功能减退，夜间尿失禁，或睡眠障碍。同时存在的认知障碍和情绪低落也会影响评估和干预治疗同时会因心力衰竭而加重。

　　辅助检查　一般检查应包括检测可能引起或加重心力衰竭的全身性及心脏情况（如贫血、甲状腺功能亢进、乙醇中毒和血色病、心房颤动快心室率、二尖瓣反流）的证据。

　　左心衰竭时，患者可有心动过速和呼吸急促。严重左心衰竭患者出现明显的呼吸困难或发绀，低血压，烦躁和易激惹，这是因为缺氧和大脑灌注减少所致。一些症状缺乏特异性（如意识模糊）尤其是在老年人。

　　中枢性发绀（影响全身，包括温暖的组织如舌和黏膜）反映了严重的低氧血症。在嘴唇，手指，脚趾的周围性发绀，反映血流减少伴有对 O_2 摄取的增加。经过适当的按摩，如果发绀减轻则为周围性；如果增加局部血流发绀不能好转则为中枢性发绀。

　　左室收缩功能不全的心脏体征有弥散的，持续性，向左侧移位的心尖搏动；可听到和偶可触及的第三（S_3）和第四（S_4）心音，以及第二（S_2）心音中的肺动脉瓣（P_2）成分增强，这些异常的心音在HFpEF也会出现。二尖瓣关闭不全者在心尖部可听到全收缩期杂音。肺部体征包括早期吸气末可听到基底部捻发音咳嗽时不清楚，如果有胸腔积液，叩诊呈浊音且双侧肺底部呼吸音消失。

　　右心衰竭体征包括在脚及踝部等周围组织的无痛性的凹陷性水肿（用手指压之可以留下明显的和可触及的印迹，有时会相当深）；在右侧肋下可触及增大有时有搏动的肝脏；腹部膨隆和腹水；可见颈静脉压力升高，有时即使是在坐位或立位时也可见明显的 a 波和 v 波（图73-1）。在右心衰竭合并重度三尖瓣反流的患者可见颈静脉巨大的 V 波。吸气时颈静脉压反常增高（库斯莫尔征，Kussmaul sign）常提示右心受累，可见于右心衰竭、限制型心肌病、缩窄性心包炎以及重度三尖瓣反流。在严重病例，周围水肿可蔓延至大腿甚至腰骶部，阴囊，下腹壁，偶尔甚至到更高部位。多个部位的严重水肿被称为全身水肿。如果患者喜欢往一侧侧卧则可产生不对称的水肿。

　　随着肝瘀血的加重，可触及肿大的或有触痛的肝脏，肝颈反流征或腹颈反流征可阳性。心前区触诊可触及右心室扩大所致的左侧胸骨旁抬举样搏动，听诊可在左侧胸骨旁闻及三尖瓣关闭不全的杂音或右室 S_3；吸气时两者都可增强。

诊断
- 有时仅有临床评估
- 胸部 X 线
- 超声心动图，心脏核素扫描，和/或 MRI
- 有时 BNP 或 NT-proBNP 水平
- 心电图和根据需要其他的对于病因的检查

　　临床发现（如劳力性呼吸困难或乏力，端坐呼吸，水肿，心动过速，肺部啰音，S_3，颈静脉怒张）提示有心力衰竭，但显然已非早期。慢性阻塞性肺疾病（chronic obstructive pulmonary disease，COPD），反复性肺炎也可以产生与心力衰竭相类似的症状，这些症状或被错误地归因于肥胖或年龄的增长所致。有心肌梗死病史，高血压，瓣膜病或有杂音等患者要高度怀疑心力衰竭，在老年和糖尿病患者则要中等度怀疑合并有心力衰竭。

　　应行胸部 X 线片，心电图，心功能的客观检测，特别是超声心动图检查。除了 B 型-利钠肽，血液检查不用于诊断，但对区分病因和对全身的影响是有帮助的。

　　胸部 X 线　心力衰竭的胸部 X 线表现包括心影扩大，胸腔积液，叶间裂有积液，在后下肺野外周可见水平线（Kerley B 线）。这些表现反映了左房压的慢性升高和由于水肿造成小叶内隔膜的慢性增厚。还可见上肺叶静脉充血和间质或肺泡水肿。仔细检查心影的侧面边界能够判定特殊的心室和心房腔扩大。X 线还可以提供鉴别诊断（如 COPD、肺炎、肺间质纤维化、肺癌）。

　　ECG：心电图发现不具有诊断意义，但一个不正常的心电图尤其是显示曾有陈旧性心肌梗死，左室肥厚，左束支传导阻滞，或快速心律失常（如快心房颤动），心力衰竭的可能

性增加，并有助于病因的诊断。在慢性心力衰竭患者一份完全正常的心电图不多见。

影像学 超声心动图：可以评估心腔大小，瓣膜功能，EF值，室壁运动异常，左室肥厚和心包渗出等。还可以检测心内血栓，肿瘤，瓣膜钙化，二尖瓣环和主动脉壁的变化。局限性或节段性的室壁活动异常强烈提示有冠心病的可能，但也可提示有局部受累的心肌炎。多普勒或彩色多普勒超声心动图可准确发现瓣膜病和分流。二尖瓣或肺静脉血流的多普勒检测可以帮助辨别和定量左室舒张功能；组织多普勒显像更准确。测量左室EF值可以鉴别明显的左室舒张功能不全（EF>0.50）和左室收缩功能不全（EF<0.40）。再次强调心力衰竭可发生在EF正常的人中间，这点非常重要。三维超声可能会更重要，但目前还只有在少数专科中心才能做。

核素成像：也能帮助评估收缩期和舒张期功能，既往的心肌梗死，可诱发的心肌缺血或心肌冬眠。

心脏磁共振检查：可提供精确的心脏结构影像，现在变得普及起来。在很多中心，尽管CT血管造影有对辐射剂量增多的考虑，但多种成像[如负荷MIBI（铊和铯负荷试验）加CT血管造影]还是越来越普遍。

血液检查 心力衰竭患者的血清NP/BNP水平升高，这对临床症状不明显的心力衰竭患者的诊断或需要除外其他诊断（如COPD）可能有帮助。这对同时患有肺和心脏疾病的患者可能尤其有用。NT-proBNP，是BNP前体被分裂成两部分后的无活性部分，也可以起类似于NP/BNP的诊断作用。

推荐的血液检查包括血常规、血肌酐、尿素氮、电解质（包括镁和钙）、血糖、白蛋白和肝功能检查。有心房颤动和有选择的患者特别是老年患者还应行甲状腺功能检查。

其他检查 当怀疑有冠心病时，或病因不明时，可进行冠脉造影或CT检查。心导管检查时测定心腔内压力对诊断限制型心肌病和缩窄性心包炎有帮助。

在高度怀疑有浸润性心肌病而无创性检查（如心脏MRI）不能确诊时有时可进行心内膜活检。

预后

一般说来，心力衰竭患者的预后很差，除非其病因可以纠正。无论EF值如何，住院心力衰竭患者5年生存率约35%。慢性心力衰竭死亡率与症状的严重程度和心室功能不全的程度有关，年死亡率为10%~40%。某些因素可以预示不良的预后，包括低血压，低EF值，合并冠心病，肌钙蛋白升高，尿素氮升高，eGFR降低，低钠血症和低的运动能力（可通过6分钟步行试验测定）。

BNP、NT-proBNP水平、类似于MAGGIC评分和Seattle心力衰竭模型的危险分层可以预测大群体的心力衰竭患者预后，但在心力衰竭个体评估上常存在较大变异。

心力衰竭通常逐渐恶化，其间会为数次严重的失代偿发作所打断，尽管经过现代治疗，疾病存活期延长，但患者最终难免死亡。不管怎样，有时死亡可以突然或出乎意料地发生，之前没有症状的恶化。

临终关怀 所有的患者和家庭成员都应该被告知有关疾病的进程及猝死的风险。对某些患者来说，提高生活质量与延长患者的寿命一样重要。因此如果患者的情况在恶化，决定患者是否希望复苏（如气管插管，心肺复苏）是重要的，尤其是心力衰竭严重时。对所有的患者应该使其再确信症状是可以缓解的，并鼓励他们在症状有明显的变化时尽早寻求医疗关注。对终末期患者，药剂师、护士、社会工作者（需要时）组成多学科的团队或疾病综合管理团队尤其重要。

治疗

- 饮食和生活方式改变
- 治疗病因
- 药物（多种类型）
- 有时器械治疗[如植入除颤器（ICD），心脏同步化治疗（CRT），机械循环支持]
- 有时心脏移植
- 多学科管理

对于特殊状态（如急性心肌梗死，快速心室率的心房颤动，严重的高血压，急性瓣膜关闭不全）引起的急性心力衰竭或心力衰竭恶化，应立即进行住院治疗，急性肺水肿，症状严重者，新发作的心力衰竭，或对门诊治疗反应较差的心力衰竭患者也应进行住院治疗。既往曾诊断有心力衰竭的患者，如果病情有轻微的恶化可在家中治疗。

首要目标 是诊断心力衰竭，和纠正血流动力学并治疗引起心力衰竭的原发病。

短期的治疗目标包括改善症状；稳定血流动力学；避免低钾血症，肾功能不全，症状性低血压；纠正神经内分泌的激活。

长期目标包括控制高血压，预防心肌梗死和动脉粥样硬化，提高心功能，降低住院率，提高存活率，提高生活质量。

治疗包括饮食和生活习惯的改变，药物治疗，器械治疗，必要时经皮穿刺冠状动脉介入手术或外科手术治疗。

对患者的治疗要考虑到疾病的病因，症状，对药物的反应，包括其副作用等。对于慢性HFrEF目前有些基于循证证据的治疗方法，但对于慢性HFpEF、急性心力衰竭、右心衰竭目前尚无基于循证的治疗。

- 教育
- 限钠
- 合适的体重和运动
- 纠正基础疾病

针对患者和护理者的教育对长期治疗的成功至关重要。患者和家属都应该参与对治疗的选择。他们应该被告知药物依从性的重要性，失代偿的预警体征，以及怎样将病因和结果连续起来（如饮食中摄入钠盐与体重增加或症状之间的关系）。

许多中心（如专科门诊）已经从不同学科专业人员（如心力衰竭护士，药剂师，社会工作者，康复专家）发展成多学科诊疗一体化或院外患者管理计划。这些措施能提高预后和减少住院次数而且对病情严重的患者最为有效。

饮食中应限制钠的摄入以帮助减少液体的潴留。所有患者应在烹饪中和餐桌上都限制钠盐并避免腌制食品；最严重的患者每日钠的摄入<2g/d，只能食用低钠食物。

每天早上检测体重可以帮助早期发现钠和水的积聚。如果几天里体重增加>2kg，患者自己就应调整利尿剂的剂量，如果体重持续增加或出现症状，他们就应该寻求医疗帮助。

加强管理尤其是监督药物依从性和计划外访视或急诊就诊及住院的频率可以确定何时采取干预措施。心力衰竭专科护士在患者教育，随访，和根据预先确定的计划进行剂量调整进程中是有作用的。

患有动脉粥样硬化或糖尿病的患者尤其应严格遵守对他所患疾病的饮食限制。肥胖能引起并使心力衰竭症状恶化；所以患者的体重指数应保持在小于 $30kg/m^2$（理想水平是 $21\sim25kg/m^2$）。

鼓励患者根据症状采取有规律的轻微活动（如散步）。运动可预防骨骼肌肉功能衰退，减少功能恶化，但运动并不能延长寿命或减少住院。在急性病情加重时休息还是合适的。适当运动康复对慢性 HFrEF 有益，对慢性 HFpEF 可能有益。

患者应每年都接种流感疫苗，因为流感可诱发心力衰竭，尤其是老年人。

如果高血压，持续性心动过速、重度贫血，血色病，未控制的糖尿病，甲状腺毒症，脚气病，乙醇中毒者，Chagas 病，或弓形虫病等能得到有效的治疗，患者能有很大程度的好转。明显的心肌缺血要给予积极治疗，包括经皮冠状动脉血运重建术或外科旁路手术。原发心脏淀粉样变（轻链型）经化疗或自体骨髓移植可显著改善其预后。

心律失常　鉴别和治疗引起心律失常的病因很重要。

- 纠正电解质紊乱
- 控制心房率和心室率
- 有时使用抗心律失常药

窦性心动过速是心力衰竭时最常见的代偿变化，通常心力衰竭治疗有效后消失。如果治疗无效要寻找相关的原因（如甲状腺功能亢进、肺栓塞、发热、贫血、疼痛）。如果纠正了病因这种状态仍然心率偏快，部分患者可考虑加用 β 受体阻滞剂并逐渐增加剂量。但是在某些进展型 HFpEF（如限制型心肌病）患者使用 β 受体阻滞剂减慢心率可能导致病情加重，因为这些患者由于严重的舒张受限，其每搏输出量是固定的，其心排量取决于心室率，减慢心率会导致静息和/或运动时低心排。

心室率未控制的心房颤动必须治疗；心室率控制的靶目标值是静息时<80 次/分。β 阻滞剂可以作为首选，收缩功能正常的患者钙离子拮抗剂也可以谨慎使用。加用地高辛，小剂量的胺碘酮或其他控制节律和心室率的药物可能对部分患者有效。一大型临床试验并未显示转复和维持窦性心率要比单纯控制心室率更好。但最好还是进行个体化选择，因为部分患者在维持窦律治疗后得到明显改善。如果快速心房颤动对药物无反应，可以有选择性的对患者实行全部或部分房室结消融或其他心房颤动消融然后考虑植入永久起搏器以维持窦性或规则心律。

单源性室性期前收缩　在心力衰竭患者中很常见，一般不需要特殊治疗，但偶尔大量室性期前收缩（>每日 15 000 次）可导致心力衰竭。不管怎样，选择最佳的心力衰竭治疗方案并纠正电解质紊乱（尤其是钾和镁）可以减少室性心律失常发生的危险。

纠正病因（如低钾或镁，缺血）并优化心力衰竭治疗后仍存在持续的室性心动过速则需要抗心律失常药物治疗。胺碘酮、β 受体阻滞剂和多非利特是可选择的药物，因为其他的抗心律失常药物对左室收缩功能障碍者有致心律失常的副作用。因为胺碘酮增加地高辛和华法林水平，所以地高辛和华法林用量要减半或停用，并定期监测地高辛浓度和 INR 水平。需要注意，即使在治疗水平仍有可能发生地高辛中毒。长期使用胺碘酮可能出现副作用，尽可能使用小剂量（每日 200 口服）；每 6 个月要行血液肝功能和甲状腺素检查。如果胸部 X 线有异常或明显的呼吸困难加重，则每年要行 X 线和肺功能检查来排除肺纤维化。对于持续性室性心动过速，胺碘酮可能是必需的；它可以减少猝死的风险，最初 1~3 周可给予负荷量 400~800mg，每日 2 次口服，直到心律失常被控制，然后在 1 个月里逐渐减至维持量 200mg/d 一次口服。

器械治疗　部分患者可接受心脏转复除颤器（ICD）植入或心脏再同步化治疗。

ICD 建议给于那些预期生活质量好而又有症状性持续性室性心动过速，心室颤动，或已经给予正规的药物治疗后左室 EF 持续<0.3 的患者。在 HFrEF 中，缺血性心肌病患者的使用证据较非缺血性心肌病患者充分。

对左室 EF<0.35，和左束支传导阻滞形态的宽 QRS 间期（>0.15 秒，QRS 波越宽获益越大）的患者，CRT 可以减轻症状和减少心力衰竭住院率。CRT 虽然有效但是昂贵，所以一定要选择合适的患者。许多 CRT 设备含有 ICD 功能。植入式有创血流动力学远程监测装置（如肺动脉压监测）在部分选择人群可能有助于心力衰竭管理。单个研究通过监测肺动脉舒张压来评估心力衰竭患者的肺毛细血管楔压（以及左房压），基于此监测数据的药物调整（如利尿剂）可显著降低心力衰竭再住院率，无论是在 HFrEF 还是在 HFpEF 患者中，但该研究只入组了近期有心力衰竭加重的 NYHA Ⅲ 级患者。该装置的植入方法有待进一步研究证实。

住院患者合并有容量负荷增加且对利尿剂反应差和肌酐升高，可以选择性的使用超滤。但不建议常规使用，因为临床研究未显示长期获益。

主动脉球囊反搏对有机会恢复的患者（如急性心肌梗死后心力衰竭）是有效的，也可用于等待心脏手术（如严重瓣膜病变需要修复或多支病变的冠心病需要外科搭桥）、左室辅助装置或心脏移植的患者。

左室辅助系统是可植入泵，用于增加左室输出。主要用于等待心脏移植前短期维持心功能，现在有时也用于非心脏移植候选人作为延长生命治疗。

外科治疗　存在某些基础疾病的病例可能适合外科治

疗。通常心力衰竭患者外科手术是在专科医学中心进行。

先天性或后天获得性心内分流经外科手术封闭可获得治愈。

一项大型临床研究显示冠状动脉旁路手术并不能改善合并左室收缩功能障碍的缺血性心力衰竭患者的5年生存率。但CABG可减少10年死亡率以及10年死亡率和心血管相关住院率的复合终点。因此，对于合并多支冠脉病变的心力衰竭患者是否行血运重建需要个体化选择。

如果心力衰竭是由瓣膜病引起的，则要考虑瓣膜的修复和替换。原发性二尖瓣关闭不全手术的效果要比由于左室扩张引起的继发的二尖瓣关闭不全效果好，因为后者术后依然存在心肌功能异常。所以在心肌扩张和发生不可逆的损害前做手术更好。

心脏移植高度推荐给那些<60岁经积极治疗后仍有严重的难治性心力衰竭而没有其他威胁生命疾病的患者。对于一般状况良好并符合其他移植指征的60~70岁老人也可以考虑。一年生存率在85%~90%，年死亡风险约4%，然而在等待移植患者中年死亡率是12%~15%。目前人体器官的捐赠率还很低。

持续性心力衰竭 积极治疗后，心力衰竭症状依然存在。原因包括：基础疾病经治疗仍然存在（如高血压、心肌缺血/坏死、瓣膜病）；心力衰竭治疗不够好；药物依从性差；过量摄入钠盐或乙醇；和存在有未被诊断的甲状腺疾病、贫血或合并心律失常（如快速心室率的心房颤动，间歇性室性心动过速）。而且，治疗其他疾病的药物能干扰心力衰竭药物的疗效。而且，治疗其他疾病的药物可能影响心力衰竭药物的疗效。非甾体抗炎药、治疗糖尿病药噻唑烷二酮类（如吡格列酮），短效的二氢吡啶类或非二氢吡啶类钙拮抗剂能加重心力衰竭，通常不推荐使用除非没有其他选择；服用这些药物的患者必须密切随访。

> **关键点**
>
> - 累及左室收缩功能的心力衰竭最终导致组织灌注不足及代谢异常
> - EF值降低的心力衰竭心室收缩减弱排空困难；EF值低下
> - EF值保留的心力衰竭，心室充盈障碍，导致静息和/或运动时舒张末压力升高；EF值正常
> - 劳力性呼吸困难、乏力、夜间阵发性呼吸困难、和/或水肿需要考虑心力衰竭，尤其在既往心肌梗死、高血压、瓣膜病或存在心脏杂音的患者
> - 完善X线、心电图、BNP检测，以及客观的心脏功能检测如超声心动图
> - 如不积极治疗，心力衰竭常进展并预后不佳
> - 治疗包括教育和生活方式改变、基础疾病控制、药物和必要时器械治疗（CRT，ICD）

心力衰竭药物治疗

心力衰竭的药物治疗包括：

- 减轻症状：利尿剂、硝酸盐或地高辛
- 长期治疗和提高生存率：ACE抑制剂，β受体阻滞剂，醛固酮受体阻滞剂，血管紧张素Ⅱ受体阻滞剂（ARB）或脑啡肽酶抑制剂（ARNI）

药物的选择取决于心力衰竭的类型以及患者病情特点。目前常有的心力衰竭分类方法将患者分为：

- EF值降低的心力衰竭（收缩性心力衰竭）
- EF值保留的心力衰竭（舒张性心力衰竭）

在HFrEF中，所有这些类药物进行了研究，并已显示出长期获益。

在HFpEF中，极少有药物被研究证实。不管怎样，ACEI，醛固酮受体阻滞剂和β受体阻滞剂通常会用于舒张期心力衰竭。ARNI正在研究中。RCT研究证实醛固酮受体拮抗剂有效，但硝酸酯类无效。在HFpEF，减慢心率有可能加重心力衰竭症状，因为这些患者由于严重的舒张受限，其每搏输出量是固定的，其心排量取决于心室率，减慢心率会导致静息和/或运动时低心排。

在肥厚型心肌病患者，地高辛是无效的，甚至可能是有害的。

所有患者应给予他们清晰明确的药品信息，包括药物调整、依从性的重要性，如何识别不良反应，何时需要寻求医生帮助。

利尿剂 利尿剂可用于所有存在容量超负荷的心力衰竭患者（无论其EF值）；以最小剂量维持干体重和减轻症状。

袢利尿剂应该早期使用以控制容量超负荷，但在情况稳定后应尽量较少其剂量以便加用醛固酮受体拮抗剂。

最常用的是呋塞米、布美他尼和托拉塞米，起始剂量取决于既往袢利尿剂使用剂量。常规起始剂量：呋塞米20~40mg/d，1~2次口服，布美他尼0.5~1.0mg/d，1次口服，托拉塞米10~20mg/d，1次口服。根据临床症状和肾功能情况，需要时可上调剂量至呋塞米120mg/d，2次口服，布美他尼2mg/d，2次口服，托拉塞米40mg/d，2次口服。布美他尼和托拉塞米较呋塞米具有更高的生物利用度，可进行等剂量替换，呋塞米40mg相当于布美他尼1mg或托拉塞米20mg。

在难治性病例，使用静脉袢利尿剂或美托拉宗2.5~10mg口服，可以产生协同作用。严重水肿的部分患者可静脉推注呋塞米（5~10mg/h）或其他袢利尿剂可能有帮助。在开始静脉输注和每次输注速度增加之前，应给予推注负荷剂量的袢利尿剂。

袢利尿剂尤其是和美托拉宗合用时能引起血容量减少，伴有低血压，低钠血症，低镁血症和严重的低钾血症。利尿剂剂量需要逐渐减量，目标是以最小剂量维持稳定体重并控制症状。当心力衰竭改善时，如果其他药物提高了心功能缓解了心力衰竭症状则利尿剂可停用。利尿剂使用剂量过大超过其所需时可以减低心排出量，损害肾功能，引起低钾，增加死亡率。要监测血清电解质和肾功能，最初应每天检查（当静脉用利尿剂时），以后则按需要随访，尤其是药物剂量增加时。

醛固酮受体拮抗剂 螺内酯或依普利酮应早期联合使

用以对抗较大剂量袢利尿剂造成的钾的丢失。但也可能会导致高钾血症,尤其是同时在应用 ACEI 或血管紧张素Ⅱ受体拮抗剂,所以仍然要监测血电解质,尤其在脱水状态可能导致肾功能不全时。这些药物对慢性右心衰竭也有效,这些患者因肝瘀血导致醛固酮代谢减少引起醛固酮水平升高。为减少高钾血症风险,醛固酮受体拮抗剂用于血钾<5.0mmol/L、血肌酐<2.5mg/dl、eGFR>30ml/(min·1.73m^2)者。此外需要注意,依普利酮的等效剂量是螺内酯的两倍(螺内酯 25mg=依普利酮 50mg)。

噻嗪类利尿剂通常不单独使用除非患者伴有高血压,但有时会联合袢利尿剂使用以增加利尿作用较少袢利尿剂使用剂量。氢氯噻嗪美托拉宗和氯噻酮可按此方案使用。

依从性较好的患者应该被教会当体重或周围水肿增加时需要增加利尿剂的剂量。如果体重持续增加,他们应该立即寻求医疗救助。

血管升压素(抗利尿激素)受体拮抗剂虽然在严重的难治性低钠血症心力衰竭患者可能有效,但不作为常规使用。

ACE 抑制剂　所有的收缩期功能不全患者都应该给予口服的 ACEI 药物,除非有禁忌证[如血清肌酐>2.8mg/dl(>250μmol/L),双侧肾动脉狭窄,单一肾的肾动脉狭窄,或以前曾有服用 ACEI 而发生血管性水肿]。

ACEI 可以减少血管紧张素Ⅱ的产生和缓激肽的降解,影响交感神经系统的介质,内皮功能,血管紧张度和心肌做功。血流动力学的影响包括动脉和静脉的血管舒张,持续性减少休息和运动时的左室的充盈压,减少全身血管阻力,对左室重构起有益作用。ACEI 可以延长生存率,减少因心力衰竭的住院率。对有动脉粥样硬化和血管性疾病的患者,这些药物能减少心肌梗死和卒中的风险。对糖尿病患者,可以延缓肾病的发生。ACEI 还可以用在舒张期功能不全。

ACEI 应从小剂量开始(根据血压和肾功能,从目标剂量的1/4 或 1/2 开始);如能耐受,在 8 周左右时间逐渐调整至上限,随后无限期应用。通常代表性药物的目标剂量:依那普利 10~20mg,每日 2 次;赖诺普利 20~30mg,每日 1 次;雷米普利 5mg,每日 2 次;及其他多种 ACEI 类药。

如果低血压(在低钠血症或血容量降低患者更明显)造成不良反应,通常将其与其他降低血压的药物分开使用或减少伴随的利尿剂剂量或使用长效 ACEI(如培哚普利)或临睡前使用来减轻这种副作用。ACEI 可引起轻到中度血肌酐升高,是由于肾小球出球小动脉扩张所致。初次使用如果肌酐升高 20%~30%,不需要停用但需要密切监测,缓慢增加剂量,并减少利尿剂的剂量,并避免使用 NSAID。由于醛固酮作用的降低,可产生血钾升高,尤其是补钾的患者。有 5%~15% 的患者可以发生咳嗽,可能是由于缓激肽的积聚,但其他引起咳嗽的原因也要考虑。偶尔,可发生皮疹或味觉障碍。血管神经性水肿很罕见但可危及生命,是使用这类药物的禁忌,此时 ARB 可作为替代治疗,但也有罕见报道 ARB 与 ACEI 存在交叉反应。两者对孕妇都是禁忌的。

血清电解质和肾功能在使用 ACEI 前都应该先作检查,一个月后随访,在剂量明显增加或临床状况改变时也应该复查。如果由于急性疾病而导致脱水或肾功能减退,ACEI 需要减量或暂时停药。

在 HFpEF 人群,单个 RCT 研究提示 ACEI 可改善运动耐量,但不提高生存率。考虑到 HFpEF 合并高血压比率较高,使用 ACEI 控制血压被认为是合理的,可以带来潜在的改善活动耐量的获益。

血管紧张素Ⅱ受体拮抗剂　这些药物没有被证实优于 ACEI,但较少引起咳嗽和血管神经性水肿;所以当这些副作用使得 ACEI 不能应用时就可选用 ARB。

在慢性 HFrEF,ACEI 和 ARB 效果相当。通常口服靶剂量是缬沙坦 160mg,每日 2 次,坎地沙坦 32mg,每日 1 次,氯沙坦 50~100mg,每日 1 次。使用适应证、剂量滴定方法和监测对 ARB 和 ACEI 是类似的。像 ACEI 一样,ARB 能引起可逆的肾功能不全,如果发生急性脱水性疾病时,ARB 需要减量或暂时停药。

对症状持续不缓解和反复住院的心力衰竭患者可考虑 ARB 或 ACEI 与 β 阻滞剂、利尿剂合用。这样的组合治疗需要增加对血压,电解质,和肾功能的监测。能带来额外获益,考虑到增加高钾血症的发生率建议避免使用。对于使用 ACEI 或 ARB 后仍为症状性心力衰竭的患者,建议加用醛固酮受体拮抗剂或脑啡肽酶抑制剂。

在 HFpEF,一个大型随机对照研究发现坎地沙坦可减少心力衰竭再住院率,但在研究设计中,再住院率为次要终点。另一个使用厄贝沙坦的研究未能得出改善 HFpEF 预后的结果。因此,在 HFpEF 中,ARB 仅用于原本就在使用的治疗高血压、糖尿病肾病或蛋白尿的患者。

ARB 禁用于孕妇。

血管紧张素受体/脑啡肽酶抑制剂(ARNI):ARNI 是一种新型的治疗心力衰竭的化学复合物。包含了 ARB 和一种新型药物脑啡肽酶抑制剂(沙库巴曲)。脑啡肽酶可以降解多种血管活性物质,如 BNP 及其他肽类。通过抑制 BNP 及其他活性肽类的降解,该药物可降低血压、减轻后负荷、增加排钠。因为脑啡肽酶抑制剂可升高 BNP 水平,应该使用 NT-proBNP 来诊断和评估心力衰竭的治疗。

近期一项大型随机对照研究在 NYHA 心功能Ⅱ~Ⅳ级的 HFrEF 患者中比较了沙库巴曲缬沙坦与依那普利的疗效。沙库巴曲缬沙坦显著降低心血管死亡和心力衰竭住院的复合终点,同时也降低全因死亡率。因此,所有稳定型 HFrEF 患者均可考虑使用 ARNI,尤其是指南指导下优化药物治疗后仍有症状的 NYHA 心功能Ⅱ~Ⅲ级者。

目前由三种剂型,分别含有沙库巴曲/缬沙坦 24/26mg,49/51mg 和 97/103mg,均需要每日 2 次口服。对于原已使用 ACEI/ARB 的患者推荐 49/51mg,每日 2 次作为起始剂量,对于原使用低剂量 ACEI/ARB、未使用 ACEI/ARB、血压偏低的患者,可选择 24/26mg/d,2 次作为起始剂量。使用前需要停用 ACEI 36 小时,如原使用 ARB 可直接转换无需洗脱期。

使用 ARNI 的不良反应包括低血压、高钾血症、肾功能不全和血管神经性水肿。沙库巴曲必须与缬沙坦联合使用,因为沙库巴曲单用或和 ACEI 合用均增加血管神经性水肿风险。因此，ACEI 和 ARNI 合用为绝对禁忌。

在 HFpEF 人群，2 期临床研究发现 ARNI 可降低 12 周时 NT-proBNP 水平和 36 周时左房容积。以预后为终点的 3 期临床研究正在进行中。

醛固酮拮抗剂 由于醛固酮的产生不依赖于肾素-血管紧张素系统，即使最大剂量的 ACEI 和 ARB 也不能完全抑制它的不良作用。因此，该醛固酮拮抗剂（也称为盐皮质激素受体拮抗剂）被经常使用，特别是用于治疗中度至重度症状性心脏衰竭。常用药物包括螺内酯 25~50mg 口服，每日 1 次，和依普利酮 20~100mg 口服，每日 1 次（不引起男性乳房发育症）。因此，对于左室 EF<30% 的慢性心力衰竭患者或急性心肌梗死后合并急性心力衰竭者，醛固酮受体拮抗剂能减少死亡率，包括猝死。使用该类药物时补钾应予停止。在最初使用的 4~6 周及调整剂量后，血清钾和肌酐应每 1~2 周检查一次。如果钾在 5.0~5.5mmol/L，应减量。如果血钾>5.5mmol/L 或肌酐升高>2.5mg/dl（220μmol/L）或 ECG 显示有高钾血症变化时要停药。因为可能引起高钾血症和肾功能不全，所以同时使用 ACEI 和 ARB 的患者应避免使用这些药物。

在 HFrEF 患者，醛固酮受体拮抗剂和 ACEI 或 ARB 的联合使用优于 ACEI 和 ARB 的联合使用。

在 HFpEF 患者，螺内酯可降低心力衰竭再住院率，并有降低心血管死亡趋势。因此，醛固酮受体拮抗剂推荐使用于 HFpEF 患者，尤其是存在容量超负荷或既往心力衰竭住院史的患者，还可较少袢利尿剂的剂量。

β-阻滞剂 对所有 HFrEF 患者，β 受体阻滞剂至关重要，是 ACEI 重要的补充疗法，除非有禁忌证（如哮喘、Ⅱ 或 Ⅲ 度房室传导阻滞，或先前严重不能耐受）。最好是在患者没有肺瘀血的证据时开始使用。某些 β 受体阻滞剂（如卡维地洛、美托洛尔缓释片）可改善患者的左室 EF 值，生存率，和其他重要的心血管疾病的预后，即使症状严重者。

在 HFpEF 患者，β 受体阻滞剂尚缺乏足够的临床证据。大型注册登记研究发现虽然可导致变时功能障碍，但可部分改善预后。

急性期后，在能耐受的情况下用超过 8 周的时间逐渐增量。β 阻滞剂的急性负性肌力作用可能在使用初期导致心脏抑制和液体潴留。这时可暂时增加利尿剂的剂量，并保证缓慢向上滴定靶剂量。耐受性随时间延长可增加，其作用也随着靶剂量的到达而出现。通常的口服靶剂量是卡维地洛 25mg，每日 2 次（≥85kg 者应 50mg，每日 2 次）；比索洛尔 10mg，每日 1 次；美托洛尔 50~75mg，每日 2 次（酒石酸盐）或 200mg，每日 1 次（琥珀酸盐缓释片）。卡维地洛是第三代非选择性 β 阻滞剂，是兼有 α 阻滞和抗氧化作用的扩血管药；是首选的 β 阻滞剂，并有大量的研究，但在许多国家价格昂贵。有些 β 阻滞剂（如布新洛尔、扎莫特罗）没有显示有益处甚至可能有害。

在严重急性失代偿期，β 受体阻滞剂不能使用，直到心力衰竭病情稳定，几乎没有液体的潴留证据时才可开始应用。已经在使用 β 受体阻滞剂的患者，出现急性心力衰竭加重时，尽量不停用，除非万不得已。对大部分通过临时增加利尿剂剂量可得到缓解而无需停用 β 受体阻滞剂。

HFrEF 患者在初期治疗，心率和心肌的耗氧量减少，心搏量和充盈压未变。随着心率的减慢，舒张功能改善。心室充盈恢复至比较正常的模式（舒张早期增加），表现为较少的限制。6~12 个月后许多患者可监测到心肌功能的改善并可以持续很久；EF 和 CO 增加，左室充盈压降低。运动能力提高。

血管扩张剂 肼屈嗪和硝酸异山梨酯可以帮助对 ACEI 和 ARB 确实不能耐受的患者（通常由于显著的肾功能损害），但这些药物联合应用的长期疗效是有限的。在黑种人群，当加入到标准疗法，这种组合已显示降低死亡率和住院，和提高生活质量。对于血管扩张剂来说，这些药物改善血流动力学状况，减少瓣膜的反流，增加运动耐量，不引起明显的肾功能损害。

肼屈嗪：从 25mg，每日 4 次口服开始，每 3~5 日增加一次剂量，直至目标剂量 300mg/d，由于它引起低血压，许多患者不能耐受>200mg/d 的剂量。硝酸异山梨酯从 20mg，每日 3 次口服开始（有 12 小时的无硝酸酯间期），逐渐增加到 40~50mg，每日 3 次的目标。至于小剂量（临床更常用）是否能带来长期的益处还不清楚。一般来说，血管扩张剂已被 ACEI 所替代，后者更易于应用，有更好的耐受性，且其已被证实益处更大。

用硝酸酯也可以减轻 HFrEF 患者心力衰竭的症状，患者要被教会在急性症状发作时如何应用硝酸甘油喷雾缓解呼吸困难和应用硝酸甘油贴片治疗夜间呼吸困难。对于 HFrEF 患者，硝酸酯是安全，有效且耐受性良好，尤其是对心力衰竭和心绞痛的患者更有帮助。不良反应包括低血压和头痛。单硝酸异山梨酯在 HFpEF 患者增加不良事件发生率（如头痛）并降低运动耐量。因此，对于 HFpEF 患者常规不建议使用长效硝酸酯类。

其他的血管扩张剂如钙通道阻滞剂不被用来治疗收缩功能不全。短效的二氢吡啶类（如硝苯地平）和非二氢吡啶类（如地尔硫䓬，维拉帕米）是有害的。然而，氨氯地平和非洛地平耐受性较好，对心力衰竭伴有心绞痛或高血压的患者可能有用。两者都可能引起周围性水肿；罕见的，氨氯地平可引起肺水肿。服用非洛地平时，不能服用西柚子汁，因为它能抑制细胞色素 P450 的代谢而使非洛地平药物浓度升高而产生副作用。在 HFpEF 患者，在必要时钙通道阻滞剂可以用来控制高血压或缺血以及控制心房颤动心室率。维拉帕米可用于治疗肥厚型心肌病。

地高辛：地高辛抑制钠钾泵（Na^+-K^+-ATP 酶）。其结果是引起弱正性肌力作用，抑制交感神经活性，阻滞房室结（在心房颤动患者减慢心室率或在窦性心率患者延长 PR 间期），抑制血管收缩，和增加肾脏血流。它从肾脏排泄；半衰期在肾功能正常者是 36~40 小时。

地高辛没有被证实对延长患者生命有益处，但当与利尿剂和 ACEI 合用时，对 HFrEF 患者控制症状有帮助并可减少住院率。但是，对于 HFrEF 目前有了足够多的具有循证证据的药物选择，地高辛的使用明显下降，主要用于优化药物治疗后仍有明显症状的患者。在 HFpEF 中，地高辛仅限用于控制快心房颤动心室率或急性右心衰竭患者。对左室舒张末容积增加和存在第三心音 S_3 的患者,地高辛最为有效。突然的撤药会增加入院率和症状恶化。

肾功能正常者,根据患者年龄、性别、体重等不同,地高辛 0.125~0.25mg/d 口服,在一周里达到洋地黄化(5个半衰期)。如果要快速洋地黄化,可给予毛花苷C 0.5mg 超过 15 分钟静推,而后在 8 和 16 小时再给 0.25mg 静推,或者 0.5mg 口服后在 8、16、24 小时分别再给以 0.25mg 口服。不同国家和不同的医生处方模式可以有很大的不同。但一般说来,过去使用的剂量多偏低,自始至终(8~12 小时后剂量)0.8~1.2ng/ml 的地高辛水平是比较合适的。此外,不同于心房颤动治疗,对于心力衰竭治疗没有足够证据支持快速洋地黄化。常规给予地高辛 0.125mg/d,1 次(肾功能正常者)或 0.125mg 隔天使用(肾功能异常者)在心力衰竭患者中足够。

洋地黄毒性应加以关注,尤其是肾功能不全者,或许还有妇女。与老年人、瘦弱者和合并使用胺碘酮的患者一样,这些患者应给予较小剂量口服。地高辛治疗窗狭小,最重要的副作用是危及生命的心律失常(如心室颤动、室性心动过速、完全性房室传导阻滞)。双向性室性心动过速,心房颤动时的非阵发性交界性心动过速,高钾血症是洋地黄中毒时的重要体征。恶心,呕吐,纳差,腹泻,神志模糊,弱视,或罕见的眼球干燥症都可能发生。如果有低钾或低镁血症(常由于使用了利尿剂所致)存在,即使小剂量或血清浓度不高也可能有洋地黄中毒。在服用利尿剂和洋地黄的患者,电解质水平必须经常监测,尽可能预防异常的发生;保钾利尿剂可能对此有益。

当发生地高辛中毒时,应该停药;纠正电解质异常(如果有严重异常和急性中毒应静脉用药)。严重中毒的患者要送监护室,如果心律失常持续存在,或者严重的过量服药并伴有血钾>5mmol/L,可使用地高辛抗体(羊的抗地高辛抗体片段)。这种药物对由于摄入过多的含洋地黄糖苷的植物引起的中毒也是有效的。剂量可根据血清的地高辛水平或摄入的总量来决定。室性心律失常可用利多卡因或苯妥英钠来治疗。房室传导阻滞引起的缓慢心率可植入临时起搏器。异丙肾上腺素是禁忌的,因有引起室性心律失常的危险。

其他药物 不同的正性肌力药被用于心力衰竭治疗的评估,但除地高辛外,均增加死亡的风险。这些药物可归纳为肾上腺素能激动剂(去甲肾上腺素、肾上腺素、多巴酚丁胺、多巴胺),和非肾上腺素能激动剂[依诺昔酮、米力农、左西孟旦(钙增敏剂)]。门诊患者定期使用静脉滴注正性肌力药(如多巴酚丁胺)可增加死亡率,已不再推荐使用。但多巴酚丁胺或米力农等常用输液可用于严重门诊心力衰竭患者的姑息治疗心室巨大的患者可考虑抗凝药物预防附壁血栓风险。

肺水肿

肺水肿是严重的急性左心室衰竭伴有肺静脉高压和肺泡液体渗出。表现为严重呼吸困难,大汗淋漓,喘鸣,有时伴有血性泡沫痰。诊断主要根据临床表现和胸部 X 线检查。治疗包括吸 O_2,静脉给予硝酸酯,利尿剂,有时使用吗啡和 HFrEF 患者短期静脉应用正性肌力药物,和机械通气(如气管插管机械通气或双水平气道正压通气)。

如果左室充盈压突然升高,血浆液体可以很快从肺毛细血管渗出到肺间质和肺泡,引起肺水肿。尽管因年龄和国家的不同导致发病原因的不同,但大约有 1/2 的患者是因为急性冠脉缺血所致;部分是因为原有心力衰竭严重的失代偿所致;包括因为高血压所引起的舒张功能不全;其余的多起因于心律失常,急性瓣膜病,或因静脉补液引起的急性容量负荷过多等。药物和饮食不当也常是诱因。

症状及体征

患者表现为严重的呼吸困难,烦躁不安,因窒息感所引起的焦虑等。咳嗽带轻微血痰,苍白,发绀,大汗淋漓也很常见;部分患者口内有泡沫。明显的咯血不见。脉搏细速,血压波动较大。血压升高者表明心脏储备尚有;收缩压<100mmHg 则预后不良。吸气期捻发音可在两侧肺野的前后面均可听到。可听到明显的哮鸣音(心源性哮喘)。呼吸时杂乱的声音常造成心脏听诊的困难;重叠型奔马律——S_3 和 S_4——可以听到。可能有右心衰竭的体征(如颈静脉怒张、周围水肿)。

诊断

- 临床表现严重呼吸困难和肺爆破音
- 胸部 X 线
- 有时血清脑钠肽(BNP)或 NT-proBNP
- ECG,心脏标记物,必要时其他的病原学检查

COPD 的恶化类似左心衰竭引起的肺水肿,或肺源性心脏病所引起的双室衰竭。肺水肿可能是既往没有心脏病史的患者的表现症状,但有严重症状的 COPD 患者有已知 COPD 既往史,尽管其呼吸困难可能太严重,以至不能与肺水肿联系起来。

即刻胸部 X 线片常具有较高的诊断价值,可见明显肺间质水肿。床旁测定血清 BNP/NT-proBNP 水平对鉴别诊断有帮助(肺水肿 BNP 升高,COPD 加重的患者 BNP 正常)。应查 ECG,脉搏血氧测定,血生化检查(心脏标志物、电解质、尿素氮、肌酐,严重者测动脉血气)。超声心动图可以帮助区别引起肺水肿的病因(如心肌梗死、瓣膜功能不全、高血压性心脏病及扩张型心肌病),并指导治疗选择。可伴有严重低氧血症。CO_2 滞留是继发性低通气量的晚期不良表现。

治疗

- 病因治疗
- 吸氧
- 静脉利尿剂
- 硝酸盐
- 静脉正性肌力药物
- 吗啡
- 机械通气

起始治疗包括寻找病因;面罩给予 100% O_2;采取坐位;呋塞米 0.5~1.0mg/kg 静推或 5~10mg/h 持续泵入;硝酸甘

油 0.4mg 每 5 分钟舌下含服,随后静滴 10～20μg/min,可每 5 分钟上调 10μg/min,如果收缩压>100mmHg,必要时最大可达 300μg/min。吗啡 1~5mg 静推 1~2 次,长期以来用于缓解严重焦虑和呼吸加速,但观察性研究发现其与预后不良相关,所有现在使用逐渐减少。因为双水平正压无创通气(BiPAP)在严重低氧血症患者中效果明显。如果存在 CO_2 滞留或患者反应迟钝则需用气管插管辅助通气。

其他特殊治疗要根据病因:
- 对急性心肌梗死或急性冠脉综合征患者,给以溶栓或经皮冠状动脉成形术,必要时植入支架
- 严重高血压,给予血管扩张药
- 对室上性或室性心动过速给予直流电复律
- 对于快心室率心房颤动,心脏复律是首选。静脉给予 β 阻滞剂,静脉使用地高辛,或谨慎使用钙通道阻滞剂可用于控制心室率

急性心肌梗死患者肺水肿发作前,一般机体并没有液体的滞留,利尿剂的效果不如慢性心力衰竭急性失代偿患者,并可能引起低血压。如果收缩压<100mmHg 或发生休克,可能要静脉给予多巴酚丁胺和主动脉内球囊反搏术。

一些较新的药物,如静脉使用脑钠肽(奈西立肽)和钙离子增敏剂(左西孟旦,匹莫苯),维纳喹酮,和异波帕胺,可能具有早期改善症状作用,但与标准治疗相比并不能改善预后,甚至可能增加死亡率。松弛素-重组人妊娠松弛素-2 目前正在急性心力衰竭患者中进行大型 3 期临床试验。

一旦患者稳定,就应启动心力衰竭长期治疗。

> **关键点**
> - 急性肺水肿可能源于急性冠状动脉缺血,潜在心力衰竭失代偿,心律失常,急性瓣膜疾病,或急性容量负荷过重
> - 患者常出现严重呼吸困难,大汗淋漓,喘鸣,有时伴有血性泡沫痰
> - 临床评估和胸部 X 线通常就足以诊断;心电图,心肌标志物,超声心动图检查用于确定病因
> - 病因治疗并给予 O_2 并根据需要使用静脉利尿剂和/或硝酸盐;早期使用无创辅助通气并必要时使用气管插管辅助呼吸

肺源性心脏病

肺源性心脏病是继发于肺部疾病引起肺动脉高压后所致右心室扩大。继而产生右心衰竭。表现为周围水肿,颈静脉怒张,肝大和胸骨旁抬举样搏动。诊断根据临床和超声心动图。治疗主要对因。

肺源性心脏病起因于肺或血管的疾病;其右室的扩大不是继发于左室的衰竭,先天性心脏病(如室间隔缺损),或获得性瓣膜病。肺源性心脏病通常是一个慢性过程,但可以急性发作并是可逆的。原发性肺动脉高压(非肺部疾病和心脏疾病引起的)另外叙述。

病理生理
肺部疾病通过下列机制引起肺动脉高压:
- 毛细血管床的丧失(如源于 COPD 引起的肺大疱改变,或肺动脉栓塞引起的血栓形成)
- 缺氧,高碳酸血症或两者共同引起的血管收缩
- 肺泡压的升高(COPD 患者,机械通气时)
- 动脉管壁中度肥厚(通常是对其他原因引起的肺动脉高压的反应)

肺动脉高压增加右室后负荷,导致了类似于发生在左心衰竭的一系列事件,包括舒张末压力升高和中心静脉压升高以及心室肥厚和扩张。由于缺氧引起的红细胞增多可使血黏度增加,也加重右室的负担。罕见者右室衰竭可以影响至左室,假如室间隔功能异常明显向左室膨出可干扰正常的心室充盈并引起左室舒张功能不全。

病因
急性肺源性心脏病几乎没有病因。慢性肺源性心脏病通常由 COPD 引起,但也有些少见的严重疾病(表 80-3)。COPD 的患者有急性病情恶化或肺部感染都可以触发右心负荷增加。在慢性肺源性心脏病患者中静脉血栓栓塞的危险性增加。

表 80-3 肺源性心脏病病因

程度	病情
急性	大面积肺栓塞
	机械通气损伤(多发生在 ARDS)
慢性	COPD*
	外科手术或创伤引起广泛的肺组织减少
	慢性未去除的肺栓塞
	肺静脉阻塞性疾病
	硬皮病
	肺间质纤维化
	脊柱后侧隆凸
	伴有肺泡通气减少的肥胖症
	神经肌肉系统疾病累及呼吸肌
	原发性肺泡通气不足

* COPD 是最常见的慢性肺源性心脏病的病因。
ARDS,急性呼吸窘迫综合征。

症状及体征
早期肺源性心脏病可以没有症状,尽管基础肺部疾病症状明显(如呼吸困难,乏力等)。其后,随右室压力的升高,常有左侧胸骨旁抬举样搏动,第二心音(S_2)的肺动脉瓣成分增强,功能性三尖瓣和肺动脉瓣关闭不全等体征。再后可能出现右心室奔马律(S_3 和 S_4 心音)在吸气时加强,颈静脉扩张(可见明显的 a 波,除非三尖瓣关闭不全同时存在),还有肝大和下垂部位水肿等。

诊断
- 临床表现疑似
- 超声心动图

所有患者存有上述任何一种病因都应怀疑有肺源性心脏病。胸部 X 线片可显示有右室和近段肺动脉扩张，而周围肺动脉变细。ECG 有右室肥大的证据（如电轴右偏，V_1 导联呈 QR 型，$V_1 \sim V_3$ 以 R 波为主），与肺动脉高压的程度相关。然而，因为肺过度充气和 COPD 的肺大疱可引起心脏转位，体检，X 线和 ECG 检查可能并不敏感。超声心动图或核素显像可以评价左室和右室功能；超声心动图能评估右室收缩压但肺部疾病常导致该技术受限。心脏磁共振对于部分患者用于评估腔室大小和功能可能有效。可能要行右心导管检查以明确诊断。

治疗

- 病因治疗

治疗困难；主要针对病因（见本手册有关章节），尤其是减轻和纠正缺氧。在结构发生不可逆改变前及早发现和治疗是很重要的。

如果存在周围水肿，使用利尿剂可能合适，但只有在合并有左室衰竭和肺部液体负荷增加时有效。利尿剂可能是有害的，因为前负荷小幅下降往往加重肺心病。肺血管扩张剂（如肼屈嗪、钙通道阻滞剂、氧化亚氮、依前列醇、磷酸二酯酶抑制剂），虽然对肺动脉高压有益，但对肺源性心脏病无效。波生坦是一种内皮素受体阻滞剂，也对肺动脉高压患者有效，但在肺源性心脏病患者中的研究有限。地高辛只在合并有左室功能不全的患者中有效；而且由于 COPD 患者对地高辛更敏感，所以使用应更小心。曾经主张在肺源性心脏病有缺氧患者实施放血疗法，但除非患者有明显的红细胞增多症，否则，它降低血黏度的好处被携氧力的下降抵消了。对于慢性肺源性心脏病患者，长期抗凝治疗可减少静脉血栓栓塞风险。

> **关键点**
> - 肺源性心脏病是继发于肺部疾病引起肺动脉高压继而导致右心室扩大和功能衰竭
> - 肺心病本身通常无症状，但常规体格检查会发现胸骨左缘收缩期杂音、肺动脉瓣区 S_2 亢进，功能性三尖瓣和肺动脉不全杂音，以及后期的颈静脉怒张，肝和下肢水肿
> - 诊断往往依赖于超声心动图，放射性核素显像，必要时右心导管检查
> - 在结构发生不可逆改变前及早发现并治疗基础病因很重要
> - 虽然患者可有显著外周水肿，利尿药常无效并可能是有害的；前负荷的小幅下降往往加重肺心病

81. 运动和心脏

运动员心脏

运动员心脏是指多数时候每天接受训练>1 小时的人的心脏所发生的结构和功能的改变。此改变无症状，体征可包括心动过缓、收缩期杂音和额外心音。常见心电图异常。根据临床表现或超声心动图诊断。无需治疗。值得注意的是运动员心脏必须同严重心脏疾病相鉴别。

激烈的、长期的耐力和力量训练导致许多生理性适应。左心室容量和压力负荷增加，导致经一段时间后左心室心肌的重量，室壁厚度和心腔大小均增加。最大心搏量和心排血量增加，导致静息心率较慢，舒张期充盈时间延长。心率减慢主要由迷走张力增高所引起，但交感活力降低和其他降低窦房结内在活性的非自主神经因素也可能起作用。心动过缓降低心肌耗氧量；同时总血红蛋白和血容量的增多加大了血氧的输送。虽然发生这些改变，收缩和舒张功仍能维持正常。在女性中心脏结构改变的一般少于同年龄、同体型和接受同样训练的男性。

症状及体征

无症状。体征多样，可能包括心动过缓，后期表现出的左室扩大和振幅增加，在胸骨左下缘的收缩期喷射性（血流性）杂音，由心室性期前收缩期、快速舒张充盈引起的第 3 心音（S_3），第 4 心音（S_4）在静息心动过缓时听诊最佳，因此时舒张充盈时间延长，还可见高动力性颈动脉搏动。这些体征反映出适应高强度运动的心脏结构改变。

诊断

- 临床评估
- 常规 ECG
- 有时超声心动图
- 极少情况下负荷试验

通常在常规筛查时或在评估其他无关的症状时被检出。大多数运动员不需要大量的检查，虽然心电图检查常要做。如果症状（如心悸、胸痛）提示心脏疾病，则要做心电图、超声心动图和运动负荷试验。

运动员心脏是一个排除性诊断；它必须同引起类似表现但对生命有威胁的疾病相鉴别（如肥厚型或扩张型心肌病、缺血性心脏病、致心律失常性右心室发育不良）。

ECG 可表现为多种节律和心电图形态改变，与训练

水平以及心血管表现相关性较差。最常见的ECG发现是：
- 窦性心动过缓，罕见情况下，心率<40次/分。窦性心律不齐常伴随心动过缓
- 房性或室性异位搏动（包括二联律和阵发性非持续性室性心动过速），异位搏动后的停搏不超过4秒
- 游走性室上性心律
- 心房颤动

其他可能出现的ECG包括：
- Ⅰ度房室（AV）传导阻滞（见于多达1/3的运动员）
- Ⅱ度房室传导阻滞（主要是Ⅰ型），在静息时出现，运动时消失
- QRS高电压伴下侧壁T波改变（反映左心室的肥厚）
- 前侧壁T波深倒置
- 不全性右束支传导阻滞

但是，Ⅲ度房室传导阻滞是异常的，应予以全面检查。

ECG和节律改变与临床不良事件并不相关，提示运动员中各种心律失常并非异常。这些心律失常通常在短时间调整后会消失或大幅减轻。

超声心动图　超声心动图检查可对运动员心脏与心肌病作出鉴别（表81-1），但因为有从生理性至病理性心脏扩大的连续性，故区别不总是很清楚。运动员心脏与心肌病的左室间隔厚度重叠范围为：

表81-1　运动员心脏与心肌病鉴别的特点

特征	运动员心脏	心肌病
左室间隔厚度*	男性，<13mm 女性，<11mm	男性，>15mm 女性，>13mm
左室舒张末内径†	<60mm	>70mm
舒张功能	正常（E：A比率>1）	异常（E：A比率<1）
间隔厚度	对称	不对称（在肥厚性心肌病中）
家族史	无	可能存在
对运动的血压反应	正常	正常或收缩压反应降低
去适应作用	左室肥厚复原	无左室肥厚复原

* 男性13~15mm，女性11~13mm的值是不确定的。
† 60~70mm的范围是不确定的。
E：A比率，早期与心房收缩期峰值速度比率。

- 男性13~15mm
- 女性11~13mm

在这个重叠范围，二尖瓣收缩期前向运动的存在，强烈提示肥厚型心肌病。此外，舒张期指数可能在心肌病异常，但通常运动员的心脏是正常的。一般来说，超声心动图改变与训练水平和心血管功率相关性较差。常检出轻度二尖瓣反流和三尖瓣反流。值得注意的是，减少体能训练会使运动员的心脏扩大复原，但心肌病患者中则不会发生。

负荷试验　在进行运动负荷试验时，在亚极量负荷中心率仍维持比正常低，在极量负荷中心率增快与非运动员相当，在运动后迅速恢复。血压反应是正常的：
- 收缩压升高
- 舒张压下降
- 而平均血压相对保持不变

许多静息心电图改变在运动时减少或消失；此发现对运动员心脏是特有的，它可同其他病理状况相鉴别。然而，T波倒置的假性正常化也可反映心肌缺血，因而在老年运动员中应进行进一步检查。但是，正常的运动负荷试验结果并不能排除心肌病。

预后
虽然大体上的结构改变与有些心脏疾病的改变相似，无明显不良作用。在大多数病例中，结构改变和心动过缓会随停止训练而复，然而20%杰出的运动员在停止训练后仍残留有心腔扩大。因此关于运动员心脏是否是真正良性病变的问题，目前尚缺乏长期的数据作答。

治疗
- 可能在去适应作用阶段需监测LV复原过程

可暂不治疗，可能需要停止训练3个月以观察去适应阶段左心室的复原情况，以此来与心肌病相鉴别。这种停止训练的去适应过程可严重干扰运动员的生活，因此可能遇到阻力。

> **关键点**
> - 强化体育锻炼增加左室心肌质量，心室壁厚度和心腔大小，但收缩和舒张功能保持正常
> - 静息心率是缓慢的，可能在胸骨左缘闻及收缩期喷射性杂音，第3心音（S_3），和/或第4心音（S_4）
> - 心电图显示心动过缓和心肌肥厚的表现，有时还可发现其他表现，如窦性心律不齐，房性或室性异位心律，以及Ⅰ度或Ⅱ度房室传导阻滞
> - 由于运动员心脏的心脏结构和心电图改变是无症状的；一旦出现心血管症状（如胸痛，呼吸困难，心悸）或Ⅲ度房室传导阻滞，应努力寻找潜在的心脏疾病

运动员心脏性猝死

约1/20万看来健康的年轻运动员会在运动时突发室性心动过速或心室颤动以及猝死。多发于男性，发生率高于女性10倍；美国篮球和橄榄球运动员以及欧洲的足球运动员是最高危人群。

在**年轻运动员**中，心脏性猝死有多种原因（表81-2），但最常见的是：

表81-2　年轻运动员心脏性猝死的原因*

梗阻型肥厚性心肌病
心脏震荡
冠状动脉畸形（如左冠状动脉主干起源畸形、右冠状动脉起源畸形、冠状动脉发育不全）
心肌重量增加
心肌炎
主动脉瘤破裂

续表
致心律失常性的右心室发育不全
左前降支冠状动脉心肌桥
主动脉瓣狭窄
过早发生的冠状动脉粥样硬化性疾病
扩张性心肌病
二尖瓣黏液瘤样变性
长 QT 综合征
Brugada 综合征
W-P-W 预激综合征（只有前向传导性）
儿茶酚胺性多形性心动过速
右心室流出道性心动过速
冠状动脉痉挛
结节病性心肌病
心脏创伤
脑动脉瘤破裂

* 列表中的原因按发生的频率排列。

- 未检出的肥厚型心肌病

心脏震荡（心前区击打后的突发室性心动过速或心室颤动）　对胸壁较薄且顺应性良好的运动员而言，即使没有心血管疾病存在仍是危险因素。这种击打包括中等力度的投掷（如棒球、曲棍球、长曲棍球），或在心肌易受损伤的复极期来自另一运动员的撞击。

其他原因包括遗传性心律失常综合征（如长 QT 综合征，Brugada 综合征）。有些年轻运动员死于主动脉瘤破裂（马方综合征）。

在年老运动员中心脏性猝死常见原因是：

- 冠状动脉疾病

偶见肥厚型心肌病、二尖瓣脱垂或获得性瓣膜疾病。在运动员导致猝死的其他状况中（如支气管哮喘、中暑、与违禁药物或兴奋剂相关并发症），室性心动过速或心室颤动是一种终末事件而非原发的事件。症状和体征是心血管系统崩溃的表现；诊断是明确的。

即刻给予高级心脏生命支持成功率<20%；随着社区自动体外除颤器分布的扩大，此成功率可能增加。

运动参与者的心血管筛查

运动员在参加运动前应进行筛查以确定危险性，此后每 2 年（高中年龄段）到 4 年（大学及以上年龄）再评估一次。

对所有的儿童、青少年、大学年龄的年轻成人进行筛查的内容包括：

- 病史、家族史及用药史（包括使用兴奋剂和诱发长 QT 综合征的药物）
- 体格检查（包括血压、仰卧和站立位的心脏听诊）
- 基于病史及体格检查的选择性检查

对于年老运动员的筛查　同时包括递增负荷运动试验。

病史和体格检查既不敏感也不特异；假阴性和假阳性发现很常见，因为在看来健康的人群中心脏异常的发生率是非常低的。心电图或超声心动图筛查的应用将改善疾病的检出，但将出现更多的假阳性诊断，且在一般人群的层面中进行是不切合实际的。

在运动员筛查中进行肥厚型心肌病或长 QT 综合征的基因型检测是不推荐也不可行的。

选择性检查　有肥厚型心肌病、长 QT 综合征或马方综合征家族史或症状、体征者需要进一步评估，常规包括 ECG、超声心动图或两者同时。确诊任何一项上述疾病均应避免参与竞技运动。

有晕厥前期或晕厥的症状的运动员应对冠状动脉进行评估（如心脏导管检查）。

如心电图提示有莫氏 II 度传导阻滞、完全性传导阻滞、右束支传导阻滞或左束支传导阻滞需要进一步检查心脏疾病。

如果进行超声心动图检查发现主动脉增宽（或偶然发现），则需要进一步评估。

建议　建议运动员抵制违禁药物或兴奋剂。患者有轻度或中度心脏瓣膜病可参加剧烈活动；但是，患有严重心脏瓣膜病，尤其是狭窄性病变，不宜参加对抗性运动或高强度休闲运动。此外，患有结构性心脏病或心律失常性心肌病（如肥厚型心肌病、冠状动脉异常、心律失常性右心室发育不良）的患者也不应参加对抗性运动或高强度休闲运动。

🔴 关键点

- 运动时心脏性猝死是罕见的，最常见的原因是肥厚型心肌病（年轻运动员）和冠状动脉疾病（较老的运动员）
- 对年轻的参与者（儿童到年轻成人）进行筛查，包括采集病史和体格检查；对那些有异常发现或阳性家族史者进行心电图和/或超声心动图检测
- 对年长的参与者进行筛查，包括采集病史、体格检查，通常进行运动负荷试验检查

82. 冠状动脉疾病

冠状动脉疾病(coronary artery disease,CAD)是指冠状动脉血流减少所致的心脏病,最常见病因为动脉粥样硬化。临床表现包括无症状性心肌缺血、心绞痛、急性冠脉综合征(不稳定型心绞痛、心肌梗死)和心脏性猝死。诊断主要依据症状、心电图及负荷试验,有时需结合冠脉造影。预防主要通过改变可逆性危险因素(如血脂异常、高血压、体力活动缺乏、肥胖和吸烟)。治疗包括各类药物及非药物手段,以减少心肌缺血、恢复或改善冠脉血流。

在发达国家,冠心病是男、女性的首要死因,约占死亡总数的1/3。25~34岁男性白种人冠心病死亡率约为1/10 000,55~64岁男性接近1%。35~44岁男性白种人的冠心病死亡率是同龄女性白种人的6.1倍;而非白种人及糖尿病患者冠心病死亡率的性别差异无如此显著,其原因不明。女性冠心病死亡率在绝经期后逐步上升,到75岁时,其冠心病死亡率等于或甚至高于同龄男性。

病因

冠心病最常见病因是大、中冠状动脉内膜下粥样斑块沉积。少数情况下由冠状动脉痉挛所致(变异型心绞痛,参见第622页)。血管内皮功能障碍可促进动脉粥样硬化,引发冠脉痉挛,作为诱发心绞痛的又一病因越来越受到关注(X综合征,参见第621页)。其他罕见原因包括冠脉栓塞、夹层分离、动脉瘤(如川崎病)和血管炎(如系统性红斑狼疮、梅毒)。

病理生理

冠脉粥样硬化不规则地分布于不同血管,但典型斑块常位于血液湍流处(如血管分叉)。随着粥样斑块进展,动脉管腔进行性狭窄,导致心肌缺血,引发心绞痛。导致心肌缺血的冠脉狭窄程度随心肌需氧量不同而有所差异。

动脉粥样硬化斑块有时会发生破裂,其原因不明,可能与斑块形态、斑块钙含量、炎症反应所致斑块软化有关。斑块破裂导致胶原和其他促血栓形成物质暴露,激活血小板和凝血级联反应,导致急性血栓形成,阻断冠脉血流,造成不同程度的心肌缺血。急性心肌缺血的后果随血管阻塞部位与程度而不同,临床表现从不稳定型心绞痛到透壁性心肌梗死甚至猝死,统称为急性冠脉综合征(acute coronary syndrome,ACS)。

冠状动脉痉挛是一过性、局灶性血管张力增加引起管腔显著狭窄导致血流减少,引发症状性心肌缺血(变异型心绞痛)。显著的管腔狭窄可触发血栓形成,导致心肌梗死或致命性心律失常。痉挛发生部位与是否有动脉粥样硬化斑块形成无关。在没有动脉粥样硬化的血管中,冠脉基础张力增加,导致对血管收缩刺激因子的反应性增高;其中机制尚不明确,可能与内源性氧化亚氮生成异常、内皮依赖性血管收缩和舒张因子之间的不平衡有关。存在动脉粥样硬化的血管中,粥样硬化斑块可引起内皮功能障碍,导致血管局部高收缩性;其可能的机制包括粥样斑块区域对内源性血管舒张因子(如乙酰胆碱)的敏感性丧失、血管收缩因子(如血管紧张素Ⅱ、内皮素、白三烯、5-羟色胺、血栓素)的生成增加。反复血管痉挛可损害内皮,导致粥样斑块的形成。血管收缩药物(如可卡因、尼古丁)的使用和情绪应激也会触发冠脉痉挛。

危险因素

冠心病的危险因素与动脉粥样硬化的危险因素相同,包括低密度脂蛋白(LDL)胆固醇升高、脂蛋白a水平升高、高密度脂蛋白(HDL)胆固醇水平降低、糖尿病(尤其是2型糖尿病)、吸烟、肥胖、体力活动缺乏、载脂蛋白B水平升、C反应蛋白水平升高等。

吸烟可能是女性(特别是<45岁)心肌梗死的强预测因子。遗传因素、全身性疾病(如高血压、甲状腺功能减低退)和代谢性疾病(如高同型半胱氨酸血症)也起到一定作用。总胆固醇或LDL水平正常时,载脂蛋白B水平升高提示冠心病风险增加。

C反应蛋白水平升高提示斑块不稳定性及炎症反应,是比LDL水平升高更强的缺血事件预测因子。高甘油三酯和高胰岛素(提示胰岛素抵抗)水平也是可能的危险因素,尚缺乏足够证据支持。吸烟,高脂高热量以及低植物化学物(水果、蔬菜含有)、低纤维素、低维生素C/D/E饮食,相对低水平ω-3(n-3)多不饱和脂肪酸(PUFAs,至少在部分人群中)摄入以及压力管理能力差,均可使冠心病风险增加。

解剖

左右冠状动脉分别起源于主动脉根部、主动脉瓣瓣口上方的左右冠状窦(图82-1)。冠状动脉沿着心脏表面分为大、中分支(心外膜冠状动脉),继而再分为更小的分支进入心肌。左冠状动脉从左主干开始,分为左前降支(left anteri-

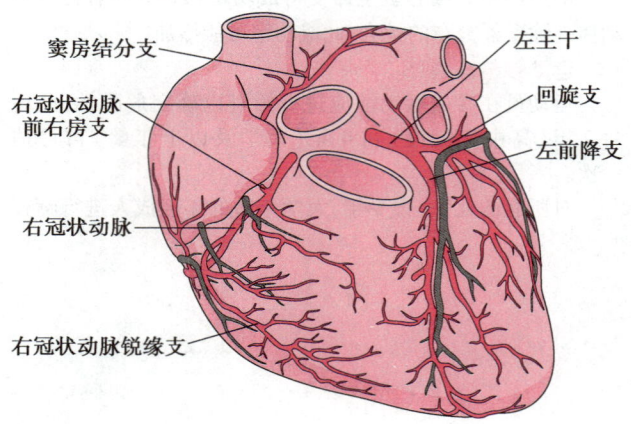

图82-1 心脏动脉

or descending，LAD)和回旋支动脉,有时会同时分出一支中间支动脉。左前降支通常沿着前室间沟走行,部分可延续至心尖,供应前室间隔(包括近端传导系统)与左室前游离壁。回旋支通常比左前降支小,供应左室游离壁的侧面。绝大多数人的冠脉为右冠优势型:右冠状动脉沿着房室沟走行至心脏右侧,供应窦房结(55%的人)、右室、房室结和下壁心肌。10%~15%人的冠脉为左冠优势型:回旋支动脉较大,沿后房室沟走行,供应后壁和房室结。

治疗

- 药物治疗包括抗血小板药物、调脂药(如他汀)及β阻滞剂
- 经皮冠状动脉介入治疗(PCI)
- 急性血栓形成者有时需要溶栓治疗
- 冠状动脉旁路移植(CABG)

治疗总体目标是通过减少氧耗、改善冠状动脉血流,从而减轻心脏负荷,长期阻止和逆转动脉粥样硬化的进展。经皮冠状动脉介入治疗(PCI)或冠状动脉旁路移植(CABG)可改善冠状动脉血流。冠脉内急性血栓形成有时可采取溶栓治疗。

药物疗法 CAD患者的管理取决于症状、心功能及并发症。推荐治疗包括抗血小板药物预防血栓形成及他汀类药物降低LDL胆固醇(通过提高斑块稳定性及内皮功能,改善短期和长期预后)。β阻滞剂可有效减少心绞痛发生(通过减慢心率、减弱心肌收缩进而降低氧耗),并降低梗死后死亡率,特别对于心肌梗死后存在左室功能不全的患者。钙通道阻滞剂经常在处理心绞痛和高血压时与β阻滞剂合用,但尚无证据表明其能降低死亡率。硝酸酯类能够扩张冠脉,减少静脉回流,降低心脏做功,从而迅速缓解心绞痛。长效硝酸酯类有助于减少心绞痛发生,但并不降低死亡率。血管紧张素转化酶抑制药(ACEI)和血管紧张素Ⅱ受体拮抗剂在左室功能不全的CAD患者中最为有效。对于内皮功能障碍的处理目前仍缺乏证据,药物治疗基本同大血管动脉粥样硬化,但也有人提出β阻滞剂的使用可能加重内皮功能不全。

经皮冠脉介入治疗:PCI最初只是单纯的球囊成形术。30%~40%患者在6个月内即可发生血管内再狭窄,并且其中1/3患者最终需要接受再次成形术或CABG。血管成形术之后置入金属裸支架可降低再狭窄发生率,但许多患者仍需要接受反复治疗。药物洗脱支架能在数周之内释放一种抗增殖药物(如西罗莫司、紫杉醇、依维莫司),将再狭窄率降至<10%。2006年由于对药物洗脱支架及支架内血栓的争议,大多数中心减少了药物洗脱支架的应用;然而最终研究表明,急性血栓形成的风险远低于以往的认识。随着药物洗脱支架制作工艺的改进和发展,支架内血栓的发生率已经显著降低。目前绝大多数PCI需要植入支架,在美国所应用的支架中有3/4为药物洗脱支架。无明确心肌梗死或并发症的患者接受支架植入后可很快恢复工作和日常活动,但6周内应避免剧烈运动。金属支架固有的促凝性,可导致支架内血栓形成,多数发生在最初的24~48小时。晚期支架内血栓形成则发生在30日之后甚至1年以后(少见),金属裸支架和药物洗脱支架均可能发生,尤其易发生于停用抗血小板药物之后。

金属裸支架在最初数周内发生进行性内皮化,可降低血栓形成风险。而药物洗脱支架通过释放抗增殖药物可抑制内皮化进程,促进血栓形成。因此接受支架植入患者应给予抗血小板药物。目前对于植入金属裸支架或药物洗脱支架患者的标准推荐治疗包括阿司匹林长期应用,加用氯吡格雷/普拉格雷/替格瑞洛至少6~12个月,术中应用肝素或其他抗凝药物(如比伐卢定,特别对于高出血风险患者)。若术前开始使用新型抗血小板药物,效果最好。

接受择期支架植入术、病情稳定的患者(即无并发症,无急性冠脉综合征)不再常规使用糖蛋白Ⅱb/Ⅲa抑制剂。尽管存在争议,糖蛋白Ⅱb/Ⅲa抑制剂对一些急性冠脉综合征患者可能有获益,但不应作为常规使用。到达心导管室之前应用糖蛋白Ⅱb/Ⅲa抑制剂是否有获益尚不明确,大多数中心不建议在此情况下使用。如患者尚未使用他汀类药物,支架植入术后应加用。术前使用他汀类药物可降低围术期心肌梗死风险。

PCI总体风险与CABG相当,前者死亡率<1%,Q波型心肌梗死率<2%。在<1%的患者中,夹层引起管腔闭塞需要紧急实施冠脉搭桥手术。PCI患者的卒中风险明显低于CABG患者(0.34% vs 1.2%)。

PCI术本身并不治疗或预防冠心病的进展。他汀类药物应当作为PCI术后治疗的一部分,已有证据表明其可改善长期无事件生存率。

冠状动脉旁路移植:CABG术中尽可能使用动脉(如内乳动脉、桡动脉)作为桥血管,必要时可使用自体静脉(如大隐静脉)。术后1年约85%的静脉桥血管可保持通畅,术后5年至少1/3的静脉桥血管出现完全闭塞。但术后10年高达97%的内乳动脉桥血管可保持通畅。动脉桥血管壁还可增厚以适应增加的血流。对于合并糖尿病以及多支血管病变的患者,CABG优于PCI。CABG通常是在心脏停搏、心肺体外循环的条件下进行的;体外循环机泵出和氧合血液。此种手术的风险包括卒中和心肌梗死。对心脏大小正常、无心肌梗死史、心功能正常和无其他危险因素的患者,围术期心肌梗死发生率<5%,卒中发生率1%~2%,死亡率≤1%;手术风险随着年龄、合并左室功能不全及潜在疾病而增加。第二次搭桥手术的死亡率比第一次高3~5倍。

25%~30%患者在体外循环后会出现认知障碍或行为异常,可能由来源于体外循环机的微栓塞所致。认知或行为的变化在老年患者中更为普遍,提示这些变化可能是由于减少的"神经储备",导致老年患者对体外循环期间发生的损伤更为敏感。认知障碍的严重程度可轻可重,持续数周至数年。为使该风险降至最低,一些中心采用了"心脏不停跳"技术(即不用心肺体外循环),由机械装置稳定心脏,在此基础上进行手术。

接受旁路手术后冠心病仍可能进展。术后桥血管吻合口近端的冠脉闭塞发生率上升。血栓形成导致静脉桥血管早期闭塞,而动脉粥样硬化所致内膜和中膜退行性变会导

致静脉桥血管晚期(数年后)闭塞。阿司匹林可延长静脉桥血管的通畅时间。而持续吸烟可严重影响静脉桥的通畅程度。CABG术后应开始或继续使用他汀类药物以达到LDL推荐目标值。

预防

冠心病的预防包括改变动脉粥样硬化危险因素:戒烟、减轻体重、健康饮食、规律运动、血脂调节、减少盐的摄取、控制高血压和糖尿病。降压治疗的目标血压值<130/80mmHg。调脂治疗(尤其是应用他汀类药物)可以延缓甚至逆转冠心病的进展。明确诊断冠心病患者LDL目标值为<100mg/dl(<2.59mmol/L),而既往有缺血事件发生者LDL目标值为70~80mg/dl(1.81~2.07mmol/L)。烟酸或贝特类可用于高密度脂蛋白<40mg/dl(<1.03mmol/L)的患者,虽然近来几项研究均未显示药物提高HDL水平可降低缺血事件风险或延缓动脉粥样硬化进展。

心绞痛

心绞痛是由于一过性心肌缺血(非梗死)导致心前区不适或压迫感的一类临床综合征。典型的心绞痛由劳累或情绪应激所诱发,通过休息或舌下含服硝酸甘油可缓解。依据症状、ECG和心脏影像学进行诊断。治疗手段包括抗血小板药物、硝酸酯类、β受体阻滞剂、钙通道阻滞剂、ACEI、他汀类,以及冠状动脉成形术或冠状动脉旁路移植术。

病因

心绞痛发生于心脏做功引起的心肌需氧超过了冠状动脉供氧能力时,比如动脉管腔出现狭窄。动脉狭窄最常见原因是动脉粥样硬化,也可由冠状动脉痉挛所致,冠状动脉栓塞引起者罕见。急性冠状动脉血栓形成通常会导致心肌梗死,但如果管腔部分或一过性阻塞则会引起心绞痛。

心率、收缩期室壁张力和心肌收缩力是心肌需氧量的主要决定因素,所以冠状动脉狭窄可导致典型的劳力型心绞痛,休息后缓解。除劳累之外,一些疾病也会增加心脏做功,如高血压、主动脉瓣狭窄、主动脉瓣反流或肥厚型心肌病。此时,无论动脉粥样硬化存在与否,均会发生心绞痛,主要由于心肌质量增加(导致舒张期血流减少)相对降低心肌灌注。在严重贫血或低氧时氧供减少亦可诱发或加重心绞痛。

病理生理

稳定型心绞痛心脏做功或需氧量与心肌缺血之间关系相对可预测。而不稳定型心绞痛临床常表现为恶化型心绞痛(如静息心绞痛或发作频率增加或疼痛程度加剧)。

动脉粥样硬化的血管狭窄程度并不完全固定,它会随生理性血管张力的正常波动而变化。因此,大多数患者在清晨发生心绞痛,因为此时动脉张力相对较高。另外,内皮功能异常也可引起血管张力变化:如在粥样斑块引起的内皮受损中,儿茶酚胺分泌过多可引起血管收缩而不是扩张(正常反应)。

心肌缺血引起冠状窦血液pH值降低、细胞内钾丢失、乳酸堆积,进而导致心电图异常和心功能(包括收缩和舒张功能)恶化。心绞痛时左室舒张压升高,可引起肺瘀血和呼吸困难。心肌缺血引起不适的确切机制尚不明确,可能是缺氧性代谢产物刺激神经所致。

症状及体征

心绞痛可以是一种模糊不清、仅仅有不适感的隐痛,也可迅速变为严重而剧烈的心前区压榨感。它很少被描述为疼痛。不适感可发生在不同部位,最常见于胸骨后,可放射到左肩,下行至左臂内侧,甚至到达手指;也可放射至后背、咽喉、下颌和牙齿,偶尔可至右臂内侧;也可位于上腹部。心绞痛从不发生在耳以上或脐以下部位。

一些患者可出现不典型心绞痛(如胃胀、嗳气、腹部不适),表现为消化系统症状,甚至似乎能通过嗳气缓解。一些患者表现为呼吸困难,是由伴随心肌缺血发生的左室充盈压急剧、可逆性升高所致。患者的描述常常不是很精确,究竟是心绞痛或是呼吸困难,还是两者兼而有之很难判断。由于心肌缺血的症状需要一分钟或更长时间来缓解,一过性不适通常不是心绞痛。

心绞痛发作间期甚至发作时,体征可以是正常的。心绞痛发作时,心率可轻微加快,血压常升高,心音更遥远,心尖搏动更弥散。缺血发作时左心室射血时间延长,第二心音可出现反常分裂。可闻及第三、第四心音。心尖区可出现收缩中期或晚期杂音,声音尖锐但不是特别响,这是由于缺血引起局部乳头肌功能不全而导致的二尖瓣反流。

典型的心绞痛由体力活动或强烈情绪所诱发,通常持续不过数分钟,休息后可缓解。对体力活动的反应常可预测。但一些患者某日能够耐受而不引起症状的运动量,却可在翌日出现心绞痛,这是因为动脉张力变化所致。餐后或寒冷中进行体力活动可使症状加重;风中行走或离开温室外出接触冷空气可诱发心绞痛。根据引起心绞痛的体力活动强度可对症状的严重程度进行分类(表82-1)。

表82-1 加拿大心脏协会心绞痛分级

分级	触发胸痛的体力活动量
1	高强度、快速或时间较长的体力活动
	非日常体力活动(如步行、上楼)
2	快速行走
	上坡
	快速上楼
	餐后步行或上楼
	受寒
	遇风
	情绪激动
3	常速步行1或2个街区
	上小坡,甚至上一楼
4	任何体力活动
	有时在静息时

经许可摘自 Braunwald E, Antman EM, Beasley JW, et al. ACC/AHA Guidelines for the management of patients with unstable angina and non-ST segment elevation myocardial infarction: A report of the American College of Cardiology/American Heart Association Task Force on Practice Guidelines[J]. Journal of American College of Cardiology, 2000, 36: 970-1062.

心绞痛发作次数不等，可一天数次，亦可间隔数周、数月或数年。发作频率亦可增加（称为恶化型心绞痛）直至导致心肌梗死或死亡。如果产生足够的冠脉侧支循环、缺血区发生梗死、并发心力衰竭或间歇性跛行限制了活动，发作次数也可减少或消失。

做梦引起呼吸、脉率和血压的显著变化，可发生夜间心绞痛。夜间心绞痛同夜间阵发性呼吸困难，可能是复发性左心衰竭的信号。卧位会增加静脉回流，延展心肌，增加室壁应力，从而增加心肌需氧。心绞痛亦可在休息时自行发生（卧位型心绞痛），常伴有心率轻微加快，有时血压显著升高，从而增加心肌耗氧。这些变化可能是静息型心绞痛的原因，也可能是斑块破裂和血栓形成所致心肌缺血的结果。如果心绞痛不缓解，难以满足进一步增加的心肌需氧，可进展为心肌梗死。不稳定型心绞痛：对某一特定患者心绞痛的特征是可预测的，任何变化（如静息型心绞痛、初发型心绞痛、恶化型心绞痛）均应引起重视，尤其是出现严重心绞痛时（加拿大心脏学会心绞痛分级3级）。这些变化称为不稳定型心绞痛，需要迅速评估和治疗。无症状性心肌缺血：冠心病（尤其合并糖尿病）患者可发生无症状性心肌缺血，可表现为负荷试验或24小时动态心电监测中一过性无症状性ST-T改变。放射性核素检测可记录体力活动或精神压力下的无症状性心肌缺血。无症状性心肌缺血可与心绞痛发生在不同时间、同一患者身上。预后取决于冠脉病变的严重程度。

诊断
- 典型症状
- ECG
- 负荷ECG或影像（超声心动图或核素）试验
- 症状明显或负荷试验阳性者行冠状动脉造影

如果症状典型，并且可由体力活动诱发，休息后缓解，应怀疑心绞痛。病史中如有冠心病危险因素可进一步支持该诊断。若患者胸部不适持续时间>20分钟或在静息时发生或出现晕厥/心力衰竭，则需考虑急性冠脉综合征。胸部不适也可由胃肠道疾病（如反流性食管炎、食管痉挛、消化不良、胆结石）、肋软骨炎、焦虑、惊恐发作、过度通气以及其他心脏疾病（如主动脉夹层、心包炎、二尖瓣脱垂、室上性心动过速、心房颤动）引发。此类患者通常需完善心电图，其他辅助检查包括影像（如心脏超声、核素显像、MRI）负荷试验以及冠脉造影，优先考虑无创性检查。

ECG：如存在典型劳力型心绞痛，有指征完善ECG检查。因为这种类型心绞痛休息后可迅速缓解，发作时很少能获得ECG记录，除非是在负荷试验时。如在发作时记录到，ECG可显示可逆性缺血性心电图改变：T波与QRS向量相反、ST段压低（特征性）、ST段抬高、R波振幅减小、室内或束支传导阻滞和心律失常（常为室性期前收缩）。约30%有典型心绞痛发作史的患者、甚至部分弥漫性三支病变的患者，在心绞痛发作间期，静息ECG（以及左心功能）是正常的。另外70%患者中，ECG可显示既往心肌梗死、心肌肥厚或非特异性ST段和T波（ST-T）异常的证据。仅有静息ECG异常不能建立或排除诊断。

负荷试验：主要用于明确诊断、评估疾病严重程度、帮助患者确定合适的运动强度以及评估预后。若临床诊断为不稳定型心绞痛，为负荷试验禁忌。在冠心病诊断中，最准确的检查为负荷超声心动图及负荷心肌灌注显像（SPECT或PET），然而这些检查较负荷心电图更为昂贵。

若患者静息心电图正常同时可耐受运动，可对其进行负荷心电图检查。对胸部不适、疑似心绞痛的男性，负荷心电图的特异性为70%，敏感性为90%；女性患者敏感性同男性类似，但特异性较低，特别对于<55岁的女性（<70%）。然而，女性冠心病患者较男性更易出现静息心电图的异常（32% vs 23%）。尽管敏感性很高，负荷心电图仍可漏诊严重冠脉病变（甚至左主干或三支病变）。对于症状不典型的患者，负荷心电图阴性可基本排除心绞痛和冠心病诊断；阳性也不能提示心肌缺血，还需进一步完善检查。

静息心电图异常时，负荷心电图可出现假性ST段改变，所以患者应进行负荷心脏影像学检查。负荷试验中多采用运动或药物（如多巴酚丁胺或双嘧达莫）诱发。具体的影像学检查手段由中心可获取设备及专长决定。影像学检查可评估左室功能及其对应激的反应；区分缺血、梗死及存活的心肌；发现存在风险的心肌位点及范围。负荷超声心动图可同时发现缺血诱发的二尖瓣反流。

血管造影 冠状动脉造影是诊断冠心病的金标准，但不是必要手段。通常用于评估冠脉病变位置及程度，为后续PCI或CABG治疗提供参考。冠脉造影同时可用于提供工作或生活方式建议时了解冠脉解剖。尽管冠脉造影不能直观反映冠脉病变的血流动力学影响，管腔直径狭窄>70%时被认为有生理学意义，与心绞痛的发生有较好的相关性（除非存在冠脉痉挛或血栓）。

血管内超声 能够展示冠状动脉结构图像，通过冠脉造影过程中导管头端的超声探头伸入冠脉血管内获得。该检查能够提供冠脉解剖的更多信息，特别是在病变性质不明或冠脉病变程度与症状严重程度不相符时。在血管成形术中，结合血管内超声可确保支架的恰当植入。

压力导丝 用于预测狭窄病变远端的血流。血流储备分数（FFR），是指存在狭窄病变时该血管供应区域获得的最大血流量与理论上血管正常时该区域所获得的最大血流量，可用于指导临界病变的介入治疗。FFR 1.0为正常，FFR <0.75~0.8提示存在心肌缺血，FFR>0.8时支架植入的获益有限。

影像学 电子束CT可测定冠脉斑块的钙含量，钙化积分（1~100）与最终冠脉事件相关。然而非显著斑块仍可存在钙化，所以钙化积分与手术（PCI或CABG）必要性并不相关。因此，美国心脏学会（AHA）推荐电子束CT在某些特定患者结合病史及临床资料评估死亡及非致死性心肌梗死风险时使用。这类患者包括Framingham 10年心血管评分为10%~20%的无症状患者以及负荷试验结果不明确的有症状患者。电子束CT对于排除急诊室中症状不典型、肌钙蛋白正常、冠脉疾病可能性较低的冠心病患者时非常有用。这些患者可至门诊进一步完善无创检查。

多源 CT（MDRCT）冠脉成像：可准确发现冠脉狭窄，并具有一定优势：该检查无创，可排除冠脉狭窄，检测支架或桥血管是否通畅，展示心脏及冠脉解剖，评估钙化及非钙化斑块负荷。然而，该检查辐射剂量较大，而且不适用于心率>65 次/分、心律不齐以及怀孕患者。同时在检查过程中要求患者能够屏住呼吸 15~20 秒，重复 3~4 次。MDRCT 冠脉成像的适应证包括：运动负荷试验结果不明确、无法耐受运动负荷试验、即将接受非心脏外科手术的无症状高危患者或具有典型/不典型心绞痛症状患者；有创性冠脉造影检查无法定位冠脉主要血管或桥血管的患者。

心脏 MRI：在评估心脏及大血管畸形中起到越来越重要的作用。心脏 MRI 可通过多项技术评估冠脉病变，包括直观显示冠脉狭窄，评估冠脉血流，检测心肌灌注及代谢，评估应激状态下室壁运动异常，以及区分梗死及存活心肌。心脏 MRI 主要用于评估心脏结构及功能，检测存活心肌，在确诊或疑似冠心病患者的诊断及风险评估中可能发挥一定作用。

预后

主要不良结局为不稳定型心绞痛、心肌梗死、致命性心律失常及猝死。无心肌梗死史、静息心电图正常、血压正常的心绞痛患者年死亡率为 1.4%。女性患者的预后更差。收缩期高血压患者的年死亡率为 7.5%，心电图异常患者的年死亡率为 7.5%，两者兼而有之的年死亡率为 12%。合并糖尿病患者的年死亡率为非糖尿病患者的 2 倍。

随着年龄增长、心绞痛症状加剧、解剖学病变进展以及左室功能减低，预后则更差。左主干或前降支近端病变属高危病变。尽管预后与受累冠状动脉的数目和严重程度有关，心功能正常的稳定型心绞痛患者，即便存在三支病变，其预后也不差。

治疗

- 危险因素的改变（吸烟、血压、血脂）
- 抗血小板药物（阿司匹林和氯吡格雷/普拉格雷/替格瑞洛）
- β 受体阻滞剂
- 硝酸酯类和钙通道阻滞剂以控制症状
- ACEI 和他汀类

如药物治疗症状持续存在则血运重建。

尽可能改变可逆性的危险因素。吸烟者应戒烟；戒烟 2 年以上者的心肌梗死危险可降至从不吸烟者水平。应坚持降压治疗，因为轻度高血压亦可增加心脏负荷。单纯减轻体重常可减轻心绞痛严重程度。有时治疗轻度左心衰竭可显著减少心绞痛发作。不同的是，洋地黄可加重心绞痛，可能是因为洋地黄增强心肌收缩力增加心肌需氧量或增加动脉张力或两者兼而有之。强化降低总胆固醇和 LDL 胆固醇（通过饮食治疗，必要时加用药物）可延缓冠心病的进展，逆转某些病变，改善内皮功能，从而改善血管对应激的反应性。一份强调步行的运动方案常可提高幸福感，降低急性缺血事件风险，同时提高运动耐量。

药物 主要目的是缓解急性症状；预防或减轻缺血；预防未来缺血事件。

舌下含服硝酸甘油是心绞痛急性发作最有效的药物（表 82-2）。为了预防缺血，所有诊断冠心病或冠心病高危的患者每天都应使用一种抗血小板药物。绝大多数患者应予 β 阻滞剂，除非有禁忌证或不能耐受。某些患者还需要钙通道阻滞剂或长效硝酸酯类药物来预防心绞痛。

表 82-2　治疗冠心病的药物

药物	剂量	适应证
ACEI		
贝那普利 卡托普利 依那普利 福辛普利 赖诺普利 莫西普利 培哚普利 喹那普利 雷米普利 群多普利	根据需要调整剂量	所有冠心病患者，特别是伴有大面积心肌梗死、心力衰竭、高血压或糖尿者 禁忌证包括低血压、肾衰竭、双侧肾动脉狭窄和已知对本类药过敏
血管紧张素 II 受体拮抗剂		
坎地沙坦 依普罗沙坦 厄贝沙坦 氯沙坦 替米沙坦 缬沙坦	根据需要调整剂量	血管紧张素 II 受体拮抗剂是对 ACEI 不能耐受（如咳嗽）患者的一种有效替代。目前它们不是 MI 后的一线治疗 禁忌证包括低血压、肾衰竭、双侧肾动脉狭窄和已知对本类药过敏
抗凝药		
阿加曲班	350μg/kg（负荷量静脉推注），然后 25μg/（kg·min）静脉滴注	ACS 且有已知或疑似肝素诱导的血小板减少症病史的患者，可以作为肝素的替代

续表

药物	剂量	适应证
比伐卢定	0.75mg/kg（负荷量，静脉推注），然后1.75mg/(kg·h)静脉滴注	
磺达肝癸钠	2.5mg，皮下注射，q24h	
低分子肝素：达肝素钠/依诺肝素††/亭扎肝素†	根据需要调整剂量	不稳定型心绞痛或 NSTEMI 患者
达肝素钠/依诺肝素††/亭扎肝素		年龄<75 岁接受替奈普酶的患者 几乎所有 STEMI 患者（除非适于做 PCI 且在<90min 内进行）可以作为普通肝素的替代；药物持续用至 PCI 或 CABG 完成或患者出院
普通肝素	60~70U/kg IV（最大量 5 000U，推注），继以 12~15U/(kg·h)（最大量 1 000U/h），用 3~4 日或用至 PCI 完成	不稳定型心绞痛或 NSTEMI 患者，作为依诺肝素的替代
	开始用阿替普酶、瑞替普酶或替奈普酶时，给予 60U/kg IV（最大量 4 000U，推注），然后，给予 12U/(kg·h)（最大量 1 000U/h），用 48h 或用至 PCI 完成	STEMI 患者和接受急诊冠脉造影与 PCI 或年龄>75 岁接受替奈普酶的患者
华法林	根据 INR 维持在 2.5~3.5 调整口服剂量	体循环栓塞高危患者（如大面积前壁 MI、已知 LV 血栓形成或心房颤动）长期应用可能有效
抗血小板药		
阿司匹林	对稳定型心绞痛：75mg 或 81mg po, qd（肠溶片）	所有冠心病患者或冠心病高危者，除非不能耐受阿司匹林或有禁忌证；长期应用
	对急性冠脉综合征：至急诊室时 160~325mg，嚼服（非肠溶片），qd，住院期间 81mg†, po, qd（肠溶片），并在出院后长期服用	—
氯吡格雷（优先）	75mg po, qd	与阿司匹林合用或单用于不能耐受阿司匹林的病人中
	对接受 PCI 患者：立即予 300~600mg，然后 75mg po, qd，持续用 1~12 个月	对接受 PCI 患者，仅在心导管室冠脉造影明确冠脉解剖需要接受 PCI 之后服用负荷剂量的氯吡格雷 裸支架需维持治疗至少 1 个月，药物洗脱支架需维持至少 12 个月
普拉格雷	一次予 60mg po，继以 10mg po, qd	仅用于接受 PCI 的 ACS 患者不能与溶栓治疗合用
替格瑞洛	对接受 PCI 患者：术前立即予 180mg，然后 90mg po, bid	—
噻氯匹定	250mg po, bid	由于存在粒细胞减少的风险，很少常规应用，而且必须定时检测白细胞计数
糖蛋白Ⅱb/Ⅲa 抑制剂		
Abciximab 依替巴肽 替罗非班	根据需要调整剂量	某些 ACS 患者，尤其是接受 PCI 支架置入者以及高危 UA/NSTEMI 患者；治疗于 PCI 术前开始，持续 18~24h
β-阻滞剂		
阿替洛尔	50mg po, q12h, 急性期；50~100mg po, bid, 长期	所有 ACS 患者，除非不能耐受 β 阻滞剂或有禁忌证，特别是高危患者；长期应用
比索洛尔	2.5~5mg po, qd, 依据心率和血压可增加至 10~15mg, qd	
卡维地洛	25mg po, bid（心力衰竭或其他血流动力学不稳定的患者，起始剂量应为 1.625~3.125mg, bid，如能耐受，则非常缓慢增加剂量	
美托洛尔	如能耐受，每隔 2~5min 给予 5mg 一剂注射 1~3 次（最大 15mg），在最后一次静脉注射后 15min 开始给予 25~50mg po, q6h, 持续 48h；然后，长期给予 100mg, bid 或 200mg, qd	

续表

药物	剂量	适应证
钙通道阻滞剂		
氨氯地平	5~10mg po,qd	稳定型心绞痛患者,如应用硝酸酯类药物症状仍持续存在或对硝酸酯类药物不耐受
地尔硫䓬(缓释剂)	180~360mg po,qd	
非洛地平	2.5~10mg po,qd	
硝苯地平(缓释剂)	30~90mg po,qd	
维拉帕米(缓释剂)	120~360mg po,qd	
抑制素		
阿托伐他汀	根据需要调整剂量	CAD患者应达到LDL的目标值70mg/dl(1.81mmol/L)
氟伐他汀		
洛伐他汀		
普伐他汀		
瑞舒伐他汀		
辛伐他汀		
硝酸酯类:短效		
舌下含服硝酸甘油(片剂或气雾剂)	0.3~0.6mg,每4~5min,最多3次	所有需要立即缓解胸痛的患者,根据需要应用
硝酸甘油持续静脉滴注	以5μg/min开始,每数分钟增加2.5~5.0μg直至出现所需的疗效	有选择的ACS患者:在第一个24~48h,伴有心力衰竭的患者(除非存在低血压)、大面积前壁心肌梗死或持续性心绞痛或高血压(血压下降10~20mmHg但收缩压未<80~90mmHg)更长时间应用,复发性心绞痛或持续性肺充血患者
硝酸酯类:长效		
二硝酸异山梨酯	10~20mg po,tid;可增加至40mg,tid	不稳定型心绞痛或持续严重心绞痛的患者,以及β阻滞剂剂量用至最大后仍有心绞痛的患者 建议硝酸酯类的空白期为8~10h(通常在晚上)以免产生耐药性
二硝酸异山梨酯(缓释剂)	40~80mg po,bid(通常在8am和2pm给药)	
单硝酸异山梨酯	20mg po,bid,第一剂与第二剂之间间隔7h	
单硝酸异山梨酯(缓释剂)	30mg或60mg,qd,可增加至120mg或,个别增加至240mg	
硝酸甘油贴片	在上午6时与9时之间应用0.2~0.8mg/h,12~14h后祛除以免产生耐药性	
硝酸甘油膏剂 2%配方(15mg/2.5cm)	1.25cm平均涂于躯干上部或上臂,q6~8h,其上覆以塑料膜,如能耐受可加量至7.5cm,每天祛除8~12h以免产生耐药性	
阿片类		
吗啡	2~4mg IV,根据需要重复剂量	所有ACS所致胸痛的患者可缓解疼痛(但缺血可能持续存在) 最好在药物治疗启动之后或决定进行血运重建治疗之后应用

* 临床医生会依据不同类型冠心病采用不同的药物组合。
† 更高剂量的阿司匹林不能提供更多的获益,同时增加不良反应风险。
†† 在低分子量肝素(LMWH)中,优先使用依诺肝素。
ACS,急性冠脉综合征;CABG,冠状动脉旁路移植术;CAD,冠状动脉疾病;LV,左心室;MI,心肌梗死;NSTEMI,非ST段抬高型心肌梗死;PCI,经皮介入治疗。STEMI,ST段抬高型心肌梗死。

抗血小板药可抑制血小板聚集。阿司匹林与血小板不可逆性结合,抑制环氧化酶和血小板聚集。其他抗血小板药物(如氯吡格雷、普拉格雷和替格瑞洛)可阻断腺苷二磷酸诱导的血小板聚集。这些药物均能降低缺血事件(心肌梗死、猝死)风险,两者合用时更有效。不能耐受一种抗血小板药物的患者应接受另一种抗血小板药物治疗。

β阻滞剂在减轻症状、预防心肌梗死和猝死方面优于其他药物。β阻滞剂可阻断心脏的交感刺激,降低收缩压,减慢心率,减弱心肌收缩力,减少心输血量,从而降低心肌需氧量、提高运动耐量。β阻滞剂还能提高心室颤动阈值。绝大多数患者均能很好地耐受这些药物。许多有效的β阻滞剂可供选择。药物剂量根据需要增加直至出现心动过缓或不良反应。不能耐受β阻滞剂的患者可予具有负性变时作用的钙通道阻滞剂(如地尔硫䓬、维拉帕米)。β阻滞剂耐受高危人群(如哮喘患者)可尝试心脏选择性β阻滞剂(如比索洛尔),也可在服药前后测定肺功能以明确是否存在药物诱导的支气管痉挛。

硝酸甘油是一种强效的平滑肌松弛剂和血管扩张剂。其主要作用位点是外周血管树,特别是静脉或容量血管系亦可发挥作用。硝酸甘油可降低收缩压,扩张静脉,从而降低心室壁张力(决定心肌需氧量)。舌下含服硝酸甘油用于心绞痛急性发作或用力活动前预防心绞痛。通常 1.5~3 分钟内显著缓解,大约 5 分钟完全缓解,作用持续 30 分钟。如果缓解不完全,可于 4~5 分钟后重复该剂量,最多重复 3 次。患者在任何时间都应随身携带硝酸甘油片剂或气雾剂,以便在心绞痛发作时能立即使用。应把该药存放在密闭、避光的玻璃容器中,以免失效。由于药物保质期短,应经常、少量地加以补充。

长效硝酸酯类(口服或经皮给药)用于 β 阻滞剂滴定至最大剂量仍有症状的患者。如果心绞痛发作时间可预测,硝酸酯类药物给药应覆盖这些时间。口服硝酸酯类包括二硝酸异山梨酯和单硝酸异山梨酯(二硝酸类的活性代谢产物)。它们在 1~2 小时内起效,作用持续 4~6 小时。缓释单硝酸异山梨酯全天均有效。至于经皮给药模式,硝酸甘油皮肤贴片已经大部分取代了硝酸甘油膏剂,因为膏剂很不方便而且易弄脏衣服。贴片通过缓慢释放药物提供持久作用;使用贴片 4 小时可改善患者运动能力,但在 18~24 小时内作用减弱。硝酸酯类可产生耐药性,尤其在血药浓度保持稳定时。由于清晨心肌梗死风险最高,下午或傍晚期间停用硝酸酯类是合理的,除非患者在此时间段内常常有心绞痛发作。对于硝酸甘油,停 8~10 小时就足够了;而异山梨酯可能需要停用 12 小时。如果每天给药一次,单硝酸异山梨酯缓释剂似乎不易产生耐药性。

钙通道阻滞剂可用于使用硝酸酯类症状持续或硝酸酯类不耐受的患者。特别适用于合并高血压或冠状动脉痉挛的患者。不同类型钙通道阻滞剂具有不同作用。二氢吡啶类(如硝苯地平、氨氯地平、非洛地平)不具有变时作用,其负性变力作用也各不相同。短效二氢吡啶类可产生反射性心动过速,增加冠心病患者死亡率,因此不单独应用于稳定型心绞痛。长效二氢吡啶类很少引起心动过速;最常与 β 阻滞剂合用。在长效二氢吡啶类中,氨氯地平的负性变力作用最弱,可用于左心收缩功能不全的患者。地尔硫䓬、维拉帕米以及其他类型的钙通道阻滞剂具有负性变时和变力作用,仅用于 β 阻滞剂不耐受或哮喘和左心收缩功能正常的患者,但有可能增加左心收缩功能不全患者的心血管死亡率。

雷诺嗪一种钠通道阻滞剂,用于治疗慢性心绞痛。可延长 QTc 间期,用于其他抗心绞痛药物无效的患者。雷诺嗪对女性不如对男性有效。头晕、头痛、便秘、恶心是最常见的不良反应。

血运重建 如果药物治疗时心绞痛持续存在、生活质量恶化或解剖病变(血管造影时发现)增加患者死亡风险应考虑血运重建(PCI 如血管成形术、支架植入,或 CABG)。PCI 与 CABG 之间的选择取决于解剖病变的严重程度和部位、外科医师和医疗中心的经验,在某种程度上还取决于患者的选择。

PCI 通常更适合于具有合适解剖病变的单支或二支血管病变患者,近来越来越多应用于三支病变。长病变或分叉病变通常不适合行 PCI。但随着支架技术的进步,PCI 被用于越来越多的复杂病变。

CABG 对某些特定的心绞痛患者是非常有效的。合并糖尿病及多支血管病变患者,CABG 优于 PCI。理想的 CABG 患者包括严重心绞痛和局部病变或糖尿病患者。大约 85% 患者术后症状完全消失或显著减轻。运动负荷试验显示桥血管通畅程度与运动耐量的改善呈正相关,但有时尽管桥血管已经闭塞运动耐量仍有改善。

CABG 能改善左主干病变、三支血管病变和左心室功能降低以及部分两支血管病变者的生存率。然而,对于轻中度心绞痛(CCS 1 级或 2 级)或三支血管病变而左心室功能正常者,CABG 对生存率改善不显著。PCI 被越来越多地应用于无保护左主干病变(指不存在前降支或回旋支血管桥),一年生存率同 CABG 类似。对于单支病变患者,药物治疗、PCI 及 CABG 的获益类似,除了左主干病变和前降支近端病变,进行血运重建获益更大。

> **关键点**
>
> - 心绞痛发生于心脏负荷超过冠脉供氧能力时
> - 稳定型心绞痛表现可从一个模糊的,几乎没有疼痛的感觉到严重的心前区剧烈挤压感;它们通常是由体力活动诱发,持续不超过数分钟,休息后可缓解
> - 对于静息心电图正常的患者进行负荷 ECG 检查,对于静息心电图异常的患者进行心肌影像检查(如超声心动图、放射性核素显像、MRI)
> - 考虑行血管重建术(经皮介入治疗或冠状动脉旁路移植术)时应做冠状动脉造影
> - 给予硝酸甘油紧急缓解心绞痛
> - 患者需长期使用抗血小板药物、β 阻滞剂和他汀类药物,必要时加用钙通道阻滞剂以进一步预防症状发生。

X 综合征

(微血管性心绞痛)

X 综合征是指心外膜冠状动脉正常、因心脏微血管功能障碍或收缩引起的心绞痛。

X 综合征患者具有以下特征:具有典型心绞痛症状即休息或含服硝酸甘油可缓解;冠脉造影是正常的(如无动脉粥样硬化、栓塞或可诱发的冠脉痉挛)。

其中一些患者在负荷试验时可出现缺血表现;而另一些则没有。在一些患者中可能的缺血原因为心肌内冠脉收缩,从而降低了冠脉血流储备。另一些患者则是因为心肌内微血管功能障碍,异常血管对运动或其他心血管负荷因素不能作出扩张反应;对心脏疼痛的敏感性也可能增加。

这种疾病不应与心外膜冠脉痉挛引起的变异型心绞痛

或另一种亦称为"X 综合征"的疾病混淆,后者是指代谢综合征。

虽然缺血的症状可反复发作数年,但其预后良好。

多数患者可使用 β 阻滞剂缓解症状。

变异型心绞痛

变异型心绞痛是一种继发于心外膜冠状动脉痉挛的心绞痛。症状为静息心绞痛,很少表现为劳力性心绞痛。诊断依据心电图和麦角新碱/乙酰胆碱激发试验。治疗为钙通道阻滞剂及舌下含服硝酸甘油。

绝大多数变异型心绞痛患者至少有一支主要冠状动脉近端出现显著的固定阻塞。痉挛通常发生在冠脉阻塞处 1cm 范围以内(常伴有室性心律失常)。

症状及体征

表现为心绞痛样不适,主要在静息时发生,常发生在夜间,很少发生于体力活动时(除非同时存在显著的冠状动脉阻塞)。心绞痛通常规律地在一天的固定时间发作。

诊断

- 冠脉造影期间行麦角新碱/乙酰胆碱激发试验

如心绞痛发作时 ST 段抬高,应怀疑变异型心绞痛。心绞痛发作间期,心电图可正常或呈稳定不变的异常。确诊依据为麦角新碱/乙酰胆碱激发试验,后者可诱发冠状动脉痉挛,此时可见显著的 ST 段抬高或在心导管检查时观察到可逆性痉挛。激发试验常在心导管室进行,有时也可在冠心病监护室进行。

治疗

- 钙通道阻滞剂
- 舌下含服硝酸甘油

变异型心绞痛患者的 5 年平均生存率为 89%~97%,但同时合并动脉粥样硬化性冠状动脉阻塞患者死亡风险更高。通常舌下含服硝酸甘油能迅速缓解心绞痛症状。钙通道阻滞剂能有效预防症状发作。理论上说 β 阻滞剂可通过其未阻滞的 α 肾上腺素能受体使血管收缩作用增强进而加重痉挛,但该作用尚未在临床上得到证实。

最常用的口服药物是钙通道阻滞剂:缓释地尔硫䓬 120~540mg,每日 1 次;缓释维拉帕米 120~480mg,每日 1 次(肝肾功能不全者应酌情减量);氨氯地平 15~20mg,每日 1 次(老年和肝功能不全者应酌情减量)。

对于难治性病例,胺碘酮可能有效。尽管这些药物能缓解症状,但似乎不能改善预后。

急性冠脉综合征

(不稳定型心绞痛;NSTEMI;STEMI)

急性冠脉综合征(ACS)由冠状动脉急性阻塞所致。其后果取决于血管阻塞的程度和部位,表现从不稳定型心绞痛、非 ST 段抬高型心肌梗死(non-ST-segment elevation MI, NSTEMI)、ST 段抬高型心肌梗死(ST-segment elevation MI, STEMI)以及心源性猝死。以上不同类型症状类似(猝死除外),包括胸部不适伴或不伴气促、恶心和出汗。诊断主要依据 ECG 以及有/没有血清标志物。治疗包括抗血小板药物、抗凝药、硝酸酯类、β 阻滞剂,对于 STEMI,还包括急诊再灌注治疗(纤溶药物、经皮介入治疗或偶尔施行冠状动脉旁路移植术)。

分型

ACS 包括:不稳定型心绞痛、NSTEMI 以及 STEMI。以上均为急性冠脉缺血,根据症状、心电图表现以及心肌标志物水平进行区分。由于不同类型 ACS 的预后及治疗措施不同,临床中有必要进行分型。

不稳定型心绞痛:静息心绞痛时间延长(通常大于 20 分钟);初发心绞痛,程度至少 CCS 3 级(表 82-1);恶化性心绞痛,指心绞痛的频率增加、程度加剧、持续时间延长或阈值降低(CCS 分级增加至少 1 级,或至少 CCS 3 级)。心电图表现包括心绞痛发作期间 ST 段压低,ST 段抬高或 T 波倒置,这些改变均为暂时性的。心肌标志物中,肌酸激酶(CK)通常不升高,但肌钙蛋白,尤其是高敏肌钙蛋白(hs-cTn)可能轻度升高。不稳定型心绞痛可能进展为心肌梗死、心律失常甚至猝死。

非 ST 段抬高型心肌梗死(NSTEMI,心内膜下心肌梗死):指不伴有急性 ST 段抬高的心肌坏死(心肌标志物肌钙蛋白 I/T 及肌酸激酶升高)。心电图可能表现为 ST 段压低,T 波倒置或两者兼而有之。

ST 段抬高型心肌梗死(STEMI,透壁性心肌梗死):指伴有 ST 段抬高(不能由硝酸甘油迅速逆转)或新发左束支传导阻滞的心肌坏死。心肌标志物肌钙蛋白 I/T 及肌酸激酶升高。

以上两种心肌梗死类型均可能产生或不产生病理性 Q 波(依据心电图分为 Q 波型心肌梗死,非 Q 波型心肌梗死)。

病因

ACS 最常见于发生粥样硬化冠状动脉内急性血栓形成。粥样斑块有时会变得不稳定或存在炎症,诱发斑块破裂或撕裂,促血栓形成物质暴露,激活血小板及凝血瀑布,导致急性血栓形成。血小板激活可引起细胞膜上糖蛋白 GP Ⅱb/Ⅲa 受体结构的改变,促使血小板交联进一步聚集。甚至引起微小阻塞的粥样瘤亦可能破裂而诱发血栓形成。

在 >50% 的病例中,其发生事件前的血管狭窄程度 <40%。因此尽管血管狭窄严重程度有助于预测症状,它并不总是能预测急性血栓事件。形成的血栓可迅速影响部分心肌的血供。大约 2/3 患者可出现血栓自溶,因此 24 小时后仅有约 30% 患者仍有血栓性阻塞。尽管如此,实际上所有患者的血管闭塞时间已长到足以造成组织坏死。

罕见情况下,ACS 可由动脉栓塞(如二尖瓣或主动脉瓣狭窄、感染性心内膜炎或消耗性心内膜炎)所致。使用可卡因和其他原因引起的冠状动脉痉挛有时也可能导致心肌梗死。冠脉痉挛所致心肌梗死可发生于正常或有粥样硬化的冠脉。

病理生理

最初结局因血管阻塞的大小、部位、持续时间而不同,从一过性心肌缺血到心肌梗死。使用更新、更敏感的标志物检测表明,一过性心肌缺血亦可造成部分细胞坏死。缺血事件发生具有连续性,将之分为若干亚型,尽管有助于临床处理,但有些武断。急性事件结局主要取决于梗死心肌组织的面积及类型。

心肌功能障碍:缺血(而不是梗死)心肌组织的收缩和舒张功能受损,导致心肌节段活动减弱或消失;这些节段可在收缩期延展或膨出(称为矛盾运动)。受损区域大小决定了对心功能的影响,从轻微至轻度心力衰竭到心源性休克;通常大面积心肌缺血会造成心功能严重受损。约2/3急性心肌梗死住院患者发生不同程度的心力衰竭。如心排血量低和心力衰竭持续存在,则被称为缺血性心肌病。缺血累及乳头肌可造成二尖瓣反流。室壁运动障碍可导致血栓形成。

心肌梗死:心肌梗死是部分心肌供血的冠脉血流突然减少所致的心肌坏死。梗死组织的功能障碍是永久性的,梗死组织附近存在潜在可逆性缺血区域。心肌梗死主要影响左室功能,但损伤亦可延展至右室或心房。

心肌梗死可为透壁性或非透壁性。透壁性梗死累及从心外膜至心内膜的心肌全层,通常以ECG上有异常Q波为特征。非透壁或内膜下梗死不贯穿整个心室壁,仅引起ST段和T波(ST-T)异常。由于临床上无法精确测量坏死心肌的透壁深度,因此根据心电图上是否存在ST段抬高或异常Q波分为STEMI或NSEMI。

室间隔或心室壁坏死可能造成穿孔或破裂,导致严重后果;也可能形成室壁瘤或假性动脉瘤。

电活动障碍:可出现在任何形式的ACS中。缺血和坏死细胞不能产生正常的电活动,导致不同的ECG改变(主要是ST-T异常)、心律失常和传导障碍。心肌缺血的ST-T异常包括ST段压低(通常是从J点下斜型压低)、T波倒置、ST段抬高(通常被称为损伤电流)以及在心肌梗死超急性期时的T波高尖。传导障碍反映了窦房结、房室(AV)结或特殊传导组织受损。大多数改变都是一过性的,少数是永久性的。

症状及体征

ACS的症状部分取决于血管阻塞的程度和部位,其变异相当大。来自胸腔器官(包括心脏)的疼痛刺激,可造成各种不适,患者可描述为压迫样、撕裂样、嗳气、消化不良、烧灼样、刀割样甚至为针刺样。许多患者否认有疼痛感,只表现为"不适"。除非是大面积梗死,否则仅根据症状难以判断心肌缺血的范围。

ACS症状同心绞痛症状类似,在不稳定型心绞痛和急性心肌梗死章节有更具体的描述。

急性事件后可发生许多并发症,通常包括电活动异常(如传导障碍、心律失常)、心肌功能障碍(如心力衰竭、室间隔或游离壁破裂、室壁瘤、假性动脉瘤、室壁血栓形成、心源性休克)或瓣膜功能障碍(典型的是二尖瓣反流)。电活动异常可出现在任何形式的ACS中,通常须有大面积心肌缺血才会导致明显的心肌功能障碍。ACS的其他并发症还包括复发性心肌缺血和心包炎。心包炎发生于心肌梗死后2～10周,被称为心肌梗死后综合征或心肌梗死后综合征(postmyocardial infarction syndrome)。

诊断

- 系列心电图
- 系列心脏标志物
- STEMI或出现并发症(如持续胸痛、低血压、心脏标志物明显升高、不稳定心律失常)患者行急诊冠状动脉造影
- 无以上并发症的NSTEMI或不稳定型心绞痛患者行延迟(24～48小时)冠状动脉造影

年龄>30岁的男性和>40岁的女性(糖尿病患者更年轻)、主诉为胸痛或胸部不适时应考虑ACS。但必须与下列原因引起的疼痛相鉴别:肺炎、肺栓塞、心包炎、肋骨骨折、肋骨软骨分离、食管痉挛、急性主动脉夹层、肾结石、脾梗死或各种腹部疾病。对于以往被诊断为裂孔疝、消化性溃疡或胆囊疾病的患者,临床医师必须注意这些新发症状是否由这些疾病所致。

当怀疑有任何类型的ACS时,需进行进一步检查:启动和进行一系列的ECG和心脏标志物的检测,以鉴别不稳定型心绞痛、NSTEMI和STEMI。每个急诊室必须具备治疗分诊系统、立即识别胸痛患者,以便迅速评定和完善ECG。另外还需进行指脉氧测定和胸部X线检查(特别关注是否有纵隔增宽,以排除主动脉夹层)。

ECG ECG是最重要的检查,应该在到院10分钟内进行。由于溶栓治疗对STEMI患者有益但会增加NSTE-MI患者风险,因此ECG结果是治疗决策的核心。急诊心导管检查适用于急性STEMI患者,但不适用于NSTEMI患者。

对于STEMI,第一份ECG常有诊断意义,表现为损伤区域2个及2个以上相邻导联ST段抬高≥1mm(图82-2)。

病理性Q波并非诊断所必须。必须仔细阅读ECG,因为ST段抬高可能是轻微的,尤其在下壁导联(Ⅱ、Ⅲ、aVF),有时阅图者的注意力可能错误地集中到ST段压低的导联上。如有特征性症状存在,ECG上ST段抬高诊断MI的特异性为90%,敏感性为45%。连续追踪(第一天每8小时1次,以后每日1次)可显示ECG逐渐演变成稳定的、更趋正常的形态或几天内出现异常Q波(图82-3),进一步确定心肌梗死诊断。

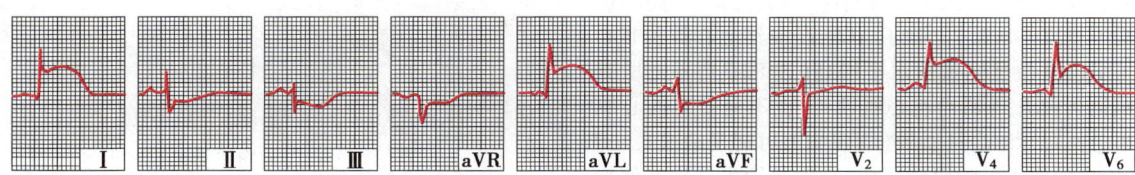

图82-2 急性左心室侧壁心肌梗死(发病数小时内记录)。Ⅰ、aVL、V₄、V₆导联有明显的超急性期ST段抬高,其他导联有对应压低

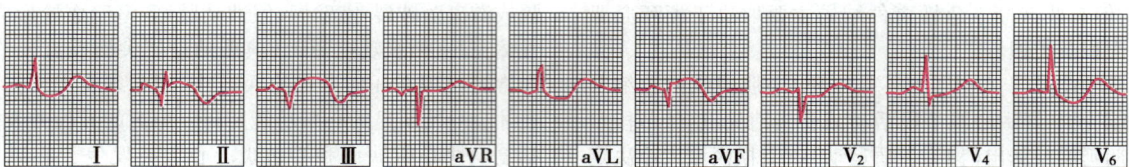

图82-3 左心室侧壁心肌梗死(最初24小时后)。Ⅰ、aVL、V₄、V₆导联ST段抬高程度降低;出现有意义的Q波,R波消失

由于非透壁(非Q波)心肌梗死常发生在心内膜下或心肌中层,故其ECG上不出现诊断性Q波或特征性ST段抬高。它们通常仅出现程度不同的ST-T异常,这种变化不明显、多变、非特异,有时难以解释(NSTEMI)。如重复ECG检查时这些异常恢复正常(或恶化),则很有可能是心肌缺血。但如果重复ECG检查结果无变化,则不可能是急性心肌梗死。如临床上仍怀疑心肌梗死,则需要获取其他证据来作出诊断。疼痛缓解时ECG正常不能排除不稳定型心绞痛。胸痛时ECG正常,虽然不能排除心绞痛,但常提示胸痛不是心肌缺血所致。

如怀疑右心室心肌梗死,应记录15导联ECG,额外导联放在V₄R,若要发现后壁心肌梗死,则记录V₈和V₉导联。

当存在左束支传导阻滞图形时,心肌梗死的ECG诊断较困难,因为它与STEMI的ECG变化相类似(图76-15)。与QRS波同向的ST段抬高和至少2个胸前导联ST段抬高>5mm,均强烈提示心肌梗死。但是一般来说,有疑似症状和新出现(或不知既往是否已经存在)的左束支传导阻滞应按STEMI进行治疗。

心脏标志物 心脏标志物(心肌细胞损伤的血清标志物)指心肌酶谱(如CK-MB)和心肌细胞内容物(如肌钙蛋白I、肌钙蛋白T、肌红蛋白)。

这些物质在心肌细胞坏死后释放入血。心脏标志物在心肌损伤后的不同时间出现,并以不同速率衰减。这些指标对心肌损伤的敏感性和特异性差异很大,其中肌钙蛋白(cTn)敏感性和特异性最高,是现在最常选用的标志物。最近有些新的心脏标志物,如高敏肌钙蛋白(hs-cTn),精确度高,已经在临床上使用。这些检测手段精确测量Tn的水平(T或I)最低至0.003~0.006ng/ml(3~6pg/ml);有些检测手段甚至可精确到0.001ng/ml(1pg/ml)。

除了急性心脏疾病患者,敏感性较低的肌钙蛋白检测很难检测到Tn。因此,一个"阳性"Tn结果(即高于检测上限)特异性很高。然而,新型的高敏肌钙蛋白检测手段可以在许多健康人中检测到少量的Tn。因此,高敏肌钙蛋白水平需要有正常参考范围,当数值高于99%参考人群时定义为"升高"。此外,尽管肌钙蛋白水平升高表示存在心肌损伤,但不提示心肌损伤的原因(虽然任何肌钙蛋白升高增加许多疾病不良事件风险)。除了ACS,许多其他心脏和非心脏疾病可引起高敏肌钙蛋白水平增高(表82-3);不是所有的高敏肌钙蛋白升高都代表心肌梗死,也不是所有的心肌坏死是由急性冠脉综合征所致(即便病因可能是缺血)。然而,通过检出较低水平的肌钙蛋白,高敏肌钙蛋白比其他检测手段能更早识别心肌梗死,在许多中心已取代其他心脏标记物检测。

表82-3 肌钙蛋白升高原因

类型	原因
心肌梗死(缺血性)	
ACS	典型AMI;STEMI/NSTEMI
非-ACS(冠心病)	需求增加(稳定冠脉病变)
	冠脉痉挛、栓塞、夹层
	手术相关(PCI、CABG)
	可卡因或甲基苯丙胺
非-ACS(非冠心病)	缺氧
	全心缺血
	低灌注
	心胸外科手术
心源性猝死	—
直接心肌损伤(非缺血性)	
心脏疾病	心力衰竭
	心肌病(如肥厚型、病毒性)
	高血压
	心肌炎、心包炎
	损伤(消融、心脏挫伤、复律、电击)
	肿瘤
	浸润性疾病(如淀粉样变)
全身疾病	肺栓塞
	毒性(如蒽环类药物)
	创伤(严重烧伤)
	剧烈活动
	肾衰竭
	败血症
	卒中
	蛛网膜下腔出血
检测相关	
检测手段	检测方法不佳
	校准误差
样本	嗜异性抗体
	物质干扰

ACS,急性冠脉综合征;AMI,急性心肌梗死;CABG,冠状动脉旁路移植术;NSTEMI,非ST段抬高型心肌梗死;PCI,经皮介入治疗;STEMI,ST段抬高型心肌梗死。

通常情况下，疑诊 ACS 的患者应即刻及 3 小时后分别检测高敏肌钙蛋白的水平（如果使用标准 Tn 测定则在第 0 和第 6 小时）。

患者的高敏肌钙蛋白结果必须结合患者疾病的验前概率进行解释，这些临床评估基于：

- ACS 的危险因素
- 症状
- ECG

高验前概率加上增高的 hs-cTn 高度提示 ACS，而低验前概率加上正常的 hs-cTn 提示 ACS 可能性低。当检测结果与验前概率不一致时，诊断极具挑战性，此时多次检测 hs-cTn 水平常对诊断有所帮助。低验前概率和初次 hs-cTn 略高、随访保持稳定的患者可能是非 ACS 心脏疾病（如心力衰竭、稳定性冠心病）。然而，如果随访肌钙蛋白水平显著上升（即≥20%~50%），则 ACS 可能性增高。如果高验前概率患者，初次 hs-肌钙蛋白水平正常、随访明显升高（>50%），可能为 ACS；若随访仍为正常水平（通常随访 6 小时，高度怀疑 ACS 时随访时间更长），建议考虑其他诊断。

冠状动脉造影：冠状动脉造影常与经皮冠脉介入治疗（如血管成形术、支架置入等）同时进行。如果可能，急诊冠脉造影和 PCI 应在急性心肌梗死发病后尽快完成（急诊 PCI）。在很多三级医院，该措施显著降低发病率和死亡率，改善长期预后。从疼痛发生至 PCI 的时间缩短（<3~4 小时），实际上梗死是被中止了。

STEMI、接受最大剂量药物治疗仍有持续胸痛以及存在并发症（如心脏标志物明显升高、心源性休克、急性二尖瓣反流、室间隔穿孔、不稳定心律失常）的患者应进行紧急冠脉造影。无并发症的 NSTEMI 或症状已经缓解的不稳定型心绞痛可在住院最初 24~48 小时内进行冠脉造影，以发现需要治疗的血管病变。

在最初评估和治疗后，对存在进行性心肌缺血证据（ECG 或症状）、血流动力学不稳定、反复室性快速性心律失常以及有证据提示复发性心肌缺血事件的患者，可行冠状动脉造影进行诊断。一些专家建议负荷影像诱发缺血或 LVEF<40% 的 STEMI 患者也应做冠脉造影。

其他检查：常规实验室检查是没有诊断意义的，但如有异常，常表明与组织坏死相对应的非特异性异常（如 ESR 加快、白细胞数中度升高伴轻度核左移）。所有 ACS 住院患者应在最初 24 小时内完善空腹血脂检测。

心肌影像学检查：如心脏标志物或 ECG 阳性，则诊断时不需要进行心肌影像学检查。但对于心肌梗死患者，床旁超声心动图对于发现机械性并发症非常有价值。出院前或出院后短期内出现症状提示 ACS 的患者，ECG 和心脏标志物正常的情况下，应接受负荷心肌影像学检查（药物或运动负荷的放射性核素心肌显像或超声心动图检测）。影像学检查异常的患者提示之后 3~6 个月内出现并发症风险增加，若出现这种情况，建议出院前或者马上进行血管造影检查，若有需要，进行 PCI 或 CABG。

右心导管术 用带球囊的肺动脉导管可测定右心压力、肺动脉压、肺动脉楔压以及心排血量。此项检查并不常规推荐，通常只在出现严重并发症（如重度心力衰竭、缺氧、低血压）时才能由有丰富导管经验的医生在适宜条件下完成。

预后

总体风险评估应依据正规临床风险评分进行［心肌梗死血栓形成（TIMI），急性冠脉事件全球注册（GRACE），不稳定型心绞痛血小板糖蛋白Ⅱb/Ⅲa：应用整合素拮抗受体治疗（PURSUIT）］或结合以下高危因素：

- 在休息或低强度活动中心绞痛/缺血复发
- 心力衰竭
- 二尖瓣反流恶化
- 负荷试验提示高风险（因症状、明显心电图异常、低血压或复杂室性心律失常在测试开始 5 分钟内停止测试）
- 血流动力学不稳定
- 持续性室性心动过速
- 糖尿病
- 6 个月内接受 PCI
- 冠状动脉搭桥术前
- 左室射血分数<0.40

治疗

- **院前治疗**：吸氧，阿司匹林，硝酸酯类或阿片类止痛药，转运至合适的医疗中心
- **药物治疗**：抗血小板药物，抗心绞痛药物，抗凝药，某些情况下其他药物
- 冠脉造影常常用于评估冠脉解剖学特点
- **再灌注治疗**：溶栓药物，PCI 或 CABG
- 支持治疗
- 出院后康复和冠心病慢性管理

治疗（包括药物治疗）的目的是缓解病痛、阻止血栓形成、逆转心肌缺血、减少心肌梗死面积、减轻心脏负荷、预防和治疗并发症。ACS 属于内科急症，治疗结局主要取决于快速诊断和治疗。

治疗与诊断应同时进行。

其他并发症（包括贫血、心力衰竭等）需要积极治疗。

心肌梗死所致胸痛一般在 12~24 小时内逐渐缓解，任何持续性或再发胸痛需警惕，可能提示并发症发生，如再发心肌缺血、心包炎、肺栓塞、肺炎、胃炎或溃疡。

院前治疗：

- 吸氧
- 阿司匹林
- 硝酸酯类或吗啡
- 转运至合适的医疗中心

必须建立可靠的静脉通路，吸氧（通常经鼻导管吸氧 2L），开始持续单导联 ECG 监测。急救医护人员进行的院前干预［包括做 ECG、嚼服阿司匹林（325mg）、使用硝酸酯类或阿片类进行疼痛管理（表 82-2）、如有适应证且条件许可进行早期溶栓并转运至可行急诊 PCI 的医院］可减少死亡率和并发症风险。若无条件行急诊 PCI，早期诊断的资料和治疗反应有助于确定血运重建的必要性和时机。

住院管理：
- 基于再灌注策略的药物治疗（包括抗血小板、抗凝及其他药物）
- 依据患者危险分层决定再灌注策略（STEMI 患者进行溶栓或血管造影及 PCI/CABG，UA/NSTEMI 患者进行心脏血管造影及 PCI/CABG）

一到达急诊室，患者的诊断即应明确。药物治疗及再血管化策略的选择取决于 ACS 类型及临床情况（图 82-4）。药物治疗选择详见 ACS 药物治疗；再灌注策略选择详见 ACS 再血管化治疗。

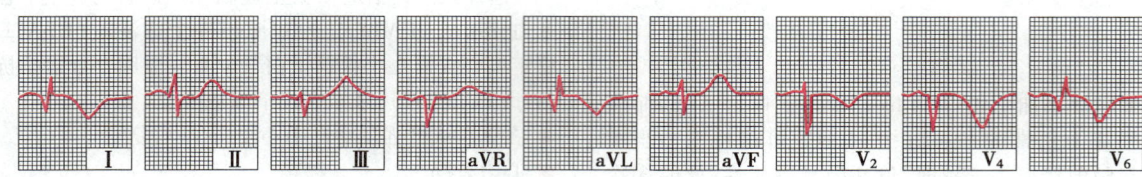

图 82-4　左心室侧壁心肌梗死（数天以后）。有意义的 Q 波和 R 波振幅的降低持续存在，ST 段基本回到等电线。在随后的数月内 ECG 可能仅有缓慢的变化

诊断不明确时，床旁心脏标志物的检测能有助于识别怀疑 ACS 的低危患者（如首次心脏标志物阴性和 ECG 无诊断提示的患者），这些患者可在 24 小时观察室或胸痛中心接受处理。高危患者应被收入住院或冠心病监护室（CCU）。已证实有些方法助于危险分层。其中，TIMI 危险评分应用最为广泛。

怀疑 NSTEMI 和中高危患者应收入住院或 CCU。STEMI 患者应收入 CCU。

常规连续监测中，单导联 ECG 记录到的信息仅心率和心律是有用的。有些临床医师建议常规多导联、有连续 ST 段记录的监测，可识别一过性、复发性 ST 段抬高或压低。对于无症状患者，这些发现常提示心肌缺血并可识别需要更积极评估和治疗的较高危者。

一名合格的护士能识别 ECG 上的心律失常并启动心律失常的治疗方案。所有医务人员都应了解如何进行心肺复苏（CPR）。

支持治疗：监护室应该是一个安静、利于休息的地方。尽可能采用单人房间，确保监护的私密性。最初几天探视和电话联系通常仅限于家庭成员。患者可以使用收音机、电视和报纸，墙上的挂钟、日历和面向户外的窗户有助于避免患者的孤独感。

第一个 24 小时必须绝对卧床休息。一天后，无并发症（如血流动力学不稳定、进行性心肌缺血）的患者，包括成功溶栓或 PCI 再灌注治疗的患者可以坐在椅子上，开始被动运动，使用抽水马桶。不久以后，可允许步行去浴室或做一些没有压力的文书工作。近期研究表明，成功接受急诊 PCI 术且无并发症的急性心肌梗死患者可尽快下床活动，并在 3～4 日后安全出院。

如果再灌注治疗不成功或存在并发症，患者卧床休息时间需延长，但应尽早动员他们（尤其是老年患者）起床活动。卧床时间过长会导致躯体迅速失健，直立性低血压、工作能力下降、运动心率加快以及深静脉血栓形成风险增加。卧床时间延长还会加重抑郁感和无助感。

焦虑、情绪变化和否定感是常见的。通常应用温和的镇静剂（通常使用苯二氮䓬类），但许多专家认为罕有需要应用这类药物者。

发病第三天常出现反应性抑郁，而且在康复的某些时间段几乎普遍存在。疾病急性期过后的首要任务是管理抑郁、康复以及制订长期预防计划。过分强调卧床休息、不活动以及疾病严重性会增加焦虑和抑郁倾向，因此应鼓励患者尽早坐起、下床和进行适当活动，应向患者解释疾病的影响、预后和个体化康复计划。

用大便软化剂（如多库酯）维持正常肠道功能以避免过度用力是非常重要的。老年患者常出现尿潴留，尤其是卧床几天或接受阿托品治疗后。此时需要留置导尿管，但一旦患者能够站立或坐起解尿，即应拔除。

由于医院禁止吸烟，因此可鼓励患者在住院期间戒烟。医护人员应作出最大努力帮助患者永久戒烟。

虽然急性期患者都少有食欲，但是适量可口的食物有利于恢复元气。通常每天给患者提供 6 273～7 528J（1 500～1 800cal）的软食，钠的摄入减少至 2～3g。发病 2～3 日后如无心力衰竭证据可不必限制钠的摄入。应给患者提供低胆固醇和低饱和脂肪酸饮食，并用以教育患者健康饮食。

对于合并糖尿病的 STEMI 患者，不再建议强化血糖控制。指南要求降糖方案以胰岛素为基础，使血糖水平达到和维持在 <180mg/dl，同时应避免低血糖。

康复和出院后治疗

- 功能评估
- 生活方式改变：规律运动、饮食改变、减轻体重、戒烟
- 药物：阿司匹林、β 阻滞剂、ACEI 和他汀的持续治疗

功能评估　住院期间未行冠脉造影的患者如没有高危因素（如心力衰竭、复发性心绞痛、24 小时后的 VT 或 VF、机械并发症如新出现的杂音、休克）以及射血分数 >40%，无论是否接受溶栓治疗，在出院前或出院后不久应完善负荷试验检测（表 82-4）。

表 82-4　心肌梗死后的功能评估

运动能力	如 ECG 能诊断	如 ECG 不能诊断
能运动	出院前或出院后做次极量或症状限制的负荷运动	运动超声心动图或核素扫描
不能运动	药物负荷试验（超声心动图或核素扫描）	药物负荷试验（超声心动图或核素扫描）

活动　出院后最初 3～6 周应逐步增加体力活动强度。鼓励患者恢复其和伴侣的性生活以及其他中等强度体力活

动。如急性心肌梗死后6周仍能保持较好的心功能,大多数患者都能恢复其所有日常活动。与生活方式、年龄和心脏状况相匹配的有规律的运动计划可降低缺血事件发生风险,改善总体健康状况。

危险因素 应借助ACS急性起病和紧急治疗强力地促使患者改变其危险因素。评估患者的体力和情绪状态,并与之商讨,对其生活方式(如吸烟、饮食、工作和娱乐习惯、运动)提出建议,进一步控制危险因素,可改善患者预后。

药物 多种药物可明确降低心肌梗死后死亡风险,除非有禁忌证或不能耐受,都应使用:
- 阿司匹林和其他抗血小板药物
- β阻滞剂
- ACEI
- 他汀类

阿司匹林和其他抗血小板药物可降低患者心肌梗死后死亡率和再梗率。推荐长期应用肠溶阿司匹林81mg,每日1次。有数据表明无论是否合用阿司匹林,华法林可降低病死率和再梗率。

β阻滞剂被认为是标准治疗。常用β阻滞剂包括醋丁洛尔、阿替洛尔、美托洛尔、普奈洛尔、噻吗洛尔等,在使用至少7年能使心肌梗死后死亡率下降约25%。

ACEI也被认为是标准治疗,如果可能应在所有心肌梗死后患者中使用。这些药物通过改善内皮功能,提供长期心脏保护作用。如因咳嗽和皮疹(但不是血管神经性水肿或肾功能不全)不能耐受ACEI,可采用血管紧张素Ⅱ受体拮抗剂来替代。

他汀类药物也是标准治疗和常规处方。无论初始胆固醇水平如何,降低胆固醇水平可降低心肌梗死患者缺血事件再发风险及死亡率,他汀类药物可使心肌梗死后患者获益。贝特类药物可以使那些主要血脂异常为低HDL或高甘油三酯的心肌梗死后患者获益,但临床证据尚不明确。除非发生严重不良反应,应长期持续使用大剂量他汀。

> **关键点**
> - 不稳定型心绞痛,NSTEMI和STEMI代表不同心肌缺血和坏死的严重程度;分型有助于区分预后、指导治疗
> - 诊断是基于一系列的心电图和心脏标志物的水平,特别是使用新型、高敏肌钙蛋白T检测
> - 即刻药物治疗取决于ACS类型和患者特点,通常包括抗血小板药物、抗凝药、β阻滞剂,并根据需要使用硝酸酯类(如胸痛、高血压、肺水肿患者),和他汀类药物改善预后。
> - 对于不稳定型心绞痛和NSTEMI,住院24~48小时内进行血管造影以识别需要进行PCI或CABG的冠脉病变,此时纤溶治疗无效
> - 对于STEMI,进行急诊PCI(门球时间<90分钟);如果无急诊PCI条件,进行溶栓治疗
> - 除非有禁忌证,康复期患者需继续使用阿司匹林和其他抗血小板药物、β阻滞剂、ACEI及他汀类药物。

不稳定型心绞痛

(急性冠脉功能不全;心肌梗死前心绞痛;中间综合征)

不稳定型心绞痛由于冠脉急性阻塞造成,但无心肌梗死。表现为胸部不适,合并或不合并呼吸困难、恶心和冷汗。依据心电图和心脏标志物进行诊断。治疗包括抗血小板药物、抗凝药物、硝酸酯类、他汀类和β阻滞剂。通常需要进行冠脉造影以及PCI/CABG。

不稳定型心绞痛是急性冠脉综合征的一种类型,此类患者的心脏标志物达不到心肌梗死诊断标准,同时符合至少一条以下特点:
- 静息心绞痛时间延长(通常超过20分钟)
- 新发心绞痛,程度至少CCS3级(表82-1)
- 恶化性心绞痛,指心绞痛的频率增加、程度加剧、持续时间延长或阈值降低(CCS分级增加至少1级,或至少CCS3级)

不稳定型心绞痛可能进展为心肌梗死、心律失常甚至猝死。

症状及体征

患者症状为心绞痛(典型表现为胸痛或胸部不适),频率更高、程度更剧烈、阈值更低、可能在静息时出现、进行性进展,甚至可能合并以上几个特征。

不稳定型心绞痛根据其严重程度及临床环境进行分级(表82-5)。同时考虑到不稳定型心绞痛是否出现在稳定型心绞痛药物治疗过程中,以及心绞痛发作期间是否有ST-T改变。如果心绞痛在48小时内发生且没有其他非心脏促发因素,需要进行肌钙蛋白检测以帮助评估预后;肌钙蛋白阴性患者的预后优于肌钙蛋白阳性患者。

表82-5 不稳定型心绞痛Braunwald分级*

分级	描述	名称
严重程度		
Ⅰ	初发严重或恶化型心绞痛†,无静息时心绞痛	—
Ⅱ	过去一个月静息时心绞痛,但在48h内无发作	亚急性静息心绞痛
Ⅲ††	过去48h内静息时心绞痛	急性静息心绞痛
临床情况		
A	继发于加重心肌缺血的非心脏因素	继发性不稳定型心绞痛
B††	无加重心肌缺血的非心脏因素	原发性不稳定型心绞痛
C	急性心肌梗死2周内发生	心肌梗死后不稳定型心绞痛

*基本分级包括罗马数字及字母。
†心绞痛频率增加、程度加剧、时间延长、阈值降低。
††ⅢB级患者,肌钙蛋白水平有助于评估预后。
经许可改编自Hamm CW, Braunwald E, APACHE Ⅱ. A classification of unstable angina revisited. Circulation, 2000, 102: 118-122。

诊断

- 系列心电图
- 系列心脏标志物
- 出现并发症（如持续胸痛、低血压、不稳定心律失常）患者行急诊冠状动脉造影
- 稳定患者行延迟冠脉造影（24~48小时）

进行系列心电图及心脏标志物检测以区分不稳定型心绞痛和急性心肌梗死（NSTEMI 或 STEMI）。分型对治疗决策至关重要，因为溶栓治疗对 STEMI 患者有益，但可增加 NSTEMI 及不稳定型心绞痛患者风险。另外，急诊冠脉造影主要适用于 STEMI 患者，而不适用于 NSETMI 及不稳定型心绞痛患者。

ECG：ECG 是最重要的检查，应该在到院 10 分钟内进行。不稳定型心绞痛发作期间可出现 ST 段压低、ST 段抬高、T 波倒置等心电图改变，但为一过性的。

心脏标志物：疑诊不稳定型心绞痛的患者应即刻及 3 小时后分别检测高敏肌钙蛋白的水平（如果使用标准 Tn 测定则在第 0 和第 6 小时）。肌酸激酶通常不升高，肌钙蛋白（尤其采用高敏肌钙蛋白检测时）可能轻度升高，但达不到心肌梗死的诊断标准（高于正常上限或 99 百分位数）。

冠脉造影：症状已缓解的不稳定型心绞痛患者需在住院 24~48 内行冠脉造影以发现需要治疗的病变。冠脉造影通常和经皮介入治疗（如血管成形术、支架植入等）同时进行。

在初步的评估和治疗后，存在进行性心肌缺血（心电图表现或有症状）、血流动力学不稳定、复发性室性快速性心律失常以及存在其他提示缺血事件再发证据的患者需接受冠脉造影。

预后

不稳定型心绞痛的预后取决于病变血管数量、位置及病变程度。例如，左主干近端病变或等同于左主干近端病变（前降支及回旋支近端狭窄）的预后不如远端狭窄或小分支血管病变。左室功能对预后也有影响；显著左室功能障碍（尤其有单支或双支血管病变）的患者需要更积极的再血管化治疗。

总体上有大约 30% 的不稳定型心绞痛患者在起病 3 个月内会发生急性心肌梗死；猝死相对少见。胸痛发作时显著的心电图改变提示更高的心肌梗死和死亡风险。

治疗

- 院前治疗：吸氧，阿司匹林、硝酸酯类或阿片类止痛药，转运至合适的医疗中心
- 药物治疗：抗血小板药物、抗心绞痛药物、抗凝药，某些情况下其他药物
- 冠脉造影常常用于评估冠脉解剖学特点
- 再灌注治疗：PCI 或 CABG
- 出院后康复和冠心病慢性管理

院前治疗：

- 吸氧
- 阿司匹林
- 硝酸酯类或吗啡
- 转运至合适的医疗中心

必须建立可靠的静脉通路，吸氧（通常经鼻导管吸氧 2L），开始持续单导联 ECG 监测。急救医护人员进行的入院前干预[包括做 ECG、嚼服阿司匹林（325mg）、使用硝酸酯类或阿片类进行疼痛管理]可减少死亡率和并发症风险。早期诊断的资料和治疗反应有助于确定血运重建的必要性和时机。

住院管理：

- 依据患者危险分层决定再灌注策略
- 基于再灌注策略的药物治疗（包括抗血小板、抗凝及其他药物）

一到达急诊室，患者的诊断即应明确。药物治疗及再血管化策略的选择取决于临床情况。临床情况不稳定的患者（进行性胸痛、低血压、持续心律失常），有指征进行急诊冠脉造影及再灌注治疗。临床情况稳定的患者，血管造影及再灌注治疗可延迟至入院后 24~48 小时进行（图 82-5）。

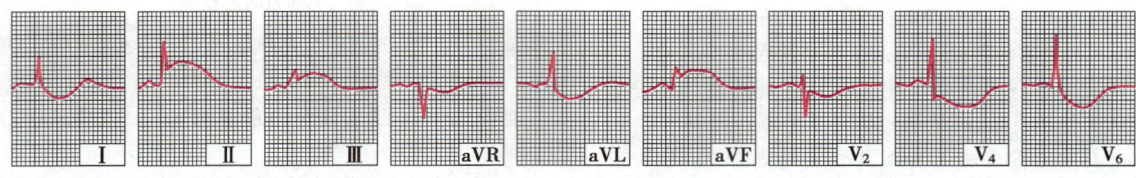

图 82-5　急性左心室下膈面心肌梗死（发病数小时内记录）。Ⅱ、Ⅲ、aVF 导联有超急性期 ST 段抬高，其他导联有对应压低

药物治疗：所有患者均需给予抗血小板及抗凝药物，如果胸痛持续不缓解，加用抗心绞痛药物。某些特定药物使用取决于再灌注策略及其他因素，详见 ACS 药物治疗。其他药物治疗，例如 β 阻滞剂、ACEI 及他汀类药物，需在入院后启动（表 82-2）。

不稳定型心绞痛患者需接受以下药物治疗（除非有禁忌证）：

- 抗血小板药物：阿司匹林、氯吡格雷（可由普拉格雷或替格瑞洛替代）或两者兼有
- 抗凝药：肝素（普通肝素或低分子肝素）或比伐卢定
- GP Ⅱb/Ⅲa 拮抗剂：对某些高危患者
- 抗心绞痛治疗：硝酸酯类
- β 阻滞剂
- ACEI
- 他汀类

若无禁忌证，所有患者入院时都应接受阿司匹林（非肠溶片）160~325mg，之后 81mg/d 一次。吞服前首剂嚼碎可加快吸收。阿司匹林可降低短期和长期死亡率。接受 PCI

的患者,给予负荷剂量氯吡格雷(一次口服 300~600mg)或普拉格雷(一次口服 60mg)或替格瑞洛(一次口服 180mg)可以改善预后,尤其是提前 24 小时服用。对于急诊 PCI,普拉格雷和替格瑞洛起效更快,可作为优选。

除非有禁忌证(如活动性出血),应常规给予低分子肝素(LMWH)或普通肝素。普通肝素应用较复杂,因它需要频繁(每 6 小时)调整剂量,以达到活化的部分凝血激酶时间(aPTT)目标值。低分子肝素(LMWH)生物利用度更高,根据体重给药,不需要监测 aPTT 及剂量滴定,且出现肝素诱导血小板减少的风险更低。对已知或疑似出现肝素诱导血小板减少病史的患者,推荐使用比伐卢定。

对于高风险(复发性心肌缺血、心电图动态改变、血流动力学不稳定)患者,推荐使用 GPⅡb/Ⅲa 抑制剂治疗。阿昔单抗、替罗非班以及依替巴肽效果类似,药物选择取决于其他因素(如费用、可获得性及对药物的了解程度)。

应用吗啡或硝酸酯类药物缓解胸痛。吗啡 2~4mg 静脉注射,如有需要每 15 分钟重复一次,可有效缓解疼痛,但可能造成呼吸抑制,吗啡同时可减弱心肌收缩力、扩张静脉血管。吗啡所造成的低血压和心动过缓可通过抬高下肢纠正。可给予硝酸酯类舌下含服,如有需要静脉维持。

不稳定型心绞痛患者的标准药物治疗还包括 β 阻滞剂、ACEI 及他汀。推荐给予 β 阻滞剂,尤其对于高风险患者,除非有禁忌证(如心动过缓、传导阻滞、低血压或哮喘)。β 阻滞剂可减慢心率、降低血压、减弱心肌收缩力,进而减轻心脏负荷及需氧量。ACEI 可通过改善内皮功能提供长期心脏保护作用。如果由于咳嗽或皮疹(但不是血管神经性水肿或肾功能不全)而无法耐受 ACEI,可采用血管紧张素Ⅱ受体拮抗剂进行替代。他汀类药物也是标准治疗药物,需长期使用。

再灌注治疗:溶栓治疗可使 STEMI 患者获益,但对于不稳定型心绞痛患者没有帮助。

一般情况稳定的患者可在入院后 24~48 小时内进行血管造影;如果情况不稳定(如症状持续不缓解、低血压、持续心律失常),可进行急诊冠脉造影。造影可帮助指导后续进行 PCI 还是 CABG。再灌注策略选择详见 ACS 再灌注治疗(参见第 640 页)。

康复和出院后治疗:
- 功能评估
- 生活方式改变:规律运动、饮食改变、减轻体重、戒烟
- 药物:阿司匹林、β 阻滞剂、ACEI 和他汀的持续治疗

住院期间未做冠脉造影的患者如没有高危因素(如心力衰竭、复发性心绞痛、24 小时后的 VT 或 VF、机械并发症如新出现的杂音、休克)以及射血分数>40%,无论是否接受溶栓治疗,在出院前或出院后不久应完善负荷试验检测。

应借助 ACS 急性起病和紧急治疗强力地促使患者改变其危险因素。评估患者的体力和情绪状态,并与之商讨,对其生活方式(如吸烟、饮食、工作和娱乐习惯、运动)提出建议,进一步控制危险因素,可改善患者预后。

所有患者出院后应持续使用合适的血小板药物、他汀类、抗心绞痛药物及其他治疗并发症的药物。

> **关键点**
> - 不稳定型心绞痛指的是新发、恶化或静息心绞痛,但心脏标志物检测达不到心肌梗死诊断标准
> - 不稳定型心绞痛症状包括新发或恶化性胸痛,或静息时胸痛
> - 诊断基于系列心电图及心脏标志物检测
> - 即刻治疗包括吸氧、抗心绞痛、抗血小板及抗凝药物
> - 症状持续不缓解、低血压或持续心律失常患者需进行急诊冠脉造影
> - 一般情况稳定的患者需在住院 24~48 小时内完成血管造影
> - 疾病康复期需持续使用抗血小板药物、β 阻滞剂、ACEI 及他汀类药物

急性心肌梗死

急性心肌梗死是由于冠脉急性闭塞造成的心肌坏死。表现为胸部不适,合并或不合并呼吸困难、恶心和冷汗。依据心电图和心脏标志物进行诊断。治疗包括抗血小板药物、抗凝药物、硝酸酯类、β 阻滞剂、他汀类和再灌注治疗。对于 ST 段抬高型心肌梗死,急诊再灌注治疗包括溶栓药物、经皮冠脉介入治疗及冠脉旁路移植术。对于非 ST 段抬高型心肌梗死,再灌注治疗包括经皮冠脉介入治疗及冠脉旁路移植术。

美国每年大约有 150 万急性心肌梗死发生,造成 40~50 万人死亡,其中半数患者在到达医院之前死亡。

急性心肌梗死和不稳定型心绞痛属于急性冠脉综合征。急性心肌梗死包括 NSTEMI 和 STEMI,两者治疗策略不同,所以临床上进行鉴别诊断非常重要(图 82-6)。

病理生理

心肌梗死定义为心肌缺血造成的心肌细胞坏死。表现为心脏标志物(优先选用肌钙蛋白 cTn)高于第 99 百分位数(正常上限),加上至少以下一点:
- 缺血症状
- 心电图提示心肌缺血(显著 ST-T 改变或左束支阻滞)

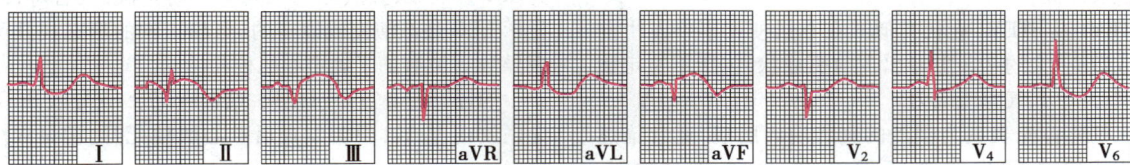

图 82-6 左心室下膈面心肌梗死(最初 24 小时后)。Ⅱ、Ⅲ、aVF 导联出现有意义的 Q 波伴有 ST 段抬高程度的降低

- 病理性Q波
- 影像学提示新的存活心肌丢失或新的室壁运动异常
- 造影或尸检提示冠脉内血栓形成

PCI/CABG围术期心肌梗死、心源性猝死的定义略有不同。

依据病因及临床情境,急性心肌梗死分为5个亚型:
- 1型:由原发冠脉事件(如斑块破裂、糜烂或裂隙,冠脉夹层)引起心肌缺血坏死
- 2型:由于需氧量增加(如高血压)或供氧量减少(如冠脉痉挛或栓塞,心律失常,低血压)引起;
- 3型:与心源性猝死相关
- 4a型:PCI相关(心肌梗死症状及体征,肌钙蛋白高于正常上限5倍)
- 4b型:支架内血栓形成相关
- 5型:CABG相关(心肌梗死症状及体征,肌钙蛋白高于正常上限10倍)

心肌梗死部位:心肌梗死主要影响左心室,但可延伸至右室或心房。右室心肌梗死通常由于右冠状动脉或左回旋支闭塞造成,特点为高右室充盈压,通常伴有严重的三尖瓣反流及心排出量降低。下后壁心肌梗死可造成半数患者的右室功能障碍,10%~15%患者可出现血流动力学异常。下后壁心肌梗死、颈静脉压力增高伴低血压/休克患者需考虑右室功能障碍。左室心肌梗死合并右室心肌梗死患者死亡率显著升高。

前壁心肌梗死较下后壁心肌梗死范围更大,预后也更差。通常由左冠状动脉(尤其是左前降支)闭塞造成,下后壁心肌梗死提示右冠状动脉或左回旋支闭塞。

心肌梗死程度:分为透壁性和非透壁性。透壁性梗死累及从心外膜至心内膜的心肌全层,通常以ECG上有异常Q波为特征。非透壁或内膜下梗死不贯穿整个心室壁,仅引起ST段和T波(ST-T)异常。心内膜下心肌梗死通常累积心肌内1/3,此处心肌张力最高、血流最容易受到循环改变的影响。由于临床上无法精确测量坏死心肌的透壁深度,因此根据心电图上是否存在ST段抬高或异常Q波分为STEMI或NSEMI。可根据肌酸激酶升高的程度及持续时间,或肌钙蛋白的达峰时间来预测受损心肌面积。

心内膜下心肌梗死(NSTEMI)是指不伴有急性ST段抬高的心肌梗死(表现为心肌标志物升高,肌钙蛋白I或T或肌酸激酶升高)。心电图可表现为ST段压低、T波倒置或两者兼有。

透壁性心肌梗死(STEMI)是指心电图出现ST段抬高(且不能由硝酸酯类药物快速逆转)的心肌梗死。同时出现心肌标志物升高,肌钙蛋白I或T或肌酸激酶升高。

症状及体征

NSTEMI及STEMI症状类似。在心肌梗死事件发生前的数日或数周,大约2/3患者出现前驱症状,包括不稳定型或恶化型心绞痛、气急或乏力。

心肌梗死首先表现为剧烈的胸骨后内脏痛,通常描述为疼痛或压迫感,可向背部、下颌、左臂、右臂、双肩放射。疼痛感同心绞痛类似,但程度更剧烈、持续时间更长,常伴有呼吸困难、冷汗、恶心和呕吐,休息或硝酸甘油几乎不能或仅能暂时缓解。但症状也有可能很轻微,约20%急性心肌梗死无症状(或症状不典型,被患者忽视),尤其是合并糖尿病的患者。患者常常主诉消化不良,容易被误认为嗳气或抗酸治疗导致症状缓解。

一些患者以晕厥为首发表现。

女性患者更容易表现出不典型胸痛。年长患者主诉呼吸困难较缺血性胸痛更为多见。严重缺血反复发作的患者常因严重疼痛表现出焦躁和忧急。恶心和呕吐可能出现,尤其在下壁心肌梗死患者。左室衰竭导致的呼吸困难及衰弱,肺水肿,休克或严重的心律失常可能发生。皮肤可能表现为苍白、发冷、出汗,外周性或中枢性发绀可能出现。脉搏细速,血压波动可较大,尽管多数患者开始时可因疼痛表现为血压升高。

心音有些遥远,可闻及第四心音,以及心尖收缩期吹风样杂音(提示乳头肌功能不全)。心脏摩擦音或更显著的杂音可能提示其他心脏疾病或其他诊断。心肌梗死症状出现数小时后闻及心脏摩擦音提示急性心包炎。然而,急性心肌梗死后2~3日常常会短暂出现心脏摩擦音。在15%患者可出现胸壁触痛。

右室心肌梗死体征包括右室充盈压升高,颈静脉怒张(库斯莫尔征,Kussmaul sign),肺部听诊未及啰音,以及低血压。

诊断

- 系列心电图
- 系列心脏标志物
- STEMI患者(除非已行溶栓治疗)或出现并发症(如持续胸痛、低血压、心脏标志物显著升高、不稳定心律失常)患者行急诊冠状动脉造影
- 无并发症的NSTEMI患者行延迟冠脉造影(24~48小时)

进行系列心电图及心脏标志物检测以区分不稳定型心绞痛、NSTEMI和STEMI。分型对治疗决策至关重要,因为溶栓治疗对STEMI患者有益,但可增加NSTEMI患者风险。另外,急诊冠脉造影主要适用于STEMI患者,而不适用于NSETMI患者。

ECG:ECG是最重要的检查,应该在入院10分钟内进行。对于STEMI,初始ECG具有诊断价值,表现为至少2个以上相邻导联的ST段抬高大等于1mm,提示梗死区域(图82-2、图82-3、图82-7、图82-8)。

病理性Q波不是诊断必须。需仔细阅读ECG,因为ST段抬高可能是轻微的,尤其在下壁导联(Ⅱ、Ⅲ、aVF),有时阅图者的注意力错误地集中到ST段压低的导联上。如症状典型,ECG上ST段抬高诊断MI的特异性为90%,敏感性为45%。连续追踪(第一天每8小时1次,以后每日1次)显示ECG逐渐演变成稳定的、更趋正常的形态或几天内出现异常Q波有助于确定心肌梗死诊断。

如怀疑右心室心肌梗死,通常应记录15导联ECG,额外导联放在V_{4-6R},而要发现后壁心肌梗死,则记录V_8和V_9导联。

当存在左束支传导阻滞图形时,心肌梗死的ECG诊断

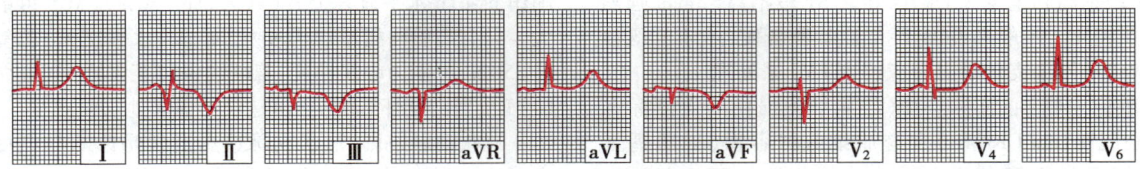

图 82-7　左心室下膈面心肌梗死（数天以后）。ST 段回到等电线，Ⅱ、Ⅲ、aVF 导联出现异常 Q 波提示心肌瘢痕持续存在

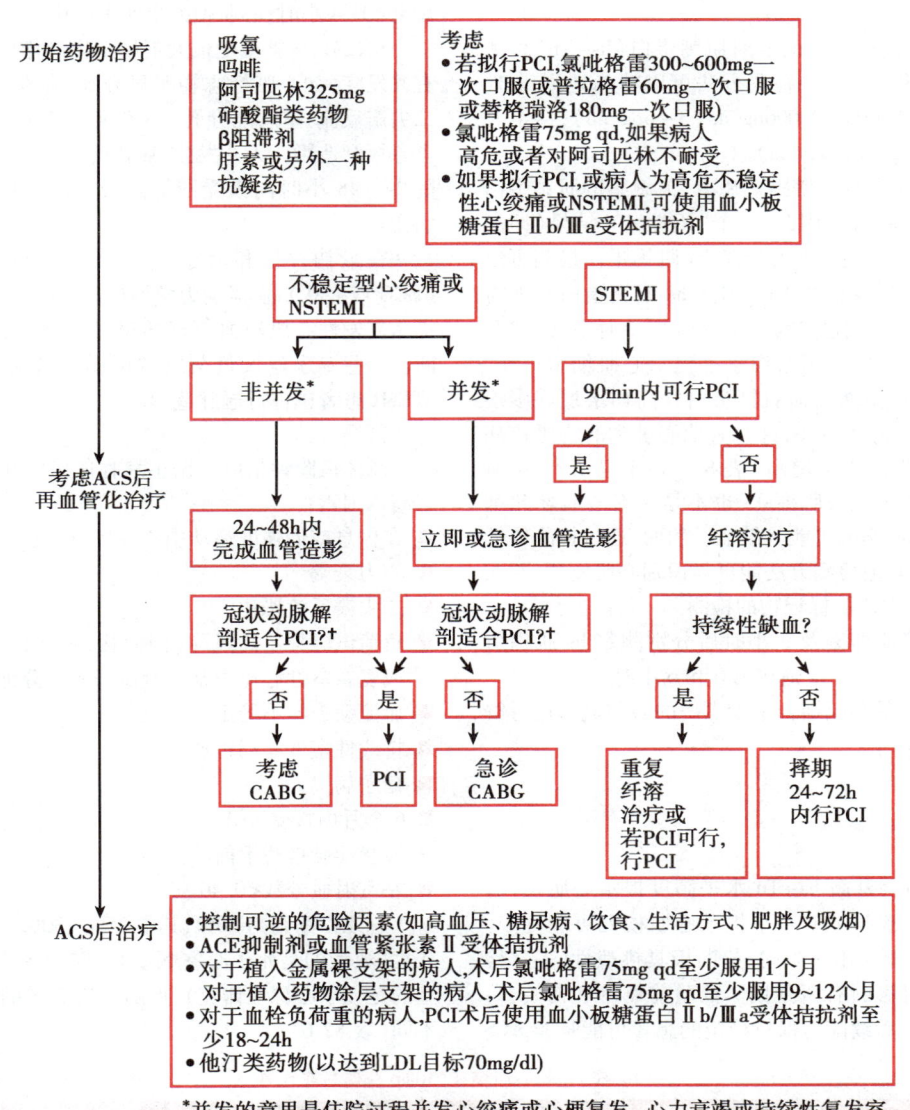

*并发的意思是住院过程并发心绞痛或心梗复发、心力衰竭或持续性复发室性心律失常。没有以上任何事件被称之为非并发
†CABG通常是具有如下病症患者PCI的首选：
- 左主干病变或左主干同等病变
- 左心室功能紊乱
- 已治疗过的糖尿病

同样，长的病变或在分叉点附近的病变通常不合适PCI
CABG=冠状动脉旁路移植术；GP=糖蛋白；LDL=低密度脂蛋白；
NSTEMI=非ST段抬高MI；PCI=经皮介入；STEMI=ST段抬高MI

图 82-8　急性冠脉综合征的处理方法

较困难,因为它与 STEMI 的 ECG 变化相类似。与 QRS 波同向的 ST 段抬高和至少 2 个胸前导联 ST 段抬高>5mm,强烈提示心肌梗死。一般来说,有疑似症状和新发(或不知既往已经存在)的左束支传导阻滞应按 STEMI 来处理。

心脏标志物:心脏标志物(心肌细胞损伤的血清标志物)指心肌酶(如 CK-MB)和心肌细胞内容物(如肌钙蛋白 I、肌钙蛋白 T、肌红蛋白),在心肌细胞坏死后释放入血流。心脏标志物在心肌损伤后不同时间出现,其水平以不同速率衰减。这些指标的敏感性和特异性变化很大,但肌钙蛋白敏感性和特异性最高,是现在常用的标志物。

近来一些新的高度敏感的心肌肌钙蛋白(hs-cTn)检测手段已在临床上使用。这些检测方法可以精确地测量 Tn 水平(T 或 I)低至 0.003~0.006ng/ml(3~6pg/ml),甚至有些可精确至 0.001ng/ml(1pg/ml)。

前面提到,除了急性心脏疾病患者,欠敏感的肌钙蛋白检测是不可能检测到 Tn。因此,一个"阳性"Tn 结果(即高于检测上限)特异性很高。然而新型 hs-肌钙蛋白检测可以在许多健康人检测到少量的 Tn。因此 hs-肌钙蛋白水平需要有正常参考范围,仅超过参考人群 99% 以上时定义为"升高"。此外,尽管升高的肌钙蛋白水平提示心肌细胞损伤,它不提示损伤原因(虽然任何肌钙蛋白升高均增加许多疾病不良后果风险)。除了 ACS,许多其他心脏和非心脏疾病均可引起 hs-肌钙蛋白水平增高(表 82-3);不是所有 hs-肌钙蛋白水平升高均代表心肌梗死,也不是所有心肌坏死都是由 ACS 所致,即使病因可能是缺血。然而,通过检测较低水平 Tn,hs-cTn 比其他检测方法能更早识别心肌梗死,并在许多中心已取代其他心脏标记物的检测。

疑似 ACS 患者应即刻及 3 小时后分别测定 hs-肌钙蛋白水平(若使用标准 Tn 测定则在第 0 和 6 小时)。

hs-肌钙蛋白水平必须结合患者患病的验前概率进行解释,这些临床评估基于:

- ACS 危险因素
- 症状
- ECG

高验前概率加上升高 hs-cTn 水平高度提示心肌梗死,而验前概率加上正常 hs-cTn 水平提示心肌梗死可能性小。当检测结果与验前概率不一致时,诊断极具挑战性,多次检测 hs-cTn 水平常对诊断有所帮助。低验前概率和初始 hs-cTn 水平略有升高、后续随访保持稳定的患者可能是非 ACS 心脏疾病(如心力衰竭、稳定性冠状动脉疾病)。然而,如果随访 hs-cTn 水平显著上升(即>20%~50%),ACS 可能性更大。具有高验前概率患者初始 hs-cTn 水平正常,若复测上升>50%,可能为心肌梗死;若继续保持正常水平(通常随访 6 小时,当高度怀疑时更久)建议考虑其他诊断。

冠状动脉造影:冠状动脉造影通常是诊断与经皮冠脉介入治疗(如血管成形术、支架置入)同时进行。如果可能的话,急诊冠脉造影和 PCI 应在急性心肌梗死发病后尽快完成(急诊 PCI)。在很多三级医院急诊 PCI 显著降低发病率和死亡率,改善长期预后。当从疼痛发生至 PCI 的时间缩短至<3~4 小时,心肌梗死事实上被中止。

STEMI、尽管接受最大剂量药物治疗仍有持续胸痛以及有并发症(如心脏标志物明显升高、存在心源性休克、急性二尖瓣反流、室间隔穿孔、不稳定心律失常)的患者应接受紧急冠脉造影。无并发症、症状已缓解 NSTEMI 患者可在入院 24~48 小时内接受冠脉造影,以发现需要治疗的血管病变。

在最初评估和治疗后,对存在进行性心肌缺血证据(ECG 或症状)、血流动力学不稳定、反复室性心动过速以及提示复发性心肌缺血事件的患者,冠状动脉造影可用于诊断。一些专家建议负荷影像可诱发缺血或 LVEF<40% 的 STEMI 患者也进行冠脉造影。

预后

总体风险评估应依据正规临床风险评分进行或结合以下高危因素:

- 在休息或低强度活动中心绞痛/缺血复发
- 心力衰竭
- 二尖瓣反流恶化
- 负荷试验提示高风险(因症状、明显心电图异常、低血压或复杂室性心律失常在测试开始 5 分钟内停止测试)
- 血流动力学不稳定
- 持续性室性心动过速
- 糖尿病
- 6 个月内接受 PCI
- 冠状动脉搭桥术前
- 左室射血分数<0.40

总死亡率约为 30%,其中 25%~30% 在到达医院前已经死亡(典型的是死于心室颤动)。院内死亡率约为 10%(典型的是死于心源性休克),但随左心衰竭的严重程度而显著不同(表 82-6)。

表 82-6 急性心肌梗死* Killip 分级与死亡率

分级	动脉血氧分压†	临床表现	院内死亡率
1	正常	无左心衰竭临床证据	3%~5%
2	轻度降低	轻至中度左心衰竭	6%~10%
3	异常	严重左心衰竭,肺水肿	20%~30%
4	重度异常	心源性休克:低血压,心动过速,反应迟钝,肢端厥冷,少尿,低氧	>80%

* 依据病程中反复检查来确定。
† 患者呼吸室内空气时测定。

对于接受再灌注（溶栓或PCI）患者，院内死亡率为5%~6%，但有15%患者符合再灌注条件而未接受再灌注治疗。据报道在具备急诊PCI能力的中心，院内死亡率<5%。

死于心源性休克的患者绝大多数有心肌梗死或心肌瘢痕加上新的心肌梗死面积及左心室≥50%。在STEMI患者，以下5个临床特征提示90%死亡率（表82-7）：高龄（31%）、低收缩压（24%）、Killip分级>1级（15%）、心率快（12%）、前壁心肌梗死（6%）。女性及合并糖尿病的患者死亡率更高。

表82-7　STEMI患者30日死亡风险

积分	
危险因素	评分
年龄≥75岁	3
年龄65~74岁	2
糖尿病、高血压或心绞痛	1
收缩压<100mmHg	3
心率>100次/min	2
Killi Ⅱ-Ⅳ级	2
体重<67kg	1
前壁ST段抬高或左束支阻滞	1
发病至开始治疗时间>4h	1
可能总积分	0~14
风险	
总积分	30日死亡率/%
0	0.8
1	1.6
2	2.2
3	4.4
4	7.3
5	12.4
6	16.1
7	23.4
8	26.8
>8	35.9

STEMI，ST段抬高型心肌梗死；TIMI，心肌梗死溶栓。

参考 Morrow DA. TIMI risk score for ST-elevation myocardial infarction: a convenient, bedside, clinical score for risk assessment at presentation[J]. Circulation, 2000, 102(17): 2031-2037 与ACC/AHA急性心肌梗死指南。

急性心肌梗死住院存活患者当年死亡率为8%~10%。绝大多数死亡发生在最初3~4个月。持续性室性心律失常、心力衰竭、心室功能低下以及复发性心肌缺血提示高风险。许多专家推荐出院前或出院后6周内进行负荷ECG检查。运动耐量好、不伴有ECG异常者预后良好，通常不需要进行进一步评估；运动耐量差者预后不良。

恢复期以后的心功能主要取决于急性心肌梗死后有多少有功能的心肌存活。急性损伤增加梗死瘢痕面积。当受损心肌大于50%左心室时，存活延长不常见。

治疗
- 院前治疗：吸氧，阿司匹林，硝酸酯类或阿片类止痛药，转运至合适的医疗中心
- 药物治疗：抗血小板药物，抗心绞痛药物，抗凝药，某些情况下其他药物
- 再灌注治疗：溶栓或PCI或CABG
- 出院后康复和冠心病慢性管理

院前治疗：
- 吸氧
- 阿司匹林
- 硝酸酯类或吗啡
- 转运至合适的医疗中心

必须建立可靠的静脉通路，吸氧（通常经鼻导管吸氧2L），开始持续单导联ECG监测。急救医护人员进行的入院前干预[包括做ECG、嚼服阿司匹林（325mg）、使用硝酸酯类或阿片类进行疼痛管理]可减少死亡率和并发症风险。早期诊断的资料和治疗反应有助于确定血运重建的必要性和时机。

住院管理：
- 依据患者危险分层决定再灌注策略
- 基于再灌注策略的药物治疗（包括抗血小板、抗凝及其他药物）

一到达急诊室，患者的诊断即应明确。药物治疗及再血管化策略的选择取决于临床情况。

对于STEMI患者，再灌注策略包括溶栓治疗或即刻PCI。对于NSTEMI患者，如果临床情况稳定，入院24~48小时内进行血管造影；如果情况不稳定（如进行性症状加重、低血压或持续心律失常），需要即刻进行血管造影（图82-6，表82-8）。

表82-8　NSTEMI患者14日不良事件*风险

积分	
危险因素	评分
年龄>65岁	1
CAD危险因素（必须≥3个）：	1
家族史	
高血压	
正在吸烟	
高胆固醇	
糖尿病	
已知CAD（狭窄≥50%）	1
以往长期使用阿司匹林	1
过去24h静息性心绞痛发作2次	1
心脏标志物升高	1
ST段抬高≥0.5mm	1
危险程度依据总积分	1~2＝低
	3~4＝中间
	5~7＝高
绝对危险度	
总积分	14日事件发生率/%*
0或1	4.7
2	8.3
3	13.2
4	19.9
5	26.2
6或7	40.9

*事件包括全因死亡率、心肌梗死以及需要紧急血运重建的复发性心肌缺血。

CAD，冠心病；MI，心肌梗死；NSTEMI，非ST段抬高型心肌梗死。

参考 Antman E. The TIMI risk score for unstable angina/non-ST elevation MI: A method of prognostication and therapeutic decision making[J]. JAMA, 2000, 284: 835-842。

药物治疗:所有患者均需给予抗血小板及抗凝药物,如果胸痛持续不缓解,加用抗心绞痛药物。某些特定药物使用取决于再灌注策略及其他因素,详见 ACS 药物治疗。其他药物治疗,例如 β 阻滞剂、ACEI 及他汀类药物,需在入院后启动(表 82-2)。

反复的阵发性 AF 急性心肌梗死患者需接受以下药物治疗(除非有禁忌证):
- 抗血小板药物:阿司匹林、氯吡格雷(可由普拉格雷或替格瑞洛替代)或两者兼有
- 抗凝药:肝素(普通肝素或低分子肝素)或比伐卢定
- GP Ⅱb/Ⅲa 拮抗剂:对某些高危患者
- 抗心绞痛治疗:硝酸酯类
- β 阻滞剂
- ACEI
- 他汀类

若无禁忌证,所有患者入院时都应接受阿司匹林(非肠溶片)160~325mg,之后 81mg/d 一次。吞服前首剂嚼碎可加快吸收。阿司匹林可降低短期和长期死亡率。接受 PCI 的患者,给予负荷剂量氯吡格雷(一次口服 300~600mg)或普拉格雷(一次口服 60mg)或替格瑞洛(一次口服 180mg)可以改善预后,尤其是提前 24 小时服用。对于急诊 PCI,普拉格雷和替格瑞洛起效更快,可作为优选。

除非有禁忌证(如活动性出血),应常规给予不稳定型心绞痛患者低分子肝素(LMWH)或普通肝素或比伐卢定。普通肝素应用较复杂,因它需要频繁(每 6 小时)调整剂量,以达到活化的部分凝血激酶时间(aPTT)目标值。低分子肝素(LMWH)生物利用度更高,根据体重给药,不需要监测 aPTT 及剂量滴定,且出现肝素诱导血小板减少的风险更低。对已知或疑似出现肝素诱导血小板减少病史的患者,推荐使用比伐卢定。

对于高风险(复发性心肌缺血、心电图动态改变、血流动力学不稳定)患者,推荐使用 GP Ⅱb/Ⅲa 抑制剂治疗。阿昔单抗、替罗非班以及依替巴肽效果类似,药物选择取决于其他因素(如费用、可获得性及对药物的了解程度)。

应用吗啡或硝酸酯类药物缓解胸痛。吗啡 2~4mg 静脉注射,如有需要每 15 分钟重复一次,可有效缓解疼痛,但可能造成呼吸抑制,吗啡同时可减弱心肌收缩力、扩张静脉血管。吗啡所造成的低血压和心动过缓可通过抬高下肢纠正。可给予硝酸酯类舌下含服,如有需要静脉维持。

不稳定型心绞痛患者的标准药物治疗还包括 β 阻滞剂、ACEI 及他汀。推荐给予 β 阻滞剂,尤其对于高风险患者,除非有禁忌证(如心动过缓、传导阻滞、低血压或哮喘)。β 阻滞剂可减慢心率、降低血压、减弱心肌收缩力,进而减轻心脏负荷及需氧量。ACEI 可通过改善内皮功能提供长期心脏保护作用。如果由于咳嗽或皮疹(但不是血管神经性水肿或肾功能不全)而无法耐受 ACEI,可采用血管紧张素Ⅱ受体拮抗剂进行替代。他汀类药物也是标准治疗药物,需长期使用。

再灌注治疗:
- STEMI:急诊 PCI 或溶栓治疗
- NSTEMI:不稳定患者行急诊 PCI,稳定患者入院后 24~48 内行 PCI 术

对 STEMI 患者,若时间许可(门球时间<90 分钟),由有经验的术者进行紧急 PCI 是 STEMI 的优选治疗。如 PCI 可能明显延迟,对于符合标准的 STEMI 患者,应给予溶栓治疗。在心肌梗死发病后最初的数分钟至数小时内应用溶栓药进行再灌注治疗最为有效。溶栓开始得越早,效果越好。目标是门针时间(患者进入医院到注射溶栓药的时间)30~60 分钟。3 小时内获益最大,直至 12 小时仍然有效。纤溶药的特点和选择在其他地方会做讨论。

情况不稳定(如症状持续不缓解、低血压、持续心律失常)的 NSTEMI 患者,应进行急诊冠脉造影以发现需要治疗的冠脉病变。

对于无并发症的 NSTEMI 患者,紧急再灌注治疗并不迫切,因为这些患者就诊时梗死相关动脉完全闭塞并不常见,多在入院后 24~48 小时内接受血管造影以识别需要进行 PCI 或 CABG 的冠脉病变。NSTEMI 患者不宜行溶栓治疗,因为溶栓的风险大于潜在的临床益处。

再灌注策略选择详见 ACS 再灌注治疗。

康复和出院后治疗:
- 功能评估
- 生活方式改变:规律运动、饮食改变、减轻体重、戒烟
- 药物:抗血小板药、β 阻滞剂、ACEI 和他汀的持续治疗

住院期间未做冠脉造影的患者如没有高危因素(如心力衰竭、复发性心绞痛、24 小时后的 VT 或 VF、机械并发症如新出现的杂音、休克)以及射血分数>40%,无论是否接受溶栓治疗,在出院前或出院后不久应完善负荷试验检测(表 82-4)。

应借助 MI 急性起病和紧急治疗强力地促使患者改变其危险因素。评估患者的体力和情绪状态,并与之商讨,对其生活方式(如吸烟、饮食、工作和娱乐习惯、运动)提出建议,进一步控制危险因素,可改善患者预后。

所有患者出院后应持续使用合适的血小板药物、他汀类、抗心绞痛药物及其他治疗并发症的药物。

> **关键点**
> - 急性心肌梗死指的是冠脉急性闭塞所造成的心肌细胞坏死
> - 急性心肌梗死症状包括胸痛或胸部不适,伴或不伴有呼吸困难、恶心或冷汗
> - 女性和糖尿病患者症状不典型,20% 急性心肌梗死患者无症状
> - 诊断基于系列心电图及心脏标志物检测
> - 即刻治疗包括吸氧、抗心绞痛、抗血小板及抗凝药物
> - STEMI 患者行急诊 PCI;若无 PCI 条件,则进行溶栓
> - NSTEMI 患者:不稳定者行急诊 PCI,稳定者入院后 24~48 内行 PCI 术
> - 疾病康复期需持续使用抗血小板药物、β 阻滞剂、ACEI 及他汀类药物。

急性冠脉综合征并发症

许多并发症可增加发病率和死亡率,大体上可概括为:

- 电活动异常（传导紊乱，心律失常）
- 机械功能障碍（心力衰竭，心脏破裂或室壁瘤，乳头肌功能不全）
- 血栓性并发症（复发性冠脉缺血，附壁血栓）
- 炎性并发症［心包炎，心肌梗死后综合征（postmyocardial infarction syndrome）］

超过90%心肌梗死患者存在心脏电活动异常。常导致最初72小时内死亡的电活动异常包括心率足够快以至于心排血量减少和血压下降的心动过速（起源于任何部位）、莫氏Ⅱ型传导阻滞（2度）或完全性（3度）房室传导阻滞、室性心动过速（VT）和心室颤动（VF）。除非作为进行性左心衰竭和休克的终末表现，心搏骤停较少见。出现心律失常的患者应检查有无缺氧和电解质紊乱，这些也可能是引起电活动异常的原因。

窦房结功能障碍

如供应窦房结血供的动脉受损，会发生窦房结功能障碍；若先前已经存在窦房结疾病（老年人较多见），这种情况更易发生。

窦性心动过缓 窦性心动过缓是最常见的窦房结功能障碍，除非存在低血压或心率<50次/分，一般不需要治疗。心率减慢，如果不是太慢，可减轻心脏负荷甚至可能缩小心肌梗死范围。对于伴有低血压的心动过缓（可能减少心肌灌注），可静脉注射硫酸阿托品0.5~1mg，如疗效不明显，几分钟后可重复注射。最好是小剂量多次注射，因为大剂量阿托品会诱发心动过速。偶尔需进行经静脉临时起搏。

窦性心动过速 持续性心动过速通常是不利的，常反映左心衰竭和心排血量降低。如不存在心力衰竭或其他显著原因，β阻滞剂对这种心律失常可能有效，依据紧急程度可口服给药或静脉注射。

房性心律失常

房性心律失常（房性异位搏动、心房颤动和比较少见的心房扑动）见于约10%的心肌梗死患者，可反映左心衰竭或右房梗死。阵发性房性心动过速不常见，常发生于既往有房性心动过速发作的患者。房性期前收缩通常为良性，但如果发生频率增加，应寻找原因，尤其是否存在心力衰竭。β阻滞剂对频发房性异位搏动有效。

心房颤动 最初24小时内出现的心房颤动常是一过性的（图76-4）。危险因素包括年龄>70岁、心力衰竭、既往有MI史、大面积前壁心肌梗死、心房梗死、心包炎、低钾血症、低镁血症、慢性肺部疾病和缺氧。

溶栓治疗可减少心房颤动发生。反复阵发性心房颤动是预后不良的征象，会增加体循环栓塞的风险。

由于存在体循环栓塞的危险，出现心房颤动患者应给予肝素抗凝。静脉注射β阻滞剂（如阿替洛尔2分钟内注射2.5~5mg，10~15分钟内累积剂量10mg；美托洛尔每2~5分钟内注射2~5mg，10~15分钟内累积剂量15mg）可快速减慢心室率。应密切监测心率和血压。心室率控制较满意或收缩压<100mmHg时应停止治疗。

静脉注射地高辛不如β阻滞剂有效，应慎用，仅用于心房颤动合并伴左室收缩功能不全的患者。通常应用地高辛后至少2小时才能有效减慢心率，在极少数近期发生ACS的患者中加重心肌缺血。对于无显著左心收缩功能不全或表现为宽QRS波群传导延迟的患者，可以考虑静脉注射维拉帕米或地尔硫䓬，可长期静脉滴注地尔硫䓬以控制心率。

若心房颤动患者出现血流动力学不稳定（如引起左心衰竭、低血压或胸痛），应行紧急心脏电复律。如电复律后心房颤动复发，应考虑静脉注射胺碘酮。

心房扑动 对于心房扑动（图76-6），心率控制同心房颤动类似；同时血栓栓塞风险亦同心房颤动类似，所以必须使用肝素抗凝。低能量直流电复律常常可终止心房扑动。

传导障碍

莫氏Ⅰ型传导阻滞（文氏阻滞，PR间期进行性延长）在下壁膈面心肌梗死患者中相对多见（图76-8）；常呈自限性，极少进展为更严重的传导阻滞。

伴宽QRS波群的完全性房室传导阻滞（心房的冲动不能传导到心室），以及莫氏Ⅱ型阻滞（脱漏搏动）常提示大面积前壁心肌梗死，两者均不多见。

完全性房室传导阻滞（3度）的发生频率取决于心肌梗死的部位（图76-11）。5%~10%下壁心肌梗死患者出现完全性房室传导阻滞，且通常是一过性的。它也发生于<5%的无并发症前壁心肌梗死以及高达26%伴有右束支阻滞和左后分支阻滞的患者。前壁心肌梗死患者，即使出现一过性完全性房室传导阻滞，仍有永久起搏器植入指征，因为无起搏猝死风险显著增高。

莫氏Ⅰ型传导阻滞通常不需要治疗。对于伴有脱漏搏动的莫氏Ⅱ型传导阻滞或伴有缓慢心室率、宽QRS波群的房室传导阻滞，经静脉临时起搏是合适的治疗选择。在经静脉临时起搏器安置之前，可用体外起搏来过渡。虽然静脉滴注异丙肾上腺素可暂时恢复心律和心率，但由于它会增加心肌需氧量和心律失常风险，因此不建议使用。对于伴有缓慢心室率、窄QRS波群的房室传导阻滞，每3~5分钟注射阿托品0.5mg，累积剂量至2.5mg可能有用，但对于新出现宽QRS波群的房室传导阻滞不推荐用阿托品。

室性心律失常

室性心律失常常见，可能由缺氧、电解质紊乱（低钾、低镁）或梗死组织（无电生理活性）邻近的缺血细胞交感活性过高所致。应寻找和纠正导致室性心律失常的可逆病因。血清钾水平应该维持在4.0mmol/L以上。血清钾应保持在4.0mmol/L以上，推荐氯化钾静脉滴注10mmol/h，但对于严重低钾血症（K<2.5mmol/L），可通过中心静脉滴注20~40mmol/h。

室性异位搏动：在心肌梗死后较常见，不需做特殊处理。心肌梗死早期静脉给予β阻滞剂续以口服β阻滞剂可减少心肌梗死患者（无心力衰竭或低血压）室性心律失常（包括心室颤动）发生率及死亡率。预防性使用抗心律失常药物（如利多卡因）会增加死亡风险，不做推荐。

急性期过后，出现复杂室性心律失常或非持续性室性心动过速，尤其合并显著左室收缩功能不全，可增加死亡率。在左室射血分数<35%的患者，推荐使用可植入心脏转复除颤器（ICD）。程序性心内膜刺激有助于选择最合适的

抗心律失常药物及明确是否需要植入ICD。在使用抗心律失常药物及ICD植入前，应做冠状动脉造影和其他检查以了解有无复发性心肌缺血，若存在复发性心肌缺血则需要行PCI或CABG。

室性心动过速：非持续性（<30秒）VT以及血流动力学稳定、缓慢心室率的持续性加速性室性自主节律（VT）在最初24~48小时内常不需要治疗（图76-21）。无脉性VT需要电复律。血流动力学稳定的VT可静脉使用利多卡因、普鲁卡因、胺碘酮或同步电复律。无论血清镁是否降低，一些临床医师也使用硫酸镁（5分钟内静脉注射2g）来治疗复杂性室性心律失常。

VT可在心肌梗死后数月发生。迟发性VT在透壁性心肌梗死患者中更易发生并且呈持续性。

心室颤动 心肌梗死后最初24小时内（通常在6小时内）5%~12%患者会发生心室颤动。迟发性心室颤动常提示存在持续性或复发性心肌缺血，当伴有血流动力学状况恶化时，提示预后不良。VF应立即给予非同步心脏电复律。

心力衰竭

大面积心肌梗死（ECG或心脏标志物证实）患者以及伴有机械性并发症、高血压或舒张功能不全的患者更有可能发展为心力衰竭。临床表现取决于梗死面积大小、左室充盈压升高程度以及心排血量降低程度。呼吸困难、肺底吸气性细碎爆裂声和低氧血症较常见。

治疗取决于病情严重性。病情较轻者，给予袢利尿剂（如静脉注射呋塞米20~40mg，每日1次或两次）通常已足够降低左室充盈压。病情严重者，常应用血管扩张剂（如静脉注射硝酸甘油、硝普钠）以降低心脏前负荷和后负荷；上述药物急性期（如急性肺水肿）有效，如有需要，可维持使用24~72小时。治疗期间可经由右心（Swan-Ganz）导管来测定肺动脉压力，尤其是治疗反应达不到预期效果时。

在收缩压持续>100mmHg的情况下，应加用ACEI。开始给予小剂量、短效ACEI（如口服卡托普利3.125~6.25mg，每4~6小时1次；如能耐受，逐渐加量）。一旦达到最大剂量（卡托普利的最大剂量为50mg，每日3次），即换用长效ACEI（如福辛普利、赖诺普利、培哚普利、雷米普利）作为长期应用。如患者的NYHA心功能分级维持在Ⅱ级或以上（表80-2），应加用醛固酮拮抗剂（如依普利酮、螺内酯）。

对于严重心力衰竭，主动脉内球囊反搏或植入心室辅助装置，可提供临时血流动力学支持，直到患者病情稳定或决定提供更高级的支持。若无血运重建或外科手术条件，应考虑心脏移植。永久性左心或双心室植入式辅助装置可作为心脏移植前的过渡。如果无移植条件，左心辅助装置越来越多地作为永久治疗手段（目标治疗）。这种装置偶尔可使患者康复并且在3~6个月后可移除。

乳头肌功能不全

在心肌梗死最初几小时内约35%患者会发生乳头肌功能不全。乳头肌缺血性功能不全导致二尖瓣叶对合不全，这在绝大多数患者是一过性的。但在有些患者中，乳头肌或游离壁瘢痕会导致永久性二尖瓣反流。功能性乳头肌功能不全以出现心尖区收缩晚期杂音为特征，一般无需治疗即可自行恢复。

乳头肌断裂最常见于右冠状动脉闭塞引起的下后壁心肌梗死。它可引起急性重度二尖瓣反流，以心尖区突然出现响亮的全收缩期杂音和震颤为特征，常伴有肺水肿。偶尔严重关闭不全无杂音。突然的血流动力学恶化提示乳头肌断裂；应进行超声心动图检查作出诊断。紧急二尖瓣修复或置换是必需和有效的。

心脏破裂

室间隔或游离壁破裂见于1%急性心肌梗死患者，造成15%住院病死率。

室间隔破裂虽然少见，但比乳头肌断裂多8~10倍。室间隔破裂的特征是在心尖内侧沿胸骨左缘在第三或第四肋间处突然出现响亮的收缩期杂音和震颤，合并低血压，伴或不伴有左心衰竭。用带球囊心导管比较右房、右室和肺动脉血的氧饱和度或氧分压可证实诊断。右室氧分压显著升高与多普勒超声心动图一样具有诊断价值，提示存在室间隔水平的分流。

治疗措施为外科手术，但若有可能，手术应延迟至心肌梗死后6周以上，因为此时梗死心肌可得到最大限度的愈合。如血流动力学不稳定持续存在，尽管手术死亡危险很高，也宜早期进行。

游离壁破裂的发生率随年龄而增加，且女性更多见。其特征是动脉血压突然消失，窦性心律仍短暂存在，常伴有心脏压塞的征象。外科手术的成功率极低。游离壁破裂几乎都是致命的。

室壁瘤

心室壁（通常为左室壁）的局部膨出可发生于大面积心肌梗死部位。室壁瘤常见，尤其是大面积透壁梗死时（通常是前壁）。室壁瘤可在梗死后数天、数周或数月内发生。它们不可能破裂，但可导致复发性室性心律失常、心排血量降低、附壁血栓伴体循环栓塞。视诊或触诊发现心前区矛盾运动、ECG显示持续性ST段抬高、胸片显示心影特征性膨出时应怀疑室壁瘤。上述表现并不能作为室壁瘤的确诊依据，而超声心动图有助于明确诊断并发现有无血栓存在。

存在左心衰竭或心律失常时可行外科切除。早期血运重建和急性心肌梗死时ACEI使用可能改善左室重构，降低室壁瘤的发生率。

假性室壁瘤是左室游离壁的不完全破裂，被心包所局限。假性室壁瘤可能很大，导致心力衰竭，常包含血栓，可完全破裂，通过外科手术进行修补。

低血压和心源性休克

低血压 由于大面积心肌梗死后心室充盈压降低或心肌收缩力丧失所致。显著的低血压（如收缩压<90mmHg）伴有心动过速以及末梢器官低灌注表现（尿量减少、意识障碍、大汗、肢端厥冷）被定义为心源性休克。

左室充盈压降低常继发于低血容量导致的回心血量减少，尤其是在患者接受强效袢利尿剂治疗时，但它也可能反映存在右室梗死。明显肺瘀血提示左室收缩力丧失（左心衰竭）。

对于低血容量导致的低血压，在排除左心负荷过重（左房压力增高)的情况下,通过谨慎输注 0.9%生理盐水通常可以纠正。但有时左心功能显著受损,以至于扩容可使肺动脉楔嵌压迅速升高至导致肺水肿的水平(>25mmHg)。

治疗随病因而异。如左房压力很高,低血压可能是继发于左心衰竭,此时若利尿剂无效,可能需要加用强心治疗或循环支持。

心源性休克 急性心肌梗死患者 5%~10%存在心源性休克。发生心源性休克时,α 或 β 受体激动剂可能短期有效。多巴胺是一种具有 α 和 β_1 受体激动效应的儿茶酚胺,以 0.5~1μg/(kg·min)开始,逐渐加大剂量直至得到满意效果或剂量达到 10μg/(kg·min)。更大剂量的多巴胺可诱发血管收缩以及房性和室性心律失常。

多巴酚丁胺是一种 β 受体激动剂,以 2.5~10μg/(kg·min)或更大剂量静脉注射。它常诱发或加重低血压;若低血压是继发于心排血量降低同时伴有外周血管阻力增加时,多巴酚丁胺最为有效。当同时需要血管加压作用时多巴胺较多巴酚丁胺更有效。

对一些顽固性病例,可能需要联合应用多巴酚丁胺和多巴胺。多巴酚丁胺加上多种 α 肾上腺素能作用的药物(去氧肾上腺素、去甲肾上腺素)可能有效,同时不引起其他心律失常。

主动脉内球囊反搏往往可提供暂时支持,但最近证据表明,这一治疗手段无任何短期或长期获益。替代方案包括经皮或手术(偶尔通过移植)植入左心室辅助装置。

对于心肌梗死后心源性休克患者,进行直接溶栓、血管成形术或急诊 CABG。血运重建可极大地改善心室功能。对持续性心肌缺血、顽固性室性心律失常、血流动力学不稳定或休克的患者,若冠脉解剖结构合适,应考虑进行 PCI 或 CABG。

右室心肌缺血或梗死

右室梗死极少单独发生,它常与左室下壁梗死同时发生,可以之前稳定的患者发生低血压为首发体征。

右心导联可显示 ST 段改变。给予 1~2L 0.9%盐水进行扩容通常是有效的。多巴酚丁胺或米力农(较好扩张肺循环血管)可能有所帮助。不能使用硝酸酯类和利尿剂,它们可降低前负荷(从而减少心排血量),引起严重低血压。应持续静脉补液以增加右室充盈压,但是过多的容量负荷可能会影响左室充盈和心排出量。

复发性心肌缺血

心肌梗死后 12~24 小时仍有胸痛或胸痛复发提示存在复发性心肌缺血。心肌梗死后的缺血性胸痛表明更多心肌存在梗死风险。通常复发性心肌缺血可通过 ECG 可逆性 ST-T 改变来识别;血压可能升高。

但是由于多达 1/3 复发性缺血患者可能是无症状(有 ECG 改变但无胸痛),因此应常规做系列 ECG,第一天每 8 小时 1 次,以后每日 1 次。复发性缺血(不稳定型心绞痛分类ⅢC)的处理类似于不稳定型心绞痛。舌下或者静脉给予硝酸甘油通常有效。为挽救缺血心肌,应考虑进行冠状动脉造影以及 PCI 或 CABG。

附壁血栓

见于 20%急性心肌梗死患者,约 10%左室血栓形成者发生体循环栓塞;在最初 10 日内栓塞风险最高,但这种风险可持续至少 3 个月。大面积前壁心肌梗死(特别是累及室间隔远端和心尖者)、左室扩张伴弥漫性收缩活动减弱、慢性心房颤动患者附壁血栓形成风险最高(约 60%)。

抗凝治疗可减少栓塞风险。若无禁忌证,治疗开始即静脉应用足量肝素,随后给予华法林 3~6 个月,使 INR 维持在 2~3 之间。当出现左室扩张伴弥漫性收缩活动减弱、左室室壁瘤或慢性心房颤动时,应长期持续给予抗凝药。阿司匹林也应长期应用。

心包炎

心包炎是心肌坏死从室壁延展至心包所致;约 1/3 急性透壁心肌梗死患者发生心包炎,在完成早期再灌注治疗的患者中发生率显著下降。

心包摩擦音常在心肌梗死发病后 24~96 小时即开始出现。尽管心肌梗死早期偶尔会并发出血性心包炎,但更早出现的摩擦音少见。急性心脏压塞罕见。

通过心电图进行诊断,显示弥漫 ST 段抬高,有时伴有 PR 段压低。心包炎时常做超声心动图,但通常结果是正常的。偶尔可检测到少量心包积液,甚至意外发现填塞。

阿司匹林或其他 NSAID 常常减轻症状。秋水仙碱单药,加上常规传统治疗有助于促进恢复,防止复发。应避免大剂量或长期使用 NSAID 或糖皮质激素,因其可能抑制梗死心肌修复;糖皮质激素也可增加复发可能。围心肌梗死早期的心包炎,抗凝治疗并非禁忌,但心肌梗死后综合征为抗凝禁忌。

心肌梗死后综合征

有些患者在急性心肌梗死后数天至数周甚至数月内发生心肌梗死后综合征(postmyocardial infarction syndrome);近年其发生率有所下降。其特征包括发热、心包炎伴有摩擦音、心包积液、胸膜炎、胸腔积液、肺部浸润和关节痛。此综合征是对坏死心肌细胞释放的物质产生自身免疫反应所致,可复发。

心肌梗死后综合征与梗死延展或再梗死的鉴别较困难。但是心肌梗死后综合征心脏标志物没有明显升高,ECG 改变是非特异性的。

NSAID 通常有效,但此综合征可反复发作数次。秋水仙碱可有效治疗和预防复发。严重病例必须使用其他 NSAID 或糖皮质激素短程冲击治疗。大剂量 NSAID 或糖皮质激素的应用常不超过数天,因为它们可能影响急性心肌梗死后心肌的早期愈合。

急性冠脉综合征药物治疗

ACS 治疗目的是缓解不适,阻止血栓形成,逆转缺血,限制梗死面积,减轻心脏负荷,预防和治疗并发症。ACS 属于急症,快速诊断和治疗极大影响预后。治疗包括血运重建(PCI 或 CABG 或溶栓)以及药物治疗。

ACS 药物治疗取决于分型,包括:

- 阿司匹林、氯吡格雷或两者同时应用(如未给予溶栓治疗,可用普拉格雷或替格瑞洛替代氯吡格雷)
- β 阻滞剂
- 接受 PCI 和某些高危患者(如心脏标志物明显升高、TIMI

危险积分≥4、症状持续)可考虑给予 GP Ⅱb/Ⅲa 拮抗剂
- 肝素(普通肝素或低分子肝素)或比伐卢定(尤其对高出血风险的 STEMI 患者)
- 静脉注射硝酸甘油(除非是低危、无并发症的心肌梗死)
- 未及时接受 PCI 的 STEMI 患者可选择溶栓治疗
- ACEI(尽早)
- 他汀类

应常规应用抗血小板药和抗凝药,可阻止血栓形成。通常还加用抗心肌缺血药物(如β阻滞剂、静脉用硝酸甘油),特别是存在胸痛或高血压时(表82-2)。

STEMI 患者如未能进行急诊 PCI 且无禁忌证者均应接受溶栓治疗;但溶栓治疗会使不稳定型心绞痛或 NSTEMI 患者病情恶化。

吗啡或硝酸甘油可用于治疗胸痛。吗啡 2~4mg 静脉注射,必要时每 15 分钟重复一次,非常有效,但可能会抑制呼吸、减弱心肌收缩力,而且它是一种强效的静脉扩张剂。由吗啡引起的低血压和心动过缓常可通过迅速抬高下肢来缓解。硝酸甘油开始可舌下含服,如需要随后再持续静脉滴注。

绝大多数患者在到达急诊室时血压是正常的或轻度升高,随后几小时内血压逐渐下降。持续血压升高需要使用降压药物,首选静脉用硝酸甘油,它可降低血压,同时减轻心脏负荷。严重的低血压或其他休克征象为不详预兆,必须积极进行静脉补液,有时需要使用血管加压药物。

抗血小板药物

如阿司匹林、氯吡格雷、替格瑞洛、噻氯匹定和糖蛋白(GP)Ⅱb/Ⅲa 抑制剂。若无禁忌证,所有患者入院时都应接受阿司匹林(非肠溶片)160~325mg,以后 81mg/d 一次。吞服前首剂嚼碎可加快吸收。阿司匹林可降低短期和长期死亡风险。

如不能耐受阿司匹林,可给予氯吡格雷 75mg/d 一次或噻氯匹定 250mg/d,2 次。应用噻氯匹定存在白细胞减少风险、必须定期监测白细胞,因此氯吡格雷在很大程度上已取代噻氯匹定成为常规应用药物。

不进行血运重建的患者:对于不可能或不被推荐接受侵入性治疗的不稳定型心绞痛或 NSTEMI 患者,应同时服用阿司匹林和氯吡格雷至少一个月。这些患者使用双联抗血小板的最佳持续时间仍在研究,越来越多证据表明更长时间的双联抗血小板治疗(如 9~12 个月)可能获益。总体来说,抗血小板药物的剂量和持续时间是平衡冠脉血栓和出血风险确定。

一些临床医师对未接受 PCI 的高危患者(如心脏标志物显著升高、TIMI 评分≥4 或充分药物治疗仍有症状的患者)也给予 GP Ⅱb/Ⅲa 抑制剂治疗。GP Ⅱb/Ⅲa 抑制剂应持续应用 24~36 小时,静脉滴注结束之前进行血管造影。GP Ⅱb/Ⅲa 抑制剂不推荐用于接受溶栓治疗的患者。阿昔单抗、替罗非班和依替巴肽具有等同疗效,可以结合其他相关因素(如费用、可获得性和熟悉程度)进行选择。

进行血运重建的患者:接受 PCI 的患者,给予负荷剂量(一次口服氯吡格雷 300~600mg,或普拉格雷 60mg,或替格瑞洛 180mg)可改善预后,尤其是提前 24 小时服用。对于急诊 PCI,普拉格雷和替格瑞洛起效更迅速,可作为优选。24 小时后的延迟 PCI 对许多患者是不合适的。对于冠脉病变不适合 PCI 的患者,这种负荷剂量的氯吡格雷会增加接受冠状动脉旁路移植术(CABG)围术期出血风险。因此许多临床医师只在导管室证实冠脉解剖和病变适合 PCI 后,才处方负荷剂量的上述药物。

对于接受支架植入血运重建的患者,阿司匹林应长期服用。植入金属裸支架患者应服用氯吡格雷 75mg/d 一次,或普拉格雷 10mg/d 一次,或替格瑞洛 90mg/d 两次,至少一个月。植入药物洗脱支架的患者存在晚期支架内血栓形成风险,服用氯吡格雷(或普拉格雷或替格瑞洛)12 个月可降低此类风险,但确切的最佳持续时间尚不明确。

抗凝药物

除非有禁忌证(如活动性出血或计划应用链激酶或复合纤溶酶链激酶),ACS 患者应常规给予低分子肝素(LMWH)或普通肝素。药物的选择略复杂。

体循环栓塞的高危患者也需要长期口服华法林。症状缓解或 PCI 后 48 小时内应过渡至华法林抗凝。

普通肝素:普通肝素的应用更复杂,因它需要频繁(每 6 小时)调整剂量,以达到活化的部分凝血活酶时间(aPTT)为对照值的 1.5~2 倍。对于接受血管造影的患者,应作进一步剂量调整,同时应用 GP Ⅱb/Ⅲa 抑制剂者,活化的凝血时间(ACT)应达到 200~250 秒;未应用 GP Ⅱb/Ⅲa 抑制剂者,ACT 应达到 250~300 秒。如果出现插管后出血,普通肝素作用时间短,并可逆转(迅速停止肝素输注并给予硫酸鱼精蛋白)。

低分子肝素:LMWH 具有更好的生物利用度,根据体重调整给药剂量,不需要监测 aPTT 和剂量滴定,出现肝素诱导的血小板减少的风险更低。相对于普通肝素,LMWH 对 ACS 患者预后有更多的益处。在 LMWH 中,依诺肝素似乎优于达肝素或那屈肝素,但依诺肝素对于年龄>75 岁的 STEMI 患者具有更高的出血风险,其抗凝作用也不能完全被鱼精蛋白所逆转。

肝素选择:基于以上综合考虑,许多指南推荐对于不稳定型心绞痛或 NSTEMI 和年龄<75 岁未接受 PCI 的 STEMI 患者,LMWH(如依诺肝素)优于普通肝素。

相比之下,接受急诊 PCI 过程中(如推至导管室的急性 STEMI 患者)、24 小时内需接受 CABG 时、患者为出血并发症高危(如最近 6 个月内有消化道出血史)或肌酐清除率<30ml/min 时,推荐使用普通肝素。正在进行的研究应该有助于阐明 LMWH 和普通肝素之间的选择。

对于接受 PCI 的患者,由于接受支架植入和抗血小板药物治疗,术后缺血事件风险降低,除非是血栓栓塞事件高危(如有大面积前壁 MI、已知左室血栓形成、心房颤动患者),不再推荐术后应用肝素。对于未接受 PCI 的患者,肝素应持续用至 48 小时(如症状持续存在需用更长时间)。

由于肝素应用本身的缺陷(包括出血并发症、肝素诱导的血小板减少以及普通肝素需要剂量调整),我们需要寻求更好的抗凝药。直接凝血酶抑制比伐卢定和阿加曲班,严

重出血发生率更低，并可改善预后，尤其对肾功能不全的患者（水蛭素，另一种直接凝血酶抑制剂，似乎比其他药物有更高的出血风险）。Ⅹa因子抑制剂磺达肝癸可降低接受PCI的NSTEMI患者的死亡率和再梗死率，不增加出血风险；但对于STEMI患者，与普通肝素相比，应用磺达肝癸的预后更差。虽然这些可选择的抗凝药目前尚未被推荐常规应用，但对于已知或疑似肝素诱导的血小板减少病史的患者，这些新型抗凝药可替代普通肝素或LMWH。

肝素替代物：对于接受急诊PCI的出血高危者，比伐卢定是一种已被接受的抗凝药，被推荐用于已知或疑似肝素诱导的血小板减少病史的患者。对于不稳定型心绞痛或NSTEMI患者，初始剂量为0.1mg/kg弹丸注射，继以0.25mg/(kg·h)静脉滴注；对于STEMI患者，初始剂量为0.75mg/kg弹丸注射，继以1.75mg/(kg·h)静脉滴注。

β阻滞剂

除非有禁忌证（如心动过缓、心脏传导阻滞、低血压或哮喘），推荐使用这类药物，尤其对于高危患者。β阻滞剂可减慢心率、降低动脉压、减弱心肌收缩，从而减轻心脏负荷和减少需氧量。梗死范围很大程度上决定恢复期后的心功能。心肌梗死发生后最初数小时内口服β阻滞剂可通过减小梗死面积、降低再梗死率、降低心室颤动的发生率和死亡率，从而改善预后。

使用β阻滞剂期间必须严密监测心率和血压。如出现心动过缓或低血压，应减少药物剂量。通过静脉滴注β肾上腺素能激动剂异丙肾上腺素1~5μg/min可逆转严重不良反应。

硝酸酯类

硝酸甘油是一种短效硝酸酯类药物，可用于某些患者减轻心脏负荷。硝酸甘油扩张静脉、动脉和小动脉，减轻左室前后负荷，从而降低心肌需氧量，减轻心肌缺血。

对于存在心力衰竭、大面积前壁心肌梗死、持续性胸部不适或高血压的患者，推荐在最初24~48小时内静脉注射硝酸甘油。

血压可降低10~20mmHg，但收缩压不要低于80~90mmHg。

对于复发性胸痛或持续性肺瘀血的患者，延长用药时间可能有益。对于高危患者，最初数小时内给予硝酸甘油可缩小梗死面积，降低短期甚至长期死亡率。无并发症的心肌梗死低危患者无需常规给予硝酸甘油。

纤溶药物

替奈普酶（TNK）、阿替普酶（rTPA）、瑞替普酶（rPA）、链激酶和复合纤溶酶链激酶（甲氧苯酰化纤溶酶原激活剂复合物-APSAC）是纤溶酶原激活剂，均需要静脉给药。它们能将单链纤溶酶原转变为双链纤溶酶原，而后者具有纤溶活性。这些药物具有不同的特点和使用剂量（表82-9），且仅适用于某些特定的STEMI患者。

表82-9 美国现有的静脉纤溶药物

药物	剂量（静脉）	循环半衰期/min	同时应用肝素	过敏反应
链激酶	1.5×10⁶U 30~60min	20	否	是
复合纤溶酶链激酶	30mg 5min	100	否	是
阿替普酶	15mg一剂注射，接下来30min内0.75mg/kg（最大剂量50mg），继以60min内0.50mg/kg（最大剂量35mg），总剂量为100mg	6	是	罕见
瑞替普酶	2min一剂注射10U，30min后重复一次	13~16	是	罕见
替奈普酶	根据体重调节剂量，单次5s内一剂注射：<60kg:30mg；60~69kg:35mg；70~79kg:40mg；80~89kg:45mg；≥90kg:50mg	初始半衰期20~24min；终末半衰期90~130min	是	罕见

由于用法简便，替奈普酶和瑞替普酶是最常推荐的药物；替奈普酶只需5秒内一次性弹丸注射，而瑞替普酶需间隔30分钟两次弹丸注射。与其他纤溶药相比，这两种药物的给药时间和用药错误率明显降低。与阿替普酶相似，替奈普酶的颅内出血风险中等，而血管再通率高于其他纤溶药，价格昂贵。瑞替普酶的颅内出血风险最高，血管再通率与替奈普酶相似，价格较昂贵。

链激酶可引起过敏反应，尤其在既往使用过的患者。链激酶必须在30~60分钟内静脉滴注；其颅内出血的发生率较低且价格也较便宜。复合纤溶酶链激酶，与链激酶类似，同样也易造成过敏，价格相对较贵，但只需一剂注射给药。这两种药都不需要同时应用肝素，血管再通率均低于其他纤溶酶原激活剂。由于存在过敏反应的可能性，既往接受过链激酶或复合纤溶酶链激酶的患者不应再用此类药物。

阿替普酶通过90分钟内加速或前负荷剂量的形式给药，同时静脉注射肝素可提高血管再通率。一般不发生过敏，其血管再通率高于其他溶栓药，但价格昂贵。

其他药物

ACEI：可降低心肌梗死患者死亡风险，特别是前壁心肌梗死、心力衰竭或心动过速的患者。对于高危患者，ACEI的最大益处在恢复期早期即可获得。ACEI可在溶栓稳定后>

24 小时使用,由于 ACEI 具有持续的临床获益,推荐长期应用。

ARB:对于不能耐受 ACEI 的患者(如因 ACEI 所致咳嗽),血管紧张素 Ⅱ 受体拮抗剂也是一种有效的选择。目前血管紧张素 Ⅱ 受体拮抗剂不是心肌梗死后一线治疗。禁忌证包括低血压、肾衰竭、双侧肾动脉狭窄和已知的过敏。

他汀类:HMG-CoA 还原酶抑制剂已经被长期用于预防冠状动脉疾病和 ACS;目前越来越多证据提示它也具有短期临床益处,如稳定斑块、逆转内皮功能不全、减少血栓形成和抗炎作用。因此,所有患者若无禁忌证,均应尽早启用他汀治疗。

急性冠脉综合征血运重建

血运重建可使缺血心肌恢复血液供应,尽可能减少心肌损伤、降低心室应激性、改善短期和长期预后。血运重建的方法包括应用纤溶药的溶栓治疗、植入或未植入支架的 PCI 以及 CABG。血运重建是否进行、时机和方法取决于是否存在 ACS、就诊时间、冠脉解剖病变的程度和部位以及人员能力和设备条件(图 82-4)。

不稳定型心绞痛和非 ST 段抬高型心肌梗死

对于无并发症的 NSTEMI 患者(就诊时梗死相关动脉完全闭塞并不常见)或药物治疗有效的不稳定型心绞痛患者,紧急再灌注治疗并不迫切。这些患者多在入院最初 24~48 小时内接受血管造影以识别需要进行 PCI 或 CABG 的冠脉病变。

对于血管造影显示濒危心肌范围较小、病变形态不适合 PCI、解剖上无显著病变(冠脉狭窄<50%)或严重左主干病变需要 CABG 的患者,给予非侵入性方法和药物治疗。

对于手术相关致残或死亡高危的患者,应延迟 PCI,给予药物治疗。

相比之下,对于给予充分药物治疗仍持续胸痛或出现并发症(如心脏标志物显著升高、存在心源性休克、急性二尖瓣反流、室间隔穿孔、不稳定心律失常)的患者,应直接推至心导管室以发现需要行 PCI 或 CABG 的冠脉病变。

对于稳定型心绞痛患者,如存在左主干病变或等同于左主干的冠脉病变、合并左心室功能不全或糖尿病,CABG 通常优于 PCI。PCI 失败、PCI 不能进行(如长病变或分叉病变)或 PCI 导致急性冠状动脉夹层时,也必须考虑行 CABG。

不稳定型心绞痛或 NSTEMI 不宜溶栓治疗,因为溶栓的风险大于潜在的临床益处。

ST 段抬高型心肌梗死

如时间许可(门球时间<90 分钟),由有经验的术者进行紧急 PCI 是 STEMI 的优选治疗。STEMI 病程中施行急诊 PCI 的适应证包括血流动力学不稳定、恶性心律失常(需要经静脉临时起搏或反复电复律)以及年龄>75 岁。STEMI 的 CABG 病死率为 4%~12%,病残率为 20%~43%。

表 82-10 STEMI 溶栓治疗

标准	具体
ECG 标准*	≥2 个相邻导联 ST 段抬高
	典型症状和新出现的左束支传导阻滞
	后壁 MI(V_1 导联出现大 R 波,V_1~4 导联 ST 段压低)
绝对禁忌证	主动脉夹层
	既往有出血性卒中(任何时间)
	一年内有缺血性卒中
	活动性内出血(月经除外)
	颅内肿瘤
	心包炎
相对禁忌证	初始降压药物治疗后血压 BP>180/110mmHg
	4 周内有创伤或接受过大手术
	活动性消化性溃疡
	妊娠
	出血倾向
	接受不能压迫的血管穿刺
	正在接受抗凝治疗(INR>2)

* 有巨大 T 波的心肌梗死超急性期患者不适用目前的溶栓治疗标准;ECG 应每 20~30min 重复一次以了解 ST 段抬高是否有变化。

如急诊 PCI 明显延迟,对于符合标准(表 82-10)的 STEMI 患者,应给予溶栓治疗。如在心肌梗死发病的最初数分钟至数小时内应用溶栓药进行再灌注治疗最为有效。溶栓开始得越早,效果越好。目标是门针时间(注:患者进入医院门到注射溶栓药之间的时间)控制在 30~60 分钟。3 小时内到最佳效应,但直至 12 小时药物仍然有效。联合应用阿司匹林,溶栓药可使住院病死率降低 30%~50%,并改善左心室功能。由经过培训的医务人员在院前应用溶栓药,可显著缩短开始治疗的时间,因此若发病 3 小时内、PCI 无条件在 90 分钟内进行的情况下,应考虑院前溶栓。

绝大多数接受溶栓治疗的患者最终都需要转入有条件行 PCI 的医院。如有需要,出院前应接受选择性血管造影和 PCI。若溶栓治疗开始后胸痛或 ST 段抬高仍持续≥60 分钟或胸痛复发和 ST 段再次抬高,则应考虑行 PCI,但仅在具备起病后 90 分钟内行 PCI 条件时才施行。如无条件行 PCI,应重复应用溶栓药。

纤溶药的特点和选择已在表 82-9 讨论。

83. 心脏肿瘤

心脏肿瘤

心脏肿瘤可能是原发性的（良性或恶性）或转移性的（恶性）。黏液瘤，一种良性的原发性肿瘤，是最常见的类型。心脏肿瘤可能发生在任何心脏组织。可引起瓣膜或流入道-流出道的梗阻，血栓栓塞，心律失常或心包病变。诊断靠超声心动图检查和其后的活组织检查，时常需行心脏MRI。良性肿瘤的治疗通常良性肿瘤的治疗通常是手术切除；肿瘤可能复发。转移性恶性肿瘤的治疗取决于肿瘤类型和起源，预后一般差。

在尸体解剖中发现在<1/2 000人中有原发性心脏肿瘤。转移性肿瘤常见，多30~40倍。通常，原发性心脏肿瘤起源于心肌或心内膜中，也可能起源于瓣膜组织、心脏的结缔组织或心包中。

分类

常见原发性和继发性心脏肿瘤如下（表83-1）。

表83-1 心脏肿瘤分类

类型	举例
原发性良性肿瘤	黏液瘤 乳头状弹性纤维瘤 横纹肌瘤 纤维瘤 血管瘤 畸胎瘤 脂肪瘤 副神经节瘤 心包囊肿
原发性恶性肿瘤	肉瘤 心包间皮瘤 原发性淋巴瘤
转移性肿瘤	肺癌 乳腺癌 软组织肉瘤 肾癌 恶性黑色素瘤

良性原发性肿瘤 如黏液瘤、乳头状弹性纤维瘤、横纹肌瘤、纤维瘤、血管瘤、畸胎瘤、脂肪瘤、副神经节瘤和心包囊肿。

黏液瘤：最常见，占所有原发性心脏肿瘤的50%。在女性中的发生率是男性的2~4倍；在少见的家族类型中（Carney综合征），男性受累更常见。约75%黏液瘤发生在左心房；其余的部分单发肿瘤发生在其他的腔室，或较少见的在数个部位。约75%的肿瘤带蒂并可能在舒张期时脱垂，通过二尖瓣并妨碍左心室充盈。其余是宽广基底部而无蒂的。黏液瘤可能是黏液样和凝胶状的；光滑的，固定的和分叶的；或易碎的和不规则的。易碎不规则的黏液瘤增加全身栓塞的危险。

Carney综合征：是一家族性、复发性心脏黏液瘤的常染色体显性遗传综合征，与一些皮肤黏液瘤、黏液样乳房纤维腺瘤、皮肤色素沉着损害（小痣、雀斑、蓝痣），多个内分泌腺瘤（引起库欣综合征的原发性色素结节性肾上腺皮质疾病，产生生长激素和催乳素的垂体腺瘤，睾丸肿瘤，甲状腺腺瘤或癌、和卵巢囊肿），沙状黑色素神经鞘瘤，乳腺管腺瘤和骨软骨黏液瘤相结合。患者有临床表现时常较年轻（中位年龄20岁），有多个黏液瘤（特别是在心室中），有较高的黏液瘤复发危险。

乳头状弹性纤维瘤：是第2常见的原发性良性肿瘤。它们是无血管的乳头状瘤，主要发生在主动脉瓣和二尖瓣上。男、女受累程度相同。其从中心部分有乳头状叶样分支，类似海葵。约45%是有蒂的。此瘤不引起瓣膜功能不全，但增加栓塞的危险。

横纹肌瘤：约占整个原发性心脏肿瘤的20%，其中90%发生在儿童。横纹肌瘤主要累及婴儿和儿童，他们中的50%也有结节性硬化症。横纹肌瘤通常多发，位于间隔或左心室的游离壁的壁内，在此处肿瘤累及心脏传导系统。肿瘤呈坚固的白色小叶状，典型地随年龄增长而消退；少数患者发生快速心律失常和由于左心室流出道阻塞所引起的心力衰竭。

纤维瘤：也主要影响儿童，伴随有皮肤的脂肪腺瘤和肾脏肿瘤。主要发生在瓣膜组织上和也可能是一种炎症反应。它们可压迫或侵犯心脏传导系统，导致心律失常和猝死。有些纤维瘤是全身过度生长、颌骨角质细胞，骨骼畸形和各种良性和恶性肿瘤综合征的一部分（Gorlin或基底细胞痣综合征）。

血管瘤：占良性肿瘤的5%~10%。它们在少数患者中引起症状。最常是在因为其他原因进行体格检查时偶然被检出。

心包的畸胎瘤主要累及婴儿和儿童；它们常附着于大血管的基底部。约90%位于前纵隔内；其余则主要在后纵隔内。

脂肪瘤：可发生在宽广的年龄范围内。它们起源于心内膜或心外膜，基底部宽大有蒂。许多是无症状的，但有些阻塞血流或引起心律失常。

副神经节瘤：包括嗜铬细胞瘤，罕见发生于心脏；通常位于心脏的底部，靠近迷走神经末梢。它们可能表现出嗜铬细胞分泌引起的症状。

心包囊肿：在胸部X线上可能类似于心脏肿瘤或心包

积液。通常无症状，虽然有些引起压迫症状（如胸痛、呼吸困难、咳嗽）。

原发性恶性肿瘤 原发性恶性肿瘤包括肉瘤、心包间皮细胞瘤和原发性淋巴瘤。

肉瘤：是最常见的恶性肿瘤和第2最常见的原发性心脏肿瘤（黏液瘤之后）。肉瘤主要影响中年成人（平均41岁）。几乎40%是血管肉瘤，其中大多数起源于右心房和累及心包，引起右心室流入道阻塞、心包填压塞和肺转移。其他类型包括未分化的肉瘤（25%）、恶性纤维组织细胞瘤（11%~24%）、平滑肌肉瘤（8%~9%）、纤维肉瘤、横纹肌肉瘤、脂肪肉瘤和骨肉瘤；这些类型较可能起源于左心房，引起二尖瓣阻塞和心力衰竭。

心包间皮瘤：罕见，累及所有年龄，男性多于女性。它引起心脏压塞并可转移到脊柱、邻近的软组织和脑。

原发性淋巴瘤：非常罕见。它通常发生在艾滋病患者中或其他免疫缺陷人群中。这些肿瘤迅速生长并引起心力衰竭，心律失常，心脏压塞和上腔静脉（SVC）综合征。

转移性肿瘤 肺和乳腺癌、软组织肉瘤和肾癌是转移到心脏的最常见来源。恶性黑色素瘤、白血病和淋巴瘤常转移到心脏，但此转移可能无临床意义。当卡波西肉瘤在免疫缺陷患者（通常为艾滋病）中向全身播散时，它可能播散到心脏，但临床上心脏并发症是少见的。

症状及体征

心脏肿瘤典型地引起远为常见的疾病的症状和体征（如心力衰竭、脑卒中、冠状动脉疾病）。原发性良性肿瘤的症状和体征取决于肿瘤的类型、部位、大小和易碎性，可被分类为：

- 心外
- 心肌内
- 腔内

心外症状 可能是全身的和机械的。全身症状发热、寒战、无力、关节痛和体重减轻几无例外是由黏液瘤引起，或许是它释放细胞因子（如白介素6，IL6）的一个结果；也可能出现瘀血点。这些发现可能错误地提示细菌性心内膜炎、结缔组织疾病和隐匿的癌症。某些肿瘤栓子（尤其凝胶状黏液瘤）或肿瘤片段可进入体循环造成栓塞（如脑、冠状动脉、肾脏、脾脏、四肢）或肺部，导致这些器官的特定表现。机械症状（如呼吸困难、胸部不适）由心腔或冠状动脉受压或由于心包内肿瘤生长或出血引起的心受刺激或压塞所致。心包肿瘤可能引起心包摩擦音。

心肌内症状和体征 是由心律失常引起的，通常为房室或心室内阻滞或阵发性室上性或室性心动过速。原因是肿瘤压迫或侵蚀了传导系统（值得注意的是横纹肌瘤和纤维瘤）。

心腔内症状和体征 是由于肿瘤妨碍瓣膜功能、血流，或两者兼有之（引起瓣膜狭窄、瓣膜关闭不全或心力衰竭）所引起。心腔内的症状和体征可能随体位而改变，体位改变与肿瘤有关的血流动力学和物理力量。

黏液瘤通常引起一些全身的和心腔内的症状和体征的结合。黏液瘤可引起类似于二尖瓣狭窄的舒张期杂音，但杂音的响度和部位随着体位改变从心搏到心搏而有改变。约15%有蒂的左心房黏液瘤产生可闻及的"肿瘤扑落音"为舒张期肿瘤落到二尖瓣口的结果。黏液瘤也可能引起心律失常。雷诺现象和杵状指是不太典型的表现，但可能发生。

弹性纤维瘤，常偶尔在尸体解剖时发现，通常无症状；然而，其可能是全身栓塞的来源。横纹肌瘤通常无症状。纤维瘤引起心律失常和猝死。血管瘤通常无症状，但可能引起心外的、心肌内的或心腔内的任何症状。畸胎瘤引起呼吸窘迫和由于主动脉和肺动脉受压引起的发绀或上腔静脉综合征。

相比良性肿瘤患者，恶性心脏肿瘤的症状和体征在开始时更急性，进展较迅速。心脏肉瘤最常引起心室流出道阻塞和心脏压塞的症状。间皮细胞瘤引起心包炎或压塞的症状。原发性淋巴瘤引起难治性进行性心力衰竭、压塞、心律失常和上腔静脉综合征。转移性心脏肿瘤可能表现为突然心脏扩大，压塞（由于血性心包积液的快速积聚所引起），房室传导阻滞，其他心律失常或突然发作的不能解释的心力衰竭。也可能表现发热、不适、体重减轻、盗汗和食欲减退。

诊断

- 超声心动图

由于症状和体征与常见疾病的症状和体征类似，诊断常被延迟，确诊依靠超声心动图检查。经食管超声心动图检查对显示心房肿瘤更好；经胸超声心动图检查则对显示心室肿瘤更好。如果结果模棱两可，MRI与门沉核素显像、CT同样有效。偶尔需要在心导管检查时注射造影剂作心室造影检查。因为影像学检查往往能区分恶性肿瘤良性，活检通常是不必要的。

由于黏液瘤患者的症状是非特异性的，因此在超声心动图检查前常已进行过广泛的检查。贫血、血小板减少和白细胞计数、血沉、C-反应蛋白和γ-球蛋白增高是常见的。心电图可能显示左心房扩大。常规胸部X线可能显示右心房黏液瘤中的钙沉积或作为前纵隔肿块所见到的畸胎瘤中。有时黏液瘤是在手术切除的栓子中发现肿瘤细胞而被诊断的。

伴有结节性硬化症特征表现的心律失常和心力衰竭常提示横纹肌瘤或纤维瘤。在已知的心脏外癌症患者中出现新的心脏症状和体征提示心脏转移。胸部X线可能显示心影的形态改变。

治疗

- 原发性良性：切除
- 原发性恶性：缓解
- 转移性：根据肿瘤来源

原发性良性肿瘤的治疗是手术切除，其后5~6年内作系列超声心动图检查以监察肿瘤复发。切除肿瘤除非有其他的疾病（如痴呆）禁忌证。手术通常是可以治愈的（在3年时95%存活）。横纹肌瘤例外，大多数横纹肌瘤可自行消退，不需要治疗，而心包畸胎瘤可能需要作紧急心包穿刺。弹性纤维瘤患者也可能需要瓣膜修补或瓣膜置换术。当横纹肌瘤或纤维瘤是多灶性的,手术切除通常无效,一年后的预后不良;5年存活率可能低于15%。

因为预后不良,原发性恶性肿瘤的治疗通常是姑息性的(如放射治疗、化学治疗、并发症的处理)。转移性心脏肿瘤的治疗取决于肿瘤的起源。治疗可能包括全身化疗或姑息治疗。

> **关键点**
> - 大部分心脏肿瘤是转移性的,最常见的肺癌和乳腺癌,软组织肉瘤和肾癌
> - 原发性心脏肿瘤则少得多;大多数源自心肌或心内膜但是它们可以在任何心脏组织发生,既可能是良性的也可能是恶性的
> - 表现因肿瘤位置和类型而异,包括全身症状,瓣膜或流入流出道梗阻,血栓栓塞和心律失常
> - 诊断通过超声心动图,有时需要心脏MRI
> - 对于良性肿瘤的治疗方法是切除;原发性恶性肿瘤以及多数转移性肿瘤,治疗是姑息性的

84. 心 包 炎

心包炎

心包炎是心包的炎症,常伴有液体的积聚。心包炎可能由许多疾病(如感染、心肌梗死、创伤、肿瘤、代谢疾病等)引起,但常常为特发性。症状包括胸痛或胸部紧固感,常因深呼吸而加重。心脏压塞或者缩窄性心包炎病情进展时,心排出量将大幅降低。诊断基于症状、摩擦音,心电图改变以及在X线或者超声心动图上有心包积液的证据。需要进一步评估查找原因。心包炎常规治疗方法包括镇痛、抗炎药物和秋水仙碱,有时需手术。

心包炎是常见心包疾病。先天性心包疾病罕见。

解剖学

心包有2层。脏层心包是单层的间皮细胞,它附着于心肌,在大血管的起源部脏层心包本身折叠返回(折返)连接并成为一结实的纤维层以覆盖心脏成为壁层心包。由这2层产生的心包囊含有少量液体(<25~50ml),大部分由超滤血浆组成。心包限制了心腔的扩张,增加心脏的效率。

心包富含神经支配,伴有交感和躯体的传入纤维。对牵张敏感的机械受体感知心脏容量和张力的改变,并可能负责传递心包疼痛。膈神经埋藏于壁层心包中,在心包手术时极易受到损伤。

病理生理

心包炎分类:
- 急性心包炎
- 亚急性心包炎
- 慢性

急性心包炎 发展迅速,很快产生炎症反应和心包积液。炎症可累及心外膜心肌(心肌心包炎)。尽管可能引起心脏压塞,异常的血流动力学效应与心律失常是罕见的。

急性心包炎可发展为亚急性心包炎或慢性心包炎。发展进程较为缓慢;其突出的特点是积液。

亚急性心包炎 在受到刺激后数周至数月内产生。心包炎发病持续超过6个月,则为慢性心包炎。心包积液是心包内液体的积聚。积液可能是浆液性的(有时伴有纤维束条索),浆液血性液体,血性的,脓性的或乳糜样的。

心脏压塞 发生于大量心包积液损害心脏充盈时,导致低心排血量,有时会出现休克和死亡。如果液体(通常是血液)快速积聚,甚至少量液体(如150ml)可能引起心脏压塞,因为心包不能很快的伸展到足以适应这一情况。如果液体缓慢积聚至1 500ml都可能不引起心脏压塞。分为小腔的积液可能引起心脏右侧或左侧的局限性压塞。

偶尔,心包炎导致心包的明显增厚和僵硬(即缩窄性心包炎)。

缩窄性心包炎 较为少见,由明显的炎症性纤维增厚所致。有时脏层和壁层时常相互粘连或心肌相连。这种纤维组织常含有钙沉积。僵硬、增厚的心包显著地损害心室充盈,降低心搏量和心排血量。罕见明显的心包液体积聚。常见心律失常。两侧心室、心房和静脉床的舒张压实际上变得相等。发生全身静脉瘀血,引起相当大量的液体从系统毛细血管渗出,伴有下垂部位水肿,后期可出现腹水。全身静脉压和肝静脉压的持续升高可能导致心源性肝硬化,患者起初可呈现肝硬化的表现。患者左心房、左心室或两者共同收缩时都会引起肺静脉压力升高。偶尔并发胸腔积液。

- 慢性缩窄性心包炎患者较以往少见
- 亚急性缩窄性心包炎(刺激损伤后数周或数月内出现)在逐渐被熟悉
- 一过性缩窄性心包炎可自行或经药物治疗缓解

病因

急性心包炎 可能由感染、自身免疫或炎症性疾病、尿毒症、创伤、心肌梗死、肿瘤或某些药物所致(表84-1)。

表84-1 急性心包炎的病因

突发病症
病毒感染(埃可病毒、流感病毒、柯萨奇病毒、HIV*)
细菌感染†(链球菌、葡萄球菌、革兰氏阴性杆菌;结核杆菌;儿童中:流感嗜血杆菌)
真菌感染(组织胞浆菌病、球孢子菌病、念珠菌病、酵母菌病)
寄生虫感染(弓形虫病、阿米巴病、棘球蚴病)
自身免疫性疾病(类风湿关节炎、系统性红斑狼疮、硬皮病)
癌症(如白血病、乳腺癌或肺癌、艾滋病和卡波西肉瘤的患者)放射放疗
炎症性疾病(淀粉样变、炎症性肠病、类肉瘤病)尿毒症
创伤心肌梗死
心肌梗死后(德雷斯勒)综合征、心包切除术后综合征
药物(如抗凝药、肼屈嗪、异烟肼、甲基麦角酰胺、青霉素、苯妥英、普鲁卡因胺)

* 如果艾滋病患者发生淋巴瘤、卡波西肉瘤或某些感染(如分枝杆菌、结核或诺卡菌属、其他真菌或病毒感染),心包炎可能随后发生。

† 在美国结核性心包炎<5%急性或亚急性心包炎病例,但在印度或非洲的有些地区结核性心包炎占心包炎病例中的大多数。

感染性心包炎最常见的是病毒或特发性。化脓性细菌性心包炎较为少见,但可能继发于感染性心内膜炎、肺炎、败血症、穿透性外伤或心脏手术之后。经常不能确定原因(亦称为非特异性或特发性心包炎),但这些病例中的多数大概是病毒所致。

急性心肌梗死引起急性心包炎的 10%~15% 的病例。心肌梗死后综合征(德雷斯勒综合征)是比较少见的原因,发生在用经皮腔内冠状动脉成形术(PTCA)再灌注或溶栓药物无效时。在心脏手术的病例中心包切开术后 5%~30% 发生心包炎(即心包切开术后综合征)。心脏损伤后综合征包括心包切开术后综合征,心肌梗死后综合征以及创伤性心包炎。

亚急性心包炎 是急性心包炎的延伸病症,所以它们有相同的病因。例如,部分患者在急性心包炎恢复数天至数周后会产生短暂的心包缩窄。

几乎任何病因都可能导致慢性心包积液或慢性缩窄性心包炎继发于急性心包炎除此之外,在之前每月罹患急性心包炎的情况下,许多事件也会发生。

甲状腺功能的减退也会导致心包积液和胆固醇性心包炎。胆固醇性心包炎是一种罕见的疾病,通常伴随黏液性水肿,其慢性心包积液具高浓度胆固醇,引发炎症与心包炎。

伴有大量积液的慢性心包炎(浆液、浆液血性、血性)最常由转移性肿瘤引起,最常见的有肺癌、乳腺癌、肉瘤、(特别是黑色素瘤)白血病或淋巴瘤。

有时慢性心包炎的原因不能确定。

一过性缩窄性心包炎 常由感染、心包切开术后的炎症或特发性疾病引起。

心包纤维化 可能跟随在化脓性心包炎后[B]或伴随结缔组织疾病发生。在较年长的患者中,常见原因是恶性肿瘤、心肌梗死、肺结核。血性心包积液(血液在心包内积聚)可能导致心包炎或心包纤维化,常见的原因包括胸部创伤,医源性损伤(如来自心导管检查,起搏器植入或放置中心静脉导管),和胸主动脉瘤破裂。

症状及体征

有些患者表现有炎症的症状和体征(急性心包炎);其他的患者表现有液体积聚(心包积液)的症状和体征。症状和体征的变化取决于炎症的程度和液体积聚的量和速度。如果液体发展缓慢(如数月),即使大量心包积液可能仍无症状。

急性心包炎 急性心包炎倾向于引起胸痛和心包摩擦音,有时伴有呼吸困难。第一证据是心脏压塞,伴有低血压、休克或肺水肿。

因为心包与心肌的神经分布是相同的,故心包炎的胸痛有时类似于心肌炎症或缺血的胸痛:钝或尖锐的心前区或胸骨后痛可能放射到颈部,斜方肌脊(特别是左侧)或双肩。疼痛程度由轻到重。不像缺血性胸痛,由心包炎所致的疼痛通常由胸部的运动、咳嗽和呼吸而加重;疼痛可能由于坐起和向前倾斜而减轻。可能存在呼吸加快和无痰的咳嗽;发热、寒战和虚弱常见。在 15%~25% 特发性心包炎的患者中症状可在数月或数年中间歇的复发(复发性心包炎)。

最重要的体检发现是三相型或收缩期和舒张期心前区摩擦音。然而,摩擦音常呈间歇性和瞬息性;它可能只存在于收缩期时或较少见的只存在于舒张期时。如果患者坐位、身体前倾时没有听到摩擦音,可尝试让患者平躺后用听诊器进行听诊。有时,因为炎症累及胸膜使其贴近心包,故可在呼吸时听见胸腔摩擦音。

心包积液 心包积液常无痛,但当发生急性心包炎可能有疼痛。大量的心包积液使心音低钝,增加心浊音区范围,并改变心脏的大小和轮廓。可能听到心包摩擦音。随着大量积液,左肺基底部受压可使呼吸音降低听诊(左肩胛骨附近),和产生捻发音(啰音)。动脉搏动、颈静脉搏动和血压正常,除非心包内压力大幅增高引起心脏压塞。

在心肌梗死后综合征中,心包积液的发生可伴有发热、摩擦音、胸膜炎、积液和关节疼痛。此综合征常发生在心肌梗死后 10 日~2 个月内。一般为轻度,但可能变重。偶尔,心肌梗死后心脏破裂,导致血性心包积液和心脏压塞,通常发生在心肌梗死后 1~10 日,且在女性中较常见。

心脏压塞 临床表现类似于心源性休克的表现:心排出量减少、体循环动脉血降低、心动过速和呼吸困难。颈静脉明显扩张。严重心脏压塞几乎总是伴有在吸气时收缩压下降>10mmHg(奇脉)。在重危患者中,在吸气时心搏可消失,(然而,奇脉也可发生在慢性阻塞性肺疾病、支气管哮喘、肺栓塞、右心室梗死和非心源性休克。)心音低钝,除非积液量少。而包裹性积液、偏心性或局限性的血肿可能导致局部心脏压塞,表现为局限性的心腔受压。此时,患者的体征、血流动力学以及部分超声心动图表现可能会消失。

缩窄性心包炎 纤维化或钙化极少引起症状,除非发生缩窄性心包炎。唯一早期的异常可能是心室舒张压、心房压、肺循环和体循环静脉压增高。可能表现有周围静脉瘀血的症状和体征(如外周水肿、颈静脉扩张、肝大),可伴有舒张早期音(心包叩击音),常在吸气时听诊最佳。此音是由于僵硬的心包使舒张期心室充盈突然减慢所致。心室收缩功能(基于射血分数)通常被保存。长期肺静脉增高引起呼吸困难(特别是在劳力时)和端坐呼吸。可有严重疲乏感。吸气时颈静脉扩张伴有静脉压增高(库斯莫尔征,Kussmaul sign)是存在的;在心脏压塞时此征缺如。奇脉罕见,通常比心脏压塞时轻。肺无瘀血,除非发生严重的左心室缩窄。

诊断
- 心电图和胸部 X 线片
- 超声心动图
- 病因诊断检测(如心包积液检查,心包活检)

心电图和胸部 X 线检查超声心动图用于检查积液(特别是局部填塞包裹性积液,因其临床表现并不典型,通常可通过间接征象如压缩室及呼吸系统的变化特征确认),心肌受累导致的心脏充盈异常与室壁运动异常血液检查可能检出白细胞增高和血沉增快,但这些发现是非特异性的。

急性心包炎 基于以下部分患者出现的临床表现与异常心电图情况诊断:
- 胸痛特征
- 心包摩擦音
- 心电图异常
- 心包积液

连续的心电图显示异常,急性心包炎异常显示通常局限于 ST 段、PR 段及 T 波(导联心电图的变化通常与其他线索方向相反)急性心包炎在多数导联上都可通常表现为限于 ST、PR 及 T 波段的异常(心电图变化在 aVR 导联通常通常与其他导联方向相反)区别于心肌梗死,急性心包炎不会引起对应导联 ST 段反向压低(除了 AVR、V₁ 导联外),无病理性 Q 波。心包炎心电图变化包括 4 个阶段,尽管不是所有阶段都出现在病程中。

- 第一阶段:ST 段凹面向上抬高,PR 段可能下移(图 84-1)
- 第二阶段:ST 段恢复到基线,T 波平坦
- 第三阶段:T 波在所有导联倒置,T 波倒置发生在 ST 段已恢复到基线后,并不同于急性缺血或心肌梗死的心电图表现
- 第四阶段:T 波变化恢复

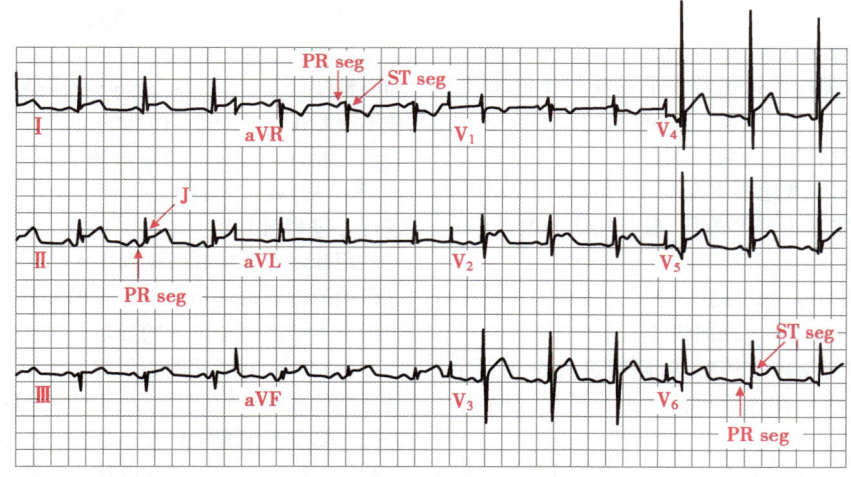

图 84-1 **急性心包炎:第 1 阶段**。ST 段,除 aVR 和 V₁ 外,ST 段凹面向上抬高。除 aVR 和 V₁ 外 PR 段压低外,PR 段 T 波基本正常

急性心包炎超声心动图通常用于显示积液,帮助确诊,纯纤维性急性心包炎患者除外(超声心动图通常显示正常)。研究表明心肌受累包括新局灶性或弥漫性左心室功能不全。

由于心包炎疼痛或类似于急性心肌梗死或肺梗死,如症状及心电图表现为非典型性心包炎,可能需进行辅助检查(如血清心肌标志物测定、肺扫描)。心外膜炎急性心包炎往往导致肌钙蛋白升高,无法区别于心包炎,急性心肌梗死以及肺栓塞。高浓度肌钙蛋白极可能提示心肌心包炎 CK 的敏感性低于肌钙蛋白,在急性心包炎时通常正常,除非患者同时存在心肌炎。

心包切开术后与心肌梗死后综合征可能难以确定和必须同新近的心肌梗死、肺栓塞和手术后心包感染相鉴别。手术后 2 周至数月表现有疼痛、摩擦音和发热,而且对阿司匹林、非甾体抗炎药、秋水仙碱的快速反应有助于诊断。

心包积液 诊断由临床发现提示,但仅在胸部 X 线上发现心影扩大后才被怀疑。心电图、QRS 电压常降低,约 90%患者中仍保持窦性心律。随着大量慢性积液,心电图可显示电交替(即 P,QRS,T 波振幅在心搏中交替出现增高和降低)。电交替伴发生于心脏位置的变化(心脏摆动)。

超声心动图对检出心包积液有高度的敏感性和特异性。伴有心电图正常,少量心包积液(<50ml)和无来自病史

和体格检查可疑发现的患者可用系列检查和超声心动图来进行观察。其他患者必须被进一步评估以确定病因。

缩窄性心包炎 缩窄性心包炎可基于临床进行诊断，如心电图、胸部 X 线和多普勒超声心动图发现疑似诊断。但通常需要心导管检查和 CT（或 MRI）检查。罕见情况下，需要右心活检以排除限制型心肌病。

缩窄性心包炎患者**心电图**为非特异性。QRS 一般呈低电压 T 波常有非特异性的异常。约 1/3 患者中发生心房颤动；心房扑动较少见。

X 线胸片：适合显示心包钙化，但此发现并非特异性。

超声心动图：超声心动图的改变也是非特异性的。当左、右心室充盈压等同升高时，多普勒超声心动图有助于缩窄性心包炎同限制型心肌病的鉴别。

- 在吸气时，在缩窄性心包炎中二尖瓣舒张期血流速下降大于 25%，但在限制型心肌病中下降小于 15%
- 在缩窄性心包炎中，吸气时三尖瓣血流速度增加较正常时更快，但在限制型心肌病中不是如此表现

当左心房压力过高使跨瓣速率的呼吸性变化减弱时测定二尖瓣环处的组织速率可能有帮助。

如果临床和超声心动图发现提示缩窄性心包炎，应作心导管检查可以帮助确诊和定量异常的可显示缩窄性心包炎特点的血流动力学表现。

- 平均肺动脉阻塞压（肺毛细血管楔嵌压）、肺动脉舒张压、右心室舒张压和左心房平均压约为 10~30mmHg
- 肺动脉和右心室收缩压维持正常水平或轻度升高，以至于脉压变小
- 在心房压力曲线中，X 和 Y 下降更明显
- 在心室压力曲线中，在快速心室充盈时出现舒张压下陷
- 吸气峰值时，左心室压力降至最低，右心室压力增高（有时称为镜像不一致）
- 由于心室充盈受限，在舒张早期，心室压力曲线呈突然下降趋势，随后进入平期（下降曲线类似于平方根符号）

检测这些变化需使用独立传感器，同时进行左右心导管检查。缩窄性心包炎往往伴随血流动力学变化，但容易在低血容量中被忽视。

右心室收缩压>50mmHg 常发生在缩窄性心肌病中，但较少发生在缩窄性心包炎中。当肺动脉阻塞压等于右心房平均压时和在心室压力曲线中发生舒张早期倾斜，伴有右心房曲线中大的 x 和 y 波时，可能存在两种疾病中的一种。

CT 或 MRI 可确定心包厚度>5mm。

- 心包增厚大于 5mm，伴有典型血流动力学改变的这种心包增厚（由超声心动图和心导管检查诊断）可确诊缩窄性心包炎
- 当未见到有心包增厚或积液时，有利于缩窄性心肌病的诊断，但不能证实
- 心包厚度正常不排除患有缩窄性心包炎

采用心脏磁共振成像尤其心包钆剂显像增强的应用，帮助确诊患者心包缩窄的缓解与消失。

心脏压塞 心电图低电压和电交替提示心脏压塞，但这些发现缺乏敏感性和特异性。当怀疑心脏压塞时，应作超声心动图检查，否则即使一短暂的延迟也可能致命。然后立即做心包穿刺以诊断和治疗。超声心动图上，跨瓣和静脉血流的呼吸性变化以及在心包积液存在时右侧心腔的受压或塌陷支持心脏压塞的诊断。

> **经验与提示**
> - 如怀疑心脏压塞，仅有超声心动图检查不能作为心包穿刺的指征

如怀疑心脏压塞，可作右心导管（Swan-Ganz）检查。在心脏压塞的情况下：
- 左心室压力记录不到早期舒张压下降
- 舒张压升高（10~30mmHg），所有心腔和肺动脉舒张压一致
- 在心房压力曲线中，X 倾斜仍在而 y 倾斜消失

相反，在由于扩张型心肌病所致的重度瘀血状态中，肺动脉阻塞压或左室舒张压通常超过右心房平均压和右心室舒张压≥4mmHg。

病因诊断 诊断心包炎后，要做检查以确定病因和对心功能的影响。对于年轻患者，表现有病毒感染和急性心包炎时广泛的评估常非必要。鉴别病毒性与特发性心包炎是困难而昂贵的，几乎无实际重要意义。

对于其他患者，可能需要心包活检或吸取心包积液以确认诊断。如果诊断疑似结核性病症，则须进行抗酸染色和心包液培养（结核性心包炎可在类皮质甾酮疗法中进展并迅速恶化）。取标本作恶性细胞检查。对于新近确定的心包积液行全部引流通常对诊断是不必要的。持续的（通常>3 个月）或进行性积液，特别是当病因不肯定时也考虑进行心包穿刺引流。

用针做心包穿刺引流和手术引流之间的选择取决于医疗机构的设备条件和内科医生的经验、积液的病因、对诊断组织样本的需要和患者的预后。当病因已知或对心脏压塞的存在有怀疑时用针做心包穿刺引流是最好的方法。当心脏压塞的存在肯定，但病因还不清楚时外科引流是最好的方法。培养和细胞学检查以外的心包液实验室检查通常是非特异性的。但应用较新的经心包镜引导的活检取得的液体进行肉眼的、细胞的和免疫学的分析有时可能取得特异性诊断。心导管检查对评估心包炎和确定心功能降低的原因是有用的。

虽然超声心动图已足以诊断。CT 或 MRI 可有助于确定肿瘤转移。

其他检测包括全血细胞计数、急性期反应物、常规化学、培养、自体免疫试验，和当合适时可行 HIV、组织胞浆菌病补体结合试验（在地方流行病的区域内）、柯萨奇病毒、流感病毒、链球菌酶与埃可病毒的中和抗体抗 DNA 和抗 RNA 抗体检查可能有用。PPD 皮肤试验结果可能呈假阴性，结核性心包炎只有通过培养心包液中抗酸杆菌来进行排除。

治疗
针对不同病因导致的疼痛和炎症采取下列治疗：
- 非甾体抗炎药、秋水仙碱和偶尔糖皮质激素治疗来减轻

疼痛和炎症
- 心脏压塞和大量心包积液需行心包穿刺术
- 有时也可心包内用药(如曲安西龙)
- 有时缩窄性心包炎需要行心包切开术
- 针对病因的治疗(如恶性肿瘤)

对于部分首次发病的急性心包炎患者,住院治疗是必必需的,特别是存在中等或大量胸腔积液或有高危因素的患者(如发热、亚急性起病、免疫抑制、近期创伤,口服抗凝治疗、对阿司匹林或非甾体抗炎药初始治疗失败和心肌心包炎)。需住院治疗观察疾病起因以及心脏压塞发展情况。发病早期住院观察非常重要。停用可能致病的药物(如抗凝剂、普鲁卡因胺、苯妥英钠)。对于心脏压塞患者,立即做心包穿刺引流(图84-2);甚至少量的液体的去除都可能是救命的。

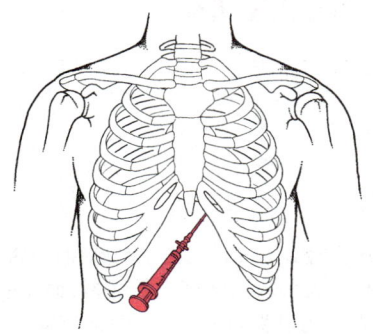

图84-2 心包穿刺引流术。除了在紧急情况下(如心脏压塞)外,心包穿刺引流术,一种可能致命的操作,应在心导管室实验室中采用超声心动图指导下进行。如果可能的话应受心脏专科医师和胸外科医师监督。手边须有心脏复苏设备。静脉用镇静剂(如吗啡 0.1mg/kg 或芬太尼 25~50μg 加咪唑地西泮 3~5mg)是可取的。患者应取卧位,头部水平抬高30°。在无菌状况下,皮肤和皮下组织用利多卡因浸润。一长75mm的短斜角面的16号规格的针经三路开关连接到 30 或 50ml 注射器上。可能经右或左剑突肋骨角或从剑突的顶端用针朝向内,向上和靠近胸壁进入心包。应用注射器恒定的吸引之下将针推进。当通过针注射搅动的盐水时可应用超声心动图来指引进针。生理盐水含有微小气泡,便于在超声心动图中辨别超声心动图多用于指导最佳穿刺点以及刺针轨迹。一旦到位,应在靠近皮肤处夹住针以防止针比必要的程度更进一步进入和可能刺入心脏或损伤冠状血管。当针触及或刺到心肌时心电图监护对检出引起的心律失常是重要的。同时,右心房压和肺动脉阻塞压(肺毛细血管楔嵌压)需要检测。抽吸液体直到心包内压力降至右心房压以下,通常为低于大气压水平。如果需要继续引流,可通过针置入一根塑料导管至心包内,并把针撤除。此导管可留在心包内的位置 2~4 日

疼痛通常可采用秋水仙碱或阿司匹林 325~650mg 口服,每 4~6 小时 1 次或其他非甾体抗炎药(如布洛芬 600~800mg 口服,每 6~8 小时 1 次)治疗。治疗强度依据患者的疼痛程度选择严重疼痛可能需要阿片制剂。对于首次发作的急性心包炎、症状持续 72 小时的患者口服秋水仙碱 0.5~1mg/d,共 3 个月,帮助显著降低复发率,这种治疗方法越来越广泛地被作为一线治疗方法推荐。

虽然大部分突发性急性心包炎与病毒性心包炎可在一周内达到良好治愈效果,但目前尚未得知最佳治疗持续时间。通常情况下,患者应接受治疗,直到无任何积液和炎症存在(如血液沉降率、C 反应蛋白水平)。

特定适应证的患者(如结缔组织疾病,自体免疫或尿毒症性心包炎,对秋水仙碱或非甾体抗炎药无效的患者),采用糖皮质激素(如泼尼松,口服,60~80mg 每日 1 次,持续 1 周后可降低用量)治疗,但不宜长期服用,长期服用大剂量糖皮质激素药物或将导致病毒的增殖与疾病复发。病症逐渐减轻后,可采用秋水仙碱。在糖皮质激素治疗开始前应排除患者有结核性、化脓性心包炎的可能。心包内注入曲安奈德 300mg/m² 可有效预防全身性不良反应,通常针对于复发或顽固性心包炎。

通常禁用抗凝剂于急性心包炎,因其可能引起心包腔内出血或甚至致命的心脏压塞;然而它们可在急性心肌梗死并发的早期心包炎中给予。少见的情况下需要心包切除。

心包炎患者疼痛复发可采用非甾体抗炎药或秋水仙碱 0.5mg/片,持续 6~12 个月,用量逐渐减少。如果仍无明显效果,若为非感染性病症,可尝试服用糖皮质激素。

若为感染病症,可采用具体的抗菌药物进行治疗以及必要的积液抽吸。

在心包切开术后综合征、心肌梗死后综合征或特发性心包炎中,无使用抗生素指征,充足剂量非甾体抗炎药可控制疼痛与积液。当需要控制疼痛、发热和积液时,可给予口服泼尼松 20~60mg 每日 1 次持续 3~4 日可缓解。若反应满意,剂量可以逐渐减小,药物可在 7~14 日中停止。但有时需要治疗许多个月。心脏外科手术后 3 日起,使用秋水仙碱 2mg 每日 1 次,共 30 日,随后减至 1mg 每日 1 次,可降低心包切开术后综合征发病率。

对于风湿热、其他结缔组织疾病或肿瘤引起的心包炎,治疗应针对基础疾病。

对由于创伤所引起的心包积液,有时需要手术去修补损伤和从心包内清除血液。

由尿毒症引起的心包炎可能增加血透次数、抽液或全身的或心包内用肾上腺糖皮质激素。有报道心包内用曲安西龙(triamcinolone)可能是有用的。对于慢性胸腔积液,最好采取病因治疗。复发的或持续的、症状性心包积液可能需要用球囊心包切开术、外科心包开窗术。不明原因的无症状积液可能只需要观察。

慢性缩窄性心包炎中的瘀血可能随限盐和利尿而减轻。如果有房性心律失常或心室收缩功能不全存在时才有使用地高辛的指征。有症状的心包炎患者(如呼吸困难、不明原因的体重增加、新增或胸腔积液增加或腹水),以及慢性缩窄心包炎患者(如恶病质、心房颤动、肝功能障碍、心包钙化),通常需进行心包切除术。然而,有轻度症状严重钙化或广泛心肌损伤的患者可能是不良的手术候选人。

心包切除术的病死率在纽约心脏学会(NYHA)心功能Ⅳ级患者中可能达到40%(表80-2)。由于放射或结缔组织病所引起的缩窄性心包炎患者特别可能有严重的心肌损害,不可能从心包切除中获益。对于新诊断的血流动力学稳定且无慢性收缩表征的缩窄性心包炎患者,应避免心包切除术,而采取 2~3 个月的抗生素治疗。

> **关键点**
> - 本手术适用于可能会产生积液现象的患者
> - 对于普通心包炎,通常心电图和超声心动图足以做病情诊断,但对于缩窄性心包炎的诊断,则需进行左右心导管检查、CT、MRI 辅助诊断
> - 术后通常采用非甾体抗炎药或秋水仙碱进行药物治疗,对于非感染性病因,采取糖皮质激素治疗
> - 对于积液通常采取病因治疗,对于复发性及持续性积液,或需进行抽积液治疗(穿刺治疗或外科手术治疗)
> - 对于具有明显症状的慢性缩窄性心包炎患者,通常须采取心包切除术

85. 主动脉及其分支疾病

动脉瘤是由动脉壁变薄弱引起的动脉的异常扩张。常见的原因包括高血压、动脉粥样硬化、感染、创伤、遗传性的或获得性的结缔组织病。动脉瘤通常无症状,但可引起疼痛和导致缺血、血栓栓塞、自发性夹层分离和破裂,破裂可能致命。诊断靠影像检查(如超声检查、CT 血管造影、磁共振血管造影、主动脉造影)。未破裂动脉瘤的治疗是降低危险因素(如严格控制血压)加上影像监测监视或者根据动脉瘤的大小、部位以及存在的症状来决定开胸手术或血管内支架植入术。破裂动脉瘤的治疗是立即行开胸人造血管置换术或血管内支架植入术。

主动脉起源于左心室主动脉瓣上方(主动脉根部),向上(升胸主动脉)到主动脉的第 1 分支(头臂或无名动脉),在心脏的后面呈弓形向上(主动脉弓),达左锁骨下动脉远端然后转向下(降主动脉)通过胸部(胸主动脉)和腹部(腹主动脉)。腹主动脉以分成 2 条髂总动脉而结束。

主动脉壁由三部分组成:
- 内膜:由内皮组成构成,较薄
- 中层:弹性纤维组织螺旋形构成,较厚
- 外膜:由薄的纤维组织构成,内含中层的滋养层

动脉瘤定义为与正常动脉段相比动脉内径增加≥50%,由动脉壁的局限性薄弱所引起。真性动脉瘤累及动脉的所有 3 层(内膜、中层和外膜)。

假性动脉瘤(假的动脉瘤)是动脉腔和由于动脉破裂所引起的结缔组织覆盖的腔之间的交通构成;充满血液的腔在血管壁之外形成由血栓形成封住漏口。

动脉瘤分为梭形动脉瘤(动脉的周径增宽)和囊形动脉瘤(动脉壁的局部凸出)。

薄层的血栓(层状的血栓)可能排列在任一类型动脉瘤的壁上,血栓是一个征象,提示越过动脉瘤的血流是正常或接近正常的。

动脉瘤可发生在任何动脉。腹主动脉和胸主动脉瘤最常见和最重要的;较大的分支动脉瘤(锁骨下动脉和内脏动脉)则较为少见。外周动脉瘤和脑血管系统动脉瘤则在其他章节讨论。

腹主动脉瘤

腹主动脉内径≥3cm 构成腹主动脉瘤;最常见的原因是动脉粥样硬化。大多数动脉瘤生长缓慢,而不会引起症状,但部分患者表现为腰骶部持续的、深部疼痛。破裂的风险是与动脉瘤的大小成比例的。诊断依赖超声或 CT。治疗方式就是外科手术或血管内支架植入术。

腹主动脉瘤(abdominal aortic aneurysms,AAA)占主动脉瘤的 3/4 和累及 0.5%~3.2% 的人群。在男性中发病率较女性高 3 倍。典型的 AAA 始于肾动脉以下,但可能包括肾动脉开口;约 50% 累及髂动脉。一般来说,主动脉内径≥3cm 构成了 AAA。大多数 AAA 是梭形的;有些是囊形的。许多瘤内伴有薄层血栓的排列。AAA 累及主动脉的所有各层,不累及夹层分离;然而,胸主动脉夹层可能延伸到远处的腹主动脉。

病因

最常见的原因是动脉壁变薄弱,常由动脉粥样硬化所致。其他原因包括创伤、血管炎、囊性中层坏死和手术后吻合口的破裂。少见的是,梅毒和局部细菌或真菌感染,典型原因是由于脓毒血症或感染性心内膜炎引起,使动脉壁薄弱和引起感染(细菌)性动脉瘤。

吸烟是最强的危险因素。其他危险因素包括高血压、老年(高峰发生年龄 70~80 岁)、家族史(15%~25%)、种族(白种人比黑种人更常见)和男性。

症状及体征

大多数 AAA 无症状,当确实发生症状和体征时,可能是非特异性的。当 AAA 膨胀时,可能引起疼痛,疼痛是持续的、深的、令人厌烦的、内脏性的、而感觉最明显的地方是在腰骶部。患者可能会意识到异常明显的腹部搏动。即将破裂的迅速增大的动脉瘤常有压痛,但大多数动脉瘤生长缓慢而无症状。

动脉瘤作为一个搏动的肿块可能扪及或可能未被扪

及,取决于它的大小和患者的体型。伴有一可扪及的搏动性肿块患者有一个>3cm 的动脉瘤的概率大约是 40%（阳性预测值）。在动脉瘤上可能闻及收缩期杂音。

AAA 破裂后未立即死亡的患者典型地存在腹部或背部疼痛、低血压和心动过速。他们可能有新近上腹部创伤的病史,多为轻度或左右对称的（如抬重物时）。

隐匿性 AAA 患者有时表现并发症的症状或病因的症状（如由于感染引起的发热、不适或体重减轻或血管炎）。

并发症 AAA 主要并发症包括：
- 破裂；远端栓塞；弥散性血管内凝血（少见）

破裂最可能发生在左侧后外侧壁,肾动脉下方 2~4cm 处。如果 AAA 发生破裂。大多数患者在到达医疗机构前发生死亡。未立即死亡的幸存患者通常表现为典型的腹部或背部疼痛,高血压和心动过速,通常伴随近期较轻微的腹部外伤史,或者有牵拉动作如用力举起重物等。即使患者顺利到达医院,也具有约 50%的死亡率。

血栓或动脉粥样硬化斑块导致的远端栓塞可能导致下肢血管、肾动脉以及肠动脉的阻塞。患者通常表现为突发性单侧血肿,肢体疼痛,伴面色苍白及血管搏动消失（急性外周动脉闭塞）少见的,大的 AAA 引起弥散性血管内凝血,可能因为大面积异常内皮表面触发迅速的血栓形成和消耗了凝血因子之故。

诊断
- 多在无意间发现
- 确诊依靠超声或 CT
- 有时需要 CT 血管成像或磁共振血管成像

大多数是被意外诊断,在体格检查时或因为其他理由而作腹部超声波检查、CT 或 MRI 时被检出。在表现有急性腹痛或背痛的老年患者中,无论扪及或未扪及搏动性肿块者均应考虑 AAA。

当症状或体格检查发现提示 AAA 时,通常选择腹部超声检查或 CT 检查。有症状的患者需要立刻检查以便在出现灾难性破裂前明确诊断。对血流动力学不稳定、推测有破裂的患者,超声检查可比较迅速地提供床旁结果,但小肠气体和腹胀可能限制它的精确性。在为可能的手术准备时应作包括全血细胞计数、电解质、尿素氮、肌酐、凝血酶原时间、部分凝血激酶时间、血型和相容性试验等实验室检查。

如果未怀疑破裂,通常选择 CT 血管造影检查（CT angiography,CTA）或磁共振血管造影检查（magnetic resonance angiogra,MRA）或 CT 检查。有症状的患者需要立刻检查,以在出现灾难性破裂前明确诊断。对血流动力学不稳定、推测有破裂的患者,超声检查可比较迅速地提供床旁结果,但小肠气体和腹胀可能限制它的精确性。在为可能的手术准备时应作包括全血细胞计数、电解质、尿素氮、肌酐、凝血酶原时间、部分凝血激酶时间、血型和相容性试验等实验室检查。如果未怀疑破裂,CT 血管造影检查（CT angiography,CTA）或磁共振血管造影检查（magnetic resonance angiography,MRA）可比较准确地评估动脉瘤大小和解剖特点。如果血栓位于动脉瘤壁内,CTA 可能对真正的大小低估；无造影剂对比的 CT 可能提供一个更精确的估计。如果怀疑有肾动脉或髂动脉疾病或如果正在考虑用血管内支架移植（内移植物）来纠正的话,则施行主动脉造影是重要的。

腹部 X 线平片既不敏感,也不特异；然而,因为其他的目的而获得腹部 X 线平片时,主动脉钙化可能勾画出动脉瘤的壁。如果怀疑细菌性动脉瘤,应获取细菌和真菌的血培养。

治疗
- 药物治疗,尤其是血压控制以及戒烟
- 手术或血管内支架植入术

有些 AAA 以稳定的速度扩大（10%/年）,有些呈指数性扩大,因为未知的理由,大约 20%可无限期地维持相同的大小。

控制动脉粥样硬化危险因素,尤其是戒烟以及合适的降压治疗是至关重要的,如果小至中等大小的动脉瘤>5~5.5cm,并且围术期并发症风险低于破裂风险,可以考虑进行修复。动脉瘤破裂风险以及围术期并发症风险的评估应向患者进行充分告知。

外科手术治疗的指征与 AAA 大小有关,AAA 的大小与破裂危险相关（表 85-1）。对>5~5.5cm 的动脉瘤推荐择期做手术修补选择性修复（表 85-1）。

表 85-1 腹主动脉瘤大小和破裂危险*

AAA 内径/cm	破裂危险/（%/年）
<4	0
4~4.9	1%
5~5.9*	5%~10%
6~6.9	10%~20%
7~7.9	20%~40%
>8	30%~50%

* 对主动脉瘤>5.0~5.5 者应考虑择期做手术修补。

破裂的 AAA 需要立即开胸手术或血管内支架植入术。如不治疗,病死率达到 100%。开胸手术病死率约为 50%；血管内支架植入术病死率一般较低（20%~30%）。病死率还是比较高的,因为许多患者伴随有冠状动脉、脑血管和周围动脉粥样硬化。

表现有出血性休克的患者需要补液和输血对症治疗,但平均动脉压升高不应>70~80mmHg,因为可能使出血增加。手术前控制血压是重要的。

> **经验与提示**
> - 表现有出血性休克的患者需要补液和输血对症治疗,但平均动脉压升高不应>70~80mmHg

择期外科修复被推荐用于：

对>5.5cm 的动脉瘤（此时破裂的危险性增加到>5%~10%/年）推荐择期做手术修补,除非共存有手术禁忌的内科状况。其他择期外科手术指征包括：
- 无论原来动脉瘤大小如何,在 6 个月内增加>0.5cm
- 慢性腹痛

- 血栓栓塞并发症
- 引起下肢缺血的髂或股动脉动脉瘤

择期修补前,临床识别冠状动脉疾病(CAD)是重要的,因为许多 AAA 患者伴随全身动脉粥样硬化,手术修补存在心血管事件的较大危险性。积极的药物治疗及危险因素控制是必需的,再血管化治疗仅在不稳定冠心病患者中考虑。常规术前冠状造影或搭桥手术目前显示没有必要,因为大部分患者充分药物治疗就能完善术前准备。

手术修补包括用人造血管置换腹主动脉的动脉瘤部分。如果髂动脉受累及,移植血管必须被延伸至此。如果动脉瘤延伸到肾动脉的上方,肾动脉必须被再植入到人造移植血管上,或必须再建旁路移植血管。

经股动脉的动脉瘤腔内的支架植入是一种侵入性较少的替代措施,适用于围术期发生并发症的危险性高的患者。这项操作将动脉瘤排除在系统血流之外并减少破裂的危险性。动脉瘤最终血栓形成,50% 的动脉瘤内径缩小。短期结果良好,但长期结果不明确。并发症包括内植入物成角、扭结、血栓形成、移动和内漏(由于内植入物放置后持续有血流入动脉瘤囊内)。因而,血管内支架植入术后的随访必须比传统的修补术后更频繁。如果无并发症发生,推荐在此后的 1 个月、6 个月、12 个月和每年作影像学检查。复杂的解剖条件(如在肾动脉下方的短的动脉瘤颈,严重的动脉扭曲)使 30%~40% 患者血管内支架植入困难。然而,新的手术器械可以在一定程度上克服这些困难。总之,对于成功的腔内修复,外科医生需要选择适合患者解剖特点的理想器械。

外科手术并发症　心肌梗死以及急性肾损伤是外科手术后死亡的主要原因:

AAA 修复并发症包括:
- 近端夹闭导致的主要静脉损伤
- 勃起功能障碍(由于神经损伤或血液流动减少引起)
- 移植血管感染
- 假性动脉瘤
- 移植血管动脉粥样硬化性闭塞

> **关键点**
> - AAA 定义为主动脉内径≥3cm
> - AAA 通常以稳定的速度扩大(2~3mm/年),但也有些呈指数性扩大,另外约 20% 可无限期地维持相同的大小
> - 动脉瘤破裂的风险与其大小成比例
> - 对于未破裂动脉瘤,CT 血管造影检查(CT angiography,CTA)或磁共振血管造影检查(magnetic resonance angi-ography,MRA)可比较准确评估动脉瘤大小和解剖特点
> - 破裂的 AAA 需要立即开胸手术或血管内支架植入术
> - 对>5~5.5cm 的动脉瘤推荐择期做手术修补,这些动脉瘤会迅速扩大或者导致缺血/栓塞的并发症

胸主动脉瘤

胸主动脉内径比正常值超过≥50% 被认为是动脉瘤(直径一般按位置不同而不同)。大多数胸主动脉瘤不引起症状,但有些患者有胸部或背部疼痛;其他症状和体征通常是并发症的结果(如夹层,压迫邻近结构,血栓栓塞,破裂)。动脉瘤破裂的风险与其大小成比例。可通过 B 超或 CT 血管造影确诊。治疗方式为血管内支架植入术或者外科手术。

胸主动脉瘤(thoracic aortic aneurysms,TAA)占主动脉瘤的 1/4。男性和女性相等地受累及。约 40%TAA 发生在升主动脉(主动脉瓣和头臂动脉或无名动脉之间),10% 发生在主动脉弓(包括头臂动脉,颈动脉和锁骨下动脉),35% 发生在胸降主动脉(左锁骨下动脉以远)和 15% 发生在上腹部(如胸腹主动脉瘤)。

TAA 可能有夹层分离,压迫或侵蚀邻近的结构,导致血栓栓塞、渗漏或破裂。升主动脉动脉瘤有时会影响主动脉根部,引起主动脉瓣关闭不全或冠状动脉窦口动脉闭塞,引起心绞痛,心肌梗死或晕厥。

病因

大多数 TAA 由动脉粥样硬化所引起。两者的危险因素包括长期高血压、异常高脂血症和吸烟;TAA 附加的危险因素包括存在别处的动脉瘤和老年(高峰年龄发生率在 65~70 岁)。

先天性结缔组织疾病[如马方综合征、埃勒斯-当洛斯综合征(Ehlers-Danlos syndrome)]引起囊性中层坏死,这是一种退行性改变导致 TAA 主动脉夹层分离以及近端主动脉和主动脉瓣(主动脉瓣环扩张)的增宽引起主动脉瓣关闭不全。马方综合征引起 50% 的主动脉瓣环扩张,但囊性中层坏死和它的并发症可发生在年轻人中,即使无先天性结缔组织疾病存在。

感染性(细菌性)TAA 是由在全身或局部感染的血源性传播(如脓毒血症、肺炎),淋巴管传播(如结核)或直接蔓延(如骨髓炎或心包炎)所引起。细菌性心内膜炎和第三期梅毒是少见的原因。TAA 发生在有些结缔组织疾病中[如颞动脉炎、多发性大动脉炎、肉芽肿伴多血管炎(韦氏肉芽肿病,Wegener granulomatosis disease)]。

钝性胸部创伤可引起假性动脉瘤(通过撕裂的动脉壁漏出的血液所致的壁外血肿)。

症状及体征

大多数 TAA 无症状直到发生并发症(如血栓栓塞、破裂、主动脉瓣反流、夹层分离)。但是,邻近结构受压可引起胸或背痛,咳嗽,喘息,吞咽困难,声音嘶哑(由于左侧喉返神经和迷走神经受压所致),胸痛(由于冠状动脉受压所致)和上腔静脉综合征。动脉瘤侵蚀到肺部引起咯血或肺炎;糜烂进入食管(主动脉食管瘘)造成大量吐血。夹层表现伴撕裂样疼痛,常放射到背部。血栓栓塞可引起卒中,腹痛(由于肠系膜栓塞),或下肢疼痛。未立即死于破裂的 TAA 患者存在严重的胸或背痛、低血压或休克;失血最常发生在胸膜腔和心包腔内。

伴随的体征包括由于交感神经节受压所致的霍纳综合征(Horner syndrome),可扪及每次心脏收缩伴有的气管向下牵拉感(气管牵引)和气管偏移。可见或可扪及的胸壁搏

动,偶尔比左心室心尖冲动更明显,这种搏动是罕见的,但可能发生。

典型的主动脉根部的梅毒性动脉瘤导致主动脉瓣反流和冠状动脉的炎症性狭窄,这可能表现为由于心肌缺血所致的胸痛。梅毒性动脉瘤无夹层分离。

诊断
- 偶然X线发现
- CT、MRA或经食管超声心动图(TEE)可以确诊

当胸部X线偶然显示一增宽的纵隔或主动脉结的扩大时通常首先怀疑TAA;然而胸部X线对胸主动脉瘤敏感性差,不宜作为筛查的可靠工具(如胸痛的患者)。提示动脉瘤的这些发现或症状和体征应用三维显像检查技术随访。如果怀疑破裂,应立即完成升主动脉(TEE)或降主动脉(CTA)。CTA可勾画出动脉瘤大小和近侧或远侧的范围,检出血漏,确定同时发生的病理学变化。MRA可能提供类似的细节。TEE可勾画出升主动脉瘤的大小、范围和检出血漏;经食管超声(TTE)可以充分显示胸主动脉,因此在检测主动脉夹层时尤为有用。有主动脉根部扩张或不能解释的升主动脉瘤时应作梅毒的血清学检查。如果怀疑有细菌性动脉瘤,应取得细菌和真菌的血培养。

预后
TAA平均增大3~5mm/年,迅速扩大的危险因素包括较大面积的动脉瘤、降主动脉部位的动脉瘤和存在附壁血栓。小于5cm的动脉瘤,破裂风险为2%/年,5~5.9cm的动脉瘤,破裂风险为3%/年,大于6cm的动脉瘤,破裂风险为8%~10%/年,对升主动脉瘤而言,动脉瘤破裂时其内径的中间值是6cm,对降主动脉瘤而言是7cm,但较小动脉瘤的破裂可能发生在马方综合征患者中。未治疗的大的TAA患者的存活率在1年时为65%,在5年时为20%。

治疗
- 血管内支架植入或外科开胸修补术
- 控制高血压及其他伴随症状

药物治疗,包括针对高血压、高血脂、糖尿病以及呼吸系统疾病在内的最优化治疗是合适的,直至有手术指征。手术治疗方法为解剖结构合适者选择血管内支架植入术,瘤体复杂者行外科开胸修补术。即刻控制血压是必需的。

破裂的TAA如果不进行治疗,是存在生命风险的;它们需要立即干预,包括正在渗漏的动脉瘤和引起急性夹层分离或急性瓣膜反流的病变。

手术包括胸骨中间切开(对升主动脉和主动脉弓动脉瘤),或左侧胸腔切开(对降主动脉和胸腹主动脉瘤),以及动脉瘤切开,人造血管置换。在紧急手术的患者中,1个月的死亡率为40%~50%。在存活的患者中,严重并发症的发生率(如肾衰竭、呼吸衰竭、严重神经损害)亦是较高的。

对降主动脉TAA以及TAAA行经导管放置血管内支架(腔内植入物)较开胸手术创伤小,应用越来越广泛。对于以下动脉瘤推荐行择期手术
- 动脉瘤巨大*
- 扩大迅速
- 导致分支压缩
- 导致主动脉支气管瘘或主动脉食管瘘
- 有症状
- 创伤性
- 细菌性

*升主动脉瘤内径>5~6cm或两倍于升主动脉最窄处内径;降主动脉瘤内径>6~7cm考虑外科手术,>5.5cm考虑腔内治疗。马方综合征患者在任何部位主动脉内径≥4.5~5cm亦考虑治疗。

对于细菌性患者,考虑针对病原进行积极的抗生素治疗,一般来说,该类患者必须进行外科修复。虽然未破裂的完整TAA的手术修补可改善结果,但在30日时的病死率仍可能超过5%~10%,在10年时的病死率超过40%~50%。如果动脉瘤为复杂性(如在主动脉弓或胸腹主动脉部)或如果患者有CAD、老年患者、有症状或原有肾功能不全者,死亡的危险将大大增加。围术期并发症(如脑卒中、脊柱损伤、肾衰竭)发生在10%~20%患者中。未满足择期手术修补标准的无症状的动脉瘤治疗采用β-阻滞剂和其他降压药积极地控制血压。戒烟是重要的。患者需要定期随访,包括评估症状及每6~12个月一次的CT检查。

> **关键点**
> - 胸主动脉瘤(TAA)是在胸主动脉的直径增大≥50%
> - TAA可能有夹层分离,压迫或侵蚀邻近的结构,导致血栓栓塞、渗漏或破裂
> - 动脉瘤破裂时其内径的中间值对升主动脉瘤而言是6cm,对降主动脉瘤而言是7cm
> - 疑似诊断往往是通过X线或CT偶然发现,并使用CTA、MRA或TEE证实
> - 治疗小的无症状的TAA采取积极的降低血压和血脂异常并戒烟
> - 治疗较大的或者有症状的胸主动脉瘤,当解剖结构合适时选择血管内支架植入术,瘤体复杂时选择外科开胸修补术

主动脉分支动脉瘤

动脉瘤可发生在任何较大的主动脉分支,其比腹或胸主动脉瘤少见;症状取决于受影响的部位和动脉,可能包括动脉瘤受压部位以及周边结构的疼痛。诊断是通过超声或CTA。治疗方法是血管内支架移植或手术。

危险因素包括动脉粥样硬化、高血压、吸烟、老年人。局部感染可引起细菌性动脉瘤。锁骨下动脉瘤有时伴随有颈肋或胸廓出口综合征。内脏动脉的动脉瘤少见。约60%发生在脾动脉,20%在肝动脉和5.5%在肠系膜上动脉。脾动脉动脉瘤女性发生率较高(4:1),原因包括中层纤维肌肉发育不良、门脉高压、多次妊娠、穿透性或钝性腹部创伤、胰腺炎和感染。肝动脉动脉瘤发生在男性比女性多(2:1)。它们可能由于以前的腹部创伤、不正当的静脉用药、动脉壁中层变性或动脉周围炎症。肾动脉动脉瘤可能夹层分离或破裂,引起急性阻塞。肠系膜上动脉瘤在男性与女性中发

生率相同，病因包括纤维肌发育不良、内侧囊性坏死和创伤。

症状及体征

许多主动脉分支动脉瘤无症状。症状因位置和动脉而异。锁骨下动脉瘤可引起局部疼痛，搏动感，静脉血栓形成或水肿（由于邻近静脉受压所致），远端缺血症状，短暂缺血发作，脑卒中或声音嘶哑或运动和感觉功能受损（由于喉返神经或臂丛受压所致）。肠系膜上动脉动脉瘤可引起腹痛和缺血性结肠炎。不论何部位，细菌性或炎症性动脉瘤均可引起局部疼痛和系统感染的后遗症（如发热、不适、体重减轻）。

诊断

- 超声或CT

大多数主动脉分支动脉瘤在破裂前未被诊断，虽然钙化的无症状的或隐匿的动脉瘤可能因为其他原因而在X线或其他影像检查上看到。超声或CT通常用于检测或证实主动脉分支动脉瘤。根据需要，可以用血管造影术以评估由于动脉瘤或栓塞引起的远端症状。

治疗

- 开胸修补术或有时行血管内支架植入术

治疗常规选择手术切除和人造血管置换。某些患者可以选择血管内修补术。修补无症状动脉瘤的决定是根据其破裂的风险、动脉瘤的范围和部位以及围术期的危险性而作出。

对锁骨下动脉瘤的手术可能涉及在修补或置换术前颈肋的切除（如果存在的话）。对内脏动脉动脉瘤来说，破裂和死亡的危险高达10%，特别是在生育年龄的妇女和肝动脉瘤的患者（>35%）。因此内脏动脉瘤的手术指征包括：

- 动脉瘤直径>2cm
- 孕期妇女或生育年龄妇女
- 任何年龄的有症状患者
- 肝动脉瘤

对脾动脉瘤，修补可能包括结扎，而不作动脉重建或作动脉瘤排除和血管重建。取决于动脉瘤的部位，脾切除术可能是必要的。

细菌性动脉瘤的治疗是针对特殊病原的积极的抗生素治疗。一般来说，这些动脉瘤也必须施行手术修补。

主动脉夹层分离

主动脉夹层分离是血液通过撕裂的主动脉内膜涌入分离的内膜和中层并产生一假腔。内膜撕裂可能是一原发事件或继发于中层内的出血所致。夹层分离可能发生在沿主动脉的任何地方，可向近处或远处延伸到其他动脉。高血压是重要的促成因素。症状和体征包括突然发作的胸部或背部的撕裂样疼痛，夹层分离可能引起主动脉瓣反流和分支动脉循环的损伤。诊断是靠影像检查（如经食管超声心动图、CT血管造影、MRI、主动脉造影）。治疗常涉及积极的血压控制和监测夹层分离进展的系列显像；对升主动脉夹层分离和某些降主动脉夹层分离需要主动脉手术修补和人造血管的放置。血管内支架植入术适用于部分患者，尤其

当夹层累及降主动脉时。1/5患者在到达医院前就死亡，高达1/3的患者死于手术和围术期并发症。

在所有尸体解剖中发现1%~3%有夹层分离的证据。黑人、男性、老年人和高血压人群有增加夹层分离的危险。发病高峰年龄在50~65岁，对于先天性结缔组织疾病患者（如马方综合征、埃勒斯-当勒斯综合征）年龄在20~40岁。

分类：主动脉夹层分离可从解剖学上加以分类。最常应用的是DeBakey分类系统。

- Ⅰ型：（50%的夹层）夹层分离开始在升主动脉并至少延伸到主动脉弓，有时超过主动脉弓
- Ⅱ型（35%）：夹层分离开始并限于升主动脉
- Ⅲ型（15%）：夹层分离开始在胸降主动脉，左锁骨下动脉起源处以下并向远处延伸，较少见的向近端延伸

Stanford分类系统更简单。

- A型：夹层分离累及升主动脉
- B型：夹层分离限于胸降主动脉

虽然夹层可能起源于沿主动脉的任何地方，但它最常见的发生部位是在升主动脉近端（距主动脉瓣5cm之内）或胸降主动脉（恰在左锁骨下动脉起源处之下）。罕见的是，夹层限于个别的动脉（如冠状动脉或颈动脉），典型地发生在妊娠或产后妇女中。

病因

主动脉夹层总是发生在主动脉中层以前有变性存在的情况中。原因包括结缔组织疾病和损伤（表85-2）。

表85-2 导致主动脉夹层分离的情况

种类	例子
动脉粥样硬化危险因素	可卡因 血脂异常 高血压 吸烟
获得性结缔组织疾病	白塞综合征 巨细胞动脉炎 多发性大动脉炎
先天性或遗传性结缔组织疾病	二叶式主动脉瓣 主动脉缩窄 囊性中层坏死 埃勒斯-当洛斯综合征（Ehlers-Danlos syndrome） 马方综合征 特纳综合征（Turner syndrome） 家族性胸主动脉瘤
医源性	主动脉心导管检查 主动脉瓣手术
创伤	减速损伤

>2/3患者有动脉粥样硬化的危险因素、显著高血压。有些患者在内膜破裂后显示破裂为原发事件，在其他患者中破裂继发于中层内出血，血液流入到中层，产生假腔延伸到远处，较少见的是沿主动脉延伸到近端。

病理生理

夹层可能通过远处部位的内膜破裂使血液流回而与主

动脉的真腔交通,维持全身血流。严重的后果常见于:
- 主动脉的分支动脉的血供受损(包括冠状动脉)
- 主动脉瓣扩张和反流
- 心力衰竭
- 经外膜主动脉破向心包、右心房或左侧胸膜腔

急性夹层和出现时间<2 周的夹层最可能引起这些并发症。如果证据提示假腔有血栓形成和真腔与假腔间失去交通,在≥2 周时危险性降低。

主动脉夹层的变异型包括由于壁内血肿所致的内膜和中层分离而无清楚的内膜撕裂或内膜漂动物,内膜撕裂、凸出而无血肿或假腔,以及夹层或血肿由动脉粥样斑块溃疡引起。这些变化被认为是典型的主动脉夹层的前兆。

症状及体征

典型的是,心前区或肩胛间剧烈疼痛,常被描述为撕裂样或割裂样,突然发生。当夹层沿主动脉延伸时疼痛常从起源的部位迁移。多达 20%的患者由于严重疼痛、主动脉压力感受器激活,颅外的脑动脉阻塞或心脏压塞而引起晕厥。

偶尔,患者表现有脑卒中、小肠梗死,由于对脊柱的血供中断而引起下肢轻瘫和截瘫或由于急性远端动脉阻塞而引起肢体缺血的症状。

大约 20%的患者有部分的或全部的主要动脉搏动缺失,脉搏可能渐渐变弱。肢体血压可能有差异,有时相差>30mmHg;此发现提示预后不良。约 50%伴有近端夹层的患者可闻及主动脉瓣反流的杂音。主动脉瓣反流的周围体征可能存在。罕见的是,由严重主动脉瓣反流所引起的心力衰竭。血液或炎症性浆液漏入到左胸膜腔可导致胸腔积液的体征;肢体动脉的阻塞可能引起周围缺血或神经病变的体征。肾动脉阻塞可能引起少尿或无尿。心脏压塞可能引起奇脉和颈静脉扩张。

> **关键点**
> - 仅 20%的主动脉夹层患者具有动脉搏动消失

诊断
- TEE、CTA 或 MRA

在伴有胸痛、胸背痛、不能解释的晕厥或腹痛、脑卒中或急性发作的心力衰竭的任何患者,特别是肢体的脉搏或血压不相等时必须考虑主动脉夹层。这些患者需要胸部 X 线检查;60%~90%的患者有纵隔阴影增宽,通常伴有起源部位的明显的局限性膨出。左侧胸腔积液常见。

患者表现为急性胸痛,急性下壁心肌梗死的心电图改变,以前未发现杂音的主动脉瓣关闭不全(AI)特别提示为Ⅰ型主动脉夹层累及右冠状动脉(导致下壁 MI),和主动脉瓣(导致 AI)。

如果胸部 X 线提示夹层,在患者稳定后应立即作 TEE、CTA 或 MRA。内膜漂动和双腔的发现可确诊有夹层。

多平面 TEE 敏感性是 97%~99%,M 型超声心动图的特异性几乎是 100%。此检查可在床旁<20 分钟内进行,不需要造影剂。如果 TEE 不能得到,推荐作 CTA;其阳性预测值是 100%,阴性预测值是 86%。

MRA 对主动脉夹层的敏感性和特异性几乎是 100%。但因耗时长,不适合紧急检查。当怀疑夹层时,对亚急性或慢性胸痛的稳定患者 MRA 可能是最适合应用的方法。

如果考虑手术,主动脉造影是一个选择。除了确定夹层的起源和范围、主动脉瓣反流的严重度、主动脉重要分支的涉及范围外,主动脉造影可帮助确定是否需要同时作冠状动脉旁路手术。对主动脉瓣反流也应作超声心动图检查,因而确定是否同时作主动脉瓣修补或置换术。

常规进行心电图检查。然而,其结果可从正常到明显的异常(在急性冠状动脉阻塞或主动脉瓣反流时),因此此检查对诊断无帮助。对可溶性弹力素复合物和平滑肌肌凝蛋白重链蛋白的测定正在研究中,预期有应用前景,但不能作为常规测定。除了夹层引起的心肌梗死外,血清 CK-MB 和肌钙蛋白可能有助于主动脉夹层同心肌梗死的鉴别。

如果血液从主动脉漏出,常规实验室检查可能检出轻度白细胞增多和贫血。LDH 增高可能是腹腔或肠系膜动脉干受累的一个非特异性征象。

在诊断评估时应及早请心胸外科医生会诊。

预后

大约 20%主动脉夹层的患者在到达医院前死亡。如不治疗,病死率在头 24 小时是 1%~3%,在 1 周时是 30%,在 2 周时是 80%和在 1 年时是 90%。

入院治疗的患者,近端夹层死亡率约为 30%,远端夹层为 10%。急性发作经治疗存活的患者,存活率在 5 年时约为 60%,在 10 年时为 40%。大约 1/3 晚期死亡是由于夹层的并发症所引起;其余的是由于其他疾病所致。

治疗
- β-阻滞剂和其他降压药控制血压
- 外科手术

未因主动脉夹层猝死的患者应住入 ICU 病房并行动脉内血压监测,留置导尿管以监测尿排出量。当有可能手术时应配血型和交叉-配对。血流动力学不稳定的患者应气管插管。

药物治疗 立即开始用降低动脉压、动脉剪切力、心室收缩力和止痛的药物以维持收缩压≤110mmHg 或与足够的脑、冠状动脉和肾灌注相容的最低水平。

通常首选 β-阻滞剂。选择包括美托洛尔 5mg 静脉注射,直到每 15 分钟 4 个剂量,艾司洛尔 50~200μg/(kg·min)恒定的静脉滴注及拉贝洛尔(α-和 β-肾上腺能阻滞剂)1~2mg/min 恒定静滴或开始静脉注射 5~20mg,再给予附加剂量 20~40mg 每 10~20 分钟一次,直到血压控制或总剂量给予 300mg,其后必要时附加剂量 20~40mg 每 4~8 小时 1 次。

代替 β-阻滞剂的药物包括钙通道阻滞剂[如维拉帕米 0.05~0.1mg/kg 静脉注射或地尔硫䓬 0.25mg/kg(直到 25mg)静脉注射或 5~10mg/h 连续静滴]。

即使用 β-阻滞剂,如果收缩压仍>110mmHg,可开始恒定静滴硝普钠 0.2~0.3μg/(kg·min)必要时向上调整剂量(常到 200~300μg/min)以控制血压。未用 β-阻滞剂或钙通

道阻滞剂时不应给予硝普钠,因为对血管扩张的反应而致反射性交感激活,可增加心室的收缩力和主动脉的剪切力,使夹层恶化。

> **经验与提示**
> - 主动脉夹层患者,控制血压,不使用血管扩张剂(如硝普钠)β阻滞剂或钙通道阻断剂,因为血管扩张剂引起反射性交感神经活动,这增加了主动脉剪切应力。

> **关键点**
> - 未用β-阻滞剂或钙通道阻滞剂时不应给予血管扩张剂如硝普钠,因为对血管扩张的反应而致反射性交感激活,可增加心室的收缩力和主动脉的剪切力,使夹层恶化

外科治疗 对于降主动脉而言,临床研究中单用药物治疗仅适合于无并发症的、降主动脉的稳定夹层(B型)和主动脉弓稳定、孤立的夹层。如果夹层累及近端主动脉实际上都是手术的指征。对肢体或内脏缺血,未控制的高血压,持续的主动脉扩大,夹层延伸和有主动脉破裂的证据,不论夹层的类型为何,也有手术指征。对马凡综合征患者中急性远端夹层手术也可能是最好的治疗方法。

对于升主动脉而言,由于危及生命的并发症,手术通常为首选治疗方式,并且经常伴随修复或者置换,在特定环境下可以考虑腔内治疗。修复程度取决于夹层性质以及修复原因。

手术的目标是封闭进入到假腔的入口和用人造血管重建主动脉。如果存在明显的主动脉瓣反流必须用再悬吊主动脉瓣叶或瓣膜置换来治疗。早期积极干预的手术结果是最好的;病死率范围7%~36%。不良结果的预测因素包括低血压、肾衰竭、年龄>70岁、胸痛的突然发作、脉搏缺失以及心电图上ST段抬高。

用支架植入以封闭进到假腔的入口和改善真腔通畅度,用球囊开窗术(在将真腔和假腔分隔开的夹层分离内膜上穿洞)或这两种方法兼用对发生周围缺血并发症的B型夹层患者可能是创伤性更小的替代治疗方法。

手术的并发症包括死亡、卒中(栓塞)、截瘫(由于脊髓缺血)、肾衰竭(尤其是当肾脏动脉消失时)和内出血(血液漏回动脉瘤囊内)。最重要的晚期并发症包括再次夹层、主动脉局部动脉瘤形成,主动脉反流进展等。而上述并发症可能需要手术治疗或腔内修复。

长期管理 所有患者,包括外科手术或血管内治疗后的患者应给予长期降压药物治疗,通常包括β-阻滞剂、钙通道阻滞剂和ACE抑制剂。除了主要作用是扩张血管的制剂(如肼屈嗪、米诺地尔)和有内在拟交感作用的β-阻滞剂(如醋丁洛尔、吲哚洛尔)等一些药物外,几乎任何抗高血压药物的联合都可接受。建议避免剧烈的体力活动。出院前可以行MRI,并在出院半年和1年随访,此后每1~2年随访。

夹层修复后,在患者后续过程应持续监测主动脉状况。最重要的晚期并发症包括在外科修复的位置上方或下方,变薄弱的主动脉可能退行性变形成局部动脉瘤或再发夹层。这些并发症可能需要手术或者血管内修复治疗。

> **关键点**
> - 夹层可能起源于沿主动脉的任何地方,但它最常见的发生部位是在升主动脉近端(距主动脉瓣5cm之内)或胸降主动脉(恰在左锁骨下动脉起源处之下)
> - 夹层形成前提是主动脉中层先前存在退化(如结缔组织疾病,损伤引起),高血压通常也参与其中
> - 患者通常有剧痛,心前区或肩胛间疼痛
> - 其他表现取决于主动脉根和/或主动脉的分支是否都受到影响,并且存在和任何破裂的位置;心脏衰竭,脏器缺血和失血性休克可能会发生
> - 诊断使用TEE,CTA,或MRA
> - 如果需要控制血压,迅速给予β-阻滞剂和其他降压药
> - 单用药物治疗仅适合于无并发症的、降主动脉的稳定夹层(B型)和主动脉弓稳定、孤立的夹层,其他情况需要外科手术

主动脉炎

主动脉炎是主动脉的炎症,有时引起动脉瘤或动脉阻塞。

主动脉炎是一种少见但具有致命风险的疾病,据报道每年发病率在1/100万~3/100万。主动脉炎通常发生于结缔组织病(如多发性大动脉炎、巨细胞动脉炎、关节强直性脊椎炎、复发性多软骨炎);感染(如细菌性心内膜炎、梅毒、落基山斑疹热、真菌感染)所引起。主动脉炎也是Cogan综合征的特征(炎症性角膜炎、前庭和听力功能不全和主动脉炎)。

炎症通常涉及主动脉壁的全层(内膜、中层、外膜)和可能导致主动脉和它的分支阻塞或主动脉壁的变薄弱,引起动脉瘤。发病机制,症状和体征,诊断和治疗由于病因而不同。

腹主动脉分支阻塞

主动脉不同的分支可由于动脉粥样硬化、纤维肌性发育不良或其他情况导致阻塞,导致缺血或梗死的症状和体征。诊断靠影像检查。治疗方法是栓子切除术、血管成形术,有时作旁路移植手术。

腹主动脉分支的阻塞可能是:
- 急性:栓塞、动脉粥样硬化或夹层的结果
- 慢性:动脉粥样硬化,纤维肌发育不良,或肿块外部压缩而产生阻塞的常见部位包括:
- 肠系膜上动脉
- 腹腔动脉

- 肾动脉
- 主动脉的分叉部

  腹腔动脉的慢性阻塞在女性比较常见，其原因不明。

症状及体征

临床表现（如疼痛、器官衰竭、坏死）由缺血或梗死所引起，因所累及血管及其敏感性而不同。

急性肠系膜血管阻塞 引起小肠缺血和梗死，导致严重而弥漫的腹痛，常常与体格检查轻微异常完全不成比例。腹腔动脉的急性阻塞可能引起肝或脾的坏死。

慢性肠系膜血管功能不全 极少引起症状，除非肠系膜上动脉和腹腔动脉两者显著狭窄或阻塞，因为主要的内脏血管之间有较广泛的侧支循环。慢性肠系膜血管功能不全的症状典型地发生在餐后（如肠绞痛），因为消化需要增加肠系膜的血流；疼痛开始约在餐后30分钟到1个小时，是稳定的、严重的、通常在脐周并可能由于舌下含服硝酸甘油而缓解。患者变得对进食恐惧；常见体重非常明显的减轻。罕见的有发生吸收障碍和导致体重减轻。患者可能有腹部杂音、恶心、呕吐、腹泻或便秘和黑便。

由于肾动脉栓塞所致的急性阻塞引起突然胁腹疼痛，其后有血尿。慢性阻塞可能无症状或引起新的或难以控制的高血压和肾功能不全或衰竭的其他后遗症。主动脉分叉部或远端分支的急性阻塞可引起静息时突然发作的疼痛、苍白、截瘫。周围脉搏缺失和腿部温度降低。慢性阻塞可能引起腿部和臀部的间歇性跛行及勃起功能障碍（Leriche综合征）。肢体可能出现股动脉搏动消失。

诊断

- 成像检查

  诊断主要基于病史和体格检查，并靠超声检查、CT血管造影、磁共振血管造影或传统的血管造影检查来确诊。

治疗

- 急性闭塞行取栓术或经皮腔内血管成形术
- 慢性闭塞行外科手术或血管成形术

急性阻塞是一种手术紧急状况，需要作栓子切除术或经皮腔内血管成形术（PTA），用或不用支架植入。慢性阻塞，如果无症状，可能需要手术或PTA。危险因素的纠正和抗血小板药物可能有帮助。

引起病残率和病死率明显升高的急性肠系膜血管阻塞（如肠系膜上动脉）需要迅速血管重建术。如果小肠在4~6小时内未重建血管的话，预后不良。

对肠系膜上动脉和腹腔动脉的慢性阻塞，饮食调整可能暂时缓解症状。如果症状严重，从主动脉至内脏动脉阻塞远端的旁路移植术通常达到血管重建。移植物的长期通畅率超过90%。在恰当选择的患者中（特别是在老年患者中，可能并非适合手术的候选人），以PTA用或不用支架植入进行血管重建可能成功。可能迅速消除症状，恢复体重。

急性肾动脉阻塞需行栓子切除术，有时也可作PTA。慢性阻塞的开始治疗涉及抗高血压。如果血压不能充分控制或如果肾功能恶化，可作PTA和支架植入或当PTA不可能作时，直视旁路手术或栓子切除术可改善血流。

主动脉分叉部的阻塞需行紧急栓子切除术，通常经股动脉进行。如果主动脉分叉部阻塞引起跛行，可作主动脉髂动脉或主动脉股动脉旁路移植手术绕过阻塞。对经过选择的患者PTA是一种替代方法。

> **关键点**
> - 腹主动脉分支闭塞可以是急性的也可以是慢性的
> - 症状因闭塞的时间和累及的血管而异
> - 诊断依赖于既往病史和体格检查，需要影像检查来确认
> - 急性闭塞需行取栓术或经皮腔内血管成形术；慢性闭塞可行外科手术或血管成形术，以及药物治疗和改变生活方式

86. 动 脉 硬 化

动脉硬化是引起动脉壁增厚并失去弹性的几种疾病的统称。动脉粥样硬化最为常见，也最严重，这是因为它可导致冠状动脉病和脑血管疾病。非粥样硬化形式的动脉硬化包括小动脉硬化和门克伯格动脉硬化（Mönckeberg arteriosclerosis）。

动脉粥样硬化

动脉粥样硬化是在中型和大型动脉的内膜有斑块（粥样斑块）形成，斑块内含有脂质、炎性细胞、平滑肌细胞和结缔组织。危险因素包括血脂异常、糖尿病、吸烟、家族史、静态生活方式、肥胖和高血压。当斑块生长或破裂使血流减少或阻塞时便出现症状，症状随受累的动脉而不同。诊断依据临床表现，通过血管造影、超声波检查或其他影像检查确立诊断。治疗包括对危险因素和饮食的干预、体育锻炼，以及应用抗血小板药和抗动脉粥样硬化药。

动脉粥样硬化可以累及所有的大型和中型动脉，包括冠状动脉、颈动脉和脑动脉，主动脉及其分支，以及四肢的主要动脉。在美国和大多数发达国家，动脉粥样硬化是病

残和死亡的主要原因。近年来，由动脉粥样硬化引起的经年龄校正的死亡率已经下降，但是在 2008 年，美国仍有将近 812 000 人死于心血管疾病（主要是冠状动脉和脑动脉粥样硬化，超过癌症，几乎是创伤的 7 倍）。在发展中国家，动脉粥样硬化的患病率正迅速增加，并且，由于发达国家人口寿命延长，动脉粥样硬化的发病率将会增加。到 2020 年，动脉粥样硬化预期会成为全世界主要的死亡原因。

病理生理

脂质条纹是最早肉眼可见的动脉粥样硬化病变，是动脉内膜层脂类负载的泡沫细胞的集成聚积。动脉粥样硬化的特征是粥样硬化斑块，它是脂质条纹的不断演化，包括 3 个主要部分：

- 脂质
- 炎性细胞和平滑肌细胞
- 结缔组织、血栓和钙沉积物

动脉粥样硬化的所有阶段——从起始和斑块生长到出现斑块并发症——被认为是对损伤的炎症反应。内皮损伤被认为起首要作用。

动脉粥样硬化偏向于影响动脉树的特定区域。涡流或非层状血流（如在动脉树的分叉处）导致内皮功能障碍并抑制内皮产生氧化亚氮，后者是一种强力的血管扩张剂和抗炎分子。这种血流还刺激内皮产生黏附分子，黏附分子招募炎性细胞并与其结合。动脉粥样硬化的危险因素（如血脂异常、糖尿病、吸烟和高血压），氧化应激物（如超氧自由基），血管紧张素 Ⅱ，以及全身感染和炎症也抑制氧化亚氮产生并刺激黏附分子、促炎细胞因子、趋化蛋白和血管收缩物质的产生，确切的机制尚不清楚。净效应为单核细胞和 T 细胞结合到内皮上，然后迁移到内皮下间隙，启动局部血管炎症反应并持续下去。内皮下单核细胞转化为巨噬细胞。血液中的脂质，特别是低密度脂蛋白（LDL）和极低密度脂蛋白（VLDL）也结合到内皮细胞上并且在内皮下被氧化。氧化脂质的摄取以及巨噬细胞转化为充满脂质的泡沫细胞产生典型的早期动脉粥样硬化病变，称为脂质条纹。因滋养血管破裂和斑块内出血所致的红细胞膜降解可能是斑块内脂质的重要的额外来源。

巨噬细胞产生的促炎细胞因子不仅使平滑肌细胞自中层向内膜迁移，而且吸引巨噬细胞并刺激其生长。许多不同的因子促进平滑肌细胞增殖，并增加细胞外致密基质的产生。结果在内皮下形成有纤维帽的纤维斑块，后者由内膜平滑肌细胞及围绕在其周围的结缔组织和细胞内、外脂质组成。斑块内钙化的产生与骨形成的过程相似。

动脉粥样硬化斑块可以稳定，也可以不稳定。稳定斑块可退化，保持稳定，或在几十年时间里缓慢生长直到可能引起狭窄或闭塞。不稳定斑块易发生自发性糜烂、裂纹或破裂，在不稳定斑块引起狭窄之前即可引起急性血栓形成、闭塞和梗死。大多数临床事件源于不稳定斑块，后者在血管造影时看上去并不严重；因此，使斑块稳定可能是减少病残率和死亡率的方法。

纤维帽的强度及其对破裂的抵抗取决于胶原沉积和降解之间的相对平衡。斑块破裂涉及由斑块内活化的巨噬细胞分泌的金属蛋白酶、组织蛋白酶和胶原酶。这些酶消化纤维帽，特别是在其边缘，引起纤维帽变薄并最终破裂。斑块内 T 细胞分泌细胞因子，细胞因子抑制平滑肌细胞合成并沉积胶原，后者通常会加固斑块。

一旦斑块破裂，斑块内容物就暴露于循环血液，触发血栓形成；巨噬细胞也促发血栓形成，因为它含有组织因子可在体内促进凝血酶生成。结果产生下列 5 种结局之一：

- 形成的血栓会机化且并入斑块中，改变斑块的形状导致其快速增长
- 血栓可能会迅速堵塞血管导致缺血事件
- 血栓可能引起栓塞
- 斑块可能充满血液，迅速增大，立即堵塞动脉
- 斑块内容物（而不是血栓）可能引起栓塞，阻塞下游血管

斑块稳定性取决于多种因素，包括斑块的组成（脂质、炎性细胞、平滑肌细胞、结缔组织和血栓这几种成分的相对比例），管壁压力（帽疲劳），脂质核的大小和位置，以及斑块相对于血流的构型。斑块内出血使斑块迅速增长并导致脂质沉积，在稳定斑块向不稳定斑块的转变中起着重要作用。通常不稳定的冠状动脉斑块内含有很多巨噬细胞，脂质核较大而纤维帽较薄，造成的管腔狭窄<50%，易于发生难以预料的破裂。颈动脉的不稳定斑块有着相同的构成，但一般是通过使颈动脉产生严重的狭窄和闭塞导致症状，或是由于斑块上血小板血栓沉积，通过栓塞而不是斑块破裂导致症状。低危斑块的纤维帽较厚，含有的脂质较少，这种斑块常常造成>50%的管腔狭窄，产生可以预期的由运动导致的稳定型心绞痛。

冠状动脉斑块破裂的临床后果不仅取决于斑块的解剖，还取决于血液中促凝因素与抗凝因素的相对平衡以及心肌发生心律失常的易损性。

业已观察到感染和动脉粥样硬化之间的关联，特别是某些感染（如肺炎衣原体、巨细胞病毒）的血清学证据和 CAD 之间的联系。公认的机制包括血流中慢性炎症的间接作用，交叉反应抗体和感染病原引起的动脉壁炎症。

危险因素

危险因素有很多（表 86-1）。有些危险因素倾向于集中在一起成为代谢综合征，后者的患病率正日益增加。代谢综合征指缺少运动的患者有腹型肥胖、致动脉粥样硬化性血脂异常、高血压、胰岛素抵抗、血栓前状态和促炎症状态。胰岛素抵抗与代谢综合征并非同义词，但可能是其病因的关键因素。

血脂异常（总胆固醇增高、LDL 胆固醇增高或 HDL 胆固醇降低）、高血压和糖尿病通过放大或加剧内皮功能障碍和血管内皮的炎症途径促进动脉粥样硬化。

血脂异常 时，被摄入到内皮下并氧化的 LDL 增加，氧化的脂质刺激黏附分子和炎性细胞因子产生，并可能有抗原性，在动脉壁刺激 T 细胞介导的免疫反应和炎症。HDL 通过胆固醇逆转运来防止动脉粥样硬化发生；也可能通过转运抗氧化酶来防止动脉粥样硬化，抗氧化酶能够破坏并中和氧化的脂质。高甘油三酯血症在动脉粥样硬化发生中的作用复杂，尽管可能有很小的独立于其他血脂异常之外的作用。

表 86-1 动脉粥样硬化的危险因素

状态	危险因素
不可改变的危险因素	年龄 早发动脉粥样硬化家族史* 男性
可以改变的危险因素（已确定）	某些血脂异常（总胆固醇或 LDL 胆固醇增高、HDL 胆固醇降低，胆固醇 HDL/总胆固醇比值降低） 吸烟 糖尿病 高血压
可以改变的危险因素（尚在研究中）	乙醇摄入（过量） 心脏移植 肺炎衣原体感染 CRP 增高 小而密 LDL 增高 脂蛋白（a）增高 高同型半胱氨酸血症 高胰岛素血症 高甘油三酯血症 5-脂加氧酶多态性 摄入水果和蔬菜过少 肥胖或代谢综合征 血栓前状态（如高纤维蛋白原血症、纤溶酶原激活物抑制剂浓度增高） 心理因素（如 A 型人格、抑郁、焦虑、工作特性，社会经济地位） 胸腔放射治疗 肾功能不全 静态生活方式†

* 早发动脉粥样硬化指在一级亲属中男性 55 岁以前，女性 65 岁以前患病。
† 尚不清楚这些因素在常与其相伴随的危险因素（如糖尿病、血脂异常）之外能起多大作用。
CRP，C-反应蛋白；HDL，高密度脂蛋白；LDL，低密度脂蛋白。

高血压 通过血管紧张素Ⅱ介导的机制导致血管炎症。血管紧张素Ⅱ刺激内皮细胞、血管平滑肌细胞和巨噬细胞产生致动脉粥样硬化介质，包括促炎细胞因子、超氧阴离子、致血栓因子、生长因子和凝集素样的氧化 LDL 受体。

糖尿病 导致高度糖化终末产物形成，后者促进内皮细胞产生促炎细胞因子。糖尿病时产生的氧化应激和反应性氧自由基，直接损伤内皮细胞并促进动脉粥样硬化形成。

香烟 烟气中含有尼古丁和其他对血管内皮有毒的化学物质。吸烟，包括被动吸烟，会使血小板反应性增强（可能会促进血小板血栓形成）、血浆纤维蛋白原水平和血细胞比容增高（增加血黏度）。吸烟增加 LDL，降低 HDL；还促进血管收缩，这在因动脉粥样硬化已经狭窄的动脉特别危险。停止吸烟后一个月内 HDL 胆固醇大约增加 6～8mg/dl（0.16～0.21mmol/L）。

高同型半胱氨酸血症 增加动脉粥样硬化危险，虽然作用不及上述危险因素。可能是由于叶酸缺乏或遗传性代谢缺陷所致。病理生理学机制尚不了解，但可能涉及直接损伤内皮，刺激单核细胞和 T 细胞募集、巨噬细胞摄取 LDL 以及平滑肌细胞增殖。

脂蛋白（a） 是修饰过的 LDL，含有与纤溶酶原的纤维蛋白结合位点同源的富含半胱氨酸区域。脂蛋白（a）可能与纤溶酶原竞争与纤维蛋白的结合，干扰血栓溶解，促进粥样血栓形成。

小而密 LDL 水平增高 是糖尿病的特征，有很强的致动脉粥样硬化作用。机制可能包括容易被氧化和与内皮的非特异性结合增加。

C-反应蛋白增高 不能可靠地预测动脉粥样硬化的程度，但是能够预测缺血事件的可能性。在没有其他炎性疾病的情况下，它可能表示动脉粥样硬化斑块破裂、进行性溃疡或血栓形成的危险性增加，或者是淋巴细胞和巨噬细胞的活性增强。CRP 可能通过多种机制而对动脉粥样硬化形成有直接作用，这些机制包括氧化亚氮合成下调以及血管紧张素 1 型受体、趋化蛋白和黏附分子上调。

肺炎衣原体感染或其他感染（如病毒、幽门螺杆菌）可能通过直接感染、暴露于内毒素，或激发全身或内皮下炎症导致内皮功能障碍。

肾功能不全 通过几种途径促进动脉粥样硬化的发展，包括使高血压和胰岛素抵抗恶化，降低载脂蛋白 A-I 水平，增加脂蛋白（a）、同型半胱氨酸、纤维蛋白原和 CRP 的水平。

心脏移植术后加速动脉粥样硬化进展，这有可能和免疫介导的内皮损伤有关。胸腔放射治疗后加速动脉粥样硬化进展，这有可能是辐射诱导内皮损伤的结果。

血栓前状态增加粥样血栓形成的可能性。5-脂加氧酶多态性（等位基因缺失或增加）可能会通过增加斑块内白三烯产生来促进动脉粥样硬化，白三烯引起血管通透性增加和单核-巨噬细胞迁移，从而加剧内皮下炎症和功能障碍。

确诊的血管疾病 在一个血管区域出现动脉粥样硬化性疾病，则在其他血管区域发生动脉粥样硬化性疾病的可能性增加。没有 CAD 的动脉粥样硬化性疾病患者，其心脏事件的发生率与已知有 CAD 的患者相当，因此，这些患者有同等的 CAD 危险，应给予积极的治疗。

症状及体征

动脉粥样硬化在初期是无症状的，且常可持续几十年。当病变阻碍血流时便产生症状和体征。当稳定斑块增长并使动脉管腔减少>70%时可能会出现短暂的缺血症状（如稳定性劳力型心绞痛、短暂性脑缺血发作、间歇性跛行）。血管收缩可导致原来并不影响血流的病变加重闭塞。当不稳定斑块破裂并严重阻塞某一主要动脉（伴有血栓形成或栓塞）时，可出现不稳定型心绞痛或心肌梗死的症状、缺血性卒中或肢体静息疼痛。动脉粥样硬化也可导致猝死，而之前并没有稳定性或不稳定性心绞痛。

动脉粥样硬化累及到的动脉壁可产生动脉瘤和动脉夹层，可有疼痛、搏动性肿块、无脉或猝死等表现。

诊断

方法取决于症状的有无。

有症状的患者 根据受累器官的不同，使用不同的侵入性和非侵入性检查评估有缺血症状和体征的患者的血管阻塞的数量和位置（见本手册其他部分）。还应通过下列检查来评估其动脉粥样硬化的危险因素。
- 病史和体格检查
- 空腹血脂
- 血糖、糖化血红蛋白（HbA_{1c}）水平

当患者的某一部位确定有动脉粥样硬化时（如周围动脉粥样硬化），应该检查其他部位有无动脉粥样硬化（如冠状动脉和颈动脉）。

由于不是所有的动脉粥样硬化斑块都有相似的危险性，正在研究各种影像技术，用于识别特别容易破裂的斑块。大多数技术是通过导管进行的，包括血管内超声（使用位于导管顶端的超声传感器来产生动脉壁和管腔的图像）、血管镜、斑块温度图（检测活动性炎性斑块内增高的温度）、光学相干断层成像（使用红外线激光进行成像）和弹性图（识别软的富含脂质的斑块）。免疫闪烁造影法是可供选择的非侵入性方法，使用能定位于易损斑块的放射性示踪剂。

有些临床医生测定血清炎症标志物。CRP 浓度 > 3mg/dl（> 3 000μg/L）高度预示可能发生心血管事件。脂蛋白相关的磷脂酶 A2 水平增高在正常或低 LDL 水平的患者似乎能够预测心血管事件的发生。

无症状的患者 在有动脉粥样硬化危险因素但是无缺血症状和体征的患者，除了空腹血脂以外，进一步检查的作用尚不清楚。虽然影像检查如电子束 CT 或多排探测器 CT、磁共振成像（MRI）和超声波检查能够检测出动脉粥样硬化斑块，但是与危险因素评估或已经建立的预测工具相比（如 Framingham 危险指数），很可能不会改善对缺血性事件的预测，因此不推荐作为常规应用。

尿微量蛋白尿（> 30mg 白蛋白/24 小时）是肾脏疾病和肾脏疾病进展的标志物，也是心血管病和非心血管病发病和死亡的强预测指标；然而，微量白蛋白尿和动脉粥样硬化之间的直接关系尚未建立。

治疗
- 生活方式改变（饮食调整、戒烟和体育锻炼）
- 对已诊断的危险因素进行药物治疗
- 抗血小板药
- 可能需用他汀类药物、血管紧张素转化酶（ACE）抑制剂和 β 受体阻滞剂

治疗包括积极干预危险因素以减慢业已存在的斑块的进展并使其逆转。近期的证据提示在患病或心血管病事件危险性高的人，LDL 应 < 70mg/dl（< 1.81mmol/L）。生活方式改变包括饮食调整、戒烟和有规律的体育锻炼。常需对血脂异常、高血压和糖尿病进行药物治疗。这些生活方式改变或药物直接或间接地改善内皮功能，减轻炎症并改善临床结果。即使血清胆固醇正常或是轻度升高，他汀类药物也能够减少动脉粥样硬化相关的病残和死亡。抗血小板药物对所有粥样硬化患者都有帮助。CAD 患者可从 ACE 抑制剂和 β 受体阻滞剂获得额外的收益。

饮食 以下几项是有益的：
- 减少饱和脂肪
- 杜绝反式脂肪
- 增加水果和蔬菜
- 增加纤维
- 如果饮酒，应有节制

推荐大量减少饱和脂肪和简单碳水化合物的摄入，增加水果、蔬菜和纤维的摄入。这些饮食上的改变是控制血脂的先决条件，对所有患者都是不可或缺的。必须限制热量摄入以使体重保持在正常范围。

少量减少脂肪摄入似乎不会减轻或稳定动脉粥样硬化。有效的饮食改变需要将脂肪摄入限制在 20g/d 以内，包括 6～10g 多不饱和脂肪酸 [含等比例的 ω-6（亚油酸）和 ω-3（二十碳五烯酸、二十二碳六烯酸）脂肪酸]，不超过 2g 的饱和脂肪，其余为单不饱和脂肪。反式脂肪致粥样硬化的作用非常强，应该避免食用。

增加碳水化合物以补偿膳食中饱和脂肪的减少会使血浆甘油三酯水平升高、HDL 水平下降。因此，任何热卡缺少均须以蛋白质和不饱和脂肪来进行补偿，而不是碳水化合物。应该避免糖的过量摄入，尽管糖的摄入并不直接与心血管危险相关。作为替代，鼓励食用复杂碳水化合物（如蔬菜、全谷类等）。

水果和蔬菜（每天食用 5 次）似能减少冠状动脉粥样硬化的危险，但是尚不清楚这种作用是由于植物中的植物化学物质所致，还是由于与纤维和维生素摄入增加成比例的饱和脂肪摄入降低所致。称为黄酮类的植物化学物质（存在于红和紫葡萄、红葡萄酒、红茶和黑啤酒中）似乎特别有保护作用，在红葡萄酒中的浓度较高能帮助解释为何在法国冠状动脉粥样硬化的发生率相对较低，尽管他们比美国人更多地吸烟和食用更多的脂肪。但是没有临床资料提示食用富含黄酮的食物和使用补充剂代替食品能够防止动脉粥样硬化。

增加纤维摄入能降低总胆固醇并可能对血糖和胰岛素水平产生有益的作用。推荐每天至少摄入 5～10g 可溶性纤维（如燕麦麸、豆类、大豆产品和欧车前），可使 LDL 下降大约 5%。不溶纤维（如纤维素、木质素）似乎对胆固醇没有影响，但可能对健康有另外的益处（如降低结肠癌的危险，可能是通过刺激肠道运动或减少肠道与食物中致癌原的接触时间）。然而，过量的纤维干扰某些矿物质和维生素的吸收。一般来说，富含植物化学物质和维生素的食物也富含纤维。

乙醇升高 HDL，并有不甚明确的抗血栓形成、抗氧化和抗炎特性。在适量饮用时会产生这些作用，而且似乎葡萄酒、啤酒和烈酒都一样；每周 5～6 次，每次 30ml（1oz）能防止冠状动脉粥样硬化。然而，过多摄入乙醇会导致严重的健康问题。因此，乙醇和总死亡率之间的关系是 J 形；每周饮酒 < 14 杯的男性或每周饮酒少于 < 9 杯的女性，死亡率最低。对于大量饮酒的人而言，需要减少饮酒量。然后，基于某些表面上的保护效应，目前并不建议从不饮酒的人开始饮酒。

有关在饮食中补充维生素、植物化学物质和微量矿物质使动脉粥样硬化减少的证据很少。有一个例外是鱼油补充剂。尽管替代疗法和健康食品比以往更加流行，有的对血压和胆固醇还有轻微的作用，这些疗法并不总是证明安

全和有效,并且可能和那些有效的药物发生不利的相互作用。辅酶 Q10 对细胞的基础功能是必需的,但其水平随年龄增加而下降,且在某些心脏病和慢性疾病患者也可能降低。因此,对于使用或推荐补充辅酶 Q10,其在治疗上的益处仍有争论。

体育锻炼　有规律的体育锻炼(如步行 30~45 分钟,跑步、游泳、每周骑自行车 3~5 次)可以减少某些危险因素(如高血压、血脂异常、糖尿病)和 CAD(如心肌梗死)的发生率,能使先前有或无缺血事件的患者因动脉粥样硬化所致的死亡下降。尚不清楚这种关联是一种因果关系或仅仅是由于体格好的人更可能进行有规律的锻炼。合适的强度、时间、频率和运动类型尚未确立,但是大多数证据提示有氧体育锻炼和危险性之间呈线性反比关系。有规律的步行能提高周围血管疾病患者无痛行走的距离。

包括有氧运动的锻炼程序有明确的防止动脉粥样硬化和促进体重下降的作用。在开始新的锻炼程序之前,老年人和有动脉粥样硬化危险因素或近期有缺血事件者应该由内科医生进行评估,评估内容包括病史、体格检查和危险因素的控制。

抗血小板药物　由于大多数并发症是因斑块裂开或破裂合并血小板激活和血栓形成所致,必须应用口服抗血小板药。有以下药物:

- 阿司匹林
- 有时用氯吡格雷

阿司匹林用得最广泛,但是,尽管证明有益,仍未得到充分使用。阿司匹林的指征是二级预防和在高危患者(如糖尿病伴或不伴有动脉粥样硬化、10 年内心脏事件的危险性≥20%的患者)作为冠状动脉粥样硬化的一级预防。最佳剂量和疗程尚未明确,但是每日 1 次,每次 81~325mg 是目前一级预防及二级预防的推荐用量。然而,81mg 长期口服常用于一级预防更受推荐,因为这样既有效果同时又下降了出血的危险,尤其是合并其他抗栓药物时。在 10%~20% 服用阿司匹林作为二级预防的患者,会再次发生缺血性事件。原因可能是阿司匹林抵抗,正在研究检测血栓素抑制不足的方法(反映在尿 11-脱氢血栓素 B_2 升高),以便用于临床。

有证据提示布洛芬能干扰阿司匹林的抗血栓形成作用,因此建议服用阿司匹林进行预防的患者需使用其他非甾体抗炎药(NSAID)。然而,所有非甾体抗炎药(尽管各不相同),包括选择性环氧合酶-2 抑制剂(如罗非昔布),似乎都增加心血管危险。

服用阿司匹林的患者缺血事件复发时或患者对阿司匹林不能耐受时,用氯吡格雷(通常 75mg/d)代替阿司匹林。氯吡格雷与阿司匹林联合可有效地用于治疗急性 ST 段抬高和非 ST 段抬高心肌梗死;也用于经皮介入治疗(PCI)后 9~12 个月以减少缺血事件复发的危险。氯吡格雷抵抗亦有发生,相比氯吡格雷,在特定冠心病患者群中,普拉格雷和替格瑞洛是更新型、更有效的预防药物。

由于噻氯匹啶在 1% 的使用者引起严重的中性白细胞减少以及有严重的胃肠道不良反应,该药已不再广泛应用。

其他药物　ACE 抑制剂、血管紧张素 Ⅱ 受体阻断剂、他汀类药物和噻唑烷二酮类药物(如罗格列酮、匹格列酮)有降低动脉粥样硬化危险的抗炎作用(独立于它们对血压、血脂和血糖的作用之外)。

ACE 抑制剂抑制血管紧张素所引起的内皮功能障碍和炎症。

他汀类药物可以增加内皮氧化亚氮产生,稳定动脉粥样硬化斑块,减少动脉壁脂质聚集,导致斑块逆转。常规应用他汀类药物作为缺血事件的一级预防尚有争议。然而,几个控制很好的研究支持他汀类药物用于高危患者(如血压和血脂正常的糖尿病患者;有多个危险因素的患者,包括高脂血症和/或高血压)。有时给血脂正常但 CRP 高的患者用他汀类药,支持这样做的资料极少,不过正在研究中。

噻唑烷二酮类可以控制促炎基因的表达,尽管最近的研究表明它们可以增加冠心病事件的风险。

叶酸 0.8mg 口服,每日 2 次,用于治疗和预防高同型半胱氨酸血症,但不能降低急性冠状动脉事件的危险。维生素 B_6 和 B_{12} 也降低同型半胱氨酸水平,但现今的资料不支持它们单独或与叶酸合用。

大环内酯类和其他的抗生素治疗慢性隐匿性肺炎衣原体感染(从而抑制炎症并改变动脉粥样硬化的病程和临床表现)证明是无效的。

> **关键点**
>
> - 危险因素包括血脂异常、糖尿病、吸烟、家族史、久坐不动的生活方式、肥胖和高血压
> - 50% 的狭窄由不稳定斑块引起,与稳定斑块相比它更容易破裂,导致急性血栓形成和栓塞
> - 在无症状的患者中,与危险因素的标准评估相比,影像检查检测动脉粥样硬化可能对于预测缺血性事件没有帮助
> - 戒烟、体育锻炼、低饱和脂肪酸饮食、精制碳水化合物的摄入、和高纤维、ω-3 脂肪酸和适量的乙醇有助于预防和治疗
> - 根据患者因素,抗血小板药物、他汀类药物和血管紧张素转化酶抑制药也有帮助

非粥样硬化性动脉硬化

非粥样硬化性动脉硬化是与年龄有关的主动脉及其分支的纤维化。

非粥样硬化性动脉硬化引起内膜增厚和弹力板强度减弱及中断。平滑肌层(中层)萎缩,受累动脉管腔扩大(扩张),易形成动脉瘤或动脉夹层。高血压是形成主动脉硬化和动脉瘤的主要因素。内膜损伤、血管扩张和溃疡可能会导致血栓形成、栓塞或动脉完全闭塞。

小动脉硬化　累及糖尿病或高血压患者的末梢动脉。玻璃样变的小动脉硬化累及糖尿病患者的小型动脉和小动脉;通常小动脉壁出现玻璃样增厚、变性,管腔狭窄,引起弥散性缺血,特别是在肾脏。

增生性小动脉 硬化更常发生于高血压患者；通常出现管壁层状向心性增厚和管腔狭窄，有时伴有纤维素样沉积物和血管壁坏死（坏死性动脉炎）。高血压促进这些变化，而小动脉硬化通过增加小动脉的僵硬度和增加周围血管阻力，可能会助长高血压的维持。

门克伯格（Mönckeberg）动脉硬化（中层钙化性硬化） 累及年龄>50岁的患者；伴随动脉壁内的局部钙化甚至骨质形成出现的是与年龄相关的动脉壁中层变性。动脉的这些节段变成僵硬的钙化管道而没有管腔狭窄。通常X线平片有明显的表现可资诊断。本病的临床重要性仅仅在于它大大地减少了动脉的可压缩性，引起血压读数的极度的假性升高。

87. 动脉高血压

高血压是指静息时收缩压或（和）舒张压的持续升高（收缩压≥140mmHg，舒张压≥90mmHg）。病因不明的高血压（原发性高血压）比较常见。以特定病因所致的高血压（继发性高血压）通常见于慢性肾病或原发性醛固酮增多症。如果高血压不严重或持续时间不长，通常是没有症状的。通过测量血压可做出高血压的诊断。可能要做一些检查来确定病因、评估造成的损害以及确定其他心血管危险因素。治疗包括生活方式改变和使用降压药物（包括利尿剂、β受体阻滞剂、血管紧张素转化酶抑制剂、血管紧张素Ⅱ受体阻断剂以及钙通道阻断剂）。

在美国，大约有7 500万人患有高血压。仅有大约81%的患者知晓他们有高血压，73%的患者接受治疗，51%的患者血压得到恰当的控制。成人，黑人（41%）比白人（28%）和墨西哥裔美国人（28%）更常发生高血压，黑人的病残率和病死率则更高。

血压随年龄增长而增加。大约2/3年龄>65岁的人有高血压，年龄55岁的血压正常者在其一生中发生高血压的危险性为90%。由于高血压随年龄增加变得如此常见，与年龄相关的血压升高似乎是无害的，但是更高的血压增加病残和病死的危险。妊娠期间可能会发生高血压。

病因
高血压可为原发性的（85%~95%病例）或继发性的。

原发性高血压 血流动力学和生理学成分（如血浆容量、肾素-血管紧张素系统活性）有差异，说明原发性高血压的病因不可能是单一的。尽管某一因素是始动原因，高血压的维持可能涉及多种因素（马赛克理论）。在体循环传入小动脉，平滑肌细胞肌膜的离子泵功能障碍可能会导致血管张力的长期增加。遗传是产生高血压的一个原因，但确切的机制不清楚。环境因素（如食物中的钠、肥胖、应激）似乎仅影响具遗传易感性的年轻人；但是对于65岁以上患者，高钠摄入更易导致高血压。

继发性高血压 原发性醛固酮增多症最常见。其他病因包括肾实质疾病（如慢性肾小球肾炎或肾盂肾炎、多囊肾、结缔组织疾病、尿路梗阻性疾病）、肾血管疾病、嗜铬细胞瘤、库欣综合征、先天性肾上腺增生症、甲状腺功能亢进、黏液性水肿和主动脉缩窄。过量摄入乙醇和应用口服避孕药是可治愈的高血压的常见原因。使用拟交感药、糖皮质激素、可卡因或甘草常可导致高血压恶化。

病理生理
因为血压=心排血量（CO）×总外周血管阻力（TPR），发病机制必然涉及：
- CO升高
- TPR增加
- 兼而有之

在大多数患者，CO正常或稍微增加，而TPR是增加的。这种情况典型地见于原发性高血压以及原发性醛固酮症、嗜铬细胞瘤、肾血管疾病和肾实质疾病所致的高血压。

在另一些患者，CO是增加的（可能是由于大静脉收缩），而TPR却呈现与CO水平不相适应的正常；在疾病的晚期，TPR增加、CO恢复正常，可能是由于自身调节之故。有些疾病增加CO（甲状腺毒症、动静脉瘘、主动脉瓣反流），特别是当每搏量增加时，导致孤立性收缩期高血压。有些患有孤立性收缩期高血压的患者其CO正常或较低，可能是由于主动脉及其主要分支失去弹性所致。舒张压较高且固定的患者常有CO降低。

在血压增加的同时，血浆容量倾向于减少，极少数情况下，血浆容量正常或增加。在由原发性醛固酮增多症或肾实质疾病所致的高血压，血浆容量倾向于升高，而由嗜铬细胞瘤所致的高血压血浆容量可能会相当低。随着舒张压增加和小动脉硬化的发生，肾血流逐渐降低。肾小球滤过率（GFR）在疾病发展到晚期前一直保持正常；因此，滤过分数是增加的。除非血管床并存严重的动脉粥样硬化，否则冠状动脉、脑和肌肉的血流能够保持。

钠转运异常 在许多高血压病例，由于钠-钾泵（Na^+-K^+-ATP酶）缺陷或受抑制或由于Na^+通透性增加，跨膜钠转运出现异常。结果是细胞内钠增加，这使得细胞对交感神经刺激更敏感。钙是随着钠一起转运的，因此细胞内钙的积聚可能是其对交感刺激敏感性增加的原因。因为钠-钾泵可将去甲肾上腺素泵回交感神经元内（从而使该神经递质失活），钠-钾泵的抑制也就增强了去甲肾上腺素的作用，使血压升高。双亲有高血压的血压正常的儿童可出现钠转运缺陷。

交感神经系统 交感神经兴奋使血压升高，通常高血压前期（血压120～139mmHg/80～89mmHg）或高血压（收缩压≥140mmHg或/和舒张压≥90mmHg）的患者比血压正常的人升高得更多。尚不清楚这种反应过度是存在于交感神经系统内还是存在于心肌或血管平滑肌内。静息心率增快的人（可能是交感神经活性增加的结果）是众所周知的高血压预测因素。有些高血压患者静息状态下的循环血浆儿茶酚胺水平就高于正常。

肾素-血管紧张素-醛固酮系统 该系统协助调节血容量，因此可以调节血压。肾素是一种球旁器中合成的酶，可催化血管紧张素原转化为血管紧张素Ⅰ。血管紧张素Ⅰ没有活性，可被血管紧张素转化酶（ACE）裂解（主要是在肺脏，但在肾脏和脑也有）为血管紧张素Ⅱ，后者是强有力的血管收缩剂，并刺激脑部的自主神经中枢增加交感神经放电，刺激醛固酮和抗利尿激素（ADH）的释放。醛固酮和ADH引起钠和水潴留，升高血压。醛固酮还增加钾的排泌，低血钾（<3.5mmol/L）通过关闭钾通道增强血管收缩。存在于循环中的血管紧张素Ⅲ刺激醛固酮释放的活性与血管紧张素Ⅱ一样，但升高血压的能力要小得多。由于胃促胰酶也使血管紧张素Ⅰ转化为血管紧张素Ⅱ，ACE抑制剂并不能完全抑制血管紧张素Ⅱ的产生。

控制肾素分泌的机制至少有4种，这4种机制不是相互排斥的：①肾血管感受器会对入球小动脉壁张力的变化作出反应；②致密斑感受器对远段肾小管内氯化钠运送速率或浓度变化的感应；③循环中的血管紧张素对肾素分泌有负反馈作用；④经由肾脏的神经，交感神经系统通过β受体刺激肾素分泌。

通常认为血管紧张素是引起肾血管性高血压的原因，至少在早期是这样。但尚未确定肾素-血管紧张素-醛固酮系统在原发性高血压中的作用。不过，高血压的黑人和老年患者的肾素水平往往是低的。老年患者的血管紧张素Ⅱ水平也往往是低的。

慢性肾实质疾病引起的高血压（肾功能缺乏性高血压）是由肾素依赖性机制和容量依赖性机制联合所致。在大多数病例，外周血肾素活性无明显升高，高血压通常是中等程度且对钠水平衡敏感。

血管扩张物质缺乏 血管扩张剂（如缓激肽、氧化亚氮）缺乏而不是血管收缩物质（如血管紧张素、去甲肾上腺素）过多可能会导致高血压。如果肾脏不能产生足量的血管扩张剂（由于肾实质疾病或双侧肾切除），血压会升高。血管扩张剂和血管收缩剂（主要是内皮素）也可由内皮细胞产生。因此，内皮细胞功能障碍显著影响血压。

病理学和并发症 在高血压早期不出现病理变化。严重的或长期高血压会损害靶器官（主要是心血管系统、脑和肾脏），增加以下风险：

- 冠状动脉疾病（CAD）及心肌梗死
- 心力衰竭
- 卒中（特别是出血性卒中）
- 肾衰竭
- 死亡

机制涉及全身小动脉硬化和动脉粥样硬化形成加速。小动脉硬化的特征是中膜肥厚、增生和玻璃样变，在较小的小动脉特别明显，尤其是在眼睛和肾脏。在肾脏，这种变化使小动脉管腔变窄，增加TPR；因此，高血压导致了更高的血压。此外，一旦动脉发生狭窄，已肥大的平滑肌细胞的任何微小的额外缩短都会比正常管径的动脉产生更大程度的管腔缩小。这些效应解释了为何高血压存在的时间越长，对继发性高血压给予特异的治疗（如肾血管手术）来使血压恢复到正常的可能性就越小。

由于后负荷增加，左心室逐渐肥大，引起舒张功能不全。最终心室扩张，导致扩张型心肌病和由于收缩功能不全引起的心力衰竭（HF），常因合并冠心病而加重。胸主动脉夹层通常是高血压的结果，几乎所有腹主动脉瘤的患者都患有高血压。

症状及体征

在靶器官并发症产生之前，高血压通常不引起症状。无并发症的高血压不会导致眩晕、面部潮红、头痛、疲乏、鼻出血和神经质。严重的高血压（高血压急症）可引起严重的心血管、神经、肾和视网膜症状（如有症状的冠状动脉粥样硬化、心力衰竭、高血压脑病、肾衰竭）。

第四心音是高血压性心脏病最早出现的体征。视网膜改变包括小动脉狭窄、出血、渗出和在高血压脑病时出现的视乳头水肿。视网膜改变分为4级（依据Keith、Wagener和Barker的分类），级别越高，预后越差：仅有小动脉狭窄（1级），小动脉有狭窄和硬化（2级），在小动脉改变的同时还有出血和渗出（3级），以及视乳头水肿（4级）。

诊断

- 多次测量血压以确定血压是否升高
- 尿液分析和尿白蛋白/肌酐比值；如果不正常，考虑肾脏超声检查
- 血液检验：空腹血脂，肌酐，钾
- 如果肌酐升高，作肾脏超声检查
- 如果血钾降低，评估有无醛固酮增多症
- 心电图：如果有左心室肥厚，考虑超声心动图检查
- 有时需要检测促甲状腺素
- 如果血压突然升高且不稳定或极度升高，评估有无嗜铬细胞瘤或睡眠障碍

通过测量血压对高血压进行诊断和分类。病史、体格检查和其他检查对确定病因和靶器官损害有帮助。

血压必须间隔3日测量2次，测血压时先让患者取仰卧位或坐位进行测量，然后让患者站立≥2分钟进行测量。这些测量结果的平均值用来诊断高血压。血压分为正常、高血压前期、1期（轻度）或2期高血压（表87-1）。婴儿和儿童的正常血压偏低。

表87-1　JNC 7 对成人高血压的分类

分类	Bp
正常	<120/80mmHg
高血压前期	120~139/80~89mmHg
1期	140~159mmHg（收缩压）或 90~99mmHg（舒张压）
2期	≥160mmHg（收缩压）或 ≥100mmHg（舒张压）

JNC,高血压预防、检测、评估和治疗联合委员会。

理想情况下,血压应在患者休息>5分钟后并在一天中的不同时间进行测量。将血压袖带置于上臂,大小合适的袖带应覆盖上臂长度的2/3,气囊的长度应足以绕上臂周径的80%以上,气囊的宽度不能小于上臂周径的40%。因此,肥胖患者需要较大的袖带。测压时将气囊充气至压力超过收缩压,然后慢慢放气,同时在肱动脉上进行听诊。在压力下降过程中听到的第一声心搏所对应的压力就是收缩压,声音消失时为舒张压。声音完全消失时血压为舒张压,前臂（桡动脉）和大腿（腘动脉）测量血压的原则与此相同。水银血压计最准确。测量装置应定期校正,自动读数的血压计常不准确。

双臂测量血压。两臂血压差>15mmHg以上死亡率更高,而当发现这种测量结果时,应评估上肢血管。此时,大腿的血压也要测量（用更大的袖带）,以排除主动脉缩窄,特别是有股动脉搏动减弱或延迟的患者；在主动脉缩窄时,下肢血压会显著降低。如果血压升高的幅度较小或血压波动较大,最好多测几次血压。在高血压变为持续性之前,可能会有零星的血压升高；这种现象也许能够解释"白大衣高血压",即在诊室测量时血压升高,但在家中测量或动态血压监测时血压却正常。然而,血压极度升高与正常血压相交替是不寻常的,提示可能有嗜铬细胞瘤、睡眠障碍（如睡眠呼吸暂停）或使用未受到注意的药物。

病史　病史包括知晓高血压病程和以前记录的血压水平,CAD、心力衰竭或其他有关的并存的疾病（如卒中、肾功能不全、周围动脉疾病,血脂异常、糖尿病、痛风）的任何病史或症状,以及这些病史的家族史。社会史包括运动水平,使用烟草、乙醇和兴奋剂（处方的和非法的）,饮食史重点在于盐和刺激性食品（如茶、咖啡、含咖啡因的苏打饮料、能量饮料）摄入的情况。

体格检查　体检包括测量身高、体重和腰围,检眼镜检查有无视网膜病变,听诊颈部和腹部有无杂音,以及全面的心脏、呼吸和神经病学检查。腹部触诊有无肾脏增大和腹部包块。检查周围动脉搏动,股动脉搏动减弱或延迟提示主动脉缩窄,特别是在年龄<30岁的患者。在体型消瘦的肾性高血压患者,可能闻及单侧肾动脉杂音。

辅助检查　高血压越严重,患者越年轻,检查的范围越广泛。一般情况下,对新诊断高血压的患者,需进行常规检查。

- 检测靶器官损害
- 积极处理心血管疾病的危险因素

这些检查包括:
- 尿液分析和尿蛋白/肌酐比值
- 血液测试（肌酐,钾,钠,空腹血糖,血脂,常包括促甲状腺素）
- ECG

动态血压监测、肾脏放射性核素显像、胸部X线、嗜铬细胞瘤的筛选试验和肾素-钠比不需作为常规检查。周围血浆肾素活性对高血压的诊断和药物选择没有帮助。

是否需要进行其他检查,取决于最初的化验和检查结果。如果尿液分析发现白蛋白尿（蛋白尿）、管型尿或微量血尿或者血清肌酐升高[男性≥1.4mg/dl（124μmol/L）,女性≥1.2mg/dl（106μmol/L）],作肾脏超声波检查了解肾脏的大小可能会提供有用的信息。与应用利尿剂无关的低钾血症需要检查有无原发性醛固酮增多症和过多的食盐摄入。

心电图上宽阔有切迹的P波提示心房肥大,并且可能是高血压心脏病的最早期征象之一,虽然该征象并不具有特异性。左心室肥厚可能较晚出现,表现为心尖抬举性搏动、伴有或不伴有缺血证据,QRS高电压。如果有任何一个上述异常出现,则需要进行超声心动图检查。在血脂异常或有冠心病症状的患者,检查其他心血管危险因素（如C反应蛋白）可能有用。

如果怀疑有主动脉缩窄,胸部X线、超声心动图、CT和MRI可帮助确定诊断。

患者有显著升高的、不稳定的血压并且有头痛、心悸、心动过速、大量出汗、颤抖和苍白等症状者,需要做有关嗜铬细胞瘤的筛查（如测定血浆游离3-甲氧基肾上腺素）。睡眠检查也应重点考虑。

患者有库欣综合征、结缔组织病、子痫、急性卟啉症、甲状腺功能亢进、黏液性水肿、肢端肥大症或中枢神经系统疾病症状时,也需进一步评估。

预后

血压越高、视网膜改变和其他靶器官损害的证据越严重,预后就越差。收缩压比舒张压能更好地预测致命性和非致命性心血管事件。未经治疗的患者,有视网膜硬化、棉絮状渗出物、小动脉狭窄和出血（3级视网膜病）者1年生存率<10%,有上述改变加上视神经乳头水肿（4级视网膜病）者1年生存率<5%。CAD是接受治疗的高血压患者最常见的死亡原因。缺血性或出血性卒中是治疗不充分的高血压的常见后果。尽管如此,对高血压的有效控制能防止大多数并发症,并延长寿命。

一般治疗

- 减轻体重和锻炼
- 戒烟
- 饮食:增加水果和蔬菜,减少食盐,限制乙醇
- 如果血压一开始就较高（>160/100mmHg）或对改变生活方式没有反应,给予降压药物

原发性高血压不能治愈,但是某些继发性高血压的原

因可以纠正。对所有患者,控制血压都可有效地减少不良事件的发生。尽管理论上存在有效的治疗,在美国仅有1/3的高血压患者血压降至理想水平。

JNC 8建议一般人群治疗目标(图87-1):
- **所有患者**,包括合并肾脏疾病或糖尿病者,治疗的目标是降低血压至<140/90mmHg

- 对于≥60岁的患者,治疗的目标是降低血压至<150/90mmHg

然而,一些医生认为,某些患者应该有更低的收缩压目标至125~130mmHg(如果血压通过标准化人工测量)或120~125mmHg(如果血压使用自动数字血压计测量)。这包括患者年龄>50岁、有心血管事件高风险者(年龄>75岁,

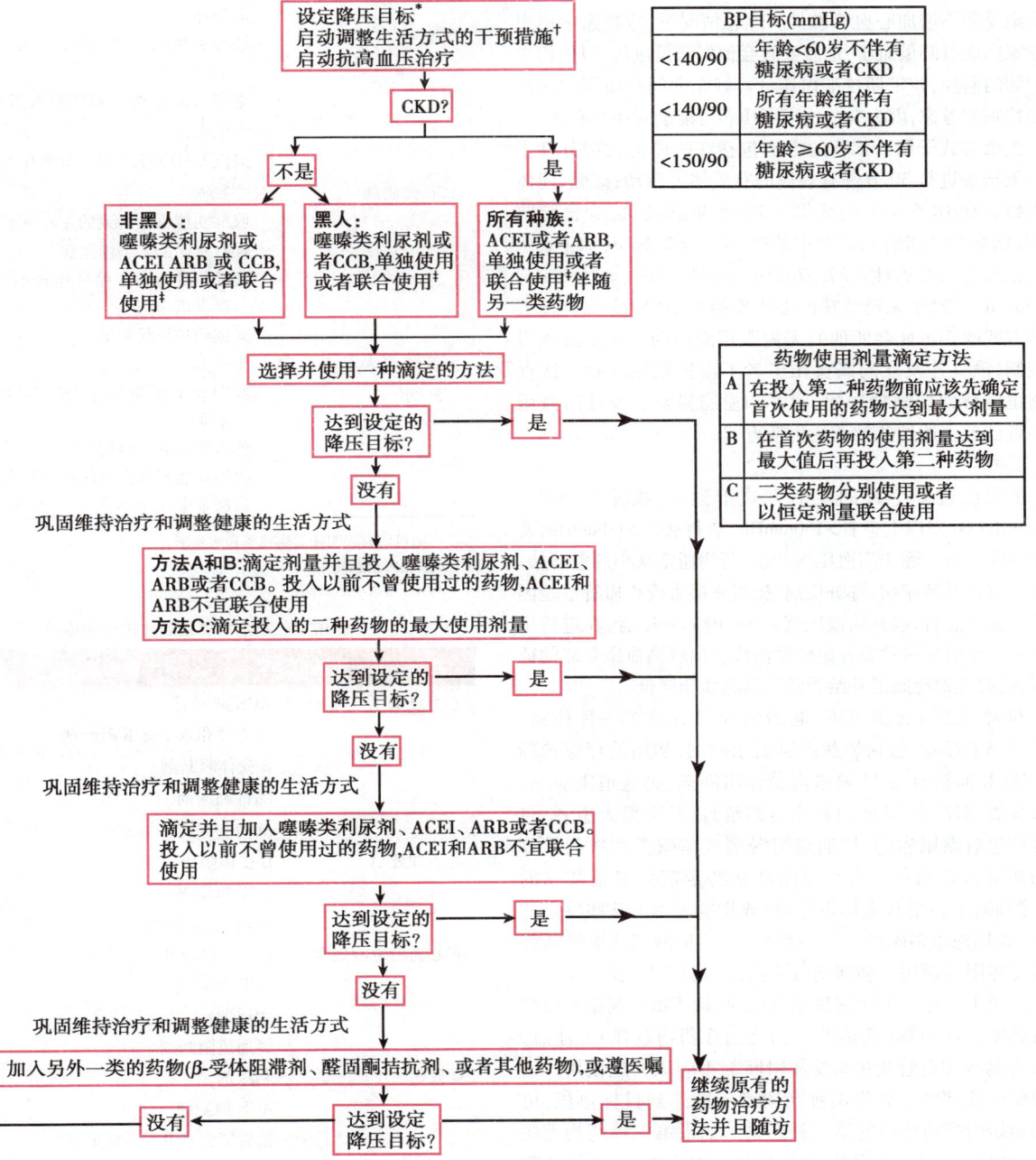

图87-1 ≥18年的患者治疗高血压的算法

* BP 目标和药物治疗是根据年龄和是否有糖尿病和CKD
† 治疗过程中应坚持生活方式干预
‡ ACE抑制剂和ARB不应在同一患者一起使用
ACEI,血管紧张素转化酶抑制药;ARB,血管紧张素Ⅱ受体阻滞剂;CCB,钙通道阻滞剂;CKD,慢性肾脏病

经许可摘自 James PA, Oparil S, Carter BL, et al. 2014 Evidence-based guideline for the management of high blood pressure in adults: Report from the panel members appointed to the Eighth Joint National committee (JNC 8)

CAD 或慢性肾脏疾病病史者,Framingham 风险评分>15%)。一些临床医生还认为 125~130mmHg 的收缩压目标应适用于某些糖尿病患者,例如那些有糖尿病肾病和蛋白尿(500mg/d)的患者。

血压降至接近 120mmHg 收缩压水平的好处应与出现头晕目眩、轻度头痛以及肾功能可能恶化的风险进行权衡。甚至老年人和虚弱的老年人对舒张压低至 60~65mmHg 也能很好地耐受而不增加心血管事件。理想情况下,应在家中由患者或家庭成员测量血压,这需要教会他们测量血压,对他们进行密切的监控,并定期校准血压计。妊娠期间高血压的治疗需要特别的考虑,因为有些抗高血压药可能会对胎儿有害。

生活方式干预 推荐的方法包括在每周的大部分日子里每天至少进行 30 分钟有规律的有氧体力活动;减肥,使体重指数达到 18.5~24.9;戒烟,多吃水果和蔬菜,少食脂肪(饱和脂肪和总脂肪);饮食中的钠[Na^+]<2.4g/d(<6g 氯化钠);乙醇摄入在男性≤29.57ml/d(1oz/d),女性≤14.8ml/d(0.5oz/d)。对于无靶器官损害征象的 1 期(轻度)高血压,生活方式改变可能会使他们无需服用降压药。只要血压得到控制,没有并发症的高血压患者不需要限制活动。饮食调整也能帮助控制糖尿病、肥胖和血脂异常。鼓励高血压前期者仿效上述这些推荐的生活方式。

药物

如果经过 6 个月的生活方式干预后,收缩压仍然>140mmHg(60 岁以上患者>150mmHg)或舒张压>90mmHg,就需要用降压药。除非高血压很严重,药物通常从小剂量开始。对于所有合并糖尿病、肾脏疾病、靶器官损害或心血管危险因素的高血压患者,或初始血压就>160/100mmHg 者,在进行生活方式干预的同时就要开始药物治疗。出现高血压急症的征象时,需要立即经肠道外给予降压药将血压降低。

对大多数高血压患者,起始治疗只需给予一种药物。对于非黑人患者,包括那些患有糖尿病的,初始治疗应选择任一 ACE 抑制剂、血管紧张素受体阻断剂、钙通道阻滞剂,或噻嗪类利尿剂(氯噻酮或吲达帕胺)。对于黑人患者,包括那些患有糖尿病的,钙通道阻滞剂或噻嗪类利尿剂推荐作为初始治疗药物。有些降压药在特定疾病时是禁忌的(如哮喘时不能用 β 受体阻滞剂)或特别适用于某些特定的疾病(如钙通道阻断剂用于心绞痛、ACE 抑制剂或血管紧张素Ⅱ受体阻断剂用于糖尿病或蛋白尿,表 87-1~表 87-3)。

如果 1 个月内未达到目标血压,起始药物的剂量可以增加或加第二种药物(从推荐的初始治疗药物选择)。注意,ACE 抑制剂和血管紧张素受体阻断剂不应该一起使用。治疗需要经常调整。如果两种药物都不能达到目标血压,可加用初始治疗药物中的第三种药物。如果第三种药物无法使用(如黑人患者)或耐受,可使用另一类药物(如 β 受体阻滞剂,醛固酮拮抗剂)。患者的这种难以控制血压可以通过咨询高血压专科医生受益。

如果开始治疗时收缩压>160mmHg,常给予两种药物。用于联合用药的组合方式与给药剂量业已确定,许多是以单一的片剂形式提供的,这可以改善服药依从性。对于严重的或难治性高血压,可能需要 3 或 4 种药物。

表 87-2 首选抗高血压药的选择

药物	指征
噻嗪类利尿剂*(氯噻酮或吲达帕胺)	老年人 黑人 心力衰竭
长效钙通道阻断剂	老年人 黑人 心绞痛 心律失常(如心房颤动、阵发性室上性心动过速) 老年人孤立性收缩期高血压(二氢吡啶类)* 高度 CAD 危险(非二氢吡啶类)*
ACE 抑制剂†	年轻人 收缩功能不全所致的左心室衰竭* 伴有肾病的 1 型糖尿病* 慢性肾脏疾病或糖尿病肾小球硬化伴严重蛋白尿 其他药物引起阳痿
血管紧张素Ⅱ受体阻断剂†	年轻人 有用 ACE 抑制剂的指征但因咳嗽不能耐受 伴有肾病的 2 型糖尿病 收缩功能不全所致的左心室衰竭 二次卒中

* 随机研究表明降低病残率和病死率。
† 妊娠时禁忌使用。
CAD,冠状动脉疾病。

表 87-3 高危患者抗高血压药的应用

并存的临床情况	药物类别
心力衰竭	ACE 抑制剂
	血管紧张素受体Ⅱ阻断剂
	β 受体阻滞剂
	潴钾利尿剂
	其他利尿剂*
心肌梗死后	β 受体阻滞剂
	ACE 抑制剂
	螺内酯,依普利酮
有心血管危险因素	β 受体阻滞剂
	ACE 抑制剂
	利尿剂
	钙通道阻断剂
糖尿病	利尿剂
	ACE 抑制剂
	血管紧张素Ⅱ受体阻断剂
	钙通道阻断剂
慢性肾脏疾病	ACE 抑制剂
	血管紧张素Ⅱ受体阻断剂
有复发性卒中危险	ACE 抑制剂,血管紧张素Ⅱ受体阻断剂
	钙通道阻断剂
	利尿剂

* 没有肺充血的心力衰竭患者长期应用利尿剂会增加死亡率。

为了充分控制血压,常需要对药物治疗进行多次评估和修改。在血压达到可以接受的水平之前,必须克服患者因调整或增加药物时的抵触情绪。患者缺乏依从性可能会干扰对血压的充分控制,特别是高血压需要终身治疗时。教育结合同情和鼓励,对成功是必要的。

器械和物理干预 在欧洲和澳大利亚,经皮肾动脉交感神经射频消融术被批准用于治疗难治性高血压。尽管使用3种具有互补作用机制的降压药(利尿为其中之一),血压仍然>160/100mmHg时称为高血压抵抗。尽管最初的研究支持上述疗法,但最近的已完成的一次大样本、双盲研究中,首次在对照组中进行假手术,结果并没有显示出射频消融的益处。因此,交感神经消融仍应被视为试验性的治疗方法,只能在欧洲或澳大利亚拥有丰富经验的中心完成。

第二种物理干预措施是在颈动脉体周围手术植入一种可以刺激颈动脉压力感受器的装置。连接到装置的电池,就像一个起搏器,用来刺激压力感受器,且以剂量依赖的方式,降低血压。这种方法已被证明安全、有效,尽管经验仍有限,相关临床试验正在进行中。在美国,该设备还没有被批准用于治疗高血压。

● 关键点

- 仅有3/4患者知晓他们有高血压、半数患者接受充分治疗
- 大多数的高血压是原发性的;仅5%~15%是继发于另一种病症(如肾实质或血管疾病,嗜铬细胞瘤,库欣综合征,先天性肾上腺增生症,甲状腺功能亢进)
- 严重的或长期高血压损害靶心血管系统、脑和肾脏,增加心肌梗死、卒中及肾衰竭
- 在靶器官并发症产生之前,高血压通常不引起症状
- 新近诊断高血压患者,需进行尿液分析、随机尿蛋白/肌酐比率、血液检查(肌酐、钾、钠、空腹血糖、血脂及TSH)和心电图
- 对<60岁者,包括那些合并有肾脏疾病或糖尿病,降低BP至<140/90mmHg
- 对≥60岁者,降低BP至<150/90mmHg
- 治疗包括生活方式的改变,尤其是低钠和高钾饮食,改善不间断睡眠时间的方法,和药物(包括利尿剂,ACE抑制剂,血管紧张素Ⅱ受体阻断剂和钙通道阻断剂)

治疗高血压的药物

许多种类药物对于高血压的初始治疗和后续管理是有效的。稳定高血压药物治疗,治疗高血压急症的药物见表87-10。

利尿剂 主要种类(表87-4)包括:
- 噻嗪类利尿药
- 袢利尿剂
- 潴钾利尿剂

表87-4 治疗高血压的口服利尿剂

药物	常用剂量*	重要的不良反应
噻嗪类和噻嗪类利尿剂(氯噻酮和吲达帕胺)		
苄氟噻嗪	2.5~5mg,qd(最大剂量:20mg)	低钾血症(增加洋地黄毒性)、高尿酸血症、糖耐量异常、高胆固醇血症、高甘油三酯血症、高钙血症、男性性功能障碍、虚弱、皮疹、可能升高血锂
氯噻嗪	62.5~500mg,bid(最大剂量:1000mg)	
氯噻酮	12.5~50mg,qd	
氢氯噻嗪	12.5~50mg,qd	
氢氟噻嗪	12.5~50mg,qd	
吲达帕胺	1.25~5mg,qd	
甲氯噻嗪	2.5~5mg,qd	
美托拉宗(速释)	0.5~1mg,qd	
美托拉宗(缓释)	2.5~5mg,qd	
保钾利尿剂		
阿米洛利	5~20mg,qd	高钾血症(特别是肾衰竭和合用ACE抑制剂、血管紧张素Ⅱ受体阻断剂或非甾体抗炎药者)、恶心、胃肠道不适、男子乳腺发育、月经不规则(螺内酯)、血锂可能升高
依普利酮†	25~100mg,qd	
螺内酯†	25~100mg,qd	
氨苯蝶啶	25~100mg,qd	
袢利尿剂		
布美他尼	0.5~2mg,bid	高钾血症,低钠血症,低镁血症,脱水,直立性低血压,耳鸣,听力下降
依他尼酸	25~100mg,qd	
呋塞米	20~320mg,bid	
托拉塞米	5~100mg,qd	

*肾衰竭的患者可能需要更大的剂量。
†醛固酮受体阻断剂。

利尿剂可能通过将细胞内的钠转移至细胞外从而轻度减少血浆容量并降低血管阻力。

噻嗪类利尿剂：最常用。除了其他抗高血压作用，只要血容量正常，其引起血管舒张程度小。所有等效剂量的噻嗪类药物效果相当；然而，噻嗪类利尿剂具有更长的半衰期，并且类似剂量下相对更有效。噻嗪类和相关的利尿剂能轻度升高血清胆固醇（大多数是低密度脂蛋白）和甘油三酯水平，然而这一作用持续时间不会超过1年。此外，似乎只有少数患者血脂水平会增加。药物治疗4周内增加明显，并能够通过低脂肪饮食得到改善。利尿剂可能会使血脂轻度升高并不是高血脂患者应用利尿剂的禁忌证。

袢利尿剂：仅用于治疗肾功能损失大于50%的高血压患者，这类药物一天给药2次。

尽管**保钾利尿剂**不引起低钾血症、高尿酸血症或高血糖，但是它们控制血压的效果不如噻嗪类利尿剂，因此不用于高血压的起始治疗。在使用ACE抑制剂或血管紧张素Ⅱ受体阻断剂时不需要用保钾利尿剂或钾补充剂，因为这些药物也会升高血钾。

除了有保钾作用的远段小管利尿剂以外，其他利尿药均引起显著的钾丢失，因此需要每月测定一次血钾，直至血钾水平稳定。如果血钾水平不正常，血管壁的钾通道将处于关闭状态；由此导致的血管收缩将使血压达标变得困难。患者血钾浓度<3.5mmol/L时应给予钾补充剂。补充剂可继续长期较低剂量补给，或可加入保钾利尿剂（如每日螺内酯25~100mg，氨苯蝶啶50~150mg，阿米洛利5~10mg）。建议对下列患者也给予钾补充剂或加用保钾利尿剂：应用洋地黄类药物、已知有心脏疾病、已知有心电图异常如异位搏动或心律失常，或应用利尿剂时发生异位搏动或心律失常者。

在大多数糖尿病患者，噻嗪类利尿剂并不影响糖尿病的控制。少数情况下，利尿剂可促进或恶化代谢综合征患者的2型糖尿病。

遗传易感性似可解释极少数由利尿剂引起的高尿酸血症所致痛风。利尿剂引起的不伴痛风的高尿酸血症不需治疗或停用利尿剂。

利尿剂可能略增加有心力衰竭病史而无肺瘀血患者的死亡率，特别是那些也在服用ACE抑制剂或血管紧张素Ⅱ受体阻滞剂、每日饮酒至少1 400ml（48oz）者。死亡率的增加可能与利尿剂引起的低钠血症和低血压有关。

β-受体阻滞剂 这些药物（表87-5）减慢心率、减弱心肌收缩力，从而降低血压。所有β受体阻滞剂的抗高血压效果相似。对于患有糖尿病、慢性周围动脉疾病或慢性阻塞性肺疾病的患者，心脏选择性β受体阻滞剂（如醋丁洛尔、阿替洛尔、倍他洛尔、比索洛尔、美托洛尔）可能更适合；尽管心脏选择性是相对的，并且随着剂量的增加心脏选择性会降低。即使是心脏选择性β受体阻滞剂也禁用于哮喘或伴有明显支气管痉挛的慢性阻塞性肺疾病。

表87-5 治疗高血压的口服β受体阻滞剂

药物	常用剂量	重要的不良反应	备注
醋丁洛尔*†	200~800mg,qd	支气管痉挛、疲乏、失眠、性功能障碍、加剧心力衰竭、掩盖低血糖症状、甘油三酯血症、增加总胆固醇、降低高密度脂蛋白胆固醇（除外吲哚洛尔、醋丁洛尔、喷布洛尔、卡替洛尔和拉贝洛尔）	禁用于哮喘、一度以上的房室传导阻滞或病态窦房结综合征的患者心力衰竭和胰岛素治疗的糖尿病患者应谨慎使用冠状动脉病患者不可突然停药卡维地洛和美托洛尔已被批准用于治疗心力衰竭
阿替洛尔*	25~100mg,qd		
倍他洛尔*	5~20mg,qd		
比索洛尔*	2.5~20mg,qd		
卡替洛尔†	2.5~10mg,qd		
卡维地洛‡	6.25~25mg,bid		
卡维地洛（控释）‡	20~80mg,qd		
拉贝洛尔‡§	100~900mg,bid		
美托洛尔*	25~150mg,bid		
美托洛尔（缓释）	50~400mg,qd		
纳多洛尔	40~320mg,qd		
奈必洛尔	5~40mg,qd		
喷布洛尔†	10~20mg,qd		
吲哚洛尔†	5~30mg,bid		
普萘洛尔	20~160mg,bid		
普萘洛尔（长效）	60~320mg,qd		
噻吗洛尔	10~30mg,bid		

* 有心脏选择性。
† 有内源性拟交感活性。
‡ α-β-受体阻滞剂。对高血压危象，拉贝洛尔也可静脉给予。用于静脉内给药，起始剂量20mg，最大剂量300mg。
§ 也可以用于高血压急症；静脉给药，起始剂量20mg，最大剂量300mg。

β受体阻滞剂对患心绞痛、曾经发生心肌梗死或患心力衰竭患者特别有用,尽管阿替洛尔可能使冠状动脉疾病(CAD)患者的预后恶化。β受体阻滞剂用于老年人已不再是个问题。

有内源性拟交感活性的β受体阻滞剂(如醋丁洛尔、卡替洛尔、喷布洛尔、吲哚洛尔)对血脂无不良影响,也很少引起严重的心动过缓。

β受体阻滞剂有中枢神经系统的不良影响(如睡眠障碍,疲乏,嗜睡),并加重抑郁症。纳多洛尔影响中枢神经系统最少,当必须避免中枢神经系统作用时为最好选择。β受体阻滞剂禁用于二度或三度房室传导阻滞、哮喘或病态窦房结综合征。

钙通道阻断剂 二氢吡啶类钙通道阻断剂(表87-6)是强力的周围血管扩张剂,通过降低TPR使血压下降。该类药物有时引起反射性心动过速。非二氢吡啶类的维拉帕米和地尔硫䓬减慢心率,减慢房室传导,降低心肌收缩力;不可用于二度或三度房室传导阻滞或有左心室衰竭的患者。

表87-6 治疗高血压的钙拮抗剂

用药	常用剂量	可选择性不良反应	备注
苯噻氮䓬衍生物			
地尔硫䓬(持续释放)	60~180mg bid	头痛、头晕、无力、潮红、水肿、负性肌力作用,可引起肝功能不全	禁用于收缩功能不全的心力衰竭、病态窦房结综合征或Io以上的房室传导阻滞
地尔硫䓬(缓释)	120~360mg,qd		
二苯基烷基胺衍生物			
维拉帕米	40~120mg tid	与苯噻氮䓬类衍生物相同,还有便秘	与苯噻氮䓬类衍生物相同
维拉帕米(持续释放)	120~480mg,qd		
二氢吡啶类			
氨氯地平	2.5~10mg,qd	头晕,潮红,头痛,虚弱,恶心,胃灼热,足部水肿,心动过速	禁用于心力衰竭(氨氯地平可能例外),短效硝苯地平可能与心肌梗死发生率增加有关
非洛地平	2.5~20mg,qd		
伊拉地平	2.5~10mg bid		
尼卡地平	20~40mg tid		
尼卡地平(持续释放)	30~60mg bid		
硝苯地平(缓释)	30~90mg,qd		
尼索地平	10~60mg,qd		

长效硝苯地平、维拉帕米或地尔硫䓬用于治疗高血压,但是短效硝苯地平和地尔硫䓬与心肌梗死发生率增加有关,不推荐使用。

对心绞痛合并支气管痉挛性疾病、冠状动脉痉挛或雷诺病的患者,应选用钙通道阻断剂,而不是β受体阻滞剂。

ACE抑制剂 ACE抑制剂(表87-7)通过干扰血管紧张素Ⅰ转化为血管紧张素Ⅱ和抑制缓激肽降解来降低血压,因此在降低周围血管阻力时不引起反射性心动过速。这类药物可降低大多数高血压患者的血压,而不论血浆肾素活性如何。由于ACE抑制剂有保护肾脏的作用,因此糖尿病患者可选择这类药物,它们不推荐用于黑人的起始治疗,因为可增加此类人群卒中风险。

表87-7 治疗高血压的口服ACE抑制剂和血管紧张素Ⅱ受体阻滞剂

药物	常用剂量	重要的不良反应
ACE抑制剂*		
贝那普利	5~40mg,qd	皮疹、咳嗽、血管性水肿、高钾血症(特别是肾功能不全患者或使用非甾体抗炎药、保钾利尿剂和钾补充剂者)、味觉障碍、可逆性急性肾损伤(如果肾动脉狭窄累及一侧或两侧肾脏而危及肾功能)、蛋白尿(在推荐剂量时少有发生)、中性白细胞减少(少见)、开始治疗时的低血压(特别是高血浆肾素活性的患者或由于利尿剂或其他原因所致低血容量的患者)
卡托普利	12.5~150mg,bid	
依那普利	2.5~40mg,qd	
福辛普利	10~80mg,qd	
赖诺普利	5~40mg,qd	
培哚普利	4~8mg,qd	
喹那普利	5~80mg,qd	
雷米普利	1.25~20mg,qd	
群多普利	1~4mg,qd	

续表

药物	常用剂量	重要的不良反应
ARB		
阿齐沙坦	80mg,qd >65岁患者,起始剂量40mg,qd	头晕、血管性水肿(非常少见);理论上有与ACE抑制剂一样的对肾功能(不包括蛋白尿和中性白细胞减少)、血钾和血压的不良作用
坎地沙坦	8~32mg,qd	
依普沙坦	400~1 200mg,qd	
厄贝沙坦	75~300mg,qd	
氯沙坦	25~100mg,qd	
奥美沙坦	20~40mg,qd	
替米沙坦	20~80mg,qd	
缬沙坦	80~320mg,qd	

* 所有ACE抑制剂和血管紧张素Ⅱ受体阻断剂禁用于妊娠(前3个月为C类、中3个月和后3个月为D类)。

刺激性干咳是最常见的不良反应,但血管性水肿最为严重,如果累及口咽部可能会致命。血管性水肿在黑人和吸烟者中最为常见。ACE抑制剂可能升高血钾及血肌酐水平,特别是在慢性肾病和应用保钾利尿剂、钾补充剂或非甾体抗炎药的患者。ACE抑制剂是引起勃起障碍可能性最小的抗高血压药。ACE抑制剂禁用于妊娠。在肾脏疾病患者,应至少每隔3个月监测1次血肌酐和血钾水平。慢性肾病3期(30ml/min<eGFR<60ml/min)的患者用ACE抑制剂时通常能耐受血清肌酐比基线升高30%~35%。在下列患者,ACE抑制剂可导致急性肾损伤:低血容量或严重心力衰竭者、严重双侧肾动脉狭窄者或严重肾动脉狭窄的孤立肾患者。

噻嗪类利尿剂对ACE抑制剂抗高血压活性的增强作用比其他抗高血压药强。螺内酯和依普利酮似乎也增强ACE抑制剂的效果。

血管紧张素Ⅱ受体阻断剂(ARB) 这类药物(表87-7)阻断血管紧张素Ⅱ受体,因而干扰肾素-血管紧张素-醛固酮系统。血管紧张素Ⅱ受体阻断剂和ACE抑制剂作为抗高血压药同样有效。血管紧张素Ⅱ受体拮抗剂通过组织内ACE封闭可能产生额外好处。在左心室衰竭或1型糖尿病导致的肾病的患者,上述两类药物有着相同的有益作用。血管紧张素Ⅱ受体阻断剂不能与ACE抑制剂合用,但和β受体阻滞剂合用可使心力衰竭患者的住院率下降。血管紧张素Ⅱ受体阻断剂可以安全用于60岁以下的初始血肌酐≤3mg/dl的患者。

不良事件的发生率很低;与ACE抑制剂相比,血管性水肿发生的频率要少得多(表87-7)。与ACE抑制剂一样,肾血管性高血压、低血容量或严重心力衰竭的患者应用血管紧张素Ⅱ受体阻断剂要小心。妊娠期间禁用血管紧张素Ⅱ受体阻断剂。

直接肾素抑制剂 阿利吉仑,直接肾素抑制剂,用于高血压治疗。剂量为150~300mg每日1次,口服,起始剂量150mg。评估其是否降低心力衰竭死亡率的临床试验正在进行中。

与ACEI及ARB同时服用时,阿利吉仑会导致血钾及血肌酐升高。在糖尿病或肾脏疾病患者(估计的GFR<60ml/min),阿利吉仑不应与ACE抑制剂或血管紧张素Ⅱ受体阻断剂联合使用。

作用于肾上腺素能神经的药物 该类药物(表87-8)包括中枢性α_2-受体激动剂、突触后α_1-受体阻滞剂和周围肾上腺素能受体阻断剂。

表87-8 作用于肾上腺素能神经的抗高血压药物

药物*	常用剂量	重要的不良反应	备注
α_2-受体激动剂(中枢作用)			
可乐定	0.05~0.3mg,bid	困倦、镇静作用、口干、疲劳、性功能障碍、突然停药时高血压反跳(特别在剂量大或合并使用的β受体阻滞剂仍继续使用时),可乐定贴片引起的局部皮肤反应;甲基多巴可能会引起肝损害和库姆斯试验(Coombs test)阳性的溶血性贫血	因为可能会发生直立性低血压,老年人应慎用
可乐定TTS(贴片)	0.1~0.3mg,qw		
胍那苄	2~16mg,bid		会干扰荧光法测定尿儿茶酚胺水平
胍法辛	0.5~3mg,qd		
甲基多巴	250~1 000mg,bid		
α_1受体阻滞剂			
多沙唑嗪	1~16mg,qd	"首剂"晕厥、直立性低血压、虚弱、心悸、头痛	因为可能会发生直立性低血压,老年人应慎用
哌唑嗪	1~10mg,bid		
特拉唑嗪	1~20mg,qd		减轻良性前列腺增生的症状

* 外周作用肾上腺素受体阻滞剂(如胍那决尔,胍乙啶,利血平)不再可用。
TTS,经皮治疗系统。

α₂-受体激动剂(如甲基多巴、可乐定、胍那苄、胍法辛)刺激脑干α₂肾上腺素能受体,降低交感神经活性,从而降低血压。因为作用于中枢,α₂激动剂比其他降压药更容易产生困倦、嗜睡和抑郁,因而已不再广泛使用。可乐定可以贴片的形式透皮给药,每周1次,因此对无依从性的患者可能有用(如痴呆患者)。

突触后α₁-受体阻滞剂(如哌唑嗪、特拉唑嗪、多沙唑嗪)不再用于高血压的初始治疗,因为证据显示其未能降低死亡率。而且,多沙唑嗪单独使用,或与除利尿剂外的其他抗高血压药合用时增加心力衰竭的风险。但是,它们可用于前列腺肥大者和需要第四种降压药的患者,或者已经使用最大剂量β受体阻滞剂但交感神经张力仍高(即具有较高的心率、血压飙升)的人群。

直接血管扩张剂 该类药物(包括米诺地尔和肼屈嗪,表87-9)直接作用于血管,不依赖于自主神经系统。米诺地尔比肼屈嗪更有效,但副作用更多,包括钠和水潴留和多毛症,妇女耐受性差。米诺地尔应留待用于严重、难治性高血压。肼屈嗪用于妊娠期间(如先兆子痫)以及作为辅助抗高血压药。长期、大剂量(>300mg/d)的肼屈嗪曾伴发药物导致的狼疮综合征,停药后可消退。

表87-9 治疗高血压的直接血管扩张剂

药物	常用剂量	重要的不良反应*	备注
肼屈嗪	10～50mg,qid	抗核抗体阳性,药物导致的狼疮(推荐剂量时很少发生)	加强其他扩血管药的血管扩张作用
米诺地尔	1.25～40mg,bid	钠水潴留、多毛症;可能会产生新的或加重原有的胸腔或心包积液	保留用于严重的难治性高血压

*两药均可引起头痛、心动过速和水潴留,可能会使CAD患者的心绞痛恶化。

肾血管性高血压

肾血管性高血压是由于一支或多支肾动脉或其分支的部分或完全阻塞引起的血压升高。除非已持续很长时间,否则肾血管性高血压通常无症状。不到50%的患者在一侧或两侧肾动脉可听到杂音。做出诊断需进行体格检查和双侧多普勒肾脏彩超、放射性核素显像或磁共振血管造影。在确定要进行手术或血管成形术治疗之前须做血管造影。

肾血管疾病是可治疗的高血压的最常见原因之一,但只占全部高血压的不足2%。一侧或双侧肾动脉主干或肾上腺动脉,或其分支的狭窄或阻塞,可刺激病变肾脏的球旁细胞释放肾素,从而引起高血压。动脉管腔面积必须减少70%以上并且可见显著的狭窄后梯度时才可以引起高血压。黑人的肾血管性高血压要比白人少得多,具体原因不清。

总体来说,大约80%的肾动脉狭窄病例由动脉粥样硬化引起,20%由纤维肌性发育不良引起。动脉粥样硬化在年龄大于50岁的男性患者更常见,主要累及肾动脉的近端1/3;纤维肌性发育不良则在年轻患者(通常是女性)更常见,通常累及肾动脉主干的远端2/3和肾动脉的分支。较少见的原因包括栓塞、创伤、手术中误结扎和肿瘤由外部压迫肾蒂。

肾血管性高血压的特点是心排血量和周围血管阻力都增加。

症状及体征

肾血管性高血压通常无症状。上腹部的收缩-舒张期杂音,通常向一侧或两侧上腹部传导,有时向背部传导,是肾动脉狭窄的特征性表现,但仅有50%左右的纤维肌性发育不良的患者出现杂音,而在肾动脉粥样硬化的患者则罕见。

以下情况应怀疑肾血管性高血压:
- <30岁或>50岁的患者舒张压突然升高明显
- 新的或以前稳定的高血压患者6个月内迅速恶化
- 起病非常严重,伴有肾功能恶化,或药物难治的高血压

病史中有背部或胁腹部外伤,或上述部位急性疼痛伴或不伴血尿提示肾血管性高血压(可能是由于肾血管损伤),但是这种病史罕有见到。影像学检查偶然发现肾脏大小不对称(差距>1cm)和反复不明原因的急性肺水肿或心力衰竭,也提示有肾血管性高血压。

诊断
- 初始识别应用超声波检查、磁共振血管造影或放射性核素显像
- 确立诊断应用肾血管造影(也可用于治疗)

如果怀疑有肾血管性高血压,应进行超声波检查、磁共振血管造影(MRA)或放射性核素显像,以确定哪些患者需要进行肾血管造影,后者是决定性的检查。

双侧多普勒超声检查可对肾血管血流进行评估,是识别肾动脉主干明显狭窄(如>60%)的可靠的无创性方法。在经验丰富的检查人员中,这项检查的敏感性和特异性可达到90%。但是对分支狭窄的准确性较差。

MRA是评估肾动脉的敏感性和特异性更好的无创性检查。

放射性核素显像常在口服50mg卡托普利前后各进行一次。这种ACE抑制剂引起病变肾动脉狭窄,导致闪烁扫描时灌注降低。肾动脉狭窄还导致血清肾素增加,在给予卡托普利前后要进行肾素测定。这项检查在黑人和肾功能减退的患者可靠性较差。

如果MRA提示有可以进行血管成形或植入支架的病变,或其他检查结果为阳性,应进行肾动脉造影检查。选择性向肾动脉注射造影剂进行数字减影血管造影也能明确诊断,但在这一操作中不能同时进行血管成形术或植入支架。

肾静脉肾素活性测定有时可导致误判,如果不考虑手术,就不需进行测定。然而,在单侧肾动脉狭窄时,肾静脉肾素活性比值>1.5(病变侧与非病变侧之比)通常预示血运重建会有良好的效果。这项检查需在患者缺钠时进行,因为缺钠可刺激肾素的释放。

治疗

- 对高血压,动脉粥样硬化和相关疾病制定积极的医疗措施
- 对于肌纤维发育不良,使用血管成形术(置入或不置入支架)
- 血管旁路移植术很少用

如果不治疗,其预后与未治疗的原发性高血压患者相似。所有高血压患者应采取积极的医疗措施。

对于**动脉粥样硬化性肾动脉狭窄患者**,既往认为支架置入术对多数患者是有益的。不过,从近期的大样本随机对照试验研究(如 CORAL 研究)来看,与单纯药物治疗相比,支架置入并不能改善预后。虽然支架置入确实带来轻微的(-2mmHg)、具有统计学意义的收缩压下降,但对于预防卒中、心肌梗死、心力衰竭、因心血管或肾脏疾病所致死亡,以及肾脏疾病的进展(包括需要肾脏替代治疗)并无显著临床获益。更为重要的是,CORAL 研究中所有患者的高血压和糖尿病均接受积极的医疗措施,此外还使用抗血小板药并对动脉粥样硬化使用他汀类药物。因此,不使用血管成形术的决定前必须严格遵守现行医疗管理指南。

对于大多数肌纤维发育不良患者,推荐使用血管成形术(PTA)。置入支架可减少再狭窄的风险,但置入后要给予抗血小板药物(阿司匹林、氯吡格雷)治疗。仅在肾动脉分支病变广泛使 PTA 在技术上不可行时,才推荐行大隐静脉旁路移植术。有时完全血运重建的外科手术需要只能在离体状态下进行自体肾移植时才会运用的微血管技术。在经过挑选的患者中,治愈率是 90%,而手术死亡率<1%。由于技术原因不能进行肾血运重建的年轻患者中,采用药物治疗总是比肾切除术更可取。

> **关键点**
>
> - 一侧肾动脉狭窄(>70%)或阻塞,可导致高血压,原因为患侧肾脏球旁细胞受刺激而释放肾素
> - 80%的患者由于动脉粥样硬化所致;20%由纤维肌发育不良所致
> - 当年龄小于<30 岁或大于>50 岁的患者突然出现舒张期高血压时,或者新发高血压或以往稳定的高血压在 6 个月内迅速恶化时,或者高血压在一开始就非常严重并伴有肾功能恶化时,或者药物治疗效果太差时,都应怀疑有肾血管性原因
> - 应进行超声波检查、磁共振血管造影(MRA)或放射性核素显像,以确定哪些患者需要进行肾血管造影,后者是决定性的检查
> - 给予高血压,动脉粥样硬化和相关病症积极的药物治疗
> - 对于患有肌纤维发育不良者,可以考虑经皮血管成形术和/或支架置入,偶尔会采用血管旁路移植术

高血压急症

高血压急症是指伴有靶器官损害(主要是脑、心血管系统和肾脏)征象的严重高血压。通过测量血压、ECG 检查、尿液分析及测定血尿素氮和肌酐来进行诊断。需立即经静脉给予药物(如氯维地平、非诺多泮、硝酸甘油、硝普盐、尼卡地平、拉贝洛尔、艾司洛尔或肼屈嗪),以期尽快控制血压。

靶器官损害包括高血压脑病、先兆子痫和子痫、伴肺水肿的急性左心室衰竭、心肌缺血、急性主动脉夹层和肾衰竭。靶器官损害进展迅速且常是致命的。

高血压脑病可能涉及脑血流自动调节能力受损。正常时,随着血压升高,脑血管收缩以保持恒定的脑灌注。平均动脉压超过 160mmHg(血压正常者血压突然升高时该值要低些)时,脑血管开始扩张而不是继续处于收缩状态。结果,如此高的血压就直接传递到毛细血管床,使血浆漏出/渗出到脑部,引起脑水肿,包括视乳头水肿。

虽然许多卒中和颅内出血的患者有血压升高,但是血压升高常是结果而非原因。在这些情况下快速降低血压是否有益尚不明了,甚至可能是有害的。

高血压亚急症 血压很高(如舒张压>120~130mmHg)而没有靶器官损害(不包括 1~3 级视网膜病)被称为紧急高血压。这样高的血压常使医生产生担心,但是不太可能有急性并发症,因此不需要立即将血压降低。然而,患者应开始联合使用 2 种口服降压药,并在门诊密切评估(同时要评估治疗效果)。

症状及体征

高血压急症时血压常有很明显的升高(舒张压>120mmHg)。中枢神经系统症状包括变化迅速的神经病学异常(如意识错乱、短暂性皮质盲、偏瘫、偏身感觉障碍、癫痫)。心血管症状包括胸痛和呼吸困难。肾脏受累可能无症状,尽管晚期肾衰竭所致的氮质血症可引起嗜睡和恶心。

体格检查的重点在靶器官,包括神经系统检查、检眼镜检查和心血管系统检查。全脑功能缺陷(如意识错乱,意识模糊,昏迷)伴或不伴局灶性神经缺损提示脑病;精神状态正常伴局灶性神经缺损提示卒中。严重视网膜病(硬化、棉絮斑、小动脉狭窄、出血、视乳头水肿)常在高血压脑病时出现,但许多其他高血压急症也可出现相当程度的视网膜病。颈静脉怒张、肺底啰音和第三心音提示肺水肿。上肢脉搏不对称提示主动脉夹层。

诊断

- 非常高的血压
- 识别靶器官损害:ECG,尿液分析,尿素氮,肌酐;如果有神经疾病表现,做头颅 CT 检查

实验室检查通常包括 ECG、尿液分析、血清尿素氮和肌酐测定。有神经疾病表现的患者需行头颅 CT 检查以诊断颅内出血、水肿或梗死。有胸痛或呼吸困难的患者需行胸部 X 线检查。提示靶器官损害的 ECG 异常包括左心室肥厚或急性缺血的征象。肾脏受累时典型的尿液分析异常包括红细胞、红细胞管型和蛋白尿。

诊断基于有非常高的血压和靶器官受累的发现。

治疗

- 收入重症监护病房(ICU)

- 短效静脉药物：硝酸盐、非洛多泮、尼卡地平或拉贝洛尔
- 目标：在1~2小时内使平均动脉压（MAP）降低20%~25%

高血压急症的治疗在ICU内进行。使用短效的、可滴定的静脉药物使血压逐渐（而非突然）降低。药物选择以及血压降低的速度和程度随受累的靶器官不同而有很大的不同，但通常在大约一个多小时的时间里使MAP降低20%~25%较为合适，同时根据症状进行进一步的滴定。急于使血压达到正常是不必要的。典型的一线药物包括硝普盐、非诺多泮、尼卡地平和拉贝洛尔（表87-10）。单用硝酸甘油的效果较差。

表87-10 治疗高血压急症的肠道外药物

药物	剂量	不良反应	特殊指征
硝普钠	0.25~10μg/(kg·min)静脉输注†（最大剂量仅可用10min）	恶心、呕吐、躁动、肌肉颤搐、出汗、鹅皮（如果血压下降太快）、硫氰酸盐和氰化物中毒	大多数高血压急症，颅内压增高或氮质血症患者应慎用
尼卡地平	5~15mg/h，静脉输注	心动过速、头痛、潮红、局部静脉炎	大多数高血压急症，不包括急性心力衰竭；心肌缺血的患者应慎用
非诺多泮	0.1~0.3μg/(kg·min)静脉输注；最大剂量1.6μg/(kg·min)	心动过速、头痛、恶心、潮红、低钾血症、青光眼患者眼压增高	大多数高血压急症，心肌缺血的患者慎用
硝酸甘油	5~100μg/min静脉输注†	头痛、心动过速、恶心、呕吐、忧虑、焦躁不安、肌肉颤搐、心悸、高铁血红蛋白血症、长时间应用发生耐受性	心肌缺血、心力衰竭
伊那普利拉	0.625~5mg IV，q6h	在高肾素状态下血压急速下降，血压变化大	急性左心室衰竭、急性心肌梗死时应避免使用
肼屈嗪	10~40mg IV；10~20mg 肌注	心动过速、潮红、头痛、呕吐、心绞痛恶化	子痫
拉贝洛尔	20mg 静脉推注，2min 以上；以后每10min 给予40mg；然后80mg，最多3次。或者 0.5~2mg/min 静脉输注	呕吐、头皮麻刺感、喉部烧灼感、头晕、恶心、心脏传导阻滞、直立性低血压	大多数高血压急症，不包括急性左心室衰竭；哮喘患者应避免使用
艾司洛尔	250~500μg/(kg·min)持续1min，然后50~100μg/(kg·min)持续4min；可重复上述步骤	低血压、恶心	主动脉夹层围术期
酚妥拉明	5~15mg IV	心动过速、潮红、头痛	儿茶酚胺过量
氯维地平	1~21mg/h IV	心房颤动，发热、失眠、恶心、头痛	大多数高血压急症；急性心衰患者应慎用

*所有药物均可出现低血压。
†需要特殊的输送系统（如硝普盐需要输液泵，硝酸甘油需要非聚氯乙烯管）。

由于口服药物起效时间变化较大且剂量难以滴定，故不用于治疗高血压急症。虽然短效口服硝苯地平能使血压快速下降，但可导致急性心血管和脑血管事件（有时是致命的），因此不推荐使用。

氯维地平是一种新的、超短效（1~2分钟内）、第三代钙通道阻滞剂，其能够降低外周阻力，而不影响静脉血管张力和心脏充盈压。氯维地平迅速被血液酯酶水解，因此，它的代谢不会受到肝肾功能影响。在最近的临床试验中，已被证明在围术期高血压和高血压急症中安全有效，并且和硝普钠相比，死亡率更低。起始剂量是1~2mg/h，每90秒剂量增加1倍，直到接近目标血压，之后每5~10分钟剂量增加小于1倍。对大多数高血压急症，氯维地平优于硝普钠，但在低射血分数急性心力衰竭者中应该谨慎使用，因为它具有负性肌力作用。如果氯维地平不可用，非诺多泮、硝酸甘油或尼卡地平是合理的替代药物。

硝普钠是静脉和动脉扩张剂，降低前负荷和后负荷；因此是高血压合并心力衰竭患者的最有效药物。硝普钠也用于高血压脑病，并且与β受体阻滞剂联合用于主动脉夹层。起始剂量是0.25~1.0μg/(kg·min)，滴定剂量时每次增加0.5μg/kg，直至8~10μg/(kg·min)的最大剂量。最大剂量给药时间应≤10分钟以减少氰化物中毒的危险。硝普钠迅速分解为氰化物和氧化亚氮（活性部分）。氰化物解毒后成为硫氰酸盐。然而，给药速度>2μg/(kg·min)可能会导致氰化物蓄积，对中枢神经系统和心脏产生毒性，表现为躁动、癫痫、心脏不稳定和阴离子间隙（增大的）代谢性酸中毒。长时间给药（>1周），或者在肾功能不全的患者使用3~6日）导致硫氰酸盐蓄积，出现嗜睡、震颤、腹痛和呕吐。其他不良反应包括在血压下降过快时出现短暂的毛囊隆起（鹅皮）。在连续治疗3日后应每天监测硫氰酸盐浓度，如果血清硫氰酸盐浓度>12mg/dl（>2mmol/L）应停用硝普钠。由

于硝普钠能被紫外线破坏,输液袋和管道需要用不透光的覆盖物包起来。鉴于最近的一些数据显示,与氯维地平、硝酸甘油、尼卡地平相比,硝普钠死亡率增加。除非无法使用其他药物,否则不宜使用硝普钠。

非诺多泮是外周多巴胺-1 受体激动剂,可使体循环血管和肾血管扩张、尿频增多。起效迅速且半衰期短,是硝普钠的有效替代药,还有不通过血脑屏障的额外益处。其剂量为 0.1μg/(kg·min)静脉输注。首剂为 0.1μg/(kg·min)静脉注射,每 15 分钟增加 0.1μg/kg 直至最大剂量 1.6μg/(kg·min)。

硝酸甘油对静脉的扩张作用大于小动脉。可用于治疗冠状动脉旁路移植手术期间和手术后的高血压,以及急性心肌梗死、不稳定型心绞痛和急性肺水肿。对严重 CAD 患者静脉应用硝酸甘油比硝普钠更合适,这是因为硝酸甘油增加冠脉血流;而硝普钠则往往会减少缺血区域的冠状动脉血流,可能是由于"窃血"机制。开始剂量是 10~20μg/min,每 5 分钟增加 10μg/min 直至产生最大抗高血压作用。硝酸甘油必须与其他药物合用以长期控制血压。最常见的不良反应是头痛(大约 2%);其他不良反应包括心动过速、恶心、呕吐、忧虑、焦躁不安、肌肉震颤和心悸。

尼卡地平是二氢吡啶类钙通道阻断剂,与硝苯地平相比,负性肌力作用较小,主要起到血管扩张剂的作用。最常用于手术后高血压和妊娠期间。剂量是 5mg/h 静脉输注,每 15 分钟增加 1 次剂量,至最大剂量 15mg/h。尼卡地平可能会引起潮红、头痛和心动过速,在肾功能不全的患者可使肾小球滤过率(GFR)下降。

拉贝洛尔是 β 受体阻滞剂,有 $α_1$ 阻断作用,因此在产生血管扩张时没有典型的伴随的反射性心动过速。给药方法有连续输注和重复推注,推注并不产生显著的低血压。拉贝洛尔用于妊娠期间、颅内疾病需要控制血压时和心肌梗死后。静脉输注的剂量是 0.5~2mg/min。如用滴定法,最多可到 4~5mg/min,逐渐增加到最大剂量 4~5mg/min。推注从 20mg 静脉注射开始,随后每隔 10 分钟后静脉注射 40mg,然后是 80mg(最多 3 次),总剂量最大为 300mg。不良反应很小,不过由于拉贝洛尔的 β 阻滞活性,不能用于伴哮喘的高血压急症患者。在同时给予硝酸甘油的情况下,小剂量拉贝洛尔可用于左心室衰竭的患者。

> **关键点**
> - 高血压危象是高血压导致靶器官损害,需要静脉用药治疗和住院治疗
> - 靶器官损害包括高血压脑病、先兆子痫和子痫、伴肺水肿的急性左心室衰竭、心肌缺血、急性主动脉夹层和肾衰竭
> - 患者伴有神经系统症状或体征应施行心电图,尿常规,血清尿素氮和肌酐和头颅 CT
> - 使用短效可调整静脉药物如氯维地平、硝酸甘油、非诺多泮、尼卡地平或拉贝洛尔,在第一小时减少 MAP 20%~25%
> - 不急需达到"正常"的 BP(急性卒中尤其如此)

88. 周围动脉疾病

周围动脉疾病包括手足发绀症、红斑性肢痛症、纤维肌性发育不良、周围动脉动脉瘤、周围动脉疾病(由动脉粥样硬化所致)、雷诺现象和血栓闭塞性脉管炎。

手足发绀症

手足发绀症是对寒冷作出反应的皮肤小血管痉挛所引起的持续的、无痛的、手、足或面部的对称性发绀。

手足发绀症通常发生在女性,不伴有阻塞性动脉疾病。趾和指或足持续受冷、呈浅蓝色,大量出汗,甚至可能水肿。手足发绀症不像雷诺现象,其发绀是持续且不易被逆转,不发生营养改变和溃疡,无疼痛。患者脉搏正常。

在治疗方面,除安慰和避免寒冷外,其余措施通常不必要。可以试用血管扩张剂,但通常无效。

红斑性肢痛症

红斑性肢痛症是令人痛苦的足和手小动脉的阵发性扩张,较少见于面部、耳或膝关节;它引起烧灼样疼痛,皮温升高和发红。

这种罕见的疾病可能是原发的(不明原因引起)或继发于骨髓增生性疾病(如真性红细胞增多症、血小板增多症)、高血压、静脉功能不全、糖尿病、系统性红斑狼疮、类风湿关节炎、苔藓状硬化症、痛风、脊柱疾病或多发性硬化症。更为少见的是与某些药物使用相关(如硝苯地平,溴隐亭)。一种罕见的遗传性红斑性肢痛症在出生时或儿童期发病。

足或手部的烧灼样疼痛、发烫和发红,会持续数分钟至数小时。在大多数患者中,症状是由温热所触发(温度 29~32℃),若症状典型,患肢被浸泡在冰水中可缓解。此病不发生营养性改变,症状轻可能维持数年,若症状重可能引起

全身残疾。此病常见全身性血管运动障碍,可能发生雷诺现象。

根据临床表现得出诊断后,应进一步检查查明病因。因为红斑性肢痛症可能在骨髓增生性疾病之前数年发生,因此随访血细胞计数有助于早诊断。鉴别诊断包括创伤后反射性营养不良、肩手综合征、周围神经病变、皮肤灼热痛、Fabry 病和细菌性蜂窝织炎。

治疗包括避免温暖,应休息,抬高肢体和应用冷敷。对原发性红斑性肢痛症,加巴喷丁(gabapentin)可能有益。对继发性红斑性肢痛症,应治疗基础疾病;若是骨髓增生性疾病,阿司匹林可能有帮助。

纤维肌性发育不良

纤维肌性发育不良由包括非动脉粥样硬化,非炎症性的动脉改变的异质群,引起轻度的血管狭窄、阻塞或动脉瘤。

纤维肌性发育不良通常发生在年龄 40~60 岁的女性,原因不明。然而,其病因可能有遗传成分,吸烟也可能是一个危险因素。纤维肌性发育不良在某些结缔组织疾病患者中比较常见(如埃勒斯-当洛斯综合征 4 型、囊性中层坏死、遗传性肾炎、神经纤维瘤)。

中层发育不良为最常见的类型,其特点为含有沿中层胶原的厚薄交替的纤维肌肉嵴。中外层周围发育不良可见外半层有广泛的胶原沉积。纤维肌性发育不良可能影响肾动脉(60%~75%)、颈动脉和颅内动脉(25%~30%)、腹部动脉(9%)或髂外动脉(5%)。

纤维肌性发育不良通常无症状,与部位无关。当出现症状时,症状随部位而改变:

- 当下肢动脉受累时,大腿或小腿部时出现跛行,股动脉部出现杂音和股动脉搏动减弱
- 当肾动脉受累时出现继发性高血压
- 当颈动脉受累时出现一过性脑缺血发作或脑卒中症状
- 当颅内动脉受累时出现动脉瘤症状
- 罕见的腹内动脉受累时出现肠系膜缺血症状

超声可提示诊断,但明确的诊断依赖于血管造影检查,造影显示串珠状外貌(中层或中外层周围发育不良)或同心的带状或长的光滑的狭窄(其他类型)。

治疗因部位而不同,包括经皮腔内血管成形术、经皮支架植入、旁路手术或动脉瘤修补。戒烟是重要的。对动脉粥样硬化的其他危险因素的控制(高血压、血脂异常、糖尿病)有助于预防动脉狭窄血流限制的快速进展。

周围动脉瘤

周围动脉瘤是由动脉壁变薄弱引起的动脉异常扩张。

大约 70% 周围动脉动脉瘤是腘动脉动脉瘤;20% 是髂股动脉动脉瘤。在这些部位的动脉瘤常伴有腹主动脉瘤,>50% 是双侧性的。破裂相对少见,但这些动脉瘤可能导致血栓栓塞。男性常比女性多(>20:1);出现临床表现时的平均年龄是 65 岁。臂部动脉中的动脉瘤相对罕见;它们可能引起肢体缺血、远端栓塞和脑卒中。

感染性(细菌性)动脉瘤可能发生在任何动脉,但股动脉最常见。通常是由沙门菌,葡萄球菌或梅毒螺旋体(引起梅毒性动脉瘤)所引起。

病因包括动脉粥样硬化,腘动脉压迫和脓毒血症栓子(导致真菌性动脉瘤)。

周围动脉动脉瘤在被发现时通常无症状。血栓形成或栓塞(或罕见的动脉瘤破裂)使肢体末端有疼痛、寒冷、苍白、感觉异常或无脉。感染性动脉瘤可能引起局部疼痛、发热、不适和体重减轻。

诊断靠超声波检查、磁共振血管造影或 CT。当体格检查发现一增大的、搏动性的动脉时可能怀疑腘动脉动脉瘤;可通过影像检查确诊。

肢端动脉瘤破裂的危险性低(腘动脉瘤是 <5%,髂股动脉瘤是 1%~14%)。对下肢动脉瘤,手术修补常是择期的;当动脉是正常大小的 2 倍或当患者有症状时,有施行手术的指征。然而,因为有发生严重并发症(如血栓栓塞)的高风险,所有臂部动脉的动脉瘤都有手术修补的指征。受累的动脉段予以切除,用人造血管置换。手术修补后肢体的拯救率对无症状的患者是 90%~98%,对有症状的患者是 70%~80%。

在某些患者中,血管内支架移植物也是治疗的一种选择。

周围动脉疾病

(周围血管疾病)

周围动脉疾病(peripheral arterial disease,PAD)是指引起缺血的四肢(实质上多为下肢)动脉粥样硬化。轻度 PAD 可能无症状或引起间歇性跛行;严重 PAD 可能引起静息痛伴有皮肤萎缩、脱发、发绀、缺血性溃疡和坏疽。诊断依赖于病史、体格检查和踝臂指数的测定。轻度 PAD 有症状时的治疗包括改正危险因素、运动、抗血小板药、西洛他唑或可能需要的己酮可可碱。严重 PAD 通常需要血管成形术或旁路移植手术或需要截肢。经治疗预后一般良好,然而因为常共存有冠状动脉或脑血管疾病,病死率相对较高。

病因

在美国,PAD 累及大约 12% 的人群,男性受累更常见。危险因素与动脉粥样硬化相同:年龄、高血压、糖尿病、血脂异常、[低密度脂蛋白(LDL)胆固醇升高,高密度脂蛋白(HDL)胆固醇降低]、吸烟(包括被动性吸烟)或其他类型的烟草使用及动脉粥样硬化的家族史。肥胖、男性和高同型半胱氨酸水平也是危险因素。

动脉粥样硬化是一个全身性的疾病;50%~75% PAD 患者也有临床意义的冠状动脉疾病(CAD)或脑血管疾病。然而,CAD 可能是无症的,部分原因是 PAD 患者防止把自己劳累到足以触发心绞痛。

症状及体征

典型的 PAD 引起间歇性跛行,间歇性跛行在行走时出现腿部疼痛、抽筋、不舒服或疲乏感,休息时症状缓解。跛行通常发生在小腿,但也可发生在足、大腿、髋部、臀部或罕

见的手臂。跛行是运动诱发的可逆的缺血表现,类似于心绞痛。当PAD进展时,无症状的患者可能行走距离缩短,严重PAD患者可能在静息时感到疼痛,为不可逆转的缺血。静息痛通常远端更严重,腿抬高可恶化(常引起夜间痛),当腿低于心脏水平时减轻。虽然此现象是非特异性的,但是疼痛可能是烧灼样、收紧性或酸痛。约20%PAD患者是无症状的,因为他们有时活动程度未足以触发腿部缺血。有些患者有不典型的症状(如非特异性运动耐量降低、髋或其他关节痛)。

轻度PAD常不引起体征变化。中至重度PAD常引起周围脉搏(腘、胫后、足背动脉)减弱或缺如;当脉搏不能扪及时多普勒超声常可检出血流。

当足部位处低于心脏水平时,可能呈现暗红色(称为下垂性发红)。有些患者抬高足部引起颜色消失和缺血性疼痛恶化;当足降低时,静脉充盈延长(>15秒)。除非患者保持腿部不动和在下垂位以减轻疼痛,水肿通常不存在。慢性PAD患者可能伴有毛发稀疏或脱落,皮肤变薄而苍白(萎缩)。远端腿或足可能感到发凉。受累的腿可能由于交感神经过度活动,引起过量出汗和发绀。

当缺血恶化时,特别是在局部创伤后,可能出现溃疡(典型的是在趾或足跟上,偶尔在腿或足上)。溃疡倾向于被黑色的坏死组织(干性坏疽)所包绕。它们通常疼痛,但伴有由糖尿病或乙醇中毒所致的周围神经病变的患者可能不感到疼痛。缺血性溃疡的感染(湿性坏疽)易于发生和迅速引起蜂窝织炎。

阻塞的动脉位置影响症状出现的部位。主髂动脉PAD可能引起臀部、大腿或小腿的跛行,髋部疼痛,男性勃起功能障碍(Leriche综合征)。在股腘动脉PAD中,典型的跛行发生在小腿;股动脉以下的脉搏微弱或缺如。在更远端动脉的PAD中,股腘动脉脉搏可能存在,但足部的脉搏缺如。

动脉阻塞性疾病偶尔累及上肢,尤其是左锁骨下动脉近端,导致上肢运动时乏力及偶见的手部栓塞。

诊断

- 踝臂指数
- 超声
- 术前血管造影

因为许多患者有不典型的症状或其活动程度不足以引起症状,临床上怀疑PAD,但不被确诊。在走路时脊椎狭窄也可能引起腿痛,但可鉴别,因为疼痛(称为假性跛行)缓解需要坐位而不仅是休息,远端脉搏仍然完整无缺。

诊断靠非侵入性检查确诊。首先,测量双侧手臂和踝部的收缩压;因为踝部脉搏可能难于扪及,可将多普勒探测器放置在足背动脉或胫后动脉上。因为压力阶差和脉搏容积波形可帮助鉴别孤立的主髂动脉PAD、股腘动脉PAD和膝以下PAD,故常用多普勒超声。

低的(≤0.90)踝肱指数(踝与臂部血压的比率)提示PAD,PAD可被分类为轻度(0.71~0.90)、中度(0.41~0.70)、或重度(≤0.40)。如果踝肱指数正常(0.91~1.30),但仍然高度怀疑PAD,可在运动负荷试验后再测定指数。高指数(>1.30)可能提示存在不可压缩的腿部血管(正如发生在Mönckeberg动脉硬化伴有动脉壁的钙化)。如果指数>1.30但仍然高度怀疑PAD,附加试验(如多普勒超声波检查,采用趾袖套测量第一趾的血压)以检查动脉狭窄或阻塞。当在收缩压<55mmHg,无糖尿病的患者中或收缩压<70mmHg,有糖尿病患者中时缺血性病变不可能愈合;如果血压≥70mmHg,作膝以下截肢通常可愈合。外周动脉功能不全也可通过经皮血氧饱和度(TCO_2)检测来评估。经皮血氧饱和度(TCO_2)40mmHg预示预后不良,如低于20mmHg显示肢体严重缺血。

血管造影检查提示动脉狭窄或阻塞的部位和范围等细节;血管造影检查是手术纠正或经皮腔内血管成形术(PTA)的先决条件。它不能取代无创检查,因为它不提供关于异常功能发现的信息。磁共振血管造影和CT血管造影是非侵入性检查,它们可能最终代替造影剂血管造影检查。

治疗

- 纠正危险因素
- 运动
- 抗血小板药物
- 有时针对跛行使用己酮可可碱或西洛他唑
- ACE抑制剂
- 严重者行PTA或外科手术治疗

所有患者都需要积极地纠正危险因素,包括戒烟和控制糖尿病、血脂异常、高血压和高同型半胱氨酸血症。除非PAD非常严重,否则用β-阻滞剂是安全的。

踏板或走道行走35~50分钟,每周3~4次的运动-休息-运动模式是重要但却未充分使用的治疗。监督指导下的运动方式很可能优于非监督方式。运动可增加无症状行走的距离和改善生活质量。其机制包括增加侧支循环,微血管的扩张改善内皮功能,降低血黏度,改善红细胞的滤过性,降低缺血诱发的炎症反应和改善O_2的摄取。

建议患者保持腿低于心脏水平。为减轻晚上疼痛,床头抬高10~15cm(4~6英寸)以改善至足部的血流。

也可建议患者避免寒冷和应用引起血管收缩的药物(如伪麻黄碱,在许多治头痛和感冒治疗药中常含有此成分)。

预防性的足部护理是极其重要的,特别是糖尿病患者。它包括每天对足部损伤和病变的检查;由足病专家治疗胼胝和鸡眼;每天用温和的肥皂和温水洗脚,其后缓慢地、彻底地干燥;避免热、化学和机械损伤,特别是由于穿不合适的鞋引起的损伤。对于处理足部溃疡。

抗血小板药物可能适度地减轻症状和改善行走距离;更重要的是,这些药物可治疗动脉粥样硬化,帮助预防急性冠脉综合征和暂时性缺血发作。包括阿司匹林81~162mg,每日1次;阿司匹林25mg加双嘧达莫200mg,每日1次;氯吡格雷75mg口服,每日1次;或噻氯匹啶250mg,伴或不伴用阿司匹林,口服,每日2次。通常首选单用阿司匹林,如PAD进展,其后可加用或用其他药物替代。

为减轻跛行,进餐时口服己酮可可碱400mg,每日3次;或者口服西洛他唑100mg,每日2次,通过改善受累区域血流和增加其组织氧含量而减轻间歇性跛行；然而，这些药物不能代替纠正危险因素和运动。因为己酮可可碱的有效性证据是混杂的，它的应用尚有争论。因为不良作用少见而轻微，可能长期用药≥2个月。西洛他唑最常见的不良作用是头痛和腹泻。有严重心力衰竭时禁忌用西洛他唑。

ACE抑制剂具有若干有益的效果。它们可抗动脉粥样硬化，并通过促进血管缓激肽的降解和氧化亚氮的释放，有效的扩张血管。最近随机临床试验显示，在间歇性跛行患者，雷米普利与安慰剂相比，10mg每日1次可使患者运动平板检查无痛行走距离显著上升，并达到最大。

其他可能减轻跛行的药物正在进行研究之中；包括L-精氨酸（内皮依赖性血管扩张剂的前体），氧化亚氮，扩血管的前列腺素和生成血管的生长因子[如血管内皮生长因子（VEGF），基本的成纤维细胞生长因子（bFGF）]。PAD的基因治疗正在研究之中。在严重肢体缺血的患者中，长期胃肠外应用扩血管的前列腺素可能减少疼痛和促进溃疡愈合，编码VEGF的肌内基因转移的DNA可能促进侧枝血管生长。

经皮腔内介入治疗 用或不用支架的PTA是扩张血管阻塞的主要的非手术方法。PTA同时植入支架比单用球囊压缩，可能保持动脉畅通更好，伴有更低的再阻塞率。在高流量的大动脉中（髂和肾动脉）支架的作用最好；较小的动脉和病变长的阻塞很少用支架。

PTA的指征类似于手术的指征：间歇性跛行限制日常的活动，静息痛和坏疽。符合手术指征的病变是血流受限的、短髂动脉狭窄（<3cm）和短的、单个的或多处的股腘浅动脉段狭窄。股浅动脉的完全阻塞（直到10cm或12cm长）可成功扩张，但≤5cm的阻塞效果更好。PTA亦可用于股腘动脉的旁路近侧的局限性髂动脉狭窄。

PTA对弥散性病变，长阻塞和偏心性钙化斑块不太有用。这种病变在糖尿病患者中特别常见，常累及小动脉。

PTA的并发症包括在扩张部位的血栓形成，远端栓塞，伴有内膜漂动物阻塞的内膜夹层和与应用肝素有关的并发症。

选择恰当的患者（基于完全而充分的血管造影检查），起初对髂动脉的成功率达到85%~95%，对大腿动脉和小腿动脉达到50%~70%。复发率相对较高（≤3年时25%~35%）；重复PTA可能会成功。

外科治疗 手术指征为可安全耐受较大血管操作的患者和症状严重对非侵入性治疗无反应的患者。目标是减轻症状，治愈溃疡和避免截肢。因为许多患者有基础的CAD，在对PAD手术时CAD使患者有发生急性冠脉综合征的危险，患者在手术前通常需进行对心脏的评估。

对主髂动脉、股总动脉或股深动脉的短而局限性病变应用血栓内膜切除术（手术切除阻塞病变）。

血管重建术（如股腘动脉旁路移植术）采用合成的或自然的材料（常为隐静脉或其他的静脉）以绕过阻塞病变。血管重建术有助于预防截肢和减轻跛行。

在不能经受较大血管手术的患者中，当远端阻塞引起严重缺血性疼痛时，交感神经切除术可能是有效的。化学性交感阻滞术的效果与外科交感切除术相当，因此后者极少进行。

对不能控制的感染，严重的静息痛和进行性坏疽的，有指征要作截肢手术，这是最后一种诉诸解决的手术操作。截肢应尽可能的移向远侧，保留膝可以最理想地应用人工假肢。

外部压迫治疗 增加远端血流的下肢外部充气加压是对有严重PAD和不适合手术患者的拯救肢体的一种选择。理论上说，它可控制水肿和改善动脉血流、静脉回流和组织氧合，但还无资料支持它应用。气袖或气袜放置在下肢，在血管舒张期、收缩期或两个时期的部分时间有节律地扩张，每次1~2小时，每周数次。

骨髓干细胞移植 骨髓干细胞能够分化成小血管。临床试验正在研究将自体髂骨骨髓干细胞移植到有严重缺血的患者腿部。虽然并非每个患者都适合这种疗法，但已证明这种方法是对一些可能截肢的替代方法；目前的结果表明，干细胞移植2年后，60%~70%的患者避免了截肢。

> **关键点**
>
> - 外周动脉疾病（PAD）几乎总是发生在下肢
> - 50%~75%的患者也有显著脑和/或冠状动脉粥样硬化
> - 当有症状，PAD引起间歇性跛行，这是走路时出现的一种腿部不适，并通过休息可以缓解；它是运动诱发的可逆缺血现象，类似于心绞痛的表现
> - 休息期间严重的PAD可能引起疼痛，存在不可逆性缺血，或存在脚部缺血性溃疡
> - 踝-臂指数较低（≤0.90）（踝-臂收缩压比），提示PAD
> - 纠正的动脉粥样硬化危险因素；给予他汀类药物，抗血小板药物，有时ACE抑制剂，己酮可可碱，或西洛他唑
> - PTA伴或不伴支架置入可扩张闭塞的血管；有时手术（动脉内膜切除术或旁路移植术）是必要的

急性周围动脉阻塞

周围动脉可能由于血栓、栓子、主动脉夹层或急性筋膜室综合征而发生急性阻塞。

急性周围动脉阻塞可由以下情况引起：
- 粥样硬化斑块破裂和血栓形成
- 心脏或胸或腹主动脉来源的栓子
- 主动脉夹层形成
- 急性分隔综合征

症状和体征是四肢突然发作5P：严重疼痛（pain）、极性感觉（polar）（冷感）、感觉异常（paresthesia）（感觉缺失）、肢体苍白（pallor）和无脉（pulselessness）。阻塞可粗略地定位于动脉分叉部，在最后可扪及脉搏的远端（如当股动脉脉搏可扪及时在股总动脉分叉部；当腘动脉搏动可扪及时在腘动脉分叉部）。严重病例可能引起运动功能的丧失。6~8小时后，触摸肌肉可能有压痛。

诊断依据临床表现。需要立即作血管造影检查以确诊阻塞的部位，确定侧支血流和指导治疗。

治疗包括栓子切除术（导管或手术），溶栓或旁路移植

手术。选择外科血栓清除术还是溶栓治疗取决于缺血的严重程度、血栓的程度或部位及患者的一般情况。

溶栓（纤溶）药物，特别是当经局部导管滴注给药，对<2周并且肢体运动和感觉功能完整的急性动脉阻塞最有效。组织纤溶酶原激活剂和尿激酶最常被应用。导管被送到阻塞区域，根据患者的体积和血栓形成的范围用恰当的滴速给予溶栓剂。治疗取决于缺血的严重度和溶栓的征象（症状的减轻和脉搏的恢复或由多普勒超声检查显示的血流改善），通常持续4~24小时。20%~30%急性动脉阻塞的患者需要在前30日内截肢。

雷诺综合征

雷诺综合征是手部分血管对寒冷或情绪紧张的痉挛反应，引起1个或多个手指（趾）的可逆转的不适和颜色改变（苍白、发绀、红斑或联合出现）。其他末端部分（如鼻、舌）偶尔受累及。此病可能是原发的或继发的。诊断根据临床；检查集中在鉴别原发、继发病。无并发症病例的治疗包括避免寒冷、生物反馈、戒烟、必要时用扩血管的钙通道阻滞剂（如硝苯地平）或哌唑嗪。

总发病率为3%~5%；女性受累多于男性，年轻人群受累多于年老者。雷诺综合征可能是由于过度的 α_2-肾上腺能反应触发血管痉挛所致；机制还未被明确。

原发性雷诺综合征　比继发的常见得多（>80%的病例）；它发生于不伴随有其他疾病的症状和体征。在剩下的20%伴有雷诺现象的患者中，在病初或随后诊断中不难发现基础疾病（如系统性硬化）。

继发性雷诺综合征　伴随有各种疾病和状况，大多数是结缔组织疾病（表88-1）。

表88-1　继发性雷诺现象的原因

原因	例子
结缔组织疾病	混合性或难以鉴别的结缔组织疾病
	多发性肌炎/皮肌炎
	类风湿关节炎
	干燥综合征
	系统性红斑狼疮
	系统性硬化
内分泌疾病	甲状腺功能减退
血液病	冷凝集素病
	真性红细胞增多症
肿瘤性疾病	类癌
	副瘤综合征
神经性疾病	腕管综合征
创伤	冻疮
	震动
血管疾病	胸廓出口综合征
药物	β-阻滞剂
	可卡因
	麦角制剂
	尼古丁
	拟交感药物

尼古丁常导致本病，但常被忽略。雷诺现象可能伴有偏头痛、变异型心绞痛和肺动脉高压，提示这些疾病涉及常见的血管痉挛机制。

症状及体征

暴露于寒冷，情绪激动或震动促使一个或多个手指（趾）寒冷感，烧灼样疼痛，感觉异常，或间歇性颜色改变。通过祛除刺激，所有的症状都可逆转。温暖手可加速皮肤颜色和感觉的恢复。

手指（趾）的颜色改变被清晰地划出界线。颜色的改变可能是三相型（苍白、其后出现发绀和温暖后由于反应性充血而引起红斑），两相型（发绀、红斑），或单相型（只有苍白或发绀）（彩图88-1）。颜色改变是对称的。雷诺现象不发生在掌指关节近侧；它最常累及中间3个手指，罕见影响拇指。血管痉挛可能持续数分钟至数小时，但极少严重到引起组织缺损。

继发于结缔组织疾病的雷诺综合征可能进展到疼痛性手指（趾）坏疽；继发于硬皮病的雷诺综合征倾向于引起极端疼痛，指尖上的感染性溃疡。

诊断

- 临床诊断标准
- 基础疾病的检查及检测

雷诺综合征是根据临床诊断的疾病。手足发绀症也会在受冷时出现肢端颜色改变，但与雷诺综合征不同，为不易逆转的持续性发绀，并且不引起营养改变、溃疡或疼痛。

临床上通过血管实验室检查和血液检测来作出诊断，并鉴别原发性和继发性类型。血管实验室检查包括数字化脉冲波形和压力。基本血液检测是结缔组织疾病的项目（如测试ESR或C-反应蛋白，类风湿因子，抗DNA，抗核和抗CCP抗体）。

临床发现　基础疾病的全面病史及体格检查可能有用但很少用以诊断。

提示原发性雷诺综合征的情况如下：
- 起病年龄<40岁（占2/3的病例）
- 轻度对称性发作，影响双手
- 无组织坏死或坏疽
- 无提示其他原因的病史和体格检查发现

提示继发性雷诺综合征的情况如下：
- 起病年龄>30岁
- 可能是不对称和单侧的严重疼痛发作
- 缺血性损害
- 提示有伴随疾病的病史和体格检查发现

实验室检查　血液检查（如血沉、抗核抗体、类风湿因子、抗中心小体抗体、抗-SCL-70抗体）用于检出伴随的疾病。

治疗

- 避免诱发因素
- 戒烟

- 钙通道阻滞剂或哌唑嗪

原发性类型的治疗为避免寒冷、戒烟,如果情绪激动是触发的因子,采用放松技术(如生物反馈术)或劝告。药物治疗比行为治疗更便利因此更常用。扩血管的钙通道阻滞剂[缓释的硝苯地平60~90mg、口服,每日1次;氨氯地平5~20mg口服,每日1次;非洛地平2.5~10mg口服,每日2次;或依拉地平(isradipine)2.5~5mg口服,每日2次]最为有效,其后用哌唑嗪1~5mg口服,每日1次或每日2次。局部用硝酸甘油贴剂,己酮可可碱400mg口服,每日2次或每日3次,进食时服用,或两种同用可能有效,但还无证据支持作为常规的应用。因为β-阻滞剂、可乐定和麦角制剂会引起血管收缩和可能触发或恶化症状,所以禁忌使用。

继发性类型的治疗集中在基础疾病上。适用钙通道阻滞剂或哌唑嗪。抗生素、镇痛剂和偶尔手术切除缺血性溃疡的坏死组织,可能是必要的。低剂量阿司匹林可能预防血栓形成,但理论上可通过抑制前列腺素而使血管痉挛恶化病情。静脉用前列腺素(前列地尔、依前列醇、依洛前列素)似乎是有效的,可能是缺血性指(趾)患者的一个选择。然而,这些药还不能广泛地被得到,且它们的作用也还没被肯定。颈部或局部交感神经切除术仍有争议;可用于其他各种治疗方法,包括对基础疾病的治疗仍无反应的进行性病残的患者。交感神经切除术常可祛除症状,但缓解可能只持续1~2年。

> **关键点**
> - 雷诺综合征是手的部分区域针对冷或情绪应激可逆性血管痉挛
> - 雷诺综合征可以是原发性,或继发于其他疾病,通常是累及结缔组织的疾病
> - 原发性雷诺综合征,不同于继发性雷诺综合征,很少引起坏疽或组织损坏
> - 诊断基于临床,但考虑辅助检查来诊断可疑的原因
> - 避免受凉,吸烟,和任何其他诱因
> - 可使用扩张血管的钙通道阻滞剂或哌唑嗪

血栓闭塞性脉管炎

(Buerger病)

血栓闭塞性脉管炎是中、小动脉和有些浅表静脉的炎症性血栓形成,引起远端肢体动脉缺血和浅表血栓性静脉炎。烟草是主要的危险因子。症状和体征包括跛行,不能愈合的足部溃疡,静息痛和坏疽。诊断靠临床发现、非侵入性血管检查、血管造影检查和排除其他原因。治疗是停止烟草的应用;戒烟后预后是良好的,但如未能戒烟,此病会不可避免地进展,常需要截肢。

血栓闭塞性脉管炎几乎只发生在烟草应用者中(几乎他们中所有的人都吸烟)和年龄20~40岁的男性,很少在女性中发生。在人类组织相容型抗原HLA-A9和HLA-B5基因型人群中更常见。在亚洲、远东和中东的发病率最高。

血栓闭塞性脉管炎是引起肢体的中、小动脉,及浅表静脉的节段性炎症。在急性血栓闭塞性脉管炎中,阻塞性血栓伴有中性和淋巴细胞浸润内膜,内皮细胞增生,但内弹性层仍然完整。在中期,血栓机化,不完全再通;中层被保留,但可能有成纤维细胞浸润。在较陈旧的病损中,可能发生动脉周围纤维化,有时影响到邻近的静脉和神经。

虽然吸烟是主要的危险因素,但原因不明。机制可能涉及迟发性过敏性和中毒性血管炎。根据另外一个理论,血栓闭塞性脉管炎可能是由细胞介导的对Ⅰ型和Ⅲ型人类胶原敏感引起的自身免疫性疾病,而这些胶原是血管形成的成分。

症状及体征

症状和体征是动脉缺血和表浅血栓性静脉炎的症状和体征。部分患者有游走性静脉炎的病史,通常在足或腿部的浅表静脉。

缓慢发作,开始在上、下肢最远端血管出现冷感、麻木、刺痛或烧灼感。这些症状可以在有疾病的客观证据之前发生。雷诺综合征常见。间歇性跛行发生在受累的肢体中(通常在足弓或腿部;罕见在手、臂或大腿),可能进展到静息痛。如果疼痛严重和持续,受累的腿可能因为交感神经活性过高,常常感到寒冷、大量出汗和变得发绀。随后,在大多数患者中发生缺血性溃疡并可能进展至坏疽。

一根或多根足部动脉的脉搏受损或缺如,腕部也常如此。在年轻吸烟男性患者中有肢体的溃疡,阳性的Allen试验(检查者同时压迫桡动脉和尺动脉使其苍白,然后交替地放松桡侧和尺侧判断桡和尺动脉阻塞)提示本病。随抬高而苍白和随下垂而发红常发生在受累的手、足或指、趾。一个或多个指、趾的缺血性溃疡和坏疽可能发生在疾病的早期,但不是急性的。非侵入性检查显示在受累的趾、足和手指的血流和压力大大地下降。

诊断

- 检查除外其他引起缺血的原因
- 血管造影

病史和体格检查提示诊断。当腿部或臂部节段性压力的踝/肱指数(踝与臂部收缩压的比率)指示远端缺血时,当血液检查(如抗核抗体、类风湿因子、补体、抗中心小体抗体、抗-SCL-70抗体的测定)排除血管炎时,当抗磷脂抗体检查排除抗磷脂抗体综合征(虽然这些测定的水平在血栓闭塞性脉管炎中轻微升高)和当血管造影检查显示特征性的发现(在手和足远端动脉的节段性阻塞、扭曲、阻塞周围有螺旋形的侧枝血管和无动脉粥样硬化)时本病可被确诊。

治疗

- 戒烟

- 局部治疗
- 有时药物治疗

治疗是停止使用烟草。继续用烟草最终导致疾病的进展和严重缺血,常需要截肢。

其他措施包括避免寒冷,避免用可引起血管收缩的药物,避免热、化学和机械的损伤,特别是由于不合适的鞋引起的损伤。对第1期患者戒烟,依洛前列素 0.5~3ng/(kg·min)静滴6小时可能有助于防止截肢。可经验地试用己酮可可碱、钙通道阻滞剂和血栓素抑制剂,但无资料支持它们的应用。抗内皮细胞抗体测定的应用以随访疾病的病程正在被研究中。如果以上方法都无效,那么腰交感神经化学消融或手术切除可用于减轻缺血性疼痛并促进溃疡愈合,在70%的踝臂指数≥0.35不伴有糖尿病的患者中显示有效。

> **关键点**
> - 血栓闭塞性脉管炎是中、小动脉和有时远端肢体浅表静脉的炎症性血栓形成
> - 它几乎全部发生在20岁至40岁男性吸烟者
> - 可能发生跛行,并且患者可发生缺血溃疡和一个或多个指趾坏疽
> - 临床诊断通过测试排除其他缺血原因
> - 戒烟是必不可少的;伊洛前列素注射可能有助于预防截肢,但几乎没有证据支持使用其他药品

> **经验与提示**
> - 约50%的DVT患者有隐匿的肺动脉栓塞(PE)

89. 周围静脉疾病

静脉疾病通常包括血流异常、血管异常扩张或两者都有。

深静脉血栓形成

深静脉血栓形成(deep venous thrombosis,DVT)是在肢体(通常是小腿或大腿)或骨盆深静脉内的血液凝结。DVT是肺栓塞的主要原因。DVT由静脉回流受损,导致内皮损伤或功能紊乱,或引起高凝状态所致。DVT可能无症状,亦可造成肢体疼痛和肿胀;肺栓塞是其直接并发症。诊断依赖病史和体格检查,确诊依赖客观检查,通常为超声多普勒检查。当怀疑DVT时进行D-二聚体检查,阴性结果有助于除外DVT,而阳性结果不具有特异性,需要其他检查证实。治疗主要是抗凝药物。若治疗及时且充分,预后一般良好。常见的远期并发症包括静脉功能不全伴或不伴有静脉炎后综合征。

DVT最常发生于下肢或骨盆的深静脉(图89-1)。也可发生于上肢深静脉(占DVT病例的4%~13%)。

下肢DVT更易引起肺栓塞(PE),可能因为其较高的血栓负荷。大腿的股浅静脉、腘静脉和小腿的胫后静脉、腓静脉是最常受累的静脉。小腿静脉DVT较少形成大栓子,但可蔓延至近端大腿静脉,继而引起PE。约50%的DVT患者有隐匿的肺动脉栓塞(PE),至少30%的PE患者有DVT的证据。

病因

许多因素可导致DVT(表89-1)。癌症是DVT的危险因素之一,在老年及反复血栓形成的患者中尤为常见。分泌黏液的血管内皮细胞瘤与DVT相关性最强,如肠或胰腺肿瘤。显性特发性DVT患者可能伴有隐匿的癌症,但除非患者有癌症的重大风险因素或提示隐匿性癌症的症状,一般不推荐进行广泛的癌症相关检验。

表89-1 静脉血栓形成的危险因子

年龄>60岁
癌症
吸烟(包括被动吸烟)
雌激素受体调节剂(如他莫昔芬、雷洛昔芬)心力衰竭
高凝性疾病:
• 抗磷脂抗体综合征
• 抗凝血酶缺乏症
• 凝血因子 V Leiden 变异(激活蛋白C抵抗)
• 肝素介导的血小板减少症
• 遗传性溶纤因子缺乏
• 高同型半胱氨酸血症
• VIII因子增加
• XI因子增加
• 阵发性睡眠性血红蛋白尿症
• 蛋白C缺乏
• 蛋白S缺乏
• 凝血素G-A基因变异
缺乏活动
留置静脉导管

续表
肢体创伤
骨髓增生性疾病(高黏滞度)肾病综合征
肥胖
口服避孕药或雌激素治疗妊娠和产后
既往静脉血栓栓塞
镰状细胞贫血
3个月内外科手术史
创伤

一部分而出现,亦可由高凝状态或因胸廓出口部锁骨下静脉受压所引起。压迫可由第一肋、副第一肋或纤维束带(胸廓出口综合征)所致,亦可由剧烈的上肢活动(劳力性血栓形成或 Paget-Schroetter 综合征,约占上肢 DVT 病例的 1%~4%)所致。

DVT 通常开始于静脉瓣的瓣尖部。血栓由凝血酶、纤维素、红细胞及相对少量的血小板(红色血栓)所组成;如果未经治疗,血栓可能蔓延至近端,并随血流至肺部。

并发症 深静脉血栓形成常见的并发症包括:
- 慢性静脉功能不全
- 静脉炎后综合征
- 肺栓塞

少见情况下,急性 DVT 导致股白肿或股青肿,出现这两种情形时需要迅速诊治,不然可引起静脉坏疽。

股白肿:作为妊娠时 DVT 的罕见并发症,腿部变为乳白色。病理生理学机制未明,但水肿可使软组织的压力超过毛细血管灌注压,导致组织缺血及湿性坏疽。

股青肿:时,大片髂股静脉血栓形成引起静脉几近完全阻塞;腿部变得缺血、极度疼痛和青紫。病理生理学机制可能是因静脉回流被阻断或大面积水肿阻断了动脉血流,导致下肢静脉和动脉血流完全淤滞。最终可引起静脉坏疽。

罕见情况下,静脉血栓会继发感染。颈静脉化脓性血栓静脉炎(Lemierre 综合征),一种颈内静脉及其周围软组织的细菌性感染(通常为厌氧菌),可于扁桃体咽炎后发生,且常并发菌血症和脓毒血症。在骨盆败血症性血栓性静脉炎中,骨盆静脉血栓发生在产后且继发感染,引起间歇热。化脓性血栓性静脉炎,一种外周浅表静脉的细菌感染,表现为感染及血凝块形成,通常由静脉置管所致。

症状及体征

DVT 可发生在门诊患者,或作为手术及重大内科疾病的并发症。在高危住院患者中,大多数深静脉血栓形成发生在小腿静脉,通常无症状,可能无法被检出。

当存在 DVT 时,症状和体征通常是非特异性的(如模糊的疼痛、沿静脉走行的压痛、水肿、红斑),在频度和严重程度上表现不一,但发生于上肢与腿部时情况类似。扩张的侧支浅表静脉可能变得显露并能被扪及。膝关节伸直时由踝背屈引出的小腿不适(Homan 征),偶尔见于下肢远端 DVT 患者,但这一方法既不敏感也不特异。压痛、整条腿肿胀、小腿之间周径的差异>3cm、凹陷性水肿、侧支浅表静脉显露可能是 DVT 最具特异的体征。在排除其他可能诊断的情况下,满足≥3项特异性体征提示有 DVT 的可能(表 89-2)。

DVT 可出现低热;在原因不明发热的患者中 DVT 是可能的病因,尤其是术后患者。如果发生肺动脉栓塞,可出现气短和胸膜性胸痛。

类似 DVT 的非对称性腿部肿胀的常见原因 有软组织创伤、蜂窝织炎、骨盆静脉或淋巴管阻塞以及阻塞静脉回流的腘部滑囊炎(Baker 囊肿)。阻塞静脉或淋巴回流的腹部或骨盆肿瘤是少见的原因。应用可引起体位性水肿的药物(如二氢吡啶类钙通道阻滞剂、雌激素、大剂量阿片类药

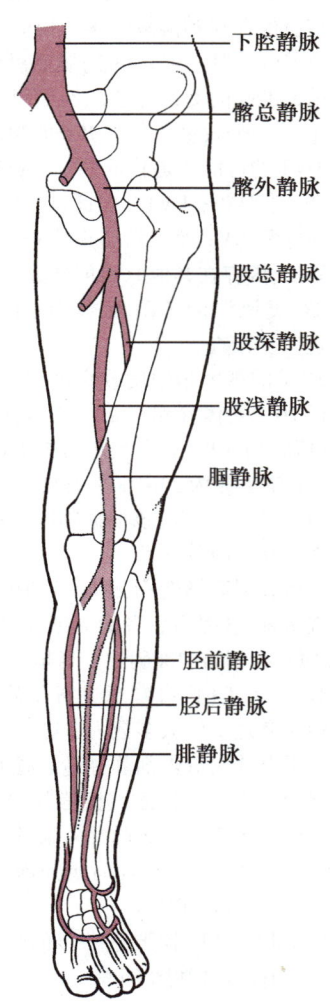

图 89-1 腿部深静脉

病理生理

下肢 DVT 最常见的病因有:
- 静脉回流受损(如缺乏活动的患者)
- 内皮损伤或功能紊乱(如下肢骨折后)
- 高凝状态

上肢 DVT 最常见的病因有:
- 中心静脉置管、植入起搏器或注射药物引起的内皮损伤

上肢 DVT 在少数情况可作为上腔静脉(SVC)综合征的

表89-2 基于临床因素的深静脉血栓形成的可能性

因素
压痛沿着小腿或大腿的静脉分布
整个腿肿胀
小腿肿胀（在胫骨结节下10cm处测量，小腿之间的周径差>3）
在受累一侧腿的凹陷性水肿更明显
有扩张的侧支浅表静脉
癌症（包括恶性肿瘤停止治疗6个月内的病例）
下肢不活动（如由于瘫痪、轻瘫、石膏固定，或近期长途旅行）
过去4周内因手术导致不能活动>3日

概率
如果另一诊断与DVT的可能性相当或比DVT更可能，概率等于因素的数量减去2
高概率：≥3点
中等概率：1~2点
低概率：≤0点

经许可摘自 Anand SS, Wells PS, Hunt D, et al. Does this patient have deep vein thrombosis? [J]. Journal of the American Medical Association, 1998, 279 (14):1094-1099.

物）、静脉高压（通常由右心衰竭引起）和低白蛋白血症通常引起对称性双侧小腿肿胀；但若合并不对称的静脉功能不全，肿胀程度亦可不对称。

类似急性DVT的小腿疼痛的常见原因 包括静脉功能不全和静脉炎后综合征，引起小腿疼痛性红斑的蜂窝织炎，腘部（Baker）囊肿（假性DVT）破裂引起的小腿肿胀、疼痛和有时出现在内踝区域的青紫，以及小腿肌肉或肌腱的部分或全部撕裂。

诊断

- 超声检查
- 有时进行D-二聚体检测

表89-3 基于临床因素的深静脉血栓形成概率估计

因素
沿着小腿或大腿静脉走行的压痛
全下肢肿胀
小腿肿胀（在胫骨结节下10cm处测量，两侧小腿间的周径差>3cm）
受累侧下肢的凹陷性水肿更加明显
扩张的侧支浅表静脉
癌症（包括中断治疗6个月内的恶性肿瘤病例）
下肢不活动（如由于瘫痪、轻瘫、石膏固定或新进长途旅行）过去4周内因手术导致不能活动>3日

概率
概率等于因素的个数；若有另一诊断与DVT的可能性相当或可能性更大，则概率等于因素数量减去2
高概率：≥3点
中等概率：1~2点
低概率：≤0点

数据来源于 Anand SS, Wells PS, Hunt D, et al. Does this patient have deep vein thrombosis? [J]. Journal of the American Medical Association, 1998, 279 (14):1094-1099。

病史和体格检查有助于在进一步检查前评估DVT的概率（表89-3）。诊断通常依赖具有多普勒血流检查功能的超声检查（多普勒超声检查）。是否需要附加检查（如D-二聚体检测）及检查项目的选择和顺序取决于验前概率及超声检查的结果。不存在特定的最佳检查规程。图89-2提供了一个可作为参考的诊断流程。

超声检查 超声波检查可以通过以下方式来确认血栓：直接观察静脉内膜和静脉压缩性的异常或多普勒血流检查提示静脉血流受损。此检查对股静脉和腘静脉血栓形成的敏感性>90%，特异性>95%，但对髂或小腿静脉的血栓形成的诊断准确性略低。

D-二聚体： D-二聚体是纤维蛋白溶解的附产物，其水平升高提示新近有血栓存在和溶解。D-二聚体检测方法敏感性和特异性存在变异，但一般均为高敏感性和低特异性。在此只推荐使用最准确的测试方法。例如酶联免疫吸附试验法（ELISA），它是一个敏感度高达95%的测试方法。

如果预计DVT的可能性是较低的，高敏感性的D-二聚体检测结果正常，则可除外DVT。因此，D-二聚体检测的阴性结果足以除外低危DVT而无需超声检查。但是，阳性检测结果是非特异的，因存在其他原因可导致其升高（如肝脏疾病、创伤、怀孕、类风湿因子阳性、炎症、近期手术史、癌症），所以需要进一步检查。

如果预计DVT的概率是中度或高度，可在行多普勒超声检查的同时行D-二聚体检测。无论D-二聚体水平如何，超声结果阳性即可确诊DVT。如果超声检查无深静脉血栓形成的证据，D-二聚体检测为正常水平有助于排除DVT。如果患者D-二聚体水平升高则应该根据临床经验决定于几天内复查超声检查或立即静脉造影。

静脉造影 造影剂静脉造影是DVT的确诊检查，但已基本被超声检查所替代，因为后者的无创性、即时可用性和在检测DVT方面具有相当的准确性。当超声波检查的结果是正常但高度怀疑DVT时，可考虑进行作静脉造影检查。该检查的并发症概率是2%，大多数为造影剂过敏。

其他检查 用以替代造影剂静脉造影检查的非侵入性检查正在研究当中。它们包括磁共振静脉造影，和利用T1加权梯度回波序列和水激发射频脉冲对血栓的直接检测的MR显影；理论上说，后者可提供同时观测深静脉和肺动脉分支中的血栓（有助于诊断PE）。

如果症状体征提示PE，需要进一步的影像学检查［如通气/灌注（V/Q）扫描或肺动脉CTA］。

病因诊断 确诊DVT和有明显诱因（如不活动、手术操作后、腿部创伤）的患者不需要作进一步检查。针对高凝状态的检测存在争议，但对于特发性（或不明原因）或反复发作DVT的患者，有个人或家族的其他栓塞病史的患者，以及年轻的无明显易患因素的患者可做此检查。也有证据提示高凝状态的存在未必能预测DVT的复发也未必能作为临床危险因素。

在DVT患者中进行恶性肿瘤筛查获益不大。根据全面病史体格检查以及常规的基本检查（血常规、胸片、尿常规、肝功能、电解质、肾功能）来筛查癌症已足够。此外，患者应

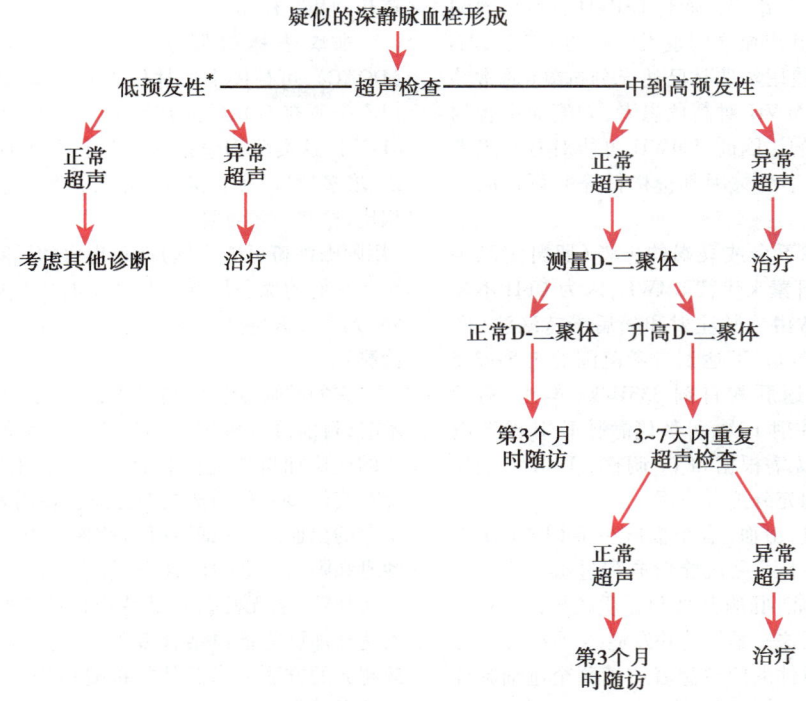

图 89-2 疑似静脉血栓形成的检查流程

*另外,低预发性的患者可以进行敏感性D-二聚体分析(例如,酶联免疫吸附法【ELISA】);如果结果是阴性的,不需要进一步检测

该根据年龄和性别进行癌症筛查(如乳房 X 线检查、结肠镜检查)。

预后

未经充分治疗,下肢 DVT 有 3% 发生致命的肺栓塞危险;因上肢的 DVT 导致的死亡非常罕见。存在暂时性危险因素(如手术、创伤、活动暂时受限)的患者复发 DVT 的风险最低;具有持续危险因素(如癌症)、特发性 DVT 或既往 DVT 未充分治疗(残余血栓)的患者则风险最大。停用华法林后 D-二聚体水平正常提示 DVT 或肺栓塞复发的风险相对较低。静脉功能不全的危险性是难以预测的。静脉炎后综合征的危险因素包括近端血栓形成、复发性单侧 DVT 以及体重指数(BMI)≥22kg/m²。

治疗

- **抗凝治疗**:注射肝素随后口服抗凝血剂(华法林,Xa 因子或直接凝血酶抑制剂)

治疗目标主要是预防肺栓塞,其次是减轻症状和预防 DVT 复发、慢性静脉功能不全和静脉炎后综合征。下肢和上肢 DVT 的治疗基本相同。

所有 DVT 患者都应予抗凝剂,起始为肝素注射(普通肝素或低分子量肝素),其后 24~48 小时内开始长期口服抗凝药物(如华法林)。患者可选择性继续使用低分子量肝素(LMWH),而不是切换到口服药物治疗。最初 24~48 小时的抗凝治疗不充分可增加肺栓塞的危险性。急性 DVT 可在门诊治疗,除非症状严重需要应用胃肠道外镇痛剂,或患有其他疾病影响门诊治疗的安全性,或其他可影响患者依从性的因素(如功能性的、社会经济学的因素)。

一般支持治疗包括用镇痛剂控制疼痛,包括短期使用非甾体抗炎药(3~5 日)。应避免联合应用阿司匹林和非甾体类药物,因为它们的抗血小板作用可能增加出血并发症的风险。此外,推荐在不活动期间抬高腿部(用枕头或其他表面柔软物品支持以避免静脉受压)。患者可以进行他们能够耐受的身体活动;早期活动并不增加血块脱落和肺栓塞的危险性,且有助于减少静脉炎后综合征的发生率。

抗凝药 常用的抗凝剂如下(图 145-2):

- 低分子肝素(LMWH)
- 普通肝素(UFH)
- 磺达肝癸钠
- 华法林
- 非华法林口服抗凝剂:Xa 因子抑制剂(如利伐沙班、阿哌沙班),直接凝血酶抑制剂(达比加群)

LMWH(如依诺肝素、达肝素、亭扎肝素,表 61-2)作为起始治疗的选择,是因为可以在门诊给药。LMWH 可减少 DVT 复发、血栓蔓延及由肺栓塞致死的危险,它的效果同 UFH 类似。像 UFH 一样,LMWH 可催化抗凝血酶(抑制凝血因子蛋白酶),导致凝血因子 Xa 失活,以及较低程度的 Ⅱa 因子失活。LMWH 也有抗凝血酶Ⅲ介导的抗炎特性,这有利于血块机化和症状、炎症的消除。

LMWH 的用量一般是基于体重计算的标准剂量,用法为皮下注射(如依诺肝素 1.5mg/kg 皮下注射,每日 1 次或 1mg/kg 皮下注射,1 次/12 小时,达肝素 200U/kg 皮下注射,每日 1 次)。肾功能不全的患者应使用 UFH 或者减量的 LMWH 治疗。无法有效监测 LMWH 的用药剂量,因为它并不明显延长凝血检测的总体结果。而且 LMWH 具有可预测的剂量反应，其抗凝作用和出血之间也无明确的关系。LMWH 的治疗应持续，直至使用华法林已达充分抗凝（通常约 5 日）。然而，证据提示 LMWH 对高危患者，如癌症患者的长期 DVT 的治疗是有效的。因此，LMWH 可能对有些患者可作为华法林的替代，而华法林因其价格低廉并可口服给药，对多数患者仍是首选。

对住院患者、肾功能不全或衰竭的患者（肌酐清除率 10~30ml/min）可用普通肝素来代替 LMWH，因为 UFH 不经肾脏清除。普通肝素通常由静脉注射和随后维持滴注（图 61-2）以达到充分抗凝（如 aPTT 达到参考范围的 1.5~2.5 倍）。对于门诊患者，普通肝素首剂 333U/kg 推注，随后 250U/kg 每 12 小时皮下注射 1 次，可替代静脉 UFH 给药以便于门诊患者活动；剂量无需根据 aPTT 调整。UFH 的治疗同样应持续至华法林达到充分抗凝作用。

肝素的并发症　包括出血、血小板减少症（LMWH 少见）、荨麻疹，罕见的情况下可见血栓形成和过敏反应。长期应用 UFH 可致低钾血症、肝酶升高和骨质疏松症。UFH 皮下注射可引起皮肤坏死这一罕见的并发症。

应对住院患者和有条件的门诊患者应检测全血细胞计数和粪便隐血试验以筛查出血情况。

肝素过量所致的出血：可用硫酸鱼精蛋白拮抗。剂量是每 1mg LMWH 给予 1mg 鱼精蛋白，配成 1mg/20ml 生理盐水溶液缓慢输注 10~20 分钟。如需第 2 次给药，应给予第 1 次剂量的一半。不过，需要的鱼精蛋白无法精确定量，因为其仅部分中和 LMWH 对 Xa 因子的失活作用。在整个输注期间，应观察患者是否有低血压或过敏样反应。由于静脉给予普通肝素的半衰期为 30~60 分钟，鱼精蛋白无需用于接受普通肝素的患者（当肝素给药已超过 60 分钟）；也可以根据普通肝素半衰期估计血浆中剩余的普通肝素剂量来给予适量的鱼精蛋白。

磺达肝癸钠：一种选择性 Xa 因子抑制剂，可以作为普通肝素或 LMWH 的替代用以首次治疗 DVT 或 PE。用法为固定剂量 7.5mg/d 皮下注射 1 次（体重>100kg 者 10mg，体重<50kg 者 5mg）。其优势在于剂量固定且不易导致血小板减少症。

肠外直接凝血酶抑制剂：（阿加曲班，比伐卢定，地西卢定）亦可供选择，但没有治疗、预防 DVT 或 PE 的作用。对于肝素诱导的血小板减少症的患者，阿加曲班可用于治疗 DVT。

除妊娠妇女（应继续接受肝素治疗）和在华法林治疗期间有新的或恶化的静脉血栓栓塞（可能适合下腔静脉滤器，IVCF）的患者外，**维生素 K 抑制剂**，如华法林，是所有需长期抗凝治疗患者的选择。可在开始使用肝素时立即予华法林 5~10mg 口服，因为它需要约 5 日达到预期治疗效果。老年患者和肝病患者一般所需的华法林剂量较低。治疗目标为国际标准化比值（INR）达到 2.0~3.0 之间。华法林治疗的前 1~2 个月内应每周监测 INR，之后每月 1 次；增减 0.5~3mg 华法林的剂量以维持 INR 在治疗区间。应告知服用华法林的患者可能的药物相互作用，包括与食物或非处方草药的相互作用。

非华法林口服抗凝剂：也称为直接口服抗凝剂（DOAC），可替代华法林作为 DVT 和 PE 的一线治疗方案；但不是所有 DOAC 目前都获得 FDA 批准用于该适应证（表 61-3）。这类药物包括 Xa 因子抑制剂（利伐沙班、阿哌沙班、埃多沙班）和直接凝血酶抑制剂（达比加群）。与华法林相比，这些药物对复发性 DVT 的保护作用相似，且有相似的（用阿哌沙班可能略低）严重出血的风险。

它们的优点是可于几个小时内生效（因此除达比加群外，无需肝素桥接处理），且用量固定（因此无需持续实验室检测）。

它们的缺点是价格昂贵；以及在大出血或需要紧急手术时，目前没有可用的拮抗剂。依达鲁单抗是一种人工合成的达比加群单克隆抗体，对于达比加群具有拮抗作用。针对其他 DOAC 的拮抗剂目前正在研发当中。当出现危及生命的出血时，可试用凝血酶原复合物（PCC）以降低利伐沙班和阿哌沙班的抗凝作用；活化的 PCC 也可以用于拮抗达比加群（当无法获得其特定拮抗剂时）。少见的情况下，因达比加群与蛋白结合率不高，也可以使用血液透析和血液超滤的方法来降低其抗凝作用；但此方法对利伐沙班及阿哌沙班无效。支持治疗，如静脉输液及输注红细胞，对于许多接受 DOAC 治疗的出血患者已经足够。

如使用利伐沙班，在诊断后应立即开始每日 2 次，每次 15mg 的口服治疗至 3 周，随后每日 1 次，每次 20mg 口服 9 周。如果使用阿哌沙班，在诊断后立即开始每日 2 次，每次 10mg 的口服治疗至 7 日，随后每日 2 次，每次 5mg 口服 6 个月。

达比加群的用法是：初始 5~7 日 LMWH 桥接后每日 2 次，每次 150mg 口服。

治疗时间　因具体情况而不同。对暂时性 DVT 危险因素的患者（如不活动、手术）治疗 3~6 个月后可停用华法林。具有不可逆的危险因素的患者（如高凝状态），无已知危险因素的特发性 DVT（或不明原因）或复发性 DVT 的患者应服用华法林至少 6 个月；对某些患者，若无出血并发症建议终身服用抗凝药物。

出血　是最常见的并发症。严重出血（定义为致命性出血或 7 日内失血≥2 个单位）的危险因素包括：

- 年龄≥65 岁
- 既往消化道出血病史或脑卒中
- 近期心肌梗死
- 合并贫血（血细胞比容<30%）、肾功能不全（血清肌酐>1.5mg/dl）或糖尿病

对于活动性出血或出血风险增加的患者，可用维生素 K 逆转抗凝作用；如果 INR 在 5~9 之间，维生素 K 用量为 1~2.5mg 口服；如果 INR>9，则口服 2.5~5mg；如果发生出血则予 5~10mg 静脉注射（缓慢给药以防过敏）。如果出血严重，应输注凝血因子、新鲜冷冻血浆或凝血酶原复合物。特定的过度抗凝患者（INR 5~9），本身既无活动性出血也无出血风险增加，处理时可以停止应用 1~2 次华法林，更频繁地检测 INR，然后给予低剂量华法林。在罕见的情况下，蛋

C 或 S 缺乏的患者及凝血因子 V Leiden 突变的患者应用华法林可引起皮肤坏死。

下腔静脉滤网（IVCF） IVCF 可帮助存在抗凝禁忌及经充分抗凝仍有复发性 DVT（或栓塞）的下肢 DVT 患者预防肺栓塞。IVCF 经颈内静脉或股静脉入路，置于下腔静脉内肾静脉的下方。有些 IVCF 是可拆除的，因此可以临时应用（如使用至抗凝治疗的禁忌因素改善或消除）。

IVCF 可减少急性血栓性并发症的危险，但也可产生远期并发症（如静脉侧支形成、并成为栓子绕过 IVCF 的一个通道，以及使复发性 DVT 风险增加）。而且，IVCF 可能会脱位或被血凝块堵塞。因此，复发性 DVT 的患者或存在不可逆 DVT 的危险因素者，尽管装有 IVCF，可能仍需要抗凝。被血块堵塞的滤网可能导致双下肢静脉瘀血（包括急性股青肿）、下体缺血和急性肾衰竭。对于脱落的滤网可行造影下摘除或手术摘除。尽管 IVCF 广泛地应用，但在预防肺栓塞的效果还未被证实。在必要时，IVCF 应该移除。

溶栓（纤溶）药物 链激酶、尿激酶和阿替普酶可溶解血块，且似乎比单用肝素能更有效地预防静脉炎后综合征，但出血的危险性更高。应用纤溶药物治疗 PE 和右心功能不全的患者正在研究当中，对广泛近端 DVT 患者进行纤溶药物联合经皮介入血栓切除术治疗也在研究中。

对大的近侧血栓，特别是在髂股静脉中的血栓，和股白肿、股青肿推荐行溶栓治疗。在介入血栓切除术中，通过介入导管进行局部溶栓治疗可能比静脉给药更可取。

外科治疗 极少需要手术。然而，当股白肿或股青肿对溶栓治疗无反应时，必须行血栓切除术或筋膜切开术，或同时行以上两种手术，以尽量预防危及肢体的坏疽。

预防

应强调 DVT 的预防应优于治疗且更安全，尤其对于高危患者（表 89-4）。以下为常用预防方式（更为详尽的讨论见接下来 DVT 的预防章节）。

表 89-4 外科患者 DVT 和 PE 的风险

危险分层	示例	预防措施	DVT/PE 的发生率/%			
			小腿	近端	PE	致命 PE
低危	<40 岁、无临床危险因素的患者接受非大型手术*	尽早主动下床活动	2	0.4	0.2	0.002
中危	有危险因素的患者接受非大型手术 40～60 岁、无危险因素的患者接受非大型手术 <40 岁、无危险因素的患者接受大型手术 因严重疾病活动受限的患者	LDUH q12h、LMWH、磺达肝癸钠或 IPC，可使用弹力袜辅助	10～20	2～4	1～2	0.1～0.4
高危	>60 岁或 40～60 岁、有危险因素的患者接受非大型手术 >40 岁或有危险因素的接受大型手术	LDUH q8h、LMWH、磺达肝癸钠或 IPC	20～40	4～8	2～4	0.4～1.0
极高危	>40 岁、有静脉血栓栓塞、恶性肿瘤或高凝状态的患者接受大型手术 任何年龄具有以下情况的患者： ● 髋、膝关节成形术 ● 髋骨骨折手术 ● 择期神经外科手术 ● 多发创伤 ● 脊髓损伤	LMWH、口服抗凝药、IPC，或弹力袜加 LDUH q8h 或 LMWH 磺达肝癸钠应用于骨科、腹部或胸部手术患者，或急重症患者	40～80	10～20	4～10	0.2～5

*非大型手术是指不采用全麻和呼吸辅助的手术。DVT，深静脉血栓；PE，肺栓塞；LDUH，小剂量普通肝素；LMWH，低分子量肝素；IPC，间歇充气加压。
经许可改编自 Geerts WH, Heit JA, Clagett GP, et al. Prevention of venous thromboembolism[J]. Chest, 2001, 119：132S-175S。

- 避免制动
- 抗凝（如 LMWH，磺达肝癸钠，治疗剂量的华法林）
- 间歇充气加压
- IVCF

> **关键点**
>
> - 症状和体征无特异性，因此临床医生一定要警惕，特别是高风险患者
> - 低风险患者应该做 D-二聚体检测，结果正常基本上排除 DVT；其他患者应做超声检查
> - 最初的治疗是注射肝素（普通肝素或低分子肝素），随后口服华法林或使用低分子肝素，也可口服 Xa 因子抑制剂及直接凝血酶抑制剂
> - 根据风险因素的存在情况和性质，治疗时间通常为 3～6 个月；有些患者需要终身治疗
> - 对于患有某些严重疾病的卧床患者和/或正在接受外科手术的患者，需要预防性治疗
> - 推荐的预防措施有尽早恢复活动，抬高腿和使用抗凝剂。对于那些无法使用抗凝剂的患者，可以使用间歇充气加压装置，弹力袜，或者两者同时使用

深静脉血栓形成的预防

DVT 的预防始于：
- 风险评估

风险，连同其他的因素一起影响着适宜预防方式的选择。预防方式包括：
- 避免制动
- 抗凝（如 LMWH，磺达肝癸钠，治疗剂量的华法林）
- 间歇充气加压
- IVCF

风险评估

DVT 低危的患者 （如进行小手术但无临床 DVT 危险因素的患者；因长途旅行如航班导致长时间内暂时不能活动者）应鼓励他们行走或周期性活动腿部；无需药物治疗。足背屈曲 10 次/小时可能已足够。

高危 DVT 患者 包括存在 DVT 的临床危险因素进行小手术的患者；所有进行大手术的患者，特别是矫形外科手术的患者，不论是否存在 DVT 危险因素；伴有严重疾病的卧床患者（如大多数 ICU 患者，其他如心力衰竭、COPD、慢性肝病、卒中的患者）。这些患者需要附加预防性治疗（表 89-4）。大多数此类患者可被识别并应接受 DVT 的预防性治疗。在美国，院内血栓形成每年可造成>50 000 例死亡。住院治疗本身并不是一个危险因素，不具有上述提及特点的住院患者并不需要进行常规的 DVT 预防性治疗。

治疗

DVT 的预防包括了以下一项或多项：
- 机械治疗（如压力装置、弹力袜及静脉滤网）
- 药物治疗（如 LMWH，华法林，磺达肝癸钠，新型口服抗凝药）

选择何种方式预防取决于患者的风险水平、手术类型、预防治疗的计划时间、禁忌证、不良反应、相对成本、易用性及地方经验。

DVT 预防的机械治疗：手术后，抬高腿和避免延长制动时间可有帮助，因为腿置于被动体位时将妨碍静脉回流。

对低危手术患者及特定住院患者应用弹力袜的获益仍未获确证。但联合弹力袜及其他预防措施则可能比单一措施取得更大的保护作用。

间歇性加压充气装置（IPC）利用一个泵，应用一个泵周期性地扩张和萎陷中空的塑料绑腿，提供对小腿或大腿的外部压迫。外科术后可使用 IPC 替代或联合抗凝治疗。IPC 推荐应用于进行外科手术但出血高危存在抗凝禁忌的患者。IPC 预防小腿 DVT 比预防下肢近端 DVT 更有效。一些肥胖患者因无法正确地安装，因而不适用 IPC。

对静脉血栓栓塞及出血极高危患者，推荐应用 IPC 直至出血危险降低或可以开始应用抗凝药物。除了某些高度怀疑的患者，在未确诊 DVT 前应避免使用 IVCF。

DVT 预防的药物治疗：阿司匹林在 DVT 及 PE 的预防中较安慰剂有效却不如低分子肝素及华法林等，故不作为大多数患者的一线推荐（表 89-4）。

手术前 2 小时给予低剂量 UFH 5 000U 皮下注射，此后每 8~12 小时给药 1 次，持续 7~10 日，直到患者能充分步行。长期卧床的非手术患者应予 UFH 5 000U 皮下注射，每 12 小时 1 次，直到危险因素被纠正。

LMWH 在预防 DVT 和 PE 时较低剂量 UFH 更有效，但广泛应用受到费用限制。依诺肝素 30mg 皮下注射，每 12 小时 1 次；达肝素 5 000U 皮下注射，每日 1 次；亭扎肝素 4 500U 皮下注射，每日 1 次有着相同的效果。磺达肝癸钠 2.5mg 皮下注射，每日 1 次疗效同 LMWH 相似，对骨科术后的患者磺达肝癸钠可能比 LMWH 有效。

当 INR 控制于 2.0~3.0 时，华法林被证实在骨科手术后同样有效。但因可替代方案如 LMWH、新型口服抗凝药更易于管理而较少使用。

在预防 DVT 和 PE 方面，新型口服抗凝药（如达比加群、利伐沙班、阿哌沙班）在髋关节或者膝关节置换术后的效果和安全性至少和 LMWH 一致，但它们较华法林昂贵许多，它们的费用-效价需要进一步研究。

特殊人群的 DVT 预防：对于择期神经手术、脊柱损伤或多处创伤的患者，推荐使用低剂量 UFH（5 000 单位皮下注射每 8 小时 1 次）、LMWH 或剂量调整的华法林。对髋部和其他下肢的矫形外科手术推荐使用 LMWH、磺达肝癸钠或剂量调整的华法林。对行全膝置换术或其他高危患者，IPC 是有益的。对矫形外科手术，在术前或术后即应开始预防性治疗，并持续使用至少 14 日。对于矫形手术后预防 DVT 中，磺达肝癸钠 2.5mg 皮下注射、每日 1 次，较 LMWH 更有效，但可能增加出血风险。

对接受神经手术患者，因为考虑到颅内出血的问题，物理措施（IPC、弹力长筒袜）常被使用。然而，LMWH 似乎是一个可接受的选项。有限的资料支持在脊柱损伤或多处创伤患者中联用 IPC、弹力长筒袜和 LMWH。

对伴有严重内科疾病需要卧床休息的患者（如心肌梗死、缺血性卒中、心力衰竭）也推荐行预防性治疗。对未接受静脉肝素或溶栓治疗的患者使用低剂量 UFH 或 LMWH 是有效的；当抗凝有禁忌时，可应用 IPC、弹力长筒袜或两者联用。脑卒中后可应用低剂量 UFH 或 LMWH，IPC、弹力长筒袜或两者联用可能有益。

静脉炎后综合征的预防：对出现静脉炎后综合征的症状（如下肢水肿、疼痛）的症状性 DVT 患者，推荐使用及膝的可提供 30~40mmHg 压力的高压长筒袜；若患者不能耐受高压长筒袜的压力，可采用较低压力（20~30mmHg）的长筒袜替代。然而，最近的一项研究中随机分配 DVT 患者使用及膝高压袜或假弹力袜的结果，对 DVT 患者常规使用弹力袜的方法提出质疑。该研究未发现使用弹力袜降低静脉炎后综合征的作用。

> **关键点**
> - 对长期卧床的严重疾病患者或接受特殊手术治疗的患者推荐行预防性治疗
> - 早期活动、抬高下肢及抗凝药治疗是常用的预防措施；无法接受抗凝的患者可从使用间歇加压充气装置、弹力袜或两者中获益

慢性静脉功能不全和静脉炎后综合征

慢性静脉功能不全是静脉回流受损，有时引起下肢不

适、水肿和皮肤改变。静脉炎后(血栓后)综合征是深静脉血栓形成(DVT)后有症状的慢性静脉功能不全。慢性静脉功能不全的直接原因是静脉高压,其通常因静脉损伤或静脉瓣功能不全所致,例如在发生 DVT 后。诊断依赖病史、体格检查和多普勒超声检查。治疗包括压迫、伤口护理,某些严重情形需手术。预防包括充分治疗 DVT 和压力长筒袜。

慢性静脉功能不全影响多达美国人口的 5%。静脉炎后综合征可能影响 1/5~2/3 的 DVT 患者,通常在急性 DVT 后 1~2 年内发生。

病因

下肢静脉回流依赖小腿肌群的收缩,继而推动血液从肌内(比目鱼肌)窦状隙和腓肠肌静脉进入、通过深静脉。静脉瓣引导血液由近端回流至心脏。当静脉阻塞(如 DVT)、静脉瓣功能不全或围绕静脉的肌肉收缩力下降(如不活动)减少前向的静脉血流并升高静脉压(静脉高压)时就均可导致慢性静脉功能不全。下肢液体潴留(如右心衰竭)也会导致静脉高压。长期静脉高压导致组织水肿、炎症和缺氧,引起症状。如果连接深静脉和浅表静脉的穿透支静脉瓣功能不良,静脉高压可能被递送到浅表静脉。

慢性静脉功能不全最常见的危险因素是深静脉血栓(DVT)。

其他危险因素有创伤、年龄和肥胖。特发性病例常归因于既往发生的隐匿性 DVT。

静脉炎后(或血栓后)综合征是指发生于 DVT 之后的有症状的慢性静脉功能不全。DVT 患者出现静脉炎后综合征的危险因素包括近端血栓形成、反复单侧 DVT 及体重指数(BMI)≥22kg/m²。年龄、女性和雌激素治疗也与此综合征的发生相关,但可能是非特异性的。DVT 后应用压缩长筒袜可降低该综合征发生的危险。

症状及体征

临床上明显的慢性静脉功能不全可能不引起任何症状,但总会引起体征;静脉炎后综合征总会引起症状。这两种疾病都应受到关注,因为它们的症状可类似于急性 DVT,且两者均可导致体力活动和生活质量的实质性降低。

症状包括腿部的一系列感受、肿胀、沉重、酸胀、抽搐、疼痛、疲劳和感觉异常;这些症状随着站立或行走而加重,通过休息和抬高腿部可减轻。瘙痒可能伴随有皮肤的改变。体征的发生是循序渐进的:由无变化到静脉曲张(罕见),到小腿及踝部的淤滞性皮炎,可伴或不伴溃疡(表 89-4)。按压腓肠肌可产生疼痛。

静脉淤滞性皮炎 由红棕色色素沉着过多、硬结、静脉扩张、皮肤脂肪硬化症(纤维性皮下脂膜炎)和静脉淤滞性溃疡所组成。

静脉淤滞性溃疡 可自发形成或在受累皮肤被抓伤或受损后形成。它们通常发生在内踝的周围,浅而潮湿,可伴有恶臭(特别是护理不佳时)或疼痛。溃疡未穿透深筋膜。相反,由于周围动脉疾病所致的溃疡往往使肌腱或骨暴露。

下肢水肿常为单侧的或无症状的;双侧对称性水肿更可能由系统性疾病(如心力衰竭、低白蛋白血症)或某些特殊药物(如钙通道阻滞剂)引起。

总之,除非对下肢进行适当的护理,有慢性静脉功能不全或静脉炎后综合征的任何表现的患者均处于进展到更严重类型的危险当中。

诊断

- 临床诊断
- 超声波检查除外 DVT

诊断通常基于病史和体格检查。根据 5 个症状(疼痛、抽筋、沉重感、瘙痒、感觉异常)和 6 个体征(水肿、色素沉着过多、硬结、静脉扩张、烧灼样充血、压小腿时疼痛)的有无,从 0(无或很轻微)至 3(严重)的范围分等级进行临床记分,以此作为诊断疾病严重程度的标准。根据 2 个≥6 个月的随访研究,记分 5~14 提示为轻至中度的疾病,而记分≥15 提示为病情严重。

下肢多普勒超声波检查有助于排除或证实 DVT。不伴下肢水肿及踝臂指数降低提示为周围动脉疾病而非慢性静脉功能不全和静脉炎后综合征。

治疗

- 抬高下肢
- 压迫
- 局部治疗
- 治疗继发的感染

依据疾病的严重度,治疗包括抬高下肢、绷带压迫、长筒袜和气动装置,局部伤口的护理和手术。有些专家认为减重、有规律的运动和减少食盐可能对双侧慢性静脉功能不全患者有益。然而,所有的干预都可能难以施行。

抬高下肢 至右心房水平以上可减少静脉高压和水肿,这对所有患者都适用;每日至少应做 3 次,每次持续时间应≥30 分钟。然而大多数患者无法每天坚持。

肢体压迫 对慢性静脉功能不全和静脉炎后综合征的治疗或预防是有效的,推荐所有患者施行。最初应用弹性绷带直到水肿和溃疡消除且腿的大小稳定;然后使用已商业化的压力长筒袜。对较小的静脉曲张和轻度慢性静脉功能不全可选取对远端周径提供 20~30mmHg 压力的长筒袜;对较大的静脉曲张和中度疾病采用提供 30~40mmHg 压力的长筒袜;对病情严重患者推荐采用提供 40~60mmHg 或 >60mmHg 压力的长筒袜。在活动使下肢水肿恶化前,即应在患者醒时就穿上弹力袜。在踝部应使用最大的压力,并向近端逐渐减少。对这种治疗的依从性会有不同;较年轻或活动量大的患者认为长筒袜具有刺激性、有约束感或不美观;较老的患者穿戴长筒袜可能有困难。

间歇性充气加压(IPC)应用一个泵周期性地扩张和萎陷中空的塑料绑腿。IPC 提供体外的压迫,挤压血液和体液从小腿流回。这可有效地治疗严重的静脉炎后综合征和静脉淤滞性溃疡,但可能不比单用压力长筒袜更有效,而且对患者来说很难一直坚持。

局部伤口护理 在静脉淤滞性溃疡的处置中是很重要的(参见第 685 页)。如果正确应用乌纳靴(涂满氧化锌的绷带),用压力绷带覆盖在外面,且每周更换一次,几乎所有的溃疡都能愈合。封闭的相互作用的敷料(如水胶体、氯化铝)对伤口愈合和新组织生长提供潮湿的环境;它们可用于轻至中度渗出的溃疡，但其效果相对单纯的乌纳靴极其有限且价格昂贵。被动型敷料可被吸收，使其最适合于有较重渗出的伤口。

药物在慢性静脉功能不全的常规治疗中不起作用，然而许多患者在服用阿司匹林、抗生素及局部的糖皮质激素，合并水肿使用利尿剂。

手术（如静脉结扎、剥离、瓣膜重建） 一般也是无效的。当所有其他措施无效时，移植自体皮肤或通过表皮的角质细胞、真皮成纤维细胞培养的皮肤也可以作为瘀血性溃疡患者的一个选择，但除非基础的静脉高压得到处理，否则移植物将再形成溃疡。

预防

一级预防包括 DVT 后积极抗凝治疗和坚持使用弹力袜至发生 DVT、下肢静脉创伤后 2 年。然而，1 项最近的研究使用假弹力袜未能减少静脉炎后综合征。生活方式改变（如减重、规律的运动、低盐饮食）能降低下肢静脉压从而降低其发病风险。

> **关键点**
> - 皮肤损害严重程度不一，从正常皮肤或静脉轻度扩张到严重的瘀血、皮炎和溃疡
> - 症状常表现为静脉炎后综合征，包括沉重感、疼痛和感觉异常
> - 诊断基于检测结果，但患者应完善超声检查以排除深静脉血栓
> - 通过抬高和压迫下肢治疗；药物和手术通常无效

浅表静脉血栓形成

浅表静脉血栓形成是上肢或下肢浅表静脉血液凝块，或较少见的是在一支或多支胸部或乳房的静脉中血液凝块（Mondor 病）。

上肢浅表静脉血栓形成最常由静脉内注射或置管引起；静脉曲张似乎是下肢浅表静脉血栓形成的主要危险因素，特别是女性。浅表静脉血栓罕有严重并发症和栓塞。

典型的症状有沿浅静脉走行的疼痛、压痛或可触及硬结。上覆的皮肤通常温暖的伴有红斑。

在臂部、腿部和躯干的正常静脉多次发生、消除和再发的游走性浅表静脉血栓形成可能是胰腺癌和其他腺癌的（Trousseau 综合征）先兆。

诊断基于病史和体格检查。膝盖以上的浅静脉血栓形成患者有深静脉血栓形成的风险，应行超声检查。

传统的治疗有热敷和非甾体抗炎药。对大范围浅表静脉炎的患者，抗凝（如 LMWH、磺达肝癸钠）通常有效。合适的方案及疗程未明，但多数专家推荐使用 LMWH（如依诺肝素 40mg/d，1 次或磺达肝癸钠 2.5mg/d，1 次）持续约 1 个月。

静脉曲张

静脉曲张是下肢扩张的浅表静脉。通常无明显原因。静脉曲张一般无症状，但可能引起腿部的饱满感、压迫感和疼痛或感觉过敏。诊断依靠体格检查。治疗可能包括加压、伤口护理、硬化治疗和手术。

静脉曲张可能单独发生或伴有慢性静脉功能不全。

病因

病因通常不明，但静脉曲张可能由原发性静脉瓣膜功能不全伴反流，或由原发性静脉壁的结构薄弱导致的静脉壁扩张所引起。在有些人群中，静脉曲张是由慢性静脉功能不全和静脉高压所致。大多数人无明显的危险因素。静脉曲张有家族聚集性，提示发病有遗传因素。静脉曲张在女性中较常见，因雌激素影响静脉结构，妊娠增加骨盆和腿部静脉压力，或两者兼有之。罕见情况下，静脉曲张是 Klippel-Trenaunay-Weber 综合征的一部分，此综合征包括先天性动静脉瘘和弥漫性皮肤毛细血管血管瘤。

症状及体征

静脉曲张起初可能是绷紧的和可扪及的，但不一定能看到。以后可能呈进行性增大、凸出而变得明显，可引起饱满感、疲乏感、压力感、腿部浅表疼痛和感觉过敏。当患者站立时，静脉曲张大多数能看见。淤滞性皮炎和静脉淤滞性溃疡少见，原因不甚清楚。当发生皮肤改变（如硬结、色素沉着、湿疹）时，一般影响内踝区域。受影响区域轻微创伤后可能发生溃疡，通常小而浅表，有疼痛。静脉曲张偶尔有血栓形成，引起疼痛。浅表静脉曲张可能导致皮肤上薄壁的静脉大疱，其可能在轻微创伤后破裂和出血。非常罕见的是，如果在睡眠中未被察觉，这种出血会致命。

诊断

- 临床评估

从体格检查中一般很容易得到诊断。Trendelenburg 试验（松弛大腿压迫带前后比较静脉充盈）不常被用来确定逆行血流经过关闭不全的隐静脉瓣。多普勒超声波检查较准确但是否需要常规作为检查尚不明确。

> **经验与提示**
> - 静脉曲张很少导致淤滞性皮炎或淤滞性溃疡，但溃疡对于受影响区域会造成轻微伤害

治疗

- 压力长筒袜
- 有时行硬化剂或外科手术治疗

治疗的目标在于减轻症状，改善腿部的外貌，在有些病例中预防并发症。治疗包括压力长筒袜和护理局部伤口。

对预防复发性静脉曲张的血栓形成和皮肤改变进行注射治疗（硬化剂治疗）和手术治疗的指征；这些操作也常用作整容的目的。硬化剂治疗用一种刺激剂［如硫酸十四（烷）基钠］以诱发血栓性静脉炎的反应，此反应可使静脉纤维化和阻塞；然而，许多静脉曲张可再血管化。手术涉及结扎，长段或短段的隐静脉剥离。这些操作提供了良好的近期症状减轻，但远期疗效不佳（如患者常反复发作静脉曲张）。有些医生在试验性地使用激光治疗。

即使经过治疗，新的静脉曲张仍会发生，治疗因此常须

无限期地维持。

特发性毛细血管扩张症

特发性毛细血管扩张症是细微的、扩张的皮内静脉,临床上无意义,但可能变得广泛且不美观。

毛细血管扩张症通常无症状,但有些患者报告有烧灼感或疼痛,许多人认为即使最小的毛细血管扩张症在美观上都是无法接受的。

治疗
- 硬化疗法
- 激光疗法

毛细血管扩张症通常可通过硬化疗法消除:细孔针在毛细血管内注射0.3%硫酸十四[烷]基钠溶液。有时也可应用23.4%高渗盐水,但会引起相当严重的暂时而局限的疼痛;因此,大面积的蜘蛛样扩张静脉(多发性毛细血管扩张)可能需要多次治疗。可发生色素沉着但通常会消退,常常是完全消退。如果注射到血管外或注射量过大可能引起皮肤溃疡。

激光治疗是有效的,但大面积需要多次治疗。小的毛细血管扩张症可能在初始的治疗后持续或复发。

动静脉瘘

动静脉瘘是动脉和静脉之间的异常交通。

动静脉瘘可以是先天性的(通常累及较小的血管)或是获得性的,由创伤所致(如枪弹伤或刺伤)或动脉瘤侵入邻近的静脉。

动静脉瘘可能引起的症状及体征有:
- 动脉功能不全(如由于动脉血流减少或缺血所致的肢端溃疡)
- 因高压动脉血流所致的慢性静脉功能不全(如周围性水肿、静脉曲张、淤滞性色素沉着)

血栓(如导致溃疡)可以从静脉系统到达动脉系统,虽然压力差的存在使这一过程不太可能发生。如果动静脉瘘接近表皮,可扪及一肿块,受影响区域通常肿胀且温暖并伴行着可触及的膨胀的浅表静脉。

在瘘上可扪及震颤,在听诊时可听到连续响亮的往复(机器样)杂音,在收缩期更为显著。

在一些罕见的情况下,如果心排血量的相当大部分通过动静脉瘘到右心,可导致高排血量心力衰竭。

诊断
- 临床评估
- 超声

动静脉瘘可基于震颤、杂音及其他典型的体征进行临床诊断。多普勒超声是最佳的确诊检查。

治疗
- 经皮介入封堵术
- 外科手术治疗

先天性动静脉瘘不需要治疗,除非产生严重的并发症(如正在生长中的儿童下肢伸长)。必要时,可采取经皮血管内手术放置线圈或塞子到血管内以阻塞动静脉瘘。治疗很少完全成功,但并发症通常可控。获得性动静脉瘘通常有一个孤立的、大的动静脉连接,可采取外科手术有效地治疗。

90. 淋巴疾病

通常情况下,血浆和一些红细胞一起从毛细血管中进入到组织间隙。大多数的流体及其内容物被组织细胞吸收,或者重吸收到血管网中,这依赖于静水压和渗透压之间的平衡。但是,一些流体和某些细胞及细胞碎片(如对局部感染的免疫反应、癌症、炎症)一起进入到淋巴系统中。

和静脉系统类似,淋巴系统由能够将流体运送到全身的多种薄壁管道组成。小的淋巴管流入到较大的淋巴管中,并通过胸导管或右淋巴导管最终汇入到中心静脉系统。与静脉类似,大多数淋巴管具有瓣膜,能够保持淋巴液按照一个方向流动(向心流动)。与静脉系统不同的是,静脉系统的流体(血液)是通过心脏泵送的,而淋巴液是通过肌肉收缩时产生的压力泵送的。

在进入到中心静脉系统前,淋巴液会从淋巴结中流过,而淋巴结会过滤掉细胞物质,包括癌症细胞和外来的颗粒。淋巴结也在免疫系统中参与关键作用,这是由于淋巴结中充满了淋巴细胞、巨噬细胞和树突状细胞,这些细胞可以对从组织转运到淋巴液中的任何抗原保持反应。

淋巴结分为浅表淋巴结和深部淋巴结。浅表淋巴结在皮肤下,它们遍布全身,但是特别在颈部、腋窝和腹股沟处集合。深部淋巴结位于腹部或胸腔。

淋巴系统疾病 淋巴系统疾病包括下面的一种或多种:
- 梗阻
- 感染或炎症
- 癌症

梗阻:导致淋巴液在组织中聚集(淋巴水肿)并且继发于手术、放疗、受伤,或在热带国家、淋巴丝虫病中多发。罕见的病因为先天性疾病。

感染:能够导致反应性淋巴结肿大(淋巴结病)或者淋巴结自身可以被从原发感染部位扩散到淋巴系统中的病原

体感染(淋巴结炎)。

多种癌症能够转移到局部或区域淋巴结中。罕见的情况下,在淋巴系统中发生原发癌(如淋巴管肉瘤)。

淋巴结病

淋巴结肿大是指触及≥1个肿大的淋巴结。诊断依赖于临床判断。治疗为对因治疗。

淋巴结遍布全身,但是尤其集中在颈部、腋窝和腹股沟内;健康人中,经常可以摸到很少的小淋巴结(<1cm)。

淋巴结肿大 指可触及肿大的淋巴结≥1cm。分类如下:
- 局部:只出现1处
- 广泛:存在至少2处

具有疼痛和/或炎症迹象(如红肿、压痛)的淋巴结病被称为淋巴结炎。

根据潜在的病因,可以存在一些其他的症状。

病理生理

组织间隙中的一些血浆和细胞(如癌细胞、传染性微生物)与某些细胞物质、抗原和外来颗粒一起进入到淋巴管中,成为淋巴液。淋巴结按照自己的方式将淋巴液过滤到中心静脉循环中,移除细胞和其他物质。过滤过程也会将抗原传递给淋巴结内的淋巴细胞。这些淋巴细胞的免疫反应包括可以造成淋巴结扩大的细胞增生(反应性淋巴淋巴结病变)。淋巴液中的病原微生物能够直接感染淋巴结,造成淋巴结炎,癌细胞能够停留在淋巴结内,并扩增。

病因

由于淋巴结参与机体的免疫反应,所以大量的传染和炎性疾病以及癌症是潜在诱因(表90-1)。在这里,仅讨论更常见的原因。根据患者年龄、相关的研究结果和风险因素的不同,多数情况下病因也不同,但是**最常见的原因为**:

表90-1 淋巴结病的一些病因

病因	提示性发现	诊断方法
感染		
上呼吸道感染	颈淋巴结病,具有轻微或没有压痛,喉咙痛,流鼻涕,咳嗽	临床评估
口咽感染(如咽炎,口腔炎,口腔脓肿)	仅颈淋巴结病(经常出现压痛) 临床上明显的口咽感染	临床评估
单核细胞增多症	对称淋巴结病,通常发生于颈椎,但是有时和/或腹股沟区 发烧、喉咙痛、严重的疲劳 经常出现脾肿大在青少年或年轻人中较典型	嗜异性抗体试验在腋窝 有时EB病毒血清学试验
肺结核(肺外结核性淋巴结炎)	通常在颈部或锁骨上发生淋巴结肿大,有时感染或渗液 HIV感染患者经常发生	结核菌素皮肤试验或γ干扰素释放试验 经常进行淋巴结穿刺或活检
HIV(原发感染)	广泛性淋巴结病 皮疹、关节痛 早期原发经常有HIV或高风险活动暴露史	HIV抗体检测经常发热、萎靡不振、有时进行HIV-RNA试验(如果怀疑感染)
性传播疾病(STD-尤其单纯疱疹、衣原体感染、梅毒)	除了继发梅毒,仅有腹股沟淋巴结肿大(波动或渗液淋巴结表明性病淋巴肉芽肿) 经常具有排尿症状和尿道或宫颈的分泌物 有时出现外阴病变对于继发梅毒,经常具有广泛性皮肤黏膜病变,全身淋巴结肿大	对于单纯性疱疹,进行培养 对于衣原体感染,进行核酸检测 对于梅毒,进行血清学检测
皮肤和软组织感染(如脓肿,蜂窝织炎,包括直接淋巴结感染)	通常在肿大淋巴结的远端部位可见局部皮损(或近期皮损史) 有时仅显现红斑,孤立淋巴结具有压痛(经常为颈部),而原发部位不明显	通常进行临床评价猫抓病,对于猫抓病,进行血清抗体滴度
弓形虫病	两侧无压痛颈部或腋窝淋巴结肿大 有时表现为一种类流感综合征,肝脾肿大接触史	血清学检测 经常有猫屎
其他感染(如布氏杆菌病、巨细胞病毒感染、组织胞浆菌病、副球孢子菌病、瘟疫、鼠咬热、兔热病)	变化多种多样 常见风险因子(如地理位置、暴露史)	变化
癌症		
白血病(典型慢性的,有时是急性淋巴细胞白血病)	疲劳、发热、体重减轻、脾肿大 急性白血病,经常易瘀血和/或出血	血常规,外周血涂片,流式细胞仪,骨髓检查

续表

病因	提示性发现	诊断方法
淋巴瘤	无痛性淋巴结肿大（局部或全身），经常有弹性，有时有结块 经常发热、盗汗、体重减轻、脾肿大	淋巴结活检或流式细胞检测
转移性癌症（经常为头部和颈部、乳腺或肿瘤肺）	一个或数个无痛局部淋巴结 淋巴结经常坚硬，有时固定于邻近组织	经常需要进行检查来鉴别原发
结缔组织病		
系统性红斑狼疮（SLE）	广泛性淋巴结病 典型症状为关节炎或关节痛有时发生面颊疹，其他皮肤病变	临床标准，抗体检测
结节病	无痛性淋巴结肿大（局部或全身） 经常发生咳嗽和/或呼吸困难、发烧、不适、肌无力、体重减轻、关节痛	胸部影像学分析（X线平片或CT） 如果影像结果是阳性的，则进行淋巴结活检
川崎病	儿童有压痛的颈部淋巴结肿大 发热（经常>39℃）、躯干皮疹、草莓舌、甲周、脚底脱皮	临床标准
其他结缔组织病（如幼年特发性关节炎、菊池淋巴结炎、类风湿关节炎、干燥综合征）	变异	变异多种多样
其他情况		
药物，如别嘌醇、抗菌药（如头孢菌素类、青霉素、磺胺类药物）、阿替洛尔、卡托普利、卡马西平、苯妥英钠、乙胺嘧啶、奎尼丁	应用致病药物史 除了苯妥英，会发生血清病型反应（如皮疹、关节炎和/或关节痛、肌痛、发烧）	临床评估
硅乳房植入物	乳房植入患者局部淋巴结肿大	除外淋巴结肿大的其他病因

- 特发性，自限
- 上呼吸道感染（URI）
- 局部软组织感染

最危险的原因是：

- 癌症
- HIV感染
- 结核

但是，大多数的病例表现为良性疾病或临床上明显的局部感染。就诊于初级医疗机构的不明原因的病例中，约低于1%者为癌症。

评估

淋巴结病是患者就诊的原因，或在评估其他病情时被发现。

病史 **现病史**：应该确定位置和淋巴结病的持续时间，及其是否与疼痛并发。需要注意最近发生的皮肤损伤（尤其是猫抓和鼠咬）和受影响的淋巴结引流区域的感染。

全身性疾病回顾：应该询问可能病因的症状，包括流涕、鼻塞（上呼吸道感染）；咽喉痛（咽炎、单核细胞增多症）；口部、牙龈或牙齿疼痛（口腔感染）；咳嗽和/或呼吸困难（结节病、肺癌、肺结核、一些真菌感染）；发热、疲劳、萎靡不振（单核细胞增多症和许多其他感染、癌症、结缔组织病）；生殖器病变或分泌物（单纯疱疹、衣原体感染、梅毒）；关节痛和/或关节肿大（SLE或其他结缔组织病）；易出血和/或瘀血（白血病）；眼干、眼炎（干燥综合征）。

既往史：能够鉴别肺结核或HIV感染和癌症的风险因子（尤其是饮酒者和/或吸烟者）。患者会被问及与患病者的接触史（一评估结核或病毒感染疾病风险，如EB病毒）、性生活史（一评估性传播疾病风险）、地方性传染病区域的旅游史（如中东的布鲁菌病，南美的瘟疫）和可能的暴露史（如猫屎的弓形虫病，农场动物的布鲁菌病，野生动物的兔热病）。为了获知特殊的已知致病药物的使用情况，通常会对用药史进行回顾。

体格检查 对发热进行生命体征检查。尤其在淋巴结聚集的颈部（包括枕部和锁骨上区）、腋窝和腹股沟等区域进行了触诊。和淋巴结是否可以自由移动还是固定到相邻组织一样，对淋巴结大小、压痛和一致性也非常关注。

对皮肤进行皮疹和皮损的检查，尤其关注受影响的淋巴结引流的区域。对口咽进行检查和触诊，以便发现感染和其他能导致癌症的病变的指征。触诊甲状腺，看其是否肿大或有结节。对乳房进行触诊（也包括男性），看其是否有肿块。对肺进行听诊，看其是否有湿啰音（表明结节病或感染）。触诊腹部，看其是否肝大和脾肿大。检查生殖器，诊断其是否有下疳、囊泡或其他病变，并检查尿道排出物，检查关节是否具有炎症反应。

- 结节>2cm
- 结节引流、坚硬，或固定到潜在组织中

- 锁骨上淋巴结
- HIV 或肺结核的危险因素
- 发热和/或体重减轻
- 脾肿大

检查结果解读：广泛性淋巴结病患者通常具有全身疾病。但是，局部淋巴结病患者却可以具有局部或全身疾病（包括能引起广泛性淋巴结病的种类）。

有时，病史和体格检查能够表明病因（表 90-1）并可以在具有明确病毒性上呼吸道感染或软组织或口腔感染的患者中确诊。其他情况下，检查结果是重要的（发现危险信号），但是却非单一病因所致。

坚硬且明显肿大（>2~2.5cm），和/或固定到相邻组织的淋巴结，尤其是位于锁骨上区的淋巴结或长期吸烟和/或饮酒的患者的淋巴结应考虑癌症。化脓性淋巴结感染，如金黄色葡萄球菌或链球菌感染，能导致单一肿大的淋巴结中出现明显压痛、红斑和温度升高。

感染、恶性疾病和结缔组织病能导致发热。单核细胞增多症、弓形虫病、白血病和淋巴瘤能够导致脾肿大。肺结核和癌症能够导致体重减轻。风险因素和旅行及暴露史是最佳的提示。

最后，淋巴结肿大有时在没有其他疾病症状的患者中是由一种严重原因引起的。

辅助检查 如果怀疑特殊疾病（如发热、咽喉痛和脾肿大的年轻人中发生单核细胞增多症），那么就需要在该情况下进行基本检查（表 90-1）。

如果病史和体格检查没有表明一个可能的病因，那么需要根据淋巴结和其他现有的检查结果进行更进一步的评估。

具有警示症状的患者和广泛性淋巴结病的患者应该进行血常规和胸部 X 线检查。如血常规检出异常白细胞，应进行外围涂片和流式细胞仪检查，以评估白血病或淋巴瘤。对于广泛性淋巴结病患者，多数的医生通常也应该进行结核菌素皮肤试验（或 γ 干扰素释放试验）和 HIV、单核细胞增多症、可能的弓形虫病和梅毒的血清学试验。具有关节症状或皮疹的患者应该进行 SLE 的抗核抗体检测。

大多数的医生认为，局部淋巴结肿大和没有其他症状的患者可以安全的观察 3~4 周，除非怀疑是癌症。如果怀疑癌症，患者应该进行淋巴结活检（具有颈部肿块的患者需要在活检前进行更详细的评估）。如果孤立淋巴结肿大或广泛性淋巴结病没有在 3~4 周内解决，那么同样需要进行活检。

治疗

基本治疗应该是针对病因；淋巴结病本身是不需要治疗的。未知病因的淋巴结病不需要进行糖皮质激素治疗，因为糖皮质激素能降低由白血病和淋巴瘤导致的淋巴结病，这样会拖延确诊，并且糖皮质激素能加重肺结核的病情。抗菌药治疗同样是不推荐的，除了怀疑是化脓性淋巴结感染。

> **关键点**
> - 多数的病例是特发的和自限的，或者起源于临床上明显的局部原因
> - 如果有警示症状，或其他症状或风险因子表明是一种特殊疾病，或广泛性淋巴结病没有明显的病因，那么应该进行初始检测
> - 急性局部淋巴结肿大的患者和没有其他检查结果的患者可以观察 3~4 周，之后要考虑进行活检

淋巴水肿

淋巴水肿是由于淋巴发育不全（原发性）或淋巴管阻塞或破裂（继发性）所引起的肢体水肿。症状和体征是在一个或多个肢体呈粗壮的、纤维性的、非凹陷性水肿。诊断依赖体格检查。治疗有运动、压力阶差衣着、按摩，有时手术。治疗常不能达到治愈目的，但可能减轻症状、延缓进展和预防并发症。患者有发生蜂窝织炎、淋巴管炎和罕见的淋巴管肉瘤的危险。

病因

淋巴水肿可能是：
- 原发性：由于淋巴管发育不良
- 继发性：由于淋巴管阻塞或破裂

原发性淋巴水肿：原发性淋巴水肿是遗传性的，少见的。根据表型和患者年龄方面有不同的表现样式。

先天性淋巴水肿：在 2 岁前就有表现，系淋巴管不发育或发育不全所致。Milroy 病是一种常染色体显性家族型先天性淋巴水肿，与血管内皮生长因子受体-3（*VEGFR-3*）基因突变有关，有时伴有胆汁淤积性黄疸和由于小肠淋巴管扩张引起的蛋白丧失的肠病所致的水肿和腹泻。

早发性淋巴水肿：出现在年龄 2 岁至 35 岁之间，典型地发生在女性的月经初潮或妊娠时。Meige 病是一种早发性淋巴水肿的常染色体显性遗传的家族，归因于转录因子基因突变（*FOXC2*）和伴有外睫毛（双行睫）、腭裂和腿、臂、有时面部水肿。

缓发性淋巴水肿：发生在 35 岁以后。有家族型和散发型；两者的基因基础不明。临床发现类似于早发性淋巴水肿，但可能较不严重。

淋巴水肿是在其他一些遗传综合征的突出体征，其中包括：
- 特纳综合征
- 黄甲综合征，特点是胸腔积液和黄色的指甲
- Hennekam 综合征，一种罕见的肠和其他淋巴管扩张，面部畸形和智力迟钝的先天性综合征

继发性淋巴水肿 继发性淋巴水肿远较原发性者常见得多。

最常见的病因为：
- 手术（尤其是淋巴结清扫术，通常用于治疗乳腺癌）
- 放射治疗（尤其是腋窝或腹股沟）
- 外伤

- 肿瘤引起淋巴阻塞
- 淋巴丝虫病（在发展中国家）

轻度淋巴水肿在慢性静脉功能不全患者中也可能由淋巴漏出到间质组织中引起。

症状及体征

继发性淋巴水肿的症状包括疼痛不适、沉重感或饱满感。主要的体征是软组织水肿，被分成3期。

- 第1期：水肿呈凹陷性，受累区域常到早晨时恢复正常
- 第2期：水肿为非凹陷性，慢性软组织炎症引起早期纤维化
- 第3期：水肿是结实、不可逆的，很大程度上是因为软组织纤维化

肿胀常为单侧的，可能在天气变暖、经前和肢体长时间在下坠位后恶化。它可影响肢体的任何部位（局限于近端或远端）或整个肢体；当肿胀在关节周围时它可能限制肢体活动的范围。功能受损和明显的痛感，特别是当淋巴水肿是由内科和外科治疗所引起时。

皮肤改变常见，包括角化过度病、色素沉着症、疣、乳头状瘤和真菌感染。

罕见情况下，受影响的肢体变得非常粗大，并且严重角化，呈象皮样外观（**象皮病**）。这表现为丝虫病比淋巴水肿的其他原因引起的较为常见。

并发症 可能发生淋巴结炎，大多数微生物常通过趾间的裂缝进入而引起真菌感染或通过手的割伤进入皮肤。淋巴管炎几乎总是链球菌感染，引起丹毒；有时是葡萄球菌感染。受累肢体变红和发烫；红线可能从进入的点延伸到近端，并可能发展。罕见情况下，皮肤发生破裂。

长期淋巴水肿导致**淋巴管肉瘤**（斯图尔特-特雷韦斯综合征）少见，一般在乳房切除术后患者和丝虫病患者。

诊断

- 临床诊断
- 病因不明时行 CT 或 MRI

根据特征性的全身软组织水肿及病史、体格检查的发现，原发性淋巴水肿通常显而易见。

继发性淋巴水肿的诊断通过体格检查也常易见。当怀疑继发性淋巴水肿时有指征作附加检查除非诊断和病因很明确。CT 和 MRI 可确定淋巴阻塞的部位；放射性核素淋巴闪烁检查可确定淋巴发育不全或淋巴液流动缓慢。

通过测定肢体周径，测定由浸入的肢体所取代的水容量，或利用皮肤或软组织的压力测定来监测其进展；这些检查还未被证实有效。

在发展中国家，应作淋巴丝虫病的检查。如淋巴水肿较预期明显严重（如在淋巴结切除的基础上）或出现在女性乳腺癌治疗后，需要考虑乳腺癌复发。

预后

一旦发生淋巴水肿，常不能治愈。细致的治疗和可能的预防措施可减轻症状、减慢或阻止疾病的进展和预防并发症。

治疗

- 对于原发性淋巴水肿有时行手术重建
- 促进液体流动（如通过患肢抬高和加压、按摩、压力泵、间歇充气加压）

如果生活质量明显降低，原发性淋巴水肿的治疗可能包括手术软组织减缩术（祛除皮下脂肪和纤维组织）和重建术。

继发性淋巴水肿的治疗涉及处理原发原因。对淋巴水肿本身，可采用数种干预措施以使液体流动（复合减轻充血疗法）这些治疗包括：

- 手工淋巴引流，其中肢体向心端抬高和压缩（"挤奶"）
- 梯度压力绷带或套筒
- 肢体训练
- 肢体按摩，包括间歇充气加压

外科软组织复原术，有时试验淋巴管再吻合和引流通道的形成，但还未进行大规模的研究。

预防措施包括避免过热，有活力的运动，包绕受累肢体的弹力装置（包括血压袖套）。皮肤和指甲护理需要仔细的注意；应避免在受累肢体进行预防接种、静脉切开术和静脉内插管。蜂窝织炎和淋巴管炎用对 β-内酰胺酶抵抗且对革兰氏阳性菌有效的抗生素（如双氯西林、头孢氨苄）治疗。

> **经验与提示**
> - 避免接种疫苗，采血并在存在淋巴水肿的肢体进行静脉置管操作

第八篇

耳鼻咽喉疾病

91. **耳部疾病患者的诊治** 694
   Debara L. Tucci, MD, MS
   耳痛 695
   耳漏 696
   耳鸣 698
   平衡异常感和眩晕 700

92. **外耳疾病** 704
   Bradley W. Kesser, MD
   慢性外耳道炎 704
   急性外耳道炎 704
   恶性外耳道炎 705
   外耳阻塞 706
   软骨膜炎 706

93. **中耳和鼓膜疾病** 707
   Richard T. Miyamoto, MD, MS
   乳突炎 707
   鼓膜炎 708
   急性中耳炎 708
   分泌性中耳炎 709
   慢性中耳炎 710
   耳气压伤 711
   耳硬化症 711
   鼓膜外伤性穿孔 711

94. **内耳疾病** 712
   Lawrence R. Lustig, MD
   听神经瘤 712
   良性阵发性位置性眩晕 713
   药物引起的耳毒性 714
   耳带状疱疹 715
   梅尼埃病 716
   化脓性迷路炎 717
   前庭神经元炎 717

95. **听力损失** 717
   John K. Niparko, MD

   突发性耳聋 724

96. **鼻及鼻窦疾病** 726
   Marvin P. Fried, MD
   细菌感染 726
   鼻息肉 726
   非过敏性鼻炎 727
   鼻中隔偏曲及穿孔 728
   鼻窦炎 728
   免疫缺陷患者侵袭性鼻窦炎 730

97. **鼻和咽部症状的诊治** 730
   Marvin P. Fried, MD
   鼻出血 731
   鼻塞和鼻漏 733
   颈部肿块 734
   咽喉疼痛 736
   嗅觉和味觉异常 737
   失嗅症 738

98. **口腔和咽部疾病** 740
   Clarence T. Sasaki, MD
   涎腺炎 740
   涎石症 741
   下颌下间隙感染 741
   腺样体疾病 742
   咽后脓肿 742
   TornwaldT 囊肿 742
   腭咽闭合不全 743
   扁桃体炎/咽炎 743
   扁桃体周围脓肿及蜂窝织炎 744
   咽旁脓肿 745
   会厌炎 745

99. **喉部疾病** 746
   Clarence T. Sasaki, MD
   喉良性肿瘤 747
   喉炎 747
   喉气囊肿 748

痉挛性发音困难　748
声带麻痹　748
声带息肉、小结和肉芽肿　749
喉接触性溃疡　750

100. 头颈部肿瘤　750
Bradley A. Schiff, MD
喉癌　752

鼻咽癌　753
口腔鳞状细胞癌　754
口咽部鳞状上皮细胞癌　755
颌骨肿瘤　755
耳部肿瘤　755
涎腺肿瘤　756
鼻窦癌　756

91. 耳部疾病患者的诊治

耳痛、听力损失、耳漏、耳鸣和眩晕是耳部疾病的基本症状。听力损失参见第717页。

除了耳部，鼻、鼻咽、鼻窦、牙齿、舌、扁桃体、下咽、喉、唾液腺和颞下颌关节均应检查，因为这些部位的疼痛和不适能放射到耳部。脑神经功能（参见第1626页）听力检查（参见第721页）和前庭器官的检查是很重要的。还应该检查患者是否有眼震（一种眼球的节律性运动，框91-1）。

框91-1　眼震

眼震是一种由多种原因引起的眼球的节律性运动。由于前庭系统与动眼核之间的联系，前庭系统疾病可导致眼震。前庭性眼震的存在有助于确诊前庭疾病，并且有时可用来区分中枢性和外周性眩晕。前庭眼震包括由前庭刺激引起的慢相和向相反方向运动的矫正性快相两部分。由于快相便于观察，故将快相所指的方向作为眼震的方向。眼震的方向可为旋转性、垂直性或水平性，可以是自发性的，也可是凝视性或头位运动引起。

检查眼震时，患者仰卧并且不要固视（为避免固视可佩戴+30°或Frenzel凸球镜片）。患者眼睛慢慢转向左侧，然后转向右侧。观察眼震的方向和持续时间。如果观察不到眼震，那么可行Dix-Hallpike或Barany手动变位性眼震检查。行此检查时，患者垂直坐于检查床上，以便当患者仰卧时头能够伸出检查床边缘。扶患者头，使其迅速后仰，悬头45°，然后头向左转45°。观察眼震的方向和持续时间，以及有无眩晕。患者坐直，相似的手法使其头位转向右侧。能够产生眼震的位置或手法均应重复以观察是

否有疲劳。能够产生眼震的位置或手法均应重复以观察是否有疲劳。继发于周围神经系统疾病的眼球震颤有3~10秒的潜伏期，并且容易疲劳；而继发于中枢神经系统疾病的眼球震颤没有潜伏期，且不会发生疲劳。诱发眼球震颤时，患者需要注视在某一个物体上。外周疾病引起的眼震可被凝视所抑制。由于弗伦泽尔镜片可阻止凝视，必须摘掉眼镜来评估凝视。患者的前庭系统完好的话，外耳道的冷热试验能激发眼震。不能诱发眼震或双侧眼震持续时间差异大于20%~25%，提示反应降低侧有病变。冷热反应定量试验最好使用正式（计算机化）的眼震电图描记法。

前庭系统对外周刺激的反应能力可以进行床旁评估。注意在已知有鼓膜穿孔或慢性感染时不得进行冲洗耳道。患者仰卧，头抬高30°，每耳相继灌注3ml冰水，或者是240ml温水（40~44℃），注意水不可过热以免烫伤患者。冰水能诱发向对侧的眼震，温水诱发方向向同侧的眼震。一个便于记忆的口诀是"COWS"（冰向对侧，温向同侧）。

检查

病史或体格检查中发现有听力异常及耳鸣或眩晕的患者都应做听力图测试（参见第722页，图95-1）。有眼震或前庭功能改变的患者做计算机描记的眼震电图检查是有帮助的，该检查可定性肉眼不可见的自发性、凝视性或位置性眼震。计算机描记的眼震电图冷热试验可分析每侧耳前庭系统对冷、热灌注的反应强度，从而使医生能够区分单侧前

庭功能减退。通过变换头部和身体的位置或给予视觉刺激能够检测前庭系统的不同组分。

利用计算机化测试设备的姿势描记术来定量评估患者的姿势和平衡控制。让患者站在一个含有压力和运动传感器的平台上试图直立，该平台能检测身体摇摆的存在和程度。该测试可以在各种条件下进行，包括静止或移动、平坦或倾斜的平台，患者可睁眼也可闭眼，这有助于排除前庭系

统对平衡的贡献。

首要的影像学检查包括行增强或不增强的颞骨 CT 扫描和钆增强脑部 MRI,注意观察内听道以排除听神经瘤。这些检查或许在耳部和/或头部外伤、慢性感染、听力损失、眩晕、面瘫和不明原因的耳痛中有提示意义。

耳痛

耳痛可单独发生,也可伴有听力下降。

病理生理

耳痛可能是耳源性的,也可以是非耳源性的邻近器官功能紊乱引起。

耳源性疼痛 可能由中耳与外界压力差或由于局部炎症引起,或两者皆有。咽鼓管阻塞阻碍了中耳压力与大气压力的平衡,同时可有中耳内积液。中耳炎能够产生黏膜的疼痛性炎症,这种痛来源于中耳压力的增加并伴有鼓膜的膨胀。

如果耳部的检查都是正常的,那么应该考虑支配外耳和中耳感觉的脑神经(V、IX和X)所支配区域的牵涉痛。这些特定的区域包括鼻、鼻窦、鼻咽、牙齿、齿龈、颞下颌关节、下颌骨、腮腺、舌、腭扁桃体、咽、喉、气管和食管。同样,这些区域的器官功能紊乱也有时会阻塞咽鼓管从而导致中耳压力差引起的疼痛。

病因

耳源性原因(包括外耳和中耳)或涉及机体远处疾病的非耳源性原因均可造成耳痛(表91-1)。

表 91-1　耳痛的常见病因

病因	提示性的发现	诊断方法
中耳		
急性咽鼓管阻塞	轻度不适	临床评估
	耳内流水声,劈啪声,伴或不伴鼻塞	
	鼓膜不红但内陷	
	单侧传导性耳聋	
气压性中耳炎	疼痛严重	临床评估
	有潜水或航空旅行等压力快速变化病史	
	鼓膜或鼓膜后出血	
乳突炎	近期中耳炎史	临床评估
	可有耳漏,红肿,乳突表面波动感	如果怀疑有颅内并发症,通常用 CT 来检查病变程度,有时也用 MRI
中耳炎(急性或慢性)	显著疼痛,常有上呼吸道感染症状	临床评估
	鼓膜膨隆,色红	
	儿童常见	
	鼓膜穿孔后出现耳漏	
外耳		
耵聍栓塞或耳道异物	耳镜下可见	临床评估
局部外伤	通常有清理耳道史	临床评估
	耳镜可见耳道损伤	
外耳道炎(急性或慢性)	耳痒、耳痛(慢性外耳道炎时以痒为主,仅轻度疼痛)	临床评估
	通常有游泳史或进水史	如怀疑恶性外耳道炎需做颞骨 CT
	有时可见恶臭耳漏、耳道红肿、脓液,鼓膜正常	
非耳源性病因†		
癌(鼻咽、扁桃体、舌根、喉)	慢性不适	增强 MRI
	长期酗酒或吸烟	活检
	可有中耳渗出,颈淋巴结肿大	
	老年人常见	
感染(扁桃体,扁桃体周围脓肿)	吞咽疼痛	临床评估
	如形成脓肿则咽部红肿膨隆	有时需细菌培养
神经性(三叉神经,蝶腭神经,舌咽神经,膝状神经节)	随机,短暂的,严重的,刺痛样	临床评估
颞下颌关节疾病	关节运动时疼痛加重颞下颌关节运动不协调	临床评估

*某种程度的传导性耳聋常见于许多中耳和外耳道疾病。
†共同特征为耳部检查无异常。

急性耳痛 常见原因有：
- 中耳感染
- 外耳感染

慢性耳痛（>2~3周）常见原因有：
- 颞下颌关节功能紊乱
- 慢性咽鼓管功能紊乱
- 慢性外耳道炎

慢性外耳道炎对于慢性耳痛，特别是老年患者和有耳道流脓的情况，应该考虑肿瘤因素。糖尿病患者或免疫功能低下者可能会发展为一种特别严重的外耳道炎被称作恶性或坏死性外耳道炎。在这种情况下，如果耳道检查发现非正常的软组织，需进行活检以排除外耳道癌。

颞下颌关节功能紊乱也是常见的耳道检查正常的患者耳痛的原因。

评估

病史 现病史：要评估疼痛的位置、持续时间、严重程度以及持续性的还是间歇性的。如果是间歇性的，需确定是随机的或在吞咽及下颌运动后发生。需重视的相关症状有耳道流脓、听力下降和咽喉肿痛。患者还需被问及是否有过清理外耳道（如用棉签），是否近期有过耳道检查，或是否有异物进入、航空旅行、潜水以及游泳等耳道进水史。

全身性疾病回顾：需问清是否有慢性疾病的症状如体重下降或发热等。

既往史：应该询问糖尿病或其他免疫功能低下状态，既往耳部疾病（尤其是感染），和吸烟和饮酒的量和时间。

体格检查 发热是重要的信号。检查的重点是耳、鼻和咽喉。

需要检查耳廓与乳突区域是否有红肿及肿块。轻拉耳廓；与牵拉有关的疼痛加剧提示外耳道炎。充血、耳漏、肿胀、耵聍栓塞或有异物以及其他损伤。鼓膜检查要看是否充血、穿孔或有否中耳积液征象（如鼓膜膨出、变形，以及光锥改变）。同时也需做床旁的简单听力检查（参见第721页）。咽喉检查需注意是否有红疹、扁桃体渗出、扁桃体周围红肿，以及各种提示肿瘤的黏膜损伤。通过张嘴与闭嘴时的触诊可检查颞下颌关节的功能，需注意与牙关紧闭症与磨牙相鉴别。颈部检查需进行触诊鉴别淋巴结肿大。咽喉部的内镜检查也是必要的，特别是在常规检查无法明确疼痛原因以及出现声嘶、吞咽困难或鼻塞等非耳源性症状。

预警症状：以下发现需特别关注：
- 糖尿病或免疫功能低下状态
- 乳突区红肿及波动感和耳廓前突
- 外耳道严重肿胀
- 慢性疼痛，特别是如果与头颈部其他症状相关者

检查结果解读：耳科检查是否正常十分重要，结合病史，中耳与外耳的异常发现常提示其病因（表91-1）。如慢性咽鼓管功能紊乱有鼓膜异常，典型可表现为内陷袋。

耳科检查正常者，出现耳痛可能有诸如扁桃体炎或扁桃体周围脓肿等口咽部的原因。神经痛引起的耳痛一般有强烈短暂的疼痛这一典型表现，其一般持续数秒，小于2分钟。耳科检查正常的慢性耳痛也可由颞下颌关节功能紊乱引起，但须进行彻底的头颈部检查（包括内镜检查）排除肿瘤。

辅助检查 大多数病例通过病史与检查能明确病因。通过临床发现，非耳源性原因需进一步检查（表91-1）。那些检查正常却有慢性或反复疼痛者需检查MRI以排除肿瘤。

治疗

主要是病因治疗。疼痛可口服止痛药，通常非甾体抗炎药或对乙酰氨基酚即可，但严重时特别是严重的外耳道炎时可短暂口服阿片类药物。在严重的外耳道炎病例中，清理耳道及加强引流以便让抗生素滴耳液滴入感染组织是必要的；通常不必口服抗生素，除非出现部分或全部耳廓红斑，提示感染蔓延。局部止痛药（如安替比林和苯唑卡因混合液）并不十分有效，但在条件有限时可使用。

应告知患者切勿自行用任何东西挖耳（无论患者声称操作多么仔细、挖耳的器物多么柔软）如果没有医生的指导，患者不应该擅自进行耳部冲洗，如果进行则应动作轻柔。口腔冲洗器一定不要用来冲洗耳部。

> **关键点**
> - 大多数耳痛病例由中耳或外耳的感染引起
> - 通常病史及体格检查即可明确诊断
> - 当耳科检查正常时，应考虑非耳源性原因

耳漏

耳朵流脓（耳漏）是排出耳内的液体。可能是浆液性、血性或脓性的。相关症状可能有耳痛、发热、瘙痒、眩晕、耳鸣和听力损失。

病因

耳漏的病因可源自耳道、中耳或颅内。因为症状或相关疾病的严重性，某些病因往往表现为急性发病。其他病因通常有一个进展不快的慢性病程，但有时会急性发作（表91-2）。

总体上，最常见的病因包括：
- 急性中耳炎鼓膜穿孔
- 慢性中耳炎（鼓膜穿孔或有胆脂瘤，或两者皆有）
- 外耳道炎多数严重的耳漏原因可为坏死性外耳道炎和癌症

评估

病史 现病史：包括耳漏症状的持续时间和是否反复发作。相关的症状包括耳痛、瘙痒、听力损失、眩晕和耳鸣等。同时要询问是否有那些可影响耳道和鼓膜的活动，如游泳、塞入棉签等耳道异物或使用滴耳液等。头部外伤也可能造成脑脊液耳漏。

全身性疾病回顾：需检查是否有脑神经的损伤或提示有肉芽肿性血管炎的全身症状（如鼻漏、咳嗽和关节疼痛）。

既往史：需注意过去是否有耳部疾患或耳部手术史，特别是有否鼓膜置管术，需注意是否有糖尿病或免疫功能低下。

表 91-2　常见耳漏的病因

病因	提示性的表现	诊断方法
急性耳漏*		
鼓膜穿孔的急性中耳炎	疼痛严重,鼓膜穿孔时缓解	临床评估
慢性中耳炎	慢性中耳炎鼓膜穿孔后的耳漏,有时有胆脂瘤	临床评估
	也可表现为慢性耳漏	有时需要高分辨颞骨 CT
头部外伤后的脑脊液漏	近期头部外伤史或手术史	头部 CT,包括颅底
	流出液包括可以是清液或血液	
外耳道炎(感染性或过敏性)	感染:常发生于游泳后,局部外伤后,疼痛明显,耳郭牵拉痛	临床评估
	通常有慢性耳部皮炎,有瘙痒和皮肤改变	
	过敏性:常在使用滴耳液后,明显瘙痒,肿胀,较感染者疼痛轻	
	通常分泌物流出耳道外可累及耳垂	
	两者皆有:耳道水肿,发炎,见碎屑,鼓膜正常	
鼓膜置管术后	发生于鼓膜置管术后	临床评估
	有进水史	
慢性耳漏		
外耳道癌	血性耳漏,轻度疼痛	活检
	血性耳漏,轻度疼痛	计算机体层摄影
	早期较易同外耳道炎混淆	MRI
胆脂瘤	鼓膜穿孔史	计算机体层摄影
	耳道内见皮屑,鼓膜内陷形成囊袋充满皮屑	培养
	有时息肉样物或肉芽组织覆盖在胆脂瘤上	(除非颅内并发症可疑,一般不做 MRI)
慢性化脓性中耳炎	长期耳部感染史或其他耳部疾病	临床评估
	疼痛较轻	细菌培养
	耳道被浸渍,肉芽组织	
	鼓膜固定、变形,通常可见穿孔	
异物	常见于儿童	临床评估
	耳漏恶臭,化脓	
	检查可见异物,除非耳道水肿明显	
乳突炎	常有发热,有中耳炎未治或未愈史	临床评估
	乳突表面红肿波动感	培养
		常规 CT
坏死性外耳道炎	通常有免疫功能低下或糖尿病史	CT 或 MRI
	慢性的严重疼痛	培养
	耳周肿胀或波动感,耳道内碎屑样组织	
	有时伴面神经瘫痪	
肉芽肿性血管炎(以往称为韦格纳肉芽肿)	通常有呼吸道症状,慢性鼻漏,关节痛和口腔溃疡	尿液分析
		胸部 X 线
		抗中性粒细胞胞浆抗体检测
		活检

*<6 周。

体格检查 体温的检查十分重要。

须检查耳部周围特别是乳突周围的组织有否红斑和水肿。耳廓牵拉或耳屏轻压后是否有疼痛加重。

耳道内须进行耳镜检查,需注意耳漏的性质和耳道的损伤情况,以及有否肉芽组织和异物。

不可进行耳道冲洗以防可能的鼓膜穿孔,因为耳道肿胀和耳漏可能造成耳道内的不可窥见,但如可能,尽量检查鼓膜是否有炎症、穿孔、变形或有耳道碎屑、鼓膜内巨大息肉等胆脂瘤征象。

如耳道口肿胀严重,如严重的外耳道炎,或有大量的耳漏,须小心的吸除并清理耳道后进行检查或进行滴耳液的治疗。

同时须检查脑神经。如检查发现鼻黏膜隆起,新生物和皮肤血管损伤等能提示肉芽肿性血管炎。

预警症状:要特别注意以下结果:
- 近期头部外伤
- 任何脑神经的异常,包括感音神经性耳聋
- 发热
- 耳或耳周的红肿
- 糖尿病或免疫功能低下

检查结果解读:耳镜检查通常能明确检查鼓膜穿孔、外耳道炎、耳道异物或其他简单的耳漏原因。有些研究结果具有高度特异性(表91-2)。而其他表现更缺少特异性,但提示一种更严重的情况,**表明病变不仅仅局限于外耳或中耳**:
- 眩晕和耳鸣(内耳异常)
- 脑神经损伤(包括颅底损伤)
- 耳或耳周组织红肿或波动感(严重感染)

辅助检查 多数病例通过临床评估即可明确诊断。如果怀疑是脑脊液漏,溢液应该做糖和 β_2-运铁蛋白含量检查,这些物质只在脑脊液中存在,其他类型的耳漏液中没有。

没有明显病因的患者需要检查听力和颞骨的 CT 或钆增强 MRI。当外耳道肉芽组织存在时应该考虑活检。

治疗

直接进行病因治疗。大多数医师并不对可疑的脑脊液漏进行抗生素治疗,因为如果没有明确的诊断,药物治疗可能掩盖脑膜炎的发作。

> **关键点**
> - 没有慢性耳科疾病或免疫功能低下者的急性耳漏多为外耳道炎或鼓膜穿孔的中耳炎引起
> - 严重的外耳道炎需要广泛的耳道清理及加强引流
> - 那些反复发作的耳部症状(不管诊断与否),要特别注意脑神经表现或其他全身症状

耳鸣

耳鸣是一种耳内的噪声,10%~15%的人有此症状。

主观性耳鸣 是在无声音刺激的情况下感觉到响声,仅能为患者本人听到。多数耳鸣为主观性耳鸣。

客观性耳鸣 不常见,是由耳朵附近的结构产生的噪音。有些耳鸣声音较响,检查者也能听到。

特征 耳鸣可描述为嗡嗡声、铃声、轰鸣声、汽笛声或嘶嘶声,并且有时是可变的或复合性的。客观性耳鸣多为与心跳同步的血管搏动性的或间歇性的。在安静环境中更显著,尤其是在夜间更严重。

耳鸣可为间歇性的,也可为持续性的。持续性耳鸣常令人烦恼不安。有的患者相对于其他人适应了耳鸣的存在,耳鸣有时可引起情绪消沉,精神压力通常可使耳鸣恶化加重。

病理生理

主观性耳鸣 被认为是听觉皮质的非正常神经元活动引起的。这种活动是在某些情况下听觉通路(包括耳蜗、听神经、脑干和听觉皮质)的输入被阻断或改变引起的。这一阻断可能是皮质活动原本的抑制减少引起,也可能是新的神经元连接产生而引起。有些人相信这一现象同截肢患者产生的肢体疼痛幻觉相似。包括耵聍栓塞、中耳炎或咽鼓管功能异常引起的传导性耳聋通过声音传入中枢听觉系统的改变也能引起主观性耳鸣。

客观性耳鸣 是中耳周围发生的生理现象所产生的真实的声音。通常这些噪声来自血管,不光是正常血管血流的增加或如粥样硬化引起的湍流,也可能是肿瘤或血管畸形的非正常血管引起的。有时也可以是肌肉痉挛、腭肌痉挛或中耳内肌肉如镫骨肌、鼓膜张肌等发出的哒哒声音引起的。

病因

须鉴别引起主观性耳鸣和客观性耳鸣的病因(表91-3)。

主观性耳鸣 任何听觉通路上的异常皆可引起主观性耳鸣。

常见的异常通常伴有感音神经性耳聋,特别是以下原因:
- 听觉损伤(噪音引起的感音神经性耳聋)
- 老年性聋
- 耳毒性药物
- 梅尼埃病

中枢神经系统的感染和损伤(如肿瘤、脑卒中、多发性硬化症)等都可能影响听觉通路而引起耳鸣。

传导性耳聋也可引起耳鸣,包括耳道内耵聍栓塞、耳道异物、外耳道炎。中耳炎、气压性中耳炎、咽鼓管功能紊乱和耳硬化症也与耳鸣相关。

部分患者耳鸣可能与颞下颌关节功能紊乱有关。

客观性耳鸣 客观性耳鸣通常由血管湍流引起,可听到与心率同步的脉冲样声音。原因包括:
- 颈动脉或颈静脉的湍流
- 中耳血管瘤
- 硬脑膜动静脉畸形

肌肉痉挛、腭肌痉挛或中耳内肌肉如镫骨肌、鼓膜张肌等有时可发出可被听到的节律的哒哒声。这些肌痉挛可能是先天性的,亦或是肿瘤、头部外伤、感染或多发性硬化症等引起的脱髓鞘疾病引起的。腭肌痉挛可出现与耳鸣同步的腭部或鼓膜的运动。

表91-3 常见耳鸣的病因

病因	提示性发现	诊断依据
主观性耳鸣*		
声创伤（如噪声导致听力损失）	职业和生活中噪声暴露史，听力下降	临床评估†
老年性聋	渐进性听力下降，常有家族史	临床评估†
耳气压伤	明确的暴露史	临床评估*†
中枢神经系统肿瘤（如听神经瘤、脑膜瘤）或功能障碍（如多发性硬化症或卒中）	单侧耳鸣伴听力下降 有时有其他神经系统异常	增强MRI 听力检查
药物（如水杨酸、氨基糖苷类以及利尿剂，某些化疗药物，包括顺铂）	药物应用后双侧耳鸣 除了水杨酸外，氨基糖苷类药物也会引起听力下降 同时可引起前庭功能异常（如眩晕、平衡失调）	临床评估†
咽鼓管功能紊乱	有长期听力下降，进行性的上呼吸道感染，航空旅行等气压变化 严重的过敏反应可加重症状 单侧或双侧发作（通常一侧更为严重）	听力检查 鼓室测压
感染（如中耳炎，迷路炎，脑膜炎，神经梅毒）	感染史	临床评估†
梅尼埃病	单侧听力下降，耳鸣，耳闷胀感，严重的眩晕通常情况下，波动和最终永久低频听力损失	听力检查 前庭功能检查 增强MRI用于评估单侧伴听力损失的耳鸣以排除听神经瘤
耳道栓塞（如耵聍栓塞，耳道异物，或外耳道炎）	耳镜可见单侧耳道异常，包括外耳道炎引起的耳漏	临床评估†
客观性耳鸣‡		
硬脑膜动静脉畸形	单侧持续的搏动性耳鸣 通常无其他症状 可能有整个脑部血管杂音 检查应包括耳周的听诊	血管造影
肌痉挛（腭肌，鼓膜张肌，镫骨肌）	不规则机械样哒哒声 可能有其他神经系统症状（如多发性硬化） 症状出现时可见上腭或/和鼓膜等运动	神经科会诊 MRI 鼓室测压
颈动静脉湍流	颈部静脉哼鸣 颈静脉压迫或转头后静脉哼鸣消失	临床评估
中耳血管瘤（如鼓膜血管瘤，颈静脉血管瘤）	单侧持续的搏动性耳鸣 耳部听诊可查 在鼓膜后可见红色血管瘤，有些搏动性血管瘤在鼓气耳镜下显得苍白	CT MRI 血管造影（通常手术前）

* 通常情况下，耳鸣音调不变并伴有一定程度的听力损失。
† 多数患者应该进行听力检测。
‡ 通常为间歇性或搏动性。

评估

病史 **现病史**：要注意耳鸣的持续时间，是单侧耳鸣或是双侧耳鸣，是持续性的抑或是间歇性的。如果是间歇性的，临床医师要注意耳鸣是有规律的或是与脉搏的节律同步还是不定时的。要注意任何可能加重或缓解耳鸣的因素，如吞咽、头部体位。耳鸣重要的相关症状包括听力下降、眩晕、耳痛和耳漏。

全身性疾病回顾：须询问病因相关的症状包括复视，脑干损伤引起的吞咽和言语障碍，视物聚焦困难以及周围神经系统损伤引起的感觉异常。同时也要评估耳鸣给患者带来的影响，有些耳鸣使患者很痛苦，要注意是否导致焦虑、抑郁以及睡眠障碍。

既往史：须询问任何耳鸣相关的危险因素，包括噪声暴露史，潜水或航空旅行时的突然压力变化，耳部或中枢神经系统的感染或外伤史，头部的放射治疗以及近期体重下降引起的咽鼓管功能紊乱。药物治疗史特别是水杨酸、氨基糖苷类以及利尿剂也要注意。

体格检查 体格检查主要检查耳部及神经系统。耳道须检查是否有耳漏、耳道异物以及耵聍。鼓膜检查须注意是急性感染（如红肿、膨隆）或是慢性感染（如穿孔、胆脂瘤），亦或是肿瘤性的（红肿或蓝鼓膜）。床旁听力检查也是必要的。

脑神经功能，包括肌力、感觉和反射，特别是前庭功能（参见第700页）检查也是必要的。同时可以用听诊器检查颈动静脉以及耳周查找血管音。

预警症状：以下发现应特别注意：
- 杂音，特别是耳或颅骨周围的
- 除听力损失以外的伴随的神经系统症状
- 单侧耳鸣

检查结果解读：在某些病例中，耳鸣可能提示有蜗后病变，如听神经瘤（虽为良性却是侵袭性的肿瘤，起自内听道第Ⅷ对脑神经的前庭部）。

须注意耳鸣是否为单侧性，因为听神经瘤引起的耳鸣为单侧性耳鸣。若可见单侧或不对称神经性听力损伤，伴有耳鸣侧听力损伤更重，则诊断更易确诊。

相比常见的主观性耳鸣，区别不常见的客观性耳鸣同样重要。搏动性耳鸣或间歇性耳鸣多为客观性耳鸣，虽然并不是每次检查者都能听见耳鸣。搏动性耳鸣多为良性。持续性耳鸣多为主观性耳鸣，除了颈静脉杂音引起者的持续性耳鸣，其随着头位变化及颈静脉的压迫而变化。

通过检查也能发现一些特殊的耳鸣原因（表91-3）。特别要注意的原因有噪声暴露史，压力性损伤以及药物应用史。

辅助检查 所有的耳鸣患者需进行综合的听力学评估来确定其疾病的表现、程度及听力损失类型。

单侧耳鸣，特别是伴有听力损失的患者应进行钆增强MRI扫描以排除听神经瘤。对于单侧耳鸣无听力损失者，除非耳鸣持续6个月以上，否则不必要做MRI检查。

其他检查要看患者临床表现（表91-3）。有明显的中耳血管瘤证据者需要进行CT及钆增强MRI检查。

有搏动性、客观性耳鸣的患者，耳部检查或听力学检查正常需进一步检查包括颈动脉、椎动脉及颅内动脉等血管系统。通常首先检查磁共振血管成像（MRA）。由于MRA对硬脑膜动静脉畸形并不敏感，所以临床上随后考虑做动脉造影。然后，由于硬脑膜动静脉畸形十分罕见，所以该检查对潜在的诊断与栓塞治疗的优点与其风险要权衡利弊。

主诉在一侧或双侧听到咔哒声的患者需评估是否存在客观性耳鸣，可通过听诊器听诊或鼓室测压法来明确鼓膜张肌、镫骨肌或腭肌痉挛。腭肌痉挛也可在口腔体格检查中发现。

治疗
病因治疗能够减轻耳鸣。纠正听力损失（如佩戴助听器）能减轻大约50%的患者的耳鸣。

因为压力和一些心理因素（如抑郁）能加重耳鸣，努力认识和治疗这些因素对耳鸣有益。许多患者通过认识到他们的耳鸣并不是严重的医学问题而打消疑虑。咖啡因或其他刺激物可加重耳鸣，所以患者需尽量避免。

尽管没有特别有效的药物或外科疗法，许多患者发现背景声音能掩蔽耳鸣并且有助于入睡。一些患者受益于耳鸣掩蔽器，一种像助听器一样佩戴的装置，可产生一种低音量的声音以掩盖耳鸣。耳鸣的习服治疗也对许多患者有效。内耳的电刺激器，像电子耳蜗植入，有时能够减轻耳鸣，但是仅仅适用于重度聋的患者。

老年医学精要
25%的65岁以上老年人有显著的听力下降。因为感音神经性耳聋患者中耳鸣较常见，所以老年患者常主诉耳鸣。

> **关键点**
> - 主观性耳鸣常为听觉通路上的异常引起
> - 客观性耳鸣常为耳周血管造成的真实的声音引起
> - 噪声、老年性聋、梅尼埃病以及药物是常见的主观性耳鸣的原因
> - 单侧耳鸣伴有听力下降或眩晕、平衡失调者需行增强MRI排除听神经瘤
> - 任何耳鸣伴有神经功能障碍者须重视

平衡异常感和眩晕

平衡异常感 是一个不精确的词，患者常用来描述各种相关的感觉，包括：
- 昏眩（一种即将晕厥的感觉）
- 头晕
- 不平衡感或不稳定感
- 一种精神恍惚的感觉
- 一种旋转的感觉

眩晕 是一种感觉自身或周围环境运动的错觉。通常患者感受到的运动是旋转性的——一种旋转性感觉——但某些患者仅感觉到向一侧倾倒感。眩晕不是一项诊断——它仅是对一系列感觉的描述。

这些感觉可能还伴有恶心、呕吐、难以维持平衡或步态等。可能是因为这些感觉常常难以用语言来描述，患者通常交替使用"头晕"、"眩晕"，以及一些其他的词汇来形容，并且常常前后不一致。不同的患者即使患有相同的疾病，他们对各自症状的描述常不一致。患者甚至在同一次就诊过程中因为医生提问方式的不同，对他们的"头晕"作出不同的描述。由于这些差异，尽管眩晕只是各种平衡异常感中的一类，许多临床医师仍将两者混为一谈。

无论如何描述，头晕和眩晕总是容易混淆，特别是当还伴有恶心与呕吐的时候。这些症状会影响患者从事一些精细的或危险性的工作，如驾驶，飞行或是操作重型机器等。

眩晕占所有患者就医原因的5%~6%。任何年龄均可发生，但老年人更多见；有时候，40%的40岁以上人群都曾有眩晕的经历。眩晕可以是暂时性的或慢性的。慢性眩晕的定义是持续一个月以上，在老年人中更为常见。

病理生理
前庭系统是涉及平衡的主要神经系统。这一系统包括：
- 内耳的前庭器

- 第Ⅷ对脑(前庭蜗)神经,将前庭器产生的信号传递至中枢
- 位于脑干的前庭核和小脑内耳和第Ⅷ对脑神经的异常为外周性病变。前庭核、位于脑干的神经通路和小脑的异常为中枢性病变

平衡感尚需整合来自眼的视觉信号输入和来自外周神经(通过脊髓)的本体感觉信号输入。大脑皮质接收并整合下级中枢的输出信息从而产生运动觉。

前庭器 感知静止,运动和重力的方向,由以下部分组成:
- 3对半规管
- 2对耳石器-球囊和椭圆囊

旋转运动引起半规管内内淋巴液沿运动平面的流动。根据内淋巴液流动的方向,刺激或抑制沿半规管分布的毛细胞向神经元输出信号。球囊和椭圆囊中相似的毛细胞埋藏于碳酸钙晶体形成的基质(耳石)中。重力引起的耳石移位刺激或抑制毛细胞向神经元输出信号。

病因

多种原因如,结构性的(创伤、肿瘤、退行性变),血管性的,感染性的,毒理性的(包括药物相关的)及特发性的均能导致眩晕(表91-4),但仅有5%的病理是由多种病变引起。

表91-4 平衡异常感和眩晕的病因

原因	临床表现	诊断途径
周围性前庭系统疾病[a,b]		
良性阵发性位置性眩晕	头部向特定方向运动引发的严重而短暂(<1min)的旋转感潜伏期1~10s的眼震,有疲劳性,为扭转性的,方向朝向下方耳 佩戴Frenzal镜观察防止固视抑制 听力和神经系统检查无受损表现	Dix-Hallpikes手法可引出特征性的位置性眼震
梅尼埃病	复发性,周期性的单侧耳鸣,听力下降,耳闷胀感	听力图 钆增强MRI排除其他疾病
前庭神经元炎(病毒引起可能)	突发的,无法承受的严重眩晕而无听力下降或其他表现症状逐渐减轻,至多持续一周 可导致位置性眩晕	临床评估 钆增强的MRI
迷路炎(病毒性或细菌性)	听力下降,耳鸣	怀疑有化脓性感染行颞骨CT检查有单侧听力下降和耳鸣者行钆增强的MRI检查
中耳炎(急性或慢性,可伴有胆脂瘤)	耳痛,耳科体检异常,慢性中耳炎时有耳漏 感染病史	临床评估 有胆脂瘤者行CT检查排除半规管瘘
创伤(如鼓膜穿孔、迷路挫伤、外淋巴瘘、颞骨骨折、脑震荡)	创伤常有明确病史 其他表现基于损伤部位和范围	根据创伤的原因和表现决定是否行CT检查
听神经瘤	缓慢发展的渐进性单侧听力损失,耳鸣,眩晕,不平衡感 偶有面部麻木,乏力	听力图 如有双耳听力不一致或单侧耳鸣,需行钆增强的MRI检查
耳毒性药物[c]	近期接受氨基糖苷类药物治疗,通常有双侧听力损失和前庭功能减退	临床评估 眼震电图和转椅实验等前庭功能检查
耳带状疱疹亨特综合征(Hunt syndrome)	膝状神经节受累,因此听力损失常伴有面肌乏力和味觉丧失 可能有眩晕但非典型症状 耳郭和外耳道水疱	临床评估
慢性运动病	急性运动病症状持续	临床评估
中枢性前庭系统疾病[d]		
脑干出血或梗死	突然发病 累及耳蜗动脉可能引起耳部症状	立即行影像学检查 首选钆增强的MRI检查,其次为CT
脑出血或梗死	突然起病,伴共济失调和其他神经系统表现,常有头痛 脑功能快速退化	立即行影像学检查 首选钆增强的MRI检查,其次为CT

续表

原因	临床表现	诊断途径
偏头痛	周期性、复发性眩晕，通常没有单侧听力症状（通常是双侧耳鸣） 可有头痛，常有偏头痛个人或家族史 畏光，惧声，视觉的或其他先兆可帮助诊断	通常先行临床体检，但影像学检查可帮助排除其他疾病 偏头痛的预防性试验
多发性硬化	各种中枢神经系统运动和感觉障碍，缓解和发作交替	脑和脊髓的钆增强 MRI 检查
椎动脉破裂	常有头、颈痛	MRI 血管成像
椎基底动脉缺血	周期性短暂发作，有时突然跌倒，暂时失明，意识不清	MRI 血管成像
中枢神经系统功能损害[e]		
贫血（各种原因引起的）	肤色苍白，乏力，大便隐血试验阳性	全血细胞检查
作用于中枢神经系统的药物（非耳毒性）[f]	最近新服用药物或剂量增加，尤其是老年患者 症状与运动和位置无关	服药史（特别是抗惊厥药） 停药试验
低血糖症（通常由糖尿病药物引起）	最近剂量增加，有时出汗	末梢血糖测试（最好是症状发作时）
低血压（由心脏疾病，抗高血压治疗，失血，脱水或直立性低血压综合征，包括位置性直立性心动过速综合征及其他家族性自主神经异常）	起立或有时迷走神经受刺激（如排尿）时发作但与头部运动或斜躺无关 表现与不同的诱因有关（如失血，腹泻）	直立危象，有时行倾斜台试验，心电图 根据可能的诱因选择检查
低氧血症（各种原因引起的）	呼吸急促 常有肺病史	末梢血氧饱和度监测
其他原因[e]		
怀孕	可能未被察觉	妊娠试验
心因性（如受惊吓，过度通气综合征，焦虑，抑郁）	慢性，短暂，复发性 与运动和位置无关，但在受刺激或烦躁时发作神经科和耳鼻喉科检查正常 起初可能被诊断为外周前庭功能障碍但相应的治疗无反应	临床评估
梅毒	慢性表现伴波动性双侧听力损失，周期性眩晕	梅毒血清学检验
甲状腺疾病	体重改变 冷、热耐受力差	甲状腺功能检测

[a] 症状为典型的阵发性，剧烈，间断而非持续性。耳部症状（如耳鸣、耳闷胀感、听力损失）通常提示外周性病变。外周性前庭病变引起的平衡异常感通常不伴有意识丧失。
[b] 外周性前庭系统疾病按照大致发病率顺序从高到低排列。
[c] 多种药物，包括氨基糖苷类、氯喹、呋塞米和奎宁。许多其他药物也有耳毒性，但是对耳蜗而非前庭的影响更大。
[d] 耳部症状罕见，但步态/平衡障碍常见。眼震不被凝视所抑制。
[e] 这些原因不引起耳部症状（如听力损失、耳鸣）或局灶性神经系统缺陷（有时由低血糖引起）。眩晕症状罕见但曾有报道。
[f] 许多药物，包括大多数抗焦虑药、抗惊厥药、抗抑郁药、抗精神病药和镇静剂。用于治疗眩晕的药物也包括在内。

最常见的外周性眩晕性平衡感觉异常 包括外周前庭系统的某些部位：
- 良性阵发性位置性眩晕
- 梅尼埃病
- 前庭神经元炎
- 迷路炎

较少见的是中央前庭病变（最常见的是偏头痛），这是一种与大脑整体功能有关的病变，还有精神疾病，或是与视觉系统或本体感觉输入有关的病变。有时候并无明确的病因可循。

最常见的非眩晕性平衡感觉异常 病因常不明确，但通常非耳源性的，原因可能是：
- 药物作用
- 多种因素影响或特发性的

与大脑整体功能有关的非神经性病变有时表现为平衡异常感而很少有眩晕。这些病变通常与低血压、低氧血症、贫血、低血糖等引起体内某些物质（如氧、葡萄糖）输送异常的疾病有关，严重时，上述异常可导致晕厥。这些病变通常与低血压、低氧血症、贫血、低血糖等引起体内某些物质（如 O_2、葡萄糖）输送异常的疾病有关，严重时，上述异常可导致晕厥。此外，一些激素水平异常（如甲状腺疾病、月经、怀孕）可引起平衡异常感。许多作用于中枢神经系统的药物可导致平衡异常感,而这些药物通常对于前庭系统无毒性。

有时候平衡异常感和眩晕可能是心因性的。过度惊恐,过度通气,焦虑或是抑郁可出现平衡异常感。

在老年患者中,平衡异常感通常与由药物的副作用和年龄引起的视觉、前庭功能和本体感觉下降等多重因素有关。两种最常见的内耳相关疾病是:良性阵发性位置性眩晕和梅尼埃病。

评估

病史　现病史:应包括患者的感觉,最好用开放性的问题(如"不同的人对眩晕有不同的表述,你能尽量大致描述一下你的感觉吗?")。大致上,有特指的问题,如是否有昏眩、头晕、失去平衡或旋转感,等等,这种虽能让患者的描述更清楚,但却将患者的感觉人为分类的做法是不必要的。其他更有价值且清晰明了的要素有:

- 发病初期的严重程度
- 后续发病的严重程度和特点
- 症状持续或是呈周期性
- 如果是周期性发病,发作频率和持续时间
- 诱发和缓解因素(如有头/身体的位置改变诱发)
- 相关耳部症状(如听力损失、耳闷、耳鸣)
- 对患者的影响及是否引起相关功能障碍

患者的平衡异常感是单次、突发性、急性发作还是慢性、反复性发作?首次发作是最严重的一次(前庭危象)吗?每一发作周期持续多久,诱发因素或加重因素是什么?需特别向患者询问头部的运动情况,起身,曾处于焦虑或抑郁状态及月经史。重要的伴随症状包括头痛、听力损失、耳鸣、恶心和呕吐、视觉损害、局部无力和行走困难。应估计疾病对患者生活影响的严重程度:患者是否有跌倒?患者是否对驾驶和外出产生犹豫?患者是否因疾病耽误工作?

全身性疾病回顾:应该寻找病因性的异常,包括上呼吸道感染症状(影响内耳);胸痛,心悸(心脏病);呼吸困难(肺病);黑便(胃肠道失血引起的贫血);以及体重改变或对冷、热的耐受力差(甲状腺疾病)。

既往史:应注意最近有无头部外伤(通常有明确病史)、偏头痛、心、肺疾病,以及滥用药物和酗酒史。尚需了解目前服用的药物,服药史包括近期药物品种和剂量的改变。

体格检查　体格检查从检查生命体征开始,包括是否发热,心动过速或心律失常,立、卧位血压,注意起立后血压的下降(直立性低血压)及起立是否诱发眩晕。如果起立能够诱发眩晕,应让患者再取仰卧位,待眩晕症状消失后,转动患者头部,看是否诱发眩晕,以区别眩晕是由体位诱发还是由头部运动诱发。

耳鼻喉科和神经科体检十分重要。特别是当患者卧位时,检查患者是否有自发性眼震,以及眼震的方向和持续时间(眼震检查,框91-1)。需特别注意眼震的方向和持续时间,以及眩晕的发生。

行全面的床旁耳科体检,观察外耳道有无耳漏和异物,检查鼓膜是否有感染或穿孔的迹象。

观察患者步态,行指鼻试验和Romberg试验了解大脑功能。由专科医生进行Unterberger(或Fukuda)步态测试有助于判断单侧前庭病变。完善神经科体检,包括脑神经功能的检查。

注意:以下表现值得特别关注:

- 头、颈部疼痛
- 共济失调
- 意识丧失
- 局部神经功能损害
- 严重的、持续的症状>1小时

检查结果解读:通常鉴别诊断需根据主诉的特点作出(如鉴别是平衡异常还是头晕或眩晕)。但是患者对症状表述前后不一致及症状缺乏特异性让诊断变得不可靠。较好的方法是注意起病时间和症状持续时间,诱发因素,伴随症状和体检的发现,特别是耳科和神经科体检结果。

某些一组的表现具有高度的诊断价值(表91-4),特别是那些帮助区别周围性和中枢性前庭疾病的表现。

- **周围性**:耳部症状(如耳鸣、耳闷、听力损失)通常指向周围性病变。它们通常表现为旋转性平衡异常感,而不是泛泛的头晕(除非是无法代偿的周围性前庭功能低下)。症状通常是阵发性的,较严重,呈周期性发作;周围性眩晕很少有持续性的平衡异常感。周围前庭病变引起的平衡异常感很少导致意识丧失
- **中央性**:很少有耳部症状,但是步态和平衡障碍很常见。眼震无固视抑制现象

辅助检查　突发的以及患者正在发作眩晕需行指氧饱和度和血糖测试。女性患者需行早孕测试。大多数临床医师还会为患者行心电图检查。根据患者临床表现决定是否行其他检查(表91-4),但对于急性发作伴头痛、神经系统体征及其他提示中枢神经系统疾病的表现,建议行钆增强的MRI检查。

有慢性症状的患者需行钆增强的MRI检查,能够发现卒中,多发性硬化及其他中枢神经损害的证据。

床旁听力和前庭功能检查异常或可疑异常的患者,需行听力学检查和眼震电图检查。

可以做心电图、动态心电图监测心脏节律异常、超声心动图、运动负荷试验来评估心脏功能。

实验室检查通常帮助很小,除非是慢性眩晕和双侧听力损害的患者有梅毒血清学检查的指征。

治疗

治疗应针对病因进行,包括停用、减量或调换任何可能引起眩晕的药物。

如果患者存在前庭功能异常,考虑是继发于梅尼埃病发作期、前庭神经元炎或迷路炎,最有效的前庭神经抑制药是地西泮(口服,每次2~5mg,每6~8小时1次,如症状严重需在医生的观察下服用加大剂量)或口服抗组胺/抗胆碱药(如美克洛嗪,每次25~50mg,每日3次)。所有此类药物可导致嗜睡,所以对某些患者限制使用。恶心可用丙氯拉嗪肌内注射,每次10mg,每日4次,或25mg纳肛,每日2次治疗。良性阵发性位置性眩晕可由有经验的医师用Epley手法(耳石复位)治疗(图94-2,第714页)。梅尼埃病患者最

好在耳鼻喉科医师指导下治疗这一慢性疾病,初始治疗包括低盐饮食以及服用保钾利尿剂。

对继发于单侧前庭功能下降的持续性或复发性眩晕(如继发于前庭神经元炎)的患者进行前庭康复可以获益,这需要由一名有经验的理疗师完成。大多数患者可以获得良好的缓解效果,尽管部分患者,特别是老年人代偿比较困难。通过理疗使老年患者和部分残疾患者可以获得重要的安全知识。

老年医学精要

随着人们年龄的增长,控制平衡的器官功能减退。例如,在昏暗的光线下视物困难,内耳结构退化,本体感觉变得不灵敏,以及对血压的调节机制反应下降(如体位改变,餐后的影响)。老年人因患心、脑血管疾病导致眩晕的可能性加大。他们也更多地服用可能导致眩晕的药物,如抗高血压、心绞痛、心力衰竭、癫痫、焦虑药物以及一些抗生素,抗组胺药,安眠药等。因此,老年人的平衡异常感常由多种原因引起。

尽管各年龄段的眩晕患者都会感到不适,但平衡异常感和眩晕给老年患者带来更多困扰。那些虚弱的患者因跌倒发生骨折的风险更高;害怕活动和跌倒常严重影响他们的日常生活。

除病因治疗,患有平衡异常感和眩晕的老年患者可能从理疗和增强肌肉力量的锻炼中获益,以尽量增强其独立行动的能力。

> **关键点**
> - 对症状描述比较含糊或前后不一致的患者疾病也可能比较严重
> - 需要考虑脑血管疾病和药物作用的可能,特别是对于老年患者
> - 周围性前庭系统疾病需要和中枢神经系统疾病鉴别
> - 当有头痛或局部神经系统异常的患者应立即行神经影像学检查

92. 外耳疾病

慢性外耳道炎

外耳道炎表现为皮肤瘙痒,痂皮,脱屑,和红肿,它是由耳道因暴露于过敏原(接触性皮炎)引起,或为自发性(慢性外耳道,耳炎湿疹样皮炎)。

常见的接触性过敏原包括含镍的耳饰和多种美容物品(如喷发剂、洗发水、染发剂)。耳湿疹性皮炎常发于易过敏体质的患者,伴有其他相似的皮肤病(如脂溢性皮炎,银屑病)。

耳部接触性皮炎和湿疹性皮炎都能引起瘙痒,发红,分泌物,脱屑,色素沉着有时伴有龟裂。可发生继发性细菌感染(急性外耳道炎)。

治疗

- 避免刺激因素和/或压力
- 局部应用糖皮质激素

接触性皮炎 需要避免或去除过敏激发源,特别是耳环。需要反复试验找到致病的过敏原。外用糖皮质激素(如1%氢化可的松软膏或更有效的0.1%倍他米松软膏)能够减少炎症和瘙痒。患者耳部应避免使用棉签,水和其他潜在的刺激,因为这些会加重炎症的程度。顽固性病例可以短期口服糖皮质激素(如泼尼松)。

耳部的湿疹性皮炎 可以用稀释的醋酸铝溶液(布罗溶液)治疗以减轻症状。局部应用糖皮质激素(如倍他米松乳膏)减轻炎症和瘙痒。如果继发急性外耳道炎,则需要仔细清洗外耳道病变部位且局部应用抗生素治疗(参见第704页)。应该避免潜在的刺激因素。

急性外耳道炎

外耳道炎是耳道的急性细菌性炎症(最常见的细菌为假单胞菌)。当外耳道皮肤肿胀堵塞耳道时,可出现耳痛,分泌物附着和听力损失;触及耳廓时可引起剧烈耳痛。诊断基于望诊。治疗包括局部清洗患处,同时应用局部药物治疗,包括抗生素、糖皮质激素和/或醋酸的联合应用。

外耳道炎可表现为外耳道疖肿或整个耳道的弥漫性感染(急性弥漫性外耳道炎)。这种情况通常称为游泳性耳病;游泳后耳内的水液以及棉签拭擦是主要的危险因素。恶性外耳道炎(参见第705页)是铜绿假单胞菌引起的颞骨骨髓炎,多发于糖尿病患者和免疫功能低下的患者。

病因

急性弥漫性外耳道炎常由细菌感染引起,如铜绿假单胞菌、普通变形杆菌、金黄色葡萄球菌或大肠埃希菌。真菌性外耳道炎(外耳道真菌病)较少见,常由黑曲霉素或白色念珠菌感染引起。疖常由金黄色葡萄球菌感染引起。

诱因包括:

- 过敏史

- 银屑病
- 湿疹
- 脂溢性皮炎
- 外耳道 pH 值降低（可能是由于外耳道反复进水引起）
- 刺激因素（如发胶，染发剂）
- 棉签或其他物体不慎造成外耳道损伤

用棉签清洁外耳道可能会擦伤外耳道脆弱的皮肤（成为细菌进入的门户），并可能使耳内碎屑和耵聍进入外耳道深部。这些堆积的物质有潜在的吸水作用，使皮肤浸泡后防御作用减弱，为细菌感染提供了机会。

症状及体征

患者有耳痛和溢液。有时，如耳道变的肿胀或充满脓性碎屑会有恶臭味的分泌物和听力下降。牵拉耳廓或压迫耳屏引起剧烈耳痛。耳镜检查会引起疼痛难以继续进行。可见到耳道红肿，充满潮湿的化脓的碎屑。

外耳道真菌病　瘙痒感比疼痛感更明显，且患者诉有满胀感。由黑曲霉菌引起的外耳道真菌病常呈现出灰黑色或黄色斑点（真菌的分生孢子），被棉絮样物质围绕（真菌菌丝）。由白色念珠菌引起的感染并没有明显的真菌感染迹象，但常含有厚的奶油白色的渗出物。

疖　肿引起剧烈的疼痛，脓血性的分泌物。它们表现为局部的红斑样肿胀（丘疹）。

诊断

- 临床评估

诊断基于视诊。当有外耳道内有大量的分泌物时，外耳道炎很难与急性化脓性中耳炎穿孔相鉴别。耳廓的牵拉痛提示可能是外耳道炎。真菌感染也靠视诊或培养来诊断。

治疗

- 清创
- 外用醋酸和糖皮质激素
- 有时外用抗生素

在轻中度急性外耳道炎，局部应用抗生素和糖皮质激素有效。首先，感染性碎屑应该用吸引器或干棉签轻柔彻底从耳道清除。避免外耳道冲洗治疗。轻度的外耳道炎可以通过改变耳道的 pH 值来治疗，用 2% 的醋酸和应用局部的糖皮质激素来减轻炎症；予每次 5 滴，每日 3 次，共用 7 日。中度的外耳道炎需要加用抗生素溶液或混悬液，如新霉素/多黏菌素、环丙沙星或氧氟沙星。当外耳道的炎症相对较严重时，将浸泡布罗溶液（醋酸铝溶液）或局部使用的抗生素溶液的条形敷料置于耳道内，每日 4 次。当外耳道肿胀时，条形敷料可使药物直接渗入外耳道底。条形敷料要放置 24~72 小时，之后耳道肿胀消退，滴耳药可以直接滴入耳道内。

严重的外耳道炎　或蜂窝织炎的炎症扩散到耳道外时，要全身应用抗生素，如头孢氨苄口服，每次 500mg，每日 4 次，服用 10 日，或环丙沙星口服，每次 500mg 每日 2 次，服用 10 日。在开始的 24~48 小时可能需要镇痛药，如非甾体抗炎药或口服咖啡片剂。

真菌性外耳道炎　需要彻底的清洁外耳道，应用抗真菌溶液（如甲紫、醋酸甲苯烯、制霉菌素、克霉唑，甚至联合应用醋酸和异丙醇）。但是，如果鼓膜穿孔则禁止使用这类药物，因为可引起严重的耳痛或损害内耳。重复清洗和治疗是必需的。

外耳道炎和真菌性外耳道炎的患者，建议保持耳部干燥（如戴浴帽，避免游泳）。

疖　若出现脓头时应该切开引流。而疖肿在早期时，切开意义不大。局部应用抗生素也没有用处，应该用口服抗葡萄球菌的抗生素。镇痛药如含有对乙酰氨基酚的羟考酮对缓解疼痛是必需的。干热敷可以减轻疼痛，加速疖肿消退。

预防

游泳后立刻滴几滴等比混合的外用乙醇和醋（鼓膜必须是完整的）可以预防外耳道炎。乙醇可以去除水，醋酸改变外耳道的 pH 值。不建议使用棉签或其他类似物。

> **经验与提示**
>
> - 游泳后可以立即滴几滴 1:1 混合的外用乙醇和醋的混合物（但鼓膜必须是完整的），这样预防游泳性耳病（治疗真菌性外耳炎也有的良好效果）。

> **关键点**
>
> - 急性外耳道炎一般是由细菌感染引起；真菌感染引起较少见，其可导致外耳道明显的瘙痒但耳痛较轻
> - 明显的耳廓牵拉痛提示急性外耳道炎
> - 直视下仔细操作，感染性碎屑可吸引或干棉签轻柔彻底从耳道清除
> - 不能冲洗外耳道
> - 一般轻症情况，可用醋酸和糖皮质激素类滴耳液
> - 对于更严重的情况，清理外耳道非常重要，同时局部应用抗生素（如果外耳道肿胀可用耳内棉纱条）；必要时全身应用抗生素

恶性外耳道炎

（颅底骨髓炎；坏死性外耳道炎）

恶性外耳道炎，也称为颅底骨髓炎或者坏死性外耳道炎，是典型的铜绿假单胞菌感染引起的颞骨骨髓炎。有报道耐甲氧西林金黄色葡萄球菌（MRSA）是致病菌。

软组织、软骨和骨均被感染。骨髓炎沿着颅底扩散并可能穿过中线并引起脑神经病变（面神经往往先受累，其次是舌咽神经、迷走神经和副神经）。

恶性外耳道炎主要发生在有糖尿病或免疫缺陷的老年患者。该病常由 *Pseudomonas* 引起；耐甲氧西林（*Staphylococcus aureus*, MRSA）也是致病菌之一。其特征性表现为持续性的剧烈耳痛（常夜间加重），有恶臭的脓性分泌物，耳道内有肉芽组织（通常在外耳道骨部与软骨部连接处）。可能有不同程度的传导性耳聋。严重的情况下，可出现面神经麻痹，甚至出现后组脑神经麻痹，炎症继之侵蚀破坏骨质，

感染沿颅底进一步从茎乳孔至颈静脉孔扩散（导致颅底骨髓炎）可能危及生命。

诊断
- 颞骨 CT 扫描

诊断依赖于颞骨的 CT 扫描，可以显示乳突气房的密度增高，中耳骨质破坏坏死。骨质受侵蚀破坏是诊断依据。细菌培养非常重要，外耳道活检来鉴别此病与恶性肿瘤。

治疗
- 抗生素治疗，通常使用氟喹诺酮类或氨基糖苷类与半合成青霉素联合使用
- 局部抗生素/类固醇激素滴耳（如环丙沙星/地塞米松）
- 手术清除病灶较少应用

治疗通常在分泌物细菌培养结果指导下使用氟喹诺酮类（如环丙沙星 400mg 静脉注射每 8 小时 1 次），或氨基糖苷类与半合成青霉素（哌拉西林他唑巴坦/哌拉西林）联合应用，用药需要 6 周 4 个疗程。但是轻症病例可在门诊密切随访的情况下口服大剂量的氟喹诺酮治疗（如环丙沙星 750mg 口服，每 12 小时 1 次）。治疗还包括了抗生素局部应用（环丙沙星/地塞米松）。高压氧可能是一个有效的辅助治疗方案，但其确切的机制仍有待阐明。建议请感染科医生会诊选择合适的抗生素治疗，同时请内分泌科医生会诊控制糖尿病血糖。骨质广泛侵蚀破坏时，可能需要延长抗生素的治疗时间。必须严格控制糖尿病血糖水平。较少选择手术治疗，但存在广泛的感染时可外科清除病灶组织。

外耳阻塞

外耳道可被耵聍（耳垢），异物，或昆虫阻塞。导致痒、痛和暂时性传导性耳聋。大多阻塞的原因通过耳镜检查是显而易见的。治疗就是人工取出。

在尝试取出耵聍或异物前和异物取出后，如果有相应设备，临床医生应该评估患者听力情况（参见 721 页）。清理外耳道后听力损失（相对于正常耳）没有恢复，则可能提示异物（或在取出前）破坏了中耳或内耳结构和功能。清理外耳道后听力损失更加严重则提示该操作损伤了耳部结构和功能。但是，医生如果不能评估患者听力情况，也不必推迟外耳道清理操作。音叉试验可测试患者听力水平。

耳屎 患者试图用棉签清理外耳道耵聍时，有可能将耵聍推入耳道深部，引起耳道的阻塞。在冲洗或直接取出耵聍前可以用耵聍软化液（过氧化氢、过氧化脲、甘油、三乙醇胺或矿物油）来软化比较硬的耵聍。但是，长时间应用这些软化剂会刺激外耳道皮肤和发生过敏反应。

可用钝性的耳刮匙或环将耵聍自耳道挖出或用吸引头吸出。这些方法比耳道冲洗更快，更安全和更舒适，通常不推荐行外耳道冲洗。当患者有耳流脓病史或有鼓膜穿孔时，冲洗是禁忌的；水通过穿孔的鼓膜进入中耳能使慢性中耳炎加重。

异物 异物较常见，尤其儿童经常将异物塞入耳道内，常见的如珠子、橡皮、豆类等。异物常较难发现，直到它们引起炎症反应，导致耳痛、痒、感染、臭味和脓性分泌物。外耳道内的圆形异物最好用钝性的钩状耳匙置于异物后方将其滚动取出，这种方法比显微镜下取出更好。

总之，看起来容易抓取的异物（如纸屑、昆虫翅膀）可以用鳄嘴钳取出，但这种异物钳可能会将圆形、光滑的异物推入到耳道底部。当没有显微镜，而异物又位于耳道峡部内侧时，不损伤鼓膜和听骨链很难将其取出。不推荐外耳道冲洗取出异物，吸水性异物（如黄豆或其他植物性异物）遇水后会吸水肿胀，加大取出难度。

经验与提示
- 不推荐外耳道冲洗取出异物，吸水性异物（如黄豆或其他植物性异物）遇水后会吸水肿胀，加大取出难度
- 当儿童不能保持安静配合时或取出困难有损伤鼓膜和听骨链的风险时需要全身麻醉或深度镇静。如果处理异物时导致出血，应马上寻求耳鼻喉科的咨询。出血可能来源于中耳的黏膜息肉，可能与听骨链和面神经紧邻
- 当耳道内的昆虫还存活时是非常棘手的。耳内滴满黏稠的利多卡因杀死昆虫，可使疼痛迅速缓解，用镊子夹住昆虫的翅膀或腿以取出

软骨膜炎

耳廓软骨膜炎表现为弥漫性炎症，但不一定是感染性的，导致弥漫性肿胀，红肿充血，和耳廓的疼痛，或软骨和软骨膜之间的脓肿。

软骨膜炎的病因包括：
- 外伤
- 昆虫叮咬伤
- 打耳孔时伤及软骨
- 全身性炎症性疾病如肉芽肿性血管炎[韦氏肉芽肿病（Wegener granulomatosis）]
- 耳廓切口引起的浅表感染

因为耳廓软骨的血供由软骨膜提供，软骨两侧与软骨膜分离可能导致缺血性坏死和耳廓变形（因此称为菜花样耳朵）。可能导致脓毒性坏死，常为革兰氏阴性杆菌感染。症状包括耳廓红，痛和肿胀。软骨膜炎的病程可呈慢性，复发性，持续性和破坏性。

治疗
- **应用**抗生素，通常氟喹诺酮类，也可应用氨基糖苷类联合半合成青霉素
- 脓肿形成者需要立即切开引流脓液

对于整个耳廓的弥漫性炎症，可先经验性的应用抗生素（如氟喹诺酮类，它具有良好的软骨渗透性）同时给予全身性糖皮质激素，具有抑制炎症的作用。去除感染的耳廓上的任何异物（如戒指、碎片）。如果病因没有明确的感染因素（如穿孔引起的感染），应对患者进行炎症性疾病的评估。

软骨膜脓肿 切开引流,同时引流 24~72 小时。需应用全身抗生素,开始可使用氟喹诺酮类或氨基糖苷类联合半合成青霉素。随后抗生素的选择是根据细菌培养和药敏指导。热敷可以帮助。确保软骨膜与软骨相接贴以维持软骨血供和防止坏死。可在耳廓的较厚部位进行 1~2 针褥式缝合,两侧可用牙科卷垫以固定。

93. 中耳和鼓膜疾病

中耳的疾病常继发于感染,咽鼓管阻塞或外伤。耳内放入异物的信息以及流涕、鼻塞、咽痛、上呼吸道感染、过敏、头痛、全身症状和发热等都可以有助于诊断。从外耳道和鼓膜的外观常常可以进行诊断(图 93-1)。检查鼻腔、鼻咽、口咽有无感染和过敏,及肿瘤迹象。

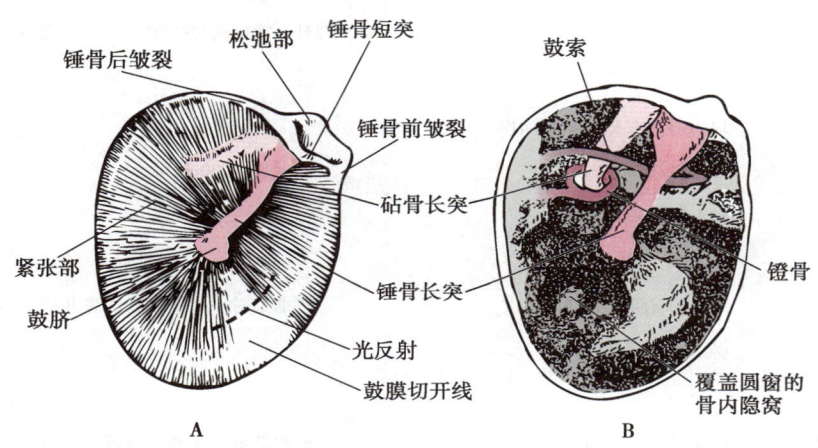

图 93-1 A. 右耳鼓膜。B. 鼓膜去除后的鼓室腔

应用鼓气耳镜检查,Weber 和 Rinne 音叉试验,鼓室测压和听力测试评估中耳功能(参见第 721 页)。

乳突炎

乳突炎是乳突气房的细菌感染,典型者继发于急性中耳炎。症状有红、触痛、肿、乳突尖波动感,伴有耳廓的移位。诊断基于临床。应用抗生素治疗,如头孢曲松,如果药物治疗无效时需行乳突切除术。

急性化脓性中耳炎,炎症常常扩散到乳突,鼓窦和气房,导致液体积聚。在有些患者,细菌感染可以在积聚的液体中进展加剧,且常同一种致病菌引起中耳炎,肺炎链球菌是最常见的。乳突炎症导致气房间隔骨髓炎而被破坏,融合成大的气房。

感染可以通过穿孔的鼓膜减压或穿过乳突骨皮质形成耳后骨膜下脓肿。较少见的情况是向中枢发展,引起颞叶脓肿或侧窦感染性血栓。有时感染可能会通过乳突尖发生侵蚀,并且引流到颈部(称为 Bezold 脓肿)。

症状及体征

症状开始于急性中耳炎发病后,持续几天到几周,包括发烧和持续性的耳部刺痛。几乎所有的患者都有中耳炎的体征和脓性分泌物。乳突区会逐渐出现红、触痛、肿和波动感,耳廓可典型的向外下移位。

诊断

- 临床评估
- 很少用 CT

诊断基于临床 CT 检查很少应用,但 CT 可以明确诊断,显示感染程度。任何中耳引流物都应做细菌培养及药敏试验。

如无中耳引流物,为做细菌培养可以行鼓室穿刺术。全血细胞计数和血沉可能异常,但都即不敏感也非特异性,对诊断几无辅助作用。

治疗

- 4 代头孢曲松

应立即静脉应用能穿透血脑屏障的第四代头孢抗生素,如头孢曲松 1~2g(儿童 50~75mg/kg),每日 1 次,持续 2 周以上。

可口服喹诺酮类的抗生素。随后抗生素的应用要根据细菌培养及药敏的结果来选择。

骨膜下脓肿需要行乳突切除术,引流脓肿,切除感染的乳突气房,并且从乳突窦至中耳腔建立引流。

鼓膜炎
（大疱性鼓膜炎）

鼓膜炎也是一种急性中耳炎,水疱发生在鼓膜上。

鼓膜炎可以由病毒或细菌(尤其是肺炎双球菌)引起,也可以为支原体性鼓膜炎。突发耳痛并持续24~48小时。

听力下降和发热提示为细菌源性感染。根据耳镜对鼓膜水疱的观察来确定诊断。

因为病毒、细菌和支原体引起的中耳炎不同,应严格选择有效的抗生素治疗中耳炎(表93-1)。严重及持续疼痛者,用鼓膜切开刀切开术,切开水疱可以缓解疼痛,或应用口服止痛药(如酰酚羟考酮)。局部镇痛药(如苯佐卡因、安替比林)也有效。

表93-1 中耳炎的抗生素治疗

药物治疗	剂量(* 根据年龄)	备 注
初始治疗		
阿莫西林	<14 岁:40~50mg/kg q12h	推荐除非以下任何一项
	>14 岁:500mg q8h	• 在过去 30 日内使用过阿莫西林
		• 化脓性结膜炎
		• 急性复发性中耳炎阿莫西林耐药
		对可能抗药微生物用大剂量服用
青霉素过敏†		
头孢地尼	14mg/kgqd 或 7mg/kg q12h	—
头孢呋辛	<14 岁:15mg/kg q12h	最大量 1 000mg/d
	>14 岁:500mg q12h	
头孢泊肟	5mg/kg q12h	—
头孢曲松	50mg/kg 肌注或静推 1 次	特别是对于严重呕吐的患儿或不能口服抗生素的患儿
	必要时重复72 小时	
耐药病例‡		
阿莫西林/克拉维酸钾	<14 岁:40~45mg/kg q12h	推荐剂量基于阿莫西林的成分
	≥14 岁:500mg q12h	应用新的组分限制拉维酸钾最大量为 10mg/(kg·d)
头孢曲松	50mg/kg 肌注或静推,qd,共使用 3 日	即使口服头孢菌素无明显效果可以使用
		考虑到药物的顺应性很可能不好
克林霉素	10~13mg/kg q8h	第二线替代治疗方案,可以考虑合并使用头孢

* 非特殊情况,小于2岁的患儿治疗时间为10日,年龄更大的患儿治疗时间为7日。非特殊情况,一般口服给药。
† 用青霉素2代和3代头孢菌素的交叉反应是非常低的。
‡ 治疗48~72小时后无改善,或既往抗生素耐药,或30日内使用过阿莫西林,或并发化脓性结膜炎。
Lieberthal AS, Carroll AE, Chonmaitree T, et al. The diagnosis and management of acute otitis media[J]. Pediatrics, 2013, e964-99。

急性中耳炎

急性中耳炎(AOM)是中耳的细菌或病毒感染,经常伴随上呼吸道感染。症状有耳痛,且常伴有全身症状(如发热、恶心、呕吐、腹泻),尤其在年龄偏小患儿。诊断基于耳镜检查。应用止痛药治疗,有时加用抗生素。

急性中耳炎可以发生在任何年龄,但最常发生在3个月到3岁之间。在这个年龄段,咽鼓管在结构和功能上都不成熟,咽鼓管的角度较成人更水平;腭帆张肌和咽鼓管软骨的角度导致咽鼓管经常不能有效地开放。

急性中耳炎的病因可能包括病毒或细菌。病毒感染常因继发细菌感染而更为复杂。在新生儿,急性中耳炎多由革兰氏阴性肠杆菌尤其是大肠埃希菌和金黄色葡萄球菌引起。在较大的婴儿和<14岁的儿童致病菌多为肺炎链球菌、卡他莫拉菌(布兰汉球菌)和非典型的流感嗜血杆菌;比较少见的致病菌为 A 组 β 溶血性链球菌和金黄色葡萄球菌。>14岁的患者中,S肺炎球菌、A 组 β 溶血性链球菌、金黄色葡萄球菌最常见,然后是流感嗜血杆菌。

危险因素 在家庭环境中吸烟的是急性中耳炎一个显著危险因素。其他危险因素包括中耳炎的家族史,奶瓶喂养(即,奶瓶喂养代替母乳喂养),并参加日托中心。

并发症 急性中耳炎的并发症并不常见。细菌性中耳炎在很少的情况下向局部扩展,导致急性乳突炎,岩尖炎或迷路炎。颅内扩散非常罕见，常导致脑膜炎，但脑脓肿、硬膜下积脓、硬膜外脓肿、横窦血栓或耳源性脑积水都有可能发生。尽管应用抗生素治疗，颅内并发症的治愈也非常缓慢，尤其在免疫功能低下的患者。

症状及体征

最常见的初始症状为耳痛，常伴听力下降。婴儿常仅表现为烦躁或入睡困难。发热、恶心、呕吐、腹泻多发生在儿童。耳镜检查可见鼓膜肿胀，色红，标志不清，光锥移位。鼓气耳镜鼓气时鼓膜活动度小。自发的鼓膜穿孔可产生血性或脓性耳漏。当感染蔓延到颅内时会出现严重的头痛、意识模糊和病灶性神经体征。出现面瘫和眩晕则提示感染扩散至面神经骨管或迷路。

诊断

- 临床评估

临床中急性中耳炎的诊断包括，突然发生的明显的耳部疼痛（48 小时内），鼓膜充血红肿，儿童更明显，耳内镜检查可见中耳积液。除非在鼓膜切开时能得到液体做培养，但一般很难得到。

治疗

- 止痛剂
- 有时用抗生素
- 很少进行鼓膜切开

必要时候给予镇痛治疗，或者患儿通过行为表现出明显的疼痛（如揪耳或摩擦耳，过度啼哭或烦躁不安）。口服止痛药，如对乙酰氨基酚或布洛芬，通常是有效的；止痛药需根据患儿体重计算给药。各种外用制剂可通过处方购买和药房购买。虽然没有充分的研究数据支持，一些外用制剂可暂时缓解疼痛，但不超过 20～30 分钟。鼓膜穿孔时不能使用外用制剂。

尽管 80% 患者可以自愈，在美国还是经常应用抗生素治疗[1]（表 93-1）。抗生素能更快的缓解症状（尽管 1～2 周后的结果是相同的），减轻听力下降和降低迷路或颅内后遗症的概率。然而，随着耐药菌的出现，儿科协会强烈建议初次抗生素的应用仅用于部分患儿（如年龄非常小或病情较重，表 93-2）或复发性的急性中耳炎患儿（如 6 个月发作次数 ≥4 次）。

表 93-2　儿童急性中耳炎抗生素应用指南*

年龄	耳漏	严重的症状†（单侧或者双侧性）	双侧发病	单侧发病，症状不严重
<6 个月‡	抗生素	抗生素	抗生素	抗生素
6 个月至 2 岁	抗生素	抗生素	抗生素	抗生素治疗或观察 48～72 小时§
≥2 岁	抗生素	抗生素	抗生素治疗或观察 48～72 小时§	抗生素治疗或观察 48～72 小时§

* 这些指南仅适用于符合急性中耳炎的诊断标准的患儿[如急性（48 小时内）疼痛发作，鼓膜充血红肿，耳内镜检见中耳积液迹象]。
† 症状包括开始 24 小时内任何时间肛温 ≥39℃ 或在 48 小时内减缓为中重度耳痛，或医生判断儿童病情严重。
‡ 表格出自 Pediatrics 的文章，Pediatrics 的文章中指南不包括没有深入研究的年龄组。因此，继续用抗生素来治疗是合理的。
§ 制订方案应该告知患儿家长。如果 48～72 小时内可以确保电话或办公室随访，可以先观察；若无好转，则开始使用抗生素治疗。
Data from Lieberthal AS, Carroll AE, Chonmaitree T, et al. The diagnosis and management of acute otitis media[J]. Pediatrics, 2013, e964-99.

其他若能够较好随访的患儿，可以观察 48～72 小时，仅在无好转时应用抗生素；若已计划电话随访，为节省时间和费用可以在第一次就诊时就开好处方。随访观察的治疗方案需与患儿家属讨论。

所有的患者都应用镇痛药（如对乙酰氨基酚、布洛芬）。在成人，应用局部鼻内血管收缩药，如 0.25% 去氧肾上腺素滴鼻，每次 3 滴，每 3 小时一次，改善咽鼓管功能。为防止反弹性充血，这些药应用不能超过 4 日。全身减充血剂（如伪麻黄碱必要时口服，每次 30～60mg，每 6 小时 1 次）可能会有一定的效果。抗组胺药（如氯苯那敏口服，每次 4mg，每 4～6 小时 1 次，持续 7～10 日）对伴有过敏症状的患者可以改善咽鼓管功能，但仅适用于真正的过敏。在儿童，血管收缩药和抗组胺药都没有益处。

鼓膜切开可用于肿胀的鼓膜，尤其在出现严重而持续的疼痛、发热、呕吐和腹泻时。应监测患者的听力，鼓室压及鼓膜的外观和活动度，直到恢复正常。

预防

在儿童常规接种针对肺炎双球菌的疫苗（结合肺炎球菌疫苗），B 型流感嗜血杆菌，流行性感冒疫苗降低了急性中耳炎的发病率。婴儿避免含奶瓶睡觉，禁止室内抽烟可以减少发病率。对于儿童反复发作的急性中耳炎不推荐预防性的应用抗生素。

> **关键点**
> - 所有患者给予镇痛药
> - 抗组胺药和减充血剂不推荐用于儿童；口服或鼻腔用减充血剂对成年人有效，但抗组胺药仅用于有过敏病因的成年人
> - 抗生素应选择性地应用，需根据患者的年龄、疾病的严重程度，以及随访情况

分泌性中耳炎

（浆液性中耳炎）

分泌性中耳炎源自急性中耳炎治疗不彻底或无感染性的咽鼓管阻塞。症状有听力下降和耳内胀满或压迫感。诊断基于鼓膜的外观，有时需行鼓室压测量。大部分患者在 2～3 周恢复。如果 1～3 个月内无改善，有些情况下需要进

行不同形式的鼓膜切开,通常是置入鼓膜通气管。抗生素和减充血剂一般无效。

正常情况下,吞咽时咽鼓管开放,中耳通气每分钟3~4次,O_2被中耳黏膜血管的血液吸收。如果咽鼓管的开放受损,中耳就形成相对的负压,导致液体积聚。渗液可以使听力降低。

在儿童,分泌性中耳炎是急性中耳炎常见的后遗症(常在常规的复查中发现)并持续几周到几月。另外的病例,咽鼓管阻塞可能是继发于鼻咽部的炎症、过敏、腺样体肥大或咽鼓管圆枕和罗森米勒窝处其他的阻塞性淋巴组织样肿块,或良恶性肿瘤。渗出液可能是无菌性的或(更常见)含有病原菌,有时候作为一种生物膜,尽管没有明显的炎症。

症状及体征

许多患者没有症状,有时(他们的家人)述听力降低。患者可能有耳内满胀感,压迫感,或吞咽时耳内有弹响。耳痛非常少见。

鼓膜可能会发生不同情况的改变,包括呈琥珀或灰白色,光锥移位,鼓膜轻度内陷,标志更明显。鼓气时鼓膜不活动。透过鼓膜可见到液平面及气泡。

诊断

- 鼓室导抗测量
- 鼻咽部检查

分泌性中耳炎的临床诊断。可行鼓室导抗测量来明确中耳积液(即,鼓膜失去正常的活动度)。成人和青少年必须做鼻咽部检查排除恶性或良性肿瘤的可能。

治疗

- 观察
- 如果不能缓解,进行鼓膜切开置入鼓膜通气管
- 如果儿童患者复发,有时需要行腺样体切除

大多数患者,只需观察随访。抗生素和减充血药都无明显效果对那些明显伴有过敏的患者,应用抗组胺药和糖皮质激素是有效的。

如果1~3个月内没有改善,可以行鼓膜切开来吸出渗液,置入鼓膜通气管。这样可使中耳腔通气,暂时改善咽鼓管阻塞,而不考虑病因。在持续性传导性耳聋时,也可置鼓膜通气管,置管也可以阻止急性中耳炎的复发。

偶尔,中耳腔可以通过瓦耳萨耳瓦动作或波利策球吹张法暂时性通气。做瓦耳萨耳瓦动作,患者要闭上嘴巴,捏住的鼻子强迫将气体吹出(就是弹起鼓膜)。做波利策球吹张法,捏住一侧鼻孔,患者做吞咽动作的同时,医生用特殊的管子(中耳吹张器)从一侧鼻孔鼓气。这样可以迫使空气进入咽鼓管和中耳。如果患者有感冒和流涕,这两种治疗都不能做。

持续性的、复发的分泌性中耳炎都需要矫正潜在的鼻咽部的问题。在儿童,尤其是青春期男孩,应排除鼻咽纤维血管瘤,在成人必须排除鼻咽癌。腺样体切除术对儿童患者有效,包括切除中央的淋巴样团块和咽鼓管圆枕和罗森米勒窝处的淋巴样组织。有细菌性鼻炎,鼻窦炎和鼻咽炎时要应用抗生素。去除患者环境中明显的过敏源并考虑免疫治疗。

> **● 关键点**
> - 分泌性中耳炎通常是急性中耳炎后遗的非炎症性中耳积液
> - 临床诊断:成人和青少年必须要做鼻咽部检查排除恶性或良性肿瘤
> - 抗生素和减充血剂没有明显的效果
> - 如果1~3个月内不能缓解,进行鼓膜切开置入鼓膜通气管

慢性中耳炎

慢性中耳炎有持续性的慢性的引流物(大于6周)和鼓膜化脓性穿孔。症状为无痛性耳漏且伴有传导性耳聋。并发症包括耳内息肉,胆脂瘤和其他感染。治疗需要每日几次彻底清洗耳道,仔细去除肉芽组织,局部应用糖皮质激素和抗生素。严重的患者需应用抗生素和手术治疗。

慢性中耳炎可由急性中耳炎、咽鼓管阻塞、机械性外伤、热或化学灼伤、气流伤或医源性损伤(如鼓膜切开通气管置入术后)引起。而且,伴有颅面畸形的患者[如唐氏综合征,猫叫综合征,唇裂和/或腭裂,腭心脸综合征(Shprintzen综合征)]发病率增加。

慢性中耳炎常在上呼吸道感染,或洗澡、游泳水进入中耳后加重。感染常由革兰氏阴性杆菌或金黄色葡萄球菌,引起,导致无痛性的、化脓性的,有时有臭味的耳溢液。持续的慢性中耳炎常引起中耳的破坏性病变(如砧骨长突的坏死)或耳内息肉(肉芽组织通过鼓膜穿孔脱出到耳道)。耳内息肉表示病变较严重,多数提示为胆脂瘤。

胆脂瘤是慢性中耳炎后,中耳、乳突和上鼓室的上皮增生而形成的。溶解酶,如胆脂瘤产生的胶原酶,可以破坏周围的骨和软组织。胆脂瘤本身也是感染的孳生处,化脓性迷路炎、面瘫、颅内脓肿都可能发生。

症状及体征

慢性中耳炎常表现为传导性耳聋和耳漏。除非发生相关的颞骨骨炎,疼痛很少见。鼓膜穿孔并流脓,耳道被肉芽组织堆砌和浸渍。

胆脂瘤型中耳炎时中耳有白色的碎屑,可见从穿孔的鼓膜脱出的有分泌物的息肉样团块(彩图93-1),外耳道被黏脓性肉芽样组织阻塞。

诊断

- 临床评估

慢性中耳炎的诊断通常基于临床表现和特征。引流物要做细菌培养。怀疑有胆脂瘤或其他并发症(发热或眩晕或耳痛)时要做CT或MRI检查,这些检查可以显示颞骨内和颅内的病变(如迷路炎,听骨和颞骨的腐蚀,脓肿)。

治疗

- 局部应用抗生素滴耳液
- 去除肉芽组织
- 胆脂瘤的手术治疗

予患耳滴入10滴环丙沙星滴耳液，每日2次，持续使用14日。

当出现肉芽组织时，用显微器械去除肉芽组织，或用硝酸银棒烧灼。予0.3%环丙沙星和0.1%地塞米松滴耳7~10日。病变加重时需要全身的抗生素治疗，阿莫西林口服，每次250~500mg，每8小时1次，共10日，或三代头孢菌素，随后根据细菌培养结果和对治疗的反应来调整抗生素。有上鼓室或鼓膜边缘性穿孔和鼓膜慢性中央性穿孔的患者应考虑行鼓室成形术。鼓室成形术也应可能修复中断的听骨链。

胆脂瘤必须手术清除。因为经常有复发，中耳的重建（采用开放性手术或小直径耳内、镜完成）常在6~8个月后的二期手术完成。

关键点
- 慢性中耳炎常伴有持续性鼓膜穿孔和反复的耳内流脓
- 中耳结构的破坏逐渐发展；偶侵及颞骨内或颅内结构
- 首先采用局部抗生素治疗
- 病情进展恶化时需要全身应用抗生素
- 部分鼓膜穿孔和听骨链破坏的病例需手术治疗，术中如见胆脂瘤需彻底清理

耳气压伤
（气压损伤性中耳炎；航空性中耳炎）

耳气压伤是因急剧的压力变化引起的耳痛和鼓膜的损伤。

为保持鼓膜两侧的压力相同，空气必须在中耳和鼻咽部之间自由的流动。当上呼吸道感染，过敏或其他机制影响了咽鼓管的功能，在外界环境变化时，中耳压既可以低于周围的压力导致鼓膜内陷，也可以高于外界的压力引起鼓膜膨隆。当中耳负压时，中耳腔会有液体渗出。若压力显著升高，中耳腔黏膜或鼓膜上会出现出血斑或黏膜下血肿。非常大的压力会引起中耳腔出血，鼓膜破裂和发展至经圆窗或前庭窗的外淋巴漏。

耳气压损伤症状包括剧烈的耳痛和传导性耳聋，如果出现外淋巴漏，则有感音神经性耳聋和/或眩晕。在急剧的升高（如配套水下呼吸器潜水）或下降（如航空旅行）时，症状会加重。下降时出现神经性耳聋或眩晕提示形成了外淋巴漏，深海潜水上升时出现相同症状提示内耳气泡形成。

治疗
- 平衡压力的方法（如打哈欠、吞咽、嚼口香糖）

为避免航空时气压变化引起耳痛，常规自我治疗方法包括嚼口香糖、打哈欠、吞咽、捏鼻鼓气或应用减充血鼻腔喷雾剂。

如果听力损失为感音神经性且出现耳鸣，应疑及外淋巴瘘并考虑鼓室探查术修补漏口。如果疼痛剧烈且为传导性聋，予鼓膜切开是有效的。

预防
因上呼吸道感染或过敏导致鼻腔充血鼻塞的患者应避免乘飞行和潜水。当这些活动不可避免时，在上升和下降前30~60分钟应用局部的鼻腔血管收缩剂（0.25%~1%麻黄碱）。

耳硬化症

耳硬化症是耳囊骨质的疾病，在椭圆窗内产生了不正常新骨的积聚。

在耳硬化症时，新骨限制了镫骨的运动，导致了传导性耳聋。耳硬化症也可能引起感音神经性听力丧失，尤其是骨硬化灶靠近蜗管时。半数患者是遗传性的。在具有耳硬化症遗传倾向的人群中，麻疹病毒可能起到激发作用。

尽管10%的白种成人有一定程度的耳硬化症（相比较非洲裔美国人为1%，且黑种人少于1%），仅10%的患者发展到传导性耳聋。耳硬化症的听力下降很少在7~8岁即有症状，大多数病例到十八九岁或成人早期可有明显症状，表现为双侧不对称的渐进性听力下降时得到确诊。镫骨固定在怀孕时进一步发展。

佩戴助听器可以恢复听力。另一个选择是通过镫骨切除术切除部分或全部镫骨，然后用人工赝复物替换镫骨，对患者也是有帮助的，但需要慎重考虑权衡，因为可能引起听力下降和前庭功能障碍。

鼓膜外伤性穿孔

外伤性鼓膜穿孔可以引起疼痛，出血，听力下降，耳鸣和眩晕。诊断基于耳镜检查。常常不需要任何治疗。可以用抗生素抗感染。鼓膜穿孔超过2个月未愈合，听骨链中断及伤及内耳的皆需要手术治疗。

外伤性鼓膜穿孔的病因包括：
- 有目的（如棉签）或意外的将异物放入耳道
- 受到爆炸的震荡伤或耳部的掌击伤
- 头部外伤（伴或不伴颅底骨折）
- 突然的耳部负压（置于耳道的强力吸引）
- 耳气压伤（如空中旅行或配套水下呼吸器潜水）
- 冲洗或取异物时导致的医源性穿孔

鼓膜穿孔伤常导致听骨链脱位，镫骨底板骨折，听骨碎片的移位，出血，外淋巴液自前庭窗或圆窗漏出形成外淋巴到中耳腔的渗漏，或面神经损伤。

症状及体征
外伤性鼓膜穿孔引起突然的严重耳痛，有时随后出现耳内出血，听力下降和耳鸣。如果听骨链中断或内耳损伤，听力下降会更严重。眩晕提示有内耳损伤。脓性耳漏常在24~48小时后开始，尤其在水进入中耳后易发。

诊断
- 耳镜检查
- 听力测定

耳镜下穿孔明显可见。仔细吸出堵住耳道的血液。避免冲洗和应用鼓气耳镜。非常小的穿孔需要耳显微镜或声

阻抗检查来确诊。如果可能的话,治疗前后做电测听避免混淆外伤引起的听力下降和治疗引起的听力下降。

伴有明显听力下降或严重眩晕的患者要尽早由耳鼻喉专家来评估病情。需要行鼓室探查术来检测和修复损伤。有较大鼓膜缺失的患者也应进行评估,因为移位的鼓膜瓣可能需要复位。

部感染,应服用阿莫西林,每次 500mg,每 8 小时 1 次,服用 7 日。尽管大多数穿孔可以自愈,对持续>2 个月的穿孔可考虑手术修补。持续性的传导性耳聋提示听骨链中断,需要考虑行手术探查修复。

治疗
- 保持耳内干燥
- 口服抗生素,或者存在外伤污染时局部应用抗生素

通常不需要特殊的治疗。保持耳内干燥,没必要常规应用抗生素滴耳药。然而,外伤污染物若通过穿孔进入中耳,预防性应用广谱抗生素及抗生素滴耳药。如果出现耳

> **关键点**
> - 许多的穿孔小且有自行愈合的可能
> - 愈合过程中耳部应保持干燥;没有必要应用局部或全身性抗生素是,除非有明显的污染或发生感染
> - 手术可以修复受损的听小骨和穿孔持续时间>2 个月的鼓膜

94. 内耳疾病

内耳位于颞骨岩部。骨迷路在颞骨内部,并且包绕着膜迷路。骨迷路包括前庭系统(由半规管和前庭组成)和耳蜗(图 94-1)。

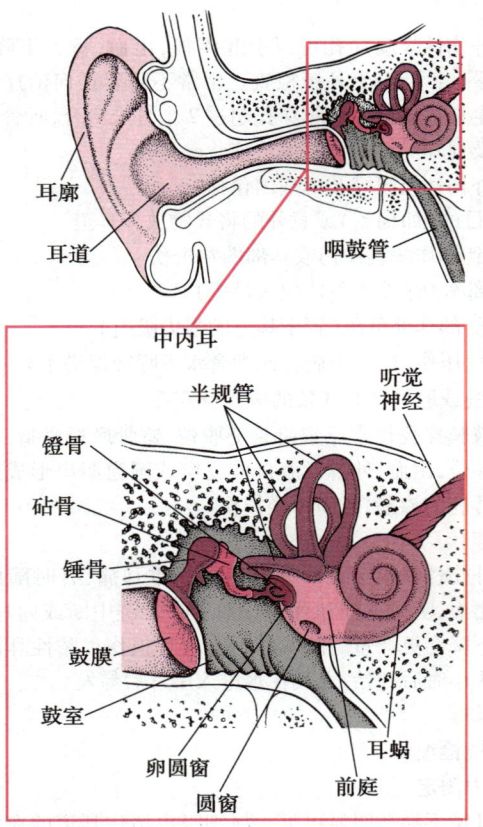

图 94-1　耳部解剖

前庭系统司平衡觉和位置觉,由球囊、椭圆囊和半规管组成。球囊和椭圆囊中的感觉细胞负责感觉头颅的直线运动(感受加速度)和上下运动(感受重力)。3 个半规管感受头颅的旋转运动。根据头运动方向的不同,3 个半规管中的某一半规管中的淋巴运动最强。半规管中毛细胞对内淋巴的流动起反应,并产生神经冲动使大脑诱导肢体引起适当的动作来保持平衡。

耳蜗司听觉。其中充满了液体。在耳蜗中,包含着 Corti 器,其中共有约 30 000 个毛细胞。毛细胞的纤毛伸入淋巴液并嵌入到一个胶质膜中。声波震动由听小骨传至中耳,再经前庭窗传至内耳。内耳中的振动导致内淋巴和毛细胞纤毛的振动,这些震动转变为电信号并传至大脑。许多环境因素可以导致内耳毛细胞的损伤并引起听力下降。其中最重要的就是强噪声暴露。虽然听反射可以是中耳听骨链保持紧张来钝化声音的刺激,强噪声仍然可以损伤和永久性破坏毛细胞。持续性暴露于强噪声会引起渐进性的损害,最终导致听力损失和耳鸣。

内耳疾病包括:
- 听神经瘤
- 良性阵发性位置性眩晕
- 药物耳毒性
- 耳带状疱疹
- 梅尼埃病
- 化脓性迷路炎
- 前庭神经炎

听神经瘤
(第Ⅷ神经瘤;前庭施万瘤)

听神经瘤,又称前庭施万瘤,是第Ⅷ对脑神经的施万细

胞来源的肿瘤。症状包括单侧听力损失。诊断基于听力学检查,并由 MRI 确诊。若有需要,治疗方法是手术切除或立体定向放疗,或手术加放疗。

听神经瘤一般起源于第Ⅷ对脑神经的前庭分支,大约占颅内肿瘤的 7%。随着肿瘤的扩展,肿瘤可从内听道延伸至脑桥小脑角,并且压迫第Ⅶ与第Ⅷ对脑神经。随着肿瘤进一步增大,小脑、脑干与邻近脑神经(第Ⅴ和第Ⅸ~Ⅻ对脑神经)也会受到压迫。

双侧听神经瘤在Ⅱ型神经纤维瘤病患者中多见。

症状及体征

缓慢的渐进性单侧感音神经性听力损失是听神经瘤特征性症状。然而,听力损失的发生可以是突然性的,并且听力损害的程度可呈波动性。其他的早期症状包括单侧耳鸣,眩晕,平衡失调,头痛,耳胀满感或闭塞感,耳痛,三叉神经痛,面部麻木或面肌无力。

诊断

- 听力图
- 如果出现非对称性听力损失,行钆增强 MRI 检查

听力图是在体检中诊断听神经瘤的首要检查手段。它通常会表现为不对称的感音神经性听力损失和与听力损失不相称的更为严重的言语识别率下降。这样的结果提示需要行影像学检查,特别是钆增强 MRI。然而有些肿瘤是在其他原因所作的脑部扫描时所发现。

其他发现包括鼓室图声反射衰减。听性脑干诱发电位Ⅴ波潜伏期延长或缺失。尽管冷热试验不用于常规评价不对称感音神经性听力损失患者,但可以揭示患侧的前庭功能减退(半规管轻瘫)。

治疗

- 观察
- 有时选择手术切除,有时选择性采用立体定向放疗

小的、无症状的(如偶然检查发现的)、非生长性的听神经瘤不需要治疗;这种肿瘤可以定期 MRI 随访,如开始长大或引起症状时再行治疗。采用立体定向放疗(如伽马刀或者射波刀疗法)还是传统的显微手术需要考虑很多因素,包括:残余听力的多少,肿瘤大小,患者年龄和健康状况。立体定向放疗主要用于年纪较大、肿瘤较小或者因其他原因无法承受手术的患者。显微外科手术包括保护残余听力的术式(颅中窝进路或乙状窦后进路)和经迷路进路,后者适用于无可用残余听力的患者。

> **关键点**
> - 听神经瘤通常是单侧但也可以是双侧神经纤维瘤病
> - 典型症状是单侧听力损失、有时伴有头晕和耳鸣
> - 采取立体定位放射治疗或常规显微外科手术治疗较大和/或有症状的肿瘤
> - 较小或长期无进展的肿瘤可以通过定期 MRI 扫描随访观察

良性阵发性位置性眩晕
(良性体位性或位置性眩晕;BPPV)

良性阵发性位置性眩晕(BPPV)是指与特定头位变化相关的短暂眩晕(<60秒)。伴发恶心、眼球震颤。诊断主要依靠临床表现。治疗主要包括耳石复位。药物和手术治疗少见。

良性阵发性位置性眩晕(BPPV)是最常见的复发性耳源性眩晕的病因。发病率随年龄的增大而增高,在老年人中可严重影响机体平衡,可导致摔伤。

病因

该病被认为是耳石异位引起(碳酸钙结晶通常埋藏于椭圆囊和球囊)。这种异位导致后半规管毛细胞受到刺激,进而引起运动的异常感知。病原学因素包括:

- 椭圆囊耳石膜的自发变性
- 迷路震荡
- 中耳炎
- 耳部手术
- 最近的病毒感染(如病毒性神经元)
- 脑外伤
- 麻醉时间延长或长期卧床
- 前庭疾病病史(如梅尼埃病)
- 前庭前动脉阻塞

症状及体征

当患者头部运动时(如在床上翻身或弯腰低头拾物时)可激发眩晕。急性阵发性眩晕仅持续数秒到数分钟,发作趋势为早晨达到高峰,白天渐缓解。可伴有恶心和呕吐,但是无听力损失和耳鸣。

诊断

- 临床表现
- 增强 MRI 检查(如果检查提示中枢神经系统病变)

良性位置性眩晕的诊断主要基于典型的症状,Dix-Hallpike 变位性眼震试验(一种位置性眼震的诱发试验)测定的眼震,以及无其他神经学检查异常。此类患者无需其他检查。

和良性阵发性位置性眩晕的眼震不同,中枢神经系统损害导致的位置性眼震具有以下特点:

- 缺乏潜伏期,不易疲劳,有严重的主观感觉
- 只要位置不变,眼震将持续存在
- 眼震方向为垂直性或不定向的
- 如果是旋转性的,则方向可能与预期方向不同

有眼球震颤的患者提示存在中枢神经系统损伤,建议行增强磁共振检查。

治疗

- 通过诱发体位使症状疲劳
- 耳石复位治疗
- 不推荐使用药物治疗

良性阵发性位置性眩晕(BPPV)可在数周或数月内自

然缓解,也可能持续数月或数年。因为疾病可长期存在,药物治疗(如在梅尼埃病治疗中的用药,参见第 716 页)是不提倡的。药物的副作用通常会加重平衡障碍。

由于良性阵发性位置性眩晕是可疲劳的,因此一种治疗方式就是使患者在一个安全的环境下在一天的早些时候通过诱发试验使之疲劳,然后在一天内剩余的时间里症状就很轻了。

手法耳石复位法[最常见的是 Epley 法(图 94-2)或 Semont 法,以及 Brandt-Daroff 练习法]指通过一系列头位的移动来使移位的耳石回到椭圆囊。在施行 Epley 或者 Semont 手

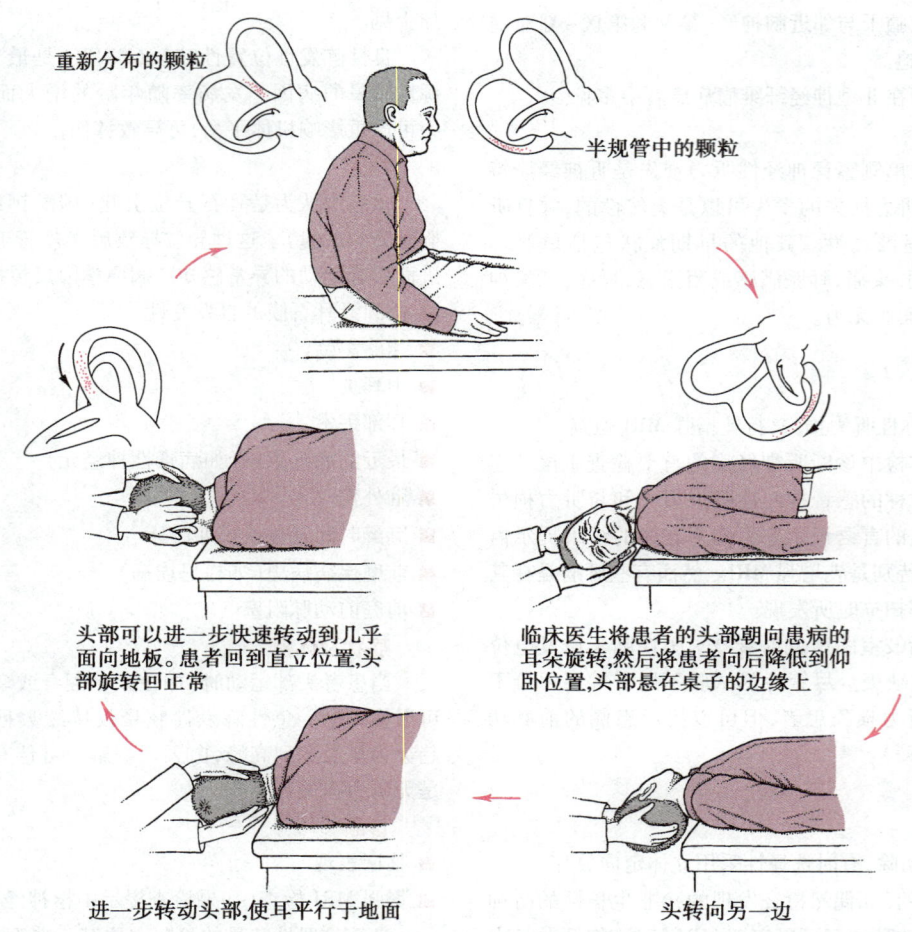

图 94-2 Epley 手法治疗。该手法治疗通过使移位的耳石从后半规管回到椭圆囊来用于良性阵发性位置性眩晕的治疗。如果在某一位置有眩晕发生,那么保持该位置直到眩晕缓解

法治疗后,患者需保持头位直立或半直立 1～2 日,避免颈部弯曲和伸展。必要时两种手法治疗均可重复进行。相比较而言,Brandt-Daroff 练习由患者自行完成,每组练习 5 次,每天 3 组。

在做 Semont 手法治疗时,患者在担架中间坐直。患者头部转向健耳,并在整个治疗过程中保持该头位。然后,患者躯干放低侧卧于担架上,患耳在下,鼻尖朝上。在此位置停留 3 分钟后,患者快速坐直,不将头伸直,然后侧卧于另一侧,鼻尖朝下。在此位置 3 分钟后,患者缓慢坐直,头位恢复正常。

Brandt-Daroff 练习法 可以教给患者自行完成。患者坐直后,朝一边侧卧,鼻尖向上 45°,维持该姿势 30 秒或直至眩晕代偿。然后重回坐位,朝相反方向做同样的动作。每组循环做 5 次,每天 3 组持续 2 周,或者通过练习直至眩晕不再发作为止。

> **关键点**
> - 眩晕由于半规管内耳石的移位导致。症状由头部运动引发
> - 通常会恶心和呕吐但无耳鸣或听力损失
> - 诊断主要依靠临床表现,有些患者需要做磁共振除外其他疾病
> - 治疗采取耳石复位治疗
> - 药物较少发挥作用并可能导致症状加重

药物引起的耳毒性

有多种药物可有耳毒性(表 94-1)。影响耳毒性的因素包括:

表94-1 可引起耳毒性的药物

种类	举例
抗生素	氨基糖苷类
	万古霉素
化疗药物	含铂的药物（如顺铂）
利尿药	依他尼酸
	呋塞米
其他	奎宁
	水杨酸盐

- 剂量
- 放射疗程
- 并发肾衰竭
- 输液速度
- 终身剂量
- 合用其他具有潜在耳毒性风险的药物
- 遗传易感性当有鼓膜穿孔时,耳毒性药物不可耳部局部应用,以免药物进入内耳

链霉素 造成的内耳损害主要是前庭部分,而不是听力部分。尽管眩晕和平衡障碍倾向于暂时性的,严重的前庭敏感性丧失可以是持续性的,有时是永久性的。前庭敏感性丧失引起行走困难,特别是在黑暗中,还造成振动幻视(感觉每一步伴随周围环境的晃动)。4%～15%接受剂量为1g/d、一周以上治疗的患者可测到听力损失,这一般有短暂的潜伏期(7～10日),并且如果治疗继续的话将更加严重。最终可能引起永久性的耳聋。

在所有的抗生素中新霉素引起的耳蜗毒性最大。当大剂量口服或直肠灌注用于肠内杀菌时,吸收的药量足够影响听力,特别是有黏膜破损时更为严重。新霉素不能用于伤口的冲洗或胸膜内、腹膜内灌注,因为会有大量的药物残留并被吸收而造成耳聋。

卡那霉素和阿米卡星 与新霉素具有相似的耳毒性作用,能够引起永久性的听力损失,但是可以保留平衡功能。

紫霉素 既有耳蜗毒性又有前庭毒性。

庆大霉素和妥布霉素 有前庭和耳蜗毒性,能够引起平衡障碍和听力损害。

万古霉素 可引起听力损失,特别是在合并有肾功能不全的患者。

化疗药物(抗肿瘤药物),特别是含有铂结构的药物(顺铂和卡铂)能造成耳鸣和听力损失。听力损失是严重的、永久性的,可在首次给药后立即发生,也可在完成治疗几个月后延迟发生。感音神经性聋是双侧、渐进性、永久性的。

依他尼酸和呋塞米 治疗的肾衰患者如果接受氨基糖苷类抗生素治疗就会引起严重的、永久性的听力损失。

高剂量水杨酸盐(每天口服阿司匹林>12 325mg)能造成暂时性的听力损失和耳鸣。

奎宁 和它的合成替代物能造成暂时性的听力损失。

预防

孕期应避免服用耳毒性抗生素。老年患者和已有听力损失的患者如果有其他有效的药物可用,就不应该给予耳毒性药物。耳毒性药物应该给予最低有效剂量,并且治疗期间应密切监测药物浓度,尤其是氨基糖苷类(峰值和谷值都要检测)。在给予某种耳毒性药物治疗前,如果可能,应该测试听力并且在治疗期间监测听力,症状不是可靠的警告标志。联用多种具有潜在耳毒性的药物或在使用耳毒性药物时伴随肾功能不全,会增加药物的耳毒性风险。在这种情况下,建议密切监测药物剂量。

> **关键点**
> - 药物可能导致听力损失、平衡失调和/或耳鸣
> - 普通药物包括氨基糖苷类抗生素、含铂化疗药物和高剂量水杨酸盐类
> - 症状可为暂时性的,也可以是永久性的
> - 应尽可能停药,但无特效的治疗方法

耳带状疱疹

[膝状疱疹;Ramsay 亨特综合征(Hunt syndrome);病毒性神经元炎]

耳带状疱疹比较少见,是由带状疱疹病毒引起的第Ⅷ对脑神经节和第Ⅶ对脑神经(面)膝状神经节的感染。

带状疱疹的病因是水痘-带状疱疹病毒感染的重新激活。复燃的危险因素包括继发于癌症的免疫缺陷、化疗、放疗或人体免疫缺陷病毒感染。典型的是,病毒潜伏在背根神经节,当激活时表现为呈神经节式分布的皮肤痛。然而,很少的病毒潜伏在膝状神经节,并且激活导致第Ⅶ和第Ⅷ对脑神经症状。

症状及体征

耳带状疱疹的症状包括:
- 严重的耳痛伴有耳部水疱
- 暂时或永久性面瘫(类似贝尔麻痹)
- 持续几天到几周的眩晕发作
- 听力损失(其可以是永久或可部分或完全解决)

疱疹发生于耳廓和外耳道,沿面神经的感觉支分布。脑膜脑炎症状(如头痛、意识模糊、颈强直)并不常见。有时其他的脑神经亦可受累。

诊断
- 临床评估诊断通常为依靠临床表现。如果对病毒作为病因有所怀疑,可收集水疱碎屑做直接免疫荧光检查或病毒培养,以及行 MRI 检查排除其他诊断

治疗
- 或许可以采用糖皮质激素、抗病毒药物、外科减压手术虽然没有可靠的证据证明糖皮质激素、抗病毒药物、外科减压手术对该病有效,但它们是仅有可能有用的治疗方式

如果使用药物治疗,则糖皮质激素始剂量是泼尼松口服,每天 60mg,连续服用 4 日,然后在接下来的 2 周逐渐减量。对于免疫功能不全的患者,采用阿昔洛韦 80mg 口服,每日 5 次,或者万乃洛韦 1g 口服,每日 2 次,连用 10 日,可能会缩短病程。

对于眩晕则可采用地西泮 2～5mg 口服每 4～6 小时 1 次。疼痛可口服阿片类药物。带状疱疹后遗神经痛可用阿

米替林治疗。

假如出现完全性面瘫（即无可见的面部运动）则可行面神经减压手术，但必须在面瘫后2周内手术才有效。但在手术前应做面神经电图检查，并提示有大于90%的神经变性。

梅尼埃病

（膜迷路积水）

梅尼埃病（Meniere病）是一种能够引起眩晕，波动性感音神经性听力损失和耳鸣的内耳疾病。没有诊断性检查。眩晕和恶心可用抗胆碱能药或苯二氮䓬类药物治疗。利尿药和少盐饮食能减少发作的频率和减轻严重程度。对于严重的病例，可通过庆大霉素局部给药或手术的方法破坏前庭系统。

在梅尼埃病中，迷路内淋巴压力和容积的变化影响了内耳功能。内淋巴液形成的机制不明。风险因素包括梅尼埃病家族史，先前存在的自身免疫性疾病，过敏，头部或耳部外伤，还有极少见的梅毒。发病高峰在20~50岁之间。

症状及体征

患者突然眩晕发作，经常持续1~6小时，可最长持续24小时，并通常伴有恶心和呕吐。伴随症状包括出汗、腹泻和步态不稳。

耳鸣在患耳可表现为持续性或间断性，嗡嗡声或轰鸣声，与位置和运动无关。随之引起听力损害，特别是影响低频听力。在此之前的一段时间内，大多数患者可有患耳闷胀感或压力感。在大多数患者中，只有一个耳朵受到影响。

在疾病的早期，发作间症状缓解，无症状的间隔时间可持续1年以上。但随着疾病的进展，听力损害持续存在并渐加重，并且耳鸣可是持续性的。

诊断

- 临床表现
- 听力图及钆增强MRI排除其他病因

梅尼埃病的临床诊断主要为一个排他性诊断。典型症状为波动性低频感音性耳聋、发作性眩晕、同侧波动性耳闷胀感及耳鸣。相似的症状可见于病毒性迷路炎或神经炎、小脑脑桥角肿瘤（如听神经瘤）或脑干卒中。尽管可能发生双侧梅尼埃病，但双侧症状增加了另一种诊断的可能性（如前庭性偏头痛）。

具有提示性症状的患者应行听力图检查，中枢神经系统的MRI（钆增强）检查，注意内听道以排除其他的病因。典型的听力图提示患耳的低频感音神经性耳聋。Rinne和Weber音叉试验可提示感音神经性聋（参见第718页）。

在急性发作期，检查可见患者有眼震并向患侧倾倒。在疾病发作间期，检查可以完全正常。然而，在长期或迷路功能减退的难治性病例中，Fukuda步行试验（蒙眼向前步行，曾称之为Unterberger实验）可见梅尼埃病患者通常偏离患耳侧，与单侧迷路损害一致。

甩头试验（Halmagyi试验，） 是另一种用于单侧迷路功能障碍的检查手法。检查者要求受试者双眼凝视前方（如以检查者的鼻部为视靶）。然后，检查者双手固定其头部，突然（尽量不使受试者预测到）以尽可能快的速度将受试者头部向一侧快速转动，角度约为15°~30°，同时观察受试者眼震情况。当头部转向前庭功能正常一侧时，受试者眼睛可盯着目标不动。当单侧前庭功能受损，该侧转头时前庭眼反射消失，表现为患者眼球无法持续随着头位变化而锁定跟踪目标，而是随着头位变化而变化，之后迅速回转锁定跟踪目标（又被称为追赶扫视延迟）。

治疗

- 止吐、抗组胺及苯二氮䓬类药物缓解症状
- 利尿剂及低盐饮食
- 药物或手术前庭切除极少应用

梅尼埃病有自愈倾向。急性发作期的治疗目的是缓解症状，治疗手段采用分级式治疗。非侵入性的治疗手段为首选方法，在无效的情况下可采用破坏性的治疗手段。

抗胆碱能止吐药（如丙氯拉嗪或异丙嗪25mg直肠或10mg口服，每6~8小时1次），可以最大限度地减少迷走神经介导的胃肠道症状；昂丹司琼是第二线止吐药物。抗组胺药（如苯海拉明，美克洛嗪，或赛克利50mg口服每6小时1次）或苯二氮䓬（如地西泮5mg口服，每6~8小时1次）用于镇静前庭系统。无论是抗组胺药还是苯二氮䓬类药都不是有效的预防性治疗手段。一些医生还使用口服激素冲击疗法（如泼尼松60mg口服每日1次，持续1周，第二周逐渐减量）或急性发作期鼓室内注射地塞米松。

低盐饮食（<1.5g/d）避免饮酒和咖啡，利尿剂（如氢氯噻嗪口服，每日1次，每次25mg）常常作为第一步治疗方法，对预防和减少眩晕的发生有帮助。然而尚无完善研究表明这些措施对梅尼埃病的功效。

内淋巴囊减压术尽管为侵入性手术，但可缓解大多数患者的眩晕，在保留前庭功能的同时，使造成听力损失的风险降至最低。因此仍被视为一种有效的前庭功能保留性治疗手段。

治疗无效时可用庆大霉素鼓室内给药（迷路化学切除）。典型剂量是通过鼓膜注射庆大霉素（通常是注射0.5ml，浓度为40mg/ml）。建议随访听力以发现药物的耳蜗毒性造成的听力损失。如果眩晕持续存在而无听力损失，4周内可重复注射。

频繁、严重发作的患者如果对其他低侵入性形式的治疗无反应可考虑外科治疗。前庭神经切除术（经颅进路）可缓解95%患者的眩晕症状，并且保存了患者的听力。迷路切除术仅用于听力损失已很严重的患者。

遗憾的是，还没有方法来阻止听力损失的进展。大多数患者在10~15年内患耳从中度进展到重度的感音神经性聋。

关键点

- 梅尼埃病通常导致眩晕伴随恶心、呕吐、单测性耳鸣、慢性渐进性听力损失
- 听力测试和磁共振可以排除其他疾病
- 止吐药和抗组胺药可减轻症状，有些临床医生也使用口服或鼓室内给予糖皮质激素
- 对难治性病例采取更多侵入性治疗，包括内淋巴囊减压术、鼓室给予庆大霉素、前庭神经切断术
- 利尿剂、低盐饮食、避免乙醇和咖啡因有助于防止发作

化脓性迷路炎

化脓性迷路炎是内耳的细菌感染，经常造成耳聋和前庭功能丧失。

化脓性迷路炎的发生通常由于严重的急性中耳炎、化脓性脑膜炎引起的继发感染，不断增大的胆脂瘤或由创伤引起的迷路骨折后，细菌进入内耳造成的。

症状及体征

化脓性迷路炎的症状包括：
- 严重的眩晕和眼球震颤
- 恶心和呕吐
- 耳鸣
- 可能有不同程度的听力损失

疼痛和发热是常见症状。

诊断

- 颞骨 CT
- 或许 MRI

急性中耳炎期间如果出现眩晕、眼震、感音神经性听力损失或三者均有，应警惕化脓性迷路炎发生。行颞骨 CT 检查以确定耳囊骨骨破坏或其他急性中耳炎的并发症，如合并乳突炎。如果出现脑膜炎或脑脓肿症状，如精神症状改变、假性脑膜炎、高热等，则应行 MRI 检查、腰椎穿刺和血培养。

治疗

- 静脉注射抗生素
- 鼓膜切开术
- 有时鼓膜造孔术

根据培养和药敏试验的结果调整适用于脑膜炎的静脉抗生素（如头孢曲松钠静滴，每公斤体重 50~100mg，最大剂量为 2g，每日 1 次）。出现院内感染时，常常用头孢他啶取代头孢曲松来对抗铜绿假单胞菌（P. aeruginosa）。抗生素应根据培养和药敏试验结果后进行调整。为了中耳通畅引流，可行鼓膜切开术（有时可行鼓膜置管）。一般需要行乳突切除术。

前庭神经元炎

前庭神经元炎可能是由第Ⅷ对脑神经的前庭分支感染造成的，能引起自限性、发作性眩晕，某些前庭功能障碍将持续存在。

尽管病因不是很清楚，多怀疑是由病毒感染引起。

症状及体征

前庭神经元炎的症状包括一次严重的眩晕发作，伴有恶心、呕吐，持续存在朝向患侧的眼震，可持续 7~10 日。眼震是单向的、水平性、自发性，伴有方向向健耳的快速摆动。首次发作后该病慢慢地缓解。前庭神经元炎的特点是缺乏伴随的耳鸣和听力损失，以此可以同梅尼埃病或迷路炎鉴别。首次发作后该病慢慢地缓解。有些患者，特别在快速头位运动时残留平衡障碍，这可能是永久性的前庭损害引起的。

诊断

- 听力图、眼震电图及 MRI

怀疑有前庭神经元炎的患者应接受听力评估、冷热水试验及眼震电图、头部钆增强 MRI 检查，注意观察内听道的情况以排除其他诊断，如小脑脑桥角肿瘤、脑干出血或梗死。MRI 上可见前庭神经增强，与感染性神经炎一致。

治疗

- 止吐、抗组胺及苯二氮䓬类药物缓解症状

前庭神经元炎症状改善用药同梅尼埃病，即抗胆碱能药，止吐药（如丙氯拉嗪或异丙嗪口服或直肠给药每 6~8 小时 1 次，每次 25mg），抗组胺药或苯二氮䓬类药物，以及糖皮质激素冲击并快速减量。如果呕吐持续，需要静脉补充液体和电解质。不建议长期（如超过数周）使用前庭功能抑制类药物，因为此类药物会在早期延误前庭功能的代偿。前庭习服疗法（通常由物理治疗师操作）对代偿残留的前庭功能不足有帮助。

> **关键点**
> - 患者有严重、持续的眩晕伴随呕吐和朝向患侧的眼震，此类症状将持续数天至数周
> - 无听力损失或耳鸣
> - 检测是为了排除其他疾病
> - 治疗针对症状，包括止吐药和抗组胺药或苯二氮䓬类；糖皮质激素也可能是有帮助的

95. 听 力 损 失

超过 10% 的美国人有不同程度的听力障碍并影响他们的日常交流，这已成为美国最常见的感觉障碍。1/1 000~1/800 的新生儿有严重的听力残疾，2~3 倍于此的新生儿有轻度的听力损失。在儿童期，又有 2/1 000~3/1 000 的儿童罹患中、重度的听力障碍。青少年期面临噪声和外伤的危险。老年人又要经历渐进的听力减退（老年性聋，参见第 724 页），可能是由于年老和长期的噪声暴露和遗传性因素。

儿童期的听力障碍会造成患儿一生言语表达和接受的

障碍。残疾的严重程度取决于听力损失发生时的年龄损失的性质(其持续时间,受到影响的频率和程度)个别儿童的易感性(如共存的视力障碍,智力残疾,主要语言障碍,语言环境不足)存在其他感官、语言或认知性缺陷的患儿受到的影响更大。

病理生理

耳聋可以分为传导性聋、感音神经性聋和混合性聋。

传导性聋 常继发于外耳道、鼓膜、中耳的病变。这些病变妨碍声音有效的传入内耳。

感音神经性聋 由内耳(感音)病变或听神经病变(第Ⅷ对脑神经,表95-1)引起。这种鉴别很重要,因为感音性聋有时是可逆的,很少危及生命。神经性聋很少是可逆性的,常由对生命有潜在危险的桥小脑角肿瘤引起。

表95-1 感音性聋和神经性聋的鉴别

检查	感音性聋	神经性聋
言语分辨率	轻度下降	严重下降
强度增大的言语分辨率	通常有改善,提高程度根据感官的损伤严重度和分布有所不同	差
重振	存在	缺失
声反射衰减	消失或轻度缩短	存在
听觉脑干反应波形	良好,潜伏期正常	缺失或潜伏期延长
耳声发射	缺失	存在

混合性聋 常由严重的脑外伤合并或不合并颅骨或颞骨骨折引起,也可由慢性感染或一些遗传性疾病引起。暂时的传导性聋也可由中耳炎引起,常合并感音神经性聋。

病因

耳聋可以是先天性的(表95-2),也可以是获得性的(表95-3),渐进性的或突发性的(参见第724页),暂时性的或永久性的、单侧的或双侧的、轻微的或严重的。药物性耳聋另作讨论(参见第714页)。

表95-2 先天性耳聋的病因*

病变部位	病因[†]
传导性	
外耳和中耳	遗传性的;特发性畸形
	药物致畸形(如沙利度胺)
感音性	
内耳	遗传性的
	特发性畸形
	先天性感染(如风疹、巨细胞病毒感染、弓形虫病、梅毒等)
	母子Rh血型不相容
	缺氧
	母亲摄入耳毒性药物(如由于结核或严重感染)
	药物致畸形(如沙利度胺)
神经性	
神经系统	缺氧
	特发性畸形
	遗传性的
	先天性感染(如风疹、巨细胞病毒感染、弓形虫病、梅毒等)
	多发性神经纤维瘤病(2型)
	母子Rh血型不相容

*一些先天性听力损失可能是混合型损失——传导性和感音性混合,伴有或不伴有神经元损伤。
[†]病因按照大致发病率顺序从高到低排列。

表95-3 获得性耳聋的一些原因

原因*	提示性发现	诊断方法[†]
外耳(传导性聋)		
阻塞(如耵聍、异物、外耳道炎、肿瘤)	耳部检查时可见	耳镜临床评估
中耳(传导性聋)		
分泌性中耳炎	耳聋可以是波动性的	耳镜检查
	有时有头晕、疼痛或耳闷	听力学测试和声导抗
	鼓膜通常异常	
	经常有急性中耳炎病史或其他原因	
慢性中耳炎[‡]	慢性耳分泌物	耳镜检查
	通常可见穿孔	对于胆脂瘤,CT或MRI
	外耳道内肉芽组织或息肉	
	有时可见胆脂瘤	
耳外伤[‡]	明显的病史	耳镜检查
	经常可见鼓膜穿孔、外耳道或鼓膜后方可见血液(如果鼓膜完整)	临床评估

续表

原因*	提示性发现	诊断方法†
耳硬化症‡	家族史	听力图,声导抗和耳镜检查
	发病年龄在20~30岁之间	
	进展缓慢	
肿瘤(良性和恶性)	单侧耳聋	CT或MRI
	耳镜下经常可见病变部位	
内耳(感音性聋)		
遗传性疾病(如连接蛋白26突变、Waardenburg综合征、Usher综合征、Pendred综合征)	阳性家族史(多数为阴性)	临床评估
	连接蛋白26突变是非综合征性聋中最常见的,应该进行出生时筛查	基因检测
	在Waardenburg综合征中有时可见白色的额发或不同颜色的眼睛	CT和/或MRI
	在Usher综合征中可出见视力和听力的双重损失	
噪声暴露	通常有明显的病史	临床评估
老年性耳聋	>55岁的男性,>65岁的女性	临床评估
	渐进性的,双侧耳聋	
	神经检查正常	
耳毒性药物(如阿司匹林、氨基糖苷类抗生素、万古霉素、顺铂、呋塞米、依他尼酸、奎宁)	用药史	临床评估
	双侧耳聋	
	各种各样的前庭症状	
	肾衰竭	
感染(如脑膜炎、化脓性迷路炎)	明显的感染史	临床评估
	感染开始时或不久之后开始出现症状	
自身免疫性疾病(如类风湿关节炎、系统性红斑狼疮)	关节疼痛和皮疹	血清学检测
	有时有视力或眼部刺激的急剧变化软骨疼痛或肿胀	
	经常有相关疾病的病史	
梅尼埃病	发作性耳聋(经常是单侧、波动性)、耳闷、耳鸣和眩晕	钆增强MRI以排除肿瘤
气压伤(伴有外淋巴瘘管)‡	明确的压力改变病史(如潜水、飞机迅速下降)或外耳道外伤	鼓室压测试和平衡功能测试
	有时有严重的耳痛或眩晕	眩晕持续时需要手术探查
头外伤(伴有颅底骨折或耳蜗震荡)‡	明显的外伤史	CT或MRI
	可能有前庭症状或面瘫	
	有时鼓膜后方可见血液、脑脊液漏或乳突上可见瘀斑	
中枢神经系统(神经性聋)		
小脑脑桥角肿瘤(如听神经瘤、脑膜瘤)	单侧耳聋,经常伴耳鸣	钆增强MRI
	前庭功能异常	
	有时有面神经或三叉神经受累症状	
脱髓鞘疾病(如多发性硬化)	单侧耳聋	脑部MRI
	多病灶	有时行腰穿
	缓解复发症状	

*各组病因按照大致发病率顺序排列。
†所有患者应该进行耳镜检查和听力学检测。
‡可能会出现传导性和感音性混合听力损失。
TM=鼓膜。

耳聋最常见的原因如下：
- 耵聍栓塞
- 噪声
- 老年
- 感染（特别是发生在儿童和青年人）

耵聍栓塞 是可治愈的耳聋中最常见的原因，尤其在老年人。儿童外耳道异物也是耳聋很常见的原因，可以是由于存在异物和取出异物时不经意地损伤导致。

噪声 可以导致突发性或渐进性感音神经性聋。在听觉损伤中，耳聋是由于暴露在一个单独、极端的噪声中（如附近的枪声或爆炸）；一些患者也有耳鸣。耳聋通常是暂时的（除非是爆炸伤，可以破坏鼓膜、听骨链，或者都损伤）。在噪声导致的耳聋中，由于长期暴露在大于85dB（框95-1）的噪声中使听力损失。尽管不同的人对噪声导致耳聋的易感性不同，但他们如果在足够强度的噪声中暴露充足的时间，几乎每一个人都会丧失一部分听力。反复的暴露在大噪声中最终会导致Corti器中毛细胞减少。典型的耳聋开始发生在4kHz，并且随着暴露持续逐渐扩展到更低和更高频率。与感音神经性聋其他的原因相比，噪声导致的耳聋在4kHz比8kHz更严重。

年龄：与噪声暴露和遗传因素一样，是听力逐渐减少的常见风险因素。年龄相关的听力损失称为老年性耳聋。老年性耳聋同时包括感音性和神经性听力损失。研究还强烈表明，早期噪音暴露加速了与年龄有关的听力损失。在年龄相关的听力损失中，高频听力受影响更大。

急性中耳炎（AOM，参见第708页） 是轻中度耳聋的常见原因，这种耳聋是短暂的且主要见于儿童。然而若不经治疗，AOM后遗症和慢性中耳炎（和罕见的化脓性迷路炎）可以引起永久性耳聋，尤其是有胆脂瘤形成。

分泌性中耳炎（SOM，参见第709页） 有几种形式。几乎所有的AOM发作后都伴随2~4周的SOM。SOM也可由咽鼓管功能障碍引起（如由于腭裂、鼻咽部良性或恶性肿瘤或者发生在自高海拔下降或水肺潜水时快速上升引起外界气压快速变化）。

自身免疫性疾病 可以在任何年龄引起感音神经性聋，并且可以合并其他症状和体征。

评估

评估 包括检查耳聋的类型、分析病因（特别是可能治愈的原因）。

听力筛查：大多数成人和年长儿童能注意到突然发生的听力损失，当新生儿对说话声或其他声音没有反应时，一些护理者可以在出生后第一周内怀疑新生儿有严重的耳聋。但一些渐进性的听力损失或婴幼儿的听力减退必须做听力筛查才能发现。听力筛查应在出生时就进行（参见第2349页）这样言语输入才能诱导适当的语言发育。可疑的听力损失患者应该尽早转给专科医生。如果未进行听力筛查，严重的双侧听力损失有可能直到2岁才会被发现，轻中度或重度单侧听力损失经常在到上学时才被发现。

病史 **现病史**：应该记录发现耳聋的时间，起病方式（如渐进性、急性），单侧或双侧，听到的声音是否失真（如音乐是单调的或死气沉沉的）或者有言语识别困难。患者应该被询问耳聋是否发生在某一急性事件之后［如头外伤、气压伤（尤其是潜水损伤）、开始服用某一药物之后］。重要的伴随症状包括其他耳部症状（如耳痛、耳鸣、耳分泌物）、前庭症状（如在黑暗中迷失方向、眩晕）和其他神经症状（如头痛、面神经功能减弱或麻痹、味觉异常和耳闷胀感）。在儿童中，重要的相关症状包括存在讲话或语言发展延迟或动作发展延迟。

全身性疾病回顾：应该评估听觉困难和对患者生活的影响。

既往史：应该记录以前可能的致聋疾病，包括中枢神经系统感染、反复的耳部感染、长期暴露在大噪声中、头外伤、风湿病（如类风湿关节炎、系统性红斑狼疮）和耳聋家族史。

框95-1 声音的等级

声强和声压（声音的物理学参数）以分贝（dB）表示。1dB是一个量度两个单位数量比例的无单位的数，其定义为测量值和参考值比值的对数，再乘以常数K：

$$dB = k \log(V_{measured}/V_{ref})$$

习惯上，声压级（SPL）的参考值是正常、健康青年人在1 000Hz可以听到的最轻声音的响度*。声音可以通过声压级（N/m²），也可以通过声强级（W/m²）来表示。

因为声强等同于声压的平方，上述的常数K在以声压表示时是20，以声强表示时是10。因此，每20dB增加表示声压增加了10倍，声强增加了100倍。下表中的dB值仅仅是可以引起耳聋风险的粗略估计。其中一些是dB声压级数值（N/m²），其他的代表dB峰值或者是一个范围的dB（这个范围强调的是对人类听力最大危害的频率）

dB	示例
0	耳可以听到的最小声音
30	低语，安静的图书馆
60	正常的对话、缝纫机声、打字声
90	剪草机声、车间工具声、卡车声（在未保护状态下最大暴露时间为8小时/日†）
100	链锯、气压钻孔机、雪地汽车（在未保护状态下最大暴露时间为2小时/日）
115	喷砂声、摇滚音乐、自控嗷叫（在未保护状态下最大暴露时间为15分钟/日）
140	炮弹声、喷射发动机声（在未保护耳即使短暂的暴露也可引起耳疼，即使在保护状态下也可造成损伤）
180	火箭发射台

*由于人耳对不同频率反应不同，所以在听力检测中各频率检测的参考值也不同。考虑到这个原因，听力图中记录的正常阈值通常是0dB，而不考虑实际的声压级（SPL）。

†这是强制联邦标准，但是在短暂暴露于大于85dB时即推荐采取保护措施。

用药史应该专门询问现在或既往使用耳毒性药物的情况（表95-3）。针对儿童，应详细询问出生史以确定是否存在宫内感染及分娩并发症。

体格检查 应该集中在耳部、听力、和神经系统检查。检查外耳是否有阻塞、感染、先天性畸形和其他疾病。鼓膜检查是否有穿孔、分泌物、中耳炎和胆脂瘤。在神经系统检查中，需要特别注意第Ⅱ～Ⅶ脑神经功能以及前庭和小脑功能，因为这些区域的异常经常是由于脑干和小脑脑桥角肿瘤引起。需要使用音叉进行Weber试验和Rinne试验来鉴别传导性聋和感音神经性聋。

Weber试验：震动的512Hz或1024Hz的音叉放置在头部中线，患者需要说明哪一侧声音较大。单侧传导性聋时，声音在耳聋侧较响。单侧感音神经性聋时，声音在正常侧较响，因为音叉刺激双侧内耳，患者感觉到正常耳受到刺激。

Rinner试验：听力通过比较骨导和气导来检测。骨传导不通过外耳和中耳，测试内耳、第Ⅷ对脑神经和听觉中枢通路的完整性。音叉的柄放在乳突上（测试骨导），当声音听不见的时候，把继续振动的音叉移至耳廓附近（测试气导）。正常情况下可以再次听见声音，表明气导好于骨导。有传导性聋的时候，情况刚好相反，骨导大于气导。有感音神经性聋的时候，气导和骨导都有损失，但气导仍大于骨导。

预警症状：需要特别注意的发现是。
- 单侧的感音神经性聋
- 脑神经功能异常（而不是听力异常）
- 耳聋急剧加重

检查结果解读：根据病史和检查的结果耳聋的很多原因（如耵聍、外伤、明显的噪声暴露、感染后遗症和药物）是显而易见的（表95-3）。

相关的发现有助于诊断剩余的一小部分患者，在他们身上不能发现明确的原因。那些有局灶性神经功能异常的患者尤其需要关注。第Ⅴ和/或Ⅶ脑神经经常受来源于第Ⅷ对脑神经的肿瘤影响，因此面部感觉缺失、咬颌减弱（第Ⅴ对脑神经）、半面无力和味觉异常（第Ⅶ对脑神经）意味着那些区域有病变。自身免疫性疾病的体征（如关节肿痛、眼部炎症）或肾衰竭的体征也表明这些疾病就是病因。颌面畸形则可能意味着遗传或者发育异常。

任何存在讲话或语言发展延迟或者上学困难的儿童应该进行听力损失评估。智力残疾、失语症和孤独症儿童也必须进行评估。动作发育延迟可能是前庭异常的信号，而这又经常与感音神经性聋有关。

辅助检查 检查包括：
- 听力学测试
- 有时需要MRI或CT

听力学测试：所有的出现听力损失的人都应该进行听力学测试，它们包括：
- 纯音听力测试
- 言语测听
- 言语分辨率测试
- 鼓室压测试
- 声反射测试。综合这些测试结果，可以决定是否需要做其他检查以区别神经性和感音性听力损失

纯音听力测试：可以定量听力损失。听力计发出的特定频率不同强度的纯音用于判断患者的听阈（每个频率能听到声音的最低强度）。从125Hz或250Hz～8000Hz，测试气导（使用耳机）和最高达4000Hz测试骨导（把震荡器置于乳突或前额）听阈来测试每侧耳的听力。测试结果绘制听力图（图95-1），该图直接显示了患者听力和正常人听力在各个频率的差别。差别以dB表示（框95-1）。正常听阈是听力级(HI)0dB，听阈大于25dB HI时认为有听力损失。如听力减退比较严重而需要较响的测试声时，给予一侧耳较响的声音可以被另一侧耳听到，为防止健耳的窃听而影响测试结果，需要给健耳加窄带噪声。

言语听力检查：包括言语接受阈（SRT）和单词识别记分法。言语接受阈（SRT）是指对可识别言语的强度的测量。测试时，检查者给受试者提供一组特定声音强度的单词，这些单词通常有2个重读的音节，如railroad、staircase和baseball。检查者记录受试者可以重复50%的单词的强度。SRT接近言语频率（如500Hz、1000Hz、2000Hz）的听力水平。

单词识别记分法：检查患者对不同言语声音和音素的识别能力。在患者SRT上35～40dB强度给患者听50个在语音上平衡的单音节单词。单词表包括英语对话时相同的有关频率的音素。单词表包含英语对话的相似频率声音的音素。所得的分值是患者正确重复单词的百分率，代表了在理想的听力环境下听懂言语的能力。正常值是90%～100%。该记分在传导性聋是正常的，尽管在一个高声强水平，但在感音神经性聋可以降低。识别率在神经性聋比感音性聋更严重。完整句子中理解字词是另一种类型的识别试验，通常用来评估受试者是否需要可植入装置（当助听器效果不好时）。

鼓室压测量法：测量中耳对声能的阻力，不需要患者的配合。常用来检测小儿的中耳渗液。一个带有声源、微音器和压力调节器的探头塞入并密封外耳道。当外耳道压力变化的时候，微音器探头会记录来自鼓膜的反射声。正常情况下，中耳最大的声顺发生在外耳道压力与外界大气压相等的情况。异常声顺提示特殊的解剖变异。在咽鼓管阻塞和中耳积液时，最大声顺出现负值。当听骨链破坏时，如砧骨长突坏死或脱位时，中耳的声顺变大。当听骨链固定，如耳硬化镫骨关节僵硬时，声顺正常或减少。

镫骨肌声反射：是镫骨肌在强声刺激下收缩，增加鼓膜的紧张度以保护中耳免受声损伤。镫骨肌反射是通过测量鼓膜的运动来判断何种声强可以引起中耳的声顺的变化，声反射消失可提示中耳病变或听神经瘤。传导性聋镫骨肌反射检查阴性。另外，面瘫时镫骨肌反射也为阴性，因为镫骨肌受面神经支配。

高级听力检查：有时是必要的。对神经系统检查异常或者听力学测试显示言语识别率降低的患者、非对称性感音神经性聋，或兼而有之而原因不明的患者，应用头部钆增强MRI来检查小脑脑桥角，以排除该部位肿瘤。

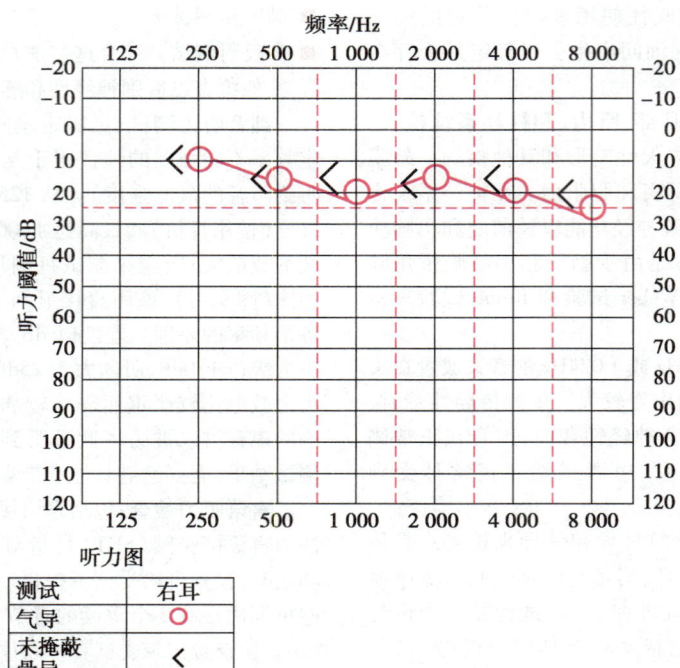

图 95-1 听力正常者右耳听力图。正常人听力图,垂直线表示从 125~8 000Hz 的频率,Hz 的频率,水平线表示患者的听阈。正常的听阈是 0dB±10dB。患者的听阈值≤20dB,可以认为达到均值或者优于均值。分贝越高,声音越响,说明听力越差。O 是表示右耳气导的标准符号,X 是表示左耳气导的标准符号。<是表示右耳未掩蔽骨导的标准符号,>是表示左耳未掩蔽骨导的标准符号。同时采用掩蔽测试和未掩蔽测试的原因是为了保证一侧耳听到的声音不是呈现给另一耳的声音(当一侧耳被"掩蔽"时,它就不能听到另一耳测试音并给出不准确的测听结果)

如果怀疑骨性肿瘤或骨质侵蚀,应该进行 CT 检查。如果怀疑血管异常,例如颈静脉球体瘤,应该进行磁共振检查。

听觉脑干诱发电位是用位于表皮的电极来检测声刺激引起的脑电波的变化。

耳蜗电图通过放置在鼓膜表面或穿过鼓膜的电极来检测耳蜗和听神经的活动。它可被用来评估和监测眩晕患者、也用于清醒的患者及术中监护。

耳声发射记录耳蜗外毛细胞对外耳道的声刺激所产生的信号。这些发射信号本质上是由于耳蜗外毛细胞激活产生的低强度回声。它常用来筛选患有听力损失的新生儿和婴幼儿,或监测使用耳毒性药物(如庆大霉素、顺铂)患者的听力。

中枢性听力检查:评估对衰变或畸变言语的分辨率、对侧耳有竞争性信息时的言语分辨率、将分别传入双耳的不完整或部分信息融合成完整信息的能力、当声波同时传入双耳时定位空间声源的能力等。这些检查适用于特定的患者,如有阅读困难或其他学习问题的儿童、能听见但有理解困难的老年人。

对于患有听力损失的儿童,需要进行额外的眼科检查。这是因为许多引起耳聋的基因突变也可以引起视觉的异常。对于无法解释原因的听力损失患儿,应该进行心电图检查以及可能的基因检查排除长 QT 间期综合征。

治疗

应该明确并治疗引起听力下降的原因。耳毒性药物应该停用或减量使用,除非严重的疾病(通常是恶性肿瘤或严重感染)需要承担额外的耳毒性听力损失。注意峰值和全程血药水平有助于降低风险。某些线粒体基因突变可以增加对于氨基糖苷类抗生素的敏感性,这些突变可以通过基因筛查来确认。

中耳积液可以通过鼓膜切开引流,也可以通过鼓膜置管防止复发。应该切除阻塞咽鼓管或耳道的良性肿物(如肥大的腺样体、鼻息肉)和恶性肿瘤(如鼻咽癌、鼻窦癌)。氢化可的松激素可能对自身免疫性疾病引起的听力损失有作用。

对于鼓膜或听骨链的损害或耳硬化症的患者,需要行听力重建手术。在有些脑肿瘤引起的听力损失,可切除肿瘤或放疗,并保留残余听力。

许多听力损失难以治愈,治疗包括佩戴助听器补偿听力损失,对于重度-极重度的耳聋可以行人工耳蜗植入。另外,各种应对机制可能有帮助。

助听器:通过助听器的扩音功能可以帮助许多患者提高听力。当然,此举的目的不是恢复患者的听力,而是帮助他们改善交流的能力。尽管助听器无法使听力恢复到正常水平,但借助助听器,患者可以提高交流能力。助听器扩音模式的发展使其扩增信号时更加自然和更具有音调感,并可以提供根据听说环境灵敏扩增的"智能"特性(如噪声环境和多个人说话的语境)。医生要帮助患者克服助听器带来的残疾感,鼓励患者将佩戴助听器看做像佩戴眼镜一样平常。其他限制助听器广泛使用的因素包括费用高、不舒适感以及一些佩戴助听器引起的社会自卑感。

尽管构成各异,所有的助听器都由微音器、放大器、扬声器、耳机、音量控制器组成。听力学家应该参与助听器的选择和调试。

最好的方式是根据患者听力损失的情况进行调试,高频听力损失的患者对单纯的音量放大效果较差,后者仅仅使难以辨清的言语更响一些而已。他们需要能选择性地放大高频的助听器。一些助听器在耳模上有孔道,只可让高频声波通过。有些数字助听器有多通道,以便使增益尽可能地和患者的听力图一致。

佩戴助听器的患者可能接电话有困难。当电话的话筒靠近助听器的时候会发出尖叫声。有些助听器有带有开关的电话线圈,使用的时候可关闭微音器并直接使线圈与电话机上的磁性元件连接。

中重度的听力损失,可选配位于耳后(耳水平)的耳背式助听器,其位于耳廓后面并通过柔韧的胶管与耳膜匹配;耳内式助听器适合轻中度耳聋患者,它包括完全在耳内的模型,由于位于耳廓和耳道内使其看起来不明显。一部分仅限于中度高频听力损失的患者最适合耳后式助听器,这可以使耳道完全开放。耳道式助听器完全位于耳道内,适合于那些原先由于美观原因而不愿佩戴助听器的患者,但对某些操作困难的人(特别是老年人)不适合。CROS助听器适合单侧严重的听力损失患者,助听器的微型扬声器置于无功能耳,声音通过导线或转换器传入有功能耳,这种助听器可以让全聋耳听到声音,在一定程度上保留了双耳辨别声源的能力。如果功能较好的一侧耳也有听力损失,也可用双侧的CROS助听器来扩增来自双耳的声音。外置式助听器适用于非常严重的听力障碍。耳机置于外耳道,扩音装置置于外衣口袋或其他部位。

骨导助听器适用于外耳道耳模不可用的情况,比如外耳道闭锁或患耳持续耳流脓。骨导助听器的震荡器放置在头部,通常放在乳突上,声音通过颅骨传到耳蜗。骨导助听器需要更大的声能、可引起较大的失真,而且佩戴没有气导助听器舒服。有些骨导助听器(骨锚式助听器)通过手术植入乳突,以免佩戴的不适。

耳蜗植入:对于极重度耳聋,包括那些有残余听力但没有视觉辅助(唇语或言语阅读)即使佩戴助听器也不能理解言语的患者,耳蜗植入可能有效。

植入的人工耳蜗可以通过多导电极直接将刺激信号传入听神经。外置装置的微音器和处理器可以把声音转变为电信号,然后通过内、外装置的传导线圈传入内装置,内装置通过电极传向耳蜗的鼓阶。

耳蜗植入提供言语的音调和节奏信息,帮助聋人理解言语。有一些耳蜗植入的成年人可以不需视觉信息来辨别词语,这样他们可以用电话交流。耳蜗植入还可以帮助聋人识别环境声音和警报声,也可以帮助他们调节自己的声音使之更加优美。

使用耳蜗植入的结果不尽相同,受很多的因素影响,主要包括:

- 听力损失与耳蜗植入的时间间隔(间隔时间越短,植入后效果越好)
- 听力损失的原因
- 人工耳蜗在耳蜗中的位置

脑干植入:是通过电极连接与耳蜗植入相似的声音探测器和声音处理器,通过脑干植入可以使一些双侧听神经损伤或者生来缺失听神经的患者(如双侧颞骨骨折或神经纤维瘤病)恢复一些听力。

辅助策略与技术:光报警系统使人们知道门铃的铃声、烟雾探测器的声音或婴儿的哭声。转换成红外线或FM收音机信号的特殊声音系统可以帮助人们在剧院、教堂或其他有干扰噪声的地方听见声音。许多电视节目有结束字幕,电话交流系统也有类似的装置。

唇语或言语阅读对于能听见声音但有理解困难的人很重要。许多人即使没经过正规的训练也可以通过唇语获得有用的语言信息。即使是听力正常的人在嘈杂的环境中,只要他们能够看到讲话者就能很好地理解言语。若想采用这种方式听者必须能看见说话者的口唇。护理人员必须明白这一点,向听力障碍的患者说话时要站在合适的位置。观察讲话者口唇可以使听者识别辅音,进而帮助高频听力损失患者提高言语理解能力。唇语可以在听力康复课程上进行训练,在这种经过优化的交流课程中,一群年龄相近的同伴定期和患者会面来指导和监督他们练习。

人们可以通过改变或避免困难的情况而得以控制自己的听音环境。例如,人们可以在非高峰时段去餐厅,那时会更安静。他们可以要求一个不受妨碍的封闭空间,这阻止了一些无关的声音。在直接的对话中,人们可能会要求让说话者面对他们。在电话谈话的开头,他们可以告知其他参会者自己是听力受损的人群。在会议中,讲者可以要求使用辅助收听系统,该系统利用感应线圈,红外线或调频技术,通过麦克风将声音发送到患者的助听器。

极重度耳聋的患者经常使用手语进行交流。美国手语(American Sign Language, ASL)在美国是最常用的版本,其他还有手语包括 Signed English、Signing Exact English 和 Cued Speech 等。

单侧耳聋

对于单侧耳聋(single-sided deafness,SSD)的患者,情况比较特殊。在一对一的交谈环境中,听取并理解对方相对来说不会受到影响。但是在噪声环境中或者复杂语音环境中(如教室、聚会、会议),SSD患者并不能有效地进行交流。另外,只具有一侧听力无法定位声音的来源。"头影"效应是指头颅自身可以阻碍耳聋侧的声音传导至正常听力侧,这可以导致传导至正常耳的声音能量的损失,最高可达30dB(作为对比,商店购买的耳塞可以产生22~32dB的听力损失,与耳聋大致相等)。对于许多患者而言,SSD可以改变其生活并导致其工作生活的严重不便。

针对SSD的治疗方法包括CROS助听器和骨锚式助听器,后者可以获取耳聋侧的声音信号并无损耗的传至正常听力耳。尽管这些方法提高了噪声环境中的听力,但他们无法提供声音定位。而人工耳蜗在SSD患者中的应用越来越广泛,特别是对于耳聋耳伴有严重耳鸣者;同时,研究表人工耳蜗可以提高声音定位能力。

儿童的治疗

对有听力损失的儿童,除了治疗引起耳聋的病因和佩戴助听器外,还需要正确的治疗方法来促进他们的言语发育。因为儿童是通过听来学习语言,所以聋儿必须进行特殊的训练,最理想的是在发现耳聋时就进行训练(例外情况是由可以流利进行手语交流的聋哑父母抚养的耳聋儿童)。对耳聋的婴儿必须提供一种言语输入形式。例如,如果不能进行耳蜗植入,以视觉为基础的手语可以为以后发展口语功能打下基础。对于儿童而言,没有一种方式方式可以替代言语本身(音素)来训练和培养他们精准地解读和理解语言。

如果1个月大的婴儿有双侧极重度耳聋且助听器无效,他们适合耳蜗植入。尽管耳蜗植入可以帮助许多先天性或后天性耳聋儿童进行听觉交流,但是在大多数情况下它对语后聋儿童更为有效。脑膜炎后导致耳聋的患儿内耳骨化会妨碍人工耳蜗的植入,他们应该尽早接受耳蜗植入以获得最大效果。对由于肿瘤所致听神经损伤的儿童,脑干听觉刺激电极植入可能有效。耳蜗植入的儿童患脑膜炎的概率比未行耳蜗植入的儿童或耳蜗植入的成年人稍微高一些。

应该允许单侧耳聋儿童在课堂上使用特殊系统,如FM听觉训练装置。使用这些系统时老师对麦克风讲话,麦克风可以发送信号至儿童听力较好耳的助听器,这可以极大地提高患儿在嘈杂环境中听见声音的能力。

预防

限制噪声暴露的时间与强度是预防听力下降的主要方法。经常暴露在噪声环境中的工作人员需要佩戴耳机,比如将塑料塞子或浸有甘油的塞子堵塞外耳道。美国职业安全和健康管理局和许多国家的类似机构都有关于噪声暴露时间和声音强度的规定。噪声强度越大,允许的暴露时间应该越短。

老年医学精要

老年人通常经历渐进性听力下降(老年性耳聋)。在美国,约40%的听力损失者是老人。在年龄大于65岁的人群中,听力损害的发病率超过1/3,大于75岁的人群中发病率超过一半。然而,应该系统评估老年人的耳聋,而不能只归因于年龄。老年患者可能患有肿瘤、神经病或自身免疫性疾病,或是容易治疗的传导性聋。而且,老年人耳聋容易发展成痴呆(这种痴呆可以通过适当的纠正耳聋获得减轻)。

老年性耳聋　老年性耳聋是感音神经性聋,可能由于年龄相关的退化、听觉系统细胞死亡和长期噪声暴露效应联合导致。

在早期耳聋通常影响高频(18~20kHz),然后逐渐影响低频。在耳聋影响到关键的2~4kHz频率时,临床表现才变得显著,这一般发生在55~65岁(有时年龄更小)高频听力损失会明显影响言语理解,尽管讲话声音响度听起来是正常的,但很难听清楚某些辅音(如C、D、K、P、S和T)。对于言语识别来说辅音是最重要的音素,例如:当发音"shoe、blue、true、too 或 new"时,许多老年性耳聋患者只能听见"oo"的声音,大多数患者因为不能区分辅音而不能识别这些词。这种区分辅音功能的缺失会导致患者认为讲话者在咕哝。试图大声讲话的人通常重读元音(它们经常是低频的),这对于提高言语识别没什么作用。当背景噪声存在时,言语理解尤其困难。

筛查　对老年人进行筛查是有好处的,因为许多人并没有主诉听力下降。其中一种方法是听力障碍量表的老年人筛查版本,它可以询问:
- 当你遇到其他人时,听力问题是否会使你感到尴尬?
- 当你和家人讲话时,听力问题是否会使你感到沮丧?
- 当有人低声讲话时,你的听力有困难吗?
- 你是否会因为听力问题感到有残疾?
- 当你拜访亲朋好友或邻居时,听力问题是否会使你感到困难?
- 听力问题是否会使你参加礼拜的次数少于你期望的?
- 听力问题是否会使你与家庭成员发生争论?
- 当你听电视节目或收音机时,听力问题是否会使你感到困难?
- 当听力妨碍你的个人或社会生活时,你是否感到困难?
- 当你和亲戚或朋友在餐馆时,听力问题是否会使你感到困难?

评分标准是:"没有"=0分,"有时有"=2分,"是的"=4分。得分大于10意味着明显的听力障碍,并需要随访。

> ● **关键点**
> - 耵聍、遗传性疾病、感染、年龄和噪声暴露是耳聋最常见的原因
> - 所有耳聋患者应该进行听力学测试
> - 对脑神经病变或其他神经病变应该提高关注,并进行必要的影像学检查

突发性耳聋

突发性耳聋常是几个小时之内就发生的突然发生的中重度感音神经性聋,可以发生于意识清醒的情况下。每年有1/10 000~1/5 000的人患此疾病。典型的听力损失多见于单耳(药物引起的除外),听力损失的程度轻重不等。很多患者伴有耳鸣,部分伴有头昏或眩晕,或两者均有[1]。

突发性耳聋的发病原因有别于慢性听力损失,必须急诊处理。

[1] Stachler RJ, Chandrasekhar SS, Archer SM, et al. Clinical practice guideline: sudden hearing loss. Otolaryngol Head Neck Surg 146(3_suppl): S1-S35, 2012. doi: 10.1177/0194599812436449

病因

以下是突发性耳聋的一些共同特点:
- 绝大部分患者(表95-4)为特发性
- 部分患者有明显的可以解释的诱因
- 少部分患者的发病是作为其他可诊断的潜在性疾病的一部分

表 95-4 突发性耳聋的一些原因

特发性	N/A
	占大部分病例
明显的诱因	急性感染（如细菌性脑膜炎、腮腺炎及疱疹）
	严重的头部或耳部外伤（包括戴水下呼吸器潜水发生的耳气压伤能够导致外淋巴瘘）
	耳毒性药物（如氨基糖苷类、万古霉素、顺铂、呋塞米及依他尼酸）；这些药物一般情况下经过长时间使用才引起听力损失，但极少数情况下可以表现为突发性聋*
潜在性疾病	听神经瘤
	自身免疫性疾病（如 Cogan 综合征及血管炎）
	脑卒中
	梅尼埃病
	多发性硬化
	艾滋病患者梅毒感染
	红细胞异常（镰状细胞病）
	血管疾病（椎基底动脉供血不足）

*听力损失通常发生在 1~2 日内。
N/A＝不适用。

特发性　有较多循证医学的病因相关的理论（尽管有些有冲突及还不完善）。最常见的是病毒感染（尤其是单纯疱疹病毒），自身免疫病及急性微循环障碍。

明显的诱因　有些患者的病因很明确。

头部钝挫伤：伴有颞骨骨折或严重的脑震荡（包括耳蜗震荡）会引起突发性耳聋。

周围循环压力的剧烈变化：潜水或用力的运动（如举重）可能诱发中、内耳间的外淋巴瘘而导致突发而严重的症状。外淋巴瘘也可以是先天性的，可自发引起听力损失，或在外伤及压力变化的诱因下导致听力损失。

耳毒性药物：有时可在 1 日之内引起听力损失，尤其是超剂量使用的时候（全身性用药或者较大创伤的局部用药，如大面积烧伤），有一种很罕见的线粒体遗传的疾病可以增加机体对氨基糖苷类药物的易感性。

很多感染性疾病可以在病程中或感染后立即引起突发性耳聋。常见的病因包括细菌性脑膜炎、莱姆病（Lyme disease）以及很多影响耳蜗（有时为前庭器官）功能的病毒感染，发达国家以腮腺炎病毒和疱疹病毒多见，由于预防接种，麻疹病毒很少见。

潜在性疾病　突发性耳聋偶尔会以一些疾病的初发症状的形式表现出来，例如，可以作为听神经瘤、多发性硬化、梅尼埃病及局部脑卒中的首要临床表现。艾滋病患者梅毒感染偶尔会引起突发性耳聋。

Cogan 综合征是一种罕见的自身免疫性疾病，产生的自身抗体直接针对耳蜗和内耳的抗原；50%以上的患者伴有前庭及耳蜗症状；10%~30%的患者伴有严重的全身性的血管炎，包括致命性的主动脉炎。

一些血管炎症性疾病会引起听力损失，其中有些是急性的。原发性巨球蛋白血症、镰状细胞病以及其他种类的白血病等血液系统疾病偶尔也能引起听力损失。

评估

包括定量检测听力损失的程度及查找病因（尤其是可逆性的病因）。

病史　现病史：应该表明听力损失是突发的而不是慢性的。病史还应该记录听力损失是单侧还是双侧的，并且是否有急性致病因素的存在（如头部外伤、戴水下呼吸器潜水发生的耳气压伤及感染性疾病）。重要的伴随症状包括其他的耳部症状（如耳鸣及耳瘘），前庭症状（如在黑暗中定向障碍及眩晕），以及其他的神经症状（如头痛、面肌无力或面部不对称及味觉异常）。

全身性疾病回顾：应该寻求引起症状的可能原因，包括短暂的及游走性的神经功能异常（如多发性硬化）以及眼部刺激感及充血（Cogan 综合征）。

既往史：应当询问是否有 HIV 及梅毒感染史以及相关的危险因素（如多个性伙伴及无防护措施的性接触）。家族史应当记录近亲属中是否有听力损失者（提示先天性瘘管）。服药史应当详细询问当前及曾经用过的耳毒性药物（表 95-4）以及患者是否有肾功能不全或肾衰竭。

体格检查　需重点检查耳部及听力情况以及神经功能检查。

检查鼓膜是否有穿孔、引流及其他病变。神经检查应重点检查脑神经（尤其是第 V、VII 及 VIII 脑神经）及前庭小脑功能，因为这些检查的异常提示可能有脑干及小脑脑桥角的占位性病变。

借助音叉可以用韦伯实验和林纳实验来鉴别传导性和感音神经性耳聋。

此外，眼部需检查有无充血及畏光（可能为 Cogan 综合征），皮肤需检查有无皮疹（如病毒及梅毒感染）。

预警症状：需要引起高度重视的检查结果是。

- 脑神经功能的异常（而不是听力损失）
- 两耳间言语理解能力的明显不平衡
- 其他神经症状和指征［运动障碍、失语、霍纳综合征（Horner syndrome）、感觉和温度觉障碍］

检查检查结果解读：耳聋常常是创伤、耳毒性、一些感染性疾病引起的临床表现。外淋巴瘘的患者可能是由于爆震性响声引起的，同时可能伴有突发眩晕、眼球震颤及耳鸣。

脑神经功能异常应当引起高度重视，第 V 及 VII 脑神经的功能常常受到同时累及第 VIII 对脑神经的肿瘤的影响，因此，面部感觉异常及咬合无力（第 V 对脑神经）以及一侧面肌无力和味觉异常（第 VII 对脑神经）常提示存在相应部位的病变。

单侧波动性听力损失伴有耳鸣和眩晕也提示可能为梅尼埃病。炎症性的全身性症状（如发热、皮疹、关节痛及黏膜病变）需考虑到潜在性感染及自身免疫性疾病的可能。

辅助检查

- 听力检查

■ MRI 和 CT

首先需要做听力学检查，除非有明确的感染及应用耳毒性药物的病史，否则需要做增强 MRI 检查排除病因，特别是单侧听力损失者。有急性外伤史的患者也需要做 MRI 检查。外淋巴瘘通常由激发事件引起（如过高的张力、气压伤），可正压力来诱发眼动（眼球震颤）确诊。CT 检查可以显示内耳骨性结构特征并可辅助解释先天性的解剖异常（如扩大的前庭导水管）、外伤导致的颞骨骨折或者是侵蚀性病变（如胆脂瘤）。

当患者有病因相关的危险因素或症状时需做相应的检查（如血清学检查排除 HIV 及梅毒感染，CBC 及凝血功能检查排除血液系统疾病，ESR 及抗核抗体检查排除血管炎）。

治疗

根据不同原因采取不同的治疗方法。当卧床休息无法恢复时，外淋巴瘘需要手术探查及修补。

在病毒和原因不明的病例，约 50% 的患者可恢复到正常听力，而在另一些病例只是部分恢复。

患者的听力恢复多发生在 10~14 日内。

耳毒性药物导致的突聋的恢复随药物类型和剂量大有不同，某些药物（如阿司匹林、利尿剂）导致的听力损失在 24 小时内就可恢复，但其他药物（如抗生素、化疗药物）若超过安全剂量使用通常会导致永久性听力损失。

对于原因不明的病例，多数医生经验性地给予短程糖皮质激素（通常情况下使用泼尼松 80mg/kg，每日 1 次，连用 7~14 日以后，5 日逐渐减量）。糖皮质激素可以口服或经鼓膜注射给药。直接鼓室内给予避免了口服糖皮质激素的全身性不良反应，除严重听力损失（>90dB）外似乎同等有效。研究表明同时采用口服和鼓室内注射给药的效果要优于单独使用任一种方法。虽然医生经常给予针对单纯疱疹病毒的抗病毒药物治疗（如泛拉西洛韦、泛昔洛韦），研究表明这些药物并不能改善听力结果。同时，也有有限的数据表明高压氧疗法对于特发性突聋有疗效。

> **关键点**
> ■ 大多数病例是特发性的
> ■ 少数病例有明显病因（如大的创伤、急性感染及用药）
> ■ 更少数病例是一些可治疗的潜在疾病的不常见的表现

96. 鼻及鼻窦疾病

细菌感染

鼻前庭炎 是鼻前庭部的细菌感染，主要致病菌为金黄色葡萄球菌。常由于鼻腔过度通气和反复挖鼻引起，可导致鼻腔内鼻前庭痂皮，当把痂皮剥去时可出血。可局部使用杆菌肽或莫匹罗星，每日 2 次，共使用 14 日。

鼻前庭疖 则常由葡萄球菌感染形成，可发展成鼻尖部的蜂窝织炎。需全身使用抗葡萄球菌抗生素（如头孢氨苄 500mg，每日 4 次，口服），同时局部热敷和使用莫匹罗星。必要时需行切开引流，预防局部血栓性静脉炎和进一步发展为海绵窦血栓。

治疗社区耐甲氧西林 S. aureus 感染应根据培养和药敏试验结果。通常情况下，克林霉素，甲氧苄啶/磺胺甲噁唑，多西环素对大多数菌株有效。

机体鼻腔异物在幼儿、智力障碍和精神病患者中偶尔发现。推入鼻子的常见异物包括棉花、纸卷、石子、珠串、豆类、种子、坚果、昆虫和纽扣电池（可能引起化学灼伤）。当矿物质盐在长期滞留的鼻腔异物上沉积时，则被称为鼻结石。

有单侧鼻恶臭、带血、脓鼻涕的患者怀疑为鼻腔异物。诊断通常通过比较另一侧鼻腔观察到被推入的异物或使用可视鼻窥器观察来确定。

鼻腔异物有时可在诊室用鼻窥器和哈特曼鼻钳去除。局部苯福林预处理可能有助于观察和去除。为了避免易滑、圆形的物体被推入更深，最好使用钝探头的弯曲尖端伸到异物后面，然后向前拉。有时当鼻结石已经形成或异物可能向后移位被吸入导致气道阻塞时，全身麻醉是必要的。

鼻息肉

鼻息肉为鼻黏膜固有层水肿并向外生长形成的荔枝肉状物，通常都生长于上颌窦开口周围。

过敏性鼻炎、急慢性感染和囊性纤维化等疾病可促进息肉的形成。鼻孢子虫病可出现出血性息肉。单侧的息肉有时与鼻腔鼻窦良恶性肿瘤同时存在。息肉也可继发于鼻腔异物。与鼻息肉有较强联系的有

■ 阿司匹林过敏
■ 鼻窦感染
■ 哮喘

症状包括鼻塞、鼻涕倒流、鼻腔充血、打喷嚏、流鼻涕、嗅觉缺失和减退、面部疼痛及眼痒。

诊断主要基于体格检查。在发展期的息肉形如水滴状；当其成熟后，形态如剥皮的无籽葡萄（彩图 96-1）。

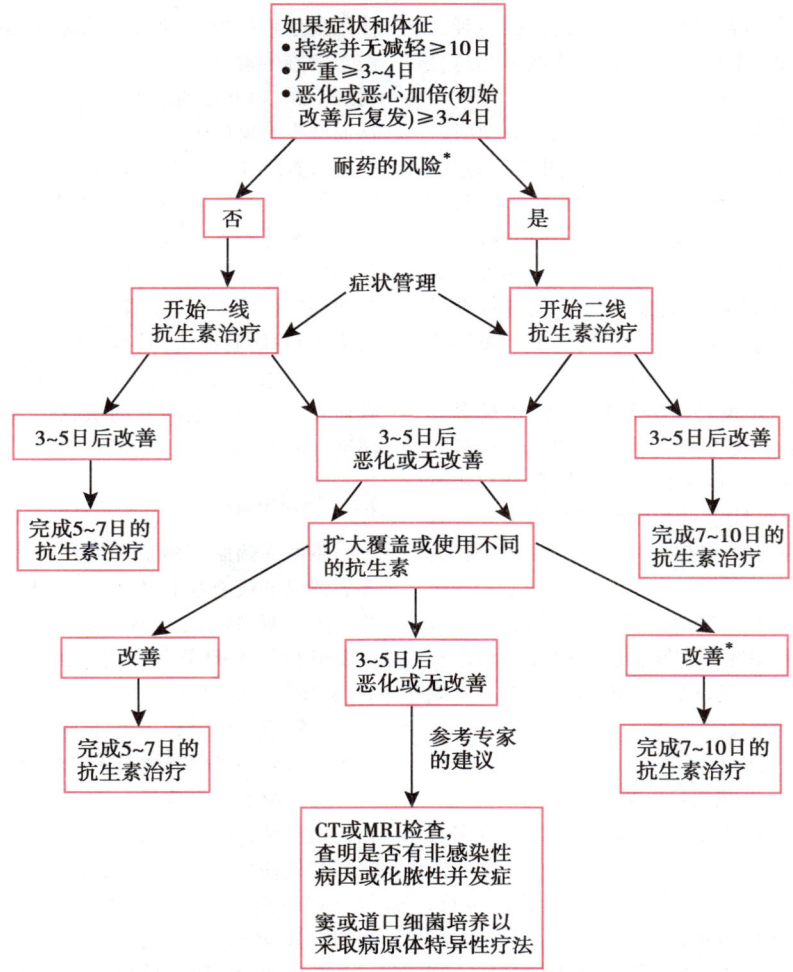

图96-1 急性鼻窦炎抗生素使用流程［经许可改编自 Chow AW, Benninger MS, Brook I, et al. IDSA clinical practice guideline for acute bacterial rhinosinusitis in children and adults[J]. Clinical Infectious Diseases, 2012, 54(8):1041-5］

治疗

- 局部应用糖皮质激素
- 有时手术切除

鼻腔内糖皮质激素喷剂［如莫米松（30μg/喷），倍氯米松（42μg/喷），氟尼缩松（25μg/喷）］可缩小甚至治愈息肉，一般每个鼻孔内 1～2 喷，每日 2 次；可结合口服糖皮质激素，每周递减。

在许多病例都需要手术治疗。鼻息肉引起的鼻窦炎需要手术切除，单侧的息肉有时会掩蔽潜在的鼻腔良恶性肿瘤，因此必须被去除。

息肉往往会复发，除非底层过敏或感染控制。对于严重的鼻息肉复发病例，可行上颌窦开放术和筛窦切除术。在严重的反复发作的病例，可能需要进行上颌窦或筛窦切除术。这些手术操作通常通过内镜完成的。

非过敏性鼻炎

鼻炎为鼻腔黏膜炎症反应，导致鼻腔充血、流鼻涕及与病因相关的各种症状（如鼻痒、打喷嚏、流脓涕、嗅觉缺失及鼻臭）。鼻炎被归类为过敏性或非过敏。尽管刺激性因素可引起非过敏性鼻炎，但大多数是由病毒引起的。依据临床表现来诊断。治疗包括室内空气湿化、拟交感胺药物、抗组胺药。治疗包括室内空气湿化、拟交感胺药物、抗组胺药。合并细菌感染者应该给予合适的抗生素治疗。

非过敏性鼻炎包括多种不同类型。过敏性鼻炎参见第

1233页。

急性鼻炎 急性鼻炎是普通感冒的常见表现,表现为鼻黏膜的水肿和血管扩张、流鼻涕和鼻塞。其他引起急性鼻炎的病原有链球菌、肺炎球菌和葡萄球菌。

慢性鼻炎 慢性鼻炎通常是亚急性(病程在30~90日)炎性或者感染性病毒性鼻炎的延长。偶尔也可由梅毒、结核、鼻硬结病、鼻孢子虫病、黑热病、芽生菌病、网状内皮细胞真菌病及麻风病引起。这些疾病都有肉芽肿形成,软组织、软骨和骨的破坏;导致鼻塞、流脓涕和频繁鼻出血。鼻硬结病是由于固有层组织硬化的炎症反应导致进行性鼻塞。鼻孢子虫病以出血性息肉为特征。空气湿度低及漂浮刺激物均可引起慢性鼻炎。

萎缩性鼻炎 萎缩性鼻炎是一种慢性鼻炎,由鼻黏膜萎缩、硬化造成,鼻黏膜由假复层纤毛柱状上皮向复层鳞状上皮转变,并且固有层减少且血管化。萎缩性鼻炎与年龄增长、韦格纳肉眼肿及医源性过度切除鼻组织有关。尽管明确病因尚不清楚,细菌感染仍然是一个很重要的因素。老年人常出现鼻黏膜的萎缩。

血管运动性鼻炎 血管运动性鼻炎,又称非过敏性鼻炎,是一种慢性病,由阵发性鼻黏膜血管扩张导致清水样鼻涕和打喷嚏。病因尚不清楚,也无法找到过敏原。干燥的环境可加重血管运动性鼻炎。

症状及体征

急性鼻炎会导致咳嗽、低热、鼻塞、流涕和打喷嚏。

慢性鼻窦炎的症状和体征与急性鼻窦炎相似,但常有流脓涕和鼻出血。

萎缩性鼻炎表现为鼻腔扩大、结干痂、恶臭菌落生长、鼻塞、嗅觉缺失及反复严重的鼻出血。

血管运动性鼻炎常表现为打喷嚏和流清水样鼻涕。肿胀的鼻腔黏膜可以呈鲜红色,也可呈紫色。临床表现根据缓解和恶化期各有不同。

诊断

鼻炎主要依靠临床诊断,实验室检验是不必要的。

血管运动性鼻炎区别于特定鼻部特定病毒或者细菌感染之处在于缺乏化脓性渗出和结痂。血管运动性鼻炎缺乏确定的过敏原,以此与过敏性鼻炎鉴别。

治疗

- 病毒性鼻炎可对症使用减充血剂或抗组胺药物,或联合使用
- 萎缩性鼻炎采取局部治疗
- 血管运动性鼻炎可通过增加空气湿度,有时局部应用糖皮质激素及口服伪麻黄碱

病毒性鼻炎可对症使用减充血剂,如局部使用拟交感胺药物,0.25%去氧肾上腺素,每3~4小时1次,疗程不超过7日;或全身使用拟交感胺药物,伪麻黄碱30mg,每4~6小时1次,口服。抗组胺药物(表175-3,第1233页)有时也有帮助。而那些具有抗胆碱能作用的药物使鼻腔黏膜更干燥,更易导致鼻腔刺激症状。减充血剂可以缓解急慢性细菌性鼻炎的症状,但潜在的细菌感染仍然需要通过细菌培养和药敏试验确定病原菌,选择合适的抗生素治疗。

萎缩性鼻炎的治疗主要在于鼻腔冲洗清除痂皮和局部使用抗生素(如杆菌肽)消除鼻腔臭味,局部或全身使用雌激素和维生素A和D。减少吸入气流可以使萎缩的鼻黏膜更加干燥,因此可通过手术来阻塞或缩小部分宽大的鼻腔,从而减少痂皮产生。

血管运动性鼻炎的治疗效果并不满意。患者可通过增加空气湿度来获益,其方法如湿化中央空调系统或在卧室中放置雾化装置。局部应用糖皮质激素(如莫米松,每日2次)及鼻用抗组胺剂可能会改善症状。虽然全身使用拟交感胺药物(如成年人,必要时口服伪麻黄碱30mg,每4~6小时1次)可缓解症状,但不推荐长期使用。局部血管收缩剂应避免使用,因为其会使鼻黏膜的脉管系统失去对那些导致血管收缩的刺激因素的敏感性,这些刺激因素如空气的湿度和温度。

鼻中隔偏曲及穿孔

鼻中隔偏曲 多由于发育过程中或外伤造成的,但在多数情况下没有症状,也不需要治疗。有症状的鼻中隔偏曲导致鼻塞(特别是当偏曲结构阻塞鼻窦开口时)、易发生鼻窦炎和气流的干燥作用下出血。其他症状包括面部疼痛、头痛和夜眠打鼾。

尽管仅前鼻镜检查并不足够,但通过体检很容易明确诊断。可采用鼻中隔成形术来治疗。

鼻中隔溃疡和穿孔 多继发于鼻腔手术后;反复外伤,如长期挖鼻;美容打孔;有毒物质吸入(如酸、铬、磷和铜蒸汽);长期使用可卡因吸入,长期使用鼻喷剂(包括糖皮质激素及OTC药物去氧肾上腺素鼻喷剂);经鼻吸O_2;或某些疾病如结核、梅毒、麻风病、红斑狼疮及韦格纳肉芽肿。

在病变的中隔区会出现痂皮和出血。小的穿孔在呼吸时会出现吹哨音。前鼻镜或纤维内镜检查可以明视中隔穿孔情况。局部使用杆菌肽或莫匹罗星油膏,或生理盐水冲洗均可减少结痂。有症状的中隔穿孔有时可用颊瓣或中隔黏膜瓣来修复;也可使用硅树脂中隔钮来修复穿孔。

鼻窦炎

鼻窦炎是由于病毒、细菌或真菌感染或过敏反应引起的鼻窦炎性病变。表现为鼻塞、鼻黏膜充血、流脓鼻涕、咳嗽、面部疼痛、乏力,有时伴有发热。治疗主要依靠抗生素,如阿莫西林/克拉维酸钾或多西环素。一般对于急性鼻窦炎使用5~7日,而对于慢性鼻窦炎应使用达6周。使用鼻腔减充血剂、类固醇激素鼻喷剂以及提高空气温度和湿度可以帮助改善症状和鼻窦引流。对于复发性鼻窦炎则可行手术治疗,提高鼻窦引流。

鼻窦炎可分为急性鼻窦炎(在30日以内完全缓解)、亚急性鼻窦炎(在30~90日内可完全缓解)、复发性鼻窦炎(反复急性发作,每年4次以上,每次发作在30日内可完全缓解,两次发作间至少有10日缓解期)和慢性鼻窦炎(症状持续90日以上)。

病因

急性鼻窦炎 免疫功能正常的社区获得性急性鼻窦炎

患者几乎都呈病毒性（如鼻病毒、流感病毒、副流感病毒）。一小部分会发展为继发性细菌感染（致病菌有链球菌、肺炎双球菌、流感嗜血杆菌、卡他莫拉菌、葡萄球菌）。有时，上颌牙齿的根尖周脓肿会蔓延到被覆窦。医院获得性急性感染，细菌性更常见，通常包括金黄色葡萄球菌、肺炎克雷伯菌、铜绿假单胞菌、变形杆菌、肠杆菌。免疫功能低下的患者可患急性侵袭性真菌性鼻窦炎。

慢性鼻窦炎 涉及很多导致慢性炎症的综合因素。如慢性过敏、鼻结构异常（如鼻息肉）、环境刺激（如空气污染和烟草烟雾）、黏液纤毛功能障碍以及其他致病微生物感染引起慢性鼻窦炎的因素。常见的致病微生物为细菌性（可能为黏膜表面生物膜的一部分），也可能是真菌。涉及多种细菌，包括格兰阴性杆菌和口咽厌氧微生物。多重微生物感染较为常见。少数情况下，慢性上颌窦炎可继发于牙源性感染。真菌感染（曲霉菌、孢子丝菌、假阿利什菌）可以是慢性的并且倾向发生于老人及免疫力低下的患者。

过敏性真菌性鼻窦炎 是一种慢性鼻窦炎，表现为弥漫性鼻腔充血，黏稠的鼻腔分泌物，常伴有鼻息肉。为机体对鼻窦内存在的曲霉菌等真菌的过敏反应，并非细菌入侵造成感染。

侵袭性真菌性鼻窦炎在免疫功能低下的患儿是一个快速进展的，有时甚至是致命的感染，多由 *Aspergillus* 或者 *Mucor* 所致。

危险因素：鼻窦炎常见的危险因素包括阻碍正常的鼻窦引流（如过敏性鼻炎、鼻息肉、鼻饲或经鼻插管）和免疫功能低下状态（如糖尿病、HIV感染）。其他因素包括长期ICU住院、严重烧伤、囊性纤维化、纤毛运动障碍。

病理生理

在上呼吸道感染患者，由于鼻黏膜肿胀阻塞鼻窦开口，而鼻窦内的氧气被吸收到黏膜血管中，使鼻窦内负压（真空性鼻窦炎）产生。如鼻窦真空状态持续存在，则鼻窦黏膜渗出物产生并充满整个窦腔；该渗出物对进入鼻窦的细菌来说是非常好的培养基，使细菌大量繁殖并扩散，形成蜂窝织炎和黏膜固有层内血栓性静脉炎。随后免疫血清及白细胞大量渗出到窦腔内清除细菌，并导致阻塞的鼻窦内正压形成和头面部疼痛。鼻窦黏膜出现充血和水肿。

并发症 鼻窦炎的主要并发症是局部细菌感染扩散，导致眶周和蜂窝织炎、海绵窦血栓性静脉炎、脑膜炎或脑脓肿。

症状及体征

急性和慢性鼻窦炎有相似的症状和体征，包括流脓涕、面部胀痛、鼻腔充血阻塞、嗅觉减退、口臭和咳嗽咳痰（多发生于夜间）。急性鼻窦炎疼痛更明显。鼻窦区域可见肿胀、充血和压痛。

- 上颌窦炎主要表现为上颌窦区疼痛、牙痛和前额痛
- 额窦炎表现为前额部疼痛和头痛
- 筛窦炎表现为两眼之间和后方的疼痛，额部的疼痛呈撕裂样，伴有眶周蜂窝织炎和流泪
- 蝶窦炎疼痛常定位不明确，可在前额部或枕部疼痛，伴有乏力

不适可能存在。发烧和发冷提示感染可能超过鼻窦以外。

鼻腔黏膜红肿；流黄色或绿色鼻涕。如为上颌窦、前组筛窦或额窦炎症，在中鼻道可见浆液脓性和黏液脓性分泌物；若后组筛窦或蝶窦炎症，则中鼻甲的内侧可见分泌物。

并发症的表现包括眶周肿胀和发红、眼球突出、眼肌麻痹、错乱或意识水平下降、严重的头痛。

诊断

- 临床评估
- CT检查

鼻窦感染通常可通过临床表现来诊断。在透视法检查中发现鼻窦透光模糊或缺失则提示上颌窦或额窦炎症、积液可能。在X线平片上，急慢性鼻窦炎由于窦内黏膜的肿胀和分泌物导致窦腔显影模糊。CT检查比X线平片更有价值，可明确鼻窦感染的范围和程度。对于慢性上颌窦炎的患者可行牙根尖X线平片，以排除根尖周脓肿。

当治疗上存在难度（如感染向颅内扩散、治疗无效或院内获得性感染导致的鼻窦炎），可通过窦内镜或鼻窦穿刺获得窦腔内分泌物进行细菌培养和药敏试验，帮助治疗。

儿科学 儿童鼻窦炎初期很难与上呼吸道感染区分。当儿童流脓鼻涕持续>10日，同时伴有乏力和咳嗽时，要考虑急性鼻窦炎。发烧是不常见的。面部局部疼痛或不适可能存在。鼻腔检查发现有脓性分泌物，应除外鼻腔异物。

儿童急性鼻窦炎的诊断主要根据临床表现。考虑辐射暴露对儿童的影响，应避免使用CT，除非存在眼部或颅内并发症（如眶周肿胀、视力丧失、复视及眼肌麻痹）或慢性鼻窦炎对治疗无反应以及有罕见的鼻咽癌的情况时（如可根据单侧鼻塞、疼痛、鼻出血、面部肿胀或出现特别值得关注的视力下降的来判断）。对于眼眶周围水肿的儿童需要迅速进行评估眼眶蜂窝织炎和采取可能的手术干预，防止视力损害和颅内感染。

治疗

- 局部治疗增强引流（如雾化，血管收缩剂）
- 有时应用抗生素（如阿莫西林/克拉维酸钾，多西环素）

对于急性鼻窦炎，加强鼻窦引流，控制鼻窦感染是治疗的主要目标。蒸汽雾化吸入、感染鼻窦表面湿热敷及热饮料均可以改善鼻窦血管收缩并增强鼻窦引流。

局部使用血管收缩剂也有效，如0.25%去氧肾上腺素，每3小时喷1次或羟甲唑啉每8～12小时1次；但连续使用最多5日，或连续使用3日后停用3日，以此循环至鼻窦炎缓解。全身血管收缩剂，如伪麻黄碱30mg口服（成人）每4～6小时1次，有效率较低。

盐水鼻腔冲洗可能会有助于症状造的轻微改善，但是很麻烦且不舒服，患者需要指导才能正确执行，因此它可能较适合于复发性鼻窦炎患者，因为他们更有可能掌握（并能耐受）这项操作。

糖皮质激素鼻喷剂可以帮助缓解症状，但通常至少需要10日才可见效。

抗生素治疗 尽管大多数社区获得性急性鼻窦炎是病毒性的且可以自愈,由于临床区分病毒和细菌感染的难度,很多患者,之前是给予抗生素治疗的。然而,随着当前对抗生素耐药性的担忧,导致了抗生素的使用更有选择性。美国传染病学会建议以下症状应开始使用抗生素治疗:

- 轻度至中度鼻窦症状持续≥10 日
- 症状严重(如发烧≥39°,剧烈疼痛)持续 3~4 日
- 初始的典型病毒性上呼吸道感染改善后,鼻窦炎症状却恶化(双相感染或双相病程)

由于很多病原微生物对之前使用过的药物产生耐受性,目前一线药物为口服阿莫西林/克拉维酸 875mg 口服每 12 小时 1 次(儿童为 25mg/kg,口服,每 12 小时 1 次)。有抗生素耐药性风险的患者群给予大剂量(2g),口服,每 12 小时 1 次(儿童为 45mg/kg,口服,每 12 小时 1 次)。这类患者包括:2 岁以下或 65 岁以上人群;之前一个月使用过抗生素者;最近 5 日之内接受住院治疗以及免疫功能低下者。

成人青霉素过敏者可以服用多西环素或吸入式氟喹诺酮(如左氧氟沙星、莫西沙星)。儿童青霉素过敏者可以服用左氧氟沙星或克林霉素联合第三代口服头孢菌素(头孢克肟或头孢泊肟)。

如果 3~5 日内有改善,则继续服药。无耐药性风险的成人共需治疗 5~7 日,其他成人则需要 7~10 日。儿童需要治疗 10~14 日。如果 3~5 日无改善,则使用其他药物。由于细菌耐药性,已不再推荐使用大环内酯类抗生素、甲氧苄啶/磺胺甲噁唑、单用头孢菌素。如果有视力减退或者可能发生视力减退则需要急诊手术。

对于恶化的慢性鼻窦炎儿童或成人,同样的使用这些抗生素治疗,但需达 4~6 周才能完全缓解。根据细菌药敏结果和患者用药反应来指导下一步治疗。

对于抗生素治疗无效的鼻窦炎患者需行手术治疗(上颌窦开放术、筛窦切除术或蝶窦开放术)。通过手术来改善鼻腔通气和鼻窦引流;清除黏稠的脓涕、上皮坏死物和肥厚的黏膜。这些手术通常在鼻内镜下在鼻腔内操作。术中使用计算机辅助外科手术定位病灶可防止损伤周围解剖结构(如眼睛和大脑),这种做法变得常见了。

> **关键点**
> - 大多数免疫功能正常的患者急性鼻窦炎是病毒性的
> - 免疫功能低下的患者,患真菌或细菌感染的风险更大
> - 诊断主要依靠临床表现,CT 和细菌培养(通过内镜或上颌窦穿刺获得)主要用于慢性、顽固性或非典型病例
> - 根据对症治疗的结果考虑是否采用抗生素,其持续时间取决于症状的严重程度和时间
> - 一线使用的抗生素是阿莫西林/克拉维酸钾。多西环素或吸入式氟喹诺酮类药物为可替代药物

免疫缺陷患者侵袭性鼻窦炎

控制不佳的糖尿病患者、中性粒细胞减少症患者及 HIV 感染者等由于存在免疫缺陷,易导致真菌性或细菌性鼻窦炎加重,甚至致命。

毛霉菌病 毛霉菌病(结合菌,有时称作藻菌病)是真菌引起真菌病,包括毛霉菌犁头真菌和根霉菌。在没有得到控制的糖尿病患者中,可能发生真菌病。该病特征表现为鼻腔黑色坏死组织,及继发于颈动脉系统的逆行性血栓动脉炎所导致的神经症状。

鼻内组织活检及培养后,组织病理学上见组织中有菌丝可明确诊断。对鼻腔组织进行快速活检和培养组织是必要的。治疗需要控制潜在的病情(如控制糖尿病患者的酮症酸中毒),坏死组织的外科清创术,和静脉使用两性霉素 B 治疗。

曲霉菌病和念珠菌病 曲霉菌病和念珠菌病鼻窦炎常见使用细胞毒性药物和免疫抑制药物治疗而导致免疫缺陷的患者,如白血病、淋巴瘤、多发性骨髓瘤和艾滋病患者。鼻腔内除黏膜增厚外,还可见息肉样组织;这些组织需取活检明确诊断。

对于这些易致命的感染需行扩大鼻窦手术,静脉内使用两性霉素 B。如果毛霉菌病被排除,伏立康唑,联合或者不联合使用棘白菌素(如卡泊芬净,米卡芬净,阿尼芬净),可用于代替两性霉素。

97. 鼻和咽部症状的诊治

鼻和咽部(包括鼻咽、口咽和喉咽)易受到炎症、感染、外伤、肿瘤以及其他各种疾病的影响。

解剖

咽喉 悬雍垂位于中线软腭末端,长度变化很大。悬雍垂过长、腭咽组织松弛或者过多会引起打鼾,有时会导致阻塞性睡眠呼吸暂停。

扁桃体和腺样体是环绕在咽后部的淋巴组织,是瓦尔代尔环(咽淋巴环)的组成部分,参与对感染的防御。

喉部解剖和疾病参见第 746 页。

鼻 鼻腔由富含血管的黏膜覆盖,能够加热和湿化吸入的空气。在每一侧鼻腔侧壁有三个用来增加黏膜表面积的鼻甲,这样可以有效的对进入鼻腔的空气进行热、湿的交

换。鼻黏液可黏附吸入性的微粒物质。中、下鼻甲之间是中鼻道，上颌窦和前组筛窦在此处引流。息肉可在鼻甲之间长出，与哮喘、变态反应、阿司匹林的使用和囊性纤维化病有关。

鼻窦 鼻旁窦是黏液覆盖的骨性空腔并与鼻咽部相连。鼻窦有四种类型分别为上颌窦、额窦、筛窦和蝶窦，均位于头面部骨性结构中（图97-1）。鼻窦的生理学意义还不清楚。

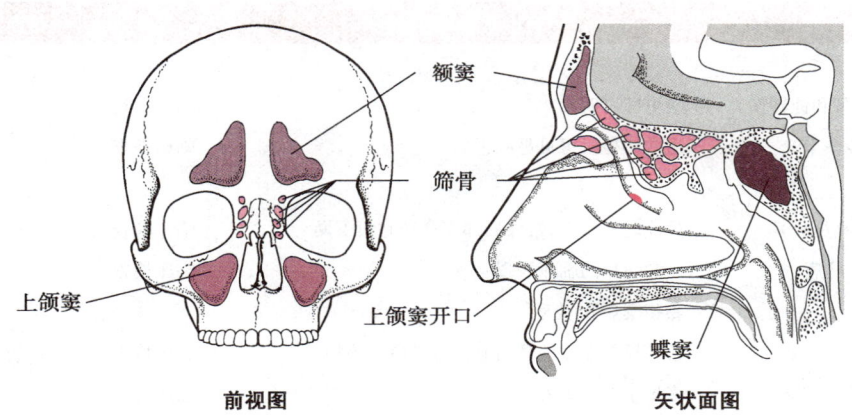

图97-1 鼻窦

评估

鼻和咽的检查是全身体格检查的一部分。

病史 一般信息包括饮酒、吸烟的情况（两者均是头颈部肿瘤的主要危险因素）和全身的体征，如发热和体重减轻。口咽部的症状包括疼痛、溃疡以及吞咽和说话困难。鼻和鼻窦症状包括鼻塞、鼻涕、嗅觉或者味觉减退以及鼻出血的发作和持续时间。

体格检查 大多数的医生使用头灯，但光线往往不能准确的与视轴保持一致，很难避免狭窄区域（如鼻腔）所产生的阴影。具有凸面镜的头灯能够提供较好的照明，能使光线与视轴一致。需要通过不断的练习才能有效地利用额镜获得来自患者身后和身边光源的反射。

鼻腔的检查用窥鼻器，使用时让窥鼻器的两叶前后方向（或稍斜位）张开，并且不能压到鼻中隔。检查者应注意鼻腔有无痂皮、分泌物，鼻中隔有无偏曲和穿孔；黏膜是否存在红斑、湿润或肿胀；有无息肉。如检查发现额窦和上颌窦的表面有红斑和触痛，提示鼻窦炎。

如有必要，可以使用鼻咽镜检查鼻咽和下咽部。使用喷涂在鼻和咽喉部的局部麻醉剂（如4%利多卡因），鼻腔同时使用减充血剂（如0.5%去氧肾上腺素）。数分钟后，纤维镜可以轻柔的顺利通过前鼻孔进入鼻腔、下咽和喉部进行检查。或者进行鼻咽镜检查。镜子使用前应进行预热，以避免起雾。鼻咽部检查时镜面置于悬雍垂下，角度向上，并用压舌板压住舌体。间接喉镜用于下咽和喉的检查。使用纱布垫抓住舌尖帮助舌体的伸展，镜面角度向下抵住软腭。也可以使用硬性鼻咽镜检查，具有良好的鼻内视野，但是这也需要一定的操作技巧才能避免患者的不适感。

颈部肿块的检查包括望诊和触诊。如发现肿块，检查者应注意肿块是否有触痛，波动感，质韧或坚硬如石；是否可移动或固定。炎性肿块多有触痛和可移动的；恶性肿块常无触痛，多为质硬和固定的。特别需注意颈部淋巴结，甲状腺和腮腺区域。

鼻出血

鼻出血，俗称鼻出血。鼻出血可以表现为血丝，也可表现为血流如注，故轻者仅稍感不适，而重者可出现危及生命的出血。

病理生理

大部分鼻出血发生在鼻腔前部，来自鼻中隔前下方的血管丛（利特尔区）。

鼻腔后部出血虽不如前者多见，但出血多较剧烈。出血部位多位于鼻中隔后部犁骨区和邻近的下鼻甲或中鼻甲。鼻腔后部出血多见于存在粥样硬化血管或出血性疾病和有鼻腔或鼻窦手术史的患者。

病因

鼻出血最常见的病包括：
- 局部创伤（如擤鼻和挖鼻）
- 鼻腔黏膜的干燥

此外，还有一些少见的原因（表97-1）可引起鼻出血。高血压可促进鼻出血后出血的持续，但并非持续出血的唯一原因。

评估

病史 现病史： 应确定哪侧鼻腔先出血；尽管大部分鼻出血可迅速涉及双侧鼻孔，但大多数患者还是可以确定最初的出血来自哪侧鼻腔，这是体检的重点。同时，出血的持续时间、出血诱因（如喷嚏、擤鼻、挖鼻）和患者为止血所采取的具体措施也应确定。有时会有黑便，因吞咽下的血液对胃具有刺激性，所以部分患者因呕血而就诊。询问发病前相关的重要症状，包括上呼吸道感染的症状、鼻塞的感觉和鼻部或面部疼痛。以往鼻出血的发作时间，次数以及治疗方法都应确定。

全身性疾病回顾： 应询问出血过多的症状，包括易于皮肤青紫，血便或柏油样便，咯血，血尿，刷牙出血过多，静脉切开术史和轻微创伤。

既往史：应记录已知的出血性疾病（包括家族遗传史）和涉及血小板缺陷或凝血障碍的疾病史，尤其是肿瘤、肝硬化、HIV和怀孕等既往史。用药史中要特别询问那些可能加重出血的药物，包括阿司匹林和其他非甾体抗炎药、抗血小板药物（如氯吡格雷）、肝素以及华法林。

表97-1 鼻出血的部分病因

病因*	有诊断意义的发现	诊断方法
常见病因		
局部损伤（如擤鼻，挖鼻和钝器伤）	病史即可明确	临床检查
黏膜干燥（如处于寒冷季节）	通常体检时可见鼻腔干燥	临床检查
少见病因		
局部感染（如鼻前庭炎、鼻炎）	鼻前庭见痂皮，常伴局部疼痛和黏膜干燥	临床检查
全身性疾病（如AIDS、肝病）	已知疾病的临床表现	临床检查
	黏膜糜烂和肥大	
异物（主要见于儿童）	常见反复发作的鼻出血伴恶臭鼻分泌物	临床检查
动脉粥样硬化	多见于老年患者	临床检查
Rendu-Osler-Weber综合征（即遗传性出血性毛细血管扩张症）	脸部、唇、口腔和鼻腔黏膜，以及手指和脚趾端可见毛细血管扩张	临床检查
	阳性家族史	
鼻咽或鼻旁窦肿瘤（良性或恶性）	鼻腔或鼻咽部见肿块	CT
	鼻腔外侧壁隆起	
鼻中隔穿孔	体检时可见穿孔	临床检查
凝血障碍性疾病	有先前鼻出血或其他部位出血史，如牙龈出血	全血细胞技术和血小板计数，测定PT和PTT

* 任何原因引起的鼻出血在患有出血性疾病（如血小板减少、肝脏疾病、凝血障碍性疾病）和使用抗凝剂的患者中更常见。这些患者的鼻出血往往更加严重，并且治疗困难。

体格检查 有血管内容量衰竭（心动过速、低血压）和显著高血压征象的患者应检测生命体征。伴活动性出血的患者，应边评估边治疗。

活动性出血时，检查较困难，故应首先按照后文所述采取止血措施，然后再利用鼻窥器和额灯或额镜检查鼻腔，并利用空出来的手进行抽吸或操作器械。

鼻腔前部的出血点通常在直接检查时易于发现。如果未发现明显出血点或者仅发现1~2个鼻腔轻微出血点，则不需要进一步的检查。如果出血剧烈或反复发作，且未见出血部位，则患者可能有必要进行纤维内镜检查。

一般检查时应寻找出血性疾病的征象，包括瘀点、紫癜、口周和口腔黏膜的毛细血管扩张以及鼻腔内的肿块。

预警症状：要尤其关注以下发现：
- 血容量不足或失血性休克的体征
- 抗凝药物的使用史
- 出血性疾病在皮肤上的表现
- 直接按压或用缩血管药浸润过的纱条填塞无法止血者
- 多次复发者，尤其是无明显病因者

检查结果解读：许多病例有明确的诱因（尤其是擤鼻和挖鼻），见前文（表97-1）。

辅助检查 常规的实验室检查并无必要。伴出血性疾病症状和体征的患者以及严重出血病例和复发病例应行全血细胞计数（CBC）、凝血酶原时间（PT）和部分凝血活酶时间（PTT）测定。

怀疑有异物、肿瘤或鼻窦炎的患者可行CT检查。

治疗

活动性出血患者推定的治疗方法与鼻腔前部出血患者相同，并可根据血红蛋白水平，贫血的症状和生命体征来决定是否需行血浆置换。通过检测Hb水平、贫血症状和生命体征来判断是否需要输血。任何明确的出血性疾病都应及时治疗。

前鼻孔出血 应嘱患者坐直（如可能），通过捏紧两侧鼻翼10分钟多可控制出血。如果这种手法治疗无效，可在出血侧鼻腔置入含血管收缩剂（如0.25%去氧肾上腺素）和局部麻醉药（如2%利多卡因）的棉片，并再夹捏两侧鼻翼10分钟。之后对出血点可行电凝或硝酸银局部烧灼。有效的烧灼方法是紧邻出血管每1/4圆周烧灼。但要注意避免烧灼过深，所以优先考虑使用硝酸银制剂。

当然也可考虑在鼻腔放置膨胀海绵，膨胀海绵可预先吸附一些诸如杆菌肽或莫匹罗星等外用软膏状药物方便填塞。如果这些方法都无效，各种商品化的气囊可以用来压迫出血部位。

作为另一替代方案中，一个前鼻孔填塞球可以由1.27~183cm（0.5~72in）凡士林纱布包绕而成。这个过程是痛苦的，通常需要镇痛药，只有在其他止血方法失败或者没有其他止血方法时使用该种填塞方法。

后鼻孔出血 后鼻孔出血往往较难控制。商品化的鼻腔气囊止血迅速,使用方便;后鼻孔填塞止血效果确切但是更难将纱条填塞到位。两种方法都会让患者感觉不适,可酌情使用静脉镇静剂和镇痛剂,并需住院治疗。

商品化的气囊置入需按照产品的使用说明进行。后鼻孔纱球由 10cm 的纱条折叠包绕成球,并用 2 条粗丝线系扎成团,在表面涂抹一些抗生素软膏。将一导尿管导入出血侧鼻腔,经口将其一端拉出,并将一条丝线固定于导尿管上。通过牵拉导尿管和固定其上的丝线将后鼻孔纱球固定在软腭上方的后鼻孔处。将另一根丝线从咽部垂下,并在软腭水平剪断,此丝线在拔出后鼻孔纱球时起牵拉作用。再从前鼻孔填入 1 根 30cm 的凡士林纱条,并将鼻腔中的丝线固定于前鼻孔前的纱布卷上,以保证后鼻孔纱球不会脱落。后鼻孔填塞可维持 4~5 日。可给予一种抗生素(如阿莫西林克拉维酸口服,每次 875mg,每日 2 次,持续 7~10 日)预防鼻窦感染和中耳炎。后鼻孔填塞会降低动脉 PO_2,故填塞时应给予吸 O_2。此过程不舒服,应尽量避免使用。

有时必须结扎颌内动脉及其分支以控制出血。结扎动脉时既可在内镜或显微镜引导下放置血管夹,也可经上颌窦进行手术结扎。另外也可选择有经验的放射科医师行血管栓塞。如果及时完成这些步骤,可以缩短住院时间。

出血性疾病 对于 Rendu-Osler-Weber 综合征(即遗传性出血性毛细血管扩张症)的患者,可采用半厚皮瓣移植(鼻中隔成形术)来减少鼻出血的次数并纠正贫血。激光(Nd∶YAG)凝固法是另一种凝血技术,必须在手术室内操作。选择性血管栓塞也十分有效,尤其是那些无法耐受全身麻醉和手术干预失败的患者。现代鼻内镜器械的采用也使经鼻腔手术效果更好。

肝病患者合并鼻出血时,可能会有大量血液被患者吞咽,此时应尽快让患者通过灌肠和导泻清除咽下的血液,防止发生肝性脑病。通过不可吸收的抗生素(如新霉素口服,每次 1g,每日 4 次)对胃肠道进行灭菌,以防止血液的分解和氨的吸收。

> **关键点**
> - 大多数鼻出血位于鼻腔前部,并可通过直接夹捏两侧鼻翼止血
> - 筛查(通过病史和体格检查)有无出血性疾病十分重要
> - 应询问患者有无阿司匹林和布洛芬用药史

鼻塞和鼻漏

鼻塞和鼻漏(流鼻涕)是最常见的鼻部不适症状,两者多同时出现,有时也可单独出现。

病因

最常见的病因(表 97-2)如下:

表 97-2 鼻塞和鼻漏的部分病因

病因	有诊断意义的发现	诊断方法
急性鼻窦炎	黏液脓性鼻分泌物,且常为单侧 鼻腔黏膜充血 有时分泌物有恶臭或金属味,面部局部疼痛或头痛,上颌窦或额窦所在部位出现红斑或压痛	临床检查 糖尿病,免疫功能低下和严重病例可考虑 CT 检查
过敏	水样分泌物;打喷嚏;流泪伴眼痒;鼻腔黏膜潮湿苍白 症状常呈季节性或随诱发因素而变	临床检查
减充血剂过度使用	减充血剂逐渐减量时鼻塞症状反弹 苍白且极其肿胀的鼻黏膜	临床检查
鼻腔异物	儿童出现单侧带有恶臭(有时微带血性)的鼻涕	临床检查
血管运动性鼻炎	反复出现水样鼻涕;打喷嚏;鼻黏膜充血肿胀 无明确诱因	临床检查
病毒性上呼吸道感染	水样或黏液样鼻涕;伴随咽痛,乏力和鼻黏膜红斑	临床检查

- 病毒感染
- 过敏反应干燥的空气会引起鼻塞,急性鼻窦炎次之,鼻腔异物并不常见(常在儿童中多发)

局部使用减充血剂超过 3~5 日的患者经常在药物作用消失后出现鼻塞症状的反弹,导致患者继续使用减充血剂。如此恶性循环,导致鼻塞症状加重。这种情况(药物性鼻炎)会持续一段时间,并且会产生原发疾病未治愈的误解,而这其实是药物治疗产生的后果。

评估

病史 现病史:应确定鼻分泌物的性质(如清水样、黏液样、化脓性、血性),以及鼻漏是慢性起病还是复发的。如果是复发的,应确定复发与患者居住地、季节和潜在致敏原(多数情况)的相关性。单侧鼻腔的清亮水样分泌物,尤其是头部外伤患者,是脑脊液(CSF)鼻漏的特征。脑脊液漏还常见于 40 多岁的肥胖妇女,继发于特异性颅内高压。

全身性疾病回顾:应寻找可能导致鼻塞和鼻漏的疾病的症状,包括发热和面部疼痛(鼻窦炎);流眼泪伴眼痒(变态反应)以及咽痛,乏力,发热和咳嗽(病毒性上呼吸道感染)。

既往史:应明确已知的过敏原和是否存在糖尿病和免

疫功能低下，尤其还要询问有无局部减充血剂用药史。

体格检查 患者如有发热，应检测生命体征。体格检查的重点是鼻子和鼻窦所在的区域。额窦和上颌窦所在部位出现局灶性红斑时应检查面部，如有压痛，要进一步触诊。注意检查鼻黏膜的颜色（如红色或苍白），有无肿胀以及鼻分泌物的颜色和性质，另外要注意有无异物存在（尤其是小孩）。

预警症状：要尤其关注以下发现：
- 出现单侧鼻漏，尤其当分泌物为脓性和血性时
- 面部疼痛，面部压痛或两者兼而有之

检查结果解读：相应的症状和检查常常足够支持某一诊断（表97-2）。

儿童单侧带有恶臭味的鼻涕提示有鼻腔异物的可能。如未见异物，且脓性鼻漏伴疲劳和咳嗽持续10日以上，则要检查各鼻窦。

辅助检查 对急性鼻部症状一般不进行实验室检查，除非怀疑在患有糖尿病或免疫功能低下的患者中存在侵袭性的鼻窦炎，而这些患者通常都需要进行CT检查。如果怀疑有脑脊液漏，应当检测样品中$β_2$运铁蛋白，它是脑脊液的特异性标志物。

治疗

特异性疾病要对症处理。局部和口服减充血剂可以减轻鼻塞的症状。局部用减充血剂包括羟甲唑啉，每侧鼻孔2喷，每日1次，或者每日2次，持续3日。口服减充血剂包括伪麻黄碱口服，每次60mg，每日2次。应该避免长期使用上述药物。

病毒性的鼻漏可通过口服抗组胺药来治疗（如苯海拉明口服，每次25~50mg，每日2次），该疗效跟抗组胺药具有的抗胆碱能特点有关，而与其组胺H_2受体拮抗的特点无关。

抗组胺药物治疗变应性鼻炎的鼻塞和鼻漏；在这些病例中，非抗胆碱能的抗组胺药物（如非索非那定口服，每次60mg，每日2次）较少引起副作用。鼻腔用糖皮质激素（如莫米松喷鼻，每侧鼻孔2喷，每日1次）对变应性鼻炎的治疗也是有用的。

6岁以下儿童不建议使用抗组胺药和减充血剂。

老年医学精要
抗组胺药具有镇静和抗胆碱能作用，老年患者需减量使用。类似的，拟交感药应使用临床有效的最低剂量。

> **关键点**
> - 大多数鼻塞和鼻漏是由上呼吸道感染和过敏反应引起的
> - 儿童患者应考虑鼻腔异物的可能
> - 应考虑到局部减充血剂过度使用可引起的鼻塞，鼻漏症状的反弹

颈部肿块

颈部肿块可被患者或其家属注意到，或是在常规体检时被发现。颈部肿块视病因不同有无痛性和疼痛性肿块之别。如果是无痛性肿块，患者往往在就诊前已经发病了一段时间。

病因

导致出现颈部肿块的原因众多，包括感染性因素，肿瘤性因素和先天性因素（表97-3）。

表97-3 颈部肿块的部分病因

病因	有诊断意义的发现	诊断方法
感染性疾病		
HIV	高危人群	HIV血清学检查
	全身性无痛性淋巴结病变	
单核细胞增多症	青少年患者出现多发的无触痛或者适度触痛的颈部结节	EB病毒的血清学检查
	通常有咽炎和全身乏力症状	
口咽部病毒或细菌性感染（多见于咽炎和上呼吸道感染，有时也见于口腔感染）	频繁出现上呼吸道感染症状，咽痛或牙痛	临床检查
	急性橡皮样淋巴结病变，伴或不伴压痛	有时行咽拭子检查
	病毒性上呼吸道感染出现多发增大的结节	
原发性细菌性淋巴结炎	急性孤立的伴触痛的淋巴结病变	临床检查
结核病	高危人群	结核菌素试验（PPD）
	表面粗糙的无痛性淋巴结病变，有时呈波动性	痰培养
肿瘤*		
局部原发肿瘤（如口咽部，甲状腺和唾液腺肿瘤）	通常大部分肿瘤见于老年患者，尤其是吸烟和饮酒的患者；原发肿瘤不一定可见或可触及（如位于口咽部）	通常行喉镜，支气管镜和食管镜检查，并在可疑部位行活组织检查
远处（如淋巴瘤，前列腺，乳腺，结肠，肾脏）原发肿瘤引起的结节	癌性肿块多质地坚实或坚硬，并且与皮下组织固定而不可移动	

续表

病因	有诊断意义的发现	诊断方法
局部或区域性(如肺,上消化道)原发肿瘤引起的结节	局部或远处转移,伴或不伴局部症状	头,颈,胸部CT检查,必要时行甲状腺扫描
先天性疾病		
腮裂囊肿	颈侧肿块,通常位于胸锁乳突肌表面,常伴窦道或瘘管	儿童多行超声检查
皮样囊肿或皮脂腺囊肿	橡皮样,无触痛肿块(除非发生了感染)	成人多行CT检查
甲状舌管囊肿	颈正中线无触痛肿块	
	相应症状多见于儿童或青少年,但有些可更晚发病	
其他		
单纯性非毒性甲状腺肿	无触痛的甲状腺弥漫性肿大	甲状腺功能实验
亚急性甲状腺炎	发热,多有甲状腺压痛和增大	甲状腺扫描
		超声检查
颌下腺唾液腺肿大(如由于涎腺炎或结石)	无痛性肿块常见于下颌骨下缘横向	CT及MRI活检

* 疑患肿瘤的患者需由耳鼻喉科医师进行头颈部检查。

年轻患者出现颈部肿块的常见原因包括如下因素:
- 反应性淋巴结炎
- 原发性细菌性淋巴结感染
- 全身性感染

发生在口咽部的病毒性感染或细菌性感染会引发颈部反应性淋巴结炎。一些全身性感染疾病(如单核细胞增多症、HIV、结核)能导致颈部淋巴结的肿大——通常是全身的而不是局部淋巴结肿大。

先天性疾病可导致颈部肿块,通常起病时间较长。最常见的是甲状舌管囊肿、腮裂囊肿、皮样囊肿或皮脂腺囊肿。

癌性肿块多见于老年患者,但也可发生于年轻人。颈部肿块可能是局部的原发肿瘤引起,也可能是局部或区域性或远处原发肿瘤引起的转移性结节。大约60%的锁骨上三角的肿块为远处原发灶的转移。在颈部其他区域,80%癌性颈部淋巴结转移的原发灶来源于上呼吸道和上消化道。原发灶可能位于舌体的后外侧缘、口底、鼻咽部、腭扁桃体、会厌喉面和下咽,包括梨状窝。

许多疾病可导致甲状腺增大,包括单纯性非毒性腺肿、亚急性甲状腺炎和更为少见的甲状腺癌。

若颌下腺被结石堵塞、感染或发展为癌症,则会肿大。

评估

病史 **现病史**:应记录肿块存在的持续时间和有无疼痛。重要的相关急性临床症状包括咽痛,上呼吸道感染症状和牙痛。

全身性疾病回顾:应询问有无吞咽或言语障碍,以及一些慢性疾病的症状(如发热、体重减轻、乏力)。区域和远处肿瘤导致的颈部转移有时会出现发病器官所属系统的症状(如肺癌患者出现咳嗽,食管癌患者出现吞咽困难)。由于多种肿瘤可转移至颈部,所以全面的系统回顾对确定肿瘤来源十分重要。

既往史:应明确有无HIV或者结核以及相应的危险因素。应评估肿瘤的危险因素,包括饮酒史和吸烟史(尤其是有无鼻烟和嚼烟),不合适的牙科器械和慢性口腔念珠病。口腔卫生不良也可能是危险因素。

体格检查 颈部肿块可行触诊以确定肿块的质地(如是柔软有波动感的,还是橡皮样的,抑或是坚硬的),有无压痛以及疼痛的程度。还要确定肿块是可自由活动的还是固定在皮肤或皮下组织上的。

需仔细观察头皮、耳、鼻腔、口腔、鼻咽、口咽、下咽和喉有无感染的体征或其他可见的病灶。对牙齿行叩诊检查以确定有无牙根感染导致的压痛存在。舌底、口底、甲状腺和唾液腺也需行触诊以明确有无肿块。

乳腺和前列腺应触诊有无肿块,脾脏触诊明确有无脾脏增大,粪便隐血实验确定有无胃肠道肿瘤。

其他淋巴结也应进行触诊(如腋窝和腹股沟淋巴结)。

预警症状:要尤其关注以下发现:
- 肿块坚硬,固定
- 老年患者
- 存在口咽部损伤(排除单纯咽炎和牙科感染)
- 持续声嘶或吞咽困难病史

检查结果解读:颈部肿块的重要鉴别因素(表97-3)包括发病程度,痛和压痛,硬度和活动度。

新发肿块(如发病仅数日),尤其是继发与上呼吸道感染或咽炎,多为良性的反应性淋巴结炎。急性起病伴触痛的肿块多为淋巴结炎或皮样囊肿感染。

年轻患者出现慢性起病的肿块多提示囊肿。老年患者出现非颈正中线部位的肿块,尤其是有高危因素的患者,应考虑肿瘤的可能,直至排除肿瘤性疾病;而颈正中线部位的肿块多提示来源甲状腺(良性或恶性)。

疼痛、触痛或两者兼而有之的肿块多为炎症性肿块(尤其是感染性的),而无痛性肿块多提示囊肿或肿瘤。肿块坚硬、固定,无触痛多提示恶性肿瘤,肿块呈橡皮样质地并可移动提示为其他疾病。

全身性淋巴结炎和脾肿大提示感染性的单核细胞增多症或淋巴网状内皮细胞癌。单独出现全身性淋巴结炎可能提示 HIV 感染,尤其是在高危人群中。

口咽部出现红色和白色的黏膜斑(黏膜红斑病和黏膜白斑)可能是导致颈部肿块的原发恶性病变。

吞咽困难可见于甲状腺肿大或原发于颈部各个位置的恶性肿瘤。言语困难提示肿瘤涉及喉或喉返神经。

辅助检查 如果肿块的性质显而易见(如近期咽炎引起的淋巴结炎)或年轻患者近期发生的有触痛的淋巴结肿大,而无其他发现,不需要立即进行实验室检查。但患者应定期复查;如果肿块没有消退,进一步的检查是必需的。

大多数患者需要行全血细胞计数和胸部 X 线检查。有提示特定病因的检查结果的患者也应排查相应的疾病(表97-3)。

如果检查提示口腔或鼻咽病变在两周内没有治愈,应行 CT、MRI 或细针穿刺活检等检查。无头颈部肿瘤相关危险因素的年轻患者如未发现明显病变,可行颈部肿块的活检。

在老年患者中,特别是具有肿瘤危险因素的患者,首先是进行深入的检查证实原发灶的位置;颈部肿块的活检能够轻易揭示未知来源的未分化鳞状细胞癌。应对这些患者进行直接喉镜、气管镜和食管镜检查,并对可疑部位进行活检。鳞状细胞癌标本应进行 HPV 检测。同时应行头、颈和胸部的 CT 扫描和可能时的甲状腺扫描。超声为儿童检查首选,以避免辐射暴露,也可以用于疑似甲状腺肿块的成人患者。如果找不到原发灶,应行细针抽吸活组织检查,该法优于切开活检,因为前者不会在颈部留下切开的肿块。如果肿块是恶性的,且原发肿瘤仍不能证实,应考虑行鼻咽部、腭扁桃体和舌底的随机活检。

治疗
治疗方法在病因中已进行说明。

> **关键点**
> - 年轻患者出现急性颈部肿块多为良性
> - 老年患者出现颈部肿块要注意恶性肿瘤的可能
> - 彻底的口咽部检查十分重要

咽喉疼痛

咽喉疼痛是吞咽或无吞咽时咽后部的疼痛。疼痛会很严重;很多患者因此拒绝进食。

病因

咽喉疼痛源于感染,最常见的病因是扁桃体咽炎。某些少见情况下,是由脓肿和会厌炎引起的,尽管不常见,但应引起充分的重视,应其可能影响气道通畅。

扁桃体咽炎 扁桃体咽炎主要是病毒感染引起,其次是细菌感染所致。

呼吸道病毒(鼻病毒、腺病毒、流感病毒、冠状病毒、呼吸道合胞病毒)是最常见的致病原因,某些情况下,EB 病毒(单核细胞增多症病因)、单纯疱疹病毒、巨细胞病毒以及 HIV 原发性感染也可引起。引起扁桃体咽炎的主要细菌是 A 族乙型溶血性链球菌(GABHS),约 10% 的成人病例和超过 10% 的儿童病例由该细菌引起。应对 GAHBS 引起足够重视,因其可能引起风湿热,肾小球肾炎和脓肿等链球菌感染后遗症。较少见的致病细菌包括淋球菌、白喉杆菌、支原体和衣原体。

脓肿 发生于咽部(扁桃体周围、咽旁间隙及在儿童为咽后间隙)的脓肿并不常见,却可引起明显咽痛。常见的致病菌为链球菌。

会厌炎 会厌炎,或者更准确地说是声门上炎,过去多见儿童,且通常由 B 型流感嗜血杆菌(HiB)引起。现在,由于广泛开展儿童期抗 HiB 疫苗注射,发生声门上炎/会厌炎的儿童病例几乎绝迹(成人病例反倒多见)。导致儿童和成人发病的病原体包括肺炎链球菌,金黄色葡萄球菌,无法分类的流感嗜血杆菌,副流感嗜血杆菌、β-溶血性链球菌,卡他布兰汉球菌和肺炎克雷伯菌。HiB 仍是成人和未免疫儿童的致病菌。

评估

病史 现病史:应记录咽炎发病持续时间以及严重程度。

全身性疾病回顾: 应寻找重要的相关症状,如流鼻涕、咳嗽、吞咽困难、言语障碍、呼吸困难。上述症状和乏力(提示单核细胞增多症)的有无及持续时间都应记录。

既往史: 应询问先前有无有记录的单核细胞增多症史(复发的可能性极低)。社会史应询问有无和 GAHBS 感染患者的密切接触史,淋病传播的危险因素(如近期口-生殖器性接触史),HIV 感染的危险因素(如无保护措施的性活动、多性伙伴、静脉注射药物滥用)。

体格检查 一般检查应记录有无发热和呼吸窘迫症状,如呼吸急促、呼吸困难、喘鸣,儿童还应注意有无三脚架位表现(直坐,颈部过度伸展的同时将下颚尽量往前靠)。

因有引起气道完全阻塞可能,故怀疑有声门上炎/会厌炎的儿童应避免行咽部检查。成人如无呼吸窘迫症状,可行咽部检查,但应小心操作。扁桃体和咽后区的红斑、渗出物以及任何隆起的征象都应记录,以及悬雍垂是位于中间还是被推向一侧都应记录。

颈部检查应注意有无增大伴触痛的淋巴结存在。腹部触诊了解有无脾肿大。

预警症状: 尤其要关注以下发现:
- 喘鸣及其他呼吸窘迫的征象
- 多涎
- 低沉的口含"热土豆"的声音
- 明显的咽部隆起

检查结果解读: 声门上炎/会厌炎和咽部脓肿,有阻塞气道的危险,必须与单纯性扁桃体咽炎相鉴别,扁桃体咽炎虽然让人不适,但没有急性危险性。临床所见有助于两者的鉴别。

声门上炎/会厌炎患者可突发严重咽痛和吞咽困难,但一般先前多无上呼吸道感染的症状;儿童患者多有多涎和毒性症状。患者有时(儿童更多见)会有呼吸系统不适表现,如伴呼吸急促、呼吸困难、喘鸣和三脚架位坐姿。如果检查患声门上炎/会厌炎的患者,会发现咽部症状往往不明显。

咽脓肿和扁桃体咽炎均可导致咽部红斑,出现渗出物。但是有些发现更多见于咽脓肿或扁桃体咽炎:

- **咽部脓肿**:低沉的口含"热土豆"的声音(像嘴中含着烫的食物一样说话);咽后部可见明显的局部隆起(常伴悬雍垂偏斜)
- **扁桃体咽炎**:伴有上呼吸道感染的症状(如流鼻涕,咳嗽)

尽管临床上很容易诊断扁桃体咽炎,但是确定病因却不是那么容易。病毒和 GABHS 感染的临床表现可明显重叠,尽管上呼吸道感染症状更多是由病毒引起。在成人,高度怀疑 GABHS 感染的临床判定标准包括如下症状:

- 扁桃体渗出物
- 伴触痛的淋巴结肿大
- 发热(包括病史中发生过的)
- 不伴咳嗽

那些最多符合一条判断标准的患者可认为是病毒性疾病。如果目前的状况符合 2 条及 2 条以上的判断标准,则可认为 GABHS 感染的可能很高,应进行实验室检查以验证,但这种感染还没到必须使用抗生素治疗的程度。**但是有时候这样的决定也要因人而异**(如糖尿病或者免疫缺陷的患者进行检测和治疗的门槛则相对较低)。儿童患者一般都进行实验室检查。虽然这种做法是合理的,但是,何时对 GABHS 感染进行实验室检查以及应用抗生素,尚有异议。

扁桃体咽炎也有一些罕见病因,如果患者出现后颈部或全身淋巴结肿大、肝脾肿大、疲劳和全身不适的症状超过 1 周,应考虑传染性单核细胞增多症的可能。那些无上呼吸道感染症状但有近期口-生殖器接触史的患者可能患上咽部淋病。咽后壁出现污秽灰色、厚的坚韧假膜,且揭除后易出血多提示白喉(美国罕见)。有相应危险因素的患者应考虑 HIV 感染可能。

辅助检查 如果临床检查后考虑声门上炎/会厌炎,则有必要进一步行实验室检查。病情不重和无呼吸道症状的患者可行颈侧位 X 线检查查看有无会厌水肿。但是儿童患者病情严重,或伴有喘鸣,或有其他呼吸道症状则不应行 X 线检查。这类患者(和那些 X 线检查有阳性或可疑发现的患者)通常应行纤维喉镜检查(**注意**:对儿童患者进行咽和喉部检查可能引起突然出现的呼吸道阻塞,所以除非是在可提供最高级的气道干预措施的手术室,否则不应对儿童患者进行咽和喉部检查)。

> **经验与提示**
>
> - 如果怀疑会厌炎,在手术室直接检验孩子的咽部,使气道完全阻塞的风险降到最低

多数脓肿都是临床可控制的,但是如果无法确定脓肿的位置和范围,应立即进行颈部的 CT 检查。

扁桃体咽炎的患者,咽拭子细菌培养是唯一可靠的鉴别病毒感染和 GABHS 感染的方法。为了平衡诊断的及时、花费以及准确性,处理该病儿童患者的一个策略是在诊室进行快速的链球菌筛查,若筛查阳性则进一步治疗,若阴性则常规行咽拭子培养。因为其他细菌性病原体也可引起本病,故符合前述临床判定标准的成人患者应行针对所有细菌性病原体的咽拭子培养。

仅当临床怀疑传染性单核细胞增多症、淋病或 HIV 感染时才行相应的临床检查。

治疗

特异性疾病要对症处理。当咽拭子培养结果未出时,扁桃体咽炎症状严重的患者可从使用广谱抗生素(如阿莫西林/克拉维酸)开始治疗。

温盐水漱口和局部麻醉剂(如苯唑卡因、利多卡因、达克罗宁)等对症处理有助于暂时缓解扁桃体咽炎患者的咽痛。如患者疼痛严重(甚至是扁桃体咽炎引起的)可短期使用阿片类药物。

有时可以使用糖皮质激素(如地塞米松,10mg,肌内注射),例如,用于扁桃体咽炎有气道阻塞的危险(如由于单核细胞增多)或非常严重的扁桃体咽炎患者。

> **关键点**
>
> - 大多数咽痛是由病毒性扁桃体咽炎引起的
> - 临床上较难鉴别扁桃体咽炎是病毒还是细菌引起的
> - 脓肿和会厌炎是少见但严重的病因
> - 咽痛明显但咽部检查正常的患者应怀疑会厌炎的可能

嗅觉和味觉异常

由于不同的味是通过香气刺激嗅觉化学感受器产生的,所以嗅觉和味觉在生理上是相互依赖的(图 97-2)。其中一种功能的障碍会影响另一种功能。嗅觉和味觉的疾病几乎不会完全丧失功能或威胁生命,因此即使可严重影响生活质量也很少受到医学上的关注。

味觉 虽然味觉异常可能由心理疾病造成,但是仍然需要寻找局部原因。舌咽神经和面神经的完整性可以通过用糖、盐、醋(酸)和奎宁(苦)检测舌背两侧的味觉情况来确定。

过度吸烟、干燥综合征以及头颈部放射治疗引起的口腔黏膜干燥或舌剥脱症都能够损害味觉,不同的药物(如具有抗胆碱能特性的药物和长春新碱)能改变味觉。在所有这些情况,味觉感受器广泛地受到影响。当单侧味觉受到影响(如贝尔面瘫),失味症(丧失味觉)很少被注意。

嗅觉 不能感知一些气味,如瓦斯或烟味,是很危险的,在认为这些症状无害前,应先排除一些严重的系统性和颅内的疾病。脑干的病变(累及孤束核)是否能引起味觉和嗅觉的疾病目前还不确定,因为其他神经系统的体征通常已先出现。

失嗅症(嗅觉丧失)很可能是最常见的功能异常。嗅觉过敏症(对气味敏感性增加)通常反映了神经官能症或表演型人格,但也伴有间歇性的癫痫发作。在鼻窦感染性疾病

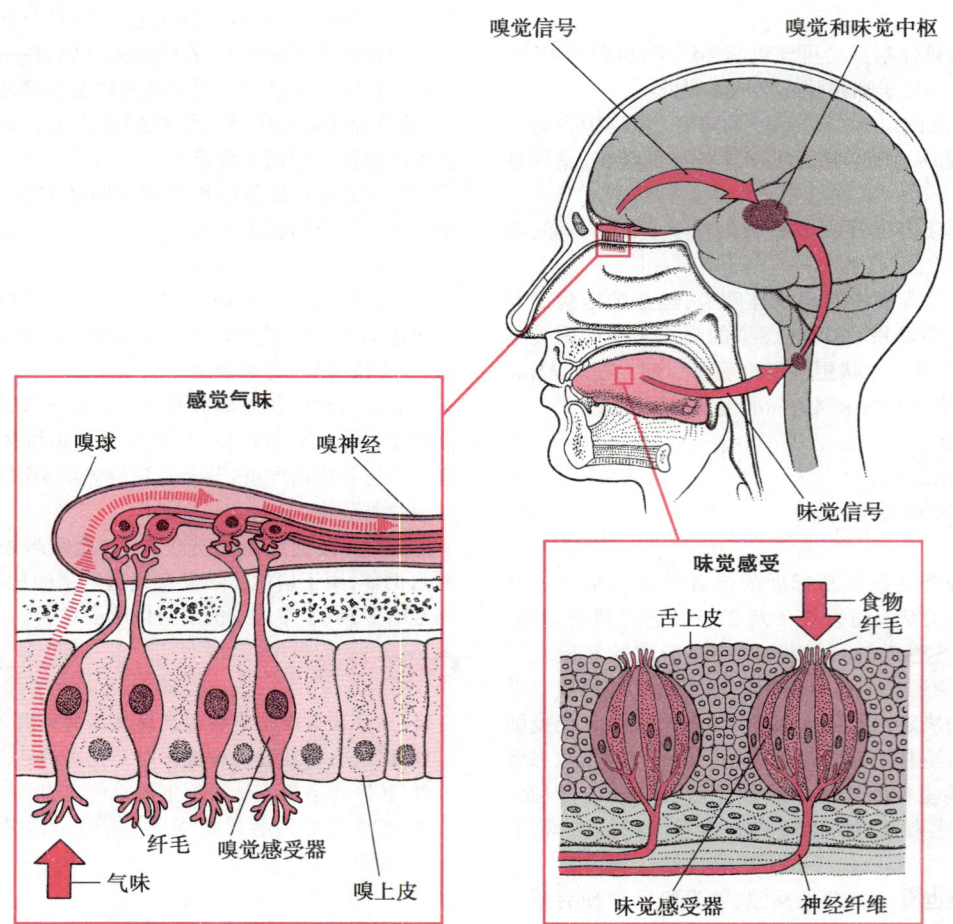

图 97-2　人是如何感觉味道的。 为了区分味道,大脑需要嗅觉和味觉信息,这些感觉从鼻腔和嘴的受体上传至大脑的不同区域。嗅上皮细胞位于鼻腔上部黏膜区域。气味感受器(受体)是嗅上皮上带有纤毛且具有感受气味功能特殊分化的神经细胞。进入鼻通道中的空气分子刺激纤毛触发神经冲动,穿过筛骨的筛板,通过嗅球(第Ⅰ对脑神经——嗅觉神经的远端)内跨突触传导向上传输。嗅觉神经将气味的独特冲动信号传送到大脑引起嗅觉。信息也会被传到到颞叶中部的嗅觉和味觉中心,存储气味的记忆。在舌头表面绝大部分区域覆盖着成千上万的微小味蕾。味蕾包含几种类型的纤毛味觉受体,每种受体可分辨五种基础味道之一:甜、咸、酸、苦或香味(也称为鲜味,味精的味道)。整个舌头都可以区别这些味道,但某些区域对某些味道更为敏感。甜味最容易被舌尖识别,咸味则在舌头的前侧区域更易感知。酸味在舌头两侧最易感知,舌的后1/3更容易感受到苦味。味蕾的神经冲动通过面神经和舌咽神经(第Ⅶ、Ⅸ对脑神经)传输至大脑。当食物进入口腔咀嚼时,人的大脑将来自嗅觉和味觉受体的冲动信息和其他感官信息(如食物的质地和温度)进行综合分析,从而产生独特的味道

中,因部分嗅球损伤或精神压抑会发生嗅觉障碍(不舒服或异常的气味)。一些病例因不良的口腔卫生常合并有味觉的障碍。钩状回性癫痫会引发短暂的,生动的,令人不快的幻嗅。急性的流感通常可引起短暂的嗅觉减退症(嗅觉减退)和味觉减退症(味觉减退)。

失嗅症
(嗅觉丧失)

By Marvin P. Fried, MD, Montefiore Medical Center, The University Hospital of Albert Einstein College of Medicine

失嗅症是指完全失去气味。嗅觉减退(hyposmia)是指部分嗅觉丧失。如果嗅觉改变是单侧的,通常不诊断为失嗅症。

大多数失嗅症患者对咸、甜、酸和苦味物质的感知正常,但缺乏对食物风味的鉴别,因为这在很大程度上取决于嗅觉。所以他们经常抱怨失去味觉,并且不能享受食物。

病因

当鼻内肿胀或其他阻塞阻止气味进入嗅觉区域时;当嗅觉神经上皮被破坏时;或当嗅觉神经纤维、突触受损,及其与中枢神经的连接被破坏时,就会发生失嗅症(表97-4)。

其主要病因包括:
- 头部外伤(年轻成年患者)
- 病毒感染和阿尔茨海默病(老年患者)先前的上呼吸道感染,尤其是流感感染,引起的病例占全部嗅觉减退或丧失病例的14%~26%

药物可促使易感患者发生嗅觉丧失。其他病因包括先前进行过头颈部放疗,近期的鼻腔或鼻窦手术,鼻腔和脑部肿瘤,以及毒素。烟草的作用尚不明确。

表 97-4　失嗅症的部分病因

病因	有诊断意义的发现	诊断方法
鼻内阻塞		
过敏性鼻炎	慢性过敏症状病史（如鼻塞、清鼻涕），不伴疼痛	临床检查
鼻息肉	检查时通常可见息肉	临床检查
嗅神经上皮破坏		
萎缩性鼻炎	慢性鼻炎伴鼻黏膜萎缩硬化，鼻腔通道开放，痂皮形成，恶臭味	临床检查
		有时进行活检，会显示正常的纤毛柱状上皮转化为复层扁平上皮（鳞状上皮化生），黏膜固有层的数量和血管分布减少
慢性鼻窦炎	慢性黏液脓性引流物，有记载的感染	临床检查
		CT 检查
		上颌体腔片，可显示上颌牙根尖部以排除牙脓肿
部分病毒性上呼吸道感染	临床感染后发病	临床检查
肿瘤（罕见病因）	可能视力障碍或仅嗅觉丧失	CT 检查
		MRI 检查
药物（如苯丙胺类、依那普利、雌激素、萘甲唑林、吩噻嗪类、利血平；减充血剂长时间使用）	通常有明显的药物暴露史	临床检查
毒素类（如铬、锰）	通常有明显的毒物暴露史	临床检查
中枢系统路径破坏		
阿尔茨海默病	进行性意识模糊和近期记忆丧失	MRI
		序贯记忆测试
神经退行性疾病（如多发性硬化）		MRI
	其他神经系统症状的间歇性发作（如无力、麻木、说话、视物或吞咽困难）	有时腰椎穿刺
头部外伤	通过病史可明确	CT
颅内手术，感染和肿瘤	病史可明确手术和中枢神经系统感染	CT 或 MRI
	肿瘤可伴或不伴神经系统症状	

评估

病史　现病史：应估计症状出现的时间及其与任何上呼吸道感染或头部外伤的相关性。重要的相关症状有鼻塞、鼻漏或同时存在鼻塞、鼻漏。鼻分泌物的性质应确定（水样、黏液样、脓性、血性）。

全身性疾病回顾：应评估神经系统症状，尤其是那些涉及精神状态（如近期记忆障碍）和脑神经（如复视、言语或吞咽困难、耳鸣、眩晕）的症状。

既往史：应包括鼻窦疾病史、颅外伤或手术史、过敏史、用药史以及化学药品和刺激性气体暴露史。

体格检查　应检查鼻道有无黏膜肿胀、炎症、分泌物和息肉。嘱患者依次通过一侧鼻孔通气（人为闭塞另一侧鼻孔）有助于明确阻塞位于哪侧。

另要进行完整的神经系统检查，尤其是涉及精神状态和脑神经功能的检查。

预警症状：要尤其关注以下发现：
- 既往头部外伤史
- 神经系统症状或征象
- 突然发病

检查结果解读：明确的头部外伤或毒物暴露后的突然发病强烈提示该事件即病因。

慢性鼻-鼻窦炎病史具有诊断提示意义，尤其是检查时发现明显阻塞、息肉。但是，由于这些症状在人群中相当普遍，故医师应意识到漏诊其他疾病的可能。老年患者出现进行性的意识模糊和近期记忆丧失提示阿尔茨海默病。消长变化的神经系统症状影响到多个部位时，提示神经退行性疾病的可能，如多发性硬化。老年患者出现缓慢进展的失嗅症，而无其他症状或发现，提示系年龄增长所致。

辅助检查　诊室内的嗅觉功能检查有助于确定有无嗅觉功能障碍。检测时通常压闭一侧鼻孔，将盛有咖啡、肉桂或烟草的小瓶分别置于另一侧鼻孔下方,若患者可鉴别出不同物质,推测嗅觉功能完整。同法检测另一侧鼻孔,以确定两侧鼻孔对气味的反应是否一致。遗憾的是,这种检查比较粗糙,且不太可靠。

如果存在失嗅症,而临床检查又不易发现明显的病因(表97-4),该患者应行头部(包括鼻窦)增强 CT 检查,以排除前颅底的肿瘤或未意料到的骨折。MRI 也被用来评估颅内疾病,如果患者的 CT 检查未提示鼻腔或鼻窦病变,可进一步行 MRI 检查。

患者还可气味鉴别和阈值测定等精神躯体评估,这种评估通常要用到一种或几种可购买到的检测试剂盒。一套试剂盒使用一擦便散发香味的气味储存介质,另一套试剂盒则包括一种有气味的连续多个不同稀释度的化学药品。

治疗

特异性病因引起的,应针对病因采取相应的治疗,尽管成功治疗鼻窦炎后嗅觉也并不总是能恢复。

失嗅症目前尚无治疗方法。仍有部分嗅觉功能的患者会发现,通过在食物中添加浓缩调味剂有助于他们享受饮食。对所有家庭都很重要的烟雾警报器,对失嗅症患者而言更加必不可少。患者应注意贮存食物的食用和烹饪或加热时天然气的使用,因为失嗅症患者发现食物变质和瓦斯泄漏有困难。

老年医学精要

老年人在正常老化过程中会出现嗅觉受体神经元的明显减少,导致显著的嗅觉下降。这种变化在 60 岁时可被注意到,70 岁以后变得显著。

● 关键点

- 嗅觉丧失可以是正常老化的部分表现
- 常见病因包括上呼吸道感染、鼻窦炎和头部外伤
- 除非病因显著,否则应常规进行颅脑成像

98. 口腔和咽部疾病

口腔和咽部疾病包括腺样体疾病,会厌炎、咽旁间隙脓肿、扁桃体周围蜂窝织炎及脓肿、咽后脓肿、唾液腺结石、涎腺炎、下颌下间隙感染、扁桃体炎/咽炎、鼻咽黏液囊肿及腭咽闭合不全。口腔、咽部和唾液腺肿瘤。

涎腺炎

涎腺炎是涎腺的细菌感染,常由涎石阻塞、腺体分泌减少引起。症状是肿胀、疼痛、充血和触痛。诊断依据临床表现。CT、超声和 MRI 有助于确定病因。治疗使用抗生素。

病因

涎腺炎通常发生于腺体分泌减少或导管阻塞时,但也可能没有明显的病因。大涎腺包括腮腺、下颌下腺和舌下腺。

涎腺炎常发生于腮腺,主要发生于:
- 50~60 岁患者
- 合并有口干症的慢性疾病患者
- 舍格伦综合征患者
- 纳差的青少年和青年也容易发生腮腺炎

最常见的致病微生物是金黄葡萄球菌(*Staphylococcus aureus*);其他包括链球菌,大肠埃希菌,和各种厌氧菌。

症状及体征

发热、寒战和单侧腮腺肿胀、疼痛,腺体坚硬而弥漫性触痛,表面皮肤出现红斑和水肿,挤压受累的腺体,脓性分泌物从导管溢出,分泌物应进行细菌培养。局限性肿大提示脓肿形成。

诊断

- CT、超声或 MRI

CT、超声和 MRI 能够确定涎腺炎症或临床不明确的脓肿,尽管 MRI 可能遗漏引起阻塞的结石。如果脓液可以从被感染的腺体中排出,应该进行革兰氏染色并做细菌培养。

治疗

- 抗葡萄球菌的抗生素
- 局部处理(如催涎剂、热敷并按压)

早期治疗主要是选用针对金黄色葡萄球菌的抗生素(如双氯西林,口服,每次 250mg,每日 4 次;第一代头孢菌素,或克林霉素),然后根据细菌培养结果调整用药。随着耐甲氧西林的金黄色葡萄球菌数量增加,老年人,尤其是,生活在养老机构需特级护理者,常需要使用万古霉素。每日 3 次试验 0.12% 的氯己定漱口,每次 10ml,每次 2 次,可减少口腔细菌,促进口腔卫生。

适当饮水、催涎剂(如柠檬汁、硬糖或其他诱导唾液分泌的物质),加热按压,腺体按摩和良好的口腔卫生也是促进涎腺炎早日康复的重要因素。脓肿形成则需要手术引流,少数情况下,慢性或反复发作的涎腺炎可行腮腺浅叶切除或下颌下腺切除术。

其他涎腺感染

流行性腮腺炎常引起腮腺肿胀(表 323-1,第 2439 页)。HIV 感染患者的腮腺肿大往往继发于单个或多个淋巴上皮囊肿。

二巯丙醇通体感染引起感染引起的猫抓病常侵犯腮腺

周围淋巴结,通过直接扩散感染腮腺。尽管猫抓病有自限性,使用抗生素有利于早期和彻底恢复,如果脓肿形成,需要切开和引流。

发生于扁桃体或牙源性的非典型性分枝杆菌感染,可以直接扩散至大涎腺,其PPD试验结果可能呈阴性,诊断需要活检和组织培养抗酸菌。其治疗方法尚存在争议。可选择方法包括刮治、完全切除感染组织和使用抗结核药物治疗(非必须)。

涎石症
(涎石病)

涎石主要由钙盐构成,常阻塞涎腺导管,引起肿胀、疼痛,有时伴感染。诊断依据临床表现或结合CT、超声及涎腺造影,治疗包括刺激唾液分泌、手法引导和导管扩张促使涎石排出或手术摘除涎石。

大的唾液腺是成对的腮腺、下颌下腺和舌下腺。唾液腺结石最常见于成年人,80%的结石发生于下颌下腺,原因在是下颌下腺导管阻塞。其次是腮腺导管阻塞而引起的腮腺导管结石。只有1%发生于舌下腺。多发性结石发生于25%的患者。

病因

大多数涎石由磷酸钙、少量的镁和碳酸盐构成,痛风的患者可以发生尿酸结石。涎石的形成需要唾液郁滞期间有钙盐沉积的核心,唾液郁滞常发生于体弱、脱水、食物摄入量减少或服用抗胆碱能药物的患者。持续性或反复发生的涎石使受累的腺体易于感染(涎腺炎,参见第740页)。

症状及体征

涎石阻塞引起腺体肿胀和疼痛,尤其是进食后,因为食物刺激促使唾液流量增加,而产生的唾液又不能及时排出。数小时后症状逐渐消退,症状突然缓解可能由于唾液一下子涌出。某些涎石症的临床症状呈间歇性发作,有些无症状。有些涎石可能引起间歇症状或者无症状。

诊断

- 临床评估
- 需要时影像学检查(如CT、超声、涎腺造影)

如果检查时涎石不明显,可以给予催涎剂(如柠檬汁、硬糖或其他诱导唾液分泌的物质),症状再现者即可诊断为涎石症。

CT、超声和涎腺X线检查有很高的敏感性,在临床诊断不明确时使用。涎腺造影时将细管插入涎腺导管,注入造影剂,能够鉴别涎石、导管狭窄或肿瘤,这种检查方法有时有治疗作用。由于90%的下颌下腺结石X线阻射,90%的腮腺结石X线透射,X线平片检查可能有假阴性病例。超声检查的应用逐渐增加,有报道超声检查所有涎石(包括不透射线和可透射线涎石)时,其敏感性为60%~95%,特异性为85%~100%。利用MRI检查涎石也在进展中,有报道其敏感性和特异性大于90%。在显示小涎石和远处导管方面,MRI检查比超声和涎腺造影更加敏感。

治疗

- 局部处理(如催涎剂、按摩)
- 必要时手法引导结石排出或手术取出结石

镇痛剂、适当饮水和按摩能够缓解症状。

早期使用抗葡萄球菌的抗生素可用于预防急性涎腺炎的发生。

涎石可能自发性或随催涎剂刺激而大量分泌的唾液排出,因此鼓励患者每2~3小时口含柠檬或酸的糖果。涎石在导管口时可通过手指挤压而促使其排出。用小探针扩张导管,有助于涎石排出。

如果其他方法无效,采用手术取石的方法。涎石位于或接近导管口,可从口内取石;涎石在导管的腺体端,常需要摘除整个腺体。直径5mm的涎石可在内镜下移除。

> **关键点**
> - 约80%的涎石发生在下颌下腺
> - 通常可通过临床评估诊断,但有时需要做CT、超声或涎腺造影
> - 许多结石可自发或借助催涎剂和手指挤压排出,但有些需要内镜下或手术清除

下颌下间隙感染
(卢德维咽峡炎)

下颌下间隙感染是一种口底及其下方软组织的急性蜂窝织炎。症状包括疼痛、吞咽困难和具有潜在致命危险的呼吸道阻塞。诊断依据临床表现。治疗包括呼吸道处理、外科引流和静脉使用抗生素。

下颌下间隙感染是一种迅速扩散的、双侧的、硬化性且不形成脓肿的蜂窝织炎,发生于舌骨上软组织,包括口底、双侧舌下和下颌下间隙。尽管没有形成脓肿,但临床表现与脓肿相似,并且处理原则与脓肿相同。

下颌下间隙感染常由牙源性感染或扁桃体周围蜂窝织炎发展而来,病源牙主要是下颌第二或第三磨牙。其他致病因素包括不良的口腔卫生、拔牙或损伤(如下颌骨骨折、口底撕裂伤)。

症状及体征

早期表现为牙痛伴局限性颏下、舌下区硬化及明显的触痛,迅速发展成口底部板样坚硬和舌骨上软组织团块状硬化。可能出现流涎、牙关紧闭、吞咽困难、喉水肿引起的喘鸣和舌根部上抬抵住腭部。常伴有发热、寒战、心动过速。常伴有发热、寒战、心动过速。病情快速发展可能在数小时内引起呼吸道阻塞,下颌下间隙感染所引发的这种并发症的发生率远高于其他颈部感染。

诊断

- 临床评估,有时CT诊断通常很明确,如果不确定,进行CT检查

治疗

- 保持呼吸道通畅
- 手术切开和引流
- 抗生素有效抑制口腔菌群

保持呼吸道通畅是最主要的措施。因为肿胀导致插管

困难,在手术室或 ICU 进行清醒状态时局麻后支气管镜引导下插管是首选方式。有些患者需要气管切开,不需要立即插管的患者应严密观察,临时放置鼻腔通气管有利于保持呼吸道通畅。

肿胀区域切开后放置深达下颌舌骨肌的引流可以缓解对呼吸道压力。选用同时针对口腔厌氧菌和需氧菌的抗生素(如克林霉素、氨苄西林-青霉烷砜舒巴坦、大剂量青霉素)静脉注射。

腺样体疾病

腺样体肥大或炎症在儿童中很常见,症状包括鼻塞、睡眠障碍,以及中耳积液所导致的听力下降。可以通过纤维鼻咽镜检查来帮助诊断。此类疾病可以通过鼻内激素、抗生素来治疗,对于具有严重鼻塞、持续复发性急性中耳炎或者中耳积液症状的患儿可采取腺样体切除术进行治疗。

腺样体位于鼻咽后部,为方形淋巴组织团块。2~6岁儿童的腺样体最大。腺样体增大可以为生理性的,也可能继发于病毒或细菌感染、过敏、刺激,以及胃食管反流。引起腺样体肥大的因素还包括持续暴露于细菌或病毒感染(如多个儿童在一家儿童保健中心相互感染)。严重的腺样体肥大会阻塞咽鼓管和后鼻孔,分别导致中耳炎和鼻炎或同时发病。

症状及体征

尽管腺样体肥大患者可能没有任何主诉,但这些患者往往表现为长期张口呼吸、打鼾、睡眠障碍、口臭、复发性急性中耳炎、传导性耳聋(常继发于复发性中耳炎或长期中耳积液)、声音缺乏鼻腔共鸣。慢性腺样体炎也会导致慢性或复发性鼻咽炎、鼻-鼻窦炎、鼻出血、口臭和咳嗽。

诊断
■ 纤维鼻咽镜

儿童和青少年如果有特征性临床表现,有持续中耳积液、反复急性中耳炎或鼻-鼻窦炎等要考虑腺样体肥大的可能。

发生于青少年男性的类似症状和体征还要考虑鼻咽纤维血管瘤。

有腭咽闭合不全的儿童,例如腭心面综合征患儿所造成的说话鼻音过重,必须和因腺样体肥大而引起的说话鼻音过重区分开来。

纤维鼻咽镜检查是诊断腺样体肥大的金标准。睡眠监测也常用来记录打鼾情况,但是不如纤维鼻咽镜检查精确。睡眠检测可以确定慢性阻塞引起的睡眠障碍的严重程度。

X线检查在儿童禁用,除非高度怀疑为血管纤维瘤或癌症时方能使用。

治疗
■ 病因治疗
■ 必要时行腺样体切除术

潜在的过敏及细菌感染可以分别通过皮质激素鼻喷剂及抗生素治疗。

对于儿童持续中耳积液或频繁发作的中耳炎,腺样体切除术能控制复发。对于>4岁的儿童,常常在鼓膜置管的同时行腺样体切除术。对于更小的儿童,如果有反复鼻出血或严重鼻塞引起的相关症状如睡眠障碍、声音改变等,也可采取手术治疗。尽管腺样体切除术需要全身麻醉,但可以在门诊完成,不必住院治疗,通常在术后48~72小时可恢复。腺样体切除术对于腭咽闭合不全患者禁用,因为这样会诱发或加重说话鼻音过重。

咽后脓肿

咽后脓肿多见于幼儿,常导致严重咽喉痛、发热、颈部僵硬及喉鸣。通过 X 线颈侧位片或 CT 检查来明确诊断。治疗方法有气管插管、脓肿切开引流和抗生素治疗。

咽后脓肿 通常是由咽腔后方的咽后淋巴结感染发展形成,并与颈椎直接相邻。咽后淋巴结感染多自咽部、鼻窦、腺样体和鼻腔播散而来。该病好发于1~8岁儿童,因为咽后淋巴结多在4~5岁时开始逐渐萎缩。成人咽后脓肿大多由于误咽异物或侵袭性操作造成感染。常见病原菌包括需氧的(链球菌和葡萄球菌),厌氧的(拟杆菌和梭杆菌)。HIV 和 TB 在成人和儿童中所导致的咽后脓肿均有上升。

最严重的并发症包括气道阻塞、中毒性休克、脓肿破裂后进入气道引起的吸入性肺炎或窒息、纵隔炎、颈动脉破裂及颈内静脉脓血栓性静脉炎(Lemierre 综合征)。

症状及体征

儿童患者多继发于上呼吸道感染,而成人患者多继发于误咽异物或侵袭性操作。儿童患者表现为吞咽疼痛、吞咽困难、发热、颈淋巴结肿大、颈项部僵硬、喉鸣、呼吸困难、打鼾或呼吸声响及斜颈。成人患者主要表现为严重的颈部疼痛,但很少有喉鸣出现。可出现一侧咽后壁隆起。

诊断
■ CT

对于出现严重而无法用咽喉炎解释的咽喉痛,伴有颈部僵硬、喉鸣、呼吸声响的患者要考虑咽后脓肿。

在最大可能的过度伸展位和吸气期间所采取的颈侧位的 X 线,可能显示椎前软组织的病灶变宽,正常颈椎前凸曲度的消失,椎前软组织的积气,或相邻椎骨的侵蚀。

对于可疑病例,CT 检查有助于明确诊断,并可鉴别脓肿还是蜂窝织炎,了解脓肿范围。

治疗
■ 抗生素(如头孢曲松、氯林可霉素)
■ 通常需外科引流

对于儿童患者,小的咽后脓肿可通过广谱头孢类(如头孢曲松 50~75mg/每千克体重,静脉推注,每日1次)或氯林可霉素而治愈。但对于大多数患者需要行咽后壁脓肿切开引流。术前要气管内插管并保留24~48小时。

TornwaldT 囊肿
(咽囊)

Tornwaldt 囊肿是一种少见的鼻咽部中线处囊肿,可继发感染。

Tornwaldt 囊肿是位于咽上缩肌表面的,为鼻咽部黏膜所覆盖的胚胎脊索残留组织。在其继发感染后,可出现持续溢脓、臭味、咽鼓管阻塞和咽喉痛。

在囊肿的开口处可见脓液渗出。通过鼻咽镜检查来明确诊断,当诊断有疑问时,辅以 CT 和 MRI 检查。治疗包括囊肿造口术和切除术。

腭咽闭合不全

腭咽闭合不全指由于腭部解剖异常而导致括约肌不能在口咽和鼻咽部之间完全关闭,由此出现开放性鼻音。诊断可以通过纤维光学鼻内镜直接观察。可采用语言训练和手术治疗。

鼻咽和口咽之间的关闭主要依靠括约肌的作用使软腭和咽上缩肌闭合起来。但是腭裂、腭裂修复术后、先天性腭短、黏膜下颚裂、软腭麻痹及扁桃体肿大均可导致该闭合作用受到损害。当患者存在黏膜下颚裂或腭麻痹时,在行腺样体切除术或悬雍垂腭咽成形术后也会出现腭咽闭合不全。

症状及体征

腭咽闭合不全患者在发声时会出现开放性鼻音、鼻腔喷气、鼻腔气体湍流、不能爆破音。严重的患者还会出现固体食物和液体回流进鼻腔。在发音时检查腭部可以发现软腭麻痹。

诊断

- 纤维光学鼻内镜直接检查

对典型的发音异常的患者要考虑该诊断。触诊软腭中线部位可能发现位置隐蔽的黏膜下颚裂。通过纤维光学鼻内镜直接观察可以明确诊断。

也可以与语音病理学家一起,在发音和吞咽(改良吞钡法)时进行多图像电视动态观察来明确诊断。这种方法可在其他方法不能提供更多有效信息的前提下使用。

治疗

- 手术修复和语言训练

治疗包括手术和语训两方面。手术根据咽侧壁的活动度、软腭提升程度及闭合缺损程度决定手术方式,主要有腭延长后退术、咽后壁植入术、咽瓣或咽成形术等。一种升腭赝复体(从口腔修复专科医生处获得)也可能会有帮助。

扁桃体炎/咽炎

急性扁桃体炎/咽炎是腭扁桃体或(和)咽部的急性感染。症状包括咽喉痛、吞咽困难、颈淋巴结肿大和发热。诊断主要依靠临床表现,结合细菌培养及快速抗原检测。治疗需根据情况,对于 A 组 β 溶血性链球菌感染病例应使用抗生素。

扁桃体参与系统免疫监视功能。此外,还可通过 T 细胞和 B 细胞参与的鳞状上皮抗原处理,进行局部免疫防御功能。在社区一级医疗机构的门诊病例中,扁桃体咽炎占 15%。

病因

扁桃体咽炎主要致病微生物是病毒,大多为感冒病毒(如腺病毒、鼻病毒、流感病毒、冠状病毒和呼吸道合胞病毒),有时也可为 EB 病毒、疱疹病毒、巨细胞病毒或人类免疫缺陷病毒。

在所有病例中,致病微生物为细菌约占 30%。主要是 A 组 β 溶血性链球菌(GABHS)(参见第 1349 页),金黄色葡萄球菌、肺炎链球菌、支原体和衣原体有时也可为致病微生物。极少数情况下可由百日咳、梭菌属细菌、白喉、梅毒和淋病引起 *Fuso-bacterium*。

A 组 β 溶血性链球菌感染最好发于 5~15 岁之间,在 3 岁以前很少见。

症状及体征

吞咽疼痛是扁桃体咽炎典型症状,疼痛常放射至耳部。幼儿无法表达,常表现为拒绝进食。其他常见症状还包括高热、不适、头痛、胃肠道不适、口臭和说话含糊。有时可见猩红热样或非特异性皮疹。扁桃体充血、肿胀,常伴脓性渗出。颈淋巴结肿大并有压痛。发热、颈淋巴结肿大、腭瘀点和扁桃体渗出等症状在 A 组 β 溶血性链球菌中较病毒性扁桃体咽炎更常见,但两种致病微生物所导致的症状有共同之处。

A 组 β 溶血性链球菌通常在发病 7 日内可缓解。未经治疗的 A 组 β 溶血性链球菌可导致局部化脓性并发症(如扁桃体周围脓肿和蜂窝织炎),有时可导致风湿热或肾小球肾炎。

诊断

- 临床评估
- 快速抗原检测和细菌培养排除 A 组 β 溶血性链球菌

临床上咽炎是很容易被诊断的。然而,其病因却不易被发现。流鼻涕和咳嗽通常提示致病微生物为病毒。颈后部或全身淋巴结肿大、肝脾肿大、疲乏不适超过 1 周;颈部肿大伴软腭瘀点;扁桃体增大、渗出等情况均提示可能是传染性单核细胞增多症。咽部出现灰白色、污秽的厚伪膜,剥脱伪膜时易出血,则提示白喉的可能。

因为 A 组 β 溶血性链球菌必须使用抗生素治疗,所以要求早期明确诊断。但测试标准还有争议,许多专家建议对患儿采用快速抗原检测或细菌培养来明确。快速抗原检测特异性强但敏感性不够,常需要结合细菌培养。细菌培养的特异性和敏感性均为 90%。对于成人,许多专家推荐采用以下 4 条诊断标准:

- 发热病史
- 扁桃体渗出
- 没有咳嗽
- 颈前部淋巴结肿大并有压痛

当患者仅符合一条或完全不符合以上诊断标准时,不考虑 A 组 β 溶血性链球菌,不需要行抗原检测和细菌培养。符合 2 条诊断标准的患者可行抗原检测和细菌培养。当患者符合 3 或 4 条诊断标准时,可行抗原检测和细菌培养,也可凭经验使用抗生素治疗。

治疗

- 对症治疗
- 抗生素治疗 A 组 β 溶血性链球菌感染
- 反复发作的 A 组 β 溶血性链球菌感染考虑扁桃体切除术

支持治疗包括镇痛、补液和休息。止痛药可以是全身性或局部性的。非甾体抗炎药通常是有效的全身性镇痛药。有些医生也给予单剂量糖皮质激素（如地塞米松10mg 肌内注射），这可能有助于缩短症状的持续时间，不会导致复发，且无明显副作用[1]。外用止痛药可使用锭剂和喷雾剂，其成分包括苯佐卡因、苯酚、利多卡因和其他物质。这些外用止痛药可以减轻疼痛，但需反复使用且通常会影响味觉。苯佐卡因用于咽炎可罕见引起高铁血红蛋白症。

青霉素 V 通常被认为是 GABHS 扁桃体咽炎的首选药物；疗程 10 日，对于体重<27kg 的患者，给予 250mg 口服，每日 2 次。对于那些>27kg 的患者，为 500mg 口服，每日 2 次。阿莫西林是有效的，如果需要的话液体制剂会更可口。如果从依从性来考虑，可给予单剂苄星青霉素 1.2 万 U 肌内注射（对于不满 27kg 儿童，按 60 万 U 用药）。对于青霉素过敏患者，可予口服大环内酯类抗生素、第一代头孢菌素和氯林可霉素。过氧化氢溶液用水 1 ∶ 1 稀释后漱口有清创作用，可以促进口咽卫生。

治疗可在诊断后立即开始，也可在细菌培养结果出来后。如果抗生素使用是凭经验推测下进行的，那么当细菌培养结果阴性时要停止使用。再次做咽喉部细菌培养并非常规使用。只有当 A 组 β 溶血性链球菌感染反复发生或咽炎在学校或家庭接触者中扩散时才需再次做咽喉部细菌培养。

扁桃体切除术 当 A 组 β 溶血性链球菌扁桃体炎反复发作（每年超过 6 次，或每年超过 4 次长达 2 年，或每年超过 3 次长达 3 年），或在使用抗生素后急性感染仍然非常严重并持续时，可考虑行扁桃体切除术。其他需要行扁桃体切除术的指征包括阻塞性睡眠呼吸暂停综合征、复发性扁桃体周围脓肿和怀疑为恶性肿瘤。但是，这些标准因没有依据的临床指南而受到质疑[2~3]。依据患者的年龄、多种危险因素、对感染复发的反应，进行个体化治疗选择。

有许多有效的扁桃体切除术方法，包括电凝切除、电动切割法、射频消融和挤切法。小于 2% 的患者会出现明显的术中和术后出血，通常在术后 24 小时内或术后 7 日，术后 7 日出血多是伪膜脱落造成。当患者出血时必须要到医院就诊。如果患者到医院后仍在出血，则需急诊手术检查并止血。如果扁桃体窝内有血块附着需除去，患者必须住院观察 24 小时。≤3% 的患者需要术后静脉补液，而更少的患者需要术前补液，围术期使用抗生素、止痛药和糖皮质激素治疗。

术后气道阻塞多出现在 2 岁以下患儿，这些患儿术前也多有严重的阻塞性睡眠呼吸疾病；在病态肥胖、神经性疾病、颅面部畸形及术前严重阻塞性睡眠呼吸暂停综合征的成人患者也可出现术后气道阻塞。成人更易出现并发症且更严重。

[1] Hayward G, Thompson MJ, Perera R, et al. Corticosteroids as standalone or add-on treatment for sore throat. Cochrane Database Syst Rev, 2012. Doi: 10. 1002/14651858. CD 008268. pub2
[2] Rosenfeld RM. Talking Points for AAO-HNS Tonsillectomy Guidline. Otolaryngology-Head and Neck Surgery, 2011
[3] Ruben RJ. Randomized controlled studies and the treatment of middle-ear effusions and tonsillar pharyngitis: how random are she studies and what are their limitations? [J]. Otolaryngol Head Neck Surg, 2018, 139（3）: 333-339. Doi: 10. 1016

> **关键点**
>
> - 咽炎本身在临床上容易鉴别，但占咽炎 25%~30% 的，由链球菌引起的病例则不易诊断
> - 尽管有些权威人士推荐在所有儿童患者中使用快速抗原检测和细菌培养，临床诊断标准（改良 Centor 评分）有助于筛选患者是进行进一步的检测或是进行经验性抗生素治疗
> - 青霉素仍然是链球菌咽炎的首选药物，头孢菌素或大环内酯类抗生素则是青霉素过敏患者的替代治疗药物

扁桃体周围脓肿及蜂窝织炎

扁桃体周围脓肿及蜂窝织炎是急性咽部感染，常见于青少年和年轻成人。表现为严重咽喉痛、牙关紧闭、声如"口含热土豆"及悬雍垂偏斜。诊断依靠穿刺明确。治疗包括使用广谱抗生素、脓液引流、补液、止痛治疗，偶尔需要行急性期扁桃体切除术。

病因学

扁桃体周围脓肿及蜂窝织炎为扁桃体和咽部细菌感染扩散到周围软组织。通常为单侧发病，感染位于扁桃体和咽上缩肌之间。致病菌可为多种细菌，链球菌和葡萄球菌是最常见的需氧菌，拟杆菌是最主要的厌氧菌。

症状及体征

症状包括缓慢发展的单侧咽喉痛、吞咽困难、发热、耳痛及非对称颈淋巴结肿大。此外，牙关紧闭、发声如含"热土豆"（说话时如嘴含热物体）、中毒面容（如缺乏眼神交流、不认识父母、易怒、不能安抚、发热或者焦虑）、垂涎、严重口臭、扁桃体充血及渗出均常见。脓肿和蜂窝织炎均表现为感染扁桃体上方组织肿胀，扁桃体周围脓肿表现为局部隆起，伴软腭和悬雍垂向中线推移，明显牙关紧闭。

诊断

- 针吸细胞学检查
- 必要时 CT 检查

扁桃体周围蜂窝织炎患者表现为严重咽喉痛，伴牙关紧闭、发声如含"热土豆"及悬雍垂推移。通过扁桃体周围脓肿穿刺和细菌培养来明确诊断。穿刺出脓液可与扁桃体周围蜂窝织炎鉴别。

当体检有困难或诊断不明确，特别是诊断上需与咽旁或其他颈深部感染鉴别时，可依靠 CT 或颈部超声检查来明确。

治疗

- 抗生素

- 脓肿引流

蜂窝织炎 通常在48小时内经补液治疗和大剂量青霉素(如200万U每4小时静脉推注，或1g口服，每日4次)治疗可消退；其他药物包括一代头孢菌素或氯林可霉素。根据细菌培养结果，使用10日抗生素。

脓肿 通常在急诊室充分的局麻条件下，采用切开引流的方法。但有些临床医生认为，在镇静的条件下，细针穿刺就足以提供充分的引流。虽然大多数患者可以在门诊进行治疗，有些患者需要短暂的住院治疗，注射抗生素，静脉输液，和气道监控。通常很少有患者需要立即行扁桃体切除术，主要是在一些年轻的或欠合作的患者，同时合并其他可行扁桃体切除术的适应证(如反复发作的扁桃体炎或者阻塞性睡眠呼吸暂停)。4~6周后行选择性扁桃体切除术以阻止脓肿复发。

咽旁脓肿

咽旁脓肿为颈深部脓肿。症状包括发热、咽喉痛、吞咽痛、颈部肿胀向下可达舌骨。采用CT诊断。需抗生素治疗和手术切开引流。

咽旁间隙位于咽上缩肌的外侧及咬肌的内侧。此间隙与面颈部其他主要间隙相通，茎突将其分为前、后两个部分。后部包含颈动脉、颈内静脉和大量神经。尽管局部淋巴结和牙源性感染可发展为咽旁间隙脓肿，但是感染主要源于扁桃体和咽部细菌。

咽旁间隙脓肿增大也可导致气道阻塞。后部咽旁间隙脓肿可侵犯颈动脉，并可引起颈内静脉脓毒血栓性静脉炎(Lemierre综合征)。

症状及体征

大多数患者表现为发热、咽喉痛、吞咽痛、颈部肿胀向下可达舌骨水平。

前部咽旁间隙脓肿可导致牙关紧闭和下颌角处肌肉的僵硬，伴随扁桃体和咽壁向中线膨隆。

而后部咽旁间隙脓肿可导致咽后壁明显隆起，而牙关紧闭却很少见。张口困难是最小限度的。后部脓肿可涉及颈动脉鞘中的结构，可能导致寒战、高热、菌血症、神经功能障碍，并造成颈动脉破裂引起的大出血。

诊断
- CT

患者出现颈深部感染、界限不清或者其他典型症状时，要考虑该疾病。通过增强CT来明确诊断。

治疗
- 广谱抗生素(如头孢曲松、氯林可霉素)
- 手术引流

治疗需要进行呼吸道管理。肠道外使用广谱抗生素(如头孢曲松、氯林可霉素)，结合手术引流是主要治疗措施。后部咽旁间隙脓肿可自下颌下窝处引流出来；而前部咽旁间隙脓肿可在口内切开引流。在充分切开引流后，按细菌培养按细菌培养结果继续胃肠外使用抗生素，随后口服抗生素10~14日。偶尔小脓肿可通过单独静脉使用抗生素而治愈。

会厌炎
(声门上炎)

会厌炎是会厌及其周围组织进展迅速的细菌感染，可导致突然呼吸阻塞和死亡。可表现为严重喉痛、吞咽困难、高热、垂涎以及吸气性喉鸣。在有必需的气道支持条件下，通过对声门上结构的直接观察来明确诊断。治疗包括气道保护和抗生素治疗。

会厌炎通常由B型流感嗜血杆菌感染引起的，曾被认为是一种多发于儿童的疾病。现在由于广泛的疫苗注射，该病在儿童中已少见，而更多发于成人中。无论是儿童还是成人，病原菌通常为肺炎链球菌、金黄色葡萄球菌、无法分型的流感嗜血杆菌、副流感嗜血杆菌、β溶血性链球菌、卡他莫拉菌及肺炎克雷伯菌。B型流感嗜血杆菌仍然是成人和未接种儿童会厌炎的主要致病菌。

在鼻咽部繁殖的细菌在局部播散可引起声门上蜂窝织炎，包括会厌、会厌谷、杓会皱襞、杓状软骨和喉室的炎症表现。B型流感嗜血杆菌感染还可以通过血液扩散。

感染的声门上结构会对气道产生机械性阻塞，导致呼吸困难，最终引起呼吸衰竭。同时，气道对炎性分泌物的清除能力也会受到损害。

症状及体征

喉痛、吞咽痛和吞咽困难在儿童会厌炎中发展迅猛。在发病的数小时内即可出现致命的窒息。垂涎症状也很常见。此外，儿童还可出现中毒的体征(如双眼无神、不能辨认父母亲、发绀、易激怒和不能安抚)和发热、焦虑。呼吸困难、呼吸急促和吸气性喉鸣会使儿童出现端坐呼吸、身体前倾、颈部过伸、张口并且下颌前突表现(三角架体位)。该体征的消失有时更预示着呼吸衰竭的出现。吸气时胸骨上窝、锁骨上窝和肋间软组织可出现内陷。

成人 会厌炎的症状与儿童相似，包括喉痛、发热、吞咽困难及垂涎。但是，成人会厌炎的症状高峰期通常在发病24小时后才出现。由于成人气道直径相对较大，因此喉阻塞症状较少出现，也没有儿童凶险。口咽部常没有明显炎症表现。然而，正常的口咽部表现结合严重的喉痛要高度怀疑会厌炎。诊断和治疗的延迟会增加气道阻塞和死亡的风险。

诊断
- 直接检查(症状典型的患者在手术室里进行操作)
- 症状较轻的可疑患者可用X线检查

对于严重喉痛而无咽炎表现患者以及喉痛并出现吸气性喉鸣的患者都要考虑会厌炎的诊断。在儿童中，喉鸣也可出现在哮吼(病毒性喉气管支气管炎，参见第2331页，表98-1)、细菌性气管炎和气道异物的患儿中。蹲踞体位也可见于扁桃体后或者咽后脓肿的患儿中。

怀疑为会厌炎的患者需住院治疗。应该使用直接的检查诊断方法，通常为纤维喉镜。通过纤维喉镜直接观察来明确诊断(注意：儿童的咽部和喉部的检查可能会导致完全气道阻塞，因此这些检查必须在具备气道干预和支持设备的手术室内进行。)虽然X线片可能有用，但是有喘鸣的

表 98-1 会厌炎与病毒性喉气管支气管炎的鉴别

特点	会厌炎	病毒性喉气管支气管炎*
起病情况	急性、发展迅速	起病缓慢
年龄	多发于 2~8 岁儿童未接种 B 型流感嗜血杆菌疫苗）和成人	多发于 6~36 个月患儿
犬吠样咳嗽	不常见	为典型表现
会厌表现	会厌水肿并呈樱桃红	会厌可充血
X 线片表现	会厌增大（拇指征）且下咽扩张表现	声门上狭窄（尖塔征）且会厌大小正常

*也称为病毒性喉气管支气管炎。

孩子不适合转移到放射科拍片。直接的喉镜观察可见牛肉红、僵硬、水肿的会厌。通过对声门上组织和血液的细菌培养可以确定致病微生物。

对成人患者进行纤维喉镜检查通常是安全的。

> **经验与提示**
> - 儿童会厌炎和喉喘鸣患者咽部和喉部的检查可能会导致气道突然完全阻塞

治疗
- 保障气道通畅
- 抗生素（如头孢曲松）

在儿童的喉喘鸣，任何可能会造成困扰（可能诱发气道梗阻）的干预措施应该尽量避免，直到通气道的建立。对于会厌炎的儿童，必须立即保障气道通畅，建议使用经鼻气管插管。气管内插管一直维持到病情稳定 24~48 小时（通常气管插管时间应<60 小时）。此外，也可考虑行气管切开术。或者可以采取气管切开术。一旦在通气道建立前出现呼吸困难，面罩通气可作为挽救生命的临时措施。对于急性会厌炎患儿的急诊救护，任何医疗机构都应有一个诊疗方案，该诊疗方案包括危急救护学、耳鼻喉科学、麻醉学及儿科学等各方面内容。

当成人出现严重的气道阻塞症状时，可在行纤维喉镜检查的同时进行气管插管。对于不需要立即行气管插管的成人患者，可在 ICU 内观察，同时密切注意呼吸情况，床旁备插管设备和环甲膜切开盘。

可凭经验或依据细菌培养和药敏试验结果使用耐 β 内酰胺酶抗生素，如按每天每千克体重静脉注射 50~70mg 头孢曲松（最高剂量 2g）。

由 B 型流感嗜血杆菌引起的会厌炎可以通过注射 B 型流感嗜血杆菌疫苗来进行有效的预防。

> **关键点**
> - 由于针对最常见病因，B 型流感嗜血杆菌采取了广泛的疫苗接种预防，会厌炎的发病率已显著下降，尤其在儿童中
> - 喉鸣和喉痛，即使伴随正常的口咽部表现，也是重要的提示信息
> - 儿童会厌炎和喘鸣，咽部和喉部的检查可能会导致气道突然完全阻塞
> - 疑似会厌炎的患者可在手术室行柔软、可弯曲的纤维喉镜明确诊断。可疑性非常低的患者采用影像学检查
> - 儿童通常气管插管固定保护气道，成人通常能观察到气道受阻的体征
> - 给予耐 β-内酰胺酶抗生素治疗，如头孢曲松

99. 喉部疾病

喉包含声带，是气管支气管树的开口。喉部疾病包括：
- 良性肿瘤
- 接触性溃疡
- 喉炎
- 喉气囊肿
- 喉恶性
- 痉挛性发音困难
- 声带麻痹
- 声带息肉、小结和肉芽肿

影响喉部的其他疾病包括急性喉气管支气管炎（哮吼，参见第 2331 页），会厌炎（参见第 745 页），和喉软化（表 48-8，参见第 338 页上）。通过海姆利克氏操作法去除异物，请参阅清除和开放上气道（参见第 486 页）。

大多数喉部疾病引起发音困难，即嗓音受损（框 99-1）。持续性嗓音改变（如>3 周）需检查声带，包括其活动度。尽管嗓音随着年龄而改变，但老年人出现呼吸音加重、呼吸不

框 99-1　职业性噪音

演讲家、歌唱家等职业用嗓者常患有嗓部疾病，表现为声嘶或呼吸音加重，音调低沉，发声易倦，干咳，不停清嗓，和/或嗓子痛。这些症状通常由良性病变引起，例如声带小结，声带水肿，息肉或肉芽肿。这些疾病往往是由于声带功能亢进（说话时喉肌肉张力过高）引起，并可能存在喉咽反流。

大多数病例的治疗包括：
- 咨询语音病理师或有经验的医师，进行嗓音评估，包括采用计算机辅助程序评估嗓音音调和强度，确定发音声学参数
- 采用相同的计算机程序进行行为治疗（降低说话时喉部肌肉骨骼张力），达到视觉和听觉生物反馈
- 采用发声保健方案消除过度用声的行为，例如过多大声说话，长时间说话（持续说话超过1小时），声带紧张（长期发声时肌肉劳损）和习惯性清嗓
- 适当时采用抗反流治疗方案
- 充分水化以改善声带黏膜波
- 演讲或表演前调整饮食和行为，包括避免奶制品，咖啡因，吸烟环境和其他吸入性刺激物

良性喉肿瘤诊断基于喉部直接或间接检查，辅以CT。摘除肿瘤可恢复嗓音、喉括约肌功能完整性和气道通畅小病灶可采用CO_2激光在全麻下通过内镜摘除。超越喉框架的大病灶常需采用咽切开术或喉裂开术。

规则、急性或明显的嗓音改变，不应被视为由于年龄所致，需进行检查。

应当对嗓音进行评估和记录，尤其是对于计划手术的患者。喉部检查包括外部视诊、颈部触诊以及内部对会厌、假声带、声带、杓状软骨、梨状窝和声门下区的检查。喉内部检查可在门诊部表麻下采用间接喉镜（图99-1）或直接软管纤维喉镜完成。全麻下对患者进行硬制喉镜检查可全面检查声带，包括：
- 表面下的可视化
- 当由于瘫痪或者限制导致不能活动状态下，对被动活动的评估
- 活检

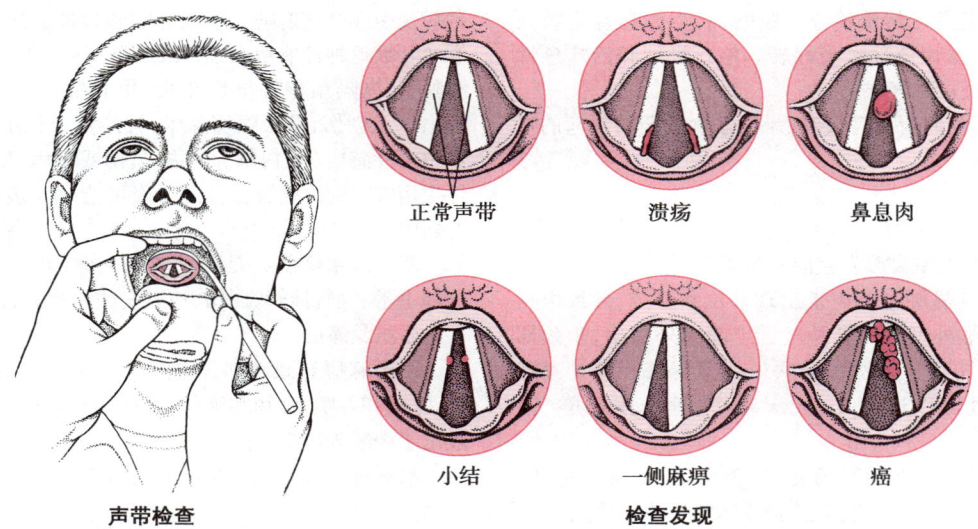

声带检查　　　　　　　　　　检查发现

图99-1　喉部疾病。声带放松时，通常形成一个V形开口，让空气自由通过气管。声带在呼吸时打开，在吞咽或言语时关闭。将镜子置于患者口腔背面，则可以看到声带，也可以检查疾病，如接触性溃疡、息肉、结节、瘫痪和癌症。麻痹可能影响一个（单侧）或两个声带（双侧）

喉良性肿瘤

- 喉恶性肿瘤（参见第752页，喉癌）
- 良性喉部肿瘤包括青少年乳头状瘤、血管瘤、纤维瘤、软骨瘤、黏液瘤和神经纤维瘤。它们可出现在喉的任何部位。乳头状瘤及神经纤维瘤可有恶变。

良性咽部肿瘤症状包括声嘶、呼吸音加重、呼吸困难、误吸、吞咽困难、疼痛、耳痛（疼痛放射至耳部）和咯血。耳痛往往是由于迷走神经刺激或者受到牵拉而发射至耳朵，很少是由于快速增长的恶性肿瘤引起的。

喉炎

喉炎是指喉部炎症，常由病毒或用声过度所致。结果为嗓音急性改变、音量降低和声嘶。诊断根据临床表现。诊断根据临床表现。症状持续3周以上者，需进行喉镜检查。病毒性喉炎具有自限性。其他感染性或刺激性原因需要特殊治疗。

急性喉炎的最常见原因是病毒性上呼吸道感染。支气

管炎、肺炎、流感、百日咳、麻疹和白喉同样可出现咳嗽引起的喉炎。用声过度（尤其是大声讲话或唱歌）、过敏反应、胃食管反流、暴饮暴食或吸入刺激性物质（如吸烟或一些雾化药物）可引起急性或慢性喉炎。细菌性喉炎非常少见。药品可以引起致命的喉头水肿，如ACE抑制剂的副作用。细菌性喉炎非常少见。吸烟可以引起Reinke水肿，是一种双侧声带的水肿。

症状及体征
- 喉炎最突出的症状是声音不自然的变化

音量往往大大降低，一些患者可失声。可出现声嘶、痒感、疼痛和不断清嗓。症状随着炎症的轻重而不同。

更严重的感染可出现发热、乏力、吞咽困难和咽喉疼痛。喉部水肿，尽管罕见，可导致呼吸困难。

诊断
- 临床评估
- 直接或间接喉镜检查喉炎根据临床症状进行诊断

对于症状持续3周以上者，推荐进行间接或直接软管喉镜检查，以发现轻度至重度的黏膜充血、水肿。有反流症状的患者，喉黏膜内侧水肿，杓状软骨发红。

若存在假膜，应怀疑白喉。

治疗
- 对症治疗（镇咳剂、声带休息、雾化吸入）

病毒性喉炎尚无特殊治疗。镇咳剂，声休和雾化吸入可缓解症状，并加快急性喉炎好转。停止吸烟和治疗急性或慢性支气管炎可减轻喉炎。

根据病因，控制胃食管反流、暴饮暴食或药物引起的喉炎有助治疗。

喉气囊肿

喉气囊肿是喉室黏膜发生向外翻折。

喉内型喉气囊肿时假声带出现移位和膨隆，导致声嘶和气道阻塞。喉外型喉气囊肿经舌甲膜向外疝出，于颈部出现包块。喉气囊肿多发生在吹乐器演奏家。喉气囊肿充满空气，并且可以通过Valsalva动作（捏鼻闭口屏气）胀大。

喉气囊肿在CT上表现为光滑，卵圆形，低密度肿块。当充满黏液样液体，它们就容易发生感染（喉脓囊肿）。

喉气囊肿的治疗方法为手术切除。

痉挛性发音困难

痉挛性发音困难（声带痉挛）是指喉部肌肉发生间歇性痉挛，从而引起异常嗓音。

病因不明。患者常常主诉症状继发于上呼吸道感染，但痉挛性发声困难往往继发于上呼吸道感染，用声过度，职业或情绪刺激。作为一种局部的发音障碍，痉挛性发音困难发生于30~50岁间发作，60%为女性。

有两种形式：
- 内收型痉挛性发音困难
- 外展型痉挛性发音困难

内收型痉挛性发声困难 患者试图通过痉挛关闭的声门说话，表现为嗓音压抑，费力或紧绷。痉挛发作常出现于发元音时，尤其是在单词的开始。

外展型痉挛性发声困难 较少见，由于声带瞬间外展导致发声突然中断，语段中可闻及漏气。

治疗
- 对于内收型痉挛性发声困难，采用手术或肉毒杆菌毒素注射治疗。其中，手术治疗比其他方法更有效。

肉毒素注射可使70%患者恢复正常发声最长达3个月。由于疗效是暂时性的，可重复注射。

外展型尚无确切的暂时性缓解措施。

声带麻痹

声带麻痹存在多种原因，可影响说话，呼吸和吞咽。左侧声带受累的概率是右侧的两倍，女性比男性多见（3:2）。诊断依据直接检查结果。有必要进行广泛评估以确定病因。如果对病因的治疗无效，有数种手术方法可行。

声带麻痹可源于疑核、核上束、迷走神经主干或喉返神经的病灶。左声带更容易出现麻痹是因为左喉返神经从脑干到喉部的距离更长，更容易受到挤压、牵引，或手术损伤。

单侧声带麻痹 最常见。约1/3单侧声带麻痹为肿瘤源性，1/3创伤性，1/3特发性。颅内肿瘤，血管意外和脱髓鞘病变引起疑核麻痹。颅底肿瘤和颈部创伤导致迷走神经麻痹。喉返神经麻痹由颈部或胸部病灶（如主动脉瘤，二尖瓣狭窄，纵隔结核性淋巴结炎，甲状腺、食管、肺或纵隔肿瘤），以及创伤、甲状腺切除术、神经毒素（如铅、砷、汞）、神经中毒性感染（如白喉）、颈椎损伤或手术、Lyme病和病毒性疾病等引起。病毒性神经元炎可能是大多数特发性病例的病因。

双侧声带麻痹 是一种威胁生命的疾患，由甲状腺和颈部手术、气管插管、创伤、神经变性和神经肌肉疾病引起。

症状及体征

声带麻痹导致声带不能外展和内收。麻痹可影响发声、呼吸和吞咽，食物和液体可能误吸入气管。患侧声带一般位于中线外侧2~3mm。

喉返神经麻痹时，声带可随发声运动，但吸气时声带不动。

单侧麻痹 可出现声嘶和呼吸音加重，但由于健侧声带外展充分，通常无气道阻塞。

双侧麻痹 两侧声带一般位于距中线2~3mm以内发声质量好，但强度受限。但是气道不足以导致喘鸣和中等费力的呼吸困难，因为每条声带需要依靠伯努利效应吸引到中线声门。误吸也是一种危险。

诊断
- 喉镜
- 针对可能原因进行检测

声带瘫痪诊断依据喉镜检查结果。必须寻找病因。根据病史和体检的异常进行评估。询问病史时，医生应问及外周性神经疾病的所有可能病因，包括慢性重金属暴露史（砷、铅、汞）、苯妥英和长春新碱的药物作用、结缔组织疾病、Lyme 病、结节病、糖尿病和乙醇中毒病史。进一步评估包括头、颈和胸部增强 CT；甲状腺扫描；食管吞钡或支气管镜检查和食管镜检查。

可引起环构关节固定的环构关节炎必须与神经肌肉性病因相鉴别。全麻下硬管喉镜检查缺乏被动运动是环构关节固定的最佳佐证。环构关节炎可并发于类风湿关节炎、外源性钝挫伤和长期气管内插管。

治疗
- 单侧声带麻痹，采用手术治疗将声带内移
- 双侧声带麻痹，采用手术等方式以保持气道通畅对于单侧麻痹，治疗目的是通过声门旁注射，内移术或神经再支配改善发声质量

声门旁 注射包括将整复颗粒糊剂、胶原、微粒化真皮或自体脂肪注射至患侧声带，使两侧声带靠拢，以改善发声并防止误吸。

内移术 是在患侧声带外侧插入可调节的填充物使声带向中线移位。该手术可在局麻下进行，以便调整填充物的位置，达到最佳发声效果。

神经再支配 成功率很低。对于双侧麻痹，必须重建适宜的气道。在 URI 期间，可以施行永久性的或者临时性的气管切开术。偏侧真声带的构状软骨切除术开放了声门并改善了气道，但可能影响发声质量。激光声带后部切开术开放了声门后部，可能优于内镜下或开放性构状软骨切除术。采用激光有效建立声门后部气道往往可避免长期气管切开，同时保留实用嗓音。

> **关键点**
> - 声带麻痹可由喉部神经通路上的任何地方的病变所引发（疑核、核上束、迷走神经主干或喉返神经）
> - 大多数麻痹为单侧性，主要影响发音，双侧性麻痹发作可阻塞气道
> - 喉镜检查诊断麻痹，确定病因通常需要成像（如磁共振成像）和其他检测
> - 双侧声带麻痹患者通常最初需要气管插管
> - 多种手术方式可改善单侧声带麻痹患者的声音质量或改善长期双侧声带麻痹患者的呼吸道通畅性

声带息肉、小结和肉芽肿

急性创伤或慢性刺激引起声带改变产生息肉或小结。两者均导致声嘶和呼吸音加重。这些症状持续 3 周以上，需检查声带。部分病例，诊断依据喉镜检查和活检，以排除恶性肿瘤。手术切除可恢复发声，去除刺激因素以防止复发。

病因

息肉和小结是由于声带固有层受到损伤。肉芽肿由软骨膜覆盖的构状软骨声带突损伤而导致（表 99-1）。

表 99-1 声带息肉、小结和肉芽肿的区别

类型	病因	特征	治疗
息肉	急性创伤，胃食管反流，未经处理的甲状腺功能低下的状态，慢性喉过敏反应，慢性吸入刺激物（如工业烟雾，香烟烟雾）	单侧 发生在声带膜上 较声带小结大 表面有支配血管	外科手术切除外伤息肉 医学治疗，最初，其他息肉样病变的
小结	慢性创伤（如嗓音滥用、吆喝、喊叫、大声唱歌、非自然低频）	双侧 发生在声带膜上	行为矫正（如说话时降低喉部肌肉骨骼张力），语音治疗，抗反流治疗
肉芽肿	反复的嗓音滥用，反流性疾病，气管插管	常为双侧，但可为单侧 发生在两个声带突（声带后部）上较声带小结大	语音治疗，抗反流治疗 不能消退的肉芽肿，行手术切除

息肉 可发生在声带膜部的中 1/3，通常为单侧性。息肉比小结更大且更凸出，通常表面有支配血管。往往由最初的急性发声损伤所致。其余息肉样改变，通常见于双侧，可能另有其他原因，包括胃反流、甲状腺功能减退、慢性喉过敏反应或长期吸入刺激性物质，例如工业气体或香烟。急性损伤通常导致带蒂的息肉，而慢性刺激可导致息肉样水肿。

小结 通常为双侧性，位于声带前中 1/3 交界处。主要治病因素为长期用声过度-大喊、大叫、大声唱歌或不自然得使用低频声。

肉芽肿 发生于后声门，阻碍发声过程。可以是双侧或单侧的。通常是由于气管插管的创伤，但胃食管反流可能使其加重

症状及体征

两者均导致渐进性声嘶和呼吸音加重。

诊断
- 喉镜
- 活检诊断依据直接或间接喉镜对喉部的检查。采用显微喉镜

对不连续的病灶进行活检以排除恶性肿瘤。

治疗
- 去除病因
- 对于息肉，一般采用手术治疗

纠正潜在病因可治愈大多数小结并防止复发。去除刺激因素可达到治愈目的，通过言语治疗师进行嗓音治疗可减轻不正确的唱歌方式或长期大声讲话对声带造成的损伤。小结通常单独通过言语治疗即可恢复。不能消退的肉芽肿行手术切除但容易复发。

大多数息肉必须通过手术摘除以恢复正常发声。直接喉镜下喉显微手术采用冷器械切除优于激光切除，因为如

果使用不当激光更可能同时伴有热损伤。

显微喉镜手术　手术显微镜可用于喉部检查，活检和手术，并可录像。患者被麻醉后，通过喉镜高压喷射通气，气管内插管或对于受阻的上气道采用气管切开保证通气安全。患者在麻醉状态下接受手术，通过喉镜的高压气流呼吸装置、气管插管或者气管切开术维持呼吸道安全。由于显微镜可放大观察，组织能被精确切除，从而能尽可能减少声带损伤（如果造成，则可能是永久性的）。激光手术可通过显微镜的光学系统进行，达到精确切除的目的。几乎所有喉部活检，良性肿瘤手术和许多嗓音外科手术均优先采用显微喉镜手术。

> ● 关键点
> - 声带息肉来源于急性损伤或者慢性刺激
> - 这些症状持续3周以上，需检查声带
> - 活检可能是必要的，以排除癌症
> - 切除后，去除刺激因素对于预防复发是十分必要的

喉接触性溃疡

喉接触性溃疡是单侧或双侧杓状软骨声带突表面的黏膜发生糜烂。

喉接触性溃疡往往是由于用声过度，表现为声带反复剧烈撞击（在发音初就突然大声），常见于歌唱家。该病亦可出现在气管内插管后，如果过大号的插管侵蚀了声带突软骨表面的黏膜。胃食管反流亦可导致或加重接触性溃疡，长期溃疡将导致非特异性的肉芽肿。

喉接触性溃疡的症状包括不同程度的声嘶和发音和吞咽过程的轻度疼痛。

喉接触溃疡诊断是通过喉镜检查。必要时活检以排除癌变或喉结核，这很重要。

对喉接触性溃疡的治疗包括≥6周的声带休息。患者必须认识到他们的声音的局限性，并学会调整自己恢复后的发音行为，以避免复发。推荐术后给予抗生素以抑制菌群生长。

通过有效治疗胃食管反流症（参见第113页）可降低复发风险。

100. 头颈部肿瘤

美国每年有近60 000头颈部肿瘤新发病例。排除皮肤和甲状腺，>90%的头颈部恶性肿瘤属于鳞状细胞（表皮样）癌，其他类型大多为腺癌、肉瘤和淋巴瘤。

头颈部肿瘤最常见的部位是：
- 喉（包括声门上，声门和声门下）
- 口腔（舌，口底，硬腭，颊黏膜和牙槽嵴）
- 口咽（舌根部，扁桃体和软腭）

较不常见的部位　包括鼻咽、鼻腔及鼻窦、下咽部和唾液腺。

关于头颈其他部位肿瘤的讨论见本书其他章节。
- 成人的颅内肿瘤
- 儿童的颅内肿瘤
- 甲状腺癌
- 眼眶的肿瘤，视网膜肿瘤
- 听神经瘤
- 皮肤肿瘤

头颈部肿瘤的发病率随着年龄而上升。虽然大多数患者年龄为50~70岁，但是年轻患者的发病率越来越高。头颈部肿瘤在男性中比女性更为常见；然而，按性别不同和解剖位置不同的发病率一直在发生变化，因为女性烟民的数量有所增加。

病因

85%以上的头颈部肿瘤患者有饮酒或（和）吸烟史。烟草和乙醇的重度爱好者发展为鳞状细胞癌的风险增大40倍。其他可能原因包括抽鼻烟或咀嚼烟草，长时间暴露于阳光下，头颈部X线的照射，病毒感染，佩戴不合适的牙齿矫正器，慢性念珠菌病和不良口腔卫生。在印度，口腔癌尤为常见，可能是由于咀嚼槟榔（一种混合物，亦称为paan）。长期暴露于阳光和使用烟草产品是下唇鳞状细胞癌的主要原因。

因痤疮，面部毛发过多，胸腺增大，扁桃体和腺样体肥大曾接受过放射治疗的患者易发生甲状腺、唾液腺癌和唾液腺良性肿瘤。

EB病毒对鼻咽癌的发病起重要作用，血清中EB病毒蛋白的存在可能是其复发因素。

人乳头状瘤病毒与头颈鳞癌，尤其是与口咽癌的关系已经确定。HPV相关口咽癌发病率增加导致了总体口咽癌发病率的增加。否则，口咽癌的发病率应该是逐步减少的，因为在过去的二十年左右吸烟的人数在减少。由病毒导致肿瘤的机制不同于吸烟引起的机制。

症状及体征

头颈肿瘤的临床表现因肿瘤的部位和范围而不同。大多数头颈部肿瘤的早期表现为无症状性颈部肿块，疼痛的黏膜溃疡或肉眼可见的黏膜损伤（如黏膜白斑、增殖性红斑），声音嘶哑和吞咽困难。

随后的症状依据肿瘤的位置和范围，包括疼痛、感觉异

常、神经麻痹、牙关紧闭和口臭。由原位肿瘤引起的放射性疼痛常被忽视。由于进食困难和吞咽疼痛而导致体重减轻也很常见。

诊断

- 临床评估
- 活检
- 影像学检查和内镜检查评估肿瘤的浸润范围

常规体格检查(包括全面的口腔检查)是出现症状前检测早期肿瘤的最佳手段。商用刷检试剂盒可以有效地筛查口腔肿瘤。任何的头颈部临床症状(如咽痛、声嘶、放射性痛)持续>2~3周,应该咨询头颈外科医师,他们会通常做纤维喉镜检查来评估咽喉功能。

确诊往往需要活检。细针穿刺被用于颈部肿块,此法可耐受,准确,而且不像开放活检,不会影响将来的治疗方案。口腔病变可通过切取活检或刷拭活检评估。鼻咽,口咽,喉部的病变可以内镜下活检。

影像学检查(CT、MRI 或 PET/CT)是为了帮助确定原发肿瘤,相邻结构的侵犯范围,及扩散到颈部淋巴结的情况。

分期

头颈部肿瘤的分期(表 100-1)根据原发肿瘤的大小和部位(T),颈部转移淋巴结的数目和大小(N)以及有无远处转移(M)。分期通常需要 CT、MRI 磁共振或者两者结合使用,或者使用正电子发射计算机断层显像(PET)。

表 100-1 头颈部肿瘤的分期

分期	肿瘤 (最大浸润)	局部淋巴 结转移	远处转移
Ⅰ	T_1	N_0	M_0
Ⅱ	T_2	N_0	M_0
Ⅲ	T_3 或	N_0	M_0
	$T_1 \sim T_3$	N_1	M_0
ⅣA	$T_1 \sim T_3$	N_2	M_0
	T_{4a}	$N_0 \sim N_2$	M_0
ⅣB	T_{4b}	任何 N	M_0
	任何 T	N_3	M_0
ⅣC	任何 T	任何 N	M_1

TNM 分期: T_1 最大径≤2cm; T_2 = 2~4cm 或累及一特定区域的 2 个亚解剖部位; T_3 >4 或累及一特定区域的 3 个亚解剖部位; T_4 =侵及特定结构(4a 是中度晚期疾病,4b 重度晚期疾病)。
N_0 =无; N_1 =单个淋巴结≤3cm; N_2 =淋巴结介于 3 和 6cm 之间; N_3 =淋巴结>6cm。
M_0 =无; M_1 =有。

预后

头颈肿瘤的预后与肿瘤大小、原发部位、病因以及区域或远处转移的情况有很大关系。总之,如果得到早期诊断并采取及时、准确的治疗,预后良好。

头颈肿瘤首先局部侵犯,然后转移到区域性颈部淋巴结。扩散到淋巴区域部分是与肿瘤大小、范围和侵袭性相关,这导致降低了近一半整体生存率。远处转移(多转移至肺)一般发生比较晚,常出现在进展期肿瘤及淋巴结转移期的患者。远处转移很大程度地降低了生存率,几乎不可治愈。

晚期的局部肿瘤(晚期 T 分期的标准),浸润肌肉、骨或软骨,治愈率则显著下降。疼痛、麻痹或麻木证明肿瘤沿神经周围扩展,提示高度侵袭性肿瘤,与淋巴结转移相关,相对于无神经浸润的肿瘤,预后更差。

经过适当的治疗,Ⅰ期 5 年生存率接近 90%,Ⅱ期 75%~80%,Ⅲ期 45%~75%,Ⅳ期<50%。生存率在很大程度取决于原发部位和病因。Ⅰ期喉癌患者相对于其他部位肿瘤,有好的生存率。HPV 引起的口咽肿瘤比吸烟或饮酒引起的口咽癌有显著较好的预后。由于 HPV 阳性和 HPV 阴性口咽癌的预后不同,所有口咽部的肿瘤应常规测试 HPV。

治疗

- 手术,放射治疗,或手术联合放疗
- 必要时化疗

头颈部肿瘤的主要治疗方法是手术和放疗。这些方式可单独使用或以组合出现,并且结合或不结合化疗的使用。然而,化疗几乎从来没有作为主要治疗方法。诸多肿瘤,无论病灶部位,手术和放疗的疗效相仿时,需考虑其他因素以决定治疗方案如患者的选择或特异性地区发病率。

但是,某些部位的病灶,一种治疗手段可能有明显的优势。例如,手术更适合累及口腔的早期疾病,因为放疗有可能有导致放射性下颌骨坏死的潜在风险。内镜手术越来越被频繁使用。在一些头颈部肿瘤中,内镜手术与开放性手术或放疗有着相似的治愈率,同时发病率很低。内镜的方法在喉手术最常用,通常使用激光来切除病灶。

如果选择放疗作为主要治疗手段,对原发部位进行照射,有时包括双侧颈淋巴结。对于淋巴结的治疗,无论是放疗还是手术治疗,取决于病灶位置、组织学检查和淋巴结转移的风险。早期病变常不需要淋巴结治疗的,而晚期肿瘤则需要做。头颈部位富含淋巴组织的区域(如口咽、声门上)不管肿瘤是早期还是晚期,通常需要进行淋巴结放疗,而淋巴组织较少的部位(如喉),通常不要求对早期病变进行淋巴结放疗。调强放射治疗(IMRT)开出辐射到一个非常特殊的区域,有可能减少负面影响而不会影响肿瘤控制。

对于进展期(Ⅲ期和Ⅳ期)鳞状细胞癌,常采用联合化疗、放疗及手术的综合治疗。伴有骨,软骨浸润的肿瘤,因存在高风险的淋巴结转移,常需手术切除原发病灶及区域淋巴结。如果采用手术方式治疗原发病灶,同时伴有如多处淋巴结转移或囊外转移高风险征象,术后可行颈部淋巴结放疗。术后放疗常优于术前放疗,因为照射后组织愈合能力差。

最近研究表明,颈部肿瘤放疗辅以化疗,可以改进肿瘤的局部控制以及生存率。但这一方案会引起显著的负面影响,例如增加吞咽困难和骨髓抑制,因此辅以化疗需慎重。

进展期鳞状细胞癌无骨转移常采用放疗辅以化疗。尽管提倡器官保留,联合放化疗可增加细胞毒性的敏感性,特别是伴有严重的吞咽困难。对于进展期肿瘤,患者体质不能耐受化疗,或麻醉风险很大,可单纯采用放疗。

化疗主要用于化疗敏感性肿瘤,例如 Burkitt 淋巴瘤,或出现广泛转移的患者(如肝或肺受累)。对于无法通过其他手段治疗的患者,化疗药物——顺铂、氟尿嘧啶、博来霉素和甲氨蝶呤可缓解疼痛,缩小肿瘤。起始疗效可能较好,但不能持久,且肿瘤几乎总会复发。

由于头颈部肿瘤的治疗比较复杂,多学科的治疗计划是必不可少的。理想的情况下,每个患者应该由所有治疗学科成员讨论,并和放射科以及病理科医生一起讨论,这样的共识可以获得最佳的治疗方案。一旦治疗方案已经确定,需要多学科治疗:包括耳鼻喉科医生、修复重建外科医生、放疗科医生和肿瘤内科医生、言语和语言病理学家、牙科医生和营养师。

整形修复外科医生扮演着越来越重要的作用,因为使用自由组织移植皮瓣来进行功能和外观缺陷的重建能够显著提高患者的生存质量。用于重建共同供体部位包括腓骨(通常用来重建下颌骨),径向前臂(通常用于舌头和嘴唇),和前外侧大腿(通常用于喉或咽重建)。

肿瘤复发的治疗 治疗复发性肿瘤比较棘手,且有潜在的并发症。治疗后原发部位可触及肿块,或有溃疡形成且伴有水肿或疼痛,则提示肿瘤残存。此类患者需进行 CT(薄层)或 MRI 检查。

手术后的局部复发,所有的瘢痕面及重建的皮瓣需联同残存肿瘤一起切除。也可选择放疗、化疗,或联合放化疗,但疗效有限。放疗后的肿瘤患者肿瘤复发,最好手术治疗。然而,一些患者可能受益于额外的放疗,但这种方法也有高的负面影响风险,应特别小心。

对症治疗 疼痛是头颈肿瘤患者常见的症状,必须认真恰当的处理。手术或放疗的姑息治疗方案可能暂时缓解患者的疼痛,在 30%~50% 的患者中,化疗可以缓解症状,且可平均持续 3 个月。WHO 推荐逐步法,严格控制、缓解患者疼痛。剧烈疼痛最好咨询疼痛与缓和护理专家。

疼痛,进食困难,分泌物窒息,以及其他原因引起症状,需对症治疗。这类患者需早期重视及就诊(参见 3212 页)。

治疗副作用 所有的肿瘤治疗方案都有潜在的并发症和后遗症。因为很多的治疗手段都有相似的治愈率,所以治疗方案的选择很大程度上基于实际的病情掌握与分析。

虽然普遍认为手术导致人体解剖和功能的不健全,但很多手术操作可以在不明显损害外观或功能的前提下来完成。重建技术与手段复杂程度不断增加,包括假体、移植物、局部带蒂皮瓣和复合游离皮瓣,常常使功能恢复和外观接近正常。

化疗毒性作用包括乏力、重度恶心和呕吐、黏膜炎、暂时性脱发、胃肠炎、造血和免疫系统抑制以及感染。

头颈部肿瘤治疗性放疗具有一些副作用。约 40Gy 的剂量可永久性破坏射线范围内所有的唾液腺功能,导致口腔干燥并显著增加龋齿的风险。新的放疗技术,如强调适形放射治疗(IMRT),对于某些肿瘤患者,可以最小限度降低或消除对腮腺的毒性作用。

剂量大于 60Gy 可影响骨血供,尤其是下颌骨,并可发生放射性骨坏死。在这种情况下可发生拔牙处破坏,骨和软组织脱落。因此,在接受放疗前应进行必需的牙部治疗,包括洁齿、填充和拔除。任何不能修复的坏牙均应被拔除。

放疗亦可引起口腔黏膜炎及表面的皮炎,导致皮肤坏死。可发生味觉丧失和嗅觉障碍,但常常是暂时的。

预防

去除危险因素是关键,所有患者应戒烟并限制饮酒。这对于治疗后患者同样有助于防止肿瘤复发。吸烟和饮酒患者中每年有 5%(最大危险概率达 20%)发生新的原发癌,戒烟、戒酒者的发生率可降低。

当前针对引起口咽癌的部分 HPV 毒株的靶向 HPV 疫苗,目前推荐儿童疫苗接种可以预期降低这些癌症的发病率。

使用遮阳物和戒烟可预防下唇癌。由于 60% 头颈部癌在诊断时已是高度进展期(Ⅲ期和Ⅳ期),降低发病率和死亡率最有望的策略是常规对口腔进行仔细检查。

喉癌

90% 喉癌是鳞状细胞癌。吸烟、酗酒,社会经济层次低,男性以及年龄>60 岁增加患病风险。声带肿瘤通常可早期诊断,因为早期出现声嘶症状。但声门上型喉癌(位于声带以上)和声门下型喉癌(位于声带以下)常无症状,直到出现呼吸阻塞症状,肿瘤巨大及进展期才被发现诊断。诊断依据喉镜检查和活检。早期肿瘤采用手术治疗或放疗。晚期肿瘤常采用化疗及放疗。手术治疗主要用于挽救性治疗或喉外浸润的肿瘤或喉软骨破坏。全喉切除术需重建发音功能。

鳞状细胞癌是最常见的喉部恶性肿瘤。在美国,男性发病率是女性的 4 倍,社会经济层次低者更常见。超过 95% 患者为吸烟者,吸烟 15 包/年风险增加 30 倍。男性吸烟的习惯改变者发生喉癌的风险(每年新发 14 000 例)减少。年死亡人数约为 3 600 人。

60% 患者仅有局灶性病变,25% 伴有区域性淋巴结转移,15% 为进展期或伴有远处转移。淋巴结转移在声门上型和声门下型喉癌中比声门型喉癌常见,由于声门是最小淋巴引流。远处转移常见于肺与肝。

常见发病部位为声带(声门)以及声门上部。声门下发病少见,仅 1% 的喉癌原发于声门下部。疣状癌是鳞状细胞癌中一种罕见的类型,通常发生在声门区,比后者有更高的生存率。

症状及体征

症状体征的差异性主要取决于喉癌侵犯的部位。声嘶是声门型喉癌的早期症状,但在声门上型以及声门下型喉癌中出现较晚。患者声门下癌常表现为呼吸道阻塞,声音嘶哑是一种常见的晚期症状。声门上型喉癌患者常表现为吞咽困难;其他常见的症状包括气道阻塞,耳痛,颈部肿块的增长,或带有口含"热土豆"的声音。若患者出现此类症状,应及时行间接喉镜检查。

诊断

- 喉镜检查
- 喉内镜检查及活检

- 影像学检查评估肿瘤分期

声嘶时间超过 2~3 周的患者均应咨询头颈外科专家，接受喉部检查。一些医生用间接喉镜来评估咽喉，但大多数更喜欢灵活的纤维喉镜检查。所有病灶应通过喉镜取活检，常采用内镜检查上呼吸道和胃肠道，排除同时存在多重癌。发生双重肿瘤的可能性高达 10%。

对于确诊为喉癌的患者，需进行颈部 CT 检测，与胸部 X 线片或 CT 同时分析。大部分临床医师在进行诊断时，也采用颈部及胸部的 PET 检测。

预后

早期声门癌具有 85%~95% 的 5 年存活率。对于喉癌患者总的 5 年生存率为 60%。有区域淋巴结转移的患者 5 年生存率为 43%，而那些伴有远处转移的患者 5 年生存率为 30%。

治疗

- 早期肿瘤（T_1 期和 T_2 期）：手术治疗或放疗
- 中晚期肿瘤（T_3）：放疗或结合化疗
- 晚期（T_4）：手术（通常在放射治疗，化疗之后）或必要时化疗和放射治疗

对于早期声门癌（表 100-1）采用激光切除、放疗或偶尔开放性喉部分切除术。显微喉镜激光切除和放疗通常可保留正常发音和喉功能，且治愈率相似。早期声门癌是选择手术还是放疗通常取决于治疗机构和患者的偏好。

对于进展期癌，声带活动受限，或侵犯至舌，大部分患者采用化疗和放疗联合疗法。如果患者呈现侵犯喉外部分或软骨侵蚀，喉切除术提供了最好的肿瘤治疗结果；通常是全喉切除术，但在合适的患者可以选择镜下激光切除术或开放部分喉切除术。全喉切除术通常也用于挽救手术；然而，内镜下切除术或喉部分切除术有时可以在这些情况下使用。

放疗以及喉部分切除术可有效治疗早期声门上型癌。激光切除对于早期声门上型喉鳞癌，术后喉功能损伤小，疗效同样十分理想。如果肿瘤更大一些，但尚未影响声带，可行声门上部分喉切除术，保留发音和声门括约肌。如果声带亦累及，需行环状软骨上喉部分切除术或全喉切除术。

声门型喉癌，大部分进展期声门上型喉癌可首先采用化疗以及放疗。声门上部位有丰富的淋巴网络，所以颈部淋巴结必须在所有声门上型喉癌患者加以解决。

下咽癌的治疗与喉癌的治疗相似。早期下咽癌尽管亦可采用内镜下切除术，一般采用放射治疗。但是，大部分下咽癌因为症状不明显以及易局部淋巴结转移，在患者诊断时已为进展期肿瘤，此类患者可行化疗与放疗，挽救性治疗可采用手术切除。

康复　喉癌患者手术治疗或非手术治疗后均可能需要康复治疗。放疗与化疗后患者吞咽困难非常常见，可能需食管扩展，吞咽治疗，对于部分患者，需咽部手术修复或胃造口术。手术治疗后，患者亦往往出现吞咽困难，需吞咽治疗或食管扩张。

另外，语音在手术后更严重受损。全喉切除术后，患者需要通过如下几种方式重新获得发音功能。

- 食管发声
- 气管食管瘘管
- 电子喉

这三种技术均通过咽、腭、舌、牙和唇将声音构成语言。食管发声在吸气期将空气吸入食管，并逐渐嗝出气体，通过咽食管连接处发出声音。气管食管造瘘，在气道与食管之间放置单向瓣膜帮助发音。这种瓣膜在呼气期将空气压入食管产生声音。对患者进行物理康复，言语治疗，对瓣膜的使用和维护进行适当的培训，并提醒不能吸入食物，液体和分泌物。

电子喉是一种电池供能的声源，将其贴在颈部发出声音。虽然对于很多患者有诸多社会歧视的问题，但它不需要训练即可发音。

> **关键点**
>
> - 声嘶是声门型喉癌的早期症状，但在声门上型以及声门下型喉癌中出现较晚
> - 声嘶时间超过 2~3 周的患者均应咨询头颈外科专家，接收喉部检查
> - 对于确诊为喉癌的患者，需进行颈部 CT 检测，对于晚期患者通常进行 PET/CT 检查分析
> - 早期肿瘤（T_1 期和 T_2 期）采用手术治疗或放疗
> - 中晚期肿瘤（T_3 期）：采用放疗或结合化疗
> - 侵犯喉外的晚期肿瘤（T_4）治疗是：手术、术后化疗和放射方案

鼻咽癌

鼻咽癌在美国罕见，但在中国南方沿海地区常见。症状出现晚，包括单侧血涕、鼻塞、听力消失、耳痛、面部肿胀和麻木。诊断依据视诊和活检、CT、MRI，或 PET 评估病灶范围。治疗采用放疗、化疗，极少手术。

鳞状细胞癌是鼻咽部最常见的恶性肿瘤。可发生于任何年龄组人群，包括青少年，但在北美罕见。在中国人群中是常见的肿瘤，尤其是中国南方人和东南亚家系，包括北美的中国移民人群。经历几代后的美籍华人，相对于非美籍华人，其发病率下降，因此推测环境是一个发病因素。食用含亚硝酸盐的食物和腌鱼亦可增加其发病率。EB 病毒是高度危险因素，并存在遗传倾向。

其他鼻咽癌包括腺样囊性癌、黏液表皮样癌、恶性多形性腺瘤、腺癌、淋巴瘤，纤维肉瘤、骨肉瘤、软骨肉瘤和黑色素瘤。

症状及体征

鼻咽癌常表现为颈部可触及的转移淋巴结。另一个常见的症状是听力减退，往往是鼻部或咽鼓管阻塞引起中耳渗出引起。其他症状包括耳痛、脓性血涕、鼻出血、脑神经麻痹和颈淋巴结肿大。第 Ⅵ、第 Ⅳ 和第 Ⅲ 对脑神经位于海绵窦靠近破裂孔，此处为鼻咽癌侵犯颅内常见部位，因此最易受累而出现麻痹。由于鼻咽部淋巴经中线相互交通，因此常出现双侧转移。

诊断

- 鼻咽内镜检查及活检
- 影像学检查评估肿瘤分期

怀疑患鼻咽癌的患者应接受鼻咽镜或内镜检查,并对病灶进行活检。尽管常采用细针穿刺活检,但不应首先施行颈淋巴结活检(见颈部肿块章节734页)。

头颅MRI(抑脂)需注意鼻咽部和颅底(约25%颅底)受累。CT检查常用来精确评估颅底骨质改变,效果优于MRI。PET亦常用来检查肿瘤的浸润以及颈部淋巴管受累情况。

预后

早期肿瘤患者(表100-1)预后较好(5年生存率为60%~75%),而Ⅳ期患者的预后不良(5年生存率为<40%)。

治疗

- 化疗与放疗
- 手术

由于所在的部位和累及的范围,鼻咽癌通常无法手术切除。常规采用化疗和放疗后辅以化疗。

复发的肿瘤可行放疗,常采用近距离放射治疗,但存在颅骨放射性坏死的风险。颅底切除可作为放疗的选择性辅助手段。切除术通常在除去上颌骨一部分后进行,但是,在合适的情况下,切除可以内镜下完成,文献报道很少,但是内镜下切除还是可行的。

口腔鳞状细胞癌

每年30 000美国人发生口腔鳞状细胞癌。95%为吸烟者、饮酒者或既吸烟又饮酒者。早期、可治愈的病变很少有症状,因此,健康普查的早期发现对于这种致命疾病的预防有重要作用。治疗可以是外科手术,放射,或两者联合,尽管手术在口腔癌的治疗中起着更大的作用。总体的5年生存率(所有部位和各期病例总体)>50%。

口腔癌是指发生在嘴唇的唇红部和硬腭和软腭的结合部或舌头的后部1/3之间发生的癌症。

在美国,口腔鳞癌占男性癌症的3%和女性癌症的2%,大多数患者的年龄大于50岁。和大多数头颈部位的癌症一样,鳞状细胞癌是最常见的口腔癌。

口腔鳞癌主要的致病因素是:

- 吸烟(尤其是>2包/日)
- 嗜酒

如果饮酒过量,烈酒177ml/d(6oz/d)、葡萄酒444ml/d(15oz/d)或啤酒1 065ml/d(36oz/d)以上,发病风险显著增加。如果同时大量抽烟和酗酒,据估计,**口腔鳞癌的发病风险:女性增加100倍,男性增加38倍**。

舌的鳞癌也可能由慢性刺激,如龋齿、过度使用漱口剂、咀嚼烟草或槟榔引起。主要通过口交感染的人类乳头状瘤病毒(HPV)可能是口腔癌一种致病因素;然后,HPV的作用在口腔癌中没有在口咽癌中作用明确。

大约40%口腔鳞癌发生于口底、舌侧缘或舌腹。38%口腔鳞癌发生于下唇,位于唇的外侧面,与光照有关;

症状及体征

口腔癌早期无症状,应注重口腔癌的筛查工作。大多数口腔专科医师在常规的诊疗时应仔细检查口腔和咽部,对怀疑为异常病损的区域进行刷拭活检。这些病损区可能表现为红斑、白斑或是在此基础上的突起或溃疡。癌症常出现固定的硬结伴隆起的边缘。随着病灶体积增大可能会导致疼痛,构音障碍,吞咽困难。

诊断

- 活检
- 内镜检查第二原发癌
- 胸片和头颈部CT检查

任何可疑部位应该进行活检。切割或刷拭活检可以根据外科医生的意见来进行。应该对所有的口腔癌患者用直接喉镜和食管镜检查以排除同时存在的第二原发癌症。头颈部CT和胸部X线片通常用来检查;然而,与头颈其他部位肿瘤类似,PET/CT已经开始在口腔癌患者的肿瘤病情评估中发挥更大的作用。

预后

如果舌癌局限(没有累及淋巴结),5年生存率>75%。对于口底的局部癌,5年生存率为75%。出现淋巴结转移则生存率降低约一半。转移首先到达区域淋巴结,然后到肺。

下唇癌很少转移,5年生存率达90%。上唇癌具有较强的侵袭性和转移特性。

治疗

- 手术,根据需要进行术后放疗或术后放化疗

对于大多数口腔癌,手术是首选的初始治疗。如果疾病是比较晚期的,或有高风险的特点,需要术后补充放疗或放化疗(美国癌症研究所总结唇和口腔癌治疗。)

如果认为淋巴转移的发生率超过15%~20%,需进行选择性颈淋巴结清扫。虽然目前还没有达成共识,但对于T_2期的肿瘤(肿瘤最大尺寸为2~4cm,表100-1)和绝大多数的浸润深度≥4mm的T_1期肿瘤,往往需要行颈部淋巴结清扫术。

常规的外科重建是减轻手术后功能障碍的关键,具体方法包括局部组织瓣和游离组织瓣转移。大量组织切除后,需要语言和吞咽训练。

放疗也是一种常用的治疗方法。化疗不作为主要治疗方法,但可作为晚期淋巴结转移患者放疗之外的辅助治疗。

唇部鳞癌采用手术切除的方法,同时的外科重建有利于术后充分发挥功能。当癌前病变涉及大面积的唇组织,可将受累唇部表面切除,或者激光除去所有病变黏膜,莫氏手术都可以使用。愈合期间适当避光。

▶ 关键点

- 口腔鳞癌主要的致病因素是过度抽烟和酗酒
- 口腔癌有时最初是无症状,所以口腔筛检(通常由牙科专家完成)可以用作早期诊断
- 诊断明确后,直接喉镜和食管镜检查以排除同时存在的第二原发癌症
- 一旦癌症确认,做头颈部CT和胸部X线摄片或PET/CT
- 首要治疗为手术

> **更多信息**
>
> National Cancer Institute Summary Lip and Oral Cavity Cancer Treatment

口咽部鳞状上皮细胞癌

在美国口咽鳞癌每年影响超过1.3万人。吸烟和酗酒是主要的危险因素，和人乳头状瘤病毒（HPV）感染的相关性越来越大。症状包括咽喉肿痛，吞咽疼痛和/或困难。治疗是放疗，化疗或两者联合，但初次手术已开始更常用。HPV阳性患者成活率高得多。

口咽鳞状细胞癌是指发生于扁桃体，舌根，舌的后1/3，软腭及咽壁的后侧和外侧的肿瘤。口咽癌的95%是鳞状细胞癌。

2015年在美国，预期有>13 000口咽癌新病例。虽然口咽癌的发病率越来越高，其治愈率也提高了。

正如大多数头颈肿瘤，口咽癌在平均年龄为63岁的老年男性中更常见。男女比例为2.7:1。然而，最近，因为HPV感染已经成为口咽癌一个病因，所以口咽癌患者变得更年轻，女性患者变得更常见。患口咽癌的风险在HPV阳性的患者中增高16倍。在欧洲和北美，HPV感染占口咽癌70%~80%。尽管如此，烟酒仍是口咽癌的重要危险因素。吸烟超过15包/d的患者增加3倍癌症的风险，每天喝酒4杯以上的人群发病风险大约增加7倍。重度吸烟饮酒的人群口咽癌的发病风险可增加30倍。

症状及体征

口咽癌的症状根据发病部位稍有不同，但典型表现为咽痛，吞咽困难，吞咽痛，构音障碍，和耳痛。颈部肿块，通常为囊性，是口咽癌患者的一个常见的症状。由于口咽癌的症状和常见的上呼吸道感染症状很像，所以患者往往好几个月后才去看专家。

诊断

- 喉镜
- 喉内镜检查及活检
- 影像学检查评估肿瘤分期

所有患者在治疗前需要进行喉镜检查以及活检来评估原发病灶以及寻找第二原发病灶。对于确诊为喉癌的患者，需进行颈部CT检测，大多医生建议做颈部和胸部的PET/CT。

预后

总的5年生存率为60%左右。然而，预后因各种原因各不相同。HPV阳性患者有>75%的5年存活率（3年生存率几乎为90%），而HPV阴性患者的5年生存率<50%。

治疗

- 手术，越来越多医生选择经口显微激光手术
- 放疗，加或不加化疗

手术越来越多地被用作口咽癌的主要治疗方法。经口咽入路显微激光内镜手术（TLM）越来越多地被用来切除扁桃体和舌根肿瘤，避免了开放手术。经口机器人手术（TORS）是治疗口咽病灶一个日益流行的手段。在TORS，手术机器人与多个适应性强的手术臂由外科医生在控制台上进行控制。机器人和内镜照相机的铰接臂通过患者的口（这是由一个牵开器保持打开）插入。机器人程序提供结构更好的可视化，比开放手术减少了手术并发症。但是，对于使用TORS的适应证还没有明确界定。当TORS被用在更晚期肿瘤，术后放疗或放化疗往往是要做的。

放射治疗，有时与化疗相结合（放化疗），可以用作主要治疗或术后补充治疗。传统上，放疗已经用于早期癌症，放化疗已用于晚期癌症。强度调制放射治疗（IMRT）已越来越多地被用来分离周围组织和减少长期的负面影响。

由于口咽部有丰富的淋巴管，颈部淋巴结转移是常见的，所有口咽癌患者必须予以考虑。如果颈部淋巴结转移在放疗或放化疗后没有解决，颈淋巴结清扫术是必要的。

颌骨肿瘤

包括良性和恶性肿瘤在内的颌骨肿瘤有许多类型。其症状包括肿胀、疼痛、压痛和无法解释的牙齿松动，有些肿瘤在常规口腔X线检查时被发现，而其他肿瘤患者则在常规口腔和牙齿检查时被发现。治疗取决于肿瘤所在的位置和类型。良性肿瘤可以观察，可能并不需要手术切除，虽然大多数肿瘤需要切除和重建。

如果不是X线最初检测到，颌骨肿瘤会因为它们的生长会导致脸，颚，或牙槽的肿胀（骨颌支撑牙齿的一部分）而被诊断。他们还可以引起骨骼压痛及剧烈疼痛。

骨扩增生长（腭隆凸，下颌隆突）可能发展到上腭或下颚。这些都是常见的生长方式，并可能促使有关癌症的发现，虽然他们是良性的，仅当它们干扰牙的功能或颌下腺的功能才被关注。发生于腭部时，位于中线，黏膜表面光滑、完整。

下颌骨和上颌骨的最常见的肿瘤是鳞状细胞癌，通过牙槽侵入骨。这些可涉及口腔内颌骨或上颌骨的任何部分。成釉细胞瘤，最常见的上皮源性肿瘤，通常出现在后下颌骨。它是慢慢侵入的和转移性很少。通常发生于下颌骨的角部和升支部，生长缓慢，具有侵袭性，极少发生转移，典型的X线表现为多房性或肥皂泡样透光影。治疗方法是扩大的手术切除和必要的重建。

牙瘤，最常见的牙源性肿瘤，起源涉及胚胎发育期的牙囊或牙体组织，常发生于青少年患者的下颌骨。牙瘤包括纤维性牙瘤和牙骨质瘤。临床上磨牙缺失提示存在混合性牙瘤的可能性。通常情况下，这些肿瘤被切除，特别是当诊模棱两可时。

骨肉瘤、巨细胞瘤、尤因瘤、多发性骨髓瘤和转移性肿瘤可能发生于颌骨。这些肿瘤的治疗与其他部位相同骨肿瘤的治疗原则一致。

耳部肿瘤

耳部可有多种恶性和良性肿瘤，常出现耳聋，同时可能出现眩晕或平衡障碍。耳部肿瘤发病率低，诊断困难。

耳部恶性肿瘤 基底细胞癌和鳞状细胞癌可发生在耳道。慢性中耳炎持续炎症易发展为鳞状细胞癌。需进行广

泛切除，术后放疗。病变局限在耳道，尚未侵及中耳，应整块切除耳道，保留面神经。当向内侵犯更深时，则需行颞骨部分切除术。

鳞状细胞癌极少起源于中耳。持续的慢性中耳炎，可能是一种易患因素。需行放疗和颞骨切除。

非嗜铬性副神经节瘤（化学感受器瘤）起源于颞骨颈静脉球体部（颈静脉球体瘤），或中耳内侧壁（鼓室球体瘤）。在中耳出现搏动性红色肿块。

首发症状常为耳鸣，与脉搏同步。出现耳聋，继之眩晕。颈静脉球体瘤时，肿瘤浸润颈静脉孔，第Ⅸ、第Ⅹ或第Ⅺ对脑神经可出现麻痹。

治疗首选手术切除，对于无法切除的巨大肿瘤，采用放疗。

耳部良性肿瘤 皮脂囊肿，骨瘤和瘢痕瘤可起源并阻塞耳道，导致耵聍堆积和传导性耳聋。治疗首选手术切除。

耵聍腺瘤起源于耳道外1/3处。组织学上肿瘤表现为良性，不发生区域或远处转移，但具有局部侵袭性，又破坏倾向，应行广泛切除。

涎腺肿瘤

大多数涎腺肿瘤为良性，发生于腮腺。通常表现为涎腺区域无痛性肿块，可以通过细针穿吸进行（细胞学）检查，CT和MRI影像对诊断有辅助作用。治疗包括手术切除和放射治疗。对于恶性肿瘤，采用手术与放疗相结合的治疗方法，长期疗效与肿瘤的临床分期相关。

涎腺肿瘤中大约85%发生于腮腺，少数发生于下颌下腺和小涎腺，大约1%位于舌下腺。其中75%～80%呈良性，生长缓慢、可活动、无痛，通常为单个结节位于皮肤或黏膜下。肿块质地常比较坚硬，但发生囊性变时质地柔软。

良性肿瘤 最常见的类型是良性多形性腺瘤（多形性腺瘤），性腺瘤（多形性腺瘤），可能发生恶性变，成为多形性腺瘤。但这些只在良性肿瘤存在15～20年后发生。但这种变化通常只发生于良性肿瘤出现15～20年后，如果发生恶变，尽管采取充分的外科手术和辅助治疗方法，治愈率仍很低。

其他良性肿瘤包括单形性腺瘤、嗜酸性腺瘤和乳头状淋巴囊腺瘤（腺淋巴瘤），这些肿瘤很少复发和极少恶变。

涎腺恶性肿瘤 恶性肿瘤比较少见，特征是生长迅速或突然生长加速。肿块坚硬、结节状，可能固定于邻近组织，往往边界不清。最终表面的皮肤或黏膜发生溃疡或邻近组织可能受侵犯。

黏液表皮样癌是最常见的涎腺癌，好发年龄为20～50岁。它可以出现在任何唾液腺中，而且大多数在腮腺中，也可以在颌下腺或腭部的小唾液腺中。中度和高度恶性的黏液表皮样癌可以转移至区域淋巴结。

腺样囊性癌是小涎腺（和气管）最常见的恶性肿瘤，是比较常见的良性圆柱瘤缓慢恶变的结果，症状包括剧烈疼痛，常出现面瘫。它具有沿神经侵袭和扩散的特性，可以扩散至距原发肿瘤数十厘米的位置，一般不发生淋巴结转移。转移最常见，患者能够伴随着转移灶生存比较长的时间。

腺泡细胞癌是一种常见的腮腺恶性肿瘤，发生于40～50岁人群。这种癌症生长相当缓慢，具有多灶性的特点。

癌在多形性腺瘤是一种腺癌，来源于原先存在的良性的多形性腺瘤，只有癌性成分发生转移。

症状及体征

许多良性和恶性肿瘤表现为无痛性肿块，但恶性肿瘤可能侵犯神经，引起局部或区域性疼痛、麻木、感觉异常、灼痛感或运动功能丧失。

诊断

- 穿刺活检
- CT和MRI检查病变的范围

CT和MRI可以确定肿瘤的位置。细针穿刺活检证实的细胞类型。确病理类型，治疗方案选择前应注意判断区域淋巴结转移情况，是否转移至肺、肝、骨或脑。

治疗

- 手术，有时联合放疗

良性肿瘤的治疗方法是手术切除肿块，如果手术不彻底，则复发率高。对于恶性唾液腺肿瘤，能够切除的病例，手术后放疗是常采用的治疗方法。目前，对于唾液腺癌缺乏有效的化疗方案。

高分期的黏液表皮样癌治疗包括广泛切除及术后放疗。低分期的5年存活率为95%，主要影响黏液细胞，50%高分期患者主要影响表皮细胞。转移至区域淋巴结，强烈建议颈淋巴结清扫或术后放疗。

腺样囊性癌治疗是广泛的手术切除，但由于倾向神经周围侵犯，所以局部复发是常见的。选择性淋巴结治疗是不太需要，因为淋巴扩散是不常见的。虽然5年和10年的生存率都相当不错，许多远处转移患者在15和20年生存率不好。肺转移和死亡是常见的，虽然经过初步诊断和治疗很多年后（通常为十年或更长时间）。

腺泡细胞癌扩大切除后预后良好。

所有手术设计都应避免损伤面神经，但如果肿瘤侵犯神经，只能做出必要的牺牲。

> **关键点**
> - 只有20%～25%唾液腺肿瘤的是恶性的；腮腺是最常见被侵犯
> - 癌症是固定的，结节性，并且可以固定到相邻的组织；疼痛和神经受累（导致肢体麻木和/或功能丧失）是常见的
> - 如果癌症被确认，做活检和CT和MRI检查
> - 对于确诊癌症患者，手术，有时联合放疗

鼻窦癌

（窦癌）

鼻窦（PNS）癌症是罕见的。它通常是鳞状细胞癌，但也可以是腺癌，在上颌骨和筛窦最常发生。在大多数情况下，它的原因尚不清楚，症状出现晚，生存普遍较差。

虽然在美国很少见，PNS癌症在日本和南非班图人之

间是比较常见的。40岁以上男性最常受到影响。

原因不确定的,但慢性鼻窦炎不认为是一个原因。人类乳头瘤病毒(HPV)和EB病毒(Epstein-Barr virus)(EBV)可能在某些情况下发生作用。危险因素包括:
- 某些类型的木材,皮革,金属粉尘的吸入习惯
- 吸烟

症状及体征

由于鼻窦为肿瘤生长提供了空间,症状通常不发展,直到癌症进展到晚期。痛,鼻塞及分泌物、鼻出血,复视,耳痛或涨满感,面部感觉异常,从邻近结构的肿瘤局部压迫导致侵犯的上颌窦下的牙齿松动。肿瘤有时见于口腔或鼻腔。

诊断
- 内镜检查及活检
- CT和MRI

内镜、CT和MRI最常用于定位并帮助肿瘤分期。活检确认细胞类型。分期,其中包括评估肿瘤扩散到大脑、面、颈、肺、淋巴结,有助于确定治疗方案。

预后

癌症治疗越早,预后越好。预后也取决于组织学类型。生存率正在改善,但依然普遍较差。总体上,约40%患者将有复发性疾病,5年生存率为约60%。

治疗
- 手术
- 通常放疗
- 有时需化疗

大多早期肿瘤的治疗方法是外科手术切除。外科技术最新进展,特别是内镜技术的进展,有时可以达到完全切除肿瘤,分离周围组织,和实现重建。如果复发风险高,可以进行术后补充放疗。如果手术切除是不现实的,或会导致过度损伤,放疗加化疗可以使用。在一些情况下,化疗法是用来缩小肿瘤;如果肿瘤对化疗反应良好,这是可以手术切除的。否则,有些肿瘤是可以通过放疗来进行治疗的。

第九篇

口腔疾病

- 101. 齿科患者的诊治　759
  Linda P. Nelson, DMD, MScD
    - 系统性疾病与口腔　760
    - 解剖和发育　762

- 102. 齿科和口腔症状的诊治　767
  David F. Murchison, DDS, MMS
    - 磨牙症　767
    - 口臭　767
    - 错𬌗　769
    - 口炎　769
    - 复发性阿弗他性口炎　771
    - 口腔增生　772
    - 牙痛和感染　773
    - 口干症　775

- 103. 常见的口腔疾病　777
  James T. Ubertalli, DMD
    - 龋齿　777
    - 牙髓炎　778
    - 缺牙修复体　779

- 104. 齿科急症　780
  David F. Murchison, DDS, MMS
    - 牙折和牙脱位　780
    - 下颌骨脱位　781
    - 拔牙后的并发症　781

- 105. 牙周炎　782
  James T. Ubertalli, DMD
    - 牙周炎　782
    - 牙龈炎　783
    - 急性坏死性溃疡性牙龈炎　784
    - 其他牙龈疾病　785

- 106. 颞下颌关节疾病　785
  Noshir R. Mehta, DMD, MDS, MS
    - 颞下颌关节强直　786
    - 颞下颌关节炎　786
    - 下颌髁突增生　787
    - 下颌髁突发育不全　787
    - 颞下颌关节内紊乱　787
    - 肌筋膜疼痛综合征　788

---

101. 齿科患者的诊治

内科医生应该认识严重的口腔疾病，尤其是可能的癌症，并能够进行口腔检查；然而口腔非恶性病变的评估及患者牙齿的问题需咨询口腔科医生。同样，具有口干症或无法解释的口腔、面部、颈部肿胀或疼痛的患者需要口腔科医生的协助诊断和处理。面部畸形的儿童（同时有牙齿错𬌗畸形需要矫正者）应该由口腔科医生诊断和处理。对于FUO或不明原因的全身性感染，也应该考虑牙源性疾病的可能性。头颈部放疗前的口腔科检查是有必要的，化疗前最好也进行口腔科咨询。

口腔科常见疾病（参见第777页），齿科急症（参见第780页），其他口腔病症，包括牙痛、齿科和口腔症状的诊治（参见第767页）。

老年医学精要

随着年龄增加，尽管食物刺激时的唾液量尚充分，但息止时唾液分泌减少，药物作用使唾液减少进一步加重。牙齿磨损致牙尖低平，同时伴随的咀嚼肌力量减弱，可能产生咀嚼疲劳，影响食物的摄入。颌骨骨质的丢失（尤其是牙槽骨部分）、口腔干燥、口腔黏膜变薄，唇、颊、舌协同活动能力的下降使假牙固位困难。由于味蕾感觉敏感性下降，因此，老年人常需更多的调味品刺激，尤其是盐（对某些人有害），或为了获得更强烈的感觉要求吃烫食，有时会灼伤处于萎缩状态的黏膜。牙龈萎缩和口干促进了根面龋。尽管存在这些不利的变化，强化口腔卫生可以大大减少牙齿脱落，使大部分老年人能够尽量保存他们的牙齿。

不良的口腔卫生会引起牙的问题，导致营养物摄入不足而影响全身健康，齿科疾病（尤其是牙周炎）使冠心病的发病风险提高2倍。牙周炎会引起牙齿缺失，但无牙殆患者不会有牙周炎，因为他们没有牙周膜。吸入性肺炎患者若有牙周炎，可能引起厌氧菌感染和较高的死亡率。继发于急性或慢性牙源性感染的菌血症，可能引起脑脓肿、海绵窦血栓性静脉炎、心内膜炎、人工关节感染和无法解释的发热。

系统性疾病与口腔

提示系统性疾病的线索可能存在于口腔和邻近结构中（表101-1）。存在全身性疾病、服用某些药物（如华法林，双膦酸盐）的患者，在评估是否能够承受全身麻醉或扩大的口腔手术时，口腔科医生应该听取内科医生的意见。有瓣膜病的患者，进行某些口腔科处理时需要预防性使用抗生素以避免发生细菌性心内膜炎（参见第598页，表82-3和表82-4）。

表101-1　系统性疾病的口腔表现

口腔表现	可能的系统性疾病
念珠菌病	糖尿病，AIDS，其他原因的免疫抑制状态（如粒细胞缺乏症、中性粒细胞减少症、白血病、免疫球蛋白缺乏、白细胞功能障碍），使用抗生素
萎缩性舌炎（因丝状乳头萎缩引起的舌体光滑）	铁缺乏
口腔黏膜和舌表面疼痛性萎缩，有时伴阿弗他溃疡	巨幼细胞性贫血
洋红舌	维生素B_{12}缺乏
黑色素区（非种族特征性因素）	黑色素沉着病，艾迪生病，波-耶综合征，黑色素瘤（少见，但可出现于腭部），吸烟者的黑变病
齿龈交界处牙龈的线性灰黑色变（铅线）	铅、银或铋中毒
紫色斑	卡波西肉瘤，AIDS
角化的苔藓样斑，有时伴疼痛性黏膜萎缩	移植物抗宿主疾病（如果发生于移植患者的口腔）
牙齿红色变	先天性红细胞生成性卟啉症
高拱软腭	马方综合征
切牙切迹，圆顶样或桑葚样磨牙	先天性梅毒
毛状白斑（位于舌侧缘的白色垂直皱褶）	HIV转化成AIDS
口腔毛细血管扩张的红色或紫红色斑块	遗传性出血性毛细血管扩张症（奥-韦-朗综合征）
多发性阻生的多生牙和骨瘤	加德纳综合征
肉芽肿性牙龈，呈鹅卵石样表现	克罗恩病

- 具有全身性疾病患者的牙处理
- 某些疾病（及其治疗）使患者易引起牙的问题或影响牙的处理

血液学疾病　凝血障碍疾病患者（如血友病、急性白血病、血小板减少症）进行可能引起出血的口腔操作（如拔牙、下颌神经阻滞麻醉）时需要咨询相关学科的医师。血友病患者在拔牙前、拔牙期间和拔牙结束后应使用凝血因子，进行牙体修复时（如充填）需局部麻醉。大多数血液科医生认为血友病患者，尤其是那些已发展成生长因子抑制的患者可以在局部浸润麻醉下进行口腔修复治疗，这些治疗可在与血液学专家协商后于牙科诊所完成；然而，如果患者有生长因子Ⅷ抑制的话，口腔治疗应在医院内全身麻醉下进行。口腔手术应在综合医院进行，并根据病情咨询血液科医师相关内容。所有出血性疾病患者应终身常规或定期进行口腔随访，诊治内容包括洁治、充填、表面涂氟和预防性窝沟封闭以避免拔牙。

心血管疾病　如果病情允许，心肌梗死（MI）后6个月内，应避免口腔科操作，以利于损伤的心肌恢复电稳定。肺动脉或心脏疾病患者，口腔操作过程中需要吸入麻醉时应住院。

心内膜炎　预防只在以下患者的口腔处理前进行：
- 瓣膜病手术修复者
- 有细菌性心内膜炎病史者
- 发绀的先天性心脏或大血管缺陷者（未修复，出生后6个月内手术完全修复，或者手术后不完全修复）
- 彻底修复先天性心脏缺损病史者（手术后6个月）

- 先天性心脏病修复术后在修复部位或邻近组织有残余缺损者
- 具有瓣膜病变的心脏移植患者

慢性口腔疾病接受治疗可能发生菌血症时，上述心脏疾病患者最好采用抗感染预防措施。将要进行心瓣膜手术或修复先天性心脏缺损的患者应该于手术前完成必需的口腔科治疗。

尽管预防作用有限，但血液透析和2年内接受大关节（髋、膝、肩、肘）修复手术者口腔创伤性治疗时推荐预防性使用抗生素，这些部位感染的微生物大都来源于皮肤而非口腔。

局麻药中加入肾上腺素或左旋异肾上腺素可以延长麻醉的时间，对于某些心血管疾病患者，这些药物过量会引起心律失常、心肌缺血或血压升高。单纯麻醉药可用于操作过程<45分钟的病例，但是更长时间的操作过程或需要止血者，剂量达0.04mg的肾上腺素（2支含1：100 000肾上腺素的口腔麻醉药）是安全可行的。通常情况下，任何无全身性疾病的牙病患者每次肾上腺素用量不应>0.2mg，肾上腺素（任何剂量）的绝对禁忌证包括不稳定的甲状旁腺功能亢进、嗜铬细胞瘤、收缩压>200mmHg、舒张压>115mmHg、尽管采用药物治疗但心律失常仍未得到有效控制、不稳定型心绞痛、MI或脑卒中后6个月内。

某些口腔科电器设备，例如，手术电刀、牙髓测量仪、超声洁治器，可能干扰早期的心脏起搏器。

癌症 拔除邻近牙龈癌、腭癌、上颌窦癌的牙齿会促使肿瘤细胞侵犯牙槽骨（牙槽窝），因此，拔牙应该在肿瘤控制后进行。白血病或粒细胞缺乏症患者，即使使用抗生素，拔牙后仍可能继发感染。

免疫抑制 免疫功能障碍的人易发生严重的黏膜和牙周感染，病原主要是真菌、疱疹病毒或其他病毒，也可以是细菌。感染可能引起出血、愈合延迟或脓毒症。多年的免疫抑制状态可能导致发育异常或口腔肿瘤。AIDS患者可出现卡波西肉瘤、霍奇金淋巴瘤、毛状白斑、白色念珠菌病、阿弗他溃疡或快速进行性牙周疾病。

内分泌疾病 口腔疾病的治疗可能因为某些内分泌疾病的存在而变得复杂，例如，如果给予肾上腺素治疗，甲状腺功能亢进患者可能出现心动过速、焦虑或者狂躁。糖尿病患者的口腔感染控制后应减少胰岛素用量；口腔手术后的疼痛使食物的摄入受限制，胰岛素的剂量需减少；高血糖伴随的多尿可能导致脱水，引起唾液流量下降（口干症），以及同时伴随的唾液葡萄糖水平提高，加速龋齿发展。

使用糖皮质激素药物和肾上腺皮质功能低下患者在创伤大的口腔治疗时需要补充糖皮质激素。库欣综合征或服用糖皮质激素者可能引起牙槽骨丢失、创口愈合延迟和增加毛细血管脆性。

神经性疾病 具有癫痫发作病史的患者牙齿矫正时应该使用无法吞入或吸入的固定矫正器。不能刷牙或有效使用牙线者，需用0.12%氯己定漱口液早晚漱口。

阻塞性睡眠呼吸暂停 不能耐受持续正压通气（CPAP）或双水平气道正压通气（BiPAP）面罩治疗阻塞性睡眠呼吸暂停患者，有时能够通过口腔内的阻鼾器扩张口咽腔而得以治疗，尽管这种治疗的效果逊于CPAP，但更多的患者能够耐受而得以使用。

药物 某些药物，如糖皮质激素、免疫抑制剂和化疗药物，使机体愈合能力和抵抗力下降。如果病情允许，这些药物使用期间应避免进行口腔治疗。

许多药物会引起口干（口干症，参见第775页），这是一个显著的健康问题，尤其是对于老年患者。致病药物通常具有抗胆碱能作用，包括某些抗抑郁药、抗精神病药、利尿药、抗高血压药、抗焦虑和镇静镇痛药、抗组胺药和阿片类镇痛药。

某些化疗药物（如多柔比辛、氟尿嘧啶、博来霉素、放线菌素D、胞嘧啶、阿拉伯糖苷、甲氨蝶呤）治疗期间可引起口炎，合并牙周疾病的患者病情更严重。这些药物使用前，应该先完成口腔预防措施，指导患者合理刷牙和正确使用牙线。

影响凝血的药物应于手术前减量或停止。服用阿司匹林、非甾体抗炎药（NSAID）或氯吡格雷者应该在口腔手术前4日停药，出血停止后恢复用药。大多数口服抗凝血药的患者若INR<4，进行门诊牙科手术（包括拔牙）前不需要停药，因为显著出血的风险非常小，而抗凝药临时停用后所引起的血栓形成的风险可能会增加。血液透析者，进行肝素化时，口腔治疗应该在透析后1日进行。

苯妥英钠、环孢素和钙通道阻滞剂，尤其是硝苯地平，会引起牙龈增生。牙龈增生在服用苯妥英钠患者中发生率约50%，在服用环孢素或钙通道阻断剂的患者中发生率达25%。但是，良好的口腔清洁及定期洁治能使增生程度最小。

双膦酸盐可能引起拔牙后骨坏死（ONJ，参见第287页）。双膦酸盐主要通过静脉注射以治疗骨的恶性肿瘤，口服较小的剂量以预防骨质疏松，这都可能引起颌骨坏死（ONJ的发生率约0.1%）。经常保持口腔卫生和定期的牙齿护理可以帮助降低颌骨坏死的风险，但目前还没有有效的技术确定抗骨吸收药物中引起颌骨坏死的成分。停止双膦酸盐治疗可能无法降低这种风险，反而会增加骨质疏松患者骨丧失的可能。

放射治疗 要注意：曾经放射治疗区域（尤其照射剂量>65Gy，位于下颌骨）的拔牙，常引起放射性骨坏死，这是一种灾难性的并发症，可导致拔牙区骨和软组织坏死、脱落。故若可能，在接受头颈部放疗前，患者因接受任何需要的口腔治疗，并留有足够的愈合时间。无法保留的牙齿应拔除，并使用窝沟封闭剂和局部涂氟，预防龋齿发生。放疗后，尽量避免拔牙，对患牙采用修复和根管治疗等替代方法。

头颈部放疗常损伤涎腺组织，引起口干症，促进了龋齿发展。患者必须终身维持良好的口腔卫生，应该每天使用氟化物凝胶或含氟漱口液；如果可以接受，早晚用含0.12%的氯己定漱口液含漱30~60秒钟。利多卡因能够缓解敏感症状，其凝胶使用后有利于口腔组织敏感的患者进行刷牙、使用牙线和进食。必须根据最后一次检查结果，每隔3、4或6个月的间期去口腔科医生处随访。放疗后基托下的组织容易破损，因此，如果感觉不适，应及时检查和修改基托。早期龋能够通过磷酸多肽钙和非晶态磷酸钙逆转控制，这些钙制剂可以由医生处理，也可以于患者家庭使用。

放疗后可能发生口腔黏膜炎症、味觉减弱和咀嚼肌纤维化而导致的张口受限。张口受限可通过训练而改善，方法为：大张口然后闭口，每次 20 下，每天 3~4 次。应避免在放疗区拔牙（可能发生放射性骨坏死），尽量采用根管治疗，然后将牙齿调磨至与龈缘平齐。如果放疗后需要拔牙，10~20 次高压 O_2 治疗可以防治放射性骨坏死。

解剖和发育

牙齿

牙齿分为切牙、尖牙、前磨牙和磨牙，按惯例从右侧上颌第三磨牙开始按数字进行命名（图 101-1）。

每个牙齿均由牙冠和牙根两部分组成，尖牙的牙根最长、最粗壮。牙齿内部的牙髓含血管、淋巴管和神经，牙髓被坚硬的牙本质包绕。牙本质的冠部覆盖一层非常坚硬的牙釉质，根部覆盖骨样的牙骨质。牙颈部的牙骨质表面覆盖有牙龈（图 101-2）。正常情况下，20 颗乳牙于出生后 6 个月开始萌出，30 个月出齐（表 101-1）。这些乳牙 6 岁左右被开始逐渐萌出的恒牙替换，恒牙总数可达 32 颗。6~11 岁期间称为混合牙列期，在此期间乳牙和恒牙共同存在。牙齿萌出的时间是一个骨龄标志，可以判断是否发育延迟或确立法医学年龄。

支持组织

牙龈在牙冠的颈部包绕牙齿。牙槽骨为松质骨，形成容纳牙齿的牙槽窝。牙周膜由支持牙齿的组织构成——包括牙龈、上皮附着、结缔组织附着和牙周韧带。下颌骨和上颌骨的牙槽嵴容纳牙齿。从涎腺分泌的唾液可冲刷和保护牙齿。舌在咀嚼时调整食物的位置和摩擦牙面起辅助清洁作用。上颌骨的神经支配来源于三叉神经（第 V 对脑神经）第二支的上颌神经。下颌神经是三叉神经的第三支，支配下颌骨。

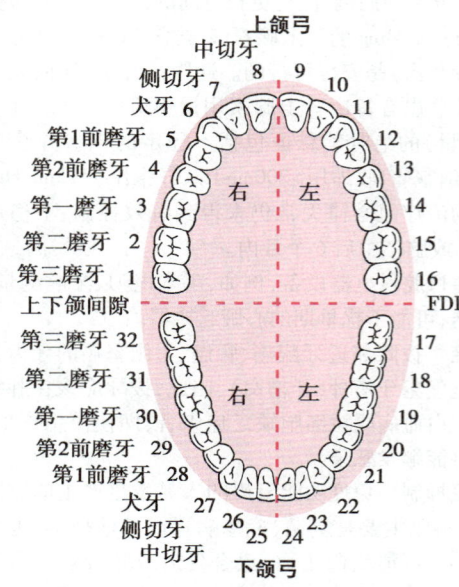

图 101-1 识别牙齿。 图示的数字系统是美国应用最广泛的牙位表示方法

表 101-2 部分口腔症状和可能的原因

症状	原因
刷牙时出血或疼痛（常见）	急性坏死性溃疡性牙龈炎（少见） 出血性体质* 牙龈炎（最常见） 白血病*
耳痛，牵涉痛（很常见）	围绕部分萌出的下颌第三磨牙的龈瓣感染（冠周炎） 低位阻生牙拔除后局限性骨炎（干槽症）
面部、头或颈部疼痛（不常见，除不适合的口腔修复体或颞颌关节疾病外）	伊格尔综合征† 感染 错𬌗畸形 厌氧菌轻度感染的隐性病灶扩散到骨 不适合的口腔修复体 咀嚼肌痉挛 颞颌关节疾病
面部麻木或麻痹（不常见，除中风外）	上颌窦或鼻咽部肿瘤 脑干肿瘤 拔除下颌第三磨牙引起的下牙槽神经损伤‡ 多发性硬化病 口腔肿瘤（少见） 中风 病毒感染
咀嚼肌疲劳（少见，除不适合的口腔修复体外）	先天性肌肉或神经肌肉疾病（发生于年轻人） 重症肌无力（一种主要的症状） 咬合不良的人工义齿（发生于老年人）
咀嚼疼痛或颌跛行（罕见）	巨细胞动脉炎 风湿性多肌痛
体重下降（比较常见）	不适合的口腔修复体 胃炎 颞颌关节疾病 牙齿太松、太少或疼痛

*可能因容易引起牙龈出血而被发现。
†茎突过长或茎突下颌韧带钙化，头转动时引起疼痛。
‡可能引起下唇麻木。

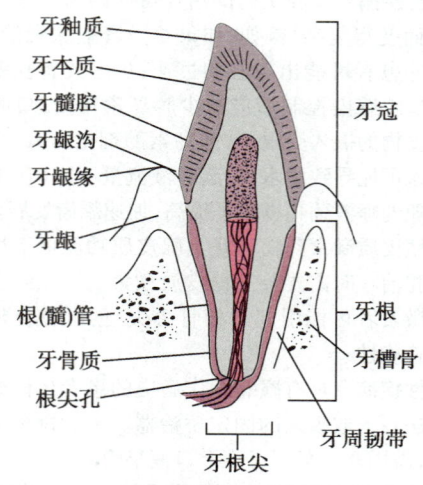

图 101-2 尖牙的剖面图

老年人或某些牙周炎患者牙龈萎缩,接近牙冠的牙根暴露,常引起根面龋坏。如果牙齿结构损坏而必须拔除,则维持骨完整性所必需的机械刺激消失,结果导致牙槽嵴萎缩(老年性萎缩)。

口腔

正常情况下,角化上皮位于唇的外侧面、舌背、硬腭和围绕牙齿的牙龈,角化牙龈由牙齿边缘延伸 5~7mm。非角化黏膜覆盖远离牙齿的牙槽骨、唇内侧、颊、舌缘、舌腹、软腭和口底。唇部的皮肤和黏膜以唇红缘为界限。

包含口腔前庭区和牙槽非角化部分的颊黏膜光滑、湿润,色泽比牙龈的粉红色更深(与健康牙龈相比)。在此区域内的良性病变包含白线(一种细白线,常位于双侧颊部易被牙齿咬伤的咬合平面处),福代斯斑(异位皮脂腺,表现为<1mm 的淡黄色斑点,也可发生于唇部)和白色海绵状斑痣(覆盖双侧大部分颊黏膜的厚白色皱褶)。认识这些现象可以避免不必要的活检和忧虑。腮腺导管的开口位于双侧上颌第一磨牙相对应的颊黏膜,应避免误认为异常病变。

舌背表面 覆盖有许多略苍白隆起的丝状乳头。这些丝状乳头中间散布着独立的微红色突起,称为菌状乳头。8~12个比较大的轮廓乳头,位于舌后部,呈"V"形排列。轮廓乳头并非突出于舌,而是被沟所围绕。叶状乳头表现为位于近咽前柱舌缘的狭缝样皱褶,这些皱褶的长度各异,易与恶性肿瘤相混淆。同样,舌盲孔、正中菱形舌和少见的舌甲状腺结节,也易误认为恶性病变。舌扁桃体位于舌背后部,是瓦尔代尔环的一部分,应避免误认为病变。如果一种明显的异常呈双侧性,这往往是正常结构的变异。

舌神经(第Ⅴ对脑神经的分支)支配舌的一般感觉,鼓索神经(来源于第Ⅶ对脑神经)支配舌前2/3的味觉。舌咽神经(第Ⅸ对脑神经)支配轮廓乳头后舌的触压觉和味觉。舌具有感知甜、咸、酸、苦和鲜(一种由天然的谷氨酸和谷氨酸盐如调味剂谷氨酸单钠引起的味觉)的感受器。尽管以前认为这些感受器独立位于舌的特定部位,现在的观点是味觉感受器散布于舌背。舌下神经(第Ⅻ对脑神经)控制舌的运动。

主要的唾液腺包括双侧的腮腺、下颌下腺和舌下腺。大多数口腔黏膜表面含许多小的黏液腺。口底前部双侧中线旁有下颌下腺导管的开口,其排出同侧下颌下腺和舌下腺的分泌物。腮腺通过导管排出分泌物至颊部。

评估

第一次常规的口腔检查应于 1 岁或第一个牙齿萌出时开始。而后的随访应每隔 6 个月或出现症状时进行。口腔检查也是全身体检的一部分,许多系统性疾病的口腔表现具有特异性,有时呈特异病征性,并且可能是首发症状(101-1)。口腔癌可以早期发现。

病史 重要的口腔症状包括出血、疼痛、错拾、新生物、麻木与麻痹及咀嚼问题(表 101-2);长期的口腔症状可能减少进食,导致体重下降。一般信息应包括饮酒或抽烟(头颈部癌的主要危险因素)和全身性症状,如发热和体重下降。

体格检查 彻底的检查需要良好的照明、压舌板、手套和纱布。去除全口或局部义齿以查清其组织面覆盖的软组织。

许多内科医生使用一种头灯照明,由于其不能准确地使光线与视线重叠,难以避免狭窄区域的阴影。好的照明可以由凹面镜反光的头灯获得。头灯的凹面镜反射置于患者侧后方光源(白炽灯)的光线,医生从镜面中央的孔看出,因此光线与视线始终保持一致。但是,有效地使用这种头灯需要训练和实践。

检查者首先采用视诊,观察面部的对称性,是否存在肿块和皮肤的损害。面部稍不对称的现象普遍存在,但是明显的不对称提示先天性或获得性疾病的可能(表 101-3)。

表 101-3 主要影响口腔特定部位的疾病

部位	病变或病损	临床特点
唇	光化性萎缩	黏膜萎缩伴局部糜烂,易发生肿瘤
	血管性水肿	急性肿胀
	口角炎(唇干裂)	口角皲裂,常伴渗出
	腺性唇炎	唇腺结节状增大伴感染,导管扩张,有时唇肥厚、外翻
	肉芽肿性唇炎	弥漫性肿胀,主要发生于下唇
	多形红斑	多发性水疱发生后迅速破裂,遗留出血性溃疡,包含重症多形性红斑(Stevens-Johnson syndrome,SJS)
	剥脱性唇炎	黏膜表面慢性脱屑
	角化棘皮瘤	与鳞状细胞癌相似的、具有局部破坏性的上皮肿瘤,可以自行消退
	波-耶综合征	多发性棕黑色斑,伴胃肠道息肉病
	继发性单纯疱疹(唇疱疹)	唇红缘出现短期(<10日)水疱后转变为疼痛性溃疡(常见)
	寻常疣(肉赘)	似卵石表面的疣状增生物
颊黏膜	阿司匹林灼伤	疼痛性白色斑块,擦去白色表面,暴露炎症反应的区域
	福代斯斑	直径约1mm 的奶油色斑点,为良性的异位皮脂腺
	手-足-口病	小的溃疡或水疱,儿童的柯萨奇病毒感染

续表

部位	病变或病损	临床特点
	疱疹性咽峡炎	口咽部的水疱
	刺激引起的纤维瘤	表面光滑、无蒂的半圆形肿块
	Koplik 斑	腮腺导管口附近具有红色边缘的小灰白色斑,麻疹的前期表现
	白线	双侧狯平面水平的细白线,属良性病变
	非吸烟性烟草病损	下唇后方的白色或灰色皱褶,有恶变倾向
	疣状癌	生长缓慢的外生型肿块,通常分化良好,常在烟嘴接触部位,很少并较晚出现转移
	白色海绵样痣	大部分颊黏膜上的厚白色皱褶,属良性病变
腭	肉芽肿血管炎(旧称,韦格纳肉芽肿)	致死性的中线肉芽肿,伴骨质破坏、死骨形成和腭部穿孔
	传染性单核细胞增多症	软硬腭交界处的瘀斑
	卡波西肉瘤	开始为红色至紫红色的无痛性斑点,发展成为疼痛性丘疹
	坏死性涎腺化生	大的快速发展的溃疡,通常无痛,总体表现为恶性特征,1~3个月内自愈
	乳头状炎性增生	发生于不适合托牙下的红色海绵样组织,呈天鹅绒样质地,后转化为纤维组织皱褶,属良性病变
	吸烟者腭(烟草性口炎)	小涎腺导管构成红色点状区域,红点被(范围广泛、但呈良性表现)白斑包绕
	继发性单纯疱疹	小丘疹迅速融合,并形成成簇的溃疡(不常见)
	腭隆突	中缝处骨质过度生长,属良性病变
舌和口底	舌系带过短	舌不能充分伸出,语言功能障碍
		因舌系带牵扯牙龈
	良性淋巴上皮囊肿	舌腹或口底前部的黄色结节
	良性游走性舌炎(地图舌,游走性红斑)	舌背和舌缘形态变化的过角化和红斑,丝状乳头呈不规则环状脱屑,常伴感染的中心和黄或白色的边缘
	皮样囊肿	口底肿胀
	舌肥大(巨舌症)	局限或泛发的,取决于有多少颗牙齿缺失;邻牙使舌形成锯齿状;舌根部肥大引起阻塞性睡眠呼吸暂停和打鼾
	沟纹(阴囊样)舌	舌侧和舌背的深沟
	舌炎	舌红、疼痛,常继发于其他系统性、变应性或特发性疾病
	毛舌	见黑色、伸长的丝状乳头
	白线	舌缘的细白线条,常双侧发生
	舌甲状腺结节	舌根背部甲状腺滤泡形成表面光滑的结节,常位于中线
	路德维咽峡炎	舌下区疼痛、触痛性肿胀,可能向后上推移舌体而影响通气
	正中菱形舌	(通常)为舌背中后部中线处红斑,丝状乳头消失,无症状
	神经鞘瘤	持续性肿胀,有时发生于曾经受伤的部位,可能有疼痛
	恶性贫血	舌苍白、光滑,常伴舌痛或舌灼痛
	舌下腺囊肿	大的囊肿可穿过下颌舌骨肌进入颈部,口底部常肿胀
	甲状舌管囊肿	颈部中线处肿胀,伸舌时肿块向上移动
	结核	舌背部溃疡(固定),颈部淋巴结肿大
涎腺	良性淋巴上皮病(米库利奇病)	单侧或双侧涎腺肿大,常伴口干和眼干
	涎腺炎症	腺体肿大,常伴疼痛,为良性病变
	涎石病	肿胀(如口腔底部)在进餐及食用咸菜时加重
	干燥综合征	引起黏膜干燥的系统性疾病
	口干症	口干,常由药物引起

部位	病变或病损	临床特点
其他	急性疱疹性龈口炎	大量的水疱破裂后形成溃疡,常发生于牙龈,其他部位也可受累常见于儿童
	白塞综合征	与阿弗他口炎相似的多发性口腔溃疡,也有眼干症状
	口疮、复发性阿弗他口炎	小的疼痛性溃疡或大的疼痛性瘢痕化溃疡(复发性阿福他溃疡)
	瘢痕性类天疱疮	水疱迅速破裂后遗留溃疡,口腔病损发生于牙槽黏膜和口腔前庭常先出现口腔病损,后发生眼的病变
	尖锐湿疣	性传播的疣状病变,如菜花样肿块
	角化不良症	红斑、白斑(黏膜上不能擦去的白色斑块)和红白混合的病损,属癌前病变
	血管瘤	紫红色至暗红色病损,类似于葡萄酒色,属良性病变
	遗传性出血性毛细血管扩张症	局部扩张的血管
	扁平苔藓	花纹状(威克姆纹)病损,有时伴糜烂,可能发生恶变,常见于颊黏膜、舌缘
	淋巴管瘤	局部肿胀或褪色,常见于舌,属良性病变
	黏液囊肿(黏液潴留性囊肿)	柔软的肿块,如果位置表浅,表面覆盖薄层上皮细胞,呈现淡蓝色,常见于唇部和口底
	坏疽性口炎	小水疱或溃疡迅速扩大并出现组织坏死
	类天疱疮	小的黄色或出血性张力水疱,疱破前可维持数天,常见于口腔前庭的牙槽黏膜
	天疱疮	水疱迅速破裂后留下溃疡,不治疗可能致命
	梅毒	下疳(红色丘疹迅速发展成伴血痂的无痛性溃疡),黏膜斑块,树胶肿

检查牙齿的形态、排列、缺损状况、活动度、色泽及存在的黏附斑、软垢(死菌、食物碎屑、脱落的鳞状上皮细胞构成)和牙结石。

用压舌板或口镜柄轻轻敲击牙齿以检测叩痛(叩诊敏感度)。叩痛提示深龋引起的牙髓坏死伴根尖周炎或严重的牙周疾病。叩痛或咬合疼痛也可能是牙齿不完全折裂。接近上颌窦的多个牙齿叩诊疼痛可能由于上颌窦炎引起。牙齿根尖部压痛提示脓肿形成。

多个牙齿松动:通常提示严重的牙周病,但也可由夜磨牙症(咬紧或研磨牙齿)或创伤损伤牙周组织所引起。少见的情况下,肿瘤侵蚀牙槽骨(如成釉质细胞瘤、嗜酸性肉芽肿)导致牙齿松动。如果多个牙齿松动而没有明显的色素沉着和牙结石应考虑为肿瘤或全身性疾病导致的牙槽骨吸收(如糖尿病、甲状旁腺功能亢进、骨质疏松症、库欣综合征)。

牙结石:是矿化的菌斑-由细菌、食物残渣、唾液蛋白、含钙和磷酸盐的黏液所构成的沉积物。洁牙后,含黏多糖的薄膜很快沉积于牙面。24小时后,细菌聚集使黏多糖薄膜转化成菌斑。72小时后,斑块开始钙化,成为结石。若出现牙结石,其最多见于接近下颌下腺和舌下腺导管开口处的下前牙舌侧面,腮腺导管开口处的上颌磨牙的颊侧面。

龋齿(蛀牙)开始表现为牙釉质缺陷,牙釉质表面出现白色斑片,然后发展成为棕色斑。

磨损:(咬合面磨损)可能由于咀嚼坚硬食物、烟草、严重的胃食管反流造成的胃酸侵蚀或伴随年龄增长而引起的咬合面的磨蚀和缺损,但常意味着夜磨牙症。另一种原因为烤瓷牙比牙釉质硬,磨损了对颌牙的釉质。磨损使咀嚼效率下降,当磨损使釉质下的牙本质暴露时可引起非龋性牙齿疼痛,表现为牙本质对机械摩擦和温度变化敏感。口腔科医生能够通过冠修复或嵌体覆盖于严重磨损的牙齿以解除过敏症状和恢复牙齿的解剖外形。对于比较轻的牙根部敏感病例,暴露的牙根面可以通过涂擦氟化物或牙本质黏结剂而脱敏。

牙齿畸形:意味着可能存在发育性或内分泌疾病。在唐氏综合征,牙齿较小,有时合并侧切牙或前磨牙发育不全和圆锥形下颌切牙。先天性梅毒者,切牙的切端1/3收缩,形成螺钉或锥状外形,切端的中央有凹陷(哈钦森切牙);第一磨牙变小,𬌗面明显缩小,釉质粗糙、呈分叶状伴发育不全(桑葚状磨牙)。外胚层发育不全症时,牙齿缺失或呈锥形,需从小戴义齿。牙本质发育不全症是一种染色体显性遗传疾病,形成暗棕色的乳光牙本质,强度不足以支持其上覆盖的釉质,因此,这种牙齿无法承受咬合力而迅速磨损。垂体性侏儒或先天性甲状旁腺功能低下者牙根短小。巨人症者牙根粗大。肢端肥大症者的牙根部产生过多牙骨质,为了容纳很大的牙齿,颌骨也相应肥大;肢端肥大症者也可能发生开𬌗。先天性窄侧切牙可发生于健康的人。先天性缺牙好发牙位为第三磨牙,其次为上颌侧切牙和下颌第二磨牙。

牙齿色泽的缺陷:必须与食物色素沉着、增龄性变化和最主要的吸烟引起的变暗或泛黄相鉴别。牙髓坏死时,牙齿可能呈现灰色,通常由于严重的龋齿影响牙髓或牙外伤后含铁血黄素沉积于牙本质。儿童牙齿的永久性变暗,往往由于母亲怀孕的后半阶段或牙形成（发育）期间、尤其是持续至9岁的牙冠钙化期服用四环素的缘故，即使短期使用四环素也会引起牙齿变色。四环素极少引起完全形成的成人牙齿的永久性变色。米诺环素能使骨组织色泽加深，如果牙槽骨表面覆盖的牙龈或黏膜菲薄时，口腔内可见到这种现象。在特定的紫外光照射下，四环素牙发出独特的荧光。先天性卟啉病，乳牙和恒牙都可能带有红色或棕色，但是色素沉着牙本质的荧光往往呈现红色。先天性高胆红素血症可引起牙齿变黄。变色的牙齿能够被漂白（表101-4）。

表 101-4 牙齿漂白

操作者	制剂成分	评价
口腔科医生		
在诊所	高浓度过氧化氢涂于牙表面，然后可见光或激光照射	非常有效，必须保护牙龈、皮肤和眼睛
患者		
在家	将6%过氧化脲（使用时调配成3%过氧化氢）和一种增稠剂加入个体化托盘	非常有效
患者（OTC产品）		
商用漂白条	由过氧化脲组成	非常有效
增白牙膏	通常含脲或过氧化氢	有一定效果
增白涂剂	通常由二氧化钛构成	效果较差

牙釉质缺损：可以由佝偻病引起，导致釉质表面产生粗糙、不规则的条带。牙形成期间，任何较长时间的发热性疾病可能引起牙萌出后釉质表面存在永久性的白垩色凹坑，或白色窄带，发病的年龄和持续的时间可以通过条带的位置和宽度进行估算。牙釉质点蚀也发生于结节性硬化症和Angelman综合征。牙釉质形成不全是一种染色体显性遗传疾病引起的严重的釉质发育不良。慢性呕吐和食管反流可能使牙冠脱钙，主要发生于上前牙的舌侧。长期吸入可卡因者可能引起广泛的牙齿脱钙，因为药物在唾液中解离为离子基团和盐酸，长期使用去氧麻黄碱使龋齿（"冰毒嘴"）的发生率明显增加。

花很多时间在含氯水池中的游泳者，牙齿外表面（唇颊侧），尤其是上颌切牙、尖牙和第一前磨牙的外表面易丢失牙釉质。如果水池中加入碳酸钠以调整 pH 值，那么牙面上会形成棕色的牙结石，这种牙结石能够通过洁治而去除。

如果饮水中氟化物含量>1ppm，发育期儿童的氟斑牙使釉质产生斑点和斑纹。氟斑牙的程度取决于氟化物的摄入量以及患儿摄入的年龄。釉质改变从不规则的白色不透明区至整个牙冠呈现棕色改变伴表面粗糙。这种牙齿对龋病有很强的抵抗力。

口腔触诊时，张口并用压舌板检查颊黏膜和口腔前庭，然后观察硬腭、软腭、悬雍垂和口咽部。让患者尽量伸舌，暴露舌背，然后伸出的舌尽量往前方移动，以便能看清舌侧缘的后部，如果患者伸舌不充分，不足以暴露轮廓乳头，检查者可用纱布捏住舌尖，向前拉，然后抬舌，观察舌腹和舌底，同时检查牙齿和牙龈。需要注意位置异常的角化或非角化的口腔黏膜。正常情况下非角化区发生角化呈现白色，这种异常的状况称为白斑，需要活检，因为白斑可能是癌前病变或早期癌症；更严重的是区域性黏膜变薄，这些红色区域，称为红斑，尤其在舌腹或口底部持续2周以上，提示不典型增生、原位癌或癌症。

戴着手套，检查者触诊口腔前庭和口底，包括舌下腺和下颌下腺。为了避免触诊时的不适感，检查者要求患者放松口腔的肌肉，张口至足以允许手指轻松进入。

颞下颌关节（TMJ）通过观察张口时下颌的偏移和外耳道前方触诊髁突来评估。触诊时，检查者将小指放入患者外耳道，指尖的指腹轻轻往前压，让患者大张口然后闭口3次。患者应该可以轻松地张大口至上下切牙间垂直向能够容纳3个手指（正常为4~5cm）。牙关紧闭不能张口，提示可能存在颞下颌关节疾病（最常见原因）、冠周炎、硬皮病、关节炎、TMJ 关节强直、颞下颌关节盘移位、破伤风或扁桃体周围脓肿。通常过度张口提示关节半脱位或Ⅲ型埃勒斯-当洛斯综合征（Ehlers-Danlos syndrome）。

辅助检查 对新患者或需要全面检查者，拍摄整套口腔 X 线片，包括14~16张根尖片显示牙根和牙槽骨，加4张咬合片以检查后牙间的早期龋。现代口腔摄片技术能够减少放射剂量至可以忽略的水平，因此，拍摄这些口腔 X 线片对患者健康影响很小。具有高度龋齿易感性的患者（如临床检查发现龋齿、有多个修复体、以前修补的牙齿继发性龋坏），应该每12个月检查咬合片。其余人群，每2~3年检查咬合片。全景片能够提供有关牙齿发育、颌骨囊肿或肿瘤、多生牙或先天性缺牙、第三磨牙阻生情况和伊格尔综合征（少见病例）的相关信息，偶然情况下，发现颈动脉斑块。

102. 齿科和口腔症状的诊治

磨牙症

磨牙症是紧咬或研磨牙齿。磨牙症会磨损、最终损坏牙冠和使牙齿松动。牙齿磨损和侵蚀往往会在患有胃食管反流病（GERD——参见第 112 页）和/或阻塞性睡眠呼吸暂停（参见第 508 页）的患者身上变得更加严重。一种磨牙症已被描述由觉醒诱导的磨齿、气道相关的睡眠障碍、睡眠相关的胃食管反流病组成。

许多人的头疼、颌面部疼痛或同时发生两种疼痛，实际上是磨牙症的结果。最严重和大范围的磨牙或紧咬牙关发生于睡眠期，因此患者可能记不清，但家属却能详细了解。

治疗需要患者配合，清醒时有意识地避免磨牙。晚上在上下颌牙齿间戴塑料牙垫（保护垫）以阻止咬合接触。症状严重时，保护垫也可于白天使用，这种保护垫常由口腔科医生制作。如果磨牙症患者的主要问题是牙齿磨损，OTC 的热成形牙保护套是一种有效的办法。中度抗焦虑药，尤其是苯二氮䓬类，在保护垫起作用前对磨牙症可能有辅助作用，但不能长期使用。

口臭

口臭是呼气时经常性或持续性令人不适的气味。

病理生理

食物残渣经口腔内厌氧的革兰氏阴性细菌发酵，产生一些挥发性的含硫化合物，如硫化氢和甲基硫醇等，是许多口臭的发病原因。病原菌可能存在于牙周疾病处（参见第 868 页）、溃疡或坏死区域尤其多见。病原微生物深植于围绕牙齿的牙周袋。当患者的牙周组织健康时，这些细菌可以沉积于近舌根部舌背。

促进病原菌大量生长的因素包括唾液减少（如腮腺疾病、干燥综合征、使用抗胆碱能药物）、唾液黏滞和唾液 pH 值降低。

某些食物或香料消化后，释放这些物质的气味至肺部，呼出的气味不受其他人欢迎（甚至令人讨厌），例如，进食大蒜后 2~3 小时，其呼出气体中的气味可被他人所察觉，更长时间后，从口腔发出。

病因

大约 85% 的口臭病例由口腔环境引起。一些全身性疾病和口腔外因素则为其他的病因（表 102-1）。

表 102-1 口臭的原因

原因	可能的表现	诊断方法
口腔情况		
舌背部的细菌	刮舌器的异味，健康的口腔组织	根据临床表现
牙龈或牙周疾病	口腔疾病，通常包括出血和/或脓性渗出物	根据临床表现
	检查时明显的口腔疾病	口腔科咨询
	常有不良的口腔卫生史	
坏死性口腔癌（少见，发生坏死前常已确定）	病情常于口臭发生前已明确	活检、CT 或 MRI
	老年患者常有长期饮酒、抽烟史或既饮酒又抽烟	
口腔外疾病		
鼻异物*	常见于儿童	临床评估
	脓性或出血性鼻分泌物	有时影像学检查
	检查可见异物	
坏死性的鼻咽癌*	吞咽时不适	根据临床表现
坏死性肺部感染（如肺脓肿，支气管扩张，异物）	排痰性咳嗽	胸片
	发热	痰培养
		有时 CT，气管镜检查
心理性口臭	其他人没有发现异味	根据临床特点
	常有其他疑病主诉的病史	

续表

原因	可能的表现	诊断方法
上颌窦感染*	脓性鼻分泌物	根据临床表现
	面部疼痛、头痛或头面部均疼痛	有时 CT 检查
岑克尔憩室	躺下或弯腰时未消化的食物反出	吞钡造影
胃食管反流行病学（GERD）		
摄入的食物†		
乙醇饮料、大蒜、洋葱、烟草	有明确的应用史	临床评估，回避试验

* 鼻的异味明显强于口腔。
† 检查排除其他原因后作出诊断。

最常见的原因如下
- 牙龈或牙周疾病
- 吸烟
- 摄入的食物具有挥发性成分

正常情况下食管由于萎陷而处于封闭状态，胃肠道疾病几乎不引起口臭。呼气的异味反映消化道功能状态的观点是一种谬误。

其他的呼气异味 某些全身性疾病呼气时产生可感觉的挥发性物质，尽管这些刺激性气味不特别难闻，但被认为是口臭。糖尿病酮症酸中毒（DKA）时产生甜味或水果味的丙酮；肝衰竭时，有一种"鼠味"，有时是微弱的硫磺燃烧的气味；肾衰竭时产生尿味或氨味。

评估

病史 现病史：应明确口臭的时间和严重程度（包括其他人是否注意和抱怨），患者的口腔卫生，口臭与摄入食物的关系（表 102-1）。

全身性疾病回顾：应该寻找病因，包括鼻分泌物和面部或头部疼痛（上颌窦炎、鼻异物）、排痰性咳嗽和发热（肺部感染）、躺下或弯腰时未消化食物的反流（岑克尔憩室）。注意易感因素，如口干、眼干或两者同时发生（舍格伦综合征）。

既往史：应该询问饮酒和抽烟的时间、数量，药物史尤其应该询问那些可能引起口干的药物。

体格检查 观察生命体征，需注意是否发热。鼻腔检查分泌物，是否有异物。口腔检查牙龈疾病、牙源性感染和癌症的征象，注意明显口干的征象（如黏膜干燥、黏性或潮湿；唾液呈泡沫状、黏稠或正常表现）。

咽部检查感染或肿瘤的征象。

嗅诊测试：嗅诊检查呼出的气体。一般情况下，口腔疾病引起大多数腐败坏死和刺激味，全身性疾病则引起更细微的异味。理想的检查条件是，检查前 48 小时，患者避免吃大蒜或洋葱等刺激性食物，检查前 2 小时，不吃或咀嚼任何食物、喝饮料、漱喉、漱口或抽烟。检查期间，患者呼气时距检查者鼻孔 10cm，首先口呼气，然后闭口鼻呼气。异味发自口呼吸的气体提示病原来自口腔，异味发自鼻呼吸的气体提示病原位于鼻或鼻旁窦，同样的气味在口、鼻呼气时都存在，说明全身性或肺源性病因。如果病因不明确，用塑料勺刮舌后部，5 分钟后，检查者距勺子 5cm 处进行嗅诊检查。

预警症状：尤其应注意以下表现：
- 发热
- 鼻腔脓性分泌物或痰
- 可见的或触及的口腔病变

检查结果解读：由于口腔因素是最主要的病因，没有口腔外症状或体征的患者中任何可见的口腔疾病可被认为是病因。存在其他疾病时，临床表现常提示可能的诊断（表 102-1）。

当患者没有其他表现，而症状似乎与某些摄入食物相关时，回避试验有助于明确诊断。

辅助检查 病史和体格检查提示某种潜在的病因（表 102-1），无需进一步辅助检查。对舌刮治行便携式硫检查仪、气相色谱法和化学检测，有一定的辅助作用，但这些检查有待于作为研究项目或在专门诊治口臭的医疗机构进行。

治疗

- 常规的口腔卫生维护和牙科护理
- 需治疗口臭的病因

如果是口腔来源的病因，患者应该就诊于口腔科进行专业洁治以治疗牙龈疾病和进行龋齿修补。家庭处理涉及强化口腔卫生，包括彻底的刷牙、牙线清洁、用牙刷或刮治器刮舌。漱口液作用有限，只能够遮掩异味约 20 分钟。如果患者具有乙醇滥用史，应使用非乙醇性漱口液。心理性口臭需接受心理咨询。

老年医学精要

老年人常可能因服用药物而引起口干，导致维持口腔卫生效果不理想而产生口臭，但口干并不一定发生口臭。随着年龄增加，老年人更容易发生口腔癌，与年轻患者相比，应予以更多关注。

> **关键点**
> - 许多口臭由口腔内革兰氏阴性厌氧菌发酵食物残渣引起
> - 口腔外疾病可能引起口臭，但常伴随提示性的表现
> - 呼气的气味反映消化状态和肠道功能的观点是一种谬误（错误的观点）
> - 漱口只能短暂地遮掩口臭

错𬌗

错𬌗是上下颌牙齿间的异常接触关系。正常情况下，上下牙弓是由牙齿相邻接触构成的平滑的弓形曲线，上颌前牙覆盖下颌前牙的上 1/3（图 101-1）。上颌后牙的颊（外侧）牙尖位于相应下颌后牙牙尖的外侧；在口腔的两侧，上颌第一恒磨牙的近中颊尖与下颌第一恒磨牙的颊沟相对应。由于上颌牙齿的外侧部分在下颌牙齿的外侧，唇和颊与上下牙齿的咬合面相隔离，因此，正常情况下，咬合时不会咬到唇和颊黏膜。下颌牙齿的舌侧（内侧）形成一个比上颌牙齿小的弓形，限制舌的活动，防止咬舌的发生。咬合时所有上颌牙齿与相应的下颌牙齿相接触，因此咀嚼力量（磨牙区>68kg，睡眠紧咬时达113kg）均匀分散。如果这些咀嚼力量只分布于少数几个牙齿，这些牙齿最终将松动或者表现为异常磨损。

病因

错𬌗的病因包括：
- 颌骨和牙齿间比例失当
- 某些不良的口腔习惯（如吸吮拇指、吐舌习惯）
- 牙齿缺失
- 某些先天性缺陷

错𬌗常由于颌骨与牙齿大小不协调引起（如颌骨太小，或牙齿太大，正常排列时颌骨不能容纳所有牙齿），习惯性吮吸自己的拇指或者用舌头舔自己的上前牙也可能引起上切牙的逐渐突出。当恒牙缺失，可能会引起邻牙移位和对颌牙伸长，除非用桥体、种植体或部分义齿（参见第779页）修复以防止这些移位，否则将导致错𬌗。儿童的乳牙过早缺失，牙弓后方的牙齿或第一恒磨牙常向前方移位，导致其他恒牙萌出时间隙不足。面部损伤后出现错𬌗意味着牙齿错位或颌骨骨折。外胚层发育不全症、腭裂的错𬌗源于牙齿过少。

评估

- 体格检查

咬合检查时用压舌板拉开两侧颊部，同时要求患者咬住两侧后牙。错𬌗有时早在第一次检查时被发现，早期发现可能使治疗更容易和更有效。

治疗

- 改善牙列
- 正畸矫治器（托槽）
- 有时需手术治疗

错𬌗矫正以美学和心理学为主要目标。某些病例矫正能够加强防龋作用（特定的牙齿），防止前牙折断，限制牙周炎的发展，也可以改善语言和咀嚼功能。咬合可以通过排齐牙齿、选择性磨改接触不良的牙齿和修复体、安装人造冠或高嵌体重建低于咬合平面牙齿的咬合面等措施得到改善。

矫治器产生适度的力量持续作用于牙齿，使周围牙槽骨逐渐改建。矫治过程中可能需要拔除一个或多个恒牙（通常第一前磨牙）以留出空间让其他牙齿重新定位或萌出，重建稳定的牙列。牙齿排列调整后，患者戴塑料与钢丝制作的保持器，最初每天戴24小时，然后晚上戴，持续2~3年。

如果单纯正畸治疗不足以纠正错𬌗，可以通过正颌手术的方法（正颌外科）同时矫正颌骨畸形和错𬌗。

口炎

口腔发炎和溃疡，称为口炎。疼痛是常见的临床表现。口炎可致吞咽障碍，以及口腔黏膜红肿和疼痛性溃疡（单侧或者双侧）。口炎的症状由口腔黏膜感染引起，大多数出现口腔黏膜肿胀、充血和有分泌物的疼痛性溃疡（单个或多个）；比较少见的情况下，出现白色的病损；罕见的病情为，尽管有很明显的症状，口腔检查显示结构正常（灼口综合征）。疼痛症状影响进食，严重时导致脱水和营养不良。偶尔发生继发性感染，尤其在免疫功能受损的患者中。某些病例的病情反复发作。

病因

口炎可能由感染、全身性疾病、物理、化学刺激或过敏反应引起（表 102-2）。许多病例呈特发性。因为唾液能够保护黏膜免受各种侵袭的影响，口干症是许多口炎发生的易感因素。

常见的特异性原因如下：
- 复发性阿弗他口炎（RAS）-也称为复发性阿弗他溃疡（RAU）
- 病毒感染，尤其单纯疱疹和带状疱疹
- 其他感染因素（白色念珠菌和细菌）
- 损伤
- 抽烟或有刺激性的食物或化学物质
- 化疗和放疗

评估

病史 **现病史**：应明确症状的持续时间和患者以往是否有类似的病情，应注意疼痛及其程度，查找症状与食物、药物、口腔护理用品（如牙膏、漱口水）和其他物质（尤其是职业暴露于化学物质、金属烟雾和粉尘）的关系。

全身性疾病回顾：查找症状可能的病因，包括慢性腹泻和虚弱的体质（感染性肠病、腹型斯泼卢腹泻）、生殖器病损（白塞综合征、梅毒）、眼刺激（白塞综合征）、体重减轻、身体不适和发热（非特异性慢性疾病）。

既往史：应该了解引起口炎疾病的病情，包括单纯疱疹、白塞综合征、炎症性肠病和口炎的易感因素，包括免疫抑制的状态（如癌症、糖尿病、器官移植、使用免疫抑制剂、HIV感染），并询问是否接受了化疗或者放疗治疗癌症。药物史应关注近期使用的所有药物，应注意抽烟史、社交史，其中包括性接触史，尤其是口交、未保护的性交和与多个伴侣的性生活。

体格检查 检查生命体征中的体温。患者的全身状况应注意嗜睡、不适或其他明显的全身性疾病的征象。

口腔检查任何病损的部位和性质。检查皮肤和其他黏膜表面（包括生殖器）的任何病损、皮疹、瘀点或脱屑。擦拭任何大疱病变以判断是否存在尼氏征（轻压皮肤可导致表皮上层横向移动，或者摩擦邻近于水疱的皮肤）。

表102-2 口炎的原因

口炎的种类	举例
细菌感染	放线菌病*
	急性坏死性溃疡性牙龈炎
	淋病
	原发性或继发性梅毒
	结核*
真菌感染	酵母样菌病*
	念珠菌感染（最常见）
	球孢子菌病*
	隐球菌病*
	毛霉病*（常见于糖尿病）
病毒感染	原发性单纯疱疹感染（常发生于婴幼儿）
	继发性单纯疱疹感染（唇或腭的冷疱疹）
	原发性水痘-带状疱疹（水痘）
	继发性水痘-带状疱疹（带状疱疹）
	其他（如柯萨奇病毒、巨细胞病毒、EBV或HIV感染，尖锐湿疣，感冒，麻疹）
系统性疾病	白塞综合征
	脂泻病
	周期性中性粒细胞减少
	多形红斑
	感染性肠病
	铁缺乏
	川崎病
	白血病
	类天疱疮，寻常性天疱疮
	血小板疾病
	重症多形性红斑（Stevens-Johnson syndrome，SJS）
	血栓性血小板减少性紫癜
	维生素B缺乏（蜀黍红斑）
	维生素C缺乏（维生素C缺乏症）
药物	抗生素*
	抗惊厥药*
	巴比妥酸盐*
	化疗药
	含金药物
	碘化物*
	非甾体抗炎药*
物理刺激	不适合的义齿
	参差不齐的牙齿习惯性咬颊或咬唇
刺激和过敏	酸性食物
	含镍或钯的口腔矫治器
	职业暴露于染料、重金属、酸雾，金属或矿物的粉尘
	烟草[尼古丁口炎，尤其是抽烟斗者（过角化的腭黏膜伴小涎腺导管开口处红斑）]
	IV型过敏反应（如针对于含有十二烷基钠的牙膏、漱口液、糖果、口香糖、染料、唇膏或牙修复体成分的反应）
	阿司匹林应用于表面
其他	灼口综合征
	扁平苔藓
	复发性阿弗他口炎（最常见，轻型阿弗他）
	头颈部放疗

*少见的情况。

预警症状：尤其应关注下列变化：
- 发热
- 皮肤大疱
- 眼的感染
- 免疫缺陷

检查结果解读：偶然情况下，病因在病史中显而易见（如细胞毒性药物的化疗，明确的职业暴露于化学制剂、烟雾或粉尘）。反复发作的口腔损害见于RAS、单纯性疱疹和白塞综合征。糖尿病、HIV感染、其他的免疫缺陷病史或近期使用抗生素者应该优先考虑白色念珠菌感染；近期使用药物者（尤其是磺胺类药物、其他抗生素和抗癫痫药）应优先考虑重症多形性红斑（Stevens-Johnson syndrome，SJS）。

某些疾病有典型的口腔外非皮肤的表现，这些表现可能与病因有关。反复消化系统症状提示炎症性肠病或乳糜泻，伴随眼部症状者可能为白塞综合征和重症多形性红斑，伴随生殖器病损者可能为白塞综合征和原发性梅毒。

另一些疾病也常有口腔外皮肤的表现。

皮肤大疱 提示SJS、寻常型天疱疮或大疱性类天疱疮。全身不适的前驱症状、发热、结膜炎和全身斑点状的病损提示SJS，寻常型天疱疮的初始表现为口腔病损，然后出现松弛的皮肤大疱。大疱型类天疱疮表现为正常皮肤上出现张力性的大疱，SJS和寻常型天疱疮患者的尼氏征通常呈阳性。

皮肤小水疱 是水痘或带状疱疹的典型表现（参见第1431页）。单侧的皮肤带状病变常常提示带状疱疹的可能，弥散、散在的不同时期的小水疱和脓疱样病损提示水痘。

川崎病 常有斑疹、手和脚脱屑及结膜炎，好发于<5岁的婴幼儿，可见唇和其他口腔黏膜的红斑。

其他皮肤病损可能涉及多形红斑、手-足-口病（因柯萨奇病毒感染）或继发性梅毒。

某些病因引起单独的口腔病损，包括RAS、大多数病毒感染、急性坏死性溃疡性牙龈炎、原发性梅毒、淋病和白色念珠菌病。

口腔病损的部位可能有助于辨别病因，牙龈溃疡发生于原发性单纯疱疹或急性坏死性溃疡性牙龈炎。角化表面的病损提示单纯疱疹、RAS或机械性损伤。典型的机械损伤有不规则的外形，部位接近于突出的牙齿、口腔修复体或咬合时黏膜损伤的部位。阿司匹林灼伤发生于牙齿旁，吃披萨时烫伤腭部黏膜。

原发的单纯疱疹病毒 感染在口腔黏膜的角化区和非角化区表面产生多个小水疱，这些水疱迅速溃破。这种临床表现常见于儿童。以后的复发（复发性单纯疱疹、冷疱疹）常开始于青春期，出现于唇红交界处的唇部，很少发生于腭部。

急性坏死性溃疡性牙龈炎 在牙龈乳头和牙龈边缘引起严重的炎症和穿孔溃疡，其中一种严重的并发症称为走马疳（坏疽性口炎），可引起全层组织缺损（有时累及唇或颊部）。急性坏死性溃疡性牙龈炎主要发生于体弱的患者，开始只是牙龈、颊或腭黏膜（中线肉芽肿）的溃疡，然后坏死，并迅速扩展，可能发生组织腐败、脱落。

独立的口腔淋病 易引起咽炎，但较少发生牙龈和舌的烧灼性溃疡和红斑。原发性梅毒下疳可能见于口腔,三期梅毒可能引起口腔梅毒瘤或遍及全舌的舌炎和黏膜萎缩。梅毒瘤是舌背部形成鳞癌的主要因素。HIV 转变为 AIDS 时一种常见的表现是毛状白斑(舌侧缘的垂直白线)。

白色念珠菌是正常的口腔菌群,服用抗生素、糖皮质激素或免疫功能低下(如 AIDS 患者)者会过度生长。白色念珠菌感染引起白色奶酪状斑块,擦去时遗留糜烂面。有时只表现为扁平的红斑区(糜烂型白色念珠菌感染)。

辅助检查
- 细菌和病毒培养
- 实验室检查
- 活检

急性口炎患者如果没有全身性疾病的症状、体征或危险因素,则不需要辅助检查。

如果口炎反复发作,需进行病毒或细菌培养、CBC、血清铁、铁蛋白、维生素 B_{12}、叶酸、锌和肌内膜抗体(针对斯泼卢腹泻)的检查。如果是没有明显病因的持续性溃疡,需对异常组织和周围正常组织活检。

从食谱中系统性排除食物可能有助于查找病因,也可改变牙膏和漱口液的品牌。

治疗
- 治疗病因
- 口腔卫生
- 使用药物或漱口水
- 化学或物理烧灼

治疗原发疾病,避免任何致病原性物质或药物,包含乙醇的漱口水可能引起口炎,不应使用。

良好的口腔卫生(使用软毛牙刷)可以防止继发性感染,采用不含酸性食物和少盐的软食。

表面处理 多种表面处理,单用或联合使用有利于减轻症状。这些处理方法包括:
- 麻醉
- 保护性覆盖
- 涂抹糖皮质激素药物
- 物理措施(如烧灼)

进食或喝饮料前表面麻醉可以缓解疼痛,以下药物有一定效果:
- 利多卡因漱口
- 硫糖铝加铝镁抗酸剂漱口

用 15ml(汤匙)2%黏稠的利多卡因漱口 2 分钟,需要时每 3 小时 1 次,含漱后吐出(咽部溃疡者用水漱口后吞咽)。硫糖铝(1g 的片剂溶于 15ml 水)中加入 30ml 铝镁液体抗酸剂配制成漱口液,含漱后吐出或咽下,在溃疡面形成保护涂层。许多医疗机构和药店有自己特有的溃疡治疗处方(神奇漱口液),有时其中含抗组胺药。

如果内科医生确定炎症非病原微生物引起,患者可以:
- 餐后用地塞米松酏剂 0.5mg/5ml(1 茶匙)含漱后吐出
- 局部涂抹含 0.1%曲安西龙的口腔润膏
- 用手指尖涂阿姆莱诺于溃疡区域

化学和物理烧灼可以减轻局部病损的疼痛。低功率(2~3W)散焦的脉冲式 CO_2 激光治疗效果优于硝酸银烧灼,治疗后疼痛迅速缓解,病损往往不再于局部复发。

> **关键点**
> - 没有其他系统性疾病症状、体征或易感因素的独立的口炎往往由病毒感染或 RAS 引起
> - 口腔外的症状、皮疹或两者同时发生提示需要尽早诊断

复发性阿弗他性口炎

复发性阿弗他口炎是一种常见的疾病,表现为口腔黏膜反复发作的圆形或椭圆形疼痛性溃疡。病因不明。诊断依据临床表现,治疗为对症处理,通常为外用糖皮质激素制剂。

复发性阿弗他性口炎(RAS)发生于 20%~30%的成人和更高比例的儿童。

病因

病因不明,但 RAS 有家族遗传倾向。损害主要由细胞介导,细胞因子如细胞因子如 IL-2、IL-10,尤其是 TNF-α 起重要作用。

易感因素包括:
- 口腔损伤
- 精神压力
- 食物,尤其是巧克力、咖啡、花生、鸡蛋、玉米、杏仁、草莓、奶酪和西红柿

本病与过敏无关。尽管原因尚不明确,防止本病发生的相关因素包括口服避孕药、怀孕和烟草,包括无烟的烟草和含尼古丁的药片。

症状及体征

症状和体征往往从儿童开始(80%患者<30 岁),随着年龄增长,发病次数减少,但病情加重。症状包括少至每年发病 2~4 次,每次至少 1 个溃疡,严重者几乎连续发病,旧的病损刚愈合,新的溃疡又发生。溃疡发生前 1~2 日出现疼痛或烧灼感的前驱症状,没有水疱或大疱,与病损大小不成比例的严重疼痛持续 4~7 日。

口腔溃疡表浅,边界清晰,呈椭圆形或圆形,中央组织坏死产生灰黄色假膜,周围有充血圈环绕,红色边缘略隆起。

轻型阿弗他溃疡(米库利奇病) 占病例的 85%。发生于口底、舌侧、舌腹、颊部和咽部;溃疡<8mm(典型病例 2~3mm),10 日内愈合,不留瘢痕。

重型阿弗他溃疡(萨顿病,复发性坏死性黏膜腺周围炎) 占发生率的 10%,发生于青春期后,比轻型阿弗他溃疡前驱症状更严重、溃疡更深、更大(>1cm),持续时间更长(数周至数月)。出现于唇、软腭和喉。可能出现发热、吞咽困难、全身不适,愈合后形成瘢痕。

疱疹样溃疡(形态学上像疱疹病毒感染) 仅占病例中 5%。开始为红斑基础上成簇发生的多个(多达 100 个)1~3mm 大小的疼痛性溃疡,这些溃疡融合形成大的溃疡,病情持续 2 周。女性多发,首发病变较其他 RAS 疾病晚出现。

诊断
- 临床评价

诊断参照上节口炎方法。因为没有明确的组织特征和特异性实验室检查方法,诊断依据临床表现和排除法。

原发性口腔单纯疱疹可能与 RAS 相似,但通常发生于青少年,经常涉及牙龈和影响角化的黏膜(硬腭、附着龈、舌背),存在全身症状。病毒培养可以明确单纯疱疹感染。复发性疱疹性病损通常单侧发病。

同样的反复发作性溃疡可发生于白塞综合征、感染性肠病、斯泼卢腹泻、HIV 感染营养不良,这些疾病往往有全身性症状和体征。孤立的复发性口腔溃疡可能发生于疱疹病毒感染、HIV,偶见于营养不良。病毒检测和血清学检查能够明确这些病因。

药物反应可能与 RAS 相似,但通常与短期内服药有关。然而,食物或口腔科产品的反应则难以明确,需要一系列的检查以排除。

治疗

- 氯己定和糖皮质激素制剂表面处理口炎的治疗原则也适用于 RAS 患者

葡萄糖氯己定漱口液和外用糖皮质激素制剂处理是主要的方法,如果病情允许,应该在前驱症状时使用。糖皮质激素制剂如地塞米松 0.5mg/5ml,每日 3 次,用于漱口,羧甲基纤维素黏膜保护糊剂中加入 0.05%氯倍他索软膏或 0.05%醋酸氟轻松软膏(1:1)局部涂擦,每日 3 次。应用这些糖皮质激素药物的患者应监测白色念珠菌病。如果表面涂糖皮质激素制剂无效,泼尼松(40mg,口服,每日 1 次),使用≤5d。

持续性或特别严重的 RAS 是最好由口腔内科的专科医师处理,治疗可能需要较长时间的全身性使用糖皮质激素、硫唑嘌呤或其他免疫抑制剂,已酮可可碱或沙利度胺。可以用倍他米松、地塞米松或曲安西龙进行溃疡区注射。某些 RAS 患者,补充维生素 B_1、B_2、B_6、B_{12}、叶酸或铁,可以减少 RAS 发生。

口腔增生

增生可以发生于口腔内和口腔周围任何类型的组织,包括结缔组织、骨骼、肌肉和神经。最常见的增生形成于嘴唇上、舌头的两侧、口底和软腭。一些增生会引起疼痛或刺激。增生物可能会被患者发现或在常规检查中被发现。

病因

口腔增生可能是
- 良性
- 癌前病变(不典型增生)
- 恶性

良性增长 大多数口腔增生是良性的;它们有多种类型。

慢性刺激 可引起牙龈持续性肿块或有凸起。刺激引起的良性增生比较常见,如果必要的话,可以通过外科手术切除。在 10%~40%人中,牙龈良性增生复发是因为刺激仍然存在。有时候这样的刺激,特别是持续了很长一段时间,可导致癌前病变或癌变。

疣 可能在口腔中出现。如果一个人经常吮吸或咀嚼了长了疣的手指,普通疣(寻常疣)可以感染口部。生殖器疣由人乳头瘤病毒(HP)引起,也可发生在口腔,通过口交传播。

口腔念珠菌病(鹅口疮) 经常表现为白色、干酪样斑块,紧贴着黏膜,当被揭下时遗留下红色的糜烂块。鹅口疮是最常发生在糖尿病或免疫功能低下以及那些服用抗生素的患者中。

腭隆凸 是在硬腭的中线(上颌隆突)或下颌骨的内面(下颌隆突)的一种生长缓慢呈圆形的骨状突起。这种硬增生常见但无害。即使增生较大也可以不用管它,除非它在饮食时损伤黏膜或需要佩戴的假牙覆盖到那个区域。

加德纳综合征是一种家族性腺瘤性息肉病,是一种表现为多发性直结肠息肉的胃肠道遗传性疾病,这类患者通伴随多发性口腔骨瘤,临床上可能表现为多个圆形病损,好发于下颌体及下颌角。

角化棘皮瘤 是在嘴唇或阳光暴露区域形成的增生,如面部、前臂和手。角化棘皮瘤通常在 1 或 2 个月内达到最大面积约直径 1~3cm 或以上,然后再过几个月后开始萎缩,并最终可能会消失,无需治疗。有时,所有的角化被认为是癌变,但许多专家现在认为那些未缩小的病损是低级别癌病变,目前建议对这些病灶活检或切除。

很多囊肿会引起下颌疼痛和肿胀。他们往往是与第三磨牙生长相关,当他们扩大时可能破坏下颌骨相当大的区域。某些类型的囊肿,手术切除后有可能复发。各种类型的囊肿也可能在口底部发生。通常情况下,需进行囊肿切除手术,因为它们使吞咽不适或者影响美观。迄今为止发生在唇部最常见的囊肿被称为黏液囊肿或滞留囊肿。它通常是由于不小心咬破(下)嘴唇,唾液由小唾液腺口排出受阻而发生。大多数黏液囊肿会在一到两周内自行消除,但是如果需要,可手术切除。

牙瘤 为牙胚组织的异常发育增生导致,看起来像小的畸形的多生牙。在儿童,他们可能以正常牙齿萌出的方式存在。在成人中,他们可能会导致牙齿不齐,可通过手术移除。

涎腺肿瘤 大多数(75%~80%)呈良性,生长缓慢、可活动、无痛,通常为单个结节位于皮肤或口腔黏膜下,质软、可移动。有时候,当其中被液体充满时,他们是牢固的。最常见的类型是良性多形性腺瘤(多形性腺瘤),主要发生在年龄>40 岁的女性中。多形性腺瘤可以发展为恶性的,需通过手术切除。除非完全除去,这类肿瘤可能复发。其他类型的良性肿瘤通过手术切除,则不太可能发展为恶性肿瘤或者复发。

癌前病变(不典型增生) 不容易擦掉的白色、红色或混合白色红色区域,持续>2 周,不能确定为其他疾病就可能是不典型增生。不典型增生与恶性增生具有相同的风险因素,如果不典型增生没有去除则可能恶变。

黏膜白斑病 是一种扁平的白斑,当口腔黏膜长时间受到刺激白斑会继续进展。斑点呈现白色是因为角蛋白层增厚,在口腔黏膜通常较少。

黏膜红斑病 是当口腔黏膜变薄时导致的一个红色且平坦的或是磨损区域。该区域呈现红色是因为底层的毛细血管更明显。黏膜红斑病是一种比黏膜白斑病更不祥的口腔癌的预兆。

混合性病变 显示白斑和红斑的混杂区域，也可能是癌前病变。

口腔癌 使用烟草、乙醇或两者都用的人患口腔癌的风险较大（高达15倍）。对于使用嚼用烟草和鼻烟的人，脸颊和嘴唇内侧均为常见部位。在其他患者中，癌症最常见的部位包括舌的外侧缘、口底和口咽。在口腔部位的癌症很少发现是从肺，胸部，或前列腺转移过来的。

口腔癌可以有许多不同的表现，但通常类似于不典型增生病变（如不容易擦去的白色、红色或混合红白区域）。

评估

病史 **现病史**：询问包括增生已经存在的时间、是否疼痛，以及这些部位是否有任何的伤害（如脸颊咬伤，一个尖锐的牙齿边缘刮伤或牙科修复术）。询问患者全身性疾病的症状，尤其是体重减轻和身体不适。

既往史：应了解是否有念珠菌病的风险因素存在，包括近期使用抗生素、糖尿病、HIV 感染（或 HIV 感染的风险因素）。需注意乙醇和烟草使用量和持续时间。

体格检查 体格检查重点关注口腔和颈部，检查和触诊口腔和喉部的所有区域，包括舌下。通过触诊颈部检查淋巴结，它可能提示癌症或慢性感染。

预警症状：以下检查结果尤其值得关注：
- 体重减轻
- 颈部肿块

检查结果解读：主要应引起注意的是切勿将口腔癌或不典型增生误认为良性疾病。如果病变没有在几周内解决的话，临床医生应保持高度的怀疑，考虑让患者进行活检。

辅助检查 疑似念珠菌病可以在病变部位刮下碎屑于10%KOH 湿切片上找到酵母菌和假菌丝进行确诊。其他急性病变，特别是那些与出现局部损伤或刺激相关的病变，可以通过观测判断。然而，对于超过几周的大多数病变和那些持续时间未知的病变，应进行活检，因为很难排除癌症。

治疗

治疗取决于增生发生的原因。

> **关键点**
> - 大多数口腔增生是良性的
> - 疣、念珠菌感染、反复损伤是良性增生的常见病因
> - 乙醇和烟草的使用是癌症的危险因素
> - 因为癌症很难通过观测诊断，有必要进行活检

牙痛和感染

牙齿或牙齿相关的疼痛是常见的疾病，口腔卫生不良者更多见。疼痛可能为持续痛、刺激（如热、冷、甜的食物或饮料，咀嚼、刷牙）痛、或刺激时加剧的持续性疼痛。

病因

牙痛的常见原因（表102-3）为：

表 102-3 牙痛的原因

原因	具有诊断意义的症状和检查结果	诊断方式
根尖脓肿	持续的疼痛，咀嚼或咬合时疼痛加重，正常情况下，患者能准确定位患牙，牙齿叩痛（用金属探针或压舌板敲击患牙），有时可见受累牙齿的根尖处黏膜波动性肿胀，邻近的颊或唇疼痛性肿胀，或黏膜与唇、颊同时肿胀	根据临床表现
根尖周炎	症状同根尖脓肿，但更严重，牙根周围没有肿胀	根据临床表现
龋齿（牙本质过敏）	刺激（如热、冷、甜的食物或饮料、刷牙）后疼痛 疼痛限于单个牙，通常刺激去除后疼痛消失 常有可见的龋洞或牙龈退缩后牙根暴露	根据临床表现
活髓牙的牙冠不完全折裂	咀嚼时表面食物摩擦引起锐痛 对冷刺激很敏感	根据临床表现
不可逆性牙髓炎	自发痛；刺激后持续痛；或自发痛，刺激后加重 常难以确定患牙	根据临床表现
第三磨牙萌出过程中或阻生引起的冠周炎	严重的软组织疼痛，尤其咀嚼时 下颌第三磨牙周围感染 常张口受限	根据临床表现
外伤引起的牙髓损伤	牙齿变色（直到损伤后许多年明显可见） 可能发展成根尖脓肿	根据临床表现
可逆性牙髓炎	同龋齿但难以定位患牙	根据临床表现
上颌窦炎	咀嚼或叩诊时多个上颌后牙（如磨牙、前磨牙）敏感 位置改变引起的疼痛，尤其头低位时（如系鞋带） 通常有鼻腔分泌物和受影响鼻窦叩击痛	上颌窦 CT 如果未发现上颌窦炎，根据临床表现
牙齿萌出	儿童牙萌出期间不适和过分注意细节 常流涎、咬物品（如小床的栏杆）	根据临床表现
纵向根折	牙齿松动，对触压有精细的感觉 单独的深牙周探诊深度，特异性的"J"型X线表现	根据临床表现

* 临床表现由口腔科医师检查和口腔 X 线检查而确定。

- 龋齿
- 牙髓炎
- 根尖脓肿
- 外伤
- 第三磨牙萌出(冠周炎)

牙痛常由龋齿及其发展结果引起。

当龋病由釉质发展进入牙本质时引起疼痛,冷、热、甜的食物或饮料,或刷牙刺激后常发生疼痛。这些刺激引起牙本质小管内的液体流向牙髓,只要刺激去除后,疼痛或不适停止,牙髓组织可能足够健康而能得以保留。这种情况可以考虑为正常的牙本质敏感、可逆性的牙髓疼痛或可逆性牙髓炎。

牙髓炎 是牙髓的炎症,主要由于龋病的发展、以往大面积缺损修复过程中所积累的牙髓损伤、不良的修复或创伤。这种情况是可逆的,也可能是不可逆的。因为牙髓组织被坚硬的牙本质包绕,牙髓炎症的肿胀使牙髓组织受压而坏死。疼痛可能是自发痛或是刺激痛。不管以上哪种疼痛,其持续时间可达数分钟或更长时间。一旦牙髓坏死,疼痛短暂停止(数小时至数周)。然后,发生根尖炎症(根尖周炎)或脓肿。

根尖脓肿 可能由未及时治疗的龋病或牙髓炎发展而来。牙齿对咀嚼和叩诊敏感(用金属探针或者压舌板敲击)。脓肿可能向口腔内肿胀,最终自行破溃而引流,或可能成为蜂窝织炎。

外伤 可能损伤牙髓,这种损伤可以于受伤后不久或长达几十年后出现临床症状。

冠周炎 是在牙齿和覆盖其上的龈瓣之间软组织的炎症和感染,常发生于萌出过程中的第三磨牙(几乎总是下颌第三磨牙)。

并发症 偶然情况下,上颌窦炎由未及时治疗的上颌牙源性感染引起。比较常见的则是上颌窦感染引起被误认为牙源性感染所致的疼痛。

少见情况下,并发海绵窦血栓性静脉炎或路德维咽峡炎(下颌下间隙感染,参见第 742 页)。这两种病情有致命危险,需立即处理。

评估

病史 **现病史:** 应明确疼痛的部位、是持续痛还是只发生于刺激后、持续的时间。回忆特异性的诱发因素,包括热、冷、甜的食物或饮料,咀嚼或刷牙。应注意以前所有的损伤和牙齿治疗。

全身性疾病回顾: 应该查找并发症的症状,包括面部疼痛、肿胀或疼痛性肿胀(牙源性脓肿,上颌窦炎)、舌下疼痛和吞咽障碍(下颌下间隙感染)、向前弯腰时疼痛(上颌窦炎),和眶后区疼痛、发热及视觉症状(海绵窦血栓性静脉炎)。

既往史: 应该注意以前的口腔科问题和治疗。

体格检查 检查生命体征中的发热。检查集中于面部和口腔,观察面部是否肿胀,触诊是否存在硬结或触痛。口腔检查包括查看牙龈炎症、龋齿和根尖部的局限性肿胀,根尖部局限性肿胀提示根尖脓肿。如果患牙不明确,用压舌板叩击疼痛区域的牙齿作叩诊检查。也可以将冰块短暂置于每个牙齿表面,如果感觉疼痛,立即撤除。健康牙齿的疼痛几乎立即消失,疼痛持续超过几秒钟提示牙髓损伤(如不可逆性牙髓炎、牙髓坏死)。触诊检查口底,如果有硬结和疼痛,提示存在深部间隙感染。

有发热、头痛或面部肿胀的患者应进行神经系统检查,集中于脑神经。

预警症状: 应特别关注的临床表现包括:

- 头痛
- 发热
- 口底部肿胀和触痛
- 脑神经功能异常

检查结果解读: 头痛提示上颌窦炎,尤其如果多个上颌磨牙和前磨牙疼痛。存在视觉症状、瞳孔或眼活动异常提示海绵窦血栓性静脉炎。

除非有明显的感染扩散,一般的牙源性感染不发热。双侧口底触痛提示路德维咽峡炎。

张口困难(牙关紧闭)可能发生于任何下颌磨牙的感染,但最常见于冠周炎。

单独的口腔科病情: 没有以上所关注的症状和体征或面部肿胀,可能只是单纯的口腔科疾病,尽管牙痛难受,但病情不严重。牙痛的临床特征有助于找出病因(表 102-3 和表 102-4)。局部神经结构的特性决定牙髓能感觉的刺激(如热、冷、甜)只表现为疼痛。重要区别之一是疼痛为持续痛还是刺激痛,如果只是刺激痛,需注意刺激去除后疼痛是否还延续。

表 102-4 牙痛的特征

症状	常见病因
刺激后疼痛,刺激祛除后疼痛立即消失	可逆性牙髓炎(牙本质过敏)
刺激后疼痛持续存在(可能存在非刺激性疼痛)	不可逆性牙髓炎
刺激后无反应	无根尖周炎或根尖脓肿的牙髓坏死
持续性疼痛(咀嚼、叩诊时加重),容易定位	根尖周炎或脓肿

牙根部、颊部肿胀或两个部位同时肿胀提示感染,可能是蜂窝织炎或是脓肿;牙根部存在波动性的触痛区域,提示脓肿形成。

辅助检查 口腔科 X 线是主要的检查方法,但需延迟至口腔科医师约诊。

怀疑为海绵窦血栓性静脉炎或路德维咽峡炎的病例,需要以 CT 或 MRI 为主的影像学检查。

治疗

- 局部外用或口服镇痛药
- 必要时使用漱口水或系统性使用抗生素

等待口腔科诊断和治疗期间给予镇痛剂(参见第 1753 页),对于严重的牙齿疼痛,可注射 1:200 000 盐酸布比卡因和肾上腺素行局部神经阻滞，缓解疼痛数小时直到患者最终接受牙科治疗。经常去急诊但从不接受有效治疗的患者，或许是在寻求阿片制剂。

病情重于不可逆性牙髓炎的病例（如牙髓坏死、根尖周炎、脓肿、蜂窝织炎）可使用抑制口腔菌群的抗生素。冠周炎患者也应该使用抗生素，如果患者于发病当天就诊于口腔科医师，口腔医生能够通过祛除病因（如拔牙、牙髓摘除、刮治）而处理感染，可延迟使用抗生素。使用抗生素时，首选青霉素，替代药物包括克林霉素。

成熟的（柔软的）具有波动感的脓肿常用15#刀片在肿胀最突出的部位作切口而引流，放置并缝合以固定橡皮引流片。

冠周炎 或第三磨牙萌出过程中的牙龈炎症用0.12%氯己定漱口液或高渗盐水（一大汤匙食盐溶于一杯热水中-水温不要超过患者日常饮用的咖啡或者茶）。将盐水含于患侧口腔内，冷却后吐出，然后立即换热盐水再含。口腔科诊治前，一天含漱3~4杯盐水常能适当控制感染和疼痛。

牙萌出的牙痛，儿童患者服用根据体重计算剂量的对乙酰氨基酚或布洛芬。表面处理包括咀嚼硬饼干（如脆饼），使用7.5%或10%苯佐卡因凝胶每日4次（用于没有家族性高铁白蛋白血症患者），和咀嚼任何冷的东西（如含凝胶的牙托盘）。

极少数发生海绵窦血栓性静脉炎或路德维咽峡炎的患者需要立即住院，拔除患牙和根据培养结果采用肠外抗生素。

老年医学精要

由于牙龈萎缩，老年人更易患根面龋。牙周炎常开始于成年人的早期，如果不及时治疗，到老年阶段，容易发生牙痛和牙齿缺失。

> **关键点**
> - 许多牙痛涉及龋齿或其并发症（如牙髓炎、脓肿）
> - 对症处理和口腔科治疗常能有效解决问题
> - 如果出现牙髓坏死或更严重的病情，使用抗生素
> - 非常少见但很严重的并发症包括牙源性感染发展至口底或海绵窦
> - 牙源性感染很少引起上颌窦炎，但上颌窦感染可能引起感觉为来源于牙齿的疼痛

口干症

口干症是涎液流量下降或完全消失导致所引起不适，可影响说话和吞咽、使义齿固位不良、产生口臭、和因口腔pH值下降致细菌繁殖增加、口腔卫生状况恶化。长期的口干症，可能引起严重的牙齿龋坏和口腔念珠菌病。口干是老年人常见的不良主诉，涉及大约20%的老年人。

病理生理

刺激口腔黏膜的信号传入延髓的涎核，引发输出反应，促使在涎腺的神经末梢释放乙酰胆碱，激活毒蕈碱受体（M3），由此引起涎液的分泌和排出。延髓对涎液分泌的信号反应也受皮质其他刺激（如味觉、嗅觉、焦虑）的输入信号影响。

病因

口干症常由下列原因引起：
- 药物
- 头颈部放疗（癌症治疗）

系统性疾病不是常见的病因，但口干症常伴舍格伦综合征，也可发生于HIV/AIDS、控制不良的糖尿病和某些其他疾病。

药物 药物是最常见的原因（表102-5），大约400种处方药和许多OTC药物引起唾液分泌减少，最常见的药物类型如下：

表102-5 口干症的原因

原因	举例
药物	
抗胆碱能药物	抗抑郁药
	镇吐药
	抗组胺药
	抗精神病药
	抗焦虑药
娱乐性/违禁药	大麻
	去氧麻黄碱
	烟草
其他	抗高血压药
	抗肿瘤药（化疗药）
	抗帕金森病药
	支气管扩张药
	减轻充血剂
	利尿剂
	哌替啶和其他阿片制剂
全身性疾病	
—	淀粉样变
	HIV感染
	麻风
	结节病
	干燥综合征
	TB
其他	
—	过度口呼吸
	头颈肿瘤
	放射治疗
	病毒感染

- 抗胆碱能药物
- 抗帕金森病药物

■ 抗肿瘤药（化疗）

化疗药使用时,引起严重的口干和口炎,这些病情常随着治疗结束而终止。

其他常引起口干症的药物类型包括,抗高血压药、抗焦虑药和抗抑郁药（SSRI 的作用弱于三环类抗抑郁药）。

不当使用去氧麻黄碱的逐渐增加使"去氧麻黄碱口腔"的发生率提高,表现为由于去氧麻黄碱引起的口干症而导致严重的牙齿龋坏,其损害因为使用这种药物时的咀嚼和磨牙行为而进一步加重,这种协同作用很快破坏牙齿。

抽烟也常引起唾液减少。

放疗 头颈部癌放疗期间,伴随的涎腺照射常引起严重的口干症（5 200cGy 引起严重的、永久性口干,但是,即使很低剂量的照射也可能引起暂时性口干）。

评估

病史 现病史：应包含病情的严重程度、发生的时间（如持续性、间歇性或只发生于晨起清醒时）、诱发因素、环境或精神因素（如是否口干症只发生于精神紧张时或特定活动期间）、了解液体变化状况（如喝饮料习惯、反复性呕吐或腹泻）和睡眠习惯。使用娱乐性违禁药物应特别注明。

全身性疾病回顾：寻找诱发疾病的症状,如眼干、皮肤干燥、皮疹和关节疼痛（舍格伦综合征）。

既往史：询问与口干症相关的病情,包括舍格伦综合征、放疗病史、头颈部损伤及 HIV 感染的诊断或风险因素。应该回顾所使用药物的清单,以查找潜在的致病性药物（表102-5）。

体格检查 体格检查集中于口腔,尤其是任何明显的干燥（如黏膜是否干燥、黏性或潮湿,唾液是否呈泡沫状、黏性或正常表现）、白色念珠菌感染引起的病变和牙齿的情况。口干症的存在和严重程度在牙椅旁有多种评估方法。例如,将压舌板紧贴于颊黏膜 10 秒钟,如果放松后,压舌板掉落,说明唾液流量正常；取下压舌板越困难,提示口干症越严重。女性的唇膏印黏附于前牙,不易舔去,也是指示口干症的有效方法。如果出现口干,应该触诊下颌下腺、舌下腺和腮腺,同时查看腺体导管口,观察唾液的流出情况。下颌下腺导管的开口位于口底的前部。腮腺导管的开口位于颊黏膜的中部。触诊前用纱布擦干导管的开口有利于观察。如有刻度容器,让患者先吐清口腔内的唾液,然后在一定时间内将所有的唾液吐入容器内,计算唾液流率。正常的唾液流率是 0.3~0.4ml/min,明显的口干症为 0.1ml/min。

可以发现修复体边缘或不常发生龋齿的部位（如牙颈部或切端）有龋坏。

最常见的白色念珠菌感染表现为红斑和萎缩（如位于舌背部）,比较少见的表现是白色、凝乳状斑,擦去时少量渗血。

预警症状：下列表现应予以关注：
■ 广泛的龋齿
■ 同时发生眼干、皮肤干燥、皮疹或关节疼痛
■ HIV 的易感性

检查结果解读：口干症的诊断依据症状、临床表现和按压涎腺没有唾液流出的检查结果。

如果开始用一种新的药物后发生口干,停药后症状消失,或头颈部放疗后几周内出现症状,无需进一步检查。头颈部损伤后突然发生的口干症原因在于神经损伤。

尤其是女性患者,同时存在的眼干、皮肤干燥、皮疹或关节疼痛,提示舍格伦综合征的可能。比预计严重的牙齿龋坏,可能意味着使用违禁药物,尤其是去氧麻黄碱。只发生于夜间或只有在刚醒时注意到的口干提示可能在干燥环境中过度口呼吸。

辅助检查
■ 唾液流率
■ 涎腺活检

对于口干症诊断不明确的患者,可以进行唾液流量测定。将唾液收集器置于大涎腺导管开口,用枸橼酸或嚼白蜡刺激唾液分泌。每个腺体正常的唾液流率是 0.4~1.5ml/min。流量监测也可用于判断治疗的效果。

口干症的原因常明确,如果病因不明确或考虑可能由系统性疾病所致,应该进行小涎腺活检（检测舍格伦综合征、结节病、淀粉样变、TB 或癌症）和 HIV 检测。下唇是进行活检的常用部位。

治疗
■ 如果可能,应该查清口干症的原因,并停用相关药物
■ 胆碱能药物
■ 唾液替代品
■ 定期进行口腔检查和牙齿保健以预防龋齿

如果可能,应该查清口干症的原因和作出相应处理。药物相关的口干症,如果治疗的需要,不能更换成其他药物,应调整用药方法,以达到白天发挥最大,因为夜间口干可能导致龋病。所有药物应该选用易吸收的制剂,如液剂,避免舌下含服的形式。吞服胶囊和药片、舌下含服硝酸甘油前,用水润湿口腔和咽部。患者应避免使用减充血剂和抗组胺药。

使用呼吸机进行持续性正压治疗阻塞性呼吸睡眠暂停的患者,可能得益于机器的空气湿化功能。口干症状的缓解可能得益于室内空气湿化的装置。

症状控制 对症治疗包括以下方法：
■ 促进唾液分泌
■ 缺失唾液的替代
■ 控制龋齿

促进唾液分泌的药物包括西维美林或毛果芸香碱,两者都是胆碱能拮抗剂。西维美林（30mg,口服,每日 3 次）与毛果芸香碱相比,M2 受体的活性较低,但半衰期更长,其主要的副作用是恶心。使用毛果芸香碱时注意排除眼科、心血管和呼吸系统的禁忌证（5mg,口服,每日 3 次）,副作用包括出汗、脸潮红和多尿。

经常饮用无糖饮料、咀嚼含木糖醇的口香糖、使用含梭甲纤维素或梭乙纤维素的 OTC 人工唾液有助于缓解症状。唇和基托下使用凡士林有利于缓解干燥感,减轻皲裂、疼痛和黏膜创伤。对于最严重的口干发生于夜间的口呼吸患者,空气湿化有助于缓解症状。

良好的口腔卫生有重要作用。患者应该定期洁牙和使用牙线，每天使用含氟漱口液或凝胶，使用添加钙和亚磷酸盐的新型牙膏也可能有助于避免猖獗性龋。建议增加消除菌斑的口腔科预防性随访的次数。口干症患者最有效的防龋办法是睡眠时戴含 1.1% 氟化钠或 0.4% 氟化亚锡的个别托盘。此外，口腔医生可以使用含 5% 的氟化钠涂剂每年处理牙表面 2~4 次。患者应避免含糖或酸性的食物和饮料，也应避免干的、辛辣的、含收敛剂的刺激性食物，或过热、过冷的食物，尤其重要的是避免在就寝时间摄取糖类。

老年医学精要

尽管口干在老年人越来越普遍，可能因为许多药物主要用于老年人，而不是年龄本身的因素。

> **关键点**
> - 药物是最主要的原因，但是系统性疾病（最常见的干燥综合征或 HIV）和放疗也会引起口干症
> - 对症处理包括刺激剂或药物促进唾液分泌，和人工唾液替代疗法。含木糖醇的口香糖和糖果可能有助于缓解口干症状
> - 口干症患者极易发生龋齿，细致的口腔卫生和专业的氟化物应用是必需的措施

103. 常见的口腔疾病

常见的口腔疾病包括龋齿、牙龈炎、牙周炎和牙髓炎。口腔急诊如牙痛、牙折或牙脱位和拔牙后并发症。

龋齿

龋齿是牙齿被腐蚀，通常称为蛀牙。症状为探痛，牙痛出现于晚期。诊断依据临床检查，用细的金属探针探查釉质表面和口腔 X 线摄片检查。治疗涉及祛除受累的牙体组织和用各种材料修复缺损。氟化处理、良好的口腔卫生、窝沟封闭和合理的饮食，能够预防各种类型的龋齿。

病因

龋齿由存在于牙菌斑内的细菌产生的酸引起。牙菌斑是牙齿清洁后 24 小时内在牙齿表面由细菌、黏液、坏死上皮细胞和食物碎屑形成的薄膜，开始为松软的结构。变异链球菌是生长于菌斑内能够引起龋齿的一组相关细菌，某些菌株比其他细菌具有更强的致龋性。最终（通常情况下 72 小时内），软菌斑由于主要成分为钙及磷的矿物质矿化而变硬（硬菌斑或结石），无法通过刷牙而除去。

易感因素 龋齿的易感因素分别是：

- 菌斑控制不当
- 牙齿缺陷
- 频繁地进食碳水化合物和糖类
- 高酸或低氟的环境
- 唾液量减少

许多牙齿具有开放的釉质陷窝、裂隙和沟纹，这些结构由表面延伸至牙本质。这些缺陷的大小足以容纳细菌，但对清洁工作来说间隙太小，无法有效祛除细菌。这些缺陷使牙齿易龋坏。

频繁的摄取碳水化合物和糖类促进了牙菌斑的形成。乳牙猖獗性龋提示较长时间使用婴儿食谱、牛奶或果汁，常见的情况是婴儿睡眠时含着奶瓶（奶瓶龋）。因此，婴儿睡觉时奶瓶内最好只存放清水。

如果牙齿没有接触足够的氟化物环境，并且钙化不良或处于酸性环境，其表面易龋坏。典型情况下，当牙齿处于 pH 值小于 5.5 时开始脱钙（如产乳酸的菌落附着区域/或喝含磷酸的可乐）。

老年人常服用使唾液减少的药物，使之易患龋齿。老年人由于牙龈萎缩、根面暴露和刷牙动作不到位也使根面龋的发生率增加。

并发症 未及时治疗的龋齿导致牙体破坏、感染，最终需拔除和修复体替代。乳牙过早缺失可能引起邻牙移位，阻碍相应继承恒牙的萌出。

症状及体征

龋齿最初只涉及釉质，没有任何症状。侵犯牙本质的龋洞引起疼痛。早期，当冷、热刺激，甜食或饮料接触患牙时引起疼痛，晚期出现咀嚼痛或叩击痛。当牙髓受影响，疼痛为持续性剧痛（参见第 778 页，牙髓炎）。

诊断

- 直接检查
- X 线检查或特殊的仪器检查

常规的经常性（每 6~12 个月）临床随访可以查出早期龋齿，并采用简单的方法治疗，能够防止其发展。常用一个小探针，有时包括特殊的染色和光纤导入光线的透射，也可用一些检测导电性和激光反射性改变的辅助仪器检查龋齿。但 X 线仍然是检查龋齿的重要方法，可以确定累及的深度和辨别修复体下的龋齿。

治疗

- 修复治疗
- 需要时根管治疗和冠修复

早期的龋齿（病变范围限于牙釉质）可以通过强化的家庭护理（刷牙和牙线）、洁治、使用高氟含量的牙膏和在口腔

科使用复合氟化剂进行再矿化处理。发展至牙本质的龋齿的主要治疗方法是通过磨或钻去除腐败组织,然后充填缺损。对非常深的龋洞,临时充填 6~10 周,以希望产生修复性牙本质,并防止牙髓暴露,否则需要根管治疗。

充填承受主要咀嚼压力的后牙𬌗面的材料必须具有足够强度。最常用的充填材料曾经是由银、汞、铜、锡和有时加入锌、钯或铟所构成的银汞合金。银汞合金价格便宜,平均能够维持 14 年。并且,如果患者的口腔卫生良好和充填时使用橡皮障隔离唾液,许多银汞合金充填体的维持时间 > 40 年。尽管提出汞中毒的问题,但银汞合金充填体的数量与血汞水平无关。替代的汞合金由于材料价格贵,可能会损坏牙齿的结构,实际上增加患者暴露于汞的机会,因此不推荐。

复合树脂 具有良好的外观,长期应用于美观为主和咀嚼力量较小的前牙。某些患者也要求后牙充填复合树脂,后牙的树脂充填也日益普遍。但是复合树脂在高咬合压力下通常维持时间小于银汞合金的一半和易于发生继发龋,主要因为材料硬化时的收缩,及遇冷、热时收缩和膨胀程度大于牙齿和其他充填材料。现代的树脂已很接近釉质,与早期的材料相比继发龋的发生率明显下降,维持的时间更长。尽管这些新的银汞合金替代品的长期疗效比较好,但与银汞合金充填修复相比较,目前还缺乏大样本量、长期疗效的资料。

玻璃离子 作为一种与牙色接近的填充物,可同时释放氟化物,这对龋齿易感人群是有益的。它也被用来恢复由刷牙过度而形成的缺损。玻璃离子不如复合树脂美观,并且不能用在咬合面,因为它具有高的磨损率。

如果龋坏严重,余留的牙本质太少而不能给予修复体足够固位力,可用水门汀、银汞合金、复合树脂或其他材料代替缺损的牙本质。有时,必须在一个或多个根管内插入桩核以支持替代冠部牙本质的金、银或复合树脂核心。此方法需要先进行根管治疗,在牙齿上钻孔,去除牙髓,根管系统彻底清理、成型并充填牙胶。然后,适当修整剩余牙齿的外表面(原来牙釉质的部分),留出空间位置,使通常由金属、瓷或两者结合的人造牙冠能够替代缺损的牙体组织。前牙的冠由瓷或陶瓷材料制成或覆盖。

预防
- 常规刷牙和使用牙线
- 含氟的饮水或牙膏,或者饮水和牙膏都加氟
- 常规的专业洁治
- 不定期的氯己定含漱和表面氟化物处理

对于大多数人来说,龋齿是可以预防的。恒牙的龋洞最早形成于青少年早期至接近 20 岁。龋易感人群常较少接触含氟制剂,通过他们的母亲或社会得到比较多的致龋菌。维持良好的口腔卫生和控制糖的摄入尤为重要。

通过刷牙和使用牙线,至少可以每 24 小时去除菌斑,有助于预防龋齿。牙齿的龈 1/3 区是牙齿清洁的最重要区域,也是最容易忽视的区域。电动牙刷刷牙两分钟是非常有效的,手工使用软毛牙刷刷牙 3~4 分钟/次,也足以达到清洁的作用。使用过量的牙膏,尤其是含较多坚硬的摩擦剂者,可能磨损牙齿。使用牙线时,将牙线置于 2 个牙齿之间,使之弯曲抵住牙齿的每个侧面,上下移动 3 次,下至正好达牙龈边缘。非常窄或涂以蜡、聚乙烯的牙线(洁牙条)可用于清洁接触紧密的牙齿或粗糙的充填体边缘。

釉质与氟化物相结合的牙齿具有更强的抗酸、防脱钙作用和 pH 值升高时更易再矿化。如果饮用水氟化物含量不足,建议儿童出生后不久至 8 岁期间和怀孕妇女从妊娠 3 个月(胎儿牙齿形成过程中)开始摄入补充氟化物。剂量必须根据饮水中氟化物的含量和儿童的年龄进行调整,总剂量不能高至引起氟斑牙(参见第 766 页)。氟化牙膏也可应用于各年龄段的人。因为幼儿可能在刷牙时吞下牙膏,从而导致氟中毒,他们应使用含较少氟化物的儿童牙膏。

氟化(加氟)处理对窝沟和裂隙的防龋作用远不如光滑表面。窝沟和裂隙需要使用封闭剂(能够紧密黏合于釉质表面的树脂材料)以隔离细菌及其营养剂,减少细菌生长和产酸。

如果这些方法不能阻止龋齿的发生,更进一步的措施着眼于改变菌群。龋洞充填后,封闭能够容纳变形链球菌的窝洞和裂隙,然后 2 周内使用 0.12%氯己定含漱,每次 60 秒钟,每日 2 次,能够减少菌斑中致龋菌和使低致龋性的变形链球菌菌株重新定植。为了促进重新定植,使用硬糖或口香糖形式的木糖醇,每次 5 分钟,每日 3 次。此外,由口腔科医生进行氟化物表面处理或患者夜间使用放置氟化物的个体化托盘,能有效预防龋齿。

有严重龋齿病史的怀孕妇女,孩子的牙齿萌出前应采用以上的预防措施。如果由于各种原因,这些方法无法实施,则从孩子出生起至母亲不再为孩子试尝食物为止(假设的传播途径),母亲选用上述木糖醇的方法预防龋齿。

为预防婴儿乳牙龋坏(乳牙萌出后),睡眠时咬的奶瓶只装清水。

> **● 关键点**
> - 龋齿由存在于牙菌斑内的细菌产生的酸引起
> - 龋齿的易感因素分别是牙齿缺陷、高酸或低氟的环境、频繁的摄入碳水化合物和糖类、唾液量减少
> - 治疗包括钻去除腐败组织,使用银汞合金或复合树脂充填缺损
> - 预防手段包括常规刷牙和使用牙线、专业洁治、牙膏加氟,若饮用水中无氟,则儿童和孕妇需口服补充剂

牙髓炎

牙髓炎是由未治疗的龋齿、损伤或缺损修补后引起的牙髓炎症。主要症状是疼痛。诊断依据临床表现,结合 X 线检查而确定。治疗包括去除龋坏组织,修复损坏的牙齿,必要时进行根管治疗或拔除患牙。

出现以下情况可能发生牙髓炎:
- 龋齿发展深达牙本质
- 牙齿进行多种损伤性操作
- 损伤破坏牙髓的淋巴或血液供应

牙髓炎被分为：
- 可逆性牙髓炎：早期牙髓炎呈可逆状态，通过简单处理能够保存牙髓活力
- 不可逆性牙髓炎：当包绕在坚硬牙本质内的牙髓组织肿胀，影响血液循环，发生坏死，牙髓炎呈不可逆状态，并易于感染

并发症 继发于牙髓炎的感染包括根尖周炎、根尖脓肿、蜂窝织炎和颌骨骨髓炎。从上颌牙齿扩散的感染可能引起化脓性上颌窦炎、脑膜炎、脑脓肿、眶周蜂窝织炎和形成海绵窦血栓性静脉炎。从下颌牙齿扩散的感染可能引起卢德维咽峡炎、咽旁脓肿、纵隔炎、心包炎、气肿、颈静脉血栓性静脉炎。

症状及体征

可逆性牙髓炎 疼痛发生在刺激（通常是冷或甜）作用于牙齿时，刺激除去后1~2秒钟，疼痛停止。

不可逆性牙髓炎 患者的疼痛为自发痛，或刺激去除后疼痛持续数分钟。患者有时难以确定发生疼痛的牙齿，甚至会混淆成对颌牙齿（但不会混淆左右牙齿）。牙髓坏死数天后疼痛可能停止。牙髓坏死后，牙髓对冷热刺激没有反应却往往对压力有反应。牙髓组织发生感染并扩展至根尖孔时，牙齿对压力和叩诊的感觉明确。根尖（牙槽）脓肿使牙齿上抬，咀嚼时，有"高"的感觉。

诊断
- 临床评价
- 必要时口腔X线检查

诊断依据病史和体格检查，检查时将热、冷、叩诊等诱发性刺激作用于牙齿，观察疼痛反应。医生也可以用牙髓电活力测试仪，来检查牙髓是否有活性，但不能检测牙髓是否健康。如果患者感觉到传递到牙齿的微电荷，那牙髓就是活的。

X线有助于确定炎症是否已超出根尖和排除其他病变。

治疗
- 对于可逆性牙髓炎，去除病因后充填缺损
- 不可逆性牙髓炎采用根管治疗结合冠修复的方法或拔除患牙
- 抗生素（如阿莫西林）控制感染

对于可逆性牙髓炎，通过去龋、修复等方法治疗，能够保留牙髓活力。

不可逆性牙髓炎及其并发症需要髓病（根管）治疗或拔除患牙。牙髓治疗包括开放病牙并放出脓液。根管治疗时，牙齿钻孔、开髓，去除牙髓组织，彻底清理根管系统，然后充填牙胶。根管治疗后，完全愈合在临床上表现为几个月后症状消失，X线显示原根尖透光影部位有骨形成。如果患者有全身感染征象（如发热），给予口服抗生素（阿莫西林500mg，每8小时1次；青霉素过敏患者，克林霉素150mg或300mg，每6小时1次）。如果症状持续或加重，发现治疗时某一根管遗漏，则需要进一步的根管治疗；但也需排除其他疾病（如TMJ疾病、牙隐裂、神经性疾病）。

极少见的情况，气枪的压力、根管治疗或拔牙时使用高速涡轮机钻孔引起皮下或纵隔气肿，原因在于操作时将空气压入与筋膜处于同一层次的牙槽窝周围组织。急性发作的颌骨区和颈部肿胀伴皮肤触诊时特征性的捻发感可以作为诊断依据。这些气肿通常不需要采取特殊的处理，有时预防性使用抗生素以防继发感染。

> **关键点**
> - 牙髓炎是由未治疗的龋齿、损伤或缺损修补后引起的牙髓炎症
> - 有时感染会发作（如根尖周脓肿、蜂窝织炎、骨髓炎）
> - 牙髓炎可能是可逆或不可逆的
> - 可逆性牙髓炎，牙髓不是坏死的，刺激（冷或甜）诱发疼痛，并持续1~2秒钟，修复需要钻孔后充填
> - 不可逆性牙髓炎，牙髓开始坏死，刺激（冷或甜）会诱发疼痛，通常持续数分钟，需要根管治疗或拔除牙齿
> - 牙髓坏死是不可逆性牙髓炎的晚期阶段；牙髓对冷热刺激没有反应，但往往有叩痛，这时需要根冠治疗或是拔牙

缺牙修复体

牙齿可能因龋病、牙周疾病、外伤而缺失或治疗失败而拔除。牙齿缺失引起美观、语音、咬合问题和剩余牙的移位。

类型 缺牙修复体包括固定桥、可摘部分义齿、全口义齿和骨整合种植修复体。

固定桥：（固定的部分义齿）由一个或多个假牙及两端黏结于天然牙（基牙）的人造牙冠构成，基牙承受咬合力量。固定桥不能摘除，比可摘部分义齿小而舒适，可以制作一个或多个固定桥以替代牙弓中的许多缺牙。

可摘部分义齿：典型的结构由卡环固定于基牙，能够摘脱以清洗和晚上不用时合理处置，基托下软组织承受部分咬合力量，可修复双侧牙齿缺失，这种设计常用于多牙缺失、固定桥无法修复或经济条件无法承担固定修复者。

全口义齿：是可摘的义齿，用于全口无牙者。全口义齿有助于咀嚼、改善发音和外观，但不能提供自然牙列的效率和感觉。长期戴义齿，使牙槽骨吸收，引起义齿的不密合，需要修整（称为重衬或衬垫）或重新制作。牙槽骨严重吸收的病例，也可选择手术增高牙槽嵴以改善修复的条件，或种植牙替代缺牙。

种植修复体：由替代天然牙根的钛制作的柱状或螺丝状种植体及其所支持的义齿两部分组成。在牙槽骨内置入一个或多个种植体，使之与骨结合，4~6个月后，义齿安置于种植体上。尽管修复体可以取下，种植体无法摘除。植入部位存在感染的可能性，因此，对口腔卫生的要求非常高。

缺牙修复体与手术 通常情况下，所有可摘除的修复体在全身麻醉、喉手术或惊厥性治疗前取下以防止损坏和吸入，这些修复体存放于水中以防变形。但是某些麻醉医师认为戴义齿有助于气管导管通过，能够保持面部结构比较正常的形态，因此麻醉面罩更贴合，可防止天然牙损伤无牙的对颌牙龈，也不干扰喉镜的正常使用。

义齿的问题 偶然情况下,义齿下黏膜发生感染(义齿性口腔疼痛,炎症性乳头状增生)。这些感染的诱发因素常处于无痛状态,包括白色念珠菌感染、基托不密合、口腔卫生不良、基托过度活动。最常见的情况是黏膜呈现红色天鹅绒状。念珠菌过度生长表现为棉絮样斑块附着,或者常见黏膜侵蚀性溃疡。贴附着棉花样斑片或更常见的黏膜萎缩性病变,提示白色念珠菌过度生长,白色念珠菌的存在可以由显微镜下典型的分枝状菌丝的表现而确定。没有白色念珠菌,不可能发生炎症性乳头状增生。

新的制作精良的义齿几乎总是可以改善病情。其他治疗包括改善口腔和义齿的卫生,重衬现有的义齿,暂停戴义齿一段时间和抗真菌治疗(制霉菌素漱口和浸泡义齿)。有时义齿浸泡于专用的清洁剂也能起一定作用。其他选择包括制霉菌素悬液涂于基托的组织面;克霉唑片,10mg,每日5次;必要时使用酮康唑200mg,口服,每日1次。如果炎症持续存在,应该进行活检,并排除全身性疾病。

104. 齿科急症

当口腔科医生无法及时到达时,口腔急诊需要内科医生帮助。

使用包括对乙酰氨基酚(650~1 000mg,每6小时1次)和NSAID如布洛芬(400~800mg,每6小时1次),对许多口腔疾病的疼痛能够达到止痛的效果。也可短期同时使用布洛芬和对乙酰氨基酚,每间隔3小时使用一次。严重的口腔疼痛,需要将这些药物与阿片类药物(如可卡因60mg、氢可酮5mg、7.5mg、10mg或羟考酮5mg)联合应用。

治疗口腔感染的抗生素包括青霉素VK 500mg,口服,每6小时1次;和克林霉素300mg,口服,每6小时1次。

预防性使用抗生素 现代美国心脏学会指南(2007)推荐有限的人群于口腔科操作前使用抗生素以预防感染性心内膜炎(参见第594页)。

口腔科操作需预防的疾病适应证范围仅限于心脏瓣膜已修复的患者、有IE既往史的患者、特异性的先天性心脏病患者和具有心脏瓣膜问题(瓣膜病)的心脏移植接受者。需要抗生素预防的口腔科操作包括对牙龈或口腔黏膜具有创伤性或涉及根尖部的处理(即那些很可能引起菌血症的操作)。首选的药物是阿莫西林,2g治疗前30~60分钟口服。不能使用青霉素的患者,替代药物包括克林霉素600mg或头孢氨苄2g。

牙折和牙脱位

牙折 根据折裂的深度,牙折分为三种类型:
- 只涉及牙釉质
- 暴露牙本质
- 暴露牙髓

如果牙折只涉及牙釉质,患者感觉到粗糙或锐利的边缘,但无症状,治疗可选择磨平边缘和调整外形。

如果暴露牙本质,但未达到牙髓,患者常对冷空气和水敏感,治疗为使用中等程度的止痛剂和转诊口腔科。口腔科治疗包括用复合树脂修复牙齿缺损(白色充填);如果折裂面积广泛,用人工牙冠覆盖暴露的牙本质。

如果牙髓暴露(特征是牙齿出血)或牙齿松动,紧急转诊口腔科。治疗通常涉及根管治疗。

根折和牙槽骨骨折不能直接看见,但患牙(或几个牙齿)松动,口腔科紧急处理,用正畸弓丝或聚乙烯条带捆绑于患牙和邻近的几个牙齿以固定患牙。

牙脱位 脱落的乳牙无需重新复位,因为这些乳牙常发生坏死和感染,也有部分发生骨性粘连而不脱落,影响继承恒牙的萌出。

一旦恒牙脱位,患者应立即将其放回牙槽窝,然后由口腔科医生将其固定。如果无法放回牙槽窝,牙齿应存放于牛奶中或包裹于湿润的纸巾,交由口腔科医生复位和固定。脱位的牙齿可以在冷水下轻轻冲洗10秒,但不能擦洗,以避免破坏有助于愈合的牙周膜。脱位牙固定的患者应服用抗生素(如青霉素VK 500mg 口服每6小时1次)数日。如果脱位的牙齿无法找到,可能被吸入、吞下或嵌入软组织内,需要拍摄胸片排除误吸的可能性。牙齿被吞下无特殊的危害。

部分脱位而迅速复位和固定的牙齿,可以永久性保存。完全脱位的牙齿,30分钟至1小时内复位并简单处理,可能永久性保存。因为牙髓坏死的缘故,通常部分脱位或完全脱位的牙齿最终需进行根管治疗。如果复位延迟,牙齿最终发生根吸收,长期存留率下降,尽管如此,患牙仍可使用数年。

关键点

- 如果牙折只暴露牙本质而未达到牙髓,应充填或使用牙冠
- 如果牙髓暴露,可能需要使用根管治疗
- 脱落的乳牙无需重新复位
- 一旦恒牙脱位,轻轻洗净(但不要擦洗)并将其存放于牛奶中或包裹于湿润的纸巾中,交由口腔科医生复位和固定
- 脱位而迅速复位的牙齿可以永久性保持,但通常最终需进行根管治疗

下颌骨脱位

自发性下颌骨脱位 常发生于有脱位病史的患者。下颌骨脱位很少由创伤引起,最初通常发生于大张口时承受咀嚼压力(如咬一个由坚硬面包制作的大三明治)、大张口打哈欠或牙病治疗。易于发生脱位的患者可能有颞下颌关节韧带松弛的缺陷。

下颌骨脱位表现为不能闭口的大张口,试图闭口时发生疼痛,如果下颌中线偏移,表明脱位为单侧。注射局麻药(如2%利多卡因2~5ml)至同侧的关节和包括翼外肌的相邻区域可能使下颌骨自动复位。

下颌骨脱位通常需要手法复位(图104-1)。术前可以辅助性使用镇痛剂和镇静剂(如以5mg/min速度静脉注射地西泮5~10mg,以2mg/min速度静脉注射咪达唑仑3~5mg,阿片制剂如芬太尼0.5~1μg/kg静脉注射),但术前用药非必需措施,尤其是准备工作花费较多时间时不采用。下颌骨脱位的时间越长,复位越困难,以后再次脱位的可能性也越大。

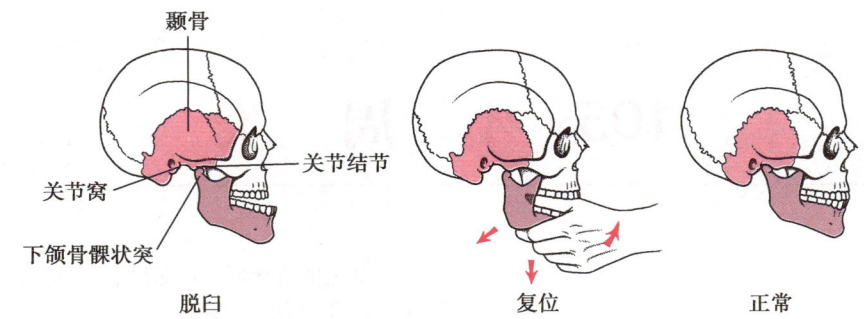

图104-1 下颌骨复位。固定患者的头部,医生将大拇指放于下颌骨的外斜线(第三磨牙的外侧),或用纱布包裹大拇指后放于下颌磨牙的咬合面,其他手指屈曲握住下颌骨下缘。让患者像打哈欠一样大张口,同时向下按压磨牙和上抬颏部,使脱位的下颌骨复位

复位后,最好用绷带(图104-2)固定2或3日。注意事项包括,患者必须避免大张口至少6周;当预感要打哈欠,患者应该将拳头抵于颏下防止大张口;食物必须切成小片送入口中。如果病情为慢性复发性脱位,尽管采用各种保守措施,效果仍不理想,应该咨询口腔颌面外科医师。作为最后的治疗手段,可以手术收紧(缩短)TMJ周围的韧带以稳定关节或去除关节结节(隆突切除术)。

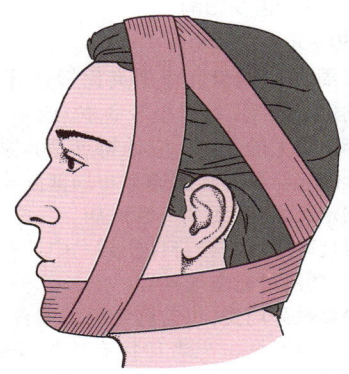

图104-2 巴顿绷带。图片中,绷带缠绕头部和下颌,在下方和前方为下颌提供支持

拔牙后的并发症

疼痛和肿胀 拔牙手术后肿胀是正常现象,肿胀程度与操作时间和创伤成正比。术后第一天需使用冰袋(或一塑料袋冰豌豆或玉米,与面部充分贴合)。每1或2小时进行25分钟的冰敷。如果手术3日后肿胀还未开始消退,可能发生感染,需要使用抗生素(青霉素VK 500mg 口服,每6小时1次;或克林霉素300mg 口服,每6小时1次),直至症状消退后72小时。

中度至重度手术后疼痛,应使用镇痛药治疗(参见第1753页)。

牙槽骨炎和骨髓炎 拔牙后牙槽骨炎(干槽症)的疼痛从血凝块溶解的牙槽窝裸露骨面发出。干槽症好发于下颌磨牙、尤其第三磨牙拔除后,尽管被认为由细菌引起,但更常见于抽烟和口服避孕药者。典型情况为手术后第二或第三天开始疼痛,放射至耳部,持续时间由一周至数周。干槽症治疗最好采用表面止痛:一小块蘸有丁香酚或涂有麻醉剂(如2.5%利多卡因或0.5%丁卡因软膏)的碘仿纱布条置于牙槽窝。如果纱布条能够持续在位,每隔1~3日更换一次,直至纱布条去除数小时后疼痛不再复发。这种方法能够避免全身使用镇痛剂。

少见的骨髓炎:易与干槽症相混淆,其鉴别点在于发热、局部触痛和肿胀。如果症状持续1个月以上,应该通过X线检查,观察是否存在对骨髓炎有诊断意义的死骨。骨髓炎需要较长时期使用有效对抗革兰氏阳性及革兰氏阴性微生物的抗生素和特殊的处理。

颌骨坏死(ONJ) 是一种持续性下颌骨或上颌骨暴露的口腔疾病,常表现为疼痛、牙齿松动和出现脓性分泌物。ONJ可发生于拔牙后,也可发生于损伤或头颈部放疗后。近来发现静脉注射双膦酸盐(BP)与ONJ的关系密切,但是,口服BP发生ONJ的风险很低。但停止口服BP不能进一步降低原本很低的ONJ发生率。维持良好的口腔卫生是一种比停用BP更有效的预防措施。大剂量和长时间(治疗期>2年)抗骨吸收治疗与颌骨坏死有关。其他引起颌骨坏死的药物包括破骨细胞抑制剂、狄诺塞麦,和一些靶向抗癌药

物,如贝伐单抗和舒尼替尼。ONJ 的处理困难,需局部清创、使用抗生素和漱口。

出血 拔牙后出血通常发生在小血管。延伸出牙槽窝的血凝块应用纱布去除,然后在牙槽窝上放置4层纱布垫(折叠后)或茶包。患者咬纱布一小时以持续加压。该过程可能要重复2或3次。检查出血是否停止需要等待至少1小时,以免破坏血凝块形成。同时,需要告知患者,少量血液混合唾液后看上去比原有出血量更大。如果继续出血,可用2%利多卡因(含1∶100 000肾上腺素)行神经阻滞或局部浸润麻醉。牙槽窝需刮除原有血凝块,使周围为新鲜骨,并用生理盐水冲洗,然后在平缓张力下缝合。缝合前可在牙槽窝内放置局部止血剂,如氧化纤维素、明胶海绵上的外用凝血酶和微原纤维胶原。如果条件允许,服用抗凝剂(如阿司匹林、氯吡格雷、华法林)的患者应于手术前3~4日停药,这些药物可于手术后的晚上继续使用。如果这些措施无效,应查找全身性因素(如出血性疾病)。

105. 牙 周 炎

牙周炎
(溢脓)

牙周炎是一种牙周组织的慢性炎症,来源于菌斑生物膜引起的机会感染。它往往是牙龈炎发展的结果。如果不治疗,将会伴随牙齿松动和缺失。一般无症状,伴 HIV 或脓肿形成时常发生疼痛和肿胀。诊断依据检查、牙周探诊和X线表现。治疗包括深达牙龈下的刮治和加强日常的口腔卫生。晚期病例可能需要使用抗生素和手术治疗。

病理生理
通常情况下,龈沟内有大量菌斑和牙结石的牙龈炎病例未经有效治疗,易发展成牙周炎。牙周炎的深牙周袋内滞留的厌氧微生物比单纯牙龈炎的微生物对牙周组织产生更大的损害。微生物缓慢释放炎症介质,包括细胞因子、前列腺素和中性粒细胞和单核细胞产生的酶。导致的炎症影响牙周膜、牙龈、牙骨质和牙槽骨。牙龈在牙齿上的附着进行性丧失,牙周袋加深,牙槽骨吸收随着牙槽骨逐渐吸收,牙龈退缩,牙齿可能松动。晚期常见牙移动,甚至是牙脱落。

危险因素
牙周炎的危险因素包括:
- 菌斑
- 吸烟
- 肥胖
- 糖尿病(尤其是1型)
- 精神压力
- 维生素C缺乏(维生素C缺乏症)

解决这些问题可以改善牙周炎的治疗结果。

分类
牙周病的分类是基于美国牙周病学学院(AAP)的分类系统(1999)。分为:
- 慢性牙周炎(以前称为成人牙周炎)
- 侵袭性牙周炎(前身为早发和青少年牙周炎)
- 牙周炎是全身性疾病的一种表现
- 坏死性溃疡性牙周炎(以前称为 HIV 牙周炎)

其他的有牙周组织脓肿、伴牙髓病变的牙周炎、发育性或后天性(获得性)异常。发育性或后天性(获得性)异常和错𬌗,引起牙齿过度的功能负载,在菌斑和牙龈炎的促进下,容易引起牙槽骨的角形吸收。

慢性牙周炎 慢性牙周炎是牙周炎中最常见的类型。好发于>35岁的成人,但青少年甚至乳牙列儿童也可能受到影响。它的特点是进展缓慢,有活动期和静止期,破坏程度和菌斑等局部刺激因素相关。

约85%的人口有轻度牙周炎,<5%的人口感染重度牙周炎。由于其进展缓慢,患者的就诊年龄不总能提示发病时间。>35岁后,患者疾病的表现通常开始明显,而牙齿脱落通常开始在患者40多岁时。

根据疾病的程度,慢性牙周炎被进一步划分为
- 局限型:≤30%牙齿受影响
- 广泛型:>30%牙齿受影响

侵袭性牙周炎 侵袭性牙周炎比慢性牙周炎少见得多。它通常发生于儿童(有时小于3岁)或年轻的成年人,但也发生在年龄更大的人群。它的特点是其家族聚集性和快速骨吸收、牙脱落,破坏程度通常与局部菌斑牙石的量不成比例。根据定义,患者无全身性疾病。反之,牙周炎是全身性疾病的表现时患者有全身性疾病。中性粒细胞和巨噬细胞/单核细胞功能可能出现异常。

局限型侵袭性牙周炎(以前称为局限型青少年牙周炎)多发生于健康的青少年。患者往往有伴放线聚集杆菌(以前称为伴放线放线杆菌)的定植,对感染细菌的强烈抗体应答也经常发生。通常情况下,炎症的症状是不明显的。检查方法有牙周探诊和X线,能显示局部、深的(垂直向)骨吸收。病变局限于切牙和第一磨牙,至少2颗恒牙有附着丧失,非第一磨牙和切牙不超过2颗。骨吸收的进展比慢性牙周炎更快,通常为3~4μm/d;目前尚不清楚局限型侵袭性牙周炎是否具有自限性。

广泛型侵袭性牙周炎(以前称为快速进展性牙周炎) 大多发生在20岁至35岁的患者。它经常与伴放线放线杆菌、牙龈卟啉单胞菌、侵蚀艾肯菌和许多革兰氏阴性杆菌相关,但因

果关系不明确。对感染细菌通常产生弱的抗体反应。所有的牙齿都可能受影响，其中必须包括≥3个非第一磨牙和切牙。

青春期前牙周炎　一种不常见的侵袭性牙周炎（未列于1999年AAP分类中），可能由下列基因紊乱导致（将牙周炎视为全身性疾病的表现），但它也可能有自己独特的基因变异。它会影响乳牙列，尤其是刚萌出不久的。广泛性急性增生性龈炎和快速的牙槽骨破坏是它的特点。患儿可能频发中耳炎，通常在4岁时即被确诊。在某些病例，恒牙萌出前疾病消退。

牙周炎作为全身性疾病的一种表现　在牙周炎严重程度与局部菌斑或刺激因子不成比例，和原本拥有全身性疾病的患者中，牙周炎通常被认为是全身性疾病的一种表现。然而，区分是疾病导致牙周炎还是菌斑形成从而引起的牙周炎往往是困难的。

与牙周炎相关的血液病包括：
- 获得性中性粒细胞减少症
- 粒细胞缺乏症
- 白血病
- 懒惰白细胞综合征
- 低丙种球蛋白血症

与表现为牙周炎的遗传性相关的系统性疾病包括：
- 家族性周期性中性粒细胞减少症
- 唐氏综合征
- 白细胞黏附缺陷症综合征
- 掌跖角化—牙周破坏综合征
- 先天性白细胞颗粒异常综合征
- 组织细胞增生症综合征
- 糖原贮积症
- 婴儿遗传性粒细胞缺乏症
- 先天性结缔组织发育不全综合征
- 低碱性磷酸酯酶症
- 科恩综合征
- 克罗恩病

坏死性溃疡性牙周炎　坏死性溃疡性牙周炎是一种病情严重、迅速发展的疾病。它通常被称为HIV相关性牙周炎，因为艾滋病毒是其常见的原因。在临床上，它类似于急性坏死性溃疡性龈炎与广泛型侵袭性牙周炎相结合。患者可能在最少6个月中形成9~12mm附着丧失。

症状及体征

牙周炎一般呈无痛性，在一个或多个牙周袋发生急性感染或存在HIV相关牙周炎时牙龈明显肿痛，进食时食物撞击牙周袋也可能引起疼痛。特点为菌斑堆积，牙龈充血、肿胀和渗出，牙龈可能触痛、容易出血，常伴呼气时口臭。当牙齿松动时，尤其是当只有1/3的牙根在骨头时，咀嚼变得很痛苦。

诊断
- 临床评价
- 口腔X线检查

牙齿和牙龈状况结合探诊牙周袋及其深度常足以作出诊断，牙周袋深度超过4mm提示牙周炎。

牙科X线揭示牙周袋附近的牙槽骨吸收。

治疗
- 治疗危险因素
- 洁治和龈下刮治
- 必要时口服抗生素，将抗生素缓释剂置于牙周袋内，或全身用药与局部用药相结合
- 手术处理或拔除患牙

治疗可控制的危险因素，如口腔卫生不良、糖尿病和吸烟，改善预后。

对于所有的牙周炎，第一阶段治疗包括彻底的洁治、龈下刮治和根面处理（通过根面平整祛除病灶或毒素影响的牙骨质和牙本质）以去除菌斑和沉积的牙结石，必须加强日常的口腔卫生。彻底的家庭口腔卫生是必要的，包括刷牙、牙线和橡胶头的使用，使用氯己定棉签或冲洗。医生应该教患者如何执行这些步骤。3周后复诊、评估，如果牙周袋深度不超过4mm，只需要定期洁治。有时制作牙龈组织瓣以便于给牙根更深部位实行刮治和根面平整术。

如果存在深牙周袋，可以全身使用抗生素。常用的方法是阿莫西林500mg，口服，每日4次，持续10日。此外，含多西环素（多西环素）的凝胶或含米诺环素的微球置入独立的顽固性牙周袋，这些药物两周内逐步释放。

另一种治疗手段是手术切除牙周袋（牙周袋缩减/清除手术）和骨成形，以便患者能够自己清洁龈沟的底部。在某些病例中进行再生手术和骨移植可促进牙槽骨生长。需要时可进行松动牙的夹板固定和牙齿表面选择性调磨以去除咬合创伤。晚期病例必须拔牙。牙周治疗开始前控制全身性的影响因素。

90%由HIV引起的坏死溃疡性牙周炎，通过聚维酮碘牙周袋冲洗（口腔科医生用注射器处理）、经常使用氯己定漱口、适量使用抗生素（通常甲硝唑250mg，口服，每日3次，持续14日）有一定效果。

局限型侵袭性牙周炎需要牙周手术结合口服抗生素（阿莫西林500mg，每日4次，或甲硝唑250mg，每日3次，持续14日）。

> **关键点**
> - 牙周炎是由牙菌斑中的细菌引发的炎症反应
> - 有牙槽骨的吸收，深牙周袋的形成，最终导致牙齿松动
> - 治疗包括洁治和龈下刮治，有时用抗生素和/或手术

牙龈炎

牙龈炎是牙龈的炎症，出现牙龈出血伴肿胀、发红、渗出、正常形态改变和偶尔产生不适感觉。诊断依据临床检查，治疗包括专业牙齿清洁和加强家庭口腔卫生。严重的病例需使用抗生素或接受外科手术。

正常情况下，牙龈坚韧、紧紧贴合于牙齿，有一定的外形特点。紧贴牙冠的角化牙龈具有粉红色的点彩，牙龈充填牙冠间的间隙。远离牙冠的牙龈称为牙槽黏膜，表面无角化层，富含血管、呈红色、可移动，与颊黏膜相连续。挤压正常牙龈龈沟内无血性或脓性分泌物溢出。

炎症或牙龈炎是常见的牙龈疾病，可能发展成牙周炎。

病因

牙龈炎可由：

- 菌斑(不良口腔卫生)引起
- 非菌斑引起的牙龈炎

几乎所有的牙龈炎均由菌斑引起。不良口腔卫生导致菌斑在牙龈与牙齿中间堆积；牙龈炎不会在缺牙处产生。菌斑的刺激加深牙龈与牙面之间的正常龈沟，龈袋形成。龈袋中的细菌可能导致牙龈炎和根面龋。其他的局部刺激因素，如错𬌗、牙石、食物嵌塞、不良修复体和口干症，也对牙龈炎有次要促进作用。

激素变化、全身性疾病、药物或营养不良可引发或加剧菌斑诱导的牙龈炎。

青春期、月经期间、孕期和更年期均会发生激素变化，口服或注射避孕药也可能加重炎症。

全身性疾病(如糖尿病、艾滋病、维生素缺乏症、白血病、白细胞减少症)可以影响机体对感染的反应。某些克罗恩病患者发生鹅卵石样肉芽肿性牙龈增生。

药物(如环孢素、硝苯地平)、严重的烟酸缺乏(导致糙皮病)、维生素 C 缺乏(导致维生素 C 缺乏症)可引起牙龈炎。

接触重金属(如铅、铋)可引起牙龈炎和牙龈边缘黑线。

非菌斑引起的牙龈炎 发生在一小部分人。病因包括细菌、病毒、真菌感染、过敏反应、创伤、皮肤黏膜障碍(如扁平苔藓、天疱疮)和遗传性疾病(如遗传性牙龈纤维瘤病)。

症状及体征

单纯性牙龈炎 首先引起牙齿与牙龈之间的龈沟加深，然后牙龈充血，炎症围绕一个或多个牙齿，伴牙龈乳头肿胀和易出血。一般无痛，可自行消退，也可维持轻度炎症数年，或少数发展成牙周炎。

冠周炎 是牙齿部分萌出时其上部覆盖牙龈的急性、疼痛性炎症，常围绕下颌第三磨牙(第三磨牙)。冠周炎比较常见，可能形成脓肿。如果食物陷入龈瓣下，常引起冠周炎复发。牙齿完全萌出，龈瓣消失。许多第三磨牙没有萌出并被称为阻生。

在更年期，可能会出现剥脱性龈炎，其特征是牙龈组织疼痛、呈深红色，易出血。上皮脱落前可以有疱疹。由于承受食物摩擦力的角化上皮缺失，牙龈变软。可能有同样牙龈损害的疾病包括寻常性天疱疮、大疱性类天疱疮、良性黏膜类天疱疮或萎缩性扁平苔藓。

妊娠期间，可能发生牙龈肿胀，尤其是牙龈乳头肿胀。有蒂的牙龈增生常来源于牙龈乳头，发生于妊娠前 3 个月，并持续于整个妊娠期，婴儿出生后有可能自行消退。妊娠性牙龈瘤常呈柔软的红色肿块，组织学表现为炎性肉芽肿。妊娠性牙龈瘤开始发展快，然后保持稳定，常存在一定的刺激因素，如牙结石或修复体粗糙的边缘。这些增生也可能发生在没有怀孕的妇女和男性中。

控制不良的糖尿病 常加重刺激因素对牙龈的作用，并发生继发性感染和急性牙龈脓肿。

白血病患者，牙龈由于白血病侵犯而充血，表现的临床症状为水肿、疼痛和易出血。

维生素 C 缺乏症(维生素 C 缺乏) 患者，牙龈增生和充血、炎症，易出血。瘀血点和瘀血斑出现于整个口腔。

蜀黍红斑(烟酸缺乏) 病例表现为牙龈炎症，易出血，容易发生继发性感染。此外，牙龈发红，多沟纹；口腔有烫伤感；舌光滑，发红；舌及其余口腔黏膜可能出现溃疡。

诊断

- **临床评价**

牙龈边缘组织脆弱呈红斑状可以明确诊断牙龈炎。为了检测早期牙龈疾病，口腔科医生常检查每个牙周围龈沟的深度。正常的龈沟深度<3mm，深龈袋有牙龈炎和牙周炎的可能。

治疗

- **常规的口腔卫生维护和专业的洁治**

单纯性牙龈炎 通过改善口腔卫生能够控制疾病，可以同时使用抗菌漱口液，应该进行彻底的洁治处理(专业人员使用手工或超声器械洁治)。必要时，重新修整修复体的不良外形或重修复，并祛除局部刺激因素。切除多余的牙龈。如果可能，停止引起牙龈增生的药物；不能停药的情况下，加强家庭口腔护理和更多次数的专业洁治(至少每 3 个月 1 次)，往往能够减轻牙龈的增生。切除妊娠性牙龈瘤。

冠周炎的治疗包括：
- 去除龈瓣下的食物碎屑
- 用生理盐水、1.5%过氧化氢或 0.12%氯己定冲洗
- 病情反复发作者，拔除病灶牙

如果发展成严重感染，拔牙前 1 日使用抗生素，并且持续至病情愈合。常用的疗法是阿莫西林 500mg 口服，每 6 小时 1 次，持续 10 日(或至炎症消退后 3 日)。冠周炎引起的脓肿需局部切开和引流、冠周牙龈清创或拔除患牙。

全身性疾病引起的牙龈炎，治疗需要针对病因。对于绝经期的剥脱性龈炎，使用雌激素和孕激素可能有益，但这种替代治疗的副作用限制其应用(参见第 2026 页)；此外，口腔科医师可以使用糖皮质激素漱口剂或直接涂于牙龈的糖皮质激素药膏。寻常性天疱疮及类似的皮肤黏膜疾病引起的牙龈炎可能需要全身性糖皮质激素类药物治疗。

预防

每天用牙线及牙刷清除菌斑和常规 6 个月至 1 年一次的口腔洁治有助于预防牙龈炎。有全身性疾病而易发生牙龈炎的患者需要更多的专业洁治(从每 2 周一次至每年四次)。

> **关键点**
> - 牙龈炎主要由口腔卫生不良造成，但有时是由于荷尔蒙的变化(如妊娠、绝经期)或某些全身性疾病(如糖尿病、艾滋病)造成的
> - 专业清洗有或无抗菌冲洗通常是适当的治疗
> - 全身性的病因也必须进行治疗

急性坏死性溃疡性牙龈炎

(梭杆菌螺旋体龈炎；战壕口；文森感染或文森咽峡炎)

急性坏死性溃疡性牙龈炎(ANUG)为牙龈的疼痛性炎症。症状为急性疼痛、出血和口臭。诊断依据临床表现。治疗是细致的清创、维持口腔卫生、漱口和支持治疗，如果清创处理必须延迟，则使用抗生素。

急性坏死性溃疡性牙龈炎常发生于精神紧张的抽烟患者或身体虚弱者。其他诱发因素包括口腔卫生不良、营养缺乏、免疫缺陷(如艾滋病或使用免疫抑制药)和失眠症。

还有些患者有口腔念珠菌病。

症状及体征

突然发病可能伴随不适或发热。主要表现是：

- 急性疼痛、牙龈出血
- 唾液分泌过多
- 有时口臭明显

龈乳头和游离龈的溃疡是特征。这些溃疡有一个典型的凿除状的外观，表面覆盖灰白色假膜，颊黏膜和扁桃体很少出现类似病变，吞咽和说话时感受到疼痛，往往存在区域淋巴结病变。

有时，ANUG 可以表现为无明显口臭，也可以是一个局部病变。

诊断

- 临床评估

少见的情况下，扁桃体或咽部组织受累，必须通过咽拭子培养和 CBC 排除白喉或粒细胞缺乏症引起的感染。

治疗

- 清创
- 漱口（如过氧化氢、氯己定）
- 加强口腔卫生
- 口服抗生素

ANUG 的治疗包括使用手用洁治器或超声装置清创，清创工作在数天内完成。患者使用软毛牙刷或毛巾擦拭牙齿。在第一次清创后的数天内，每隔一小时用温生理盐水漱口，或一天两次用 1.5% 过氧化氢或 0.12% 氯己定漱口。必要的支持治疗，如提高口腔卫生、足够的营养、大量流质摄入、休息和避免刺激（如避免抽烟、烫食或辛辣食物），需要时使用镇痛剂。明显的改善常出现于发病后 24~48 小时，此后可完成清创处理。

如果清创延迟（如缺乏口腔科医生或清创所必需的器械无法及时到位），口服抗生素（如阿莫西林 500mg，红霉素 250mg，或四环素 250mg 每 6 小时 1 次）可迅速缓解症状，用药持续至症状消失后 72 小时。

口腔念珠菌病治疗在其他章节描述。

如果急性期牙龈外形发生改变（如牙龈乳头缺失），最终需要外科手术以防止继发性牙周炎。

其他牙龈疾病

牙龈组织增生可能作为对各种药物的反应而非炎症状态，引起牙龈增生的药物主要有：

- 苯妥英钠
- 环孢素
- 硝苯地平和其他钙通道阻滞剂

增生的牙龈表现为弥散性、缺少血管的光滑组织或结节性增大，严重时几乎覆盖整个牙齿，肥大的牙龈组织常需手术切除。如果可能，更换引起牙龈增生的药物。良好的口腔卫生能够有效地控制复发。

牙龈也可发生癌症并扩散至邻近的淋巴结。

106. 颞下颌关节疾病

颞下颌关节（TMJ）疾病是一类引起颞下颌关节功能障碍和颞下颌关节及其周围组织（包含咀嚼肌和头颈部其他肌肉及其筋膜）疼痛疾病的总称。只要当疼痛和下颌活动受限严重到需要专业人员处理，患者被认为患有 TMJ 疾病。

典型的 TMJ 疾病最初由多因素共同作用造成，但大多数与肌肉或关节的不协调有关。TMJ 紊乱引起下颌骨髁突在关节窝内的活动受干扰或髁突挤压软骨结构的关节盘（图 106-1）。关节盘其形状像一个成熟的红细胞，作为缓冲

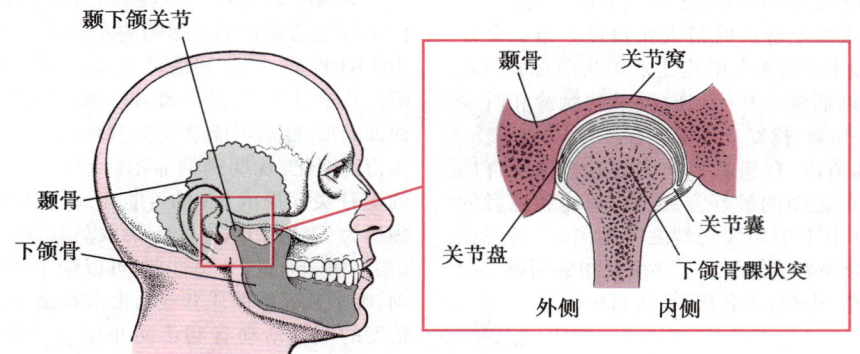

图 106-1　颞下颌关节。 颞下颌关节由下颌骨的髁突和颞骨的关节窝构成，软骨样的关节盘在关节间隙内充当缓冲垫

垫位于关节面之间。引起 TMJ 活动不协调的因素包括紧咬牙齿及磨牙、损伤、系统性疾病（如关节炎）、局部或系统性感染、错𬌗畸形和缺牙，甚至持续性嚼口香糖也可能导致症状产生。

诊断

TMJ 疾病必须与许多类似的疾病相鉴别（表 106-1）。手指压迫关节引起疼痛，张口时疼痛加重，提示 TMJ 疾病。

表 106-1 类似于 TMJ 疾病的某些疾病

症状	疾病
头痛	鼻窦炎 颞动脉炎 紧张、偏头痛和丛集性头痛 磨牙症（引起肌肉紧张性头痛） 颈部疾病引起的相关疼痛
疼痛	疱疹后神经痛 反射交感性营养不良或头颈部手术后创伤性神经瘤 头颈肿瘤 牙痛 三叉神经痛
疼痛伴听力障碍	耳道或耳咽管阻塞 中耳炎 关节炎
头、颈及身体其他部位疼痛	纤维肌痛 全身性肌筋膜疼痛
疼痛、麻木	颅内动脉瘤 转移性肿瘤
放射至 TMJ 区的疼痛吞咽或转头时加重的疼痛	影响肌肉或颈椎的鞭打伤 颈椎或肌肉疾病 伊格尔综合征（钙化茎突） 舌咽神经痛 亚急性甲状腺炎
牙关紧闭	颧弓塌陷性骨折 感染 喙突骨软骨瘤 冠周炎

患者被要求描述疼痛性质，并指定疼痛的范围。触诊咀嚼肌（颞肌、咬肌、翼内肌、翼外肌）和颈枕部肌肉，查看是否有压痛和扳机点（碰触该点时疼痛放射至其他区域）。

观察时，患者需张口至舒适时最大张口度。当患者开闭口时，上下颌切牙碰撞（通常在中线处），矢状向观成一直线，下中线通常偏向疼痛侧。开闭口时关节的触诊和听诊可能提示压痛、感染、弹响、捻发音或爆破音。

将小指放到外耳道内，在患者移动下颌时施加少许向前的压力，是触诊髁突运动的最好方式。普通体型患者的开口度至少为 40mm（上下中切牙切端之间距离）。考虑到患者的体型差异，一位患者应能将自己 3 个从指尖到第一指关节合拢的手指（示指、中指、无名指）放入口中。

颞下颌关节强直

颞下颌关节强直是关节的融合和固定。

颞下颌关节强直主要由损伤或感染引起，但也可能是先天性疾病或由类风湿关节炎（RA）引起，表现为慢性、无痛性活动受限。当关节强直导致髁突生长受阻，常出现面部不对称（参见第 787 页）。关节内（真性）强直必须与喙突肥大、颧骨塌陷性骨折、手术瘢痕、放射或感染引起的关节外强直相鉴别。大多数真性关节强直的病例，关节的 X 线显示骨性结构发生变化。

治疗采用手术方法，如果病变位于关节内，切除髁突；如果喙突和颧弓也受累，则切除部分下颌升支。手术后必须进行张口训练数月至数年以维持手术的效果。由于骨融合的缘故，不进行手术而张口训练则无法治疗 TMJ 强直。

颞下颌关节炎

感染性关节炎、损伤性关节炎、骨关节炎、RA 和继发性退行性关节炎可能影响颞下颌关节。

感染性关节炎 颞下颌关节感染可以由邻近感染直接扩散或血行播散引起（参见第 263 页）。病变区域出现炎症反应、疼痛和下颌活动受限。局部感染征象与全身性病变或邻近感染相关提示本诊断。早期 X 线表现无变化，晚期可能显示骨破坏。如果怀疑为化脓性关节炎，可进行穿刺检查以明确诊断和确定病原菌。诊断必须迅速确定以防止永久性关节损伤。

治疗包括使用抗生素、适当饮水、控制疼痛和限制下颌活动，青霉素作为首选药物直至细菌培养和药敏试验得出特定的细菌学诊断。化脓性感染需要穿吸或切开处理。一旦感染控制，早期张口训练有助于预防瘢痕形成和避免活动受限。

创伤性关节炎 罕见情况下，急性损伤（如困难拔牙手术或气管插管）可能引起 TMJ 炎症。表现为疼痛、触痛和下颌活动受限。诊断主要依据病史。除了关节内水肿或出血使关节间隙增加外，X 线检查无特殊变化。治疗包括口服 NSAID、热敷、进软食和限制下颌活动。

骨关节炎 可以影响 TMJ，通常发生于 >50 岁的人群。患者主诉下颌活动僵硬，张闭口时有摩擦声或轻度疼痛。由于关节盘穿孔引起关节面间摩擦产生嘎嘎声。骨关节炎常涉及双侧 TMJ，X 线可能显示髁突变平或唇形改变。治疗是对症治疗。在夜间或白天戴用保护性牙套可以帮助减轻缺牙患者因咬合时上下颌骨更接近所引起的疼痛，减少摩擦音。

类风湿关节炎 RA 是侵犯 >17% 成年人或儿童的 TMJ，但 TMJ 通常是最后受影响的几个关节之一。最常见的表现为 TMJ 疼痛、肿胀和活动受限，后期可能引起前牙开𬌗畸形。儿童患者，其髁突破坏干扰下颌骨的生长发育并引起面部畸形，随后可能继发关节强直。早期 TMJ 的 X 线表现无特殊变化，晚期病例显示骨破坏。与多发性关节炎相关的 TMJ 炎症提示 RA 的可能性，通过 RA 其他的典型特征而确诊为 TMJ 的 RA。治疗采取与其他关节 RA 相同的方法（参见第 268 页）。急性期，可以给予 NSAID，限制下颌的活动，晚上戴保护性牙套或𬌗板常有助于治疗。症状消退后，适度的下颌活动有利于防止运动障碍。如果发生关节强直，则需要采用外科手术，但手术需等待病情稳定后进行。

继发性退行性关节炎 这种类型关节炎常发生于损伤后或伴有持续性肌筋膜疼痛综合征（参见第 788 页）的 20~

40岁患者,其特征是张口受限,下颌活动时单侧TMJ疼痛、压痛和嘎嘎弹响。如果与肌筋膜疼痛综合征相关,症状时好时坏。诊断依据X线表现,通常显示髁突变平、有唇状突起、毛刺或侵蚀性破坏。单侧关节受累的特点有助于继发性退行性关节炎与骨关节炎相鉴别。

治疗总体采用保守疗法,对于肌筋膜疼痛综合征,可能需要关节成形或髁突高位切除。戴殆板(护牙套)常能缓解症状。除了吃饭、清洁口腔和本身清洗外,持续戴用殆板。症状缓解后,每天所戴殆板的时间逐渐减少。关节内注射糖皮质激素可减轻症状,如果反复进行,可能损伤关节。

下颌髁突增生

下颌髁突增生是一种病因不明的疾病,其特征是髁突生长应该减慢或停止时,却加速或持续性生长,最终自行停止生长。

单侧髁突及其颈部慢性持续性增大引起反殆、面部不对称和颏部中点偏移至健侧。患侧可能出现突颌畸形,下颌骨下缘常凸起。软骨瘤和骨软骨瘤可能引起相似的症状和体征,但生长更快和可能引起更严重的不对称性。

诊断
- X线平片
- 常规CT

X线平片表现,颞下颌关节形态可能正常,髁突按比例增大或髁突颈部伸长。通常进行CT检查确定全下颌骨肥大或髁突局限性增生。如果增生呈局限性,必须活检以鉴别肿瘤或增生。

治疗
- 生长发育期,髁突切除
- 发育停止后,下颌骨正颌手术复位后需进行正畸治疗

治疗原则通常为生长活跃期的患者,切除髁突;生长停止的病例,进行正畸治疗和正颌手术复位下颌骨。如果伴下颌体部高度显著增加的面部不对称,可以通过削减下颌骨下缘而进一步改善面型。

下颌髁突发育不全

下颌髁突发育不全是由下颌升支短小而引起的面部畸形。

髁突发育不全常由于生长发育期间损伤、感染或放疗引起,也可能呈特发性。畸形涉及面部的丰满度,表现为患侧下颌骨短缩,颏部偏向患侧,健侧面部扁平。(下颌升支短缩侧肌肉收缩而显得丰满,健侧肌肉伸长因此变得扁平)。下颌偏移引起错殆畸形。

诊断根据生长发育期面部进行性不对称的病史,结合X线表现的髁突畸形和角前切迹(下颌体部在下颌角前方的凹陷)的变化,经常有致病经历。

治疗方法为手术缩短健侧或延长患侧下颌骨。术前牙齿矫正有助于获得理想的治疗效果。

颞下颌关节内紊乱

颞下颌关节内紊乱最常见类型是髁突上方的关节盘向前移位。症状为局限性关节疼痛和下颌运动时弹响。诊断根据病史和体格检查。治疗包括镇痛、下颌休息、肌肉放松、理疗和戴用殆板。如果这些方法无效,可能需要外科手术。早期治疗效果好。

当异常的下颌力学引起肌痉挛,翼外肌的上头可能牵拉关节盘前移脱离正常位置。下颌异常的力量由先天性或获得性不对称引起,或作为创伤及关节炎症的并发症。如果关节盘滞留于髁突前方,这种内紊乱不可恢复,引起张口受限(下颌锁结)和耳周及颞下颌关节疼痛。如果关节活动至某一位点时关节盘能够回复至髁突上正常位置,这种内紊乱呈可复性。从某种角度考虑,可复性关节内紊乱发生于1/3的人群。

各种类型的内紊乱都会引起滑囊炎(或滑膜炎),为关节周围组织(如肌腱、韧带、结缔组织、滑膜)炎症的一种类型。滑囊炎也可自发性或由关节炎、损伤及感染引起。

症状及体征

关节盘可复性内紊乱常引起张口时咔塔声或爆破声,可能存在疼痛,咬硬物时尤其明显。部分患者因为其他人能够"听见"自己咀嚼时的声响而感到困惑。实际上,尽管弹响声对患者本人似乎很响,其他人基本听不见。

关节盘不可复性内紊乱通常不产生弹响,但最大张口时上下切牙间距离从正常的45~50mm缩小至≤30mm。大多数疼痛的患者能够感觉到咬合变化。患者通常曾有慢性关节弹响史;8%~9%的时间,患者醒来无法完全张嘴。

滑囊炎引起局限性关节疼痛、触痛和产生张口受限。

诊断
- 临床评估

关节盘可复性内紊乱的诊断需要观察张闭口时下颌的活动。当张口>10mm(上下切牙间的距离),关节盘弹回髁突上方听到咔塔或爆破声,或感觉关节盘被牵回原位。进一步张口期间,髁突与关节盘维持正常位置。闭口期间,当髁突滑过关节盘的后缘和关节盘前移时听到另一更细微的咔塔声。

诊断关节盘不可复性内紊乱需要患者尽量张口,测量张口度,然后轻轻加压使张口度略增加。正常情况下,张口度45~50mm,如果发生关节盘移位,张口度将≤30mm。闭口或前伸下颌抵抗阻力时疼痛加重。

常进行MRI检查以证实关节盘紊乱的存在或验证疗效。滑囊炎的诊断常依据损伤或感染的病史,结合关节区明确的触痛,并排除肌筋膜疼痛综合征、关节盘穿孔、关节炎和结构不对称治疗后遗留的疼痛。但是滑囊炎可能伴随以上任何一种疾病同时出现。

治疗
- 需要时使用镇痛剂
- 有时采取非手术治疗,如戴用被动颌运动装置设备或再定位殆板等
- 保守治疗失败时采取手术治疗
- 滑囊炎有时注射糖皮质激素药物

关节盘可复性移位患者如果张口时无不适感觉,并且张口度足够大(大约40mm或示指、中指和无名指三指的宽度),不需要处理。如果出现疼痛,可以使用中等度镇痛剂,如NSAID(布洛芬400mg,口服,每6小时1次)。有些患者使用市售的机械装置做被动颌运动练习,获得良好疗效。

发病时间<6个月,可以使用前牙复位殆板,使下颌骨适

度前移(促使髁突与关节盘相吻合)。这个𬌗板为硬质马靴形的透明丙烯酸(塑料),外形与牙弓相匹配,咬合面的设计使患者咬合时下颌前移。在这个位置上,关节盘在髁突的上方,𬌗板逐渐调磨以允许下颌向后方移动。当翼外肌上头伸展时,关节盘滞留于髁突上,称为"捕获"关节盘。以后逐渐调整𬌗板,以允许下颌骨向后移位。关节盘移位的时间越长,复位成功的可能性越小,最后可能需要进行手术处理关节盘,手术的成功率尚不稳定。

关节盘不可复性内紊乱,除了镇痛剂外不需要其他治疗。如果关节盘没有显著变形,𬌗板可能有效,但长期使用𬌗板,会引起牙齿排列的不可逆性改变。对于某些病例,可以指导患者手法牵引关节盘离开原位置,使张口恢复正常。当保守治疗失败,可采取各种关节镜下或开放性手术。

对于滑囊炎,先使用 NSAID,让下颌休息、肌肉放松。有时,在夜间或白天戴用𬌗板,直至炎症减轻。如果这些治疗效果不理想,可以关节内注射糖皮质激素药物,或采用关节镜进行关节灌洗和清创。

> **关键点**
> - 异常𬌗力牵拉关节盘向前;它可能保持异常位置(不可复性)或返回(可复性)
> - 可复性关节盘移位通常引起咀嚼时弹响或疼痛
> - 不可复性关节盘移位不引起弹响,但导致最大张口度减小至≤30mm以下
> - 周围组织可能会发炎(滑囊炎),引起疼痛
> - 镇痛药、再定位𬌗板和被动𬌗运动装置通常有效,但有时仍需要手术治疗

肌筋膜疼痛综合征

肌筋膜疼痛综合征(原称肌筋膜疼痛和功能障碍综合征,MFPDS)可以发生于颞下颌关节结构正常的患者,由紧张、疲劳或咀嚼肌(翼内肌、翼外肌、颞肌和咬肌)痉挛引起。症状包括磨牙症、咀嚼相关结构的疼痛和压痛及头颈其他部位的放射性疼痛,常伴有下颌活动异常。诊断根据病史和体格检查。包括镇痛、肌肉松弛、习惯调整和𬌗板的保守治疗,常是有效的措施。

肌筋膜疼痛综合征是 TMJ 区最常见的疾病,常见于女性,有两个好发年龄段,分别是 20 岁出头和绝经期。

肌肉痉挛引起的这种疾病常是磨牙症(紧咬或研磨牙齿)的结果(参见第 767 页)。对于磨牙症是否由不良的牙齿接触、情绪紧张或睡眠疾病引起尚存在争议。磨牙症常由多因素共同作用引起。肌筋膜疼痛综合征不局限于咀嚼肌,它可以在身体的任何部位发生,最常见的包括在颈背部肌肉。

症状及体征

症状包括咀嚼肌疼痛和触痛,并且常于下颌运动时疼痛和导致活动受限。夜间磨牙和睡眠呼吸障碍(如阻塞性睡眠呼吸暂停和上气道阻力综合征)都可以导致晨起头痛,这种疼痛在白天逐渐消退。这种疼痛应与巨细胞性动脉炎的疼痛相鉴别。如果白天也持续磨牙,肌力减退、疼痛和头痛的症状会更严重。

张口时下颌偏斜与关节内紊乱相似;与颞下颌关节内紊乱的不同点在于,张口偏斜逐渐发生,疼痛可出现于整个张口过程中,轻轻加压,检查者能够在原有最大张口基础上,使张口度再增加 1~3mm。

诊断
- 临床评估
- 有时采取多导睡眠描记

一个简单的试验可能有助于诊断。2~3 个压舌板放叠置于双侧磨牙间,嘱患者轻轻咬,由此产生的牵拉作用,可能减轻症状。除用以排除关节炎外,X 线检查通常无辅助作用。如果怀疑巨细胞性动脉炎,检查 ESR。

如果怀疑睡眠呼吸障碍,进行多导睡眠描记。

治疗
- 使用中等度的镇痛剂
- 戴𬌗板或护牙套
- 临睡前使用抗焦虑药
- 理疗

口腔科医生制作的塑料𬌗板或护牙套能够避免牙齿相互接触和预防磨牙症的损伤。舒适的热塑性𬌗板在许多运动用品商店或药店能够买到;然而,这样的𬌗板只能短期使用或用作短期诊断工具。由于牙齿可能会移动,建议由牙医制作并指导戴用护牙套。

睡觉时使用低剂量苯二氮䓬往往对急性发作有效,能够暂时缓解症状;然而,在患者有相关睡眠障碍(如睡眠呼吸暂停)时,抗焦虑药和肌松药应谨慎使用,因为它们会加重这些障碍。中度镇痛剂,如 NSAID 或对乙酰氨基酚也是可选择的药物。环苯扎林可能有助于部分患者的肌肉松弛。由于属慢性疾病,除短暂用于急性加剧病例外,一般不使用阿片制剂。

患者必须学会停止紧咬牙和清醒时磨牙。难以咀嚼的食物和口香糖应当避免。理疗、生物反馈促使肌肉放松的方法和必要的解释对部分患者有益。生理调节包括经皮电神经刺激(TENS)和"喷雾后伸展",即疼痛区域表面皮肤用冰或皮肤冷冻剂(如氯己烷喷洒)后,下颌运动的肌肉松弛、嘴张开。近来使用肉毒杆菌毒素成功地缓解了肌筋膜疼痛综合征的肌肉痉挛。许多患者即使不治疗,2~3 年后症状可能自行缓解。

> **关键点**
> - 相较于颞下颌关节紊乱,肌筋膜疼痛综合征是颞下颌疼痛更为常见的原因
> - 紧张,疲劳,以及夜间磨牙引起的咀嚼肌痉挛
> - 患者感觉咀嚼肌疼痛和触痛,下颌运动时疼痛导致活动受限,有时会头痛
> - 睡眠时戴𬌗板或护牙套,服用苯二氮䓬、非阿片类镇痛药,可能有助于缓解症状

第十篇

眼 部 疾 病

107. 眼科疾病患者的诊治　790
　　　Leila M. Khazaeni, MD

108. 眼科疾病的症状　793
　　　Christopher J. Brady, MD
　　　急性视力下降　793
　　　瞳孔不等　796
　　　视物模糊　797
　　　复视　799
　　　眼睑肿胀　801
　　　眼痛　803
　　　眼球突出　806
　　　眼前漂浮物　807
　　　眼红　809
　　　流泪　811
　　　其他眼部症状　813

109. 白内障　813
　　　Leila M. Khazaeni, MD

110. 眼睑和泪器疾病　815
　　　James A. Garrity, MD
　　　睑缘炎　815
　　　眼睑痉挛　816
　　　泪小管炎　816
　　　睑板腺囊肿和睑腺炎　816
　　　泪囊炎　817
　　　泪管狭窄　817
　　　睑内翻和睑外翻　818
　　　眼睑肿瘤　818
　　　倒睫　818

111. 角膜病　819
　　　Melvin I. Roat, MD
　　　大泡性角膜病变　819
　　　角膜溃疡　819
　　　单纯疱疹病毒性角膜炎　820
　　　眼部带状疱疹　821

　　　角膜基质炎　822
　　　Cogan综合征　822
　　　角结膜干燥症　823
　　　圆锥角膜　824
　　　角膜软化症　824
　　　周边溃疡性角膜炎　824
　　　泡性角结膜炎　824
　　　浅层点状角膜炎　825
　　　角膜移植　825

112. 青光眼　826
　　　Douglas J. Rhee, MD
　　　原发性开角型青光眼　829
　　　闭角型青光眼　832

113. 结膜和巩膜疾病　833
　　　Melvin I. Roat, MD
　　　黏膜类天疱疮　833
　　　结膜炎概述　834
　　　病毒性结膜炎　835
　　　急性细菌性结膜炎　835
　　　成人包涵体性结膜炎　836
　　　过敏性结膜炎　837
　　　沙眼　837
　　　睑裂斑和翼状胬肉　838
　　　结膜下出血　839
　　　表层巩膜炎　839
　　　巩膜炎　839

114. 视神经疾病　840
　　　James A. Garrity, MD
　　　遗传性视神经疾病　840
　　　缺血性视神经病变　841
　　　视神经炎　842
　　　视盘水肿　842
　　　中毒性弱视　843

115. 眼眶病　844
　　　James A. Garrity, MD

海绵窦栓塞 844
炎症性眼眶疾病 844
眶隔前和眼眶蜂窝织炎 845
眼眶肿瘤 847

116. **屈光不正** 847
Deepinder K. Dhaliwal, MD
接触镜 848
屈光手术 849

117. **视网膜疾病** 851
Sonia Mehta, MD
年龄相关性黄斑变性 851
视网膜中央和分支动脉阻塞 852
视网膜中央和分支静脉阻塞 853

糖尿病性视网膜病变 854
高血压性视网膜病变 855
视网膜脱离 856
视网膜色素变性 857
视网膜前膜 857
累及视网膜的恶性肿瘤 858

118. **葡萄膜炎及相关疾病** 858
Kara C. LaMattina, MD
葡萄膜炎的概述 858
结缔组织疾病引起的葡萄膜炎 860
眼内炎 860
感染性葡萄膜炎 861
交感性眼炎 862

107. 眼科疾病患者的诊治

在做检查前了解眼的解剖结构是非常重要的(图107-1)。眼的检查可以通过常规仪器进行,如标准检眼镜;全面检查需要特殊仪器,并且由眼科医生施行。

病史

病史提供的信息包括部位,起病的缓急,现有症状持续时间和先前的眼部症状,眼部疼痛与否及其性质,分泌物或

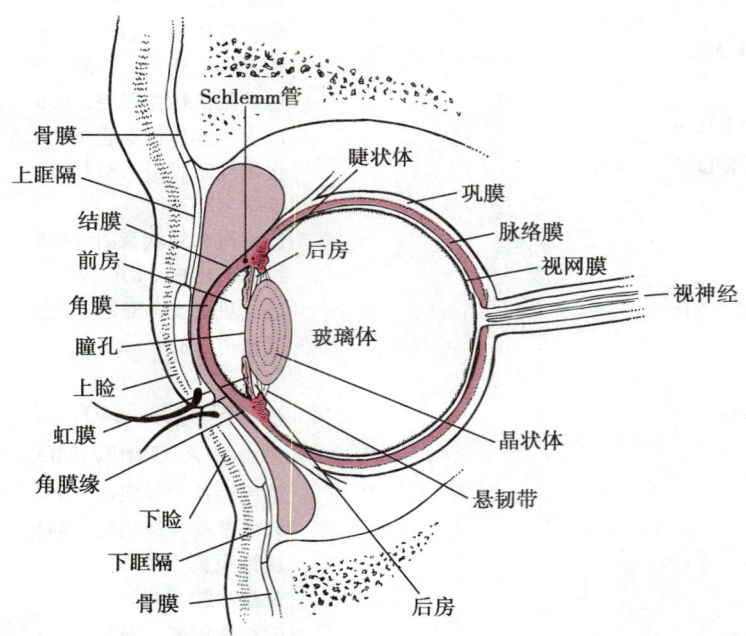

图107-1 眼的横断面解剖。晶状体悬韧带维持晶状体的位置,而睫状肌调节晶状体的聚焦状况。睫状体还具有分泌房水的作用。房水填充于前房和后房,经过瞳孔流入前房,主要通过Schlemm管引流出眼球(见828页,图112-1)。虹膜通过改变瞳孔(位于其中央的开孔)的大小来调节进入眼内的光线。视觉影像聚焦于视网膜。结膜覆盖于眼球表面,衬于上下眼睑内面,止于睑缘。角膜的表面为上皮细胞,与结膜上皮细胞相比更敏感且有很多不同的特性

眼红,视力变化。除了视力下降和眼部疼痛外,引起患者担心的症状还有闪光感、眼前阵雨样的漂浮物(两者都可能是视网膜脱离的症状)、复视和周边视力下降。

眼科体检

视力 检查的第一步是记录视力。许多患者没有尽全力汇报。提供足够的时间和鼓励患者往往能够获得更加准确的结果。视力检查应该在裸眼和佩戴患者自己眼镜两种条件下进行。如果患者没有眼镜,可以用小孔镜检查视力。如果没有小孔镜,可以在一张卡片上用18号针头戳一排小孔,孔的直径大小略有差异。患者可以通过获得最佳视力的小孔来检查。如果小孔镜可以矫正视力,则提示问题为屈光不正。小孔镜矫正是一种快速、有效的诊断屈光不正的方法,而屈光不正是视物模糊的最常见病因。但是通过小孔镜矫正的最佳视力通常只能达到20/30,而不是20/20。

每只眼测视力时对侧眼必须用一个实面的物体遮盖(而不是患者的手指,因为手指可能在检查时分开)。患者在6m(20ft)远处看视力表。如果无法检测远视力,可以在眼前36cm(14in)处用近视力表检查。视力检查结果用Snellen法记录。Snellen视力记录的20/40(6/12)表示正常人在12m(40ft)处能够看到的最小视标患者只在6m处才能辨别。视力记录是患者能够正确读出一半的最小一行视标,尽管这时患者可能感到比较模糊或者需要猜测。如果患者不能读出6m(20ft)远处Snellen视力表最大的视标,则改在3m(10ft)距离处测量视力。如果即使在最近的距离都无法读出视力表上的视标,则检查者伸出不同数目的手指,并检查患者是否可以正确数指。如果无法数指,则检查患者是否可以判断手动。如果无法判断手动,则检查患眼是否可以感受到光线。

近视力检查要求患者在36cm(14in)处阅读标准近视力表或者新闻报纸。>40岁需要借助矫正眼镜(阅读眼镜)的患者应该戴镜检查近视力。

屈光不正可以通过手持式检眼镜初步评估,检查者检查眼底时检眼镜的屈光度能够反映被检查者的屈光状态;这个方法要求检查者必须佩戴矫正眼镜,但不能替代全面屈光检查。大多数情况下,屈光不正可以通过标准的综合屈光检查仪或者自动验光仪(一种能够检测患者眼部投射光和反射光差别的仪器)测量。这些仪器也可以测量散光(参见第847页)。

眼睑与结膜检查 睑缘和眼周皮肤组织可以通过局部照明和放大检查(如放大镜、裂隙灯或检眼镜)。怀疑泪囊炎或泪小管炎时,需要触诊泪囊区并压迫泪囊观察是否有分泌物从泪小管和泪小点处排出。翻转眼睑后检查睑结膜、球结膜和穹窿部,以观察是否有异物或者炎症的体征(如滤泡增生、渗出物、充血和水肿)以及其他异常表现。

角膜检查 角膜表面光反射(光照时光线从角膜反射)的不连续或者边缘模糊提示角膜表面不完整或粗糙,见于角膜擦伤或角膜炎。荧光素染色可以显示角膜擦伤和角膜溃疡。如果患者有疼痛症状或者检查时必须接触角膜或结膜(如异物取出或测量眼压),则在荧光素染色前应该先滴表面麻醉药(如0.5%丙美卡因或者0.5%丁卡因)。无菌、独立包装的荧光素染色条用一滴无菌生理盐水或者表面麻醉眼药浸湿后,嘱患者眼球向上转看,然后用染色条迅速接触下睑内侧。嘱患者眨眼几次使荧光染料均匀分布于泪膜,然后用钴蓝光照明在高倍镜下观察该眼。角膜或结膜上皮缺损的部位(擦伤或者溃疡)染有绿色荧光。

瞳孔检查 记录瞳孔的大小和形状。嘱被检者向远处看,观察每个眼睛的瞳孔对光照的反应。然后将笔形电筒在眼部快速交替移动观察瞳孔的直接和间接对光反应(手电筒实验)。包括三个步骤:

- 当笔形电筒照射一眼1~3秒时,该眼的瞳孔收缩最明显
- 笔形电筒快速移动到另一眼达1~3秒
- 笔形电筒再移回到第一个检查眼

正常情况下,光线直接照射眼的瞳孔收缩(直接对光反应)与光线照射对侧眼时该眼的瞳孔收缩(间接对光反应)程度类似。而当一眼由于传入通路(从视神经至视交叉)受损或者有广泛的视网膜病变时,由于光感受的减弱,病变眼的间接对光反应强于直接对光反应。因此,在手电筒试验的第三步中,当光线移回到病变眼时,该眼瞳孔会反常地出现散大。这个现象提示相对性传入性瞳孔反应障碍(RAPD,或者Marcus Gunn瞳孔)。

眼外肌:检查者用手指、笔形电筒或者透照光线在8个方向(上方、右上方、右侧、右下方、下方、左下方、左侧和左上方)移动,要求患者注视,注意观察是否有注视偏离,运动受限,非共轭注视或因脑神经麻痹、眼眶病或者其他引起肌肉运动受限疾病等造成的异常体征。

检眼镜检查 检眼镜检查(眼后段的检查)可以直接通过使用手持检眼镜或与裂隙灯生物显微镜组合的手持式透镜来完成。间接检眼镜检查可以通过头戴式检眼镜和手持放大镜来进行。手持式直接检眼镜检查时首先将检眼镜屈光度调至0度,然后增加或减少屈光度调节直到聚焦于眼底。手持式直接检眼镜的视网膜视见范围有限,间接检眼镜检查可以提供三维的视野,能更好地观察周边视网膜,而周边视网膜是发生视网膜脱离的最常见部位。

散瞳可以更好的观察眼底。散瞳之前要做前房深度估计,因为如果前房浅,散瞳可以促使急性闭角型青光眼的发作。前房深度可以用裂隙灯评估或者用笔形电筒在颞侧角膜缘平行于虹膜面照向鼻子来粗略评估。如果鼻侧虹膜处于阴影中,则有浅前房,应该避免散瞳。其他散瞳禁忌证包括头部外伤、可疑眼球破裂伤、窄房角和闭角型青光眼。

常用的散瞳方法有滴1滴1%托吡卡胺,2.5%去氧肾上腺素,或两者都用(必要时每5~10分钟重复1次);要使散瞳时间更长,瞳孔散的更大,或者两者兼有,可用1%环喷托酯替代托吡卡胺。

检眼镜检查可以发现晶状体或玻璃体的混浊。评估视盘杯盘比,识别有无视网膜和血管的病变。视杯是指视神经乳头中央的凹陷,视盘是指整个视神经乳头的面积。视杯/视盘比正常范围在0~0.4。≥0.5的比值提示可能有神经节细胞的丢失,可能是青光眼的表现。

视网膜的变化包括:

- **出血**,表现为面积不等的出血灶

- 玻璃膜疣(视网膜下小黄白色点状沉积物,提示有干性的年龄相关性黄斑变性)(彩图107-1)

血管的变化包括:
- 动静脉压迹,慢性高血压的体征,即视网膜动静脉交叉处静脉被动脉压迫
- 铜丝线,动脉硬化的体征,即变厚的小动脉壁增加了光的反射密度
- 银丝线,高血压的体征,即薄而纤维化的小动脉壁降低了光的反射密度
- 静脉搏动的丧失,在先前有静脉搏动的患者,是颅内压增高的体征

裂隙灯检查 裂隙灯通过聚焦一束一定高度和宽度的光束,可以精确地立体观察包括眼睑、结膜、角膜、前房、虹膜、晶状体和前部玻璃体等结构。借助手持聚光透镜,它也可以用于视网膜和黄斑的详细检查。在下述情况中尤为有用:

- 明确是否存在角膜异物和擦伤
- 测量前房深度
- 辨识前房细胞(红细胞或者白细胞)或闪辉(蛋白质的表现)
- 识别巩膜水肿,即裂隙灯光线聚焦于结膜下时观察到一向前隆起的光带,通常是巩膜炎的一种体征
- (采用聚光透镜时)识别像黄斑变性、糖尿病性眼病、视网膜前膜、黄斑水肿和视网膜裂孔等疾病

眼压测量和房角检查也在裂隙灯下进行,房角检查需要一种特殊的镜子来观察虹膜角膜汇合处的房角结构。

视野检查 从视神经到大脑枕叶的视觉通路任何一个部位的病变都可以引起视野损害(表107-1;参见第840页,图114-1)。青光眼引起周边视力(视野)的丧失。视野检查可以通过面对面直接对比检查法粗略评估或者其他更精确、更详细的检测方法。

表107-1 视野缺损的类型

类型*	描述	病因
等位线视野缺损	上方或者下方视野部分或者全部缺损,但是不超过水平分界线	常见病因:缺血性视神经病变,视网膜半侧分支动脉阻塞,视网膜脱离 少见病因:青光眼,视神经或者视交叉病变,视神经先天性缺损
弓形暗点	小范围弓弧形视野缺损,与视网膜神经纤维分布特征相符;不超过水平分界线	是汇聚形成视神经乳头的特定部位的视网膜神经节细胞的损伤 常见病因:青光眼 少见病因:缺血性视神经病变(通常是非动脉炎型),视盘玻璃膜疣,高度近视
双眼鼻侧视野缺损(少见)	双眼的鼻侧(内侧)视野均出现部分或者全部缺损;不超过垂直分界线	常见病因:青光眼,双颞侧视网膜病变(如视网膜色素变性) 罕见病因:双枕叶疾病,肿瘤或者动脉瘤压迫双眼视神经
双眼颞侧偏盲	双眼颞侧(外侧)视野部分或者全部缺损;不超过垂直分界线	常见病因:视交叉病变(如垂体腺瘤、脑膜瘤、颅咽管瘤、动脉瘤、胶质瘤) 少见病因:视盘倾斜 罕见病因:鼻侧视网膜色素变性
生理盲点增大	视盘处正常的生理盲点扩大	视盘水肿,视神经玻璃膜疣,视神经缺损,视盘有髓神经纤维,毒品,伴弧形斑的近视眼视盘
中心暗点	视野中心视功能丧失	黄斑疾病,视神经病变(如缺血性、Leber遗传性视神经病变、视神经炎-多发性硬化),视神经萎缩(如肿瘤压迫视神经、毒性-代谢性疾病) 罕见病因:枕叶病变
周边视野缩小,残存中心小视野	单眼或者双眼整个视野的外周部分缺损	青光眼,视网膜色素变性或者其他周边视网膜病变,全视网膜光凝后的慢性视盘水肿,伴视网膜睫状动脉回避的视网膜中央动脉阻塞,伴黄斑回避的双眼枕叶梗死,非生理性视力丧失,癌相关性视网膜病变 罕见病因:药物
同侧偏盲	双眼同侧视野(左侧或者右侧)部分或者全部缺损;不超过垂直分界线	视束或者外侧膝状体病变;颞叶、顶叶或者枕叶病变(以卒中和肿瘤多见,动脉瘤和外伤少见)。偏头痛(可以引起短暂的同侧偏盲)

*偏头痛能导致各种视野缺损,但它最常见的是引起同侧偏盲。
经许可改编自Rhee DJ,Pyfer MF:The Wills Eye Manual. 3rd ed. Philadelphia:Lippincott Williams & Wilkins,1999。

直接对比法:是让患者固定注视检查者的眼睛或者鼻子。然后检查者用一个小的视标(如火柴或者手指)分别从患者视野四个象限的周边向中心移动,要求患者在一看到视标时即指出。缓慢晃动小视标可以帮助患者区分和辨别它。另一种直接对比法是检查者在视野的每个象限伸出几个手指,并要求患者告诉看见的手指数。这两种方法,都是每只眼分别测试。对比法有异常的患者应该用更精确的仪器再行详细的视野检查。

更细致的检查方法包括平面视野计,Goldmann视野计和计算机自动化视野计(计算机标准化程序控制在视野不同位置呈现一系列闪烁的光标,根据患者对光标的反应描绘出精细的视野)。Amsler方格表用于检查中心视功能。

方格表出现变形（视物变形症）或者缺损（中央盲点）提示可能有黄斑病变（如脉络膜新生血管），这类病变可见于年龄相关性黄斑变性。

色觉检查 石原（Ishihara）色板在一堆彩色的点中隐藏了一些数字或者符号，常用12~24个石原色板来检查色觉功能。色盲患者或者其他获得性色觉异常患者（如视神经疾病）看不到部分或者全部隐藏的数字。大多数先天性色盲是红绿色盲；大部分获得性色觉异常（如青光眼或视神经疾病）是蓝黄色盲。

辅助检测

眼压测量 眼压测量是根据压陷角膜所需压力来检测眼压力的。手持笔式眼压计用于筛查。它需要局部表面麻醉药（如0.5%丙美卡因）。另一手持式眼压计，icare眼压计，能无需表面麻醉下使用。该icare眼压计对儿童有用，且在急诊部被非眼科医生广泛使用。非接触式"喷气"眼压计也可用于诊所内筛查，这种眼压计不需要专门的训练，因为它不与角膜发生直接接触。Goldmann压平眼压计是最准确的眼压测量方法，但是需要专门训练，通常只由眼科医生使用。单一眼压测量不是青光眼筛查的充分指标，应该还要检查视神经。

血管造影 荧光素血管造影：在糖尿病、年龄相关性黄斑变性、视网膜血管阻塞和眼部炎症等疾病中可用于发现低灌注区和新生血管。它还用作视网膜激光治疗的术前评估。静脉注射荧光素溶液后，快速连续摄片观察视网膜、脉络膜、视盘，或虹膜血管。

吲哚菁绿血管造影：用于对视网膜和脉络膜血管的成像，有时可比荧光素血管造影术提供脉络膜血管的更多细节。它用于年龄相关性黄斑变性的成像，并且对发现新生血管形成提供特殊帮助。

相干光层析成像 相干光层析成像（OCT）提供了眼后部结构的高分辨率影像，如视网膜（包括视网膜色素上皮），脉络膜和后部玻璃体。能识别视网膜水肿。OCT类似于超声检查的方式，但用光波替代了声波；它不采用造影剂或电离辐射，是非侵入性的。OCT用于引起黄斑水肿、黄斑前或黄斑下的纤维增殖的视网膜疾病的影像检查，包括年龄相关的黄斑变性，糖尿病性水肿，黄斑裂孔，和视网膜前膜。它也用于监测青光眼进展。

视网膜电图检测 电极分别放置于每眼的角膜表面和眼周的皮肤上，记录视网膜的电位活动。这种技术用于视网膜变性患者的视网膜功能评价。它的结果不反映视力。

超声波检查 B超提供眼球的二维结构信息，即使在角膜或者晶状体混浊时也不受影响。眼科适应证包括视网膜肿瘤、视网膜脱离、玻璃体积血的评价；异物的定位；后部巩膜炎特征性后巩膜水肿的观察；脉络膜黑色素瘤与转移性癌以及视网膜下出血的鉴别诊断等。

A超是一维超声波，用于测量眼轴长度，作为白内障手术的一部分，人工晶状体植入术前需测量用以计算人工晶状体度数。

超声测厚是应用超声波来测量角膜厚度，用于屈光手术（如LASIK）前和角膜营养不良的患者。

CT和MRI 这些影像技术最常用于眼外伤的评价，尤其是怀疑眼球内异物时，以及对眼眶肿瘤、视神经炎和视神经肿瘤等的评价。怀疑眼球内金属异物时不应做MRI检查。

眼震电图描记法 参见第694页。

108. 眼科疾病的症状

急性视力下降

视力下降如果发生在数分钟或者一两天内，一般考虑为急性的视力下降。视力下降可以影响单眼或者双眼，全部或者部分视野。仅有小范围视野缺损（如小范围的视网膜脱离所致）的患者可能主诉为视物模糊。

病理生理

急性视力下降有三种常见的原因：
- 眼球将光线传递到视网膜的光学通路中正常透明的组织（如角膜、玻璃体）发生混浊
- 视网膜病变
- 影响视神经或者视觉通路的病变

病因

急性视力下降最常见的病因为：
- 视网膜血管的阻塞（视网膜中央动脉或者静脉阻塞）
- 缺血性视神经病变（通常见于有颞动脉炎的患者）
- 玻璃体积血（由糖尿病性视网膜病变或者外伤引起）
- 外伤

此外，突然意识到的视力下降（假性急性视力下降）最初可表现为突然发病。例如，长期单眼视力下降的患者（可能由于严重的白内障引起）会在遮盖另一眼时突然意识到病眼的视力下降。

是否合并疼痛可以帮助鉴别疾病（表108-1）。

表 108-1 引起急性视力下降的一些疾病

病因	提示性表现	诊断处理
不伴眼痛的急性视力下降		
一过性黑矇	持续数分钟至数小时的单眼失明（如果是脑血管疾病引起的则通常小于5min）	可考虑行： 颈动脉超声检查 ECG MRI 或 CT 连续心律监测
动脉炎性缺血性视神经病变[通常见于巨细胞（颞侧）动脉炎患者]	有时有头痛、咀嚼暂停或者吞咽暂停，颞动脉触痛或者肿胀，视盘苍白水肿伴有周围的出血，视网膜动脉或者其分支阻塞 有时有近端肌肉疼痛伴强直（风湿性多肌痛所致）	红细胞沉降率、C反应蛋白水平（CRP），血小板计数 颞动脉活检
功能性视力下降（不常见）	正常瞳孔光反射，阳性视动震颤，眼科检查未见客观异常体征 常常无法写名字或者将分开的双手合起 有时尽管主诉有严重的视力丧失，但是情绪冷漠	临床评价 如果怀疑该诊断，进行眼科检查和视觉诱发电位检查
年龄相关性黄斑变性中新生血管引起的黄斑出血	黄斑及其周围组织内部或者深部的出血灶	临床评价
非动脉炎型缺血性视神经病变	视盘的水肿和出血 有时有下方和中心视野的缺损 存在危险因素（如糖尿病、高血压和低血压发作）	血沉，C反应蛋白和血小板计数 可考虑颞动脉活检以排除巨细胞动脉炎
眼型偏头痛	通常持续10~60min的闪烁暗点、马赛克样图案或者完全的视力丧失，常随后出现头痛 常见于年轻患者	临床评价
视网膜动脉阻塞	发病极其迅速，视网膜苍白，黄斑樱桃红点，有时见Hollenhorst斑（动脉阻塞部位的反光小体） 存在血管性疾病的危险因素	血沉、C反应蛋白和血小板计数检查以排除巨细胞动脉炎 颈动脉超声检查、心脏超声 考虑MRI或者CT检查、ECG 连续心律监测
视网膜脱离	近期增加的漂浮物和/或闪光幻觉（闪光感） 视野缺损，视网膜皱褶 危险因素（如外伤、眼部手术、高度近视；男性，老年人）	临床评价
视网膜静脉阻塞	频繁、多发、弥漫分布的视网膜出血 危险因素（如糖尿病、高血压、高血黏度综合征，镰状细胞贫血）	临床评价
短暂缺血发作或者卒中	双侧对称（同侧）的视野缺损，未受损部位视野的视敏度无下降（双侧枕叶病变例外且少见，但可发生于基底动脉阻塞） 存在动脉粥样硬化的危险因素	颈动脉超声检查 心脏超声检查 CT 可考虑行MRI或者 心电图 连续心律监测
玻璃体积血	既往有眼前漂浮物或者蜘蛛网样物体 危险因素（如糖尿病、视网膜裂孔、镰状细胞性贫血、外伤）	可行超声波检查了解视网膜情况
伴有眼痛的急性视力下降		
急性闭角型青光眼	光晕、恶心、头痛、畏光、结膜充血、角膜水肿、浅前房、眼压通常>40	急诊眼科检查 前房角镜检查
角膜溃疡	荧光素染色和/或裂隙灯检查可见角膜溃疡灶 危险因素（如创伤、角膜接触镜佩戴史）	眼科评价

病因	提示性表现	诊断处理
眼内炎	漂浮物、结膜充血、眼底红光反射减弱和/或前房积脓 危险因素[眼部手术、眼球破裂伤或者眼内异物病史(如金属敲击)、真菌血症或者菌血症]	急诊眼科检查,前房水和玻璃体液培养
视神经炎(通常疼痛但不绝对)	眼球转动时轻微疼痛,传入性瞳孔障碍(发生更早),视野缺损,典型的是中央缺损 色觉检查显示异常 有时有视盘水肿	钆增强MRI检查以明确多发性硬化及相关疾病

V_1,三叉神经的眼支。

大多数可以累及整个眼球并造成完全视力下降的疾病也可以仅累及眼的一部分并引起部分视野缺损(如视网膜分支动脉或者静脉阻塞,局限性的视网膜脱离)。

急性视力下降的相对少见病因包括:
- 前部葡萄膜炎(常见的疾病,但是引起的眼球疼痛可以严重到在患者出现视力下降前即来就诊)
- 进展迅速的视网膜炎
- 某些药物(如甲醇、水杨酸、麦角生物碱、奎宁)

评估

病史 **现病史**:应该包括视力下降的起因、持续时间、进展和部位(单眼或双眼,全视野或者部分视野缺损以及视野缺损的特殊部位)。重要的相关视觉症状包括眼前漂浮物,闪光感,光晕,色觉异常和锯齿状或者马赛克样图案(闪烁暗点)。应询问患者是否合并眼球疼痛,以及疼痛是否持续存在或者仅在眼球运动时出现。

全身性疾病回顾:应该注意可能引起视力下降的眼外症状,包括咀嚼或吞咽暂停,颞部头痛,近端肌肉疼痛,和强直(巨细胞动脉炎);和头痛(眼型偏头痛)。

既往史:应该注意眼病的危险因素(如角膜接触镜佩戴史、严重近视、近期眼部手术史或者外伤),血管疾病的危险因素(如糖尿病、高血压)和血液系统疾病(如镰状细胞贫血或者Waldenström巨球蛋白血症或多发性骨髓瘤等可以引起高黏血症的疾病)。

家族史应该注意任何偏头痛的家族史。

体格检查 检测包括体温在内的生命体征。

如果考虑短暂缺血发作的诊断,需要进行全面的神经科检查。触诊检查穿行太阳穴区域颞动脉的搏动、疼痛以及结节。但是,最主要的检查应集中于眼部。

眼部检查包括:
- 检测视力
- 采用面对面检查法检查周边视野
- Amsler表检查中心视野
- 手电筒试验检查瞳孔的直接和间接对光反应
- 评估眼球运动
- 色板检查色觉
- 如果可能的话,用裂隙灯检查眼睑、结膜和巩膜
- 荧光素染色检查角膜
- 对有眼痛或者结膜充血的患者,则检查前房是否存在细胞和闪辉现象
- 用直接检眼镜和/或裂隙灯检查晶状体是否发生白内障
- 测量眼压

最好用一滴拟交感滴眼液(如2.5%的去氧肾上腺素)和/或睫状肌麻痹剂(如1%环喷托酯或者1%托比卡胺)散瞳后用检眼镜检查眼底;通常约20分钟能充分散瞳。检查整个眼底,包括视网膜、黄斑、中心凹、血管和视盘及其边缘。

如果瞳孔光反应正常并且怀疑为功能性视力下降(罕见),则应检查视动性眼球震颤。如果没有视动性鼓转器,则用一个镜子放在患者眼前并缓慢移动。如果患者能够看见,则眼球通常追踪镜子的移动(即考虑为视动性眼震阳性)。

预警症状:急性视力下降本身就是一个警示症状;大多数病因都是严重的。

检查结果解读:诊断可以系统性的进行。视野缺损的特殊形态有助于病因的判断。其他临床发现也可以帮助判断病因:
- 检眼镜检查难以看见红光反射提示透明结构发生混浊(如由角膜溃疡、玻璃体积血或者严重的眼内炎等引起)
- 能引起急性视力下降的严重视网膜病变可以通过检眼镜检查发现,尤其是在散瞳后。视网膜脱离可以表现为视网膜的皱褶;视网膜静脉阻塞可以表现为显著的视网膜出血;视网膜动脉阻塞可以表现为视网膜苍白伴黄斑樱桃红点
- 传入性瞳孔障碍(直接对光反应消失而间接对光反应正常),而其他检查都正常(除了有时可见视盘的异常),提示视神经或者视网膜(即视交叉前)的异常

此外,下述情况可能对诊断有所帮助:
- 单眼的症状提示病变发生于视交叉前
- 双侧、对称性(同侧)的视野缺损提示病变发生在视交叉后
- 持续眼痛提示角膜病变(溃疡或者擦伤)、前房炎症或者眼压升高;而伴随眼动的疼痛提示视神经炎
- 颞部头痛提示巨细胞动脉炎或者偏头痛

辅助检查 症状(如颞部头痛,咀嚼暂停,近端肌肉疼痛、强直)或体征(如颞动脉触痛或者硬结、视网膜苍白、视盘水肿)提示有视神经或者视网膜缺血的所有患者都应该检查血沉,C-反应蛋白和血小板计数以排除巨细胞动脉炎。

其他检查参见表108-1。下述检查格外重要:
- 如果散瞳后眼科医生应用间接检眼镜仍然无法看清视网膜,则应用超声波检查视网膜
- 有眼球运动痛或者传入性瞳孔障碍,尤其是检眼镜下发现视神经水肿的患者,应行钆增强MRI检查以排除多发

性硬化

治疗

针对病因治疗。如果病因可以治疗的话,通常应该立即进行治疗。很多情况下(如血管性病变),治疗无法挽救病眼的视功能,但是可以降低对侧眼出现相同病变的风险或减少相同病因引起的并发症(如缺血性卒中)。

> **关键点**
> - 诊断和治疗应该尽可能快地进行
> - 伴有传入性瞳孔障碍的单眼急性视力下降提示病变位于眼部或者视交叉前的视神经
> - 急性单眼视力下降或者传入性瞳孔障碍的患者,以及检眼镜检查伴有或无视神经异常但其他眼科检查都正常的,考虑为视神经病变,尤其是缺血性病变可能
> - 急性单眼视力下降、眼痛和结膜充血的患者,考虑角膜溃疡、急性闭角型青光眼、眼内炎或者严重的前部葡萄膜炎的可能

瞳孔不等

瞳孔不等是指两侧瞳孔大小不同。瞳孔不等本身不会引起症状。

病因

瞳孔不等的最常见病因是:
- 生理性(见于约20%的人群)

其他瞳孔不等的病因见表108-2。

大多数疾病伴有瞳孔不等是由于虹膜或者神经源性的功能异常,但通常伴有其他更为麻烦的症状表现(如葡萄膜炎、脑卒中、蛛网膜下腔出血、急性闭角型青光眼)。

评估

评价的目的是为了阐明瞳孔不等的生理机制。通过辨别某些机制[如霍纳综合征(Horner syndrome)、第Ⅲ脑神经麻痹],临床医生可以诊断伴有瞳孔不等症的少见严重隐匿疾病(如肿瘤、动脉瘤)。

病史 现病史:包括症状的出现、性质和持续时间。记录任何头部或者眼部外伤史。

全身性疾病回顾:应寻找可能提示病因的症状,例如出生缺陷或者染色体异常(先天性缺陷);眼睑上睑下垂、咳嗽、胸痛或者呼吸困难[霍纳综合征(Horner syndrome)];生殖器病变、淋巴结肿大、红疹或者发热(梅毒);头痛或者其他神经系统症状[霍纳综合征(Horner syndrome)或者第Ⅲ脑神经麻痹]。

既往史:包括已知的眼科疾病、手术和服用的药物。

体格检查 瞳孔大小和光反应应该在明、暗两种环境下检查。应该检查调节和眼外肌运动。应用裂隙灯或者其他放大设备来检查眼部结构以明确结构异常和眼睑上睑下垂。根据临床提示对其他眼部症状进行相关检查来评价。检查患者的老照片或者驾照(可在放大镜下)可以帮助判断瞳孔不等征是否之前就存在。

表 108-2 瞳孔不等的部分常见原因

病因	提示性发现
Adie 强直瞳孔(特发性收缩受限)	瞳孔的调节反应强于对光反应;收缩后散大延迟
阿-罗瞳孔(梅毒所致)	瞳孔的调节反应强于对光反应;可能有提示梅毒感染的发现
先天性虹膜缺损	伴有眼部异常、染色体疾病、其他非眼部先天性缺陷、慢性病程
药物(如东莨菪碱贴;动物防虫项圈或者喷雾剂,有机磷酸酯,或者雾化异丙托溴铵等接触眼部;睫状肌麻痹剂,散瞳剂,可乐定,或阿伯拉可乐定滴眼剂)	用药或者接触史
霍纳综合征(Horner syndrome)(如先天性、外伤性、术后、偏头痛或者肺部肿瘤)	上睑下垂、无汗症、瞳孔收缩后散大延迟,原发疾病的其他表现
术源性虹膜或者其他眼部功能异常	病史
生理性瞳孔不等	慢性,没有症状或者相关表现,两眼瞳孔大小不等 < 1mm(通常 < 0.4mm),瞳孔对光反应正常
第Ⅲ脑神经麻痹(如血管瘤或肿瘤)	眼外肌运动受损,上睑下垂
外伤性瞳孔散大	外伤的病史或依据

预警症状:下述表现应特别注意:
- 上睑下垂
- 无汗症
- 瞳孔的调节反应比光反应更强
- 眼外肌运动受损

检查结果解读:如果暗环境下瞳孔大小差异更大,则较小侧的瞳孔为异常。常见的病因包括霍纳综合征(Horner syndrome)或者是生理性的。眼科医生可以鉴别两者,因为霍纳综合征(Horner syndrome)的小瞳孔在滴入散瞳药物(如10%可卡因)后不会散大。生理性瞳孔不等大则在明、暗两种环境下双眼瞳孔直径差异无明显改变。

如果明亮环境下瞳孔大小差异更大,则较大侧的瞳孔为异常。如果眼外肌运动受损,尤其是合并上睑下垂,可能为第Ⅲ脑神经麻痹。如果眼外肌运动正常,眼科医生可以进一步通过滴入一滴缩瞳剂(如 0.1% 毛果芸香碱)来鉴别病因。如果大的瞳孔收缩,则病因可能为 Adie 强直瞳孔;如果大的瞳孔不收缩,则病因可能为药物或者虹膜结构性的损伤(如外伤、手术)。

辅助检查 通常不需要辅助检查,但是有临床怀疑的疾病应做相应的检查。患有霍纳综合征(Horner syndrome)或者第Ⅲ脑神经麻痹的患者通常需要检查头颅 MRI 或者 CT,考虑霍纳综合征(Horner syndrome)的患者还需胸部 CT。

治疗

瞳孔不等征不需治疗。

> **关键点**
> - 生理性瞳孔不等很常见,可以引起两眼瞳孔<1mm 的大小差异
> - 在明、暗环境下检查瞳孔,并检查患者的老照片或者驾照可以提供更多有助诊断的信息资料
> - 有霍纳综合征(Horner syndrome)或者第Ⅲ脑神经麻痹的患者需要考虑严重的疾病

视物模糊

视物模糊是眼科最常见的主诉症状。通常是指逐渐发生的视力下降。单眼或者双眼的突然、完全视力丧失(盲),参见第793页。较小的视野缺损(如小范围的视网膜脱离)的患者可能主诉为视物模糊。

病因

视物模糊的最常见病因(表108-3)包括:
- 屈光不正(总的来说最常见)
- 年龄相关性黄斑变性
- 白内障
- 糖尿病性视网膜病变

视物模糊包括四种常见机制:
- 将光线传入视网膜的正常透明眼部结构(角膜、晶状体、玻璃体)出现混浊

表 108-3 视物模糊的部分病因

病因	提示性发现	诊断方法
眼部结构的混浊		
白内障	缓慢发病,常见危险因素(如年老、使用糖皮质激素),对比度下降,眩光 检眼镜检查或者裂隙灯检查可见晶状体混浊	临床评价
角膜混浊(如外伤后或者感染后的瘢痕)	裂隙灯下角膜异常	临床评价
累及视网膜的疾病		
年龄相关性黄斑变性	缓慢发病,中心视力受损(中心盲点)而周边视野不受累,黄斑玻璃膜疣或者瘢痕,新生血管膜	根据临床指证进行荧光素血管造影检查或者其他视网膜影像检查
感染性视网膜炎(如巨细胞病毒、弓形体)	通常有 HIV 感染或者其他免疫抑制性疾病,常有眼红或者眼痛,异常视网膜表现	依据临床指证进行相关检查(如抗弓形体抗体)
视网膜色素变性	主要为夜盲,逐渐发病,色素性视网膜病灶	由眼科医生进行特定的检查(如暗适应、视网膜电图)
系统性疾病引起的视网膜病变(如高血压,系统红斑狼疮,糖尿病,Waldenström 巨球蛋白血症,多发性骨髓瘤或者其他可能引起高黏血症的疾病)	危险因素,检眼镜检查发现的视网膜异常(参见表108-5)	根据临床怀疑的疾病进行相关检查
视网膜前膜	危险因素(如糖尿病视网膜病变,葡萄膜炎,视网膜脱离或者眼部外伤) 视物模糊或者变形(如直线变弯)	检眼镜、相干光层析成像
黄斑裂孔	视物模糊,最初为中心变糊	检眼镜、相干光层析成像
视网膜静脉阻塞	危险因素(如高血压、年龄、青光眼) 无痛性视力下降(常为突发性) 有时表现为视物模糊	检眼镜,有时需要荧光素血管造影,有时需要相干光层析成像
累及视神经或者神经通路的疾病		
视神经炎	逐渐发病,但多发性硬化的视神经炎起病快 通常为单侧或非对称性的 眼球运动时疼痛,直接对光反应比间接对光反应弱(传入性瞳孔障碍),有时检眼镜下可见视盘边界消失,和/或眼球触痛	常需 MRI 以排除多发性硬化
影响聚焦的疾病		
屈光不正	视力随所视物体距离改变,屈光矫正后视力正常	由验光师或者眼科医生进行屈光检查

- 影响视网膜的疾病
- 影响视神经及其连接的疾病
- 屈光不正

某些疾病可能有不止一种机制。例如，早期的白内障或者由于控制不佳的糖尿病引起的可逆转的晶状体肿胀均能影响屈光系统。由于某些疾病导致视物模糊[如急性角膜损害（例如擦伤）、溃疡、单纯疱疹病毒性角膜炎，带状疱疹性角膜炎，急性闭角型青光眼]的患者多数情况下是由于其他症状如眼痛和眼红而就诊。

罕见的能引起视物模糊的疾病包括遗传性视神经眼病（如显性视神经萎缩，Leber 遗传性视神经病变）和由于维生素 A 缺乏造成的角膜瘢痕化。

评估

病史　现病史：应该明确发病、病程、症状的进展过程，以及是单侧还是双侧的病变。应通过开放式的问题或者要求（如"请描述你所说的视物模糊是什么情况"）来尽量精确地描述症状。例如，细节的丢失不同于对比度的丢失。此外，患者不一定能够意识到视野缺损，而表现为楼梯少了几步或者是阅读时无法看见部分文字。重要的相关症状包括眼红、畏光、眼前漂浮物、闪光感和休息时或眼球运动时眼痛。必须明确暗视（夜视力）、明亮光线（引起视物模糊、星星暴发、光晕、畏光）、物体距离以及矫正眼镜是否影响视力和是否中心或者周边视力的受损。

全身性疾病回顾：包括可能病因的相关症状询问，例如口渴和多尿（糖尿病）。

既往史：应记录既往的眼外伤史或者其他已确诊的眼部疾病，并询问那些已知是眼病危险因素的疾病（如高血压，糖尿病，艾滋病/获得性免疫缺陷，系统性红斑狼疮，镰状细胞贫血，以及可能引起血黏度升高的疾病多发性骨髓瘤或者 Waldenstrom 巨球蛋白血症等）。药物史询问是否应用过可能影响视力的药物（如糖皮质激素）和治疗过可能影响视力的疾病（如糖尿病性视网膜病变）。

体格检查　根据需要检查视觉以外的系统；但是，所有眼部的检查是必需的。

检测视力是关键。许多患者没有尽全力。提供足够的时间和鼓励患者常常能获得更准确的结果。

理想情况下，患者在距离贴在墙上的 Snellen 视力表 6m（约 20ft）远处测量视力。如果无法测量远视力，可以将视力表放在眼前约 36cm（14in）的距离测量视力。>40 岁的患者测量近视力时需要进行阅读矫正。视力检查需要单眼进行，对侧眼必须用一个实面的物体遮盖（而不是患者手指，因为手指在检查时可能分开）。如果受试者在 6m 的距离不能读出 Snellen 视力表最大的视标，则改在 3m 的距离处测量视力。如果即使在最近的距离都无法读出视力表上的视标，则检查者伸出不同数目的手指，并检查患者是否可以正确数指。如果无法数指，则检查患者是否可以判断手动。如果无法判断手动，则检查患眼是否可以感受到光线的照入，即光感。

视力检查应分别在患者不戴镜（裸眼）和戴镜的两种条件下进行。如果视力在戴镜条件下可以矫正，则问题为屈光不正。如果患者没有眼镜，则使用小孔矫正镜片。如果没有小孔镜片，可以在一张卡片上用 18 号针头戳一排孔，孔的大小略有差异。患者选择可以获得最佳视力的小孔来检查。如果小孔可以矫正视力，则提示问题为屈光不正。小孔矫正是一种快速、有效的诊断屈光不正的方法，而屈光不正是视物模糊的最常见病因。但是通过小孔镜片矫正的最佳视力通常只能达到 20/30，而不是 20/20。

眼部检查：同样重要。手电筒试验检查直接和间接瞳孔对光反应。直接面对面检查法和 Amsler 表检查视野。

最好通过裂隙灯检查角膜是否有混浊。裂隙灯检查前房是否有细胞和闪辉，但在没有眼红或者眼痛的情况下，这种表现不太好解释患者的视物模糊。

使用检眼镜、裂隙灯或者两者结合，观察晶状体是否混浊。

使用直接检眼镜进行眼底检查。使用一滴拟交感滴眼液（如 2.5% 的去氧肾上腺素）、睫状肌麻痹剂（如 1% 环喷托酯或者 1% 托吡卡胺）或者两者联合散瞳后用检眼镜检查眼底可以观察到更多细节；约 20 分钟后能够充分散瞳。应尽可能检查可见范围的眼底，包括视网膜、黄斑、中心凹、血管和视盘以及视盘边缘。为了检查整个眼底（即看到周边的视网膜脱离），检查者，通常为眼科医生，必须使用间接检眼镜。

检测眼压。

预警症状：下列表现应引起特别关注：
- 视力的突然变化
- 眼痛（伴随或者不伴随眼球运动）
- 视野缺损（既往存在或者通过检查发现）
- 视网膜或者视盘的可见异常
- HIV/AIDS 或者其他免疫抑制性疾病
- 可能引起视网膜病变的全身疾病（如镰状细胞贫血，可能的高黏血症，糖尿病，高血压）

检查结果解读：症状和体征可以提示病因（表 108-3）。

如果视力可以通过眼镜或者小孔镜片矫正，则单纯的屈光不正是引起视物模糊的病因。对比度的下降或者眩光应考虑到可能仍由白内障引起。

但是，警示症状提示有更严重的眼部疾病（表 108-4）需要进行全面的检查，包括裂隙灯检查，眼压检查，散瞳后眼底检查，以及根据检查结果可能需要立即或者急诊转诊至眼科医生处。

特殊的视网膜特征发现有助于提示病因（表 108-5）。

辅助检查　如果视力在屈光矫正后大致恢复正常，则转诊患者至验光师或者眼科医生处进行进一步正式的屈光检查。如果视力无法通过屈光矫正但是没有任何警示症状，则转诊患者至眼科医生处做常规检查。具有某种警示症状的患者，应立即或者紧急转诊至眼科医生处检查。

表 108-4　部分警示发现的判断

发现	可能病因
可能引起视网膜病变的系统性疾病（如镰状细胞贫血，可能的高黏血症，糖尿病，高血压）	视网膜病
双侧对称性视野缺损	累及大脑视觉通路的病变
眼痛*	视神经炎
HIV/AIDS 或者其他免疫抑制性疾病*	感染性视网膜炎
单眼视野缺损*	视网膜脱离，其他视网膜病变，其他视神经病变
视网膜或者视盘异常	感染性视网膜炎*，视网膜色素变性，逐渐加重的视网膜病变*（参见表 108-5）
突发视力变化*	视神经炎，视网膜病变的突然加重，或者其他眼部疾病（参见第 793 页）

* 通常需要紧急或立即转诊至眼科医生处。

表 108-5　视网膜发现的判断

发现	可能病因
动脉变细，铜丝状外观，火焰状出血，动静脉压迹	高血压性视网膜病变
视网膜中周部骨样色素细胞堆积（直接检眼镜下很难看到）	视网膜色素变性
广泛出血，静脉扩张	高黏血症
视盘边缘模糊，提示视神经水肿	视神经炎
黄斑色素增生，视网膜色素上皮色素丢失，玻璃膜疣，出血	年龄相关性黄斑变性
后部视网膜出现微血管瘤和新生血管	糖尿病性视网膜病变
视网膜白色浸润灶，有时伴有红光反射消失或者玻璃体炎症	感染性视网膜炎 紧邻瘢痕的视网膜浸润灶提示弓形虫病

具有全身疾病的症状或者体征的患者应进行相应的辅助检查：

- 糖尿病：指尖或者随机血糖检测
- 控制不良的高血压和急性高血压性视网膜病变（出血，渗出或者视盘水肿）：尿常规，肾功能检查，监测血压，心电图检查
- HIV/AIDS 和视网膜异常：HIV 血清学检查和 $CD4^+$ 细胞计数
- SLE 和视网膜异常：抗核抗体，血沉（ESR），和全血细胞计数/血常规（CBC）
- Waldenstrom 巨球蛋白血症，多发性骨髓瘤或者镰状细胞贫血：全血细胞计数及分型计数和根据临床表现提示的其他检查（如血清蛋白电泳）

治疗

治疗原发疾病。矫正镜片可用于改善视力，即使导致视物模糊的原因并非仅仅是屈光不正（如早期白内障）。

老年医学精要

尽管正常情况下随着年龄增长在光线暗淡或失去对比敏感度的情况下视力会出现一定下降，但即便是在非常年老的患者，通过屈光矫正仍然能够达到 20/20 的视力。

关键点

- 如果视力通过小孔镜片可以矫正，屈光不正为可能病因
- 如果小孔镜无法矫正视力而且没有明显的白内障或者角膜异常，则应该散瞳后检查眼底
- 许多检眼镜检查发现的眼底异常，尤其是近期出现症状加重的，需要立即或者急诊转诊至眼科医生处

复视

（重影）

复视是指单一物体形成两个知觉影像。复视可为单眼复视或双眼复视。单眼复视是在仅睁一眼时存在。双眼复视是闭合任何一眼时即消失。

病因

单眼复视　发生于光线传入眼部到达视网膜时发生某些变形。可能出现>2 个影像。其中一个影像属于正常影像（如亮度、对比度和清晰度）；其他的影像则质量较差。最常见的单眼复视为：

- 白内障
- 角膜形态问题，如圆锥角膜或者表面不规则
- 未矫正的屈光不正，通常为散光

其他病因包括角膜瘢痕和晶状体脱位。该主诉也可能为诈病。

双眼复视　提示眼的共轭运动功能异常。只有两个影像，并且视觉质量相同。双眼复视有许多可能的病因（表108-6）。最常见的病因包括：

表 108-6　引起双眼复视的部分病因

病因	提示性表现	诊断方法
累及支配眼外肌的脑神经的病变（病因不同，疼痛表现不同）		
累及脑桥或者中脑的颅脑血管疾病	高龄患者，危险因素（如高血压，动脉粥样硬化，糖尿病）	MRI
	有时核间性眼肌麻痹或其他缺陷	
	无痛	

病因	提示性表现	诊断方法
压迫性病变（如动脉瘤、肿瘤）	常有疼痛（动脉瘤有突发疼痛）和其他神经系统异常	立即影像检查（CT、MRI）
特发性（通常为微血管性）	眼部独立性病变（没有其他异常表现）	转诊至眼科医生处以排除其他病变 对于孤立性复视，观察随访，可自发缓解 如果数周内无缓解，则行影像学检查（MRI、CT）
炎症性或者感染性病变（如鼻窦炎、脓肿、海绵窦栓塞）	持续疼痛 有时有发热或者全身表现，面部感觉异常，眼球突出	CT或者MRI
Wernicke脑病	酗酒史，共济失调和意识混乱	临床诊断
眼球运动的机械性受限（通常伴有眼痛）		
格雷夫斯病（Graves disease）（浸润性眼病通常伴有甲状腺功能亢进）	局部症状：眼痛，眼球突出，流泪，干眼，刺激感，畏光，眼肌无力导致复视，视神经压迫导致视力丧失 全身性症状：心悸，焦虑，食欲增加，体重减轻，失眠，甲状腺肿大，胫前黏液性水肿 有时眼部异常表现早于甲状腺功能障碍	甲状腺功能检查
眼眶肌炎	持续眼痛，眼动时加重，眼球突出，有时有充血	MRI
外伤（如骨折、血肿）	外部外伤体征，病史明确	CT或者MRI
肿瘤（近颅底，鼻窦或者鼻窦附近，眼眶源性）	常有疼痛（与眼动无关），单侧眼球突出，有时有其他神经系统异常表现	CT或者MRI
神经肌肉传导异常性疾病（典型的不伴眼痛）		
肉毒杆菌中毒	有时眼部表现先于胃肠道症状 进行性肌无力，其他脑神经功能障碍，瞳孔散大，知觉正常	血清和粪便检查毒素
吉兰-巴雷综合征，Miller Fisher变异型	共济失调，反射减弱	腰椎穿刺
多发性硬化	间歇性，游走性神经系统症状，包括末端感觉异常或者肌力下降，视觉异常，泌尿系统功能障碍 有时有核间性眼肌麻痹	头颅和脊髓的MRI
重症肌无力	间歇性复视，通常伴有上睑下垂，延髓症状，重复运动后肌无力加重	依酚铵试验

- 脑神经麻痹（第Ⅲ、Ⅳ或者Ⅵ对脑神经）
- 重症肌无力
- 眼眶浸润性疾病（如甲状腺浸润性眼病、眼眶炎性假瘤）

最常见的情况下，是由于疾病影响了支配眼外肌的脑神经（第Ⅲ、Ⅳ或者Ⅵ对脑神经）导致两眼无法共轴。这些麻痹可能是孤立和特发性的，或者是由于各种疾病影响了脑神经核团或者核下神经或者神经。是否伴有疼痛取决于病因。其他病因包括眼球运动的机械性干扰（常有眼痛）或者广义的神经肌肉传导异常（通常没有眼痛）。

评估

病史　现病史： 应该明确单眼复视抑或双眼复视，间歇性复视抑或持续性复视，影像是垂直性、水平性还是组合性分离。应记录任何伴随的眼痛，以及眼痛是否伴随眼球运动而出现。

全身性疾病回顾： 应该寻找其他脑神经异常的症状，例如视力异常（第Ⅱ对脑神经）；前额部和面颊部的麻木（第Ⅴ对脑神经）；面部无力（第Ⅶ对脑神经）；头晕、听力下降或者步态困难（第Ⅷ对脑神经）；吞咽或者语言困难（第Ⅸ和第Ⅻ对脑神经）。检查是否有其他神经系统症状，例如肌力下降和感觉异常，并记录是间歇性抑或持续存在。明确可能病因的非神经系统症状。包括恶心、呕吐和腹泻（肉毒杆菌毒素中毒）；心悸、对热敏感和体重下降［格雷夫斯病（Graves disease）］；和排尿困难（多发性硬化）。

既往史： 应寻找已知的高血压、糖尿病或者两者同时存在；动脉粥样硬化，尤其是脑血管疾病；乙醇滥用。

体格检查　首先检查生命体征了解是否有发热和中毒

的全身表现(如衰竭、意识模糊)。

眼科检查首先要记录眼睛的初始位置,随后分别检测每只眼睛的视力(矫正视力)、双眼视力,这也可以帮助鉴别是否为单眼或者双眼复视。眼部检查应该明确是否有单眼或者双眼的突出,上睑下垂,瞳孔异常和眼球运动检查时的眼球非共轭运动和眼球震颤。应进行检眼镜检查,尤其应记录晶状体(如白内障、异位)和视网膜(如脱离)的任何异常。

眼的运动功能检查时应要求患者头部保持固定,然后让患者注视检查者的手指。检查者的手指分别向右侧、左侧、上方、下方以及四个对角线方向运动,最后指向患者的鼻部(汇聚)。轻度眼肌麻痹足以引起复视症状,但可能这种检查发现不了。

如果某个注视方向出现了复视,应该进一步用红玻璃镜片置于一眼前然后再次重复眼的运动功能检查。麻痹眼的物象位于更周边些,如更周边的物象为红色,则红玻璃镜片遮盖眼为麻痹眼。如果没有红玻璃镜片,可以让患者先后闭合每只眼,有时能够鉴别麻痹眼。闭合时周边物象消失的眼即为麻痹眼。

进一步进行其他脑神经以及神经系统的检查,包括肌力、感觉、神经反射、小脑功能和步态的观察。

相关的非神经眼科检查包括颈部触诊排除甲状腺肿大和胫部检查排除胫前黏液性水肿[格雷夫斯病(Graves disease)]。

预警症状:下列表现应该引起重视:
- 超过一根脑神经的异常
- 任何程度的瞳孔异常
- 除复视以外的任何神经系统症状及体征
- 疼痛
- 眼球突出

检查结果解读:临床表现有时会提示是哪根脑神经受到了影响。
- 第Ⅲ对脑神经:上睑下垂、眼球向外下移位,有时出现瞳孔的散大
- 第Ⅳ对脑神经:垂直复视,向下注视时加重(患者倾斜头位以改善视力)
- 第Ⅵ对脑神经:眼球内侧移位,外侧注视时复视加重(患者转头以改善视力)

其他表现也可以提示病因(表108-6)。

间歇性复视提示有病情反复的神经系统异常,如重症肌无力或者多发性硬化,或者不能代偿的隐斜(眼球偏移)。隐斜的患者没有任何其他神经系统表现。

核间性眼肌麻痹(INO)来源于内侧纵束(MLF)的脑干病变。INO 表现为眼球水平运动麻痹,病变侧内转减弱(通常无法过中线),和对侧眼的眼球震颤。但是,病变眼通常在会聚时内转正常(因为不需要正常的 MLF)。

疼痛提示为压迫性病变或者炎症性疾病。

辅助检查 单眼复视的患者转诊至眼科医生处以检查眼部病变;不需要预先做其他检查。

双眼复视,伴有单侧的单一脑神经的麻痹,瞳孔光反应正常,没有其他症状或者体征的患者,通常可以观察数周而不需要额外的检查。许多病例可以自发的缓解。眼部检查可以监测患者,进一步描述病变性质。

大多数其他患者需要 MRI 神经影像检查以发现眼眶、脑神经或者中枢神经系统的异常。如果考虑可能有眼内金属性异物或者由于其他原因无法进行 MRI 检查,可用 CT 检查替代。如果临床发现提示为感染、动脉瘤或者急性脑卒中(<3 小时),应该立即影像学检查。

有 Graves 眼病表现的患者应该进行甲状腺检查[血清甲状腺素(T_4)和促甲状腺素(TSH)水平]。间歇性复视的患者强烈建议进行重症肌无力和多发性硬化的检查。

治疗

治疗为处理原发病因。

> **关键点**
> - 孤立的、瞳孔不受累的神经麻痹,并且没有其他任何症状的患者可能自发缓解
> - 具有警示症状的患者需要进行影像学检查
> - 局部的肌力减弱(任何肌肉)提示可能为神经肌肉传导的异常

眼睑肿胀

眼睑肿胀可以为单侧或者双侧发病。可为无症状性或者伴有痒和疼痛的症状。

病因

眼睑肿胀可以有多种病因(表108-7)。通常是由眼睑的疾病造成,但是也可以是由眼眶内或者其周围的疾病造成,或者由导致全身水肿的系统性疾病造成。

表 108-7 引起眼睑水肿的部分病因

病因	提示性表现	诊断方法
眼睑疾病		
过敏反应,局部性	痒,无痛	临床检查
	眼睑、结膜或者两者同时出现苍白、水肿	
	有时有复发史和/或过敏原接触史	
	单侧或者双侧性	
睑缘炎	肉眼或者放大镜下(如裂隙灯下)通常可见睫毛累及和鳞屑	临床检查
	痒,烧灼感,充血和/或溃疡	
	有时合并有脂溢性皮炎	

续表

病因	提示性表现	诊断方法
	单侧或者双侧性	
睑板腺囊肿	局部充血和疼痛,单侧发病	临床检查
	最终发展为局限性、无痛性肿胀,不毗邻睑缘	
结膜炎,感染性	结膜充血,分泌物	临床检查,通常荧光素染色以排除单纯疱疹性角结膜炎
	有时有耳前淋巴结肿大和或者结膜水肿	
	单侧或者双侧性	
单纯疱疹性睑缘炎(原发性)	皮肤红斑上的簇状小泡,溃疡,严重疼痛	临床检查
	单侧	
带状疱疹	皮肤红斑上的簇状小泡,溃疡,严重疼痛	临床检查
	单侧,第 V_1 脑神经分布区	
睑腺炎	局部充血和疼痛,单侧	临床检查
	最终发展为睑缘的局限肿胀,有时伴有脓疱	
昆虫叮咬	痒,红,有时有皮疹	临床检查
眼眶和眶周疾病		
海绵窦栓塞(罕见)	头痛,眼球突出,眼肌麻痹,上睑下垂,视力减退,发热	急诊 CT 或者 MRI
	通常首先单侧发病,然后发展为双侧	
	鼻窦炎或者其他面部感染的表现	
眼眶蜂窝织炎	眼球突出,充血,发热,疼痛	CT 或者 MRI
	眼外肌运动受限或者疼痛	
	有时视力下降	
	通常为单侧性	
	有时可先于原发感染灶的表现(典型的为鼻窦炎)	
眶隔前蜂窝织炎(眶周蜂窝织炎)	肿胀(但无眼球突出),充血,有时有疼痛,发热	必要时行 CT 或者 MRI 以排除眼眶蜂窝织炎
	通常为单侧性	
	视力和眼球运动无异常	
	有时可先于原发感染灶的表现(典型的为局部皮肤感染)	
全身疾病*		
过敏反应,系统性(如血管性水肿、鼻炎)	痒	临床检查
	有时有眼外过敏表现(如风疹,哮喘和流涕)	
	有时有复发史、过敏原接触史和/或过敏体质	
	通常为双侧性	
全身性水肿	双侧无症状性眼睑水肿,有时有面部水肿,通常有身体相关部位的水肿(如足部,骶骨前区域)	依据临床表现检查心脏、肝脏或者肾脏异常
	通常有原发疾病的表现(如慢性肾病,心衰,肝衰竭,先兆子痫)	
	有时由于应用 ACE 抑制剂	
甲状腺功能亢进(伴有 Graves 眼病)	凝视、眼睑迟落,眼球突出,眼外肌运动受限	甲状腺功能检查(TSH,T4)
	仅在角膜干燥时引起疼痛	
	心动过速,焦虑和体重减轻	
甲状腺功能减退	无痛性、双侧性、弥散性面部水肿	甲状腺功能检查(TSH,T4)
	皮肤干燥、鳞屑;头发粗糙	
	怕冷	

*由于系统性疾病引起的水肿为双侧性且非红斑性病变。
T_4,甲状腺素,TSH,促甲状腺素,V_1,三叉神经的眼支。

最常见的病因为过敏,包括:
- 局部过敏(接触过敏)
- 全身性过敏(如血管性水肿,或者伴有过敏性鼻炎的全身性过敏)

单侧眼睑的局限性肿胀通常是由于睑板腺囊肿造成的。

最急性严重的病因是眼眶蜂窝织炎和海绵窦栓塞(罕见)。

其他的病因列于表108-7,眼睑肿胀还可能由以下病因造成:
- 可能累及眼睑但是仅在病情严重时导致眼睑肿胀的疾病(如眼睑肿瘤,包括鳞状细胞癌和黑色素瘤)
- 最初引起眼睑附近但并非眼睑组织本身肿胀的疾病(如泪囊炎或者泪小管炎)
- 可以引起眼睑肿胀但是并非患者主诉的疾病(如颅底部骨折、烧伤、外伤和手术后)

评估

病史 **现病史**:应明确肿胀的时间,单侧抑或双侧发病,是否有外伤史(包括昆虫叮咬)。需明确的重要伴随症状有痒、疼痛、头痛、视力变化、发热和眼部分泌物。

全身性疾病回顾:应寻找可能病因的症状,包括流涕、痒、皮疹和哮鸣(全身性过敏表现);头痛、鼻塞和脓涕(鼻窦炎);牙痛(牙源性感染);呼吸困难、端坐呼吸和阵发性夜间呼吸困难(心力衰竭);畏寒和皮肤纹理改变(甲状腺功能减退);和怕热、焦虑和体重减退(甲状腺功能亢进)。

既往史:应该包括近期的眼部外伤或者手术史;已知的心脏、肝脏、肾脏或者甲状腺疾病;以及过敏或者可能的过敏原的接触。药物史应特别记录ACE抑制剂的使用。

体格检查 应该检查生命体征以了解是否发热和心动过速。

眼部检查应记录肿胀的位置和颜色(红斑或者苍白),累及单一或多个眼睑,是否疼痛和/或温度升高。检查者应该观察是否有眼睑水肿和/或眼球突出的临床表现。应特别注意记录视力以及眼球运动的程度(正常或者受限)。该检查在肿胀明显时会比较困难但是很重要,因为运动受限提示眼眶或者眼眶后的疾病而并非眼睑的疾病;可能需要一名助理来拉开眼睑。检查有无结膜的充血和分泌物。裂隙灯观察任何眼睑或者眼部的病灶。

全身检查应该判断有无中毒表现,提示有严重的感染和可能病因的体征。检查面部皮肤了解有无干燥和鳞屑(提示可能为甲状腺功能减退),油腻性鳞屑和其他脂溢性皮炎的表现。四肢末端和骶前区有无水肿,那提示全身性病因。如果怀疑为全身性病因,参见第522页进一步检查讨论。

预警症状:下列表现应引起额外重视:
- 发热
- 视力下降
- 眼外肌运动受限
- 眼球突出

检查结果解读:有些表现可以帮助鉴别疾病的种类。首要的鉴别为炎症性或者感染性与过敏或者液体的积聚。疼痛、发红、温度升高和触痛提示炎症或者感染。无痛、苍白性肿胀提示血管源性水肿。痒提示为过敏反应,不伴痒提示为心脏或者肾脏的功能异常。

肿胀局限于一个眼睑而且不伴有其他症状很少提示有严重的疾病。单侧或者双侧的大范围眼睑肿胀应考虑可能为严重的疾病。炎症表现、眼球突出、视力下降和眼外肌运动受限提示眼眶疾病(如眼眶蜂窝织炎、海绵窦栓塞),可推挤眼球向前突出或者导致神经和肌肉的受累。其他具有提示意义和特殊表现见表108-7。

辅助检查 大多数情况下,依靠临床表现能做出诊断,不需要进行辅助检查。如果怀疑眼眶蜂窝织炎和海绵窦栓塞,应尽快明确诊断和治疗。进行急诊CT或MRI检查。如果怀疑心脏、肝脏、肾脏或者甲状腺功能异常,应进行相关器官功能的实验室检查和影像学检查。

治疗

根据原发疾病进行治疗。没有专门针对肿胀的治疗。

> **关键点**
> - 伴有视力下降或者眼外肌运动受限的眼球突出提示为眼眶蜂窝织炎和海绵窦栓塞,应尽快诊断和治疗
> - 眼睑的疾病应与眼眶和全身疾病导致的肿胀进行鉴别

眼痛

眼痛可以表现为尖锐的疼痛、钝痛或者搏动性疼痛,应与表面的刺激或者异物感鉴别。在某些疾病中,眼痛可因亮光而加重。眼痛可能是由于严重的疾病造成的,应该及时评价。许多引起眼痛的病因同时会引起眼红。

病理生理

角膜的神经分布丰富,对于疼痛高度敏感。许多影响角膜或者前房(如葡萄膜炎)的疾病还可以通过睫状肌痉挛引起疼痛;当存在睫状肌痉挛时,亮光引起肌肉收缩,加重疼痛。

病因

引起眼痛的疾病可以分为主要累及角膜的疾病,其他眼部疾病和疼痛牵涉到眼部的疾病(表108-8)。

总体上最常见的病因为:
- 角膜擦伤
- 异物

但是,大多数的角膜病变可以引起眼痛。

瘙痒感或者异物感可能是由于结膜或者角膜疾病引起的。

表 108-8 引起眼痛的部分病因

病因	提示性表现*	诊断方法
主要累及角膜的病变†		
接触镜相关角膜炎	眼痛,沙砾感,接触镜过度佩戴史,双眼充血,流泪,角膜水肿	临床检查
角膜擦伤或者异物	通常外伤史明确,眨眼时单侧眼痛,异物感	临床检查,包括翻转眼睑检查
	有时有诱发疾病,如倒睫	
	裂隙灯下可见损伤灶或者异物	
角膜溃疡	疼痛,异物感,畏光,眼红,角膜灰白色混浊,随之出现火山口样病变	刮片培养(由眼科医生进行)
	可能有佩戴接触镜过夜史	
严重的流行性角结膜炎(腺病毒性角膜炎)	眼痛,沙砾感,双眼充血,大量水样分泌物,耳前淋巴结病,结膜水肿(结膜的隆起),常有眼睑水肿	临床检查
	荧光素染色可见角膜点状着染	
带状疱疹性眼病	早期:单侧 V_1 支配区皮肤红斑,其上有水疱和痂皮,有时累及鼻尖部	临床检查 如果诊断不明确可进行病毒培养
	眼睑水肿,眼红	
	后期:充血,十分严重的疼痛	
	通常伴有葡萄膜炎	
单纯疱疹性角膜炎	急性:前期有结膜炎,眼睑水疱	临床检查
	迟发急性或者复发性:裂隙灯下见典型的树枝状角膜病灶	如果诊断不明确可进行病毒培养
	通常单侧发病(在儿童或特应性患者可为双眼发病)	
电光性或者紫外线性(UV)角膜炎	暴露于过度紫外线(如电弧光或者雪地里强烈阳光照射)后数小时发病	临床检查
	双侧性,眼痛,沙砾感	
	显著充血和荧光素染色下见典型的角膜点状着染	
其他眼部疾病		
急性闭角型青光眼	严重眼痛,头痛,恶心,呕吐,光晕,角膜混浊(水肿造成),显著眼红	眼科医生行房角镜检查
	眼压通常>40mmHg	
前部葡萄膜炎	眼痛,睫状充血,畏光,通常存在危险因素(如自身免疫性疾病,外伤后)	临床检查
	裂隙灯下见细胞和闪辉	
	很少情况下见前房积脓	
眼内炎	眼痛,严重的结膜充血,畏光,严重视力下降	临床检查,眼科医生行房水或者玻璃体液的培养
	危险因素(通常见于近期内眼手术或者外伤后)	
	单侧发病	
	裂隙灯检查见细胞,闪辉,常有前房积脓	
视神经炎	轻度疼痛,可随眼球运动加重	钆增强 MRI 观察视神经水肿和脑部的脱髓鞘病变(最多见于多发性硬化)
	视力下降,严重程度可表现为视野上小盲点至全盲	
	传入性瞳孔障碍(当患者仍保留一定视力时为提示性表现)	
	眼睑和角膜正常,有时可见视盘水肿	
眼眶蜂窝织炎	眼痛,眼周疼痛,眼睑充血和肿胀,眼球突出	CT 或者 MRI
	眼外肌运动受损,视力下降,发热	
	单侧发病	
	有时之前有鼻窦炎症状	

续表

病因	提示性表现*	诊断方法
眼眶炎性假瘤	眼痛,眼周疼痛(可非常严重),单侧眼球突出	CT 或者 MRI
	眼外肌运动受损,眶周肿胀,缓慢起病	活检
巩膜炎	眼痛很严重(通常描述为钝痛),畏光,流泪	临床检查
	球结膜下红色或者紫色斑块,巩膜水肿	
	常有自身免疫性疾病病史	
引起牵涉痛的疾病		
丛集性头痛或者偏头痛	先前发作史,特征性发作模式(如每天的同一时间丛集性发作)	临床检查
	先兆,刀割样,抽痛,流涕,流泪,面部充血	
	有时有对光敏感或者畏光	
鼻窦炎	有时有眶周肿胀,除此之外眼部检查无明显异常表现	有时需 CT 检查
	脓性鼻涕,头痛,或者随头位变化的眼部或者面部疼痛	
	面部疼痛,发热,有时有夜间痰咳,口臭	

* 常规检查包括裂隙灯检查,荧光素染色和眼压测量。
† 大多数患者有流泪和真性畏光(患侧闭眼后光照健眼引起患眼的疼痛)。
UV,紫外线;V_1,三叉神经的眼支。

评估

病史 **现病史**:应该明确疼痛的起病、性质和严重程度,以及既往发病情况(如每天丛集性发作)。重要的相关症状包括真性畏光(病眼闭眼后光照健眼引起病眼疼痛),视力减退,异物感和眨眼时疼痛,眼动时疼痛。

全身性疾病回顾:应该寻找提示病因的症状,包括偏头痛先兆发作;发热和寒战(感染);头动时疼痛,脓涕、咳痰和夜间咳嗽以及口臭(鼻窦炎)。

既往史:应该包括存在眼痛危险因素的既往疾病,包括自身免疫性疾病、多发性硬化、偏头痛和鼻窦感染。此外的危险因素包括使用(和过度使用)接触镜(接触镜相关角膜炎),过度阳光或者电焊暴露(紫外线角膜炎),敲击或者钻击金属(异物)和近期眼部的外伤或者手术(眼内炎)。

体格检查 检查生命体征了解有无发热。检查鼻部了解有无脓性鼻涕,触诊面部了解有无触痛。如果有眼红,检查耳前区域了解有无淋巴结肿大。检查具有结膜水肿、耳前淋巴结肿大、点状角膜着染或者合并表现的患者时应注意清洁卫生,因为上述表现提示为流行性角结膜炎,具有高度传染性。

对具有眼痛表现的患者的眼部检查应该尽可能全面。检查最佳矫正视力。眼痛患者的视野通常可以通过面对面检查法进行,但是这种检查方法由于患者配合不佳可能不太敏感(尤其是小面积的视野缺损)或者不可靠。光线由一眼移向另一眼以检查瞳孔大小和直接、间接对光反应。对于单侧眼痛的患者,闭合患眼后照射健眼;患眼的疼痛提示为真性畏光。检查眼外肌运动。检查眼眶和眶周组织。角膜缘周围最明显和集中的结膜充血称为睫状充血。

可能的条件下应进行裂隙灯检查。角膜荧光素染色和钴蓝光下高倍镜检查角膜。如果没有裂隙灯,可在荧光素染色后用伍德光照射在放大镜下检查角膜。进行检眼镜检查,和测量眼压。对于有异物感或无法解释的角膜擦伤的患者,应翻转眼睑并检查是否存在异物。

预警症状:下述表现应引起额外重视:
- 呕吐、光晕或者角膜水肿
- 全身性感染的表现(如发热,寒战)
- 视力下降
- 眼球突出
- 眼外肌运动受限

检查结果解读:具有诊断意义的表现列于表108-8。有些表现可提示疾病的种类。

刺痒感或者异物感最多见于眼睑、结膜或者角膜浅层病变。可能出现对光线的敏感。

伴有畏光的表面疼痛常常伴有异物感和眨眼时疼痛;提示为角膜病变,最常见为异物或者擦伤。

深部疼痛通常表现为痠痛或者搏动性疼痛,通常提示为严重的疾病,例如青光眼、葡萄膜炎、巩膜炎、眼内炎、眼眶蜂窝织炎和眼眶炎性假瘤。这类病变中,眼睑肿胀和/或眼球突出和眼外肌运动受限或者视力下降等表现提示为眼眶炎性假瘤、眼眶蜂窝织炎或者可能为严重的眼内炎。发热、寒战和触痛提示感染(如眼眶蜂窝织炎、鼻窦炎)。

眼红提示引起疼痛的疾病来源于眼部而非牵涉性的。

如果患眼闭眼后光照健眼引起患眼的疼痛(真性畏光),最常见病因为角膜病变或者葡萄膜炎。

如果表面麻醉眼药水(如丙美卡因)可以消除伴有眼红的眼痛,病因可能为角膜病变。

有些表现提示特定疾病的可能性更大。眼部钝伤数天后出现的疼痛和畏光提示为伤后葡萄膜炎。敲击或者钻击金属是导致隐匿性眼内金属异物的危险因素。伴随眼动的疼痛和与视力下降不成比例的瞳孔对光反应消失提示为视神经炎。

辅助检查 除少数情况下，通常无需辅助检查（表108-8）。如果眼压升高怀疑为青光眼时，进行房角镜检查。如果怀疑眼眶炎性假瘤或者眼眶蜂窝织炎，或者怀疑为鼻窦炎但临床表现不明确时，应进行影像学检查（通常为CT或者MRI）。怀疑为视神经炎时通常进行MRI检查，有脑部的脱髓鞘病变提示多发性硬化。

怀疑眼内炎时可进行眼内液体（玻璃体和房水）的培养。病毒培养可用于证实临床诊断不明确的水痘带状疱疹性眼炎或者单纯疱疹性角膜炎。

治疗

治疗引起眼痛的病因。并治疗眼痛本身。根据需要使用全身性止痛药。由葡萄膜炎和许多角膜病变引起的疼痛也可以通过使用睫状肌麻痹眼药水（如1%环喷托酯，每日4次）缓解。

> **关键点**
> - 大多数情况下通过临床评价能做出诊断
> - 检查伴有双眼发红的患者应注意预防感染
> - 重要的危险表现为呕吐、光晕、发热、视力下降、眼球突出和眼外肌运动受限
> - 患眼闭眼后光照健眼引起患眼的疼痛（真性畏光）提示角膜病变或者葡萄膜炎
> - 如果表面麻醉眼药水（如丙美卡因）可以缓解眼痛，病因为角膜病变
> - 敲击或者钻击金属是导致隐匿性眼内金属异物的危险因素

眼球突出
（突眼）

眼球突出是指眼球向外突出。突眼（exophthalmos）也指眼球向外突出，通常用于描述Graves眼病引起的眼球突出。不伴眼部浸润性病变的甲状腺功能亢进、库欣综合征（Cushing syndrome）和严重肥胖可以引起面部和眼睛的外观改变，表现类似眼球突出但并非眼球突出。

病因

最常见的病因 是Graves眼病（表108-9），为眼眶组织的水肿和淋巴样浸润所致。

评估

起病的速度可能提示诊断。突发性单侧眼球突出提示眶内出血（见于手术后、球后注射后或者外伤后）或者眼眶、鼻窦的炎症。2~3周内发生的眼球突出提示慢性炎症或者眼眶炎性假瘤（非新生性细胞浸润和增殖）；更慢的发展过程提示眼眶肿瘤。

甲状腺功能亢进的非浸润性典型眼部表现还包括眼睑退缩、眼睑迟落、上睑颞侧张开和凝视，但不属于浸润性眼病的表现。其他体征包括眼睑发红和结膜充血。因突眼使得过多的眼表区域长期暴露于空气引起角膜干燥，可能造成角膜感染和溃疡。

表108-9 眼球突出的部分病因

病因	提示性表现	诊断方法
Graves眼病	眼部症状：眼痛，流泪，干眼，刺激感，畏光，眼外肌肌力下降导致复视，由于压迫视神经引起视力下降	甲状腺功能检查
	全身症状：心悸，焦虑，食欲旺盛，体重减轻，失眠，甲状腺肿，胫骨前黏液性水肿（参见第1204页）	
颈内动脉海绵窦瘘或者硬脑膜海绵窦瘘	搏动性眼球突出伴有眼眶的杂音	磁共振血管成像
海绵窦栓塞	眼肌麻痹，头痛，上睑下垂，视力下降，发热	CT或者MRI
先天性青光眼和单侧的高度近视	流泪，眼睑痉挛，眼红	眼压测量和眼科医生进行检眼镜检查
眼眶蜂窝织炎	眼红，发热，疼痛，视力下降，眼外肌运动受限或者疼痛	CT或者MRI
	通常为单侧发病	
眼眶肿瘤（如淋巴瘤，血管瘤，血管畸形）	视力下降，复视，疼痛	CT或者MRI
球后出血	视力下降，复视，疼痛，眼外肌麻痹，危险因素	急诊CT或者根据临床表现进行治疗
蝶骨-眼眶脑膜瘤	疼痛，头痛，视野缺损，眼肌麻痹	MRI或者CT

预警症状：特别注意以下的表现：
- 眼痛或眼红
- 头痛
- 视力下降
- 复视
- 发热
- 搏动性眼球突出
- 新生儿眼球突出

辅助检查 眼球突出可以通过突眼计检查。突眼计测量骨性眼眶外侧角与角膜顶的距离；白种人正常值为<20mm，黑种人正常值为<22mm。CT或者MRI常用于明确诊断以及辨别单侧眼球突出的结构病因。怀疑Graves眼病的患者应行甲状腺功能检查。

治疗

严重的病例需要湿润保护角膜。当润滑措施不足以保

护角膜时,可能需施行手术加强眼表保护或者减轻眼球突出。全身糖皮质激素（如 1mg/kg 泼尼松口服,每日 1 次持续 1 周,逐渐减量,用药持续 1 个月以上）常常有助于控制甲状腺相关眼病和眼眶炎性假瘤引起的水肿和眼眶充血。根据病因不同选择其他治疗手段。Graves 眼球突出不会受到甲状腺治疗影响,但是会随时间有所缓解。肿瘤必须手术切除。选择性栓塞术,或很少情况下气阀植入手术,可能对涉及海绵窦的动静脉瘘有效。

> **关键点**
> - 双侧眼球突出最常见的病因是格雷夫斯病（Graves disease）
> - 急性单侧眼球突出提示感染或血管病症（如出血、瘘管、海绵窦血栓形成）
> - 慢性单侧眼球突出提示肿瘤
> - 当怀疑为格雷夫斯病（Graves disease）时进行 CT 或 MRI 和甲状腺功能检测
> - 对暴露的角膜使用润滑剂

眼前漂浮物

眼前漂浮物表现为混浊物在视野内穿梭飘动,与外界视觉物体无关。

病理生理

随着年龄增加,玻璃体可以收缩并从视网膜分离。发生该变化的年龄各不相同,但是通常在 50~75 岁之间。在分离过程中,玻璃体可以间歇性地牵拉视网膜。这种机械牵拉刺激视网膜,并向大脑传递信号而形成光感。玻璃体的全脱离会导致漂浮物增加,并且会持续数年。

然而,对视网膜的牵拉可以造成小洞（视网膜裂孔）,如果液体渗漏到裂孔后面,视网膜会发生脱离。视网膜脱离也可以由于其他因素造成（如外伤、原发性视网膜疾病）。像闪电样的光线刺激在视网膜脱离中常见,被称为闪光感。闪光感也可以在揉搓眼球或者刚醒来后四处看时发生。

病因

玻璃体漂浮物最常见的病因为:
- 特发性玻璃体收缩

较少见的原因列于表 108-10。

表 108-10 引起漂浮物的部分病因

病因	提示性表现	诊断方法
良性病变		
特发性玻璃体漂浮物	轻度,稳定的漂浮物间歇性进入视野,随眼球运动而运动 通常表现为细胞样或者丝条样 半透明的 可能在某些照明条件下更明显（如明亮的日光下） 视力正常 可能发生于双眼,但一般非同步性 眼部检查正常	临床检查
严重的玻璃体和视网膜疾病		
视网膜脱离	突然、自发的、连续的阵雨样闪光感（闪光幻视） 视野中存在移动的幕样视力下降,视野缺损（常见于周边） 视网膜检查异常（如脱离的视网膜表现为苍白的类似降落伞样鼓起的改变） 可能的危险因素（如近期外伤史,眼部手术史,严重的近视）	散大瞳孔后由眼科医生进行间接检眼镜检查
视网膜裂孔	突然、自发的闪光感 可能发生于周边视网膜并仅在间接检眼镜下才能发现	散大瞳孔后由眼科医生进行间接检眼镜检查
玻璃体脱离	平均 50~75 岁的患者,在 1 周至 3 个月的时间里出现单侧的漂浮物增加 漂浮物呈蜘蛛网样 一个大的漂浮物时而飘进飘出中央视野 自发的闪光感	散大瞳孔后由眼科医生进行间接检眼镜检查
玻璃体积血	增生性糖尿病性视网膜病变或者外伤病史 视力下降并可能累及整个视野 红光反射消失	散大瞳孔后由眼科医生进行间接检眼镜检查

续表

病因	提示性表现*	诊断方法
玻璃体炎症(如巨细胞病毒,弓形体,或者真菌性视网膜脉络膜炎)	疼痛 视力下降 视力下降并累及整个视野 不沿动脉或者静脉走行的视网膜病变(有时为棉毛样) 危险因素(如AIDS) 红光反射减弱 可能为双侧性	根据可疑的病因由眼科医生进行相应的检查
非眼部疾病		
眼型偏头痛	双侧,同步性,闪光感,常呈锯齿状见于周边视野,持续10~20min 可能有中心视力模糊 视觉症状后可能有头痛 可能有偏头痛病史	临床检查

*如非特别指出,均指单侧发病。

引起漂浮物更少见的原因包括眼内肿瘤(如淋巴瘤)和玻璃体炎(玻璃体的炎症)。眼内异物可以导致漂浮物,但是通常合并其他症状,例如视力下降、眼痛或者眼红。

评估

最重要的目的是明确严重的玻璃体和视网膜疾病。如果这些疾病无法排除,应该由眼科医生散瞳并通过间接检眼镜检查患者。识别眼型偏头痛也会有所帮助。

病史 现病史:应该明确症状的起病和持续时间,漂浮物的形态和数量,以及单侧或者双侧发病,之前是否有过外伤史。患者应该尽量区别漂浮物与闪光样亮光(闪光感)或者视野中的不规则线条(见于偏头痛)。重要的相关症状包括视力下降(以及其在视野的分布情况)和眼痛。

全身性疾病回顾:应寻找可能病因的症状,如头痛(眼型偏头痛)和眼红(玻璃体炎症)。

既往史:应记录糖尿病(包括糖尿病性视网膜病变),偏头痛,眼部手术史,严重的近视,和任何可以影响免疫系统的疾病(如AIDS)。

体格检查 眼部检查应该尽量全面。检测最佳矫正视力。检查是否有眼红。所有患者都应检查视野。但是,要知道床旁检查视野缺损非常不敏感,所以未检查出视野缺损并不代表患者的视野是正常的。检查眼外肌运动和瞳孔光反应。如果患者有眼红或者眼痛,应在荧光素染色后在高倍镜下检查角膜,尽量进行裂隙灯检查。应用眼压计测量眼压。

检眼镜检查是最重要的部分,应在散瞳后进行。散瞳前,医生应首先确保记录瞳孔的大小和光反应,然后再滴眼药水,通常使用一滴短效α-肾上腺素激动剂(如2.5%去氧肾上腺素)和一滴睫状肌麻痹剂(如1%托吡卡胺或者1%环喷托酯)。瞳孔通常在滴眼药水后20分钟左右能充分散大。非眼科医师应用直接检眼镜进行眼底检查。眼科医师应用能提供完整视网膜视野尤其是周边视野的间接检眼镜进行检查。

预警症状:下述表现应引起额外注意:
- 漂浮物突然增加
- 闪光幻觉(闪光感)
- 视力下降,弥散或者局部(视野缺损)
- 近期的眼部手术或者外伤
- 眼痛
- 红光反射的消失
- 异常的视网膜表现

检查结果解读:漂浮物突然增加、闪光感或者任何其他更具特征性的表现(如视野缺损、视网膜异常)提示视网膜脱离。双侧同步的症状提示眼型偏头痛,尽管患者通常难以描述症状的偏侧性(如他们常常把双眼左侧视野的闪烁暗点当作左眼的异常)。红光反射的消失提示玻璃体的混浊(如玻璃体积血或者炎症),但是也可由于晚期白内障引起的。视力下降提示引起玻璃体或者视网膜功能异常的严重疾病。

辅助检查 需要眼科医生评价的患者可能需进一步行辅助检查。但是,检查项目应该由眼科医生或者连同眼科医生来选择。例如,怀疑有视网膜脉络膜炎的患者可能需要微生物学检查。

治疗

特发性玻璃体漂浮物不需要治疗。其他引起症状的疾病需要对因治疗。

> **关键点**
> - 漂浮物本身很少提示存在严重的疾病
> - 检查发现任何异常表现时应转诊至眼科医生处
> - 如果存在漂浮物以外的任何并发症状(如持续闪光感、视力下降,幕样移动的视力下降)或者漂浮物进展迅速,则无论检查结果如何都应转诊患者至眼科医生处

眼红
（红眼）

红眼是指睁开的眼睛由于眼球浅表血管的扩张造成的红色外观。

病理生理
眼球浅表血管的扩张可能由下述原因造成：
- 感染
- 过敏
- 炎症（非感染性）
- 眼压升高（较少见）

眼球多种结构可能累及，最常见的是结膜，但也可能是葡萄膜、浅层巩膜或者巩膜受累。

病因
红眼的最常见病因包括：
- 感染性结膜炎
- 过敏性结膜炎

角膜擦伤和异物也是常见的病因（表 108-11）。尽管有眼红表现，但患者常常主诉为外伤和/或眼痛。然而，幼童和婴儿出现这种情况时则无法提供这类主诉。

表 108-11 红眼的部分病因

病因	提示性表现	诊断方法
结膜疾病和表层巩膜炎*		
过敏性或者季节性结膜炎	双侧，显著眼痒，可能有结膜水肿	临床检查
	已知过敏或者其他过敏表现（如季节性复发，流涕）	
	有时有应用局部眼药史（尤其是新霉素）	
化学性（刺激物）结膜炎	潜在刺激物的接触史（如灰尘、烟雾、氨水、氯气、光气）	临床检查
表层巩膜炎	单侧局限性眼红，轻度刺激症状，轻微流泪	临床检查
感染性结膜炎	瘙痒感，对光敏感	临床检查
	有时有黏液脓性分泌物，眼睑肿胀或者睑结膜的滤泡	
结膜下出血	单侧、无症状性局限性红色斑块或者融合的眼红	临床检查
	可能有外伤史或者 Valsavla 动作	
	通常有抗凝剂或抗血小板药物应用史（如阿司匹林、非甾体抗炎药、华法林）	
春季结膜炎	严重的眼痒，纤维样分泌物	临床检查
	常见于青春期前或者青春期的男性	
	其他变应性异常	
	春季加重，冬季缓解	
角膜疾病†		
接触镜相关角膜炎	接触镜过度佩戴史，流泪，角膜水肿	临床检查
角膜擦伤或者异物	损伤后发生（但是该病史在婴儿和幼童中可能不明确）	临床检查
	异物感	
	荧光素染色可见病灶	
角膜溃疡	通常为角膜灰白色混浊，伴随火山口样病变	溃疡培养（由眼科医生进行刮片）
	可能有睡觉时佩戴接触镜病史	
流行性角结膜炎（腺病毒性角膜炎），中度或者重度	大量水样分泌物	临床检查
	常有眼睑水肿，耳前淋巴结病，结膜水肿	
	偶尔有严重的暂时性视力下降	
	荧光素染色可见点状着染	
单纯疱疹性角膜炎	前期有结膜炎，眼睑水疱	临床检查
	荧光素染色见典型的树枝状角膜病灶	如果诊断不确可行病毒培养
	单侧发病	
带状疱疹性眼病	单侧 V_1 支配区皮肤红斑，其上有水疱和痂皮	临床检查
	有时累及鼻尖部	如果诊断不确可行病毒培养

续表

病因	提示性表现	诊断方法
	眼睑水肿	
	红眼	
	可能与葡萄膜炎相关	
	可能有严重疼痛	
其他疾病		
急性闭角型青光眼	严重眼痛	眼压和房角镜检查
	头痛,恶心,呕吐,光晕	
	角膜混浊(水肿造成),显著结膜充血	
	视力下降	
	眼压通常>40mmHg	
前部葡萄膜炎	眼痛,畏光	临床检查
	睫状充血(主要集中在角膜边缘并呈汇聚状)	
	通常的危险因素(如自身免疫性疾病,数天前有钝伤史)	
	可能有视力下降或者前房积脓	
	裂隙灯下见细胞和闪辉	
巩膜炎	眼痛严重(通常描述为钝痛)	临床检查
	畏光,流泪	与眼科医生协同或者由眼科医生进行进一步检查
	球结膜下红色或者紫色斑块	
	巩膜水肿	
	眼球触痛	
	常有自身免疫性疾病病史	

* 如非特别指出,通常表现为眼痒或瘙痒感,流泪,弥漫充血,并常有对光敏感,但是视力无变化并且没有疼痛和真性畏光。
† 如非特别指出,通常表现为流泪,疼痛和真性畏光。如果病灶累及视轴则视力下降。
V_1,三叉神经的眼支。

评估

全科医生可以诊断大多数病因。

病史 现病史: 应记录眼红的起病与病程,视力的变化、眼痒、瘙痒感、疼痛或者分泌物。记录疼痛的性质和严重程度,包括亮光是否会加重疼痛(畏光)。临床医生应明确分泌物为水性还是脓性的。其他问题有询问外伤史,包括刺激物接触史和接触镜佩戴史(可能为过度佩戴,例如睡觉时佩接触镜)。询问既往眼痛或者眼红发作情况,以及发病的时间特征。

全身性疾病回顾: 应寻找提示可能病因的症状,包括头痛、恶心、呕吐和光晕(急性闭角型青光眼);流涕和喷嚏(过敏、上呼吸道感染);和咳嗽、咽痛和精神萎靡(上呼吸道感染)。

既往史: 包括询问已知的过敏和自身免疫性疾病。药物史应明确询问近期局部眼药的使用(包括非处方药),因为可能引起过敏。

体格检查 全身检查应包括头颈部的检查,明确有无相关疾病的表现(如上呼吸道感染,过敏性鼻炎,带状疱疹性皮疹)。

眼部检查包括规范的视力检查,通常还需要笔形电筒、荧光素染色和裂隙灯。

检测最佳矫正视力。检查瞳孔的大小和对光反应。如果患眼闭眼后光照健眼引起患眼的疼痛则存在真性畏光(有时被称为交感畏光)。检查眼外肌运动,检查眼球和眶前组织了解有无病灶和肿胀。检查眼睑结膜面有无滤泡。荧光素染色角膜后高倍镜下检查角膜。如果存在角膜擦伤,翻转眼睑,检查是否有隐藏的异物。最好通过裂隙灯检查眼部结构和角膜。裂隙灯还可以用于检查前房是否有细胞、闪辉和积脓。眼压计测量眼压,如果没有症状或者体征提示为结膜炎以外的其他疾病,则可以不用检查眼压。

预警症状: 下列表现应引起额外重视:
- 突发、严重的疼痛和呕吐
- 带状疱疹皮疹
- 视力下降
- 角膜火山口样病灶
- 分叉、树枝状角膜病灶
- 眼压>40mmHg
- 去氧肾上腺素眼药水无法消退眼红表现

检查结果解读: 结膜疾病和表层巩膜炎相对其他引起眼红疾病的鉴别症状为不伴眼痛、畏光和角膜着染的表现。在上述两种疾病中,浅层巩膜炎具有鉴别意义的表现为其病灶的局限性;结膜下出血具有鉴别意义的表现为不伴流泪、眼痒和畏光。临床上无法准确地将病毒性和细菌性结膜炎鉴别。

角膜疾病 通过荧光素染色与其他疾病鉴别。角膜疾病还具有特征性的眼痛和畏光表现。如果局部滴入表面麻醉眼药水(如0.5%丙美卡因)能够完全解除疼痛,则可能病因局限于角膜。表面麻醉眼药水常用于眼压检查前,最好在荧光素染色前使用。如果疼痛无法被眼表面麻醉剂解除,则病因可能为前部葡萄膜炎、青光眼或者巩膜炎。由于患者可能因角膜病变继发前部葡萄膜炎，局部滴入表面麻醉眼药水后疼痛无法解除并不能排除角膜病变。

前部葡萄膜炎、青光眼、急性闭角型青光眼和巩膜炎等 相对其他红眼病具有鉴别意义的表现为有疼痛而角膜荧光素染色阴性。具有眼痛、真性畏光、荧光素染色阴性和正常眼压的患者可能为前部葡萄膜炎；确诊需要明确有前房的细胞和闪辉。但是全科医生可能无法明确上述表现。急性发病、严重的和特征性的表现通常提示急性闭角型青光眼，但是眼压检查可以确诊。

局部滴入 2.5% 去氧肾上腺素眼药水可以消除巩膜炎以外的眼红表现。需要全面眼底检查的患者可滴入去氧肾上腺素眼药水以散大瞳孔。但是，有下述表现的患者不应使用：

- 怀疑急性闭角型青光眼
- 有闭角型青光眼病史
- 浅前房

辅助检查 通常无需辅助检查。如果怀疑为单纯疱疹或者带状疱疹感染且临床诊断不明时，则病毒培养可能有所帮助。角膜溃疡应由眼科医生进行病原学培养检查。患有青光眼的患者应行房角镜检查。自身免疫疾病相关检查可能对没有明确病因（如外伤）的葡萄膜炎患者有所帮助。患有巩膜炎的患者根据眼科医生的医嘱做进一步检查。

治疗

针对病因治疗。眼红本身无需治疗。不建议使用局部缩血管药物。

> **关键点**
> - 大多数病例是由于结膜炎造成的
> - 疼痛和真性畏光提示为其他更严重的疾病
> - 有眼痛症状的患者，荧光素染色下裂隙灯检查和眼压检查是关键
> - 局部表面麻醉无法消除眼痛、荧光素染色阴性提示为前部葡萄膜炎、巩膜炎或者急性闭角型青光眼。这些诊断不应遗漏

流泪
（溢泪）

眼泪过多可能出现眼睛的泪盈感或者眼泪溢出面颊（溢泪）。

病理生理

眼泪由泪腺产生，并通过上下泪小点引流至泪总管，然后引流至泪囊和泪鼻管（参见第 816 页，图 110-1）。泪水引流途径的阻塞可以导致泪水的淤积和感染。泪囊反复发作的感染（泪囊炎）有时会出现扩散，并引起眼眶蜂窝织炎。

病因

总体上，流泪的最常见病因为：

- 上呼吸道感染
- 过敏性鼻炎

流泪可能是由泪液产生过多或者泪鼻道排出减少造成的。

泪液产生过多 最常见的病因为：

- 上呼吸道感染
- 过敏性鼻炎
- 过敏性结膜炎
- 干眼（由于眼表干燥引起的反射性泪液分泌）
- 倒睫

任何引起结膜和角膜刺激的疾病都会增加泪液的产生（表 108-12）。但是，大多数泪液分泌过多的角膜疾病（如角膜擦伤、角膜溃疡、角膜异物、角膜炎），或者原发闭角型青光眼或者前部葡萄膜炎的患者主诉并非流泪（如眼痛、眼红）。大多数因为哭泣流泪的患者不会由于流泪来就诊。

表 108-12　引起流泪的部分病因

病因	提示性表现
引起泪液生成过多的疾病	
干眼引起反射性流泪	寒冷或者刮风的天气里加重，或者是接触烟雾或者干热时加重
	间歇性异物感
	见于已知疾病能导致干眼症的患者（如睑缘炎）
眼表刺激（如过敏性结膜炎，角膜擦伤或者糜烂或者溃疡，异物，睑腺炎，感染性结膜炎，刺激性化学物，角膜炎，倒睫，面神经麻痹导致支配眼睑闭合肌肉的麻痹并出现角膜点状病变）	沙砾感
	发红
	在角膜病变的患者中，有疼痛、持续异物感和畏光症状
过敏性结膜炎	眼痒
	睑板结膜上可能有小滤泡
鼻部刺激和炎症（如过敏性鼻炎，上呼吸道感染）	流涕，喷嚏，鼻塞
引起泪鼻道阻塞的疾病	
先天性泪鼻道阻塞	两周龄后出现症状
特发性年龄相关性泪鼻道狭窄	通常除了阻塞表现外其他检查正常
泪囊炎	鼻部疼痛
	常有泪囊区的肿胀，充血和皮温升高；触诊有疼痛和脓性分泌物
肿瘤	泪鼻管系统质硬肿物，特别是老年人
其他引起泪鼻道狭窄或者阻塞的病因（见正文）	常有危险因素
	除了阻塞外通常无特征性检查发现
不伴阻塞的泪液引流不足的疾病	
泪膜与泪小点位置吻合不佳（如睑外翻，睑内翻）	通常检查时可发现

泪鼻道排出减少 最常见的病因为：
- 特发性年龄相关性泪鼻道狭窄
- 泪囊炎
- 睑外翻

泪鼻道引流系统阻塞见于狭窄、肿瘤或者异物（如结石，常常与放线菌引起的亚临床感染有关）。阻塞也有可能是由于先天异常造成。许多疾病和药物可以造成泪鼻道引流系统的狭窄或者阻塞。

其他引起泪鼻道引流系统的狭窄或者阻塞的病因包括：
- 烧伤
- 化疗药物
- 滴眼液（尤其是依可碘酯、肾上腺素和毛果芸香碱）
- 感染，包括泪小管炎（如金黄色葡萄球菌、放线菌、链球菌、假单胞菌、带状疱疹病毒、单纯疱疹病毒性结膜炎、感染性单核细胞增多症、人乳头瘤病毒、蛔虫、麻风和结核）
- 炎症性疾病［结节病、肉芽肿性血管炎［以前称韦氏肉芽肿病（Wegener granulomatosis）］
- 外伤（如鼻筛骨折；鼻部、眼眶或者内镜鼻窦手术）
- 正常的泪鼻道引流系统出现鼻部引流口的阻塞（如上呼吸道感染，过敏性鼻炎、鼻窦炎）
- 放射治疗
- 重症多形红斑（Stevens-Johnson syndrome）
- 肿瘤（如原发性泪囊肿瘤，良性乳头状瘤、鳞状细胞或者基底细胞癌、移行细胞癌、纤维组织细胞瘤、中线肉芽肿、淋巴瘤）

评估

病史 **现病史**：应记录症状的病程、起病和严重程度，包括泪水是否会流至面颊（真性溢泪）。明确气候、环境湿度和烟草烟雾的影响。

全身性疾病回顾：应寻找可能病因的表现，如痒、流涕或者喷嚏，尤其是长期存在的或者在接触特定过敏原后出现的（过敏反应）；眼部刺激感或者疼痛（睑缘炎、角膜擦伤、刺激性化学物）；内眦附近的疼痛（泪囊炎）。其他症状较少见但应注意，包括体位性头痛、脓涕、夜间咳嗽和发热（鼻窦炎、肉芽肿性血管炎）；皮疹［重症多形红斑（Stevens-Johnson syndrome）］；咳嗽、呼吸困难和胸痛（结节病）；鼻出血、咯血、多关节痛和肌痛（肉芽肿性血管炎）。

既往史：询问可导致流泪的已知疾病，包括肉芽肿性血管炎、结节病和接受化疗的癌症；引起干眼的疾病（如类风湿关节炎、结节病、干燥综合征）；药物，如依可碘酯、肾上腺素和毛果芸香碱。明确既往眼部和鼻部病史，包括感染、外伤、手术和放射治疗。

体格检查 检查集中于眼部和周围组织。

检查面部；不对称性提示有先天性或者获得性泪鼻道引流系统的阻塞。可能的条件下，裂隙灯检查眼部。检查结膜和角膜有无病损，包括点状病灶和发红。荧光素染色角膜并检查。翻转眼睑检查隐匿的异物。仔细检查眼睑包括泪小点有无异物、睑缘炎、睑腺炎、睑外翻、睑内翻和倒睫。触诊泪囊（接近内眦处）了解有无发热、触痛和肿胀。触诊肿胀部位了解其质地和是否有脓性分泌物溢出。

检查鼻部是否有充血、流脓和出血。

预警症状：下列表现应引起额外注意：
- 反复发作的、无法解释的流泪
- 泪鼻道引流系统和附近的硬性肿块

检查结果解读：提示存在泪鼻道引流系统阻塞的表现有
- 泪液流向面颊（真性溢泪）
- 缺乏提示病因的表现

临床检查通常可以找到病因（表108-12）。

辅助检查 由于体格检查通常可以找到病因，因此一般不需辅助检查。

Schirmer试验试纸大量浸湿（如>25mm）提示蒸发过强型干眼是造成流泪的原因。Schirmer试验试纸过少浸湿（<5.5mm）提示水样液缺乏型干眼。通常情况下，Schirmer试验应该由眼科医生进行检查，以确保其操作和结果的准确性。

泪道探通和生理盐水冲洗可以帮助鉴别泪道解剖性阻塞，以及由于泪鼻道引流系统完全性阻塞导致的狭窄。冲洗使用或者不用荧光素试剂均可。冲洗液从另一侧泪小点/泪小管反流提示完全阻塞；部分反流和经鼻部流出提示泪道狭窄。该检查是辅助性的，并且由眼科医生进行。

影像学检查（泪鼻道造影、CT、鼻内镜）有时候可以在术前帮助了解异常解剖结构，偶尔可以有助发现脓肿灶。

治疗

治疗原发疾病（如过敏、异物和结膜炎）。

病因为干眼或者角膜上皮脱落时人工泪液可以缓解流泪症状。

先天性泪鼻道阻塞通常可自发缓解。1岁以前患儿，每天按摩泪囊4~5次可以解除泪鼻道远端的阻塞。1岁以后，可能需要全身麻醉下进行泪鼻道探通；如果泪鼻道阻塞反复发生，可以插入暂时性引流管。

后天性鼻泪道阻塞如果原发病因治疗效果不佳，鼻泪道冲洗可能有治疗作用。作为最终的治疗手段，可以通过手术建立泪囊与鼻腔间新的引流通道（泪囊鼻腔吻合术）。

泪小点或者泪小管狭窄的病例进行扩张术通常可以治愈。如果泪小管狭窄严重和麻烦，可以考虑手术放置一根玻璃管自泪阜进入鼻腔。

老年医学精要

特发性年龄相关性泪鼻道狭窄是老年人不明原因溢泪的最常见原因；但是，还应考虑肿瘤的可能。

关键点
- 如果泪水不流向面颊，干眼是最常见的原因
- 如果泪水流向面颊，可能为泪鼻道的阻塞
- 通常不需行辅助检查，但是反复发作的感染性泪囊炎因其可以进展为包括眼眶蜂窝织炎在内更为严重的疾病而需进一步检查

其他眼部症状

干眼的讨论参见第 823 页。干眼最多为特发性或者与年龄增加有关,但也可能是由于结缔组织疾病造成的(如干燥综合征,类风湿关节炎,系统性红斑狼疮)。

眼部分泌物 分泌物通常伴随眼红(参见第 809 页)多由过敏性或感染性结膜炎及睑缘炎引起,在婴儿为新生儿眼炎(新生儿结膜炎)引起。感染性分泌物在细菌性感染时可为脓性,如葡萄球菌性结膜炎或淋球菌感染。不太常见的原因包括泪囊炎和泪小管炎。

临床上通常可以做出诊断。过敏性结膜炎通常由于其主要表现为眼痒、水样分泌物以及其他过敏表现(如流涕、喷嚏)可与感染性结膜炎鉴别。病毒性与细菌性结膜炎难以通过临床表现而鉴别开来。通常不需培养,但是具有下列情况的患者需要进行病原学培养:

- 临床怀疑为淋球菌或者衣原体感染性结膜炎
- 症状非常严重
- 免疫缺陷
- 易感眼(如角膜移植后,Graves 眼病引起的眼球突出)
- 初始治疗无效

光晕 围绕灯光的光晕见于白内障;造成角膜水肿的病变如急性闭角型青光眼或者引起大泡性角膜病变的疾病;角膜混浊;角膜表面的黏液,或药物如地高辛或氯喹。

蓝视 特定疾病可以出现视野的蓝视现象(蓝视症),如白内障摘除或者服用西地那非(伟哥)。蓝视症可以在白内障摘除数天后出现或者是服用西地那非或可能其他的磷酸二酯酶-5(PDE-5)抑制剂的不良反应。

暗点 暗点是指视野缺损,可以分为:

- 阴性暗点(盲点)
- 阳性暗点(发亮的点或闪光点)

阴性暗点可能直到累及中央视野和严重影响视力时才被患者发现;最常见的主诉为视力下降(参见第 793 页)。阴性暗点可由多种病因引起,有时可以根据视野缺损特殊类型进行鉴别,视野缺损的特征可以通过平面视野计、Goldmann 周边视野计或者计算机自动化视野计(根据患者对由计算机标准化程序控制的一系列不同位置的闪光点的反应,描绘出详细的视野)获得。

阳性暗点是视觉系统的某个部位出现异常刺激的反应,见于偏头痛。

109. 白 内 障

白内障是指晶状体的先天性或者退变性混浊。主要症状表现为渐进性、无痛性视物模糊。检眼镜结合裂隙灯检查可以明确诊断。治疗为手术摘除加人工晶体植入。

在全球范围内,白内障是致盲的主要原因。在美国,65~74 岁的人群中几乎约 20% 患有影响视力的白内障。超过 75 岁人群中几乎每两人中有一人患有白内障。

晶状体混浊可以发生在不同的部位:

- 中央晶状体核(核性白内障)
- 晶状体后囊下(后囊下白内障)
- 晶体边缘(皮质性白内障)——一般不累计中心视力

病因

白内障随年龄增长而发生。其他危险因素包括:

- 外伤史(有时白内障可在数年后发生)
- 吸烟
- 饮酒
- 暴露于 X 线
- 源于红外线的热量
- 全身疾病(如糖尿病)
- 葡萄膜炎
- 全身用药(如糖皮质激素)
- 营养不良
- 长期紫外线暴露

许多人除了年龄外没有其他危险因素。部分白内障是先天性的,与多种综合征和疾病相伴。

症状及体征

通常白内障发展缓慢,病程可长达数年。早期症状可能有对比度降低、眩光(光源周围的光晕和星星闪烁,不是畏光),需照明度增加才看得清楚,以及黑色与深蓝色两色的分辨困难。随着白内障的进展,最终出现无痛性视物模糊。视物模糊的程度与晶状体混浊的部位和严重度有关(彩图 109-1)。复视或叠影罕见。

核性白内障的远视力变得更差。白内障早期可能由于晶状体屈光指数的改变出现近视力的提高;老视的患者近视力可能暂时提高而阅读时不需要戴眼镜(第二视力)。

后囊下白内障的晶状体混浊与视力下降的程度不成比例,因为混浊位于入射光交点部位。这种类型白内障的视力会因瞳孔缩小下降的更加明显(如在明亮光照或者阅读时)。它们还更容易出现对比度下降以及眩光(光源周围的光晕和星星闪烁),尤其是在强光照射或者夜晚驾车汽车前灯照射时。

极少数情况下,白内障发生肿胀会将虹膜前推贴靠和阻塞小梁网房水引流,导致继发性闭角型青光眼和眼痛。

诊断

- 裂隙灯检查和检眼镜检查

最好扩瞳检查来作出白内障的诊断。成熟期白内障表现为晶状体的灰色、白色或者棕黄色混浊（彩图109-1）。扩瞳后应用检眼镜在眼睛30cm远处检查眼底红光反射通常能够发现微小混浊灶。因为微小混浊灶在红光反射背景下呈现暗的缺损而凸显出来。大的混浊灶则可能完全阻碍了红光的反射。裂隙灯检查能够提供更多白内障的细节，包括混浊的性质、部位和程度。

经验与提示

- 如果没有裂隙灯，用检眼镜距眼睛30cm进行扩瞳后的红光反射检查，可帮助辨别早期白内障

治疗

- 手术摘除白内障
- 植入人工晶体

经常验光检查和更换眼镜有助于患者在白内障发展过程中维持有用的视力。偶尔，长时间散瞳（用2.5%去氧肾上腺素，每4~8小时1次）有助于提高中央混浊面积较小的白内障的视力。阅读时采用间接照明可以减弱瞳孔收缩，提高近距离工作的视力。

通常的手术指征包括：

- 最佳矫正视力低于20/40（<6/12），或者伴有令人不适的光晕或星星闪烁的患者在眩光条件下视力明显下降（如看视力表时出现斜向的光线）
- 患者自觉视力影响日常生活行为（如驾车、阅读、爱好以及其他职业相关活动）
- 白内障摘除后可以出现有意义的视力提高（即视力下降的主要原因必须是由白内障所致）

相对少见的手术指征包括白内障引起青光眼，或者因为白内障影响了需要定期检查眼底来处理的疾病比如糖尿病性视网膜病变和黄斑变性。早期白内障手术摘除没有益处。

白内障摘除和晶体植入步骤 白内障摘除手术通常在表面麻醉或者局部麻醉和全身静脉镇静下完成。有三种白内障摘除技术。

- **囊内白内障摘除术**，是将白内障和晶状体囊一块取出，此术式已经不常用
- **囊外摘除术**，术中较硬的晶状体核完整摘除，较软的皮质分成多个小块吸除
- **超声乳化术**，术中较硬的晶状体核通过超声波分解，然后较软的皮质分成多个小块吸除

其中超声乳化术的切口小，恢复快，是首选手术方式。屈光激光辅助的白内障手术在超声乳化前应用飞秒激光完成部分步骤。囊外摘除术和超声乳化术的晶状体囊膜保留。

几乎都眼内植入塑胶或者硅胶人工晶体，以替代晶状体摘除后的光学聚焦能力。人工晶状体通常放置在晶状体囊的前面或者囊袋内（后房型人工晶体）。人工晶状体植入的部位也可以在虹膜前（前房型人工晶体）或附在虹膜上和瞳孔内（虹膜型人工晶体）。许多类型的虹膜型人工晶体由于术后并发症多，在美国已很少使用。较新的多焦点人工晶体，具有不同的聚焦区带，它能减少术后对眼镜的依赖。

植入多焦人工晶体后患者偶尔会有眩光的症状，尤其是在低照明的情况下，还有对比度降低的问题。

术后护理和并发症：大部分病例术后需要使用局部抗生素滴眼液（如0.5%莫西沙星，每日4次）和糖皮质激素滴眼液（如1%醋酸泼尼松龙，每日4次），逐渐减量，持续至术后四周。也可以在手术结束时前房注入抗生素，减少术后局部用药的需求。多个大型、对照研究提示前房注入抗生素减少了术后眼内炎发生率。[1,2]患者术后几周内应该注意：睡眠时戴保护眼罩，应该避免Valsalva动作、提重物、过度前倾和揉眼。

白内障手术的主要并发症很少。包括下列并发症：

- 术中：视网膜下出血，眼内容物驱逐到切口外（脉络膜上腔出血——很罕见但能导致不可逆性致盲），玻璃体脱出至切口外（玻璃体丢失），白内障碎片掉入玻璃体腔，切口灼伤，角膜内皮与后弹力层（Descemet膜）脱离
- 术后第1周：眼内炎（眼内感染——很罕见但能导致不可逆性致盲）和青光眼
- 术后第1个月：黄斑囊样水肿
- 术后数月：大泡状角膜病变（白内障术中损伤角膜内皮细胞引起的角膜水肿），视网膜脱离，和后囊膜混浊（常见，但可用激光治疗）

排除先前伴存的弱视、视网膜病变、黄斑变性和青光眼等疾病，95%的患眼术后获得20/40（6/12）或更好的视力。如果没有植入人工晶体，需要戴用接触镜或者高度数凸球镜片矫正术后的高度远视。

[1] Endophthalmitis Study Group. European Society of Cataract & Refractive Surgeons. Prophylaxis of postoperative endophthalmitis following cataract surgery: results of the ESCRS multicenter study and identification of risk factors. J Cataract Refract Surg. 33:978-88. 2007

[2] Shorstein NH, Winthrop KL, Herrinton LJ. Decreased postoperative endophthalmitis rate after institution of intracameral anti-biotics in a Northern California eye department. J Cataract Refract Surg. 39:8-14. 2013

预防

许多眼科专家建议使用防紫外线的眼镜或者太阳镜作为一种预防性措施。减少危险因素如饮酒、吸烟、糖皮质激素和控制血糖可以延缓发病。富含维生素C、维生素A和类胡萝卜素（菠菜和甘蓝菜这类蔬菜中含有）的饮食可能预防白内障。

关键点

- 白内障可控制的危险因素包括暴露于紫外光；饮酒、吸烟和全身应用糖皮质激素；和血糖控制不佳
- 症状包括对比度降低、眩光（光源周围的光晕和星星闪烁）和最终视觉模糊
- 诊断要扩瞳进行检查
- 如果白内障引起的视力下降影响日常生活，引起严重眩光或达到一定严重程度（如最佳矫正视力低于20/40），通常表明应进行手术摘除和人工晶体植入

110. 眼睑和泪器疾病

睑缘炎

睑缘炎是眼睑边缘的炎症，可以为急性或者慢性病程。症状和体征包括眼痒、睑缘烧灼感，伴有充血、水肿。依据病史和检查诊断。急性溃疡性睑缘炎通常应用局部抗生素或者全身抗病毒药物治疗。急性非溃疡性睑缘炎偶尔可应用局部糖皮质激素治疗。慢性疾病通过人工泪液，热敷，偶尔可用口服抗生素（如四环素）来治疗睑板腺功能不良，或者通过眼睑清洁和人工泪液来治疗脂溢性睑缘炎。

病因

睑缘炎可以是急性（溃疡性或者非溃疡性）或者慢性（脂溢性睑缘炎或者睑板腺功能不良）病程。

急性 急性溃疡性睑缘炎通常是睑缘的细菌感染（通常为葡萄球菌）引起的，感染源位于睫毛；睫毛根部毛囊或者睑板腺也会受累。它也可能是病毒感染造成的（如单纯疱疹病毒、水痘带状疱疹病毒）。细菌性感染一般有较多痂皮，而病毒性感染更多的是清澈浆液性渗出。

急性非溃疡性睑缘炎通常是相同区域的过敏反应引起的 [如特应性睑皮炎、季节性过敏性睑结膜炎引起强烈的眼痒、摩擦和皮疹症状；或者接触过敏性（睑皮结膜炎）]。

慢性 慢性睑缘炎是一种病因不明的非感染性炎症。眼睑的睑板腺产生脂质（睑脂），在泪膜的水样液层上方形成脂质层以减少泪液蒸发。睑板腺功能不良引起脂质成分异常、腺导管和导管口被蜡样硬的栓子堵塞。许多患者伴有红斑痤疮（酒渣鼻）和复发性睑腺炎或者睑板腺囊肿病史。

许多患有脂溢性睑缘炎的患者伴有面部或者头皮的脂溢性皮炎或者红斑痤疮。继发的细菌增殖常发生在睑缘的鳞屑处。可导致睑板腺阻塞。

大多数患有睑板腺功能不良或者脂溢性睑缘炎的患者泪液蒸发增强，出现继发性角结膜干燥症。

症状及体征

所有类型的睑缘炎常常都有眼痒和睑缘烧灼感，以及伴有流泪、畏光和异物感的结膜刺激症状。

急性 急性溃疡性睑缘炎的睫毛根部出现小的脓疱，最终破溃形成浅的睑缘溃疡。黏性痂皮祛除后睑缘表面可出血。睡眠时上下眼睑可因分泌物干燥后黏在一起。复发性睑缘炎常导致眼睑瘢痕和睫毛脱失。

急性非溃疡性睑缘炎的睑缘出现水肿和红斑；睫毛可被干燥的浆液性分泌物包裹。

慢性 睑板腺功能不良，检查可发现扩张、堵塞的腺导管口，压迫时排出硬蜡样、稠厚、黄色分泌物。脂溢性睑缘炎的睑缘出现易于祛除的油脂性鳞屑。大多数患有脂溢性睑缘炎和睑板腺功能不良的患者有角结膜干燥症的表现，如异物感、沙砾感、视疲劳感和长期用眼后视物模糊等症状。

诊断

- 裂隙灯检查

诊断通常依靠裂隙灯检查。治疗效果不佳的慢性睑缘炎应进行活检，以排除类似症状的眼睑肿瘤。

预后

急性睑缘炎大多数对治疗敏感，但可复发和/或转为慢性睑缘炎。慢性睑缘炎则顽固、复发、对治疗不敏感。急性加重的后果主要是影响生活、不适感和外观影响，但通常不会导致角膜瘢痕或者视力下降。

治疗

- 临床上采取的支持性措施（如角结膜干燥症的治疗，热敷，眼睑清洁）
- 治疗急性溃疡性睑缘炎的抗微生物药物

急性 急性溃疡性睑缘炎应用抗生素眼膏治疗（如杆菌肽/多黏菌素B，红霉素，或0.3%庆大霉素，每日4次，共7~10日）。急性病毒性溃疡性睑缘炎需要全身应用抗病毒药物（如单纯疱疹病毒口服阿昔洛韦400mg，每日3次，共7日；水痘带状疱疹病毒口服泛昔洛韦500mg，每日3次，或者伐昔洛韦1g，每日3次，共7日）。

急性非溃疡性睑缘炎的治疗首先应避免可能加重病情的行为（如揉眼）或物质（如用新的眼药水）。闭合眼睑后热敷可以促进缓解症状和加速吸收。如果持续水肿>24小时，可应用局部糖皮质激素（如0.1%氟米龙眼膏，每日3次，共7日）。

慢性 脂溢性睑缘炎和睑板腺功能不良两种类型睑缘炎的治疗首先是针对继发的角结膜干燥症。白天使用人工泪液、睡前使用质地温和的眼膏，必要时使用泪小点栓塞（填塞泪小点并减少泪液引流的植入物），对大部分患者有效。

对睑板腺功能不良，必要时热敷以溶解蜡样堵塞物或者偶尔通过眼睑按摩以排除堵塞的分泌物和新的脂质涂布眼表，有助治疗。

对脂溢性睑缘炎，必要时每日2次应用浸蘸婴儿洗发剂稀释液（半杯温水中加2~3滴）的棉拭子擦洗睑缘，有助于治疗。如果眼睑清洁治疗后数周仍然没有缓解，需局部应用抗生素眼膏（红霉素、杆菌肽/多黏菌素B或10%磺胺醋酰钠，每日2次，共3个月）可以减少睑缘的细菌数量。

对部分病例，四环素类药物治疗（如口服多西环素100mg，每日2次，逐渐减量持续3~4个月）可以改变睑板腺分泌物的成分或者改变皮肤细菌的组成，因此也有治疗效果。

> **关键点**
> - 睑缘炎的常见形式包括急性溃疡性（常继发金黄色葡萄球菌或疱疹病毒感染），急性非溃疡性（通常是过敏性的），和慢性（通常是睑板腺功能障碍或脂溢性皮炎）
> - 继发的结膜干燥通常伴随着慢性睑缘炎
> - 常见的症状包括眼痒，睑缘烧灼感，和伴有流泪、畏光和异物感的结膜刺激症状
> - 诊断通常依靠裂隙灯检查
> - 支持性的治疗（如热敷、眼睑清洁和角结膜干燥症治疗）
> - 特殊的治疗包括抗微生物药用于急性溃疡性睑缘炎和有时用于慢性睑缘炎，局部皮质激素治疗用于持续的急性非溃疡性睑缘炎

眼睑痉挛

眼睑痉挛是指眼部周围肌肉的痉挛，表现为不自主的眨眼和闭眼动作。

眼睑痉挛大多数情况下病因不明。女性多见，而且具有家族倾向性。偶尔，眼睑痉挛可以继发于其他眼病，包括引起眼部刺激的疾病（如倒睫，角膜异物，角结膜干燥症），以及可引起痉挛的系统性神经疾病（如 Parkinson 病）。

症状为不自主的眨眼和闭眼动作，严重的病例甚至无法睁眼。疲劳、明亮的光线，和焦虑可以加重痉挛。

治疗包括局部眼睑肌肉内注射肉毒杆菌毒素 A；大多数病例需要反复应用。抗焦虑药可能有一定作用。手术切除部分眶周肌肉也有治疗效果，但是由于潜在并发症的风险，只有在肉毒杆菌毒素治疗无效的情况下才考虑。太阳镜可以减弱因为强光造成的或伴有的眼睑痉挛。

泪小管炎

泪小管炎是指泪小管的感染。

病因

最常见的感染病原为以色列放线菌，一种有细小分支菌丝的革兰氏阳性菌，但其他细菌、真菌（如白色念球菌）和病毒（如单纯疱疹病毒）也可造成泪小管的感染。泪小管炎一种越来越常见的原因是从泪小点移位进入到泪小管的保留泪小点塞（治疗眼睛干涩时插入）。

症状及体征

症状和体征有流泪、分泌物、眼红（尤以鼻侧为重）和受累局部轻度疼痛。

诊断
- 临床评估

诊断主要依靠症状和体征，压迫泪囊和泪小管区出现污浊分泌物，以及由于存于管内的坏死物质造成在泪道探通时有沙砾感（图 110-1）。

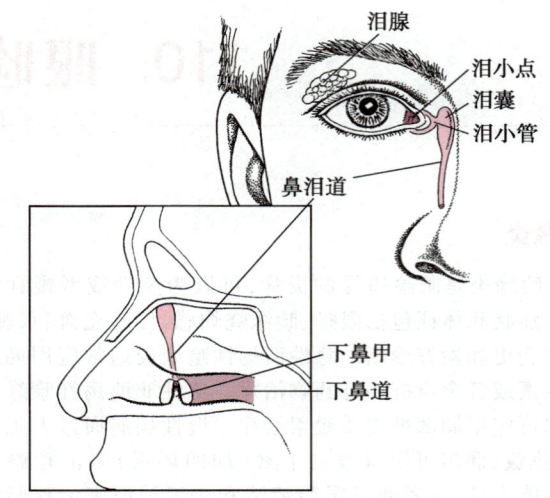

图 110-1　泪器系统的解剖

泪小管炎能与泪囊炎进行鉴别。泪小管炎的泪小点和泪小管充血肿胀；泪囊炎的泪小点和泪小管正常，但在泪囊区或者其附近出现充血、肿胀、伴触痛的肿块。

治疗
- 支持治疗（如热敷）
- 抗生素
- 有时通过手术去除凝固物或者异物

治疗为热敷、抗生素溶液冲洗泪小管（眼科医生施行）、祛除泪道阻塞物质或异物（通常需要手术祛除）。抗生素选择通常为经验性选择第一代头孢菌素或者耐青霉素酶的合成青霉素，但可以根据冲洗出的标本来指导选择。

> **关键点**
> - 泪小管炎常见的病因为感染或者泪小点栓塞滞留
> - 患者常有流泪、分泌物、眼红（尤其是鼻侧）和受累局部轻度疼痛
> - 检查可见压迫泪囊和泪小管区出现分泌物，以及由于存于管内的坏死物质造成在泪道探通时有沙砾感
> - 治疗包括支持治疗，如热敷，抗生素治疗，有时需手术

睑板腺囊肿和睑腺炎
（针眼）

睑板腺囊肿和睑腺炎是眼睑突发性局部肿胀。睑板腺囊肿是非感染性睑板腺阻塞所致，而睑腺炎则通常是感染所致。两种疾病最初都引起眼睑的充血和水肿、肿胀及疼痛；随着时间进展，睑板腺囊肿表现为眼睑中央小的无痛性结节，而睑腺炎仍有疼痛并局限于眼睑边缘。诊断依靠临床检查。治疗为局部热敷。两种疾病都可以自发缓解，但是手术切开或者睑板腺囊肿内注射糖皮质激素可以促进病灶消退。

睑板腺囊肿 睑板腺囊肿是睑板腺的非感染性堵塞，引起眼睑软组织内脂质物质刺激形成囊肿样变，伴有局部继发性肉芽肿样炎症。引起睑板腺分泌物异常稠厚的疾病（如睑板腺功能不良、红斑痤疮）增加睑板腺阻塞的风险。

睑腺炎 睑腺炎（针眼）是眼睑急性、局限性肿胀，可以是外睑腺炎或者内睑腺炎，通常是化脓性感染（典型的为葡萄球菌）或者脓肿形成。大多数睑腺炎为外睑腺炎，是由于睫毛毛囊和邻近皮脂腺阻塞和感染造成的。毛囊阻塞可能和睑缘炎相关。内睑腺炎，非常少见，是睑板腺的感染。有时睑腺炎可能伴有蜂窝织炎。

症状及体征

睑板腺囊肿和睑腺炎都可以引起眼睑充血、肿胀和疼痛。

睑板腺囊肿 最初眼睑弥漫性肿胀。偶尔眼睑可能表现为重度肿胀，导致眼睛完全睁不开。1~2日后，睑板腺囊肿出现于眼睑体部。典型表现为形成小的无痛性结节或者团块。睑板腺囊肿通常在2~8周内通过眼睑的内表面引流或者自发吸收；少数情况下会持续更长时间。依据睑板腺囊肿的大小及位置，可以压迫角膜，造成轻度视物模糊。

睑腺炎 1~2日后，外睑腺炎局限于眼睑边缘（彩图110-1）。可能出现流泪、畏光和异物感的症状。典型表现为睫毛基底部小黄色点状脓疱，周围伴有充血、硬节和弥漫性水肿。2~4日内病灶破溃，排出分泌物（通常为脓性），疼痛缓解和病灶吸收。内睑腺炎的症状和睑板腺囊肿相同，包括疼痛、眼红和睑板后结膜面的局限水肿。炎症可能严重，有时伴有发热或者寒战。检查睑结膜面可见感染的睑板腺处有小的隆起或黄色区域。随后形成脓肿。自发破溃很少见；但当发生破溃时，通常在眼睑的结膜面破溃，有时候也可以从皮肤面穿破。复发常见。

诊断

■ 临床检查

睑板腺囊肿和两种类型睑腺炎的诊断依靠临床检查；但是起病的前两天可能在临床上难以鉴别（彩图110-2）。由于内睑腺炎非常少见，当炎症非常严重或者出现发热或者寒战表现时才考虑内睑腺炎可能。如果睑板腺囊肿或者睑腺炎位于下睑内眦附近，必须与泪囊炎和泪小管炎鉴别，硬节和疼痛的最显著部位（睑板腺囊肿位于眼睑侧，泪囊炎靠近鼻部位于内眦下方，泪小管炎位于泪小点处）通常能帮助鉴别诊断。慢性睑板腺囊肿治疗效果不佳时需行活检以排除眼睑肿瘤。

治疗

■ 热敷
■ 有时需要引流或者药物治疗

热敷5~10分钟，每天2~3次，可以促进睑板腺囊肿和外睑腺炎的吸收。

睑板腺囊肿 如果睑板腺囊肿体积大、影响外观，经保守治疗数周后仍未消退者，可施行切开刮除术或者睑板腺囊肿内注射糖皮质激素（25mg/ml的曲安奈德0.05~0.2ml）。

睑腺炎 外睑腺炎经热敷治疗无效时可以用锐利的尖刀片切开。当睑腺炎伴发眶隔前蜂窝织炎时，需要全身抗生素治疗（如口服双氯西林或者红霉素250mg，每日4次）。

内睑腺炎的治疗为口服抗生素，必要时施行切开引流术。局部抗生素通常没有效果。

> **关键点**
> - 睑板腺囊肿和睑腺炎最初引起眼睑充血和水肿，肿胀，疼痛，最初几天临床上不易区别
> - 睑腺炎会有持续疼痛感并位于眼睑边缘处
> - 热敷可加速缓解两者（睑板腺囊肿或睑腺炎）
> - 可能的其他治疗方式包括病灶糖皮质激素（对于睑板腺囊肿），切开与/或抗生素（对于睑腺炎）

泪囊炎

泪囊炎是指泪囊的感染，有时会导致脓肿形成。病原菌通常为葡萄球菌或者链球菌属，典型地继发于泪鼻道阻塞后。

在急性泪囊炎，患者表现为泪囊周围疼痛、发红和肿胀。结合症状、体征以及压迫泪囊时泪小点出现黏液物质反流等表现时考虑泪囊炎诊断。早期治疗为局部热敷，轻度患者口服抗生素，严重患者静脉应用抗生素。抗生素一般选择第一代头孢菌素或者耐青霉素酶的合成青霉素。如果感染未能按照预期得到控制，需考虑耐甲氧西林金黄色葡萄球菌感染（MRSA），并依此调整抗生素。如果最初的抗生素治疗无效，可行脓肿切开引流术并根据培养结果选择敏感抗生素。

慢性泪囊炎患者通常表现为内眦韧带下的肿块和慢性结膜炎。已经缓解的急性泪囊炎或者慢性泪囊炎明确的治疗通常需要手术以建立泪囊和鼻腔的通道（泪囊鼻腔吻合术）。

泪管狭窄

泪管狭窄是指泪鼻管的阻塞或者狭窄，并导致泪溢。

泪鼻道阻塞可以是先天性或者后天性的。先天性泪鼻道阻塞的一个病因是泪鼻道任何部位的发育不全。典型的为泪鼻管远端持续存在一层膜样物。有流泪和脓性分泌物表现；症状可能表现类似慢性结膜炎，通常在两周龄开始出现（最常见于3~12周龄）。

后天性泪鼻管阻塞的病因有许多（表110-1）。最常见的病因为年龄相关性泪鼻道狭窄。其他病因包括既往鼻部或者面部骨折和鼻窦手术，因其会损伤泪鼻道；炎症性疾病[如结节病、肉芽肿性血管炎[过去称为韦氏肉芽肿病（Wegener granulomatosis）]；肿瘤（上颌窦或者筛窦肿瘤）；泪囊炎。

表 110-1　后天性泪鼻管阻塞的病因

泪器结石(凝固物)
肉芽肿性血管炎[过去称为韦氏肉芽肿病(Wegener granulomatosis)]
特发性(通常为年龄相关性)
结节病
创伤(包括手术,尤其是之前的鼻窦手术)
肿瘤

引起泪小点或者泪小管狭窄的病因包括慢性结膜炎(尤其是疱疹病毒性的),某些化疗,滴眼液的不良反应(尤其是局部的依可碘酯)和放疗。

诊断
- 临床评估

通常依靠临床表现作出诊断。有时眼科医生会进行探通和用含或者不含荧光素染料的生理盐水冲洗泪道。反流提示狭窄。

治疗
- 人工或者手术减压
- 治疗原发疾病

先天性泪鼻道阻塞通常在6~9个月龄时自发缓解;1岁以前,每天按摩泪囊四至五次可以缓解阻塞。1岁以后,可能需要在全身麻醉下施行泪道探通术;如果泪鼻道阻塞复发,可以植入暂时性硅胶引流管。

后天性泪鼻道阻塞尽可能治疗原发病因。如果不能治疗原发病因或者原发病因治疗效果不佳,可以通过手术建立泪囊与鼻腔间新的引流通道(泪囊鼻腔吻合术)。

泪小点或者泪小管狭窄的病例进行扩张术通常可以治愈。如果泪小管狭窄严重,可以考虑手术放置一根低温膨胀的硼硅酸玻璃管(Jones 管)自泪阜插入鼻腔(结膜-鼻腔泪囊吻合术)。

> **关键点**
> - 泪管狭窄为先天性或者获得性
> - 症状包括溢泪
> - 冲洗泪道见生理盐水或者荧光素染料反流提示狭窄
> - 先天性泪管狭窄可在9个月龄左右缓解;泪囊区人工按摩可能有助
> - 获得性泪管狭窄治疗原发病
> - 不管是先天性或者获得性泪管狭窄,如果症状持续,均可考虑手术治疗

睑内翻和睑外翻

睑内翻是指眼睑的向内翻转。睑外翻是指下睑的向外翻转。

睑内翻　睑内翻(眼睑的向内翻转)是由于年龄相关性组织松弛、感染后(尤其是沙眼)或者创伤后改变或者眼睑痉挛等造成的。睫毛摩擦眼球,可能导致角膜溃疡和瘢痕形成。症状包括异物感、流泪和眼红。诊断依靠临床检查。明确的治疗为手术矫正。

睑外翻　睑外翻(下睑向外翻转)是由于年龄相关性组织松弛、第Ⅶ对脑神经麻痹、外伤后或手术后等原因造成的。症状包括流泪(由于泪道系统的入口不能与眼球接触而致的引流不良)和干眼症状(彩图 110-3)。诊断依靠临床检查。对症治疗为补充人工泪液,和夜间使用眼部润滑剂;明确的治疗为手术。

眼睑肿瘤

眼睑皮肤是良性和恶性肿瘤的常见部位。

黄色瘤　黄色瘤是一种常见的良性沉积物,在上睑和下睑的皮下脂质沉积形成黄白色、扁平斑块。尽管有些黄色瘤患者有脂质代谢异常,但是大多数患者没有血脂异常。根据外观能作出诊断。除因美容原因可以手术切除外,一般不需治疗。原发脂质代谢异常应该治疗。

基底细胞癌　这种皮肤癌常常发生在睑缘、内眦部和面颊上部。很少发生转移。确诊需组织活检。治疗是手术切除,采用传统方式或者用 Mohs 手术方法。

其他恶性肿瘤　这类肿瘤少见,包括鳞状细胞癌、睑板腺癌和黑色素瘤。这些肿瘤表现可类似慢性睑缘炎或慢性睑板腺囊肿。因此,慢性睑缘炎、慢性睑板腺囊肿和类似病变如果初始治疗无效时应该施行组织活检术。

倒睫

倒睫是不伴有眼睑内翻的睫毛解剖位置异常,造成睫毛持续摩擦刺激眼部。

倒睫通常是特发性的,但已知的病因包括睑缘炎、外伤后和手术后的改变、结膜瘢痕形成[如继发于瘢痕性类天疱疮、特应性角结膜炎、重症多形红斑(Stevens-Johnson syndrome)或化学伤后]、眼睑赘皮(下睑皮肤过度皱褶导致睫毛变为垂直方向)及双行睫(先天性多余一行睫毛)。

慢性病例可能出现角膜溃疡和瘢痕。症状为异物感、流泪和眼红。

诊断通常依靠临床检查。倒睫与眼睑内翻的鉴别为前者的眼睑位置正常。荧光素染色以排除角膜擦伤和溃疡。

治疗为用镊子将睫毛拔除。如果睫毛又长出来,电解或者冷冻术脱毛对于永久性避免复发更有效。

111. 角膜病

角膜易发生感染、非感染性炎症反应、溃疡、机械损伤和环境损害。感染（角膜炎）通常伴有继发的结膜炎，病原为病毒、细菌、棘阿米巴，或者真菌。角膜炎加重通常出现角膜溃疡。提示为角膜病变而并非单纯结膜炎的表现包括疼痛，尤其是见光时，和视力下降。角膜检查主要是裂隙灯检查，有时需要细菌学检查。

> **经验与提示**
> - 如果患者眼红伴疼痛、异物感和/或视力下降，需进行裂隙灯检查和荧光素染色

大泡性角膜病变

大泡性角膜病变表现为角膜上皮的大泡样病变，由角膜内皮病变所致。

大泡性角膜病变是角膜水肿造成的，角膜内皮失代偿不能维持角膜正常的脱水状态是其原因。最常见的病因是富克斯角膜内皮营养不良（Fuchs endothelial dystrophy of cornea）或者角膜内皮损伤。富克斯角膜内皮营养不良是一遗传性疾病，它导致双侧、进行性角膜内皮丢失，有时在50~60岁时出现症状性大泡性角膜病变。富克斯角膜内皮营养不良可能是常染色体显性伴不完全外显遗传。引起角膜大泡病变的另一常见原因是角膜内皮损伤，发生在内眼手术（如白内障摘除）或者人工晶体植入位置设计不良或位置不正。白内障摘除术后的大泡性角膜病变称为人工晶体眼（如果植入人工晶体）或者无晶体眼（如果未植入人工晶体）性大泡性角膜病变。

在角膜表面，上皮下液体积聚形成大泡样病变以及角膜基质（角膜的深层组织）水肿可以引起眼部不适、视力下降、对比敏感度下降、眩光和畏光等。有时大泡破裂，引起疼痛和异物感。细菌侵入破裂的大泡导致角膜溃疡。

裂隙灯检查可以观察到角膜大泡和角膜基质的水肿。

这类患者的治疗应由眼科医生处理。对轻至中度的患者可以用脱水剂（如高渗盐水和5%的高渗氯化钠眼膏）、降眼压药物，偶尔短期佩戴软性角膜接触镜治疗，如果有继发微生物感染应予相应治疗。角膜移植术常常能治愈。

角膜溃疡

角膜溃疡是由于细菌、真菌、病毒或者棘阿米巴侵犯角膜组织引起的角膜上皮缺损和组织炎症（并很快导致角膜组织坏死）。机械性损伤或者营养不良都可能诱发角膜溃疡。症状表现为进行性充血、异物感、疼痛、畏光感和流泪。诊断依靠裂隙灯检查、荧光素染色和微生物学检查。角膜溃疡应到眼科医生处就诊，紧急使用局部抗感染眼药治疗，常常需联合扩瞳药物。

病因

角膜溃疡有多种病因（表111-1）。细菌性溃疡（最常见于角膜接触镜佩戴者）可偶尔合并单纯疱疹性角膜炎，并且依据细菌菌群的差异，可能导致疾病较为难治。随着病程进展溃疡表现多样性。棘阿米巴引起的溃疡（最常见于角膜接触镜佩戴过程中接触了受污染的水）和真菌（最常见于植物性外伤）感染造成的角膜溃疡病情隐匿但是持续性进展；而铜绿假单胞菌（几乎仅见于角膜接触镜佩戴者）引起的角膜溃疡进展迅速，导致病变深而广泛的角膜坏死。佩戴角膜接触镜入睡或者角膜接触镜消毒不充分可以导致角膜溃疡（参见第848页）。

表 111-1 角膜溃疡的病因

类型	案例
非外伤性角膜异常	大泡性角膜病变（如大泡破裂）
	瘢痕性类天疱疮
	单纯疱疹性角膜炎伴有继发的细菌性双重感染
	干眼，原发性干眼，继发性（如神经营养性角膜炎）
	沙眼
角膜损伤	角膜擦伤
	穿透性角膜外伤
	角膜异物（很少见）
	角膜接触镜（佩戴过夜和/或消毒不当最常见）
眼睑异常	慢性睑缘炎
	睑内翻
	眼睑闭合不全（如由于眼睑闭合不全症、周围面神经麻痹，外伤后眼睑组织缺损，或者眼球突出）
	倒睫
营养缺乏	蛋白营养不良
	维生素A缺乏

病理生理

溃疡表现为角膜上皮的缺损和其下组织的炎症，并很快进展为角膜基质的坏死。角膜溃疡恢复后留有瘢痕组

织,引起角膜混浊和视力下降。如果不治疗,角膜溃疡可能出现多种并发症,如葡萄膜炎、角膜穿孔伴虹膜脱出、前房积脓、全眼球炎和眼球萎缩等。偶尔即使获得最好的治疗,尤其是延误进行的话,也可能会发生上述的并发症。角膜溃疡越深,症状和并发症越严重。

症状及体征

早期结膜充血、眼痛、异物感、畏光和流泪等症状可能比较轻微。

角膜溃疡早期为角膜上皮缺损,荧光素染色可着色,以及角膜浅层暗灰色、局限混浊灶。随后溃疡化脓和坏死形成中央凹陷的溃疡灶。角膜周围常有明显的结膜充血。病程长的患者从角膜缘长入血管(称为角膜新生血管)。角膜溃疡可以向周围角膜蔓延和/或向深层蔓延。可发生前房积脓(即白细胞在前房内堆积)。

棘阿米巴角膜溃疡常常疼痛剧烈,可表现为短暂性角膜上皮缺损、多灶性角膜基质浸润,后期出现大的环形浸润灶。真菌性角膜溃疡比细菌性角膜溃疡病程更长,表现为致密的浸润灶,偶尔在浸润灶周围可以出现分散的孤立小病灶(卫星灶)。

诊断

- 裂隙灯检查

诊断依靠裂隙灯检查,角膜出现浸润灶并且荧光素染色伴有上皮缺损时诊断为角膜溃疡(彩图111-1)。除了小的溃疡外,所有的溃疡都应该用一次性15号刀片,无菌抹刀,或细小镊子进行刮片培养(应由眼科医生操作)。刮片的显微镜检查可以明确棘阿米巴。

治疗

- 初始采用经验性局部广谱抗生素治疗
- 根据病原使用对应的抗微生物治疗

不管何种病因的角膜溃疡治疗,最初应该用0.5%莫西沙星或者0.3%~0.5%加替沙星治疗小的溃疡,大的病灶(尤其是接近角膜中央的病灶)应用加强浓度(高于库存浓度)的抗生素眼药水如15mg/ml妥布霉素和50mg/ml头孢唑啉。早期需要频滴(如每15分钟滴1次共4次,然后每1小时滴1次)。角膜溃疡严禁遮盖,因为遮盖造成光线暗、温度高的局部环境有利于细菌繁殖,而且影响局部药物应用。

单纯疱疹性角膜溃疡应用1%三氟尿苷,白天每2小时1次,总共9次;或者0.15%更昔洛韦每日5次;或者口服伐昔洛韦1000mg,每日2次,或阿昔洛韦400mg,每日5次(复发者每日3次),治疗14日。

真菌感染选用一种抗真菌滴眼液(如1%伏立康唑,5%纳他霉素或者0.15%两性霉素B),初始剂量为白天每1小时1次、夜晚每2小时1次。深部感染可能需要加用口服伏立康唑200mg,每日2次,酮康唑每日400mg,氟康唑或者伊曲康唑都是先一次400mg,然后每日1次200mg治疗。

如果明确是棘阿米巴感染,经典治疗方案为0.1%丙氧苯脒,0.175%新霉素,和0.02%聚亚己基双胍或0.02%氯己定辅以1%咪康唑、1%克霉唑,或者口服酮康唑400mg/d一次,或伊曲康唑400mg一次,然后每日1次200mg治疗。滴眼液每1~2小时1次直到临床表现有所改善后逐渐减量至每日4次,持续数月直到所有炎症反应都已经缓解。目前聚亚己基双胍和氯己定没有现成的眼科制剂,但药房可以专门配置。

所有的角膜溃疡患者,也可加用睫状肌麻痹药,如1%阿托品眼药水或者0.25%东莨菪碱眼药水,每日3次,以减少角膜溃疡的疼痛症状和减少虹膜后粘连。严重病例可能需要进行角膜感染上皮清创术甚至穿透性角膜移植术。依从性差的患者,或者面积大、位于中央,或者难治性角膜溃疡可住院治疗。严格选择性的患者可以辅助糖皮质激素滴眼液治疗(如1%醋酸泼尼松龙每日4次持续1周,然后逐渐减量维持2~3周),但最终角膜瘢痕形态和最终视力不会因此改善。局部糖皮质激素可以缓解眼痛和畏光,并加速视力改善。由于有导致溃疡加重的轻度风险,只有患者有必须快速恢复视功能需求(如工作、驾驶等)时,才能增加局部激素治疗。糖皮质激素由眼科医生处方,而且临床和微生物学检查提示患者对抗微生物治疗效果敏感、可以密切随访的时候才可应用。

> ### ● 关键点
>
> - 引起角膜溃疡的原因包括角膜感染(包括佩戴角膜接触镜)、眼外伤、眼睑异常和营养缺乏
> - 溃疡可伴角膜周围充血和前房白细胞堆积(前房积脓)
> - 除了最小的溃疡外所有溃疡均应做病原体培养,通常由眼科医生进行
> - 治疗通常包括频繁的(如全天候每1~2小时)使用局部抗微生物药物

单纯疱疹病毒性角膜炎

(单纯疱疹病毒性角结膜炎)

单纯疱疹病毒性角膜炎是指角膜的单纯疱疹病毒感染。它可累及虹膜。症状和体征包括:异物感、流泪、畏光和结膜充血。复发常见,可导致角膜知觉下降、角膜溃疡、永久性的瘢痕和视力下降。诊断基于特征性的树枝样角膜溃疡,有时需要病毒培养。治疗为局部抗病毒药物,偶尔全身用抗病毒药。

单纯疱疹病毒通常影响角膜表面组织,但是有时也会累及基质层(角膜的深层组织)。基质层受累可能是由于对病毒的免疫反应造成的。

与所有的单纯疱疹病毒感染一样,首先为原发感染,然后进入潜伏期,潜伏期病毒进入神经根。潜伏期的病毒可以被激活,引起复发。

症状及体征

原发感染 最初感染(原发感染)通常是无特殊的自限性结膜炎,常见于儿童期并且通常不伴角膜病变。如果累及角膜,早期症状包括异物感、流泪、畏光和结膜充血。有时出现泡性睑缘炎(眼睑小水疱),症状加重,视力模糊,睑缘的小泡破溃形成溃疡,然后约一周内愈合不留瘢痕。

复发感染 复发通常以角膜上皮炎(也称为树枝状角膜炎,彩图111-2)的形式为表现,症状为流泪、异物感,角膜

上皮出现特征性分支(树枝样或弯曲状)的病变,伴有球状末端,可被荧光素染色。多次复发可能导致角膜知觉减退或者消失、溃疡、永久瘢痕和视力下降。

角膜基质病变 大多数患有主要累及角膜内皮的盘状角膜炎的患者有角膜上皮炎病史。盘状角膜炎表现为深层、盘状、局灶性继发角膜水肿和混浊伴前部葡萄膜炎。它可引起眼痛和视力下降。

基质角膜炎可以导致基质的坏死和严重的疼痛、畏光、异物感和视力下降。

诊断
- 裂隙灯检查

必须进行裂隙灯检查。大部分病例裂隙灯检查发现树枝样病变时就可明确诊断。当表现不够典型时,病灶的病毒培养可以明确诊断。

治疗
- 局部使用更昔洛韦或三氟胸苷
- 口服或者静脉用阿昔洛韦或伐昔洛韦
- 累及基质或者出现葡萄膜炎时,抗病毒药物基础上加用局部糖皮质激素

大多数患者需要至眼科医生处诊治。如果出现角膜基质病变或者累及葡萄膜,进一步的治疗则必须转诊至眼科医生处。

局部治疗[如0.15%更昔洛韦眼胶白天每3小时1次(每天5次),或1%三氟尿苷滴眼液白天每2小时1次(每天9次)]通常有效。偶尔需要口服阿昔洛韦400mg,每天5次(或复发者每日3次),或者口服伐昔洛韦1000mg,每日2次。免疫功能低下的患者通常需要静脉应用抗病毒药物(如阿昔洛韦5mg/kg,静脉用药每8小时1次,治疗七天)。如果树枝样病变周围的角膜上皮疏松和水肿,用棉拭子在用药前轻轻拭除病变上皮清创可促进愈合。

角膜上皮炎禁用局部糖皮质激素,但是后期出现基质受累(盘状角膜炎或基质角膜炎)或者葡萄膜炎时,**联合抗病毒药物**同时应用可能有效。对这些病例,初始剂量为1%醋酸泼尼松龙,每2小时1次,症状缓解后减至每4~8小时1次。局部用1%阿托品或者0.25%东莨菪碱滴眼可以缓解畏光。

> **关键点**
> - 单纯疱疹病毒性角膜炎典型地为原发性单纯疱疹病毒眼
> - 部感染复发,而原发性单纯疱疹病毒眼部感染典型的常表现为非特异性自限性结膜炎。
> - 特征表现包括一个分支的树突状或弯曲状角膜损伤(提示树枝状结膜炎)或盘状、局限性角膜水肿外加前葡萄膜炎(提示盘状角膜炎)
> - 发现树枝状溃疡或通过病毒培养来确诊
> - 治疗需要抗病毒药物,通常局部使用更昔洛韦或三氟尿苷,或口服阿昔洛韦或伐昔洛韦治疗

眼部带状疱疹
(带状疱疹病毒眼病;水痘-带状病毒眼病)

眼部带状疱疹的病因是感染的水痘-带状疱疹病毒再激活累及到眼部。症状和体征严重,包括前额部皮肤红斑和眼前节所有组织的疼痛性炎症反应。很少情况下眼后节也可受到累及。诊断主要依靠眼前节特征性外观和三叉神经第一分支受累引起的带状皮炎。治疗为口服抗病毒药物、扩瞳剂和局部糖皮质激素。

前额部的带状疱疹病毒在累及鼻睫神经时(表现为鼻尖部皮肤病变),有3/4的病例会累及眼球(彩图111-3);而鼻尖部没有受累时,只有1/3的病例会累及眼球。总体上,约有一半的患者会累及眼球。

症状及体征
前驱期可能会有前额部的麻刺感。急性期除了疼痛性前额部红斑外,还可表现为严重的眼痛、显著的眼睑水肿;结膜、表层巩膜和角膜周围的结膜充血;角膜水肿和畏光。

并发症 角膜炎和/或葡萄膜炎病情严重,并且愈合后留有瘢痕。晚期常见并发症有青光眼、白内障、慢性或者复发性葡萄膜炎、角膜瘢痕、角膜新生血管和知觉减退,这些并发症会损害视力。后期可能出现带状疱疹后遗神经痛。患者可发生表层巩膜炎(不增加视力下降的风险)和/或视网膜炎(有视力严重下降的风险)。

诊断
- 前额部或者眼睑的带状红斑以及眼部表现

诊断依据前额部和/或眼睑的典型急性带状疱疹性红斑,或者相关病史结合既往的皮肤带状病灶(如萎缩性脱色素瘢痕)。尚未出现眼部累及的前额部疱样病变强烈提示有进一步累及眼部的危险,因此应该尽早请眼科会诊。当病变不典型或者诊断不明确时,才需在初期进行皮肤的培养和免疫学检测或PCR分析,或者连续血清学检测。

治疗
- 口服抗病毒药物(如阿昔洛韦、泛昔洛韦、伐昔洛韦)
- 有时需要局部糖皮质激素

早期治疗用阿昔洛韦口服800mg,每日5次,或者泛昔洛韦500mg口服,每日3次,或者伐昔洛韦1g口服,每日3次,连续用药七天以减少眼部并发症。治疗眼部带状疱疹引起的葡萄膜炎或角膜炎需要应用局部糖皮质激素(如1%醋酸泼尼松龙,最初葡萄膜炎每1小时1次滴眼,角膜炎每日4次滴眼,症状缓解后逐渐延长用药时间)。应予1%阿托品滴眼液或者0.25%东莨菪碱滴眼液,每日3次扩瞳治疗。应该监测眼压,眼压高于正常时应该治疗。

全身健康状况良好、>60岁的患者是否应该短期口服大剂量糖皮质激素以预防疱疹后遗神经痛还存在争议。

预防
对于年龄≥60岁的健康成年人,无论是否未感染过水

痘或带状疱疹，推荐接种带状疱疹病毒疫苗。这种疫苗减少一半获得带状疱疹的机会。如果带状疱疹在已接种过疫苗的人发生，那疾病的严重程度也低于没有接种过疫苗的人。

> **关键点**
> - 大约半数的三叉神经第一分支水痘-带状疱疹病毒感染激活会累及眼睛
> - 角膜炎和/或葡萄膜炎可能严重和导致功能下降
> - 典型的带状疱疹性红斑通常可以作出诊断
> - 治疗用口服抗病毒药物，通常局部应用糖皮质激素药物及扩瞳

角膜基质炎
（实质性角膜炎）

角膜基质炎是指角膜中基层（即角膜的中间层）的慢性、非溃疡性炎症，有时伴有葡萄膜炎。病因通常是感染性的。症状为畏光、疼痛、流泪和视力模糊。诊断依靠裂隙灯检查，血清学检查可以明确病因。治疗针对病因，可能需要局部糖皮质激素。

角膜基质炎是某些角膜感染的另外一种表现形式，在美国罕见。大部分病例是作为先天性梅毒的一种晚期并发症发生在患儿或者青少年，最终双眼都可受到累及。Cogan 综合征、莱姆病和 EB 病毒感染都可引起类似的表现，但少有严重的双眼角膜炎。很少情况下，获得性梅毒、单纯疱疹病毒、带状疱疹病毒或者结核病也可以引起成人的单眼角膜基质炎。

症状及体征

畏光、疼痛、流泪和视力模糊是常见症状。病灶最早表现为角膜中层基质斑片状炎症，引起混浊。梅毒性角膜基质炎的典型表现为全角膜毛玻璃样外观、虹膜被遮蔽，其他病因偶尔也有这种表现。新生血管从角膜缘长入（新生血管化），形成橘红色区域（鲑鱼肉样斑块）。梅毒性角膜基质炎还常常伴有前部葡萄膜炎和脉络膜炎。通常在 1~2 个月后炎症和新生血管开始消退。通常会留有部分角膜混浊，造成轻至中度的视力下降。

诊断
- 裂隙灯下角膜混浊以及其他典型表现
- 血清学检查明确病因

必须明确特定的病因。先天性梅毒感染、前庭听觉症状、扩展性红斑史、蜱接触史等特征都提示了引起感染的特定病因。然而，所有的患者都应进行血清学检查，包括以下所有内容：
- 荧光密螺旋体抗体吸收检查或者苍白密螺旋体的微量血凝试验检查梅毒螺旋体
- 莱姆滴度
- EB 病毒抗体检测

血清学检查阴性的患者可能是 Cogan 综合征，一种引起角膜基质炎和前庭听觉异常的特发性综合征。为避免永久性前庭听觉功能损害，出现听力下降、耳鸣或者眩晕等症状时应该即请耳鼻喉科诊治。

治疗
- 有时需用局部糖皮质激素

针对原发病因的治疗可以缓解角膜炎。通常建议局部加用糖皮质激素，如 1% 泼尼松龙滴眼液每日 4 次。应该转诊给眼科医生处理。

> **关键点**
> - 角膜基质炎在美国罕见，它是累及中间角膜层的慢性炎症
> - 表现包括疼痛、流泪、视力下降，常有角膜的橙红色病变和前葡萄膜炎
> - 应对患者检测梅毒、莱姆病和 EB 病毒感染
> - 眼科医生进行治疗；有时应用局部糖皮质激素

Cogan 综合征

Cogan 综合征是一种罕见的累及眼部和内耳的自身免疫性疾病。

Cogan 综合征见于年轻人，80% 的病例为 14~47 岁。这种疾病可能是对角膜和内耳的某种未知的常见自身抗原产生自身免疫反应造成的。有 10%~30% 的病例还伴有严重的全身性血管炎，包括威胁生命的主动脉炎。

症状及体征

眼部症状的发生率为 38%，前庭听觉系统症状的发生率为 46%，同时出现眼部和前庭听觉系统症状的发生率为 15%。病情进展 5 个月后，有 75% 的患者同时伴有眼部和前庭听觉系统症状。非特异性全身表现为发热、头痛、关节痛和肌痛。

眼 眼部累及包括下述的任何组合：
- 双侧角膜基质炎或者其他的角膜基质炎症
- 表层巩膜炎或者巩膜炎
- 葡萄膜炎
- 视盘炎
- 其他的眼部炎症反应（如玻璃体炎、脉络膜炎）

眼部症状包括刺激感、疼痛、畏光和视力下降。眼部检查显示角膜基质炎典型的斑片状基质浸润、眼部充血、视神经水肿、眼球突出或者这些表现的组合。

前庭听觉系统 前庭听觉症状包括神经感音性耳聋、耳鸣和眩晕。

血管性 伴有严重的主动脉炎时可听到舒张期心脏杂音。累及四肢血管时可能出现跛行。

诊断

诊断依靠临床检查并通过适当的血清学检查排除其他病因（如梅毒、莱姆病、EB 病毒感染）。患者需即至眼科医

生和耳鼻喉科医生处就诊。

治疗
- 眼部受累及者初始局部应用糖皮质激素，有时需全身应用糖皮质激素

患病后未治疗的病例会出现角膜瘢痕，引起视力下降，有60%~80%的患者最终出现永久性耳聋。角膜炎、表层巩膜炎和前部葡萄膜炎通常可以用局部1%醋酸泼尼松龙眼药水治疗，每小时1次至每日4次。尽早开始口服泼尼松1mg/kg，每日1次，持续2~6个月，可以治疗眼球深部炎症尤其是治疗前庭听觉症状，避免成为永久病变。有些临床医生给顽固病例加用环磷酰胺、甲氨蝶呤或者环孢素治疗。

角结膜干燥症
（干眼；角膜干燥症）

角结膜干燥症是由于泪膜功能不良造成的慢性、双侧性角膜和结膜的干燥。症状包括眼痒、烧灼感、刺激感和畏光。诊断依据临床；Schirmer试验可能有助诊断。治疗为局部泪液替代治疗和有时堵塞泪鼻道的开口。

病因
主要有两种类型：
- 由泪液量不足造成的水样泪液缺乏型角结膜干燥症
- 由泪液质量差引起泪液蒸发过快造成的蒸发过强型角结膜干燥症（更常见）

水样液缺乏型角结膜干燥症是绝经后妇女最常见的一种独立的特发状态。它也是干燥综合征、类风湿关节炎或者系统性红斑狼疮中的常见表现。少数情况下，它继发于其他引起泪腺分泌通道瘢痕化的病理状态[如瘢痕性类天疱疮、重症多形红斑（Stevens-Johnson syndrome）、沙眼]。移植物抗宿主病、HIV感染（弥散性淋巴细胞增多综合征）、局部放射治疗或者家族性自主神经异常等疾病造成泪腺功能损伤或者功能不良也可引起干眼。

蒸发过强型角结膜干燥症是由于泪液膜水样层上方的脂质层不足引起泪液异常蒸发过快导致泪膜丢失所引起的。脂质质量异常（如睑板腺功能异常）或者正常脂质层的退化（如脂溢性睑缘炎）造成干眼症状。患者常伴有红斑痤疮。

干燥还可能是由于夜间眼球闭合不全（夜间眼睑闭合不全症，或者Bell或面神经麻痹）导致暴露造成的，或者瞬目减少（如帕金森病）导致角膜表面泪液重新分布频率减少所致。

症状及体征
患者主诉有眼痒、烧灼感、沙砾感、牵拉感，或者异物感，或对光敏感等。另外还可出现尖锐的刺痛、视疲劳感和视力模糊等症状。某些患者注意到在严重的刺激后有大量流泪症状。典型的干眼症症状程度有波动性、间歇性等特点。某些因素可以加重症状：
- 长时间用眼（如阅读、使用电脑、驾驶、看电视等）
- 干燥、多风、多尘或者烟雾的局部环境
- 某些全身药物，包括异维A酸、镇静剂、利尿剂、抗高血压药物、口服避孕药和所有的抗胆碱能药物（包括抗组胺药和许多胃肠道药物）
- 脱水

在凉爽、雨天或者雾天以及在一些湿度高的环境如浴室，症状减轻。反复发作和持续的视物模糊以及频繁的严重刺激感会影响日常生活功能。然而，很少永久性损害视力。

两种类型的干眼症都会出现结膜充血，且常有散在、细小点状角膜上皮的缺损（浅层点状角膜炎）和/或结膜上皮的缺损。病变严重时，受累及的区域，主要是上下眼睑之间的睑裂区（或称暴露带）荧光素染色都着色。患者常常因刺激感而瞬目频率增加。

水样液缺乏型干眼症的结膜干燥，失去光泽，皱褶增多。蒸发过强型干眼症可能出现泪液增多和在眼睑边缘有泡沫样物质。非常少见的情况下，严重的进展性、慢性干眼症造成眼表角质化或者角膜上皮缺损，引起角膜瘢痕化、血管化、感染、溃疡和穿孔等并发症，最终导致视力严重损害。

诊断
- Schirmer试验和泪膜破裂试验（TBUT）

诊断依据特征性症状和临床检查。Schirmer试验和泪膜破裂试验可以帮助鉴别干眼症的类型。

Schirmer试验检查泪液生成是否正常。闭眼后擦去过多的泪水，没有表面麻醉的情况下，用一条状滤纸放在下睑的中外1/3处。如果连续两次在5分钟后湿带<5.5mm，可以诊断水样液缺乏型角结膜干燥症。

蒸发过强型角结膜干燥症的Schirmer试验通常为正常。用少量高浓度荧光素滴入（或用生理盐水浸湿荧光素染色条后甩去多余的液体）结膜囊后在裂隙灯下用钴蓝光观察泪膜。要求患者在眨眼数次形成完整的泪膜，然后患者凝视，观察泪膜开始出现干燥破裂斑点的时间（泪膜破裂时间，TBUT）。失去完整泪膜的时间加快（泪膜破裂时间<10秒）是蒸发过强型角结膜干燥症的特点。

一旦明确为水样液缺乏型角结膜干燥症，应该考虑干燥综合征，尤其是伴有口腔干燥症状的患者。血清学检查和唾液腺活检可帮助诊断。患有原发性或者继发性干燥综合征的患者罹患其他严重疾病的风险增加（如原发性胆汁性肝硬化、非霍奇金淋巴瘤）。因此，正确诊断和随访很重要。

治疗
- 人工泪液
- 有时需要堵塞泪鼻道的开口或者眼睑缝合术

频繁应用人工泪液对两种类型的干眼都能有效。黏性较高的人工泪液在眼球表面停留时间较长，含有极性脂类如甘油的人工泪液可以减少蒸发；这两种人工泪液尤其

适用于蒸发过强型角结膜干燥症。有夜间眼睑闭合不全症（眼睑闭合不全）或者起床后有刺激症状的患者推荐睡前应用人工泪液软膏尤其有用。大部分患者可终身采用上述补充泪液来适当治疗。保持水润，使用加湿器和避免干燥，通风良好的环境常有帮助。戒烟和避免被动吸烟也很重要。对于顽固性病例，可能需要使用泪小点栓塞。对于非常严重的病例，部分睑裂缝合术可以减少泪液蒸发。局部应用环孢素和 ω-3 脂肪酸保健品可能对某些病例有用。

治疗伴随的睑缘炎和酒渣鼻常使蒸发过强型角结膜干燥症患者常常受益，相关措施如下：

- 对于睑板腺功能障碍：热敷和/或全身多西环素 50～100mg 口服，每日 1 次或两次（禁用于孕妇或哺乳期的患者）
- 对于脂溢性睑缘炎：擦洗睑缘和/或间歇性使用局部眼睑抗生素药膏（如睡前用杆菌肽）

环孢素眼药水可用以减轻干眼合并的炎症反应。仅在一部分患者中有明显的改善。这类眼药水有刺激感并且需要用药数月才能起效。

> **关键点**
> - 角结膜干燥症是由于泪液分泌过少或蒸发过速导致的慢性、双侧性结膜和角膜干燥
> - 典型症状包括间歇性眼痒，烧灼感，沙砾感，牵拉感或异物感，以及对光敏感
> - 表现包括结膜充血，角膜上皮和结膜上皮常见散在的细微的点状缺损（浅层点状角膜炎）
> - Schirmer 试验和泪膜破裂试验可以帮助确定是泪液分泌减少还是泪液蒸发加速
> - 应用人工泪液避免角膜干燥治疗通常有效，但有时需要堵塞泪鼻道的开口或者部分眼睑缝合术

圆锥角膜

圆锥角膜是指角膜的膨隆性变形，造成视力下降。

圆锥角膜是角膜的慢性、进展性变薄和膨隆，通常双侧性，起病于 10～25 岁。病因未明。

包括以下危险因素：
- 圆锥角膜家族史
- 特应性疾病
- 用力揉眼
- 眼睑松弛
- 某些结缔组织疾病（如埃勒斯-当洛斯综合征、马方综合征、成骨不全症）
- 唐氏综合征
- 视力不佳的先天性疾病（如 Leber 先天性视神经病变，早产儿视网膜病，无虹膜）
- 阻塞性睡眠呼吸暂停

角膜圆锥样变形造成角膜的屈光特性发生很大变化（不规则散光），其无法用眼镜完全矫正。进展性圆锥角膜需要频繁更换眼镜。角膜接触镜可以提供更好的矫正视力，在框架眼镜矫正不满意时可以尝试。如果接触镜矫正视力不满意、接触镜不能耐受，或者出现明显的角膜瘢痕（基质纤维的撕裂所致）时可能需要角膜移植手术。

期望找到新的治疗方法。角膜环的植入通过增加角膜接触镜的耐受性有潜在改善视力的作用，可避免某些患者施行角膜移植术。通过紫外线治疗以加强角膜的角膜胶原交联治疗来预防进行性的角膜膨隆和变薄，在欧洲应用广泛，近期在美国也获批准应用。

角膜软化症

（干燥性角膜炎；眼球干燥症）

角膜软化症是由于营养不良造成的角膜变性。

角膜软化症典型地是由维生素 A 缺乏造成的，典型的见于蛋白-能量营养不良的患者。特征性表现为雾状、干燥的角膜。常有角膜溃疡伴继发感染。泪腺和结膜也可以受到累及。泪液缺乏引起眼部极度干燥，颞侧球结膜出现泡沫状斑块，常见于鼻侧球结膜（Bitot 斑）。可出现夜盲。其他细节，包括特殊治疗，参见第 41 页。

周边溃疡性角膜炎

（边缘性角膜溶解症；风湿性周边角膜溃疡）

周边溃疡性角膜炎是常伴有慢性结缔组织疾病的角膜炎症和溃疡。症状为刺激感和视力下降。

周边溃疡性角膜炎是一种严重的角膜溃疡，常常伴发活动性的和/或长期的自身免疫性结缔组织疾病，如风湿性关节炎、肉芽肿性血管炎（过去称为 Wegner 肉芽肿）、复发性多软骨炎。

患者常有视力下降、畏光和异物感。周边角膜由于白细胞浸润和溃疡形成，出现新月性混浊灶，荧光素着染。必须通过溃疡以及眼睑边缘的培养以排除感染性病因，如细菌、真菌和单纯疱疹病毒。

患有自身免疫性结缔组织疾病和周边溃疡性角膜炎的患者，未接受治疗的 10 年死亡率高达 40%（死因多为心肌梗死）；接受全身细胞毒性免疫抑制剂治疗的患者 10 年死亡率可降至 8%。

任何患有周边溃疡性角膜炎的患者都应该到眼科医生处就诊。全身环磷酰胺或者其他免疫抑制剂治疗角膜炎、危及生命的血管炎和原发自身免疫疾病。治疗还包括局部用药控制炎症（如组织黏附和绷带式接触镜），以及修复病灶（如移植片覆盖）。另外，胶原酶抑制剂，如全身服用四环素或者局部 20% N-乙酰半胱氨酸，可能有一定治疗作用。

泡性角结膜炎

（泡性结膜炎；小水疱病）

泡性角结膜炎是角膜和结膜对细菌抗原的一种超敏反应。特征为分散的结节状角膜或者结膜炎症病灶。

泡性角结膜炎是细菌抗原引起的超敏反应造成的。主要的细菌抗原为葡萄球菌抗原,此外结核、衣原体,和其他病原体也可引起超敏反应。儿童更常见。许多患者同时还有睑缘炎。

患者有多发病灶,角膜、角膜缘或者球结膜表面出现小的灰黄色结节(小泡),这种小泡持续约数天至两周。结膜表面的小泡破溃,但愈合后不留瘢痕。如果角膜受累,则会出现显著的流泪、畏光、视物模糊、疼痛和异物感等症状。频繁复发,尤其是伴有继发感染的患者可能出现角膜混浊和新生血管化而影响视力。

依据特征性临床表现诊断。可能需行结核试验检查(如高危患者)。

非结核感染的病例治疗为局部应用糖皮质激素和抗生素复合制剂。如果患者有脂溢性睑缘炎,则眼睑清洁可有助于预防复发。

浅层点状角膜炎

浅层点状角膜炎是由多种病因引起的角膜炎症,特征为散在、细小、点状角膜上皮缺失或者损害。症状包括眼红、流泪、畏光和轻度视力下降。诊断依据裂隙灯检查。治疗随病因而异。

浅层点状角膜炎是一种非特异性表现。病因包括以下任何一种:

- 病毒性结膜炎(腺病毒最多见)
- 睑缘炎
- 角结膜干燥症
- 沙眼
- 化学灼伤
- 紫外线暴露(如电弧焊、太阳灯、雪地反光)
- 角膜接触镜佩戴时间过长
- 全身药物(如阿糖腺苷)
- 局部药物或者防腐剂毒性作用
- 周围性面神经麻痹(包括 Bell 面瘫)

症状包括畏光、异物感、流泪、眼红和轻度视力下降。裂隙灯或者检眼镜检查角膜可以发现特征性多灶点状混浊,荧光素染色可着色。伴有病毒性结膜炎的患者常见耳前淋巴结肿大并可能伴有球结膜水肿。

伴有腺病毒感染性结膜炎的角膜炎可以在约3周时间内自发缓解。睑缘炎、角结膜干燥症、沙眼需要相应的治疗。如果是因为角膜接触镜佩戴时间过长引起的,应该停戴角膜接触镜并局部应用抗生素眼膏(如0.3%环丙沙星,每日4次),但不可包盖患眼,因为那样可能导致继发严重感染。患有浅层点状角膜炎的佩戴角膜接触镜的患者必须在第二天复诊。可疑引起病变的局部药物(活性成分或者防腐剂)应该停用。

紫外线性角膜炎 紫外线(波长<300nm)能灼伤角膜,引起角膜炎或者角结膜炎。电弧焊是一个常见的病因;没有防护镜时,即使只是短暂看了电弧焊也有可能造成角膜灼伤。其他包括高电压电火花、人工太阳灯和高海拔雪地阳光反射等原因造成的。海拔每增加305m(1 000ft),紫外线辐射增加4%~6%,雪地反射85%的紫外线。

暴露后8~12小时后通常出现症状,持续24~48小时。患者可出现流泪、疼痛、眼红、眼睑水肿、畏光、头痛、异物感和视力下降等症状。很少出现不可逆的视力损害。

诊断依据病史、角膜浅层点状病变并排除了异物或者感染可能。

治疗方法包括抗生素眼膏(如杆菌肽或0.3%庆大霉素眼膏,每8小时1次),偶尔需要短效睫状肌麻痹药物(如1%环喷托酯眼药水,每4小时1次)。严重的眼痛症状可能需要全身止痛剂。角膜表面在24~48小时内自发修复。患眼应在24小时复诊。墨镜或者焊接工头盔可阻挡紫外线,有预防作用。

角膜移植

(内皮移植术;穿透性角膜移植术)

指证 以下情况需要施行角膜移植:

- 重建角膜正常结构(如替换穿孔的角膜)
- 缓解难治性疼痛(如大泡性角膜病变角膜大泡反复破裂引起的严重异物感)
- 针对药物治疗无效的角膜病变(如严重的、无法控制的真菌性角膜溃疡)的治疗
- 改善角膜光学特性以提高视力[如角膜溃疡后瘢痕;富克斯角膜内皮营养不良(Fuchs endothelial dystrophy of cornea)或者白内障术后水肿引起的角膜混浊;遗传性角膜基质营养不良(corneal stromal dystrophy)中不透光异常角膜基质蛋白沉积引起的混浊;发生于圆锥角膜的角膜不规则散光]

最常见的指证为:

- 大泡性角膜病变(人工晶状体眼、无晶状体眼、富克斯角膜内皮营养不良)
- 圆锥角膜
- 重复移植
- 角膜炎,或角膜炎后(病毒性、细菌性、真菌性、棘阿米巴性角膜感染或者穿孔)
- 角膜基质营养不良

步骤 常规不需组织配型。不能使用可能患有传染性疾病的供体角膜。

角膜移植术可以在全身麻醉或者局部麻醉联合静脉镇静下进行。

术后眼局部应用抗生素要数周,而糖皮质激素要用数月。为了避免角膜移植术后眼部受到意外碰伤,患者需要佩戴眼罩、眼镜或者太阳镜。如果是角膜全层组织的移植(见于穿透性角膜移植术,PKP),视力恢复完全稳定需要约18个月的时间,因为角膜缝线拆除、伤口愈合等可能改变角膜屈光状态。对于角膜基质是透明的,具有平滑的基质表面且规则的曲率,仅角膜内皮没有功能(如富克斯角膜内皮

营养不良,白内障手术导致的大泡角膜病)的患眼,仅需要移植角膜内皮治疗。移植了角膜内皮组织(剥除后弹性层的角膜内皮移植术,DSEK),或者一种更新的后弹力层角膜内皮移植术(DMEK),视力恢复完全稳定分别需要约6个月或者3个月的时间。许多角膜移植的患者佩戴硬性角膜接触镜早期即可获得较好的视力。

并发症 包括下列并发症:
- 移植片排斥
- 感染(眼内和角膜的)
- 伤口漏
- 青光眼
- 移植片失败
- 高度屈光不正(尤其是散光和/或近视)
- 疾病复发(如单纯疱疹病毒感染、遗传性角膜基质营养不良)

移植片排斥的发生率通常<10%(如在早期大泡性角膜病变患者),但是高危患者(如化学伤患者)中可高达68%。排斥的症状包括视力下降、对光敏感、眼痛和眼红等。移植片排斥的治疗为局部糖皮质激素(如1%泼尼松龙,每小时1次),有时需要辅助球周注射(如曲安耐德40mg)。如果移植片排斥反应严重或者移植片功能即将丧失,需要口服糖皮质激素(如泼尼松 1mg/kg,每日1次),偶尔还需静脉应用(如甲泼尼龙 3~5mg/kg,每日1次)。一般来说,排斥反应消退,移植片功能可完全恢复。如果排斥反应异常严重,或者持续时间长或者反复多次发生,移植片可能最终丧失功能。可以再次施行移植手术,但是远期效果比初次手术差。如果移植片反复失败,可施行角膜假体(人工角膜)。

预后

远期成功率为:
- 在圆锥角膜、外伤性角膜瘢痕、早期大泡性角膜病变或者遗传性角膜基质营养不良等疾病>90%
- 在晚期大泡性角膜病变,或者非活动期病毒性角膜炎等疾病为 80%~90%
- 在活动性角膜感染的病例为 50%
- 在化学伤或者放射性损伤的病例仅为 0%~50%

一般来说,角膜移植的成功率高与多个因素有关,包括角膜的无血管,前房是通过静脉而非淋巴引流。这些特性形成低剂量耐受(低剂量抗原持续暴露造成的免疫耐受)和一种积极的过程称为前房相关免疫偏离。前房相关免疫偏离抑制了眼内淋巴细胞和移植的眼内抗原的迟发超敏反应。另一个重要的因素是糖皮质激素包括局部和全身用药治疗移植片排斥的有效性。

角膜缘干细胞移植

角膜缘干细胞移植术是通过手术的方法替代角膜缘(角膜和结膜汇合处)的干细胞。宿主角膜缘干细胞通常位于这个位置。当宿主角膜缘干细胞受到疾病或损伤严重伤害无法恢复时,可以通过角膜缘干细胞移植术替代。

严重化学伤、重症多形红斑(Stevens-Johnson syndrome)和长期的接触镜佩戴时间过长等严重损害情况可能造成持久性无法恢复的角膜上皮缺损。这些缺损是由于角膜缘干细胞功能丧失、无法产生足够的角膜上皮细胞的缘故。未治疗的、长期未愈合的角膜上皮缺损易于发生感染,将导致角膜瘢痕和/或穿孔。对于这种情况,由于角膜移植只是替代了中央区角膜而不是角膜缘,因此无效。需要角膜缘干细胞以产生新的角膜上皮细胞和恢复眼表的再生功能。

角膜缘干细胞可以从患者健侧眼或者尸体捐献眼球来移植。通过角膜缘的部分厚度切除术(即角膜缘的所有上皮和浅层基质)来祛除患者受损的角膜缘干细胞。再施行类似的部分厚度术,将供体的角膜缘组织缝合于预置好的植床上。供体角膜缘移植后需用全身免疫抑制剂。

112. 青 光 眼

青光眼是一组以视神经进行性损害为特征的眼病,其重要的因素之一是眼压(IOP)的相对升高。青光眼是世界范围内第二位最常见的致盲眼病,美国第二位最常见的致盲眼病,是美国非洲裔和西班牙裔美国人的主要致盲眼病。美国青光眼的患病人数约为 300 万,全球约有 1 400 万的青光眼患者,但是其中仅有半数患者意识到。任何年龄段都可以发生青光眼,但在年龄>60 岁的人群中要高6 倍。

青光眼分类如下:
- 开角型青光眼
- 闭角型青光眼

见表 112-1~表 112-3。

所谓"角"是指在前房周边部由虹膜和角膜连接处形成的夹角(图 112-1)。>98%的房水排出眼外是通过前房角的小梁网和 Schlemm 管(最主要的途径,尤其是在老年人)或者睫状体表面和脉络膜血管。这些引流途径并不是单纯的机械滤过和引流,它还涉及主动的生理过程。

表 112-1 开角型青光眼：根据房水外流受阻机制进行分型*

类型	机制	疾病举例
小梁		
特发性	—	慢性开角型青光眼
		青少年型青光眼
堵塞	通过红细胞	血影细胞性青光眼
		出血性青光眼
	通过巨噬细胞	溶血性青光眼
		黑色素瘤溶解性青光眼
		晶状体溶解性青光眼
	通过肿瘤细胞	青少年黄色肉芽肿
		恶性肿瘤
		神经纤维瘤病
		太田痣
	通过色素颗粒	剥脱综合征（青光眼囊片）
		色素性青光眼
		葡萄膜炎
	通过蛋白	晶状体源性青光眼
		葡萄膜炎
	通过药物	糖皮质激素性青光眼
	其他原因	黏弹剂
		玻璃体积血
结构变化	由于水肿	碱烧伤
		虹膜炎或者葡萄膜炎引起小梁网炎
		巩膜炎或者表层巩膜炎
	由于外伤	房角后退
	由于眼内异物	铜沉着症
		含铁血黄色沉着症
小梁后		
阻塞	Schlemm 管	Schlemm 管阻塞（如被镰状红细胞）
		Schlemm 管塌陷
其他	升高的表层巩膜静脉压	颈动脉-海绵窦瘘
		海绵窦栓塞
		特发性表层巩膜静脉压升高
		纵隔肿瘤
		浸润性眼病（甲状腺相关性突眼）
		球后肿瘤
		斯德奇-韦伯综合征（Sturge-Weber syndrome）
		上腔静脉阻塞

*临床实例引用；并非包含所有青光眼。
经授权摘自 Ritch R, Shields MB, Krupin T: The Glaucomas. 2nd ed. St Louis: Mosby, 1996:720。

表 112-2 闭角型青光眼：根据房水外流受阻机制进行分型*

类型	疾病	疾病举例
前部（牵拉机制）		
膜收缩	虹膜角膜内皮综合征	—
	新生血管性青光眼	
	后部多形性角膜内皮营养不良	
	手术（如角膜移植）	
	外伤（穿孔性或者非穿孔性）	
炎症性沉淀物的收缩	—	—
炎症性膜	Fuchs 异色性虹膜睫状体炎	—
	梅毒性角膜基质炎	
后部（顶推机制）		
伴有瞳孔阻滞	晶状体相关机制	晶状体膨胀
		晶状体半脱位
		移动性晶状体综合征
	后粘连	无晶状体眼虹膜-玻璃体阻滞
		人工晶状体眼
		葡萄膜炎
	瞳孔阻滞性青光眼	—
不伴瞳孔阻滞	睫状体阻滞性（恶性）青光眼	—
	虹膜或者睫状体的囊肿	—
	晶状体摘除后玻璃体前移	—
	眼内肿瘤	恶性黑色素瘤
		视网膜母细胞瘤
	晶状体相关机制	晶状体膨胀
		晶状体半脱位
		移动性晶状体综合征
	高褶虹膜综合征	—
	葡萄膜水肿	巩膜扣带术后，全视网膜光凝或者视网膜中央静脉阻塞
	晶状体后组织收缩	原始玻璃体持续增殖症
		早产儿视网膜病变（晶状体后纤维增生症）

*临床实例引用；并非包含所有青光眼。
经授权摘自 Ritch R, Shields MB, Krupin T: The Glaucomas. 2nd ed. St Louis: Mosby, 1996:720。

表112-3 前房角发育异常引起的青光眼：根据房水外流受阻机制进行分型*

机制	疾病
虹膜根部附着前移	Axenfeld-Rieger 综合征
	Peters 异常
小梁网或 Schlemm 管发育不全	先天性（婴幼儿型）青光眼
	伴有其他发育异常的青光眼
纤细带状物收缩引起房角关闭	无虹膜症

*临床实例引用；并非包含所有青光眼。

经授权摘自 Ritch R, Shields MB, Krupin T: The Glaucomas. 2nd ed. St Louis: Mosby, 1996:720。

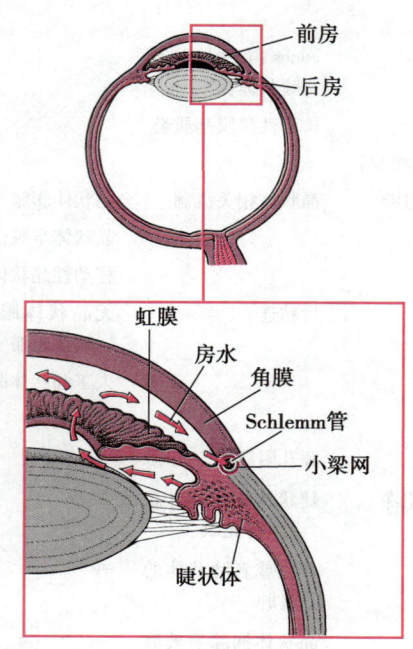

图 112-1 **房水的生成和引流**。房水由睫状体生成，大部分通过由虹膜和角膜连接处形成的前房角排出眼外。主要通过小梁网和 Schlemm 管引流

青光眼进一步可以分为原发性（房水外流阻力增加或者房角关闭的原因未知）和继发性（其他已知疾病造成房水外流阻力增加）两种类型，其成年发病的青光眼>20 种。

病理生理

视网膜神经节细胞轴突经由视神经将视觉信息从眼传递给大脑。这些轴突的损伤造成了神经节细胞死亡，表现为视神经萎缩和视野缺损。升高的眼压（眼压正常值平均范围为 11～21mmHg）在轴突损伤中发挥了重要作用，或直接神经压迫或减少血供。然而，外部测量的眼压与神经损伤之间的关系很复杂。一些人眼压>21mmHg，但并没有发生青光眼（如高眼压症），在这些人群中每年仅有 1%～2%（5 年约为 10%）发展成为青光眼。此外，青光眼患者中约有 1/3 的人眼压并没有（>21mmHg）升高（被称为低眼压或者正常眼压性青光眼）。

其中一个因素可能是外部所测的眼压并不总是反映其真实的眼压；角膜可能比平均值要薄，相对于眼球内部的压力，这导致较低的眼压外部测量值，或者比平均值要厚，这导致了较高的眼压外部测量值。另一因素可能是，血管性疾病影响了视神经的血供。还有，可能就是视神经内有一些影响其易感性损伤的因素。

房水生成和引流之间的平衡决定了眼压。升高的眼压是因为房水引流不足或者受阻而并非房水生成过多造成的；在小梁网处两种因素都参与其中。开角型青光眼的房角尽管外观没有阻塞，但是房水引流不足造成了眼压升高。闭角型青光眼由于周边虹膜生理性形态变化造成房水引流机械性阻塞，眼压升高。

症状及体征

不同类型的青光眼其症状和体征可以有很大的变异（彩图 112-1），但是具有诊断意义的体征是视神经损伤后造成的视盘形态异常（参见第 829 页）和特征性视野缺损（参见第 829 页）。

眼压可以升高或者位于正常范围（眼压测量技术，见辅助检测，参见第 793 页）。

诊断

- 特征性视神经改变
- 特征性视野缺损
- 排除其他病因
- 眼压通常>21mmHg（但不是诊断的必要条件）

出现任何下列情况的患者应该怀疑有青光眼：

- 检眼镜下视神经的异常
- 升高的眼压
- 典型的视野缺损
- 青光眼家族史

应该建议这些患者（和那些伴有任何危险因素的人群）去眼科医生处进行全面检查，包括深入的病史询问、家族史、视盘检查（最好用双眼检查技术）、正式的视野检查、眼压测量、中央角膜厚度测量和前房角检查（通过特殊镜面的接触式棱镜视见前房角）。

当检查发现特征性视神经损伤体征并且排除了其他病因（如多发性硬化）后，可诊断为青光眼。升高的眼压更可能有助作出诊断，但升高的眼压可发生在没有青光眼的状况且不是诊断所必需。

筛查 青光眼的筛查可以在全科医生处通过倍频视野检查和检眼镜评价视盘形态来完成。倍频视野计是一种可以用于筛查视野异常提示青光眼的便捷仪器，每眼需 2～3 分钟。尽管眼压也需要测量，但是如果根据眼压进行青光眼筛查则敏感性、特异性和阳性预测值都低。>40 岁的患者和那些具有开角型或者闭角型青光眼危险因素的患者应该每一到两年进行一次全面的眼科检查。

治疗

- 通过使用药物、激光或者切口性手术降低眼压

伴有特征性视神经改变和相应视野改变的患者不管眼压是否升高，都要治疗。降低眼压是目前唯一得到临床验证的治疗方法。对于慢性的成年或者少年型青光眼患者，最初的靶眼压至少比治疗前降低 20%～40%。

目前有三种降眼压治疗方法：药物、激光和切口性手

术。依据青光眼的类型决定合适的治疗方法。

药物和大部分的激光手术(小梁成形术)是针对原有房水生成和引流系统的调控。

传统的切口性手术治疗[保护性的滤过性手术(小梁切除术),青光眼植入物引流术(引流阀)]是在前房与结膜下间隙之间创建一条人为的新的引流通道。较新的切口性手术试图提高小梁或葡萄膜巩膜外流,而无需创建一个全层瘘管。

高眼压症患者进行预防性降眼压治疗可以延缓青光眼的发生。但是,由于高眼压症患者即使不采取任何治疗措施也只有很少一部分会发展成为青光眼,因此是否采取预防性降眼压治疗应该结合危险因素、眼压升高程度和患者因素(如药物和手术的偏爱程度,药物副作用)等综合考虑个性化的方案。一般来说,眼压>30mmHg 的患者即使视野和视神经都正常也建议采取降眼压治疗,因为那么高的眼压发生神经损伤的可能性大。

> **关键点**
> - 青光眼是常见的,常无症状,是全球范围严重到可致失明的疾病
> - 如果患者有升高的眼压,检眼镜下观察到视神经异常,或有青光眼家族史,应疑有青光眼
> - 不要因为眼压不高就排除青光眼
> - 患者>40 岁或有青光眼危险因素,每 1~2 年做筛查,主要依据检眼镜检查和 FDT 检查(评估视野)
> - 通过降低眼压来治疗
> - 如眼压>30mmHg,即使青光眼是不存在的,也建议预防性降低眼压

原发性开角型青光眼

原发性开角型青光眼是一组伴有视神经损伤并且前房角开放的综合征,眼压可以升高或有时处于正常范围。症状是视野缺损的结果。通过检眼镜检查、房角镜检查、视野检测和角膜厚度以及眼压测量来明确诊断。治疗方法包括局部用药(如前列腺素衍生物、β-肾上腺素受体阻滞剂),常需要激光或者手术以增加房水引流。

病因

尽管开角型青光眼可以有很多种病因(表 112-1),但 60%~70% 的病例找不到确切的病因称为原发性开角型青光眼。通常原发性开角型青光眼是双眼发病,但典型的病例双眼进展不同步。

原发性开角型青光眼的危险因素包括:
- 高龄
- 阳性家族史
- 非洲人
- 更薄的角膜中央厚度
- 全身性高血压
- 糖尿病
- 近视

非洲裔患者的青光眼神经损伤更加严重,发病早,致盲率高出 6~8 倍。

病理生理

眼压可以升高或者在正常范围。

高眼压性青光眼 2/3 的青光眼患者出现眼压升高(>21mmHg)。房水引流不足,而睫状体的房水生成正常。不存在已明确的机制(如继发性开角型青光眼)。继发性机制包括发育异常,外伤或者感染引起的瘢痕,脱落的虹膜色素颗粒(如色素播散综合征)或者异常的蛋白沉积物(如假性剥脱综合征)阻塞流出通道等。

正常眼压或者低眼压性青光眼 至少有 1/3 的青光眼患者眼压处于正常范围,但是出现典型的青光眼性视神经损害和视野缺损。这些患者更加易于发生血管痉挛性疾病(如偏头痛、雷诺现象),提示血管功能异常造成视神经血供不足在这类患者的视神经损伤可能起一定作用。发生在平均范围眼压的青光眼亚洲人中更常见。

症状及体征

早期原发性开角型青光眼症状少见。通常只有在视神经出现显著萎缩时患者才能感觉到视野缺损,双眼视野不对称性缺失是造成自知症状出现晚的原因之一。但是,也有一部分患者存在主诉症状,如下方视野缺损时走楼梯失足、阅读时感到有部分文字的缺失,或者在疾病的早期过程中驾车有困难。

眼科检查发现有房角镜检查前房角开放、特征性视盘形态改变和视野缺损。眼压可以升高或者处于正常范围,但是视神经损伤严重眼的眼压几乎总是高于对侧眼。

视神经外观 视神经乳头(即视盘)正常情况下呈纵径稍长的圆形,中央凹陷形成视杯。盘沿是指视杯边缘与视盘边缘间的感觉神经组织,由视网膜神经节细胞的轴突组成。

特征性视神经形态改变包括:
- 杯:盘比增大(包括该比例随着时间的推移而增大)
- 感觉神经盘沿变窄
- 盘沿凹陷或切迹
- 越过视盘边缘的神经纤维层出血(即 Drance 出血或线状出血)
- 视杯纵向延伸扩大
- 视网膜血管离开视盘时屈膝成角(称为卡口征)

不管眼压是否升高或者视野是否出现损害,只要出现盘沿(视神经或视网膜神经纤维层)随时间进行性变窄时,即可诊断为青光眼,这一初始损害体征见于 40%~60% 的病例。在另一些病例中,初始的青光眼损害体征是某些视野改变。

视野缺损 视神经损害造成的视野改变包括:
- 鼻侧阶梯(不超过水平分界线——上半视野和下半视野的水平状假想分界线)
- 由生理盲点向鼻侧延伸的弓形(弓弧状)暗点
- 颞侧楔形缺损
- 旁中心暗点

与之对比,视觉通路更近端(从外侧膝状体到枕叶)的

损伤引起视野的象限性或者半侧损伤,因而其视野缺损不会超过垂直中间分界线。

诊断

- 视野检查
- 检眼镜检查
- 中央角膜厚度和眼压的测量
- 排除其他视神经病变

通过眼科检查可以提示原发性开角型青光眼的诊断,但是其他的视神经疾病(如缺血性病变,巨细胞病毒感染,维生素 B_{12} 缺乏等)也可以出现类似的体征。

在诊断正常眼压性青光眼之前,可能需要排除下列因素:

- 不准确的眼压值
- 大幅度的日间眼压波动(造成间歇性的正常数值)
- 病因已经解除了的青光眼视神经损害(如先前因使用糖皮质激素或葡萄膜炎等引起的眼压升高)
- 闭角型青光眼间歇期
- 其他眼部或神经系统疾病引起类似的视野缺损

中央角膜厚度测量帮助解释眼压测量的结果。

视盘照相和细致的视盘描绘有助于进一步的随访对比。随访频率可为数周至数年不等,根据患者的依从性、疾病的严重程度和对治疗的反应选择合适的随访周期。

治疗

- 降低眼压 20%~40%
- 初始药物治疗(如前列腺素衍生物如拉坦前列素或他氟前列素、β-肾上腺素受体阻滞剂如噻吗洛尔)
- 有时需要手术治疗,如激光小梁成形术或者保护性的滤过性手术

青光眼造成的视力丧失不能恢复。治疗目的是通过降低眼压阻止进一步的视神经和视野的损害。眼压的靶值应该比治疗前测量值或发生青光眼损害时的眼压水平降低 20%~40%。一般青光眼损伤越严重,眼压需要降的越低以避免进一步损害。如果视神经损害仍然处于进展状态,目标眼压应该进一步降低,并且开始采用额外的治疗措施。

最初的治疗通常采用药物控制,然后是激光治疗,如果仍不能达到目标眼压可以进行切口性手术治疗。如果眼压特别高,患者不愿意或不能坚持使用药物治疗,或者目前就有明显的视野损害,手术可以是初始的治疗。

药物治疗 有多种降压药物可供选择(表112-4)。优选使用局部降压药物。最流行应用的是前列腺素衍生物,其次是 β-肾上腺素受体阻滞剂(尤其是噻吗洛尔)。其他的降眼压药物包括:选择性 $α_2$-肾上腺素受体激动剂,碳酸酐酶抑制剂和拟胆碱能药物。口服碳酸酐酶抑制剂同样有效,但是因为药物副作用使应用受到限制。

表 112-4 用于治疗青光眼的药物

药物	剂量/频次	眼部作用机制	评价
前列腺素衍生物(局部用药)			
贝美前列素	睡前一滴	增加葡萄膜巩膜途经房水引流,而不是传统(小梁网小管)途径房水引流功能	虹膜和皮肤色素增加;可能使葡萄膜炎恶化
拉坦前列素	睡前一滴		睫毛增长增粗;肌肉、关节和背部疼痛;皮疹
他氟前列素	睡前一滴		
曲伏前列素	睡前一滴		
β-肾上腺素受体阻滞剂(局部用药)			
噻吗洛尔	每次1滴,qd~bid	减少房水生成;不影响瞳孔大小	全身不良反应(如支气管痉挛、抑郁、疲劳、困惑、阳痿、脱发、心动过缓)
倍他洛尔	每次1滴,qd~bid*		
卡替洛尔	每次1滴,qd~bid		可能隐匿发生,被患者认为是由于年龄增长或者其他原因造成
左倍他洛尔	每次1滴,bid*		
左布诺洛尔	每次1滴,qd~bid		
美替洛尔	每次1滴,qd~bid		
碳酸酐酶抑制剂(口服或者静脉用药)			
乙酰唑胺	125~250mg po,qid(或缓释胶囊 500mg po,bid)或者单剂 500mg 静脉注射	减少房水生成	作为辅助性治疗使用 引起疲劳,味觉异常,纳差、抑郁、感觉异常、电解质紊乱、肾结石和造血系统障碍
醋甲唑胺	25~50mg po,bid~tid		可能引起恶心,腹泻,体重下降
碳酸酐酶抑制剂(局部用药)			
布林佐胺	每次1滴,bid~qid	—	全身副作用少,但可引起口腔的异样味觉
多佐胺	每次1滴,bid~tid		
缩瞳剂,直接作用(拟胆碱药物;局部用药)†			
卡巴胆碱	每次1滴,bid~tid	缩小瞳孔,增加房水外流	单用效果不如 β-受体阻滞剂
毛果芸香碱	每次1滴,bid~qid		深色素瞳孔的患者剂量可能需增加 干扰暗适应功能

药物	剂量/频次	眼部作用机制	评价
缩瞳剂,间接作用(胆碱酯酶抑制剂;局部用药)[†]			
碘依可酯	每次 1 滴,qd~bid[‡]	缩小瞳孔,增加房水外流	作用时间很长;不可逆抑制;能引起白内障和视网膜脱离;因极度缩瞳作用应避免用于闭角型青光眼;干扰暗适应功能
			全身作用(如出汗,头疼,震颤,过度的唾液分泌,腹泻,腹部痉挛,恶心)可能更多于其他直接的缩瞳剂
			仍然可以是人工晶状体眼的选择
渗透性利尿剂(口服或者静脉用药)			
甘油	1~1.5g/kg 体重,口服(8~12h 后可重复)	提高血浆渗透压,增加液体向眼外引流	用于急性房角关闭(急性闭角型青光眼)
			有全身不良反应
甘露醇	0.5~2.0g/kg 体重,30~45min 内静脉注射(8~12h 后可重复)		罕见情况下引起颅内出血和急性失代偿心衰
			对中至重度肾衰患者无效
选择性 α₂-肾上腺素受体激动剂(局部用药)			
对氨基可乐定	每次 1 滴,bid~tid	减少房水生成;可能增加葡萄膜、巩膜途径房水引流;可能引起瞳孔散大	氨基可乐定的过敏反应和快速耐药性发生率高;溴莫尼定的上述反应发生率低,可能引起口干症状,禁忌用于<2 岁儿童
			全身作用(如高血压,心动过速)
			较非选择性制剂少见
溴莫尼定	每次 1 滴,bid~tid[§]		

[*] β₁-肾上腺素受体选择性。
[†] 缩瞳剂很少使用。
[‡] 不可逆;可能引起白内障;增加视网膜脱离风险。
[§] α₂ 肾上腺素受体选择性优于对氨基可乐定。

使用局部抗青光眼药物,应嘱患者滴药后轻轻闭眼,同时压迫泪小点以减少药物的全身吸收,避免不良反应,尽管这些方法的效果还存在争议。滴眼液直接滴入结膜内有困难的患者,可以将药物滴在鼻内侧靠近内眦处,然后通过头部朝向患眼轻轻转动使药物流入该眼。

通常情况下,为判断降眼压效果,临床医生在一只眼(单眼试验)或两只眼睛开始给药。

手术 原发性开角型和正常眼压性青光眼的手术治疗包括:激光小梁成形术,保护性的滤过性手术,以及只加强部分房水引流路径的手术。

氩激光小梁成形术(ALT) 药物治疗无效或者不能耐受的患者可以首先选择氩激光小梁成形术。小梁网 180°或者 360°氩激光小梁成形改善房水流出易度。大约50%的患者在 2~5 年内由于眼压控制不良需要附加药物治疗或者手术治疗。

选择性激光小梁成形术(SLT) 采用脉冲式倍频 Nd:YAG 激光。SLT 和 ALT 早期疗效接近,但是 SLT 的后续治疗效果可能优于 ALT。SLT 也可考虑用于初始治疗。

保护性滤过性手术 是最常用的滤过性手术。在巩膜缘处做一个小孔(小梁切除术),其上方覆盖部分厚度巩膜瓣控制房水由眼内流出到结膜下空间的流量,形成滤过泡。青光眼滤过性手术的不良反应包括白内障发生加快,眼压过低,以及围术期的短暂性脉络膜上腔液体积聚(即脉络膜渗漏)。小梁切除术的患者眼内炎风险增加,应该指导患者在出现任何滤过泡感染(滤过泡炎)或者眼内炎(如视力变差,结膜充血,眼痛)的症状和体征时立即就诊。

部分巩膜厚度的滤过性手术其房水流出通路有保护,不像全层巩膜厚度的滤过形成的是前房和结膜下间隙之间直接引流。

在内路手术中(从眼球内部施行的方法),采用相应设备装置来除去小梁网(如内路小梁切除术)或旁路(如用一些支架手术)架于小梁网,在前房和积液管之间建立直接的引流渠道。不形成滤过泡。

在外路手术中(从眼球外部施行的方法),包括黏小管切开术,深层巩膜切除术,和小管成形术等,切除巩膜通道>98%的厚度,留下弹力膜窗和/或 Schlemm 管的内壁及小梁网。通过使用黏弹剂(用于黏小管切开术)或微导管(用于小管成形术)扩张房水引流的 Schlemm 管。深层巩膜切除通常有赖于结膜滤过泡的形成。

一般来说,与小梁切除术相比,这些手术似乎是更安全,但不那么有效。

关键点

- 原发性开角型青光眼通常与升高的眼压相关,但正常眼压范围也可能发生
- 青光眼造成的视力丧失不能恢复
- 采用检眼镜检查,眼压测量和视野检查开始诊断评估
- 治疗目标是降低眼压 20%~40%
- 初始局部药物治疗(如前列腺素衍生物诸如拉坦前列素或他氟前列素、β-肾上腺素受体阻滞剂诸如噻吗洛尔)
- 如果药物无效或视力丧失严重,考虑手术治疗

闭角型青光眼

闭角型青光眼是伴有物理性前房角堵塞的一类青光眼,可以是慢性或者相对少见的急性。急性房角关闭的症状表现为眼部剧烈疼痛、眼红、视力下降、虹视、头痛、恶心、呕吐。眼压升高。急性发作的紧急治疗需要多种局部和全身药物,以防止永久性视力丧失,随后施行虹膜切开术明确治疗。

闭角型青光眼在美国大约占所有青光眼病例的10%。

病因

闭角型青光眼是由于各种因素"牵拉"或者"顶推"虹膜向前到房角(即虹膜与角膜在前房周边部的交接处),造成生理性房水引流受阻,眼压升高(表112-2)。升高的眼压造成视神经损伤。

病理生理

房角关闭可以是原发性的(病因未知)或者继发于其他病因(表112-2),疾病可以表现为急性、亚急性(间歇性)或者慢性。

原发性闭角型青光眼 年轻人不存在房角狭窄。随着年龄增长,晶状体逐渐增大。在部分人群中,这种晶状体的增长可以造成虹膜前移,使房角变窄。发生窄房角的危险因素包括家族史、高龄和种族;亚洲人和因纽特族人风险较高,欧洲和非洲裔人风险较低。

在伴有窄角的人群中,瞳孔区虹膜与晶状体之间的距离也很窄。当瞳孔扩大虹膜舒张时,向心性和向后的力量牵拉虹膜增加了虹膜-晶状体的接触,阻碍了房水从晶状体与虹膜之间的间隙通过瞳孔进入前房(这一机制称为"瞳孔阻滞")。睫状体持续分泌的房水进入后房产生的压力推顶周边虹膜向前(造成弓形向前的虹膜称为"虹膜膨隆"),关闭房角。这种房角关闭阻断了房水外流,导致眼压的快速(数小时内)并且显著地升高(>40mmHg)。

因为快速发病,这一状况被称为原发性急性闭角型青光眼,属于眼科急症,需要紧急治疗。非瞳孔阻滞机制包括高褶虹膜综合征,其中央前房是深的,但由于睫状体前位造成周边前房变浅。

如果发生的瞳孔阻滞在数小时内自发缓解,通常是在仰卧位睡眠休息后,称为间歇性闭角型青光眼。

如果房角狭窄缓慢进展,周边虹膜与小梁网间形成瘢痕性粘连,则称为慢性闭角型青光眼;这种类型的青光眼眼压升高缓慢。

瞳孔扩大(散瞳)能将虹膜推挤向前房角,在伴有窄角的人中可以因此促发急性闭角型青光眼。具有这种危险因素的人在使用局部散瞳眼药进行眼科检查(如环喷托酯、去氧肾上腺素)或者治疗(后马托品),或者可能引起瞳孔散大的全身药物(如东莨菪碱、用于尿失禁的α-肾上腺素激动剂,抗胆碱能药物)时应该尤为注意。

继发性闭角型青光眼 这些患者是由于并存疾病,如增殖性糖尿病性视网膜病变(PDR)、缺血性视网膜中央静脉阻塞、葡萄膜炎、植入性上皮生长等,造成房角机械性堵塞。新生血管膜收缩(如PDR)或者炎症性瘢痕牵拉虹膜至房角关闭。

症状及体征

急性闭角型青光眼 临床症状包括眼部剧烈疼痛、眼红、视力下降、虹视、头痛、恶心和呕吐。全身症状如此严重以至于可能错误地将患者诊断为神经系统或者消化道疾病。典型的眼科体征包括结膜充血、角膜雾状混浊、瞳孔中度散大固定、前房炎症反应。视力下降。眼压通常高达40~80mmHg。由于角膜水肿,眼底视神经常常难以观察,视野检查也因为患者的不适症状无法进行。对于房角关闭的主要机制(如瞳孔阻滞和虹膜高褶),检查对侧健眼能提示诊断。

> **经验与提示**
>
> ■ 对具有突然头痛,恶心,呕吐的患者,应检查眼睛

慢性闭角型青光眼 这种类型的青光眼和开角型青光眼的类似。部分患者可伴有眼红、不适感、视物模糊,或头痛等,睡眠后可缓解(可能是因为睡眠后瞳孔缩小和重力性晶状体后移)。房角镜检查可见到房角狭窄,和周边前粘连,也称为PAS(周边虹膜与房角结构之间的粘连造成小梁网和/或睫状体带的堵塞)。眼压可处于正常范围,但病眼眼压通常高于对侧眼。

诊断

- **急性:** 眼压测量和临床表现
- **慢性:** 房角镜检查看见PAS并有特征性视神经和视野异常

急性闭角型青光眼依据临床表现和眼压诊断。因为混浊的角膜上皮容易损伤,房角镜检查在急性期可能难以进行。但是,对侧眼检查可以发现窄房角或有潜在关闭可能的房角。如果对侧眼是宽角,则需要考虑到原发性闭角型青光眼以外的疾病。

当房角镜下查见PAS并有特征性视神经和视野改变时可以诊断为慢性闭角型青光眼(参见第829页,症状与体征)。

治疗

- **急性:** 局部用噻吗洛尔、毛果芸香碱和溴莫尼定滴眼液,口服乙酰唑胺,和使用全身高渗剂,随后尽快施行激光周边虹膜切开术
- **慢性:** 治疗方法和开角型青光眼类似,但是如果眼科医生认为激光周边虹膜切开术可以减慢房角的机械关闭,则可施行激光虹膜周边切开术

急性闭角型青光眼 由于急性闭角型青光眼的发作会引起视力迅速并且永久性下降,因此必须急诊治疗。应立即给患者使用多种药物降眼压。推荐方案:0.5%噻吗洛尔,每30分钟1次,共2次;2%~4%的毛果芸香碱每15分钟1次,共2次;0.15%~0.2%溴莫尼定,每15分钟1次,共2次;滴眼

液每次都是1滴。乙酰唑胺首剂500mg口服（如果患者呕心则静脉注射），随后250mg口服，每6小时1次；高渗剂诸如1ml/kg甘油与等量凉水稀释后口服、甘露醇1.0~1.5mg/kg静脉用药，或者异山梨醇100g口服（45%溶液220ml）。（注意这种异山梨醇不是硝酸异山梨醇，即异山梨酯）。监测眼压以评估治疗疗效。当眼压>40或50mmHg时因为瞳孔括约肌缺血，缩瞳剂（如毛果芸香碱）治疗往往无效。

确切的治疗是进行激光周边虹膜切开术（LPI），打开另一条通路以利于房水从后房流入前房，解除瞳孔阻滞。一旦角膜透明、炎症消退后即可进行该手术。有一些病例在眼压降低后的数小时内角膜即可重新恢复透明，另一些病例则可能需要一到两天的时间。由于对侧眼有80%的概率发生青光眼急性大发作，因此双眼都应进行激光周边虹膜切开术。

与其治疗效果相比，激光周边虹膜切开术的并发症非常少见。可能会发生麻烦的眩光。

慢性闭角型青光眼 慢性、亚急性或者间歇性闭角型青光眼也应该进行激光周边虹膜切开术。此外，房角检查发现窄角的患者，即使没有症状也应该进行预防性周边虹膜切开术以避免发生闭角型青光眼。

药物和手术治疗方法与开角型青光眼相同。激光小梁成形术在房角过窄、存在激光术后形成周边虹膜前粘连风险的病例是相对禁忌证。通常情况下，不需进行部分巩膜厚度手术。

关键点

- 闭角型青光眼可急性、间歇性或慢性发生
- 依据临床表现疑似急性闭角型青光眼，测量眼压诊断
- 房角镜查见周边虹膜前粘连并有特征性视神经和视野改变时可明确诊断为慢性闭角型青光眼
- 急诊治疗急性闭角型青光眼
- 咨询眼科医生，安排所有闭角型青光眼患者进行激光周边虹膜切除术

113. 结膜和巩膜疾病

结膜 位于眼睑内侧（睑结膜），延伸至眼睑和眼球间的空间（穹窿部结膜），然后折返覆盖于巩膜表面直至角膜（球结膜）。结膜帮助维持泪液膜，保护眼球不受异物和感染的侵犯。

巩膜 是由致密结缔组织构成的厚白色球形组织，包合形成眼球和维持它的外形。巩膜在前端和角膜融合，后端在视神经穿出眼球的部位与脑膜相混合。

表层巩膜 是位于结膜和巩膜间的一薄层血管性膜。

最常见的疾病是炎症性疾病（结膜炎、表层巩膜炎、巩膜炎）。结膜炎可以是急性或者慢性病程，病因可以是感染、过敏或者原位刺激。表层巩膜炎和巩膜炎通常是由于免疫介导性疾病造成的。表层巩膜炎通常不影响视力，而巩膜炎会损害视力和眼球结构。结膜炎的主要症状相类似（如结膜充血）。早期、准确的诊断很重要。

结膜疾病的代表性眼部表现 球结膜水肿表现为结膜弥漫性的半透明、浅蓝色、增厚状外观。球结膜的大面积膨胀性水肿常常可以导致结膜的脱出。

睑结膜水肿（过敏性结膜炎的特征）表现为睑结膜的大量细小突起（乳头状突起），呈现天鹅绒样外观。

淋巴样滤泡增生可见于病毒性或者衣原体性结膜炎。表现为中央苍白的小突起、呈鹅卵石样外观。最多见于下方睑结膜。

黏膜类天疱疮

（良性黏膜性类天疱疮；瘢痕性类天疱疮；眼部瘢痕性类天疱疮）

黏膜性类天疱疮是一种慢性、双侧性、进展性结膜瘢痕形成和皱缩并伴有角膜混浊的疾病。早期症状包括充血、不适感、眼痒和分泌物；疾病进展可造成眼睑和角膜的损害，有时甚至造成失明。诊断有时需要活检明确。治疗常常需要全身免疫抑制剂。

黏膜性类天疱疮是一种与抗结膜基底膜抗体结合造成结膜炎症的自身免疫性疾病。它与大疱性类天疱疮无关。

症状及体征

通常初发表现为在某一象限的没有分泌物的非特异充血慢性结膜炎，可逐渐进展至睑球粘连（睑结膜与球结膜的粘连）；倒睫（睫毛向内生长）；角结膜干燥症；角膜新生血管、混浊和角质化；结膜皱缩和角质化。慢性角膜上皮缺损可继发细菌性溃疡、瘢痕形成而导致失明。常伴有口腔黏膜溃疡和瘢痕，但是瘢痕化大疱样病变以及红斑等皮肤病损少见。

诊断

- 不明原因的睑球粘连或者活检发现

出现结膜瘢痕伴有角膜改变和/或睑球粘连的患者临

床上应考虑瘢痕性类天疱疮可能。进展性结膜瘢痕化疾病的鉴别诊断包括放疗后或者变应性疾病。因此,临床上没有局部放疗史和长期严重过敏性结膜炎史的患者出现睑球粘连时应该考虑瘢痕性类天疱疮可能。结膜活检观察到基底膜抗体沉积时可以明确诊断。活组织检查阴性结果不能排除本病。

治疗
- 拔除倒睫
- 常常需用全身免疫抑制剂

泪液替代治疗和拔除、冷冻或者电解脱毛治疗倒睫可以缓解不适感,减少发生眼部感染、继发性角膜瘢痕化和视力减退的风险。出现进行性倒睫、结膜瘢痕形成或者角膜混浊或者无法愈合的角膜上皮缺损时,需要应用全身免疫抑制(氨苯砜,环磷酰胺,静脉注射免疫球蛋白或者利妥昔单抗)治疗。

关键点
- 黏膜性类天疱疮是一种慢性、自身免疫性结膜瘢痕伴随角膜混浊的疾病
- 表现包括睑球粘连(睑结膜和球结膜粘连);倒睫(睫毛向眼内旋转);角膜结膜干燥症;角膜新生血管形成、混浊和角化;结膜皱缩和角化
- 无局部放射或常年严重过敏性结膜炎病史,存在睑球粘连的患者通常可作出诊断
- 治疗包括泪液代用品、倒睫脱毛,有时需用系统性免疫抑制

结膜炎概述

结膜炎症典型地是由于感染、过敏或者刺激造成的。症状包括结膜充血和眼分泌物,根据病因不同还可出现不适感和眼痒。诊断依靠临床检查,有时需要病原学培养。治疗根据病因选择,主要包括局部抗生素、抗组胺药物、肥大细胞稳定剂和糖皮质激素。

感染性结膜炎最常见是病毒或者细菌感染,有传染性。很少情况下,表现为混合感染或者不明病原的感染。很多物质可以引起过敏性结膜炎。非过敏性结膜刺激可能是由于异物、风、灰尘、烟雾、废气、化学蒸汽和其他类型的空气污染造成的;以及由于电弧光、太阳灯和雪地反射等引起的强烈紫外线刺激所导致。

结膜炎典型地表现为急性的,但感染性和过敏性结膜炎也可表现为慢性病程。引起慢性结膜炎的因素包括:睑内翻、睑外翻、睑缘炎和慢性泪囊炎。

症状及体征

任何一种类型的炎症都会引起流泪或分泌物和弥漫性结膜血管扩张。分泌物可能经过一夜后在眼皮上结痂。质地稠厚的分泌物可能影响视力,但一旦分泌物被祛除,则视力应该不受影响。

过敏性结膜炎主要表现为眼痒和水样分泌物。球结膜水肿和乳头样增生同样提示过敏性结膜炎。刺激感或者异物感、畏光或者分泌物提示感染性结膜炎;脓性分泌物提示为细菌感染所致。严重眼痛提示巩膜炎。

诊断
- 临床检查
- 有时需要病原学培养

一般来说,病史和检查能够明确诊断(表 113-1),通常包括裂隙灯检查、荧光素染色检查角膜,如果怀疑青光眼时需检查眼压。为了避免感染传播至其他患者或者工作人员,接触可能患有结膜炎的患者后,对接触眼睛的器械进行仔细消毒非常重要。

表 113-1　急性结膜炎的鉴别诊断要点

病因学	分泌物/细胞类型	眼睑水肿	淋巴结受累	眼痒
细菌性	脓性/多形核白细胞	中度	通常没有	无
病毒性	清晰的/单核细胞	轻度	通常存在	无
过敏性	清晰的,黏液性,丝状/嗜酸细胞	中至重度	无	轻微至强烈

其他疾病也可引起眼红。光照对侧眼时受累眼深部的疼痛(真性畏光)不会出现在没有并发症的结膜炎,因此这提示为角膜或者前部葡萄膜的异常。环角膜缘结膜充血(有时称为睫状充血)表现为角膜缘周围 1~3mm 放射状范围内深层细小直行血管的扩张充血,球结膜和睑结膜充血不明显。睫状充血见于葡萄膜炎、急性青光眼和某些类型的角膜炎(参见第 820 页),但不会发生在没有并发症的结膜炎。

经验与提示
- 如果患者存在真性畏光、视力下降、睫状充血而没有明显的分泌物或者流泪,应怀疑为其他可引起眼红的疾病(如葡萄膜炎、青光眼、角膜炎)

结膜炎的病因主要依据临床检查判断。但是,在症状严重时、免疫功能低下的患者以及易感眼(如角膜移植术后、Graves 眼病引起的眼球突出),或者初始治疗无效时,需要进行病原培养检查。

病毒性和细菌性结膜炎的临床鉴别不是非常准确。但是如果病史和检查强烈支持病毒性结膜炎,起初治疗可以不用抗生素。如果临床情况有变化或者症状持续存在的话,可以使用抗生素治疗。

治疗
- 预防传染
- 治疗症状

大多数感染性结膜炎具有高度传染性,通过泪滴、污染物和手-眼接触传染。为了避免感染的传播,临床医生在检查完患者后应该使用手部消毒液或彻底洗手(使用肥皂液充分湿润,至少洗手 20 秒,冲洗干净并使用纸巾关闭水龙头),并消毒器械。患者在接触眼部或者鼻部分泌物后应该

使用手部消毒液和/或彻底洗手,避免在接触患眼后再去接触未感染眼,避免共用毛巾或枕头,不要在游泳池游泳。眼部应该及时祛除分泌物,避免遮盖。患有结膜炎的患儿应该留在家里不去上学以免感染进一步传播。用冷毛巾敷眼可以帮助缓解局部的烧灼感和眼痒。某些感染予以抗微生物治疗。

> **关键点**
> - 结膜炎典型地由感染、过敏或刺激引起
> - 感染性结膜炎通常有高度传染性
> - 典型表现为眼红(无睫状充血)和分泌物,无剧烈疼痛或视力下降
> - 通常为临床诊断
> - 治疗包括预防传播措施和对因治疗(有时使用抗微生物)

病毒性结膜炎

病毒性结膜炎是一种具有高度传染性的急性结膜炎,通常是由腺病毒感染造成的。症状包括刺激感、畏光、水样分泌物。诊断依靠临床检查;有时需要病毒培养或者免疫诊断实验来助诊。病毒感染具有自限性,但有时严重的病例需要局部应用糖皮质激素。

病因

结膜炎可能伴随普通感冒和其他全身病毒感染(尤其是麻疹,也见于水痘、风疹和腮腺炎)。不伴有全身性症状表现的局部病毒性结膜炎通常是腺病毒感染,有时候是肠道病毒感染。

流行性角结膜炎通常是腺病毒血清型 Ad5、8、11、13、19和37感染,往往造成严重的结膜炎。咽结膜热通常是血清型 Ad3、4和7感染。暴发性急性出血性结膜炎是70型肠道病毒感染造成的一种罕见的结膜炎,曾见于非洲和亚洲。

症状及体征

潜伏期约为5~12日,通常开始出现单眼的结膜充血、水样分泌物和眼部刺激感,很快传到对侧眼。睑结膜可出现滤泡。耳前淋巴结常常肿大并伴有疼痛。许多患者之前有结膜炎患者接触史,和/或有上呼吸道感染史。

严重的腺病毒性结膜炎患者由于角膜受累可伴有明显的畏光和异物感。可存在球结膜水肿。由纤维蛋白和炎症细胞所形成的睑结膜假膜和/或角膜局部炎症,可导致视力模糊。即使结膜炎完全缓解,裂隙灯下仍可观察到遗留的角膜上皮下混浊(多灶性,钱币状,直径 0.5~1.0mm),可持续两年之久。偶尔角膜的混浊可导致视力下降和明显的眩光感和星星闪烁感。

诊断
- 临床评价

结膜炎的诊断以及细菌性、病毒性和非感染性结膜炎(表113-1)间的鉴别诊断通常依靠临床;特别的组织培养可以发现病毒生长,但通常没有必要。PCR 和其他快速、基于实验室的免疫诊断实验是有用的,尤其当炎症严重和其他诊断(如眼眶蜂窝织炎)必须排除时。可以帮助鉴别细菌性和病毒性结膜炎的表现包括眼部脓性分泌物、耳前淋巴结是否肿大以及在流行性角结膜炎中出现的球结膜水肿。有畏光症状的患者需进行荧光素染色角膜并在裂隙灯下检查。流行性角结膜炎可能出现角膜的点状着染。病毒性结膜炎很少出现继发细菌感染。但是,如果出现符合细菌性结膜炎的体征时(如脓性分泌物),进行细菌学培养或者其他检测有助于明确。

治疗
- 支持性措施

病毒性结膜炎具有高度传染性,必须遵循前述措施作好预防工作(参见第834页)。儿童一般应在完全恢复后才能去学校上学。

病毒性结膜炎具有自限性,轻度病例持续1周,严重的病例持续达3周。只需要局部冷敷以缓解症状。然而,有明显畏光感或者视力受到影响的患者局部应用糖皮质激素(如1%醋酸泼尼松龙,每日4次)可能有助恢复。糖皮质激素通常需要有眼科医生的处方。首先必须排除单纯疱疹病毒性角膜炎(通过荧光素染色和裂隙灯检查法),因为糖皮质激素可能使其加重。

> **关键点**
> - 大多数病毒性结膜炎由腺病毒和肠道病毒引起
> - 可以帮助辨别病毒性和细菌性结膜炎的特征包括眼分泌物为脓性,存在耳前淋巴结和在流行的角膜结膜炎中出现球结膜水肿
> - 通常依据临床作出诊断
> - 通常治疗方法为冷敷和采取措施防止传播

急性细菌性结膜炎

急性结膜炎可由众多细菌感染引起。症状包括充血、流泪、刺激感和分泌物。诊断依靠临床。治疗为局部抗生素滴眼,严重病例可以辅助全身应用抗生素。

大多数细菌性结膜炎是急性炎症;慢性细菌性结膜炎症可由衣原体感染造成的,很少情况下是由莫拉杆菌感染造成的。衣原体性结膜炎包括沙眼和成人或新生儿包涵体结膜炎。

病因

细菌性结膜炎的病原通常有金黄色葡萄球菌,肺炎链球菌,嗜血杆菌,少数情况下是由沙眼衣原体感染造成的(参见第837页)。奈瑟淋球菌引起淋球菌性结膜炎,这种结膜炎常常是由有生殖器感染的性接触所致。

新生儿眼炎病因为母亲的淋球菌或者衣原体感染,新生儿出生时通过感染的产道后20%~40%出现。

症状及体征

典型地单侧发病,但经常很快在数天内累及对侧眼。分泌物为典型的脓性。

球结膜和睑结膜高度充血、肿胀。一般不出现结膜下斑块状出血、球结膜水肿、畏光和耳前淋巴结肿大。眼睑水肿常常为中度。

成人淋球菌性结膜炎在接触病原后12~48小时发病。典型表现为严重的眼睑水肿、球结膜水肿和大量脓性分泌物。罕见的并发症包括角膜溃疡形成、脓肿、穿孔、全眼球炎甚或失明。

淋球菌感染的新生儿眼炎一般在出生后2~5日出现。衣原体感染性新生儿眼炎在出生后5~14日出现症状。两种新生儿眼炎的表现均为双侧发病,严重的乳头状结膜炎伴有眼睑水肿、球结膜水肿和黏液脓性分泌物。

诊断

- 临床评价
- 有时需结膜涂片或刮片培养

结膜炎的诊断以及细菌性、病毒性和非感染性结膜炎(表113-1)的鉴别诊断通常依靠临床。在症状严重或有免疫功能低下的患者或者初始治疗失败的患者或者易感眼球(如角膜移植术后、Graves眼部引起的眼球突出)等情况下,应该进行细菌涂片以及细菌培养检查。涂片和结膜刮片应进行显微镜下检查和革兰氏染色以明确细菌类型,Giemsa染色以明确是否存在衣原体性结膜炎中特征性结膜上皮细胞嗜碱性胞质包涵体。

治疗

- 抗生素(除了淋球菌性和衣原体性感染外均为局部用药)

细菌性结膜炎传染性高,应该遵循标准的感染控制流程(参见第834页)。

如果既不是淋球菌感染也不是衣原体感染引起的结膜炎,大多数临床医生采用0.5%莫西沙星滴眼液,每日3次连续治疗7~10日,或者其他氟喹诺酮或者甲氧苄啶/多黏菌素B,每日4次。治疗2~3日后症状缓解不明显时,提示可能为耐药菌感染、病毒感染或者是过敏性结膜炎。应做培养和药敏实验(如果先前未做的话),根据结果指导后续治疗。

成人淋球菌性结膜炎需用单剂头孢曲松1g肌内注射。不再推荐使用氟喹诺酮类药物,因为抗药性目前广泛存在。在全身治疗的基础上局部可应用500μg杆菌肽或0.3%庆大霉素眼膏,每2小时1次。性伴侣也应该治疗。因淋病患者常有生殖系统的衣原体感染,患者也应单剂口服阿奇霉素1g,或口服多西环素100mg,每日2次,共7日。患者还应进一步检查是否患有其他性传播疾病并汇报当地公共卫生机构(至少在美国)。

出生后常规用硝酸银或者红霉素滴眼膏以预防新生儿眼炎。尽管这样处理还是发生感染的患儿需要接受全身治疗。对淋球菌感染者给予单剂量头孢曲松25~50mg/kg静脉用药或者肌内注射(不超过125mg)。衣原体感染应用红霉素12.5mg/kg口服或者静脉用药,每日4次,共14日。父母亲也应接受治疗。

> **关键点**
> - 急性细菌性结膜炎与病毒性结膜炎的区别在于,存在脓性分泌物、不存在球结膜水肿和耳前淋巴结肿大
> - 几种类型的结膜炎需要区别处理,包括新生儿结膜炎、淋菌性结膜炎、沙眼和包涵体结膜炎
> - 通常为临床诊断
> - 治疗包括预防传播措施和抗生素治疗(局部用药,如氟喹诺酮,但淋球菌和衣原体引起的除外)

成人包涵体性结膜炎

(成人衣原体性结膜炎;游泳池性结膜炎)

成人包涵体性结膜炎是由性接触传播的沙眼衣原体感染造成的。症状包括慢性单侧充血和黏脓性分泌物。依据临床诊断。治疗为全身应用抗生素。

成人包涵体性结膜炎是由沙眼衣原体血清型D~K引起的。大多数情况下,成人包涵体性结膜炎是通过与生殖器感染的性接触途径所致的。通常患者在2个月前有接触新的性伙伴史。很少数情况下,成人包涵体性结膜炎是由于接触污染的、氯消毒不完全的游泳池水造成的。

症状及体征

成人包涵体性结膜炎潜伏期为2~19日。大多数患者表现为单侧黏脓性分泌物。睑结膜充血通常较球结膜严重。睑结膜有显著的滤泡反应是特征。偶尔,上方角膜出现混浊和血管翳。患眼同侧的耳前淋巴结肿大。症状常常可持续数周至数月,对局部抗生素治疗反应差。

诊断

- 临床评价
- 实验室检查

慢性病程(症状>3周)、黏脓性分泌物、睑结膜显著滤泡反应、局部抗生素治疗无效等特征可以将包涵体性结膜炎与其他细菌性结膜炎鉴别。应该进行涂片、细菌培养和衣原体检查。免疫荧光染色技术、PCR和特殊培养可用于检测沙眼衣原体。涂片和结膜刮片应进行显微镜下检查和革兰氏染色以明确细菌类型,Giemsa染色以明确是否存在衣原体性结膜炎中特征性的结膜上皮细胞嗜碱性胞质包涵体。

> **经验与提示**
> - 如果患者存在细菌性结膜炎症状外加明显的睑板滤泡反应(通常有黏脓性分泌物),症状>3周,或局部抗生素治疗失败,要做涂片检查、细菌培养和衣原体检查

治疗

- 口服阿奇霉素或多西环素

单剂一次口服阿奇霉素1g;或者口服多西环素100mg,每日2次,或口服红霉素500mg,每日4次,共1周,以治愈

结膜炎和伴发的生殖器感染。性伴侣亦需治疗。

过敏性结膜炎

（特应性结膜炎；特应性角结膜炎；花粉症性结膜炎；常年性过敏性结膜炎；季节性过敏性结膜炎；春季角结膜炎）

过敏性结膜炎可表现为急性、间歇性或者慢性结膜炎症，通常是由于空气中的过敏原引起的。症状包括眼痒、流泪、分泌物和结膜充血。依据临床诊断。治疗为局部抗组胺药物和肥大细胞稳定剂。

病因

过敏性结膜炎是对特定过敏原的Ⅰ型过敏反应。

季节性过敏性结膜炎（花粉症性结膜炎） 是空气中树木、花草或种子等植物的真菌孢子或花粉引起的。一般春天、夏末或者早秋是发病高峰期，冬天一般消退——与引起过敏反应植物的生命周期有关。

常年性过敏性结膜炎（特应性结膜炎，特应性角结膜炎） 是尘螨、动物毛屑和其他非季节性过敏原引起的。这些过敏原，尤其是那些室内的过敏原，一般引起常年的反应。

春季角结膜炎 是一种更加严重的很可能是原位过敏的结膜炎。最常见于5~20岁的男性，多伴有湿疹、哮喘，或季节性过敏反应。春季角结膜炎典型地在每年春季出现，秋冬消退。许多儿童一旦成年后就不再出现这种结膜炎。

症状及体征

共同表现 患者主诉双眼从轻度到严重的不同程度的眼痒、结膜充血、对光敏感（严重病例畏光）、眼睑水肿、水样或者丝样分泌物。常伴有鼻炎。很多患者伴发其他特应性疾病，如湿疹、过敏性鼻炎或者哮喘。

特征性体征包括结膜水肿、充血和分泌物。球结膜呈半透明、蓝色、增厚。球结膜水肿和下睑特征性沼泽样水肿常见。长期的眼痒能导致长期的揉搓眼睑，使眼周色素沉着和皮炎。

季节性和常年性结膜炎 上睑结膜细小乳头增生，表现为天鹅绒样外观。更严重的病例，睑结膜出现大的乳头，结膜瘢痕化，角膜出现新生血管和瘢痕，视力因此受到不同程度的影响。

春季角结膜炎 通常以上睑结膜受累为主，但有时球结膜也受到累及。睑结膜型有方形、坚硬、扁平且排列紧密的淡红色到灰色的"鹅卵石样"乳头，主要发生在上睑的睑结膜。未受累的睑结膜呈乳白色。球结膜（角膜缘）型的角膜周围球结膜增厚并呈灰白色。分泌物为黏稠的黏液，含有大量嗜酸性粒细胞。

偶尔会出现小范围、局限性角膜上皮脱落，引起疼痛和畏光加剧。还可见其他角膜变化（如中央混浊）和角膜缘嗜酸性粒细胞的白色沉积物（Trantas点）。

诊断

诊断通常依据临床。上睑或者下睑结膜刮片可发现嗜酸细胞；但很少需要这种检查。

治疗

- 对症治疗
- 局部抗组胺药物、非甾体抗炎药、肥大细胞稳定剂或者联合治疗
- 顽固病例可用局部糖皮质激素或者环孢素

避免接触已知过敏原和使用人工泪液可以减轻症状，抗原脱敏治疗偶尔有效。局部非处方抗组胺药（如酮替芬）在轻症患者有效。如果上述药物效果不明显，可以应用局部处方抗组胺药（如奥洛他定，贝他斯汀，阿卡他定）、非甾体抗炎药（如酮咯酸）或者肥大细胞稳定剂（如吡嘧司特，奈多罗米，氯草斯汀）等，单独使用或联合用药。顽固病例可用局部糖皮质激素（如氯替泼诺，0.1%氟米龙，0.12%~1%醋酸泼尼松龙，每日3次）。由于局部糖皮质激素会加重眼部单纯疱疹病毒感染（参见第820页），可能造成角膜溃疡和穿孔，长期使用还会引起青光眼和白内障可能，因此必须在眼科医生指导和监测下才能应用。局部应用环孢素可以有所帮助。

季节性过敏性结膜炎很少需要多种药物或间歇性局部应用糖皮质激素治疗。

> **关键点**
> - 过敏性结膜炎通常由空气中的过敏原引起，可以是季节性或常年性
> - 症状包括瘙痒、眼睑水肿、黏液性或水性分泌物，有时有季节复发病史
> - 诊断通常依据临床
> - 治疗包括补充泪液和局部药物（通常应用抗组胺剂、血管收缩剂、NSAID、肥大细胞稳定剂或联合治疗）

沙眼

（埃及眼炎；颗粒性结膜炎）

沙眼是由于沙眼衣原体感染造成的慢性结膜炎，特征为进行性加重和缓解。它是目前全球主要的可预防性致盲眼病。早期症状包括结膜充血、眼睑水肿、畏光和流泪。随后开始出现角膜的新生血管，结膜、角膜和眼睑的瘢痕化。诊断通常依据临床。治疗为局部或者全身抗生素。

沙眼是北非、中东、印度次大陆、澳大利亚和东南亚等贫穷地区的地方病。病原体为沙眼衣原体（血清型A、B、Ba和C）。在美国，沙眼很少见，偶尔可见于美洲原住民和移民。该病主要见于儿童，尤其是3~6岁的儿童。年长些的儿童和成人易感性少得多，主要是由于免疫能力的提高和个人卫生做得更好。沙眼早期传染性高，通过眼-眼接触、手-眼接触、眼蝇，或共用受污染的物品（如毛巾、手帕、眼妆）等途径传播。

症状及体征

沙眼通常累及双眼。分为四期。

在Ⅰ期，潜伏期约为7日，随后逐渐出现结膜充血、眼睑

水肿、畏光和流泪,通常双侧发病。

在Ⅱ期,7~10日后开始出现上睑结膜小滤泡,然后在3~4周内逐渐增大增多(彩图113-1)。此时,上睑结膜开始出现炎性乳头。角膜新生血管开始形成,角膜缘的血管襻侵入角膜上半部(称为血管翳形成)。根据对治疗的反应不同,急性滤泡/乳头肥大和角膜新生血管这一时期可持续数月至1年以上。

在Ⅲ期,滤泡和乳头逐渐收缩,并被多条瘢痕组织所取代。未接受治疗的患眼最终角膜瘢痕化。可能最后累及整个角膜,视力减退。常继发细菌性感染,加重瘢痕形成和疾病的进展。

在Ⅳ期,结膜瘢痕组织通常引起睑内翻(常伴倒睫)和泪道阻塞。睑内翻和倒睫进一步加重角膜瘢痕和新生血管形成。角膜上皮混浊和增厚,泪液减少。周边角膜浸润处可出现小的角膜溃疡,刺激角膜进一步新生血管化。

罕见在没有治疗的情况下,角膜新生血管完全消退和角膜恢复透明。治愈后,结膜表面光滑,呈灰白色。沙眼中约有5%的患者出现视力损害或者失明。

诊断

- 临床表现(如睑结膜的淋巴样滤泡,线样结膜瘢痕,角膜血管翳)

诊断通常依据临床,因为在发病地区实验室检查常无法获得。睑板或者角膜缘的淋巴样滤泡,线样结膜瘢痕,角膜血管翳等体征在临床上有诊断意义。

如果诊断不明确,可进行沙眼衣原体培养或者PCR和免疫荧光技术来明确病原。疾病早期,结膜刮片进行Giemsa染色发现结膜上皮细胞嗜碱性胞质包涵体,可以将沙眼与非衣原体性结膜炎区分开来。包涵体还可以见于成人包涵体性结膜炎,但是临床表现和疾病进程与沙眼不同,可以鉴别。睑结膜型春季结膜炎在滤泡增生肥大期表现和沙眼类似,但是前者症状不同而且伴有乳白色平顶乳头,刮片内找到嗜酸性粒细胞而不是嗜碱性包涵体(彩图113-2)。

治疗

- 口服阿奇霉素
- 流行区SAFE计划(手术、抗生素、面部清洁、环境改善)

个别的或散发的病例可给予口服单剂阿奇霉素 20mg/kg(最高剂量为 1g)治疗,78%有效。还可选择给予多西环素 100mg,每日2次,或者四环素 250mg,每日4次,共4周治疗。在沙眼高发的地区,应用四环素或红霉素眼膏,每日2次,每月连续应用5日,共6个月,可起到治疗和预防的作用。全社区口服单剂或者多次阿奇霉素可以显著减少高发地区的发病率。高发地区人群由于再次接触病原常可出现重复感染。

世界卫生组织提出4步计划来控制流行区沙眼的发病。该计划称为SAFE:

- 手术治疗可能导致失明的眼睑畸形(如睑内翻和倒睫)
- 抗生素治疗患者以及全社区治疗以减少社区疾病负担
- 面部卫生以减少患病个体的传染
- 改善环境(如使用饮用水和改善卫生)可以减少疾病传播和重复感染

> **关键点**
>
> - 沙眼是慢性、恶化和缓解交替的衣原体性结膜炎,通常见于世界范围内的某些贫困地区3~6岁儿童
> - 在不同的发病阶段表现不同,包括结膜炎、睑滤泡形成、角膜新生血管形成和瘢痕形成
> - 大约5%的患者发展为视力下降或失明;沙眼是全球失明的主要原因
> - 诊断通常依据临床,但有条件时可进行标准的沙眼衣原体检测
> - 通常口服阿奇霉素进行治疗
> - 世界卫生组织在流行区推行矫正手术、加强面部清洁和环境改善以减少疾病传播

睑裂斑和翼状胬肉

睑裂斑和翼状胬肉都是结膜受到长期光化学刺激后的良性增生物(图113-1)。这两种病变典型地位于邻近角膜3点和/或9点部位。

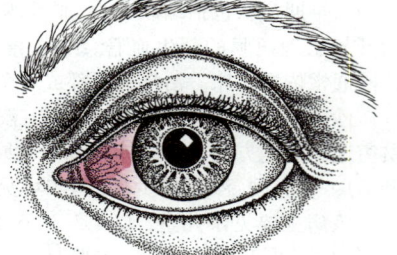 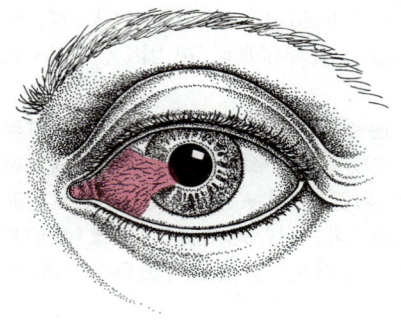

图113-1 睑裂斑和翼状胬肉。 睑裂斑和翼状胬肉可能是慢性光化性刺激引起的结膜增生物。睑裂斑(左)是指在鼻侧或者颞侧在角巩膜汇合处的结膜组织积聚。翼状胬肉(右)是指结膜组织血管化并侵犯角膜,可引起视力下降

睑裂斑 是角膜附近球结膜隆起的黄白色团块,不会长到角膜上。但它可以引起刺激症状和外观影响,尽管很少有必要,但它容易手术切除。

翼状胬肉 是球结膜三角形肉质样增厚,可穿越角膜生长,引起角膜变形,出现散光而改变眼球的屈光状态(彩图113-3)。症状包括视力下降和异物感。炎热和干燥气候下更多见。为了减轻翼状胬肉引起的症状,可使用人工泪液,或与糖皮质激素滴眼液或药膏短期内合用。为了美容、减少刺激感、改善或者保护视力等目的,常常需手术切除。

结膜下出血

结膜下出血是结膜下的血液外渗。

结膜下血液外溢的常见病因为轻度局部外伤、劳累、打喷嚏或者咳嗽等;很少情况下为自发性出血。充(出)血的范围和部位可以帮助明确病因。球结膜和睑结膜弥漫性充血是结膜炎的特征。结膜下出血会引起患者重视,但是一般没有重要病理意义,除非与造血功能紊乱有关,但是后者非常少见,或者合并其他面部或者眼部的损伤有关。通常在两周内自发吸收。局部糖皮质激素、抗生素、血管收缩剂和外敷并不能促进出血吸收,向患者作好解释工作即可。

表层巩膜炎

表层巩膜炎是自限性、复发性、特发性的表层巩膜组织炎症,不影响视力。症状为眼球局部的充血、刺激感和流泪。诊断依据临床。治疗是对症治疗。

表层巩膜炎见于年轻患者,女性更多见。通常是特发性的,但是可能与结缔组织疾病有关,很少与严重的系统性疾病相关。

有轻度刺激症状。此外,球结膜下表现为亮红色斑块状充血(单纯性表层巩膜炎)。也可出现充血、水肿的隆起结节(结节性表层巩膜炎)。睑结膜正常。

表层巩膜炎的眼球表面局限性充血以及很少流泪和没有分泌物等特征可与结膜炎鉴别。缺乏畏光和剧烈疼痛感,可与巩膜炎鉴别。

表层巩膜炎具有自限性,一般不需常规排查系统性疾病。局部糖皮质激素(如1%醋酸泼尼松龙,每日4次,共7日,然后逐渐减量,维持3周)或者口服非甾体抗炎药通常能够缩短病程;糖皮质激素通常由眼科医生处方。局部缩血管药物(如四氢唑啉)可以改善外观。

巩膜炎

巩膜炎是累及巩膜深部和整个巩膜组织的一种严重、破坏性、威胁视力的炎症反应。症状为中至重度疼痛、眼球充血、流泪和畏光。诊断依据临床。治疗为全身糖皮质激素,可能需要免疫抑制剂。

巩膜炎最多见于30~50岁女性,许多患者可能伴有结缔组织疾病,如类风湿关节炎(RA)、系统性红斑狼疮(SLE)、结节性多动脉炎、肉芽肿性血管炎[过去称为韦氏肉芽肿病(Wegener granulomatosis)]或者复发性多软骨炎。少数病例是原位感染。大约有一半的病例无法明确病因。巩膜炎以眼前段受累最多见,表现为三种类型——弥散性、结节性和坏死性。

症状及体征

常常表现为深部、烦心的患眼疼痛,严重到足以影响睡眠和胃口。可有畏光和流泪症状。球结膜下深部的充血状斑块,较表层巩膜炎和结膜炎更偏紫红色。睑结膜正常。受累区域可为局限性(通常是眼球的一个象限受累)或者累及整个眼球,可表现为充血的、水肿的隆起结节(结节性巩膜炎),或表现为一无血管区(坏死性巩膜炎)。后部巩膜炎少见,很少引起眼红,而更多为视物模糊或者视力下降。

严重的坏死性巩膜炎导致眼球穿孔,甚至可能丧失眼球。20%的弥漫性或者结节性巩膜炎患者和50%的坏死性巩膜炎患者伴有结缔组织疾病。结缔组织病的患者出现坏死性巩膜炎提示存在全身性血管炎。

诊断
■ 临床评价

诊断依据临床和裂隙灯检查。需要涂片或者很少情况下活检用于明确感染性巩膜炎。CT或者超声波可用于诊断后部巩膜炎。

预后

巩膜炎患者中14%在1年内、30%在3年内视力显著减退。患有坏死性巩膜炎和存在全身性血管炎的患者10年内的死亡率高达50%(最多见的死因是心肌梗死)。

治疗
■ 全身应用糖皮质激素

偶尔非甾体抗炎药治疗轻度病例有效。但是,起始治疗通常是全身应用糖皮质激素(如口服泼尼松1~2mg/kg,每日1次共7日,然后逐渐减量用10日)。如果全身应用糖皮质激素治疗无反应或不能耐受或者同时患有坏死性巩膜炎和结缔组织病时,需用全身免疫抑制剂环磷酰胺、甲氨蝶呤或者生物制剂(如利妥昔单抗),但是必须在风湿科医生的监控下。有发生穿孔危险时可行巩膜移植术。

> **关键点**
> ■ 巩膜炎是严重的、破坏性的、威胁视力的炎症
> ■ 症状包括纵深的钻孔样疼痛;畏光和流泪;局部性或弥漫性眼红
> ■ 诊断依据临床和裂隙灯检查
> ■ 大多数患者要用全身糖皮质激素治疗和/或全身免疫抑制剂治疗,需要在风湿科医师监控下使用
> ■ 有发生穿孔危险时可行巩膜移植术

114. 视神经疾病

视觉通路包括视网膜、视神经、视交叉、视放射和枕叶皮质（图114-1）。视觉通路不同部位的损伤可以造成不同的视野损害。视野缺损的类型可以帮助病变定位（参见第792页，表107-1）。

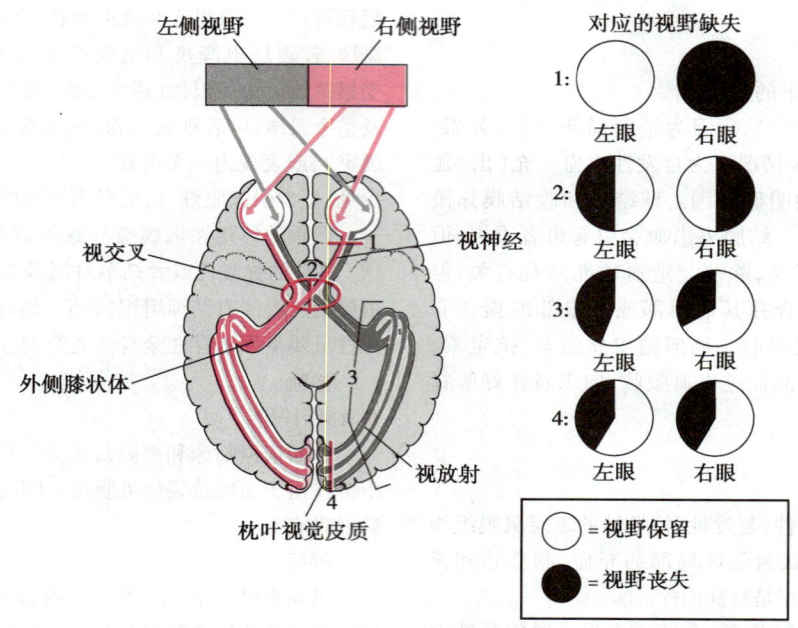

图114-1 **高位的视觉通路-病变部位与对应的视野缺损**。视交叉后的病变导致的视野缺损更具对称性（相称的），如枕叶病变的视野缺损所示#4

遗传性视神经疾病

遗传性视神经疾病是由于基因缺陷引起的视力下降，偶尔伴有心脏或者神经系统异常。没有有效治疗方法。

遗传性视神经疾病包括显性视神经萎缩和Leber遗传性视神经病变，两者均是线粒体细胞病。典型的表现是在儿童期或者青少年期发病，为双眼对称性中心视力下降。视神经损害通常不可恢复，有些病例可能还存在持续进展。当察觉到视神经萎缩体征时，实际上已经发生了实质性的视神经损伤。

显性视神经萎缩 显性视神经萎缩是一种常染色体显性遗传性疾病。目前认为这是遗传性视神经疾病最常见的类型，患病率为1:10 000~1:50 000。发病机制认为是由于视神经营养性衰竭、视神经过早变性导致视力进行性下降。发病年龄多在10岁以内。

Leber遗传性视神经病变 Leber遗传性视神经病变涉及线粒体DNA异常，其影响细胞呼吸链功能。尽管线粒体DNA异常是一种全身性病变，但视力异常为主要表现。大多数患者（80%~90%）发生在男性。该病具有母系遗传特征，即携带异常基因特质女性的所有后代都有可能携带该异常基因特质，但只有女性具有遗传性，因为受精卵仅从母亲一方获得线粒体。

症状及体征

显性视神经萎缩 具有显性视神经萎缩的大部分患者不伴有其他神经系统异常，但有报道可伴有眼球震颤或耳聋。

唯一的症状是慢性进展性双侧视力下降，通常年轻时仅有轻度视力下降。整个视盘或有时仅颞侧部分的色泽苍白而无可见的血管。蓝黄色觉缺失具有特征性。

Leber遗传性视神经病变 Leber遗传性视神经病变典型病例的视力下降开始于15~35岁之间（年龄范围1~80岁）。通常单眼无痛性中心视力下降后数周至数月对侧眼开始出现视力下降。亦有报道双眼同时出现视力下降的。大部分患者视力丧失，恶化至低于20/200。检眼镜检查可观察到毛细血管扩张性微血管病、视盘周围神经纤维层水肿，荧光素血管造影无血管渗漏现象。最终发生视神经萎缩。

Leber遗传性视神经病变的部分患者伴有心脏传导功能障碍。另一些患者可能伴有轻微神经系统异常，如姿势性震颤、踝关节反射消失、肌张力异常、强直状态或者多发性硬化样病变。

诊断
- 临床评价
- 分子遗传学检测

显性视神经萎缩和Leber遗传性视神经病变的诊断主要依据临床表现。分子基因检测可以明确与这两种疾病相关的许多基因突变。然而，由于分子检测不能测出可能存在的诸多突变，结果可能为假阴性。

如果怀疑Leber遗传性视神经病变，应做心电图检查明确诊断隐匿性心脏传导功能障碍。

治疗
- 对症治疗

遗传性视神经病变没有有效治疗方法。低视力助视器（如放大镜、大字体设备、语音手表）可能有助。建议开展遗传学咨询。

Leber遗传性视神经病变 已经证实应用糖皮质激素、补充维生素以及抗氧化剂等对Leber遗传性视神经病变患者都没有效果。小规模研究显示醌类似物（泛醌和艾地苯醌）可能在早期有治疗效果。建议避免那些可能促使线粒体能量生成的物质（如烟草、乙醇，尤其是过度使用），并没有证实有益但理论上合理。有心脏和神经系统异常的患者应该转至专科医生就诊。

缺血性视神经病变

缺血性视神经病变是由于视盘的梗死造成的。唯一恒定的症状就是无痛性视力下降。诊断依据临床。治疗效果不佳。

视神经梗死有两种类型：动脉炎型和非动脉炎型。非动脉炎型更多见，典型地发生在50岁及以上的中老年人。动脉炎型的视力损害更严重，通常70岁及以上老年人多见。

大部分缺血性视神经病变为单侧发病。双侧先后发病的发生率约为20%，但是双眼同时发病少见。双侧累及在动脉炎型中比非动脉炎型的更加多见。后睫状后动脉粥样硬化性血管狭窄可能容易造成非动脉炎型视神经梗死，尤其是在低血压发作后。任何一种炎症性动脉炎，尤其是巨细胞动脉炎能够促发动脉炎型缺血性视神经病变。

急性缺血造成视神经水肿，又进一步加重缺血。杯盘比值小是非动脉炎性缺血性视神经病变的危险因素，但是不增加动脉炎型的危险。虽然有部分患者合并有动脉粥样硬化（如糖尿病、吸烟、高血压），阻塞性睡眠呼吸暂停，某些药物（如胺碘酮，可能是磷酸二酯酶-5抑制剂）和高凝性疾病等，被认为是相关的危险因素，但通常认为全身状况与非动脉炎型缺血性视神经病变的发生无直接关系。由于视力下降多发生在晨间清醒时，导致研究者怀疑夜间低血压可能是非动脉炎型缺血性视神经病变的潜在病因。

症状及体征

两种类型引起的视力下降典型地都表现为发病快（数分钟、数小时至数天）和无痛性。有些患者的视力下降发生在清晨觉醒时。巨细胞动脉炎的患者可能出现全身不适感、肌肉疼痛、颞侧头痛、梳头发时疼痛、咀嚼暂停和颞动脉走行处的触痛等症状；但这些症状可出现在发生视力下降之后。视力下降，伴有传入性瞳孔障碍。

视盘水肿和隆起，水肿的神经纤维掩盖了视神经表面的微小血管。常有视盘周围的出血。动脉炎型的视盘可表现为苍白，而非动脉炎型的表现为充血。两种类型的视野检查常常显示下方和中心视野的缺损。

诊断
- ESR、C反应蛋白和CBC
- 如果进展性视力下降，要行CT或者MRI检查

诊断主要依据临床，但可能需要进行一些辅助检查。最重要的是需要排除动脉炎型，因为如果不及时治疗，另一眼也存在发病的风险。立即检查包括ESR、CBC和C反应蛋白。通常动脉炎型的血沉（ESR）显著升高，常超过100mm/h。而非动脉炎型的正常。CBC是为了辨别血小板增多症（>$400 \times 10^3/\mu l$），这补充了单独使用ESR的阳性和阴性预测值。

如果怀疑巨细胞动脉炎，应尽快做颞动脉活检（至少在1~2周内，因为泼尼松治疗效果可能会降低组织病理学诊断率）。C反应蛋白水平变化用于监测疾病的活动性和对治疗的效果。对于进行性视力减退的孤立个案，应做CT或MRI排除压迫性病变。

对于非动脉炎型缺血性视神经病变，可根据怀疑的病因或危险因素进行额外的检查。例如，如果患者白天睡眠过多或打鼾或肥胖，应考虑做多导睡眠监测以诊断阻塞性睡眠呼吸暂停。如果患者在觉醒时视力丧失，可进行24小时血压监测。

预后

对于动脉炎型目前没有有效的治疗手段，视力损害大多不能恢复；但在非动脉炎型中约有40%的病例有一定自愈性，可以恢复部分有用视力。

治疗
- 动脉炎型需要口服糖皮质激素

动脉炎型需要口服糖皮质激素治疗（口服泼尼松80mg，每日1次，并根据血沉逐步减量）以保护另一只眼。如果视力减退迫切危险，应考虑静脉注射类固醇。等待活检或其结果的同时应该进行治疗。非动脉炎型应用阿司匹林或者糖皮质激素没有治疗效果。控制危险因素。低视力助视治疗（如放大镜、大字体设备、语音手表）对两种类型均可能有帮助。

> **经验与提示**
> - 对于突然、无痛性视力下降的55岁及以上患者，尽快全身使用糖皮质激素，直到排除巨细胞性动脉炎

> **关键点**
> - 缺血性视神经病变通常由巨细胞动脉炎或动脉粥样硬化引起
> - 55岁及以上患者有突然的、无痛性视力下降，应疑为缺血性视神经病变
> - 除非排除在外，对巨细胞动脉炎的治疗是为了降低对侧眼发病的风险
> - 预后不良
> - 如果为巨细胞动脉炎可能，应给予糖皮质激素治疗

视神经炎

视神经炎是指视神经的炎症。症状通常为单侧性的，表现为眼痛和部分或完全视力丧失。诊断主要依据临床。治疗主要针对原发病因；大多数病例可以自愈。

病因

视神经炎最多见于20~40岁的成年人。大部分病例是由于脱髓鞘疾病造成的，尤其是多发性硬化，而多发性硬化具有复发性。视神经炎常常是多发性硬化的一种表现。其他病因包括：
- 感染性疾病[如病毒性脑炎（尤其见于儿童）、鼻窦炎、脑膜炎、结核、梅毒和HIV感染]
- 转移到视神经的肿瘤
- 化学物或者药物（如铅、甲醇、奎宁、砷、抗生素）
- 视神经脊髓炎（NMO）

很少情况下，糖尿病、恶性贫血、全身自身免疫疾病、Graves眼病、蜜蜂蜇咬以及外伤也可引起视神经炎。即使经过全面检查，病因常常仍然不明确。

症状及体征

视神经炎的主要症状为视力下降，常常在一或两天内最为明显。视力下降程度各不相同，可表现为中心或者旁中心小暗点乃至完全失明。大部分病例伴有轻度眼痛，常常在眼球运动时加重。

如果视盘水肿，则称为视盘炎。如果视盘看上去正常，则称为球后视神经炎。最特征性的表现为视力下降、视野缺损、和色觉异常（与视力下降不成比例）。如果对侧眼没有累及或者病情较轻时，通常存在该眼的传入性瞳孔障碍。色觉检查是一项有价值的辅助检查。约有2/3的病例完全为球后视神经炎，眼底看不到视神经乳头的异常表现。其余的病例则可出现视盘充血、视盘及其周围的水肿、血管扩张充血，或者出现上述多种表现。视盘上或者视盘周围可出现少量渗出和出血。

诊断

- 临床评价
- MRI

患者出现特征性眼痛和视力下降时应该考虑视神经炎可能，尤其是在年轻的患者。神经影像检查，通常推荐做钆增强MRI，可发现视神经增粗伴信号增强。MRI还可以帮助诊断多发性硬化和视神经脊髓炎。如果视神经炎与多发性硬化相关，液体衰减翻转恢复（FLAIR）序列MRI可显示脑室旁典型的脱髓鞘病变。

> **经验与提示**
> - 对有眼球运动痛和视力丧失（如视敏度下降或色觉异常、视野缺损）或传入性瞳孔障碍的年轻患者，要进行钆增强MRI检查

预后

根据原发病因不同，预后各不相同。大多数视神经炎具有自愈性，视力在2~3个月内恢复。具有典型的视神经炎史且不伴结缔组织病等全身相关疾病的大多数患者，视力可恢复，但有>25%的病例会有同侧或者对侧眼的复发。MRI可用于明确未来发生脱髓鞘病变的风险。

治疗

- 糖皮质激素

糖皮质激素是视神经炎、尤其是怀疑有多发性硬化或视神经脊髓炎的一种治疗方案。用甲泼尼龙（500~1 000mg静脉注射，每日1次）治疗3日后改口服泼尼松（1mg/kg口服，每日1次）治疗11日可促进康复，但是最终视力预后和单纯观察组没有差异。有报道静脉使用糖皮质激素能够延缓多发性硬化发病至少达两年。单纯口服泼尼松不能提高视力恢复而且可能增加复发的概率。低视力助视治疗（如放大镜、大字体设备、语音手表）可能有帮助。如果怀疑多发性硬化可以给予其他用于多发性硬化症的治疗。

> **关键点**
> - 视神经炎最常见于20~40岁的成年人
> - 最常见的病因是脱髓鞘疾病，尤其是多发硬化症和视神经脊髓炎，但感染、肿瘤、药物和毒素也是其他可能的病因[1]
> - 表现包括随着眼球运动轻度疼痛、视觉干扰（尤其是不成比例的色觉异常）和传入性瞳孔障碍
> - 进行钆增强MRI检查
> - 尤其是怀疑多发性硬化时，可给予糖皮质激素和其他相应治疗

[1] Pittock SJ, Luccienetti CF. 视神经脊髓炎和自身免疫性水通道蛋白-4离子通道的不断发展谱：十年后. Ann NY Acad Sci, 2015. DOI：10.1111/nyas.12794

视盘水肿

视盘水肿是指由于颅内压增高导致的视盘肿胀。其他引起视盘肿胀的原因（如恶性高血压或者视网膜中央静脉阻塞）与颅内压升高无关，因此不考虑为视盘水肿。早期没有症状，虽然可能发生仅持续数秒的短暂性视力下降。视盘水肿应该立即寻找病因。检眼镜检查结合进一步辅助检查，通常是脑部影像检查和有时做腰穿脑脊液检查以寻找

病因、明确诊断。治疗针对原发病因。

视盘水肿是颅内压增高的表现，几乎都是双侧性的。病因包括：
- 脑肿瘤或者脑脓肿
- 大脑损伤或者出血
- 脑膜炎
- 蛛网膜粘连
- 海绵窦或者硬脑膜窦血栓
- 脑炎
- 特发性颅高压症（假性脑瘤），其脑脊液压力升高但没有占位性病变

症状及体征

视盘水肿的患者最初视力常常不受影响，但可伴有持续数秒的短暂性视物发灰、闪烁感、视物模糊或者复视。患者可有颅内压增高的症状，如头痛和/或恶心、呕吐。不存在眼部疼痛。

检眼镜检查可发现视网膜静脉充盈迂曲，视盘（视神经乳头）充血水肿，视盘周围视网膜出血但不累及视网膜周边部（彩图114-1）。孤立的视盘水肿（如视神经炎或缺血性视神经病变引起的）不伴脑脊液压力升高的视网膜表现，则不考虑为视盘水肿。

视力和瞳孔对光反应在视盘水肿早期通常是正常的，只有在疾病进展到一定程度时才表现异常。视野检查可发现生理盲点扩大。病程后期，视野检查可出现典型的神经纤维束缺损视野改变和周边视力丢失。

诊断
- 临床评价
- 立即行神经影像学检查

视盘水肿的程度可以通过检眼镜观察，比较视盘隆起最高部位比正常视网膜部位增加的屈光度来定量记录。视盘水肿也可通过使用相干光层析成像（OCT）检测神经纤维层厚度来量化；OCT量化乳头水肿的程度，可监视其变化。

视盘水肿的鉴别诊断主要是一些能够引起视盘肿胀的疾病，如视神经炎、缺血性视神经病变、低眼压、视网膜中央静脉阻塞、葡萄膜炎以及假性视盘水肿（如视神经玻璃膜疣）等，需要进行全面的眼科检查评价。如果临床上怀疑视盘水肿，需要立即行钆增强MRI或者增强CT检查以排除颅内占位性病变。在排除了颅内占位性病变后方可进行腰穿和脑脊液压力测量。因为颅内占位性病变患者进行腰穿检查可能导致脑干疝。B超和眼底自发荧光检查是鉴别视神经玻璃膜疣引起的假性视盘水肿的最佳诊断工具。

治疗
- 潜在疾病的治疗

应该立即治疗原发病因以降低颅内压。如果颅内压不降低，将出现继发性视神经萎缩和最终视力丧失，并伴其他神经系统后遗症。

> **关键点**
> - 视盘水肿提示颅内压增高
> - 除了双侧性视盘（视神经乳头）充血和肿胀外，患者典型地存在视网膜静脉充盈迂曲和视盘周围视网膜出血，但不累及视网膜周边部
> - 通常眼底异常先于视力障碍
> - 立即进行神经影像检查，如未见肿块，腰椎穿刺获得脑脊液分析和检测脑脊液压力
> - 治疗原发疾病

中毒性弱视
（营养性弱视）

中毒性弱视被认为是由于视神经眶内段（乳头黄斑束纤维）发生毒性反应造成的视力下降。它是由多种毒性或者营养性因素以及其他未知因素造成的。症状为无痛性视力下降。病史询问和视野检查能够明确诊断。治疗为避免接触可能的毒性物质、改善营养。

病因

中毒性弱视通常为双眼对称性发病。营养不良和维生素缺乏（如维生素 B_1 或 B_{12} 或叶酸）是可能的病因，尤其在嗜酒者中。真正由吸烟引起的弱视非常少见。铅、甲醇、氯霉素、地高辛、乙胺丁醇以及其他化学药品都可能损害视神经。蛋白质和抗氧化剂缺乏可能是危险因素。中毒性弱视可能合并有其他营养性疾病，如Strachan综合征（多发性神经病和口-生殖器-皮炎）。

症状及体征

中毒性弱视患者典型地在数日至数周内出现视物模糊、发暗。早期的中心或者旁中心小暗点随病程逐渐扩大，典型的损害常累及注视点和生理盲点（中心盲点性暗点）而进行性影响视力。饮用甲醇可导致完全失明，但是其他营养性异常通常不会造成严重视力下降。视网膜异常不常发生，晚期可能出现视盘颞侧苍白。

诊断
- 主要依据临床评价

营养不良、毒性物质或者化学物品接触史结合双眼典型的视野盲点通常可明确诊断。实验室检查包括铅、甲醇、怀疑的营养不良以及其他可疑毒物检测。

预后

如果很快针对病因治疗或者祛除病因，患者视力可以改善。一旦视神经已经萎缩，通常视力是不能恢复的。

治疗
- 治疗中毒性弱视的原因
- 低视力助视器

针对患者中毒性弱视的病因治疗。暴露的毒性物质应立即祛除。应该避免乙醇和其他潜在致病的化学物或药物。铅中毒的患者应进行螯合治疗。甲醇中毒采用透析、甲吡唑、乙醇或者联合治疗。如果营养不良是可能的病因，

则在视力发生严重损害前给予口服或者注射维生素 B 类和/或叶酸治疗可能有所逆转病情。

低视力助视治疗（如放大镜、大字体设备、语音手表）可能有助。

抗氧化剂的作用目前尚不完全明确。理论上认为抗氧化剂有效，但是还缺乏有效的证据。哪些高危人群应该接受抗氧化剂辅助治疗亦无定论。

> **关键点**
> - 最常见的引起中毒性弱视视力减退的原因是药物或毒素或营养缺乏，尤其是酗酒者
> - 视力损害通常是渐进性的和部分性的
> - 主要是临床诊断（如双侧的暗点、可能的病史）
> - 对因治疗（如停止暴露于药物或毒素，改善营养）

115. 眼 眶 病

海绵窦栓塞

海绵窦栓塞是一种海绵窦极少见的、感染性栓塞，通常由鼻疖或细菌性鼻窦炎症引起。症状和体征包括疼痛、眼球突出、眼肌麻痹、视力下降、视盘水肿以及发热。CT 或者 MRI 可明确诊断。治疗方法为静脉注射抗生素。并发症常见，预后差。

病因

海绵窦是位于颅底部、具有小梁样结构的窦腔，引流面部静脉血液。海绵窦栓塞（CST）是面部感染的一种非常罕见的并发症，引起海绵窦栓塞的面部感染最多见的是鼻疖（50%），其他还包括蝶窦或者是筛窦炎（30%）和牙源性感染（10%）。最常见的致病原是金黄色葡萄球菌（70%），其次是链球菌；厌氧菌在牙源性或者鼻窦源性感染中更常见。

外侧窦栓塞（与乳突窦炎相关）和上矢状窦栓塞（与细菌性脑膜炎相关）亦可发生，但要比海绵窦栓塞更少见。

病理生理

第Ⅲ、Ⅳ、Ⅵ对脑神经以及第Ⅴ对脑神经的眼支和上颌支均位于海绵窦附近，常常受到累及。并发症包括脑膜脑炎、脑脓肿、卒中、失明和垂体功能不良等。

症状及体征

早期症状为进行性加重的头痛或者面部疼痛，通常为单侧性、局限于眼眶后部和额部区域。常有高热。随着病程进展，开始出现眼肌麻痹（最初典型地为第Ⅵ对脑神经麻痹）、眼球突出和眼睑水肿，并常发展为双侧病变。面部感觉减弱或者麻痹。意识减退、精神错乱、癫痫和局灶性神经系统异常是中枢神经系统感染扩散的表现。患者可出现瞳孔大小不等或者散大（第Ⅲ对脑神经功能异常）、视盘水肿和视力下降。

诊断

- MRI 或者 CT

由于 CST 是一种罕见病变因此常常容易误诊。有眼眶蜂窝织炎表现的患者应该考虑 CST 的可能。具有鉴别诊断价值的特征包括脑神经功能异常、双眼受累以及精神状态改变。

诊断主要依据神经影像学检查。推荐 MRI，但 CT 也有帮助。有效的辅助检查包括血培养和腰穿。

预后

总的死亡率为 30%，原发病为蝶窦炎的死亡率达 50%。另外有 30% 发生严重后遗症如眼肌麻痹、失明、卒中后失能、垂体功能低下，可永久残疾。

治疗

- 静脉注射大剂量抗生素
- 有时使用糖皮质激素

初始的抗生素治疗方案包括萘夫西林或苯唑西林 1~2g，每 4~6 小时 1 次，并联合第三代头孢菌素（如头孢曲松 1g，每 12 小时 1 次）。如果是在耐甲氧西林的金黄色葡萄球菌感染的高发区，使用万古霉素 1g 静脉注射，每 12 小时 1 次，替代萘夫西林或苯唑西林。如果原发病是鼻窦炎或者牙源性感染，还需要加用抗厌氧菌药物（如甲硝唑 500mg，每 8 小时 1 次）。

原发病为蝶窦炎的患者，尤其是 24 小时内抗生素治疗无效的病例，应该施行手术引流术。

接下来的治疗措施可包括采用糖皮质激素（如地塞米松 10mg 口服，每 6 小时 1 次）治疗脑神经功能异常；抗凝治疗目前存在争议，因为抗生素治疗大多数有效，抗凝治疗的副作用可能弊大于利。

炎症性眼眶疾病

（炎症性眼眶假瘤）

炎症性眼眶疾病是良性的占位性炎症，累及眼眶组织。

眼眶炎症（眼眶炎症假瘤）能累及眼眶内的任何部位或结构。炎症反应可以为非特异性、肉芽肿性或者血管炎性或反应性淋巴样增生。眼眶炎症可以是原发疾病的部分表

现,也可以是孤立性存在的病变。任何年龄的患者都有可能受累。疾病病程可为急性或者慢性,并可能有复发性。

症状及体征

症状和体征典型地表现为突发的疼痛伴有眼睑的水肿和红斑。另外还可能有眼球突出、复视和视力下降。在反应性淋巴增生的病例,除眼球突出或肿胀通常很少有症状。

诊断

■ CT 或者 MRI

眼眶感染性疾病也可出现类似表现,但是炎症性眼眶疾病没有外伤史或者邻近部位的感染灶(如鼻窦炎)。需要进行 CT 或者 MRI 神经影像检查。慢性或者复发性病例,可能需要活检术以明确原发病因。

治疗

治疗方案根据炎症反应的类型决定,可能需要口服糖皮质激素、放射治疗以及某种免疫调节药物。肿瘤坏死因子 α 的单克隆抗体或者另一种减少淋巴细胞的单克隆抗体在疑难病例中初显成效。

眶隔前和眼眶蜂窝织炎

眶隔前蜂窝织炎(眶周蜂窝织炎)是指眼睑和眶隔前周围皮肤的感染。眼眶蜂窝织炎是指眶隔后的眼眶组织感染。两种类型的感染均可能来自外部感染灶(如伤口),鼻窦或者牙源性感染的蔓延,或者远处感染灶的转移。症状包括眼睑疼痛、色泽改变和肿胀,眼眶蜂窝织炎还可引起发热、烦躁、眼球突出、眼球运动障碍和视力损害。诊断依据病史、眼科检查和 CT 或者 MRI。治疗措施为抗生素,有时需手术引流。

眶隔前和眼眶蜂窝织炎是两种不同的疾病,部分临床症状和体征相同。眶隔前蜂窝织炎通常位于眶隔表浅部位(图 115-1)。眼眶蜂窝织炎则通常位于眶隔深部。两种类型都更多见于儿童;眶隔前蜂窝织炎远多于眼眶蜂窝织炎。

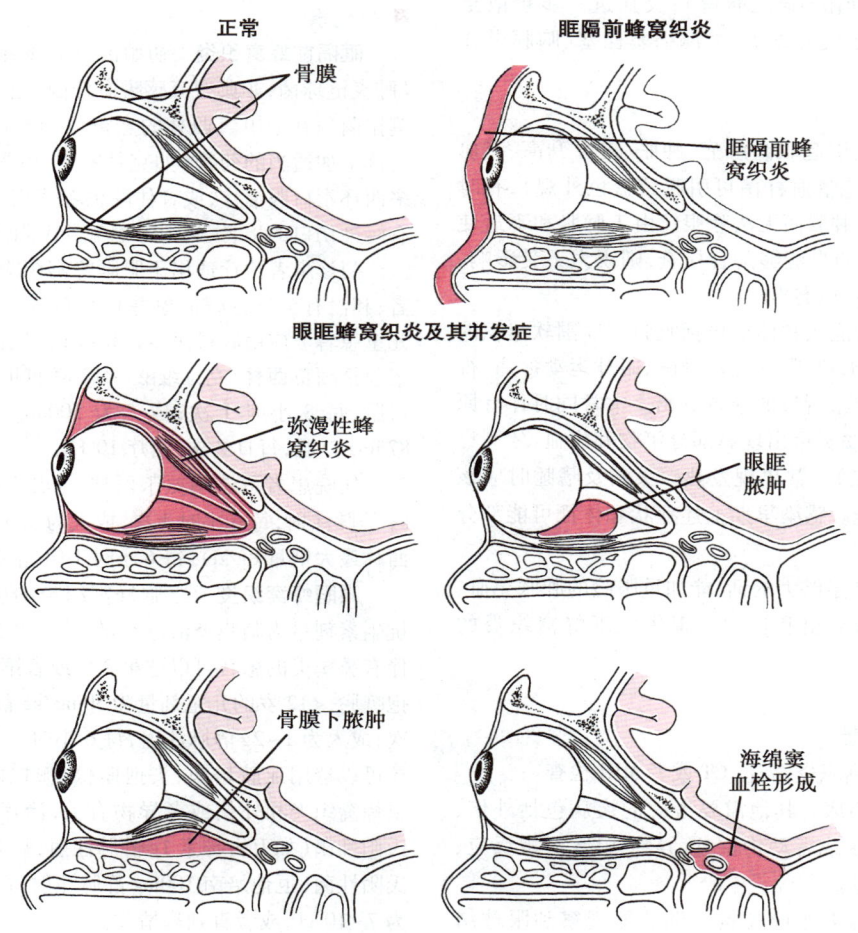

图 115-1 眶隔前和眼眶蜂窝织炎

病因

眶隔前蜂窝织炎是通常由颜面局部或者眼睑外伤、昆虫或动物蜇咬、结膜炎、睑板腺囊肿感染或者鼻窦炎等邻近的感染蔓延造成。

眼眶蜂窝织炎最常见为邻近鼻窦的感染扩散造成的,尤其是蝶窦感染;少数情况下是由局部外伤(如昆虫或动物蜇咬、眼睑穿透伤)后直接感染,或者面部或者牙源性感染蔓延,或者血行传播造成。

病原菌根据病因、年龄而各不相同。肺炎链球菌是鼻窦感染最常见的病原菌,金黄色葡萄球菌和化脓性链球菌是局部外伤后发生蜂窝织炎的主要病原菌。B型流感嗜血杆菌过去是一种常见的病原,现在由于疫苗的推广已经相对少见。真菌是一种少见病原菌,主要在糖尿病和免疫抑制患者引起眼眶蜂窝织炎。<9岁儿童的感染,典型的是单一需氧菌感染;随着年龄增长,尤其是>15岁患者的感染,典型的是包括需氧菌和厌氧菌(如类杆菌属、消化链球菌属)在内的多种病原菌混合感染。

病理生理

由于眼眶蜂窝织炎来自仅隔一层薄骨壁、大的邻近强烈感染灶(如鼻窦炎),眼眶的感染可能非常广泛和严重。骨膜下可出现积液腔,有的相当大,称为骨膜下脓肿,但许多最初是无菌性的。

并发症包括眶内压升高引起缺血性视网膜病变和视神经病变所致的视力下降(占3%~11%);眼眶软组织炎症造成的眼球运动受限(眼肌麻痹);炎症进一步扩散至颅内引起中枢神经系统并发症,如海绵窦栓塞、脑膜炎和脑脓肿。

症状及体征

眶隔前蜂窝织炎引起眼睑触痛、肿胀、皮温升高、充血或者色泽改变(如流感嗜血杆菌可引起紫蓝色外观),有时发热。患者可能由于肿胀而无法睁眼。由于肿胀和不适使得眼部检查困难,但如果能够配合检查,则视力不受影响、眼球运动完好,且无眼球突出。

眼眶蜂窝织炎的症状和体征包括眼睑和周围软组织的肿胀充血、结膜充血水肿、眼球运动受限、眼球运动疼痛、视力下降以及因眼眶肿胀所致的眼球突出。常常同时伴有原发感染的体征(如鼻窦炎可出现鼻部分泌物和出血、牙周疼痛和脓肿引起的肿胀)。常出现发热。头痛及嗜睡时应该考虑伴有脑膜炎可能。感染早期上述症状和体征可能部分或者全部缺乏。

如果骨膜下脓肿足够大的话,能加重眼睑的肿胀充血、眼球运动受限、眼球突出和视力减退等眼眶蜂窝织炎的症状。

诊断

- 主要依据临床检查
- 如果怀疑眼眶蜂窝织炎,需行CT或者MRI检查

诊断主要依据临床。其他需要考虑的疾病包括外伤、不伴蜂窝织炎的昆虫或者动物蜇咬、异物残留、过敏反应、肿瘤和炎性眼眶假瘤。

眼睑肿胀可能需要眼睑拉钩帮助才能观察到眼球结构,严重感染的早期症状可能非常轻微。怀疑眼眶蜂窝织炎的患者应该到眼科医生处就诊。

眶隔前蜂窝织炎与眼眶蜂窝织炎临床上通常可以鉴别。除了眼睑肿胀外,如果眼球检查正常,眶隔前蜂窝织炎可能大。如果皮肤有局部感染灶,则眶隔前蜂窝织炎可能更大。

> **经验与提示**
>
> ■ 如果眼球运动减少,眼球运动痛,眼球突出或视力下降,怀疑眼眶蜂窝织炎并到眼科医生处就诊

如果检查结果模棱两可、检查困难(如在年幼儿童)或存在鼻腔分泌物(提示鼻窦炎)时,应该进行CT或者MRI检查以排除眼眶蜂窝织炎、肿瘤和假瘤。如果考虑有海绵窦栓塞时,MRI检查优于CT。

眼球突出的方向可能提示感染的部位。例如额窦感染的蔓延推挤眼球向下方突出,而筛窦感染的蔓延推挤眼球向外侧突出。

眼眶蜂窝织炎的患者通常需行血培养(理想的时间为开始抗生素治疗前),但是阳性率低于1/3。怀疑脑膜炎的患者需行腰穿检查。如果怀疑鼻窦炎为原发感染,则进行鼻窦液体的培养。其他实验室检查没有特别帮助。

治疗

- 抗生素

眶隔前蜂窝织炎 初始治疗应该针对鼻窦炎的病原菌(肺炎链球菌,非典型流感嗜血杆菌,金黄色葡萄球菌,卡他莫拉菌);在耐甲氧西林的金黄色葡萄球菌感染的流行区,应该增加适当的药物(如克林霉素、甲氧苄啶/磺胺甲噁唑、多西环素口服治疗,或者住院患者使用万古霉素治疗)。伴有污染伤口的患者,必须考虑革兰氏阴性菌感染的可能。

门诊患者治疗适用于眼眶蜂窝织炎已经明确排除的患者;和没有全身感染征象并且有负责的家长或者监护人的儿童患者。应由眼科医生密切随访患者。门诊患者治疗方案包括阿莫西林/克拉维酸(<12岁的儿童)剂量为30mg/kg口服,每8小时1次;成人为500mg口服,每日3次,或875mg口服,每日2次,治疗10日。

住院患者可选用氨苄西林/舒巴坦,儿童剂量为50mg/kg静脉注射,每6小时1次,成人为1.5~3g静脉注射(氨苄西林最大剂量8g/d),每6小时1次,治疗7日。

眼眶蜂窝织炎 眼眶蜂窝织炎的患者应该住院治疗,抗生素剂量为脑膜炎治疗剂量(表228-5,参见第1711页)。伴有鼻窦炎的患者可以选第2代或者第3代头孢菌素,如头孢噻肟,<12岁的儿童剂量为50mg/kg静脉注射,每6小时1次;成人为1~2g静脉注射,每6小时1次,治疗14日;另外还可以选用亚胺培南、头孢曲松、哌拉西林/他左巴坦。如果蜂窝织炎和外伤或者异物有关,治疗应同时针对革兰氏阳性菌(如万古霉素1g静脉注射,每12小时1次)和革兰氏阴性菌(厄他培南100mg静脉注射,每日1次),治疗周期为7~10日,或者直到病情改善。

出现下列情况,应该施行眼眶减压、脓肿引流和/或感染鼻窦开放术:

- 危及视力
- 疑有脓肿或者异物
- 影像学显示有眼眶脓肿或者大的骨膜下脓肿
- 抗生素治疗未能控制感染

> **关键点**
> - 依据感染存在于眶隔前或后,来区分眶隔前蜂窝织炎和眼眶蜂窝织炎
> - 眼眶蜂窝织炎通常由感染的筛窦或额窦炎蔓延引起,眶隔前蜂窝织炎通常由面部或眼睑损伤、昆虫或动物蜇咬、结膜炎和睑板腺囊肿感染蔓延引起
> - 两种疾病均可引起触痛、肿胀、皮肤发热、发红或眼睑变色和全身发热
> - 如果眼球运动减少、眼球运动痛、眼球突出或视力下降,可能为眼眶蜂窝织炎
> - 应用抗生素治疗,对于复杂的眼眶蜂窝织炎(如脓肿、异物、视力损害、抗生素治疗失败)要考虑手术治疗

眼眶肿瘤

眼眶肿瘤可为良性和恶性,主要起源于眼眶,或者来自邻近部位如眼睑、鼻窦或者颅内。眼眶肿瘤也可以是从远处转移而来的。

有些眼眶肿瘤常常引起眼球突出和眼球向眼眶占位相反方向移位。还可能出现疼痛、复视和视力下降等症状。病例的诊断依据病史、眼科检查和神经影像学(CT、MRI或者两者结合),但常常最终需要活检来确诊。病因和治疗依据年龄组不同而不同。

儿童 最常见的**儿科良性肿瘤**是皮样瘤和血管病变,如毛细血管瘤和淋巴管瘤。皮样瘤的治疗方法为切除。毛细血管瘤有自发消退倾向而通常不需任何治疗;但尤其当位于上眼睑时,可能影响视力而需要病灶内注射糖皮质激素治疗,或特殊情况,施行外科手术减积。在近期病例,给予全身β受体拮抗剂治疗后消退。不引起症状的小淋巴管瘤可以在临床随访。对于较大的或那些造成症状的淋巴管瘤,治疗手段包括手术减积、病灶内注射硬化,某些病例用西地那非。

儿童**恶性肿瘤**最常见的是横纹肌肉瘤,和白血病或者神经母细胞瘤引起的转移性肿瘤。如果横纹肌肉瘤可以手术切除,应该施行手术治疗,术后进行化疗和眼眶放射治疗。白血病的治疗通常采用眼眶放射治疗和/或化疗。

成人 成人最常见的**良性肿瘤**为脑膜瘤、黏液囊肿、海绵状静脉畸形(也称作海绵窦性血管瘤)。泪腺的多形性腺瘤少见。有症状的蝶骨翼脑膜瘤通过颅骨切开术施行减瘤术,有时术后需要一个疗程的放射治疗。由于脑膜瘤细胞浸润颅底部颅骨,因此通常不能完全切除肿瘤。由于黏液囊肿最常见的原发部位为筛窦或者额窦,因此通过手术引流至鼻部来治疗。海绵状静脉畸形和泪腺多形性腺瘤手术切除。

最常见的**恶性肿瘤**包括淋巴瘤、鳞状细胞癌、转移性肿瘤。不太常见的肿瘤是泪腺的腺样囊性癌,是一种侵袭性的肿瘤。

眼眶的淋巴瘤典型地为B细胞型,且为低度恶性特征。淋巴瘤可能双侧、同时发病,可以是全身病变在眼眶表现的一部分,也可以是眼眶的孤立性病变。放射治疗对眼眶淋巴瘤有效并且副作用很少,但针对淋巴细胞表面受体(CD20)的单克隆抗体辅助治疗也有效果,应该考虑作为放射治疗的补充或替代放射治疗,特别是对全身性的淋巴瘤。

大多数鳞状细胞癌由相邻的鼻窦引起。治疗主要有手术,放射疗法或两者结合。

转移性肿瘤通常放射治疗。累及眼眶转移性肿瘤通常是一个不利的预后标志;但类癌肿瘤是一个明显的例外。

泪腺的腺样囊性癌手术治疗,然后通常要放射治疗(有时质子束治疗),或者采用动脉内化疗与放疗和手术相结合的治疗方案。

116. 屈光不正

正视状态的眼球(正常屈光),入射光线经过角膜、晶状体后聚焦于视网膜表面,形成清晰的图像传入大脑。晶状体具有弹性,年轻人的弹性更好。调节时,睫状肌调整晶状体形状以更好的聚焦影像。屈光不正是指眼球的屈光系统不能把入射光线聚焦成清晰的图像在视网膜上,引起视力模糊(图116-1)。

在**近视**中,聚焦点位于视网膜前方,可以是角膜曲率过陡和/或眼轴过长两种原因造成的。视远模糊,但是视近清晰。近视通过凹球镜片(负镜)矫正。儿童期的近视眼屈光常常持续增加,直到生长发育停止后。

在**远视**中,聚焦点位于视网膜后方,可以是角膜过于扁平和/或眼轴过短两种原因造成的。成年人视近、视远都模糊。轻度远视的儿童或者年轻人通过调节仍可以视物清晰。远视通过凸球镜片(正镜)矫正。

散光 的角膜或者晶状体呈非球面(不同的)曲率,不同径线(如垂直、斜向,水平)的入射光聚焦于不同部位。散光通过柱镜(圆柱体的一个节段)矫正。柱镜在某个轴向没有屈光力,而在另一轴向或凹或凸。

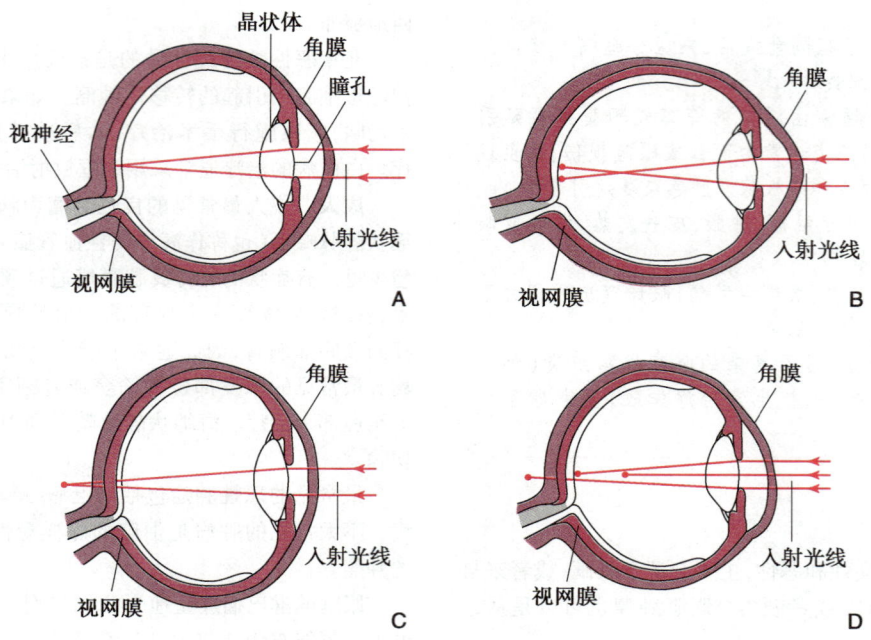

图 116-1 屈光不正。(A)正视;(B)近视;(C)远视;(D)散光

老视 是指随着年龄增加,晶状体失去变形能力不能聚焦在近距离的物体上。典型地在40岁早中期开始感觉到老视症状。视近时可用凸球镜片(正镜)矫正。可以通过验配视远、视近两副眼镜或者双焦点、多焦点镜来满足视远和视近的要求。

屈光参差 是指两眼间的屈光度数明显不同(通常>3DS)。框架眼镜矫正时由于两眼物象大小的差异(两眼物象不等症)可以影响双眼融合,甚至可能抑制一眼的影像。

症状及体征

屈光不正的主要症状为视远和/或视近时视物模糊。有时候,睫状肌张力过高可能引起头痛症状。过长时间的眯眼和皱着眉头用眼也可导致头痛。偶尔,过长时间的注视可能导致眼表面干燥,引起眼部刺激症状、眼痒、视觉疲劳、异物感和眼红。儿童屈光不正的表现为阅读时皱眉和过度眨眼或者揉眼。

诊断

- 视力测试
- 验光
- 全面的眼科检查

视力测试,需要每1~2年进行验光(确定屈光不正)。儿童视力筛查能尽早发现屈光不正,以免影响学习。由眼科医生或验光师进行全面的眼科检查,包括验光。

治疗

- 矫正镜片
- 接触镜
- 屈光手术

对于屈光不正的治疗包括矫正眼镜,角膜接触镜和屈光手术。

用球面镜片矫正近视和远视。凹球镜片用于治疗近视;它们是减弱或扩散屈光度。凸球镜片用于治疗远视;它们是增加或会聚屈光度。散光用柱面透镜治疗。矫正镜片处方有3个数字。第一个数字是所需的球镜矫正的屈光度(幅度)(减号是近视;加号是远视)。第二个数字是所需的柱镜矫正(加号或减号)的屈光度。第三个数字是柱镜的轴线。举例,对于具有近视散光的处方可以是-4.50+2.50×90,而对于远视散光的处方可以是+3.00+1.50×180。

接触镜

角膜接触镜较框架眼镜提供更好的视力和视野,可用以矫正以下情况:

- 近视
- 远视
- 散光
- 屈光参差
- 物像不等(图像大小差异)
- 白内障切除术后无晶体眼(晶状体缺失)
- 圆锥角膜(锥状形态的角膜)

软性或硬性接触镜均可用于矫正近视和远视。复曲面的软性接触镜(镜片的前表面具有不同的曲率)或者硬性接触镜可以用于矫正高度散光,许多病例矫正效果满意,但是需要专业人员验配。

角膜接触镜也用于矫正老花眼。一种方法是非主视眼矫正为视近(阅读)用,而主视眼则矫正为看远用,即单眼视力。硬性和软性的双焦点、多焦点接触镜也有效果,但因精确验配非常重要,因此验配过程费时。

无论是硬性还是软性接触镜,都比不上框架眼镜能够避免眼部钝挫伤或尖锐伤的保护作用。

护理和并发症

必须严格遵守有关接触镜卫生和操作方面的要求。接触镜卫生不良可能导致角膜的感染或者持续炎症。接触镜偶可引起无痛性表浅角膜病变。出现下述情况时接触镜可引起疼痛：

- 角膜上皮擦伤（参见第 2660 页）；眼睛发红，角膜荧光素染色着色
- 接触镜适配不良（如过紧、过松或者偏中心）
- 湿润度不足致使接触镜无法在角膜表面浮动
- 不良环境下佩戴接触镜（如 O_2 不足，多烟、刮风）
- 镜片戴、取不当
- 在接触镜和角膜之间有小异物（如煤烟灰、灰尘）
- 长时间佩戴接触镜（过度佩戴综合征）

过度佩戴综合征 患者如果不戴镜片，1 日左右即可自发痊愈。有些病例需要进行积极治疗（如局部应用抗生素滴眼液或眼膏）。用散瞳药滴眼扩瞳可以缓解畏光。散瞳剂通过暂时性麻痹睫状肌和虹膜肌肉发挥作用（伴有炎症的肌肉运动时会引起疼痛）。在过度佩戴综合征或任何镜片取下时疼痛不能迅速缓解的情况下，应在再次戴镜前去眼科医生处就诊。

接触镜相关角膜感染（角膜炎）危险因素包括：

- 接触镜卫生不良
- 连夜佩戴或者过长时间佩戴
- 使用自来水清洁
- 眼表容易受损的眼睛（如干眼、角膜知觉减退）

感染需要及早至眼科医生处迅速处理。

角膜溃疡 角膜溃疡是一种可能危害视力的角膜感染。接触镜佩戴者出现剧烈眼痛（包括异物感和疼痛）、眼红、畏光和流泪时，应怀疑角膜溃疡可能。接触镜的使用增加了角膜溃疡的风险。如果接触镜是戴过夜的，其风险增加约 15 倍。角膜溃疡可以由细菌、病毒、真菌或阿米巴引起。

诊断依据裂隙灯检查和荧光素染色。存在角膜上皮缺损（荧光素着染）和角膜浸润灶（角膜基质内白细胞的聚集）。有时，角膜浸润灶大而致密，通过手持放大镜或者肉眼观察就可以发现角膜上的白色斑点。需行角膜浸润灶、接触镜和接触镜盒的微生物培养以及涂片检查分析。

停止使用接触镜。对可能的细菌感染经验性给予抗生素眼药水治疗。初始治疗为广谱抗生素，使用氟喹诺酮类眼药水，每 15～60 分钟滴眼 1 次，24～72 小时，然后逐渐延长间隔时间。如果溃疡面积大、深或者位于视轴附近时，应该增加抗生素滴剂治疗，如头孢唑啉、万古霉素或者高浓度妥布霉素。根据培养结果可进一步调整或停止抗生素治疗。未重视的病例可能治疗反应差甚至完全没有效果，可导致视力严重下降。

硬性角膜接触镜

硬性透镜能够将角膜的天然形状修改成比软镜更好的新的屈光面，因而能提供更加一致的屈光状况，用于具有散光或不规则角膜表面的患者。较老的聚甲基丙烯酸甲酯硬性接触镜已经被由碳氟化合物和甲基丙烯酸甲酯混合物制成的透气性接触镜（简称 GPCL）所替代。GPCL 直径为 6.5～10mm，浮在泪液层表面，覆盖部分角膜。

硬性接触镜可以改善近视、远视和散光患者的视力。硬性接触镜也能矫正角膜的不规则性，如圆锥角膜。在大多数情况下，圆锥角膜患者佩戴硬性接触镜比戴框架眼镜视力更好。

GPCL 可根据眼睛来精确设计。佩戴硬性接触镜需有一段适应时期才完全舒适，通常适应期 4～7 日。在此期间佩戴者逐步增加每天的戴镜时间（小时）。重要的是，佩戴接触镜任何时间不应有疼痛症状。疼痛是接触镜佩戴不合适或角膜刺激的一种体征。佩戴接触镜者在不戴接触镜改戴框架眼镜时常有暂时性（<2 小时）视力模糊（框架眼镜性模糊）。

软性亲水性接触镜

软性接触镜是用聚-2-羟乙基甲基丙烯酸酯和其他软性塑料（如硅水凝胶）制成，含水量为 30%～79%。直径为 13～15mm，覆盖整个角膜。软性角膜接触镜通常是每日（抛弃性一次性使用），每 2 周，或每月一次更换。

软性接触镜可用于矫正近视和远视以改善视力。由于软性角膜接触镜与佩戴眼睛的角膜曲率相模拟，任何超过最小散光限制的较大散光无法矫正，除非用特殊的复曲面透镜，其模制接触前表面的曲率不同。复曲面的镜片下方重量稍重可以帮助维持镜片的位置减少镜片旋转。

软性接触镜也可用于治疗角膜上皮擦伤、复发性角膜上皮糜烂和其他角膜病（称为绷带镜片或者治疗性接触镜）。戴用绷带镜片时建议预防性应用抗生素眼药水（如氟喹诺酮，每日 4 次）。长时间戴用接触镜，特别对白内障手术后无晶状体眼，具有实用价值。但是应该常规到眼科医生处检查。患者应该每周清洗一次镜片。

由于软性接触镜尺寸较大，不会像硬性接触镜那样容易弹出，也不容易在镜片下积存异物。软件接触镜戴上后即感舒适，因此适应期短。

软性接触镜比 GPCL 引起角膜感染的风险高，特别是在佩戴过夜时。当软性接触镜变干后，镜片会变得脆弱易碎。软性接触镜需要从泪液中获得一定的水分（根据含水量不同而各有差异），以保持它的外形和弹性。因此，有干眼症状的患者通常佩戴低含水量的接触镜会感觉更加舒适。

屈光手术

角膜屈光性手术是通过改变角膜的曲率来使入射光更准确地聚焦于视网膜上。屈光手术的目的是减少对眼镜或接触镜的依赖。大部分接受屈光手术的患者能够达到这一目的；95% 的人视远不再需要戴镜。

理想的手术对象为眼部健康但是对佩戴框架眼镜或者接触镜不满意的 18 岁及以上人群。

屈光手术的禁忌证包括：

- 有活动性眼病，包括严重干眼
- 自身免疫或结缔组织疾病，其可以影响伤口愈合
- 使用异维 A 酸或者胺碘酮

手术前的屈光状态稳定应该至少 1 年。潜伏单纯疱疹病毒可能在术后被激活，因此，这类患者应该相应劝告。

屈光手术的**不良反应**包括暂时性症状

- 异物感
- 眩光
- 光晕
- 眼干

偶尔，这些症状持续存在。

潜在的并发症 包括：
- 过矫
- 欠矫
- 感染
- 不规则散光

准分子激光手术部位在角膜基质浅层，可能形成上皮下雾状混浊。如果感染、不规则散光或 Haze 引起角膜中央的永久性改变，则可能失去最佳矫正视力。总体上并发症的发生率低；如果术前检查提示是屈光手术的良好适应对象，视力下降的风险<1%。

屈光手术的类型

两种最常见的屈光手术是：
- 激光原位角膜磨镶术（LASIK）
- 光学屈光性角膜切削术（PRK）

其他屈光手术包括：
- 小切口透镜取出术（SMILE）
- IOL
- 角膜植入镶嵌术
- 透明晶体摘除术
- 角膜基质环（INTACS）
- 放射状角膜切开
- 散光性角膜切开

激光原位角膜磨镶术 LASIK

在 LASIK 手术，用飞秒激光或机械角膜刀创建角膜组织的皮瓣。翻转该皮瓣，用准分子激光在下面的角膜基质床上雕刻（激光消融）。然后瓣复位，无需缝合。因为中央部角膜上皮未受损，视力恢复迅速。大多数人术后第 1 日就会发现视力显著提高。LASIK 可以用于治疗近视、远视及散光。

LASIK 优于 PRK 之处包括没有中央基质愈合反应（中央角膜上皮未祛除，从而降低了愈合过程中发生中央浑浊形成的风险），较短的视觉康复期，和最小的术后疼痛。

缺点包括可能的术中及术后皮瓣相关并发症，如不规则的皮瓣形成，瓣错位，和后期的角膜扩张。当角膜薄到眼压能引起已薄弱的角膜基质不稳定和膨出，就会发生角膜扩张。能导致视力模糊，近视增加，和不规则散光。

光学屈光性角膜切削术 PRK

在 PRK，祛除角膜上皮，然后用准分子激光来雕刻角膜基质床的前曲率。PRK 用于治疗近视，远视和散光。角膜上皮通常需要 3~4 日时间再生；在此期间要佩戴绷带式接触镜。不同于 LASIK，PRK 不需制作角膜瓣。

PRK 更适用于薄角膜或者前基底膜营养障碍的患者。

PRK 的优点包括残留的角膜基质床较厚，因此减少了角膜扩张的风险，且没有角膜瓣相关并发症。

缺点包括角膜薄翳（Haze）形成（如果角膜组织被切削消融较多）的风险高，术后需要使用糖皮质激素眼药水数月。应该仔细监测使用局部糖皮质激素患者的术后眼压，因为有报道 PRK 术后糖皮质激素性青光眼。

SMILE

SMILE 手术中，使用飞秒激光在角膜基质制作一个薄的透镜，再通过周边角膜小切口（2~4mm）取出。SMILE 被 FDA 批准应用于近视治疗。

SMILE 手术的有效性、可预测性和安全性与 LASIK 接近，并且具有没有瓣制作相关并发症及风险的优势。SMILE 的另一个优势是术后角膜神经损伤小、高阶像差小和角膜神经再生快。

有晶状体眼人工晶状体植入术

有晶状体眼人工晶状体植入术（IOL）是用于治疗患有严重近视、但又不适合激光手术治疗的患者的晶状体植入。不同于白内障手术，患者自身的晶状体没有被祛除。有晶状体眼人工晶状体通过眼部切口直接植入到虹膜的前表面或者后表面。这种治疗是一种内眼手术，必须在手术室进行。

风险包括并发白内障、青光眼、感染和角膜内皮细胞的丢失，其后续发生慢性角膜水肿最终出现症状。

由于有晶状体眼人工晶状体植入不能矫正散光，患者可以随后通过激光手术进一步改善屈光状态，这种技术称为双重光学矫正（bioptics）。由于主要的近视度数通过有晶状体眼人工晶状体矫正，LASIK 祛除的角膜组织较少，因此角膜扩张的风险低。

角膜镶嵌术

角膜镶嵌术是通过基质囊袋或者瓣后在角膜基质植入镶嵌物来治疗老视。一种角膜镶嵌物是水凝胶材料，形成扁长椭圆形的角膜前表面。长椭圆形是指最陡峭曲率位于中心。扁长椭圆形增大了这一差异，中心近视力更清晰。另一种角膜镶嵌物是由聚偏氟乙烯和碳制成，是一种小的孔径植入物，通过增加景深来改善近视力。这些植入物仅用于老视患者的非主视眼。

角膜镶嵌术的优势是术眼能够改善近视力，而远视力丢失 1~2 行。此外，镶嵌物可以再次手术取出。

缺点包括角膜雾状混浊和炎症风险，需要长期使用局部糖皮质激素，可能出现眩光、光晕和昏暗环境下阅读困难。并发症包括植入物偏心，干眼和上皮内生。

透明晶状体摘除术

患有高度远视同时又有老视的患者可以考虑施行透明晶状体摘除术。该技术与白内障手术相同，只是患者的晶状体是透明的而没有白内障。能植入景深加强、多焦点或可调节人工晶体，这使得患者无需外部眼镜矫正就能获得宽广距离的聚焦视力。

透明晶状体摘除术的主要风险为感染和晶状体后囊的破裂，其需要进一步的手术治疗。对于年轻的近视患者，需要谨慎试行透明晶状体摘除术，因为这类患者术后出现视网膜脱离的风险增高。

角膜基质环植入术

角膜基质环植入术（INTACS）是将一对生物相容性的弹

性弧形塑料薄环,通过一个小的放射状角膜切口向两侧相对方向插入周边角膜 2/3 深度的基质内。在角膜基质环植入后,中央角膜曲率变平,近视减少。INTACS 适用于轻度近视(<3Ds)和轻微散光(<1Dc)。由于两段角膜基质环位于周边部角膜,因此 INTACS 保持中央角膜透明的光学区。INTACS 可以根据需要更换或者取出角膜基质环。

风险包括:手术源性散光、矫正不足和矫正过度、感染、眩光、光晕和基质环植入深度不当。目前,INTACS 最主要用于治疗角膜扩张的疾病如圆锥角膜,和 LASIK 术后角膜扩张而框架眼镜或接触眼镜不能改善视力或者不佩戴舒服时。70%~80% 的患者最佳矫正视力和接触眼镜耐受性有提高。

放射状和散光性角膜切开术

放射状和散光性角膜切开术采用钻石刀做深的角膜切口来改变角膜的形状。

放射状角膜切开术 已被激光手术视力矫正替换而很少使用,因为它没有激光手术矫正视力的优势,还需要后续的重复治疗,且一天中的视力和屈光有变化,远期能导致远视漂移。

散光性角膜切开术 仍然常用于白内障手术时。因为光学区更大和切开处更靠近角膜缘,认为是角膜缘放松性切开。

117. 视网膜疾病

年龄相关性黄斑变性

(老年性黄斑变性)

年龄相关性黄斑变性是老年人不可逆性中心视力下降的最常见原因。散瞳检眼镜检查具有诊断价值;彩色眼底照相、荧光素血管造影和相干光层析成像(OCT)有助于明确诊断和帮助指导治疗。治疗措施包括饮食辅助,玻璃体腔注射抗血管内皮生长因子药物,激光光凝,光动力学治疗,以及低视力助视器。

年龄相关性黄斑变性(AMD)是老年人永久性、不可逆视力下降的主要病因。它在白种人更常见。

病因

危险因素包括:
- 年龄
- 遗传变异(如异常的补体因子 H)
- 家族史
- 吸烟
- 心血管疾病
- 高血压
- 肥胖
- 饮食中缺乏 ω-3 脂肪酸和深色绿叶蔬菜

病理生理

AMD 有两种不同类型:
- 干性(非渗出性或萎缩性):所有的 AMD 开始为干性的形式。大约 85% 的 AMD 患者只是干性的 AMD
- 湿性(渗出性或者新生血管性):湿性 AMD 患者约占 15%。虽然只有 15% 的 AMD 患者具有湿性的形式,但湿性 AMD 导致严重视力丧失的达 80%~90%

干性 AMD 造成视网膜色素上皮细胞的变化,典型地可见暗黑针点样区域。视网膜色素上皮细胞在维持视锥细胞和视杆细胞的健康和良好功能方面起着关键作用。视杆和视锥细胞的代谢产物积累造成了玻璃膜疣,外观上表现为黄色斑点。脉络膜视网膜萎缩区域(称为地图样萎缩)发生在较晚期的干性 AMD 病例。它没有隆起的黄斑瘢痕(盘状瘢痕)、水肿、出血或渗出灶。

湿性 AMD 即在称之为脉络膜新生血管化(异常的新生血管形成)过程中该新生的异常血管发展到视网膜下。局部的黄斑水肿或出血可引起黄斑区的隆起或者局限性色素上皮脱离。最终未经治疗的新生血管膜形成黄斑下盘状瘢痕。

症状及体征

干性 AMD 经过数年发生无痛性的中心视力的丧失,大多数患者留存一定的视力足以阅读和开车。中心盲点(暗点)通常在疾病的晚期出现,有时能变得严重。症状通常为双侧性。

检眼镜下改变 包括:
- 视网膜色素上皮的改变
- 玻璃膜疣
- 视网膜脉络膜萎缩区域

湿性 AMD 快速视力下降,通常几天到几周,是湿性 AMD 的特征。最初症状通常表现为视物变形,例如中心盲点或者直线变弯曲(视物变形症)。周边视力以及色觉一般不受影响;但是可致患眼为法定盲(<20/200),尤其是在未接受治疗的情况下。湿性 AMD 通常某一时间累及一只眼,因此症状通常为单侧性的。

检眼镜下改变 包括:
- 视网膜下积液,表现为局部的视网膜隆起
- 视网膜水肿
- 黄斑下灰绿色的变色
- 黄斑内或者周围的渗出

- 视网膜色素上皮的脱离（可见视网膜隆起的区域）
- 黄斑内或者周围的视网膜下出血

诊断
- 检眼镜检查
- 彩色眼底照相
- 荧光素血管造影
- 相干光层析成像

诊断两种 AMD 均依据眼底检查。视觉改变常能通过 Amsler 表发现（参见第 792 页）。提示湿性 AMD 时做彩色眼底照相和荧光素血管造影检查。荧光素血管造影可以显示视网膜下的脉络膜新生血管膜并明确它的特征以及地图样萎缩的范围。相干光层析成像（OCT）帮助明确视网膜内和视网膜下的液体，并帮助评估治疗效果。

治疗
- 高危干性 AMD 或者单侧湿性 AMD 可饮食辅助治疗
- 湿性 AMD 可玻璃体内注射抗血管内皮生长因子药物治疗或者激光治疗
- 支持性措施

干性 AMD　没有办法扭转干性 AMD 造成的损害。具有广泛的玻璃膜疣、色素改变、和/或地图样萎缩的患者可以通过采取以下的每日补充能降低发展为晚期 AMD 25% 的风险：
- 氧化锌 80mg
- 铜 2mg
- 维生素 C 500mg
- 维生素 E 400IU
- 叶黄素 10mg/玉米黄质 2mg（或对不吸烟的患者 β-胡萝卜素 15mg 或维生素 A 28 000IU）

β 胡萝卜素可增加现在和以前吸烟者罹患肺癌的风险。近期，用叶黄素加玉米黄质替代 β 胡萝卜素已被证明具有相似的功效[1]。因此，这种替代治疗应给现在或以前吸烟的患者予以考虑。这些补充剂中的锌成分增加了泌尿系统疾病住院的风险。有些患者服用 β 胡萝卜素也有皮肤发黄的。减少心血管危险因素，以及经常吃高含 ω-3 脂肪酸的食物和深绿色叶菜可能会有助于减缓病情发展；然而，最近的大型临床试验未显示出补充 ω-3 脂肪酸可减缓疾病进展。

湿性 AMD　应该推荐单侧湿性 AMD 患者采用适于干性 AMD 的日常营养补充，以减少另一只眼 AMD 引起视力丧失的风险。其他治疗的选择取决于新生血管的大小、位置和类型。玻璃体腔内注射抗血管内皮生长因子（抗 VEGF）药物（通常为雷珠单抗，贝伐单抗，或阿柏西普）可以显著降低视力丧失的风险，并帮助 1/3 的患者恢复阅读视力。对黄斑中心凹外新生血管的这一亚型患者进行热激光光凝治疗可阻止严重的视力下降。光动力学治疗也是一种激光治疗，在特定条件下也有助于改善病情。糖皮质激素（如曲安奈德）有时可以和抗 VEGF 药物一起做眼内注射。其他治疗方法包括经瞳孔温热治疗、视网膜下手术和黄斑转位术，已很少使用。

[1] Age-Related Eye Disease Study 2 Research Group. Lutein+ zeaxanthin and omega-3 fatty acids for age-related macular degeneration: the Age-Related Eye Disease Study 2 (AREDS2) randomized clinical trial. JAMA. 309 (19): 2005-15. 2013. doi: 10. 1001/jama. 2013. 4997

Clarification and additional information. JAMA 310 (2): 208. 2013. doi: 10. 1001/jama. 2013. 6403

支持性措施　对已丧失中心视力的患者，可以选择低视力助视器如放大器、高倍阅读眼镜、大的计算机显示器和望远镜等改善生活质量。此外，有些软件可以将电脑里的数据以大字体或者合成声音阅读出来帮助患者。推荐患者接受低视力康复咨询。

> ● **关键点**
> - AMD 在白人中更常见，是老年人永久性视力丧失的主要原因
> - AMD 可以是干性（非渗出性或萎缩性）或湿性（渗出性或新生血管性）
> - 虽然 AMD 的 85% 是干性的，但造成 AMD 严重视力丧失的 80%～90% 是湿性的
> - 干性 AMD 眼底表现包括玻璃膜疣、脉络膜视网膜萎缩灶、和视网膜色素上皮细胞的改变
> - 湿性 AMD 眼底表现包括视网膜水肿和局部隆起，视网膜色素上皮脱离，黄斑下灰绿色变色，和黄斑内及其周围渗出物
> - 检眼镜检查可以明确诊断患者的 AMD，做彩色眼底照相、荧光素血管造影和相干光层析成像检查
> - 对单侧湿性或高风险的干性 AMD 处方膳食补充
> - 湿性 AMD 可玻璃体内注射抗血管内皮生长因子药物治疗或者激光治疗

视网膜中央和分支动脉阻塞
（视网膜动脉阻塞）

视网膜中央动脉阻塞通常是由血栓造成的。它会导致突发的、无痛的、单眼的、且通常是严重的视力丧失。病史询问结合检眼镜检查视网膜特征性表现可明确诊断。发生中央动脉阻塞后的 24 小时内可试行降眼压治疗来逐出栓子。如果患者在发生阻塞后的数小时内就诊，有些医疗中心会施行颈动脉/眼动脉插管并选择性注入溶血栓药物。

病因
视网膜动脉阻塞可能是由栓塞或者血栓形成引起。

栓子　可能源于：
- 动脉粥样硬化斑块
- 心内膜炎
- 脂肪
- 心房黏液瘤

血栓形成　是视网膜动脉阻塞的一个不太常见的原因，但可见于全身性血管炎例如 SLE 和巨细胞动脉炎，这是动脉阻塞的重要原因，需要及时诊断和治疗。

阻塞可以累及视网膜动脉分支或者视网膜中央动脉。阻塞后的数周至数月约 20% 的患者可能出现视网膜新

生血管化(异常的新血管形成),或者虹膜新生血管(虹膜红变),并发生继发性(新生血管性)青光眼。视网膜新生血管可能导致玻璃体积血。

症状及体征

视网膜动脉阻塞导致突发的无痛性严重视力丧失或者视野缺损,通常为单侧性。

瞳孔直接对光反应可迟钝但间接对光反应灵敏(相对传入性瞳孔障碍)。视网膜动脉阻塞的急性期眼底检查表现为视网膜苍白、不透明,伴黄斑红色小凹(樱桃红斑)(彩图117-1)。视网膜动脉特征性表现为管径变细甚至可没有血液充盈。栓子(如胆固醇栓子,称为Hollenhorst斑)有时可见。如果主要分支阻塞而非中央动脉阻塞,则眼底改变和视力丢失局限于受累节段的视网膜。

有巨细胞动脉炎的患者见于55岁或以上,常常有头痛,颞动脉区触痛,咀嚼困难和/或疲劳感。

诊断

- 临床评价
- 彩色眼底照相和荧光素血管造影检查

出现急性、无痛性严重视力下降的患者需要怀疑该诊断。检眼镜检查通常可以明确诊断。常行荧光素血管造影检查,可显示受累动脉无灌注状况。

一旦诊断为视网膜动脉阻塞,应检查颈动脉多普勒超声和超声心动图以确定栓子的来源,避免将来再次出现栓塞。

如果怀疑巨细胞动脉炎,应立即检查血沉(ESR)、C反应蛋白和血小板计数。如果栓塞斑块在视网膜中央动脉可见,则这些测试可能不是必要的。

预后

视网膜分支动脉阻塞的患者一般能够保留较好的视功能,但是中央动脉阻塞即使接受治疗后视力损失也很严重。一旦发生视网膜梗死(快至阻塞后90分钟),视力损失是永久性的。

如果对原有的巨细胞动脉炎诊断与治疗及时,健侧眼的视力往往能得到保护,发病眼可能恢复一些视力。

治疗

- 有时需要降低眼压

如果发生阻塞在24小时内就诊,应该立即进行急诊治疗。应用降眼压药物(如0.5%噻吗洛尔局部滴眼或者500mg乙酰唑胺口服或静脉注射)降低眼压、通过眼睑间断性手指按摩眼球或者前房穿刺术,可驱逐栓子进入小的动脉分支,以此减少视网膜缺血的范围。有些临床中心尝试通过颈动脉注入溶栓药物以降解引起阻塞的栓子。但是,视网膜动脉阻塞的治疗很少能够改善视力。可采用手术或者激光栓子切除术,但是不常用。在一些小的病例系列中这些治疗有时显示有效,但没有一个具有强有力的证据支持其有效性。

> **经验与提示**
> - 考虑立即采取措施,对有突然、无痛、严重视力损失的患者降低眼压

继发于巨细胞动脉炎的动脉阻塞患者应该接受高剂量全身糖皮质激素治疗。

> **关键点**
> - 中央或分支视网膜动脉阻塞可以通过栓子(如由于动脉粥样硬化或心内膜炎)、血栓形成或巨细胞动脉炎等引起
> - 无痛性严重视力损失影响部分或全部的视野
> - 通过检眼镜检查可以确诊(典型的眼底表现为视网膜苍白、不透明,黄斑中心红色小凹和动脉变细)
> - 做彩色眼底照相和荧光素血管造影,以及做多普勒超声及超声心动图寻找栓子的来源
> - 如果可能,立即的治疗有降眼压药物(如局部滴噻吗洛尔,或者静脉或口服乙酰唑胺),间歇性用手指隔着眼睑按摩眼球,或前房穿刺

视网膜中央和分支静脉阻塞

(视网膜静脉阻塞)

视网膜中央静脉阻塞是由于视网膜中央静脉血栓造成的。它引起无痛性视力下降,程度轻度到重度不等,通常突然发生。诊断依据检眼镜检查。治疗可包括抗血管内皮细胞生长因子的药物(如雷珠单抗、哌加他尼、贝伐单抗),地塞米松植入物或曲安奈德的眼内注射,以及激光光凝。

病因

主要的危险因素 包括:

- 高血压
- 年龄

其他危险因素包括:

- 青光眼
- 糖尿病
- 血黏度增加

阻塞也可以是特发性的。年轻人发生视网膜静脉阻塞不常见。阻塞可以累及视网膜中央静脉或者分支静脉。

视网膜中央静脉阻塞后的数月至数月约16%的患者可能出现视网膜新生血管(异常新的血管形成),或者虹膜新生血管(虹膜红变),可导致继发性(新生血管性)青光眼。视网膜新生血管可能导致玻璃体积血。

症状及体征

无痛性视力下降通常可以是突然性的,也可以是在数天至数周内逐渐发生。检眼镜检查显示全视网膜出血、视网膜静脉充盈(扩张)迂曲,常见明显的视网膜水肿(彩图117-2)。如果阻塞发生在中央视网膜静脉,这些病变典型地呈弥漫性的,如果仅视网膜中央静脉的分支受阻,则病变局限在受累的一个象限。

诊断

- 检眼镜检查
- 彩色眼底照相
- 荧光素血管造影
- 相干光层析成像

出现无痛性视力下降,尤其是那些伴有高危因素的患者,应怀疑该诊断。检眼镜检查、彩色照相和荧光素血管造影明确诊断。相干光层析成像用于确定黄斑水肿的严重程度和评估治疗反应。患有视网膜中央静脉阻塞的患者需检查高血压、青光眼、糖尿病等疾病。年轻患者检查是否有血黏度升高(全血细胞计数和其他凝血因子检查认为必要)。

预后

大多数患者出现不同程度的视觉障碍。轻度病例,在一段时间内可以自发缓解至接近正常的视力。就诊时的视力是判断最终视力预后的良好指标。如果视力达到或超过20/40者则最终视力可能保持较好,偶尔可恢复接近正常。如果视力低于20/200,则80%的病例视力不能改善或者进一步恶化。视网膜中央静脉阻塞很少复发。

治疗

- 对黄斑水肿,眼内注射抗血管内皮生长因子(抗VEGF)药物,地塞米松植入物,和/或曲安奈德
- 对某些视网膜分支静脉阻塞的黄斑水肿病例,采用局部激光光凝
- 如出现新生血管应行全视网膜光凝

对涉及中央凹黄斑水肿的视网膜分支静脉阻塞患者,通常采用眼内注射抗-VEGF药物(如雷珠单抗,阿柏西普或贝伐单抗),或曲安奈德或者缓释地塞米松植入物的眼内注射。这些治疗也可以用于治疗那些伴有黄斑水肿的视网膜中央静脉阻塞患者。采用这些治疗,30%~40%患者视力显著改善。

局部激光光凝可以用于视网膜分支静脉阻塞性黄斑水肿,但比抗VEGF药物或地塞米松植入物的眼内注射疗效差。局部激光光凝治疗由于视网膜中央静脉阻塞引起的黄斑水肿,通常无效。

如果视网膜中央或分支静脉阻塞出现视网膜或眼前节继发新生血管,应该施行全视网膜光凝治疗,这样可以减少玻璃体积血和预防新生血管性青光眼。

> **关键点**
> - 视网膜静脉阻塞是由于血栓阻塞造成的
> - 患者有无痛性视力丧失,其典型表现是突发性,可有危险因素(如年老,高血压)
> - 检眼镜检查特征性表现为扩张的静脉出血和黄斑水肿;附加的检查包括彩色眼底照相,荧光素血管造影和相干光层析成像
> - 有黄斑水肿的患者治疗采用眼内注射抗VEGF药物(雷珠单抗,阿柏西普或贝伐单抗),或地塞米松植入物或曲安奈德的眼内注射
> - 局部激光光凝对于视网膜分支静脉阻塞继发黄斑水肿的某些病例有用,全视网膜光凝应该用于视网膜或眼前段新生血管形成的患者

糖尿病性视网膜病变

糖尿病性视网膜病变表现包括微动脉瘤、视网膜内出血、渗出、黄斑水肿、黄斑缺血、新生血管、玻璃体积血和牵引性视网膜脱离,疾病的后期才出现症状。检眼镜检查可以明确诊断,彩色眼底照相、荧光素血管造影和相干光层析成像可以发现更多的细节。治疗包括控制血糖和血压。眼部治疗包括视网膜激光光凝,玻璃体内注射抗血管内皮细胞生长因子的药物(如阿柏西普,雷珠单抗,贝伐单抗),眼内的糖皮质激素和/或玻璃体切除术。

病理生理

糖尿病性视网膜病变是一种主要致盲眼病,尤其是在工作年龄的成年人。视网膜病变的严重程度和下列因素高度相关

- 糖尿病的病程
- 血糖水平
- 血压水平

怀孕可以损害血糖控制因而加重视网膜病变。

非增殖性视网膜病变 非增殖性视网膜病变(也称背景期视网膜病变)首先发生,出现毛细血管通透性增加、微动脉瘤、出血、渗出、黄斑缺血和黄斑水肿(源于毛细血管的液性渗漏导致视网膜增厚)(彩图117-3)。

增殖性视网膜病变 在非增殖性视网膜病变之后发生增殖性视网膜病变,并且更加严重;并可能导致玻璃体积血和牵引性视网膜脱离。增殖性视网膜病变特征性表现为异常新的血管形成(新生血管化)(彩图117-4),新生血管位于视网膜的内(玻璃体)界面并可长入玻璃体腔引起玻璃体积血。新生血管常伴有视网膜前纤维组织,其随同玻璃体一起,能收缩并导致牵引性视网膜脱离。新生血管还可出现在眼球前段的虹膜组织,能长入虹膜周边部前房角内引起新生血管性青光眼。增殖性视网膜病变可造成严重视力下降。

非增殖性和增殖性视网膜病变均可发生临床显著的黄斑水肿,是糖尿病性视网膜病变视力丢失的最常见原因。

症状及体征

非增殖性视网膜病变 黄斑水肿或者黄斑缺血引起视觉症状。然而,患者甚至在晚期视网膜病变也可能没有视力丧失。非增殖性视网膜病变最早的体征是:

- 毛细血管微血管瘤
- 点状和斑片状视网膜出血
- 硬性渗出
- 棉毛斑(软性渗出)

硬性渗出是分散的黄色颗粒物,在视网膜内。如果存在,提示为慢性水肿。棉毛斑是视网膜神经纤维层的微梗死灶,造成视网膜的浑浊,棉毛斑的边缘模糊呈白色,阻碍其下方血管的观察。

后期表现体征为:

- 黄斑水肿(裂隙灯检查表现为视网膜的隆起并且层次模糊)
- 静脉扩张和视网膜内微血管的异常

增殖性视网膜病变 症状可包括视力模糊以及眼前飘浮物(黑点)或者闪光感,以及突然的严重的无痛性视力下降。这些症状是通常由玻璃体积血或者牵引性视网膜脱离

导致。

不同与非增殖性视网膜病变,增殖性视网膜病变形成视神经或者视网膜表面的微小视网膜前新生血管。检眼镜下可见黄斑水肿或者视网膜出血。

诊断
- 检眼镜检查
- 彩色眼底照相
- 荧光素血管造影
- 相干光层析成像

检眼镜检查可明确诊断。彩色眼底照相有助于视网膜病变的分级。荧光素血管造影可明确病变的程度范围、帮助确立治疗方案以及监测治疗效果。相干光层析成像也对明确黄斑水肿的严重程度和评估治疗反应有帮助。

筛查 由于早期诊断非常重要,因此糖尿病患者应该每年接受一次扩瞳眼科检查。患有糖尿病的孕妇应该每3个月进行1次眼科检查。出现视觉症状(如视物模糊)时应该至眼科医生处就诊。

治疗
- 控制血糖和血压
- 对黄斑水肿,眼内注射抗血管内皮生长因子(抗VEGF)药物,眼内的糖皮质激素的植入物,局部激光,和/或玻璃体切除术
- 对于高危或者复杂的增殖性糖尿病性视网膜病变,全视网膜光凝治疗,有时需行玻璃体切除术

血糖以及血压的控制很重要;血糖的严格监控能够推迟视网膜病变的进展。临床显著的糖尿病性黄斑水肿眼内注射抗VEGF药物(如雷珠单抗,贝伐单抗,阿柏西普)和/或局部激光光凝治疗[1]。眼内地塞米松植入物或者眼内注射曲安奈德可以治疗持续性黄斑水肿。在某些国家,眼内氟轻松植入物可用于治疗慢性糖尿病性黄斑水肿。对顽固的糖尿病性黄斑水肿,玻璃体切除术有助。对选择性的严重非增殖性视网膜病变病例,可以进行全视网膜光凝术;但是通常是密切随访至出现增殖性视网膜病变时才采用。

增殖性视网膜病变具有发生玻璃体积血、视网膜前广泛新生血管或眼前节新生血管/新生血管性青光眼等高风险时,应施行全视网膜光凝术。近期研究支持玻璃体腔注射抗VEGF药物在增殖期糖尿病视网膜病变中的治疗作用[2]。这种治疗明显减少严重视力丧失的风险。

下列情况下,**玻璃体切除术**可以帮助保存或者常常恢复失去的视力:
- 持续的玻璃体积血
- 广泛的视网膜前膜形成
- 牵引性视网膜脱离
- 顽固的糖尿病性黄斑水肿

[1] Diabetic Retinopathy Clinical Research Network: Aflibercept, bevacizumab, or ranibizumab for diabetic macular edema. N Engl J Med. 372(13):1193-203. 2015; doi:10.1056/NEJMoa1414264。

[2] Beaulieu WT, Bressler NM, Melia M, et al: Panretinal Photocoagulation Versus Ranibizumab for Proliferative Diabetic Retinopathy: Patient-Centered Outcomes From aRandomized Clinical Trial Am J Ophthalmol. 170:206-213. 2016. doi:10.1016/j.ajo.2016.08.008。

预防
血糖以及血压的控制是关键;血糖的严格监控能够推迟视网膜病变的发生。

> **关键点**
> - 糖尿病性视网膜病的特征可以包括微血管瘤,视网膜内出血,渗出物,棉绒斑,黄斑水肿,黄斑缺血,新血管形成,玻璃体积血,和牵引性视网膜脱离
> - 疾病进展到一定程度才出现症状
> - 糖尿病性视网膜病变患者做彩色眼底照相、荧光素血管造影和相干光层析成像检查
> - 筛查所有糖尿病患者,每年接受一次扩瞳眼科检查
> - 黄斑水肿的患者治疗采用眼内注射抗VEGF药物(如雷珠单抗,阿柏西普,贝伐单抗),眼内的糖皮质激素植入物,局部激光光凝,和/或玻璃体切除术
> - 对于高危或者复杂的增殖性糖尿病性视网膜病变患者,全视网膜光凝治疗,有时需进行玻璃体切除术

高血压性视网膜病变

高血压性视网膜病变是高血压造成的视网膜血管损害。疾病进展到一定程度通常才出现症状。眼底检查体征包括动脉收缩、动静脉压迹、血管壁改变、火焰状出血、棉毛斑、黄色硬性渗出、视盘水肿。治疗措施为控制血压。出现视力下降时,治疗视网膜病变。

病理生理
急性血压升高通常引起视网膜血管可逆性收缩,高血压危象可引起视盘水肿。长期的或者严重的高血压则导致血管渗出性改变,它是血管内皮损伤和坏死的后果。其他损害(如动脉壁增厚、动静脉压迹)则通常需要数年高血压才发生。吸烟加重高血压性视网膜病变。

高血压是许多其他视网膜疾病的主要危险因素(如视网膜动脉或者静脉阻塞、糖尿病性视网膜病变)。还有,高血压合并糖尿病大大增加了视力丧失的风险。高血压性视网膜病变的患者出现其他末端器官的高血压性损害具有高风险。

症状及体征
疾病进展到一定程度通常才出现症状,包括视物模糊或视野缺损。

疾病早期眼底检查可发现动脉收缩,视网膜小动脉与小静脉的管径比值降低。

慢性、控制不良的高血压引起下列表现:
- 永久性的动脉狭窄
- 动静脉交叉异常(动静脉压迫征)
- 动脉硬化表现为动脉管壁出现中度改变(铜丝样外观)或者管壁更严重的增生和增厚(银丝样外观)(彩图117-5)

有时发生血管完全阻塞。动静脉压迫征是发生视网膜分支静脉阻塞的主要易患因素。

如果急性高血压病情严重,可能出现下列表现:
- 浅层火焰状出血
- 小的、白色浅层视网膜缺血梗死灶(棉毛斑)
- 黄色硬性渗出
- 视盘水肿

黄色硬性渗出是由于从视网膜血管渗漏的脂质沉积在视网膜层间。这些渗出物在黄斑区形成星芒状外观(彩图117-6),特别是当高血压严重时。严重高血压患者可出现视盘充血和水肿(视盘水肿提示高血压危象,彩图114-1)。

诊断

诊断依靠病史(高血压的病程和严重程度)和眼底检查。

治疗

高血压性视网膜病变主要通过控制血压来处理。其他威胁视力的因素也应积极控制。如果出现视力下降,可用激光或者玻璃体腔注射糖皮质激素或者抗 VEGF 因子(如雷珠单抗、哌加他尼、贝伐单抗)治疗视网膜水肿。

> **关键点**
> - 慢性高血压进行性损害视网膜,直到疾病后期才引起症状
> - 慢性高血压性视网膜病变是永久性动脉狭窄、动静脉交叉异常(动静脉压迫征)、动脉硬化伴有中度血管壁的变化(铜线样外观)或更严重的血管壁增生增厚(银线样外观)
> - 高血压危象能造成的视网膜病变有浅层的火焰状出血;小的白色浅表视网膜缺血病灶(棉毛斑);黄色硬性渗出;和视盘水肿
> - 依据病史和眼底检查诊断
> - 治疗主要为控制血压。有时需要通过激光或者玻璃体腔注射糖皮质激素或抗 VEGF 药物来治疗视网膜水肿

视网膜脱离

视网膜脱离是指视网膜神经上皮层与其下方的色素上皮层间的分离。最常见的原因是视网膜撕裂孔(孔源性视网膜脱离)。症状表现为周边或者中心视力下降,常常可感觉幕样或黑云样遮挡物出现在眼前。相关症状包括无痛性视觉异常,包括闪光感和增多的漂浮物。牵引性和浆液性视网膜脱离(没有视网膜裂孔)引起中心或者周边视力下降。眼底检查可明确诊断,超声波可在无法观察眼底时帮助明确病变及其类型。孔源性视网膜脱离为急性起病并且中心视力可能受累时必须尽快治疗。孔源性视网膜脱离的治疗措施包括封闭视网膜裂孔(激光或者冷凝治疗)、巩膜扣带顶压裂孔、气体填充复位术和/或玻璃体切除手术。

病因

有三种类型的视网膜脱离:孔源性视网膜脱离(由于视网膜裂孔),牵引性,和浆液性(渗出性)视网膜脱离。牵引性和渗出性视网膜脱离没有裂孔,称为非孔源性的。

孔源性视网膜脱离 是最常见的类型。危险因素包括:
- 近视
- 既往白内障手术史
- 眼部外伤
- 格子样视网膜变性

牵引性视网膜脱离 是由于视网膜前的纤维膜引起玻璃体视网膜牵引,可见于增殖性糖尿病性视网膜病变或者镰状细胞贫血引起的视网膜病变。

浆液性视网膜脱离 是由于视网膜下间隙液体的渗出积聚造成的。病因包括严重的葡萄膜炎尤其是 VKH 综合征,脉络膜血管瘤,和原发或者转移性脉络膜癌(参见第858页)。

症状及体征

视网膜脱离是无痛性的。孔源性视网膜脱离的早期症状包括眼前黑色或不规则的玻璃体漂浮物,特别是突然增加,闪光感(闪光幻觉)和视物模糊。随着视网膜脱离逐渐进展,患者常常感觉视野内出现幕样、纱样或者灰色遮挡物。如果黄斑受到累及,中心视力明显下降。患者可同时出现玻璃体积血。牵引性和浆液性(渗出性)视网膜脱离可以引起视物模糊,但是早期常常没有自觉症状。

诊断

- 散瞳后间接检眼镜检查

存在危险因素,并且有下列表现的患者应该怀疑视网膜脱离:
- 眼前漂浮物突然增加或者改变
- 闪光幻觉(闪光感)
- 视野内出现幕样或者纱样遮挡物
- 任何突然出现、无法解释的视力下降
- 遮挡视网膜的玻璃体积血

几乎所有的病例都可以通过间接检眼镜检查明确视网膜脱离及其类型。直接检眼镜是通过手持式的检眼镜检查,可能会遗漏一些部分视网膜脱离,尤其是周边视网膜位置上。周边视网膜应该使用间接检眼镜联合巩膜压迫或者用三面镜裂隙灯检查,并嘱患眼极度向各方位凝视。

如果玻璃体积血(见于视网膜裂孔引起)、白内障、角膜混浊或者外伤等因素遮挡对视网膜的观察而又怀疑视网膜脱离的,需要考虑进行 B 超检查来明确。

治疗

- 封闭视网膜裂孔
- 巩膜扣带术
- 玻璃体腔气体填充术
- 玻璃体切除术

尽管早期脱离的范围局限,但没有及时接受治疗的孔源性视网膜脱离范围可逐渐扩大至全部视网膜。任何怀疑或者已经发生视网膜脱离的患者应该立即至眼科医生处就诊。

> **经验与提示**
> - 如果患者有飞蚊症突然增加或改变；闪光感；幕样或纱样遮挡视野；任何突然的、不能解释的视力下降；或者如果玻璃体积血掩盖了视网膜，应安排眼科医生做紧急间接检眼镜检查来明确诊断视网膜脱离

孔源性视网膜脱离 依据病因和病灶的部位可以有不同的治疗方法。一种方法为通过激光或者冷凝疗法封闭视网膜裂孔。可以采用巩膜扣带术治疗。这种手术是将一片硅胶缝于巩膜表面，压陷巩膜并将巩膜向内部视网膜顶推，从而减轻玻璃体对视网膜的牵引。手术中，可以从视网膜下间隙将积液排出。其他治疗方法包括气体填充术（玻璃体内注射气体）和玻璃体切除术。不伴视网膜脱离的视网膜裂孔可以通过激光光凝或者经结膜冷凝术封闭裂孔。几乎所有的孔源性视网膜脱离都可以通过手术来复位。

玻璃体视网膜牵引造成的**非孔源性视网膜脱离**可以通过玻璃体切除术治疗；葡萄膜炎引起的渗出性视网膜脱离可用全身糖皮质激素、全身免疫抑制药物（如甲氨蝶呤、咪唑硫嘌呤、抗肿瘤坏死因子）或者通过眼周注射糖皮质激素、眼内注射糖皮质激素或者手术植入眼内的缓释糖皮质激素植入药物治疗。原发和转移性脉络膜恶性肿瘤也需要治疗。局部激光光凝或光动力学治疗可能对脉络膜血管瘤有效。

> **关键点**
> - 视网膜裂孔（最常见的类型）的危险因素包括近视，先前白内障手术，眼外伤，和格子样视网膜变性
> - 所有形式的视网膜脱离都有视力模糊；裂孔性脱离的早期症状包括不规则的玻璃体漂浮物（特别是突然增加）和闪光感（闪光幻觉）
> - 患者如果有飞蚊症突然增加或改变；闪光感；幕样或纱样物遮挡视野；突然的、不能解释的视力下降；或者如果玻璃体积血掩盖了视网膜，应该安排眼科医生进行紧急间接检眼镜检查视网膜
> - 孔源性视网膜脱离治疗采用封闭视网膜裂孔（用激光或冷凝疗法），巩膜扣带支撑裂孔，气体填充，和/或与玻璃体切除术

视网膜色素变性

视网膜色素变性是一种缓慢进展、双眼发病的视网膜以及视网膜色素上皮的变性，系不同基因突变所致。症状包括夜盲和周边视力丧失。检眼镜检查可明确诊断，体征包括赤道部视网膜骨细胞样色素沉着、视网膜小动脉变窄、视盘蜡白、后囊下白内障和玻璃体细胞。视网膜电图检查可以帮助明确诊断。维生素 A 棕榈酸酯，ω-3 脂肪酸，叶黄素和玉米黄质可能有助于减缓视力丧失的进展。

视网膜蛋白的异常基因编码可能是引起视网膜色素变性的原因；已经明确了几种基因。大多数病例是常染色体隐性遗传，也可以是常染色体显性遗传，或是少见的性连锁遗传。视网膜色素变性还可以是一些综合征的眼部表现（如 Bassen-Kornzweig，Laurence-Moon）。这些综合征中有一个还会伴有先天性耳聋（Usher 综合征）。

症状及体征

视网膜的视杆细胞受累引起夜视力差，不同年龄均可发病，有时儿童幼年即可有症状。夜视力可能最终完全丧失。周边部的环形暗点（视野检测可以发现），逐渐增宽，晚期病例中心视力也可受到累及。

色素沉着过度 在中周部视网膜呈现骨细胞样是最显眼的眼底表现。其他表现包括：
- 视网膜小动脉变窄
- 黄斑囊样水肿
- 视盘可呈现蜡黄色外观
- 后囊下白内障
- 玻璃体细胞（少见）
- 近视

诊断

- 检眼镜检查
- 视网膜电图检查

夜视力差或者有家族史的患者应怀疑此病。检眼镜检查可明确诊断，通常视网膜电图辅助诊断。需注意排除其他可能出现类似视网膜色素变性表现的视网膜病变，包括梅毒感染、风疹病毒感染、吩噻嗪或者氯喹毒性反应以及非眼部恶性肿瘤。

家庭成员应该接受检查和必要的检测以明确遗传模式。有家族遗传综合征的患者在要孩子前可进行遗传学咨询。

治疗

- 维生素 A 棕榈酸酯
- ω-3 脂肪酸
- 叶黄素加玉米黄质
- 碳酸酐酶抑制剂治疗黄斑囊样水肿
- 眼内电脑芯片植入物

没有一种疗法能够逆转视网膜变性引起的病变，但是 15 000 单位的维生素 A 棕榈酸酯，每日口服一次，可以在部分患者中减缓疾病的进展。服用维生素 A 棕榈酸酯应该定期检查肝功能。膳食补充 ω-3 脂肪酸（如二十二碳六烯酸）和口服叶黄素加上玉米黄质的制剂也可以减缓视力丧失的速度。黄斑受累时视力下降明显并通常导致法定盲。对有黄斑囊样水肿的患者，口服碳酸酐酶抑制剂（如乙酰唑胺）或局部（如多佐胺）可能会有轻微的视力改善。完全或几乎完全丧失视力的患者，视网膜表面的和视网膜下的电脑芯片植入物可以恢复一些视觉感受。

视网膜前膜

（玻璃纸样黄斑病变；黄斑皱褶；黄斑前纤维化）

视网膜前膜是视网膜前形成一层薄的纤维膜组织，它收缩使下面的视网膜褶皱而干扰视力。

视网膜前膜典型地在50岁以后发病,最多见于>75岁的患者。

视网膜前膜的危险因素包括:
- 糖尿病性视网膜病变
- 葡萄膜炎
- 视网膜裂孔或脱离
- 眼外伤

大多数病例是特发性的。

症状包括视力模糊或者变形(如直线变为扭曲)。许多患者描述为看东西好像透过一层塑料纸或玻璃纸。诊断依据检眼镜检查。荧光素血管造影和相干光层析成像也有助诊断。

大多数患者不需要接受治疗。如果视力问题严重,可以通过手术玻璃体切除术和剥膜术祛除这层膜。

累及视网膜的恶性肿瘤

累及视网膜的恶性肿瘤通常开始在脉络膜。由于视网膜依赖于脉络膜的支撑和提供一半的血供,恶性肿瘤对脉络膜的损害有可能会影响视力。

脉络膜黑色素瘤 脉络膜黑色素瘤起源于脉络膜的黑色素细胞。脉络膜黑色素瘤是源于眼内的最常见的恶性肿瘤,白种人的发病率为1/2 500。深肤色的人种较少见。发病年龄最多见于55~60岁。可以发生局部和远处的转移,有致命性。

症状一般在晚期出现,包括视力下降和视网膜脱离的相关表现(参见第856页)。

诊断依据检眼镜检查,必要时包括超声波、CT、荧光素血管造影和系列眼底照相可以辅助诊断。

小的肿瘤病灶可以通过激光、放疗或者有放射活性的植入物来治疗,并且可保存视力和眼球。很少情况下进行局部切除术。大的肿瘤病灶一般需要施行眼球摘除术。

脉络膜转移性肿瘤 由于脉络膜的血管丰富,因此转移性肿瘤常见。最常见的原发恶性肿瘤女性为乳腺癌,男性为肺癌和前列腺癌。

症状出现较晚,包括视力下降和视网膜脱离的相关表现。

诊断一般在常规检眼镜检查中提示。通常需行超声波检查,细针活检可以确诊。

治疗通常依据原发肿瘤,有全身化疗、放疗或者两者联合。

118. 葡萄膜炎及相关疾病

葡萄膜炎的概述

葡萄膜炎是指包括虹膜、睫状体、脉络膜在内的葡萄膜的炎症。然而,视网膜和前房及玻璃体内的液体也经常累及。大约半数属于特发性;已知的病因包括外伤、感染和全身疾病,其中许多为自身免疫性疾病。症状包括视力下降、眼痛、眼红、畏光和眼前漂浮物。虽然葡萄膜炎可以通过临床诊断,但通常需要进行病因学检测。治疗依据病因,但通常包括局部滴用、局部注射,或全身应用糖皮质激素,同时局部滴眼睫状肌麻痹药。在严重的和顽固的病例,也使用非糖皮质激素性免疫抑制药治疗。

葡萄膜炎可从解剖学上加以分类。
- **前部葡萄膜炎** 主要位于眼球前段,包括虹膜炎(炎症仅局限于前房)和虹膜睫状体炎(炎症在前房和前部玻璃体)。
- **中间葡萄膜炎** 炎症局限于玻璃体和/或睫状体平坦部。
- **后部葡萄膜炎** 涉及任何形式的视网膜炎、脉络膜炎,或视盘炎症。
- **全葡萄膜炎** 是指炎症同时累及眼球前部、中部和后部结构。

葡萄膜炎还可以根据起病(突发或者隐匿)、持续时间(自限性或者持续性)和病程(急性、复发性或者慢性)分类[1]。

[1] Jabs DA, Nussenblatt RB, Rosenbaum JT, et al: Standardization of uveitis nomenclature for reporting clinical data. Results of the First International Workshop. Am J Ophthalmol. 140(3):509-16. 2005.

病因

前部葡萄膜炎 病因有:
- 特发性的,或者手术后的(最常见的原因)
- 外伤
- 脊柱关节病
- 幼年特发性关节炎
- 疱疹病毒(单纯疱疹、水痘带状疱疹和巨细胞病毒)感染

中间葡萄膜炎 病因有:
- 特发性(最常见)
- 多发性硬化
- 结节病
- 结核
- 梅毒
- 莱姆病(在流行地区)

后部葡萄膜炎(视网膜炎) 病因有:

- 特发性（最常见）
- 弓形虫病
- 巨细胞病毒（HIV/AIDS 的患者）
- HSV/VZV
- 结节病

全葡萄膜炎 病因有：
- 特发性（最常见）
- 结节病
- 结核

少数情况下，全身药物可以引起葡萄膜炎（尤其是前部）。例如磺胺药、帕米磷酸钠（一种骨吸收的抑制剂）、利福布汀和西多福韦。

全身疾病引起的葡萄膜炎及其治疗将在本手册其他章节叙述。

症状及体征

症状和体征可能非常轻微，依据炎症的部位和程度各不相同。

前部葡萄膜炎 症状最明显（尤其急性起病时），通常表现为：
- 疼痛（眼痛）
- 眼红
- 畏光
- 视力下降（至不同程度）

慢性前葡萄膜炎一般症状不显著，主诉为刺激感或者视力下降。

体征包括相邻角膜的结膜充血（睫状充血或角膜缘充血）。裂隙灯检查可发现角膜后沉着物 KP（角膜内表面的白细胞团块），前房（房水）中细胞和闪辉，和瞳孔后粘连。严重的前部葡萄膜炎可见白细胞层积于前房（前房积脓）。

中间葡萄膜炎 典型表现为无痛性，以及：
- 眼前漂浮物
- 视力下降

主要体征为玻璃体内的炎症细胞。炎症细胞的凝聚往往发生在睫状体平坦部（虹膜和巩膜交界处附近），形成"雪球"。视力可能下降因为漂浮物或黄斑囊样水肿，后者是液体从血管渗漏到黄斑造成的。在睫状体平坦部凝集的玻璃体细胞和"雪球"可形成经典的"雪堤"样外观，这种病变可能与视网膜周边部新生血管的形成有关。

后部葡萄膜炎 症状具有多样性，但最多见的症状与中间葡萄膜炎相似，表现为视力下降和眼前漂浮物。体征包括：
- 玻璃体内的细胞
- 视网膜（视网膜炎）和/或其下的脉络膜（脉络膜炎）有白色或者黄白色病灶
- 渗出性视网膜脱离
- 视网膜血管炎
- 视盘水肿

全葡萄膜炎 可以引起上述任何组合的症状和体征。

并发症 葡萄膜炎的严重并发症包括严重的和不可逆的视力丧失，尤其是在未被诊断和/或者未获充分治疗时。

最常见的并发症包括：
- 白内障
- 青光眼
- 视网膜脱离
- 视网膜、视神经或虹膜的新生血管形成
- 黄斑囊样水肿（葡萄膜炎患者视力下降的最常见原因）
- 低眼压（眼压过低无法维持眼部健康状态）

诊断
- 裂隙灯检查
- 散瞳后眼底检查

出现眼痛、眼红、畏光、眼前漂浮物或者视力下降的患者应该考虑葡萄膜炎可能。前部葡萄膜炎的患者在光照对侧眼时患眼出现疼痛（真性畏光），结膜炎很少有这种表现。

前部葡萄膜炎通过查见前房内的细胞和闪辉明确诊断。裂隙灯下见到细胞和闪辉是最有力的证据，暗室下用一个狭窄的强光聚焦前房时上述表现更明显。中间葡萄膜炎和后部葡萄膜炎在散瞳后更容易观察到相关表现（参见第 791 页）。间接检眼镜（一般需要有眼科医生检查）比直接检眼镜更易发现眼底异常。（注意：如果怀疑有葡萄膜炎，应该立即转诊患者做全面的眼科检查）

许多疾病表现出类似葡萄膜炎的眼内炎症反应，应该列入鉴别诊断的范围。相关的疾病包括最常见的严重结膜炎（如流行性角结膜炎），严重的角膜炎（如疱疹性角结膜炎、边缘性溃疡性角膜炎），和严重的巩膜炎。

急性闭角型青光眼可以出现与葡萄膜炎类似的眼红和剧烈疼痛，因此每次就诊时测量眼压很重要。葡萄膜炎常常出现低眼压（但并不总是），而急性闭角型青光眼的眼压显著升高。葡萄膜炎还可以通过没有角膜雾状水肿和前房深度正常来和闭角型青光眼鉴别。

其他伪装疾病包括眼内恶性肿瘤，后者年轻人以视网膜母细胞瘤和白血病为代表，老年人以眼内淋巴瘤为代表。比较少见的情况下，视网膜色素变性可以伴有轻度炎症反应表现，可与葡萄膜炎相混淆。

治疗
- 糖皮质激素（通常局部用药），有时需要其他免疫抑制药物
- 睫状肌麻痹-散瞳药
- 有时需要抗微生物药物治疗
- 有时需要手术治疗

活动性炎症的治疗通常包括糖皮质激素局部滴眼（如 1% 醋酸泼尼松龙白天每小时 1 滴）或者球旁或球内注射，联合睫状肌麻痹剂（如 2% 或 5% 后马托品滴眼液（如能得到），或者 0.5% 或 1% 环喷托酯滴眼液，两者取一根据严重程度每日 2~4 次）。抗微生物药物用于感染性葡萄膜炎。特别严重的或者慢性的病例可能需要全身糖皮质激素[如泼尼松龙 1mg/（kg·d）一次口服]、全身非激素免疫抑制剂（如甲氨蝶呤 15~20mg 每周一次口服或者阿达木单抗 40mg，隔周一次）、激光光凝治疗、经巩膜视网膜周边冷凝治疗，或者手术切除玻璃体（玻璃体切除术）[1]。

[1] Jaffe GJ, Dick AD, Brézin AP, et al. Adalimumab in Pa-

tients with Active Noninfectious Uveitis. N Engl J Med. 8；375(10)：932-43. 2016 doi：10.1056/NEJMoa1509852.

> **关键点**
> - 葡萄膜炎能影响到前部葡萄膜（包括虹膜），中间葡萄膜（包括玻璃体），或后部葡萄膜（包括脉络膜、视网膜和视神经）
> - 大多数病因为特发性，但已知病因包括感染、外伤和自身免疫性疾病
> - 急性前部葡萄膜炎表现包括眼痛、畏光、角膜周围发红（睫状充血），裂隙灯查见细胞和闪辉
> - 慢性前部葡萄膜炎一般症状不显著，主诉为刺激感或者视力下降
> - 中部和后部葡萄膜炎引起的疼痛和眼红较少，但眼前漂浮物和视力下降更多见
> - 扩瞳后的裂隙灯检查和检眼镜检查（通常为间接的）可以确诊
> - 联合眼科医师进行治疗，针对病因治疗，通常需要应用局部糖皮质激素和睫状肌麻痹-散瞳药

结缔组织疾病引起的葡萄膜炎

许多结缔组织病引起葡萄膜的炎症。

脊柱关节病 血清阴性脊柱关节病（参见第278页）是前部葡萄膜炎常见病因。眼部炎症最多见于强直性脊柱炎，但亦可见于反应性关节炎、炎症性肠病（溃疡性结肠炎和Crohn病）和银屑病关节炎。葡萄膜炎典型地表现为单侧发病，但是常常复发并且双眼可以交替发生活动性炎症。男性发病较女性更常见。大部分患者HLA-B27阳性，与性别无关。

治疗需用局部糖皮质激素和睫状肌麻痹-散瞳剂。偶尔需要球旁注射糖皮质激素。严重的慢性病例可能需要全身非激素免疫抑制剂（如甲氨蝶呤，麦考酚酸酯）。

青少年型原发性关节炎（JIA，先前称青少年型风湿性关节炎） 其特征是在儿童引起慢性双侧虹膜睫状体炎，尤其是在那些有少关节型病例中（参见第2321页）。但与大部分前部葡萄膜炎不同，JIA一般不引起眼痛、畏光和结膜充血症状而仅表现为视物模糊和瞳孔缩小，因此常常是因为虹膜发白而前来就诊。JIA相关葡萄膜炎在女性患儿的发病率要高于男性患儿。

与之对比，类风湿关节炎和孤立的葡萄膜炎没有相关性，但是能引起巩膜炎，后者可引起继发性葡萄膜炎症。

炎症复发时最好使用局部糖皮质激素和睫状肌麻痹-散瞳剂治疗。考虑到疾病的慢性病程以及并发性白内障和青光眼的风险，长期控制常常使用非激素免疫抑制剂（如甲氨蝶呤，麦考酚酸酯）。

结节病 结节病（参见第448页）占葡萄膜炎的10%~20%，约有25%的结节病患者出现葡萄膜炎。结节病相关葡萄膜炎在黑种人以及老年人中更多见。

几乎前部、中间、后部或者全葡萄膜炎的任何症状体征都可能出现。具有提示意义的体征包括：结膜肉芽肿、角膜内皮后大的沉着物（称肉芽肿性或者羊脂样KP）、虹膜肉芽肿和视网膜血管炎。对具有提示意义的病灶进行活检最能够明确诊断，通常取结膜病灶。由于手术相关风险，活检很少取眼内组织。

治疗措施通常包括局部、球旁、球内和/或全身使用糖皮质激素，联合使用睫状肌麻痹-散瞳剂。中至重度炎症的患者可能需要非激素免疫抑制剂（如甲氨蝶呤、麦考酚酸酯）。

白塞综合征（Behçet syndrome） 北美很少见，但在中东和远东是葡萄膜炎的一种常见病因。

典型的体征包括重度前部葡萄膜炎伴有前房积脓、视网膜血管炎和视盘炎症。临床病程常因反复复发而显得严重。

确诊需要结合全身相关表现，如口疮或者生殖器溃疡；皮炎，包括结节性红斑；血栓性静脉炎；或者附睾炎等。口疮可行活检以证实是否存在阻塞性血管炎。白塞综合征没有实验室检查指标，但是与HLA-B51有关（参见第310页）。

治疗采用局部和全身应用糖皮质激素联合睫状肌麻痹-散瞳剂可缓解急性病程，但是大部分病例最终需要全身应用糖皮质激素和非激素免疫抑制剂（如环孢霉素或苯丁酸氮芥），以控制炎症反应同时避免长期使用糖皮质激素治疗的严重并发症。生物制剂如干扰素和肿瘤坏死因子抑制剂对其他治疗无效的选择性患者有一定效果。

小柳原田病（VKH综合征） 小柳原田病：是一种少见的全身性疾病，特征性表现包括葡萄膜炎并伴有皮肤和神经系统异常。VKH综合征在亚洲、亚洲印度人和美国印度人后代中特别常见。20~30岁年龄的女性比男性更加容易发病。虽然强烈提示可能系针对葡萄膜、皮肤、内耳、脑膜等组织中含黑色素细胞的自身免疫反应，但病因仍不明。

神经系统体征出现早，可表现为耳鸣、听力减退、眩晕、头痛和脑膜刺激征。皮肤病变常常发病较晚，包括白癜风（特别以眼睑、背部下方和臀部多见）、白发症（局部斑片状头发变白，可累及睫毛）和秃发症（以头部和颈部常见）。眼部体征包括渗出性视网膜脱离、视盘水肿和脉络膜炎。远期并发症包括白内障、青光眼、视网膜下纤维化和脉络膜新生血管。

早期治疗包括局部和全身糖皮质激素联合睫状肌麻痹-散瞳剂。许多患者还需要非激素免疫抑制剂（如甲氨蝶呤、麦考酚酸酯）。

眼内炎

眼内炎是最常见由细菌感染造成的急性全葡萄膜炎。

大部分眼内炎是革兰氏阳性细菌感染引起，如表皮葡萄球菌或金黄色葡萄球菌。革兰氏阴性微生物也可以引起眼内炎，感染症状更重，预后更差。真菌和原虫感染引起的眼内炎罕见。大部分病例发生于眼内手术后或者穿孔性眼球外伤（外源性眼内炎）。全身手术或者牙科手术、静脉留置或者静脉用药后经血行到达眼部引起的感染（内源性眼内炎），少见。

眼内炎的预后与开始治疗的时间直接相关,因此眼内炎是急诊。极少情况下,未治疗的眼内炎可能导致炎症弥散至眼眶和中枢神经系统。

外源性眼内炎 典型表现为剧烈眼痛和视力下降。体征包括:
- 剧烈的结膜充血和前房及玻璃体内的眼内炎症
- 红光反射消失
- 眼睑水肿(偶尔)

诊断
- 临床评估
- 微生物检测(如内源性眼内炎抽吸液革兰氏染色和培养,血尿培养)

具有危险因素的患者,尤其是那些最近有眼内手术或者眼外伤的患者,需要高度怀疑眼内炎。常规进行前房和玻璃体抽吸液的革兰氏染色和细菌培养。怀疑内源性眼内炎的患者还需要行血和尿培养。

治疗
- 玻璃体内注射抗生素
- 内源性眼内炎患者需玻璃体腔注射和静脉抗生素治疗
- 在严重的病例,可能需要玻璃体切除术和眼内注射糖皮质激素治疗

初始治疗包括玻璃体腔注射广谱抗生素,最常用万古霉素和头孢他啶。内源性眼内炎的患者需要同时接受玻璃体腔注射和全身静脉抗生素治疗。治疗方案应该根据培养和药敏结果作出适当调整。

眼内炎即使早期诊断和及时治疗,视力预后通常不良。就诊时视力为数指或者更差的患者应该考虑玻璃体切除术和眼内应用糖皮质激素。但在真菌性眼内炎则禁用糖皮质激素。

感染性葡萄膜炎

多种感染性疾病可引起葡萄膜炎(表118-1)。最常见的是弓形虫病、单纯疱疹病毒和水痘-带状疱疹病毒。不同的病原累及葡萄膜的不同部位。

弓形虫病 弓形虫病是具有免疫能力的患者发生视网膜炎的最常见原因。大部分病例是获得性感染,但是也能发生先天性感染,特别是在感染流行的国家。因玻璃体内的炎症细胞或视网膜病灶或瘢痕灶,可出现眼前漂浮物和视力下降的症状。眼球前段亦可同时受累,引起眼痛、眼红和畏光等症状。实验室检查应包括血清抗弓形虫抗体滴度检测。

对累及眼后段、可能损伤重要结构如视神经或者黄斑的患者,以及免疫功能缺陷的患者,应该开始治疗。通常采用多种药物联合治疗,包括乙胺嘧啶、磺胺、克林霉素等,部分病例还可全身应用糖皮质激素。但糖皮质激素必须与抗生素同时应用,不可单独应用。弓形虫病可能复发,因此存在危害视力病灶的患者可能需要长期应用甲氧苄啶/磺胺甲噁唑预防性治疗。应避免使用长效球旁或者球内注射糖皮质激素(如曲安奈德)。

表 118-1 葡萄膜炎的感染病因

发生率	病毒或者感染源
更多见	单纯疱疹病毒
	弓形虫病
	水痘带状疱疹病毒
较少见	巴尔通体病
	组织胞浆菌病
	莱姆病
	梅毒
	弓蛔虫病
	结核
	巨细胞病毒*
	耶氏肺孢子虫*
极少见	曲霉菌
	假丝酵母菌
	球孢子菌病
	隐球菌
	囊虫病
	麻风病
	钩端螺旋体病
	盘尾丝虫病
	革兰氏阳性棒状杆菌

* 尤其在患有艾滋病的患者中。

小的周边病灶而不直接危害重要结构的患者可以不予治疗而随访观察,一般在1~2个月内有缓慢的好转。

疱疹病毒(HSV 和 VZV) 单纯疱疹病毒感染(HSV)引起前部葡萄膜炎。水痘带状疱疹病毒引起前部葡萄膜炎较少见,虽然随着年龄增长逐渐增加。HSV 和 VZV 均可导致后部葡萄膜炎,尽管较少见。

前部葡萄膜炎症状包括:
- 眼痛
- 畏光
- 视力下降

体征包括:
- 眼红
- 结膜充血和前房炎症(细胞和闪辉),通常伴有角膜炎
- 角膜感觉异常
- 斑片状或节段性虹膜萎缩

眼压也可能升高;可以通过压平眼压计检测,如 Goldmann 眼压计,气动式眼压计,电子压陷式眼压计,或者 Schiotz 眼压计。

一般由眼科医生治疗,治疗措施包括局部糖皮质激素和睫状肌麻痹-散瞳剂。也可口服阿昔洛韦(单纯疱疹的剂量为 400mg,每日 5 次,带状疱疹的剂量为 800mg,每日 5 次)。眼压升高的患者需要降眼压治疗。

少数情况下，带状疱疹和单纯疱疹感染引起急速进展型的视网膜炎，称为急性视网膜坏死（ARN）。其特征为融合性视网膜炎、阻塞性视网膜血管炎和中至重度的玻璃体炎症。1/3 的 ARN 患者变为双侧发病，3/4 的患者发生视网膜脱离。ARN 也可发生在 HIV/AIDS 的患者，但有免疫功能严重缺陷的患者玻璃体炎症相对较轻。玻璃体活检培养和 PCR 分析可能有助于诊断 ARN。治疗措施包括静脉注射阿昔洛韦、更昔洛韦或膦甲酸钠，玻璃体腔注射更昔洛韦或膦甲酸钠，和口服伐昔洛韦或者缬更昔洛韦。

疱疹病毒（巨细胞病毒） 巨细胞病毒 CMV 是免疫功能缺陷患者发生视网膜炎的最常见病因，但在接受高强度积极抗反转录病毒治疗（HAART）的 HIV/AIDS 患者中发病率已经下降。目前≤5%的这些患者罹患巨细胞病毒感染性葡萄膜炎。大多数患病的患者 CD4$^+$ 细胞计数<100 个/μl。CMV 视网膜炎也见于新生儿和药物性免疫功能抑制的患者，但不常见。CMV 很少在免疫功能正常的患者引起前部葡萄膜炎。

CMV 性视网膜炎症状包括视物模糊、盲点、漂浮物、闪光感和视力下降。

诊断主要依据直接或者间接检眼镜检查，血清学检测的帮助有限，但是诊断不明确时房水的分析可以确诊 HIV/AIDS 患者的葡萄膜炎。治疗措施包括全身或者玻璃体腔注射更昔洛韦，全身或者玻璃体腔注射膦甲酸钠，或者全身缬更昔洛韦。典型的方案是持续治疗，直至通过抗反转录病毒药物帮助机体恢复免疫功能后（通常 CD4$^+$ 细胞计数>100 个/μl 至少达 3 个月）。

交感性眼炎

交感性眼炎是指一眼受外伤或者手术后对侧眼发生葡萄膜的炎症。

交感性眼炎是一种罕见的肉芽肿性葡萄膜炎，发生在一眼受穿孔性外伤或者手术后的对侧眼。交感性眼炎的发生率估计在非手术性穿孔伤眼为 0.5%，手术穿孔性伤眼约为 0.03%。其发病机制认为是针对葡萄膜含黑色素细胞的自身免疫反应。约有 80%的交感性眼炎发生在外伤或手术后的 2~12 周内。个别病例可早在伤后 1 周即发生交感性眼炎，或者迟至最初外伤或手术后 30 年才出现交感性眼炎。

典型的症状包括眼球漂浮物和视力下降。常见脉络膜炎，常与渗出性视网膜脱离伴存。

依据临床诊断。

治疗

- 口服糖皮质激素和免疫抑制剂
- 对于很严重的眼外伤，可能的话早期预防性眼球摘除

经典的治疗措施包括口服糖皮质激素［如泼尼松龙 1mg/(kg·d)一次口服］，随后长期应用非激素类免疫抑制剂。严重外伤的眼球在视力丧失后两周内应该考虑预防性眼球摘除，以将对侧眼发生交感性眼炎的风险降到最小，但必须是在外伤眼视功能没有恢复可能的前提下。

第十一篇

皮肤科疾病

119. **皮肤科患者的处理 865**
Elizabeth H. Page, MD
  皮损的 DESC 865
  皮肤病的诊断检查 866
  瘙痒 867
  荨麻疹 870
  内部疾病的皮肤表现 873

120. **皮肤病局部治疗原则 874**
Jonette E. Keri, MD, PHD

121. **痤疮及相关疾病 876**
Jonette E. Keri, MD, PHD
  寻常型痤疮 876
  口周皮炎 880
  玫瑰痤疮 880

122. **皮肤细菌感染 882**
A. Damian Dhar, MD, JD
  蜂窝织炎 882
  丹毒 883
  皮肤脓肿 884
  毛囊炎 884
  疖和痈 884
  红癣 885
  化脓性汗腺炎 885
  脓疱疮和臁疮 886
  淋巴结炎 886
  淋巴管炎 887
  坏死性皮下感染 887
  葡萄球菌烫伤样皮肤综合征 888

123. **皮肤真菌感染 889**
Denise M. Aaron, MD
  念珠菌病（皮肤黏膜） 889
  皮肤癣菌病的概述 891
  须癣 891
  头癣 892
  体癣 892
  股癣 893
  足癣 893
  癣菌疹反应 893
  间擦疹 894
  花斑癣 894

124. **病毒性皮肤病 895**
James G. H. Dinulos, MD
  传染性软疣 895
  疣 895
  人兽共患病 897

125. **寄生虫性皮肤病 898**
James G. H. Dinulos, MD
  臭虫 898
  皮肤游走性幼虫病 898
  皮肤蝇蛆病 899
  寄生虫妄想 899
  虱 899
  疥疮 901

126. **过敏性和炎症性疾病 902**
Wingfield E. Rehmus, MD, MPH
  急性发热性中性细胞皮肤病 902
  药疹和药物反应 903
  多形红斑 905
  脂膜炎 905
  结节性红斑 906
  环状肉芽肿 906
  坏疽性脓皮病 907
  重症多形红斑和中毒性表皮坏死松解症 907

127. **皮炎 909**
Mercedes E. Gonzalez, MD
  特应性皮炎 909
  接触性皮炎 912
  剥脱性皮炎 915
  手足皮炎 915

第十一篇　皮肤科疾病

　　慢性单纯性苔藓　916
　　钱币状皮炎　917
　　脂溢性皮炎　917
　　坠积性皮炎　918

128. **银屑病和鳞屑性疾病　919**
Shinjita Das, MD
　　银屑病　919
　　副银屑病　922
　　玫瑰糠疹　922
　　毛发红糠疹　923
　　苔藓样糠疹　923
　　扁平苔藓　923
　　硬化性苔藓　924

129. **阳光过敏　925**
Elizabeth H. Page, MD
　　日光的慢性效应　926
　　光敏反应　926
　　晒伤　927

130. **大疱性疾病　928**
Daniel M. Peraza, MD
　　大疱性类天疱疮　928
　　疱疹样皮炎　929
　　获得性大疱性表皮松解症　930
　　线性 IgA 大疱性皮病　930
　　黏膜类天疱疮　930
　　寻常型天疱疮　930
　　落叶型天疱疮　931

131. **色素异常　932**
Shinjita Das, MD
　　白化病　932
　　白癜风　933
　　色素沉着过度　934

132. **压力性溃疡　935**
Daniela Kroshinsky, MD, MPH, and Lauren Strazzula, MD
　　压力性溃疡　935

133. **良性皮肤肿瘤、赘生物和血管病变　940**
Denise M. Aaron, MD
　　非典型痣　940
　　毛细血管畸形　941
　　皮肤囊肿　941
　　皮肤纤维瘤　942
　　婴幼儿血管瘤　942
　　瘢痕疙瘩　942
　　脂肪瘤　943
　　淋巴管畸形　943
　　痣　943
　　蜘蛛痣　944
　　化脓性肉芽肿　944
　　脂溢性角化病　944
　　皮赘　944
　　皮肤血管损害　944

134. **皮肤癌　945**
Gregory L. Wells, MD
　　非典型纤维黄瘤　945
　　基底细胞癌　945
　　鲍恩病　946
　　卡波西肉瘤　946
　　角化棘皮瘤　947
　　黑素瘤　947
　　梅克尔细胞癌　950
　　乳头佩吉特病　950
　　鳞状细胞癌　950

135. **角化异常皮肤病　951**
James G. H. Dinulos, MD
　　胼胝和鸡眼　951
　　鱼鳞病　952
　　掌跖角化病　953
　　干皮病　953
　　毛周角化症　953

136. **毛发疾病　954**
Wendy S. Levinbook, MD
　　脱发　954
　　斑秃　958
　　多毛症　958
　　须部假性毛囊炎　960

137. **甲病　961**
Chris G. Adigun, MD
　　甲畸形及甲营养不良　961
　　甲真菌病　962
　　急性甲沟炎　963
　　慢性甲沟炎　963
　　趾甲内生　964

138. **汗腺疾病　964**
Shinjita Das, MD
　　臭汗症　964
　　多汗症　964
　　少汗症　966
　　痱子　966

119. 皮肤科患者的处理

许多皮肤疾病通过病史和体格检查即可诊断。有些需要做活检或其他检查。

皮肤病史：从病史中可获得的重要信息包括：
- 个人或家族过敏史（提示特应性皮炎）
- 职业暴露（接触性皮炎）
- 长期暴露在阳光下或其他形式的辐射（良性和恶性皮肤肿瘤）
- 全身性疾病[糖尿病和念珠菌（Candida）感染或癣、丙型肝炎和冷球蛋白血症]
- 性病史（梅毒和淋病）
- 药物使用史（重症多形红斑、中毒性表皮坏死松解症）
- 旅游史（莱姆病、皮肤感染）

阴性的病史与阳性的病史同样重要。皮损相关病史也很重要，包括初次出现的时间、地点、扩散、外观变化以及触发因素。

皮肤科检查 视觉检查是核心的评估工具，许多皮肤疾病可以通过外观特征或形态改变来诊断（见下文）。一个全面的皮肤科检查，包括头皮、甲和黏膜检查。完整的皮肤科检查用于筛查皮肤癌，对广泛分布的皮损，用于确定诊断证据。手持式的透镜可以帮助揭示形态学的细节。内置照明的手持式皮肤镜在评估色素性皮损中特别有用。

通过玻片压诊法或伍德灯（Wood lamp）检查可以收集更多的信息。

皮损的 DESC

已经定义出大量用于描述皮损的标准化语句，包括：
- 皮疹类型（有时称为原发皮疹）
- 皮疹构型（有时称为继发皮疹）
- 质地纹理
- 分布
- 颜色

"皮疹"是对暂时性的皮肤出疹的统称。

皮疹类型（原发损害）

斑疹 是一种扁平、无触知的皮损，通常直径<10mm。斑疹不高出或低于皮面，仅仅是皮肤颜色的改变。大面积的斑疹称为斑片。斑疹常见于雀斑、扁平痣、文身、葡萄酒色痣、立克次体感染、风疹、麻疹（也可出现丘疹和斑块）及一些过敏性药物疹。

丘疹 是一种高出皮面，可触知的皮损，通常直径<10mm 可以感觉到或触诊。常见于痣、疣、扁平苔藓、昆虫叮咬、脂溢性角化和日光性角化症、某些痤疮皮损、皮肤癌。用"斑丘疹"描述一些红色皮疹通常不够精确，因其特异性差，容易误用，所以应尽量避免。

斑块 是一种高出或低于周边皮肤，可触知的皮损，直径>10mm。斑块可呈平台状或环状。银屑病和环状肉芽肿常见斑块皮损。

结节 是一种质地坚硬的丘疹，位于真皮或皮下组织。常见于囊肿、脂肪瘤和纤维瘤。

水疱 是一种直径<10mm，内含澄清液体的皮损。特征性见于疱疹病毒感染，急性过敏性接触性皮炎及一些自身免疫性水疱性疾病（如疱疹样皮炎）。

大疱 是直径>10mm 的含澄清液体水疱。可由烧伤、昆虫叮咬、刺激性或过敏性接触性皮炎及药物反应引起。经典的自身免疫大疱性疾病包括寻常型天疱疮和大疱性类天疱疮。大疱也可见于遗传性皮肤脆性增高性疾病。

脓疱 是一种内含脓液的水疱。常见于细菌感染、毛囊炎，亦可见于一些炎症性疾病，如脓疱性银屑病。

荨麻疹（风团） 是由局部水肿引发的高起皮面皮损。风团发红并且瘙痒（彩图119-1）。风团通常是个体对药物、昆虫叮咬、自身免疫高敏性的表现。物理刺激，如温度、压力、日光引起者较少见。典型风团持续<24 小时。

鳞屑 是堆积的上皮角质层细胞，常见于银屑病、脂溢性皮炎、真菌感染。玫瑰糠疹和各种类型的慢性皮炎也可出现鳞屑。

痂 是由干涸的血清、血液或脓液组成。可见于炎症性或感染性皮肤病（如脓疱疮）。

糜烂 是表皮全部或部分缺损后造成的暴露部分。可由外伤引起或见于各种炎症性或感染性皮肤病。表皮剥脱是一种由于搔抓、摩擦等造成的线状糜烂。

溃疡 是较深的皮肤缺损，至少累及部分真皮。常见原因包括静脉坠积性皮炎、伴或不伴血管损害的物理损伤（如压力性溃疡、外周动脉疾病）、感染和血管炎。

瘀点 是一种压之不褪色的出血性斑点。见于血小板异常（血小板减少症、血小板功能不全）、血管炎和感染（如脑膜炎球菌菌血症、落基山斑疹热及其他立克次体病）。

紫癜 是较大面积的皮下出血。可触知的紫癜是白细胞破碎性血管炎的标志。紫癜提示凝血功能障碍。大面积的紫癜称为瘀斑。

萎缩 是皮肤变薄、干燥、皱缩，呈香烟纸样。可由慢性日光照射、老化、其他炎症性和/或肿瘤性皮肤病引起。包括皮肤 T 细胞淋巴瘤和红斑狼疮。长期局部使用强效糖皮质激素制剂亦可引起皮肤萎缩。

瘢痕 是创伤后由纤维组织代替正常皮肤形成的皮损。一些瘢痕可肥厚增生，高出皮面甚至超过原发损伤的边界，称为瘢痕疙瘩。

毛细血管扩张 是一种小血管呈永久性扩张状态，可见于日光损伤部位、酒渣鼻、系统性疾病（特别是系统性硬化症）、遗传性疾病（如共济失调性毛细血管扩张症、遗传性出血性毛细血管扩张症,彩图119-2),或长期局部使用含氟的糖皮质激素制剂。

皮疹构型(继发形态)

皮疹构型是描述单个皮损的形状和多发皮损的分布情况。

线性皮损 呈直线型分布,见于某些类型的接触性皮炎、线性表皮痣和纹状苔藓。创伤导致的皮损,包括患者指甲导致的抓痕,通常是线性分布的。

环形皮疹 呈圆环状,中央皮肤正常。如环状肉芽肿、一些药疹,有些皮肤癣菌感染(如钱币癣)和二期梅毒。

钱币状皮损 是呈圆形,硬币大小的皮疹,见于钱币状湿疹。

靶形(牛眼或虹膜形)皮损 呈环状,中央色稍暗,是多形红斑的特征性皮疹。

匍行性皮损 呈线性、分支或曲线分布。常见于一些真菌和寄生虫感染(如皮肤幼虫移行症)。

网状皮损 呈花边、网格状分布。见于冷冻所引起的皮肤大理石色改变和网状青斑。

疱疹样皮损 是群集的丘疹、水疱,常见于单纯疱疹感染。

带状分布皮损 常用于描述群集性条带状分布皮疹,如带状疱疹。

皮损质地

某些皮损具有可触知或可观察到的质地特征,能够为诊断提供线索。

疣状皮损 具有不规则,卵石样粗糙表面。疣和脂溢性角化是常见的病例。

苔藓样变 指皮肤增厚,正常皮纹加深,常因为反复搔抓引起。

皮肤硬结 或肥厚可由湿疹、炎症或恶性肿瘤浸润引起。硬结样皮肤触之粗糙不平,常见于脂膜炎类疾病,某些皮肤感染和恶性肿瘤皮肤转移。

脐凹 是指中央凹陷的皮损,通常由病毒感染引起。例如传染性软疣和单纯疱疹。

黄瘤 是浅黄色、蜡样皮损,可以是特发性,或见于脂质代谢障碍患者。

位置和分布

重点关注:
- 皮疹单发或多发
- 是否累及身体特殊部位(如掌跖、头皮、黏膜)
- 皮疹散发或规律分布,是否对称
- 分布于曝光部位还是隐蔽部位

虽然皮疹的分布很少具有疾病特异性,但有些还是与某些疾病具有一致性。

银屑病 常常累及头皮、肘关节及膝关节伸侧、脐部和臀裂处。

扁平苔藓 常出现在腕部、前臂、生殖器和小腿。

白癜风 可以是孤立的斑片,或群集分布于四肢远端及面部,特别是环绕于眼周及口周。

盘状红斑狼疮 常见于面部曝光部位,特别是前额、鼻部和耳郭。

化脓性汗腺炎 常累及顶泌汗腺分布部位,如腋下、腹股沟及乳房下皮肤。

颜色

红色皮肤(红疹) 可能是一些炎症或感染性疾病的表现。皮肤肿瘤也经常呈现出红或粉红色。浅表血管的疾病,如葡萄酒色痣也常呈现出红色。

橙色皮肤 常见于高胡萝卜素血症。由于饮食中摄入过多的β-胡萝卜素,多余的部分就沉积于皮肤。

黄色皮肤 常见于黄疸、黄色瘤、黄瘤及弹性纤维假黄瘤。

绿色指甲 提示铜绿假单胞菌感染。

紫色皮肤 常见于皮下出血或血管炎。血管源性皮疹或肿瘤,如卡波西肉瘤(Kaposi sarcoma)和血管瘤也可呈现紫色。眼睑淡紫色或暗紫红色皮疹是皮肌炎的特征性表现。

蓝色、银色和灰色 在皮肤上出现,可能是药物或金属沉积的表现,如米诺环素、胺碘酮、金属银(银质沉着病)沉积。局部缺血的皮肤呈现紫色或灰色。深部皮肤痣呈现蓝色。

黑色皮疹 可能是由黑素细胞组成,如痣和黑色素瘤。黑色焦痂是坏死表皮聚集而成,常见于梗死部位,多由感染引起(如炭疽、根霉菌属等侵入血管壁的真菌感染、脑膜炎球菌菌血症),钙过敏、动脉功能不全或血管炎均可引起。

其他的临床症状

皮肤划痕征 是局部压力作用于皮肤(如撞击或搔抓)后,划痕区出现风团。多达5%的正常人可出现此征,这可能是物理性荨麻疹的表现形式之一。

Darier征 是摩擦皮肤后出现局部快速水肿反应。可见于色素性荨麻疹或肥大细胞增多症。

尼氏征 表现为轻微压力作用于外观正常的皮肤就引起表皮剥脱,可见于中毒性表皮坏死松解症和一些自身免疫性大疱性疾病。

奥斯皮茨征(Auspitz sign) 是指刮除银屑病斑块表面鳞屑后出现点状出血。

Koebner现象 表现为正常皮肤损伤后(如搔抓、摩擦、注射)也出现同样皮疹。常见于银屑病及扁平苔藓,搔抓后出现线状皮损。

皮肤病的诊断检查

当仅凭病史和体格检查不能明确皮损疾病的原因时,就应该进行诊断试验。包括:
- 斑贴试验
- 病理活检
- 刮片检查
- 伍德灯检查
- 察内克试验
- 玻片压诊法

病理活检 有几种不同的活检类型:
- 环钻

- 刮刀
- 楔形切除。

钻孔器是一种管型的器械,直径通常为4mm。将它插入真皮深部或皮下组织,然后用剪刀从其基底部剪断组织以获取标本。浅表的皮损可以用锋利的刮匙或手术刀刮取。氯化铝溶液或电干燥法可用于控制出血,大的切口应该缝合。更大、更深的皮损可以用手术刀做皮损楔形切除。色素性皮损应该切除至组织学评估的深度,切得太浅无法做出明确诊断。切除大多数的小肿瘤时,都应该使切缘保留一些正常皮肤,这样才能保证切除得完整,达到诊断和治疗同步进行的目的。

刮片检查 皮肤刮片可帮助诊断真菌感染和疥疮。怀疑真菌感染时,应取皮损边缘的鳞屑置于载玻片上滴加10%~20%KOH溶液。若镜下见到菌丝或(和)芽殖酵母,则可确诊为癣或念珠菌感染。对于疥疮,应在疑为疥虫隧道处刮取皮屑,然后直接置于加有液状石蜡的盖玻片上,如果找到虫体、排泄物或虫卵即可确诊。

伍德灯 伍德灯(黑光灯, black light)可帮助临床医生诊断和确定病变的范围(如色素性病变切除之前的边界)。可帮助鉴别色素减退和色素缺失。(白癜风色素缺失黑光灯下发象牙白色荧光,而色素减退皮损不发光)。红癣黑光灯下发特征性亮橙红色荧光。由犬小孢子菌和奥杜盎氏小孢子菌引起的头癣发亮绿色荧光(注:美国大部分的头癣由发癣菌感染引起,黑光灯下不发光)。皮肤假单胞菌感染(如烧伤患者),绿色荧光可为诊断提供早期线索。

察内克试验 Tzanck测试可用于诊断病毒性疾病,如单纯疱疹及带状疱疹,需要取急性期完整水疱。Tzanck测试不能区分单纯疱疹和带状疱疹感染。一个完整的水疱是首选的检查部位。水疱顶端用锋利的刀片除去,然后无顶水疱的基底部用#15刀片刮下。刮出组织转移到玻片上进行瑞氏染色(Wright staining)或吉姆萨染色。多核巨细胞是疱疹感染的征象。

玻片压诊法 玻片压诊法可用于鉴别血管性(炎症性)、非血管性(痣)或出血性(瘀点或紫癜)皮损。用载玻片按压皮损看其是否褪色(玻片压诊法)。出血性皮损和非血管性皮损按之不褪色,炎症性皮疹及血管性皮疹按之褪色。玻片压诊法可用于诊断皮肤结节病,压之可呈"苹果酱"色。

瘙痒
(瘙痒症)

瘙痒是引起不适的主要症状,也是大多数患者求医的主要理由。瘙痒导致搔抓,引起炎症、皮疹恶化并可能出现继发感染。皮肤可以苔藓样变,出现鳞屑、抓痕。

病理生理

瘙痒可由多种刺激引起,包括轻微碰触、振动及羊毛纤维。许多化学介质通过不同机制引起瘙痒。最近证实了负责介导瘙痒的特定外周感觉神经元的存在。这些神经元与那些对轻触或疼痛有反应的神经元不同;它们含有受体——MrgA3——其刺激引起瘙痒。

介质 组胺是最重要的介质。合成及储存在皮肤的肥大细胞中。多种刺激可引起其释放。其他介质(如神经肽)可引起组胺释放,其本身也是一种导致瘙痒的介质。这就可解释为何抗组胺治疗可缓解部分病例的瘙痒而非全部。阿片样物质在中枢引起瘙痒反应。

机制 瘙痒有4种反应机制:
- 皮肤性-炎症性或病理性疾病(如荨麻疹、湿疹)引起
- 系统性-与皮肤以外器官病变有关(如胆汁淤积)
- 神经性-与中枢神经系统或外周神经系统病变有关(如多发性硬化)
- 精神性-与精神因素有关

严重的瘙痒引起剧烈搔抓,进而引起继发皮肤改变(如炎症、抓痕、感染),其通过损害皮肤屏障,导致更严重的瘙痒。虽然搔抓可通过激活抑制性神经元通路暂时减少瘙痒的感觉,但它也会在大脑水平导致瘙痒放大,加剧瘙痒周期。

病因

瘙痒是皮肤疾病的常见症状,也可见于系统性疾病。另外,药物能够引起瘙痒(表119-1)。

表119-1 一些瘙痒的原因

疾病	其他特点	诊断手段
皮肤疾病		
特应性皮炎	红斑,常见苔藓化,毛周角化,皮肤干燥,Dennie-Morgan线,掌纹增多 常见特应性病史、家族史或慢性复发性皮炎	临床特点
接触性皮炎	接触过敏原引起皮炎;红斑,水疱	临床特点
皮肤癣菌病(如头癣、体癣、股癣、足癣)	局限性瘙痒,环状皮损,边缘高起伴鳞屑,脱发成人累及生殖器部位及足部;儿童多见躯干及头皮易感因素(如潮湿、糖尿病)	皮损鳞屑KOH真菌镜检
慢性单纯性苔藓	继发于反复搔抓,出现皮肤增厚 散发红斑,鳞屑性斑块,局限性粗糙苔藓样皮肤	临床特点
虱病	常累及头皮、腋窝、腰部及会阴 表皮抓痕处,可见点状皮疹,为新鲜咬口。偶见双侧眼睑炎	可见虫卵、虱体

续表

疾病	其他特点	诊断手段
银屑病	肘关节、膝关节伸侧、头皮、躯干典型伴银色鳞屑的斑块 瘙痒不仅限于斑块处 小关节炎,表现为关节僵硬、疼痛	临床特点
疥疮	疥虫隧道,少量鳞屑,约1cm长,一端是黑色丘疹或小片红斑。多发于指缝、腰带区、屈侧,女性乳晕,男性生殖器 家人或亲密同伴有相似症状 剧烈夜间瘙痒	临床特点 隧道处皮损鳞屑显微镜检查
荨麻疹	边界清楚,高于皮面的红色皮疹,中央苍白。容易自行消退 分为急性与慢性(≥6周)	临床特点
皮肤干燥	冬季常见 瘙痒、干燥、皮肤脱屑,多见于下肢 高温、干燥加重病情	临床特点
系统疾病		
过敏反应,内部(大量摄入物质)	泛发性瘙痒、斑疹、丘疹或荨麻疹样皮损 过敏原可被发现,或难以检测	回避试验 皮肤点刺试验
肿瘤(如霍奇金淋巴瘤,真红细胞增多症,蕈样肉芽肿)	瘙痒可先于其他症状 烧灼感,下肢明显(霍奇金淋巴瘤) 沐浴后瘙痒(真红细胞增多症) 多形性皮疹-斑块,斑片,肿瘤,红皮病(蕈样肉芽肿)	全血细胞计数 外周血涂片 胸部X线 活检(真红细胞增多症做骨髓活检,霍奇金淋巴瘤做淋巴结活检,蕈样肉芽肿做皮肤活检)
胆汁淤积	肝脏或胆囊损害表现,如黄疸、脂肪泻、乏力、右上腹疼痛 通常全身广泛瘙痒但无皮疹,有时发生在怀孕后期	肝功能检查及黄疸原因检查
糖尿病*	多尿,口渴,体重下降,视力改变	血糖、尿糖 糖化血红蛋白HbA_{1C}
缺铁性贫血	乏力、头痛、易怒、耐力下降、异食癖、脱发	Hb、Hct、红细胞计数、血清铁蛋白、血清铁、结合铁饱和度
多发性硬化	间歇性剧烈瘙痒、麻木、肢体刺痛、视神经炎、失明、麻痹或虚弱、眩晕	MRI 脑脊液分析 诱发电位
精神疾病	线状表皮剥脱,精神状态异常,如抑郁,寄生虫妄想	临床特点 排除诊断
肾脏疾病	肾脏疾病末期 泛发性瘙痒,透析后可加重,背部明显	排除诊断
甲状腺疾病*	体重减轻,心悸,多汗,易怒(甲状腺功能亢进) 体重增加,抑郁,皮肤、头发干燥(甲状腺功能减退)	TSH,T_4
药物		
药物(如阿片类、青霉素、ACE抑制剂、他汀类、抗疟药、表皮生长因子抑制剂、白介素2、维罗非尼、伊匹单抗及其他抗肿瘤药物)	用药史	临床特点

*患者很少以瘙痒作为主诉。
HbA_{1C},糖化血红蛋白;KOH,氢氧化钾;T_4,甲状腺素;TSH,促甲状腺素。

皮肤疾病 多数皮肤疾病引起瘙痒。常见包括：
- 皮肤干燥
- 特应性皮炎（湿疹）
- 接触性皮炎
- 皮肤真菌感染

系统性疾病 瘙痒可伴发或不伴皮疹。如果瘙痒明显却不伴有皮疹，系统性疾病及药物需首先考虑。系统性疾病引起瘙痒较皮肤疾病少，但相对较常见以下情况：
- 过敏性反应（如对食物、药物及叮咬）
- 胆汁淤积
- 慢性肾脏疾病

少见的系统性疾病包括甲状腺功能亢进、甲状腺功能减退、糖尿病、缺铁、疱疹样皮炎及真红细胞增多症。

药物 药物可诱发过敏反应或直接激发组胺释放（常见吗啡，某些静脉用药）引起瘙痒。

评估

病史 现病史：需确定瘙痒发生的时间、初发部位、进展过程、病程、瘙痒模式（如夜间或白天、间歇性或持续性、是否随季节变化）及是否伴发皮疹。用药史需仔细询问，包括处方药和非处方药，特别注意最近开始使用的药物。应回顾患者使用保湿剂和其他局部用药（如氢化可的松、苯海拉明）。病史中还应包括使瘙痒加重或改善的因素。

全身性疾病回顾：有助于寻找原发病的相关症状，包括烦躁、出汗、体重减轻和心悸（甲状腺功能亢进）；抑郁、皮肤干、体重增加（甲状腺功能减退）；头痛、异食癖、头发稀疏和运动不耐受（缺铁性贫血）；持续性体重减轻、乏力、夜间盗汗（肿瘤）；间歇性无力、麻木、刺痛、视力障碍或丧失（多发性硬化症）；脂肪泻；黄疸；右上腹疼痛（胆汁淤积）；多尿、口渴、体重减轻（糖尿病）。

既往史：有助于确定原发疾病（如肾脏疾病、胆汁淤积、肿瘤化疗术后）及患者精神状态。社会史关注是否家人有相似的皮疹或瘙痒（如虱病、疥疮）；瘙痒与职业、动植物、化学物质暴露史的关系；近期外出旅游史。

体格检查 开始应检查整体临床症状体征、黄疸、体重改变、疲劳状态等。仔细做皮肤科检查，关注皮损形态、分布、质地及模式。继发感染的征象（如红斑、水肿、蜜黄色结痂）也应关注。

体格检查发现淋巴结肿大提示肿瘤性疾病。腹部体检应注意有无肿块、肿块大小、质地（胆汁淤积疾病或肿瘤）。神经系统检查注意是否伴有衰弱、眩晕或麻木（多发性硬化）。

预警症状：以下发现需引起重视：
- 持续性体重减轻，乏力，夜间盗汗
- 极度衰弱，麻木或刺痛
- 腹痛及黄疸
- 多尿，口渴，体重减轻

检查结果解读：使用某种药物，短期内出现的全身瘙痒可能是由药物引起。局部接触某物质后出现的局部瘙痒（常伴皮疹）是由该物质引起。但是许多系统性过敏原难以确定，是因为人们在瘙痒前常常进食多种不同食物，接触许多物质。同样道理，服用多种药物后，人们难以确定哪种药物引起瘙痒。有时患者在出现反应前已服用数月或数年的药物。

如果病因无法明确，皮疹的形态及分布能够提示诊断（表119-1）。少部分患者没有明显皮疹，那么就应该关注是否存在系统性疾病。一些系统性疾病引起的瘙痒非常明显（如慢性肾脏疾病，胆汁淤积性黄疸）。其他系统性疾病描述（表119-1）。某些疾病，瘙痒很少是第一位临床表现（如真红细胞增多症，某些肿瘤，甲状腺功能亢进）。

辅助检查 许多皮肤疾病凭临床特点即可诊断。但如果皮肤瘙痒伴发的皮疹不典型，无法明确病因，那么就应行皮损活检。如果怀疑是过敏反应，而过敏原不能明确，就应该做皮肤检测（根据怀疑的病因选择点刺或斑贴试验）。如果怀疑为系统性疾病，就应该根据怀疑的疾病选择做全血细胞计数、肝肾功能、甲状腺功能检测、潜在肿瘤筛查。

治疗

需要治疗原发疾病。支持疗法包括（表119-2）：

表 119-2 一些瘙痒的治疗方法

药物/方法	使用方法	备注
外用治疗		
辣椒碱乳膏	周期规律性地用于局部神经性瘙痒	≥2周起效 植物油合用有效 最初有烧灼感，后症状逐步缓解
激素乳膏或软膏	皮损区使用每天两次，连续5~7日	面部、皮肤皱褶处避免使用 不应长时间使用，不宜(>2周)
樟脑和/或薄荷脑乳膏	皮损区使用，缓解症状	有强烈气味
普拉卡因乳膏	必要时使用，4~6次/日	使用区皮肤干燥、刺激
他克莫司软膏或吡美莫司乳膏	皮损区使用每天两次，使用10日	不应长时间使用，不可用于<2岁的儿童
UVB治疗	1~3次/周，直到瘙痒缓解 治疗需持续数月	日晒样副作用 长期使用皮肤癌风险增加，包括黑色素瘤

续表

药物/方法	使用方法	备注
系统治疗		
西替利嗪*	5~10mg po,qd	老年患者罕见镇静作用
考来烯胺（胆汁性瘙痒）	4~16g po,qd	依从性差
		容易便秘，食欲减退
		影响其他药物吸收
赛庚啶†	4mg po,tid	镇静作用，睡前服用效果好
苯海拉明†	25~50mg po,q4~6h(24h 内不超过 6 次)	镇静作用，睡前服用效果好
多塞平	25mg po,qd	适用于严重慢性瘙痒
		镇静作用强，睡前服用
非索非那定*	60mg po,bid	副作用为头痛
加巴喷丁（肾源性瘙痒）	100mg po,透析后	镇静作用
		低剂量开始，逐步加量至临床剂量
羟嗪†	25~50mg po,q4~6h(24h 内不超过 6 次)	镇静作用，睡前服用效果好
氯雷他定*	10mg po,qd	老年患者罕见镇静作用
纳曲酮（胆源性瘙痒）	12.5~50mg po,qd	可导致阿片类药物耐受患者出现戒断症状

* 非镇静性抗组胺药。
† 镇静抗组胺药。

- 局部皮肤护理
- 外用药物治疗
- 系统治疗

皮肤护理 冷水、温热水（禁滚烫水）洗澡、使用温和、滋润的肥皂、限制洗澡时间、频率、使用皮肤润滑剂、注意湿化干燥空气、避免穿过紧的衣物或刺激皮肤。避免局部接触刺激（如羊毛质地衣物）均有利于缓解瘙痒。

局部用药 有利于防止瘙痒泛发。可选择樟脑/薄荷脑洗剂或乳剂、普拉卡因、辣椒素或糖皮质激素。外用激素有利于缓解炎症引起的瘙痒，但无炎症证据时应避免使用。外用苯佐卡因和多塞平可引起皮肤过敏，应避免使用。

全身用药 适用于全身瘙痒或局部瘙痒外用药效果不佳者。抗组胺药，如羟嗪治疗夜间瘙痒效果好，被普遍使用。老年患者在白天应谨慎使用具有镇静作用的抗组胺药，因为药物可能导致摔倒。无镇静作用的新一代抗组胺药，如氯雷他定、非索非那定和西替利嗪可用于治疗日间的瘙痒。其他药物还包括多塞平（由于其镇静作用，常用于夜间止痒）、考来烯胺（针对肾衰竭、胆汁淤积、真性红细胞增多症所致瘙痒）、阿片类拮抗剂如纳曲酮（治疗胆汁性瘙痒）、加巴喷丁（治疗肝病性瘙痒）。

对瘙痒有效的物理治疗包括紫外线光疗。

老年医学精要

免疫系统和神经纤维发生年龄相关的改变，可能导致老年人瘙痒的高发。老年患者出现严重、泛发性瘙痒，特别是当其他病因不能解释病情时，需警惕肿瘤可能。治疗老年患者，需关注抗组胺药的镇静作用。白天使用非镇静作用的抗组胺药，夜间使用镇静作用药物。局部大量使用滋润霜，必要时使用激素药膏。紫外线光疗能够避免镇静作用。

> **关键点**
> - 瘙痒是皮肤疾病或全身过敏反应的常见症状，也可出现于系统性疾病
> - 如果皮疹不明显，需考虑系统原因
> - 皮肤护理（如减少洗浴次数，避免刺激，常规使用润肤剂，保持环境湿润）
> - 局部或系统用药可缓解症状

荨麻疹
（风团）

荨麻疹（风团）是一种移行性的红色斑块，边界清楚，自觉瘙痒（彩图 119-1）。

荨麻疹也可伴发血管性水肿。由于激活了位于真皮深层及皮下脂肪组织中的肥大细胞和嗜碱性粒细胞，血管性水肿表现为面部、嘴唇、四肢或生殖器部位的水肿。如果喉部出现水肿或舌肿胀，可能会阻塞气道，从而威胁生命。

病理生理

真皮浅层的肥大细胞及嗜碱性粒细胞释放组胺、缓激肽、激肽释放酶及其他血管活性物质，引起静脉、毛细血管扩张，导致真皮内水肿。有时可见局部淋巴细胞浸润。

该过程为免疫介导，也可是非免疫介导的。

免疫介导的肥大细胞活化 包括：

- I 型超敏反应过敏原-IgE 抗体与肥大细胞或嗜碱性粒细胞表面高亲和力受体结合
- 自身免疫性疾病产生针对 IgE 受体的抗体，该抗体引起 IgE 受体交联，导致肥大细胞脱颗粒

非免疫介导肥大细胞活化 包括：
- 某些药物直接引起肥大细胞活化
- 药物诱导环加氧酶活性下降，激活肥大细胞具体机制不清
- 物理或情绪刺激，具体机制不清，可能与神经肽释放、与肥大细胞相互作用有关

病因

荨麻疹可分为急性（<6周）和慢性（>6周）；急性者（70%）较慢性者（30%）多见。

急性荨麻疹（表119-3） 由以下原因导致：

表119-3 一些荨麻疹的原因

病因	其他特点	诊断手段
急性荨麻疹		
接触或吸入过敏原（如橡胶、动物唾液、灰尘、花粉、真菌、皮屑）	接触过敏物质后，数分钟或小时内发病	临床评估 有时做过敏原检测
药物作用 • 环加氧酶抑制剂（如阿司匹林、非甾体抗炎药） • 直接刺激肥大细胞脱颗粒（阿片类、万古霉素、琥珀胆碱、箭毒、放射性物质） • IgE介导（处方药、非处方药、中药） • 缓激肽水平升高（血管紧张素转化酶抑制药）	用药后48h内发病 血管紧张素转化酶抑制药产生血管性水肿常见	临床评估 有时做过敏原检测
情绪或物理刺激 • 肾上腺素反应（应激、焦虑） • 胆碱能反应（多汗，如洗热水澡、运动、发热时） • 冷刺激 • 延迟性压力 • 运动 • 局部压力（皮肤划痕症） • 热刺激 • 日光（日光性荨麻疹） • 振动	接触刺激后数秒至数分钟内发病	临床评估，包括对可疑刺激物的可重复性反应
感染 • 细菌（如A组链球菌，幽门螺杆菌） • 寄生虫（如犬弓蛔线虫、兰伯贾第虫、粪类圆线虫、鞭虫、人芽囊原虫、曼氏血吸虫） • 病毒（如甲肝、乙肝、丙肝、HIV、巨细胞病毒、EB病毒、肠道病毒）	系统感染相关症状*	检测可疑感染 感染消除后，荨麻疹症状消失
食入性过敏原（如花生、坚果、鱼、贝类、小麦、鸡蛋、牛奶、大豆）	进食后数分钟或小时内发病	临床评估 有时做过敏原检测
昆虫叮咬（膜翅目毒液）	昆虫叮咬后，数秒至数分钟内发病	临床评估
血清病	肠道外予生物制剂类药物或底物7~10日内，出现荨麻疹，伴或不伴有发热、多关节疼痛、多关节炎、淋巴结肿大、蛋白尿、水肿及腹痛	临床评估
输血反应	输入血液制品，数分钟内出现荨麻疹（或换成新的血液制品后）	临床评估
慢性荨麻疹		
自身免疫性疾病（如SLE、干燥综合征、自身免疫甲状腺疾病、冷球蛋白血症、荨麻疹性血管炎）	系统性自身免疫性疾病症状，包括甲状腺功能亢进或甲状腺功能减退（自身免疫性甲状腺炎）；肝炎，肾功能减退，多关节炎（冷球蛋白血症）；颧部皮疹，浆膜炎，多关节炎（SLE）；眼干、口干（干燥综合征）；皮肤溃疡或荨麻疹皮损消退后遗留色素沉着（荨麻疹性血管炎）	TSH测定 甲状腺自身抗体（甲状腺过氧化物酶抗体、甲状腺抗微粒体抗体） 冷球蛋白滴度 风湿血清学检查（ANA、RF、抗SSA、抗SSB、SM抗体、抗RNP及Jo-1抗体） 皮肤活检（冷球蛋白血症、荨麻疹性血管炎）

续表

病因	其他特点	诊断手段
肿瘤(胃肠道、肺、淋巴瘤)	潜在肿瘤相关体征(如体重减轻、夜间盗汗、腹痛、咳嗽、咯血、黄疸、淋巴结肿大、贫血)	针对可疑肿瘤,进行特异性检查
慢性特发性荨麻疹	每天或几乎每天发作风团伴瘙痒,持续6周以上,无明显诱因	排他性诊断
药物(与急性荨麻疹相同)	长期服用处方、非处方药或中药,不能解释的荨麻疹	临床评估 有时做过敏原检查 停药后,荨麻疹消退
情绪或物理刺激(与急性荨麻疹相同)	接触刺激后,数秒至数分钟内发病	临床评估,包括对可疑刺激物的可重复性反应
内分泌异常(甲状腺功能失调、高黄体酮血症)	冷或热不耐受,心动过缓或心动过速,反射迟缓或反射亢进,患者在服用含有孕激素的口服避孕药或激素替代疗法或周期性荨麻疹(在月经的第2个周期出现,随月经消退)	临床评估 TSH测定
系统性肥大细胞增生(色素性荨麻疹)	轻微摩擦,小片状色素斑表面出现风团可能伴发贫血,腹痛,容易潮红,反复头痛	皮肤活检 血清纤溶酶水平

* 应询问患者近期发展中国家旅游史。
ANA,抗核抗体;CMV,巨细胞病毒;EBV,EB病毒(Epstein-Barr virus);RF,类风湿因子;TSH,促甲状腺素。

- Ⅰ型超敏反应预计诱发物(包括药物、食物、蚊虫叮咬、感染),偶尔可被识别

慢性荨麻疹 由以下原因导致:
- 特发性
- 自身免疫性疾病

慢性荨麻疹持续数月至数年,最终很难明确病因。

评估

由于没有针对荨麻疹的确诊试验,诊断疾病很大程度上依赖病史和体格检查。

病史 现病史:详细描述单个荨麻疹皮损的特点,包括:分布;皮疹大小,形态;发作频率;单个皮疹的持续时间;前驱皮疹。发生荨麻疹当时及之前的活动及接触情况,之后24小时内活动均需了解。医生应特别了解目前活动,是否暴露于潜在过敏原(表119-3)。昆虫或动物叮咬,新的洗衣剂或肥皂;新的食物;当前存在感染;或目前有应激性生活事件。患者应回忆是否有可疑的诱发因素与荨麻疹发作有关。重要的症状包括瘙痒,鼻漏,面部、舌头肿胀,及呼吸困难。

全身性疾病回顾:有助于寻找原发疾病的症状,包括发热、乏力、腹痛及腹泻(感染);冷热不耐受,震颤或体重改变(自身免疫性甲状腺炎);关节疼痛(冷球蛋白血症,SLE);颧部皮疹(SLE);眼干、口干(干燥综合征);皮肤溃疡及荨麻疹消退后遗留色素沉着(荨麻疹性血管炎);小片状色素沉着斑(肥大细胞增生症);淋巴结肿大(病毒感染、肿瘤、血清病);急性、慢性腹泻(病毒或寄生虫性肠炎);发热,夜间盗汗,体重减轻(肿瘤)。

既往史:包括详细的过敏史,如已知的特应性病史(过敏、哮喘、湿疹),可能的病因(如自身免疫性疾病,肿瘤)。所有的用药史应仔细回顾,包括非处方药及中药制剂,特别是可能与荨麻疹相关的药物(表119-3)。家族史包括类风湿病史,自身免疫疾病史或肿瘤史。社会史包括近期旅游史,感染性疾病(肝炎、HIV)传播危险因素。

体格检查 生命体征应关注是否存在心动过速或心动过缓及呼吸急促。一般体检应检查是否有呼吸系统疾病,是否出现恶病质,黄疸或亢奋。

头部检查关注是否有面部、嘴唇、舌肿胀;巩膜黄疸;颧部皮疹;甲状腺肿大及质地;淋巴结肿大;眼干口干。完善口咽部视诊,鼻窦触诊及隐蔽感染的透视检查(如鼻窦感染、牙脓肿)。

腹部检查关注是否有肿块,肝脾肿大及质地。神经系统检查关注是否有震颤,反射亢进或迟缓。肌肉骨骼检查关注是否有关节的红肿、变形。

皮肤检查应关注是否有荨麻疹皮损及其分布,是否伴发皮肤溃疡,色素沉着,小斑片或黄疸。荨麻疹样皮疹通常是边界清楚的一过性的真皮水肿。这些肿胀的皮疹呈红色,大小从点状至大范围不等。有些皮疹可以很大。某些病例小的皮疹融合成片。患者就诊时皮疹可消失不见。医生可以通过检查手段诱发物理性荨麻疹,包括振动诱发(振动的音叉接触皮肤),温热诱发(音叉浸在热水中,再接触皮肤),寒冷诱发(听诊器或预冷的音叉),水,或压力诱发(用指甲轻轻搔抓非皮损区皮肤)。

预警症状:以下发现需引起重视:
- 血管性水肿(面部、嘴唇或舌头肿胀)
- 喘鸣、呼吸困难或其他呼吸系统疾病
- 色素沉着皮疹,溃疡或持续>48小时的风团
- 系统疾病体征(如发热、淋巴结肿大、黄疸,恶病质)

检查结果解读:急性荨麻疹通常是由一些确定的原因引起,如用药、物理刺激、急性感染。但诱发因素有时在病史回顾中无法完全明确。特别是当过敏原改变,由原来不过敏的物质,未经警示转变为过敏物质。

大多数慢性荨麻疹是特发性。第二位的常见原因是自身免疫性疾病。诱发的自身免疫性疾病有时是潜在的。荨麻疹性血管炎有时与结缔组织病有关（特别是SLE和干燥综合征），表现为荨麻疹伴发皮肤血管炎。荨麻疹性血管炎的皮损持续>48小时不退，常伴发水疱或紫癜，患者自觉疼痛。

辅助检查 一般而言，荨麻疹不需要作实验室检查，除非患者存在提示特殊疾病的症状或体征。

偶发、复发或持续发病的患者则应行进一步的检查。包括皮肤过敏检测及常规实验室检查，如血常规、血生化、肝功能、促甲状腺激素（TSH）。接着应该对不同的症状及体征开展针对性检查（如自身免疫性疾病），或依据筛查结果异常者追查下去（如对肝功能异常者行肝炎血清学检查及超声检查；嗜酸粒细胞增多者完善卵巢及附件检查；肝功能异常或肌酐水平高者行冷球蛋白测定；异常TSH者行甲状腺自身抗体检测）。

如果有任何不确定性诊断或风团持续>48小时（以排除荨麻疹性血管炎），应做皮肤活检。

临床医生不应建议患者做一个经验性的挑战（如"再次尝试这样或那样，看看你是否会有反应"），因为随后的反应可能会更加严重。

治疗

所有的确诊病例都应给予治疗。首先停用相关的药物或食物。

非特异性对症处理（如洗冷水澡，避免热水刺激和搔抓，穿宽松衣物）可能有效。

药物 抗组胺药仍然是主要的治疗手段。患者应该规律服用抗组胺药，而不是发作时服用。新一代口服抗组胺药由于每日1次，使用方便，且镇静催眠作用减弱，而被广泛使用。供选择方案包括：
- 西替利嗪，10mg，每日1次
- 非索非那定，180mg，每日1次
- 地氯雷他定，5mg，每日1次
- 左西替利嗪，5mg，每日1次

老的口服抗组胺药（羟嗪10~25mg，每4~6小时1次、苯海拉明25~50mg，每6小时1次）价格便宜，有时抗过敏效果好，但有镇静作用。

全身激素用药（泼尼松30~40mg，每日1次，口服）可用于控制急性发作的严重病例，但不能长期使用。局部外用激素或抗组胺药无效。

慢性特发性荨麻疹患者往往对抗组胺药或其他常用药物出现耐药。奥马珠单抗可以抑制某些过敏反应，可能有助于缓解症状。但该药物用于荨麻疹治疗，经验有限。

血管性水肿 当疾病累及口咽部或气道，应紧急使用1:1000肾上腺素0.3ml皮内注射，并入院治疗。出院时，患者应学习使用并携带肾上腺素笔，以便自行注射。

老年医学精要

老年人口服抗组胺药（如羟嗪、苯海拉明）易出现镇静作用，会导致意识模糊，尿潴留，谵妄。老年患者治疗荨麻疹应谨慎用药。

> **关键点**
> - 荨麻疹可由过敏性或非过敏性机制引起
> - 大多数急性病例由明确的物质引起过敏反应
> - 大多数慢性病例为特发性或自身免疫性疾病引起
> - 根据严重程度选择治疗方案。非镇静作用的抗组胺药及避免诱因是第一线治疗
> - 外用激素及外用抗组胺药无效
> - 伴随系统症状者需完善相关检查以寻找病因

内部疾病的皮肤表现

机体潜在的内科疾病常常可以通过皮肤表现出某些信号。一些特定疾病常可出现一定类型的皮疹。

内部癌症 年龄大于40岁的皮肌炎患者伴发乳腺、肺、卵巢和胃肠道肿瘤风险增高。

急性发作的多发性脂溢性角化（累-特二氏征），可能提示潜在的内脏肿瘤，特别是腺癌。但由于脂溢性角化在正常成年人中普遍存在，所以这种体征可能会造成过度诊断。

急性发热性嗜中性皮病（acute febrile neutrophilic dermatosis，Sweet综合征）常与血液系统恶性肿瘤相关。

与癌症相关的黑棘皮病（彩图119-3）可急性起病，广泛播散。获得性鱼鳞病或无明显皮炎表现的瘙痒是潜在恶性肿瘤的标志，如淋巴瘤。

副肿瘤性天疱疮是一类较少见的自身免疫大疱性疾病，它常与多种恶性肿瘤相关，例如白血病。

类癌综合征（颈、面部红斑）常与类癌瘤相关。匐行性回形红斑由同心环状红斑组成，类似树纹分布。这种少见的皮损也常与各种恶性肿瘤相关。

内分泌疾病 某些内分泌疾病出现的皮损不具有特异性。糖尿病患者可出现黑棘皮病、脂质渐进性坏死、穿通性疾病及硬皮病。甲状腺疾病，甲状腺功能减退或甲状腺功能亢进都可影响毛发、甲和皮肤。库欣病可引起萎缩纹、满月脸、皮肤变脆。

艾迪生病（Addison disease）特异性表现是色素沉着，特别是创伤部位明显。

胃肠道疾病 与胃肠道疾病相关的皮肤表现有
- 坏疽性脓皮病：炎症性肠病
- 扁平苔藓和迟发性皮肤卟啉病：丙肝感染
- 广泛的色素沉着或"青铜色糖尿病"：血红蛋白沉着病
- 结节性红斑：炎症性肠病、结核病和各种感染
- 黄瘤：血甘油三酯升高

120. 皮肤病局部治疗原则

皮肤局部治疗制剂按照治疗作用分组包括：
- 清洁剂
- 吸收敷料（如胶体贴剂或粉末）和超吸收性粉末
- 抗感染制剂
- 抗炎制剂
- 收敛剂（可使蛋白质沉淀，皮肤收缩的干燥剂）
- 干燥剂
- 润滑剂（使皮肤水化、软化）
- 角质剥脱剂（皮肤软化，有利于表皮鳞状上皮细胞松解、剥脱）
- 止痒剂

有效的外用治疗依赖于：
- 配置药物的载体
- 敷料类型

载体

局部制剂的有效成分可置于不同的载体中，包括：
- 粉剂
- 液体
- 水油混合物

载体可影响疗效，也可引起不良反应，如接触性或刺激性皮炎。一般而言，水状的制剂有干燥作用（液体蒸发），可用于炎症急性期。粉末也有干燥作用。油性制剂可增加皮肤水分，用于慢性炎症。制剂的选择遵循使用部位、效果及便利性原则。

粉剂 活性成分（如抗真菌药）可与无活性的粉状载体混合以发挥治疗作用。该制剂可用于潮湿或擦烂部位的皮损。

液体 液体载体包括：
- 浴用剂及浸泡液
- 泡沫
- 溶液
- 洗剂
- 凝胶

浴用剂和浸泡液可用于大面积皮疹的治疗，如广泛的接触性皮炎或特应性皮炎。

泡沫是乙醇或润肤剂雾化后形成。他们往往被迅速吸收，多用于身体毛发部位。

溶液是将有效成分溶于溶剂中制成。通常溶剂有：乙醇、丙二醇、聚乙二醇或水。溶液使用方便，特别是用于头皮部的疾病，如银屑病或脂溢性皮炎，但容易引起干燥。Burrow液和Domeboro液是两种常用的溶液。

洗剂是以水为载体的乳状制剂，常用于有毛皮肤。对于处于炎症急性期的渗出性皮疹，它可起冷却、干燥作用。例如，接触性皮炎、足癣和股癣。

凝胶的载体是一种稠厚的聚合物。将药物的有效成分加入该载体中就形成凝胶。这种剂型能够更有效地控制药剂的释放，常用于痤疮，酒渣鼻和头皮银屑病。

混和载体 混和载体包括：
- 乳霜
- 软膏

混合载体通常由水油组成，有时也可包含丙二醇和聚乙二醇。

乳霜是一种半固体的水油混合剂。可起冷却和保湿作用。皮肤有渗出时也可应用。乳剂可以被皮肤吸收。

软膏以油性成分（如凡士林）为基质，不加或加入少量水分制成。软膏是最佳的润滑剂。由于制剂的闭合特性，软膏可以增加药物的渗透作用。固定浓度的药物置于软膏中可发挥更强的效应。软膏可用于苔藓化的皮损和表面积有厚痂或堆积成层的鳞屑的皮损，如银屑病和慢性单纯性苔藓。软膏对糜烂或溃疡的刺激性小于乳膏。它们最好洗澡后使用，起到保湿作用。

敷料

敷料可以保护开放性皮损，促进愈合，增加药物的吸收并且防止患者衣物污染。

非封闭性敷料 最常用的是纱布。纱布非常透气，有助于皮损干燥、愈合。

湿-干敷料： 非封闭性敷料用溶液浸湿，被用于清洁皮疹及去除皮损处厚痂。使用湿润的敷料，待溶液蒸发后移去敷料（如湿-干敷料）；皮肤的渗出物等就会附着于敷料上被一并去除。

封闭性敷料 封闭性敷料可提高局部治疗药物的吸收率和有效性。最常用的是聚乙烯透明薄膜（家用塑料包装纸）或透明半透性敷料。水胶体敷料可用于皮肤溃疡患者。氧化锌明胶（乌纳糊靴）对淤滞性皮炎和溃疡患者有效。浸有氟羟基氢化可的松的塑料绷带可用于治疗孤立或难愈合的皮损。

封闭性敷料与外用激素联合，可促进激素吸收，用于治疗银屑病、特应性皮炎、系统性红斑狼疮的皮损、慢性手部皮炎及其他疾病。外用激素系统吸收后，可导致肾上腺皮质功能抑制。局部运用糖皮质激素类药物的不良反应有
- 出现粟粒疹
- 皮肤萎缩
- 萎缩纹
- 细菌或真菌感染
- 痤疮样皮疹

其他的封闭性敷料可用于保护及帮助开放性伤口愈合，例如烧伤患者。一些特殊的硅敷料用于瘢痕疙瘩的

治疗。

外用制剂

外用制剂主要分类包括：
- 清洁剂
- 保湿剂
- 干燥剂
- 抗炎制剂
- 抗菌剂
- 角质剥脱剂
- 收敛剂
- 止痒剂

清洁剂 主要的清洁剂包括肥皂、洗涤剂和溶剂。前两者均十分常用。婴儿香波性质温和，流进眼睛里也不会引起刺激症状。可用于清洗伤口、清除银屑病、湿疹、皮炎局部的痂或鳞屑。急性刺激性、渗出性皮损最好用清水或等渗的生理盐水清洗。

水是制成清洁剂的主要成分。有机溶剂（如丙酮、石油制品、丙二醇）有刺激性，会令皮肤干燥，常引起刺激性皮炎，过敏性接触性皮炎较少见。要清除皮肤上硬化的焦油和干的油漆，则需要使用以凡士林为基质的软膏或市售的无水清洁剂。

保湿剂 保湿剂（润滑剂）有利于皮肤贮水、贮油，保持皮肤水分。它通常包含甘油、矿物油或凡士林，可制成洗剂、乳剂、软膏和沐浴油。强效的保湿剂内含2%尿素、5%~12%乳酸、10%羟基醋酸（更高浓度时为角质剥脱剂，用于鱼鳞病）。保湿剂用于已经湿润的皮肤（沐浴后），效果最好。冷霜是脂肪（如蜂蜡）和水制成的保湿乳液。

干燥剂 擦烂部位如趾间、臀沟、腋下、腹股沟、乳房下的过度潮湿可引起刺激和浸渍。粉剂可吸水保持浸渍部位皮肤干燥，减少摩擦。但有些粉剂吸水后结成团块，也可对皮肤产生刺激。常用的粉剂为玉米淀粉和滑石粉。虽然滑石粉干燥效果好，但由于吸入后可形成肉芽肿，所以现在已不用于婴儿扑粉。玉米淀粉可促进真菌生长。氯化铝溶液是另一种干燥剂，常用于多汗症。偶尔需要超吸收性粉末（极易吸收的粉末）来干燥非常潮湿的区域（如治疗间擦疹）。

抗炎制剂 局部抗炎制剂包括激素类药物和非激素类药物。

激素 是大多数非感染炎症性皮肤病的主要治疗药物。洗剂可用于擦烂部位和面部。凝胶可用于头皮以及接触性皮炎的处理。乳剂用于面部、擦烂区域、炎症性皮肤病的处理。软膏用于干燥、鳞屑多的皮损上。当需要提高药物效能时，可选用软膏。激素浸润的绷带用于防止表皮剥脱，增加激素的吸收率和效能。

外用激素的效能从弱效（Ⅶ类）到强效（Ⅰ类，表120-1）不等。效能之所以不同，其内在区别在于成分的不同卤化作用，如氟化或氯化。

外用激素制剂一般一天使用2~3次，但高效能制剂每日1次或更低频率使用即可。大多数皮肤病使用中效至高效激素制剂。中效制剂可用于轻度炎症或用于面部和间擦

表120-1 局部糖皮质激素相关效能

分类*	药 物
Ⅰ	0.05%二丙酸倍他米松软膏
	0.05%丙酸氯倍他索乳膏或软膏
	0.05%双醋二氟拉松软膏
	0.05%丙酸卤倍他索乳膏或软膏
Ⅱ	0.1%安西奈德软膏
	0.05%二丙酸倍他米松乳膏
	0.05%二丙酸倍他米松软膏
	0.25%去羟米松乳膏, 0.05%凝胶, 0.25%软膏
	0.05%双醋二氟拉松软膏
	0.05%氟轻松乳膏,凝胶,软膏,溶液
	0.1%哈西奈德乳膏
	0.1%糠酸莫米松软膏
Ⅲ	0.1%安西奈德乳膏或洗剂
	0.05%二丙酸倍他米松乳膏
	0.05%二丙酸倍他米松洗剂
	0.1%戊酸倍他米松软膏
	0.05%去羟米松乳膏
	0.05%双醋二氟拉松乳膏
	0.05%氟轻松乳膏
	0.005%丙酸氟替卡松软膏
	0.1%哈西奈德软膏或溶液
	0.1%曲安奈德软膏
Ⅳ	0.025%氟轻松软膏
	0.05%氟羟基氢化可的松软膏
	0.1%糠酸莫米松乳膏或洗剂
	0.1%曲安奈德软膏或乳膏
Ⅴ	0.1%戊酸倍他米松乳膏
	0.05%地奈德软膏
	0.025%氟轻松乳膏
	0.05%氟羟基氢化可的松乳膏
	0.05%丙酸氟替卡松乳膏
	0.1%氢化可的松丁酸酯乳膏,软膏或溶液
	0.2%戊酸氢化可的松乳膏或软膏
	0.1%曲安奈德洗剂或0.025%软膏
Ⅵ	0.05%双丙酸阿氯米松乳膏或软膏
	0.1%戊酸倍他米松洗剂
	0.05%地奈德乳膏
	0.03%特戊酸氟地塞米松乳膏
	0.01%氟轻松乳膏或溶液
	0.1%曲安奈德乳膏
	0.025%曲安奈德乳膏或洗剂
Ⅶ	1%或2.5%氢化可的松乳膏、洗剂、软膏
	1%或2.5%醋酸氢化可的松乳膏、洗剂、软膏
	1%盐酸丙吗卡因

*Ⅰ类是最强效制剂，Ⅶ类为最弱效。制剂效能取决于多种因素，包括药物的特性，浓度以及调配时使用的基质。

部位,因为这些部位皮肤更容易出现局部不良反应及系统吸收。所有的外用激素使用>1个月,都可能引起皮肤萎缩、萎缩纹、痤疮样皮疹。特别是在面部或生殖器等皮肤薄弱部位更易出现。激素也可促进真菌生长。长时间使用激素制剂,制剂内的防腐剂或添加剂也可能引起接触性皮炎。激素本身所致的接触性皮炎亦有发生。面部使用中效或高效激素可引起口周皮炎,弱效引起者少见。儿童使用强效激素,大面积涂抹或长时程使用,可引起肾上腺功能抑制。激素使用的相对禁忌证还包括局部伴发感染的皮疹和痤疮样皮疹。

非激素类抗炎药 有焦油制剂。焦油是从粗制煤焦油中提取出的物质,可用于银屑病。产生的副作用包括刺激皮肤、毛囊炎、污染衣物用具、光敏感。禁用于感染性皮肤。现在有许多市售的产品是草本制剂,最常见的是甘菊和金盏花。但是草本产品的有效性至今仍未确定。

抗菌药 局部抗菌药包括:
- 抗细菌药
- 抗真菌药
- 杀虫药
- 非特异性杀菌药

抗细菌药物 适用范围很窄。外用克林霉素或红霉素可作为寻常型痤疮的主要或辅助治疗手段。只有当患者不愿或无法耐受口服抗菌药时,局部用药才被采用。局部外用甲硝唑和偶尔局部外用磺胺醋酰、克林霉素或红霉素可用于治疗玫瑰痤疮。莫匹罗星对 G^+ 菌(金黄色葡萄球菌,链球菌)有很好的抗菌活性,可用于治疗未累及深部组织的脓疱疮。非处方类抗菌药,如杆菌肽和多黏菌素已经被外用凡士林取代,用于皮肤活检的术后护理、预防擦伤、轻度烧伤、表皮剥脱部位感染。局部凡士林与这些局部用抗生素一样有效,并且不会引起接触性皮炎,这些抗生素尤其是局部用新霉素可以引起接触性皮炎。用含杀虫成分的肥皂清洗正在愈合的伤口,外用抗菌药,这种做法实际上会减慢愈合速度。

抗真菌药 可用于念珠菌感染、大多数皮肤癣菌感染及其他真菌感染(表123-1)。

杀虫药(扑灭司林,马拉硫磷) 用于治疗螨虫感染和疥疮(表125-1,表125-2)。

非特异性杀菌药 包括碘溶液(氯碘羟喹、聚维酮碘)、甲紫、银制剂(硝酸银、磺胺嘧啶银)和吡硫锌。碘溶液可用于手术前的皮肤准备。若需理化特性稳定的抗菌剂/抑菌剂,可使用甲紫,其价格低廉。银制剂,如磺胺嘧啶银有很强的抗菌活性,可有效治疗烧伤和溃疡患者。包扎严重伤口的敷料需要用银剂浸透。吡硫锌有抗真菌活性,洗发香波中常加入以治疗由银屑病或脂溢性皮炎引起的头屑增多。局部抗菌药和银剂一般不用于正在愈合的伤口,因为它们有刺激性且会破坏脆弱的肉芽组织。

角质剥脱剂 角质剥脱剂软化皮肤,有利于上皮细胞剥脱。常用3%~6%水杨酸和尿素。水杨酸可用于银屑病、脂溢性皮炎、痤疮和疣。副作用包括皮肤烧伤,大面积使用会产生系统毒性。水杨酸慎用于婴儿和儿童。尿素可用于跖部角皮病和鱼鳞病。副作用有刺激性,造成难愈合的烧伤。尿素不可大面积使用。

收敛剂 收敛剂可用使蛋白质沉淀,皮肤收缩,有干燥作用。最常用的收敛剂是醋酸铝(Burrow溶液)、硫酸铝和醋酸钙(Domeboro溶液)。收敛剂通常可作为浸泡液使用或湿敷,治疗感染性湿疹、渗出性皮疹、擦洗压迫性溃疡。北美金缕梅也是一种常用的非处方类收敛剂。

止痒剂 多塞平是一种外用抗组胺药,可用于治疗特应性皮炎、慢性单纯性苔藓样皮炎、钱币状皮炎所致瘙痒。外用苯佐卡因及苯海拉明(一些非处方类洗剂中常见成分)可致敏皮肤,所以不推荐使用。其他的止痒剂还包括0.5%~3%樟脑、0.1%~0.2%薄荷脑、盐酸丙吗卡因和EMLA。EMLA是将1:1的利多卡因和丙胺卡因置于水包油的载体中形成的制剂。如果局部小面积皮肤瘙痒,且瘙痒不是十分严重,外用止痒剂即可,不需全身用药,如口服抗组胺药。炉甘石洗剂可缓解瘙痒症状,但没有特异性止痒作用。

121. 痤疮及相关疾病

寻常型痤疮
(痤疮)

由于毛囊皮脂腺单位(毛囊及其附属的皮脂腺)的阻塞和炎症,寻常型痤疮(痤疮)主要表现为粉刺、丘疹、结节和/或囊肿。痤疮常累及青春期人群,好发于面部和躯干上部。根据临床表现可确诊。需根据痤疮的严重程度来制订相应的方案,治疗包括一系列不同的外用和系统药物,主要通过减少皮脂腺分泌,减少粉刺形成,控制炎症和抗菌,以及调节上皮角化来改善皮损。

痤疮是美国最常见的皮肤疾病,几乎80%的人群在其一生中不同程度地患过痤疮。

病理生理
痤疮发病过程中4个相互作用的主要因素:
- 过剩的皮脂分泌
- 毛囊被皮脂和角质形成细胞堵塞

- 痤疮丙酸杆菌（一种正常定植的厌氧菌）定植在毛囊
- 多种炎症介质的释放

痤疮可分为下列几种类型：
- 非炎性：主要为粉刺
- 炎性痤疮：主要表现为丘疹、脓疱、结节和囊肿

非炎性痤疮 粉刺由脂栓阻塞毛囊所致。根据开口于皮肤的毛囊口是扩张还是闭合状态，粉刺又可分为开放性粉刺和闭合性粉刺。角栓很容易从开放粉刺挤出，但难以从闭合粉刺中拔出。闭合粉刺是炎性痤疮的前身。

炎症性痤疮 丘疹和脓疱当痤疮丙酸杆菌在闭合性粉刺中增殖，皮脂被分解成游离脂肪酸，后者刺激毛囊上皮并诱发炎症反应（先是中性粒细胞聚集，继而淋巴细胞聚集），进一步破坏上皮，于是临床上便形成了丘疹和脓疱。当发生炎症的毛囊破裂（通常为物理摩擦或用力擦洗所致），粉刺样内容物进入真皮，进一步诱发局部炎症，临床上便形成了丘疹。如果炎症剧烈，便会产生化脓性脓疱。

结节和囊肿 是炎症性痤疮的其他表现。结节是更深在的皮疹，可能累及超过一个毛囊，而囊肿是较大的具有波动感的结节。

病因

此类疾病最常见病因是：
- 青春期 在青春期，此时体内骤增的雄激素可刺激皮脂腺分泌以及毛囊上皮过度角化

其他可能的触发因素包括：
- 怀孕或月经周期可伴随有激素水平的变化
- 可致毛孔堵塞的化妆品、清洁剂、洗剂和衣物
- 高湿度环境和出汗

痤疮加重与饮食、面部清洁不足、手淫以及性别之间的关联尚未得到证实。有研究认为奶制品、高糖饮食可能与痤疮相关。由于日光的抗炎作用，痤疮在夏季会有所缓解。高胰岛素血症亦可能与痤疮的发病有关，但仍需进一步研究。某些药物和化学品（如糖皮质激素、锂、苯妥英钠、异烟肼）可加重粉刺或诱发痤疮样疹。

症状及体征

痤疮皮疹和瘢痕会给患者带来不容忽视的负面情绪。结节和囊肿可伴疼痛。不同阶段的皮损常常共存。

粉刺分为白头和黑头粉刺。白头粉刺（闭合性粉刺）表现为肉色或白色的丘疹，直径1~3mm；黑头粉刺（开放性粉刺）与其大小形态类似，但中央呈黑色。

丘疹和脓疱表现为2~5mm大小的红色皮损。丘疹相对比较深在。脓疱的部位要浅些。

结节较丘疹更大、更深，触之更坚实。形态与炎性表皮样囊肿类似，但实际上痤疮结节缺乏真正的囊壁结构。

囊肿是化脓的结节。极少的囊肿会形成深在脓肿。长期的囊肿型痤疮会导致瘢痕的形成，表现多样，如小而深的凹陷（冰锥形瘢痕）、较大的凹陷、表浅的凹陷，以及增生性瘢痕等。

聚合性痤疮 是寻常型痤疮最严重的一种表现形式，多发于男性。患者出现脓肿、窦道、瘘管，以及增生性或萎缩性瘢痕。胸、背部常严重受累，手臂、腹部、臀部亦可累及，严重病例皮损可累及头皮。

暴发性痤疮 是一种急性、发热性、溃疡性痤疮，特征表现为突发的融合性脓肿所致的出血性坏死。伴随白细胞增多、关节肿痛等系统症状。

面部脓皮病 （亦称为"暴发性玫瑰痤疮"）常突发于年轻女性的面中部，可能是暴发性痤疮的同型。皮损表现为分布在下颌、面颊和前额的红斑性斑块、脓疱。

诊断

- 评估诱发因素（如激素水平、物理机械因素或药物相关等）
- 明确严重程度分级（轻度、中度、重度）
- 评估心理社会状态

根据临床表现即可诊断痤疮。

鉴别诊断 包括玫瑰痤疮（不会出现粉刺）、激素诱发性痤疮（不会出现粉刺，脓疱形态较均一）、口周皮炎（通常分布于口周和眼周），以及痤疮样药疹（参见第904页，表126-2）。根据皮损的数量和类型，痤疮可分为轻度、中度和重度痤疮；标准分级系统详见表121-1。

表121-1 痤疮的严重程度分级

严重程度	定义
轻度	粉刺<20个，或炎性皮损<15或皮损总计<30
中度	粉刺20~100个，或炎性皮损15~50，或皮损总计数30~125个
重度	囊肿>5个，或粉刺总数>100个，或炎性皮损总计数>50，或皮损总计数>125

预后

各种类型的痤疮20岁以后往往能自然减轻，个别患者，特别是妇女可迁延至40岁以上；由于生育原因，治疗选择受限。许多成人患者偶然也发生非炎症性及轻度炎症性痤疮。非炎性痤疮和轻度痤疮往往愈后不留瘢痕。中至重度炎症性痤疮痊愈后易留有瘢痕。痤疮对患者产生的影响并非仅仅停留在生理层面上，也会对患者产生巨大精神压力，青少年往往以此为借口逃避社交。对于一些严重病例，需加强患者心理咨询，其父母也需加以重视。

治疗

- 粉刺：外用维A酸
- 轻度炎症性痤疮：外用单用维A酸，或联合抗生素或（和）过氧化苯甲酰
- 中度痤疮：口服抗生素，联合外用治疗
- 重度痤疮：口服异维A酸
- 囊肿性痤疮：皮损内使用曲安奈德

控制痤疮病情、减少瘢痕形成、进行心理干预，对于痤疮治疗是十分重要的。

痤疮治疗囊括了一系列的外用和系统用药，作用靶点包括减少皮脂腺分泌、抑制粉刺形成、抗炎、抗菌以及改善上皮角化（图121-1）。一般根据痤疮的严重程度来选择相应的治疗方案总结在表121-2。参考美国皮肤病学会制订的《寻常痤疮治疗和护理指南》。

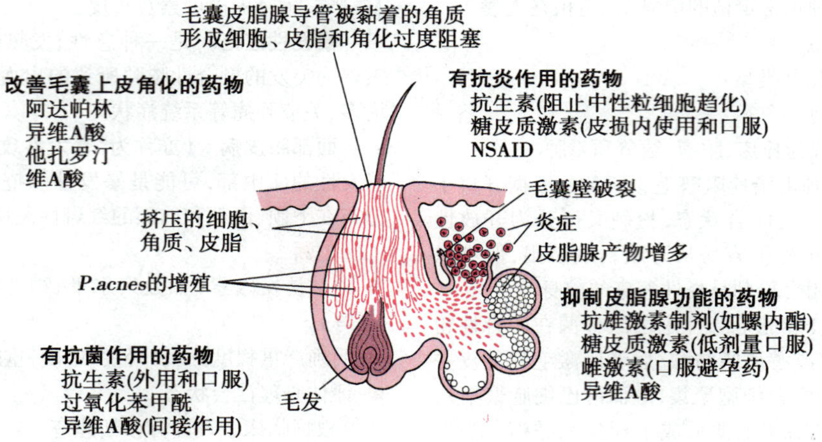

改善毛囊上皮角化的药物
阿达帕林
异维A酸
他扎罗汀
维A酸

毛囊皮脂腺导管被黏着的角质形成细胞、皮脂和角化过度阻塞

有抗炎作用的药物
抗生素(阻止中性粒细胞趋化)
糖皮质激素(皮损内使用和口服)
NSAID

挤压的细胞、角质、皮脂

毛囊壁破裂
炎症
皮脂腺产物增多

P.acnes的增殖

有抗菌作用的药物
抗生素(外用和口服)
过氧化苯甲酰
异维A酸(间接作用)

毛发

抑制皮脂腺功能的药物
抗雄激素制剂(如螺内酯)
糖皮质激素(低剂量口服)
雌激素(口服避孕药)
异维A酸

图121-1 不同药物治疗痤疮的机制。 P. acnes,痤疮丙酸杆菌;NSAID,非甾体抗炎药

表121-2 痤疮的药物治疗

药物	副作用	注释
外用抗菌制剂		
2.5%、5%、10%过氧化苯甲酰凝胶、水剂、洗剂	皮肤干燥可能使衣物、毛发漂白 过敏反应(极少)	溶解粉刺和抗菌作用,极少甚至无耐药性形成 如能耐受可用于所有的痤疮患者 凝胶制剂优先
过氧化苯甲酰/红霉素凝胶	—	必须冷藏保存
过氧化苯甲酰/克林霉素凝胶	—	—
1%克林霉素凝胶、水剂	腹泻(极少)	合并炎症性肠病的患者禁用
1.5%~2.0%红霉素(多种剂型)	—	耐受性佳,但易产生耐药性
外用粉刺溶解剂和表皮剥脱剂		
维A酸(0.025%、0.05%、0.1%霜剂, 0.05%溶液;0.025%、0.1%凝胶)	局部刺激 光敏性增加	起始从低浓度0.025%启用,若无效,逐渐增加浓度;若有刺激感出现,降低浓度和/或使用频率 使用该类药物后,可能会出现皮损加重,一般3~4周可缓解 加强防晒(衣物遮盖和防晒霜) 孕妇禁用
0.05%或0.1%他扎罗汀霜、凝胶	局部刺激 光敏性增加	使用该类药物后,可能会出现皮损加重,一般3~4周可缓解 加强防晒(衣物遮盖和防晒霜) 孕妇禁用
阿达帕林(0.1%凝胶、霜、水剂; 0.3%凝胶)	局部发红、烧灼感 光敏性增加	与维A酸作用效果等同,但刺激性更小 加强防晒(衣物遮盖和防晒霜)
20%壬二酸霜	可能会提亮肤色	刺激性极小 单用或联合维A酸药物 深肤色的人群慎用,因其有提亮肤色的效果
5%~10%乙醇酸	刺痛、微刺激	OTC,有霜、水剂、溶液等制剂,作为辅助治疗
口服抗生素		
四环素 250~500mg,bid	光敏性增加	经济且安全,必须空腹口服 强防晒(衣物遮盖和防晒霜)
多西环素 50~100mg,bid	光敏性增加	性价比最高 加强防晒(衣物遮盖和防晒霜)
米诺环素 50~100mg,bid	头痛 头晕 皮肤色素异常	疗效最佳的抗生素但价格昂贵

续表

药物	副作用	注释
红霉素 250~500mg,bid	胃部不适	易产生耐药性
口服维 A 酸		
异维 A 酸 1~2mg/kg,qd,16~20 周	可能导致胎儿畸形 可能影响血细胞、肝功能、血脂(甘油三酯和胆固醇)水平 眼干、口唇干裂、黏膜干燥等 大剂量可引起大关节及低位脊椎的疼痛和僵硬 与抑郁、自杀念想、试图自杀以及(极少)自杀有关 是否有新发或恶化的炎症性肠病(克罗恩病和溃疡性结肠炎)有关联尚不明确	对性活跃期的女性,在使用异维 A 酸前须行妊娠测试以排除妊娠;在用药前 1 个月、用药期间、停药后 1 个月,月经间期须使用两种避孕措施或节制性欲以避免怀孕 需要定期随访全血细胞计数、肝功能、空腹血糖和血脂

皮损处必须每天清洁,但过度清洁、使用抗菌皂以及搓洗,只会适得其反。

对于某些对治疗抵抗的青春期痤疮患者,低糖饮食和限制其牛奶摄入可能有一定效果。

表皮剥脱剂,诸如硫磺、水杨酸、甘醇酸、对苯二酚等,是有效的辅助治疗,但不能过于频繁地使用。

口服避孕药能效治疗炎性和非炎性痤疮;螺内酯(起始剂量口服 50mg/d,数月后如果需要可加量到 100mg/d)是另一种抗雄激素药物,在治疗女性痤疮时偶有疗效。各种光疗法,使用和不使用外用光敏剂,可有效治疗痤疮,尤其是炎性痤疮。

治疗应包括宣教和给患者制订切实可行的治疗方案。治疗失败通常是因为患者依从性不够,或随访不到位。专科医生的诊疗亦十分必要。

轻度痤疮 轻度痤疮治疗须持续 6 周,或直到皮损消退。为达到长期缓解,维持治疗也十分必要。

单药治疗:对于粉刺型痤疮,一般单药治疗足矣。治疗粉刺,最主要的就是在耐受的前提下每天外用维 A 酸制剂;对此不能耐受的患者,可换用阿达帕林凝胶、他扎罗汀霜/凝胶、壬二酸霜、乙醇酸或水杨酸等。副作用包括红斑、灼烧感、刺痛和脱屑。阿达帕林和他扎罗汀都是维 A 酸类药物,与维 A 酸一样,都有轻微的刺激和光敏性。壬二酸有粉刺溶解和抗菌作用,机制不明,与维 A 酸类药物有协同作用。

双药联合治疗(如维 A 酸联合过氧化苯甲酰或外用抗生素,或后两者联合) 用于治疗轻度丘疹脓疱性(炎症)痤疮。外用抗生素通常是红霉素或克林霉素。抗生素制剂联合过氧化苯甲酰外用可以减少耐药性的发生。乙醇酸可以用来代替维 A 酸,或作为其补充治疗。除了可引起干燥和刺激(以及罕见的对过氧化苯甲酰的过敏反应),这些治疗并无严重的不良反应。

针清:对外用治疗无反应的患者,用粉刺提取器物理性地剔除粉刺亦是不错的选择。粉刺剔除术可由医师、护士或医师助手完成。粉刺提取器的一端类似于刀片或刺刀,可刺破闭合性粉刺,另一端施压于患处,挤出粉刺内容物。

当皮损泛发,外用治疗无法控制时,可考虑予以口服抗生素(如四环素、米诺环素、多西环素、红霉素等)。

中度痤疮 系统口服抗生素是治疗中度痤疮的最佳方式。对痤疮有效的抗生素有四环素、米诺环素、红霉素和多西环素,最好连续使用≥12 周。对于轻度痤疮,常规的治疗还采取口服抗生素的联合疗法。

多西环素和米诺环素是一线用药,两者均可和食物同服。四环素亦为一线选择,但它不能与食物同服,且其效果较多西环素和米诺环素弱。多西环素和米诺环素的剂量为,每日 2 次,每次 50~100mg。多西环素有一定的光敏性,长期使用米诺环素可能出现药物诱发性狼疮、色素沉着等副作用。四环素的剂量为每日 2 次,每次 250mg 或 500mg(两餐之间服用)。为减少抗生素耐药的发生,达到临床缓解后(通常 2~3 个月),抗生素剂量要尽可能减少至能维持缓解的最小剂量。如果外用治疗能够维持缓解,口服抗生素可撤退。

红霉素是二线方案,易可引起消化道不适,且更容易发生耐药。

长期使用抗生素可能引起鼻部和面中部的革兰氏阴性菌脓疱性毛囊炎。这种并不常见的二重感染治疗起来比较棘手,最好在停用口服抗生素后续服异维 A 酸。氨苄西林亦是治疗革兰氏阴性菌毛囊炎的选择之一。长期使用抗生素的女性,易继发念珠菌性阴道炎;若局部和系统用药均不能治愈阴道炎,须停用治疗痤疮的抗生素。

对口服抗生素无效的女性患者,可以考虑予以口服抗雄激素治疗(口服避孕药和/或螺内酯)。

重度痤疮 对于抗生素治疗无效的中度痤疮和炎症严重的痤疮,口服异维 A 酸是最佳选择。剂量通常为 1mg/(kg·d),可增加至 2mg/(kg·d),疗程 16~20 周。若该剂量下出现严重的副反应,则减量至 0.5mg/(kg·d)。停止用药后,痤疮仍会继续改善。绝大多数患者不需要第二疗程;如若需要,须在停药 4 个月后再开始第二疗程的用药。如果起始剂量低[0.5mg/(kg·d)],再次治疗时间需久一些,此剂量在欧洲运用普遍,不良反应小,但疗程也相应较长。异维 A 酸的累积剂量越来越得到重视,120~150mg/kg 的累积剂量可明显减少复发。

异维 A 酸治疗痤疮效果极佳,但临床运用受限于其副作用,包括睑结膜和生殖器黏膜的干燥、口唇干裂、关节痛、抑郁、血脂升高等,孕期用药还有导致胎儿畸形的风险。外用凡士林产生的水合作用可以缓解黏膜和皮肤的干燥。关节痛(多见于大关节和低位脊椎)的发生率约为 15%。不少文献均认为口服异维 A 酸可增加抑郁和自杀的风险,但这仍是小概率事件。新发或恶化的炎症性肠病(克罗恩病和溃疡性结肠炎)的风险是否增加仍不明确。

治疗前应检测全血细胞计数、肝功能、空腹血糖、甘油三酯和胆固醇水平。治疗 4 周后须重新评估上述指标,若未发现异常,直至治疗结束无需再重复检查。甘油三酯很少升高到需要停药的水平。肝功能偶有受损。由于异维 A 酸具有致畸性,须告知育龄期妇女在用药前 1 个月、用药期间以及停药后 1 个月均须使用两种避孕措施以防止怀孕。治疗前直到治疗后 1 个月,每月均须行妊娠测试。

囊肿性痤疮 皮损内注射 0.1ml 浓度为 2.5mg/ml(浓度为 10mg/ml 的悬液需先进行稀释)的曲安奈德悬浊液适用于渴望迅速改善皮损并减少瘢痕形成的囊肿性痤疮患者。可能会出现局部萎缩,但多为暂时性的。对于孤立的、湿软的皮损,切开引流效果佳,但会留有永久性瘢痕。

其他类型痤疮 面部脓皮病须口服糖皮质激素和异维 A 酸治疗。

暴发性痤疮需口服糖皮质激素和系统使用抗生素进行治疗。聚合性痤疮对系统用抗生素无效的话,须使用口服异维 A 酸。

痤疮合并内分泌异常是抗雄激素治疗的指征。由内分泌异常引发的痤疮(如多囊性卵巢综合征,女性的男性化肾上腺肿瘤),需使用抗雄激素治疗。螺内酯,具有一定的抗雄激素作用,治疗痤疮的剂量一般为每日 1 次,每次 50~100mg。环丙黄体酮在欧洲运用广泛。当其他措施均无效时,可尝试含有雌孕激素的避孕药,疗程≥6 个月方可显效。

瘢痕 小的瘢痕可用化学剥脱、激光换肤、磨削术等治疗。深而散的瘢痕可予以切除。宽而浅的凹坑可采用皮下分离或胶原注射的方法治疗。胶原注射是暂时性的,必须每隔数年就重复治疗一次。

> **关键点**
> - 非炎性痤疮表现为粉刺,而炎性痤疮主要表现为丘疹、脓疱、结节和囊肿
> - 在 20 岁中期之前,轻度和中度痤疮通常愈后不留瘢痕
> - 建议患者避免诱发因素(如可阻塞毛囊的化妆品和衣物、清洁剂、乳液、高湿度,一些药物和化学品,以及大量摄入牛奶或高糖饮食)
> - 不仅要考虑到痤疮给患者生理上带来的影响,还要考虑到心理上的负面影响
> - 可以处方粉刺溶解剂(如维 A 酸),对于炎症性痤疮,可加用过氧化苯甲酰、外用抗生素,或两者联合
> - 中度痤疮可处方口服抗生素,重度痤疮可处方异维 A 酸
> - 皮损内注射曲安奈德治疗囊肿性痤疮

口周皮炎

口周皮炎是一种红斑性、丘疹脓疱性面部皮肤病,皮疹与痤疮、玫瑰痤疮相似,但前者典型地从口周起病。通过典型的临床表现即可诊断。治疗包括避免诱因,外用及口服抗生素。

多种因素均可引起口周皮炎,如外用糖皮质激素和/或暴露于水和牙膏中的氟化物,但确切病因仍不明。尽管叫"皮炎",但它并非真正的皮炎。该疾病主要累及育龄期女性和儿童。该疾病主要累及育龄期女性和儿童。典型皮损始于鼻唇沟,并逐渐扩展至口周,但在皮损与唇红缘之间留有约 5mm 宽的皮肤区域不受累。皮损亦可累及眶周和前额。

诊断
- 临床评估

根据临床表现即可诊断;鉴别诊断须考虑痤疮(口周皮炎不会出现粉刺)、酒渣鼻(酒渣鼻通常不累及口周及眶周)、脂溢性皮炎和接触性皮炎亦须排除。必须除外脂溢性皮炎和接触性皮炎组织病理可见海绵水肿,毳毛毛囊有淋巴组织细胞浸润,但临床上通常没有必要行活检术。狼疮样变异的病例中,可能出现肉芽肿。

治疗
- 避免使用含氟的口腔用品和外用糖皮质激素
- 外用抗生素或口服四环素

口周皮炎的治疗包括停用含氟的口腔用品、外用糖皮质激素(如曾使用),予以外用抗生素(如 2% 红霉素或 0.75% 甲硝唑凝胶/霜,每日 2 次),若外用无效,可予以口服多西环素或米诺环素,每日 2 次,每次 50~100mg;或口服四环素 250~500mg(两餐之间),每日 2 次,口服约 4 周后,减至最低有效剂量维持治疗。

与痤疮不同,抗生素通常可以停止。尽管缺乏感染的证据,但抗生素仍有一定疗效,机制不明。外用吡美莫司(>2 岁人群)也可改善疾病的严重程度。异维 A 酸可成功地治疗肉芽肿性口周皮炎。

玫瑰痤疮
(酒渣鼻)

玫瑰痤疮是一种慢性炎症性皮肤病,特征表现为面部潮红、毛细血管扩张、红斑、丘疹、脓疱等,严重病例甚至可出现鼻赘(彩图 121-1)。根据特征性的临床表现和病史即可诊断。治疗依据其严重程度而定,包括外用甲硝唑、外用/口服抗生素,少数可用异维 A 酸,严重的鼻赘可予外科治疗。

玫瑰痤疮通常累及 30~50 岁的白种人,尤其是具有爱尔兰和北欧血统的人,也可累及深色皮肤的人,但不易辨认。

病因

玫瑰痤疮的病因不明,但可能与如下因素有关:
- 血管舒缩功能异常
- 面部静脉回流不畅

- 毛囊螨增多（毛囊蠕形螨）
- 血管生成增加，铁蛋白表达，活性氧
- 抗菌多肽的功能障碍（如抗菌肽）

饮食的作用没有得到一致性认可，但有些药物（如胺碘酮，外用和鼻吸入糖皮质激素，大剂量 B_6 和 B_{12}）可能恶化玫瑰痤疮。

症状及体征

玫瑰痤疮仅累及面部及头皮，临床上分为以下四期：
- 玫瑰痤疮前期
- 血管性期
- 炎症性期
- 晚期

在玫瑰痤疮前期，患者面部表现出令人尴尬的潮红，常伴有不舒服的刺痛感，可由日晒、精神压力、冷热交替、饮酒、辛辣食物、运动、吹风、化妆品、热水浴及热饮等因素诱发。这种症状可以持续出现在该疾病的其他各时期。

在血管期，患者表现出面部红斑、水肿以及多发的毛细血管扩张，可能由于血管舒缩功能持续性不稳定所致。

随后便进展至炎症期，出现无菌性丘疹、脓疱（因此玫瑰痤疮又称成人痤疮）。

玫瑰痤疮晚期（仅部分患者可发展至此期），表现为面颊和鼻部的结缔组织增生（鼻赘），由组织炎症、胶原沉积、皮脂腺增生所致。

玫瑰痤疮的临床分期通常按上述的顺序发生，但亦有患者跃过前期和血管期，而直接进入炎症期。治疗可使患者的皮损恢复到比较早期的阶段，进展到晚期并非不可避免。

眼玫瑰痤疮常先于或伴随面部酒渣鼻发生，临床表现为睑结膜炎、虹膜炎、巩膜炎、角膜炎，患者可出现瘙痒、异物感及眼睛红肿。

诊断

- 临床评估

根据临床表现方可作出诊断，没有特异性检查。发病年龄和没有黑头粉刺有助于与痤疮鉴别诊断。

鉴别诊断 包括痤疮、系统性红斑狼疮、结节病、光敏性、药疹（特别由碘化物和溴化物引起）、皮肤肉芽肿和口周皮炎。

治疗

- 避免诱发因素
- 可予以外用或口服抗生素，或外用壬二酸，或外用伊维菌素
- 对于潮红和持续性红斑，可予以外用溴莫尼定
- 对于顽固的病例，可予以口服异维 A 酸
- 对于鼻赘，可考虑使用磨削术或组织切除术
- 对于毛细血管扩张，考虑激光或电灼治疗

治疗玫瑰痤疮首要避免诱发因素（包括使用防晒霜）炎症期可使用抗生素和/或壬二酸。治疗目的是达到临床缓解，而非治愈。参见加拿大玫瑰痤疮临床实践指南，http://journals.sagepub.com。

甲硝唑（1%霜剂、0.75%水粉剂或0.75%凝胶）与20%壬二酸霜剂，每日2次，外用，具有同等疗效；可加用2.5%过氧化苯甲酰（任何剂型均可，如凝胶、溶液、霜），每日1次或2次，以增强疗效。疗效略弱的替代药物有，10%磺胺醋酰钠/5%硫磺水粉剂、克林霉素（1%溶液、凝胶或水粉剂）、2%红霉素溶液，每天外用两次。很多患者需要长久治疗以达到长期控制。外用1%伊维菌素霜对玫瑰痤疮的炎性皮损有效。

口服抗生素适用于多发丘疹、脓疱的患者以及合并眼玫瑰痤疮的患者。可选择的抗生素有：①多西环素 50～100mg，每日2次；②四环素 250～500mg，每日2次；③米诺环素 50～100mg，每日2次；④红霉素 250～500mg，每日2次。皮损好转后，抗生素剂量可降至最低有效控制剂量以维持疗效。亚抗菌剂量的多西环素（40mg，每日1次，其中30mg为即释剂型、10mg为缓释剂型）对痤疮和玫瑰痤疮均有效。

对持久性红斑或潮红，可予以外用选择性 α_2 肾上腺素能激动剂溴莫尼定来治疗，浓度为0.33%的凝胶每天外涂一次即可。

对抗生素无效的病例可能对异维 A 酸反应佳。鼻赘的治疗包括磨削术和组织切除术，美容效果佳。治疗毛细血管扩张的技术包括激光和电烙。

> **关键点**
> - 如果患者面部潮红，伴或不伴瘙痒，常由日晒、情绪应激、冷热气候交替、乙醇、辛辣食物、激动、风、化妆品，或热水澡、热饮料等诱发，就需要考虑玫瑰痤疮的可能
> - 通过其典型的临床表现可诊断玫瑰痤疮（如面中部红斑和水肿，伴或不伴脓疱、丘疹或多发的毛细血管扩张）
> - 治疗玫瑰痤疮首先须避免可能的诱因；根据炎症程度的不同选择合适的治疗，可选用外用抗生素，和/或壬二酸，口服抗生素，或异维 A 酸，或外用伊维菌素
> - 对于持续性红斑或阵发性潮红，可选用溴莫尼定
> - 磨皮和鼻赘组织切除术具有良好的美容效果
> - 毛细血管扩张可予以激光或电灼治疗

122. 皮肤细菌感染

皮肤细菌感染可分为单纯性或复杂性。对于单纯性感染经系统性抗生素治疗和局部护理常能较快起效。如果皮肤感染符合下列五条标准中的两条即可考虑为复杂性感染：
- 累及已有的创面或者皮肤溃疡面
- 累及深部软组织
- 需要外科处理
- 由合并疾病（如糖尿病、系统性免疫抑制）引起或加重
- 传统抗感染治疗无效或复发

所有单纯性感染都可能发展成复杂性感染。复杂性皮肤和软组织感染通常需要多种药物联合治疗，或者其他科室医师的帮助（如外科、感染科）。尤其是那些很多强效抗生素都控制不住的耐药细菌株引起的感染。复发性皮肤感染应更多考虑到细菌定植（如鼻腔葡萄球菌携带）、细菌耐药[如耐甲氧西林金黄色葡萄球菌（MRSA）]，肿瘤，控制不佳的糖尿病以及其他免疫低下的因素（如 HIV、肝炎、老年人、先天易感性）。细菌是痤疮的发病原因之一，虽然痤疮通常不属于皮肤细菌感染性疾病。

蜂窝织炎

蜂窝织炎（cellulitis）是一种急性的皮肤和皮下组织细菌感染，最常由链球菌或葡萄球菌引起。主要的症状和体征为疼痛，迅速发展的红斑及水肿；可有发热和局部淋巴结肿大。诊断主要依靠临床表现；培养有时能提供帮助，但不能因为等待培养结果而延误经验性抗菌治疗的时机。治疗使用抗生素。若治疗及时，预后很好。

病因
- 化脓性链球菌（*Streptococcus pyogenes*）
- 金黄色葡萄球菌（*Staphylococcus aureus*）

蜂窝织炎最常见的致病菌是 A 组 β-溶血型链球菌（如化脓性链球菌）或金黄色葡萄球菌。链球菌可引起弥散、迅速扩散的感染，这是由于链球菌产生的酶（链激酶、脱氧核糖核酸酶、透明质酸酶）可以溶解细胞成分，而这些细胞成分通常可以遏制并使炎症反应局限。典型的葡萄球菌性蜂窝织炎多局限，通常发生于开放性伤口或皮肤脓肿。

近来，社区中耐甲氧西林金黄色葡萄球菌（MRSA）越来越多[社区相关 MRSA（CA-MRSA）]。以前，MRSA 仅见于暴露于医院或护理机构中的病原体的患者。但现在，社区获得性蜂窝织炎也应该考虑 MRSA 感染，尤其是那些反复发作或对单一治疗无反应者。

较少见的致病菌包括：B 组链球菌（如无乳链球菌）可见于老年糖尿病患者，革兰氏阴性杆菌（如流感嗜血杆菌）可见于儿童，铜绿假单胞菌可见于糖尿病患者、中性粒细胞减少者、使用热水浴池或温泉者以及住院患者。动物咬伤亦可导致蜂窝织炎，巴斯德杆菌见于猫咬伤，嗜碳酸菌见于狗咬伤。生水浸泡时可发生嗜水气单胞菌感染的蜂窝织炎；温盐水浸泡则可感染创伤弧菌而致蜂窝织炎。

免疫功能低下的患者易感染机会致病菌，包括革兰氏阴性细菌（如变形杆菌、沙雷菌、大肠埃希菌或者枸橼酸杆菌），厌氧细菌、螺旋杆菌和镰刀菌属。分枝杆菌很少引起蜂窝织炎。

危险因素包括皮肤异常（如创伤、溃疡、真菌感染、其他原发皮肤病引起的皮肤屏障功能受损），常见于慢性静脉功能不全或淋巴水肿患者。心脏外科或血管外科手术中隐静脉切除术术后瘢痕处是复发性蜂窝织炎的好发部位，尤其是合并足癣时。而大多数时候并没有明显的易感因素和入侵部位。

症状及体征

感染好发于下肢。典型的蜂窝织炎发于单侧；淤积性皮炎表现虽与蜂窝织炎相似，但通常是双侧的。主要表现为局部红斑和触痛，通常伴有淋巴管炎和局部淋巴结肿大。皮肤发热、红、肿（彩图 122-1），表面常酷似橘皮（橘皮征）。除了丹毒（蜂窝织炎的一种，边界清楚，参见第 883 页）以外，边界常不清楚。常可见瘀点，大面积的瘀斑少见。可以出现水疱和大疱，破裂后常伴有受累皮肤坏死。有时蜂窝织炎可表现类似深静脉血栓，但大多可通过一个或更多的特征来鉴别（表 122-1）。发热、畏寒、心动过速、头痛、低血压和神志不清可先于皮肤表现数小时前发生，但多数患者一般情况较好。常有白细胞增多。严重的蜂窝织炎可出现感染迅速蔓延，疼痛加剧，低血压，谵妄或皮肤脱落。尤其是伴有大疱和发热，提示是病情危及生命。

表 122-1　蜂窝织炎和深静脉血栓形成的鉴别

特点	蜂窝织炎	深静脉血栓形成
皮肤温度	热	正常或凉
皮肤颜色	红	正常或发绀
皮肤表面	橘皮样	光滑
淋巴管炎和局部淋巴结病	常见	不存在

诊断
- 检查
- 血象，免疫低下患者有时需要组织培养

根据以上检查即可诊断。一般不需要皮肤和创面（如果有的话）培养，因为这很少能够明确病原体。对于免疫低下患者，血培养可及时发现或排除菌血症。当经验性治疗没有效果或者血培养阴性的时候，则需要行受累组织培养。需要根据临床表现排除脓肿。

预后

大多数蜂窝织炎经过抗生素治疗后迅速消退。局部脓肿偶有发生,需要进行切开引流。严重并发症少见,包括重症坏死性皮下组织感染(参见第 887 页)及伴有感染转移灶的菌血症。

同一部位反复感染常见,有时可导致淋巴管严重受损,慢性淋巴管阻塞和淋巴水肿。

治疗

■ 抗生素治疗

使用抗生素。根据流行病学,对已知局部皮肤病原体的蜂窝织炎可采用经验性治疗。对多数患者来说,选择覆盖 A 组链球菌和金黄色葡萄球菌的经验性治疗。轻症感染常可选择口服双氯西林 250mg 或者头孢氨苄 500mg,每日 4 次。对每日多次服药依从性不好的患者,可选择口服左氧氟沙星 500mg 或莫西沙星 400mg,每日 1 次。但是近来对氟喹诺酮类抗生素耐药的细菌越来越多。对于青霉素过敏患者,可以选择口服克林霉素 300~450mg,每日 3 次,或大环内酯类(口服克拉霉素 250~500mg,每日 2 次,或大观霉素首日口服 500mg,之后 250mg,每日 1 次)。

一般不建议在一开始进行抗 MRSA 的经验性治疗,除非有高风险者(如与病患接触史,对感染暴发的暴露史;局部流行区域培养阳性率>10% 或 15%)。对于高风险的患者,口服双倍效力的甲氧苄啶/磺胺甲噁唑(160mg 甲氧苄啶/800mg 磺胺甲噁唑)每日 2 次,克林霉素 300~450mg 每日 3 次和多西环素 100mg 每日 2 次是合理的门诊经验治疗。

对于较严重的感染,患者需住院并静脉给予苯唑西林或奈夫西林 1g,每 6 小时 1 次,或头孢菌素(如头孢唑啉 1g,每 8 小时 1 次)。对青霉素过敏的患者或者疑似或确诊 MRSA 感染的患者,选择静脉用万古霉素 15mg/kg 每 12 小时 1 次(参见第 1345 页)。对于高度耐药的 MRSA,还可以选择静脉用利奈唑胺,剂量为 600mg,每 12 小时 1 次,疗程 10~14 日。也可以静脉用达托霉素 4~6mg/(kg·d)一次。替考拉宁作用机制类似于万古霉素。在美国之外的地区,它通常被用于治疗 MRSA,通常的剂量为 6mg/kg 静脉注射,每 12 小时 1 次,先用两次,接着 6mg/kg(或 3mg/kg)静脉注射或肌内注射,每日 1 次。固定和抬高患处有利于减轻水肿;冷湿敷可以缓解局部不适。

有中性粒细胞减少的蜂窝织炎患者在获得血培养结果之前,需要经验性抗假单胞菌治疗(如静脉用妥布霉素 1.5mg/kg,每 8 小时 1 次,和哌拉西林 3g,每 4 小时 1 次)。

由哺乳动物咬伤所致的轻度蜂窝织炎的患者可作为门诊患者予阿莫西林/克拉维酸治疗(如果青霉素过敏,则予氟喹诺酮联合克林霉素或甲氧苄啶/磺胺甲噁唑)。

暴露于咸水或盐水后发生的蜂窝织炎应以口服多西环素 100mg,每日 2 次,以及头孢他啶或氟喹诺酮类药物进行治疗。因接触淡水后引起的蜂窝织炎应予头孢他啶、头孢吡肟或氟喹诺酮治疗。咸水和淡水可能感染的微生物往往类似(如海洋弧菌、气单胞菌属、希瓦氏菌、红斑丹毒丝菌、海分枝杆菌、海豚链球菌)。

治疗合并的足癣可通过清除浸渍组织中的细菌,减轻炎症,从而预防复发性下肢蜂窝织炎。如果治疗失败或者没有指征,有时也可每月肌内注射 120 万单位苄星青霉素,或者每月口服一周青霉素 V 或红霉素 250mg,每日 4 次,来预防复发性蜂窝织炎。如果这些方案都失败,可能需要组织培养。

> ● **关键点**
>
> ■ 总体来说,导致蜂窝织炎最常见的病原体是 S. pyogenes(化脓性链球菌)和 S. aureus(金黄色葡萄球菌)
> ■ MRSA 也应考虑,尤其是当有已知的暴发或局部区域发生率较高时
> ■ 皮肤发热,发红,橘皮征以及淋巴结肿大的存在可以鉴别腿部蜂窝织炎和深静脉血栓形成
> ■ 一般不需要进行皮肤或伤口组织培养;但在发生严重或复杂的感染时,需培养血液以及可能感染的组织
> ■ 针对最有可能的病原体直接开始抗菌治疗

丹毒

丹毒(erysipelas)是一种浅表性的蜂窝织炎(参见第 882 页),伴皮肤淋巴管受累。

丹毒不能与类丹毒杆菌丹毒丝菌(参见第 1356 页)感染引起的类丹毒混淆。丹毒的特征性临床表现是表面有光泽、隆起、质硬及疼痛性斑块样皮损,境界清楚(彩图 122-2)。也可有大疱性丹毒。丹毒最常由 A 组(罕见有 C 组或 G 组)β-溶血型链球菌引起,最常累及下肢和面部。当然,也有报道其他致病菌,包括:金黄色葡萄球菌[包括耐甲氧西林金黄色葡萄球菌(MRSA)]、肺炎克雷伯菌、流感嗜血杆菌、大肠埃希杆菌、华纳葡萄球菌、肺炎链球菌、化脓性链球菌以及莫拉菌。面部丹毒应与带状疱疹,血管性水肿以及接触性皮炎相鉴别。丹毒常伴有高热、畏寒和乏力;与下肢丹毒相比,MRSA 感染更多于发生于面部丹毒。丹毒可复发,导致慢性淋巴水肿。

诊断

通过典型皮疹特点即可诊断;有中毒症状的患者需行血培养。弥漫性炎性乳腺癌也可能被误诊为丹毒。

治疗

■ 下肢丹毒通常选用青霉素
■ 面部丹毒或者疑似 MRSA 感染者起始即可用万古霉素

下肢丹毒一般用口服青霉素 V 500mg,每日 4 次,疗程 ≥2 周。严重者可予静脉用青霉素 120 万单位,每 6 小时 1 次,36~48 小时后可由口服治疗替代。另一种肠外治疗是头孢曲松 1g,静滴,每 24 小时 1 次,或头孢唑啉 1~2g 静滴,每 8 小时 1 次。葡萄球菌感染者可用双氯西林 500mg 口服,每日 4 次,疗程 10 日。对青霉素过敏者可用红霉素 500mg 口服,每日 4 次,疗程 10 日;但需要注意链球菌对大环内酯类药物的耐药率在不断增加。对这些抗生素耐药的感染可选用氯唑西林或萘夫西林。在欧洲,普那霉素或罗红霉素被证实是治疗丹毒很好的选择。如果是面部丹毒或者怀疑

是 MRSA 感染，经验性治疗初始即应选择万古霉素 1g 静滴，每 12 小时 1 次（该药对 MRSA 有效）。冷敷或者止痛剂可以缓解局部不适。足部真菌感染可成为感染的入侵点，为预防复发可抗真菌治疗。

皮肤脓肿

皮肤脓肿（cutaneous abscess）是皮肤局部脓液积聚，可发生于皮肤表面任何部位。症状和体征表现为疼痛、有压痛的坚实或有波动感的肿胀。通常通过临床表现即可诊断。治疗需切开引流。

细菌引起的皮肤脓肿多局限于受累区域。对于躯干、四肢、腋窝和头颈部的脓肿，最常见的病原菌是金黄色葡萄球菌和链球菌。近年来，耐甲氧西林金黄色葡萄球菌（MRSA）越来越常见。

会阴部脓肿（如腹股沟、阴道、臀部、直肠周围）包含了粪便中的微生物，通常为厌氧菌或者需氧合并厌氧菌。疖和痈是毛囊性皮肤脓肿，具有特征性表现（参见第 884 页）。

皮肤脓肿好发于细菌过度繁殖，有外伤史（尤其是有异物存在时）或免疫力低下、血液循环较差的患者。

症状及体征

皮肤脓肿表现为疼痛、压痛、质硬，通常有红斑。大小通常在直径 1~3cm 不等，但有时更大。初始时肿胀发硬，随着脓肿向表面皮肤发展，其上皮肤变薄，可触及波动感。脓肿可自发破溃排脓。可伴有其他症状：局部蜂窝织炎、淋巴管炎、局部淋巴结肿大、发热及白细胞增多等。

诊断

- 检查
- 培养可鉴定是否为 MRSA

通过临床表现即可诊断。推荐进行细菌培养，主要用于鉴定 MRSA。

表现与单纯皮肤脓肿类似的包括化脓性汗腺炎（参见第 885 页）和表皮囊肿破裂。表皮囊肿（常被误诊为皮脂腺囊肿）很少继发感染，但破裂后释放到真皮中的角蛋白可引起强烈的炎症反应，有时临床表现与感染相似。但对破裂的囊肿进行培养少有阳性。会阴部脓肿可能是深部直肠周围脓肿的皮肤表现，也可能是克罗恩病瘘管引流引起。这些情况可以通过病史和直肠检查来明确。

治疗

- 切开和引流
- 有时需抗菌治疗

一些小脓肿无需治疗即可自行引流、消退。热敷可加速缓解。疼痛、触痛和肿胀明显时需要切开和引流，无需等到波动感形成。在无菌条件下，采取利多卡因注射或冷喷进行局部麻醉后进行切开引流。

面积较大、极度疼痛的脓肿引流时，可静脉用镇定药和麻醉剂。用手术刀尖刺穿皮肤即可打开脓肿。待脓液引流完，用戴着手套的手指头对脓腔进行钝性探查或者用刮匙清除小室，然后用 0.9%盐水冲洗。有些医生在腔内填充纱布条，24~48 小时后取出。局部热敷和抬高患处可促进炎症消退。

一般不需要使用抗生素，除非患者有系统性感染征象、蜂窝织炎、多发脓肿、免疫低下或者面部海绵窦引流区脓肿。如果存在这些情况，经验性治疗应优先选用 MRSA 有效的药物（如甲氧苄啶/磺胺甲噁唑，克林霉素；严重感染者选用万古霉素），直到获得细菌培养结果。

> **关键点**
>
> - 病原体反映所涉及的区域的定植菌群（如 *S. aureus* 和在躯干，腋窝，头部和颈部的金葡菌和链球菌），但 MRSA 已变得更加普遍
> - 脓肿培养可鉴定 MRSA
> - 对伴有显著疼痛、触痛和肿胀的脓肿切开引流，提供足够的镇痛，必要时使用镇静剂
> - 单纯脓肿时避免使用抗生素

毛囊炎

毛囊炎（folliculitis）是一种毛囊的细菌感染。

毛囊炎常由金黄色葡萄球菌引起，偶为铜绿假单胞菌（热浴池毛囊炎）或其他致病菌。热浴池毛囊炎是由于水的氯化或溴化不足造成的。

毛囊炎症状为轻微疼痛，瘙痒或刺痛。毛囊炎体征表现为毛囊周围浅表性脓疱或炎性结节。受累处毛发易脱落或拔出，但常发展成新的丘疹。坚硬的毛发生长时刺入皮肤可以引起慢性轻度刺激或炎症反应，表现类似感染性毛囊炎（须部假性毛囊炎，参见第 889 页）。

治疗

- 1% 克林霉素溶液或凝胶

因大多数毛囊炎是由金黄色葡萄球菌引起的，治疗可局部外用 1% 克林霉素溶液或凝胶，每日 2 次，疗程 7~10 日。另外，也可使用 5% 过氧化苯甲酰洗液沐浴，连用 5~7 日。广泛皮肤受累时可能需要系统性治疗（如头孢氨苄 250~500mg，每日 3~4 次，疗程 10 日）。如果这些措施都失效，或者毛囊炎反复发作，则需要取脓液进行革兰氏染色涂片和培养，以除外革兰氏阴性菌或耐甲氧西林金黄色葡萄球菌（MRSA），同时要对鼻腔分泌物进行培养除外鼻腔携带葡萄球菌可能。还应取拔出的头发用氢氧化钾溶液湿涂片除外真菌性毛囊炎。

治疗 MRSA 通常需要两种口服抗生素。治疗药物的选择应该参考培养和药敏结果。

浴池毛囊炎无需治疗常可自行缓解。当然，热水浴池应进行充分的氯化处理来预防复发以及防止他人感染。

疖和痈

疖（furuncles）是由葡萄球菌引起的累及毛囊及周围组织的皮肤脓肿。痈（carbuncles）系多个疖于皮下相互融合形成的深部化脓和瘢痕形成。与皮下组织脓肿相比较小且浅表（参见第 884 页）。通过临床表现即可诊断。治疗需热敷，通常还需要口服抗葡萄球菌抗生素。

疖和痈均可见于健康的年轻人，但更多见于肥胖、免疫

低下(包括中性粒细胞下降)、老年人及糖尿病患者。居住条件拥挤,卫生条件相对较差或者菌株毒力较强时可出现群发病例。易感因素包括皮肤或鼻腔细菌定植,湿热气候、毛囊结构异常或阻塞(如痤疮粉刺)。耐甲氧西林金黄色葡萄球菌(MRSA)是常见的致病菌。疖常见于颈、胸、面和臀部。常有不适感,与下方组织紧密附着时疼痛明显(如发生在鼻、耳或手指)。外观呈结节或脓疱,可排出坏死组织和血性脓液。痈可伴有发热和精神萎靡。

诊断

通过临床表现即可诊断。应取材进行培养。

治疗

- 引流
- 常需要使用抗MRSA的抗生素治疗

脓肿需切开引流。间断热敷可促进引流。若使用抗生素,应选择对MRSA有效的药物,直到获得培养和药敏结果。不发热且单发皮损<5mm的患者不需要抗生素治疗。若单发皮损≥5mm,需口服抗生素5~10日,可选择的药物包括:甲氧苄啶/磺胺甲噁唑(TMP/SMX)160/800~320/1 600mg,每日2次;克林霉素300~600mg,每6~8小时1次;以及多西环素或米诺环素100mg,每12小时1次。伴发热、多发脓肿或者痈的患者需TMP/SMX 160/800~320/1 600mg,每日2次和利福平300mg,每日2次联合治疗,疗程10日。其他需要系统使用抗生素治疗的情况还有:

- 皮损<5mm但引流后仍不缓解
- 有播散性蜂窝织炎证据
- 免疫低下患者
- 有心内膜炎风险患者

疖常反复发生,使用含有葡萄糖酸氯己定及异丙醇溶液或2%~3%氯二甲苯酚的皂液,或口服1~2个月维持剂量的抗生素能预防复发。反复发生疖病的患者应治疗相应的易感因素,例如肥胖、糖尿病、职业性或工业性刺激因素暴露以及鼻腔金黄色葡萄球菌携带或MRSA定植。

> **关键点**
> - 如果一个结节或脓疱累及毛囊并排出坏死组织和血性脓液,特别是发生在颈部、乳房、面或臀部,要怀疑疖可能
> - 疖和痈的培养
> - 病灶引流
> - 患者免疫低下、有心内膜炎风险、病灶>5mm或病灶不断扩大者,需要给予有效抗MRSA的抗生素

红癣

红癣(erythrasmas)是由微小棒状杆菌引起的间擦部位感染,最常见于糖尿病患者和热带地区人民。

红癣表现类似真菌癣或间擦疹。最常见于足部,表现为浅表鳞屑、皲裂以及浸渍,常局限于第3、4趾间。红癣也常见于腹股沟,表现为不规则但境界清楚的、粉红色至棕色斑片,伴有细小鳞屑。红癣还可累及腋窝、乳房下、腹部皱褶,以及会阴等处,尤其是中年肥胖女性和糖尿病患者。

红癣在伍德灯下呈特征性的珊瑚红荧光。皮肤鳞屑镜检阴性可用于鉴别红癣和真菌癣。

治疗使用红霉素或四环素250mg,每日4次口服,疗程14日。局部外用红霉素或克林霉素亦有效。复发常见。

化脓性汗腺炎

化脓性汗腺炎(hidradenitis suppurativa)是一种慢性、瘢痕性、痤疮样的炎性病灶,多见于腋窝、腹股沟、乳头或肛门周围。可根据临床表现诊断。需根据疾病分期进行治疗。

目前认为化脓性汗腺炎是毛囊及其相关结构的一种慢性炎性病症。毛囊炎症及其所致的毛囊闭塞导致毛囊破裂,形成脓肿,窦道和瘢痕。

可形成肿胀、触痛性肿物,类似皮肤脓肿。这些皮损通常是无菌性的。疼痛、波动感、分泌物排出和窦道形成是慢性病例的典型表现。在慢性的病例中,深部的脓肿和窦道可发生细菌感染。发生于腋窝的慢性患者,其炎性结节融合后可形成可触及的纤维条索。疼痛和臭味可明显降低患者的生活质量。

诊断

- 临床评估

通过临床表现即可诊断。慢性患者的深部脓肿和窦道应该进行细菌培养,但上往往没有病原体发现。赫尔利分期系统可评估疾病的严重程度。

- Ⅰ期:脓肿形成,单个或多个,没有窦道或瘢痕形成
- Ⅱ期:单个或多个,广泛分离,脓肿反复发作,窦道形成或瘢痕形成
- Ⅲ期:弥漫性或接近弥漫性受累,或整个区域多个互连窦道和脓肿

治疗

- Ⅰ期:外用克林霉素,病灶内注射类固醇激素,和口服抗生素
- Ⅱ期:口服抗生素疗程较长,有时需要引流或穿孔清创
- Ⅲ期:英夫利昔单抗或阿达木单抗,以及联合广泛手术切除、修复或移植

治疗目标是防止新的病灶,减轻炎症反应,并消除窦道。

对于赫尔利Ⅰ期,经典治疗包括局部外用1%克林霉素溶液每日两2次,外用15%间苯二酚乳膏每日1次,口服葡萄糖酸锌(90mg,每日1次),病灶内注射糖皮质激素(如5~10mg/ml的醋酸曲安奈德溶液0.1~0.5ml,每月1次)和短期(如7~10日)口服抗生素。急性者可口服大剂量四环素(500mg,每日2次),多西环素(100~200mg,每日1次),米诺环素(100mg,每日1次)、红霉素(250~500mg,每日4次),直至皮损消失。经典疗法包括局部外用药(根据患者皮肤的敏感性)以及抗生素;然而,所有治疗均可联合或单独使用。

对于赫尔莉Ⅱ期,相比Ⅰ期相同的口服抗生素治疗需要较长(如2~3个月);如果不能完全好转,可以加用克林霉素300mg每日2次口服或利福平600mg每日1次口服。加

用抗雄激素疗法[例如予口服雌激素或联合口服避孕药、螺内酯、醋酸环丙黄体酮(美国没有)、非那雄胺,或以上药物联合]可能对女性患者有帮助。切开和引流可以缓解脓肿造成的疼痛,但不足以控制疾病的发展(与皮肤脓肿不同)。对于不太深的急性炎症病灶,环钻穿孔清创(即用5~7mm直径的环钻切开,继以手指钝性分离清创和刮除术或擦洗)是优选的。窦道需要去顶。病灶较深者应该由整形外科医生评估后进行切除和移植术。

对于赫尔利Ⅲ期(彩图122-3),药物和手术治疗应更积极。英夫利昔单抗(5mg/kg 静注,第0、2、6周各用一次)减轻炎症的证据最强。其他替代方案还有阿达木单抗(首日160mg皮下注射或分开至连续两天,第15日80mg,第29日起维持剂量每周40mg)或口服维A酸类药物(异维A酸0.25~0.4mg/kg,每日2次,疗程4~6个月,阿维A 0.6mg/kg,每日1次,疗程9~12个月),这些方案对部分患者有效。如果疾病持续存在则可对受累区域行广泛手术切除、修复或植皮。剥脱性激光治疗(CO_2或Er:YAG激光)是另一种可选择的治疗方法。激光脱毛可能也有效。

对化脓性汗腺患者推荐的辅助治疗措施包括维持良好的皮肤卫生,尽量减少创伤,心理支持,并尽可能避免高糖饮食。

> **关键点**
> - 病变通常无菌,除了慢性的深部脓肿和窦道者。
> - 化脓性汗腺炎可能致残。
> - 化脓性汗腺炎的治疗应根据赫尔利分期。

脓疱疮和臁疮

脓疱疮(impetigo)是由链球菌、葡萄球菌或两者混合感染引起的以结痂或大疱为表现的浅表性皮肤感染。**臁疮**(ecthyma)是脓疱疮的溃疡型。

多数患者无易感因素,但脓疱疮可继发于任何皮肤破损。常见的风险因素包括潮湿环境,卫生条件较差以及慢性鼻咽部葡萄球菌或链球菌携带。脓疱疮可以是大疱型或非大疱型。金黄色葡萄球菌是非大疱型脓疱疮最常见的致病菌,也是所有大疱型脓疱疮的致病菌。大疱是由葡萄球菌产生的剥脱性毒素引起的。近年来20%脓疱疮病例分离到耐甲氧西林金黄色葡萄球菌(MRSA)。

症状及体征

非大疱型典型临床表现为成群的水疱或脓疱,破裂后形成蜜黄色痂皮(皮损基底有渗出)见(彩图122-4)。

大疱性脓疱疮表现相似,但水疱多迅速扩大形成大疱。大疱破裂后露出较大的基底,此后表面形成蜜黄色光泽或痂皮。

臁疮特征性表现为浅表的小的化脓性打孔样溃疡,伴有棕黑色厚痂及周围红斑。

脓疱疮和臁疮均可引起轻度疼痛或不适。常瘙痒,搔抓后可导致感染播散,累及到邻近及远处皮肤。

诊断
- 临床表现

通过特征性的外观即可诊断脓疱疮和臁疮。经验性治疗无效时才需要进行培养。反复脓疱疮患者要考虑鼻腔分泌物培养。持续性感染者应培养以除外MRSA。

治疗
- 外用莫匹罗星、瑞他莫林或夫西地酸
- 有时需口服抗生素

受累区每日多次使用肥皂水清洗,去除所有痂皮。局限性脓疱病外用莫匹罗星软膏,每日3次,持续7日,或瑞他莫林软膏每日2次,持续5日。2%夫西地酸乳膏每日3~4次,直至病变好转,但该药物未在美国上市。皮损广泛或顽固性感染者可能需要口服抗生素(如双氯西林或者头孢氨苄250~500mg,每日4次;儿童12.5mg/kg,每日4次,持续10日)。青霉素过敏者可用克林霉素300mg每6小时1次口服或红霉素250mg每6小时1次口服,但目前对这两种药物的耐药性成为越来越严重的问题。除非有强有力的证据支持(如具有与确诊MRSA感染者接触史、明确的暴发流行的接触史;所在区域MRSA培养阳性率>10%~15%),一般不推荐初始即进行抗MRSA经验性治疗。MRSA的治疗需要在培养和药敏结果的指导下进行,一般克林霉素、甲氧苄啶/磺胺甲噁唑和多西环素对大多数社区获得性MRSA是有效的。

其他治疗包括对患有特应性皮炎和广泛干燥症的患者使用润肤剂来维持正常的皮肤屏障功能,必要时使用糖皮质激素。慢性鼻腔葡萄球菌携带者可外用抗生素(莫匹罗星),每月1周,连续3个月。

及时治疗常可迅速缓解。延误治疗可导致蜂窝织炎、淋巴管炎、疖病及皮肤色素沉着或减退,伴有或不伴有瘢痕形成。2~4岁儿童若感染致肾病性A组链球菌则有发生急性肾小球肾炎的风险;美国南部肾炎发生率高于其他地区。抗生素治疗并不能预防链球菌感染后肾小球肾炎。

> **关键点**
> - 金黄色葡萄球菌是绝大多数非大疱性脓疱病及所有大疱型脓疱疮的致病菌
> - 蜜黄色结痂是大疱型和非大包型脓疱疮的特征
> - 对于持久性脓疱疮,需进行创面培养(以鉴别MRSA)和鼻腔分泌物培养(以识别鼻腔内携带的菌群)
> - 大多数病例仅需局部外用抗生素

淋巴结炎

淋巴结炎(lymphadenitis)是一个或多个淋巴结的急性感染。

许多细菌、病毒、真菌和原虫感染都可出现特征性的淋巴结炎。局部淋巴结炎主要见于链球菌感染、结核或非结核分枝杆菌感染、兔热病、鼠疫、猫爪热、初发梅毒、性病淋巴肉芽肿、软下疳和生殖器疱疹中。多发淋巴结炎常见于传染性单核细胞增多症、巨细胞病毒感染、弓形虫、布鲁菌病、继发性梅毒和播散性组织胞浆菌病。

症状及体征

典型的淋巴结炎常有疼痛、触痛和淋巴结肿大。疼痛和触痛可区分淋巴结炎和淋巴结肿大。部分感染可累及上方皮肤，偶可导致蜂窝织炎。可形成脓肿，破溃形成引流窦道。常见发热。

诊断

常可通过病史和查体发现原发疾病。可行细针吸穿刺培养或者淋巴结活检。

治疗

- 病因治疗

针对病因进行治疗，通常是经验性治疗。可根据病原学或者临床疑似可选择静脉用抗细菌、真菌或寄生虫药物。多数淋巴结炎患者门诊给予口服抗生素治疗效果良好。但也有部分患者脓肿形成，需要外科介入，可在静脉用抗生素同时行外科引流的。儿童患者常需静脉抗生素治疗。热湿敷可缓解疼痛。淋巴结炎经及时治疗通常可消退，但常遗留持续无痛性淋巴结肿大。

淋巴管炎

淋巴管炎（lymphangitis）是一种累及外周淋巴管的急性细菌感染（通常由链球菌引起）。

罕见的原因包括葡萄球菌、巴斯德菌、红斑丹毒丝菌、炭疽病毒、单纯疱疹、性病性淋巴肉芽肿、立克次体、孢子丝菌、诺卡菌、利什曼原虫、野兔热、伯克氏菌及非典型分枝杆菌。病原体从皮肤擦伤、外伤或合并感染的部位（通常是蜂窝织炎）进入淋巴管。淋巴水肿是本病的高危因素。发病初先于四肢出现不规则、温热、疼痛性红色条纹，向心性发展，累及局部淋巴结，常致淋巴结肿大和触痛。可伴全身症状（如发热、寒战、心动过速、头痛），较皮损表现更严重。常有白细胞增多。可发生菌血症。罕见情况下，原发淋巴管炎致受累淋巴管区蜂窝织炎伴化脓、坏死和溃疡较为罕见。

诊断依临床表现。通常不需要分离致病菌。大多数病患经抗链球菌治疗后迅速缓解（蜂窝织炎，参见第882页）。如果治疗反应不佳或表现不典型，需要考虑罕见的致病菌感染。

坏死性皮下感染

（坏死性蜂窝织炎或筋膜炎）

典型的坏死性皮下组织感染（necrotizing subcutaneous infection,NSI）是由需氧和厌氧菌混合感染引起的皮下组织坏死，常累及筋膜。感染好发于四肢和会阴。受累组织红、肿、热，类似重症蜂窝织炎（参见第882页）。疼痛比临床表现严重。若不及时治疗，受累区会发展成坏疽。患者多病情危急。通过病史和查体可诊断，若有危重感染的证据更加支持诊断。治疗包括应用抗生素和外科清创。若未及时积极治疗，预后差。

病因

NSI是由A组链球菌（如化脓性链球菌）或需氧菌和厌氧菌（如厌氧杆菌）混合感染引起的感染性疾病。病原体从邻近的溃疡、感染或创伤处侵入皮下组织。链球菌经血液循环从较远的感染部位到达患处皮下组织。发生于会阴部的坏死性皮下组织感染［也称富尼埃坏疽（Fournier gangrene）］常继发于近期手术、直肠周围脓肿、尿道旁腺感染，或由于腹部脏器穿孔引起的腹膜后感染。糖尿病是坏死性皮下组织坏死的高危因素。

病理生理

NSI时皮下组织小血管广泛闭塞，导致组织缺血。血管阻塞导致皮肤梗死和坏死，促进专性厌氧菌生长繁殖（如拟杆菌），同时也促进兼性厌氧菌（如大肠埃希菌）的无氧代谢，最终导致坏疽。无氧代谢可产生相对不溶性的氢气和氮气，积聚于皮下组织。

症状及体征

主要症状是剧烈疼痛。在感觉正常的患者中，疼痛可在临床体征前出现，且与其发展不平行。但因外周神经病受累神经的部位，疼痛较轻微或缺如。受累部位红、肿、热且迅速变色。可进一步出现大疱、捻发音（由于软组织积气）和坏疽形成。皮下组织（包括邻近筋膜）发生坏死，并伴有周围组织广泛损伤。最初一般不累及肌肉组织。患者多病情危急，伴有高热、心动过速、精神状态改变（从意识混乱至反应迟钝，程度不一）以及低血压等。严重者可发生菌血症或败血症，需要予以积极血流动力学支持。可能发生链球菌性中毒性休克。

诊断

- 临床检查
- 血液和创面培养

根据病史和体格检查即可诊断，白细胞增多、X线发现皮下软组织积气、血培养阳性、代谢和血流动力学紊乱等进一步支持诊断。

坏死性皮下组织感染必须与软组织梭状菌感染进行鉴别，后者常可引起蜂窝织炎、肌炎和肌坏死（参见第1401页）。这些感染都是厌氧性的。厌氧菌性蜂窝织炎可产生大量的气体，但少有疼痛、水肿或肤色改变，很少累及肌肉。坏死性肌炎伴发热、疼痛和肌肉肿胀，而没有早期皮肤改变；之后，皮肤可能发红，发热，出现紫癜和大疱。

预后

死亡率约30%。老年人、潜在疾病、延误诊断和治疗及外科清创不彻底可导致预后不佳。

治疗

- 外科清创
- 抗生素
- 必要时截肢

皮下组织坏死早期治疗以外科治疗为主，不要因诊断延误治疗。静脉用抗生素是辅助治疗，通常需要两种以上抗生素，具体方案要根据革兰氏染色涂片和培养结果来制订（如青霉素400万U，每4小时1次；联合克林霉素600~900mg，每8小时1次；或头孢曲松2g，每12小时1次）。出现大疱、瘀斑、波动感、捻发音或感染呈系统性播散时，需立即行外科探查和清创。初次切开时需用探查器或手指延伸到不能分离皮下组织与深筋膜的位置。最常见的治疗错误是外科干预不充分；常规需每1~2日重复手术，按需扩大切开范围并清创,必要时需截肢。

> **经验与提示**
> - 如果检查结果提示 NSI,应立即手术治疗,不要因静脉输液和抗生素疗法延误治疗时机

手术前后需大剂量静脉补液。抗生素的选择应结合手术取材进行革兰氏染色和培养的结果综合考虑。高压氧治疗作为辅助治疗也有益处;然而,暂无循证医学证据。NSI 合并链球菌中毒性休克综合征时建议用静脉注射免疫球蛋白。

> **关键点**
> - NSI 可继发于邻近部位的溃疡、血源性感染或外伤
> - 临床表现典型或疼痛与临床表现不相称时要考虑 NSI,尤其是糖尿病患者或其他风险因素
> - 立即行外科手术治疗,同时实行静脉输液及抗生素治疗

葡萄球菌烫伤样皮肤综合征

葡萄球菌烫伤样皮肤综合征(Staphylococcal scalded skin syndrome,SSSS)是葡萄球菌毒素引起的急性皮肤松解症。最常见于婴幼儿和儿童。表现为广泛大疱伴表皮剥脱。通过临床表现即可诊断,有时需要活检。治疗包括抗葡萄球菌抗生素和局部护理。及时治疗预后良好。

SSSS 主要见于<6 岁以下儿童(尤其是婴幼儿),罕见于老年患者,除非是肾衰竭和免疫低下者。可在护理机构出现流行,可能是通过护理人员的手接触感染婴幼儿或护理人员本身鼻腔金黄色葡萄球菌携带而引起疾病传播。也可见到散发病例。SSSS 是由 Ⅱ 组凝固酶阳性葡萄球菌引起的,通常是噬菌体 71 型,该菌产生剥脱素(也称表皮松解素),导致表皮上层在颗粒层下出现分离(参见第 1346 页)。原发感染多见于新生儿生后几天,发生于脐带残端或尿布区;稍大的患儿好发于面部。感染局部产生的剥脱素可进入血液循环,影响全身皮肤。

症状及体征

皮损初期常较浅表,伴有结痂。24 小时内其周围皮肤出现疼痛,发红呈猩红热样,迅速扩散至其他部位。皮肤明显触痛,如皱褶的薄纸。红斑基础上产生松弛性水疱,并很快破裂形成糜烂面。水疱常发生于摩擦区域,如间擦部位、臀部、手和脚。用手指轻压完整的水疱,疱壁向四周扩展(尼氏征)。表皮可轻易剥脱,常呈大片剥脱(彩图 122-5)。36~72 小时内出现全身皮肤广泛剥脱,患者病情加重,伴明显系统性表现(如乏力、畏寒、发热)。剥脱处皮肤呈烫伤样改变。保护性皮肤屏障功能丢失可导致败血症和水电解质失衡。

诊断

- 活检
- 疑似原发感染区域可进行培养

临床疑诊病例,确诊常需活检(冷冻切片较快得到结果)。病理显示浅表性非炎症性表皮分离。儿童患者皮肤培养很少有阳性,而成人常阳性。培养的标本应从结膜,鼻咽,血液,尿液和可能的原发感染灶获取,如在新生儿肚脐或者可疑皮损。培养物不应该从大疱获取,因为它们是无菌的。

鉴别诊断 包括药物超敏反应、病毒疹、猩红热、热烫伤、遗传性大疱性疾病(如大疱性表皮松解症的某些类型)、获得性大疱性疾病(如寻常型天疱疮和大疱性类天疱疮)和中毒性表皮坏死松解症(表 122-2,参见第 907 页)。Stevens-Johnson 综合征有黏膜受累的典型特点,而葡萄球菌烫伤样皮肤综合征没有这一特点。

表 122-2 鉴别葡萄球菌性烫伤样皮肤综合征(SSSS)和中毒性表皮坏死松解症(TEN)

特点	SSSS	TEN
好发人群	婴幼儿和免疫低下的成年人	老年患者
病史	近期葡萄球菌感染	服药史,肾衰竭
表皮裂隙位置(水疱形成)*	表皮颗粒层(最外层)中	表皮和真皮交界之间或基底细胞水平

* 通过 Tzanck 检查或新鲜标本的冰冻切片确定。

治疗

- 抗生素
- 渗出性皮损使用凝胶敷料

早期诊断和治疗,很少发生死亡。角质层能迅速更新,治疗第 5~7 日内即可愈合。

诊断后应立即静脉用耐青霉素酶类抗葡萄球菌抗生素,萘夫西林,体重>2kg 以上新生儿按 12.5~25mg/kg,较大患儿 25~50mg/kg,每 6 小时 1 次,直到症状改善,然后改为口服氯唑西林,体重≤20kg 以下婴幼儿和儿童 12.5mg/kg,较大儿童给 250~500mg,每 6 小时 1 次。MRSA 高发的地区或初始治疗反应不佳者应用万古霉素。禁忌使用糖皮质激素。润肤剂(如白凡士林)可防止溃烂皮肤进一步失水。尽量减少局部治疗和触摸。

> **经验与提示**
> - 如果怀疑 SSSS,应避免使用糖皮质激素

如果病灶广泛、渗出,皮肤应视为烫伤处理(参见第 2648 页)。水解聚合物凝胶敷料可能是非常有用的,并应尽量减少换药的次数。

检测携带者的措施以及预防和处理护理机构的流行感染将在其他章节讨论(参见第 2425 页)。

> **关键点**
> - 全身表皮剥脱和系统症状最常见于老年人中毒性表皮松解症和婴幼儿 SSSS（偶见于免疫低下成年人的 SSSS）
> - 可能发生类似于烫伤的并发症（如体液和电解质紊乱，败血症）
> - 需要活检，并且取结膜分泌物、鼻咽分泌物、血液、尿液和可能的原发感染灶（如肚脐和可疑皮损）进行培养
> - 予抗葡萄球菌抗生素治疗，如果皮损泛发，尽可能转入烧伤病房进行护理和治疗

123. 皮肤真菌感染

念珠菌病（皮肤黏膜）

（念珠菌）

念珠菌病是皮肤的念珠菌感染，最常见的致病菌为白念珠菌。可累及任何部位，最常见的部位包括皮肤皱褶处、指间以及生殖器、角膜及口腔黏膜。症状及体征因部位而有所不同。诊断主要依靠临床表现及皮屑的 KOH 直接镜检。治疗药物包括干燥剂和抗真菌药物。

大多数念珠菌感染局限于皮肤和黏膜，但侵袭性念珠菌病常见于免疫抑制患者，危及生命。系统性念珠菌病在第 189 章节讨论。外阴阴道念珠菌病在第 1992 页中讨论。

病因

念珠菌念珠菌属有大约 150 种菌种，70%～80%的念珠菌念珠菌感染由白色念珠菌引起，其他主要的致病菌包括光滑念珠菌、热带念珠菌、克柔念珠菌和柏林念珠菌。

念珠菌是普遍存在于皮肤和黏膜表面的酵母菌，湿热、局部或系统防御功能受损均可促进菌体繁殖。念珠菌病的高危因素包括：
- 高温
- 紧身着装
- 落后的卫生条件
- 不经常更换儿童或老年患者尿布或内衣
- 抗生素治疗造成的菌群失调
- 皮肤皱褶部位的炎症性疾病（如银屑病）
- 糖皮质激素、免疫抑制药物、妊娠、糖尿病、其他内分泌疾病（如库欣病、肾上腺功能减退、甲状腺功能减退）、恶病质或 T 细胞功能缺陷造成的免疫抑制

念珠菌病最常发生于间擦部位，如腋窝、腹股沟、臀沟（如尿布疹）、指间、龟头以及乳房下。外阴阴道念珠菌病在女性中常见。念珠菌引起的甲感染及甲沟炎可继发于不恰当的修剪指甲或发生于厨房工等常暴露于水的工人（参见第 962 页）。肥胖者，念珠菌感染常发生于腹部皱褶下。口咽部念珠菌病是局部或系统性免疫缺陷患者的常见体征。

慢性皮肤黏膜念珠菌病以甲、皮肤和口咽部受累为特征。患者皮肤缺乏对念珠菌反应及对念珠菌抗原的增殖反应（但对丝裂原具有正常的增殖反应），而对念珠菌或其他抗原的抗体反应正常。慢性皮肤黏膜念珠菌病可能是一种与甲状旁腺功能减退及艾迪生病相关的常染色体隐性疾病（念珠菌-内分泌病综合征）。

症状及体征

间擦部位的感染表现为瘙痒、界限清楚、大小和形状各异的红斑，肤色较深的患者中可能不易察觉。原发斑片周围可有丘疹和脓疱等卫星损害。肛周念珠菌病伴白色浸渍和瘙痒。外阴阴道念珠菌病可导致瘙痒和分泌物异常（参见第 1992 页）。念珠菌感染是慢性甲沟炎的常见病因，表现为疼痛性甲周红肿，甲下感染以一个或数个指甲远端剥离（甲分离）为特征，甲下呈白色或黄色。

口咽念珠菌病引起口腔黏膜白斑，刮擦易出血（参见第 771 页）。

口角炎为口角发生的念珠菌病，可引起皲裂或细小裂隙。因长期舔口唇、吸手指、不合适的义齿以及其他引起口角潮湿而利于念珠菌生长的因素引起。

慢性皮肤黏膜念珠菌病主要表现为红斑，脓疱，结痂以及类似银屑病样增厚的斑块，尤其以鼻部和前额为著，多伴发慢性口腔念珠菌病。

诊断
- 临床表现
- KOH 湿片

皮肤黏膜念珠菌病根据临床表现和皮损区刮屑 KOH 湿片直接镜检找到孢子和假菌丝可确诊。因白念珠菌广泛存在，故单纯培养阳性结果通常无意义。

治疗
- 干燥剂
- 局部外用或口服抗真菌药物

间擦部位感染 根据需要选用干燥剂（如 Burrow 溶液湿敷渗出性皮损 15～20 分钟）及局部外用抗真菌药物（表 123-1）。粉剂有效（如咪康唑粉每日 2 次，连用 2～3 周）。广泛的间擦部位念珠菌病可选用口服氟康唑 150mg，每周 1 次，连续应用 2～4 周；局部抗真菌药可同时配合使用。

表 123-1 治疗浅部真菌感染的选择*

药物	剂型	用途
丙烯胺类		
阿莫罗芬	5%溶液	甲癣
萘替芬	1%乳膏或凝胶	皮肤癣菌病,皮肤念珠菌病
特比萘芬	外用:1%乳膏或溶液	皮肤癣菌病
	口服:250mg 片剂	
苄胺类		
布替萘芬	1%乳膏	皮肤癣菌病
咪唑类		
布托康唑	2%乳膏	外阴阴道念珠菌病
克霉唑	外用:1%乳膏,洗剂或溶液;100、200 及 500mg 阴道栓剂	皮肤癣菌病,念珠菌病(口咽、皮肤、外阴阴道)
	口服:10mg 糖衣片	
益康唑	1%乳膏	皮肤癣菌病,皮肤念珠菌病,花斑糠疹
氟康唑	50 或 200mg/5ml 溶液;50、100、150、200mg 片剂	念珠菌病(外阴阴道、皮肤、口咽)
伊曲康唑	100mg 胶囊,10mg/ml 溶液	甲癣及其他甲真菌病
酮康唑	2%乳膏,1%~2%香波	皮肤癣菌病,皮肤念珠菌病
咪康唑	1%~2%液体(气雾剂),2%粉剂(气雾剂),1%~2%乳膏或洗剂,1%溶液,2%粉剂或酊剂;100mg 或 200mg 阴道栓剂	皮肤癣菌病,念珠菌病(皮肤、外阴阴道)
奥昔康唑	1%乳膏或洗剂	皮肤癣菌病,花斑糠疹
硫康唑	1%乳膏或溶液	皮肤癣菌病,花斑糠疹
特康唑	0.4%和 0.8%乳膏,80mg 栓剂	外阴阴道念珠菌病
噻康唑	6.5%软膏	外阴阴道念珠菌病
多烯类		
制霉菌素	外用:100 000U/g 乳膏,软膏,粉剂或阴道片剂	念珠菌病(口咽部、皮肤)
	口服:100 000U/ml 悬液;500 000U 片剂	念珠菌病(口咽部、消化道)
其他种类		
石灰酸品红	溶液	慢性皮肤癣菌病,间擦疹
环吡司胺	0.77%凝胶,8%涂剂	皮肤癣菌病,念珠菌病,花斑糠疹,甲真菌病
氯碘羟喹	3%乳膏	皮肤癣菌病
甲紫	1%或 2%溶液	皮肤癣菌病,尤其是足癣,间或念珠菌病
灰黄霉素	125mg、165mg、250mg、330mg 以及 500mg 片剂	皮肤癣菌病
托萘酯	1%液体、粉剂、液体或气雾剂、乳膏或溶液	皮肤癣菌病,花斑糠疹
锌制剂		
十一烯酸酯/十一烯酸	25%溶液,10%酊剂	浅部皮肤癣菌感染(如足癣)

* 对于大多数感染而言,一种外用药物相对于其他药物的优越性尚不明确。对于皮肤感染,丙烯胺类对于皮肤癣菌感染具有优越的抗菌活性,而对白念珠菌的活性较弱;咪唑类对皮肤癣菌和白念珠菌的抗菌活性均较强。外用抗真菌药物副作用罕见,但均可导致皮肤刺激、烧灼感及接触性皮炎。药物剂量可因适应证不同而有所变化。

口服抗真菌药物可引起肝炎和中性粒细胞减少。当口服抗真菌药(如伊曲康唑、特比萘芬)>1 个月时,建议定期监测肝功能和全血细胞计数。口服伊曲康唑、特比萘芬、氟康唑是通过细胞色素 P-450 酶系统代谢,因此存在很多潜在的药物相互作用。有些相互作用可能非常严重;对某些人存在心律失常的风险。应注意尽量减少与这些药物的相互作用产生的影响。

念珠菌性尿布疹　的治疗包括经常更换尿布、使用吸收性能好的一次性尿布，同时咪唑类乳膏每日2次，外用。合并口咽部念珠菌病的患儿可含服制霉菌素，每日4次，每次1ml悬液（100 000U/ml）含服。（彩图123-1）

念珠菌性甲沟炎的治疗包括避免潮湿，外用或口服抗真菌药物。此类感染往往治疗效果不佳。4%麝香草酚乙醇溶液每日2次用于受累部位有效。

口腔念珠菌病　可以克霉唑10mg锭剂溶解后含漱治疗，每日4~5次，疗程14日。另一种选择是制霉菌素口服悬浮液（100 000单位/ml溶液4~6ml）在口中尽可能长时间含漱，然后吞咽或吐出，每日3~4次，连续7~14日，直至症状和体征消失。亦可应用系统性抗真菌治疗，例如口服氟康唑，首剂200mg，此后每日100mg顿服，连续2~3周。

慢性皮肤黏膜念珠菌病　需要较长期的口服氟康唑抗真菌治疗。

> **关键点**
> - 念珠菌是正常的皮肤菌群，在一定条件下（如过度潮湿，正常菌群失调，宿主免疫抑制）可致病
> - 念珠菌病可表现为间擦部位的红斑、脱屑、瘙痒性斑片，以及黏膜、甲周或口角部位的皮损
> - 如果根据临床表现不能诊断，根据皮损区刮屑KOH湿片直接镜检找到孢子和假菌丝可确诊
> - 大多数念珠菌性间擦疹的治疗可用干燥剂及外用抗真菌制剂
> - 多数念珠菌性尿布疹的治疗包括经常更换尿布、使用吸收性能好的尿布，同时外用咪唑类乳膏
> - 治疗口腔念珠菌病可用克霉唑含片，口服制霉菌素悬液，或口服抗真菌药

皮肤癣菌病的概述

皮肤癣菌病是指皮肤和甲角蛋白的真菌感染（甲感染也称为甲癣或甲真菌病）。症状和体征因感染部位不同而各异。诊断根据临床表现和皮肤刮屑KOH湿片直接镜检结果。治疗方案因部位有所不同，但通常包括局部外用和口服抗真菌药物。

皮肤癣菌是以角蛋白为营养、必须寄生于角质层、毛发或甲的真菌。引起人类感染的致病菌种为表皮癣菌属，小孢子菌属以及毛癣菌属。与念珠菌病不同的是，这些感染很少具有侵袭性。传播途径包括人与人，动物与人以及土壤与人，后者较少见。此类真菌可能存在不确定性，大多数人不会发生临床感染，而因局部防御能力改变而导致T细胞应答受损（如外伤引起的血管损伤）、原发性（遗传性）或继发性（如糖尿病或HIV感染）免疫抑制的人群可发生临床感染。

常见的皮肤癣菌病包括：
- 须癣
- 头癣
- 体癣
- 股癣
- 足癣
- 皮肤癣菌反应

症状及体征

皮肤癣菌病的症状和体征因感染部位（皮肤、毛发、甲）而异。致病菌的毒力和宿主的易感性及高敏性决定了感染的严重程度。通常炎症反应轻微或无炎症反应，表现为无症状或轻度瘙痒，皮损脱屑，边缘轻度隆起，间歇性复发。有时炎症反应重，表现为突发的水疱或大疱（多发生于足部）或头皮的炎症性损害（脓癣）。

诊断

- 临床表现
- KOH湿片

皮肤癣菌的诊断根据临床表现和感染部位，皮肤刮屑的KOH湿片直接镜检发现菌丝或培养见粗细不均的菌丝可确诊。对于甲真菌病，最敏感的检查是指甲碎屑的PAS染色。对于KOH湿片检查，应削剪及检查甲板，而不是甲下碎屑。

除头皮（以确定动物源性感染并治疗）和甲（可能由非皮肤癣菌感染引起）的感染外，通常不需要通过培养鉴定菌种。当皮损表面伴有严重的炎症及细菌感染及/或伴发脱发时培养亦有帮助。

皮肤癣菌病的鉴别诊断包括：
- 脱发性毛囊炎
- 细菌性脓皮病
- 可致瘢痕性秃发的疾病，如盘状红斑狼疮，扁平苔藓以及假性斑秃

治疗

- 局部使用或口服抗真菌药物
- 有时使用糖皮质激素

通常局部使用抗真菌药即可（表123-1）。非处方药物特比萘芬是杀真菌剂，可缩短疗程。若念珠菌感染不能排除，宜选用益康唑或环吡司胺。其他适当非处方外用治疗包括克霉唑和咪康唑。

多数甲和头皮的感染、局部用药抵抗、患者不愿或不能坚持长期局部用药时需要口服抗真菌药，剂量和疗程根据感染部位不同而有差异。

糖皮质激素有时可与抗真菌霜剂同时应用，以帮助缓解瘙痒和炎症。然而，因外用糖皮质激素可促进真菌生长，应尽量避免联合外用糖皮质激素及抗真菌的药膏。市售外用糖皮质激素和抗真菌产品不能替代通过KOH湿片检查或培养而获得准确诊断。

须癣

须癣是一种胡须区域的皮肤癣菌感染，通常由须癣毛癣菌或疣状毛癣菌引起。

须癣为胡须部位的皮肤癣菌病，表现为浅表的环状损害，也可有类似毛囊炎的较深在的损害。须癣有时也可表现为炎症性的脓癣，导致瘢痕性胡须脱落。

诊断

- KOH 湿片

须癣的诊断依靠受累皮肤或者拔出的胡须的 KOH 湿片检查、培养或活检检查。

治疗

- 口服抗真菌药物
- 有时可使用泼尼松

须癣的治疗是使用微粉化的灰黄霉素 500mg~1g 口服，每日 1 次，直至临床症状消失后 2~3 周。或者使用特比萘芬 250mg 口服，每日 1 次，或者伊曲康唑 200mg 口服，每日 1 次。

若皮损处炎症反应重或发生脓癣，可短期加用泼尼松（以减轻症状，并可能有助于减少瘢痕形成），从 40mg/d，1 次口服（成人）开始，2 周后逐渐减量。

头癣

头癣是头皮的皮肤癣菌感染。

头癣是一种主要感染儿童的皮肤癣菌病，具传染性和流行性。断发毛癣菌是最常见的致病菌，其次是犬小孢子菌和奥杜盎小孢子菌；在其他地区，其他毛癣菌属（如许兰毛癣菌，紫色毛癣菌）较为常见。

头癣可引起头皮渐进性圆形斑片，伴干燥性鳞屑或（和）秃发。断发毛癣菌感染可导致"黑点癣"，即毛干在头皮表面折断；奥杜盎小孢子菌感染可导致"灰斑癣"，即毛干在头皮上方折断，遗留短的残端。头癣鲜见类似头皮屑样弥散性脱屑或弥散分布的脓疱。

脓癣 皮肤癣菌感染偶可引起脓癣，表现为大的似沼泽的头皮炎性斑块（彩图 123-2），由对皮肤癣菌的严重的炎症反应引起。脓癣可有脓疱和结痂，可能被误诊为脓肿。脓癣可能导致瘢痕性脱发。

诊断

- 临床表现
- KOH 湿片
- 伍德灯检查及培养

头癣的诊断依靠临床表现及刮屑或拔发的氢氧化钾湿片镜检。毛干内（发内型）或毛干外（发外型）孢子的大小和形态可区分致病菌种并指导治疗。

犬小孢子菌和奥杜盎小孢子菌导致的头癣在伍德灯下呈蓝绿色荧光，可与红癣鉴别。

如有必要，可对拔出的毛发进行真菌培养。儿童头皮皮疹可与脓肿类似，必要时，可行培养帮助鉴别。

> **经验与提示**
> - 在对头皮脓肿进行引流之前，需要考虑脓癣的诊断

需与头癣鉴别的还包括：
- 脂溢性皮炎
- 银屑病

治疗

- 口服抗真菌药物
- 二硫化硒洗剂
- 有时泼尼松

儿童患者治疗口服微粉化的灰黄霉素悬液 10~20mg/kg，每日 1 次（剂量视多种指标而定，最大剂量通常不超过 1g/d），或 >2 岁儿童超微粒灰黄霉素 5~10mg/kg（最大剂量为 750mg/d）每日 1 次或分两次与食物或牛奶同服，连续 4~6 周或直至临床症状完全消失。也可口服特比萘芬。体重 <20kg 的患儿，特比萘芬 62.5mg，每日 1 次；体重 20~40kg 的患儿，每日 1 次，每次 125mg；体重 >40kg 的患儿，每日 1 次，每次 250mg。

需同时外用咪唑类或环吡司胺乳膏直至头癣治愈，以防止感染扩散或传染其他儿童；外用 2.5% 的二硫化硒洗剂洗发每周至少 2 次。患儿在治疗期间可上学。

成人口服特比萘芬 250mg，每日 1 次，2~4 周，对发内感染更有效；或伊曲康唑 200mg，每日 1 次，2~4 周，或 200mg，每日 2 次，服 1 周，停 3 周（冲击疗法），疗程 2~3 个月。

若皮损处炎症反应重或发生脓癣，可短期加用泼尼松（以减轻症状，并可能有助于减少瘢痕形成），从 40mg/d，1 次口服（儿童 1mg/kg）开始，2 周内逐渐减量。

> **关键点**
> - 头癣主要感染儿童，具传染性和流行性
> - 确诊头癣可通过氢氧化钾湿片、真菌培养或伍德灯检查
> - 除外用抗真菌药，口服灰黄霉素或特比萘芬治疗
> - 脓癣或严重炎症反应可短期口服泼尼松

体癣

体癣为面部、躯干及四肢的皮肤癣菌感染。

体癣是一种皮肤癣菌病，表现为粉红色至红色的环形（O 形）向周围扩张、中央消退倾向的有隆起边缘的斑片及斑块（彩图 123-3）。罕见表现为钱币状（环形至圆形）鳞屑性斑片，并伴有小丘疹或脓疱，无中央消退。常见的致病菌为须癣毛癣菌，红色毛癣菌和犬小孢子菌。

诊断

- 临床评估
- 氢氧化钾湿片

需与体癣鉴别的包括：
- 玫瑰糠疹
- 药疹
- 钱币状皮炎
- 多形红斑
- 花斑糠疹
- 红癣
- 银屑病
- 二期梅毒

治疗

- 局部外用或口服抗真菌药物

轻度至中度的病变的治疗包括咪唑类、环吡酮类、萘

替芬或特比萘芬乳剂、霜剂或凝胶。药物应每日2次外用,持续直至皮损消退后至少7~10日,一般2~3周。广泛及持续的皮损好发于红色毛癣菌感染以及伴有全身性疾病的虚弱患者。对于此类病例,最有效的疗法是口服伊曲康唑200mg,每日1次,或特比萘芬250mg,每日1次,2~3周。

股癣

股癣为腹股沟区域的皮肤癣菌感染。

股癣是一种皮肤癣菌病,通常由红色毛癣菌(*Trichophyton rubrum*)或须癣毛癣菌(*T. mentagrophytes*)引起。主要的危险因素包括潮湿环境(如湿热的天气,潮湿紧身衣物,肥胖导致的皮肤皱褶部位持续黏着)。男性因阴囊与大腿紧密接触故患病多于女性。

通常情况下,表现为瘙痒性、环状皮损,从靠近大腿内侧上部的皱褶延伸下来(彩图123-4)。感染可能是双侧的。病变可伴随浸渍、痱子、继发性细菌或念珠菌感染以及对治疗措施的反应等。此外,可发生搔抓皮炎以及苔藓样变。复发常见,因为真菌可能会反复感染易感人群或伴有甲癣或者足癣的患者,此类病变可以成为皮肤癣菌储存池。常夏季暴发。

诊断
- 临床评估
- 氢氧化钾湿片检查

股癣的鉴别诊断包括:
- 接触性皮炎
- 银屑病
- 红癣
- 念珠菌病

阴囊受累少见或症状较轻,而在念珠菌性间擦疹或慢性单纯性苔藓中阴囊常受累。如果根据临床表现不能诊断,氢氧化钾湿片是有帮助的。

治疗
- 外用抗真菌乳膏、洗剂或凝胶

抗真菌药物包括特比萘芬、咪康唑、克霉唑、酮康唑、益康唑、萘替芬以及环吡司胺(不常用),每日2次,连续10~14日。对于难治性、炎症性或播散性感染,可选用伊曲康唑200mg/d,1次或特比萘芬250mg/d,1次口服,连续3~6周。

足癣
(运动员脚)

足癣为足部的皮肤癣菌感染。

足癣是最常见的皮肤癣菌病,因为足部多汗导致的潮湿环境有利于真菌的生长。足癣的4种临床类型可单发或混合存在:
- 慢性角化过度型
- 慢性趾间型
- 急性糜烂型
- 水疱大疱型

慢性角化过度型 足癣由红色毛癣菌(*Trichophyton rubrum*)引起,皮损典型,表现为足底脱屑及增厚,可延伸超出足跟部位呈鞋型分布。患者如对预期的抗真菌治疗反应差,需考虑少见原因引起的足部皮疹。鉴别诊断包括无菌浸渍(由于多汗症和不透气鞋袜导致)、接触性皮炎(由于鞋中使用的各种材料,特别是胶类黏合剂、含有橡胶的秋兰姆化合物以及皮鞋中使用的铬鞣剂等引起的Ⅳ型迟发性超敏反应)、刺激性接触性皮炎和银屑病。

慢性趾间型 足癣表现为脱屑,红斑,趾间或趾下皮肤的糜烂,外侧的三个足趾最易受累。

急性糜烂型 足癣(通常由须癣毛癣菌趾间变种感染引起)通常发生于第3、4趾间,并可蔓延至足背侧面及(或)足跟部。趾间皮损通常表现为浸渍,边缘脱屑(彩图123-5)。常见的并发症为继发性细菌感染,蜂窝织炎和淋巴管炎。

水疱大疱型 足癣,表现为足底水疱,融合成大疱,为趾间型足癣加重的少见表现,危险因素包括不透气的鞋子及高温和潮湿的环境。

诊断
- 临床评估
- 氢氧化钾湿片检查

根据临床体检和总结危险因素可做出足癣诊断。如果根据临床表现不能诊断,氢氧化钾湿片检查是有帮助的。

足癣鉴别诊断包括:
- 出汗障碍性湿疹
- 掌跖银屑病(参见第919页,表128-1)
- 变应性接触性皮炎

治疗
- 外用或口服抗真菌药物
- 保持干燥和使用干燥剂

足癣最安全的治疗是外用抗真菌药物,但易复发,常需延长疗程。其他效果持久的治疗措施包括口服伊曲康唑200mg,每日1次,疗程1个月(或冲击疗法,200mg,每日2次,每月服药1周,连续1~2个月);口服特比萘芬250mg,每日1次,连续2~6周。同时外用抗真菌药可减少复发。

为防止复发,需减轻足部及鞋类潮湿程度。透气或露趾鞋类及换洗袜子非常重要,尤其是在温暖的天气。应于洗澡后手动把脚趾间擦干。亦推荐使用干燥剂;可选用抗真菌粉末(如咪康唑)、甲紫、Burrow溶液(5%的铝碱式醋酸盐)浸泡,可每晚使用20%~25%的氯化铝溶液,疗程1周,然后根据需要每周使用1~2次。

癣菌疹反应

癣菌疹反应是一种远离原发感染部位的皮肤对皮肤癣菌病的炎症反应。

癣菌疹临床表现多样,与感染局部的真菌生长无关,而是机体其他部位对皮肤癣菌病的一种炎症反应。皮损瘙痒明显,临床可表现为:

- 手足水疱
- 丘疱疹
- 丹毒样斑块
- 结节性红斑
- 离心性环形红斑
- 荨麻疹

皮损可泛发。

根据癣菌疹部位氢氧化钾湿片检查阴性，而原发皮肤癣菌感染部位镜检阳性可做出诊断。治疗原发感染灶可治愈癣菌疹，同时局部外用糖皮质激素和/或止痒剂（如羟嗪25mg，每日4次，口服）可缓解症状。

间擦疹

间擦疹是因潮湿和/或感染导致的间擦部位的皮肤浸渍。

间擦部位摩擦和透气不良，使局部皮肤浸渍，形成斑片或斑块，导致间擦疹或炎症。细菌和酵母感染也常见。好发部位包括乳房下、腹部皱褶下、指（趾）间、腋窝、臀下及生殖器部位皱褶。

诊断
- 临床评估

间擦疹的诊断依靠临床表现，KOH湿片镜检和培养可指导治疗。

间擦疹的鉴别诊断包括：
- 股癣（与腹股沟间擦疹鉴别）
- 念珠菌病
- 反向型银屑病（间擦部位银屑病）

治疗
- 可使用干燥剂，有时可局部外用抗菌洗剂或抗真菌霜剂

如果没有检查到细菌或酵母，干燥剂即可治疗。有效治疗措施包括滑石粉（玉米粉有利于真菌而生长不宜使用）、Burrow溶液湿敷及吸收力强的粉剂。

若合并细菌或真菌感染，则在干燥剂的基础上外用抗细菌洗剂或抗真菌乳膏。

花斑癣
（花斑糠疹）

花斑糠疹是由马拉色菌引起的皮肤感染，临床表现为多发性无症状的鳞屑斑片，颜色多样，白色、褐色、棕色至粉红色。根据临床表现和皮肤刮屑氢氧化钾湿片检查进行诊断。治疗可使用外用或口服抗真菌药物。易复发。

马拉色菌是一种双相真菌，通常为皮肤表面的正常菌群，而在某些人群中可引起花斑糠疹。主要感染健康人群。花斑糠疹的危险因素包括湿热的环境以及使用糖皮质激素、妊娠、营养不良、糖尿病以及其他疾病导致的免疫抑制状态。花斑糠疹的色素减退是由于糠秕马拉色菌（*M. furfur*）产生壬二酸引起酪氨酸酶的抑制。

症状及体征

花斑癣通常无症状。典型皮损表现为躯干、颈部、腹部的多发褐色、棕色、鲑肉色、粉红色或白色的鳞屑性斑片（彩图123-6），有时面部亦可累及。皮损可融合。在浅肤色人种中，因非褐色皮损可与晒黑后的皮肤形成对比，所以该病一般在夏天时较易诊断。花斑糠疹为良性，不具传染性。

诊断
- 临床表现
- KOH湿片镜检
- 伍德灯检查

花斑糠疹可根据临床表现和细小鳞屑氢氧化钾湿片镜检找到菌丝和芽孢（"意大利面和肉球"）诊断。

伍德灯检查显示金色至白色的荧光。

治疗
- 外用抗真菌药物
- 有时需口服抗真菌药物

花斑糠疹的治疗可外用任意一种抗真菌药物。如2.5%二硫化硒洗剂（每日外用10分钟，连续1周或每周外涂24小时，2周）；以及每天使用2%吡硫锌香皂或2%硫水杨酸洗剂洗浴1~2周。

皮损面积广泛或经常复发的患者可氟康唑每周150mg口服，共2~4周。

花斑癣导致的色素减退在真菌清除数月至数年后可恢复因为致病菌是皮肤正常菌群，因此治疗后复发非常普遍。

讲究个人卫生、经常使用吡硫锌香皂，或每月一次使用外用抗真菌治疗可降低复发的可能性。

> **关键点**
> - 虽然花斑糠疹可发生在免疫抑制患者中，但是大多数感染患者均为健康人群
> - 该病常在夏天时诊断，但是主要是因为色素减退皮损在晒黑的皮肤上更加明显
> - 尝试通过对细小皮屑刮片的氢氧化钾湿片检查，找到菌丝和芽孢确诊
> - 局部外用或口服抗真菌药物治疗

124. 病毒性皮肤病

传染性软疣

传染性软疣表现为簇集分布的半球形、光滑的粉色丘疹。丘疹呈蜡样或珍珠样光泽，伴有脐凹，直径2~5mm，由痘病毒科的传染性软疣病毒感染所致。根据临床表现明确诊断。治疗目的主要是为了美观和防止播散。治疗手段包括机械性方法（如刮除、冷冻）和外用刺激剂（如咪喹莫特、斑蝥素、维A酸）。

传染性软疣病毒通常引起局部的慢性感染。本病通过直接接触而传染，可自体接种，也可以通过污染物（如毛巾、沐浴海绵）和洗澡水播散。传染性软疣在儿童中较为常见。成人主要通过与感染人群的密切皮肤接触（如性接触、摔跤）而被传染。免疫功能低下的患者（如HIV/艾滋病、使用糖皮质激素、化疗）可发生更为广泛性的感染。

症状及体征

除了掌跖皮肤，传染性软疣皮损可发生在体表任何部位。皮损为簇集分布的半球形、光滑的粉色丘疹，呈蜡样或珍珠样光泽，伴有脐凹，直径通常2~5mm。儿童皮损好发于面部、躯干和四肢，成人则多见于耻骨部、阴茎和外阴部。尤其在HIV感染和其他免疫缺陷患者中，皮损直径可大到10~15mm。皮损通常不痛不痒，在体检时偶然发现。然而，由于机体对抗病毒，皮损也会出现炎症反应和瘙痒。

诊断

- 临床评估

本病诊断主要基于临床表现，只有当诊断不明确时，才可进一步行皮肤活检或挤出物涂片，可见特征性的包含体。小的皮损（<2mm）需与毛囊炎、粟丘疹和疖鉴别，大的皮损（>2mm）需与幼年性黄色肉芽肿、Spitz痣相鉴别。

治疗

- 刮除、冷冻、激光、电灼
- 外用刺激剂（如三氯醋酸、斑蝥素、维A酸、他扎罗汀、鬼白毒素）
- 有时联合疗法

大多数皮损可在1~2年内自行消退，但也可持续2~3年不退。治疗主要是为了美观和防止传播。治疗方法包括刮除、冷冻、激光、电灼、三氯醋酸（浓度为25%~40%的溶液）、斑蝥素、鬼白毒素（用于成人）、维A酸和他扎罗汀，一些临床医师使用水杨酸，但其他人认为它对许多发生软疣的身体部位刺激性过强。一般不推荐使用咪喹莫特。眶缘内的传染性软疣病变应由技术熟练的保健医生小心去除。可用镊子轻柔挤压皮损以去除中央核心。尤其治疗儿童时，首选疼痛较小的方法（如维A酸、他扎罗汀和斑蝥素）。刮除和液氮冷冻前可先予表面麻醉剂封包40~60分钟，表面麻醉剂有局部麻醉剂共溶性合剂（EMLA乳膏）、4%利多卡因乳膏。EMLA乳膏需谨慎应用，尤其是治疗儿童时，因为EMLA可产生系统性毒性。成人可选择刮除，疗效好但无麻醉时疼痛较明显。皮肤科医生通常选用联合疗法，如在门诊给患者液氮冷冻或斑蝥素治疗，并嘱患者回家后继续使用维A酸乳膏。大多数患者用这种方法治疗1~2个月后效果显著。

斑蝥素外涂安全有效，但可导致皮肤起疱。一小滴斑蝥素直接涂抹于皮损部位即可。在患者（尤其儿童）易摩擦的部位绑上绷带，避免与手指接触。由于斑蝥素可导致皮肤起疱，因此面部或眼周皮肤不宜使用。如不慎入眼，可灼伤角膜，导致瘢痕形成。在斑蝥素点涂后6小时内，需用肥皂和清水洗净。一次治疗只能处理最多15个皮损，因为斑蝥素使用后可引发感染。并应告知患儿家长斑蝥素可能导致皮肤起疱的副作用。

患儿可以继续去学校和托儿所。但患儿皮损处需遮盖，以减少传染的风险。

> **关键点**
>
> - 传染性软疣由痘病毒引起，一般通过直接接触（如性接触、摔跤）、污染物和洗澡水传染
> - 皮损通常表现为簇集分布的半球形、光滑、具有蜡样或珍珠样光泽、伴有脐凹的粉色丘疹，2~5mm直径大小，一般无自觉症状
> - 根据临床表现明确诊断
> - 治疗主要是为了美观和防止传播
> - 治疗方法包括有创性治疗（如刮除、冷冻、激光、电灼），外用刺激剂（如三氯醋酸、斑蝥素、维A酸、他扎罗汀和鬼白毒素）

疣
（寻常疣）

疣是由人类乳头瘤病毒感染引起的一种常见的良性皮肤损害。可发生于身体任何部位且形态多样。根据体格检查明确诊断。疣通常有自限性，可用有创性治疗方法（如切除、烧灼、冷冻、液氮）、局部外用或注射药物治疗。

疣在人群中十分普遍，可发生于各个年龄层，儿童中最常见，老年人较少见。

病因

疣是由人类乳头瘤病毒（HPV）感染引起的，HPV有100种以上的亚型。创伤和浸渍可促使病毒最初在皮肤

接种。紧接着，自身接种导致病毒扩散。病毒扩散与局部和系统的免疫功能有关。在免疫抑制的患者（尤其是HIV感染和肾移植患者），皮损特别容易泛发，治疗比较困难。体液免疫可防止HPV感染，而细胞免疫则可帮助清除感染。

症状及体征

疣的命名取决于疣的临床表现和部位。不同的临床表现与不同的HPV类型有关（特殊表现，表124-1）。大多数类型的疣通常无自觉症状。但有些疣伴有触痛，因此位于承重部位（如足底）的疣可有轻微疼痛感。

表 124-1　特殊类型的疣

临床表现	人乳头瘤病毒类型	说明
鲍温样丘疹病*	16,18,33,39	外阴和阴茎上棕色扁平疣状的丘疹（良性）
Buschke-Löwenstein 肿瘤	6,11	肛周生殖器部位的巨大菜花状肿块
屠夫疣	7	发生在肉制品工人手部的寻常疣，通常为良性 相较于寻常疣，更易呈菜花状
疣状表皮发育不良	1~5,7~9,10,12,14,15,17~20,23~25,36,47,50	少见，具有引起广泛HPV感染的遗传素质，常常早在患者20多岁时即可恶变（如鳞状细胞癌）
角化棘皮瘤	77	被认为是一种分化良好的鳞状细胞癌
口腔灶性上皮增生（Heck病）	13,32	表现为口腔内壁多发的鹅卵石样白色扁平的丘疹
肾移植患者罹患的疣	75~77	常多发并较难治疗

*女性患者及患者的女性性伴需密切随访，评估有无宫颈癌的发生。
HPV，人类乳头瘤病毒。

寻常疣 寻常疣与HPV1、2、4、27和29型感染有关。通常无自觉症状，但位于承重部位（如足底）的疣有时可有轻微疼痛感。寻常疣一般边界清晰，表面粗糙，可呈圆形或不规则形，质地坚实，颜色呈淡灰色、黄色、棕色或灰黑色，为直径2~10mm大小的结节。往往好发于易受外伤的部位（如手指、肘部、膝盖和面部），可扩散至任何部位。特殊类型的疣（如带蒂的或呈菜花状的）一般多发于头部和颈部，尤其是头皮和胡须处。

丝状疣 这类疣呈细长形、叶状生长，好发于眼睑、面部、颈部和唇部。通常也无自觉症状。为寻常疣的另一种不同的表现形态，良性并较容易治疗。

扁平疣 扁平疣与HPV3、10、28和49型感染有关，表现为扁平光滑的丘疹，颜色呈棕黄色、粉色或肤色，好发于面部，沿抓痕分布排列。较常见于儿童和青少年，自身接种传播。通常无自觉症状，但较难治疗。

掌疣和跖疣 这类疣与HPV1型感染有关，位于手掌和足底。由于受压而皮损扁平，周围绕以角化的皮肤（彩图124-1）。常有触痛，站立行走时伴有不适感。削去表面可有针尖大小的出血点，以此与鸡眼和胼胝相鉴别。

镶嵌疣 镶嵌疣表现为斑块，由数个紧密连接的小的跖疣聚集而成。和一般跖疣一样，也有触痛。

甲周疣 这类疣表现为甲板周围皮肤增厚、皲裂，呈菜花状。通常无自觉症状，但当疣增大形成皲裂时可产生疼痛。患者因表皮角质层频繁缺损而易导致甲沟炎。甲周疣较常见于喜欢咬指甲的患者，以及从事易使手部长期处于潮湿状态的工作人群，如洗碗工、调酒师。

生殖器疣 生殖器疣皮损可呈散在分布的扁平丘疹、宽基底的平滑丘疹，或天鹅绒样的丘疹，位于会阴、直肠周围、阴唇及阴茎部位（彩图124-2）。某些高危HPV类型（尤其是16和18型）感染是导致宫颈癌的主要原因。这类疣通常无自觉症状。直肠周围的疣常有瘙痒感。

诊断

- 临床评估
- 极少活检

根据临床表现即可明确诊断，极少需要活检。一个主要体征是疣体表面没有皮纹，有针尖大小黑点（毛细血管血栓）或削刮后有出血现象。

> **经验与提示**
>
> - 若有必要，可刮取疣体表面查看是否有黑点（毛细血管血栓）来确诊

鉴别诊断包括以下内容：

- 鸡眼：皮纹不清，但削去后无毛细血管血栓
- 扁平苔藓：与扁平疣类似，但可伴有口腔带状损害、威克姆纹，皮损对称分布
- 脂溢性角化病：更黏着于皮肤，色素沉着，伴有角质囊肿
- 皮赘（软纤维瘤）：可有蒂，比疣更平滑、更接近肤色
- 鳞状细胞癌：可表现为溃疡，不自行消退，不规则生长

在某些医疗中心可做DNA分型，但大多数情况下没有必要做此检查。

预后

许多疣可自行消退（尤其是寻常疣）。有些甚至在治疗后仍持续数年，并且可在原处或其他部位复发。与复发有关的因素包括患者全身免疫状态和局部因素。易受局部外伤患者（如运动员、修理工和屠宰工）的疣治疗顽固且极易复发。生殖器部位HPV感染存在恶变的可能，但除了免疫抑制患者外，HPV感染所致皮肤疣恶变的病例很少见。

治疗

- 外用刺激剂（如水杨酸、斑蝥素、鬼臼素）

- 有创性方法(如冷冻、电烙、刮除、切除、激光)

疣的治疗没有明确的适应证。影响美观、妨碍功能或较疼痛的疣应考虑治疗。患者应积极坚持治疗,疗程可能较长,也可能会不成功。免疫系统受损的患者治疗成功率更低。

外用刺激剂的治疗机制是诱导对HPV的免疫应答。这类刺激剂包括水杨酸(salicylicacid,SCA)、三氯醋酸、氟尿嘧啶、鬼白素、维A酸和斑蝥素。

局部外用5%咪喹莫特乳膏可促使皮肤细胞局部产生抗病毒的细胞因子。局部外用西多福韦、HPV疫苗和接触免疫疗法(如方酸二正丁酯和念珠菌变应原)也被用来治疗疣。可先将病损部位置于45℃的热水中浸泡,每周三次以上,每次30分钟。浸泡后,局部外用药物可更好地吸收。口服药物治疗包括西咪替丁、异维A酸和口服锌制剂。静脉用西多福韦也可选用。为了提高治疗的成功率,大多采用多种方法联合治疗。皮损内注射博来霉素和α2b-干扰素可达到直接抗病毒的作用,但仅用于难治性疣的治疗。

这些药物也可以和有创性治疗方法(如冷冻、电烙、刮除、切除和激光)联合使用,即使有创方法可物理去除疣,但组织内仍存在病毒而导致疣的复发。

寻常疣 在免疫功能正常的患者,寻常疣通常在2~4年内自行消退,也有一些可持续多年。治疗方法较多。有创治疗方法有电烙,液氮冷冻和激光。SCA制剂也是常用的治疗。

根据皮损部位和严重程度选择不同的治疗方法。

SCA是最常用的外用治疗药物。有液体、硬膏和贴膏三种剂型。例如,手指部位皮损可外用17%SCA药液,足底部位皮损则可外用40%SCA硬膏。一般在晚上使用,根据不同的部位保留8~48小时不等。

斑蝥素,可单独使用,或以火棉胶为基质,加入斑蝥素(1%)、SCA(30%)和鬼白素(5%)制成混合制剂使用。单用斑蝥素6小时后需用肥皂和清水洗净,含有SCA和鬼白素的混合制剂则在使用后2小时内洗净。药物停留在皮肤上的时间越长,皮肤越容易发生起疱的不良反应。

冷冻疗法,虽较疼痛,但疗效非常好。电干燥法刮除术、激光,或两者联合治疗均有效,适合于孤立的皮损,但可能留疤。治疗后1年内,约35%的患者皮损复发或有新发,因此尽可能选择避免瘢痕形成的治疗方法,以免数次治疗后留有多个瘢痕。会形成瘢痕的治疗方法尽可能只用于对于美观影响小的部位和难治性疣的治疗上。

丝状疣 治疗方法包括切除、剪除、刮除和液氮冷冻。液氮冷冻时,需使疣体周围2mm的皮肤都变白为止。皮肤解冻时可引起皮肤损伤,通常持续10~20秒。一般治疗后24~48小时可出现水疱。同时液氮冷冻后往往留有色素减退或色素沉着,故在治疗易影响美观部位(如面颈部)的皮损时,需非常小心。深肤色患者治疗后则可能留下持久的色素减退斑。

扁平疣 扁平疣较寻常疣持续更长的时间而不愈,治疗困难,位于影响美观部位的扁平疣,使用最有效的有创性治疗更不可取。通常一线治疗选择维A酸(如0.05%维A酸乳膏)每天外用。若剥脱效果不满意,可进一步使用其他刺激剂(如5%过氧化苯甲酰)或5%SCA乳膏。5%咪喹莫特乳膏也可用于治疗扁平疣,可单用,也可与其他外用药物或有创性方法联合使用。另外,还可外用氟尿嘧啶(1%或5%乳膏)。

跖疣 可用浸渍作用强烈的40%SCA硬膏外涂治疗,并在皮损处保留数天。当疣体变湿软后,可清创祛除,然后再给予冷冻或使用腐蚀剂(如30%~70%的三氯醋酸)。其他有创性治疗(如CO_2激光、脉冲染料激光和各种酸类物质)也较有效。

甲周疣 液氮联合5%咪喹莫特乳膏、维A酸或SCA治疗有效,通常联合治疗较液氮或烧灼更安全。

> **经验与提示**
> - 治疗甲周和指侧疣时要小心,因为液氮和烧灼可能会造成永久性的指甲畸形,和较为少见的神经损伤

难治性疣 难治性疣的治疗可尝试一些长期疗效和风险尚不确切的方法。如皮损内局部注射小剂量0.1%博来霉素生理盐水溶液,常对难治性跖疣和甲周疣有效。但是,在指(趾)部局部注射可诱发雷诺综合征或血管的损伤,尤其是在指(趾)根部注射时更易发生,因此用药时需要非常当心。干扰素,尤其是干扰素α,皮损内局部注射(每周3次,连续3~5周)或肌内注射,亦可有效祛除难治性皮肤和生殖器疣。泛发性的疣可通过口服异维A酸或阿维A治疗以减少或祛除。有报道称HPV疫苗能有效治疗儿童的难治性疣,但其疗效还有待进一步验证。

> **关键点**
> - 皮肤疣是由人类乳头瘤病毒引起的,非常普遍且有多种形式
> - 通过自体接种播散,创伤和浸渍有助于播散
> - 大多数疣是无症状的,但可能有轻度压痛
> - 大多数疣可自行消退,尤其是寻常疣
> - 治疗方法一般包括外用刺激剂(如水杨酸、斑蝥素、鬼白素)和/或有创性方法(如冷冻、电灼、刮除、切除、激光)

人兽共患病

以下两种病毒性皮肤病极少由动物传染给人。

传染性深脓疱疮 传染性深脓疱疮(亦称为传染性脓疱性皮炎),由羊痘病毒感染所致。羊痘病毒属痘病毒科,主要感染反刍动物(最多见的是绵羊和山羊)。农民、兽医、动物园管理员,以及其他与动物直接接触的人员存在感染的风险。此病病程约1周,皮肤表现分6期:
- 第1期(丘疹期):手指上出现单个水肿性的红色丘疹(最常位于右手示指)
- 第2期(靶形期):皮损发展成一较大结节,中央红色,绕

以苍白圈，外周再绕红色边缘
- 第3期（急性期）：皮损迅速发展成感染样的肿块
- 第4期（再生期）：表现为带黑点的结节，表面覆以透明薄痂
- 第5期（乳头瘤期）：结节表面布满颗粒状突出物
- 第6期（消退期）：结节变平，表面有厚痂

患者可伴局部淋巴结肿大、淋巴管炎和发热。依据接触史明确诊断。根据不同分期皮损特点进行鉴别诊断。急性期皮损需与挤奶人结节，海分枝杆菌感染（参见第1388页），和其他细菌感染相鉴别。消退期皮损需与皮肤肿瘤，如鲍恩病（Bowen disease）和鳞状细胞癌相鉴别。皮损可自行消退，无需治疗。

挤奶人结节 挤奶人结节由副牛痘病毒感染所致。副牛痘病毒属副痘病毒组，可引起奶牛乳房部位皮损。感染通过直接接触传播，先引起斑疹，后发展成丘疹、水疱和结节。皮损也可分6期，表现与传染性深脓疱疮类似。常不伴发热和淋巴结病。依据接触史和皮损表现明确诊断。根据不同皮损形态进行鉴别诊断，包括原发性皮肤结核（TB接种部位出现下疳）、孢子丝菌病、炭疽和兔热病。皮损可自行消退，无需治疗。

125. 寄生虫性皮肤病

臭虫

臭虫叮咬通常是无痛的，但是在一些比较敏感的患者，会出现瘙痒等一系列的反应。

病因

近些年在发达国家臭虫已经变得越来越多见。最常见的感染人类的臭虫是温带臭虫（在温带气候）和热带臭虫（主要在热带气候）。臭虫躲在床垫的裂缝与缝隙以及一些其他结构中（如底座框架，坐垫和墙壁；在发展中国家，还可以位于泥屋和茅草屋顶）。它们被人的体温和二氧化碳吸引，慢慢移动。臭虫通常在夜间叮咬裸露的皮肤。一次叮咬吸血在5~10分钟内完成。

症状及体征

皮损多数分布于曝光部位。他们通常在被咬伤后的次日早晨和10日之内发病。皮损可以出现以下任何情况：
- 只有一个中央小凹
- 紫癜性斑点
- 红斑，丘疹，或风团，经常瘙痒，并且均都带有一个中心出血点
- 大疱

病变可以形成线状分布，或者成簇出现。老年人出现的症状通常要少于年轻人。病变通常在1周后缓解。二次感染可能发生。

患者可能担心消除臭虫感染的困难和费用，以及可能由于感染臭虫引起的社会歧视。他们可能会为了避免感染蔓延而隔离自己。

诊断
- 临床评估

根据病变外观进行诊断可能是比较困难的，因为病变的外观通常是非特异性的。然而，大多数臭虫比其他咬伤（如跳蚤叮咬）的伤口更大，更水肿。

臭虫的鉴定可以帮助明确诊断。臭虫的虫体是平坦的椭圆形，并且是红褐色的。吸血后，臭虫的身体不如之前扁平，并且变得更红。温带臭虫成虫约长5~7mm，热带臭虫要稍长一些。臭虫的粪便或血液可能会出现在床单或墙纸背后。

治疗
- 对症治疗

臭虫叮咬要根据需要进行对症治疗（如用外用糖皮质激素和/或系统使用抗组胺药）。

应采用物理和化学方法来根除臭虫。物理手段包括对感染的地区进行吸尘处理并且要洗涤可疑物品，然后在烘干机最热的条件下进行干燥。此外，整个房间都应该经过专业处理，如果可能的话，要通过加热使温度 ≥ 50℃（122℉）或使用多种杀虫剂。化学方法更常用。

> **关键点**
> - 如果初始无症状的病灶在裸露的皮肤呈线性成簇分布，就要考虑臭虫的叮咬
> - 寻找感染证据可以帮助明确诊断
> - 建议专业协助，以帮助根除臭虫

皮肤游走性幼虫病
（匐行疹）

皮肤游走性幼虫病（CLM，又称匐行疹）是钩虫感染的皮肤表现。

皮肤游走性幼虫病（CLM）是由钩口科线虫引起，最常见的是寄生于狗和猫身上的钩虫巴西钩口线虫。当狗和猫的排泄物被遗留在温暖潮湿的土地与沙地上，寄生其中的钩虫卵便发育为有传染性的幼虫；传染往往发生在当皮肤直接接触被污染的土地与沙地时，幼虫侵入暴露的皮肤，通

常是足、腿、臀或背。CLM 在世界范围内发生,但最常发生于热带地区。

CLM 会引起严重的瘙痒症状;体征多见于入侵部位的斑疹与丘疹,伴随皮下蜿蜒曲折的线性轨迹和赤褐色炎症。患者也可发展为丘疹水疱及类似毛囊炎(参见第 884 页),称为钩虫毛囊炎。借助病史和临床表现可以诊断。

虽然感染后的几个星期,症状会自行消退,但是因不适和继发性细菌感染的风险的存在,仍然需要治疗。局部运用 15%噻苯唑溶液或复方霜剂,每天 2~3 次,用 5 日即可治愈。口服噻苯唑不能耐受,故通常不被临床运用。阿苯达唑(400mg 口服,每日 1 次,3~7 日)和伊维菌素(200μg/kg 口服,每日 1 次,1~2 日)能治疗 CLM 且有较好的耐受性。

CLM 可能合并一个自限性肺部反应,称 Loffler 综合征(肺部斑片状浸润和外周血嗜酸性粒细胞增多症。)

皮肤蝇蛆病

皮肤蝇蛆病是某些蝇类幼虫引起的皮肤感染。

蝇蛆病与双翅类(具两翅的)蝇幼虫相关。由于蝇的种类不同,有三种皮肤感染方式:
- 疖肿型
- 伤口型
- 游走型

有时其他器官也会累及(如鼻咽部,消化道,泌尿生殖道)。感染通常发生在热带国家,所以发生在美国的案例通常发生在那些从地方流行性地区回来的人身上。

疖肿型蝇蛆病 多数感染常见于肤蝇。人皮蝇生长于中南美洲,是回美国游客的最常见感染类型。其他类型包括嗜人瘤蝇(流行于亚沙哈拉非洲),各种皮下蝇(流行于北美洲)以及污蝇(流行于北美、欧洲和巴基斯坦)。许多蝇类并非直接在人类身上产卵,而是在其他能接触到皮肤的昆虫(如蚊子)或物件(如干洗的衣物)上产卵。皮肤上的卵孵化成幼虫,幼虫在皮肤上形成隧道,而后通过逐渐发育(龄期)成为成虫;根据不同类型,成虫能长到 1~2cm 长。如果感染未被治疗,幼虫最后钻出皮肤落地,在发育成蝇,完成它们的发育史。

典型症状包括瘙痒、蠕动感和时常的窜痛感。原发皮损既像节肢动物叮咬又像细菌性疖肿,但是可以见到中央一个穿凿性小孔有血清血液流出加以鉴别;有时可见一小部分幼虫的尾端。人肤蝇的病变在面部,头皮和四肢更常见,而人瘤蝇病变倾向于发生在由衣服覆盖的区域,在头部、颈部和背部区域也可发生。

因为幼虫需要大气里的氧气,所以封闭皮肤上的开口可使幼虫离开或至少离皮肤表面近些,以利于人为清除之。有许多封闭的方法,包括用凡士林油、指甲油、咸肉或烟草酱。虽然幼虫在清除过程中比较容易死掉,但是却较难清除,且常易引起严重的炎症反应。幼虫可以通过小切口取出。伊维菌素口服(200μg/kg,顿服)或局部外用可以杀死幼虫或诱导移除。

伤口型蝇蛆病 开放性伤口和黏膜,特别是流浪汉、酗酒者或者其他在窘困的社会环境下生活的人们的身上的伤口容易被蝇的幼虫感染,尤其是那些绿的或黑的青蝇。与常见的家蝇的幼虫不同,伤口型蝇蛆病的虫体会侵入健康的皮肤和坏死组织。治疗通常有灌洗和人工清创术。

游走型蝇蛆病 最常见的蝇属是胃肠蝇属和皮下蝇属。这些蝇类主要感染马和牛;人们通过接触感染的动物或通过直接接触皮肤上虫卵。这些蝇属的幼虫在皮肤下面形成隧道,引起瘙痒,进展的皮损可能被误诊为匐行疹;然而蝇幼虫比线虫要大,蝇幼虫的皮损持续时间较长。治疗同疖肿型蝇蛆病。

寄生虫妄想

妄想性寄生虫病就是患者坚信自己感染了寄生虫。

患者坚定不移地相信自己感染了昆虫、蠕虫、螨虫、虱子或其他生物体。为了证明感染是真实存在的,他们常会生动地描述生物体如何进入他们的皮肤、在身体里移行,常带来毛发、皮肤和诸如干痂、粉尘、玻片上和容器里("火柴盒"征)的绒布等碎片。该情况被认为是妄想症的躯体形式类型。患者可有其他精神或身体疾病(如器质性脑功能紊乱,中毒性精神病)。

诊断
- 临床评估

诊断是通过病史和临床检查确定的。评估需要通过体检和慎重的测试排除真正的感染和其他生理疾病,如皮肤刮片和其他临床测试。

治疗
- 心理支持治疗和可能的抗精神病药物

与患者建立关心和支持的关系是重要的。虽然经常被排斥,但最有效的治疗仍然是用抗精神病药物(表 213-1,参见第 1604 页)。典型的患者不断寻求肯定药物是用来治疗感染本身,而任何提示治疗是针对其他的将遇到抵抗或反对,或两者兼而有之。因此,有效的治疗通常需要一定的手段,巧妙地平衡有效治疗与患者的知情权。

虱
(虱咬症)

虱(虱病)可以感染头皮、身体、耻骨区和睫毛。头虱通过密切接触传染,体虱在拥挤混乱的环境中传染,阴虱通过性传播。症状、体征、诊断和治疗因感染的部位不同而不同。

虱,无翅,吸血昆虫,感染头部(人头虱),身体(人体虱),或耻骨区(耻阴虱)。这三种虱在生态学和临床表现截然不同。头虱和阴虱直接寄生在宿主上;体虱寄生在衣服上。各类虱在世界范围内均有发生。

头虱 头虱较多感染 5~11 岁的女孩,但几乎所有年龄均可感染;感染在黑种人中较少见。头虱较易因亲密接触在人与人之间传播(由于传播较常发生在家庭内或教室内)且可能因静电或风吹感染头发,通过共用木梳、刷子、帽子传染尚未被证实。头虱与卫生状况差与低社会经济地位无明确联系。

感染通常发生在头发、头皮,但其他毛发生长部位也可被累及。≤20个虱即可导致活跃的感染,引起严重的瘙痒感。体检往往是正常的,但可有头皮表皮脱落和颈后淋巴结肿大。

诊断决定于活虱的发现。用长有密齿(齿子之间约间隔0.2mm)的梳子(篦子)对湿发从头皮的彻底篦梳进行检测。虱通常见于头后部或耳后。虮子常见的是卵圆形的灰白色卵,黏附于发根(彩图125-1)。每个成虫每天产卵3~5个,所以虮子的量远远大于虱子的量,故不是判断感染的严重程度的标准。

治疗方法在表125-1中已列出。耐药是常见的,应口服伊维菌素,并常转换灭虱药来减少耐药的发生。应用局部灭虱药后,虮子是密齿梳在湿发上梳离的(湿梳)。要防止再感染,杀灭或清除活的(能存活的)虱子是重要的;活的虱子可以通过伍氏灯荧光发现。多数灭虱药是可以杀死虮子的。成功的治疗之后留下的虮子的残骸并不能证明感染的存在;残骸不一定要清除。虮子从头皮完全清除需要时间;距头皮<1/4英寸处没有虮子即可排除感染的存在。据说热空气能杀死>88%的虮子,但是不能杀死已经孵化出的虱子。加热头发30分钟,温度比吹风机略低,是一种有效的辅助头虱的方法。

表125-1 虱的治疗

治疗	使用说明	备注
头虱		
0.5%马拉硫磷	用于干发和头皮,在8~12h后冲洗,用香波清洗头皮,去除虮子 如果发现活的虮子(虮子离头皮不超过0.6cm),那么7~9日可以再治疗一次	因为易燃且有异味,故高效但不是一线治疗
扑灭司林、其他拟除虫菊酯,除虫菊酯*	洗头后用于湿发,耳后和项颈,10min后洗去 应与所有治疗相结合 如果发现活的虮子(虮子离头皮不超过0.6cm),那么7~9日可以再治疗一次	对菊花类植物过敏者禁忌使用
用金属篦子湿梳理	应结合所有疗法	—
1%林旦香波	涂上林旦泡沫4~5min冲洗,用篦子篦梳,1周后重复治疗	耐药性增加 用于治疗头虱时中毒(如癫痫)不常见,但应避免在<2岁以下儿童或未控制的癫痫患者及孕妇和哺乳期妇女使用 不能将林旦用于眼睫毛上
伊维菌素	200μg/kg顿服;7~10日后重复	用于耐药头虱有效
Cetaphil®清洁剂	用后等2min,篦除剩余,吹干头发,等8h后用香波清洗,用湿梳去除虮子 如有必要,每周重复一次	—
体虱	对症治疗瘙痒和二重感染	体虱见于衣物,故无需局部治疗 清洗衣服和床单,在至少65℃(149°F)烘干 干洗或熨烫衣服
阴虱		
1%林旦(60ml)香波	同头虱治疗	同头虱治疗
除虫菊酯*和胡椒基丁醚(60ml)香波	运用于干发和皮肤,保留10min后冲洗,7~10日后重复治疗	24h内不能重复运用两次
1%除虫菊酯(60ml)霜	同头虱治疗 10日后必须再次治疗	—
睫毛虱		
凡士林软膏	运用3~4次/d,用8~10日	
10%~20%荧光素滴剂	用于眼睑	有立即杀虱作用

*除虫菊酯是菊花的天然成分,具有很强的杀虫活性,拟除虫菊酯是合成的,并且是除虫菊酯的天然亲戚,氯菊酯是一种常用的拟除虫菊酯。除虫菊酯与胡椒酸衍生物(胡椒基丁醚)结合以增强疗效。

是否有必要清理有头虱和虮子的患者的个人物品以及是否有必要将有头虱或虮子的孩子从学校隔离是有争议的；目前为止没有数据支持任何一项做法。然而，一些专家建议更换个人物品或进行彻底的清洗，然后在130°F下干燥30分钟。不能水洗的物品可在密封的塑料袋放置2周来杀灭虱子，因为它只能存活10日左右。

体虱 体虱主要寄生在被褥和衣物内，而非人体，最常见于拥挤、密集的环境（如军营）和低社会经济地位的人群中。可通过共用污染的衣服和被褥传染。体虱是斑疹伤寒、战壕热和回归热的主要传播媒介。

体虱会引起瘙痒；体征是由螫咬引起的小红点，通常合并线样的抓痕、荨麻疹或浅表细菌感染。这些体征常见于肩、臀和腹部。体虱虮子可能出现在身体的毛发上。

诊断可通过衣物上，尤其是褶皱部位的虱子或虮子。

主要治疗是通过清理（如在65℃下清洗和干燥）或替换衣物或被褥，但这往往较困难，因为感染的人通常拥有较少的生活资源，也几乎不能掌控自己生活的环境。

阴虱 阴虱是青少年和成年人中的性传播疾病，在儿童中通过与双亲的亲密接触被传染。他们也可能通过与污染物（如毛巾、被褥、衣服）接触而被传染。它们较多感染阴部和肛周毛发，但也可扩散到大腿、躯干和面部毛发（胡须、八字胡及睫毛）。

阴虱引起瘙痒。体征较少见，但一些患者会出现表皮剥脱和区域淋巴结病和/或淋巴结炎。躯干、臀和大腿上的苍白、蓝灰色皮肤斑疹（青斑）是虱子螫咬时的唾液的抗凝活性引起的；这些表现不常见，但是感染的特点。睫毛的感染表现为眼睛瘙痒，烧灼感和激惹感。

诊断可通过伍氏灯细心观察或显微镜下分析虮子和/或虱的表现（彩图125-2）。皮肤或内衣上的散在暗灰色斑点（虱排泄物）可支持诊断。

治疗方法被列于表125-1。眼睑和眼睫毛感染的治疗较难，需要外用凡士林、毒扁豆碱软膏，口服伊维菌素，或用钳状骨针物理性清除虱子。性伴侣需要同时治疗。

> **关键点**
> - 头虱和阴虱寄生在宿主上而体虱寄生在衣服上
> - 通过发现活虱或虱卵来确认虱子的诊断
> - 治疗头虱或阴虱局部用药（如合成除虫菊酯）或口服伊维菌素
> - 对症治疗体虱或清除虱子的来源

疥疮

疥疮是由人疥螨引起的一种皮肤感染。疥疮会引起严重瘙痒性皮损，如红斑丘疹和窦道，常见于指缝间、手腕、腰和生殖器部位。诊断基于体检和皮肤刮片。治疗局部用杀疥螨药或有时口服伊维菌素。

病因

疥疮是人型疥螨所致，人型疥螨专性寄生人类角质层窦道内。疥疮易通过身体密切接触传播；通过动物和污染物传播也有发生。主要的危险因素是拥挤的环境（如学校、避难所、兵营和一些家庭）；与较差的卫生条件并没有明确联系。

不知什么原因，结痂的疥疮（彩图125-3）更多见于免疫抑制患者（如HIV感染、血液肿瘤、慢性糖皮质激素或免疫抑制剂使用的患者）、重症肢体残疾或智力残疾患者以及澳洲原住民。感染可全球范围内发生。在温暖的气候下的患者多出现小的红斑丘疹，而少见窦道。感染的严重程度与患者的免疫力相关，与所处的地理位置无关。

症状及体征

主要症状是剧烈的瘙痒，夜间更剧，但具体时间对疥疮来说没有特异性。

经典型疥疮 红斑丘疹最初常出现在手指缝内、腕和肘的屈侧面，腋窝，沿着腰带线，或在臀部的较低处。丘疹可影响身体的任何部位，包括乳房和阴茎。在成人，脸部尚未被累及。通常出现在腰部、手部或足部的窦道是疥疮的特征性表现，表现为长几毫米到1cm的细小、曲折、细微的脱屑线条。在窦道的一端可见一极小的暗色丘疹，就是疥螨。在经典的疥疮中，通常只有10~12螨。皮肤损害经常继发细菌感染。

经典型疥疮有时表现不典型。在黑色人种或是其他深肤色人种，疥疮可以表现为肉芽肿性结节。在婴儿中，手掌、脚掌、脸和头皮，特别是耳后褶皱都可以被累及。在老年人中，疥疮可以引起剧烈的皮肤瘙痒但仅有细微的皮疹，增加了诊断难度。在免疫低下的患者中，可有大范围的非瘙痒性的脱屑（尤其在成人的手掌和足底及孩子的头皮上）。

其他形式 挪威疥疮是由于受损的免疫反应致病的，使疥螨数以千万地增殖。红斑鳞屑常常出现在手足和头皮并蔓延全身。

在婴儿或低年龄儿童中疥疮结节更常见，可能因对残余虫体的超敏反应；结节通常是出现在腹股沟、生殖器部位、腋窝和臀部的5~6mm的红色皮疹。结节是过敏反应，可以持续到除螨后数月。

大疱性疥疮儿童中发生较为普遍。当发生在老年人时，与大疱性类天疱疮相似，常延误诊断。

头皮疥疮发生于婴儿和免疫抑制患者，可模仿皮炎样，尤其是特应性皮炎和脂溢性皮炎。

局部外用糖皮质激素会导致隐匿型疥疮。

诊断

- 临床评估
- 窦道刮片检查

体格检查尤其是窦道的发现有助于诊断，且与体检不相符合的瘙痒程度和家庭内类似的症状与接触史有利于诊断。确诊是通过窦道刮片镜检发现螨虫、虫卵或粪粒；但未能找到螨是常见的，不排除疥疮。在窦道或丘疹上置入甘油、矿物油或浸镜油（以阻止在搔刮时螨虫和其他物质分散），然后用解剖刀的边缘祛除窦顶。取出物放到玻片上，然后盖上盖玻片；应避免接触氢氧化钾，因为它会使排泄物颗粒溶解。

表125-2 疥疮的治疗方法

治疗	使用说明	备注
5%扑灭司林*(60g)霜	整个身体运用;8~14h后清洗1周后重复治疗	一线用药;会引起蜇刺感和瘙痒
1%林旦(60ml)洗液	整个身体运用;成人8~12h,儿童6h后清洗 1周后重复治疗	由于潜在的神经毒性,应避免运用在<2岁小儿、孕妇或哺乳期妇女,严重皮肤病患者,未控制的癫痫患者和皮肤屏障功能差者中 潜在的神经毒性
伊维菌素	200μg/kg顿服;7~10日后重复	继扑灭司林后的2线用药 运用于集体传染病和免疫低下宿主 当给有肝、肾或心脏疾病的老人运用时需谨慎 不建议用于孕妇或哺乳期妇女;在<15kg或<5岁的儿童中使用的安全性未被证实 可能会引起心动过速
10%克罗米通霜/洗液	全身洗浴后运用,24h后再次使用,之后48h洗澡 7~10日后重复两剂	—
6%~10%硫黄软膏	在睡觉前连用3个晚上,并且保持药膏在身上24h	非常有效且安全 因它的恶臭气味使运用受到限制

治疗

- 局部用扑灭司林或林旦
- 有时可以口服伊维菌素

主要治疗是局部或口服杀螨药(表125-2)。扑灭司林是一线局部用药。

大龄儿童和成年人应该运用扑灭司林或林旦从脖子以下涂遍全身,在8~14小时后洗去。扑灭司林往往是首选,因为林旦有神经毒性。这样的治疗需重复7日。

对于婴幼儿,扑灭司林还要涂在头部和脖子上,但要注意避免眶周和口周。需特别注意间擦的区域,指甲,趾甲和脐。婴儿的连指手套可避免扑灭司林进入婴儿口内。因为潜在的神经毒性,林旦不建议<2岁的儿童和癫痫患者使用。

6%~10%的硫磺霜连续使用24小时到3日是安全且有效的,对于两个月以下的婴儿也是安全有效的。

伊维菌素用于对局部治疗无反应或不能坚持局部治疗或对挪威疥疮免疫抑制的患者。伊维菌素已成功地运用于许多由于密切接触引起的传染病,如敬老院。

密切接触者同时也需治疗,个人物品(如毛巾、衣服、被褥)应该要或者在加热烘干机中烘干或隔离(如放在一个关闭的塑料袋中)至少3日。

瘙痒可通过外用激素软膏和/或口服抗组胺药(如羟嗪25mg,每日2次)。有渗出、黄痂病损的患者应考虑继发感染的存在,应适当给予系统或局部抗葡萄球菌和抗链球菌的抗生素。

尽管杀死了疥螨,但症状和病损需3周时间消退。这使耐药引起的治疗失败、药物穿透性差、不完全治疗、再感染或疥疮结节难于辨认。皮肤搔刮物能诊断持续疥疮感染。

> **关键点**
> - 疥疮感染的危险因素包括:拥挤的居住条件和免疫抑制状态;较差的卫生条件不是一个危险因素
> - 发现特征性部位的隧道,剧烈瘙痒(尤其在晚上),和家庭接触者病例群集都是很有诊断价值的
> - 当找到螨虫,虫卵,或粪粒时,可以确诊为疥疮
> - 治疗疥疮通常用外用扑灭司林,必要时口服伊维菌素

126. 过敏性和炎症性疾病

免疫系统在许多皮肤病中起着重要作用,包括皮炎、日光反应和大疱性疾病。虽然这些疾病都有不同程度的炎症累及,一些皮肤疾病仍以其炎性成分或是作为对药物、感染或肿瘤的过敏反应为特征性。

急性发热性中性细胞皮肤病

(Sweet综合征)

急性发热性中性细胞皮肤病(acute febrile neutrophilic

dermatosis）的特点是压痛性、浸润性、暗红色丘疹和斑块，真皮浅层高度水肿和致密的中性粒细胞浸润。其病因不明。它常伴发潜在的恶性肿瘤，尤其是血液系统肿瘤。

病因

急性发热性中性细胞皮肤病可能与不同疾病伴随出现。它通常被分为 3 类：经典型，恶性肿瘤相关型和药物诱发型（表 126-1）。

表 126-1　引起急性发热性中性细胞皮肤病的疾病和药物

分类	疾病/药物
经典型	急性呼吸系统疾病
	胃肠道感染
	炎症性或自身免疫性疾病
	怀孕
恶性肿瘤相关型	急性髓系白血病
	骨髓增生异常综合征
药物诱发型	粒细胞集落刺激因子（G-CSF，最常见的药物原因）
	抗生素
	抗癫痫药
	其他（如阿巴卡韦、呋塞米、肼屈嗪、NSAID 类药物、口服避孕药、维 A 酸类）

约 25% 的患者有潜在的肿瘤，其中 75% 是血液系统肿瘤，尤其是骨髓增生异常综合征和急性髓系白血病。经典型急性发热性中性细胞皮肤病的易患人群为 30～50 岁女性，男女比例为 1：3。而男性患者的发病年龄相对较晚（60～90 岁）。

病因尚不明确。但 Th1 型的细胞因子，主要包括 IL-2 和 IFN-γ，可能在皮损形成中有重要作用。

症状及体征

患者有发热，中性粒细胞计数升高，出现痛性暗红色斑块或丘疹，最常见于面、颈和上肢，尤其是手背。口腔损害也可以出现。偶见大疱或脓疱。皮损通常成批发生，可能呈环形分布。每批皮损出现前会有发热，并持续数天至数周。血液系统肿瘤引起的急性发热性中性细胞皮肤病可为皮下型，典型表现为 2～3cm 大小的红色结节，常累及四肢。当出现在下肢时，该型与结节性红斑类似。

皮肤外表现可有眼睛（如结膜炎、表层巩膜炎、虹膜睫状体炎）、关节（如关节痛、肌痛、关节炎）和内脏器官（如嗜中性肺泡炎，无菌性骨髓炎，精神或神经系统改变，一过性肾、肝和胰腺功能不全）受累。

诊断

- 临床评估
- 皮肤活检

诊断需依据皮损特点，并有其他相关表现或用药的支持。鉴别诊断包括多形红斑、持久性隆起性红斑、急性皮肤红斑狼疮、坏疽性脓皮病以及结节性红斑。若诊断不明确，需做皮肤活检。组织学模式为真皮上部水肿，真皮内致密中性粒细胞浸润。可能会有继发血管炎改变。

治疗

- 糖皮质激素

治疗包括系统用糖皮质激素，主要是泼尼松 0.5～1.5mg/kg 口服，每日 1 次，持续 3 周以上再减量。秋水仙碱 0.5mg 口服，每日 3 次或碘化钾 300mg 口服，每日 3 次可作为替代疗法。也推荐使用退热药。对于难治性病例，也可选择氨苯砜 100～200mg 口服，每日 1 次，吲哚美辛 150mg 每日 1 次 1 周+100mg 每日 1 次 2 周，氯法齐明（如 200mg 口服，每日 1 次 4 周+100mg，每日 1 次，4 周），或环孢素（如 2～4mg/kg 口服，每日 2 次）。对于局限性受累者，皮损内注射糖皮质激素（如曲安奈德）可能会有帮助。

> **● 关键点**
> - 急性发热性中性细胞皮肤病可发生于患有某些疾病的患者（经典型），或使用某些药物后（药物诱发型），但约 25% 的患者有潜在的肿瘤（恶性肿瘤相关型），通常是血液系统肿瘤
> - 急性发热性中性细胞皮肤病的诊断基于皮损特点和相关疾病表现或用药，必要时活检明确
> - 多数患者使用系统性糖皮质激素治疗，秋水仙素或碘化钾可作为替代治疗

药疹和药物反应

药物可引起多种皮疹和皮肤反应。其中最严重的在手册他处另作讨论，包括重症多形红斑（Stevens-Johnson 综合征），中毒性表皮坏死松解症、超敏反应综合征、血清病型药物反应、剥脱性皮炎、血管性水肿、速发型过敏反应和药物诱发的血管炎。药物尚可能是引起脱发、扁平苔藓、结节性红斑、色素改变、系统性红斑狼疮、光敏反应、天疱疮以及类天疱疮的潜在诱发因素。其他药物反应可按照皮损类型进行分类（表 126-2）。

症状及体征

依据诱发药物及反应类型不同而异（表 126-2）。

诊断

- 临床评估和用药史
- 有时需活检

药疹的诊断建立在详细的用药史上，包括近期内非处方药的使用情况。由于药物不良反应可在首次暴露于药物后的数天甚至数周后发生，因此除了要考虑最新使用的药物外，更重要的是询问所有近期内首次使用的药物。虽然至今尚无实验室检查可以帮助明确诊断，但在皮损部位的活检结果常常具有提示意义。药物过敏只有通过再次用药后出现反应才能确诊，但该方法对于出现严重不良反应的患者危险性大且有违伦理。

治疗

- 停用可疑药物
- 有时需抗组胺药及糖皮质激素治疗

大多数药物反应可在停药后自行缓解而无需进一步的治疗。只要有可能，都应将可疑药物替换成化学结构不同的其他制剂。若无可替代药物且药物反应轻微，必要时可在严密监控下继续原治疗。可通过口服抗组胺药和外用糖

表 126-2 药物反应类型和常见诱发药物

药物反应类型	皮损描述	常见诱发药物
痤疮样皮疹	类似痤疮,但粉刺少见,常骤然起病	糖皮质激素、碘剂、溴化物、乙内酰脲、雄激素、锂剂、异烟肼、苯妥英钠、苯巴比妥、维生素 B_2、维生素 B_6 和维生素 B_{12}
肢端青紫型	手指、脚趾、鼻及耳部蓝灰色改变	博来霉素
急性泛发性发疹性脓疱病	迅速出现和泛发性脓疱疹	氨基青霉素(氨苄西林和阿莫西林,巴氨西林)、钙通道阻断剂、头孢菌素类、四环素类
大疱性皮疹	表现为泛发性的水疱或大疱,类似于自身免疫性大疱性疾病(参见第 928 页)	青霉胺、含硫醇药物(如 ACEI、硫代苹果酸二钠金)
皮肤坏死	表现为边界清晰伴有疼痛的红斑或出血性皮损,进展为血疱和全层皮肤坏死伴焦痂形成	华法林、肝素、巴比妥类药物、肾上腺素、去甲肾上腺素、血管升压素、左旋咪唑(可卡因街头制剂中的污染物)
药物性狼疮	表现为狼疮样综合征,但少见皮疹	氢氯噻嗪、米诺环素、肼屈嗪、普鲁卡因胺、抗 TNF 制剂
药物反应伴嗜酸性细胞增多和系统症状,或药物超敏综合征	第一次用药后的 2~6 周出现发热,面部水肿,皮疹患者可有嗜酸性粒细胞升高,异型淋巴细胞,肝炎,肺炎,淋巴结肿大和心肌炎	抗惊厥药、别嘌醇、磺胺类药物
结节性红斑	特征为压痛性红色结节,主要分布于胫前,偶尔出现于手臂或其他区域	磺胺类药物、口服避孕药
剥脱性皮炎	特征性表现为全身皮肤发红、脱屑(参见第 915 页)可致命	青霉素、磺胺类药物、乙内酰脲
固定型药疹	大多表现为皮肤或黏膜(尤其是外生殖器)出现的孤立、界清的环形或卵圆形的皮损,呈暗红色或紫色,再次服药后在相同部位出现皮疹	四环素类、磺胺类、NSAID
苔藓样或扁平苔藓样皮疹	表现为多角形丘疹,融合成鳞屑性斑块(参见第 923 页)	抗疟药、氯丙嗪、噻嗪类药物
麻疹样或斑丘疹型皮疹(发疹型)	皮损表现多样,可出现麻疹样皮疹至玫瑰糠疹样皮疹的多种临床表现 轻微瘙痒,多于服药后 3~7 日出现	几乎所有的药物(尤其是巴比妥类、镇痛剂、磺胺药物、氨苄西林和其他抗生素)
黏膜皮肤型皮疹	皮损轻为少量口腔水疱或荨麻疹样皮损,重至疼痛性口腔溃疡伴有泛发性大疱性皮损(多形红斑,参见第 905 页;重症多形红斑和中毒性表皮坏死松解症,参见第 907 页)	青霉素、巴比妥类、磺胺类药物(包括用于治疗高血压和糖尿病的衍生物)
光敏性皮疹	表现为分布于曝光或接触其他紫外光部位的皮炎或蓝灰色色素沉着(酚噻嗪类药物和米诺环素)	酚噻嗪类药物、四环素、磺胺类药物、氢氯噻嗪、合成甜味剂
紫癜性皮疹	表现为压之不退色的出血性斑疹,大小不等 最常见于下肢,但亦可见于身体其他任何部位,可能提示更为严重的紫癜性血管炎 可为 Ⅱ 型细胞毒性反应、Ⅳ 型细胞介导的迟发型过敏反应或 Ⅲ 型体液过敏性免疫复合物性血管炎	氢氯噻嗪、氨甲丙二酯、抗凝药
血清病型药物反应	为 Ⅲ 型免疫复合物反应 常表现为急性荨麻疹或血管性水肿,麻疹样或猩红热样皮疹较为少见 可出现多关节炎、肌痛、多发性滑膜炎、发热和神经炎	青霉素、胰岛素、异种蛋白
重症多形红斑	表现为灶性皮肤坏死和黏膜累及(参见第 907 页) 嘴唇出血性结痂和溃疡 与中毒性表皮坏死松解症重叠	抗惊厥药、NSAID、青霉素、磺胺类药物
中毒性表皮坏死松解症	皮损特征为大片松解的、易分离的表皮,表现为烫伤后外观(参见第 907 页) 死亡率为 30%~40% 皮损类似葡萄球菌性烫伤皮肤综合征(参见第 888 页),该病见于婴儿、儿童或免疫抑制患者 与重症多形红斑重叠	抗癫痫药、巴比妥类、乙内酰脲、青霉素、磺胺类药物
荨麻疹	十分常见 典型但不总是 IgE 介导的 界清水肿性风团,易于辨认 可能为血清病型药疹的首发症状,其后数天内出现发热、关节痛和其他系统症状	青霉素、阿司匹林、磺胺类药物、ACEI

皮质激素控制瘙痒和荨麻疹。对于IgE介导的过敏反应(如荨麻疹,参见第1235页),如果该药为必需用药,可考虑行脱敏治疗。

如果发生速发型过敏反应,可使用水剂肾上腺素(1∶1 000)0.2ml皮下或肌内注射,静脉用抗组胺药,以及缓释长效的可溶性氢化可的松100mg静脉注射,其后可改成短期口服激素。

> **关键点**
> - 由于药物可引起各种反应,任何原因不明的皮肤反应均应考虑药物的可能性
> - 诊断主要基于临床标准,包括处方药和非处方药的详细用药史
> - 停用可疑致敏药物,并对症治疗

多形红斑

多形红斑(erythema multiforme,EM)是一种炎症性反应,以靶样或虹膜样皮损为特点。口腔黏膜亦可累及。诊断以临床为主。皮损可自行缓解但频繁复发。多形红斑常见于感染比如单纯疱疹病毒或支原体的一种反应,但也可能是药物反应。由单纯疱疹病毒引起的频繁或症状反复发作的患者有使用抑制性抗病毒治疗的指征。

多年来,人们一直认为多形红斑是药物过敏疾病谱中较轻的一种类型,后者尚包括重症多形红斑(Stevens-Johnson综合征,Stevens-Johnson syndrome,SJS)和中毒性表皮坏死松解症(参见第907页)。最新证据显示,多形红斑有别于上述这类疾病。

病因

大部分病例由单纯疱疹病毒(HSV)感染引起(其中HSV-1多于HSV-2),但目前尚未明确该病是否为对于病毒的特异性反应。目前认为,多形红斑是由T细胞介导的针对角质形成细胞内HSV DNA片段的细胞毒反应。鉴于多形红斑是HSV感染的少见临床表现,人们提出该病可能具有基因倾向,已发现数个HLA亚型可能与此相关。少部分病例尚可由药物、疫苗、其他病毒感染(尤其是丙型肝炎病毒)引起,抑或系统性红斑狼疮的部分临床表现。在系统性红斑狼疮患者中出现多形红斑表现有时也被称为Rowell综合征。

症状及体征

多形红斑表现为突然发生于面部和四肢远端(掌跖部位常累及)的无症状性红斑、丘疹、风团、水疱、大疱或以上疹型同时出现。典型皮损呈环形,中央呈紫色,外围为粉红色晕环,中间以苍白环分隔(靶样或虹膜样损害)。皮损呈对称向心性分布,常可蔓延至躯干。部分患者出现瘙痒症状。口腔损害包括口唇靶样皮损以及上颚和齿龈的水疱和糜烂(彩图126-1)。

诊断
- 临床评估

诊断依据临床表现;通常不需要活检。鉴别诊断主要包括荨麻疹、血管炎、大疱性类天疱疮、天疱疮、线性IgA皮病、急性发热性中性细胞皮肤病以及疱疹样皮病;口腔损害须与阿弗他溃疡、天疱疮、疱疹性口炎以及手足口病鉴别。若患者出现广泛散在分布的紫癜性斑疹、水疱并主要累及躯干及面部,则诊断为重症多形红斑的可能性较大。

治疗
- 支持治疗
- 有时需预防性抗病毒药物

多形红斑可自行缓解,因此通常无需治疗。局部外用糖皮质激物和麻醉剂可改善症状并安抚患者。复发很常见,如果复发频率高于每年5次且可能与单纯疱疹病毒相关,或者总是发生于单纯疱疹之前,可予经验性的抗病毒口服维持量治疗,如阿昔洛韦400mg,每12小时1次,或泛昔洛韦250mg,每12小时1次,或伐昔洛韦1 000mg每日1次。

> **关键点**
> - EM通常由HSV引起,但也可由药物引起
> - 靶形损害和掌跖皮疹为相对特异表现
> - 很少需活检
> - EM的治疗以支持治疗为主,当HSV是可疑病因并且复发频繁时,可考虑预防性抗病毒药物

脂膜炎

脂膜炎是一种由多种病因引起的皮下脂肪的炎症。诊断根据临床评估和活检。治疗随病因而异。

根据脂肪内炎症部位的不同,可分为小叶性或间隔性脂膜炎。

病因

脂膜炎有多种病因,包括:
- 感染(最常见)
- 物理因素(如寒冷、创伤)
- 增生障碍
- 结缔组织病(如系统性红斑狼疮、系统性硬化)
- 胰腺疾病
- α_1-抗胰蛋白酶缺乏

特发性脂膜炎有时也被称作复发性结节性非化脓性脂膜炎(Weber-Christian disease)。

症状及体征

脂膜炎的特点是压痛性红色皮下结节,局限于四肢,有时也发生于背部、腹部、乳房、面部或臀部。结节偶可出现在肠系膜、肺、阴囊和头颅。脂膜炎可伴随出现系统性炎症。在复发性结节性非化脓性脂膜炎中,系统受累可引起发热,可能是致命的器官衰竭,包括肝、胰腺和骨髓功能不全。

诊断
- 临床评估
- 切除活检

常可根据临床表现作出诊断,并通过切除活检来确诊。

治疗

- 支持治疗
- 抗炎药物
- 免疫抑制剂

脂膜炎没有特效的治疗。几种治疗方案，包括 NSAID、抗疟药、氨苯砜和沙利度胺，疗效均一般。糖皮质激素（1～2mg/kg 口服或静脉注射每日 1 次）和其他免疫抑制剂或化疗药物用于治疗有症状进展性或系统受累的患者。

> **关键点**
> - 脂膜炎的病因各不相同
> - 脂膜炎的诊断根据临床表现（包括痛性红色皮下结节）和切除活检确认
> - 脂膜炎以支持治疗为主，对于症状严重者，可予抗炎或免疫抑制治疗

结节性红斑

结节性红斑（Erythema nodosum，EN）是脂膜炎的一种特殊形式，其特点为小腿或偶尔其他部位可触及的红色或紫色皮下结节，有压痛。通常伴随潜在的系统疾病，主要有链球菌感染、结节病、炎症性肠病。临床进行诊断，有时需依赖活检。治疗随病因而异。

病因

EN 的主要发病年龄在 20～30 岁，但可发生于任何年龄；女性更多见。病因尚未明确，但由于 EN 常与其他疾病伴发，怀疑其为一种免疫反应。最常见的伴随疾病是

- 链球菌感染（尤其是儿童）
- 结节病
- 炎症性肠病

其他可能的诱因包括：

- 其他细菌感染（如耶尔森菌、沙门菌、支原体、衣原体、麻风、性病淋巴肉芽肿）
- 真菌感染（如脓癣、球孢子虫病、芽生菌病、组织胞浆菌病）
- 立克次体感染
- 病毒感染（如 EB 病毒、乙型肝炎病毒）
- 使用某些药物（如磺胺类、碘剂、溴化物、口服避孕药）
- 血液系统或实体恶性肿瘤
- 怀孕
- 白塞综合征
- 结核

1/3 的 EN 病例是特发性的。

硬红斑，一种类似的疾病，表现为小腿屈侧的皮疹，典型见于结核病患者。

症状及体征

EN 是脂膜炎的一种亚型，表现为压痛性红色结节或斑块，主要发生于胫前（彩图 126-2），常有发热前驱症状或伴随发热、不适和关节疼痛。触诊比视诊更易发现皮损，数周内发展成瘀斑样。

诊断

- 临床评估
- 切除活检

一般根据临床表现可以作出诊断，必要时行结节切除活检以明确。诊断 EN 后还需进一步行病因检查。辅助检查包括活检、皮肤测试（PPD 或无反应性测试）、抗核抗体、血常规、胸片和抗"O"滴度或咽拭子培养。红细胞沉降率常加快。

治疗

- 支持治疗
- 抗炎药物（糖皮质激素较少用）

EN 几乎都会自行消退。治疗包括卧床休息、抬高肢体、冷敷以及 NSAID。碘化钾 300～500mg 口服，每日 3 次可以减轻炎症。系统用糖皮质激素治疗有效，但鉴于其可能加重潜在的感染，只作为最后的治疗手段。如果潜在的病因已明确，需积极治疗。

> **关键点**
> - EN 最常见的病因是链球菌感染（尤其是儿童）、结节病和炎性肠疾病
> - EN 的诊断主要根据临床表现，如必要时可行活检以明确
> - 支持治疗为主，按需使用 NSAID 或碘化钾直至症状自发缓解

环状肉芽肿

环状肉芽肿是一种良性、慢性、特发性疾病，以播散性丘疹或结节在正常或轻度凹陷的皮肤周围形成一环为特点。

病因

病因不明，但提出的机制有细胞介导的免疫反应（Ⅳ型），免疫复合物型血管炎和组织单一核细胞异常。成人多发性环状肉芽肿患者中糖代谢异常发生率增加，除此之外，本病与系统性疾病无相关性。在一些病例中，日光照射、虫咬、结核皮肤试验、卡介苗接种、创伤、伯氏疏螺旋体感染以及病毒感染可以诱发本病。好发于女性，约是男性的两倍。

症状及体征

皮损可呈红色、棕黄色、蓝色或肤色；单发或多发，最多见于足背、小腿、手或手指。通常无症状，但偶有触痛。皮疹常扩展或融合成环形。每个环的中央皮肤可正常或轻度凹陷，有时呈苍白或浅褐色。在一些病例中，皮损呈全身泛发性。

诊断

诊断主要依据临床，但需通过皮肤活检确诊。不像体癣（可能会出现中央正常的环形皮损），环状肉芽肿通常没有鳞屑，也不痒。

治疗

- 有时需糖皮质激素、局部外用他克莫司或补骨脂素+UVA

(PUVA)治疗

通常无需治疗；常可自行缓解。对于皮损泛发或顽固的患者，局部使用强效激素每晚封包、氟氢松胶带、0.1%他克莫司(如0.1%软膏每日2次，症状缓解后减少次数)以及皮损内注射糖皮质激素可促使皮损更快消退。PUVA疗法、异维A酸、氨苯砜和环孢素已有成功治疗泛发性环状肉芽肿的报道。近期研究显示TNF-α抑制剂(如英夫利昔单抗、阿达木单抗)，595nm脉冲染料激光，准分子激光和点阵光热解作用对播散性和顽固性皮损有效。

> **关键点**
> - 环状肉芽肿，多见于女性，两倍于男性，与系统性疾病无关
> - 临床诊断环状肉芽肿(如中央未受累的环形皮疹，无屑)
> - 如有症状，可予糖皮质激素或外用他克莫司

坏疽性脓皮病

坏疽性脓皮病是一种病因不明的慢性、嗜中性、进展性皮肤坏死，常与系统性疾病有关。

病因

原因不明，但坏疽性脓皮病可能与多种系统性疾病相关，包括血管炎、γ-球蛋白病、类风湿关节炎、白血病、淋巴瘤、丙型肝炎病毒感染、系统性红斑狼疮、结节病、多关节炎、白塞综合征、化脓性汗腺炎、尤其是炎症性肠病有关。认为由异常的免疫应答介导。多数患者年龄25~55岁。它可表现为各种亚型。

病理生理

病理生理机制知之甚少，但可能存在中性粒细胞趋化异常。皮损内IL-8过度表达。约30%的患者在皮肤创伤或受伤处出现坏疽性脓皮病的溃疡；这个过程叫做过应性。

症状及体征

最常见的情况是，坏疽性脓皮病起初表现为炎症性红色丘疹、脓疱或结节。在此阶段，皮损可类似于疖肿或节肢动物叮咬引起的皮疹；随后出现溃疡，并迅速扩大，形成肿胀坏死基底，边缘隆起，呈暗色至紫色。常见潜行性边缘(即边缘下方的支持组织缺失)，不具特征性。系统症状如发热、不适较常见。溃疡可融合成大溃疡，常形成筛状瘢痕。各亚型的症状和体征差异很大：

- 溃疡型(经典型)：最常见的亚型，溃疡如上所述，最常见于下肢或躯干，尤其是臀部和会阴部
- 大疱型(非典型型)：相对不太常见的亚型，多见于血液系统疾病患者。皮损常先表现为大疱，破溃，形成浅溃疡。面部和上肢最常累及
- 脓疱型：这种亚型倾向发生于炎症性肠病的急性进展期。出现疼痛性脓疱，周围绕以红晕。常见关节痛
- 增殖型(浅表肉芽肿型)：这种亚型表现为单发的无痛性或轻疼痛性斑块或浅溃疡，好发于头颈部。常无潜行性

溃疡，基底无坏死

坏疽性脓皮病还可出现在其他部位，比如炎症性肠病患者的造口周围(造口坏疽性脓皮病)，生殖器(生殖器坏疽性脓皮病)，或其他非皮肤部位，比如骨骼、角膜、中枢神经系统、心脏、肠、肝、肺或肌肉(皮肤外的坏疽性脓皮病)。

诊断

诊断依据临床，须排除其他原因的溃疡后才能诊断。手术清创后溃疡扩大强烈提示坏疽性脓皮病。皮损处活检不具诊断性，但有助于诊断。40%皮损边缘处的活检结果显示有浅层血管壁中性粒细胞浸润和纤维蛋白变性的血管炎。大疱型(非典型型)坏疽性脓皮病患者应定期临床评估和随访血常规以监测血液系统疾病的出现。

治疗

- 伤口护理
- 糖皮质激素
- TNF-α抑制剂
- 有时需其他抗炎药物或免疫抑制剂
- 避免手术清创

伤口护理可促进伤口愈合，保湿封闭性敷料用于渗出较少的斑块，吸收性敷料用于高渗出的斑块。应避免湿-干敷料。外用强效糖皮质激素或他克莫司对浅表和早期皮损有效。对于严重病例，泼尼松60~80mg口服，每日1次是常用的一线治疗。TNF-α抑制剂(如英夫利昔单抗，阿达木单抗，依那西普)是有效的，尤其是炎症性肠病患者。环孢素3mg/kg口服，每日1次也相当有效，尤其是疾病快速进展期。氨苯砜、硫唑嘌呤、环磷酰胺、甲氨蝶呤、氯法齐明、沙利度胺和霉酚酸酯治疗也能获得成功。抗微生物剂如米诺环素也已可用于增殖型(浅表)坏疽性脓皮病。由于伤口扩大的风险，应避免手术治疗。

> **关键点**
> - 坏疽性脓皮病常与系统性疾病相关，可能由免疫介导
> - 有几种亚型；溃疡型(即下肢、臀部或会阴坏死基底和隆起的紫色潜行性边缘)最常见
> - 根据临床诊断坏疽性脓皮病
> - 优化伤口护理，避免手术清创
> - 外用强效糖皮质激素或他克莫司治疗早期皮损和系统用糖皮质激素、TNF-α抑制剂或其他抗炎或免疫抑制剂治疗症状较重患者。

重症多形红斑和中毒性表皮坏死松解症

重症多形红斑(Stevens-Johnson syndrome, SJS)和中毒性表皮坏死松解症(TEN)是严重的皮肤过敏反应。药物，尤其是磺胺类药物、抗癫痫药和抗生素是最常见的原因。斑疹迅速扩展并融合，导致表皮水疱、坏死和松解。根据原发皮损表现和临床综合征可得到明确诊断。治疗主要是支持治疗；环孢素，血浆置换或 IVIG，以及早期糖皮质激素冲击治疗均已用于治疗。儿童死亡率高达7.5%，成人中

高达20%～25%，早期治疗可降低死亡率。

SJS和TEN临床表现类似，只是皮损分布有所不同。依照普遍接受的定义，SJS受累面积<体表面积的10%，而TEN则>体表面积的30%；15%～30%体表面积受累的认为是SJS/TEN重叠。

本病的发生率为1～5人/100万。在接受骨髓移植者、肺孢子菌感染的HIV患者、系统性红斑狼疮患者和其他慢性风湿性疾病患者中，此二病的发生率及严重程度均更高。

病因

超过50%的SJS和95%的TEN由药物引起。最常见的致敏药物包括：

- 磺胺类药物（如磺胺甲噁唑、柳氮磺胺吡啶）
- 其他抗生素[如氨基青霉素（通常是氨苄西林或阿莫西林）、氟喹诺酮类、头孢菌素]
- 抗癫痫药（如苯妥英、卡马西平、苯巴比妥、丙戊酸盐、拉莫三嗪）
- 其他单药（如吡罗昔康、别嘌醇、氯美扎酮）

除药物之外，其他病因有：

- 感染（多数是肺炎支原体感染）
- 疫苗接种
- 移植物抗宿主疾病

有少数病例无法确定病因。

病理生理

确切的发病机制尚未明确；有一种理论认为，某些患者体内药物代谢异常（如无法清除活性代谢产物）诱发针对角质形成细胞内药物抗原的T细胞介导的细胞毒反应。$CD8^+$ T细胞已被确定为水疱形成的重要介质。

近期研究发现细胞毒T细胞和NK细胞释放的粒溶素可能影响角质形成细胞的死亡；疱液内粒溶素浓度与疾病严重程度相关。另一种理论是Fas（一种诱导凋亡的细胞表面受体）和其配体，尤其是来自单一核细胞的可溶性Fas配体之间的相互作用，导致细胞死亡和水疱形成。目前认为SJS/TEN有遗传倾向。

症状及体征

在开始服药后的1～3周内，患者可出现一系列的前驱症状，包括发热、不适、头痛、咳嗽以及角膜结膜炎。随后突然出现斑疹，常呈靶样，多分布于面部、颈部和躯干上部。这些斑疹可同时发生于身体任何部位，融合成松弛大疱，1～3日后剥脱。指甲与眉毛可能随表皮一起脱落。掌跖部位可受累。有些病例中，弥漫性红斑是TEN的首发皮肤异常。

重症TEN患者可出现压迫部位大片表皮从体表剥脱（尼氏征），暴露出湿润、疼痛、潮红的糜烂面。除皮肤剥脱外，90%的患者同时伴有疼痛性的口腔结痂和糜烂、角膜结膜炎和外生殖器受累（如尿道炎、包茎、阴道粘连）。支气管上皮亦可能脱落，引起咳嗽、呼吸困难、肺炎、肺水肿和低氧血症。此外，还可能出现肾小球肾炎和肝炎。

诊断

- 临床评估
- 常需皮肤活检

根据皮损形态及症状的快速进展可作出明确诊断。松解皮肤的组织学检查可显示表皮坏死这一特征性改变。

SJS和早期TEN的鉴别诊断包括多形红斑、病毒疹和其他药疹；随着病程进展，临床上常可鉴别出SJS/TEN，以剧烈疼痛和皮肤剥脱为特点。TEN后期，鉴别诊断包括以下内容：

- 中毒性休克综合征（常多器官受累更突出，皮肤表现不同，比如掌跖累及的红斑，约两周以后脱屑）
- 剥脱性红皮病（通常黏膜不受累，疼痛不明显）
- 副肿瘤性天疱疮（不同的皮肤黏膜表现或找到患者的肿瘤依据）

儿童TEN相对少见，需与葡萄球菌性烫伤皮肤综合征（参见第818页）鉴别，需注意黏膜是否受累和危险因素，比如用药史和临床可疑的金黄色葡萄球菌感染。

预后

重症TEN与大面积烧伤相似；患者急性发病，可能无法进食或睁眼，大量体液和电解质丢失。发生感染、多器官衰竭乃至死亡的风险极大。通过早期治疗，生存率可达90%。TEN的严重程度评分（表126-3）根据入院24小时内的表现，通过7项独立危险因素进行系统评分，进一步评估患者个体的死亡率。

表126-3　中毒性表皮坏死松解症疾病严重度评分（SCORTEN）

危险因素*	评分	
	0	1
年龄	<40岁	≥40岁
合并肿瘤	无	有
心率/（次/min）	<120	≥120
血清尿素氮/（mg/dl）	≤28	>28
皮肤松解面积	<10%	≥10%
血清碳酸氢盐/（mmol/L）	20	<20
血糖/（mg/dl）	≤250	>250

*危险因素越多，评分越高，死亡率越高：
- 0～1=3.2%（CI:0.1～16.7）
- 2=12.1%（CI:5.4～22.5）
- 3=35.3%（CI:19.8～53.5）
- 4=58.3%（CI:36.6～77.9）
- ≥5=>90%（CI:55.5～99.8）

CI，可信区间。

数据来自Bastuji-Garin S, Fouchard N, Bertocchi M, et al. SCORTEN: A severity-of-illness score for toxic epidermal necrolysis [J]. Journal of Investigative Dermatology, 2000, 115:149-153。

治疗

- 支持治疗
- 环孢素
- 可血浆置换或者静脉滴注免疫球蛋白（IVIG）

如果SJS或TEN能及早诊断，在皮肤科病房或ICU进行治疗，治愈率是最高的；而重度患者则可能需要在烧伤病房治疗。眼科会诊和专业的眼部护理对眼部受累的患者必不可缺。立即停用可疑致敏药物。患者需要隔离以减少感染源暴露，同时应积极补充水电解质、血液成分和营养支持。皮肤护理应及时处理继发的细菌感染,按重度烧伤做日常护理。是否预防性系统使用抗生素存在争议,一般避免使用。

对 SJS 和 TEN 的药物治疗是有争议的。环孢素(3~5mg/kg 口服,每日 1 次)抑制 CD8⁺细胞,缩短进展病程 2~3日,从而可能降低死亡率。糖皮质激素的使用一直存在争议,很多专家认为会因增加感染概率和掩盖败血症风险而增加死亡率。然而,最近报道显示早期糖皮质激素冲击治疗可改善眼部预后。血浆置换可以清除药物代谢产物或抗体,可以考虑。早期大量 IVIG 2.7g/kg,3 日以上可以阻断抗体和 Fas 配体。虽然使用高剂量 IVIG 治疗 TEN 有显著疗效,但一些小样本队列的临床试验结果却与之相反,一项回顾性研究显示对死亡率没有改善,甚至比预期更高。

> **关键点**
> - >50% 的 SJS 和高达 95% 的 TEN 由药物引起,但感染、疫苗接种和移植物抗宿主疾病也是潜在的原因
> - 如果缺乏典型的临床表现(如靶形损害进展为大疱,眼和黏膜受累,尼氏征,大片脱屑),可通过活检(显示坏死上皮)确认
> - 早治疗降低死亡率
> - 除轻症病例,需在烧伤病房治疗 SJS/TEN,并加强支持治疗
> - 如果眼睛受到影响,请咨询眼科
> - 考虑环孢素,对于危重症病例可能需要血浆置换

127. 皮 炎

（湿 疹）

即皮肤表面炎症,它以(红斑、水肿、渗出、结痂)为特征:
- 红斑
- 水肿
- 渗出
- 结痂
- 鳞屑
- 水疱(有时)

瘙痒是很常见的症状。"湿疹"是一个和皮炎无特异性的同义词,但它常常指特应性皮炎,后者是皮炎中最常见类型。

特应性皮炎

(特应性湿疹;湿疹;婴儿湿疹)

特应性皮炎(AD,有时被称作湿疹)是一种有复杂生理病理机制的慢性皮肤炎症,由易感性,免疫、皮肤屏障功能和环境相互作用而引发。瘙痒是其原发症状;皮损可表现为轻度的红斑乃至严重的苔藓样变。依据病史和检查诊断。治疗包括保湿霜,以及避免接触过敏激发源,常局部使用皮质激素和免疫调节剂。儿童的特应性皮炎通常在成人期自愈或者明显缓解。

病因

特应性皮炎主要影响城市地区及发达国家的儿童,过去的 30 年发病率增加。发达国家中高达 20% 的儿童和 1%~3% 的成人患有该疾病。大多患者 5 岁前发病,其中大部分发生于 1 岁之前。一个还未证实的假说是幼童时期接触传染性病原体较少(即在家执行了更严格的卫生管理方案),对环境过敏原发生超敏反应和对自身蛋白发生自身免疫的可能性会增加。许多患者或患有 AD 的家庭成员同时还患有哮喘或过敏性鼻炎。

病理生理

以下几个因素都对特应性皮炎有影响:
遗传因素
表皮屏障功能
免疫机制
环境诱发

AD 发病基因主要指编码表皮和遗传蛋白的基因。最主要的是许多 AD 患者的角质纤丝聚集蛋白编码基因存在突变,角质纤丝聚集蛋白是由分化的角质细胞生成的角化细胞被膜的成分。

已知皮肤屏障功能缺陷包括神经酰胺和抗菌肽降低,增加了经皮水分的丢失。从而导致环境刺激物和过敏源、微生物等渗透性增加,激发了炎症和敏感性。

在 AD 急性阶段,以 Th2 细胞因子(IL-4、IL-5、IL-13)为主导,而在慢性阶段则是以 Th1 细胞因子(IFN-γ、IL-12)为主。其他一些细胞因子包括 TSLP、CCL17、CCL22 等也在 AD 炎症中起到作用。针对这些特定细胞因子的新疗法也在帮助明确 AD 特异性免疫通路。

环境诱发物通常包括:
- 食物:如牛奶、鸡蛋、大豆、小麦、花生、鱼
- 空气变应原:如尘螨、真菌、皮屑
- 基于内源性抗微生物多肽缺陷引起的金黄色葡萄球菌在皮肤上的定植
- 局部物质:如化妆品

症状及体征

本病通常起于婴儿期，至 3 个月大时最典型。

急性期（彩图 127-1），面部发生红色渗出结痂性皮疹，继而蔓延至颈部、头皮、四肢及腹部。

在慢性期（彩图 127-2），搔抓和摩擦造成了继发性皮肤损害，典型表现为长期搔抓引起的红色苔藓化斑疹及丘疹。皮损分布有年龄特异性。婴幼儿时期，特征性皮损出现在面部、头皮、颈部、四肢伸侧。在年长一些儿童和成人中，病变通常出现在屈侧，例如颈部、肘、腘窝，剧烈的瘙痒是其主要特征。患者对瘙痒的感受阈值下降，随着变应原的接触、空气干燥、出汗、局部刺激、羊毛服装以及情绪紧张，瘙痒也会加重。

并发症 继发细菌感染较为常见，尤其常见为金黄色葡萄球菌和链球菌感染，以及局部淋巴结炎。剥脱性皮炎也能出现。

疱疹性湿疹（卡波西水痘样疹） 为发生于特应性皮炎患者的一种泛发性单纯疱疹病毒感染。在活动性皮炎以及新近发生的皮炎皮损上出现了典型的集簇性水疱，有时正常皮肤也可以被累及，几天后发生高热与淋巴结肿大。皮损易感染葡萄球菌，偶尔也会发生病毒血症以及内脏器官感染，这可能导致死亡。如同其他的疱疹病毒感染，本病也可能反复发作。

真菌感染以及疣、传染性软疣等非疱疹性的病毒感染也可能继特应性皮炎后发生，并使其复杂化。病程较长的 AD 患者可能于 20~30 岁时发生白内障。频繁应用某些外用制剂可使患者暴露于潜在的变应原，从而引发接触性皮炎，而接触性皮炎本身同患者常见的广泛的皮肤干燥一样，也可能会加重特应性皮炎并使其复杂化。

诊断

- 临床评估
- 有时需要斑贴实验或放射免疫吸附试验

本病的诊断主要依靠临床（表 127-1）。虽然有特应性家族史及特殊的皮损分布特点有助于诊断，仍往往不易与其他皮肤疾病（如脂溢性皮炎、接触性皮炎、钱币状皮炎、银屑病）鉴别。鉴别下面的分布特点有助于进行鉴别诊断。

- 银屑病皮损通常位于伸侧，可以累及指甲，其鳞屑有光泽（云母状）
- 脂溢性皮炎常累及面部（如鼻唇沟、眉毛、眉间及头皮）
- 钱币状皮炎不发生于屈侧，苔藓化也很少见

由于患者仍可以患其他皮肤疾病，因此，并非所有的后发皮损均归因于特应性皮炎。

> **经验与提示**
>
> - 特应性皮炎的特征包括曲侧分布和个人或家庭过敏史
> - 细菌二重感染是特应性皮炎一种常见的并发症，很容易与卡波西水痘样疹相混淆

AD 没有明确的实验室检查诊断方法。然而，可以通过皮肤检查或检测变应原特异性 IgE 水平或两者来确定环境过敏原。重症患者应该进行鼻腔和皮肤的金葡菌培养，因为其可能为变应原。

表 127-1 特应性皮炎的临床表现*

基本特征
瘙痒
皮炎（湿疹）：急性、亚急性或者慢性，伴有：
• 典型年龄特异的皮损类型†
• 慢性或复发性病史
重要特征
发病年龄早
个人或家族特应性疾病史
IgE 高反应
干皮症
伴随特征（帮助诊断）
白色皮肤划痕征
毛周角化症
白色糠疹
掌纹增多
鱼鳞病
面部苍白
眶下皱襞
乳头湿疹
毛囊突显
苔藓样变
痒疹
延迟性白色划痕
特定区域病变（如口周、眶周）

* 经许可改编自 Guidelines of care for the management of atopic dermatitis: section 1. Diagnosis and assessment of atopic dermatitis[J]. J Am Acad Dermatol, 2014, 70(2): 338-351 & Consensus conference on pediatric atopic dermatitis[J]. J Am Acad Dermatol, 2003, 49: 1088-1095。

† 婴幼儿发生在面部、颈部、伸侧。其他年龄可以发生在屈侧，腘窝、肘部等。

预后

儿童特应性皮炎患者常在 5 岁之前缓解，尽管病情常在整个青春期直到成年期加重。女孩和病情严重患者、幼年发病、有家族史、有相关的鼻炎或哮喘者，更可能患长期疾病。即使是这些患者，特应性皮炎到了成年期也常会消退或明显缓解。由于儿童在其成长期患有看得见的、有时可致残的皮肤疾病，AD 患者可能有长期的心理后遗症。

治疗

- 支持疗法（润肤剂、外用药、针对瘙痒的抗组胺药）
- 避免诱发因素
- 局部糖皮质激素外用
- 局部外用免疫调节剂
- 在严重病例中，系统用免疫抑制剂
- 必要时采用紫外线治疗

- 抗感染治疗

治疗通常可以在家中进行，但患有剥脱性皮炎、蜂窝织炎或疱疹性湿疹的患者应该入院治疗（参见 www.aad.org 美国皮肤病学会特应性皮炎护理指南）。

支持疗法 皮肤护理的步骤如下：
- 补水
- 使用无皂基、中性-偏酸性 PH、低敏、无香料的清洁剂
- 用稀释的漂白剂或胶状燕麦洗澡
- 应用润肤剂（如白凡士林、植物油、亲水性的矿脂）
- 湿封包

洗澡不能多于每日 1 次。用稀释的漂白水沐浴每周两次联合鼻部黏膜外用可以减少金黄色葡萄球菌定植和减少 AD 的严重程度。胶状燕麦有时是有帮助的。主张用毛巾轻拍或轻抹，而不能摩擦皮肤。

沐浴后立即外用润肤剂，如白凡士林或亲水凡士林（除非患者对羊毛脂过敏）软膏或厚霜，有利于保湿并减轻瘙痒症状。

湿封包（在湿皮肤上涂抹糖皮质激素或免疫调节剂，包一层湿纱布，再包一层干纱布）对于严重的肥厚性复发性皮损有益。

抗组胺药 可以帮助减轻瘙痒。可选用羟嗪 25mg，每日 3 次或 4 次口服（对于儿童，0.5mg/kg，每 6 小时 1 次，或者 2mg/kg 睡前顿服），或 25~50mg 苯海拉明睡前服用。低嗜睡性 H_1 受体阻断剂如氯雷他定 10mg 每日 1 次口服，非索非那定 60mg 每日 2 次或 180mg 每日 1 次口服，及西替利嗪 5~10mg/d，1 次，可能有效，虽然其功效尚未确定。多塞平是一种三环类抗抑郁药，兼有组胺 H_1 及 H_2 受体阻断剂的活性，睡前口服 25mg 或 50mg 也可能有效，但不推荐用于<12 岁以下的儿童。患者的指甲应剪短，以尽可能减少表皮剥脱及继发感染。

避免诱发因素 通过以下措施可以控制室内变应原：
- 使用合成纤维枕头及不透气的褥垫铺盖
- 用热水清洗床铺
- 清理掉家中的布料或皮料家具、毛绒玩具、地毯及宠物（尘螨与动物皮屑）
- 在卧室及其他起居空间内使用配有高效空气过滤器的空气循环器
- 在地下室及其他不通风的潮湿房间使用除湿器（减少发霉）

减少精神压力也有效，但通常很难做到。局部用[如莫匹罗星、夫西地酸（应用≤2 周）和口服[如双氯青霉素、头孢氨苄、红霉素（均为 250mg，每日 4 次，1~2 周）抗葡萄球菌抗生素均可以控制金黄色葡萄球菌在鼻腔内的定植，可用于特定治疗无效的及鼻腔分泌物培养阳性的病情严重的患者。为了减少对食物变应原的接触而较大地改变饮食是没有必要的，且可能无效；食物过敏很少会持续至儿童期过后。

糖皮质激素 糖皮质激素是主要的治疗方法。对于大多数轻中度患者，每日 2 次外用乳膏或软膏有效。可以将润肤剂用于糖皮质激素应用间期，或者将两者混合使用以减少糖皮质激素的用量。系统应用糖皮质激素（60mg 泼尼松每日 1 次口服，儿童为 1mg/kg，共 7~14 日）仅适用于皮损广泛或病情顽固的患者，因本病容易复发且外用药物比较安全，因此应尽量避免系统应用。强效糖皮质激素长期广泛外用于婴儿会抑制肾上腺轴，应尽量避免。

其他疗法 他克莫司与吡美莫司：都是 T-细胞抑制剂，对治疗特应性皮炎（AD）均有效，主要用于对糖皮质激素与焦油无效的患者，以及需考虑糖皮质激素的皮肤萎缩、萎缩纹及肾上腺抑制等副作用时。他克莫司及吡美莫司软膏每日使用 2 次用后的烧灼感及刺痛感通常为暂时的，几天后就可以消失，红斑也不常见。

修复表皮角质层及屏障功能 有利于改善疾病。研究结果表明，AD 患者的皮肤中缺乏神经酰胺，神经酰胺的缺乏导致了经皮肤水分的丢失。几种神经酰胺润肤剂将有利于控制特应性皮炎。

光疗 对于皮损广泛的患者是一种较好的方法。暴露于自然光可以使很多患者病情改善。另外也可以应用 UVA 或 UVB 照射治疗。窄频带 UVB 治疗较传统的宽频带 UVB 治疗更有效，在儿童患者中也是如此。补骨脂素联合 UVA 治疗（PUVA，参见第 921 页）适用于皮损广泛、顽固难治的患者。其副作用为光损伤（如 PUVA 着色斑及非淋巴瘤性皮肤癌），由于这种副作用，光疗（尤其是 PUVA）很少用于儿童及年轻人。

系统性免疫调节剂 对于部分患者有效，主要包括环孢素、γ干扰素、麦考酚酯、甲氨蝶呤和硫唑嘌呤。蝶呤及硫唑嘌呤，它们均能抑制 T 细胞的功能并具有抗炎活性，适用于皮损广泛、顽固难治且外用药物及光疗无效的病例。

抗金葡菌治疗 外用药（如莫匹罗星、夫西地酸少于两周）和口服抗菌药（如双氯西林、头孢氨苄、红霉素 250mg 每日 4 次，1~2 周）对于治疗皮肤细菌感染（如脓疱疮、毛囊炎或者疖病）有效。鼻腔莫匹罗星软膏也可以减少金葡菌定植和降低 AD 严重程度。

疱疹性湿疹 治疗主要依靠阿昔洛韦。婴儿为 10~20mg/kg 静脉滴注，每 8 小时 1 次；病情较轻的儿童及成人患者可以 200mg，每日 5 次口服。眼部受累为眼科急症，一旦怀疑眼睛受累必须进行眼科会诊。

关键点

- 特应性皮炎（AD）是一种常见疾病，尤其是在发达国家，15%~30% 的儿童和 2%~10% 的成人患有此病
- 常见的诱因包括食物和空气变应原（如花粉、尘螨）、出汗、肥皂、粗糙纤维织品和香料
- 常见的症状为肘窝、腘窝、眼睑、颈部及腕部瘙痒、红斑、丘疹及苔藓化斑疹
- 皮肤感染（尤其是金黄色葡萄球菌和疱疹病毒感染）
- AD 通常在成年期会缓解
- 一线治疗药物有保湿剂、局部用糖皮质激素、抗组胺药（治疗瘙痒）

接触性皮炎

接触性皮炎（contact dermatitis，CD）是由刺激物或变应原引起的急性皮炎。原发症状为瘙痒，皮损表现为红斑、水疱及溃疡，经常发生在手部，也可以发生于任何暴露部位。诊断依赖接触史及体检，有时也依靠斑贴试验。诊断依赖接触史及体检，有时也依靠斑贴试验。治疗主要包括止痒剂、外用糖皮质激素及避免诱发因素。

病理生理

接触性皮炎由刺激物或变应原引起。

刺激性接触性皮炎（ICD） ICD占接触性皮炎的80%，它是皮肤对接触物的一种非特异性炎症反应，免疫系统未被激活。很多接触物可以引起ICD，包括：

- 化学物（如酸、碱、溶剂、金属盐）
- 肥皂（如磨蚀剂、去垢剂）
- 植物（如猩猩木、胡椒）
- 某些体液（如尿液、唾液）

是否发展为ICD取决于刺激物的性质（极端的pH值、在皮肤表面脂膜中的溶解度）、环境（湿度低、高温、不断摩擦）及患者的情况（小孩或老人）。ICD尤其容易发生于特应性皮炎患者，尚可诱发免疫性的过敏反应，从而引起变应性接触性皮炎。

光毒性皮炎（参见第926页） 是一种特殊类型的ICD，外用（如香水、煤焦油）或口服（如补骨脂素）的物质只有在吸收了紫外线后才产生损伤性自由基与炎症介质。

变应性接触性皮炎（ACD） ACD是一种由细胞介导的Ⅳ型变态反应，分为2期：

- 初次接触抗原时的致敏期
- 再次接触后的反应期

在致敏期，朗格汉斯细胞（Langerhans cell，表皮树突状细胞）捕捉变应原后移行到局部淋巴结，将其加工并呈递给T细胞。这一过程可能很短（对于毒性常春藤等强过敏原仅需6~10日），也可能较长（对于遮光剂、香料及糖皮质激素等弱过敏原可能需要几年的时间）。随后，致敏T细胞返回表皮，作用于再次暴露的变应原，释放细胞因子，使炎症细胞聚集，从而导致了ACD特异性的症状与体征。

在自身敏感性湿疹中，变应原致敏的表皮T细胞移入局部淋巴结或进入血液循环，引起远隔部位的皮炎，但是接触水疱或大疱中的液体后在该患者的其他部位或其他人身上不会引发炎症反应。

很多变应原可以引起ACD（表127-2），且部分可以引起交叉过敏（如苯佐卡因与对苯二胺）。交叉过敏意为当再一次暴露于与首次接触物质不同但相似的物质而过敏反应。

表 127-2 变应性接触性皮炎的病因

病因	举例
经空气播散的物质	豚草花粉、喷雾杀虫剂
鞋子与服装制作过程中用的化学品	皮革及橡胶制品加工过程中用的特殊试剂；鞋中的鞣草成分；手套、鞋子、内裤及其他衣服中的橡胶促进剂及抗氧化剂；耐压成品中的甲醛
化妆品	脱毛剂、指甲膏、除臭剂
染料	对苯二胺（染发剂与纺织印染剂）及其他
香料	各种化合物
	普遍存在于化妆品、香皂及芳香的家庭日用品中的各种化合物
工业用品	多种化合物，包括丙烯酸单体、环氧化合物、桶装染料、橡胶加速剂以及塑料和胶水中的甲醛
外用药中的成分	抗生素（如杆菌肽、新霉素）
	抗组胺药（如苯海拉明）
	麻醉剂（如苯佐卡因）
	消毒剂（如硫柳汞、六氯酚）
	稳定剂（如氨茶碱及其衍生物）
橡胶	橡胶手套、避孕套、导管、气球
金属化合物铬酸盐	多种职业接触物
钴汞	皮带扣、手表扣及珠宝等个人物品
镍钴	
植物	毒性常春藤、橡树、漆树；豚草；报春花；腰果壳；芒果皮

漆属植物（如毒藤、毒橡树、毒漆树）为很大比例 ACD 患者的（包括中度和重度病例）病因。漆酚为有害过敏原。

特殊类型的 ACD 包括光变应性接触性皮炎与系统性变应性接触性皮炎。在光变应性接触性皮炎（参见第 926 页），接触物只有经过紫外线照射并改变结构以后才能致敏，典型的接触物包括剃须后洗剂、遮光剂及氨苯磺胺，非曝光部位也可以发生炎症反应。基本的病因包括接触剃须膏、防晒霜和局部的磺胺类药物。致敏后可能扩展到未暴露阳光的皮肤部分。在局部皮肤致敏后又口服变应原可以引起广泛的皮炎（如局部应用苯海拉明致敏后再口服），称作系统性 ACD。

症状及体征

ICD ICD 患者疼痛较瘙痒明显，皮损可表现为轻度红斑、出血、结痂、糜烂、脓疱、大疱及水肿。

ACD ACD 的原发症状为剧烈的瘙痒，通常只有抓破或感染后才感到疼痛。皮损表现为短暂的红斑、水疱，甚至是伴有大疱或溃疡的高度肿胀。皮损的形态或分布部位的不同可以提示特异的接触物，比如手臂或腿部的线状划痕（如毒性常春藤的划痕）或环形红斑（如对手表或腰带致敏的皮肤）。线状条痕能够显示外部的过敏刺激原。任何部位的皮肤均可能致敏，但手部经常接触潜在的变应原，因此最易发生皮炎。对于易经过空气播散的接触物（如气雾剂香料），未被衣服遮盖的部位最易受累。炎症通常局限于接触部位，但由于搔抓及可能发生的自身敏感，皮损也可以扩散开来。在系统性 ACD，皮损可以遍布全身。皮疹常在过敏原暴露后 24~48 小时内出现。

> **经验与提示**
>
> ■ 病变的形状或类型（线形条纹通常表示外部的变应原或刺激）可以帮助区分接触性皮炎与其他类型的皮炎

诊断

■ 临床评估
■ 必要时可行斑贴实验

接触性皮炎通常依赖皮损及接触史进行诊断，同时必须考虑患者的职业、爱好、是否经常做家务、有没有出去旅行、其着装的情况、曾否局部外用药物与化妆品以及其配偶的行为方式。当怀疑接触物为香料、洗发膏或者其他的家庭日用品时，可以将其外用于未发生炎症的前臂屈侧进行试验。

斑贴试验 适用于怀疑 ACD 但对治疗无反应的患者，说明尚未找到诱因（表 127-3）。标准的接触性变应原通常应用于上背部，利用含有微量抗原的有黏性的斑片或者含有变应原的塑料小室来进行。薄层快速表皮应用（T.R.U.E）斑贴试验包含 2 条黏着性带子，任何医护人员均可应用并对其结果进行判断。应在 48 小时及 96 小时后评价其结果。假阳性发生于浓度过高引发了刺激性反应而非变应性反应，或者对一种抗原的反应引发了对其他抗原的非特异性反应，以及不同抗原的交叉反应。当用于斑贴试验的变应原没有包括引起皮炎的变应原时，就会发生假阴性。欲明确诊断，需有对引起原发部位皮炎的检测物的暴露史。

表 127-3 斑贴试验常用的过敏原

试剂	来源
杆菌肽	外用抗生素制剂
秘鲁香脂（myroxylon）	饮料和烟草中的调味剂，还有香水中的固定剂和香气；多见于很多局部用药、牙科用药
	和其他产品主要过敏原：肉桂、苯甲酸、香草醛的酯类
	与树脂（松香）和妥鲁香脂、肉桂酸盐、苯甲酸盐、苏合香脂和安息香酊的交叉反应
	可能还有光毒性
黑橡胶混合物	橡胶
	可能与染发剂有交叉反应
溴硝醇	化妆品、洗发露及护肤品中的防腐剂；也见于部分洗涤剂和清洁剂中
布地奈德	用于 2 级糖皮质激素过敏筛查；一种可用于治疗多种疾病的糖皮质激素，常见于治疗湿疹的乳膏或油膏中；眼药水低级或吸入剂
卡因混合物	包含 3 个局麻药：苯佐卡因、盐酸辛可卡因、盐酸丁卡因
	牙科经常使用，也用于减轻瘙痒、疼痛、刺痛的外用制剂中，还广泛用于直肠类制剂和咳嗽糖浆中
卡巴混合物	作为橡胶、橡胶胶水、乙烯树脂及一些杀虫剂的催化剂
氯异噻唑啉酮和甲基异噻唑啉酮	出现在化妆品和皮肤护理品、某些药物、日用清洁用品和某些工业液体和油脂中
二氯化钴	见于某些涂料、水泥、金属电镀物体
	有镍涂层的物体（其不发生交叉反应）

续表

试剂	来源
树脂（松香）	弦乐器演奏者（小提琴手容易松香过敏）、棒球手、保龄球手使用
	来源于一些松柏类植物
	存在于化妆品、黏合剂、漆、牙科用腔洞衬料、助焊液、纸张和许多其他工业产品中
双咪唑烷基脲	一种广泛应用于化妆品、洗发露、护肤品和日用清洁剂中的防腐剂
分散蓝 106	一种可见于深蓝色、棕色、黑色、紫色和部分绿色纺织品中的深蓝色纺织染料
环氧树脂	基于双酚 A 和表氯醇的低分子量（340）环氧树脂
	未固化或未完全固化的感光剂
乙二胺	某些局部用药、滴眼剂、一些工业溶剂的乳化剂和稳定剂，某些塑料及防腐剂的固化剂
甲醛和甲醛释放物	由季铵盐-15、杀菌剂、有时为咪唑烷基脲所释放
	在塑料成形、服装树脂、胶水和黏合剂中广泛使用
香料混合物	含戊基肉桂醛、肉桂醛、肉桂醇、橡苔精油、羟基香茅醛、丁香酚、异丁子香酚、香叶醇、柠檬醛、香茅醇、香豆素、金合欢醇、己基肉桂醛和甲醛
	存在于许多化妆品、肥皂、（剃须后搽的）润肤液、洗发水、有香味的日常用品和许多工业产品（如润切液）中
硫代硫酸钠金	见于黄金或镀金珠宝，或牙科修复中
17-丁酸氢化可的松	一种见于治疗炎症性皮肤病的药膏或洗剂中的糖皮质激素；也见于某些滴眼或滴耳剂中
咪唑烷基脲	广泛应用于化妆品、洗发露、护肤品和日用清洁用品中的防腐剂
巯基苯并噻唑	见于橡胶、黏合剂和冷却剂中
巯基混合物	见于橡胶、胶水、冷却剂和其他工业产品中
甲基二溴戊二腈	见于油漆、黏合剂和油剂中
硫酸新霉素	可见于局部用抗生素、急救膏、滴耳剂、滴鼻剂；斑贴试验中可能延迟出现（4~5 日）（因此有可能的话应该在 7 日时观察结果）
硫酸镍	可见于珠宝、义齿、剪刀、剃须刀、眼镜架、银器和食品中（如罐装食品、镀镍器具制作的食品、鲱鱼、牡蛎、芦笋、黄豆、蘑菇、洋葱）
苯甲酸酯类混合物	5 种对羟基苯甲酸类：甲基、乙基、丙基、丁基和苄基对羟基苯甲酸，为全球广泛使用的防腐剂，见于许多乳膏剂和化妆品和一些工业油、脂肪和黏合剂中
小白菊内酯	一种自然存在于传统草药小白菊中的倍半萜内酯；见于天然药物和化妆品中
	和菊科或木兰科的其他种属植物存在交叉反应
重铬酸钾	见于水泥（微量）、皮革鞣液和安全火柴中在摄影、电镀液、多种防腐剂、涂料、胶水、天然染料和一些清洁剂中使用
对苯二胺 PPD	见于染发剂、一些墨水、照片显影剂和纺织品染料中
对叔丁基酚醛树脂	叔丁基苯酚和甲醛缩合形成的树脂发生在皮革涂饰剂（特别是鞋）、纸、织品、石头、木材、家具以及某些胶水中
季铵盐	化妆品和一些日常清洁剂和抛光剂中常用的防腐剂
喹诺酮混合物	含有氯碘羟喹和氯喹
	多见于一些药用面霜和软膏、药用绷带和兽医用品的抗菌剂
硫柳汞	角膜接触镜护理液、一些化妆品、滴鼻剂、滴耳剂和注射剂的防腐剂
	通常无法确定来源
秋兰姆混合物	常见的橡胶过敏原常见于黏合剂、某些杀虫剂和药物（如戒酒硫）
特戊酸氢化可的松	用于 1 级糖皮质激素过敏筛查；见于经口、经鼻、经喉及经直肠使用的非外用性糖皮质激素
羊毛醇	羊毛脂成分；见于多种化妆品、油膏、防晒霜、处方药及非处方外用药

预后

皮损治愈可能需要3周时间,而对接触物的反应性通常会持续终身。这种过敏反应常是终身的。患有光变应性接触性皮炎的患者暴露于日光后可有零星皮损发生,这种情况可持续几年(持续性光反应)。

治疗

- 避免诱发物
- 支持治疗(冷湿敷,开放性湿敷,抗组胺药物)
- 糖皮质激素(常为外用,但有时需用口服)

本病应避免诱发因素,光敏性接触性皮炎的患者应避免日光照射。

本病应避免诱发因素,光敏性接触性皮炎的患者应避免日光照射。局部治疗包括冷湿敷(生理盐水或醋酸铝)及外用糖皮质激素,轻中度患者用中效制剂(如0.1%的氢化可的松软膏或者0.1%的戊酸倍他米松乳膏)。口服糖皮质激素(如泼尼松60mg,每日1次,共7~14日)可用于有严重的大疱或皮损广泛时。系统应用抗组胺药(如羟嗪、苯海拉明)可减轻瘙痒,低抗胆碱能活性的抗组胺药如H_1受体阻断剂则没有那么有效。开放性湿敷可以减少渗出,使皮肤干燥,并促进愈合。

> **关键点**
> - 接触性皮炎可由很多接触物(包括植物、肥皂、化学物、体液,占80%)或过敏原(占到20%)引起
> - 症状包括剧烈疼痛(可见于刺激性接触性皮炎)或瘙痒(可见于变应性接触性皮炎)
> - 诊断主要依靠临床症状
> - 怀疑ACD但对治疗无反应的患者,进行斑贴试验
> - 治疗通常包括冷湿敷,外用糖皮质激素,系统应用抗组胺药(治疗瘙痒)

剥脱性皮炎
(红皮病)

剥脱性皮炎为皮肤弥散性红斑及脱屑,常由某些原已存在的皮肤病、药物、肿瘤或者其他原因引起,其症状和体征为瘙痒、弥散性潮红及表皮剥脱。诊断主要依靠临床治疗包括应用糖皮质激素及祛除病因。

剥脱性皮炎是表皮细胞快速循环的一种表现其原因是未知的,但它最经常发生在:

- 先前存在的皮肤疾病(如特应性皮炎、接触性皮炎、脂溢性皮炎、银屑病、毛发红糠疹)
- 药物的使用(如青霉素、磺胺类、异烟肼、苯妥英钠、巴比妥类药物)
- 癌症(如淋巴瘤、蕈样肉芽肿、白血病、很少见于腺癌)

高达25%的患者未能找到潜在的病因。细菌二重感染可以使剥脱性皮炎变得复杂。

症状及体征

症状包括瘙痒、不适感及寒战。起初红斑仅为片状,但随后蔓延至全身。弥漫的脱屑引起大量蛋白丢失,因高分解代谢导致代谢率升高,且由于经皮水分丧失引起血容量不足,结果导致体温调节异常及营养缺乏。尚有报道因广泛的外周血管舒张引起高输出性心脏衰竭。

诊断
- 临床诊断

依据病史和检查诊断。在弥漫的红斑下面可能有原已存在的皮肤疾患,这对其病因可以有所提示。活检通常没有非特异性,仅适用于怀疑为蕈样肉芽肿时。血液检查可以发现低蛋白血症、低钙血症及铁缺乏,这些均是蛋白、电解质及红细胞大量丢失的结果,但不能作为诊断依据。

预后

本病可危及生命;往往需要住院治疗。预后由致病因素决定。药物引起红皮病病程较短,停药后2~6周可好转。

治疗
- 支持治疗(如再水合)
- 外用药物(润肤剂,胶体燕麦浴)
- 严重病例系统性应用糖皮质激素

如果原发疾病明确,需对其进行治疗。支持治疗包括纠正脱水,电解质紊乱,营养物质丢失,充分进行伤口护理和湿敷以减少浅部细菌感染。由于药疹与接触性皮炎不能仅通过阴性接触史就能排除,因此应尽可能的停用或者改换所有药物。可用润肤剂及胶体燕麦浴对皮肤进行护理。弱效糖皮质激素有效(可用1%~2.5%氢化可的松软膏)。对于严重病例,可应用糖皮质激素(每天40~60mg泼尼松口服,共10日,再渐减量)。

> **关键点**
> - 剥脱性皮炎往往合并于既往已经存在的皮肤疾病,药物和癌症时,但原因可能是未知的
> - 症状包括瘙痒,广泛红斑和表皮脱落
> - 本症的诊断有赖于临床
> - 住院往往是必要的,因为疾病可能会危及生命
> - 治疗包括支持治疗,全面的伤口和皮肤护理,严重时需要全身应用糖皮质激素

手足皮炎

手足皮炎不是一种单一疾病,而是某些不同的原因选择性累及手和足的一类皮肤炎症。

本病通常表现为手或足的孤立的炎症,原因包括:

- 接触性皮炎(过敏性或刺激性)
- 特应性皮炎
- 真菌感染
- 汗疱疹
- 银屑病(可以只影响手掌和足底而被误诊为皮炎)
- 疥疮

另一些病因包括儿童系统性病毒感染(手足口病)或某些特定化疗(手足综合征)。尚有一些病例是特发性的,无

明确病因。

诊断通常依赖发病部位及皮损的表现(表127-4)。所有类型的手足皮炎的治疗均应尽可能地针对潜在的疾病,可局部应用糖皮质激素或抗真菌药物进行试验性治疗,另外,患者应避免长期接触水,从而防止皮肤上保护性油脂丢失反而引起皮肤干燥。

表 127-4 手部皮炎的鉴别诊断

病变症状	部位	
	手掌	手背
红斑及脱屑	变应性接触性皮炎	特应性皮炎
	出汗障碍性皮炎	变应性接触性皮炎
	刺激性接触性皮炎	刺激性接触性皮炎
	角化过度性湿疹	钱币状湿疹
	剥脱性角质松解症	银屑病
	银屑病	
脓疱	汗疱疹	细菌性感染
	细菌性感染	银屑病
	银屑病	疥疮
		体癣
水疱	变应性接触性皮炎	变应性接触性皮炎
	出汗障碍性湿疹	疥疮
	癣菌疹反应	

出汗障碍性皮炎(出汗障碍性皮炎) 以掌跖及指侧缘瘙痒性水疱或大疱为特征,常继发脱屑、红斑及渗出。汗疱疹为本病的一种严重类型,常有大疱。症状间断出现,通常持续数周,治疗后可缩短病程。

汗疱疹 是比较严重的水疱。本病病因不明,但真菌感染、接触性皮炎和癣菌疹可以引起相似的临床表现,因此需排除。治疗包括外用糖皮质激素、他克莫司或吡美莫司,口服抗生素及紫外线照射。高锰酸钾或醋酸铝湿敷可以帮助缓解症状。

剥脱性角质松解症 本病特点为掌跖部位的无痛性斑状脱屑病因不明,可自愈,无需治疗。

角化过度性湿疹 表现为手掌部位的棕黄色厚斑块,有时也发生于足底,病因不明。常有脱屑。病因不明。治疗包括糖皮质激素与角质剥脱剂、UVA照射加口服补骨脂素(PUVA)以及应用维A酸类药物。

癣菌疹反应(自体过敏反应) 为对其他部位的活动性皮炎的一种反应,特征性表现为发生于指侧缘、手掌或者脚掌的水疱。为变态反应引起(参见第893页)。反应有几种表现,可以是水疱、丘疹、丹毒样斑块、结节性红斑、离心性环形红斑或荨麻疹。

刺激性接触性皮炎(主妇湿疹) 主要发生于双手经常接触水的人,洗碗、洗衣服及给婴儿洗洗碗、洗衣服及给婴儿洗澡,反复接触去污剂、衣物,可使病情加重,长期戴橡胶手套会引起手部出汗增加,从而进一步刺激炎症皮肤,或者导致刺激性接触性皮炎(参见第912页)。

手足综合征(又名肢端红斑或掌跖红肿麻木) 表现为由某些特定的系统性化疗药物引起(如卡培他宾、阿糖胞苷、氟尿嘧啶、去甲氧柔红霉素、多柔比星、紫杉烷、甲氨蝶呤、顺铂、替加氟)引起的表皮毒性反应。临床症状包括疼痛、肿胀、麻木、针刺、红肿,有时有掌跖部剥落及水疱。治疗以口服或局部外用糖皮质激素,局部应用二甲基亚砜,口服维生素 B_6(吡哆辛),非处方止痛药(如对解氟灵基酚、布洛芬)以及支持疗法(冷湿敷,最大限度减少手部活动)。

慢性单纯性苔藓
(神经性皮炎)

慢性单纯性苔藓(神经性皮炎)是由于经常搔抓引起的一种湿疹,由于某些原因,慢性搔抓本身会加重瘙痒,引起恶性循环。诊断主要依靠体格检查。治疗主要通过宣教防止搔抓行为,糖皮质激素、抗组胺药物使用有效。

病因
慢性单纯性苔藓是由于反复瘙痒刺激而引起继发性皮肤增厚,鳞屑增多。它不是一个原发性损害,发生于特定部位的瘙痒(伴或不伴潜在病理改变)激发反复搔抓和机械性损伤,从而产生苔藓样变而进一步加剧瘙痒。本病常发生于患有焦虑症或非特异性精神紧张的人及某些原因引起的慢性皮炎。

病理生理
其病理生理学仍不完全明确,可能累及神经系统感知和处理瘙痒感觉的方式。有湿疹化改变的皮肤(如特应性皮炎)更易发生苔藓样变。

症状及体征
慢性单纯性苔藓临床表现为瘙痒、干燥、脱屑、色素沉着及不规则形、椭圆形、多角形的苔藓样斑块。常累及大腿、手臂、颈部及躯干上部、肛周等容易接触到的部位。

诊断
■ 临床评估

诊断依靠体检。典型的皮疹表现为散在于周边的褐色丘疹以及位于中央的覆有鳞屑的融合丘疹。需鉴别的疾病有体癣、扁平苔藓及银屑病,可通过氢氧化钾试验及活检进行鉴别。

治疗
■ 宣教和行为教育
■ 糖皮质激素(常为外用必要时皮损内用药)
■ 抗组胺药物

首先应告知患者尽量避免搔抓,其次可外用糖皮质激素(如曲安奈德、氟轻松),浸有氟羟氢可松的手术带封包(早上应用,晚上取下)可以避免搔抓。小片皮损可以应用曲安奈德等长效糖皮质激素进行局部封闭(皮损内注射),

通常用 2.5mg/ml（生理盐水稀释）的浓度，每平方厘米 0.3ml，3~4 周重复一次。口服 H_1 受体阻断抗组胺药可能有效。润肤剂也可能是有益的。局部使用辣椒素乳膏也可有所帮助的，但最初的燃烧感觉可能使患者无法接受这种治疗。

> ● 关键点
> - 慢性抓挠导致进一步瘙痒，形成恶性循环
> - 瘙痒，干燥，脱屑，色素沉着过度，发生在颈部、腿、手臂、躯干上部，有时肛门生殖器区域，不规则的，椭圆形的，有棱角形状的苔藓化斑块
> - 诊断是通过临床，但氢氧化钾湿片和活检可帮助鉴别诊断
> - 患者需要被告知反复瘙痒会进一步影响瘙痒，引起恶性循环；外用糖皮质激素和抗组胺药帮助控制瘙痒

钱币状皮炎
（盘状皮炎）

钱币状皮炎为皮损形态为钱币状或盘状的皮肤炎症。诊断依靠临床。治疗包括抗生素，糖皮质激素和紫外线光疗。

钱币状皮炎的患者主要为中年人，与皮肤干燥有关，尤其是在冬天。真菌反应可表现为钱币状皮炎。病因不明。

症状及体征

盘状皮损起初为融合性水疱及丘疹，随后渗出结痂。皮疹有瘙痒。皮损数目可从 1 个至 50 个不等，直径在 2~10cm。主要位于四肢伸侧及臀部，也可以发生于躯干部，时轻时重，可在原已愈合皮损处复发。

诊断
- 临床评估

诊断依靠临床表现——皮损的形态和分布细菌和真菌检查有助于排除感染。

治疗
- 支持治疗
- 抗生素
- 糖皮质激素（通常为外用，但必要时可皮损内注射或口服）
- 紫外线光疗

治疗并非一定有效。可以湿敷联同抗生素口服（双氯西林或头孢氨苄 250mg，每日 4 次），尤其适用于有渗液及脓液时。可每日 2 次外用中效-强效糖皮质激素乳膏或软膏。尚可于睡前使用封包疗法，通常选用聚乙烯膜覆盖糖皮质激素软膏或者用浸有氟羟氢可松的条带。效果不佳的皮损还可采用糖皮质激素皮损内注射。

对于皮损广泛、顽固、复发的病例，单用 UVB 照射或者 UVA 联合口服补骨脂素（PUVA）也可取得较好效果。有时，可能需要口服糖皮质激素，较适宜的初始剂量为泼尼松 40mg 隔日 1 次，但应避免长期应用。

> ● 关键点
> - 钱币状皮炎的病因不明，但这种疾病最常见于中年和老年患者
> - 瘙痒盘状皮损可以是和融合的水疱、斑块、丘疹，而后来渗出、结痂
> - 本症的诊断有赖于临床
> - 治疗包括对瘙痒支持治疗（如糖皮质激素霜剂），感染的抗生素，和紫外线治疗泛发顽固性复发性病变

脂溢性皮炎

脂溢性皮炎（seborrheic dermatitis, SD）为发生于皮脂腺密集部位的皮肤（面部、头皮、躯干上部）的炎症。病因不明，但是马拉色菌这一皮肤的正常寄生菌可能与此有关。感染 HIV 或患有某种神经系统疾病的人发生本病的可能性较大。本病主要表现为瘙痒、头皮屑及发生在发际与面部的黄色油腻性鳞屑。诊断主要依靠临床。治疗包括外用煤焦油等洗发膏、糖皮质激素及抗真菌药。

本病虽然命名为"脂溢性"，但患者的局部皮脂分泌通常正常。SD 的病原尚未明确，但可能与马拉色菌皮肤表面的数量有一定相关。脂溢性皮炎在婴儿最经常发生，通常在 3 个月以内，也可发生于 30~70 岁。疾病的发病概率及严重程度似乎与遗传、情绪、心理压力以及气候（天气冷时通常会加重）有关。本病可能会先于银屑病发生或者与其同时存在（脂溢性银屑病）。患有神经系统疾病（尤其是帕金森病）或者感染 HIV 的人其脂溢性皮炎的病情可能会较重。很少情况下，皮炎也会泛发全身。

症状及体征

本病的症状是逐渐发展的，只有当干燥性或油腻性鳞屑（头皮屑）比较广泛且伴有不同程度的瘙痒时，皮炎才比较明显。在严重病例，黄红色的油腻性鳞屑可分布于发际、耳后、外耳道、眉毛、腋窝、鼻翼、鼻唇沟以及胸部。皮损尚可累及睑缘，形成干燥的黄色痂皮，甚至刺激结膜。本病不引起脱发。

新生儿也可以发生脂溢性皮炎，表现为头皮上黄色厚痂（摇篮帽）、耳后的裂隙与黄色鳞屑、面部红色丘疹以及顽固的尿布疹。稍大的孩子可能表现为头皮上 1~2cm 大小黏着的鳞屑性厚斑块。

诊断
- 临床评估诊断

主要依靠临床体检。脂溢性皮炎有时很难与其他疾患区别，如银屑病、特应性皮炎或接触性皮炎、体癣和玫瑰糠疹。

治疗
- 局部使用抗真菌药、糖皮质激素和钙调磷酸酶抑制剂

成人和大龄儿童 成年人可使用巯氧吡啶锌、硫化硒、硫磺、水杨酸或 2% 或 1% 酮康唑，煤焦油洗发水（非处方）每日或隔日外用，直至头皮屑被控制，然后改为每周 2 次。

可将糖皮质激素洗剂(如0.01%氟轻松溶液及0.025%的曲安奈德洗剂)每日2次用于头皮或其他有毛发的部位,直至脱屑及红斑被控制。对于耳后、鼻唇沟、睑缘及鼻翼处,可使用1%的氢化可的松乳膏,每日2次或3次,皮损控制后减为每日1次。由于氟化的糖皮质激素有一定副作用(如毛细血管扩张、皮肤萎缩及口周皮炎),因此,对于面部,氢化可的松乳膏是最安全的。对于某些患者,外用2%的酮康唑乳膏或其他咪唑类乳膏,每日2次,共1~2周,可以在数月内缓解病情。咪唑类或者氢化可的松类药物可以作为一线使用,必要时可以同时使用。钙调磷酸酶抑制剂也很有效,如吡美莫司和他克莫司。睑缘的皮脂溢出,可以将1份婴儿洗发露中加入9份水进行稀释,然后用棉签点涂。

婴儿和儿童 对于婴儿,可以每天使用婴儿洗发露,并每日2次外用1%的氢化可的松乳膏。幼儿头皮部位的较厚皮损,可以使用溶于橄榄油的2%的水杨酸或者糖皮质激素凝胶,于睡前用牙刷外涂于患处,并且每日使用洗发露,直至厚皮损消失。

> ● 关键点
> - 成人脂溢性皮炎可引起头皮屑,有时会有鳞屑分布于眉毛、鼻子、耳后、外耳道、腋窝以及胸部
> - 脂溢性皮炎患者可头皮上黄色厚痂(新生儿)及鳞屑性厚斑块(稍微大点的孩子)
> - 治疗采用药用洗发水和局部糖皮质激素

坠积性皮炎
(淤积性皮炎)

坠积性皮炎(stasis dermatitis)是由于慢性静脉功能不全引起的发生于下肢远端的皮肤炎症。常见症状为瘙痒、脱屑、色素沉着,有时也可以发生溃疡。诊断依赖临床。治疗主要针对慢性静脉功能不全和预防溃疡的发生。

坠积性皮炎主要发生于患有慢性静脉功能不全的人,因为腿上汇集的微血管静脉血液损害内皮细胞的完整性,从而导致纤维蛋白渗漏,局部炎症,局部细胞坏死。

症状及体征

起初,因红细胞溢出血管,引起红棕色色素沉着,随后发生了红斑、脱屑、渗出及结痂等湿疹样改变(彩图127-3),表面细菌感染或局部治疗引起的接触性皮炎可以加重这些改变。色素沉着和红棕色改变可发生于静脉淤滞之后与坠积性皮炎之前。色素沉着也可作为继发改变发生于坠积性皮炎之后。如果慢性静脉功能不全及坠积性皮炎均没有得到充分的治疗,皮损就会发展为皮肤溃疡(彩图127-4)、皮肤纤维化或脂性硬皮病(一种源自脂膜炎的疼痛性硬结,病情如果比较严重,就会使小腿的静脉形成保龄球瓶样——小腿处较宽而踝部狭窄)。

诊断
■ 临床评估

诊断依靠临床皮损表现和其他慢性静脉功能不全表现。可能需要血管外科专家咨询和检查(如超声检查)。

治疗
■ 抬高下肢,加压和湿敷
■ 必要时外用或口服抗生素

必须充分治疗慢性静脉功能不全,可抬高下肢及使用压力袜(参见第685页)。对于急性坠积性皮炎(特征为结痂、渗出及浅表溃疡),应采用清水湿敷的方法,起初应持续,后来变为间断性。对于有渗出的皮损,最好选用水状胶体敷料。亚急性皮炎应每日3次使用糖皮质激素乳膏或软膏,也可将其混入氧化锌糊中再使用。

对于溃疡,以温和的敷料(如氧化锌糊)为最佳选择,其他敷料(如DuoDERM)也可能有效(参见第937页)。无需卧床的患者可选用乌纳糊靴(锌明胶)、相对较整洁的锌明胶绷带或胶体敷料来治疗其溃疡,这些均可以在市场上买到。弹性支持物下方使用胶体敷料的方法较乌纳糊靴效果更好。敷料应2~3日换一次,水肿消退、溃疡愈合后可改为每周1~2次。溃疡愈合后,患者清晨起床前仍须使用弹性支持物。如果不考虑所使用的敷料,减轻水肿(通常通过压迫来实现)对于溃疡愈合来说是最重要的。

并发蜂窝织炎时应口服抗生素(如头孢霉素、双氯西林)。局部应用抗生素(莫匹罗星、磺胺嘧啶银)可有效治疗糜烂和溃疡。对于较大溃疡,可于水肿及炎症消退后进行分层厚皮移植。

不宜滥用多种或复合型外用药物。因坠积性皮炎的皮肤对直接刺激及潜在的局部过敏物(如抗生素、麻醉剂、外用药的赋形剂,尤其是羊毛脂或羊毛脂醇)较敏感。

> ● 关键点
> - 坠积性皮炎主要发生于慢性静脉功能不全的人
> - 早期症状包括红斑、脱屑、渗出及结痂
> - 最终可导致色素沉着、溃疡、皮肤纤维化、慢性水肿和脂性硬皮病(一种源自脂膜炎的疼痛性硬结)
> - 抬高下肢和加压治疗慢性静脉功能不全
> - 湿敷或采用抗生素治疗皮损

128. 银屑病和鳞屑性疾病

银屑病

银屑病是一种常见的炎症性疾病，其特点是局限的、覆有银白色鳞屑的红斑和丘疹。发病原因与多种因素有关，如基因遗传。诱因通常包括外伤、感染和某些药物。症状往往很轻，偶尔出现轻微至严重的瘙痒，但对仪表的影响可能较大。美容方面的问题可能更为主要。部分患者病情进展，出现关节疼痛。临床诊断主要基于皮损表现及分布。治疗包括局部外用药物（如润肤剂、维生素 D 衍生物、维 A 酸类、焦油、蒽林、糖皮质激素）、光疗，严重时可系统性用药[如甲氨蝶呤、口服维 A 酸类、环孢素、免疫调节剂（生物制剂）]。

银屑病表现为表皮角质形成细胞的增生伴有表皮和真皮炎症。全球患病率 1%～5%；浅肤色人群更易受累，深肤色人群不易受累。起病高峰呈双峰改变，绝大多数在 16～22 岁和 57～60 岁发病，但也可在任何年龄发生。

病因

病因不清，目前认为表皮角质形成细胞的炎症性增生参与其中；T 细胞在其中起到重要作用。一般有家族史，某些基因以及 HLA 抗原（Cw6、B13、B17）也与此病有关。全基因组连锁分析已经确定了许多银屑病易感性位点；其中 6p21 染色体上的 PSORS1 可能是银屑病易感基因位点。环境诱发因素被认为可以引起炎症性反应以及随后的角质形成细胞过度增生。

明确的诱发因素包括：
- 外伤（Koebner 同形反应）
- 晒伤
- HIV 感染
- β-溶血性链球菌感染
- 药物（特别是 β-受体阻滞剂、氯喹、锂制剂、ACEI、吲哚美辛、特比萘芬、干扰素-α）
- 情绪应激
- 乙醇
- 吸烟
- 肥胖

症状及体征

皮损可以无症状或伴有瘙痒，大多局限于头皮、肘和膝伸侧、骶尾区、臀部（大部分在臀沟）和阴茎。指甲、眉毛、腋窝、脐部和肛周区域亦可被累及。皮损可泛发全身，由这些区域扩展融合。依据不同类型其皮损表现不同。

在该病不同的亚型中，斑块型银屑病（寻常型银屑病或慢性斑块型银屑病）是最常见的类型，大约有 90%；损害孤立，表现为红色丘疹或斑块，表面覆以较厚的银白色云母状鳞屑。皮损逐渐进展，呈自然缓解和复发规律，也可因诱发因素的出现和消失而改变（表 128-1）。

表 128-1 银屑病亚型

亚型	描述	治疗和预后
斑块型银屑病	缓慢起病的孤立性红色丘疹或斑块，表面覆以较厚的银白色云母状鳞屑 皮损呈自然缓解和复发规律，也可因诱发因素的出现和消失而改变	治疗：外用最低强度糖皮质激素，或可联合维生素 D_3 衍生物（如卡泊三醇） 全身性的免疫抑制剂或免疫调节药物（如甲氨蝶呤、环孢素、TNF-α 抑制剂） 预后：加重或缓解，无法治愈
点滴状银屑病	突然出现多发的斑块，直径 0.5～1.5cm，常位于儿童和年轻人躯干，继发于链球菌性咽炎	治疗：抗生素治疗潜在的链球菌感染 预后：极好，一般可永久治愈 可能进展为斑块型银屑病
红皮病型银屑病	缓慢或突然出现大面积红斑，多见于斑块型银屑病患者（也可以是初发表现）；典型的银屑病斑块不明显或缺如 绝大多数是由于不适当的局部或系统运用激素或光疗所致	治疗：强效的系统药物（如甲氨蝶呤、环孢素、TNF-α 抑制剂）或强化的局部治疗，有时可在院内开展 焦油，蒽林和光疗可能导致病情恶化 预后：消除诱发因素后预后良好
泛发性脓疱型银屑病	全身暴发红斑和无菌性脓疱	治疗：系统使用维 A 酸类 预后：不治疗可因致高输出性心力衰竭致死
掌跖脓疱病	掌跖部的深部脓疱，病程缓慢 突然发作时可能出现疼痛并伴功能受限 典型的银屑病损害可能缺如	治疗：系统性维 A 酸类药物或补骨脂联合 UVA（PUVA）疗法 预后：加重或缓解

续表

亚型	描述	治疗和预后
反转型银屑病	皮损位于腹股沟、臀、腋窝、乳房下和耳后皱襞处以及未切除包皮的龟头处 皲裂或裂隙可在受累区域中心或边缘形成 可能没有鳞屑	治疗:局部使用最低效价的激素,或可联合维生素 D_3 衍生物(如卡泊三醇) 治疗失败患者或可使用他克莫司0.1%软膏 焦油和蒽林可能产生刺激 预后:加重或缓解
甲银屑病	点状凹陷,点彩斑,碎屑,变色(油滴征),和/或甲增厚,伴或不伴甲板分离(甲松离) 可能酷似甲真菌感染 其他类型银屑病患者中有30%~50%甲受累	治疗:对系统治疗反应最佳 对部分勇敢、顽强的患者病灶内注射糖皮质激素可能有效 预后:通常对治疗无反应
Hallopeau 连续性肢端皮炎	局限于远端指趾的脓疱型银屑病,有时仅限于一指趾 消退后覆以鳞屑和痂皮	治疗:全身维A酸,维生素 D_3 类似物(如卡泊三醇),局部糖皮质激素 预后:加重或缓解
掌跖银屑病	角化过度,手掌和/或脚底区域离散斑块,易于融合	治疗:系统性维A酸、外用糖皮质激素、维生素 D_3 类似物(如卡泊三醇)、全身免疫抑制剂或免疫调节药物(如甲氨蝶呤、环孢素、TNF-α 抑制剂) 预后:加重或缓解,即使治疗亦很少完全治愈

有 5%~30%的患者会发展成为银屑病性关节炎并可能残疾(关节病型银屑病),病程最终可能会导致关节损坏。

银屑病很少危及生命,但可能会影响患者仪容。除此以外,由于需要大量时间用来治疗皮肤和头皮的广泛皮损以及打理衣物和被褥,患者的生活质量可能受到负面影响。

诊断
- 临床诊断
- 极少活检

皮疹的临床表现和分布一般可明确诊断。鉴别诊断包括:
- 脂溢性皮炎
- 皮肤真菌病(任何鳞屑斑块皮损都应该用氢氧化钾湿片镜检,特别是没有典型的湿疹或银屑病的外观)
- 皮肤型红斑狼疮
- 湿疹
- 扁平苔藓
- 变应性接触性皮炎
- 玫瑰糠疹
- 原位鳞状细胞癌(鲍恩病,尤其是躯干部位;这种孤立的斑块应该考虑到这个诊断,不影响常规的治疗)
- 慢性单纯性苔藓
- 二期梅毒

活检结果多无特征性,较少开展。但是,在临床表现不典型的情况下,可以考虑使用这种方法。

本病依据体表受累面积和对患者生活质量的影响可以分为轻、中、重三级。轻型患者的体表受累面积大多小于10%。有许多更为复杂的疾病严重程度评分系统(如银屑病面积及严重指数,psoriasis area and severity index,PASI)但这类评分系统大多用于科研。

治疗
- 局部治疗
- 紫外线光疗
- 系统治疗

多种治疗方法可供选择从局部用药(如润肤剂、水杨酸、煤焦油、蒽林、糖皮质激素、维生素 D_3 衍生物、钙调磷酸酶抑制剂、他扎罗汀)到紫外光疗,再到系统用药[如甲氨蝶呤,维A酸类,环孢素、免疫调节剂(生物制剂)]。(见美国皮肤病学会临床指南中银屑病内容 www.aad.org)。

局部治疗

糖皮质激素:通常局部使用,也可以注射至小的或顽固的皮损中(注意:系统使用糖皮质激素可能促使皮损加重,或发展成为脓疱型银屑病,因此不应运用于银屑病治疗)。每日2次局部使用糖皮质激素,有时可在睡前加用蒽林或煤焦油。采用聚乙烯封包或胶带敷贴糖皮质激素过夜疗效最佳,白天则只需外涂糖皮质激素霜剂。糖皮质激素制剂强度的选择与皮肤受累面积有关。

随着病情改善,应该减少糖皮质激素的使用次数或降低制剂强度,以减少局部皮肤萎缩,膨胀纹形成和毛细血管扩张。理想的治疗方法是在皮质激素使用约3周后,以润肤霜代替治疗1~2周(作为休息期);这种替换可以控制激素使用剂量,并预防激素的快速抗药反应。当皮损大面积时,由于每次使用量较大(大约30ml或30g霜剂),局部外用糖皮质激素可能会很昂贵。长期全身大面积使用糖皮质激素可产生系统性作用并使银屑病加重。对于面积较小的肥厚局限性或顽固性皮损,可采用强效糖皮质激素封包或使用含丙酮缩氟氢羟龙的胶带整夜敷贴,翌晨祛除。停用糖皮质激素以后的皮损复发一般早于停用其他外用药物。

维生素 D_3 衍生物:(如卡泊三醇、骨化三醇)是局部外用的维生素 D 衍生物,可以诱导正常角质形成细胞增殖和分化;它们可以单独使用或与糖皮质激素联合治疗。有些医生指导患者周一至周五使用卡泊三醇,周末使用糖皮质激素。

钙调神经磷酸酶抑制剂：(如他克莫司、吡美莫司）均有外用制剂并且大多具有较好耐受性。虽然疗效不如糖皮质激素，它们在治疗面部及间擦部位银屑病时却可以避免激素治疗导致的副作用。但同时它们可能会增加罹患淋巴瘤及皮肤肿瘤的可能。

他扎罗汀：是一种局部外用维 A 酸。虽然作为单一疗法疗效不如糖皮质激素有效，但它却是一类有效的辅助治疗药物。

其他的局部治疗包括润肤剂、水杨酸、煤焦油、蒽林。

润肤剂：包括润肤霜、软膏、凡士林、石蜡，甚或氢化植物油。它们可以减少鳞屑，每日 2 次及洗浴后立即外涂疗效最佳。由于鳞屑减少，皮疹可能更红或变得更加透明。润肤剂安全性高，轻至中度斑块型银屑病应该常规使用。

水杨酸：是一类角质剥脱剂，可软化鳞屑，使之易于剥除，并促进其他外用药物的吸收。由于头皮鳞屑可以相当厚，因此它对头皮皮损尤其有效。

煤焦油软膏：溶液或是洗发剂具有抗炎和减少角质形成细胞过度增生的作用，其机制至今未明。常规治疗方法为夜间外用，清晨洗去。可以和糖皮质激素合用，或者涂抹后照射自然光或宽波人工紫外线 UVB (280～320nm)，照射量逐渐增加 (Goeckerman 疗法)。洗发剂应停留 5～10 分钟，然后冲洗掉。

蒽林：是一种局部抗增殖、抗炎药物。其机制至今不明。起始有效浓度为 0.1% 的乳剂或软膏，如能耐受，可增加至 1%。蒽林具有刺激性，在间擦部位使用时应小心；另外，它也容易使皮肤染色。在外用 20～30 分钟后洗去可以避免该药的刺激性和引起的皮肤着色。使用蒽林的脂质体胶囊也可以避免这些副作用。

光疗

紫外线照射疗法（光疗）：适用于泛发性银屑病。尽管发现 UVB 减少 DNA 合成并且可以诱导轻微的全身免疫抑制状态，但其作用原理仍然不明。补骨脂素-紫外线照射疗法 (PUVA) 中是在口服光敏剂甲氧基补骨脂素后，再照射长波紫外线 A (330～360nm)。PUVA 有抗增殖作用，同时有助于角质形成细胞正常分化。照射从低剂量开始，如耐受则可增加。如果药物或紫外线剂量过高可造成严重的灼伤。

虽然这种治疗方法比外用药物来得清洁，且所诱导的缓解可持续数月，但重复治疗可增加紫外线诱发的皮肤癌及黑色素瘤的发病率。口服维 A 酸类药物时需要减少紫外线照射量（故称为改良 PUVA 法）。窄波 UVB (311～312nm) 不需补骨脂素，疗效等同于 PUVA。准分子激光治疗是一类运用 308nm 波长激光针对局灶性银屑病斑块的光疗。

系统性治疗

甲氨蝶呤：是严重毁损性银屑病最有效的治疗方法，尤其是对局部外用或补骨脂素-紫外线照射疗法 (PUVA) 治疗无效的严重银屑病性关节炎或广泛分布的红皮病型或脓疱型银屑病。甲氨蝶呤可能可以干扰表皮细胞的过快增殖。用药时必须监测血液系统，肾脏和肝脏功能。剂量需经常变动，因此应当在有经验的医生随访下使用该药治疗银屑病。

系统应用维 A 酸类：(如阿维 A、异维 A 酸）对严重的和顽固的寻常型银屑病，脓疱型银屑病（异维 A 酸可能更适合）和掌跖角化过度性银屑病患者可能有效。由于阿维 A 有潜在致畸性，且能在体内长久滞留，因此需告诫女性在停药 2 年后方可受孕。口服异维 A 酸同样需要避孕，但该药在体内停留不超过 1 个月。长期使用该类药物治疗可引起弥散性特发性骨骼肥厚 (DISH)。

免疫抑制剂 适用于重症银屑病。环孢素是一种常用的免疫抑制剂，其疗程多仅限于数月内（罕见者至一年），并和其他疗法交替进行。它对肾脏的副作用及对免疫系统潜在的长期影响阻碍了它的大量应用。其他免疫抑制剂（如羟基脲、6-硫代鸟嘌呤和霉酚酸酯）安全范围较窄，多作为严重、顽固性银屑病的二线用药。

免疫调节剂：(生物制剂，见第 1223 页免疫调节药物) 包括肿瘤坏死因子 TNF-α 抑制剂（依那西普，阿达木单抗，英夫利昔单抗）。TNF-α 抑制剂可以有效清除银屑病损害，但其安全性仍待研究。英夫利昔单抗由于可增加进展性多灶性脑白质病的患病风险，因此已不在美国市场销售。乌司奴单抗是一种 IL-12 和 IL-23 的人靶向单克隆抗体，可用于中重度银屑病的治疗。IL-17 抑制剂（苏金单抗和艾塞吉珠单抗）是最近可用于中重度银屑病的生物制剂。阿普米特（磷酸二酯酶 4 抑制剂）是目前唯一可用于银屑病的口服生物制剂药物；但是上市后的早期数据表明，它不如 TNF-α 抑制剂有效。

治疗方法的选择 特效药物或联合用药的选择需要患者的密切配合，并时时牢记治疗所致的不良反应。至今尚无单一的理想用药组合或治疗顺序，但治疗应当尽量简单。首选单一治疗，但联合用药也很常见。银屑病的一线治疗包括局部皮质激素和局部维生素 D_3 类似物（作为单一治疗或联合治疗）。

交替疗法是指一种方法治疗 1～2 年后继以另一种方法，以此减少长期用药所致的副作用和药物耐受性。序贯治疗是指初期使用强效药物（如环孢素）以迅速控制病情，随后改为更为安全的治疗方案。与甲氨蝶呤或窄波 UVB 相比，免疫调节剂更易清除或几乎清除病灶。

轻度斑块型银屑病 治疗可以使用润肤剂、角质剥脱剂、焦油、局部糖皮质激素、维生素 D_3 衍生物或蒽林，这些药物可以单独或联合使用。加以日晒效果更佳，但是晒伤可能加重病情。

中至重度斑块型银屑病（彩图 128-1） 治疗应使用局部治疗结合光疗或系统治疗。免疫抑制剂可以作为短程疗法快速控制病情（如在别的用药期间插入一个间期），大多用于非常严重的疾病。免疫调节剂（生物制剂）用于治疗其他药物无效的中至重度疾病。

头皮斑块 治疗很困难，其对系统治疗反应不佳，同时头发阻碍局部药物的吸收和鳞屑的祛除并屏蔽了紫外线对皮肤的照射。将 10% 水杨酸加入矿物油制成的混悬液用手或牙刷于睡前涂擦头皮,戴上浴帽(以增强药物渗透并防止油腻),次晨用焦油(或其他)洗发剂洗去。白天可以用较不影响美容的含糖皮质激素的溶液涂抹头皮。这些治疗手段持续使用直到达到临床效果。对于顽固皮损和头皮斑块行表浅的皮损内注射可能有效,使用盐水稀释醋酸曲安西龙至 2.5mg/ml 或 5mg/ml,其用量取决于损害的大小和严重程度。注射可引起局部萎缩,但通常可逆。

上文描述了各种银屑病亚型的特殊治疗要求。对于银屑病性关节炎,系统治疗以预防关节损坏非常重要,甲氨蝶呤及 TNF-α 抑制剂都是不错的选择。

> **关键点**
> - 银屑病是一种常见的影响皮肤的炎症性疾病,病因为基因和一些诱发因素(如外伤、感染、某些药物)
> - 皮肤表现通常为边界清晰、干燥的鳞屑性丘疹或斑块
> - 银屑病关节炎发病率为 5%～30%,可引起关节破坏和残疾
> - 诊断根据病变特征和分布
> - 使用局部治疗(如润肤剂、水杨酸、煤焦油制剂、蒽林、糖皮质激素、维生素 D_3 类似物、维 A 酸类、钙调神经磷酸酶抑制剂、他扎罗汀),特别是对于轻微的疾病
> - 使用紫外线(UV)光疗治疗中重度银屑病
> - 对于广泛的银屑病,使用全身治疗,如免疫调节(生物)剂、甲氨蝶呤、环孢素、维 A 酸和/或其他免疫抑制剂

> **更多信息**
>
> Psoriasis Area and Severity Index(PASI)

副银屑病

副银屑病是指一组斑丘疹或鳞屑性病变为特征的皮肤病。

副银屑病是一组原因不明,因临床特征相似而很难鉴别的疾病。副银屑病与银屑病无关,它被这么称呼是因为鳞屑斑块表现类似。有二种类型:

- 小斑块型:通常良性
- 大斑块型:皮肤 T 细胞淋巴瘤(CTCL)的先兆

小斑块型患者最终发展为皮肤 T-细胞淋巴瘤者非常少见。每 10 年会有约 10% 的大斑块副银屑病患者转变为皮肤 T 细胞淋巴瘤。

症状及体征

这些斑块通常无症状,典型的临床表现为伴有细小鳞屑的菲薄暗红色斑片和斑块,表面有轻度萎缩或起皱。相比之下,银屑病斑块界限清晰,呈粉红色,鳞屑较厚。

小斑块型副银屑病定义为直径<5cm,而直径>5cm 的皮损定义为大斑块型副银屑病。

小斑块副银屑病有时表现为指状斑块沿皮区发展,特别是在胁肋部和腹部。尽管指状斑块可能>5cm,但转变为皮肤 T 细胞淋巴瘤的情况极少见。

预后

本病病程未知,周期性的临床随访和皮肤活检是警惕该病发展为 CTCL 的最佳方法。

治疗

小斑块型副银屑病 不必治疗,治疗上可以使用润肤剂、局部焦油制剂、糖皮质激素及光疗,可以采取单一或联合治疗。

大斑块型副银屑病 的治疗方法为光疗或局部外用糖皮质激素。

玫瑰糠疹

玫瑰糠疹是一种自限性的炎症性疾病,其特点是上覆鳞屑的弥漫性丘疹或斑块。多不需要治疗。

玫瑰糠疹的发病年龄大多在 10～35 岁。多发于女性。可能与病毒感染有关(相关研究提示是人类疱疹病毒 6、7 和 8)。药物可引起玫瑰糠疹样反应。

症状及体征

皮损通常初起为单个原发的 2～10cm 的母斑,好发于躯干或四肢近端(彩图 128-2)。其后 1～2 周内,出现全身向心性分布的玫瑰色或浅黄褐色卵圆形丘疹和斑块,直径 0.5～2cm 大小。皮损覆有边缘轻度隆起(领圈状)的细薄鳞屑,与浅表真菌感染类似(体癣)。多数患者自觉瘙痒,有时剧烈。黑人、儿童和孕妇的皮损可能以丘疹为主,缺乏或不伴鳞屑。玫瑰色或浅黄褐色在深肤色人中不明显;且儿童中更多见反转型玫瑰糠疹(损害位于腋窝或腹股沟,呈离心性扩散)。

通常皮损长轴与皮纹线平行,背部的多发皮损可形成"圣诞树样"分布。少数患者发疹以前,有不适和头痛的前驱症状。

诊断

- 临床表现

根据临床表现和分布,玫瑰糠疹不难诊断。需与体癣、花斑癣、药疹、银屑病、副银屑病、慢性苔藓样糠疹、扁平苔藓、二期梅毒等相鉴别。

当掌跖受累或未见母斑或损害分布不典型时,建议进行梅毒血清学检查。

治疗

- 止痒治疗

本病经过 5 周皮疹通常可自然缓解,复发率低,因此一般无需特别治疗。

人工或自然光照可以促使消退。

如需止痒,可以局部使用糖皮质激素,口服抗组胺药或采取局部对症治疗。

一些数据表明,阿昔洛韦 800mg 口服每天 5 次连续 7 日,对早期出现的皮疹广泛的患者,或出现类似流感症状的患者有帮助。值得注意的是,妊娠期玫瑰糠疹(尤其是妊娠前 15 周)与早产或胎儿死亡有关。孕妇应服用阿昔洛韦;但是,抗病毒治疗并不能减少产科并发症。

> **关键点**
> - 玫瑰糠疹是一种自限性的，可能由人疱疹病毒6、7或8型或药物引起的皮肤炎症性疾病
> - 初起为单个原发的2~10cm的母斑，后出现全身向心性分布的卵圆形丘疹和斑块，边缘轻度隆起有鳞屑
> - 诊断根据临床表现和分布
> - 治疗根据需要可使用止痒药，可能使用外用糖皮质激素和/或光疗
> - 玫瑰糠疹在妊娠的前15周与早产或胎儿死亡有关
> - 孕妇应该接受抗病毒治疗，尽管这并不能减少产科并发症

毛发红糠疹

毛发红糠疹是一种少见的慢性皮肤病，表现为掌跖角化发黄，红色毛囊性丘疹融合形成橙红色鳞屑性斑块，成片红斑间可见正常皮岛。

毛发红糠疹病因不明。两种临床类型最为常见：

- 典型幼年型（为常染色体显性遗传，儿童起病）
- 典型成人型（无明显遗传特性，常发生于成人）

非典型类型 可见于各年龄段。日晒，HIV或其他感染，轻微的创伤或自身免疫性疾病可诱发。

诊断
- 临床评估

诊断可依据临床表现，有时需要皮肤活检支持。

鉴别诊断 包括脂溢性皮炎（尤其在儿童中），头皮、肘、膝的皮损，要和银屑病相鉴别。

治疗
- 症状减轻（如润肤霜，局部乳酸和糖皮质激素，或口服维A酸类药物）

治疗十分困难，需依靠丰富经验。疾病可以缓解，但是几乎不能根治；该病典型类型至少要3年以上才可逐渐消退，而非典型类型可能持续存在。使用润肤霜或12%乳酸封包，继而使用局部激素治疗可以减少鳞屑。口服维生素A可能有效。当患者局部治疗抵抗时，口服阿维A或甲氨蝶呤可供选择。其他较少见的治疗包括光疗、环孢素、霉酚酸酯、硫唑嘌呤和糖皮质激素。

苔藓样糠疹

苔藓样糠疹是由外源性抗原（如感染或药物）引发的T细胞异常应答，可能和皮肤T细胞淋巴瘤有关。治疗可包括多种外用和口服药物。

苔藓样糠疹在临床上有急性和慢性两种类型。但是病变可以从急性转变为慢性。急性型特发于儿童和青年，呈分批出现的水痘样皮损，无明显自觉症状，并在数周到数月消退。抗生素（四环素、红霉素）或光疗可能有效。

慢性型初起表现为扁平、红褐色的鳞屑性丘疹，消退需要数月或更久。尚无有效治疗方法。

扁平苔藓

扁平苔藓是一种复发性、瘙痒性、炎症性皮疹，以小而散在的紫红色多角形扁平丘疹为特点，其丘疹可融合成粗糙的鳞屑，可伴有口腔和/或生殖器病灶。诊断依据临床表现及皮肤活检病理。治疗上一般局部外用或皮损内注射糖皮质激素。严重病例需要光疗或系统运用类固醇激素、维A酸类、免疫抑制剂。

病因

目前认为扁平苔藓（LP）的发病是T细胞介导的针对基底上皮角质形成细胞的自身免疫反应，具有一定遗传倾向。药物（特别是β-阻滞剂、NSAID、ACEI、磺脲类、金、抗疟剂、青霉胺和噻嗪类）亦可诱发；药物诱发的扁平苔藓（有时称为苔藓样药疹）和非药物诱发的扁平苔藓很难区分，有些也可呈湿疹化表现。

也有研究报道肝炎（乙型肝炎感染、乙型肝炎疫苗、尤其是丙型肝炎所致的肝功能不全）、原发性胆汁性肝硬化及其他类型肝炎可能与LP有关。

症状及体征

典型损害为瘙痒性，紫色多角形扁平丘疹和斑块（彩图128-3）。原发丘疹直径2~4mm，具有多角形边缘，呈紫红色，在交叉光线下有明显的光泽。损害一般对称分布，最常见于身体屈侧，尤以腕部、腿、躯干、龟头、口腔及阴道黏膜好发，也可泛发。面部很少受累。可突然起病或缓慢进展。儿童少见。

在急性期，新的丘疹可在轻微皮肤损伤（Koebner现象）的地方出现，例如浅表的抓伤。皮损随时间融合或改变，发展为色素沉着、萎缩、角化（肥厚性LP）或水疱大疱。虽然瘙痒，皮损罕有剥脱或结痂。一旦头皮受累，片状瘢痕性斑秃（毛发扁平苔藓）可能出现。约50%LP患者出现口腔黏膜累及；口腔损害可不伴皮肤损害，通常持续终身。网状、花边状的浅蓝-白色线状损害（称威克姆纹，Wickham striae）是口腔LP，特别是颊黏膜部位LP的特征性标志。舌缘和无牙区的牙龈黏膜也可累及。糜烂型扁平苔藓可与浅表疼痛的复发性口腔溃疡伴发，如果长期存在，少数可癌变。病程慢性，常见加重和缓解。

外阴及阴道黏膜也是LP的好发部位。多至50%出现口腔黏膜损害的女性同时伴有未被诊断的外阴LP。男性患者生殖器亦常受累，多见于龟头及阴茎部位。

10%的病例有甲损害。损害表现不一，可有甲床脱色，纵嵴和横行细纹，甲母质和甲的完全缺失，甲小皮瘢痕化覆盖甲床（称甲胬肉）。

诊断
- 临床表现
- 活检

虽然皮损的临床表现可提示诊断，但相同的皮损可能源于其他丘疹鳞屑性疾病，如红斑狼疮、二期梅毒等。口腔或外阴扁平苔藓有时很难与黏膜白斑相鉴别。口腔扁平苔

藓也需要与念珠菌病、肿瘤、阿弗他溃疡、天疱疮、瘢痕性类天疱疮和慢性多形红斑相鉴别。建议行活检帮助鉴别。

一旦 LP 诊断明确，可行肝功能检查，包括乙肝及丙肝病毒感染检查。

预后

大多数患者可自行缓解，推测可能与诱发因素消除有关。诱发因素再暴露或诱发机制改变可导致该病数年后复发。有时治疗潜在的隐性感染，比如牙脓肿，可使该病愈合。

外阴阴道 LP 通常病程较长，病情顽固，导致生活质量降低。口腔黏膜病变通常持续终身。

治疗

- 局部治疗
- 系统治疗
- 光疗

无症状扁平苔藓不需治疗。应停用可能诱发本病的药物。通常停药数周或数月之后，皮损可以改善。

局部治疗 目前仍缺乏评价治疗的对照研究。依据部位和疾病范围的不同选择不同方案。绝大多数躯干和四肢的扁平苔藓可以外用药物治疗。对大多数病灶局限的病例，外用糖皮质激素为首选治疗。强效激素软膏或霜剂（如氯倍他索或醋酸氟轻松）可用于四肢较厚的皮损；弱效激素（如曲安西龙或羟泼尼缩松）可用于面部，腹股沟和腋下。应当控制疗程，以减少激素所致的萎缩。用聚乙烯封包或用含丙酮缩氟氢羟龙的胶带敷贴可以增加效果。对于角化性斑块和对其他治疗无效的皮损，可用醋酸曲安西龙溶液以盐水稀释至 5～10mg/ml，每 4 周一次注入病灶。

系统性治疗和光疗 局部治疗对于泛发性扁平苔藓缺乏可行性；应选择口服药物或光疗。对于重症病例，可口服糖皮质激素（如泼尼松一日 20mg，持续 2～6 周后逐渐减量）。停止治疗后病情可能会复发，但并不推荐长期系统使用糖皮质激素。

口服维 A 酸（阿维 A 一日 30mg，持续 8 周）用于其他顽固性病例。灰黄霉素 250mg 每日 2 次口服，持续 3～6 个月亦可有效。在激素和维 A 酸类无效时，可使用环孢素（1.25～2.5mg/kg，每日 2 次）治疗。在激素和维 A 酸类无效时，可使用环孢素（1.25～2.5mg/kg，每日 2 次）。对于服药治疗效果不佳或存在医疗禁忌时，可选补骨脂素-紫外线照射疗法（PUVA）或窄波 UVB 治疗。

氨苯砜、羟氯喹、硫唑嘌呤，系统使用环孢素以及局部外用维 A 酸都可能有效。正如其他具有多种治疗方案的疾病一样，没有一种单一制剂可以获得一致疗效。

口腔扁平苔藓 口腔扁平苔藓的治疗方法差异不大。对糜烂性口腔溃疡，黏性利多卡因可减轻症状。因为炎症性的黏膜吸收量高，剂量不应超过 200mg（如 10ml 2% 的溶液）或 4mg/kg（儿童）每日 4 次。虽然未被充分评估，但 0.1% 他克莫司软膏每日 2 次外用可以诱导长期缓解。其他治疗选择包括局部治疗（黏合基质），病灶内注射和系统应用糖皮质激素。口服氨苯砜或环孢素对糜烂性口腔扁平苔藓可能有效。环孢素含漱也可能有效。

> **关键点**
> - 扁平苔藓被认为是一种有遗传倾向的自身免疫性疾病，但也可以由药物引起或与其他疾病相关，如丙型肝炎
> - 扁平苔藓的特点是反复发作，瘙痒性丘疹（紫红色、多角形、扁平），其丘疹可融合成斑片
> - 口腔和生殖器的病变可进展，并发展成为慢性，导致发病
> - 根据临床表现诊断扁平苔藓，如果有必要可做活检
> - 局部或注射糖皮质激素治疗局部扁平苔藓
> - 口服药物或光疗治疗泛发性扁平苔藓

硬化性苔藓

硬化苔藓是一种病因不明的炎症性皮肤病，可能与自身免疫有关，通常发生在肛门生殖器部位。

最先表现为皮肤脆性增加，易擦伤，有时起疱。典型皮损有轻至重度瘙痒。儿童硬化苔藓可能与性虐待引起的皮损相混淆。后期受累组织萎缩、变薄、色素减退（可能会有炎症后的色素沉着斑），形成裂隙和鳞屑。可伴发过度角化和纤维化。

一些慢性严重患者可导致瘢痕以及肛门生殖器结构的畸形。在女性中，这种变形甚至可以完全损伤小阴唇及阴蒂。对男性患者来说，可能出现包茎或包皮与冠状沟融合。

诊断

- 临床评估
- 活检

诊断通常基于临床表现，特别是进展期患者；经温和常规治疗（如局部外用氢化可的松或抗真菌药）不能消退的肛门生殖器皮肤病都应行皮肤活检。特别是增厚或形成溃疡的区域，因为硬化苔藓是鳞状上皮细胞癌的前驱病变。

治疗

- 外用糖皮质激素

治疗包括局部使用强效糖皮质激素（在其他情况下这一区域使用制剂必须特别小心）。本病一般很顽固，因此需要长期治疗和随访。预防鳞状上皮细胞癌和性功能障碍，建议提供心理支持。

129. 阳光过敏

皮肤对过度的太阳光照射有如下反应：各种慢性改变（如光老化、日光性角化），急性改变（如光敏反应或者晒伤）。

紫外线（UV）辐射 太阳可以发出广谱的电磁辐射。多数日光相关的皮肤反应是由 UV 辐射所造成的，可以分成 3 个波段（即长波紫外线 UVA，320～400nm；中波紫外线 UVB，280～320nm；短波紫外线 UVC，100～280nm）。由于地球大气层过滤了一部分辐射，因此只有 UVA 和 UVB 能到达地球的表面。到达地球表面的可导致产生晒伤的射线（通常波长小于320nm）的性质和量差别很大，与下列因素有关：

- 大气和地表条件
- 纬度
- 季节
- 一天中的时间
- 海拔
- 臭氧层

人体皮肤对阳光的暴露程度也取决于多种生活因素（如衣物、职业、娱乐活动）。

造成晒伤的光谱（主要为波长<320nm）可被玻璃滤掉，而且可以更大程度的被云、烟、雾遮挡。但仍可以穿过淡云，雾，或者 30cm 深度的净水，因而可以使没防备的人群产生严重的损伤。雪、沙和水可以由于光线的反射而增加光暴露。在低纬度（接近赤道）、夏天、中午时分（上午10点到下午3点），暴露会增加，因为在这些情况下阳光可直接穿过大气层（即角度较小）。在高海拔地区暴露也会增加，这主要是因为大气层较薄。大气层中对紫外线具有屏障功能的臭氧层正在日益被人工合成的碳氟化合物所破坏（如致冷剂和航空工具）。被削弱的臭氧层使得人们暴露于更强的 UVA 和 UVB。

人工晒黑灯发射出的光线跟 UVB 比起来，含有更多的 UVA。这种 UVA 常被宣传为"更安全"的晒黑方式；然而，其长期照射产生的毒副反应同 UVB 暴露相似，如光老化和皮肤癌。晒黑床发射出的紫外线已被分为人类的致癌源，而室内的晒黑行为也显示出增加患黑色素瘤的风险。简而言之，世上没有真正的"安全晒黑"。

病理生理

紫外线暴露的不良作用包括急性晒伤和一些慢性改变。慢性改变包括皮肤增厚、起皱和某些病变（如光化性角化病和癌症）。暴露同时还可导致免疫学上重要意义的朗格汉斯细胞的失活和丢失。

阳光暴露后，皮肤表皮增厚，与此同时黑色素细胞形成黑素的速率增加，导致了通常所称的"晒黑"，这是一种保护反应。晒黑对防止紫外线辐射除了提供一些自然的保护，在其他方面没有健康获益。

人体皮肤对阳光的敏感性和反应取决于其黑素的含量。根据皮肤对日光损伤的敏感性，从高到低将皮肤分为六型（Ⅰ到Ⅵ型）。分类依据皮肤的颜色，对 UV 的敏感性和对曝光的反应。Ⅰ型皮肤非暴露区域的肤色是白色到浅色，对 UV 很敏感，没有即刻色素加深，易产生损伤性反应，通常易晒伤，不易晒黑。Ⅵ型皮肤为深棕色或黑色，对 UV 敏感性最小，有典型的即刻色素加深，晒黑反应程度很大。黑色和其他深色人种并不是对阳光有彻底的免疫力，如他们接受过强的或过长时间的照射也会被晒伤。深肤色人种经过长期的 UV 照射也会产生类似浅肤色人种的反应，由于他们皮肤中的黑色素提供了紫外线的保护，所以表现出时间上有延迟，反应也较轻。具有金黄色或红色头发的人对于急性的或慢性的 UV 照射都尤其易感。许多金发人群中会出现不均匀的黑素激活，最终形成雀斑。白化病患者没有色素的沉积是因为黑素代谢的障碍。白癜风发病区域则是因为黑色素细胞不存在。这些和其他任何无法以正常和完整速率产生黑色素的人群容易晒伤。

预防

避免日晒、穿防护服、涂抹防晒品可以最大限度地减少紫外线暴露。

避光措施 简单的避光措施可以帮助防止日晒伤和阳光的慢性效应的发生，这些措施可用于各种肌肤类型的人们，尤其适用于肌肤白皙的和易晒伤的患者。夏天正午的太阳（参见第925页）应避免被照射大于 30 分钟，即使在深色人群中亦如此。在温带地区阳光照射在上午10点之前与下午3点以后是较安全的，因为此时间段很多晒伤光谱被过滤掉。在海拔高和纬度低的地区（如赤道）晒伤系数会升高，云雾并不能降低危险系数。

虽然阳光暴露会帮助产生维生素 D，但大多数专家建议，如果需要可使用补充剂来维持足够的维生素 D 水平，而不是特意的阳光暴露。

衣着 紫外线辐射下的皮肤暴露可以通过使用防护性的遮盖物来最小化，如帽子、衬衫、长裤和墨镜。织法致密的织物与松的比起来避光效果更好。现在市面上有一种特殊的防晒衣也是可以买到的。这种类型的衣物标有紫外线防护指数（UPF）来表明防晒等级（类似于防晒霜的标记）。宽边的帽子可以保护脸，耳朵和颈部，但这些部位仍需外用防晒霜来提供足够的保护。日常的紫外线防护，环绕式的太阳眼镜也可以帮助遮蔽紫外线对眼睛的伤害。

遮光剂 遮光剂可以通过吸收或反射紫外线来保护皮肤晒伤和慢性光损伤。传统的遮光剂仅能过滤掉 UVB，而现在许多新型的遮光剂也可"全光谱"及有效地过滤掉 UVA。在美国食品药品监督管理局（FDA）将遮光剂按照 SPF 来分级：数值越高遮光效果越好。然而 SPF 只是定量了产品对抗 UVB 的保护效能,现在还没有一个指标是用来评价对抗 UVA 的。人们通常应使用宽光谱的、防晒系数大于或等于 30 的防晒霜。

遮光剂可以有很多种剂型,如乳膏状、凝胶状、泡沫状、喷雾、棒状。自身增黑产品并不能保护机体远离紫外线的伤害。大多数的遮光剂中或者含有化学性遮光剂吸收紫外线,或者含有物理性遮光剂反射或散射紫外线。大多数的化学性遮光剂吸收 UVB,成分包括肉桂酸酯类、水杨酸酯类和 PABA 衍生物。二苯甲酮类常用于屏蔽 UVB 和短波 UVA。阿伏苯宗和依莰舒可以过滤掉 UVA 的波段,所以可用于增加进一步的 UVA 防护。

另一些遮光剂被称为防晒霜,其含有氧化锌和二氧化钛,可同时物理反射 UVB 和 UVA(防止他们到达皮肤)。尽管先前物理防晒霜涂上去很白很厚,现在这些化合物被制作成微粉状剂型以使得他们更容易被接受。

应用了遮光剂也经常导致防护失败,可能因为遮光剂涂抹的不够,或者用的太迟了(最好于出门前 30 分钟涂抹于暴露皮肤),或是在游泳或运动后忘记再涂一次遮光剂。或未在阳光暴露期间每 2~3 个小时涂抹。

遮光剂有可能导致皮肤发生过敏或是光变应性反应,应与其他类型的光敏性疾病区分开来。这时候就需要用遮光剂的成分进行斑贴或光斑贴试验,这项方法经常被研究接触性过敏性皮炎的专家应用。

日光的慢性效应

皮肤老化 对阳光的长期慢性暴露将导致皮肤的老化(光老化、皮肤日射病、外在的老化),主要是因为产生各种生化和 DNA 的破坏从而造成了皮肤胶原的摧毁,产生诸如细小粗糙的皱纹,皮革样的皮肤纹理,斑驳的色素沉着,黑子(如大的雀斑样的斑点),皮肤晦暗,甚至有时候毛细血管扩张。

日光性角化病 日光性角化病是常年暴露于阳光后的一种频繁发生的令人烦扰的结果,即为一种癌前期角化性病变(发生于角质形成细胞)。具有黄色或红色头发的人种和 Ⅰ、Ⅱ 型皮肤的人群尤其易感。

日光性角化病损害通常为粉色或红色的,边界欠清,触诊有鳞屑或结痂,但他们也可呈灰色或更深一些。皮损应与疣状的棕色的脂溢性角化相鉴别,后者随年龄的增加,在数量和大小上也增加。脂溢性角化病尽管外观上和日光性角化病很相似,但看起来更苍白和黏附。近距离的观察通常可以区分出皮损的差别。与日光性角化病不同,脂溢性角化病在身体非太阳暴露部位也会发生,为非癌前期病变。

皮肤肿瘤 在浅色皮肤人群中,基底细胞癌与鳞状细胞癌的发生率与这个地区的年中阳光照射量呈正比。此类疾病的易感人群包括经常暴露于阳光中的小孩及青少年,另外也包括运动员、农民、牧场工人、水手及经常晒日光浴的人。曝光也增加了恶性黑色素瘤的罹患率。

治疗
- 最小量的紫外线暴露

光老化皮肤的外用药治疗

最基本的治疗首先是要最小化紫外线暴露,包括避免日晒和晒黑床及穿防护衣和遮光剂。

光老化:诸如化学磨削术、5-氟尿嘧啶(5-Fu),局部的 α-羟酸及咪喹莫特、光动力治疗、维 A 酸类等类型的联合治疗正在被用于减少癌变及改善慢性光损伤的外貌。此类治疗可以改善粗糙细小的皱纹,不正常的色素沉积,苍白感、粗糙感及皮肤松弛,但改善不了更深层的损害,如毛细血管扩张。现在还没有确切的证据表明放于 OTC 化妆品中的化学物质能够影响阳光对皮肤的慢性效应。

光化性角化病 以下有多个选择可用于治疗日光性角化病,这取决于病变的数量及部位:
- 液氮
- 局部外用氟尿嘧啶或电刀刮除
- 光动力治疗
- 局部外用咪喹莫特或丁烯酸酯

如果只有少量的日光性角化皮损存在,冷冻疗法(用液氮冷冻)或电刀刮除不失为一种最快速及效果最好的方法。

如果皮损较多,可以每天晚上一次或每日 2 次局部应用氟尿嘧啶制剂,疗程 2~6 周,通常可清除多数皮损。在市场上有不同浓度和剂型的氟尿嘧啶出售。很多患者将 0.5% 的氟尿嘧啶用于脸部,每日 1 次,疗程 4 周,与其他高浓度比起来耐受性更好。日光性角化位于上肢时需要更高浓度的氟尿嘧啶,比如 5% 浓度的乳膏制剂。局部应用氟尿嘧啶可以导致刺激反应,如发红、脱屑和烧灼感,而且经常影响周围正常皮肤。这些不雅观的和不适的反应可与疗效有关。如果刺激反应太强,可以暂停外用药 1~3 日,必要时可局部用糖皮质激素。除了这项不太雅观、不太舒服的刺激反应之外,氟尿嘧啶并没有其他重大的副作用。氟尿嘧啶是不被推荐用于基底细胞癌的治疗的,除非患者经活检证实为浅表多灶型的。

光动力治疗包括局部用全身光敏剂(如氨基酮戊酸盐或甲氨酮戊酸盐),然后通过特定波长的光优先损害光损伤皮肤。治疗后,皮肤类似轻度至中度晒伤。与外用药膏,如咪喹莫特和氟尿嘧啶相比,其显著的优势为能一次治疗多个病灶和缩短不能上班的时间(当皮肤出现红斑、鳞屑、刺激时)。

一种相关的免疫抑制剂-咪喹莫特现已常被用于治疗日光性角化病和基底细胞癌,它可刺激免疫系统去识别和破坏皮肤癌性病变。用于日光性角化的疗程约为 12~16 周。一种新型的外用凝胶,丁烯酸酯使用 2~3 日来治疗日光角化,其优势在于疗程短。多数患者会出现类似氟尿嘧啶的反应,如红肿、脱屑和结痂。关于皮肤肿瘤的治疗参见第 945 页。

光敏反应

光敏反应是一种皮肤对光线作用的反应,为免疫性反应。它可以是特发性的,也可以是由于外源性药物或是化合物引起的,也可以是系统性疾病的一种表现(如 SLE、卟啉病、烟酸缺乏病、着色性干皮病)。光敏性疾病的诊断主要依据临床。治疗因类型不同而异。

除了日光的急性和慢性损伤性反应,还有一系列曝光后的异常反应,即使曝光是短暂的。除非原因很明确,有明确光敏反应的患者均应排除是否患有轻度光敏性表现的系统或皮肤疾病,如SLE和卟啉疾病。

日光性荨麻疹 在一些患者中荨麻疹可以在数分钟内于曝光部位发出。如果波及的面积较大,少数患者亦会出现晕厥、眩晕、哮鸣等全身症状。原因还不确切,可能是因为皮肤内在成分起了光变应原的作用,与其他类型荨麻疹一样产生肥大细胞脱颗粒。日光性荨麻疹与其他类型荨麻疹的区别在于其风团仅出现于曝光过的部位。根据导致疾病发生的UV谱中成分的不同(UVA、UVB及可见光)来进行分类。如果有需要,可将患者的部分皮肤暴露于自然光或特定波长人造光下进行检测(光试验)。治疗起来较困难,包括H_1受体阻滞剂、抗疟药,局部外用糖皮质激素和遮光剂以及PUVA,和/或窄波UVB。日光性荨麻疹的风团通常持续几分钟到几个小时,但此疾病是慢性的,可以纠缠患者多年。

化学物诱发的光敏反应 目前有超过100种的物质通过摄入机体或局部外用可以导致光敏反应。大部分由(表129-1)中所列的物质所引起。光敏反应可以被分为光毒性反应和光变应性反应。光试验可以帮助确认诊断。治疗化学物诱发的光敏反应多采用局部皮质激素和避免致病物质。

光毒性反应 光毒性反应的机制是吸收光线后直接产生自由基和炎症介质,引起组织的损伤如疼痛和红斑(类似晒伤反应)。光毒性反应不需要前次的曝光而可以首次发生。任何个体均可发生,尽管表现因人而异。典型的导致光毒性反应的化学物包括局部外用[如香水、煤焦油、含呋喃香豆素植物(如石灰,芹菜,香菜],使用光动力药物或摄入(如四环素类、含补骨脂素的植物)的物质。光毒性反应不会波及远隔部位。

光变应性反应 是IV型变态反应(细胞介导)。光敏物吸收光能后的发生化学变化,成为半抗原,后者可与组织中蛋白质结合。这类反应需要首次光照。典型的引起光变应性反应的化合物包括须后水、遮光剂和磺胺类药物。这类反应较光毒性反应少见,可波及非曝光区域。症状表现为湿疹样,包括水肿、瘙痒和有时出现的水疱。

多形性日光疹 这是一种常见的针对紫外线和少部分可见光的光敏反应,与系统性疾病或是光敏物无关,部分患者有家族史提示可能存在遗传因素。

皮损通常在曝光后30分钟到数小时之内发出,且出现在曝光部位。皮损可表现为瘙痒、红斑、丘疹,但也可表现为丘疹、水疱或斑块。通常女性和北方居民中更易发生此疾病,当他们在光线较弱的冬天之后首次接受春天或夏天较强的曝光时可发生,皮疹在数天至数周内可逐渐消退。

诊断依赖病史、皮肤检查及排除其他光敏性疾病。有时需要借助人工或自然光线在未使用前期防光敏药物的情况下复制出类似的皮损。通常,皮疹可自限及随着夏季的进程而改善。预防措施包括使用广谱的遮光剂和适度的光

表129-1 光敏物质

种类	具体物质
痤疮药	异维A酸
止痛药	NSAID(尤其吡罗昔康和酮洛芬)
抗生素	喹诺酮
	磺胺类药
	四环素
	甲氧苄啶
抗抑郁药	三环类抗抑郁药
抗真菌剂	灰黄霉素
降血糖药	磺脲类
抗疟药	氯喹
	奎宁
抗精神病药	酚噻嗪类
抗焦虑药	阿普唑仑
	氯氮䓬
化疗药	达卡巴嗪
	氟二氧嘧啶
	甲氨蝶呤
	长春碱
利尿剂	呋喃苯胺酸
	噻嗪类
心脏用药	胺碘酮
	奎尼丁
外用制剂*	抗菌剂(如氯己定、六氯酚)
	抗真菌药
	煤焦油
	芳香剂
	含呋喃香豆素植物(如柠檬、芹菜、香菜)
	防晒剂

*有很多外用制剂,列出的具体物质仅为举例。

暴露。对于较严重的病例,可以考虑用PUVA(PUVA,参见第921页)或是窄波UVB(312nm)逐渐增加UV照射来进行脱敏治疗。一些患者可能需要口服一个疗程的免疫抑制剂,如泼尼松、硫唑嘌呤、环孢素或羟氯喹。

晒伤

晒伤是于暴晒处发生疼痛性红斑,甚至是水疱。治疗与热灼伤相似,包括冷敷,NSAID,若较严重则可以用消毒敷料及局部应用杀菌剂。当然避光及使用遮光剂也是重要的避免晒伤的方法。

过度暴露于紫外线中,主要为中波紫外线(280~320nm)是导致晒伤发生的常见原因。

症状及体征

症状与体征将在曝光后1~24小时内出现,然后在72

小时内（通常在 12~24 小时）达到高峰，在严重的病例中亦可例外。皮肤的改变从轻度的红斑，然后出现的表浅的鳞屑，到疼痛、肿胀、皮肤触痛和水疱。若晒伤累及的面积较大，与热灼伤相似，患者也会出现诸如发热、寒战、虚弱及休克等全身症状，这可能与炎症因子如 IL-1 的释放有关。严重的晒伤可数日后导致皮肤剥脱。

随之发生的较常见的并发症包括二次感染，持久的斑点状色素沉着，显著增加患皮肤癌的风险。剥脱的皮肤在数周内可能比正常皮肤对于阳光更敏感。

治疗
- 冷敷，NSAID

在皮损彻底消退之前，要尽量避免再次的曝光。缓解症状的方法包括冷的自来水湿敷，服用 NSAIDs，亦可局部外用芦荟油。在此类疾病中外用激素类药膏与湿敷比起来不再显得那么重要。出水疱的地方应与局部高起的烫伤处理类似（参见第 2648 页），用消毒敷料或是局部外用杆菌肽或磺胺嘧啶银。含有麻醉剂的药膏或是洗剂（如苯唑卡因）或苯海拉明最好不要应用，因为有可能导致接触性变态性皮炎。

对于较严重的病例，早期治疗可以采用全身应用激素（如成人青少年用泼尼松 20~30mg 口服，每日 2 次，维持 4 日），可以缓解症状。但上述方法仍存在争议。

预防

简单的预防措施往往可以避免大多数的晒伤，包括避光（尤其是正午的阳光），穿密集织法的针织衫、戴帽子、戴墨镜及使用遮光剂。

130. 大疱性疾病

大疱是直径 ≥10mm 高出皮面的、充满液体的水疱。自身免疫性大疱性疾病包括大疱性类天疱疮、疱疹样皮炎、获得性大疱表皮松解症、线性 IgA 大疱性皮病、黏膜类天疱疮、妊娠疱疹及增殖型天疱疮、寻常型天疱疮。其他大疱性疾病还包括葡萄球菌烫伤样皮肤综合征、中毒性表皮坏死松解症、重症蜂窝织炎以及某些药疹。

大疱性类天疱疮

大疱性类天疱疮是发生于老年人的、以广泛瘙痒性大疱皮疹为主要特点的自身免疫性皮肤病。黏膜受累少见。通过皮肤活检以及皮肤和血清的免疫荧光检测来诊断。治疗首选局部和系统应用糖皮质激素。大部分患者需要各种免疫抑制剂的长期维持治疗。

大疱性类天疱疮好发于 60 岁以上男性，但也可见于儿童。IgG 自身抗体结合至某些半桥粒抗原（BPAg1，BPAg2），导致补体活化以促成表皮下水疱。

病因未明确；以下因素已被认可：
- 药物因素（包括呋塞米、螺内酯、柳氮磺胺吡啶、青霉素、青霉胺、依那西普和抗精神病药）
- 理化因素（包括外伤，乳腺癌放疗，紫外线辐射和蒽林）
- 皮肤病因素（包括银屑病，扁平苔藓及部分感染）
- 疾病因素（糖尿病，类风湿关节炎，溃疡性结肠炎和多发性硬化）

遗传和环境因素也可能起作用。

诱发因素可通过模拟表皮基底膜的部分分子序列（分子模拟物，例如有些药物和感染），或通过暴露、改变正常耐受宿主抗原（如理化因素或某些疾病）等多种途径导致自身免疫反应。表位扩展是指针对正常耐受宿主抗原的自身反应性淋巴细胞归巢，可促成疾病的慢性反复发作。

症状及体征

瘙痒是首发症状。皮损可以持续数年不进展，但其特点通常为在屈侧和皱褶部位正常皮肤或红斑基础上发生紧张性的大疱。局部皮损可发生于外伤部位、腹部、肛门生殖器周围及小腿。大疱通常不会破裂，但那些确实往往很快愈合。可见多形性环状暗红色皮损，伴或不伴水疱。偶尔黏膜部位可见小水疱。白细胞增多和嗜酸性粒细胞增多是常见的，但发烧是罕见的。尼氏征（用轻微的压力推动上层表皮或摩擦水疱邻近部位皮肤）是阴性的。

诊断
- 皮肤活检与 IgG 滴度

如果出现水疱，大疱性类天疱疮需要与一种预后较差的寻常型天疱疮相鉴别；通常通过临床标准即可鉴别（表 130-1）。

表 130-1 区分类天疱疮与寻常型天疱疮

疾病	皮损表现	口腔受累	瘙痒	尼氏征	预后
类天疱疮	正常外观皮肤或红斑上的紧张性大疱	偶见小水疱	常见	通常为阴性	通常预后良好；对于老年人偶可致命
寻常型天疱疮	不同大小松弛性大疱 皮肤或黏膜剥脱遗留痛性糜烂面	典型者初发于口腔	缺失	阳性	经治疗死亡率 ≤10%；不经治疗死亡率较高

检测结果有助于鉴别类天疱疮与寻常型天疱疮,线性 IgA 大疱病,多形红斑,药疹,良性黏膜类天疱疮,副肿瘤性天疱疮,疱疹样皮炎以及获得性大疱表皮松解症。如果怀疑大疱性类天疱疮,需行皮肤活检以组织学检查及直接免疫荧光试验。内部和周围的皮损常常用于组织学检查,但未受累皮肤(通常从病灶的边缘约 3mm)的标本用于直接免疫荧光检查。大疱性类天疱疮的水疱是表皮下的,往往包含许多中性粒细胞和嗜酸性粒细胞。

血清用于使用酶联免疫测定(ELISA)BPAg1 和 BPAg2 的 IgG 抗体。循环 IgG 自身抗体存在于大约 3/4 患者体内。

预后

如果不进行治疗,大疱性类天疱疮一般经过 3~6 年可缓解,但约有 1/3 老年体弱患者可致命。大剂量糖皮质激素治疗法似乎增加风险。

治疗

- 外用或口服糖皮质激素

强效局部外用糖皮质激素(如 0.05% 氯倍他索乳膏)应用于局限性者,并且可减少全身用药的剂量。泛发型患者常需接受 60~80mg/d 泼尼松治疗,数周后逐渐减至维持量 ≤10~20mg/d。大多数患者在 2~10 个月后病情缓解。若必须长期治疗,每数周出现一个新发水疱不需要增加激素剂量。

联合应用四环素或米诺环素或烟酰胺对该病也有一定疗效。其他的治疗方案包括氨苯砜,磺胺吡啶,或红霉素单药治疗。有时需用静注免疫球蛋白治疗。对于泛发性、难治性病例以及为了减少慢性者的激素用量,可加用免疫抑制剂治疗,例如甲氨蝶呤、硫唑嘌呤、环磷酰胺、霉酚酸酯、利妥昔单抗与环孢素等。

> **关键点**
> - 大疱性类天疱疮通常累及 >60 岁男性,是自身免疫性及特发性
> - 瘙痒可发生于皮疹出现前数年,黏膜受累少见
> - 皮肤活组织检查和免疫荧光检查可检测循环自身抗体
> - 外用强效糖皮质激素可能避免或最小化全身应用糖皮质激素的剂量

疱疹样皮炎

疱疹性皮炎是一种剧烈瘙痒的、慢性自身免疫性、丘疱疹性皮肤病,患者伴有乳糜泻。典型损害是簇集剧烈瘙痒红斑、荨麻疹样皮损,伴有水疱、丘疹与大疱,通常对称分布在四肢伸侧(彩图 130-1)。通过皮肤活检作直接免疫荧光检测可以诊断。治疗常使用氨苯砜或磺胺吡啶,并需无谷胶饮食。

疱疹样皮炎常见于青壮年,但也见于儿童和老年人。在黑人和亚洲人中罕见。所有疱疹样皮炎患者都有乳糜泻,但大多数无症状。15%~25% 乳糜泻患者会发生疱疹样皮炎。此类患者发生其他自身免疫性疾病(包括甲状腺疾病、恶性贫血与糖尿病)及小肠淋巴瘤的概率较高。IgA 沉积于真皮乳头顶部伴有中性粒细胞聚,可以被无麸质饮食消除这些现象。

疱疹样指皮损呈簇分布(类似疱疹病毒感染的皮损分布),但而与疱疹病毒感染无关。

症状及体征

起病可呈急性或渐进性。水疱、丘疹及荨麻疹样皮损常对称分布于肘、膝、骶、臀及枕部等伸侧部位。皮损瘙痒和烧灼感。由于瘙痒非常剧烈,皮肤脆弱,水疱易快速破裂,完整的水疱难以察觉。可能会有口腔损害,但通常无症状。碘化物和含碘制剂可加重皮肤症状。

诊断

- 皮肤活检和直接免疫荧光

诊断主要依靠皮肤活检与直接免疫荧光检测,应取皮损及邻近或皮损周围正常外观的皮肤。IgA 呈颗粒状沉积于真皮乳头顶部,此为重要诊断依据。所有疱疹样皮炎患者应对乳糜泻进行评估。

治疗

- 氨苯砜
- 无谷胶饮食

氨苯砜可显著改善病情。氨苯砜的初始剂量为 25~50mg,每日 1 次,儿童则为 0.5mg/kg。通常这个剂量在 1~3 日内显著缓解瘙痒等症状。如果有改善,则继续服药。若无明显改善,需每周增加剂量,最大可达 300mg/d。大多数患者对 50~150mg/d 反应良好。氨苯砜可导致溶血性贫血;治疗后 1 个月时风险最高,见于葡萄糖-6-磷酸酶缺陷患者。高铁血红蛋白血症常见;肝炎、粒细胞缺乏、氨苯砜综合征(肝炎和淋巴结肿大)以及运动神经元病是更严重的并发症。磺胺吡啶 500mg,每日 3 次(或者用柳氮磺胺吡啶替代),可作为替代药物,用来治疗那些不能耐受氨苯砜的患者。磺胺吡啶最高剂量可达 2 000mg,每日 3 次。磺胺吡啶可致粒细胞缺乏。患者接受氨苯砜或磺胺吡啶治疗前应检查基础血常规,治疗初 4 周每周查 1 次,以后 8 周每 2~3 周查 1 次,之后每 12~16 周查 1 次。如果患者不能耐受氨苯砜或磺胺类,肝素可以被单独使用或与四环素和烟酰胺联合使用。

患者也应严格无麸质饮食。初始治疗后病情趋于稳定,大多数患者能够停止药物治疗,并维持无麸质饮食,但是这可能需要数月或数年。无谷胶饮食的肠病也最大限度地得以改善,如果严格饮食 5~10 年,可降低患淋巴瘤风险。

> **关键点**
> - 有疱疹样皮炎的患者,即使他们没有胃肠道症状,也有乳糜泻并有小肠淋巴瘤的风险
> - 由于瘙痒剧烈并且皮肤脆弱,水疱都易破,因此检查时并不明显
> - 诊断主要依靠皮肤活检与直接免疫荧光检测,应取皮损及邻近正常外观皮肤
> - 使用氨苯砜或替代药物(如磺胺吡啶)控制皮肤表现
> - 使患者尽量保持长期控制严格的无谷胶饮食,药物治疗才能停止

获得性大疱性表皮松解症

获得性大疱性表皮松解症是一种罕见的、慢性获得性疾病，特点是表皮下水疱。

获得性大疱表皮松解症见于任何年龄。Ⅶ型胶原，锚原纤维的主要成分，是这种自身免疫性疾病的靶抗原。多发性骨髓瘤，淀粉样变，恶性淋巴瘤，炎性肠疾病，全身性红斑狼疮增加发生获得性大疱性表皮松解的风险。

症状及体征

最初的表现是高度变异，有时类似大疱性类天疱疮。大疱性病变最常发生于受到轻微创伤的部位，如肘部伸侧和手脚背侧。愈合通常会导致瘢痕，粟丘疹（浅表表皮包含囊肿）和色素沉着。部分患者有营养不良的指甲，黏膜受累，或眼部病变导致失明。多发性骨髓瘤、淀粉样变、恶性淋巴瘤、炎性肠疾病、全身性红斑狼疮增加发生获得性大疱性表皮松解的风险。

诊断

皮肤活检和直接免疫荧光证实。盐裂皮肤（皮肤用生理盐水处理后分离样本）用于间接免疫荧光，需要与大疱性类天疱疮鉴别。

治疗

- 糖皮质激素与氨苯砜

预后是可变的，但病程趋于延长。具有高质量证据的治疗缺乏，并且治疗的建议往往不可靠。然而，对于儿童，糖皮质激素联合氨苯砜治疗有效。对于成人和重症患者，使用糖皮质激素、氨苯砜、秋水仙碱、环孢素、霉酚酸酯、静注免疫球蛋白和硫唑嘌呤已有报道是有效的。

线性 IgA 大疱性皮病

线性 IgA 大疱性皮病是一种少见的大疱性疾病，该病因 IgA 呈线状沉积于基底膜带而区别于大疱性类天疱疮与疱疹样皮炎。

线性 IgA 病有两个主要临床亚型——儿童和成人线性 IgA 大疱病。虽然这两型在临床表现上有轻微的不同，但免疫荧光模式是相同的。IgA 自身抗体靶向真表皮交界处各种抗原。超过 1/4 的儿童和成人病例是由感染和青霉素诱发的。万古霉素，双氯芬酸和非甾体抗炎药也已被认为是诱发因素。炎症性肠病（可能与自身抗体参与的病理生理学机制相关）或淋巴增殖性肿瘤（成人）增加罹患线性 IgA 大疱病的风险，而非其他的自身免疫性疾病。

症状及体征

线性 IgA 大疱病的水疱或大疱皮损常呈簇（疱疹样）分布。对于较小的儿童，面部和会阴常常受累，常蔓延至四肢、躯干、手、脚和头皮。对于成人，躯干总是受累，还有头皮、面部和四肢也常受累。皮损瘙痒明显，可有烧灼感。黏膜受累在两个年龄组中常见；粟丘疹并非特征性。

诊断

皮肤活检与直接免疫荧光 诊断依靠皮肤活检和直接免疫荧光。组织学特征非特异性，但直接免疫荧光显示 IgA 呈线性沉积于基底膜带。

治疗

- 停用可疑药物
- 对于轻型病例，外用糖皮质激素
- 对于儿童使用红霉素

对于治疗药物诱发者停用可疑药物即可。

轻微病变可外用糖皮质激素治疗。红霉素可用于儿童。氨苯砜及磺胺吡啶（使用剂量和注意事项类似疱疹样皮炎，参见第 929 页），秋水仙碱可作为替代药物。通常情况下，皮损恢复先于黏膜损害。多数患者 3～6 年后自行缓解。

黏膜类天疱疮

黏膜类天疱疮（MMP）是一组较罕见的自身免疫性大疱病，表现为黏膜部位此起彼伏的大疱性皮损，常留有瘢痕及致残。

（瘢痕性类天疱疮、眼部瘢痕性类天疱疮及良性黏膜类天疱疮不再使用。）

口腔 MMP 与眼部 MMP 为典型 MMP，不过其他黏膜部位及皮肤（常为头皮与躯干上部）也可受累。老年人好发，女性多于男性。

MMP 主要特征为自身抗体作用于上皮基底膜带致表皮下病变。MMP 的靶分子位置较类天疱疮中的更深。已发现几种自身抗体，包括 BPAG2、层粘连蛋白 332 及Ⅶ型胶原。在泛发性 MMP 与眼部 MMP 中已证实有抗 β_4 整合素抗体，另外在眼部 MMP 中还存在抗 α_6 整合素抗体。

诊断

- 皮肤活检与直接免疫荧光

黏膜部位广泛受累及瘢痕性皮损有助于鉴别 MMP 与大疱性类天疱疮。MMP 的诊断有赖于皮损活检与直接免疫荧光。基底膜带线状沉积包括有 IgG、IgA 及补体 C3。血清自身抗体缺乏或低滴度。

预后

MMP 进展缓慢，较罕见自行缓解，常对治疗部分有效。根据受累部位不同，严重病例包括眼部受累与失明、气道糜烂与毁损及食管或肛周生殖器部位的粘连缩窄。抗层粘连蛋白 332 的 MMP 与内脏肿瘤风险升高相关。

治疗

- 对于轻型病例，糖皮质激素与多西环素联合烟酰胺
- 对于重型病例，系统用免疫抑制剂

MMP 的治疗类似于类天疱疮。外用或皮损内注射糖皮质激素与口服多西环素 100mg 每日 2 次联合烟酰胺 500mg 每日 3 次口服对于轻型病例有效。重症病例需要系统使用免疫抑制剂联合氨苯砜或泼尼松，有时需要高剂量泼尼松联合免疫抑制剂（如硫唑嘌呤、霉酚酸酯、环磷酰胺、利妥昔单抗）与静注免疫球蛋白。

寻常型天疱疮

寻常型天疱疮是一种在外观正常的皮肤和黏膜上出现表皮内水疱和广泛糜烂为特点的少见的、具潜在致死性的自身免疫性疾病。诊断依靠皮肤活检及直接免疫荧光检

查。治疗需用糖皮质激素,部分患者需用免疫抑制剂。

寻常型天疱疮常见于中年患者,男女发病相近。儿童病例罕见。有一种亚型为副肿瘤型天疱疮见于伴有恶性或良性肿瘤的患者,最常见为非霍奇金淋巴瘤。

寻常型天疱疮特征性 IgG 自身抗体直接作用于钙依赖钙黏素桥粒芯糖蛋白 1 和桥粒芯糖蛋白 3。这些跨膜糖蛋白影响表皮细胞间的细胞黏附与信号转导。棘层松解(由于细胞间黏附缺失)可由于自身抗体与桥粒芯糖蛋白结合后功能抑制直接产生,也可由于自身抗体诱发的细胞信号转导导致细胞与细胞间黏附下调而产生水疱。疾病活动期在血清与皮肤中都能检测到自身抗体。凡是有复层鳞状上皮的部位都会受累,包括黏膜。

症状及体征

松弛性大疱(彩图 130-2)是寻常型天疱疮的原发皮损,引起广泛而痛苦的皮肤及口腔糜烂。约半数患者只有口腔糜烂,其破裂后留有慢性疼痛性的皮损。通常情况下,口腔病变先于皮肤受累。吞咽困难和进食困难是常见的。食管上段黏膜也会受累。典型的皮肤大疱发生于正常外观皮肤,并留有糜烂并结痂的剥脱皮肤。通常没有瘙痒。糜烂面常继发感染。若身体大范围受累,体液和电解质丢失显著。

诊断

- 活检及免疫荧光检测

临床上碰到任何表现有慢性黏膜溃疡的患者,尤其是他们伴有大疱性皮损,都应考虑寻常型天疱疮的可能。此病需与其他具有慢性口腔溃疡及大疱表现的皮肤病相鉴别(如增殖型天疱疮、大疱性类天疱疮、良性黏膜类天疱疮、药疹、中毒性表皮坏死松解症、多形红斑、疱疹样皮炎及大疱性接触性皮炎等)。有两种临床发现,都反映了表皮黏聚缺失,寻常型天疱疮的特异性表现如下:

- 尼氏征:表皮上层用轻微的压力即可推动或邻近于大疱的皮肤可擦破
- Asboe-Hansen 征:对完整的大疱施以轻微的压力导致疱液从压力的部位蔓延至邻近皮下

确诊依靠皮损与皮损周围正常皮肤的活检免疫荧光检查表明对角质形成细胞表面的 IgG 自身抗体。血清中抗桥粒芯蛋白 1 和桥粒芯蛋白 3 跨膜糖蛋白的自身抗体可以通过直接免疫荧光、间接免疫荧光和酶联免疫吸附试验(ELISA)来鉴定。

预后

未使用糖皮质激素治疗时,寻常型天疱疮常为致死性的,通常会在起病后 5 年内死亡。系统应用糖皮质激素和免疫抑制剂治疗能改善预后,但仍会因为治疗所产生的并发症而死亡。

治疗

- 糖皮质激素,口服或静滴
- 有时需用免疫抑制剂
- 有时需要血浆置换及静注免疫球蛋白

建议将此类患者转诊给治疗此病的皮肤病专家医师。除病情非常轻者,最初需住院接受初始治疗。开放性皮损清创换药与处理部分厚度烧伤患者类似(如反向隔离、水胶体或磺胺嘧啶银换药等)。

治疗的目的是减少致病性自身抗体的产生。主要治疗是系统用糖皮质激素。部分有少量皮损的患者对泼尼松 20~30mg/d 即有反应,但大多数患者初始剂量即需 1mg/(kg·d)。有些医师初始会用更高剂量,虽可加快最初的疗效,但并不能改善预后。若治疗 5~7 日后仍有新发皮损,可试用甲泼尼龙 1g/d 静脉冲击治疗。

免疫抑制剂(如甲氨蝶呤、环磷酰胺、硫唑嘌呤、金制剂、麦考酚酸吗乙酯、环孢素或利妥昔单抗)可减少所需糖皮质激素的用量,同时可将长期使用激素所带来的不良反应降到最低。血浆置换与高剂量静注免疫球蛋白治疗对降低自身抗体滴度有效。

一旦 7~10 日内无新发皮损,激素用量应每月递减约 10mg/d(减至 20mg/d 时应更慢)。若皮损复发需回到初始剂量。若患者病情已稳定 1 年以上,可尝试撤掉治疗,但必须密切随访。

> **关键点**
> - 约半数寻常型天疱疮患者只有口腔病变
> - 用尼氏征和 Asboe-Hansen 征有助于临床上鉴别寻常型天疱疮与其他大疱病
> - 确诊需通过皮肤样本的免疫荧光检测
> - 治疗上为系统使用糖皮质激素,加或不加免疫抑制(包括各种药物,静注免疫球蛋白或血浆置换)

落叶型天疱疮

落叶型天疱疮是一种浅层表皮分离导致的自身免疫性疱病。

落叶型天疱疮常见于中年患者,男女受累相同。落叶型天疱疮有一种地方特异型(即巴西落叶型天疱疮)多发生于年轻的成年人和儿童,特别是在南美洲。红斑型天疱疮,是落叶型天疱疮的局限型,具有天疱疮和红斑狼疮的免疫表型(IgG 和 C3 与循环抗核抗体沉积在角质细胞表面和基底膜带);然而,很少有患者被诊断同时患有这两种病。落叶型天疱疮可发生于使用青霉胺、硝苯地平或卡托普利。

症状及体征

原发病灶是松弛水疱或大疱,但由于表皮松解于浅层,皮损易破裂,所以完整的大疱或水疱很少能被检查到。相反,边界清楚、散在分布、结痂性的红斑常见于面部、头皮和躯干上部。黏膜受累罕见。皮损可具有烧灼感和疼痛,但患者通常不是很严重。红斑型天疱疮往往会影响双侧颧骨和面颊部。

诊断

- 皮肤活检与直接免疫荧光

依靠皮损和邻近(病灶周围)未受累的皮肤,通过直接免疫荧光可检测出角质细胞表面的 IgG 抗体。抗桥粒芯蛋白 1(Dsg1,一种跨膜糖蛋白影响细胞间黏附和信号转导)的自身抗体,可通过直接免疫荧光、间接免疫荧光及酶联免疫吸附测定(ELISA)来检测。

治疗

- **外用或系统使用糖皮质激素**

如果疾病是局限性的并不严重,外用高效糖皮质激素非常有效。更广泛或严重的情况下需要系统应用糖皮质激素,有时还需其他免疫抑制剂,如利妥昔单抗、血浆置换、甲氨蝶呤、霉酚酸酯或硫唑嘌呤。四环素 500mg 口服,每日 4 次和烟酰胺 500mg 口服,每日 3 次联合治疗对部分患者有效。

131. 色素异常

色素异常包括色素减退、色素脱失和色素沉着。可局限或泛发。在色素减退中色素减少,色素脱失中色素完全消失,留下白色皮肤。

局限性色素减退 的常见原因有:
- 外伤
- 炎症性皮肤病(如特应性皮炎和银屑病)
- 烧伤
- 接触化学性物质(尤其是氢醌和苯酚类化合物)

局部的色素减退或脱失也是很多疾病的表现,如白癜风(可累及大面积皮肤)、麻风、营养不良(恶性营养不良症)和遗传性疾病(结节性硬化、斑驳病、Waardenburg 综合征)。

泛发性色素减退或色素脱失 常见的有:
- 白化病
- 白癜风

色素沉着 常发生于各种炎症后。炎症后色素沉着常局限分布。色素沉着也可见于系统性疾病,使用药物或癌症患者,分布更为广泛。

白化病

白化病(全称眼皮肤白化病)是种黑素形成遗传缺陷性疾病,可引起皮肤、毛发和眼睛广泛的色素减退。眼白化病可影响眼睛,但通常不累及皮肤。累及眼睛可导致斜视、眼震和视力减退(彩图 131-1)。诊断依靠皮肤表现和眼部检查。除了避免日晒外,皮肤受累没有好的治疗方法。

病理生理

眼皮肤白化病(OCA)是一种少见的遗传疾病,患者虽然黑素细胞数量正常,但黑素合成缺陷或大量减少。白化病在全世界各种族均有发生。皮肤和眼睛(眼白化病)的病理都证实了这点。眼白化病表现为中枢神经系统视束发育不良,包括中心凹发育不良、光感受器减少和视觉纤维交路径错误。眼白化病可无皮肤异常表现。

OCA 基本上都是常染色体隐性遗传,常染色体显性遗传非常少见。白化病有 4 种遗传形式:

- Ⅰ型 OCA 是由酪氨酸酶活性缺乏(OCA1A,占所有 OCA 的 40%)或降低(OCA1B)导致的,因为酪氨酸酶在黑素生成的多个阶段起重要的催化作用
- Ⅱ型 OCA(占所有 OCA 的 50%)是由 P("粉红色的眼睛")基因突变引起的。P 蛋白的功能至今尚不清楚,可能涉及细胞器 pH 的调节和液泡中谷胱甘肽的积累。但酪氨酸酶活性存在。
- Ⅲ型 OCA 仅发生于黑人(Ⅲ-Ⅳ型皮肤)。是由于酪氨酸酶相关蛋白 1 基因突变引起的,此基因编码的蛋白在真黑素形成过程中起重要作用
- Ⅳ型 OCA 非常少见。是由于一个编码膜转运蛋白的基因(SLC45A2)缺陷引起的,它参与酪氨酸酶的加工和蛋白质向黑素小体的转化。在日本,此型是 OCA 最常见的类型

与 OCA 相比,OA1 型和 OA2 型极为罕见。他们为伴-X 显性遗传。通常的症状只限于眼睛,但皮肤色素可能减退。OA1 患者可能有迟发性神经性耳聋。

在一些遗传综合征中,OCA 常与出凝血障碍并发。在 Hermansky-Pudlak 综合征中,OCA 与血小板异常、溶酶体胶质样沉积并发。此综合征较罕见,但在波多黎各,其发病率为 1/1 800。在白细胞异常色素减退综合征(Chediak-Higashi syndrome)中,患者有 OCA(毛发呈银灰色)和易出血体质,后者是由于血小板致密颗粒减少所致。同时由于淋巴细胞溶解颗粒的异常,患者有较严重的免疫缺陷。并且神经系统逐步退化。

症状及体征

不同的遗传方式有不同的表现。

Ⅰ型(OCA1A)是经典的酪氨酸酶缺乏的白化病:皮肤和毛发呈乳白色,眼睛呈灰蓝色。而 OCA1B 的色素减退程度个人不同,可明显,也可不明显。

Ⅱ型的表型有多种,色素减退的程度可从轻度到中度不等。在日晒后可出现色素痣和色素斑,某些色素斑还可变大变黑。眼睛颜色不一。

Ⅲ型表现为皮肤呈棕色,毛发淡红色,眼睛可为蓝色或棕色。

Ⅳ型表型与Ⅱ型 OCA 相似。

眼部受累的患者可有视网膜色素减少,导致畏光。另外,视神经视路缺陷可致眼球震、斜视、视力减退和双眼立体视觉丧失。

诊断

- 临床评估

所有类型的 OCA 诊断须基于皮肤体检和眼科检查。早期的眼科检查可发现虹膜半透明，视网膜色素减少，中心凹发育不良，视力减退，斜视和眼震。

治疗

- 避免日晒
- 有时斜视可通过手术治疗

白化病没有治疗方法。由于患者极易被日光晒伤，且易患皮肤癌（尤其是鳞癌），因此患者须避免直接日晒，佩戴有 UV 滤过作用的太阳镜，穿防晒衣，并使用 SPF 越高越好的（如 SPF50 或更高）、可同时防护 UVA 和 UVB 的防晒霜（参见第 925 页）。有些手术可改善斜视。

> **关键点**
> - 眼皮肤白化病是一组罕见的通常为常染色体隐形遗传疾病，可引起皮肤、头发和眼睛色素减退
> - 累及眼睛可导致光敏，出现斜视、眼震、视力减退、单眼视觉
> - 诊断依靠皮肤表现和眼部检查
> - 指导患者如何严格保护皮肤和避免眼睛暴露于太阳下

白癜风

白癜风是由于皮肤黑素细胞减少引起的大小不等的、区域性皮肤色素脱失斑。病因尚不清楚，可能与遗传和自身免疫有关。诊断依靠肉眼观察。治疗包括局部外用皮质激素（通常联合卡泊三醇）、钙调磷酸酶抑制剂（他克莫司和吡美莫司），以及窄波 UVB 或补骨脂联合 UVA。皮损泛发患者可选择窄波 UVB 治疗。对于严重泛发的色素脱失患者，可用氢醌单苯甲醚使残留的正常皮肤脱色（即漂白）。也可以考虑外科皮肤移植。

白癜风在世界上的发病率约为 2%。

病因

病因尚不清楚，但皮损部位黑素细胞缺乏。可能的机制包括黑素细胞自身免疫损伤，黑素细胞生存力降低和原发的黑素细胞缺陷。

白癜风可为遗传（常染色体显性遗传，外显不全，表现多样），也可后天患病。有些患者体内存在黑素抗体。近 30% 的患者体内存在其他自身免疫抗体（如针对甲状腺球蛋白、肾上腺细胞和胃壁细胞的抗体）或患有自身免疫性内分泌疾病 [如艾迪生病（Addison disease）、糖尿病、恶性贫血和甲状腺功能异常]。然而，其间联系尚不清楚，也有可能只是巧合。其中联系最密切的是甲状腺功能亢进（格雷夫斯病，Graves disease）和甲状腺功能减退（桥本甲状腺炎，Hashimoto thyroiditis）。

有时，白癜风可由皮肤受到直接的物理损伤而导致（如晒伤后）。还有些患者可因一些生活应激事件而导致发病。

症状及体征

白癜风表现为界清的白斑（彩图 131-2），通常对称出现，边界清楚。白斑可仅 1、2 处（局限型白癜风），累及身体某一区段皮肤（节段型白癜风），或累及几乎所有皮肤（泛发型白癜风）。而白癜风最常累及的部位为面部（尤其是腔口周围）、指（趾）、手背、腕部、肘部、膝部、胫前、踝部、腋窝、腹股沟、生殖器部位、脐部和乳头。在深色皮肤的患者，白斑对美观的影响更明显，在精神上具有毁灭性打击。在白斑部位，毛发也常变白。

诊断

- 临床评估

通过查体可发现典型的白斑。白斑在午氏灯下会更明显。

鉴别诊断包括炎症后色素减退、斑驳病（一种罕见的常染色体显性遗传病，色素沉着区围绕色素脱失区，最常发生在前额、颈部、躯干前部、四肢中部）、硬斑病（局限性硬皮病，常伴有皮肤硬化）、麻风（病变通常伴有感觉减退）、硬化性苔藓、白色糠疹、化学药物所致的白斑和黑素瘤所致的白斑。虽然没有循证医学的依据，但是对患者进行血常规、空腹血糖和甲状腺功能检查仍旧是必要的。

治疗

- 皮损处避免日晒
- 外用激素制剂和卡泊三醇
- 面部和腹股沟处外用钙调磷酸酶抑制剂
- 有时补骨脂联合 UVA（PUVA）疗法

治疗以支持和美观为主。医生须根据患者的肤色注意他们个体和种族的敏感性，因为心理因素可加重白癜风。所有有可能暴露于强烈的日光下的白斑须用衣服或防晒霜保护。

小片、散在的白斑可用化妆来掩盖。较大面积的白斑的治疗常常旨在恢复肤色，但是对于这种治疗的确切效果尚不清楚。传统的一线疗法为局部外用皮质激素，而皮质激素又有导致周围皮肤色素减退或萎缩的副作用。钙调磷酸酶抑制剂（他克莫司和吡美莫司）对某些部位的疗效明显（如面部和腹股沟的皮肤），这些部位常常发生皮质激素局部治疗的副作用。卡泊三醇联合倍他米松二丙酸盐的疗效优于其他各种药物的单独治疗。口服和局部外用补骨脂素加 UVA（PUVA）通常较为有效，但需较长疗程。窄波 UVB 和局部 PUVA 一样有效，且副作用更小，这使窄波 UVB 优于局部 PUVA。对于广泛性的白癜风，窄波 UVB 常常作为初期治疗的首选。准分子激光对于其他局部疗法无效的局限性皮损可能有效。

对于那些白斑稳定且局限，而药物治疗均无效的患者，可考虑手术治疗。包括自体表皮移植[1]、吸疱移植和文身。文身适用于乳头、唇部和指尖那些急难复色的皮损。

可用 20% 氢醌单苯甲醚每日 2 次外涂于未受累的皮肤，以达到全身肤色一致。仅当身体大部分皮肤受累且永久性色素缺失，往后有较高的光诱导皮肤损害风险（如皮肤癌、光老化）。这种方法刺激性极大，所以较大面积使用前，须先挑较小块皮肤试用。治疗时间可长达 ≥1 年。

[1] Gan EY, Kong YL, Tan WD, et al. Twelve-month and sixty-month outcomes of noncultured cellular grafting for viti-

ligo[J]. J Am Acad Dermatol, 2016, 75(3): 564~571. doi: 10.1016/j. jaad. 2016.04.007。

> **关键点**
> - 某些白癜风病例可能涉及基因突变或自身免疫性疾病
> - 白癜风可能为局灶性、节段性,或少见的全身性
> - 诊断通过皮肤检查,并可考虑行血常规、空腹血糖和甲状腺功能检查
> - 治疗可考虑如外用卡泊三醇联合倍他米松,外用糖皮质激素单药治疗,窄波 UVB 或钙调磷酸酶抑制剂(他克莫司和吡美莫司)

色素沉着过度

色素沉着可局部或泛发,引起色素沉着的原因有很多。大多数是因为黑素产生和沉积增多。

局部色素沉着 是炎症后色素沉着中最常见的一种,可发生于外伤后(如割伤和烧伤)或其他原因引起的炎症后(如痤疮和狼疮)。局部线性色素沉着通常由植物日光性皮炎导致,它是紫外线结合植物(如酸橙、欧芹、芹菜,参见第 926 页)中的补骨脂素(具体为呋喃香豆素)发生的光毒性反应。肿瘤形成过程(如雀斑和黑色素瘤),黄褐斑,雀斑和咖啡牛奶斑也可导致局部色素沉着。黑棘皮病引起局部色素沉着和天鹅绒样斑块(最常见于腋下和颈后)。

弥漫性色素沉着 也可有全身性的原因和肿瘤的原因(特别是肺癌和系统累及的黑素瘤)。在排除药物引起的弥漫性色素沉着可能性后,还应该考虑常见系统性疾病的致病可能,尤其是艾迪生病(Addison disease)、血红蛋白沉着病和原发性胆汁性肝硬化引起的本病。皮肤表现对明确病因来说无特征性,因此皮肤活检意义不大。

黑斑病(黄褐斑):黄褐斑表现为面部深褐色、界清、对称的色素沉着斑片,常位于前额、颞部、面颊、上唇或鼻部。多见于妊娠期妇女(称为妊娠期黑斑病,或妊娠斑)和服用口服避孕药的女性。10% 的病例为非妊娠期妇女和肤色较黑的男性。黄褐斑在肤色较黑的人群中发病率更高,持续时间更长。

所有的病例都与日晒有关,因此可能病因为黑素细胞功能亢进产生过多的黑色素。除了日晒,其他可能诱因有
- 自身免疫性甲状腺疾病
- 光敏性药物

在女性患者,分娩或停止用避孕药后,黄褐斑可慢慢消退,但消退不完全。而在男性患者则几乎不消退。

治疗根据色素沉着的部位是位于表皮还是真皮。位于表皮的色素沉着在午氏灯下会更明显,也可用活检来明确。只有位于表皮的色素沉着才对治疗有效。一线疗法包括联合应用 2%~4% 的氢醌,0.05%~1% 维 A 酸,以及 V-Ⅵ级外用糖皮质激素,通常有效(参见第 875 页,表 120-1)。3%~4% 的氢醌,每日 2 次局部外用有效,但治疗时间较长。2% 的氢醌可用来维持治疗。氢醌刺激性较大,可能出现过敏反应,因此使用前须在前额或耳后小面积试用 1 周。15%~20% 壬二酸乳膏可单用或和氢醌和/或维 A 酸联合使用。氢醌、维 A 酸和壬二酸都是脱色剂。

对局部漂白剂无效的重度黄褐斑患者,可选择用乙醇酸或 30%~50% 的三氯醋酸进行化学剥脱。激光治疗已被使用,但尚未被作为标准治疗。两个有潜力的技术是调 Q 开关 Nd:YAG(1 064nm)激光和非剥脱点阵激光与三联局部治疗相结合。治疗期间和治疗后,必须保持严格防晒。

雀斑:雀斑为扁平、褐色到棕色椭圆形的斑点。最常见的好发部位是面部和手部,同时最常见的原因是长期的日晒(日光性雀斑样痣,有时亦称"肝色斑")。常在中年发病,随年龄增多。虽然它与黑色素瘤的关系尚不明确,但被认为是黑色素瘤的一个潜在因素。如果觉得影响美观,可用冷冻或激光治疗,氢醌无效。

非日光性的雀斑样痣通常与系统性的疾病有关,如波伊茨-耶格综合征(Peutz-Jeghers syndrome,此病可有唇部大量雀斑样痣)、多发性色素斑综合征(Leopard 综合征)或着色性干皮病。

药物引起的色素沉着:通常为弥漫性的,但有时有药物特异性的分布模式和颜色(表 131-1)。发病机制包括:
- 表皮黑素增加(偏向于棕色)
- 真皮浅层和表皮黑素增加(大多为棕色带暗灰或暗蓝色)
- 真皮质黑素增加(偏向于灰色或蓝色)
- 药物或其代谢产物在真皮质沉积(通常为石板色或蓝灰色)

药物可引起继发的色素沉着。比如,药物性的扁平苔藓(亦称苔藓样药物性皮炎)常引起局部色素沉着。

固定性药疹是每次服药后出现在同一部位的红斑或水疱,消退后留有较持久的炎症后色素沉着斑。典型皮损位于面部(尤其是唇部)、手、足和生殖器部位皮肤。常见的致敏药物有磺胺类、四环素类、NSAID、巴比妥类和卡马西平。

表 131-1 某些药物和化学品的色素过度沉着效应

物质	作用
药物	
胺碘酮	曝光部位石板灰色至紫罗兰色色素沉着,真皮黄棕色物质沉积
抗疟药	胫前、面部、口腔和指甲黄棕色至灰色至蓝黑色色素沉着,真皮药物-黑素复合物沉积,毛细血管周围含铁血黄素沉积
博来霉素	背部鞭状的色素沉着线,常见于抓伤或微小创伤的部位

续表

物质	作用
肿瘤化疗药物,包括白消安、环磷酰胺、放线菌素D、柔红霉素和氟尿嘧啶	弥散性色素沉着
地昔帕明 丙米嗪	曝光部位灰蓝色色素沉着,真皮浅层金棕色颗粒沉积
氢醌	使用多年后,耳郭和面部蓝黑色色素沉着
吩噻嗪类,包括氯丙嗪	曝光部位灰蓝色色素沉着,真皮浅层金棕色颗粒沉积
四环素类,包括米诺环素	牙、指甲、巩膜、口腔黏膜、痤疮瘢痕、面、前臂、小腿灰色素沉着
重金属	
铋	面、颈、手部蓝灰色色素沉着
金	眼周蓝灰色物质沉着(金质沉着病)
汞	皮肤皱褶处石板灰色色素沉着
银	弥漫性石板灰色色素沉着(银质沉着病),尤其是曝光部位

> **关键点**
> - 局部色素沉着的常见原因包括损伤、炎症、植物日光性皮炎、雀斑、黄褐斑、咖啡牛奶斑(café-au-lait-spot)和黑棘皮病
> - 弥散性色素沉着的常见原因包括黄褐斑、药物、癌症和其他全身性疾病
> - 排除非药物引起的弥散性色素沉着患者是否患有原发性胆汁性肝硬化、血红蛋白沉着病和艾迪生病(Addison disease)
> - 黄褐斑的初步治疗为2%~4%氢醌,0.05%~1%维A酸和V~Ⅶ级局部糖皮质激素
> - 如果雀斑影响美容,则采取冷冻或激光治疗

132. 压力性溃疡

压力性溃疡
(压疮;压疮溃疡)

压力性溃疡发生在骨性突起和坚硬物体表面之间,因受压造成坏死和溃疡。它们是由压力和摩擦力、剪切力以及潮湿环境共同引起的。危险因素包括年龄大于65岁、血循不畅、制动、营养不良和失禁。轻者皮肤红斑,重者软组织广泛坏死、皮肤全层缺损。诊断主要依靠临床表现。早期溃疡预后良好,晚期溃疡和未能及时处理的溃疡,其严重感染率上升,更加难以治愈。治疗包括减压、避免摩擦力和剪切力以及加强局部护理。有时需要植皮或皮瓣,以促进愈合。

1993—2006年间,压力性溃疡的住院患者比以前增加了超过75%,是所有住院患者增加倍数的5倍。住院期间出现压力性溃疡的患者增加比例最多。今天,美国大概有130万~300万患者患有压力性溃疡,给患者和医疗机构带来显著的财政负担。

病因
压力性溃疡的危险因素包括:
- 年龄>65岁(可能是因为皮下脂肪减少和微循环血流速度的降低)
- 活动减少(如由于长期住院、卧床休息、脊髓损伤、镇静、自发运动无力和/或认知障碍)
- 皮肤刺激物的接触史(如大小便失禁)
- 伤口愈合能力受损(如由于营养不良、糖尿病、外周动脉疾病和/或静脉瓣膜功能不全)

几个量表(图132-1)已被设计出来用于预测风险。虽然使用这些量表被认为是标准护理程序,但它们还没有被证明可以导致比熟练的临床评估产生更少的压力性溃疡。因此,建议同时使用风险评估量表与临床评估。

表 132-1　支撑表面的选择

	固定型			动力型		
	标准医院床垫	泡沫	浮悬(气体或水)	交替性空气	低跑气型	空气流动型(高跑气型)
增加支撑表面积	否	是	是	是	是	是
减少压力	否	是	是	是	是	是
减少剪切力	否	否	否	是	未知	是
降低皮温	否	否	否	否	是	是
保持低湿度	否	否	否	否	是	是
费用	低	低	低	中等	高	高

经许可改编自 Bergstrom N. US Agency for Health Care Policy and Research. 压力性溃疡的治疗(快速参考指南第 15 款)AHCPR,1994,12:95-0653。

病理生理

引起压力性溃疡的最主要因素是：

- **压力**：当软组织被骨性突起和接触面压迫时，微血管阻塞与组织缺血、缺氧同时发生；如果压力不释放，3~4 小时后可发展成压力性溃疡。压力性溃疡最常发生在骶骨、坐骨结节、股骨转子、踝、足跟部，但有时也见于其他部位
- **摩擦**：摩擦(摩擦衣物或被褥)可以通过造成局部侵蚀和皮肤破损引起皮肤溃疡
- **剪切力**：剪切力(如当一个患者被置于一个倾斜面)的压力的产生是因为重力使肌肉和皮下组织产生向下的拉力，而皮肤与接触面产生向上的摩擦力，两者合力使得接触面产生压力和损伤。剪切力有助于压力性溃疡的产生，但不是直接原因
- **潮湿**：潮湿环境(如出汗,大小便失禁)导致组织破裂和浸渍，从而引发或加重压力性溃疡

因为肌肉比皮肤对受压所致缺血更为敏感，因而肌肉的缺血和坏死可能是压力性溃疡产生的基础。

症状及体征

各期溃疡均可伴疼痛或瘙痒，但易被忽视。

分期系统　存在几种分期系统。最常见的分类方法是由 NPUAP 发布的以软组织破坏深度来对溃疡分类。

第一期：表现为骨性突起上的充血性红斑。在肤色较深的皮肤上面颜色改变不明显。皮损和周围或对侧组织相比可以更热更硬，也可以更冷更软，或有明显的触痛。因为溃疡可以不出现(无真皮缺损)，此期容易误诊。若诱发因素未能得到及时制止或逆转，将形成溃疡。

第二期：表现为表皮缺损(糜烂)，可伴有或不伴有溃疡(伴有真皮的缺损)，皮下组织一般不受累。溃疡较浅，底部粉红至红色第二期也包括继发于压力的水疱，可以是完整的或部分破裂的。(注意：由皮肤撕扯、胶带刺激、会阴皮炎、浸渍等非压力性因素所引起的糜烂、溃疡或水疱不属于二期皮损。)

第三期：表现为皮肤全层的缺失，但没有肌肉或骨骼的暴露。

第四期：表现为与伴有骨骼,肌腱,或肌肉的全层缺失。

无法分期的压力性溃疡：是指那些覆盖有碎片或焦痂,无法评估深度的溃疡。并不主张为了分级而将不可移动的溃疡表面的焦痂去除。

可疑深部组织损伤　是一个损伤达到深层组织的新的类别。可以看到紫色至褐红色完整的皮肤、充满血液的水疱或大疱。该区域与周围组织相比可能会感觉更坚实或柔软，更温暖或更凉。

压力性溃疡很少表现为由第一期逐渐进展。有时，压力性溃疡的首发表现就是深层坏死的Ⅲ期或Ⅳ期溃疡。在一个迅速发展的压力性溃疡，表皮坏死之前即可出现深层皮下组织的坏死。因此，小溃疡可能实际上代表了大面积的皮下坏死。

> **经验与提示**
>
> - 压力性溃疡的患者可能出现比临床可见的更深的组织损伤

并发症　压力性溃疡是医院获得性耐药微生物的良好培养基。伤口内的大量细菌可阻碍组织愈合。如果经过适当的治疗，伤口仍然愈合延迟，应该考虑患者溃疡处(马乔林溃疡，Marjolin ulcer)是否合并有骨髓炎(超过 32% 的患者)或鳞状细胞癌。其他并发症有：形成窦道，窦道可以很表浅，也可以使溃疡与深层组织相连(如骶骨的溃疡可至肠管)，蜂窝织炎，组织钙化等。全身性或转移性感染并发症包括菌血症，脑膜炎和心内膜炎。

诊断

- 临床评估
- 营养评估

诊断主要依靠临床表现。动脉和静脉功能不全或糖尿病性神经病性溃疡可以模仿压力性溃疡，特别是在下肢，并且引起压力性溃疡的原因可以加重疾病的表现。

压力性溃疡的深度和广度可能难以确定。对损伤的连续分期和拍照是监测溃疡愈合的重要因素。有多种愈合量表可应用。很多机构开始使用 PUSH 量表，这是对 NPUAP 分期量表的补充。

不推荐常规伤口培养，因为所有的压力性溃疡都有大量的细菌定植。

建议对压力性溃疡患者进行营养评估，特别是那些Ⅲ期或Ⅳ期的患者。推荐的试验包括血常规、转铁蛋白、前白蛋白、白蛋白和 $CD4^+$ 淋巴细胞计数。营养不良患者需要进一步的评估及治疗。

治疗不充分、各种并发症将导致溃疡难以治愈。触痛、周围皮肤红斑、出现渗出物或发出难闻的气味均提示潜伏感染。出现高热和白细胞增多应警惕蜂窝织炎、菌血症或骨髓炎。如果怀疑骨髓炎,应进行 CBC、血培养、ESR 或 C 反应蛋白的检查。骨活检和培养可证实有骨髓炎,但这种检测并不总是可行的。影像学检查不能同时兼顾敏感性和特异性。MRI 是敏感的,但不特异,可以帮助确定压力性溃疡的程度。MRI 可以帮助识别窦道。

预后

对于早期压力性溃疡,经及时有效治疗,数周后可获完全恢复。经过 6 个月的治疗,>70% 的 II 期溃疡,50% 的 III 期溃疡,以及 30% 的 IV 期溃疡可以缓解。压力性溃疡经常发生在正在接受不理想的护理的患者。如果护理质量不能提高,即使短期内伤口愈合就完成了,但长期预后较差。

治疗

- 减压
- 溃疡护理
- 疼痛管理
- 感染控制
- 营养需求评估
- 有时需外科手术或其他辅助治疗

减压 通过变更体位、使用保护装置以及支撑表面来降低组织表面压力。

变更体位(并选择正确的体位) 尤显重要。应安排一个时间表来经常改变患者的体位。卧床患者至少每 2 小时变换一次体位,与床垫成 30°(如侧卧位)以避免直接压迫转子。

床头的高度应尽量小一些,以避免剪切力的影响。为了在改变体位时减少对组织的摩擦力,可以使用专门的抬高设备(如 Stryker 设备)或使用棉制床垫。能坐立的患者应尽可能每 60 分钟变换一次体位,并鼓励患者每 15 分钟自行变换体位一次。

当患者平卧或侧卧时,保护垫如枕头、泡沫楔子和脚跟保护器可以放置在膝盖,脚踝和脚跟之间。骨折患者需做石膏管型制动时,应在受压处留小窗口。软坐垫适合可坐立的患者。

支撑面卧床患者可变换支撑表面以减压。这些方法往往与其他措施相结合共同治疗压力性溃疡。

支撑床垫是基于运行是否需要电力来分类的。固定床垫无需电能,而动力性床垫需要。虽然对于严重的压力性溃疡推荐使用动力性床垫,但没有确凿的证据支持其优于固定床垫。

固定床垫包括空气、泡沫、凝胶和水等多种床垫。"蛋箱"床垫效果一般。通常,固定床垫增大受压表面积,降低压力和剪切力。固定床垫被用于预防及I期的压力性溃疡。

动力性床垫包括交流空气床垫、低气压损失的床垫、空气流动的床垫。充气交替型床垫有数个空气小室,在充电后膨胀或收缩,以改变受压部位。低跑气型床垫体积大、空气渗透性好,基本保持充气状态,空气的流通有利于组织干燥。这些特殊床垫适合3、4期患者,或在固定床垫上易发生充血的 1 期压力性溃疡患者。气体流动型和高跑气型床垫内含硅树脂包被的小珠,充气后液化。可减少潮湿并降温冷却。这些床垫适合未治疗的 3、4 期患者或有大量躯体溃疡的患者(表 132-1)。

溃疡护理 适当清洗、清创术及敷裹。

清洗 换衣时均需清洗溃疡。普通盐水通常是最佳选择。清洗时,先用注射器、塑料挤瓶或电动压力装置抽吸,再灌洗受压表面以除去细菌,尽量不要造成人为外伤。灌洗还可以帮助清除坏死组织(清创)。可选用 35ml 注射器和 18 号静脉导管持续灌洗至除去全部松软残屑。消毒剂(碘酊和过氧化氢)和消毒水会损伤健康肉芽组织,应避免使用。

清创术 在去除坏死组织时是必要的。坏死组织充当细菌生长的基质并阻止正常创面的愈合。方法包括:

- **机械清创**:该方法包括水疗(漩涡浴缸)和最常见的湿-干敷料。使用足够的压力清洗伤口也可以完成机械清创。机械清创可以去除伤口表面的坏死碎片,并且应该只用于渗出物比较松软的伤口。湿-干敷料必须谨慎使用,因为换药往往是痛苦的,并可能损伤下面健康的肉芽组织
- **锐器(外科)清创**:该方法包括使用消毒的手术刀或剪刀去除痂皮和坏死组织。中等量的焦痂和组织清创术可在床旁进行,广泛性或深部清创(如有骨头、肌腱或关节暴露)应在手术室进行。对进展的蜂窝织炎和可能引起败血症的伤口应尽快进行锐器清创。
- **自溶性清创**:合成的封闭(水胶体/水凝胶)或半封闭(透明膜)敷料已用于帮助创面处的蛋白酶消化坏死组织。自溶清创可用于较少渗液的小伤口。如果怀疑伤口感染则不应使用此方法。
- **酶清创**:这种技术(使用胶原酶,木瓜蛋白酶,纤溶酶,脱氧核糖核酸酶,或链激酶/链道酶),可用于伴有轻度纤维化或坏死组织的溃疡。对于无法承受手术的患者,或其护理人员不懂如何操作机械清创术时,可选用酶清创术。如果使用解剖刀仔细地分离创口用以改善酶的渗透时此方法效果最好。
- **生物外科**:医疗蛆治疗在选择性去除坏死组织时是有用的。这种方法对伤口有骨、肌腱和关节外露并且不能进行锐器清创的患者最有帮助。

敷料 对于保护伤口,促进愈合是有帮助的(表 132-2)。敷料适合有摩擦或有大小便失禁的 I 期溃疡患者和其他类型溃疡患者(表 132-2)。因摩擦力增加所导致的 I 期压力性溃疡,透明膜就已经足够。片状或凝胶状的透明薄膜或水凝胶可用来保护因摩擦所导致的渗出较少的压力性溃疡,并创建一个湿润的促进愈合的环境。此种敷料需每 3~7 日更换一次。水胶体以水和粉末形式结合明胶,果胶和羧甲基纤维素,可用于伴有轻至中度渗出的压力性溃疡,并且每 3 日必须更换一次。块状、条状或带状的藻酸盐(含褐藻多糖酸衍生物的海藻)可用于吸收渗出物以及控制手术清创后的出血。藻酸盐可以放置长达 7 日,但饱和后必须尽早更换。泡沫敷料可用于各级渗出的伤口,并提供帮助伤口愈合的湿润环境。泡沫敷料必需每 3~4 日更换一次。防水敷料可保护伴有大小便失禁的皮肤。

表 132-2 压力性溃疡敷料的选择

溃疡类型*	外观	目标	方法	备选
浅表型(2期)	干燥(极少渗出)	保持微湿 预防感染	透明膜或水凝胶	覆盖:透明膜、薄层水胶体或聚氨酯泡沫体 固定:非黏性纱布捆绑
	潮湿伴中等量渗出	吸收渗出 帮助自溶 保持微湿 预防感染	水胶体(轻到中度渗出)或泡沫敷料	覆盖:藻酸盐(广泛渗出)、水凝胶(伴或不伴糊剂或粉剂)、聚氨酯泡沫体 固定:非黏性纱布敷料或接触性吸附层
深在型(3~4期)	干燥(极少渗出)	填补凹陷 保持微湿 预防感染	水胶体、水凝胶或泡沫敷料	填补:多聚淀粉、水凝胶或湿纱布 覆盖:透明薄膜、聚氨酯泡沫体或纱布垫
	潮湿伴中等量渗出	填补凹陷 吸收渗出 保持微湿 预防感染	藻酸盐或泡沫敷料	填补:多聚淀粉、聚糖酐小珠、藻酸钙、水纤维、水解细胞性纱布或泡沫 覆盖:透明薄膜或聚氨酯泡沫体

*1期压力性溃疡患者常不需敷料。

疼痛管理 压力性溃疡可以导致明显的疼痛。使用疼痛量表监测疼痛程度。首先需治疗溃疡本身,轻到中度的疼痛可用非甾体抗炎药或对乙酰氨基酚。阿片类易引起催眠促进制动,应尽量避免使用。但是在更换敷料以及清创时可以使用局部麻醉剂,如阿片或非阿片类药物。对于有认知障碍的患者,生命体征的改变提示疼痛。

感染控制 应经常观察压力性溃疡部位有无出现红斑增大、恶臭气味、皮温升高、引流物增加和高热、白细胞升高等,来评估有无细菌感染。愈合不佳的伤口应注意有无感染的发生。这些不正常的结果提示应进行创面培养。但是,因为所有的压力性溃疡都有细菌定植,培养结果应谨慎解读;菌落总数,而不是细菌存在更有指导价值。

局部伤口感染可使用外用药物如磺胺嘧啶银,莫匹罗星,多黏菌素B和甲硝唑治疗。磺胺嘧啶银和类似不透明外用制剂应谨慎使用,因为它们会影响观察底层伤口,并且可能难以清除。经过2~4周的正规治疗仍不能愈合的压力性溃疡,推荐试验性使用2周的外用抗生素。伴有蜂窝织炎、菌血症或骨髓炎的患者应系统使用抗生素,应根据组织培养、血培养或临床症状选用抗生素,而不应根据创面表面的培养结果。

营养需求评估 压力性溃疡患者中营养不良常见,且是导致疗效差的危险因素之一。营养不良的指标包括:白蛋白<3.5mg/dl,体重<80%标准体重。为了促进伤口愈合,蛋白摄入应在1.25~1.5g/(kg·d),可通过口服、鼻饲或肠外营养。目前的证据不支持对没有营养缺乏症状的患者补充额外的维生素或卡路里。

辅助治疗 多种促进溃疡愈合的辅助疗法正在研究之中。

- **负压治疗**:负压疗法(真空辅助闭合,或VAC)抽吸伤口。它可以应用于清洁伤口。有效性方面高质量的证据仍然缺乏,但负压治疗在小规模研究中已经显示了一定的效果
- **外用重组生长因子**:一些证据表明,局部外用重组生长因子(如神经生长因子,血小板衍生生长因子)可以促进伤口的愈合
- **电刺激疗法**:电刺激疗法与标准治疗相结合,可促进伤口愈合
- **超声治疗**:超声检查有时会使用,但是没有有益或有害的证据
- **电磁、热、按摩和高压氧治疗方法**:没有证据支持这些治疗有效

外科治疗 大型缺损,尤其是有骨骼肌肉暴露的缺损,需行手术闭合创口。皮肤移植适合大而浅的缺损。但因为不能提供血供,需采取措施防止受压,以免组织缺血坏死。而皮肌片因为有丰富的血供,适合用于较大的骨性突出部位(如骶骨、坐骨和股骨转子)。手术可能迅速改善压力性溃疡患者的生活质量。如果前期经过正规的治疗营养不良和各种并发症,手术可取得最佳的治疗效果。

预防

要求:

- 辨别高危人群
- 经常变更体位
- 仔细的皮肤护理、注意患处卫生
- 避免制动

患者风险应根据熟练临床医生的评估和风险评估量表的使用来估计(图132-1)。

多种方法既是治疗又是预防。主要预防措施是经常变更体位。骨性表面受压时间应少于2小时。为无法移动的患者重新定位并准备枕头。患者即使在低床床垫上也应经常翻身。至少每日1次在强光下检查受压处有无红斑或损伤。指导患者及其家属在易形成溃疡处进行常规的视诊和触诊。保持卫生和干燥有利于预防浸渍和继发感染。可选择保护性枕头、垫子或羊皮,以隔离身体表面。应经常更换被褥和衣服。对于失禁患者,可用合成敷料隔离溃疡以免污染。细心清洗(轻拍而不是搓揉)、干燥、抗念珠菌性乳膏、保湿乳膏和皮肤保护性擦剂都有利于防止皮肤进一步恶化。黏合带有一定刺激,且易撕扯本已脆弱的皮肤,尽量少用。易摩擦处皮肤可涂抹普通滑石粉。不宜用玉米淀粉(可促进真菌生长)。

最重要的是,应该避免制动。镇静剂应尽量减少使用,患者在移动时应尽可能快速和安全。

患者姓名		评估者姓名		评估日期	
感觉感知 能够对压力相关的不适做出有意义的反应	1. 完全受限： 由于意识水平降低或镇静作用,对疼痛刺激无反应(不呻吟、退缩或抓紧) 或 在大多数体表感觉疼痛的能力有限	2. 很受限： 只响应痛苦的刺激；除了呻吟或不安之外,不能传达不适 或 有一种感觉障碍,限制了一半身体感到疼痛或不适的能力	3. 轻微受限： 回应口头命令,但不能总是传达不适或需要转动 或 有一些感觉障碍,限制在1或2个肢体感到疼痛或不适的能力	4. 无损害： 回应口头命令；没有感觉缺陷会限制感觉或说出疼痛或不适的能力	
潮湿 皮肤接触水分的程度	1. 长期潮湿： 通过排汗、尿液等几乎不断地保持皮肤湿润；每次患者移动或转动时都会检测到潮湿	2. 潮湿： 皮肤通常但不总是潮湿；床单必须至少更换一次	3. 偶尔潮湿： 皮肤偶尔潮湿,需要每天换一次床单	4. 很少潮湿： 皮肤通常是干燥的；只需按常规间隔更换床单	
活动度 体能活动的程度	1. 卧床不起： 仅限于床上	2. 限椅： 行走能力严重受限或不存在；不能承受自重或必须辅助坐在椅子或轮椅上	3. 偶尔走动： 在有帮助或无帮助的情况下,白天偶尔短距离走动,大部分时间呆在床上或座椅里面	4. 经常走路： 每天至少在户外走两次,同时室内至少每两小时走动一次	
灵活性 变更及保持体位的能力	1. 完全受限： 没有帮助的情况下无法完成任何轻微的体位改变	2. 非常受限： 仅能偶尔完成轻微的体位改变,但无法独立完成经常或显著的体位改变	3. 轻微受限： 可经常性独立完成轻微的体位改变	4. 不受限： 可经常性独立完成明显的体位改变	
营养 日常食物摄入模式	1. 非常缺乏： 从未完成一顿正餐；极少完成供给食物的1/3；每日完成蛋白质食物(肉类或奶制品)2份,进食少量流质且营养含量低；不会另外摄入流质 或 禁软食,静脉点滴大于5日	2. 不足： 很少完成一顿正餐,通常完成供给食物的一半；每日仅完成蛋白质食物(肉类或奶制品)3份,偶尔另要食物 或 接受少量的流质饮食或鼻管喂食	3. 足够： 多数正餐可完成1/2；每日仅完成蛋白质食物(肉类或奶制品)4份,偶尔拒绝正餐,但会进食补充剂 或 鼻管喂食或胃肠道外全面营养(基本满足营养需求)	4. 优良： 大部分正餐都能完成；从不拒绝正餐；每日完成蛋白质食物(肉类或奶制品)4份,偶尔正餐之间添加食物	
摩擦和切力	1. 问题： 移动时需要中度到最大的帮助；起身过程中极易滑倒；经常在床上或椅子里滑倒,完全靠帮助才能完全复位；强直、痉挛或躁动引起持续性摩擦	2. 潜在性问题： 移动无力或需要少量帮助；移动时经常滑向床单、座椅、绑带或其他设备；绝大多数时候可以保持合适体位,偶尔滑倒	3. 无明显问题： 可独立在床上或座椅中移动,移动有力,可在床上或座椅中长期保持良好体位		
				总得分	

图 132-1　Braden 量表——压疮的危险预测。对患者进行 6 个项目的评价：感官知觉,潮湿程度,活动性,移动性,营养,摩擦和剪切力。压疮的风险随着分数下降而升高：15~16＝轻度风险；12~14＝中度风险；<12＝严重的风险。经许可改编自 Braden B, Bergstrom N. Pressure ulcers in adults: Prediction and prevention. Clinical Practice Guideline no 3, 1992, 5:14-17. 美国卫生与公众服务部

> **关键点**
> - 压力性溃疡可以发生于制动和住院的患者中，特别是老人、有大小便失禁或营养不良的患者
> - 标准化量表中压力性溃疡的基础风险以及熟练的临床医生的评估
> - 根据溃疡的深度对压力性溃疡进行分期，但组织损伤可能比体检发现的更深和更严重
> - 评估压力性溃疡患者的局部伤口感染（有时表现为愈合不佳），窦道，蜂窝织炎，菌血症（如心内膜炎或脑膜炎），骨髓炎和营养不良
> - 通过减少皮肤压力，频繁更换体位，并采用保护性支具，以及动态（电驱动）或静态（非电驱动）支撑板来治疗和预防压力性溃疡
> - 频繁清洁压力性溃疡的表面，以减少细菌的数量并促进伤口愈合
> - 应用透明薄膜或水凝胶（如渗液较少），水胶体（轻至中度渗出），藻酸盐（大量渗出），或敷料泡沫（用于各种渗出量）
> - 使用止痛药镇痛，外用抗生素治疗局部伤口感染，如果是蜂窝织炎或系统感染应全身使用抗生素
> - 手术关闭大的缺损，尤其是那些有肌肉骨骼结构外露的
> - 术前应使营养状态达到最佳并治疗并发症
> - 通过细致的伤口护理，降低皮肤表面压力，避免各种可能的制动来防止高危患者压力性溃疡的发生

133. 良性皮肤肿瘤、赘生物和血管病变

非典型痣

（发育不良痣）

非典型痣是良性的黑素细胞痣，表现为边界不规则和不清晰、杂色的（通常为褐色和棕褐色）的斑疹或丘疹。非典型痣患者罹患黑素瘤的风险增加。治疗包括密切的临床随访以及对高度不典型或有变化的皮损进行活检。患者应减少日晒，定期自我检查有无新的痣出现，并监测原有痣的变化情况。

非典型痣（AM）是具有轻度异常临床和组织学表现（结构不规则和黑素细胞不典型）的痣。大部分黑素瘤是重新发生。黑素瘤的危险因素包括非典型痣数量增加以及紫外线和日光暴露增加。一些患者仅有单个或数个非典型痣；另一些患者可能有许多。

非典型痣的发生可能是遗传性的（常染色体显性遗传），也有无明显家族史的散发病例。家族性非典型痣-黑素瘤综合征指有≥两位一级亲属有多发性非典型痣和黑素瘤病史。这些患者罹患黑素瘤的风险显著增加（25倍）。

症状及体征

非典型痣通常比其他痣更大（直径>6mm），主要为圆形（不同于许多黑素瘤），但其边界模糊、略不对称。相比之下，黑素瘤的颜色更不规则，可为红、蓝、发白的，或呈色素减退的瘢痕样外观。

诊断

- 临床评估
- 有时进行活组织检查
- 定期体检

非典型痣必须与黑素瘤鉴别。黑素瘤的特征，被称为黑素瘤的 ABCDE，指：

- A：不对称——不对称的外观
- B：边界——边界不规则（如非圆形或椭圆形）
- C：颜色——痣的颜色不均一，颜色不寻常，或者颜色与患者其他的痣不同或更深
- D：直径——>6mm
- E：进展——年龄大于30岁的患者出现新痣或者变化的痣

虽然有时临床表现可提示诊断非典型痣（表133-1），依靠视诊来鉴别非典型痣和黑素瘤很难；对于可疑皮损应行活组织检查以明确诊断及不典型程度。活组织检查应该包括完整深度和宽度的皮损，切除活检通常是理想方法。

有多发性非典型痣和黑素瘤个人史或家族史的患者应接受定期检查（每年一次收集家族史，更频繁地收集黑素瘤个人史）。一些皮肤科医生使用手持式仪器（皮肤镜）观察肉眼不可见的结构。皮肤镜可以揭示某些高风险的特征。

表 133-1 非典型痣和典型痣的特征

标准	典型痣	非典型痣
发病年龄	儿童期或青春期	青春期后继续出现
颜色	肤色、黄褐色或黑色	棕褐色至黑褐色，基地呈粉红色；常常有"煎蛋样"深色或浅色靶形外观，通常边缘较中央平坦
		边缘处颜色常模糊不清或见凹痕
直径	1～10mm（通常<6mm）	5～12mm
形状	对称的规则的边缘	边缘可不对称或不规则
部位	身体任何部位	最常见于曝光部位，也可发生于非曝光处（如臀部、乳房、头皮）
皮损数量	≥10	十几个至几十个

治疗

- 患者要求时可以切除或刮除
- 切除高危的皮损

患者要求时可以切除或刮除非典型痣。预防性切除全部 AM 不能有效预防黑素瘤，因此不推荐。

但是，出现下列任一情况时，需要切除非典型痣。

- 患者有高风险病史（如黑素瘤个人或家族史）
- 患者不能保证密切随访
- 皮肤镜提示痣有高风险征象
- 痣位于难以或无法监测其变化的部位

预防

- 避免日晒
- 定期自我检查
- 全身摄影
- 有时家庭成员监督

非典型痣患者应该避免过度日晒并使用遮光剂。宣教患者注意防晒的同时应建议补充足够的维生素 D。此外，应该指导患者自我检查以察觉现有痣的变化及识别黑素瘤的特征。全身摄影可能有助于发现新出现的痣以及监测现有痣的变化。建议定期随访检查。

如果患者有黑素瘤史（由非典型痣发展而来或另外发病）或其他皮肤癌史，患者的一级亲属应接受检查。有黑素瘤家族发病倾向（≥2位一级亲属罹患黑素瘤）的非典型痣患者的黑素瘤终身发病风险很高。这些高危家族成员应该接受至少一次全身皮肤（包括头皮）检查以判断风险并需要随访。

> **关键点**
>
> - 当患者非典型痣数量增加、日晒增多或有家族性非典型痣-黑色素瘤综合征时，黑素瘤发病风险更高
> - 有时临床上难以鉴别非典型痣与黑素瘤，因此对外观不良的非典型痣应进行活组织检查
> - 密切随访非典型痣患者，特别是有黑素瘤高风险者，并进行全身照相
> - 建议防晒（同时补充维生素 D）和自我检查是否有高风险的变化
> - 对黑素瘤患者的所有一级亲属进行全身检查

毛细血管畸形

（火焰色痣；鲜红斑痣；葡萄酒色斑）

毛细血管畸形是出生即有的，扁平、粉红、红色或略带紫色的皮损。

鲜红斑痣可发生于身体任何部位，呈微红色或略带紫色的不高出皮面的皮损。皮损随时间逐渐变深和可触觉（通常在中年后期变得非常增生），但皮损范围只随着患者生长发育等比例扩大。三叉神经支配区域的鲜红斑痣可能是斯德奇-韦伯综合征（Sturge-Weber syndrome，脑膜和大脑皮质出现类似的血管病变并引发癫痫）的部分表现。

毛细血管畸形诊断通常根据临床表现。根据检查情况选择影像学检查以诊断相关的综合征（如斯德奇-韦伯综合征）。

治疗

- 血管激光治疗或美容霜

激光的疗效很好，尤其是尽早治疗的皮损。也可使用与肤色相称的美容霜遮盖皮损。

皮肤囊肿

[表皮包含囊肿（表皮样囊肿）；粟丘疹；毛发囊肿；毛鞘囊肿（粉瘤）]

表皮包含囊肿是最常见的皮肤囊肿。粟丘疹是小的表皮包含囊肿。毛发囊肿通常在头皮，可能是家族性。

良性皮肤囊肿 根据囊肿壁或衬里和解剖位置的组织学特征进行分类。触诊可触及质地坚实的、可移动的、无触痛的球状囊肿；囊肿通常直径为 1～5cm。

表皮包含囊肿（表皮囊肿） 很少产生不适，除非其内部破裂导致迅速增大、疼痛的异物反应和脓肿。表皮包含囊肿顶端通常由可见刺点或小孔；其内容物呈白色干酪样有恶臭。

粟丘疹 是好发于面部和头皮的微小而浅表的表皮包含囊肿。

毛发囊肿（毛根鞘囊肿） 可能与表皮包含囊肿外观完全相同，但90%是在头皮上。毛发囊肿通常有家族史；呈常染色体显性遗传。

治疗

- 如有需要，切除囊肿

- 挑除粟丘疹

令人烦恼的囊肿可以切除。为了预防复发,应完全地去除整个囊肿及其内壁。囊肿破裂可切开引流,但如果内壁没有最终完全清除,可能会复发。除非发生蜂窝织炎,否则不需要应用抗生素。

粟丘疹可以使用#11 刀片和粉刺抽出器清除。

皮肤纤维瘤
(良性纤维性组织细胞瘤)

皮肤纤维瘤是由成纤维细胞组织构成的、坚实的、红色至褐色的小丘疹或结节。通常发生于大腿或小腿,但可累及任何部位。

皮肤纤维瘤在成年人中常见,女性患病更多。病因不明,有些是由先前的昆虫叮咬引起的。皮损大小通常为 0.5~1cm,质地坚实,可能向内凹陷伴轻度的捏痛。大部分皮疹是无症状的,但一些有瘙痒或轻度创伤后破溃。

皮肤纤维瘤常常根据临床可诊断。皮损有时需活检以排除黑素细胞增殖(如痣、日光性黑子、黑素瘤)或其他肿瘤。

治疗
- 引起不适的皮肤纤维瘤可以切除

婴幼儿血管瘤

婴幼儿血管瘤在 1 岁内发病,表现为隆起的红色或略带紫色的增生性血管性皮损。大部分自行消退;对视力、呼吸道或其他结构造成影响的需要治疗。理想的治疗方法因人而异。

婴幼儿血管瘤是婴儿最常见的肿瘤,影响 10%~12% 的 1 岁内婴儿。10%~20% 的患儿出生时即发病,大部分都是在出生数周内出现;偶尔比较深的皮损可能直到出生后数月才明显。皮损大小和血管分布迅速增加,通常在 1 岁左右达到顶峰。

婴幼儿血管瘤可按外观分类(浅表、深部和海绵样)或按其他描述性的术语(如草莓状血管瘤)。然而由于所有这些皮损的病理生理表现和自然病史相同,因此推荐使用概括性的术语——婴幼儿血管瘤。

症状及体征

浅表皮损呈鲜红色;深部皮损带点蓝色。轻微外伤可引起皮损出血或破溃;溃疡可能疼痛。

某些部位的婴幼儿血管瘤可以影响功能。面部或咽部的皮损可能影响视力或阻塞气道;尿道口或肛门附近的皮损可能影响排尿排便。婴儿眶周的血管瘤属于急症,应注意及时处理以免造成永久性视力障碍。腰骶部血管瘤可能是深部神经系统或泌尿生殖系统异常的征象。

12~18 个月起皮损大小和血管分布开始缓慢减少消退。一般婴幼儿血管瘤每年消退 10%(如 5 岁时消退 50%,6 岁时消退 60%),10 岁时消退至最大限度。恢复的皮损通常为淡黄色或毛细血管扩张的颜色和褶皱或松弛的纤维脂肪组织质地。残留的皮损几乎总是与病灶的最大尺寸和血管分布成正比。

诊断
- 临床评估

婴幼儿血管瘤诊断依据临床表现;如果皮损侵犯重要组织,可行 MRI 评估其程度。

治疗
- 根据部位、大小和皮损的严重程度个体化治疗
- 对于需要治疗的皮损,可能局部外用、皮损内注射或系统应用糖皮质激素;激光;或口服普萘洛尔
- 破溃的皮损给予常规创口处理
- 通常避免手术

没有统一的婴幼儿血管瘤治疗建议。由于大多数皮损可自发地消退,开始治疗前通常先观察。对下列皮损应积极治疗:
- 危及生命
- 损害功能(如视觉)
- 面部大面积受累
- 分布在胡须区域
- 破溃
- 多发的
- 腰骶部

局部治疗和创伤护理对于破溃的皮损有益并可预防瘢痕、出血和疼痛。可以使用莫匹罗星或甲硝唑软膏、织物敷料(通常为聚氨酯薄膜敷料或凡士林纱布)或防护霜。

除非发生危及生命或累及重要器官的并发症,应避免手术切除或其他创伤性疗法,因为这通常会比自然消退残留更多的瘢痕。为了帮助患者接受不治疗的观念,医生可以总结疾病的自然病史(图片很有帮助),提供一系列皮损消退的照片,并富有同情心地倾听患者的关注。

> **关键点**
> - 婴幼儿血管瘤影响 10%~12% 的 1 岁内婴儿
> - 12~18 个月起皮损大小和血管分布开始缓慢地减少消退,10 岁时达到最大
> - 应避免手术治疗,除非发生危及生命或累及重要器官的并发症

瘢痕疙瘩

瘢痕疙瘩是发生于创伤部位(如伤口、手术切口和躯干部痤疮)的平滑的成纤维组织过度增生,偶尔是自发性的。

瘢痕疙瘩最常见于深肤色患者。好发于躯干上部,特别是上背部、中胸部和三角肌部位。不同于增生性瘢痕,瘢痕疙瘩组织通常扩展超出最初创伤的范围。也可自发地发生。

瘢痕疙瘩外观有光泽,质地坚实,表面平滑,常为卵圆状,有时呈挛缩状或网状,颜色呈淡粉色或色素沉着(彩图 133-1)。

瘢痕疙瘩的诊断依据临床。

治疗
- 可选方案包括注射糖皮质激素、切除、凝胶片和/或免疫

调节剂

瘢痕疙瘩治疗常常无效。

每月一次皮损内注射糖皮质激素（如曲安奈德 5～40mg/ml）有时可使瘢痕疙瘩变平。

手术或激光切除可以缩小皮损，但皮损通常会复发至比之前更大。如果在切除术前和术后使用一系列皮损内糖皮质激素注射治疗，手术治疗效果更佳。凝胶片（交联的聚甲基硅氧烷聚合体或有机硅材料制成的柔软半封闭的敷料）或加压套等附件可用来辅助预防瘢痕疙瘩复发。

最近，免疫调节剂（如咪喹莫特）已被用来防止瘢痕疙瘩发展或复发。

脂肪瘤

脂肪瘤是由脂肪细胞构成的柔软的可移动的皮下结节；其上方的皮肤是正常的。

脂肪瘤是很常见的，良性的，通常是单发的，但有些患者通常有多个脂肪瘤。常见的部位是四肢近端，躯干和颈部。多发性脂肪瘤可以是家族性和/或与各种综合征有关。

脂肪瘤通常无症状，但有些可有触痛。脂肪瘤通常容易在皮下组织中移动。一般质地柔软，但有些比较坚实。

脂肪瘤的诊断通通常依据临床，但迅速增长的皮损应活检。

治疗

- 对造成影响的可切除或抽脂

脂肪瘤通常无需治疗，如果造成影响可行切除术或吸脂术。

淋巴管畸形

（淋巴管瘤；局限性淋巴管瘤；囊状水瘤；洞穴状淋巴管瘤）

淋巴管畸形是由扩张的淋巴管构成的隆起的皮损。

大部分淋巴畸形在出生时即有或 2 岁之内出现。皮损通常呈棕黄色，偶尔因血管混合呈淡红色或略带紫色。穿刺皮损可见无色或血性液体。

淋巴管畸形诊断根据临床表现和 MRI。

治疗

- 通常无需治疗

淋巴管畸形通常无需治疗。即使广泛切除皮肤和皮下组织，复发也很常见。

痣

（黑素细胞痣）

痣是由黑素细胞或痣细胞巢组成的肤色至褐色的斑疹、丘疹或结节。其重要性（美容方面之外）在于与黑素瘤的相似之处。色素性皮损需要评估值得关注的特征（新发或变化的外观、边界不规则、单个皮损颜色多样、出血、破溃或瘙痒），这些可能提示非典型痣或黑素瘤。

几乎每个人都有一些痣，通常在儿童期或青春期出现。有各种类型的痣（见表 133-2）。青春期常常出现更多的痣，原有的痣可能增大或变深。痣细胞可能最终被脂肪或纤维组织取代。痣通常均匀一致变化，变得更软或更坚实，几十年后颜色变浅。

表 133-2 痣的分类

类型	临床特征	组织学
交界痣	淡褐色至接近黑色；	表真皮交界见黑素细胞巢
	通常扁平也可略隆起；1～10mm	
复合痣	淡褐色至黑褐色；	黑素细胞呈巢状位于表真皮交界和真皮内
	可轻度或明显隆起；3～6mm	
皮内痣	肤色至褐色；表面可光滑、多毛或呈疣状	黑素细胞和痣细胞几乎全部局限于真皮
	隆起；3～6mm	
晕痣	各种类型的痣周边皮肤 2～6mm 环状色素脱失	与其他痣相同，但白斑处可见炎症和黑素细胞缺失
蓝痣	蓝灰色	真皮内深色的树突状黑素细胞和散在噬黑素细胞
	通常扁平但也可略隆起；2～4mm	

单个痣恶变的概率较小（终身风险率为 1/10 000～1/3 000）；但是，有众多良性痣（大约>50）的患者罹患黑素瘤的风险增加。应该教育这些患者学会自我监测警示征象，并将皮肤检查列入基本医疗中（见痣的诊断）。

蓝痣是表现为蓝灰色斑疹或斑丘疹的良性痣。皮肤中色素的深度和密度决定了表面的蓝色程度。

诊断

- 活组织检查

由于痣非常常见而黑素瘤少见，所以预防性去除是不合理的。然而，如果痣有某些特征（被称为黑素瘤的 ABC-DE），需考虑进行活检和组织学检查。

- A：不对称——不对称的外观
- B：边界——边界不规则（如非圆形或椭圆形）
- C：颜色——痣的颜色不均一、不寻常或者与患者其他痣相比颜色明显不同或更深
- D：直径——>6mm
- E：进展——年龄>30 岁的患者新发痣或痣发生变化

如果痣变得疼痛、瘙痒、出血或破溃，也可以考虑活组

织检查。

活检样本必须足够深以助于精确的病理诊断,应尽可能包括全部的皮损,尤其是在高度怀疑癌症的情况下。然而,即使对于高度异常表现的皮损,不应该在一线治疗中采用广泛切除。许多这样的皮损并非黑素瘤,甚至即使是黑素瘤,适合的治疗边缘和推荐的淋巴结取样也是依据组织学特征决定的。切取活检不会增加恶性皮损的转移概率,并能避免对良性皮损采用广泛切除。

治疗

- 有时切除

出于美容目的,可以将痣刮除或切除,所有去除的痣都应该行组织病理检查。多毛的痣应完全切除而非刮除。否则毛发会重新生长。

> **关键点**
> - 几乎每个人都有痣,但有>50颗痣的人有罹患黑素瘤的高风险
> - 如果痣有 ABCDE 特征需考虑进行活检:A 不对称;B 边界不规则;C 颜色不均一或不寻常;D 直径>6mm;E 进展——30岁后新发或原有痣变化
> - 如果痣影响美容可考虑切除

蜘蛛痣

蜘蛛痣是由中央细动脉和周围辐射状血管组成的亮红色略有搏动感的血管病变(彩图133-2)。

皮损是获得性的。与内科疾病无关的单个或少量的皮损可见于儿童或成人。肝硬化患者可有许多明显的蜘蛛痣。许多妇女在怀孕或口服避孕药时出现皮损。

皮损是无症状的,通常在产后或停药6~9个月后自行消退。儿童面部的蜘蛛痣并不少见。按压中央的血管可使皮疹暂时消退。

蜘蛛痣的诊断依据临床。

治疗

- 通常无需治疗

蜘蛛痣通常无需治疗。

如果皮损未自行消退或出于美容目的,可使用细针电灼破坏中央的细动脉;也可采用激光治疗。

化脓性肉芽肿

化脓性肉芽肿是在水肿性基底上由增生毛细血管构成的肉质、潮湿或结痂、通常为鲜红色的结节。

皮损由血管组织构成,既非细菌性亦非真正的肉芽肿。发展迅速,常发生于近期创伤的部位(有时可能无法回忆起外伤史),一般发展直径不超过2cm,可能是血管和纤维组织对损伤的反应。发病无性别或年龄间的差异。

上方的表皮很薄,皮损脆弱易出血,压之不会发白。基底可能有蒂并被表皮包围。

妊娠期间中化脓性肉芽肿可能增大增多(称为妊娠期牙龈瘤或毛细血管扩张性牙龈瘤)。

化脓性肉芽肿诊断依据活组织检查和组织学检查。所有切除的组织均需行组织病理检查,因为皮损有时类似于黑素瘤或其他恶性肿瘤,必须予以鉴别。

治疗

- 切除、刮除和电灼

治疗可采用切除、刮除和电灼,但皮损可复发。

脂溢性角化病

脂溢性角化病是浅表的常呈色素性的表皮皮损,通常呈疣状,也可表现为光滑的丘疹。

原因不明,但在某些类型已明确存在遗传突变。病变好发于中年或以后,最经常出现在躯干或颞部。在深色人群,颧骨处可见多发1~3mm的皮损;这种情况被称为黑色丘疹性皮肤病。

脂溢性角化病皮损大小不一,发展缓慢。皮损可为圆形或卵圆形,可呈肤色、褐色或黑色。皮损常常看似贴于皮肤,表面可呈疣状、天鹅绒样、蜡样、脱屑或者结痂(彩图133-3)。

大的、多发的或发展迅速的脂溢性角化症可能是某些癌症(如淋巴瘤、胃肠道癌)患者的皮肤副肿瘤性综合征(Leser-Trélat 征)。脂溢性角化病的诊断依据临床。

治疗

- 如果造成影响可去除

此病变不是癌前病变,因此不需要治疗,除非皮损受到刺激、瘙痒或者影响美容。使用冷冻疗法去除皮损不会产生或产生很小瘢痕(不过可能造成色素减退),也可在利多卡因局麻下行刮除术治疗。

皮赘

(软垂疣;软纤维瘤)

皮赘通常表现为质地柔软的、小的、肤色或色素沉着的,有蒂的皮损;皮损常多发,好发于颈部、腋部和腹股沟。

皮赘一般无症状,但有时可能有不适感。

治疗

- 如果有刺激或影响外观可去除

有刺激或影响外观的皮赘可以用液氮冷冻、激光烧灼或手术切除。

皮肤血管损害

血管性皮损 包括获得性皮损(如化脓性肉芽肿)和在出生时或生后不久出现的皮损(血管性胎记)。

血管性胎记 包括血管瘤(如婴幼儿血管瘤)和血管畸形。

血管畸形 是先天性终身性的局部血管形成缺陷,包括毛细血管(如鲜红斑痣)、静脉、动静脉(如动脉瘤静脉曲张)和淋巴管的畸形。

134. 皮 肤 癌

皮肤癌是最常见的癌症,通常发生于曝光部位。户外工作者、运动员和日光浴者的发病率最高。发病率与皮肤黑色素含量呈负相关;浅肤色人种最易发病。皮肤癌也可在放疗或接触致癌物质(如摄入砷)数年后发生。

每年美国新确诊超过540万例皮肤癌,罹患人数超过330万。(见美国皮肤癌基金会网站 www.skincancer.org 以及美国预防服务工作组的皮肤癌筛查和咨询服务建议总结 www.uspreventiveservicestaskforce.org。)

最常见类型的皮肤癌是:
- 基底细胞癌(约80%)
- 鳞状细胞癌(约16%)
- 黑素瘤(约4%)

较少见的皮肤癌类型包括:
- 乳头佩吉特病(Paget disease)或者乳房外佩吉特病(通常靠近肛门)
- 卡波西肉瘤
- 梅克尔细胞(Merkel cell)癌
- 不典型纤维黄瘤
- 附属器肿瘤
- 皮肤T细胞淋巴瘤(蕈样肉芽肿)

鲍恩病是浅表鳞状细胞癌。角化棘皮瘤可能是一类分化较好的鳞状细胞癌。

皮肤癌初始常常是无症状的。最常见的表现为不消退的不规则红色或色素沉着性的皮疹。任何扩大的皮损均应行活组织检查,无论质地是否柔软,是否伴有炎症、结痂和偶尔出血。如果早期及时治疗,大部分皮肤癌可治愈。

> **经验与提示**
>
> - 任何超过预期地扩大或者持续的皮损,无论其外观是否符合典型的癌症表现,均应进行活组织检查
>
> **筛查** 常规皮肤癌筛查包括患者自我检查和医生体检,或两种结合。
>
> **预防** 由于许多皮肤癌似乎与紫外线(UV)有关,因此推荐采取一些措施减少紫外线暴露。
> - 避光:遮阳,10点上午到下午4点期间(阳光最强时)减少户外活动,避免日光浴和使用晒黑床
> - 衣物保护:长袖衬衫、裤子和宽边帽
> - 使用防晒霜:按说明使用SPF30以上具有广谱UVA/UVB防护作用的防晒霜(如每2小时重复使用或者游泳和出汗后再使用);不应为了延长光暴露时间而使用防晒霜

目前尚无足够证据证实这些措施降低黑素瘤的发病率或病死率;在非黑素瘤皮肤癌(基底细胞癌和鳞状细胞癌),避光措施能减少新发皮损的概率。

非典型纤维黄瘤

非典型纤维黄瘤是一种低级别的皮肤肉瘤。

非典型纤维黄瘤最好发于老年患者的头部和颈部。类似于其他非黑色素瘤皮肤癌,表现为不愈的或顽固的粉红色皮肤丘疹或结节。

诊断依靠活检。全切除术或者Mohs显微外科手术切除肿瘤。转移不常见。

预防

由于非典型纤维黄瘤似乎与紫外线(UV)暴露有关,因此推荐采取一些措施减少紫外线暴露。
- 避光:遮阳,10点上午到下午4点期间(阳光最强时)减少户外活动,避免日光浴和使用晒黑床
- 衣物保护:长袖衬衫、裤子和宽边帽
- 使用防晒霜:按说明使用SPF30以上有UVA防护作用的防晒霜;不应为了延长光暴露时间而使用防晒霜

基底细胞癌
(侵蚀性溃疡)

基底细胞癌源于某些表皮细胞,表现为表浅的缓慢生长的丘疹或结节(彩图134-1)。基底细胞癌源于基底层的角质形成细胞,称为基底样角质形成细胞。转移较少,但局部生长能明显破坏正常组织。诊断依靠活组织检查。依据肿瘤特征决定治疗方案,包括刮除术、电灼、手术切除、冷冻、局部化疗,偶尔采用放射治疗或药物治疗。

基底细胞癌是最常见的皮肤癌类型,美国每年有超过480万例新病例。多发于白种人和光暴露人群,很少见于深色人种。

症状及体征

基底细胞癌的临床表现和生物学行为多样化。最常见的类型包括:
- 结节型(大约60%的基底细胞癌):有光泽的接近半透明的坚实小结节伴有毛细血管扩张,好发于面部。常见破溃和结痂
- 浅表型(大约30%):红色或粉红色、边界清晰、略高出皮面的丘疹或斑块,很难同银屑病或皮炎鉴别
- 硬斑病型(5%~10%):肤色或淡红色的扁平瘢痕样隆起斑块,边界模糊
- 其他:可能呈其他类型。结节型或浅表型基底细胞癌可以产生色素(有时称色素性基底细胞癌)

大部分基底细胞癌最初表现为有光泽的丘疹,缓慢增大,数月或数年后呈现光泽性珍珠样边界,表面有明显的充血(毛细血管扩张),中央见凹陷或溃疡。反复的结痂出血

是常见的征象。通常皮损会交替地结痂和愈合,这可能会降低患者和医生对皮损的注意。

诊断
■ 活检

诊断依靠活组织检查和组织病理检查。

预后

基底细胞很少转移,但能侵犯正常组织。很少情况下可致死,例如癌组织侵犯或累及下方重要的结构(如眼、耳、口腔、骨或硬脑膜)。

大约25%有基底细胞癌病史的患者5年内有新发肿瘤出现。因此,有基底细胞癌病史的患者每年应接受一次皮肤检查。

治疗
■ 通常应用局部疗法治疗需要专家来进行

根据临床表现、大小、部位和组织学亚型决定治疗方案,包括刮除术和电灼、外科切除、冷冻、局部化疗(咪喹莫特或氟尿嘧啶)和光动力治疗和偶尔采用放射治疗。

复发的、不完全治疗的、大块的、易复发部位(如头颈部)和边界模糊的硬斑样癌肿常常进行Mohs显微外科手术,可借助显微镜将边缘完整切净。如果患者有转移性或局部晚期疾病,不适合手术或放射治疗(如由于病变大,复发或转移),维莫德吉(vismodegib)和索尼德吉(sonidegib)现为可行方案。两种药物均抑制hedgehog通路(大多数基底细胞癌患者突变的一个信号通路)。

预防

由于基底细胞癌可能与紫外线(UV)有关,因此推荐一些措施减少紫外线暴露。
■ 避光:遮阳,10点上午到下午4点期间(阳光最强时)减少户外活动,避免日光浴和使用晒黑床
■ 衣物保护:长袖衬衫、裤子和宽边帽
■ 使用防晒霜:按说明使用SPF30以上有广谱UVA/UVB防护作用的防晒霜(如每两小时重复使用,游泳或出汗后再使用);不应为了延长光暴露时间而使用防晒霜

> **关键点**
> ■ 基底细胞癌是最常见的皮肤癌,尤其好发于白色人种及光暴露人群
> ■ 典型的皮损(如有光泽、慢慢扩大丘疹、通常有光泽珍珠样的边界)以及皮损交替地结痂与愈合提示该诊断
> ■ 建议患者至专科医生处就诊,通常采取局部切除术

鲍恩病
(表皮内鳞状细胞癌)

鲍恩病(Bowen disease)是浅表的原位鳞状细胞癌。鲍恩病可发生于任何部位,最常见于曝光部位。

症状及体征

皮损可孤立或多发。皮损呈红褐色,有鳞屑结痂和轻度硬化,常常类似薄的银屑病斑块、皮炎或皮肤真菌感染。

诊断
■ 活检

诊断依靠活组织检查。病理可见表皮全层不典型增生但不累及真皮。

治疗
■ 局部切除或消除

治疗方案取决于病变的性质,可采用局部化疗、刮除术、电灼、外科切除和冷冻疗法。

预防

由于许多皮肤癌与紫外线(UV)有关,因此推荐一些措施减少紫外线暴露。
■ 避光:遮阳,10点上午到下午4点期间(阳光最强时)减少户外活动,避免日光浴和使用晒黑床
■ 衣物保护:长袖衬衫、裤子和宽边帽
■ 使用防晒霜:按说明使用SPF30以上有广谱UVA/UVB防护作用的防晒霜(如每两小时重复使用,游泳或出汗后再使用);不应为了延长光暴露时间而使用防晒霜

卡波西肉瘤
(多发性特发性出血性肉瘤)

卡波西肉瘤(Kaposi sarcoma,KS)是由人疱疹病毒-8感染引起的多中心性血管肿瘤。包括经典型、艾滋病型、地方型(非洲)和医源型(如器官移植后)。诊断依靠活组织检查。浅表惰性的皮损可采用冷冻、电凝、切除或电子束治疗。放射治疗应用于皮损更广泛的病例。对于艾滋病相关的卡波西肉瘤,抗反转录病毒治疗效果最佳。

卡波西肉瘤来源于因人疱疹病毒8(HHV-8)感染反应的内皮细胞。免疫抑制(特别是艾滋病和抗移植排异药物)显著地增加人疱疹病毒8感染患者中卡波西肉瘤的发病概率。肿瘤细胞呈纺锤形外观,类似平滑肌细胞、纤维原细胞和肌纤维原细胞。

分类

经典型卡波西肉瘤 最常见于意大利、犹太或东欧家系的老年人(>60岁)。疾病是惰性发展的,皮损数量少,局限在下肢;内脏损害发生率<10%。此型通常为非致命性(彩图134-2)。

艾滋病相关型(流行性)卡波西肉瘤 是最常见的艾滋病相关的恶性疾病,与经典型相比侵袭性更强。皮损常多发,累及面部和躯干。黏膜、淋巴结和消化道累及很常见。有时卡波西肉瘤是艾滋病最早的表现。

地方型卡波西肉瘤 发生于非洲,与HIV感染无关。主要有2种类型:
■ 青春期前淋巴结病型:主要在儿童发病;肿瘤原发于淋巴结,伴或不伴皮损。病程常呈暴发性和致命性
■ 成人型:类似于经典型

医源型(免疫抑制型)卡波西肉瘤 典型地在器官移植后数年发生。病程或多或少呈暴发性,取决于免疫抑制程度。

症状及体征

皮肤损害为无症状的紫色、粉红或红色斑疹,可融合成

蓝紫至黑色斑块和结节。部分可出现水肿。偶尔，结节累及软组织和骨组织。黏膜损害表现为带蓝色或紫色的斑疹、斑块和肿块。消化道损害可致出血，有时泛发，但通常是无症状的。

诊断
- 活检

卡波西肉瘤的诊断依靠穿刺活检。

艾滋病相关的和免疫抑制型卡波西肉瘤患者需接受胸腹部 CT 检查以评估内脏损害。如果出现呼吸道和消化道症状而 CT 报告阴性，应进行纤维支气管镜或消化道钡餐检查。

治疗
- 浅表损害可手术切除、应用冷冻、电凝治疗或咪喹莫特治疗
- 多发损害或淋巴结病可用局部放疗
- 艾滋病相关型卡波西肉瘤应用抗反转录病毒治疗或静脉应用 α-干扰素
- 减少医源型卡波西肉瘤患者免疫抑制

惰性皮损通常无需治疗。单个或少数的浅表皮损可通过手术切除、冷冻或电凝祛除。也有报告提示咪喹莫特治疗有效。皮损内注射长春碱或 α-干扰素也有效。多发皮损和淋巴结病可局部使用 10~20Gy 放射治疗。

艾滋病相关型卡波西肉瘤对抗反转录病毒治疗（HAART）有显著的反应，这可能是 $CD4^+$ 细胞数量增加和 HIV 病毒复制减少的结果；但一些证据显示蛋白酶抑制剂能阻止血管生成。$CD4^+$ 细胞数量>150/μl 和 HIV RNA<500 拷贝/ml 的艾滋病患者可静脉应用 α-干扰素。泛发或累及内脏的患者静脉注射多柔比星脂质体 $20mg/m^2$，每 2~3 周一次。如果无效可使用紫杉醇治疗。其他的辅助治疗药物包括 IL-12，去铁胺和口服维 A 酸。治疗卡波西肉瘤并不延长大部分艾滋病患者的存活期，因为感染主要影响着病程发展。

停止使用免疫抑制药物对医源型卡波西肉瘤效果最佳。在器官移植患者，减少免疫抑制药物剂量后皮损通常减少。如果剂量减少是不可能的，应采用在其他形式卡波西肉瘤使用的常规局部和全身的治疗措施。西罗莫司也可治疗医源性卡波西肉瘤。

地方型卡波西肉瘤较难治疗，且通常是姑息性的。

> **关键点**
> - 中老年男性、非洲人和器官移植或艾滋病患者考虑卡波西肉瘤
> - 应检测免疫抑制（包括艾滋病）患者的转移情况
> - 局部切除治疗浅表病灶

角化棘皮瘤

角化棘皮瘤表现为圆球形，质地坚实，通常呈肉色的结节，边界为锐利的斜面，中央有特征性含有角质的凹坑；通常会自行分解，但有些可能是高分化的鳞状细胞癌。

病因不明。大多认为是具有复原倾向的高分化鳞状细胞癌。

病情发展迅速。通常 1 或 2 个月内皮损发展至最大，典型的为 1~3cm，有时也可达>5cm。好发部位为曝光区域、面部、前臂和手背。自限可能会在几个月内开始，但并非必然发生。

诊断
- 活检或切除

由于不能依赖病变自限，建议活检或切除。

治疗
- 手术或注射甲氨蝶呤或氟尿嘧啶

自愈可能会残留坚实的瘢痕；手术或与甲氨蝶呤或氟尿嘧啶病灶内注射通常产生更好的美容效果，切除可得到组织学确认的诊断。

预防

目前还不清楚紫外线（UV）照射是否会增高角化棘皮瘤风险。因为它可能会采取一系列的措施来限制暴露。
- 避光：遮阳，10 点上午到下午 4 点期间（阳光最强时）减少户外活动，避免日光浴和使用晒黑床
- 衣物保护：长袖衬衫、裤子和宽边帽
- 使用防晒霜：按说明使用 SPF30 以上广谱 UVA/UVB 防护作用的防晒霜（每两小时重复使用，游泳或出汗后再使用）；不应为了延长光暴露时间而使用防晒霜

黑素瘤
（恶性黑素瘤）

恶性黑素瘤来源于色素沉着部位（皮肤、黏膜、眼或中枢神经系统）的黑素细胞。转移与皮肤侵袭的深度相关。肿瘤播散病例的预后很差。诊断依靠组织病理检查。对于可切除的肿瘤，广泛切除术是标准方案。转移的病例需要系统治疗，但较难治愈。

2016 年美国大约有 76 250 例黑素瘤新发患者，每年造成大约 10 130 人死亡。该病的终身发病率为 1%~2%。发病率在过去 8 年间持续稳定（之前发病率增长已经超过其他任何一种恶性肿瘤）。在美国，黑色素瘤占所有确诊皮肤癌的比例小于 5%，但却是大部分皮肤癌死亡的病因。平均来说，在美国每小时有一个人因黑素瘤死亡。

黑素瘤主要发生于皮肤，也可发生于口腔黏膜、生殖器、直肠区域和结膜。黑色素瘤也可能发展在眼睛的脉络膜层、软脑膜（软膜或蛛网膜）和甲床。黑素瘤的大小、外形、颜色（通常色素性）和侵袭转移能力均多样化。黑素瘤通过淋巴管和血管转移。局部转移表现为周边出现有或无色素的卫星样丘疹或结节。可直接转移至皮肤和内脏器官，有时转移的结节或增大的淋巴结比原发灶更早被发现。

病因

黑素瘤的危险因素包括：
- 阳光下暴晒，尤其是反复晒伤起泡
- 反复 UVA 晒黑或补骨脂加长波紫外线（PUVA）疗法
- 非黑色素瘤皮肤癌
- 家族史与个人史
- 白皙的皮肤，雀斑

- 非典型痣，尤其数量>5
- 色素痣数量增加（尤其>20，根据家族史）
- 免疫抑制
- 恶性雀斑样痣
- 先天性色素痣>20cm（先天性巨痣）
- 非典型痣综合征（发育不良痣综合征）
- 家族非典型痣-黑素瘤综合征

有黑素瘤个人史的患者再次罹患黑素瘤的风险增加。有一位或更多一级亲属罹患黑素瘤家族史的人群的患病风险是无家族史人群的6~8倍。

非典型痣综合征表现为大于50颗痣，其中至少一颗痣非典型和至少一颗痣直径大于8mm。

家族性非典型痣-黑素瘤综合征指患者有大于等于两位一级亲属罹患多发性非典型痣和黑素瘤病史；这些人群罹患黑素瘤的风险显著增高（25倍）。

黑素瘤在深肤色人群中较少见；甲床、掌跖是好发部位。大约30%的黑素瘤由色素痣发展而来（典型痣与非典型痣各半）；其他几乎均来源于正常皮肤中的黑素细胞。非典型痣（发育不良）可能是黑素瘤的前期病变。极少见的儿童黑素瘤绝大部分发生于软脑膜或由巨大先天性黑素细胞痣发展而来。尽管在孕期可发生黑素瘤，但怀孕并不会增加痣发展成黑素瘤的风险；痣的大小和颜色常常在孕期均匀地改变。然而，必须密切注意下列恶变的征象：

- 大小改变
- 形状改变，包括不规则或模糊的边界
- 颜色变得不规则，特别是周围正常皮肤变红、白或蓝色
- 表面特征或一致性发生改变
- 周围皮肤的炎症反应，可能有出血、破溃、瘙痒或触痛

近期皮疹增大、变深、破溃或出血通常提示黑素瘤侵袭至深部皮肤。可以教育高危者自我检查，以监测现有痣的变化和识别提示黑素瘤的征象（诊断，参见第943页）。

分类

黑素瘤分为4种主要类型和一些次要类型。

浅表扩散性黑素瘤 此型占所有黑素瘤的70%。通常无症状，最好发于女性的腿部和男性的躯干。皮损通常表现为不规则隆起的黄褐色或褐色坚实斑块，常伴有红、白、黑或蓝色斑点或小的蓝黑色隆起的结节（彩图134-3）。可以看到皮损边缘小的切痕样的凹陷，伴有皮损增大或颜色改变。组织学特点为非典型的黑素细胞侵犯真皮和表皮。这种类型的黑素瘤最常见 BRAF 基因 V600 激活突变。

结节性黑素瘤 此型占黑素瘤的15%~30%。可见于任何部位，表现为呈珍珠色、灰色至黑色隆起的丘疹或斑块。有时候皮损有少量色素，外观像血管性肿瘤。除非皮损破溃，结节性黑素瘤通常无症状，但患者常因皮损迅速增大而就诊。

恶性雀斑样痣黑素瘤 此型占所有黑素瘤的5%。好发于老年人。由恶性雀斑样痣发展而来（Hutchinson雀斑或原位恶性黑素瘤——雀斑样黄褐色或棕色斑疹）。通常见于面部或其他慢性日光暴露部位，表现为无症状、扁平、黄褐色至棕褐色、形状不规则的斑疹或斑片，表面常伴有散在不规则分布的深褐色或黑色斑点。恶性雀斑样痣中正常及恶性的黑素细胞均局限在表皮。当恶性黑素细胞侵犯真皮时，称为恶性雀斑样痣黑素瘤，可发生转移。这种类型的黑素瘤最常见具有 C-kit 基因突变。

肢端雀斑样痣性黑素瘤 此型仅占黑素瘤的2%~10%。发病率在不同肤色人群中相似，但是因为深色人种很少罹患其他类型的黑素瘤，肢端雀斑样痣性黑素瘤成为深色人种中最常见的类型。好发于手掌、足跖及甲床下皮肤，其组织学特征与恶性雀斑样痣黑素瘤相似。此型黑素瘤常常具有 C-kit 基因突变。

无色素性黑素瘤：无色素性黑素瘤是一种不产生色素的类型。它可以在4种主要类型之中，但最常见于一些次要类型例如 Spitz 痣样黑素瘤、促纤维增生性黑素瘤、向神经性黑素瘤等等。

无色素性黑素瘤所占比例<10%，可呈粉红、红或淡褐色，边界可能清晰。外观可类似良性皮损或非黑素瘤皮肤癌，由此导致诊断延误而预后不佳。

诊断
- 活组织检查

鉴别诊断 包括基底细胞癌、鳞状细胞癌、脂溢性角化症、非典型痣、蓝痣、皮肤纤维瘤、痣、血肿（特别是手足）、静脉湖、化脓性肉芽肿和局部有血栓的疣。

如果诊断有疑问，必须进行稍超出皮损范围的深部全层皮肤活检。活检时应切除大部分皮损，除了那些解剖上敏感或美容上重要的区域；在这些情况下，可以行广泛的刮削活组织检查。借助连续切片，病理学家可确定黑素瘤的最大厚度。最终的根治性手术不应该先于组织学诊断。

色素性皮损伴有以下特征需要切除或活检：
- 近期增大
- 颜色变深
- 出血
- 破溃

然而，上述表现通常提示黑素瘤已侵入皮肤深层。当皮损出现颜色改变（如褐色或黑色混有红、灰白或蓝色背景）、可见到或触及的不规则隆起、边缘呈多角形锯齿或有切迹时，就应该对皮损进行活检以早期诊断黑素瘤。使用偏振光接触式皮肤镜检查色素性损害有助于区别黑素瘤和良性皮损。由于早期诊断可以挽救生命并且黑色素瘤的特点是多变的，因此甚至对于略带怀疑的病变也应活检。

需对肿瘤（尤其是转移瘤）进行突变基因检测。例如提示使用维罗非尼，一种 BRAF 抑制剂，治疗 BRAF 基因 V600 突变的转移性黑素瘤。

分级 黑素瘤根据临床和病理标准分级，与传统的 TNM 分级系统一致。黑素瘤分级系统分为局部、区域和扩散三个级别。
- Ⅰ级和Ⅱ级：局部原发黑素瘤
- Ⅲ级：转移至区域淋巴结
- Ⅳ级：远处转移

分级与患者生存预后有密切关系。一种称为"前哨淋巴结活检"（SLNB）的微创显微分级技术有助于更准确地对

疾病分级。推荐的分级研究依据Breslow深度（肿瘤细胞侵犯的深度）和黑素瘤组织学特点；皮肤有丝分裂和溃疡形成在Breslow深度小于1mm的黑素瘤中提示高风险（表134-1）。分级研究通常由皮肤科医生、肿瘤科医生、普外科医生、整形外科医生和皮肤病理医生合作进行，内容包括哨兵淋巴结活检、实验室检查（如血常规、乳酸脱氢酶和肝功能检测）、胸片、CT和PET检查。

认为当皮损厚度<1mm时，应切除距肿瘤边缘约1.0cm的正常皮肤。当肿瘤厚度<1mm，但有溃疡形成或至少有1真皮核分裂/mm^2时，可以考虑进行前哨淋巴结活检。较厚的皮损则需要进行切缘范围更大的根治性手术和前哨淋巴结活检。

恶性雀斑样痣黑素瘤和恶性雀斑样痣通常选择局部广泛切除术治疗，必要时进行植皮。高强度放射治疗的效果远较手术差。原位黑素瘤的理想治疗方法是手术切除。有时可以采用分级切除或Mohs显微外科手术治疗。如果患者拒绝或不适合手术治疗（因为并发症或者涉及美容上的重要区域），可以考虑使用咪喹莫特和冷冻疗法。其他大多数治疗方法作用不到足够的深度以去除受累的毛囊。

播散性或结节性黑素瘤需要采取深至筋膜的局部广泛切除术治疗。如果有淋巴结累及，应切除受累的淋巴结。[另见美国皮肤病学会关于原发性皮肤黑色素瘤的诊疗指南（www.ncbi.nlm.nih.gov）]

转移病例 转移性黑素瘤的治疗通常包括：
- 免疫治疗
- 分子靶向治疗
- 放疗
- 极少数的手术切除

对所有转移性黑素瘤患者均需考虑这些治疗手段。最终决定通常由肿瘤科医生个体化制订，这可能取决于其可行性。

转移性疾病通常是不能手术的，但在某些情况下，可以切除局部和区域性转移以帮助消除残留病灶。

免疫治疗 用抗程序性死亡（PD-1）抗体（pembrolizumab和nivolumab）延长存活期。它们抑制减弱T细胞效应答的PD-1受体从而达到抗肿瘤效果。

ipilimumab[一种针对细胞毒性T淋巴细胞相关抗原4（CTLA-4）的单克隆抗体]是另一种形式的免疫疗法，也可以延长生存时间。它通过阻止T细胞的无能性起作用，从而激发免疫系统攻击肿瘤细胞。

分子靶向治疗包括使用vemurafenib和dabrafenib，通过抑制BRAF活性减慢或停止肿瘤细胞增殖。这些药物使转移病例的生存期延长；联合应用促分裂原活化蛋白激酶（MEK）抑制剂酶MEK1和MEK2（经由trametinib）可延长生存期甚至更多。

细胞毒性化疗未显示出改善转移病例的生存预后，通常应用于没有其他选择的患者。

辅助治疗手段包括使用重组生物反应修饰剂（特别是α-干扰素）抑制临床无法观察到的微转移，也可用于治疗无法手术的转移黑素瘤。

脑部转移可采用放射治疗减轻症状，但反应通常很差。下列疗法在研究中：
- （对于高分级的黑素瘤）静脉输注淋巴因子激活杀伤细胞或抗体
- 疫苗疗法

预防

由于黑素瘤可能与紫外线（UV）暴露有关，因此推荐采取一些措施减少暴露。

表134-1 依据厚度及溃疡的黑素瘤分级

分级	描述
0	表皮内或原位黑素瘤
ⅠA	≤1mm，无溃疡，真皮核分裂<1/mm^2
ⅠB	≤1mm的溃疡和/或至少1真皮核分裂/mm^2
	1.01~2mm，无溃疡
ⅡA	1.01~2mm，有溃疡
	2.01~4mm，无溃疡
ⅡB	2.01~4mm，有溃疡
	≥4mm，无溃疡
ⅡC	>4mm，有溃疡

预后

黑素瘤可迅速播散，在患者确诊数月内导致死亡。但是早期十分表浅的皮损5年治愈率非常高。因此，治愈关键在于早期诊断和早期治疗。无转移的皮肤黑色瘤（非中枢神经系统或甲下），生存率取决于诊断时肿瘤的深度。黑素瘤患者的5年生存率因分期而异，从ⅠA期患者的97%到ⅡC期患者的53%；10年生存率从ⅠA期患者的93%到ⅡC期患者的39%。黏膜黑素瘤（尤其是肛门直肠处）多发于有色人种，预后差，即使在诊断时看起来范围很局限。

黑素瘤一旦发生淋巴结转移，5年生存率为25%~70%，取决于溃疡程度和受累淋巴结数量。一旦发生远处转移，5年生存率大约为10%。

淋巴细胞的浸润程度反映了患者的免疫应答系统的状态，这与浸润的程度及预后有关。如果淋巴细胞仅在大多数浅表皮损中浸润，治愈的机会较大；反之，随着肿瘤细胞浸润的深度的增加、溃疡形成、侵犯血管或淋巴管，治愈的机会明显下降。

一种新的检测基因表达的商业检测（DecisionDxTM-Melanoma）帮助判断Ⅰ或Ⅱ期黑素瘤患者处于肿瘤转移的高或低风险。这种检测尚未纳入共识指南，目前不推荐以此来决定是否给予患者免疫治疗。

治疗
- 手术切除
- 可能的辅助性放疗、咪喹莫特或冷冻疗法
- 对于转移的或不能切除的黑素瘤，免疫治疗（如pembrolizumab、nivolumab），靶向治疗（如ipilimumab、vemurafenib、dabrafenib），和放射治疗

黑素瘤的基本治疗方法是手术切除（局部广泛切除术）。尽管对肿瘤切缘的范围还存在着争论，但大多数专家

- 避光:遮阳,10点上午到下午4点期间(阳光最强时)减少户外活动,避免日光浴和使用晒黑床
- 衣物保护:长袖衬衫、裤子和宽边帽
- 使用防晒霜:按说明使用SPF30以上广谱的有UVA/UVB防护作用的防晒霜(如每两小时重复使用和游泳或出汗后再使用);不应为了延长日晒时间而使用防晒霜

目前尚无足够证据证实这些措施能够降低黑素瘤的发病率或病死率;在非黑素瘤皮肤癌(基底细胞癌和鳞状细胞癌),避光措施能降低新发癌症的概率。

> **关键点**
> - 在美国,黑素瘤占全部皮肤癌的比例<5%,但却是大部分皮肤癌病死的病因
> - 黑素瘤可发生在皮肤、黏膜、眼结膜、眼脉络膜、软脑膜和甲床
> - 虽然黑色素瘤可以从典型或不典型痣发展而来,但大多数病例并非如此而来
> - 医生(和患者)应监测痣的大小、形状、边缘、颜色或表面特征方面的变化,并监测出血、溃疡、瘙痒和触痛情况
> - 对于轻度怀疑的皮损也应活检
> - 只要条件可行均应切除黑素瘤,特别是当黑素瘤未转移时
> - 如果黑素瘤不能切除或已转移,考虑免疫疗法(如pembrolizumab、nivolumab)、靶向治疗(如ipilimumab、vemurafenib)、放射治疗和切除

梅克尔细胞癌

(间变性皮肤癌;皮肤胺前体摄取与脱羧细胞瘤;神经内分泌皮肤癌;原发性小细胞皮肤癌;小梁细胞癌)

梅克尔细胞癌(Merkel cell carcinoma)**是一种罕见的侵袭性的皮肤癌,往往影响老年白人。**

平均诊断年龄约为75岁。梅克尔细胞癌也会累及免疫抑制的年轻患者。其他危险因素包括累积的暴露于紫外线、暴露于梅克尔细胞多瘤病毒以及罹患另一种癌症(如多发性骨髓瘤、慢性淋巴细胞白血病、黑素瘤)。淋巴扩散常见。

症状及体征

典型皮损为坚实有光泽肤色或蓝红色结节。最具特征性的临床表现是快速增长但没有疼痛和压痛。梅克尔细胞癌可累及皮肤的任何部分,但是最常见于日光暴露区域(如面部、上肢)。

诊断

- 活组织检查

诊断依靠活组织检查。
大多数患者就诊时已有转移,预后较差。

治疗

- 依据分期决定

治疗方案依据癌症分期而确定,通常包括局部广泛切除,通常结合放射治疗、淋巴结清扫或两者兼有。
转移或复发癌症可以采用化疗。

预防

由于梅克尔细胞癌可能与紫外线(UV)暴露有关,因此推荐一些措施减少紫外线暴露。

- 避光:遮阳,10点上午到下午4点期间(阳光最强时)减少户外活动,避免日光浴和使用晒黑床
- 衣物保护:长袖衬衫、裤子和宽边帽
- 使用防晒霜:按说明使用SPF30以上广谱的有UVA/UVB防护作用的防晒霜(如每两小时重复使用和游泳或出汗后再使用);不应为了延长日晒时间而使用防晒霜

乳头佩吉特病

佩吉特病(Paget disease)**是一种少见的癌症,表现为单侧乳头周围的湿疹或银屑病样的斑块。由深部的乳腺导管腺病向表皮扩散所致。**

乳头佩吉特病不应与同称为"佩吉特病"的代谢性骨病混淆。乳头佩吉特病通常在诊断时已出现转移。

佩吉特病也可发生在其他部位,最常见包括腹股沟或肛周区域(乳房外佩吉特病)。膀胱、肛门和直肠是最常见的部位。乳房外佩吉特病是一种少见的顶浆泌腺部位的上皮内腺癌。

诊断

- 活组织检查

红斑、渗出及结痂与皮炎非常相似;但是其皮损单侧分布、边界清楚且对局部治疗无反应,应该引起医生对癌症的怀疑。活组织检查显示典型的组织学改变。由于其与内在的癌症相关,因此需要进行系统检查(如病史询问和体检、癌症筛查、影像学检查)。

治疗

- 手术切除肿瘤
- 切除乳头乳晕复合体

乳头佩吉特病的治疗包括恰当地治疗乳腺癌,发现潜在的肿瘤,包括广泛切除乳头乳晕复合体。如果没有发现潜在肿瘤,可采取乳房切除术或乳头乳晕复合体切除术,术后放疗。

乳房外佩吉特病可采取局部治疗(如局部应用氟尿嘧啶、咪喹莫特、光动力治疗)、放疗、手术切除或者CO_2激光。需要进行全面检查以排除内在恶性肿瘤。

鳞状细胞癌

鳞状细胞癌是源于表皮角质形成细胞的恶性肿瘤,侵犯真皮,好发于曝光部位。局部破坏可能广泛,晚期可发生转移。依靠活组织检查进行诊断。治疗方案取决于肿瘤的特征,包括刮除术、电干燥术、手术切除,冷冻手术或者偶尔采用放射治疗。

鳞状细胞癌是仅次于基底细胞癌第二位常见的皮肤癌,美国每年超过100万例发病,2 500例病死于鳞状细胞癌。可以发生于正常组织,也可发生于原有的日光性角化症、黏膜白斑或烧伤瘢痕处。

症状及体征

临床表现高度多样化，任何曝光部位的不愈皮损均应怀疑此病。肿瘤初始为红色丘疹或斑块，表面有鳞屑或结痂，可演变为结节有时表面呈疣状。在某些情况下，大部分皮损可能位于周围皮肤下方。最终，肿瘤溃烂并侵犯皮下组织。

诊断

- 活组织检查

活组织检查是必需的。

鉴别诊断 鉴别诊断根据不同的临床表现而异。

不愈的溃疡：应与坏疽性脓皮病和静脉淤滞性溃疡鉴别。

结节性病变：应与角化棘皮瘤（可能是鳞状细胞癌本身）和寻常疣鉴别。

鳞屑性斑块：应与基底细胞癌，日光性角化病，寻常疣，脂溢性角化病，银屑病，和钱币状皮炎（钱币状湿疹）鉴别。

预后

总体上，早期完全切除的小病灶预后良好。皮肤曝光部位的鳞状细胞癌发生区域和远处转移不常见，但也有发生的病例，特别是低分化肿瘤。肿瘤侵袭性的特征包括：

- 直径>2cm
- 侵犯深度>2mm
- 神经周围侵犯
- 位于耳部或无毛发的唇部，然而约1/3的舌或黏膜癌在诊断前已有转移（参见第754页）

晚期病例发生转移的概率明显增加，可能需要接受大范围手术。最初局部扩展至周围皮肤和淋巴结，最终累及附近器官。耳部附近、唇红、瘢痕处或侵犯神经周围的癌更可能发生转移。即使接受治疗，转移病例的总体5年生存率为34%。

治疗

- 通常采用局部破坏性的手段

鳞状细胞癌的治疗与基底细胞癌相似，包括刮除术、电灼、手术切除、冷冻术、局部化疗（咪喹莫特或氟尿嘧啶）、光动力治疗或偶尔采用放射治疗。鳞状细胞癌有较高的转移风险，因此必须密切治疗和随访。

在唇部或其他皮肤黏膜交界处的鳞状细胞癌应手术切除；有时较难治愈。

对于复发或皮损较大的肿瘤，应该积极地采用Mohs显微外科手术或手术联合放疗。有神经浸润的肿瘤因具有侵袭性，因此需考虑术后放疗。

如果确诊并找到孤立的转移灶，放疗对其有效。化疗对于广泛转移的病例效果不佳。

预防

由于鳞状细胞癌可能与紫外线（UV）暴露有关，因此推荐采取一些措施减少暴露。

- 避光：遮阳，10点上午到下午4点期间（阳光最强时）减少户外活动，避免日光浴和使用晒黑床
- 衣物保护：长袖衬衫、裤子和宽边帽
- 使用防晒霜：按说明使用SPF30以上广谱的有UVA/UVB防护作用的防晒霜（如每两小时重复使用和游泳或出汗后再使用）；不应为了延长日晒时间而使用防晒霜

> **关键点**
>
> - 鳞状细胞癌由于具有高发病率和高异质性的临床表现，因此任何曝光部位的不愈皮损均需考虑此病
> - 转移不常见，但舌或黏膜表面的癌更易转移；耳、唇红、瘢痕附近或有神经周围侵犯更易发生转移
> - 治疗通常采用局部破坏性的方法，有时也联合放射治疗（如瘤体大、复发或有神经周围侵犯）

135. 角化异常皮肤病

角化异常性皮肤病包括胼胝、鸡眼、鱼鳞病、角皮病、着色性干皮病和毛周角化。

胼胝和鸡眼

胼胝和鸡眼是出现在间歇受压或摩擦部位的局限性角化过度。胼胝较浅表，累及面积较大，通常无症状。鸡眼更局限但更深，常有疼痛。通过外观表现可以诊断。治疗可用手工磨削或配合角质松解剂。预防方法主要包括一些生活习惯的改变，比如更换鞋子。极少数情况下，需要配合手术。

胼胝和鸡眼是由间歇性受压或摩擦引起的，通常发生于骨性突出部（如跟骨、跖骨头）。

鸡眼 为界清的局限性角质栓，豌豆大小或略大，累及其下方大部分真皮。可以发展为外膜滑囊炎。硬鸡眼发生于骨性突出部位，特别是足趾和足底表面；软鸡眼好发于足趾间。大部分鸡眼都是由于穿着不适脚的鞋具而造成的，但足底和手掌非承重部位，小的如种子大小鸡眼可能是遗传性点状角化症的表现。

胼胝 没有中央角质栓，因此在外观上更平坦一些。通常发生于手足，但也可发生于其他部位，尤其是由于工作关系而在特定部位（如小提琴手的下颌和锁骨）易受重复创伤的人群。

症状及体征

胼胝通常是没有症状的,但是如果摩擦剧烈,可以引起增厚刺激,有中度灼热症状。有时候,症状类似趾间神经痛。

鸡眼受压后可能有疼痛或触痛。有时在鸡眼底部可以黏液囊或充满液体的袋状结构。

诊断

■ 临床评价

可以通过修剪增厚的皮肤来鉴别鸡眼、跖疣或胼胝。磨削后,胼胝可见光滑的半透明的皮肤,而跖疣界限清楚,又是为浸渍软组织或可见代表毛细血管血栓的中央黑点(出血点)。当鸡眼磨削后可见界清的黄色到褐色的透明角质插入正常的真皮乳头结构。

治疗

■ 手工祛除
■ 角质松解剂
■ 合适的鞋垫
■ 更换鞋具
■ 定期专家足部护理

人工去除 在沐浴后立即用指甲锉刀,金刚砂板,或浮石是手工移除角化过度组织的有效方法。

角质剥脱剂 也可以用角质溶解剂(如17%水杨酸火棉胶、40%水杨酸硬膏或40%尿素),但是必须注意避免将制剂用于正常皮肤。在使用角质溶解剂前可以将凡士林涂于正常皮肤表面起保护作用。

缓冲和改变足部生物力学 选用合适的鞋垫和鞋具可帮助预防及治疗鸡眼。虽然很难根除,但是应当减少或分散作用于受累表面的压力。对于足部损害,软的适脚的鞋子是很重要的;这些鞋子应当有大的容纳足趾的空间,使足趾可以在鞋中活动自如。时髦的鞋子通常都妨碍足趾的自如活动。能够引起足损不适的鞋子应该从衣柜中清除。合适形状和大小的鞋垫,斜纹棉布或泡沫橡胶保护绷带,拱形嵌入物(矫形器),或趾骨托可以帮助重新分散压力。对于位于足部圆形部位的鸡眼和胼胝,矫形器不应过长,只需略微长出足趾,或紧贴在鸡眼或胼胝之后将鞋子隔开。一般无需通过手术松解或祛除突出的骨头。

专家足部护理 有顽固性疼痛倾向的胼胝和鸡眼患者需要足医的定期诊治。那些有外周循环损害的,特别是患有糖尿病的患者需要得到强化的专业诊治和护理。

> **关键点**
> ■ 胼胝和鸡眼是由间歇性受压或摩擦引起的,通常发生于骨性突出部
> ■ 去除增厚的皮肤后,疣体会流血,而胼胝则不会
> ■ 建议使用机械磨损和角质松解剂,帮助去除鸡眼和胼胝
> ■ 同时建议减缓或调整足底的压力,以帮助防止鸡眼和胼胝的发生

鱼鳞病

鱼鳞病表现为皮肤脱屑和剥脱,可为轻度但恼人的皮肤干燥,也可为重度影响美观的疾病。鱼鳞病可以是系统疾病的一种表现。诊断依靠临床表现。治疗包括润滑剂,有时可以口服维A酸类制剂。

鱼鳞病与单纯皮肤干燥(干皮病)不同,它可与系统性疾病、药物、遗传及其严重性和各种因素的联合作用相关。鱼鳞病也可以比干皮症更严重。

遗传性鱼鳞病 遗传性鱼鳞病,其特征是皮肤表面大量的鳞屑聚集。根据临床和遗传标准对鱼鳞病进行分类(表135-1)。有些没有相关系统累及的单纯性鱼鳞病[如寻常型鱼鳞病,X连锁鱼鳞病,层板状鱼鳞病,先天性大疱性鱼鳞病样红皮病(表皮松解性角化过度)]。其他鱼鳞病是某些累及多器官的系统性综合征的一部分。例如,雷夫叙姆病(Refsum disease)和舍格伦-拉松综合征(Sjogren-Larsson syndrome,由于缺乏脂肪乙醛脱氢酶而引起的遗传性智力缺陷和痉挛麻痹)是累及皮肤和皮肤外器官的常染色体隐性遗传综合征。皮肤科医生应当在诊断和治疗上提供帮助,医学遗传学专家应当提供遗传咨询。

表 135-1 一些遗传鱼鳞癣的临床和遗传特点

疾病	遗传方式/发病率	起病年龄	鳞屑类型	分布	伴随临床表现
寻常型鱼鳞病	常染色体显性 1:300	儿童期	细微的	通常在背部和伸侧表面,但间擦部位表面 通常手掌和足底有很多纹理	特应性体质 毛周角化 哮喘
X连锁鱼鳞病	X连锁 1:6 000(男性)	出生时或幼儿期	大,黑褐色(可以是细微的)	主要位于颈部和躯干 手掌和足底正常	角膜混浊 隐睾 睾丸癌
板层状鱼鳞病(一种常染色体隐性遗传的先天性鱼鳞病)	常染色体隐性 1:300 000	出生时	大的,粗糙的,也可以是细微的	多种手掌和足底改变 大部分身体	睑外翻 出汗过少及热耐受不良 脱发
*先天性鱼鳞病样红皮病(一种常染色体隐性遗传的先天性鱼鳞病)	常染色体显性(50%的患者有自发突变) 1:300 000	出生时	厚,疣状 出生时:红斑和水疱 成年后:鳞屑	大部分身体 特别在屈侧皱褶部位有疣状鳞屑	肺大疱,频繁的皮肤感染

* 这种疾病也被称为大疱性先天性鱼鳞病样红皮病,或表皮松解性角化过度。

获得性鱼鳞病　鱼鳞病可以是一些系统疾病的早期表现（如麻风、甲状腺功能减退、淋巴瘤、艾滋病）。一些药物可以引起鱼鳞病（如烟酸、三苯乙醇、苯丙甲酮）。干燥的鳞屑可以是细小并且位于躯干和腿部，或者可以是厚的并遍及全身。对鱼鳞病皮肤进行活检不是诊断这种系统疾病的常用方法；然而，也有例外，最显著的是结节病，在此病中腿部可见厚的鳞屑，活检通常显示为典型的肉芽肿。

治疗
- 避免加重因素
- 润肤剂和角质松解剂
- 有时预防感染

如果鱼鳞病由系统疾病引起，那么想要减轻鱼鳞病的症状必须先治疗原发疾病，其他治疗方案包括使用润肤剂和角质松解剂，同时建议避免干燥。

润肤剂和角质溶解剂　在任何鱼鳞病中都有表皮屏障功能的受损，故润肤剂应在洗浴后立即使用。外用于皮肤的物质吸收可能增加。例如，六氯酚产品不应外用，因为吸收性和毒性会增加。

润肤剂-最好是纯凡士林，矿物油，或含有尿素或α-羟基酸的水剂（如乳酸、乙二醇，和丙酮酸）应每天使用两次，特别是在沐浴后皮肤还是湿润的时候。用毛巾吸干皮肤可去除过量的润滑剂。

外用角质剥脱剂治疗鱼鳞病常常有较好疗效。为祛除鳞屑（在严重的鱼鳞病中），患者可在每晚湿润皮肤（如坐浴或淋浴）后使用含有40%～60%丙二醇的水剂封包（如塑料薄膜或塑料袋过夜）治疗。儿童应每日2次治疗，无需封包。在鳞屑减少后，应用频率可以减少。其他有效的外用药物包括含神经酰胺的霜剂，6%水杨酸凝胶，亲水性凡士林和水（比例相等），及各种α羟基酸制剂。外用卡泊三醇霜应用有效；然而，当这种维生素D衍生物大面积应用时（特别在幼龄儿童）可以引起高钙血症。

维A酸　治疗鱼鳞病有效。口服合成维A酸对大部分鱼鳞病有效。阿维A（参见第921页）对大部分遗传性鱼鳞病有效。对于层板状鱼鳞病，0.1%维A酸乳膏或口服异维A酸可能有效。应使用最小剂量。在一些患者中，长期（1年）口服异维A酸后出现外生骨疣，其他远期副作用也有出现。

> **经验与提示**
> - 口服维A酸有一定的致畸性，所以对怀孕的人群是禁用的，同时，阿维A因期致畸性和作用时间较长，故应避免在育龄期妇女中使用

预防感染　有表皮松解角化过度性鱼鳞病的患者如果有厚的间擦部位鳞屑存在，可能需要长期口服氯唑西林每日3次或4次，每次250mg，或红霉素每日3次或4次，每次250mg治疗，以预防细菌二重感染而导致疼痛和恶臭的脓疱。定期应用含有氯己定的肥皂也可以减少细菌感染但容易引起皮肤干燥。

> **关键点**
> - 鱼鳞病可能是一种孤立的获得性或遗传性疾病，也可能是系统性综合征的一部分
> - 可通过逐渐发展的鱼鳞病来评估患者的潜在系统性疾病
> - 加速皮肤（角质层）脱落的润肤剂可有效治疗鱼鳞病

掌跖角化病

掌跖角化病是罕见的遗传性疾病，其特点是手掌和足底角化过度。

大多数掌跖角化症是常染色体显性遗传疾病，通常并不严重。继发性感染是常见的。例如以下疾病：
- Howel-Evans综合征：常染色体显性遗传，有皮肤外临床表现，发病年龄在5~15岁。食管癌可在年轻时发生
- Unna-Thost病和Vorner病：常染色体显性遗传
- 帕皮永-勒菲弗综合征（Papillon-Lefevre syndrome）：常染色体隐性遗传，出生后6个月之内发病。严重牙周炎可能导致牙齿脱落
- Vohwinkel综合征：常染色体显性遗传，患者可发生进行性趾（指）断症和高频听力损失

治疗
- 对症治疗

对症措施可以包括润肤剂，角质剥脱剂和物理方法去除。使用抗菌药物治疗继发感染。有时也可口服维A酸治疗。

干皮病

（干燥）

干皮病既非遗传性疾病，也与系统性疾病无关。

干皮病是由于皮肤表层细胞脱落延迟，表现为细小的白色鳞屑。干燥症的危险因素如下：
- 居住环境气候干燥寒冷
- 高龄
- 特应性皮炎
- 频繁洗浴，尤其是使用刺激性大的肥皂

干皮病的诊断依据临床症状评估。

治疗
- 皮肤水分最大化

干皮病的治疗主要是保持皮肤湿润。
- 洗澡的频率应减少，应使用温水洗澡，而不是热水
- 洗澡后应立即多次使用皮肤保湿霜，减少经皮水分丢失

虽然水性乳液在温暖的气候中有更好的耐受性，但较厚的保湿霜，比如凡士林或者油性保湿霜比水性乳液更有效。有一些添加成分的保湿剂，如神经酰胺、α-羟基酸（乳酸、乙醇酸、丙酮酸氨基酸）和β-乙醇酸（水杨酸）都是很常用的。
- 增加液体摄入或使用加湿器也会有辅助治疗效果

毛周角化症

毛周角化症是一种角化异常疾病，在此病中角质栓填

充于毛囊开口处。

毛周角化症很常见。病因不明,但是经常有常染色体显性遗传。

表现为多个小而尖的角化毛囊性丘疹,主要分布在上肢、大腿和臀部外侧。也可能会出现在面部,尤其是儿童。皮损在寒冷天气最明显,有时可在夏天改善。皮肤可以发红。美容是主要的问题,但有时也可引起瘙痒,罕有引起脓疱丘疹。

治疗

- 对症治疗

毛周角化症通常无需治疗且治疗效果一般不佳。亲水性凡士林和水(等量)或含有3%水杨酸的凡士林可以帮助使皮损变平。缓冲的乳酸(乳酸铵)洗剂或霜,尿素霜,6%水杨酸凝胶,或0.1%维A酸霜同样有效。酸性的霜应当避免用于儿童因为可以引起灼热和刺痛。

脉冲染料激光已经成功地治疗了面部红疹。

136. 毛发疾病

脱发

(秃顶)

(参见斑秃)

脱发的定义是毛发脱失。脱发的就诊原因多是因为美容和心理原因,但它也可以是系统性疾病的一个重要表现。

病理生理

生长周期 头发生长周期。每个周期包括以下阶段:
- 漫长的成长阶段(生长期)
- 简短的过渡凋亡阶段(退行期)
- 短暂的休息阶段(休止期)

生长期为期最长,其后的休止期相对较短,在退行期头发脱落,此时毛囊中新的头发开始生长,新一轮的周期开始。

通常每天有50~100根头发处于退行期而脱落。一旦每天的落发显著大于100根,则可认为是病理性脱发。生长期中断导致毛发异常脱落称为生长期脱发。

分类 脱发可以分为局限或弥漫,或根据有无瘢痕进行分类。

瘢痕性脱发 毛囊主动损害的结果。毛囊受到了不可逆的损害,后被纤维组织取代。有些脱发表现出双相型,即在发病早期为无瘢痕性,在疾病发展过程中,出现了瘢痕性永久性脱发。瘢痕性脱发又可以进一步划分为原发型(炎症攻击目标为毛囊本身)和继发型(毛囊受损是非特异性炎症攻击的结果)(表136-1)。

表 136-1 脱发的原因

脱发疾病	原因或说明
无瘢痕弥散性脱发	
生长期脱发(被试剂损害或破坏生长周期所致)	化疗试剂
	中毒(如铊、砷、其他物质)
	辐射(也会导致瘢痕性局灶脱发)
雄性激素源性脱发(男性型和女性型脱发)	雄激素(如二氢睾酮)
	家族性
	病理性雄激素过多症(女性呈男性化特征,参见第958页)
先天性疾病	先天性脱发伴随丘疹
	外胚层发育不良
原发性毛干发育不良	头发易断(结节性脆发症)
	家族性遗传病
	生长期头发松动综合征
	染发剂过度使用(泡发)
休止期脱发(进入休止期头发增多)	药物(如抗有丝分裂药物、化疗药物、抗凝血剂、维甲类、口服避孕药、血管紧张素转化酶抑制药、β受体阻滞剂、锂剂、抗甲状腺药、抗痉挛药、维生素A过量)

续表

脱发疾病	原因或说明
	内分泌疾病（如甲状腺功能亢进、甲状腺功能减退）营养缺乏（如锌、生物素，或潜在的铁缺乏）
	生理或心理压力（如外科手术、全身性或发热性疾病、怀孕）
斑秃	头皮毛发弥漫性脱失（没那么常见的斑秃形式）
	全秃（完全头皮脱发）
	普秃（头皮和体毛脱落）
无瘢痕局灶性脱发	
斑秃	头皮毛发片状脱落（斑秃最常见的形式）
	匍行性脱发（沿颞枕部头皮的边缘带型脱发）
其他	牵拉,扭曲或梳理引起的脱发（拔毛发癖）
	脂肿性脱发
	术后脱发（压力诱导的）
	原发性毛干发育不良
	二期梅毒
	SLE（通常会导致瘢痕性盘状皮损或无瘢痕弥漫性脱发）
	颞三角脱发
头癣*	微小孢子菌
	犬小孢子菌
	许兰毛癣菌
	断发毛癣菌
牵拉性脱发	由于辫子、卷发器或马尾的牵拉（通常发生在额叶和颞发际线）
瘢痕性脱发（局灶性或弥漫性）	
颈项部瘢痕性痤疮	枕部头皮的毛囊炎,导致瘢痕性秃发
中央离心瘢痕性秃发（CCCA）	头皮上的冠面或顶点进行性瘢痕性秃发
	黑人患者脱发最常见的原因,通常发生于非洲裔妇女
慢性皮肤红斑狼疮	头皮盘状红斑狼疮病变
头皮穿掘性蜂窝织炎	肿胀的炎性结节合并窦道形成
	部分的毛囊闭锁四联症†
扁平苔藓（头皮苔藓样改变）	通常毛囊周围红斑和毛囊角化过度
继发瘢痕性脱发	烧伤
	硬斑病
	渐进性系统性硬化（硬皮病）
	辐射治疗（也导致无瘢痕弥漫性脱发）
	结节病
	皮肤癌
	超级感染脓癣（由于严重原发性的梅毒或严重的头癣）
	外伤

*如果毛囊被彻底破坏,头癣可导致瘢痕。
†毛囊闭锁四联症（也称为反向性痤疮）是聚合性痤疮,化脓性汗腺炎,头皮穿掘性蜂窝织炎,并有共同的毛囊角化过度-藏毛窦病症。

无瘢痕性脱发 是由毛发生长减少或减慢引起的（毛囊未受不可逆的损伤）。主要影响毛干的疾病也被认为是无瘢痕性脱发。

病因

脱发是由多种不同的病因导致的一系列病变（表136-1）。

最常见的病因为：

- 雄激素性秃发（男性型、女性型脱发）雄激素性秃发是一种雄激素依赖的遗传性疾病，其中双氢睾酮发挥重要作用。到了70岁，这种形式的脱发最终会影响80%的白人男性（男性型脱发）和大约一半的女性（女性型脱发）

其他常见的原因 包括：

- 药物（包括化疗药物）
- 感染（如头癣，脓癣）
- 全身性疾病（发热性疾病、系统性红斑狼疮、内分泌失调、营养不足的疾病）
- 斑秃
- 外伤

外伤性原因包括拔毛癖，牵引性脱发，中央离心瘢痕性秃发（CCCA），烧伤，辐射和压力引起（如手术后）脱发。

不太常见的原因 包括：

- 原发性毛干发育不良
- 自身免疫性疾病
- 重金属中毒
- 少见的皮肤病状况（如头皮蜂窝织炎，最常累及年轻黑人男性）

评估

病史 现病史： 应包含头发脱落开始和持续时间、脱落是否增加、全身性还是局部。相关症状如皮肤瘙痒和鳞屑也应记录。应询问患者日常的头发护理实践（包括辫子、卷发器和吹风机的使用）以及是否经常拉扯或扭曲头发。

全身性疾病回顾： 应包括近期有害刺激暴露史（如药物、毒素、辐射）和压力（如手术、慢性疾病、发热、心理压力）。应寻求可能致病的症状，包括疲劳、不耐严寒（甲状腺功能减退），若妇女则多毛，声音加粗，性欲增加（男性化）。其他特征，包括体重突然下降、饮食习惯（包括诸多限制性饮食）和强迫症行为，也应记录。女性激素水平/妇科/产科病史应包括在内。

既往史： 应记录头发脱落的可能诱因，如内分泌疾病和皮肤疾病。审查当时和近期药物的使用是否有违规药剂（图136-1）。头发脱落家族史也应记录。

体格检查 头皮检查应记录头发脱落的分布、是否有皮肤病变及特征、是否是瘢痕性。测量部分宽度。毛干异常应记录。

应做全身皮肤检查以评估其他部位脱发（如眉毛、睫毛、胳膊、腿等）、与某种类型脱发有关的皮疹（如盘状红斑狼疮病变、二期梅毒或其他细菌/真菌感染的迹象）、妇女的男性化体征（如多毛症、痤疮、声音变粗、阴蒂增大）。应寻求全身性疾病潜在的迹象，应做甲状腺检查。

预警症状： 特别关注以下结果：

- 女性男性化

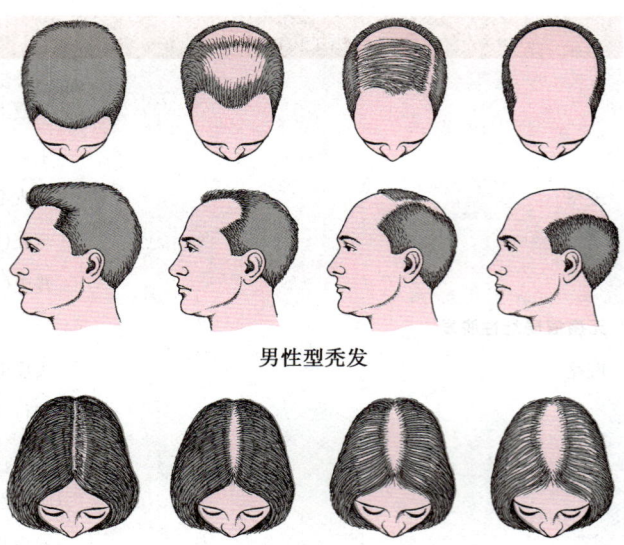

图 136-1 男性和女性型脱发（雄激素性脱发）

男性型秃发

女性型秃发

- 全身性疾病或可能表面中毒的非特异性特征

检查结果解读： 一般从两鬓或头顶开始，并扩散至稀释状态或接近完全脱发是典型的男性型脱发。头发在额叶和顶部变得稀疏是典型的女性型脱发（图136-1）。在雄激素性脱发的患者，在顶部头皮的宽度大于枕部头皮。

化疗或放射治疗（生长期脱发）的2~4周后的脱落通常可以归因于这些原因。受到压力后（怀孕、多数发热性疾病、手术、药物改变或严重心理压力）3~4个月的头发脱落提示可能为休止期脱发。

其他结果有助于提示其他的诊断（表136-2）。除了脱发，往往无头皮症状（如瘙痒、烧灼感、刺痛感），即使出现，也无特定病因。若头发损伤的征兆与以上描述的不同不能确诊，可能需要做头发的显微镜检查或头皮活检以明确病因。

辅助检查 应根据临床推断进行致病性疾病评估（如内分泌、自身免疫性、中毒）。

男性型或女性型脱发通常不需要测试。当它发生在无家族史的年轻男子时，医生应询问患者是否使用合成代谢类固醇或其他药物。除了处方药和非法药物使用的问题，有显著脱发和男性化特征的女性应测定激素水平[如睾酮和硫酸脱氢表雄酮（DHEAS）（参见第960页）。

牵拉试验： 有助于评估头皮弥散性脱发。在至少3处头皮处选择约40根头发，捏住后轻微牵拉，计算拔下的头发数并通过显微镜检查。通常每次牵拉休止期头发应<3根，如果休止期头发为4~6根，则牵拉试验为阳性并提示为休止期脱发。

拔发试验： 为用力拔出约50根头发（从根部）。显微镜检查拔下头发的根部确定其生长期以助于诊断休止期或生长期或隐匿性全身性疾病。生长期的头发有鞘附着在根部，休止期头发有毛球但根部无鞘附着。通常，85%~90%的头发处于生长期，10%~15%处于休止期，<1%处于退行

表 136-2 对脱发生理性结果的解读

结果	可能的病因
不对称、奇异的、不规则的脱发	拔毛发癖
散在的斑片状的脱发区,且边缘区头发易拔出,呈现"惊叹号"表现	斑秃
斑片状脱发,类似虫蛀	二期梅毒
瘙痒,红斑和刮鳞	慢性皮肤狼疮,扁平苔藓
	头癣(特别是出现淋巴结肿大)
脓疱	瘢痕皮肤病或感染性(如穿掘性蜂窝织炎、颈项部瘢痕性痤疮)
头皮和体毛脱落	普秃
不规则或不寻常的毛茸茸状头发	原发性毛干发育异常
男性化(参见第 958 页)	肾上腺皮质功能紊乱或肿瘤脑垂体腺瘤
	多囊卵巢综合征(PCOS)或卵巢肿瘤
	合成代谢类固醇的使用(有时隐蔽)

期。休止期脱发会表现出显微镜检查时休止期头发增多(通常>20%),而生长期脱发则显示休止期头发减少,断发增多。原发性毛干发育异常通常在显微镜下能明显观察到毛干。当脱发持续,诊断不明时应做**头皮活检**。活检可以区分瘢痕性和无瘢痕性秃发。应在活动性炎症,最好是秃发的边缘采集标本。真菌和细菌培养物可能是有用的。

当牵拉试验阴性时,患者可以**每日进行头发计数**以量化头发损失。将每日第一次梳理毛发和洗涤过程中脱落的头发收集在干净的塑料袋中,收集 14 日。记录每个袋子中的头发数目。当>100 根/日时为不正常(除非洗发后,洗发后计数超过 250 根时也许是正常的)。患者也可以对胡须进行显微镜检。

治疗

雄激素性秃发 米诺地尔:女性使用 2%浓度,男性使用 2%或 5%浓度,可延长毛发的生长期,并逐渐将微型毛囊(毳毛)增大为成熟的终毛。对头皮外用 1ml 米诺地尔,每日 2 次,对于男性或女性由脱发引起的秃头症最有效。然而,通常只有 30%~40%的病患在使用后出现显著的毛发增长;除了斑秃,米诺地尔对于治愈其他脱发原因的效果不大,并不适用。头发再生可能需要 8~12 个月。治疗需要一直持续,因为一旦停止,脱发症状会复发。最常见的不良反应是轻度头皮炎症、过敏性接触性皮炎以及面部毛发增加。

非那雄胺:可抑制 5α 还原酶,阻断睾酮转化为双氢睾酮,可用于治疗男性脱发。每日 1 次口服 1mg 非那雄胺,可防止脱发,刺激毛发生长。在治疗 6~8 个月内的疗效显著。不良反应包括性能力低下、勃起和射精功能障碍(参见第 1926 页)、过敏反应、男性乳房发育症和肌肉病变。老年人群用药时前列腺特异性抗原(PSA)有下降的可能,在肿瘤指标筛查时应该考虑到这个因素。常规用法是只要治疗持续有效,就应继续进行治疗。一旦治疗停止,脱发又会恢复到以前的程度。非那雄胺不适用于女性,孕妇忌服,因其对动物有致畸反应。

性激素调节剂:如口服避孕药或螺内酯可用于女性的脱发。

手术方法包括植发、皮瓣和复位术。几乎都未得到大型临床数据的支持,但若患者对治疗存在急迫需求,可考虑以上方法。

脱发的其他原因 对潜在失调的治疗。斑秃的治疗方案包括外用、病灶内注射、严重时全身性糖皮质激素,外用米诺地尔,外用蒽林,局部免疫治疗(二苯莎莫酮或斯夸酸二丁酯)或补骨脂素联合 UVA。

牵引性脱发的治疗主要是消除对头皮的牵拉或机械性压力。

头癣的治疗为口服抗真菌药。

拔毛癣较难治疗,但行为矫正、氯丙咪嗪或选择性血清再吸收抑制剂(SSRI)(如氟西汀、氟伏沙明、帕罗西汀、舍曲林、西酞普兰)可能有效。

CCCA 的瘢痕性秃发或头皮穿掘性蜂窝织炎,最好用口服四环素配强效外用糖皮质激素来治疗。重度或慢性颈项部瘢痕性痤疮,可以进行类似处理;如果是轻度,使用外用维 A 酸、外用抗生素和/或外用过氧化苯甲酰可能就足够了。

扁平苔藓和慢性皮肤红斑狼疮可由药物(如口服抗疟药、外用或口服糖皮质激素、外用或口服维 A 酸类药物、外用他克莫司或口服免疫抑制剂)来治疗。

化疗引起的脱发是暂时性的,最好佩戴假发。当头发重新长出,头发的颜色和结构都可能和原先的有所不同。休止期或生长期脱发通常也是暂时的,症状会于消除致病因素后可缓和。

> **关键点**
> - 雄激素源性脱发(男性型和女性型脱发)是脱发最常见的形式
> - 相伴的女性男性化或者瘢痕性脱发应对潜在的失调进行彻底评估
> - 确诊有时需要毛发镜或头皮活检

斑秃

斑秃是一种典型的以突发性斑片状非瘢痕性脱发为表现形式的疾病，患者通常无明显的皮肤疾病或系统疾病。

发病部位通常为头皮和胡须，但理论上说可涉及所有毛发区域。脱发面积可能遍及大部分或全身（普秃）。斑秃被认为是一种自身免疫紊乱，会对处于诸如感染或精神紧张之类的未明环境诱因下的遗传易感人群造成影响。它偶尔与自身免疫性白癜风或甲状腺炎相伴发生。

诊断

■ 检查

诊断需要活检。斑秃通常表现为分散的斑片状脱发区，且边缘区头发碎而短，呈现"惊叹号"的形状。患者的指甲有时会有凹点，或表现为甲营养不良合并甲沟炎，扁平苔藓患者的指甲粗糙。

鉴别诊断包括头癣、拔毛癖、牵拉性脱发、狼疮和二期梅毒。如果结果是模棱两可的，可用 KOH 制剂，真菌培养，筛查梅毒或活检来进行进一步的检测。对于那些临床研究结果表明与自身免疫疾病（特别是甲状腺病）有关联的患者，已对其自身免疫疾病进行了检测。

治疗

■ 糖皮质激素
■ 有时外用蒽林、米诺地尔或两者合用

若要考虑治疗，对于成年人可选择病灶内注射糖皮质激素。若为轻度症状，可用曲安奈德注射液（标准剂量为 0.1~3ml，浓度 2.5~5mg/ml，每 4~8 周一次）进行皮内注射。可外用强效糖皮质激素（如 0.05% 丙酸氯倍他索泡沫、胶体或药膏，用时 4 周），但是该类药物通常无法穿透并到达炎症所在的毛球深度。口服激素常有效，但停药后症状会复发以及不良反应，都限制了该药物的使用。

外敷蒽林霜（涂抹 0.5%~1%，每日 10~20 分钟，然后冲洗，滴定耐受高达 1 小时/日的接触时间）可用于刺激轻度刺激性反应。5% 米诺地尔溶液可作为糖皮质激素或蒽林疗法的辅助使用。

出于未明的机制，通过人工诱导过敏性接触性皮炎，使用二苯基环丙烯酮或如方形酸二丁酯（外用免疫疗法）会导致毛发生长，但该疗法最好预留给其他疗法未见效的扩散型脱发病患。

斑秃可同时发生倒退、转变为慢性化或脱发面积弥散现象。慢性化的危险因素包括大面积脱发、青春期前发病、遗传性和外缘暂时的匍行性脱发。

多毛症

多毛症 多毛症是女性黑或粗的毛发在通常男性毛发增长部位（如胡须、髯、胸部中央、肩膀、下腹、背部、大腿内侧）的过度增长。被认为增长过度的毛发数量可能由于民族背景和文化差异而不同。

多毛 是一种单独的情况。它只是身体任何部位的毛发增长过多。多毛可能是全身性的也可以是局部性的。

男性的体毛数量差异显著，有些体毛非常多，但很少需要医疗评估。

病理生理

毛发增长依赖雄激素[如睾酮、脱氢表雄酮（DHEAS），双氢睾酮（DHT）]和雌激素之间的平衡。雄激素促进粗而深色毛发的生长，而雌激素减缓毛发生长或调节使之向更细，更浅色变化。

多毛症可能是出于循环雄激素水平的提高，或者是出于终末器官对于雄激素的反应的增强。睾酮刺激耻骨区和腋毛生长。双氢睾酮刺激胡须的生长和头皮的脱发。

雄激素活性增加所导致的多毛症，常伴有男性化，表现为停经、肌肉增大、声音低沉、雄激素性脱发、痤疮、阴蒂增大。

病因

导致多毛症的原因有很多（表 136-3）。总体而言，最常见的原因是：

表 136-3 多毛症的原因

病因	举 例
肾上腺疾病	肾上腺肿瘤
	先天性或迟发性肾上腺皮质增生症
	库欣综合征
雄激素药物	合成代谢类固醇（包括丹那唑）
	口服避孕药（高孕激素型）
激素异常增高	肺癌和类癌肿瘤（异位 ACTH 分泌）
	绒毛膜癌（β-绒毛膜促性腺素）
家族多毛症	可能继发于遗传性终末器官对于正常血浆雄激素水平的反应的增强
卵巢疾病	卵巢滤泡膜细胞增生症
	卵巢肿瘤
	多囊卵巢综合征
垂体疾病	肢端肥大症
	库欣病
	药物
	催乳激素分泌、垂体腺瘤

■ 多囊卵巢综合征

雄激素过多 雄性激素分泌过多（如由卵巢或肾上腺紊乱所导致），或由于外围睾酮被 5α-还原酶过量地转换为双氢睾酮，使得雄性激素水平异常地高，从而导致多毛症。雄性激素的自然水平也可能随性激素结合球蛋白分泌的下降而提高，该现象可在多种情况下发生，包括高胰岛素血症、高泌乳素血症以及过量雄性激素本身。但是，多毛症的轻重与循环雄性激素水平却没有对应关系，因为毛囊内的雄激素敏感性具有个体差异。

非雄激素过多 若多毛症与过量雄性激素无关，这可能是由于终末器官对雄性激素正常血浆水平的反应的增强，这在地中海、南亚或中东血统的人群中是一种遗传现象。在怀孕期和更年期的多毛症是由于雄激素水平暂时性生理波动。

多毛 包括非雄激素性毛发生长,通常是由药物,全身性疾病(表136-4),或伴癌综合征引起的。它也可发生在被称为先天性多毛症的罕见遗传疾病中。

表 136-4　多毛的原因

病因	举例
疾病	肢痛症
	纳差症,贪食症,营养不良
	中枢神经系统疾病
	皮肌炎
	家族性
	HIV 感染(如果快速进展)
	副肿瘤综合征
	卟啉病
	胫前黏液性水肿
	反复出现皮外伤、摩擦和/或炎症(如拆除石膏夹后)
	全身性疾病
	创伤性脑损伤
	营养不良
非雄激素源性药物	乙酰唑胺
	苯恶洛芬
	比马前列素和拉坦前列素(前列腺素滴眼液)
	西妥昔单抗、糖皮质激素(全身或局部)
	环孢素
	二氮嗪
	非诺特罗
	六氯苯
	干扰素
	米诺地尔
	青霉胺
	苯妥英
	前列腺素 E_1
	补骨脂素
	链霉素

评估

病史 **现病史**:应包括毛发增长的范围、区域和长势以及发病年龄。

全身性疾病回顾:应找寻女性男性化症状并审查月经和生育史。应探寻诱发疾病的症状,包括多尿症(糖尿病),暴食和通便(饮食失调),体重减轻和发热(癌症)。

既往史:应特别关注已知的诱发疾病,如内分泌紊乱,肾上腺或卵巢疾病和癌症。

家族史:应询问家族成员毛发过度生长史。药物史需要回顾所有处方药,特别问询是否私密使用合成类固醇。

体格检查 过粗过黑的毛发生长应在多部位检查,包括面部、胸部、下腹部、背部、臀部、大腿内侧。应寻找男性化的迹象,包括:

- 女性型脱发(即女性的雄激素性脱发)
- 痤疮
- 肌肉增长
- 乳房萎缩
- 阴蒂增大

一般体格检查应注意潜在诱发疾病的迹象。

- 一般体质检查应包括脂肪分布(尤其是圆脸,脂肪堆积在颈后底部)
- 应对皮肤进行检查,腋下、颈部、乳房下是否有柔软而黑色的色斑(黑棘皮症),(上述所列)以及有无膨胀纹
- 眼部检查,应检查眼外肌运动,并评估视野
- 检查乳房有无乳溢
- 检查腹部(包括盆腔)有无肿块

预警症状:特别关注以下结果:

- 男性化
- 特征突然出现,且毛发出现快速过量增长
- 盆腔和腹部肿块

检查结果解读:当一个原本健康女性,使用合成代谢类固醇或其他致病药物后(表136-3 和表136-4),开始出现毛发过度增长,则病因很可能即为该药物。症状和体征有时可表明诊断结果(表136-5)。

表 136-5　多毛症的解释

病症	可能病因
突然毛发增多,腰窝或盆腔肿块	肾上腺或卵巢癌
黑棘皮病	多囊卵巢综合征或其他高胰岛素状态
	癌症
向心性肥胖,满月相,皮纹,高血压,近端肌肉萎缩和无力	库欣综合征
溢乳、闭经(伴或不伴视野缺损)	垂体疾病引起高泌乳素血症
月经不规则或闭经,痤疮,肥胖,青春期后开始毛发增多	多囊卵巢综合征
营养不良的迹象,牙列差(尤其是青少年女性)	饮食失调
体重下降,发热	潜伏癌引起的副肿瘤综合征

起病急骤的多毛症可能预示着癌症。多毛症的突然发作可能是由于肾上腺、卵巢癌,或垂体肿瘤或从其他类型肿瘤的异位激素分泌导致。多胎毛症(恶性绒毛)是在短时间内全身长出细小毛发,虽然该症状也可仅表现为脸部局部的轻度症状。

辅助检查　在没有疾病的其他迹象时,没有必要对男性进行诊断性实验。

妇女应做实验室检查,测量血清激素水平,包括:
- 游离的和总的睾酮水平
- 脱氢表雄酮
- 促卵泡激素、促黄体素

根据临床发现,也可以测定雄烯二酮和/或泌乳素水平。伴随正常脱氢表雄酮水平的高睾酮水平表明卵巢而非肾上腺分泌了过多的雄激素。伴随脱氢表雄酮中等增高的高睾酮水平,即表明是源于肾上腺的多毛症。

通常,患有多囊卵巢综合征的妇女,LH 水平升高,FSH 水平降低,导致 LH/FSH 比值升高(对于多囊卵巢综合征,LH/FSH 比值>3 是常见的)。

影像学: 盆腔超声检查、CT 检查或两者合用来排除盆腔或肾上腺癌的可能,尤其是排除对盆腔肿块的怀疑,当总睾酮水平>150ng/dl(绝经后妇女>100ng/dl),或当 DHEAS 水平>7 000ng/dl(绝经后妇女>4 000ng/dl)。然而,大多数 DHEAS 升高的患者患有肾上腺皮质增生症,而不是肾上腺癌。有库欣综合征或肾上腺肿块影像迹象的患者应该 24 小时检测尿氢化可的松水平。

治疗
- 潜在疾病的治疗
- 祛除毛发
- 激素疗法

潜在疾病应及时治疗,包括停止或改变致病药物。多毛症本身的治疗不是必要的,除非多毛症患者感觉影响美观。

非雄激素依赖性毛发过度增长,如多毛症,主要通过物理脱毛方法治疗。雄激素依赖性多毛症需要结合物理脱毛和抗雄激素治疗。

祛除毛发 有几个技巧。脱毛技术是从皮肤的表面去毛发,包括剃须和非处方脱毛膏,如含钡和硫酸钙巯基醋酸酯。脱毛包括从根部完整移除毛发,可以通过机械手段(如镊子拔除、扯掉、上蜡)或家用脱毛设备。永久脱毛技术,包括电解、热解、激光脱毛,可以导致更长期的脱毛,但往往需要多种治疗手段。

作为一种替代脱毛的疗法,毛发染色价格低廉,当多毛症不算非常严重时效果很好。漂白剂使头发颜色变浅,使得毛发不会那么醒目。有几种商业染发产品,其中大部分用过氧化氢作为活性成分。

每天外用依氟鸟氨酸两次,可减缓毛发生长速度。长期使用,可延长两次脱毛治疗之间的时间间隔。

激素疗法 对于雄激素过多造成的多毛症,通常需要长期的治疗,因为过量雄激素的根源很难被永久消除。激素治疗包括:
- 口服避孕药
- 抗雄激素药物
- 有时可用其他药物

口服标准剂量避孕药往往用于初步治疗卵巢高雄激素血症引起的多毛症。口服避孕药可减少卵巢分泌雄激素和增加性激素结合球蛋白,从而降低游离睾酮水平。

抗雄激素治疗也可使用,包括非那雄胺(5mg 口服,每日 1 次),螺内酯(25~100mg 口服,每日 2 次),或氟他胺(125mg 口服,每日 1 次或 2 次)。除非使用避孕措施,否则在妇女育龄期禁用这些药物,因其会致使男性胎儿女性化。

胰岛素增敏剂如甲福明会降低胰岛素抗性,导致睾酮水平下降。然而,他们的效果低于其他抗雄激素药物。在必要时使用糖皮质激素抑制肾上腺雄激素的分泌。促性腺素释放激素激动剂(如醋酸亮丙瑞林、那法瑞林、曲普瑞林)。在妇科或内分泌科医生的指导下,可用于严重的卵巢雄激素过多症。

> **关键点**
> - 多毛症可能是家族性的,毛发生长的程度可能随种族会有所不同
> - 多囊卵巢综合征是多毛症最常见的病因
> - 男性化表明雄激素紊乱,需要进一步评估
> - 起病急骤的多毛症或毛发增多可能提示癌症

须部假性毛囊炎

须部假性毛囊炎是由于胡须在出毛囊前穿入皮肤或出毛囊后返折入皮肤所引起的一种异物性皮肤刺激反应性皮肤病。

须部假性毛囊炎多发生在黑人。部位主要是髯和颈部。皮疹表现为小丘疹和脓疱,需与细菌性毛囊炎进行区分。最终会导致瘢痕。

诊断主要根据临床表现。

治疗
- 急性炎症的热敷和嵌毛清理
- 停止剃须
- 根据需要,对感染和炎症进行外敷或口服药物
- 有时需清除毛囊

急性须部假性毛囊炎(如丘疹和脓包)可采用热敷,后用针或镊子来人工清除向内生长的毛发。

外敷1%氢可的松或外敷抗生素可用于轻度炎症。口服多西环素(50~100mg,每日 2 次)或口服红霉素(250~500mg,每日 4 次;333mg,每日 3 次,500mg,每日 2 次)可用于中度到重度炎症。维 A 酸类药物(维 A 酸)溶液或霜剂,或过氧化苯甲酰霜对轻度或中度症状有效,但可能会刺激皮肤。

外敷盐酸依氟鸟氨酸膏有助于减缓毛发的增长。应让毛发长出,随后将长出的毛发剪短至 0.5cm 的长度。也可选用脱毛剂,但可能会刺激皮肤。

可通过电解疗法或激光疗法,永久地清除毛囊。

137. 甲病

许多疾病可累及甲,包括畸形、甲部感染、甲沟炎和嵌甲。许多系统性疾病、遗传综合征及创伤可导致甲的改变。

许多指甲的感染是由真菌引起(甲真菌病),但是细菌和病毒感染也可发生[如绿甲综合征(假单胞菌),疱疹性瘭疽(单纯疱疹病毒 1 型)]。甚至寄生虫感染,比如厚痂性疥疮亦可导致甲板的变化。甲沟炎其实是甲周围组织的感染而非指甲的感染。

寻常疣的病因是乳头状病毒感染,经常发生在甲褶周围,有时甚至是甲下。咬甲癖可致使感染更易于播散至其他部位。上述部位的疣体治疗尤其困难。

老年人和患有糖尿病或外周血管障碍的患者的趾甲需特别注意,在医生的指导下,可避免局灶性损毁及继发性感染。

甲畸形及甲营养不良

甲营养不良常常被与畸形相提并论,然而两者有细微差异,甲畸形是甲的外形上显而易见的变化,而甲营养不良是指甲的质地或成分的改变(如甲真菌病)。

大约 50% 的甲营养不良是由真菌感染引起。其余的病因包括外伤、先天性畸形、银屑病、扁平苔藓和肿瘤(少见)。诊断主要依据临床表现,但也常借助真菌涂片和培养。甲营养不良可通过病因治疗来矫正,另外,指甲修剪师可通过适当的修剪和打磨来改善外观。

先天性畸形 一些先天性外胚层发育不良的患者无指甲(无甲)。先天性甲肥厚患者,甲床增厚、异色、用镊子夹住后高度青紫且畸形。甲髌综合征患者的甲有三角形的弧影,拇指部分缺失。毛囊角化病常合并有甲面出现红白条纹和远端 V 型缺口。

伴有系统疾病的畸形及营养不良 普卢默-文森综合征(Plummer-Vinson syndrome)(由严重未治缺铁性贫血导致的食管蹼)50%患者可伴有匙状甲(指甲凹陷呈匙状)。

黄甲综合征(特征性表现为坚硬、高度弯曲、横向增厚的黄色指甲)发生在出现四肢淋巴水肿,和/或伴有慢性呼吸系统疾病。

肾衰竭患者可表现出对半两色甲——近端显白色,远端显粉色或更深的色素沉着。

肝硬化患者可出现白甲表现,但远端 1/3 仍是深粉色的。

博氏线是在指甲板中出现的横沟,在感染、创伤、系统性疾病引起的指甲暂时性生长减慢时可引起该表现。与之相似的是无甲症亦可继发于甲板的暂时性生长停滞,与博氏线的差别在于其表现为甲全层累及,导致甲板从近端与甲床分离。无甲症最常出现在手足口病后几个月后出现,而在其他病毒感染后也可出现。出现博氏线或无甲症的肢端一般可随时间逐渐出现甲再生。

与其他皮肤疾患相关的甲畸形

银屑病:患者,当甲受累后呈现多态性,包括凹点、油斑(局部变色为棕黄色)、甲分离、甲肥厚和甲板碎裂。

甲母质扁平苔藓:早期可表现为瘢痕性甲脊和甲断裂,晚期可表现为翼状胬肉或全甲脱失,有时亦可表现为瘢痕性甲脱失。

甲翼状胬肉:从近端开始发展,向远端延伸,最终成 V 字形,导致甲缺失。

斑秃:常伴有甲凹点,呈现一定图案。甲凹点面积小。斑秃常与严重的脆甲症(甲脆且易毁损)有关。

局部外用 0.1% 他克莫司和病灶内注射糖皮质激素可用于治疗银屑病和扁平苔藓相关甲畸形。

异色:化疗药物(尤其是紫杉烷类)可导致黑甲(甲板着色),可表现为弥散性或横向条纹。一些药物还可产生特征性的甲颜色改变。

- 奎纳克林:指甲在紫外线照射下呈黄绿色或白色
- 环磷酰胺:甲小皮交界条带(形成于甲板和远端甲板边缘与甲床交接处)变为瓦灰色或者淡蓝色
- 砷:甲可呈弥散性棕色
- 四环素类、酮康唑、吩噻嗪类、磺胺类和苯茚二酮:甲变成棕色或蓝色
- 金疗法:甲可变为浅褐色或深褐色
- 银盐(银中毒):甲呈弥散性蓝灰色

吸烟可导致指甲、指尖变为黄色或褐色。

米斯线——甲上横行一条或多条白色条纹,可出现在化疗后、急性砷中毒、恶性肿瘤、MI、铊和锑中毒、氟中毒、甚至芳香维 A 酸治疗。米斯线不由甲床改变引起,但却是真性白甲,且在诱发因素去除后可恢复。也可由手指外伤引起,但不会出现在整个甲面。发癣菌可引起甲板呈现白垩样。

绿甲综合征可由假单胞菌感染引起。通常 1 或 2 个甲的感染是无害的,显著的蓝绿色是该病的特征性表现。这种感染常出现在甲剥离或者长期浸泡于水中的慢性甲沟炎患者身上。最有效的治疗方法为是用 1% 醋酸溶液或者以 1:4 稀释的乙醇浸泡。每日 2 次,每次 10 分钟,避免外伤和过度潮湿的环境。常剪指甲可增加治疗效果。

甲中部营养不良:甲中部营养不良(甲中部管状营养不良)的特点是横向延伸的指甲小裂缝,形似常青树(如枞树或圣诞树)的树枝。裂缝合脊类似于习惯抽动甲畸形(是由其他手指摩擦或抠挖指甲引起重复创伤导致的甲基质损伤形成甲中部营养不良)。病因不明,某些病例可能与创伤相关。部分病例的发病可能与频繁使用指甲重复敲击数码设备相关。若患者避免可能导致重复轻度创伤的行为时以 0.1%他克莫司睡前外用阻断治疗有效。

线状黑甲：线状黑甲表现为从近端甲褶和角质层延至远端甲板的纵向色素沉着带。在肤色偏黑者，此种可为正常表现，无需治疗。其他病因包括外伤、怀孕、艾迪生病、炎症后色素沉着，以及药物（包括阿霉素、氟尿嘧啶、齐多夫定以及补骨脂素）。过度色素沉着带也可出现在黑素细胞痣和恶性黑素瘤患者。郝秦生征（Hutchinson sign）（延伸至甲半月、甲皱襞甚至甲床沟的色素沉着过度）可能预示甲基质黑素瘤。此时需及时活检和治疗。

钩甲：钩甲是一种甲营养不良性疾病。通常发生在大足趾，变得增厚和弯曲。病因可能是穿的鞋过小引起。老年人此病较常见。治疗主要依靠适当的修剪。

甲分离：甲分离表现为甲板与甲床分离或甲板完全缺失。可是药物反应的一种表现，出现在服用四环素类药物（光毒性甲分离）、阿霉素、氟尿嘧啶、心血管药物（特别是普拉洛尔和卡托普利）、氯唑西林、头孢噻啶（少见）、磺胺甲噁唑-甲氧苄啶、双氟尼酸、芳香维A酸、吲哚美辛、异烟肼、灰黄霉素、异维A酸。甲分离可由频繁接触水或柑橘类水果导致。分离的甲床可能有白色念珠菌感染，但去除病因后不管是否治疗白色念珠菌感染，都将导致疾病的缓解。部分甲分离也可为银屑病或甲状腺毒症的并发症状。

剔甲癖：该病患者人为性毁坏甲，产生平行的横向沟和脊（洗衣板样畸形或习惯抽动性甲营养不良）。常出现在习惯性咬指甲者，导致甲板生长期发育不良。同时可见甲下出血。

钳形指甲畸形：钳形指甲畸形是一种甲板的横向过分弯曲。可出现在银屑病、SLE、木村病、肿瘤、晚期肾病和一些遗传综合征（如先天性甲沟炎）。由于甲板在指尖的嵌入，所以常常伴有疼痛。

甲下出血和甲床外伤　甲下出血由于血液积聚在甲板和甲床之间，常为外伤后造成。甲下出血可出现阵发性疼痛、乌青色改变，并且最终造成暂时性的甲板分离或者缺失（除非出血非常局限）。如果是压碎性损伤，可造成骨折和甲床损伤。有时会导致永久性甲畸形。

如果是急性损伤，甲环钻术（如用炽热的回形针或者18单位的针在甲板上灼烧打洞，可帮助缓解疼痛以及排出淤积的血液。损伤发生24小时后，血液已凝固，甲环钻术则无效。到目前为止，对于移除甲板或者修复甲床损害是否减少永久性甲畸形的风险仍然不清楚。

粗面甲　表现为粗糙、斑块状指甲。可出现在斑秃、扁平苔藓、特异性皮炎和银屑病患者。儿童常见。当累及所有指甲时，通常被称为二十甲营养不良。

肿瘤　无论是良性还是恶性肿瘤都会影响甲单位，导致畸形。这类肿瘤包括良性肿瘤（如良性黏液样囊肿、化脓性肉芽肿、血管球瘤）和恶性肿瘤（如鲍恩病、鳞状细胞癌和恶性黑素瘤）。当怀疑为恶性时，需尽快进行活检，明确诊断后尽快手术。

甲真菌病
（甲癣）

甲癣是一类真菌感染累及甲板和/或甲床的疾病。典型损害为甲变形或甲发白或发黄。诊断主要可以通过外观、真菌涂片、培养和PCR。一旦确诊，治疗可以使用口服特比萘芬或者伊曲康唑。

人群中大约有10%（2%~14%）的比例患有甲癣。危险因素包括：
- 足癣
- 原有的甲营养不良（如银屑病）
- 年老
- 男性
- 与有甲真菌病或足癣患者接触（如家庭成员共用浴盆）
- 外周血管疾病或糖尿病
- 免疫缺陷

足趾的发病率是手指的10倍。有60%~80%是由皮肤癣菌引起（如红色发癣菌），所以皮肤癣菌引起的甲感染称为甲癣。其他致病菌为非皮肤癣菌型（如曲霉菌、帚霉属、梭真菌属）。免疫缺陷或慢性黏膜皮肤念珠菌病的患者可由念珠菌感染引起甲癣（指甲更多见）。亚临床甲癣可见于反复发作的足癣患者。甲癣患者易患下肢的蜂窝织炎。

症状及体征
甲癣的临床表现为指甲出现无症状性白点、变黄和畸形。有3种常见的分型：
- 远端甲下型：远端甲下出现甲增厚、变黄、角质碎屑堆积，同时甲板与甲床分离（甲分离）
- 近端甲下型：从近端开始出现异常，提示免疫低下
- 浅表性变白型：由表及里出现白垩样改变

诊断
- 临床表现
- 氢氧化钾湿涂片镜检
- 甲碎屑和甲下碎屑经PAS染色后的组织学检查
- 真菌培养

指示性的临床表现包括第三或第五趾甲、同足的第一和第五趾甲受累和单侧的甲变形。亚临床甲癣可见于反复发作的足癣患者。与银屑病和扁平苔藓的鉴别很重要，因为涉及治疗方法的不同，所以诊断需要依靠皮屑的显微镜检，另外，除非镜检结果明确，皮屑的真菌培养也是必要的，少数情况下可剪下甲组织行PCR检查。培养取材选取接近皮损的最近端部位，用氢氧化钾湿涂片和培养检测菌丝。对甲碎屑及甲下碎屑行PAS染色可有辅助作用。要获取适合甲培养的标本有时是困难的，因为易于取材的远端甲下碎屑常常不能培养出真菌。因此，在取材前用剪刀剪去这些碎屑或用刮匙刮取更多的近端甲下组织可增加阳性率。如果真菌培养阴性，在患者可以接受检查费用的前提下，可以PCR明确诊断。

治疗
- 治疗甲癣可选择性口服伊曲康唑或特比萘芬
- 偶尔可局部外用药物治疗（如艾氟康唑、他伐硼罗、8%环吡酮、阿莫罗芬）

甲癣可以不治疗因为许多都没有症状或者症状很轻，而且不易造成并发症。口服药物虽然最有效但是可能造成肝毒性和严重的药物间反应。以下情况建议治疗：

- 之前有过同侧肢体的蜂窝织炎
- 糖尿病或其他蜂窝织炎的危险因素
- 有不能忍受的症状
- 心理社会影响
- 要求美观上的改善（有争议性）

治疗方法为特比萘芬或伊曲康唑。特比萘芬250mg/d，1次连服12周（指甲为6周）可达75%～80%治愈率，伊曲康唑200mg/d，2次，每月第一周服用连服3个月可达40%～50%治愈率，然而复发率约为10%～50%。没必要等指甲完全恢复正常后方停药，因为药物会残留在甲板中，在停药后仍有效。受累的甲无法转为正常，但新生的甲可变为正常。新的局部外用药物艾氟康唑和他伐硼罗可穿透甲板，药效强于其他传统局部药物。

研究性疗法如激光、新的外用制剂（包括艾氟康唑）以及新的特比萘芬给药系统等具有更少见和/或更轻的不良反应，并显示了更好的疗效。单独局部外用8%环吡酮或5%阿莫罗芬（美国无此药）的涂剂对某些病例有效（治愈率约为30%），联合口服抗真菌药物治疗甲癣可提高治愈率，特别是顽固性甲癣。

为了减少复发，患者需剪短指（趾）甲，洗澡后擦干脚，穿吸水性好的袜子和使用抗真菌足粉。旧的鞋子可能潜伏有相当多的孢子，如有可能的话，不继续穿。

> **关键点**
> - 甲真菌病是非常普遍的，尤其老年人、肢端循环欠佳的患者、甲营养不良和/或足癣患者好发
> - 根据外观及累及指甲的模式考虑该诊断，通过显微镜镜检以及必要时真菌培养或PCR明确诊断
> - 仅当甲癣引起并发症或复杂的症状时必须治疗
> - 如果治疗是必要的，首选特比萘芬（最有效的治疗），并采取措施防止复发（如限制湿度，丢弃旧鞋，修剪指甲短）

急性甲沟炎

甲沟炎是甲周组织的感染。急性甲沟炎可沿着甲边缘产生红、热及疼痛。视诊可诊断该病。治疗使用抗葡萄球菌抗生素及排空脓液。

甲沟炎通常为急性的，但慢性也有可能发生。急性甲沟炎的病因多为金黄色葡萄球菌或链球菌，假单胞菌或变形菌相对少见。病原菌通过皮肤破损处进入表皮，这种皮肤屏障的破坏多由甲刺、甲褶外伤、角质层缺失或慢性刺激引起（如水和去污剂）。甲沟炎更常发生在爱咬指甲者。在足趾，内向生长的足趾最先受感染。

新的药物疗法，如表皮生长因子受体（EGFR）抑制剂、哺乳动物雷帕霉素靶蛋白（mTOR）、较为少见的BRAF基因抑制剂，可引起甲沟炎及其他皮肤表现。病因尚不完全明了。然而，大多数情况下似乎是由药物本身例如视黄酸代谢的改变引起的，而非由继发感染引起。

糖尿病和外周循环障碍患者足趾的甲沟炎可影响到肢体。

症状及体征

甲沟炎累及甲周（近端和/或远端的甲褶），几小时至几天后出现疼痛、热感、发红和肿胀。通常脓仅限于甲周，有时会浸润甲下，感染可蔓延至指尖髓质，导致指头脓炎。感染很少穿入手指深部，有时会导致屈肌腱鞘炎。

诊断

诊断主要依靠临床表现。有些皮肤病可以引起类似甲沟炎的变化，故需要鉴别。尤其是当治疗效果不佳时。这些皮肤病包括鳞癌、邻近的甲癣、化脓性肉芽肿、坏疽性脓皮病和疱疹性瘭疽。

治疗

- 抗葡萄球菌的抗生素
- 排脓

早期可采用热敷或浸泡热水和服用抗葡萄球菌的抗生素（如双氯西林或头孢菌素静脉注射250mg，每日4次口服，克林霉素300mg，每日2次口服）。在耐甲氧西林金黄色葡萄球菌多见的地区，根据当地的药敏测试，可使用诸如甲氧苄啶或者磺胺甲噁唑治疗。对有糖尿病或者其他外周血管性疾病的患者，趾的甲沟炎应预防发生蜂窝织炎或者更严重的感染（水肿或者红斑的扩展、淋巴结病或者发热）。

脓肿用自由升降器、小型止血钳或11号手术刀插入甲和甲褶中，无需皮肤切开，置入薄纱条24～48小时可利于引流。

一例因EGFR抑制剂治疗致发病且对常规治疗不敏感的病患接受自体富含血小板的血浆治疗有效。

> **关键点**
> - 急性甲沟炎可与甲周倒刺、甲襞创伤、甲襞护膜缺失、慢性刺激、咬或吸吮手指等相关
> - 当出现沿甲缘分布的红肿，疼痛，急性皮温升高时高度怀疑该诊断，但常规治疗无效时需鉴别诊断其他疾病
> - 可通过排出可见脓液治疗，或在无可见脓液情况下以抗生素和湿热疗法治疗

慢性甲沟炎

慢性甲沟炎是复发性或持续性的甲褶处炎症，好发于指甲。

慢性甲沟炎好发于手长期浸水者（如洗碗工、酒吧侍者、管家），特别是患有手部湿疹、糖尿病或免疫缺陷者。常合并有念珠菌的存在，但它与病因机制的关系尚不清楚；真菌祛除后并不总是能改善甲改变。故此病可能是一种刺激性炎症继发真菌感染。

在急性发病时，甲褶部疼痛、发红，通常无脓肿。常可出现甲襞护膜缺失、甲褶和甲板分离。所形成的分离有利于刺激物和病原菌的侵入。长期如此，甲会出现变形。

本症的诊断有赖于临床。

治疗

- 保持手干燥

- 局部使用糖皮质激素或者他克莫司

最基本的治疗是保持手干燥、使角质层重新长出闭合空隙。若必须接触水，可使用手套或防护油脂。局部外用激素或者 0.1%他克莫司也有一定作用。仅当考虑真菌定植时可用抗真菌药物治疗。3%麝香草酚的醇制剂每天用于空隙处数次，可保持空隙的干燥和无菌。如果治疗无效，应考虑鳞状细胞癌可能，需做病理活检排除。

趾甲内生
（嵌甲）

趾甲内生是甲边缘的内曲或侵犯甲皱，导致疼痛。

病因包括鞋小、不正常的步态、球形趾、过度修剪趾甲或者甲形的先天性变异（如先天性钳形甲畸形）。有时候下部生长的骨软骨瘤也可导致嵌甲，尤其在年轻人中。在年长者中，外周组织水肿是个危险因素。最终，可沿着甲边缘产生感染（甲沟炎）。

症状及体征

在甲皱的边角处可产生疼痛，较少见的情况下，边缘整段都可产生疼痛。起初可能只是轻度的不适，尤其穿某些鞋子时。慢性患者，尤其年轻患者，可见肉芽肿。

诊断
- 临床评估

红、肿胀及疼痛提示嵌甲。对于年轻的复发性嵌甲患者（20 岁）建议行 X 线检查来排除骨软骨瘤。在无内生趾甲的情况下，对于年长患者，沿着趾周围生长的明显的肉芽组织常被忽视，但却提示无黑素性黑素瘤可能，需行活检。

治疗
- 甲切除以及破坏连接处的甲床

对于轻度的嵌甲，可在内生的甲板及疼痛的甲皱见塞入棉花，来达到立刻减轻疼痛的效果。如果是由于鞋子过紧引起，则建议更换较大的鞋子。在大部分的病例中，尤其是合并甲沟炎，局麻后切除内生趾甲是唯一有效的治疗。切除后，可应用弹性管分离甲板和疼痛的甲襞而促进愈合。如果嵌甲复发，可用苯酚永久性损毁附近的横向甲基质。如果有动脉缺陷，不建议使用苯酚。

138. 汗腺疾病

人体存在两种汗腺：顶泌汗腺和外泌汗腺。

顶泌汗腺 主要成簇分布于腋窝、乳晕、外生殖器及肛门，在外耳道有变异的顶泌汗腺。青春期顶泌汗腺功能开始活跃，产生的分泌物油腻且黏厚，并可能通过嗅觉传递两性生理信息。最常见的顶泌汗腺疾病是臭汗症。化脓性汗腺炎也累及顶泌汗腺。

外泌汗腺 遍布于全身，分泌活动受交感神经支配，出生后即开始活跃。其分泌物呈水样，能在高温环境中和运动时降低机体的温度。外泌汗腺疾病包括多汗症、少汗症及痱。

臭汗症

臭汗症是汗腺的分泌物、细胞残骸被细菌或酵母菌分解后，产生的过度的或异常的体味。

顶泌汗腺分泌物 富含脂质，无菌、无臭，但被细菌分解后在体表形成挥发性酸，产生臭味。

外泌汗腺 普遍没有恶臭是因为其几乎 100%为水分。

外泌汗腺汗臭症 可在细菌降解已被外分泌腺汗液软化的角蛋白时产生。食物（如咖喱、大蒜、洋葱、乙醇）和药物（如青霉素）的摄入也可导致其产生。近期研究表明，臭汗症与耳垢的湿度或黏性之间存在很强的相关性（与 ABCC11 基因的单核苷酸多态性有关）。

对一部分患者而言，有时需连续数天使用抗菌肥皂清洗，同时可能还需加用含克林霉素或红霉素的抗生素软膏协助治疗。刮除腋毛可能也有助于控制体味。

多汗症

多汗症有多种病因，表现为局限的或泛发的皮肤出汗过多。腋下、手掌、足底出汗在应激、锻炼、高温环境时产生的正常生理反应；泛发型多汗症多病因不明，但须警惕恶性肿瘤、感染及内分泌疾病引起的可能。诊断很容易，必要时需进行进一步检查明确潜在致病因素。治疗包括局部应用三氯化铝、自来水离子渗透、肉毒杆菌毒素、口服格隆溴铵，对于严重病例可进行外科手术治疗。

病因

多汗症可局限，亦可广泛受累。

局限型多汗：情绪因素导致的较为常见，焦虑、兴奋、愤怒、恐惧可导致手掌、足底、腋下或前额的出汗。这可能是应激时全身交感神经冲动传出增加引起的。运动和炎热的环境中出汗也很常见。虽然此时的出汗是一种正常的生理反应，但在相同刺激下，多汗症患者出汗量远超大多人群；即使在常人不易出汗的情况下，他们也会过度出汗。

味觉多汗表现为进食辛辣、高温的食物和饮料后口唇周围出汗。味觉多汗在许多情况下病因不明，但在糖尿病神经病变、面部带状疱疹、颈交感神经节受侵犯、中枢神经系统损伤或病变，腮腺损伤后均可出现味觉多汗。腮腺损伤、手术、感染或创伤可能扰乱腮腺的神经分布。受伤部位的腺体，往往是整个腮腺都受到刺激，导致腮腺交感神经纤维再生为副交感神经纤维。这种症状被称为 Frey 综合征。不对称出汗可以由神经异常引起的。

其他局限型多汗的原因包括胫前黏液性水肿（胫前出汗）、肥大性骨关节病（手掌出汗），蓝橡皮奶头样大疱性痣综合征及血管球瘤（病变部位出汗）。代偿性出汗是在交感神经切除术后发生的大量出汗。

泛发型多汗：泛发型多汗几乎累及全身。尽管病因不明，但有许多已知情况下可发生（表 138-1）。

表 138-1　一些泛发型多汗的原因

型别	示例
特发性	—
内分泌紊乱	甲状腺功能亢进，低血糖症，GnRH 激动剂引起的垂体功能亢进
药物	抗抑郁药物，阿司匹林，解热镇痛药，降糖药，咖啡因，茶碱，阿片戒断
中枢神经系统	外伤，自主神经病，颈交感神经节受侵犯
癌症*	淋巴瘤，白血病
感染	结核，心内膜炎，系统真菌感染
其他	类癌综合征，怀孕，绝经，焦虑

* 主要为夜间泛发多汗（盗汗）。
GnRH，促性腺素释放素。

症状及体征

体检常可见患者出汗，出汗可非常剧烈。患者衣服常湿透，掌跖可见浸渍、皲裂。多汗症可导致患者情绪低落，甚至回避社交。掌跖部位皮肤可表现苍白。

诊断

- 病史和体检
- 淀粉碘实验
- 病因检测

多汗症的诊断依靠病史和体检，确诊可利用淀粉碘实验。对于此测试，碘溶液滴加到受影响的区域，并使其干燥。玉米淀粉撒到相应部位，这使得出汗的区域变暗。实验仅在需要确定出汗部位时有必要性（如 Frey 综合征，或需确定手术、肉毒杆菌毒素治疗部位时），亦可作为治疗过程中随访疗效的半定量方法。不对称性出汗的模式提示可能存在神经源性因素。

可根据症状来选择可确定多汗症病因的实验室检查，可能包括如发现是否患有白血病的 CBC 检测、诊断糖尿病的血糖检测、筛查甲状腺功能减退的促甲状腺素检查。

治疗

- 六水合三氯化铝溶液
- 自来水离子渗透疗法
- A 型肉毒杆菌毒素
- 口服抗胆碱能药
- 外科手术

局限型和泛发型多汗症的初始治疗相似。

六水合三氯化铝　6%～20%无水三氯化铝无水乙醇溶液作为处方制剂，可局部应用治疗腋下、掌跖部位多汗症。这种溶液可以使盐沉淀，这种盐可阻塞汗腺导管，夜间使用效果最佳，晨起需要洗掉。有时需在涂药前口服抗胆碱能药物，以防止汗液将三氯化铝洗掉。治疗初期，每周需反复多次使用以控制病情，后续治疗可减至每周一到两次，规律维持。如果封包治疗有刺激性，可以尝试非封包治疗。这种药剂不可外用于伴有局部炎症、破溃的、渗出多或近期剃刮过毛发的皮肤表面。对于症状较轻的患者，高浓度三氯化铝水溶液可充分缓解症状。

自来水离子渗透疗法　即用电流将可溶性盐的离子导入皮肤，可作为局部治疗反应不佳的患者的另一选择。将受累部位（通常为掌跖部位）分别置于自来水池，每个水池中置入一个含 15～25mA 电流的电极，维持 10～20 分钟。第 1 周应每日重复 1 次，后每周 1 次或每两周 1 次。通过抗胆碱能药物（如格隆溴铵）溶解到离子电渗盆中可以使得离子电渗疗法更有效。虽然这种治法常常有效，但因操作耗时、不便捷，部分患者难以坚持。

A 型肉毒杆菌毒素　是一种可以减少外泌汗腺交感神经释放乙酰胆碱的神经毒素。将肉毒素直接皮下注射于腋下、手掌或前额皮肤，可以抑制出汗约 5 个月，具体维持时间与注射剂量相关。需要注意的是，美国 FDA 仅批准肉毒杆菌毒素用于治疗腋窝多汗症，其他部位的多汗症可能无法被保险涵盖。不良反应包括局部肌无力和头痛。该法虽然有效，但注射会引起疼痛且费用高昂。

口服抗胆碱药物　可以帮助一些患者。可使用格隆溴铵或奥昔布宁至症状可以耐受，或抗胆碱能的副作用变得无法耐受。潜在的副作用包括口干、皮肤干燥、面部潮红、视力模糊、尿潴留、瞳孔散大和心律失常。

外科手术　可用于各种保守治疗失败的案例。腋下多汗症患者可予以腋窝汗腺切除术，可选择切开割除术或抽吸术（后者并发症可能更少）。手掌多汗症可行经胸廓内镜下交感神经切除术。必须注意手术导致并发症的可能性，尤其是交感神经切除术。可能的并发症包括幻觉多汗症（无汗液分泌但有出汗感），代偿性多汗症（未经治疗的部位出汗增多），味觉多汗，神经痛，以及霍纳综合征（Horner syndrome）。补偿性多汗症是胸腔镜下交感神经切除术后最常见的并发症，多达 80%的患者可出现，可能致残并且比原来问题更加严重。

> **关键点**
> - 不对称性多汗提示神经源性因素
> - 虽然弥漫出汗通常是正常的，需要根据患者症状考虑肿瘤，感染，内分泌紊乱的可能性
> - 根据临床发现进行实验室检查，明确系统性病因
> - 根据情况，治疗可选择三氯化铝溶液、自来水离子渗透疗法、肉毒杆菌毒素素或口服格隆溴铵

少汗症

少汗症表现为出汗不足。

因皮肤异常引起的少汗症很少具有临床意义。大多患者仅局部皮肤受累，常见诱因有局部皮肤损伤［如外伤、射线、感染（例如麻风）或炎症反应］或因结缔组织疾病导致腺体萎缩（如系统性硬化、系统性红斑狼疮、干燥综合征）。药物可诱发少汗症，尤其是具有抗胆碱能性质的药物。糖尿病神经病变和许多先天性综合征也可引起少汗症。中暑时会出现少汗症状，但这不是皮肤功能障碍而是中枢神经系统紊乱。

诊断需通过临床观察有无出汗减少或热耐受不良。治疗措施为降低体温（如冷空调、穿湿衣服）。

痱子

痱子是由于汗液堵塞，蒸发不畅而残留于皮肤中所引起的皮肤病变。

痱最常见于温暖潮湿的季节，亦可见于寒冷天气中秋冬季穿着过多、住院或卧床的患者。皮损形态会因受堵塞汗管分布深度各异而不同。

- **晶状粟粒疹**：由于表皮最浅层汗管堵塞，角层下汗液残留引起，表现为澄清的水滴状小水疱，轻压即可破裂
- **红色粟粒疹**：（痱子）是表皮中层汗管堵塞，表皮和真皮处汗液潴留而成，形成疼痛而瘙痒的丘疹（刺痛）
- **脓疱性粟粒疹**：与红色粟粒疹相似，但表现为脓疱而非丘疹
- **深部粟粒疹是**：表真皮交界处真皮乳头部的汗管入口堵塞，真皮内汗液潴留导致，形成的丘疹比红色粟粒疹更大更深。这些丘疹常常十分疼痛

诊断主要依据临床表现，在炎热环境中或皮肤包裹密实时（如长期躺在病床上背靠着床板的住院或卧床的患者）出现。治疗方法包括降温，保持皮疹部位干燥，避免可能引起出汗的情况，最好能保持在空调环境中。若皮疹加重，可外用糖皮质激素乳膏或洗剂，有时可加用少许薄荷脑。

第十二篇

血液病学及肿瘤病学

139. **贫血患者的诊治概论** 969
   Evan M. Braunstein, MD, PhD
   红细胞生成 969
   贫血的病因学 969
   贫血的评价 970
   贫血的治疗 973

140. **红细胞生成不足所致的贫血** 973
   Evan M. Braunstein, MD, PhD
   缺铁性贫血 974
   铁粒幼细胞性贫血 976
   慢性病贫血 976
   肾性贫血 977
   再生障碍性贫血 977
   纯红细胞再生障碍 978
   骨髓病性贫血 979
   巨幼细胞大细胞性贫血 979
   骨髓发育不良和铁转运障碍性贫血 980

141. **溶血性贫血** 981
   Evan M. Braunstein, MD, PhD
   自体免疫性溶血性贫血 982
   阵发性睡眠性血红蛋白尿症 985
   创伤性溶血性贫血 985
   遗传性球形红细胞增多症和遗传性椭圆形红细胞增多症 985
   低磷酸盐血症引起贫血和口形红细胞增多 986
   糖酵解途径缺陷 986
   葡萄糖6-磷酸脱氢酶缺乏 987
   镰状细胞病 987
   血红蛋白C病 990
   血红蛋白S-C病 990
   血红蛋白E病 990
   珠蛋白生成障碍性贫血 990
   血红蛋白S-β-珠蛋白生成障碍性贫血 992

142. **血管异常引起的出血** 992
   David J. Kuter, MD, DPhil
   自体红细胞过敏 992

异常蛋白血症所致的血管性紫癜 992
遗传性出血性毛细血管扩张症 993
单纯性紫癜 993
老年性紫癜 994

143. **凝血性疾病** 994
   Joel L. Moake, MD
   弥散性血管内凝血 995
   血友病 996
   循环抗凝物质引起的凝血障碍 997
   少见的遗传性凝血性疾病 998

144. **嗜酸性粒细胞疾病** 999
   Jane Liesveld, MD, and Patrick Reagan, MD
   嗜酸性粒细胞增多症 999
   高嗜酸性粒细胞增多综合征 1002

145. **止血** 1004
   Joel L. Moake, MD
   过度出血 1007

146. **组织细胞综合征** 1011
   Jeffrey M. Lipton, MD, PhD
   朗格汉斯细胞组织细胞增生症 1011
   噬血细胞淋巴组织细胞增生症 1013
   Rosai-Dorfman病 1013

147. **铁过载** 1014
   James Peter Adam Hamilton, MD
   含铁血黄素沉着 1014
   遗传性血色病 1014
   继发性铁过载 1016

148. **白血病** 1017
   Jerry L. Spivak, MD
   急性白血病概述 1019
   急性淋巴细胞白血病 1020
   急性髓系白血病 1021

慢性淋巴细胞白血病 1022
慢性髓细胞性白血病 1023
骨髓增生异常综合征 1025

149. **白细胞减少** 1026
Mary Territo, MD
淋巴细胞减少 1027
单核细胞减少 1028
中性粒细胞减少 1028

150. **淋巴瘤** 1032
Carol S. Portlock, MD
霍奇金淋巴瘤 1032
非霍奇金淋巴瘤 1034
伯基特淋巴瘤 1037
蕈样真菌病 1037

151. **骨髓增殖性疾病** 1038
Jane Liesveld, MD, and Patrick M. Reagan, MD
原发性血小板增多症 1038
反应性血小板增多 1040
原发性骨髓纤维化 1040
真性红细胞增多症 1041
继发性红细胞增多症 1043

152. **浆细胞病** 1044
Bruce A. Chabner, MD, and Elizabeth Chabner Thompson, MD, MPH
重链病 1045
巨球蛋白血症 1045
意义不明的单克隆丙种球蛋白血症 1046
多发性骨髓瘤 1047

153. **脾脏疾病** 1049
James R. Berenson, MD
脾肿大 1050
脾功能亢进 1050

154. **血小板减少和血小板功能不全** 1051
Bruce A. Chabner, MD, and Elizabeth Chabner Thompson, MD, MPH
血小板疾病概述 1051
获得性血小板功能异常 1054
遗传性内源性血小板疾病 1054
免疫性血小板减少性紫癜 1055
脾脏阻留引起的血小板减少 1056

血小板减少症:其他原因 1056
血栓性血小板减少性紫癜和溶血-尿毒症综合征 1057
血管性血友病 1058

155. **血栓性疾病** 1059
Harry S. Jacob, MD
抗磷脂抗体综合征 1060
抗凝血酶缺乏 1060
高同型半胱氨酸血症 1061
因子V对活化的蛋白C抵抗 1061
蛋白C缺乏 1061
蛋白S缺乏 1061
蛋白Z缺乏 1061
凝血酶原20210(因子Ⅱ)基因突变 1062

156. **输血医学** 1062
David J. Kuter, MD, DPhil
血液采集 1062
血液制品 1064
输血技术 1065
输血并发症 1065
治疗性血液单采 1068

157. **癌症总论** 1069
Joel L. Moake, MD
癌症的细胞和分子学基础 1069
恶性肿瘤诊断 1072
肿瘤筛查 1073
肿瘤的临床并发症 1073
原发灶不明的转移癌 1073
伴癌综合征 1074

158. **癌症治疗原则** 1075
Ravindra Sarode, MD
癌症治疗的方法 1076
癌症治疗不良反应的处理 1084
恶病质 1086
不可治愈的癌症 1086

159. **肿瘤免疫学** 1087
Dmitry Gabrilovich, MD, PhD
肿瘤抗原 1087
宿主对肿瘤的反应 1087
肿瘤的免疫诊断 1088
癌症的免疫治疗 1088

139. 贫血患者的诊治概论

红细胞生成

红细胞（RBC）是在促红细胞生成素（EPO）的控制下在骨髓中生成的。肾脏中近肾小球细胞在氧含量降低（如贫血和缺氧）和雄激素水平升高时产生 EPO。除了 EPO 以外，红细胞生成还需要充足的原料，主要是铁、维生素 B_{12} 和叶酸。维生素 B_{12} 和叶酸参见第 38 页；铁参见第 11 页，缺铁性贫血参见第 974 页。血红素合成，参见第 1189 页。

红细胞存活时间大约 120 日。衰老的红细胞会失去细胞膜，循环中大部分的红细胞被脾脏、肝脏和骨髓中的巨噬细胞所清除。这些细胞中的血红蛋白主要在肝实质细胞通过血红素氧化酶系统作用下降解为亚铁血红素，并保持铁的恒定（随后再利用），亚铁血红素在一系列酶的作用下降解为胆红素，蛋白质可再利用。维持红细胞数量的稳定需要每日新产生约 1/120 的红细胞；持续释放的不成熟红细胞（网织红细胞）在外周血中占红细胞总数的 0.5%~1.5%。

随着年龄增长，血红蛋白和血细胞比容会轻微下降，但一般不低于正常值。在女性中，还有其他因素也常会引起红细胞水平降低，包括日积月累的月经性失血和多次妊娠导致的铁需求增加。

贫血的病因学

贫血是红细胞数、血细胞比容或血红蛋白含量的减少。红细胞的量代表红细胞的生成和破坏或丢失之间的平衡。因此，贫血可由三种基本机制中的一种或多种引起（表 139-1）：

- 失血
- 红细胞生成不足
- 过度溶血（红细胞破坏）

失血 可以是急性或慢性的。在急性失血后数小时，组织液进入血液循环使血液稀释时，贫血才表现出来。在最初几小时内，可出现多核粒细胞和血小板计数增高，如果为急性大量出血，可出现未成熟白细胞和幼红细胞增多。慢性失血，如果失血的速度较生成的速度快，可引起贫血，最常见的是由于长期代偿性红细胞生成致机体铁储存耗竭（参见第 974 页）。

红细胞生成不足 有多种原因。红细胞生成完全停止可使红细胞数每周下降 7%~10%（每日 1%）。红细胞生成减少，即使不足以引起红细胞数量减少，也常引起红细胞形态和体积的异常。

过度溶血 可由红细胞本身异常引起，也可由外在因素引起，如红细胞表面存在抗体或补体导致提早破坏。肿大的脾脏可较正常速度更快的阻留和破坏红细胞。一些因

表 139-1　贫血的病因学分类

机制	举例
失血	
急性	分娩
	胃肠道出血
	创伤
	手术
慢性	膀胱肿瘤
	胃肠道肿瘤或息肉
	大量月经出血
	肾脏肿瘤
	胃或小肠溃疡
红细胞生成不足*	
小细胞性	铁缺乏
	铁再利用障碍（慢性炎症、感染、肿瘤所导致的贫血）
	铁转运障碍（铁难治性缺铁性贫血）
	铁利用障碍（遗传性铁幼粒细胞性贫血）
	珠蛋白生成障碍性贫血（也分为红细胞内源性缺陷导致的过度溶血）
正色素正细胞性	慢性炎症、感染、肿瘤导致的贫血
	肾病性
	内分泌紊乱（甲状腺、垂体）
	蛋白质不足
	骨髓发育不良
	骨髓病性贫血
	纯红细胞再生障碍
大细胞性	酒精导致的疾病
	铜缺乏
	叶酸缺乏
	肝脏疾病
	营养吸收不良（如热带口炎性腹泻）
	骨髓发育不良
	维生素 B_{12} 缺乏
外源性红细胞破坏导致的过度溶血	
脾功能亢进	单核-巨噬细胞系统功能亢进伴脾大
免疫功能异常	冷凝集素病

续表

机制	举例
免疫功能异常	药物导致
	阵发性寒冷性血红蛋白尿
	血栓性血小板减少性紫癜（TTP）和溶血尿毒综合征（HUS）
	温抗体型溶血性贫血
感染	梭状芽孢杆菌感染
	EB病毒感染
	疟疾
机械性损伤	心脏瓣膜疾病
	行军性溶血
药物/毒素	非那吡啶
	利巴韦林
	蜘蛛咬伤
内源性红细胞破坏导致的过度溶血	
红细胞膜改变，获得性	低磷酸盐血症
	阵发性睡眠性血红蛋白尿
	口形红细胞增多症
红细胞膜改变，先天性	遗传性椭圆形红细胞增多症
	遗传性球形红细胞增多症
代谢异常（遗传性酶缺乏）	糖酵解途径缺乏
	G-6-PD缺乏
血红蛋白病	血红蛋白C病
	血红蛋白E病
	血红蛋白S-C病
	血红蛋白S-β-珠蛋白生成障碍性贫血
	镰状细胞贫血（HbS）
	珠蛋白生成障碍性贫血（β、β-δ和α）

* 按红细胞指数分类。

溶血所致红细胞变形的原因也可引起红细胞的破坏。过度溶血一般情况下不影响网织红细胞的生成，除非是铁或其他必需的造血原料耗竭。

贫血的评价

贫血是红细胞数、血细胞比容或血红蛋白含量的减少。贫血的诊断标准男性为：Hb<14g/dl，Hct<42%或RBC<450万/μl；女性为：Hb<12g/dl，Hct<37%或RBC<400万/μl。在婴儿中，正常值随年龄的增长而变化，需使用年龄相关量表。

贫血不是诊断；它是原发疾病的一种表现（见贫血的病因学）。因此，即使是轻度的、无症状的贫血也应寻找其原因以便诊断和治疗原发疾病。

贫血通常是根据病史和身体检查发现的。常见的贫血的症状包括：
- 疲劳
- 虚弱
- 劳累性呼吸困难
- 苍白

病史和体格检查后需进行全血细胞计数和外周血涂片的实验室检查。依据检查结果进一步完善鉴别诊断（和贫血的原因）。

病史 病史包括：
- 引起贫血的危险因素
- 贫血本身引起的症状
- 可以反映基础疾病的症状

贫血的危险因素 贫血有很多危险因素。如素食主义饮食引起的维生素B_{12}缺乏性贫血，或酗酒引起的叶酸缺乏性贫血。很多血红蛋白病有家族遗传性；某些药物易诱发溶血。肿瘤、风湿性疾病和慢性炎症性疾病都可以抑制骨髓造血或引起脾大。

贫血的症状 贫血的症状没有敏感性和特异性，无助于贫血的鉴别诊断。症状通常是对组织缺氧的代偿性反应，当Hb水平远低于患者的个人基线时将会有较严重的临床表现。但是，在原有心肺功能不全或贫血发生速度很快的患者中，即使血红蛋白较高仍会出现症状。

如虚弱、疲乏、困倦、心绞痛、晕厥和劳累性呼吸困难症状可能提示贫血。眩晕、头痛、耳鸣、闭经、性欲减退和胃肠道症状也可发生。严重的低氧血症和血容量不足可引起心功能不全或休克。

提示贫血原因的症状：某些症状可能提示贫血的原因。如黑便、鼻出血、便血、吐血或月经过多提示出血。如果没有肝脏疾病，黄疸和酱油色尿提示溶血。体重减轻可能提示癌症。弥散性骨痛和胸痛提示镰状细胞贫血；肢端麻木提示维生素B_{12}或叶酸缺乏。

> **经验与提示**
>
> 贫血不是诊断；它是原发疾病的一种表现。因此，即使是轻度的、无症状的贫血也应寻找其原因以便诊断和治疗原发疾病。

体格检查 全面的体格检查是必要的。贫血本身的症状没有敏感性和特异性；然而，严重的贫血常表现为面色苍白。

原发疾病的其他症状往往比贫血能更加准确地诊断疾病。血红素阳性大便提示胃肠道出血。失血性休克的低血压、心动过速、面色苍白、呼吸急促、出汗、意识模糊，可能是由急性出血引起的。黄疸可能提示溶血。脾肿大可与溶血、血红蛋白病、结缔组织疾病、骨髓增生性疾病、感染或癌症同时发生。周围神经病变提示维生素B_{12}不足。钝性外伤患者出现腹胀提示急性出血。血小板减少或血小板功能障碍可导致瘀点。发热和心脏杂音提示感染性心内膜炎，也是溶血的可能原因。因贫血所致的组织缺氧很少伴高输出量性心力衰竭。

为血细胞计数和红细胞指数，自动分类血细胞计数仪可直接测定血红蛋白(Hb)、红细胞数(RBC)、血细胞比容(Het，测定红细胞在血液中所占比例)、平均红细胞体积(MCV，红细胞大小的一种指标)、平均红细胞血红蛋白量(MCH，测定每个红细胞内所含血红蛋白的重量)和平均红细胞血红蛋白浓度(MCHC，测定每个红细胞内所含血红蛋白的浓度)。

贫血的诊断标准为：

■ 男性：Hb<14g/dl 或 Het<42%，或 RBC<450万/µl
■ 女性：Hb<12g/dl 或 Het<37%，或 RBC<400万/µl

在婴幼儿中，正常值随年龄的增长而变化，需使用年龄相关量表。如果 MCV<80fl 的贫血被称为小细胞，>100fl 的为

大细胞。然而，由于网织红细胞较成熟红细胞大，所以含量较高的网织红细胞增多可增加 MCV 值，不代表红细胞的真正增大。目动血细胞计数仪还可测出红细胞体积大小变化的范围，表示为红细胞体积分布宽度(RDW)。常以 RDW 区分同时具有大细胞和小细胞性贫血(同时存在伙小红细胞增多和网织红细胞增多)；这种情况可能出现正常的 MCV，而 MCV 测量值会不正常。此外，低色素一词指的是MCH<27pg/红细胞，或 MCHC<30%。正常的 MCH 和 MCHC 值为正色素。

红细胞指数：可帮助明确贫血发病机制和推测可能的发病原因。小细胞性红细胞贫血常见明原因和推测可能的发病原因。小细胞低色素性贫血最常见原因是缺铁性贫血和相关

病因学改变	红细胞变化	形态变化	特点
冷凝集素综合征	红细胞凝集	凝集红细胞发生	
		因防凝抗凝血浆所致	
		有时在脾后会发生	
铁缺乏性贫血和慢性	白红细胞小	眶短肛	多色血症细胞
炎症			血板减少
遗传性球形红细胞增多症	血细胞减小	大小不均的球形红细胞	大部分病例为家族性
镰状细胞病		外周血涂片上出现一些镰状红细胞	贫血症
		在低氧或脱水的情况下有红细胞皱缩样	电泳显示 HbS
		可能发生溶血性贫血、色素胆石症和下肢溃疡	X线检查可见骨髓变化
巨幼红细胞性贫血		通常为低色素，正血细胞或大红细胞	光不足或叶酸缺乏性代谢障碍
维生素 B₆ 缺乏		排铁铬染色的红细胞	维生素 B₆ 反应(有效)
小细胞性		红细胞渗透脆性降低	通常为轻度增殖生且具有家族性的一种病症
	珠蛋白生成障碍性贫血		HbA₂ 和 HbF 水升高(β 珠蛋白重链或基础性贫血)
镰状细胞	镰状性贫血		新生儿和幼儿区的疾病
		其他性贫血	镰子开始患儿开始出现贫血
	大小不均的镰状红细胞	在婴儿中可见有镰状细胞	肝肿大
维生素 B₁₂ 缺乏		卵圆形大红细胞	低血清维生素 B₁₂ 水平(<180pg/ml 或<130pmol/L)
	细胞大小不一		胃肠炎和中枢神经系统疾患
	网织红细胞减少		
		分叶较多的中性粒细胞	血清叶酸浓度减低
		球形巨幼红细胞	LDH 增高
		血管内因子抗体(恶性贫血)	
			有时有因子分泌缺乏

139. 贫血患者的诊治概论

辅助检查
- 自身红细胞和血小板计数并全血细胞计数
- 红细胞形态和红细胞指数
- 网织红细胞计数
- 外周血涂片
- 有时需要骨髓穿刺检查

实验室检查首先是全血细胞计数，包括白细胞和血小板计数，红细胞形态和红细胞指数[MCV、MCH、MCHC、红细胞体积分布宽度(RDW)]，外周血涂片，网织红细胞计数。根据贫血对红细胞代谢情况，根据这些检查的结果和临床表现并获得下一步的检查，用可能诊断模式可以帮助获血的诊断（表139-2）。

表 139-2 贫血的特点

病因学分类	形态变化	特点
急性失血	正细胞正色素（严重出血时可能出现有核红细胞和白细胞增多）	白细胞增多 血小板增多
慢性失血	同缺铁性贫血	同缺铁性贫血
缺铁性贫血	与缺铁性 B_{12} 和叶酸之相同	血清叶酸 <5ng/ml (<11nmol/L) 红细胞叶酸 <225ng/ml RBC (<510nmol/L)
遗传性球形红细胞增多症	球形小细胞	渗透压、胆固醇和脂蛋白量异常（口服结膜肌红染、胆结石、脾肿大）
	网织红细胞增多	红细胞渗透脆性增高
	网织红细胞增多	光学红细胞膜异常增多
		脾大和肝内骨髓腔增高
	网织红细胞增多	蓄积器例如有血红蛋白
溶血	正细胞正色素	血清间接胆红素和 LDH 增高 多种血清素阻
感染、慢性和恶性肿瘤	早期为正细胞正色素，以后为小细胞性	血清铁降低
	正细胞正色素	正常铁储存
尿毒症	网织红细胞正常	血清铁降低 促红细胞生成素之量
	小细胞，大小不均的正色素红细胞	血清铁降低之 2，不规则形和粗粒状
	网织红细胞减少	骨髓铁染色正常
	网织红细胞减少	骨髓增生正常或有发生异常
骨髓被浸润		骨髓病性血红蛋白降低
骨髓增生（骨髓纤维化）		转换性（>50%）或颅骨常显示有弹性的非化学物质（如癌瘤素、非骨髓水、乙基嘌呤、巯毒剂） 血清铁蛋白正常
	网织红细胞减少	骨髓有细胞（可红细胞小细胞）
	血液分化生长点	
骨髓转化（骨髓纤维化）	大小不均的正色素红细胞	红细胞容积增加、肿瘤、骨髓活检可能显示各种非红细胞变化的骨髓 脾肿大
有核红细胞		可能有出血和生长
	骨髓细胞减少	可能有骨质变化
	骨髓增生可见成白细胞或在红色血液中，骨髓 骨髓穿刺没有被压缩细胞	

的血红蛋白合成缺陷。在一些慢性病贫血的患者中，MCV为小细胞性或为临界小细胞性。大细胞性红细胞提示DNA合成缺陷（如由于维生素B_{12}、叶酸缺乏或化疗药物如羟基脲和抗叶酸药物），也可见于乙醇中毒，因为细胞膜异常。急性失血因骨髓释放大量网织红细胞的缘故也可短暂出现大细胞性贫血。正细胞性红细胞提示促红细胞生成素（EPO）缺乏或对它反应不足（低增生性贫血）。在缺铁形成之前的出血，除非有大量的网织红细胞产生，一般表现为正细胞正色素性贫血。

外周血涂片：对红细胞产生过多和溶血的诊断很敏感它比自动计数仪更加准确的识别红细胞结构改变、血小板减少、有核红细胞或未成熟粒细胞，也可以发现在自动血细胞计数正常情况下的其他异常（如疟疾或其他寄生虫感染，红细胞和粒细胞内包含物）。红细胞破坏可通过找到红细胞碎片，破坏的细胞部分（裂细胞），或椭圆形细胞和球形细胞存在明显的细胞膜改变而确诊。靶形细胞（血红蛋白集于中央的薄型细胞）是血红蛋白不足或细胞膜过大（如血红蛋白病或肝脏疾病）的红细胞。外周血涂片还可显示红细胞形状的变化（红细胞异形）和大小的变化（红细胞大小不等）。

网织红细胞：网织红细胞计数是网织红细胞所占红细胞的百分比（正常范围，0.5%～1.5%）或网织红细胞绝对数（正常范围50 000～150 000/μl）。网织红细胞水平增高提示红细胞产生过多或网织红细胞增多症；存在贫血时，网织红细胞增加提示红细胞过度破坏。在贫血中，网织红细胞减低提示红细胞生成减少。网织红细胞计数通常是根据外周血涂片在体外活体染色时被蓝染的细胞数来估计的。

骨髓穿刺和活检：骨髓穿刺和活检可直接观察和评估红组细胞。也可评估有无血细胞发育异常（生成障碍）、血细胞数量、各系细胞分布以及细胞内铁含量的状况。骨髓穿刺和活检不用于贫血的评估，仅用于以下情况的诊断：

- 原因不明的贫血
- 其他血细胞减少症大于一系的血细胞异常（即同时发生贫血或血小板减少或白细胞减少）
- 可疑原发骨髓疾病（如白血病，多发性骨髓瘤，再生障碍性贫血，MDS，转移性癌，骨髓纤维化）

在血液系统或其他肿瘤或怀疑先天性红组细胞病变（如范科尼贫血）中，可对骨髓穿刺样本进行细胞遗传学和分子生物学分析。在怀疑淋巴增殖性疾病或骨髓增殖性疾病时，可进行流式细胞学检查以确定其免疫表型。骨髓穿刺和活检在技术上并无困难，也无致命性危险。当怀疑造血系统疾病时，这些检查是安全而又有用的。通常两项检查可同时进行。由于骨髓活检需要足够的骨质深度，因此样本往往来自髂后上棘（髂前上棘上较少）。如只需行骨髓穿刺，胸骨也可以使用。

其他评价贫血的检查：血清胆红素和乳酸脱氢酶（LDH）有时可帮助鉴别溶血和失血；在溶血时两者均上升，而在失血时均在正常水平。其他检查，如维生素B_{12}和叶酸水平，铁和铁结合力可依据贫血可能的原因进行检查。其他检查将在特定贫血和出血性疾病章节中讨论。

贫血的治疗

如有可能，应针对贫血的原因进行治疗。当Hb降低到危险的程度（如没有心肺功能不全的患者Hb<7g/dl或心肺功能不全患者高于该水平）时，红细胞输注可暂时提高机体的携氧量。红细胞输注可用于以下患者：

- 伴心肺功能不全症状或存在心功能不全的高危因素
- 伴活动性、难以控制的出血
- 伴低氧性或缺血性终末期脏器功能不全（如潜在心功能不全或严重COPD患者，出现神经缺血性症状，心绞痛，心动过速）

输血程序和血液成分输血医学在其他部分讨论。

140. 红细胞生成不足所致的贫血

贫血（红细胞数量，Hb浓度，或Hct降低）可由红细胞生成减少（红细胞生成不足）、红细胞破坏增加、失血或这些因素共同作用引起。

因红细胞生成不足所致的贫血（称为低增生性贫血）存在网织红细胞减少，通常可在外周血涂片中找到证据。

红细胞指数，主要是MCV，可初步诊断红细胞生成不足的类型，并决定下一步需要进行的检查。

小细胞性贫血 由血红素或珠蛋白合成不足或合成缺陷产生的。小细胞性贫血包括缺铁性贫血、铁转运障碍性贫血、铁利用障碍性贫血（包括一些铁粒幼细胞性贫血和铅中毒）和珠蛋白生成障碍性贫血（同时也可引起溶血）。典型的小细胞性贫血患者需进行铁储备的检查。

正细胞性贫血 以正常的红细胞分布宽度（RDW）和正常色素为特点。最常见的两种原因是促红细胞生成素（EPO）生成不足或反应低下而导致的增生和慢性病性贫血。获得性骨髓病性贫血如再生障碍性贫血、纯红细胞再生障碍、骨髓增生异常综合征（MDS）也可引起正细胞性贫血。

大细胞性贫血 常由 DNA 合成缺陷引起,一般是维生素 B_{12} 和叶酸缺乏(见第 979 页)。也可见于其他原因包括慢性酒精摄入(与维生素缺乏无关)、肝脏疾病、MDS 和溶血。一些甲状腺功能减退的患者可出现大红细胞,其中有些患者并无贫血。

一些贫血在外周血涂片的表现可以是多变的。慢性病贫血可以是小细胞性或正细胞性的。骨髓增生异常综合征引起的贫血可以是正细胞性的或大细胞性的。内分泌疾病(如甲状腺功能减退)和元素缺乏(如铜或锌)引起的贫血可有多变的特征,包括正细胞或大细胞贫血。

红细胞生成不足需要针对病因进行治疗。

缺铁性贫血

(慢性失血性贫血;萎黄病)

缺铁是贫血最常见的原因,常由失血引起。吸收不良不太常见。症状没有特异性。红细胞出现小细胞低色素性,铁储备降低表现为血清铁蛋白和血清铁降低而血清总铁结合力增加。若诊断成立,找到其他原因前应考虑隐匿性失血。治疗包括补充铁和对失血原因的治疗。

病理生理

铁分为代谢的铁和储备铁两个部分。健康男性体内铁总量约为 3.5g,女性约为 2.5g;两者的差异与女性体型较小、以及月经所致的铁丢失而引起的储备铁缺乏有关。体内铁的分布为:
- 血红蛋白,2g(男性),1.5g(女性)
- 铁蛋白,1g(男性),0.6g(女性)
- 含铁血黄素,300mg
- 肌红蛋白,200mg
- 组织(血红素和非血红素)酶,150mg
- 转运铁,3mg

铁的吸收 铁的吸收部位在十二指肠和空肠上段。铁的吸收取决于铁的分子类型和摄入的其他物质。当食物中含有血红素铁(肉类)时,铁的吸收最佳。食物中的非血红素铁在胃分泌液的作用下,被还原为亚铁,并从所结合的食物上释放出来。其他食物成分(如蔬菜纤维植物盐酸和多酚;茶叶鞣酸盐,包括磷酸蛋白;麸皮)和某些的抗生素(如四环素)可降低非血红素铁的吸收。维生素 C 是已知唯一可增加非血红素铁吸收的常见食物成分。

美国人饮食中,平均每千卡食物中含有 6mg 的成分铁,这对于维持铁的动态平衡是足够的。食物中的铁约 15mg/d,而成人仅吸收 1mg,这相当于每日皮肤和肠道脱落细胞所丢失的铁。在铁不足时,铁代谢的关键调节因子铁调素受到抑制,吸收增加;然而,如果不增加铁的摄入,铁的吸收很少增加>6mg[1]。儿童对铁有较高的需求,似乎能吸收更多的铁来满足机体需要。

铁的转运和利用 从肠黏膜细胞吸收的铁,被转运到一个由肝脏合成的运输铁的蛋白运铁蛋白上;该转运蛋白能从细胞(肠道,单核巨噬细胞)摄取铁,转运到原红细胞、胎盘细胞和肝细胞上的特异性受体上。血红素的合成是由运铁蛋白将铁转入到有核红细胞线粒体内,随后铁与原卟啉结合形成血红素。运铁蛋白(血浆中的半衰期为 8 日)解离后,进入循环被再利用。在缺铁时,运铁蛋白合成增加,而在各种类型的慢性疾病中是下降的。

铁的储存和再利用 未被红细胞生成所利用的铁,通过一种铁转运蛋白-运铁蛋白运转到储备池;储备铁有 2 种形式,铁蛋白和含铁血黄素。最重要的是铁蛋白(围绕一个铁核心的异质性蛋白质家族),它是可溶性的,作为一个活动贮备池,存在于肝脏(肝细胞内)、骨髓、脾脏(巨噬细胞内)、红细胞以及血清中。以铁蛋白存储的铁可随时供机体需要时使用。循环(血清)中的铁蛋白水平与身体储存能力大小一致(1ng/ml=存储池中的 8mg 铁)。第二个铁贮备池是在含铁血黄素中,它相对难以解离,主要贮存于肝脏(库普弗细胞)和骨髓中(巨噬细胞)。

由于铁吸收量是有限的,因此机体需要再利用和储存铁。运铁蛋白摄取和再利用是衰老红细胞经过单核巨噬细胞吞噬作用所产生的可用铁。这种机制提供大约 97% 的每日需铁量(约 25mg 铁)随着年龄增长,铁储备逐渐增加,因为铁排出量减少。

缺铁 缺铁是阶段发展的。在第一阶段,铁的需求量超出摄入量,造成骨髓铁的储备量逐渐耗尽。由于储备减少,食物铁的吸收量补偿性的增加。在最后阶段,缺铁影响红细胞的合成,最终引起贫血。

严重而长期的缺铁也可能会导致含铁细胞酶的功能障碍。

[1] Nemeth E, Tuttle MS, Powelson J, et al. hepcidin regulates cellular iron efflux by binding to ferroportin and inducing itsinternalization[J]. Science, 2004, 306(5704):2090-2093.

病因

因为铁的吸收较少,对大部分人而言,食物铁几乎不能满足每日需要量。尽管如此,典型的西方饮食并不会仅仅因为食物铁不足而引起缺铁。然而,即使轻微的失血,铁的需求增加或摄入减少,都容易导致缺铁。

失血 是最常见的原因。在男性中和绝经后的妇女,最常见的病因是慢性隐匿性出血,通常来自胃肠道出血(如消化性溃疡、恶性肿瘤、痔疮)。在绝经前妇女中,累积性月经失血(平均,0.5mg 铁/日)是主要原因。在发展中国家,钩虫感染导致的肠出血也是一个常见原因。其他少见的原因包括反复发作的肺出血(参见弥漫性肺泡出血,第 384 页)和慢性血管内溶血,此时,释放的铁超过结合珠蛋白的结合能力。

铁需求增加 也可能导致缺铁。从出生到 2 岁以及青春期,机体快速增长需要铁的摄入量增加,而食物中的铁往往是不够的。在妊娠期,虽然孕妇无月经,但孕妇供铁给胎儿(平均 0.5~0.8mg/d,参见妊娠期贫血第 2092 页)的铁量也是增加的。哺乳也会增加铁需求量(平均,0.4mg/d)。

铁吸收降低 可由胃切除术和吸收障碍综合征引起,如腹腔疾病、萎缩性胃炎、胃酸缺乏症。因营养不良引起的吸收减少较少见。

症状及体征

缺铁的主要症状应归于贫血。这些症状包括乏力、耐力丧失、气促、虚弱、眩晕和苍白。乏力也可由含铁细胞酶的功能障碍引起。

除了一般贫血症状外，严重缺铁也可出现不常见的症状。患者可能有异食癖，一种不正常的喜食某些物质(嗜食冰、泥土或油漆)。严重缺乏的其他症状包括舌炎、口唇干裂、匙状甲(反甲)。

诊断

- 全血细胞计数、血清铁、总铁结合力和血清铁蛋白、转铁蛋白饱和度、网织红细胞计数、红细胞分布宽度(RDW)和外周血涂片
- 少数需骨髓检查

在慢性失血或小细胞性贫血的患者中，尤其是异食癖患者，需怀疑是否有缺铁性贫血。在这些患者中，需检测全血细胞计数、血清铁、总铁结合力、血清铁蛋白和网织红细胞计数。

血清铁和铁结合力(或运铁蛋白)通常同时进行检测，因为它们的关系非常重要。测定的方法有许多种；它们的正常值范围与所用的方法相关。一般情况下，男性正常的血清铁为75~150μg/dl(13~27μmol/L)，女性为60~140μg/dl(11~25μmol/L)，总铁结合力为250~450μg/dl(45~81μmol/L)。在铁缺乏和许多慢性疾病病中，血清铁浓度是降低的，而在溶血性疾病和铁负荷过载时是升高的。在缺铁时铁结合力是增高的，转铁蛋白饱和度是降低的。

血清铁蛋白水平与机体总铁储存密切相关。大多数实验室检查的正常范围为30~300ng/ml，男性的平均值为88ng/ml，女性为49ng/ml。在缺铁时，低水平的血清铁蛋白(<12ng/ml)是特异的。然而，铁蛋白是急性反应期蛋白，在炎性和感染性疾病(如肝炎)时水平是升高的，或某些肿瘤(特别是急性白血病、霍奇金病、消化道肿瘤)患者中也可测到血清铁蛋白的升高。在这些情况下，血清铁蛋白高达100ng/ml 仍可为缺铁。

网织红细胞计数在缺铁时是低的。外周血涂片通常可见低色素性红细胞及明显的红细胞异型性，这也反应在红细胞分布宽度(RDW)升高。

尽管很少需要进行骨髓检查，但骨髓铁储备不足是诊断缺铁性红细胞生成最灵敏和特异的指标。

缺铁分期 实验室检查可将缺铁性贫血进行分期。

1期以骨髓储存铁下降为特点，而血红蛋白和血清铁仍正常，但血清铁蛋白水平下降到<20ng/ml。铁吸收的代偿性增加导致总铁结合力(运铁蛋白水平)升高。

在2期，红细胞生成受到损害。虽然血清运铁蛋白水平升高，但血清铁水平是降低的，运铁蛋白饱和度也降低。当血清铁降到<50μg/dl(<9μmol/L)和运铁蛋白饱和度<16%时，红细胞生成受到影响。血清转铁蛋白受体浓度升高(>8.5mg/L)。

在3期，贫血伴正常的红细胞和红细胞指数。

在4期，小红细胞性和低色素性红细胞。

在5期，缺铁影响到组织，并引起症状和体征。

缺铁性贫血的诊断应考虑其病因，通常为出血。明显失血(如妇女月经过多)的患者可能不需要进一步的检查。不伴明显失血的男性和绝经后女性需要进行胃肠道的评估，因为贫血可能是潜在胃肠道肿瘤唯一指标。较少见的，慢性鼻出血或消化道溃疡出血被患者忽视，需要正常胃肠道检查结果来进行评估。

其他小细胞性贫血 缺铁性贫血必须和其他小细胞性贫血相鉴别(表140-1)。如果小细胞性贫血患者的检查结果不支持缺铁性贫血诊断，则需要考虑慢性病贫血、血红蛋白结构异常(如血红蛋白病)。临床表现、Hb 检查(如 Hb 电泳和 HbA_2)以及基因检查(如 α-珠蛋白生成障碍性贫血)有助于鉴别诊断。

表 140-1 红细胞生成减少性小细胞性贫血的鉴别诊断

诊断标准	铁缺乏	转运铁缺乏	铁粒幼细胞的铁利用	慢性病/炎症
外周血涂片				
小细胞性(M)vs 低色素(H)	M>H	M>H	M>H,可能为正细胞性	常见为正细胞性
嗜多色性靶形细胞	缺失	缺失	存在	缺失
点彩红细胞	缺失	缺失	存在	缺失
红细胞				
红细胞分布宽度(RDW)	↑	↑	↑	正常
血清铁				
血清铁	↓	↓	↑	正常或下降(↓)
铁结合力	↑	↓	正常	正常或下降(↓)
转铁蛋白饱和度%	<10	0	>50	正常或下降(0~50)
血清铁蛋白				
(正常,30~300ng/ml)	<12ng/ml	常为正常	>400ng/ml	30~400ng/ml
骨髓				
红细胞：粒细胞比例	1:1~1:2	1:1~1:2	1:1~5:1	1:1~1:2
(正常,1:3~1:5)				
骨髓铁	缺失	存在	↑	存在
环形铁粒幼红细胞	缺失	缺失	存在	缺失

↑=增加；↓=减少。

治疗

- 口服补充铁剂
- 注射铁剂较少

不探查病因的补铁治疗是不符合实际的；即使在轻度贫血的情况下也应寻找出血的部位。

各种铁盐（如硫酸亚铁、葡萄糖酸亚铁、富马酸亚铁）或含糖铁均可提供铁，餐前30分钟口服（食物或制酸药可降低其吸收）。常规的初始剂量为每日60mg铁（相当于325mg硫酸亚铁）[1]。大剂量铁剂大部分是不能被吸收的，反而会引起副作用。服用铁剂时，同时服用维生素C（500mg）或橙汁可增加铁吸收，也不增加胃部不适。经肠道外补铁与口服铁剂治疗效果相当，但会引起副作用，如过敏反应、血清病、血栓性静脉炎和疼痛。对于不能耐受、不愿口服铁剂、因毛细血管或血管疾病（如遗传性出血性毛细血管扩张症）而持续大量失血的患者可应用注射铁剂。注射补铁的剂量应由血液病专家决定。口服或静脉补铁治疗，应在Hb水平纠正后继续补充≥6个月，以补足组织储备铁。

应连续检测Hb浓度以评估治疗反应，直至红细胞指标达到正常。在前2周，血红蛋白升高较少，此后每周上升$0.7 \sim 1g$，直至接近正常水平，以后恢复速度逐渐减慢。贫血可在2个月内纠正。疗效欠佳可能是由于持续失血、潜在的感染或肿瘤、铁摄入不足或口服吸收不良所致。

[1] Moretti D, Goede Js, Zeder C, et al. Oral ironsupplementsincrease hepcidin and decrease iron absorptionfrom daily or twice-daily doses in iron-depleted young women [J]. Blood, 2015, 126 (17): 1981-1989. doi: 10.1182/blood-2015-05-642223.

> **关键点**
> - 缺铁性贫血通常由失血（如胃肠道，月经）引起，但也可能由溶血、吸收不良或对铁的需求增加（如怀孕，哺乳期，儿童快速增长时期）引起
> - 需从其他小细胞性贫血（如慢性病贫血、血红蛋白病）中区分缺铁性贫血
> - 检测血清铁、铁结合力和血清铁蛋白水平
> - 缺铁通常会导致血清铁降低，铁结合力增高和血清铁蛋白水平降低
> - 即使贫血不严重，也应该寻找贫血的原因
> - 口服补铁通常是有效的，因存在不良反应的风险（如过敏反应、血清病、血栓性静脉炎），对于血液病专家而言，一般不使用注射铁剂

铁粒幼细胞性贫血

铁粒幼细胞性贫血是一类以环形铁粒幼细胞为特征的贫血（核周铁填充线粒体的红细胞）。铁粒幼细胞性贫血可为获得性或先天性。获得性铁粒幼细胞常与骨髓增生异常综合征有关（但也可由药物或毒素引起）并导致大细胞性贫血。先天性铁粒幼细胞性贫血由多种X染色体或常染色体突变引起，通常表现为血清铁、铁蛋白和转铁蛋白饱和度升高的小细胞低色素性贫血。

铁粒幼障碍性贫血的特点是在适量或过量铁的情况下，却不能充分利用铁进行血红蛋白的合成（铁利用障碍性贫血）。铁粒幼细胞性贫血的特点是存在嗜多色性、点彩红细胞（高铁红细胞）。

在获得性和先天性铁粒幼细胞性贫血中，由于不能将铁结合到原卟啉中，血红素的合成受到损害，导致环状铁粒幼细胞的形成。

- 获得性铁粒幼细胞性贫血：获得性铁粒幼细胞性贫血常见于：
  - 骨髓增生异常综合征
- 较少见的原因包括：
  - 药物（如氯霉素、环丝氨酸、异烟肼、利奈唑胺、吡嗪酰胺）
  - 毒素（包括乙醇和铅）
  - 维生素B_6或铜缺乏

这类贫血表现为网织红细胞生成不足、髓内溶血、红系增生（和发育不良）。尽管会产生低色素性红细胞，也可能产生大红细胞性正色素性红细胞，由于血液循环中的红细胞大小不一（二态性），通常造成红细胞体积分布宽度（RDW）增加。

先天性铁粒幼细胞性贫血：最常见的先天性铁粒幼细胞性贫血是一种由参与血红素生物合成的基因ALAS2的杂合种系突变引起的x染色体突变。维生素B_6是这种酶的一个必要的辅助因子，因此病人可能对补充维生素B_6有反应。许多其他的x染色体、常染色体和线粒体形式已被确定与亚铁血红素合成相关的基因突变有关。红细胞常为小细胞低色素性，但也并不一定。

诊断

小细胞性贫血或高RDW性贫血的患者应怀疑铁幼粒细胞性贫血的可能，尤其是伴血清铁，血清铁蛋白和运铁蛋白饱和度增加的患者（参见第974页）。外周血涂片可见到红细胞大小不一。可能出现点彩红细胞。骨髓检查是必需的，提示红系增生。铁染色发现在幼红细胞中出现特殊的富含铁的线粒体绕细胞核排列（环形铁粒幼细胞）。骨髓增生异常的其他表现，如血细胞减少和发育异常，常是很明显的。如果铁粒幼细胞性贫血是不明原因引起的，可测量血清铅的含量。

治疗

消除中毒或药物（特别是乙醇），或者补充矿物质/维生素（铜或维生素B_6）可以恢复。先天性患者，对每日口服维生素B_6 50mg×3次有效，但治疗是不彻底的。

慢性病贫血

（慢性炎症性贫血）

慢性病贫血是一种多因素引起的贫血。诊断一般需要证实慢性炎症，如感染、自身免疫性疾病、肾病或肿瘤；呈小细胞性贫血或正细胞性贫血；网织红细胞计数减少；血清转

铁蛋白值减少或正常,而铁蛋白则正常或升高。治疗需纠正原发疾病,有时可给予促红细胞生成素。

在世界范围内,慢性病贫血是第二种最常见的贫血。贫血早期,红细胞是正细胞性的,随着时间的延长变为小细胞性的。主要的问题是骨髓红细胞不能恰当地对贫血作出反应性增殖。

病因

此类贫血被认为是某种慢性病的一部分,最常见的是感染、炎症性疾病(特别是类风湿关节炎)肾病、或癌症;然而,此过程可发生在任何感染或炎症的急性阶段,包括创伤或术后(参见肾性贫血,第977页)。

已明确有3种病理生理机制:
- 在癌症和慢性肉芽肿性感染的患者中,红细胞寿命轻度缩短,与炎症因子释放有关
- 因促红细胞生成素(EPO)生成降低和骨髓对EPO的反应降低而导致红细胞生成受到损害
- 因可抑制铁吸收及循环导致铁封存的铁调素增加而导致细胞内铁代谢障碍

网状内皮细胞抑制衰老红细胞铁的释放,使铁不能用于血红蛋白的合成。因此,这是伴红细胞产生增加的贫血的无效代偿。在感染、炎症和癌症患者中,巨噬细胞产生的细胞因子(如IL-1β,TNF-α,IFN-β)增加,导致促红细胞生成素生成减少和肝脏合成铁调素增加导致铁代谢异常。

诊断
- 原发疾病的症状及体征
- 全血细胞计数以及血清铁,铁蛋白,运铁蛋白和网织红细胞计数

临床表现通常是原发疾病(感染、炎症、肿瘤)的症状。因此在慢性疾病、感染、炎症和肿瘤的患者中,表现有小细胞或正细胞性贫血需怀疑慢性病贫血。如果考虑慢性病贫血,应检查血清铁、运铁蛋白、网织红细胞计数和血清铁蛋白。除非存在其他引起贫血的机制,否则血红蛋白水平一般>8g/dl(表140-1)。

如果存在炎症血清铁蛋白水平<100ng/ml(肾脏疾病患者<200ng/ml),则提示铁缺乏合并慢性病贫血。然而,在急性炎症阶段,血清铁蛋白也可能升高。

治疗
- 潜在疾病的治疗
- 重组EPO和铁剂

治疗原发病最重要。因为贫血一般较轻,通常不需要输血,对于慢性肾脏疾病患者,重组EPO治疗最有效。因EPO生成减少和骨髓对EPO反应不足,EPO剂量可能需要150~300U/kg,每周3次,皮下注射。治疗2周后,Hb上升>0.5g/dl,血清铁蛋白<400ng/ml,则可认为效果较好。补铁(参见第976页)需要确保对EPO有充分的反应。然而,当Hb上升>12g/dl时会产生副作用(如静脉血栓、心肌梗死、死亡),因此需严密监测血红蛋白水平。

> **关键点**
> - 几乎任何慢性感染,炎症或癌症均可引起贫血;除非存在其他机制引起的贫血,血红蛋白一般>8g/dl
> - 有多种因素参与,包括红细胞生存期缩短,红细胞生成受损和铁代谢异常
> - 贫血最初是正细胞性的,然后是小细胞性的
> - 检测血清铁、运铁蛋白、常减低而血清铁蛋白水平正常或升高
> - 治疗基础疾病并给予重组EPO

肾性贫血

肾性贫血由红细胞生成素(EPO)生成不足或红细胞对EPO反应减低所引起的低增生性贫血;常为正细胞、正色素性贫血。治疗包括纠正原发病的措施、补充EPO和必要时补充铁。

肾性贫血的原因是多因素的。

最常见的机制为
- EPO生成减少引起的低增生

其他因素包括:
- 尿毒症(常因红细胞畸形导致轻度溶血)
- 血小板功能异常、透析和/或血管畸形导致的失血
- 继发性甲状旁腺功能亢进

较少见的是红细胞碎裂有关的贫血(创伤性溶血性贫血),当肾血管内皮受损(如恶性高血压,膜性增生性肾小球肾炎,结节性多动脉炎或急性肾皮质坏死)时可以发生。

肾脏EPO生成不足和贫血严重程度与肾功能障碍的程度不一定相关;当肌酐的清除率降到<45ml/min时会发生贫血。肾小球损害(如淀粉样变性,糖尿病性肾病)常因排泄功能衰竭而致最严重的贫血。诊断依据是存在肾脏功能不全,正细胞性贫血,外周血网织红细胞减少。骨髓提示红系对贫血的代偿性增生能力减低。外周血涂片上出现红细胞碎片,特别是有血小板减少,提示同时存在损伤性溶血。

治疗应旨在改善肾功能和促进红细胞生成。如能使肾脏恢复正常的功能,贫血可以慢慢纠正。接受长期肾透析的患者,选择EPO治疗,开始剂量为50~100U/kg,静脉注射或皮下注射,每周3次,并同时给予铁剂治疗。在几乎所有的患者中,8~12周可以使红细胞数得到最大限度的增加。EPO减低剂量(约为原剂量的一半)每周1~3次。极少需要输血。当Hb>12g/dl时,需严密监测治疗反应以避免副作用。

再生障碍性贫血
(发育不全的贫血)

再生障碍性贫血是造血干细胞的一种疾病,可导致前体细胞丢失、骨髓发育不全以及骨髓或血细胞两个或多个细胞系的减少(红细胞、白细胞和/或血小板)。症状是由于

严重的贫血、血小板减少（瘀点、出血）或白细胞减少（感染）而引起的。诊断需要存在外周血全血细胞减少和骨髓造血干细胞缺乏的证据。治疗包括马抗胸腺细胞球蛋白和环孢素的免疫抑制治疗或骨髓移植。

"再生障碍性贫血"一词常指骨髓全发育不全，至少在两个造血系中有细胞减少。相比之下，纯红细胞再生障碍专用于表示红细胞系。

病因
真正的再生障碍性贫血（最多见于成年人和青少年）有1/2患者为特发性的。已知的病因为：
- 化学性（如苯、无机砷）
- 辐射
- 药物（如抗肿瘤药、抗生素、非甾体抗炎药、抗惊厥药物、乙酰唑胺、金属盐、青霉胺和米帕林）
- 妊娠
- 病毒（EBV和CMV）
- 肝炎（肝炎病毒血清阴性）

其病理机制不明，似乎为免疫机制对造血干细胞的攻击。

症状及体征
虽然再生障碍性贫血起病一般是隐匿的，常在接触毒物后数周或数月发生，偶尔可呈急性发作。

贫血可导致虚弱、容易疲劳，严重的血小板减少可引起瘀点、瘀斑，牙龈出血，球结膜或其他组织出血。粒细胞缺乏常引起致命性感染。不存在脾脏肿大，除非因输血性铁血黄素沉积。

诊断
- 全血细胞计数，网织红细胞计数
- 骨髓检查

存在全血细胞减少，尤其是青少年患者，应考虑再生障碍性贫血。严重的再生障碍性贫血应包含以下至少2项：
- 骨髓细胞<30%
- 粒细胞计数绝对值<500/µl
- 网织红细胞计数绝对值<60 000/µl
- 血小板计数<20 000/µl

治疗
- 一线治疗为造血干细胞移植
- 如不能选择果移植，可考虑马抗胸腺细胞球蛋白与环孢素的免疫抑制治疗

在再生障碍性贫血中，异基因造血干细胞移植可用于治疗选择，尤其在有相合供者的年轻的患者中。在诊断时，必须对同胞供者进行人类白细胞抗原的相容性进行检查。因输血会增加移植后的风险，所以仅在必要时才使用血液制品。

在不适合移植或没有合适供着的患者中，用马ATG联合环孢素进行免疫抑制治疗可有60%~80%的总有效率。可能会发生过敏反应和血清病。在复发患者中，临床试验表明促血小板生成素受体激动剂有一定效果。

> **关键点**
> - 再生障碍性贫血包括骨髓再生不良性贫血，白细胞减少，血小板减少
> - 很多患者是特发性的，但可能有化学物品，药物或辐射的参与
> - 骨髓检查常显示不同程度的细胞减少
> - 治疗为造血干细胞骨髓抑制或马抗胸腺细胞球蛋白（ATG）及环孢素的免疫抑制治疗

纯红细胞再生障碍

获得性纯红细胞再生障碍是一种红系前体细胞疾病而导致的单纯性正细胞性贫血。白细胞和血小板不受影响。症状为由贫血引起的包括疲劳、嗜睡、活动耐力下降和苍白。诊断需要明确外周血涂片正细胞性贫血和骨髓活检显示红系组细胞缺失。治疗包括原发病的治疗，有时需行胸腺切除术及免疫抑制治疗。

先天性纯红细胞再生障碍（Diamond-Blackfan贫血）在第2514页讨论。

病因
纯红细胞再生障碍通常是由引起红细胞生成抑制的免疫反应引起。常见的原因包括：
- 胸腺瘤
- 药物（如地西泮剂、抗惊厥药）
- 毒物（有机磷）
- 维生素B_2缺乏
- 妊娠
- HIV
- 淋巴增殖性疾病（慢性淋巴性白血病或大颗粒淋巴细胞白血病）
- ABO不相合的骨髓移植
- 微小病毒B19，尤其在免疫功能不全的患者如HIV感染（微小病毒与红细胞前体上的P抗原结合，直接成为细胞毒素）

症状
纯红细胞再生障碍的症状通常叫轻微，主要和贫血的程度或原发疾病相关。纯红细胞贫血的发病通常是隐匿的，通常发生在数周或月后。贫血相关的症状包括疲劳、嗜睡、活动耐力下降和苍白。

诊断
- 全血细胞计数，网织红细胞计数
- 骨髓检查

纯红细胞再生障碍表现为正细胞性贫血而白细胞和血小板计数正常。网织红细胞减少。骨髓显示正常细胞，幼稚红细胞明显减少。在微小病毒B19感染的患者，可见到巨大的原红细胞。

治疗
- 免疫抑制
- 有时需静脉注射免疫球蛋白（IV Ig）或胸腺切除术

膜过盛引起的大红细胞症。在没有叶酸缺乏的状态下,慢性酒精中毒可导致MCV100~105fl的大红细胞症。轻度的大红细胞症也可见于再生障碍性贫血患者,尤其在恢复期。大红细胞还可见于骨髓增生异常。由于红细胞膜形成发生在骨髓释放细胞后的脾内,故脾切除术后红细胞可轻微大细胞化,但这些变化与贫血无关。网织红细胞增多(如在溶血性贫血中)也可引起大红细胞症。

当患者发现大红细胞性贫血而检查除外维生素 B_{12}、叶酸缺乏和网织红细胞增多后需考虑非巨幼细胞性大红细胞症。外周血涂片上的大椭圆细胞和典型的巨幼细胞性贫血的RDW增加可能消失。如果非巨幼细胞性大红细胞临床不能解释(如再生障碍性贫血、慢性肝病或酒精中毒)或怀疑骨髓增生异常,需进行骨髓检查同时做细胞遗传学分析除外骨髓增生异常。在非巨幼细胞性大红细胞症中,骨髓不是巨幼样变的,但在骨髓增生异常和晚期肝病中,有巨幼细胞样红系前体细胞,其核染色质密度与巨幼细胞贫血中常见的染色质纤细不同。

病因

出现巨幼细胞最常见的原因是:
- 维生素 B_{12} 缺乏
- 维生素 B_{12} 利用障碍
- 叶酸缺乏

维生素 B_{12} 缺乏症最常见的原因是内源性因子分泌受损引起的恶性贫血(通常继发于自身抗体的存在——参见自身免疫性化生萎缩性胃炎,第104页)。其他常见的原因有胃吸收不良、胃旁路手术或绦虫感染。食物中缺乏较少见。

叶酸缺乏常见的原因包括乳糜泻和酗酒。

其他原因包括药物(一般为抗肿瘤药物如羟基脲或免疫抑制剂)干扰DNA的合成;以及罕见的代谢异常(如遗传性乳清酸核苷酸尿)。

病理生理

由于DNA合成缺陷而导致巨幼细胞性贫血。而RNA的合成继续进行,导致伴大细胞核的大细胞。所有细胞系均存在成熟障碍,细胞质的成熟程度超过细胞核;在骨髓中,这种生成障碍产生巨幼细胞,并先于外周血而出现。细胞成熟障碍导致髓内细胞死亡,造成红系无效造血。由于成熟障碍影响所有细胞系,出现网织红细胞减少,在终末阶段,出现白细胞减少和血小板减少。巨大的卵圆形红细胞(大椭圆细胞)进入循环。中性粒细胞核分叶过多较常见。

症状及体征

贫血通常为隐匿性的,直到贫血很严重时才出现症状。胃肠道表现常见,包括腹泻、舌炎和纳差症。维生素 B_{12} 缺乏可能引起神经症状,包括外周神经受损、步态不稳和痴呆,如果持续时间长,可变为永久性。

诊断

- 全血细胞计数,红细胞指数,网织红细胞计数和外周血涂片
- 维生素 B_{12} 和叶酸水平

在伴有大细胞指标的贫血患者中,应怀疑巨幼细胞性贫血。诊断常根据外周血涂片。当发展为贫血时,为大细胞性的,平均红细胞体积>100fl/细胞,且没有铁缺乏、珠蛋白生成障碍性贫血的特征或肾脏疾病。涂片显示为大椭圆形细胞,红细胞大小形态不一。红细胞分布宽度(RDW)增加。常见Howell-Jolly小体(残存的核碎片)。存在网织红细胞减少。早期中性粒细胞分叶过多,晚期出现中性粒细胞减少。严重患者可发生血小板减少,血小板的大小和形态异常。

需检查血清维生素 B_{12} 和叶酸水平。维生素 B_{12}<200pg/ml或叶酸<2ng/ml通常诊断为缺乏。维生素 B_{12} 在200~300pg/ml之间不能明确诊断的患者需检查甲基丙二酸(MMA)和同型半胱氨酸(HCY)水平。在维生素 B_{12} 缺乏时血清MMA和HCY水平升高而叶酸缺乏时仅有HCY水平升高。

治疗

- 适当的补充维生素

需要适当的补充维生素。在补充叶酸之前,一定要排除维生素 B_{12} 缺乏症。如果不这样做,可能会掩盖伴随的维生素 B_{12} 缺乏,并导致神经并发症的进展。

叶酸和维生素 B_{12} 缺乏的治疗参见第38页和第46页。药物引起的巨幼细胞则需要停药或减量给药。

引起维生素缺乏的病因也需要同时检查和治疗。

> **关键点**
> - 巨幼红细胞性是大的不成熟红细胞伴疏松的染色质
> - 巨幼细胞大红细胞性贫血最常见的原因是维生素 B_{12} 或叶酸缺乏或利用障碍
> - 全血细胞计数,红细胞指数,网织红细胞计数和外周血涂片检查
> - 需检测维生素 B_{12} 和叶酸水平,考虑行MMA和HCY检测
> - 治疗维生素 B_{12} 或叶酸缺乏的病因

骨髓发育不良和铁转运障碍性贫血

在骨髓增生异常综合征中,贫血常较突出。贫血可以是正细胞性或大细胞性,循环中细胞常是大小不一的(大细胞和小细胞)。骨髓检查显示红系增生低下,巨幼红细胞和发育异常的改变,有时,环形铁粒幼细胞增多。治疗针对恶性肿瘤,也常使用细胞因子。

铁转运障碍性贫血(无运铁蛋白血症)非常罕见。当铁不能从储存部位(如黏膜细胞,肝脏)运送至前体红细胞时,可发生贫血。一种众所周知的形式是铁难治性缺铁性贫血(IRIDA),由TMPRSS6基因的种系突变引起。患者出现小细胞性贫血,转铁蛋白饱和度非常低,且口服补铁难以治疗。TMPRSS6编码一种调节铁调素产生的跨膜蛋白。患者调节铁调素的功能缺陷,导致尽管缺铁也不能使之水平升高。

纯红细胞再生障碍免疫抑制治疗能取得良好的疗效（泼尼松、环孢素或环磷酰胺），尤其当考虑有免疫因素引起发病时。继发于微小病毒感染的纯红细胞再生障碍需静脉注射免疫球蛋白。胸腺相关的纯红细胞再生障碍在胸腺切除术后都能得到改善，但并不一定能治愈，因此 CT 用于寻找此类病变的存在，考虑手术治疗可能。

> **关键点**
> - 纯红细胞再生障碍引起单纯的红系发育不全
> - 免疫介导抑制红系细胞是主要的发病原因
> - 骨髓红系祖细胞缺失而其他细胞正常，导致正细胞性贫血
> - 原发病的治疗有胸腺切除术、静脉使用免疫球蛋白（IVIG），或者免疫抑制

骨髓病性贫血

骨髓病性贫血是由于非造血细胞或异常的细胞代替正常骨髓组织而引起的正细胞正色素性贫血。病因包括肿瘤、肉芽肿性疾病和脂质沉积病变和原发性骨髓纤维化。骨髓纤维化也常见于继发性。脾脏进行性肿大。外周血表现包括出现异形红细胞、红细胞大小不一，并有大量幼红细胞和幼粒细胞。诊断常需要进行骨髓活检。治疗包括支持治疗和针对原发病的治疗。

此类贫血的描述性术语比较繁多。骨髓纤维化是骨髓被纤维组织条索所取代，可能是特发性的（原发性的）或继发性的。原发性骨髓纤维化是一种造血干细胞的缺陷，该纤维化继发于其他髓内造血事件。骨髓硬化症是新骨形成伴发骨髓纤维化。髓样化生指肝、脾或淋巴结的髓外造血，可由于任何原因而伴发骨髓再生。以往称原因不明的髓样化生为伴或不伴髓外造血的原发性骨髓纤维化。

病因

最常见的病因是：
- 转移性肿瘤

最常见的是乳腺或前列腺，较少见的是肾、肺、肾上腺或甲状腺，髓外造血往往是中度的。

其他原因包括骨髓增殖性疾病如原发性骨髓纤维化或末期真性红细胞增多症、原发性血小板增多症、肉芽肿性疾病和脂质沉积性疾病如戈谢病或其他原因引起的骨髓纤维化。骨髓浸润造成有功能的造血组织数量减少，是引起贫血的主要原因。

症状及体征

髓样化生可导致脾大，尤其在沉积性疾病的患者中。严重患者可出现贫血和原发病的症状。巨脾可导致腹部压迫症状，早期上腹饱胀、恶病质、门脉高压、左上腹疼痛；可能出现肝脏肿大。恶性肿瘤伴发骨髓纤维化很少引起肝脾肿大。

诊断
- 全血细胞计数，红细胞指数，网织红细胞计数和外周血涂片
- 骨髓检查

在正细胞性贫血的患者中，应怀疑骨髓病性贫血，尤其是存在脾脏肿大或潜在原发病的患者。若怀疑该病，应行外周血涂片检查，因为出现幼粒幼红细胞（不成熟髓系细胞和有核红细胞，如涂片中出现幼粒细胞），则提示骨髓病性贫血。髓外造血或骨髓窦的破坏引起不成熟的粒细胞和有核红细胞释放到外周血。红细胞形态异常，尤其是泪滴型红细胞可见。贫血通常比较严重，特点为正细胞性，但也可能是大细胞性。红细胞在大小和形状上，形态差异很大（大小不一，形态多样）。白细胞计数可能有变化。血小板计数常是减低的，常见到巨大和畸形血小板。尽管外周血涂片具有提示作用，而确诊仍需进行骨髓检查。诊断标准包括出现幼粒幼红细胞类型和不能解释的脾大。骨髓可能干抽，常需进行骨髓活检（见第 973 页）。检查结果因原发病而异。在一些患者中，红系增生正常或增生活跃。肝脾可出现造血。

如果同时进行 X 线检查，可发现骨质病变（骨髓硬化症），特点为长期的骨髓纤维化或其他骨质改变（即肿瘤成骨或溶骨性病变），提示贫血的原因。

治疗
- 潜在疾病的治疗
- 需要时可输血

积极治疗原发病及输血等支持治疗。

> **关键点**
> - 骨髓病性贫血是由于非造血细胞或异常的细胞代替正常骨髓组织而引起的正细胞正色素性贫血
> - 最常见的原因是转移癌替代骨髓组织；其他原因包括骨髓增生性疾病，肉芽肿性疾病，和脂质沉积性疾病
> - 正常细胞性贫血和外周血涂片有特征性发现的患者，应怀疑骨髓病性贫血，特别是在那些有脾大或已知致病因素的疾病，确诊需进行骨髓检查
> - 根据需要针对病因和输血治疗

巨幼细胞大细胞性贫血

巨幼细胞性贫血通常是缺乏维生素 B_{12} 或叶酸所致。无效造血影响所有的细胞系，但特别是红细胞。诊断通常依据全血细胞计数和外周血涂片，可见大细胞性贫血伴红细胞形态大小不一，大卵圆形红细胞（大椭圆细胞），粒细胞分叶过多和网织红细胞减少。根据潜在疾病进行治疗。

巨幼细胞为大的有核红细胞前体伴疏松的染色质。大红细胞是指红细胞体积增大（即 MCV>100fl/细胞）。大红细胞可发生于各种临床情况，许多与巨幼红细胞和引起的贫血无关。

非巨幼细胞性大红细胞症：大部分大红细胞性（即 MCV>100fl/细胞）贫血是巨幼细胞性的。非巨幼细胞性大红细胞症可见于临床多种情况，机制并不都明确。患者出现大红细胞性贫血但机制与巨幼细胞无关。

慢性肝病患者在胆固醇酯化不完全时，可发生红细胞

141. 溶血性贫血

红细胞在其寿命终止时（约120日）从循环系统中被清除。溶血主要是指红细胞提早被破坏，导致红细胞的寿命缩短（<120日）。当骨髓造血功能不能代偿寿命缩短的红细胞时，便发生贫血，这种情况称之为溶血性贫血。如果骨髓造血功能能够代偿，则称之为代偿性溶血性贫血。

病因

导致溶血的原因（表141-1）：

- 红细胞外源性疾病：来自红细胞外，大多数是获得性的
- 红细胞内源性疾病：缺陷来自红细胞内，通常是遗传性的

红细胞外源性疾病 原因包括：

- 网状内皮系统功能亢进（脾大）
- 免疫异常（如自身免疫性溶血性贫血）
- 机械性损伤（创伤性溶血性贫血）
- 药物（奎宁、奎尼丁、青霉素、甲基多巴、噻氯匹定、氯吡格雷）
- 毒素（铅、铜）
- 感染

感染微生物可通过毒素的直接作用（如来自产气荚膜梭状芽孢杆菌、α或β-溶血性链球菌、脑膜炎球菌）或微生物（如疟原虫和二硫丙醇通体）通过侵袭作用破坏红细胞，或通过自身抗体（EB病毒，支原体）产生溶血性贫血。

红细胞内源性疾病 红细胞内源性缺陷可引起溶血，涉及红细胞结构或功能的一个或多个成分：细胞膜，细胞代谢和血红蛋白。包括遗传性和获得性红细胞膜缺陷（如球形红细胞增多症）、红细胞代谢异常（如葡萄糖-6-磷酸脱氢酶缺乏症）和血红蛋白病（如镰状细胞病、珠蛋白生成障碍性贫血）。某些红细胞膜蛋白数量和功能缺陷（α-和β-蛋白、蛋白4.1、F-肌动蛋白、锚蛋白）可引起溶血性贫血。

病理生理

溶血可能是急性的、慢性的或间歇性的。溶血可以是血管外，血管内，或两者都有。

正常红细胞过程 衰老红细胞失去细胞膜，大部分通过循环被脾脏、肝脏、骨髓和网状内皮系统的巨噬细胞清除。在这些细胞中，血红蛋白主要是通过血红素加氧酶系统分解的。铁可以存储和再利用，亚铁血红素转化为胆红素，在肝脏中结合为葡萄糖醛酸胆红素，并分泌到胆汁中。

血管外溶血 大多数病理性溶血是血管外溶血，被破坏的或异常的红细胞被脾脏和肝脏从循环中清除。脾脏通常破坏轻微异常的红细胞或温抗体型红细胞而参与溶血的发生。脾大会阻留正常的红细胞。显著异常的红细胞或冷抗体型或补体（C3）阳性红细胞在循环中被破坏，而肝脏（由于肝脏血流量大），可有效地清除破碎的红细胞。在血管外溶血中，外周血涂片可见小球型红细胞。

表 141-1 溶血性贫血

机制	疾病
红细胞外源性疾病	
免疫异常	自身免疫性溶血性贫血： • 冷抗体型 • 药物诱导 • EB病毒 • 溶血尿毒综合征 • 支原体 • 血栓性血小板减少性紫癜 • 阵发性冷性血红蛋白尿 • 温抗体型
网状内皮系统功能亢进	脾功能亢进
感染微生物	巴贝西虫
	杆状二硫丙醇通体
	恶性疟原虫
	三日疟原虫
	间日疟原虫
感染微生物产生的毒素	产气荚膜梭状芽孢杆菌
	α-和β-溶血性链球菌
	脑膜炎球菌
其他毒素	含氧化电位的化合物（如氨苯砜、非那吡啶）
	铜（威尔逊氏症）
	铅
	昆虫毒素
	蛇毒
机械性损伤	行军性血红蛋白尿
	心脏瓣膜疾病
红细胞内源性异常	
先天性红细胞膜的异常	遗传性椭圆形红细胞增多症
	遗传性球形红细胞增多症
	遗传性口形红细胞增多症
获得性红细胞膜异常	低磷酸盐血症
	阵发性睡眠性血红蛋白尿症
	口形细胞增多症
血红蛋白合成异常	血红蛋白C病
	血红蛋白S-C病
	血红蛋白E病
	镰状细胞病
	珠蛋白生成障碍性贫血
红细胞代谢性疾病	糖酵解途径缺陷（如丙酮酸激酶缺乏）
	磷酸己糖途径缺陷（如G-6-PD缺乏）

血管内溶血 是红细胞早期破坏的重要原因,常通过多种不同的机制包括自身免疫性原因,直接的损伤(如行军性血红蛋白尿),切变应力(如机械性心脏瓣膜缺陷)和毒性作用(如梭状芽孢杆菌毒素,毒蛇咬伤)引起细胞膜严重损伤而发生溶血。外周血涂片可见裂细胞或其他红细胞碎片。

血管内溶血时,当释放到血浆中的血红蛋白超过血浆结合蛋白结合力,血浆中可查得球蛋白,浓度为100mg/dl(1.0g/L)。未结合血浆结合珠蛋白水平减低。血红蛋白血症时,未结合的血红蛋白滤过进入尿液,并在肾小管细胞被重吸收,当超过重吸收的能力会引起血红蛋白尿。铁在肾小管细胞转变成含铁血黄素,部分铁被重吸收再利用,一部分含铁血黄素在肾小管细胞脱落,进入尿液。

溶血的后果 当血红蛋白转化为胆红素超过肝脏结合分泌的胆红素的能力时,可引起未结合(间接)胆红素增高和黄疸(参见第164页)。胆红素分解代谢导致粪便中的粪胆素和尿液中的尿胆原增加,有时产生胆石症。

骨髓对红细胞丢失过多的反应为红细胞产生和释放增加,导致网织红细胞增高。

症状及体征

有全身表现,可能有低血压、巩膜黄染、黄疸、脾增大。

溶血危象(急性、严重的溶血)不常见,可伴有寒战、发热、背部和腹部疼痛,虚脱和休克。严重溶血可引起黄疸和脾大。血红蛋白尿产生红色尿或淡棕色尿。

诊断

- 外周血涂片,网织红细胞计数
- 血清胆红素、乳酸脱氢酶、血清结合珠蛋白和丙氨酸氨基转移酶
- 抗人球蛋白试验和/或血红蛋白病的筛查

在贫血和网织红细胞增多的患者中,要怀疑溶血。如果怀疑溶血,应进行外周血涂片、血清胆红素、LDH、血清结合珠蛋白和ALT的检查。外周血涂片和网织红细胞计数是诊断溶血最重要的检查。Coombs试验或血红蛋白病的筛查(如HPLC)能帮助明确溶血的原因。

红细胞形态异常不能明确诊断,但常提示存在溶血和溶血的病因(表141-2)。其他具有提示作用的表现包括血清LDH和间接胆红素升高而ALT正常,尿胆原阳性。外周血涂片见红细胞碎片(裂细胞)以及血清结合珠蛋白水平降低提示血管内溶血;但肝功能衰竭可引起结合珠蛋白下降,而系统性炎症可引起结合珠蛋白升高。尿含铁血黄素也提示血管内溶血。血红蛋白尿,像血尿和肌红蛋白尿一样,量杆检查法显示联苯胺反应阳性。尿液镜检可凭借红细胞存在与否鉴别血尿。游离血红蛋白可使血浆变成淡棕色,在血液离心后较明显;而肌红蛋白却不会。

一旦明确诊断为溶血,应寻找特定病因。在溶血性贫血中一种缩小鉴别诊断范围的方法是:

- 考虑危险因素(如地理位置、遗传史,基础疾病)
- 检查患者有无脾脏肿大
- 进行直接的抗人球蛋白试验(库姆斯试验)

在那些可以指导进一步检查的指标中,大多数溶血性贫血可引起其中一种指标的异常。

其他实验室检查可以明确溶血的原因,包括:

- 定量血红蛋白电泳
- 红细胞酶活性
- 流式细胞

表141-2 溶血性贫血中红细胞形态改变

红细胞形态	原因
球形红细胞	输血
	温抗体型溶血性贫血
	遗传性球形红细胞增多症
裂细胞	微血管病
	血管内假体
靶细胞	血红蛋白病(镰状细胞病,血红蛋白C病,珠蛋白生成障碍性贫血)
	肝功能异常
镰状红细胞	镰状细胞病
凝集细胞	冷凝集素病
海因小体(Heinz body)或咬细胞	G-6-PD缺乏
	氧化应激
	不稳定血红蛋白
有核红细胞和嗜碱性点剂	重型珠蛋白生成障碍性贫血
棘细胞	肝病
	无β脂蛋白血症

- 冷凝聚素
- 渗透脆性

虽然一些试验可以帮助区分血管内溶血和血管外溶血,但有时候区分很困难。在红细胞破坏增加的过程中,涉及这2种类型的溶血,但各自程度不同。

治疗

- 根据特定的溶血机制给予治疗

糖皮质激素初始对温抗体型自身免疫性溶血性贫血治疗有效。长期输血治疗可能导致过度铁沉积,需要驱铁治疗。在一些情况下,脾脏切除是有效的,尤其当脾脏滞留是导致红细胞破坏的主要原因。如果可能,尽量在接受肺炎球菌、流感嗜血杆菌、脑膜炎球菌疫苗注射后2周再进行脾切除术。在冷凝集素病中,患者需保持温暖,在输血前需要先将血加温。长期持续性溶血的患者需补充叶酸。

自体免疫性溶血性贫血

在温度≥37℃(温抗体型溶血性贫血)或<37℃时(冷抗体型溶血性贫血)抗体与红细胞发生反应而引起自身免疫性溶血性贫血(AIHA)。大多数溶血属于血管外溶血。直接抗人球蛋白试验(库姆斯试验)可建立诊断并可明确病因。治疗应根据病因,包括糖皮质激素、脾切除、静脉注射免疫球蛋白、免疫抑制剂、避免输血、避免引起溶血的药物。

病因

- AIHA 由红细胞外的异常引起

温抗体型溶血性贫血 温抗体型溶血性贫血是最常见的自身免疫性溶血性贫血(AIHA),在女性中较常见。在温

抗体型溶血性贫血中，自身抗体一般在温度≥37℃时发生反应。AIHA可分为：

- 原发性（特发性的）
- 继发性（与特定疾病相关，如SLE、淋巴瘤、慢性淋巴细胞白血病使用某些药物后）
- 使用某些药物后

一些药物（如α-甲基多巴、左旋多巴，表141-3）可刺激产生针对Rh抗原的自身抗体（α-甲基多巴型AIHA）。一些药物通过暂时性半抗原机制产生针对-细胞膜表面复合物的自身抗体，这种半抗原可能是稳定的（如大剂量青霉素、头孢菌素）或是不稳定的（如奎尼丁、磺胺药物）。

表141-3 可以引起温抗体性自身免疫性溶血性贫血的药物

机制	药物
针对Rh抗原的抗体	头孢菌素
	双氯酚酸钠
	布洛芬
	α-干扰素
	左旋多巴
	甲灭酸
	α-甲基多巴
	普鲁卡因胺
	替尼泊甙
	甲硫哒嗪
	妥美汀
稳定的半抗原	头孢菌素
	荧光素钠
	青霉素
	四环素
	甲苯磺丁脲
不稳定的半抗原或机制不明	p-氨基水杨酸
	两性霉素B
	安他唑啉
	头孢菌素
	氯磺丙脲
	双氯芬酸钠
	己烯雌酚
	多塞平
	氢氯噻嗪
	异烟肼
	丙磺舒
	奎尼丁
	奎宁
	利福平
	磺胺药物
	硫喷妥钠
	妥美汀

在温抗体型自体免疫性溶血性贫血中，溶血首先发生在脾脏而不是由于红细胞的直接溶解。常较严重，可能是致命的。在温抗体型溶血性贫血中，自身抗体主要是IgG。大多数属于全凝集素，特异性不高。

冷凝集素病：冷凝集素病（冷抗体病）由自身抗体在<37℃时与红细胞发生反应所引起。病因包括：

- 感染（特别是支原体肺炎或传染性单核细胞增多症）
- 淋巴细胞增殖性疾病（抗体常直接对抗I抗原）
- 特发性（通常与克隆性B细胞群相关）

感染可以引起急性疾病，而特发性疾病（老年患者常见的形式）一般是慢性的。溶血多数发生在血管外肝脏、脾脏的单核-巨噬细胞系统。贫血常轻微（血红蛋白>7.5g/dl）。在冷凝集素病中，自身抗体通常是IgM。这些抗体与红细胞起反应时温度越高（即较接近正常体温），溶血越严重。

阵发性冷性血红蛋白尿 阵发性冷性血红蛋白尿（PCH, Donath-Landsteiner综合征）为罕见的冷凝集素病。更常见于儿童。在接触寒冷，甚至可能是局部的（如喝冷水，用冷水洗手），可导致溶血。在低温下时，IgG自体溶血素与红细胞结合，温暖后，引起血管内溶血。尽管在先天性或获得性梅毒患者中可发生，但多数发生于非特异性病毒感染后或健康人。贫血的严重程度和进展速度因人而异，可能是暴发性的。在儿童中，该病常可自愈。

症状及体征

温抗体型溶血性贫血的症状往往与贫血有关如果疾病很严重，可发生发热，胸痛，昏厥或心力衰竭。轻度脾大是典型的体征。

冷凝集素病表现为急性或慢性溶血性贫血。其他与寒冷有关的症状或体征也可出现（如手足发绀、雷诺现象，寒冷相关的闭塞性改变）。阵发性冷性血红蛋白尿的症状有严重的背痛和腿痛、头痛、呕吐、腹泻、棕黑色尿，也可出现肝脾肿大。

诊断

- 外周血涂片，网织红细胞计数，LDH
- 直接抗球蛋白试验

存在溶血性贫血的患者应考虑AIHA（表现为贫血和网织红细胞增多）。外周血涂片通常提示小球型红细胞（网织红细胞绝对计数增多）。如果溶血性贫血不是突发的，也不严重，或因PCH所引发，常规的实验室检查一般提示血管外溶血（如无含铁血黄素尿，结合珠蛋白水平基本正常，外周血涂片无破碎细胞），球形红细胞增多和MCHC增高是典型表现。

应用直接抗人球蛋白试验（库姆斯试验）可检测到自身抗体，可帮助诊断AIHA。将抗人球蛋白血清加入洗涤过的患者红细胞，出现凝集反应表明免疫球蛋白或补体C3结合到红细胞上。温抗体型溶血性贫血常为IgG，冷抗体型疾病中为C3（C3b和C3d）。该试验诊断AIHA的敏感度为≤98%，如果抗体浓度很低或抗体为IgA或IgM时，可以出现假阴性。在大多数温抗体型AIHA病例中，抗体是一种仅被鉴定为泛凝集素的IgG，这意味着该抗体的特异性无法确定。在冷抗体型AIHA中，抗体通常是针对红细胞表面I/i碳水化合物的IgM。抗体效价通常可以测定，但并不总是与疾病活性相关。总的来说,直接抗球蛋白试验强度与结合到红细胞上的 IgG 或 C3 数量有关,大致与溶血速度有关。

互补性的试验包括将患者的血浆加到正常的红细胞中来判断这种抗体是否存在血浆中[间接抗人球蛋白试验(间接库姆斯试验)]。间接抗人球蛋白试验阳性而直接抗球蛋白试验阴性一般提示自身抗体的产生是因妊娠,输血或外源血凝集素交叉反应而不是免疫溶血所引起的。即使证实存在温抗体,也不能确定溶血,因为 1/10 000 的健康献血者该试验阳性。

一旦通过凝集素试验明确诊断为 AIHA,检查应该区分温抗体型溶血性贫血和冷凝集素病,也包括引起温抗体型溶血性贫血的机制。通过观察直接抗人球蛋白反应类型而做出判断。有三种类型:

- 抗 IgG 阳性而抗 C3 为阴性。这种类型在特发性 AIHA 和药物相关的或 α-甲基多巴相关的 AIHA 中较常见,一般为温抗体性溶血性贫血。
- 抗 IgG 与抗 C3 反应均呈阳性。这种类型在系统性红斑狼疮和特发性 AIHA 患者中常见,一般为温抗体性溶血性贫血,在与药物相关的病例中较罕见
- 抗 C3 阳性而抗 IgG 为阴性。这种类型发生于冷凝集素病(抗体通常为 IgM)。在特发性 AIHA,温抗体型溶血性贫血,IgG 抗体亲和力较低,一些药物相关性的患者和 PCH 中

其他试验可以明确 AIHA 的病因,但往往是非特异的。在冷凝集素病中,外周血涂片可见红细胞聚集,自动血细胞计数器常出现平均红细胞体积增加以及因红细胞聚集产生假性血红蛋白减少,将试管用手暖热重新计数可发现数值接近正常。温抗体型溶血性贫血与冷凝集素病鉴别也可以通过不同温度下直接抗球蛋白试验的阳性结果加以判断;温度≥37℃时试验阳性提示温抗体型溶血性贫血,而温度较低时试验阳性提示冷凝集素病。

如果怀疑阵发性冷性血红蛋白尿,应进行 Donath-Landsteiner 试验,对诊断 PCH 具有特异性。在这个实验中,将患者血清与正常红细胞在 4 摄氏度下孵育 30 分钟,固定补体,然后加热至体温。在这个实验中红细胞发生溶血提示 PCH。因为 PCH 抗体在低温下固定补体,所以直接抗球蛋白测试(直接 Coombs)C3 阳性,IgG 阴性。然而,PCH 中的抗体是针对 P 抗原的 IgG。

治疗

- 对于严重的、致命性的贫血需输血
- 对于药物诱发的温抗体型溶血性贫血,应停用药物,有时需静脉输注免疫球蛋白
- 对于特发性温抗体型溶血性贫血,可使用糖皮质激素,对于难治性病例,可于利妥昔单抗,静脉输注免疫球蛋白或脾切除
- 对于冷凝集素病,避免寒冷并治疗原发病
- 对于 PCH,避免寒冷,给予免疫抑制剂,如果有梅毒需给予治疗。在儿童中,该病常可自愈
根据特定的溶血机制给予治疗。

温抗体型溶血性贫血 在药物诱发的温抗体型溶血性贫血中,停用该药物可降低溶血速度。α-甲基多巴相关的 AIHA,溶血常在 3 周内停止;然而抗人球蛋白试验阳性却可持续>1 年以上。半抗原介导的 AIHA,当药物从血清中被清除后溶血可停止。糖皮质激素对药物诱导的溶血效果较差,输注免疫球蛋白可能更有效。

特发性温抗体型 AIHA,应选择糖皮质激素(如泼尼松 1mg/kg 口服,每日 1 次)为标准一线治疗。当红细胞数量稳定后,糖皮质激素应缓慢减量,并用实验室指标(如 Hb 和网织红细胞计数)监测溶血情况。其目的是使患者完全脱离糖皮质激素或用尽可能低的剂量维持缓解。约 2/3 患者对糖皮质激素的治疗有效。停用糖皮质激素后复发或对糖皮质激素无效的患者,利妥昔单抗常用来作为二线治疗。

其他治疗包括使用其他免疫抑制剂和/或脾切除。大约有 1/3~1/2 的患者,脾切除后有持续的疗效。暴发性溶血的患者,可使用大剂量糖皮质激素。对于少数不严重但难以控制的溶血,输注免疫球蛋白可短暂控制病情。应用糖皮质激素治疗和脾切除无效的患者,长期使用免疫抑制剂(包括环孢素)有效。

温抗体型溶血性贫血的患者,全凝集素抗体的存在使供血的交叉配型较困难。此外,输血常导致在自身抗体的基础上又加入了同种异型抗体,加速了溶血。因此,在非致命性贫血时应尽量避免输血。

冷凝集素病 在许多情况下,避免寒冷的环境及其他触发溶血的原因可有效的避免贫血症状。

在与淋巴增殖性疾病相关的病例中,可通过治疗基础疾病而控制贫血。常使用利妥昔单抗,其他针对 B 细胞的化疗也有疗效。然而,特发性慢性患者,轻度的贫血(Hb 9~10g/dl)可持续终身。避免接触寒冷一般是有用的。

在严重的病例中,血浆置换能去的暂时的疗效。输血应当谨慎进行,血液通过温暖装置。

脾切除无效。免疫抑制剂治疗仅有中度疗效。

阵发性寒冷性血红蛋白尿:在 PCH 中,治疗应包括严格避免接触寒冷。脾脏切除无效免疫抑制治疗是有效的,但应限用于进展性和特发性患者。

脾脏切除无效。

治疗伴发的梅毒可能治愈 PCH。

> **关键点**
> - 根据抗体与红细胞反应的温度,AIHA 分为温抗体溶血性贫血和冷凝集素病
> - 温抗体型溶血性贫血,溶血往往是很严重的,可能是致命性的
> - 在抗人球蛋白的血清中被加入洗涤过的红细胞(直接抗球蛋白试验阳性),免疫球蛋白和/或补体结合于患者红细胞表面而发生凝集反应
> - 直接抗人球蛋白反应类型可以帮助区分温抗体型溶血性贫血和冷凝集素病,有时可明确温抗体型溶血性贫血的机制
> - 应针对病因给予治疗(包括停止药物、避免寒冷,治疗基础疾病),静脉注射 I 免疫球蛋白可用于治疗药物诱导的 AIHA,而特发性温抗体溶血性疾病可应用糖皮质激素或脾切除

阵发性睡眠性血红蛋白尿症

阵发性睡眠性血红蛋白尿症（PNH）是一种罕见的获得性疾病，以血管内溶血和血红蛋白尿为特点。白细胞减少、血小板减少，动脉和静脉血栓，以及阵发性发作是本病的常见表现。确诊需要流式细胞术检查。治疗主要是支持治疗和艾库珠单抗，一种末端补体的抑制剂。

PNH 最常见于 20 岁的男性，但男女和任何年龄均可发病。溶血并不仅见于晚上，可发生于一天。

病因

PNH 是获得性 *PIGA* 基因突变导致的干/祖细胞克隆性疾病。以及衍生细胞，包括红细胞、白细胞、血小板的细胞膜缺陷。在血浆中，它会导致对正常 C3 异常的敏感，引起持续性的血管内红细胞溶血，降低骨髓中白细胞和血小板的产生。位于 X 染色体上的 PIGA 基因编码膜蛋白中糖基磷脂酰肌醇（GPI）锚定蛋白的形成所必需的蛋白质。PIGA 基因突变导致所有的膜蛋白糖基磷脂酰肌醇锚蛋白，包括 CD59，一种重要的存在于血细胞表面的补体调节蛋白的缺失。因此，细胞容易被补体激活，导致红细胞持续的血管内溶血。

病理生理

患者极易发生静脉和动脉血栓，包括原发性静脉和脑静脉窦等不常见部位的血栓形成。持久的血红蛋白尿可导致缺铁。PNH 和骨髓功能不全有关，导致白细胞减少和血小板减少。大约 20%重型再生障碍性贫血以及其他的克隆性造血细胞疾病的患者，可以检测到 PNH 克隆。

症状

可因感染，补铁，疫苗或月经而突发危象。可以出现腹痛、胸痛、腰痛以及严重的贫血症状；常见肉眼血红蛋白尿和脾大。血管血栓的表现取决于受影响的血管，并在手册的其他地方讨论。

诊断

- 流式细胞仪

当患者有典型的贫血症状（如苍白、乏力、头晕、血压过低）或无法解释的正细胞性贫血伴血管内溶血，尤其存在白细胞和血小板减少时，要怀疑 PNH。有史以来，如果怀疑 PNH，首先选择酸溶血试验（Ham 试验）或糖水试验；这些试验依赖于通过血清酸化或高浓度蔗糖溶液激活补体。

诊断方法是通过流式细胞仪检测红细胞或白细胞表面特异性的膜蛋白（CD59 和 CD55）。该方法敏感性和特异性都高。

不一定需要骨髓检查，如果进行骨穿检查为了排除其他疾病，通常显示红系增生低下。在危象时，肉眼血红蛋白尿很常见，尿中可能有含铁血黄素。

治疗

- 支持治疗
- 艾库珠单抗

小克隆的患者（即流式细胞检查<10%）大部分没有症状，通常不需要治疗。需要治疗的指征包括：

- 需要输血的有症状的溶血
- 血栓形成
- 其他血细胞减少

支持治疗包括口服铁剂，补充叶酸，有时需输血治疗。不能使用艾库珠单抗时糖皮质激素（如泼尼松 20~40mg 口服，每日 1 次）能控制 50%以上患者的症状并稳定红细胞计数。由于长期使用糖皮质激素可导致的副作用，因此应避免用于慢性期的治疗。一般情况下，危象期可行输血治疗。应避免含血浆（和补体 C3）的输血。输注前不再需用盐水洗涤红细胞。对于血栓患者，在华法林或其他抗凝剂治疗之后可能需要肝素，但应小心使用。

一种新的单克隆抗体艾库珠单抗，能与 C5 结合，是一种末端补体抑制剂，可明显改变疾病病程，可用于所有需要治疗的患者，能减少输血需求、血栓栓塞风险和症状，提高生活质量。艾库珠单抗增加了流行性脑膜炎的风险，因此在开始应用艾库株单抗治疗前的 14 日，患者应进行脑膜炎球菌疫苗接种。

创伤性溶血性贫血

（微血管病性溶血性贫血）

创伤性溶血性贫血是由于循环中过多的湍流和剪切力导致的血管内溶血。

创伤可导致外周血中出现异形的红细胞碎片（如三角形，头盔形），称为裂细胞；在外周血涂片中出现具有诊断价值。由于红细胞碎裂可引起平均红细胞体积降低，红细胞体积分布宽度（反映红细胞大小不均）增加。

当红细胞碎裂发生于微血管损伤时，这个过程称为微血管病性溶血性贫血（MAHA）。

创伤可能起源于：

- 散性血管内凝血，继发于其他疾病的消耗性过程，如脓毒症、恶性肿瘤、妊娠并发症、创伤或肿瘤
- 狭窄的或机械的心脏瓣膜，或人工瓣膜功能障碍（即瓣周漏）
- 血栓性血小板减少性紫癜
- 溶血尿毒综合征或相关的疾病如 HELLP 综合征（溶血、肝酶升高和低血小板），和系统性硬化性肾脏危象
- 少见的反复受力情况如，反复性脚受力（行军性血红蛋白尿），空手道或手鼓

应针对基础疾病进行治疗。溶血时，可出现慢性含铁血黄素尿，偶尔可引起缺铁性贫血，若存在缺铁，则补铁治疗有效。

遗传性球形红细胞增多症和遗传性椭圆形红细胞增多症

遗传性球形红细胞增多症和遗传性椭圆形红细胞增多症属于先天性红细胞膜病。遗传性椭圆形红细胞增多症一般症状轻微，包括不同程度的贫血、黄疸、脾大。诊断需要有红细胞渗透脆性增加而直接抗球蛋白试验阴性的证据。极少数<45 岁有症状的患者需要脾切除。

遗传性球形红细胞增多症（慢性家族性黄疸；先天溶血性黄疸；家族性球形红细胞增多症；球形红细胞性贫血）

为常染色体显性遗传性病。其特点为球形红细胞性溶血和贫血。

遗传性椭圆形红细胞增多症（卵圆形细胞增多） 是一种罕见的常染色体遗传性疾病，红细为卵圆形或椭圆形。通常无或有轻微的溶血，无或轻微的贫血；常有脾大。

病理生理

在这两种疾病中，膜蛋白的改变导致红细胞异常。遗传性球形红细胞增多症，细胞膜表面积减少与细胞内容物极不相称。红细胞表面积的减少，使其通过脾脏微循环的可变性降低，导致脾脏内发生溶血。遗传性椭圆形红细胞增多症，基因突变导致细胞骨架受损，引起细胞变形。红细胞形态发生异常，在脾脏中被破坏。

症状及体征

遗传性球形红细胞增多症的症状与体征通常是轻微的，其贫血可得到很好的代偿，因此，直到并发短暂的病毒性感染如微小病毒，降低红细胞的产生而引发再障危象时才会被发现。然而，这些情况具有自限性，随着感染的好转而消退，其他情况需要紧急治疗。严重的患者有中度黄疸和贫血症状。几乎均出现脾脏肿大，但很少引起腹部不适。可能出现肝脏肿大。常见胆石病（胆色素性结石），可能是该病呈现的症状。偶见先天性骨骼异常（如塔形头颅和多指）。尽管通常是一个或多个家庭成员出现症状，但因基因外显程度的不同，有几代人也可能不出现症状。

遗传性椭圆形红细胞增多症的临床表现与遗传性球形红细胞增多症相似，但表现往往更轻微。

诊断

- 外周血涂片，红细胞渗透脆性试验，红细胞自溶血试验和直接抗人球蛋白试验（库姆斯试验）

出现无法解释的溶血（表现为贫血和网织红细胞增多）、尤其是脾大、相似症状的家族史，提示性的红细胞指标，应怀疑该病。

遗传性球形红细胞增多症因为红细胞是球形的，而MCV 值正常，平均红细胞直径在正常值以下，红细胞类似小球形红细胞。MCHC 是增加的。网织红细胞增多（达15%～30%）与白细胞增多均常见。遗传性椭圆形红细胞增多症，红细胞为特征的椭圆形或雪茄型，临床表现多变。当外周血涂片可见至少60%的椭圆形红细胞或家族史中有相似症状可以诊断。

如果怀疑该病，应进行以下检测：
- 红细胞渗透脆性试验（红细胞与不同浓度的盐水混合）
- 红细胞自溶血试验（检测无菌孵育48 小时后自发性溶血的数量）
- 直接抗人球蛋白球蛋白（Coombs）试验排除因自身免疫性溶血性贫血引起的球形红细胞增多

红细胞渗透脆性试验呈典型性的增高，但在轻症患者中，若不先在37℃的无菌去纤维蛋白血清中孵育24 小时，试验结果可能正常。红细胞自身溶血是增加的，加入葡萄糖可纠正。直接抗球蛋白试验结果为阴性。

治疗

- 有时需脾脏切除

适当的疫苗接种后，脾切除是治疗遗传性球形或椭圆形红细胞增多症唯一的特殊方法，但一般不需要。适用于有溶血症状或并发症，胆绞痛或持续再障危象的患者。在行脾脏切除时，如果发现胆囊有结石或胆汁淤积的其他证据，应当手术切除。尽管脾切除后球形红细胞增多仍存在，但循环中红细胞寿命延长。通常，症状和贫血好转，网织红细胞计数下降。但红细胞渗透脆性仍然很高。

低磷酸盐血症引起贫血和口形红细胞增多

口形红细胞增多症（杯形或碗形红细胞）和低磷酸盐血症可因红细胞膜异常而引起溶血性贫血。

口形红细胞增多症 口形红细胞增多症是一种罕见的红细胞疾病，红细胞中心正常的淡染区变为口形状或裂隙状。这些细胞与先天性和获得性溶血性贫血都有关。症状由贫血而引起。

先天性口形红细胞增多症为罕见的常染色体显性遗传，早年即表现为严重的溶血性贫血。红细胞膜对单价阳离子（Na 和K）通透性过高，而二价阳离子和阴离子的移出正常。口形红细胞比例变化；红细胞渗透脆性是增加的，给予葡萄糖不一定能纠正红细胞自溶。一些患者，脾切除可缓解贫血。

获得性口形红细胞增多症伴溶血性贫血主要发生在近期酗酒的患者中。停止饮酒2 周后，外周血涂片上的口形红细胞和溶血现象可消失。

低磷酸盐血症所致的贫血 红细胞的可塑性依细胞内的腺苷三磷酸水平而异。因为血清磷酸盐的浓度影响红细胞腺苷三磷酸水平，所以血清磷酸盐浓度<0.5mg/dl（<0.16mmol/L）会消耗红细胞内的腺苷三磷酸；低磷酸盐血症可引起复杂的代谢后果包括2,3-二磷酸甘油酯缺乏，氧解离曲线左移，葡萄糖利用降低，乳酸盐产生增多。毛细血管循环所形成的韧性减低不能变形的红细胞很容易受损，导致溶血和小球形红细胞增多（小球形红细胞增多症）。

严重的低磷酸盐血症可能发生于
- 戒酒期
- 糖尿病
- 饥饿后进食，严重烧伤的恢复（利尿）期
- 接受肠外营养
- 严重的呼吸性碱中毒
- 接受透析治疗服用抑酸剂的尿毒症患者

低磷酸盐血症或高危患者，补充磷酸盐可以预防和纠正贫血。

糖酵解途径缺陷

Embden-Meyerhof 通路缺陷是常染色体隐性红细胞代谢异常性疾病，可引起溶血性贫血。

最常见的缺陷是：

- 丙酮酸激酶缺乏

其他引起溶血性贫血的缺陷包括以下的缺乏：
- 红细胞己糖激酶
- 磷酸葡萄糖异构酶
- 磷酸果糖激酶

在所有的通路缺陷中，溶血性贫血只发生于纯合子，而溶血的确切机制不明。症状与贫血的程度相关，包括黄疸和脾肿大。通常无球形红细胞，但可能出现少量不规则的球形红细胞。

一般说来，测定腺苷三磷酸与二磷酸甘油酸盐有助于鉴别任何代谢缺陷和定位缺陷位点以便进行进一步分析。

治疗
- 支持治疗
- 有时需脾切除

遗传性溶血性贫血没有特异的治疗方法，而大多数患者不需治疗，但急性溶血期可以补充叶酸1mg口服，每日1次。在严重病例中，病人需要输血，脾切除可能有效。尽管脾切除后溶血与贫血有所改善，但仍持续存在，特别是丙酮酸激酶缺乏的患者。

葡萄糖6-磷酸脱氢酶缺乏

葡萄糖-6-磷酸脱氢酶(G-6-PD)缺乏是一种X连锁酶缺陷病，黑人中常见，在急性疾病或服用氧化型药物(包括水杨酸盐和磺胺药物)后可导致溶血。诊断有赖于检测G-6-PD酶活性，但在急性溶血时经常出现假阴性。治疗以支持治疗为主。

由G-6-PD缺乏所致磷酸己糖旁路途径缺陷是红细胞代谢最常见的障碍。G-6-PD基因位于X染色体上，表现出大量变异(多态性)，导致G-6-PD活性范围从正常到严重缺失。根据G-6-PD酶活性大小将变异分为Ⅰ～Ⅴ类。由于该基因与X有关，男性更可能出现明显的临床溶血，女性在纯合子或者杂合子伴随X失活导致受影响的X染色体比例高也可能出现明显症状(参见第2872页)。

在美国，这种缺陷发生在约10%的黑人男性和<10%的黑人女性中；祖先来自地中海地区的人群(如意大利人、希腊人、阿拉伯人、犹太人)发病率较低。

病理生理
G-6-PD缺乏使维持红细胞膜完整性的能量缺乏，导致红细胞寿命缩短。溶血常发生在氧化接触后，最常发生于发热，急性病毒和细菌感染以及糖尿病性酸中毒。溶血为自限性，有极少数患者即使没有氧化接触也可发生慢性、持续性溶血。

在接触药物和其他产生过氧化物及引起血红蛋白和红细胞膜氧化的物质后，可发生溶血，但不是很常见。这些物质包括伯氨喹、水杨酸、磺胺类、硝基呋喃、非那西汀、萘、某些维生素K的衍生物、氨苯砜、苯偶氮吡胺、萘啶酸、亚甲蓝；还有在某些人中，因蚕豆而引起溶血状态。

症状和体征
大多数情况下，受影响的红细胞量<25%，可引起短暂的黄疸和黑尿，一些患者有背部和/或腹部疼痛。当G-6-PD缺乏严重，重度的溶血可导致血红蛋白尿和急性肾衰竭。

诊断
- 外周血涂片
- G-6-PD检测

发生急性溶血的患者，尤其是直接抗人球蛋白试验阴性的溶血性贫血的男性，应考虑该诊断。

溶血时，可出现贫血，黄疸和网织红细胞增多。外周血中的红细胞边缘出现一个或多个伤口(1μm宽)(咬细胞)，特异的诊断线索是外周血中的红细胞边缘出现一个或多个伤口(1μm宽)(咬细胞)，还可能见到海因(Heinz)小体，它可能是死亡的细胞质或变性的血红蛋白微粒，这些见于溶血的早期，而在脾脏切除的患者中，不会持续存在。可能是海因小体被脾脏清除的结果。

应检测G-6-PD活性。然而，溶血期间和溶血后，由于衰老和缺陷的红细胞被破坏以及存在富含G-6-PD的网织红细胞，该试验可能产生假阴性结果。因此需在急性溶血数周后重复检查。可用多种筛查手段，包括床旁检测，若为阳性则需定量测试确诊。

治疗
- 避免激发因素、清除有问题的药物和药剂和支持治疗

急性溶血时，以支持治疗为主，一般不需要输血。建议患者避免使用引发溶血的药物或物质。

镰状细胞病
（血红蛋白S病）

镰状细胞病(一种血红蛋白病，框141-1)是一种几乎专门发生于黑人的慢性溶血性贫血，因HbS的纯合遗传引起。镰状红细胞阻塞毛细血管而引起溶血，导致疼痛危象，器官缺血或其他并发症。经常发生急剧恶化(危象)。感染、骨髓再生不良、肺累及急性胸部综合征可以急剧发生且是致命的。其特征为贫血，外周血涂片可见镰状细胞，诊断需要进行血红蛋白电泳。危象发生时可以应用止痛剂和其他支持治疗。偶尔需要输血治疗。针对细菌感染的疫苗，预防性抗生素和积极地抗感染治疗可以延长生存期。羟基脲可以减少危象的发生率和急性胸部综合征。

纯合子有镰状细胞贫血(约占美国黑人的0.3%)；而杂合子(占黑人中的8%～13%)无贫血，但是其他并发症的风险增加。

病理生理
血红蛋白S病，β链的第6个氨基酸上的谷氨酸被缬氨酸所取代。与氧化型HbA相比，氧化型HbS不易溶解；在氧分压PO_2低的部位，氧化型HbS形成半固体凝胶导致红细胞变为镰状。僵硬变形的红细胞黏附于血管内皮，并堵塞小动脉与毛细血管，可导致梗死。静脉阻塞也可引起内皮损伤，从而引发炎症导致血栓。由于镰状红细胞比较脆弱，循环中的机械损伤可引发溶血。慢性代偿性骨髓过度增生

导致骨骼变形。

急性恶化 急性恶化(危象)可间歇性发作,常无已知的原因。某些患者,可以促使危象发生的原因有:
- 发热
- 病毒感染
- 局部创伤

> **框 141-1 血红蛋白病**
>
> 血红蛋白分子由多肽链组成,其化学结构是受遗传调控的。正常成人血红蛋白分子(HbA)由 α 和 β 的两对肽链构成。正常血液中也含有≤2.5%的 HbA₂(由 α 和 δ 链构成)。胎儿血红蛋白(HbF,其 β 链被 γ 链所取代)在出生后逐渐减少,特别是在第一个月。到成年只占总血红蛋白的<2%(参见第2093页)。某些血红蛋白合成性疾病和再生障碍性疾病以及骨髓 增生性状态,HbF 含量增加。
>
> 一些血红蛋白病导致的贫血,在纯合子中较为严重,而在杂合子中较轻。有些患者就这2种异常来说是杂合的,贫血也同时兼具这2种遗传缺陷的特点。
>
> 根据电泳移动性所鉴别的不同血红蛋白病,以发现的顺序,按字母排列顺序命名(如 A、B、C),因此第一个发现的异常血红蛋白,镰状细胞性血红蛋白被命名为 HbS。电泳移动性相同而结构不同的血红蛋白则依据其发现所在的城市或地区来命名(如 HbS Memphis, HbC Harlem)。标准化描述患者的血红蛋白构成,将浓度的最高血红蛋白放在第一位(如镰状细胞病中的 AS)。
>
> 在美国,因血红蛋白 S 或血红蛋白 C 合成缺陷引起的贫血和珠蛋白生成障碍性贫血以及东南亚国家的移民使血红蛋白病 E 病很常见。

静脉危象(疼痛危象) 最常见的类型,由缺血、组织缺氧和梗死引发,通常是骨缺血坏死,也可以是脾、肺或肾。

再障危象 可发生在急性感染(特别是人类微小病毒)期间,骨髓红细胞生成缓慢时,此时可出现急性幼红细胞减少。

急性胸痛综合征由肺部小血管闭塞引起,是常见的死亡原因,死亡率高达10%。在各年龄层中都可发生,但在儿童中多见。反复发作容易引起慢性肺动脉高压。

在儿童中,脾脏可发生镰状细胞的急性滞留而加重贫血。

年轻的男性,一系列导致阴茎勃起功能障碍的并发症阴茎异常勃起最常见。

并发症 长期的后果包括生长和发育受损。慢性脾损害导致自身梗死和增加感染的易感性,特别是肺炎球菌感染和沙门菌感染(包括沙门菌骨髓炎)。在幼儿中这些感染特别常见,并且死亡率较高。

反复的缺血和梗死可引起多系统脏器功能不全,包括缺血性坏死,癫痫,股骨头坏死,肾浓缩功能障碍,肾衰竭,心功能衰竭,肺动脉高压和肺纤维化以及视网膜病变。

杂合子:杂合子患者(HbAS)没有溶血和疼痛危象,但是慢性肾病和肺栓塞的风险增加。此外,在持续的高强度运动中可能发生横纹肌溶解和猝死。尿浓缩功能损害(低渗尿)常见。可发生单侧的血尿(机制不明,常发生在左肾),但为自限性。典型的肾乳头状坏死可发生,但较纯合子患者少见,与极罕见的肾髓质癌有关。

症状及体征

大多数症状只发生于纯合子,由以下引起:
- 贫血
- 血管阻塞引发而导致组织缺血和梗死

贫血通常较严重,但在患者中差别很大;轻度黄疸和苍白常见。

儿童,常见肝脾肿大,而成人,由于反复发生梗死和继发纤维化(自体脾切除),脾脏通常很小。常见心脏扩大和心脏收缩期杂音。常见胆石症和慢性踝周穿孔性溃疡。

疼痛危象 可引起长骨、手和足、背以及关节严重的疼痛。髋关节疼痛可由股骨头缺血性坏死引发。剧烈的腹痛可伴或不伴呕吐,通常伴有背痛与关节痛。

急性胸部综合征 以突然发热,胸痛,肺实质性浸润为特征。可能继发于细菌性肺炎。可能快速发展为血氧不足,而导致呼吸困难。

诊断

- DNA 检测(胎儿期诊断)
- 外周血涂片
- 溶解试验
- 血红蛋白电泳(或薄层等电聚焦电泳)

试验的类型取决于患者的年龄。DNA 检测可用于胎儿期诊断或者明确镰状细胞病的基因类型。在美国的大部分地区可行新生儿的筛查,包括血红蛋白电泳。儿童和成年人的筛查和诊断包括外周血涂片检测,血红蛋白溶解度试验和血红蛋白电泳。

产前筛查 聚合酶链反应(PCR)技术的应用明显提高了产前诊断的灵敏度。存在镰状细胞病风险的家族中推荐该检查(如夫妻有药物史或贫血家族史或相关的种族背景)。DNA 样本可在怀孕的8~10周从绒膜绒毛中获得。也可在14~16周时检测羊水。遗传咨询对于诊断是很重要的。

新生儿筛查 建议进行一般的测试,也往往是一系列新生儿筛查试验中的一种。为区分血红蛋白 F、S、A 和 C,建议使用醋酸或枸橼酸琼脂或薄层等电聚焦进行电泳,或通过高效液相色谱法(HPLC)进行血红蛋白分馏。3~6个月时可能需要重复试验加以证实。在刚出生的几个月,进行 HbS 溶解度试验是不可靠的。

儿童和成人的筛查和诊断:伴有镰状细胞病特征或家族史的患者应进行外周血涂片,血红蛋白溶解度试验和血红蛋白电泳。

有症状和体征的患者提示存在该疾病或其并发症(如生长发育不良、急性或无法解释的骨痛、股骨头无菌性坏死、无法解释的血尿);正细胞性贫血的黑人患者(提别是存在溶血时)需进行溶血性贫血相关的实验室检查、血红蛋白电泳、检查红细胞有无镰状。如果存在镰状细胞病，红细胞计数通常为 2 000 000~3 000 000/μl，血红蛋白同比例降低；贫血为正细胞性(小红细胞提示伴有 α-珠蛋白生成障碍性贫血)。在外周血中常可见到有核红细胞，网织红细胞增多常≥10%。干染血涂片可能出现镰状红细胞(新月形，常伴有长形或尖锐末端)。

电泳时只显示 HbS 伴有数量不等的 HbF，便可从其他镰状血红蛋白病中区分纯合状态。杂合子在电泳时，HbA 要比 HbS 出现的多。通过显示出特殊的红细胞形态，HbS 可从其他具有同样电泳类型的血红蛋白中得以区分。

不用骨髓检查进行诊断。如果骨髓检查用来与其他贫血进行鉴别，骨髓象显示以幼红细胞为主的增生，在镰状细胞病或严重的感染中，可能为再生障碍。红细胞沉降率用来与其他疾病相鉴别时，(如幼年型类风湿关节炎引起的手足疼痛)是降低的。头颅 X 线检查偶可发现头颅板障的间距增宽和板障小梁有放射线纹。长骨常显示骨皮质变薄、密度不规则、髓管内新骨形成。无法解释的血尿，即使在不怀疑镰状细胞病的患者中，也应考虑镰状细胞样变。

恶化的评估 已知镰状细胞病患者急性恶化时，包括出现疼痛、发热、感染症状，要考虑再障危象，应进行全血细胞和网织红细胞计数。网织红细胞计数<1%要考虑再障危象，特别是当 Hb 下降超过患者的一般水平。出现疼痛危象不伴有再障危象，白细胞增多伴左移，尤其是在细菌性感染期间。血小板计数常增高。血清胆红素通常增高[如 2~4mg/dl(34~68μmol/L)]，尿中可能有尿胆素原。

出现胸痛或呼吸困难的患者，要考虑急性胸部综合征和肺栓塞；应进行胸部 X 线检查和动脉氧饱和度测定。在镰状细胞病中，急性胸部综合征是导致死亡的原因，因此早期认识和治疗是至关重要的。低氧血症或胸部 X 线片有肺实质浸润提示急性胸部综合征或肺炎。低氧血症但无肺实质浸润提示肺栓塞。

伴有发热的患者，应考虑感染和急性胸部综合征，应进行血培养，胸部 X 线和其他相关的诊断性检查。

预后
纯合患者的寿命已稳定地提高到>50 岁。常见的死亡原因有急性胸部综合征、并发感染、肺栓塞、重要器官的梗死以及肾衰竭。

治疗
- 广谱抗生素(针对感染)
- 镇痛剂和静脉补液(针对血管闭塞引起疼痛危象)
- 有时需要输血
- 免疫治疗，补充叶酸和羟基脲(健康维持)

治疗包括定期的健康检查和针对并发症的特殊治疗。并发症以支持治疗为主。尚无有效的抗镰状细胞的药物。脾切除无效。

少数患者行干细胞移植可以治愈该病。考虑到这种治疗的风险，它通常仅限于晚期疾病并发症患者。然而这一领域正在迅速发展，在不久的将来干细胞治疗方法的应用也在不断扩大。

基因疗法是将来有希望治愈该病，但目前仍在研究中。

入院指征包括怀疑严重感染(包括系统性感染)、再障危象、急性胸部综合征和无法控制的疼痛和需要输血治疗。仅有发热可能不是入院指征。然而，急性起病以及体温>38℃的患者，则应该入院以便从多个部位进行培养，可静脉给予抗生素。

抗生素 怀疑严重细菌感染或胸部综合征的患者，应该马上给予广谱抗生素。

镇痛药 疼痛危象可给予镇痛剂，如阿片类药物。静脉注射吗啡是安全有效的(持续或单次快速注射)，避免应用哌替啶。危象时，疼痛和发热可以持续 5 日。非甾体抗炎药常用于减少阿片类药物的需求，但有肾病的患者需谨慎使用。

静脉补液：尽管脱水会导致镰状细胞样变而引起危象，但目前仍不清楚大量的补液是否对危象有帮助。无论如何，保持正常的体液容积是主要的治疗方法。

输血 在许多情况下可给予输血治疗，但它的有效性还未证实。然而，常规的输血治疗可预防脑血栓的复发，特别是在儿童中应努力保持血红蛋白 S 比例<30%。当血红蛋白<5g/dl 时，通常给予输血。

在急性情况下，特殊的指征包括急性脾滞留、再障危象、心肺症状和体征(如高输出量心力衰竭或血氧过低，PO_2<65mmHg)、术前、阴茎持续勃起、可通过提高氧分压获益的危及生命的事件(如败血症、严重感染、急性胸部综合征、卒中、急性器官缺血)。输血对简单的疼痛危象无效。在妊娠期可能需要输血。

当目标为纠正贫血，如再障危象或脾脏滞留时可予简单输血。在其他急性情况下为了降低血红蛋白 S 的比例和防止缺血，可予交换输血。可通过现代血液成分单采仪实行。如果开始血红蛋白很低(<7g/dl)，在第一次输注红细胞之前不能进行该治疗。部分置换输血可以减少铁沉积和高黏滞血症。

健康维持 在长期的治疗中，以下措施可降低死亡率，尤其在儿童期：

- 肺炎球菌，流感嗜血杆菌疫苗(Haemophilus influenzae)，流感(失活、灭活)，脑膜炎球菌疫苗
- 应早期诊断和治疗严重的细菌感染
- 预防性应用抗生素，包括从 4 个月到 6 岁预防性持续口服青霉素
- 应用羟基脲和补充叶酸

常用的药物是叶酸，每日 1mg 口服。

羟基脲通过提高血红蛋白 F 水平以及减少镰状细胞而降低疼痛危象(约 50%)，减少急性胸部综合征和输血需求。在复发的疼痛危象或其他并发症时也有使用指征。羟基脲的剂量是可变的，根据血细胞数和副作用进行调整。羟基

脲具有致白血病作用,并引起粒细胞和血小板减少。羟基脲还有致畸作用,故不能在育龄期妇女中使用。

经颅多普勒血流研究在儿童中可以帮助预测卒中的风险,许多专家建议2~16岁的儿童每年进行筛查。高风险的儿童可以从预防性、慢性部分置换输血中获益,以保持HbS占总血红蛋白<30%;常见铁过载,必须进行筛查和治疗。

> **关键点**
> - HbS纯合的患者血红蛋白β链异常,产生脆弱变形的红细胞,可以阻塞毛细血管,导致组织梗死,易发生溶血而引起贫血。
> - 患者有多种急性恶化表现包括疼痛危象、滞留危象、再障危象和急性胸痛综合征
> - 长期的后果包括肺动脉高压,慢性肾脏疾病、卒中、无菌性坏死,感染的危险性增加
> - 应用血红蛋白电泳加以诊断
> - 对于急性危象,给予阿片类镇痛药镇痛,检查是否有加重贫血(再生障碍性或脾脏滞留危象)和急性胸部综合征或感染的迹象,用0.9%生理盐水维持正常的血容量,然后给予维持性液体
> - 通过疫苗接种和预防性应用抗生素预防感染;给予羟基脲减少疼痛和急性胸痛综合征的风险

血红蛋白C病

血红蛋白C病属于血红蛋白病,其症状由溶血性贫血引起,但较轻。

在美国的黑人中患病率为2%~3%。杂合子无临床表现。纯合子有慢性溶血性贫血和脾大,贫血症状持续存在。可能发生脾脏滞留。

存在家族史和临床特点提示为溶血性贫血的患者中,特别是脾大的成人,应怀疑血红蛋白C病。贫血一般较轻微,也可为中重度。血涂片是正细胞性的,有靶形红细胞、球形红细胞和少量的富含晶体结构的红细胞。可出现有核红细胞。红细胞无镰状细胞样变。电泳显示血红蛋白为C型。在杂合子中,唯一的实验室异常是发现靶形红细胞。

无推荐的特异疗法。贫血一般不严重,不需要输血。

血红蛋白S-C病

血红蛋白S-C病属于血红蛋白病,其症状与镰状细胞病相似,但较轻。

由于10%的黑人携带HbS这一遗传因素(可引起镰状细胞病),因而杂合HbS-C病比纯合HbC病常见。HbS-C病的贫血比镰状细胞病轻;有些患者的血红蛋白水平甚至正常。大多数症状是镰状细胞病的症状,不过症状发生率较低,也不严重。然而,常有肉眼血尿,视网膜出血和股骨头无菌性坏死。可有脾肿大。

临床特点提示镰状细胞病或发现镰状细胞的患者均应怀疑血红蛋白S-C病。血涂片染色可见靶细胞、球形细胞而镰状细胞或燕麦形细胞少见。在镰状细胞的制备中可发现镰状细胞样变,血红蛋白电泳可确定诊断。治疗与镰状细胞病相似,但仅在症状严重时才给予治疗。

血红蛋白E病

纯合血红蛋白E病(一种血红蛋白病)可引起轻度的溶血性贫血,通常无脾脏大。

血红蛋白E是世界范围内第三种常见的血红蛋白(在HbA与HbS之后),主要见于东南亚人群中(纯合子发病率>15%),但在中国人中罕见。杂合子(HbAE)无症状。血红蛋白E病和β-珠蛋白生成障碍性贫血患者比S-珠蛋白生成障碍性贫血或纯合血红蛋白E病出现更为严重的溶血疾病,通常伴有脾大。

在杂合子中(HbAE),外周血涂片可见不伴贫血的小细胞和靶型细胞。在纯合子中,出现轻度小细胞性贫血,并伴明显的靶形细胞通过血红蛋白电泳可以诊断血红蛋白E病。

大多患者不需要治疗。伴有严重疾病的纯合患者,治疗通常包括长期输血和脾切除。

珠蛋白生成障碍性贫血

(轻度和重度地中海贫血)

珠蛋白生成障碍性贫血是一组遗传性小细胞性溶血性贫血,特点为血红蛋白合成缺陷。α-珠蛋白生成障碍性贫血特别常见于地中海人、非洲和东南亚的人群。β-珠蛋白生成障碍性贫血更常见于地中海、中东、东南亚或印度。症状和体征一般因贫血、溶血、脾大、骨髓增生活跃所引起,如果有多次输血,会出现铁过载。诊断依赖于基因检测和血红蛋白定量分析。严重患者的治疗包括输血、脾切除、铁螯合剂和干细胞移植。

病理生理

珠蛋白生成障碍性贫血是最常见的遗传性血红蛋白病。由血红蛋白合成失衡所致,至少有一种珠蛋白多肽链(β、α、γ、δ)合成减少。

α-珠蛋白生成障碍性贫血:是由一种或多种α基因缺失导致α多肽链合成减少而致。因为α基因是重复的,人们通常有四个α等位基因(每对染色体上有两个)。根据基因缺陷的数量和位置可分为:

- α+珠蛋白生成障碍性贫血:一条染色体上丢失单个基因(α/- -)
- α0珠蛋白生成障碍性贫血:同一染色体上丢失两个基因(- -/- -)

β-珠蛋白生成障碍性贫血:是由于β珠蛋白基因突变或缺失导致β多肽链合成减少,引起血红蛋白A的生成受损。突变或缺失可由于β珠蛋白功能的部分丢失(β+等位基因)或完全丢失(β0等位基因)。共有2个β珠蛋白基因,患者可为杂合子、纯合子或复合杂合子突变。此外,患

者可能为2个不同的珠蛋白基因异常的杂合子或纯合子（如β和δ）。

β-δ-珠蛋白生成障碍性贫血是β-珠蛋白生成障碍性贫血的少见类型，δ链和β链产生异常，有杂合和纯合两种状态。

症状及体征

珠蛋白生成障碍性贫血的临床特点都是相似的，不过严重程度不同，取决于正常血红蛋白的数量。

α-珠蛋白生成障碍性贫血：α+等位基因的患者常无临床变现（安静的携带者）。

2~4个基因缺陷的杂合子（无论是两个α+等位基因或1个α0等位基因）表现为轻中度小细胞贫血，但无症状。

3~4个基因缺陷（共同继承α+和α0）严重影响α链的合成，导致β链过多（HbH）或婴儿期γ链过多（Bart'sHb）。HbH病的患者出现有症状的溶血性贫血和脾大。

4个基因都缺陷（两个α0等位基因）在子宫内是致死性的（胎儿水肿），因为α链缺失的血红蛋白不能运送氧。

β-珠蛋白生成障碍性贫血：根据β珠蛋白生成受损程度临床表现分为3类：
- 轻型（少型）
- 中型
- 重型

轻型（少型）β-珠蛋白生成障碍性贫血发生于杂合子，常有轻到中度小细胞贫血，无症状。

中型β-珠蛋白生成障碍性贫血引起多变的临床表现，介于轻型与重型之间。

重型珠蛋白生成障碍性贫血（或Cooley贫血）发生于纯合子或复合型杂合子（包含β0等位基因），由β珠蛋白功能严重缺陷而引起。表现为严重贫血和骨髓增生明显活跃。在1~2岁时就有严重贫血症状和输血性铁过载以及铁吸收过多。患者有黄疸，腿部溃疡和胆石症（和镰状细胞贫血一样）。常有脾大，可出现巨脾。可能出现脾脏滞留，加速输入的正常红细胞的破坏。骨髓增生活跃导致颅骨变厚和颊部隆起。长骨受累易发生病理性骨折和影响生长，可能推迟或阻碍青春期。

心肌铁沉积可能会导致心脏衰竭。典型的症状为肝铁质沉着，导致功能障碍和肝硬化。常需祛铁治疗。

诊断

- 怀疑该病时，要进行溶血性贫血的评估
- 外周血涂片
- 血红蛋白电泳
- DNA检测（产前诊断）

外周血涂片和全血细胞计数提示小细胞性贫血和红细胞计数增加应考虑轻型珠蛋白生成障碍性贫血。如果需要，可以通过定量的血红蛋白研究来确定β-珠蛋白生成障碍性贫血的诊断。不需要干预。

有家族史、具有提示性的症状和特征或小细胞性溶血性贫血的患者，应怀疑严重的珠蛋白生成障碍性贫血。如果怀疑珠蛋白生成障碍性贫血，应进行小细胞性贫血、溶血性贫血相关的试验性检查，以及血红蛋白定量分析。血清胆红素，血清铁和血清铁蛋白增加。

α-珠蛋白生成障碍性贫血中，HbF和HbA_2的百分比一般是正常的，单个或两个基因缺陷的珠蛋白生成障碍性贫血的诊断可能需要应用新的基因检测方法，并且常是其他原因引起的小细胞性贫血的排除性诊断。

在重型β-珠蛋白生成障碍性贫血中，贫血是严重的，血红蛋白常≤6g/dl。因为是小细胞性的，因此红细胞计数相对于血红蛋白是增加的。血涂片具有实际的诊断价值，出现大量有核幼红细胞，靶形红细胞，小的淡染红细胞以及嗜碱性点彩红细胞。

血红蛋白定量分析中，HbA_2升高是轻型β-珠蛋白生成障碍性贫血的诊断依据。重型β-珠蛋白生成障碍性贫血，HbF通常是增加的，有时增加到90%，而HbA_2通常增加到>3%以上。

在血红蛋白电泳上显示快速移动的HbH或Bart碎片时，可诊断为HbH病。特异的分子缺陷可以是特征性的，但不能改变疾病的临床进程。重组DNA基因图谱技术（特别是聚合酶链反应）在产前诊断和遗传咨询上已成为标准方法。

因贫血进行的骨髓检查（如排除其他原因）显示骨髓红系增生明显活跃。重型β-珠蛋白生成障碍性贫血的患者，因其他原因行X线检查发现慢性骨髓过度增生的线索。颅骨的皮质层变薄，颅骨板障增宽，板障小梁有阳光放射线纹，以及颗粒状或磨玻璃改变。长骨皮质层变薄，骨髓腔变宽，以及骨质疏松。椎体可能有颗粒或磨砂玻璃状改变。指骨可能出现矩形或双凸形。

预后

轻型α-和β-珠蛋白生成障碍性贫血预期寿命是正常的。血红蛋白H病患者的寿命不一。

大多数重型β-珠蛋白生成障碍性贫血患者因为长期输血的并发症，预期寿命是缩短的。

治疗

- 如有脾大，需要脾切除
- 需红细胞输注伴或不伴祛铁治疗
- 如果可能，行同种异基因干细胞移植

轻度α-和β-珠蛋白生成障碍性贫血的患者不需治疗。如果HbH病出现严重的贫血和脾大，脾切除可能是有益的。

中型β-珠蛋白生成障碍性贫血的患儿应尽量少输血，以免铁过载。然而，对于严重的患者，通过间歇性输注红细胞抑制骨髓异常造血可能有效。在重型β-珠蛋白生成障碍性贫血应输血使血红蛋白保持在9~10g/dl避免临床表现。为了预防或延缓铁过载，过多（输血性的）的铁必须要祛除（如慢性祛铁治疗）。祛铁治疗通常在血清铁蛋白水平>1 000ng/ml或经过1~2年的输血后开始。脾脏肿大的患者进行脾脏切除可能减少输血需求。

同种异基因造血干细胞移植是唯一的治愈方法，应在所有患者中考虑。

> **关键点**
> - 至少有一种珠蛋白肽链（β、α、γ、δ）合成减少而导致珠蛋白生成障碍性贫血；所产生的异常红细胞的小细胞性的，往往形状异常，易发生溶血（引起贫血）。
> - 常见脾脏肿大，一般为巨脾，并可导致脾脏滞留而加速红细胞破坏（包括输入的红细胞）
> - 由于铁吸收增加（由于无效红细胞生成）和频繁输血，常出现铁过载
> - 应用血红蛋白电泳加以诊断
> - 如果需要输血，监测铁过载，如果需要，应用铁螯合剂治疗
> - 脾切除可以帮助脾脏肿大患者减少输血需求
> - 异基因造血干细胞移植是有效的

血红蛋白 S-β-珠蛋白生成障碍性贫血

血红蛋白 S-β-珠蛋白生成障碍性贫血属于血红蛋白病其症状与镰状细胞病相似，但较轻。

在类似的人群中，HbS（引起镰状细胞病的异常 Hb）和 β-珠蛋白生成障碍性贫血基因的频率都有增加，因而这两种缺陷的遗传相当常见。β-珠蛋白生成障碍性贫血是由于 Hb 的 β-多肽链的产生减少而引起的由于 β-球蛋白基因的突变或缺失，导致 Hb A 的产生受损（见珠蛋白生成障碍性贫血，第 990 页）。

临床上，该病引起中度贫血的症状以及镰状细胞贫血的体征，但与镰状细胞病相比，发生率不高，病情也不严重。染色的血涂片，可见轻中度的小细胞性贫血可伴镰状红细胞。诊断需要血红蛋白定量检查。$HbA_2 > 3\%$。电泳上以 HbS 占优势，HbA 降低或缺如。HbF 的增加程度不一。如有需要治疗，与镰状细胞病相似。

142. 血管异常引起的出血

引起出血可由：
- 血小板
- 凝血因子
- 血管异常

血管出血性疾病可由血管缺陷引起，典型的出现瘀点、紫癜和瘀斑，除了遗传性出血性毛细血管扩张，很少导致严重的出血。在埃勒斯-当洛斯综合征（Ehlers-Danlos syndrome）和其他少见的遗传性结缔组织病中（如弹性纤维假黄瘤，骨生成不良及马方综合征），出血可由血管及其周围结缔组织缺陷引起。出血可能是维生素 C 缺乏症或免疫球蛋白 A 相关血管炎，在幼儿期的一种高敏感性血管炎的突出的症状。

在血管性出血性疾病中，止血时间通常是正常的。对于大多数疾病，诊断主要靠临床表现，对于一些患者可进行特定的检查。

自体红细胞过敏

（Gardner-Diamond 综合征）

自体红细胞过敏是一种罕见的，了解很少的影响女性的疾病。其特点为局部疼痛和烧灼感后的疼痛性瘀斑，主要发生在手和足。

自体红细胞过敏主要发生在经历情绪应激或有心理疾病的白人女性。瘀斑会有疼痛，可自发产生，也可在创伤或手术后发生。挫伤可发生于非损伤部位的其他地方。瘀斑通常不会发生在躯干背部，因为这个区域在解剖学上很难触及。

该综合征的病因和病理生理学了解很少。在自体红细胞过敏的女性中，皮内注射 0.1ml 的自体红细胞或红细胞基质可能导致注射部位的疼痛，肿胀和硬化。这些结果表明红细胞逸入组织中参与这种损害的发生。然而，大多数患者也有相关严重的精神症状，一些自我诱发紫癜的患者，可能误认为是这种症状。

诊断通过仔细询问病史，体格检查和实验室检查以除外其他潜在的出血性疾病。凝血系统试验是正常的。

治疗主要为精神治疗。

异常蛋白血症所致的血管性紫癜

能引起血液中蛋白质含量异常的情况，尤其以免疫球蛋白形式，可影响血管脆性而引起紫癜。

紫癜是指由出血引起的皮肤或黏膜紫癜。小的损害（<2mm）称为瘀点，大的损害称为瘀斑或瘀伤。

淀粉样变 淀粉样变性可引起皮肤和皮下组织中血管内淀粉样物质的沉积，可能增加血管脆性并出现紫癜。典

型的紫癜发生在上肢,这与免疫性血小板减少不同,其通常发生在下肢。在某些患者中,淀粉样物质吸附凝血因子X,导致其缺乏,但通常并不引起出血。非血小板减少性紫癜的患者,皮肤的轻微抚摸后出现眶周紫癜或紫癜性皮疹提示淀粉样变。一些淀粉样变的患者有巨舌症(舌扩大)。大多数患者血清游离轻链水平升高。通过组织活检(如脂肪抽吸的刚果红双折射染色)加以诊断。

冷球蛋白血症 冷球蛋白血症所产生的免疫球蛋白,在血浆流经皮肤和四肢皮下组织受冷(即冷球蛋白)时,可以沉淀下来。华氏巨球蛋白血症(淋巴浆细胞样淋巴瘤)或多发性骨髓瘤所形成的单克隆免疫球蛋白偶尔会出现像冷球蛋白血症样表现,某些慢性传染病,如最常见的丙型肝炎,可能形成混合型IgM-IgG免疫复合物而有类似表现。冷球蛋白血症也可以引起小血管炎而引起紫癜。冷球蛋白可通过实验室检查进行检测。

高丙种球蛋白血症性紫癜 高丙球蛋白血症性紫癜是一种主要影响妇女的血管性紫癜。可触及的紫癜性病变在较低的腿部出现。这些病变留下小的残余褐色斑点。很多患者有原发免疫性疾病(如干燥综合征,SLE)的表现。诊断性的表现是多克隆IgG的增加。

高黏血症 华氏巨球蛋白血症患者,高黏综合征常由血浆中IgM浓度明显升高而引起,也可能导致紫癜和其他出血表现(如大量的鼻出血)。其他免疫球蛋白(尤其是IgA和IgG3)的显著升高也可能与高黏综合征有关。

遗传性出血性毛细血管扩张症

(奥斯勒-韦伯-朗迪综合征,Osler-Weber-Rendu syndrome)

遗传性出血性毛细血管扩张症(hereditary hemorrhagic telangiectasia)是一种常染色体显性遗传的血管畸形疾病,男性和女性均可发病。

超过80%的患者存在内皮糖蛋白(*ENG*)基因的突变或*MADH4*基因突变,分别编码转化生长因子$β_1$(TGF-$β_1$),TGF-$β_3$受体和TGF-$β$信号通路中的SMAD4活性蛋白。

症状及体征

特征性的损害是在面部、唇部、口、鼻黏膜以及手指和脚趾尖端出现小的红紫色毛细血管扩张(见64版),类似的病变可能存在于胃肠道黏膜上,而导致反复胃肠道出血。有些患者可能有反复大量鼻出血。有些患者可能有肺动静脉畸形(AVM)。动静脉瘘可能引起明显的右向左分流,引起呼吸困难、乏力、发绀或红细胞增多。然而,出现的首要临床体征是因感染或非感染栓子所引起的脑脓肿、短暂性脑缺血或卒中。某些家族可能出现脑或脊髓动静脉畸形而引起蛛网膜下腔出血、癫痫或截瘫。肝动静脉畸形可能导致肝功能衰竭或高输出量性心力衰竭。

诊断

- 临床评估
- 有时需要进行内镜和血管造影检查
- 有时需要进行基因检测

诊断可基于面部、口、鼻和消化道血管畸形的特征性发现。有时需要进行内镜和血管造影检查。大多数患者,实验室检查通常是正常的,除了缺铁性贫血外。

对于一些存在非典型症状的患者或无症状的家庭成员,*ENG*和*SMAD4*突变检查可能是有帮助的。

筛查 如果存在肺、肝或脑动静脉畸形家族史,建议在青春期进行肺部CT,肝脏CT以及脑MRI检查。

治疗

- 有时对有症状的动静脉畸形进行激光消除,外科切除或栓塞疗法
- 补铁治疗
- 可能需要输血
- 有时需要抗纤溶药物(如氨基己酸,氨甲环酸)
- 有时需要血管生成抑制剂(如贝伐珠单抗、泊马度胺,沙利度胺)

对于大多数患者的治疗是支持疗法,但可见的毛细血管扩张(如经内镜进入鼻或消化道)可能需要激光消除手术治疗。动静脉瘘可行外科切除或栓塞疗法。

可能需要反复输血;因此,乙肝疫苗免疫预防是很重要的。

许多患者需长期补充因黏膜反复出血所丢失的铁;许多患者需肠道外补铁,有时需要促红细胞生成(缺铁性贫血,参见第976页)。给予抑制纤维蛋白溶解药物治疗,比如氨基己酸或氨甲苯酸,可能是有益的。抑制血管新生的药物如贝伐珠单抗、泊马度胺或沙利度胺可以减少异常血管生长的数量和密度。

> **关键点**
> - 鼻腔和胃肠道毛细血管扩张可能会导致显著的外部出血
> - 中枢神经系统、肺、肝的血管畸形可能出血,肝脏和肺的血管畸形可引起明显的分流
> - 可触及的黏膜毛细血管扩张和动静脉畸形可用激光消融术治疗,其他血管畸形可能需要进行栓塞或手术切除
> - 许多患者由于慢性失血需要补充铁剂

单纯性紫癜

单纯性紫癜患者易瘀伤。单纯性紫癜可因血管脆性增高引起瘀伤增多。

紫癜是指由出血引起的皮肤或黏膜紫癜。小的损害(<2mm)称为瘀点,大的损害称为瘀斑或瘀伤。单纯性紫癜很常见。病因和发病机制不明。单纯性紫癜是一组异质性疾病,或仅仅是正常情况的变异。

本病常累及女性。在没有已知创伤的人中,大腿、臀部及上臂可出现瘀斑。病史中常无其他异常出血,但在其家庭成员中可能有易发生瘀伤的患者。不会发生严重出血。血小板计数、血小板功能、凝血和纤维蛋白溶解检查均正常。

尚无有效防止瘀斑的药物;建议患者避免服用阿司匹

老年性紫癜

老年性紫癜可因血管脆性增加引起瘀斑，而血管脆性增加是由于长期日光暴露、年龄或药物引起的结缔组织破坏。

紫癜是指由出血引起的皮肤或黏膜紫癜。小的损害（<2mm）称为瘀点，大的损害称为瘀斑或瘀伤。

老年性紫癜主要累及老年患者，通常由于真皮组织萎缩以及血管脆性增加所致。患者出现持续性的深紫色瘀斑，其特点是限于手和前臂伸侧的表面。没有可识别的创伤所引起新的损害，在几天内便可褪去，但留下因含铁血黄素沉积所致的棕色色素沉着。色素在几周或几个月后可以褪去或可能持久存在。皮肤和皮下组织累及部位常变薄并萎缩。药物（如糖皮质激素、华法林、阿司匹林、氯吡格雷）可能使瘀斑加重。无治疗方法可以加速瘀斑消退或不需要治疗。虽然有碍美观，但这种疾病没有健康后果，也不会预示其他部位会有严重的出血。

143. 凝血性疾病

凝血系统、血小板或血管性疾病可导致异常的出血。凝血性疾病可为获得性，也可为遗传性。获得性凝血疾病的主要病因包括：

- 维生素 K 缺乏
- 肝脏疾病
- 弥散性血管内凝血
- 血液循环中抗凝物质形成

许多肝脏疾病（如肝硬化、急性重型肝炎或急性妊娠脂肪性肝病）可能因凝血因子生成减少而使凝血紊乱。由于所有凝血因子均在肝脏合成，因此严重的肝脏疾病，凝血酶原时间（PT）和部分凝血时间（PTT）均延长。（PT 结果常以 INR 形式呈现）失代偿性肝脏疾病偶尔也可以引起肝脏合成 α_2-抗纤溶酶减少而导致纤溶亢进和出血。

最常见的遗传性出血疾病是：

- 血管性血友病

最常见的遗传性凝血疾病是：

- 血友病

检测

怀疑有凝血性疾病的患者需要以 PT 及 PTT 开始进行试验室的评估。还需检查全血细胞计数的血小板计数以及外周血涂片。这些测试的结果缩小了诊断范围并指导进一步检查。

初始检查为**正常结果**可除外许多出血性疾病。主要的例外有 VWD 和遗传性毛细血管出血症。VWD 是一个常见的疾病，其中因子Ⅷ的相关缺陷经常延长 PTT。患者初始检查结果正常，但有出血的症状和体征，有阳性的家族史，需行 VWD 相关检查如血浆 von Willebrand 因子（VWF）抗原，瑞斯托菌素辅因子活性（一种测试大型 VWF 多聚体的间接试验），VWF 多聚体和因子Ⅷ水平。

如果存在**血小板减少**，外周血涂片常可提示病因。如果血涂片正常，可检查 HIV 感染；若检查结果为阴性，患者不是妊娠期且未服用已知的破坏血小板的药物，则考虑特发性血小板减少性紫癜。如果有溶血的表现（外周血见红细胞碎片，血红蛋白水平下降），需怀疑血栓性血小板减少性紫癜（TTP）或溶血尿毒综合征（HUS），尽管有时其他的溶血性疾病也可有类似表现。HUS 发生在出血性结肠炎患者。不典型的 HUS 可少见于先天性替代补体途径异常的患者。TTP 和 HUS 时 Coombs 试验阴性。如果全血细胞计数和外周血涂片提示其他血细胞减少或异常白细胞，需考虑影响多系细胞的造血细胞异常，为明确诊断需行骨髓穿刺及活检。

血小板和 PT 正常，PTT 延长 提示血友病 A 或 B。需检测因子Ⅷ和Ⅸ。特异性延长 PTT 的抑制剂包括抗因子Ⅷ的自身抗体和抗蛋白质磷脂复合物抗体（狼疮抗凝物）。当延长的 PTT 不能被 1：1 的正常血浆纠正需怀疑有这类抑制剂存在。

血小板正和 PTT 正常，PT 延长 提示因子Ⅶ缺乏。凝血因子Ⅶ缺乏很罕见，在使用华法林抗凝或初期肝病的患者中，因为血浆中因子Ⅶ的半衰期短，因此因子Ⅶ减少的速度快于其他维生素 K 依赖的凝血因子。

伴血小板减少的 PT 和 PTT 延长 提示 DIC，尤其和产科并发症、败血症、癌症或休克相关。可通过连续的检查发现升高的 D-D 二聚体（或纤维蛋白降解产物）和降低的血浆纤维蛋白原确认。

血小板计数正常和 PT 或 PTT 延长 发生在肝病、维生素 K 缺乏、使用华法林、普通肝素抗凝、新近口服凝血酶或因子 Xa 抑制剂的患者。通过病史怀疑肝病的患者可通过发现血清中升高的转氨酶和胆红素以确认，推荐行肝炎检查。

弥散性血管内凝血

(消耗性凝血病;去纤维蛋白综合征)

弥散性血管内凝血(DIC)包括血液循环中产生异常大量的凝血酶和纤维蛋白。在这个过程中,血小板聚集增加和凝血因子消耗。慢性进展性 DIC(病程数周或数月)主要引起静脉血栓和栓塞征象;急性进展性 DIC(病程数小时或数天)主要引起出血。严重急性进展性 DIC 可根据血小板减少、PTT 和 PT 延长、血浆 d-二聚体(或血清纤维蛋白降解产物)增加以及血浆纤维蛋白原下降加以诊断。治疗包括纠正病因,血小板、凝血因子(新鲜冰冻血浆)和纤维蛋白原(冷沉淀)的替代治疗,以控制严重出血。伴有静脉血栓栓塞(或有高危因素患者)的慢性进展性 DIC 患者,可用肝素治疗(或预防性应用)。

病因

DIC 通常因组织因子暴露于血液而启动凝血瀑布反应,此外,DIC 可激活纤溶途径(图 145-3,第 1007 页)。细胞因子对内皮细胞的刺激和微血管血流的扰动导致内皮细胞释放组织纤溶酶原激活物(tPA)。TPA 和纤溶酶原都附着在纤维蛋白聚合物上,而纤溶酶(由纤溶酶原的 TPA 分解产生)将纤维蛋白分解成 D-二聚体和其他纤维蛋白降解产物。因此 DIC 可引起血栓形成和出血。

DIC 最常发生于下列临床情况:

- 产科并发症(如胎盘剥离,盐水诱导治疗性引产,死胎或胚胎产物滞留,羊水栓塞):胎盘内组织因子活性物质进入或暴露于母体血液循环中
- 感染,特别是革兰氏阴性细菌的感染:革兰氏阴性细菌内毒素可引起巨噬细胞,内皮细胞以及组织细胞产生或释放组织因子活性物质
- 恶性肿瘤,特别是分泌黏蛋白的胰腺和前列腺腺癌以及急性早幼粒细胞白血病:肿瘤细胞表达或释放组织因子
- 任何原因引起休克可致组织缺血性损伤和组织因子释放

引起 DIC 的少见原因包括:

- 严重的头部外伤、烧伤、冻伤或枪伤
- 可使具有组织因子活性的前列腺物质(伴有纤溶酶原激活剂)进入血液循环的前列腺手术
- 毒蛇咬伤,使酶进入血液而激活一个或多个凝血因子,产生凝血酶或直接将纤维蛋白原转变为纤维蛋白
- 严重血管内溶血
- 与血管壁损伤或局部血流淤滞相关的主动脉瘤或海绵状血管瘤(卡萨巴赫-梅里特综合征,Kasabach-Merritt syndrome)

慢性进展性 DIC 主要由癌症,动脉瘤或海绵状血管瘤引起。

病理生理

慢性进展性 DIC 主要导致血栓栓塞征象(如深静脉血栓形成,肺动脉栓塞),尽管心脏主动脉瓣上偶尔可形成赘生物,但异常出血不多见。

相比之下,**急性进展性** DIC 可引起小板减少和血浆凝血因子和纤维蛋白原的耗竭,而导致严重的出血。脏器出血伴微血管血栓形成可能导致多器官功能障碍核衰竭。纤维蛋白多聚体溶解延迟可导致红细胞的机械性损伤而出现裂细胞和轻度的血管内溶血。

症状及体征

慢性进展性 DIC 可出现静脉血栓和肺动脉栓塞的症状。

在急性进展性 DIC 中,皮肤的侵入性操作(如静脉注射或动脉穿刺)会造成穿刺部位持续性出血,注射部位瘀斑的形成,也可能发生严重的胃肠道出血。

诊断

- 血小板计数、PT、PTT、血浆纤维蛋白原、血浆 d-二聚体

如果患者存在不明原因的出血或静脉血栓栓塞,尤其存在诱因的情况下,应怀疑 DIC。如果怀疑 DIC,应进行血小板计数、PT、PTT、血浆纤维蛋白原、d-二聚体(反映体内纤维蛋白沉积和降解)。

慢性进展性 DIC 可引起血小板轻度减少,PT(以 INR 形式呈现)和 PTT 正常或轻度延长,纤维蛋白原水平正常或中度降低,血浆 d-二聚体增高。因为许多疾病,如急性反应阶段,刺激产生的纤维蛋白原合成增加,连续两次检测纤维蛋白原水平,呈进行性下降则有助于诊断 DIC。慢性进展性 DIC,开始的 PTT 值可能较正常缩短,可能是因为血浆中存在激活的凝血因子。

急性进展性 DIC 可导致严重的血小板减少,PT 及 PTT 显著延长,血浆纤维蛋白原水平迅速下降,d-二聚体升高。

大面积肝坏死的凝血试验可引起类似的异常,凝血因子Ⅷ水平可能帮助区分严重的急性 DIC。肝坏死时因子Ⅷ水平会升高,因为因子Ⅷ由肝细胞产生,肝细胞损伤时可大量释放,而在 DIC 时因子Ⅷ水平降低,因为凝血酶介导蛋白 C 的活化,可降解活化的因子Ⅷ。

治疗

- 针对病因治疗
- 可能需替代治疗(如血小板、冷沉淀、新鲜冰冻血浆)
- 有时需要肝素

首先快速的纠正病因(如怀疑革兰氏阴性菌的败血症应用广谱抗生素治疗,胎盘早剥行清宫治疗)。如果治疗是有效的,DIC 可迅速消退。

严重出血:如果患者出血严重,或侵犯关键部位(如脑、消化道),或需要紧急手术,应采用替代疗法,包括:

- 浓缩血小板纠正血小板减少(在血小板计数快速下降或血小板<1 000~2 000/μl 时)
- 冷沉淀物补充纤维蛋白原和因子Ⅷ,如果纤维蛋白原水平快速下降或<100mg/dl
- 新鲜冰冻血浆提高其他凝血因子水平和自然抗凝物(抗凝血酶、蛋白 C、蛋白 S 和蛋白 Z)

急性进展性 DIC,输注浓缩抗凝血酶的疗效还不确定。当出现低血压时,体液复苏对阻滞 DIC 是必要的。

慢性进展性 DIC:伴有静脉血栓或肺动脉栓塞的慢性进展性 DIC,肝素治疗是有效的。伴有出血或出血风险的急性进展性 DIC,不推荐使用肝素,除非有死胎,以及血小板、纤维蛋白原、凝血因子进行性减少的进展性 DIC。在这些患者

中，推荐使用肝素数日以控制DIC，提高纤维蛋白原和血小板水平，降低凝血因子的过度消耗。然后停用肝素，行清宫治疗。

> **关键点**
> - 在DIC中，当血液暴露于组织因子时，可激活凝血级联反应。和凝血系统相关的，纤溶系统可同时激活
> - DIC通常快速起病并引起出血和微血管阻塞，导致器官衰竭
> - DIC有时起病缓慢并导致血栓栓塞现象，而不是出血
> - 急性进展性DIC可导致严重的血小板减少，PT及PTT显著延长，血浆纤维蛋白原水平迅速下降，d-二聚体升高
> - 优先快速纠正病因；严重出血也可能需要使用浓缩血小板、冷沉淀和新鲜冰冻血浆进行替代治疗
> - 缓慢发生的DIC，肝素可能有效，而快速发生的DIC很少有效（主要是保留性死胎的女性）

血友病

血友病是常见的遗传性出血性疾病，由遗传性因子Ⅷ或因子Ⅸ缺乏所致。凝血因子缺乏的程度决定出血的危险性和严重性。外伤后数小时内可出现深部组织或关节出血。如果患者PTT延长，而PT和血小板计数正常，应怀疑该病，确诊依赖于特定因子的检测。急性出血时，如果怀疑，确诊血友病或可能发展为血友病（如术前）时，治疗包括补充缺乏的因子。

血友病A（因子Ⅷ缺乏）约占血友病80%，它和血友病B（因子Ⅸ缺乏）具有相同的临床症状和筛检试验的异常。均为X连锁遗传性疾病。需要进行特定的凝血因子检测。

病因

血友病是一种遗传性疾病，常由因子Ⅷ或因子Ⅸ基因的突变，缺失或转位所致。因为这些基因主要定位于X染色体上，所以血友病几乎无一例外的发生于男性。血友病患者的女儿是携带者，而儿子是正常的。携带者的儿子发生血友病的概率为50%，而每个女儿成为携带者的机会也为50%。

病理生理

正常凝血需要>正常因子Ⅷ和因子Ⅸ水平的30%。大多数血友病患者因子Ⅷ或因子Ⅸ水平<5%；一些患者水平更低(<1%)。在血友病A和B中，因子Ⅷ或因子Ⅸ的功能水平（活性）并导致的出血严重程度取决于因子Ⅷ或因子Ⅸ基因的特定突变。

携带者通常有正常水平的50%；在胚胎早期，正常X染色体的随机失活导致携带者因子Ⅷ或因子Ⅸ的水平<30%。

在20世纪80年代早期，大多数接受治疗的血友病患者，由于接受污染的浓缩因子而感染HIV。偶见继发于HIV感染的免疫性血小板减少患者，其出血加重。

症状及体征

血友病患者可出现组织内出血（如关节出血、肌肉出血、后腹膜出血）。出血可立即发生，也可缓慢发生，取决于创伤的程度和血浆因子Ⅷ或因子Ⅸ的水平。出血开始时常伴发疼痛，有时疼痛的出现早于出血体征。慢性或反复关节出血可导致滑膜炎和关节病。即使轻微的打击头部可导致颅内出血。舌基底部出血可引起危及生命的气道压迫。

重度血友病（因子Ⅷ或因子Ⅸ水平<正常水平的1%）患者一生中可引起严重的出血，通常在出生后快速出现（如分娩后头皮血肿或包皮环切术后大量出血）。中度血友病（正常水平的1%~5%）患者常在轻微外伤后引起出血。轻度血友病患者（正常水平的5%~25%），在手术或拔牙后可能发生大量出血。

诊断
- 血小板计数、PT、PTT、因子Ⅷ和因子Ⅸ检测
- 有时检测血管性假血友病因子（von Willebrand factor）活性，抗原和凝血多聚物

反复出血，不明原因的关节出血，或PTT延长的患者应怀疑血友病。如果怀疑血友病，需检查PTT、PT、血小板计数、因子Ⅷ和因子Ⅸ水平。在血友病中，PTT延长，而PT和血小板计数正常。因子Ⅷ和因子Ⅸ检测可以确定血友病的类型和严重程度。血管性血友病（VWD），因子Ⅷ水平可能也会降低，新诊断的血友病A，特别是症状轻微和有家族史的患者，尤其是男女均有累积的患者，应测定VWF活性、抗原和凝血多聚物。通过测定因子Ⅷ水平，有时可能判断女性是否真正为血友病A的携带者。同样地，通过测定因子Ⅸ水平常可判断血友病B携带者。在特定的中心，已对因子Ⅷ基因的DNA进行PCR分析，可用于血友病A携带者的诊断，对12周的胚胎绒毛或16周的羊膜穿刺标本，进行血友病A的产前诊断。该过程有0.5%~1%的流产风险。

反复的因子Ⅷ替代治疗，15%~35%的血友病A患者会产生因子Ⅷ抗体（同种自身抗体），并可抑制输注的因子Ⅷ凝血活性。所有患者应进行因子Ⅷ同种自身抗体的筛查（如将患者的血浆与同等体积的正常血浆混合，立即测定PTT缩短程度，在室温下孵育1小时后再次测量），特别是在需要选择替代治疗以前。如果存在同种自身抗体，可通过连续稀释患者血浆衡量因子Ⅷ抑制程度从而测量抗体滴度。

> **经验与提示**
> - 血管性血友病（VWD），因子Ⅷ水平可能会降低，新诊断的血友病A患者，应测定VWF活性、抗原和凝血多聚物

预防

患者应避免使用阿司匹林和NSAID（两者均抑制血小板功能）。定期的牙齿护理很重要，这样可避免拔牙和其他牙科手术。药物应进行口服或静脉注射，而肌内注射可引起血肿。血友病患者应预防接种乙肝疫苗。

治疗

- 因子缺乏的替代治疗
- 有时需用抗纤溶药

如果临床有出血症状,应立即开始治疗,甚至在诊断试验完成之前。例如,头痛患者可能提示颅内出血,在 CT 扫描完成之前即应给予治疗。

缺乏因子的替代治疗是主要的治疗。在血友病 A 中,因子Ⅷ水平应暂时升至

- 正常水平的 30%,为防止拔牙后出血或阻止早期的关节出血
- 如有关节或肌内注射部位严重的出血,因子Ⅷ水平应升至正常水平的 50%
- 大手术之前或颅内的、心内或其他危及生命的大出血则应升至 100%

大手术后或危及生命的大出血的 7~10 日内,每隔 8~12 小时按初始剂量的 50% 重复给予一次以保证凝血因子水平 >50%。1U/kg 的因子Ⅷ可使因子Ⅷ水平升高约 2%。因此需要 25U/kg 的因子Ⅷ可使其水平从 0% 升至 50%。

可给予来源于多个供者的纯化浓缩因子Ⅷ。可进行病毒灭活,但微小病毒或甲型肝炎病毒可能不被灭活。重组因子Ⅷ是无病毒的,因此它适用于血清 HIV 阳性或乙肝、丙肝患者。

血友病 B,每 24 小时给予纯化或重组病毒灭活的因子Ⅸ。该因子纠正的目标水平与血友病 A 相似。然而,为达到这样的水平,因子Ⅸ要比血友病 A 所用的剂量高,因为因子Ⅸ要比因子Ⅷ分子量小,与因子Ⅷ相比,因子Ⅸ有较广泛的血管外分布。

新鲜的冷冻血浆包含因子Ⅷ和因子Ⅸ。然而,除非进行血浆置换术,不可能给予严重血友病患者足够的全血血浆来提高因子Ⅷ或因子Ⅸ水平而预防或控制出血。因此,如果需要紧急的替代治疗或无浓缩的凝血因子,或未能明确诊断的凝血疾病,可使用新鲜冰冻血浆。

重组因子Ⅷ-Fc 融合蛋白[1]、重组因子Ⅸ-Fc 融合蛋白[2] 和聚乙二醇化重组因子Ⅸ[3] 具有较长的体内存活时间,最近有报道称它们可以成功控制血友病 A 和 B 的出血。

在伴有因子Ⅷ抑制物形成的血友病患者中,最佳的治疗是反复大剂量(如 90μg/kg)应用活化的重组因子Ⅶ(Ⅶa)。VWF 和因子Ⅷ均储存在内皮细胞的 Weibel-Palade 体中,并在内皮细胞刺激下分泌[4]。血友病 A 的辅助治疗可能包括使用合成血管升压素类似物 DDAVP(去氨基-D-精氨酸加压素,也称为去氨加压素)在体内刺激患者内皮细胞。就如 VWD 所描述的,去氨升压素可暂时提高因子Ⅷ水平。在治疗性应用去氨升压素之前,应检测患者的反应。在微小创伤后或选择性牙科手术之前,使用此药可避免替代治疗。去氨升压素仅应用于无效的轻度血友病 A 患者(因子Ⅷ基础水平 ≥5%)。

抗纤维蛋白溶解剂(ε-氨基己酸 2.5~4g/次口服,每日 4 次共 1 周,或氨甲环酸 1.0~1.5g/次,每日 3 次或每日 4 次,口服 1 周)在血友病 A 和 B 的患者拔牙后和其他口咽黏膜损伤(如舌撕裂)时,可作为辅助性药物给予预防出血。

[1] Mahlangu J, Powell JS, Ragni MV, et al. Phase 3 study of recombinant factor Ⅷ Fc fusion protein in severe hemophilia A[J]. Blood, 2014, 123: 317-325。

[2] Powell JS, Pasi KJ, Ragni MV, et al. phase 3 study of recombinant factor Ⅸ Fc fusion protein in hemophilia B[J]. NEngl J Med, 2013, 369: 2313-2323。

[3] Collins PW, Young G, Knobe K, et al. Recombinant long-actingglyco PEGy lated factor Ⅸ inhemophilia B. A multinational randomized phase 3 trial[J]. Blood, 2014, 124: 3880-3886。

[4] Turner NA, MoakeJL. Factor Ⅷ is synthesized in human endothelial cells, packaged in Weibel-Palade bodies and sec reted bound to ULVWF strings. PLoS ONE10(10): e0140740, 2015。

> **关键点**
>
> - 血友病是 X 连锁隐性遗传凝血性疾病
> - 血友病 A(约 80% 的患者)涉及因子Ⅷ缺乏,血友病 B 涉及因子Ⅸ缺乏
> - 轻微创伤后,发生组织出血(如关节积血,肌肉血肿,后腹膜出血);可能发生致命性颅内出血
> - PPT 延长但 PT 和血小板计数正常;因子Ⅷ和因子Ⅸ的检测可以确定血友病的类型和严重性
> - 出血或预计出血的患者(如外科手术或拔牙之前)给予凝血因子的替代治疗,优选使用重组制剂;剂量根据具体情况而定
> - 15%~35% 的需要重复输注因子Ⅷ的血友病 A 患者可产生因子Ⅷ抗体

循环抗凝物质引起的凝血障碍

血液循环中的抗凝物质通常是自身抗体,在体内可中和凝血因子(如针对因子Ⅷ或因子Ⅴ的自身抗体),在体外抑制蛋白结合的磷脂复合物(抗磷脂抗体)。有时,后一种类型的自身抗体在体内与凝血酶原结合形成凝血酶原-磷脂复合物可引起出血。

有严重出血的患者,如果将患者血浆与正常血浆 1:1 混合不能纠正 PTT 或 PT 的延长,则怀疑血液循环中存在抗凝物质。抗磷脂抗体常形成血栓(抗磷脂抗体综合征)。然而,在某些患者中,这种抗体与凝血酶原-磷脂复合物结合,导致低凝血酶原血症和出血。

因子Ⅷ抗凝物

15%~35% 的重症血友病 A 患者产生因子Ⅷ的同种抗体,作为反复输注正常的因子Ⅷ分子而产生的一种并发症。非血友病患者偶尔也会产生因子Ⅷ抗体,如见于产后的妇女,作为全身性自身免疫性疾病或短暂的免疫调节异常性疾病的一种表现,或见于没有其他基础疾病证据的老年患者。出现因子Ⅷ抗凝物的患者可发生致命性出血。

含因子Ⅷ抗体的血浆，凝血试验出现 PTT 延长，当正常的血浆或其他含因子Ⅷ的物质以 1∶1 与患者的血浆混合将不会纠正延长的 PTT。混合后应立即进行该试验，并在孵育后重复该试验。

治疗

- 对于非血友病患者可给予环磷酰胺和糖皮质激素或利妥昔单抗
- 对于血友病患者可给予活性重组因子Ⅶ

对于非血友病患者（如产后妇女）可给予环磷酰胺和糖皮质激素或利妥昔单抗（淋巴细胞 CD20 单克隆抗体）治疗可能抑制自身抗体的产生。自身抗体可能自然消失。

存在因子Ⅷ同种抗体或自身抗体的血友病患者，在急性出血时可给予活性重组因子Ⅶ。

少见的遗传性凝血性疾病

除了血友病，大多数遗传性凝血性疾病是罕见的常染色体隐性遗传病，仅在纯合子中出现该疾病（表 143-1）。少见的遗传性凝血性疾病可涉及因子Ⅱ、Ⅴ、Ⅶ、Ⅹ、Ⅺ和Ⅻ。其中，因子Ⅺ缺乏最常见。

因子Ⅺ缺乏：在一般的人群中，因子Ⅺ缺乏不常见，然而在欧洲犹太人后裔（基因频率为 5%～9%）却常见。纯合子或复合型杂合子的严重损伤，包括创伤或手术，常发生出血。

α_2-抗纤溶酶缺乏：生理性纤维蛋白溶解酶抑制剂，α_2-抗纤溶酶（正常水平的 1%～3%），严重缺乏时由于对纤溶酶介导的纤维蛋白聚合物蛋白水解的控制不力也可以引起出血。确诊依赖于特异性 α_2-抗纤维溶酶酶的检测。用 ε-氨基己酸或氨甲环酸通过阻断纤溶酶原与纤维蛋白聚合物的结合可预防或控制出血。α_2-抗纤维蛋白溶酶酶水平在正常范围的 40%～60% 的杂合子，如果继发性纤维蛋白溶解很严重，也可能发生手术大出血（如开放性前列腺切除术释放过多的尿激酶型纤溶酶原激活物）。

表 143-1 遗传性凝血因子缺乏疾病的实验室筛查试验

筛查检查结果	缺乏	备注
PTT 延长 PT 正常	因子Ⅻ，高分子激肽原，或激肽释放酶原	实验检查异常，但临床无出血症状 应用特殊检测方法与因子Ⅺ缺乏相鉴别，后者在创伤后或围术期可能发生出血
PTT 延长 PT 正常	因子Ⅺ	常染色体隐性 在 Ashkenazi 犹太人的频率增加 创伤后和围术期 诊断有赖于特殊检查 对于出血：新鲜冷冻血浆 5～20ml/(kg·d)，保持因子Ⅺ>正常水平的 30%
PTT 延长 PT 正常	因子Ⅷ或因子Ⅸ	因子Ⅷ缺乏（血友病 A） 因子Ⅸ缺乏（血友病 B） X 连锁遗传 男性有轻微或严重出血，取决于因子Ⅷ或因子Ⅸ水平
PTT 正常 PT 延长	因子Ⅶ	常染色体隐性 罕见 严重缺乏（<正常值的 2%）可引起严重出血 如果水平>5%，只有轻度的出血或不出血 治疗选择：活性重组因子Ⅶ
PTT 延长 PT 延长	因子Ⅴ，因子Ⅹ或凝血酶原	常染色体隐性 罕见 轻度或重度出血 诊断依靠特殊的检查 因子Ⅹ或凝血酶原缺乏的出血治疗：新鲜冷冻血浆或浓缩凝血酶原复合物 因子Ⅴ缺乏的治疗：新鲜冷冻血浆，同时给予或不给予浓缩血小板（提供血小板因子Ⅴ）
在无纤维蛋白原血症中（纤维蛋白原<10mg/dl），由于不能触发仪器显示的终点，PTT 及 PT 检查无凝血 低纤维蛋白原血症（纤维蛋白原为 70～100mg/dl），PTT 和 PT 常延长几秒，凝血时间也延长	纤维蛋白原	无纤维蛋白原血症（纯合子）可有严重的出血 低纤维蛋白原血症（杂合子），创伤后和围术期可有出血 治疗：冷沉淀物（5～10 袋冷沉淀物，每袋包含 250mg 纤维蛋白原）
PTT 和 PT 延长 凝血时间延长	异常纤维蛋白原血症	症状各异（无或轻微的外伤后和围术期出血，栓塞倾向，伤口裂开） 凝血试验纤维蛋白原含量低下，但免疫学检查正常

续表

筛查检查结果*	缺乏	备注
PTT 正常 PT 正常 凝血时间正常 血块溶于 5mol/L 尿素	因子 XIII	常染色体隐性遗传 罕见 伤口愈合不良 女性自发流产 <正常水平的 1% 时，可有严重的出血 治疗：新鲜冷冻血浆（1~2 单位，应用 4~6 周是有效的，因为因子 XIII 半衰期约为 10 日）
PTT 和 PT 正常 在 5mol/L 尿素或盐水中血块溶解加速	α_2-抗纤溶酶缺乏	纯合子有出血严重 杂合子在围术期或创伤后有出血 确诊需要特殊检查

* PT 结果常以 INR 形式报道。

144. 嗜酸性粒细胞疾病

嗜酸性粒细胞是粒细胞的一种，起源的祖细胞与单核-巨噬细胞、中性粒细胞和嗜碱性粒细胞相同。它们是先天性免疫系统的一个组成部分。嗜酸性粒细胞具有多种功能，包括：

- 对抗寄生虫感染
- 对抗胞内细菌
- 调节急性过敏反应

嗜酸性粒细胞对抗寄生虫感染尤其重要。然而，寄生虫感染可引起嗜酸性粒细胞增多，在体外嗜酸性粒细胞可以杀伤寄生虫，但在体内没有证据显示可以杀灭寄生虫。虽然它具有吞噬功能，但是嗜酸性粒细胞对胞内细菌的杀伤作用远不如中性粒细胞。嗜酸性粒细胞可以通过降解和灭活肥大细胞释放的介质，如组胺、白三烯（可以引起血管收缩和支气管收缩）、溶血磷脂和肝素来调节急性过敏反应。长期的嗜酸性粒细胞增多可以造成组织损伤，但是具体机制还不清楚。

嗜酸性粒细胞的生成和功能：T 细胞分泌产生粒巨细胞刺激因子（GM-CSF）、白介素-3（IL-3）和白介素-5（IL-5）造血生长因子而调节嗜酸性粒细胞的生成。虽然 GM-CSF、IL-3 也可增加其他髓系细胞的产生，但 IL-5 特异性增加嗜酸性粒细胞的生成。

嗜酸性粒细胞颗粒包含主要的基质蛋白和嗜酸性阳离子蛋白；这些蛋白对一些寄生虫和哺乳动物细胞具有毒性作用。这些蛋白与肝素结合可以中和肝素的抗凝活性。嗜酸性粒细胞来源的神经毒素可以严重损害髓鞘神经。嗜酸性粒细胞过氧化物酶与其他粒细胞产生的过氧化物酶明显不同，它在过氧化氢和一种卤化物的参与下产生氧化基团。夏科-雷登结晶主要由磷酸脂酶 B 构成，在嗜酸性粒细胞增多的疾病中（如哮喘、嗜酸性粒细胞性肺炎），可出现在痰、组织和粪便中。

嗜酸性粒细胞计数：正常外周血嗜酸细胞计数不一，但一般认为计数 >500/μl 是增高。外周血嗜酸粒细胞增多的特征为：

- 轻度（500~1 500/μl）
- 中度（1 500~5 000/μl）
- 重度（>5 000/μl）

与血清糖皮质激素水平有相反昼夜变化，高峰出现在夜晚，低谷在清晨。应激，应用 β-阻滞剂或糖皮质激素，细菌或病毒感染期间，嗜酸性粒细胞计数会下降。过敏性疾病，一些特定感染（主要为寄生虫）和许多其他的原因，嗜酸性粒细胞计数可上升（嗜酸性粒细胞增多症）。

循环中嗜酸性粒细胞的半衰期是 6~12 小时，大多数嗜酸性粒细胞驻留在组织中（如上呼吸道、胃肠道、皮肤和子宫）。

嗜酸性粒细胞增多症

嗜酸性粒细胞增多的定义是外周血嗜酸性粒细胞计数 >500/μl。病因和相关的疾病是多种多样的，但常提示过敏反应或寄生虫感染。诊断包括针对临床上可疑原因进行筛查试验。应针对病因治疗。

嗜酸性粒细胞增多具有免疫反应的特征：如 *Trichinella spiralis* 可引起相当低水平的嗜酸性粒细胞反应；然而重复暴露可导致增强或继发的嗜酸性粒细胞反应。肥大细胞和嗜碱性粒细胞释放的一些化合物可引起 IgE 介导的嗜酸性粒细胞产生。这样的物质包括嗜酸性粒细胞趋化因子、白三烯 B_4、补体复合物（C5-C6-C7）和组胺（浓度在小范围内波动）。

外周血嗜酸粒细胞增多的特征为：

- 轻度（500~1 500/μl）
- 中度（1 500~5 000/μl）

- 重度（>5 000/μl）

轻微的嗜酸性粒细胞增多症不会引起症状，但≥1 500/μl 可能引起器官损害。由于组织炎症和募集到组织的嗜酸性粒细胞以及免疫细胞释放的细胞因子和趋化因子，主要引起器官损害。虽然任何器官均可累及，但主要影响心、肺、脾、皮肤和神经系统（特征参见表 144-3，第 1003 页）。偶见，严重嗜酸性粒细胞增多的患者，（如嗜酸性粒细胞计数>100 000/μl），通常见于嗜酸性粒细胞白血病时，当嗜酸性粒细胞聚集阻塞小血管，导致组织缺血和微梗死时，可发生并发症。经典的特征包括脑和肺缺氧（如脑病、呼吸困难、呼吸衰竭）。

嗜酸性粒细胞增多综合征（HES）是一种以外周血嗜酸性粒细胞增多为特征的疾病，在没有寄生性、过敏性或其他嗜酸性粒细胞增多原因的患者中，表现为与嗜酸性粒细胞增多直接相关的器官系统受累或功能障碍。

病因

嗜酸性粒细胞增多症可以是：
- 原发的：血液系统疾病相关的嗜酸性粒细胞克隆增殖，比如白血病和骨髓增生性疾病
- 继发的：继发于（或与之相关的）非造血疾病（表 144-1）
- 特发性的：不能明确的其他病因。

在美国最常见的病因是：
- 过敏性/特异反应性疾病（主要是呼吸道和皮肤疾病）

其他常见的病因包括：
- 感染（特别是寄生虫）
- 特定的肿瘤（血液性或实体性，良性或恶性）

几乎所有寄生虫侵袭组织均可引起嗜酸性粒细胞增多，然而原虫和非侵袭性后生生物常不引起嗜酸性粒细胞增多。

在造血系统肿瘤中，霍奇金淋巴瘤可能引起明显的嗜酸性粒细胞增多，而非霍奇金淋巴瘤、慢性髓细胞性白血病和急性淋巴细胞白血病，嗜酸性粒细胞增多症较少见。

嗜酸性粒细胞增多综合征的肺浸润包括外周血嗜酸性粒细胞增多和嗜酸性粒细胞肺部浸润为特征的多种临床表现，但病因常不明。

药物反应性嗜酸性粒细胞增多的患者可能没有症状，或多种症状，包括间质性肾炎、血清病、胆汁淤积性黄疸、过敏性血管炎和免疫母细胞性淋巴细胞病。

嗜酸性粒细胞-肌痛综合征罕见，原因不明。在 1989 年，已报道几百例因镇静或精神支持治疗而服用 l-色氨酸后出现嗜酸性粒细胞-肌痛综合征的患者。这种综合征可能由杂质所致，而非 l-色氨酸。症状（严重的肌痛，腱鞘炎，肌肉水肿和皮疹）可持续数周至数月，并可发生死亡病例。伴嗜酸细胞增多和全身症状（DRESS）的药物反应是一种罕见的综合征，表现为发热，皮疹，嗜酸粒细胞增多，不典型淋巴细胞增多，淋巴结肿大，与终末器官受累相关（常为心脏、肺、脾、皮肤、神经系统）的症状和体征。

表 144-1 嗜酸性粒细胞增多相关的重要疾病和治疗

病因或相关疾病	例如
过敏或特发性疾病	哮喘
	过敏性支气管肺曲霉病
	过敏性鼻炎
	特发性皮炎
	药物反应（如抗生素或NSAID）
	湿疹
	阵发性血管水肿伴嗜酸细胞增多
	牛奶蛋白过敏
	职业性肺病
	荨麻疹
结缔组织病、血管炎或肉芽肿性疾病（特别累及肺的疾病）	嗜酸性筋膜炎
	特发性嗜酸性滑膜炎
	炎症性肠病
	结节性多动脉炎
	心肌梗死后综合征（postmyocardial infarction syndrome）
	进行性系统性硬化病（硬皮病）
	类风湿关节炎
	结节病
	干燥综合征
	系统性红斑狼疮
内分泌疾病	肾上腺功能低下
免疫性疾病（常伴有湿疹）	先天性免疫缺陷综合征[如IgA缺乏、高IgE综合征、威斯科特-奥尔德里奇综合征（Wiskott-Aldrich syndrome）]
	移植物抗宿主病
骨髓增殖性疾病	急性或慢性嗜酸性粒细胞白血病
	急性淋巴细胞白血病（特定类型）
	慢性髓细胞性白血病
	高嗜酸性粒细胞综合征
非寄生虫感染	曲霉病
	布鲁菌病
	猫抓热
	婴儿衣原体肺炎
	球孢子菌病（急性）
	传染性淋巴细胞增多症
	传染性单核细胞增多症

续表

病因或相关疾病	例如
非寄生虫感染	分枝杆菌病
	猩红热
寄生虫感染（特别是后生动物侵犯组织）	蛔虫病
	支睾吸虫病
	囊尾蚴病（猪肉绦虫引起）
	包虫病
	片吸虫病
	丝虫病
	钩虫感染
	肺吸虫病
	卡式肺囊虫病感染
	血吸虫病
	类圆线虫病
	弓形虫
	旋毛虫病
	鞭虫病
皮肤疾病	疱疹皮炎
	剥脱性皮炎
	天疱疮
	银屑病
肺部嗜酸性粒细胞浸润综合征	过敏性支气管肺曲霉病
	慢性嗜酸性粒细胞性肺炎
	嗜酸性肉芽肿性血管炎（Churg-Strauss综合征）
	单纯肺嗜酸性粒细胞增多症（Löffler综合征）
	热带肺嗜酸性粒细胞增多症
肿瘤	与全身症状和自身免疫性溶血性贫血相关的血管免疫母细胞性T细胞淋巴瘤
	肺、胰腺、结肠、子宫或卵巢癌或
	霍奇金淋巴瘤
	非霍奇金淋巴瘤
其他疾病	肝硬化
	家族性嗜酸细胞增多症
	腹膜透析
	放疗

评估

可能的病因和相关的疾病有很多。应首先考虑常见的病因（如过敏，感染，肿瘤性疾病），但通常很难确诊，因此需要询问详细的病史和体格检查。

病史 最有帮助的问题关于以下几点：
- 旅行（可能的寄生虫暴露史）
- 过敏史
- 药物使用史
- 中草药的使用和膳食补充，包括l-色氨酸
- 全身症状（如发热，消瘦，肌痛，关节痛，皮疹，淋巴结病）

全身症状提示由轻微过敏反应或药物原因引起的可能性较小，应详细评估感染，肿瘤，结缔组织病或其他全身性疾病。其他的重要病史包括血液病家族史和详细的系统回顾，包括过敏的症状，肺部、心脏、消化道和神经系统的功能异常。

体格检查 全面的体格检查应关注心脏、皮肤、神经系统和肺部。特定的体格检查可能揭示病因或相关的疾病。包括皮疹（过敏、皮肤性或血管性疾病），异常的肺部表现（哮喘、肺部感染或肺嗜酸性粒细胞浸润综合征），以及淋巴结病或脾大（骨髓增殖性疾病或肿瘤）。

辅助检查 因其他原因进行全血细胞计数可发现嗜酸性粒细胞增多。其他的检查通常包括：
- 大便虫卵和寄生虫检查
- 其他检查用来明确器官损害或根据临床发现的特定病因

一般情况下，如果根据临床表现不怀疑是药物或过敏原因导致的，则至少采集3次粪便样本进行虫卵和寄生虫的检查；然而，阴性结果并不能排除寄生虫感染（如旋毛虫需肌肉活检；内脏蚴虫移行症和丝虫感染需要其他组织活检；排除特殊寄生虫如类圆线虫需要十二指肠抽吸术。

其他特殊的诊断检查应当根据临床表现来决定（特别是旅行史），可能包括胸部X线检查、尿液检查、肝肾功能检查以及针对寄生虫病和结缔组织病的血清学检查。如果患者有全身淋巴结肿大，脾肿大，或全身症状，应进行血液学检查。血清维生素B_{12}增高或外周血涂片发现异常提示可能的骨髓增殖性疾病，骨髓穿刺、活检与细胞遗传学检查可能有助于诊断。若常规评估也未能明确病因，则应检查有无脏器损害。检查包括前面提及的检查，也有LDH、肝功能检查（提示肝脏损害或可能的骨髓增殖性疾病），超声心动图以及肺功能检查。一旦明确特定的病因，可能需要进一步检查。

治疗
- 有时使用糖皮质激素

糖皮质激素治疗高嗜酸性粒细胞综合征，早期治疗参见第1003页。

停用可引起嗜酸性粒细胞增多的药物。针对其他明确的病因给予治疗。

如果没有发现病因，应对患者的并发症进行随访。如果嗜酸性粒细胞增多是继发性的（如过敏、结缔组织病或寄生虫感染）而非原发性的，可短暂给予小剂量糖皮质激素试验性治疗以降低嗜酸性粒细胞数。如果在没有可处理的病因情况下，嗜酸性粒细胞持续或进行性增高，则是进行该治疗的指征。

高嗜酸性粒细胞增多综合征
（特发性高嗜酸性粒细胞综合征）

高嗜酸性粒细胞增多综合征（HES）以外周血嗜酸性粒细胞增多为特点，伴有与嗜酸性粒细胞增多相关的器官受累或功能异常的临床表现，经检查未发现寄生虫、过敏或其他引起嗜酸性粒细胞增多的原因。根据器官功能不全的种类，症状是多种多样的。诊断需要排除其引起的嗜酸性粒细胞增多症的原因以及骨髓和基因检查。通常给予泼尼松治疗，在常见的亚型中，包括伊马替尼。

HES 定义为外周血嗜酸性粒细胞>1 500/持续6≥个月。HES 以前考虑为特发性的，但现已知可由多种疾病引起，其中一些病因已经明确。传统定义的缺陷是不包括一些具有相同异常（如基因缺陷）的患者，这些异常是 HES 已知病因但根据嗜酸性粒细胞增高的程度和持续时间却不符合传统诊断 HES 的标准。另一个缺陷是某些具有 HES 特征的嗜酸性粒细胞增高和脏器损害的患者，需要符合传统的诊断标准才可以早于6个月时进行治疗。

HES 很罕见，流行情况不明，通常影响 20~50 岁的人群。仅一些长期嗜酸性粒细胞增高的患者会导致脏器功能异常，以高嗜酸性粒细胞综合征为特点。虽然任何器官均可累及，但主要影响心、肺、肝、脾、皮肤和神经系统。心脏累及可引起较高的发病率和死亡率

亚型 主要有2种亚型（表144-2）：

表 144-2 高嗜酸性粒细胞综合征亚型

特点	骨髓增殖变异型	淋巴细胞增殖变异型
遗传学	4号染色体的中间小部分缺失 FIP1L1/PDGFRA-相关融合基因	克隆性T细胞异常表型
临床表现和实验室检查	贫血	血管性水肿
	血清维生素 B_{12} 水平升高	循环免疫复合物（有时伴有血清病）
	心内膜纤维化	高丙种球蛋白血症（特别是IgE）
	少颗粒型或空泡状嗜酸性粒细胞	皮肤异常
	骨髓纤维化	
	脾大	
	血小板减少	
未来疾病风险增高	急性淋巴细胞白血病	T细胞淋巴瘤
	急性髓系白血病	
对药物有效	伊马替尼或其他酪氨酸激酶抑制剂	皮质激素

- 骨髓增殖变异型
- 淋巴细胞增殖变异型

骨髓增殖变异型 常与4号染色体 *CHIC2* 位点的内部缺失相关，导致 *FIP1L1/PDGFRA*-相关的融合基因（具有酪氨酸激酶活性而改变造血细胞）形成。患者通常有：

- 脾肿大
- 血小板减少
- 贫血
- 血清维生素 B_{12} 水平升高
- 少颗粒型或空泡状嗜酸性粒细胞
- 骨髓纤维化

该型患者常进展为心内膜纤维化，少数患者可进展为急性髓系或淋巴细胞白血病。*FIP1L1/PDGFRA*-相关融合基因阳性的患者常见于男性，可能对低剂量的伊马替尼有效（一种酪氨酸激酶抑制剂）。

一小部分骨髓增殖变异型的 HES 患者的遗传学改变涉及血小板驱动生长因子β（PDGFRB），也对络氨酸激酶抑制剂如伊马替尼有效[1]。

淋巴细胞增殖变异型 和克隆性T细胞群异常表型相关。PCR 显示克隆T细胞受体的重排。患者通常有：

- 血管性水肿，皮肤异常，或两者都有
- 高丙种球蛋白血症（特别是IgE）
- 循环免疫复合物（有时伴有血清病）

糖皮质激素治疗也常有效，偶可进展为T细胞淋巴瘤。

其他 HES 变异型 包括慢性嗜酸性粒细胞白血病，Gleich 综合征（循环嗜酸性粒细胞增多和血管性水肿），家族性高嗜酸性粒细胞综合征伴 5q31~33 异常，和其他器官特异性综合征。嗜酸性粒细胞白血病患者可出现高白细胞症，嗜酸性粒细胞计数很高（如>100 000/μl）。嗜酸性粒细胞可以形成聚集体，堵塞小血管，引起组织缺血和微小梗死。通常的表现包括脑或肺的低氧血症（如脑病、呼吸困难或呼吸衰竭）。

[1] Apperley JF, Gardembas M, Melo JV, et al. Response to imatinib mesylate in patients with chronic myeloproliferative diseases with rearrangements of the platelet-derived growth factor receptor beta[J]. N Engl J Med, 2002, 347: 481-487.

症状及体征
症状多样，取决于受累器官的功能异常（表144-3）。

表144-3 高嗜酸细胞增多综合征患者的异常

系统	流行情况	表现
全身性	≈50%	纳差
		疲乏
		发热
		肌肉疼痛
		虚弱
		体重减轻
心肺	>70%	附壁血栓栓塞
		限制性或浸润性心肌病,或二尖瓣或三尖瓣回流伴咳嗽,呼吸困难,心力衰竭,心律失常,心内膜病变,肺部浸润和胸腔积液
皮肤	>50%	血管性水肿
		皮肤划痕症
		瘙痒
		皮疹(包括湿疹和风疹)
血液系统	>50%	贫血
		淋巴结病
		脾大
		血栓栓塞现象
		血小板减少
神经的	>50%	局灶性缺损的脑栓塞
		弥散性脑病伴行为和认知功能改变以及痉挛
		外周神经病变
胃肠道	>40%	腹部痉挛
		腹泻
		恶心
免疫性	≈40%	循环免疫复合物伴血清病
		免疫球蛋白水平(特别是IgE)增高

严重嗜酸性粒细胞增高(如嗜酸性粒细胞计数>100 000/μl)的患者,偶尔伴有高白细胞症的并发症,如脑或肺部低氧血症的表现(如脑病、呼吸困难或呼吸衰竭)。

诊断

- 排除继发性嗜酸性粒细胞增多
- 检查以明确脏器损害
- 骨髓检查和细胞遗传学检查

无法解释不止一次的外周血嗜酸性粒细胞>1 500/μl,特别是有器官功能受损表现的患者,应考虑进行HES评估。排除引起嗜酸性粒细胞增高的疾病。

器官损害的进一步评估包括血液生化(包括肝酶、肌酸激酶、肾功能和肌钙蛋白);心电图;心脏超声;肺功能检查,以及胸部、腹部和盆腔的CT。骨髓穿刺或活检,流式细胞检查,细胞遗传学检查,和反转录聚合酶链反应或荧光原位杂交(FISH)检查以明确FIP1L1/PDGFRA-相关的融合基因和其他可能引起高嗜酸性粒细胞的原因(如慢性髓细胞性白血病特征性BCR-ABL的异常)。

预后

常死于器官衰竭,尤其是心脏功能异常。嗜酸性粒细胞增多的程度持续时间不能预测心脏累及。预后取决于治疗的反应。FIP1L1/PDGFRA相关融合基因阳性的患者,对伊马替尼治疗有效可以改善预后。目前的治疗对预后有所改善。

治疗

- 高嗜酸性粒细胞增多和脏器进行性损害的患者需要糖皮质激素治疗
- FIP1L1/PDGFRA-相关融合基因阳性的患者给予伊马替尼治疗
- 有时需用药物控制嗜酸性粒细胞数(如羟基脲、干扰素α、依托泊苷、克拉屈滨)
- 支持性治疗

治疗包括早期治疗,病因治疗(治疗疾病本身)和支持治疗[1]。

早期治疗 伴有严重嗜酸性粒细胞增多,高白细胞的并发症,或两者均有(常为嗜酸性粒细胞白血病的患者)的患者,应尽快开始大剂量静脉应用糖皮质激素治疗(如泼尼松1mg/kg或等量的激素)。如果24小时后嗜酸性粒细胞计数明显下降(如≥50%),可重复应用糖皮质激素;如果没有下降,则应更换其他治疗(如羟基脲)。一旦嗜酸性粒细胞计数开始下降,并且控制良好,可开始给予其他药物。

病因治疗 伴有FIP1L1/PDGFRA-相关融合基因的患者通常予伊马替尼治疗[2],特别在怀疑有心脏损害时,应使用糖皮质激素。如果伊马替尼治疗无效或耐受性差,可使用其他酪氨酸激酶抑制剂(如达沙替尼、尼洛替尼、索拉非尼),或行异基因造血干细胞移植。

不伴有FIP1L1/PDGFRA-相关融合基因的患者,即使无症状,也常给予泼尼松60mg(或1mg/kg)口服剂量以明确对糖皮质激素的治疗反应(如嗜酸性粒细胞计数下降)。有症状或有脏器损害的患者,同样剂量泼尼松治疗应持续2周,然后逐渐减量。没有症状或脏器损害的患者,应至少监测6个月有无并发症。如果糖皮质激素不能轻易减量,则应使用不含糖皮质激素类的药物(如羟基脲,α-干扰素)。人源抗白介素-5(嗜酸性粒细胞产生的调节剂)单克隆抗体美泊利单抗,正在进行临床试验。

支持性治疗 对有心脏临床表现(如浸润性的心肌病,瓣膜损害和心力衰竭)的患者应进行药物治疗和外科治疗。血栓性并发症可能需要使用抗血小板药物(如阿司匹林,氯吡格雷,噻氯匹定);如果存在左室附壁血栓或短暂性脑缺血发作,即使应用阿司匹林也要进行抗凝治疗。

[1] Ogbogu PU, Bochener BS, Butterfield HJ, et al. Hypereosinophilic syndromes: A multicenter, retrospective analysis of clinical characteristics and response to therapy[J]. J Allergy Clin Immunol, 2009, 124: 1319-1325。

[2] Cortes J, Ault P, Koller C, et al. Efficacy of imatinib mesylate in the treatment of idiopathic hypereosinophilic syndrome[J]. Blood, 2003, 101: 4714-4716。

> **关键点**
> - 高嗜酸性粒细胞综合征(HES),外周血嗜酸粒细胞增多(>1 500/μl)不是由于寄生虫性、过敏性或其他继发原因造成的,嗜酸性粒细胞增多持续时间≥6个月并造成器官损害或功能障碍。
> - HES 似乎是许多造血系统疾病的表现,有些存在遗传原因
> - 任何器官均可累及,但主要累及的器官包括心、肺、脾、皮肤和神经系统,心脏损害可引起较高的发病率和死亡率
> - 应针对器官累及情况进行检查,包括肝酶,肌酸激酶,肌酐,和肌钙白水平;心电图;心脏超声;肺功能检查以及胸部、腹部和盆腔的 CT
> - 骨髓检查和细胞遗传学检查以明确病因
> - 严重的嗜酸性粒细胞增多和器官损害的患者给予糖皮质激素治疗。酪氨酸激酶抑制剂,比如小剂量的伊马替尼可能在特殊染色体异常相关的亚型中有效

145. 止 血

止血是阻止血液从损伤血管流出的过程,需要血管、血小板、血浆因子共同激活才能完成。调节机制对抗血凝块的形成。止血异常可导致出血过多或血栓。

血管因素

血管因素通过局部血管收缩(对创伤的即刻反应)和渗入周围组织的血液压迫受损血管减少因创伤所致的血液丢失。血管壁受损激发血小板的黏附和激活以及纤维蛋白的产生;血小板和纤维蛋白共同形成凝血块。

血小板因素

许多机制,包括内皮细胞释放的氧化亚氮和前列腺素,通过防止血小板凝集和保持血管壁的完整性来维持血液的正常流动。当血管内皮受到损伤时,这些物质就不再产生。在这种情况下,血小板黏附到受损的血管壁并形成凝血块。最初的血小板聚集由血管性血友病因子(VWF)介导的,它由内皮细胞分泌到内皮下。VWF 与血小板表面膜受体(糖蛋白Ⅰb/Ⅸ)结合。血小板锚定在血管壁上被激活。在活化的过程中,血小板从贮存的颗粒中释放介质,包括腺苷二磷酸(ADP)。

活化所引起的其他生化改变包括膜磷脂的水解,腺苷酸环化酶的抑制,细胞内钙动员,细胞内蛋白质的磷酸化。花生四烯酸转化为血栓素 A_2;这个过程需要环氧化酶的参与,它可被阿司匹林不可逆性抑制,被 NSAID 可逆性抑制。在受损的内皮细胞上,ADP、血栓素 A_2 和其他介质引发更多血小板的聚集和激活。另一种受体从血小板膜表面糖蛋白Ⅱb和Ⅲa进行组装。纤维蛋白原与毗邻的血小板糖蛋白Ⅱb/Ⅲa 复合物结合,将它们连接形成聚集体。

血小板提供凝血复合物结合和活化的位点,并生成凝血酶。凝血酶使纤维蛋白原转化为纤维蛋白。纤维蛋白束与聚集的血小板结合,确保血小板-纤维蛋白止血栓作用。

血浆因素

血浆凝血因子的相互作用形成凝血酶,将纤维蛋白原转变为纤维蛋白。纤维蛋白通过放射状连接和锚定于止血栓上,而加强血凝块。

在内源性凝血途径中,因子Ⅻ、高分子量激肽酶原、前激肽释放酶原和活化的因子Ⅺ(Ⅺa)使因子Ⅸ活化为Ⅸa。因子Ⅸa 与因子Ⅷa、促凝血磷脂(存在于活化的血小板和组织细胞的表面)结合,形成的复合物激活因子Ⅹ。在外源性凝血途径中,因子Ⅶa 和组织因子(TF)直接激活因子Ⅹ(因子Ⅶa/组织因子复合物还可以激活因子Ⅸ,图 145-1 和表 145-1)。内源性和外源性凝血途径的激活进一步激活共同凝血途径,导致纤维性血凝块的形成。常见的激活途径包括 3 个步骤:

1. 激活的血小板或组织细胞表面产生凝血酶原激活物。激活物是因子Ⅹa、两种辅助因子、因子Ⅴa 和促凝磷脂组成的一种复合酶。

2. 凝血酶原激活物将凝血酶原分成两部分:凝血酶和其他片段。

3. 凝血酶使纤维蛋白原转变为纤维蛋白多聚体。凝血酶也可激活因子Ⅷ,它作为一种可促进纤维蛋白单体之间形成紧密连接的酶,同样也可以激活因子Ⅷ和因子Ⅺ。

在大多数凝血酶生成反应中 Ca^{2+} 是必需的[在体外,钙离子螯合剂(如枸橼酸、乙二胺四醋酸)用于抗凝剂]。缺乏维生素 K 时,维生素 K 依赖性凝血因子(因子Ⅱ、Ⅶ、Ⅸ、Ⅹ)不能通过 Ca^{2+} 与磷脂表面正常的结合,并失去凝血作用。

虽然凝血途径有助于理解凝血性疾病的机制和实验室评估,但在人体内,外源性凝血途径占主导地位。遗传性因子Ⅻ、高分子量激肽酶原、前激肽释放酶原缺陷的患者没有出血的异常。遗传性因子Ⅺ缺乏的患者有轻到中度的出

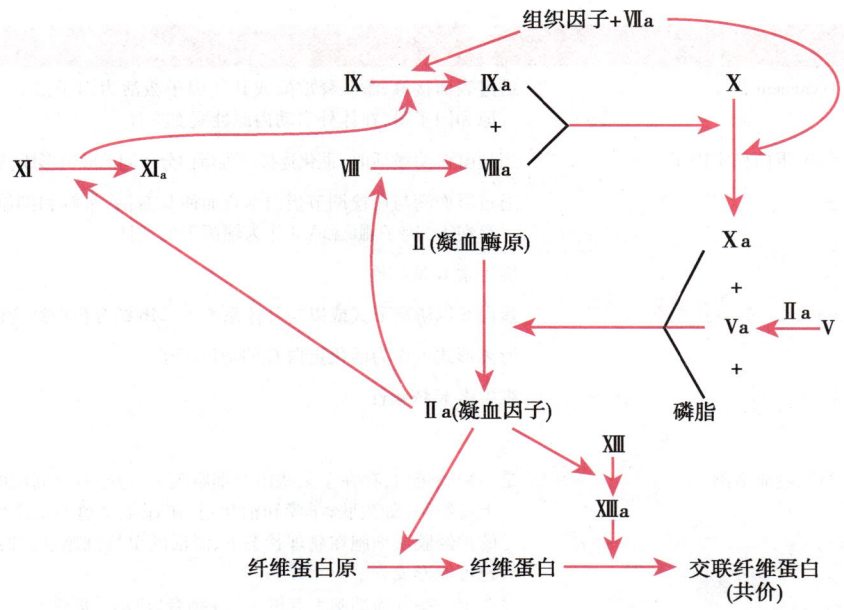

图 145-1 凝血途径

表 145-1 凝血反应的构成

因子序列或名称	同义词	目的
血浆因子		
Ⅰ	纤维蛋白原	纤维蛋白前体
Ⅱ	凝血酶原	是凝血酶的前体,可将纤维蛋白原转变为纤维蛋白。凝血酶可激活因子Ⅴ、Ⅷ、Ⅺ、Ⅻ,并与血栓调节蛋白结合而激活蛋白C
		维生素K依赖性因子
Ⅴ	促凝血细胞蛋白原	被激活为因子Ⅴa,在Ⅹa/Ⅴa/磷脂复合物中作为酶因子Ⅹa的辅助因子,可将凝血酶原分解为凝血酶
		也存在于血小板α颗粒中
		在无蛋白S的复合物中,因子Ⅴa被活化的蛋白C灭活
Ⅶ	前转化素	与组织因子结合,然后活化形成由酶构成的Ⅶa/组织
		因子复合物,可激活因子Ⅸ和Ⅹ
		维生素K依赖性
Ⅷ	抗血友病球蛋白	被活化为因子Ⅷa,在Ⅸa/Ⅷa/磷脂复合物(可激活Ⅹ因子)中作为酶因子Ⅸa的辅助因子
		是一个大的辅助因子蛋白质(如因子Ⅴ)
		在血浆中与血管性血友病因子多聚体结合
		在不含蛋白S的复合物中,因子Ⅷa被活化的蛋白C灭活(如因子Ⅴa)
Ⅸ	Christmas 因子	被活化为因子Ⅸa,形成Ⅸa/Ⅷa/磷脂复合物酶,激活因子Ⅹ
		维生素K依赖性
Ⅹ	Stuart-Prower 因子	被激活为因子Ⅹa,形成Ⅹa/Ⅴa/磷脂复合物酶,将凝血酶原分解为凝血酶
		维生素K依赖性
Ⅺ	血浆促凝血酶原激酶前体	被激活为因子Ⅺa,在Ca^{2+}离子参与的反应中,再激活因子Ⅸ
激肽释放酶原	Fletcher 因子	在参与的可逆反应中,因子Ⅻa激活激肽释放酶
		作为激肽释放酶,可进一步将因子Ⅻ激活为因子Ⅻa
		作为一种生物分子复合物与高分子量激肽原在血液中循环
高分子量激肽原	Fitzgerald 因子	作为一种生物分子复合物与激肽释放酶原在血液中循环

续表

因子序列或名称	同义词	目的
XII	Hagement 因子	通过表面接触，激肽释放酶或其他因子激活为因子XIIa后，可激活激肽释放酶原和因子XI，在体外启动内源性凝血途径
XIII	纤维蛋白稳定因子	当被凝血酶激活时，催化连接纤维蛋白分子间的肽链形成，从而加强和稳定血凝块
蛋白 C	—	通过凝血酶与血栓调节蛋白结合而使其激活，水解和抑制（游离蛋白S和磷脂存在下）因子VIIIa和Va作为辅因子的活性
		维生素K依赖性
蛋白 S	—	蛋白S以游离形式或以与补体系统中C4b结合蛋白结合的形式循环于血浆中
		游离形式可作为活化蛋白C的辅助因子
		维生素K依赖性
细胞表面因子		
组织因子	组织凝血活酶	是一种脂蛋白，存在于某些组织细胞膜上，包括血管周围的成纤维细胞，交界性上皮细胞（如皮肤，羊膜和消化道，泌尿生殖道的上皮细胞），以及神经系统的神经胶质细胞在病理状态下，激活的单核细胞、巨噬细胞和血管内皮细胞也可能形成
		存在于一些肿瘤细胞上与因子VIIa结合，启动外源性凝血途径
促凝血磷脂	—	被激活的血小板和其他组织细胞的表面存在酸性磷脂（主要是磷脂酰丝氨酸）
		是因子IXa/因子VIIIa/磷脂复合物的一部分，激活的X因子，也是因子Xa/因子Va/磷脂复合物中的一部分，激活凝血酶
		充当组织因子的脂质部分
血栓调节蛋白	—	是内皮细胞表面与凝血酶结合的位点，当与凝血酶结合时，激活蛋白C

血。在体内，产生少量的凝血酶便可激活因子XI（内源性凝血途径的因子）。因子IX也可以被因子XIa和因子VIIa/组织因子复合物激活。

在体内，受损的血管使血液直接与血管壁内和血管壁周围细胞表面的组织因子接触，激活外源性凝血途径。与组织因子接触后产生因子VIIa/组织因子复合物，该复合物激活因子X和因子IX。因子IXa与辅因子、因子VIIIa，在磷脂膜表面形成因子Xa。对于正常的止血，因子X的激活需要因子VIIa/组织因子和因子XIa/因子VIIIa复合物。虽然因子VIIa/组织因子复合物可不完全激活外源性凝血途径，但因子VIII和因子IX的参与，解释了血友病A（因子VIII缺乏）和血友病B（因子IX缺乏）的出血原因。

调节机制

许多抑制性机制通过防止凝血的过度活化而造成的局部血栓形成或弥散性血管内凝血，进而抑制凝血反应的活化。这些机制包含

- 凝血酶的灭活
- 纤维蛋白溶解
- 肝脏清除激活的凝血因子

凝血因子的灭活 血浆蛋白酶抑制剂（抗凝血酶、组织因子途径的抑制物、α_2-巨球蛋白、肝素辅因子II）能灭活凝血酶。抗凝血酶抑制凝血酶、因子Xa和因子IXa。

2种维生素K依赖性的蛋白，蛋白C和游离蛋白S，可形成复合物，通过蛋白质水解作用灭活因子VIIIa和因子Va。当凝血酶与内皮细胞上的受体（血栓调节蛋白）结合时，可以激活蛋白C。激活的蛋白C与游离的蛋白S和磷脂辅助因子结合，可以水解和灭活因子VIIIa和因子Va。

除了内源性灭活之外，有许多具有灭活凝血因子的抗凝药（图145-2）。

肝素可以增强抗凝血酶活性。华法林是维生素K拮抗剂。它抑制维生素K活化形式的再生，因此，能抑制维生素K依赖性活化因子II、VII、IX和X的产生。普通肝素（UFH），低分子量肝素（LMWH）可增强抗凝血酶的活性，灭活因子IIa（凝血酶）和因子Xa。低分子量肝素包括依诺肝素，达肝素和亭扎肝素。磺达肝素是小的，合成的分子，含有肝素结构主要的戊糖成分，增强因子Xa抗凝血酶失活作用（但不是IIa的）。静脉直接凝血酶抑制剂包括阿加曲班和重组水蛭素。较新的口服抗凝血剂包括口服直接凝血酶抑制剂（达比加群）和口服直接因子Xa抑制剂（阿哌沙班、利伐沙班、甲苯磺酸盐）。使用这些药物包括风险，受益和逆转剂，将在手册的以下章节中讨论：心房颤动（第76章），深静脉血栓形成（第89章）和肺栓塞（第61章）。

纤维蛋白溶解 在修复受损的血管壁时，纤维蛋白沉积与溶解之间必须保持平衡以暂时维持和随后去除血凝块。纤维蛋白溶解系统通过蛋白水解酶纤溶酶溶解纤维蛋白。血管内皮细胞释放纤溶酶原激活剂而激活纤维蛋白的溶解。纤溶酶原激活物和纤溶酶原（来自血浆）与纤维蛋白相结合，纤溶酶原激活物激活纤溶酶原，产生纤溶酶（图145-3）。纤溶酶水解产生可溶性纤维蛋白降解产物，并在血液循环中清除。

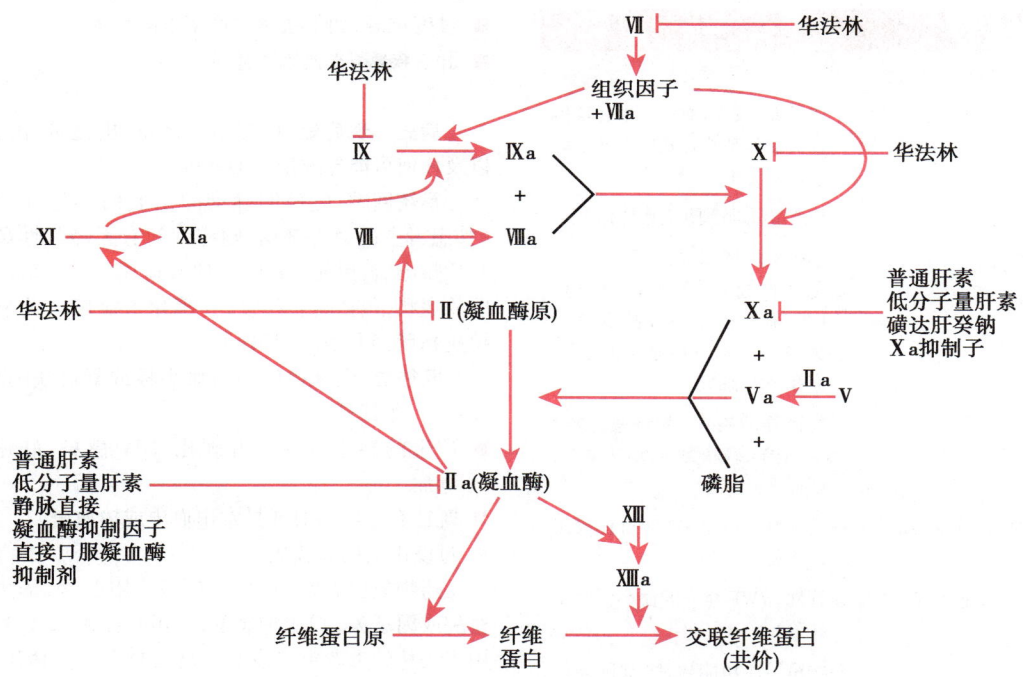

图 145-2 抗凝血剂和作用位点。LMWH=低分子量肝素;TF=组织因子;UFH=普通肝素

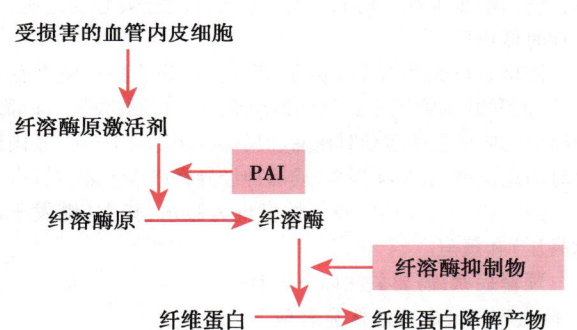

图 145-3 纤维蛋白溶解途径。在血管壁的损伤修复时,纤维蛋白沉积和溶解必须保持平衡。受损的血管内皮细胞释放纤溶酶原激活物(组织型纤溶酶原激活物、尿激酶)激活纤维蛋白溶解。纤溶酶原激活物将纤溶酶原分解为纤溶酶,而溶解血凝块。纤维蛋白溶解由纤溶酶激活物的抑制物(PAI,如 PAI-1)和纤溶酶抑制物(如 α_2-抗纤溶酶)所控制

有 3 种纤溶酶原激活物:
- **组织型纤溶酶原激活物**(tPA),由内皮细胞产生,处于游离状态时活性比较低,当接近纤溶酶原并与纤维蛋白相互紧密地结合时,可变成高效的激活剂
- **尿激酶**以单链与双链形式存在,功能亦不同。单链尿激酶不能激活游离纤溶酶原,然而,如同 tPA 一样,可迅速激活已与纤维蛋白结合的纤溶酶原。微量的纤溶酶可将单链尿激酶分解为双链尿激酶,可激活游离的纤溶酶原,也可以激活与纤维蛋白结合的纤溶酶原。排泄性官腔(如肾小管和乳腺导管)上的内膜上皮细胞可分泌尿激酶,在这些管腔中,作为纤维蛋白溶解的生理性激活剂
- **链激酶**是细菌的产物,正常情况下体内并不存在,是一种有效的纤溶酶原激活剂

在急性血栓疾病的患者中,链激酶、尿激酶和重组 tPA(阿替普酶)已用于诱导纤维蛋白的溶解。

纤维蛋白溶解的调节 纤溶酶原激活物抑制物(PAI)和纤溶酶抑制物可调节纤维蛋白溶解,以减慢纤维蛋白溶解。PAI-1 是最重要的 PAI,从血管内皮细胞和活化的血小板中释放,可以灭活 tPA 和尿激酶。主要的纤溶酶抑制物是 α_2-抗纤溶酶,可迅速灭活从凝血块游离出来的纤溶酶。在凝血时,一些 α_2-抗纤溶酶通过因子Ⅻa 的作用,与纤维蛋白多聚体交叉连接。在血凝块中,这种交叉连接可能防止过度的纤溶酶活性。

tPA 和尿激酶可以迅速被肝脏清除,也是防止过度纤维蛋白溶解的一个机制。

过度出血

许多不同的症状和体征都可能提示异常出血或过度出血。患者可表现为不能解释的鼻出血(鼻出血),经期延长或月经量过多(月经过多),或小的切割伤、刷牙或使用牙线或创伤后出血时间延长。其他患者可能出现不能解释的皮肤病变,包括瘀点(小的皮肤内或黏膜出血),紫癜(黏膜或皮肤出血面积比瘀点大),瘀斑(青肿),或微血管扩张(皮肤或黏膜上可见扩张的小血管)。一些危重患者可能会突然从血管穿刺部位或皮肤损伤部位出血,也可由这些部位,胃肠道或泌尿道的严重出血。在一些患者中,首要出现的体征是实验室检查的异常,偶可发现易发生过度出血。

病因

过度出血可由许多机制引起(表 145-2),包括以下方面:

表 145-2　过度出血的一些原因

分类	举例
血小板异常	
血小板数量减少（数量异常）	生成不足（如白血病、再生障碍性贫血和某些骨髓增生异常综合征）
	脾脏滞留（如肝硬化充血性脾大）
	血小板破坏增加或消耗增加[如免疫性血小板减少（ITP）、DIC、血栓性血小板减少性紫癜、溶血性尿毒症综合征、脓毒症和HIV感染]
	药物诱导的破坏（如肝素、奎尼丁、奎宁、磺胺类药、磺脲类药、利福平）
血小板数量增加（数量异常）	原发性血小板增多症（血栓较出血多见）
血小板功能不足（质量异常）	血管性（VWF介导的血小板黏附缺陷）
	药物诱导性功能异常（如阿司匹林或NSAID）
	系统性疾病（尿毒症；偶见于骨髓增殖性疾病或MDS，多发性骨髓瘤）
凝血异常	
获得性	维生素K缺乏
	肝脏疾病
	华法林，肝素抗凝或凝血酶或因子Xa的直接口服抑制剂
	DIC
遗传性	血友病A（因子Ⅷ缺乏）
	血友病B（因子Ⅸ缺乏）
血管异常	
获得性	维生素C缺乏
	免疫球蛋白A相关的血管炎
遗传性	先天性组织异常（如埃勒斯-当洛斯综合征、成骨不全、马方综合征）
	遗传性出血性毛细血管扩张

DIC=弥散性血管内凝血；VWF=血管性血友病因子。

- 血小板疾病
- 凝血性疾病
- 血管异常

血小板疾病包括血小板数量的异常（主要是血小板过少，但血小板计数极度升高也可能与血栓或过度出血相关），血小板功能缺陷，或两者都有。凝血性疾病可以是获得性或遗传性的。

总之，过度出血的主要原因包括：

- 严重的血小板减少
- 过度抗凝，如华法林或肝素抗凝过度
- 肝脏疾病（凝血因子生成不足）

评估

病史　现病史：包括出血部位、出血量、出血持续时间以及任何可能导致出血的诱因。

系统回顾：应该明确询问出血的部位，而非其他方面（如患者主诉为易瘀伤，则应询问有无经常性鼻出血，刷牙时牙龈出血，黑便，咯血，血便或血尿）。应询问患者可能病因的症状，包括腹痛和腹泻（消化道疾病）；关节痛（结缔组织病）；闭经和晨吐（妊娠）。

既往史：应寻找已知与血小板或凝血缺陷相关的系统性疾病，尤其是：

- 严重的感染，肿瘤，肝硬化，HIV感染，妊娠，SLE或尿毒症
- 既往有过度出血或异常出血史或输血史
- 过度出血的家族史

药物史也需要询问，尤其是使用肝素、华法林、新的凝血酶或因子Xa口服抑制剂，阿司匹林和NSAID的病史。服用华法林的患者也应该询问摄入减少华法林代谢的药物和食品（包括草药补充剂），从而增加其抗凝作用。

体格检查　严重的体征和一般表现提示血容量不足（心动过速，低血压，苍白，出汗）或感染（发热，心动过速，败血症时低血压）。

需检查皮肤和黏膜（鼻子、嘴唇、阴道）表面是否有瘀点、紫癜和微血管扩张。消化道出血需行直肠指检。深部组织出血的体征包括运动时压痛和局部肿胀，肌肉血肿，颅内出血时的意识错乱，颈项强直，局部神经异常或以上表现皆有。

酗酒或肝脏疾病的特征性发现为腹水，脾大（继发于门脉高压）和黄疸。

预警症状：需要关注以下发现：

- 低血容量或出血性休克表现
- 妊娠或近期分娩
- 感染或败血症表现

检查结果解读：服用华法林患者，尤其是在近期增加用药剂量或服用可能干扰华法林活性的药物或食物，可能引起出血。面部、唇部、口腔和鼻腔的黏膜以及手指和脚趾微血管扩张，并有家族出血史的患者，可能提示遗传性出血性毛细血管扩张症。

浅表的部位出血，包括皮肤和黏膜，提示血小板数量或质量的异常或血管的缺陷（如淀粉样变性）。

深部组织出血（如关节积血、肌肉血肿、后腹膜出血）提示凝血缺陷（凝血功能紊乱）。

有家族性过度出血史提示遗传性凝血障碍（如血友病），血小板质量异常，血管性血友病（VWD），或遗传性出血性毛细血管扩张症。然而，没有已知家族史的患者，不能排除遗传性止血性疾病。

妊娠或近期分娩，休克，或有严重感染患者的出血，提示弥散性血管内凝血（DIC）。

伴有发热和消化道症状患者出现血性腹泻和血小板减

少,提示溶血性尿毒症综合征(HUS),通常与出血性大肠埃希菌(Escherichiacoli O157:H7)或其他志贺样毒素(E. coli)引起的感染相关。

儿童四肢伸面上有明显的紫癜性皮疹,提示免疫球蛋白A相关的血管炎,尤其是伴发热,多关节痛或消化道症状时。

酗酒或肝脏疾病的患者可能有凝血功能障碍、脾大或血小板减少。

有静脉药物滥用史或可能性接触的患者,需考虑HIV感染。

辅助检查 大多数患者需要实验室评估(表145-3)。最初的检查是:
- 全血细胞计数和血小板计数
- 外周血涂片
- 凝血酶原时间(PT)部分凝血活酶时间(PPT)

表145-3 止血阶段的实验室检查

检查	目的
初始血小板血栓形成	
血小板计数	测定血小板数量
血小板聚集	评价血小板在生理性刺激下(如胶原、ADP、花生四烯酸)血小板的反应
	遗传性或获得性血小板功能异常的缺陷异常类型
vW因子抗原	测定血浆vWF蛋白的总浓度
vWF的多聚体成分	评价血浆中vWF多聚体的分布(如Ⅱ型VWD中大的多聚体缺失)
瑞斯托霉素聚集	筛查富有血小板的患者血浆中大的vWF多聚体分布(作为VWD常规实验室评估的一部分)
瑞斯托霉素辅助因子的活性	应用甲醛固定血小板试验,在患者血浆中对大的VWF多聚体进行定量
纤维蛋白形成	
凝血酶原时间	筛查外源性凝血途径和凝血共同途径的因子(因子Ⅶ、Ⅹ、Ⅴ,凝血酶原,纤维蛋白原)
部分凝血活酶时间	筛查内源性凝血途径和凝血共同途径的因子(激肽释放酶,高分子量的激肽原,因子Ⅻ、Ⅺ、Ⅸ、Ⅷ、Ⅹ和Ⅴ,凝血酶原,纤维蛋白原)
凝血因子的特殊功能检查	检测特定凝血因子的活性作为正常的百分比
凝血酶时间	评估凝血的最后步骤(纤维蛋白原裂解为纤维蛋白)
	抗凝血酶的肝素活性可引起时间的延长,在这种情况下,导致纤维蛋白原含量的异常或低纤维蛋白原血症
蛇毒素试验时间	如果凝血酶时间延长,蛇毒素试验时间正常,表明血浆中存在肝素(如体外循环残存肝素或静脉留置导管应用肝素冲洗以保持通畅),因为蛇毒时间不受抗凝血酶的肝素活性所影响
纤维蛋白原水平	在急性反应时,血浆纤维蛋白原含量是升高的,严重肝功能损害和严重DIC时,是下降的
纤维蛋白溶解	
血凝块在盐水或5M尿素中孵育24h具有稳定性	如果纤维溶解亢进,血凝块在盐水中可以溶解;如果因子ⅩⅢ缺乏,血凝块在5M尿素中可溶解
	伤口愈合不良或习惯性流产的患者,应进行该检查
纤溶酶原活性	先天性静脉血栓栓塞的患者,血浆纤溶酶原含量是下降的(罕见)
α₂-抗纤溶酶	因纤维蛋白溶解亢进导致严重出血的患者,血浆纤维蛋白溶解抑制物的含量是降低的(罕见)
血清纤维蛋白原和纤维蛋白降解产物	DIC的筛查
	如果纤溶酶在体内作用于纤维蛋白原和纤维蛋白时(如DIC),水平是增加的
	可被血浆d-二聚体试验取代
血浆d-二聚体	可用单克隆抗体乳胶凝集法或ELISA方法测定
	增高提示体内凝血酶的生成,以及纤维蛋白的产生,交叉连接酶的激活,因子ⅩⅢ的激活以及继发性纤维蛋白的溶解
	其优点在于不像血清纤维蛋白降解产物,它可在枸橼酸血清中进行,不需要在特殊试管内血液凝固以制备无残留纤维蛋白原的血清
	在诊断DIC和体内血栓(如深静脉血栓或肺栓塞),特别是敏感的ELISA试验,很有帮助

ADP=腺苷二磷酸;DIC=弥散性血管内凝血;ELISA=酶联免疫吸附测定;VWD=血管性血友病;VWF=血管性血友病因子。

筛查试验评估止血的成分，包括血液循环小板数量和血浆凝血途径。出血性疾病最常用的是筛查指标是：血小板计数、PT 和 PTT。如果结果异常，特异性的检查常可明确缺陷。纤维蛋白降解产物的测定可以了解体内纤维蛋白溶解的活性（在 DIC 中常继发于过度凝血）。

凝血酶原时间（PT）：可以检查外源性凝血途径和凝血共同途径的异常（因子Ⅶ、Ⅹ、Ⅴ，凝血酶原和纤维蛋白原）。PT 以国际标准化指数（INR）形式来呈现，它反映患者的 PT 与实验室对照 PT 的比值；INR 用来控制不同的实验室所应用试剂的差异。因为所用试剂和仪器的不同，测得的值也会不同，所以每个实验室均应该有自己的 PT 和 PTT 正常参考值；PT 正常值范围一般在 10~13 秒之间。INR>1.5 或 PT 比正常的实验室正常对照值延长≥3 秒常提示异常，并需要进一步检查。INR 在获得性凝血异常（如维生素 K 缺乏、肝病、DIC）的筛查中有意义。也用于口服维生素 K 抗凝剂华法林治疗的监测。

部分凝血活酶时间（PTT）：用以检查内源性凝血途径和共同途径因子的异常（前激肽酶，高分子量激肽酶原，因子Ⅻ、Ⅺ、Ⅸ、Ⅷ、Ⅹ、Ⅴ，凝血酶原和纤维蛋白原）。除了因子Ⅶ（由 PT 测定）和因子Ⅻ以外，所有凝血因子的缺乏都可用 PTT 试验。正常值范围一般在 28~34 秒。正常结果提示在该途径中至少 30% 的凝血因子存在于血浆中。肝素可延长 PTT、PTT 常用以监控肝素的治疗。抑制剂可以延长 PTT，包括因子Ⅷ的自身抗体（参见第 995 页和第 997 页）和蛋白磷脂复合物的抗体（如狼疮抗凝物，参见第 997 页和第 1060 页）。

PT 和 PTT 的延长：可能反映：
- 凝血因子的缺乏
- 存在凝血途径的抑制物（包括循环中存在凝血酶或因子Ⅹa 的直接抑制物）

如果一种或多种凝血因子检查，减少不超过 70%，PT 和 PTT 不会延长。为明确是否存在一种或多种凝血因子的缺乏或抑制物，患者的血浆和正常人的血浆以 1:1 混合后需要重复实验。因为该混合物至少有正常人的凝血因子的 50%，如果混合后不能完全纠正延长的时间，表明血浆存在抗凝物质。

以前应用的出血时间的可靠性还有一定疑问。

最初检查的**正常结果**可排除大多数出血性疾病。主要排除的是 VWD 和遗传性出血性毛细血管扩张症。VWD 是常见的疾病，与之相关的因子Ⅷ缺乏不能延长 PTT。如果患者早期的检查是正常的，但伴随出血的症状和体征，存在家族出血史，需针对 VWD 进行检查，检测血浆 VWF 抗原，瑞斯托霉素辅助因子活性（大的 VWF 多聚体间接试验），VWF 多聚体类型和因子Ⅷ水平。

如果存在血小板减少，外周血涂片可以帮助寻找病因（第 1053 页表 154-3）。如果外周血涂片正常，需检查 HIV 感染。如果 HIV 检查结果为阴性，患者没有妊娠或服用某种已知的可导致血小板破坏的药物，则考虑为特发性血小板减少性紫癜。如果存在溶血的表现（外周血涂片见红细胞碎片，Hb 水平下降），则需考虑血栓性血小板减少性紫癜（TTP）或溶血尿毒症综合征（HUS），尽管有时其他溶血性疾病也可能导致这些表现。TTP 和 HUS-库姆斯试验均为阴性。如果全血细胞计数或外周血涂片提示有其他细胞减少或者异常白细胞，则需考虑多种细胞类型受累的血液系统异常性疾病，此时需行骨髓穿刺和活检帮助诊断。

PTT 延长，血小板和 PT 正常：提示血友病 A 或 B。提示需要进行因子Ⅷ和因子Ⅸ的检测。特异性延长 PTT 的抑制剂包括因子Ⅷ的自身抗体和蛋白磷脂复合物的抗体（狼疮抗凝剂）。当 PTT 延长并不能被 1:1 混合的正常血浆所纠正时，需考虑存在抑制物。

PT 延长，血小板和 PTT 正常：提示因子Ⅶ缺乏。先天性因子Ⅶ缺乏罕见；但是，在应用华法林抗凝治疗或有早期肝病的患者中，因子Ⅶ半衰期缩短使血浆中因子Ⅶ水平下降至低水平的速度，相对于其他维生素 K 依赖的凝血因子速度更快。

PT 和 PTT 延长合并血小板减少　提示 DIC，尤其与产科并发症，败血症，肿瘤或休克相关。通过一系列检查发现 d-二聚体（纤维蛋白降解产生）进行性升高和血浆纤维蛋白原进行性下降而确诊。

PT 或 PTT 延长，血小板计数正常：发生于肝脏疾病或维生素 K 缺乏，或使用华法林、普通肝素治疗或口服新型凝血酶或因子Ⅹa 抑制剂的患者中。根据病史考虑肝病，通过血清转氨酶和胆红素水平升高而得以确诊的患者，推荐进行肝炎检查。

影像学检查：常用来检查出血性疾病患者的潜在出血点。例如，严重头痛，头部外伤，意识障碍的患者需行头部 CT 检查。腹痛或其他提示有腹腔内或腹膜后出血症状的患者，须进行腹部 CT 检查。

治疗
- 治疗原发疾病

治疗原发病并处理血容量不足。诊断不明的凝血障碍的早期治疗，应给予含各种凝血因子的新鲜冷冻血浆，有明确的疗效。

> **关键点**
> - 有败血症，休克，妊娠或分娩并发症的患者，应怀疑 DIC
> - 阿司匹林或 NSAID 引起轻度的血小板功能不良很常见
> - 没有其他临床表现，实验室检查正常的容易瘀伤，可能为良性的

146. 组织细胞综合征

组织细胞综合征是一类临床表现异质性疾病，由组织细胞-单核-巨噬细胞（抗原处理细胞）或树突状细胞（抗原提呈细胞）异常增殖所引起的。这些疾病的分类很困难（表146-1），因为分类随着对这些细胞生物学特性的理解而变化。还有其他罕见的组织细胞病如 Erdheim-Chester 病，幼年性黄色肉芽肿以及其他疾病。

表 146-1　一些组织细胞综合征

分类	常见疾病	举例或描述
不同生物学行为的组织细胞病		
树突状细胞相关性组织细胞病	朗格汉斯细胞组织细胞增生症 幼年性黄色肉芽肿 Erdheim-Chester 病	包括以前所谓的嗜酸性肉芽肿，莱特勒-西韦病（Letterer-Siwe disease）和慢性特发性组织细胞增多症（Hand-Schüller-Christian disease）
巨噬细胞相关性组织细胞病	原发性噬血细胞综合征	家族性的
		散发的
	继发性噬血细胞综合征	感染
		肿瘤
		自身免疫疾病
	Rosai-Dorfman 病	也称作伴巨大淋巴结病的窦状组织细胞增生症
恶性组织细胞病		
白血病	急性单核细胞白血病和急性粒	—
	单核细胞白血病	成人 CMML 儿童 CMML（幼年型粒单核细胞白血病）
	慢性粒单细胞白血病（CMML）	

*少见疾病见其他章节。

改编自 Komp DM, Perry MC. The histiocytic syndromes. Seminars in Oncology, 1991, 18:1; Favara BE, Feller AC, Pauli M. Contemporary classification of histiocytic disorders. Medical and Pediatric Oncology, 1997, 29:157。

朗格汉斯细胞组织细胞增生症

朗格汉斯细胞组织细胞增生症（LCH）是由于树突状单个核细胞增生引起的，伴局部或广泛的器官浸润。大多数病例发生于儿童。表现可能包括肺浸润、骨骼损害、皮疹以及肝脏、造血和内分泌功能障碍。诊断依靠活检。预后较差的因素包括：<2 岁，脏器受累特别是造血系统、肝脏、脾脏或多器官的累及。治疗包括支持治疗、化疗以及根据病变范围采取放疗和手术局部治疗。

LCH 是一种树突状细胞病（抗原提呈细胞）。临床表现多样，以前的描述为嗜酸性肉芽肿、慢性特发性组织细胞增多症（Hand-Schüller-Christian disease, 汉-许-克病）和莱特勒-西韦病（Letterer-Siwe disease）。因为这些综合征可能是同一疾病的不同表现，而且大多数 LCH 患者不止有一种综合征的表现，现在，单个综合征（除了嗜酸性肉芽肿）的命名大多数只具有历史的意义。LCH 的估计发病率变化很大（如从 1/50 000~1/200 000）。儿童中发病率为 5/100 万~8/100 万。

所有 LCH 患者都有激活 RAS-RAF-MEK-ERK 信号通路的证据。在 50%~60% 的 LCH 患者中发现 BRAFV600E 突变。该突变为单等位基因，并起着显性驱动癌基因的作用。大约 10%~15% 的患者有 MAP2K1 突变。由于这些突变，LCH 现在被认为是一种由癌基因驱动的髓系肿瘤。

在 LCH 的患者中，异常增殖的树突状细胞浸润一个或多个器官。骨、皮肤、牙齿、齿龈组织、耳、内分泌器官、肺、肝、脾、淋巴结和骨髓均可能累及。由于浸润或者由于邻近增大组织的压迫，受累器官可发生功能障碍。大约一半的患者发生多脏器累及。

症状及体征

根据浸润的器官，症状和体征也发生变化。

根据受累的脏器将患者分为 2 类：
- 单一系统
- 多系统

单一系统疾病是以下器官之一的单病灶或多病灶累及：骨骼、皮肤、淋巴结、肺、中枢神经系统或其他，少见部位（如甲状腺、胸腺）。举例来说如嗜酸性肉芽肿。

多系统疾病是两个或多个脏器累及。可影响或不影响风险器官。多系统疾病不累及风险器官的如 Hand-Schüller-Christian 病；累及风险器官的如 Letterer-Siwe 病。

颞骨、蝶骨、眶骨、筛骨或颧骨受累是一类中枢神经系统的危险病变,它使颅骨和面部神经退行性疾病的风险更高。

危险器官的累及意味着较差的预后。危险器官包括:肝、脾和造血系统。

单一系统疾病(单病灶、多病灶和中枢神经系统风险器官)和多系统疾病但没有累及危险器官的患者认为是低危的。多系统疾病和累及危险器官的患者认为是高危的。

这里,综合征以历史的命名来描述,但很少有患者出现典型的临床表现,除了嗜酸性肉芽肿,这些命名不再使用。

嗜酸性肉芽肿(单一系统疾病) 单发或多发的嗜酸性肉芽肿(占 LCH 的 60%~80%),主要发生在较大的儿童以及年轻的成年人,一般为 30 岁左右,发病高峰一般 5~10 岁。损害最常累及骨骼,常伴疼痛,负重无力,或两者均出现,并伴有突出表面的软性肿块(有时伴热感)。

慢性特发性组织细胞增多症(没有累及危险器官的多系统疾病) 该综合征主要发生在 2~5 岁儿童,以及一些年龄较大的儿童和成人(占 LCH 的 15%~40%)。这种全身性疾病的临床表现包括颅骨,肋骨,骨盆和肩胛骨的扁骨累及或联合累及。长骨和腰椎骶骨较少受累;腕、手、膝、足或颈椎骨侵犯及很罕见。在一些典型的病例中,可表现为眼眶肿块引起的突眼。偶可发生视神经或眼球肌受累导致的视力减退或斜视。在老年患者中,由于齿龈和下颌浸润引起的牙齿脱落较为常见。

由于颞骨乳突和岩状部位受累和耳道部分阻塞所引起的慢性中耳炎和外耳炎相当多见。尿崩症是典型症状中如扁骨损害和突眼症状的组成部分,累及 5%~50% 的患者,在那些有系统疾病和眼部、头颅累及的儿童中,有较高的比例。40%有系统疾病的儿童出现身材矮小。下丘脑浸润可引起高催乳素血症和低促性腺素血症。

莱特勒-西韦病(累及危险器官的多系统疾病) 这个综合征(占 LCH 的 10%)是一种全身性疾病,也是最严重的一种 LCH 类型。通常,<2 岁的儿童表现为鳞屑脂溢性湿疹样皮疹,有时呈紫癜样皮疹,累及头皮、耳道、腹部和颈面部的褶皱部位。皮肤损伤可能促进微生物入侵,导致败血症。常见耳脓肿、淋巴结肿大、肝脾大,严重的患者可出现肝功能异常伴低蛋白血症和凝血因子合成减少。也可能发生纳差、急躁、体重减轻和呼吸道症状(如咳嗽、呼吸急促、气胸)。可以有明显的贫血,有时发生中性粒细胞减少;血小板减少具有预后不良的意义。父母常描述孩子出牙过早,实际上是牙龈收缩暴露出不成熟的牙齿。患者往往被误诊或漏诊。

诊断
- 活检

有不能解释的肺部侵犯、骨骼损害、眼部或头面部异常的患者,要怀疑 LCH(尤其是年轻患者);在<2 岁的儿童,有典型的皮疹或严重而不能解释的多脏器疾病也应怀疑该病。

因为出现症状,需进行 X 线的检查。骨骼损害常表现为边缘清晰的圆形或椭圆形,伴斜角形边缘的外观。然而,有些损害在影像学上与尤因肉瘤、骨肉瘤,其他一些良性和恶性的疾病或骨髓炎难以鉴别。

诊断依靠活检。朗格汉斯细胞通常是很明显的,排除一些陈旧性损害。这些细胞可以由诊断 LCH 经验丰富的病理科医师根据它免疫组化特征来识别,包括细胞表面的 CD1a、CD207(胰岛蛋白)和 S-100(尽管没有特异性)。肿瘤组织应检测 BRAFV600E 突变和其他突变。一旦确立诊断,必须通过合适的影像学和实验室检查来确定病变范围。

以下实验室检查用来确定疾病范围:
- 全血细胞计数与鉴别
- 综合代谢检测
- 凝血检查
- 晨尿分析

影像学检查包括:
- 骨骼检查,包括胸部 X 线
- 腹部超声检查
- 脑部磁共振(评估脑垂体)
- 脊柱磁共振
- 头骨磁共振或 CT(寻找颞骨病变)
- 眼眶磁共振或 CT(寻找面部骨骼病变)
- 胸部 CT(如果胸部 X 线有异常)
- 腹部 CT 或磁共振(如果检查显示有肝脾肿大或肝功能检查结果异常)
- 如果可能行 PET/CT(因为它可以识别骨骼检查中未发现的骨骼病变)

预后
以下两个特点的患者预后较好:
- 疾病局限于皮肤、淋巴结或骨骼
- 年龄>2 岁

通过治疗,这些患者大部分能够存活。

那些多器官累及的患者,发病率和死亡率是增加的尤其有以下情况:
- 年龄<2 岁
- 有危险器官(造血系统、肝脏和脾脏)的累及

通过治疗,没有危险器官累及的多系统疾病患者的总生存率是 100%,但无病生存率约 70%。那些对早期治疗无反应的高危患者,易发生死亡。疾病复发很常见。可能出现慢性缓解和复发的过程,特别是在成年人中。

一些证据表明有 BRAFV600E 突变的患者更容易复发。

治疗
- 支持治疗
- 有时垂体功能低下的患者需要激素替代治疗,最常见于尿崩症中
- 多器官累及、单系统多病灶累及和累及某些部位,如颅底病变的患者需要给予化疗
- 有时需手术、糖皮质激素注射或罕见的放疗(常用于单部位骨骼累及)

因为这些综合征是少见的复杂的,应推荐患者去往有治疗 LCH 经验的医学中心诊治。大多数患者应使用由组织细胞协会制订的方案进行治疗(见 Histiocyte Society 网站 http://www.histio.org)。

支持治疗是必要的，可能包括限制耳部、皮肤和牙齿损害的发展。清创或切除严重受损的牙龈组织以限制口腔累及。使用含硒质洗发液（每周 2 次）可能减轻头皮脂溢性样皮炎。如果洗发液无效，在小范围内局部少量使用糖皮质激素制剂。

伴系统性疾病的患者，应监测可能的慢性疾病，如整容性或功能性的矫形、皮肤和神经毒性疾病，以及需要心理支持治疗的心理疾病。

对于尿崩症和其他垂体功能低下的患者需要激素替代治疗。

对于多器官累及、单系统多病灶累及和累及某些部位，如颅底病变（包括颞骨、眶骨、蝶骨、颞骨或筛骨）的患者需要给予化疗。一般使用组织细胞协会推荐的方案，治疗方案据危险分层而异。几乎所有对治疗反应良好的患者可以停止治疗。治疗反应差的患者的治疗方案还在研究之中。

局部的手术、糖皮质激素注射、刮除术或罕见的放射治疗用于疾病累及单个骨骼的情况。手术、糖皮质激素注射、刮除术和放射治疗应当由那些有治疗 LCH 经验的专家执行。非重要部位的可见损害，可施行手术刮除。当可能导致严重的整形畸形，骨科畸形或功能丧失时，应避免手术。

放射治疗，常用于有骨骼畸形、眼球突出所致的视力丧失、病理性骨折、脊柱压缩和脊髓损伤或有严重疼痛的患者。

多脏器累及，标准治疗后病情进展的患者，通常对更加激进的化疗有反应。对于挽救性化疗反应差的患者可能需要减低剂量骨髓移植，试验性化疗，或免疫抑制或其他免疫调节治疗。伴 BRAFV600E 突变的患者对多线化疗失败的可推荐 RAS-RAF-MEK-ERK 抑制剂治疗（如维莫拉尼）。

> **关键点**
> - 朗格汉斯细胞组织细胞增生症（LCH）由树突状单个核细胞增殖引起，伴局部或广泛的脏器浸润
> - 根据累及的器官，临床表现不同
> - 骨骼病变可引起疼痛；颅底损害可能影响视觉，听觉和垂体功能（特别是引起尿崩症）
> - 可能影响肝、脾、淋巴结和骨髓，导致预后较差
> - 手术、刮除术伴或不伴糖皮质激素注射或罕见的放疗通常用于单个骨骼累及的情况下
> - 多器官、多病灶和颅底累及的患者需要给予化疗

噬血细胞淋巴组织细胞增生症

噬血细胞淋巴组织细胞增生症（HLH）是一种少见病，在婴儿和年轻儿童中引起免疫功能障碍。尽管大多数患者不能明确原发病，但许多患者有原发性免疫性疾病。临床表现可能包括淋巴结肿大，肝脾肿大，发热和神经系统异常。通过特定的临床表现和实验室（遗传学）检查而加以诊断。常给予化学药物治疗，在难治性或因遗传引起的患者中，可进行造血干细胞移植。

HLH 很少见。主要影响 <18 个月的婴儿。它涉及靶向杀伤缺陷，以及自然杀伤细胞，细胞毒性 T 细胞抑制性调控作用的缺陷，导致细胞因子的过度产生，活化 T 细胞的聚集和多器官巨噬细胞的累积。骨髓和/或脾脏的细胞可能攻击红细胞，白细胞和/或血小板。

HLH 可是：
- 家族性的（原发性）
- 获得性的（继发性）

当患者满足以下描述的标准中至少 5 项内容或一种已知的 HLH 相关基因突变的患者，可诊断为 HLH。

获得性 HLH 与感染（如 EB 病毒、巨细胞病毒或其他）、肿瘤（如白血病，淋巴瘤）、免疫疾病相关［如系统性红斑狼疮、类风湿关节炎、结节性多动脉炎、结节病、进展性系统性硬化、干燥综合征、川崎病（Kawasaki disease）］，并可发生在肾移植或肝移植后。在这两种类型中，遗传学的异常，临床表现和结局是相似的。

症状及体征

通常早期的症状包括发热、肝大、脾大、皮疹、淋巴结肿大和神经系统异常（如癫痫发作、视网膜出血、共济失调、意识改变或昏迷）。

诊断

- 临床和实验室诊断标准

如果存在已知致病基因的突变或诊符合 8 项诊断标准中的 5 项，可诊断为 HLH：

- 发热（最高体温 >38.5℃，持续 >7 日）
- 脾大（脾脏触诊肋下 >3cm）
- >2 系血细胞减少（Hb<9g/dl，中性粒细胞绝对计数 <100/μl，血小板 <100 000/μl）
- 高甘油三酯血症［快速甘油三酯 >2.0mmol/L 或与同龄正常值相比 >3 个标准差（SD）］或低纤维蛋白原血症（纤维蛋白原 <1.5g/L 或与同龄正常值相比 >3 个 SD）
- 噬红细胞作用（在骨髓活检，脾脏或淋巴结中）
- 自然杀伤细胞活性减低或缺如
- 血清铁蛋白 >500μg/L
- 可溶性 IL-2（CD25）水平升高（>2 400U/ml 或同龄下更高）

HLH 相关的基因突变包括 PRF1、UNC13D、STX11、STX-BP2、RAB27 和 XLP。

因为这些检查还未广泛开展，并且 HLH 较少见，通常建议患者前往专业的中心进行评估。

治疗

- 化疗，细胞因子抑制剂，免疫抑制治疗，有时给予造血干细胞移植

如果怀疑该疾病，即使没有满足所有的诊断标准，也应开始治疗。患者应在儿童血液病专家和有治疗 HLH 经验的中心进行治疗。根据已有的危险因素，如 HLH 家族史，合并感染，免疫系统缺陷，给予相应的治疗。HLH 的治疗包括细胞因子抑制剂、免疫治疗、化疗，这些合并治疗，可能还需干细胞移植。

Rosai-Dorfman 病
（伴巨大淋巴结病的窦状组织细胞增生症）

Rosai-Dorfman 病是一种罕见病，以组织细胞积聚和巨

大淋巴结肿大为特征,尤其在颈部和头部。

Rosai-Dorfman 病多见于<20 岁的年轻患者中,尤其是黑人。发病原因不明。

最常见的症状是发热和无痛性的颈部淋巴结肿大。其他部位的淋巴结,包括纵隔,后腹膜,腋下和腹股沟可能累及,此外,鼻腔,唾液腺,头部和颈部的其他部位以及中枢神经系统也可能累及。其他临床症状包括溶骨性损害,肺部结节和皮疹。骨髓和脾脏通常不累及。

实验室检查常示白细胞增多,单克隆性高丙种球蛋白血症,低色素或正色素性贫血和 ESR 升高。

疾病常不需要治疗便可缓解。对于有进展性的患者可试用化疗。

147. 铁 过 载

(含铁血黄素沉着;血色病)

成人每日从表皮和胃肠道细胞丢失的铁通常为 1mg;有月经周期的女性平均额外从月经中丢失的铁为 0.5~1mg/d。在普通美国饮食中,丢失的铁可以通过吸收 10~20mg 的铁而保持平衡。铁的吸收是根据人体的铁储存与人体的需求来调节的。然而,因为没有生理机制从体内去除铁,超过身体需求所吸收的铁(或通过反复输血获得)沉积在组织中:

- **含铁血黄素沉着** 局部铁积不会引起组织损伤
- **血色病**(铁过载) 指铁沉积导致组织损伤的一种典型的系统性疾病

铁过载可能由遗传性血色病(铁代谢异常的遗传性疾病)引起,或继发性血色病引起,由于铁摄入或吸收过多,或反复的输血导致的获得性疾病[1,2]。发病主要是由于铁沉积于内分泌器官(特别是胰腺、性腺和脑垂体)、肝脏和心脏。

非洲的铁超载最常发生在撒哈拉以南的非洲地区,人们饮用富含铁的发酵饮料。遗传成分被认为是非洲铁超载的发病机制的一部分,但尚未发现相关基因。

[1] Bacon BR, Adams PC, Kowdley KV, et al. Diagnosis and management of hemochromatosis:2011 Practice Guideline by the AASLD[J]. Hepatology,2011,54(1):328-343。

[2] Fleming RE, Ponka P. Iron overload in human disease[J]. New Engl J Med,2012,366:348-359。

含铁血黄素沉着

局部含铁血黄素沉着不会引起组织损伤。

局部的含铁血黄素沉着可由器官内反复出血引起。血管外红细胞释放的铁沉积于器官内,最终可能出现明显的含铁血黄素沉着。组织出血所致的铁丢失偶可引起缺铁性贫血,因为铁在该组织内的不能被重新利用。

通常受影响的器官是肺,病因常是反复的肺出血,可为特发性[如肺出血肾炎综合征(Goodpasture syndrome)]或由慢性肺动脉高压引起(如原发性肺动脉高压、肺纤维化、严重二尖瓣狭窄)。

另一个常见的沉积位点是肾脏,含铁血黄素沉着可由广泛的血管内溶血而引起。游离的血红蛋白在肾小球滤过,导致铁沉积于肾脏。肾实质细胞未受损害,但严重含铁血黄素沉着可导致缺铁。

遗传性血色病

(原发性血色病)

遗传性血色病是一种以铁过度沉积导致组织损伤为特征的遗传性疾病。临床表现包括躯体症状、肝脏病变、心肌病、糖尿病,勃起功能障碍和关节病。可凭借血清铁蛋白水平升高和转饱和度升高以及基因测定加以确诊。治疗通常为连续性静脉放血。

病因

遗传性血色病有 4 种类型,类型为 1~4,它取决于基因的突变:

- 1 型:*HFE* 基因突变
- 2 型(少年型血色病):*HJV* 和 *HAMP* 基因突变
- 3 型:*TFR2* 基因突变
- 4 型(铁转运蛋白病):*SLC40A1* 基因突变

其他罕见的遗传性疾病与肝脏铁过载相关,但临床症状常由其他器官的功能衰竭所引起的症状和体征为主(如低转运蛋白血症或无转运蛋白血症引起的贫血,或无铜蓝蛋白血症所引起的神经障碍)。

尽管这些类型的发病年龄有很大差别,但铁过载的临床结局是相似的[1]。

1 型遗传性血色病 1 型是经典的遗传性血色病,也称为 *HFE*-相关的血红蛋白沉着症。80%以上的患者是 *C282Y* 纯合突变或 *C282Y/H63D* 复合型杂合突变。该病是常染色体隐性遗传,在北欧血统中,该病的纯合子频率为 1:200,杂合子频率为 1:8。在黑人和罕见的亚洲人中,该病不常见。伴有临床血色病的患者,83%是纯合子。然而,原因仍不明确的是,通过基因频率所预测的疾病表型(临床疾病)不常见（即许多纯合的人不出现该疾病）。

2 型遗传性血色病 2 型遗传性血色病（幼年型血色病）是一种罕见的由 *HJV* 基因或 *HAMP* 基因突变引起的常染色体隐性遗传疾病，HJV 基因可影响转录蛋白铁调素调节蛋白，HAMP 基因直接编码铁调素。常出现在青少年中。

3 型遗传性血色病 运铁蛋白受体 2（TFR2）是一种调节运铁蛋白饱和度的蛋白，它的突变可导致一种罕见的常染色体隐性遗传的血色病。

4 型遗传性血色病 4 型遗传性血色病（铁转运蛋白病）大多发生于南欧血统的人群中。它由常染色体显性基因 *SLC40A1* 突变所引起，并影响膜铁转运蛋白结合铁调素的能力。

运铁蛋白和铜蓝蛋白缺乏 在运铁蛋白缺乏时（低转运蛋白血症或无转运蛋白血症），被吸收的铁进入门静脉系统不与运铁蛋白结合而沉积于肝脏中。由于运铁蛋白缺乏，转运至红细胞产生部位的铁减少。

在铜蓝蛋白缺乏症（无铜蓝蛋白血症）时，亚铁的缺乏会导 Fe^{2+} 铁转为 Fe^{3+} 的缺陷；这种转换是与运铁蛋白结合所必需的。运铁蛋白结合的缺陷损害了铁从细胞内的储存部位转运到血浆中运输，导致铁在组织中沉积。

[1] Pietrangelo A. Hereditary hemochromatosis：pathogenesis，diagnosis，and treatment［J］. Gastroenterology，2010，139：393-408。

病理生理

正常人体铁含量女性约为 2.5g，男性约为 3.5g。由于症状可在铁过度沉积时才出现（如>10~20g），因此血色病可能在很晚的时候才可能识别，即使它是一种遗传性的异常。女性中，绝经前出现临床症状不常见，因为月经（有时怀孕和生育）导致的铁丢失延缓了铁沉积。

在 HFE 和非 HFE 的血色病中，铁过载的机制是胃肠道吸收的铁过多所致，导致组织中慢性铁沉积。铁调素是一种肝脏来源的多肽，它是铁吸收的控制机制。当铁的存储增加时，铁调素是上调的，通过膜铁转运蛋白的抑制作用（参与铁的吸收），可以防止正常人铁吸收和储存过多。1~4 型血色病有相同的病理基础（如铁调素合成或活性的缺乏）和主要的临床特征。

总的来说，当铁在器官内沉积时，可催化反应性游离氧自由基的产生，从而导致组织损伤。其他机制可能影响特定的器官（如皮肤色素沉着可由黑色素增加和铁沉积导致）。在肝脏中，铁相关的脂质过氧化诱导肝细胞凋亡，进而刺激 Kupffer 细胞的活化和促炎细胞因子的释放。这些细胞因子激活肝星状细胞产生胶原，导致肝纤维化。

症状及体征

无论铁过载的病因和病理生理学如何，铁过载的临床后果是一样的。

专家曾经认为，除非发生明显的器官损害，否则不会产生症状。然而，器官损害是缓慢隐匿的，而乏力和非特异性躯体症状常发生较早。如肝功能障碍可隐匿性表现为疲劳、右上腹部疼痛和肝肿大。铁过载的实验室检查异常和肝炎常先于症状发生。

在 1 型遗传性（HFE）血色病中，症状与铁沉积最严重的器官相关（表 147-1）。在男性患者中，早期的症状可能是性腺铁沉积导致的性欲减退和阳痿。糖耐量减低或糖尿病是另一种常见的首发表现。有些患者可表现为甲状腺功能减低。

表 147-1 遗传性血色病的常见症状

临床表现	发生率（估计）
躯体症状（如虚弱、嗜睡）	75%
肝功能检查异常	75%
皮肤色素沉着	70%
糖尿病	50%
关节病	45%
勃起功能障碍	45%（男性）
心肌病	15%

肝脏疾病是最常见的并发症，并可能进展为肝硬化；20%~30% 的肝硬化患者可进展为肝细胞癌。肝脏疾病是最常见的死亡原因。

心肌病伴心功能衰竭是第二位常见的致命性并发症。常见皮肤色素沉着（青铜色糖尿病），迟发性皮肤卟啉病，关节病症状也常见。

在 2 型血色病中，症状和体征包括进行性肝大和性腺功能减退。

3 型血色病，症状和体征与 1 型（HFE）血色病类似。

4 型血色病，表现为前 10 年血清运铁蛋白升高，运铁蛋白饱和度正常或降低；在患者 20 岁和 30 岁时，运铁蛋白饱和度进行性增加。临床表现较 1 型血色病轻，并伴有中度肝功能异常和轻度贫血。

诊断

- 血清铁蛋白水平、快速血清铁和运铁蛋白饱和度
- 基因检测
- 有时需肝脏活检

症状和体征可能是非特异性的、隐匿的和逐步发展的，所以应高度怀疑该病的指征。当患者出现典型的临床症状，特别是同时出现上述表现，经常规评估后仍无法解释的患者，应怀疑原发性血色病。血色病家族史、肝硬化和肝细胞肝癌是特异的线索，所有慢性肝脏疾病的患者需进行铁过载评估。

血清铁蛋白检测是最简单最直接的早期检查。原发性血色病通常存在铁蛋白水平增高（女性>200ng/ml，男性>250ng/ml），但是也可由其他疾病引起，如炎症性肝病（如慢性病毒性肝炎、非乙醇性脂肪肝、酒精性肝病）、癌症、某些系统性炎性疾病（如类风湿关节炎、噬血细胞性淋巴组织细胞增多症）或肥胖。如果铁蛋白水平异常，还需要进一步检

查,包括血清铁(常>300mg/dl)、铁结合力(运铁蛋白饱和度;水平通常>50%)。转铁蛋白饱和度<45%对铁超载的阴性预测值为97%。

在2型血色病中,铁蛋白水平>1 000ng/ml,转铁蛋白饱和度>90%。

在运铁蛋白或铜蓝蛋白缺乏时,血清运铁蛋白(即铁结合能力)和血浆铜蓝蛋白水平是极低的。

基因检测可以诊断 *HFE* 基因突变导致的原发性血色病。HFE 基因 C282Y 纯合子突变患者中,约70%的患者铁蛋白水平升高,但仅有约10%的患者有脏器功能损伤的依据。在 HFE 基因杂合子突变(即 H282Y/H63D)的患者中,铁过载的临床症状很少见。在不常见的情况下,即铁蛋白和血清铁检查提示铁过载,基因检测存在 HFE 基因突变的情况下,特别是年轻的患者,应怀疑2型到4型原发性血色病。确诊这些疾病的方法还在发展。

80%肝硬化和 C282Y 纯合子突变的患者有铁蛋白>1 000ng/ml,AST 和 ALT 升高,血小板计数<200×10³/μl。因肝硬化可影响预后,当铁蛋白>1 000ng/ml,常需要肝活检和组织铁含量检测(如果可以的话)。肝脏活检也推荐血清学证据显示铁过载但基因评估阴性的患者。增强磁共振检查是估计肝脏铁含量的一种替代性无创性检查,该方法越来越精确。

遗传性血色病患者的一级亲属需进行血清铁蛋白水平和 *C282Y* 以及 *H63D* 基因筛查。

治疗

- 放血疗法

伴有临床表现、血清铁蛋白水平升高(特别是水平>1 000ng/ml)或运铁蛋白饱和度升高的患者,应接受治疗。无症状的患者仅需定期(如每年一次)进行临床评估,检测血清铁、铁蛋白、运铁蛋白饱和度和肝酶。

放血疗法是最简单最有效的去除过多铁的方法。放血疗法可延迟肝纤维化向肝硬化方向发展,有时可能逆转肝硬化而延长生存期,但不能防止肝细胞癌的发生。每周或每2周放血约500ml(约250mg 铁)直到血清铁蛋白水平为50~100ng/ml。每周或每2周放血治疗需要持续数月(如果每周去除250mg 铁,去除10g 铁就需要40周)。当血清铁水平正常时,可间隔放血治疗以维持铁蛋白水平为50~100ng/ml。

糖尿病、心肌病、阳痿和其他继发性临床表现按指征处理。铁过载导致晚期肝纤维化和肝硬化的患者需每6个月行超声监测肝癌的可能。

患者需平衡饮食,但没有必要限制含铁食物的摄入(如红肉、动物肝脏)。仅允许适度饮酒,因为乙醇可以增加铁的吸收,大量饮酒时,会增加肝硬化的风险。应避免补充生素 C。

4型血色病患者,对放血治疗耐受性差;需定期监测血红蛋白水平和运铁蛋白饱和度。

运铁蛋白缺乏和铜蓝蛋白缺乏的治疗是试验性的;如铁螯合剂的耐受程度好于放血疗法,因为患者常都有贫血。

> **关键点**
>
> - 这4种遗传性血色病,所有涉及的突变可损害机体在铁存储过量时抑制铁吸收的能力
> - 在所有类型中,铁过载的影响是相似的,包括肝病(导致肝硬化),皮肤色素沉着,糖尿病,关节病,勃起功能障碍,有时心力衰竭
> - 通过测定血清铁蛋白水平加以诊断;如果升高,可通过血清铁和运铁蛋白饱和度增高加以确诊
> - 一旦确定诊断,应进行肝穿刺活检以确定肝硬化及判断预后;一级亲属应进行基因的检测和筛查
> - 给予放血治疗和适度饮酒

继发性铁过载

(继发性血色病)

继发性铁过载由铁吸收过多、反复输血或摄入过多导致的,特别是红细胞生成异常的患者。后果包括系统性症状、肝脏疾病、心肌病、糖尿病、勃起功能障碍和关节病。诊断通过血清铁蛋白、铁和转铁蛋白饱和度检查结果升高。通常给予铁螯合剂治疗。

病因

继发性铁过载常见于以下患者:

- 血红蛋白病(如镰形红细胞病、珠蛋白生成障碍性贫血、铁粒幼细胞性贫血)
- 先天性溶血性贫血
- 骨髓增生异常综合征

导致铁过载的机制如下:

- 铁吸收过多
- 外源性补铁治疗贫血
- 反复输血(每单位血提供约250mg 铁;当输血超过40单位时,组织可出现明显的铁沉积)

无效红细胞生成的患者,铁吸收增加可能由红细胞前体释放的赤铁[ERFE]造成的,它可以抑制铁调素(铁吸收的抑制剂)。

血红蛋白病和先天性溶血性贫血患者一般可以存活到成年,因此铁过载的并发症很常见,临床上也很重要。这样的患者,铁过载累及心脏、肝脏和内分泌器官是死亡的常见原因,但通过去铁治疗可以延长生存期。

症状和体征

无论铁过载的病因和病理生理学如何,铁过载的临床后果是一样的。

专家曾经认为,除非发生明显的器官损害,否则不会产生症状。然而,器官损害是缓慢隐匿的,而乏力和非特异性躯体症状常发生较早。

在男性患者中,早期的症状可能是性腺铁沉积导致的性欲减退和阳痿。糖耐量减低或糖尿病是另一种常见的首发表现。有些患者可表现为甲状腺功能减低。

肝脏疾病是最常见的并发症,并可能进展为肝硬化。进展为肝硬化的患者发展为肝细胞肝癌的风险增加。肝脏疾病可隐匿性表现为非特异性的症状和体征,如疲劳、右上腹部疼痛和肝肿大。实验室铁过载和肝炎指标可早于临床症状出现。心肌病伴心功能衰竭是第二位常见的致命性并发症。常见皮肤色素沉着(青铜色糖尿病),迟发性皮肤卟啉病,关节病症状也常见。

诊断

■ 检测血清铁蛋白,血清铁和运铁蛋白饱和度

红系无效造血的患者应评估继发性铁过载,通过检测血清铁蛋白,血清铁和运铁蛋白饱和度进行诊断。血清铁蛋白检测是早期最简单最直接的检查。铁过载时水平常升高(女性中>200ng/ml 或男性中>250ng/ml),但也可能由其他的异常引起,如遗传性血色病、炎症性肝病(如慢性病毒性肝炎、非酒精性脂肪肝、酒精性肝病)、癌症、某些系统性炎性疾病(如类风湿关节炎、噬血细胞性淋巴组织细胞增多症)或肥胖。如果铁蛋白水平异常,还需要进一步检查,包括血清铁(常>300mg/dl)、铁结合力(转铁蛋白饱和度;水平通常>50%)。通过病史和基因检测可除外遗传性血色病。转铁蛋白饱和度<45%对铁超载的阴性预测值为97%。

治疗

■ 通常使用地拉罗司或去铁胺进行祛铁治疗,有时使用去铁酮

有些患者可用放血疗法进行治疗,并给予促红细胞素来维持红细胞生成。然而,由于放血疗法会加重贫血,因而很多患者不推荐使用(如血红蛋白<10g/dl 的患者、依赖输血的患者和放血治疗后有贫血症状的患者)。这些患者应进行祛铁治疗。治疗的目标是使运铁蛋白饱和度<50%。

去铁胺 是铁螯合治疗的传统药物。去铁胺应在夜间通过便携式输液泵缓慢的皮下注射,每周治疗5~7晚,或24小时持续静脉输注。成人剂量每日1~2g,儿童剂量每日20~40mg/kg。然而,该药物由于给药方式复杂,患者需要固定用药时间,导致该药依从性差。重要的不良反应包括低血压、胃肠道症状和过敏反应(急性的)以及视觉、听觉的丧失(持续使用)。

地拉罗司 是一种有效的口服铁螯合剂,已越来越多的用作去铁胺的替代药。地拉罗司可降低血清铁的水平,并且防止或延缓铁过载并发症的发生。初始剂量为20mg/kg,每日口服一次。患者应每月监测,剂量逐渐加至每日30mg/kg。当血清铁蛋白<500ng/ml 时,应停止治疗。不良反应(10%的患者可以发生)包括恶心、腹痛、腹泻和皮疹。肝肾功能可能有异常;应定期进行肝肾功能检查(如每月一次,高危患者复查应更频繁)。

去铁酮 是另外一个口服铁螯合剂,适用于治疗地拉罗司和去铁胺效果较差、由珠蛋白生成障碍性贫血综合征引起的输血性铁过载的患者。初始剂量为 25mg/kg,口服,每日3次。最大剂量是33mg/kg 口服,每日3次。每周进行中性粒细胞绝对计数检测有无中性粒细胞减少(粒细胞缺乏之前)。每2~3个月进行血清铁蛋白的检测;当水平始终<500μg/L 时,治疗应暂时停止。

糖尿病、心肌病、阳痿和其他继发性临床表现按指征处理。铁过载导致晚期肝纤维化和肝硬化的患者需每6个月行超声监测肝癌的可能。

患者需平衡饮食,但没有必要限制含铁食物的摄入(如红肉、动物肝脏)。仅允许适度饮酒,因为酒精可以增加铁的吸收,大量饮酒时,会增加肝硬化的风险。应避免补充维生素C。

> **关键点**
>
> ■ 继发性铁过载由铁过度吸收、反复输血和过量的口服摄入引起。
> ■ 继发性铁过载的影响包括肝病(导致肝硬化),皮肤色素沉着,糖尿病,关节病,勃起功能障碍,有时心力衰竭。
> ■ 通过测定血清铁蛋白水平加以诊断;如果升高,可通过血清铁和转铁蛋白饱和度增高加以确诊。
> ■ 祛铁治疗。

148. 白 血 病

白血病是白细胞肿瘤,累及骨髓、循环中白细胞和组织器官,如脾脏和淋巴结。

病因

以下患者患白血病风险是增加的:

■ 电离辐射(如广岛和长崎原子弹爆炸)或化学物质(如苯)接触史
■ 应用某些抗肿瘤药物治疗,特别是丙卡巴肼,亚硝基脲(环磷酰胺、美法仑),鬼臼乙叉甙(足叶乙甙、替尼泊苷)

- 病毒感染(如人 T-淋巴性病毒 1 型和 2 型,EB 病毒)
- 染色体易位
- 既往病史包括免疫缺陷性疾病、慢性骨髓增殖性疾病、染色体疾病[如范科尼贫血,布卢姆综合征(Bloom syndrome)、共济失调毛细血管扩张症、唐氏综合征、小儿 X 连锁无丙种球蛋白血症]

病理生理

虽然有时会涉及分化能力有限的定向干细胞,但恶性转化常发生在多能干细胞水平上。异常增殖,克隆性扩增以及细胞凋亡减少(程序性细胞死亡),导致恶性细胞取代正常的血液成分。

白血病的表现是由于:
- 正常血细胞形成受到抑制
- 白血病细胞浸润器官所引起

白血病细胞所产生的抑制因子和骨髓腔被白血病细胞替代,可能会抑制正常的造血,随后导致贫血、血小板减少和中性粒细胞减少。器官浸润导致肝、脾和淋巴结的肿大,偶尔累及肾脏和性腺。脑膜浸润导致与颅内压增高(如脑神经麻痹)相关的临床特征。

分类

最初基于生存时间将白血病分为急性或慢性,但现在根据细胞的成熟度进行分类。

急性白血病 急性白血病主要是由未成熟、分化较差的细胞(常为原始类型)构成。急性白血病可分为淋巴细胞性(ALL)和髓细胞性(AML)两大类,还可按法-美-英(FAB)分型法进行亚分类(表 148-1)。

慢性白血病 慢性白血病具有比急性白血病更成熟的细胞。在没有其他症状的患者中,慢性白血病常表现为异常增多的白细胞,伴或不伴血细胞减少,慢性淋巴细胞白血病(CLL)和慢性髓细胞性白血病(CML)的临床表现和治疗明显不同(表 148-2)。

骨髓增生异常综合征 骨髓增生异常综合征出现进展性骨髓衰竭但原始细胞的比例不足(<30%)可用于 AML 的鉴别诊断;40%~60%的患者发展为 AML。

类白血病反应 类白血病反应的特征是明显的粒细胞增多(即 WBC>50 000/μl),常因正常骨髓对全身感染或肿瘤的反应所引起。虽然不是一种肿瘤性疾病,但白细胞计数很高的类白血病反应常需进一步检查与 CML 相鉴别。

表 148-1 急性白血病 FAB 分类

FAB 分类	特点
急性淋巴细胞白血病	
L1	原始淋巴细胞的细胞核均一,核圆,胞质较少
L2	原始淋巴细胞形态不一
	有时核不规则,胞质较 L1 型多
L3	原始淋巴细胞核染色质细致,胞质为蓝色到深蓝色,并有空泡
急性髓细胞性白血病	
M1	未分化的髓系细胞
	无胞质颗粒
M2	分化的原始粒细胞
	少量或许多细胞有稀疏的颗粒
M3	早幼粒细胞
	早幼粒细胞形态的典型颗粒
M4	粒-单核细胞
	形态学表现为粒细胞和单核细胞的混合型
M5	单核细胞
	形态学表现为单纯的单核细胞
M6	红白血病
	主要为未成熟的原始红细胞,有时呈巨幼细胞样表现
M7	巨核细胞
	细胞有粗毛状边缘,可有芽状突起

表 148-2 几种常见白血病的临床特征

临床特征	急性淋巴细胞白血病	急性髓系白血病	慢性淋巴细胞白血病	慢性髓系白血病
发病的高峰年龄	儿童期	任何年龄	中老年人	年轻的成人
白细胞计数	50%是升高的	60%是升高的	98%是升高的	100%均升高
	50%是正常或降低的	40%是正常或降低的	2%是正常或降低的	
白细胞分类	很多原始淋巴细胞	很多原始粒细胞	小淋巴细胞	整个髓系细胞
贫血	>90%患者出现严重的贫血	>90%患者出现严重的贫血	大约 50%患者为轻度的贫血	80%发生轻度贫血
血小板	>80%是降低的	>90%是降低的	20%~30%是降低的	60%是升高的 10%是降低的
淋巴结肿大	常见	偶见	常见	不常见
脾大	60%	50%	很常见,有中度肿大	很常见,有明显肿大
其他特征	如没有预防措施,常见 CNS 累及	很少累及 CNS 原始粒细胞中可见 Auer 小体	偶见溶血性贫血和低丙种球蛋白血症	中性粒细胞碱性磷酸酶降低 >90%患者 Ph 染色体阳性

急性白血病概述

当造血干细胞恶性转变成寿命异常的原始、未分化的细胞时，可发生急性白血病。

这些淋巴细胞（ALL）或髓系细胞[急性髓系白血病（AML）]发生异常增殖，取代了正常的骨髓组织和造血细胞，从而导致贫血、血小板减少和粒细胞减少。因为它是血源性的，因而可浸润任何器官和部位，包括肝脏、脾脏、淋巴结、中枢神经系统（CNS）、肾脏和性腺。

症状及体征

诊断前几天到几周内可能出现症状。造血受损导致一些很常见的症状（贫血、感染和容易瘀伤和出血）。其他症状和体征常常是非特异性的（如面色苍白、疲乏、发热、不适、体重减轻、心动过速和胸闷），这些症状是由于贫血和代谢亢进引起的。发热的原因常不能明确，但粒细胞减少可能导致快速进展或威胁生命的细菌感染。出血常表现为瘀点、易瘀伤、鼻出血、牙龈出血或月经紊乱。血尿和胃肠道出血并不常见。骨髓和骨膜浸润可能引起骨骼和关节疼痛，特别是在ALL的儿童中。早期的中枢神经系统累及和白血病性脑膜炎（表现为头痛、呕吐、易激惹、脑神经麻痹、癫痫和视乳头水肿）并不常见。白细胞的髓外浸润可引起淋巴结肿大、脾大、肝大和皮肤白血病（一种隆起的非瘙痒性皮疹）。可能出现明显的牙龈增生，尤其是急性单核细胞白血病的患者。

诊断

- 全血细胞计数和外周血涂片
- 骨髓检查
- 组织化学检查、细胞遗传学、免疫表型和分子生物学检查
- 影像学检查

全血细胞计数和外周血涂片 是首先需要检查的项目，全血细胞减少和外周血出现原始细胞提示急性白血病。外周血片的原始细胞可以接近白细胞数的90%。

尽管通常可以从外周涂片进行诊断，但常规进行骨髓**检查**（穿刺或活检）。骨髓中原始细胞的比例常在25%~95%。在严重的血细胞减少的鉴别诊断中，应考虑再生障碍性贫血，病毒感染如传染性单核细胞增多症，和维生素B_{12}和叶酸缺乏。感染性疾病的类白血病反应（如肺结核）很少出现较高的原始细胞数。

组织化学方法、细胞遗传学、免疫表型和分子生物学方法 可从AML和其他疾病过程中区分ALL的原始细胞。特定B细胞、T细胞和髓系抗原的单克隆抗体，结合流式细胞术对区分ALL和AML很重要，这对治疗很重要。

其他实验室发现可能包括高尿酸血症、高磷血症、高钾血症或低钾血症、低钙血症、肝脏转氨酶或乳酸脱氢酶升高、低糖血症和缺氧。

伴CNS症状的患者，应行头颅CT检查。特别是患者出现感觉丧失之前，应行胸部X线检查来发现纵隔占位。CT、MRI或腹部超声检查可能帮助评价脾脏肿大或其他器官的白细胞浸润。常行心脏超声来评价心脏的基线功能水平。

预后

对ALL和AML而言，治愈是理想的目标，特别是年轻的患者。在那些肝肾功能不全、中枢神经系统浸润、睾丸浸润、骨髓病态造血或高白细胞计数（>25 000/μl）的儿童和老年患者，预后较差。未治疗的急性白血病的生存时间为3~6个月。根据许多因素包括患者年龄、核型、治疗反应和一般状况的不同，预后也不同。

治疗

- 化疗
- 支持治疗

治疗的目标是完全缓解，包括异常临床症状的缓解，血细胞计数恢复正常、骨髓原始细胞数<5%以及白血病克隆的消失。虽然治疗ALL和AML的基本原则是相似的，但药物治疗方案是不同的。患者临床情况和目前治疗方案的复杂性，需要一个有经验医护团队。只要可能，患者应在专门的医疗中心进行治疗，特别是在关键性阶段（如诱导缓解期）。

支持治疗 急性白血病的支持治疗是相似的，可包括：

- 输血
- 抗生素和抗真菌药物
- 水化和碱化尿液
- 心理支持治疗

出血、贫血和中性粒细胞减少而需要输血的患者，可分别给予血小板、红细胞和粒细胞输注。当血小板降到<10 000/μl时，就要给予预防性血小板输注；而对于伴发热、弥散性血管内凝血或化疗后继发黏膜炎的患者，血小板在较高的范围（20 000/μl）时，就要给予预防性输注。贫血（Hb<8g/dl）可输注浓缩红细胞。对于伴革兰氏阴性菌感染或其他感染，但没有有效的预防性药物的中性粒细胞减少患者，中性粒细胞输注可能有效。

因为患者常有中性粒细胞缺乏和免疫抑制，所以抗生素治疗是有必要的；在这样的患者中，感染可在没有临床症状的情况下快速发展。经过合适的检查和培养后，对于中性粒细胞<500/μl的发热患者，应开始应用广谱抗生素治疗，对革兰氏阳性和革兰氏阴性细菌很有效（如头孢他啶、亚胺培南和西司他丁）。真菌感染，特别是肺炎，越来越常见；且不易诊断，因此需要早期进行胸部CT检查（即<72小时，根据可疑的程度）以明确真菌性肺炎。如果抗生素治疗72小时无效，应该给予经验性抗真菌治疗。对于难治性肺炎，应考虑卡氏肺囊虫感染或病毒感染，可通过气管镜和支气管肺泡灌洗检查来确诊，并给予相应的治疗。常需要经验性应用甲氧苄啶/磺胺甲噁唑（TMP/SMX）、两性霉素B和阿昔洛韦或其他药物治疗，常输注粒细胞。药物诱导的免疫抑制患者有机会性感染的危险，给予TMP/SMX来预防 *P. jirovecii* 肺炎。

在初始化疗期间（特别是在ALL中），水化（每日维持液体量的2倍），碱化尿液（pH7~8）以及电解质检测可以预防因白血病细胞快速溶解所导致的高尿酸血症、高磷血症、低钙血症和高钾血症（即肿瘤溶解综合征）。开始化疗之前给予别嘌醇（黄嘌呤氧化酶抑制剂）或拉布立酶（重组尿酸氧化酶）减少黄嘌呤向尿酸的转化而降低尿酸过多。

心理支持治疗 可以帮助患者及其家庭渡过疾病所带来的打击以及危及生命情况下的治疗考验。

急性淋巴细胞白血病

急性淋巴细胞白血病（ALL）是儿童最常见的恶性肿瘤，它也可以出现在成人的各个年龄段。异常分化的、长寿命的造血祖细胞发生恶性转化和异常增殖，导致血液循环中出现大量的原始细胞，正常的骨髓被恶性细胞取代，并可能浸润 CNS 和腹部器官。症状包括疲劳、苍白、感染、骨痛，以及容易瘀伤和出血。通常用外周血涂片和骨髓检查来诊断。通常的治疗包括联合化疗以获得缓解；鞘内注射化疗药物进行 CNS 的预防和/或颅内照射来治疗颅内白血病细胞浸润，联合或不联合造血干细胞移植的巩固化疗，以及 1~3 年的维持化疗以预防复发。

2/3 的 ALL 患者发生在儿童，发病高峰在 2~5 岁；ALL 是儿童中最常见的肿瘤，在 <15 岁的儿童中，是第二大常见的死亡原因。第二个发病高峰为 45 岁以后。

预后

预后因素可以帮助决定治疗方案和治疗强度。

预后良好的因素有：
- 年龄在 3~9 岁
- 白细胞计数 <25 000/μl（儿童 <50 000/μl）
- FAB 分型为 L1 型
- 白血病细胞的染色体核型为 >50 条染色体和存在（t12;21）
- 诊断时没有 CNS 浸润

预后不良的因素包括：
- 白血病细胞染色体核型数量正常而形态异常（假二倍体）
- 出现费城（Ph）染色体（t9;22）
- 成人患者的年龄较大
- B 细胞的免疫表型存在细胞表面或胞质的免疫球蛋白
- 早期前体 T 细胞的表型；BCR-ABL 样分子标志
- 白血病细胞染色体核型数量减少
- BCR/ABL 样分子标志

不考虑危险因素，儿童初始的缓解率为 ≥95%，成人是 70%~90%。75% 或更多的儿童可获得持续 5 年的无病生存，有的可治愈。30%~40% 的成人可获得持续 5 年的无病生存。伊马替尼可改善 Ph 染色体阳性的成人和儿童 ALL 的结局。大多数研究性方案选择预后较差的患者进行高强度的化疗，因治疗所致的风险和毒性增加可由治疗失败而引起死亡的高风险所抵消。

治疗
- 化疗
- 有时给予造血干细胞移植或放疗
- 抗体治疗

ALL 的化疗包含四个基本阶段：
- 诱导缓解
- CNS 预防
- 缓解后巩固和强化
- 维持治疗

诱导治疗 目标是诱导缓解。几种化疗方案强调早期引入包含多种药物的强化方案。每日口服泼尼松、每周静脉注射长春新碱加蒽环类抗生素或门冬酰胺酶可以诱导缓解。治疗早期可以应用的其他药物和联合应用的药物包括阿糖胞苷、依托泊苷和环磷酰胺。在一些方案中，中等剂量或高剂量静脉注射甲氨蝶呤同时给予甲酰四氢叶酸解救。根据危险因素的不同，联合化疗的方案和剂量的调整也不同。在 Ph 染色体阳性的 ALL 患者中，用药方案可加入伊马替尼。

CNS 预防 白血病细胞浸润的一个重要部位就是脑膜；预防和治疗可能包括鞘内注射甲氨蝶呤、阿糖胞苷和糖皮质激素联合治疗或单用甲氨蝶呤、阿糖胞苷。脑神经或全头颅照射有时是必要的，常用于发生 CNS 白血病的高危患者（如高白细胞、高血清 LDH、B 细胞表型），但近年来已很少使用。

巩固治疗 巩固的目标是预防白血病复发。巩固治疗通常持续数月，联合应用的药物有不同于诱导方案所用药物的作用机制。Ph 染色体阳性的成人 ALL 或二次复发或缓解的患者，推荐行异基因造血干细胞移植作为巩固治疗。

维持治疗 大多数方案包括甲氨蝶呤和巯嘌呤的维持治疗。治疗持续时间通常为 2.5~3 年，但如果在早期阶段应用较强烈的治疗方案，时间可以缩短。针对白血病细胞表面蛋白的单克隆抗体的临床试验正在进行中，一些新的制剂很有前景。

对于伯基特白血病或具有成熟 B 细胞的 ALL（FAB L3 形态），治疗常是短暂而强烈的。停止治疗后，持续完全缓解 1 年的患者，复发的风险是很小的。

复发 白血病细胞可能重新出现在骨髓、中枢神经系统，睾丸或其他部位。骨髓复发的预后特别不好。虽然新一轮的化疗可使 80%~90% 的儿童（30%~40% 的成人）获得第二次缓解，但这种缓解常常是短暂的。仅小部分的骨髓复发的患者，化疗可获得长期无病生存的二次缓解或治愈。

新的免疫治疗方法在复发/难治性 ALL 的早期结果令人印象深刻。抗体如伯纳图单抗使 T 细胞靠近白血病细胞，表明复发性 ALL 的活性。嵌合抗原受体 T 细胞来源于患者的 T 细胞，在复发患者中诱导缓解，尽管具有显著的毒性，但疗效显著[1]。

如果有 HLA 相合的同胞供者，造血干细胞移植有望获得长期缓解或治愈。有时也使用其他亲属或匹配的无关供者的细胞。>65 岁的患者很少进行移植，因为移植成功率很低，而且不良反应更可能是致命的。

当出现 CNS 白血病复发时，治疗包括鞘内注射甲氨蝶呤（包含或不包含阿糖胞苷和糖皮质激素），每周两次，直至症状消失。因为原始细胞可能扩散至全身，大多数方案包括全身性的再次诱导化疗。持续性鞘内给药和 CNS 放疗的作用还不清楚。

睾丸复发可通过临床上出现睾丸无痛性增大，或通过活检加以证实。如果临床证实单侧睾丸累及，看上去未累及的对侧睾丸也应该进行活检。睾丸累及的治疗是放疗，孤立性 CNS 复发的治疗是给予全身性再诱导治疗。

[1] Lee DW, Kochenderfer JN, Stetler-Stevenson M, et al. T cells expressing CD19 chimeric antigen receptors for acute lymphoblastic leukaemia in children and young adults: aphase 1dose-escalation trial [J]. Lancet, 2015, 385 (9967):517-528.

> **关键点**
> - ALL 是儿童最常见的肿瘤,但也发生于成人
> - 常见中枢神经系统累及;大多数患者需接受鞘内化疗和糖皮质激素治疗,有时需进行中枢神经系统放射治疗
> - 如果治疗反应较好,约 75% 的儿童和 30%~40% 的成人可以痊愈
> - 干细胞移植和新的免疫治疗对于复发的患者可能有帮助

急性髓系白血病

(急性髓细胞性白血病)

急性髓系白血病(AML)的患者,异常分化的、长寿命的髓系造血祖细胞发生恶性转化和不能控制的增殖,导致循环中出现大量不成熟的细胞,以及正常骨髓被恶性细胞所取代。症状包括疲乏、面色苍白、易瘀伤和出血、发热和感染;髓外白血病浸润的症状仅出现在 5% 的患者(常为皮肤表现)。外周血涂片和骨髓检查加以诊断。治疗包括诱导化疗以达到缓解,以及缓解后化疗(包括或不包括干细胞移植)以避免复发。

AML 的发病率随着年龄的增长而增加;它是成人中比较常见的急性白血病,中位发病年龄为 50 岁。AML 可作继发性肿瘤而发生于另外一种肿瘤的化疗或放疗后。继发性 AML 单独给予化疗是很难治疗的。

AML 有很多亚型,根据形态学、免疫表型和细胞化学染色进行区分。根据优势细胞分型,分为 5 类,包括:

- 粒细胞
- 粒单核细胞
- 单核细胞
- 红细胞
- 巨核细胞

急性早幼粒细胞白血病(APL) 是一种特别重要的亚型,占所有 AML 患者的 10%~15%,主要发生于年轻的患者(中位年龄为 31 岁)和特殊种族中(西班牙),这些患者常存在凝血异常。

预后

诱导缓解率为 50%~85%。20%~40% 的患者出现长期无病生存,接受高强度的化疗或干细胞移植治疗的年轻患者可增加到 40%~50%。

预后因素有助于确定治疗方案和治疗强度;存在预后极其不良因素的患者通常给予高强度的治疗方式,因为潜在的益处可抵消增加的治疗毒性。最重要的预后因素是白血病细胞的核型。不同类型 AML 的特定染色体重排可以影响结局。已确定 3 个临床分组:好、中、差。伴有细胞遗传学异常(t8;21)、(t15;17)和 inv(16)的患者有良好的治疗反应、缓解维持时间和生存期。正常核型患者预后中等,有 5 号或 7 号染色体缺失、8 号染色体三体或核型>3 个异常的患者预后不佳。在 AML 中,分子遗传学异常在判断预后和治疗中越来越重要。大部分细胞遗传学正常的患者现在可以进一步进行特征分析。有核仁磷酸蛋白(NPM1)或 CEB-PA 突变的患者预后良好。相反 Flt3 激酶的突变提示预后较差(包括同时有其他良好的 NPM1 突变的患者)。其他不良因素包括年龄增加,骨髓增生异常早期阶段,继发性白血病,高白细胞计数,不伴 Auer 小体的。除了 APL,单独的 FAB 或 WHO 分型不能预测治疗反应。

治疗

- 化疗(诱导和巩固)
- 有时行造血干细胞移植

诱导治疗 初始的治疗是为了诱导缓解,其方案与 ALL 有很大的不同,因为 AML 仅对很少的药物有效。基础的诱导缓解方案包括阿糖胞苷持续静脉滴注或大剂量使用 5~7 日;同时静脉给予柔红霉素或去甲氧柔红霉素,治疗 3 日。还有一些方案包括 6-巯代鸟嘌呤、依托泊苷、长春新碱和泼尼松,但它们的疗效不清楚。治疗通常导致明显的骨髓抑制,感染或出血。有骨髓恢复之前,有显著的延迟。在这段时间内,有效预防和支持治疗是非常重要的。

急性早幼粒细胞白血病和一些 AML 的患者,当诊断为白血病时,可出现弥散性血管内凝血(DIC),而白血病细胞溶解释放出的促凝物质可加重 DIC。在伴有(t15;17)转位的 APL 患者中,全-反式维 A 酸(维 A 酸)可在 2~5 日内纠正 DIC;联合柔红霉素或去甲氧柔红霉素的方案可以在诱导 80%~90% 的患者出现缓解,长期无病生存可达 65%~70%。三氧化二砷对 APL 中也非常有效。无常规细胞毒性化疗的维 A 酸和砷三氧化二砷已成功应用于 APL,该方法正在临床试验中进一步研究。针对突变的分子检测(如 IDH,Flt3)已成为诊断的标准。

巩固治疗 缓解后,包含诱导治疗时所用的药物或者其他药物的许多方案可用于阶段性强化治疗。高剂量的阿糖胞苷可能延长缓解持续时间,特别是在<60 岁的患者中进行巩固治疗时。成年患者常不给予 CNS 的预防,因为随着全身疾病的控制,很少发生 CNS 白血病。完全缓解的 AML 患者,维持治疗没有确切的作用。

复发 对治疗没有反应的患者和处于缓解期但有复发高危因素的年轻患者(常根据高风险性的分子学异常或染色体异常来确定)可能需要大剂量化疗和干细胞移植。髓外部位很少涉及孤立性复发。当出现复发时,对于无法接受干细胞移植的患者而言,辅助的化疗效果不大,并且常难以耐受。年轻患者和初次缓解持续时间>1 年的患者,另一个周期的化疗最有效的。

> **关键点**
> - AML 是成人最常见的急性白血病
> - 有很多亚型,常涉及未成熟粒细胞
> - 常见染色体异常和分子遗传学异常,并且影响预后和治疗
> - 化疗常可以延长生存期
> - 对治疗反应差的患者和年轻患者,干细胞移植可能有帮助

慢性淋巴细胞白血病

慢性淋巴细胞白血病（CLL）是西方国家最常见的白血病，出现成熟缺陷的肿瘤性淋巴细胞（几乎均为 B 细胞）伴寿命异常的延长。外周血、骨髓、脾和淋巴结存在白血病细胞浸润。可以没有症状，也可能表现为淋巴结肿大、脾大、肝脏大和贫血引起的非特异性症状（疲劳和不适）以及免疫抑制（如发热）。可通过外周血涂片和骨髓穿刺检查进行诊断。治疗可延至症状出现后开始，其目标是延长生命、缓解症状，治疗包括苯丁酸氮芥或氟达拉滨、泼尼松、环磷酰胺和/或阿霉素。越来越多的使用单克隆抗体，如阿伦单抗、利妥昔单抗和奥滨尤妥珠单抗。姑息性放射治疗可用于淋巴结肿大或脾大引起压迫症状的患者。

CLL 的发病率随着年龄的增大而增加，75%的患者诊断时年龄>60 岁。发病率男性为女性的 2 倍。虽然病因不明，但有些患者有家族史。在日本人和中国人中，CLL 很罕见，而在美国的日本人中似乎也未见增加，提示与遗传因素有关。在东欧血统的犹太人中，CLL 比较常见。

病理生理

大约 98% 的患者，$CD5^+$ B 细胞可发生恶性转化，初期淋巴细胞积聚在骨髓中，然后蔓延至淋巴结和其他淋巴组织，最终导致脾脏和肝脏肿大。随着 CLL 的进展，异常的造血导致贫血、中性粒细胞减少，血小板减少和免疫球蛋白生成减少。多数患者发生低丙种球蛋白血症和抗体反应性损害，可能与抑制性 T 细胞活性增强有关。患者对自身免疫性疾病易感性增加，以免疫性溶血性贫血（库姆斯试验常为阳性）或血小板减少和发生其他恶性肿瘤的风险增加为特点。

2%~3% 的患者，克隆增殖的细胞类型为 T 细胞，该组甚至还有一种亚型（如大颗粒性淋巴细胞伴血细胞减少）。

此外，其他慢性白血病类型可归于 CLL：
- 幼淋巴细胞白血病
- 皮肤 T 细胞淋巴瘤的白血病阶段（即塞扎里综合征，Sézary syndrome）
- 毛细胞白血病
- 进展为白血病的淋巴瘤（即恶性淋巴瘤晚期阶段可向白血病转化）

这些亚型与典型 CLL 的鉴别常通过光学显微镜和表型进行区分。

诊断
- 全血细胞计数和外周血涂片
- 骨髓检查
- 免疫表型

通过外周血涂片和骨髓检查可确定 CLL 诊断；表面标志是持续性的，外周血淋巴细胞绝对值增多（>5 000/μl）和骨髓淋巴细胞增多（>30%）。通过免疫分型可以简化鉴别诊断。诊断时，其他的发现包括低丙种球蛋白血症（见于<15%的病例）和少见的 LDH 升高。大约 10% 的患者出现中度贫血（有时为免疫性溶血），血小板减少，或两者均有。2%~4% 的患者在白血病细胞表面可发现与血清单克隆免疫球蛋白峰类似的表型。

临床分期有助于判断预后和治疗。两种常用的方法是 Rai 和 Binet 分期，主要根据血液学改变和疾病进展进行划分（表 148-3）。

表 148-3 慢性淋巴细胞白血病的临床分期*

分类和分期	描述
Rai	
0 期	外周血淋巴细胞绝对数>10 000/μl
	和骨髓淋巴细胞≥30%
I 期	0 期+淋巴结肿大
II 期	0 期+肝大和脾大
III 期	0 期+贫血 Hb<11g/dl
IV 期	0 期+血小板减少<100 000/μl
Binet	
A 期	外周血淋巴细胞绝对数>10 000/μl
	和骨髓淋巴细胞≥30%
	Hb≥10g/dl
	血小板≥100 000/μl
	受累部位≤2 处*
B 期	如 A 期，但受累部位 3~5 处
C 期	如 A 或 B 期，但 Hb<10g/dl 或血小板<100 000/μl

* 受累部位：头颈部、腋下、腹股沟淋巴结、肝、脾。

预后

B 细胞性 CLL 或伴并发症的患者中位生存期为 7~10 年。Rai 分期为 0 期到 II 期的患者不治疗可能存活 5~20 年。Rai 分期为 III 期或 IV 期的患者很可能在诊断后 3~4 年内死亡。进展到骨髓衰竭的患者常与较短的生存相关。CLL 患者很可能出现继发性肿瘤，特别是皮肤癌。

治疗
- 症状改善
- 支持治疗
- 特殊治疗

虽然 CLL 是进展性的，一些患者可能多年无症状；在病情进展或出现症状之前不需治疗。通常是不可能治愈的，因此治疗的目的是减轻症状和延长生命。

支持治疗 包括：
- 贫血可输注浓缩红细胞或注射红细胞生成素
- 与血小板减少相关的出血给予血小板输注
- 针对细菌，真菌或病毒感染给予抗生素治疗

由于中性粒细胞减少和低丙种球蛋白血症限制其杀菌作用，因此抗感染治疗必须是用杀菌性的。低丙种球蛋白血症和反复复发或难治性感染的患者应考虑治疗性输注 γ-球蛋白，在 6 个月内发生≥2 严重感染的患者也可考虑预防性应用。

特殊治疗 包括：
- 化疗

- 糖皮质激素
- 单克隆抗体治疗
- 放射治疗

这些治疗可以减轻症状和延长存活时间。过度治疗比治疗不足更危险。

化疗：当症状出现时，应开始化疗。需及时治疗的症状包括
- 全身症状（发热，盗汗，极度乏力，消瘦）
- 显著的肝脏肿大，脾肿大或淋巴结肿大
- 淋巴细胞增多>100 000/μl
- 感染伴有贫血，白细胞减少，血小板减少

对于 B 细胞性 CLL，烷化剂，特别是苯丁酸氮芥，单独应用或联合糖皮质激素，作为常规治疗已有很长时间。然而，氟达拉滨更加有效。包含氟达拉滨、环磷酰胺和利妥昔单抗的联合化疗常更易诱导完全缓解。它也能延长缓解时间和延长生存时间。干扰素α、脱氧柯福霉素和2-氯脱氧腺苷对毛细胞白血病非常有效。幼稚淋巴细胞白血病和淋巴瘤白血病的患者常需要多药联合的化疗，并且常常仅部分患者有效。

依鲁替尼是一种新型的，布鲁顿酪氨酸激酶的口服抑制剂。布鲁顿酪氨酸激酶是 B 细胞介导的多种下游通路活化的关键酶，可促进 CLL 细胞的存活。在 CLL 中，依鲁替尼看上去很有效，在复发或难治性 CLL 患者中可诱导持续的缓解。作为单一制剂应用或作为联合化疗一部分的作用正在演变。

糖皮质激素：免疫性溶血性贫血和血小板减少症是糖皮质激素治疗的适应证。进展期 CLL 的患者，泼尼松每日 1mg/kg 口服，偶尔可显著而迅速地改善症状，但疗效常很短暂。代谢并发症以及增加感染的机会和严重性，长期应用需慎重。泼尼松联合氟达拉滨可以增加卡氏肺孢子虫（jirovecii）和李斯特菌感染的风险。

单克隆抗体治疗：利妥昔单抗是第一个成功用于治疗淋巴肿瘤的单克隆抗体。以前未经治疗的患者中，有效率是75%，其中20%患者可以获得完全缓解。以前经过氟达拉滨治疗无效的患者，阿仑单抗的有效率为33%，以前未经治疗的患者有效率为75%～80%。阿仑单抗比利妥昔单抗可出现更多的免疫抑制问题。利妥昔单抗已和氟达拉滨联合使用，也与氟达拉滨和环磷酰胺联合使用；这些联合应用在以前经过治疗或未经治疗的患者中都明显提高了完全缓解率。阿仑单抗现在与利妥昔单抗或化疗药联合应用治疗微小残留病，并能有效清除骨髓浸润。阿仑单抗治疗的患者可发生巨细胞病毒的激活和其他机会性感染。利妥昔单抗可能发生乙肝感染的再激活。

奥滨尤妥珠单抗是一种新的单克隆抗体，与利妥昔单抗一样针对相同的 CLL 细胞表面蛋白。最近发现，奥滨尤妥珠单抗和苯丁酸氮芥联合应用在延长无进展生存方面优于利妥昔单抗，并可取得完全反应。

奥滨尤妥珠单抗加苯丁酸氮芥现已被批准用于老年患者或伴有并存病的虚弱患者的一线治疗[1]。尤其在有 17p 缺失的患者中，布鲁顿酪氨酸激酶抑制剂（TKI）依鲁替尼显示了显著的活力。在这类患者中，单药使用依鲁替尼是一线治疗。这与缺失 11q 异常的 CLL 患者组不同，后者似乎从最初的烷基化治疗中获益最多。对于复发难治的患者，新的治疗方案包括艾代拉里斯（一种磷酸肌苷 3 激酶抑制剂）加利妥昔单抗和依鲁替尼单药治疗。

一般情况下，单克隆抗体的耐受性较好，尽管它可能引起过敏反应和明显的免疫抑制。可利用这一有利的毒性特点将这些药物与传统的化疗药物联合应用，往往取得很好的临床疗效。

放疗：对于淋巴结肿大的区域或对化疗无效的肝脾累及部位，可给予局部放疗来缓解。小剂量全身照射偶尔也能暂时成功的缓解症状。

[1] Goede V, Fischer K, Busch R, et al. Obinutuzumab plus chlorambucil in patients with CLL and coexisting conditions[J]. NewEngl J Med, 2014, 370: 1101-1111.

> **关键点**
> - 慢性淋巴细胞白血病是一种缓慢进展的白血病，累及成熟的淋巴细胞，最常见于老年患者
> - 治疗可能无疗效，通常在症状出现后才开始治疗
> - 化学药物联合或不联合单克隆抗体的治疗可以减轻症状和改善生存时间

慢性髓细胞性白血病
（慢性髓系白血病）

慢性髓细胞性白血病（CML）是一种多能干细胞发生恶性转化和克隆增殖性疾病，导致未成熟粒细胞显著的产生过多。CML 开始常没有症状，疾病进展隐匿并伴有一个非特异性的"良性"阶段（如不适、食欲减退和体重减轻），最终进展到加速期或急变期，并伴有更多的不良症状，如脾大、苍白、瘀斑和出血、发热、淋巴结肿大和皮肤病变。外周血涂片和骨髓穿刺检查以及 Ph 染色体阳性可以确定诊断。给予伊马替尼治疗，可以明显提高有效率和延长生存时间。伊马替尼潜在的治愈作用还未肯定。也可以应用骨髓抑制性药物（如羟基脲）、造血干细胞移植和干扰素-α。

CML 占成人白血病的15%。CML 可发生于任何年龄，然而<10 岁患者少见，诊断时中位年龄为45～55 岁。CML 的发生无性别差异。

病理生理

大多数 CML 是由所熟知的费城（Ph）染色体易位所致。这是一种倒转性易位 t(9;22)，9 号染色体上的原癌基因 *c-abl* 片段易位至 22 号染色体，融合到 *BCR* 基因上。融合基因 *BCR-ABL* 在 CML 的发病机制和表型上起着重要作用，它可以编码一种特殊的酪氨酸激酶。当异常多能造血祖细胞引起粒细胞过度产生，可发生 CML，主要是在骨髓，但也发生于髓外部位（如脾脏，肝脏）。虽然粒细胞生成占优势，但恶性克隆包括红细胞、巨核细胞、单核细胞，甚至一些 T 细胞和 B 细胞。正常造血干细胞仍然存在，并且在应用药物抑制 CML 克隆后能够再现。

CML分为三期：
- **慢性期**：开始的慢性期可持续数月到数年
- **加速期**：治疗无效、贫血加重、进行性血小板减少或血小板增多、持续脾肿大或恶化、克隆演变、血液嗜碱性粒细胞增多、骨髓或外周血原始细胞增加
- **急变期**：髓外原始细胞积聚（如骨骼、CNS、淋巴结、皮肤），外周血和骨髓原始细胞增加>20%

终末期可导致严重的并发症，表现与急性白血病相似，包括败血症和出血。一些患者可直接从慢性阶段进展为急性阶段。

症状及体征

患者早期常无症状，起病隐匿伴非特异性症状（如疲劳、虚弱、食欲减退、体重减轻、发热、盗汗或腹部饱胀感），可能促使患者就诊。疾病早期，面色苍白、出血和易瘀伤、淋巴结肿大症状并不常见，但常见中等程度或偶尔极度的脾脏肿大（占60%～70%患者）。随着疾病的进展，脾脏可能肿大，出现面色苍白和出血。发热、显著的淋巴结肿大和皮肤斑丘疹是往不良方向发展。

诊断

- 全血细胞计数和外周血涂片
- 骨髓检查
- 细胞遗传学检查（Ph染色体）

CML患者常在偶尔行全血细胞计数或评估脾大的原因时而被确诊。中性粒细胞计数是升高的，无症状的患者一般<50 000/μl，有症状的患者为200 000～1 000 000/μl。血小板计数正常或略有增加。Hb水平通常为>为10g/dl。

外周血涂片可能有益于从其他病因引起的白细胞增高中区分CML。在CML中，外周血涂片常出现不成熟的粒细胞和绝对嗜酸性粒细胞和嗜碱性粒细胞计数增多，然而在白细胞计数<50 000/μl的患者中，甚至在有些高白细胞计数的患者中可能看不到未成熟的粒细胞，未成熟粒细胞的缺失导致不能诊断。伴骨髓纤维化的白细胞增多患者常出现有核红细胞、泪滴状红细胞、贫血和血小板减少。不是造血干细胞的恶性转化而是因多种原因（如肿瘤、感染炎症、其他的刺激如出血、药物或电休克）所引起的类白血病反应，定义为中性粒细胞计数>50 000/ml。通常原因是明显的，但是明显的良性中性粒细胞可以被慢性中性粒细胞白血病或CML所模仿。

在CML中，白细胞碱性磷酸酶积分常是降低的，而在类白血病反应中是升高的。应该行骨髓检查来评价染色体核型和细胞结构和骨髓纤维化的程度。

细胞遗传学或分子生物学检查发现Ph染色体可以确诊，但5%的患者为阴性，但利用荧光原位杂交（FISH）或逆转录聚合酶链反应（RT-PCR）可以确诊。

疾病加速期常发生贫血和血小板减少。嗜碱性粒细胞可能增加，中性粒细胞出现成熟障碍。未成熟细胞比例和中性粒细胞碱性磷酸酶积分可能增高。骨髓中，可能出现骨髓纤维化，显微镜下可见到铁粒幼细胞。恶性克隆的演化可能伴发新的染色体核型异常，常多出8号染色体或17号等臂染色体。

进一步演化可能导致原始粒细胞性（60%的患者），原淋巴细胞性（30%）和原巨核细胞性（10%）的急性变。80%的患者可出现其他染色体的异常。

预后

接受伊马替尼治疗的慢性期CML患者，5年生存率>90%。在应用伊马替尼治疗以前，5%～10%患者在诊断后2年内死亡；自此以后每年有10%～15%患者死亡。中位生存时间为4～7年。急性期或疾病加速期，大多数（90%）患者会死亡。急性期中位生存时间为3～6个月，如果获得缓解，可以存活更长时间。

Ph染色体阴性的CML、慢性中性粒细胞白血病和慢性粒-单核细胞白血病比Ph染色体阳性CML预后更差。临床表现类似于骨髓增生异常综合征。

治疗

- 酪氨酸激酶抑制剂（TKI），有时需要进行化疗
- 有时行造血干细胞移植

除了造血干细胞移植可以成功治愈该病外，其他治疗方法不能治愈本病。然而，给予酪氨酸酶抑制剂，可延长生存期，最大的总生存时间尚未达到。有些患者可能停用酪氨酸激酶抑制剂并保持缓解。缓解的持续时间还未得知。

伊马替尼和一些新药（达沙替尼，尼洛替尼）可以抑制由BCR-ABL基因产生的特异性酪氨酸激酶。酪氨酸酶抑制剂（TKIs）可使Ph染色体阳性的CML患者获得完全临床和细胞遗传学缓解，并明显优于其他方案（如干扰素±阿糖胞苷）。加速期和急变期，伊马替尼仍优于其他治疗方案。急变期，化疗联合伊马替尼比单一用药方案可以获得更高的反应率。治疗的耐受性较好。伊马替尼治疗相关的高水平的持久完全缓解有望治愈该病。然而，一些BCR-ABL突变的基因产物，尤其是*T315I*突变，对当前的TKI耐药，依然很难控制。

以前的化疗方案用于BCR-ABL阴性患者、接受TKI治疗后复发的患者和发生急性变的患者。主要的药物是白消安、羟基脲和干扰素。羟基脲最容易给药且副作用最小。开始剂量为每次500～1 000mg口服，每日2次。每1～2周应该进行血细胞计数，剂量作相应的调整。白消安可引起不期望的常见骨髓抑制，干扰素引起患者不能忍受的流感样综合征，聚乙二醇形式的干扰素耐受性较好，患者更易接受。

这些治疗的主要益处是减轻脾大、淋巴结肿大的痛苦，控制肿瘤负荷，减少肿瘤溶解综合征和痛风的发生率。与未经治疗的患者相比，这些疗法都不能延长中位生存时间>1年；因此，减轻症状是主要的目标，当患者有明显的中毒症状时，治疗应该终止。

异基因干细胞移植可能对难治性患者有用。

虽然脾脏放射治疗极少应用，但该疗法对难治性CML患者或晚期脾脏显著肿大的患者有益。总量通常为6～10Gy，每日给予的剂量为0.25～2Gy。开始时剂量宜要小并且需仔细评估白细胞数。疗效常不满意。

当化疗或放疗不能控制脾脏肿大时，脾切除可减轻腹部不适，改善血小板减少和减少输血依赖。CML慢性阶段，

脾脏切除所起的作用不大。

> **关键点**
> - 大多数 CML 涉及染色体易位，产生费城染色体
> - 外周血涂片（典型的出现未成熟粒细胞，嗜碱性粒细胞和嗜酸性粒细胞增多）可帮助 CML 区分其他病因引起的白细胞增多（如肿瘤，感染和骨髓纤维化引起的白细胞增多）
> - 酪氨酸激酶抑制剂，如伊马替尼，达沙替尼或尼洛替尼可以明显延长 CML 的缓解时间，最终可能治愈
> - 在急变期期，化疗可能有用
> - 对药物治疗无反应或疾病进展到加速期或急变期的患者，造血干细胞移植可能有用

骨髓增生异常综合征

骨髓增生异常综合征（MDS）是一组克隆性造血干细胞疾病的总称，其特点为外周血细胞减少、造血祖细胞发育异常、骨髓增生异常活跃以及高风险向急性髓系白血病转化（AML）。症状与特定的细胞系累及有关，包括疲劳、乏力、苍白（继发贫血），感染增加和发热（继发中性粒细胞减少），出血增加以及易瘀伤（继发血小板减少）。可通过血细胞计数、外周血涂片和骨髓穿刺检查来诊断。给予阿扎胞苷治疗可能有效；如果发生 AML，按常规的治疗方案治疗。

病理生理

MDS 是一组克隆性造血干细胞疾病的总称，由于造血干细胞存在明显的突变而产生，最常见的突变发生在参与 RNA 剪接的基因中。MDS 的特征为无效和病态的造血，包括以下几种：
- 难治性贫血
- 铁粒幼细胞性贫血
- Ph 染色体阴性的 CML
- 慢性粒单核细胞白血病
- 慢性中性粒细胞白血病

病因还不清楚，但随着年龄的增长，风险增加，这是由于获得性的体细胞突变可以促进克隆的扩展和优势的特定造血干细胞，可能接触有毒性的环境如苯、放射线、化疗药物（特别是长期或强烈的化疗方案，以及包括烷化剂和鬼臼乙叉甙的化疗方案）患病风险是增加的。常发生染色体异常（如缺失、复制、结构异常）。

骨髓增生减低或增高，无效造血可以导致贫血（最常见）和/或中性粒细胞减少或血小板减少，甚至到了骨髓再生不良的程度。显著贫血的患者可因为数学和/或从肠道吸收增加而导致铁过载。

病态细胞的产生与骨髓和外周血的细胞形态异常有关。可能发生髓外造血，导致肝脏和脾脏肿大。骨髓纤维化可能在 MDS 的病程中出现进展。通过外周血和骨髓检查，也通过染色体组型和突变进行分类（表148-4）。MDS 的克隆常不稳定，有进展为 AML 的倾向。

表 148-4 骨髓增生异常综合征的骨髓检查与生存期

分类	标准	中位生存时间/年
难治性贫血	贫血伴有网织红细胞减少	≥5
	骨髓增生正常或增加，伴红系增生和红系病态造血	
	原始细胞≤5%的骨髓有核细胞（NMC）	
难治性贫血伴铁粒幼细胞	与难治性贫血相似，但环形铁粒幼细胞占 NMC 的比例>15%	≥5
难治性贫血伴原始细胞增多	≥2 系细胞减少伴血细胞形态异常	1.5
	骨髓增生异常活跃，伴有红系和粒系病态造血	
	原始细胞占 NMC 的 5%～20%	
慢性粒单核细胞性白血病	与难治性贫血伴原始细胞增多一样，外周血单核细胞绝对数增多	1.5
	骨髓中幼稚单核细胞明显增加	
难治性贫血伴原始细胞增多-转化型	难治性贫血伴有原始细胞增多，并伴有下列≥1 项：	0.5
	• 外周血原始细胞≥5%	
	• 骨髓中原始细胞占 20%～30%	
	• 粒系前体细胞可见 Auer 小体	

NMC=骨髓有核细胞。

症状及体征

症状往往反映最受影响的细胞系，可能包括苍白、虚弱和疲劳（贫血）；发热和感染（中性粒细胞减少），以及出血倾向、瘀点、鼻出血和黏膜出血（血小板减少）。常见脾大和肝脏肿大。症状也可能与其他原发病有关；如存在心血管疾病的老年患者，MDS 所引起的贫血可加重心绞痛和心力衰竭。

诊断

- 全血细胞计数
- 外周血涂片
- 骨髓检查

难治性贫血、白细胞减少或血小板减少的患者(特别是老年人)应考虑 MDS。必须排除自身免疫性疾病、维生素缺乏、特发性再生障碍性贫血、阵发性睡眠性血红蛋白尿或药物不良反应所引起的白细胞减少。通过外周血和骨髓检查，并且发现通过显示特定的细胞遗传异常和体细胞突变而产生特定细胞系 10%~20% 的细胞存在形态学异常，便可诊断该病。

贫血是最常见的症状，常伴巨红细胞和红细胞大小不一。在自动血细胞计数仪上，这些改变可通过 MCV 和红细胞分布宽度增加来反映。一定程度的血小板减少很常见；在外周血涂片上血小板大小不一，有些血小板颗粒减少。白细胞计数可以是正常、增高或减低的。中性粒细胞胞质颗粒是异常的，伴大小不均和数量不等的颗粒。嗜酸性粒细胞也可能有异常颗粒。可能见到假性 Pelger-Huët 细胞(中性粒细胞分叶减少)。单核细胞增多是慢性粒单核细胞性白血病的特征，在分化不良的亚型中，可能出现不成熟的粒细胞。常存在细胞遗传学异常，伴单个或多个克隆性细胞遗传学异常，常累及 5 号或 7 号染色体。5q-综合征是 MDS 一种独特的形式，主要发生于以大细胞贫血和血小板增多为典型症状的妇女，这种类型对来那度胺反应良好。

预后

预后在很大程度上取决于分型和伴随疾病。5q-综合征、难治性贫血或难治性贫血伴环形铁粒幼细胞增多的患者，很少进展为较凶险的类型，可能死于其他原因。

治疗

- 症状缓解
- 支持治疗
- 可行造血干细胞移植

阿扎胞苷可改善症状，降低向白血病转化的风险和输血需求，并且可能提高生存率。其他的治疗为支持治疗，如根据指征的红细胞输注、出血时输注血小板、针对感染给予抗生素治疗。去氧阿扎胞苷是一种去甲基化药物，有时是有效的，甚至对阿扎胞苷治疗无反应的患者也有效。

在某些患者中，应用促进细胞生长的细胞因子均可作为重要的支持疗法，但不能延长生存时间：

- 贫血：促红细胞生成素，单独或联合粒细胞集落刺激因子(仅在血清促红细胞生成素水平<5mU/ml)
- 粒细胞减少(严重或有症状)：粒细胞集落刺激因子
- 血小板减少(严重)：血小板生成素

通常血小板生成素可以改善骨髓功能。

联合阿扎胞苷或地西他滨的化疗加免疫调节剂如来那度胺目前正在研究中。单药来那度胺对 5q-综合征的患者尤其有效，对 25% 的不是 5q-综合征的贫血 MDS 患者也显示有效。在低增生 MDS 患者中，环孢素联合或不联合抗胸腺细胞球蛋白均获得成功。

异基因造血干细胞移植对年轻的患者有效，非清髓性异基因骨髓移植治疗>50 岁的患者还正在研究中。MDS 的化疗方案，常与 AML 所用方案相似，在考虑年龄和染色体核型后，化疗的反应与 AML 也相似。

> **关键点**
>
> - 骨髓增生异常综合征是一种造血干细胞起源性疾病，涉及异常前体细胞的克隆性增殖
> - 患者常出现红细胞(最常见的)减少、白细胞减少或血小板减少
> - 常转化为急性髓系白血病
> - 阿扎胞苷可能缓解症状，降低急性白血病转化率
> - 干细胞移植是年轻患者的治疗选择

149. 白细胞减少

白细胞减少　是指外周血液循环中的白细胞减少到<4 000/μl。通常以循环中性粒细胞减少为特点，但也可以由淋巴细胞、单核细胞、嗜酸性粒细胞或嗜碱性粒细胞的减少引起。因此，机体免疫功能是明显降低的。

中性粒细胞减少　是指外周血中性粒细胞数量减少，白人常<1 500/μl，黑人常<1 200/μl。伴有单核细胞减少和淋巴细胞减少的中性粒细胞减少患者会免疫缺陷更加严重。

成人总淋巴细胞数<1 000/μl 的淋巴细胞减少，不会出现总的白细胞数下降，因为淋巴细胞只占白细胞总数的 20%~40%。淋巴细胞减少的后果取决于减少的淋巴细胞亚群。

单核细胞减少　是指外周血中的单核细胞计数减少到<500/μl。单核细胞迁移到组织中成为巨噬细胞，其特征取决于其组织定位。

淋巴细胞减少

淋巴细胞减少指成人淋巴细胞总数<1 000/μl,<2岁儿童<3 000/μl。结局包括机会感染、恶性肿瘤和自身免疫性疾病发的风险增加。如果全血细胞计数提示淋巴细胞减少,随后应进行免疫缺陷的检查和淋巴细胞亚群分析。根据潜在疾病进行治疗。

正常成人淋巴细胞计数为1 000~4 800/μl;<2岁儿童为3 000~9 500/μl。6岁时,达到正常值的下限为1 500/μl。外周血均存在B和T细胞,75%的淋巴细胞为T细胞,25%为B细胞。由于淋巴细胞只占白细胞总数的20%~40%,因此当白细胞计数未进行分类时,可能不会发现淋巴细胞减少。

几乎65%的外周血T细胞是$CD4^+$(辅助性)T细胞。大多淋巴细胞减少的患者T细胞绝对值减少,特别是$CD4^+$细胞数减少。成人外周血$CD4^+$T细胞平均值为1 100/μl(300~1 300/μl),其他主要的T细胞亚群,$CD8^+$(抑制性)T细胞的平均值为600/μl(100~900/μl)。

病因

淋巴细胞减少可能是:
- 获得性
- 遗传性

获得性淋巴细胞减少 获得性淋巴细胞减少症可伴发许多其他疾病(表149-1)。最常见的原因包括:
- 蛋白质-热能营养不良
- 艾滋病和其他特定的病毒感染

表149-1 淋巴细胞减少的原因

机制	例如
获得性	AIDS
	其他感染性疾病,包括肝炎、流感、结核、伤寒和脓毒症
	饮食缺乏见于酗酒、蛋白-能量营养不良或锌缺乏的患者
	蛋白质丢失性肠病
	应用细胞毒性化疗药物、糖皮质激素、高剂量补骨脂素和A波段紫外照射治疗、淋巴细胞抗体治疗、免疫抑制治疗、放疗或胸导管引流术等医源性因素
	具有自身免疫特征的系统性疾病(如再生障碍性贫血、霍奇金淋巴瘤、重症肌无力、肠道蛋白丢失、类风湿关节炎、慢性肾衰、肉瘤、系统性红斑狼疮、烫伤)
遗传性	淋巴造血干细胞发育不全
	共济失调性毛细血管扩张
	软骨-毛发发育不全综合征
	特发性$CD4^+$T细胞减少
	胸腺瘤引起的免疫缺陷
	严重的联合免疫缺陷与IL-2受体γ链缺陷、ADA缺陷、PNP缺陷或未知缺陷有关
	威斯科特-奥尔德里奇综合征(Wiskott-Aldrich syndrome)

ADA=腺苷脱氨酶;PNP=嘌呤核苷磷酸化酶。

世界范围内蛋白质-热量营养不良是最常见的原因。AIDS是最常见的可引起淋巴细胞减少的感染性疾病,淋巴细胞的减少是因为感染HIV的$CD4^+$T细胞被破坏。淋巴细胞减少也可能反映由胸腺或淋巴结构的破坏所产生的受损淋巴细胞。由HIV或其他病毒引起的急性病毒血症,淋巴细胞可能因病毒的急性感染而加速破坏,可能截留于脾脏或淋巴结,或可能迁移到呼吸道。

医源性淋巴细胞减少常由细胞毒性化疗、放疗或给予抗淋巴细胞球蛋白(或其他淋巴细胞抗体)所引起。长期应用补骨脂素和A波段紫外照射治疗可能会破坏T细胞。糖皮质激素可能导致淋巴细胞破坏。

淋巴细胞减少可能发生于淋巴瘤、自身免疫性疾病,如系统性红斑狼疮、类风湿关节炎、重症肌无力、蛋白质丢失性肠病。

遗传性淋巴细胞减少 遗传性淋巴细胞减少主要由以下原因引起
- 严重的联合免疫缺陷病
- 威斯科特-奥尔德里奇综合征(Wiskott-Aldrich syndrome)

可能伴有遗传性免疫缺陷病和其他损害淋巴细胞产生的疾病。其他遗传性疾病,如威斯科特-奥尔德里奇综合征、腺苷脱氨酶缺陷,和嘌呤核苷磷酸化酶缺陷,可能涉及T细胞的加速破坏。在许多疾病中,抗体生成也是缺乏的。

症状及体征

一般情况下,淋巴细胞减少不引起症状。然而,相关疾病的表现可能包括:
- 扁桃体或淋巴结的缩小和缺乏,提示细胞免疫缺陷
- 皮肤异常(如脱发、湿疹、脓皮病、毛细血管扩张)
- 血液系统疾病的证据(如脸色苍白、瘀斑、黄疸、口腔溃疡)
- 全身淋巴结肿大和脾脏肿大,可能提示HIV感染或霍奇金淋巴瘤

淋巴细胞减少的患者出现反复的感染或少见的病原体感染。卡氏肺囊虫,巨细胞病毒,风疹和水痘性肺炎常是致命的。淋巴细胞减少也是发生肿瘤或自身免疫性疾病高危因素。

诊断

- 临床疑诊(反复或少见感染)
- 全血细胞计数和分类
- 淋巴细胞亚群和免疫球蛋白水平的检测

反复的病毒感染,真菌或寄生虫感染患者应怀疑淋巴细胞减少,偶可通过全血细胞计数而发现。卡氏肺囊虫、巨细胞病毒、风疹或水痘性肺炎伴淋巴细胞减少提示免疫缺陷。淋巴细胞减少的患者需检测淋巴细胞亚群。也需要检测免疫球蛋白水平来评价抗体的产生。感染复发史的患者,即使开始的检查是正常的,也应针对免疫缺陷进行全面的实验室检查。

治疗

- 相关感染的治疗
- 治疗原发病
- 有时需静脉注射免疫球蛋白
- 可考虑干细胞移植

获得性淋巴细胞减少,在去除原发因素或针对原发病进行有效治疗后,淋巴细胞减少通常可以恢复。如果患者有慢性 IgG 缺陷、淋巴细胞减少和反复感染,是静脉注射免疫球蛋白的指征。先天性免疫功能缺陷的患者可考虑进行造血干细胞移植,可能治愈该病。

> **关键点**
> - 淋巴细胞减少常由艾滋病或营养不良引起,但也可能由遗传或各种感染、药物或自身免疫性疾病所引起
> - 患者出现反复发作的病毒、真菌或寄生虫感染
> - 应进行淋巴细胞亚群和免疫球蛋白水平的检测
> - 通常需针对病因治疗,但偶尔,可用静脉注射免疫球蛋白,或先天性免疫缺陷的患者进行造血干细胞移植可能是有效的

单核细胞减少

单核细胞减少是指外周血中的单核细胞计数减少到$<500/\mu l$。特定感染的风险增加。通过全血细胞计数和分类诊断。可能需要造血干细胞移植治疗。

单核细胞减少通常发生在化疗引起的骨髓抑制。严重的单核细胞缺乏或缺失可发生在造血转录因子基因 GATA2 突变的患者中。树突细胞减少,可同时有淋巴细胞减少(主要是自然杀伤细胞和 B 细胞)。

尽管循环中几乎没单核细胞,组织巨噬细胞通常被保存下来。即使循环中的 B 细胞被抑制,免疫球蛋白水平通常正常。

骨髓增生减低,可有纤维化和多系发育异常。染色体表型异常,包括单体 7 号染色体和三体 8 号染色体可出现。

累及的患者常存在禽分支杆菌复合物(MAC)或其他非结核分枝杆菌感染(MonoMAC 综合征)。真菌感染(即组织胞浆菌病、曲霉病)也较典型。可发生生殖器人乳头瘤病毒感染(HPV),并有高风险进展为生殖器肿瘤的风险。

存在进展为预后差的血液系统疾病的风险(如骨髓衰竭,急性髓系白血病,慢性粒单核细胞白血病、淋巴瘤)。

没有接受过疫苗的患者应接受 HPV 疫苗。任何感染都应予适当的抗生素。有症状的患者可考虑异基因造血干细胞移植。

中性粒细胞减少

(粒细胞缺乏;粒细胞减少)

中性粒细胞减少指外周血中性粒细胞数的降低。如果很严重,细菌和真菌感染的危险和严重将增加。局部感染的症状可能不明显,但严重的感染,可出现发热。通过白细胞计数和分类可以诊断,但需要识别病因。如果出现发热,怀疑感染,需立刻经验性给予广谱抗生素治疗,特别是中性粒细胞减少很严重时。给予粒-巨细胞集落刺激因子或粒细胞集落刺激因子治疗有时有效。

粒细胞(中性粒细胞)是机体抵御细菌与真菌感染的主要防线。当出现中性粒细胞减少时,机体对感染的炎症反应是无效的。中性粒细胞数的正常下限(白细胞总数×分叶核和杆状核中性粒细胞的百分比)在白人中是 $1\,500/\mu l$,而黑人较低些(约 $1\,200/\mu l$)。中性粒细胞计数不像其他细胞计数稳定,可取决于许多因素如活动状态、焦虑、感染、药物而出现明显的波动。因此,在确定中性粒细胞减少症的严重程度时,可能需要几个测量值。

中性粒细胞减少的严重程度与感染的相对危险度:
- 轻度($1\,000 \sim 1\,500/\mu l$)
- 中度($500 \sim 1\,000/\mu l$)
- 重度($<500/\mu l$)

当中性粒细胞降至$<500/\mu l$,内源微生物群(如口腔或肠道)可引起感染。如果降至$<200/\mu l$ 以下,炎症反应可能会减弱,在尿液或感染部位一般不会出现白细胞增多的炎症表现。急性严重的中性粒细胞减少,尤其是合并其他降低机体免疫能力的因素(如癌症),可导致快速致命性的感染。皮肤和黏膜的完整性、组织血供和患者的营养状况也会影响感染的危险度。

极度中性粒细胞减少的最常见感染是:
- 蜂窝织炎
- 疖病
- 肺炎
- 败血症

血管导管和其他穿刺部位可额外增加皮肤感染的风险;最常见的细菌因素是凝固酶阴性的葡萄球菌和 *Staphylo-coc-cusaureus*,但其他革兰氏阳性菌和革兰氏阴性菌感染也有发生。常发生胃炎、牙龈炎、直肠炎、结肠炎、鼻窦炎、甲沟炎、中耳炎。接受造血干细胞移植或化疗出现长时间中性粒细胞减少的患者和应用大剂量糖皮质激素的患者,容易发生真菌感染。

病因

中性粒细胞利用过快、破坏过多或生成障碍,常发生急性中性粒细胞减少(数小时至数天内发生)。生成减少或脾脏过度阻留常引起慢性中性粒细胞减少(持续数月至数年)。

中性粒细胞减少可分为原发性髓系祖细胞内在缺陷性和继发性(髓系细胞的外源因素,表 149-2)中性粒细胞减少。

表 149-2 中性粒细胞减少的分类

分类	病因
髓系细胞或前体细胞内在缺陷所致的中性粒细胞减少	再生障碍性贫血
	慢性特发性中性粒细胞减少,包括良性中性粒细胞减少
	周期性中性粒细胞减少
	骨髓增生异常
	异常丙种球蛋白血症相关的中性粒细胞减少
	阵发性睡眠性血红蛋白尿症

续表

分类	病因
髓系细胞或前体细胞内在缺陷所致的中性粒细胞减少	重度先天性中性粒细胞减少（Kostmann 综合征）
	综合征相关的中性粒细胞减少（如软骨-毛发发育不全、先天性角化不良、糖原贮积症 1B 型、WHM * 综合征 Schwashman-diamond 综合征）
继发性中性粒细胞减少	乙醇中毒
	自身免疫性中性粒细胞减少，包括 AIDS 相关的慢性继发性中性粒细胞减少
	骨髓替代（如肿瘤、骨髓纤维化、肉芽肿或戈谢病）
	细胞毒性化学药物治疗和放射治疗
	药物引起的中性粒细胞减少
	叶酸或维生素 B_{12} 缺乏或严重的营养不良
	脾功能亢进
	感染
	Tγ-淋巴细胞增殖性疾病

WHIM=疣、低丙种球蛋白血症、感染、骨髓囊肿。

髓系祖细胞或前体细胞内在缺陷性所致的中性粒细胞减少 这种类型的中性粒细胞减少不常见，一旦出现，常见的原因包括：

- 慢性特发性中性粒细胞减少
- 先天性中性粒细胞减少

周期性中性粒细胞减少 是一种罕见的先天性粒系生成障碍性疾病，以常染色体显性遗传方式遗传，常由中性粒细胞弹性蛋白的基因突变引起（ELANE/ELA2），导致凋亡异常。以外周血中性粒细胞数规律的、周期性波动为特点。平均波动的周期是（21±3）日。

重度先天性中性粒细胞减少（SCN，Kostmann 综合征）是一种罕见病，以骨髓早幼粒细胞阶段粒系成熟停滞，导致中性粒细胞绝对数<200/μl，引起从婴儿时起就严重的感染为特点。SCN 可为常染色体显性或隐性遗传、x 连锁或散发性的。引起中性粒细胞凋亡增加的几个遗传异常已经明确，包括突变影响中性粒细胞弹性蛋白酶（ELANE/ELA2）、HAX1、GFI1 和 G-CSF 受体（CSF3R）。多数 SCN 患者对慢性生长因子治疗有反应，对治疗反应差的患者可考虑骨髓移植。SCN 患者骨髓增生异常或急性髓细胞性白血病的风险增加。

慢性良性的中性粒细胞减少：是一种慢性特发性中性粒细胞减少，即使中性粒细胞减至<200/μl，机体免疫功能仍然完整，通常不会发生严重的感染，可能的原因是感染时可产生足够的中性粒细胞。常发生于女性。

良性种族中性粒细胞减少（BEN）：发生在一些种族成员中（如一些非洲、中东和犹太人中）。他们通常中性粒细胞计数减少而不引起感染风险增加。在某些情况下，这一发现与达菲红细胞抗原有关；一些专家认为这些人群中的中性粒细胞减少与预防疟疾有关。

中性粒细胞减少也可由某些罕见先天性综合征引起的骨髓衰竭造成的[如软骨-毛发发育不全、白细胞异常色素减退综合征（Chediak-Higashi syndrome）、先天性角化不良、糖原贮积症 1B 型、Schwashman-diamond 综合征、WHIM 综合征]。中性粒细胞减少也是骨髓发育不良的显著特征，骨髓中可能出现巨幼红细胞，也是再生障碍性贫血的显著特征，可发生在异常丙种球蛋白血症和阵发性睡眠性血红蛋白尿症中。

继发性中性粒细胞减少 服用某些药物、骨髓浸润或替代、某些感染或免疫反应均可引起中性粒细胞减少。

最常见的病因包括：

- 药物
- 感染
- 骨髓浸润过程

药物导致的中性粒细胞减少：是引起粒细胞减少的最常见病因之一。药物可通过其毒性、特异体质或过敏反应机制引起中性粒细胞生成减少；通过免疫机制可引起外周血中性粒细胞的破坏增加。只有药物毒性机制（如吩噻嗪）引起药物剂量相关的中性粒细胞减少。体质性反应是无法预测的，许多药物都可以发生，包括改变的制剂类型、提取物和毒素。少见过敏反应，偶尔见于抗惊厥药（如苯妥英钠或苯巴比妥）。反应可能持续几天、数月或数年。肝炎、肾炎、肺炎或再生障碍性贫血的患者常合并过敏反应诱导的中性粒细胞减少。免疫介导的中性粒细胞减少，认为是由药物作为半抗原而刺激抗体形成而诱发的，药物停止后，通常持续一周。可能由氨基比林、丙硫氧嘧啶、青霉素或其他抗生素导致的。肿瘤的化学药物治疗和放射治疗造成的骨髓抑制后可发生严重的剂量相关的中性粒细胞减少。

维生素 B_{12} 或叶酸缺乏引起的巨幼细胞性贫血，可发生骨髓造血功能减弱所引起的中性粒细胞减少。大细胞性贫血和轻度血小板减少通常同时发生。无效造血也见于骨髓增生异常疾病。

白血病，骨髓瘤，淋巴瘤或实体瘤转移（如乳房，前列腺）可导致骨髓浸润，损害中性粒细胞的生成。肿瘤诱发的骨髓纤维化可能进一步加重中性粒细胞减少。骨髓纤维化也可由肉芽肿性感染、戈谢病和放疗引起。各种原因引起的脾功能亢进可导致中度中性粒细胞、血小板减少和贫血。

感染：可损害中性粒细胞的产生、诱导免疫破坏或利用过度而引起中性粒细胞生成减少。脓毒血症是中性粒细胞减少最严重的病因。儿童常见病毒感染伴发中性粒细胞减少，起病的 1~2 日内发生，可能持续 3~8 日。短暂的中性粒细胞减少可能由病毒血症或内毒素血症诱导的中性粒细胞从循环池向边缘池重新分布所引起的。某些感染(如肺炎链球菌肺炎),乙醇可能抑制骨髓中性粒细胞的反应而引起中性粒细胞的减少。

免疫缺陷:能引起中性粒细胞减少。新生儿等免疫性中性粒细胞减少可能与胎儿/母体中性粒细胞抗原不相容有关,这种不相容与通过胎盘转移新生儿中性粒细胞的 IgG 抗体有关(HNA-1 抗原最常见)。自身免疫性中性粒细胞减少可发生于任何年纪,可能在许多特发性慢性中性粒细胞减少病例中起作用。检测抗中性粒细胞抗体(免疫荧光、凝集或流式细胞仪)并不总是可行或可靠。

慢性继发性中性粒细胞减少:常伴发 HIV 感染,由中性粒细胞生成受损和抗体诱导中性粒细胞破坏增加所致。自体免疫性中性粒细胞减少可能是急性、慢性或短暂性的。循环中,可能存在抗中性粒细胞抗体或抗中性粒前体细胞的抗体。还可能包括细胞因子(如 γ-干扰素,肿瘤坏死因子),可导致中性粒细胞凋亡。大多数自身免疫性中性粒细胞减少的患者有原发性自身免疫性疾病或淋巴细胞增殖性疾病[如 SLE、费尔蒂综合征(Felty syndrome)]。

症状及体征

在出现感染前,中性粒细胞减少是没有症状的。发热通常是感染的唯一的指征。典型的炎性表现(如红斑、肿胀、疼痛、浸润、白细胞反应)通常很轻微或缺失。可出现局部症状(如口腔溃疡)但通常很轻微。药物过敏反应诱导的中性粒细胞减少可能有发热、皮疹和淋巴结肿大等过敏反应表现。

某些慢性良性中性粒细胞减少的患者中性粒细胞计数 <200/μl,并无严重感染。周期性中性粒细胞减少或重度先天性中性粒细胞减少的患者在严重的慢性中性粒细胞减少期间,往往有口腔溃疡、口腔炎或咽炎和淋巴结肿大。常发生肺炎和败血症。

诊断

- 临床疑诊(反复的或少见的感染)
- 确诊性的全血细胞计数和分类
- 通过培养和影像学检查明确感染
- 明确中性粒细胞减少的机制和病因

出现频繁,严重或特殊感染的患者或高危患者(如接受细胞毒药物或放射治疗的患者),应考虑中性粒细胞减少。通过全血细胞计数和分类加以确诊。

感染的评估 首先需要明确是否有感染的存在。因为感染可能很轻微,需要系统性的**体格检查**来评估最常见的感染原发部位:黏膜表面,如消化道(齿龈、咽部和肛门);肺;腹部;尿道;皮肤和指甲;静脉穿刺点;和血管导管。

如果中性粒细胞减少是急性的和严重的,必须快速进行实验室检查。

培养:是主要的评估手段。所有发热的患者至少应作 2 次细菌和真菌培养;如果置有静脉导管,应同时从导管和另一条外周静脉取血进行培养。持续或长期引流应考虑到真菌和非典型分枝杆菌感染的培养。黏膜溃疡刮拭和培养进行单纯疱疹病毒的检查。皮肤病变应作穿刺和活检进行细胞学和培养检查。所有患者应送检尿样进行尿液分析和尿液培养。如果出现腹泻,针对肠道病原菌和难治性梭状芽孢杆菌 *Clostridium difficile* 毒素进行大便检查。痰培养评估肺部感染。

影像学检查:是有用的。所有患者应进行胸部 X 线检查。免疫抑制的患者有需要行胸部 CT 检查。如果出现鼻窦炎的症状和体征(如头痛,上齿龈或上颌骨疼痛、面部肿胀,流涕),鼻窦的 CT 检查可能有用。如果有腹腔内感染的症状(如疼痛)或病史(如近期手术),常进行腹部 CT 扫描。

明确病因:下一步需要确定中性粒细胞减少的机制和原因。

病史 强调所有药物,其他制剂和可能的毒物暴露或摄入史。

体格检查 可明确是否存在脾脏肿大和其他原发疾病(如关节炎和淋巴结肿大)。如果没有找到明显的病因(如化学治疗),最重要的检查是:

- **骨髓检查**

骨髓检查可明确中性粒细胞减少是骨髓产生能力降低还是破坏过多或利用过度引起的(通过细胞增生正常或增加来确定)。骨髓检查还可以明确特殊病因引起的中性粒细胞减少(如再生障碍性贫血、骨髓纤维化和白血病)。可用其他的骨髓检查方法(如细胞遗传学分析;针对白血病、其他肿瘤和感染的特殊染色和流式细胞仪检查)。

根据可疑诊断,可能需要针对中性粒细胞减少的病因作进一步检查。存在营养缺陷风险的患者,需检查铜、叶酸和维生素 B_{12} 水平。如果怀疑免疫性中性粒细胞减少,应检查有无中性粒细胞抗体的存在。有时很难区分抗体引起的中性粒细胞减少还是感染引起的中性粒细胞减少。在应用抗生素治疗之前,白细胞计数常反映感染引起的血细胞计数的改变。

自幼存在慢性中性粒细胞减少的患者和存在反复发热和慢性齿龈炎病史的患者,应每周 3 次进行白细胞计数和分类,持续 6 周,以评估周期性中性粒细胞减少。同时进行血小板和网织红细胞计数。嗜酸性粒细胞、网织红细胞和血小板通常与中性粒细胞常同步循环,而单核细胞与淋巴细胞循环周期可能不同。

治疗

- 相关症状的治疗(如感染,口腔炎)
- 有时预防性使用抗生素
- 骨髓生长因子
- 停用可能引起发病的制剂(如药物)
- 有时使用糖皮质激素

急性中性粒细胞减少 怀疑感染需立即进行治疗。如果存在发热和低血压,可能是很严重的感染,需要经验性静脉给予大剂量的广谱抗生素。治疗方案的选择应根据最可能的病原菌种类、特定部位病原菌对抗生素的敏感性和治疗方案的潜在毒性。因为存在细菌耐药性的风险，所以只有在怀疑革兰氏阳性菌对其他抗生素耐药的情况下，才应用万古霉素。

假如怀疑或证实菌血症，内置血管导管仍可保留，如 S. aureus 或 Bacillus、Corynebacterium，或 Candida sp 感染时，或尽管给予适当的抗生素治疗但血培养持续阳性的情况下，应将导管去除。凝固酶阴性的葡萄球菌感染一般单独给予抗生素治疗就有效。在这些患者中，留置导尿管也会导致感染倾向，持续性尿路感染的患者应考虑改变或去除导管。

如果培养阳性，则应根据药物敏感试验调整抗生素的治疗。如果患者72小时内退热，抗生素应持续应用至少7日，直到感染的症状与体征完全消失。当中性粒细胞减少是短暂性的（如化疗引起的骨髓抑制），抗生素治疗常需持续至中性粒细胞>500/μl；然而，在那些持续性中性粒细胞减少，特别是炎性症状和体征已消失，培养结果仍阴性的患者，可以考虑停止抗生素治疗。

尽管经抗生素治疗，发热持续>72小时，提示非细菌性感染、耐药性细菌感染、伴第二种细菌的双重感染、血清或组织内抗生素水平不足或局部感染，如脓肿。中性粒细胞减少伴持续性发热的患者，每2~4日进行体格检查、培养和胸部X线片。除发热外，如果患者情况良好，则继续使用原方案治疗，并需要考虑药物诱导的发热。如果患者病情恶化，则考虑更换抗生素治疗方案。

真菌感染是持续性发热和病情恶化最可能的病因。如果应用广谱抗生素治疗3~4日，仍有不能解释的持续性发热，经验性加入抗真菌药物治疗。特定抗真菌药（如氟康唑、卡泊芬净、伏立康唑、泊沙康唑）的选择依赖于风险类型（如中性粒细胞减少的持续时间和严重程度，真菌感染史，尽管使用窄谱抗真菌药而持续性发热），应由传染病学家指导用药。如果经验性抗生素治疗3周后（包括抗真菌药治疗2周），发热仍持续，中性粒细胞减少有所好转，可考虑停止所有抗生素，同时重新评估发热病因。

对于无发热的中性粒细胞减少患者，应用多种化疗方案中的任何一种而引起的中性粒细胞≤100/μl，持续时间>7日，可给予预防性抗生素联合氟喹诺酮类（左氧氟沙星，环丙沙星）治疗。预防性应用通常由肿瘤学家制订。抗生素需继续用到中性粒细胞计数增加至>1 500个/μl。对于无发热性中性粒细胞减少伴真菌感染的高危患者（如造血干细胞移植后，针对急性髓系白血病或骨髓增生异常性疾病的高强度化疗，真菌感染史），也可以给予抗真菌治疗。应该由传染病学家来指导具体的抗真菌药物选择。对于不伴危险因素的无发热性中性粒细胞减少的患者，根据特定的化疗方案，中性粒细胞减少预计<7日，常规不推荐预防性应用抗生素和抗真菌药。

粒细胞生长因子 ［粒细胞集落刺激因子（G-CSF）］已广泛用于严重的中性粒细胞减少的患者中（如造血干细胞移植后和强烈化疗后）以增加中性粒细胞数和预防感染。它们是很昂贵的。然而，如果发热性中性粒细胞减少的危险性≥30%（中性粒细胞计数<500μl、上次化疗期间存在感染、相关的并发症或年龄>75岁），是应用生长因子的指征。一般而言，化疗结束后，24小时开始应用生长因子，大多数患者可有临床获益。由特殊的药物反应引起中性粒细胞减少的患者，尤其是中性粒细胞恢复时间迟于预期的患者，应用细胞因子也可能有效。每次化疗，G-CSF（非格司亭）的剂量为5~10μg/kg皮下注射，每日1次，聚乙二醇化的G-CSF（培非司亭）的剂量为6mg皮下注射。

糖皮质激素，雄激素和维生素不能促进中性粒细胞的生成但可以影响中性粒细胞的分布并减轻中性粒细胞的破坏。如果怀疑药物或毒素诱发的急性中性粒细胞减少，所有可能引起发病的药物均应停用。如果应用已知会减少中性粒细胞计数的药物（如氯霉素），出现中性粒细胞减少，更换另外一种抗生素可能有用。

每隔数小时给予生理盐水或过氧化氢漱口，液体漱口水（含黏性利多卡因、苯海拉明及液体抗酸剂），麻醉含片（苯唑卡因，15mg，每3或4小时1次）或氯己啶口腔冲洗（1%溶液）每日2~3次可能缓解由口咽溃疡引起的不适。口腔或食管念珠菌感染可给予制霉菌素（40万~60万U，口漱，每日4次，如果存在食管炎需要吞咽）或克霉唑片（10mg慢慢溶于口中，每日5次），或全身性抗真菌治疗（如氟康唑）。急性胃炎或食管炎可能需要给予半流质或流质饮食，可能需要局部应用止痛剂（如黏性利多卡因）来减少不适。

慢性中性粒细胞减少 先天性、周期性和特发性中性粒细胞减少的患者皮下应用G-CSF，1~10μg/（kg·d），可增加中性粒细胞数。每日或隔日应用G-CSF数月或数年，疗效仍可保持。其他慢性中性粒细胞减少的患者，包括骨髓增生异常、HIV和自体免疫性疾病的患者，可以长期使用G-CSF。一般而言，尽管临床获益未必明显，特别是对于没有严重中性粒细胞减少的患者，应用生长因子后，可增加中性粒细胞数。对于自身免疫疾病或接收器官移植，接受环孢素治疗的患者，也可有效。

因自身免疫性疾病导致中性粒细胞加速破坏的患者，糖皮质激素［常用，泼尼松0.5~1.0mg/（kg·d）口服，每日1次］可提高外周血中性粒细胞数。隔日给予G-CSF治疗，可维持中性粒细胞数。

伴脾脏肿大或脾脏滞留中性粒细胞的患者，脾切除术后可增加中性粒细胞数（如费尔蒂综合征），但由于生长因子和其他新的治疗方法通常疗效较好，脾切除应尽量避免在大多数病人中使用。然而，有持续的脾脏疼痛或严重中性粒细胞减少并伴有严重感染（即<500/μl）而其他治疗无效的患者，可施行脾切除术。脾脏切除之前和之后，应针对 Strep-tococcus pneumoniae、Neisseria meningitidis 和 Haemophilus influenzae 感染，进行疫苗接种，因为脾脏切除使患者易感染含荚膜病原体。

> **关键点**
> - 中性粒细胞减少易发生细菌和真菌感染
> - 感染的危险程度与中性粒细胞减少的严重程度成正比;中性粒细胞计数<500/μl 的患者风险最大。
> - 因为炎症反应是有限的,虽然常存在发热,但临床表现可能有所减轻
> - 发热患者在明确感染前常经验性给予广谱抗生素治疗
> - 高风险患者是预防性应用抗生素的指征

150. 淋巴瘤

淋巴瘤是起源于网状内皮系统和淋巴系统的一组异质性恶性肿瘤。主要的类型是霍奇金淋巴瘤和非霍奇金淋巴瘤(NHL,表150-1)。

表150-1 霍奇金淋巴瘤与非霍奇金淋巴瘤的比较

特点	霍奇金淋巴瘤	非霍奇金淋巴瘤
淋巴结转移	局限于特定的一组淋巴结	常>1组的淋巴结转移
扩散	以有序、连续的方式扩散	非连续性扩散
累及咽淋巴结环和肠系膜淋巴结	不常累及	常累及肠系膜淋巴结可能累及咽淋巴结环
结外累及	不经常	经常
诊断分期	常在早期	常呈进展性
儿童组织学分类	常预后良好	常为高级别

淋巴瘤以前被认为与白血病完全不同的疾病。然而,随着对细胞标志物和评估细胞标志物方法的深入理解,显示这2种肿瘤的区别常是模糊的。淋巴瘤相对局限于淋巴系统而白血病局限于骨髓,至少在疾病的早期,这种概念是不正确的。

霍奇金淋巴瘤

霍奇金淋巴瘤是一种淋巴网状系统的局限性或弥漫性的恶性增殖性疾病,主要累及淋巴结、脾脏、肝脏和骨髓。症状包括:无痛性淋巴结肿大,有时伴发热、盗汗、原因不明的体重减轻、瘙痒、脾脏肿大和肝脏肿大。确诊有赖于淋巴结活检。75%的患者是可以治愈的,治疗包括化疗联合或不联合放疗。

在美国,每年约有9 000例新发的霍奇金淋巴瘤。男:女比例为1.4:1。霍奇金淋巴瘤在10岁以下比较少见,最常见于15~40岁,发病的第二次高峰为>50~60岁的人群。

病理生理

霍奇金淋巴瘤由B细胞来源的克隆性转化导致的,产生病理性的双核里-施细胞(Reed-Sternberg cell)。病因不明,但遗传易感性和环境因素(如职业,比如伐木工;苯妥英、放疗或化疗等治疗史;EB病毒、结核分枝杆菌 *Mycobacterium tuberculosis*,疱疹病毒6型和HIV 感染)起了重要的作用。某些类型的免疫抑制患者(如移植后服用免疫抑制剂的患者);先天性免疫缺陷疾病的患者[如共济失调毛细管扩张,克兰费尔特综合征(Klinefelter syndrome),白细胞异常色素减退综合征(Chediak-Higashi syndrome),威斯科特-奥尔德里奇综合征(Wiskott-Aldrich syndrome)];以及某些自身免疫性疾病的患者(类风湿关节炎、非热带性口炎性腹泻,干燥综合征,系统性红斑狼疮)发病的风险可轻度增加。

大多数患者出现缓慢进展性的细胞介导的免疫(T细胞功能)缺陷,在疾病的进展期,出现常见的细菌和不常见的真菌、病毒和原虫感染。疾病的进展期,体液免疫(抗体产生)受到抑制。患者常死于败血症。

症状及体征

大多数患者表现为无痛性淋巴结肿大。尽管机制不清楚,但饮用乙醇性饮料后,病变部位可能出现疼痛,因此为早期诊断提供了线索。

随着疾病扩散至网状内皮系统,一般为邻近部位,会出现其他症状。早期可能出现极度的瘙痒。全身性症状包括发热、盗汗和原因不明的体重减轻(6个月内体重减轻10%以上),可能会缓慢累及体内淋巴结(纵隔或后腹膜)、内脏(肝)或骨髓。常出现脾大,肝脏肿大也可能出现。偶尔出现Pel-Ebstein 热(有规律的交替性高热,几天后体温恢复至正常或低于正常)。随着疾病的进展,常出现恶病质。

骨骼受累常是无症状的,但可能产生椎体成骨性破坏(象牙样椎骨),溶骨性破坏和压缩性骨折,很少有疼痛。少有颅内、胃和皮肤损害,一旦出现提示HIV 相关的霍奇金淋巴瘤。

肿瘤局部压迫常引起的症状,包括:
- 肝内或肝外胆管阻塞引起的黄疸
- 盆腔或腹股沟淋巴管阻塞引起的下肢水肿
- 支气管压迫引起严重的呼吸困难和哮喘
- 肺实质浸润引起肺空洞或肺脓肿,可能引起肺小叶实变

或支气管肺炎。

硬膜外浸润压迫脊髓可能导致截瘫。肿大的淋巴结压迫颈交感神经和喉返神经可导致霍纳综合征（Horner syndrome）和喉麻痹。神经根压迫出现神经痛。

诊断

- 胸部 X 线
- 胸部、腹部和盆腔 CT
- 全血细胞计数、碱性磷酸酶、乳酸脱氢酶、肝功能，白蛋白、钙、尿素氮和肌酐
- 淋巴结活检
- PET 检查进行分期，如果出现神经症状，进行 MRI 检查
- 有时需骨髓活检

出现无痛性淋巴结肿大或常规体检胸部 X 线检查发现纵隔淋巴结肿大的患者，应考虑霍奇金淋巴瘤。类似的淋巴结肿大也可由传染性单核细胞增多症、弓形虫病、巨细胞病毒感染、非霍奇金淋巴瘤或白血病引起。相似的胸部 X 线表现可由肺癌、结节病或结核引起（进行性纵隔肿块评估，参见第 414 页）。

如果还没有检查，可行胸部 X 线检查。如果经 CT 或 PET 扫描证实存在病灶，X 线检查后应进行淋巴结活检。如果只有纵隔淋巴结肿大，可能是纵隔镜或纵隔切开手术的指征（左前方胸廓局部造口可在纵隔镜不能到达的部位对纵隔淋巴结进行活检）。也可以考虑 CT 引导下活检，但细针穿刺的结果常不够准确，所以仍需行淋巴结活检。一般需要进行全血细胞计数、碱性磷酸酶、肝、肾功能检查。根据临床表现进行其他检查（如出现脊髓压迫，行磁共振检查）。

活检可在典型的异质性细胞，包括组织细胞、淋巴细胞、单核细胞、浆细胞和嗜酸性粒细胞浸润背景下，见到里-施细胞（Reed-Sternberg cell）（大的双核细胞）。经典的霍奇金淋巴瘤分为 4 种组织病理学类型（表 150-2）；此外，还有一种以淋巴细胞为主的类型。里-施细胞上存在特定的抗原有助于区分霍奇金淋巴瘤与非霍奇金淋巴瘤，经典型霍奇金淋巴瘤与淋巴细胞为主的霍奇金淋巴瘤。

表 150-2　霍奇金淋巴瘤的组织学亚型（WHO 分型）

组织学类型	形态学表现	肿瘤细胞免疫表型	发病率
经典型			
结节硬化	致密纤维组织*围绕霍奇金组织结节	$CD15^+$,$CD30^+$,$CD20^-$	67%
混合细胞型	中等数量的里-施细胞伴混合型浸润背景	$CD15^+$,$CD30^+$,$CD20^-$	25%
富淋巴细胞型	少量里-施细胞	$CD15^+$,$CD30^+$,$CD20^-$	3%
	大量 B 细胞		
	纤细硬化		
淋巴细胞消减型	大量的里-施细胞	$CD15^+$,$CD30^+$,$CD20^-$	罕见
	广泛纤维化		
结节性淋巴细胞为主型	少量肿瘤细胞（淋巴细胞性或组织细胞性或同时都有）	$CD15^-$,$CD30^-$,$CD20^+$,EMA^+	3%
	许多小 B 细胞		
	结节型		

*偏振光检查可见特征性的双折射。
EMA=上皮细胞膜抗原。

其他检查结果可能是异常的，但不具有诊断性。全血细胞计数可能出现轻度的多形核白细胞增多。早期可能出现淋巴细胞减少，疾病进展期可能更显著。大约 20% 患者有嗜酸性粒细胞增多，并可能出现血小板增多。疾病进展期，常出现贫血，常为小细胞性的。在进展性贫血中，铁再利用障碍以血清铁降，总铁结合力降低，骨髓铁增加为特点。骨髓浸润偶可引起全血细胞减少，常见于淋巴细胞削减型。脾脏明显肿大的患者（参见第 1050 页）可能出现脾功能亢进。可能出现血清碱性磷酸酶的增高，但升高不总提示骨髓或肝脏受累。白细胞碱性磷酸酶、血清结合珠蛋白和其他急性期反应物的增加常反映急性疾病。

分期

诊断后，分期用于指导治疗。常用 Ann Arbor 分期法（表 150-3），并结合症状；体格检查；影像学检查结果，最好是胸部、腹部和盆骨的 FDG-PET/CT 联合扫描，或者这些区域的 CT 增强扫描；较少进行单侧骨髓活检。分期不需要进行剖腹探查。其他分期检查包括治疗预期的心、肺功能检查。Ann Arbor 分期系统 Cotswold 修订版并入了肿瘤负荷和疾病部位的预后因素。

表 150-3　霍奇金淋巴瘤和非霍奇金淋巴瘤 ANN ArBOr 分期法 COtSWOLd 修订版

分期	标准
I	只累及 1 个淋巴结区域
II	在横膈同侧≥2 个淋巴结区域受累
III	横膈的两侧淋巴结、脾脏受累或同时受累
IV	结外部位受累（如骨髓、肺、肝脏）

*亚分类 E 表示受累淋巴结邻近部位的结外累及（如纵隔和肺门淋巴结肿大伴有邻近的肺部浸润被划为 II E 期）。进一步将分期分为 A 表示无症状，B 表示全身症状（体重减轻、发热、盗汗）。III 和 IV 期（占患者的 20%～30%）常出现全身症状。后缀 X 用来表示最大直径>10cm 或累及胸腔直径 1/3 以上（胸部 X 线所见）的肿块性病变。

任何分期名称 A 指未出现全身症状。名称 B 指至少出现 1 个全身症状。全身症状与治疗反应有关。

预后

经典的霍奇金淋巴瘤治疗后 5 年无病生存即可认为已经治愈。5 年后复发很罕见。化疗联合或不联合放疗可以使 70%~80% 的患者获得治愈。易复发取决于许多因素，包括男性、年龄>45 岁、多个淋巴结外部位累及和诊断时伴有全身症状。未获得完全缓解或 12 个月内复发的患者，预后很差。

治疗

- 化疗
- 放疗
- 手术
- 有时可行造血干细胞移植

治疗方案的选择很复杂，取决于疾病的确切分期。治疗前，男性应该提供精子贮存，女性应与肿瘤学家讨论生育事宜。

Ⅰa、Ⅱa、Ⅰb 或 Ⅱb 期的患者一般需要由多柔比星（阿霉素）、博来霉素、长春新碱和达卡巴嗪（ABVD）组成的化疗方案联合放疗或长时程化疗方案治疗。这种治疗方案可使 80% 的患者治愈。纵隔巨大肿块的患者，可能需要较长时间和不同方案的化疗，且常规需要放疗。

Ⅲa 期和Ⅲb 患者通常给予 ABVD 联合化疗治疗。Ⅲa 期患者的治愈率为 75%~80%，Ⅲb 期患者的治愈率为 70%~80%。Ⅳa 期和Ⅳb 期患者，标准的化疗方案为 ABVD 联合化疗，70%~80% 患者可获得完全缓解；5 年无病生存期>50%。

其他有效的药物包括亚硝基脲、异环磷酰胺、甲基苄肼、顺铂或卡铂和鬼臼乙叉甙等。其他的药物联合治疗有博来霉素、依托泊苷、多柔比星（阿霉素）、环磷酰胺、长春新碱、丙卡巴肼和泼尼松（即所谓的 BEACOPP），盐酸氮芥、阿霉素、长春碱、长春新碱、依托泊苷、博来霉素和泼尼松（即所谓的 Standford V）。Standford V 可合并放疗作为巩固治疗。

对于所有复发或难治的霍奇金淋巴瘤，且挽救性治疗（例如合并新药如布鲁西单抗、尼沃单抗、哌仑单抗等）有效的符合条件的患者，可考虑自体外周血造血干细胞移植治疗。

并发症治疗 化疗，特别是给予氮芥、长春新碱、丙卡巴肼、泼尼松的药物治疗，可增加白血病的危险，常在治疗>3 年后发生。放疗和化疗会增加恶性实体肿瘤（如乳腺、消化道、肺、软组织）的风险。纵隔放疗增加冠状动脉硬化的风险。邻近淋巴结区域接受放疗的女性患者，7 年后患乳腺癌风险是增加的。

治疗后监测 缓解的患者常规检查用来明确是否复发尽管一些临床医生在治疗后的 1 年和 2 年对无症状的患者进行扫描，影像学检查 PET/CT 或单独 CT 应主要根据症状和体征进行，而不是像之前建议的那样按照日程表进行。治疗后监测的目录，见表 150-4。

表 150-4　霍奇金淋巴瘤治疗后监测

评估	目录
病史和体格检查，全血细胞计数、血小板、电解质、血尿素氮、肌酐、肝功能检查	前 2 年，每 3~4 个月一次 第 3~5 年，每 6 个月一次 >5 年，每 12 个月一次
每次随访进行胸部 X 线检查	—
PET/CT	任何时候出现症状进展，在治疗后的第 1 和 2 年也可用于无症状的患者
促甲状腺素水平	颈部放疗后每 6 个月一次
乳腺 X 线检查	如果放疗部位在横膈以上，开始治疗的年龄<30 岁的患者，从第 7 年开始每年检查一次
	如果放疗部位在横膈以上，开始治疗的年龄≥30 岁的患者，37 岁开始每年一次
乳腺 MRI	高危患者（30 岁以前接受横膈以上放疗的患者）每 6 个月进行乳腺钼靶检查（每 6 个月做 1 项检查）

> **关键点**
>
> - 霍奇金淋巴瘤是 B 细胞起源的
> - 患者常表现为无痛性淋巴结肿大或在胸部 X 线偶然发现纵隔淋巴结肿大
> - 活检显示疾病特有的、双核里-施细胞
> - 化疗联合放疗总体治愈率为 70%~80%

非霍奇金淋巴瘤

非霍奇金淋巴瘤（NHL）是一组淋巴网状内皮细胞单克隆恶性增殖的异质性疾病，累及淋巴结、骨髓、脾脏、肝脏和胃肠道。临床表现常包括外周淋巴结肿大。然而，有些患者不出现淋巴结肿大，但循环中出现异常的淋巴细胞。与霍奇金淋巴瘤相比，诊断时有很高的弥漫性病变可能。确诊常依赖于淋巴结和/或骨髓活检。治疗包括化学免疫治疗和/或放疗。干细胞移植常作为不能获得完全缓解或复发患者的挽救性治疗。

非霍奇金淋巴瘤（NHL）比霍奇金淋巴瘤常见。在美国，它是第六位最常见的肿瘤，所有不同年龄组每年大约有 70 000 例新发病例。然而，NHL 不是一种疾病而是淋巴细胞肿瘤的一个分类。随年龄增长，发病率也增加（中位年龄，50 岁）。

病因

NHL 的病因不明，虽然与白血病相似，但大量的证据表

明是病毒因素（如人类 T 细胞白血病淋巴瘤病毒、EB 病毒、丙型肝炎病毒、HIV）。NHL 的危险因素包括免疫缺陷（继发于移植后免疫抑制、艾滋病、原发性免疫缺陷病、Sicca 综合征、类风湿关节炎）、幽门螺旋杆菌感染、某些化学物质的暴露史，以及以前接受过霍奇金淋巴瘤的治疗。NHL 是 HIV 感染患者中第二位常见的肿瘤（参见第 1450 页），有的 AIDS 患者出现淋巴瘤。C-myc 基因重排是一些 AIDS 相关的淋巴瘤的特点。

病理生理

大多数（80%~85%）NHL 起源于 B 细胞，其余起源于 T 细胞和 NK 细胞。可能累及前体细胞或成熟细胞。白血病和 NHL 存在重叠，两者均涉及淋巴细胞或前体细胞的异常增殖。某些类型的非霍奇金淋巴瘤，50%的儿童和 20%的成人可能有白血病样表现，伴外周血淋巴细胞增多和骨髓受累及。鉴别诊断可能较困难，但广泛的淋巴结累及（尤其是纵隔），循环中少量的异常细胞及骨髓中较少（<25%）的幼稚样细胞的患者考虑为淋巴瘤。除伯基特淋巴瘤（参见第 1037 页）和淋巴母细胞淋巴瘤外，侵袭性淋巴瘤出现白血病阶段是不常见的。

15%的患者因免疫球蛋白的生成进行性减少而出现低丙种球蛋白血症，早期组织学特点类似于慢性淋巴细胞白血病，易出现严重的细菌感染。

> **经验与提示**
> ■ 非霍奇金淋巴瘤和白血病有很多类似的地方；都可能有外周血淋巴细胞增多和骨髓累及

分类

NHL 的病理学分类不断在演变，反映了人们对这些异质性疾病的细胞来源和生物学基础有了新的认识。WHO[1] 将淋巴瘤分类为成熟型，因为它是 B 细胞肿瘤或成熟的 T 细胞和 NK 细胞肿瘤，分为许多亚型。这个分型是很有价值的，因为它整合了免疫表型、基因表型和细胞遗传学特点，但还有很多其他的分类系统（如 Lyon 分型）。WHO 分型中最重要的新淋巴瘤分型有黏膜相关性淋巴瘤（MALT，参见第 109 页）、套细胞性淋巴瘤（以前称为弥漫小裂细胞性淋巴瘤）和间变大细胞性淋巴瘤。间变性大细胞淋巴瘤是一组异质性疾病，75%的患者起源于 T 细胞，15%起源于 B 细胞，10%未分类。然而，虽然分类很多，但除了某些 T 细胞淋巴瘤外，治疗一般是相似的。

淋巴瘤也常分为惰性和侵袭性。惰性淋巴瘤进展缓慢，对治疗有效，但常标准治疗方案不能治愈。侵袭性淋巴瘤进展很快，对治疗有效，而且常可以治愈。

在儿童中，NHL 几乎都是侵袭性的。滤泡性和其他惰性淋巴瘤非常罕见。侵袭性淋巴瘤（伯基特、弥散大 B 细胞性和淋巴母细胞性淋巴瘤）的治疗必须给予特别的关注，包括胃肠道受累（尤其在末段回肠）、脑膜扩散（脑脊液的预防或治疗）以及其他受累部位（如睾丸和大脑）。此外，这些可能治愈的淋巴瘤，必须考虑治疗的不良反应和结局，包括继发肿瘤的风险、心肺并发症、生殖细胞的保存，以及发育问题。目前的研究集中于这些领域以及儿童淋巴瘤的分子机制和预测指标。

[1] Swerdlow SH, et al. T2016 revision of the World Health Organization classification of lymphoid neoplasms[J]. Blood, 2016, i27: 2375-2390.

症状及体征

许多患者出现无症状的外周淋巴结肿大。肿大的淋巴结是坚韧，弥漫的，后期融合在一起。有些患者为局灶病变，但在大多数患者有多部位累及。纵隔和腹膜后淋巴结肿大可能引起各种器官的压迫症状。临床表现由结外病变占主导地位（如胃肠道累及引发胃肠道肿瘤；小肠淋巴瘤可引起吸收障碍综合征；发生 NHL 的 HIV 患者常伴有中枢神经系统累及）。

15%的侵袭性淋巴瘤和 7%的惰性淋巴瘤患者一开始出现皮肤和骨骼的累及。胸部或腹部弥漫性病变的患者，偶尔因淋巴管阻塞出现乳糜状腹水和胸腔积液。体重减轻、发热、盗汗和乏力提示弥散性病变。患者可能有肝脾肿大。

NHL 常见而霍奇金淋巴瘤罕见的 2 个问题是：上腔静脉压迫（上腔静脉或上纵隔综合征）可能造成面部和颈部充血和水肿。后腹膜和/或盆腔淋巴结可能压迫泌尿道；这种压迫可能干扰尿液流通而导致继发性肾衰竭。

> **经验与提示**
> ■ 非霍奇金淋巴瘤，常见上腔静脉综合征和输尿管压迫，而霍奇金淋巴瘤较罕见

大约 33%的患者一开始就有贫血，大多数患者最终都会发生贫血。贫血可能由胃肠道淋巴瘤导致的出血所引起，伴或不伴血小板水平降低；脾功能亢进所致的溶血或库姆斯试验阳性的溶血性贫血；淋巴瘤浸润骨髓；化疗或放疗引起骨髓抑制。

成人 T 细胞白血病/淋巴瘤[ATLL，与人类 T 细胞白血病病毒-Ⅰ型（HTLV-1）有关]急性起病时，有一个暴发性的临床过程，伴皮肤浸润、淋巴结肿大、肝脾肿大和白血病。白血病细胞属于恶性 T 细胞，伴有扭曲的细胞核。常出现高钙血症，与激素水平有关而与直接的骨骼侵犯无关。

间变性大细胞淋巴瘤患者出现快速进展性的皮肤损害、淋巴结肿大和内脏损害。这类疾病可能被误诊为霍奇金淋巴瘤或转移性未分化癌。

诊断

- 胸部 X 线检查
- 胸部、腹部和盆腔 CT 检查或 PET-CT 检查
- 全血细胞计数、碱性磷酸酶、乳酸脱氢酶、肝功能、白蛋白、钙、尿素氮、肌酐、电解质和尿酸
- HIV、乙型肝炎病毒和丙型肝炎病毒检查；如果发现成人 T 细胞淋巴瘤，进行 HTLV-1 检查
- 淋巴结活检和骨髓活检
- 如果出现神经症状，需要进行脊柱 MRI 检查

与霍奇金淋巴瘤一样，无痛性淋巴结肿大或常规胸部X线检查时发现纵隔淋巴结肿大的患者，应考虑 NHL。无痛性淋巴结肿大也可见于传染性单核细胞增多症、弓形虫病、巨细胞病毒感染、原发性 HIV 感染或白血病。类似的胸部 X 线表现也可由肺癌、结节病或结核引起。出现非特异性症状的患者，进行全血细胞计数一般很少出现外周血淋巴细胞增多。在这种情况下，鉴别诊断包括白血病、EB 病毒感染和 Duncan 综合征（X 连锁的淋巴细胞增殖综合征）。

如果胸部 X 线、CT 或 PET 检查发现淋巴结肿大，应该进行淋巴结活检。如果只有纵隔淋巴结肿大，患者需要进行 CT 引导下细针穿刺活检或纵隔镜淋巴结活检。通常，检查应包括全血细胞计数、碱性磷酸酶、肾功能、肝功能、乳酸脱氢酶和尿酸。根据临床表现进行其他检查（如脊髓压迫症状或中枢神经系统异常，进行 MRI 检查）。

活检的组织学标准包括正常淋巴结结构遭到破坏，包膜和邻近脂肪组织被典型的肿瘤细胞浸润。免疫表型分析可明确细胞来源，明确特定的亚型，在帮助判断预后和明确治疗方面，有很大的价值；也可对外周血细胞进行检查。通过免疫酶标方法（常用于未分化恶性肿瘤的鉴别诊断）确定白细胞共同抗原 CD45，可排除转移性癌，常用于"未分化"癌的鉴别诊断。在固定的组织上，可进行白细胞共同抗原检测，大多数表面标志物分析和基因重排（B 细胞或 T 细胞克隆）检查。遗传学和流式细胞检查需要新鲜的组织。

分期
虽然 NHL 是局限性的，但初诊时，疾病通常已经播散。分期方法包括胸、腹和盆腔的 FDG-PET/CT 检查或这些部位的增强 CT 检查。NHL 的最终分期（表 150-3）与霍奇金淋巴瘤相似，有赖于临床表现和病理学改变。

预后
T 细胞或 NK/T 细胞淋巴瘤患者比 B 细胞淋巴瘤患者的预后差，但现在高强度的治疗方案可能缩小这种差异。每一种 NHL 的预后与肿瘤细胞生物学的差异有关。

生存受其他因素的影响。侵袭性淋巴瘤常用国际预后指数（IPI）包括 5 个危险因素：
- 年龄>60 岁
- 较差的生活状况（应用东方肿瘤协作组的方法进行评价）
- 乳酸脱氢酶水平增高
- >1 个结外
- Ⅲ期或Ⅳ期疾病

随着危险因素数量的增加，预后也越差。根据 IPI 评分确定的生存时间，在标准化疗方案中加用利妥昔单抗后，可以得到改善。高危组患者（4~5 个危险因素）5 年生存已达 50%。不存在任何危险因素的患者有很高的治愈率。改良的 IPI（滤泡性淋巴瘤 IPI，FLIPI）用于滤泡性淋巴瘤和弥漫大 B 细胞淋巴瘤（修订的 IPI，R-IPI）。

治疗
- 化疗、放疗或两者连用
- CD20 单克隆抗体，联合或不联合化疗
- 有时可行造血干细胞移植

根据细胞类型的不同，治疗也不同，有太多需要详细讨论的内容。根据疾病是局灶性的还是进展的，是侵袭性的还是惰性的进行归类。伯基特淋巴瘤（参见第 1037 页）和蕈样肉芽肿病（参见第 1037 页）将分别讨论。

局灶性病变（Ⅰ期和Ⅱ期） 惰性淋巴瘤患者很少表现为局灶性病变，如果出现，局部放射疗法可长期控制。然而，放射治疗后，>10 年可能出现复发。

大约 1/2 侵袭性淋巴瘤患者有局灶性病变，化疗和/或局部放疗常可以治愈。淋巴母细胞淋巴瘤或伯基特淋巴瘤患者，即使只是局灶病变，必须接受强烈的联合化疗和脑膜预防治疗。还可能需要维持化疗，但有望治愈。

进展性疾病（Ⅲ期和Ⅳ期） 惰性淋巴瘤的治疗有很大的差异。可观察等待或单独给予 B 细胞特异性单克隆抗 CD20 的抗体利妥昔单抗或联合化疗（单一药物方案或包含两到三种药物的联合方案）。选择治疗方案的标准包括：年龄、一般状况、病变分布、肿块大小、组织学和预期的治疗疗效。有时也可用放射标记的抗体治疗。

侵袭性 B 细胞淋巴瘤（如弥漫大 B 细胞淋巴瘤）标准的联合方案是利妥昔单抗加环磷酰胺、羟基柔红霉素（多柔比星）、长春新碱和泼尼松（R-CHOP）。根据国际预后指数分类，≥70% 的患者可以取得完全缓解。完全有效的患者超过 70% 是可以治愈的，停止治疗后>2 年的复发比较罕见。

随着 R-CHOP 的应用，治愈率有所提高，因此复发或难治性侵袭性 B 细胞淋巴瘤、部分年轻的套细胞淋巴瘤和部分侵袭性 T 细胞淋巴瘤患者，可行自体造血干细胞移植。

淋巴瘤复发 初次化疗后第一次复发的患者，几乎全部进行自体干细胞移植。患者年龄应≤75 岁或同等健康状况，对治疗有反应，功能状态良好，造血干细胞未污染、足够的 $CD34^+$ 干细胞（来源于外周血或骨髓）。巩固性清髓治疗可包括化疗联合或不联合放疗。治疗后的免疫治疗（如利妥昔单抗、疫苗、白介素-2）还在研究中。

异基因移植是相合供者捐赠的干细胞（兄弟、姐妹或相合的无关供者，或脐带血）。干细胞有 2 重效应：重建正常的造血细胞和产生可能的移植物抗肿瘤效应。

在侵袭性淋巴瘤中，符合条件的患者进行清髓性治疗和移植，其中 30%~50% 有望治愈。

在惰性淋巴瘤中，自体干细胞移植能否治愈仍不清楚，但疾病的缓解优于单纯的姑息治疗。在某些惰性淋巴瘤患者中，减低强度的异基因移植是一种可能治愈该病的方法。

清髓性自体移植患者的死亡率已明显降低到 1%~2%，异基因移植降低到<15%。

并发症治疗 标准化疗和大剂量化疗的晚期后果是发生第二种肿瘤，特别是骨髓增生异常和急性髓细胞性白血病。尽管发生率仍仅为 3% 左右，但化疗联合放疗可增

> **关键点**
> - 非霍奇金淋巴瘤是一组累及淋巴细胞的相关肿瘤；其增长速率和治疗反应有明显不同
> - 非霍奇金淋巴瘤与白血病有明显的相似
> - 这种疾病常在诊断时就已经扩散
> - 分子学检查和基因检查对诊断和治疗很重要

伯基特淋巴瘤

伯基特淋巴瘤（Burkitt lymphoma）是一种主要发生于儿童的 B 细胞淋巴瘤。存在地方性（非洲地区）、散发性（不是非洲地区）和免疫缺陷相关的类型。

伯基特淋巴瘤在中非地区流行，在美国占儿童淋巴瘤的 30%。非洲流行的类型常表现为颌骨或颧骨迅速增大。散发性（不在非洲地区）伯基特淋巴瘤，腹部病变明显，常出现在回盲瓣和肠系膜区域。肿瘤可能导致肠梗阻。也可能累及肾脏、卵巢或乳腺。成人病变可能是巨块型和弥漫型的，常伴肝、脾和骨髓的广泛累及。在诊断或复发时常出现 CNS 的累及。

伯基特淋巴瘤是人类生长最快的肿瘤，病理学表现为快速进行有丝分裂，B 细胞单克隆性增殖和良性巨噬细胞吞噬凋亡的恶性淋巴细胞而出现"星空"状。存在一个特征性的遗传学易位，涉及 8 号染色体上 *C-myc* 基因和 14 号染色体上的免疫球蛋白重链。地方性淋巴瘤的发生与 EB 病毒密切相关，然而 EB 病毒是否是该病的病因还不清楚。伯基特淋巴瘤常发生于艾滋病患者，可能是以艾滋病定义的疾病。

诊断

诊断有赖于淋巴结或其他可疑部位的组织活检。很少需要剖腹探查进行诊断和治疗。分期包括胸部，腹部和盆腔的 FDG-PET/CT 检查或这些部位的增强 CT 检查，骨髓活检，和脑脊液细胞学检查。由于肿瘤生长迅速，必须尽快进行分期。

治疗
- 强化化疗

由于肿瘤生长迅速，治疗必须尽快开始。环磷酰胺、长春新碱、阿霉素、甲氨蝶呤、异环磷酰胺、依托泊苷和阿糖胞苷（CODOX-M/IVAC）联合利妥昔单抗的强化替代治疗方案，可使 >90% 的儿童和成人治愈。其他治疗方案，比如利妥昔单抗联合依托泊苷、泼尼松、长春新碱和表柔比星（R-EP-OCH），或利妥昔单抗联合环磷酰胺、长春新碱、多柔比星（阿霉素）和地塞米松（R-Hyper CVAD）也经常应用并取得很好疗效。脑膜预防性治疗很重要。在治疗的同时，肿瘤溶解综合征（参见第 1086 页）很常见，患者必须给予静脉水化，服用别嘌醇或尿酸氧化酶碱化尿液，并密切关注电解质（尤其是钾和钙）。

如果出现肿瘤所致的肠梗阻，而诊断治疗性的剖腹探查已将肿瘤全部清除的患者，仍是进行强烈化疗的指征。治疗失败的挽救性治疗一般是不成功的，强调初治时高强度化疗的重要性。

蕈样真菌病

蕈样真菌病是一种不常见的慢性 T 细胞淋巴瘤，主要侵犯皮肤，偶尔侵犯内脏。

蕈样真菌病与霍奇金淋巴瘤和非霍奇金淋巴瘤相比，比较罕见。不像其他大多数淋巴瘤，其起病隐匿，有时表现为难以诊断的慢性瘙痒性皮疹。开始是局限性的，但可能扩散至大部分皮肤。病损是斑片状的，但可能变成结节状或形成溃疡。最后，发生淋巴结、肝、脾和肺的全身性累及，导致症状的出现，包括发热、盗汗和原因不明的体重减轻。

诊断
- 皮肤活检
- 分期：骨髓活检及胸部、腹部和盆腔 CT

诊断有赖于皮肤活检，但在疾病早期，由于没有足够的淋巴瘤细胞，组织学表现可能是模糊的。肿瘤细胞是成熟的 T 细胞（$T4^+$、$T11^+$ 和 $T12^+$）。

表皮出现特征性的 Pautrier 微小脓肿。在一些患者中，白血病期被称为塞扎里综合征，其特点是外周血中出现带有"弯曲状"核的恶性 T 淋巴细胞。

一旦确诊蕈样真菌病，分期通常使用国际皮肤淋巴结学会/欧洲癌症研究和治疗组织（ISCL/EORTC）分期方法确定，该方法结合了体检、组织病理学和影像学检查的结果。

预后

诊断时，大多数患者年龄 >50 岁；诊断后即使不给予以治疗，平均预期寿命是 7~10 年。然而，根据诊断时的分期，生存率有明显的差异。接受治疗的Ⅰa 期患者与无蕈样真菌病患者的预期寿命相似。接受治疗的Ⅱb 期患者生存时间大约为 3 年。接受治疗的Ⅲ期患者平均生存时间为 4~6 年。Ⅳa 和Ⅳb 期的患者（皮肤外病变）经过治疗后，生存时间 <1.5 年。

治疗
- 放疗、局部化疗、光疗或局部应用糖皮质激素
- 有时可行全身化疗

大部分能量可被 5~10mm 厚组织所吸收的单电子放射治疗和局部氮芥治疗已证实很有疗效。皮肤斑块也可给予阳光照射和局部糖皮质激素治疗。给予烷化剂和叶酸拮抗剂进行全身性治疗可使肿瘤短暂消退，但全身性治疗主要用于其他治疗失败、复发后或明确结外或皮肤外病变的患者。体外光疗联合化疗敏感性药物已初见成效。新的药物包括组蛋白去乙酰化酶（HDAC）抑制剂，可以静脉注射或口服。

151. 骨髓增殖性疾病

骨髓增殖性疾病是骨髓干细胞的异常增殖性疾病,可表现为血小板,红细胞,或循环中白细胞增多,有时为骨髓纤维化增加并出现髓外造血(在骨髓外生成细胞)。根据这些异常,它们分为:

- 原发性血小板增多症(血小板增多)
- 原发性骨髓纤维化(骨髓纤维化或瘢痕)
- 真性红细胞增多症(有时合并白细胞、红细胞增多和/或血小板)
- 慢性髓(粒)系白血病

原发性血小板增多症(ET),原发性骨髓纤维化和真性红细胞增多症是费城染色体阴性的骨髓增殖性疾病。骨髓增殖性疾病,有时可转变为急性白血病。

少见的骨髓增殖性疾病包括高嗜酸性粒细胞综合征和肥大细胞增多症。骨髓增殖性疾病很少与骨髓增生异常综合征相似。根据主要特点和增殖部位,可区分每一种疾病(表151-1)。尽管它们有相似性,但每种疾病都各自有典型的临床特点、实验室检查和病程。虽然一种细胞系的增殖可能占据临床表现的主要地位,但每种疾病通常由多能干细胞克隆性增殖所引起的,造成骨髓红系、粒系及巨核系细胞不同程度的异常增殖。但这种异常的克隆增殖不会产生骨髓成纤维细胞,但在多克隆反应性增殖中可以产生。

表 151-1　骨髓增殖性疾病的分类

疾病	主要表现
真性红细胞增多症	红细胞增多,常同时伴有白细胞和血小板计数增多
原发性骨髓纤维化	骨髓纤维化伴髓外造血
原发性血小板增多症	血小板增多
慢性髓细胞性白血病	慢性髓细胞性白血病

JAK2 基因,突变可引起真性红细胞增多症,在原发性血小板增多症和骨髓纤维化患者中也有较高的突变比例。JAK2 是酪氨酸激酶家族的一员,参与促红细胞生成素、血栓生成素和粒细胞集落刺激因子(G-CSF)等信号转导。血栓生成素受体基因(MPL),或钙网蛋白(CALR)基因在很大比例的 ET 和原发性骨髓纤维化病人中发生突变。

原发性血小板增多症
(原发性血小板增多)

原发性血小板增多症(ET)以血小板数增多,巨核细胞增生伴出血和血栓倾向为特征。症状和体征包括乏力、头痛、感觉异常、出血、脾大以及红斑性肢痛症伴指端缺血。诊断主要依据血小板数量>450 000/μl,铁储备正常情况下红细胞数量或血红蛋白含量正常,不存在骨髓纤维化、Ph 染色体(或 BCR-ABL 重排)和其他任何可以引起血小板增多的疾病。治疗还存在争议,但可以给予阿司匹林。年龄>60岁以及既往有血栓形成和短暂性缺血性卒中的患者,需服用细胞毒性药物来降低血栓形成的风险。有资料显示血栓形成的风险与血小板计数无关。

病因

ET 是克隆性造血干细胞疾病,可引起血小板生成增加。ET 通常有两个发病高峰,一个是 50~70 岁之间,另一个高峰是在年轻女性中。

JAK2 酶的突变,JAK2V617F,可以发生在约 50%的患者中,JAK2 是酪氨酸激酶家族的一员,参与促红细胞生成素、血栓生成素和 G-CSF 等信号转导。其他患者可出现钙网蛋白(CALR)9 号外显子突变或一部分患者出现获得性血栓生成素受体基因(MPL)突变。一些骨髓增生异常综合征[难治性贫血伴铁粒幼细胞和血小板增多(RARS-T)和 5q-综合征]也会出现血小板计数升高。

病理生理

血小板增加可能导致:

- 微血管闭塞(通常为可逆的)
- 大血管血栓形成
- 严重的出血

微血管闭塞通常包括远端肢体的小血管(引起红斑性肢痛)、眼睛(引起眼型偏头痛)或中枢神经系统(引起短暂性脑缺血发作)。

大血管血栓如深静脉血栓或肺动脉栓塞的风险增加,但风险与血小板计数无关。

出血更可能伴有极端的血小板增多(即>1 500 000/μl),这是由于血小板吸附和蛋白水解高分子量 von willebrand 多聚体导致 von willebrand 因子获得性缺乏所致。

症状及体征

常见的症状是:

- 虚弱
- 瘀伤和出血
- 痛风
- 眼型偏头痛
- 手足部感觉异常
- 血栓性事件

血栓形成可引起相应部位的症状(如卒中或短暂性脑缺血发作引起神经功能损伤,下肢静脉血栓形成引起肢体痛、肿胀或两者均有,肺栓塞引起胸痛和呼吸困难)。

出血通常是轻微的,表现为鼻出血,易瘀斑或胃肠道出血。很少的病例中会出现严重的出血。

可能会出现红斑性肢痛症（手脚烧灼痛，皮温升高，红斑，有时伴指端缺血）。<50%的患者可出现脾脏肿大（常不超过左肋下>3cm）。很少出现肝脏肿大。血小板增多可以引起反复的自发性流产。

诊断
- 全血细胞计数和外周血涂片
- 排除继发性血小板增多
- 细胞遗传学检查
- PCR 检测 JAK2 突变，如果是阴性，则检查 CALR 或 MPL 突变
- 可能行骨髓检查

ET 是一种排除性诊断，排除反应性因素（参见第 1040 页）和其他骨髓增殖性疾病的患者要考虑 ET。如果怀疑原发性血小板增多症，应进行以下检查：全血细胞计数，外周血涂片，铁的检查和细胞遗传学检查，包括 Ph 染色体或 BCR-ABL 检查以区分其他可以引起血小板增多的骨髓增殖性疾病。原发性血小板增多症要求 Hct、MCV 和血清铁检查正常；无 Ph 染色体和 BCR-ABL 易位；无泪滴状红细胞。血小板计数可以>1 000 000/μl，但也可能低于 450 000/μl。妊娠期间，血小板计数可自发性下降。外周血涂片可能出现巨大血小板和巨核细胞碎片。

世界卫生组织指导建议骨髓活检提示增大的成熟的巨核细胞数量上升是诊断 ET 的要求，因此如果可能，推荐行骨髓活检。活检还能帮助排除其他骨髓增殖症或骨髓增生异常综合征，如原发性骨髓纤维化早期常有单独的血小板升高。ET 骨髓可见巨核细胞增生伴大量血小板生成。骨髓铁一般正常。

应该检测 JAK2V617F 突变，如果存在，可帮助区分 ET 和其他原因引起的血小板增多。然而，JAK2V617F 突变也存在很多真性红细胞增多的患者中（PV）。因此，一些初始症状为血小板增多的 PV 患者可能和 ET 混淆（血小板增多可能主要是由于血浆体积膨胀或红细胞增多症的其他表现尚未出现）。

如果不存在 JAK2 突变，应检测 CALR 和 MPL。

预后
预期寿命接近正常。尽管症状很常见，但疾病的病程常是良性的。严重的动脉和静脉血栓并发症很少见，但可以是致命性的。<2%的患者发生白血病转化，但给予细胞毒药物治疗后，特别是烷化剂，其发生率可能增加。一些患者会进展为继发性骨髓纤维化，尤其是伴 JAK2V617F 或 CALR 1 型的男性。

治疗
- 阿司匹林
- 降低血小板的药物（如羟基脲、阿那格雷）
- 很少进行血小板单采术
- 很少用细胞毒性药物
- 很少用干扰素
- 很少进行干细胞移植

对于轻微血管收缩障碍性症状（如头痛、轻微的指端缺血、红斑性肢痛病）以及为了降低低危患者的血栓形成风险，阿司匹林 81mg/d，口服，可能是有效的，如有需要也能使用更大的剂量。严重偏头痛可能需要减少血小板计数来控制。阿司匹林在怀孕期间的效用尚未证实。

氨基己酸可有效控制因获得性血管性血友病引起的出血，用于牙科等小手术。主要作用可能需要优化血小板计数。

异基因造血干细胞移植一般很少用于 ET，但在其他治疗无效且有合适供者的年轻患者中有效。

降低血小板计数：因为预后通常是良好的，降低血小板的细胞毒性药物在仅仅使血小板计数正常的无症状患者中不适用的。这种治疗的一般指征是：
- 既往存在血栓形成或短暂性缺血性发作
- 年龄>60 岁
- 明显的出血
- 对极端血小板增多和低瑞斯托蛋白辅因子活性患者的外科手术需求
- 有时见于严重的偏头痛

目前没有证据证明细胞毒药物减少血小板计数降低血栓的风险或延长生存期。

降低血小板的药物包括阿那格雷、α_{2b}-干扰素和羟基脲。羟基脲通常作为短期应用的药物，因为阿那格雷和羟基脲可以通过胎盘，不能用于妊娠期患者，如果需要，妊娠女性可给予 α_{2b}-干扰素。对于偏头痛，干扰素是最安全的治疗。羟基脲只能由熟悉其使用和监测的专家处方。它的起始剂量为 500～1 000mg 口服，每日一次。患者需每周监测全血细胞计数。如果白细胞计数<4 000/μl，停用羟基脲，当值恢复正常使以剂量的 50%重新开始使用。当达到稳定状态后，全血细胞计数的时间间隔可延长至 2～4 周。没有特定的目标血小板计数；治疗的目的是，如果出血是问题，可恢复瑞斯托辅因子活性的血小板计数，或减轻症状。

血小板去除（血小板单采术）已用于少数严重出血和反复血栓形成的患者，或急症手术需要快速降低血小板的患者中，然而，很少需要这种治疗，而且它的作用是短暂的。羟基脲和阿那格雷不能产生直接的效果，但在去除术时可同时开始使用。

关键点
- ET 是多能造血干细胞的克隆异常性疾病，导致血小板增多
- 患者微血管血栓形成和出血风险是增加的，但微血管血栓形成少见
- ET 是一种排除性诊断；特别是，必须排除其他骨髓增殖性疾病和反应性（继发性）血小板增多
- 无症状的患者不需要治疗，阿司匹林通常对微血管事件有效（眼型偏头痛、红斑性肢痛和短暂性脑缺血发作）
- 一些极端血小板增多症患者需要更积极的治疗以控制血小板计数，这些方法包括羟基脲、阿那格雷、α_{2b}-干扰素或血小板去除术。

反应性血小板增多
（继发性血小板增多症）

反应性血小板增多 是继发于其他疾病所引起的血小板增高（>450 000/μl）。

引起血小板增多的原因包括：
- 慢性炎症性疾病（如类风湿关节炎、炎症性肠病、结核、结节病、肉芽肿性血管炎）
- 急性感染
- 出血
- 铁缺乏
- 溶血
- 肿瘤
- 脾切除或脾功能减退

还有先天性家族性血小板增多，比如血小板生成素和血小板生成素受体基因突变引起的血小板增多。这种类型的血小板增多不是继发于其他疾病，参见第 1038 页。

血小板功能一般是正常的。与原发性血小板增多症不同，继发性血小板增多不增加血栓形成或出血并发症的危险，除非患者存在严重的动脉性疾病或长期卧床。继发性血小板增多的患者，血小板计数常<1 000 000/μl，并且根据病史和体格检查（也许通过验证试验）可以找到明确的病因。全血细胞计数和外周血涂片可以明确铁缺乏或溶血。如果继发性血小板增多症的原因并不明显，患者应该对骨髓增殖性疾病进行评估。这种评价包括细胞遗传学检查，包括费城染色体或 *BCR-ABL* 测定，可能进行骨髓检查，特别是贫血，大红细胞，白细胞减少和/或脾肿大的患者。

针对原发病的治疗通常可使血小板计数降至正常。

原发性骨髓纤维化
（特发性髓样化生；骨髓纤维化伴髓样化生）

原发性骨髓纤维化（PMF）是一种慢性的骨髓增殖性疾病，特点为骨髓纤维化，脾大，贫血伴有核红细胞和泪滴状红细胞。诊断需要骨髓检查并排除其他可引起骨髓纤维化的疾病（继发性骨髓纤维化）。治疗通常是支持性的，但 JAK2 抑制剂如鲁索替尼可以减轻症状，干细胞移植可能治愈。

病理生理

骨髓纤维化是指骨髓胶原的反应性、可逆性增加，常伴髓外造血（主要在脾脏）。骨髓纤维化可以是：
- 原发性的（较常见）
- 继发于许多血液系统疾病、恶性肿瘤或非恶性疾病（表 151-2）

PMF 由骨髓多能造血干细胞的恶性转化引起的。PMF 的衍生细胞刺激骨髓成纤维细胞（不是恶性转化的一部分）过度分泌胶原蛋白。PMF 的发病高峰在 50~70 岁，主要见于男性。

JAK2 基因突变在 PMF 中有较高的突变比例。JAK2 是酪氨酸激酶家族的一员，参与促红细胞生成素、血栓生成素和粒细胞集落刺激因子（G-CSF）等信号转导。血栓生成素受体基因（MPL）突变，或钙网蛋白（CALR）基因也是引起 PMF 的原因。

表 151-2　与骨髓纤维化有关的疾病

疾病	例如
恶性肿瘤*	骨髓转移性肿瘤
	霍奇金淋巴瘤
	白血病（特别是慢性髓细胞性白血病和毛细胞白血病）
	多发性骨髓瘤
	非霍奇金淋巴瘤
	真性红细胞增多症（15%~30%的患者）
	原发性血小板增多症
血液系统疾病	PV
	ET
感染	骨髓炎
	结核
原发性肺动脉高压	—
中毒	苯
	二氧化钍
	X 线或 γ 射线
自身免疫性疾病（少见）	系统性红斑狼疮
	系统性硬化

* 诊断需要符合 2 项主要标准和 1 项次要标准，或 1 项主要标准和 2 项次要标准。

该项研究首先发表在 *Blood* 上。由 Tefferi A, Thiele J, Orazi A, et al. Proposals and rationale for revision of the World Health Organization diagnostic criteria for polycythemia vera, essential thrombocythemia, and primary myelofibrosis: Recommendations from an ad hoc international expert panel [J]. Blood, 2007, 110: 1092.© the American Society of Hematology。

在 PMF 中，当出现髓外造血时（即由于骨髓纤维化，非骨髓器官已经接管了血细胞的生产），有核红细胞（幼红细胞）和粒细胞释放进入血液循环（幼粒幼红细胞增多症）。血清 LDH 水平通常是升高的。最后出现骨髓衰竭，伴贫血和血小板减少。大约 10% 的患者为快速进展性、化疗无效的急性白血病。

恶性或急性骨髓纤维化有快速进行性恶化的病程，归为白血病。

症状及体征

很多患者骨髓纤维化是无症状的。其他患者可出现贫血、脾大症状，在疾病晚期，可有全身不适、体重减轻、发热或脾梗死。相当一部分患者出现肝脏肿大。淋巴结肿大很罕见。严重的髓外造血可以扰乱发生器官的功能，包括大脑。

诊断

- 全血细胞计数和外周血涂片
- 骨髓检查
- 检测 JAK2，CALR，和 MPL 突变

伴有脾大、脾梗死、贫血的患者，应该考虑 PMF。如怀疑 PMF，应行全血细胞计数、外周血涂片和骨髓活检。如果骨髓检查发现骨髓纤维化（如通过网状染色发现成纤维细胞和胶原增加，骨硬化），应通过合适的临床和实验室检查排除其他

与骨髓纤维化相关的疾病（表151-2）。检测 JAK2，CALR，或 MPL 的突变以确诊 PMF。

常出现贫血，随着时间的推移而加重。血细胞的形态是多变的。红细胞是异型性的。可能出现网状红细胞增多和嗜多色细胞，泪滴状红细胞（泪细胞）是典型的形态特征。外周血常出现有核红细胞和不成熟粒细胞。白细胞计数通常是增加的，但形状多变。在疾病晚期，即使未转变为急性白血病也可能出现原始细胞。血小板计数开始可能是增高、正常或降低的；但疾病进展时，往往出现血小板减少。

预后

发病后中位生存时间为5年，但变化很大；有的患者病情进展迅速，包括进展为急性粒细胞性白血病，生存期很短，而大多患者在初次诊断后进展缓慢。只有异基因造血干细胞移植可以治愈。

不良预后的标志包括 Hb<10g/dl，输血史，白细胞增多和血小板计数<100 000/μl。不良预后的高危患者生存期通常<1年。许多预后积分系统可用来预测生存期。

治疗

- 对症治疗
- 有时可行异基因干细胞移植
- 有时给予鲁索替尼

针对症状和并发症治疗。有的患者可观察不治疗。

在早期的 PMF 中，干扰素可减少骨髓纤维化及脾脏大小。

目前，对晚期的 PMF，非特异性 JAK 通路抑制剂芦可替尼是治疗选择。使用时常引起血小板减少，可联合沙利度胺以维持血小板计数。无论是否存在 JAK2 突变或脾肿大，芦可替尼都有效。当停用鲁索替尼时，需关注戒断综合征，并可能因脾脏肿大和炎症因子反弹导致部分症状的恶化。短暂低剂量的糖皮质激素可能缓解症状。

进展性年轻的患者，异基因干细胞移植可能有效。非清髓性异基因干细胞移植已成功用于老年患者中。

雄激素、促红细胞生成素、脾脏切除、化疗、沙利度胺、来那度胺和脾栓塞以及放射疗法已用于缓解病情。但效果均有限。如果可能应尽量避免脾脏切除，脾区照射只能有短暂的效果且可导致严重的中性粒细胞缺乏和感染。

> **关键点**
> - 骨髓纤维化是指骨髓纤维组织过度增生和造血细胞减少，伴髓外造血
> - 骨髓纤维化通常是原发性的，但也可以继发于许多血液系统疾病、恶性肿瘤或非恶性疾病包括 PV 和原发性血小板增多
> - PMF 是克隆性造血干细胞疾病，常包括 JAK2，CALR 或 MPL 突变
> - 诊断依靠全血细胞计数、外周血涂片和骨髓检查，和 JAK2，MPL 和/或 CALR 突变的分子生物学检查
> - 有的患者有一个惰性的病程且不需要立刻治疗，而有的患者疾病快速进展，生存期短
> - 鲁索替尼是控制症状的首选异基因造血干细胞移植对特定的病人有效

真性红细胞增多症
（原发性红细胞增多症）

真性红细胞增多症（PV）是一种慢性骨髓增殖性疾病，以红细胞、白细胞和血小板增加为特点，红细胞升高最典型。10%~30%的患者常进展为骨髓纤维化和骨髓衰竭，1.0%~2.5%的患者发生急性白血病。出血和动静脉血栓形成风险增加。常见症状包括脾大、微血管事件（如短暂性脑缺血发作、红斑性肢痛、眼型偏头痛）和水源性瘙痒（接触热水引发瘙痒）。诊断需要全血细胞计数，JAK2 或 CALR 基因突变检查和临床标准。治疗包括脾脏切除，低剂量阿司匹林，鲁索替尼、干扰素，少数患者进行干细胞移植。

PV 是最常见的骨髓增殖性疾病，在美国发病率约为1.9/10万，发病率随年龄的增加而增加。诊断时平均年龄在60岁左右。

病理生理

PV 患者全血细胞数量增加，包括红细胞、白细胞和血小板。PV 有时称为全骨髓增生，因为外周血3系细胞均升高。仅限于红细胞产生增加称为红细胞增多；红细胞增多可能与 PV 同时发生，但更常见于其他原因（继发性红细胞增多）。在 PV 中，红细胞生成增加不依赖红细胞生成素。

髓外造血可发生于肝、脾或其他有潜在血细胞生成能力的部位。在 PV 中，与继发性红细胞增多相比，红细胞质量的增加早期通常被血浆体积的增加所掩盖，而血浆体积的增加使 Hct 保持在正常范围内。这在女性中尤其明显，通常表现为肝门静脉血栓形成和正常的 Hct。

常因铁需求增加而出现铁缺乏。而在任何缺铁的情况下，红细胞变得越来越小（小红细胞的红细胞增多），因为血红蛋白浓度是以牺牲红细胞体积为代价的。尽管其他原因所致缺铁患者会出现贫血，但 PV 患者红细胞生成量增加，因此即使缺铁患者 Hct 水平正常，红细胞微循环指数也会增加；这种结合（铁限制性造血）是 PV 的标志。

最终，疾病进展进入停滞期，其表型与 PMF 不可区分。

转化为急性白血病少见，其风险因接触烷化剂如氯胺嘧啶、放射性磷（主要具有历史意义）或羟基脲而增加。

遗传学因素 克隆性造血是 PV 的一个标志，表明造血干细胞突变是增殖的原因。非常多的 PV 患者都存在 JAK2 基因突变。JAK2 属于酪氨酸激酶，参与促红细胞生成素、血栓生成素和 G-CSF 等信号转导。几乎所有 PV 患者都存在 JAK2 V617F 或 JAK2 外显子基因的突变。近来，在没有 JAK2 基因突变的患者中发现钙网蛋白（CALR）的基因突变，在孤立性红细胞增多症患者中发现淋巴细胞衔接蛋白（LNK）突变。这些突变导致持久的 JAK2 蛋白激活，而后者导致不依赖红细胞生成素水平的细胞过度生成。

并发症 主要包括血栓形成和出血。在 PV 患者中，血容量增加和红细胞数升高可导致血黏度升高，产生微血管血栓形成，导致卒中、深静脉血栓形成、心肌梗死、肾动脉或静脉栓塞、脾梗死（常伴有摩擦音），在女性中多见 Budd-

Chiari综合征,微血管事件也可发生。目前没有证据表明白细胞增多或血小板增多导致血栓的风险增加。

当血小板计数约 $1.5×10^6/\mu l$ 时其功能可能异常,因为血小板吸附和蛋白水解高分子量 von Willebrand 多聚体,导致获得性 vWF 缺乏,这个获得性疾病导致出血增加。

细胞更新增加可致高尿酸血症,增加痛风和尿酸肾结石风险。PV 患者易因幽门螺杆菌感染引起酸性消化性疾病。

症状及体征

PV 本身是没有症状的。血容量增加和血液黏滞度升高偶尔可引起虚弱、头痛、轻度头晕、视觉障碍、疲劳或呼吸困难。出现瘙痒,特别是在热水浴后(水源性瘙痒)可成为最早的症状。可出现面部发红和视网膜静脉充血。手掌和脚可出现发红、发热和疼痛,常伴有指端局部缺血(红斑性肢痛症)。>30%的患者脾大(可能是巨脾)。

血栓形成可引起相应部位的症状(如卒中或短暂性脑缺血发作引起神经功能损伤,下肢静脉血栓形成引起肢体痛,肿胀或两者均有,视网膜血管阻塞引起单侧视力下降)。

大约10%的患者发生出血(特别是消化道)。

高代谢可以引起低热和体重减轻,往往提示病程进展到继发性骨髓纤维化,临床上很难与原发性骨髓纤维化相区分,但预后相对较好。

诊断
- 全血细胞计数
- 按顺序检测 JAK2、CALR 或 LNK 的突变
- 有时进行骨髓检查和血清红细胞生成素水平检查
- 有时检测红细胞质量

全血细胞计数出现异常(如男性 Hb>18.5g/dl,女性 Hb>16.5g/dl),应首先怀疑 PV,但对于出现提示性症状的患者,特别是巴德-吉亚利综合征(Budd-Chiari syndrome)(女性)或门静脉血栓形成(男性)的患者,也必须考虑该病。中性粒细胞和血小板常是升高的,但并不总是增高;如果患者仅仅是 Hct 升高,可能是 PV,但继发性红细胞增多,是 Hct 升高更常见的原因,也必须首先考虑。在一些患者中,Hct 水平正常,但存在小细胞和铁缺乏的证据,也应考虑到 PV;这些联合的表现可伴铁限制性造血发生,是一些 PV 患者的标志。

诊断 PV 不能单独依靠基因突变、骨髓表现或 Hb 水平升高,需要综合多个发现。怀疑 PV 的患者应进行 JAK2 V617F 和 JAK2 外显子12突变的检测。如果结果是阴性的,再行 CALR 和 LNK 突变的检测。有明显红细胞增多症的患者存在的致病突变强烈提示 PV。如果红细胞增多不明显,直接测量红细胞质量和血浆体积(如用铬标记的红细胞,只能在专门机构进行)以鉴别真正的红细胞增多症和相对红细胞增多症,以及 PV 和其他骨髓增殖性疾病(没有升高的红细胞质量)。如果有红细胞增多但不能排除继发性因素,血清红细胞生成素水平降低提示 PV,水平升高提示继发性红细胞增多。

骨髓检查可出现全骨髓增生、大而成簇的巨核细胞,常伴有网状纤维。然而,骨髓检查不是必需的,也很难完全区分 PV 和其他红细胞增多的疾病(如先天性家族性红细胞增多)或其他骨髓增殖性疾病。

获得性 von Willebrand 病(出血的一种原因)用瑞斯托菌素辅助因子试验显示血浆 vWF 抗原降低而诊断。

PV 患者可能出现非特异性实验室检查异常,包括维生素 B_{12} 以及 B_{12} 结合力增高,高尿酸血症和高尿酸尿(出现于≥30%患者),巨核细胞和血小板 C-mpl(血小板生成素受体)表达下降。这些检查不是诊断所必需的。

预后

PV 通常预期寿命较短。近期的回顾性研究报道其中位生存期是27年,但是新的治疗方法可使生存期延长。

血栓形成是常见死亡原因,其次为骨髓纤维化和白血病。基因表达谱或其他特征可能有助于预后亚群的鉴别。

治疗
- 放血
- 可能需要阿司匹林治疗
- 可用鲁索替尼或聚乙二醇干扰素靶向治疗,目前,鲁索替尼在美国仅被批准用于羟基脲治疗无效或不耐受的患者

因为 PV 可能是骨髓抑制治疗为指征的红细胞增多的唯一形式,准确的诊断很重要。根据年龄、性别、身体状况、临床表现以及血液病学检查,治疗必须个体化。然而,以前用于分层治疗的高危或低危分类的标准尚未得到前瞻性的验证,也不推荐使用。

放血疗法 放血疗法是主要的治疗方法。放血疗法的目标是 Hct 男性<45%,女性<42%。2013年发表的随机对照试验表明,血细胞比容<45%的心血管死亡和血栓形成风险要比 Hct 在45%~50%之间的患者低。因此,放血使 Hct 男性<45%,女性<42%可消除血栓形成的风险。

开始时,每隔一天放血300~500ml。老年患者和有心脑血管病的患者,放血量应较少(即每次200~300ml,每周2次)。一旦 Hct 达到目标值,可每月检查一次,需要时可再次放血以维持 Hct 在正常水平。如果需要,可用晶体溶液或胶体溶液来维持血管内容量。随着放血疗法,血小板可能增加,但这是暂时性的,血小板计数和白细胞计数的逐渐增加是 PV 的一个特征,不需要对无症状患者进行治疗。

在一些仅接受放血治疗的患者中,放血的需求可能最终显著降低。这不是骨髓衰竭的信号(即所谓的消耗阶段),而是因为血浆容量上升。

阿司匹林:阿司匹林可缓解微血管事件的症状。因此,有红斑性肢痛、眼型偏头痛或短暂性脑缺血发作的患者如无禁忌证(如获得性 vonWillebrand 病),阿司匹林81~100mg 口服,每日1次。大剂量的阿司匹林与较高的出血风险相关。阿司匹林不能减少微血管事件的发生率,因此不是无症状 PV 患者的指征(没有其他迹象的情况下)。

骨髓抑制疗法 许多研究已经证明很多从前使用的骨髓抑制的治疗,包括羟基脲、放射性磷、烷化剂如白消安

和苯丁酸氮芥,不能减少血栓形成的发生率,和放血相比,也不能延长生存期。烷化剂如苯丁酸氮芥和羟基脲还会增加急性白血病和实体肿瘤发生率,因此这些药物都不再推荐。

如果需要放血以外的其他干预(如有症状或血栓性事件),可使用干扰素或鲁索替尼。阿那格雷可用来控制血小板计数,但有心脏及肾脏毒性,并会引起贫血。

干扰素α-2b或α-2a在PV中特异性的作用于受影响的细胞而不是正常的干细胞。它的聚乙二醇版本通常有很好的耐受性,有效地控制瘙痒和过多的血细胞生产以及缩小脾脏大小。大约20%的患者可以达到分子学的完全缓解。

鲁索替尼,一种非特异性JAK抑制剂,已批准使用于对羟基脲治疗效果不佳或不能耐受的PV患者,和PV后骨髓纤维化。在PV中,它的剂量为10mg口服一天2次,只要有反应且没有过度的毒性则持续使用。

羟基脲:在PV中广泛使用,但随着JAK抑制剂如鲁索替尼的出现,其作用正在发生变化。羟基脲只能由熟悉其使用和监测的专家开处方。如JAK抑制剂不能使用而需减少细胞,可予羟基脲,起始剂量为500~1 000mg/d一次,口服。患者每周一次监测全血细胞计数。如果白细胞数降至<4 000/μl或血小板数<100 000/μl,应停用羟基脲,待这些值恢复正常后再开始使用,剂量减半。当病情稳定后,全血细胞计数检查可延长到2周一次,然后延长到4周一次。

并发症的治疗 如果高尿酸血症引起临床症状或正在接受骨髓抑制性药物治疗的患者,应给予别嘌醇治疗,300mg/d口服。

瘙痒可用抗组胺药治疗,但常难控制;鲁索替尼和干扰素可有效。考来烯胺、赛庚啶、西咪替丁、帕罗西汀或PUVA光照治疗可能有效。洗浴后,应轻轻将皮肤擦干。

> **关键点**
>
> - 真性红细胞增多症(PV)是一种慢性骨髓增生性疾病,累及所有的细胞系使其产生增加,包括红细胞,白细胞和血小板
> - PV的原因是JAK2,CALR或少见的LNK造血干细胞的基因突变,导致JAK2蛋白持续激活,进而引起细胞产生过多
> - 并发症包括血栓形成,出血,高尿酸血症;部分患者最终发展为骨髓纤维化或罕见转化为急性白血病
> - Hb升高(男性>18.5g/dl,女性>16.5g/dl)应首先怀疑PV;中性粒细胞和血小板通常但不总是增加的
> - JAK2,CALR,或LNK基因突变检查和有时行骨髓检查以及血清红细胞生成素水平检查
> - 放血治疗的目标是Hct<45%(男性),<42%(女性),鲁索替尼和干扰素用于骨髓抑制,如果可能应避免细胞毒药物,如果使用也应该是暂时的

继发性红细胞增多症

(继发性红细胞增多症)

继发性红细胞增多症指由组织缺氧、红细胞生成素增多或红细胞生成素敏感性增加的疾病导致的红细胞增多。

继发性红细胞增多仅红细胞增加,而在真性红细胞增多症中,红细胞、白细胞和血小板都可以增加。Hb或Hct高于经年龄和性别校正的正常值范围,可考虑红细胞增多。

继发性红细胞增多症的常见病因包括:
- 吸烟
- 慢性动脉性低氧血症
- 肿瘤(肿瘤相关的红细胞增多)
- 使用雄激素类固醇
- 秘密的使用促红细胞生成素

少见病因 包括某些先天性疾病,比如:
- 高氧亲和力血红蛋白病
- 红细胞生成素受体突变
- Chuvash红细胞增多症(VHL基因突变影响低氧反射通路)
- 脯氨酸羟化酶2和缺氧诱导因子2α(HIF-2α)突变

假性红细胞增多可以发生于血液浓缩时(如烧伤、腹泻或利尿剂)。

吸烟患者,可逆性红细胞增多主要由碳氧血红蛋白浓度升高导致的组织低氧状态所引起的,戒烟后可逐渐恢复正常。

慢性低氧血症的患者(动脉HbO_2浓度<92%),通常由肺部疾患、自右向左分流、肾移植、长期处于高海拔地区[或换气不足综合征,而引起红细胞增多。主要的治疗是处理基础疾病,但氧疗可能有效,一定程度的放血疗法可以降低血黏度并改善症状。因为在一些患者中,Hct升高是生理性的,而放血疗法会降低组织氧含量,可能会带来症状(与PV相反,PV的目标是使血细胞比容正常化)。

当肾脏肿瘤,囊肿,肝肿瘤,小脑血管母细胞瘤或子宫平滑肌瘤分泌红细胞生成素时,可发生肿瘤相关性红细胞增多。切除病变可能治愈该病。

高氧亲和力血红蛋白病非常少见。如果有红细胞增多症家族史的患者要考虑此病;通过测定P50(血红蛋白饱和度为50%时的动脉氧分压),如有可能,测定完整的氧合血红蛋白解离曲线,可确定诊断。标准的Hb电泳可能是正常的,但不能排除引起红细胞增多的病因。

评估

当红细胞增多时,需要进行的检查包括:
- 动脉氧饱和度
- 血清红细胞生成素水平
- P50除外高氧亲和力血红蛋白病

血清红细胞生成素水平降低或正常是非特异性的。如考虑PV,应检查患者是否有PV及其他导致红细胞生成素产生不足的原因,如肾功能下降。

低氧诱导的红细胞增多的患者和肿瘤相关的红细胞增多的患者,红细胞生成素水平通常是升高的(或水平是不适

当的正常根据其升高的 Hct）。红细胞生成素水平升高（没有低氧的指征）或镜下血尿的患者，应行腹部和/或中枢神经系统影像学检查，以明确有无肾脏损害或其他导致红细胞生成素升高的肿瘤因素。

P50 用于检测 Hb 对氧的亲和力；结果正常可排除高亲和力血红蛋白（家族性异常）引起的红细胞增多。

152. 浆细胞病

（异常蛋白血症；单克隆免疫球蛋白病；副蛋白血症；浆细胞病）

浆细胞病是一组病因不明的疾病总称，特点如下：
- B 细胞单克隆性异常增殖
- 血清和/或尿液中存在结构和电泳特性相同的（单克隆）免疫球蛋白或多肽链

病理生理

在骨髓形成后，未分化的 B 细胞进入外周淋巴组织，如淋巴结、脾脏、消化道（如 Peyer 结节）。在这些部位，它开始分化成只对有限抗原应答的细胞。遇到合适的抗原后，一些 B 细胞发生克隆增殖而转化为浆细胞。每个克隆性的浆细胞系只合成一种特异的免疫球蛋白抗体，并由 2 个相同的重链（γ、μ、α、δ 或 ε）和 2 个相同的轻链（κ 或 λ）构成。正常情况下，轻链产生稍有增加，尿中可有少量游离的多克隆轻链（≤40mg/24 小时）分泌。

浆细胞病的病因不明，并以单克隆性异常增殖为特征。血清中单克隆免疫球蛋白（M 蛋白）的产量也相应增多。M 蛋白可由重链和轻链组成，也可只有其中一种轻链。

浆细胞增殖和 M 蛋白形成的并发症包括以下：
- 器官（特别是肾脏）的自身免疫性损害：有些 M-蛋白显示出抗体活性
- 免疫功能低下：其他免疫球蛋白的产生减少
- 出血倾向：M 蛋白可能包被血小板，灭活凝血因子，增加血液黏稠度，并通过其他机制引起出血
- 继发性淀粉样变：M 蛋白可能在器官内沉积
- 骨质疏松，高钙血症，贫血，或全血细胞减少：克隆细胞可能浸润骨基质和/或骨髓浆细胞病临床表现各异，可从无症状、稳定状态（此时仅有蛋白存在）到进展为肿瘤（如多发性骨髓瘤分类，表 152-1）。在极少的情况下，某些患者可出现一过性浆细胞病，见于药物过敏（磺胺类、苯妥英和青霉素）、可疑的病毒感染以及心脏或移植手术后。

诊断

基于临床表现，疑诊浆细胞病，在评估贫血时发现，或偶然发现血清蛋白增高或发现蛋白尿，并进一步行血清或尿蛋白电泳而诊断。蛋白电泳可发现 M 蛋白，进一步行免疫固定电泳以明确重链和轻链类型。

表 152-1 浆细胞病分类

症状	说明	举例
意义不明的单克隆丙种球蛋白血症*		
无症状，常为非进展性	与非淋巴网状细胞的肿瘤相关	乳腺、胆管系统、胃肠道、肾和前列腺肿瘤
	发生于健康人或其他疾病	与慢性炎症和感染性疾病有关	慢性胆囊炎、骨髓炎、肾盂肾炎、类风湿关节炎、结核
	与其他多种疾病有关	家族性高胆固醇血症、戈谢病、卡波西肉瘤、黏液水肿性苔藓、肝病、重症肌无力、恶性贫血、毒性甲状腺病
恶性浆细胞病		
无症状，进展性	往往仅有轻链（本周蛋白），偶尔可有完整的免疫球蛋白分子（IgG、IgA、IgM、IgD）	早期多发性骨髓瘤
有症状，进展性	IgM 生成过多	巨球蛋白血症
	多见 IgG、IgA 或仅有轻链（本周蛋白）	多发性骨髓瘤
	往往仅有轻链（本周蛋白），偶尔可有完整的免疫球蛋白分子（IgG、IgA、IgM、IgD）	非遗传性原发性系统性淀粉样变
	重链病	IgG 重链（γ 链）病（有时是良性的）
		IgA 重链（α 链）病
		IgM 重链（μ 链）病
		IgD 重链（δ 链）病
一过性浆细胞病		
不一定有症状	与药物过敏、病毒感染、心脏或移植手术有关	对磺胺类、苯妥英或青霉素过敏

*年龄相关的发病率。

重链病

重链病是肿瘤性浆细胞病,以单克隆免疫球蛋白重链产生过多为特点。疾病不同,症状、诊断和治疗也不尽相同。

重链病是一种浆细胞病,通常是恶性的。大多数浆细胞病的 M 蛋白质在结构上与正常的抗体分子相似。相反,重链病产生的是不完全性单克隆免疫球蛋白(实际上是副蛋白)。它们仅由重链成分(α、γ、μ 或 δ)组成,不含轻链(ε 重链病尚未报道)。大多数重链蛋白是正常分子结构的碎片伴长度不等的内源性缺失,这些缺失看来是结构性突变造成的。其临床表现与多发性骨髓瘤相比,更像淋巴瘤。临床表现提示淋巴增殖性疾病时,应考虑重链病。

IgA 重链病(α-链病)

IgA 重链病是最常见的重链病,与地中海淋巴瘤(免疫增殖性小肠疾病)相似。

IgA 重链病常见于 10～30 岁患者,集中于中东地区。病因可能是对寄生虫或其他微生物的异常免疫反应。通常出现空肠黏膜绒毛萎缩和浆细胞浸润,有时出现肠系膜淋巴结的浸润。外周淋巴结、骨髓、肝和脾通常不受侵犯。该病的呼吸道类型的报道比较罕见。不会出现溶骨性损害。

几乎所有患者都有弥漫性腹部淋巴瘤和吸收不良。全血细胞计数可发现见贫血、白细胞减少、血小板减少、嗜酸性粒细胞增多,以及外周血液循环中出现不典型的淋巴细胞或浆细胞。一半的患者血清蛋白电泳是正常的,常有 α_2 与 β_2 组分增加或 γ 组分的减少。诊断需要免疫固定电泳发现单克隆 α 链。该链有时在浓缩尿中发现。如果血清和尿液中均未发现,需要进行活检。肠道的分泌物,有时可发现异常的蛋白。肠细胞浸润可能是多形性的,并非全部为恶性。本周蛋白是阴性的。

该病病程各异:一些患者 1～2 年内死亡,而有些患者可得到长期缓解,特别是经糖皮质激素、细胞毒性药物和广谱抗生素治疗后的患者。

IgG 重链病(γ-链病)

通常与侵袭性恶性淋巴瘤相似,偶可无症状,呈良性。

IgG 重链病主要发生于老年男性,但也可发生于儿童。相关的慢性疾病包括类风湿关节炎、干燥综合征、系统性红斑狼疮、结核、重症肌无力、高嗜酸性粒细胞综合征、自身免疫性溶血性贫血和甲状腺炎。可出现正常免疫球蛋白水平的降低。溶骨性损害是不常见的。有时可发生淀粉样变性。

常见的临床表现包括淋巴结肿大和肝脾肿大、发热和反复感染。大约 1/4 的患者有腭部水肿。

全血细胞计数可发现贫血、白细胞减少、血小板减少、嗜酸性粒细胞增多及外周血液循环中出现不典型的淋巴细胞或浆细胞。诊断的依据是在血清和尿液中通过免疫固定法检出游离的单克隆 IgG 重链片段。一般患者血清单克隆成分 >1g/dl(常宽而不均一),一半患者尿蛋白 >1g/24 小时。虽然重链蛋白可能涉及任何的 IgG 亚型,但其中 G3 亚型特别常见。如果其他检查不具有诊断性,需要进行骨髓和淋巴结活检,而组织病理学是多变的。

侵袭性疾病的中位生存时间大约为 1 年。细菌感染或恶性进展通常导致死亡。烷化剂、长春新碱、糖皮质激素和放射治疗可获得短暂的缓解。

IgM 重链病(μ-链病)

IgM 重链病很罕见,临床表现与慢性淋巴细胞白血病或其他淋巴细胞增殖性疾病相似。

IgM 重链病多发生于年龄 >50 岁的患者。常见内脏器官累及(脾、肝、腹腔淋巴结),但没有外周淋巴结的广泛累及。可能发生病理性骨折以及淀粉样变性。血清蛋白电泳通常是正常的,或显示低丙种球蛋白血症。10%～15% 的患者出现本周蛋白尿(κ型)。全血细胞计数可发现见贫血、白细胞减少、血小板减少、嗜酸性粒细胞增多,以及外周血液循环中出现不典型的淋巴细胞或浆细胞。

诊断通常需要骨髓检查;2/3 的患者骨髓出现含空泡的浆细胞,当出现这种细胞时,是诊断性的病理依据。患者在数月或数年内死亡。常见的死亡原因始无法控制慢性淋巴细胞白血病细胞的增殖。

根据患者的状况给予治疗,治疗包括烷化剂加糖皮质激素,或与最相似的淋巴细胞增殖性疾病的治疗相似。

巨球蛋白血症

(原发性巨球蛋白血症;Waldenström 巨球蛋白血症)

巨球蛋白血症是一种恶性浆细胞病,B 细胞分泌过多的 IgM 型 M 蛋白。临床表现包括高黏滞血症、出血、反复感染和全身淋巴结肿大。诊断有赖于骨髓检查和发现 M 蛋白。治疗包括缓解高黏滞血症的血浆置换,以及包含烷化剂、糖皮质激素、核苷类似物或单克隆抗体的全身性治疗。

巨球蛋白血症是一种少见的 B 细胞肿瘤,在临床上与淋巴瘤疾病相似程度要比骨髓瘤和其他浆细胞疾病更高。病因不明。男性患者多于女性;中位年龄为 65 岁。

巨球蛋白血症是继骨髓瘤之后占第二位的单克隆丙种球蛋白相关的恶性疾病。其他疾病中,也可有 IgM 型 M 蛋白的累积,引起与巨球蛋白血症类似的临床表现。5% 的 B 细胞非霍奇金淋巴瘤患者出现少量单克隆 IgM 成分;这种情况称为巨球蛋白血症性淋巴瘤。此外,IgM 型 M 蛋白偶见于慢性淋巴细胞白血病或其他淋巴细胞增殖性疾病。

巨球蛋白血症的临床表现可能由血液循环中的大量高分子量单克隆 IgM 蛋白而引起,但大多数患者不出现与高 IgM 水平相关的症状。一些蛋白是针对自身 IgG(类风湿因子)或 I 抗原(冷凝集素)的抗体。大约 10% 是冷球蛋白。5% 患者可出现继发性淀粉样变性。

症状及体征

大多患者无症状,但很多患者可出现贫血和高黏综合征的症状:疲劳、虚弱、皮肤和黏膜出血、视觉障碍、头痛和多种神经系统表现。血浆容量增加可引起心功能衰竭。也可发生寒冷过敏、雷诺现象、反复的细菌感染。

检查时可发现全身淋巴结肿大、肝脾肿大和紫癜(很少是首发表现)。视网膜静脉明显充血和局限性狭窄,类似香肠状,提示高黏综合征。病程晚期可出现视网膜出血、渗出、微动脉瘤和视神经乳头水肿。

> **经验与提示**
> ■ 视网膜静脉明显充血和局限性狭窄,类似香肠状,提示高黏综合征

诊断

- 包含血小板的全血细胞计数,红细胞指数和外周血涂片
- 血浆蛋白电泳后进行血、尿免疫固定电泳和免疫球蛋白水平定量分析
- 血黏度检查
- 骨髓检查
- 有时可行淋巴结活检

有高黏滞血症或其他典型症状的患者,特别是存在贫血时,应怀疑巨球蛋白血症。然而,该病通常在蛋白电泳时发现 M 蛋白并通过免疫固定电泳证实为 IgM,才偶然得以诊断。实验室检查包括评价浆细胞病的检查(参见多发性骨髓瘤第 1047 页),还包括冷球蛋白、类风湿因子和冷凝集素检查,凝血功能以及直接库姆斯试验。

典型的表现是中度正细胞正色素性贫血,显著的红细胞缗钱样改变和红细胞沉降率升高。偶见白细胞减少、淋巴细胞相对增多和血小板减少。可能存在冷球蛋白、类风湿因子或冷凝集素。如果存在冷凝集素,直接库姆斯试验通常为阳性。可能出现多种凝血因子和血小板功能的异常。如果存在冷球蛋白或高黏滞血症,常规血液学检查可能是有误差的。大约一半的患者正常免疫球蛋白是降低的。

浓缩尿的免疫固定电泳检查常出现单克隆轻链(通常为 κ),但肉眼可见的本周蛋白尿并不常见。骨髓象可见浆细胞、淋巴细胞、浆细胞样淋巴细胞和肥大细胞有程度不等的升高。淋巴样细胞中可能存在过碘酸雪夫(PAS)染色阳性的物质。如果骨髓检查正常,需进行淋巴结活检,并且常被认为是弥漫性分化良好的或浆细胞性的淋巴细胞淋巴瘤。血黏度检查用来明确怀疑有高黏滞血症的患者,当存在高黏滞血症时,通常>4.0(正常为 1.4~1.8)。

治疗

- 血浆置换(当存在高黏滞血症)
- 糖皮质激素、烷化剂、核苷拟似物、单克隆抗体(利妥昔单抗),或联合用药
- 可能给予蛋白酶体抑制剂(硼替佐米或卡非佐米)、免疫调节剂(沙利度胺,泊马度胺或来那度胺)、伊布替尼或艾代拉里斯

疾病病程各异,中位生存时间 7~10 年。年龄>60 岁、伴有贫血和冷球蛋白血症的患者存活期较短[1]。

患者常可以多年不需要治疗[1]。如果存在高黏滞血症,早期的治疗为血浆置换,可迅速控制出血和缓解神经症状。常需反复进行血浆置换。

糖皮质激素在减少肿瘤负荷方面可能有效。给予口服烷化剂治疗是姑息治疗的应用指征,但可出现骨髓毒性。核苷拟似物(氟达拉滨和 2-氯去氧腺苷 B₄)对大多数新诊断的患者有效,但与高风险的骨髓增生异常和髓系白血病有关。利妥昔单抗可降低肿瘤负荷,并且不抑制正常造血。然而,在开始的几个月内,IgM 水平可能增加,需要进行血浆置换。在这种肿瘤中,蛋白酶体抑制剂硼替佐米或卡非佐米和免疫调节剂沙利度胺、来那度胺和泊马度胺也是有效的。在这些患者中,伊布替尼,一种布鲁顿络氨酸激酶抑制剂,和艾代拉里斯,一种 PI3K 抑制剂也有效。

[1] Oza A, Rajkumar SV. Waldenstrom macroglobulinemia: prognosis and management. Blood Cancer J 5(3): e296, 2015. doi:10.1038/bcj.2015.28。

> **关键点**
> - 巨球蛋白血症是一种恶性浆细胞病,其 B 细胞分泌过多的 IgM 型 M 蛋白
> - 大多患者开始无症状,但很多患者可出现贫血或高黏综合征(疲劳、虚弱、皮肤和黏膜出血、视觉障碍、头痛、周围神经病症状和其他多种神经系统表现)
> - 血浆蛋白电泳后进行血、尿免疫固定电泳和免疫球蛋白水平定量分析
> - 用血浆置换治疗高黏滞血症,可迅速控制出血和缓解神经症状
> - 糖皮质激素、氟达拉滨、利妥昔单抗、蛋白酶体抑制剂(硼替佐米和卡非佐米)、免疫调节剂(沙利度胺、来那度胺和泊马度胺),伊布替尼或艾代拉里斯可能是有效的;烷化剂可用于姑息治疗

意义不明的单克隆丙种球蛋白血症

意义不明的单克隆丙种球蛋白血症(MGUS)在没有多发性骨髓瘤典型表现的情况下,由非肿瘤性浆细胞产生 M 蛋白。

MGUS 发生率随年龄的增长而增加,25 岁为 1%,>70 岁为>5%。MGUS 可发生于其他相关疾病(表 152-1),在这种情况下,M 蛋白可能是对持续性抗原刺激所产生的大量抗体。MGUS 通常是无症状的,但可出现周围神经病变,患者有较高风险的进展性骨缺失和骨折。尽管许多患者开始起病时是良性的,然而有 25%(每年 1%)的患者进展为骨髓瘤或 B 细胞相关的疾病,如巨球蛋白血症、淀粉样变性或淋巴瘤。

常规检查时血液和尿液偶然发现 M 蛋白,通常考虑本病。实验室检查出现血清 M 蛋白水平(<3g/dl)或尿 M 蛋白水平(<300mg/24 小时)均较低。MGUS 与其他浆细胞病不同的是 M 蛋白水平可长期保持相对稳定的水平,无溶骨性损害、贫血和肾功能不全。由于骨折的风险,应进行骨骼(即头骨、长骨、脊柱、骨盆、肋骨 X 线)和骨密度的基线评估。骨髓检查仅见浆细胞轻度增多(<10%有核细胞)。

不建议进行抗肿瘤治疗。然而,最近的研究显示 MGUS 患者与骨缺失有关(骨量减少和骨质疏松),可从双膦酸盐类治疗中获益。每 6~12 个月,患者应进行临床检查和血

清、尿蛋白电泳以评估病情进展。

多发性骨髓瘤

（骨髓瘤；浆细胞骨髓瘤）

多发性骨髓瘤是一种恶性浆细胞病，产生单克隆免疫球蛋白，侵犯并破坏邻近的骨组织。常见临床表现包括骨痛、肾功能不全、高钙血症、贫血和反复感染。诊断通常需要证实存在 M 蛋白（有时存在于尿液中，不存在于血清中，很少完全没有），以及溶骨性损害、轻链蛋白尿或骨髓中浆细胞异常增多。通常需要骨髓活检。特殊的治疗包括传统的化疗和/或糖皮质激素一种或多种新药如硼替佐米、卡非佐米、来那度胺、沙利度胺、泊马度胺、达雷木单抗、埃罗妥珠单抗。高剂量美法仑后可进行自体外周血干细胞移植。

多发性骨髓瘤发病率为 2~4/10 万，男女比例为 1.6:1，中位年龄约为 65 岁。黑人患者发病率是白人的 2 倍。病因不明，但染色体、基因、放射线以及化学物质与之有关。

病理生理

恶性浆细胞产生的 M 蛋白，大约 55% 的骨髓瘤患者为 IgG 型，大约 20% 为 IgA 型；在产生 IgG 或 IgA 的患者中，40% 还出现本周蛋白尿，其尿液中出现游离单克隆 κ 或 λ 轻链。15%~20% 的患者，浆细胞只分泌本周蛋白。IgD 型骨髓瘤约占 1%。血液和尿很少出现 M 蛋白，然而检测血清游离轻链的新方法证实许多患者都有单克隆轻链。

弥散性骨质疏松或散在溶骨性病变常发生于骨盆、脊柱、肋骨、颅骨。缺损是由增殖的浆细胞肿瘤取代骨质，或恶性浆细胞分泌的细胞因子激活破骨细胞并抑制成骨细胞所造成的。溶骨性缺损通常是多发性的；偶尔表现为孤立的髓内肿块。骨丢失的增加也可能导致高钙血症。髓外孤立性浆细胞瘤不常见，但可发生于任何器官组织，特别是上呼吸道。

许多患者，在诊断时出现肾衰竭（骨髓瘤肾），或在疾病的病程中出现。肾衰竭有多种原因，最常由轻链沉积于远端肾小管和高钙血症而引起。患者常出现贫血，通常由肾病或肿瘤细胞抑制红细胞生成，有时也由铁缺乏引起。

有些患者对细菌感染的易感性增加。由于新的治疗方法的应用，病毒感染，特别是疱疹病毒感染的发生率正在上升，特别是应用蛋白酶体抑制剂硼替佐米和卡非佐米。10% 的骨髓瘤患者发生淀粉样变，常见于 2λ-型 M 蛋白的患者中。

多发性骨髓瘤可出现多种表现（表 152-2）。

症状及体征

持续性骨骼疼痛（特别是在背部或胸廓）、肾衰竭、反复的细菌感染是最常出现的症状，但很多患者是在常规实验室检查发现血总蛋白水平增高或发现蛋白尿而确诊。常见病理性骨折，椎骨压缩可能导致脊髓受压迫和截瘫。贫血症状明显，某些患者可能是唯一进行评估的原因，少数患者有高黏综合征的表现。常见周围神经病变、腕管综合征、出血异常和高钙血症（如烦渴，脱水）。患者可能出现肾衰竭。

淋巴结和肝脾大不常见。

表 152-2 多发性骨髓瘤的多种表现

类型	特征
髓外浆细胞瘤	浆细胞瘤发生于髓外系统
骨内孤立性浆细胞瘤	骨内单个浆细胞瘤，通常不产生 M 蛋白
骨硬化型骨髓瘤（POEMS 综合征）	多发性神经病（慢性炎性多发神经病）
	器官肿大（肝大、脾大或淋巴结肿大）
	内分泌疾病（如男性乳腺发育、睾丸萎缩）
	M 蛋白
	皮肤改变（如色素沉着、多毛）
不分泌型骨髓瘤	血清和尿中无 M 蛋白
	浆细胞中出现 M 蛋白

诊断

- 包含血小板的全血细胞计数，外周血涂片，红细胞沉降率和生化检查（血尿素氮、肌酐、血钙、尿酸、乳酸脱氢酶）
- 血、尿蛋白电泳后进行免疫固定电泳；免疫蛋白定量分析；血清游离轻链检测
- X 线检查（骨骼检查）
- 骨髓检查

年龄>40 岁伴持续不明原因的骨痛，特别夜间或休息时，出现其他典型症状，或无法解释的实验室检查异常，如血清蛋白或尿蛋白升高，高钙血症，肾功能不全或贫血，应怀疑多发性骨髓瘤。实验室检查包括常规血液学检查，蛋白电泳，X 线和骨髓检查[1,2]。

常规血液学检查包括全血细胞计数，红细胞沉降率和血生化检测。80%患者有贫血，常为正细胞正色素性贫血并呈缗钱样排列，3~12 个红细胞聚集成簇。白细胞与血小板计数正常。红细胞沉降率常>100mm/h；血尿素氮、血肌酐、乳酸脱氢酶和尿酸可能增高。阴离子间隙有时是降低的。大约有 10%的患者在诊断时有高钙血症。

血清样本和收集 24 小时尿液浓缩样本，进行蛋白电泳对尿 M 蛋白进行定量分析。大约有 80%~90%的患者血清蛋白电泳可出现 M 蛋白。其余 10%~20%的患者只有游离的单克隆轻链（本周蛋白）或 IgD。尿蛋白电泳几乎均可发现 M 蛋白。免疫固定电泳可明确 M 蛋白的类型（IgG、IgA 或不常见的 IgD、IgM 或 IgE），如果血清免疫电泳出现假阴性，常可检测到轻链蛋白；如果强烈怀疑多发性骨髓瘤，即使血清学检查是阴性，也要进行免疫固定电泳。血清游离轻链和 κ、λ 链比例划分有助于明确诊断，也可以用于治疗疗效的监测，并提供预后数据。如果确诊或高度怀疑应行血清 β$_2$-微球蛋白的检测，和血清白蛋白一起作为国际分期系统的一部分对患者进行分期（表 152-3）。

表 152-3　多发性骨髓瘤的国际分期系统

分期	标准	中位生存期/月
Ⅰ	β-2 微球蛋白<3.5μg/ml 和血清白蛋白≥3.5g/dl	62
Ⅱ	不是Ⅰ期或Ⅲ期	44
Ⅲ	β-2 微球蛋白≥5.5μg/ml	29

X 线包括骨骼检查（即头骨、长骨、脊柱、骨盆和肋骨普通 X 线检查）。80%病例有凿孔状溶骨性破坏或弥漫性骨质疏松。放射线核素骨扫描通常无助于诊断。MRI 可提供更多的详细情况，如果患者出现特定区域的骨痛或神经症状，应行磁共振检查。PET-CT 可提供预后信息，并可以帮助确定患者是否存在孤立性浆细胞病或多发性骨髓瘤。

骨髓涂片和活检，可发现成片和成簇的浆细胞；诊断骨髓瘤时要求这类细胞>10%。然而，骨髓累及是局灶性的；因此一些骨髓瘤患者的骨髓标本浆细胞比例<10%。骨髓中浆细胞数很少是正常的。浆细胞的形态与所合成的免疫球蛋白的种类无关。骨髓染色体检查[如使用细胞遗传学检测方法如荧光原位杂交（FISH）和免疫组织化学]可能发现浆细胞存在特异的核型异常，与生存差异相关。

其他恶性肿瘤（如转移性癌、淋巴瘤、白血病）和意义不明的单克隆丙种球蛋白血症的诊断和鉴别，通常需要多个标准。

- 骨髓克隆性浆细胞或浆细胞瘤
- 血清和/或尿液中 M 蛋白
- 器官损害（高钙血症、肾功能不全、贫血、骨骼损害）

不伴血清 M 蛋白的患者，诊断骨髓瘤的指征有本周蛋白尿>300mg/24 小时或血清异常的游离轻链，溶骨性损害（排除转移性肿瘤或肉芽肿性疾病）以及骨髓中成片或成簇的浆细胞。

[1] Rajkumar SV, Kumar S. Multiple myeloma: diagnosis and treatment [J]. Mayo Clinic Proc, 2016, 91 (1): 101-119. doi: 10.1016/j. mayocp. 2015. 11. 007。
[2] Rajkumar V. Myeloma today: disease definitions and treatment advances [J]. Am J Hematol, 2016, 91 (1): 90-100. doi: 10. 1002/ajh. 24392。

预后

本病呈进展性，并且不可治愈，但随着治疗方法的改进，中位生存时间近期已提高到>5 年。诊断时不良预后指标包括血白蛋白水平减低和 β_2 微球蛋白水平升高。起病初伴有肾衰竭的患者预后很差，除非治疗（主要发生于当前的治疗方式中）后肾功能得到改善。某些细胞遗传学的异常，增加不良预后的风险。

因为多发性骨髓瘤最终是致命性的，患者可能从包含医生、家属和朋友的终末期治疗的讨论中获益。讨论的要点可能包括预立遗嘱、胃管的使用和疼痛的缓解。

治疗

- 有症状的患者进行化疗
- 沙利度胺、来那度胺、或泊马度胺和/或硼替佐米或卡非佐米，联合糖皮质激素和/或常规化学治疗
- 单克隆抗体，包括埃罗妥珠单抗和达雷木单抗
- 如果可能，给予糖皮质激素、沙利度胺或来那度胺维持治疗
- 可能进行自体干细胞移植
- 可对全身治疗无效的特定症状区域给予放射治疗
- 并发症的治疗（贫血、高钙血症、肾功能不全、感染、骨缺损）

过去的十年中，骨髓瘤的治疗有了很大的改进，长期的生存已成为合理的治疗目标[1-3]。治疗包括有症状的患者或伴骨髓瘤相关的器官功能不全（贫血，肾功能不全，高钙血症或骨骼疾病）的患者针对恶性细胞进行治疗。无症状的患者可能无法从治疗中获益，通常在出现症状或发生并发症时给予治疗。存在溶骨性损害或骨丢失（骨质减少或骨质疏松）的患者应该每月给予注射唑来膦酸或帕米膦酸进行治疗，以降低发生骨骼并发症的风险。

[1] Rajkumar SV, Kumar S. Multiple myeloma: diagnosis and treatment [J]. Mayo Clinic Proc, 2016, 91 (1): 101-119. doi: 10. 1016/j. mayocp. 2015. 11. 007.
[2] Rajkumar V. Myeloma today: disease definitions and treatment advances [J]. Am J Hematol, 2016, 91 (1): 90-100. doi: 10. 1002/ajh. 24392.
[3] Berenson J, Spektor T, Wang J. Advances in the management of multiple myeloma. 2016.

恶性细胞的治疗　　直到最近，常规化疗仅由口服美法仑和泼尼松组成，每 4~6 周给药一次为一疗程，并且每月评估疗效。近来的研究表明加用硼替佐米或沙利度胺能显著改善预后。其他的化疗药物，包括环磷酰胺、苯达莫司汀、阿霉素以及新的脂质体类似物聚乙二醇阿霉素联合免疫调节剂（沙利度胺、来那度胺或新的类似物泊马度胺）或蛋白酶体抑制剂（硼替佐米或新药卡非佐米）很有效。许多其他患者给予硼替佐米、糖皮质激素以及沙利度胺（或来那度胺），化疗或两者联合治疗是很有效的。

化疗有效（表 152-4，第 1076 页）的指征有骨痛和疲乏的缓解，血或尿 M 蛋白的下降、血清游离轻链的水平下降、红细胞的增加、伴肾衰竭患者的肾功能改善。

表 152-4　癌症治疗的效果

术语	定义
治愈	疾病的症状、体征长久消失。治愈的患者体内还可能有活的肿瘤细胞，最终导致复发
完全缓解（CR）	疾病的临床征象消失
部分缓解（PR）	肿块缩小 50%以上，病情明显缓解，生存期延长，肿瘤不可避免会进展
疾病稳定（SD）	疾病既没有好转，也没有进展
无病生存期（DFS）	肿瘤消失到复发的时间
无进展生存期（PFS）	治疗开始到疾病进展的时间

伴有心、肺、肝肾功能正常的患者，尤其是疾病处于稳定状态或几个疗程的初始治疗有效的患者，可考虑进行自体外周血干细胞移植。然而，最近的研究表明，新的治疗方案是非常有效的，并且可使移植不再作为经常需要的治疗方法。在一些患者中，非清髓性异基因造血干细胞移植（如

小剂量环磷酰胺和氟达拉滨）或低剂量放疗可获得5~10年的无瘤生存。然而，清髓性或非清髓性异基因干细胞移植仍处于试验阶段，因为存在高发病率和高死亡率的移植物抗宿主病。

复发或难治性骨髓瘤患者，可以联合硼替佐米或卡非佐米和沙利度胺、来那度胺或泊马度胺，也可以应用化疗或糖皮质激素。这些药物通常与患者未使用过的其他有效药物联合应用，但处于长期缓解的患者可能对相同的治疗方案有效，并再次取得缓解。对给定联合药物治疗失败的患者可能在同等情况下由其他药物（如蛋白酶体抑制剂，免疫调节剂，化疗药物）取代的治疗有效。随着疾病进展，单克隆抗体可能有效，包括达雷木单抗和埃罗妥珠单抗，与来那度胺和地塞米松联合使用，以及新的口服的蛋白酶体抑制剂伊沙佐米。

维持治疗可以试用非化疗药物，包括α-干扰素，它可以延长缓解期但不能改善生存期，并且与明显的不良反应有关。对糖皮质激素为基础的方案有效的患者，维持治疗时单用糖皮质激素是有效的。沙利度胺作为维持治疗也可能是有效的，最近的研究表明单用来那度胺或联合糖皮质激素进行维持治疗也是有效的。然而，接受来那度胺长期治疗的患者，特别是进行自体干细胞移植后，需要关注继发性恶性肿瘤。

并发症的治疗 除了针对恶性细胞的直接治疗外，还必须针对并发症进行治疗，包括贫血、高钙血症、肾功能不全、感染和骨骼损害。

在化疗未能完全纠正贫血的患者中，贫血可给予重组促红细胞生成素（4万单位，皮下注射，每周一次）治疗。如果贫血引起心血管或明显的全身症状，可输注浓缩红细胞。如果出现高黏滞血症，是进行血浆置换的指征（参见第1046页）。患者通常有铁缺乏，并且需要静脉补铁治疗。贫血患者应该定期检测血清铁，运铁蛋白，并测定铁蛋白水平以监测铁储备。

高钙血症：可给予补液和水化后静脉注射双磷酸盐进行治疗，有时给予降钙素或泼尼松治疗。

高尿酸血症：可发生于高肿瘤负荷和潜在的代谢性疾病的患者中。然而，大多数患者不需要服用别嘌醇。伴高尿酸血症或高肿瘤负荷的患者，以及治疗后存在高风险的肿瘤溶解综合征的患者，是应用别嘌醇的指征。

肾脏损害：可给予充分水化进行缓解。伴长期、大量本周蛋白（每日≥10~30g）的患者，如果保持每日尿量>2000ml，可能有良好的肾功能。伴本周蛋白尿的患者，脱水治疗联合高渗液静脉输注可诱发急性少尿性肾衰竭。某些患者，血浆置换可能是有效的。

感染：更容易发生在化疗引起中性粒细胞减少的患者中。此外，接受新型抗骨髓瘤药物治疗，特别是硼替佐米或卡非佐米的患者，更容易发生带状疱疹病毒感染。存在细菌感染证据的患者可给予抗生素治疗；但不常规推荐预防性应用抗生素。接受硼替佐米或卡非佐米治疗的患者可预防性应用抗病毒药物（如更昔洛韦、阿昔洛韦、伐昔洛韦）。预防性静脉注射免疫球蛋白可降低感染风险，但通常用于反复感染的患者。肺炎球菌及流感疫苗可用于预防感染。然而，这些免疫功能低下的患者，不建议使用的病毒活疫苗。

骨骼病变：需要多种支持治疗。经常活动、补充钙和维生素D可帮助维持骨密度。诊断时，应测定维生素D的水平，定期监测并相应调整维生素D的剂量。镇痛剂和姑息剂量的放疗（18~24Gy）可缓解骨痛。然而，放疗可引起明显的毒性，因为它可以抑制骨髓功能，降低患者对全身化疗细胞毒性药物的耐受性。大部分患者，尤其是那些伴溶骨性损害或全身性骨质疏松或骨质减少的患者，应每月接受静脉注射双膦酸盐（帕米膦酸或唑来膦酸）治疗。双膦酸盐可降低骨骼并发症，减轻骨痛，并可能具有抗肿瘤效应。

> **关键点**
>
> - 恶性浆细胞产生单克隆免疫球蛋白，侵犯并破坏骨组织
> - 迅速进展的浆细胞瘤和过度分泌细胞因子导致多发的、弥漫的、溶骨性的病变（通常在骨盆、脊柱、肋骨、颅骨）和弥漫性骨质疏松症；常见疼痛、骨折和高钙血症
> - 常见肾衰竭和贫血
> - 大约10%的患者有淀粉样变，主要见于λ轻链产生过多的患者。
> - 血、尿蛋白电泳后进行免疫固定电泳；免疫球蛋白定量分析；血清游离轻链的检测
> - 有症状的患者和那些伴器官功能不全的患者应给予药物治疗，对于某些患者，可行自体干细胞移植

153. 脾脏疾病

从结构和功能上看，脾脏很像是两个器官。白髓，由外周的淋巴鞘和生发中心组成，作为一个免疫器官起作用。红髓，由巨噬细胞和黏附于血管腔（脾索和窦状隙）的粒细胞组成，作为一个吞噬细胞器官起作用。

白髓 是B细胞和T细胞产生和成熟的场所。脾脏B细胞产生保护性体液免疫的抗体；某些自身免疫性疾病[如自身免疫性血小板减少性紫癜(ITP)，库姆斯试验阳性的自身免疫性溶血性贫血]，可能会合成一些循环血液成分的异常自身抗体。

红髓 可以清除抗体包被的细菌、衰老或有缺陷的红细胞以及被抗体包被的血液细胞(可能发生于免疫性血细胞减少，如ITP、库姆斯试验阳性的溶血性贫血和某些中性粒细胞减少)。红髓也是血液成分，特别是白细胞和血小板的贮存场所。在红细胞选择和成熟的过程中，脾脏可以去除包含体，如海因茨小体(不溶性球蛋白沉淀物)、豪-焦小体(核碎片)以及整个细胞核；因此，在脾脏切除后或功能性脾功能减退状态下，外周血常可见到有包含体的红细胞。胎儿期，造血常发生于脾脏的红髓。如果骨髓受损(如纤维化或肿瘤)，使造血干细胞进入血液循环并驻留于成人脾脏，可能发生造血作用(参见第1025页骨髓增生异常综合征1040页原发性骨髓纤维化)。

脾肿大

脾大几乎都继发于其他疾病。病因很多，有很多可能的分类方法(表153-1)。在温带，最常见的病因是：
- 骨髓增生性疾病
- 淋巴细胞增殖性疾病
- 累积性疾病(如戈谢病)
- 结缔组织疾病

在热带，最常见病因是：
- 感染性疾病(如疟疾、黑热病)

如果脾脏重度肿大(脾脏明显超过肋下8cm)，病因通常是慢性淋巴细胞白血病、非霍奇金淋巴瘤、慢性髓系白血病、真性红细胞增多症、伴髓样化生的骨髓纤维化或毛细胞白血病。

脾脏肿大可导致血细胞减少，称为脾功能亢进。

评估

病史 大多数临床表现由原发病引起的。然而，脾脏肿大本身可能因肿大的脾脏压迫胃引起餐后腹胀感。可能出现全腹痛或左上1/4腹部疼痛。严重的腹痛提示脾脏梗死。反复的感染、贫血症状或出血表现提示血细胞减少，和脾功能亢进可能。

体格检查 可在肋下触及的脾脏肿大，行超声检查证实脾脏肿大的敏感性为60%~70%，而叩诊可发现的肿大，其敏感性为60%~80%。大约3%的偏瘦体型的正常人，可以触及脾脏。左上1/4腹部的肿块也可能提示其他问题而不是肿大的脾脏。

其他有用的体征包括：脾脏摩擦音，提示脾梗死；上腹部或脾脏杂音，提示瘀血性脾大。全身淋巴结肿大可能提示淋巴增殖性疾病、感染或自身免疫性疾病。

辅助检查 因为检查是模棱两可的，如果需要证实脾脏肿大，应选择超声检查，因为它准确并且费用较低。CT和MRI可能提供更多的器官一致性情况。MRI在诊断门静脉和脾静脉血栓特别有用。放射性核素扫描是很准确，并且可以确定副脾，但价格太昂贵而且操作繁琐。

有临床提示价值的病因应当用适当的检查予以证实。如果未提示病因，应优先排除潜在的感染，因为感染的早期治疗可以影响感染的结局，而其他引起脾大的病因早期治疗未必能影响结局。感染高发部位或已表现出病症的患者，应给予全面的检查。应考虑行全血细胞计数、血培养、骨髓检查和培养。如果患者没有病症，除了脾大没有出其他的症状，也没有感染的危险因素，虽然检查的范围还存在争议，但大致包括全血细胞计数、外周血涂片、肝功能检查和腹部CT。如果怀疑淋巴瘤，可行外周血流式细胞检查和免疫化学检查，以外周血轻链检测和/或骨髓检查。

外周血检查结果可以提示原发性疾病[如慢性淋巴细胞白血病中的小淋巴细胞增多，颗粒性T淋巴细胞(TGL)增生或TGL白血病中大颗粒淋巴细胞增多；毛细胞白血病中的不典型淋巴细胞；其他白血病的白细胞增多和不成熟白细胞]。过多的嗜碱性粒细胞、嗜酸性粒细胞、有核或泪滴形红细胞提示骨髓增殖性疾病。血细胞减少提示脾功能亢进。球形红细胞增多提示脾功能亢进或遗传性球形红细胞增多症。在瘀血性脾大伴硬化的情况下，肝功能检查结果是弥漫性异常；单独的血清碱性磷酸酶增高提示肝脏浸润，比如骨髓增殖性疾病、淋巴增殖性疾病以及粟粒性结核。

即使无症状的患者，一些其他的检查也可能是用的。血浆蛋白电泳发现单克隆丙种球蛋白或免疫球蛋白减少提示淋巴增殖性疾病或淀粉样变性；弥漫性高丙种球蛋白血症提示慢性感染(如疟疾、黑热病、布氏杆菌病、结核)或瘀血性脾大伴硬化、类肉瘤病或结缔组织疾病。血清尿酸增高提示骨髓增殖性疾病或淋巴增殖性疾病。白细胞碱性磷酸酶的增高提示骨髓增殖性疾病，降低提示慢性髓系白血病。

如果检查除了脾大没有发现其他的异常，患者应当每隔6~12个月进行复查，或出现新的症状后再进行检查。

治疗
- 原发病的治疗

根据潜在疾病进行治疗。脾大本身不需要治疗，除非出现严重的脾功能亢进。脾脏可触及或脾脏很大的患者，应避免剧烈运动，以减少脾脏破裂的风险。

脾功能亢进

脾功能亢进导致的血细胞减少由脾大引起。

脾功能亢进是一种继发性过程，几乎由各种原因造成的脾大所引起(表153-1)。脾脏肿大增加了脾脏的机械性过滤和红细胞的破坏，常包括白细胞和血小板。循环中这些细胞数量的减少，可出现骨髓代偿性增生。

表153-1　脾大的常见原因*

类型	例如
充血	肝硬化
	门静脉或脾静脉的压迫或血栓
	某些门静脉血管畸形
感染和炎性的	急性感染(如感染性单核细胞增多症、传染性肝炎、亚急性心内膜炎、鹦鹉热)

续表

类型	例如
感染和炎性的	慢性感染（如粟粒性结核、疟疾、布氏杆菌病、黑热病、梅毒）
	结节病
	继发性淀粉样变性
	结缔组织病（如 SLE、费尔蒂综合征）
骨髓增殖性疾病和淋巴增殖性疾病	骨髓纤维化伴髓样化生
	淋巴瘤，特别是毛细胞白血病
	白血病，特别是慢性淋巴细胞白血病，大颗粒性淋巴细胞白血病和慢性髓系白血病
	真性红细胞增多症
	原发性血小板增多症
慢性溶血性贫血†	红细胞形态异常（如遗传性球形红细胞增多症，遗传性椭圆性红细胞增多症）
	血红蛋白病，包括珠蛋白生成障碍性贫血、镰状细胞血红蛋白病变异型（如血红蛋白 S-C 病）和先天性海因小体（Heinz body）溶血性贫血
	红细胞酶病（如丙酮酸激酶缺乏）
累积性疾病	脂类（如戈谢病，尼曼-皮克病，Hand-Schüller-Christian 和 Wolman 病）
	非脂类［如莱特勒-西韦病（Letterer-Siwe disease）］
结构性的	脾脏囊肿，通常由以前脾内血肿消散形成

* 按临床发生率的顺序。
† 通常为先天性。
Adapted from Williams WJ. Hematology. New York: McGraw-Hill, 1976.

症状及体征

脾大是一种标志，脾脏大小与血细胞减少的程度有关。其他的临床表现通常由原发疾病引起。

诊断

- 体格检查，有时行超声检查
- 全血细胞计数

脾大和贫血或血细胞减少的患者应怀疑脾功能亢进。评估与脾大的评估类似。

除非同时存在加重病情的机制，贫血和血小板减少一般是中等程度和无症状的（如血小板计数 50 000~100 000/μl，白细胞计数 2 500~4 000/μl，并且白细胞分类计数是正常的）。红细胞形态一般是正常的，偶尔有球形红细胞。常见网织红细胞增多。

治疗

- 可能需要脾切除（脾切除术或放射）
- 脾脏切除的患者接受疫苗接种

针对原发病进行治疗。然而，如果脾功能亢进是该病唯一严重的表现（如戈谢病），可能需要外科手术切除脾脏或放射治疗。脾功能亢进的脾切除术或放射治疗的指征详见以下（表 153-2）。因为脾脏可以保护机体免受荚膜菌引起的严重感染，只要可能，应避免脾脏切除，接受脾脏切除的患者需要预防性进行疫苗接种，防止 Streptococcus pneumoniae, Neisseria meningitidis 和 Haemophilus influenzae 的感染。脾脏切除后，患者特别容易发生严重的脓毒血症，常每日给予预防性抗生素治疗，如青霉素或红霉素。伴发热的患者应接受经验性抗生素治疗。

表 153-2 脾功能亢进时脾切除或放疗的指征

指征
脾脏肿大的溶血综合征从本质上可进一步缩短异常红细胞的寿命
遗传性球形红细胞增多
珠蛋白再生障碍性贫血
与巨脾相关的严重的全血细胞减少
毛细胞白血病
脂质沉积病*
累及脾脏的血管损伤
反复的梗死
与脾静脉大量回流相关的食管静脉曲张破裂出血
腹部脏器的机械性压迫
胃部早饱
左肾肾盏梗阻
过度出血
脾功能亢进性血小板减少

* 脾脏可能增大到正常的 30 倍。

154. 血小板减少和血小板功能不全

血小板疾病概述

血小板是凝血系统中发挥作用的细胞碎片。血小板生成素通过刺激骨髓巨核细胞的产生来控制循环的血小板，反过来影响血小板从胞质的脱落。血小板生成素在肝脏以恒定的速率产生，并且循环水平由循环血小板清除的程度决定，也可能由骨髓巨核细胞所决定。血小板在外周血中可存活 7~10 日。大约 1/3 的血小板总短暂性的滞留于脾脏。血小板数的正常范围为 14 万~44 万/μl。然而，血小板计数因月经周期的影响而发生轻度改变，近期妊娠可出现血小板减少（妊娠期血小板减少症），炎性因子刺激可出现血小板升高（继发性，或反应性血小板增多）。血小板的破坏最终由凋亡引起，一个不依赖于脾脏的过程。

血小板疾病包括：
- 血小板异常增高（血小板增多症和反应性血小板增多）
- 血小板减少（血小板减少症）
- 血小板功能异常

任何一种情况，即使是血小板增多的情况，都可能导致凝血块形成障碍和出血。

出血风险与血小板计数和血小板功能成反比例关系（表154-1）。当血小板功能降低时（如尿毒症或应用阿司匹林所引起），出血的风险是增加的。

表154-1　血小板计数与出血风险

血小板计数	出血风险*
≥50 000/μl	最小限度的
20 000~50 000/μl	外伤后轻微出血
<20 000/μl	自发性出血
<5 000/μl	严重的、可能危及生命的自发性出血

* 在血小板计数范围内，血小板的功能降低（如由于尿毒症或使用阿司匹林）增加出血的风险。

病因

血小板增多症和血小板增多　原发性血小板增多症是一种骨髓增殖性疾病，涉及造血干细胞的异常克隆而引起的血小板产生过多。血小板计数明显升高通常与血栓形成有关，但有些患者极端血小板增多（即>100万/μl）因为高分子量VWF多聚体的损失而有出血。

反应性血小板增多　是由其他疾病引起的血小板产生过多。原因有很多，包括急性感染、慢性疾病（如风湿性关节炎、炎症性肠病、结核病及结节病）、缺铁以及某些癌症。反应性血小板增多不一定与血栓形成风险增加有关。

血小板减少症　血小板减少的原因，根据机制（表154-2）分血小板产生不足，伴血小板寿命正常的脾脏滞留增加，血小板破坏或利用增加（免疫性及非免疫性因素），血小板稀释，或这些因素的联合作用。

脾大常提示血小板滞留增加。

许多药物可引起血小板减少症（参见第1056页），主要是由于诱发了免疫性破坏。

总的来说，血小板减少的最常见原因包括：
- 妊娠期血小板减少
- 药物引起的血小板减少由免疫介导的血小板破坏引起（常见，肝素钠、甲氧苄啶/磺胺甲噁唑，罕见奎宁）
- 药物引起的血小板减少由剂量相关的骨髓抑制引起（如化疗药物、乙醇）
- 血小板减少伴全身性感染
- 免疫性血小板减少（ITP，以前称免疫性血小板减少性紫癜）

血小板功能不全　血小板功能不全可能起源于血小板内在缺陷或影响血小板正常功能的外源性因素。功能异常可能是先天性或获得性的。血小板功能异常的先天性疾病包括血管性血友病和遗传性内源性血小板疾病，其中血管性血友病是最常见的遗传性出血性疾病，而遗传性内源性血小板疾病相对少见。获得性血小板功能的疾病通常由其他疾病（如肾衰竭），也可由阿司匹林和其他药物引起。

表154-2　血小板减少症的分类

病因	疾病
骨髓巨核细胞减少或缺乏	再生障碍性贫血
	白血病
	骨髓抑制性药物（如羟基脲，α_{2b}干扰素，化疗药物）
	阵发性睡眠性血红蛋白尿症（部分患者）
骨髓巨核细胞存在但血小板生成减少	乙醇诱发的血小板减少
	应用硼替佐米
	HIV相关的血小板减少
	骨髓增生异常综合征（部分）
	维生素B_{12}或叶酸（叶酸）缺乏
脾大时血小板阻留	瘀血性脾大伴硬化
	戈谢病
	骨髓纤维化伴髓样化生
	结节病
免疫性血小板破坏	抗磷脂抗体综合征
	结缔组织病
	药物诱发的血小板减少
	HIV相关的血小板减少
	免疫性血小板减少
	淋巴细胞增殖性疾病
	新生儿同种免疫性血小板减少
	输血后紫癜
	结节病
非免疫性血小板破坏	某些全身性感染（如肝炎、EB病毒、巨细胞病毒、登革病毒感染）
	弥散性血管内凝血
	妊娠（妊娠性血小板减少）
	败血症
	急性呼吸窘迫综合征伴血小板减少
	血栓性血小板减少性紫癜-溶血性尿毒症综合征
稀释	大量红细胞替代或置换（大多数红细胞输注使用存储的红细胞，它不包含许多可利用的血小板）

症状及体征

血小板疾病引起典型的出血类型：
- 多发性皮下瘀斑（最常见于下肢）
- 受轻微外伤的部位出现散在性小的瘀斑
- 黏膜出血（口咽，鼻，胃肠道，泌尿生殖道）
- 手术后大量出血

严重的胃肠道出血和中枢神经系统的出血可危及生命。然而，血小板减少很少出现组织内出血（如深部内脏血肿或关节积血）。组织内出血（通常在创伤后延迟一天）提示凝血性疾病（如血友病）。

诊断

- 临床出现瘀点和黏膜出血
- 全血细胞计数和血小板计数、凝血功能检查和外周血涂片
- 有时行骨髓穿刺检查
- 有时行 von Willebrand 抗原和因子活性检测

伴瘀点和黏膜出血的患者需怀疑血小板疾病。可进行全血细胞计数和血小板计数，凝血功能检查和外周血涂片。根据血小板计数可诊断血小板增多和血小板减少；凝血检查是正常的，除非同时有凝血性疾病。全血细胞计数，血小板计数，INR 和 PTT 正常的患者，应怀疑血小板功能异常。

> **经验与提示**
>
> - 伴有瘀斑和/或出血，但血小板计数和凝血结果正常的患者，应怀疑血小板或血管壁功能异常

血小板减少症 血小板减少的患者，外周血涂片检查是很重要的，因为自动血小板计数有时显示假性血小板减少，这是由于某些采血管中存在的 EDTA 试剂引起的血小板聚集所致。此外，还可以看到破碎细胞，提示血栓性血小板减少性紫癜（TTP）、溶血-尿毒综合征（HUS）或弥散性血管内凝血（DIC，表154-3）。如果血涂片上见到血小板减少以外的异常，如有核红细胞，异常或幼稚粒细胞，需进一步进行骨髓穿刺。骨髓穿刺可提供巨核细胞的数量和形态，是引起骨髓衰竭的许多疾病的诊断性检查。然而，巨核细胞数量和形态正常并不一定提示血小板产生的正常。比如，免疫性血小板减少性紫癜的患者，尽管巨核细胞数量增加和形态正常，但血小板产生可能是减少的。如果骨髓穿刺检查正常但脾脏肿大，则脾脏阻滞血小板可能是血小板减少的原因。如果骨髓正常，脾脏不大，血小板破坏增多可能是其原因。抗血小板抗体的检查临床意义不大。HIV 感染的高危患者，应进行 HIV 检查。伴 ITP 典型特征的患者，很少需要进行骨髓检查。

可疑的血小板功能异常 血小板功能异常的患者，如果症状只出现在患者开始服用某种可能引起血小板减少的药物以后，需考虑药物因素（氯吡格雷、替卡格雷）。药物引起的血小板功能异常可能是严重的，但很少需要特殊的检查。如果存在长期易瘀伤史；拔牙、手术、分娩或包皮环切后出血；或月经过多的患者，应怀疑先天性因素。在怀疑先天性因素的病因中，常规进行血管性假血友病因子（von Willebrand factor, VWF）抗原和 VWF 因子活性的检测。一些患者进行血小板聚集试验可确定血小板对各种血小板激动剂反应的缺陷[腺苷二磷酸（ADP），胶原，凝血酶]，因此可明确血小板缺陷的类型。全身性疾病引起的血小板功能异常往往是轻微的，临床意义不大。在这些患者中，临床关注的是引起血小板减少的系统性疾病，血液学检查不是必需的。

表 154-3　血小板减少性疾病的外周血表现

结果	疾病
红细胞和白细胞正常	药物诱导的血小板减少症
	妊娠相关性血小板减少症
	HIV 相关性血小板减少症
	疫性血小板减少性紫癜
	输血后紫癜
红细胞碎片（裂细胞）	转移性肿瘤
	DIC
	先兆子痫伴 DIC
	血栓性血小板减少性紫癜-溶血性尿毒症综合征
白细胞异常	巨幼细胞性贫引起的分叶过多的多形粒细胞
	白血病引起的幼稚细胞或成熟淋巴细胞增多
	再生障碍性贫血引起的白细胞明显减少
常见巨血小板（接近红细胞大小）	巨血小板综合征（Bernard-Soulier syndrome）
	与肌球蛋白、重链-9、非肌肉基因（MYH9）相关的疾病
	其他先天性血小板减少症
红细胞异常，有核红细胞和幼稚粒细胞	骨髓发育不良
血小板凝结	假性血小板减少

DIC＝弥散性血管内凝血。

治疗

- 避免损害血小板功能的药物
- 极少需要血小板输注

血小板减少或血小板功能异常的患者，应避免进一步损害血小板功能的药物，尤其是阿司匹林和其他非甾体抗炎药（NSAID），不应服用。已服用此类药物的患者，应考虑其他替代性药物，如对乙酰氨基酚，或停用此类药物。

患者可能需要输注血小板，但只在一些特殊情况下进行。很少进行预防性输注血小板，因为反复输注会产生血小板同种抗体，降低其有效性。在血小板产生减少引起的血小板功能异常或血小板减少中，急性出血、严重血小板减少（如血小板数<10 000/μl），或因侵入性操作的需要，可给予血小板输注。血小板破坏过多引起的血小板减少，对致命性或中枢神经系出血的患者可进行血小板输注。

获得性血小板功能异常

获得性血小板功能异常比较常见,可能由阿司匹林、其他 NSAID 或全身性疾病引起。

获得性血小板功能异常非常常见。原因包括:
- 药物
- 全身性疾病
- 心肺动脉分流术

当仅有出血时间延长而排除其他可能的疾病,应考虑和诊断获得性血小板功能异常。没有必要进行血小板聚集试验。

药物 阿司匹林,其他 NSAID,血小板 P2Y12ADP 受体抑制剂(如氯吡格雷、普拉格雷、替卡格雷)和膜糖蛋白Ⅱb/Ⅲa 受体抑制剂(如阿昔单抗、依替巴肽、替罗非班)可能诱发血小板功能异常。有时,该效应是伴随发生的(如治疗疼痛和炎症的药物),有时治疗性的(如预防卒中或冠状动脉血栓的阿司匹林或 P2Y12 抑制剂)。

阿司匹林和 NSAID 可抑制环氧化酶介导的血栓素 A_2 的生成。该效应可持续 5~7 日。在健康人群中,阿司匹林可轻度增加出血风险,但在潜在血小板功能障碍或严重凝血障碍的患者中(如给予肝素钠治疗,或严重血友病的患者),可显著增加出血。氯吡格雷、普拉格雷和替卡格雷可以显著降低血小板的功能并增加出血风险。

许多其他药物也可引起血小板功能障碍[1]。

全身性疾病 许多疾病(如骨髓增殖性疾病和骨髓增生异常性疾病,尿毒症,巨球蛋白血症和多发性骨髓瘤,肝硬化、SLE)可以影响血小板的功能。

尿毒症出血时间延长的机制不清。如果临床上发现出血,进行有效的透析,输入冷沉淀物或给予去氨升压素,可减少出血。如果需要,通过输血或给予红细胞生成素提高血红蛋白浓度>10g/dl,也可减少出血。

心肺动脉分流术 进行心肺动脉分流术时,循环血液通过泵氧合器可能引起血小板功能异常,并延长出血。其机制可能是血小板表面纤维蛋白溶解的激活,导致 VWF 结合的位点血小板膜糖蛋白Ⅰb/Ⅸ的丢失。不管患者血小板计数,心肺动脉分流术后,出血过多的患者常进行血小板输注。在分流时,给予抑肽酶(一种蛋白酶抑制剂)可维持血小板功能,并减少输血需求。

[1] Scharf RE. Drugs that affect platelet function[J]. Semin Thromb Hemost, 2012, 38(8): 865-883. doi: 10.1055/s-0032-1328881. Epub 2012 Oct 30.

遗传性内源性血小板疾病

遗传性内源性血小板疾病非常罕见,有终身出血的倾向。血小板聚集试验可明确诊断。严重出血常需要输注血小板。

正常的凝血需要血小板的黏附和活化。

黏附(即血小板与暴露的血管内皮下胶原接触) 需要血管性血友病因子(VWF)和血小板表面糖蛋白Ⅰb/Ⅸ复合物。

活化 促进血小板的聚集和纤维蛋白原的结合,并需要血小板膜糖蛋白Ⅱb/Ⅲa 复合物。活化作用包括血小板贮存池释放腺苷二磷酸(ADP),通过环氧化酶途径促进花生四烯酸转化为血栓素 A_2。释放的 ADP 作用于其他血小板 P2Y12 受体,从而激活血小板并招募到损伤部位。除此之外,ADP(和血栓素 A_2)促进血小板膜糖蛋白Ⅱb/Ⅲa 复合体的改变,反过来增加纤维蛋白原结合,从而引发血小板聚集。

遗传性内源性血小板疾病可涉及任何一种底物和步骤的缺陷。伴终身出血性疾病,而血小板计数和凝血功能检查正常的患者,应考虑这些疾病。诊断通常需要根据血小板聚集试验的结果;然而,血小板聚集试验不是定量的,结果的解释不是结论性的(表 154-4)。血小板聚集试验评估血小板在加入各种活化剂(如胶原、肾上腺素、ADP、瑞斯托霉素)后凝结的能力。当血小板计数<10 万/μl 时,血小板聚集试验是不可靠的。

表 154-4 遗传性血小板功能性疾病血小板聚集试验的结果

疾病	胶原、肾上腺素、低剂量 ADP	高剂量 ADP	瑞斯托霉素
血小板活化性疾病	减弱	正常	正常
血小板功能不全(如糖蛋白Ⅱb/Ⅲa 受体缺失)	缺乏	缺乏	正常或减弱
血小板黏附性疾病(如巨血小板综合征,血管性血友病)	正常	正常	减弱

ADP=腺苷二磷酸。

血小板黏附性疾病 巨血小板综合征(Bernard-Soulier syndrome)是一种罕见的常染色体隐性遗传病。由于与内皮 VWF 结合的膜糖蛋白Ⅰb/Ⅸ的缺陷减弱了血小板黏附。出血可能较重。血小板非常大。与瑞斯托霉素反应不出现无聚集,但可与 ADP、胶原和肾上腺素正常聚集。

与功能异常有关的巨血小板也可见于 May-Hegglin 异常,一种伴白细胞异常的血小板减少性疾病,和白细胞异常色素减退综合征(Chédiak-Higashi syndrome)。

有严重出血时需输注血小板。

血管性血友病 是由于血管性血友病因子(VWF)的缺乏或缺陷引起,VWF 是血小板黏附所必需的。通常给予去氨加压素或含灭菌的中等纯度因子Ⅷ浓缩物或新的重组 VWF 产物进行 VWF 替代治疗。

活化性疾病 血小板活化放大作用性疾病是最常见的遗传性内源性血小板疾病并引起轻度的出血。可能是由于血小板致密颗粒(贮存池缺乏)中 ADP 的减少,或花生四烯酸不能生成血栓素 A_2,或对血栓素 A_2 的反应不足以引发血小板聚集所引起的。血小板聚集试验可显示暴露于胶原、肾上腺素和低浓度的 ADP 后血小板聚集能力减弱,而暴露于高浓度的 ADP 后血小板聚集正常。应用 NSAID 或阿司匹林可导致同样的类型,该效应能持续数日。因此,在近期服用该药物的患者中,不应进行血小板聚集试验。

血小板功能不全(Glanzmann 病)是一种罕见的常染色体隐性遗传病,由血小板膜糖蛋白Ⅱb/Ⅲa 复合物缺陷引起;血小板不能聚集。患者可能有严重的黏膜出血(如只有在鼻腔填塞或输注浓缩血小板后才能止住的鼻出血)。发现血小板暴露于肾上腺素、胶原、高浓度 ADP 后不能聚集,可确定诊断,但暴露于瑞斯托霉素可以短暂的聚集。控制严重的出血需要输注血小板。

免疫性血小板减少性紫癜

(特发性血小板减少性紫癜)

免疫性血小板减少性紫癜(ITP)是一种由血小板减少引起,与全身性疾病无关的出血性疾病。成年患者通常为慢性,而儿童常是急性和自限性。在没有其他原发疾病时,脾脏大小是正常的。诊断需要通过选择性试验排除其他疾病。治疗包括糖皮质激素,脾切除,免疫抑制剂和血小板生成素受体激动剂。对于致命的严重出血,可单独或联合使用血小板输注,静脉滴注糖皮质激素,静脉给予抗免疫球蛋白 G 或静脉注射免疫球蛋白。

ITP 通常由于针对结构性血小板抗原的自身抗体形成所致。儿童 ITP,自身抗体可能由病毒抗原所诱发。在成人中,诱发的原因不明,尽管在一些国家(如日本、意大利),ITP 与幽门螺杆菌感染有关,治疗感染可使 ITP 得到缓解。妊娠往往加重 ITP,并增加产妇发病的风险(参见第2094 页)。

症状及体征

症状和体征包括
- 瘀点
- 紫癜
- 黏膜出血

严重的消化道出血和血尿不常见。脾脏大小正常,但合并病毒感染或自身免疫性溶血性贫血(Evans 综合征)时是增大的。与其他血小板破坏增加的疾病一样,ITP 也与血栓形成风险的增加有关。

诊断
- 全血细胞计数和血小板计数,外周血涂片
- 很少需要骨髓穿刺
- 除外其他血小板减少性疾病

单独血小板减少(即除外全血细胞计数和外周血涂片均正常)的患者需考虑 ITP。因为 ITP 表现是非特异的,其他引起单纯性血小板减少的原因(如药物,乙醇,淋巴增殖性疾病,其他自身免疫性疾病,病毒感染)需要通过临床评估和适当的检查加以排除。患者通常需要进行凝血检查,肝功能检查,HIV 和丙型肝炎的检查。抗血小板抗体的检查对诊断和治疗的价值不大。

一般不需要进行骨髓检查加以诊断,但如果血常规或血涂片发现血小板减少以外的异常,或临床症状不典型,或患者对标准的治疗无效,需要进行骨髓检查。ITP 患者,骨髓检查发现其他正常的骨髓样本巨核细胞数量的正常或增加。

预后

儿童患者通常可自愈,即使是严重的血小板减少,也能在数周到数月内痊愈。

成人可出现自发缓解,但疾病发病 1 年后,不常见。然而,许多患者有轻度和稳定的病程(即血小板计数>30 000/μl)伴少量或无出血;这样的患者比以前想象的要常见,许多患者通过常规全血细胞计数检查并对血小板自动计数而发现。一些患者有严重的,伴症状的血小板减少,但威胁生命的出血和死亡少见。

治疗
- 口服糖皮质激素
- 静注免疫球蛋白(IVIG)
- 静注抗-D 免疫球蛋白
- 脾切除
- 血小板生成素受体激动剂
- 利妥昔单抗
- 其他免疫抑制剂
- 对于严重的出血,可静脉输注免疫球蛋白、静脉输注抗-D 免疫球蛋白,静注糖皮质激素和/或血小板输注

伴出血和血小板计数<30 000/μl 的成人患者,通常给予口服糖皮质激素(如泼尼松,1mg/kg,每日 1 次)。另外一种可能疗效欠佳的糖皮质激素治疗方案是地塞米松,40mg/d,口服,连用 4 日。大多数患者在 2~5 日内血小板数量可增加,但也有一些患者,需 2~4 周才出现对治疗的反应;然而,当出现反应后,糖皮质激素逐渐减量过程中,大部分成人患者可复发。重复给予糖皮质激素治疗可能是有效的,但会增加不良反应的风险。糖皮质激素通常不应连续使用超过最初几个月的时间;也可尝试其他药物以避免切除脾脏。

对于拔牙、分娩、手术或其他侵入性检查的患者,需要口服糖皮质激素或静脉注射免疫球蛋白或抗 D-免疫球蛋白以短暂升高血小板数量。

有 2/3 的糖皮质激素治疗后复发的患者,**脾脏切除**可获得完全缓解,但通常用于严重的血小板减少,出血,或两者均有的患者。脾切除可能不适合于轻度患者。如果药物治疗可以控制血小板减少,脾切除手术往往推迟 6~12 个月,以允许自发缓解机会的出现[1]。脾切除导致血栓形成和感染的风险增加(特别是含荚膜的细菌,如肺炎球菌);患者需要接种针对 *Streptococcus pneumoniae*, *Haemophilus influenzae* 和 *Neisseria meningitidis* 的疫苗(最好在手术前>2 周)。

二线用药方案:二线用药方案适合于
- 有望自发缓解而延迟脾脏切除的患者
- 不适合或拒接脾脏切除的患者
- 脾脏切除无效的患者

这样的患者血小板计数通常<10 000~20 000/μl(因此有较高的出血风险)。二线用药方案包括血小板生成素受体激动剂,利妥昔单抗和其他免疫抑制剂。血小板生成素

受体激动剂,如罗米司亭,1~10μg/kg,皮下注射,每周一次;艾曲波帕25~75mg口服,每日1次,反应率>85%。然而,血小板生成素受体激动剂需要持续应用以维持血小板数量>50 000/μl。利妥昔单抗(375mg/m², 静注,每周一次,连用4周),反应率为57%,但只有21%的成人患者5年后仍保持缓解状态[2]。

对其他药物治疗无效,并有严重的,有症状的血小板减少的患者,可用更强效的免疫抑制剂,如环孢素和硫唑嘌呤。

致死性出血的ITP:伴ITP和致死性出血的儿童和成人患者,静脉用免疫球蛋白,1g/kg,每日1次,应用1~2日,或在Rh阳性患者中单用抗D-免疫球蛋白75μg/kg,可快速抑制单核巨噬细胞。静注抗-D免疫球蛋白仅对没有脾切除和有严重的并发症如严重的溶血和DIC的患者有效。该治疗通常可在2~4日内增加血小板数量,但仅维持2~4周。大剂量甲泼尼松(1g静脉注射,每日1次,持续3日)与静注免疫球蛋白或静注抗D免疫球蛋白相比费用较低,并且容易给予,但可能效果欠佳。对于ITP和致命性出血的患者,也可以输注血小板。不需要预防性输注血小板。长春新碱(1.4mg/kg;最大剂量为2mg)在紧急情况下也可使用。

儿童ITP的治疗:儿童患者通常给予支持治疗,因为大多患儿可自发恢复。即使血小板减少长达数月或数年,大多儿童可自行缓解。如果出现黏膜出血,可给予糖皮质激素或静注免疫球蛋白。应用糖皮质激素和静注免疫球蛋白仍存在争议,因为血小板数量的增加可能不会改善临床结局。儿童很少进行脾脏切除。然而,如果严重的血小板减少并伴随症状>6个月,可考虑血小板生成素受体激动剂(罗米司亭、艾曲波帕)和脾脏切除。

[1] Neunert C, Lim W, Crowther M, et al. The American Society of Hematology 2011 evidence-based practice guideline for immune thrombocytopenia [J]. Blood, 2011, 117: 4190-4207.

[2] Patel VL, Mahevas M, Lee SY, et al. Outcomes 5 years after response to rituximab therapy in children and adults with immune thrombocytopenia [J]. Blood, 2012, 119: 5989-5995.

> **关键点**
> - 免疫系统破坏循环中的血小板,同时攻击骨髓巨核细胞,从而减少血小板生成
> - 需要排除其他引起单纯性血小板减少的原因(如药物、乙醇、淋巴组织增殖性疾病、其他自身免疫性疾病、病毒感染)
> - 儿童通常可以自发缓解;而成人自发缓解可能发生在第一年,但一年以后不常见
> - 糖皮质激素(有时静注免疫球蛋白或抗D免疫球蛋白)是出血或严重血小板减少的一线治疗方案
> - 脾切除术往往是有效的,但常用于药物治疗无效或疾病持续12个月的患者
> - 血小板输注仅用于危及生命的出血

脾脏阻留引起的血小板减少

许多引起脾大的疾病,可出现脾脏对血小板阻留作用的增加。虽然在晚期肝硬化患者中,相较于脾脏滞留,血小板减少主要由肝脏产生的促血小板生成素减少(随后血小板产生减少)引起[1]。

血小板计数通常>30 000/μl,除非该疾病引起脾脏肿大又损害血小板的产生(如伴髓外化生的骨髓纤维化)。

滞留的血小板在应激时从脾脏中释放出来。因此,由脾脏阻留导致的血小板减少很少引起出血。

肝功能正常的患者,脾脏切除可以纠正血小板减少;除非同时伴有骨髓衰竭的严重血小板减少时,才可行脾脏切除。

[1] Peck-Radosavljevic M, Wichlas M, Zacher J, et al. Thrombopoietin induces rapid resolution of thrombocytopenia after orthotopic liver transplantation through increased platelet production [J]. Blood, 2009, 95: 795-801.

血小板减少症:其他原因

血小板破坏过多的原因包括免疫因素(病毒感染、药物、结缔组织病或淋巴细胞增殖性疾病、输血)或非免疫因素(脓毒血症,急性呼吸窘迫综合征)。临床表现为瘀斑,紫癜和黏膜出血。根据病因进行实验室检查。病史可能是诊断的唯一提示。治疗需纠正原发疾病。

急性呼吸窘迫综合征 急性呼吸窘迫综合征的患者可能出现非免疫性血小板减少,可能继发于血小板沉积于肺部毛细血管床。

输血 输血后紫癜引起免疫性血小板破坏与免疫性血小板减少性紫癜难以区分,除非最近7~10日内有输血史。患者通常为女性,缺乏大多数人都有的血小板抗原(PLA-1)。输注PLA-1-阳性的血小板可激发抗-PLA-1抗体的产生,它(机制不明)可与PLA-1-阴性患者的血小板起反应。所发生的严重的血小板减少,需要持续2~6周才缓解。静脉注射免疫球蛋白(IVIG)治疗通常是有效的。

结缔组织病和淋巴细胞增殖性疾病 结缔组织病(如系统性红斑狼疮)或淋巴细胞增殖性疾病(如淋巴瘤,大颗粒淋巴细胞增多症)可引起免疫性血小板减少。给予糖皮质激素和如ITP一般治疗是有效的;治疗原发病并不总能延长缓解时间。

药物诱发的免疫性破坏 偶尔导致血小板减少的常用药物包括:
- 肝素
- 奎宁
- 甲氧苄啶/磺胺类药剂
- 糖蛋白Ⅱb/Ⅲa抑制剂(如阿昔单抗、依替巴肽、替罗非班)
- 氢氯噻嗪
- 卡马西平
- 对乙酰氨基酚
- 氯磺丙脲

- 雷尼替丁
- 利福平
- 万古霉素

药物诱导的血小板减少主要发生在药物结合于血小板表面形成一种新的"外来"抗原，引起免疫反应。除有服药史外，该病与ITP难以区分。停用药物后，血小板计数在1～2日内开始上升，7日内恢复正常。

肝素诱导的血小板减少（HIT） 肝素诱导的血小板减少发生在1%接受普通肝素治疗的患者中。即使应用低剂量的肝素也可发生HIT（如保持静脉或动脉通畅的用药剂量）。机制通常是免疫性的。很少发生出血，但更常见的是血小板过度凝集，引起血管阻塞，导致动脉和静脉血栓，可能危及生命（如肢体动脉血栓性闭塞，脑卒中，急性心肌梗死）。

任何血小板减少和新的血栓形成或血小板下降超过50%的患者，应停用肝素。应立即停用所有肝素制剂，检测与血小板因子4结合的肝素抗体。非肝素抗凝剂（如阿加曲班，比伐卢定，磺达肝癸钠）抗凝是有必要的，至少要到血小板数的恢复。

低分子量肝素（LMWH）比普通肝素免疫原性较低，但不能用于HIT抗凝的患者，因为HIT抗体与LMWH有交叉反应。HIT的患者，华法林不能替代肝素，如果需要长期抗凝，只有在血小板计数恢复后，才开始使用。

感染 HIV感染：可引起免疫性血小板减少，除HIV阳性外，与ITP难以鉴别。当给予糖皮质激素时，可能增加血小板数。然而，糖皮质激素仅在血小板数降至<20 000/μl时使用，因为这些药物可能进一步抑制免疫功能。给予抗病毒治疗后，血小板计数通常也可增加。

丙型肝炎：感染通常与血小板减少有关。活动性感染可引起血小板减少，与血小板<10 000/μl的ITP难以区分。轻度的血小板减少（血小板计数为40 000～70 000/μl）可能是由于肝功能损害，降低了血小板生成素的产生所引起的，血小板生成素是调节巨核细胞生长和血小板生成的造血生长因子。丙型肝炎诱导的血小板减少与ITP治疗的反应相同。

其他感染：如全身性病毒感染（如EB病毒，巨细胞病毒），立克次体感染（如落基山斑疹热）和细菌性败血症，常与血小板减少有关。

妊娠 血小板减少通常是无症状的，发生于大约5%的怀孕晚期妇女中（妊娠性血小板减少症）；通常较轻微（血小板计数<70 000/μl罕见），不需要治疗，在分娩后可恢复。然而，有先兆子痫和HELLP综合征（溶血，肝功能异常和血小板减少）的妊娠期妇女可能有严重的血小板减少；这些妇女通常需要立刻分娩，如果血小板计数<20 000/μl（如果剖宫产分娩，血小板<50 000/μl）需考虑输注血小板。

败血症 败血症常引起非免疫性血小板减少，与感染的严重程度相当。血小板减少有很多原因：弥散性血管内凝血，血小板相关的免疫复合物形成，补体的激活，受损内皮表面血小板的沉积，血小板表面糖蛋白的损害导致肝脏中的Ashwell-Morell受体清除血小板增多以及血小板的凋亡。

血栓性血小板减少性紫癜和溶血-尿毒症综合征

血栓性血小板减少性紫癜（TTP）和溶血-尿毒症综合征（HUS）是一种急性暴发性疾病，以血小板减少和微血管病性溶血性贫血为主要特征。其他表现可能包括意识改变和肾衰竭。诊断需要明确特征性的实验室检查异常，包括库姆斯试验阴性的溶血性贫血。成人给予血浆置换和糖皮质激素治疗，儿童给予支持治疗（有时包括透析治疗）；很少需要依库珠单抗治疗。

病理生理

TTP和HUS涉及非免疫性血小板的破坏。松散的血小板或纤维蛋白沉积于众多的小血管内，损伤流过的血小板和红细胞，引起明显的血小板减少和贫血。许多小血栓也消耗血小板。多脏器形成的血小板-血管性血友病因子（VWF）血栓（不伴与血管炎特点相似的血管壁粒细胞浸润）主要局限于小动脉毛细血管交接处，称为血栓性微血管病。特别容易累及大脑，心脏和肾脏。

TTP和HUS的区别主要是肾衰竭相对程度的差异。在成人中，通常称为TTP，较少累及肾脏。在儿童中，该病称为HUS，通常有肾脏累及。

病因

儿童 大多数患者发生于急性出血性肠炎之后，由产生志贺毒素的细菌引起（如 *Escherichia coli* O157:H7和 *Shigella dysenteriae* 菌株，参见第1365页）。

成人 许多患者是特发性的。已知的原因与联系包括：
- 免疫抑制剂（如环孢霉素）和肿瘤化疗药（如丝裂霉素C）
- 妊娠（与重度子痫前期和子痫难以区分）

由 *Escherichia coli* O157:H7或 *E. coli* O104:H4引起出血性肠炎。

在许多患者中，易感因素是先天性或获得性血浆酶ADAMTS13的缺陷，它可以分解VWF，因此能够清除大量异常的VWF多聚体防止血栓形成。

症状及体征

许多脏器缺血表现的严重程度不一。这些症状包括虚弱、神志模糊和昏迷、腹痛、恶心、呕吐、腹泻以及心肌受损所致的心律失常。儿童常有呕吐、腹痛和腹泻（常为血性）等前驱症状。TTP或HUS很少出现发热。除了HUS的神经症状较少见外，TTP和HUS的症状和体征很难区分。

诊断

- 全血细胞计数，血小板计数，外周血涂片，库姆斯试验，LDH，PT，PTT，纤维蛋白原
- ADAMTS13活性水平
- 除外其他血小板减少性疾病

伴提示性症状，血小板减少和贫血的患者，应怀疑TTP-HUS。如果怀疑该病，需要进行尿液分析、外周血涂片、网织红细胞计数、血清LDH、肾功能、ADAMTS13检测、血清胆红素（直接和间接胆红素）和库姆斯试验。诊断的依据是：

- 血小板减少和贫血
- 外周血涂片的破碎红细胞提示微血管病性溶血(裂细胞:头盔状细胞,三角形红细胞,扭曲状红细胞)
- 溶血的证据(Hb 水平降低,幼红细胞增多,网织细胞数增多,血清乳酸脱氢酶水平和胆红素增高,珠蛋白水平下降)
- 直接抗人球蛋白试验(库姆斯试验)阴性

怀疑 TTP-HUS 的患者,需要进行 ADAMTS13 活性的检测,但有典型的腹泻相关的 HUS 儿童患者除外。虽然 ADAMTS13 检测结果不影响最初的治疗,但结果具有重要的预后意义。在大多数成人 TTP 中,ADAMTS13 水平<10%并存在抗 ADAMTS13 的抗体,这些患者对血浆置换和免疫抑制治疗有反应。ADAMTS13 高水平或不存在抗 ADAMTS13 抗体的患者对这些治疗反应不理想,需评估使用补体抑制剂治疗。

其他不能解释的血小板减少和微血管病性溶血性贫血是初步诊断的充分证据。

原因 虽然在某些患者中有明确的病因(如奎宁)或伴随情况(如妊娠),但在大多患者中,TTP-HUS 突然和自发性发作,并无明显病因。即使进行肾活检,也很难将 TTP-HUS 与引起血栓性微血管病的症状(如先兆子痫、系统性硬皮病、恶性高血压、急性同种肾移植排斥反应)区分开来。

出现腹泻的儿童患者和具有血性腹泻前驱症状的成人患者需要进行粪便检查(Shiga 毒素酶联免疫吸附测定或针对 E. coli O157:H7 的特殊培养基);然而,在出现症状时,微生物和毒素可能已经清除。

治疗
- 儿童 HUS,给予支持治疗,通常包括血液透析
- 成人 TTP 患者,可给予血浆置换和糖皮质激素
- 难治性非典型 HUS,给予依库珠单抗

在儿童中,由肠出血性大肠埃希菌感染引起的典型腹泻相关的 HUS 通常可自发缓解,仅给予支持治疗而不需要抗生素或血浆置换治疗;超过一半的患者需要肾脏透析治疗。

不经治疗的 TTP,几乎总是致命的。然而,血浆置换疗法可使>85%患者完全恢复。血浆置换疗法每日 1 次,持续至疾病活动的证据消失,血小板计数恢复正常,可能需几天到几个周。成人 TTP 患者也可给予糖皮质激素。

大多数患者仅经历一段时期的 TTP-HUS。然而,自身抗体抑制引起的 ADAMTS13 活性严重缺乏的患者,大约有 40%的患者会复发。停止血浆置换后病情反复或复发的患者,应用更强的免疫抑制剂联合利妥昔单抗可能是有效的。如果有复发的迹象,需立即对患者进行重新评估。

血浆置换和/或糖皮质激素难治性患者和肾功能不全恶化的患者,补体抑制剂依库珠单抗有时可以逆转肾功能不全。已知或推定的补体调节蛋白如 H 因子遗传性缺乏的儿童,特别容易对艾库组单抗有反应。

> **关键点**
> - 血小板和红细胞非免疫原因被破坏,导致血小板减少和贫血;儿童常见肾衰竭
> - 在儿童中,病因通常为产生 Shiga 毒素的细菌导致的出血性肠炎
> - 在成人中,病因通常与针对 ADAMTS13 蛋白酶的抗体有关,但也可能是由于某些药物、妊娠或感染性结肠炎引起
> - 儿童中典型腹泻相关的 HUS 给予支持治疗可自发缓解,但超过一般受累的儿童需要肾脏透析
> - 成人需要血浆置换和糖皮质激素治疗
> - 少数情况下,对其他治疗无效的恶性肾功能不全可能对依库株单抗有反应

血管性血友病

血管性血友病(VWD)是血管性血友病因子(von Willebrand factor,VWF)遗传性缺乏引起的,可引起血小板功能不全。出血倾向通常是轻微的。筛查试验可发现血小板计数正常,有时 PTT 稍有延长。诊断基于 VWF 抗原水平降低和瑞斯托霉素辅助因子活性异常。治疗包括给予替代疗法(病毒灭活,中等纯度因子Ⅷ浓缩物)或去氨加压素来控制出血。

VWF 由内皮细胞合成和分泌,是血管周围基质的组成部分。VWF 通过与血小板表面膜受体(膜糖蛋白Ⅰb/Ⅸ)结合促进止血阶段的血小板黏附,连接血小板与血管壁。VWF 也是维持凝血因子Ⅷ正常水平所必需的。在应激、兴奋、妊娠、炎症或感染情况下 VWF 水平可短暂升高。

VWD 分为 3 种类型:
- 1 型:VWF 数量缺乏,这是最常见的类型,是常染色体显性疾病
- 2 型:许多基因异常导致的 VWF 合成质量异常,是一种常染色体显性疾病
- 3 型:一种罕见的常染色体隐性疾病,在纯合子中检测不到 VWF

尽管 VWD,与血友病 A 相似,是一种遗传性疾病,严重时,可引起因子Ⅷ的缺陷,因子Ⅷ缺乏通常较轻。

症状及体征
有轻到中度的出血表现,包括易瘀血、黏膜出血和皮肤小切口的出血,可以自行停止或数小时后再次出血,有时经量增多,手术后异常出血(如拔牙和扁桃体摘除术)。血小板功能良好,极少出现瘀斑和紫癜。

诊断
- 全血浆 VWF 抗原,VWF 功能和血浆因子Ⅷ水平

有不能解释的出血性疾病的患者,应考虑 VWD,特别是伴有家族史的患者。凝血筛查可发现血小板计数正常,INR 正常,有时 PT 稍有延长。出血时间检查不可靠,不再进行该检查。

诊断需要测量总血浆的 VWF 抗原,通过瑞斯托霉素(瑞斯托霉素辅因子活性)由血浆支持的正常血小板凝集能力或血浆因子Ⅷ水平决定 VWF 的功能。轻度 VWD,应激可暂时增加血浆 VWF 水平,产生假阴性结果;因此需要重复检查。

在常见的 VWD 1 型中,结果是一致的;即 VWF 抗原、VWF 功能和血浆因子Ⅷ水平同等程度的降低。下降的程度为正常的 15%~60% 不等,决定患者异常出血的严重程度。在正常 O 型的血健康人群中,VWF 抗原水平也可降低至正常值的 40%。

如果检查结果不一致,即 VWF 抗原浓度高于根据瑞斯托霉素辅因子活性异常程度所预计的浓度,需怀疑 2 型 VWD 变异型。VWF 抗原高于预期值,因为 2 型 VWD 是 VWF 质的缺陷而不是量的缺陷引起的(大分子量 VWF 多聚体丢失)。在琼脂糖凝胶电泳上,证实大的 VWF 多聚体浓度降低,可确定诊断。根据 VWF 分子功能异常的差异,2 型 VWD 可分为 4 种变异型。

3 型 VWD 患者检测不到 VWF 抗原,并有因子Ⅷ明显缺乏。

治疗
- 去氨加压素
- 需要时,行 VWF 替代治疗

除非患者有活动性出血或进行侵入性操作(如手术,拔牙),才给予治疗。

去氨加压素是后叶加压素(抗利尿激素)的类似物,可刺激 VWF 释放入血浆,并可能增加因子Ⅷ水平。1 型 VWD,给予去氨加压素治疗是有效的,但其他类型通常是无效的,在一些患者中,甚至可能是有害的。为了确保对药物有足够的反应率,医生给予患者测试剂量并衡量对 VWF 抗原的反应。去氨加压素,0.3μg/kg 溶于 0.9% 的氯化钠溶液 50ml,静脉注射,15~30 分钟注射完毕,可使患者能经受较小的手术(如拔牙,小手术)而无需替代治疗。如果需要替代治疗,去氨升压素可能减少替代物的量。去氨加压素的效果可持续 8~10 小时。大约 48 小时,新储存的 VWF 逐渐增加效应便会消失,进行二次注射去氨加压素,与初始剂量的疗效一样。对于许多患者,鼻内应用去氨加压素与静脉注射治疗的疗效一样。

对于重要的手术操作或 2 型/3 型 VWD 患者,治疗包括输注含 VWF 的中等纯度因子Ⅷ浓缩物行 VWF 替代治疗。这些浓缩物是病毒灭活的,因此不会传播 HIV 感染或肝炎。因为不会引起输血传播性感染,这些浓缩物应先于以前使用的冷沉淀。通过免疫亲和层析法制备的高纯度因子Ⅷ浓缩物,不含 VWF,不应使用。

因血管性血友病引起的女性经量重度增加,短疗程口服氨甲环酸治疗可减少出血。

> **关键点**
> - 患者易瘀伤和紫癜,通常为黏膜出血,很少有关节出血
> - 筛查试验显示血小板计数正常,INR 正常,有时 PTT 轻微延长
> - 确诊检查包括总血浆 VWF 抗原,VWF 功能(VWF 瑞斯托霉素辅助因子试验)和血浆凝血因子Ⅷ水平
> - 对于活动性出血和有创操作之前,给予去氨加压素治疗,或有时给予中等纯度的因子Ⅷ浓缩物

155. 血栓性疾病

在健康人中,促凝(凝血)、抗凝和纤溶之间存在平衡。许多基因、获得性和环境因素可使平衡向利于凝血方向倾斜,导致静脉[如深静脉血栓(DVT)]、动脉(如心肌梗死,缺血性脑卒中)或心房病理性血栓形成。血栓可阻塞血栓形成部位的血流,或脱落和堵塞远端血管(如肺栓塞、栓塞性卒中)。

病因

基因缺陷 可以增加静脉血栓形成的风险,包括:
- 因子 V_{Leiden} 突变导致对活化的蛋白 C(APC)的抵抗
- 凝血酶原 20210 基因突变
- 蛋白 C 缺乏症
- 蛋白 S 缺乏症
- 蛋白 Z 缺乏症
- 抗凝血酶缺乏症

获得性缺陷 也有动脉和静脉血栓形成的倾向(表155-1)。其他疾病或环境因素可增加血栓形成的风险,特别是存在基因异常时。

表 155-1 血栓栓塞的获得性因素

条件	评论
抗磷脂抗体	自身免疫性疾病伴随静脉或动脉血栓形成风险增高
动脉粥样硬化	动脉血栓形成风险增加
	原有狭窄的患者风险较高
	当动脉粥样硬化斑块破裂时,可释放组织因子,激活凝血系统,启动局部血小板的黏附和聚集,形成血栓
肿瘤(早幼粒细胞白血病;肺、乳腺、前列腺、胰腺、胃和结肠肿瘤)	分泌的因子 X-活性蛋白酶,或暴露的膜表面表达组织因子,可激活凝血系统,或两者均有
肝素诱导的血小板减少	和血小板聚集相关并增加血栓形成的风险
高半胱氨酸血症	可能的原因

续表

条件	评论
高半胱氨酸血症	由于叶酸，维生素 B_{12}，或维生素 B_6 缺乏
严重的感染（如败血症）	静脉血栓的风险增加 单核细胞和巨噬细胞组织因子表达增加
口服含雌激素的避孕药	低剂量方案风险较低 有静脉血栓形成倾向的基因异常和吸烟的女性患者更常见
组织损伤	由于外伤或手术
血液停滞	由于外科手术、整形手术或麻痹性血流不畅，心衰，妊娠或肥胖

症状及体征

血栓性疾病的常见表现包括原因不明 DVT 和肺栓塞（PE）。也可形成血栓性浅静脉炎。其他后果可能包括动脉血栓形成（如导致卒中或肠系膜缺血）。症状取决于血凝块的部位，如以下例子：

- 胸痛和呼吸急促：可能是 PE
- 腿发热，发红和肿胀：深部静脉血栓形成
- 身体一侧无力/麻木，说话异常，平衡和行走异常：可能是缺血性卒中
- 腹痛：可能是肠系膜缺血

妇女可能多发自然流产史。

诊断

诊断在手册特殊部位的血栓（如 DVT、PE、缺血性卒中）中加以总结。

诱发因素 应考虑诱发因素。在一些患者中，这种情况临床上比较常见（如近期手术或外伤，长时间血流不畅，肿瘤，动脉粥样硬化）。如果没有明显的诱发因素，需要对患者进行进一步评估。

- 静脉血栓的家族史
- 不止一段时间的静脉血栓
- 50 岁以前静脉或动脉血栓
- 特殊部位的静脉血栓（如静脉窦或肠系膜静脉）

半数以上自发深静脉血栓栓塞的患者有遗传倾向。

对先天性易感因素的检查包括血浆中自然抗凝血分子活性和数量的特殊检查，以及特定基因的检查，如下：

- 凝血检查狼疮抗凝
- 对活化的蛋白 C 抵抗的凝血检查
- 因子 V_{Leiden} 的基因检测
- 凝血酶原基因突变的基因检测（G20210A）
- 抗凝血酶的功能分析
- 蛋白 C 的功能分析
- 蛋白 S 的功能分析
- 总蛋白和游离蛋白 S 的抗原测定
- 血浆同型半胱氨酸水平的测量
- 抗磷脂抗体的免疫检测

治疗

治疗在手册特定部位的血栓中进行概述。

抗磷脂抗体综合征

（抗心磷脂抗体综合征；狼疮抗凝综合征）

抗磷脂抗体综合征（APS）是一种自身免疫性疾病，患者存在磷脂结合蛋白的自身抗体。可发生静脉和动脉血栓形成。病理生理学还不完全清楚。诊断靠血液检查。抗凝用于保护和治疗。抗磷脂抗体综合征包括血栓栓塞（在妊娠中）和直接针对一种或多种磷脂结合蛋白（如 $β_2$-糖蛋白 I，凝血酶原，膜联蛋白 A5）的抗体所造成的死胎。膜联蛋白 A5 一般与磷脂膜成分结合，防止凝血活化过度。自身抗体取代膜联蛋白 A5，产生内皮细胞表面的凝血物质，导致动脉或静脉血栓形成。磷脂结合 $β_2$-糖蛋白 I（载脂蛋白 H，一种心磷脂）或凝血酶原自身抗体患者的血栓形成机制尚不清楚。

在体外凝血指标可能是延长的，因为在磷脂成分加到血浆中促发该试验时，抗蛋白/磷脂抗体干扰凝血因子的组装和激活。狼疮抗凝物质是一种抗磷脂的自身抗体，可与蛋白/磷脂复合物相结合。最初是在 SLE 患者中发现的，但现在，这些患者只占有自身抗体人群的一小部分。

静脉或动脉血栓形成的其他症状也可能出现。有磷脂结合凝血酶原自身抗体患者的循环凝血酶原水平可能低到足以增加出血风险。

诊断

- 实验室检查，首先检测 PTT

预计接受侵入性操作，或不明原因的出血或凝血，应进行 PTT 检查。如果 PTT 延长且不能被 1:1 混合的正常血浆直接纠正，但可以被过多的磷脂（在临床病理学实验室进行）纠正，需要考虑狼疮抗凝物的存在。在患者血浆中，直接在微孔板上对结合在磷脂/$β_2$-糖蛋白 I 复合物上的 IgG 和 IgM 抗体进行免疫分析来测量抗磷脂抗体。

治疗

- 抗凝

肝素、华法林（除了在妊娠妇女中）和阿司匹林已用于预防和治疗。是否抑制凝血酶（达比加群）或因子 Xa（如利伐沙班、阿哌沙班）的新型口服抗凝血剂可以代替华法林治疗该病，还不清楚。

抗凝血酶缺乏

因为抗凝血酶可抑制凝血酶和因子 Xa、IXa 和 XIa，抗凝血酶的缺乏可诱发静脉血栓形成。

抗凝血酶是抑制凝血酶和因子 Xa、IXa 和 XIa 的蛋白，从而抑制血栓形成。

杂合子血浆抗凝血酶缺乏的发生率大约为 0.2%~0.4%；约一半受累的患者发生静脉血栓。纯合子缺乏可能对宫内胎儿是致命的。

获得性抗凝血酶缺乏可见于弥散性血管内凝血（DIC）、肝病、肾病综合征或肝素治疗期间的患者。肝素通过激活抗凝血酶发挥抗凝效应。

无法解释的血凝块形成的患者，需要进行实验室检查，测定在肝素存在下血浆凝血酶抑制物的量。

治疗
- 华法林防止静脉血栓栓塞

口服华法林可用于预防静脉血栓形成。是否抑制凝血酶（达比加群）或因子Ⅹa（如利伐沙班、阿哌沙班）的新型口服抗凝血剂可以代替华法林治疗该病，还不清楚。

高同型半胱氨酸血症

高同型半胱氨酸血症可能诱发动脉和静脉血栓形成。

高同型半胱氨酸血症可诱发动脉血栓和静脉血栓栓塞，可能由血管内皮受损引起，但一些专家认为没有足够的证据明确地将高同型半胱氨酸血症与血栓形成联系起来。在纯合胱硫醚β-合成酶缺乏的患者中，血浆半胱氨酸水平可升高≥10倍。杂合子缺乏、叶酸代谢异常，包括甲基四氢叶酸脱氢酶缺乏的患者，可有轻度增高。然而，高半胱氨酸血症最常见的原因是获得性缺乏。

- 叶酸
- 维生素 B_{12}
- 维生素 B_6（吡哆醇）

由于小麦面粉的叶酸强化，叶酸缺乏是在西方比较罕见。通过检测血浆中同型半胱氨酸水平，可明确异常。

治疗
- 膳食补充

通过膳食单独补充叶酸、维生素 B_{12} 或 B_6 或同时补充可使血浆半胱氨酸水平恢复正常；然而，该治疗方法未显示出可以降低动脉或静脉血栓形成的风险。

因子Ⅴ对活化的蛋白C抵抗

因子Ⅴ的突变使其对活化蛋白C的正常灭活产生抵抗，并有静脉血栓形成的倾向。

活化蛋白C（APC），与蛋白S形成复合物，降解因子Ⅴa和Ⅷa，从而抑制凝血。因子Ⅴ任何位点的突变都可以使其对APC的灭活产生抵抗，增加血栓形成的风险。因子V_{Leiden}是最常见的突变。纯合突变增加血栓形成的风险超过杂合突变。

在欧洲，因子V_{Leiden}作为一种单基因突变的发生率大约为5%，但在亚洲或非洲人群中很少发生。有20%~60%的自发性静脉血栓形成的患者，可发现该突变。

诊断
- 血浆凝血检查

根据血浆凝血功能检查（存在蛇毒-活化的蛋白C时，患者血浆PTT不延长）和因子Ⅴ基因的分子检测加以诊断。

治疗
- 抗凝

静脉血栓形成或高血栓形成风险患者的预防（如血流停滞，严重外伤，手术）可静脉给予肝素或低分子量肝素，随后口服华法林治疗。抑制凝血酶（达比加群）或因子Ⅹa（如利伐沙班、阿哌沙班）的新型口服抗凝血剂是否可以代替华法林治疗该病，还不清楚。

蛋白C缺乏

因为活化的蛋白C降解凝血因子Ⅴa和Ⅷa，蛋白C的缺乏可诱发静脉血栓形成。

蛋白C和凝血因子Ⅶ、Ⅸ、Ⅹ、凝血酶原、蛋白S、蛋白Z等一样，是一种维生素K依赖性蛋白。由于活化蛋白C（APC）可降解因子Ⅴa和Ⅷa，因此APC是一种天然的血浆抗凝物。遗传或获得性原因引起的蛋白C降低，可促进静脉血栓形成。

血浆蛋白C的**杂合缺乏**发病率为0.2%~0.5%；大约75%缺乏的患者有静脉血栓栓塞（50岁时有50%）。

纯合子　或双杂合子缺乏引起新生儿暴发性紫癜，即严重的新生儿弥散性血管内凝血（DIC）。

获得性　降低可发生于肝病、DIC和华法林治疗期间。根据抗原和血浆功能检查进行诊断。

治疗
- 抗凝

有症状的血栓形成患者需要肝素或低分子量肝素抗凝治疗，随后给予华法林。应用维生素K拮抗剂，华法林，在大多数维生素K依赖性凝血因子的治疗性减少之前，作为初始治疗偶尔因降低维生素K依赖性蛋白质C水平而导致血栓性皮肤梗死。抑制凝血酶（达比加群）或因子Ⅹa（如利伐沙班、阿哌沙班）的新型口服抗凝血剂是否可以代替华法林治疗该病，还不清楚。

新生儿暴发性紫癜不用蛋白C替代治疗（用正常血浆或纯化的浓缩物）、肝素或低分子量肝素抗凝治疗是致命性的。

蛋白S缺乏

由于蛋白S结合并有助于活化蛋白C降解凝血因子Ⅴa和Ⅷa，蛋白S的缺乏易发生静脉血栓。

蛋白S是一种维生素K依赖性蛋白，是活化蛋白C介导的因子Ⅴa和Ⅷa降解的辅助因子。

血浆蛋白S的杂合缺失易诱发静脉血栓形成。杂合血浆蛋白S缺乏在遗传、发生率、实验室检查、治疗和预防方面与杂合蛋白C缺乏是相似的。

纯合蛋白S缺乏可引起新生儿暴发性紫癜，与纯合蛋白C引起的新生儿暴发性紫癜在临床上很难鉴别。

获得性蛋白C（随后，蛋白S）缺乏可见于弥散性血管内凝血和华法林治疗期间。

基于总蛋白或游离血浆蛋白S的抗原测定（游离蛋白S是未与C4结合蛋白结合的形式），加以诊断。

治疗
- 抗凝

与静脉血栓形成相关的蛋白S缺乏的治疗与蛋白C缺乏的治疗一样，但有一个例外。因为没有可用于输血的纯化蛋白S浓缩物，在血栓形成的紧急情况下，只有正常的血浆可用于取代S蛋白。抑制凝血酶（达比加群）或因子Ⅹa（如利伐沙班、阿哌沙班）的新型口服抗凝血剂是否可以代替华法林治疗该病，还不清楚。

蛋白Z缺乏

因为蛋白Z有助于灭活因子Ⅹa，蛋白Z的缺乏或功能障碍易诱发静脉血栓形成（主要是在其他凝血异常的患者中）。

蛋白 Z，一种维生素 K 依赖性蛋白，作为一种辅助因子通过与血浆蛋白，Z-依赖性蛋白酶抑制剂（ZPI）形成复合物而下调凝血作用。该复合物主要在磷脂表面灭活因子Ⅹa。

在血栓形成或胎儿流产的病理生理学中，蛋白 Z 或 ZPI 缺乏、蛋白 Z 的自身抗体形成的后果还未解决；然而，如果受累的患者还存在其他先天性凝血异常（如因子 V_{Leiden}），任何一种缺乏更易导致血栓形成。

在专门的区域性实验室，通过血浆电泳，免疫印迹和酶联免疫法，进行蛋白 Z，ZPI 和蛋白 Z 自身抗体的定量分析。

还不清楚抗凝治疗或预防治疗是否是蛋白 Z 或 ZPI 缺乏的应用指征。

凝血酶原 20210（因子Ⅱ）基因突变

基因突变引起凝血酶原（因子Ⅱ）血清水平升高，诱发静脉血栓形成。

凝血酶原（因子Ⅱ）是维生素 K 依赖性凝血酶的前体，凝血级联反应的终产物。凝血酶原 20210 基因突变导致血浆凝血酶原水平的升高（有可能增加凝血酶的生成），增加静脉血栓栓塞的风险。突变的发生率从<1%~6.5%不等，取决于所研究的人群。

通过对血液样品进行凝血酶原 20210 基因的遗传分析进行诊断。

治疗
- 抗凝

静脉血栓形成或高血栓形成风险患者的预防（如血流停滞，严重外伤，手术）可静脉给予肝素或低分子量肝素，随后口服华法林治疗。抑制凝血酶（达比加群）或因子Ⅹa（如利伐沙班、阿哌沙班）的新型口服抗凝剂是否可以代替华法林治疗该病，还不清楚。

156. 输血医学

血液采集

每年在美国输注超过 2 500 万单位的血制品，大约有 900 万的献血者。尽管目前输血较以前安全，只要切实可行，应告知其风险（及公众对风险的认识）并签署知情同意。

在美国，血液及其成分的采集、贮存、运输应按食品药品管理局（FDA），AABB（以前为人所熟知的美国血库协会），有时是政府或当地卫生部门的标准管理。献血者的筛查包括广泛的问卷调查和健康咨询；测定体温、心率、血压；以及血红蛋白。某些可能的献血者被认为暂时性或永久性不能献血（表 156-1）。延迟输血的标准是为了保护献血者免于献血对其可能的致病性损害，以及保护接受者避免其他疾病。全血捐献限于每 56 日一次，而单采红细胞捐献（一次捐献的量为正常红细胞捐献的 2 倍）限于每 112 日一次。机采血小板捐献限于每 72 小时 1 次，每年最多 24 次。除极个别情况外，献血是无偿的（有关捐赠者资格的信息，另见美国红十字会）。

表 156-1 延迟或不能献血的原因

原因	献血结果	评论
AIDS 或参与过高危活动++	不能献血	任何 HIV 检测阳性者、有静脉用药者及性服务提供者
增加 HIV 感染风险的活动	延迟献血	男-男性行为，与男性同性恋或 HIV 阳性者发生性行为，末次活动后 12 个月
贫血	延迟献血	贫血纠正后允许献血
应用牛胰岛素（因为克-雅病的变异风险）	不能献血	1980 年以来，使用过牛胰岛素的人：不能献血
癌症	不能献血	某些轻度可治性的肿瘤（如小的皮肤癌）：可能可以献血
先天性出血性疾病	不能献血	—
药物（选择性的）	延迟献血	等待时间取决于药物： • 非那雄胺：延长至最后一次服用后 1 个月 • 异维 A 酸：延长至最后一次服用后 1 个月 • 度他雄胺：延长至最后一次服用后 6 个月 • 阿维 A：延长至最后一次服用后 3 年 • 阿维 A 酯：延缓时间尚不明确

续表

原因	献血结果	评论
肝炎暴露史	延迟献血	可能的暴露史之后，延长 12 个月
肝炎	不能献血	如果曾诊断为病毒性肝炎，不能献血
高血压	延迟献血	血压控制以后才能献血
疟疾或疟疾接触史	延迟献血	疟疾治疗后 3 年或曾在疟疾流行区生活的 3 年以后才能献血；曾去疟疾流行区旅游过，需要 12 个月以后才能献血
居住在有克-雅病变异风险的欧洲美国军事基地的军事人员	不能献血	英国、德国、比利时、荷兰：在 1980—1990 年间 ≥6 个月 欧洲其他地方：1980—1996 年间 ≥6 个月
妊娠	延迟献血	产后 6 周后才能献血
严重哮喘	不能献血	—
严重的心脏疾病	不能献血	—
在英国或欧洲居留过克-雅病变异风险的人群	不能献血	英国：在 1980—1996 年间累计生活 >3 个月
		欧洲：自从 1980 年以来累计生活 ≥5 年
文身	延迟献血	12 个月后才能献血
输血可增加克-雅病脑变异的风险	延迟献血	12 个月后才能献血
	不能献血	在英国，自从 1980 年以来，接受任何血制品输注的人
疫苗接种（选择性的）	延迟献血	等待时间取决于疫苗类型： • 无症状不发热的供者接种类毒素、合成或灭活的病毒、细菌或立克次体疫苗*：不用延缓献血 • 麻疹、腮腺炎、脊髓灰质炎（萨宾）或类毒素（口服）疫苗†：推迟 2 周 • 风疹或水痘疫苗†：推迟 4 周
寒卡病毒感染	延迟献血	症状缓解或最后一次阳性结果 120 天，以时间长者为准

* 这些疫苗包括：炭疽、霍乱、白喉、甲型肝炎病毒、乙型肝炎病毒、流感、莱姆病、副伤寒、百日咳、鼠疫、肺炎葡萄球菌多糖、脊髓灰质炎（萨尔科）、洛矶山斑疹热、破伤风和伤寒接种。

† 其他的减毒活病毒或细菌疫苗可能延迟 2~4 周接种，取决于疫苗类型。

++ 反映 FDA 2015 年 12 月的指导文件：减少血液和血液制品传播人类免疫缺陷病毒风险的修订建议（见 www.fda.gov/downloads/Biologics Blood Vaccines/Guidance Compliance Regulatory Information/Gukdances/Blood/UCM446580.pdf）。

一次标准的献血量，大约是全血 450ml，收集于含抗凝剂的塑料袋中。全血或浓缩红细胞保存在含维生素 B_4-枸橼酸盐-磷酸盐-葡萄糖液中，可贮存 35 日。加入维生素 B_4-葡萄糖-生理盐水的浓缩红细胞可贮存 42 日。

自体输血：利用患者自身的血液，是不太优先选择的输血方法。在进行择期手术前 2~3 周，收集 3~4 个单位的全血或浓缩红细胞。然后患者补充铁剂。已形成针对红细胞抗原的抗体或稀有血型的患者，很难获得相匹配的血液时，可以考虑选择性的自体输血。创伤后和手术期间，特殊的血液保存方法也可用于收集和自体回输流出的血液。

输血前检查

供者血液检查包括：
- ABO 及 Rho(D) 血型鉴定
- 抗体筛查
- 感染性疾病标志物检查（表 156-2）

相容性试验是检测受血者红细胞上 A、B 和 Rho(D) 抗原；筛查受者血清中针对其他红细胞抗原的抗体；并进行交叉配血明确受者血清与供者红细胞膜抗原是相合的。在输血前进行相容性试验；然而，在紧急情况下，也可在血库发出血液以后进行。也可用于诊断输血反应。

表 156-2 传染性疾病传播试验

感染源	检测方法
美洲锥虫病	抗体检测
乙型肝炎核心抗体	抗体检测
乙肝表面抗原	抗原检测
丙型肝炎病毒	核酸检测和抗体检测*
HIV	核酸检测
HIV-1 和 HIV-2*	抗体检测
人 T 淋巴细胞细胞病毒 I 型和 II 型	抗体检测
Treponema pallidum（梅毒）	抗原检测
西尼罗河病毒	核酸检测
寒卡病毒	核酸检测†

* 如抗体检测为阳性，应通过 Western blot 或重组免疫印记分析明确感染。

† 在感染风险高的地区，可以通过 FDA 研究新药（VXD）状态进行检测

增加 ABO/Rh 交叉配型和抗体筛查,只提高大约 0.01% 的不相容性检出率(图 156-1)。因此,许多医院在抗体筛查阴性的患者中进行计算机化电子交叉配血,不再进行物理方法的交叉配血。如果受血者存在临床意义上抗红细胞抗体,献血者应限于红细胞相应抗原阴性;进一步通过联合应用受体血浆、供者红细胞和抗人球蛋白进行相容性检查。不存在临床意义上抗红细胞抗体的受血者,不需要进行抗人球蛋白试验,可立即作交叉配型试验证实 ABO 的相容性。

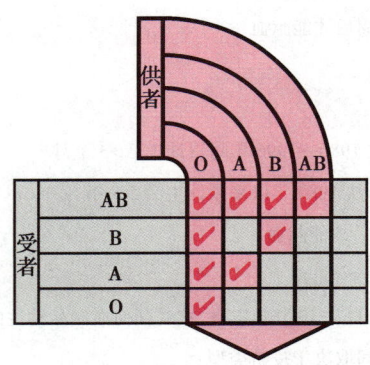

图 156-1　相容红细胞血型

当患者处于失血性休克而无足够时间(常少于 60 分钟)进行完整的相容性试验时,可进行紧急输血。当时间允许(大约需要 10 分钟)时,可给予 ABO/Rh 特异的血液。在紧急的情况下,若 ABO 血型不明确时,可输注 O 型血,如果 Rh 血型不确定时,育龄女性可输注 Rh 阴性的血液;或 Rh 阴性或 Rh 阳性的血液也可使用。

在不需要输血的情况下,如进行择期手术,需进行"血型和筛查"。患者的血液需要进行 ABO/Rh 抗原鉴定和抗体筛查。如果抗体不存在,同时患者需要输血,可不进行交叉配对的抗人球蛋白检查,直接输注 ABO/Rh 血型特异的或相容的红细胞。如果存在意外的抗体,需要进行全套检查。

ABO 和 Rho 血型:供者和受者血液 ABO 分型是为了防止不相容红细胞输血的发生(图 156-1)。原则上,供血应与受者的 ABO 血型应一致。在紧急情况下或怀疑 ABO 血型正确性或不清楚时,O 型 Rh 阴性浓缩红细胞(非全血,参见急性溶血性输血反应第 1066 页)因不含 A 或 B 抗原,可用于任何 ABO 血型的患者。

Rh 分型决定 Rh 因子 Rho(D)是否存在(Rh 阳性)或不存在(Rh 阴性)于红细胞上。Rh 阴性患者应接受 Rh 阴性的血液,除非在致命性紧急情况而无 Rh 阴性的血液时。Rh 阳性患者可接受 Rh 阳性或 Rh 阴性的血液。偶有某些 Rh 阳性人的红细胞对标准 Rh 血型(弱 D 或 Du 阳性)会起较弱的反应,但这些人仍被认为是 Rh 阳性。

抗体筛查:对受者和产前孕妇的血标本进行意外抗红细胞抗体的常规筛查。意外的红细胞抗体特指 A 和 B 抗原以外的红细胞血型抗原[如 Rho(D),Kel(1K),Duffy(Fy)]。早期检查是很重要的,因为这样的抗体可引起严重的溶血性输血反应和新生儿溶血病,它可能将配血试验复杂化并耽误相配血型的获取。

间接抗人球蛋白试验(间接库姆斯试验)用于筛查意外的抗红细胞抗体。存在意外的血型抗体或自身免疫溶血性贫血中存在游离的(非红细胞上的)抗体,该试验可能是阳性。在体外将正常红细胞与患者血清混合、孵育、洗净,然后加入抗人球蛋白血清,观察凝集反应。一旦检测出一种抗体,应测定其特异性。对抗体特异性的了解有助于确定抗体的临床作用,选择相配的供血者,以及治疗新生儿溶血病。

直接抗球蛋白试验(直接库姆斯试验)可检测出体内被覆在患者红细胞上的抗体。当疑诊免疫介导的溶血时可进行该试验。当怀疑免疫介导的溶血时,可进行该检查。患者的红细胞直接与抗人球蛋白反应,并观察到凝集反应。如果与临床表现相关,阳性结果提示自身免疫性溶血性贫血、药物介导的溶血、输血反应或新生儿溶血性疾病。

在孕妇或冷性自身免疫性溶血性贫血患者的血清中发现有临床意义的意外抗红细胞抗体,应进行抗体滴度检测。血型不合的胎儿,母体的抗体滴度与溶血性疾病的严重程度密切相关,常与超声及羊水检查一起用于指导新生儿溶血性疾病的治疗。

感染性疾病的检测:供者的血液制品进行一些感染性抗原的检测。

血液制品

全血可提高携氧量、扩大血容量、补充凝血因子,过去推荐用于快速大量出血的情况。然而,由于成分输血同样有效,并可以更加充分利用所献的血液。因此在美国一般不用全血。

红细胞　在成分输血中,一般选择浓缩红细胞来提高血红蛋白。输血指征需根据患者的情况。在健康人中,Hb 低至 7g/L 时可能有足够的携氧能力,但如果患者心肺储备能力下降或持续性出血,即使血红蛋白处于较高的水平仍需要输血。一个单位的红细胞平均可增加成人血红蛋白 1g/dl,(血细胞比容较输血前增加 3%)。当仅需要扩张血容量时,可同时或单独补充其他液体。患者存在多种血型抗体或针对高频红细胞抗原的抗体时,很少应用冰冻红细胞。

洗涤红细胞几乎完全不含血浆,并除去了大部分白细胞和血小板。一般用于对血浆产生严重反应的患者(如严重过敏,阵发性睡眠血红蛋白尿或 IgA 免疫)。IgA 免疫的患者,输血可从 IgA 缺乏的供者血液中收集。

去除白细胞的红细胞是通过特殊的滤过装置,去除≥99.99% 的白细胞。对于出现非溶血性发热性输血反应和进行血液置换的患者,需要巨细胞病毒阴性的血液而又无法获取的患者,可能为了预防 HLA 自身免疫来防止血小板输注无效的情况(血小板输注以后,血小板无法达到目标水平),需要去除白细胞。

新鲜冰冻血浆　新鲜冰冻血浆(FFP)包含除血小板外所有未经浓缩的凝血因子。指征包括继发性凝血因子缺乏而又无特异性凝血因子可用时用于纠正出血;多种凝血因子缺乏状态[如大量输血、弥散性血管内凝血(DIC)、肝功能衰竭]，和紧急逆转华法林效应，如果有，优先选择凝血酶原复合物浓缩物(PCC)。当没有全血用于新生儿血液置换时，FFP 可以补充细胞。FFP 不能简单的用于扩充血容量或手术前轻中度凝血障碍的矫正。

冷沉淀物 冷沉淀物是由 FFP 制备的浓缩物。每单位浓缩物含因子Ⅷ和血管性血友病因子 80 单位，大约 250mg 的纤维蛋白原。它含有 ADAMTS13(一种在先天性血栓性血小板减少性紫癜缺乏的酶)，纤维连接蛋白和因子Ⅷ。虽然冷沉淀起初用于血友病和血管性血友病，但现在作为一种纤维蛋白原用于伴出血的弥散性血管内凝血(DIC)，治疗尿毒症性出血，心胸手术(纤维蛋白凝胶)和产科急症如胎盘剥离和 HELLP 综合征(溶血、肝酶升高、血小板减少)，以及罕见的因子Ⅷ缺乏而又无法获取人源性凝血因子Ⅷ浓缩物。一般而言，不应用于其他指征。

白细胞 当脓毒血症发生于严重的持续性粒细胞减少(中性粒细胞<500/μl)而抗生素治疗无效的患者时，可输注粒细胞。粒细胞必须在收集后 24 小时内输给患者；但是在输注之前，进行 HIV、肝炎、人 T 细胞淋巴瘤病毒检查，而梅毒可能在输注之前无法完成。随着抗生素治疗提高和化疗期间刺激粒细胞产生的药物的应用，很少输注粒细胞。

免疫球蛋白 肌肉或静脉给予 Rh 免疫球蛋白(RhIg) 可阻止母体产生能引起母婴出血的 Rh 抗体。Rh 阴性产妇流产或分娩(活胎或死胎)后，必须立即给予产妇标准剂量 RhIg(300μg)肌内注射，除非婴儿是 Rh(OD)和 Du 阴性或产妇血清已含有抗 Rh(OD)抗体。如果母婴出血>30ml，需要使用更大的剂量。如果怀疑出血量不明，进行玫瑰花环筛查试验来检测出血量，如果该试验阳性，紧接着进行定量试验(如 Kleihauer-Betka 试验)。RhIg 也可用于治疗免疫性血小板减少(ITP)，一些情况可静脉给药。

其他的免疫球蛋白用于一些传染性疾病接触史接触后预防治疗，包括巨细胞病毒(CMV)、甲型和乙型肝炎、麻疹、狂犬病、呼吸道合胞病毒、风疹、破伤风、天花和水痘(使用方法，见特定的疾病)。

血小板 使用浓缩血小板。
- 预防无症状的严重血小板减少性出血(血小板计数<10 000/μl)
- 用于不太严重的血小板减少的出血性患者(血小板计数<50 000/μl)
- 因抗血小板药物但血小板数量正常而导致血小板功能障碍的出血性患者
- 对于接受大量输血而导致稀释性血小板减少的患者

血小板浓缩物有时也用于侵入性手术之前，特别是体外循环>2 小时(常使血小板功能障碍)。一个单位的浓缩血小板增加血小板约为 10 000/μl，而在不复杂情况的患者和进行手术的患者中，使血小板计数分别增加 10 000/μl 和 50 000/μl，可获得充分的止血。因此，在成人中，常给予 4~5 个单位的随机供者血小板浓缩物。血小板浓缩物越来越多的通过获取血小板(或其他细胞)的自动装置来制备，并将不需要的组分(如红细胞和血浆)输回供者体内。这个过程称为细胞单采，可一次制备足够成人输注所需的血小板(相当于 4~5 个随机单位的血小板)，因为可以降低感染和免疫风险，在某些情况下，首先选择用于多次输血史的患者。

某些患者对输血小板无效(称为难治性)，可能是因为脾脏阻留，DIC 引起的血小板消耗，或由于 HLA 或血小板特异性抗原自身免疫反应的破坏(免疫介导的破坏)而引起的。如果患者对输血无效，如果可能，进行自身免疫检查。免疫介导的破坏可能对多个供者的血小板(因为多个单位血小板更大可能是 HLA 相容的)，家庭成员的血小板或 ABO 或 HLA-相合的血小板有效。HLA 同种免疫可能因输注去白细胞的红细胞和去白细胞的血小板浓缩物而减轻。

其他血液制品 高危患者，应用紫外照射的血制品可预防移植物抗宿主病。已尝试过应用惰性化合物(如全氟碳化合物)或血红蛋白溶液为组织携带和供氧的血液替代品。虽然在紧急情况下，这些血红蛋白替代品有向组织供氧的能力，但一些临床试验已经失败，因为它增加死亡率和严重的心血管毒性(如低血压)。当前，正在尝试从多种干细胞诱导血小板和红细胞的再生。

在接受清髓性或骨髓毒性治疗的患者中，输注自体或异基因供者的造血祖细胞(干细胞)可作为重建造血功能(特别是免疫系统)的一种方法(参见第 1269 页)。

输血技术

注意：在进行输血之前，应经过知情同意，并检查患者的腕牌、贮血袋上的标签和相容性试验的报告，以确保血液成分是用于受者的。

应用 18 号(或更大)的输血针头防止红细胞的机械性损伤和红细胞溶血。输注任何的血液成分，必须应用标准的滤过装置。只有 0.9% 氯化钠静脉注射液可加入贮血袋或与血液相连的输液管内。低渗性溶液可引起红细胞溶解，林格液中的钙可引起血液凝固。

输入 1 单位的血液或血液成分，应在 4 小时内完成；然而，持续时间过长增加细菌生长的风险。由于心力衰竭或血容量过多，必须减慢输血，在血库中可将每单位的血液分成较小包装。对于儿童，1 单位的血制品可分成小的无菌包装，多天使用时可分次给予，以减少多个供体血液的暴露机会。

密切观察十分重要，特别是输血开始 15 分钟内，包括记录体温、血压、脉搏和呼吸频率。在输血期间及输血后应定期观察，在此期间评估液体的状况。患者应注意保暖以免受凉，可能误认为是输血反应。不鼓励在夜间进行选择性输血。

输血并发症

输血的最常见并发症是：
- 非溶血性发热反应
- 寒战

死亡率很高的最严重并发症有：
- 输血相关的循环负荷过重

- 输血相关的急性肺损伤
- ABO 血型不合导致的急性溶血反应

早期发现输血反应的提示性症状并及时报告血库是非常重要的。最常见症状为畏寒、寒战、发热、呼吸困难、头晕、荨麻疹、瘙痒及侧腹痛。如果出现任何上述症状（除局部荨麻疹和瘙痒），应立即停止输血，以正常的生理盐水保持静脉通畅。剩下的血液制品、患者血液的凝固血块和抗凝样物质应送至血库进行检查。注意：可疑的血液不再使用，任何以前配发的血液应停止输注。进一步输血必须推迟到查明反应的原因，除非急诊需要，在这种情况下，可用 Rh 阴性的 O 型红细胞。

在输血期间或输血后发生供者或受者红细胞（通常为前者）的溶解，由 ABO/Rh 血型不相容性、存在血浆抗体、输注溶解的或易碎的红细胞（如贮存的血液被过度加温或接触低渗的静脉注射溶液）而引起。当供者的红细胞被受者血浆中的抗体溶解时，溶血反应最为常见也最为严重。溶血反应可为急性（24 小时内）或迟发性的（1～14 日）。

急性溶血性输血反应（AHTR） 在美国，每年约有 20 人死于 AHTR。ATHR 通常由受者血浆中含有针对供者红细胞抗原的抗体所引起。AHTR 最常见的原因是 ABO 血型不相容。除 ABO 以外针对血型抗原的抗体也可引起 AHTR。常见的原因是输血前将收集的受者输血前样本的标签贴错，或输注未匹配受者的血液制品。

溶血为血管内溶血，引起血红蛋白尿伴不同程度的急性肾衰竭，并可能发生弥散性血管内凝血（DIC）。AHTR 的严重程度取决于血液不相容的程度、输血的量、输血的速度以及肾脏、肝脏和心脏功能状态。急性期通常在输血开始 1 小时内出现，但也可在输血期间发生或输血后立即发生。起病通常急骤。患者主诉不适和焦虑。可有呼吸困难、发热、寒战、面部潮红，以及严重的疼痛，特别是在腰部。可能出现休克，脉搏快速而微弱；皮肤冰冷、潮湿；血压下降；恶心和呕吐。急性溶血后可出现黄疸。

如果发生 AHTR，同时患者处于全身麻醉状态，唯一的症状可能是低血压，DIC 相关的手术切开部位和黏膜表面不能控制的出血，或反映血红蛋白尿的酱油色尿。

如果怀疑 AHTR，首要的步骤是重新核实样本和患者的身份。通过直接抗球蛋白试验阳性可以诊断，同时检测尿血红蛋白、血清 LDH、胆红素、结合珠蛋白。血管内溶血的血浆和尿液出现游离血红蛋白；结合珠蛋白水平是降低的。随后出现高胆红素血症。

急性期后，急性肾衰竭的程度决定疾病预后。尿量增多和尿素氮降低通常提示疾病处于恢复期。持续性肾功能不全不多见。长期少尿和休克是预后不良的标志。

如果怀疑 AHTR，必须立刻停止输血并开始支持治疗。早期治疗的目标是通过静脉输入 0.9% 生理盐水和呋塞米维持足够的血压和肾血流量。静脉输入生理盐水维持 24 小时尿量 >100ml/h。第一天内，呋塞米的初始剂量为 40～80mg（儿童 1～2mg/kg），随后剂量的调整使尿量维持在 >100ml/h。

用药物治疗低血压必须谨慎进行。降低肾血流量的升压药（如肾上腺素，去甲肾上腺素，大剂量多巴胺）是禁止使用的。如果需要使用升压药，通常应用多巴胺，2～5μg/(kg·min)。

尽早请肾脏科医生会诊，特别是在开始治疗后 2～3 小时期间不出现多尿反应时，可能提示急性肾小管坏死。进一步补液和利尿治疗可能是禁忌证，早期透析治疗可能有用。

迟发性溶血性输血反应 偶有对红细胞抗原敏感的患者，抗体处于低水平，并且输血前检查为阴性。在输注携带抗原的红细胞以后，可能发生原发性或记忆性免疫应答（常在 1～4 周内），导致迟发性溶血性输血反应。迟发性溶血性输血反应通常很少见到与 AHTR 相似的临床表现。患者可无症状或轻度发热。很少出现严重的症状。通常，出现输注红细胞的破坏（伴抗原），导致血细胞比容的下降，LDH 和胆红素轻度升高，直接抗球蛋白试验阳性。因为迟发性溶血性输血反应通常是轻微的、自限性的，因此往往很难识别，临床线索可能是输血后 1～2 周，出现不能解释的血红蛋白浓度降至输血前水平。严重反应的治疗与急性反应相似。

非溶血性发热性输血反应 可能出现发热，不伴溶血。一个可能的原因是，在其他血型相配的供者血液中存在直接针对白细胞 HLA 的抗体。最常见的原因是多次输血或多次妊娠。另外一个可能的原因是在血液贮存时白细胞释放细胞因子，特别是血小板浓缩物。

临床上，发热反应出现体温升高 ≥1℃，寒战，有时可有头痛和背痛。常见的伴随症状为过敏反应。因为发热和寒战也可提示严重的溶血性输血反应，所有发热反应必须仔细检查，排除 AHTR 或其他输血反应。

大多数发热反应给予对乙酰氨基酚治疗有效，如有必要，给予苯海拉明。下次输血前也应给予类似的治疗（如对乙酰氨基酚）。如果受者发生过 1 次以上的发热反应，在下次输血期间，使用特殊的去除白细胞滤过装置；许多医院使用预存的去白细胞的血制品。

过敏反应 受者对供者血液中不明成分发生过敏反应是很常见的，通常是由于供者血浆中的过敏原引起的，较少见的是由致敏性供者的抗体所引起的。这些反应一般是轻微的，包括荨麻疹、水肿，偶有眩晕，输血时或输血后立即出现头痛。常见伴随发热。少见的情况，可发生呼吸困难，喘鸣和失禁，提示全身性平滑肌痉挛。罕见发生超敏反应，特别是 IgA 缺陷的受血者。

有过敏史和过敏性输血反应史的患者，在输血前或开始输血时，预防性给予抗组胺药（如口服或肌内注射苯海拉明 50mg）。**注意：药物绝对不能与血液混合**。如果发生过敏反应，应立刻停止输血。抗组胺药物通常用于控制轻度的荨麻疹和瘙痒（如静脉注射苯海拉明 50mg），可重新进行输血。然而，中度的过敏反应（全身荨麻疹或轻度支气管痉挛）需要使用氢化可的松（100～200mg 静脉注射），严重的超敏反应还需要加用 1:1000 的肾上腺素溶液 0.5ml 皮下注射，以及输注 0.9% 生理盐水（参见第 1236 页），并通过血库进行调查。在调查未完成前不应再次输血。严重的 IgA 缺陷患者应输注洗涤红细胞、洗涤血小板和 IgA 缺陷的供者血浆。

容量负荷过重 虽然容量负荷过重还未被发现和报道，但最近，据 FDA 报告，已被认为是输血相关死亡的第二个最常见的原因（20%）。血液制品的高渗透压可使体液在数小时内进入血管内，引起高危患者（如心功能、肾功能不全患者）容量负荷过重。应缓慢输注红细胞。输血期间应严密观察，如果出现心力衰竭的症状（如呼吸困难，肺啰音），必须中止输血，并开始心力衰竭的治疗。

经典的治疗是利尿治疗，如呋塞米 20～40mg，静注。偶尔有些患者需较高的血浆容量来逆转华法林用药过量，同时给予低剂量的呋塞米；然而，对于这样的患者，优先选择凝血酶原复合物（PCC）。容量负荷过重的高危患者（如心功能不全或严重肾功能不全的患者）需要预防性利尿治疗（如呋塞米 20～40mg，静注）。

急性肺损伤 输血相关的急性肺损伤是一种不常见的并发症，由供者血浆中的抗 HLA 和/或抗粒细胞抗体在肺部凝集并使受者粒细胞脱颗粒而引起的。可出现急性呼吸道症状，在胸部 X 线片上可见非心源性肺水肿的特征性表现。急性肺损伤是输血相关死亡的最常见原因，（FDA 报道的死亡率为 45%）。发生率为 1:5 000～1:10 000，但大多数患者症状较轻。轻中度输血相关的急性肺损伤常会漏诊。一般的支持治疗可使之恢复，并不需长期治疗。应避免使用利尿剂。应用男性所献的血液可降低该反应的风险。患者应报告到医院输血医学服务中心或血库。

氧结合力的改变 血液贮存>7 日可降低红细胞 2,3-二磷酸甘油酯（DPG），贮存>10 日，2,3-DPG 便可消失。2,3-DPG 缺乏导致氧亲和力增加，向组织释放氧的速度减慢。很少有证据表明，2,3-DPG 缺乏具有临床意义，除非行血浆置换的婴儿，镰刀形细胞病伴急性胸痛综合征和卒中的患者，以及严重心功能衰竭的患者。红细胞输注以后，12～24 小时内 2,3-DPG 可重新产生。

移植物抗宿主病 输血相关的 GVHD（参见第 1266 页）通常由含有免疫活性淋巴细胞的血液制品输入免疫抑制的宿主而引起的。供者淋巴细胞攻击宿主组织。如果具有免疫功能的患者接受 HLA 单倍型纯合子（常为近亲）捐献的血液，偶尔可发生 GVHD。症状和体征包括发热、皮疹（离心性分布的皮疹演变为大疱性红皮病）、呕吐、水样或血性腹泻、淋巴结肿大、骨髓增生不良引起的全血细胞减少。黄疸和肝酶升高也很常见。GVHD 发生于输血后 4～30 日，根据临床表现、皮肤和骨髓活检可以确诊。因无特异性治疗，GVHD 的死亡率>90%。

预防 GVHD 的方法是对所有血液制品进行照射（破坏供者淋巴细胞的 DNA）。需进行血制品照射：
- 如果受者为免疫缺陷患者（如先天性免疫缺陷综合征、血液系统恶性肿瘤或造血干细胞移植，新生儿）
- 如果由一级亲属捐献
- HLA 相配的血液成分时，去除干细胞后，再输注

给予糖皮质激素和其他免疫治疗，包括行实体器官移植的患者，不是进行血制品照射的指征。

大量输血的并发症 大量输血是指 24 小时内接受的血液量大于或等于本身的血容量（如 70kg 成人中 10 个单位的血液）。当患者接受这样大量含浓缩红细胞（胶体）和晶体（乳酸林格氏或生理盐水）的标准心肺复苏液，可稀释血浆凝血因子和血小板，导致凝血功能障碍（稀释性凝血功能障碍）。由于严重创伤本身，这种凝血功能障碍可恶化消耗性凝血功能障碍（即广泛凝血级联反应的激活），导致致命性酸中毒，低体温和出血三联征。最近，大量输血指南已经形成，在凝血功能障碍发生之前早期给予复苏性输注新鲜冰冻血浆和血小板，而不是试图"赶上"凝血障碍的发生。尽管红细胞、血浆和血小板的理想比例还在探索，但该指南可降低死亡率。最近的临床试验显示每 2 个单位的红细胞加入一个单位的血浆和一个单位的浓缩血小板（1:1:2）和 每 1 个单位的红细胞加入一个单位的血浆和一个单位的浓缩血小板（1:1:1）之间的死亡率没有明显差异[1]。

由于大量输注冷的血液所引起的低体温可导致心律失常和心搏骤停。预防体温降低可使用缓慢加热血液的热交换静脉输液装置。其他加热血液的方法（如微波炉）可能引起红细胞损伤和溶血，是禁止使用的。

甚至在大量输血中，枸橼酸盐和钾离子中毒一般也不必担心；然而，在体温过低时可加重中毒。肝功能不全的患者可能有枸橼酸盐代谢的障碍。可发生低钙血症，但很少需要治疗（10% 葡萄糖酸钙溶液 10ml 加入 100ml D5W，静滴 10 分钟以上）。如果输注的血液贮存>1 周（血液贮存<1 周，钾离子累积通常不明显），肾功能不全的患者可能出现钾离子升高。输血期间发生的机械性溶血，可使钾离子增高。输入贮存较久的红细胞（>3 周），大约 24 小时可出现低钾血症，需要补钾。

输血后紫癜： 输血后紫癜是一种非常罕见的并发症，在红细胞输注 4～14 日后血小板计数快速下降，引起中度到重度的血小板减少。几乎所有的病人都是多次妊娠的妇女，她们通常在手术过程中接受红细胞输血。确切的病因不明。然而，最为公认的假设是，对人类血小板抗原 1a（HPA1a）呈阴性的患者在怀孕期间因暴露于胎儿的 HPA1a 抗原而产生同种抗体。因为储存的红细胞含有血小板微粒，而且由于大多数供体（99%）是 HPA1a 阳性，供体血液中的血小板微粒可能会触发先前致敏患者的抗体反应（过敏反应）。由于这些血小板微粒附着在受者的血小板上（因此在其上包裹上 HPA1a 抗原），同种抗体破坏受者的血小板，导致血小板减少。当抗原包裹的血小板被破坏时，这种疾病会自动消失。

患者出现紫癜并伴有中到重度的出血——通常在手术部位。血小板和红细胞输注可恶化病情。

鉴别诊断通常包括肝素诱导的血小板减少（HIT），尽管 HIT 不与出血相关。通过发现患者血浆中 HPA1a 抗原和血小板上缺乏相应的抗原而诊断。

治疗为静脉注射大剂量免疫球蛋白（1～2g/kg）和避免进一步的输注血小板和红细胞。严重的病例可考虑血浆置换，如果患者有严重出血，如果可能的话，可以输注由 HPA1a 阴性供体捐献的血小板。

感染并发症 浓缩红细胞很少发生细菌污染,可能由于采血期间无菌技术不严格或采集了短暂无症状的菌血症供者血液的缘故。红细胞冷藏通常限制了细菌的生长,但嗜冷菌,如耶尔森菌(Yersinia sp)除外,可能产生达危险水平的内毒素。所有红细胞制品应检查细菌生长的问题,可根据颜色的改变加以确认。由于血小板浓缩物贮存在室温中,如果有污染,细菌繁殖和内毒素产生的可能性较大。为降低细菌生长,贮存时间限制在5日。血小板细菌污染的风险为1:2 500。因此血小板应常规检进行细菌学检查。

在新鲜血液或血小板中,很少有梅毒的传播。血液在4~10℃存放≥96小时,可杀死螺旋体。尽管联邦管理部门要求对供者血液进行梅毒血清学检测,但疾病早期,感染的供者血清学检查常为阴性。输注污染的血制品患者可能发生特征性的继发性皮疹。

输注任何血液制品后都可能发生肝炎。通过血清白蛋白和血浆蛋白加热处理灭活病毒以及重组凝血因子浓缩物的应用,风险已明显降低。所有供者血液必须进行肝炎病毒检查(表156-2)。乙型肝炎估计感染的风险为1:500 000,丙型肝炎为1:2 600 000。因为短暂的病毒血症和伴随的临床症状可能妨碍献血,因此甲型肝炎(感染性肝炎)不是输血相关肝炎的主要原因。

在美国,HIV感染几乎全部是HIV-1型,但HIV-2也应考虑。这两种病毒抗体均需要进行检测。HIV-1抗原和HIV-1p24抗原的核酸检测也是必需的。另外,需询问供者有无HIV感染的高危行为。在供者血液中,不能识别HIV-0。HIV因输血传播的可能风险为1:2 600 000。

在输注的血液中,巨细胞病毒(CMV)可通过白细胞传播。不通过新鲜冰冻血浆传播。因为在免疫功能正常的人,CMV不引起疾病,因而不必常规进行抗体检测。然而,免疫功能不全的患者,CMV可引起严重的致命性疾病,应输注由CMV抗体阴性供者提供的CMV阴性的血液制品,或输注过滤去除白细胞的血制品。

人T淋巴细胞病毒Ⅰ型(HTLV-1)可引起成人T淋巴细胞淋巴瘤/白血病、HTLV-1相关的骨髓疾病和热带痉挛性瘫痪,在一些接受输血的患者中引起输血后血清学转换。所有供者应进行HTLV-Ⅰ型和Ⅱ型抗体的检查。供者血液检查结果的假阴性发生率约为1:641 000。

尚未有因输血传播克-雅脑病的报道,但临床实践排除曾接受人源生长激素、硬脑膜移植或家庭成员有克-雅脑病的献血者。新的变异型克-雅脑病(vCJD,或疯牛病)不经过输血传播。然而,在英国和其他欧洲国家特殊时期居住过的供者,可能永久不能献血(表156-1)。

疟疾很容易通过感染的红细胞传播。许多供者不知道自己是否患有疟疾,可能是隐匿性的,并有10~15年的传染性。贮存不能保证血液安全。必须询问所有的献血者是否患过疟疾或去过疟疾流行地区。患过疟疾或来自疟疾流行地区的移民、难民或居民献血需要推迟3年;去过疟疾流行地区的旅游人员,应推迟1年。

巴贝虫病、锥虫病和西尼罗河病毒很少通过输血传播。

寨卡病毒在巴西报道过通过血液制品传播。因此,FDA已授权在美国及其领土内对寨卡病毒进行检测。除了寨卡病毒检测之外,还可以使用血小板和血浆的病原体减少技术;但是,它们的使用目前非常有限,而且这种技术仍然无法用于红细胞。

[1] Holcomb JB, Tilley BC, Baraniuk S, et al. Transfusion of plasma, platelets, and red blood cells in a 1:1:1 vs a 1:1:2 ratio and mortality in patients with severe trauma: the PROPPR randomized clinical trial[J]. JAMA, 2015, 315(5):471-482. doi:10.1001/jama.2015.12.

治疗性血液单采

治疗性血液单采包括血浆置换和细胞单采,健康的供者一般可以耐受。然而,存在许多小的和主要的风险。单采需要植入大的静脉导管,可引起并发症(如出血、感染、气胸)。枸橼酸抗凝可降低血清钙离子。用非胶体溶液(如生理盐水)替代血浆,会引起体液从血管内渗出。胶体置换液不能补充IgG和凝血因子。

通过密切观察患者和严格的操作程序,大多并发症可以妥善处理,但也可发生一些严重的反应和死亡病例。

血浆置换 治疗性血浆置换可从血液中去除血浆成分。运用血细胞分离器可提取患者的血浆,同时回输血浆中的红细胞和血小板,或使用血浆替代液;为达到这个目的,5%的白蛋白优于新鲜冰冻血浆(除了血栓性血小板减少性紫癜),因为它引起的反应较少也不会传播疾病。治疗性血浆置换类似于透析,除此之外,可去除与蛋白结合的毒性物质。一次置换可去除大约65%的致病性成分。

为了确保疗效,血浆置换应该用于血浆内含有已知致病物质的患者,同时血浆置换去除这些物质的速度要比体内产生的快。例如在快速进展的自身免疫性疾病中,血浆置换可用于去除有害的血浆成分(如冷球蛋白、抗肾小球基底膜抗体),同时给予免疫抑制剂或细胞毒药物可抑制其进一步产生。

有许多复杂的指征。临床医生通常遵循美国单采学会关于使用治疗性单采的指南[1]。血浆置换的使用频率、去除的量、替代液或其他不确定因素要个体化。低密度脂蛋白胆固醇可通过吸附柱从血浆中选择性去除(称为LDL单采)。在光分离置换法中,通过离心和给予光活化药物(如8-甲氧补骨脂)可选择性去除单核细胞,然后应用紫外光进行活化;也是免疫调节治疗的一种形式。在免疫吸附中,柱子上选择可与目标抗体或抗原结合的抗原或抗体,从血浆中去除抗体或抗原。血浆置换的并发症与治疗性细胞单采相似。

细胞单采术 治疗性细胞单采可去除血液中的细胞成分,而血浆予以回输。镰状细胞贫血的患者出现以下情况:急性胸部综合征、卒中、妊娠、频繁发作、严重镰状细胞危象,细胞单采最常用于去除缺陷的红细胞,补充正常的细胞。红细胞单采可使HbS水平<30%,而无血黏度增加的风险,因为正常输血时,血细胞比容的增加,可出现血黏度的增加。

在急性白血病或慢性髓系白血病加速期或急变期中,

当存在出血、栓塞、肺部或脑部发生白细胞异常增多(白细胞淤滞)的风险时,治疗性细胞单采可用于减轻严重的血小板或白细胞增多。在血小板增多症中,细胞单采是有效的,因为血小板不能像白细胞那样快速地被取代。1~2个疗程可将血小板数降至安全水平。治疗性白细胞去除(白细胞单采)经过几个疗程可去除几千克的白细胞,常可缓解白细胞淤滞。然而,白细胞数本身的降低可能是轻度的,短暂性的。

血细胞单采的其他应用包括采集外周血干细胞用于自体或异基因骨髓重建(骨髓移植的替代方法)以及采集淋巴细胞用于癌症免疫调节治疗(过继免疫治疗)。

[1] Schwartz J, Padmanabhan A, Aqui N, et al. Guidelines on the Use of Therapeutic Apheresis in Clinical Practice-Evidence-Based Approach from the Writing Committee of the American Society for Apheresis: the Seventh Special Issue [J]. J Clin Apheresis, 2016, 31: 149-338. doi: 10.1002/jca.21470.

157. 癌症总论

癌症是细胞增殖不受调控,主要特点是细胞分化不良、浸润至邻近组织,常发生转移(经血液或淋巴系统扩散至远处)。各种癌症发病的增加与免疫缺陷有关,尤其是病毒感染相关的癌症以及发生于淋巴系统和皮肤的恶性肿瘤,因此,免疫系统在清除早期癌症或癌前细胞中起着重要的作用。

大多数癌症是可以治愈的,特别是早期发现的,而发现较晚的癌症通常也能长期缓解。目前尚不明确是否所有癌症都会进展并且危及生命,尤其是乳腺摄片检查发现的极早期乳腺癌或前列腺特异性抗原(PSA)检测发现的前列腺癌。但可以肯定的是,早期发现癌症能提高治愈的可能性。许多晚期癌症是不可治愈的,经过放射治疗、药物治疗和/或外科手术等适当治疗可改善患者生活质量、延长生存期。其他患者,尤其是老年人以及伴有并发症者,可能很难耐受这些治疗,姑息治疗是最好的选择。

癌症的细胞和分子学基础

细胞动力学

增殖时间是一个休眠细胞完成细胞周期分裂生成两个子细胞的时间(图157-1)。骨髓或淋巴系统恶性细胞的增殖时间短,处于G0期(静息期)的细胞比例少,肿瘤开始呈指数式生长,随着细胞死亡和子细胞产生的速度达到平衡,肿瘤生长进入平台期。肿瘤生长速度减慢可能与肿瘤迅速生长所需要的营养和氧气耗竭有关。与体积大的肿瘤相比,体积小的肿瘤中活跃的分裂细胞比例更高。

通过识别细胞表面蛋白发现许多肿瘤亚群具有原始的"正常"干细胞特性,也见于胚胎早期。这些细胞能够进入增殖期,不易受到药物或放射损伤。有人认为,这些细胞在手术、化疗或放疗后,可重新形成肿瘤。

对于某些特定的肿瘤,细胞动力学是制订抗肿瘤治疗方案的重要参考因素,影响到给药的剂量、方式和间隔时间。许多抗肿瘤药物,如抗代谢类药物,对分裂活跃的细胞更有效。有些药物只作用于细胞周期的特定阶段,需要持续给药,以利于杀伤药物最敏感阶段的分裂细胞。

肿瘤生长和转移

随着肿瘤的生长,营养通过直接扩散方式从血液中获取。一些酶(如蛋白酶)能够破坏邻近组织,有利于肿瘤局部侵袭。随着体积增大,肿瘤产生血管生长因子,如血管内皮生长因子(VEGF),促进肿瘤血管生成,为肿瘤进一步生长提供所需要的营养。

肿瘤一旦产生,肿瘤细胞就会进入血液。根据动物模型估计,1cm大小的肿瘤每24小时有超过100万个细胞进入静脉血。许多晚期癌症患者有循环肿瘤细胞,甚至一些局限期患者也有。尽管大多数循环肿瘤细胞会在血管内死亡,但也有个别肿瘤细胞黏附并穿透血管内皮进入周围组织,在远处形成孤立的肿瘤(转移)。转移性肿瘤和原发肿瘤以同样的方式生长,还会转移到其他部位。

实验表明,侵袭、迁移、种植和促进新生血管生长是转移细胞的重要特性,可能是原发肿瘤的一个细胞亚群。

分子异常

癌细胞的产生是由基因突变引起的,所有癌症都存在基因突变。这些基因突变改变了调节细胞生长、分裂和DNA修复蛋白的数量和功能。突变基因有两大类:癌基因

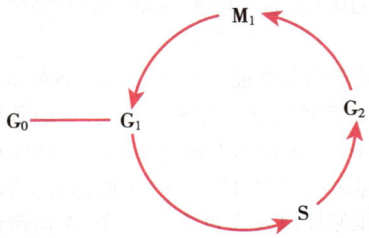

图157-1 细胞周期。G_0=静息期(细胞非增殖期);G_1=DNA合成期前(12h到数天不等);S=DNA合成期(一般2~4h);G_2=DNA合成期后(2~4h)——细胞内可见DNA四倍体;M_1=有丝分裂期(1~2h)

和抑癌基因。

癌基因 调节细胞生长的各种正常基因（原癌基因）会发生异常改变，这些基因改变可能会引起一些信号通路（如细胞表面生长因子受体、细胞内信号转导通路、转录因子和分泌性生长因子）直接和持续的激活。这些信号通路调控细胞生长和分裂、DNA 修复、血管生成及其他生理过程。

与人类肿瘤生成相关的已知癌基因超过 100 个。例如，RAS 基因编码的 ras 蛋白能够将膜结合受体的信号经 RAS-MAPK 通路下传到细胞核，从而调节细胞分裂。基因突变会引起 ras 蛋白异常活化，导致细胞生长失控。实际上，25% 的人类肿瘤中 ras 蛋白是异常的。其他癌基因与一些特殊的恶性肿瘤相关，其中包括：

- HER2-NEU（乳腺癌扩增，但无突变）
- BCR-ABL（2 个基因易位，见于慢性髓白血病和一些急性 B 淋巴细胞白血病）
- C-MYC（伯基特淋巴瘤）
- N-MYC（小细胞肺癌和神经母细胞瘤）
- EGFR 突变（肺腺癌）
- EML4-ALK（一种激活 ALK 酪氨酸激酶的易位，见于特殊类型的肺腺癌）

有些特殊的癌基因对诊断、治疗和预后具有重要意义（见特殊类型恶性肿瘤各论）。

癌基因通常由获得性体细胞突变引起，包括点突变（如化学致癌物所致）、基因扩增（如正常基因拷贝数增加）或易位（不同基因片段融合形成独特的序列）。这些变化可增加基因产物（蛋白质）的活性或改变其功能。基因突变有时可引起肿瘤易感性的遗传，如 BRCA1、BRCA2 或 p53 基因突变和功能缺失相关的遗传性癌症综合征。

抑癌基因 像 p53 基因在正常的细胞分裂和 DNA 修复中起作用，对于发现细胞内异常的生长信号或 DNA 损伤至关重要。如果因遗传性或获得性突变这些基因失去功能，监视 DNA 整合的系统就会失去作用，基因自发性突变的细胞会持续存在并不断增殖，从而生成肿瘤。

与大多数基因一样，每个抑癌基因都是由 2 个等位基因组成的。一个有缺陷的基因拷贝可能是遗传的，留下一个功能性等位基因。如果另一个等位基因发生获得性突变，那么正常抑癌基因就会失去保护机制。例如，视网膜母细胞瘤（RB）基因编码的 Rb 蛋白，通过终止 DNA 复制来调节细胞周期。许多恶性肿瘤的 RB 基因家族都会发生突变，使细胞不断地分裂。

另一个重要的调节蛋白是 p53，可以阻碍正常细胞的损伤 DNA 的修复，使那些携带异常 DNA 的细胞死亡（凋亡）。失活或突变的 p53 使那些携带异常 DNA 的细胞生长和分裂。突变遗传给子细胞，增加 DNA 发生错误复制的可能性，因而发生肿瘤。p53 基因在许多恶性肿瘤中有缺陷的。像癌基因一样，在生殖细胞系中，p53 或 RB 等抑癌基因突变可垂直传递，增加后代的恶性肿瘤发生率。

染色体异常 染色体可通过缺失、易位或重排发生明显异常。如果这些改变使基因激活或失活，可以使细胞异常增殖而发生肿瘤。染色体异常见于大多数恶性肿瘤。在一些遗传性疾病（布鲁姆综合征、范科尼贫血和唐氏综合征）中，DNA 修复过程出现缺陷，染色体断裂频发，使患儿发生急性白血病和淋巴瘤的风险增高。

其他因素 大多数上皮癌可能是肿瘤发生转化的一系列突变引起的。例如，在家族性息肉病中，肿瘤的发展是通过一系列基因改变产生的：上皮细胞过度增殖（5 号染色体上的抑癌基因缺失）、早期腺瘤（DNA 甲基化改变）、中期腺瘤（RAS 癌基因过度活化）、后期腺瘤（18 号染色体上的抑癌基因缺失），最后发生癌（17 号染色体上基因缺失）。肿瘤的转移可能还需要其他基因的改变。

端粒 是一种核蛋白复合体，位于染色体末端，保持染色体的完整性。在正常组织中，端粒缩短（随着年龄增长而发生）使细胞分裂受到一定的限制。如果肿瘤细胞中的端粒酶被激活，可合成新的端粒，使肿瘤不断增殖。

环境因素

感染 病毒与恶性肿瘤的发生有关（表 157-1），可通过病毒癌基因整合到宿主 DNA 中而发病。宿主表达这些新的基因，它们可以影响细胞的生长、分裂或者破坏调控细胞生长和分裂的正常宿主基因。此外，病毒感染可导致免疫缺陷，降低对早期肿瘤的免疫监视。

表 157-1 恶性肿瘤相关性病毒

病毒	相关的肿瘤
EB 病毒	伯基特淋巴瘤
	鼻咽癌
乙型或丙型肝炎病毒	肝细胞肝癌
人疱疹病毒 8	卡波西肉瘤
人乳头状瘤病毒	肛门癌
	宫颈癌
	头颈部癌
人 T 淋巴细胞病毒	T 细胞淋巴瘤

细菌也会诱发恶性肿瘤。幽门螺杆菌感染会增加一些恶性肿瘤的风险（如胃腺癌、胃淋巴瘤和黏膜相关淋巴组织淋巴瘤）。

某些寄生虫也会致癌。埃及血吸虫（Schistosoma haematobium）会引起膀胱慢性炎症和纤维化，可能致癌。华支睾吸虫（Opisthorchis sinensis）与胰腺癌和胆管癌有关。

辐射 紫外线照射可破坏 DNA 而诱发皮肤癌（如基底细胞和鳞状细胞癌以及黑色素瘤）。DNA 损伤包括胸腺嘧啶二聚体形成，由于 DNA 修复的内在缺陷（如着色性干皮病）或一些罕见的随机事件，可阻碍正常 DNA 链剪切和再合成。

离子辐射也会致癌。例如，广岛和长崎原子弹爆炸的幸存者中,白血病及其他癌症的发生率高于预期。同样,放射治疗多年以后可发生白血病、乳腺癌及其他实体肿瘤。有人认为,影像诊断的 X 线也会增加癌症的风险(参见第 2897 页)。工业暴露(如矿工接触铀或石棉)与肺癌的发生有关,潜伏期 15~20 年。长期暴露于职业辐射或接触室内沉积的二氧化钍,易患血管肉瘤和急性非淋巴细胞白血病。

暴露于土壤释放的放射性氡气增加肺癌的风险。通常,氡气能够在大气中迅速消散,不会造成任何伤害。然而,在氡气含量高的地方上的建筑物中,氡气可以在楼内积聚,在空气中达到足够高浓度时,会造成伤害。暴露于氡气中的吸烟者,肺癌的风险进一步增加。

药物和化学品 口服避孕药雌激素增加乳腺癌的风险,但这种风险随着时间的推移而降低。用于激素替代治疗的雌激素和孕激素也会增加乳腺癌的风险。己烯雌酚(DES)增加女性乳腺癌的风险。这些妇女在分娩前服药的话,她们的女儿发生阴道癌的风险增高。长期使用合成类固醇增加肝癌的风险。单纯化疗或化疗联合放疗增加第二肿瘤发生的风险。

化学致癌物会诱发基因突变,使细胞生长不受调控而生成肿瘤(表 157-2)。其他一些物质,又称为共致癌物,本身没有或者仅有极小的致癌性,但这些物质和其他药物同时使用时,其致癌作用会增强。

饮食 食物中含有的某些物质会增加恶性肿瘤的风险。例如,高脂饮食和肥胖可增加结肠癌和乳腺癌的风险,前列腺癌的风险也有可能增加。大量饮酒者,发生头颈部和食管癌的风险更大。大量摄入烟熏和腌制食品或烤肉,发生胃癌的风险增加。超重或肥胖者发生乳腺癌、子宫内膜癌、结肠癌、肾癌和食管癌的风险增加。

物理因素 皮肤、肺、胃肠道或甲状腺的慢性炎症容易诱发癌症。例如,慢性炎症性肠病(溃疡性结肠炎)患者发生结直肠癌的风险增加。日光和紫外线曝晒增加皮肤癌和黑色素瘤的风险。

免疫疾病

由于遗传基因突变、后天获得性疾病、衰老引起的免疫系统功能紊乱或免疫抑制剂,干扰对早期肿瘤的正常免疫监视,增加肿瘤的发生率。已知的肿瘤相关免疫疾病包括:

- 共济失调-毛细血管扩张症[急性淋巴细胞白血病(ALL)、脑肿瘤和胃癌]
- 威斯科特-奥尔德里奇综合征(淋巴瘤和 ALL)
- X 连锁无丙球蛋白血症(淋巴瘤和 ALL)
- 免疫抑制剂或 HIV 感染所致的免疫缺陷(大细胞淋巴瘤、宫颈癌、头颈部癌和卡波西肉瘤)
- 风湿性疾病如系统性红斑狼疮(SLE)、类风湿关节炎(RA)和干燥综合征(B 细胞淋巴瘤)
- 范科尼贫血(AML)

表 157-2 常见的化学致癌物

致癌物	恶性肿瘤类型
环境及工业致癌物	
芳香胺	膀胱癌
砷	肺癌
	皮肤癌
石棉	肺癌
	间皮瘤
苯	白血病
铬酸盐	肺癌
柴油机尾气	肺癌
甲醛	鼻癌
	鼻咽癌
染发剂	膀胱癌
电离辐射	白血病
人造矿物纤维	肺癌
镍	肺癌
	鼻窦癌
涂料	肺癌
杀虫剂,无机砷	肺癌
氡	肺癌
放射治疗	白血病
紫外线辐射	皮肤癌
氯乙烯	肝血管肉瘤
生活方式	
槟榔	口咽癌
烟草	膀胱癌
	宫颈癌
	食管癌
	头颈部癌
	肾癌
	肺癌
	胰腺癌
	胃癌
药物*	
烷化剂(环磷酰胺和铂类)	白血病
己烯雌酚(DES)	育龄妇女的宫颈阴道癌
羟甲烯龙	肝癌
拓扑异构酶抑制剂(蒽环类和依托泊苷)	白血病

*接触抗肿瘤药物的医务工作者的生殖功能也可能受影响。

恶性肿瘤诊断

根据病史和体格检查做出恶性肿瘤的疑似诊断，确诊需要经过肿瘤活检和组织病理学检查。有时，肿瘤的第一个信号是异常的实验室检查结果（如结肠癌所致的贫血）。

详尽的病史和体格检查或许会意外地发现早期恶性肿瘤的线索。

病史 医生必须熟知一些诱因，仔细询问家族性肿瘤病史、环境暴露史（包括吸烟史）、既往史或现病史（如自身免疫性疾病、免疫抑制剂治疗、乙型或丙型肝炎、HIV 感染、巴氏试验阳性、人乳头状瘤病毒感染）。提示隐匿性恶性肿瘤的症状包括：

- 乏力
- 体重减轻
- 发热
- 盗汗
- 咳嗽
- 咯血
- 呕血
- 便血
- 大便习惯改变
- 持续性疼痛

体格检查 应当特别注意检查皮肤、淋巴结、肺、乳腺、腹部和睾丸，前列腺、直肠和阴道检查也非常重要。这些结果有助于指导进一步检查，包括 X 线和活检。

辅助检查 辅助检查包括影像学检查、血清肿瘤标志物和活组织检查。根据患者病史、体格检查或实验室检查结果可选择一项或多项检查。

影像学检查 包括 X 线平片、超声检查、CT、PET 和 MRI。这些检查有助于判断异常情况，明确肿块的性质（实质性或囊性）、病灶大小以及与周围结构的关系，这些对于外科手术或活检是非常重要的。

血清肿瘤标志物：可为一些特定肿瘤提供确诊依据（参见第 1088 页）。除高危患者外，大多不作为常规筛选检查。实用的例子包括：

- 甲胎蛋白（原发性肝癌和睾丸肿瘤）
- 癌胚抗原（结肠癌）
- β-人绒毛膜促性腺激素（绒毛膜癌和睾丸肿瘤）
- 血清免疫球蛋白（多发性骨髓瘤）
- DNA 探针（如 *BCR* 探针用于明确慢性粒细胞性白血病的染色体 9-22 易位）
- CA125（卵巢癌）
- CA27-29（乳腺癌）
- 前列腺特异性抗原（前列腺癌）

一些血清肿瘤标志物在监测治疗效果方面更有价值，而不是发现肿瘤。

活组织检查：在发现肿瘤或拟诊时对明确诊断和组织来源是非常必要的。活检部位的选择通常是根据可操作性和侵袭程度而决定的。如果有肿大的淋巴结，经细针或空芯针穿刺活检可明确肿瘤类型；如果无法确诊，可进行开放活检。活检的其他途径包括支气管镜检查用于纵隔或中央型肺肿瘤、经皮肝穿刺活检用于肝脏病灶以及 CT 或超声引导下的肺或软组织肿块活检。如果不适合采用这些方法，则有必要进行开放活检。

分级：是判断肿瘤侵袭性的组织学方法，可提供重要的预后信息，通过检查活组织标本而明确。分级是根据肿瘤细胞的形态学特征而确定的，包括细胞核、细胞质和核仁的形态；有丝分裂和坏死程度。很多恶性肿瘤的分级标准已经更新。

分子检测：如染色体分析、荧光原位杂交（FISH）、PCR 和细胞表面抗原（如淋巴瘤、白血病、肺癌和消化道肿瘤）有助于明确转移性肿瘤的原发部位，尤其是原发不明的恶性肿瘤，也有助于治疗方法的选择。

分期

一旦组织学诊断明确，分期（即明确疾病的程度）有助于治疗决策并影响预后。临床分期采用的资料包括病史、体格检查、影像学检查、实验室检查和骨髓、淋巴结及其他疑似部位的活检等。特定肿瘤的分期详见相关章节。

影像学检查 CT、PET 和 MRI 等影像学检查可发现脑、肺或腹部脏器的转移灶，包括肾上腺、腹膜后淋巴结、肝和脾。MRI（用钆造影剂）是诊断和评估原发和转移性脑肿瘤的首选方法。PET 扫描正在越来越多地用于判断可疑淋巴结或肿块的代谢活性。PET/CT 具有诊断价值，尤其是肺癌、头颈部癌、乳腺癌和淋巴瘤。

超声检查可用于乳腺、眼眶、甲状腺、心脏、心包、肝脏、胰腺、肾脏、睾丸和腹膜后肿块的诊断，可引导经皮穿刺活检，可鉴别液性囊肿和实质性肿块。

核素扫描可发现多种类型的转移灶。骨扫描可早于 X 线平片发现异常骨生长（即成骨细胞活性），但无助于单纯溶骨性肿瘤（如多发性骨髓瘤）的诊断，这些疾病首选常规的骨 X 线检查。

辅助检查 血清生化和酶学检查有助于分期。肝酶（碱性磷酸酶、乳酸脱氢酶和谷丙转氨酶）和胆红素水平升高提示肝转移。碱性磷酸酶和血清钙升高可能是骨转移的最早表现。尿素氮或肌酐升高提示盆腔肿块引起的尿路梗阻、骨髓瘤蛋白沉积于肾小管引起的肾内梗阻或者是淋巴瘤及其他恶性肿瘤引起的尿酸性肾病。尿酸水平升高常见于高增殖性肿瘤以及骨髓增殖和淋巴组织增生性疾病。

创伤性检查 纵隔镜检查在非小细胞肺癌的分期中非常重要。如果纵隔淋巴结有侵犯，患者可能从放化疗序贯手术切除术中获益。

骨髓穿刺和活检有助于发现恶性淋巴瘤和小细胞肺癌的骨髓侵犯。在诊断时，50%～70% 的恶性淋巴瘤（低级别和中级别）和 15%～18% 的小细胞肺癌患者骨髓有侵犯。出现无法解释的血液学异常（如贫血、血小板减少和全血细胞减少）的患者应进行骨髓活检。

区域淋巴结活检是肿瘤评估的一部分，如乳腺癌、肺癌和结肠癌。前哨淋巴结活检（通过摄取注射到肿瘤部位的染料或放射性核素确定）可获得少量明确的淋巴结标本。

肿瘤筛查

有时，通过定期体格检查和筛查可能在无症状人群中发现恶性肿瘤。

甲状腺、口腔、皮肤、淋巴结、睾丸、前列腺和卵巢等部位的体格检查应成为常规检查的一部分。

筛查是对无症状的危险人群进行的检查。筛查的依据在于，在早期或可治愈阶段，早期诊断恶性肿瘤可降低死亡率；早期发现可能不需要进行根治性治疗并降低治疗费用。筛查的风险在于，出现假阳性结果的话，需要进行确诊检查（如活检和内镜检查），引起焦虑、发病率升高和巨大的开支；而假阴性结果会产生不恰当的安全感，使患者忽视随后出现的一些症状。

下列情况应进行恶性肿瘤筛查：
- 明确的高危因素（如乳腺癌或前列腺癌家族史）
- 恶性肿瘤的无症状期，在此期间治疗可改善预后（如乳腺癌和结肠癌）
- 延误诊断会使肿瘤的发病非常严重
- 具有敏感性、特异性和性价比高的筛查试验

所推荐的筛查项目和间隔时间根据正在进行的研究结果还在不断地更新（表157-3）。

表157-3　美国癌症协会推荐的中危无症状人群的筛查项目*

癌症类型	筛查项目	间隔时间
乳腺癌	乳房X线摄片	45~50岁每年一次，55岁以上每2年一次
		妇女应该从40岁开始筛查
	MRI	40岁开始，每年一次（除了乳房X线摄片外），仅适用于某些高危的妇女
宫颈癌	巴氏（Pap）试验，有时还要做人乳头状瘤病毒（HPV）检测	巴氏试验，21~29岁每3年一次；巴氏试验加HPV检测，30~65岁每5年一次或者巴氏试验每3年一次；如果以前检查结果正常，65岁以后不再检查
子宫和卵巢癌	盆腔检查	18~40岁每1~3年一次，以后每年一次
前列腺癌	前列腺特异性抗原检测	由于筛查的获益尚不明确，因此患者和医生应该讨论前列腺癌筛查的利弊
结直肠癌	粪便检查：大便隐血、粪便免疫化学检测或粪便DNA检测	50岁开始，每年一次
	或	
	乙状结肠镜	50岁开始，每5年一次
	或	
	结肠镜	50岁开始，每10年一次
	或	
	结肠CT	50岁开始，每5年一次

*在常规体检中应当进行甲状腺、口腔、皮肤、淋巴结、睾丸和卵巢等部位的检查。
根据the American Cancer Society Guidelines for the Early Detection of Cancer修订。

肿瘤的临床并发症

癌症可引起疼痛、体重减轻、疲乏或内脏梗阻，常死于营养不良和器官衰竭。

疼痛　通常是晚期癌症患者骨转移、神经或神经丛受累、肿块或积液压迫引起的。积极的疼痛管理对于癌症的治疗和生活质量的维持至关重要。

胸腔积液　如果伴有症状，应予引流，并观察积液量的变化。如果积液迅速增多，应考虑胸腔置管引流、硬化剂或反复置管引流。

脊髓压迫　由癌症扩散至脊椎引起，需要立即进行手术或放射治疗。症状包括背部疼痛、下肢感觉异常、肠道及膀胱功能障碍，确诊通过CT或MRI。

静脉血栓　出现在下肢的会引起肺栓塞，常见于胰腺癌、肺癌及其他实体肿瘤和脑肿瘤患者。肿瘤产生的促凝物质如组织因子，可以促进血栓形成，尤其是术后。抗凝是预防肺栓塞的必要手段。

代谢和免疫反应　包括高钙血症、高尿酸血症、ACTH分泌增加、引起神经功能障碍的抗体、溶血性贫血及其他伴癌综合征（参见第1074页）。

原发灶不明的转移癌

原发灶不明的转移性癌是指在一个或一个以上转移部位发现肿瘤且经过常规检查无法明确原发病灶。原发灶不明的转移性癌占所有癌症的7%，治疗非常困难，因为癌症治疗通常是由特定的原发部位决定的。

最常见的原发部位是睾丸、肺、结直肠和胰腺，应当对这些部位进行全面检查。

明确原发部位的常用检查包括：
- 实验室检查

- 影像学检查
- 免疫细胞化学和免疫过氧化物酶染色
- 组织学检查

实验室检查包括全血细胞计数、尿液分析、粪潜血试验和血清生化检查（包括男性 PSA 检测）。

影像学检查包括胸部 X 线、腹部 CT 和乳房 X 线摄片。如果粪潜血阳性，应进行上、下消化道内镜检查。

检测癌组织的免疫细胞化学染色越来越多，有助于确定原发部位，有可能明确原发于肺、结肠或乳腺的肿瘤。此外，原发于淋巴结以外的恶性淋巴瘤很难与其他肿瘤（即使是癌）相鉴别，通过免疫过氧化物酶染色检测免疫球蛋白、染色体检查和免疫表型分析等有助于诊断各种亚型的恶性淋巴瘤。通过肿瘤细胞的免疫过氧化物酶染色检测甲胎蛋白或 β-人绒毛膜促性腺素可提示生殖细胞肿瘤，有可能完全治愈。雌激素和孕激素受体的组织学检测有助于诊断乳腺癌，通过免疫过氧化物酶染色检测 PSA 有助于诊断前列腺癌。

即使不能做出明确的组织学诊断，一系列的检查结果可能提示原发部位。青年或中年男性，毗邻或位于纵隔或腹膜后的中线部位的分化差的恶性肿瘤，即使没有睾丸肿块，也应考虑生殖细胞肿瘤。这种类型的肿瘤患者应进行以顺铂为基础的化疗，近 50% 的患者可长期无病生存。对于大多数其他原发灶不明的癌症而言，这种治疗方案及其他多药化疗的疗效欠佳，生存期短（中位生存期<1 年）。

伴癌综合征

伴癌综合征（paraneoplastic syndromes）是发生在远隔肿瘤及其转移部位的一些症状。

发病机制尚不明确，这些症状可继发于肿瘤分泌的物质，或者是抗肿瘤抗体与其他组织交叉反应的结果。这些症状可发生于任何器官和系统。近 20% 的肿瘤患者会发生伴癌综合征，这些症状往往被忽视。

伴癌综合征相关的常见肿瘤包括：
- 肺癌（最常见）
- 肾癌
- 肝细胞癌
- 白血病
- 淋巴瘤
- 乳腺肿瘤
- 卵巢肿瘤
- 神经癌
- 胃癌
- 胰腺癌

最有效的治疗方法是控制原发肿瘤。有些症状可通过特殊的药物得到控制（如二苯环庚啶或生长抑素类似物治疗类癌综合征，双膦酸盐和糖皮质激素治疗高钙血症）。

全身伴癌综合征 癌症患者常出现发热、盗汗、食欲减退和恶病质。这些症状的原因可能是炎症或免疫反应相关的细胞因子释放，或者是肿瘤细胞坏死相关的介质如肿瘤坏死因子 α；也可能与肝功能异常和类固醇生成有关。

皮肤伴癌综合征 患者可出现许多皮肤症状。

瘙痒：是肿瘤患者（如白血病和淋巴瘤）最常见的皮肤症状，可能是嗜酸粒细胞增多症引起的。

潮红：也会出现，可能与肿瘤产生的循环血管活性物质（如前列腺素）有关。

色素沉着性皮肤损害：或角化病表现为黑棘皮症（胃肠道肿瘤）、全身皮肤黑变病（淋巴瘤、黑色素瘤和肝细胞癌）、鲍恩病（肺、胃肠道和泌尿生殖系统肿瘤）以及多发性脂溢性角化病，即 Leser-Trélat 征（淋巴瘤和胃肠道肿瘤）。

黑棘皮病：是皮肤增厚和色素沉着，最典型的发生在腋窝和颈背部（上部），皮肤黝黑的人可有皮革样表现（下部）。这是葡萄糖耐量异常最常见的皮肤表现，可能反映体内的癌症，特别是发病快速、分布广泛的癌症。

带状疱疹：可能是免疫系统抑制或功能紊乱患者的体内潜伏的病毒复燃引起的。

内分泌伴癌综合征 内分泌系统经常受到伴癌综合征的影响。

库欣综合征（Cushing syndrome）：（氢化可的松增多，引起高血糖、低钾血症、高血压、向心性肥胖和满月脸）可能是 ACTH 或 ACTH 样激素异位分泌引起的，常见于小细胞肺癌。

水和电解质失衡：包括低钠血症，可以由小细胞和非小细胞肺癌分泌的 ADH 和甲状旁腺样激素引起的。

低血糖：可能是胰岛细胞瘤或血管外皮细胞瘤分泌的胰岛素样生长因子或胰岛素引起的。

难治性**高血糖**可能是分泌高血糖素的胰腺肿瘤引起的。

高血压：可能是肾上腺素和去甲肾上腺素的异常分泌（嗜铬细胞瘤）或氢化可的松增多（分泌 ACTH 的肿瘤）引起的。

其他的异位分泌激素：包括甲状旁腺激素相关蛋白（PTHRP，见于肺鳞癌、头颈部癌和膀胱癌）、降钙素（见于乳腺癌、小细胞肺癌和甲状腺髓样癌）和促甲状腺素（见于妊娠性绒癌）。PTHRP 可引起高钙血症及其相关症状（多尿、脱水、便秘和肌无力）；降钙素可引起血钙水平下降，导致肌肉痉挛和心律失常。

胃肠道伴癌综合征 肿瘤相关的前列腺素或血管活性肠肽的分泌可引起水样泻，继而出现脱水和电解质紊乱。与之相关肿瘤包括胰岛细胞瘤等。类癌可产生血清素的降解产物，引起面色潮红、腹泻和呼吸困难。蛋白丢失性肠病可能是肿瘤组织炎症引起的，尤其是淋巴瘤。

血液系统伴癌综合征 癌症患者可出现纯红细胞再生障碍性贫血、慢性病贫血、白细胞增多（类白血病反应）、血小板增多、嗜酸粒增多、嗜碱性粒细胞增多和弥散性血管内凝血。此外，免疫性血小板减少性紫癜和库姆斯试验（Coombs test）阳性溶血性贫血可以使淋巴癌和霍奇金淋巴瘤的病程变得错综复杂。红细胞增多症可见于各种癌症，尤其是肾癌和肝癌，由异位分泌的促红细胞生成素或促红细胞生成素样物质引起，有时还可出现单克隆丙种球蛋白病。

血液学异常的机制包括肿瘤产生的物质模拟或阻断血细胞系发生过程中的正常内分泌信号或者产生与受体或细胞系发生交叉反应的抗体。

神经系统伴癌综合征 一些周围神经病变属于神经系统伴癌综合征，还会出现小脑综合征及其他中枢神经系统伴癌综合征。

周围神经病：是最常见的神经系统伴癌综合征，通常是一种肢体远端的多发性感觉运动神经病，可引起轻度肌无力、感觉减退和远端反射消失。这种症候群与许多慢性伴随疾病很难区分。

亚急性感觉神经病：是一种较特异的、少见的周围神经病。表现为背根神经节退变和进行性感觉减退伴共济失调，但很少出现肌无力，这种疾病可能致残。在一些肺癌患者的血清中可发现一种自身抗体，抗Hu抗体。尚无治疗方法。

吉兰-巴雷综合征（Guillain-Barré syndrome）：是另一种上行性的周围神经病，普通人群中少见，多见于霍奇金淋巴瘤患者。

兰伯特-伊顿综合征：是一种免疫介导的肌无力样综合征，常引起四肢肌无力，偶见眼外肌和延髓支配的肌肉。这种病变是突触前的，由神经末梢释放乙酰胆碱功能障碍引起的，与一种IgG抗体有关。这种综合征可出现在癌症诊断之前、同时或之后，常见于男性胸部肿瘤患者（70%为小细胞或燕麦细胞肺癌）。症状和体征包括疲倦、乏力、近端肢体肌肉疼痛、周围神经麻痹、口干、勃起障碍和上睑下垂，深腱反射减弱或消失。通过反复神经刺激的递增反应来确诊。刺激频率>10Hz时，复合肌肉动作电位的振幅增加>200%。首先进行原发肿瘤的治疗，有时可缓解。胍（起始剂量为125mg口服，每日4次，逐渐增加，最大剂量为35mg/kg）可以促进乙酰胆碱释放，常可缓解症状，但会引起骨髓抑制和肝功能受损。糖皮质激素和血浆置换对部分患者有效。

亚急性小脑变性：会引起双腿和双臂进行性共济失调和构音困难，有时出现眩晕和复视。神经系统体征包括痴呆伴或不伴脑干征、眼肌麻痹、眼球震颤和跖伸肌征，伴明显构音困难和手臂受累。小脑变性常在数周到数月内进展，引起严重残疾。小脑变性可出现在癌症诊断前的数周至数年内。一些患者，尤其是女性乳腺癌或卵巢癌患者的血清或脑脊液中可发现一种循环自身抗体，抗Yo抗体。MRI或CT可显示小脑萎缩，尤其在疾病晚期。典型的病理变化包括浦肯野细胞（Purkinje cell）广泛受损和深血管淋巴细胞套现象。有时，脑脊液中淋巴细胞略有增多。没有特异性治疗，但有效的抗肿瘤治疗后，部分症状可改善。

眼阵挛：（自发性眼球无序运动）是一种罕见的小脑综合征，可伴有儿童神经母细胞瘤，与小脑共济失调和躯干、四肢肌阵挛有关，可出现循环自身抗体，抗Ri抗体。糖皮质激素和抗肿瘤治疗通常是有效的。

亚急性运动神经元病：是一种罕见的疾病，可引起四肢无痛性下运动神经源性肌无力，常见于霍奇金淋巴瘤或其他淋巴瘤患者。前角细胞变性。常可自行缓解。

亚急性坏死性脊髓病：是一种罕见的综合征，发生在脊髓灰质和白质，快速出现上行性感觉和运动障碍，引起瘫痪。MRI有助于排除转移性肿瘤引起的硬膜外压迫，这是一种引起癌症患者急性进行性脊髓功能障碍的常见原因。MRI可显示脊髓坏死灶。

脑炎：可以是伴癌综合征的一种表现，表现形式根据受累大脑区域不同而不同。全脑炎可解释常见于小细胞肺癌的脑病。边缘性脑炎的典型表现是焦虑和抑郁，引起记忆力减退、躁动、错乱、幻觉和行为异常。在血清和脑脊液中可检测到抗RNA结合蛋白抗体，抗Hu抗体。MRI可显示强化区域和水肿。

肾脏伴癌综合征 由于循环免疫复合物的沉积，结肠癌、卵巢癌和淋巴瘤患者可发生膜性肾小球肾炎。

风湿系统伴癌综合征 自身免疫反应介导的风湿系统疾病也是伴癌综合征的一种表现。

关节病：（风湿性多发性关节炎和多肌痛）或系统性硬化症可见于血液系统恶性肿瘤或结肠癌、胰腺癌和前列腺癌患者。系统性硬化症或SLE也见于肺癌和妇科癌症患者。

肥大性骨关节病：多见于某些肺癌，表现为关节肿痛（膝关节、踝关节、腕关节、肘关节和掌指关节）伴积液，有时出现杵状指。

继发性淀粉样变：可见于骨髓瘤、淋巴瘤或肾细胞癌。

皮肌炎，其次是多发性肌炎（参见第231页），常见于癌症患者，尤其是50岁以上。特点是近端肌无力，呈进行性加重，病理表现为肌肉炎症和坏死。双颊可见淡红和淡紫色的蝶形皮疹伴眶周水肿。糖皮质激素治疗可能有效。

158. 癌症治疗原则

癌症的治愈需要清除所有癌细胞。主要的治疗方法包括：
- 外科手术（适用于局部和局限性疾病）
- 放射治疗（适用于局部和局限性疾病）
- 化学治疗（适用于全身性疾病）

治疗方法还包括：

- 内分泌治疗(适用于前列腺癌、乳腺癌和子宫内膜癌等)
- 免疫治疗(单克隆抗体、干扰素及其他生物反应调节剂和肿瘤疫苗,参见第1089页)
- 诱导分化药物如维A酸类
- 靶向药物随着细胞和分子生物学的发展而发展

综合治疗在适当情况下应由放射肿瘤科医生、外科医生和肿瘤内科医生共同协作。治疗方法不断改进,许多随机对照临床研究仍在进行。如果有合适的临床研究,应当和患者讨论,建议参加临床研究。

各种术语用于描述治疗效果(表158-1)。无病生存期通常是治愈的指标,因不同类型癌症而异。例如肺癌、结肠癌、膀胱癌、大细胞淋巴瘤和睾丸癌,一般认为,无病生存期达到5年是治愈。然而,乳腺癌和前列腺癌5年后还会复发,这种情况称为肿瘤休眠(目前是主要研究领域),因此,10年无病生存期是更适合的治愈指标。

表158-1 癌症治疗的疗效评价

术语	定义
治愈	临床症状、体征的持续消失。治愈的患者体内仍可能存在肿瘤细胞,最终会导致复发
完全缓解(CR)	临床症状消失
部分缓解(PR)	肿块缩小50%以上,预示病情明显改善,可延长生存期。但是,肿瘤进展不可避免
疾病稳定(SD)	疾病既没有好转,也没有进展
无病生存期(DFS)	从肿瘤消失到复发的时间
无进展生存期(PFS)	从治疗开始到疾病进展的时间
生存期	从诊断到死亡的时间

治疗决策应考虑疗效和毒副反应,由多学科肿瘤治疗团队参与,通过坦诚沟通交流而制订。尽管在这种敏感时刻讨论死亡相当难堪,但在癌症治疗早期,就应当明确患者对于如何度过生命最后阶段的态度和想法(参见第2888页)。

癌症治疗的方法

癌症治疗有以下几种方法:
- 外科手术
- 放射治疗
- 化学治疗
- 内分泌治疗
- 免疫治疗

通常根据患者自身和肿瘤的特点以及患者的意愿,制订适合于患者的综合治疗方案。

各种癌症的不同治疗以及联合治疗的生存率(表158-2)。

外科手术

外科手术是治疗癌症最古老、有效的方法,可以单独或联合其他治疗。原发肿瘤的大小、类型和部位决定手术的可行性和效果。转移灶的存在会影响原发肿瘤积极的手术治疗。

表158-2 癌症治疗的5年无病生存率

部位或类型	分期	5年无病生存率/%
单纯手术		
膀胱	0,A	81
	B₁	66
宫颈	I	94
结肠	I,II	81
子宫内膜	I	74
肾	I,II	67
喉	I,II	76
肺(非小细胞)	I	50~70
	II	37
口腔	I,II	67~76
卵巢	I,II	72
前列腺	I	80
睾丸(非精原细胞瘤)	I	65
单纯放疗		
宫颈	II,III	60
食管	—	10
霍奇金淋巴瘤	病理分期 I A	80
喉	I,II	76
肺(非小细胞)	III M0(除肺上沟瘤)	9
鼻窦	I,II,III	35
鼻咽	I,II,III	35
非霍奇金淋巴瘤	病理分期 I	60
前列腺	I,II	80
睾丸(精原细胞瘤)	II,III	84
化疗(有时联合放疗)		
伯基特淋巴瘤	I,II,III	60
绒毛膜癌(女性)	所有分期	95
霍奇金淋巴瘤	IIIB,IVA,B	74
白血病(儿童,ALL)	I,II,III	85
白血病(儿童,ANLL)	—	50
白血病(≤45岁,ANLL)	—	40~50
白血病(45~65岁,ANLL)		25
白血病(>65岁,ANLL)		5
肺(小细胞)	局限期	25
淋巴瘤(弥漫大细胞)	II,III,IV	60
睾丸(非精原细胞瘤)	III	88
手术联合放疗		

续表

部位或类型	分期	5年无病生存率/%
膀胱	B_2,C	54
子宫内膜	II	62
下咽	II,III	33
肺(肺上沟瘤)	III M0	32
口腔	III	36
睾丸(精原细胞瘤)	I	94
手术联合化疗		
结肠	III	70
卵巢(癌)	III,IV	15
放疗联合化疗		
肛门(鳞状细胞癌)	—	70
中枢神经系统(髓母细胞瘤)	—	70~80
尤文肉瘤	所有分期	70
肺(小细胞)	局限期	25
手术、放疗联合化疗		
乳腺(放疗和/或内分泌治疗)	I,II	70~90
胚胎性横纹肌肉瘤	所有分期	80
肾(Wilms瘤)	所有分期	80
口腔或下咽	III,IV	20~40
直肠	II,III	50~70

ALL=急性淋巴细胞白血病;ANLL=急性非淋巴细胞白血病。

癌症患者手术风险增高的因素包括:

- 年龄
- 并发症
- 癌症引起的衰弱
- 伴癌综合征(参见第1074页)

由于食欲减退和肿瘤分解代谢的影响,癌症患者经常发生营养不良,这些因素可阻碍或延缓术后恢复,患者可出现中性粒细胞减少、血小板减少或凝血功能异常,增加败血症和出血的风险。因此,术前评估非常重要(参见第2811页)。

原发肿瘤手术 如果原发肿瘤没有发生转移,外科手术有可能达到治愈。明确原发肿瘤周围正常组织的切缘是否完整,对于成功切除原发肿瘤和预防复发十分重要(如乳腺癌手术)。术中需要由病理科医生做冰冻组织切片检查,如果切缘肿瘤细胞阳性,应立即行扩大切除术。但冰冻组织切片检查的准确性不如经过处理的染色组织。后续检查切缘组织有助于证实扩大切除术的必要性。

局部进展的原发肿瘤手术还需要切除受累的区域淋巴结、受侵犯的邻近器官或en bloc切除。一些癌症单纯手术治疗的生存率如表所示(表158-2)。

如果原发肿瘤已经广泛扩散到邻近正常组织,可能要延缓手术,可采用其他治疗方法(如化疗和放疗)使肿瘤缩小,有利于进一步手术。

转移灶手术 如果肿瘤转移到区域淋巴结,首选非手术治疗,如局部进展期肺癌或头颈部癌。单发转移,特别是肺或肝转移,有时可手术切除,可能达到治愈。

转移灶数目不多的患者,特别是肝、脑或肺转移,可能从原发灶和转移灶的手术中获益。例如结肠癌肝转移,如果肝转移灶少于4个并且有足够的肿瘤切缘,术后5年生存率可达到30%~40%。

肿瘤减灭术 像大多数卵巢癌,如果不可能切除所有肿瘤组织时,常选择肿瘤减灭术(减少肿瘤负荷的外科手术)。肿瘤减灭术可以增加残留肿瘤组织对其他治疗方法的敏感性,但机制尚不明确。即使已有转移,如果可行的话,肾细胞癌和卵巢癌的原发病灶也应该手术切除。在儿童实体肿瘤中,肿瘤减灭术也有很好的效果。

姑息性手术 如果肿瘤不可根治或患者不能接受根治性手术所导致的不良反应时,可以考虑缓解症状、改善生活质量的手术。姑息性切除肿瘤可以控制疼痛、降低出血风险或缓解重要脏器的梗阻(如肠道和泌尿道)。如果出现近端梗阻,可能需要行胃造瘘术或空肠造瘘置管术,以便提供营养支持。

重建手术 在肿瘤切除术后进行重建手术可以提高患者的舒适度或生活质量(如乳房切除术后的重建术)。

放射治疗

放射治疗可以治疗许多恶性肿瘤(表158-2),尤其是那些局部或者放射野能够全部包绕的肿瘤。放疗联合手术(治疗头颈部癌、喉癌或子宫癌)或者是与化疗和手术联合(治疗肉瘤、乳腺癌、食管癌、肺癌或直肠癌)可以提高治愈率。与传统外科手术相比,可以缩小手术范围。

对于不可治愈的癌症,放疗可以明显缓解症状:

- 脑肿瘤:改善患者功能,预防神经系统并发症
- 压迫脊髓的肿瘤:防止神经损伤进一步加重
- 上腔静脉综合征:缓解静脉阻塞
- 疼痛的骨病变:常可缓解症状

放疗破坏肿瘤细胞同时也会损伤一部分正常细胞。因此,在治疗恶性肿瘤时,必须考虑治疗可能的获益以及正常组织损伤的风险。影响放疗效果的因素有很多,包括:

- 放疗的性质(方式、时间、范围和剂量)
- 肿瘤的特性(细胞周期、氧合情况、分子特性及放疗敏感性)

一般来说,放疗可针对性地破坏高代谢和高增殖的癌细胞,正常组织能够更有效地自我修复,从而最大限度地消灭肿瘤。

放疗过程中还需要考虑下列问题:

- 治疗时间(关键)
- 剂量分割(关键)
- 所设定照射野内的正常组织或邻近组织
- 靶区范围
- 放射束的配置
- 剂量分布
- 最适合患者情况的方式和剂量

治疗应当根据肿瘤生长的细胞动力学而调整,以期最大限度地杀伤肿瘤,同时保护正常组织。

放疗开始前,患者的定位要精确。常用泡沫模具或塑料面具以确保连续治疗的准确定位,有的使用激光引导的传感器。标准放疗包括姑息性放疗(大剂量,每日1次,共3周)和根治性放疗(小剂量,每日1次,每周5日,共6~8周)。

放疗的方法 放射治疗有多种不同的方法。

外照射:可采用光子(γ射线)、电子或质子。最常用的放疗方法是运用直线加速器发射γ射线。适形放疗技术可以减少放射野周边的散射,从而限制邻近正常组织的放射剂量。电子束放疗组织穿透力弱,最适合皮肤或浅表的癌症。根据穿透深度和肿瘤类型,采用不同能量的电子束。质子放疗用途有限,但某些方面优于γ射线放疗,可以在远离体表的深部组织聚集能量,而γ射线会损伤放射束沿线的所有组织。质子束放疗还能确保精确的照射边界,减少邻近组织的损伤,因此,特别有助于治疗眼部、颅底和脊柱肿瘤。

立体定向放疗:是对肿瘤局部精确立体定向的放射外科技术,能够向一个小的颅内或其他靶区进行一次高剂量或多次分割剂量的照射,常用于治疗中枢神经系统的转移瘤。优点在于能够完全消除常规手术无法切除的肿瘤,而且不良反应小。缺点是治疗范围有限,而且,由于放疗剂量高,有可能损伤邻近组织。此外,不能用于所有部位的肿瘤,患者绝对不能移动,照射区域必须保持完全固定。

近距离放疗:是将放射源置于瘤床(如前列腺或宫颈),通常是在CT或超声引导下安置。与体外分割放疗相比,近距离放疗能够达到更高的有效剂量和更长的持续时间。

全身放射性核素治疗:能够直接针对具有特异性受体的肿瘤组织,使之摄取同位素(如放射性碘治疗甲状腺癌)或者是与单克隆抗体结合的放射性核素(如碘-131偶联托西莫单抗治疗非霍奇金淋巴瘤)。同位素还能用于治疗全身骨转移(如放射性锶治疗前列腺癌)。

其他药物治疗方法或策略,尤其是化疗,可增加肿瘤组织对放疗的敏感性,提高疗效。

不良反应 放疗会损伤所有相关的正常组织。

急性不良反应:取决于照射范围,包括:
- 嗜睡
- 乏力
- 黏膜炎
- 皮肤表现(红斑、瘙痒和脱屑)
- 食管炎
- 肺炎
- 肝炎
- 胃肠道症状(恶心、呕吐、腹泻和里急后重)
- 泌尿生殖道症状(尿频、尿急和排尿困难)
- 血细胞减少

早期发现和治疗这些不良反应,不仅有利于提高患者的生活质量,而且有利于保证治疗的连续性,长时间中断治疗会使肿瘤重新生长。

迟发性反应:如果眼睛在照射野内,会引起白内障、角膜炎和视网膜病变等反应。迟发性反应还包括垂体功能减退、口腔干燥、甲状腺功能减退、肺炎、心包炎、食管狭窄、肝炎、溃疡、胃炎、肾炎、不育症和肌肉挛缩。如果需要进一步行手术,正常组织的放疗会引起组织的不良愈合。例如,头颈部放疗会影响牙科手术的恢复(如牙修补和拔牙),因此,放疗前应当完成所有必要的牙科手术。

放疗会增加发生其他恶性肿瘤的风险,尤其是白血病、照射野的肉瘤、甲状腺癌和乳腺癌。放疗后5~20年的发生率最高,同时还取决于放疗时患者的年龄。例如,青春期女性霍奇金淋巴瘤患者在胸部放疗后发生乳腺癌的风险高于同样治疗的成年女性患者。

化学治疗

最佳的化疗药物只针对和破坏癌细胞,这种药物几乎不存在。常用化疗药物及不良反应如表所示(表158-3)。

表158-3 常用抗肿瘤药物

药名	作用机制	适应证	毒性和注意事项
抗代谢药物:抗叶酸药物			
甲氨蝶呤	与二氢叶酸还原酶结合,干扰胸苷酸合成	急性淋巴细胞白血病 绒毛膜癌(女性) 头颈部癌 淋巴瘤 骨肉瘤 卵巢癌	黏膜溃疡 骨髓抑制 肾功能不全或有腹水时(药物池),毒性增加 甲酰四氢叶酸在24h解救(10~20mg,q6h,连续10次)毒性可逆转
培美曲塞	抑制胸苷酸合成酶	肺癌 间皮瘤 卵巢癌	骨髓抑制 黏膜溃疡
抗代谢药物:抗嘌呤药物			
克拉屈滨	抑制核糖核酸还原酶	白血病 淋巴瘤	骨髓抑制 免疫抑制
氯法拉滨	抑制DNA合成	难治性急性淋巴细胞白血病,至少二线化疗失败	骨髓抑制 免疫抑制 恶心 腹泻

续表

药名	作用机制	适应证	毒性和注意事项
抗代谢药物：抗嘌呤药物			
氟达拉滨	终止 DNA 合成，抑制核糖核酸还原酶	白血病 淋巴瘤	骨髓抑制 免疫抑制 自身免疫反应
巯嘌呤	阻断嘌呤合成	急性白血病	骨髓抑制 免疫抑制
奈拉滨	抑制 DNA 合成	白血病 淋巴瘤	骨髓抑制 免疫抑制
喷司他丁	抑制 DNA 合成	白血病	骨髓抑制 免疫抑制 恶心 呕吐
抗代谢药物：抗嘧啶药物			
卡培他滨	抑制胸苷酸合成酶	乳腺癌 胃肠道肿瘤	黏膜炎 脱发 骨髓抑制 腹泻 呕吐 手足触痛 溃疡
阿糖胞苷	嵌入 DNA，终止其延长	急性白血病（尤其是非淋巴细胞性） 淋巴瘤	骨髓抑制 恶心 呕吐 小脑毒性（高剂量时） 结膜毒性（高剂量时） 皮疹
氟尿嘧啶	抑制胸苷酸合成酶	乳腺癌 胃肠道肿瘤	黏膜炎 脱发 骨髓抑制 腹泻 呕吐
吉西他滨	嵌入 DNA，终止其延长；抑制核糖核酸还原酶	膀胱癌 肺癌 胰腺癌	骨髓抑制 溶血性尿毒症综合征
羟基脲	抑制核糖核酸还原酶	慢性髓白血病	骨髓抑制
生物反应调节剂			
干扰素 α	抗增殖效应	慢性髓白血病 毛细胞白血病 卡波西肉瘤 淋巴瘤 黑色素瘤 肾细胞癌	疲乏 发热 肌痛 关节痛 骨髓抑制 肾病综合征（罕见）
博来霉素类			
博来霉素	使 DNA 链断裂	淋巴瘤 鳞状细胞癌 睾丸癌	过敏反应 畏寒和发热 皮疹 肺纤维化，剂量超过 200mg/m² 时经肾排泄
DNA 烷化剂：亚硝脲类			
卡莫司汀	使 DNA 烷化，限制 DNA 链解旋和复制	脑瘤 淋巴瘤	骨髓抑制 肺毒性（纤维化） 肾毒性
洛莫司汀	使 DNA 烷化，限制 DNA 链解旋和复制	脑瘤（星形细胞瘤和胶质母细胞瘤）	骨髓抑制 肺毒性（迟发性） 肾毒性

续表

药名	作用机制	适应证	毒性和注意事项
DNA 交叉连接药物和烷化剂			
苯达莫司汀 苯丁酸氮芥 环磷酰胺 异环磷酰胺 二氯甲基二乙胺（氮芥） 美法仑	与 DNA 形成共价加合物，使 DNA 链断裂	乳腺癌 慢性淋巴细胞白细胞 神经胶质瘤 霍奇金淋巴瘤 淋巴瘤 多发性骨髓瘤 小细胞肺癌 睾丸癌	脱发，高剂量静脉注射时 恶心 呕吐 骨髓抑制 出血性膀胱炎（特别是环磷酰胺和异环磷酰胺），可用美司那解救 诱导突变 继发性白血病 无精症 永久性不育（有可能）
达卡巴嗪 替莫唑胺	与 DNA 形成共价加合物	黑色素瘤 恶性神经胶质瘤	中性粒细胞减少 恶心 呕吐 继发性白血病
丙卡巴肼	机制不明	霍奇金淋巴瘤	中性粒细胞减少 恶心 呕吐 继发性白血病
酶			
天门冬酰胺酶	消耗白血病细胞所需的天门冬酰胺	急性淋巴细胞白血病	急性过敏反应 高热 胰腺炎 高血糖 低纤维蛋白原血症
激素类			
比卡鲁胺 氟他胺	与雄激素受体结合	前列腺癌	性欲减退 潮热 男子乳房发育
氟维司群	与雌激素受体结合	转移性乳腺癌	恶心 呕吐 便秘 腹泻 腹痛 头痛 背痛 潮热 咽炎
醋酸亮丙瑞林	抑制促性腺素分泌	前列腺癌	潮热 性欲减退 注射部位疼痛
醋酸甲地黄体酮	孕激素受体激动剂	乳腺癌 子宫内膜癌	体重增加 体液潴留
他莫昔芬	与雌激素受体结合	乳腺癌	潮热 高钙血症 深静脉血栓形成
激素类：芳香化酶抑制剂			
阿那曲唑 依西美坦 来曲唑	阻断雄激素转化为雌激素	乳腺癌	骨质疏松 潮热

续表

药名	作用机制	适应证	毒性和注意事项
单克隆抗体			
阿仑单抗	与B细胞和T细胞结合	淋巴瘤	免疫抑制
贝伐珠单抗	与血管内皮生长因子结合	结肠癌 肾癌	过敏反应 出血 高血压
Brentuximab vedotin(结合抗有丝分裂药Auristatin E)	与淋巴细胞的CD30结合	淋巴瘤	进行性多发性白质脑病 由于肺毒性,禁与博来霉素联用
吉妥珠单抗	与白血病细胞的CD33结合	急性髓白血病	骨髓抑制
替伊莫单抗	与淋巴细胞的CD20结合	淋巴瘤	释放射线到肿瘤细胞
伊匹木单抗	抗-CTLA-4	不能手术或晚期转移性黑色素瘤	结肠炎 肝炎 中毒性表皮坏死松解症
碘-131托西莫单抗	与淋巴细胞的CD20结合	淋巴瘤	骨髓抑制 发热 皮疹
奥法木单抗	与淋巴细胞的CD20结合	氟达拉滨和阿仑单抗耐药的CLL	骨髓抑制
利妥昔单抗	与B细胞的CD20结合	B细胞淋巴瘤	过敏反应 免疫抑制
曲妥珠单抗	与HER2/neu受体结合	乳腺癌	过敏反应 心脏毒性
其他抗生素类			
丝裂霉素	一种双功能的烷化剂,可抑制DNA合成	乳腺癌 结肠癌 胃腺癌 肺癌 膀胱移行细胞癌	局部渗出可引起组织坏死 骨髓抑制,在治疗后4~6周 白细胞减少和血小板减少 脱发 嗜睡 发热 溶血性尿毒症综合征
铂类			
卡铂	形成DNA链内及链间的交叉连接	乳腺癌 肺癌 卵巢癌	骨髓抑制 周围神经病
顺铂	形成DNA链内及链间的交叉连接	膀胱癌 乳腺癌 头颈部癌 胃癌 肺癌(尤其是小细胞) 睾丸癌	贫血 耳毒性 恶心 呕吐 周围神经病 骨髓抑制
奥沙利铂	形成DNA链内及链间的交叉连接	结肠癌	骨髓抑制 神经性咽痛 周围神经病
蛋白酶体抑制剂			
硼替佐米 卡非佐米	抑制蛋白酶体功能	多发性骨髓瘤	骨髓抑制 腹泻 恶心 便秘 周围神经病

药名	作用机制	适应证	毒性和注意事项
抗微管药物(植物类):紫杉类			
多西他赛	促进微管蛋白聚合	乳腺癌 头颈部癌 肺癌 卵巢癌	骨髓抑制 脱发 皮疹 体液潴留
卡巴他赛	促进微管蛋白聚合	膀胱癌	骨髓抑制
紫杉醇(溶液或白蛋白结合微球)		乳腺癌 头颈部癌 肺癌 卵巢癌	脱发 肌痛 关节痛 神经病变
抗微管类药物(植物类):长春碱类			
长春碱	抑制微管蛋白聚合,终止有丝分裂	乳腺癌 尤文肉瘤 白血病 淋巴瘤 睾丸癌	脱发 骨髓抑制 周围神经病
长春新碱	抑制微管蛋白聚合,终止有丝分裂	急性白血病 淋巴瘤	周围神经病 肠梗阻 抗利尿激素分泌失调综合征
长春瑞滨	抑制微管蛋白聚合,终止有丝分裂	乳腺癌 肺癌	骨髓抑制 神经病变
拓扑异构酶抑制剂:蒽环类			
柔红霉素 伊达比星	抑制拓扑异构酶Ⅱ,使DNA链断裂	白血病	骨髓抑制 心脏毒性累积剂量>1 000mg/m²
多柔比星	抑制拓扑异构酶Ⅱ,使DNA链断裂	急性白血病 乳腺癌 肺癌 淋巴瘤	恶心 呕吐 脱发 骨髓抑制 心脏毒性累积剂量>550mg/m²
表柔比星	抑制拓扑异构酶Ⅱ,使DNA链断裂	急性髓白血病 乳腺癌 胃癌	骨髓抑制 心脏毒性累积剂量>1 000mg/m²
拓扑异构酶抑制剂:喜树碱类			
伊立替康	抑制拓扑异构酶Ⅰ	结肠癌 肺癌 直肠癌	腹泻 骨髓抑制 脱发
拓扑替康	抑制拓扑异构酶Ⅰ	卵巢癌 小细胞肺癌	骨髓抑制
拓扑异构酶抑制剂:鬼臼毒素类			
依托泊苷 替尼泊苷	抑制拓扑异构酶Ⅱ,使DNA链断裂	急性白血病 霍奇金淋巴瘤 淋巴瘤 肺癌(尤其是小细胞) 睾丸癌	恶心 呕吐 骨髓抑制 周围神经病 肾衰竭时毒性增加 中性粒细胞减少 经肝和肾排泄
米托蒽醌	抑制拓扑异构酶Ⅱ,使DNA链断裂	急性白血病 淋巴瘤	中性粒细胞减少 恶心 呕吐

续表

药名	作用机制	适应证	毒性和注意事项
酪氨酸激酶抑制剂			
博舒替尼 达沙替尼 伊马替尼 尼洛替尼 普纳替尼	抑制 BCR-ABL 激酶和 C-kit 激酶	慢性髓白血病 胃肠间质瘤	白细胞减少 肝毒性 水肿
克唑替尼	抑制 EML-4/ALK 激酶	非小细胞肺癌	腹泻 肝毒性
厄洛替尼 吉非替尼	抑制表皮生长因子受体	非小细胞肺癌	痤疮 腹泻 肺炎
拉帕替尼	抑制 HER2/neu 活性 抑制表皮生长因子受体	乳腺癌	腹泻 恶心 皮疹 呕吐 疲乏
培唑帕尼	抑制血管内皮生长因子受体	肉瘤	高血压 蛋白尿 肝毒性 QT 间期延长
索拉非尼	抑制细胞内和细胞表面激酶（如血管内皮生长因子受体）	肝细胞癌 肾癌	高血压 蛋白尿
舒尼替尼	抑制受体酪氨酸激酶（C-kit） 抑制血管内皮生长因子受体	胃肠间质瘤 肾癌	高血压 蛋白尿 伤口愈合不良 肠穿孔
凡德他尼	抑制血管内皮生长因子受体、表皮生长因子受体	甲状腺癌	尖端扭转型室性心动过速
维莫非尼	B-Raf 酪氨酸激酶	黑色素瘤	腹泻 肝毒性

最常见的用药途径是静脉注射细胞毒药物和口服靶向药物。长时间频繁给药需要植入皮下静脉输液装置（中心或外周的）、多腔外导管或外周中心静脉置管。

化疗会发生耐药。明确的机制包括靶基因过表达、靶基因突变、发生替代途径、肿瘤细胞引起药物失活、肿瘤细胞凋亡缺陷和激素类药物的受体失去。细胞毒药物最具代表性的机制是 *MDR-1* 基因过表达，这是一种细胞膜转运体，把药物泵到细胞外（如长春碱类、紫杉类和蒽环类）。目前尚无法改变 *MDR-1* 的功能并预防耐药。

细胞毒药物 传统的细胞毒性化疗破坏细胞 DNA，消灭癌细胞的同时也杀死许多正常细胞。像氟尿嘧啶和甲氨蝶呤等抗代谢药物是细胞周期特异性药物，没有线性量效关系。与此相反，其他化疗药物（如 DNA 交叉连接药物，即烷化剂）具有线性量效关系，剂量越大，杀灭的肿瘤细胞越多，毒性也越大。超大剂量时，DNA 交叉连接药物可引起骨髓再生障碍，需要骨髓/干细胞移植以恢复骨髓功能。

单药化疗可能治愈某些肿瘤（如绒毛膜癌和毛细胞白血病）。不同作用机制和毒性反应的药物联合方案常用于提高杀灭肿瘤细胞的作用、减少剂量限制性毒性并降低发生耐药的机会。这些方案可获得较高的治愈率（如急性白血病、睾丸癌、霍奇金淋巴瘤和非霍奇金淋巴瘤及一些少见的实体瘤如小细胞肺癌和鼻咽癌等）。多药联合方案的药物组合通常是固定的，多周期重复给药。各周期的间歇期应当是正常组织恢复的最短时间。持续静脉输注可提高一些细胞周期特异性药物（如氟尿嘧啶）杀灭肿瘤细胞的能力。

应当权衡每一位患者可能出现的严重毒性反应和疗效。在应用器官特异毒性化疗药物前，应评估靶器官的功能（如用多柔比星之前要做超声心动图）。一些患者需要调整药物剂量或者禁用某些药物，如慢性肺病（博来霉素）、肾衰竭（甲氨蝶呤）和肝功能损害（紫杉类）。

尽管有预防措施，细胞毒化疗还是经常会出现不良反应。常影响那些更新代谢率高的正常组织，如骨髓、毛囊和胃肠道上皮细胞。

治疗 2~3 周期后，要做影像学检查（如 CT、MRI 和 PET）评估疗效。如果疗效确切，则继续治疗。如果治疗后疾病进展,需要修改治疗方案或停止。如果治疗后疾病稳定而且患者能够耐受,可以考虑继续治疗,但疾病最终还是会进展的。

内分泌治疗 内分泌治疗通过激素受体激动剂或拮抗剂改变恶性肿瘤的发展,可单独使用或者联合其他治疗方法。

前列腺癌的发展与雄激素有关,内分泌治疗非常有效。肿瘤细胞上表达激素受体的其他癌症(如乳腺癌和子宫内膜癌)常可通过激素拮抗或阻断治疗得到缓解。激素类药物可阻断垂体激素的分泌(促黄体素释放激素激动剂)、阻断雄激素受体(如比卡鲁胺和恩杂鲁胺)或雌激素受体(他莫昔芬),通过芳香化酶抑制剂(来曲唑)阻断雄激素转化为雌激素或抑制肾上腺雄激素合成(阿比特龙)。所有激素受体阻滞剂都会引起激素缺乏症,如潮热。雄激素拮抗剂还可引起代谢综合征,增加糖尿病和心脏病的风险。

泼尼松是一种糖皮质激素,也是内分泌治疗药物,常用于治疗淋巴造血系统来源的肿瘤(如淋巴瘤、淋巴细胞白血病和多发性骨髓瘤)。

生物反应调节剂 干扰素是由免疫细胞合成的蛋白质,对外源性抗原(病毒、细菌及其他外来细胞)具有生理性免疫保护作用。药理剂量的干扰素可缓解一些恶性肿瘤,包括毛细胞白血病、慢性髓白血病、局部进展期黑色素瘤、转移性肾细胞癌和卡波西肉瘤。干扰素的主要毒性反应包括疲乏、抑郁、恶心、白细胞减少、畏寒、发热和肌痛。

白介素主要是由活化 T 细胞分泌的白介素-2,可用于治疗转移性黑色素瘤,在肾细胞癌治疗中也有一定疗效。

伊匹单抗可促进自身免疫反应,具有治疗黑色素瘤和其他肿瘤的作用。

诱导分化药物 这些药物能诱导恶性肿瘤细胞的分化。全反式维 A 酸治疗急性早幼粒细胞性白血病非常有效。这类药物还包括砷化合物和去甲基化药物氮杂胞苷和地西他滨。单独应用这些药物的疗效短暂,但在预防以及与其他细胞毒药物联合等方面是有望的。

抗血管生成药物 实体瘤分泌的生长因子促进新生血管形成以维持肿瘤生长。有几种药物可以抑制这一过程。沙利度胺的作用有很多,抗血管生成是其中之一。贝伐珠单抗是一种抗血管内皮生长因子(VEGF)的单克隆抗体,治疗肾癌和结肠癌是有效的。VEGF 受体抑制剂如索拉非尼和舒尼替尼治疗肾癌、肝细胞癌和其他恶性肿瘤也是有效的。

信号转导抑制剂 许多上皮性肿瘤具有激活信号通路的突变基因,引起肿瘤持续增殖和分化障碍。这些突变通路包括生长因子受体以及能将信号从细胞表面生长因子受体传递到细胞核的下游蛋白。临床应用的药物有三种:伊马替尼(治疗慢性髓白血病的 BCR-ABL 酪氨酸激酶抑制剂)、厄洛替尼和吉非替尼(表皮生长因子受体抑制剂)。其他的信号通路抑制剂正在研究中。

单克隆抗体 直接针对特定肿瘤抗原的单克隆抗体有抗肿瘤作用(参见第 1089 页)。曲妥珠单抗是一种抗 HER-2 或 ErbB-2 蛋白的抗体,联合化疗可有效治疗 HER-2 表达的转移性乳腺癌。抗肿瘤细胞表面 CD 抗原如 CD20 和 CD33 的抗体可用于治疗非霍奇金淋巴瘤(抗 CD20 抗体利妥昔单抗)和急性髓白血病(吉妥珠单抗,一种与强效毒素偶联的抗体)。

单克隆抗体与放射性核素结合可以提高疗效。替伊莫单抗是其中之一,用于治疗非霍奇金淋巴瘤。

疫苗 疫苗是用于激发或增强抗肿瘤细胞免疫反应的,进行了广泛的研究,没有获得明显的效果。然而,最近研究显示,一种自体树突细胞介导的免疫治疗药物 sipuleucel-T 治疗转移性前列腺癌,可延长患者生存。

一种修饰 T 细胞的新方法正在研究中,用于识别和靶向肿瘤相关抗原(如 CD19)。初步报告显示可有效治疗慢性淋巴细胞白血病和某些化疗耐药的急性白血病。

多学科治疗和辅助化疗

尽管一些肿瘤进行了积极的外科手术或放射治疗,复发风险还是很高,辅助化疗可预防复发。越来越多的多学科综合治疗(如放疗、化疗和外科手术)有助于保留器官和器官功能。

辅助治疗 辅助治疗是外科手术后进行的全身化疗或局部放疗,可以消灭残存的肿瘤微小病灶,复发风险高的患者可从中获益。辅助治疗一般是根据原发肿瘤的局部浸润程度、阳性淋巴结数目以及肿瘤细胞的形态学和生物学特性而决定的。辅助治疗可提高乳腺癌和结直肠癌患者的无病生存期和治愈率。

新辅助治疗 新辅助治疗是外科手术前进行的化疗、放疗或放化疗,可提高手术切除率并且保留局部器官的功能。例如,头颈部癌、食管癌和直肠癌的新辅助治疗可缩小手术范围。新辅助治疗的另一优点是评价治疗的疗效。如果原发肿瘤的新辅助治疗无效,就不可能清除微小转移病灶,这时应考虑调整治疗方案。新辅助治疗可改变肿瘤的大小和切缘,使组织学上的阳性淋巴结转变为阴性,肿瘤真正的病理分期变得模糊不清,临床分期变得错综复杂。新辅助治疗可改善炎性和局部进展期乳腺癌、Ⅲa 期肺癌、鼻咽癌和膀胱癌患者的生存。

骨髓/干细胞移植

骨髓或干细胞移植是治疗难治性淋巴瘤、白血病和多发性骨髓瘤的主要方法(参见第 1269 页)。

基因治疗

基因治疗是目前的研究热点,治疗方法包括反义治疗、病毒载体转染、瘤体内 DNA 注射、通过基因修饰增强肿瘤细胞的免疫原性、改变免疫细胞以增强其抗肿瘤活性。

癌症治疗不良反应的处理

接受抗肿瘤治疗的患者常会发生一些不良反应,这些不良反应的处理可提高患者的生活质量。

恶心和呕吐

恶心和呕吐是肿瘤患者常见的症状,可由恶性肿瘤本身引起(如伴癌综合征)或者抗肿瘤治疗引起(如化疗和脑部或腹部放疗)。顽固性恶心、呕吐应及时做进一步检查,包括实验室检查(电解质、肝功能试验和脂肪酶)和 X 线检

5-羟色胺受体拮抗剂　是最有效的药物,但费用也贵。格拉司琼和昂丹司琼除头痛和起立性低血压以外,实际上没有毒性反应。化疗前30分钟静脉注射昂丹司琼0.15mg/kg或格拉司琼10μg/kg。昂丹司琼首剂后4小时和8小时可重复给药。对于铂类等高致吐性药物,合用地塞米松可提高疗效,化疗前30分钟静脉注射8mg,以后每8小时重复静脉注射4mg。

P物质/神经激肽-1 拮抗剂　阿瑞吡坦可减轻高致吐性化疗引起的恶心、呕吐。第一天化疗前1小时口服125mg,第二、三天化疗前1小时口服80mg。

其他的止吐药物仅限于轻、中度的恶心和呕吐患者,包括酚噻嗪类(丙氯拉嗪10mg静注,每8小时1次;异丙嗪12.5~25mg口服或静注,每8小时1次)和甲氧氯普胺10mg口服或静注,化疗前30分钟,每6~8小时重复一次。

屈大麻酚[Δ-9-四氢大麻酚(THC)]　也是治疗化疗引起的恶心和呕吐的药物。THC是大麻的主要活性成分,止吐作用机制尚不明确,大麻素可与前脑内的阿片受体结合,间接地抑制呕吐中枢。屈大麻酚在化疗前1~3小时口服5mg/m²,化疗后每2~4小时重复(每日最多4~6次)。该药口服生物利用度差异大,不能有效抑制铂类为基础的化疗所致的恶心和呕吐,不良反应明显(如嗜睡、起立性低血压、口干、情绪变化、视觉和时间感觉改变等)。吸食大麻可能更有效,在有些国家,以此为目的可以合法获得大麻。由于不容易得到,而且,许多患者不能耐受吸食,故不常用。

苯二氮䓬类　对难治性或预期性恶心和呕吐有时是有帮助的,如劳拉西泮,化疗前10~20分钟口服或静注1~2mg,必要时每4~6小时重复。

血细胞减少症

化放疗期间会出现贫血、白细胞减少和血小板减少。

贫血　血细胞比容<30%或血红蛋白<10g/dl时,常可出现临床症状,降低放疗效果。冠状动脉疾病或周围血管疾病患者贫血症状出现时间更早。根据症状,血红蛋白<10mg/dl时,可予重组促红细胞生成素治疗。一般有效剂量是150~300U/kg,皮下注射,每周3次(成人常用剂量是10 000U),可减少输血。长效促红细胞生成素的使用频率少(达贝泊汀α 2.25~4.5μg/kg,皮下注射,每1~2周一次)。促红细胞生成素会增加血栓形成的风险,应避免不必要使用。有时可能需要输红细胞以缓解急性心肺症状。但无症状的贫血患者一般不必输红细胞,除非伴有严重的基础心肺疾病。

血小板减少　血小板计数<10 000/ml,尤其伴出血,需要输血小板浓缩液。可用小分子血小板生成素类似物,但在恶性肿瘤治疗中并不常用。

去白细胞的血制品可预防抗血小板同种异体免疫反应,适用于多周期化疗期间需要输血小板或准备进行干细胞移植的患者。去除白细胞还能降低经白细胞传染巨细胞病毒的可能性。γ射线辐射的血制品也适用于接受强烈免疫抑制剂化疗的患者,以灭活淋巴细胞,预防输血引起的移植物抗宿主疾病。

中性粒细胞缺乏　中性粒细胞缺乏(见第1028页)是中性粒细胞绝对计数<500/μl,易引起危及生命的急性感染。

中性粒细胞缺乏**不伴发热**的患者要在门诊密切随访,避免接触患者或人多的地方(如商场和机场)。尽管多数患者不需要抗生素,但严重免疫抑制(如T细胞缺乏或功能障碍)和白细胞减少的患者有时也要口服复方磺胺甲噁唑(每日1片双倍剂量的强效片)预防卡氏肺囊虫病(Pneumocystis jirovecii)。移植或大剂量化疗的患者,如果单纯疱疹病毒血清试验阳性,应考虑预防性抗病毒治疗(阿昔洛韦800mg口服,每日2次或400mg静注,每12小时1次)。

中性粒细胞缺乏伴发热>38℃的患者情况紧急,应立即检查X线胸片和血、痰、尿、粪以及任何可疑皮肤损伤部位的培养。体格检查包括可能发生脓肿的部位(如皮肤和耳)、易发生带状疱疹的皮肤和黏膜、提示血行感染的视网膜血管病变以及留置导管的部位。由于中性粒细胞缺乏患者易发生菌血症,因此要尽可能避免直肠检查或直肠温度计。

发热性中性粒细胞减少患者应根据最可能的病原菌选择广谱抗生素。常用方法是在获得培养标本后立即静注头孢吡肟或头孢他啶2g,每8小时1次。如果有弥散性肺浸润,应检查痰卡氏肺囊虫,如果阳性,则给予适当治疗。如果经验性抗生素治疗72小时内热退,则继续用药,直到中性粒细胞绝对计数>500/μl。如果发热持续120小时,应给予抗真菌药治疗可能的真菌感染。同时重新进行检查寻找隐匿性感染(包括胸部和腹部CT)。

发生过化疗相关中性粒细胞缺乏的患者,尤其是在大剂量化疗后,可给予粒细胞集落刺激因子(G-CSF)或粒细胞巨噬细胞集落刺激因子(GM-CSF)以缩短白细胞减少的时间。G-CSF(5μg/kg,皮下注射,每日1次,连用14日)和长效制剂(如培非格司亭6mg,皮下注射,每周期化疗后一次)可加快白细胞的恢复。这些药物在化疗后24小时内不应使用。长效的培非格司亭应至少停药14日才能开始下一周期的化疗。这些药物适用于中性粒细胞计数<500/μl 伴发热或败血症或不伴发热的高危患者。

在许多医疗中心,对中性粒细胞减少伴发热的低危患者,给予门诊G-CSF治疗。患者必须不伴有低血压、精神状态改变、呼吸困难、未控制的疼痛或严重伴随疾病,如糖尿病、心脏病或高钙血症。这些患者需要每日随访,还有家庭护士服务和输注抗生素。治疗方案包括口服抗生素,如环丙沙星(口服750mg,每日2次)和阿莫西林/克拉维酸(口服875mg,每日2次或口服500mg,每日3次)。如果门诊没有中性粒细胞减少性发热的随访服务和治疗措施,则需要住院。

胃肠道反应　癌症患者胃肠道不良反应很常见。

口腔病变　口腔病变常见,如溃疡、感染和炎症。

口腔念珠菌病可口服制霉菌素悬液(5~10ml,每日4次、克霉唑锭剂(10mg,每日4次)或氟康唑(100mg,每日1次)。

放疗引起的黏膜炎会出现疼痛,影响进食,导致营养不良和体重下降。饭前用镇痛药和局麻药（2%利多卡因糊剂5～10ml，每2小时1次或其他市售混合剂）漱口，不含柑橘类或果汁的清淡饮食，避免过热和过冷食物，利于患者进食和保持体重。如不能进食，只要小肠功能正常，可管饲。严重黏膜炎、腹泻或肠功能紊乱者，需要肠外营养。

腹泻 盆腔放疗或化疗引起的腹泻必要时口服止泻药可缓解（开始出现腹泻和每次稀便后或必要时，口服60～120ml普通高岭土/果胶悬液或30～60ml浓缩液；每次稀便后口服洛哌丁胺2～4mg；地芬诺酯/阿托品，口服1～2片，每6小时）。3个月内进行过肠道手术或应用过广谱抗生素的患者应检查粪便艰难梭状芽孢杆菌。

便秘 阿片类药物可引起便秘。经常用阿片类药物的患者，可口服刺激性缓泻剂，如睡前口服番泻叶2～6片或比沙可啶10mg。便秘可用各种药物治疗（如比沙可啶5～10mg口服，每12～24小时1次；硫酸镁乳剂15～30ml，睡前口服；乳果糖15～30ml，口服，每12～24小时1次；枸橼酸镁250～500ml，口服一次）。中性粒细胞缺乏或血小板减少的患者应避免灌肠和肛栓剂。

纳差 抗肿瘤治疗或伴癌综合征可引起食欲下降。最有效的是糖皮质激素药物（如地塞米松4mg口服，每日1次；泼尼松5～10mg口服，每日1次）和醋酸甲地黄体酮（400～800mg，每日1次）。主要的优点是不同程度地改善食欲和增加体重，但不延长生存期或改善生活质量。

疼痛
疼痛应当积极预防和治疗。和单阶梯药物相比，多阶梯药物能更好地控制疼痛，减少严重不良反应。血小板减少的患者应避免使用NSAIDs。阿片类是主要镇痛药，应按时给予常规有效剂量，出现暴发痛时再追加剂量。不能口服者可给予芬太尼透皮贴剂。应用阿片类药物时，常常需要止吐和预防便秘。

神经痛可给予加巴喷丁治疗，有效剂量高（达1 200mg口服，每日3次），必须从小剂量开始（如300mg，每日3次），然后在数周内逐渐增加。也可尝试使用三环类抗抑郁药（如睡前口服去甲替林25～75mg）。

非药物性疼痛治疗包括局部放疗、神经阻滞和外科手术。

抑郁
抑郁经常被忽视。抑郁可出于对疾病的反应（疾病的症状和可怕的后果）和治疗的不良反应，或两者兼而有之。干扰素治疗的患者可出现抑郁，这是一种不良反应。放疗或化疗引起的脱发也会导致抑郁。坦率地与患者讨论这些可惧的问题常能缓解焦虑。抑郁常能得到有效的治疗（参见第1578页）。

肿瘤溶解综合征
化疗后肿瘤细胞坏死，细胞内成分释放到血液中，可引起肿瘤溶解综合征。常见于急性白血病和非霍奇金淋巴瘤，也可见于其他血液系统恶性肿瘤，实体肿瘤化疗后较少见。肿瘤负荷大的患者初始治疗后出现急性肾损伤时要考虑肿瘤溶解综合征。用于治疗B细胞白血病的T细胞疫苗（参见第1084页）在应用后数天至数周内可发生危及生命的肿瘤溶解和细胞因子释放。

确诊依据如下：
- 肾衰竭
- 低钙血症（<8mg/dl）
- 高尿酸血症（>15mg/dl）
- 高磷血症（>8mg/dl）

治疗应口服别嘌醇（200～400mg/m²，每日1次，最大剂量600mg/d）和静滴生理盐水以保持尿量>2L/日，密切监测实验室检查和心功能。肿瘤细胞增生活跃的患者化疗前2日和化疗期间应口服别嘌醇，肿瘤负荷大的患者治疗后可连续用药10～14日。所有这些患者在治疗前应大量水化，确保尿量至少是100ml/h。有些医生主张静滴碳酸氢钠碱化尿液，增加尿酸溶解度，但碱化尿液会促使高磷血症患者的钙磷沉积，应避免pH值接近7。此外，拉布立酶可用于预防肿瘤溶解，这种酶能将尿素氧化成尿囊素（一种溶解性更好的分子），剂量为0.15～0.2mg/kg，静注超过30分钟，每日1次，用5～7日。一般在首次化疗前4～24小时开始用药。不良反应包括过敏反应、溶血、血红蛋白尿和高铁血红蛋白血症。

恶病质

恶病质是脂肪组织和骨骼肌消耗引起的。许多情况下都会发生，常见于许多癌症复发或治疗失败时。尤其是胰腺癌和胃癌等会引起严重恶病质。患者的体重可减轻10%～20%。男性患者癌症引起的恶病质比女性患者更严重。肿瘤的大小和转移病灶的范围均不能提示恶病质的程度。恶病质与化疗疗效差、体能状况差和死亡率高有关。

恶病质的主要原因不是食欲减退或能量摄入少，这是种复杂的代谢疾病，涉及组织分解代谢增加、蛋白质合成减少和分解增加。恶病质是由某些细胞因子介导的，尤其是TNF-α、IL-1b和IL-6，它们是肿瘤组织中的癌细胞和宿主细胞产生的。ATP-泛素-蛋白酶通路也起到了一定的作用。

恶病质易于诊断，主要表现为体重减轻，最明显的是脸部颞肌肌肉萎缩。皮下脂肪的消耗增加了骨性突出部位压疮的风险。

治疗

恶病质的治疗与抗肿瘤治疗有关，只要能够控制或治愈肿瘤，恶病质也就能够缓解。

营养支持治疗并不能缓解恶病质。增加体重的意义并不大，可能只是增加脂肪组织，而不是肌肉，并不能改善功能和预后。因此，对于大多数肿瘤和恶病质患者，不推荐高能营养和肠外营养支持，除非经口不能摄入足够的营养。

有些治疗可缓解恶病质并改善功能。糖皮质激素可增加食欲、保持良好感觉，并不增加体重。大麻素类（大麻、屈大麻酚）也能增加食欲，但不增加体重。孕激素可增加食欲和体重，如醋酸甲地黄体酮40mg口服，每日2或3次。调节细胞因子产生及效应的药物正在研究中。

不可治愈的癌症

即使一些不可治愈的癌症，姑息性治疗或试验性治疗

159. 肿瘤免疫学

肿瘤抗原

许多肿瘤细胞能产生抗原，这些抗原可释放到血液中或者留在细胞表面。大多数恶性肿瘤都能检测到抗原，如伯基特淋巴瘤、神经母细胞瘤、黑色素瘤、骨肉瘤、肾细胞癌、乳腺癌、前列腺癌、肺癌和结肠癌。免疫系统的主要功能是识别和清除这些抗原。不管肿瘤抗原的外部结构如何，免疫反应各不相同，通常无法抑制肿瘤生长。

肿瘤相关抗原（TAA）是与肿瘤细胞有关的抗原，而肿瘤特异抗原（TSA）是肿瘤细胞特有的抗原。TSA 和 TAA 是一部分细胞内的分子作为主要组织相容性复合体（MHC）表达于细胞表面的部分。

肿瘤抗原产生的机制包括：

- 从病毒中引入新的遗传信息（如宫颈癌人乳头状瘤病毒 E6 和 E7 蛋白）
- 致癌物引起癌基因和抑癌基因突变，产生新抗原（新的蛋白质序列或者一些正常情况下不表达和低表达的蛋白积聚，如 ras 或 p53），直接产生新的蛋白序列或者使这些蛋白积聚
- 不同基因中的错义突变与抑癌基因或癌基因并不直接相关，而是在细胞表面表达肿瘤特异性新抗原
- 正常情况下低水平表达的蛋白表达异常升高（如前列腺特异性抗原和黑色素瘤相关抗原）或者仅在胚胎发育期才表达的蛋白表达异常升高（癌胚抗原）
- 由于肿瘤细胞膜稳态缺陷，正常情况下包埋在细胞膜内的抗原会暴露
- 肿瘤细胞死亡时，一些正常情况下在细胞内或细胞器内的抗原释放出来

宿主对肿瘤的反应

对外源性抗原的免疫反应包括：

- 体液机制（如抗体）
- 细胞机制

大多数体液免疫反应不能抑制肿瘤生长，而 T 细胞、巨噬细胞和自然杀伤细胞等这些效应细胞具备相对有效的肿瘤杀伤能力。效应细胞活性是由表达肿瘤特异性抗原（TSA）或肿瘤相关抗原（TAA）的细胞（这些细胞称为抗原递呈细胞）诱导并由细胞因子支持（如白细胞介素和干扰素）。尽管效应细胞有活性，但宿主免疫反应可能无法抑制肿瘤的发生、发展。

细胞免疫

T 细胞 主要负责直接识别和杀死肿瘤细胞。T 细胞有免疫监视作用，在识别 TAA 后扩增并杀死发生转化的肿瘤细胞。T 细胞的抗肿瘤作用由免疫系统其他细胞调节。一些细胞需要依赖抗肿瘤细胞抗体（抗体依赖细胞介导的细胞毒作用）来启动导致肿瘤细胞死亡的细胞毒作用。相反，抑制 T 细胞能够抑制抗肿瘤免疫反应。

细胞毒性 T 淋巴细胞（CTL） 能识别靶细胞上的抗原并裂解这些细胞。这些抗原可以是细胞表面蛋白，也可以是表达于细胞表面的细胞内蛋白（如 TAA）与 I 类主要组织相容性复合体（MHC）分子结合。肿瘤特异性 CTL 可见于神经母细胞瘤、恶性黑色素瘤、肉瘤、结肠癌、乳腺癌、宫颈癌、子宫内膜癌、卵巢癌、睾丸癌、鼻咽癌和肾癌。

NK 细胞 是另一类具有肿瘤杀伤活性的效应细胞。与 CTL 不同，NK 细胞不能识别抗原受体，但仍能识别病毒感染的正常细胞或肿瘤细胞。它们的肿瘤杀伤活性不是由特异性抗原引起的，故称之为自然杀伤。NK 细胞区分正常细胞和异常细胞的机制尚在研究中。证据显示，正常细胞表面的 I 类 MHC 分子能够抑制 NK 细胞并阻碍细胞溶解。因此，许多肿瘤细胞特有的 I 类 MHC 分子的表达水平下调可激活 NK 细胞并导致肿瘤细胞溶解。

巨噬细胞 能被淋巴因子（T 细胞产生的可溶性因子）和干扰素等细胞因子共同激活，杀死特定的肿瘤细胞。它们比 T 细胞介导的细胞毒性作用效果差。在某些情况下，巨噬细胞能把 TAA 递呈给 T 细胞，激活肿瘤特异性免疫反应。至少有 2 类肿瘤相关巨噬细胞（TAM）：

- TAM-1（M1）细胞促进 T 细胞杀死肿瘤
- TAM-2（M2）细胞促进肿瘤耐受

树突状细胞 是屏障组织（如皮肤和淋巴结）的抗原递呈细胞，在激发肿瘤特异性免疫反应中起到核心作用。这些细胞摄取、加工肿瘤相关蛋白，并把 TAA 递呈给 T 细胞，激发 CTL 的抗肿瘤作用。有几类树突状细胞可调节或抑制

肿瘤发展。

淋巴因子 是免疫细胞产生的，能刺激其他免疫细胞的生长并诱导活化，包括 IL-2 和干扰素，前者亦称为 T 细胞生长因子。IL-12 是树突状细胞产生的，特异性地诱导 CTL，从而增强抗肿瘤免疫反应。

调节性 T 细胞 在正常情况下存在于体内，有助于抑制自身免疫反应。它们是在抗病原体免疫反应活化阶段产生，抑制可损伤宿主的强烈免疫反应。这些细胞在恶性肿瘤中积聚，抑制抗肿瘤免疫反应。

髓性抑制细胞 是由未成熟的髓细胞及其前体细胞组成的。这些细胞在恶性肿瘤中大量积聚，明显抑制免疫反应。

体液免疫

与 T 细胞的细胞毒性免疫不同，体液中的抗体并没有抑制肿瘤生长的保护作用。大多数抗体不能识别 TAA。无论如何，在不同肿瘤患者的血清中已经检测到与肿瘤细胞发生反应的抗体，如伯基特淋巴瘤、恶性黑色素瘤、骨肉瘤、神经母细胞瘤、肺癌、乳腺癌和胃肠道肿瘤。

细胞毒性抗体直接作用于肿瘤细胞表面的抗原。这些抗体可以通过与补体结合来发挥抗肿瘤作用，或者作为一种标记通过 T 细胞来杀伤肿瘤细胞（抗体依赖细胞介导的细胞毒作用）。另一种体液抗体叫做增强抗体（封闭性抗体），实际上可能对肿瘤生长有利，而不是抑制肿瘤生长。这种免疫增强的机制及其重要性还没有得到很好的解释。

宿主防御障碍

免疫系统能清除许多肿瘤（从来没有检测到），但有些肿瘤虽然存在 TAA，但仍能继续生长。有几种机制来解释宿主对 TAA 反应的缺陷，其中包括以下几方面：

- 对 TAA 的特异性免疫耐受，这一过程涉及抗原递呈细胞和抑制 T 细胞，可能继发于产前的抗原暴露
- 通过化学、物理或病毒抑制免疫反应（如辅助 T 细胞被 HIV 破坏）
- 通过细胞毒性药物或辐射抑制免疫反应
- 肿瘤本身通过各种复杂的非特异性机制来抑制免疫反应，非特异性机制会产生各种问题，包括 T 细胞、B 细胞及抗原递呈细胞功能减退，IL-2 减少，循环可溶性 IL-2 受体增加（与 IL-2 结合，使之失活）
- TAM-2(M2)细胞的存在和活化，促进肿瘤的免疫耐受

肿瘤的免疫诊断

TAA 有助于诊断各种肿瘤，有时还能判断治疗效果或复发。理想的肿瘤标志物只有肿瘤组织才释放，属于某种类型的肿瘤所特有，在肿瘤细胞的负荷处于低水平的时候就能检测到，与肿瘤细胞的负荷有直接关系，而且所有这种肿瘤患者存在。尽管大多数肿瘤都能检测到释放至血液的抗原大分子，但是没有哪个肿瘤标志物具备所有这些特性来确保高度特异性或敏感性，用于肿瘤的早期诊断和大规模筛查。

癌胚抗原（CEA） 是一种蛋白多糖复合物，见于结肠癌及正常胎儿肠道、胰腺和肝脏。结肠癌患者血液水平升高，但特异性较低，因为重度吸烟者以及肝硬化、溃疡性结肠炎和其他癌症（如乳腺、胰腺、膀胱、卵巢和宫颈等）患者也会出现阳性结果。如果患者发病时 CEA 水平升高，那么在肿瘤切除术后监测 CEA 水平有助于发现术后复发，还能根据分期对预后进行评估。

甲胎蛋白 是一种正常胎儿肝细胞的产物，还见于原发性肝癌、非精原细胞性生殖细胞肿瘤、卵巢或睾丸胚胎性癌患者。血清水平检测有助于判断预后或诊断。

人绒毛膜促性腺素 β（β-hCG） 是女性妊娠滋养细胞肿瘤（GTN）以及 2/3 左右男性睾丸胚胎性癌或绒毛膜癌的主要临床标志物，可通过免疫分析法测定。GTN 是一组疾病，包括葡萄胎、非转移性 GTN 和转移性 GTN。β 亚单位是 hCG 所特有的，因此检测 β-hCG。在健康人群中，这种标志物处于低水平，怀孕期间升高。

前列腺特异性抗原（PSA） 是一种前列腺导管上皮细胞的糖蛋白，在健康男性血清中可检测到低浓度。血清 PSA 检测采用单克隆抗体法，升高见于 90% 晚期前列腺癌患者，或许他们没有明显的转移灶。PSA 比前列腺酸性磷酸酶更敏感。但是 PSA 升高也见于其他情况（如良性前列腺增生、前列腺炎及近期检查泌尿生殖道等），因此特异性差。PSA 可用于监测前列腺癌诊断和治疗后复发。

CA125：临床上有助于卵巢癌的筛查、诊断和治疗监测，在腹膜炎症过程和其他癌症中也会升高。

$β_2$-微球蛋白：升高常见于多发性骨髓瘤和一些淋巴瘤，主要用于预后判断。

CA19-9：最早用于结直肠癌的诊断，但有人证实胰腺癌更敏感，主要用于判断晚期胰腺癌患者治疗效果。CA19-9 升高也见于其他胃肠道癌，尤其是胆管癌，还有一些良性胆管疾病和胆汁淤积性疾病。

CA15-3 和 CA27-29：升高见于大多数转移性乳腺癌患者。在其他情况下，这些标志物水平也会升高，主要用于监测治疗效果。

嗜铬蛋白 A：是类癌和其他神经内分泌肿瘤的标志物。神经内分泌肿瘤的敏感性和特异性超过 75%，诊断广泛期肿瘤的准确性高于局限期肿瘤。像肺癌和前列腺癌等其他癌症以及一些良性疾病也会升高（如原发性高血压病、慢性肾脏疾病和慢性萎缩性胃炎）。

甲状腺球蛋白：是由甲状腺产生的，各种甲状腺疾病都可升高。主要用于监测甲状腺癌切除术后复发以及转移性甲状腺癌的治疗效果。

TA-90：是一种泌尿道肿瘤相关抗原的亚单位，免疫原性高，见于 70% 的黑色素瘤以及软组织肉瘤、乳腺癌、结肠癌和肺癌。一些研究显示，TA-90 水平可准确预测黑色素瘤术后的生存期并可发现亚临床病变。

癌症的免疫治疗

许多免疫治疗方法能够直接抗肿瘤细胞，包括主动免疫和被动免疫。

被动性细胞免疫治疗

被动性细胞免疫治疗中，特异性效应细胞直接输入患

者体内,不会被诱导或扩增。

淋巴因子激活的杀伤(LAK)细胞 是由患者的内源性T细胞产生的。在细胞培养系统中,提取的内源性T细胞经过淋巴因子IL-2的刺激而生长。然后,这些增殖的LAK细胞重新输入患者的血液中。动物研究显示,LAK细胞的抗癌细胞作用比原来的内源性T细胞更强,可能是因为它们的数量更多。LAK细胞的人体临床试验正在进行中。

肿瘤浸润性淋巴细胞(TIL) 可能比LAK细胞具有更强的肿瘤杀伤活性。这些细胞的培养方法与LAK细胞相似,然而,祖细胞是手术切除肿瘤组织中分离出来的T细胞组成的。理论上,这个过程产生的T细胞比血液中获得的T细胞具有更强的肿瘤特异性。最近的临床研究显示的结果非常有希望。

基因修饰的T细胞 能表达
- T细胞受体(TCR):能识别具有高度肿瘤细胞特异性的肿瘤相关抗原(TAA)。这种方法正在研究,可能会有明显临床获益。初步研究结果令人鼓舞。
- 嵌合抗原受体(CAR):能识别肿瘤细胞表面的特异性蛋白。在B细胞白血病患者的首次临床试验中,这种方法显示出巨大的潜力。

与TCR T细胞不同,CAR T细胞只能识别肿瘤细胞表面较大分子的蛋白。因此,CAR T细胞和TCR T细胞可能是癌症治疗中具有互补性的方法。

同时使用干扰素可提高肿瘤细胞表面MHC抗原和TAA的表达,通过输注的效应细胞增强杀伤肿瘤细胞的作用。

被动性体液免疫治疗

被动性体液免疫治疗是应用外源性抗体的免疫治疗方法。抗淋巴细胞血清用于治疗慢性淋巴细胞白血病、T细胞淋巴瘤和B细胞淋巴瘤,可引起一过性的淋巴细胞减少或淋巴结缩小。

抗肿瘤单克隆抗体还能与毒素(如蓖麻毒素和白喉毒素)或放射性核素结合,把毒性物质特异性地传递到肿瘤细胞。另一种技术是双特异性抗体,即两种抗体相连接,一种抗体与肿瘤细胞结合,另一种抗体与细胞毒性效应细胞结合,这种方法使效应细胞与肿瘤细胞紧密相连,增强抗肿瘤活性。这些技术还处于试验早期,临床是否获益尚不明确。

主动性特异免疫治疗

无法形成有效免疫反应的宿主体内,诱导细胞免疫(包括细胞毒性T细胞)的方法涉及增强肿瘤抗原递呈到宿主效应细胞的能力。细胞免疫能被诱导用以针对特定的抗原。一些激发宿主免疫反应的技术涉及已知的肽、DNA或肿瘤细胞(来自宿主或其他患者的)。肽或DNA常可通过抗原递呈细胞(树突状细胞)获取。这些树突状细胞还可经过基因修饰分泌更多免疫反应刺激因子(如粒细胞巨噬细胞集落刺激因子,GM-CSF)。

肽类疫苗 肽来自特定的TAA。越来越多的TAA已经被确定为癌症患者体内T细胞的靶点,正在进行临床试验。最近的数据表明,树突状细胞递呈的TAA的免疫反应最强。这些细胞来自患者,载有所需要的TAA,经皮内注射,刺激内源性T细胞对TAA做出应答。肽类还可通过与免疫佐剂同时使用来传递。

DNA疫苗 采用编码特定抗原蛋白的重组DNA,这些DNA被整合到病毒中,然后直接注射到患者体内,或者是导入从患者体内提取的树突状细胞,然后再回输到患者体内。DNA表达的靶抗原能触发或增强患者免疫反应。

自体肿瘤细胞(从患者体内提取的细胞) 经过各种体外技术(如辐射、神经氨酸酶处理,半抗原结合或者与其他细胞株杂交)的处理,恶性潜能降低、抗原活性提高,然后回输到患者体内。有时,肿瘤细胞通过基因修饰产生免疫刺激因子(包括细胞因子如GM-CSF或IL-2,共刺激分子如B7-1以及异基因MHC I类分子),这种修饰有助于吸引效应分子,增强系统性肿瘤靶向作用。GM-CSF修饰肿瘤细胞的临床试验取得的初步结果令人鼓舞。

同种异体肿瘤细胞(从其他患者体内提取的细胞) 已用于急性淋巴细胞白血病和急性髓细胞性白血病患者。通过强烈化疗和放疗使疾病缓解,然后把经过辐射的同种异体肿瘤细胞回输到患者体内,这些细胞的免疫原性通过基因或化学修饰得到了增强。有时还会给患者卡介苗(BCG)疫苗或其他免疫佐剂以增强抗肿瘤免疫反应。一些研究报道,延长缓解时间或提高再诱导缓解率,但大多数情况并非如此。

一些非随机的I期和II期临床研究中,免疫治疗联合常规化疗显示出一定的抗肿瘤效果(与历史对照),包括各种类型癌症、疫苗和化疗方案。

免疫治疗和免疫反应靶向抑制剂

免疫检查点抑制剂是以天然地抑制免疫反应的分子为靶点的一些抗体。这些分子靶点包括细胞毒性T淋巴细胞相关蛋白4(CTLA-4)、程序性细胞死亡蛋白1(PD-1)和程序性细胞死亡蛋白配体1(PD-L1)和2(PD-L2)等。CTLA-4能下调$CD4^+$和$CD8^+$T细胞的活化,后者是抗原递呈细胞(APCs)激活的。其机制可能是CTLA-4对于CD80和CD86(共刺激受体)的亲和力高于APCs上的共刺激受体CD28。CTLA-4的上调是通过T细胞受体的活化和一些细胞因子,如干扰素γ和白细胞介素-12。CTLA-4抑制剂伊匹木单抗延长转移性黑色素瘤患者的生存期,能替代干扰素用于高危黑色素瘤的辅助治疗。另一种CTLA-4抑制剂tremelimumab正在进行间皮瘤和其他肿瘤的研究。

PD-1、PD-L1和L2抑制剂能够抑制由PD-1和PD-L1或L2相互作用所激发的免疫抑制反应。PD-1(表达于T细胞、B细胞、NK细胞及其他细胞,如单核细胞和树突状细胞)与PD-L1(表达于许多肿瘤细胞、造血细胞及其他细胞)和PD-L2(主要表达于造血细胞)结合,抑制肿瘤细胞凋亡,使T细胞耗竭以及细胞毒性T细胞和辅助T细胞向调节T细胞转化。PD-1、PD-L1和L2可通过细胞因子上调,如白细胞介素-1、2和干扰素γ。纳武利尤单抗和帕博利珠单抗是IgG4 PD-1抑制剂,能延长转移性黑色素瘤和非小细胞肺癌患者的生存期。治疗其他恶性肿瘤的III期临床研究(如淋巴瘤、头颈部癌、肾细胞癌和某些结直肠癌)还在进行中。

一些更早期的临床研究正在进行中。例如,B细胞和T

细胞弱化因子（BTLA，减少细胞因子产生和 CD4 细胞增殖）、淋巴细胞活化基因 3（LAG-3，提高调节 T 细胞活性）、T 细胞免疫球蛋白及黏蛋白结构域 3（TIM-3，杀伤辅助 Th1 细胞）和 V 结构域免疫球蛋白的 T 细胞活化抑制剂（VISTA，受抑制可增强肿瘤内 T 细胞的活性）。

非特异性免疫治疗

干扰素（IFN-α、β 和 γ）是具有抗肿瘤和抗病毒活性的糖蛋白。根据剂量不同，干扰素可增强或减弱细胞免疫和体液免疫功能。干扰素还可抑制各种细胞的分裂和某些合成过程。临床试验表明，干扰素在各种恶性肿瘤中具有抗肿瘤活性，包括毛细胞白血病、慢性髓细胞性白血病、AIDS 相关卡波西肉瘤、非霍奇金淋巴瘤、多发性骨髓瘤和卵巢癌。干扰素可出现严重不良反应，如发热、不适、白细胞减少、脱发和肌痛。

某些细菌佐剂（BCG 及其衍生物，灭活短小棒状杆菌混悬剂）具有抗肿瘤作用。已用于治疗各种恶性肿瘤，无论是否添加肿瘤抗原，常与强烈化疗或放疗一起使用。例如直接将 BCG 注射到肿瘤组织，使黑色素瘤消退、延长浅表性膀胱癌患者的无病生存期，有助于延长药物诱导缓解时间，如急性髓细胞性白血病、卵巢癌和非霍奇金淋巴瘤。

第十三篇

内分泌及代谢紊乱

160. 内分泌学原理 1092
John E. Morley, MB, BCh
内分泌疾病 1094

161. 酸碱平衡的调节和紊乱 1095
James L. Lewis, Ⅲ, MD
酸碱平衡紊乱 1096
代谢性酸中毒 1099
乳酸酸中毒 1101
代谢性碱中毒 1102
呼吸性酸中毒 1103
呼吸性碱中毒 1104

162. 肾上腺疾病 1105
Ashley B. Grossman, MD, FRCP, FMedSci
艾迪生病 1105
肾上腺性男性化 1108
库欣综合征 1109
无功能性肾上腺肿瘤 1111
原发性醛固酮增多症 1111
嗜铬细胞瘤 1112
继发性肾上腺皮质功能减退 1114
继发性醛固酮增多症 1115

163. 淀粉样变性 1116
David C. Seldin, MD, PhD, and John L. Berk, MD
淀粉样变性 1116

164. 类癌 1119
B. Mark Evers, MD
类癌综合征 1119

165. 糖尿病及糖代谢紊乱 1120
Preeti Kishore, 8 MD
糖尿病 1120
糖尿病酮症酸中毒 1133
高血糖高渗状态 1135
酒精性酮症酸中毒 1135
低血糖 1136

166. 电解质紊乱 1137
James L. Lewis, Ⅲ, MD
低钠血症 1137
低血容量性低钠血症 1138
高钠血症 1142
血钾异常概述 1144
低钾血症 1144
高钾血症 1146
血钙异常疾病概述 1148
低钙血症 1149
高钙血症 1152
血磷异常概述 1158
低磷血症 1158
高磷血症 1159
血镁异常概述 1160
低镁血症 1160
高镁血症 1161

167. 体液代谢 1161
James L. Lewis, Ⅲ, MD
水钠平衡 1161
体液容量失调 1162
细胞外液容量过低 1163
细胞外液容量过高 1164

168. 脂质代谢紊乱 1164
Anne Carol Goldberg, MD
血脂异常 1166
高密度脂蛋白水平增高 1173
低脂血症 1174

169. 多发性内分泌腺瘤综合征 1174
Patricia A. Daly, MD, and Lewis Landsberg, MD
多发性内分泌腺瘤病, 1 型 1175
多发性内分泌腺瘤病, 2A 型 1176
多发性内分泌腺瘤病, 2B 型 1177

170. 垂体疾病 1178
Ian M. Chapman, MBBS, PhD
- 垂体疾病介绍 1178
- 中枢性尿崩症 1178
- 溢乳症 1180
- 垂体功能全面减退 1182
- 巨人症和肢端肥大症 1184
- 垂体病变 1185
- 选择性垂体激素缺乏 1186

171. 多发性内分泌腺功能减退综合征 1186
Jennifer M. Barker, MD
- IPEX 综合征 1188
- POEMS 综合征 1188

172. 卟啉症 1189
Herbert L. Bonkovsky, MD, and Vinaya Maddukuri, MD
- 急性卟啉症 1191
- 皮肤型卟啉症概述 1196
- 迟发性皮肤卟啉症 1197
- 红细胞生成性原卟啉症及 X 连锁卟啉症 1199

173. 甲状腺疾病 1200
Jerome M. Hershman, MD
- 甲状腺结节患者疗法 1202
- 甲状腺功能正常性病态综合征 1203
- 慢性淋巴细胞性甲状腺炎 1203
- 甲状腺功能亢进 1204
- 甲状腺功能减退 1207
- 无症状的淋巴细胞性甲状腺炎 1209
- 亚急性甲状腺炎 1210
- 单纯性非毒性甲状腺肿 1210
- 甲状腺癌 1211

160. 内分泌学原理

内分泌系统通过激素来协调不同器官的功能；激素由内分泌腺（无腺管）中特殊类型的细胞分泌，释放进入血液循环（内分泌），影响靶组织的功能。此外，一些激素作用于释出它们的器官中的细胞（旁分泌），另一些激素甚至作用于同类型的细胞（自分泌）。激素可为大小不同的多肽、类固醇（来自胆固醇）或是氨基酸衍生物。

激素选择性地结合于靶细胞内部或表面的受体。激素与细胞内的受体相互作用后能调节基因的功能（如糖皮质激素、维生素 D、甲状腺激素）。与细胞表面的受体结合后可调节酶活性或影响离子通道（如生长激素、促甲状腺素释放激素）。

下丘脑和垂体的相互关系

外周内分泌器官的功能在不同程度上受垂体激素控制。有些器官的功能（如胰腺分泌胰岛素主要受血糖水平控制）只受到极小程度的控制，而许多其他器官的功能（如甲状腺或性腺激素的分泌）则在很大程度上受到控制。而垂体激素的分泌受下丘脑控制。

下丘脑和垂体的相互作用（下丘脑-垂体轴）构成一个反馈控制系统。下丘脑从中枢神经系统（CNS）的所有其他部位接受信息，经整合后输出至垂体。垂体据此释放各种激素，刺激全身各内分泌腺。下丘脑感知血液循环中由这些内分泌腺产生的激素的浓度变化后，增加或减少对于垂体的刺激，以维持机体内的平衡。

下丘脑调节垂体前叶和后叶的方式不同。下丘脑合成的神经激素通过特殊的门脉系统到达垂体前叶（腺垂体），调节 6 种主要肽类激素的合成和释放（参见第 1178 页，图 170-1）。这些腺垂体激素调节外周内分泌腺（甲状腺、肾上腺和性腺）以及生长和泌乳。下丘脑和腺垂体之间没有直接的神经联系，而垂体后叶（神经垂体）中有来自胞体位于下丘脑的神经细胞的轴突。这些轴突储存下丘脑合成的 2 种肽类激素，后叶加压素（抗利尿激素）和缩宫素，激素作用于周围组织，调节水平衡、泌乳和子宫收缩。

下丘脑和垂体分泌的所有激素都以脉冲方式释放；释放期和静止期相间隔。一些激素[如促肾上腺皮质激素（ACTH）、生长激素、催乳素]有明确的昼夜节律；另一些（如月经期的促黄体素和卵泡刺激素）在昼夜节律外还有按月计算的节律。

下丘脑的控制作用

目前已有 7 种具有重要生理作用的下丘脑神经激素得到确定（表 160-1）。除多巴胺是生物胺外，其余均为小肽。有些小肽在下丘脑以外的周围组织特别是胃肠道也有产生，并在局部的旁分泌系统中发挥作用。血管活性肠肽是其中之一，它也能刺激催乳素的释放。

神经激素可控制多种垂体激素的释放。大多数腺垂体激素由来自下丘脑的兴奋性信号调节，只有催乳素由抑制性信号调节。如果连接下丘脑和垂体的垂体柄被切断，催乳素的释放增加，而所有其他腺垂体激素的释放均减少。

表 160-1　下丘脑神经激素

神经激素	受影响的激素	影响
促甲状腺素释放素	TSH	刺激
	催乳素	刺激
促性腺激素	LH	刺激*
	FSH	刺激*
多巴胺	催乳素	抑制
	LH	抑制
	FSH	抑制
	TSH	抑制
促肾上腺皮质激素释放激素	ACTH	刺激
促生长素释放素	GH	刺激
催乳素释放激素	催乳素	刺激
生长抑素	GH	抑制
	TSH	抑制
	胰岛素	抑制

*在生理条件下以及按间歇方式给予外源性药物时。连续输注则抑制LH和FSH的释放。
ACTH，促肾上腺皮质激素；FSH，卵泡刺激素；GH，生长激素；LH，促黄体素；TSH，促甲状腺素。

许多下丘脑病变（包括肿瘤、脑炎和炎性损害）可改变下丘脑神经激素的释放。因为这些神经激素是在下丘脑不同的神经核中合成，所以有些病变只影响一种，而其他病变可影响数种神经激素。其结果可以是神经激素分泌过少，也可以是分泌过多。因继发垂体激素功能失调所致的临床综合征垂体疾病参见第 1178 页（如尿崩症、肢端肥大症和垂体功能减退症）。

腺垂体的功能

腺垂体细胞（占垂体重量的 80%）合成和释放的数种激素为正常生长和发育所必需，也能刺激一些靶腺的活动。

促肾上腺皮质激素（ACTH）　促肾上腺皮质激素释放激素（CRH）是 ACTH 释放的主要刺激因子，但在应激时抗利尿激素也参与其中。ACTH 促使肾上腺皮质释放皮质激素和数种作用较弱的雄激素，如脱氢表雄酮（DHEA）。血液循环中的皮质激素和其他糖皮质激素（包括外源性糖皮质激素）抑制 CRH 和 ACTH 的释放。CRH-ACTH-皮质醇轴是应激反应中的核心成分。若没有 ACTH，肾上腺皮质萎缩，皮质激素释放停止。

促甲状腺素（TSH）　TSH 调节甲状腺的结构和功能，刺激甲状腺素的合成和释放。TSH 的合成和释放受下丘脑促甲状腺素释放素（TRH）刺激，受血液循环中甲状腺素抑制（负反馈）。

促黄体素（LH）和卵泡刺激素（FSH）　LH 和 FSH 控制性激素的产生。LH 和 FSH 的合成和释放受促性腺激素释放素（GnRH）刺激，受雌激素和睾酮抑制。Kisspeptin 是一种调控 GnRH 分泌的下丘脑肽，青春期瘦素水平升高刺激其分泌。有两种性激素只影响 FSH，分别是激活素和抑制素，激活素起刺激作用，抑制素起抑制作用。

在女性，LH 和 FSH 刺激卵巢中卵泡的成熟与排卵［在男性，FSH 作用于 Sertoli 细胞，为精子生成所必需；LH 作用于睾丸的 Leydig 细胞（睾丸间质细胞），刺激睾酮的生物合成。

生长激素（GH）　GH 刺激机体生长并调节代谢。促生长素释放素（GHRH）是 GH 合成和释放的主要刺激因子，生长抑素是主要的抑制因子。GH 控制胰岛素样生长因子 1（IGF-1，也称为生长介素-C）的合成，后者主要控制生长。许多组织都能产生 IGF-1，但其主要来源为肝脏。在肌肉组织中也存在 IGF-1 的变异体，具有增强肌力的作用，但他受 GH 调控的程度远不及肝脏内的变异体。

GH 的代谢作用是两相的。在开始阶段，GH 的作用和胰岛素相似，增加肌肉和脂肪组织对葡萄糖的摄取，刺激肝脏和肌肉对氨基酸的摄取和蛋白质合成，抑制脂肪组织中的脂肪分解。数小时后，转变为更深更广的对抗胰岛素样作用。包括抑制葡萄糖的摄取和利用，使血糖升高，脂肪分解增加，血浆游离脂肪酸增高。禁食时 GH 浓度增高以维持血糖水平于正常并动员脂肪作为机体代谢的替代能量来源。GH 的分泌随年龄增长而减少。胃促生长素（ghrelin）是胃底部产生的一种激素，胃促生长素促使垂体释放 GH，增进食欲，改善记忆。

催乳素　催乳素由占腺垂体约 30% 的催乳素细胞产生。妊娠时垂体的体积会增大一倍，大部分是由于催乳素细胞的增生和肥大。在人类，催乳素的主要功能是刺激乳汁分泌。催乳素的释放也发生于性活动和应激时。催乳素是垂体功能障碍的一个灵敏指标：它是垂体肿瘤中最常见的分泌过量的激素，也经常是垂体浸润性病变或受肿瘤压迫时最早出现分泌不足的激素。

其他激素　腺垂体还产生另外一些激素，包括 pro-opiome-lanocortin（POMC，为 ACTH 的前体物），α- 和 β- 黑素细胞刺激素（MSH），β- 促脂解素（β-LPH），脑啡肽和内啡肽。POMC 和 MSH 可引起皮肤色素加深，仅在 ACTH 水平明显增高的一些疾病中［如艾迪生病（Addison disease）和 Nelson 综合征］有临床意义。β-LPH 的功能不明。脑啡肽和内啡肽为内源性类阿片肽，能结合和活化 CNS 中的相应受体。

神经垂体的功能

神经垂体释放后叶加压素［又称血管升压素或抗利尿激素（ADH）］和缩宫素。这两种激素的释放都受神经脉冲控制，半寿期约为 10 分钟。

抗利尿激素（ADH，血管升压素）　ADH 的主要作用是促进肾脏保留水分，其机制为增加远曲小管上皮对水的通透性。高浓度的 ADH 也可引起血管收缩。与醛固酮一样，ADH 在体液平衡以及保持血管和细胞中的水分有重要作用。使 ADH 释放的主要刺激是体液渗透压增高，后者由下丘脑的渗透压感受器感知。另一个重要刺激是血容量减少，它由左心室、肺静脉、颈动脉窦和主动脉弓的压力感受器感知，然后通过迷走神经和舌咽神经传入 CNS。ADH 释放的其他刺激因子包括疼痛、应激、呕吐、缺氧、锻炼、低血糖、胆碱能促效剂、β-阻滞剂、血管紧张素和前列腺素。ADH

释放的抑制因子有酒精、α-阻滞剂和糖皮质激素。

缺乏 ADH 可引起中枢性尿崩症,肾脏不能对 ADH 作出正常反应则导致肾性尿崩症。垂体全切除通常不会引起永久性尿崩,因为一些下丘脑神经元能产生少量的 ADH。此外,和肽素和抗利尿激素同时在神经垂体中生成,检测和肽素水平有助于低钠血症的病因鉴别。

缩宫素 缩宫素有两个主要的靶组织:乳腺腺泡周围的肌上皮细胞和子宫的平滑肌细胞。吮吸刺激缩宫素分泌,后者引起肌上皮细胞收缩,使乳汁从腺泡流至输乳窦而排出(亦即哺乳时的射乳反射)。缩宫素刺激子宫平滑肌收缩,妊娠期间子宫对缩宫素的敏感性增高。但是分娩时缩宫素的血浓度并无急剧上升,因而它对启动分娩的作用还不清楚。在男性中,缩宫素的水平极低,且对于缩宫素释放的刺激因子或缩宫素的功能都不清楚。

内分泌疾病

内分泌疾病可因周围内分泌腺体自身的功能紊乱(原发性疾病)或来自垂体的刺激过度或不足(继发性疾病)而致。这些疾病可导致激素分泌过多(功能亢进)或过少(功能减退)。在某些情况下,内分泌疾病(通常为功能减退)的发生是由于组织对激素的反应异常引起。功能减退性质的内分泌疾病,其临床表现常隐匿且不具特异性。

功能亢进 内分泌腺体功能亢进可能源于垂体的过度刺激,但最常见的是由于靶腺自身的增生或肿瘤。在某些情况下,其他组织的恶性肿瘤亦可分泌激素(异位激素分泌)。激素过多也可能是外源性的,如补充激素过量。在少数情况下,患者服用激素而不告诉医师(人为因素)。此外,组织可能对激素过敏感而引起功能亢进。而某些自身抗体还可以刺激内分泌腺体,如格雷夫斯病(Graves disease)是甲状腺功能亢进的发生机制。内分泌腺体的破坏可导致储存的激素迅速释放(如甲状腺炎时的甲状腺毒症)。当激素的合成酶缺陷时,可使该酶的底物以及合成通路上游的前体物质大量堆积。最后,激素的过度分泌可作为对于疾病状态的正常反应。

功能减退 内分泌腺功能减退的病因有垂体的刺激减弱,周围腺体自身的先天性或获得性疾病(如自体免疫性疾病、肿瘤、感染、血管病变和毒素),以及基因缺失或激素分子结构异常等遗传性疾病。周围腺体激素分泌减少会引起垂体调节激素产生增多,进而导致周围腺体增生,例如甲腺素的合成有缺陷时,促甲状腺素(TSH)分泌过量,造成甲状腺肿。

有些激素自周围腺体分泌后需要转化成活性形式。一些疾病可阻断这一步骤(如肾病能抑制活性维生素 D 的产生)。另外,激素或其受体的抗体可阻断两者的结合;疾病或激素的清除率增高;血液循环中的物质阻断激素的作用;激素受体或周围激素受体或周围内分泌组织其他部位的异常等原因也可造成功能减退。

内分泌紊乱的实验室检查

内分泌疾病的早期症状不明显且缺乏特异性,临床上常在数月甚至数年后才作出诊断;因而通常需借助于实验室检查,测定血液中周围内分泌腺激素和/或垂体激素的浓度。

由于大多数激素的分泌有昼夜节律,因此测定需在一天中规定的时间进行。对于短时间内即有较大波动的激素(如促黄体素),应在 1~2 小时内取血 3~4 次进行测定或将不同时间采集的血标本混合后测定。每过 7 日左右出现波动的激素(如睾酮)需每间隔一周采集标本进行测定。

血液激素测定 一般认为游离或生物可利用的激素(即与特殊结合蛋白分离的激素)是有生物活性的激素。游离或生物可利用激素的测定采用平衡透析、超滤或溶剂抽提等方法,将与白蛋白结合的激素和与之相连的球蛋白分开。这些方法耗钱且费时。类似物和游离激素竞争测定法,虽常用于商业目的,但正确性较差,不宜使用。

血液激素估计 游离激素的水平也可用以下方法间接估计,即测定结合蛋白的水平,再用它们对血清总激素水平进行调整。但如激素结合蛋白的结合容量有所改变(如因疾病)则该方法不再准确。

在有些情况下只能使用间接估计。例如生长激素(GH)在血清中的半寿期很短,难以测定,因此通常用受 GH 控制的血清胰岛素样生长因子 1(IGF-1)测定作为 GH 活性的指标。有时可测定尿(如库欣病时检查游离皮质醇)或唾液中的激素。至于测定血液中的激素代谢物能否代表有生物活性的激素水平仍在研究中。

动态试验 许多时候需要进行动态试验。功能减退时可做激发试验(如 ACTH 激发试验),功能亢进则行抑制试验(如地塞米松抑制试验)。

治疗

功能减退性疾病,不论其为原发性或继发性,通常用周围内分泌腺激素替代治疗(垂体性侏儒的 GH 替代治疗除外)。如果靶组织对激素的作用有抵抗,可用药物减少此种抵抗(如 2 型糖尿病时使用甲福明或噻唑烷二酮)。偶尔也使用刺激激素释放的药物。

功能亢进性疾病的治疗可用放射、手术和药物来抑制激素的产生。有些病例用受体拮抗剂治疗。

内分泌学与衰老

在机体衰老过程中,激素的分泌会发生许多变化。大多数激素的水平下降。有些激素的水平仍维持正常,包括 TSH、ACTH(基础分泌)、甲状腺素、皮质醇(基础分泌)、1,25-二羟维生素 D_3、胰岛素(有时增高)和雌二醇(在男性中)。水平升高的激素有 ACTH(受促肾上腺皮质激素释放激素控制)、卵泡刺激素、性激素结合球蛋白、激活素(activin,男性)、促性腺激素(女性)、肾上腺素(高龄者)、甲状旁腺激素、去甲肾上腺素、胆囊收缩素、血管活性肠肽和精氨酸血管升压素(且失去昼夜节律)及心房利钠因子,这些激素因伴有受体或受体后缺陷而造成功能低下。许多与衰老有关的变化和激素缺乏患者体内发生的变化相似,有人据此提出"青年期激素喷泉"假说(即认为因衰老而产生的变化可通过补充分泌不足的一或数种激素而得以逆转）。有证据提示老年人使用某些激素可改善机体功能（如肌肉力量,骨骼矿物质密度）,但几乎没有证据表明它们对死亡率有影响。有时,补充激素可能给机体带来危害,如使用雌激素于大多数老年妇女。

另一种理论认为与衰老相关的激素水平下降代表了细胞代谢速度减缓,有保护作用。这一概念基于衰老的"生命速率"理论（即机体的代谢率越高,寿命越短）,禁食研究的结果支持上述理念。摄食限制使促进代谢的激素水平下降,代谢率降低,寿命延长。

衰老特异性下降激素 机体衰老时,脱氢表雄酮（DHEA）及其硫酸盐水平下降极为显著。尽管有人对老年人补充 DHEA 的作用表示乐观,但大多数对照试验未能证实该法有良效。

孕烯醇酮是所有已知类固醇激素的前体。与 DHEA 相似,其水平随机体衰老而下降。20 世纪 40 年代的研究证明它对关节炎患者安全而有效,但另一些研究未能证实它对记忆和肌肉力量有任何作用。

GH 和其周围激素（IGF-1）的水平随衰老而下降。老年人补充 GH 有时能使肌肉的体积增大,但不会使其力量增强（虽然对营养不良者有此可能）；而副作用十分常见（如腕管综合征、关节痛、水潴留）。GH 短期治疗对于一些营养不良的老年患者可能有一定效果,但病情危重者的死亡率可因此而升高。某些促分泌剂以比较符合生理情况的方式刺激 GH 的产生,有可能改善疗效,降低风险。

褪黑素由松果体产生,其水平也随衰老而下降。这一下降对昼夜节律的消失起重要作用。中老年妇女雌激素替代参见第 2025 页。中老年男性睾酮替代参见第 1922 页。

161. 酸碱平衡的调节和紊乱

人体在新陈代谢过程中会不断地产生酸和相对较少的碱。H^+ 具有较强的活性,它能够和带负电荷的蛋白结合,并且在高浓度时可以改变其所带的电荷总量以及有构型和功能。人体存在着一种精细的调节机制,通过这种机制可以使血液中 H^+ 的浓度维持在一个较窄的范围内——通常为 37~43nmol/L pH 7.43~7.37,pH = $-\log[H^+]$,理想值为 40nmol/L pH=7.40——从而维持细胞的功能。当这种机制发生障碍时,临床上将会出现严重的后果。

酸碱平衡和水液平衡、电解质平衡密切相关。其中一个平衡被打破就会影响到另一个平衡。

酸碱平衡的生理学基础

体内的酸性物质大部分来自碳水化合物和脂肪代谢,每天约能产生 15 000~20 000mmol CO_2。CO_2 本身不是酸,但是在碳酸酐酶的作用下,CO_2 与水（H_2O）结合在血液中合成碳酸（H_2CO_3）,它离解成氢离子（H^+）和碳酸氢盐（HCO_3^-）。H^+ 与红细胞中的血红蛋白结合,在肺泡中血红蛋白氧化时释出；此时,上述反应在另一种碳酸酐酶的作用下逆向进行,生成 H_2O 和 CO_2,前者通过肾排泄,后者通过呼吸排出体外。

另外还有少量的有机酸来自以下途径：
- 糖和脂肪酸的不完全氧化所生成的乳酸和酮酸
- 含硫氨基酸（半胱氨酸、甲硫氨酸）代谢生成的硫酸
- 带正电荷氨基酸（精氨酸、赖氨酸）的代谢物
- 饮食中磷酸盐的水解产物

上述"非挥发性"或"代谢性"酸性物质无法通过呼气排出,因而必须被肾脏中和或排出体外。

人体内的大部分碱性物质来源于带负电荷的氨基酸（谷氨酸和天门冬氨酸）代谢物以及带负电荷的有机物如乳酸和枸橼酸氧化分解产生的 HCO_3^-。

酸碱平衡

酸碱平衡的维系依赖于化学缓冲作用以及肺和肾脏的排泄作用。

化学缓冲作用 化学缓冲系统能够对酸碱失衡进行快速调节,细胞内、外液的交流对酸碱平衡的失调进行及时的调节。尤其对于酸负荷,骨骼也可发挥重要的缓冲作用。缓冲系统由弱酸和其共轭碱组成,通过共轭碱接受和弱酸释放 H^+,将游离 H^+ 浓度的变化控制在最小范围内,从而维持酸碱平衡。当环境 pH 值接近于缓冲体系平衡系数（pKa）时,缓冲体系的工作最有效,pH 值变化最小；尽管机体内存在许多对潜在的缓冲对,但是仅仅其中的几对是与机体生理环境息息相关的。缓冲系统中的 pH 值与其中组分的关系,可用 Henderson-Hasselbalch 公式表达：

$$pH = pKa + \log\left(\frac{[阴离子]}{[弱酸]}\right)$$

其中,pKa 为弱酸的解离常数。

体内最重要的生理缓冲系统是细胞外液的 HCO_3^-/CO_2 缓冲对,可由以下方程表示：

$$H^+ + HCO_3^- \Leftrightarrow H_2CO_3 \Leftrightarrow CO_2 + H_2O$$

H^+浓度的增高可以使上述反应向右即产生CO_2的方向进行。肾脏的排泄作用能够对H^+和HCO_3^-的浓度进行很好的调节，而通过肺泡的通气作用，CO_2的浓度也可以受到精确的控制，所以这一系统是体内最重要和最有效的缓冲系统。

pH值、HCO_3^-和CO_2的关系可用Henderson-Hasselbalch公式描述

$$pH = 6.1 + \log\left(\frac{[HCO_3^-]}{[0.03 \times PCO_2]}\right)$$

或由Henderson-Hasselbalch公式推演得到的Kassir-Bleich公式来表达：

$$H^+ = 24 \times \frac{PCO_2}{HCO_3^-}$$

注：动脉血pH值转换成$[H^+]$使用：

$$pH = -\log[H^+]$$

或

$$[H^+] = 10^{-pH}$$

此两种公式表明酸碱平衡的维持取决于PCO_2和HCO_3^-的比值，而不是两者中任一个的绝对值。通过这些公式，测定任何两个指标，即可以计算出第三个。

体内其他重要的生理缓冲系统包括细胞内的有机和无机磷酸盐及蛋白质，包括红细胞中的血红蛋白。细胞外的磷酸盐和血浆蛋白作用相对较小。酸负荷消耗后，骨组织即成为一个重要的缓冲系统。骨骼首先释放碳酸氢钠（$NaHCO_3$）和碳酸氢钙[$Ca(HCO_3)_2$]以交换H^+，从而起到缓冲作用；长期酸血症时，骨组织释放碳酸钙（$CaCO_3$）和磷酸钙（$CaPO_4$），因此，长期的酸血症可导致骨矿质流失和骨质疏松。

肺调节 通过改变潮气流量和呼吸频率（每分通气量）可以精细地调节CO_2的浓度。pH值的降低可以刺激动脉化学感受器，使潮气流量增大或呼吸频率加快，CO_2被呼出，血液pH值升高。与反应迅速的化学缓冲作用所不同的是，肺调节需要几分钟至几小时。其有效性约为50%~75%，且肺调节不能使pH值完全恢复正常。

肾脏调节 肾脏通过调节HCO_3^-的排泄与重吸收来调控体液pH值。HCO_3^-的重吸收与游离H^+的排泄量相当。肾脏调节作用发生较晚，常常发生于酸碱平衡紊乱几小时至几天后。

血清中的HCO_3^-首先通过肾小球滤过。HCO_3^-的重吸收主要发生在近端小管，少部分发生在集合管。远端小管细胞中的水电离成H^+和OH^-，OH^-在碳酸酐酶的作用下和CO_2作用生成HCO_3^-，HCO_3^-再被转运回管周毛细血管中，而H^+被分泌到管腔中和自由扩散至此的HCO_3^-结合生成CO_2和H_2O，它们再被重吸收。因此远端重吸收的HCO_3^-完全新产生，与滤过的不同，有效循环血量的减少（如使用利尿剂治疗时）会增加HCO_3^-的重吸收，而酸负荷过多所继发的甲状旁腺激素分泌过多会使HCO_3^-的重吸收下降。而且PCO_2的升高也会导致HCO_3^-的重吸收的增加，Cl^-的下降（通常由容量下降引起）会导致近端小管对钠离子（Na^+）的重吸收增加以及HCO_3^-的生成增加。

被主动排泄至近端小管和远端小管的酸性物质与尿液中缓冲系——主要为自由滤过的HPO_4^{2-}、肌酐、尿酸及氨——结合后被转运至体外。其中氨缓冲系统特别重要，因为其他缓冲物都以固定浓度滤过，在高酸负荷的情况下会耗竭，而氨缓冲系统则相反，肾小管细胞可根据酸负荷量主动调节氨的生成量。动脉血的pH值是酸分泌与排泄的主要决定因素，但它也受到钾（K^+）、Cl^-和醛固酮水平的影响。细胞内的K^+浓度与H^+的分泌呈负相关，K^+浓度的下降可以引起H^+的分泌增多，导致代谢性碱中毒。

酸碱平衡紊乱

酸碱紊乱是动脉pH值，二氧化碳分压（PCO_2），以及血清碳酸氢盐（HCO_3^-）的病理性改变。
- 血清pH值<7.35为酸血症
- 血清pH值>7.45为碱血症
- 酸中毒是指引起酸累积过多或碱丢失过多的生理过程
- 碱中毒是指引起碱累积过多或酸丢失过多的生理过程

pH值的实际改变取决于生理代偿的程度以及是否存在多种代谢紊乱。

分类

根据临床情况和pH值变化是否源于血清中HCO_3^-或PCO_2的变化，可将原发性酸碱紊乱分为代谢性和呼吸性两大类。

代谢性酸中毒 是指血清$HCO_3^- < 24mmol/L$。原因可能为：
- 酸性物质产生或摄入增多
- 酸摄入
- 肾脏对酸性物质的排泄减少
- 胃肠道或肾脏中HCO_3^-丢失过多

代谢性碱中毒 是指血清$HCO_3^- > 24mmol/L$。原因为：
- 酸性物质丢失过多
- HCO_3^-潴留

呼吸性酸中毒 是指$PCO_2 > 40mmHg$（高碳酸血症）。病因是：
- 每分通气量减少（通气不足）

呼吸性碱中毒 是指$PCO_2 < 40mmHg$（低碳酸血症）。病因是：
- 每分通气量增加（通气过度）

不管酸碱失衡何时出现，代偿机制开始纠正pH值（表161-1）。

上述代偿作用不能使pH值完全恢复正常，更不会过度代偿。单纯性酸碱平衡紊乱是一种单一的紊乱。

混合性酸碱平衡紊乱是指≥2种原发性紊乱。

表161-1 单纯性酸碱平衡紊乱的主要变化和代偿*

紊乱类型	pH 值	HCO_3^-	PCO_2	预期代偿
代谢性酸中毒	<7.35	下降	代偿性下降	当 HCO_3^- 每下降 1mmHg 时 PCO_2 下降 1.2mmHg 或 $PCO_2 = (1.5 \times HCO_3^-) + 8(\pm2)$ 或 $PCO_2 = HCO_3^- + 15$ 或 $PCO_2 =$ pH 值最后 2 位数×100
代谢性碱中毒	>7.45	增高	代偿性增高	当 HCO_3^- 每升高 1mmHg 时 PCO_2 升高 0.6~0.75mmHg（PCO_2 的代偿性升高不应大于 55mmHg）
呼吸性酸中毒	<7.35	代偿性增高	增高	**急性**：当 HCO_3^- 每升高 1~2mmol 时，PCO_2 升高 10mmHg **慢性**：当 HCO_3^- 每升高 3~4mmol 时 PCO_2 升高 10mmHg
呼吸性碱中毒	>7.45	代偿性下降	下降	**急性**：当 HCO_3^- 每下降 1~2mmol/L 时 PCO_2 下降 10mmHg **慢性**：当 HCO_3^- 每下降 4~5mmol/L 时 PCO_2 下降 10mmHg

*不够精确但便捷的方法。

> **经验与提示**
> - 上述酸碱紊乱代偿作用不能使 pH 值完全恢复正常，更不会过度代偿

症状及体征

轻度或完全代偿的酸碱紊乱几乎没有症状或体征。严重的、失代偿的酸碱紊乱可以引起心血管、呼吸、神经系统以及代谢方面的一系列表现（表161-2 和 397 页的图 50-4）。

诊断

- 动脉血气分析
- 血电解质
- 阴离子间隙
- 代谢性酸中毒时，应计算 δ 间隙，并使用 Winter 公式
- 寻找代偿性改变

酸碱平衡紊乱的诊断依靠动脉血气分析（ABG）和血浆电解质测定。动脉血气分析可直接测定动脉血的 pH 值和 PCO_2，HCO_3^- 水平可通过 Henderson-Hasselbalch 公式计算；HCO_3^- 血液化学参数可以直接测定，且数值更为准确。评估酸碱平衡最准确的方式是测量动脉血 pH 值和 PCO_2。在循环系统衰竭和心肺复苏过程中，静脉血测量可能更能准确的反映组织水平状况，也为碳酸氢盐的给药和适当的换气提供了指导。

根据 pH 值可以初步判断酸中毒或碱中毒，尽管机体通过代偿使 pH 值尽量移向正常范围内。PCO_2 的变化反映呼吸因素的影响，而 HCO_3^- 浓度反映代谢因素的影响。

复杂的或混合性酸碱紊乱 涉及多重机制参与。若存在多种上述疾病，实验室指标正常，实具迷惑性，因此，在评估酸碱紊乱时，需同时关注 PCO_2 和 HCO_3^- 是否有异常，不能忽略机体的代偿（表161-1）。同时，代偿不全时，应考虑存在另一种酸碱紊乱。在解读时，应充分结合患者的临床情况（如慢性肺病、肾衰、药物过量等）。

任何时候都应计算**阴离子间隙**（框161-1），增高支持代

表161-2 酸碱紊乱的临床表现

系统	酸血症	碱血症
心血管系统	心脏收缩功能下降 小动脉扩张 静脉收缩 血容量集中于中心循环 肺血管阻力增加 心排出量 血压下降 肝肾血流量下降 易发生心律失常 对儿茶酚胺反应性下降	小动脉收缩 冠脉血流下降 易发生心绞痛和 心律失常
代谢性	胰岛素抵抗 无氧糖酵解受抑制 ATP 合成下降 高钾血症 蛋白降解 骨骼矿物质流失（慢性）	无氧糖酵解受刺激 有机酸生成 氧合血红蛋白的离解下降 游离钙下降 低钾血症 低镁血症 低磷血症
神经系统	新陈代谢和细胞容量调节受抑制 迟钝和昏迷	抽搐 癫痫 嗜睡 谵妄 昏迷
呼吸系统	代偿性过度通气，可能导致呼吸肌疲劳	代偿性通气不足；可能导致高碳酸血症和低氧血症

框 161-1　阴离子间隙

阴离子间隙是血钠浓度减去血浆 Cl^- 和 HCO_3^- —— $Na^+-(Cl^-+HCO_3^-)$。

"间隙"一词容易引起误解，根据电中性原理，在一个开放系统中阳离子和阴离子的数目应当相同；由于一般实验室不能测定某些阳离子(+)和阴离子(-)，所以在检查结果中使用了"阴离子间隙"一词。运动公式：气道峰压=气道黏滞阻力+弹性阻力+PEEP

Na^++不能测定的阳离子(UC)= Cl^-+HCO_3^-+不能测定的阴离子(UA)

亦即阴离子间隙， $Na^+-(Cl^-+HCO_3^-)$ = UA-UC

不能测定的阴离子主要为 PO_4^{3-}、SO_4^{2-}、各种带有负电荷的蛋白质及某些有机酸，20~24mEq/L。不能测定的细胞外阳离子主要为 K^+、Ca^{2+}、和 Mg^{2+} 约 11mEq/L。故阴离子间隙通常为 23-11=12mEq/L。阴离子间隙可受 UC 或 UA 增减的影响。

阴离子间隙增加最常见于代谢性酸中毒，此时带有负电荷的酸性物质——主要酮体、乳酸盐、硫酸盐或是甲醇、乙二醇及水杨酸盐的代谢产物——消耗 HCO_3^- 所致（被中和）。阴离子间隙增高的其他原因包括高白蛋白血症和尿毒症（阴离子增加），以及低钙或低镁血症（阳离子减少）。

阴离子间隙下降和代谢性酸中毒无关，但可由下列情况引起：低白蛋白血症（阴离子下降）；高钙血症、高镁血症、锂中毒、和高γ球蛋白血症及骨髓瘤（阳离子增加）；或血液高黏滞状态或卤化物（溴化物或碘化物）中毒。低白蛋白血症的作用为血白蛋白每下降 1g/dl 可使阴离子间隙下降 2.5mmol/L。

负阴离子间隙极少发生，仅见于严重的高钠血症、高脂血症及溴化物中毒，是一种实验室假像。

患者的阴离子间隙和正常阴离子间隙之间的差值称为δ间隙。这一数值可以看做是 HCO_3^- 的等价物，因为阴离子间隙每升高一个单位， HCO_3^- 应下降一个单位。所以，实际测得的 HCO_3^- 和δ间隙之和应在 HCO_3^- 的正常范围内；如果高于正常范围则表明存在代谢性碱中毒。

举例：一个饮酒过量呕吐的患者，其实验室检查结果为：

Na,137;K,3.8;Cl,90;HCO_3^-,22;

pH,7.40;PCO_2,41;PO_2,85

大致看结果无明显异常，但是经过计算发现阴离子间隙增高：

137-(90+22)=25（正常值为 10~12）

提示代谢性酸中毒。通过 Winter 公式估计呼吸代偿：PCO_2 预测值=1.5×22+8±2=41±2

测值=实测值，所以呼吸代偿作用适当。

由于存在代谢性酸中毒，所以计算了δ间隙，然后再计算出δ间隙与 HCO_3^- 的实测值之和：

25-10=15

15+22=37

所得到的 HCO_3^- 值超出了 HCO_3^- 的正常范围，故表明存在代谢性碱中毒。所以，该患者存在混合性的酸碱紊乱，即酒精引起的代谢性酸中毒（酮症酸中毒）以及由于反复呕吐， Cl^- 和体液大量丢失导致的代谢性碱中毒。

谢性酸中毒。而阴离子间隙正常， HCO_3^- 降低（如<24mmol/L）及血 Cl^- 增高提示非阴离子间隙性（高血氯性）代谢性酸中毒。在代谢性酸中毒的情况下，计算δ间隙以判断是否（框 161-1）伴有代谢性碱中毒；使用 Winters 公式来辨别呼吸代偿是否适当，同时反映是否存在其他原发性酸碱紊乱[PCO_2 预测值=1.5（HCO_3^-）+8±2；若 PCO_2 实测值高于预期值，则表明存在原发性呼吸性酸中毒，反之则表明存在呼吸性碱中毒）。

PCO_2>40mmHg 表明有呼吸性酸中毒的存在，PCO_2 每升高 10mmHg，4~12 小时后 HCO_3^- 应代偿性地升高 3~4mmol/L（也可以不升高或只升高 1~2mmol/L，数天后方达 3~4mmol/L）。HCO_3^- 的大幅升高表明为原发性代谢性碱中毒，小幅升高则表明代偿时间不足或是合并有原发性代谢性酸中毒。

HCO_3^->28mmol/L 表明有代谢性碱中毒。HCO_3^- 每升高 1mmol/L，PCO_2 应代偿性地升高 0.6~0.75mmHg（直至 55mmHg 左右）。PCO_2 的大幅升高表明伴有呼吸性酸中毒，小幅升高表明伴有呼吸性碱中毒。

PCO_2<38mmHg 表明有呼吸性碱中毒。PCO_2 每下降 10mmHg，4~12 小时内 HCO_3^- 降低 5mmol/L 为代偿。下降量较小提示无足够时间进行代偿或存在原发性代谢性碱中毒。显著下降则表明存在原发性代谢性酸中毒。

酸碱平衡图是诊断混合性酸碱平衡紊乱的另一方法，可同时标定 pH 值、HCO_3^- 和 PCO_2。

关键点

- 酸中毒、碱中毒指酸性和/或碱性物质的堆积或丢失的病理生理过程。血 pH 值可以是正常的
- 酸血症和碱血症指异常的酸性（pH 值<7.35）或碱性（pH 值>7.45）的血清 pH 值
- 酸碱紊乱分为代谢性（如果血 pH 值的变化主要是由于血清 HCO_3^- 的改变）和呼吸性（如果血 pH 值的变化主要是由于二氧化碳分压的改变，即通气不足或过度通气）

- 根据pH值可判断是否存在酸中毒或碱中毒，PCO₂改变反映呼吸因素，而HCO₃⁻则反映代谢因素
- 所有酸碱紊乱均可引起机体的代偿，从而使血pH值趋于正常化。代谢性酸碱紊乱可导致呼吸性代偿（PCO₂继发性改变）；呼吸性酸碱紊乱可导致代谢性代偿（HCO₃⁻继发性改变）
- 多重酸碱紊乱可以同时存在。鉴别引起酸碱平衡紊乱的病因很重要
- 酸碱平衡紊乱的初步实验室评估包括动脉血气分析，血清电解质，以及阴离子间隙的计算
- 使用几种公式，如简易法则或酸碱列线图，可以根据实验室检测值判别是否存在酸碱紊乱（和代偿）或多重酸碱紊乱
- 如存在多重酸碱平衡紊乱，应分别处理

代谢性酸中毒

代谢性酸中毒主要由 HCO₃⁻ 减少引起，通常伴有二氧化碳分压（PCO₂）的代偿性下降；pH 值可显著下降或是略低于正常。根据血清中不能测量的阴离子的存在与否将代谢性酸中毒分为高阴离子间隙性和正常阴离子间隙性两类。病因包括酮体和乳酸的蓄积、肾衰、药物和毒素的摄取（高阴离子间隙性）、HCO₃⁻ 经胃肠道或肾脏丢失过多（正常阴离子间隙性）。严重病例的症状和体征有恶心、呕吐、嗜睡、呼吸深快等。诊断主要依据临床表现、血气（ABG）和血电解质分析。治疗主要针对潜在病因，在 pH 值很低的情况下可给予静脉碳酸氢钠。

病因

代谢性酸中毒是由于酸性物质的堆积，
- 代谢致酸性物质产生或多或摄入增多
- 肾脏对酸性物质的排泄减少
- 胃肠道或肾脏中 HCO₃⁻ 丢失过多

当酸性物质的累积超出呼吸性代偿的能力时即产生酸血症（动脉 pH<7.35）。病因按其对阴离子间隙的影响进行分类（框161-1 和表 161-3）。

高阴离子间隙性酸中毒 高阴离子间隙性代谢性酸中毒最常见的病因是：
- 酮症酸中毒
- 乳酸酸中毒
- 肾衰竭
- 中毒

酮症酸中毒是 1 型糖尿病的常见并发症（参见第 1133 页，糖尿病酮症酸中毒）但也发生于慢性酒精中毒（见酒精性酮症酸中毒）、营养不良及禁食，后者相对少见。在这些情况下机体从糖代谢转向游离脂肪酸（FFA）代谢；FFA 在肝脏生成丙酮酸、乙酰乙酸和 β-羟丁酸（皆为不能测量的阴

表 161-3 代谢性酸中毒的病因

病因	例证
高阴离子间隙型	
酮症酸中毒	糖尿病 慢性酒精中毒 营养不良 禁食
乳酸酸中毒（由于生理过程）	休克 由于肺部疾病导致的原发性缺氧 癫痫 酒精（慢性滥用）
乳酸酸中毒（由于外源性毒素）	二氧化碳 氰化物 铁 异烟肼 甲苯（最初是高间隙，经代谢排泄后变为正常间隙） 非核苷类反转录酶抑制剂 双胍类药物（除急性肾损伤少见） 丙泊酚
d-乳酸生成	细菌过生长/短肠综合征
肾衰竭	—
毒物代谢生成酸性产物	甲醇（甲酸盐） 乙二醇（草酸盐） 三聚乙醛（醋酸盐、氯醋酸盐） 水杨酸盐
横纹肌溶解	—
正常阴离子间隙型（高血氯性酸中毒）	
胃肠道或肾脏中 HCO₃⁻丢失过多	结肠造口术 腹泻 肠瘘 回肠造口术 应用离子交换树脂 氯化钙（CaCl₂） 硫酸镁（MgSO₄）
手术	输尿管乙状结肠吻合术 回肠导管
经肾脏 HCO₃⁻丢失	肾小管间质疾病 肾小管酸中毒，1、2 和 4 型 甲状旁腺功能亢进 乙酰唑胺
静脉输液	精氨酸 赖氨酸 氯铵（氯化铵 NH₄Cl） 快速氯化钠输注
其他	醛固酮减少症 高钾血症 甲苯（晚期）

离子）。酮症酸中毒亦偶可见于先天性异戊酸和甲基丙二酸酸血症。

乳酸酸中毒是住院患者代谢性酸中毒最常见的原因。乳酸堆积由过量形成和乳酸利用率下降共同导致。无氧代谢时乳酸产生过多，各种类型的休克会导致最严重的乳酸堆积。利用率下降一般发生在肝脏灌注减少或全身休克导致的肝功能障碍。损害线粒体功能的疾病和药物均可导致乳酸酸中毒。

肾衰时由于酸性物质排泄减少以及 HCO_3^- 的重吸收下降而导致高阴离子间隙性酸中毒，硫酸盐、磷酸盐、尿酸盐及马尿酸盐的累积导致阴离子间隙升高。

毒物可能产生酸性代谢物或引发乳酸酸中毒。横纹肌溶解症是代谢性酸中毒极少见的病因，一般认为由肌肉组织中的质子和阴离子直接释放入血所致。

正常阴离子间隙性酸中毒 正常阴离子间隙性代谢性酸中毒最常见的原因是：

- 经胃肠道或肾脏丢失 HCO_3^- 过多
- 肾功能损害时酸性物质排泄障碍

由于肾脏是重吸收 Cl^-，而没有重吸收 HCO_3^-，因而正常阴离子间隙性代谢性酸中毒又称作高氯性酸中毒。

许多胃肠道分泌液（如胆汁、胰液、肠液）中含有大量的 HCO_3^-，腹泻、导管引流或瘘管都可引起酸中毒。输尿管乙状结肠吻合术（在尿道梗阻或是膀胱切除术后将输尿管接至乙状结肠）使结肠分泌的 HCO_3^- 与尿液中的 Cl^- 交换而丢失，尿氨在此亦被重吸收，后者在体内分解为 NH_3^+ 和 H^+。离子交换树脂偶可与 HCO_3^- 结合而使 HCO_3^- 丢失。

肾小管性酸中毒是由于 H^+ 排泄障碍（1 型和 4 型）或是 HCO_3^- 重吸收障碍（2 型）所致。酸性物质排泄障碍及正常阴离子间隙性代谢性酸中毒也可发生于肾衰竭早期、小管间质性肾病及使用碳酸酐酶抑制剂（如乙酰唑胺）。

症状及体征

症状和体征（表 161-2）主要为原发病的表现。轻度酸血症本身无症状。较严重的酸血症（pH 值<7.10）可以引起恶心、呕吐和不适感。如果病情进展迅速，即使 pH 值不是很低也会出现临床症状。

最具特征性的体征是呼吸过度（呼吸深而长，频率正常），反映了肺泡通气的代偿性增加，此时不伴有呼吸困难。

> **经验与提示**
>
> - 代谢性酸中毒引发的过度通气不会引起呼吸困难的感觉

严重的急性酸血症易引起心脏功能紊乱伴低血压和休克，室性心律失常，以及昏迷。慢性酸血症可以引起骨骼去矿化（佝偻病、软骨病、骨质减少）。

诊断

- 动脉血气分析、血电解质
- 计算阴离子间隙，δ 间隙
- Winter 公式计算代偿性改变
- 病因诊断

关于代谢性酸中毒和呼吸代偿的识别参见第 1098 页。代谢性酸中毒病因的确定可从阴离子间隙入手。

阴离子间隙升高 原因在临床上一般很明显（如低血容量性休克，未及时血透），但是如果病因不是很明确，应进行血液检查，项目包括血糖、血尿素氮、肌酐、乳酸以及可能存在的毒素。大多数实验室都能检测水杨酸盐水平，但不能检测甲醇和乙二醇；后两者可用血浆渗透压间隙来估计。渗透压间隙即用测得的血浆渗透压减去计算所得的血浆渗透压（$2[Na]+[$葡萄糖$]/18+BUN/2.8+$血浆酒精$/5$）。若差值大于 10 就意味着血浆中存在渗透活性物质，在高阴离子间隙性酸中毒的情况下即为甲醇或乙二醇。尽管酒精的摄入会造成血浆渗透压间隙和轻度酸中毒，但绝不会引起重度代谢性酸中毒。

如果阴离子间隙正常而无明确病因（如明显腹泻），测定尿液电解质，计算尿液阴离子间隙：$[Na^+]+[K^+]-[Cl^-]$。正常值为 30~50mmol/L（包括有胃肠道丢失的患者）；升高表明肾脏 HCO_3^- 丢失（用于评价肾小管性酸中毒，参见第 1896 页）。

此外，代谢性酸中毒时，计算 δ 间隙（框 161-1），以确定伴随的代谢性碱中毒，应用 Winter 公式（参见第 1098 页）评价呼吸补偿是否适当或反映是否存在其他酸碱平衡紊乱。

治疗

- 病因治疗
- 碳酸氢钠（$NaHCO_3$）主要用于重症酸血症，需慎用

治疗主要针对潜在病因。肾衰竭和一些乙二醇、甲醇、水杨酸盐中毒的情况下需进行血液透析。

酸血症治疗中 $NaHCO_3$ 的应用仅限于某些特定情况，应用不当会起到相反作用。当代谢性酸中毒是由于 HCO_3^- 的丢失或无机酸的累积造成时（即正常阴离子间隙性酸中毒），治疗上选用 HCO_3^- 一般是安全适当的。然而，当酸中毒是由于有机酸的累积而造成时（即高阴离子间隙性酸中毒），对 HCO_3^- 的应用则有争议；死亡率无明显降低，却存在可能的风险。

通过对潜在病因的治疗，乳酸、酮酸经代谢重新生成 HCO_3^-，而外源性 HCO_3^- 的应用可使之累积过度而造成代谢性碱中毒。在通常情况下，HCO_3^- 可以引起钠水潴留、低血钾，通过抑制呼吸中枢而造成高碳酸血症。而且，由于 HCO_3^- 不能够越过细胞膜扩散，多余的 HCO_3^- 可转变成 CO_2，而 CO_2 可以扩散进入细胞，并水解为 H^+ 和 HCO_3^-，故细胞内的酸中毒不能得到纠正，反而有可能加重。

尽管存在争议，大部分专家仍主张在严重的代谢性酸中毒（pH 值<7.10）时静脉应用 HCO_3^-。

治疗时需进行 2 步计算。首先，设定标准 $[H^+]$ 为 63nmol/L（相当于 pH = 7.20），通过 kassier-bleich 公式计算

HCO_3^-，其结果必然升高[高阴离子间隙酸中毒的界值是(H^+)为79nmol/L，pH值<7.10]：

$$63 = 24 \times PCO_2/HCO_3^-$$

或是：

HCO_3^-期望值 = 0.38×PCO_2

第二步是计算为达到上述水平所需补充的HCO_3^-量

$NaHCO_3$需要量(mmol) = ([HCO_3^-]期望值 - [HCO_3^-]实测值)×0.4×体重(kg)

所需的$NaHCO_3$量宜在数小时内补给。给药后30分钟到1小时测定血pH值和HCO_3^-水平，以使其能和血管外的HCO_3^-达到平衡。

可以代替$NaHCO_3$的药物有下列数种

- 氨基丁三醇，一种氨基醇，对代谢性(H^+)和呼吸性(H_2CO_3)酸性物质都有缓冲作用
- carbicarb，是$NaHCO_3$和碳酸盐的等摩尔数混合物(碳酸盐可以消耗CO_2生成HCO_3^-)
- 二氯醋酸盐，可以加速乳酸的氧化

但是替代药物相比$NaHCO_3$，益处尚不确定，而且这些药物本身可引起并发症。

在代谢性酸中毒时K^+离子常大量损耗，应监测血清K^+浓度，根据需要口服或经静脉补充适量KCl。

> **关键点**
> - 代谢性酸中毒的病因主要是由于酸性物质生成或摄入增加而导致蓄积；酸性物质排泄减少；或是HCO_3^-经胃肠道或肾脏丢失过多
> - 根据阴离子间隙是高还是正常，可将代谢性酸中毒分为两种类型
> - 高阴离子间隙型代谢性酸中毒主要见于酮症酸中毒、乳酸酸中毒、肾衰竭、中毒等
> - 正常阴离子间隙型代谢性酸中毒主要见于经胃肠或肾脏的HCO_3^-丢失
> - 计算δ间隙，以确定伴随的代谢性碱中毒，应用Winters公式评价呼吸补偿是否适当或反映是否存在其他酸碱平衡紊乱
> - 治疗基础病因
> - $NaHCO_3$应用的前提条件是，酸中毒是由于HCO_3^-的变化引起的（正常阴离子间隙酸中毒）
> - 在高阴离子间隙型酸中毒时静脉应用碳酸氢钠是有争议的。但在血pH值<7.00，pH值目标值≤7.10时可以考虑使用

乳酸酸中毒

乳酸酸中毒是一种高阴离子间隙的代谢性酸中毒，是因为血乳酸升高引起的。乳酸酸中毒是由于体内乳酸生成过多或(和)代谢障碍所致。

乳酸是葡萄糖和氨基酸正常代谢过程中的一种副产物。

主要有2种类型乳酸酸中毒
- A型乳酸酸中毒
- B型乳酸酸中毒

D-乳酸酸中毒是一个不寻常的类型。

A型乳酸酸中毒　最严重的乳酸酸中毒的类型是A型，常发生于氧供不足时，此时缺血组织会产生过量的乳酸以合成ATP。具有代表性的是在低血容量性、心源性或感染性休克时组织处于低灌注状态时产生过量乳酸，而且此时肝脏也因灌注不足对乳酸的代谢能力下降，更加重了乳酸的堆积。另外，A型乳酸酸中毒也可见于肺部疾病及各种血红蛋白病引起的原发性缺氧。

B型乳酸酸中毒　B型乳酸酸中毒发生于组织灌注正常的情况下（因此ATP生成正常），预后相对较好。在一些局部组织相对缺氧的状况下如肌肉剧烈抽搐（如劳累、癫痫，低温寒战），以及恶性肿瘤、摄入某些药物毒物时，乳酸合成明显增加（表161-3）。可能引起乳酸酸中毒的药物包括核苷反转录酶抑制剂和双胍类药物（主要是苯乙双胍，甲福明很少引起）。虽然苯乙双胍已经从世界大部分地区的市场中撤除，但在中国仍在使用，包括作为一些中成药的组成成分]。在肝功能不全或是维生素B_1缺乏时乳酸的分解代谢可下降。

D-乳酸酸中毒　D-乳酸酸中毒是乳酸酸中毒中一种不常见的类型，在接受空肠回肠旁路或小肠切除术的患者结肠内，细菌分解碳水化合物产生D-乳酸，后者被吸收进入血液。因为乳酸脱氢酶只作用于L-乳酸，对D-乳酸无效，导致D-乳酸在体内蓄积。

症状及体征
病因决定了症状与体征（如感染性休克、毒物摄入）。

诊断
- 动脉血气分析、血电解质
- 计算阴离子间隙，δ间隙
- 血乳酸水平

A型及B型乳酸酸中毒的表现与其他代谢性酸中毒相似。诊断要点：血pH值<7.35，血乳酸>5~6mmol/L。或相对不严重的乳酸盐和pH值变化被称为高乳酸血症。

不同的是在D-乳酸酸中毒中，相对于HCO_3^-的减少，阴离子间隙比预期要低，而且可能存在尿液渗透压间隙（即计算和测定所得的尿液渗透压之差）。常规的实验室检测对D-乳酸是不敏感的。对于基础疾病较复杂的酸中毒，特别是合并肠道疾病时，应测定D-乳酸水平以明确病因。

治疗
- 病因治疗

A型及B型乳酸酸中毒的治疗类似其他代谢性酸中毒。病因治疗是至关重要的。在高阴离子间隙性酸中毒时，一般不宜使用碳酸氢盐，但如pH值<7.00时可考虑使用，pH值纠正的目标值≤7.10。

D-乳酸酸中毒治疗包括补液、限制碳水化合物的摄入、需要时可口服抗生素（如甲硝唑）。

代谢性碱中毒

代谢性碱中毒主要是 HCO_3^- 升高，伴有或不伴 PCO_2 的代偿性升高；pH 值可升高也可接近正常。常见原因为长期呕吐、血容量不足、利尿剂应用及低血钾。持续性碱中毒时必定有肾脏对 HCO_3^- 的排泄障碍。严重病例的症状和体征包括头疼、嗜睡及抽搐。诊断依靠临床表现、ABG 以及血电解质分析。治疗主要针对潜在病因，有时可口服或静脉应用乙酰唑胺或盐酸。

病因

代谢性碱中毒是指血清 HCO_3^- 由于以下原因堆积：
- 酸性物质丢失过多
- 补充碱性物质
- 氢离子的细胞内移（发生在低钾血症）
- HCO_3^- 潴留

因为在正常情况下 HCO_3^- 可由肾脏自由地滤过、排泄，所以不管其起始原因是什么，持续代谢性碱中毒表明肾脏对 HCO_3^- 的重吸收增加。虽然血容量不足和低血钾是 HCO_3^- 重吸收增加的最常见原因，但是任何可提高醛固酮和盐皮质激素（增加钠的重吸收，促进钾和 H^+ 排泄）的情况都能够使 HCO_3^- 升高。所以低钾既是代谢性碱中毒的病因，也经常是其后果。病因列于下表；其中最常见的是体液大量丢失（尤其是频繁的呕吐或鼻饲管的负压吸引造成胃酸和 Cl^- 的丢失）和利尿剂的应用（表 161-4）。

表 161-4　代谢性碱中毒的病因

病因	备注
胃肠道酸的丢失*	
呕吐和胃管负压引流导致的胃酸丢失	HCl 的丢失；以及与收缩性碱中毒相关的酸性物质的丢失，这一过程由醛固酮释放及随后的 HCO_3^- 重吸收引起
先天性高氯性腹泻	粪便中 Cl 的丢失和 HCO_3^- 滞留
绒毛状腺瘤	可能继发钾损耗
肾脏酸的丢失	
原发性醛固酮增多症[†]	包括先天性肾上腺增生
继发性醛固酮增多症[†]	发生于循环衰竭，心衰，硬化性腹水，肾病综合征，库欣综合征（Cushing syndrome）或库欣病，肾动脉狭窄，肾素瘤
应用含甘草甜素的复合物[†]（如甘草、烟草）	甘草甜素可抑制将皮质激素转化为活性较小代谢物的转换酶嚼剂、carbenoxolone、lydia pinkham（植物复合物）
巴特综合征（Bartter syndrome）[†]	一种罕见的先天性疾病，可引起醛固酮增多症和低钾性代谢性碱中毒，于幼年时期发病，可有肾脏盐分丢失及容量过低
Gitelman 综合征[†]	类似巴特综合征 特征为还有低镁血症和低钙血症 年轻成年患者的表现
利尿剂（噻嗪类和袢利尿剂）[‡]	涉及多个机制：血容量过低，Cl 减少，及（或）收缩性碱中毒导致继发性醛固酮增多；可能因伴有钾损耗而引起 Cl 耐受
低钾和低镁血症[†]	刺激钾和镁的重吸收和氢的排泄；在钾和镁的缺乏得到纠正前，补充氯化钠和血容量不能纠正碱中毒。低钾也会引起 H^+ 转移至细胞内而使细胞外 pH 值升高
HCO_3^- 过多	
高碳酸血症后*	持续性的 HCO_3^- 代偿性升高，常伴有容量、K 及 Cl 的损耗
有机酸酸中毒后	用 HCO_3^- 治疗酸中毒可使乳酸或酮酸向 HCO_3^- 的转化减少
$NaHCO_3$ 过多	发生于 $NaHCO_3$ 使用过量或是按低钾血症治疗时；因 H 转移回到细胞内，使血清碱中毒加重
乳碱综合征	长期摄入碳酸钙类抗酸剂使钙和 HCO_3^- 负荷过量。高钙血症和肾小球滤过率使 HCO_3^- 不能被迅速排出体外
收缩性碱中毒*	
利尿剂（所有类型）囊性纤维化汗液丢失	NaCl 丢失，体液总量减少，固定量的 HCO_3^- 因此而浓缩
其他	
饥饿后恢复进食碳水化合物	因细胞功能改善，饥饿所致的酮症酸中毒消除
轻泻剂的滥用*	机制不明
某些抗生素（如羧青霉素、青霉素、替卡西林）	含有不能被重吸收的阴离子，使钾和氢的排泄增加

*氯反应性。
[†]氯耐受性。
[‡]氯反应性或氯耐受性。
Cl，氯；H，氢；HCl，盐酸；HCO_3^-，碳酸氢盐；K，钾；NaCl，氯化钠；$NaHCO_3$，碳酸氢钠。

- 氯反应性：氯离子丢失或分泌过度的碱中毒都被称作氯反应性代谢性碱中毒，静脉输入含氯化钠的液体通常可以纠正
- 而氯耐受性代谢性碱中毒不能通过补含氯化钠的液体纠正，而且通常伴有镁或钾的严重缺乏或盐皮质激素过多

这两种不同类型的代谢性碱中毒可以同时存在（如在容量负荷过多的患者大量使用利尿剂后出现低血钾时）。

症状及体征

轻度碱血症的临床表现通常和其原发病因有关。较严重的碱血症使游离 Ca^{2+} 与蛋白质的结合增加，引起低钙血症，出现头疼、嗜睡、神经肌肉兴奋性增强、有时可出现谵妄、抽搐和痉挛发作。碱血症还可以诱发心绞痛和心律失常。伴发低钾血症时可出现乏力。

诊断

- 动脉血气和血清电解质
- 诊断病因通常根据临床
- 有时需测量尿中的 Cl^- 和 K^+ 浓度

鉴别代谢性碱中毒和呼吸代偿的讨论参见第1098页，需要 ABG 和血电解质分析（包括血钙和血镁）。

一般的病因常可通过病史和体格检查确定。如果病史不是很明确，肾功能也正常，可以检测尿液中 Cl^- 和 K^+ 的浓度（对于肾功能不全的患者没有诊断价值）。若尿 $Cl^- <$ 20mmol/L 表明肾脏对 Cl^- 的重吸收很强，因而为氯反应性代谢性碱中毒（表161-4），若尿 Cl>20mmol/L 则为氯耐受性代谢性碱中毒。

尿钾含量和高血压的有无可以帮助鉴别氯耐受性碱中毒。尿钾 < 30mmol/d 表示低钾或是滥用泻剂。尿钾 > 30mmol/d 而无高血压则表示滥用利尿剂、Baretter 综合征或 Gitelman 综合征。尿钾>30mmol/d 且有高血压则表示可能存在醛固酮增多症，盐皮质激素过多或是肾血管疾病；可检测血浆肾素活性，醛固酮和皮质醇水平（参见第1111、1115页）。

治疗

- 病因治疗
- 对氯反应性的代谢性碱中毒患者可静脉给予生理盐水

治疗针对原发病因，特别要注意纠正低血容量和低血钾。对氯反应性代谢性碱中毒患者可以静脉给予生理盐水，每小时输入量为每小时尿量与可察觉及不可察觉的丢失量之和再加 50~100ml，直到尿 Cl^- >25mmol/L，尿 pH 值降至正常（开始时因尿中重碳酸盐增多而升高）。单纯补水对氯耐受性碱中毒的患者很少有效。

对于严重的代谢性碱中毒（pH 值>7.6）有时需要尽快纠正血 pH 值。可以选用血液过滤或透析，特别是在患者血容量过多及肾功能异常时。乙酰唑胺 250~375mg 口服，每日1~2次或是静脉应用可以增加 HCO_3^- 的排泄，但也可能会加速 K^+ 和 PO_4^- 从尿液丢失；对于容量负荷的患者使用利尿剂导致的代谢性碱中毒以及高碳酸血症继发的代谢性碱中毒可能特别有效。

严重代谢性碱中毒（pH 值>7.6）及肾衰患者无法接受透析，予 0.1~0.2 当量盐酸溶液静脉输入安全而有效，但必须通过中心静脉导管给药，因其为高渗溶液，可引起周围静脉硬化。剂量为 0.1~0.2mmol/(kg*h)，并需经常监测 ABG 和血电解质。

> **关键点**
>
> - 代谢性碱中毒是 HCO_3^- 的蓄积，原因有酸性物质的丢失、碱剂的应用、H^+ 向细胞内转移，或 HCO_3^- 排泄障碍
> - 最常见的原因是体液大量丢失（尤其是频繁的呕吐或鼻饲管的负压吸引造成胃酸和 Cl^- 的丢失）和利尿剂的应用
> - Cl^- 丢失或分泌过度的碱中毒被称作失氯性代谢性碱中毒
> - 对因治疗。对于失氯性代谢性碱中毒，可静脉给予 0.9%生理盐水
> - 耐 Cl^- 代谢性碱中毒是由于醛固酮效应增加
> - 耐 Cl^- 代谢性碱中毒的治疗包括纠正醛固酮增多症

呼吸性酸中毒

呼吸性酸中毒主要是 PCO_2 增高，伴或不伴有 HCO_3^- 的代偿性增高；pH 值通常偏低但也可接近正常。病因为呼吸频率下降及（或）潮气量下降（通气不足），典型的是由中枢神经系统或肺部病变引起，或为医源性。呼吸性酸中毒可以分为急性和慢性两种；慢性型可无任何临床症状，而急性型或慢性型恶化时，可以引起头疼，神志模糊，嗜睡。体征包括震颤，肌肉痉挛，扑翼性震颤。诊断主要根据临床表现，ABG 及血电解质分析。治疗主要针对原发病因，此外常需吸氧和机械通气。

呼吸性酸中毒是由呼吸频率下降和/或潮气量减低（通气不足）导致的 CO_2 蓄积（高碳酸血症）。通气不足的原因（通气衰竭）包括：
- 呼吸中枢损伤
- 神经肌肉传导损伤和其他因素导致的肌无力
- 阻塞性、限制性及肺实质性肺病

通气不足通常伴有缺氧。

呼吸性酸中毒可以分为急性和慢性两种，通过代谢性补偿的程度可区分；开始时 CO_2 未被有效缓冲，但 3~5 日后肾脏对 HCO_3^- 的重吸收显著加强。

症状及体征

症状和体征主要取决于 PCO_2 上升的速度和程度。CO_2 可以快速透过血脑屏障；临床症状和体征主要由中枢神经系统 CO_2 浓度过高（低中枢 pH 值）以及伴发的低氧血症引起。

急性呼吸性酸中毒（或是慢性呼吸性酸中毒快速加重）可以引起头疼、精神错乱、焦虑、嗜睡、昏迷（CO_2 麻醉）。患者可较好地忍受进展缓慢的、较稳定的呼吸性酸中毒（如

COPD），但可有记忆力下降、失眠、白天嗜睡、性格改变等表现。体征包括行走障碍、震颤、深腱反射迟钝、肌肉痉挛、扑翼样震颤和视乳头水肿。

诊断
- 动脉血气分析、血电解质
- 结合临床表现，明确病因

有关呼吸性酸中毒的识别和肾脏代偿作用的讨论见前述，诊断依靠（参见第1098页）动脉血气分析和血清电解质分析。通过询问病史和体格检查，病因一般都能明确。计算肺泡-动脉（A-a）氧梯度[吸入PO_2-（动脉PO_2+5/4动脉PCO_2）]有助于鉴别肺源性和肺外性病变，如梯度正常可排除肺源性疾病导致的呼吸性酸中毒。

治疗
- 充分通气
- 一般不主张使用$NaHCO_3$

治疗主要是通过气管插管或是无创的正压呼吸保障充分通气（关于其适应证和操作步骤，参见第493页）。纠正呼吸性酸中毒所需条件仅为充分通气，尽管慢性高碳酸血症必须缓慢地纠正（如数小时或更长），因为PCO_2下降太快会"矫枉过正"，使潜在的代偿性高重碳酸盐血症显露而引起高碳酸血症后碱中毒，此时中枢神经系统的pH值会急剧上升，导致痉挛发作和死亡。K^+和Cl^-的不足也应纠正。

碳酸氢钠在绝大多数情形下都是禁忌的，有可能会导致中枢神经系统反常性酸中毒，但是严重的支气管哮喘患者可能是一个例外，因HCO_3^-可改善支气管平滑肌对β-受体激动剂的反应性。

> **关键点**
> - 呼吸性酸中毒涉及呼吸频率下降和/或潮气量减低（通气不足）
> - 常见的原因包括呼吸驱动力受损（如中毒，中枢神经系统疾病）以及气道阻塞（如哮喘，慢性阻塞性肺疾病，睡眠呼吸暂停，气道水肿）
> - 慢性通气不足可通过代谢性因素代偿（HCO_3^-升高）。因此，高碳酸血症时，如果患者嗜睡或意识障碍不明显，临床表现较轻，应考虑到代偿性通气不足
> - 治疗主要是病因治疗，保障通气，若有需要，进行气管插管和无创正压呼吸

呼吸性碱中毒

呼吸性碱中毒主要是PCO_2下降，伴有或不伴有HCO_3^-代偿性下降，pH值可以升高也可以接近正常。病因是由于呼吸频率增加或潮气量过多（换气过度）。呼吸性碱中毒可以分为急性和慢性两类。慢性无症状，急性导致轻度头晕、精神错乱感觉异常、抽筋及晕厥。体征包括呼吸过度或呼吸急促及手足痉挛。诊断主要根据临床表现，ABG及血电解质分析。治疗针对病因。

病因
呼吸性碱中毒主要是由于呼吸频率增加和/或潮气量增大（过度通气）导致PCO_2下降（低碳酸血症）。通气增加是机体的一种生理反应，最常见于低氧血症（如高海拔）、代谢性酸中毒及代谢率增高时（如发热），许多严重疾病中可出现上述情况。另外，疼痛、焦虑和某些中枢神经系统疾病可使呼吸加强，虽然此时并无生理上的需求。

病理生理
呼吸性碱中毒可以是：
- 急性
- 慢性

区别在于代谢性代偿的程度。过量的HCO_3^-在数分钟内即可被细胞外液中的氢离子（H^+）中和，但更显著的代偿发生于2~3日后，即肾排泄H^+减少。

假性呼吸性碱中毒 假性呼吸性碱中毒时动脉PCO_2下降、pH值增高，发生于全身灌注不良（如心肺复苏过程中的心源性休克）所致严重代谢性酸中毒的患者。假性呼吸性碱中毒发生于机械通气（常为通气过度）排出过量CO_2，使ABG结果变为明显的呼吸性碱中毒。但是全身灌注不良和细胞缺血引起细胞内酸中毒，进而导致静脉血过度酸化。诊断依靠动静脉PCO_2和pH值的显著差别以及动脉血气示呼吸性碱中毒而乳酸水平升高。治疗主要是改善全身血液循环。

症状及体征
症状和体征取决于PCO_2下降的速度和程度。急性呼吸性碱中毒可引起头晕、精神错乱、外周及口周感觉异常、抽搐和昏厥。一般认为其机制是脑血流及pH值的改变。呼吸急促或呼吸过度常是唯一的体征。病情严重者可以出现手足痉挛，由于血钙水平下降（钙离子进入细胞以交换H^+）。

慢性呼吸性碱中毒通常没有临床症状，也没有特殊的体征。

诊断
- 动脉血气和血电解质检查
- 如存在缺氧，应排查原因

呼吸性碱中毒的识别及肾脏的代偿作用已见前述（参见第1098页），诊断依靠动脉血气和血电解质检查。可能出现血钾及血磷向胞内转移，导致轻度低钾血症和低磷血症，蛋白结合钙增加导致游离钙（Ca^{2+}）降低。

应当找出缺氧或是肺泡-动脉（A-a）氧梯度[吸入PO_2-（动脉PO_2+5/4动脉PCO_2）]增加的原因。其他病因常可通过病史和体格检查确定。但是由于肺栓塞时常无缺氧，因而对于过度通气的患者，在将病因归咎于焦虑之前，要特别考虑到肺栓塞的可能。

治疗
- 治疗基础疾病

治疗主要针对潜在病因。呼吸性碱中毒并不危及生命，故不需要降低pH值。通过重复呼吸（如纸袋中的空气）增加CO_2吸入是一种普遍使用的方法，但该法至少在某些脑脊液pH值可能已经低于正常的中枢神经系统疾病患者中有一定危险性。

> **关键点**
> - 呼吸性碱中毒涉及呼吸频率和/或潮气量(换气过度)的增加
> - 通气增加是机体的一种生理反应,最常见于低氧血症、代谢性酸中毒及代谢率增高时(如发热),许多严重疾病如疼痛、焦虑中可出现上述情况
> - 不应简单地把过度通气与焦虑症划等号,首先须排除其他严重的器质性疾病
> - 治疗病因;呼吸性碱中毒并不危及生命,故不需要降低 pH 值

162. 肾上腺疾病

肾上腺位于肾脏顶端,组成部分包括(图 162-1)

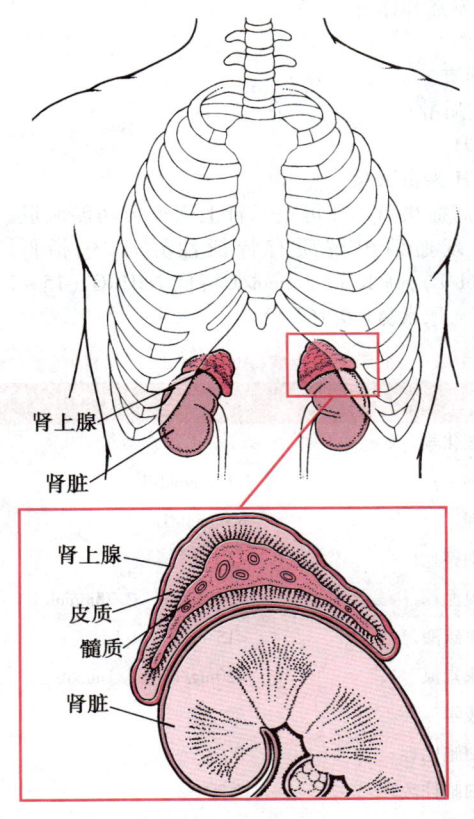

图 162-1 肾上腺

- 皮质
- 髓质

肾上腺皮质和肾上腺髓质各有独立的内分泌功能。

肾上腺皮质　肾上腺皮质分泌
- 糖皮质激素(主要是皮质醇)
- 盐皮质激素(主要是醛固酮)
- 雄激素(主要是脱氢表雄酮、雄烯二酮)

糖皮质激素　促进与抑制许多细胞和器官系统中的基因转录。主要作用有抗炎和增加肝糖异生。

盐皮质激素　调节电解质在上皮细胞内外的转运,特别是肾脏储钠排钾。

肾上腺雄激素　的主要生理作用要在转化成睾酮和双氢睾酮后才能发生。

下丘脑-垂体-肾上腺皮质系统的生理功能在其他地方有进一步阐述。

肾上腺髓质　肾上腺髓质由嗜铬细胞组成,后者合成和分泌儿茶酚胺(主要为肾上腺素及少量的去甲肾上腺素)。嗜铬细胞还生成生物活性胺和多肽(如组胺、血清素、嗜铬粒蛋白、神经肽类激素)。肾上腺素和去甲肾上腺素是交感神经系统主要的效应胺,负责机体的"逃跑或战斗"反应(即心跳的速度和强度;支气管扩张;周围组织和内脏血管收缩及骨骼肌血管舒张;代谢作用包括糖原分解、脂肪分解和肾素释放)。

临床症状　大多数肾上腺缺乏综合征会影响到所有肾上腺皮质激素。肾上腺皮质功能减退可为原发性[肾上腺本身的功能障碍,如艾迪生病(Addison disease)],或继发性(由于肾上腺缺乏来自垂体或下丘脑的刺激,虽然有些学者将下丘脑功能障碍引起者称为第三类)。

肾上腺高功能　根据激素不同,有不同的临床表现:
- 雄激素分泌过多导致肾上腺男性化
- 糖皮质激素分泌过多导致库欣综合征
- 醛固酮分泌过多导致醛固酮增多症
- 嗜铬细胞瘤则产生过多肾上腺素和去甲肾上腺素

上述综合征常有一些共同的特征。

功能亢进可以是代偿性的,如先天性肾上腺增生(CAH),也可由后天性肾上腺增生、腺瘤或腺癌等引起。

艾迪生病

(原发性或慢性肾上腺皮质功能减退)

艾迪生病(Addison disease)是一种隐袭的、渐进性的肾上腺皮质功能减退症。症状包括血压降低和色素沉着,可

导致肾上腺危象与心血管衰竭。诊断依据为临床表现,促肾上腺皮质激素(ACTH)增高,皮质醇降低。治疗取决于病因,但一般都包括皮质醇,有时也用其他激素。

艾迪生病的发病率约为每年4/10万。各年龄组皆可发病,男女两性发病率大致相同,代谢应激和外伤可使临床表现变得明显。

危重症状(肾上腺危象)可由急性感染(为常见原因,特别是败血症)促发。其他原因包括外伤、手术,以及出汗过多所致失钠。即使经治疗后,艾迪生病也可能会导致患者的死亡率略有增加。目前尚不清楚这种增加是否是由于肾上腺危象治疗不当或不慎过度代替治疗导致的长期并发症。

病因

在美国,大约70%的病例是由于肾上腺皮质的特发性萎缩,其病因可能是自体免疫。其余病例是由于肾上腺因各种疾病而毁坏,如肉芽肿(如TB、组织胞浆菌病)、肿瘤、淀粉样变性、出血或炎性坏死。肾上腺皮质功能减退还可由于使用阻断糖皮质激素合成的药物(如酮康唑,麻醉用药物依托咪酯)引起。

艾迪生病也可与多发性内分泌腺功能减退综合征中的糖尿病或甲状腺功能减退合并存在。在儿童,引起原发性肾上腺功能不全最常见的病因是原发性肾上腺增生(CAH),但其他遗传性疾病正在越来越多地被确认为病因。

病理生理

艾迪生病中,盐和糖皮质激素都缺乏。

盐皮质激素缺乏 盐皮质激素缺乏使钠排出增多,钾排出减少,主要发生在尿液,也发生于汗液、唾液和胃肠道,造成低血钠高血钾。

通过尿液丢失盐和水,造成严重脱水,血浆高渗,酸中毒,循环血量减少,低血压,最终导致循环衰竭。但如肾上腺皮质功能减退是由ACTH分泌不足引起(继发性肾上腺皮质功能减退),电解质水平通常正常,或仅有轻度紊乱,且不会导致特别严重的循环系统问题。

糖皮质激素缺乏 糖皮质激素缺乏引起低血压,造成对胰岛素的过度敏感及碳水化合物、脂肪和蛋白质代谢紊乱。在缺乏皮质激素的情况下,由蛋白质异生形成的葡萄糖不足,导致低血糖和肝糖原减少。患者感到虚弱,部分是由于神经肌肉功能减退;对感染、外伤和其他应激的抵抗力下降;心肌乏力和脱水使心排出量减少,可导致循环衰竭。

血液循环中皮质醇水平下降使垂体分泌ACTH增多,血β-促脂解素水平上升,后者具有刺激黑色素细胞的活性,与ACTH共同作用,造成皮肤和黏膜色素沉着,是为艾迪生病的特征性表现。因此,继发于垂体功能不足的肾上腺皮质功能减退不会产生色素沉着。

症状及体征

艾迪生病早期的症状和体征有疲乏、无力和直立性低血压。

色素沉着的特点为全身弥漫性变黑,暴露部位较深,非暴露部位略浅,在受压点(骨性突起),皮肤皱褶、瘢痕及关节伸侧面等处特别明显。前额、面、颈和肩部常见黑色斑点。有的部位出现白斑,乳晕、口唇、直肠和阴道黏膜变为蓝黑色。

经常出现纳差,恶心,呕吐和腹泻。可以出现寒冷不耐受,基础代谢率降低。此外,还可能会出现头晕和晕厥。

由于起病缓慢,早期症状无特殊性,开始时常被误诊为神经官能症。体重减轻、脱水和低血压是艾迪生病晚期的特点。

肾上腺危象 肾上腺危象的特征:
- 极度乏力
- 腹部、腰部或腿均出现剧烈疼痛
- 外周血管塌陷
- 急性肾衰竭,氮质血症

虽然患者常有高热,特别是在由急性感染引起的危象时,但体温也可低于正常。

有相当数量患者的肾上腺皮质功能减退为部分性(肾上腺皮质功能储备不足),平时情况尚可,但遇到生理应激(如手术、感染、烧伤、重病)即可出现肾上腺危象,此时,可能仅有发热和休克。

诊断

- 电解质
- 血皮质醇
- ACTH
- ACTH兴奋试验

临床症状和体征可提示肾上腺皮质功能减退。有时,只要发现血清电解质有特征性异常,包括低 Na^+($<135mmol/L$),高 K^+($>5mmol/L$),低 $NaHCO_3$($15\sim20mmol/L$)和高血尿素氮(表162-1)。

表162-1 提示艾迪生病(Addison disease)的检验结果

检查	结果
血液化学	
血钠	$<135mmol/L$
血钾	$>5mmol/L$
血钠钾比	$<30:1$
空腹血糖	$<50mg/dl$($<2.78mmol/L$)
血浆碳酸氢盐	$<15\sim20mmol/L$
血尿素氮	$>20mg/dl$($>7.1mmol/L$)
血液学	
血细胞比容	升高
白细胞计数	降低
淋巴细胞	相对增多
嗜酸性细胞	增多
影像检查	
X线或CT	证据
	• 肾上腺钙化
	• 肾结核
	• 肺结核

鉴别诊断 色素沉着也可由支气管癌、摄入重金属（如铁、银）、慢性皮肤病或血色病引起。波伊茨-耶格综合征（Peutz-Jeghers syndrome）的特点为口腔和直肠黏膜有色素沉着。色素沉着常伴白斑，这种情况可能是艾迪生病，但也可见于其他疾病。

艾迪生病的疲乏无力在休息后可减轻，而神经精神性的疲乏无力常在早晨较重，活动后反而好转。大多数肌病也能引起软弱无力，鉴别可根据无力肌肉的分布，有无色素沉着及实验室检查结果。

肾上腺皮质功能减退患者因糖原异生减少在禁食后可发生低血糖。而胰岛素分泌过多所致的低血糖可在任何时候发作，这些患者通常食欲亢进，体重增加，肾上腺皮质功能正常。

艾迪生病的低血钠应与下列疾病相鉴别：心脏或肝脏病伴水肿（特别是服用利尿剂者），不适当ADH分泌综合征中的稀释性低血钠，以及失盐性肾炎。但这些患者不会有色素沉着，高血钾和高血尿素氮。

实验室检查 实验室检查从清晨血皮质醇和ACTH测定开始，用以证实肾上腺皮质功能减退（表162-2）。ACTH增高（≥50pg/ml）伴皮质醇降低［<5μg/dl（<138nmol/L）］有诊断意义，特别是对有严重应激或休克的患者。ACTH降低（<5pg/ml）伴皮质醇降低提示继发性肾上腺皮质功能减退。应予注意的是如皮质醇水平非常低而ACTH仍在正常范围内也不是正常现象。

表162-2 艾迪生病的生化诊断

检查	结果
ACTH	高（≥50pg/ml）
血皮质醇	低［<5μg/L（<138nmol/L）］
ACTH兴奋试验	低于正常（皮质醇峰值<15~18μg/dl）
持久（24h）ACTH刺激试验	1h的皮质醇应低于正常，且24h小时的皮质醇不再上升

ACTH，促肾上腺皮质激素。

如ACTH和皮质醇水平处于临界值而临床上怀疑肾上腺皮质功能减退，特别是在将要经受大手术的患者，应进行激发试验。倘若时间紧迫（如急诊手术），则按经验给予患者皮质醇（如100mg静脉或肌内注射），以后再做激发试验。

激发试验 如外源性ACTH不能使血皮质醇增高，可确诊为艾迪生病。继发性肾上腺皮质功能减退可通过延长的ACTH兴奋试验、胰岛素耐量试验或高血糖素试验得到诊断。

ACTH兴奋试验 静脉或肌内注射促肾上腺皮质激素（合成ACTH）250μg，然后检测血清皮质醇水平。有学者认为对于可疑的继发性肾上腺皮质功能减退患者应进行小剂量ACTH兴奋试验，静脉注射1μg而不是标准的250μg，因为这些患者对大剂量ACTH可能会产生正常反应。服用糖皮质激素或螺内酯的患者应在试验当日停药。

注射ACTH前血皮质醇的正常范围因不同医院的检测试剂不同而不同，但一般介于5~25μg/dl（138~690nmol/L）之间，注射后30~90分钟内倍增，至少达到20μg/dl（552nmol/L）。艾迪生病患者的血皮质醇低于正常或为正常低值，注射后30分钟内上升不超过15~18μg/dl。然而，皮质醇精确的正常范围取决于具体的检测方法，同时在不同实验室之间具有一定的变异。

继发性肾上腺皮质功能减退患者对促皮质激素cosyntropin的反应可能正常。但是，由于垂体功能减退可能引起肾上腺萎缩（因而对ACTH不起反应），因此如怀疑患者有垂体病变，在cosyntropin兴奋试验前，可能需要肌内注射长效ACTH 1mg，每日1次，连续3日，恢复肾上腺对ACTH的敏感性。

延长的ACTH兴奋试验（24小时取样） 可用于诊断继发性（或三发性，即下丘脑性）肾上腺皮质功能减退症。肌内注射促皮质激素cosyntropin 1mg，分别于注射前以及注射1小时、6小时、12小时、24小时后采血测皮质醇。在短时（1小时后不再抽取血样）和延长的兴奋试验中，第1个小时内的皮质醇测定结果相似，但艾迪生病患者的血皮质醇1小时后不再增高。而在继发性和三发性肾上腺皮质功能减退，皮质醇水平在24小时以内和以后持续上升。只有肾上腺皮质萎缩时间长的患者才需要提前注射ACTH（长效制剂）为肾上腺作准备。通常先进行简单的短时试验，因为如反应正常则无需再作延长的兴奋试验。

如果怀疑肾上腺危象，促肾上腺皮质激素刺激试验确认艾迪生病可以推迟，直到患者恢复。ACTH刺激试验结果示促肾上腺皮质激素水平升高，而皮质醇水平低，可以确诊为艾迪生病。

病因 在西方社会，通常认为病因是自身免疫，除非有其他证据。可以评估肾上腺自身抗体。应做胸部X线检查诊断有无结核病，如果存在疑问，肾上腺CT是有帮助的。患有自身免疫性疾病的患者，肾上腺萎缩，而结核病或其他肉芽肿患者，肾上腺增大（最初）且频繁钙化。双侧肾上腺皮质增生，特别是在儿童和青壮年，表明一种遗传性酶缺陷。

治疗
- 氢化可的松或泼尼松
- 氟氢化可的松
- 有并发疾病时激素剂量增加

正常情况下，皮质醇的分泌清晨最高晚间最低。因此，氢化可的松（类似于可的松）分2~3次服用，每日总量一般为15~30mg。一种方法是早晨给药总量的二分之一，剩下的一半在午饭和傍晚间分开给药（如10mg、5mg、5mg）。另一种方法是在早晨给药2/3，晚上给予1/3。睡前应避免服药，因可导致失眠。另外，早晨口服泼尼松5mg，或晚上顿服2.5mg。此外，氟氢化可的松0.1~0.2mg口服，每日1次，可替代醛固酮。调整剂量的最方便途径是确保肾素水平在正常范围内。

机体含水量正常和没有直立性低血压表明激素替代充分。氟氢化可的松可使有些患者产生高血压,治疗方法是减少剂量或使用非利尿性抗高血压药物。一些医生倾向于使用非常小量的氟氢化可的松来避免加用抗高血压药。

并发疾病(如感染)可能产生严重后果,应积极治疗;在此期间,患者的氢化可的松用量应加倍。如有恶心呕吐不能口服,应注射给药。应告知患者何时需加用泼尼松或氢化可的松,并教会患者在紧急情况下如何自行注射氢化可的松。应为患者准备好一个预先充有 100mg 氢化可的松的注射器,以备不时之需。万一患者因肾上腺危象而不能说话,此时写有诊断和糖皮质激素用量的腕带或卡片会非常有用。

若有严重失钠(如气候酷热时),氟氢化可的松的用量可能需要增加。

如同时有糖尿病和艾迪生病,氢化可的松的剂量不应超过 30mg/d;否则胰岛素可能需要加量。

肾上腺危象治疗 若有怀疑,应立即开始治疗(注意:肾上腺危象如未立即用糖皮质激素治疗,尤其是有低血糖和低血压者,可导致死亡)。对于急性患者,ACTH 兴奋试验应延至患者恢复后进行。

氢化可的松 100mg 在 30 秒内静脉注射,第 1 个 24 小时内每 6～8 小时重复 1 次。然后在 1～2 小时内静脉输入 5% 葡萄糖配 0.9%生理盐水 1L,立刻扩容。另外再用 0.9%生理盐水静脉滴注,直至低血压、脱水和低钠血症得到纠正。在补液过程中血钾可能下降,因而需补钾。在给予大剂量氢化可的松时,不需要再用盐皮质激素。病情稍缓后氢化可的松可改由肌内注射,每 6 小时 50mg 或 100mg。首剂氢化可的松注射后 1 小时内,患者的总体情况应有所改善,血压也应恢复正常。可能需要使用增强心肌收缩力的药物直至氢化可的松发挥作用。

如病情有明显好转,在第 2 个 24 小时内通常给总量为 150mg 的氢化可的松,第 3 日给 75mg。此后口服维持剂量,氢化可的松每天 15～30mg,氟氢化可的松 0.1mg。患者的恢复依靠对诱因(如感染、外伤、代谢性应激)的治疗和足量氢化可的松的补充。

部分性肾上腺皮质功能减退患者在应激时也可发生肾上腺危象,同样用氢化可的松治疗,但这些患者所需补充的液体量可能会少得多。

> **经验与提示**
>
> ■ 怀疑肾上腺危象时,立即给予氢化可的松治疗,任何延误,包括进行测试,可能是致命的

并发症的治疗 在补充水分的过程中,偶可出现 40.6℃ 以上的高温。如血压未下降,可小心地给予退热剂(如阿司匹林 650mg)口服。糖皮质激素治疗有可能引起精神错乱,如果发生于治疗过程的第 1 个 12 小时之后,应将氢化可的松用量减至最低水平,只要能维持血压和心血管功能于较好状态即可。如有需要,抗精神病药物可临时使用,但应尽早停药。

> **关键点**
>
> ■ 艾迪生病是原发性肾上腺功能不全
> ■ 典型症状为虚弱,乏力,色素沉着过多(全身晒黑或皮肤和黏膜出现局灶性黑点)
> ■ 会出现低血钠,高血钾,以及高尿素氮
> ■ 通常情况下,血清促肾上腺皮质激素高,皮质醇水平低
> ■ 应用替代剂量的氢化可的松和氟氢化可的松,如有并发疾病,剂量应增加

肾上腺性男性化
(肾上腺性生殖综合征)

肾上腺性男性化是一种因肾上腺分泌过多雄激素而引起男性化的综合征。诊断依靠临床表现,确诊的依据为雄激素水平增高,不受地塞米松抑制,原发病因的确定需通过肾上腺影像检查。治疗方法取决于病因。

肾上腺男性化源于:
■ 分泌雄激素的肾上腺肿瘤
■ 先天性肾上腺皮质增生症

有时,肾上腺恶性肿瘤同时分泌过多的雄激素和皮质激素,或盐皮质激素(或三者同时),导致库欣综合征(Cushing syndrome),ACTH 分泌受抑制及对侧肾上腺萎缩还有高血压。

肾上腺增生通常为先天性,迟发型男性化肾上腺增生是先天性肾上腺增生的一种变异型。两者皆由皮质激素前体的羟化作用缺陷引起,该前体因蓄积而分流进入雄激素合成途径。在迟发型男性化肾上腺增生患者中,该缺陷为部分性,因而临床表现可迟至成年期才出现。

症状及体征

临床表现取决于患者的性别和发病时的年龄,与男患者相比,女性患者更易被察觉。

女婴儿 患有先天性肾上腺皮质增生症,可能有融合阴唇褶皱和阴蒂肥大,类似男性外生殖器,从而表现为性分化异常。

青春期前的儿童 生长可能会加速。如不及时治疗,将导致骨骺提前闭合与身材矮小。青春期前的男性患者可能会出现性早熟。

成年女性 可有闭经、子宫萎缩、阴蒂肥大、乳房变小及肌肉增加,性欲增加、多毛、秃发、痤疮和嗓音低沉。

在成年男性,过多的肾上腺雄激素可抑制性功能,造成不育。睾丸中的异位肾上腺组织可肿大,酷似肿瘤。

诊断
■ 睾酮
■ 其他肾上腺雄激素[脱氢表雄酮(DHEAS)、雄烯二酮]
■ 地塞米松抑制试验
■ 肾上腺影像学检查
■ 17-羟黄体酮

患者常因临床表现而被怀疑为肾上腺性男性化,虽然轻度多毛、男性化、月经过少及血浆睾酮增高也可发生于多囊卵巢(Stein-Leventhal 综合征)。肾上腺性男性化的确诊依据为肾上腺雄激素水平增高。

肾上腺增生时,尿脱氢表雄酮(DHEA)及其硫酸盐(DHEAS)增高,孕三醇排泄增多,尿游离皮质醇正常或减少。血浆 DHEA、DHEAS、17-羟黄体酮、睾酮和雄烯二酮增高。肌内注射 cosyntropin(人工合成的 ACTH)0.25mg 30 分钟后,17-羟黄体酮水平 >30nmol/L(1 000ng/dl) 则强力提示为最常见类型的肾上腺增生。

如果每 6 小时口服地塞米松 0.5mg 连续 48 小时能抑制雄激素的过量产生,则可以排除雄性化肿瘤。如不能抑制,应做肾上腺 CT 或 MRI 以及卵巢超声波检查寻找肿瘤。

治疗
- 口服糖皮质激素
- 手术切除肿瘤

糖皮质激素可用于肾上腺增生症。通常方案为:晨起时口服氢化可的松 10mg,中午 5mg,下午 5mg。另一种方案是地塞米松 0.5~1mg 睡前口服,但即使是如此小的剂量仍可能导致库欣综合征(Cushing syndrome)的体貌。就抑制 ACTH 分泌而言,睡前给予糖皮质激素是最合理的,但可能会导致失眠。此外,还可用可的松(25mg 口服,每日 1 次)或泼尼松(5~10mg 口服,每日 1 次)。治疗后,大部分男性化症状与体征逐渐消失,但多毛与脱发改善较为缓慢,嗓音可持续低沉,生育能力常受损。

如为肿瘤,需切除肾上腺。对于那些同时分泌皮质素的肿瘤,术前和术后应给予氢化可的松,因为患者肿瘤以外的肾上腺皮质因过量皮质激素而受到抑制并发生萎缩。

> **关键点**
> - 肾上腺性男性化是由于肾上腺肿瘤或肾上腺皮质增生症分泌雄激素
> - 男性化对于女性更明显,男子可能由于抑制性腺功能导致不育
> - 尿和血浆中的脱氢表雄酮(DHEA)及其硫酸酯(DHEAS),以及血浆睾酮常升高
> - 必要时可做 ACTH 刺激试验和/或地塞米松抑制试验
> - 增生使用地塞米松治疗;治疗肿瘤需要肾上腺切除

库欣综合征

库欣综合征(Cushing syndrome)是由于皮质激素或相关的糖皮质激素血浆浓度长期增高所引起的一组临床症状和体征。其中库欣病发生的病因为脑垂体分泌过多的促肾上腺皮质激素(ACTH),常继发于垂体瘤。典型症状及体征包括,满月脸、中心性肥胖、易瘀伤、四肢细长。诊断根据使用氢化可的松药物的病史或者血清皮质醇的水平升高。治疗方法取决于病因。

病因
肾上腺皮质功能亢进可以分为 ACTH 依赖性或非依赖性。

ACTH 依赖性肾上腺皮质功能亢进的病因有:
- 垂体 ACTH 分泌过多(库欣病)
- 垂体外分泌 ACTH 的肿瘤,如小细胞肺癌或类癌(异位 ACTH 分泌综合征)
- 应用外源性 ACTH

不依赖 ACTH 肾上腺皮质功能亢进 病因有为治疗目的使用糖皮质激素,肾上腺腺瘤或癌肿,其他少见的病因有原发性色素沉着性结节性肾上腺发育异常(通常发生于青少年)及大结节性肾上腺发育异常(见于老年人)。

尽管库欣综合征这一术语是指因任何原因所致的皮质激素过多而引起的临床表现,但库欣病则特指由垂体分泌过多 ACTH 所造成的肾上腺皮质功能亢进。库欣病患者通常有垂体小腺瘤。

症状及体征
库欣综合征的临床表现包括:
- 满月脸,多血质(彩图 162-1)
- 躯干肥胖,锁骨上和颈背部脂肪垫明显(水牛背)
- 通常四肢远端与手指变细

肌肉萎缩,软弱无力。皮肤变薄,易受瘀伤,伤口愈合不良。腹部紫纹。高血压,肾结石,骨质疏松症,糖耐量异常,易感染,精神障碍,这些都是库欣综合征常见的临床表现。在儿童,线性生长停滞是一个特征性的表现。

女性通常有月经不规律的现象。患肾上腺肿瘤的患者雄激素产生增多,可致毛发过多,颞侧秃发及其他女性男性化体征。

诊断
- 尿游离皮质醇(UFC)
- 地塞米松抑制试验
- 血清或唾液皮质醇夜间水平
- ACTH 测定;如果可以检测,选用 CRH 激发试验

根据典型的症状和体征可得出初步诊断。确定诊断和寻找原发病因需依靠激素测定和影像检查。

尿游离皮质醇 作为第一步可测定尿游离皮质激素(UFC),这是测定尿中糖皮质激素排泄量的最好方法[正常值为 20~100μg/24 小时(55.2~276nmol/24 小时)]。所有库欣综合征患者的 UFC 均增高,>120μg/24 小时(>331nmol/24 小时)。但是,许多 UFC 增高介于 100 和 150μg/24 小时(276 和 414nmol/24 小时)之间的患者只是有肥胖、抑郁或多囊卵巢,而非库欣综合征。

如患者的 UFC 非常高(超过正常上限 4 倍)可确定诊断。2~3 次测定正常,则可排除该诊断。如为轻度增高则需要进一步检查,若临床怀疑时,即使检查结果正常亦需要进一步检查。

也应该做基线早晨(如上午 9am)的血清皮质醇的测定。

地塞米松抑制试验 地塞米松抑制试验的一种方法是,在午夜 11 时或 12 时予 1mg、1.5mg 或 2mg 的地塞米松口服,次晨 8~9 时采血测皮质醇。正常情况下,服药后次晨血皮质醇应被抑制到 ≤1.8μg/ml(≤50nmol/L),而库欣综

合征患者几乎不被抑制。具有同等敏感性但更精准的另一个试验是每隔6小时口服地塞米松0.5mg，共持续2日。总之，如血皮质醇水平不被小剂量地塞米松抑制，则库欣综合征可确诊。

午夜皮质醇测量 若UFC检测及地塞米松抑制试验无法明确诊断，患者可住院测定午夜血清皮质醇，后者诊断价值更高。另外，唾液皮质醇样品可能被收集和存储在家用冰箱中。皮质醇在清晨（上午6~8am）的正常范围为5~25μg/dl（138~690nmol/L 的），然后逐渐下降，至午夜时<1.8μg/dl（<50nmol/L）。库欣综合征患者上午的皮质醇水平偶可正常，但因失去正常的昼夜节律，以至午夜水平高于正常，24小时分泌总量增加。

皮质醇假性增高见于先天性糖皮质激素结合球蛋白增多或雌激素治疗，但这些患者有正常的激素昼夜变化。

血清ACTH测量 库欣综合征的病因可通过ACTH测定来加以确定。如果在基础状态，尤其是在促肾上腺皮质激素释放激素（CRH）激发后都不能测到ACTH，说明原发病变在肾上腺。ACTH浓度高则说明病变在垂体。如果ACTH能够测出，激发试验有助于鉴别库欣病和异位性ACTH综合征，后者甚少见。口服大剂量地塞米松（每6小时2mg，连续48小时）后，大部分库欣病患者9am血氢化可的松下降>50%，但异位性ACTH综合征患者中极少下降。反之，静脉注射人或羊CRH（100μg或1μg/kg）后，大部分库欣病患者的ACTH和皮质醇上升，分别为>50%和20%；而异位性ACTH综合征患者中极少上升（表162-3）。

表162-3 库欣综合征的实验室检查

诊断	血清皮质醇 9am	唾液或血清皮质醇、尿游离皮质醇 午夜	小剂量或过夜 地塞米松	大剂量 地塞米松	促肾上腺皮质 激素释放激素	促肾上腺 皮质激素
正常	N	N	N*	S	S	N	N
库欣病	N 或 ↑	↑	↑	NS	S	N 或 ↑	N 或 ↑
异位ACTH	N 或 ↑	↑	↑	NS	NS	不变	↑↑
肾上腺肿瘤	N 或 ↑	↑	↑	NS	NS	不变	↓

* 可能升高，但不是库欣病或综合征。
不变=ACTH或皮质醇无明显升高；N=正常；NS=不受抑制；S=受抑制；↑↑=显著增加；↑=增加；↓=减少。

另一种定位的方法是双侧岩静脉（引流垂体）插管，在注射100μg或者1μg/kg CRH（人源或羊源）后5分钟取血测定ACTH。如ACTH的中心外周比>3，可排除异位性ACTH综合征，若该比例<3则提示需要寻找ACTH的来源。

影像学 如果ACTH水平和激发试验提示病变在垂体，应进行垂体影像检查；用钆（gadolinium）增强的MRI最精确，但有些微腺瘤在CT上较明显。如果实验室检查提示非垂体病变，影像检查应包括胸部、胰腺和肾上腺部位的高分辨率CT检查；同位素标记奥曲肽闪烁扫描或PET扫描；以及正电子发射断层照相18F-氟去氧葡萄糖（FDG）-PET。

儿童库欣病患者的垂体瘤体积很小，MRI通常也不能发现。此时，从岩窦取血检查特别有价值。对于孕妇，MRI优于CT，应可避免胎儿受到辐射。

治疗

- 高蛋白饮食，补钾或应用保钾利尿剂如螺内酯
- 肾上腺合成抑制剂如美替拉酮，米托坦，或酮康唑
- 手术或放疗以移除垂体、肾上腺或异位ACTH分泌肿瘤
- 生长抑素类似物，多巴胺受体激动剂，或米非司酮

首先应改善患者的全身情况，给予高蛋白饮食及适量补充钾盐。如病情严重，应阻断糖皮质激素的合成，可使用甲吡酮250mg~1g口服，每日3次；或用酮康唑400mg口服，每日1次，最多可用到400mg，每日3次。酮康唑起效较慢，有时对肝脏有毒性。

分泌过量ACTH的垂体瘤可通过手术或辐射清除。如影像检查未发现肿瘤，但病变可能在垂体，可考虑全垂体切除，特别是老年患者。年龄较轻的患者通常用垂体超高压照射，剂量为45Gy。但对于儿童患者，照射可减少生长激素的分泌，有时可引起性早熟。在某些医疗中心，剂量为100Gy的重粒子照射常取得良好效果，这种方法是一次将足量射线投送到单一焦点，被称为放射外科手术。从照射到出现疗效有时需要数年，儿童起效更快。

研究表明，持续或反复发作的轻症疾病，可能会受益于生长抑素类似物帕西瑞泰，但是，高血糖是一个显著的副作用。多巴胺激动剂卡麦角林有时也有效。另外，糖皮质激素受体阻滞剂米非司酮也可使用。米非司酮使血浆皮质醇增高，但阻断糖皮质激素的作用，可导致低钾血症。

有些垂体性肾上腺皮质功能亢进患者，垂体探查术（如能找到腺瘤即切除）和放射治疗对他们都无效；或手术治疗不成功且无法进行放疗，此时可考虑双侧肾上腺切除。术后需终身用糖皮质激素替代。

肾上腺皮质肿瘤的治疗方法为手术切除。患者在术中和术后都需使用可的松，因为他们肾上腺皮质中的正常组织已受抑制而萎缩。良性腺瘤可通过腹腔镜摘除。多发性结节性肾上腺增生可能需要切除双侧肾上腺。在肾上腺全切术后，虽然认为所有的肾上腺组织均已被清除，但仍有少数患者会出现肾上腺组织的再生，且具有功能。

异位ACTH综合征的治疗为切除产生ACTH的非垂体肿瘤。但有些患者的肿瘤为弥漫性，无法切除。此时可用抑制肾上腺的药物，如甲吡酮500mg口服，每日3次（最大剂量为每天6g），或米托坦（mitotane）0.5g口服，每日1次，渐增至最大量每天3~4g，严重的代谢紊乱（如低钾血症）一般可得到控制。如使用米托坦，可能需要加用大剂量氢化

可的松或大剂量地塞米松；此时皮质醇测定不一定可靠，还可能发生高胆固醇血症。酮康唑 400~1 200mg，每天口服一次，也可以阻止皮质醇的合成，尽管可能引起肝脏的毒性损害和阿狄森综合征。米非司酮还可用于治疗异位 ACTH 综合征。

有时分泌 ACTH 的肿瘤可受长效生长激素抑制素类似物的抑制，但如用药>2 年，需密切观察患者，因可出现轻度胃炎、胆结石、胆管炎、黄疸及维生素 B_{12} 吸收不良。

Nelson 综合征 有时在双侧肾上腺切除后，垂体继续增大，ACTH 及其前体的分泌大量增加，引起重度色素沉着，这种情况称为 Nelson 综合征。在切除肾上腺的患者中，有≤50%可发生该症。如果患者接受垂体的放射治疗，可以降低发生的风险。

虽然照射可阻止垂体瘤继续生长，但许多患者仍需进行垂体切除术；其指征与其他垂体肿瘤相同——肿瘤体积增大侵犯周围组织结构，造成视野缺损，压迫下丘脑，或有其他并发症。

如果以前未接受过照射，垂体切除术后常规进行放疗。如没有明显的病变应暂缓放射治疗。在常规外照射治疗后，如病灶距离视神经与视交叉有一定合理的距离，可再行立体定向放射治疗。

> **关键点**
> - 夜间血清或涎皮质醇的水平升高，或 24 小时尿游离皮质醇升高，以及地塞米松抑制试验可以诊断
> - ACTH 水平可以区分垂体性病因或非垂体性病因
> - 然后，影像学检查以确定任何致病的肿瘤
> - 肿瘤通常需要手术治疗或放射治疗
> - 可在最后的确定性治疗前给予美替拉酮或酮康唑以抑制皮质醇分泌

无功能性肾上腺肿瘤

无功能性肾上腺肿块是肾上腺的占位性病变，不分泌激素。症状、体征和治疗根据肿块的性质和大小而定。

成人中最常见的无功能性肾上腺肿块依次为腺瘤（50%）、癌和转移性瘤；余下的大多数是囊肿和脂肪瘤。但是，确切的比例取决于临床表现。如为筛查时偶尔发现，大多为腺瘤。其次是新生儿自发性肾上腺出血，可形成很大的肿块，与神经母细胞瘤或肾母细胞瘤（Wilms tumor）相似。成人双侧肾上腺大量出血可由血栓栓塞性疾病或凝血障碍引起。

良性囊肿见于老年患者，病因有囊性变、血管意外、淋巴瘤、细菌感染、真菌感染（组织胞浆菌病）或是寄生虫侵染（棘球绦虫）。结核菌血行播散也可引起肾上腺肿块。无功能性肾上腺癌可造成腹膜后弥漫性浸润阴影。出血可形成肾上腺血肿。

症状及体征

大多数患者无症状。肾上腺肿块造成肾上腺功能减退的情况非常少见，除非双侧腺体都被累及。

双侧肾上腺大量出血的主要表现为腹痛、血细胞比容下降、急性肾上腺衰竭及 CT 或 MRI 显示肾脏上部肿块。肾上腺结核可引起钙化与艾迪生病。无功能性肾上腺癌通常表现为侵袭性或转移性病变。

诊断
- 肾上腺激素测定
- 细针活检

无功能性肾上腺肿块大多数是在因其他疾病进行 CT 或 MRI 检查时被意外发现。确定肿块无功能的依据为临床表现和肾上腺激素测定。如怀疑为转移性病变，可做肾上腺细针活检助诊。若强烈提示肾上腺癌或嗜铬细胞瘤，则禁忌活检。

治疗
- 根据肿块大小和/或影像学特征，有时需手术切除
- 定期监测

尽管新的影像学方法（如同相位或异相位磁共振成像）可能具有诊断性，但若肿瘤为实性，来源于肾上腺，体积>4cm，应予切除，除非影像学明确为良性肿块。

直径介于 2~4cm 的肿瘤在临床上较难处理。如扫描不支持癌肿，内分泌功能也无改变（如电解质和儿茶酚胺正常，无库欣综合征表现），宜定期复查，通常为 1~2 年，如果到时未见任何进展，没有必要进一步跟进。如果病情没有明显的进展，没有必要进行随访。虽然许多这类肿瘤分泌皮质醇，因量极小而不产生症状，如不治疗，这些患者以后是否会出现症状，目前尚不清楚。大多数情况下只需要随访观察，但如果皮质醇过度分泌的表现很明显，仍应考虑手术。

小于 2cm 的肾上腺腺瘤一般没有功能，也无症状，不需治疗。但应观察瘤体有无增大或出现分泌功能（如寻找临床征象，定期测定血液电解质）。

已转移的非功能性肾上腺癌，不适合手术，通过米托坦联合糖皮质激素可能有助于控制病情。

原发性醛固酮增多症
（Conn 综合征）

原发性醛固酮增多症是指因肾上腺皮质（增生、腺瘤或癌肿）自主性分泌过多醛固酮所引起的醛固酮增多症。症状和体征有发作性无力、血压增高和低血钾。诊断包括测定血浆醛固酮浓度和肾素活性。治疗方法取决于病因。如为肿瘤，尽可能切除；如为增生，可用螺内酯或相关药物使血压恢复正常，并使其他临床症状消失。

醛固酮是肾上腺产生的最有效的盐皮质激素，其作用为保钠排钾。可导致钠潴留和钾丢失。肾脏中，醛固酮使远端肾小管管腔中的钠离子进入肾小管细胞内，作为交换排出钾和氢离子。同样的作用也发生在唾液腺、汗腺、小肠黏膜细胞，和细胞内液（ICF）、外液（ECF）的离子交换过程中。

醛固酮的分泌受肾素-血管紧张素系统调节，在较小程度上也受促肾上腺皮质激素（ACTH）调节。肾素是一种蛋白水解酶，储存于肾小球旁细胞内。血容量减少及

肾小球入球小动脉血流量下降可引起肾素分泌。肾素将肝脏产生的血管紧张素原转化成血管紧张素Ⅰ,后者由血管紧张素转化酶(ACE)转化成血管紧张素Ⅱ。血管紧张素Ⅱ能促进醛固酮分泌,也能引起皮质激素和去氧皮质酮分泌,但作用要小得多,此外还有加压活性。醛固酮分泌增加造成水钠潴留,血容量增加,后者反过来使肾素分泌减少。

原发性醛固酮增多症大多数由肾上腺皮质肾小球细胞腺瘤引起,常为一侧性;少数由肾上腺癌肿或增生引起。儿童极少发生腺瘤,但有时可有肾上腺癌肿或增生。肾上腺增生多见于老年男性,两侧肾上腺均可累及,但无腺瘤。该症也可见于11β-羟化酶缺乏引起的先天性肾上腺增生,以及显性遗传的地塞米松可抑制性醛固酮增多症。增生作为醛固酮增多症的一个病因,可能比以前公认的更为常见,但若存在低血钾,仍是一种罕见的病因。

症状及体征

患者可有高血钠、高血容量和低钾性碱中毒,导致发作性无力、感觉异常、短暂瘫痪和手足抽搐。舒张期高血压和低钾性肾病伴多尿多饮皆常见。许多病例仅有轻、中度高血压。水肿不常见。

诊断

- 电解质
- 血醛固酮
- 血浆肾素活性(PRA)
- 肾上腺影像学检查
- 双侧肾上腺静脉插管(测定皮质醇和醛固酮水平)

如患者有高血压、低血钾,应考虑到原发性醛固酮增多症。实验室检查方面可先测定血浆醛固酮浓度和血浆肾素活性。理想状态下,在进行这些检查之前4~6周,患者最好能停用对肾素-血管紧张素系统有影响的药物(如噻嗪类利尿剂、ACE抑制剂、血管紧张素拮抗剂、β-阻滞剂)。测定PRA时,一般在上午取血,患者取卧位。原发性醛固酮增多症患者的血浆醛固酮>15ng/dl(>0.42nmol/L),肾素活性低,血浆醛固酮(ng/dl)和PRA(ng/ml/h)之比>20。

如PRA和醛固酮水平皆低,提示为非醛固酮性盐皮质激素过多[如服用甘草、库欣综合征或利德尔综合征(Liddle syndrome)]。如血肾素活性及醛固酮皆高,则为继发性醛固酮增多症。原发性和继发性醛固酮增多症的主要差别列于表162-4。儿童巴特综合征(Bartter syndrome)与原发性醛固酮增多症的区别是没有高血压和肾素明显增高。

有原发性醛固酮增多症临床表现的患者应进行CT或MRI检查来确定其病因是肿瘤还是增生。对于仍不能确定的病例,双侧肾上腺静脉插管取血测定皮质醇和醛固酮应能证实醛固酮分泌过多是单侧性(肿瘤)还是双侧性(增生)。影像检测灵敏度相对要差一些。PET-核素显像将来可能有助于定位诊断。

治疗

- 手术切除腺瘤
- 增生使用螺内酯或依普利酮

表162-4 醛固酮增多症的鉴别诊断

临床表现	原发性醛固酮增多症		继发性醛固酮增多症	
	腺瘤	增生	肾血管性或恶性高血压	水肿性疾病
BP	↑↑	↑	↑↑↑↑	N 或 ↑
水肿	无	无	无	有
血钠	N,↑	N,↑	N,↓	N,↓
血钾	↓	N,↓	↓	N,↓
血浆肾素活性*	↓↓	↓↓	↑↑	↑
醛固酮	↑	↑	↑↑	↑

*按年龄调整后;老年患者的肾素活性平均值较低。
↑↑↑↑=巨幅增高;↑↑=大幅增高;↑=有所增高;↓↓=大幅下降;↓=有所下降;N=正常。

肿瘤可通过腹腔镜手术摘除。切除腺瘤后,术后所有患者的血钾正常,血压下降,血压完全缓解不需降压药者占50%~70%。

如为增生,70%患者在切除双侧肾上腺后仍有高血压,因此一般不主张手术。对于这些患者可用螺内酯控制醛固酮的过多分泌,起始剂量为50mg口服,每日1次,在1~3个月内增至维持量,一般为100mg左右,每日1次;也可用阿米洛利5~10mg口服,每日1次,或另一种保钾利尿剂。可以服用特异性药物依普利酮50mg口服,每日1次到200mg口服,每日2次,因为它不同于螺内酯,它不会阻止雄激素受体,它是男性长期治疗的首选药物。

增生患者中约半数需加用抗高血压药物治疗。

> **关键点**
> - 无库欣综合征的高血压伴低血钾患者,应怀疑诊断
> - 初步测试包括测量血浆醛固酮水平和血浆肾素活性
> - 应做肾上腺影像学检查,但通常需要为双侧肾上腺静脉插管以区分肿瘤或增生
> - 肿瘤需要移除,肾上腺皮质增生症患者的治疗应使用醛固酮受体阻滞剂,如螺内酯或依普利酮

嗜铬细胞瘤

嗜铬细胞瘤是一种由肾上腺嗜铬细胞构成的分泌儿茶酚胺的肿瘤,一般位于肾上腺,可引起持续性或阵发性高血压。诊断依靠血或尿中儿茶酚胺类物质的测定,影像检查,特别是CT或MRI有助于肿瘤定位。治疗为尽可能摘除肿瘤。可用于控制血压的药物为α-阻滞剂,通常与β-阻滞剂合用。

嗜铬细胞瘤分泌的儿茶酚胺类物质包括去甲肾上腺素、肾上腺素、多巴胺和多巴,其比例可有不同。90%左右的嗜铬细胞瘤位于肾上腺髓质,但也可位于由神经嵴细胞衍化生成的其他组织,可能的部位有:

- 交感神经链的副神经节
- 腹膜后主动脉旁
- 颈动脉体

- Zuckerkandl 器（主动脉分叉处）
- 泌尿生殖系统
- 脑
- 心包
- 皮样囊肿

位于肾上腺髓质的嗜铬细胞瘤，男女发病率相同，10%病例（儿童20%）为双侧性，不到10%为恶性；肾上腺外的嗜铬细胞瘤30%为恶性。虽然嗜铬细胞瘤可发生于任何年龄，但发病高峰在20~40岁之间。25%~30%的患者由细胞突变所致。

嗜铬细胞瘤的体积可大可小，平均直径为5~6cm；重量为50~200g，但也有重达数千克的。其体积偶尔可大到能从体外触及，甚至引起压迫或堵塞症状。虽然也有例外，但一般认为只要肿瘤不侵犯包膜未发生转移即为良性，而不管其组织学形态如何。一般情况下，较大的肿瘤更可能是恶性的。

嗜铬细胞瘤也可以是家族性多发性内分泌瘤（MEN）综合征ⅡA和ⅡB的一部分，在该症中可同时存在或在以后出现其他内分泌瘤（甲状旁腺瘤或甲状腺髓样癌）。嗜铬细胞瘤发生于1%的多发性神经纤维瘤（von Recklinghausen病）患者，也可与血管瘤及肾细胞癌并存，如见于 von Hippel-Lindau 病。家族性嗜铬细胞瘤和颈动脉体瘤可因琥珀酸脱氢酶突变引起，以及其他最近描述的信号分子的基因突变引起。

症状及体征

高血压为突出表现，45%患者为阵发性。每1 000例高血压患者中约有1人为嗜铬细胞瘤。常见的症状及体征：

- 心动过速
- 发汗
- 直立性低血压
- 呼吸急促
- 寒冷和皮肤湿冷
- 剧烈头痛
- 心绞痛
- 心悸
- 恶心和呕吐
- 上腹痛
- 视力障碍
- 呼吸困难
- 感觉异常
- 便秘
- 濒死感

阵发性发作可由下列情况引起：触摸肿瘤、体位改变、腹部压迫或按摩、麻醉诱导、情感创伤、无保护的β受体阻断（因阻断β受体的血管舒张作用而使血压增高）或是排尿（如果肿瘤位于膀胱）。老年患者严重消瘦伴持续高血压也提示嗜铬细胞瘤。

除发作时外，体检一般仅有高血压，余皆正常。与高血压的程度相比，视网膜病变和心脏肥大一般较轻，但可发生特殊的儿茶酚胺心肌病。

诊断

- 血/尿游离间甲肾上腺素
- 儿茶酚胺筛查阳性，则行胸腹部CT/MRI
- ^{123}I-间碘苄胺（MIBG）核素显像

如患者有典型症状，特别是突然发生严重的，或间歇性的高血压，无法用其他疾病解释时，应怀疑嗜铬细胞瘤。诊断依据为血或尿中儿茶酚胺类产物增高。

血液检查 血浆游离间甲肾上腺素测定的敏感性可达99%，优于肾上腺素和去甲肾上腺素测定，因为血浆游离间甲肾上腺素的增高是持续性的，而肾上腺素和去甲肾上腺素的分泌是间歇性的。当然，血浆去甲肾上腺素的总体增高是诊断嗜铬细胞瘤强有力的证据。

尿液检查 尿间甲肾上腺素测定的特异性比血浆游离间甲肾上腺素稍差，但敏感性可达95%左右。如有2或3次测定结果正常，尽管患者有高血压，基本可排除嗜铬细胞瘤。尿去甲肾上腺素和肾上腺素测定的准确性与之相近。肾上腺素和去甲肾上腺素在尿中的主要代谢产物是间甲肾上腺素、香草扁桃酸（VMA）和高香草酸（HVA）。这些物质在正常人尿液中排量极微。24小时正常值如下：

- 游离肾上腺素和去甲肾上腺素<100μg（<582nmol）
- 总间甲肾上腺素<1.3mg（<7.1μmol）
- VMA<10mg（<50mmol）
- HVA<15mg（<82.4mmol）

在嗜铬细胞瘤中，肾上腺素和去甲肾上腺素及其代谢产物的尿排量呈间歇性增高。但是，这些化合物排泄量的增加也可发生于其他疾病（如神经母细胞瘤、昏迷、脱水、睡眠呼吸暂停）或极度应激；使用萝芙木碱、甲基多巴或儿茶酚胺等药物治疗的患者；或是摄食含大量香草的食物（特别是在肾功能减退者）。

其他检查 因血容量减少，血红蛋白和血细胞比容可假性增高。患者可有高血糖、糖尿或显性糖尿病，空腹血浆游离脂肪酸和甘油增高。血胰岛素相对过低，与血糖水平不相适应。嗜铬细胞瘤切除后可发生低血糖，特别是在那些用口服降糖药治疗的患者。

激发试验 因其对患者有害，不应使用组胺或酪胺。对于血压正常的嗜铬细胞瘤患者，胰高糖素（0.5~1mg 快速静脉注射）可使血压在2分钟内上升>35/25mmHg，但现在一般已不再需要做该试验。试验前应备妥甲磺酸酚妥拉明以终止可能发生的高血压危象。

经验与提示

- 使用组胺或酪胺的激发试验是危险的，应禁止

筛查试验 优先于激发试验。常用的方法是测定血或尿儿茶酚胺来进行筛选，而避免用激发试验。对于血浆儿

茶酚胺增高的患者，也可口服可乐定或静脉注射喷妥林铵进行抑制试验，但很少有此必要。

影像检查定位肿瘤 一般用于筛查结果阳性的患者。检查方法应包括胸腹部 CT 和 MRI，使用或不用造影剂均可。如用等张造影剂，则不需用肾上腺素能受体阻滞剂。FDG-PET 也被成功地用于肿瘤定位诊断，特别是对于琥珀酸脱氢酶突变的患者。

腔静脉插管时在不同部位，包括肾上腺静脉，重复取血测定血浆儿茶酚胺浓度，有助于肿瘤定位：在引流肿瘤的静脉中去甲肾上腺素的浓度会逐步增高。肾上腺静脉血中去甲肾上腺素：肾上腺素的比例有助于找寻微小的肾上腺肿瘤，但现很少需要测定两者比例。

放射性药物和同位素成像术对嗜铬细胞瘤定位也有帮助。[123]I-间碘苄胺（MIBG）是使用最普遍的化合物；静脉注射 0.5mCi 后第 1、2 和 3 日进行扫描。85% 的嗜铬细胞瘤摄取该同位素，但正常肾上腺组织极少吸收。通常只有在肿瘤足够大，能在 CT 或 MRI 上清楚看到时结果才呈阳性，但这一检查有助于证实该肿瘤分泌儿茶酚胺。也可用 ^{131}I-MIBG，但敏感性较差。

相关遗传性疾病的体征 注意寻找与遗传性疾病关联的体征（如多发性神经纤维瘤的牛奶咖啡色斑）。应在本病患者中筛查 MEN，可进行血清降钙素测定，并根据临床表现进行其他必要的试验。许多中心通常做基因测试，特别是当嗜铬细胞瘤涉及交感神经节时。

治疗

- α-阻滞剂与 β-阻滞剂联用控制高血压
- 如手术切除肿瘤，应注意在围术期仔细控制好患者的血压和血容量

治疗方法为手术摘除。首先应合并使用 α-和 β-阻滞剂（苯氧苄胺和普萘洛尔，均为 20~40mg 口服，每日 3 次），待高血压得到控制后才能进行手术。而且必须先用 β-阻滞剂，待肾上腺素能被充分阻断后，才能使用 α-受体阻滞剂。有些 α-阻滞剂如多沙唑嗪疗效相同，但更易为患者所耐受。

> **经验与提示**
>
> - 先给 α-受体阻滞剂，再应用 β 受体阻滞剂。由于 β 受体阻滞剂可以阻断 β 受体介导的血管舒张作用，所以过量使用 β 受体阻滞剂会引起反常性的血压升高

最有效及最安全的术前 α-阻滞剂是酚苄明，剂量为每天 0.5mg/kg，溶于生理盐水中在 2 小时内静脉输入，术前连用 3 日；但口服酚苄明 7~14 日对于保持容量平衡十分有效。如术前或术中发生高血压危象，可用硝普钠静脉输入。倘若怀疑或证实为双侧肿瘤（如 MEN 患者），需行双侧肾上腺切除术，则应在术前和术中给予足量氢化可的松（100mg 静脉注射，每日 2 次）以避免出现急性糖皮质激素缺乏。

大多数嗜铬细胞瘤可通过腹腔镜摘除。应插入动脉导管，连续监护血压，并密切观察血容量。使用不会引起心律失常的药物（如硫代巴比妥酸盐）来诱导麻醉，然后继以吸入性麻醉剂（如恩氟烷、异氟烷）。手术期间如有高血压发作，应静脉注射酚妥拉明 1~5mg 或输入硝普钠 [2~4μg/(kg·min)]，来加以控制；如发生快速性心律失常，静脉注射普萘洛尔 0.5~2mg。如需用肌肉松弛剂，应选用不会引起组胺释放的药物。术前应避免使用阿托品。肿瘤摘除前宜输血（1~2U），因术中可能有较多失血。如果术前血压控制良好，术后宜进高钠饮食以增加血容量。如发生低血压，应在葡萄糖液中加入 4~12mg/L 去甲肾上腺素静脉滴注。有些患者在发生低血压时对左旋去甲肾上腺素反应不良，此时可用氢化可的松 100mg 静脉输入，但有时只需足量补液。

恶性转移性嗜铬细胞瘤 可用 α-阻滞剂和 β-阻滞剂。肿瘤进展缓慢但可长期存在；然而，即使肿瘤生长迅速，血压也仍可得到控制，对于治疗不彻底的患者，[131]I-MIBG 可以缓解症状。metyrosine 是一种酪氨酸羟化酶抑制剂，可用于抑制儿茶酚胺分泌，从而控制血压。放疗可减轻骨痛。化疗很少有效，最常用的方案是环磷酰胺，长春新碱和达卡巴嗪的组合。近期数据显示化疗药物替莫唑胺及舒尼替尼靶向治疗具有前景。

> **关键点**
>
> - 高血压可能是持续性的或间断性的
> - 诊断包括检查血清或尿中高水平儿茶酚胺产物（通常为间甲肾上腺素）
> - 使用影像学检查对肿瘤进行定位，有时使用放射性标记物
> - 给予 α-受体阻滞剂和 β-受体阻滞剂直至肿瘤切除

继发性肾上腺皮质功能减退

继发性肾上腺皮质功能减退由 ACTH 缺乏引起。症状与艾迪生病相同，但通常血容量低。诊断依据为临床表现和实验室检查结果，包括血浆 ACTH 和皮质醇降低。治疗取决于病因，但通常包括皮质醇。

继发性肾上腺皮质功能减退可发生于全垂体功能减退、孤立性 ACTH 缺乏、使用糖皮质激素（通过任何途径，包括高剂量的吸入，关节内，或外用糖皮质激素）或在糖皮质激素停用后。ACTH 不足也可由于垂体缺乏来自下丘脑的刺激，这种情况被称为三发性肾上腺皮质功能减退。

全垂体功能减退可继发于垂体瘤、各种肿瘤、肉芽肿，以及垂体组织被感染或外伤所破坏等少见情况。发生于年轻人的颅咽管瘤可能导致全垂体功能减退；服用糖皮质激素超过 4 周的患者在代谢应激时不能分泌足够的 ACTH 来刺激肾上腺产生足量的糖皮质激素，或是其肾上腺萎缩而对 ACTH 无反应。这些问题在停用糖皮质激素后可持续存

在达1年之久。

症状及体征

继发性肾上腺皮质功能减退的症状和体征与艾迪生病相似，包括疲劳、无力、体重下降、恶心、呕吐及腹泻等。可用于鉴别的临床表现或实验室检查结果包括无色素沉着，电解质和血尿素氮水平相对正常；如有低钠血症，通常为稀释性。

全垂体功能减退时，甲状腺和性腺功能均下降，血糖降低，在患者出现继发性肾上腺皮质功能减退的症状后，可接着发生昏迷。当继发性肾上腺功能不足时，可能发生昏迷。如果患者仅针对一个腺体问题进行治疗，很可能发生肾上腺危象，特别是补充甲状腺素而未补充氢化可的松，则很可能发生肾上腺危象。

诊断

- 血皮质醇
- 血ACTH
- ACTH兴奋试验
- 中枢神经系统影像学检查

有关区分原发性肾上腺皮质功能减退和继发性肾上腺皮质功能减退的实验室检查已在艾迪生病部分讨论（参见第1107页），已经确诊为继发性肾上腺皮质功能减退（表162-5）的患者应进行脑部CT或MRI检查，以排除垂体瘤或萎缩。

表162-5　继发性肾上腺皮质功能减退确诊检测

检查	结果
ACTH	低（<5pg/ml）
皮质醇	低（<5μg/L,138nmol/L）
ACTH兴奋试验	正常或低于正常
延长的ACTH兴奋试验	皮质醇应该升高继续24h

ACTH，促肾上腺皮质激素。

长期服用糖皮质激素的患者，减药或停药后可用ACTH兴奋试验（cosyntropin 250μg静脉注射或肌内注射）测定其下丘脑-垂体-肾上腺轴的功能状态，30分钟后血浆皮质醇应>20μg/dl（>552nmol/L）；特定值变化取决于实验室使用方法。用胰岛素负荷试验诱发低血糖及皮质醇上升，是检验下丘脑-垂体-肾上腺轴完整性的黄金标准。

促肾上腺皮质激素释放激素（CRH）试验可用来鉴别继发性肾上腺皮质功能减退的病因是下丘脑还是垂体，但临床上很少使用。静脉注射CRH 100μg（或1μg/kg）后，正常反应为血浆ACTH上升30~40pg/ml；垂体病变者无反应，而下丘脑病变者通常有反应。

治疗

- 氢化可的松或泼尼松
- 不建议氟氢化可的松
- 应激时激素剂量加倍

用糖皮质激素替代治疗，与艾迪生病节中所述相似，

依照各种激素缺乏的类型和程度为每一个患者制订个别化的治疗方案。因患者的肾上腺仍保持完整，能够产生醛固酮，故不需补充氟氢化可的松。在发热性疾病的急性期和外伤后，对于因非内分泌疾病而服用糖皮质激素的患者，可能需要增加剂量以弥补其内源性皮质醇产生的不足。在全垂体功能减退症中除垂体-肾上腺轴外，其他垂体功能不足，也应给予适当的治疗。

> **关键点**
>
> - 继发性肾上腺功能减退，包括由于垂体或下丘脑的原因（少见，包括长期使用糖皮质激素导致压抑）引发的促肾上腺皮质激素缺乏
> - 其他内分泌不足（如甲状腺功能低下，生长激素缺乏症）可能共存
> - 不同于艾迪生病，不会发生色素沉着，血清钠和钾水平都比较正常
> - 促肾上腺皮质激素和皮质醇水平低
> - 糖皮质激素替代是必需的，但是盐皮质激素（如氟氢化可的松）不是必要的

继发性醛固酮增多症

继发性醛固酮增多症是肾上腺产生过多醛固酮，病因为非垂体、肾上腺外的刺激所致，例如肾脏低灌注。症状与原发性醛固酮增多症类似。诊断包括测定血浆醛固酮浓度和肾素活性。治疗为纠正原发疾病。

继发性醛固酮增多症的发病原因是肾血流量减少，刺激肾素-血管紧张素系统而使醛固酮分泌过量。肾血流量减少的原因有肾动脉阻塞性疾病（如动脉粥样化、狭窄），肾血管收缩（如急进型高血压）及水肿性疾病（如心力衰竭、肝硬化腹水、肾病综合征）。心力衰竭时醛固酮的分泌量可能正常，但因肝血流量减少和醛固酮分解代谢下降而使血液循环中醛固酮水平增高。

症状及体征

症状与原发性醛固酮增多症相似，包含低钾性碱中毒，导致发作性无力、感觉异常、短暂瘫痪和手足抽搐。许多病例仅有高血压。可见周围性水肿。

诊断

- 血清电解质浓度
- 血醛固酮
- 血浆肾素活性（PRA）

如患者有高血压、低血钾，应考虑到继发性醛固酮增多症。实验室检查方面可首先测定血浆醛固酮浓度和血浆肾素活性（PRA）。理想状况下，进行这些检查之前4~6周，患者最好能停用对肾素-血管紧张素系统有影响的药物（如噻嗪类利尿剂、ACE抑制剂、血管紧张素拮抗剂、β-阻滞剂）。血醛固酮与肾素活性均升高提示继发性醛固酮增多症。原发性醛固酮增多症与继发性醛固酮增多症的鉴别要点见表162-4。

治疗

- 病因治疗
- 有时用醛固酮拮抗剂

治疗应包括纠正病因。醛固酮抑制剂螺内酯一般能控制高血压，起始剂量为50mg口服，每日1次，1~3个月内增量至维持剂量，通常为100mg，每日1次；或其他保钾利尿剂也可控制高血压。可以服用特异性药物依普利酮50mg口服，每日1次到200mg口服，每日2次，因为它不同于螺内酯，它不会阻止雄激素受体，它是男性长期治疗的首选药物。

> **关键点**
>
> - 如患者有高血压及低血钾，应考虑继发性醛固酮增多症
> - 初步测试包括测量血浆醛固酮水平和血浆肾素活性
> - 与原发性醛固酮症不同，血浆肾素活性是升高的
> - 治疗应包括纠正病因。高血压可由醛固酮拮抗剂控制

163. 淀粉样变性

淀粉样变性

淀粉样变性是一组互不相同的疾病，其特征为蛋白的不溶性纤维在细胞外沉积。这些蛋白可以在机体局部聚集，引起相对较少的症状，也可以在机体多个器官沉积而产生严重的多器官功能衰竭。淀粉样变性可以是原发性的，也可以继发于各种感染性、炎症性疾病或者恶性病变，诊断依赖于受累组织的活检。通过特定的免疫组织化学与生物化学方法可对淀粉样蛋白进行染色。治疗根据发病类型选择不同的方法。

通过X线衍射方法来观察淀粉样蛋白沉积物，可以发现其微结构系不溶性的微纤维（直径约10nm）组成的β-折叠。除了纤维状的淀粉样蛋白，淀粉样沉积物中还含有血清淀粉样P物质和葡萄糖胺聚糖。错误折叠的蛋白聚集形成低聚物，最终形成淀粉样纤维。淀粉样变性的病因与分型非常复杂多样，主要原因是一些正常的蛋白（野生型）和突变的蛋白易发生错误折叠与聚集（淀粉样蛋白）。一方面是变性的淀粉样蛋白产生过多。另一方面，变性蛋白的清除障碍也是淀粉样变性病情进展的重要机制。淀粉样沉积物无代谢活性，但是会干扰器官组织的结构和功能。然而，淀粉样蛋白的一些前纤维低聚物具有直接的细胞毒性，这也是发病机制的重要组成部分。

淀粉样蛋白沉积物可以被苏木精和伊红染成粉红色，其碳水化合物组成成分可以被高碘酸-希夫或阿尔辛染成蓝色，但更具有特征性的是其在刚果红染色后在偏振光显微镜下可以观察到苹果绿双折射。肉眼观察，受累器官呈现蜡状改变。

病因

系统性淀粉样变性时，循环淀粉样蛋白可以在全身多个脏器沉积。主要分类：

- AL（原发性淀粉样变性）：系获得性免疫球蛋白轻链过表达所致
- AF（家族淀粉样变性）：因为遗传的某基因突变，引起该基因编码的蛋白易发生错误折叠，最常见的是转甲状腺素（TTR）
- $ATTR_{wt}$（野生型ATTR；曾称为老年性系统性淀粉样变性或SSA）：由野生型的转甲状腺素（TTR）错误折叠和聚集引起（因此也称为$ATTR_{wt}$）
- AA（继发性淀粉样变性）：由一种急性期反应物，血清淀粉样蛋白A的聚集引起的 $β_2$ 微球蛋白堆积亦可引起淀粉样变。常发生于长期血液透析患者，随着先进的高流量透析膜逐步推广，发生率已趋于降低

局部的淀粉样变性 主要是因为某种淀粉样蛋白（如免疫球蛋白轻链）在受累器官内产生过多并堆积，而不是循环中的变性蛋白沉积引起的。常受累部位包括中枢神经系统（如阿尔茨海默病）、皮肤、上或下呼吸道、肺实质、膀胱、眼睛和乳房。

原发性淀粉样变性 原发性淀粉样变性主要见于单克隆浆细胞病或其他B淋巴细胞增殖疾病。其直接病因是免疫球蛋白轻链的生成过剩。轻链也可以非纤维的形式在组织中沉积（即轻链沉积病）。少数情况下，免疫球蛋白重链还可形成淀粉样纤维（称作AH淀粉样变性）。淀粉沉积部位通常包括皮肤、神经、心脏、胃肠道（包括舌）、肾脏、肝脏、脾脏和血管。患者骨髓中有轻度浆细胞增多，后者类似于多发性骨髓瘤，但是大多数患者并没有真正的多发性骨髓瘤（通常表现为溶骨性损害、高钙血症、肾小管管型、贫血）。然而，10%~20%的多发性骨髓瘤患者存在原发性淀粉样变性。

继发性淀粉样变性 AA可以继发于感染性、炎症性疾病和恶性病变，其发生是由于急性时相反应物-血清淀粉样

蛋白A的聚集。常见的感染性疾病包括结核病、支气管扩张症、骨髓炎和麻风病。炎症性疾病则包括类风湿关节炎、青少年特发性关节炎（旧称青少年型类风湿关节炎）、克罗恩病、遗传性周期性发热综合征，如家族性地中海热及Castleman病。这些疾病中产生的或肝外肿瘤细胞产生的炎症细胞因子（如白介素-1、肿瘤坏死因子、白介素-6）可以增加肝脏中血清淀粉样蛋白A的产量。

AA好发于脾脏、肝脏、肾脏、肾上腺和淋巴结。心脏及周围或自主神经很少受累。

家族性淀粉样变性 家族性淀粉样变性是因编码某种聚集倾向的血清蛋白基因突变所致，通常是由肝脏大量合成的某种蛋白的编码基因突变。引起AF的血清蛋白，包括转甲状腺素蛋白（TTR）、载脂蛋白A-Ⅰ和A-Ⅱ、溶菌酶、纤维蛋白原、凝溶蛋白和胱氨酸蛋白酶抑制蛋白C。近期的研究发现，血清蛋白白细胞趋化因子2（LECT2）与某种家族性淀粉样变性有关。然而，这一亚型的遗传学机制尚不清楚。

转甲状腺素蛋白（TTR）沉积（ATTR）引起的淀粉样变性是家族性淀粉样变性最常见的类型。现已知TTR基因的100多种突变与淀粉样变相关。其中，最常见的突变是V30M，常见于葡萄牙人、瑞典人、巴西人和日本人。约4%的美国黑人存在V122I突变。本病的外显率和发病年龄变化很大，但在同一家系中族群中则相对稳定。ATTR淀粉样变性可以出现周围感觉和自主神经病变及心肌病变。腕管综合征常先于其他神经病变出现。玻璃体淀粉样变性或脑血管淀粉样变性系视网膜上皮或脉络丛的TTR基因突变引起。

老年性系统性淀粉样变性 老年性系统性淀粉样变性（ATTR$_{wt}$）的发病机制是由于野生型TTR的沉积造成的，主要是在心脏。作为老年男性浸润性心肌病的重要原因之一，ATTR$_{wt}$日益受到重视。导致ATTR$_{wt}$的遗传学与表观遗传学机制尚不清楚。因为老年性系统性淀粉样变性与原发性淀粉样变性均能引起心肌病变，而且这一年龄人群还能出现与淀粉样变无关的单克隆丙种球蛋白病，因此鉴别诊断非常重要。应避免不必要的化疗。

局限性淀粉样变性 脑外的局限性淀粉样变性一般是源于免疫球蛋白轻链的堆积，而脑部局限性淀粉样变性由Aβ蛋白沉积导致。局部淀粉样蛋白沉积物通常累及气道和肺组织，膀胱和输尿管，皮肤，乳房，和眼。少数情况下，局部产生的蛋白亦可导致淀粉样变，如角蛋白的某些亚型可以在皮肤局部形成沉积物。

大脑中的Aβ蛋白沉积导致阿尔茨海默病或脑血管淀粉样病。在中枢神经系统中产生的其他蛋白亦可发生错误折叠与堆积，并损伤神经元，导致神经变性疾病（如帕金森病、亨廷顿病）。胃肠道、呼吸道与膀胱黏膜的淋巴组织所产生的免疫球蛋白轻链沉积后，亦可引起上述器官局部的淀粉样变。

症状及体征

系统性淀粉样变的症状与体征通常是非特异的，往往导致诊断延误。进行性多系统受累的患者应除外淀粉样变性病。

肾淀粉样沉积 主要发生在肾小球，因此主要表现为蛋白尿。但仍然有15%左右表现为肾小管受累，临床表现为氮质血症与微量蛋白尿。上述病理过程可进展为肾病综合征，表现为明显的低白蛋白血症、全身水肿或终末期肾病。

肝脏受累 时出现无痛性肝大，可为高度肿大。肝功能检查常提示肝内胆汁淤积，碱性磷酸酶升高，胆红素轻度升高，黄疸较为罕见。偶尔出现门静脉高压，导致食管静脉曲张和腹水。

气道受累 导致呼吸困难，喘息，咯血或气道阻塞。

心肌的浸润 导致限制型心肌病，最终导致舒张功能障碍和心脏衰竭，可发生心脏传导阻滞或心律失常。低血压是常见的。

周围神经病变 手指和脚趾感觉异常是AL和ATTR淀粉样变性常有的表现。自主神经病变可引起直立性低血压、勃起功能障碍、出汗异常和胃肠运动紊乱。

脑血管淀粉样变 最常导致自发性脑叶出血，有些患者常有短暂的、一过性的神经系统症状。

胃肠道淀粉样变性 可以引起食管、小肠和大肠的运动异常。胃弛缓、吸收不良、出血、假性梗阻也可能发生。舌肥大普遍出现于AL淀粉样变性。

甲状腺淀粉样变性 时表现为质地较硬、对称性、无触痛的甲状腺肿，与慢性淋巴细胞性甲状腺炎类似。其他内分泌疾病也可有类似表现

肺淀粉样变性（多数见于AL淀粉样变性） 以局灶性肺结节、气管支气管损伤或弥漫性肺泡沉积为特征。

在一些遗传性淀粉样变性中，可出现淀粉样玻璃体混浊和双侧圆齿状瞳孔缘。

诊断

- 活检
- 淀粉蛋白分型
- 器官受累的判定

如果发现受累器官内有纤维状沉积物，则淀粉样变性可确诊。腹部皮下脂肪抽吸有助于本病的诊断，约80%的AL和50%的AF应用本方法筛查阳性，但ATTR$_{wt}$的筛查阳性率仅为25%。如果脂肪活检结果呈阴性，应对受累器官进行活检。刚果红染色的组织切片在偏振光显微镜下检查可以见到特征性的双折射。对受累的心脏或肾脏活检标本进行电子显微镜分析后，可发现特征性的10nm无分支纤维。

淀粉样变的分型 淀粉样变性经活检证实后，可以应用多种技术来进一步分型。

对于某些类型的淀粉样变性病，免疫组织化学或免疫荧光具有一定的诊断价值，但可能会产生假阳性的分型结果。其他有用的技术包括：针对AF可行基因测序，通过质谱法进行生化鉴定等。

如疑诊AL，应测定血清游离的免疫球蛋白轻链，排除潜在的浆细胞疾病。应使用免疫固定电泳法定量测定血、尿中的单克隆轻链。因AL时血清蛋白电泳与尿蛋白电泳是不敏感的。同时应行骨髓活检，应用流式细胞术或免疫组织化学法测定浆细胞克隆数。

如浆细胞克隆>10%，应进一步检查，判断患者是否符合多发性骨髓瘤的诊断标准，包括评估溶骨性病变，贫血，肾功能不全与高钙血症。

器官受累 如有症状提示器官受累,应首先实施针对以下器官的无创检查。可测定尿常规、血尿素氮、血肌酐来筛查肾损害。肝功能用于筛查肝脏有无受累。行心电图与B型钠尿肽(BNP)或N-末端亲BNP(NT-proBNP)以及肌钙蛋白水平筛查有无心肌受累。行胸部X线、CT和/或肺功能检测筛查有无肺受累。

心脏受累在心电图上常表现为低电压(心室肥厚)和/或心律失常。如有关症状、心电图或心肌标志物提示心脏受累可能,应进一步行超声心动图检查,测定心脏舒张与收缩功能,筛查有无双心室肥大。在上述检查完善后仍不能明确时,可进一步行心脏MRI。心肌淀粉样变的特征性表现为心内膜下钆增强延迟。最新研究证实焦磷酸锝核素成像可高敏感、高特异性地检测出ATTR淀粉样心肌病。

预后

预后取决于淀粉样变性的类型和受累的器官系统,但是经过合适的对症施治和支持治疗,很多患者可有良好的生活质量。

AL合并严重心肌病者预后极差,中位生存期<1年。ATTR如未经治疗通常在5~15年内进展至终末期心脏或神经系统疾病。在所有累及心脏的淀粉样变的亚型中,ATTR$_{wt}$通常进展最慢。但少数患者在确诊的数年后仍可进展为症状性心力衰竭,甚至死亡。

AA的预后很大程度上取决于原发病(感染、炎症或恶性肿瘤)治疗的有效性。

治疗

- 支持治疗
- 针对疾病类型的特定治疗

目前,大多数淀粉样变性的亚型存在特定的治疗方法。此外,还有一些治疗方法正在研究之中。对于所有形式的系统性淀粉样变,支持治疗均有助于缓解症状,改善生活质量。

支持治疗 支持治疗措施都是针对受累的器官系统:
- **肾**:肾病综合征与水肿时应限制盐与液体,使用袢利尿剂进行治疗。因为持续的蛋白质丢失,蛋白质摄入量不应受到限制。当潜在的疾病被控制时,可以考虑肾移植。与其他类型的肾病相比,肾淀粉样变接受肾移植的预后更好,能带来长期存活
- **心脏** 心肌病的患者应限制盐与液体,使用袢利尿剂治疗。其他治疗心衰竭的药物,包括地高辛、ACE抑制剂、钙通道阻滞剂和β阻滞剂禁用于本病,患者不耐受。对于心脏严重受累的AL淀粉样变性患者,心脏移植已经在严格选择的患者中获得成功。为了防止心脏移植后病情复发,必须给予积极的抗浆细胞治疗(通常用美法仑),以及自体造血干细胞移植
- **胃肠道**:针对腹泻可使用洛哌丁胺。早饱、胃潴留明显者可给予甲氧氯普胺
- **神经系统**:针对周围神经病变,可予加巴喷丁或普瑞巴林缓解疼痛

直立性低血压可以用大剂量的米多君纠正。在老年男性,该药可引起尿潴留。在一些罕见的情况下,还可引起卧位高血压。弹力袜也有助于改善直立性低血压。如无外周水肿、全身水肿或心脏衰竭,亦可服用氟氢化可的松。

针对疾病类型的特定治疗 对于AL,及早开始抗浆细胞治疗是保留器官功能、延长寿命的关键。大多数用于多发性骨髓瘤的药物已用于AL的治疗。当合并有器官功能受损时,药物、剂量和疗程往往需要调整。联用糖皮质激素与烷化剂(如美法仑,环磷酰胺)的化疗方案较为常见。静脉应用大剂量美法仑联合自体干细胞移植在特定的患者中非常有效。蛋白酶体抑制剂(如硼替佐米)和免疫调节剂(来那度胺)也有效。其他的联合与序贯方案正在研究之中。局部AL可以用低剂量体外放射治疗,因为浆细胞对射线高度敏感。

对于ATTR淀粉样变性患者,合并早期神经病变、无心脏病变,肝移植十分有效,因为通过肝移植可以去除突变蛋白的合成场所。最近,研究显示某些药物能够稳定血浆中的TTR,防止错误折叠与原纤维形成,抑制神经疾病的进展,保证生活质量。上述TTR稳定剂包括已被广泛使用的二氟苯木水杨酸,以及已在欧洲、巴西和日本上市的tafamidis。TTR基因沉默技术,即使用反义RNA或RNA干扰来阻断mRNA翻译成蛋白质,能有效降低血清TTR的水平,已进入临床试验。上述方法对ATTR$_{wt}$也应该是有效的,但尚未被证实。因为ATTR$_{wt}$时淀粉样蛋白是野生型的TTR,因此肝移植无效。

对于家族性地中海热AA淀粉样变性患者,秋水仙碱0.6mg口服,每日1次或2次可有疗效。秋水仙碱对于其他诱因导致的AA无效。这些AA的治疗应处理好潜在的感染、炎症性疾病,或恶性肿瘤。Eprodisate,是一种能改变AA淀粉样蛋白沉积物稳定性的磺化分子,在将来可能被用于AA的治疗,目前正在研究之中。

> **关键点**
> - 淀粉样变是由于蛋白的错误折叠形成不溶性纤维沉积于器官内,最终导致受累器官功能障碍的一组病症
> - 导致蛋白容易发生错误折叠的原因有很多种。首先是由于遗传缺陷,其次由于某些疾病。另外,浆细胞病或B淋巴细胞增殖性疾病时产生的免疫球蛋白轻链亦是重要的原因
> - 淀粉样蛋白的类型决定了淀粉样变的亚型及疾病的临床表现,尽管不同亚型的临床表现可能会重叠
> - 淀粉样变时,多种器官可能受到影响。其中,心脏受累的预后较差。心肌淀粉样变通常导致舒张功能障碍,心力衰竭,心脏传导阻滞和/或心律失常
> - 诊断是通过活检。淀粉样变性病的类型需由多种免疫、遗传和生化试验来确定
> - 适当的支持治疗将有助于缓解症状、改善生活质量。在某些亚型,器官移植可能有效
> - 治疗潜在的基础疾病非常重要。对于浆细胞病或淋巴细胞增殖性疾病所致AL,化疗非常有效。对于AA,抗感染和抗炎疗法通常有效。对于一些遗传性淀粉样变性,小分子疗法与基因靶向治疗具有较大的前景

164. 类癌

类癌起源于胃肠道（约占90%，参见第145页）、胰腺和肺支气管的神经内分泌细胞（参见第464页）。95%以上的胃肠道类癌来自阑尾、回肠和直肠。

多数类癌为良性或只有局部侵袭性，但回肠和支气管类癌通常为恶性。

类癌可有以下特征：
- 无内分泌活性
- 具有内分泌活性（能分泌激素）

类癌综合征是最常见的内分泌综合征，但大多数类癌患者不出现类癌综合征。肿瘤是否具有内分泌活性与其起源部位有关，来自回肠与近端结肠的肿瘤具有内分泌活性的可能性最大（40%~50%）。支气管类癌具备内分泌活性的可能性较低，阑尾类癌更低，直肠类癌几乎为零。

不具内分泌活性的类癌因其症状和体征（如疼痛，消化道出血，肠梗阻等）而受到怀疑。可以通过血管造影、CT、MRI发现病灶。钡餐X线造影可显示小肠类癌有充盈缺损或其他异常。最后诊断需靠活检或手术病理切片。

非转移性类癌的治疗一般选择手术切除，手术的方式取决于肿瘤在胃肠道的位置及肿瘤的大小。

有关具内分泌活性类癌的诊断和治疗叙述见类癌综合征部分。

类癌综合征

有些类癌患者出现类癌综合征，表现为皮肤潮红，腹部痉挛性疼痛，及腹泻。数年之后可发生右侧瓣膜性心脏病。这是由于肿瘤组织分泌血管活性物质，包括5-羟色胺、缓激肽、组胺、前列腺素和多肽激素，此类肿瘤为典型的转移性肠道类癌。诊断依据为临床表现和尿5-羟吲哚基醋酸排泄增加。肿瘤定位依赖放射性核素扫描或剖腹探查。治疗一般用生长抑素类药物或奥曲肽，如果可能应行手术切除；化疗也是一些恶性肿瘤的有效治疗方法。

病因

来自散布于周围组织中内分泌或旁分泌系统的具内分泌活性的肿瘤可分泌多种胺和多肽，产生相应的症状和体征，其中包括类癌综合征。类癌综合征通常由起源于神经内分泌细胞（绝大多数位于回肠）的具内分泌活性的恶性肿瘤分泌5-羟色胺引起。但胃肠道其他部位（特别是阑尾和直肠）、胰腺、支气管，偶或性腺的肿瘤也可产生此综合征。偶尔，某些高度恶性的肿瘤（如肺燕麦细胞癌，胰岛细胞癌，甲状腺髓样癌）也可引起该症。

肠道类癌在发生肝转移之前一般不表现出类癌综合征，因为肿瘤释放的代谢产物在门脉循环中被血液和肝脏中的酶迅速降解（如5-羟色胺被肝脏单胺氧化酶降解）。但在发生肝转移之后，转移瘤的代谢产物可通过肝静脉直接进入体循环。原发性肺和卵巢类癌的代谢产物不经过门静脉，因而也可引起类癌综合征。偶有肠道类癌仅在腹腔内播散，其代谢物也可直接进入体循环或淋巴管而产生症状。

病理生理

5-羟色胺作用于平滑肌导致腹泻，腹绞痛和吸收不良。组胺和缓激肽使血管扩张，引起皮肤潮红。

前列腺素和各种多肽激素由一些旁分泌细胞产生，其作用尚待进一步探讨；类癌偶尔还伴有人绒毛膜促性腺激素和胰多肽水平的升高。

部分患者发生右心心内膜纤维化，导致肺动脉狭窄和三尖瓣反流。5-羟色胺在通过肺循环时被破坏，所以左心受损很少见，只在支气管类癌中有过报道。

症状及体征

最常见的（往往也是最早期的）体征是：
- 潮红不适，头颈部好发

皮肤潮红常由情绪激动、进食、热饮或酒精诱发。

皮肤颜色发生显著改变，可为苍白、发红或紫罗兰色。腹痛和反复腹泻经常是患者的主要主诉。可有吸收不良综合征。伴心瓣膜受损时有心脏杂音。少数患者有喘鸣音，有些则出现性欲减退、勃起障碍；糙皮病很少发生。

诊断

- 尿5-羟吲哚基醋酸（5-HIAA）测定

分泌5-羟色胺的类癌常因患者的症状和体征而受到怀疑。尿中5-羟色胺代谢产物5-羟吲哚基醋酸（5-HIAA）增高可确定诊断。为了避免假阳性，在测定前3日，患者必须禁食含5-羟色胺的食物（如香蕉、西红柿、李子、鳄梨、菠萝、茄子、胡桃）。一些药物，包括愈创木酚甘油醚、氨甲酸愈甘醚酯和吩噻嗪，也会干扰试验，在测定前应暂时停用。到第三天，收集24小时尿液进行检测。正常情况下5-HIAA排量<10mg/d（<52μmol/d）；类癌综合征患者通常>50mg/d（>260μmol/d）。

葡萄糖酸钙、儿茶酚胺、五肽促胃液素或酒精等激发试验可以诱发皮肤潮红；在诊断不明确时可有帮助，但操作时需小心。

肿瘤定位 肿瘤的定位依赖于血管造影、CT或MRI，这一点与无功能性类癌的定位类似。肿瘤定位需要全面的评估，有时需剖腹探查。放射性核素标记的生长抑素受体配体如 ^{111}In 喷曲肽或 ^{123}I 标记的间碘苯甲胍扫描可以证实肿瘤转移灶。

排除其他原因 其他一些疾病也有皮肤潮红表现，需和类癌进行鉴别。与肥大细胞系统激活有关的一些疾病（如肥大细胞增多症伴尿组胺代谢产物和血清类胰蛋白酶水平增高）或特发性过敏反应均会出现皮肤潮红，但5-HIAA分泌没有增多。

另外,绝经期综合征,饮酒,药物(如烟酸)和某些肿瘤(如血管活性肠肽分泌瘤、肾细胞癌、甲状腺髓样癌)等也可引起皮肤潮红。

预后

预后取决于原发部位、分级及分期,虽然类癌具有转移特性,但这类肿瘤生长缓慢,患者常可存活10~15年。

治疗

- 手术切除
- 奥曲肽缓解症状

手术切除 原发性肺部类癌在切除后常可获临床治愈。

当肿瘤发生肝转移时,手术减轻肿瘤负荷虽不能治愈,但能缓解症状,并且在某些情况下,能延长生存。此外,针对肝局部转移,还可以使用经动脉化学栓塞(TACE)、钇-90微球放射栓塞,以及射频消融疗法。放疗也不太有效,部分是由于正常肝组织无法耐受放疗。目前尚无有效的化疗方法,最经常使用的是链脲霉素合并氟尿嘧啶,有时可加用阿霉素。

症状缓解 服用奥曲肽可以抑制大多数激素的释放,缓解皮肤潮红等某些症状,但是尿5-HIAA或促胃液素不减少。大量研究表明,生长抑素的长效类似物奥曲肽具有良好的疗效。奥曲肽能有效控制腹泻和潮红症状。有报道称他莫西芬有时也有效;白细胞干扰素(IFN-α)可在短时间内缓解症状。

吩噻嗪类可用以治疗皮肤潮红(如每6小时口服氯吡嗪5~10mg或氯丙嗪25~50mg),也可用组胺受体2(H$_2$)阻滞剂。静脉应用酚妥拉明(一种α-阻滞剂)5~15mg能有效缓解药物诱发的潮红。糖皮质激素(如泼尼松每6小时口服1次,每次5mg)可有效缓解支气管类癌引起的严重潮红。

止泻可用磷酸可卡因(每4~6小时口服15mg)、阿片酊剂(每6小时口服0.6ml)、洛哌丁胺(首剂服用4mg,每次稀便后服用2mg,最大剂量为16mg/d)、地芬诺酯(5mg口服,每日4次),或周围性5-羟色胺拮抗剂(如赛庚啶每6小时口服4~8mg,或美西麦角1~2mg口服,每日4次)。

应摄入烟酸和足量蛋白质以预防糙皮病,因为肿瘤使饮食中的色氨酸向5-羟色胺转化。酶抑制剂甲基多巴(每6小时口服250~500mg)和酚苄明(每天10mg)可以抑制5-羟色氨酸转化成5-羟色胺。

> **关键点**
> - 只有一些类癌分泌导致类癌综合征的物质
> - 致病物质主要是5-羟色胺(导致腹部绞痛、腹泻)和组胺(导致潮红)
> - 诊断是通过检测5-羟色胺的代谢产物5-HIAA
> - 奥曲肽可能有助于控制症状
> - 在没有转移的情况下,手术切除可能有疗效
> - 肝转移时,减瘤手术可能有助于缓解症状、延长生存期

165. 糖尿病及糖代谢紊乱

糖尿病及其并发症(糖尿病酮症酸中毒,高渗性非酮症糖尿病昏迷)是最常见的糖代谢紊乱,此外,酒精性酮症酸中毒和低血糖症也很重要。

糖尿病

糖尿病(DM)是由胰岛素分泌受损以及各种不同程度的外周胰岛素抵抗所致的高糖血症。早期症状与高糖血症有关,包括多饮、多尿、多食、视力模糊。后期并发症包括血管病变、周围神经病变、肾病及易发感染。诊断有赖于血糖检测。治疗方法有饮食控制,体力活动,及降糖药物的使用,包括胰岛素和口服降糖药。有效的降糖治疗可以延缓并发症的发生。心脏疾病仍然是糖尿病患者死亡的首要原因。

糖尿病(DM)主要分为两型,即1型和2型,两者各具特征可以相互区别(表165-1)。基于年龄(青少年或成年)或者治疗(胰岛素依赖或非胰岛素依赖)不再能够准确地区分这两类疾病,因为不同亚型糖尿病的发病年龄和治疗方法有重叠。

表165-1 1型及2型糖尿病的一般特征

特征	1型	2型
发病年龄	通常<30岁	通常>30岁
肥胖	不常见	常见
酮症酸中毒倾向需用胰岛素控制血糖	是	否

续表

特征	1型	2型
内源性胰岛素水平	极低到低于可测范围	不定；可为降低、正常或增高，取决于胰岛素抵抗及胰岛素分泌缺陷的程度
双生（子）一致性	≤50%	>90%
与特异HLA-D抗原相关	是	否
诊断时胰岛细胞抗体	是的，但也可以不存在	否
胰岛病理学	胰岛炎，大多数β细胞选择性缺失	胰岛体积缩小，外观正常；淀粉样（支链淀粉）沉积常见
易发生糖尿病并发症（视网膜病变，肾病，神经病变，动脉粥样硬化性心血管病）	是	是
口服降糖药对高血糖的疗效	无效	开始时对许多患者有效

糖调节受损（糖耐量受损IGT或空腹血糖受损IFG-表165-2）属于正常糖代谢和糖尿病的中间状态，也可能是向糖尿病过渡的阶段，该状态随年龄增长而日渐普遍。这是患糖尿病的重要危险因素，可能在糖尿病发病前已存在多年。糖调节受损也增加患心血管疾病的风险，但是典型的糖尿病微血管并发症并不常见（微量蛋白尿和/或肾病，见于6%~10%）。

表165-2　糖尿病及糖调节受损的诊断标准

试验	正常	糖调节受损	糖尿病
空腹血糖/[mg/dl(mmol/L)]	<100(<5.6)	100~125(5.6~6.9)	≥126(≥7.0)
(2h)口服葡萄糖耐量试验/[mg/dl(mmol/L)]	<140(<7.7)	140~199(7.7~11.0)	≥200(≥11.1)
HbA_{1c}/%	<5.7	5.7~6.4	≥6.5

HbA_{1c}，糖化血红蛋白。

病因

1型糖尿病

■ 胰岛素分泌功能缺陷的原因是自身免疫介导的胰岛β细胞破坏。

1型糖尿病（以前称为青少年起病或胰岛素依赖型糖尿病）中，由于遗传上易感的人群在环境因素的作用下发生自身免疫反应，胰岛β细胞受到破坏，使胰岛素分泌短缺。胰岛β细胞的破坏过程可历经数月至数年而不出现临床症状，直到β细胞数量减少到一定程度，所分泌的胰岛素不再足以维持血糖于正常水平。1型糖尿病一般从幼年或青少年时期起病，到目前为止是年龄小于30岁的糖尿病患者中最常见的类型；然而也有成年期起病者（成人迟发型自身免疫性糖尿病，常在初期即表现为2型DM）。有些1型DM的患者（尤其是非白人）不出现自身免疫病的特点，被认为是先天性的。1型糖尿病占所有糖尿病的<10%。

自身免疫性β细胞破坏的发病机制尚未完全明了，可能涉及易感基因，自身抗原和环境因素之间的相互作用。

易感基因　包括主要组织相容性复合体（MHC）中的一些基因，尤其是HLA-DR3，DQB1*0201和HLA-DR4，DQB1*0302，它们存在于>90%以上的1型糖尿病患者中，以及MHC以外的某些基因，后者可能参与调节胰岛素的分泌与加工，并与MHC基因共同作用而引起糖尿病。易感基因常见于某些特定人群，这也可以解释为什么某些种族1型糖尿病的患病率较高（如斯堪的那维亚人和萨丁尼亚人）。

自身抗原　包括谷氨酸脱羧酶，胰岛素，胰岛素原，胰岛素瘤相关蛋白，锌转运体ZnT8以及β细胞内的其他蛋白。目前认为这些蛋白是正常β细胞进行自我更新或者细胞受损时（如感染）所释放出来的，它们首先激活T细胞介导的免疫反应，使β细胞受到破坏（胰岛炎）。而分泌胰高糖素的α细胞则保持正常。血清中能检测到的自身抗原的抗体可能是β细胞损伤后，机体发生的免疫应答，而不是导致β细胞损伤的原因。

某些病毒（包括柯萨奇病毒、风疹病毒、巨细胞病毒、EB病毒、反转录病毒等）与1型糖尿病的发病有关。病毒可以直接感染和破坏β-细胞，也可以使β-细胞释出自身抗原，激活自身反应性淋巴细胞；或病毒与自身抗原分子结构相似，能激活免疫反应（分子拟态）；或通过其他机制而间接破坏β细胞。

饮食　可能也是1型糖尿病的病因之一。婴儿食用乳制品（尤其是牛奶和牛奶中的β酪蛋白），硝酸盐类含量高的饮用水，以及维生素D摄入不足均可增加患1型糖尿病的风险。婴儿4个月前或>7个月后食用谷蛋白和谷类可以增加胰岛细胞自身抗体的产生。上述现象的机制尚不清楚。

2型糖尿病

■ 胰岛素抵抗

2型糖尿病（以前称为成人起病或非胰岛素依赖型糖尿病）因胰岛素抵抗导致胰岛素分泌相对不足。肝胰岛素抵抗时，肝脏葡萄糖输出不被抑制。外周胰岛素抵抗时，外周对葡萄糖的摄取利用减少。最终导致空腹和餐后高血糖。

胰岛素水平经常是非常高,尤其在疾病的早期。疾病进展后期,胰岛素的分泌逐渐减少,高糖血症也随之加重。

2型糖尿病通常于成人期起病,发病率随年龄而增高。超过1/3的>65岁患者有糖耐量受损。在老年人,进餐后血糖水平比青年人更高,尤其是进食含高碳水化合物的食物后。血糖水平需更长时间恢复正常,部分原因可能是由于内脏及腹部脂肪的堆积以及肌肉总量减少。

由于儿童肥胖越来越普遍,因此儿童中2型糖尿病也越来越多:新发生糖尿病的儿童中有40%~50%为2型。90%以上的成人糖尿病患者是2型糖尿病。2型糖尿病有明确的遗传因素,某些种族(尤其是美国印第安人、西班牙人及亚洲人)以及2型糖尿病患者的亲属中患病率较高可以证明这一点。但是与2型糖尿病相关的基因还未确定。

2型糖尿病的发病机制很复杂,尚未完全明确。当体内分泌的胰岛素不再能够抵消胰岛素抵抗时即出现高糖血症。虽然胰岛素抵抗是2型糖尿病患者及其高危人群的主要特征,但是仍有证据显示该人群中同样存在β细胞功能障碍和胰岛素分泌受损,包括静脉输入葡萄糖后胰岛素第一时相分泌受损,胰岛素分泌正常脉冲消失,胰岛素原分泌的增加提示对胰岛素的加工受损,以及胰岛素淀粉样多肽的沉积(正常情况下该蛋白与胰岛素一同分泌)。高血糖症本身也可以损害胰岛素的分泌,这是由于高糖使β细胞的敏感性降低,及/或损伤β细胞的功能(糖毒性)。有胰岛素抵抗的患者通常需要数年才会发生上述改变。

肥胖和超重是2型糖尿病患者发生胰岛素抵抗的重要的决定性因素。肥胖与某些遗传因素有关,但饮食、锻炼和生活方式也有作用。脂肪组织不能抑制脂类分解使血浆游离脂肪酸浓度增高,后者可导致胰岛素刺激的葡萄糖转运受损及肌肉中糖原合成酶活性下降。脂肪组织同样也是一个内分泌器官,可以释放多种因子(脂肪细胞因子)从有利(脂联素)和不利(肿瘤坏死因子-α、IL-6、瘦素和抵抗素)两方面影响葡萄糖代谢。婴儿在子宫内生长受限和出生体重过低可能与其成年后出现胰岛素抵抗有关,这也提示产前环境可能对糖代谢有影响。

其他类型的糖尿病 其他原因所致的糖尿病占所有糖尿病的一小部分,包括基因缺陷影响β细胞的功能、胰岛素的作用及线粒体DNA(如青年起病的成人型糖尿病MODY);胰腺疾病(如囊性纤维化、胰腺炎、血红蛋白沉积症和胰腺切除);内分泌疾病(如库欣综合征、肢端肥大症);毒素(如灭鼠药吡甲硝苯脲);以及药物诱发的糖尿病,最主要的有糖皮质激素,β受体阻滞剂,蛋白酶抑制剂和治疗剂量的烟酸。妊娠在所有妇女中均可导致妇女一定程度的胰岛素抵抗,但只有少数发生妊娠糖尿病。

症状及体征

糖尿病最常见的表现为高血糖。早期糖尿病的轻度高血糖通常是无症状的。因此,诊断可能会延误多年。显著的血糖升高引起糖尿并致渗透性利尿可引发尿频,多尿及多饮,可发展为直立性低血压和脱水。严重脱水可导致身体虚弱,疲劳和精神异常。这些症状可随着血糖水平的波动而时隐时现。多食可与高血糖症状一同出现,但通常不为患者所重视。高血糖也可导致体重减轻,恶心呕吐,视物模糊,及易患细菌或真菌感染。

1型糖尿病 患者通常会出现高血糖症状,有时还会发生糖尿病酮症酸中毒。有些患者在糖尿病急性起病后,由于胰岛素分泌得到部分恢复,血糖可在较长的一段时间内接近正常水平,这一过渡阶段称为蜜月期。

2型糖尿病 患者可出现高血糖相关的症状,但通常没有症状,只是在例行体检时才发现患有糖尿病。有些患者最先出现的临床表现为糖尿病并发症的症状,说明患糖尿病已有相当时间。有些患者以高渗性昏迷为最早表现,特别是在应激或药物如糖皮质激素导致糖代谢进一步受损之时。

糖尿病并发症

长期血糖控制不佳可导致多种病变,主要是血管并发症,累及微血管及(或)大血管。

血管病变的发病机制包括血清和组织中的蛋白形成糖基化终产物;超氧化物的产生;蛋白激酶C的激活,这一信号分子增加血管通透性,导致内皮功能紊乱;氨基己糖合成增加,加速多元醇通路,导致山梨醇在组织中堆积;常与糖尿病伴发的高血压和血脂异常;动脉微血栓形成;高血糖和高胰岛素血症所致的促炎症和促血栓作用损害血管的自身调节功能。

免疫功能受损是另外一个主要并发症,因高血糖可直接影响机体的细胞免疫,糖尿病患者极易受细菌和真菌感染。

微血管病变 是糖尿病中三种最常见也是危害最大的并发症形成的基础,这三种并发症是:

- 视网膜病
- 糖尿病肾病
- 糖尿病神经病变

微血管病变也可以明显减慢皮肤伤口的愈合,因此即使伤口很小,也可能发展成为深溃疡并且容易感染,尤好累及下肢。采用强化治疗来控制血糖可以预防或延后很多上述的并发症,但并不能逆转已经存在的病变。

大血管病变 涉及大血管的动脉粥样硬化,它可导致:

- 心绞痛和心肌梗死
- 短暂性脑缺血发作和卒中
- 以及外周动脉病变

糖尿病视网膜病变 在美国,糖尿病视网膜病变是成人失明最常见的病因。其特征早期为视网膜毛细血管微动脉瘤(背景性视网膜病变)形成,以后则出现黄斑水肿和新生血管(增生性视网膜病变)。该病早期没有症状或体征,但是最终可发展成为视物模糊,玻璃体或视网膜脱落,以及部分或全部视觉丧失;病变的进展速度不尽相同。

糖尿病视网膜病变的筛查和诊断通过眼底检查来进行,1型和2型糖尿病患者均应定期筛查(通常每年一次)。早期发现和早期治疗是预防失明的关键。治疗包括强化血糖与血压的控制。对于严重增殖性糖尿病性视网膜病变,需要全视网膜光凝治疗,有时需行玻璃体切除术。血管内皮生长因子(VEGF)抑制剂是一种新药,可用于治疗黄斑水肿,以及作为增殖性视网膜病变的辅助用药。

糖尿病肾病 在美国,糖尿病肾病是慢性肾衰竭的主要病因。其主要特征是肾小球基底膜增厚,肾小球系膜增生及肾小球硬化。这些变化导致肾小球内高压和GFR进行性下降。全身性高血压可加速病程的进展。糖尿病肾病一般无明显症状,直至发生肾病综合征或肾衰。

诊断靠检测尿中白蛋白。糖尿病在确诊时(以后每年一次)应测定尿微量白蛋白水平,以便早期筛查糖尿病肾病。通过蛋白检测:尿样白蛋白肌酐比或者24小时尿白蛋白含量。如果尿白蛋白肌酐比>30mg/g,或24小时尿白蛋白含量为30~300mg/24小时提示为微量白蛋白尿和早期糖尿病肾病。若24小时尿白蛋白排泄>300mg/24小时,提示为大量白蛋白尿和严重的糖尿病肾病。尿检测试纸示蛋白阳性说明尿白蛋白排泄量>300~500mg/d。

治疗方法为严格控制血糖和血压。建议在出现微量白蛋白尿的早期甚至更早时,即用ACE抑制剂或血管紧张素Ⅱ受体阻滞剂来控制高血压以预防肾病的进展,因为该类药物可以降低肾小球内的压力,从而起到保护肾脏的作用。上述药物都没有一级预防的证据(即在没有微量白蛋白尿患者中应用)。

糖尿病神经病变 糖尿病神经病变是微血管病变所致的神经缺血,高血糖对神经元的直接作用,及细胞内代谢异常损害神经功能的结果。该病变有多种类型,包括:
- 对称性多发性神经病变(可累及大、小神经纤维)
- 自主神经病变
- 神经根病变
- 脑神经病变
- 单神经病变

对称性多发性神经病变 最为常见,主要影响手足远端(呈手套、袜子样分布);表现为感觉异常,感觉迟钝,触觉、振动觉、本体感觉或温度觉丧失。在下肢,这些症状可导致足部对不合脚的鞋和不适当的承重所造成的创伤感觉迟钝,从而引发足部溃疡、感染,或骨折,不全脱位,错位或者足部正常结构的破坏(Charcot关节)。小纤维神经病变的特征为疼痛、麻木及温度觉消失,而振动觉和本体感觉正常。患者容易出现足部溃疡和神经性关节退化,自主神经病变的发病率较高。大纤维神经病变的主要特征为肌无力,振动觉和本体感觉的丧失,及深腱反射消失,足部肌肉萎缩和足下垂常见。

自主神经病变 可导致直立性低血压,运动受限,静息时心动过速,吞咽困难,恶心呕吐(胃轻瘫引起),便秘和腹泻(包括倾倒综合征),大便失禁,尿潴留和尿失禁,勃起功能障碍和逆行射精,以及阴道润滑度下降等。

神经根病变 最常累及近端的L2~L4神经根,引起疼痛、无力、下肢萎缩(糖尿病性肌萎缩),或累及近端的T4~T12神经根,引起腹部疼痛(胸部多神经根病变)。

脑神经病变 累及第Ⅲ对时可出现复视,上睑下垂,和瞳孔不等,若累及第Ⅳ或第Ⅵ对脑神经,则出现运动麻痹。

单神经病变 可导致手指无力与麻木(正中神经),或足下垂(腓神经)。糖尿病患者也易出现神经压迫症状,如腕管综合征。单神经病变可同时出现在多个部位(多发性单神经炎)。上述症状主要发生于老年人,数月后可自然缓解,但神经压迫症状不会。

对称性多发性神经病变可通过检测到感觉缺失和踝反射减退来诊断。单纤维尼龙丝轻触觉检查提示轻触觉消失的患者发生足部溃疡的风险最大(图165-1)。此外,可将一个128Hz音叉置于第一足趾的背侧,以此评估振动觉。

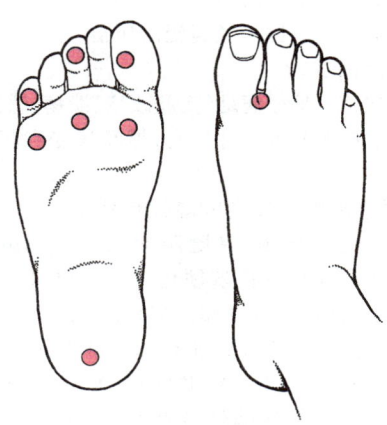

图165-1 糖尿病足筛查。用10g单丝触觉测量器触碰双足的特定部位,稍用力直至纤维弯曲。该方法可提供恒定的、可重复的轻触觉刺激,(通常为10g压力)用以监测触觉的变化。记录双足的测定结果,有感觉为(+),无感觉为(-)

肌电图和神经传导速度检查适用于所有类型的神经病变,有时也用于排除其他原因造成的神经症状,如并非由糖尿病引起的神经根病变和腕管综合征。

神经病变的治疗涉及多个方面,包括控制血糖、定期足部护理以及疼痛管理。严格的血糖控制可减轻神经病变。缓解症状的治疗方法有局部应用辣椒膏,服用三环类抗抑郁药(如丙咪嗪)、SSRI类药物(如度洛西汀)、抗惊厥药(如普加巴林、加巴喷丁、卡马西平)和美西律。感觉消失的患者应该每天检查足部,以便及时发现足部的微小损伤,防止其发展成为危害肢体的感染。

糖尿病大血管并发症 大血管动脉粥样硬化是糖尿病的特征性表现,由高胰岛素血症,血脂异常及高血糖所引起,主要表现为:
- 心绞痛和心肌梗死
- 短暂性脑缺血发作和卒中
- 以及外周动脉病变

糖尿病大血管并发症的诊断有赖于病史和体格检查;筛查试验,如冠状动脉钙化评分正在演化中。治疗方法主要是严格控制动脉粥样硬化的危险因素,如控制血糖、血脂、血压、戒烟,以及每日服用阿司匹林和ACE抑制剂。对血糖、血压、血脂等多重危险因素进行综合管理可有效地降低心血管事件的发生率。不同于微血管病变,单独强化控制血糖便可降低1型糖尿病合并大血管并发症的风险,但对2型糖尿病无作用。

糖尿病性心肌症 目前认为,糖尿病性心肌病由多种因素引起,包括心外膜粥样硬化,高血压和左心室肥大,微血管病变,血管内皮及其自主功能障碍,肥胖及代谢紊乱等。由于左心室收缩及舒张功能的损伤,患者可发生心力衰竭,特别是在心肌梗死后。

感染 由于高血糖对粒细胞和 T 细胞的功能有抑制作用,血糖控制不佳的糖尿病患者较易发生细菌及真菌感染。其中最常见的是黏膜皮肤的真菌感染(如口腔及阴道的念珠菌病)以及足部的细菌感染(包括骨髓炎)后者可因下肢的血供不足和糖尿病性神经病变而加剧。高血糖是手术部位感染的危险因素。

其他并发症 糖尿病足(皮肤改变、溃疡、感染和坏疽)常见,可归因于糖尿病血管病变,神经病变和相关的免疫抑制。

糖尿病患者罹患某些风湿性疾病的风险增大,包括肌肉梗死、腕管综合征、掌腱膜挛缩(Dupuytren contracture)、粘连性滑囊炎及指端硬化。患者也可以出现与糖尿病视网膜病变无关的眼部疾病(如白内障、青光眼、角膜擦伤及视神经病变);肝胆疾病[如非酒精性脂肪肝(脂肪变性和脂肪性肝炎),肝硬化、胆囊结石];皮肤病[如癣、下肢溃疡、糖尿病性皮肤病、糖尿病脂性渐进性坏死、糖尿病性硬皮病、白癜风、环状肉芽肿和黑棘皮病(胰岛素抵抗的一种体征,彩图 119-3)]。此外,抑郁症和痴呆也较常见。

诊断

- 空腹血浆葡萄糖(FPG)
- 糖化血红蛋白(HbA_{1c})
- 口服葡萄糖耐量试验

糖尿病可因典型的症状和体征而受到怀疑,而确诊则需检测血糖。血糖的检测最好是在禁食 8~12 小时后(FPG)或服用定量葡萄糖液 2 小时后[口服糖耐量测试(OGTT)]进行(表 165-2)。与 FPG 相比,OGTT 对于诊断糖尿病和糖耐量受损更为敏感,但其价格较贵,操作不便,重复性也较差,因此很少作为常规检查,除非是诊断妊娠糖尿病,或是为了研究目的。

实际上,糖尿病或空腹血糖受损常用随机血糖或者糖化血红蛋白(HbA_{1c})诊断。随机血糖>200mg/dl(>11.1mmol/L)有诊断意义,但是该值可能受到近期进餐影响,因此须经复查才可确诊;但如已出现糖尿病症状,则无需重复。HbA_{1c} 可反映过去三个月的血糖水平。HbA_{1c} 现已被纳入 2 型糖尿病的诊断标准:

- $HbA_{1c} \geq 6.5\%$ 可以诊断为糖尿病
- HbA_{1c} 介于 5.7%~6.4%者为糖尿病前期,或是糖尿病的高危人群

然而,HbA_{1c} 值可能假性偏高或偏低(监测,参见第 1125 页),检测必须在获得中心化认证的临床实验室进行。糖化 HbA_{1c} 的床边测定不应被用于诊断糖尿病,可以用它来评价血糖的控制。

曾经被广泛应用的尿糖的检测由于缺少敏感性和特异性,目前已经不再作为糖尿病的诊断或监测方法。

> **经验与提示**
>
> - HbA_{1c} 床边测试还不够精确,因此不适合用于糖尿病的初次诊断

糖尿病的筛查 高危人群应筛查糖尿病,糖尿病患者应筛查糖尿病并发症。

对于 1 型糖尿病的高危人群(如 1 型糖尿病患者的同胞或子女)也可以检测胰岛细胞抗体或抗谷氨酸脱羧酶抗体,这些抗体常先于疾病而出现;但是,因为没有可靠的预防措施,此项筛查通常仅用于研究。

2 型糖尿病的危险因素包括年龄≥45 岁;超重或肥胖;久坐少动;有糖尿病家族史;糖调节受损;妊娠糖尿病或分娩的婴儿>4.1kg;有高血压或血脂异常病史(HDL 胆固醇<35mg/dl 或甘油三酯>250mg/dl);心血管疾病史;多囊卵巢综合征;以及黑种人、西班牙人、亚裔美国人或美国印第安人。

超重人群(体重指数≥$25kg/m^2$)若存在以下情况,出现胰岛素抵抗的风险将增加:甘油三酯≥130mg/dl(≥1.47mmol/L);甘油三酯/高密度脂蛋白(HDL)比值≥3.0(≥1.8);及胰岛素≥108pmol/L。

45 岁以上人群及其他糖尿病高危患者,在血糖正常时至少应每 3 年测定一次空腹血糖、HbA_{1c}、OGTT 试验,以检查有无糖尿病,如结果显示空腹血糖受损,则至少应每年检查一次(表 165-2)。

并发症的筛查 所有 1 型糖尿病患者在明确诊断后 5 年应该开始进行糖尿病并发症的检查;2 型糖尿病患者一经诊断就应该筛查并发症。筛查的内容主要包括:

- 糖尿病足筛查
- 眼底检查
- 蛋白尿/微量白蛋白尿筛查
- 血肌酐、血脂谱测定

患者应至少每年进行一次足部检查,以发现是否有压力觉、振动觉、痛觉或温度觉减退等外周神经病变的特征性表现。检测压力觉最好的方法是使用单丝触觉测量器(图 165-1)。应该对整个脚,尤其是跖骨头下方的皮肤进行检查,观察是否有破裂及缺血征象,如溃疡,坏疽,趾甲真菌感染,脉搏搏动减弱及体毛脱落。

眼底检查 应由眼科医生进行;一般认为有视网膜病变者每年检查一次,无视网膜病变者每 2 年检查一次,若视网膜病变进展,应增加检查的频率。

应每年一次采集现场尿样或收集 24 小时尿液进行检查,以便发现蛋白尿或微量白蛋白尿;同时还应测定血肌酐含量,以评估肾功能。

许多人认为基线心电图对预测心脏病风险有重要意义。此外还应检查血脂,每年至少一次,如有异常,应增加检查次数。每次检查也应该测量血压。

治疗

- 饮食与运动治疗
- 1 型糖尿病:胰岛素

- 2型糖尿病：口服降糖药，注射型GLP-1受体激动剂、胰岛素，或联用
- 预防并发症：肾素-血管紧张素-醛固酮系统抑制剂（ACEI或血管紧张素Ⅱ受体阻滞剂），他汀类，阿司匹林，糖尿病的治疗包括生活方式改变和药物治疗，1型糖尿病需要胰岛素，若2型糖尿病可通过饮食和运动控制血糖，则不需要药物治疗，参见第1128页糖尿病药物治疗部分

治疗目标与方法选择 糖尿病的治疗是控制高血糖以改善症状及预防并发症，同时还要尽量减少低血糖发作。

血糖控制的目标是：
- 餐前血糖维持在80～130mg/dl（4.4～7.2mmol/L）
- 餐后最高血糖（餐后1～2小时）＜180mg/dl（10mmol/L）
- HbA_{1c}水平＜7%

葡萄糖水平通常需要家庭监护（指尖血），维持HbA_{1c}水平＜7%。对有些患者，如老年人；预期寿命较短者；反复发生低血糖，特别是无症状低血糖者；以及不能陈述低血糖症状者（如幼儿、痴呆患者）等无法进行严格葡萄糖控制的患者，血糖控制不宜过严，上述治疗目标也应加以修正。相反，对于未用药物治疗也发低血糖的患者、糖尿病病程较短者、预期寿命较长者及无心血管疾病的患者，HbA_{1c}应控制得更加严格（＜6.5%）。

对于所有的患者来说，最重要的是糖尿病教育，有关饮食与运动的指导，及血糖监测。

所有1型糖尿病患者需应用胰岛素。血糖轻度升高的2型糖尿病患者应尝试饮食、运动治疗，如果生活方式的改变不能奏效，可使用一种口服降糖药，如疗效仍不理想，可再加用一种（联合治疗），当服用≥2种降糖药仍不能达到治疗目标时，则应使用胰岛素。甲福明通常是糖尿病患者的首选口服药物，虽然没有证据支持应使用特定药物，药物选择往往综合了药物不良反应，便利性，以及患者偏好等多种因素。对于诊断时血糖已明显升高的2型糖尿病患者，应同时予以改变生活方式和口服降糖药治疗。

2型糖尿病患者如伴有妊娠或有急性代谢失代偿性表现者，如高渗透性高血糖状态（HHS）或DKA，治疗一开始即应使用胰岛素。严重高血糖（血糖＞400mg/dl 22.2mmol/L）患者在短期胰岛素控制血糖水平正常后，对口服治疗反应较好。对糖调节受损的患者应提供咨询服务，告知其发展为糖尿病的风险，以及改变生活方式对预防糖尿病的重要性。应当密切观察他们是否出现糖尿病症状及血糖是否升高；理想的随访间隔时间尚未确定，但是每年一次或两次应该比较合理。

糖尿病教育 对于优化治疗至关重要，内容包括糖尿病的病因、饮食、运动、药物和指尖血糖的自我监测，以及低血糖，高血糖及糖尿病并发症的症状和体征。对于1型糖尿病患者应教会他们如何调节胰岛素剂量。此种教育在患者每次就诊或住院时均应加以强化。正规的糖尿病教育一般由糖尿病专科护士及营养师来完成，效果一般很好。

饮食调整 根据个人情况进行饮食调整可以帮助患者控制血糖波动，对2型患者还可降低体重。

一般来说，所有患者均需接受有关饮食方面的教育，即饱和脂肪和胆固醇含量应低，碳水化合物含量应为中等，最好是来自纤维含量高的全谷物。虽然饮食中的蛋白质和脂肪能够产生热量（使体重增加或减轻），但是只有碳水化合物能直接影响血糖水平。对于一些患者来说，低碳水化合物，高脂肪的饮食短时间内能够改善血糖控制，但其远期安全性还不能确定。

1型糖尿病患者应采用碳水化合物计算法或碳水化合物交换系统来使胰岛素剂量与碳水化合物摄入量相匹配，使胰岛素的补充更符合生理要求。"计算"每餐中的碳水化合物含量是为了计算餐前所需的胰岛素剂量。若碳水化合物-胰岛素比值（CIR）为15g：1U，则每进食15g碳水化合物需要1单位速效胰岛素。患者胰岛素敏感性不同则比值也不同，这就需要对患者实施细致的教育，如果能由有经验的糖尿病营养师进行指导则效果最好。有些专家建议使用血糖指数来衡量碳水化合物的代谢速度，但也有人认为血糖指数的作用不大。

2型糖尿病患者应当限制热量摄取，保持饮食规律，增加纤维摄入，限制精制碳水化合物及饱和脂肪。营养专家的建议可以弥补医生意见的不足；患者以及为患者准备饮食的人均应接受指导。

运动锻炼 在运动锻炼时患者应逐渐增加活动量直至达到可以承受的水平。有氧运动和阻抗运动都可以改善2型糖尿病的血糖控制，研究发现两者并用比单独进行一种运动有效。

对于那些在运动中出现低血糖的患者，应建议他们检测血糖，并且摄入适量碳水化合物，或者视需要降低胰岛素剂量，以使其血糖在运动前稍高于正常水平。在剧烈运动时若出现低血糖症状，应即时补充碳水化合物，通常为5～15g蔗糖或其他单糖。

对于已知或可疑的心血管疾病患者，应在开始锻炼前先进行运动负荷试验；而有糖尿病并发症如神经病变和视网膜病变的患者，应适当减少运动量。

监测 通过监测血液中以下物质的水平可以控制糖尿病
- 血糖
- HbA_{1c}
- 果糖胺

应用指尖血液、试纸和血糖仪自我监测血糖十分重要；它可以帮助患者调整饮食和胰岛素用量，还可以帮助医生调整给药的时间和剂量。

有多种不同类型的血糖仪可供选择，几乎所有的血糖仪都需要试纸，并需刺破皮肤获取血样。大多数血糖仪还附带标准液，以便定期对血糖仪进行校准。患者可按照血糖仪的性能进行选择，如测试所需的时间（通常5～30秒），显示屏的大小（大屏幕适用于视力差者），以及是否需要校准。可在其他部位（如手掌、前臂、上臂、腹部和大腿）采血的血糖仪也有供应，在这些部位采血不像指尖那么痛。

连续血糖监测仪 通过皮下导管能够提供实时测定结果,包括低血糖、高血糖或者血糖快速变化的预警功能。上述仪器价格昂贵,且无法避免每日指尖血糖监测,但对于部分患者有效(如低血糖无自觉症或夜间低血糖)。

血糖控制较差以及那些改用新药或调整现用药物剂量的患者,应当自我监测每日 1 次(通常在早上空腹时)到≥每日 5 次,取决于患者的需要、能力和治疗方案的复杂程度。大多数 1 型糖尿病患者可受益于至少每日 4 次的自我血糖监测。

HbA_{1c} 水平 反映最近 3 个月中的血糖控制情况,因而可用以评估随访间期的血糖控制水平。1 型糖尿病患者每年应检测四次 HbA_{1c},血糖稳定的 2 型糖尿病患者每年至少应检测 2 次,若血糖控制较差应增加检测次数。HbA_{1c} 家庭监测套装对能够严格遵照使用说明进行操作的患者相当实用。

HbA_{1c} 值所反映的血糖控制水平有时与每天测得的血糖值不符,这可能是由于 HbA_{1c} 假性升高或假性正常。HbA_{1c} 假性升高可发生于肾功能不全(尿素干扰测定),RBC 周转率降低(见于铁、叶酸、维生素 B_{12} 缺乏性贫血),服用大剂量阿司匹林,以及血中酒精浓度过高。HbA_{1c} 假性正常发生于 RBC 周转率增高,如溶血性贫血和血红蛋白病(如 HbS、HbC)或是出现在上述缺乏性贫血的治疗过程中。伴 4 期和 5 期慢性肾脏疾病的患者,HbA_{1c} 和血糖的相关性很差,HbA_{1c} 会假性升高。

果糖胺的主要成分是糖化白蛋白,但也包含其他糖化蛋白,可反映测定前 1~2 周的血糖控制水平。果糖胺监测可用于糖尿病的强化治疗阶段以及 Hb 有变异或 RBC 周转率增高(导致 HbA_{1c} 假性结果)的患者,但该方法目前主要用于研究工作。

尿糖监测 只能粗略地反映血糖水平,仅在无法测定血糖的时候才使用。1 型糖尿病患者如遇下列情况应自行测定尿酮:有酮症酸中毒的症状、体征或诱发因素,如恶心或呕吐,腹痛,发热,感冒或流感样症状,或自我监测发现持续高血糖[>250~300mg/dl(13.9~16.7mmol/L)]。

胰岛素 所有的 1 型糖尿病患者均需使用胰岛素,否则将会出现酮症酸中毒;它对许多 2 型患者病情的控制也有帮助。

使用胰岛素进行替代治疗应尽可能模拟胰岛 β 细胞的功能,可用 2 种类型的胰岛素分别提供患者基础状态下及餐后需要的胰岛素剂量(生理性替代);这需要患者密切注意自己的饮食和运动情况,以及胰岛素的注射时间和剂量。

目前多数胰岛素制剂为人工基因重组产品,避免了动物提取物产品产生的过敏反应。目前还有一些胰岛素类似物,通过对人胰岛素分子进行修饰而改变其皮下注射后的吸收率和起效时间。

胰岛素一般按其起效快慢和作用长短分类(表 165-3)。但是,这些参数在同一患者中和不同患者间可因多种因素而变化(如注射的部位和技术,皮下脂肪含量,以及注射部位的血流量)。

表 165-3 不同剂型人胰岛素的起效时间、作用峰值及持续时间*

胰岛素剂型	起效时间	峰值	作用持续时间
速效胰岛素			
lispro, aspart, glulisine†	5~15min	45~75min	3~5h
短效胰岛素			
胰岛素†	30~60min	2~4h	6~8h
中效胰岛素			
NPH‡	约 2h	4~12h	18~26h
长效胰岛素			
甘精胰岛素	1~2h	无峰值	24h
地特胰岛素	1~2h	无峰值	14~24h
预混胰岛素			
70%NPH/30%R	30~60min	双峰(NPH & R)	10~16h
50%NPH/50%R	30~60min	双峰(NPH & R)	10~16h
75% NPL/25% lispro	5~15min	双峰(NPL & lispro)	10~16h
70% NPA/30% aspart	5~15min	双峰(NPL & aspart)	10~16h

* 为采用皮下给药途径时的大致时间,可因注射技术及某些影响吸收的因素而变化。
† Lispro 和 aspart 与中效胰岛素的混合制剂也有供应。
‡ NPH 也有混合制剂(NPH/常规)。
NPA,中性鱼精蛋白;NPH,中性鱼精蛋白锌胰岛素;NPL,中性鱼精蛋白赖脯胰岛素(lispro)。

速效胰岛素,包括 lispro 和 aspart,注射后可很快吸收,因为胰岛素分子中一对氨基酸的顺序被相互颠倒而使它们不能形成二聚体和多聚体。通常在注射后 15 分钟内血糖开始下降,但作用时间较短(<4 小时)。速效胰岛素最好在餐时使用,以控制餐后的血糖高峰。吸入性胰岛素是一种新型速效胰岛素,餐时使用。

胰岛素的起效时间较 lispro 和 aspart 稍慢(30~60 分钟),但作用时间较长(6~8 小时)。这也是被批准用于静脉注射的唯一剂型。

中性精蛋白锌胰岛素(NPH) 是中效胰岛素。它们在注射后 2 小时产生作用,峰值出现在注射后 4~12 小时,且作用可以持续 18~26 小时。浓缩胰岛素 U-500 的峰值和持续时间与此相似(峰值 4~8 小时,持续时间 13~24 小时),每日可用 2~3 次。

长效胰岛素 不同于 NPH,甘精胰岛素(glargine)、地特胰岛素和 U-300 甘精胰岛素没有明显的作用峰值,它可以在 24 小时中维持于稳定的基础水平。

胰岛素预混制剂,如 NPH 与胰岛素,lispro 与 lispro 精蛋白胰岛素(lispro 经修饰后作用与 NPH 类似的一种剂型),目前已有出售(表 165-3)。其他预混制剂包括 NPA(中性鱼精蛋白门冬胰岛素或与 NPH 作用类似的门冬胰岛素修饰物)和门冬胰岛素以及德谷胰岛素。

可以将不同类型的胰岛素吸入同一注射器内以方便注射,但是不能将二瓶不同的胰岛素混合后保存,除非由同一厂家生产。有时将胰岛素混合,尤其是混合>1 小时才使用,可能会影响胰岛素的吸收率,导致药效改变,从而使血糖控制达不到预期水平。甘精胰岛素绝不可与其他类型的胰岛素混合使用。

目前市场上还有很多预先装满胰岛素的笔型注射装置,这是对使用瓶装胰岛素和注射器的传统方法的一种改进。胰岛素笔在出门时使用更方便,对视力欠佳和动手能力差的患者也更合适。有弹簧的自动注射装置(与注射器同用)对害怕打针的患者来说是一种有用工具,其备有的注射器放大镜还适用于视力欠佳者。

Lispro、aspart 或胰岛素还可以通过胰岛素泵连续给药。胰岛素皮下持续输注泵可以免除每天多次注射,极大地方便了就餐时间的安排,并大大降低了血糖波动。不足之处包括价格高,机械故障可致胰岛素输入中断,以及携带不便。经常细致的自我血糖监测和对胰岛素泵运行的密切观察是安全有效地使用胰岛素泵的必要条件。

吸入型胰岛素与 lispro 相似,具有起效快,作用时间短的特点,有望即将上市。胰岛素低聚物或口服型胰岛素脂质体,经黏膜(如鼻内或口腔喷雾),或经皮肤胰岛素给药系统均有良好前景,但仍需进一步的研究。

胰岛素治疗最常见的并发症:
- 低血糖

不常见的并发症有:
- 低钾血症
- 局部过敏反应
- 全身过敏反应
- 局部脂肪萎缩或增生
- 循环抗胰岛素抗体

低血糖是胰岛素治疗中最常见的并发症,当患者试图严格控制血糖以使血糖水平接近正常时更易发生。轻度或中度低血糖的症状有头痛、出汗、心悸、头晕、视物模糊、焦虑不安和意识错乱。更严重的低血糖症状还有癫痫发作和意识丧失。老年糖尿病患者发生低血糖时还可以出现休克样症状,如失语或轻偏瘫,发生休克、心肌梗死及猝死的可能性也较大。病程长的 1 型糖尿病患者可能察觉不到低血糖的发生,这是由于他们不再出现自主神经症状(无症状低血糖)。

应教育患者识别低血糖的症状,进食糖类(包括糖果、果汁和葡萄糖片)可使之迅速好转。通常应摄入 15g 的葡萄糖或蔗糖。患者应在食用葡萄糖或蔗糖 15 分钟后检测葡萄糖水平,如果葡萄糖水平未达到>80mg/dl(4.4mmol/L),则额外摄入 15g。对于失去知觉或无法吞咽的患者,可立即皮下或肌内注射 1mg 高血糖素或静脉注射 50% 葡萄糖溶液 50ml(25g),如有必要,还可以继续给予 5% 或 10% 葡萄糖溶液静滴以使血糖维持在正常水平。

低血糖发生后可出现高血糖,这是由于患者摄入了过多的糖或是低血糖引发升糖激素(高血糖素、肾上腺素、皮质醇、生长激素)的释放。睡前胰岛素剂量过大可使血糖降低,诱发升血糖反应,出现晨间高血糖(Somogyi 现象)。但是,发生无明显诱因的晨间高血糖更常见的原因是生长激素在清晨分泌增加(黎明现象)。在这种情况下,应增加夜间胰岛素的用量,换用长效制剂或是推迟注射时间。

胰岛素可以激活细胞膜上 Na-K 泵,使钾进入细胞内而引起低血钾,但是这种情况不常发生。低血钾更常见于急诊患者,比如体内储钾量耗尽,且静脉输入胰岛素时。

胰岛素注射部位的局部过敏反应非常罕见,尤其是使用人胰岛素,但是仍有些对乳胶过敏的患者因瓶塞中的天然乳胶而发生反应,即刻出现疼痛或灼烧感,继以红斑、瘙痒和硬结,后者可能持续数天。虽然抗组胺类药物可以缓解症状,但是大多数反应在继续应用胰岛素几周后可自动消失,无需特殊处理。

使用人胰岛素极少出现全身性过敏反应,但在停用一段时间后胰岛素再次使用时有可能发生。症状多发生于注射后 30 分钟到 2 小时,有荨麻疹、血管性水肿、瘙痒、支气管痉挛及过敏症。一般采用抗组胺药物治疗即可,如有需要可加用肾上腺素和糖皮质激素。如在发生全身性过敏后仍需用胰岛素治疗,应该用纯化的胰岛素制剂贴膜做皮试,并进行脱敏治疗。

注射部位的**局部脂肪萎缩或肥大**比较少见,可能是胰岛素制剂中某些成分引起免疫反应所致;两者均可通过经常更换注射部位而得以消除。

循环抗胰岛素抗体是胰岛素抵抗的极罕见病因。有时更换制剂的类型可有效治疗胰岛素抵抗(如从动物胰岛素改为人胰岛素),必要时可加用肾上腺糖皮质激素。

1 型糖尿病患者的胰岛素治疗方案 1 型糖尿病的治疗方案可从每日 2 次注射混合胰岛素(如不同剂量的速效和中效胰岛素),到更符合生理过程的一天多次注射(如单次固定剂量的长效胰岛素提供基础需求,餐时不同剂量的速效胰岛素满足餐后需要)或使用胰岛素泵。胰岛素强化治疗的定义为每天≥4 次的血糖监测以及每天≥3 次的胰岛素注射或是连续的胰岛素输注,与传统的治疗方法相比(每天注射胰岛素 1~2 次,伴或不伴血糖监测),强化治疗能更有效的预防糖尿病视网膜、肾脏和神经病变。然而,强化治疗更容易导致低血糖发作和体重增加,而且通常只对那些能够而且愿意积极进行自我护理的患者才有效果。

一般而言,大多数 1 型糖尿病患者胰岛素的起始剂量为 0.2~0.8U/(kg·d)。肥胖患者可能需要增加用量。生理补充包括给予 40%~60% 每日胰岛素所需量,以中效或长效制剂覆盖基础需求量,剩余的所需量用速效或短效胰岛素,用于控制餐后血糖升高。使用公式调整剂量,根据血糖水平和膳食摄入量来调整速效胰岛素剂量,该方案可以得到更理想的效果。剂量可调整为每天 1~2 单位/50mg(2.8mmol/L),高于或低于目标血糖值。

这种生理性替代治疗使患者在安排生活时有较大弹性,可改变进餐时间甚或错失一餐而仍能维持血糖于正常水平。然而,目前并无证据表明哪种胰岛素治疗方案最好,这些方案均适用于治疗初期。以后则根据患者的生理反应及患者本人和医生的意见进行选择。

2型糖尿病患者的胰岛素治疗方案 2型糖尿病患者的治疗方案也有多种。很多患者通过改变生活方式或口服降糖药就能充分控制血糖,但如服用≥3种口服降糖药仍不能很好控制血糖时,应加用胰岛素。尽管并不常见,成人期的1DM可能是其原因。妊娠时,应停用口服药改用胰岛素。联合用药的最有效方案是胰岛素与双胍类和胰岛素增敏剂联用。胰岛素的治疗方案很多,既有每天只注射一次长效或中效胰岛素(通常在睡前),也有每天进行多次注射,与1型糖尿病患者的用法相同。一般而言,简单易行的方法总是受到欢迎。由于胰岛素抵抗的存在,一些2型糖尿病患者需要很大剂量的胰岛素[>2U/(kg·d)]。常见的并发症为体重增加,这主要是由于尿糖减少及代谢效率提高。

口服降糖药 虽然口服≥3种降糖药仍不能控制血糖时,经常需加用胰岛素,但口服降糖药(表165-4和表165-5)是治疗2型糖尿病的主要方法,可和GLP-1受体激动剂协同使用。口服降糖药的主要降糖机制如下:

表165-4 主要口服降糖药的特点

通用名称	每天剂量	作用时间	特点
胰岛素促泌剂:磺脲类			
醋酸己脲*	250mg qd~750mg bid	12~24h	氯磺丙脲可导致低钠血症,饮酒后可出现潮红
氯磺丙脲*	100mg qd~750mg qd	24~36h	促进胰岛β细胞分泌胰岛素可以单用或与其他口服药及胰岛素合用主要副作用为低血糖及体重可能增加
甲苯磺丁脲*	250mg qd~1 500mg bid	12h	—
妥拉磺脲*	100mg qd~500mg bid	14~16h	
格列本脲(常规释放)†	1.25mg qd~10mg bid	12~24h	无证据表明格列吡嗪和格列本脲剂量>10mg/d时,疗效会随之增加
格列本脲(微粒剂)†	0.75mg qd~6mg bid	12~24h	
格列吡嗪(常规释放)†	2.5mg qd~20mg bid	12~24h	
格列吡嗪(缓释剂)†	2.5~20mg qd	24h	
格列美脲†	1~8mg qd	24h	—
短效胰岛素促泌剂			
那格列奈	60~120mg tid 餐时服用	3~4h	增强胰岛β-细胞的胰岛素分泌 可单独使用或与其他的口服药物和胰岛素组合使用
瑞格列奈	0.5~4mg tid 餐时服用	3~4h	
胰岛素增敏剂:双胍类			
甲福明(常规释放)	500mg qd~1 250mg bid	6~10h	增强胰岛素对肝糖产生的抑制作用
甲福明(缓释剂)	500mg~2g qd	24h	可以单独使用或与其他口服药及胰岛素联合使用 主要不良影响:乳酸酸中毒(罕见) 禁用于存有风险的患者,包括肾功能不全,心衰,代谢性酸中毒,缺氧,酒精中毒及脱水 常用剂量不会导致低血糖 其他副作用:胃肠道不适(腹泻,恶心,疼痛);维生素B_{12}吸收不良,体重可能降低
胰岛素增敏剂:噻唑烷二酮类			
吡格列酮	15~45mg qd	24h	胰岛素增强肝脏葡萄糖生成抑制 可单独使用或与其他口服药物和胰岛素组合使用 主要不良反应:体重增加,体液潴留,轻度贫血 肝脏毒性罕见,但是应监测肝功能 罗格列酮:增加膀胱癌、心力衰竭骨折风险
罗格列酮	2~8mg qd	24h	罗格列酮可升高LDL-c,并增加心衰、心绞痛、心肌梗死、卒中、骨折风险

通用名称	每天剂量	作用时间	特点
糖苷酶抑制剂			
阿卡波糖	25~100mg tid 餐时服用	6~10h	肠道酶抑制剂
米格列醇	25~100mg tid 餐时服用	6~10h	可单药使用或者与其他口服降糖药或胰岛素联合使用以降低餐后血糖 必须与第一口饭同时服用 胃肠道副作用（肠胃气胀，腹泻，胃气胀）常见，用药一段时间后可减轻 需从小剂量开始（25mg/d），在数周中逐渐增量
dPP-4 抑制剂			
沙格列汀	2.5~5mg qd	24h	肾功能不全者应减量（2.5mg qd）
西格列汀	100mg qd	24h	轻度低血糖风险；不增加体重；单药治疗，或与甲福明/TZD 联用；肾功能不全患者应减量（25~50mg qd）
利格列汀	5mg qd	24h	肾功能或肝功能不全时无需调整剂量
钠-葡萄糖转运体 2（SGLT2）抑制剂			
卡格列净	100 或 300mg qd	24h	可能会导致消瘦，直立性低血压，真菌感染，尿路感染 仅肾脏功能正常时，可增高药物剂量
达格列净	5~10mg qd	24h	可能导致体重减轻，低血压，低血容量，真菌感染，尿路感染 老年人和肾功能不全患者慎用

* 第一代磺脲类药物。
† 第二代磺脲类药物。

表 165-5　口服降糖药的分类复方制剂

药物	药物剂量/(mg/mg)
磺脲/双胍	
格列吡嗪/甲福明	2.5/250、2.5/500、5/500
格列苯脲/甲福明	1.25/250、2.5/500、5/500
TZd/双胍	
吡格列酮/甲福明	15/500、15/850
罗格列酮/甲福明	1/500、2/500、4/50、2/1 000、4/1 000
TZd/磺脲	
吡格列酮/格列美脲	30/2、30/4
罗格列酮/格列美脲	4/1、4/2、4/4
dPP-4 抑制剂/双胍	
利格列汀/甲福明	2.5/500、2.5/850、2.5/1 000
沙格列汀/甲福明，缓释剂	5/1 000、5/500、2.5/1 000
西格列汀/甲福明	50/500、50/1 000

- 促进胰腺分泌胰岛素（促分泌剂）
- 提高外周组织对胰岛素的敏感性（增敏剂）
- 抑制胃肠道对葡萄糖的吸收
- 增加尿糖排泄

联合使用机制不同的药物有可能产生协同作用。

磺脲类药物（SUs）　是胰岛素的促分泌剂，它通过刺激胰岛 β 细胞促进胰岛素的分泌，使血糖降低；还可以通过降低糖毒性来提高外周组织及肝脏对胰岛素的敏感性。第一代药物（表 165-4）副作用较多，现已不常使用。所有磺脲类药物都会促进高胰岛素血症的发生并使体重增加 2~5kg，应用一段时间后还可出现胰岛素抵抗，因而其使用受到限制。这些药物还可引起低血糖，其危险因素有年龄>65 岁，使用长效药物（特别是氯磺丙脲、格列本脲、格列吡嗪），进餐不定时，运动，以及肾或肝脏的功能不全。

由长效磺脲类药物导致的低血糖在停药后仍可持续数天，偶尔还会引起永久性神经损伤，甚或致死；因而有些医生将这些低血糖患者收入医院治疗，尤其是老年患者。氯磺丙脲还可引起不适当的抗利尿激素分泌综合征。大多数单独服用磺脲类药物的患者，最终需加用其他药物才能使血糖恢复正常，提示此类药物可导致胰岛 β 细胞功能衰竭。然而，胰岛素分泌的逐渐减少和胰岛素抵抗更可能是由糖尿病本身引起，而非药物所致。

短效胰岛素促泌剂（瑞格列奈、那格列奈）　刺激胰岛素分泌的方式与磺脲类药物相似，但是起效更快，且餐时的胰岛素分泌量较其他时间为多。因此，这类药物在降低餐后血糖方面特别有效，且发生低血糖的危险较小。短效胰岛素促泌剂可致体重增加，但与磺脲类药物相比，作用明显较轻。瑞格列奈在降糖方面的疗效与磺脲类药物或甲福明类似；那格列奈的疗效稍差，因此更适用于轻度高血糖患者。那格列奈的效果比较温和，因此比较适用于轻度高血糖症的患者。服用其他口服降糖药（如磺脲类药物、甲福明）没有疗效的患者，该类药物很可能也没有效果。

双胍类药物 通过减少肝糖的生成（糖原异生和糖原分解）来降低血糖。这类药物也被认为是外周胰岛素增敏剂，但是它们促进外周葡萄糖摄取的作用可能只是肝糖生成减少后血糖下降的结果。双胍类药物还可降低血脂，减少胃肠道对营养成分的吸收，增加胰岛 β 细胞对血糖的敏感性，并能减少纤溶酶原激活抑制因子1，从而起到抗血栓形成的作用。甲福明是在美国唯一可以买到的双胍类药物，该药至少在降糖方面与磺脲类药物有同样效果，并且极少引起低血糖，因而与其他药物及胰岛素一同使用很安全。另外，甲福明不会增加体重，甚至可因抑制食欲而使体重减轻。但是，该药常导致胃肠道副作用（如消化不良、腹泻），大多数患者的这些不良反应会随用药时间的延长而消退。甲福明较少见的副作用有维生素 B_{12} 吸收不良，但是临床上明显的贫血极少见。

甲福明很少会导致有生命危险的乳酸酸中毒，但是该药应禁用于有发生酸血症危险的患者[包括肾功能不全（肌酐≥1.4mg/dl）、缺氧或严重的呼吸系统疾病，酒精中毒，其他形式的代谢性酸中毒或脱水]。手术期间、使用静脉造影剂及任何严重疾病时该药应停用。很多接受甲福明单药治疗的患者最终需加用其他药物。

噻唑烷二酮类药物（TZD） 可以降低外周的胰岛素抵抗（胰岛素增敏剂），但是该药的具体作用机制目前尚未十分明确。这类药物与核受体[过氧化物酶体增殖物激活受体 γ（PPARγ）]相结合，这些受体主要存在于脂肪细胞中，可以调控基因转录从而调节葡萄糖和脂肪的代谢。TZD 还可增加 HDL，降低甘油三酯，并具有抗炎、抗动脉粥样硬化的作用。在降低 HbA_{1c} 方面 TZD 与磺脲类药物及甲福明疗效相同。TZD 可能可以治疗非酒精性脂肪肝（NAFLD）。

虽然曲格列酮可致急性肝功能衰竭，但没有证据说明目前市场上的 TZD 药物有肝脏毒性。然而，患者仍应定期检查肝功能。TZD 可导致周围组织水肿，尤其是使用胰岛素者，在易感患者中还可加重心力衰竭。体重增加较常见，主要是由于水潴留、脂肪组织体积增大，有些患者可达10kg以上。罗格列酮能增加心力衰竭、心绞痛、心肌梗死、脑卒中以及骨折的风险。吡格列酮能增加膀胱癌（尽管研究结果有争议）、心力衰竭及骨折的风险。

α-糖苷酶抑制剂（AGI） 能够竞争性地抑制肠道内的碳水化合物水解酶，使食物中碳水化合物的消化和吸收变慢，从而降低餐后血糖水平。AGI 在降糖方面的疗效不如其他类型的口服药，且患者常因药物所致的消化不良、胃肠胀气及腹泻等症状而停药。但该药安全性好，可以与其他类型的药物及胰岛素联合使用。

二肽基肽酶-4（DPP-4）抑制剂（如西格列汀、沙格列汀、维格列汀） 能抑制体内 GLP-1 降解酶二肽基肽酶-4 的活性，延长高血糖素样肽-1（GLP-1）的作用时间。DPP-4 抑制剂略微增加胰腺炎的风险，但一般认为他们是安全的。

钠-葡萄糖转运体2（SGLT2）抑制剂（卡格列净、达格列净、恩格列净） 能抑制肾近端小管的 SGLT2，抑制葡萄糖重吸收，从而导致糖尿、降低血糖。其亦可轻度减重、溴隐亭是多巴胺激动剂，降低 HbA_{1c} 约0.5%，机制未明。虽然被批准用于2型糖尿病，但因为潜在的不良反应很少使用。

其他类型的注射降糖药 除胰岛素之外的注射降糖药主要包括胰高糖素样肽-1 受体激动剂、胰淀素（amylin）类似物普兰林肽（表165-6），可与其他类型的降糖药联用。

表165-6 注射的非胰岛素降糖药物的特点

通用名称	每天剂量	作用持续时间	备注
GLP-1 激动剂			
exenatide	5μg 或 10μg 餐前皮下注射 bid	4~6h	轻度低血糖风险；轻度减重；可与磺脲类/甲福明联用；起始剂量5μg，至出现轻度恶心感（最常见的副作用）；增加胰腺炎风险
艾塞那肽，每周1次	2mg 皮下注射 qw	7日	恶心的发生率低于 bid 的剂型 在啮齿类动物中的实验发现药物增加了胰腺炎与甲状腺 C-细胞肿瘤（髓样癌）的风险 长期的安全性未知
利拉鲁肽	1.2~1.8mg 餐前皮下注射 qd	24h	增加胰腺炎风险 在啮齿类动物中的实验发现药物增加了甲状腺 C-细胞肿瘤（髓样癌）的风险
胰淀素类似物			
pramlintide	1型糖尿病：餐前30~60μg 皮下注射 2型糖尿病：餐前120μg 皮下注射	2~4h	与胰岛素联用，使用不同的注射器 应调整胰岛素剂量，避免低血糖 可有恶心感 可轻度减重

胰高糖素样肽-1（GLP-1）受体激动剂 [如艾塞那肽（一种合成的肠促胰岛素类似物）、利拉鲁肽]可加强葡萄糖依赖的胰岛素分泌，延缓胃排空。艾塞那肽还可以降低食欲，减轻体重，促进胰岛 β 细胞增殖，给药方法为餐前注射，每日2次，5~10μg/d，可与口服降糖药联合使用。其他 GLP-1 激动剂包括利拉鲁肽每日1次给药；长效艾塞那肽，

每周1次给药。

胰淀素类似物 胰淀素(amylin)是一种由胰岛β细胞分泌的多肽类激素。普兰林肽是一种人工合成的胰淀素类似物,它能模拟胰淀素,延缓胃排空,抑制餐后高血糖素的分泌,促进饱食感,此药注射适用,并可与餐时胰岛素合用。1型糖尿病的推荐剂量为30~60μg,2型糖尿病为120μg,餐前注射给药。

其他的降血糖疗法 胰腺或胰岛细胞移植是胰岛素的另一种替代治疗方法;这两种技术都能有效地将产生胰岛素的β细胞植入缺乏胰岛素的1型糖尿病患者。适应证、组织来源、操作程序及其禁忌证将在其他章节讨论。

其他口服降糖药正在研发中,包括PPARα和PPAR-γ双激动剂(ragaglitazar,tesaglitazar)、非TZD类胰岛素增敏剂(包括重组人胰岛素样生长因子1,IGF-1)、磷酸二酯酶抑制剂(可促进胰岛素分泌)等。

辅助治疗 预防和治疗糖尿病并发症的相关辅助措施也很重要,包括:

- ACE抑制剂或血管紧张素Ⅱ受体阻滞剂
- 抑制素
- 减重措施
- 足部护理
- 接种疫苗

出现早期肾病(微量白蛋白尿或蛋白尿)的患者应当使用ACE抑制剂或血管紧张素Ⅱ受体阻滞剂,即使没有高血压但有早期糖尿病肾病(白蛋白尿)的患者应使用;而尚未出现肾脏损伤,但伴有高血压的糖尿病患者也应选用上述两种药物。

ACEI还可以帮助糖尿病患者预防心血管事件的发生。阿司匹林81~325mg,每日1次,可以预防心血管疾病,适用于大多数没有特殊禁忌证的成年糖尿病患者。

美国心脏学会推荐,所有40~75岁的糖尿病患者均应口服他汀类药物。根据情况选择中到高强度的他汀治疗,并没有确切的血脂控制目标。对于年龄<40或>75岁的人群,应根据个体差异,风险获益比,以及患者的偏好,选择合适的治疗方案。2型糖尿病患者容易出现高甘油三酯血症,小而密的低密度脂蛋白(LDL)升高,高密度脂蛋白(HDL)降低;他们应接受积极的治疗,治疗目标与冠心病者相同[LD-L<100mg/dl(<2.6mmol/L),HDL>40mg/dl(>1.1mmol/L),甘油三酯<150mg/dl(<1.7mmol/L)]。

奥利司他,一种肠道脂酶抑制剂,可减少饮食中脂肪的吸收;降低血脂,并有助于减肥。氯卡色林是一种选择性血清素受体激动剂,该药能引起饱足感、减少食物摄取。芬特明/托吡酯是一种复方制剂,可以在大脑中通过多种机制抑制食欲。作为一个综合性减重方案的一部分,所有药物对于部分患者均有效,尽管017卡西林仅可短期使用。所有这些药物均已被证实能显著降低HbA_{1c}。在用其他方法减肥效果不佳的糖尿病患者中,外科治疗如袖状胃切除或旁路术,也可起到减肥和改善血糖的作用(与体重减轻无关)。

定期接受专业足部护理,包括修剪脚趾甲和胼胝,对感觉缺失或循环损伤的患者非常重要。应该建议这些患者每天检查足部的裂纹、龟裂、胼胝、鸡眼和溃疡。每日应用微温水及无刺激性的香皂洗脚,轻轻揉擦务使完全干燥。在干燥而有鳞屑的皮肤部位应涂抹润滑剂(如羊毛脂);足部潮湿处应敷以不含药物的足粉。脚趾甲最好由足科医生修剪,直行剪切,不要太接近皮肤。不可在皮肤上使用橡皮膏和胶带、刺激性化学药品、鸡眼膏、水瓶和电热垫。患者应每日更换长袜,不要穿过紧的衣服(如吊袜带,有紧绷弹力顶圈的短袜或长袜)。

鞋子应合脚、宽松、不露后跟或脚趾,并应经常更换。如有足部畸形(如曾截除脚趾、槌状趾、拇囊炎)应穿特制的鞋子以减少创伤。避免赤脚行走。

神经性足溃疡患者应避免负重直至溃疡愈合;如果不能避免负重,应使用适当的矫形装置进行保护。因为大多数神经性溃疡患者仅有轻微或完全没有大血管闭塞,清创术和抗生素常可使溃疡较好愈合,从而可避免进行大型手术。溃疡愈合后,应使用适当的鞋垫或特制的鞋子。对顽固性病例,特别是有骨髓炎者,可能需要手术切除跖骨头(压力的来源),切除病变的足趾或行经跖骨截肢术。神经性关节病通过使用矫形装置常可获得满意疗效(如短型腿支架、成型鞋、海绵橡胶足弓垫、拐杖、假肢等)。

最后,所有的糖尿病患者均应接种肺炎链球菌疫苗(每年一次)和流感病毒疫苗(每年一次)。

特殊人群和环境

脆弱糖尿病是指患者血糖反复出现明显波动而无明显原因,这个概念没有生物学依据,不应再继续使用。血糖不稳定可发生于任何糖尿病患者,但更易发生于1型患者,因完全没有内源性胰岛素产生,部分患者中低血糖反向调节反应受损。其他原因包括隐藏的感染,胃轻瘫(使饮食中碳水化合物的吸收不稳定),和内分泌疾病(如艾迪生病)。

长期血糖不能得到良好控制的患者应该评估是否存在其他影响因素,包括患者接受的教育不足或未充分理解,导致胰岛素用药和饮食选择错误;或由于心里苦恼(如愤怒、抑郁、焦虑)引起,后者表现为食物摄取和体力活动不按规律,用药不遵医嘱,及不适当地自行调整剂量。

针对这些患者的首要措施是全面检查其糖尿病自我护理技术,包括胰岛素注射剂的准备、注射以及血糖监测。增加自我监测次数可能发现先前未察觉的问题,并提供患者一些有用的信息。应取得患者的详尽饮食情况,包括进食时间,以寻找血糖控制不佳的可能原因。通过体格检查和适当的实验室检查排除一些可能的病因。对一些用胰岛素治疗的患者,可以采用强化治疗方案,经常按血糖监测结果调整剂量。有些患者在没有进行特殊治疗的情况下,低血糖和高血糖的发作次数随时间推移而减少,提示导致脆性糖尿病的原因可能是生活环境。

儿童 1型糖尿病患儿需要生理性胰岛素替代,以及一些治疗措施,如胰岛素泵。然而,因为患儿的进食量、运动量难以预测,不能及时反馈低血糖症状,血糖的控制目标需根据实际情况调整。经过教育,多数患儿能实现或部分实现自我护理,包括检测血糖与注射胰岛素。应将病情告知学校,以帮助识别与处理低血糖发作。进入青春期后,应筛查微血管并发症。

2型糖尿病患儿需进行饮食与运动治疗,控制体重。如合并血脂紊乱或高血压,应积极治疗。大多数2型糖尿病患儿合并重度肥胖。因此,生活方式干预是治疗的基石。血糖轻度升高的患儿一般首选甲福明,但应除外酮症、肾功能不全,及其他甲福明禁忌。甲福明推荐剂量为500~1 000mg,每日2次。不推荐使用TZD类药物,因长期用此类药物对儿童的安全性未明。若疗效不足,可加用胰岛素、噻唑烷二酮类、磺脲类、GLP-1受体激动剂和DPP4抑制剂口服降糖药。

青少年 糖尿病儿童进入青春期后血糖常不易控制,这是由于存在多种影响因素,包括青春期和胰岛素引起的体重增加;激素变化降低胰岛素的敏感性;心理社会因素(如情绪障碍和焦虑症)导致胰岛素使用的依从性下降;家庭冲突,叛逆和同侪压力;为控制体重而不按规律进食及胰岛素使用的疏忽;尝试吸烟,酒精和毒品等。由于这些原因,一些青少年反复发生高血糖和DKA,需要急诊或住院治疗。

处理方法通常为加强医疗监管结合社会心理辅导(如引导和帮助青少年的社区组织),个体或家庭治疗,以及必要时的精神药物治疗。教育至关重要,可让青春期患者安全地享受成长带来的快乐。医护人员必须不断加强患者的血糖控制,特别是经常测试血糖,需要时多次给予小剂量速效胰岛素。

住院治疗 糖尿病可能是患者需要住院治疗的主要原因,但也可能是由于伴发的其他疾病。所有存在DKA,HHS或者长期低血糖血症的患者都应该住院治疗。短期住院治疗对有磺脲类口服降糖药导致的低血糖、控制不佳的高血糖或并发症加重的患者有好处。住院治疗对新发的儿童和青少年糖尿病患者也有益处。由于在住院条件下所制订的胰岛素治疗方案,常不足以在院外环境中充分控制血糖,因而患者出院后病情常恶化。

在因其他疾病而住院时,如果用药方案没有变化,多数患者情况良好。然而,如果因为其他疾病较为紧急而血糖控制常被忽视时,血糖控制可能较为困难。一些患者由于体力活动受限和急性疾病而使得血糖增高,而另一些患者则因饮食限制和其他疾病的症状(如恶心、呕吐、腹泻、食欲减退)而发生低血糖,特别是在降糖药物剂量没有进行相应调整时。另外,相对于糖尿病治疗方案,医院的作息时间(如进餐、服药及其他安排)较为固定,所以住院患者血糖较难得到充分控制。

住院患者一般应停用口服降糖药,甲福明可导致肾功能不全患者乳酸酸中毒,如果需要给予造影剂则必须停用,因此,除了最稳定的住院患者外,其他所有患者都应停用。磺脲类会导致低血糖,也应停用。大多数患者可用基础胰岛素或在必要时加用短效胰岛素控制好病情。DPP4抑制剂相对安全,即使对合并肾脏疾病的患者而言,也可用于控制餐后血糖。不应将按照血糖高低注射胰岛素作为纠正高血糖的唯一手段;因其较为被动而非主动,没有数据说明这一方法的疗效与其他治疗方法相似或更好。应使用长效胰岛素来预防高血糖,而不是仅用短效胰岛素纠正高血糖。

住院患者出现高血糖使许多急性疾病的短期预后变坏,特别是卒中和急性心肌梗死,且常使住院时间延长。严重疾病可引起胰岛素抵抗和高血糖,甚至在无糖尿病的患者中也是如此。静脉输入胰岛素将血糖维持在140~180mg/dl(7.8~8.3mmol/L),可防止器官衰竭等不良后果,促进卒中的康复,对那些需要较长时间(5日以上)重症监护的患者,可提高生存率。此前,血糖控制目标一度较为严格。然而,研究显示,适度放宽血糖控制目标并不会增加不良结局,特别是对于不合并心脏疾病的患者。重症患者,特别是接受糖皮质激素或升压药物治疗的患者,因产生胰岛素抵抗而需要大剂量胰岛素治疗(>5~10U/h)。接受TPN的患者和不能进食的1型糖尿病患者也应考虑静脉输注胰岛素。

手术 手术引起的生理性应激可使糖尿病患者的血糖升高,在1型糖尿病患者中诱发DKA。对于1型患者,可在手术日晨给予早晨常规量的1/2~2/3中效胰岛素或70%~80%长效胰岛素(甘精胰岛素或地特胰岛素),同时静脉给予5%葡萄糖液100~150ml/h。术中及术后应至少每2小时测一次血糖(如血糖过高还应检测酮体)。应持续输注葡萄糖,需要时每4~6小时皮下注射常规或短效胰岛素,使血糖维持在100~200mg/dl(5.55~11.01mmol/L)直至患者能够进食及恢复平时的胰岛素治疗方案。如果不能在较短时间内恢复到平时的胰岛素治疗方案(>24小时)应加用中效或长效胰岛素。此方法也适用于胰岛素治疗的2型糖尿病患者,但不必经常测定酮体。

有些医生主张手术当日停用皮下注射或吸入胰岛素,改为静脉输注胰岛素,对于时间久的大手术,手术应激越大,胰岛素需要量越大,最好持续静滴胰岛素,一种方法是将葡萄糖、胰岛素和K混进一个袋子里(GIK方案),如将10%葡萄糖、10mmol K和15U胰岛素混进一个500ml的袋子里,胰岛素剂量以5个单位为增量进行调整。这种方法因需根据患者血糖重复混匀、更换袋子,已被许多医疗机构淘汰。另一种方法是将胰岛素(1~2U/h)和5%葡萄糖(75~125ml/h)分开静滴,1型糖尿病患者对胰岛素敏感,胰岛素输注速率应降低,2型抵抗应加快。也可用10%葡萄糖,连续胰岛素输注可避免DKA,尤其是1型糖尿病,胰岛素吸附到输液管上会使其作用不连续,可事先用胰岛素溶液冲洗输液管以避免上述现象的发生。在恢复过程中应持续滴注胰岛素,根据在康复室测定的及以后每隔1~2小时测定的血糖值调整胰岛素剂量。

大多数2型糖尿病患者仅用口服降糖药即可将空腹血糖控制在可接受的水平,在手术期间及手术前后可能不需要使用胰岛素。大多数口服降糖药,包括SUs和甲福明,应在手术当天停用,术前、术后及患者静脉输液期间每隔6小时应测定血糖。患者能够进食后可重新使用口服药物,但是只有在术后48小时确定肾功能正常后才能使用甲福明。

预防

T1DM 没有一种治疗方法能够阻止1型糖尿病的发生

或发展。硫唑嘌呤、皮质激素和环孢素可使某些患者早期的 1 型糖尿病得到缓解，可能是通过抑制自身免疫性的 β-细胞破坏。然而，其毒性和需要终身服用限制了这些药物的使用。少数患者在短期使用抗 CD3 单克隆抗体后，至少在发病的第一年中减少了对胰岛素的需要量，可能是通过抑制自身免疫性 T 细胞的反应。

T2DM 改变生活方式通常能够预防 2 型糖尿病。基线体重只要降低 7%，结合中等强度的体力活动（如每日行走 30 分钟），可使高危个体发生糖尿病的风险降低 50% 以上。甲福明也可降低糖调节受损者发生糖尿病的风险。适量饮酒[每周 5~6 杯（份）]、ACE 抑制剂、血管紧张素 Ⅱ 受体阻滞剂、他汀类、甲福明、TZD、阿卡波糖可能也有保护作用，可能是通过诱导 PPARγ 的活性，但在推荐这些药物进行常规预防之前还需作更多的研究。

并发症 严格控制血糖（即 $HbA_{1c}<7.0\%$）、血压和血脂可降低糖尿病并发症的风险。在并发症出现后，预防其进展的方法在本节相关并发症（参见第 1122 页）和治疗（参见第 1125 页）中讲述。

> **关键点**
> - 1 型糖尿病时胰岛素分泌功能缺失系自身免疫介导的胰岛 β 细胞炎症引起。
> - 2 型糖尿病的发病机制是不同程度的肝脏胰岛素抵抗（导致肝葡萄糖输出不受抑制）、外周胰岛素抵抗（外周组织葡萄糖摄取减少）以及胰岛 β 细胞分泌功能缺陷。
> - 糖尿病的微血管并发症包括糖尿病肾病，糖尿病神经病变和糖尿病视网膜病变
> - 糖尿病大血管并发症包括动脉粥样硬化导致的冠状动脉疾病，一过性脑缺血发作（TIA）/脑卒中和外周动脉供血不足
> - 根据空腹血糖和/或 HbA_{1c}、OGTT2 小时血糖值均可诊断糖尿病
> - 糖尿病并发症的常规筛查
> - 治疗方法有饮食控制，体力活动，胰岛素和/或口服降糖药
> - 通常予 ACEI、他汀、阿司匹林以预防并发症

糖尿病酮症酸中毒

糖尿病酮症酸中毒（DKA）为糖尿病的一种急性代谢性并发症，主要临床表现为高血糖、高酮血症和代谢性酸中毒。DKA 主要发生于 1 型糖尿病，可出现恶心、呕吐和腹痛，并可发展为脑水肿、昏迷甚至死亡。诊断主要根据高血糖伴有高酮血症和高阴离子间隙代谢性酸中毒。治疗措施包括扩容、胰岛素和预防低血钾。

DKA 最常见于 1 型糖尿病患者，在体内胰岛素不能满足机体基本的代谢需要时出现。DKA 是一小部分 1 型糖尿病患者的首发表现。胰岛素缺乏可以是绝对的（如外源性胰岛素中断）也可以是相对的（如急性感染、外伤或其他病理应激情况下平时的胰岛素用量不能满足代谢需要）。

DKA 常见的诱因包括：
- 急性感染（尤其是肺炎和尿路感染）
- 心肌梗死
- 脑卒中
- 胰腺炎
- 外伤

与糖尿病酮症酸中毒有关的药物包括：
- 糖皮质激素
- 噻嗪利尿剂
- 拟交感类药物
- 钠-葡萄糖共转运体 2（SGLT-2）抑制剂

2 型糖尿病中 DKA 不常见，但在严重病理应激如心肌梗死时有可能发生。

病理生理

胰岛素缺乏时机体通过甘油三酯和氨基酸代谢代替葡萄糖为其提供能量。脂解作用使血中甘油和游离脂肪酸（FFA）增加；肌肉分解代谢增强，则使丙氨酸增加。甘油和丙氨酸为肝糖异生提供底物，而胰岛素缺乏时高血糖素的增加可刺激肝糖异生。

胰高糖素也可刺激线粒体将 FFA 转化为酮体。正常情况下胰岛素通过抑制 FFA 衍生物转运进入线粒体而阻断酮体生成，但胰岛素缺乏时酮体可不断生成。酮体主要包括乙酰乙酸和 β-羟丁酸，两者均是强有机酸，可引起代谢性酸中毒。由乙酰乙酸代谢生成的丙酮在血液中不断堆积，通过呼吸缓慢清除。

胰岛素缺乏引起高血糖，后者产生渗透性利尿作用，使水和电解质大量丢失。尿酮排泄造成钠和钾的额外丢失。血钠可因利钠作用而降低，也可因水分大量丢失而升高。多数情况下钾丢失明显，有时>300mmol/24 小时。尽管总体钾水平明显下降，初期的血钾水平仍然正常或者升高，这是由于酸中毒情况下钾离子转移至细胞外的缘故。随着治疗进展，血钾水平会进一步下降，这是由于胰岛素能够促使钾离子进入细胞内。如果不监测血钾并按需补钾，可出现致命性低血钾。

症状及体征

DKA 的临床表现包括高血糖的症状和体征，加上恶心、呕吐以及腹痛（特别是在儿童）。失代偿更严重时，可出现嗜睡。患者可因脱水和酸中毒而发生低血压和心动过速、呼吸深快以代偿酸中毒[库斯莫尔呼吸（Kussmaul respiration）]。呼出气体因含丙酮而有烂苹果味。DKA 本身不会引起发热，如果出现，说明有隐蔽感染。如不及时治疗，可导致昏迷和死亡。

大约 1% 的 DKA 患者可出现**急性脑水肿**，主要发生在儿童，其次是青少年和年轻成人。尽管头痛和意识水平的波动是某些患者发生脑水肿的先兆，但另一些患者一开始即表现为呼吸停止。原因还不清楚，可能与血液渗透压下降过快或脑缺血有关。急性脑水肿最易发生在 5 岁以下，以 DKA 为 DM 首发表现的儿童。伴有高水平 BUN 和低水平 $PaCO_2$ 的 DKA 儿童最易发生脑水肿。在 DKA 的治疗过程

中延误纠正低钠血症以及使用 HCO_3^- 也是出现脑水肿的危险因素。

诊断

- 动脉血气分析（血 pH 值）
- 血酮
- 计算阴离子间隙

对于疑诊 DKA 者，须查血电解质、尿素氮、肌酐、血糖、血酮体、血浆渗透压，同时检测尿酮体。一般状况差且酮体阳性的患者应进行动脉血气分析。

如动脉血 pH 值<7.30，阴离子间隙>12（参见第 1098 页，框 161-1），以及高血糖伴血清酮体阳性即可诊断为 DKA。当尿糖和尿酮均呈强阳性时即可初步诊断。尿液检测试纸和一些血酮测定方法可能会低估酮症的程度，因为这些方法检出的是乙酰乙酸而不是 β-羟丁酸，而后者才是最主要的酮酸。

除此之外，应排查 DKA 的诱发因素，注意相关病史、症状、体征，视情况行相关检查，如培养、影像学检查。成年患者应查心电图以排除急性心肌梗死，并评估低血钾对心脏的影响。

其他的实验室异常发现包括低钠血症，血清肌酐和渗透压升高。高血糖可引起稀释性低钠血症，所以测定血清 Na 需要通过加入 1.6mmol/L（当血糖超过 100mg/dl 后每升高 100mg/dl）来修正。若血清 Na 浓度为 124mmol/L，血糖为 600mg/dl，修正后 Na 浓度为 132mmol/L[124+1.6(600-100)/100]。随着酸中毒的纠正，血钾降低；当血钾降至 3.5mmol/L 以下时，提示显著缺钾，应立即补充。

即使没有胰腺炎，血清淀粉酶和脂肪酶也常升高（可能出现在酒精性 DKA 患者及合并高甘油三酯血症者）。

预后

DKA 的死亡率小于 1%；但老年患者及伴其他危及生命的疾病的患者，死亡率更高，入院时休克或昏迷提示预后较差。主要的死亡原因是循环衰竭，低血钾和感染。脑水肿患儿 57% 可完全康复，21% 留有神经后遗症，21% 死亡。

治疗

- 静脉输注 0.9% 生理盐水
- 纠正低血钾
- 静脉应用胰岛素（前提是血钾≥3.3mmol/L）
- 不推荐静脉应用 $NaHCO_3$，除非治疗开始 1 小时后血 pH 值仍<7

最迫切的治疗是快速扩容，纠正高血糖和酸中毒，预防低钾血症。鉴别诱因也非常重要。DKA 患者应在监护室中接受治疗，因为开始时需每小时或每 2 小时进行临床和实验室评估并适当调整治疗措施。

扩容　成年患者扩容时常快速静脉输入 0.9% 氯化钠溶液 1~3L，以后 1L/h 或根据需要加快速度以提升血压，纠正高血糖，并保持尿量充足。成年 DKA 患者在最初 5 小时内一般至少需要 3L。DKA 的成人患者至少需要在 5 小时内补充 3L 生理盐水。当血压稳定，尿量较多时，换用 0.45% 的盐水。当血糖降到<250mg/dl（11.1mmol/L）时，应改用 0.45% 盐水/5% 葡萄糖。

儿童 DKA 患者的体液缺失量估计为 60~100ml/kg（体重）；此外还应加上维持量（用于补充正在丢失的液体）。体液不足的纠正应持续 36 小时以上。最初 1~2 小时应输注 0.9% 生理盐水（20ml/kg），一旦血压稳定、尿量充足，则改为 0.45% 的盐水。根据脱水程度以 2~4ml/(kg·h)速率继续补充剩余液体量。

纠正高血糖和酸中毒　首先静脉推注胰岛素（0.1U/kg）纠正高血糖，随后将胰岛素加入 0.9% 氯化钠溶液中以 0.1U/(kg·h)的速率静滴。当血钾≥3.3mmol/L（参见第 1144 页）时应停止使用胰岛素。胰岛素吸附到输液管上会影响疗效，预先用胰岛素溶液冲洗输液管可以避免这一影响。如果第 1 小时内血糖的下降不到 50~75mg/dl（2.8~4.2mmol/L），胰岛素剂量应加倍。儿童应以 0.1U/(kg·h)或更高的速率持续静脉滴注胰岛素，加或不加首剂静脉推注。

如果胰岛素剂量足够，酮体应在数小时内消失。然而，酸中毒纠正时 β-羟丁酸向乙酰乙酸（这是大多数实验室所测定的"酮体"）的转化，可能使酮体的消失延迟。血清 pH 值和 $NaHCO_3$ 水平可迅速改善，但血清 $NaHCO_3$ 要恢复到正常水平可能需要 24 小时。液体复苏 1 小时后如 pH 值<7.0，可考虑使用 $NaHCO_3$ 快速纠正 pH 值，但是 HCO_3^- 与急性脑水肿的发生有关（主要是儿童），因此不应常规使用。如果使用的话，只能尝试 pH 值适度升高（目标 pH 值约 7.1），在 30~60 分钟内，50~100 毫当量剂量，然后重复测量动脉的 pH 值和血清 K^+ 浓度。

当成年患者的血糖水平降至<200mg/dl（<11.1mmol/L）时，应加用 5% 葡萄糖静滴以减少低血糖的发生风险。然后减少胰岛素用量至 0.02~0.05U/kg/h，但仍需继续滴注胰岛素，直至阴离子间隙降低，血酮体、尿酮体持续阴性。此后可改用胰岛素皮下注射，每 4~6 小时 5~10U。当患者病情稳定，能够进食时，再开始采用分次预混胰岛素治疗方案或基础加强化治疗方案。第一次皮下注射胰岛素后，胰岛素静脉滴注仍应持续 1~4 小时。儿童应继续给予 0.05U/(kg·h)胰岛素静滴直至开始皮下注射胰岛素及 pH 值超过 7.3。

预防低血钾　为预防低血钾，需在每升静脉补液中加入 20~30mmol 钾，使血钾维持在 4~5mmol/L。如果血钾<3.3mmol/L，应停用胰岛素并以 40mmol/h 的速率补钾直到血钾≥3.3mmol/L；如果血钾>5mmol/L，应停止补钾。

疾病开始时血钾正常或增高可能反映了酸中毒时细胞内钾向细胞外转移，这可能掩盖了几乎所有 DKA 患者都存在的真正的钾缺乏。胰岛素可使钾快速转移到细胞内，因此在治疗开始阶段应每小时或每 2 小时测定钾浓度。

其他治疗措施　低磷血症常常在糖尿病酮症酸中毒治疗期间的发作，但补充磷酸盐在大多数情况下无明显益处。如有症状（如横纹肌溶解症、溶血或神经功能恶化），可以 6~12 小时内注入钾磷酸盐 1~2mmol/kg。如给予磷酸钾，血清钙水平通常会降低，并应监测。

如患者疑有脑水肿，应治以高通气、糖皮质激素和甘露醇，但这些措施在患者出现呼吸停顿后常无效。

> **关键点**
> - 急性生理应激(如感染,心肌梗死)可诱发酸中毒、中度血糖升高和脱水,在 1 型糖尿病患者还引起严重的钾丢失
> - 罕见表现,大约 1%的 DKA 患者可出现急性脑水肿,主要发生在儿童,其次是青少年和年轻成人
> - 诊断要点是动脉血 pH 值<7.30、阴离子间隙>12mmol/L,以及高血糖伴血清酮体阳性
> - 酸中毒通常在静脉补充液体和胰岛素后被纠正。一般无需使用 NaHCO$_3$,除非治疗开始 1 小时后仍有显著的酸中毒(pH 值<7)
> - 当血钾≥3.3mmol/L 时应停止使用胰岛素

高血糖高渗状态

高血糖高渗状态(HHS)是糖尿病的一种代谢性并发症,以高血糖、严重脱水、血液高渗和意识改变为特点,常常发生于 2 型糖尿病患者,特别是在应激情况下。HHS 的诊断包括严重的高血糖和血高渗透压,但无明显酮症。治疗包括静脉输注盐水和胰岛素。并发症包括昏迷、癫痫和死亡。

高血糖高渗状态(HHS,曾称作非酮症高渗综合征及高血糖高渗非酮症昏迷 HHNK),是 2 型糖尿病的一种并发症,死亡率达 20%以上,远高于 DKA 的死亡率(现<1%)。通常在出现高血糖症状一段时间以后才发生,因在此期间摄取的液体量不足以阻止高血糖渗透性利尿所致的极度脱水。

诱发因素包括:
- 急性感染及其他内科情况
- 药物引起的糖耐量受损(糖皮质激素)或液体丢失增加(利尿剂)
- 糖尿病治疗的依从性差

血清酮是不存在的,因为目前在大多数 2 型糖尿病患者的胰岛素量足以抑制酮体生成。因为不存在酸中毒的症状,大多数糖尿病高渗状态患者在就诊之前的脱水时间明显比 DKA 长,因此血糖[>600mg/dl(>33.3mmol/L)]和血渗透压(>320mOsm/L)也明显高于 DKA。

症状及体征

HHS 的主要症状是意识改变,从精神错乱或定向障碍直到昏迷,通常是极度脱水,伴或不伴肾前性氮质血症,高血糖和高渗。与 DKA 不同,HHS 可出现局部或全身性癫痫发作,以及短暂性偏瘫。

诊断
- 血糖
- 血渗透压

一般来说,精神状态改变的患者指尖标本中的血糖水平显著升高,初步怀疑 HHS。如果测量尚未得到,应测量血清电解质、尿素氮(BUN)和肌酐、葡萄糖、酮和血浆渗透压。应检测尿液酮。血 K 通常正常,但血 Na 可降低或升高,取决于容量缺乏的情况。高血糖可能会导致稀释性低钠血症,因此当血糖浓度高于 100mg/dl 时,血糖每增加 100mg/dl,实际血钠水平应在测量结果上增加 1.6mmol/L。BUN 和血清肌酐水平显著升高。动脉血 pH 值通常>7.3;但是由于乳酸堆积,偶尔可发生轻微的代谢性酸中毒。

液体缺失量可超过 10L,急性循环衰竭是常见的死亡原因。尸检中常可见到广泛的血栓形成,一些患者可能因弥散性血管内凝血(DIC)而发生出血。其他并发症包括吸入性肺炎,急性肾衰和急性呼吸窘迫综合征。

治疗
- 静脉输注 0.9%生理盐水
- 纠正低血钾
- 静脉应用胰岛素(前提是血钾≥3.3mmol/L)

治疗方法为起初几小时以 15~20ml/(kg·h)的速率输注 0.9%(等渗)盐水,之后应计算校准的钠离子浓度,若 Na<135mmol/L,应继续滴等渗盐水,速率为 250~500ml/h,若钠离子浓度正常或升高,应改用 0.45%盐水。

血糖降至 250~300mg/dl 时,应加用葡萄糖。应根据血压,心功能状态和液体出入量来调整静脉输液速率。

给予 0.1U/kg 胰岛素静脉推注,在第一升生理盐水输完后,继以胰岛素 0.1U/(kg·h)静脉滴注。单独补充水分有时会使血糖突然降低,因此胰岛素可能需要减量;渗透压降低过快可能导致脑水肿。偶然,胰岛素抵抗的 2 型糖尿病患者在伴有 HHS 时需加大胰岛素剂量。当血糖水平降到 300mg/dl(16.7mmol/L)时,胰岛素用量应减至基础水平(1~2U/h),直到脱水完全纠正,患者能够进食。

目标血糖介于 250~300mg/dl(13.9~16.7mmol/L)偶尔需加用 5%葡萄糖以避免低血糖。自急性发作期恢复后,患者通常换用胰岛素皮下注射,剂量需经调整。一旦病情稳定,大多数患者可重新使用口服降糖药物。

K 的补充与 DKA 相似:血 K<3.3mmol/L,40mmol/h;血 K3.3~4.9mmol/L,20~30mmol/h;血 K≥5mmol/L,不需补充。

> **关键点**
> - 诱因为感染、停用降糖药及某些可以升高血糖的药物,主要表现为脱水与意识改变,2 型糖尿病患者多见
> - 患者体内仍有一定水平的胰岛素,因此不会出现酮症酸中毒
> - 患者失水可超过 10L。治疗方法:生理盐水加胰岛素静脉输注
> - 急性期治疗的血糖目标是 250~300mg/dl(13.9~16.7mmol/L)
> - 根据血钾水平补钾

酒精性酮症酸中毒

酒精性酮症酸中毒是饮酒和饥饿后的一种代谢并发症,以高血酮和高阴离子间隙代谢性酸中毒而无明显高血

糖为特征。酒精性酮症酸中毒可引起恶心、呕吐和腹痛。诊断依靠病史以及检验结果显示有酮症酸中毒而无高血糖。治疗方法为静脉输注盐水和葡萄糖液。

酒精性酮症酸中毒是一种罕见的酮症酸中毒,由饮酒引起,酒精参与了发病机制。

病理生理

酒精可减少肝糖原异生并导致胰岛素分泌减少,脂解作用增强,脂肪酸氧化作用受损和生酮作用增强,导致阴离子间隙增高代谢性酸中毒。拮抗性调节激素的增加可进一步抑制胰岛素分泌。血糖水平通常降低或正常,但有时可有轻度高血糖。

症状及体征

典型病史是大量饮酒引起呕吐,中止饮酒或进食≥24小时,在此饥饿期间,患者因反复呕吐和出现腹痛而就诊,有可能发生胰腺炎。

诊断

- 临床表现
- 阴离子间隙
- 排除其他相关疾病

诊断本病需要谨慎鉴别。饮酒者出现的类似症状还可能源于急性胰腺炎、甲醇中毒、乙二醇中毒和糖尿病酮症酸中毒(DKA)。疑似酒精性酮症患者,应查血电解质(包括血镁)、BUN、肌酐、血糖、酮体、淀粉酶、脂肪酶、血浆渗透压,同时应测尿酮体。重症患者,且酮体阳性,应查动脉血气及血乳酸。

血糖不高的患者不可能出现 DKA。血糖轻度升高提示可能存在潜在的糖尿病,可检测 HbA_{1c} 来识别隐匿的糖尿病。

典型的化验结果包括高阴离子间隙性代谢性酸中毒、酮血症以及血 K、Mg 和 P 水平降低。当酸中毒伴有呕吐所致的代谢性碱中毒时,血 pH 值可能趋于正常,使得诊断较为困难。这时,阴离子间隙升高是一条重要线索,可测血清甲醇与乙二醇水平排除甲醇与乙二醇中毒。尿草酸钙结晶亦提示乙二醇中毒可能。由于低灌注与肝内氧化还原反应失衡,患者体内乳酸水平常升高。

治疗

- 静脉注射维生素 B_1 及其他维生素加 Mg
- 静脉注射 5% 葡萄糖的生理盐水

初始治疗采用静脉注射维生素 B_1 100mg,以防止发展韦尼克脑病或柯萨可夫精神病,然后静脉滴注 5% 的葡萄糖生理盐水,加入维生素 B_1、镁和其他水溶性维生素,需要时补钾。

酮症酸中毒和胃肠道症状通常会迅速好转。仅在疑为非典型 DKA 或血糖>300mg/dl(16.7mmol/L)时方可使用胰岛素。

低血糖

与外源性胰岛素无关的低血糖是一种少见的临床综合征,以血浆葡萄糖水平降低、交感神经兴奋及中枢神经系统功能障碍为特征,其可由多种药物和疾病引起。很多药物和疾病都可能引发该病。应该在症状出现时或 72 小时饥饿期间进行血液测定,以利诊断。治疗包括补充葡萄糖以及祛除潜在病因。

症状性低血糖往往作为糖尿病药物治疗的并发症而出现,无论口服降血糖药物或使用胰岛素都可能引起。

与糖尿病治疗无关的症状性低血糖较少发生,部分原因是机体有多种拮抗调节机制来对抗血糖的降低。发生急性低血糖时,胰升素和肾上腺素水平会剧升高,是防止低血糖的第一道防线。皮质醇和生长激素水平也会迅速升高,这对机体自长时间的低血糖中恢复正常十分重要。这些激素释放的阈值常高于出现低血糖症状的阈值。

病因

低血糖的原因可分为:

- 反应性(餐后)或空腹低血糖
- 胰岛素介导或非胰岛素介导的低血糖
- 药物诱导或非药物诱导的低血糖

经胰岛素介导的低血糖的原因包括使用外源性胰岛素或胰岛素促泌素,及胰岛素分泌瘤(胰岛素瘤)。

根据临床情况进行分类较为实用:即低血糖是发生于健康状态下还是疾病状态下。在这些类型中,低血糖的病因又可分为药物及其他原因。

非胰岛细胞瘤性低血糖(NICTH)是低血糖的一个罕见病因,肿瘤分泌过多的胰岛素样生长因子 2(IGF-2)是导致低血糖的原因。

血样本收集在未经特殊处理的试管中且搁置过久,因血细胞如红细胞和白细胞(特别是细胞数量增多时,如白血病或红细胞增多症)消耗葡萄糖而导致假性低血糖。人为低血糖是真正的低血糖,其原因为不是因为治病需要而使用磺脲类药物或胰岛素。

症状及体征

低血糖引起的自主神经活性增强可导致出汗、恶心、温热感、焦虑、颤抖、心悸以及可能有饥饿感和感觉异常。大脑葡萄糖供应不足可引起头痛、视力模糊或复视、意识障碍、言语困难、癫痫发作和昏迷。

在可控条件下,血糖水平降至 60mg/dl(3.3mmol/L)左右或以下时出现自主神经症状,降至 50mg/dl(2.8mmol/L)左右或以下时,出现中枢神经症状。然而,低血糖症状远比低血糖本身常见。许多人有低血糖而没有低血糖症状,也有许多人血糖浓度正常却出现低血糖症状。

诊断

- 血糖与临床表现
- 对葡萄糖(或其他类型的糖)的反应
- 48 或 72 小时禁食试验
- 血胰岛素、C-肽、胰岛素原水平

原则上,诊断依据为出现低血糖症状时血糖水平降低[<50mg/dl(<2.8mmol/L)],并且在给予葡萄糖后症状明显改善。低血糖症状发生时如有医生在场,应该送验血糖。如果血糖正常,可排除低血糖而不需作进一步检查。如果血糖明显降低,应用同一血样测定血清胰岛素、C 肽和胰岛

素原,可鉴别低血糖是非胰岛素介导或胰岛素介导,是人为还是生理性的,从而避免更多的检查。胰岛素样生长因子2(IGF-2)水平有助于鉴别非胰岛细胞瘤(IGF-2分泌瘤),后者为低血糖的罕见原因。

但是,患者出现低血糖症状时有医生在场的可能性很小。家用血糖仪不是量化低血糖的可靠工具,也没有一个HbA_{1c}阈值可以确切地将长期低血糖和正常血糖分开。因此需根据患者的临床表现和合并疾病来推断存在导致低血糖的潜在疾病的可能性大小,决定是否需要进一步的诊断试验。

在可控条件下进行72小时饥饿试验是诊断低血糖的标准方法。然而,几乎所有低血糖患者禁食48小时便足以诊断出低血糖,没有必要禁食72小时。患者仅饮用不含热量及咖啡因的饮料,在出现低血糖症状时及其后每4~6小时测定血糖,如血糖降至60mg/dl(3.3mmol/L)以下,则每1~2小时测定一次。低血糖发生时应同时检测血清胰岛素,C肽和胰岛素原以区别内源性和外源性(人为)低血糖。如果试验过程中患者无症状,且血糖保持正常,则在72小时后终止禁食;如果出现低血糖症状且血糖水平≤45mg/dl(≤2.5mmol/L),应立即停止试验。

饥饿试验结束时应检测β-羟丁酸(胰岛素瘤应降低),血清磺酰脲以鉴别药源性低血糖,还应在静脉注射胰升素后检测血糖有无增高,增高提示胰岛素瘤。有关饥饿试验对于诊断低血糖症的敏感性,特异性和预测价值均未见报道。

在72小时饥饿试验中,还没有公认的血糖下限可用来确定是否是病理性低血糖;正常女性的空腹血糖常较男性为低,且血糖水平可低至30mg/dl(1.7mmol/L)而仍无低血糖症状。如果48~72小时仍不出现低血糖症状,患者应进行约30分钟的剧烈运动。如仍无低血糖发生,可基本排除胰岛素瘤,不需再作更多检查。

治疗

- 口服或静脉应用葡萄糖
- 肠外高血糖素

低血糖的治疗方法为即刻补充葡萄糖。症状发生时,能够进食的患者可饮用果汁、蔗糖水或葡萄糖溶液;进食糖果或其他食物;或咀嚼葡萄糖片。婴幼儿可按2~5ml/kg静脉推注10%葡萄糖溶液。不能进食的成人和大龄儿童可给予0.5(<20kg)或1mg(≥20kg)高血糖素皮下或肌内注射,或者静脉推注50%葡萄糖溶液50~100ml,可视需要给予5%~10%的葡萄糖溶液持续输注直至症状缓解。高血糖素的疗效取决于肝糖原储备量;如患者禁食或长期低血糖,则效果甚微。

低血糖的潜在病因也必须加以治疗。对于胰岛细胞和非胰岛细胞瘤,首先必须定位,然后通过摘除术或部分胰脏切除术切除;大约6%患者在10年内复发。等待手术,拒绝手术,或不宜手术的患者,可使用二氮嗪和奥曲肽控制症状。胰岛细胞瘤寻找未果时,胰岛细胞肥大常作为排他性诊断。可导致低血糖的药物,包括酒精,必须停用。与遗传和内分泌疾病,肝、肾和心脏功能衰竭,以及败血症和休克相关的治疗将在其他章节中讲述。

> **关键点**
>
> - 原则上,诊断依据为出现低血糖症状时血糖水平降低。[<50mg/dl(<2.8mmol/L)],并且在给予葡萄糖后症状明显改善
> - 低血糖最常见的原因是降糖药物,胰岛素分泌型肿瘤是少见的病因
> - 如病因不清,可行48或72小时饥饿试验
> - 低血糖发生时应同时检测血清胰岛素、C肽和胰岛素原以区别内源性和外源性(人为)低血糖

166. 电解质紊乱

低钠血症

低钠血症为血浆钠浓度降至<136mmol/L,原因为相对于溶质的水分过多。常见病因包括使用利尿剂、腹泻、心力衰竭、肝肾疾病及ADH异常分泌综合征(SIADH)。临床表现主要为神经系统异常(由于水分因渗透压变化而移入细胞),特别是在急性低钠血症,症状有头痛、精神错乱和木僵;也可能出现癫痫发作和昏迷。诊断依靠血钠测定结果。诊断依靠血钠测定,血、尿电解质和渗透压和容量测定有助于确定病因。治疗措施为限制水分摄入及促进其排泄,补钠并处理原发病因。

病因

低钠血症反映了相对于体内总钠量的体内总水量(TBW)过多。由于体内总钠量表现为细胞外液容量,因此低钠血症必须与体液容量一起考虑:分为低血容量性、正常血容量性和高血容量性(表166-1)。注意细胞外液容量与有效血浆容量是不一样的。例如有效的血浆容量下降可能会和细胞外液容量下降一起发生(利尿剂使用或失血性休克),但也有可能和细胞外液容量一起发生(如心脏衰竭、低白蛋白血症或毛细血管渗漏综合征)。

表 166-1 低钠血症的主要病因

机制	分类	范例
低血容量性低钠血症		
TBW 和体内总钠量均降低,钠的降低相对更多	胃肠道*	腹泻 呕吐
	第三间隙*	烧伤 胰腺炎 腹膜炎 横纹肌溶解 小肠梗阻
	经肾丢失	利尿剂 盐皮质激素缺乏 渗透性利尿(葡萄糖、尿素、甘露醇) 失盐性肾病(如间质性肾炎、髓质囊性病变、局部尿路梗阻、多囊性肾病)
正常血容量性低钠血症		
TBW 增加,体内总钠量接近正常	药物	噻嗪类利尿剂、巴比妥类药物、卡马西平、氯磺丙脲、氯贝丁酯、阿片类药物、甲苯磺丁脲、长春新碱 3,4-亚甲二氧基甲基苯丙胺(MDMA 或销魂药)可能环磷酰胺、非甾体抗炎药、缩宫素、选择性血清素再吸收抑制剂
	疾病	肾上腺功能不全,如艾迪生病 甲状腺功能减退 不适当 ADH 分泌综合征
	液体摄入量增加	原发性烦渴
	增加血管升压素(ADH)非渗透性释放	情绪应激 恶心 疼痛 术后使用阿片类
高血容量性低钠血症		
体内总钠量增加,TBW 的增加相对更多	肾外疾病	肝硬化 心力衰竭
	肾脏疾病	急性肾衰竭 慢性肾衰竭 肾病综合征

*和损失相比,如果置换液是低渗的,GI 和第三间隙的损失导致低钠血症。
TBW,身体总水量。

有时,血钠测量值偏低是由于血液中其他物质过多引起的(如葡萄糖、脂质),这种情况又称为假性低钠血症,而不是真正的水钠失衡。

低血容量性低钠血症

虽然在比例上失钠多于失水,但 TBW 和体内总钠量均不足,且因缺钠而引起血容量过低。在低血容量性低钠血症,血清渗透压和血容量都减少。尽管渗透压降低以维持血容量,血管升压素(ADH)分泌增加。产生的水潴留增加血浆稀释和低钠血症。

肾外液体丢失 例如长时间呕吐、严重腹泻或体液封闭于第三间隙(表 166-2)等情况中丢失含钠体液,导致低钠血症,尤其当仅摄入水分或静脉输入低钠溶液(表 166-3)。细胞外液的大量丧失也可引起血管升压素释放,导致肾脏对水的重吸收增加,使低钠血症得以持续甚或恶化。在肾外原因所致血容量过低中,由于正常肾脏在容量减低时会增加对钠的保留,因而尿钠浓度通常<10mmol/L。

表 166-2 体液的构成成分

体液	钠	钾	氯
胃液	20~80	5~20	100~150
胰液	120~140	5~15	90~120
小肠液	100~140	5~15	90~130
胆汁	120~140	5~15	80~120
回肠造口术	45~135	3~15	20~115
腹泻	10~90	10~80	10~110
汗液	10~30	3~10	10~35
烧伤	140	5	110

*单位是 mmol/L。

表 166-3　常见饮料的钠含量

饮料类别	钠/(mmol/L)
苹果汁	1.3
啤酒	2.2
咖啡	1
可乐	5~6.5
无糖可乐	4.5~6.5
低度啤酒	1.3
橙汁	3.7
运动饮料	8~33
饮用水(包括自来水)	<1

肾性体液丢失　所引起的低血容量性低钠血症可发生于盐皮质激素缺乏，噻嗪类利尿治疗，渗透性利尿或失盐性肾病。失盐性肾病包含一组定义不甚明确的肾脏自身疾病，其主要病变为肾小管功能失调。这组疾病包括间质性肾炎、肾髓质囊肿病、部分性尿路梗阻，偶尔也包括多囊肾。肾脏原因和肾脏以外原因所致的低血容量性低钠血症一般可通过病史加以鉴别。目前正在经肾失液体的患者也可通过不适当的尿钠增高(>20mmol/L)而和经肾外途径丧失液体者相区别。一个例外是代谢性碱中毒(如发生于长时间呕吐者)，此时大量碳酸氢流入尿液，并带动钠的排泄以维持电荷中性。在代谢性碱性中毒时，尿氯浓度可用以鉴别肾原性和肾外性血容量过低。

利尿剂　也可导致低血容量性低钠血症。特别是噻嗪类利尿剂，可影响肾脏的稀释而增加钠的排泄。一旦发生容量过低，血管升压素非渗透性释放可引起水潴留而加重低钠血症。伴发的低钾血症使钠转入细胞而增加血管升压素释放，从而使低钠血症恶化。噻嗪类的作用在停药后可持续达 2 周；但是在采用补钾，纠正容量不足，加上谨慎限制水分入量等措施直至药物作用消失后，低钠血症一般都能好转。老年患者对噻嗪类特别敏感，容易发生低钠血症，尤其是肾脏已有排水功能缺陷者。在极少见的情况下，此种患者可在开始用药后数周内发生严重的，可危及生命的低钠血症，其原因为过度的利尿和潜在的尿稀释功能受损。袢利尿剂引起低钠血症的机会要小得多。

正常血容量性低钠血症　在正常血容量性低钠血症(稀释性)中，体内总钠量和细胞外液容量均正常，但是 TBW 增多。

原发性多饮只有在饮水量超过肾脏排水能力时才会引起低钠血症。由于正常肾脏每天能够排泄多达 25L 的尿，因而单独由多饮引起的低钠血症仅发生于饮用大量水或肾脏稀释能力缺陷者。此类患者包括有精神异常或较轻程度的烦渴加上肾功能减退者。

稀释性低钠血症也可发生于饮水过多而保钠功能不足者，如艾迪生病、甲状腺功能减退，或非渗透压改变所致 ADH 释放(如应激、术后、使用药物如氯磺丙脲或甲磺丁脲、阿片类、巴比妥酸盐、长春新碱、氯贝丁酯、卡马西平)。术后低钠血症是由于患者既有与渗透压无关的 ADH 释放，又在术后输入过多低张液体。某些药物(如环磷酰胺、非甾体抗炎药、氯磺丙脲)能增强内源性加压素对肾脏的影响，而另一些(如缩宫素)则直接对肾脏产生类似加压素的作用。3,4-亚甲二氧基[MDMA(摇头丸)]通过诱导过量饮水同时促进加压素分泌导致低钠血症。在所有这些疾病中普遍存在水排泄不足。当有其他导致体液潴留或水摄入过多的因素时，利尿剂常可诱发或加剧正常血容量性低钠血症。

ADH 分泌不适当综合征(SIADH，框 166-1)是导致正常血容量性低钠血症的另一重要病因。

框 166-1　ADH 分泌不适当综合征

血管升压素 ADH 分泌不适当综合征(SIADH)是由于血管升压素释放过多。其定义为在血浆渗透压降低(低钠血症)情况下尿液不能达到最大限度的稀释，而没有容量过低或过高，情绪应激，疼痛，服用利尿剂或其他刺激 ADH 分泌的药物(如氯磺丙脲、卡马西平、长春新碱、氯贝特、抗精神病药物、阿司匹林、布洛芬、血管升压素)等情况，心、肝、肾、肾上腺与甲状腺功能均正常。SIADH 与多种疾病有关(表 166-4)。

表 166-4　与不适当 AdH 分泌综合征有关的疾病

疾病	范例
恶性肿瘤	中枢神经系统
	十二指肠
	肺癌(尤其小细胞癌症)
	淋巴瘤
	胰腺
神经系统疾病	急性间歇性卟啉症
	急性精神病
	脑脓肿
	脑炎
	吉兰-巴雷综合征(Guillain-Barré syndrome)
	脑部创伤
	脑膜炎
	卒中
	硬膜下或蛛网膜下腔出血
肺部疾病与治疗	曲菌病
	肺脓肿
	肺炎
	正压呼吸
	结核
其他情形	蛋白质-热能营养不良

高血容量性低钠血症　高血容量性低钠血症的特点为体内总钠量(因而也是细胞外液容量)和 TBW 均增加，而 TBW 的增加相对更多。各种伴有水肿的疾病包括心力衰竭和肝硬化，都可引起高血容量性低钠血症。低钠血症很少

发生于肾病综合征,虽然血脂质增高可能干扰血钠测定而导致假性低钠血症。在这些疾病中,有效循环血容量的降低可引起血管升压素和血管紧张素Ⅱ的释放。导致低钠血症的主要原因有:
- 血管升压素对肾脏的抗利尿作用
- 血管紧张素Ⅱ直接损害肾脏的水排泄功能
- 肾小球滤过率下降
- 血管紧张素Ⅱ刺激口渴感

尿钠排量通常<10mmol/L,尿液渗透压相对于血浆增高。

AIDS伴低钠血症 有报道称>50%的住院AIDS患者有低钠血症。有许多可能的致病因素:
- 给予低张液体
- 肾功能受损
- 血容量过低而引起的非渗透压性血管升压素释放
- 使用损害肾脏排水功能的药物

此外,由于巨细胞病毒性肾上腺炎、分枝杆菌感染或是肾上腺糖与盐皮质激素的合成受到酮康唑干扰,肾上腺皮质功能减退在AIDS患者中已越来越普遍。由于同时存在的肺或中枢神经系统感染,患者也可发生SIADH。

症状及体征

症状主要与中枢神经系统功能失调有关。但是当低钠血症伴有体内总钠量失常时,也会出现容量过低或容量过高的体征。症状的严重性由低钠血症的程度、发展快慢、病因以及患者的年龄和总体情况等因素决定。总的来说,低钠血症患者中年龄较大且有慢性病者比年龄较轻而无其他疾病者症状更多。低钠血症发生较快者,症状也较严重。症状通常于血浆有效渗透压浓度下降至<240mOsm/kg时出现;症状常不甚明显,主要为精神状态的改变,包括个性变化、嗜睡和精神错乱。当血钠浓度降至115mmol/L以下时,可出现木僵、神经肌肉过度兴奋、癫痫、昏迷,最终死亡。

患急性低钠血症的绝经期前妇女可发生严重脑水肿,可能是由于雌激素和黄体酮抑制了脑中Na^+-K^+-ATP酶,使溶质自脑细胞流出减少所致;其后果包括下丘脑和神经垂体梗死,偶尔可发生渗透性脱髓鞘综合征或脑干部位疝形成。

诊断
- 血/尿电解质、渗透压
- 根据临床表现判断容量负荷

神经异常的患者偶尔被怀疑患低钠血症,且有风险。然而,由于结果是非特异性的,低钠血症的诊断依靠血清电解质测定。

移位性低钠血症与假性低钠血症的排除 在严重的高血糖(或外源性输入甘露醇、甘油)时,由于血浆渗透压升高,水从细胞内向细胞外液转移,引起低钠血症。当血糖高于正常范围时,血糖每升高100mg/dl(5.55mmol/L),对应的血钠浓度下降约1.6mmol/L。这一现象又被称为移位性低钠血症,因为它是由水在细胞膜内外的移位而引起的。

血渗透压正常的假性低钠血症可发生于高脂血症或极端高蛋白血症时,因为脂质或蛋白占用了血清的一部分体积空间,血清本身钠的浓度不受影响。新方法用离子选择性电极测定血浆电解质,可克服上述问题。

病因诊断 确定低钠血症的病因可能比较复杂。病史有时能提示某种病因(如因呕吐或腹泻丢失大量体液肾脏疾病,强制性水分摄入,服用刺激加压素释放或增强加压素作用的药物)。

患者的容量负荷状态,特别是有明显的容量过高或过低,常提示某种病因(参见第1163页,表167-1)。
- **血容量明显过低** 患者一般都有明显的丢失体液病史(且随后常补充低张溶液)。
- **血容量明显过高**的患者一般会有容易识别的情况,如心力衰竭或肝肾疾病。
- **血容量正常**及容量状况不明确的患者需要进行更多的实验室检查来找出病因

实验室检查应包括血、尿渗透压及电解质测定。血容量正常的患者还应检查甲状腺和肾上腺功能。渗透压浓度降低而血容量正常的患者会排出大量稀释尿液(如渗透压<100mOsm/kg,比重<1.003)。血钠和血渗透压降低,尿渗透压相对于血清不适当地增高(120~150mmol/L)提示容量过高、容量过低或SIADH。容量过高与容量过低可根据临床表现加以鉴别。

如果两者都不像,则考虑SIADH。SIADH患者的血容量一般为正常或稍高。BUN和肌酐正常,血尿酸常较低。尿钠浓度通常>30mmol/L,钠排泄分数>1%(计算,参见第1894页)。

如一患者有细胞外液容量缩减而肾功能正常,则其钠重吸收机制可使尿钠<20mmol/L。在血容量减少的患者中,尿钠>20mmol/L提示盐皮质激素不足或失盐性肾病。高钾血症则提示肾上腺功能减退。

治疗
- 容量过低:0.9%生理盐水
- 容量过高:限制入量,利尿剂,血管升压素的拮抗剂
- 正常容量:对因治疗
- 低钠血症如起病急骤、症状严重时,可使用高渗(3%)盐水纠正

低钠血症 严重时可危及生命,因此需及早识别、合理干预。低钠血症的过快纠正有可能促发神经系统并发症,包括渗透性脱髓鞘综合征。即使是治疗严重低钠血症,第1个24小时中钠浓度的上升不应超过8mmol。此外,除在严重低钠血症治疗的前几个小时内,低钠血症的纠正速度不能高于0.5mmol/(L·h)。应根据低钠血症的程度、持续时间、起病缓急、患者的症状来选择最合适的治疗方案。

血容量过低者,如肾上腺功能正常,给予0.9%盐水一般已可纠正低钠血症和血容量过低。如果血钠<120mmol/L,即使血容量恢复正常,血钠仍有可能未完全纠正,此时应将水摄入量限制于500~1000ml/24h。

对于高容量的患者,低钠血症是由于肾钠潴留(如心力衰竭,肝硬化,肾病综合征)与稀释,因此治疗应限水,处理原发病。心力衰竭患者可使用血管紧张素转化酶抑制药联合袢利尿剂结合,纠正顽固性低钠血症。在其他情况下,若单纯限制入量无效,可使用袢利尿剂,逐步加大剂量,可加入0.9%生理盐水中静脉使用。经尿丢失的钾和其他电解质必需予以补充。如果低钠血症严重而利尿剂无效,可能需要进行间歇性或连续性血液过滤来控制细胞外液容量,

虽则 0.9%生理盐水静脉输入已使低钠血症得到纠正。严重或顽固的低钠血症常见于终末期心脏疾病或肝病时。

血容量正常患者的治疗应针对病因（如甲状腺功能减退，肾上腺功能不足，使用利尿剂）。如为 SIADH，应严格限制水分摄入量（250~500ml/24h）。此外，可结合使用袢利尿剂和 0.9%盐水静脉输入，如同治疗高血容量性低钠血症。低钠血症的纠正能否持久决定于对原发病变治疗的成功与否。当原发疾病无法纠正时（如转移癌），若限水难以耐受，可予去甲金霉素 300~600mg 口服，每 12 小时 1 次，以干扰肾脏的浓缩功能。但是，由于去甲金霉素有导致急性肾损伤的可能，该药没有被广泛使用。静脉予考尼伐坦，一种血管升压素受体拮抗剂，可产生有效的水利尿作用而没有明显的电解质丢失，可用于治疗难治性低钠血症住院患者。口服的托伐普坦，是另一种血管升压素受体拮抗剂，其药理机制与考尼伐坦类似。由于潜在的肝毒性，托伐普坦的使用应少于 30 日，该药不得用于肝脏或肾脏疾病患者。

轻度或中等程度低钠 轻至中度、无症状性低钠血症（即 121≤Na^+<135mmol/L）时，一般仅需限水。对利尿剂引起的低钠血症，停用除利尿即可。少数患者需要补充一定量的钠或钾。同样，如因水排泄功能减退患者接受了不适当的静脉补液所致，只需停止输入低张溶液即足以得到纠正。

重度低钠血症 如患者无症状，重度低钠血症（血钠<121mmol/L，有效渗透压浓度<240mOsm/kg）可通过严格限制水分摄入安全地进行治疗。

在患者出现神经系统症状（如精神错乱、嗜睡、抽搐、昏迷）时，治疗是有争议的。争议主要涉及低钠纠正的速度与程度。许多专家建议，一般情况下，血钠升高的速度不应超过 1mmol/(L·h)。对于癫痫患者或意识严重改变者，在治疗开始后 2~3 小时内，补钠最大速度为 2mmol/(L·h)。无论在何种情况下，第 1 个 24 小时中血钠的上升应≤8mmol/L。低钠血症的过快纠正有可能促发渗透压脱髓鞘综合征。

急性低钠血症 急性低钠血症指起病急骤（<24 小时），是一种特殊情况。这种急骤起病的低钠血症可发生于：

- 急性精神性多饮
- 毒品 MDMA 的使用（MDMA）
- 手术中输入低张液体的患者
- 马拉松选手

急骤起病的低钠血症可能造成严重后果，因为中枢神经系统的细胞还没有来得及清除一些用来平衡细胞内外渗透压的化合物。因此，与血清相比，细胞内液相对高渗。水向细胞内迅速转移，能引起脑水肿，甚至进展为脑疝、死亡。在这种情况下，需要用高渗盐水迅速纠正低钠，即使患者出现了轻度神经系统症状（如健忘）仍应积极干预。如果患者出现了较为严重的神经系统症状如癫痫发作，此时可用高渗盐水使得血钠迅速上升 4~6mmol/L。患者应收治于重症监护病房，每 2 小时复查血钠。当血钠在初始基础上增加 4~6mmol/L 后，应减慢纠正低钠的速度，使得血钠在第一个 24 小时内上升不超过 8mmol/L。

高渗盐水 治疗重度低钠血症时也可使用高渗（3%）盐水（钠含量为 513mmol/L），但必须经常（每 2 小时）测定电解质。在某些情况下，它可以与袢利尿剂联用。较新的观点认为，可以同时予 1~2μg 去氨加压素每 8 小时口服 1 次。去氨加压素可以防止内源性血管升压素水平正常之后突然出现的水利尿。特别是当导致低钠的基础疾病纠正之后。

对于急性低钠血症或伴有神经系统症状时，可在 15 分钟内经静脉给予 100ml 高渗盐水迅速纠正。如果仍存在神经症状，则应重复给药。

对于有嗜睡或昏迷但低钠血症滞后的患者，可在 4~6 小时中每小时给予≤100ml/h 高渗盐水，其总量应使血钠升高 4~6mmol/L。这一数量（以 mmol 为单位）可用钠缺乏公式计算：

在此公式中，男性 TBW = 0.6×千克体重，女性 TBW = 0.5×千克体重。

例如一个 70kg 男性，血钠从 106mmol/L 提高到 112mmol/L 所需钠量可计算如下：

(112mmol/L－106mmol/L)×0.6L/kg×70kg＝252mmol

由于高渗盐水中血钠浓度为 513mmol/L，因而约需 0.5L 使血钠自 106mmol/L 升至 112mmol/L。若要使血钠以 1mmol/(L·h)的速度纠正，则这 0.5L 高渗盐水的输注时间约为 6 小时。

这一数量可能需要加以调整，因而必须在治疗开始后的几小时内即启动对血钠浓度的严密监测。对于癫痫、昏迷或神志改变的患者还应给予支持治疗，后者包括气管插管，以及使用苯并二氮类（如劳拉西泮 1~2mg，根据需要每 5~10 分钟静脉注射）控制癫痫。

选择性加压素受体拮抗剂 选择性加压素（V2）受体拮抗剂考尼伐坦（静脉制剂）与托伐普坦（口服制剂）是重度或顽固性低钠血症相对较新的治疗选择。这两种药物有潜在的危险性，它们可能导致血钠浓度升高过快。它们通常适用于严重（<121mmol/L）和/或伴有症状的、对限水不敏感的低钠血症患者。如采用限水来纠正低钠，则 24 小时内血钠升高应≤10mmol/L。这些药物不应被用于低血容量性低钠血症、肝病或进展期慢性肾病患者。

考尼伐坦适用于治疗高容量和容量正常的低钠血症。用药期间需密切监测患者的一般状况、出入量平衡、血清电解质，因此该药仅限于住院患者。治疗开始时给予负荷剂量，之后连续输注不超过 4 日。该药禁用于晚期慢性肾脏疾病（估算的 GFR<30ml/min）人群，无尿是用药的禁忌证。中、重度肝硬化患者应慎用。

托伐普坦适用于高容量与正常容量性低钠血症。可以口服，每日 1 次给药。开始用药以及调整剂量时应密切监测。由于潜在的肝脏毒性，托伐普坦使用不得超过 30 日。托伐普坦不能推荐给严重慢性肾病或肝病患者。若患者渴感亢进，则托伐普坦的疗效将受影响。托伐普坦价格昂贵，使用受到一定限制。

这两种药物是 CYP3A 的强效抑制剂，因此可与多种药物发生相互作用。应避免使用其他强效 CYP3A 抑制剂（如酮康唑、伊曲康唑、克拉霉素、反转录病毒蛋白酶抑制剂）。在开始相应临床研究之前，临床医生应回顾可能与血管紧张素 V2 受体拮抗剂发生严重相互作用的药物。

渗透压脱髓鞘综合征 渗透压脱髓鞘综合征（以前称为中心性脑桥髓鞘破坏）可因低钠血症纠正过快而发生。脱髓鞘典型地可影响脑桥及脑的其他区域。此种损害在酒精中毒、营养不良或其他慢性虚弱患者中较为常见。低钠血症发生数日或数周后，发生弛缓性瘫痪、发声困难及吞咽困难。典型的脑桥损害可向背侧扩展累及感觉束，使患者产生"闭锁综合征"（一种清醒而有知觉的状态，患者因全身运动神经麻痹而不能与他人交流，除非依靠脑桥以上区域控制垂直的眼球运动）。损伤常为永久性。如果补钠过快（如>14mmol/L，每8小时1次），神经系统症状即开始出现，此时停止输入高渗液体最为重要。在这些病例中，用低渗液体诱发的低钠血症可延缓神经永久性损害的发生。

> **关键点**
> - 低钠血症时，细胞外液量可以是正常、增加或减少的
> - 常见病因包括使用利尿剂、腹泻、心力衰竭和肝肾疾病
> - 低钠血症可危及生命。应根据低钠的程度，持续时间，以及是否有临床症状来决定补钠速度
> - 治疗取决于机体的容量负荷状态。在所有的情况下，24小时内血钠升高幅度应≤8mmol/L。对于伴有严重神经系统症状的患者，在治疗开始的数小时内可以输注高渗盐水，使血钠迅速升高4~6mmol/L
> - 渗透压脱髓鞘综合征可因低钠血症纠正过快而发生

高钠血症

（新生儿高钠血症，参见第2409页）

高钠血症为血浆钠浓度>145mmol/L。相比体内的钠含量，全身的水容量（TBW）不足，常因水摄入量少于水分丢失所致。主要症状为口渴，其他临床表现主要为神经系统症状（水分因渗透压变化而流出细胞），包括精神错乱、神经肌肉兴奋性增高、癫痫及昏迷。诊断依靠血钠，有时需其他实验室检查。治疗方法为适时适量补充水分。如果疗效不佳，应作进一步检查（如禁水/加压试验）以找出原发病因。

病因

高钠血症反映的是一种身体总水量（TBW）相对于体内总钠含量的不足。因为身体总钠含量是通过细胞外液容量状态反映的，高钠血症必须和细胞外液容量的状态一起考虑：低血容量、正常血容量和高血容量。注意细胞外液容量与有效血浆容量不同。例如有效的血浆容量下降可能会和细胞外液容量下降一起发生（利尿剂使用或失血性休克），但也有可能和细胞外液容量一起发生（如心脏衰竭、低白蛋白血症或毛细血管渗漏综合征）。

高钠血症其病因通常为口渴机制受损或饮水不足，可作为促成因素或原发性病因。一般认为本病的高死亡率是因严重原发病变所致，后者可使患者不能应对渴感而饮水，以及住院患者中高钠血症患者的脑渗透压升高。高钠血症的常见病因（表166-5）。

表166-5 高钠血症的主要病因

描述	分类	范例
低血容量性高钠血症		
TBW和钠减少；TBW的减少相对更多	胃肠道	腹泻
		呕吐
	皮肤	烧伤
		出汗过多
	经肾丢失	肾脏本身疾病
		袢利尿剂
		渗透性利尿剂（葡萄糖、尿素、甘露醇）
正常血容量性高钠血症		
TBW减少，体内总钠量接近正常	经肾以外途径丢失	呼吸急促
	来自皮肤的肾外损失	出汗过多
		发热
	经肾丢失	中枢性尿崩症
		肾源性尿崩症
	其他	不能饮水
		原发性烦渴
		渗透压调节中心的兴奋性改变
高血容量性高钠血症		
体内总钠量增多；TBW正常或增高	给予高渗液体	高渗盐水
		碳酸氢钠
		全肠胃外营养
	盐皮质激素过多	肾上腺肿瘤分泌去氧皮质酮
		先天性肾上腺皮质增生（由11-羟化酶缺陷引起）

TBW，身体总水量。

低血容量性高钠血症 低血容量性高钠血症时，机体失水相对多于失钠。肾脏以外的常见病因包括引起低钠血症和血容量减低的大多数疾病。高钠血症或低钠血症皆可伴有严重的容量丧失，取决于钠和水的相对丢失量以及就诊前水的摄入量。

引起低血容量性高钠血症的肾脏因素包括使用利尿剂。袢利尿剂抑制肾单位中有浓缩功能的部分对钠的重吸收从而增加水分的排泄。渗透性利尿剂也可损害肾脏的浓缩能力，因为远端肾单位的管腔中有高渗尿液。甘油、甘露醇、偶尔还有尿素可引起渗透性利尿，进而导致高钠血症。

糖尿病患者中渗透性利尿所致高钠血症的最常见原因可能是高血糖。由于葡萄糖在没有胰岛素的情况下不能穿越细胞膜，因而高血糖可使细胞内液进一步失水。渗透压浓度过高的程度可因血钠假性降低而被掩盖，后者系由于水分自细胞内移入细胞外液所致（转移性低钠血症）。肾脏病患者，如其肾脏不能最大限度地浓缩尿液，也容易发生高钠血症。

正常血容量性高钠血症 正常血容量性高钠血症为TBW减少而体内总钠量接近正常（单纯水分不足）。肾外原因的水分丢失，如出汗过多，导致一定数量的钠丢失，但因汗是低渗液体，故在明显的血容量过低出现前可发生高钠血症。在中枢性尿崩和肾性尿崩症中，缺少的几乎只是水分。

特发性高钠血症（原发性渴感减退） 偶可发生于有脑损害的儿童和有慢性病的年龄较大的患者。该症的特点为渴感机制受损，渗透压变化触发ADH释放的阈值改变，或两者兼有。渗透压的改变激发ADH释放可能是导致高钠血症的另一种发病机制。对渴感反应的削弱和渗透压的改变有时可能同时存在。非渗透性血管升压素正常释放，患者的血容量一般正常。

高血容量性高钠血症 高血容量性高钠血症的病例比较少见。在此情况下，由于摄入大量钠而水分补充不足导致高钠血症。例如在心肺复苏过程中或治疗乳酸酸中毒时给予了过量的高渗碳酸氢钠。高钠血症还可因补充高渗盐水或静脉输入营养液引起。

老年人的高钠血症 高钠血症在老年人中特别普遍，尤其是术后及接受鼻饲、肠外营养的老年患者。其他的原因有：
- 依赖他人获取水
- 渴感受损
- 肾浓缩功能减退（因服用利尿剂，血管升压素释放受损，肾单位因衰老而减少，其他肾脏疾病）
- 血管紧张素Ⅱ合成减少，直接损害渴感形成

症状及体征

高钠血症的主要症状是口渴，患者如神志清醒而不感到口渴说明其渴感机制受损。神志清醒的高钠血症患者缺乏渴感，提示渴感反应可能损伤。无法交流或行动的患者，无法表达渴感并得到饮水。有时患者无法表达口渴之感，他们变得烦躁易怒。

高钠血症的主要体征为脑细胞脱水所引起的中枢神经功能障碍。混乱、神经肌肉过度兴奋、癫痫、昏迷，最终死亡。皮质下或蛛网膜下出血及静脉血栓形成等脑血管病变在死于严重高钠血症的患儿中常见。

在慢性高钠血症中，中枢神经细胞能产生渗透活性物质（自发生成的渗克分子），使细胞内渗透压增高。因此，慢性高钠血症中脑细胞脱水程度和由此而产生的中枢神经系症状不像急性高钠血症那么严重。

当高钠血症伴有体内总钠量异常时，可出现典型的容量过低或容量过高症状。患者的肾脏浓缩缺陷，通常排泄大量低渗尿。如水分系经由肾外途径丢失，则原因多很明确（如呕吐、腹泻、出汗过多），且尿钠浓度降低。

诊断

■ **血钠**

诊断依靠临床表现和血钠测定。如果单纯补充水分疗效不佳，或是高钠血症在补充足量水分后再次出现，应考虑进一步的诊断试验。原发病因的确定需要测定尿量和尿渗透压，特别是在水剥夺后。

必要时可进行禁水试验以对多尿原因进行鉴别，如中枢性和肾性尿崩症。

治疗

■ **血管内容量和自由水补充**

血管内容量和自由水补充是主要的治疗目的。在清醒且无严重胃肠道病变的患者中，饮水是一种有效的治疗措施。对于有严重高钠血症，或是因持续呕吐或神志改变而不能饮水的患者，静脉补充水分是更好的方法。若高钠血症在24小时内出现，应在下一个24小时内予纠正。但是，如为慢性高钠血症或病程不详，应在48小时内纠正，血浆渗透压浓度的下降速度不应大于 $0.5 mOsm/(L \cdot h)$ 以避免因脑细胞中有过多溶质，导致脑水肿。为补充体内已有缺失，所需的水量可通过下式估算：

其中TBW=0.6×千克体重（男性）；TBW=0.5×千克体重（女性），单位为L；血钠的单位为mmol/L。这一公式假设体内总钠量恒定不变。在体内总钠量过低的高钠血症患者中（即细胞外液容量过低者），缺水量大于公式估计量。

对于细胞外液容量过高的高钠血症患者（体内总钠量过多），可用5%葡萄糖液补充体内缺失的水分，并与袢利尿剂合用。但是，过快输入5%葡萄糖液可产生糖尿，水分排泄增加及渗透压升高，特别是在糖尿病患者。其他电解质，包括血清钾，应该被监测以及根据需要更换。

血容量正常的高钠血症患者可用5%葡萄糖液或0.45%盐水来补充水分。

中枢性尿崩症患者的治疗及获得性肾性尿崩症见其他处。

低血容量性高钠血症患者，特别是有非酮症性高血糖昏迷的糖尿病患者，可用0.45%盐水替代0.9%生理盐水与5%葡萄糖液，用于补钠及游离水。运用上述公式估计水缺乏的程度后，ECF溶液和游离水可以分别投入。如有严重酸中毒（pH值<7.10），可将 $NaHCO_3$ 溶液加入5%葡萄糖或0.45%盐水中，只要最终得到的是低渗溶液。

> **关键点**
> - 高钠血症其病因通常为口渴机制受损或饮水不足，较少见于尿崩症
> - 可能出现的症状包括意识模糊，神经肌肉的兴奋，反射亢进，癫痫发作，昏迷等
> - 对单纯补水或原发病因不明的患者确定需要测定尿量和尿渗透压，特别是在水剥夺后
> - 通过口服或静脉输液替换血管外水与自由水，根据高钠出现的缓急（<24小时为急性，>24小时为慢性）决定补液速度，同时监测其他血清电解质水平（特别是钾与碳酸氢盐）

血钾异常概述

在细胞内的阳离子中，钾的含量最为丰富，体内总钾量中仅有2%在细胞外。由于细胞内钾大部分在肌肉细胞中，因此，体内总钾量和较瘦个体的重量大致上成比例。一个70kg体重的成人约含3 500mmol钾。

钾是细胞内渗透压浓度的主要决定因素。细胞内液和细胞外液中钾浓度的比率对细胞膜的极性有很大影响，并由此而影响细胞内的许多重要过程，如神经冲动的传导和肌肉细胞（包括心肌）的收缩。因此，血钾浓度相对较小的变化可使临床表现出现显著的改变。总的血清钾浓度可能过高（高钾血症）或过低（低钾血症）。钾浓度异常的临床表现主要包括肌肉无力与心律失常。

如果没有促使钾在细胞内外转移的因素存在，则血钾水平和体内总钾量密切相关。若细胞内和细胞外的钾浓度保持恒定，血钾浓度降低1mmol/L，表明总钾量缺少200~400mmol。如血钾降至<3mmol/L，表明严重缺钾。

> **经验与提示**
> - 血钾浓度降低1mmol/L，表明总钾量缺少200~400mmol

钾的转移 下列因素能影响钾在细胞内外的转移：
- 胰岛素浓度
- β-肾上腺素能活性
- 酸碱平衡

胰岛素促使钾进入细胞。胰岛素水平增高，血钾浓度降低。胰岛素水平降低，如糖尿病酮症酸中毒时，可使钾自细胞外移，血钾升高，有时甚至可发生于体内总钾量不足的情况下。

β-肾上腺素能激动剂，特别是选择性 $β_2$-受体激动剂，使钾进入细胞，而β-阻滞剂及α-促效剂可能促使钾移出细胞。

急性代谢性酸中毒促使钾移出细胞，而急性代谢性碱中毒使钾进入细胞。血液中碳酸氢盐浓度变化可能比pH值的变化作用更大。无机酸蓄积引起的酸中毒（非阴离子间隙，血氯过多性酸中毒）更可能使血钾升高。相反，有机酸蓄积引起的代谢性酸中毒（阴离子间隙增大性酸中毒）不产生高钾血症。因此，糖尿病酮症酸中毒时常见的高钾血症更多地是由于胰岛素缺乏而不是酸中毒。在糖尿病酮症酸中毒的患者中经常出现高钾血症，其发生原因主要为胰岛素缺乏，也可能由于酸中毒。急性呼吸性酸中毒及碱中毒对血钾的影响程度大于代谢性酸中毒及碱中毒。虽然如此，在解释血钾浓度时仍应考虑到血pH值和碳酸氢浓度。

钾代谢 在正常情况下，饮食中钾的摄入量为每天40~150mmol/d，经由粪便的排出量一般约为摄入量的10%。剩余的90%经尿液排泄，因此肾脏对钾平衡的影响很大。

钾摄入量增加时（>150mmol/d），约50%过量的钾在数小时内出现于尿中。剩余的钾大部分转移到细胞内以使血钾的升幅降至最小。如果钾摄入量长期增高，肾脏排钾量可上升。因为钾能刺激醛固酮分泌，而后者促进钾的排泄。此外，粪便中的重吸收似乎也受到调节，长期钾摄入过量时，重吸收率可下降50%。

钾摄入量减少时，细胞内钾又可作为储备以防止血钾浓度出现大的波动。饮食中钾含量减少时肾脏保钾作用的出现相对较慢，远不如肾脏的保钠作用有效。因此，缺钾在临床上较常见。尿钾排泄量降到10mmol/d时，说明肾脏的保钾作用已接近极限，机体有严重缺钾。

急性酸中毒削弱钾的排泄，而慢性酸中毒和急性碱中毒则促进钾排泄。输送至远端肾单位的钠量增加时，如摄取大量钠或服用袢利尿剂，钾的排泄量上升。

假性血钾异常　假性低钾血症 偶可发生于白细胞计数 $>10^5/\mu l$ 的慢性髓细胞性白血病患者，这是因为如果标本在处理前放置于室温中，其中的异常白细胞会摄取血浆中的钾。迅速分离标本中的血浆或血清可预防这种情况的发生。

假性高钾血症 或假性血钾升高，比较常见，典型的例子是溶血及细胞内钾的释放。为预防其发生，采血者应避免使用细针快速抽血或过度摇晃血样。假性高钾血症也可发生于血小板计数 $>400\,000/\mu l$ 的患者，因为血小板在凝集过程中可释放钾。在此情况中，血清钾增高，但血浆（未凝固的血液）中浓度正常。

低钾血症

低钾血症为血清钾浓度<3.5mmol/L，由体内总钾量不足或过多钾进入细胞所致。最常见的原因为经肾脏或胃肠道丢失了过量的钾。临床表现包括肌肉无力，多尿。严重低钾血症时可出现心律失常。诊断需测血清钾。处理包括补钾与病因治疗。

病因

低钾血症可因钾摄入减少引起，但通常因钾经尿液或胃肠道丢失过多而发生。

经胃肠道丢失 异常的胃肠道失钾发生在以下所有情况：
- 慢性腹泻，包括长期服用轻泻剂或肠改道等情况
- 吞食黏土（膨润土），结合钾并大大减少吸收
- 偶可由于结肠绒毛状腺瘤而丢失大量钾

长期呕吐或胃肠减压（体液与盐酸丢失）会导致继发于

代谢性碱中毒的经肾失钾，以及继发于容量不足的醛固酮分泌增加。醛固酮与代谢性碱中毒都可以导致肾脏排钾增多。

转移进入细胞内 钾转移进入细胞也可导致低血钾。这种转移可以发生在以下任何情况：
- 糖原生成过程中，如给予胃肠道外全营养（TPN）或肠道高营养期间（刺激胰岛素释放）
- 注射胰岛素后
- 交感神经系统刺激，特别是$β_2$-受体激动剂（如舒喘宁、间羟叔丁肾上腺素）可增加细胞对钾的摄取
- 甲状腺毒血症（偶然）由于β-交感性刺激过度导致（低钾性甲状腺周期性瘫痪）
- 家族性周期性瘫痪

家族性周期性瘫痪是一种罕见的常染色体显性遗传疾病，特征为短暂的发作性严重低血钾，一般认为是由钾突然移入细胞所致。发作时常有不同程度的麻痹。该症常由进食大量碳水化合物或紧张劳累的体力活动促发，但也有关于不具上述特征的变异型的报道。

肾性失钾 许多疾病可增加肾脏排钾。在下列情况下，过量盐皮质激素（即醛固酮）可以直接通过远端肾单位增加钾的分泌：
- 库欣综合征、原发性醛固酮增多症、少见的肾素分泌瘤、糖皮质激素能缓解的醛固酮增多症（一种少见的与醛固酮代谢异常有关的遗传性疾病）及先天性肾上腺增生都可因盐皮质激素产生过多而引起低血钾
- 甘草甜素（存在于天然甘草中）能抑制酶11β-羟基类固醇脱氢酶（11β-HSDH），阻止皮质醇前体转化为皮质醇，而前者具有一定的盐皮质激素活性。因此，摄入甘草也可以导致肾性失钾。
- 巴特综合征（Bartter syndrome）是少见的遗传性疾病，特征为肾脏钾、钠的排泄都增加，肾素和醛固酮产生过多，以及血压正常。巴特综合征由Henle袢的袢利尿敏感性离子转运机制发生突变引起
- Gitelman综合征是少见的遗传性疾病，特征为肾脏钾、钠的排泄都增加，肾素和醛固酮产生过多，以及血压正常。Gitelman综合征是由远端肾单位的功能丧失性噻嗪敏感性离子转运机制突变而引起

利德尔综合征是一种罕见的常染色体显性遗传疾病，其特点为严重的高血压和低血钾。利德尔综合征的发病机制是远端肾单位中不受限制的钠重吸收，病因是上皮细胞钠离子通道亚单位的编码基因发生突变。钠的重吸收过多导致了高血压和肾脏排钾增加。

肾脏排钾过多还可由多种先天性或获得性肾小管病变引起，如肾小管性酸中毒和Fanconi综合征，后者少见，是由于肾脏同时排泄过多的钾、葡萄糖、磷酸、尿酸及氨基酸。

低钾血症常合并低镁血症，可能的机制包括利尿剂的应用、腹泻等。此外，低镁血症本身亦能导致肾脏排钾增多。

药物 利尿剂是使用最普遍的可引起低血钾的药物。排钾利尿剂阻断钠在远端肾小管近端重吸收。
- 噻嗪类
- 袢利尿剂
- 渗透性利尿剂

轻泻剂，特别是长期经常使用时，可通过腹泻而引起低血钾。暗中滥用利尿剂和/或轻泻剂是持久性低血钾症的常见原因，特别是在专注于减肥的患者和能得到处方药物的保健医师中。

其他可引起低血钾的药物包括：
- 两性霉素B
- 抗假单胞菌青霉素（如羧青霉素）
- 大剂量青霉素
- 茶碱（急性和慢性中毒）

症状及体征

轻度低血钾（血浆钾浓度介于3~3.5mmol/L）极少出现症状。血钾<3mmol/L时常出现肌肉无力，可导致麻痹和呼吸衰竭。其他的肌肉功能失调包括痛性痉挛、肌束震颤、麻痹性肠梗阻、换气不足、低血压、手足抽搐及横纹肌溶解。持续性低血钾可损害肾脏的浓缩功能，引起多尿及继发性烦渴。

诊断
- 血钾测量
- ECG
- 若临床机制并不明显，24小时尿钾与血镁有助于病因鉴别

低钾血症（血钾<3.5mmol/L）可以在常规血清电解质检测中发现。当患者心电图典型性改变或有肌肉症状和危险因素，可通过血液检测证实。

ECG 所有低钾血症患者应查心电图。血钾降到<3mmol/L之前，低血钾对心脏的影响很小。低血钾症使ST段下降，T波减低，U波增高。低血钾症加重时，T波逐渐减小，U波逐渐增大。有时，平坦或向上的T波与向上的U波融合而易于和QT间期延长相混淆（图166-1）。低血钾症可引起室性/房性期前收缩，室性/房性心动过速，以及2度或3度房室传导阻滞。上述心律失常与低血钾症的严重程度相关，甚至可能诱发室颤。对于有基础心脏疾病或正在口服地高辛的患者，即使轻度的低血钾也会增加心脏传导异常的风险。

病因诊断 通常通过询问病史可很容易发现病因（特别是用药史）；当它不是病因时，进一步的调查是必要的。

在排除酸中毒和其他可引起钾向细胞内转移的原因（增加的β-肾上腺素能效应，高胰岛素血症）后，应测定24小时尿钾和血清镁离子浓度。低血钾症中的尿钾排泄量通常<15mmol/L。如有原因不明的慢性低血钾而肾脏排钾量<15mmol/L，应怀疑肾外（胃肠道）失钾或钾摄入不足。肾脏排钾量>15mmol/L提示肾性失钾。伴有肾脏排钾量增加及高血压的无法解释的低血钾症常提示醛固酮分泌瘤或利德尔综合征。肾脏排钾量增加而血压正常，无法解释低血钾症，提示巴特综合征（Bartter syndrome）或Gitelman综合征，但是也应考虑到低镁血症、呕吐和利尿剂滥用等也是常见的原因。

治疗
- 口服补钾

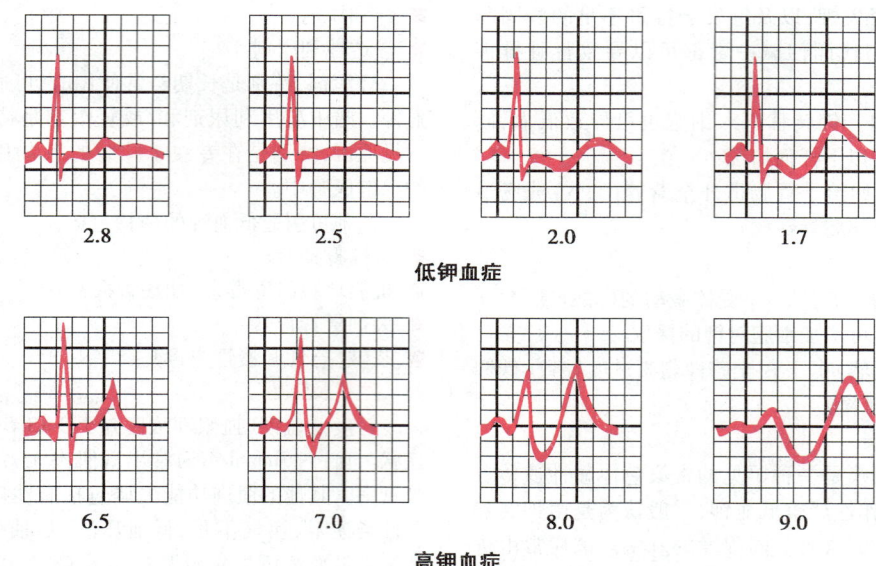

图 166-1 低钾血症和高钾血症时的 ECG 表现（血钾单位，mmol/l）

- 严重的低钾血症、进行性失钾：静脉补钾

有多种口服补钾剂可供选择。由于它们对胃肠道有刺激作用且偶可引起出血，因而一般采用小量分次给药。KCl 溶液口服可在 1~2 小时内使血钾浓度升高，但如剂量>25~50mmol，患者可因其味苦而不能耐受。蜡浸渍的氯化钾制剂更安全，耐受性更好。氯化钾微囊制剂能降低发生消化道出血的风险。其中一些剂型的氯化钾含量为每个胶囊 8 或 10mmol。血钾每降低 1mmol/L，对应的机体钾丢失约为 200~400mmol。可以在数天内补完，每天补充 20~80mmol。

如低血钾严重（如心电图改变或严重症状），口服治疗无效，或患者住院，病情恶化，则补钾必须通过静脉。因钾溶液可刺激周围静脉，故其浓度不应超过 40mmol/L。由于钾从细胞外向细胞内的转移，低钾血症的校正速率具有一定的滞后。常规补钾速度不应超过 10mmol/h。

当低钾血症诱发心律失常时，必须迅速地经静脉给予氯化钾，通常是通过中央静脉或同时使用多个外周静脉给药。在连续心电监测和每小时复测血钾的前提下，补钾的速度可达 40mmol/h。避免使用葡萄糖液，因为血浆胰岛素水平的增高会引起低钾血症的短暂恶化。

即使体内严重缺钾，极少需在 24 小时内补钾超过 100~120mmol，除非存在持续性失钾。若存在缺钾，但血钾水平较高时，如糖尿病酮症酸中毒，应待血钾水平下降后开始静脉补钾。如低血钾和低镁血症同时发生，则钾和镁的缺乏都必须纠正，以阻止肾脏继续失钾。

预防

服用利尿剂的大多数患者并不需要补钾，但应经常测定血钾浓度。当低钾血症或其并发症的风险较高时（如应用利尿剂治疗）应注意监测血钾。以下情况风险高：

- 左室功能减退
- 服用地高辛
- 糖尿病患者（体内的胰岛素水平有波动）
- 因哮喘使用 β_2 受体激动剂的患者

三氨蝶呤 100mg 口服，每日 1 次，或螺内酯 25mg 口服，每日 4 次，不会增加尿钾排泄，适合于有低血钾但又必须服用利尿剂的患者。如果发生低钾，应予补充，常口服 KCl。

> **关键点**
> - 低钾血症可因钾摄入减少、细胞外钾向细胞内转运而引起，但通常因钾经尿液或胃肠道丢失过多而发生
> - 临床症状包括肌肉无力、痉挛、肌束震颤和麻痹性肠梗阻。当低钾血症严重时，还可出现通气不足，低血压等
> - 当血钾<3mmol/L 时，常出现心电图改变，包括 ST 段压低、T 波低平和 U 波。低钾血症加重时，T 波逐渐减小，U 波逐渐增大
> - 低钾血症可引起心室/心房期前收缩，心室/心房心动过速，以及 2 度或 3 度房室传导阻滞，甚至诱发室颤
> - 口服补钾，每日 20~80mmol，除非患者有心电图改变或严重症状
> - 出现低钾性心律失常时，可以通经中央静脉补充氯化钾，补钾速度可提高至 40mmol/h，前提是在连续心电监测下进行。常规静脉补钾速度应不超过 10mmol/h

高钾血症

高钾血症为血清钾浓度>5.5mmol/L，由肾排钾下降或过多钾自细胞内流出所致。常见原因多种促成因素，包括钾摄入过度、影响排钾药物，急性肾损伤或慢性肾病。高钾血症也可发生于代谢性酸中毒，如糖尿病酮症酸中毒时。临床表现通常是神经肌肉症状，如肌肉软弱与心律失常。

严重时,可发生心室纤颤或心搏骤停。诊断依靠测定血清钾。治疗为给予阳离子交换树脂,紧急时可用葡萄糖酸钙、胰岛素及透析。

病因

高血钾最常见的类型是样本溶血引起的假性高血钾。静脉采血时长时间应用止血带或过度握拳也有可能造成假性高钾。血小板增多可引起假性高钾(凝血过程中血小板释放钾)。与此类似,白细胞极度增多时也可能出现假性高钾。

在正常情况下,肾脏最终能将过多的钾排出体外,因此,持续的高血钾通常说明肾脏排钾功能减退。此外,还有一些其他因素,包括钾的摄入增加、细胞的钾释放增加或两者兼有(表166-6)。当足够的氯化钾被摄取或通过肠外给药时,即使肾功能正常也可能导致严重的高钾血症,但通常是暂时的。

体内总钾量过高引起的高钾血症最常见于尿量过少(特别是急性肾衰竭),其他病因有横纹肌溶解、烧伤、软组织血肿或胃肠道出血及肾上腺功能不足。慢性肾衰竭患者在肾小球滤过率降至<10~15ml/min之前发生高血钾者并不多,除非从饮食中或其他途径摄入了过量的钾。

症状及体征

虽然偶可发生弛缓性瘫痪,但高钾血症一般没有症状,直至出现心律失常。

高血钾性家族性周期性瘫痪患者在发作时常出现软弱无力,并可发展成明显瘫痪。

诊断

- 血清钾测量
- ECG
- 服药史
- 肾功能评估

高血钾(血钾>5.5mmol/L)可能在常规电解质检查中发现。由于严重高血钾发病时需要立即处理,因此对于那些有肾衰竭,使用ACE抑制剂和保钾利尿剂治疗的晚期心力衰竭,特别是有心律不齐或其他高血钾心电图变化者,应考虑到发生严重高钾血症的可能。

无危险因素或心电图异常的患者应考虑假性高钾可能。实验室报告可能会提示溶血。当怀疑假性高钾时,应复测血钾。同时,应采取措施避免溶血(如避免小号针头或使用止血带),采血后应立即检测。

ECG 高血钾症患者应做心电图。当血钾浓度升至>5.5mmol/L时,ECG开始发生变化(图166-1)。减慢传导的特点如PR间期增加和QT间期缩短以及高的、对称的尖形T波在最初可见。血钾>6.5mmol/L时,出现房室结和室性心律不齐、QRS复合波增宽、PR间期延长及P波消失。最后,QRS复合波变成正弦波型,随后出现心室纤维性颤动或心搏停止。

病因诊断 高钾血症的病因诊断包括检查患者服用的药物,测定电解质、BUN和肌酐。对于有肾衰竭的患者,还需进行其他检查,如肾脏超声以排除尿路梗阻。

治疗

- 病因治疗

表166-6 高钾血症的主要病因

分期	示例
钾排泄减少	
药物	ACE抑制剂
	ARB
	肾素抑制剂(阿利克仑)
	环孢素
	肝素
	潴钾利尿剂
	锂盐
	NSAID
	他克莫司
	甲氧苄啶
肾上腺盐皮质功能不全	肾上腺功能不全
肾病	急性肾衰竭
	慢性肾脏病
	梗阻
	4型肾小管酸中毒
其他	有效循环血量降低
钾摄入增加(常为医源性)	
口腔	饮食
	口服补钾
IV	输血
	静脉补钾
	枸橼酸钾溶液
	含钾药物(如青霉素)
	TPN
钾流出细胞	
药物	β-受体阻滞剂
	地高辛中毒
组织分解增加	急性肿瘤溶解
	急性血管内溶血
	软组织内或消化道出血
	烧伤
	横纹肌溶解症
胰岛素缺乏	糖尿病
	禁食
疾病	家族性周期性高钾麻痹
其他	锻炼
	代谢性酸中毒

- 轻度高血钾可予聚苯乙烯磺酸钠
- 中重度高钾:静脉应用葡萄糖、胰岛素、钙剂;吸入β₂-受体激动剂;血液透析

轻度高钾血症 对于血钾<6mmol/L且无ECG异常的患者,减少钾摄入量和停用保钾药物即可。加用袢利尿剂

可提高肾排钾量,只要不出现容量损耗。

含聚苯乙烯磺酸钠的山梨糖醇溶液是一种常用的降钾树脂。可给予15~30g聚苯乙烯磺酸钠口服(溶于30~70ml 70%的山梨糖醇),每隔4~6小时1次。该药是一种阳离子交换树脂,能通过胃肠黏膜去除钾。山梨醇与树脂同服是为了保证药物通过胃肠道。若患者因为恶心或其他原因不能口服给药,可通过灌肠给予类似剂量。肠梗阻时,灌肠给药不能有效地降低血钾。如怀疑急腹症时不应使用灌肠剂。每克树脂可清除约1mmol钾。树脂疗法作用缓慢,在分解代谢过高的情况下,往往不能使血钾明显降低。使用聚苯乙烯磺酸钠时,由于钠、钾交换,可造成钠过量,特别是在已有容量过高的少尿患者。

对于复发性高血钾,重点在于避免使用能诱发高血钾的药物(表166-6)。对于需要服用血管紧张素转化酶抑制药和血管紧张素受体拮抗剂(如慢性心力衰竭或糖尿病性肾病)的患者,每日服用聚合物树脂patiromer可减少钾的肠道吸收,防止高钾血症。

中、重度高钾血症 6~6.5mmol/L之间血清钾需要及时关注,但实际的治疗取决于临床情况。如果没出现心电图变化且肾功能完好,之前描述的治疗通常对于轻度高钾血症有效。随访血清钾水平以确保高钾血症被成功治疗。如果血清K>6.5mmol/L,需要更积极的治疗。胰岛素5~10U静脉注射,随后立刻快速注射50%葡萄糖50ml或与胰岛素同时注射。之后应以50ml/h的速度输注10%葡萄糖液以预防低血糖。对血钾的作用峰值出现于1小时,可持续数小时。

如果心电图变化包括P波的损失或QRS波群的加宽,则需静脉注射钙[10~20ml 10%葡萄糖酸钙(或5~10ml 22%葡庚糖酸钙)5~10分钟内静脉注射]以及胰岛素和葡萄糖的治疗。钙能对抗高血钾对心肌兴奋性的影响。对于服用地高辛的患者,使用钙剂时必须谨慎,因为有诱发因低血钾引起心律失常的危险。如病情恶化,ECG出现正弦波或心搏停止,可加快葡萄糖酸钙的注射速度(5~10ml,2分钟内静脉注射完毕)。也可使用氯化钙,但该药对外周静脉刺激性较强,若渗漏到血管外还可引起组织坏死。氯化钙应该只通过正确定位的中心静脉导管进行输注。钙的疗效在给药后几分钟内即可发生,但只能持续20~30分钟。注射钙剂只是一种临时措施,以争取时间等待其他治疗方案发挥作用,也可能需要重复进行数次。

大剂量β₂-受体激动剂,如舒喘宁10~20mg 10分钟内吸入(浓度为5mg/ml),能使血钾安全地下降0.5~1.5mmol/L,可起到辅助作用。作用峰值出现于90分钟。但是,β₂-受体激动剂对于不稳定型心绞痛和急性心肌梗死的患者是禁忌。

对于静脉给予碳酸氢钠(NaHCO₃)有不同看法。它的降钾效果可持续数小时。用药后会出现碱化、血渗透压升高。高浓度的钠对于接受透析且可能同时有容量过高的患者不利。静脉补充碳酸氢钠的另一个可能的并发症是迅速降低离子钙浓度,这又将进一步加剧高钾的心脏毒性。通常的用法是,7.5%的碳酸氢钠3安瓿,加入1L5%葡萄糖溶液中输注2~4小时。在晚期肾功能减退患者,单独碳酸氢钠治疗没有什么效果,除非同时有酸血症。

除了上述使钾进入细胞而降低血钾的方法外,在治疗严重或有症状高血钾患者时,还应及早采取措施从体内排钾。口服聚苯乙烯磺酸钠可以从胃肠道清除钾(参见第1148页),但由于清除钾的速率有点无法预测,故需要密切监测。因为起效较慢,一般不建议将Patiromer用作紧急降钾的药物。

肾衰竭患者应在紧急处理后或紧急处理无效时立即开始血透。终末期肾脏疾病和高钾血症患者应及早考虑透析,因为他们进展到更严重的高血钾及严重心律失常的风险在增加。腹膜透析的排钾效果相对较差。

> **关键点**
>
> - 高钾血症的常见原因包括潴钾药物、肾功能不全、肾上腺皮质功能不全和涉及细胞破坏的疾病(如横纹肌溶解、烧伤、软组织出血、消化道出血等)
> - 高钾血症通常无症状,直至出现心律失常,但也有一些患者出现虚弱症状
> - 心电图变化起初表现为PR间期延长,QT间期缩短,高大、对称的尖T波。当血钾>6.5mmol/L时,QRS间隔扩大,P波消失。最终,QRS波群退化成正弦波模式,甚至出现心室颤动或心脏停搏
> - 轻度高钾血症可予聚苯乙烯磺酸钠口服
> - 中度至严重的高钾血症时,可经静脉给予胰岛素、葡萄糖和钙剂,或吸入β₂受体激动剂。
> - 对于慢性肾病或有显著心电图改变者应予血液透析治疗

血钙异常疾病概述

钙为维持肌肉收缩、神经传导、激素释放及血液凝固等功能正常所必需。此外,其他多种代谢过程需正常的血钙浓度机体钙平衡的维持(避免低钙血症与高钙血症)主要取决于:

- 饮食摄入量
- 胃肠道对钙的吸收
- 肾脏对钙的排泄

如果饮食均衡,机体摄入钙量约为每日1 000mg。每日约有200mg钙通过胆汁或其他胃肠道分泌液排出体外。每日自肠道吸收的钙量约为200~400mg,决定于血液循环中甲状旁腺激素(PTH)、活性维生素D,特别是1,25-(OH)₂D(1,25-二羟胆钙化醇)的浓度。其余的800~1 000mg由粪便排出体外。肾脏平均每天排出200mg的钙,这也取决于血PTH与降钙素的水平。

细胞内外的钙离子浓度通过细胞和细胞器如内质网、肌细胞中肌浆网及线粒体的质膜两侧的双向钙离子转运而受到严密调节。

离子钙 是生理活性的形式。细胞中的钙离子浓度保持于微克分子水平(<血钙浓度1/1 000)。作为细胞内的第

二信使，钙离子参与骨骼肌收缩、心肌和平滑肌的兴奋-收缩偶联、蛋白激酶的活化和酶的磷酸化等体内过程。钙离子还参与其他细胞内信使的作用，如环化腺苷酸（cAMP）和1,4,5-三磷酸肌醇，由此而介导细胞对多种激素的反应，后者包括肾上腺素、高血糖素、ADH（抗利尿激素）、肠促胰液素和缩胆囊素。

尽管钙在细胞内有重要作用，但体内99%左右的钙是以羟基磷灰石结晶的形式存于骨骼中。骨骼中的钙约有1%能与细胞外液中的钙自由交换，因此，这部分钙可缓冲钙平衡过程中发生的变化。

血浆中钙的总浓度正常值为 8.8~10.4mg/dl（2.20~2.60mmol/L）。血液中钙总量的40%左右与血浆蛋白，主要是白蛋白结合。其余的60%包括钙离子及钙与磷和枸橼酸的复合物。临床实验室所测定的通常是总钙（即蛋白结合钙、钙复合物和钙离子）。

理想情况下，应估算或测定离子钙（或游离钙），因为它是血液中钙的生理活性形式。血清离子钙与总钙水平不一定始终关联。

- 通常假定钙离子占血清总钙的50%左右
- 根据血清总钙与血清白蛋白水平可以估算出离子钙水平（框166-2）
- 直接测定钙离子因技术上的困难，一般仅用于怀疑其血浆中蛋白与钙的结合有重大变化的患者

框166-2 钙离子浓度的测定

离子钙浓度可以通过常规化验来估算，也具有一定的准确性。

低白蛋白血症患者的血浆总钙浓度大多降低，这主要反映了蛋白结合钙减少，而钙离子浓度正常。白蛋白浓度每上升或下降1g/dl，血浆总钙浓度的相应变动约为 0.8mg/dl（0.2mmol/L）。因此，如白蛋白浓度为 2.0g/dl（正常时为 4.0g/dl），血浆总钙浓度应下降 1.6mg/dl（0.4mmol/L）。

同样地，当血清蛋白水平升高时（如多发性骨髓瘤），血清总钙水平也相应升高。酸中毒时，蛋白的结合力降低，游离钙水平升高。碱中毒时游离钙水平则降低。

离子钙的正常浓度范围内在不同实验室之间略有差异，但通常是 4.7~5.2mg/dl（1.17~1.30mmol/L）。

钙代谢的调节

钙代谢和磷（参见第1158页）代谢密切相关，两者的平衡主要受甲状旁腺激素（PTH）、维生素D及降钙素调节，但后者作用较小。钙和无机 PO_4 的浓度也与它们通过化学反应生成 $CaPO_4$ 的能力有关。钙磷乘积（以 mEq/L 为单位）正常情况下应<60；若其值超过70，生成磷酸钙结晶沉积于软组织中的可能性大大增加。慢性肾病患者即使钙磷乘积偏低（>55），仍可能发生血管钙化，加速动脉粥样硬化。

PTH 由甲状旁腺分泌。具有多种功能，但其中最重要的功能是防止低血钙的发生。甲状旁腺细胞在感知血钙浓度的下降后即释放细胞内已经形成的PTH进入血液循环。PTH 通过增加肾脏和肠道对钙的吸收以及从骨骼中快速动员钙与 PO_4（骨质重吸收），可在数分钟内使血钙升高。肾脏中钙的排泄一般和钠的排泄相平行，并接受在近曲小管中控制钠转运的那些因子的调节。但是，PTH 增加远曲小管中钙的重吸收，这一作用与肾的排钠机制无关。

PTH 还减少肾对磷的重吸收，使肾排磷量增加。由于PTH使血钙水平上升，而肾排磷增加可防止血钙和血磷的溶解度积过高。

PTH 也通过促使维生素D转化为活性最高的钙三醇来增加血清钙。此类型的维生素D可提高肠道对饮食中钙吸收的百分比。尽管钙吸收增多，但PTH分泌长期升高通常会导致更多的骨质吸收，因其抑制成骨细胞功能而刺激破骨细胞活性。对于骨骼生长和重建，PTH 和维生素 D 都是重要的调节因子（参见第35页）。

甲状旁腺功能检查包括用放射免疫法测定血 PTH 水平，及测定总 cAMP 或尿中肾源性 cAMP 排泄量。应用二代测序进行 PTH 测定的方法已经成熟。这些方法可以测定PTH 的生物活性或者全定量。该方法得到普遍应用，已经替代了 50%~60% 的旧方法。这两种类型的测定法均可用于诊断原发性甲状旁腺功能亢进或监测慢性肾病时的继发性甲状旁腺功能亢进，需要注意不同检测方法对应的正常范围。

PTH 能增加尿 cAMP。诊断假性甲状旁腺功能减退，有时会检测总 cAMP 或肾源性 cAMP。

降钙素由甲状腺滤泡旁细胞（C细胞）分泌。降钙素能增加细胞对钙的摄取，提高肾脏对钙的排泄，加强成骨作用，从而使血钙降低。与PTH或维生素D相比，降钙素对骨代谢的作用要小得多。

低钙血症

低钙血症为在血浆蛋白浓度正常情况下血浆总钙浓度<8.8mg/dl（<2.20mmol/L），或血浆钙离子浓度<4.7mg/dl（<1.17mmol/L）。病因包括甲状旁腺功能减退、维生素 D 缺乏及肾病。临床表现有感觉异常、手足搐搦，严重时可有癫痫、脑病和心力衰竭。诊断依靠血钙，需以血白蛋白纠正。治疗方法为补钙，有时需加用维生素 D。

病因

低钙血症有许多原因，下面列出其中数种：

- 甲状旁腺功能减退
- 假性甲状旁腺功能减退
- 维生素 D 缺乏
- 肾病

甲状旁腺功能减退 甲状旁腺功能减退的特点是低钙血症和高磷血症，往往引起慢性手足搐搦症。暂时性甲状旁腺功能减退在甲状腺次全切除术后较常见。如甲状腺切除术由经验丰富的医生进行，术后发生永久性甲状旁腺功能减退的患者<3%。低血钙症状一般于术后24~48小时左右出现，但也可于数月或数年后发生。因癌症而进行甲状腺全切术或是甲状旁腺本身的手术（甲状旁腺次全或全切

除术)后,PTH 缺乏的发生更为普遍。甲状旁腺次全切除后发生严重低血钙的危险因素有:
- 术前严重高血钙
- 切除大腺瘤
- 碱性磷酸酶增高
- 慢性肾脏病

特发性甲状旁腺功能减退 是一种罕见的偶发性或遗传性疾病,其中甲状旁腺不存在或萎缩。它体现在童年。甲状旁腺偶可缺如并伴胸腺发育不全以及从臂弓发出的动脉的异常(DiGeorge 综合征)。其他遗传类型包括,多腺体自身免疫衰竭综合征、自身免疫性甲状旁腺功能减退型X伴性遗传综合征及黏膜与皮肤念珠菌病。

假性甲状旁腺功能减退 假性甲状旁腺功能减退是一组少见疾病,其特点为它不是由激素缺乏引起,而是因靶器官对 PTH 抵抗所致。这些疾病的遗传机制比较复杂。

在假性甲状旁腺功能减退Ⅰa型(Albright 遗传性骨营养不良) 患者中,腺苷酰环化酶复合体的兴奋性 Gs-α_1 蛋白(GNAS1)发生突变。其结果是肾脏对 PTH 不能作出正常反应,尿中 PO_4 或环化腺苷酸(cAMP)排量不增加。患者通常低钙和高磷血症。继发性甲状旁腺功能亢进和甲状旁腺功能亢进性骨病可发生。伴发的异常包括身材矮小、圆脸、精神发育迟缓与基底核钙化、掌骨和跖骨短小、轻度甲状腺功能减退及其他轻微的内分泌失调。由于只有来自母亲的 GNAS1 等位基因在肾脏中被表达,因此如患者的异常基因是来自父亲,则他们虽有该病的许多躯体特征,但没有低钙、高血磷或继发性甲状旁腺功能亢进;这一情况有时被称为假性甲状旁腺功能减退。

Ⅰb 型假性甲状旁腺功能减退 少为人知。这些患者有低血钙、高血磷和继发性甲状旁腺功能亢进,但没有其他伴随异常。

Ⅱ型假性甲状旁腺功能减退 较Ⅰ型更少。在这些患者中,外源性 PTH 可使尿 cAMP 正常地增高,但不能使血钙或尿磷上升。有人认为是由于细胞内对 cAMP 有抵抗。

维生素 D 缺乏与依赖 维生素 D 缺乏和依赖在别处有完整讨论。

摄入富含维生素 D 的食物可以补充维生素 D。皮肤接受太阳光(紫外线光)照射后也可以合成。维生素 D 缺乏可能与膳食摄入不足或由于肝胆疾病或肠道疾病引起的吸收不良有关。维生素 D 缺乏可能与某些药物(如苯妥英,苯巴比妥,利福平)干扰维生素 D 代谢,或者由于缺乏光照导致维生素 D 从皮肤中合成减少有关。老龄化也降低了皮肤合成的能力。

常年呆在室内、居住在高纬度地带、衣服遮盖全身或经常性使用防晒产品导致皮肤合成减少是获得性维生素 D 缺乏症的重要原因。因此,亚临床维生素 D 缺乏症是相当普遍的,特别是在温带气候冬季的老年人。养老院的老人是有特定风险的,因为皮肤合成能力下降、营养不良和缺乏阳光照射。事实上,有缺乏症的大多数人都兼具皮肤合成能力降低和饮食不足。然而,大多数医生认为,皮肤癌的危险超过了维生素 D 水平轻度降低的危害。因此不建议增加阳

光下暴晒,推荐使用防晒霜。可以补充维生素 D。

维生素 D 依赖是指机体无法将维生素 D 转化为活性形式或靶器官对活性维生素 D 的反应性降低。

- Ⅰ型维生素 D 依赖性佝偻病(假性维生素 D 缺乏性佝偻病)是一常染色体隐性疾病,病因为编码 1-α-羟化酶的基因发生突变。正常情况下该酶存在于肾脏中,1-α-羟化酶用于将非活性维生素 D 转化成活性形式的钙化醇。
- 在Ⅱ型维生素 D 依赖性佝偻病中靶器官对钙化醇没有反应。可能出现维生素 D 缺乏,低钙血症和严重低磷血症。可能出现肌无力,疼痛及特征性的骨骼畸形

肾病 肾小管病变,包括由肾毒素(如重金属,尤其镉)引起的获得性近侧肾小管性酸中毒和远侧肾小管性酸中毒,由于肾脏丢失大量钙及活性 1,25-$(OH)_2D$ 生成减少,可导致严重低血钙。

肾衰竭可导致 1,25-$(OH)_2D$ 合成减少。
- 直接肾损害
- 高磷血症能抑制 1-α 羟化酶(维生素 D 羟化所需)活性

其他原因 低钙血症的其他病因包括:
- 当血清镁<1.0mg/L[<0.5mmol/L]时,镁缺乏可引起甲状旁腺激素相对不足和靶器官 PTH 抵抗。当血镁恢复正常后,PTH 浓度随之上升,并促进肾脏对钙的重吸收
- 急性胰腺炎(从胰腺释出的脂肪分解产物与血液中的钙螯合可引起低血钙)
- 低蛋白血症可使血浆中与蛋白结合的钙减少,因结合蛋白减少而引起的低血钙不产生症状,因为钙离子的浓度未变,这一情况被称为假性低血钙
- 骨饥饿综合征(为术后或药物治疗纠正中至重度甲状旁腺功能亢进患者的持续性低血钙症及低磷血症,钙摄入不足而骨形成增强的情况也可能发生,特别是患有严重囊性纤维性骨炎的患者因甲状旁腺功能亢进而作切除术后、肾脏移植术后,但罕见于晚期肾脏疾病接受拟钙剂治疗)
- 败血症休克时可因 PTH 释放受到抑制及 25-$(OH)D$ 向 1,25-$(OH)_2D$ 转化减少而引起低血钙
- 高磷酸盐血症(其引起低钙的机制未明)。肾衰竭患者更易发生磷酸盐潴留
- 可导致低血钙的药物通常包括用于治疗高血钙的药物;改变维生素 D 代谢的抗惊厥药物(苯妥英、苯巴比妥)和利福平
- 输入 10 单位以上枸橼酸抗凝血;含二价离子螯合物的放射性造影剂乙二胺四醋酸盐(EDTA——在血清总钙浓度保持不变时,可降低可利用的钙离子浓度)。
- 钆注射(可能假性降低钙的浓度)

虽然一般认为降钙素分泌过量会引起低血钙,但是降钙素对于血钙影响甚微,如甲状腺髓样癌,患者血中含大量降钙素却极少发生低血钙。

症状及体征

低钙血症通常没有症状。甲状旁腺功能减退常因某些基础病变的临床表现(如身材矮小、圆脸、智力残疾、基底核钙化)被发现。

低钙血症的主要临床表现是由于细胞膜电位异常引起神经肌肉兴奋性增高。

神经系统症状 背与腿部的肌肉痉挛较为常见。

长期的低钙血症可引起轻度弥漫性脑病。对于不明原因的痴呆、抑郁或精神病,应注意鉴别。

偶可出现视乳头水肿。

严重的低钙血症指血钙<7mg/dl(<1.75mmol/L),可引起反射亢进,手足抽搐,喉痉挛,或癫痫发作。

手足搐搦 是严重低血钙的特有症状,但也可发生于血中钙离子降低而无明显低血钙的情况,如严重碱中毒时。手足搐搦的特征为:
- 感觉神经症状如唇、舌、手指和足部感觉异常
- 手足痉挛,可为持续性伴疼痛
- 全身肌肉疼痛
- 面肌抽搐

手足搐搦的症状可自发出现且明显,也可潜伏而需要进行激发试验。潜伏性手足搐搦通常发生于不太严重的低血钙:7~8mg/dl(1.75~2.20mmol/L)。

要确定潜伏性手足搐搦,可在病床边引发低钙击面征(Chvostek sign)和低钙束臂征(Trousseau sign)。

低钙击面征 为面部肌肉的不自主颤搐,在外耳道前方轻弹面神经即可引发此征。≤10%的健康人和大多数急性低钙血症患者此征可为阳性,但慢性低钙血症患者此征常为阴性。

低钙束臂征 是通过减少手部血供来引发手足痉挛;方法为在前臂用止血带结扎或将血压计袖带充气至高于收缩压20mmHg,持续3分钟。低钙束臂征也可发生于碱中毒、低血镁、低血钾和高钾血及6%没有明确电解质失衡的患者。

其他表现 慢性低血钙患者可有许多其他异常,如皮肤干燥多鳞屑、指甲易碎及毛发粗糙。念珠菌感染在低血钙患者中相当少见,但在特发性甲状旁腺功能减退患者中十分常见。长期低血钙患者有时可出现白内障,且纠正血钙不能使之逆转。

诊断
- 估算离子钙浓度(钙的生理活性形式)
- 测定血镁、PTH、血磷、碱性磷酸酶和维生素 D 的浓度以及尿 cAMP 及尿磷浓度

如患者具有特征性的神经系统表现或心律失常,应排除低钙血症。低钙往往是偶然发现的。低钙血症是指血清总钙浓度<8.8mg/dl(<2.20mmol/L)。但是,由于血浆蛋白浓度降低时总钙浓度也降低,而钙离子浓度不受影响。因此,宜根据血浆白蛋白水平估算血浆中钙离子浓度(框166-1)。如怀疑血浆中钙离子浓度过低,尽管总钙浓度正常,也应进行钙离子浓度直接测定。

若怀疑游离钙水平降低,即便血清总钙水平正常,也应测定游离钙浓度。血清钙离子浓度<4.7mg/dl(<1.17mmol/L)即为偏低。

低血钙患者应接受肾功能检测(如尿素氮,肌酸酐)、血清磷酸盐、镁和碱性磷酸酶测定。

如果找不到低血钙的明确病因(如碱中毒、肾衰竭或大量输血),应作进一步检查(表166-7)。附加检查从血镁、PO_4、PTH 和碱性磷酸酶浓度开始,且偶尔检测维生素 D 水平[25-(OH)D 和 1,25-$(OH)_2$D]。当怀疑假性甲状旁腺功能减退时测量尿磷和 cAMP 浓度。

表166-7 低血钙的实验室诊断与鉴别

疾病	临床表现
术后甲状旁腺功能减退	PTH 降低或正常低值 血 PO_4^{3-} 正常或升高 尿 PO_4^{3-} 降低 血碱性磷酸酶正常
特发性甲状旁腺功能减退	PTH 测不出 血 PO_4^{3-} 升高 尿 PO_4^{3-} 降低 血碱性磷酸酶正常
Ⅰa 型假性甲状旁腺功能减退(Albright 遗传性骨形成不良)	PTH 升高 血 PO_4^{3-} 升高 尿 cAMP 阴性,或注射甲状旁腺提取物或 PTH 后尿 PO_4^{3-} 排泄不增加 骨骼及其他异常
Ⅰb 型假性甲状旁腺功能减退	PTH 升高 血 PO_4^{3-} 升高 尿 cAMP 阴性,或注射甲状旁腺提取物或 PTH 后尿 PO_4^{3-} 排泄不增加 无骨骼异常
Ⅱ 型假性甲状旁腺功能减退	PTH 升高 血 PO_4^{3-} 升高 尿 cAMP、尿 PO_4^{3-} 阴性 注射 PTH 后尿 cAMP 升高,尿 PO_4^{3-} 排泄不增加 维生素 D 正常或升高
维生素 D 缺乏	PTH 升高 血 PO_4^{3-} 降低 碱性磷酸酶升高 25-羟维生素 D 降低[*]
Ⅰ 型遗传性维生素 D 依赖性佝偻病	PTH 升高 血 PO_4^{3-} 降低 碱性磷酸酶升高 X 线片上可见典型的骨骼异常 血 25-羟维生素 D 正常 血 1,25-$(OH)_2$D 降低
Ⅱ 型遗传性维生素 D 依赖性佝偻病	PTH 升高 血 PO_4^{3-} 降低 碱性磷酸酶升高 X 线片上可见典型的骨骼异常 血 25-羟维生素 D 正常或升高 血 1,25-$(OH)_2$D 正常或升高

[*] 测量血清 25-(OH)D 和 1,25-$(OH)_2$D 可能帮助区分维生素 D 缺乏和维生素 D-依赖状态。

1,25-$(OH)_2$D,1,25-二羟维生素 D 或骨化三醇;25-(OH)D,无活性的维生素 D;PO_4^{3-},磷酸盐;PTH,甲状旁腺激素。

测定血浆中完整 PTH 分子的水平。由于低钙血症是 PTH 分泌的主要刺激因素。生理情况下,当血钙降低时, PTH 应反馈性升高。因此,

- 低钙时,PTH 低于正常甚或正常低值皆提示甲状旁腺功能减退
- 低钙时,如 PTH 水平低于可测范围,则提示特发性甲状旁腺功能减退
- 低钙时,PTH 升高提示假性甲状旁腺功能减退可能,或维生素 D 代谢异常

甲状旁腺功能减退时,血清磷酸盐水平升高,碱性磷酸酶正常。

Ⅰ型假性甲状旁腺功能减退的鉴别要点为尽管血中 PTH 浓度正常或增高,但患者仍有低血钙,及尿中 cAMP 与磷过低。在激发试验中,注射甲状旁腺提取物或重组人 PTH 后血或尿中 cAMP 不升高。Ⅰa 型假性甲状旁腺功能减退患者通常还有骨骼异常,如身材矮小及第 1、4、5 掌骨过短。Ⅰb 型患者有肾病表现而无骨骼异常。

在Ⅱ型假性甲状旁腺功能减退中,外源性 PTH 可使尿 cAMP 增高,但不能使尿磷排泄量和血钙浓度上升。维生素 D 缺乏可能导致骨软化症或佝偻病,X 线显示特征性骨骼畸形。维生素 D 缺乏及依赖的诊断及维生素 D 水平测定参见第 35 页。

严重的低血钙症会影响心电图。它通常表现为 QTc 和 ST 间隔的延长。复极化的变化,如 T 波波峰或逆转也会发生。在严重低血钙症患者中偶尔发生心律失常或心脏传导阻滞。然而,孤立性低血钙症的诊断并不要求心电图检测。

治疗

- 静脉注射葡萄糖酸钙治疗抽搐
- 术后低钙:口服钙剂
- 慢性低血钙症:口服钙剂与维生素 D

手足搐搦 发生手足抽搐时,可静脉缓慢推注 10% 葡萄糖酸钙 10ml,维持 10 分钟。葡萄糖酸钙多能迅速起效,但只能持续数小时。接下来的 12~24 小时可能需要重复给药,亦可将 20~30ml 的 10% 葡萄糖酸钙加入 1L 5% 葡萄糖溶液中连续输注。输注钙剂对服用地高辛的患者相当危险,给药时速度应缓慢并进行心电图持续监护以防低钾血症。当手足搐搦症与低镁血症有关时,补充钙或钾只能使症状短暂缓解,只有补镁才能使症状永久解除。通常需静脉给予 10% 硫酸镁溶液 1g(10ml),随后口服镁盐(如葡萄糖酸镁 500~1 000mg,每日 3 次)。

> ● 经验与提示
>
> - 输注钙剂对服用地高辛的患者相当危险,给药时速度应缓慢并进行心电图持续监护以防低钾血症

短暂性甲状旁腺功能减退 对于甲状腺切除术或部分性甲状旁腺切除术后所发生的暂时性甲状旁腺功能减退,口服补钙即可:每日补充 1~2g 元素钙,可予葡萄糖酸钙(90mg 元素钙/1g)或碳酸钙(400mg 元素钙/1g)。

但是,甲状旁腺次全切除后所产生的低血钙可特别严重而持久,尤其对慢性肾脏疾病或大肿瘤切除的患者而言。术后可能需要在较长时间内经静脉补钙,剂量可达每天 1g

元素钙(如 111ml 葡萄糖酸钙,包含 90mg 元素钙/10ml),持续 5~10 日,然后才能改为口服钙剂和维生素 D。此时,血浆碱性磷酸酶增高可能代表了骨骼对钙的快速摄取。在血浆碱性磷酸酶浓度开始下降之前,患者对静脉大量补钙的需求一般不会减低。

慢性低钙血症 在慢性低血钙中,口服钙剂以及需要时补充维生素 D 一般已经足够或可给予 1~2g 元素钙/d,作为钙葡糖酸盐或钙碳酸盐。在无肾衰竭的患者中,给予维生素 D 作为标准口服补充剂(如胆钙化醇 800IU 每日 1 次)。若不合理饮食或补充钙和 PO_4(参见第 1158 页),维生素 D 治疗无效。

对于肾衰竭患者,使用钙三醇或另一种 1,25-$(OH)_2D$ 类似物,因为这些药不需要肾代谢改变。对于甲状旁腺功能减退患者,将胆钙化醇转化为其活性形式有困难,通常也需要钙三醇,通常每天 0.5~2μg,口服。在少数情况下,假性甲状旁腺功能减退仅口服补钙即可缓解。骨化三醇的推荐剂量为 1~3μg/d。

维生素 D 类似物包括二氢固醇(每天口服 0.8~2.4mg 口服数天后改为每天 0.2~1.0mg)和骨化二醇(每星期口服一次,4 000~6 000IU)。维生素 D 只有在摄入或补充足量钙(1~2g 元素钙/d)和 PO_4 的条件下才能发挥作用。维生素 D 中毒所致的重度高血钙是维生素 D 类似物治疗时可能出现的严重并发症,尤其是长效维生素 D 类似物骨化二醇。在开始阶段应每周测定血钙浓度,待血钙稳定后每 1~3 个月测定一次。钙三醇或双氢速变固醇的维持量通常随时间而逐渐减少。

> ● 关键点
>
> - 低钾血症病因包括甲状旁腺功能减退、假性低甲状旁腺功能、维生素 D 缺乏及肾脏衰竭
> - 轻度低血钙可无症状或引起肌肉痉挛
> - 严重的低钙血症[血钙<7mg/dl(<1.75mmol/L)可能会导致反射亢进,手足搐搦症(嘴唇,舌头,手指,脚的感觉异常,手足和/或面部痉挛,肌肉酸痛),或癫痫发作
> - 估计或测定离子钙(非总钙),进行诊断
> - 附加检查,包括血镁、磷、PTH、碱性磷酸酶浓度,偶测生素 D 水平
> - 出现手足搐搦时应静脉给予葡萄糖酸钙,其他情况下可口服补钙

高钙血症

高钙血症为血浆总钙浓度>10.4mg/dl(>2.60mmol/L) 或血浆钙离子浓度>5.2mg/dl(>1.30mmol/L)。主要病因有甲状旁腺功能亢进、维生素 D 中毒和癌症。临床特点包括多尿、便秘、肌肉无力、精神错乱和昏迷。诊断依据为血浆钙离子浓度和甲状旁腺激素水平。治疗方法包括盐水、钠利尿剂以及唑来膦酸等药物,以增加排钙、减少骨钙吸收。

病因

高钙血症通常是骨吸收过度的结果。高钙血症的原因很多(表 166-8),但最常见的是:

表 166-8 高钙血症的主要病因

机制	分期	示例
骨吸收过度	恶性肿瘤	膀胱
		乳房
		血液病
		淋巴瘤
		卵巢
		肾细胞
		鳞状细胞（肺、头部和颈部）
	恶性肿瘤溶骨性高钙，由于骨转移或血液系统肿瘤	血液病
		淋巴瘤
		转移性乳腺癌、前列腺癌、非小细胞肺癌
		多发性骨髓瘤
	骨钙动员增加	制动（如骨折后固定牵引）
		骨佩吉特病
		老年骨质疏松
		截瘫及四肢瘫痪患者
		儿童及青少年时期可见快速生长
		甲状腺功能亢进
	甲状旁腺激素过多	家族性低尿钙性高钙血症
		甲状旁腺癌
		原发性甲状旁腺功能亢进
		晚期继发性甲状旁腺功能亢进
		三发性甲状旁腺功能亢进
	维生素中毒	大量维生素 A
		维生素 D 中毒
胃肠道吸收钙过多及（或）饮食含钙过多	结节病和其他肉芽肿性疾病	铍中毒
		球孢子菌病
		组织胞浆菌病
		麻风
		硅肺病
		结核
	其他障碍	乳碱综合征
		维生素 D 中毒
血浆蛋白浓度增高	药物	锂中毒
		茶碱中毒
		噻嗪类利尿药
	内分泌功能失调	艾迪生病
		库欣病术后
		黏液水肿
	其他障碍	铝诱发的骨软化
		婴儿期高钙血症
		抗精神病药物相关的恶性综合征
人为的高钙血症	—	血标本存放于受到污染的玻璃容器中
		采血时静脉淤滞时间过长

- 甲状旁腺功能亢进
- 癌症

病理生理

原发性甲状旁腺功能亢进 原发性甲状旁腺功能亢进为一全身性疾病,由一个或数个甲状旁腺分泌过多甲状旁腺激素(PTH)所致;它可能是高钙血症的最常见的原因,尤其对于非住院患者。多见于绝经后妇女,发病率随年龄的增加而升高。它也好发于颈部放疗后≥30 年者。本病分为家族性和散发性两种。

家族性甲状旁腺功能亢进多由于甲状旁腺腺瘤,常合并其他内分泌肿瘤(参见第 1175 页)。原发性甲状旁腺功能亢进可导致低血磷和骨吸收过量。虽然无症状的高钙血症最为常见,但肾结石也很普遍,特别是因长期高血钙而导致高尿钙时。85%左右的原发性甲状旁腺功能亢进患者的组织学检查结果显示有甲状旁腺腺瘤,虽然腺瘤和正常腺体有时很难辨别。约 15%患者是由于 2 个或更多腺体增生。<1%的病例发生甲状旁腺癌。

家族性低尿钙性高钙血症 家族性低尿钙高血钙综合征(FHH)是常染色体显性遗传疾病。大多数病例是由于钙-敏感受体基因的失活性突变,其结果是需要较高浓度的钙才能抑制 PTH 的分泌。随后,分泌的 PTH 使磷排泄量增加。患者早年就有持久的高钙血症(通常无症状),PTH 水平正常至轻度升高,低尿钙及高血镁。肾功能正常,肾结石少见。但有时可发生严重胰腺炎。该综合征伴有甲状旁腺增生,甲状旁腺次全切除术无效。

继发性甲状旁腺功能亢进 继发性甲状旁腺功能亢进可由长期低血钙刺激 PTH 分泌而引起,原因为肾功能减退导致活性维生素 D 合成不足或肠道吸收不良综合征等病变。肾功能减退引起的高磷血症也是致病因素。血钙可以升高也可以是正常的。腺体增生和钙调定点(即使抑制 PTH 分泌所需的血钙浓度)上移均使甲状旁腺对钙的敏感性下降。

三发性甲状旁腺功能亢进 三发性甲状旁腺功能亢进时,PTH 自主性过度分泌,不受血清钙浓度调控。三发性甲状旁腺功能亢进多见于长期的继发性甲状旁腺功能亢进,如持续多年的终末期肾病。

癌症 癌症是住院患者发生高钙血症的常见原因。虽然其发生有数种机制,但血钙增高的最终原因是骨质吸收。

恶性肿瘤体液相关的高血钙症(即高钙血症不伴有或仅有轻微骨转移)常于鳞状细胞癌,肾细胞癌,乳腺癌,前列腺癌和卵巢癌。恶性肿瘤体液相关的高血钙症多归因于异位分泌的 PTH。但是,这些肿瘤中有一部分能分泌 PTH 相关肽,后者与骨骼与肾脏的 PTH 受体结合,模拟 PTH 的多种作用,其中包括破骨性骨吸收作用。

溶骨性高钙血症常见于转移性实体肿瘤(如乳腺癌,前列腺癌,非小细胞肺癌)与血液系统肿瘤,后者最常见的是多发性骨髓瘤,淋巴瘤和淋巴肉瘤。高钙血症的发生还可通过在局部生成能活化破骨细胞的细胞因子或前列腺素刺激破骨细胞吸收骨质,及/或通过转移的癌细胞直接吸收骨质。也可出现全身骨质减少。

维生素 D 中毒 维生素 D 中毒系体内维生素 D[1,25-$(OH)_2$D]过多引起。虽然血浆维生素 D 在大多数实体瘤患者中的浓度较低,且有时 T 细胞白血病使浓度升高,由于 1-α-羟化酶在肿瘤细胞中存在失调。药理剂量的外源性维生素 D 可造成骨吸收过度以及肠道钙吸收增加,导致高血钙和高尿钙。

肉芽肿性疾病 肉芽肿性疾病,如结节病、肺结核、麻风病、铍中毒、组织胞浆菌病及球孢子菌病可引起高血钙和高尿钙。结节病中的高血钙和高尿钙可能是因为 25-(OH)D 向 1,25-$(OH)_2$D 的转化失控,推测是由于 1-α-羟化酶在肉瘤样肉芽肿的单核细胞中得到表达所致。同样,有报道称在伴肺结核与硅沉着病的高钙血症患者中,血浆 1,25-$(OH)_2$D 水平增高。有些病例的高钙血症必须用其他机制加以解释,因为在某些伴麻风病的高钙血症患者中,1,25-$(OH)_2$D 的水平降低。

不活动 制动时,由于骨重吸收加速而导致高钙血症,特别是在长期完全卧床且有高血钙倾向(表 166-8)的患者。高钙血症可以发生于卧床后的数天至数周内。在恢复负重后,高钙可被逆转。严重骨折的青少年和佩吉特病(Paget disease)患者在卧床时特别容易发生该症。

特发性婴儿期高钙血症 特发性婴儿高钙血症(Williams 综合征,参见第 2218 页,表 296-2)是一种极少见的散发性疾病,临床特征有面部畸形、心血管异常、肾性高血压及高血钙。PTH 和维生素 D 代谢正常,但降钙素对钙输注的反应可能不正常。

乳碱综合征 乳碱综合征中,通常是由于患者为了治疗消化不良或预防骨质疏松而自行服用碳酸钙抗酸剂,摄入了过量的钙和可吸收碱,结果导致高钙血症、代谢性碱中毒和肾功能减退。随着消化性溃疡与骨质疏松药物治疗的进步,该综合征的发生率已大大降低。

症状及体征

多数轻度高钙血症患者没有症状,而多在常规实验室筛查中被发现。高钙血症的临床表现有便闭、纳差、恶心呕吐、腹痛和肠梗阻。肾浓缩功能受损导致多尿、夜尿和烦渴。血钙增高至>12mg/dl(>3.00mmol/L)时可引起情绪不稳定、精神错乱、谵妄、精神异常、木僵和昏迷。高钙血症可引起神经肌肉症状,包括骨骼肌无力。高尿钙、肾结石是常见的。

少数情况下,长期或严重的高钙血症能引起可逆性急性肾衰竭,或因肾钙化(肾实质内钙盐沉淀)引起不可逆的肾功能损害。甲状旁腺功能亢进患者可发生消化性溃疡和胰腺炎,但其发病机制与高血钙无关。

严重高血钙时,心电图上 QTc 间期缩短,可出现心律不齐,特别是在服用地高辛的患者。血钙高于 18mg/dl(>4.50mmol/L)时可导致休克、肾衰竭和死亡。

诊断

- 总钙(有时离子)钙浓度
- 胸部 X 线片、电解质、尿素氮、肌酐、离子钙、PO_4、碱性磷酸酶、PTH 血清蛋白电泳及病因诊断
- 有时 PTH 和钙的尿排泄中有或无磷酸

高钙血症是指血清钙浓度>10.4mg/dl(>2.60mmol/L)或离子钙>5.2mg/dl(>1.30mmol/L)。高钙血症通常在常规检验中被意外发现。

血钙浓度可因人为因素如提高血清蛋白水平而假性增高(表166-9)。游离钙升高可能被低蛋白血症掩盖。当血浆蛋白与白蛋白出现异常,患者出现高钙血症相应症状时,应测定游离钙水平,排除游离钙升高可能。

表166-9 高钙血症相关疾病的临床表现

病因	临床表现
原发性甲状旁腺功能亢进	血钙升高,但<12mg/dl 离子钙>5.2mg/dl 血PO_4^{3-}降低(尤其是合并尿PO_4^{3-}排泄增多) 碱性磷酸酶常升高 PTH明显升高 尿钙排泄正常或增加 无内分泌腺体肿瘤家族史、儿童时期无颈部放射史,也无其他甲状旁腺功能亢进的明显病因(通常)
晚期继发性甲状旁腺功能亢进	血钙低,正常或升高,但<12mg/dl 离子钙>5.2mg/dl 血PO_4^{3-}升高(尤其是合并尿PO_4^{3-}排泄增多) 碱性磷酸酶常升高 PTH明显升高 尿钙排泄正常或增加 常继发于慢性肾病
恶性肿瘤	血钙>12mg/dl PTH降低 血PO_4^{3-}正常或降低 可能有代谢性碱中毒、低氯血症、低白蛋白血症
家族性低尿钙性高钙血症	钙清除率/肌酐清除率<1% 常有高镁血症 PTH正常或升高 终身的无症状性高钙血症 患者及家庭成员表现为高血钙不伴高尿钙
乳碱综合征	无高尿钙 代谢性碱中毒 偶有氮质血症 PTH常降低 停止摄入钙与碱后,血钙恢复正常 患者往往服用大量含钙的抗酸剂

Ca,钙;PO_4^{3-},磷酸盐;PTH,甲状旁腺激素。

初步评估 初步的筛查应当包括:

- 需回顾既往史,特别是血钙异常的病史,
- 体格检查
- 胸部X线
- 实验室检查包括电解质、尿素氮、肌酐、离子钙、血磷、PTH、碱性磷酸酶、血清蛋白电泳

≥95%的病例可根据临床资料与上述试验的结果找出病因。如完善上述检查后仍难以明确高钙的病因,应进一步测定完整的PTH与24小时尿钙。如果病因不明,血钙<11mg/dl(<2.75mmol/L)常提示甲状旁腺功能亢进或其他非恶性疾病,而血钙>13mg/dl(>3.25mmol/L)则提示癌症。

如患者的无症状性高钙血症已有数年病史或家族中有多人罹病,则FHH的可能性增高。原发性甲状旁腺功能亢进多发生于中年以后,但从发病到出现症状可能还需要经过数年。

测量完整PTH水平帮助从大多数其他(PTH独立)病因中区分PTH所致高钙血症(如由甲状旁腺功能亢进或FHH导致),在PTH所致高钙血症中PTH水平高或正常高。在PTH独立病因中,水平通常<20pg/ml。

大多数肉芽肿性疾病,如结核、结节病、和硅沉着病可通过胸片得到诊断;此外,原发性肺癌,及肩胛骨、肋骨和胸椎的溶骨性和佩吉特病病灶也可在胸片上显示。

X线片还能显示继发性甲状旁腺功能亢进对骨骼的影响,该症最常见于长期透析的患者。在囊性纤维性骨炎(常由原发性甲状旁腺功能亢进引起)中,破骨细胞活性因PTH过度刺激而增强,导致骨质变薄,纤维变性,以及囊性和纤维性结节形成。由于这些具特征性的骨骼损害要到疾病后期才会出现,因此X线检查对于无症状的患者没有帮助。典型的X线表现为颅骨上形态不一的骨囊肿,指趾骨和锁骨远端的骨膜下吸收。

甲状旁腺功能亢进 甲状旁腺功能亢进时,血钙极少>12mg/dl(>3.00mmol/L),但血浆钙离子浓度几乎是无例外地增高。低血磷提示甲状旁腺功能亢进,特别是伴有肾脏磷排泄量增高。当甲状旁腺功能亢进引起骨质更新加速时,血浆碱性磷酸酶浓度常上升。完整PTH水平升高,特别是不适当的升高(PTH升高不伴有低血钙)或不适当的正常水平/高水平PTH(高血钙时)更具有诊断价值。

甲状旁腺功能亢进时尿钙排泄量通常正常或升高。慢性肾病提示可能存在继发性甲状旁腺功能亢进,但原发性甲状旁腺功能亢进也可以存在。慢性肾病说明患者有继发性甲状旁腺功能亢进,但也可为原发性甲状旁腺功能亢进;如血钙增高而血PO_4正常,提示为原发性,若血PO_4增高则为继发性。

在手术前是否需要对甲状旁腺组织进行定位目前尚无定论。高分辨率CT扫描加上CT引导的活检和甲状腺静脉引流物的免疫测定或单用CT扫描、MRI、高分辨率超声波检查、数字减影血管造影术,以及^{201}铊、^{99m}锝扫描等方法都可使用,而且十分准确,但由经验丰富的外科医生所施行的甲状旁腺切除术,治愈率已经很高,上述高新技术的应用,并未使之更高。^{99m}锝(sestamibi),一种用于甲状旁腺成像术的放射性核素,比以前的制剂更敏感,更特异,可能有助于识别单个腺瘤。

对于初次手术后甲状旁腺功能亢进未能完全治愈或后又复发的患者,需要进行影像检查,以发现位于颈部及纵隔各少见部位的功能异常的甲状旁腺。^{99m}锝可能是最敏感的影像检查方法。在再次进行甲状旁腺切除术前,有时需要

采用多种图像技术（MRI、CT或高分辨率超声波、外加^{99m}锝MIBI）来明确定位。

癌症　血钙>13mg/dl（>3.00mmol/L）时，提示需要考虑其他引起高钙的病因，而不是甲状旁腺功能亢进。恶性肿瘤时，尿钙排泄量通常正常或升高。在癌症引起的体液性高钙血症中，PTH常降低或低于可测范围，血磷降低，并常发生代谢性碱中毒，低氯血症和低白蛋白血症。恶性肿瘤引起体液性高钙时，PTH分泌被抑制，这一点可用来与原发性甲状旁腺功能亢进相鉴别。恶性肿瘤相关的体液性高钙也可通过检测血清PTH相关肽来诊断。

同时伴有贫血、氮质血症及高血钙或单克隆丙种球蛋白病，提示多发性骨髓瘤。骨髓瘤需要行骨髓活检确诊。

家族性低尿钙性高钙血症　FHH是非常罕见的，但高钙血症伴升高或正常高值完整PTH水平的患者应排除FHH。FHH与原发性甲状旁腺功能亢进的鉴别要点包括：发病年龄早，无症状，频繁发生的高血镁，其他家庭成员出现高血钙而不伴有高尿钙。在FHH中，钙排泄分数（钙清除率和肌酐清除率之比）较低（<1%）；而在原发性甲状旁腺功能亢进中，这一比率几乎是无例外地增高（1%~4%）。血中完整PTH的浓度可增高也可正常，或许是反映了甲状旁腺反馈调节的变化。

乳碱综合征　除了有关摄入大量含钙抗酸剂的病史外，乳碱综合征的诊断要点为高钙血症和代谢性碱中毒合并出现，偶尔还可有氮质血症及低尿钙。如果血钙浓度在停服钙及碱剂后迅速恢复正常，可确定诊断。但如患者已有肾钙质沉着，肾功能减退可持续存在。血PTH通常下降。

其他原因　维生素D中毒时，血1,25-(OH)$_2$D的浓度亦升高。在结节病、其他肉芽肿性疾病及某些淋巴瘤中，1,25-(OH)$_2$D的血浆浓度可增高。在其他内分泌疾病如甲状腺功能亢进和艾迪生病引起的高钙血症中，典型的实验室检查结果有助于对原发病变作出诊断。如怀疑为佩吉特病，应首先拍摄X线平片，观察有无特征性改变。

治疗

- 口服磷制剂，血钙<11.5mg/dl，症状轻且无肾病
- 血钙<18mg/dl，静脉应用生理盐水与呋塞米
- 血钙11.5~18mg/dl和/或中度症状，予双膦酸盐或其他降血钙药物
- 血钙>18mg/dl：透析
- 中度、进展性的原发性甲旁亢：手术切除
- 继发性甲旁亢：限磷饮食、使用磷结合药物、钙三醇

降低血钙的方法主要有四种：
- 减少肠道对钙的吸收
- 增加尿钙排泄
- 抑制骨质破坏
- 透析去除过多钙

治疗方法的选择取决于高钙血症的病因与严重程度。输注生理盐水是基础治疗。

轻度高钙血症　轻度高钙血症［血清钙<11.5mg/dl（<2.88mmol/L）］时，由于症状轻微，治疗常常被延迟。诊断后，需要治疗原发疾病。

如症状明显，需降低血钙。可以口服磷酸盐。磷酸盐应随餐服用，可以与钙结合，阻止钙的吸收。起始剂量为元素磷（钠盐或钾盐）250mg，每日3次。若无腹泻，视需要可增量至500mg，每日4次。

另一方法为给予等张盐水加袢利尿剂以增加尿中钙的排泄。由于几乎所有高钙血症明显的患者都有血容量降低，因此只要没有严重的心力衰竭，开始时可在2~4小时内给予1~2L盐水。呋塞米20~40mg静脉注射，按需要每2~4小时1次，使尿量维持在每小时250ml左右（每小时测定）。必须密切注意患者情况，避免出现血容量过低。为了避免低血钾和低血镁的发生，治疗期间应每4小时测定血钾和血镁，不足时经静脉补充。经上述治疗后，血钙可在2~4小时内开始下降，24小时内降至接近正常水平。

中度高钙血症　中度高钙血症［血钙>11.5mg/dl（>2.88mmol/L）~<18mg/dl（<4.51mmol/L）］可如前述用等张盐水和袢利尿剂治疗，或根据病因使用减低骨吸收的药物（常用降钙素、二磷酸盐或使用较少的光辉霉素或硝酸镓），糖皮质激素或氯喹治疗。

双膦酸盐　抑制破骨细胞。它们通常是癌症相关高钙血症的首选药物。zoledronate的剂量为4~8mg静脉注射，血钙的下降平均可持续40日以上。

帕米磷酸盐可以用于癌症相关的高钙血症，用法为30~90mg一次性静滴，7日后可再次给药。血钙降低持续的时间≤2周。

癌症相关高钙血症可给予伊班膦酸钠4~6mg静脉注射，14日左右有效。

依替膦酸钠7.5mg/kg静脉注射每日1次，使用3~5日，治疗佩吉特病（Paget disease）和癌症相关高血钙症。维持剂量是20mg/kg口服，每日1次，但当GFR低时剂量必须减少。

重复静脉使用双膦酸盐治疗骨转移疾病或骨髓瘤相关的高钙可能引起颌骨坏死一些报道称，唑来膦酸相对更容易发生这一副作用。唑来膦盐的肾毒性也有一些病例报道。口服双膦酸盐制剂（阿仑膦酸钠利塞膦酸钠）能保持血钙于正常范围，但一般不用于高钙血症紧急治疗。

Dnosumab　是一种抑制破骨细胞活性的单克隆抗体，用于治疗对双膦酸盐无效的肿瘤相关高钙血症。用法为每4周皮下注射1次，每次120mg，治疗第一个月的第8日和第15日应各加注一次。根据需要，给予钙剂和维生素D以避免低血钙。

降钙素是一种由甲状腺C-细胞分泌的肽类激素。在高血钙症时，降钙素可反馈性分泌增加，迅速起效。降钙素似乎通过抑制破骨细胞活性来降低血钙。降钙素的作用可能是通过抑制破骨细胞的活性。每12小时皮下注射4~8IU/kg鲑鱼降钙素是安全的，降钙素能使血清钙水平降低1~2mg/dl，这一效应仅持续数个小时。在用于治疗癌症相关的

高钙血症时,降钙素表现出一定的局限性,如持续时间较短,存在耐受性(通常约48小时后),部分患者(≥40%)不敏感等。但是在有些癌症患者中,合并使用鲑鱼降钙素和泼尼松可控制血钙水平达数月。如果降钙素失效,可停药2日(泼尼松仍继续使用),然后再恢复使用。

糖皮质激素 在大多数维生素D中毒、婴儿期特发性高钙血症及结节病患者中,加用糖皮质激素(如泼尼松20~40mg口服,每日1次)可有效控制高钙血症,因其能降低钙三醇合成并由此而减少肠道对钙的吸收。有些骨髓瘤、淋巴瘤、白血病或转移性癌症患者每天需要40~60mg泼尼松。但是,这些患者中50%以上服用糖皮质激素后无效,即使有效,也要到数日后才起作用。因此,一般仍需要用其他药物治疗。

磷酸氯喹 在结节病患者中,磷酸氯喹500mg口服,每日1次,可抑制1,25-(OH)$_2$D的合成,降低血钙水平。治疗过程中必须对患者进行常规眼科监护(如每6~12个月检视网膜),以发现与药物剂量相关的视网膜损害。

光辉霉素 25μg/kg加入5%葡萄糖溶液50ml在4~6小时中静脉输入,每日1次,对癌症引起的高钙血症有效,但较少使用,因为其他治疗方法更为安全。

硝酸镓 对癌症引起的高钙血症也有效,但使用也不多,因其有肾毒性且临床应用的经验有限。

重度高钙血症 重度高钙血症[血钙>18mg/dl(>4.50mmol/L)或有严重症状],除了上述治疗措施外,可能需要使用低钙透析液进行血液透析。虽然目前还没有一种方法可以彻底纠去甲肾上腺素衰竭患者的严重高钙血症,而血液透析可能是最安全、最可靠的短期治疗措施。

静脉补磷(磷酸氢二钠或磷酸二氢钾) 仅应用于下列情况:高钙血症危及生命,其他方法无效,以及没有条件施行短期血液透析。24小时内静脉输入量不能超过1g。在2日中输入1~2次,一般可使血钙降低并维持10~15日。该治疗有可能导致软组织钙化和急性肾衰竭。注意:静脉输入硫酸钠对人体的危害更大且不如输入磷酸盐有效,因此不应采用。

甲状旁腺功能亢进 甲状旁腺功能亢进的治疗取决于病情的严重程度。

无症状的原发性甲状旁腺功能亢进患者,如无手术指征,可予保守治疗,并监测血钙浓度。患者应保持一定的活动量(即避免制动,加剧高钙血症),低钙饮食,大量饮水,以减少肾结石的概率,避免可能升高血钙的药物,如噻嗪类利尿剂。每6个月监测血清钙与肾功能。每年复查骨密度。然而,应关注亚临床骨病、高血压和寿命。骨质疏松症用双膦酸盐类药物治疗。

症状明显或甲状旁腺功能减退逐渐进展者应手术治疗。无症状,原发性甲状旁腺功能亢进的患者是否符合手术指征是有争议的。甲状旁腺切除术能增加骨密度,可能在一定程度上改善症状与生活质量。但大多数患者的骨密度与生化检查没有发生进行性恶化。然而,对高血压和寿命的担心仍然存在。很多专家建议在以下情况下进行手术:

- 血钙高于正常上限1mg/dl(0.25mmol/L)
- 尿钙>400mg/d(>10mmol/d)
- 肌酐清除率低于60ml/min
- 髋部、腰椎或桡骨的骨密度最高值低于对照者2.5个标准差(T计分=-2.5)
- 年龄小于50岁
- 不能遵嘱接受随访者

手术包括腺瘤性腺体切除。可在假定的异常腺体切除前后进行快速检测PTH浓度。在腺瘤切除后10分钟下降50%或更多表示治疗成功。>1个腺体患病的患者,切除几个腺体,通常将外观正常的甲状旁腺的一小部分移植入胸锁乳突肌肌肉内部或前臂皮下,以防止甲状旁腺功能减退。也偶尔使用冷冻保存甲状旁腺组织,以便以后对持续性甲状旁腺功能减退患者进行自体移植。

轻度甲状旁腺功能亢进患者在术后24~48小时内,血钙可降至正常以下;因而必须进行监测。严重的囊性纤维性骨炎患者术后可发生持久而有症状的低血钙,除非在术前数日先给予10~20g元素钙。即使术前已使用钙剂,在骨骼恢复其含钙量的过程中,仍然可能需要大量的钙和维生素D(参见第1152页)。

肾衰竭的甲状旁腺功能亢进 通常是继发性的。用于治疗的措施也可用于预防。一个目标就是防止高磷血症。治疗应结合饮食磷酸盐限制、磷酸盐螯合剂(如碳酸钙或司维拉姆)。即便使用了磷酸盐螯合剂,仍需限制磷酸盐的摄入。含铝化合物曾被用于降低磷酸盐浓度,但应该避免使用这类药物,尤其是长期透析患者,以免铝在骨骼沉积,造成严重的软骨病。服用维生素D对这些患者可能有害,因为它能增加磷吸收而导致高钙血症,应经常测定血钙和血磷。上述治疗措施应仅限于:

- 有症状的骨软化(与铝无关)
- 继发性甲状旁腺功能亢进
- 甲状旁腺切除术后发生的低血钙的患者

虽然钙三醇和钙的口服制剂经常合用以抑制继发性甲状旁腺功能亢进,但在终末期肾病患者中的疗效不稳定。在这些患者中,钙三醇注射剂,或维生素D类似物如paricalcitol对预防继发性甲状旁腺功能亢进的效果较好,因能达到较高的1,25-(OH)$_2$D血浆水平,直接抑制PTH的释放。单纯骨软化症可予骨化三醇每日0.25~0.5μg口服,而甲状旁腺切除术后低钙血症的纠正可能需要剂量高达每日2μg的钙三醇,以及每日≥2g元素钙口服。

拟钙剂西那卡塞,能调节甲状旁腺细胞中钙敏感受体的设定点,降低透析患者的PTH浓度而不升高血清钙。由大量服用含铝磷结合剂而导致骨软化症的患者,必须先予铁胺清除体内铝,再进行钙三醇治疗减小骨损害。

家族性低尿钙性高钙血症 虽然FHH源于甲状旁腺的组织学异常,FHH行甲状旁腺次全切除的疗效并不理想。因本病极少引起严重症状,多表现为无症状性高钙,一般不建议药物治疗。

> **关键点**
> - 高钙血症的最常见的原因是甲状旁腺功能亢进和癌症
> - 临床特征包括多尿、便秘、食欲缺乏、高尿钙及肾结石。高血钙还可导致肌肉无力、意识模糊、昏迷等
> - 胸部 X 线片；电解质、尿素氮、肌酐、离子钙、血磷、PTH、碱性磷酸酶、血清蛋白电泳
> - 除了治疗病因，治疗轻度高钙血症[血清钙<11.5mg/dl（<2.88mmol/L）]可予磷酸盐口服，或口服等渗盐水与袢利尿剂
> - 对于中度高钙血症[血清钙>11.5mg/dl（>2.88mmol/L）和<18mg/dl[<4.51mmol/L)，可使用双膦酸盐，糖皮质激素，降钙素
> - 严重高钙血症，可行血液透析

血磷异常概述

磷是人体内含量最多的元素之一。体内的磷大多与氧结合形成磷酸。

体内约有 500~700g 磷，其中的 85% 左右存在于骨骼中，是羟磷灰石的重要成分。在软组织中，PO_4 主要存在于细胞内，是若干有机化合物如核酸和细胞膜磷脂中不可缺少的组成成分。

磷还参与有氧和无氧能量代谢。红细胞中 2,3-二磷酸甘油酸酯（2,3-DPG）在氧输送到组织的过程中有极重要的作用。腺苷二磷酸（ADP）和 ATP 含有 PO_4，并利用 PO_4 基团之间的化学键储存能量。

磷是细胞内的主要阴离子，但也存在于血浆中。

成人血磷浓度的正常范围为 2.5~4.5mg/dl（0.81~1.45mmol/L）。婴儿的血浆 PO_4 浓度较成人高 50%，儿童高 30%，可能是因为生长需要额外的 PO_4。

磷酸盐浓度会变得：
- 太高（高磷血症），通常是慢性肾脏疾病，甲状旁腺功能减退，以及代谢性或呼吸性酸中毒的结果
- 太低（低磷血症），病因有酒精中毒、烧伤、饥饿及利尿剂

典型的美式饮食约含 800~1 500mg 磷。粪便磷含量变化不一，决定于饮食中能与磷结合的化合物（主要是钙）的含量。维生素 D 能提高胃肠道对 PO_4 的吸收，与钙的情况相同。肾脏的磷排泄量与胃肠道的吸收量大致相等，从而使磷代谢保持平衡。磷含量减少可发生于多种疾病，正常时肾脏会增加对磷的保留。骨骼储存磷，能缓冲血浆和细胞内磷含量的变化。

低磷血症

低磷血症为血磷浓度<2.5mg/dl（0.81mmol/L）。病因有酒精中毒、烧伤、饥饿及利尿剂。临床特征包括肌肉无力、呼吸衰竭与心力衰竭。有时可出现惊厥与昏迷。诊断需测定血清磷酸盐浓度。治疗即补充磷酸盐。

低磷血症在住院患者中的发生率为 2%，但在某些特定人群中较为多见（如在伴有酒精中毒的住院患者中，发生率可达 10%）。

病因

低磷血症有多种病因，但在临床上有重要性者仅发生于相对较少的几种情况，如：
- 糖尿病酮症酸中毒恢复期
- 急性乙醇中毒
- 严重烧伤
- 全肠外营养
- 长期营养不良后恢复进食
- 严重的呼吸性碱中毒

血浆 PO_4 浓度<1mg/dl（<0.32mmol/L）的急性低磷血症最常见的原因为磷转移进入细胞，且常发生于慢性 PO_4 耗竭的基础上。

慢性低磷血症最常见的原因是肾脏对磷的重吸收减少。其病因包括：
- 原发性与继发性甲状旁腺功能亢进
- 其他内分泌疾病，如库欣综合征、甲状腺功能减退
- 维生素 D 缺乏
- 电解质紊乱，如低镁血症、低钾血症
- 茶碱中毒
- 长期使用利尿剂

严重的慢性低磷血症通常是由于长期的磷负平衡。其病因包括：
- 长时间饥饿或吸收不良，尤其见于酗酒患者，特别是伴有呕吐或严重腹泻
- 长期服用大量能与磷结合的铝剂，通常为抗酸药

晚期慢性肾脏疾病（尤其是透析患者），经常随餐口服磷酸盐结合剂，以减少食物中磷酸盐的吸收。长时间使用磷酸盐结合剂可能引起低磷血症，尤其在饮食摄入磷酸盐已经大为减少的基础上。

症状及体征

虽然慢性低磷血症一般没有症状，但严重时可有食欲减退、肌肉无力与骨软化。严重的神经肌肉功能紊乱也可发生，包括进行性脑病、昏迷和死亡。严重低磷血症时可出现肌肉无力，甚至横纹肌溶解，尤其是在急性酒精中毒时。严重低磷血症对血液系统的影响包括溶血性贫血，血红蛋白释放氧气减少，白细胞与血小板功能受损。

诊断
- 血磷水平

低磷血症的诊断标准为血 PO_4<2.5mg/dl（<0.81mmol/L）。应当找出病因（如对怀疑有酒精中毒的患者进行肝功能试验或寻找肝硬化体征）。但是低磷血症的大多数病因都较易确定（如糖尿病酮症酸中毒、烧伤、恢复进食）。

治疗
- 治疗基础疾病
- 口服补充 PO_4
- 当血磷<1mg/dl（<0.32mmol/L）或症状严重时，应静脉补充磷酸盐

口服补磷 对于无症状的患者，即使血浆 PO_4 浓度非

常低，一般只需口服补充 PO_4。口服补磷一般用含磷酸钠或磷酸钾的片剂，最大剂量为每日 3 次，每次 1g 口服。由于口服磷酸钠或磷酸钾常导致腹泻，故难以耐受。饮用 1L 低脂或脱脂牛奶可摄入 1g 磷，患者也较易接受。可能时应祛除低磷血症的病因如停用能与磷结合的抗酸剂，利尿剂或纠正低镁血症。

静脉补磷 肠外补充磷酸盐一般经静脉给药。如出现下列情形应考虑静脉补磷：

- 血磷<1mg/dl（<0.32mmol/L）
- 横纹肌溶解、溶血或出现中枢神经系统症状
- 由于原发病无法口服补磷

若肾功能正常，静脉给予磷酸钾制剂（K_2HPO_4 和 KH_2PO_4 缓冲液）相对较为安全。每毫升磷酸钾溶液含 93mg（3mmol）的磷和 170mg（4.4mmol）钾。常用剂量为 0.5mmol 磷/kg（0.17ml/kg）静滴维持 6 小时以上。酒精中毒者在接受胃肠道外全营养期间每天可能需要补充 ≥1g PO_4；待恢复进食后即停用。若患者有肾功能受损或血钾>4mmol/L，应使用磷酸钠制剂。磷酸钠同样含有 3mmol/ml 的磷，因此给药剂量与磷酸钾相同。

在治疗期间应监测血浆中钙和 PO_4 的水平，特别是通过静脉补充 PO_4 或是患者有肾功能减退时。大多数患者在 6 小时内的补磷量不应超过 7mg/kg（70kg 成人约 500mg）。治疗期间应密切监测，避免磷酸盐给药过快，以防止低血钙，高血磷，以及磷酸钙产生过多引起的转移性钙化。

> **关键点**
> - 急性低磷血症最常发生于酒精中毒、烧伤或饥饿时
> - 急性重症低磷血症可引起严重的神经肌肉紊乱、横纹肌溶解症、癫痫发作、昏迷和死亡
> - 慢性低磷血症可能是由于激素分泌紊乱（如甲状旁腺功能亢进，库欣综合征，甲状腺功能减退），长期使用利尿剂，或慢性肾病患者使用含铝抗酸剂所致
> - 低磷血症通常是无症状的，但严重的低磷可引起纳差、肌肉无力和骨软化症
> - 除治疗基础疾病之外，有些患者需要口服补磷。在一些罕见情况下，需要静脉补充磷酸盐

高磷血症

高磷血症为血清磷酸（PO_4）浓度 > 4.5mg/dl（> 1.46mmol/L）。原因包括慢性肾脏疾病，甲状旁腺功能减退，以及代谢性或呼吸性酸中毒。临床表现可因伴随的低钙血症，包括手足搐搦症。诊断需要测定血磷。治疗方法有限制磷摄入量，服用能与磷结合的抗酸药如碳酸钙。

病因

高磷血症的常见病因：

- 肾脏排泄磷酸盐减少

晚期肾功能减退（GFR<30ml/min）患者的肾脏 PO_4 排泄量大大减少，致使血磷浓度增高。无肾脏衰竭但出现肾排磷功能缺陷，可见于假性甲状旁腺功能减退、甲状旁腺功能减退（维生素 A、维生素 D 过量或肉芽肿疾病导致的高钙血症）。

有时 PO_4 自细胞内转移至细胞外间隙，数量巨大超过肾脏排泄能力，也可导致高磷血症。这种情况最常发生于糖尿病酮症酸中毒（尽管体内总磷已过低），挤压伤，非创伤性横纹肌溶解，以及严重全身性感染和肿瘤溶解综合征。高磷血症也可由于服用过多含磷药物，或偶因使用过量含磷灌肠剂而引起。

高蛋白血症（多发性骨髓瘤或巨球蛋白血症）、高脂血症、溶血或高胆红素血症患者可出现假性高磷血症。

病理生理

高磷血症对于透析患者中继发性甲状旁腺功能亢进和肾性骨营养不良的发生也起有重要作用。

高磷血症可通过引起钙和磷沉淀到软组织导致低钙血症，特别是当慢性肾脏病患者血清钙与血清磷乘积长期>55。皮肤软组织钙化是终末期肾病慢性透析患者瘙痒的原因之一。透析患者还会出现血管钙化，这类人群的钙磷乘积长期升高。血管钙化是心血管事件（包括卒中，心肌梗死，和跛行）的重要危险因素。

症状及体征

大多数高磷血症患者没有症状，如伴发低钙血症，可出现低血钙症状如手足搐搦。慢性肾衰竭患者中软组织钙化相当普遍，表现为早期明显的硬性皮下结节伴抓痕，影像学研究发现主要动脉的内壁普遍钙化。

诊断

- 高磷血症的诊断标准为 PO_4 水平 > 4.5mg/dl（> 1.46mmol/L）

高磷血症的诊断需测定血磷酸盐浓度。当病因并不明显时（如横纹肌溶解、肿瘤溶解综合征、肾衰竭及口服含磷酸盐类泻药），需行额外的检查，以排除甲状旁腺功能减退与假性甲状旁腺功能减退，即靶器官对甲状旁腺激素不敏感。血磷假性升高应通过血清蛋白、血脂和胆红素测定加以排除。

治疗

- 磷酸盐限制
- 磷结合剂
- 有时盐水利尿或血液透析

对晚期慢性肾病患者而言，治疗的关键是减少磷酸盐的摄取，即避免食用含有大量的磷酸盐的食物、随餐服用磷酸盐结合药物。虽然含铝抗酸剂能有效降低血磷，但不应该被用作终末期肾病患者的磷结合剂，因为铝与痴呆和骨软化症有关，常用的磷酸盐结合剂是碳酸钙和醋酸钙。由于钙×磷沉积可导致血管钙化。长期口服含钙磷酸盐结合剂的慢性透析患者应密切监测病情变化，预防心血管事件。一种无钙的磷酸盐结合树脂，司维拉姆，已被广泛用于透析患者。用法为 800～2 400mg，每日 3 次，随餐口服。碳酸镧，另一个缺少钙的 PO_4 黏结剂，也可以用于透析患者。它的剂量是给予 500～1 000mg 口服，每日 3 次，随餐服用，sucroferric 氢氧化物能同时满足透析患者补铁与降磷的需求。它的剂量是给予 500mg 口服，每日 3 次，随餐服用，血液透

析确实能去除一些磷酸盐。但如果没有饮食干预，仅靠透析是不能使大多数终末期肾脏疾病患者的血磷显著降低的。

在急性高磷血症且肾功能完好的情况下，可以应用盐水利尿法消除磷酸盐。重症急性高磷血症时可行血液透析降低血磷。

> **关键点**
> - 高磷血症的常见原因是晚期肾功能不全，甲状旁腺功能减退和假性甲状旁腺功能减退不太常见
> - 多数患者无症状，若合并低血钙则可有抽搐
> - 通过限制食物中的磷酸盐，有时口服磷结合剂治疗
> - 可能需要盐水利尿或血液透析治疗

血镁异常概述

镁在机体含量最丰富的阳离子中占第四位，一位70kg成人体内镁含量约为1 000mmol。50%存于骨骼中，不可与其他间隙中的镁进行交换。细胞外液中所含的镁仅为机体总量的约1%。其余的镁都在细胞内。血浆镁浓度的正常范围为0.74~1.07mmol/L(1.8~2.6mEq/L)。

血镁浓度的维持大部分取决于饮食摄入量和肾脏与肠道对镁的有效保留。自开始缺镁饮食起7日内，尿与粪便中的镁排泄量都降至约0.5mmol/d(12.5mEq/d)。

血镁中70%左右经由肾脏超滤，剩余与蛋白质结合。蛋白质与镁的结合与血pH值有关。血镁浓度和机体镁总量或细胞内镁含量之间并不密切相关。但是严重的低镁血症可能反映了机体中镁贮备的减少。高镁血症最常见病因是肾脏衰竭。许多酶需要镁来激活，或是其活性依赖于镁的存在。所有涉及ATP的酶促过程和许多与核酸代谢有关的酶都需要镁参与。焦磷酸维生素B_1辅因子的活性也需要镁，可能是稳定DNA和RNA等大分子的结构。镁与钙及钾代谢也有密切关系，但对此了解甚少。

低镁血症

低镁血症为血浆镁浓度<1.8mg/dl(<0.70mmol/L)。病因包括镁摄入和吸收不足，或因高钙血症而排泄增加，或是服用药物如呋塞米。临床表现常来自伴发的低血钾和低血钙，主要有嗜睡、震颤、手足搐搦、癫痫和心律不齐。治疗方法为补充镁。

即使细胞内或骨骼中的镁贮备减少，血浆镁浓度，甚至镁离子浓度仍可保持正常。

病因

镁的缺乏通常由于摄入减少，加上肾脏保留或胃肠吸收功能受到损害。在临床上镁严重缺乏可有多种病因（表166-10）。低镁血症在住院患者中较为常见，常与其他电解质紊乱如低钾血症、低钙血症并存。低镁血症多源于摄入量减少，主要与营养不良或长期慢性酒精中毒有关。镁的摄入减少，尿中排泄增多，使用利尿剂等均可引起低镁血症。

表166-10 低镁血症的病因

病因	说明
酗酒	由于摄入不足和肾排泄过多
胃肠道	慢性腹泻
	脂肪泻
	小肠旁路
	长期服用质子泵抑制剂
与妊娠有关	妊娠期（尤其是晚孕期，过度肾排泄，其他因素多为生理性）
	哺乳（镁需求增加）
原发性经肾丢失	罕见疾病，导致不适当的镁排泄（如吉特曼综合征）
继发性经肾丢失	噻嗪类利尿药
	高钙血症
	甲状旁腺肿瘤切除后
	糖尿病酮症酸中毒
	醛固酮、甲状腺素或ADH分泌过多
	肾毒素（两性霉素B、顺铂、环孢素、氨基糖苷类）

药物可引起低镁血症，引起低血镁的常见药物包括长期(>1年)使用质子泵抑制剂，特别是合并使用利尿剂。两性霉素B可引起低镁血症、低钾血症和急性肾损伤。上述风险随着两性霉素B使用时间的延长而逐渐增加。同时使用其他肾毒性药物亦能加剧上述不良反应的发生率。两性霉素B脂质体很少引起肾损伤或低镁血症。停用相关药物后，低镁血症常自行缓解。顺铂可引起经肾失镁增加以及肾功能受损。停用顺铂后，低血镁可能仍不缓解。如果在治疗期间出现肾毒性的迹象，建议停用顺铂。

症状及体征

临床表现有纳差、恶心、呕吐、嗜睡、无力、性格改变、手足搐搦（如低钙束臂征或低钙击面征阳性，或是自发性手足痉挛，反射亢进），震颤及肌束震颤。神经系统体征，特别是手足搐搦，与伴随发生的低血钙及（或）低血钾有关。肌电图上可见到肌病的电位变化，但也和低血钙或低血钾时发生的变化相一致。严重的低镁血症可导致全身性强直阵挛发作，特别是在儿童。

诊断

- 考虑有危险因素和有不明原因的低血钙或低血钾的患者
- 低镁血症的诊断标准为血浆镁浓度<1.8mg/dl(<0.70mmol/L)

诊断低镁血症需测定血清镁浓度。低镁血症指血镁浓度<1.25mg/dl(<0.50mmol/L)。常合并低血钙、低尿钙。也可发生尿钾排泄增加、低血钾和代谢性碱中毒。因此，如遇无法解释的低血钙与低血钾，提示有低血镁的可能。当患者发生原因不明的神经系统症状和酒精中毒、有慢性腹泻或使用环孢素后，顺铂为基础的化疗或长期用两性霉素B或氨基糖苷类治疗时，应怀疑镁缺乏。

治疗

- 口服镁盐
- 对于严重低镁血症或无法耐受口服镁盐者，可静脉应用

或肌内注射硫酸镁

当低镁血症出现症状或血镁浓度持续<1.25mg/dl(<0.50mmol/L)时,应用硫酸镁或氯化镁治疗。酒精中毒的患者一般接受经验治疗。在这种情况下,镁缺乏12~24mg/kg。如肾功能正常,应给予估算缺镁量的两倍,因为约50%补充的镁在尿中被排泄。口服镁盐(如葡萄糖酸镁500~1000mg口服,每日3次)3~4日。口服补镁一般难以耐受,常导致腹泻。

重症患者、有症状且难以耐受口服补镁的患者需要胃肠外给药。有时对于不可能持续口服治疗的酗酒的患者会进行单次注射。如必须通过胃肠道外途径补镁,可用10%硫酸镁(MgSO$_4$)溶液(1g/10ml)静脉注射,或用50%溶液(1g/2ml)肌内注射。在补镁期间应经常测定血镁,特别是通过胃肠道外途径补镁或是患者有肾功能减退。治疗持续到血镁恢复正常为止。

对于有症状的严重低镁血症患者[如有全身性癫痫发作,血镁<1.25mg/dl(<0.5mmol/L)],可在5~10分钟内静脉注射2~4g MgSO$_4$。如癫痫发作仍不停止,可再次注射上述剂量,在其后的6小时中总量可达10g。如果癫痫停止,可在1L 5%葡萄糖溶液中加入10g MgSO$_4$,于24小时内静脉输入,随后每12小时输入2.5g以补充体内总镁量的缺失,防止血镁进一步下跌。当血清镁≤1.25mg/dl(<0.5mmol/L),但症状较轻时,可将硫酸镁加入5%葡萄糖溶液中静脉输注,速度为1g/小时,最长可维持10小时。在低镁血症病情不严重的情况下,可以经肠胃外小剂量给药,持续3~5日,直至血清镁浓度恢复正常。

低镁血症时如合并低钾血症与低钙血症,应一并处理。在低血镁被纠正前,上述电解质紊乱是很难纠正的。此外,当低血镁合并低血钙时,静脉滴注硫酸镁可能使低血钙恶化,因为硫酸能结合离子钙。

> **关键点**
> - 低镁血症通常发生在酗酒者、未控制的糖尿病、高钙血症以及袢利尿剂使用者中
> - 临床表现有纳差、恶心、呕吐、嗜睡、无力、性格改变、手足搐搦(如低钙束臂征或低钙击面征阳性,或是自发性手足痉挛,反射亢进),以及震颤和肌束震颤
> - 当低镁血症出现症状或血镁浓度持续<1.25mg/dl(<0.50mmol/L)时,应用硫酸镁或氯化镁治疗
> - 治疗常用口服镁盐。当患者有癫痫发作或其他严重的症状时,应在5~10分钟内静脉给予2~4g硫酸镁

高镁血症

高镁血症为血浆镁浓度>2.6mg/dl(>1.05mmol/L)。主要的病因是肾衰竭。症状包括低血压、呼吸抑制并且心搏骤停。诊断需要测定血镁浓度。治疗包括静脉应用葡萄糖酸钙和呋塞米,严重时可行血液透析。

有症状的高镁血症相当少见。高镁血症最常发生在肾衰竭患者口服含镁药物(如抗酸剂或泻药)之后。症状和体征包括反射减弱、低血压、呼吸抑制和心搏骤停。

诊断
- 高镁血症的诊断标准为血镁>2.6mg/dl(>1.05mmol/L)

在血镁浓度达到6~12mg/dl(2.5~5mmol/L)时,心电图显示PR间期延长,QRS综合波变宽,T波增高。当血镁浓度接近12mg/dl(5.0mmol/L)时,深腱反射消失。随着血镁浓度的上升,可发生低血压、呼吸抑制及昏迷。当血镁超过15mg/dl(6.0~7.5mmol/L)时,心脏停搏。

治疗
- 葡萄糖酸钙
- 利尿或透析

严重镁中毒的治疗措施为静脉注射10%葡萄糖酸钙10~20ml以维持循环与呼吸功能。葡萄糖酸钙可逆转镁引起的多种变化,包括呼吸抑制。

如果肾功能和体液容量均正常,静脉注射呋塞米可增加镁的排泄。重度高镁血症可用血透治疗,因为大部分血镁(约70%)没有与血浆蛋白结合,能够经由超滤清除。如因血流动力学问题而不能进行血液透析,也可采用腹膜透析。

167. 体液代谢

尽管饮食、代谢和环境常有很大变化,体液容量和电解质浓度却只有小幅波动,始终保持在狭小的正常范围内。体液平衡的保持主要依靠肾脏。

水钠平衡

水与钠的平衡密切相关。体内水分总量(TBW)男性约

为体重的60%（范围自胖人的50%到瘦者的70%），女性约为体重的50%。差不多2/3的TBW位于细胞内间隙（细胞内液，ICF），余1/3在细胞外间隙（细胞外液，ECF）。正常情况下，约25%的ECF在血管内，其余75%为细胞间液（图167-1）。

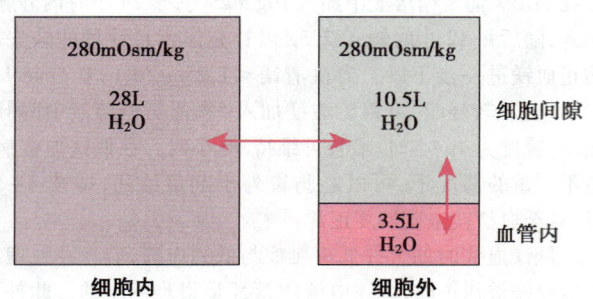

图167-1 平均体重为70kg的男性的体液构成。 体内水分总量=70kg×0.60L/kg=42L

细胞内的阳离子主要是钾。细胞外的阳离子主要是钠。细胞内和细胞外的浓度如下：
- 细胞内的阳离子主要是钾，平均浓度为140mmol/L
- 细胞外的钾浓度为3.5～5mmol/L
- 细胞内的钠浓度为12mmol/L
- 细胞外的阳离子主要是钠，平均浓度为140mmol/L

渗透压　在水中，各种溶质的综合浓度称为克分子渗透压（osmolarity）。在体液中它与重量克分子渗透压浓度相似。血清克分子渗透压可用实验室方法测定，或根据下述公式估计：

$$血浆克分子渗透压(mOsm/kg)=2[血清Na]+\frac{[糖]}{18}+\frac{[BUN]}{2.8}$$

其中血清钠的单位是mmol/L，葡萄糖和血尿素氮（BUN）的单位是mg/dl。体液渗透压浓度的正常值为275～290mOsm/kg。钠是血清渗透压的主要决定因素。如果渗透压的测定值超过估计值≥10mOsm/L或更多，则可能是由于血浆中存在未被测定的具渗透活性的物质（渗透压间隙）。其中最常见者为酒精（酒精、甲醇、异丙醇、乙二醇）、甘露醇以及氨基醋酸。

水分可透过细胞膜从溶质浓度低的区域向溶质浓度高的区域自由移动。因此，体内不同间隙中体液的渗透压浓度趋于相等主要是通过水分而非溶质的移动。溶质如尿素可透过细胞膜自由弥散，但它对水分的移动没有或仅有极小影响（无渗透压活性或活性极小），而局限于一个体液间隙的溶质如钠和钾，则有最大的渗透压活性。

有效渗透压当量，或有效渗透压浓度，反映了渗透压活性并控制水分在各体液间隙之间的移动（渗透力）。渗透力可受到其他力的对抗。例如血浆蛋白对渗透压有一定作用，能促使水分进入血浆。在正常情况下，这一作用被血管中流体静压所抵消，后者促使水分离开血浆。

水摄入与排泄　健康成人每日平均摄入水分约2.5L，在健康成人中用于补充经尿和其他途径损失所需的水分约为每天1～1.5L。但是，一个肾功能正常的普通年轻人可在短期内每日仅摄入200ml水而仍能排出细胞代谢所产生的含氮废物和其他废物。失去肾脏浓缩能力的人需要更多。肾脏浓缩功能减退者见于下列人群：
- 老年人
- 尿崩症、某些肾脏疾病、高钙血症、严格的低盐饮食、慢性水肿或高钾血症
- 嗜酒、服用苯妥英、锂剂、去甲金霉素或两性霉素B
- 渗透性利尿者（如高蛋白饮食或高血糖引起）

在其他无法避免的水分丧失中最不受注意的是经由肺和皮肤的丢失，平均约为每小时每千克体重0.4～0.5ml，即一个70kg成人每天650～850ml。发热时，体温较正常时每升高1℃，机体每天另外再损失50～75ml。除非有较重的呕吐和腹泻或两者兼有，经胃肠道的水分损失通常可忽略不计。在酷热的环境中或剧烈运动时，大量水分可经汗丢失。

饮水受渴感调节。血浆渗透压增高（2%即可）或体液容量降低均可刺激下丘脑前外侧部受体引起渴感。下丘脑功能紊乱时对渴感的调节能力减退。

肾脏水排泄主要由（血管升压素）调节（ADH）。血管升压素由神经垂体释放，可增加远侧肾单位对水的重吸收。促进ADH释放的因素有：
- 血浆渗透压增高
- 血容量减少
- 血压下降
- 应激

血管升压素的释放可因某些药物（如酒精、苯妥英钠）、影响垂体后叶的肿瘤或侵入性疾病以及脑部创伤而减少。多数情况下，无法辨别具体的病因。

饮水后血浆渗透压降低。低血渗透压抑制血管升压素释放，导致肾脏尿液稀释。健康成人的肾脏具有极强的尿液稀释能力，每天的液体入量最高可达25L。如液体入量超过25L，血浆渗透压将迅速下降。

体液容量失调

由于钠是细胞外液中主要的有渗透活性的离子，因而体内的总钠量决定了细胞外液容量，体内总钠量的不足或过多引起细胞外液容量过低或过高。血清中钠浓度不一定反映体内总钠量。

体内总钠量的调节系通过饮食摄入和肾脏排泄。当体内总钠量与细胞外液容量不足时，肾脏增加对钠的保留。当体内总钠量与细胞外液容量过多时，钠的排泄（利钠作用）增加使细胞外液容量降低。

肾脏能够在大范围内调节对钠的排泄以配合钠的摄入量。肾脏排钠的先决条件是钠被运输至肾脏，因而取决于肾血流量和肾小球滤过率。因此，钠排泄不足可继发于肾血流量减少时，如肾脏疾病或心力衰竭。

肾素-血管紧张素-醛固酮系统　肾素-血管紧张素-醛固酮系统是肾脏排钠的主要调节机制。细胞外液容量过低时，肾小球滤过率和运输到远端肾单位的钠量减少，导致肾素释放。肾素使血管紧张素原（肾素底物）裂解生成血管紧张素Ⅰ。然后ACE使血管紧张素Ⅰ裂解而生成血管紧张素Ⅱ。然后ACE使血管紧张素Ⅰ裂解而生成血管紧张素Ⅱ。

血管紧张素Ⅱ的主要生理学效应为：
- 降低钠的滤过并提高远侧小管对钠的重吸收，从而增加钠潴留
- 升高血压（具有升压素活性）
- 增加渴感
- 直接抑制肾脏排水
- 刺激肾上腺皮质分泌醛固酮，后者通过多种机制增加肾脏对钠的重吸收

血管紧张素Ⅰ也能转化为血管紧张素Ⅲ，后者对醛固酮分泌的刺激作用和血管紧张素Ⅱ相似，但其加压活性则要小得多。高钾血症也能刺激醛固酮的释放。

其他利钠因子 已有若干利钠因子得到鉴定，如心房钠尿肽（ANP）、脑利钠肽（BNP）及C型利钠肽（CNP）。

ANP由心房分泌。细胞外液容量过高（如心力衰竭、肾病、肝硬化腹水），原发性醛固酮增多症和某些原发性高血压等情况下，心房组织中ANP分泌增加。在一些肾病综合征及细胞外液容量降低的患者中，ANP分泌减少。即使在血压降低时，高水平的ANP仍能增加肾小球滤过率和钠排泄量。

BNP主要在心房和左心室中合成，其触发因子和作用与ANP相似。现已能测定BNP，水平增高可用于诊断细胞外液容量过高。

CNP与ANP及BNP不同，主要发挥血管舒张效应。

钠耗竭与钠超载 体内总钠量过低的形成需要两个条件，钠摄入不足加上经皮肤、胃肠道或肾脏的不正常丢失（肾保钠功能缺陷）。肾保钠功能缺陷可由原发性肾脏疾病、肾上腺功能不足或利尿治疗引起。

体内总钠量过高的形成需要钠摄入量超过排泄量。但是，因为正常肾脏能排泄大量的钠，钠负荷超载通常表明肾血流量调节或肾排钠功能缺陷（如心力衰竭、肝硬化、慢性肾病）。

细胞外液容量过低

细胞外液容量过低为水分和体内总钠量丢失所引起的细胞外液容量下降。病因包括呕吐、出汗、腹泻、烧伤、利尿剂和肾衰竭。临床特征包括皮肤饱满度较差、黏膜干燥、心动过速及直立性低血压。诊断依据临床表现。治疗方法为补充水和钠。

因为水在体内通过被动渗透跨过质膜，主要的细胞外的阳离子（钠）的丢失迅速导致细胞外液失水。以这种方式，钠丢失总是导致水丢失。尽管体内总钠量减少，血浆钠浓度可为高、低或正常，取决于多种因素的影响。细胞外液容量与有效循环容量相关。有效血容量减少可发生于细胞外液减少[细胞外液容量过低（容量不足）]时，这反过来又导致器官灌注下降，并导致临床后遗症。细胞外液容量过低的常见原因列于表167-1。

症状及体征

当液量丢失小于5% ECF时（轻度血容量不足），唯一的体征可能是皮肤弹性减低（躯干上部为最佳观察部位）。老年患者皮肤弹性较低，而非细胞外液容量降低。患者可能诉口渴。黏膜干燥不一定与细胞外液容量过低有关，特别是在老年人或经口呼吸者中。少尿为典型症状。

表 167-1 细胞外液容量过低的常见原因

型别	示例
肾外	
出血	消化道出血 外伤
透析	血液透析 腹膜透析
胃肠道	腹泻 胃肠减压 呕吐
皮肤	烧伤 出汗过多 表皮剥脱
第三间隙的丢失	肠腔 腹膜腔内 腹膜后
肾脏/肾上腺和垂体	
急性肾衰竭	恢复期利尿阶段
肾上腺疾病	肾上腺功能不全（造成肾上腺类固醇不足），包括艾迪生病肾上腺盐皮质功能不全
遗传性疾病引起的醛固酮增多症和肾钠和钾浪费	巴特综合征（Bartter syndrome） Gitelman综合征
下丘脑或垂体疾病引起加压素（ADH）缺乏	尿崩症（中央，如因外伤、肿瘤、感染）
渗透性利尿	糖尿病与极端糖尿
利尿剂	袢利尿剂 噻嗪利尿剂
失盐性肾病	间质性肾炎 髓质囊性病 骨髓瘤（偶尔） 肾盂肾炎（偶尔）

当细胞外液量丢失达到5%~10%时（中度血容量不足），可出现体位性心动过速与低血压。此外，一些一般状况较差或长期卧床的患者也会发生体位性变化，即使细胞外液量正常。皮肤弹性可降低。

如脱水超过10%（重度血容量不足），可出现休克征兆（如呼吸急促、心动过速、低血压、精神错乱、毛细血管充盈不良）。

诊断
- 临床表现
- 血电解质、血尿素氮、血肌酐
- 血渗透压、尿电解质/渗透压

对于有液体摄入不足（特别是昏迷或定向障碍者），丢失增加，利尿治疗等病史，以及肾脏或肾上腺疾病的患者，应怀疑有细胞外液容量过低的可能。

诊断通常根据临床表现。如果病因清楚且易于纠正（如急性胃肠炎而无其他疾病），则不必进行实验室检查；否

则应测定血清电解质、BUN 和肌酐。如果有可疑的可能影响临床的电解质异常，而血清学检查未能得出明确结论，以及患者有心脏或肾脏疾病时，应测定血浆与尿液的渗透压浓度、尿钠及尿肌酐。当发生代谢性碱中毒时，应测量尿氯水平。

细胞外液容量过低时，中心静脉压与肺动脉楔压降低，但需有创操作，故极少进行此类检查。对于以前有不稳定型心力衰竭或晚期慢性肾病的患者，有必要进行侵入性监护。

以下三点有助于解读尿电解质/尿渗透压结果：

- 细胞外液容量过低时，功能正常的肾脏会增加对钠的保留。因此，尿钠浓度一般<15mmol/L，钠的排泄分数（尿钠/血钠除以尿肌酐/血肌酐）通常<1%，尿渗透压浓度也常>450mOsm/kg
- 如细胞外液容量过低合并代谢性碱中毒，尿钠浓度可升高，因为大量的 HCO_3^- 在尿液中溢出，钠自主排泄，以维持电中性。在此种情况下，尿氯浓度<10mmol/L 是细胞外液容量过低较可靠的指标
- 因肾脏疾病、利尿剂或肾上腺功能不足而引起的肾性失钠也可造成易导致误解的高尿钠（通常>20mmol/L）或尿渗透压浓度降低

血容量不足时，血 BUN 与肌酐通常升高，且尿素氮与肌酐浓度的比值>20:1。容量不足时血细胞比容也会增加，但很难对此进行解读，除非基线值是已知的。

治疗
- 补水和钠

纠治引起细胞外液容量过低的病因，补充液体，其量需满足以下三方面的要求：已有的容量不足，仍在丢失的液体量，日常所需量。如果患者清醒且无严重呕吐，轻至中度的容量不足可通过增加钠盐和水分的口服量来补充。如有严重容量不足或患者不能口服，应静脉输入 0.9% 盐水。常用的静脉补液方案参见第 508 页，口服补液方案参见第 2348 页。

细胞外液容量过高

容量负荷过高一般是指在细胞外液过多。细胞外液过多常见于心力衰竭，肾衰竭、肾病综合征和肝硬化。肾脏钠潴留导致体内总钠量增加，最终导致不同程度的细胞外液容量过高。心力衰竭时，细胞外液容量过高导致有效循环血量减少与低灌注。细胞外液容量过高患者的血钠可以升高、降低或正常，尽管此时体内的总钠负荷增加。治疗包括使用利尿剂、透析或穿刺排出过量的细胞外液。

体内钠总量的增加是关键的病理生理过程。钠潴留使渗透压升高，进而引发水潴留。当细胞外液总量>2.5L，常出现水肿。

细胞外液容量过高的常见病因为：
- 心脏衰竭
- 肝硬化
- 肾衰竭
- 肾病综合征
- 经前期水肿
- 怀孕

诊断
- 临床评估

诊断主要依靠临床表现。本症主要表现为体重增加与水肿，水肿的位置和数量取决于许多因素，包括患者最近是否长期坐、卧或站。不同病因临床表现变化很大。

治疗应纠正病因。应限制膳食钠摄入量。心脏衰竭、肝硬化、肾功能不全和肾变病综合征可使用利尿剂，有时可用透析和穿刺人为排除液体。监测每日体重是跟随治疗进展以防 ECF 容量超载的最好的方式。ECF 体积过载的校正的速度应该被限于 0.25~0.5kg/d，这取决于过载程度（过量较快则快，过量过慢则慢）和患者的其他医疗问题（低血压和肾脏衰竭）。

168. 脂质代谢紊乱

脂质是从食物摄取或肝脏合成的脂肪尽管所有脂质在生理上都很重要，但甘油三酯和胆固醇与疾病的关系最大。甘油三酯的主要功能是在脂肪细胞和肌肉细胞内贮存能量；胆固醇是细胞膜、类固醇、胆酸和信号分子中普遍存在的成分。

所有脂质都是疏水的，大多数不溶于血，因此它们的转运需要称为脂蛋白的亲水球状体，脂蛋白拥有叫作载脂蛋白的表面蛋白，后者是脂酶的辅助因子和配体（表 168-1）。脂蛋白依据大小和密度（定义为脂质和蛋白的比例）进行分类，在临床上十分重要，因为高水平的低密度脂蛋白（LDL）和低水平的高密度脂蛋白（HDL）是动脉粥样硬化性心脏病的主要危险因素。

生理
脂蛋白在合成、加工和清除代谢途径中的缺陷可引起有动脉粥样硬化作用的脂质在血浆和内皮中堆积。

外源性（饮食）脂质的代谢 饮食中的脂质 95% 以上是甘油三酯，其余为磷脂、游离脂肪酸（FFA）、胆固醇（在食物中以胆固醇酯形式存在）和脂溶性维生素。在胃脂肪酶、强

表 168-1　脂质代谢中主要的载脂蛋白和酶

成分	分布	功能
载脂蛋白		
Apo A-Ⅰ	HDL	HDL 的主要成分
Apo A-Ⅱ	HDL	HDL 的主要成分
Apo B-100	VLDL,IDL,LDL,Lp(a)	LDL 受体配体
Apo B-48	乳糜微粒	乳糜微粒主要成分
Apo C-Ⅱ	乳糜微粒,VLDL,HDL	LPL 辅助因子
载脂蛋白 C-Ⅲ	乳糜微粒,VLDL,HDL	抑制 LPL
Apo E	乳糜微粒,残余物,VLDL,HDL	LDL 受体配体
Apo(a)	Lp(a)	脂蛋白(a)的组件以及与 LDL 颗粒的连接
酶		
ABCA1	细胞内	将细胞内胆固醇转移到细胞膜
CETP	HDL	介导胆固醇酯从 HDL 转移到 VLDL
LPL	内皮	水解乳糜微粒和极低密度脂蛋白中的甘油三酯释放游离脂肪酸
LCAT	HDL	在 HDL 内酯化游离胆固醇用作转运

ABCA1,ATP 结合盒转运子 A1;Apo,载脂蛋白;CETP,胆固醇酯转移蛋白;HDL,高密度脂蛋白;IDL,中等密度脂蛋白;LCAT,卵磷脂胆固醇酰基转移酶;LDL,低密度脂蛋白;LPL,脂蛋白脂酶;Lp(a),脂蛋白(a);VLDL,极低密度脂蛋白。

烈胃蠕动的乳化作用以及胰脂肪酶的作用下,食物中的甘油三酯在胃和十二指肠中消化形成甘油一酯(MG$_s$)和游离脂肪酸。食物中的胆固醇酯通过同样的机制经去酯化而形成游离胆固醇。在小肠中胆汁酸盐微团的作用下,甘油一酯、游离脂肪酸和游离的胆固醇被溶解并进入小肠绒毛,被肠上皮细胞吸收后,它们被重新组合成甘油三酯,然后和胆固醇组装成最大的脂蛋白乳糜微粒。

乳糜微粒　将来自食物的甘油三酯和胆固醇从肠上皮细胞经淋巴管转运进入血液循环。在脂肪和肌肉组织的毛细血管中,乳糜微粒上的载脂蛋白 C-Ⅱ(apo C-Ⅱ)激活内皮细胞的脂蛋白脂酶(LPL),将乳糜微粒中 90% 的甘油三酯转化成游离脂肪酸和甘油,这些物质被脂肪细胞或肌肉细胞摄取后用作能量消耗或贮存。富含胆固醇的乳糜微粒残余经血液循环回到肝脏,通过载脂蛋白 E(apo E)介导清除。

内源性脂质的代谢　内源性的甘油三酯和胆固醇由肝脏合成的脂蛋白转运。脂蛋白在血液中不断循环直到它们所含的甘油三酯被外周组织摄取或脂蛋白本身被肝脏清除。刺激肝脏脂蛋白合成的因子通常可导致血浆胆固醇和甘油三酯水平升高。

极低密度脂蛋白(VLDL)　含有载脂蛋白 B-100(apo B),在肝脏合成,转运甘油三酯和胆固醇到外周组织。肝脏将来自血浆的游离脂肪酸和乳糜微粒残余的过多甘油三酯,以 VLDL 的形式输出。肝内游离脂肪酸增加,VLDL 合成也随之增加,这种情况可发生于高脂饮食或过多的脂肪组织直接释放游离脂肪酸入血(如肥胖或控制不良的糖尿病)。VLDL 表面的 apo C-Ⅱ 可激活内皮细胞的脂蛋白脂酶,将甘油三酯分解成游离脂肪酸和甘油,然后被细胞摄取。

中密度脂蛋白(IDL)　是 VLDL 和乳糜微粒经蛋白脂酶处理后的产物。IDL 是富含胆固醇的 VLDL 和乳糜微粒残余,它们或被肝脏清除,或由肝脂肪酶代谢生成 LDL,后者仍保留 apo B。

低密度脂蛋白(LDL)　是 VLDL 和 IDL 的代谢产物,在所有脂蛋白中胆固醇含量最丰富。40%～60% 的 LDL 通过 apo B 和肝脏 LDL 受体介导在肝脏中清除,剩余部分由肝脏 LDL 受体或肝外非 LDL(清道夫)受体吸收。其余部分被肝脏中的 LDL 或者肝外的 LDL 受体清理吸收。乳糜微粒释放胆固醇进入肝脏及摄入过多饱和脂肪可使肝脏 LDL 受体下调;饮食中脂肪和胆固醇的减少则可使之上调。肝外清道夫,特别是巨噬细胞上的受体,能摄取血液循环中过多的未经肝脏受体处理的氧化 LDL。

富含氧化 LDL 的巨噬细胞因内皮炎症或其他刺激而移行进入内皮细胞,在粥样硬化斑块中形成泡沫细胞(参见第 656 页)。LDL 颗粒的大小与致密程度不一。小而致密的 LDL 特别富含胆固醇酯,和许多代谢紊乱如高甘油三酯血症和胰岛素抵抗相关,尤其是能引起动脉粥样硬化。由于肝脏 LDL 受体与小而致密 LDL 的结合率较低,导致后者在外周循环及接触内皮细胞的时间延长,氧化程度增高,从而使其致动脉粥样硬化作用增强。

高密度脂蛋白(HDL)　是在肠上皮细胞和肝脏合成的起初不含胆固醇的脂蛋白。HDL 的代谢较复杂,但其总的作用是从外周组织和其他脂蛋白获取胆固醇,将它运输到机体最需要的地方,如其他细胞,其他脂蛋白(通过胆固醇酯转移蛋白,CETP)和肝脏(以便清除)。有对抗动脉粥样硬化的作用。游离胆固醇从细胞流出是通过 ATP 结合盒转运子 A1(ABCA1)介导,它与 apo A-Ⅰ 结合形成新生的 HDL。新生 HDL 中的游离胆固醇在卵磷脂胆固醇酰基转移酶(LCAT)催化下酯化,产生成熟的 HDL。血中的 HDL 水平可能并不能完全代表胆固醇的逆向转运。

脂蛋白(a)[Lp(a)] 是含载脂蛋白(a)的LDL,特点为有5个富含半胱氨酸的称为Kringles的区段;其中有一个区段与纤溶酶原同源,一般认为它能竞争性地抑制纤维蛋白溶解,因而有促进血栓形成的倾向。Lp(a)也有可能直接促进动脉粥样硬化。Lp(a)产生和清除的代谢途径还不清楚,但在糖尿病肾病患者中其水平增高。

血脂异常
(高脂血症)

血脂异常是指血浆胆固醇及(或)甘油三酯水平增高或是HDL水平降低,促使动脉粥样硬化的形成。病因可为原发性(遗传)或继发性。诊断依靠测定血浆总胆固醇、甘油三酯和各种脂蛋白的水平。治疗包括饮食改变、运动和降脂药物。

由于脂质测定值是连续变量,因而在正常和异常水平之间没有天然分界点。脂质水平和心血管病危险之间可能存在着一种线性关系,因此对于许多胆固醇"正常"者来说,保持更低的水平将有益于健康。基于上述原因,脂质异常不能从数量上进行定义,这一术语是指血脂的某个水平,在该水平上治疗有确切的效果。降低已经升高的LDL水平是判断疗效的有力证据。对于大多数人群,降低高TG及增高低水平的HDL有益的证据较弱。

HDL水平往往无法预测心血管风险。例如某些遗传因素能导致HDL升高,但这种升高并不具有心血管保护效应;而一些遗传因素能使HDL降低,但并不会增加心血管疾病风险。尽管在总人群中进行的研究提示,HDL水平降低能预测心血管疾病风险,但其中可能还存在其他混杂因素,如合并的脂质紊乱与代谢异常,心血管疾病风险并不是HDL本身造成的。

分类

传统上血脂异常按照脂质和脂蛋白增高的模式进行分类(Fredrickson分型,表168-2)。一个更实用的分类方法将血脂异常分为原发性与继发性。

表168-2 脂蛋白类型(FredriCksOn分型)

表型	升高的脂蛋白	升高的脂质
Ⅰ	乳糜微粒	TG
Ⅱa	LDL	胆固醇
Ⅱb	LDL和VLDL	TG和胆固醇
Ⅲ	VLDL和乳糜微粒残余	TG和胆固醇
Ⅳ	VLDL	TG
Ⅴ	乳糜微粒和VLDL	TG和胆固醇

LDL,低密度脂蛋白;TG,甘油三酯;VLDL,极低密度脂蛋白。

- 仅胆固醇升高(孤立性高胆固醇血症)
- 仅甘油三酯升高(孤立性高甘油三酯血症)
- 胆固醇与甘油三酯均升高(混合性高脂血症)

这一方法没有考虑某些特殊脂蛋白的异常(如低HDL或高LDL),后者在胆固醇和甘油三酯水平正常的情况下仍有可能致病。

病因

主要原因(遗传)和次要原因(生活方式等)造成不同程度的血脂异常。例如在家族性混合性高脂血症中,表达可能会出现只有在存在显著的继发性病因。

原发性病因 原发性血脂异常的病因是单个或多个基因突变导致甘油三酯和LDL胆固醇产生过多或清除缺陷,或是HDL产生不足或清除过多(表168-3)。许多病名反映了旧的命名方法,即按照脂蛋白在凝胶电泳上如何分离成α(H-DL)带和β(LDL)带来发现和识别它们。

表168-3 遗传(原发性)脂代谢紊乱

病名	遗传缺陷	遗传方式	患病率	临床特征	治疗
家族性高胆固醇血症	LDL受体 LDL清除减少	共显性	全球均见,但法裔加拿大人、黎巴嫩基督徒、南非人群多见 杂合子:1/200~1/500	— 黄瘤、角膜弓和早期发生的冠心病(年龄30~50岁),5%<60岁发生心肌梗死 TC:250~500mg/dl(7~13mmol/L)	饮食 降脂药物 LDL血浆分离置换法(纯合子及严重疾病的杂合子) 肝脏移植(纯合子)
			纯合子:1/100万,(更多见于法裔加拿大人、黎巴嫩基督徒、南非人群)	手掌及跟腱黄瘤及结节性黄瘤,早发性冠心病(18岁前) TC:>500mg/dl(>13mmol/L)	
家族性载脂蛋白ApoB-100缺陷	Apo B(LDL受体结合区域) LDL清除减少	显性	1/700	黄瘤、角膜老年环及早期发生的冠心病 TC:250~500mg/dl(7~13mmol/L)	饮食 降脂药物
PCSK9功能性突变	LDL受体的降解增加	显性	未知	类似家族性高胆固醇血症	饮食 降脂药物

续表

病名	遗传缺陷	遗传方式	患病率	临床特征	治疗
多基因性高胆固醇血症	不详,有多种缺陷和发病机制	不定	常见	早期发生的冠心病 TC:250~350mg/dl（6.5~9.0mmol/L）	饮食 降脂药物
LPL 缺乏	内皮 LPL 乳糜微粒清除减少	隐性	罕见;全世界均有病例发现	婴儿发育不良;暴发性黄瘤,肝脾肿大,胰腺炎 TG：>750mg/dl（>8.5mmol/L）	饮食:全面限制脂肪摄入,补充脂溶性维生素及中链甘油三酯 基因治疗(欧盟批准)
Apo C-Ⅱ缺乏	Apo C-Ⅱ(导致功能性 LPL 缺乏)	隐性	<百万分之一	成人可发生胰腺炎;常有代谢综合征 TG：>750mg/dl（>8.5mmol/L）	饮食:全面限制脂肪摄入,补充脂溶性维生素及中链甘油三酯
家族性高甘油三酯血症	不详;可能有多种缺陷和发病机制	显性	1/100	通常无症状或体征;偶尔有高尿酸血症 TG：200~500mg/dl（2.3~5.7mmol/L）	饮食 降低体重 降脂药物
家族性复合型	不详;可能有多种缺陷和发病机制	显性	1/50~1/100	早期发生的冠心病 15%的心肌梗死发病<60岁 Apo B:比例异常升高 TC：250~500mg/dl（6.5~13.0mmol/L） TG：250~750mg/dl（2.8~8.5mmol/L）	饮食 降低体重 降脂药物
家族性异常β脂蛋白血症	Apo E(通常为 e2/e2 纯合子) 乳糜微粒和 VLDL 清除减少	隐性(较常见)或显性(较少见)	1/5 000 全世界均有病例发现	黄瘤(特别手掌处结节性),手掌黄色皱痕,早期发生的冠心病 TC：250~500mg/dl（6.5~13.0mmol/L） TG：250~500mg/dl（2.8~5.6mmol/L）	饮食 降脂药物
原发性低α脂蛋白血症(家族性或非家族性)	不详,可能为 Apo A-Ⅰ,C-Ⅲ,或 A-Ⅳ	显性	5%左右	早期发生的冠心病 HDL:15~35mg/dl	锻炼 升高 HDL 药物及降 LDL 药物
家族性 Apo A/Apo C-Ⅲ缺乏/突变	Apo A 或 Apo C-Ⅲ HDL 分解加快	不详	罕见	角膜混浊,黄瘤,部分患者有早期发生的冠心病 HDL:15~30mg/dl	无特殊治疗
家族性 LCAT 缺乏	*LCAT* 基因	隐性	极为罕见	角膜混浊,贫血,肾衰竭 HDL:<10mg/dl	限制脂肪摄入 肾移植
Fisheye 病(部分性 LCAT 缺乏)	*LCAT* 基因	隐性	极为罕见	角膜混浊 HDL:<10mg/dl	无特殊治疗
Tangier 病	*ABCA1* 基因	共显性	罕见	部分患者有早期发生的冠心病,周围神经病变,溶血性贫血,角膜混浊,肝脾肿大,橙色扁桃体 HDL:<5mg/dl	低脂饮食
家族性 HDL 缺乏	*ABCA1* 基因	显性	罕见	早期发生的冠心病	低脂饮食

续表

病名	遗传缺陷	遗传方式	患病率	临床特征	治疗
肝脏脂酶缺乏	肝脏脂酶	隐性	极为罕见	早期发生的冠心病 TC：250~1 500mg/dl TG：395~8 200mg/dl HDL：不定	根据经验：饮食，降脂药物
脑腱黄色瘤	肝脏线粒体 27 羟化酶胆汁酸合成阻断，胆固醇转化成二氢胆固醇并蓄积	隐性	罕见	白内障，早期发生的冠心病，神经病变，共济失调	鹅去氧胆酸
谷甾醇血症	*ABCG5* 和 *ABCG8* 基因	隐性	罕见	肌腱黄色瘤，早期发生的冠心病	限制脂肪摄入 胆汁酸多价螯合剂 依泽替米贝（ezetimibe）
胆固醇酯储存和 Wolman 病	溶酶体酯酶缺乏	隐性	罕见	早期发生的冠心病 胆固醇酯和甘油三酯在肝脏、脾脏和淋巴结的溶酶体中堆积 肝硬化	可试用他汀类药物 酶替代（实验性）

ABCA1，ATP 结合盒转运子 A1；ABCG5 和 8，结合盒亚家族 G 成员 5 和 8；Apo，载脂蛋白；CAD，冠状动脉疾病；HDL，高密度脂蛋白；LCAT，高密度脂蛋白；LDL，低密度脂蛋白；LPL，脂蛋白脂酶；MI，心肌梗死；PCSK9，前趋蛋白转化酶枯草蛋白酶样/骨架 9；TC，总胆固醇；TG，甘油三酯；VLDL，极低密度脂蛋白。

继发性病因 继发性原因是大多数成人血脂异常的病因。在发达国家，继发性血脂异常最重要的原因是：
- 饮食摄入过多的饱和脂肪，胆固醇和反式脂肪

TFA 是加入氢原子的多或单不饱和脂肪酸，被用于制作加工食品，它和饱和脂肪酸一样可导致动脉粥样硬化。其他常见的病因包括：
- 糖尿病
- 酒精滥用
- 慢性肾脏病
- 甲状腺功能低下
- 原发性胆汁性肝硬化和其他胆汁淤积性肝病
- 药物，如噻嗪类、β 受体阻滞剂、类视色素、高活性抗反转录病毒剂、环孢素、他克莫司、雌激素、孕激素和糖皮质激素

高密度脂蛋白胆固醇水平低的次要原因包括吸烟，合成代谢类固醇，HIV 感染，肾病综合征。

糖尿病 在继发性血脂异常的病因中糖尿病特别重要，因为患者常有甘油三酯增高、小而致密的 LDL 增高及 HDL 降低，这三者的组合特别容易导致动脉粥样硬化（糖尿病性血脂异常，高甘油三酯血症高载脂蛋白 B），因而 2 型糖尿病患者的风险特别高。这一组合可能是肥胖及（或）糖尿病控制不佳的结果，因其使血液循环中 FFA 增加，导致肝脏中 VLDL 产生增多。富含 TG 的 VLDL 将 TG 和胆固醇转移到 LDL 和 HDL，促使机体生成富含 TG 的小而致密的 LDL 和清除富含 TG 的 HDL。糖尿病性血脂异常经常因热卡摄入增加和体力活动减少而加剧，而这正是某些 2 型糖尿病患者生活方式的特征。女性糖尿病患者发生心脏病的风险可能由此而增高。

症状及体征

血脂异常本身不会引起临床症状，但可导致血管疾病，包括冠状动脉疾病、卒中和周围动脉疾病。高 TG [> 1 000mg/dl（>11.3mmol/L）] 能引起急性胰腺炎。高 LDL 可导致角膜弓环，以及足跟、肘、膝肌腱处和掌指骨关节周围的黄色瘤。

家族性高胆固醇血症的纯合子患者除上述症状外还有扁平或结节性黄色瘤。平面黄色瘤表现为平坦的或略抬高的淡黄色斑片样皮损。结节性黄色瘤通常是无痛的、坚硬的结节，好发于关节伸侧。TG 水平特别高的患者在躯干、背部、肘部、臀部、膝部、手、脚等处可出现发疹性黄色瘤。罕见的异常 β 脂蛋白血症患者可在手掌出现块状黄色瘤。

严重高甘油三酯血症 [> 2 000mg/dl（>22.6mmol/L）] 可使视网膜动静脉呈乳白色（脂血症性视网膜改变）。血脂水平极高时血浆呈乳状，患者可有感觉异常患者可有感觉异常、呼吸困难、意识障碍等表现。

诊断
- 血脂谱（TC、TG、HDL、LDL、VLDL）

当体检发现特征性改变，或存在脂代谢紊乱的并发症时（如动脉粥样硬化性疾病），应考虑可能存在的血脂异常。如患者有脂代谢紊乱的体征，早发性动脉粥样硬化（年龄<60 岁），动脉粥样硬化性疾病家族史，且总胆固醇>240mg/dl（>6.2mmol/L），应排除原发性血脂代谢紊乱。脂代谢紊乱的诊断依赖血脂谱测定，主要包括总胆固醇（TC）、甘油三酯（TG）、高密度脂蛋白（HDL）胆固醇，以及低密度脂蛋白（LDL）胆固醇。

血脂谱测定 TC、甘油三酯和 HDL 胆固醇可直接测量。TC 和 TG 值反映了所有血浆脂蛋白中的胆固醇和 TG，包括乳糜微粒、VLDL、IDL、LDL 和 HDL。即使是在正常人中 TC 和 TG 值也可逐日变化，其幅度 TC 为 10%，TG 可达 25%。TC 和 HDL 可以在非禁食状态下测定，但是为了最大限度地确保准确性和一致性，大多数患者都应在空腹时（通常 12 小时）检测血脂的各项指标。

血脂检查必须在急性疾病恢复后进行，因为在炎症状

态下 TG 和 Lp(a) 会增高，胆固醇会降低。在急性心肌梗死后第一个 24 小时内测定的脂蛋白谱通常仍能正确反映患者的脂代谢状态，但以后即可发生变化。

LDL 值通常可用下式计算：LDL = TC − HDL − VLDL。其中 VLDL = TG÷5，即 LDL = TC −[HDL + (TG÷5)]（Friede-wald 公式）。VLDL 胆固醇 = TG÷5 是因为在 VLDL 颗粒中胆固醇占总脂量的 1/5。

这种计算方法仅当甘油三酯 <400mg/dl 且患者处于禁食状态才有效，因为进食后甘油三酯会升高。这种计算 LDL 胆固醇的方法包含了所有非 HDL、非乳糜微粒的胆固醇，包括了中间密度脂蛋白和 Lp(a)。

LDL 也可用血浆超速离心法（将乳糜微粒及 VLDL 部分和 HDL 及 LDL 分离）和免疫法直接测定。某些 TG 增高的患者可以用直接法来判断 LDL 水平是否也增高，但常规检查时通常无须使用这些方法。apo B 检测的作用仍在研究中，因为 apo B 值反映了所有的非 HDL 胆固醇（包括 VLDL、VLDL 残余颗粒、IDL 和 LDL），其预测冠状动脉疾病（CAD）风险的价值可能比单一的 LDL 更高。非 HDL 胆固醇（总胆固醇减去高密度脂蛋白胆固醇）与 LDL 胆固醇相比，对心血管疾病风险的预测价值更高。

其他检查 有早期动脉粥样硬化性心血管疾病，有心血管疾病而血脂正常或接近正常，有明确的心脏病家族史，或有难以用药物控制的高 LDL 的患者，都需要检查其 Lp(a) 水平。对那些 LDL 在临界高值的患者也应直接检测其 Lp(a) 水平以决定是否需要药物治疗。也可以考虑检测上述人群的 C 反应蛋白 LDL 颗粒数目或载脂蛋白 B-100（载脂蛋白 B）的测定对于高甘油三酯血症与代谢综合征患者非常有意义。载脂蛋白 B 与 LDL 颗粒数目相似，因为对于每个 LDL 颗粒对应 1 分子载脂蛋白 B。apo B 测量包括所有致动脉粥样化颗粒，包括残余物和 Lp(a)。

继发性病因 继发性血脂异常的检验项目包括空腹血糖、肝酶、肌酐、促甲状腺素（TSH）和尿蛋白的测定。绝大多数新诊断为血脂异常的患者，或血脂谱中某一指标出现不可解释的恶化时，均应进行上述检查。

筛查 所有 9~11 岁的儿童应筛查空腹血脂（TC、甘油三酯、高密度脂蛋白胆固醇，并计算低密度脂蛋白胆固醇）。如果有严重脂代谢紊乱或早发心血管疾病家族史，应在 2 岁开始筛查。成人在 20 岁时开始筛查血脂，此后每 5 年复查。检测血脂水平的同时应结合评估其他心血管风险因子，包括：

- 糖尿病
- 吸烟
- 高血压
- 一级亲属中男性在 55 岁前或女性在 65 岁前是否发生过 CAD

目前，上述筛查的年龄上限尚未明确。但是，有证据表明，筛查应持续到 80~89 岁，尤其是动脉粥样硬化性心血管疾病患者。

此外，家族中多发 CAD 者应筛查 Lp(a) 水平。

治疗
- 风险评估
- 生活方式干预（如运动、饮食改变）
- LDL 升高：他汀类调脂药物，有时可予胆酸螯合剂、依折麦布、烟酸及其他措施
- 高 TG、烟酸、贝特类调脂药物、ω-3 脂肪酸，有时可用其他手段

普通原则 血脂异常治疗的主要适应证是预防动脉粥样硬化性心血管疾病（ASCVD），包括急性冠脉综合征、卒中、短暂性脑缺血发作或由动脉粥样硬化引起的外周动脉疾病。所有心血管疾病（ASCVD）患者均需要治疗（二级预防），部分无心血管疾病的患者也需要治疗（一级预防）。

对儿童是否应给予治疗尚存在争议。饮食的改变可能很难实施，也没有证据显示在儿童期降低血脂水平能有效阻止其成人后心脏病的发生。而且对长期降脂治疗的安全性和有效性也不能肯定。但是美国儿科学会（AAP）仍然建议对某些 LDL 增高的儿童进行治疗。杂合子家族性高胆固醇血症的患儿应在 10 岁开始治疗。纯合子家族性高胆固醇血症的患儿需控制饮食，接受药物治疗，定期分离 LDL，以防止过早死亡。一经诊断即应开始治疗。

虽然不同类型的脂质紊乱常同时存在，但应根据其特点选用不同的治疗方法。一些患者虽然只有一种脂质紊乱，却需要几种方法联合治疗。而对于另一些患者，一种治疗方法即足以解决数种脂质紊乱。治疗脂质紊乱的方案还应包括对高血压和糖尿病的治疗，戒烟，10 年内发生 MI 或死于 CAD 的风险 ≥20%[根据 NHLBI 心脏风险计算器（NHLBI cardiac risk calculator）可得]的患者应每天服用小剂量阿司匹林。男性和女性的治疗方案基本相同。

LDL、胆固醇增高治疗 治疗选项包括生活方式改变（饮食和运动）、药物、膳食补充剂、操作性介入（procedural interven-tions）和试验性治疗。这些方法对于其他类型的血脂异常也有疗效。

饮食调整 包括减少饱和脂肪酸和胆固醇摄入，增加单不饱和脂肪酸、食物纤维和复杂碳水化合物摄入，以及保持理想体重。咨询营养师非常有益，尤其对于老年人。运动可以降低在某些人群的低密度脂蛋白胆固醇，也有助于维持理想体重。除了改变饮食与运动锻炼之外，对于一部分人群，AHA/ACC 指南还推荐使用药物治疗。

对于成人药物治疗，AHA/ACC 推荐下列人群使用他汀类药物：

- 临床的动脉粥样硬化性心血管疾病
- 低密度脂蛋白胆固醇 ≥190mg/dl
- 年龄 40~75 岁的糖尿病患者，且低密度脂蛋白胆固醇浓度为 70~189mg/dl
- 年龄 40~75，低密度脂蛋白胆固醇 70~189mg/dl，估算的 10 年 ASCVD 风险 ≥7.5%

ASCVD 风险 可以使用队列风险评估公式测算（见 AHA/ACC risk calculator），代替之前的风险计算工具。这个新的风险计算器基于性别、年龄、种族、收缩压（以及是否正在接受降压治疗）、糖尿病、吸烟状况、总胆固醇和 HDL 胆固醇。当考虑是否给予他汀类药物时，临床医生还可以考虑其他因素，包括低密度脂蛋白胆固醇 ≥160mg/dl，

早发 ASCVD 家族史（即男性一级亲属<55岁,女性一级亲属<65岁）,高敏 C 反应蛋白≥2mg/L,冠状动脉钙化评分≥300盖斯顿单位,踝肱指数<0.9等。还可以计算终身风险（使用 ACC/AHA 风险计算器标志）,因为对于年轻患者而言10年风险可能偏低,因此需要评估中长期的心血管风险。

表 168-4 他汀类药物预防 AsCVd（动脉粥样硬化性心血管疾病）

鉴定	效应	推荐用于	示例[†]
高强度	降低 LDL-C≥50%	临床 ASCVD（动脉粥样硬化性心血管疾病）,年龄≤75 LDL-C≥190mg/dl 40岁至75岁患者糖尿病10年 ASCVD 风险≥7.5% 年龄40~75,10年 ASCVD 风险≥7.5% 考虑额外的危险因素	阿托伐他汀 40~80mg 瑞舒伐他汀 20~40mg
中等强度	降低 LDL-C 30%~<50%	临床 ASCVD（动脉粥样硬化性心血管疾病）,年龄>75 40岁至75岁患者糖尿病10年 ASCVD 风险<7.5% 年龄40~75,10年 ASCVD 风险≥7.5%	阿托伐他汀 10~20mg 氟伐他汀 XL 80mg 洛伐他汀 40mg 匹伐他汀 2~4mg 普伐他汀 40~80mg rosuvastatin 5~10mg 辛伐他汀 20~40mg
低强度	降低 LDL-C<30%	不能耐受中等或高强度治疗的患者	氟伐他汀 20~40mg 洛伐他汀 20mg 匹伐他汀 1mg 普伐他汀 10~20mg

[*] 个人的反应可能会有所不同。
[†] 所有剂量的口服,qd。

他汀类药物 使用他汀治疗能降低 LDL 胆固醇,降低心血管事件发病率与死亡率。其他类型的降脂药不是首选,因为上述药物没有降低 ASCVD 的临床证据支持。他汀类药物治疗被分类为高、中或低强度。给药时应考虑患者的心血管风险与年龄（表168-4）。他汀类药物的选择取决于患者的并存病,不良事件的风险、耐受性、费用和患者的偏好。他汀类药物能抑制胆固醇合成途径中的关键酶 HMG-CoA 还原酶,从而上调 LDL 受体,增加 LDL 的清除。它们能使 LDL 下降达60%,小幅增高 HDL,中等程度地降低 TG。他汀类药物通过刺激内皮细胞中 NO 的合成来减动脉内及(或)全身炎症,还能减少 LDL 在内皮巨噬细胞内的沉积,降低胆固醇在炎性细胞细胞膜中的含量。即使在 LDL 没有升高的情况下,这种抗炎作用仍能对抗动脉粥样硬化。

此药的副作用不常见,但可能有肝酶活性上升,肌炎和横纹肌溶解。肝酶升高是罕见的,严重的肝毒性更是极其罕见的。服用他汀类药物的患者约10%会出现肌肉的副作用。对一些患者而言,这一效应可能是剂量依赖性的。肌肉症状可能不伴有肌酶升高。副作用多见于老年人,患有多种疾病或是同时服用多种药物者。在一些患者中,换用另一种他汀类药物,或将剂量降低能减轻副作用。某些他汀类和细胞色素 P3A4 抑制剂（如大环内酯类抗生素、吡咯类抗真菌药、环孢素）及贝特类(fibrate),特别是吉非贝齐等药物同用时,肌肉毒性比较常见。他汀类药物禁用于妊娠期及哺乳期妇女。

既往的指南推荐了使用他汀治疗的 LDL 控制目标。然而,有证据表明,遵循上述的目标并不能改善 ASCVD 预防,反而增加不良反应的风险。根据 LDL 胆固醇是否降低到预期的范围可以判断治疗的有效性。例如接受高强度他汀治疗应使 LDL 胆固醇降低≥50%。如果疗效小于预期,首先应继续药物治疗与生活方式调整,并评估药物的副作用,查找高血脂症的继发性原因（如甲状腺功能减退、肾病综合征）。

此后,如果治疗的反应仍然小于预期,可以改变他汀的类型或增加剂量。若他汀类治疗已达到最大耐受强度后,反应仍低于预期,则应评估风险与获益。如果 ASCVD 风险降低获益大于潜在的不良影响,可在他汀的基础上添加其他类型的降脂药（表168-5）,特别是用于心血管疾病二级预防以及遗传性脂质代谢紊乱如家族性高胆固醇血症时。

表 168-5 非他汀类降脂药物

分类	成人剂量及备注	作用
胆汁酸多价螯合剂		降低 LDL（主要作用）;轻微升高 HDL（次要作用）;可能升高 TG
考来烯胺	4~8g po 1~3次,随餐服用	—
考来维仑	2.4~4.4g po qd,随餐服用	—
考来替泊	5~30g po,qd 或分为两次或多次服用	

续表

分类	成人剂量及备注	作用
胆固醇吸收抑制剂		降低 LDL（主要作用），增加 HDLs
依折麦布	剂量：10mg po qd	—
用于纯合子型家族性高胆固醇血症的药物		
洛美他派	5~60mg po qd	肝毒性风险 每 2 周逐渐加大剂量 剂量加大前检测转氨酶水平
mipomerson（一种 ApoB 合成抑制剂）	200mg 皮下注射，1 次/周	作为家族性高胆固醇血症患者饮食和其他降脂药物的辅助治疗 可能引起肝毒性
贝特类		降低甘油三酯和极低密度脂蛋白，提高高密度脂蛋白（HDL），可能会增加 LDL-C（高甘油三酯患者）
苯扎贝特	200mg tid，或 400mg po qd	肾功能不全患者减量 在美国还未上市
环丙贝特	100~200mg po qd	在美国还未上市
非诺贝特	34~201mg po qd	肾功能不全患者减量 是贝特类中与他汀类联用时最安全的一种
吉非贝齐	600mg，bid po	肾功能不全患者减量
烟酸		
	速释剂：500mg bid~1 000mg tid，口服	增加 HDL，降低 TG（小剂量）；降低 LDL（较大剂量）；降低 Lp(a)（次要作用）
	缓释剂：500~2 000mg，qd，睡前口服	常见副作用：潮红，糖耐量受损，尿酸增加 进食时服药及使用阿司匹林可减轻潮红症状
单克隆抗体 PCsk9		
alirocumab（一种 PCSK9 抑制剂）	75~150mg 皮下注射，每 2 周 1 次	对于患有家族性高胆固醇血症和其他高风险患者
evolocumab（一种 PCSK9 抑制剂）	原发性或混合性血脂异常：140mg 皮下注射，每 2 周 1 次，420mg 皮下注射，1 次/月* 家族性高胆固醇血症：420mg 皮下注射，1 次/月；或 420mg 皮下注射，每 2 周 1 次*	对于患有家族性高胆固醇血症和其他高风险患者
处方 ω-3 脂肪酸		
ω-3 脂肪酸	剂量：3~4g po qd	仅降低 TG
调脂药物联用		烟酸和他汀类的联合药效
依泽替米贝+阿托伐他汀	10mg 依折麦布+（10~80mg）阿托伐他汀，qd，口服	在治疗初期不宜使用辛伐他汀不应使用 80mg，除非患者已服用它>1 年且无不良反应
依折麦布+辛伐他汀	10mg 依折麦布+辛伐他汀 10、20、40、80mg po qd	
烟酸缓释剂+洛伐他汀	烟酸 500mg+洛伐他汀 20mg，po qd 烟酸 2 000mg+洛伐他汀 40mg po qd	
烟酸缓释剂+辛伐他汀	500mg 烟酸+20mg 辛伐他汀，睡前口服，烟酸可渐加量至 750~1 000mg+20mg 辛伐他汀	

*建议剂量，待 FDA（美国食品药品监督管理局）批准。
HDL，高密度脂蛋白；LDL，低密度脂蛋白；LDL-C，低密度脂蛋白胆固醇；Lp(a)，脂蛋白 a；TG，甘油三酯。

胆酸螯合剂 能阻断小肠内胆酸的重吸收,从而上调肝脏 LDL 受体来吸收血液中的胆固醇用于胆汁的合成。已证实此类药物能降低心血管病的死亡率。胆酸螯合剂常和他汀或烟酸类药物联合使用来加强降 LDL 作用,亦可用于儿童、孕妇和打算怀孕的妇女。胆酸螯合剂的安全性较高,但因其使用引起胃气胀、恶心、腹痛与便秘等副作用而受到限制。此外,因其能使 TG 升高,所以不能用于高甘油三酯血症患者。别考来烯胺和考来替泊(考来维仑除外)可干扰其他药物的吸收,特别是噻嗪类、β-受体阻滞剂、华法林、地高辛及甲状腺素,但在服用噻嗪类等药物前 4 小时或后 1 个小时服用考来烯胺等药物可将这种不利影响降到最低。胆汁酸螯合剂应随餐服用,以增加其疗效。

胆固醇吸收抑制剂,如依泽替米贝(ezetimibe)能抑制肠道吸收胆固醇和植物固醇,通常可使 LDL 降低 15%~20%,并能使 HDL 轻度增高,TG 小幅降低。依泽替米贝可以单独用于对他汀类不耐受的患者,或者大剂量用于 LDL 胆固醇持续升高的患者。副作用很少见。

PCSK9 单克隆抗体 可皮下注射给药,每月 1~2 次。这类药物能阻止 PCSK9 与 LDL 受体结合。低密度脂蛋白胆固醇能降低 40%~70%。evolocumab 可减少曾经有过动脉粥样硬化性心血管疾病患者的心血管事件。

膳食补充剂 能够降低 LDL 的膳食补充剂包括膳食纤维,含植物固醇(谷甾醇、菜油固醇)的人造奶油或甾烷醇(stanol)。后者能从肠道微粒中竞争性地置换胆固醇,使 LDL 水平下降达 10%,但不影响 HDL 和 TG。

纯合子型家族性高胆固醇血症 治疗药物包括 mipomersen 和 lomitapide。mipomersen 是一种载脂蛋白 B 的反义寡核苷酸,能够减少肝细胞中载脂蛋白 B 的合成,降低 LDL,载脂蛋白 B 的水平和 Lp(a)。该药通过皮下注射给予,可引起注射部位局部反应,流感样症状,增加肝脂肪沉积和引起肝酶升高。lomitapide 是微粒体甘油三酯转运蛋白抑制剂的抑制剂,对肝脏和小肠富含 TG 脂蛋白的分泌进行干扰。从小剂量开始,每 2 周加量 1 次。患者饮食中脂肪的热卡不应超过 20%。lomitapide 可引起消化系统不良反应(如腹泻,肝脂肪沉积,肝酶升高)。

操作性介入 用于血脂水平极高[LDL>300mg/dl(>7.74mmol/L)]、血管疾病患者。LDL 分离术可用于 LDL>200mg/dl(>5.16mmol/L)伴血管疾病患者,对常规方法治疗无效的患者,如家族性高胆固醇血症者。可供选择的方法有 LDL 血浆分离置换法(通过体外血浆置换除去 LDL),偶用回肠旁路术(阻断胆酸重吸收),肝移植(移植 LDL 受体),门腔静脉分流(降低 LDL 的合成,机制不明)。在大多数情况下,当药物达最大剂量而仍不能使 LDL 降低时应选用 LDL 血浆分离置换法。此法也常用于药物没有作用或作用有限的家族性高胆固醇血症纯合子患者。

用于降低 LDL 的未来疗法包括具有类似于噻唑烷二酮和贝特性质的 PPARα/γ 双激动剂,LDL 受体激活剂,LPL 激活剂,及重组 apo E。LDL 免疫接种(诱导抗 LDL 抗体,加速将 LDL 从血清中清除)和基因转移等概念上颇具吸引力的疗法还处于研究阶段,要付诸实用尚需潜心多年。

儿童低密度脂蛋白胆固醇增高 除家族史和糖尿病外,儿童期的危险因子还包括吸烟、高血压、低 HDL(<35mg/dl),肥胖和不运动。

AAP 建议 LDL>110mg/dl(>2.8mmol/L)的儿童采用饮食治疗。年龄大于 8 岁的儿童

- 如饮食治疗效果不佳,LDL≥190mg/dl(≥4.9mmol/L)但没有早发心血管疾病家族史,应采用药物治疗
- 药物治疗同样适用于年龄大于 8 岁,LDL≥160mg/dl(>4.13mmol/L),有早发心血管疾病家族史或同时有≥2 个早发心血管疾病危险因子的儿童

儿童使用的药物包括许多他汀类药物。患有家族性高胆固醇血症的儿童可能需要一个联用其他降脂药物以达到至少 50% 的 LDL 胆固醇降低。

TG 增高 虽然不清楚 TG 增高能否单独引起心血管疾病,但它和能导致 CAD 的多种代谢异常(如糖尿病、代谢综合征)密切相关。共识是降低 TG 对患者有利。目前还没有明确的目标值,但是一般认为应降至<150mg/dl(<1.7mmol/L)。目前,尚无指南提及如何治疗儿童的 TG 升高。

整体治疗策略 首先应改变生活方式,包括运动、减轻体重以及避免高糖膳食和饮酒。每周进食 2~4 份富含 ω-3 脂肪酸的鱼类可能有一定效果,但摄入量常低于机体所需,因而服用保健品补充 ω-3 脂肪酸对病情有帮助。糖尿病患者要严格控制血糖水平。如果上述措施均无效,应考虑使用降脂药物。TG 非常高的患者在确诊后应立即开始药物治疗,以便尽快降低发生急性胰腺炎的风险。

贝特类 能使 TG 降低 50%。此类药物能刺激内皮细胞 LPL 生成,增加肝脏和肌肉中脂肪酸的氧化,减少肝脏中 VLDL 的合成;还能使 HDL 增加达 20%。贝特类可引起胃肠道副作用,如消化不良和腹痛,以及肝功酶上升,但胆石症不常见;与他汀类合用可增强对肌肉的毒性,并能加强华法林的作用。

他汀:TG<500mg/dl(5.65mmol/L)而同时有 LDL 增高的患者也可使用他汀类药物,因其可通过降低 VLDL 来降低 LDL 和 TG。如果只有 TG 增高,应首选贝特类。

大剂量 ω-3 脂肪酸 [二十碳五烯酸(EPA)或二十二碳六烯酸(DHA),1~6g/d]能有效降低 TG。EPA 和 DHA 是鱼油或 ω-3 胶囊中的有效成分。不良反应有嗳气和腹泻。将鱼油胶囊分次在进食时服用可减少上述不良反应(如每日 2 次或 3 次)。作为辅助治疗,ω-3 脂肪酸有一定效果。处方 ω-3 脂肪酸制剂的适应证是甘油三酯水平>500mg/dl(>5.65mmol/L)。

低 HDL 尽管更高的 HDL 水平与降低的心血管风险相关联,通过治疗升高 HDL 胆固醇是否能降低死亡风险尚不清楚。ATP Ⅲ 指南制订的低 HDL 标准为<40mg/dl[<1.04mmol/L]。没有制订 HDL 治疗的目标值,但建议应在 LDL 降到目标值后再升高 HDL。降低 LDL 和 TG 的治疗往往能提高 HDL,三个目标有时可同时实现。目前尚无指南涉及儿童低 HDL 的治疗。

> **经验与提示**
>
> ■ 尽管更高的 HDL 水平与降低的心血管风险相关联,通过治疗升高 HDL 胆固醇是否能降低死亡风险尚不清楚

治疗措施应包括生活方式改变如增加运动和减轻体重。酒精能提高 HDL,但是不应常规使用,因其副作用很多。当单独的生活方式改变不足以升高 HDL 时,药物可升高 HDL,但目前尚不能确定升高 HDL 治疗能降低死亡率。

烟酸是提高 HDL 的最有效药物,机制不明,可能是通过增加 HDL 生成、抑制 HDL 清除,并动员胆固醇从巨噬细胞中释出。每天服用 1 500~2 000mg 烟酸还能降低 TG 和 LDL。烟酸可导致潮红、瘙痒和恶心。事前服用小剂量阿司匹林可防止这些副作用,烟酸缓释剂能减少这些副作用的发生次数。除了缓释性烟酸,多数 OTC 缓释剂不被推荐使用。烟酸能使肝功酶升高,偶尔可致肝功能衰竭、胰岛素抵抗、高尿酸血症和痛风,还能使血高半胱氨酸水平增高。高剂量的烟酸与他汀类联合应用可以增加肌病的风险。在 LDL 位于平均值和 HDL 低于平均值的患者中,烟酸和他汀类药物联用能有效预防心血管病。在用他汀类药物治疗,LDL 胆固醇的目标是<70mg/dl(<1.8mmol/L)的患者中,使用烟酸不会出现有附加的好处。

贝特类　能使 HDL 增高。贝特类药物用于 TG 高于 200mg/dl(>2.26mmol/L),HDL<40mg/dl(<1.04mmol/L) 的患者,可能可以降低心血管疾病风险。重组 HDL(如 apo A1Milano,一种 HDL 的变异体,即其 173 位上的半胱氨酸为精氨酸所取代,以使 HDL 能形成二聚体)有望成为治疗动脉粥样硬化的有效药物,但还需要更多的研究。

Lp(a) 升高　Lp(a) 的正常上限在 30mg/dl(0.8mmol/L) 左右,但在非裔美国人中该值较高。几乎没有关于如何治疗高 Lp(a) 或判断治疗是否有效的资料。烟酸是直接降低 Lp(a) 的唯一药物。剂量较大时能使 Lp(a) 降低达 20%。治疗高 Lp(a) 患者的常用方法是积极降低其 LDL 水平。低密度脂蛋白血液分离已被用于治疗高 Lp(a) 血症和其他渐进性血管疾病。

继发性病因　治疗糖尿病血脂异常必须包括生活方式的改变,用他汀类降低 LDL。当甘油三酯水平>500mg/dl(>5.65mmol/L) 时,应使用贝特类药物以降低胰腺炎的风险。甲福明能够降低 TG,因此常作为首选口服降血糖药物用于治疗糖尿病。部分噻唑烷二酮类(TZD)可增加 HDL 及 LDL 胆固醇水平。有些 TZD 还可降低 TG。这些降血糖药物不能用于代替降脂药物来治疗糖尿病患者的脂代谢紊乱,但可作为有用的辅助治疗。对于 TG 水平很高且糖尿病控制欠佳的患者,胰岛素的疗效比口服降糖药更好。

对于甲状腺功能减退、肾脏疾病及(或)阻塞性肝脏疾病患者的血脂异常,主要是治疗原发病,其次才是脂代谢紊乱。甲状腺功能处于正常范围低端(TSH 水平在正常高值)患者的血脂异常可通过激素替代而好转。如患者服用某些可导致血脂异常的药物,应考虑减量或停用。

监测治疗　在治疗开始后应定期检查血脂水平,但没有规定的间隔时间,一般在开始治疗或更换药物后 2~3 个月检查一次,在血脂水平稳定后每年检查 1~2 次。

尽管他汀类导致的肝脏和严重肌肉毒性作用并不常见(占总数的 0.5%~2%),但在治疗开始时应检查肝酶和肌酶的活性。肝酶水平的常规监测是不必要的,CK 的常规测量并不能预测横纹肌溶解的发生。肌酶水平无需定期检查除非患者有肌痛或其他肌肉症状。如怀疑他汀引起肌肉毒性,应立即停药,检测血 CK。待肌肉症状消失后,应降低剂量,或尝试其他类型的他汀类药物。如果停止他汀类药物 1~2 周后症状没有消退,应寻找引起肌肉症状的其他疾病(如风湿性多肌痛)。

> **关键点**
>
> ■ 升高的脂质水平是动脉粥样硬化的危险因素,并可导致有症状的冠状动脉疾病和外周动脉疾病
> ■ 血脂异常的原因包括饮食过度摄入饱和脂肪,胆固醇和反式脂肪和/或脂质代谢的遗传(家族)异常
> ■ 血脂谱(检测总胆固醇、TG、HDL、LDL、VLDL)进行诊断
> ■ 筛查试验应在 9~11 岁时进行,如果有严重的高脂血症或早发性 CAD 家族史则筛查年龄应该提早到 2 岁,并在 17~21 岁时复查。成人从 20 岁开始,每 5 年筛查 1 次
> ■ 根据 AHA 指南,他汀类药物治疗能降低 4 大高危人群的 ASCVD 风险
> ■ 依从性好,生活方式改变,非他汀类药物(如胆汁酸多价螯合剂,依泽替米贝,烟酸)使用前先使用他汀类药物
> ■ 其他的治疗取决于具体血脂异常,但应该包括生活方式的改变,治疗高血压和糖尿病、戒烟、心肌梗死与心血管死亡风险增加的患者每日应口服小剂量阿司匹林

高密度脂蛋白水平增高

高 HDL 是指 HDL>80mg/dl(>2.1mmol/L)。

HDL 水平增高能降低心血管病风险,但一些基因异常导致的原发性高 HDL 因伴有脂质和代谢异常,对心血管病并无保护作用。

原发性高 HDL 的病因为一或多个基因突变,使 HDL 生成增多或降解减少。HDL 继发性增高的病因包括:

■ 慢性酒精性肝硬化前期
■ 原发性胆汁性肝硬化
■ 甲状腺功能亢进
■ 药物(如氢化可的松、胰岛素、苯妥英钠)

若在未用降脂药物的患者中发现 HDL 升高,应检测 AST、ALT、TSH 来寻找其继发性病因,如结果阴性则可能为原发性。

胆固醇酯转运蛋白(CETP)缺陷　是一种由 CETP 基

因突变引起的罕见的常染色体隐性遗传病。CETP 将胆固醇酯从高密度脂蛋白转移至其他脂蛋白。CETP 缺乏影响低密度脂蛋白胆固醇,使得高密度脂蛋白清除减慢。受影响的患者没有任何症状或体征,仅表现为高密度脂蛋白胆固醇>150mg/dl(>3.9mmol/L)。对心血管疾病的保护还没有得到证实。无需治疗。

家族性高 α-脂蛋白血症 是诸多未知和已知的基因突变所导致的常染色体显性遗传病,包括那些能引起载脂蛋白 A-Ⅰ过量生成,或载脂蛋白 C-Ⅲ产生变异体的基因异常。本病通常被意外诊断发现(血浆 HDL 胆固醇水平>80mg/dl)。受影响的患者没有其他症状或体征,无需治疗。

低脂血症

低脂血症是由原发性(遗传性)或继发性疾病引起的血浆脂蛋白减少,没有症状,多在常规血脂检查中偶然发现。继发性低脂血症的治疗应针对原发疾病。原发性低脂血症无需治疗。但是有些遗传性疾病患者需要补充大剂量 Vit E、膳食补充脂肪和其他脂溶性维生素。

病因

低脂血症的定义为总胆固醇(TC)<120mg/dl(<3.1mmol/L)或 LDL 胆固醇<50mg/dl(<1.3mmol/L)。继发性病因比原发性病因更为常见,包括:
- 甲状腺功能亢进
- 慢性感染(包括丙肝感染)与其他炎症状态
- 血液系统或其他恶性肿瘤
- 营养不良(包括长期饮酒)
- 吸收不良

若在未用降脂药物的患者中发现胆固醇或 LDL 降低,应检查 AST、ALT、TSH,如结果阴性则可能为原发性。

共有 3 种原发性低脂血症,由单个或多个基因突变导致 LDL 生成过少或清除增加引起。

无 β 脂蛋白血症(Bassen-Kornzweig 综合征) 无 β 脂蛋白血症(Bassen-Kornzweig 综合征)是一种常染色体隐性遗传病,病因为微粒体中 TG 转运蛋白的基因突变,而该蛋白对乳糜微粒和 VLDL 的形成极为重要。患者不能吸收食物中的脂肪,血清中两条代谢通路中的脂蛋白均缺乏,TC<45mg/dl(<1.16mmol/L),TG<20mg/dl(<0.23mmol/L),LDL 不能检出。

在婴儿期就可以表现出脂肪吸收不良、脂肪泄及生长迟缓,并可有智力发育障碍,可能导致智力残疾。因为维生素 E 通过 VLDL 和 LDL 被转运到外周组织,病情严重的患者最终会发展为严重的维生素 E 缺乏。症状和体征包括慢性视网膜变性导致的视力改变,感觉神经病变,后柱(posterior column)病变体征,及小脑病变体征如辨距困难、共济失调和痉挛状态,最终可导致死亡。血涂片上棘形红细胞增多是其特征性表现。

诊断依据为血浆中无 apo B,肠道活检显示无微粒体转移蛋白。

治疗方法为给予大剂量(100~300mg/kg 体重,每日 1 次)维生素 E,补充食物脂肪或其他脂溶性维生素。本病预后差。

低 β 脂蛋白血症 低 β 脂蛋白血症是由编码 apo B 的基因突变引起的常染色体显性或共显性遗传病。杂合子患者的 apo B 缩短,导致 LDL 被快速清除。除了 TC<120mg/dl(<3.1mmol/L)及 LDL<80mg/dl(<2.1mmol/L)外,杂合子患者没有体征或症状,TG 正常。纯合子患者基因截断更短,血脂水平更低[TC<80mg/dl(<2.1mmol/L),LDL<20mg/dl(<0.52mmol/L)],或无 apo B 合成,出现无 β 脂蛋白血症的症状和体征。

诊断依据为低水平的 LDL 和 apo B,无 β 脂蛋白血症和低 β 脂蛋白血症的区分依靠家族史。无论是杂合子还是纯合子患者只要 LDL 尚能测出即无需治疗。无 LDL 的纯合子的治疗方法和无 β 脂蛋白血症相同。

PCSK9 的失功能性突变是造成低 LDL 的另一个原因。本病没有不良后果,故无需治疗。

乳糜微粒滞留 乳糜微粒滞留(chylomicron retention disease)为未知基因突变引起的常染色体隐性遗传病,病变为肠道上皮细胞分泌 apo B 缺陷。乳糜微粒无法合成,但是 VLDL 合成仍保持正常。患儿可有脂肪吸收不良,脂肪泻,及生长迟缓,也可能出现神经病变,与无 β 脂蛋白血症相似。诊断依靠对胆固醇低和餐后无乳糜微粒的患者进行肠道活检。治疗为补充脂肪和脂溶性维生素。

169. 多发性内分泌腺瘤综合征

(家族性内分泌腺瘤病;多发性内分泌腺瘤病)

多发性内分泌腺瘤(MEN)综合征由 3 种遗传特性不同的家族性疾病组成,表现为数个内分泌腺的腺瘤性增生和恶性肿瘤。临床特点取决于累及的内分泌腺体。

上述综合征均为常染色体显性遗传,其特点为外显率高,表现度不一,由单一突变基因产生表面上互不相关的性状。有时可出现人们不熟悉的特殊遗传异常。

症状和体征可发生于任何年龄。正确的处理包括早期识别家族中的罹病个体以及可能时外科切除肿瘤。尽管一般认为这些综合征在临床上互不相同,但实际上其表现有明显重叠(表169-1)。

表169-1　与多发性内分泌腺瘤(Men)综合征相关的病变

相关病变	MEN 1	MEN 2A	MEN 2B
甲状旁腺腺瘤	≥95%	10%~20%	—
胰岛细胞瘤	30%~80%	—	—
垂体腺瘤	15%~42%	—	—
甲状腺髓样癌	—	>95%	>95%
嗜铬细胞瘤	—	40%~50%	50%
黏膜神经瘤	—	—	≈100%
马方综合征样体型	—	—	≈100%

MEN,多发性内分泌腺瘤病。

多发性内分泌腺瘤病,1型

(MEN-1;Wermer综合征)

多发性内分泌腺瘤病1型(MEN-1)是一遗传性综合征,特点为甲状旁腺腺瘤、胰岛细胞瘤和垂体肿瘤。十二指肠促胃液瘤、空肠的良性肿瘤、肾上腺的良性肿瘤以及脂肪瘤也可能存在。常见临床表现包括甲状腺功能亢进和无症状性高血钙症。基因筛查可用于检出病变基因携带者。诊断依靠激素测定及影像学检查。可能时手术切除肿瘤。

MEN-1可能是由于编码转录因子menin的肿瘤抑制基因发生失活性突变而引起。在此基因中,>500个突变已确定。menin基因的确切功能还是未知的,但它似乎有抑制肿瘤的作用。

约40%的MEN-1型患者中,肿瘤同时累及甲状旁腺、胰腺及垂体。几乎所有下面列出的肿瘤和症状的组合都可能存在。有MEN-1基因突变和一种MEN-1肿瘤的患者将来都有发生其他肿瘤的可能。发病年龄由4~81岁,但在20~40岁发病率最高。男性和女性同样受到影响。

症状及体征

临床特征取决于累及的腺体(表169-1)。

甲状旁腺　超过95%的患者有甲状旁腺功能亢进。无症状性高钙血症是最常见的临床表现,约25%的患者有肾结石或肾钙化。与散发性甲状旁腺功能亢进病例相比,弥漫性增生或多发性腺瘤较单个腺瘤更为常见。

胰腺　30%~90%患者有胰岛细胞瘤。肿瘤通常有多个病灶,有时可能产生一些激素。多发性腺瘤或弥漫性胰岛细胞增生也常发生,这种肿瘤可能会出现在小肠,而不是胰腺。约30%的肿瘤为恶性,并有局部或远处转移。与散发性胰岛细胞癌相比,MEN-1综合征中的恶性胰岛细胞瘤的恶性程度通常较低。

MEN-1综合征患者最常见的功能性胃肠胰肿瘤为胃泌素瘤,它可以从胰腺或十二指肠开始发生。超过80%的MEN-1综合征患者都有由于促胃液素刺激胃酸分泌增加导致的多个消化性溃疡或无症状的促胃液素水平升高。

胰岛素瘤是第二常见的功能性胰腺肿瘤,并能迅速引起空腹低血糖。肿瘤往往小而多。发病年龄常<40。

约1/3的MEN-1综合征患者发生非功能性胃肠胰肿瘤。大部分为胰岛细胞瘤,包括非功能性肿瘤,并分泌胰多肽。虽然临床上的意义是未知的,但胰多肽可能对于癌症的筛选会有所帮助。MEN-1时无功能性胰腺肿瘤的大小与肿瘤转移以及死亡风险相关。

MEN-1综合征患者中其他功能性肠胰腺肿瘤则不常发生。非β细胞瘤可伴有严重的分泌性腹泻,引起体液和电解质丢失。这一症群称为水样腹泻,低血钾和胃酸缺乏综合征(WDHA,胰性霍乱),该症由血管活性肠肽引起,虽然其他肠道激素或促分泌素(包括前列腺素)也可能参与其中。非β细胞瘤患者有时伴有胰升糖素、生长抑素、嗜铬粒蛋白和降钙素分泌过多。异位ACTH分泌(产生库欣综合征),GHRH过高分泌(导致肢端肥大症)。上述表现在MEN-1患者中较少见。

垂体　MEN-1综合征患者15%~42%有垂体肿瘤,其中25%~90%是催乳素瘤,其中25%~90%是催乳素瘤,大约25%的垂体瘤分泌生长激素和催乳素。催乳素过剩可能导致受影响的妇女溢乳,受累患者有肢端肥大症,临床上与散发性肢端肥大症并无区别。约3%的肿瘤分泌ACTH,引起库欣病,其余大多为无功能性瘤。肿瘤的局部扩张可致视力损害、头痛及垂体功能减退。与散发性垂体瘤相比,MEN-1患者的垂体瘤体积较大,且呈现浸润性生长并可能发生在较早的年龄。但最近一项长期队列研究发现MEN-1相关的垂体瘤更具有惰性,类似与散发性垂体瘤。

其他表现　MEN-1综合征患者5%~15%发生类癌,特别是那些来自胚胎前肠的类癌(胸腺,肺,胃)。胸腺瘤常见于男性。受影响的男性患者中胸腺类癌是比较常见的。偶然在MEN-1患者中可能发现甲状腺瘤样增生。结果是荷尔蒙的分泌很少改变,而这种异常的意义并不确定。多发性的皮下和内脏的脂肪瘤、血管纤维瘤、脑膜瘤、室管膜瘤和胶原癌也可能发生。

诊断

- 基因检测
- 相关腺体的临床评估
- 血钙、PTH、促胃液素、催乳素测定
- MRI/CT/核素显像定位诊断

有甲状旁腺、胰腺或垂体肿瘤的患者,特别是有内分泌疾病家族史,都应该考虑存在MEN-1综合征的可能,这些患者均应接受有关MEN-1基因的直接DNA测序检测和MEN-1其他肿瘤的临床筛查,包括:

- 询问消化性溃疡、腹泻、肾结石、低血糖和垂体功能减退的相关症状
- 检查有无视野缺损、肢端肥大症和皮下脂肪瘤,女性有无泌乳
- 测定血钙、完整甲状旁腺激素、促胃液素和催乳素

假如初步筛查提示患者存在与MEN-1相关的内分泌异常,则需做实验室或影像学检查。

胰腺或十二指肠分泌促胃液素的非β细胞瘤可通过血浆促胃液素基础水平增高,对钙滴注反应过度,和灌注促胰

液素后促胃液素反常升高作出诊断。分泌胰岛素的胰腺β细胞瘤可通过空腹低血糖伴有高胰岛素血症作出诊断。胰多肽或促胃液素基础水平增高或这些激素对标准餐的反应过高,可能是 MEN-1 综合征累及胰腺的最早征兆。

CT 或超声有助于肿瘤定位。由于这些肿瘤的体积常较小,难以定位,可能需要进行其他影像学检查(如生长抑素受体闪烁显像、血管成像、内镜超声、术中超声扫描)。

肢端肥大症可通过生长激素水平增高且不能被葡萄糖抑制,以及胰岛素样生长因子-1 水平增高而确立诊断。

筛查 当一个患者被确诊,其直系亲属应当选择进行基因筛选。虽然,MEN-1 患者家庭成员症状前期的筛选并不能减少发病率或死亡率,但近期一项大型队列研究发现其他家庭成员的确诊和首位确诊患者相比存在延后。

虽然这些监测没有表现出好的成果,有些医生仍然通过每 3~5 年进行胰腺和垂体成像对基因携带者进行监测。

治疗
- 手术切除
- 针对激素过度分泌:药物治疗

甲状旁腺功能亢进 主要用手术治疗,采取甲状旁腺次全切。然而,甲状旁腺功能亢进经常复发。奥曲肽和西那卡塞可能有助于控制术后复发性或持续性高钙血症。

泌乳素瘤 通常可以通过多巴胺受体激动剂治疗,其他垂体瘤则进行手术治疗。

胰岛细胞瘤 通常比较难治疗,因为病变部位往往很小并且很难找到,且常见多发病灶,手术常不能治愈。

分泌促胃液素的非β细胞瘤的治疗比较困难。虽然目前还不清楚手术是否具有降低晚期转移的可能性,应尽可能尝试定位和切除肿瘤。如果无法定位,质子泵抑制剂通常可以缓解消化性溃疡的症状。

胰岛素瘤如果无法找到单个肿瘤,为了充分控制高胰岛素血症,建议切除胰尾及胰头部位任何可触及的肿瘤。二氮嗪或生长抑素类似物(奥曲肽、兰瑞肽)可用为低血糖处理中的辅助治疗,而链脲霉素和其他细胞毒性药物可减轻肿瘤对机体的危害,改善症状。

奥曲肽是一种生长抑素的类似物,可以阻断非促胃液素分泌的胰腺肿瘤的激素分泌,而且易于耐受。对于有转移的胰腺肿瘤予以姑息治疗,包括肝脏切除和肝动脉栓塞。链脲霉素、多柔比星和其他细胞毒性药物可减轻肿瘤对机体的危害,改善症状。

> **关键点**
> - 考虑 MEN-1 综合征患者伴随有甲状旁腺,胰腺或者垂体肿瘤
> - 临床表现主要为激素分泌过多,尤其是由于甲状旁腺功能亢进引起的高钙血症
> - 患者应该进行 MEN-1 基因的基因检测和症状有关的其他肿瘤的临床评价
> - 有可能时切除肿瘤,但是病变往往是多重的或者很难找到
> - 有些激素过多可以通过药物进行治疗

多发性内分泌腺瘤病,2A 型

(MEN-2A;MEN-I2;Sipple 综合征)

多发性内分泌腺瘤病 2A 型(MEN-2A)是一种以甲状腺髓样癌,嗜铬细胞瘤和甲状旁腺功能亢进为特征的遗传性综合征。偶然也可见皮肤的苔状淀粉样变。临床表现随受累腺体的性质而有所不同。家族性 MTC 是 MEN 2A 的一种特异变异型。诊断包括基因测试、激素测定和影像学检查(有助于确定肿瘤位置),应尽可能手术切除。

今已证实,MEN-2A、MEN-2B,以及家族性甲状腺髓样癌(FMTC)患者均源于位于 10 号染色体上的 *RET* 原癌基因突变。RET 蛋白是一种受体酪氨酸激酶。MEN-2A 与 FMTC 时的 RET 基因突变均导致某一胞内信号通路的激活。

症状及体征

临床特征取决于肿瘤的类型(表 169-1)。

甲状腺 几乎所有的患者都有甲状腺髓样癌(MTC)。肿瘤通常发生于幼年时期,以甲状腺滤泡旁细胞 C 增生开始。肿瘤常呈多中心性。

肾上腺 嗜铬细胞瘤通常源于肾上腺。在 MEN-2A 的家族中,40%~50% 患者患有嗜铬细胞瘤,有些家族中 30% 的死因是嗜铬细胞瘤。相对于散发性嗜铬细胞瘤,MEN-2A 中的家族性嗜铬细胞瘤的特点是病变始于肾上腺髓质增生,>50% 病例的病变为多中心及双侧性。位于肾上腺外者极少,绝大多数为良性,但有些病例有局部复发的倾向。

与散发性病例相比,MEN-2A(2B)时的嗜铬细胞瘤产生的肾上腺素和去甲肾上腺素通常不成比例。

继发于嗜铬细胞瘤的高血压危象较常见。相对于散发的病例而言,伴有嗜铬细胞瘤的 MEV-2A 患者中突发性高血压较持续性高血压更为常见。患者可有阵发性心悸、焦虑、头痛或出汗,但也有一些患者没有明显症状。

甲状旁腺 10%~20% 的患者有甲状旁腺功能亢进(可为长期性),伴有高钙血症、肾结石、肾钙化或肾衰竭。甲状旁腺功能亢进常累及多个腺体,以弥漫性增生或多发性腺瘤形式存在,MEN-2A 综合征也可能出现甲状旁腺功能轻度异常。

其他表现 MEN-2A 综合征类患者出现肩胛间区或伸面的皮肤苔藓淀粉样变、瘙痒、鳞屑、皮损丘疹。MEN-2A 综合征患者 2%~5% 出现先天性巨结肠症。

诊断
- 临床表现
- 基因检测
- 血钙、PTH、血游离间羟胺、尿儿茶酚胺
- MRI/CT 定位嗜铬细胞瘤

许多病例系在对患者的家族成员进行筛查时发现。有双侧嗜铬细胞瘤、MEN 家族史,或至少 2 种特征性内分泌腺体受累表现的患者应怀疑为 MEN-2A,确诊依靠遗传学检查。通过基因检测进行确诊。尽管 MTC 仅有约 25% 为家族性。对于散发性 MTC,若患者年龄<35 岁,肿瘤为双侧或多中心,或有 MEN 可疑家族史者,均应行基因检测,排除家族性 MTC。

由于嗜铬细胞瘤可不伴明显症状,因此排除该诊断比较困难。最敏感的方法为测定血浆游离 3-甲氧基肾上腺素以及尿儿茶酚胺的各个成分(特别是肾上腺素)。CT 或 MRI 有助于嗜铬细胞瘤的定位或是证实双侧病变的存在。

甲状旁腺功能亢进的诊断可依据高钙、低磷及甲状旁腺激素水平增高而确定。

筛查　对于基因筛查有MEN-2A先证者的高危人群，从幼年时期起就应每年进行甲状旁腺功能亢进和嗜铬细胞瘤的筛查，并应一直持续下去。甲状旁腺功能亢进的筛查方法为测定血钙。嗜铬细胞瘤的筛查包括相关症状的询问、血压的测定以及有关的实验室检查。

治疗
- 手术切除受累腺体
- 预防性甲状腺切除

对于那些嗜铬细胞瘤合并甲状腺髓样癌或甲状旁腺功能亢进的患者，应先切除嗜铬细胞瘤。因后者即使无症状，也会大大增加其他手术的风险。腹腔镜下肾上腺切除术优于开腹切除术，前者死亡率更低，因为双侧嗜铬细胞瘤较常见，某些患者适合肾上腺保留术。

甲状腺髓样癌发生转移后，酪氨酸激酶抑制剂包括卡博替尼（cabozantinib）和凡德他尼仍然可以延长无进展生存期。其他有关酪氨酸激酶抑制剂用于转移期甲状腺髓样癌的临床试验正在进行中。细胞毒性化疗及放疗多数对于延长生存期无效，但可有效减缓疾病进展。局部复发和呼吸道堵塞高危患者术后应辅助束辐射。一些研究表明，免疫治疗（如肿瘤来源的疫苗或肿瘤细胞转染）和放射免疫治疗（如放射性核素偶联的单克隆抗体）可以延长生存期。

一旦基因筛查发现家系中的儿童有 *RET* 基因突变，一般主张预防性的甲状腺切除，切除时间越早越好，最早可1个月龄，从而避免甲状腺髓样癌这一潜在的致命风险。

> **关键点**
> - 多数患者通常从童年时期开始就有甲状腺髓样癌
> - 其他的表现为激素分泌过多，尤其是由于嗜铬细胞瘤引起的高血压，由于甲状旁腺功能亢进引起的高钙血症
> - 患者应该进行 *RET* 原癌基因的基因突变检测和症状有关的其他肿瘤的临床评价
> - 有任何嗜铬细胞瘤开始时，在可能的情况下切除肿瘤
> - 建议预防性甲状腺切除术

多发性内分泌腺瘤病，2B型
（黏膜神经瘤综合征；MEN-2B）

多发性内分泌腺瘤病2B型（MEN-2B）是一种常染色体显性遗传病，表现为多发性黏膜神经瘤，甲状腺髓样癌及嗜铬细胞瘤为特征的一组综合征，常伴有马方综合征（Marfan syndrome）样体型和其他骨骼畸形。临床特征取决于累及的腺体。诊断与治疗与MEN-2A相同。

95%的MEN-2B源于 *RET* 基因突变，组成 *RET* 蛋白的一个氨基酸被替换。与MEN-2A综合征和家族性髓样甲状腺癌一样，这种基因突变的结果激活了由 *RET* 原癌基因介导的细胞反应。其中，超过50%为新生突变，因此本症表现为散发性而非家族性。

症状及体征
MEN-2B综合征的症状和体征是腺体病变的表现（表169-1），约50%的患者具有该综合征的所有特征，即黏膜神经瘤、嗜铬细胞瘤和甲状腺髓样癌。不足10%的患者仅有黏膜神经瘤和嗜铬细胞瘤；而余下的患者则有黏膜神经瘤和甲状腺髓样癌，但无嗜铬细胞瘤。

黏膜神经瘤通常是最早出现的体征，且发生于大多数甚或全部患者。主要表现为分布在唇、舌及口腔黏膜上的发亮的小肿块。

眼睑、结膜和角膜亦常受累及。婴儿特征表现常为不能产生眼泪，眼睑变厚且外翻，嘴唇弥漫性肥大。

胃肠道的病情与其运动异常有关（便秘、腹泻，偶见巨结肠），一般认为是由弥漫性肠道神经节瘤所致。

患者几乎都有马方综合征的表现。骨骼畸形常见，包括脊椎形态异常（前凸、后凸、侧凸）、股骨骺滑动、长头症（船形头颅，亦称舟状头畸形）弓形足及马蹄内翻足。

甲状腺髓样癌和嗜铬细胞瘤与MEN-2A综合征中相应的表现类似，两者皆多为双侧性及多中心性。但MEN-2B综合征中的甲状腺髓样癌恶性程度更高，可发生于幼儿。

虽然神经瘤的面部特征及胃肠道异常出现于疾病早期，但是往往要到疾病后期甲状腺髓样癌或嗜铬细胞瘤出现后才得到诊断。

诊断
- 临床表现
- 基因检测
- 血游离间羟胺或尿儿茶酚胺水平
- MRI/CT嗜铬细胞瘤定位

有MEN-2B家族史，嗜铬细胞瘤，多发性黏膜神经瘤或甲状腺髓样癌的患者应考虑MEN-2B可能。基因学检测目前已十分准确，用于确诊。MEN-2B患者的一级亲属及有相关症状的亲属均应接受筛查。

临床上若怀疑为嗜铬细胞瘤，可通过检测血浆游离间羟胺或尿儿茶酚胺水平以确诊。与甲状腺髓样癌有关的实验室检查亦有助于诊断。MRI或CT可用于嗜铬细胞瘤及甲状腺髓样癌的定位。

治疗
- 手术切除肿瘤
- 预防性甲状腺切除

所有患者一经确诊即应进行甲状腺全切术。如同时存在嗜铬细胞瘤，应在甲状腺手术前将嗜铬细胞瘤先行切除。基因携带者应在婴儿或幼年期进行预防性甲状腺切除。

> **关键点**
> - MEN-2B综合征患者有一个与MEN-2A综合征患者相同的基因突变，并且表现相似，只是没有甲状旁腺功能亢进，而有进展性甲状腺髓样癌、多发性黏膜神经瘤和马方综合征的体型
> - 患者应该进行嗜铬细胞瘤的 *RET* 原癌基因突变检测和血液或尿液测试
> - 切除嗜铬细胞瘤，并做预防性甲状腺切除术

170. 垂体疾病

垂体疾病介绍

垂体控制周围内分泌腺的功能(图 170-1)。有关垂体结构和功能以及下丘脑和垂体间关系参见第 1092 页。特定的垂体疾病包括:

- 垂体病变
- 垂体功能全面减退
- 垂体激素孤立性缺乏(包括中枢性尿崩症)
- 垂体激素过度分泌,其中包括巨人症、肢端肥大症、溢乳、ADH 分泌不当综合征和库欣病

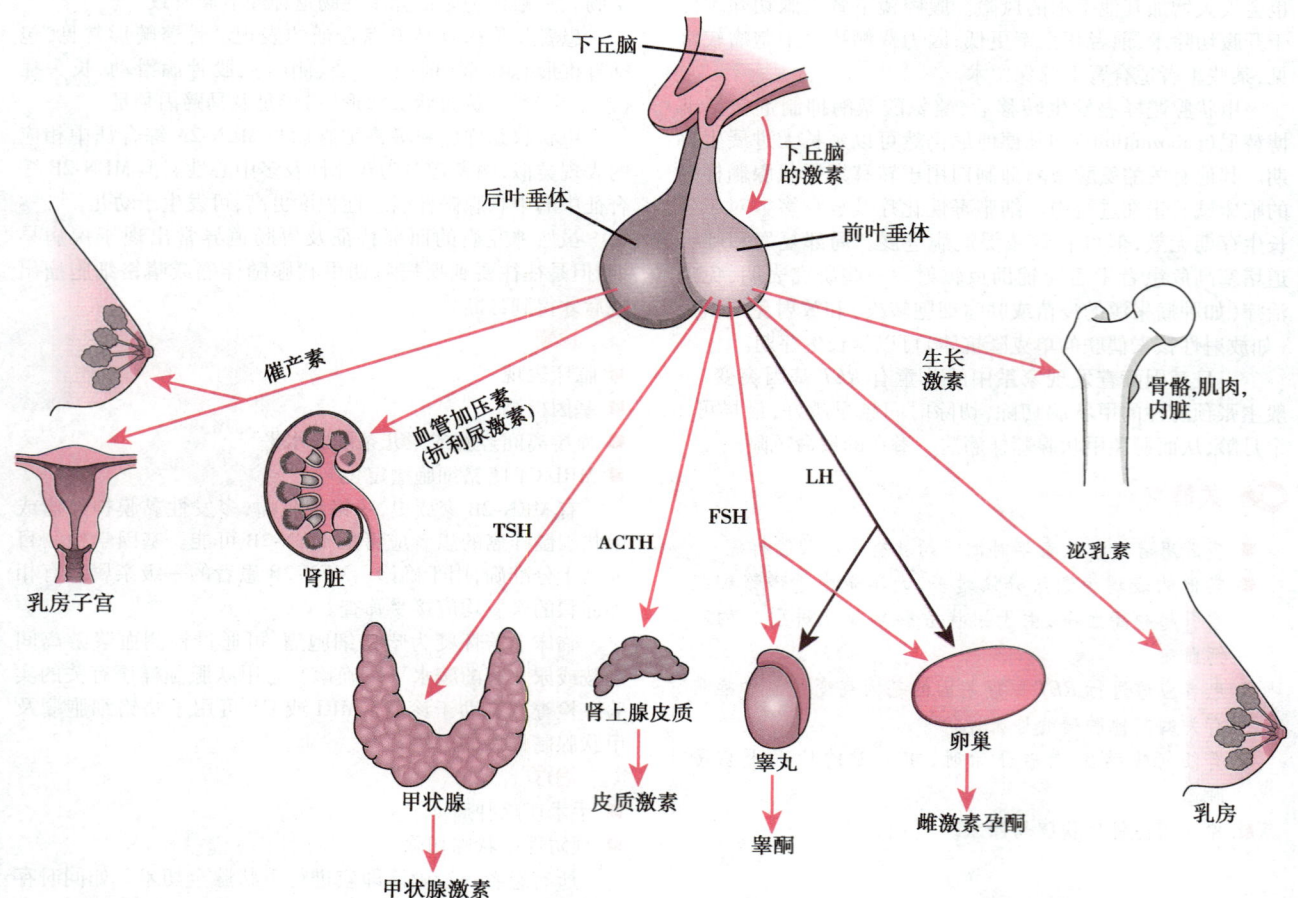

图 170-1　垂体及靶器官。 TSH:促甲状腺素;ACTH:促皮质激素;FSH:卵泡刺激素;LH:促黄体素

中枢性尿崩症

(血管升压素-敏感性尿崩症)

尿崩症(DI)的病因为下丘脑-垂体病变引起的血管升压素(ADH)缺乏[中枢性 DI(CDI)]或肾脏对血管升压素有抵抗[肾性 DI(NDI)]。症状有多尿和烦渴。诊断依据为水剥夺试验时尿液不能最大限度地浓缩,测定升压素水平和对外源性升压素的反应有助于区别 CDI 和 NDI。治疗方法为 DDAVP(去氨升压素)或赖氨酸升压素滴鼻。非激素类药物可用利尿剂(主要为噻嗪类)以及促进血管升压素释放的药物如氯磺丙脲。(框 166-1;肾性尿崩症,参见第 1894 页)

病理生理

血管升压素在下丘脑中合成,而由垂体后叶储存和释放血管升压素。只要下丘脑神经核及神经垂体部位的部分通路保持完好,新合成的 ADH 就能被释放进入血液循环。只要有 10% 左右的 ADH 神经元分泌功能正常,就不会出现 CDI。因此,CDI 的病理机制总是和下丘脑的视上核和室旁核或垂体柄的主要部位有关。

CDI 可以是完全性的(血管升压素缺如),也可以是部分性的(血管升压素量不足)。CDI 可以是原发性的,病理

上表现为下丘脑神经垂体系统的神经核大量减少。

病因

原发性CDI 其病因为位于第20对染色体上的血管升压素基因异常，系常染色体显性遗传疾病，但也有许多病例为特发性。

继发性CDI CDI也可以是继发性的（获得性的），由多种损害引起，如垂体切除、颅脑损伤（特别是颅底骨折）、鞍上和鞍内肿瘤（原发性或转移性）、朗格汉斯细胞（Langerhans cell）肉芽肿[组织细胞增多症——慢性特发性组织细胞增多症（Hand-Schüller-Christian disease）]、淋巴细胞性垂体炎、肉芽肿（类肉瘤TB）血管病变（动脉瘤和血栓）以及感染（脑炎、脑膜炎）。

症状及体征

起病可隐袭，亦可突然，见于任何年龄。原发性CDI的症状仅为多饮与多尿。继发性CDI则还有相关病变的症状与体征。患者大量饮水，大量排尿（3～30L/d），尿液极为稀释（比重<1.005，渗透压<200mOsm/L），夜尿增多。如果因排尿而损失的体液没有得到补充，可迅速出现脱水和血容量降低。

多尿可能由于：

- 糖尿病（最常见）
- 中枢性尿崩（加压素缺乏）
- NDI（肾脏对抗加压素）
- 强迫性或习惯性的过量饮水（精神性多饮）

诊断

- 禁水试验
- ADH水平测定

CDI必需和其他原因所致多尿相区别（表170-1），特别是精神性多饮与NDI。用于诊断CDI（和NDI）的各种试验均基于以下原理，即正常人血浆渗透压增高时尿量减少。

禁水试验 是诊断CDI的最简单也是最可靠的方法，但在进行该试验时患者必须受到严密监护，因有可能出现严重脱水。此外，对于那些怀疑为精神性多饮的患者，应防止他们偷偷饮水。试验始于上午，先称体重，然后取静脉血测定电解质浓度和渗透压，同时测定尿液渗透压。每小时收集尿液，测定比重或渗透压，后者更有价值。试验继续至出现直立性低血压和体位性心动过速，体重下降≥5%或是在连续收集的标本中，尿比重的上升不再超过0.001，或渗透压增加不超过30mOsm/L时为止。再次测定血清电解质和渗透压给予外源性加压素[5个单位的血管升压素皮下注射，10μg去氨加压素（DDAVP）滴鼻，或4μgDDAVP肌内注射或静推]。注射后60分钟最后一次收集尿液测定比重和渗透压，试验结束。

表170-1　多尿的常见病因

机制	举例
升压素-敏感性尿崩症	
ADH合成减少	原发性尿崩症遗传（通常为常染色体显性）
	原发性尿崩症、遗传性糖尿病、视神经萎缩、神经性耳聋、膀胱和输尿管张力缺乏相关的病变
	获得性（再发性）尿崩症（病因见前文）
ADH释放减少	精神性多饮（致渴原性尿崩症）
对升压素抵抗的多尿	
肾小管对抗利尿激素不敏感	先天性肾原性尿崩症（通常为X连锁隐性遗传）
	获得性肾原性尿崩症：慢性肾病，全身性或代谢性疾病（如骨髓瘤、淀粉样变性、高血钙性或低血钾性肾病、镰刀形红细胞贫血），药物（锂制剂、去甲金霉素）
渗透性利尿	高血糖（糖尿病）
	再吸收不良的溶质（甘露醇、山梨醇、尿素）

正常人在禁水后尿液渗透压达最大值（比重>1.020，或700mOsm/L），超过血浆渗透压，注射升压素后渗透压的再次上升不超过5%。CDI患者一般血浆渗透压无法浓缩超过血浆渗透压，但注射加压素后，尿渗透压上升可>50至>100%。部分性CDI患者常能使尿液浓缩至超过血浆渗透压，但在注射升压素后其尿渗透压的再次上升可达15%～50%以上。NDI患者不能使尿液浓缩至超过血浆渗透压，而且在注射升压素后其尿液渗透压不再上升（表170-2）。

表170-2　禁水试验

参数	正常	完全性Cdi	部分性Cdi	完全性ndi	部分性ndi	精神性多饮
Uosm禁水后（步骤1）	非常高（>700～800mosm/kg）	血浆渗透压增高	低（≥300mosm/kg）	极低（低于血浆渗透压）	极低（低于血浆渗透压）	高（500～600mosm/kg）
Uosm应用加压素后（第2步）	极小（<5%）	50%～>100%	15%～50%	<50mosm/kg	高达45%	无变化

Uosm，尿渗透压。

测定血加压素是诊断CDI的最直接方法。在CDI患者中，禁水试验结束时（注射加压素前）的ADH水平仍然低下，而在NDI患者中可有适度上升。但是血管升压素测定的难度很大，不属常规检验。另外，禁水试验十分准确，没有必要直接测定血管升压素，在禁水试验或输注高渗盐水后，血管升压素水平可决定诊断。

精神性多饮 精神性多饮可能给鉴别诊断带来一定困难。患者每天可摄入和排出多达6L的液体，且常受情绪影响。与CDI和NDI患者不同，他们通常无夜尿，夜间也不会因口渴而醒来。在这种情况下，不断摄入大量水分可能引起致命的低钠血症。

急性精神性饮水过多的患者在水剥夺时能够浓缩其尿

液。但是，由于长期饮水过多使肾脏髓质张力下降，这些患者在水剥夺时不能最大限度地浓缩其尿液，使他们的反应与部分性CDI患者相似。但与CDI患者不同的是，这些患者在水剥夺后对外源性血管升压素没有反应。这一反应又与NDI相似，仅有的不同是这些患者的血管升压素基础水平低下，而NDI患者中该水平增高。限制饮水量至每天≤2L，浓缩功能可在数周内恢复正常。

治疗

- 激素类药物，如去氨加压素
- 非激素类药物，如利尿剂

CDI的治疗方法为激素替代或处理任何可纠正的病因。如未予适当治疗，可致永久性肾损害。

限制食盐摄入也有助于减少尿量，此因溶质负荷减轻后尿液生成减少。

激素类药物 去氨升压素（DDAVP）是一种合成的升压素类似物，只有极小的血管收缩作用，在大多数患者中其抗利尿活性可长达12~24小时，给药途径有经鼻、皮下、静脉注射或口服。无论对成人还是儿童患者，DDAVP都是首选药物，有两种形式的滴鼻液可供使用。一种采用点滴方式给药，配有带刻度的鼻用滴管，优点是可以调节剂量，从5增加20μg，但使用不方便。另一种是喷雾给药，一次可给予10μg DDAVP/0.1ml液体，容易使用但用量固定。应当为每个患者确定某个剂量DDAVP的作用时间，因为不同患者间可有很大变化。这一作用时间可通过尿量和渗透压来确定。晚间用量是防止夜尿所需的最低剂量。早晨和傍晚的用量应个别调整。成年人的常用剂量范围为10~40μg，大多数需要10μg，每日2次。3个月到12岁儿童的常用剂量为2.5~10μg，每日2次。

剂量过大可致水潴留和血浆渗透压降低，在幼儿可引起痉挛。在这种情况下，可予呋塞米诱导利尿。可能会导致头疼，但减少剂量一般可消除疼痛。偶会引起血压轻度升高。鼻黏膜对DDAVP的吸收率可变化不定，特别是有上呼吸道感染或过敏性鼻炎时。在不宜采用经鼻途径时，可通过皮下注射给药，剂量为经鼻时的约1/10。如需快速起效（如血容量过低）可用静脉注射。口服去氨加压素时，应个别确定每一患者所需剂量，因无法预计口服和滴鼻制剂间的相当剂量。初始剂量是每日3次，每次口服0.1mg，维持量通常为每日3次，每次口服0.1~0.2mg。

> **经验与提示**
> - 去氨加压素药效持续时间的个体差异较大，因此需个体化用药

赖氨酸升压素（赖氨酸-8-血管升压素）是一种合成制剂，剂量为2~4U（7.5~15μg），每3~8小时经鼻喷雾，但因作用时间短，多已为DDAVP所取代。

水溶性升压素5~10U皮下或肌内注射所产生的抗利尿作用持续时间一般不足6小时。因此，该药不宜用于长期治疗，但可用于昏迷患者的早期治疗以及用于CDI患者进行手术时。也可用合成的升压素鼻腔喷雾，每日2~4次，剂量和间隔时间按各人情况个别制订。鞣酸升压素油剂0.3~1ml（1.5~5U）肌内注射可控制症状达96小时。

非激素类药物 至少有3种非激素类药物能缓解多尿症状：

- 利尿剂，噻嗪类药物为主
- 加压素-促释放药物（如氯磺丙脲、卡马西平、氯贝特）
- 前列腺素抑制剂

这些药物对部分性CDI特别有用，且没有外源性血管升压素的副作用。

作为利尿剂，噻嗪类反而能使部分性和完全性CDI（和NDI）患者的尿量减少，这主要是它们减少细胞外液容量和增加近端肾小管重吸收的结果。按每千克体重服用15~25mg氯噻嗪，可使尿量减少25%~50%。

氯磺丙脲、卡马西平和氯贝丁酯可使一些部分性CDI患者不再需要升压素或减少用量。但这些药物对NDI都没有作用。氯磺丙脲（3~5mg/kg口服，每日1次或2次）可使下丘脑-垂体释放少量血管升压素，且能加强血管升压素对肾脏的作用。氯贝丁酯（500~1 000mg口服，每日2次）或卡马西平（100~400mg口服，每日2次）只适用于成人。这些药物和利尿剂同用有协同作用。但是氯磺丙脲可引起严重低血糖。

前列腺素抑制剂[如吲哚美辛0.5~1.0mg/kg口服，每日3次，大多数非类固醇消炎药（NSAID）都有一定效果]效果适中。这类药物能减少尿量，但降幅一般不超过10%~25%，作用机制可能是减少肾血流量，降低肾小球滤过率。在服用吲哚美辛的基础上，限制钠摄入和加用噻嗪类利尿剂有助于进一步降低NDI患者的尿量。

> **关键点**
> - 中枢性尿崩症（CDI）是由于血管升压素的缺乏，抑制了肾脏重吸收水，最终导致多尿（3~30L/d）
> - CDI的原因可能是某种遗传缺陷，或由于肿瘤、浸润性病变、外伤、感染累及了下丘脑-垂体
> - 禁水-加压试验用于诊断CDI。禁水后，CDI患者的尿液仍不能浓缩。使用外源性加压素后，尿液能够浓缩
> - 低血管升压素水平具诊断性，但血管升压素水平难以检测，但该检测并不能常规进行
> - 解决引起尿崩的原发病，并给予加压素的合成类似物去氨加压素

溢乳症

溢乳症是男性或不哺乳的女性出现泌乳，通常由分泌催乳素的垂体腺瘤引起。诊断依据催乳素测定和影像检查。诊断依据催乳素测定和影像检查。治疗方法为用多巴胺促效剂抑制肿瘤，有时切除或毁坏腺瘤。

溢乳涉及乳腺的分泌。参见乳头溢液。

病因

溢乳症通常由分泌催乳素的垂体腺瘤（催乳素瘤）引

起。在女性中，大多数肿瘤为微腺瘤（直径<10mm），但有一小部分在诊断时即为大腺瘤（>10mm）。在男性，微腺瘤的比例要低得多，或许是发现较晚的缘故。无功能性垂体瘤如压迫垂体柄，则能减少多巴胺的作用，增加泌乳素水平。多巴胺能抑制泌乳素分泌。

高催乳素血症和溢乳症也可由某些药物引起，包括吩噻嗪、其余抗精神病药物、某些抗高血压药（特别是甲基多巴）以及阿片类药物。原发性甲状腺功能减退也能引起高催乳素血症和溢乳症，这是因为促甲状腺素释放素分泌增多，能使促甲状腺素（TSH）和催乳素两者都增高。至于为何高催乳素血症会伴有促性腺激素低下和性功能减退，目前还不清楚（表170-3）。

表170-3 高催乳素血症的病因

病因	举例
生理性	乳头刺激（包括男性和女性） 妊娠 产后 应激 摄食 性交（有些妇女） 睡眠 低血糖 婴儿早期（3个月内）
下丘脑病变	下丘脑肿瘤 非肿瘤性下丘脑浸润：结节病，TB，朗格汉斯细胞肉芽肿（组织细胞增多症-慢性特发性组织细胞增多症） 脑炎后 特发性乳溢症（推测由多巴胺分泌异常引起） 头部外伤
垂体疾病	分泌催乳素的垂体腺瘤 肿瘤压迫垂体柄 手术切断垂体柄与其他原因引起的垂体柄损伤 空蝶鞍综合征
其他内分泌疾病	肢端肥大症 库欣病 原发性甲状腺功能减退
其他系统疾病	慢性肾衰竭 肝脏病 催乳素异位分泌：支气管癌（非鳞状上皮细胞癌，大多数为未分化小细胞癌） 肾上腺样瘤
胸壁损伤	手术瘢痕 外伤 胸壁肿瘤 带状疱疹
药理性	抗高血压药：利血平，甲基多巴拉贝洛尔，阿替洛尔，维拉帕米 可乐定 H_2-受体拮抗剂（如雷尼替丁） 口服避孕药 阿片 精神药物[如吩噻嗪，三环及其他几种抗抑郁剂，丁酰苯（氟哌利多），苯甲酰胺（甲氧氯普胺、奥沙西泮）] 促甲状腺素释放素

经许可改编自 Rebar RW. Practical evaluation of hormonal status. In SSC Yen and RB Jaffe. Reproductive Endocrinology：Physiology, Pathophysiology and Clinical Management. Philadelphia：WB Saunders, 1978：493, 使用经许可。

症状及体征

泌乳异常并没有从量上加以定义，这是一种不适当的，持续的，使人烦恼的乳汁流溢。与用手按压后乳汁流出相比，自发性泌乳比较少见。患者的乳汁为白色。患溢乳症的妇女常有闭经或月经过少。患溢乳症和闭经的妇女也可有雌激素缺乏的症状与体征，如潮红和性交困难，因为高催乳素抑制了促黄体素和卵泡刺激素的脉冲性释放。但是雌激素的分泌可以正常，一些高催乳素血症妇女可有雄激素过多的体征。除闭经外，高催乳素血症还可引起其他类型的月经不调，如排卵减少，黄体功能失调。

男性患有分泌催乳素的垂体肿瘤时，典型的症状为头痛或视物困难。约2/3男性患者丧失性欲，勃起困难。

诊断

- 催乳素水平
- 甲状腺素（T_4）和TSH水平
- CT或MRI检查

诊断由垂体催乳瘤引起的溢乳症主要根据血催乳素增高（通常5倍高于正常值，有时可能更高），药物治疗后，病灶缩小。一般说来，催乳素的水平和垂体瘤的大小相关，因而可用为随访患者时的观察指标。垂体无功能瘤引起的泌乳素水平升高通常不超过正常上限的3～4倍。1项研究使用了多巴胺激动剂来帮助鉴别泌乳素瘤与垂体无功能瘤。治疗后，这两种类型的泌乳素水平均降低。泌乳素瘤的病灶变小，垂体无功能瘤的大小没有变化。

在高催乳素血症妇女中，血清促性腺激素和雌二醇可低于正常或在正常范围内。如TSH不高，可排除原发性甲状腺功能减退。

高分辨率CT或MRI是诊断垂体微腺瘤的首选方法。所有患垂体大腺瘤和选择药物治疗或监护观察的患者都应接受视野检查。

治疗

- 治疗方案取决于性别、病因、症状及其他因素

对于催乳素微腺瘤的治疗，各家有不同意见。如患者无症状，催乳素<100ng/ml，CT或MRI扫描结果正常，或患者仅为微腺瘤，可先观察。血清催乳素常在数年内恢复正常。如患者有高催乳素血症，应每季度测定催乳素，每年进行蝶鞍部位CT或MRI检查至少持续两年。以后，如催乳素水平没有上升，鞍部影像检查的次数可减少。

女性接受治疗的指征包括：
- 有怀孕打算
- 闭经或严重的月经稀发（由于骨质疏松症的风险增加）
- 多毛症
- 性欲减退
- 溢乳

在男性，溢乳很少严重到需要治疗。治疗的指征包括：
- 性腺功能减退症（由于骨质疏松症风险增加）
- 勃起不能
- 性欲
- 不育

开始治疗时通常使用多巴胺激动剂如溴隐亭（1.25～

5mg 口服,每日 2 次),或用长效制剂卡麦角林(0.25~1.0mg 口服,每周 1 次或 2 次)。卡麦角林是最佳选择,因其在这些药物中最易为患者所耐受且作用最强。打算怀孕的妇女应在计划的受孕日期前至少一个月改用溴隐亭,并在怀孕后停药。与卡麦角林相比,有关溴隐亭长期使用的安全性已有较多的资料累积,尽管卡麦角林安全性相关证据日益增长。有催乳素微腺瘤的妇女,如有雌激素不足的临床表现或雌二醇水平低下,可给予外源雌二醇。外源性雌激素一般不会引起肿瘤增大。quinagolide 是一种非麦角衍生物类多巴胺激动剂,也可用于治疗高泌乳素血症。起始剂量为每日口服 1 次,每次 25μg。7 日后可以调整剂量,常用的维持量是 75μg/d,最大剂量 600μg/d。

有大腺瘤的患者一般应使用多巴胺增效剂或采用手术治疗,但手术前必须彻底检查垂体功能并对放射治疗进行充分考虑。多巴胺激动剂通常是首选的初步治疗,通常能使催乳素瘤缩小,但不会使压迫垂体柄的无功能性肿瘤缩小,虽然泌乳素水平也会下降。如果催乳素水平下降,肿瘤压迫的症状和体征缓解,可能不再需要其他治疗。除了多巴胺激动剂外,较大的垂体无功能瘤还需要其他治疗,通常是外科手术。在服用多巴胺增效剂使肿瘤体积缩小后再进行手术或放疗,容易操作,效果也较好。虽然多巴胺受体激动剂治疗通常需要长期持续,催乳激素分泌肿瘤有时会缓解,无论是自发或者辅助药物治疗。因此,有时候多巴胺受体激动剂可以停止,即使无肿瘤复发或催乳素水平上升。微腺瘤缓解比腺瘤更容易。怀孕后也更容易缓解。

高剂量的多巴胺受体激动剂,特别是 cabergoline 和 pergolide,被认为是造成一些帕金森症患者心脏瓣膜病的原因。目前尚不清楚低剂量的多巴胺受体激动剂用于高泌乳素血症是否同样增加心脏瓣膜疾病的风险,但应与患者讨论其可能性,并应考虑采用超声心动图监视。溴隐亭或非麦角碱衍生的多巴胺受体激动剂风险较小。多巴胺激动剂用于高泌乳素血症时,有时可导致行为与精神异常,表现为冲动行为,偶可出现精神症状,需要重视。

放射治疗只应用于病情进展,用其他方法不能控制的患者。放疗后数年,常出现垂体功能减退。应终身定期检查内分泌功能和蝶鞍形态,每年一次。

> **关键点**
> - 泌乳异常是一种不适当的,持续的,使人烦恼的乳汁流溢
> - 最常见的原因是垂体瘤。此外,许多药物、内分泌疾病、下丘脑病变或其他病症也可能引起溢乳
> - 测量催乳素水平,完善中枢神经系统影像学检查,寻找致病肿瘤
> - 对于泌乳素微腺瘤,如果有症状,可予多巴胺激动剂口服
> - 对于大腺瘤,如多巴胺激动剂效果不佳,可考虑手术切除或放射治疗

垂体功能全面减退

垂体功能全面减退是指因腺垂体功能部分或全部丧失引起的内分泌功能低下。临床特征取决于所缺乏的激素种类。诊断通过影像检查及测定垂体激素的基础和激发后水平。治疗取决于病因,但通常为切除肿瘤和补充激素。

垂体功能减退分为:
- 原发性:由垂体病变引起
- 继发性:由下丘脑病变引起

原发性和继发垂体功能减退的不同原因如下(表 170-4)。

表 170-4 垂体功能减退的病因

病因	举例
主要影响垂体的疾病(原发性垂体功能减退)	
垂体肿瘤	腺瘤 颅咽管瘤
垂体梗死或缺血性坏死	出血性梗死(垂体卒中) 休克,特别是发生于产后(希恩综合征),或糖尿病患者或镰状细胞贫血患者 血管栓塞或动脉瘤,特别是发生在颈内动脉
炎症	脑膜炎(结核,其他细菌,真菌,虐疾) 垂体脓肿 结节病
浸润性疾病	血色病 朗格汉斯细胞肉芽肿
特发孤立性或多发性垂体激素缺乏	—
医源性	药物(如:抗黑素瘤的单克隆抗体诱发的垂体炎) 放射治疗 手术切除
垂体自身免疫性功能障碍	淋巴细胞性垂体炎
主要影响下丘脑的疾病(继发性垂体功能减退)	
下丘脑肿瘤	颅咽管瘤 室管膜瘤 脑膜瘤 转移瘤 松果体瘤
炎症	结节病
下丘脑神经激素缺乏	单一性 多发性
医源性	垂体柄手术时切断
创伤	有时伴颅骨基底部骨折

症状及体征

症状和体征与病因以及不足或缺失的垂体激素的种类

有关。起病常隐袭，患者可不自知，偶尔可突然发病或有明显的症状体征。

最常见的起病过程为首先出现生长激素（GH）下降，然后是促性腺激素减少，最后是促甲状腺素（TSH）和ACTH分泌降低。血管升压素缺乏在原发性垂体疾病中很少见，但在垂体柄和下丘脑病变中常见。如所有腺垂体激素均分泌不足（全垂体功能减退）则所有靶腺功能均减退。

儿童期缺乏促黄体素（LH）和卵泡刺激素（FSH）可致青春期延迟。尚未到绝经期的妇女发生闭经、性欲减退、第二性征退化与不育。男性出现勃起障碍、睾丸萎缩、性欲减退、第二性征退化、精子生成减少与不育。

在成人，GH缺乏可造成精力减退，但一般无临床症状，不易察觉。GH缺乏加速动脉粥样硬化的说法没有得到证实。儿童生长激素缺乏详见他处。

TSH缺乏导致甲状腺功能减退，表现为颜面水肿、声嘶、心动过缓、怕冷等。

ACTH缺乏造成肾上腺功能减退，患者易疲劳、血压低、对应激和感染耐受力差。ACTH缺乏不会导致原发性肾上腺皮质功能减退的色素沉着的特征。

下丘脑病变除引起垂体功能减退外，还影响控制食欲的中枢，产生类似于神经性纳差的综合征，或偶可引起食欲增加、肥胖。

Sheehan综合征 影响产后妇女，病因为围生期中低血容量性休克导致的垂体坏死。临床表现有产后无乳，疲乏及阴、腋毛脱落。

垂体卒中 为垂体出血性梗死引起的一组症状，可发生于正常垂体，更多见于垂体肿瘤。急性期症状包括剧烈头痛、颈项僵硬、发热、视野缺损及眼球运动麻痹。卒中导致的水肿可压迫下丘脑，引起嗜睡或昏迷。水肿可压迫下丘脑，引起嗜睡或昏迷。各种不同程度的垂体功能减退可突然发生，由于缺乏ACTH和皮质醇，患者可有循环衰竭表现。CSF常为血性，MRI证实有出血。

诊断

- MRI或CT
- 游离甲状腺素（T₄）、促甲状腺素、催乳素、LH、FSH和睾酮（男性）或雌二醇（女性）的水平
- 皮质醇水平，垂体-肾上腺轴功能激发试验
- 有时需行其他激发试验

临床表现通常无特异性，但在给患者终身激素替代治疗前，诊断必须完全确定。垂体功能障碍必须和下列疾病进行鉴别，如神经性纳差、慢性肝病、肌强直性萎缩、多发性内分泌腺自身免疫性疾病（表170-5），以及其他内分泌腺疾病。当一个以上内分泌腺的功能同时减退时，临床表现可能特别混淆不清。此时应当找出垂体解剖结构异常和激素分泌不足的证据。

影像检查 应进行高分辨率CT或MRI检查，需要时使用造影剂（以排除解剖结构异常如垂体腺瘤）。PET用于研究，仅有少数医疗中心偶尔进行。如无现代神经放射学诊断设备，简单易行的蝶鞍X线锥形侧位片可鉴别直径10mm以上的垂体大腺瘤。脑血管造影仅在其他影像检查提示蝶

表170-5 垂体功能全面减退和某些其他疾病的鉴别

疾病名称	鉴别要点
神经性纳差	多见于女性；恶病质；关于食物和体形的想法异常；虽无月经但保持第二性征；生长激素和皮质醇基础值升高
酒精性肝病或血色病*	肝病证据；实验室检查
肌强直性萎缩	渐进性衰弱；早秃；白内障；面容快速老化；实验室检查
多发性内分泌腺自身免疫性疾病†	垂体激素水平

* 可引起性功能减退和全身衰弱。
† 如受影响的腺体为垂体的靶腺。

鞍周围有血管异常或动脉瘤时才有指征。

实验室检查 首先应检查TSH和ACTH，因两者的缺乏可导致患者死亡。有关其余激素缺乏情况的检查在下文中讨论。应测定游离甲状腺素T₄和TSH。垂体功能全面减退时，两者水平通常皆低。但也可出现TSH正常而游离T₄低的情况。如TSH增高而游离T₄低则提示原发性甲状腺病变。

合成的促甲状腺素释放激素（TRH）200~500μg在15~30秒内静脉注射，有助于鉴别下丘脑或垂体病变，虽然该试验不常使用。具体方法为在注射TRH后0、20和60分钟测定血浆TSH。如果垂体功能完好，TSH应上升达>5mU/L，峰值出现于注射后30分钟；如上升延迟，提示为下丘脑病变。在下丘脑疾病的患者中，血清TSH水平的上升可能会延迟，但在有些原发性垂体病变中也可出现上升延迟。

单独的血清皮质醇水平不能全面反映ACTH-肾上腺轴的功能，尽管早晨血清皮质醇水平较低（上午7:30~9:00<3.5mg/dl）几乎能确诊肾上腺皮质功能减退症。应做激发试验。对于皮质醇缺乏症患者，小剂量ACTH兴奋试验比胰岛素耐量试验更安全，更简便。小剂量ACTH兴奋试验，静脉或肌内注射合成ACTH 250μg（标准测试）或1μg静脉注射（小剂量试验），30、60分钟后，测定血皮质醇水平。皮质醇显著上升，<20μg/dl的峰值是不正常的。不过，短期ACTH兴奋试验异常，只有当二次皮质醇缺乏发作至少2~4周后，在此之前，肾上腺并未萎缩，保持响应外源性ACTH。

胰岛素耐量试验 被认为是评估促肾上腺皮质激素（也包括生长激素和催乳素）储备最准确的方法，但是，因其要求，它可能是最适合于短时促肾上腺皮质激素（ACTH）试验（如果需要确认）失败的患者，或对2~4周内可能有垂体损伤而必须做测试的患者。具体方法为胰岛素0.1单位/公斤体重于15~30秒内静脉注射，在基线（胰岛素注射前）及注射后20、30、45、60、90分钟取血测定GH，皮质醇和血糖。如果血糖降至<40mg/dl（<2.22mmol/L）或出现低血糖症状，皮质醇应上升>7μg/dl或>20μg/dl。（注意：本试验对已经确诊的重度全垂体功能减退或糖尿病患者及老年人有危险，禁用于有冠心病或癫痫者。试验时应有医师在场。）试验过程中通常仅发生短暂出汗、心动过速及精神紧

张。如患者出现心悸、知觉丧失或痉挛,应立即停止试验,静脉注射50%葡萄糖50ml。

无论是小剂量快速法ACTH兴奋试验,或是单用胰岛素耐量试验都无法鉴别原发性(艾迪生病)和继发性(垂体功能低下)肾上腺皮质功能减退。进行鉴别并评估下丘脑-垂体-肾上腺轴功能的检测,见于艾迪生病。

促肾上腺皮质激素释放激素(CRH) 试验可用来鉴别肾上腺皮质功能减退的病因是原发性、继发性(垂体)还是三发性(下丘脑),方法为CRH 1μg/kg静脉快速注射。注射前15分钟、基线时、注射后15、30、60、90、120分钟取血测定ACTH和皮质醇。副作用包括一过性潮红、口中金属味及轻微而短暂的低血压。

催乳激素水平需要日常测量。当存在一个大的垂体瘤,即使它不产生催乳素,其水平经常升至正常的5倍值。肿瘤压缩垂体柄,防止多巴胺(抑制脑垂体催乳激素的生成和释放)达到垂体。高泌乳素血症患者经常有低性腺促素症和继发性性腺功能减退。

正常情况下,不使用外源性雌激素的绝经后妇女血中促性腺激素水平增高(>30mIU/ml),对她们来说,测定LH和FSH的基础水平对诊断垂体功能减退帮助最大。虽然其他全垂体功能减退患者的促性腺激素水平较低,但与正常范围仍有重叠。静脉注射100μg合成的促性腺激素释放素(GnRH)后,LH和FSH水平都应升高,LH峰值出现于约30分钟后,FSH峰值出现于40分钟后。但是,下丘脑-垂体功能障碍患者对GnRH的反应可正常,降低或缺如。即使LH和FSH对GnRH的反应正常,它们升高的幅度仍可有相当变化。因此,用外源性GnRH进行激发试验对于区分原发性下丘脑病变和原发性垂体病变没有帮助。

对于成年人没有必要检查是否缺乏GH,除非打算用GH治疗(如垂体功能减退患者在其他激素都得到足量补充后,仍有无法解释的精力减退、生活质量下降)。如果有2种或2种以上其他垂体激素分泌不足,则GH也可能缺乏。因为GH水平在一天中随时间而变化,也可受其他因素影响而波动,因而很难对之进行解释,一般用胰岛素样生长因子1(IGF-1)来反映GH的水平;IGF-1水平低下提示GH缺乏,但水平正常并不能将之排除。可能需要(参见第2353页)进行促使GH释放的激发试验。

虽然使用释放因子来做的垂体功能的激发试验的用处还有待确立,但选择这种测试,是同时评估多种激素的最有效的方法。促生长素释放素(1μg/kg)、CRH(1μg/kg)、TRH(200μg)和GnRH(100μg)在15~30秒内同时由静脉注入。在随后的180分钟内多次取血测定葡萄糖、皮质醇、GH、TSH、催乳素、LH、FSH及ACTH。这些下丘脑释放激素在垂体功能试验中的用途还未确定。其正常反应和前文所述各个单独的激发试验相同。

治疗
- 激素替代
- 病因治疗(如肿瘤)

治疗方法为补充功能低下的靶腺所分泌的激素,在本篇及本手册的有关章节中都有论述。现在对50岁以下GH分泌不足的成年患者,有时会用GH治疗,剂量为0.002~0.012mg/kg,皮下注射,每日1次。疗效为精力改善、生活质量提高、肌肉增加、脂肪减少。至于GH缺乏会促进动脉粥样化,而补充GH能够防止这一过程的观点,目前尚未得到证实。

垂体卒中时,如突然出现视野缺损或眼球运动麻痹,或因下丘脑受压使嗜眠发展至昏迷,应立即进行手术。虽然大剂量糖皮质激素及全身支持疗法可使少数患者转危为安,但通常应立即施行经蝶减压术。

手术和放射治疗后可能出现其他垂体激素缺乏。患者经放射治疗后,内分泌功能可在数年内逐渐减退。因此,治疗结束后应经常检查患者的激素水平,宜在3及6个月后测定,以后每年一次,至少10年,最好持续15年。检查内容至少应包括甲状腺和肾上腺功能。患者也可由于视交叉纤维化而出现视力下降。蝶鞍影像和视野至少每2年检查1次,持续10年,尤其是有肿瘤组织残留的患者。

巨人症和肢端肥大症

巨人症和肢端肥大症是生长激素分泌过多造成的综合征,几乎全部由垂体腺瘤引起。发生于骨骺融合前表现为巨人症,骨骺融合后表现为肢端肥大症,后者在面部和其他部位有非常突出的特征(彩图170-1)。诊断依据临床表现和头颅、手部X线检查,以及生长激素测定。治疗方法为切除或毁坏致病的腺瘤。

许多分泌生长激素(GH)的腺瘤含有一种变异的Gs蛋白,是腺苷酸环化酶的兴奋性调节因子。有这种Gs蛋白的细胞甚至在没有促生长素释放素(GHRH)时也会分泌GH。少数病例有异位分泌GHRH的肿瘤,特别是胰腺和肺部的肿瘤,前文已有述及。

症状及体征

垂体性巨人症 如果GH分泌过多开始于儿童期骨骺融合前,可造成这种少见的病例。骨骼生长速度和最终身高都增加,但骨骼很少有畸形。然而,患者可有软组织肿胀,周围神经增大。青春期延迟或促性腺激素低下性性腺功能减退也很常见,结果是患者出现类无睾体型。

肢端肥大症 GH分泌过多开始于20~40岁之间,骨骺已融合。早期的临床表现为面容粗陋(彩图170-1),手足软组织肿胀。外貌发生变化,指环、手套和鞋均需换成较大型号。患者的照片对于了解疾病进程非常重要。

成年肢端肥大症患者的体毛增多变粗,皮肤增厚色泽变深。皮脂腺和汗腺体积增大分泌增多,患者常诉汗多体臭。下颚骨过度生长导致下颌前突(凸颚)及牙齿咬合不正。喉软骨增生致嗓音低沉嘶哑。舌变大起皱纹。病程长者因肋骨过度生长而形成桶状胸。GH分泌过多在早期即可引起关节软骨增生,并可有坏死和侵蚀。关节症状常见,可发生变性关节炎和跛行。

周围神经病变很常见,因为神经受到邻近的纤维化组织和神经内纤维化增生的压迫。头痛也很常见,由垂体瘤引起。如肿瘤向鞍上扩展压迫视交叉,可出现双颞侧偏盲。心、肝、肾、脾、甲状腺、甲状旁腺及胰腺均较正常为大。约

1/3患者有心脏病（如冠心病、心肌肥大、有时可为心肌病），因心脏病而死亡的危险增高一倍。多达1/3的患者有高血压。罹患癌症的危险，特别是胃肠道，增加2～3倍。GH增加肾小管对磷的重吸收，可造成轻度高磷血症。近1/2的肢端肥大症和巨人症患者有糖耐量受损，但临床显性糖尿病仅见于约10%患者。

有些女性肢端肥大症患者可出现溢乳，常同时伴有高催乳素血症。但泌乳也可发生于单一的GH分泌过多，因为GH本身就有刺激泌乳的作用。GH瘤患者常伴有促性腺激素分泌减少。约1/3男性肢端肥大症患者有勃起障碍，几乎所有女性患者有月经不调或闭经。

诊断

- CT或MRI
- 胰岛素样生长因子1（IGF-1）的水平
- GH测定

根据临床特点即可作出诊断。CT，MRI或头颅X线片可显示骨皮质增厚，额窦增大，蝶鞍扩大并受侵蚀。手部X线片可见指骨末端呈丛毛状，软组织增厚。

对于可疑患者，应测定血胰岛素样生长因子1（IGF-1），肢端肥大症中IGF-1可增高3～10倍，因为IGF-1的水平并不像GH那样波动，它们是评估生长激素分泌过多最简单的方法。IGF-1也可用于观察疗效。

用放射免疫法测定血浆GH浓度增高，是判断GH分泌过多最简单的方法。血样应在早餐前采集（基础状态），正常人的GH基础值为<5ng/ml。GH的短暂升高是正常现象，应与病理性的分泌过多相区别。糖负荷后GH分泌受抑制的程度仍然是诊断标准之一，凡血GH增高者应测定该指标。但其结果受测定方法的影响，而且对正常抑制的切点也有不同意见。正常人在口服75g葡萄糖后90分钟内GH应降至<2ng/ml（常用的切点为<1ng/ml），大多数肢端肥大症患者的GH值要高得多。多数肢端肥大症患者的水平偏高。观察疗效也很重要。

应进行头部CT或MRI检查以寻找肿瘤。如未发现肿瘤，垂体GH分泌过多的原因可能是CNS以外的肿瘤分泌过量的异位GHRH。血浆GHRH增高可证实此诊断。搜寻产生异位GHRH的肿瘤时，可首先检查肺部和胰腺。

确诊时需要筛查的并发症包括糖尿病，心脏疾病和胃肠道肿瘤。应完善空腹血糖水平，糖化血红蛋白（HbA_{1c}），口服葡萄糖耐量试验以筛查糖尿病。行心电图、超声心动图以筛查心脏疾病。结肠镜检查是为了筛查结肠癌。后续检查取决于初步检查的结果以及患者对治疗的反应。

治疗

- 手术或放疗
- 使用药物抑制GH的分泌

消融疗法 消融疗法通常指手术或放射治疗。大多数采用经蝶切除术，但各医院选用的方法各不相同。立体定位超高压垂体照射，剂量为约5 000cGy，但GH水平可能需数年才能降至正常。质子加速器（重粒子照射）可递送较大辐射剂量至垂体（相当于10 000cGy）；该法可能引起脑神经和下丘脑损伤，且只有少数医疗中心有此设备。照射数年后出现垂体功能减退的情况很普遍。由于放射损害有累积性，在常规的γ射线放疗后不应再用质子线照射。对于有进行性鞍外浸润，及常见的肿块无法完全切除的垂体瘤患者，可用手术结合照射的方法治疗。

若手术后IGF-1水平恢复正常，葡萄糖负荷后GH水平能被抑制，则可认为肿瘤已被治愈。如果上述1项或2项检查未达标，通常需要进一步的治疗。如GH分泌过多未得到较好控制，患者可出现高血压，心力衰竭，死亡率将倍增。但如GH维持于<5ng/ml水平，死亡率可不增高。

药物治疗 一般说来，如果患者对手术和放疗有禁忌，或这两种方法无效，或放疗后效果尚未出现之时，均为药物治疗的指征。在这种情况下，生长抑素类似物奥曲肽能有效地抑制GH分泌。用法是每隔8～12小时皮下注射1次，每次0.05～0.15mg。长效生长抑素类似物如甘露醇修饰的缓释奥曲肽（长效奥曲肽，每4～6周肌内注射1次，每次10～30mg）和兰瑞肽（2周肌内注射1次，每次30mg）更加方便。部分患者使用甲磺酸溴隐亭（每日2次，每次口服1.25～5mg）可有效地降低GH水平，但不如生长抑素类似物有效。

pegvisomant是一种GH受体阻断剂，能对抗GH的作用，降低肢端肥大症患者体内IGF-1水平，而不会使垂体瘤明显增大。该药可用于对生长抑素类似物效果不佳或完全无效的患者。

> **关键点**
>
> - 巨人症和肢端肥大症通常由生长激素分泌过度的垂体腺瘤所致。在极少数情况下，可以由非垂体瘤引起，如GHRH过度分泌
> - 如果GH分泌过多开始于儿童期骨骺融合前，可造成巨人症
> - 肢端肥大症指在成年期开始的生长激素过度分泌，导致各种骨和软组织异常
> - 通过测量IGF-1和GH水平诊断，行影像学检查寻找垂体瘤
> - 手术治疗移除垂体瘤或放射治疗
> - 如果肿瘤不能被切除，给予奥曲肽或兰瑞肽来抑制GH分泌

垂体病变

下丘脑-垂体病变通常表现为：

- 大块病变的症状和体征：头痛，食欲改变，口渴，视野缺损，尤其是出现双颞侧偏盲或半视野滑动现象（图像漂移分开）
- 偶然发现了大块病变的成像证据
- 一种或多种垂体激素分泌过多或者过少

垂体激素分泌过多或过少最常见的病因为垂体或下丘脑肿瘤。垂体肿瘤常使蝶鞍扩大，导致空鞍综合征。

空鞍综合征 本病中，脑脊液将垂体压迫至蝶鞍壁，CT或MRI图片上均看不到垂体。该综合征可能是：

- 先天性
- 原发性
- 继发于损伤(如产后缺血、手术、头部创伤或放射治疗)。典型病例为女性(>80%)、肥胖(约75%)、有高血压(30%)、可能有特发性颅内压增高(10%)或脑脊液鼻漏(10%)。

空蝶鞍综合征患者的垂体功能经常是正常的。但是,可能会出现垂体功能低下,可能会出现头疼,视野缺损。偶尔,患者可能会有一些比较小的共存的垂体肿瘤,可以分泌生长激素(GH),催乳素,促肾上腺皮质激素或抗利尿激素。

可通过CT或MRI确定诊断。

单纯的空鞍综合征不需要特殊治疗。

前叶病变 神经垂体激素分泌过多(垂体功能亢进)几乎全是选择性的,偶有生长激素和泌乳素都高分泌的肿瘤。分泌过量的腺垂体激素中最常见的是GH(如肢端肥大症、巨人症),催乳素(如溢乳症),及ACTH(如垂体性库欣综合征)。

神经垂体激素分泌过少(垂体功能减退)可为全面性的,大多由垂体肿瘤或特发性病变引起,也可为选择性的一种或数种激素分泌过少。

后叶病变 神经垂体激素有两种
- 缩宫素
- 加压素(ADH)

在女性,缩宫素引起乳腺肌上皮细胞和子宫肌层细胞收缩。男性也有缩宫素,但未发现其功能。

ADH缺乏造成中枢性尿崩症血管升压素分泌过多则引起不适当ADH分泌综合征(SIADH)。

选择性垂体激素缺乏

选择性垂体激素缺乏可能代表了垂体功能全面减退的早期阶段。应注意患者有无缺乏其他垂体激素的征兆,定期检查蝶鞍影像以寻找垂体肿瘤的迹象。

单一性生长激素(GH)缺乏 是许多垂体性侏儒患者的病因。虽然GH结构基因缺失可导致完全性GH缺乏,属常染色体显性遗传病,但此种基因缺陷可能只是少数患者的病因。有关<50岁成人GH缺乏的治疗在别处进行讨论(全垂体功能减退,参见第1184页)。

单一性促性腺激素缺乏 可发生于男女两性,应与原发性性腺功能减退相鉴别。男性有血清睾酮水平低,不育;女性有闭经,血清雌激素水平低,不孕。患者通常表现为类无睾体型。原发性性腺功能减退者促黄体素(LH)和卵泡刺激素(FSH)增高,而促性腺激素缺乏者LH和FSH水平为正常低值,降低,或低于可测范围。虽然大多数促性腺激素不足所引起的性腺功能减退者LH和FSH两者都缺乏,但也有极少数病例只缺少一种。单一性促性腺激素缺乏还应与继发于体育锻炼、饮食或精神紧张的促性腺激素不足性闭经相区别。尽管病史可提供一些线索,但鉴别诊断几乎是不可能的。

Kallmann综合征 患者缺乏促性腺激素释放素(GnRH),并伴有面部中线缺陷,包括嗅觉缺失、唇裂或腭裂及色盲。胚胎学研究表明GnRH神经元最初发生于嗅基板上皮,在胚胎发育早期移行至下丘脑的视交叉前间隔区域。至少在一些病例中发现促进GnRH神经元移行的黏附蛋白的基因有缺陷,该缺陷基因位于X染色体,导致伴性遗传疾病,称为*KALIG-1*(Kall-mann综合征区间基因-1)基因。该综合征没有使用GnRH的指征。

单一性ACTH缺乏 很少见。诊断线索包括虚弱、低血糖、体重下降及阴、腋毛减少。血、尿类固醇水平降低,用ACTH治疗后回升至正常。没有其他激素缺乏的临床和实验室证据。治疗方法为用可的松替代,与艾迪生病一样,无需盐皮质激素代替。

单一性促甲状腺素缺乏 临床表现为甲状腺功能减退,TSH低或不增高,以及无其他垂体激素缺乏。用免疫方法测定的血浆TSH水平并不总是低于正常,提示所分泌的TSH无生物活性。给予人重组TSH可使甲状腺素的水平增高。

单一性催乳素缺乏 偶见于产后无乳汁分泌的妇女。催乳素基础水平低,激发试验(如促甲状腺素释放激素)后不增高。没有使用催乳素的指征。

171. 多发性内分泌腺功能减退综合征

(自身免疫性多腺体综合征;多发性内分泌腺功能缺乏综合征)

多发性内分泌腺功能减退综合征(PDS)的特点是多个内分泌腺相继或同时出现功能减退。病因绝大多数为自体免疫。分类取决于缺乏的组合,主要有三种类型。诊断依据激素测定和针对受影响内分泌腺体的自身抗体的检查。治疗方法为补充缺失或减少的激素,有时免疫抑制剂。

病因

病因绝大多数为自体免疫。发生自身免疫的高危因素包括:
- 基因因素
- 环境诱因

遗传因素包括 AIRE 基因突变,这是 1 型 PDS 的病因。HLA 的某些亚型,在 2 型和 3 型 PDS 的发生发展中起重要作用。环境因素包括病毒感染,饮食因素,以及其他目前未知风险。

病理生理
潜在的自身免疫反应涉及自身抗体内分泌组织、细胞介导的自身免疫反应,或两者,会导致炎症、淋巴细胞浸润和部分或完全腺体破坏。涉及一个以上的内分泌腺体,尽管临床表现并不总是同步的。自身免疫反应以及与之相关的免疫系统功能障碍也可能会损坏非内分泌组织。

分类
三种自身免疫衰竭(表 171-1),解释了不同类型的自身免疫异常。一些专家建议将 2 型和 3 型 PDS 合并成一个亚型。

Ⅰ型 Ⅰ型常在儿童期发病。Ⅰ型 PDS 指同时存在以下≥2 种情况:
- 慢性皮肤黏膜念珠菌病
- 甲状旁腺功能减退
- 肾上腺皮质功能不全(艾迪生病)

念珠菌通常是临床初始表现,患者年龄通常<5 岁。接下来是甲状旁腺功能减退,通常发生在患者 10 岁以内。最后,会发生肾上腺皮质功能不全,患者<15 岁。至少要等到患者 40 岁左右,伴随的内分泌和非内分泌紊乱(表 171-1)继续出现。

表 171-1　Ⅰ、Ⅱ和Ⅲ型多发性内分泌腺功能减退综合征的临床特征

临床特征	Ⅰ型	Ⅱ型	Ⅲ型
人口统计			
发病年龄	儿童期(3~5 岁)	成人(高峰 30 岁)	成人(尤其是中年妇女)
女/男比例	4∶3	3∶1	N/A
遗传性			
HLA 类型	可能会影响疾病的特定组分的发生	主要为 B8、DW3、DR3、DR4、DR3、DR4 其他类型见于特殊疾病	
遗传方式	AIRE 基因突变	多基因	
受累腺体			
常见类型	甲状旁腺	肾上腺	甲状腺
	肾上腺	甲状腺	胰腺
	性腺	胰腺	
少见类型	胰腺	性腺	不定
	甲状腺		
临床表现			
肾上腺皮质功能不全(艾迪生病)	73%~100%	100%	未见
脱发	26%~32%	未见	*
乳糜泻	罕见	发病率不明	*
慢性活动性肝炎	20%	未见	N/A
慢性黏膜与皮肤念珠菌病	73%~97%	未见	N/A
糖尿病(1 型)	2%~30%	52%	*
性腺功能减退	男性 15%~25% 女性 60%	3.5%	*
甲状旁腺功能减退	76%~99%	未见	未见
吸收不良	22%~24%	未见	N/A
重症肌无力	未见	发病率不明	*
恶性贫血	13%~30%	<1%	*
结节病	未见	未见	*
甲状腺疾病†	10%~11%	69%	100%
白癜风	4%~30%	5%~50%	N/A

* 有关联,发病率不明。
† 主要指慢性淋巴细胞性甲状腺炎,但也包括格雷夫斯病(Graves disease)。
N/A,缺乏资料。
数据来自 Husebye ES, Perheentupa J, Rautemaa R, et al. Clinical manifestations and management of patients with autoimmune polyendocrine syndrome type 1[J]. Journal of Internal Medicine, 2009, 265:519-529; Trence DL, Morley JE, Handwerger BS. Polyglandular autoimmune syndromes[J]. American Journal of Medicine, 1984, 77(1):107-116; Leshin M. Polyglandular autoimmune syndromes[J]. American Journal of Medical Sciences, 1985, 290(2):77-88; Dittmar M, Kahaly GJ. Polyglandular autoimmune syndromes: immunogenetics and long-term follow-up[J]. Journal of Clinical Endocrinology and Metabolism, 2003, 88:2983-2992; Eisenbarth GS, Gottlieb PA. Autoimmune polyendocrine syndromes[J]. New England Journal of Medicine, 2004, 350:2068-2079.

Ⅱ型[施密特综合征(Schmidt syndrome)] Ⅱ型多发性内分泌腺功能减退大多发生于成人,发病高峰在30岁。女性发病率为男性的3倍,发病率为男性的3倍。以下表现最为典型:
- 肾上腺皮质功能不全
- 甲状腺功能低下或甲状腺功能亢进型
- 1型糖尿病(自身免疫性病因)

更为罕见的特点也可能出现(表171-1)。

Ⅲ型 Ⅲ型的特点是:
- 发生于成年人,特别是中年妇女
- 甲状腺功能减退
- 多种其他疾病中的至少一种(表171-1)

它不累及肾上腺皮质。

症状及体征

多发性内分泌腺功能减退综合征的临床表现为各个内分泌腺功能减退表现的总和相关的非内分泌失调。症状及体征见本手册他处。因此,对于有一种内分泌腺功能减退的患者,应在若干年中反复进行临床评估和激素测定,这些情况下,他们不遵循特别的顺序。

诊断
- 测量激素水平
- 有时候抗体浓度测定

临床表现可提示诊断,而确诊则需通过测定发现分泌不足的激素水平。测定针对受损内分泌腺的自身抗体可帮助鉴别多发性内分泌腺功能减退是由于自体免疫还是其他原因(如结核性肾上腺皮质功能减退、非自体免疫性甲状腺功能减退)。检测自身抗体对每个受影响的腺体组织可以帮助区分PDS和其他病因,垂体促激素(如促甲状腺素)水平升高提示下丘脑-垂体轴完好(尽管一些2型PDS患者有下丘脑-垂体功能不全)。

由于所有症状都表现出来需要很长时间,终身随访需谨慎,未发现的甲状旁腺功能低下或肾上腺皮质功能不全可能危及生命。

患者的亲属应被告知有关诊断,并在适当时机进行筛查。一些随访1型糖尿病亲属自身免疫性疾病发生风险的临床研究正在招募受试者。

治疗
- 激素替代治疗

对于各个内分泌腺功能减退的治疗在手册其他部分已有讨论。但多种内分泌腺功能减退之间的相互作用可使治疗变得复杂。例如应用甲状腺素治疗甲状腺功能减退时,如合并肾上腺功能不全,则可能诱发肾上腺危象。

慢性黏膜与皮肤念珠菌病一般需要终身抗真菌治疗(如口服氟康唑或酮康唑)。

一些临床试验显示,某些干预方法能延缓1型糖尿病自身免疫的进展,保护具有胰岛素分泌功能的β细胞。已经评估的治疗包括免疫疗法和脐带血移植,治疗仍然是实验性的。

> **关键点**
> - 多发性内分泌腺功能减退综合征(PDS)的特点是多个内分泌腺功能减退,可同时或先后发生
> - 非内分泌器官亦可受累
> - 大多数病例是自身免疫性,触发因素常常是未知的,可能与病毒感染或饮食有关
> - 按照受影响的腺体可以对PDS进行分类

IPEX综合征

IPEX(免疫失调、多内分泌腺病、肠病、X连锁)是一种与破坏性自体免疫有关的退行性综合征。

IPEX综合征非常罕见,系由于转录因子FoxP3突变,相继引起调节性T淋巴细胞功能障碍、自身免疫紊乱。

IPEX综合征表现为次级淋巴器官严重肿大、1型糖尿病、湿疹、食物过敏与感染。继发性肠病可导致迁延性腹泻。

诊断根据临床特征提示,基因分析证实。

治疗

若未经治疗,IPEX综合征患儿通常在出生后第一年内死亡。已证实造血干细胞移植有效,造血干细胞移植的IPEX患者长期随访仍在继续。

POEMS综合征

(Crow-Fukase综合征;Takatsuki病;PEP综合征)

POEMS综合征(多发性神经病、内脏增大、内分泌病、单株丙种球蛋白病、皮肤改变)是一种非自体免疫性多发性内分泌腺功能减退综合征。

POEMS综合征可能是由浆细胞恶性增生时产生的免疫球蛋白所引起。循环细胞因子(IL-1-β, IL-6)、血管内皮生长因子及肿瘤坏死因子-α也增高。

患者可有:
- 肝大
- 淋巴结病
- 性腺功能减退症
- 2型糖尿病
- 原发性甲状腺功能减退
- 甲状旁腺功能亢进
- 肾上腺皮质功能不全(艾迪生病)
- 单克隆性IgA和IgG的过度分泌
- 皮肤病变(如色素沉着、皮肤增厚、血管瘤、毛发过多)

还可有水肿、腹水、胸腔积液、视乳头水肿和发热。

POEMS综合征是根据一组症状和体征的组合来诊断的,其病理生理机制尚不清楚。诊断标准包括多神经病,单克隆性副蛋白血症,加上其他任意2种组分。

治疗

治疗包括化疗和放疗,继以自体造血细胞或干细胞移植。5年生存率约为60%。

172. 卟啉症

卟啉症是一种遗传性或获得性疾病，因为血红素生物合成通路中酶的缺乏。这些缺乏使血红素的前体在体内堆积，产生毒性。根据缺乏的酶的种类，可将卟啉症分为数型。其临床表现主要有两种：脑脊髓交感神经系统（neurovisceral）异常（急性卟啉症）以及皮肤光过敏（皮肤型卟啉症）。

血红素，一种含铁色素，是血红素蛋白重要的辅因子。几乎人体的所有细胞都需要并合成血红素。血红素是一种含铁的色素，主要在骨髓合成（由成红细胞和网织红细胞合成），然后参与血红蛋白的形成。肝脏中的血红素合成非常活跃，仅次于骨髓，其中大部分通过细胞色素 P-450 酶进行。血红素的合成需要 8 种酶（表 172-1）。这些酶产生和转化被称为卟啉（以及他们的前体）的一类分子，卟啉类如在体内积聚过多会产生毒性。

表 172-1 血红素生物合成通路中的酶和底物以及与酶缺乏有关的疾病

底物与酶*	卟啉病	脑脊髓交感神经系统症状	皮肤症状	遗传类型
甘氨酸+琥珀酰 CoA δ-氨基乙酰丙酸合成酶（A-LAS 2）†	X 连锁卟啉症（由于酶活性的上调）†	否	表型与 EPP 类似	X 连锁
δ-氨基乙酰丙酸 δ-氨基乙酰丙酸脱水酶（ALAD）	ALAD 缺乏性卟啉症	有	无	常染色体隐性
卟胆原 卟胆原脱氨酶	急性间歇性卟啉症	有	无	常染色体显性
羟甲基胆色烷 尿卟啉原Ⅲ同合酶	先天性红细胞生成性卟啉症	无	严重，致残性疾病	常染色体隐性
尿卟啉原Ⅲ 尿卟啉原脱羧酶	迟发性皮肤卟啉症	无	皮肤脆弱，水疱	两个变种： • 常染色体显性（占 20%~25%） • 遗传方式未知（散发性，75%~80%）
	肝性红细胞生成性卟啉症	无	严重水疱	常染色体隐性
粪卟啉原Ⅲ 粪卟啉原氧化酶	遗传性粪卟啉症	有	皮肤脆弱，水疱	常染色体显性
初卟啉原Ⅸ 初卟啉原氧化酶	混合型卟啉症	有	皮肤脆弱，水疱	常染色体显性
初卟啉Ⅸ† 亚铁螯合酶	红细胞生成性原卟啉症（EPP）	没有，严重的肝胆疾病患者除外	皮肤疼痛，苔藓样变等皮肤轻微病变，但无水疱	常染色体隐性
血红素（包括在各种血红素蛋白质的最终产物）	—	—	—	—

*血红素生物合成通路中连续的中间产物，从甘氨酸和琥珀酰 CoA 开始到血红素结束。一种酶的缺乏可使其前体物堆积。
†X 连锁卟啉症源于 X 染色体上的基因突变，导致 ALAS 2 活性上调，引起原卟啉的积累。ALAS 2 活性下降导致铁粒幼红细胞性贫血。

病因

卟啉症是一种遗传性疾病，除散发性迟发性皮肤卟啉症（PCT）外。常染色体显性（AD）遗传最常见。在常染色体显性遗传的卟啉症，显性纯合或复合杂合子（同一患者同一基因的两个等位点发生两种不同的突变）一般不能存活，通常造成胎儿死亡。由于杂合子卟啉症的外显率变化不定，因而临床发病率要低于遗传发病率。最常见的卟啉症是 PCT 和急性间歇性卟啉症（AIP），两者都是常染色体显性遗传。两者的发病率均为 1/10 000 左右。AIP 致病基因突变的发生率约为 1/1 500，但由于外显率较低，临床上该病的患病率约为 1/10 000。PCT 与 AIP 患病率的地区与种族变异较大。在常染色体隐性遗传的卟啉症中,仅纯合子或复合杂合状态才可导致疾病。红细胞生成性原卟啉症是第三常见的卟啉症,是常染色体隐性遗传病。

X 连锁卟啉症是一种 X 染色体遗传疾病。

病理生理

血红素生物合成通路的后 7 种酶中,缺乏任何一种,或合成通路中第一种酶活性增加,δ-氨基乙酰丙酸[ALA]合成酶,均可导致卟啉症(ALAS 2 的缺乏引起铁粒幼细胞贫血而不是卟啉症)。每种酶都由一个基因编码,而任何一种突变都可改变酶的水平和/或活性。当血红素合成通路中的一种酶缺乏或有缺陷时,在正常情况下由该酶转化的底物及其他血红素前体物可堆积于骨髓、肝脏、皮肤或其他组织中而产生毒性。这些前体物的血浓度增高,并通过尿液、胆汁或粪便排出。

虽然按照酶缺乏的种类来区分卟啉症最为准确,但根据主要的临床特点(表型)来分类更为实用。因此,卟啉症一般分为二类:
- 急性卟啉症
- 皮肤卟啉症

急性卟啉症表现为腹部、精神及神经症状的间隙性发作,通常由药物、青年女性激素周期性变化和其他外源性因子诱发。皮肤卟啉症往往产生持续的或间歇性皮肤光过敏等症状。有些急性卟啉症(遗传性粪卟啉症、不定性卟啉症)患者也有皮肤表现。由于杂合子卟啉症的外显率变化不定,因而临床发病率要低于遗传发病率(表 172-2)。

表 172-2 两种最常见卟啉症的主要特征

卟啉病	症状	使病情加重的因素	最重要的筛选试验*	治疗
急性间隙性卟啉症	脑脊髓交感神经系统(间隙性,急性)	药物(主要为 P-450 诱导剂)	尿卟胆原	葡萄糖
		禁食		血红素
		饮酒		
		有机溶剂		
		感染		
		应激		
迟发性皮肤卟啉症	皮肤水疱(慢性)	铁	血(或尿)卟啉	放血术
		酒精		小剂量氯喹或羟氯喹
		雌激素		
		丙型肝炎病毒		
		卤代烃		

*在症状期。

除了红细胞生成性原卟啉症(EPP)和 ALAD 缺乏性卟啉症外,所有卟啉症在症状期都可出现尿色改变(红色或红棕色),变色的原因是由于卟啉和/或其前体物卟胆原(PBG)的氧化。有时颜色改变要在尿液暴露于光线中约 30 分钟后出现,因为非酶素氧化需要时间。除 ALAD 缺乏性卟啉症外,急性卟啉症中约 1/3 杂合子(女性多于男性)潜伏期中的尿 PBG 排泄量(和尿色改变)也增多。

诊断

■ 血液或尿液检验

如患者症状疑似卟啉症,应检查其血或尿液中有无卟啉或其前体物 PBG 和 ALA(表 172-3)。如结果异常,应作进一步检查。

对于无症状的患者,包括可能的携带者和处于发作间期者,均用类似方法检查。但在这些情况下,上述试验的敏感性较差,而红细胞或白细胞中的酶活性测定要敏感得多。基因检测的准确性比较高,尤其在家族基因突变史明确的情况下更为推荐。遗传学分析非常准确,在基因突变已经确定时常优先用于家族中,现已能进行产前测试(包括羊水诊断或绒毛取样)但很少有此必要。

继发性卟啉尿

数种与卟啉症无关的疾病也可能导致尿卟啉排泄过多,这一现象称为继发性卟啉尿。

表 172-3 卟啉症的筛查

提示卟啉症的症状试验	急性脑脊髓交感神经系统症状	光过敏
筛查	尿 PBG(半定量,随机尿标本)	血浆卟啉*
确诊(筛查结果明显异常时)	尿 ALA 和 PBG†(定量‡) 粪和尿卟啉† RBC PBG 脱氨酶 血浆卟啉*	RBC 卟啉 尿 ALA、PBG 和卟啉(定量) 粪便卟啉† 血浆卟啉*

*首选方法为直接荧光分光光度测定法。
†尿液和粪便卟啉只是在总量增加时才进行分离。
‡按尿肌酐浓度校正结果。
ALA,δ-氨基乙酰丙酸;PBG,卟胆原。

血液病、肝胆疾病和中毒(如酒精、苯、铅)均可引起粪卟啉从尿中排泄增加。因为卟啉经胆汁排泄,任何肝胆疾病都可能引起尿中粪卟啉排泄增加。肝胆疾病时,尿卟啉也可以升高。原卟啉不溶于水,因此无法从尿中排出。

一些患者表现为腹痛与神经系统症状,与急性卟啉症相类似。上述疾病时,尿 ALA 和 PBG 通常不升高。正常水平的尿 ALA 与 PBG 有助于鉴别继发性卟啉尿与急性卟啉症。然而，铅中毒患者的尿 ALA 水平也可能是升高的。需要检测上述患者的血铅水平。若尿 ALA 与 PBG 正常或仅轻度升高,应使用高效液相色谱法测定尿总卟啉水平,与急性卟啉症综合征相鉴别。

急性卟啉症

急性卟啉症系血红素生物合成途径中的某些酶缺陷,导致血红素前体聚集,引起间歇性腹痛和神经系统症状。发病可由某些药物和其他因素诱发。诊断依据为发作时尿中 δ-氨基乙酰丙酸、卟啉前体和卟胆原水平升高。发作时可用葡萄糖治疗,病情较重时可静脉输注血红素。有时需要使用止痛剂等以减轻症状。

急性卟啉症包括（按患病率顺序）：
- 急性间歇性卟啉症（AIP）
- 混合型卟啉症（VP）
- 遗传性粪卟啉症（HCP）
- δ-氨基乙酰丙酸脱水酶（ALAD）缺乏相关卟啉症（极其罕见）

VP 与 HCP 患者,可以无内脏受累或神经系统症状,主要表现为手、前臂、面部、颈部,或其他暴露于阳光的皮肤的大疱。

在杂合子中,急性卟啉症在青春期前极少出现临床表现,青春期后也只有 2%～4% 出现症状。而纯合子与复合杂合子,在儿童期即可有发作,且症状严重。

诱发因素

有许多诱发因素可加速血红素的合成,超越有缺陷的酶的催化能力,使卟啉前体物卟胆原（PBG）堆积,以及 δ-氨基乙酰丙酸（ALA）堆积;或 ALA 脱水酶[ALAD]缺乏性卟啉症中,仅为 ALA 堆积。

导致疾病发作的诱因可能有多个,有时无法识别。更直接的促发因素包括：
- 女性激素的变化
- 药物
- 低热量,低碳水化合物饮食
- 酒精
- 接触有机溶剂
- 感染和其他疾病
- 手术
- 情绪应激

体内激素也有重要影响。女性较男性更易出现发作,特别是在激素水平发生变化的时期（如月经前、使用口服避孕药、妊娠最初数周、分娩后初期）。虽然如此,这些妇女仍可以怀孕。

其他因素包括药物（如巴比妥酸盐、其他抗癫痫药物、磺胺类抗菌药,表 172-4）和生殖激素（黄体酮及相关的类固醇）,特别是那些能够诱导肝脏 ALA 合成酶和细胞色素 P-450 酶系的种类。发作通常在使用这些药物后 24 小时内出现。

表 172-4 药物和卟啉症*

范畴	不安全	安全	可能安全
止痛剂	右旋丙氧吩†	阿司匹林	阿托品
	环氟拉嗪	丁丙诺啡	右旋布洛芬†
	甲丙氨酯	咖啡因	芬太尼
	丙氧吩	可卡因	氢吗啡酮
	曲马多	吗啡	凯托米酮†
		丙泊酚	酮丙酸
			萘普生
麻醉药（局部）	利多卡因	丁哌卡因	阿替卡因
麻醉药（术前用药/诱导/维持）	巴比妥酸盐	阿托品	阿芬太尼
		吗啡	地氟烷
		丙泊酚	达哌啶醇
			恩氟烷
			芬太尼
			异氟烷
			瑞芬太尼
			东莨菪碱
			舒芬太
抗抑郁剂	—	锂	氟西汀
止泻药	—	活性炭洛哌丁胺	—
止吐药	—	氯丙嗪	格拉司琼

续表

范畴	不安全	安全	可能安全
			昂丹司琼
			东莨菪碱
			托烷司琼[†]
抗惊厥	巴比妥酸盐	—	氯硝西泮
	卡马西平		地西泮（活动性癫痫）
	diones（对甲双酮[†]，三甲双酮）		加巴喷丁
	felbamate		左乙拉西坦
	拉莫三嗪		托吡酯
	甲基妥英[†]		氨己烯酸
	苯妥英		
	扑米酮		
	琥珀酰亚胺（乙琥胺、甲琥胺）		
	丙戊酸		
抗高血糖药	磺脲类	阿卡波糖 胰岛素 甲福明	—
抗感染药	氯霉素	阿昔洛韦	两性霉素 B
	克林霉素	氨基丁卡霉素	阿奇霉素
	红霉素	阿莫西林	氨下青霉素甲戊酯[†]
	茚地那韦	羟氨苄西林-β 内酰胺酶抑制剂	头孢菌素类
	酮康唑	氨苄西林	环丙沙星
	甲亚胺青霉素[†]	邻氯青霉素[†]	去羟肌苷
	呋喃妥因	双氯青霉素	乙胺丁醇
	氨苄西林戊酰氧[†]基甲酯[†]	褐霉酸[†]	厄他培南（ertapenem）
		更昔洛韦	泛昔洛韦
	利福平	庆大霉素	氟胞嘧啶
	利托那韦	免疫血清类	膦甲酸
	磺胺类	免疫球蛋白类	磷霉素（fosfomycin）
	甲氧苄啶	乌洛托品马尿酸盐	亚胺培南/西司他丁（cilastatin）
		奈替米星[†]	左氟沙星
		奥司他韦	美罗培南
		青霉素	莫西沙星
		青霉素 V	诺氟沙星[†]
		哌拉西林钠	氧氟沙星
		替考拉宁[†]	哌拉西林钠-哌拉西林
		妥布霉素	三氮唑核苷
		疫苗类	
		万乃洛韦	
		万古霉素	
		扎那米韦	
抗炎/抗风湿药	—	透明质酸	阿巴卡韦
		青霉胺	右旋布洛芬[†]
		水杨酸盐	布洛芬
			酮洛芬

续表

范畴	不安全	安全	可能安全
			拉米夫定
			氯诺昔康†
			萘普生
			吡罗昔康
			替诺福韦
			替诺昔康(tenoxicam)†
			扎西他滨†
抗焦虑,镇静-催眠,抗精神病药	乙氯维诺†	氯丙嗪	阿普唑仑
	格鲁米特†	氟哌利多	氯氮平
	羟嗪	氟西汀	地西拉嗪†
	甲丙氨酯	氟奋乃静	艾斯左匹克隆
		氟哌利多	劳拉西泮
		左旋甲丙嗪†	奥氮平
		丙氯拉嗪	奥沙西泮
		丙酰马嗪†	奋乃静
			三唑仑
心血管药物	双肼屈嗪†	咪吡嗪	腺苷
	甲磺酸双氢麦角碱	β-阻滞剂类	氨联吡啶酮
	肼屈嗪	胆苯烯胺	苄氟噻嗪
	利多卡因	降胆宁	苯扎贝特†
	甲基多巴	洋地黄糖苷类	布美他尼
	硝苯地平	地尔硫䓬	地高辛
	螺内酯	依那普利	多巴酚丁胺
		肾上腺素	多巴胺
		肝素类	多培沙明†
		赖诺普利	多沙唑嗪
		氯沙坦(losartan)	依他尼酸
		烟酸(niacin)	艾替弗林(etilefrine)†
		有机硝酸盐类	非诺贝特
			呋塞米
			氢氯噻嗪
			米立农
			去氧肾上腺素
			前列腺素类
			奎尼丁
激素	炔羟雄烯异唑黄体酮和合成黄体酮类	非生殖性激素包括糖皮质激素类	天然雌激素类
轻泻剂	—	双乙酰氧苯基甲基吡啶	—
		波希鼠李皮	
		饮食纤维	
		乳糖醇†	
		乳果糖	

续表

范畴	不安全	安全	可能安全
		十二烷基硫酸盐	
		车前子	
		番泻叶糖苷类	
		多库酯钠	
		匹可硫酸钠†	
		山梨醇	
抗偏头痛药	麦角类	—	—
肌肉松弛剂	肌甲丙氨酯	阿曲库铵	巴氯芬
	邻甲苯海拉明	顺式阿曲溴铵	
		美维库铵†	
		帕乌龙	
		罗库溴铵	
		琥珀胆碱（succinylcholine）	
		维库溴铵	
抗骨质疏松药	—	双膦酸盐类补钙	—
抗消化性溃疡药	—	海藻酸	法莫替丁
		含钙止酸剂	米索前列醇
		西咪替丁	尼扎替丁
		含镁止酸剂	雷尼替丁
		硫糖铝	
呼吸系统药物	氯马斯汀	沙丁胺醇（沙丁胺醇）	班布特罗†
	晕海宁	阿利马嗪†	色甘酸钠
		可卡因	地氯雷他定
		糖皮质激素	非诺特罗†
		二棕榈酰磷脂酰胆碱	非索非那定（fexofenadine）
		链球菌脱氧核糖核酸酶	福莫特罗
		麻黄碱	左卡巴斯汀†
		乙基吗啡	利多卡因（漱口液）
		异丙托溴铵	氯雷他定
		苯丙醇胺†	咪唑斯汀†
		磷脂表面活化剂	羟甲唑啉
			沙美特罗
			间羟叔丁肾上腺素
			噻托溴铵

* 上表中药物的分类综合考虑了临床观察，文献中的病例报告和药物的结构和代谢理论。但是，许多病例的临床观察不一定可靠。疾病被触发的生物化学和分子生物学模型也不完善。本表只能作为一般性的指导，它既不完全也并非适用于所有患者。对于急性卟啉病基因携带者，用药必需始终谨慎。对特定药物的问题，医生可以咨询 www.drugs-porphyria.org。

†尚未在美国上市。

在 VP 和 HCP 中，日光暴露触发皮肤症状。

症状及体征

急性卟啉症的症状与体征涉及神经系统、腹部或两者兼有。急性卟啉症可于数小时或数天之内起病，并可持续数周。大多数基因携带者在一生中只会经历几次发作，或从不发作。有些基因携带者一生中发作次数很少，其余患者则可有反复发作。女性患者的发作常与月经周期的黄体期一致。

急性卟啉症发作 急性发作前的典型表现有便秘、疲劳、易激动及失眠。发作时最常见的症状为腹痛和呕吐。腹痛可剧烈难忍而与腹部压痛或其他体征不成比例，腹部的症状源自内脏神经受累或者局部的血管收缩缺血。由于不存在炎症,腹部柔软及没有腹膜刺激体征。体温和白细胞计数正常或稍高。患者可因无力性肠梗阻而产生肠胀气。发作期间尿液可为红色或红褐色,PBG 阳性。

周围和中枢神经系统的各个部分都可被累及。严重与持续的发作常伴有运动神经病变。肌肉无力通常始于四肢,但可累及任何运动神经元或脑神经并发展至四肢麻痹。累及延髓时可导致呼吸衰竭。

如中枢神经系统受到累及,可产生癫痫发作或精神紊乱(如淡漠、抑郁、焦虑、明显精神异常、幻觉)。癫痫、精神失常和幻觉可能是由低钠血症或低镁血症引起或加重,心律失常也可能由此产生。由于加压素[抗利尿激素(ADH)]过度释放,以及静脉输注低渗注射液(5%或10%葡萄糖溶液),急性发作期间可能发生低钠血症。

儿茶酚胺过多可导致烦躁不安和心动过速。儿茶酚胺诱发的心律失常偶可引起猝死。不稳定性高血压伴短暂血压增高可导致血管病变,如不经治疗可进展成不可逆性高血压。急性卟啉症患者的肾衰竭由多种因素引起,急性高血压(可能发展至慢性高血压)或许是主要的促成因素。

亚急性/亚慢性卟啉症的症状 有些患者的症状较轻,然而持久,如顽固性便秘、疲乏、头痛、腰背或大腿痛、感觉异常、心动过速、呼吸困难、失眠、精神紊乱、癫痫。

VP 和 HCP 的皮肤症状 即使没有脑脊髓与交感神经系统症状,在日光照射的部位也可出现皮肤损害和大疱,而且患者通常并未意识到它和日光照射有关。这些皮肤表现和 PCT 中的症状相同,皮肤损害一般位于手背、前臂、脸、耳朵和颈部。

急性卟啉症晚期表现 急性发作期间运动神经元受累的患者在发作间期可出现持续性软弱无力和肌萎缩。AIP 患者或 VP 和 HCP 患者,尤其是有卟啉症发作史者,中年以后较易发生肝硬化、肝细胞癌、系统性高血压和肾功能损害。

诊断
- 尿 PBG 筛查
- 若尿 PBG 为阳性,则行 ALA 与 PBG 定量检测
- 确诊 AIP 需测定红细胞中 PBG 脱氨酶的活性
- 如需明确分型,可作基因诊断

急性发作 误诊相当常见,因卟啉症的急性发作容易与其他原因所致急腹症相混淆(有时可导致不必要的手术),或与原发性神经精神疾病混同。但是如患者曾被诊断为卟啉症基因携带者或有阳性家族史,应怀疑为该病。然而,即使已知患者为基因携带者,仍应考虑到其他病因。

红色或红褐色尿,发作前没有而在症状完全出现后发生,是十分重要的证据。有不明原因腹痛,特别是伴有严重便秘、呕吐、心动过速、肌肉无力、延髓受累或精神症状者,应进行尿液检查。

如怀疑患者为卟啉症,用快速定性或半定量方法测定尿 PBG。如结果为阳性或临床上高度怀疑,则需作 ALA 和 PBG 定量测定,最好使用同一标本。ALA 和 PBG 水平较正常高 5 倍以上提示卟啉症急性发作,除非患者为基因携带者而在潜伏期中卟啉前体物的排量已经增高。

如尿 PBG 和 ALA 水平正常,应考虑其他可能。高效液相色谱法测定尿总卟啉对诊断有帮助。尿 ALA 和粪卟啉增高而 PBG 正常或稍高提示铅中毒、ALA 缺乏性卟啉症或酪氨酸血症 1 型。24 小时尿标本测定是不必要的。一般使用随机取样的尿标本,用肌酐浓度来校正 PBG 和 ALA 的水平。

应测定血液中的电解质和镁浓度。由于严重呕吐或腹泻时补充低张液体或有不适当抗利尿激素分泌综合征(SIADH),患者可发生低钠血症。

急性卟啉症类型的确定 由于治疗方法与急性卟啉症的类型无关,因而确定类型主要对在其亲属中发现基因携带者有意义。如果其亲属既往的检测已经明确了基因突变的类型,诊断基本成立,但是仍然需要进行基因分析来确诊。

红细胞中的 ALAD 与 PBGD 的活性是很容易测定,可分别用于 ALAD 缺陷性卟啉症与急性间歇性卟啉症的诊断。红细胞 PBG 脱氨酶水平为正常值的约 50% 提示 AIP。

若无家族史供诊断参考,急性卟啉症不同类型的区分依靠卟啉(及其前体物)在血、尿和粪便中的堆积与排泄特点。如尿液检查显示 ALA 和 PBG 水平增高,应测定粪便中卟啉情况。在 AIP 中,粪卟啉一般正常或略微升高,但在 HCP 和 VP 中则增高。疾病静止期中这些标志常不存在。Soret 光波(~410nm)激发的等离子体荧光发射法可以用于 HCP 和 VP 的鉴别,因为两者的具有不同的发射峰值。

急性卟啉症家族史 常染色体显性遗传的急性卟啉症(AIP、HCP、VP)的基因携带者,其子女有 50% 的可能遗传致病基因。相反,ALAD 缺乏性卟啉症(常染色体隐性遗传)患者的子女一定是基因携带者,但不太可能发生疾病表型。因为早期诊断和咨询可减少发病风险,故患者子女应在进入青春期后接受检测。如在先证者中已找出突变基因,应进行遗传学检查。如未发现致病基因,可测定红细胞或白细胞中相关酶的水平。现已能通过遗传分析进行宫内诊断(羊水诊断或绒毛取样),但很少有此需要,因大多数基因携带者前景良好。

预后
医疗护理和自我照料的进展使有症状卟啉症患者的预后得到改善。但有些患者仍反复出现严重发作或病情逐步进展至发生永久性瘫痪或肾衰竭。也可能因为经常需要服用阿片类镇痛剂而导致药物成瘾。

治疗
- 如有可能,去除诱因
- 口服或静脉给予葡萄糖
- 静脉给予血红素

各类急性卟啉症的治疗方法基本相同。找出可能的触发因素(如酗酒、药物),加以撤除或纠正。除非症状甚轻,患者应住入光线暗淡、安静的单人病房治疗。监测患者的心率、血压及水和电解质平衡。持续监护患者的神经、膀胱、肌肉、肌腱、呼吸等功能,以及脉搏和血 O_2 含量。如患者有疼痛、呕吐等症状,需要时可给予非卟啉原性药物(表 172-4)。

葡萄糖（每日 300~500g）可抑制肝 ALA 合成酶（ALAS 1），减轻症状。如患者无呕吐，可予口服，否则由静脉输入葡萄糖。通常的方案是 3L 的 10% 葡萄糖溶液，通过中心静脉导管在 24 小时内（125ml/h）输注完。为避免水分过多引起低钠血症，可输入 50% 葡萄糖液 1L。

对有严重发作、电解质紊乱或肌肉无力的患者，应立即由静脉给予血红素，症状通常在 3~4 日内缓解。如未及时使用血红素治疗，可使神经损害加重，恢复较慢且可能不完全。美国供应的血红素制剂为冻干的正铁血红素，可加无菌水使之还原。剂量为 3~4mg/kg，静脉注射，每日 1 次，4 日。另一种方法是使用精氨酸盐血红素，给药剂量相同，不同之处在于需要用 5% 的葡萄糖或低张（半张或 1/4 张）生理盐水稀释。血红素和精氨酸盐血红素可引起静脉血栓和/或血栓性静脉炎。若血红素与人血清白蛋白一起使用，上述不良事件的风险可能会降低。此外，还能减少血红素的聚集。因此，大多数专家建议在应用血红素或精氨酸盐血红素的同事输注血清白蛋白。

反复发作 反复严重发作者有肾脏损伤与不可逆神经损伤风险，如有条件可考虑肝移植治疗。成功的肝移植可以永久治愈 AIP，除 ALAD 缺乏性卟啉症以外的所有急性卟啉症。

急性卟啉症患者不应作为肝移植供体，即使他们的肝脏结构看似正常（即无肝硬化），因为肝移植受体已发生急性卟啉症综合征，这样的结果提示急性卟啉症是肝功能的紊乱。对于病情活动伴肾衰竭者，可行肾移植或肝肾联合移植，因为透析可能会加重原有的神经损伤。

预防

卟啉症患者应当避免：
- 可能有害的药物（表 172-4）
- 酗酒
- 身体或情绪紧张或疲惫
- 接触有机溶剂（如油漆或干洗剂）
- 过度节食
- 反复饥饿

节食减肥应使体重逐渐下降并仅限于疾病缓解期。VP 或 HCP 携带者应尽量避免日光照射，仅能阻挡紫外线的防晒霜没有作用，但不透明的氧化锌或二氧化钛制剂有一定效果。卟啉症患者联合会（American Porphyria Foundation European Porphyria Network）提供有关书面资料，也可直接咨询。

在病历中应明确标明患者有卟啉症，并让患者随身携一卡片，写明病情和注意事项。

高碳水化合物饮食可降低急性发作的风险。轻度急性发作有时通过增加葡萄糖摄入即可缓解。这些方法不宜长期应用以免造成肥胖和龋齿。

对于症状反复发作且发作时间可以预料的患者（尤其是发作与月经周期相关的女性患者），可在预期的发作日期前给予复方避孕片（p-pills）或血红素类药物预防。没有规范化的预防措施，应向专科医师咨询。有些女性患者使用促性腺激素释放素激动剂合并小剂量雌激素可消除经前期的频繁发作。低剂量口服避孕药有时效果很好，但其中的黄体酮成分可能会使卟啉症加重。

为预防肾脏损伤，应选用安全的药物，积极治疗慢性高血压。合并肾损害者应定期至肾脏病专科就诊。最近的经验表明，ADH 受体拮抗剂托伐普坦对急性发作期的低钠血症有效。

急性卟啉症人群中肝细胞癌高发，尤其是病情活动期人群。年龄>50 岁的患者应每年筛查肝脏超声 1~2 次。一旦发现，可以早期治疗，延长寿命。

> **关键点**
> - 急性卟啉症表现为腹痛与神经系统症状间歇性发作，某些亚型还有皮肤受累，多发生于阳光暴晒之后
> - 急性发作的诱因较多，包括激素水平、药物、低热量饮食、低碳水化合物饮食、饮酒等
> - 急性发作多表现为剧烈腹痛、呕吐、外周和中枢神经系统受累（肌无力较常见）
> - 发作期间尿液可为红色或红褐色
> - 首先行尿 PBG 定性检测，如结果为阳性，进一步定量测定 ALA 和 PBG 水平可确诊
> - 急性发作时可口服或静脉注射葡萄糖，病情严重时可静脉输注血红素

更多信息

美国卟啉症基金会（American Porphyria Foundation）
欧洲卟啉症网（European Porphyria Network）
急性卟啉症药物库（Drug Database for Acute Porphyrias）

皮肤型卟啉症概述

皮肤型卟啉症主要源于卟啉生物合成途径（表 172-1）中某些酶的缺乏（其中一个亚型是酶的过多）。病情常时轻时重或持续而无缓解，患者肝脏或骨髓中光毒性卟啉的产生也相对稳定。这些卟啉堆积于皮肤中，在日光照射后（可见光，包括近紫外线，但不包括紫外线）产生细胞毒性基团，导致复发性或难治性皮肤病变。

皮肤型卟啉症包括：
- 迟发性皮肤卟啉症（PCT）
- 红细胞生成性原卟啉症（EPP）
- 先天性红细胞生成性卟啉症（CEP，表 172-5）
- X 连锁卟啉症（XLPP），有时被视为 EPP 的临床变种
- 肝脏红细胞性卟啉症（HEP，表 172-5）极为罕见，有时被视为 PCT 的一种亚型（非常罕见）

急性卟啉症、混合型卟啉症（VP）和遗传性粪卟啉症（HCP）也有皮肤症状。卟啉症的病因学和病理生理学参见第 1189、1190 页。

除 EPP 及 XLPP 外，在所有的皮肤型卟啉症中，皮肤的光敏感性表现为皮肤易受损害及出现大疱。皮肤的病变通常发生于受到日光照射的部位（如面部、颈部、手背及前臂）

表172-5 较少见的卟啉症

类型与说明	症状和体征	诊断	治疗
先天性红细胞生成性卟啉症（Günther病）			
尿卟啉原Ⅲ合成酶缺乏（UROS）	宫内或产后即刻：严重病例表现为非免疫性水肿 产后不久：皮肤起疱，贫血，尿呈红色、深色尿布UV灯下为红色荧光 高胆红素血症接受光疗可能导致严重的皮肤水疱 成人期：角膜瘢痕（可能较严重），溶血性贫血，脾肿大，牙呈红色，骨中卟啉沉积，骨矿质流失（量可能较大）	血、尿和粪便中卟啉增多，水平高于其他卟啉症，主要为尿卟啉Ⅰ及粪卟啉原Ⅰ 尿中ALA和PBG正常 根据红细胞中UROS活性降低（<10%）可确诊，但目前尚无成熟的测定方法 UROS基因分析提示10号染色体上的纯合子或复合杂合突变（最常见的突反复RBC输入及羟基脲以保持变是C73R） 宫内诊断可测定羊水卟啉或进行遗传分析	避免日照（包括治疗新生儿高胆红素血症的光线） 穿防晒服 避免皮肤受伤 迅速治疗继发性细菌感染以预防瘢痕形成 切除脾脏对于溶血性贫血患者可能有效 骨髓卟啉低产生；输注去铁胺以去除输血引发的铁负荷 骨髓移植有治愈可能性
肝性红细胞生成性卟啉症			
尿卟啉原脱羧酶缺乏（UROD）	皮肤起疱 尿液红色 贫血	尿或粪中异粪卟啉增加 红细胞中锌原卟啉增加（与PCT鉴别） 通过红细胞尿卟啉原脱羧酶活性非常低得以证实 UROD基因的遗传分析提示纯合子或复合杂合突变	避光 轻症患者可用放血疗法 重症患者的治疗方法和先天性红细胞生成性卟啉症相似
双重卟啉症			
血红素合成通路中有一种以上酶缺乏所致疾病	两种疾病在急性卟啉症的临床和生化表现： 由porphyrogenic因子引发的脑脊髓交感神经系统症状 皮肤卟啉症：对阳光有超敏反应引起皮肤气泡变脆	卟啉和卟啉前体排泄模式 急性卟啉症通过家族史和酶分析确诊	急性卟啉症：避免触发因子 皮肤性卟啉症：皮肤保护和避免光照

ALA，δ-氨基乙酰丙酸；PBG，卟胆原；PCT，迟发性皮肤卟啉症；UV，紫外线。

或受伤处。皮肤病变的发生常甚隐袭，患者往往没有注意到它和日光照射有关。相反，EPP及XLPP皮肤光敏感性可在日光照射后数分钟或数小时后发作，表现为烧灼痛，可持续数小时，而皮肤上常无水疱或任何病损可见。然而，可能会出现肿胀与红斑。皮肤卟啉症常合并慢性肝脏疾病。

皮肤卟啉症时，血浆总卟啉升高。本病诊断需测定红细胞、血浆、尿和粪便中的卟啉水平，必要时检测致病基因及相关酶的活性。治疗包括避光，保护皮肤，以及根据特定亚型的治疗。

迟发性皮肤卟啉症

迟发性皮肤卟啉症（PCT）是比较常见的肝卟啉症，主要影响皮肤。肝病也很常见。PCT是由于肝脏尿卟啉原脱羧酶活性的获得性或遗传缺陷（表172-1）。卟啉在肝脏中聚集，引起肝脏铁超载、肝细胞氧化应激，上述效应在酗酒、吸烟、雌激素暴露、丙型肝炎或HIV感染时更明显。症状主要是皮肤脆弱、容易起疱，多见于阳光暴露部位。诊断依靠血浆荧光或尿液与粪便中卟啉测试。本病需与急性皮肤卟啉症相鉴别。治疗可应用小剂量的氯喹或羟氯喹促进卟啉排泄，或通过放血使铁耗尽。预防措施为避免日照、吸烟、饮酒、雌激素和含铁药物，有效治疗并发的丙型肝炎或HIV感染。

病理生理

肝尿卟啉原脱羧酶（UPOD，表172-1）缺乏导致PCT。卟啉在肝脏聚集，并被输送到皮肤组织，从而引起光敏性。

杂合子患者具有部分UROD活性（约50%），一般不出现PCT的生化或临床表型。PCT出现明显的临床症状时常合并其他因素（如肝脏铁超载，饮酒，卤代烃暴露，丙型肝炎病毒或HIV感染），最终使得肝UROD活性下降>75%而发病。上述因素能促进尿卟啉原和其他卟啉原氧化为相应的卟啉，也有利于UROD抑制剂形成。通常触发急性卟啉症的药物（表172-4）不会引起PCT。

在PCT中肝病较常见，病因可能为卟啉的堆积、慢性丙型肝炎、伴发含铁血黄素沉着症或饮酒过量。肝硬化发病率为≤35%，肝细胞性肝癌发病率为7%~24%（中年男性中较多见）。

PCT主要分两种亚型：

1型（获得性或散发性）

2型（遗传性或家族性）。

1型占75%~80%，2型占20%~25%。3型PCT很少，比例<1%。

1型PCT的脱羧酶缺乏仅限于肝脏，且无遗传倾向。1型PCT多为中老年起病。

2型PCT中脱羧酶的缺乏以常染色体显性方式及有限外显率遗传。缺陷发生于所有细胞，包括红细胞。其发病早于1型，有时可出现于儿童期。杂合子患者具有部分UROD活性（约50%），一般不出现的PCT的生化或临床表型。PCT出现明显的临床症状时常合并其他因素（如肝脏铁超载、饮酒、卤代烃暴露、丙型肝炎病毒或HIV感染），最终使得肝UROD活性下降>75%而发病。上述因素能促进尿卟啉原和其他卟啉原氧化为相应的卟啉，也有利于UROD抑制剂形成。

肝红细胞性卟啉症非常罕见（HEP，表172-5），其特点为UROD缺乏严重，通常被认为是2型PCT的常染色体隐性遗传亚型。

3型PCT非常罕见的遗传疾病，致病基因目前尚不清楚，UROD基因正常。3型占<1%。

1型和2型是该病的主要类型。两者的诱发因素、症状和治疗方法均相似。总患病率约1/10 000，暴露于卤代芳烃的人群患病率更高。

假性卟啉症　肾衰竭、紫外线辐射（UVA）和某些药物都可以引起PCT样症状，但卟啉水平不升高，称为假性卟啉症。通常涉及的药物是呋塞米、四环素类、磺胺类、萘普生和其他非甾体抗炎药。

由于卟啉不易通过透析排出体外，因而有些长期进行血液透析的患者可出现类似PCT的皮肤病变（肾病终末期假性卟啉症）。

症状及体征

PCT患者皮肤易受损害，主要发生于日光照射部位。由于光毒性的出现滞后，患者常不能把光照和症状联系起来。

皮肤水疱可自发产生也可在轻微创伤后出现。有些大疱是出血性的。伴发的糜烂和溃疡可导致继发感染，此种创面愈合缓慢，可遗留萎缩性瘢痕。日光照射偶尔还可引起红斑、水肿或瘙痒。可发生充血性结膜炎，但其余部位的黏膜不受影响。局部皮肤可出现色素减退或沉着，也可发生面部多毛和假性硬皮病样变化。

诊断

- 血卟啉，尿中尿卟啉、七羧基卟啉，以及粪中异粪卟啉水平升高

如一患者皮肤易受损伤及形成水疱而又没有其他疾病，应怀疑PCT可能。PCT与伴皮肤症状的急性卟啉症[混合型卟啉症（VP）和遗传性粪卟啉症（HCP）]的鉴别很重要，因为在VP和HCP患者中生卟啉药物可引起脑脊髓交感神经系统症状。以前有神经、精神或无法解释的腹部症状提示可能为急性卟啉症。还应询问是否接触过能引起假性卟啉症的化学物品。

虽然所有可引起皮肤损害的卟啉症中血浆卟啉浓度都增高，但尿中尿卟啉和七羧基卟啉及粪中异粪卟啉的增高提示PCT。PCT患者尿中卟啉前体物卟胆原（PBG）一般正常。尿δ氨基乙酰丙酸可以轻度升高（<3倍正常上限）。红细胞中UPGD活性在1型PCT和3型PCT中正常，但在2型PCT中降低（~50%）。

所有PCT患者应该筛查丙型肝炎及HIV感染应检测血清铁，铁蛋白和总铁结合力。如结果提示铁超载，应进一步行遗传性血色病的基因诊断。

治疗

有两种不同的治疗方法：
- 减少体内铁贮备
- 增加卟啉排泄

这些策略可以结合，加速缓解。监测治疗通过每个月或每3个月测定尿卟啉排泄，直至完全缓解。如正在接受减少铁储备治疗，应监测血清铁蛋白。

通过静脉放血减少体内铁贮备通常有效。每隔1周或2周放血1个单位。当血清铁蛋白降至略低于正常，停止放血。通常情况下，需要6~10次。在治疗期间尿和血中卟啉逐渐下降，虽有滞后但与铁蛋白的下降平行。皮肤最终可恢复正常。病情缓解后，只是在复发时才需要再次放血。

小剂量氯喹或羟氯喹（每周口服2次，每次100~125mg）能促进肝脏清除蓄积的卟啉，增加卟啉排泄率。大剂量氯喹或羟氯喹可能引起一过性肝损伤和卟啉症恶化。病情缓解时即停药。

晚期肾疾病患者使用氯喹和羟氯喹治疗无效。由于贫血，放血也是禁忌的。但重组红细胞生成素可动员体内过多的铁并使贫血程度减轻至足以允许放血。在肾脏病终末期，去铁胺是放血的辅助物用来减少肝铁，络合铁可在透析过程中被去除。透析器、超强渗透膜和额外的高血流量率是必要的。

显性PCT和C型肝炎感染的患者优先使用聚乙二醇干扰素α-2a，利巴韦林和一种抗病毒药（telaprevir、boceprevir）治疗。先前的铁耗尽增强抗病毒治疗的反应。

小批量静脉抽血或口服氯喹治疗儿童症状性PCT，按体重确定剂量。

在怀孕期间出现的皮肤症状应使用放血治疗。在难治性病例中，可以添加低剂量的氯喹，已确认无致畸作用。根据血液稀释和铁耗尽的不同程度，皮肤症状通常随妊娠消减。

在PCT治疗期间，可中断绝经后的雌激素补充。停止雌激素可得到缓解。

预防

患者应避免日光照射；穿衣戴帽的效果最好，也可用锌或氧化钛防晒霜。平时使用的阻挡紫外线的防晒霜没有效果，但吸收长波紫外线的品种如含dibenzylmethane的制剂有一定作用。应终身禁酒，但在病情缓解后可恢复雌激素治疗，一般不会有危险。

关键点

- PCT 通常是获得性的,但也可能是遗传性的
- 诱因包括肝铁超载、饮酒、卤代烃暴露、丙型肝炎病毒或 HIV 感染
- 通常触发急性卟啉症的药物不会引起 PCT
- 测定尿中尿卟啉、七羧基卟啉,以及粪中异粪卟啉水平测定
- 可通过血清铁,铁蛋白水平和总铁结合力测定来评估铁超载
- 通过放血降低过高的铁储备
- 给予低剂量氯喹或羟氯喹去除蓄积的卟啉

更多信息

美国卟啉症基金会(American Porphyria Foundation)
欧洲卟啉症网络(European Porphyria Network)
急性卟啉症药物库

红细胞生成性原卟啉症及 X 连锁卟啉症

红细胞生成性原卟啉症(EPP)是由于铁螯合酶活性的遗传缺陷,X 连锁卟啉症(XLPP)是遗传缺陷导致 δ 氨基乙酰丙酸合酶-2 活性过高。这两种酶都在血红素的生物合成途径中(表 172-1)。EPP 和 XLPP 的临床表现几乎相同。其通常发生于婴儿期,即使是短暂的日光照射也会引起皮肤灼痛。以后常发生胆石症,慢性肝病见于约 10% 的患者。诊断基于症状与红细胞、血浆中原卟啉水平升高。预防措施为避免诱因(如日照、饮酒、禁食),β-胡萝卜素可能有用。冷水浴或湿毛巾及止痛剂、局部和/或口服糖皮质激素可减轻急性期症状。肝衰竭患者可能需要肝移植,但由于原卟啉主要来自骨髓,因此肝移植不能治愈本病。

因为 XLPP 与 EPP 非常相似,它有时被看作是 EPP 的一个变种。卟啉症的病因学和病理生理学参见第 1189、1190 页。

病因

EPP 占病例的 90%,系铁螯合酶(FECH)的遗传缺陷导致。EPP 是常染色体隐性遗传疾病。因此,只有纯合子才具有典型的临床表现。此外,一个有缺陷的 FECH 等位基因加上一个低表达的野生型等位基因也能产生表型。

XLPP 占病例的 10%。XLPP 系基因突变导致骨髓中红细胞 δ-氨基酮戊酸合酶(ALAS 2)的活性上调,遗传方式是 X 染色体连锁的。女性杂合子可以是无症状的。

EPP 表型的患病率均为 1/75 000 左右。原卟啉在骨髓和红细胞中聚集,并能进入血浆,沉积在皮肤组织中,经肝脏进入胆汁而排泄。大约 10% 的患者发展成慢性肝病,其中少数发展为肝硬化,最终进展为肝功能衰竭。更常见的并发症是由于原卟啉经胆汁排泄引起的胆色素结石。

症状及体征

病情轻重可相差很大,甚至同一家庭中的患者也可如此。多数患者自童年起开始出现相应症状。短暂暴露于阳光下即可引起剧烈疼痛,灼痛,红斑及暴露部位的皮肤水肿。通常婴儿或幼儿在短暂日光照射后可啼哭达数小时。有时皮肤肿胀和红斑很轻或不明显,导致 EPP 和 XLPP 的确诊晚于其他类型的卟啉症。

暴晒后,口周与手背部皮肤可能结痂。起疱和瘢痕是迟发性皮肤卟啉症的特征性表现,遗传性粪卟啉症和先天性红细胞生成性卟啉症则不会发生(表 172-5)。

如果皮肤长时间未得到保护,会变粗、增厚,呈皮革样(苔藓样变),特别是在指关节部位。口周可形成线状皱纹(鲤鱼嘴)。XLPP 与 EPP 相比,光过敏和肝病更严重。

如未诊断,EPP 与 XLPP 可引起社会心理问题,因患儿原因不明地拒绝去户外活动。由于对疼痛恐惧或预期令人奔溃,可使患儿出现神经过敏,精神紧张,寻衅生事,甚至有与周围环境疏离感觉,或有自杀倾向。

诊断

- 红细胞和血浆中原卟啉测定
- *FECH* 或 *ALAS 2* 基因突变检测

儿童和成人如有疼痛性皮肤光过敏而无水疱或瘢痕形成,应考虑为 EPP 或 XLPP。儿童胆结石应排除 EPP 和 XLPP。这些患者通常没有家族史。

红细胞和血浆中原卟啉浓度增高可确定诊断。红细胞原卟啉还应分馏来确定无金属原卟啉与锌原卟啉的比例。EPP 时,无金属的红细胞原卟啉比例几乎总是 >85%。锌原卟啉比例 >15% 提示 XLPP。血浆粪卟啉、尿卟啉水平正常。粪原卟啉可升高,但粪卟啉水平是正常的。

亲属中潜在携带者可通过红细胞中原卟啉含量增高及患者已确定的基因突变证实。

治疗

- 衣物遮盖和防晒霜以避免日晒
- 皮肤灼伤的对症治疗包括冷敷、非甾体抗炎药、局部外用和/或口服糖皮质激素
- 口服 β-胡萝卜素用于预防
- 肝胆并发症管理
- afamelanotide 用于预防光毒性事件和缓解症状

患者应避免日光照射,穿衣戴帽,用含锌或氧化钛防晒霜。口服抗氧化剂 β 胡萝卜素可以减少光过敏。患者的服药依从性较差,因为 β 胡萝卜素不能非常有效地控制症状,并且引起皮肤色素沉着。根据患者年龄确定剂量(表 172-6)。其他能降低光敏性的药物包括抗氧化剂半胱氨酸和黑素细胞刺激激素的类似物 afamelanotide。afamelanotide 目前已经在欧盟上市。而对于能诱发急性卟啉症的药物可以使用(表 172-4)。

表 172-6 β-胡萝卜素用于红细胞生成性原卟啉症的剂量*

患者年龄/岁	剂量(口服)
1~4	60~90mg,qd
5~8	90~120mg,qd
9~12	120~150mg,qd
13~16	150~180mg,qd
>16	最高 30mg,qd

*保持血清浓度为 11~15μmol/L。

冷水浴、湿毛巾、局部和/或口服激素类药物可减轻急性期症状。症状可能持续1星期才能解除。若上述措施无效（如皮肤光敏性增高、卟啉浓度上升、黄疸逐渐加深），正铁血红素或红细胞过度输入（即让血红蛋白水平高于正常），可降低卟啉的红细胞过度生成。服用胆酸可促进原卟啉经胆道排泄。口服考来烯胺或活性炭用于阻断肝肠循环，促使卟啉经粪便排泄。

失代偿的终末期肝病患者需要肝移植。然而，肝移植无法从根本上纠正代谢缺陷，移植肝常发生EPP肝病。造血干细胞移植能根治EPP，但不作为常规治疗，因为治疗的风险远超获益。在肝移植或其他持续时间较长的手术期间，应防止手术灯灼伤患者，以免内脏遭受严重的光毒性损伤。应使用专用滤镜覆盖光源，以阻断波长380~420nm的光。内镜、腹腔镜和短时的腹部手术（<1.5小时）一般不会导致光毒性损伤。

> **经验与提示**
> - 手术灯可损伤红细胞生成性原卟啉症患者的内脏

医师和患者定期会面十分重要，患者可从中获取信息，和医师讨论病情，进行遗传咨询，以及接受体检。每年检测1次肝功能与红细胞/血浆原卟啉水平。如发现肝功能异常应及时至肝病专科进行评估，必要时行肝活检以评价纤维化的程度。如有慢性肝病，则应每6个月复查1次B超，以尽早发现肝癌。

应测定维生素D水平，因为患者避光，维生素D缺乏很常见。如维生素D水平偏低，应予补充。

所有EPP患者应接种甲型肝炎与乙型肝炎疫苗，避免饮酒。

> **关键点**
> - EPP引起皮肤光暴露后的灼痛
> - 10%患者发生肝纤维化，甚至进展为肝功能衰竭
> - 短暂暴露在阳光下可引起剧烈疼痛、灼痛、红斑及暴露部位皮肤水肿
> - 红细胞和血浆中原卟啉测定
> - 避免阳光暴晒，必要时用药物（如β-胡萝卜素、半胱氨酸）预防
> - 输注血红蛋白和/或红细胞可缓解原卟啉过剩
> - XLPP临床表现与EPP类似，但光敏性和肝病比EPP更严重
> - 诊断XLPP一个有用的线索是红细胞原卟啉中的锌原卟啉比例升高

> **更多信息**
>
> 美国卟啉症基金会（American Porphyria Foundation）
> 欧洲卟啉症网络（European Porphyria Network）
> The Drug Database for Acute Porphyrias

173. 甲状腺疾病

甲状腺位于颈部前方环状软骨之下，由通过峡部相连的左右两叶构成。甲状腺内的滤泡细胞产生两种主要的甲状腺素：四碘甲状腺原氨酸（甲状腺素，T_4）和三碘甲状腺氨酸（T_3）。

这些激素作用于机体中每一种组织细胞，其和细胞中的核受体结合，改变许多基因产物的表达。胎儿和新生儿期脑部和躯体组织的正常发育需要甲状腺素，人一生中蛋白质、碳水化合物和脂肪代谢的调节也离不开甲状腺素。

T_3活性最高，T_4的活性很低。但T_4的半寿期要比T_3长得多，能在大多数组织中转化为T_3，因而是T_3的储备。甲状腺素的第3种形式是反T（$3rT_3$），没有代谢活性。在某些疾病中rT_3水平增高。

此外，滤泡旁细胞（C细胞）分泌降钙素，在血钙增高时释放使血钙降低（参见第1149页）。

甲状腺素的合成与释放

甲状腺素的合成需要碘（图173-1）。碘以碘化物的形式从食物和饮水中摄入机体，由甲状腺浓集并在滤泡细胞中由甲状腺过氧化物酶转化为有机碘（有机化）。滤泡细胞围绕于充满胶质的滤泡周围，该胶质由甲状腺球蛋白，一种含酪氨酸的糖蛋白组成。与滤泡细胞膜相接触的酪氨酸在1或2个位置上碘化（一碘酪氨酸或二碘酪氨酸），然后偶联形成2种甲状腺素（二碘酪氨酸+二碘酪氨酸→T_4；二碘酪氨酸+一碘酪氨酸→T_3）。

在滤泡中T_3和T_4仍和甲状腺球蛋白结合，直至甲状腺滤泡细胞将含有甲状腺球蛋白的胶质小滴摄入细胞内后，T_3和T_4才和甲状腺球蛋白分离。然后游离T_3和T_4被释放进入血流，和血清中载运蛋白［主要是甲状腺素结合球蛋白（TBG）］相结合，后者与T_3和T_4的亲和力高但结合容量低。正常情况下，约75%与载运蛋白结合的甲状腺素由TBG运送。其他结合蛋白有甲状腺素结合前白蛋白（transthyretin），它与T_4的亲和力高但结合容量低，还有白蛋白，后者与T_3和T_4的亲和力低但结合容量大。约0.3%的血清总T_3和0.03%的血清总T_4为游离形式，并与结合的甲状腺素保持平衡。只有游离T_3、T_4能作用于周围组织。

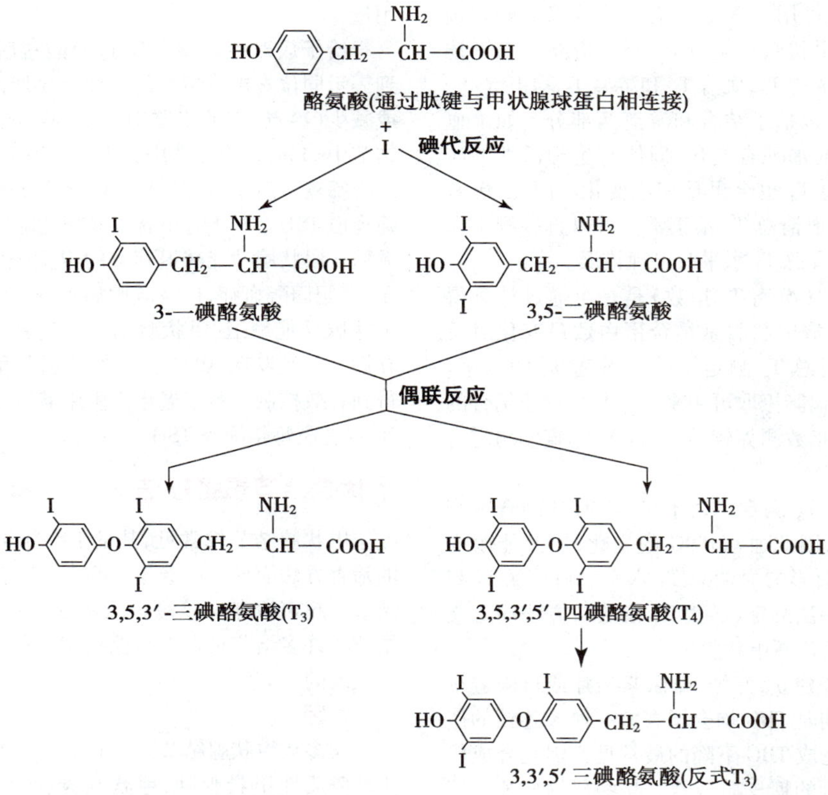

图 173-1　甲状腺素的合成

T_3 和 T_4 的合成与释放受垂体促甲状腺细胞分泌的促甲状腺素（TSH）控制。TSH 的分泌受垂体负反馈机制控制：游离 T_4 和 T_3 水平增高时，TSH 合成和分泌减少；反之则 TSH 分泌增多。TSH 的分泌也受到下丘脑合成的促甲状腺素释放素（TRH）的影响。虽然来自甲状腺素的负反馈起一定作用，但调节 TRH 合成和释放的确切机制还不清楚。

血液循环中的 T_3 大部分为甲状腺以外的组织中的 T_4 脱去一个碘离子而生成，只有 1/5 的 T_3 从甲状腺直接分泌。

甲状腺功能的实验室检查

TSH 测定是确定甲状腺功能有无障碍的最好方法（表 173-1）。除了少数罕见病例如垂体对甲状腺素有抵抗，或是下丘脑和/或垂体病变引起的中枢性甲状腺功能减退外，TSH 正常基本上可排除甲状腺功能亢进或减退。在危重患者中血清 TSH 可假性降低。

表 173-1　各种不同临床情况下的甲状腺功能实验室检查结果

生理状况	血清 TSH	血清游离 T_4	血清 T_3	24h 放射性碘摄取
甲状腺功能亢进				
未治疗	降低	增高	增高	增高
T_3 中毒症	降低	正常	增高	正常或增高
原发性甲状腺功能减退				
未治疗	增高	降低	降低或正常	降低或正常
继发于垂体病变的甲状腺功能减退	降低或正常	降低	降低或正常	降低或正常
甲状腺功能正常				
使用碘	正常	正常	正常	降低
使用外源性甲状腺素	正常	T_4 正常，T_3 降低	T_3 增高，T_4 正常	降低
使用雌激素	正常	正常	增高	正常
甲状腺功能正常性病态综合征	正常，降低或增高	正常或降低	降低	正常

T_3，三碘甲腺原氨酸；T_4，甲状腺素；TSH，促甲状腺素。

血清 TSH 水平也可用于确定亚临床甲状腺功能亢进（TSH 降低）和亚临床甲状腺功能减退（TSH 增高），在上述二种情况中，血清 T_4、游离 T_4、血清 T_3 和游离 T_3 均正常。

血清总 T_4 测定 包括了结合和游离两部分。如果血清甲状腺素结合蛋白的水平有变化，即使有生理活性的游离 T_4 水平不变，血清总 T_4 也会出现相应变化。因此，患者可能在生理上正常，但血清总 T_4 不正常。可以直接测定血清游离 T_4 以避免在解释总 T_4 水平时出现错误。

游离甲状腺素指数（游离 T_4 指数）是一个通过计算得出的数值，它可校正血清甲状腺素结合蛋白数量变化对总 T_4 的影响，因而可通过总 T_4 测定来估计游离 T_4 的水平。甲状腺素结合率或 T_3 树脂摄取可用来估计与蛋白质结合的激素的比例。游离 T_4 指数测算较易，与游离 T_4 直接测定有较好的可比性。

血清总 T_3 和游离 T_3 测定 由于 T_3 与 TBG 结合紧密（虽然比 T_4 差 10 倍），因此血清 TBG 的变化，以及能改变 TBG 结合力的药物都会影响血清总 T_3 水平。血清游离 T_3 水平可用直接法和间接法测定（游离 T_3 指数），方法同上文中用于 T_4 者，主要用于诊断甲状腺毒症。

TBG 测定方法已经建立，妊娠、雌激素治疗或口服避孕药及传染性肝炎急性期时 TBG 均会增高。一种 X 连锁的遗传病也可使之增高。造成 TBG 下降的最常见原因是合成代谢性质的类固醇和过量的糖皮质激素。某些药物如苯妥英和阿司匹林及其衍生物在大剂量使用时，可将与 TBG 结合的 T_4 置换下来，使血清总 T_4 假性降低。

甲状腺过氧化物酶的自身抗体 存在于几乎所有慢性淋巴细胞性甲状腺炎患者（其中有些还有甲状腺球蛋白自身抗体）及大多数格雷夫斯病（Graves disease）患者体内。这些自身抗体是自身免疫疾病的标志，但并不一定致病。然而，一种直接针对甲状腺滤泡细胞 TSH 受体的自身抗体可引起格雷夫斯病患者甲状腺功能亢进。自身免疫性甲状腺疾病患者体内可发现抗 T_4 和 T_3 的抗体，可影响 T_4 和 T_3 的测定，但很少有临床意义。

甲状腺是甲状腺球蛋白合成的唯一部位，后者在正常血清中很易测出，在毒性或非毒性甲状腺肿患者中常增高。血清甲状腺球蛋白测定主要用于评估因甲状腺已分化癌而行甲状腺次全切或全切（加用或未用 ^{131}I 放疗）患者术后的状况。对于术后正在服用抑制 TSH 分泌剂量的 L-甲状腺素或已停服 l-甲状腺素的患者，血清甲状腺球蛋白水平正常或增高说明仍有正常或癌变的甲状腺组织残留。但是甲状腺球蛋白抗体可能影响其测定结果。

放射性碘摄取试验用于测定甲状腺对碘的吸收率。给患者口服或静脉注射微量放射性碘，然后用扫描仪测定甲状腺对放射性碘的摄取量。在放射性碘的同位素中，以 ^{123}I 为佳，因患者受到的辐射量最小（远少于 ^{131}I）。甲状腺对 ^{123}I 的摄取可因患者平时的碘摄入量而有很大变化，如患者摄入过大量碘，^{123}I 的摄取率会降低。

这一试验可用于甲状腺功能亢进的鉴别诊断（摄取率增高见于格雷夫斯病，降低见于甲状腺炎，参见第 1204 页）。也有助于计算治疗甲状腺功能亢进时所需的 ^{131}I 用量。

给予放射性碘或 ^{99m}Tc 过锝酸盐后进行闪烁照相，可得到表示同位素摄取情况的图像。局灶性的摄取增多（热点）或减少（冷点）有助于鉴别癌变的可能部位（甲状腺癌在热结节中<1%，在冷结节中为 10%～20%）。

筛查 对于所有男性≥65 岁，或女性≥35 岁，应每 5 年筛查血 TSH。对于有甲状腺疾病危险因素者，TSH 检测应更频繁。甲状腺功能减退筛查的卫生经济学意义不亚于高血压、高胆固醇血症，以及乳腺癌筛查。测定 TSH 诊断或排除甲状腺功能减退/甲状腺功能亢进具有高度的敏感性与特异性。一经发现，甲状腺功能减退与甲状腺功能亢进均可得到有效控制。鉴于老年人中甲状腺功能减退高发，年龄>70 岁者应每年筛查 TSH。

甲状腺结节患者疗法

甲状腺结节较常见，其发生率随年龄而增高，且因不同的筛查方法而异。中老年人群中，约有 5%触诊可及甲状腺结节。超声检查与尸检均证实，约 50%的成年人有甲状腺结节。许多结节是在因其他疾病进行甲状腺图像检查时偶然发现的。

病因

大多数甲状腺结节是良性的。良性甲状腺结节包括增生性胶质性甲状腺肿、甲状腺囊肿、甲状腺炎和甲状腺腺瘤。恶性者有甲状腺癌。

评估

病史 疼痛提示甲状腺炎或囊肿出血。无症状的结节往往是良性的，但是也有恶性的可能性。甲状腺功能亢进症状提示高功能腺瘤或甲状腺炎；甲状腺功能减退症状提示慢性淋巴细胞性甲状腺炎。甲状腺癌的危险因素包括：

- 甲状腺部位放疗史，特别是在婴儿和儿童期
- 年龄<20 岁
- 男性
- 甲状腺癌或多发性内分泌腺体肿瘤家族史
- 单个实性结节
- 吞咽困难
- 声嘶
- 甲状腺体积增大（尤其是迅速增大，或甲状腺抑制治疗期间仍增大）

体格检查 提示甲状腺癌的体征有质地坚硬如石或固定于周围组织结构中，颈部淋巴结肿大，喉返神经麻痹所致声音嘶哑。

辅助检查 甲状腺结节的初始评估包括测量

- 促甲状腺素（TSH）
- 游离甲状腺素（T_4）的水平
- 甲状腺过氧化物酶抗体的水平

如 TSH 受抑制，可作甲状腺同位素扫描。摄取同位素增加的结节（热结节）很少为恶性。穿刺活检是鉴别良恶性结节最理想诊断方法，如甲状腺功能检测结果不支持甲状腺功能亢进或慢性淋巴细胞性甲状腺炎，或核素显像提示为冷结节，应进行活检。与常规应用放射性碘扫描相比，早

期应用细针穿刺活检花费较少,而诊断价值更高。

超声检查可用于确定结节大小,但对甲状腺癌很少有诊断意义。对于甲状腺超声检查中直径<1cm 的结节,一般不作穿刺。超声检查是很少用于诊断癌症,尽管超声或 X 线出现以下结果能暗示癌症:
- 细小,斑点状,砂粒钙化(乳头状癌)
- 低回声,边界不规则,结节内血流增多,横截面高度大于宽度,不规则钙化的增加,或很少致密,均匀的钙化(髓样癌)

治疗

治疗系针对病因。用甲状腺素抑制 TSH 分泌,使原来较小的良性结节缩小,在约半数患者中有效,临床很少使用。

甲状腺功能正常性病态综合征

甲状腺功能正常性病态综合征是指患者患有甲状腺以外的全身性疾病,临床上甲状腺功能正常但血清甲状腺素水平降低。诊断需首先排除甲状腺功能减退。治疗应针对原发疾病,不需补充甲状腺素。

有各种急性或慢性非甲状腺疾病的患者,甲状腺功能试验可不正常。这些疾病包括多种急性和慢性病变,特别是禁食、饥饿、蛋白质热量不足、严重外伤、MI、慢性肾衰竭、糖尿病酮症酸中毒、神经性纳差、肝硬化、温度引起的损伤及败血症。

T_3 水平降低最常见。如病情严重或病程较长,T_4 水平也降低。血清反 T_3(rT_3)增高。患者在临床上甲状腺功能正常,TSH 不高。

发病机制不明,但可能涉及周围组织中 T_4 向 T_3 转化减少,由 T_4 转化产生的 rT_3 的清除率下降,以及甲状腺素和甲状腺素结合球蛋白(TBG)的结合减少。促炎症细胞因子(如肿瘤坏死因子-α,IL-1)可能是这些变化的原因。

对甲状腺功能试验异常的解释因各种药物的作用而变得复杂,如含碘丰富的造影剂和胺碘酮,它们可使周围组织中 T_4 向 T_3 的转化进一步减少;又如多巴胺和糖皮质激素类药物,它们可使垂体 TSH 分泌减少,血清 TSH 降低,继而甲状腺 T_4 分泌减少。

> **经验与提示**
> - 甲状腺功能测试不应用于 ICU 患者,除非高度怀疑甲状腺功能减退

诊断
- TSH
- 血皮质醇
- 结合临床判断

诊断方面的困难是判定患者是甲状腺功能减退还是甲状腺功能正常性病态综合征。最有价值的检查是 TSH 测定,在甲状腺功能正常性病态综合征中,其水平可为低于正常、正常或略有升高,但不会像在甲状腺功能减退中那样高。血清 rT_3 增高,但这一测定很少用到。在甲状腺功能正常性病态综合征,血清皮质醇通常增高;而在下丘脑-垂体病变引起的甲状腺功能减退,皮质醇低于正常或在正常低值。由于这些试验都没有特异性,因而对于急性或慢性患者的甲状腺功能试验异常,需根据临床判断来加以解释。除非高度怀疑有甲状腺功能障碍,对于重点护理患者不应进行甲状腺功能试验。

治疗

治疗方面,不宜采用甲状腺素替代;原发病变纠正后,甲状腺功能试验即恢复正常。

> **关键点**
> - 许多重症患者甲状腺水平低下,但临床无甲状腺功能减退状也不需要补充甲状腺
> - 正常甲状腺病态综合征患者 TSH 水平较低,正常或轻度升高,不像真正的甲状腺功能减退,存在明显的 TSH 升高

慢性淋巴细胞性甲状腺炎
(自体免疫性甲状腺炎)

慢性淋巴细胞性甲状腺炎是甲状腺的慢性自体免疫性炎症,伴有淋巴细胞浸润。临床表现有无痛性甲状腺肿大和甲状腺功能减退的症状。诊断依据为高滴度的甲状腺过氧化物酶抗体。治疗方法为终身 l-甲状腺素替代。

在北美,慢性淋巴细胞性甲状腺炎是原发性甲状腺功能减退最常见的病因;多见于女性,为男性的两倍。女性中的发病率倍增。发病率随年龄增加,并见于染色体异常,包括唐氏综合征、特纳综合征(Turner syndrome)及克兰费尔特综合征(Klinefelter syndrome)。患者常有甲状腺疾病家族史。

如同格雷夫斯病(Graves disease),慢性淋巴细胞性甲状腺炎有时伴发其他自体免疫性疾病,包括艾迪生病(肾上腺皮质功能不足)、1 型糖尿病、甲状旁腺功能减退、白癜风、早年白发、恶性贫血、结缔组织病(如 RA、SLE、干燥综合征)及施密特综合征(Schmidt syndrome)(艾迪生病与继发于慢性淋巴细胞性甲状腺炎的甲状腺功能减退)。甲状腺肿瘤的发生率可增高,特别是甲状腺淋巴瘤。病理上表现为淋巴细胞的广泛浸润,伴有淋巴滤泡和瘢痕形成。

症状及体征

患者诉无痛性甲状腺肿大或喉部饱满感。检查时可发现甲状腺肿大,无触痛,表面光滑或有结节,质地坚实,较正常甲状腺更有弹性。许多患者有甲状腺功能减退状,但也有一些患者表现为甲状腺功能亢进。

诊断
- 甲状腺素(T_4)
- 促甲状腺素(TSH)
- 甲状腺自身抗体

测量 T_4,TSH 和甲状腺自身抗体。在疾病早期,T_4 和 TSH 正常,甲状腺过氧化物酶抗体及抗甲状腺球蛋白抗体增高,后者较少见。甲状腺对放射性碘的摄取率增高,可能

是由于甲状腺继续在浓集碘,但碘的有机化出现障碍。以后,出现甲状腺功能减退表现,T₄降低、甲状腺对放射性碘的摄取率下降、TSH 增高。至于其他自体免疫性疾病,仅在有临床表现时才需要进行检查。

治疗

甲状腺功能减退偶尔可为暂时性,但大多数患者需要终身补充甲状腺素,常规使用 L-甲状腺素,75~150μg 口服,每日 1 次。

> **关键点**
> - 慢性淋巴细胞性甲状腺炎是甲状腺的自身免疫性炎症
> - 患者有时也有其他自身免疫性疾病
> - 最初 T_4 和 TSH 水平是正常的,但后来,T_4 下降,TSH 升高,患者临床甲状腺功能减退
> - 甲状腺过氧化物酶抗体升高,偶有抗甲状腺球蛋白抗体升高
> - 终身甲状腺素替代治疗通常是必要的

甲状腺功能亢进
(甲状腺毒症)

甲状腺功能亢进的特征是代谢率增高,血清游离甲腺素水平上升。症状繁多,主要有心悸、疲劳、体重减轻及震颤。诊断根据临床表现和甲状腺功能试验。治疗取决于病因。

甲状腺功能亢进可根据甲状腺放射性碘摄取率和血液循环中有无刺激甲状腺分泌的因子来分类(表 173-1)。

病因

甲状腺功能亢进是由于甲状腺受到血液中刺激因子作用或自主性功能过高,合成和分泌过多的甲状腺素(T_4 和 T_3)所致。也可因甲状腺释放过多甲状腺素引起,此时合成并未增加。这种释放通常由各种类型的甲状腺炎中组织结构的破坏性变化造成。多种临床综合征也可有甲状腺功能亢进的表现。

整体来说,最常见的原因包括:
- 格雷夫斯病(Graves disease)
- 甲状腺炎
- 结节性甲状腺肿病
- 单、自主的、功能亢进的弥漫性毒性甲状腺肿

格雷夫斯病(弥漫性毒性甲状腺肿),是甲状腺功能亢进最常见的病因,其特点为甲状腺功能亢进加上一种或数种下列表现:
- 甲状腺肿
- 眼球突出
- 胫前黏液性水肿

格雷夫斯病由抗甲状腺 TSH 受体的自身抗体引起,大多数自身抗体是抑制性的,但本病中的自身抗体是兴奋性的,因而使甲状腺持续合成和分泌过量 T_4 和 T_3。格雷夫斯病(类似于慢性淋巴细胞性甲状腺炎)有时可伴有其他自体免疫性疾病,如 1 型糖尿病、白癜风、早年白发、恶性贫血、结缔组织病及多发性内分泌腺功能减退综合征。格雷夫斯病与遗传有关,具体机制仍未明。

浸润性眼病(格雷夫斯病中眼球突出的原因)的发病机制还不清楚,但可能是由针对眼外肌和眼眶成纤维细胞上特殊抗原的免疫球蛋白引起。眼病也可出现于甲状腺功能亢进发病前或发病后 20 年,病情变化频繁,或加重或减轻,而与甲状腺功能亢进的临床过程无关。甲状腺功能正常情况下的类似眼病称为甲状腺功能正常的格雷夫斯病。

不适当 TSH 分泌 是一个罕见的病因。甲状腺功能亢进患者的 TSH 一般低于可测范围,除非他们有分泌 TSH 的腺垂体腺瘤或是其垂体对甲状腺素的负反馈作用不敏感。在这两种疾病中,TSH 水平增高,且其生物活性较正常 TSH 高。患有分泌 TSH 垂体腺瘤的患者血液中 TSH α-亚基增高(这一点有助于鉴别诊断)。

葡萄胎、绒毛膜癌及妊娠剧吐 等三种情况都会使血清人绒毛膜促性腺激素(hCG)水平增高,hCG 对甲状腺有轻度刺激作用。妊娠头三个月中 hCG 水平最高,有时可使血清 TSH 降低,游离 T_4 轻度增高。甲状腺兴奋性增强可能是由于部分性去唾液酸人绒毛膜促性腺激素(hCG)的水平增高,后者是 hCG 的一种变异体,与结合有较多唾液酸的 hCG 相比,它对甲状腺的刺激作用可能更强。葡萄胎、绒毛膜癌及妊娠剧吐中出现的甲状腺功能亢进都是暂时性的。在葡萄胎被切除,绒毛膜癌得到恰当治疗,以及妊娠剧吐缓解后,甲状腺功能即恢复正常。

非自体免疫性常染色体显性遗传性甲状腺功能亢进 出现于婴儿期。病因为 TSH 受体基因突变使甲状腺处于持续的兴奋状态。

毒性单结节或多结节性甲状腺肿(Plummer 病) 病因有时可为 TSH 受体基因突变致甲状腺持续兴奋。毒性结节性甲状腺肿患者没有自体免疫的表现,也没有在格雷夫斯病患者中所发现的循环抗体。与格雷夫斯病不同,毒性单结节或多结节性甲状腺肿一般不会自行缓解。

甲状腺炎 包括亚急性肉芽肿性甲状腺炎、慢性淋巴细胞性甲状腺炎及隐匿型甲状腺炎,后者为另一类型的慢性淋巴细胞性甲状腺炎(参见第 1203 页)。甲状腺毒症的发生是由于甲状腺组织破坏释出贮存激素,而不是合成增加,以后可出现甲状腺功能减退。颈部大剂量照射治疗非甲状腺恶性病变时,如霍奇金淋巴瘤(霍奇金病)或喉癌,常造成永久性甲状腺功能减退。

药源性甲状腺功能亢进 胺碘酮和干扰素 α 可导致甲状腺炎伴甲状腺功能亢进及其他甲状腺疾病。锂剂常常引起甲状腺功能低下,但是很少导致甲状腺功能亢进。使用这些药物的患者应受到严密监护。

人为的甲状腺功能亢进 是由于故意或意外地摄入了过量的甲状腺素。

摄入过量碘 引起的甲状腺功能亢进中,甲状腺放射性碘摄取率很低。最常发生于非毒性结节性甲状腺肿患者(特别是老年患者),这些患者使用了含碘药物(如胺碘酮,含碘祛痰剂)或是进行放射检查时使用了含碘造影剂。其

发病机制可能是过多的碘为甲状腺中有自主功能（即不受TSH调节）的部分提供了合成甲状腺素的原料。只要血液循环中有过多的碘，甲状腺功能亢进即持续存在。

转移性甲状腺癌 也可能引起甲状腺功能亢进。但有功能的甲状腺滤泡癌转移灶，特别是在肺部，极少发生甲状腺素产生过多的情况。

卵巢甲状腺瘤 为卵巢畸胎瘤中有足够的甲状腺组织，可引起真正的甲状腺功能亢进。放射性碘的浓集部位出现于盆腔，甲状腺对碘的摄取通常受到抑制。

病理生理

甲状腺功能亢进时，血清 T_3 的升幅通常大于 T_4，可能是由于 T_3 分泌增多以及周围组织中 T_4 向 T_3 的转化增加。在有些患者中，仅有 T_3 升高（T_3 甲状腺毒症）。T_3 甲状腺毒症可发生于任何能引起甲状腺功能亢进的疾病，如格雷夫斯病、多结节性甲状腺肿及自主功能性甲状腺单结节。如果 T_3 甲状腺毒症未经治疗，患者通常也会出现甲状腺功能亢进的典型实验室检查结果（即 T_4 和 ^{123}I 摄取率升高）。各种类型的甲状腺炎一般先出现甲状腺功能亢进，然后演变为甲状腺功能减退。

症状及体征

甲状腺功能亢进患者的症状和体征大致相同，与病因无关。例外之处为浸润性眼病和皮肤病，后两者仅发生于格雷夫斯病。

> **经验与提示**
> - 老年患者可能有更类似于抑郁症或老年痴呆症的症状

临床表现可重可轻，可有甲状腺肿或结节。许多常见的症状和体征与肾上腺素过多的表现相似，如神经过敏、心悸、过度兴奋、出汗增多、怕热、易疲劳、食欲增大、体重减轻、失眠、虚弱及排便次数增加（偶有腹泻）。可有月经过少。体征包括皮肤温暖湿润、震颤、心动过速、脉压增宽、心房纤维性颤动和心悸。

老年患者，特别是患毒性结节性甲状腺肿者，表现可不典型（冷漠型或假面状甲状腺功能亢进），症状更像是抑郁症或痴呆。大多数患者无眼球突出或震颤。较常见的症状是心房纤维性颤动、晕厥、神志不清、心力衰竭和虚弱。症状和体征可仅累及一个器官系统。

眼部体征包括凝视、瞬目减少、眼睑退缩、结膜轻度充血，主要是由于交感神经过度兴奋，这些症状一般在治疗见效后消退。浸润性眼病，是格雷夫斯病特有的一种较严重的症状，可发生于甲状腺功能亢进出现以前或之后，时间可达数年。其特征为眼眶疼痛、流泪、刺激感、畏光、眶后组织增加、眼球突出（彩图173-1）及眼外肌淋巴细胞浸润，眼部肌肉无力，常导致复视。

浸润性皮肤病，也称为胫前黏液性水肿（一个易产生混淆的术语，因为黏液性水肿常提示甲状腺功能减退；彩图173-2），特点为由蛋白质性基质形成的非凹陷性浸润，通常发生于胫前部位。该病很少发生于无格雷夫斯眼病（Graves ophthalmopathy）者。皮肤损害在早期常有痒感和红斑，以后变为坚实。浸润性皮肤病可发生于甲状腺功能亢进出现前或后数年。

甲状腺危象 多因重度甲状腺功能亢进未经治疗，或未得到充分治疗而出现的急性发作。本症较罕见，可见于格雷夫斯病或毒性多结节性甲状腺肿患者（毒性单结节较少见，病情一般也较轻）。诱发因素有感染、创伤、手术、血栓栓塞、糖尿病酮症酸中毒或先兆子痫。

甲状腺危象表现为突然出现严重的甲状腺功能亢进症状，伴有为一或数种下列表现：发热，衰弱无力与肌肉消耗，极度不安与情绪波动，精神错乱，精神异常，昏迷，恶心、呕吐和腹泻，肝大与轻度黄疸。患者可表现为心血管衰竭和休克。甲状腺危象是一种威胁生命的急症，需立即治疗。

诊断

- TSH
- 游离 T_4，加上游离 T_3 或总 T_3
- 甲状腺摄碘率

诊断基于病史、体格检查和甲状腺功能试验。血清 TSH 测定最有价值，因为除了病因为分泌 TSH 的垂体腺瘤或垂体对甲状腺素的作用有抵抗这两种情况外，甲状腺功能亢进患者的 TSH 因受抑制而降低。

筛查 TSH 很有必要。游离 T_4 增高，但严重全身性疾病（类似于甲状腺功能正常性病态综合征中发生的甲状腺素水平假性降低）和 T_3 甲状腺毒症患者可有真正的甲状腺功能亢进，而 T_4 水平却虚假正常。如果一个患者有轻微的甲状腺功能亢进症状和体征，游离 T_4 正常而 TSH 降低，应怀疑 T_3 甲状腺毒症并测定血清 T_3，如 T_3 增高则可肯定诊断。

病因常可根据临床资料确定（如用药史，格雷夫斯病的特殊体征）。如果不能确定，可进行甲状腺放射性碘 ^{123}I 摄取试验。如甲状腺功能亢进的病因是激素分泌过多，放射性碘摄取率增高。当甲状腺功能亢进是由于甲状腺炎或异位激素分泌导致时，放射性碘摄取反应降低。

测定 TSH 受体抗体可以发现格雷夫斯病，但很少有此必要，除非是在妊娠期末的 3 个月需评估新生儿罹患格雷夫斯病的风险，因 TSH 受体抗体很易越过胎盘刺激胎儿甲状腺。大多数格雷夫斯病患者血中有抗甲状腺过氧化物酶抗体，少数有抗甲状腺球蛋白抗体。

不适当 TSH 分泌症少见。如甲状腺功能亢进时游离 T_4 和 T_3 的血浓度增高而血清 TSH 正常或升高，诊断可确定。

如怀疑人为的甲状腺功能亢进，可测定血清甲状腺球蛋白，常低于正常或为正常低值，不同于所有其他原因引起的甲状腺功能亢进。

治疗

治疗方法取决于病因，主要包括：
- 丙基硫脲嘧啶或甲巯咪唑
- β-阻滞剂
- 碘剂
- 放射性碘
- 手术

丙基硫脲嘧啶和甲巯咪唑 这些抗甲状腺药物阻断甲

状腺过氧化物酶,减少碘的有机化和其后的偶联反应。大剂量的丙基硫脲嘧啶还能抑制周围组织中 T_4 向 T_3 的转化。20%～50%的格雷夫斯患者在服用丙基硫脲嘧啶或甲巯咪唑1～2年后病情可持续缓解。甲状腺大小恢复正常或明显缩小,血清TSH回升至正常水平以及治疗前病情较轻等征兆预示患者可获长期缓解,预后良好。抗甲状腺药物和L-甲状腺素的合并应用不能改善格雷夫斯病患者的缓解率。由于毒性结节性甲状腺肿很少能够缓解,因而抗甲状腺药物只是用于外科手术或放射^{131}I治疗前的准备。

由于部分年龄<40患者患有严重的肝功能衰竭,特别是儿童,建议只有在特殊情况下使用丙硫氧嘧啶(如在第一次妊娠期或甲状腺危象)。甲巯咪唑是首选药物。丙基硫脲嘧啶的起始剂量一般为100～150mg 每 8 小时口服,甲巯咪唑为 5～20mg 每日 3 次。T_4 和 T_3 水平恢复正常后,剂量减至最低有效量,丙基硫脲嘧啶通常为 50mg 一日 2 或 3 次,或甲巯咪唑 5～15mg/d,1 次。症状一般在用药后 2～3 个月内得到控制。如将丙基硫脲嘧啶用量增至每 8 小时 150～200mg,可更快取得控制。这一用量或更高的剂量(可达每 8 小时 400mg)仅用于重症患者,包括甲状腺危象,阻止 T_4 转化为 T_3。可用维持量继续治疗一年或持续多年,视病情而定。卡马唑(卡比马唑)广泛用于欧洲,进入机体后迅即转化为甲巯咪唑。其起始剂量和甲巯咪唑相近;维持量为 5～20mg/d,1 次,2.5～10mg/d,2 次,或 1.7～6.7mg/d,3 次。

副作用包括过敏反应,肝功能异常,以及约 0.1% 患者可能发生可逆性粒性白细胞缺乏症。对一种药物过敏的患者可换用另一种,但交叉过敏也可能发生。出现粒性白细胞缺乏症时,患者不可换用另一种药物,而应改用其他治疗方法(放射性碘,外科手术)。

每种药物都有利有弊。甲巯咪唑每日只需服用一次,提高了患者依从性。当甲巯咪唑的剂量小于 20mg/d,粒细胞性白细胞缺乏很少见,但任何剂量的丙基硫脲嘧啶都可导致粒细胞性白细胞缺乏。妊娠或哺乳期妇女服用甲巯咪唑后,胎儿或婴儿并未出现异常情况。但甲巯咪唑曾导致过新生儿头皮和胃肠道缺陷以及罕见的胚胎病,为了防止并发症,在妊娠的第一阶段应该给予丙基硫尿嘧啶。治疗甲状腺危象时也多选用丙基硫脲嘧啶,因这时所用剂量(每天 800～1 200mg)能部分阻断周围组织中 T_4 向 T_3 的转化。

地塞米松亦能抑制周围组织中 T_4 向 T_3 的转化,地塞米松与大剂量丙基硫脲嘧啶合用有助于减轻甲状腺功能亢进症状,使血清 T_3 浓度在 1 周内恢复正常。

β-阻滞剂 β-阻滞剂对甲状腺功能亢进时由交感神经过度兴奋所引起的症状和体征有一定作用,其中以普萘洛尔的使用最为广泛,一般不推荐使用选择性 β-阻滞剂如阿替洛尔、美托洛尔。

对于其他临床表现则无作用。

- 对 β-阻滞剂治疗有效:心动过速,震颤,精神症状,瞬目减少,怕热与出汗(不确定),腹泻(不确定),近端肌病(不确定)
- 对 β-阻滞剂治疗无效:耗氧量,眼球突出,甲状腺肿,甲状腺血管杂音,血清甲状腺素水平,体重减轻

普萘洛尔也用于治疗甲状腺危象(表 173-2)。它可迅速降低心率,口服通常在 2～3 小时内,静脉注射可在数分钟内见效。艾司洛尔宜在 ICU 内使用,需予严格监护,调整剂量。普萘洛尔也可用于治疗甲状腺功能亢进引起的心动过速,特别是老年患者,因为抗甲状腺药物的疗效通常需要数周时间才能充分发挥。对 β-阻滞剂有禁忌者,可用钙拮抗剂来控制快速性心律失常。

表 173-2　甲状腺危象的治疗

丙基硫脲嘧啶:在用碘剂前,给 600mg po,然后 400mg 碘 q6h;碘化钾饱和溶液 5 滴口服,tid
或鲁氏碘液(Lugol iodine solution)10 滴口服,tid
或
碘化钠 1g,24h 内缓慢静脉滴注
普萘洛尔:40mg po,qid
或
在严密监护下 q4h 1mg 缓慢静脉滴注;药物进入体内的速度不能超过 1mg/min
2min 后可再给 1mg 静脉输注葡萄糖液
纠正脱水和电解质失衡
高热者用冷却毯降温
抗心律失常药物(如钙离子通道阻滞剂,环腺苷酸,β-阻滞剂)用于心房纤颤需要治疗时
治疗诱发疾病如感染
糖皮质激素:氢化可的松 100mg q8h
或
地塞米松 8mg qd 静脉输入
在危象得到控制后,应用^{131}I 或手术除去甲状腺

碘 药理剂量的碘可在数小时内抑制 T_3 和 T_4 的释放,也可抑制碘的有机化,该作用时间短暂,通常在持续数日至 1 周后终止。碘可用于甲状腺危象的紧急处理,甲状腺功能亢进患者接受急诊非甲状腺手术,以及进行甲状腺次全切除的术前准备(因碘能减少甲状腺的血液供应)。甲状腺功能亢进的常规治疗一般不用碘。常用剂量为饱和碘化钾溶液 2～3 滴(100～150mg)口服,每日 3 次或 4 次,或是缓慢静脉滴注含 0.5～1g 碘化钠的 0.9% 生理盐水 1L,每日 1 次。

碘剂治疗的并发症包括唾液腺炎、结膜炎和皮疹。

放射性碘化钠(^{131}I,放射性碘) 在美国,^{131}I 是甲状腺功能亢进最常用的治疗方法。对于所有格雷夫斯病和毒性结节性甲状腺肿患者包括儿童在内,受推荐的首选疗法通常是放射性碘。^{131}I 的用量很难决定,因为无法预测甲状腺会出现何种变化,一些医生提出以 8～15mCi 为标准剂量。此外,尚可根据估测的甲状腺体积以及 24 小时甲状腺摄碘率,按 80～120mCi/g 甲状腺组织调整剂量。

在足量的^{131}I 使甲状腺功能恢复正常后 1 年,25%～50%的患者出现甲状腺功能减退,且人数还会逐年增加。因此,大多数患者最终会变成甲状腺功能减退。但如用较小

剂量，则复发率增高。使用较大剂量，如10~15mCi，甲状腺功能减退可在6个月内出现。

哺乳期不应使用放射性碘，因其可进入母乳引起婴儿甲状腺功能低下。妊娠时不能使用放射性碘，因其可透过胎盘，导致严重的甲状腺功能减退。目前没有证据说明放射性碘治疗会增加肿瘤、白血病、甲状腺癌的发生率或是妇女在治疗后怀孕所生子女出现先天缺陷的机会增多。

手术 手术适用于下列情况：格雷夫斯病患者，其甲状腺功能亢进症状经数个疗程的抗甲状腺药物治疗后仍复发，又不愿接受^{131}I治疗；不能耐受药物治疗者；巨大甲状腺肿；有毒性腺瘤和多结节性甲状腺肿的某些年轻患者；患巨大结节性甲状腺肿的老年患者也可手术治疗。

手术后甲状腺功能大多能恢复正常。术后复发率介于2%~16%之间，甲状腺功能减退的发生与手术切除的范围直接有关，可见于约1/3的患者。声带麻痹和甲状旁腺功能减退不常见。术前应给予碘化钾饱和溶液3滴（100~150mg）口服，每日3次，连续10日，以减少甲状腺血液供应。此前应先给予丙基硫脲嘧啶或甲巯咪唑，因患者在服用碘剂前甲状腺功能必须恢复正常。可加用地塞米松和碘番酸使甲状腺功能迅速恢复正常。如患者以前曾经历过甲状腺切除术或放射性碘治疗，手术过程将较为困难。

甲状腺危象的治疗 甲状腺危象的治疗方案见表173-2。

浸润性皮肤病和眼病的治疗 对于浸润性皮肤病（见于格雷夫斯病）局部使用糖皮质激素有时能减轻瘙痒，此种皮肤病变常能在数月或数年后自动缓解。浸润性眼病应由内分泌科和眼科医师共同处理，可能需要糖皮质激素、眶部放射及手术治疗。

> **关键点**
> - 甲状腺功能亢进的原因有很多，这些可能涉及正常的甲状腺过度刺激（如促甲状腺素、促性腺激素、碘或碘摄入含药物），异常的甲状腺素合成过多（如格雷夫斯病，有些甲状腺癌），或正常合成，但过多释放（如甲状腺炎）
> - 症状和体征很多，包括心动过速、乏力、消瘦、精神紧张、震颤；格雷夫斯病的患者可能也有眼球突出和浸润性皮肤病
> - 游离T_4和/或游离或总T_3的升高，抑制TSH（在罕见的情况下脑垂体分泌失调引起甲状腺功能亢进除外）
> - 甲状腺危象由未经处理或处理不当的严重甲状腺功能亢进引起，是一种危及生命的紧急情况
> - 甲巯咪唑（或在某些情况下，丙硫氧嘧啶）可以抑制激素的合成，β-受体阻滞能剂缓解肾上腺素的症状。长期治疗可能需要甲状腺切除、放射性碘或手术。

亚临床甲状腺功能亢进

亚临床甲状腺功能亢进是指患者的血清游离T_4和T_3正常，没有或仅有极轻微的甲状腺功能亢进状，但血清TSH降低。

与亚临床甲状腺功能减退相比，亚临床甲状腺功能亢进要少得多。患者的血清TSH<0.1mU/L，心房纤颤发生率增高（特别是老年人），骨密度减低，骨折增多，死亡率上升。血清TSH仅略低于正常的患者发生上述情况的可能性较小。许多亚临床甲状腺功能亢进患者服用L-甲状腺素，对于这些患者最恰当的处理是减少药量，除非这些患者患甲状腺癌或结节，服药是为了抑制TSH分泌。亚临床甲状腺功能亢进的其他病因与临床显性甲状腺功能亢进的病因相同。

内源性亚临床甲状腺功能亢进（血清TSH<0.1mU/L）患者需要治疗，特别是有心房纤颤或骨密度减低者。治疗一般用^{131}I。仅有轻微症状的患者（如神经过敏）可以试用抗甲状腺药物。

甲状腺功能减退

（黏液性水肿）

甲状腺功能减退是甲状腺素缺乏症，诊断依据为临床表现如面容特征，声音嘶哑与语速缓慢，皮肤干燥，以及实验室检查结果示甲状腺素水平低下。处理方法为治疗原发病因和补充甲状腺素。

甲状腺功能减退可发生于任何年龄，但老年人中特别普遍；在>65岁以后，有近10%的女性和近6%的男性罹患该症。虽然在年龄相对较轻的成年人中很容易诊断，但老年患者的症状可轻微而不典型。甲状腺功能减退分为

- 原发性：由甲状腺本身引起
- 继发性：由下丘脑或垂体疾病所致

原发性甲状腺功能减退 原发性甲状腺功能减退由甲状腺疾病引起，TSH增高。最常见的原因可能是自体免疫，其中慢性淋巴细胞性甲状腺炎最为普遍，患者甲状腺肿大，质地坚实。至病程后期，甲状腺体积缩小纤维化，功能很低或无功能。其次为治疗造成的甲状腺功能减退，特别是在甲状腺功能亢进或甲状腺肿经放射性碘或手术治疗后。因丙基硫脲嘧啶、甲巯咪唑和碘剂过量所致甲状腺功能减退可在停药后消退。

大多数患非桥本甲状腺肿的患者，其甲状腺功能为正常或亢进，但患地方性甲状腺肿的患者，其甲状腺功能减退。因缺碘使甲状腺素生成减少，TSH释放相应增多，使甲状腺增生肿大，尽力摄碘，结果形成甲状腺肿。如缺碘严重，患者发生甲状腺功能减退，由于加碘食盐的应用，此种情况在美国已极为罕见。

缺碘使儿童罹患地方性克汀病。在严重缺碘地区，地方克汀病是先天性甲状腺功能减退最普遍的原因，也是全球智力缺陷的主要原因。

遗传性酶缺陷可使甲状腺素的合成发生变化，引起伴甲状腺功能减退的甲状腺肿，此类病例极为少见（参见第235页）。

甲状腺功能减退也可发生于服用锂盐者，可能是由于锂盐抑制甲状腺释放其激素，还可发生于服用胺碘酮或其他含碘药物，以及使用干扰素-α的患者。

因喉癌或霍奇金淋巴瘤（霍奇金病）而接受放射治疗的患者可出现甲状腺功能减退。放射治疗后永久性甲状腺功能减退的发生率很高，因此每 6~12 个月应检查甲状腺功能（测定血清 TSH）。

继发性甲状腺功能减退 当下丘脑合成促甲状腺素释放素（TRH）不足或垂体合成 TSH 减少时，发生继发性甲状腺功能减退。有时 TSH 分泌不足是由于 TRH 缺乏，称为三发性甲状腺功能减退。

症状及体征

原发性甲状腺功能减退的症状和体征常轻微而隐匿。症状有怕冷、便闭、健忘及性格改变。体重轻度增加，大部分是由于液体潴留和代谢减低。手与足部的感觉异常多见，通常由腕-跗管综合征引起，其病理变化为腕及踝关节周围韧带中有蛋白样基质沉积。女性患者可有月经过多或继发性闭经。

患者表情呆板；声音嘶哑，语速缓慢；面部虚胖，眼眶周围肿胀，由黏多糖透明质酸和硫酸软骨素浸润引起；眼睑低垂，因交感神经活性下降所致；头发稀疏，变粗，干燥；皮肤粗糙、干燥、增厚，呈鳞屑状。深腱反射松弛期延缓。体温过低普遍。可出现痴呆或明显的精神病（黏液性水肿性精神病）。

胡萝卜素血症常见，手掌和足底特别显著，由胡萝卜素沉积于富含脂质的上皮质引起。蛋白样基质在舌部的沉积可引起巨舌症。甲状腺素减少和交感神经活性下降导致心动过缓。心影增大，部分是由于心脏扩张，但主要是因为心包积液。也可有胸腔或腹水。心包和胸腔积液发展缓慢，很少引起呼吸或循环障碍。

与年轻成年人相比，老年患者症状明显减少，疾病通常较轻、模糊。许多老年甲状腺功能减退患者同时有非特异性老年征——表现为迷惑、纳差、消瘦、坠落感、大小便失禁、能动性下降。肌肉骨骼症状（尤其是关节痛）经常发生，但关节炎较罕见。肌肉疼痛和无力，类似风湿性多肌痛或多发性肌炎，CK 水平可能会升高。甲状腺功能减退的中老年人，可能类似老年痴呆症或帕金森病。

继发性甲状腺功能减退少见，但是其原发病变经常影响受下丘脑-垂体轴控制的其他内分泌器官。在女性患者，提示继发性甲状腺功能减退的线索为闭经（而非月经过多），及体检时的某些发现。该病的特征为皮肤和毛发干燥而不十分粗糙，皮肤色素减退，舌仅稍有增大，乳房萎缩，血压降低。心脏较小，无心包积液。低血糖多见，因常伴发肾上腺功能不足或生长激素缺乏。

黏液性水肿昏迷 是甲状腺功能减退的并发症，可危及生命，通常发生于病程较长者。临床特点为昏迷，体温极低（24~32.2℃），反射消失，癫痫发作，呼吸抑制，CO_2 潴留。严重体温过低有可能被遗漏，除非使用低读数温度计。严重体温过低有可能被遗漏，除非使用低读数温度计。必须根据临床判断、病史与体检迅速作出诊断，因为不立即抢救患者可能死亡。促发因素包括生病、感染、外伤、中枢神经系统抑制剂，以及受冷。

诊断

■ TSH

■ 游离 T_4

血清 TSH 测定最敏感。选定人群的筛选是必要的。在原发性甲状腺功能减退，由于垂体功能完整而没有反馈抑制，血清 TSH 升高而游离 T_4 降低。在继发性甲状腺功能减退，血清游离 T_4 和 TSH 均低（有时 TSH 水平正常而其生物活性降低）。

许多原发性甲状腺功能减退患者的血清 T_3 水平正常，可能是因为功能减退的甲状腺在 TSH 的持续刺激下优先合成和分泌有生物活性的 T_3。因而血清 T_3 不是一个敏感的测定指标。

患者常有贫血，通常为正常细胞正常色素性，原因不明，但是也可由于月经过多而为低色素性，有时可因伴发恶性贫血或叶酸吸收减少而为大细胞性。贫血多不严重（Hb>9g/dl）。在低代谢状况得到纠正后，贫血可消退，有时需 6~9 个月。

原发性甲状腺功能减退时，血清胆固醇多升高，但上升幅度小于继发性甲状腺功能减退。

除原发性甲状腺功能减退和继发性甲状腺功能减退外，还有一些情况可造成总 T_4 水平下降，如血清甲状腺素结合球蛋白（TBG）缺乏，某些药物，以及甲状腺功能正常性病态综合征。

治疗

■ L-甲状腺素（L-T_4），调整剂量使血 TSH 回复到正常范围中段

有多种甲状腺素制剂可用于替代治疗，包括合成 T_4（L-甲状腺素），T_3（三碘甲状腺氨酸），上述二药合并应用，及动物甲状腺干粉。一般选用 L-甲状腺素；平均维持量为 75~150μg 口服，每日 1 次（儿科用量，参见第 2353 页）。

年轻人或原本健康的中年患者的起始剂量为 100μg 或 1.7μg/kg，口服，每日 1 次。

伴心脏疾病的患者及老年患者治疗从小剂量开始，一般为 25μg，每日 1 次。每 6 周调整用量，直至到达维持量。用于老年患者的维持量可能需要减少，用于孕妇时需增多。如果同时服用降低 T_4 吸收或增加其胆汁排泄的药物，也应增加 T_4 剂量。所用剂量应当是能使血清 TSH 回复到正常范围中段的最小量（这一标准不适用于继发性甲状腺功能减退患者）。继发性甲状腺功能减退 l-甲状腺素的剂量应达到游离 T_4 中旬正常范围。

三碘甲状腺氨酸不应单独用于长期替代治疗，因其半寿期短且易在血 T_3 形成高峰。服用标准替代剂量（25~37.5μg，每日 2 次）后，由于几乎完全被机体吸收，血清 T_3 在 4 小时内迅速升至 300~1 000ng/dl（4.62~15.4nmol/L）；24 小时后回复至正常水平。此外，服用三碘甲状腺氨酸的患者，每天至少有数小时处于甲状腺功能亢进状态，使发生心脏病的危险增高。

服用 T_3、T_4 合剂时，血清中 T_3 的变化和单用 T_4 时相似，虽然因 T_3 用量小，T_3 峰值较低。用合成 T_4 进行替代治疗时，血清 T_3 的水平出现变化，血清 T_3 逐渐增高，在补充足量 T_4 后，维持于正常水平。动物甲状腺干粉中 T_3、T_4 的含量常有变化，一般不应使用，除非患者服用该制剂已达稳定

状态。

继发性甲状腺功能减退时,在证实患者能分泌足量皮质激素(或补充外源性皮质激素)前,不应给予 L-甲状腺素,因该药可促发肾上腺危象。

黏液性水肿昏迷　黏液性水肿昏迷的治疗主要包括:
- 静脉给予 T_4
- 糖皮质激素
- 支持治疗
- 病情稳定后改用 T_4 口服

一经诊断即用大剂量 T_4（300～500μg 静脉注射）或 T_3（25～50μg 静脉注射）。维持量为 T_4 75～100μg,每日 1 次;或 T_3 10～20μg,每日 2 次,直至患者能口服 T_4。应同时使用糖皮质激素,因为开始时中枢性甲状腺功能减退的可能性很难排除。患者体温的回升不应过快,因可诱发低血压或心律失常。低氧血症常见,故应监测 PaO_2。如换气受阻,需立即使用人工呼吸器。应迅速妥善处理促发因素,补液需小心,因甲状腺功能减退患者不能正常地排出水分。最后,用药需谨慎,因为药物在甲状腺功能减退患者体内的代谢要比在正常人体中缓慢。

> **关键点**
> - 原发性甲状腺功能减退是最常见的,它是由甲状腺疾病导致的,TSH 水平较高
> - 继发性甲状腺功能减退不太常见,它是由于垂体或下丘脑疾病导致的,TSH 水平低
> - 症状发展较隐蔽,通常包括畏寒,便秘,认知和/或人格改变;随后,脸变得水肿,面部表情呆滞
> - 黏液性水肿昏迷是一种危及生命的并发症,需要快速诊断和治疗
> - 游离甲状腺素（T_4）水平通常较低,但 T_3 在某些疾病的早期可能保持正常
> - 血清 TSH 是最好的诊断测试和筛选必要的选择性人群（如老人）,因为这种疾病非常微妙和具有潜伏性
> - 口服 T_4（L-甲状腺素）是首选的治疗方法,最低剂量为恢复血清 TSH 水平的中等正常范围

亚临床甲状腺功能减退

亚临床甲状腺功能减退患者血清 TSH 增高而没有或仅有极轻微症状,血清游离 T_4 水平正常。

亚临床甲状腺功能减退比较常见,发生于近 15% 的老年女性和 10% 的老年男性,特别是有潜在慢性淋巴细胞性甲状腺炎者。血清 TSH>10mU/L 的患者在 10 年内发生显性甲状腺功能。

减退伴血清游离 T_4 降低的可能性很大,发生高胆固醇血症和动脉粥样硬化的可能性也较大。因此,即使没有症状也应服用 L-甲状腺素。对于 TSH 介于 4.5 与 10mU/L 之间的患者,如有早期甲状腺功能减退症状（如疲乏、抑郁）,可作 L-甲状腺素治疗试验。

孕妇和准备怀孕的妇女也应服用 L-甲状腺素以避免甲状腺功能减退对妊娠和胎儿发育的不良影响。患者应每年检测血清 TSH 和游离 T_4 水平,以评估未治疗疾病发展或调整 L-甲状腺素剂量。

无症状的淋巴细胞性甲状腺炎

无症状的淋巴细胞性甲状腺炎是一种自限性的亚急性疾病,常见于产后的孕妇。起始表现为甲状腺功能亢进,随后转为甲状腺功能低下,最后逐渐恢复至正常的甲状腺功能。甲状腺功能亢进时可用 β-阻滞剂治疗。如发生永久性甲状腺功能减退,需终身补充甲状腺素。

"无症状"是指与有触痛症状的亚急性甲状腺炎相比,本病在甲状腺部位无触痛。产后甲状腺功能障碍病例中大部分是无症状的淋巴细胞性甲状腺炎,后者发生于 5%～10% 的产后妇女。

甲状腺活检可见淋巴细胞浸润,与慢性淋巴细胞性甲状腺炎相似,但无淋巴滤泡和瘢痕形成。在妊娠期和产后,甲状腺过氧化物酶自身抗体和抗甲状腺球蛋白抗体（较少见）几乎总是阳性。因此,本病可能是慢性淋巴细胞性甲状腺炎的一个变型。

症状及体征

产后起病,通常在 12～16 周之内。无症状的淋巴细胞性甲状腺炎的特点为不同程度的无痛性甲状腺肿大,开始数周表现为甲状腺功能亢进,在储存的甲状腺素耗尽后转变为短期的甲状腺功能减退,但大多数患者的甲状腺功能最终恢复正常（如下文中疼痛性亚急性甲状腺炎）。甲状腺功能亢进阶段有自限性,时间短暂,或被忽略。许多女性患者在转变为甲状腺功能减退后才得到诊断,此种减退偶尔可为永久性。

诊断
- 临床表现
- 血清甲状腺素（T_4）,三碘甲腺原氨酸（T_3）和促甲状腺素（TSH）的水平

无症状的淋巴细胞性甲状腺炎经常得不到确诊。对诊断的怀疑通常来自临床发现,特别是在甲状腺功能减退出现后。本病没有眼部体征,也不出现胫前黏液性水肿。

甲状腺功能试验的结果随疾病的阶段而变化。在开始阶段,血清 T_4 和 T_3 升高,TSH 降低。在甲状腺功能减退阶段,则血清 T_4 和 T_3 降低,TSH 升高。白细胞计数和红细胞沉降率正常。针刺活检可提供确诊依据,但一般无此必要。

> **经验与提示**
> - 这种疾病通常在随后的怀孕时复发,在症状变为严重之前,应对患者进行筛选

治疗
- 通常使用一种 β-受体阻滞剂
- 有时甲状腺素替代

由于无症状的淋巴细胞性甲状腺炎仅持续数月,一般采用保守治疗,通常仅需在甲状腺功能亢进阶段使用 β-阻滞剂（如普萘洛尔）。抗甲状腺药物、手术和放射性碘治疗均为禁忌。在甲状腺功能减退阶段可能需要补充甲状腺

素。虽然有些患者会发生永久性甲状腺功能减退，但大多数患者的甲状腺功能可恢复正常。因而，在用甲状腺素治疗9~12个月后，应复查甲状腺功能。测定TSH前，需停用甲状腺素5周。本病在再次妊娠后几乎必定复发。

> **关键点**
> - 这种疾病主要影响妇女产后期
> - 大多数患者经过一个短暂的甲状腺功能亢进期，其次是一个较长的甲状腺功能减退期，大部分但不是全部可以自行恢复
> - 这种疾病往往得不到确诊
> - 甲状腺功能亢进期，往往需要一种β-受体阻滞剂，甲状腺功能减退期通常需要甲状腺素替代治疗。

亚急性甲状腺炎

（De Quervain 甲状腺炎；巨细胞性甲状腺炎；肉芽肿性甲状腺炎）

亚急性甲状腺炎是一种发生于甲状腺的急性炎症性疾病，可能由病毒引起。症状有发热和甲状腺部位触痛，早期常有甲状腺功能亢进。诊断依据临床表现和甲状腺功能试验。治疗用大剂量非甾体抗炎药（NSAID）或糖皮质激素。该病通常在数月内自行消退。

发病前常有病毒性上呼吸道感染。组织学检查证实本病的甲状腺淋巴细胞浸润较慢性淋巴细胞性甲状腺炎或无症状性甲状腺炎为轻，但有特征性的巨细胞浸润，多形核白细胞及滤泡破裂。

症状及体征

症状有颈部前侧疼痛和发热37.8~38.3℃。颈部疼痛的特点为可在左右两侧游移，也可固定于某一区域，常放射至下颌和耳部；易和牙痛、咽炎或耳炎混淆，吞咽食物或转动头部时疼痛加剧。疾病早期甲状腺功能亢进状普遍，因滤泡破裂释出激素引起。与其他甲状腺疾病相比，本病的疲乏无力感更严重。体检示甲状腺肿大不对称，质地坚实有触痛。

诊断

- 临床表现
- 游离甲状腺素（T_4）和促甲状腺素（TSH）水平
- ESR
- 甲状腺摄碘率

诊断依靠临床表现，主要为甲状腺肿大、触痛，同时须检同时须检测游离T_4、TSH，进进一步查甲状腺摄碘率可确诊。如上述检查仍难以确诊，可行甲状腺细针穿刺活检以资鉴别。亚急性甲状腺炎的彩色多普勒超声表现为甲状腺动脉血流减少，而格雷夫斯病则甲状腺血流增加。

疾病早期的实验室发现有游离T_4和T_3增高，TSH和甲状腺放射性碘摄取率降低（后者常为0），红细胞沉降率增高。数周后，甲状腺内储存的T_4和T_3耗尽，出现短期的甲状腺功能减退，游离T_4和T_3降低，TSH增高，甲状腺放射性碘摄取恢复正常。甲状腺抗体可为弱阳性。本病每2~4周复查FT_4、FT_3、TSH有助于了解患者所处的病程阶段。

预后

亚急性甲状腺炎为自限性疾病，通常在数月内消退。偶有复发，如滤泡破坏广泛，可发生永久性甲状腺功能减退。

治疗

- 非甾体抗炎药（NSAID）
- 糖皮质激素，β-受体阻滞剂

治疗用大剂量阿司匹林或NSAID。对于病情严重和持久不愈者，糖皮质激素（如泼尼松15~30mg口服，每日1次，在3~4周中逐渐减量）可在48小时内消除所有症状。

对于甲状腺毒症，可在短期内应用β-受体阻滞剂。如甲状腺功能减退持续，则需予以甲状腺素替代治疗。

> **关键点**
> - 表现通常是发烧，颈部疼痛，甲状腺肿大
> - 最初的甲状腺功能亢进患者，TSH低，游离T_4升高，他们有时会成为短暂的甲状腺功能低下，表现为高TSH和低游离T_4
> - 非甾体抗炎药，有时加上糖皮质激素和/或β-受体阻滞剂治疗

单纯性非毒性甲状腺肿

（甲状腺功能正常性甲状腺肿）

单纯性非毒性甲状腺肿，可为弥漫性或结节性，是甲状腺的非癌性增生，不伴有甲状腺功能亢进或减退，也不伴有炎症。原因大多不明，但可能是由于促甲状腺素的长期过度刺激，最常见于缺碘[地方性（胶质性）甲状腺肿]或摄入某些抑制甲状腺素合成的食物或药物。除严重缺碘者外，患者甲状腺功能正常。除甲状腺明显增大外，患者无甲状腺触痛，也无其他症状。诊断根据为临床表现和甲状腺功能试验正常。治疗应针对病因，但体积巨大的甲状腺肿可能需要部分手术切除。

单纯性非毒性甲状腺肿是甲状腺肿大最普遍的类型，常见于青春期、妊娠和绝经期，原因大多不清楚。已知的病因有甲状腺素合成的内在缺陷，生活在缺碘地区，食物中含有抑制甲状腺素合成的物质（致甲状腺肿原，如西蓝花、花椰菜、卷心菜和木薯）。其他病因包括影响甲状腺素合成的药物（如胺碘酮或其他含碘化合物、锂盐）。

缺碘在北美洲很少见，但在世界范围内仍是甲状腺肿的最普遍原因（称为地方性甲状腺肿）。缺碘时，TSH代偿性小幅升高以防止甲状腺功能减退，但TSH的长期刺激使患者形成甲状腺肿。反复的刺激和复原可造成非毒性结节性甲状腺肿。但是对非缺碘地区的大多数非毒性甲状腺肿的真正病因仍不清楚。

症状及体征

患者可有摄入碘过少或摄入食物性致甲状腺肿原过多的病史，但这些情况在北美罕见。在疾病早期，甲状腺肿的质地柔软、光滑，两侧对称；后期可出现多发性结节和囊肿。

诊断

- 甲状腺放射性碘摄取试验
- 甲状腺扫描
- 甲状腺超声
- 甲状腺素(T_4)、三碘甲状腺氨酸(T_3)和TSH水平

在疾病早期,甲状腺放射性碘摄取试验可为正常或增高,而甲状腺扫描正常,甲状腺功能试验一般也正常。测定甲状腺抗体以排除慢性淋巴细胞性甲状腺炎。

在地方性甲状腺肿,血清TSH可略增高,血清T_4可为正常低值或稍低,但血清T_3一般正常或略增高。

甲状腺超声用于排查是否有癌肿可能的结节。

治疗

- 治疗因病因而异

在缺碘地区,使用加碘盐;每年口服或肌内注射碘化油;饮水、农作物或动物饲料加碘等措施可根除缺碘性甲状腺肿。防止摄入致甲状腺肿原。

对于其他病例,可用甲状腺素抑制下丘脑-垂体轴,阻断TSH合成(及其对甲状腺的刺激)。年龄较轻的患者可根据其血清TSH水平给予L-甲状腺素,每日100~150μg(取决于TSH水平),口服,以完全抑制TSH合成。

L-甲状腺素不宜用于有非毒性结节性甲状腺肿的老年患者,因为这些甲状腺肿很少能缩小,并可能藏匿有自主性区域,如服用L-甲状腺素可能引起甲状腺功能亢进。巨大甲状腺肿偶尔需要手术或^{131}I来缩小其体积,以防止其妨碍呼吸或吞咽,或为整容之目的。

> **关键点**
> - 甲状腺功能通常是正常的
> - 当病因为缺碘时,补碘是有效的治疗方法
> - 通过给予L-甲状腺素阻断TSH生产,对年轻患者停止甲状腺刺激或缩小甲状腺肿是有益的
> - 大的结节性甲状腺肿可能需要手术或^{131}I治疗

甲状腺癌

甲状腺癌有4大类,分别为乳头状癌、滤泡癌、髓样癌、未分化癌。大多数甲状腺癌表现为无症状的结节。偶然在淋巴结、肺部或骨骼处的转移灶而表现出症状。诊断主要依靠穿刺活检,但可能要用到其他检查。除未分化癌外,大多数甲状腺癌恶性程度不高,很少危及生命。治疗方法为手术切除,通常继以放射性碘来祛除残余癌组织。

乳头状癌

乳头状癌占所有甲状腺癌的80%~90%,男女之比为1:3,多达5%患者可有家族性。大多数患者在30~60岁发病。在老年患者中肿瘤生长较为迅速。许多乳头状癌含有滤泡成分。

在1/3的患者中,肿瘤经淋巴管蔓延至局部淋巴结,并可转移到肺部。患者在45岁以下,肿瘤体积小并局限于甲状腺,预后良好。

治疗

- 手术切除
- 放射性碘治疗

对于有包膜的、<1.5cm并局限于一叶的甲状腺乳头状癌,虽然有人主张甲状腺广泛切除,但大多数仅切除其患侧叶及峡部,手术可使绝大部分患者痊愈。术后给予一定量的甲状腺素以抑制TSH分泌,使任何可能残留的微小癌组织都难以继续生长并促使其退化。

>4cm或向四周扩展的癌肿常需要进行甲状腺完全或次全切除术,并在术后患者出现甲状腺功能减退时用大剂量^{131}I清除残余甲状腺组织。视需要可每6~12个月重复治疗,以控制残存的甲状腺组织。L-甲状腺素抑制TSH的分泌,血清甲状腺球蛋白测定有助于发现复发或持续存在的病变。20%~30%的患者,主要是老年人可有持续复发。

滤泡癌

甲状腺癌中约10%为滤泡癌。多见于老年患者和缺碘地区。其恶性程度较乳头状癌为高,可血行播散、远处转移。

治疗同乳头状癌,需行甲状腺次全切除术,术后用放射性碘清除残余甲状腺组织。与乳头状癌的转移灶相比,滤泡癌的转移灶对放射性碘较敏感。术后给适量L-甲状腺素抑制TSH的分泌。测定血清甲状腺球蛋白以及颈部超声检查以发现复发或持续存在的病变。

髓样癌

甲状腺癌中约3%为髓样癌(实体癌),由滤泡旁细胞(C细胞)构成,产生降钙素。可为散发性(多发生于一侧),但常有家族性,由原癌基因*ret*突变引起。可表现为单一性肿瘤,也可为多发性内分泌瘤(MEN)综合征2A和2B型的一个组成部分。虽然降钙素能使血钙和血磷下降,但血钙仍正常,因高水平的降钙素最终使其受体向下调节。淀粉样蛋白沉积为该病特征,可用刚果红染色。

甲状腺髓样癌通过淋巴系统播散,可转移至颈部和纵隔淋巴结,有时可达肝、肺和骨骼。

症状及体征

本病的典型临床表现为一无症状的甲状腺结节,但现在通过对MEN-ⅡA或ⅡB家族成员的常规筛选,许多病例在肿瘤可触及之前已得到诊断。

甲状腺髓样癌如伴有其他激素或多肽的异位分泌(如ACTH、血管活性肠肽、前列腺素、血管舒缓素、血清素),其生化发现可明显异常。

诊断

- 血清降钙素水平

最有价值的实验室发现是血清降钙素显著增高,钙激发试验(15mg/kg,在4小时内经静脉输入)时降钙素分泌过多。

X线影像上可见一致密、均质的球状钙化。

所有的甲状腺髓样癌患者均应进行遗传学检查,其中有基因突变者的亲属亦应进行遗传学检查及测定降钙素基础值和激发后水平。

治疗

- 手术切除

即使对侧无明显病变,也必需切除全部甲状腺及有关淋巴结;如有甲状旁腺功能亢进,切除其增生组织或腺瘤;如伴发嗜铬细胞瘤,常为双侧性;在切除甲状腺之前,应先确定诊断并予以切除,否则可在切除甲状腺时引发高血压危象。有甲状腺髓样癌及 MEN-2A 的患者多能长期生存,2/3 以上患者起病后 10 年仍存活。散发性者预后较差。

甲状腺髓样癌患者的家族成员如有降钙素增高而无甲状腺肿块,仍应接受甲状腺切除术,因在此阶段治愈的可能性较大。有些专家认为这些家族成员即使血清降钙素基础值和激发试验都正常,只要有原癌基因 ret 突变,也应进行手术。

甲状腺未分化癌

未分化癌约占甲状腺癌的 2%,多数发生于老年人,女性略多。其特点是生长迅速伴疼痛。甲状腺快速肿大也可能由甲状腺淋巴瘤引起,特别是在伴有慢性淋巴细胞性甲状腺炎者。

本病凶险,无有效治疗方法。约 80% 患者在诊断后 1 年内死亡。少数患者肿瘤较小,经甲状腺切除继以放射治疗可得痊愈。化疗尚在试验阶段。

放射引起的甲状腺癌

甲状腺受到大剂量放射线照射后可生成甲状腺肿瘤,如原子弹爆炸、核反应堆意外或放疗时甲状腺偶然受到照射。肿瘤可在受到辐射后 10 年出现,但危险性的增高可持续 30~40 年。这样的肿瘤一般为良性,但约有 10% 为甲状腺乳头状癌。这些肿瘤常呈多灶性或弥漫性。

甲状腺受过辐射的患者应每年进行甲状腺触诊与超声波检查,测定甲状腺自身抗体(以排除慢性淋巴细胞性甲状腺炎)。甲状腺扫描并不总能反映受累区域。

如超声检查时发现结节,应做穿刺活检。许多内科医生建议在没有可疑或癌性病变的情况下,终身服用一定剂量的甲状腺素,使 TSH 降低,甲状腺功能受到抑制,可能会减少发生甲状腺肿瘤的机会。

如果穿刺活检结果提示癌肿,则需手术。应选用甲状腺次全或全切除术,如发现为癌肿,则根据体积大小、组织学特征和扩散情况,用放射性碘清除所有残留的甲状腺组织。

第十四篇

免疫与过敏性疾病

174. 免疫系统生物学 1213
Peter J. Delves, PhD
- 免疫系统的组分 1215
- 免疫治疗 1223

175. 过敏、自身免疫和其他过敏反应性疾病 1228
Peter J. Delves, PhD
- 过敏和过敏性疾病概述 1228
- 过敏性鼻炎 1234
- 全身过敏反应 1235
- 血管性水肿 1237
- 遗传性和获得性血管性水肿 1238
- 自身免疫性疾病 1239
- 药物超敏反应 1239
- 食物过敏 1242
- 肥大细胞增多症 1243

176. 免疫缺陷病 1245
James Fernandez, MD, PhD
- 免疫缺陷病患者的诊断过程 1250
- 共济失调毛细管扩张 1255
- 白细胞异常色素减退综合征 1255
- 慢性肉芽肿病 1256
- 慢性黏膜皮肤念珠菌病 1256
- 常见变异型免疫缺陷 1257
- 迪格奥尔格综合征 1257
- 高 IgE 综合征 1258
- 选择性 IgA 缺陷 1259
- 白细胞黏附功能缺陷 1260
- 正常免疫球蛋白水平的选择性抗体缺陷 1260
- 重症联合免疫缺陷病 1260
- 婴儿暂时性低丙种球蛋白血症 1261
- 威斯科特-奥尔德里奇综合征 1261
- X 连锁无丙种球蛋白血症 1262
- X 连锁淋巴增殖综合征 1262
- ZAP-70 缺陷 1263

177. 移植 1263
Martin Hertl, MD, PhD, and Paul S. Russell, MD
- 心脏移植 1268
- 心脏搭桥和永久的心室辅助器 1268
- 造血干细胞移植 1269
- 肾移植 1270
- 肝移植 1271
- 肺和心肺联合移植 1273
- 胰腺移植 1274
- 胰岛细胞移植 1275
- 小肠移植 1275
- 组织移植 1276

174. 免疫系统生物学

免疫系统可以识别异己成分并将潜在的、有害的异己分子和细胞从体内清除，免疫系统还具有识别和破坏来源于宿主自身组织异常细胞的能力。任何能被免疫系统识别的分子都被称作抗原(Ag)。

皮肤、眼角膜和呼吸道、胃肠道及泌尿生殖道的黏液组成了人体第一道天然防御屏障。有些屏障同时发挥着重要的免疫功能：
- 外层角化的表皮：皮肤角质细胞分泌抗菌肽(防御素)，

皮脂腺和汗腺分泌抑菌物质(如乳酸、脂肪酸)。同时，皮肤中还定植有许多免疫细胞(如肥大细胞、上皮内淋巴细胞、呈递抗原的朗格汉斯细胞)
- 呼吸道、胃肠道和泌尿道的黏液：黏液含有多种抗菌物质，如溶菌酶、乳铁蛋白和分泌性 IgA(SIgA)

解剖屏障受损可诱发两种免疫反应：固有免疫和获得性免疫。许多分子成分(如补体、细胞因子、急性反应相蛋白)同时参与固有免疫和获得性免疫。

固有免疫(innate immunity，又称天然免疫)不需早先接触抗原(即免疫记忆)就可产生效应。因此可以对入侵者迅速作出反应。然而其仅能识别广泛分布的抗原分子而非某一组织或细胞特异性抗原。其组分包括：
- 吞噬细胞
- 固有淋巴样细胞[如自然杀伤(NK)细胞]
- 多形核白细胞

吞噬细胞(血液和组织中的中性粒细胞，血液中的单个核细胞，组织中的巨噬细胞)能吞噬并破坏入侵的抗原，与适应性免疫产生的抗体结合或被补体调理后的抗原更易被吞噬细胞吞噬。

自然杀伤细胞(NK) 杀伤被病毒感染的细胞和一些肿瘤细胞。

多形核白细胞(中性粒细胞、嗜酸性粒细胞、嗜碱性粒细胞和肥大细胞)和**单个核细胞**(单核细胞、吞噬细胞)释放炎性介质。

适应性免疫 获得性免疫(acquired immunity，又称适应性免疫或特异性免疫)需要预先接触某一抗原，因此在首次接触某一新的入侵物后需要一定的时间才能产生获得性免疫。再次接触同样的抗原时可以迅速产生免疫反应。适应性免疫系统可以针对接触过的抗原产生特异性的免疫记忆。其组分包括：
- T 淋巴细胞
- B 淋巴细胞

适应性免疫包括：
- 细胞免疫：由特定亚群的 T 细胞介导
- 体液免疫：由 B 细胞介导(B 细胞分泌可溶性的抗原特异性抗体)

B 细胞和 T 细胞共同作用消灭入侵物。需要抗原递呈细胞将抗原递呈给 T 细胞。

免疫反应

有效的免疫防御包括激活、调控和消退等不同环节。

免疫激活 当一个外来抗原(Ag)被循环抗体(Abs)或免疫细胞表面受体识别，免疫系统即被激活。这些受体可能是：
- 高度特异性的(B 细胞表面的抗体或 T 细胞受体)
- 泛特异性的(如树突状细胞和其他细胞表面的模式识别受体，如 Toll 样受体、甘露糖和清道夫受体)

泛特异性受体可以识别某些微生物共同表达的病原相关分子模式配体，如革兰氏阴性细菌的脂多糖、革兰氏阳性细菌的肽聚糖、细菌鞭毛蛋白、非甲基化嘧啶-鸟嘌呤二核苷酸(CpG 基序)及病毒双链 RNA。这些受体还可以识别由应激或受感染的自身细胞产生的分子(称为损伤相关分子模式)。

抗原-抗体和补体-微生物复合物也可以与 IgG 的可结晶片段(Fc)受体(FcγR)及 C3b 和 iC3b 受体等表面受体结合而激活免疫反应。

一旦被识别，抗原、抗原-抗体复合物或补体-微生物复合物即被免疫细胞吞噬。大多数微生物在被吞噬后杀死，但有些能抑制巨噬细胞的细胞内杀伤能力(如被吞噬细胞吞噬的结核分枝杆菌能抑制细胞杀伤能力)。对于这类微生物，T 细胞来源的细胞因子，尤其是 γ 干扰素(IFN-γ)，能刺激吞噬细胞产生溶解酶和其他杀微生物的产物，从而增强杀伤或隔离微生物的能力。

除非抗原能被迅速吞噬并完全降解(这种情况不常见)，否则获得性免疫即被启动。这种反应开始于：
- 脾脏接触循环抗原
- 区域淋巴结接触组织抗原
- 黏膜相关淋巴组织(如扁桃腺、腺样体、Peyer 淋巴集结)接触黏膜抗原

例如，皮肤中的朗格汉斯细胞吞噬抗原并迁移至局部淋巴结；然后抗原多肽与主要组织相容性复合体(MHC)Ⅱ类分子共同表达于朗格汉斯细胞表面并被呈递给 CD4⁺T 辅助细胞(T_H)。T_H 细胞在与抗原肽-MHC Ⅱ 分子复合物结合并接受多种共刺激信号后活化，表达 IL-2 受体并分泌多种细胞因子。每种 T_H 细胞亚群分泌不同的物质，从而影响不同的免疫反应。

与 MHC Ⅱ类分子将细胞外抗原(如许多细菌抗原)呈递给 CD4⁺ T_H 细胞不同，而 MHC Ⅰ 类分子将细胞内(内源性)抗原(如病毒抗原)呈递给 CD8⁺细胞毒 T 细胞。活化的细胞毒 T 细胞可以杀伤被感染的细胞。

免疫调控 免疫应答需受调控以防过度而损伤宿主(如严重过敏反应可导致广泛的组织损伤)。调节性 T 细胞(绝大多数表达 Foxp3 转录因子)通过分泌抑制免疫反应的细胞因子对免疫应答进行调控，如 IL-10 和转化生长因子-β(TGF-β)，或通过一种尚未明确的细胞间接触机制对免疫应答进行调控。这些调节细胞有助于预防自身免疫反应，并可能有助于终止对非自身抗原的持续反应。

免疫消退 缺乏抗原的刺激后，细胞因子分泌停止，活化的细胞毒 T 细胞发生凋亡。凋亡细胞被立即吞噬，这样就防止细胞内容物的溢出及引发炎症反应。一部分 T 细胞和 B 细胞可以分化成为记忆细胞而不发生凋亡。

老年医学精要

随着年龄的增长，免疫系统的以下几个功能逐渐减退：
- 免疫系统识别异己的功能减退，导致自身免疫性疾病的发生率增高
- 巨噬细胞消灭细菌、癌细胞及其他抗原物质的能力减退，这可能与老年癌症发生率增高有关
- T 细胞对抗原的反应减慢
- 可以应对新的抗原的淋巴细胞数量减少
- 随着年龄的增长，机体产生的应对细菌感染的补体数量减少

- 尽管抗体的总浓度没有很明显的减少,但抗体与抗原结合的能力下降,这可能与老年肺炎、流感、感染性心内膜炎及破伤风的发生率和死亡率增高有关。免疫系统的这些变化也可部分解释为何疫苗对老年人的作用减退

免疫系统的组分

免疫系统中的细胞和分子成分共同作用清除抗原(Ag)。

抗原递呈细胞

虽然某些抗原能直接刺激免疫应答的产生,但 T 细胞依赖性获得性免疫应答一般需要抗原递呈细胞(APC)将与 MHC 分子结合的抗原肽递给 T 细胞。

细胞内抗原 所有有核细胞均表达 MHC Ⅰ 类分子,因此,细胞内抗原(如病毒)可以被任何有核细胞加工并呈递给 $CD8^+$ 细胞毒性 T 细胞。某些病毒(如巨细胞病毒)通过编码蛋白干扰这个过程以逃避清除。

细胞外抗原(如细菌抗原)必须加工成肽段,并与抗原递呈细胞表面的 MHC Ⅱ 类分子形成复合体,才能被 $CD4^+$ 辅助 T(T_H)细胞识别。以下这些细胞均表达 MHC Ⅱ 类分子,因此均可以作为抗原递呈细胞。

- B 细胞
- 单核细胞
- 巨噬细胞
- 树突状细胞

循环中的单核细胞是组织中巨噬细胞的前体细胞。单核细胞从循环中迁移至组织,在多种细胞(如内皮细胞、成纤维细胞)分泌的巨噬细胞集落刺激因子(M-CSF)作用下,经过大约 8 小时后分化成巨噬细胞。在感染部位,活化的 T 细胞分泌多种细胞因子(如 IFN-γ),诱导巨噬细胞迁移抑制因子的产生,从而防止巨噬细胞离开感染部位。

巨噬细胞 能被 IFN-γ 和粒细胞-巨噬细胞集落刺激因子(GM-CSF)刺激活化。活化的巨噬细胞能杀灭细胞内的微生物并分泌 IL-1 和肿瘤坏死因子-α(TNF-α)。这些细胞因子能促进 IFN-γ 和 GM-CSF 的分泌并增强内皮细胞表面黏附分子的表达,促进白细胞从血管内游走至感染部位,消灭病原体。根据不同的基因表达谱,可以确定巨噬细胞的亚型(如 M1、M2,表 174-1)。

表 174-1 巨噬细胞亚型

特征	M1	M2
活化剂	Toll 样受体刺激	IL-4 和 IL-13(T_{H2} 产生的细胞因子)
	IFN-γ(T_{H1} 产生的细胞因子)	
产生的细胞因子	促炎因子(如 TNF-α)	抑炎因子(如 IL-10)
其他功能	促进 T_{H1} 反应	促进组织重构
	强杀菌作用	

IFN,干扰素;IL,白细胞介素;T_{H1},1 型辅助性 T 细胞;T_{H2},2 型辅助性 T 细胞;TNF,肿瘤坏死因子。

树突状细胞 遍布于全身的皮肤(如朗格汉斯细胞)、淋巴结和组织中。皮肤中的树突状细胞作为前哨 APC,摄取抗原,然后游走至局部淋巴结并使 T 细胞活化。滤泡树突状细胞是一特殊的细胞系,由于其不表达 MHC Ⅱ 类分子,因而不能将抗原呈递给 T_H 细胞。他们不是吞噬细胞;滤泡树突状细胞表面有 IgG 的可结晶片段(Fc)受体及补体受体,能与免疫复合物结合并将复合物呈递给次级淋巴器官生发中心的 B 细胞。

淋巴细胞

淋巴细胞的主要类型为:
- B 细胞(在骨髓中发育成熟)
- T 细胞(在胸腺中发育成熟)

这两种细胞从形态上无法区分,但具有不同的免疫功能。这两种细胞可以通过细胞表面的抗原特异性受体及被称为分化簇(clusters of differentiation,CD)的分子进行区分,并通过检测某些分子的存在与否进行分群。已发现超过 300 个 CD 分子(关于 CD 抗原详情请见人类细胞分化簇分子网址)。

B 细胞 外周血中 5%~15% 的淋巴细胞为 B 细胞;它们也存在于骨髓、脾脏、淋巴结及黏膜相关淋巴组织。

B 细胞能将抗原呈递给 T 细胞,释放细胞因子,但其主要功能是分化为浆细胞,合成和分泌抗体(Abs)。B 细胞缺陷(如 X 连锁无丙球蛋白血症)的患者,尤其易于发生反复的细菌感染。经过编码免疫球蛋白(Ig)的基因的随机重排后,B 细胞就能识别几乎所有不同类型的抗原。基因重排以程序化方式发生于骨髓中 B 细胞分化发育的阶段。这一过程起始于特定的干细胞,经过原 B 细胞和前 B 细胞阶段,分化到未成熟 B 细胞时完成。

在这一过程中,机体通过失活或凋亡(免疫耐受)的方式清除未成熟的 B 细胞群中与自身抗原(自身免疫细胞)相互作用的细胞。未被清除的细胞(如那些识别非自身抗原的细胞)继续分化成为成熟的幼稚 B 细胞,离开骨髓,进入外周淋巴器官,并接触抗原。

它们与抗原之间的反应分为 2 个阶段:

初级免疫应答:发育成熟的幼稚 B 细胞初次接触抗原,则变成淋巴母细胞,经历克隆增殖并分化成为记忆细胞,并在以后遇到相同的抗原时发生应答或转变为成熟的抗体分泌性浆细胞。初次接触抗原到抗体产生有几天的潜伏期。最初只有 IgM 产生。之后,在 T 细胞的辅助下,B 细胞进一步基因重排及 Ig 亚型转换,产生 IgG、IgA 或 IgE。因此,初次接触抗原后的应答反应较慢且只能提供有限的保护性免疫。

次级免疫应答:又称记忆性免疫或加强免疫,发生于记忆性 B 细胞和 T_H 细胞再次接触相同的抗原。记忆性 B 细胞迅速增殖并分化为成熟的浆细胞,迅速产生并分泌大量抗体(主要为 IgG,由于是 T 细胞诱导的亚型转换)进入血液及其他组织发生抗体与抗原反应。因此,再次接触抗原后,免疫应答更加快速、有效。

T 细胞 T 细胞从骨髓干细胞分化并迁移至胸腺后经历了多次选择。T 细胞主要包括以下三种:

- 辅助性 T 细胞
- 调节性（抑制性）T 细胞
- 细胞毒性 T 细胞

在选择过程中，那些能与由自身 MHC 分子呈递的自身抗原（Ag）或与自身 MHC 分子（与是否呈递抗原无关）反应的 T 细胞通过凋亡而清除。只有那些能识别异己抗原和自身 MHC 分子复合物的 T 细胞存活下来；它们离开胸腺去往外周血液和淋巴组织。

大多数的成熟 T 细胞表达 CD4 或 CD8 分子，并具有能结合抗原，类似 Ig 的表面受体称为 T 细胞受体（T_CR）。T 细胞受体有两种类型：

- $\alpha\beta T_CR$：由 T_CR α 和 β 链组成；存在于大多数 T 细胞上
- $\gamma\delta T_CR$：由 $T_CR\gamma$ 和 δ 链组成；存在于一小群 T 细胞上

类似 Ig 基因，编码 T_CR 的基因被重排，获得对抗原具有特异性及亲和力的 T_CR。大多数 T 细胞（具有 $\alpha\beta T_CR$ 的细胞）识别 APC 的 MHC 分子中递呈的抗原肽。$\gamma\delta$ T 细胞直接识别蛋白抗原或识别由称为 CD1 的 MHC 样分子递呈的脂质 Ag。类似 B 细胞，几乎对所有的抗原，机体均能产生抗原特异性的 T 细胞。

$\alpha\beta$ T 细胞的活化，需要 T_CR 与抗原-MHC 复合物相互识别及相互作用。同时需要共刺激分子的相互作用；否则，T 细胞会失活或凋亡。某些辅助分子（如 CTLA-4）能抑制已经激活的 T 细胞从而削弱免疫应答。CTLA-4 基因的多态性与某些自身免疫性疾病如格雷夫斯病（Graves disease）、1 型糖尿病等有关。

辅助性 T 细胞（T_H） 通常为 $CD4^+$ 但也有可能为 $CD8^+$。T_H 细胞是由 T_{H0} 细胞分化成以下某一种类型：

- T_{H1} 细胞：T_{H1} 细胞通常能促进细胞毒性 T 细胞和巨噬细胞介导的细胞免疫反应，因此在抵抗胞内寄生的病原体（如病毒）时尤为重要。同时 T_{H1} 细胞还可以促进一些类别的抗体的产生
- T_{H2} 细胞：T_{H2} 细胞尤其擅长促进 B 细胞产生抗体（体液免疫）。从而主要参与针对细胞外的病原体（如细菌，寄生虫等）的免疫反应
- T_{H17} 细胞：T_{H17} 细胞能促进组织炎症反应的发生。每种 T_H 细胞均分泌多种细胞因子（表 174-2）。根据产生的细胞因子不同可以区分 T_H 细胞的功能表型。依赖不同病原体的不同刺激，T_{H1} 和 T_{H2} 细胞在某种程度上可以下调彼此的活性，形成 T_{H1} 或 T_{H2} 主导的免疫反应。

不同类型的 T_H 细胞之间的差别与临床疾病相关。例如，结核型麻风主要由 T_{H1} 细胞介导免疫应答，而瘤型麻风中的免疫应答则主要由 T_{H2} 细胞介导。T_{H1} 介导的免疫应答常特征性地出现在某些自身免疫性疾病中（如 1 型糖尿病，多发性硬化），而 T_{H2} 介导的免疫应答则可以促进 IgE 的产生及过敏性疾病的发生，在患某些自身免疫性疾病（如格雷夫斯病、重症肌无力）时，T_{H2} 细胞还可以促进 B 细胞产生自身抗体。T_{H17} 细胞可以促进炎症反应，因此可能与银屑病及类风湿关节炎等自身免疫性疾病的发生有关。部分免疫缺陷的患者由于 T_{H17} 细胞缺陷（如高 IgE 综合征），表现为易感白色念珠菌和金黄色葡萄球菌。

表 174-2　T 细胞功能

T 细胞类型	产生物质	主要功能
T_{H1}	IFN-γ	增强吞噬细胞及细胞毒 T 细胞的功能
	IL-2	
	淋巴毒素	
T_{H2}	IL-4	刺激 B 细胞产生抗体
	IL-5	
	IL-6	
	IL-10	
	IL-13	
T_{H17}	IL-17	促进炎症反应
	IL-21	
	IL-22	
调节性 T 细胞	TGF-β	抑制免疫反应
	IL-10	
	IL-35	
T_C	穿孔素	杀伤被感染的细胞
	颗粒酶	
	FasL	
	细胞因子	
活化的 NKT 细胞	IL-4	可能有助于调节免疫反应
	IFN-γ	

FasL，Fas 配体；IFN，干扰素；IL，白细胞介素；T_C，细胞毒性 T 细胞；TGF，转化生长因子；T_H，辅助 T 细胞。

调节性（抑制性）T 细胞 介导免疫抑制，通常表达转录因子 Foxp3。这一过程需要功能性 $CD4^+$ T 细胞或 $CD8^+$ T 细胞亚群的参与，通过分泌具有免疫抑制功能的细胞因子或通过一种依赖细胞间接触机制未明的细胞间接触抑制免疫应答。Foxp3 功能突变的患者会发展为自身免疫性疾病 IPEX 综合征（免疫功能失调、多发性内分泌病、肠病，X 连锁）。

细胞毒性 T（T_C）细胞 通常为 $CD8^+$ 但也可能为 $CD4^+$；它们对于清除细胞内病原体，尤其是病毒至关重要。T_C 细胞在器官移植排斥中起重要作用。

T_C 细胞的产生包括三个阶段：

- 前体细胞阶段：接受适宜刺激时可分化成为 T_C 细胞
- 效应细胞阶段：分化为效应细胞后获得了特异性杀伤靶细胞的能力
- 记忆细胞阶段：记忆细胞处于静止期（不再受到刺激），再次遇到同样的抗原-MHC 复合物后可被再次激活成为效应细胞

完全活化的 T_C 细胞，如 NK 细胞，可以通过诱导凋亡的方式杀伤被感染的靶细胞。与 T_H 细胞类似，T_C 细胞也能够分泌细胞因子，并可根据其产生的细胞因子，进一步分为 T_{C1} 和 T_{C2} 两个亚群。

T_C 细胞可能是：

- 同源性的：针对被病毒感染的或其他外来蛋白所修饰的自体细胞产生的应答
- 异源性的：对递呈外源性抗原的MHC复合物的细胞产生应答（如供受者MHC不相合的器官移植）

某些T_C细胞能直接识别外来的MHC分子（直接途径）；另一些可能识别由受者自身MHC分子呈递的外源性MHC分子片段（间接途径）。

自然杀伤T（NKT）细胞 是一类特殊的T细胞亚群。活化的NKT细胞能分泌IL-4和IFN-γ，并有助于调节免疫反应。NKT细胞在表型及特定功能上都有别于NK细胞。

肥大细胞

肥大细胞的组织分布、功能与循环中的嗜碱性粒细胞相似。

黏膜肥大细胞的颗粒中含有类胰蛋白酶和硫酸软骨素；结缔组织肥大细胞的颗粒中含有类胰蛋白酶、胃促胰酶和肝素。肥大细胞通过释放这些介质在保护性急性炎症反应的产生中起着关键作用；I型超敏反应即特应性变态反应主要由嗜碱性粒细胞和肥大细胞介导。IgE抗体交联或过敏毒素补体成分C3a和C5a能触发肥大细胞脱颗粒。

自然杀伤（NK）细胞

典型的自然杀伤（NK）细胞属于先天淋巴细胞（先天性淋巴细胞还包括ILC1,ILC2和ILC3）。NK细胞在外周血单核细胞中占5%~15%，具有圆形细胞核和颗粒状细胞质。它们通过多种途径诱导被感染细胞或异常细胞凋亡。像其他先天性淋巴细胞一样，它们缺乏抗原特异性受体；然而，近期研究表明，一些NK细胞具有某种形式的免疫记忆。

NK细胞的表面标志为$CD2^+$、$CD3^-$、$CD4^-$、$CD8^-$、$CD16^+$（IgG的Fc段受体）及$CD56^+$。

典型的NK细胞在肿瘤监视中起重要作用。NK细胞同时表达激活性受体和抑制性受体。NK细胞表面的激活性受体能识别靶细胞表面的多种配体[如MHC I 类分子相关A链（MICA）和B链（MICB）]；NK细胞表面的抑制性受体能识别MHC I 类分子。NK细胞仅在抑制性受体未接受足够强度的刺激时杀伤靶细胞。因此MHC I 类分子的正常表达（通常表达于有核细胞表面）可帮助细胞规避NK细胞的攻击；MHC I 类分子缺乏提示细胞受到某种病毒的感染从而抑制了MHC分子表达或者细胞癌变导致MHC表达丧失。

NK细胞也能分泌一些细胞因子（如IFN-γ、IL-1、TNF-α）；且NK细胞是IFN-γ的主要来源。NK细胞通过分泌IFN-γ促进T_{H1}细胞分化并抑制T_{H2}细胞，影响获得性免疫应答。

自然杀伤细胞缺陷（如某些类型的重症联合免疫缺陷病）的患者易感疱疹病毒及人类乳头状瘤病毒。

多形核白细胞

多形核（PMN）白细胞，因其胞质富含颗粒又称粒细胞，包括：
- 中性粒细胞
- 嗜酸性粒细胞
- 嗜碱性粒细胞

这些细胞均存在于血液循环中并具有分叶核。

中性粒细胞 中性粒细胞占外周血白细胞总数的40%~70%；它们构成抗感染的第一道防线。成熟的中性粒细胞半衰期大约为2~3日。

在急性炎症反应过程中（如感染），中性粒细胞在趋化因子及血管内皮上表达的黏附分子的作用下，离开血液循环进入组织。它们的功能是吞噬并降解病原体。当吞噬作用产生溶菌酶和活性氧复合物（如过氧化氢、次氯酸）或触发脱颗粒释放颗粒内物质（如防御素、蛋白酶、杀菌增强细胞通透性蛋白、乳铁蛋白和溶菌酶）时，微生物即被杀灭。DNA和组蛋白也被释放，它们与颗粒内容物如弹性蛋白酶一起，在周围组织中形成纤维结构，称之为中性粒细胞细胞外捕获网（NET），有助于杀灭捕获的细菌并增强酶的活性。

部分免疫缺陷病（如慢性肉芽肿病）患者吞噬细胞杀灭病原体的能力受到影响，特别容易受到慢性细菌和真菌感染。

嗜酸性粒细胞 嗜酸性粒细胞在外周血白细胞总数中占比高达5%。

这类细胞主要针对那些体积过大而无法被吞噬的物质；它们通过分泌毒性物质（如活性氧复合物，与中性粒细胞产生的活性氧复合物相似）、主要碱性蛋白（对寄生虫具有毒性作用）、嗜酸性阳离子蛋白及一些酶类起到杀伤作用。

嗜酸性粒细胞也是炎症介质（如前列腺素、白三烯、血小板活化因子及多种细胞因子）的主要来源之一。

嗜碱性粒细胞 嗜碱性粒细胞占外周血白细胞比例<5%，虽然这分别属于不同的细胞系，嗜碱性粒细胞与肥大细胞有许多相似的特性。两者表面都有FcεRI，即高亲和力的IgE高受体。当这些细胞与特定的抗原接触时，二价的IgE分子与受体结合并发生交联，触发细胞脱颗粒并释放预先合成的炎症介质（如组胺、血小板活化因子）并开始合成合成的新的炎症介质（如白三烯、前列腺素和血栓素）。

免疫系统的分子成分 免疫系统中的细胞和分子成分共同作用清除抗原（Ag）。

急性期反应物

急性期反应物是血浆蛋白，在发生感染或组织损伤时，其水平可显著增高（称之为正向急性期反应物）或在某些情况下降低（称之为负向急性期反应物），以应对循环中IL-1和IL-6的升高。升高最为显著的是C反应蛋白和甘露糖结合凝集素（能结合补体，具有调理素作用），以及转运蛋白$α_1$-酸糖蛋白和血清淀粉样蛋白P。经常测量C反应蛋白（CRP）和红细胞沉降率（ESR），其水平升高是一种非特异性的指标，提示感染或炎症。纤维蛋白原增加是血沉加快的主要原因。

许多急性期反应物由肝脏合成。总的来说，急性期反应物能限制组织损伤，增强机体对感染的抵御能力，促进组织修复及炎症消退。

抗体

机体接触抗原后，抗体作为B细胞表面的抗原受体与抗原相互作用，随后浆细胞进一步分泌产生抗体。抗体可以识别抗原（如蛋白、多糖、核酸）表面多种特异性结构（表位或抗原决定簇）。由于结构及其他表面特性（如电荷）的互补性，抗原和抗体能紧密结合。如果一种抗原与另一种抗原的表位相似，则与其中一种抗原分子对应的抗体分子能在两种抗原之间产生交联。

抗体结构：抗体由4条多肽链组成（2条相同的重链和2条相同的轻链）通过二硫键连接形成Y形（图174-1）。重链和轻链均可分为可变区（V）和恒定区（C）。

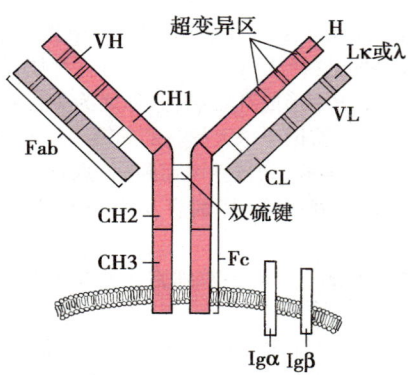

图 174-1　B 细胞受体。CH，重链恒定区；CL，轻链恒定区；Fab，抗原结合段；Fc，可结晶片段；Ig，免疫球蛋白；Lκ 或 λ，轻链的 2 种类型；VH，重链可变区；VL，轻链可变区

V 区域　位于 Y 臂的氨基末端；它们被称为可变区是因为它们所含的氨基酸在不同的抗体中是不同的。在 V 区内，高变区决定了 Ig 的特异性。他们也具有抗原的功能（独特型决定簇），可与某些天然抗体（抗独特型）结合；这种结合可以帮助调节 B 细胞应答。

重链的 C 区含有相对恒定的氨基酸序列（同型），但是在不同类别的免疫球蛋白中氨基酸序列仍有差异。一个 B 细胞可以改变它产生的同型，因此形成 Ig 亚类转换。由于 Ig 保留了重链 V 区的可变部分和整个轻链，因而保留了抗原特异性。

抗体的氨基端（可变区）与抗原结合形成抗原抗体复合物。抗体的抗原结合部位（Fab）由一个轻链和一个重链的一部分组成，包括了 Ig 分子的可变区（结合点）。恒定区大部分由可结晶片段（Fc）构成；此片段可以激活补体，并可与细胞表面的 Fc 受体结合。

抗体类型　抗体被分成以下五种类型：
- IgM
- IgG
- IgA
- IgD
- IgE

抗体根据其重链的不同分为五种类型：IgM 的重链为 μ，IgG 的重链为 γ，IgA 的重链为 α，IgE 的重链为 ε，IgD 的重链为 δ。还有两种轻链：κ 和 λ。5 种抗体的轻链均为 κ 链或 λ 链。

IgM　是机体接触新的抗原后最先形成的抗体。它由 5 个 Y 形分子（10 个重链和 10 个轻链）通过一个 J 链连接在一起。IgM 主要在血管内循环；它能结合并凝集抗原，激活补体，因此具有调理吞噬的作用。同种血细胞凝集素主要是 IgM。单体 IgM 可作为 B 细胞膜上的受体。高 IgM 综合征患者有涉及抗体类别转换的基因的基因缺陷，[如编码 CD40、CD154（又称 CD40L）或 NEMO（核转录因子-κB）的基因]，因此，IgA、IgG 和 IgE 水平较低或缺乏，循环中 IgM 水平通常较高。

IgG　是血清中最常见的抗体类型，存在于血管内、外。IgG 能与抗原结合并激活补体，增强中性粒细胞和巨噬细胞的吞噬作用。当机体再次接触某种抗原（发生次级免疫应答）时，主演产生 IgG。IgG 同时也是商品化的 γ 球蛋白中的主要 Ig 亚型。IgG 具有抗菌、抗病毒、抗毒素的功能而且是唯一能通过胎盘的 Ig 亚型。因此，这一类的抗体对于保护新生儿是很重要的，但在如果母亲体内存在致病的 IgG 抗体[如抗 Rh0（D）抗体，刺激型抗 TSH 受体抗体]，则可能会导致胎儿患有重大疾病。

IgG 有 4 种亚类：IgG1、IgG2、IgG3 和 IgG4。它们按血清浓度的降序编号。IgG 亚类之间的区别主要体现在其激活补体的能力方面；IgG1 和 IgG3 效率最高，IgG2 效率较低，IgG4 效率最低。IgG1 和 IgG3 可有效介导抗体依赖细胞毒作用，IgG4 和 IgG2 则次之。

IgA　主要存在于黏膜表面、血清及分泌物中（唾液、泪液、呼吸道、泌尿生殖道分泌物及初乳中），其主要功能时提供对细菌及病毒早期防御。2 个 IgA 分子通过 J 链连接形成二聚体即分泌型 IgA。分泌型 IgA 由呼吸道和胃肠道上皮下的浆细胞合成。选择性 IgA 缺乏症是相对比较常见的，但由于其功能上与他类抗体存在协同作用，往往临床意义不大。

IgD　与 IgM 共表达于幼稚 B 细胞表面。但是这两种类型的抗体在 B 细胞表面的功能差别尚不清楚。它们可能仅仅是一种分子退化的模型。血清 IgD 水平很低，外周循环中的 IgD 功能尚不清楚。

IgE　以低水平存在于血清及呼吸道、胃肠道的黏液性分泌物中。IgE 能与肥大细胞、嗜碱性粒细胞表面高表达及某些髓系细胞（包括树突状细胞）表面低表达的受体呈高亲和力结合。如果抗原与结合在肥大细胞或嗜碱性粒细胞表面的 2 个 IgE 分子形成桥联，就会导致细胞脱颗粒，释放能引起炎症反应的化学介质。在特应性疾病（如过敏性或外源性哮喘、花粉症和特应性皮炎）及寄生虫感染时，IgE 浓度增高。

细胞因子

细胞因子是免疫细胞或其他细胞与特异性抗原、内毒素等病原体相关分子或其他细胞因子发生反应时分泌的多肽。细胞因子主要包括：
- 趋化因子
- 血细胞集落刺激因子（CSF）
- 白细胞介素
- 干扰素（IFN-α、IFN-β、IFN-γ）
- 转化生长因子类（TGF）
- 肿瘤坏死因子（TNF-α、淋巴毒素-α、淋巴素-β）

虽然淋巴细胞在同特异性抗原反应后触发细胞因子的分泌,但细胞因子本身并不是抗原特异性的,因此它们在天然免疫和获得性免疫之间起着桥梁的作用,并能影响炎症反应或免疫应答的程度。这些细胞因子可依次发挥其作用,它们的作用可能相互协同或相互拮抗。他们可能以自分泌或旁分泌的方式发挥功能。

细胞因子通过细胞表面受体转导信号。例如,IL-2 受体由 3 条链组成:α 链,β 链和 γ 链。

- 如果 3 条链均表达,则受体对 IL-2 的亲和力高
- 如果只有 β 和 γ 链表达,亲和力介于中间
- 如果只表达 α 链,则受体亲和力低

IL-2 受体 γ 链突变或缺失是 X 连锁重症联合免疫缺陷病的病因。

趋化因子 趋化因子能够诱导白细胞趋化和迁移。趋化因子可根据其氨基末端半胱氨酸残基的数目和间隔分为 4 个亚组(C、CC、CXC、CX3C)。趋化因子受体(记忆性 T 细胞、单核巨噬细胞和树突状细胞表面的 CCR5;静息 T 细胞表面的 CXCR4)是人免疫缺陷病毒 HIV 进入细胞的协同受体。

集落刺激因子类(CSF) 粒细胞集落刺激因子(G-CSF):由内皮细胞,上皮细胞,成纤维细胞产生。

G-SCF 的主要作用表现为:
- 刺激中性粒细胞前体的生长

G-SCF 在临床上的使用包括:
- 逆转化疗和/或放疗后引起的中性粒细胞减少

粒细胞-巨噬细胞集落刺激因子(GM-CSF):主要由内皮细胞,成纤维细胞,巨噬细胞,肥大细胞,T_H 细胞分泌。

GM-SCF 的作用主要表现为:
刺激单核细胞,中性粒细胞,嗜酸性粒细胞和嗜碱性粒细胞前体的生长激活巨噬细胞

GM-CSF 的临床应用有:
逆转化疗和/或放疗后引起的中性粒细胞减少

巨噬细胞集落刺激因子(M-CSF):主要由内皮细胞,上皮细胞,成纤维细胞分泌。

M-CSF 的作用主要表现为:
- 刺激单核细胞前体的生长

M-CSF 在临床上的使用包括:
- 潜在的促进组织修复的治疗作用

干细胞因子(SCF) 由骨髓基质细胞分泌。

SCF 的作用主要表现为:
- 刺激干细胞分裂

SCF 在临床上的使用包括:
- 刺激组织修复的治疗潜力

干扰素 IFN-α 由白细胞产生。

IFN-α 的作用主要表现为:
- 抑制病毒的复制
- 增加 MHC I 类分子的表达

临床上的使用包括:
- 治疗慢性丙型肝炎、艾滋病相关卡波西肉瘤、多毛细胞性白血病、慢性髓细胞性白血病以及转移性黑素瘤

IFN-β 由成纤维细胞产生。

IFN-β 的作用主要表现为:
- 抑制病毒的复制
- 增加 MHC I 类分子的表达

INF-β 的临床应用包括:
- 减少复发型多发性硬化症的发作次数

IFN-γ 由 NK 细胞、T_{C1} 细胞及 T_{H1} 细胞合成。

IFN-γ 的作用主要表现为:
- 抑制病毒的复制
- 提高 MHCI 类和 II 类分子的表达
- 激活巨噬细胞
- 拮抗 IL-4 的某些作用
- 抑制 T_{H2} 细胞增殖

IFN-γ 在临床上的使用包括:
- 控制慢性肉芽肿病患者的感染
- 延缓重症恶性骨硬化症的进展

白细胞介素

IL-1(α 和 β)由 B 细胞、树突细胞、血管内皮细胞、巨噬细胞、单核细胞及自然杀伤(NK)细胞分泌。

IL-1 的作用主要表现为:
- 通过提高细胞因子的产生(如 IL-2 和其受体)共同刺激活化 T 细胞
- 提高 B 细胞的增殖和成熟
- 增强 NK 细胞的细胞毒性
- 诱导分泌 IL-1,IL-6,IL-8,肿瘤坏死因子,GM-CSF 以及由巨噬细胞产生的地诺前列酮
- 通过诱导分泌趋化因子,内皮细胞上 ICAM-1,VCAM-1 等促进炎症反应
- 诱导睡眠,食欲减退,促进组织因子的释放,急性期反应物的生成以及破骨细胞介导的骨吸收
- 具有内源性致热原活性

临床上与 IL-1 相关的有:
- 抗 IL-1β 单克隆抗体:用于治疗的冷吡啉相关的周期性综合征和幼年特发性关节炎
- IL-1 受体拮抗剂(IL-1RA):被用于治疗中重度类风湿关节炎合并新生儿起病的多系统炎症性疾病(NOMID)的成年患者

IL-2 由 T_{H1} 细胞产生。

IL-2 的作用主要表现为:
- 诱导活化的 T 细胞和 B 细胞增殖
- 增强 NK 细胞的细胞毒性以及单核细胞和巨噬细胞对肿瘤细胞和细菌的杀伤力

临床上与 IL-2 相关的有:
- IL-2:用于治疗转移性肾细胞癌及转移性黑素瘤
- 抗 Rh
- **抗 IL-2 受体单克隆抗体**:可用于防止肾脏急性排斥反应

IL-4 由肥大细胞,NK 细胞,自然杀伤 T 细胞,γδT 细胞,T_{C2} 细胞以及 T_{H2} 细胞分泌。

IL-4 的主要表现为:
- 诱导 T_{H2} 细胞的产生

- 刺激活化的 B 细胞，T 细胞和肥大细胞的增殖
- 上调 B 细胞和巨噬细胞上 MHC Ⅱ 类分子以及 B 细胞上 CD23 分子的表达
- 下调 IL-12 的产生，从而抑制 T_H 细胞向 T_{H1} 亚群的分化
- 提高巨噬细胞的吞噬能力
- 诱导抗体类别向 IgG1 和 IgE 转换

  临床上与 IL-4 相关的有：
- IL-4（与 IL-13 一起）参与特应性变态反应中 IgE 的产生

  IL-5 由肥大细胞及 T_{H2} 细胞产生。

  IL-5 的作用主要表现为：
- 诱导的嗜酸性粒细胞和活化的 B 细胞的增殖
- 诱导抗体向 IgA 亚型转换

  临床上与 IL-5 相关的有：
- **抗 IL-5 单克隆抗体**：在重症嗜酸性哮喘患者的治疗中有效

  IL-6 由树突细胞，成纤维细胞，巨噬细胞，单核细胞及 T_{H2} 细胞分泌。

  IL-6 的作用主要表现为：
- 诱导的 B 细胞向浆细胞分化以及骨髓干细胞的分化
- 诱导急性期反应物的合成
- 增强 T 细胞增殖
- 诱导 T_C 细胞分化
- 具有内源性致热原活性

  临床上与 IL-6 相关的有：
- **抗 IL-6 单克隆抗体**：可治疗 HIV 和 HHV-8 阴性的多中心性卡斯尔曼病（Castleman disease，巨大淋巴结增生症）
- **抗 IL-6 受体单克隆抗体**：可治疗 TNF 拮抗剂疗效不佳的类风湿关节炎；还可以用来治疗幼年特发性关节炎

  IL-7 由骨髓和胸腺基质细胞分泌

  IL-7 的作用主要表现为：
- 诱导淋巴干细胞向 T 细胞和 B 细胞前体细胞分化
- 活化成熟的 T 细胞
- 由于可以影响 T 细胞的分化，IL-7 作为潜在的治疗病毒感染和癌症的免疫刺激剂进入临床试验

  IL-8（趋化因子）由内皮细胞，巨噬细胞，单核细胞分泌。

  IL-8 的作用主要表现为：
- 介导中性粒细胞的趋化和活化

  临床上与 IL-8 有关的有：
- **IL-8 拮抗剂**：有潜在的治疗慢性炎症性疾病的作用

  IL-9 由 T_H 细胞分泌。

  IL-9 的作用主要表现为：
- 促排卵
- 增强肥大细胞生长
- 与 IL-4 协同诱导抗体向 IgG1 和 IgE 亚型转换
- 临床试验未能证明抗 IL-9 单克隆抗体在治疗哮喘时的作用

  IL-10 由 B 细胞，巨噬细胞，单核细胞，T_C 细胞，T_{H2} 细胞及调节性 T 细胞分泌。

  IL-10 的作用主要表现为：
- 抑制 T_{H1} 细胞分泌 IL-2
- 下调由单核细胞，巨噬细胞和树突状细胞生产的 MHC Ⅱ 类分子和细胞因子（如 IL-12），从而抑制 T_{H1} 细胞的分化
- 抑制 T 细胞增殖
- 增强 B 细胞分化

  IL-10 在临床上的使用包括：
- 可能具有抑制过敏和自身免疫疾病病理性免疫反应的潜在临床用途

  IL-12 由 B 细胞，树突状细胞，巨噬细胞及单核细胞分泌。

  IL-12 的作用主要表现为：
- T_{H1} 分化的关键
- 诱导 T_{H1} 细胞，CD8T 细胞，γδT 细胞和 NK 细胞的增殖促进 IFN-γ 的合成
- 增强 NK 和 CD8$^+$T 细胞的细胞毒作用

  临床上与 IL-12 相关的应用包括：
- **抗 IL-12 单克隆抗体**：用于治疗银屑病和银屑病性关节炎

  IL-13 由肥大细胞及 T_{H2} 细胞合成。

  IL-13 的作用主要表现为：
- 抑制巨噬细胞的活化和细胞因子分泌
- 协同刺激 B 细胞增殖
- 上调 B 细胞和单核细胞表面 MHC Ⅱ 类分子和 CD23 分子的表达
- 诱导抗体向 IgG1 和 IgE 亚型的转换
- 诱导血管内皮细胞表达 VCAM-1

  临床上与 IL-13 相关的应用包括：
- IL-13（与 IL-4 一起）参与特应性变态反应中 IgE 的产生

  IL-15 由 B 细胞，树突状细胞，单核细胞，巨噬细胞，NK 细胞及 T 细胞合成。

  IL-15 的功能主要表现为：
- 诱导 T 细胞，NK 细胞，活化 B 细胞的增殖
- 诱导 NK 细胞和 CD8T 细胞的细胞因子的合成和增强其细胞毒性
- 对 T 细胞有趋化作用
- 刺激肠上皮细胞的生长

  临床上与 IL-15 有关的应用包括：
- 可能有助于肿瘤治疗的潜在的免疫刺激剂活性

  IL-17（A 和 F）由 T_{H17} 细胞、γ-δT 细胞、NKT 细胞和巨噬细胞合成。

  IL-17 的作用主要表现为：
- 促炎症作用
- 刺激细胞因子的产生（如 TNF、IL-1β、IL-6、IL-8、G-CSF）

  临床上与 IL-17 相关的有：
- **抗 IL-17A 单克隆抗体**，用于治疗成人活动性强直性脊柱炎，活动性银屑病关节炎以及中度至重度斑块状银屑病

  IL-18 由单核细胞，巨噬细胞及树突细胞合成。

  IL-18 的作用主要表现为：
- 诱导 T 细胞合成 IFN-γ
- 增强 NK 细胞的细胞毒性
- IL-18 作为免疫治疗药物在癌症治疗中的作用尚不确切

IL-21 由 NKT 细胞以及 T$_H$ 细胞合成。
IL-21 的作用主要表现为：
- CD40 交联后刺激 B 细胞的增殖
- 刺激 NK 细胞
- 共刺激激活 T 细胞
- 刺激骨髓前体细胞的增殖

临床上与 IL-21 相关的有：
- 临床实验表明 IL-21 可以刺激癌症患者细胞毒性 T 细胞和 NK 细胞
- **IL-21 拮抗剂**可能可被用于自身免疫性疾病的治疗

IL-22 由 NK 细胞、T$_{H17}$ 细胞和 γ-δ 细胞合成。
IL-22 的作用主要表现为：
- 促进炎症反应
- 诱导急性期反应物的合成

临床上与 IL-22 相关的有：
- **IL-22 拮抗剂**：有希望被用于自身免疫性疾病的治疗

IL-23 由树突状细胞和巨噬细胞产生。
IL-23 的主要作用是：
- 诱导 T 细胞增殖

临床上与 IL-23 相关的有：
- **抗 IL-23 单克隆抗体**：可治疗银屑病和银屑病性关节炎

IL-24 由 B 细胞，巨噬细胞，单核细胞及 T 细胞合成。
IL-24 的作用主要表现为：
- 抑制肿瘤细胞的生长
- 诱导肿瘤细胞的凋亡

IL-24 在临床上的应用包括：
- IL-24 可能被用于治疗癌症

IL-27 由树突细胞，单核细胞及巨噬细胞合成。
IL-27 的主要作用有：
- 诱导 T$_{H1}$ 细胞

IL-27 在临床上的使用包括：
- 具有治疗癌症的潜力

IL-32 由 NK 细胞和 T 细胞产生。
IL-32 的作用主要表现为：
- 促炎症活动
- 参与激活诱导 T 细胞的凋亡

IL-32 在临床上的使用包括：
- 可能具有自身免疫性疾病的治疗潜力

IL-33 由内皮细胞，基质细胞及树突细胞合成
IL-33 的作用主要表现为：
- 诱导 T$_{H2}$ 细胞合成细胞因子
- 促进嗜酸粒细胞增殖

临床上与 IL-33 有关的有：
- **IL-33 拮抗剂**：具有治疗哮喘的潜力

IL-35 由调节细胞，巨噬细胞及树突细胞合成。
IL-35 的主要作用是：
- 抑制炎症，例如，通过诱导调节性 T 细胞和 B 细胞，抑制 T$_{H17}$ 细胞

IL-35 在临床上的使用包括：
- IL-35 具有抑制过敏和自身免疫性疾病病理性免疫反应的潜力

转化生长因子类（TGF） TGF-β 由 B 细胞，巨噬细胞，肥大细胞及 T$_{H3}$ 细胞合成。
TGF-β 的作用主要表现为：
- TGF-β 具有促炎症反应活性（如单核细胞和巨噬细胞的趋化作用）的同时，还具有抑炎活性（如抑制淋巴细胞增殖）
- 诱导抗体向 IgA 亚型转换
- 促进组织修复
- 有关 TGF-β 拮抗剂（如反义寡核苷酸）在癌症治疗中的作用的临床试验正在进行中

肿瘤坏死因子类（TNF） TNF-α（恶病质素）由 B 细胞，树突细胞，巨噬细胞，肥大细胞，单核细胞，NK 细胞及 T$_H$ 细胞合成。
TNF-α 的作用主要包括：
- 对肿瘤细胞的细胞毒性
- 恶病质
- 诱导多种细胞因子的分泌（如 IL-1、GM-CSF、IFN-γ）
- 诱导内皮细胞表达 E-选择素
- 激活巨噬细胞
- 抗病毒活性

临床上与 TNF-α 有关的应用有：
- **TNF-α 拮抗剂**（单抗或可溶性受体）可用于治疗类风湿关节炎，银屑病，标准方案无效的克罗恩病，溃疡性结肠炎，强直性脊柱炎，银屑病性关节炎，和多关节幼年特发性关节炎

TNF-β（淋巴毒素）由 T$_C$ 细胞和 T$_{H1}$ 细胞合成。
TNF-β 的主要作用包括：
- 对肿瘤细胞的细胞毒性
- 抗病毒活性
- 增强中性粒细胞和巨噬细胞的吞噬功能
- 参与淋巴器官发育

临床上与 TNF-β 有关的应用有：
- 已证实 TNF-β 拮抗剂与 TNF-α 拮抗剂具有类似的效果，但是否效果更佳尚待进一步研究

人类白细胞抗原（HLA）系统

人类白细胞抗原（human leukocyte antigen, HLA）系统，又称人类主要组织相容性复合体（major histocompatibility complex, MHC），其对应的基因位于第 6 号染色体上。这些基因负责编码细胞表面的专职抗原肽递呈分子，它们能将抗原肽递呈给 T 细胞表面的 T 细胞受体（T-cell receptor, T$_C$R）。用于呈递抗原的 MHC 分子主要分成两类：
- MHC I 类分子
- MHC II 类分子

MHC I 类分子 以跨膜糖蛋白的形式表达于所有有核细胞表面。完整的 MHC I 类分子由一个 α 重链和两个 β$_2$-微球蛋白组成。重链包含 2 个多肽结合域、一个类 Ig 结构域和一个带有胞质尾部的跨膜段。编码 I 类分子重链的基因位于 HLA-A、-B 和-C 位点。MHC I 类分子将抗原呈递给 CD8$^+$ 的淋巴细胞。这些淋巴细胞通常具有细胞毒效应，能够识别所有被感染的细胞。由于所有有核细胞表面均表达

有 MHC I 类分子,所以一旦被感染,所有细胞都可以发挥抗原呈递的功能将抗原呈递给 CD8⁺T 细胞。(CD8 与 I 类分子重链的非多形性部分结合)。某些 MHC I 类分子基因编码非典型 MHC 分子,如 HLA-G(可能可以保护胎儿免受母体免疫应答)和 HLA-E(将多肽呈递给自然杀伤细胞表面的特定受体)。

MHC II 类分子 通常仅表达于抗原递呈细胞(B 细胞、巨噬细胞、树突状细胞及朗格汉斯细胞)、胸腺内皮细胞以及活化的(但不是静息的)T 细胞表面;大多数的有核细胞可在 IFN-γ 的诱导下表达 MHC II 类分子。MHC II 类分子由 2 条多肽链(α 和 β)组成;每条链含有一个多肽结合域、一个类 Ig 结构域及一个带有脂质尾部的跨膜段。编码 2 条链的基因均位于 6 号染色体的 HLA-DP、-DQ 或 -DR 区。MHC II 类分子将抗原呈递给表达 CD4 的淋巴细胞,它们通常是为辅助性 T 细胞。

基因组中编码 MHC III 类分子的区域,同时含有编码部分重要炎症分子的基因,这些炎症因子包括补体成分 C2、C4 和 B 因子,肿瘤坏死因子(TNF)-α、淋巴毒素及 3 种热休克蛋白。

HLA 系统的每个基因座位上的各个等位基因被冠以标准名(如 HLA-A1、-B5、-Cw1、-DR1)。

通过 DNA 测序鉴定等位基因,并通过以下方式命名以区分不同的基因。每个等位基因被赋有一个独有的数字,这个数字由 HLA 基因座位、星号、2 个代表抗原的血清效价的数字及 2 个代表特异性等位基因的数字组成(如 A*02:01、DRB1*01:03、DQA1*01:02)。有时也会添加另外的数字来区别不同的亚型。有时,一个冒号后会添加数字以标明编码特定蛋白的等位基因,另一个冒号后,在内含子或 5′ 或 3′ 非编码区添加其他数字以表示基因的多态性(如 A*02:101:01:02,DRB1*03:01:01:02)。

MHC I 和 II 分子被认为时异体移植排斥反应的过程中免疫原性最强的抗原。最强的决定簇是 HLA-DR,随后是 HLA-B 和 -A。因此,这 3 个位点对于捐赠者和接受者相匹配最为重要。

一些自身免疫性疾病都与特定 HLA 等位基因相关,例如:
- 银屑病与 HLA-C*06:02
- 强直性脊柱炎、反应性关节炎与 HLA-B27
- 发作性睡眠与 HLA-DR2 和 HLA-DQB1*06:02
- 1 型糖尿病与 HLA-DQ2 和 HLA-DQ8
- 多发性硬化症与 HLA-DR2
- 类风湿关节炎与 HLA-DR4

补体系统

补体系统是一系列帮助抵抗感染的酶级联系统。许多补体蛋白为酶类,以无活性的前体(酶原)存在于血清中;其他则位于细胞表面。补体系统在天然免疫和获得性免疫之间起着桥梁的作用:
- 补体系统能增强抗体反应并具有免疫记忆
- 裂解外来细胞
- 清除免疫复合物和凋亡细胞

补体成分具有许多生物功能(如刺激趋化作用,触发非 IgE 依赖性的肥大细胞脱颗粒)。

补体活化 补体活化有三种途径(图 174-2):
- 经典途径
- 凝集素途径
- 旁路途径

经典途径的组分按照被确定的顺序以 C 和数字表示(如 C1,C3)。旁路途径的组分通常以字母(如 B 因子,D 因子)或名称来命名(备解素)。

经典途径的激活可以是:
- 抗体依赖性的。发生于 C1 与抗原-IgM 或聚集的抗原-IgG 复合物相互作用时
- 非抗体依赖性的。发生于聚阴离子(如肝素,鱼精蛋白,来自凋亡细胞的 DNA 和 RNA),革兰氏阴性细菌或结合的 C 反应蛋白与 C1 直接反应时

该途径受 C1 抑制剂(C1-INH)调节。遗传性血管性水肿的病因是遗传性 C1-INH 缺陷。

甘露糖结合凝集素(MBL)途径 是抗体非依赖性的;当血清中 MBL 与细菌细胞壁、酵母细胞壁或病毒上的甘露糖、果糖或 N-乙酰葡糖胺结合时启动该途径。

除此之外,这一途径从结构及功能上类似经典途径。

旁路途径 当微生物细胞表面成分[如酵母细胞壁、细菌脂多糖(内毒素)]或 Ig(如肾炎因子,多聚 IgA)使小部分 C3 裂解时,启动旁路途径。该途径受备解素、H 因子及衰变加速因子(CD55)调控。

当 C3 转化酶将 C3 裂解成 C3a 和 C3b 时,这三条活化途径进入最终的共同途径(图 174-2)。C3 裂解导致膜攻击复合物(MAC)即补体系统细胞毒成分的形成。MAC 导致外来细胞溶解。

因子 I,与辅助因子包括膜辅助因子蛋白(CD46),灭活 C3b 和 C4b。

补体缺乏及缺陷 特定补体成分的缺乏或缺陷可以导致特定疾病,例如:
- C1、C2、C3、MBL、MASP-2、因子 H、因子缺乏 I 或补体受体 2(CR2)缺陷的患者,容易反复细菌感染
- C5、C9、B 因子、因子 D 或备解素缺陷的患者对奈瑟菌易感
- C1、C4 和 C5 缺乏:系统性红斑狼疮
- CR2 缺乏:常见变异型免疫缺陷
- CR3 缺乏:白细胞黏附分子缺陷 I 型
- 因子 B,因子 H,因子 I,膜辅因子蛋白(CD46)或 C3 基因突变:溶血性尿毒症综合征的非典型变化的发展

补体的生物学活性:通过多种细胞表面的补体受体(CR)介导,补体成分还具有多种其他的免疫功能。
- CR1(CD35)促进吞噬并帮助清除免疫复合物
- CR2(CD21)能调节 B 细胞抗体的产生,并且是 EB 病毒的受体
- CR3(CD11b/CD18),CR4(CD11c/CD18)和 C1q 受体在吞噬作用中起重要作用
- C3a、C5a 和 C4a 具有过敏毒素活性:它们能引起肥大细胞脱颗粒,提高血管通透性,促进平滑肌收缩

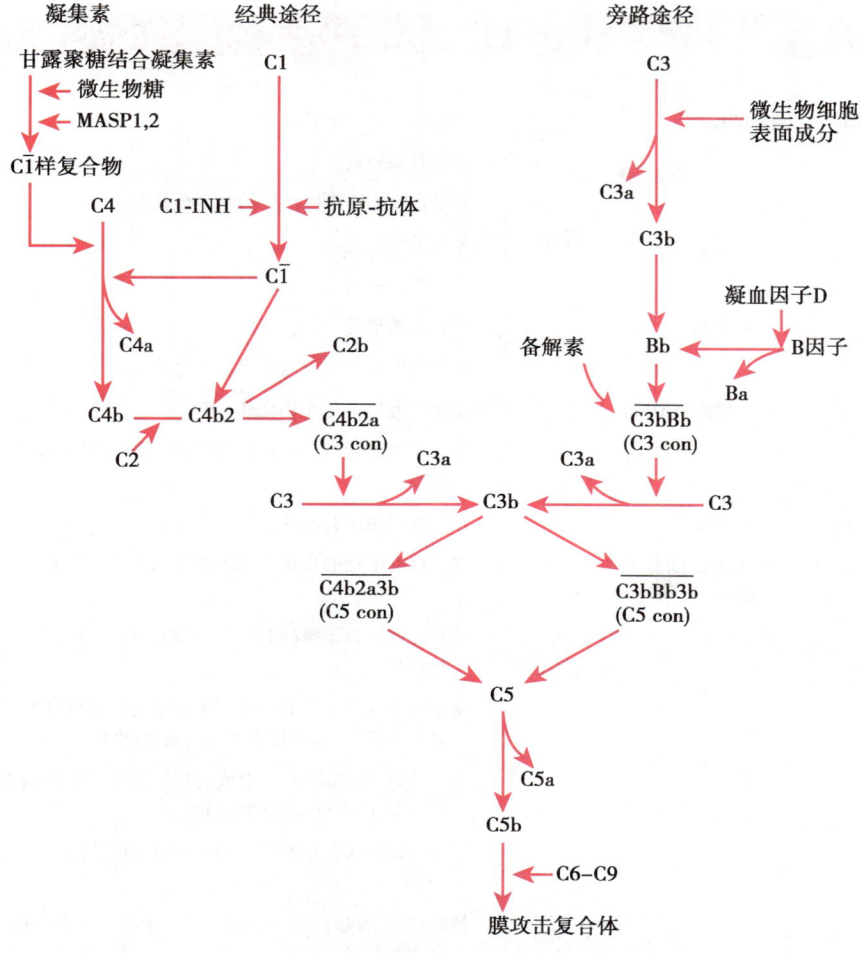

图174-2 补体激活途径。经典途径、凝集素途径或者旁路途径最终都通过 C3 裂解酶将 C3 裂解为 C3a 和 C3b 而进入共同途径。C1-INH,C1 抑制因子;MASP,甘露糖结合凝集素相关丝氨酸蛋白酶。上划线表示活化

- C3b 通过包被微生物发挥调理素的作用,因而能增强吞噬作用
- C3d 能促进 B 细胞产生抗体
- C5a 能调节中性粒细胞和单核细胞的活性并能增强细胞黏附,导致粒细胞脱颗粒并释放细胞内酶,产生毒性氧代谢物,并启动其他细胞代谢过程

免疫治疗

免疫治疗剂的应用或免疫机制的修正。这些制剂的使用快速发展;新的种类、新的制剂,以及当前使用制剂的新用法,也在一定程度上发展。大量不同种类的免疫治疗制剂已经出现(表174-3):

- 单克隆抗体
- 融合蛋白
- 可溶性细胞因子受体
- 重组细胞因子
- 小分子模拟物
- 细胞治疗

单克隆抗体 体外制备的单克隆抗体(mAb)可特异性地识别靶抗原;它可用于治疗实体肿瘤,造血系统肿瘤以及炎症性疾病。目前应用于临床的单克隆抗体包括:

- 鼠源性的
- 人鼠嵌合的
- 人源化的
- 全人源的

鼠源性的单克隆抗体 是将抗原注射进鼠的体内,分离脾脏中能产生抗原特异性抗体的 B 细胞,这些细胞与永生的鼠骨髓瘤细胞融合,将这些杂交瘤细胞在体外培养并收获抗体。虽然鼠抗体与人抗体相似,但是鼠源性的单克隆抗体的临床应用受到限制,因为这种单克隆抗体能诱导人抗鼠抗体的产生,导致免疫复合物血清病(Ⅲ型过敏反应),并被迅速清除。

为了减少使用纯鼠源性的单克隆抗体引起的问题,研究人员使用 DNA 重组技术制备出人鼠嵌合的单克隆抗体。根据抗体分子中人源性成分占的比例,产物命名为:

- 人鼠嵌合的
- 人源化的

表 174-3 一些临床使用的免疫治疗药物

药物	作用	疗效及适应证
单克隆抗体*		
阿达木单抗(adalimumab)	抗 TNF-α	中至重度类风湿关节炎
		斑块状银屑病
		标准治疗方法难以治疗的中度至重度克罗恩病
		溃疡性结肠炎
		强直性脊柱炎
		银屑病关节炎
		中至重度的多关节型幼年特发性关节炎
阿仑单抗(alemtuzumab)	抗 B 细胞(CD52)	难治性慢性 B 细胞白血病
阿特珠单抗(atezolizumab)	抗 PD-L1	基于铂剂的化疗期间或之后进展的局部晚期或转移性移行细胞尿路上皮癌
巴利昔单抗(basiliximab)	抗 IL-2 受体	预防肾移植患者出现急性排斥反应
贝利木单抗(belimumab)	抗 B 淋巴细胞刺激蛋白(anti-BLyS)	接受标准治疗的自身抗体阳性的 SLE 成人患者
贝伐单抗	抗 VEGF-A	转移性结肠直肠癌(与 IV-氟尿嘧啶为基础的化疗一起用作一线或二线治疗)
		使用含贝伐珠单抗的一线方案治疗期间病情进展的转移性结直肠癌(与基于氟嘧啶,伊立替康或氟嘧啶-奥沙利铂的化疗一起用作二线治疗)
		无法切除、局部进展、复发或转移性非鳞癌非小细胞肺癌(与卡铂和紫杉醇一起作为一线治疗使用)
		胶质母细胞瘤其他治疗尝试后病情仍进展的成年患者转移性肾细胞癌(与 IFN-γ 合用)
		持续性,复发性或转移性宫颈癌(与紫杉醇和顺铂或紫杉醇和托泊替康合用)
		耐铂,复发性上皮性卵巢癌、输卵管癌或原发性腹膜癌(与紫杉醇,聚乙二醇化脂质体多柔比星或拓扑替康合用)
博纳吐单抗(blinatumomab)	双特异性:抗 CD19 和抗 CD3	费城染色体阴性复发或难治性 B 细胞前体急性淋巴细胞白血病
brentuximab vedotin(淋巴瘤治疗药物)	抗-CD30(与抗有丝分裂剂单甲基奥瑞斯他丁 E 结合)	自体干细胞移植(ASCT)失败后的霍奇金淋巴瘤患者,或者至少 2 个药物的多药化疗方案的非 ASCT 候选患者
		至少一个多药化疗方案失败的系统性间变性大细胞淋巴瘤患者
卡那单抗	抗 IL-1β	≥4 岁的冷吡啉相关周期性综合征患者(cryopyrinopathies)
		≥2 岁的幼年特发性关节炎患者
certolizumab(聚乙二醇 Fab 片段)	抗 TNF-α	中度至重度类风湿关节炎成人患者
		常规治疗效果不佳的中度至重度克罗恩病
		银屑病关节炎
		强直性脊柱炎
西妥昔单抗	抗 EGFR	头部和颈部的局部或局部晚期鳞状细胞癌(在放疗同时使用)
		头颈部复发性局部或转移性鳞状细胞癌(与铂类疗法和氟尿嘧啶一起使用)
		铂剂的治疗后仍进展的头颈部复发或转移性鳞状细胞癌
		野生型 KRAS,表达 EGFR 的转移性结肠直肠癌,给药方案如下:
		• 与 FOLFIRI 合用作为一线治疗
		• 如果癌症对伊立替康为基础的化疗无效,则联合使用伊立替康和本药

续表

药物	作用	疗效及适应证
		• 如果基于奥沙利铂和伊立替康的化疗无效或患者不能耐受伊立替康，则单独使用本药
西妥昔单抗	抗 EGFR	头部和颈部的局部或局部晚期鳞状细胞癌（在放疗同时使用）
		头颈部复发性局部或转移性鳞状细胞癌（与铂类疗法和氟尿嘧啶一起使用）
		铂剂的治疗后仍进展的头颈部复发或转移性鳞状细胞癌
		野生型 KRAS，表达 EGFR 的转移性结肠直肠癌
达昔单抗（daclizumab）	抗 IL-2 受体	预防肾移植患者急性排斥反应
达雷木单抗（daratumumab）	抗 CD38	多发性骨髓瘤，如果：
		• 患者已经接受≥3 种包括蛋白酶体抑制剂和免疫调节药物在内的传统药物治疗方案
		或
		• 癌症对蛋白酶体抑制剂和免疫调节药物均耐药
狄诺塞麦	抗 RANKL	预防实体瘤骨转移患者的骨质疏松症患者骨骼相关事件（如骨折、骨痛）
		治疗肿瘤无法切除或手术切除可能导致严重的并发症时的骨巨细胞瘤，患者需为成年人和骨骼成熟的青少年
		治疗二膦酸盐无效的恶性肿瘤高钙血症
dinutuximab	抗 GD2 糖脂	高危儿童神经母细胞瘤，要求至少联合使用现有的一线治疗药物部分有效[与 GM-CSF，IL-2 和异维 A 酸（13-顺式维 A 酸）合用]
依库丽单抗（eculizumab）	抗补体 C5	阵发性睡眠性血红蛋白尿症
		非典型溶血性尿毒症综合征
依法珠单抗†（efalizumab）	抗 CD11a	慢性中重度斑块状银屑病
艾洛珠单抗（elotuzumab）	抗 SLAMF7	曾接受过 1~3 次治疗的多发性骨髓瘤患者（与来那度胺和地塞米松合用）
戈利木单抗	抗 TNF-α	中度至重度 RA（与甲氨蝶呤合用）
		银屑病关节炎
		强直性脊柱炎
		中度至重度溃疡性结肠炎
		• 患者，对先前治疗反应不够或不耐受
		或
		• 他们需要持续的糖皮质激素治疗
替伊莫单抗（ibritumomab）	抗 B 细胞（CD20；含放射性 90 钇）	复发或难治性低度恶性滤泡状或转化的 B 细胞非霍奇金病的治疗
因福利美（infliximab）	抗 TNF-α	常规治疗效果不佳的中度至重度克罗恩病或溃疡性结肠炎
		中度至重度 RA（与甲氨蝶呤合用）
		活动性强直性脊柱炎
		活动性银屑病关节炎
		不合适其他治疗方法的慢性重度斑块型银屑病
伊匹单抗（ipilimumab）	抗-细胞毒 T 淋巴细胞相关抗原-4（Anti-CTLA-4）	无法手术或转移性晚期黑色素瘤病变累及区域淋巴结>1mm 的黑色素瘤，病灶全切及淋巴结清扫术术后
那他珠单抗（natalizumab）necitumumab	抗整合素-α4-亚组 EGFR1	其他治疗不佳的复发性多发性硬化症或克罗恩病转移性鳞状非小细胞肺癌的一线治疗药物（与吉西他滨和顺铂合用）
纳武单抗（nivolumab）	抗 PD-1	无法切除或转移的黑素瘤（与 ipilimumab 合用，如果黑素瘤是 BRAF V600 突变阳性，合用 BRAF 抑制剂）
		在铂类化疗期间或之后仍进展的转移性非小细胞肺癌

续表

药物	作用	疗效及适应证
		曾接受抗血管生成治疗晚期肾细胞癌患者
		在自体造血干细胞移植和用本妥昔单抗（brentuximab）瑞他汀（vedotin）移植后治疗仍复发或进展的霍奇金淋巴瘤
obinutuzumab	抗CD20	在含有利妥昔单抗的方案治疗后复发的滤泡性淋巴瘤（先与苯达莫司汀合用，然后单用）
		未经过治疗的慢性淋巴细胞白血病（CLL）（与苯丁酸氮芥合用）
奥法木单抗（ofatumumab）	抗-β细胞（CD20）	复发或进行性CLL患者化疗≥2疗程达到完全或部分缓解后的延长治疗
		氟达拉滨和阿仑单抗治疗失败的慢性淋巴细胞白血病
奥马珠单抗（omalizumab）	抗IgE	年龄>12岁、吸入糖皮质激素治疗效果不佳的中、重度哮喘
		接受组胺H_1受体阻滞剂治疗仍有症状的≥12岁慢性特发性荨麻疹患者
帕尼单抗	抗EGFR	应用氟嘧啶、奥沙利铂和伊立替康的传统治疗后仍进展的野生型KRAS转移性结直肠癌的一线治疗用药（与FOLFOX合用或单用）
碘解磷定单抗（pembrolizumab）	抗PD-1	无法手术或转移性晚期黑色素瘤
		铂类化疗期间或之后进展的PD-L1+非小细胞肺癌
帕妥珠单抗	抗HER2	未接受过抗HER2治疗或转移性癌症化疗的HER2+转移性乳腺癌（与曲妥珠单抗和多西他赛一起使用）
		HER2+的局部晚期乳腺癌，炎性乳癌或早期乳腺癌（直径>2cm或淋巴结活检阳性）早期治疗中的新辅助治疗（与曲妥珠单抗和多西他赛合用）
雷莫芦单抗（ramucirumab）	抗VEGFR-2	在含有贝伐单抗，奥沙利铂和氟嘧啶（与FOLFIRI合用）的一线药物治疗期间或之后进展的转移性结直肠癌
		铂类化疗期间或之后进展的转移性非小细胞肺癌（与多西他赛合用）
		含氟嘧啶或铂类药物化疗期间或之后进展的晚期或转移性胃或胃食管交界处腺癌
兰尼单抗	抗VEGF	新生血管性（湿性）年龄相关性黄斑变性
		视网膜静脉阻塞后黄斑水肿
		糖尿病性黄斑水肿
		糖尿病性黄斑水肿患者的糖尿病性视网膜病变
利妥昔单抗（rituximab）	抗B细胞（CD20）	复发或难治性低恶性或滤泡性B细胞非霍奇金病
		CD20+慢性淋巴细胞白血病（使用氟达拉滨和环磷酰胺）
		对TNF拮抗剂效果不佳的中度至重度RA（与甲氨蝶呤合用）
		肉芽肿血管炎（韦格纳肉芽肿）
		显微镜下多血管炎
苏金单抗	抗IL-17A	强直性脊柱炎
		银屑病关节炎
		中度到重度斑块状银屑病
司妥昔单抗	抗IL-6	HIV和HHV-8阴性的多中心性卡斯尔曼病患者
塔西单抗（tocilizumab）	抗IL-6受体	TNF拮抗剂效果不佳的中度至重度RA
		≥2岁的多关节或全身型幼年特发性关节炎患者
托西莫单抗（tositumomab）	抗B细胞[CD20；含放射性(^{131}碘)]	复发或难治性CD20+滤泡性非霍奇金病
曲妥珠单抗	抗HER2	HER2+乳腺癌
		HER2+转移性胃或胃食管交界处腺癌

续表

药物	作用	疗效及适应证
优斯它单抗(ustekinumab)	抗-IL12、抗-IL23	中度到重度斑块状银屑病
		银屑病关节炎
vedolizumab	抗 α-4β-7 整合素	常规治疗效果不佳或对 TNF 拮抗剂反应不充分的中度至重度活动性溃疡性结肠炎
融合蛋白		
阿巴西普(融合到 IgG1 的 Fc 区 CTLA-4 胞外域)	抑制 T 细胞活化	中度到重度类风湿关节炎
地尼白介素-毒素连接物(IL-2 与白喉毒素融合蛋白)	除去 IL-2 受体 CD25 成分的毒性	CD25+皮肤 T 细胞淋巴瘤
依那西普(etanercept)(由 2 个 CD120b、TNF-α 受体与 IgG1Fc 段融合而成)	降低 TNF 水平	RA
		≥2 岁多关节型幼年特发性关节炎患者
		银屑病关节炎
		活动性强直性脊柱炎
		斑块型银屑病
可溶性细胞因子受体		
阿那白滞素(anakinra)(可溶性的 IL-1 受体,有时聚乙二醇化以延长半衰期)	竞争性抑制 IL-1α 和 IL-1β 的活性	≥18 周岁的患者:中、重度类风湿关节炎、冷吡啉相关的周期性综合征
细胞因子		
IFN-α	抗增殖及抗病毒	≥18 周岁的慢性丙型肝炎,艾滋病相关卡波西肉瘤,多毛细胞性白血病,慢性髓细胞性白血病,转移性黑素瘤
IFN-β	抗增殖及抗病毒	复发型多发性硬化症减少发作次数
IFN-γ	免疫刺激及抗病毒	控制慢性肉芽肿的感染,延缓重症恶性骨硬化症的进展
IL-2	免疫刺激	转移性肾脏细胞癌及转移性黑素瘤
IL-11	促血小板生成生长因子	预防化疗后骨髓抑制导致的血小板减少
粒细胞集落刺激因子(G-CSF)	刺激粒细胞生成	逆转化疗和/或放疗后引起的中性粒细胞减少
粒细胞巨噬细胞刺激因子(GM-CSF)	刺激粒细胞和单核/巨噬细胞生成	逆转化疗和/或放疗后引起的粒细胞减少
细胞疗法		
树突状细胞疫苗(sipuleucel-T)	前列腺酸性磷酸酶和粒细胞巨噬细胞难以切除的无症状或症状轻微的转移性前列腺癌	
	刺激因子激活自体循环 ICAM-1+外周(激素治疗)	
	血单核细胞	

* 不包括用于诊断及放射性成像的单克隆抗体。
† 依法利珠单抗在美国无静注注射剂供应。

CD,分化簇;CLL,慢性淋巴细胞白血病;CTLA,细胞毒性 T 淋巴细胞抗原;EGFR,表皮生长因子受体;FC,可结晶片段;FOLFIRI,甲酰四氢叶酸(亚叶酸),氟尿嘧啶加伊立替康;FOLFOX,亚叶酸(亚叶酸),氟尿嘧啶,加奥沙利铂;G-CSF,粒细胞集落刺激因子;GM-CSF,粒细胞-巨噬细胞集落刺激因子;HER2,人表皮生长因子受体 2;HHV-8,人类疱疹病毒 8;ICAM,细胞间黏附分子;IFN,干扰素;单抗,单克隆抗体;PD-L1,程序性死亡配体 1;RANKL,核因子 κappaβ 配体的受体激活剂;SLAMF7,信号转导淋巴细胞激活分子家族成员 7;TNF,肿瘤坏死因子;VEGF-A,血管内皮生长因子 A;VEGFR,VEGF 受体。

这两种抗体的制备过程都是以制备针对特异性抗体的杂交瘤细胞为起始。随后将编码鼠源性抗体可变区的部分基因与编码人免疫球蛋白的基因融合。将所得的 DNA 放置在哺乳动物细胞培养物中,然后表达所得基因,产生所需的抗体。将编码鼠抗体可变区的基因与编码人抗体恒定区的基因串联表达,即可得到人鼠嵌合型抗体;如果仅使用鼠抗体高度可变区的抗原结合部位的编码基因,则制备的抗体称为人源化抗体。

与鼠源性抗体相比人鼠嵌合型单克隆抗体[/B]能更有效地激活抗原递呈细胞(APC)和 T 细胞,但仍可诱导抗人鼠嵌合型抗体的产生。

人源化的抗体 能对抗多种抗原,因而在结肠直肠癌、乳腺癌、白血病、过敏、自身免疫性疾病、移植排斥及呼吸道合胞病毒感染中有较好的应用。

全人源单克隆抗体 是使用含有人免疫球蛋白基因的转基因小鼠或使用从表达人 B 细胞分出的免疫球蛋白基因的噬菌体(即基于噬菌体的克隆方法)产生的。由于全人源单克隆抗体的免疫原性较低,因此副作用更少。

融合蛋白 编码 2 个及以上蛋白的全部或部分的基因序列连接在一起,编码成一个连续的嵌合型多肽。融合蛋白可以将我们想要的成分在原来的分子合并在一起(如细胞靶向作用与毒性相结合)。一个治疗性蛋白的药代动力学特征通常可以通过与另一个多肽融合后改善,延长血清半衰期(如 IgG 的 Fc 段)。

可溶性细胞因子受体 可溶性细胞因子受体通过阻断细胞因子而发挥治疗的作用。它通过预先结合细胞因子,防止细胞因子与正常细胞表面受体结合而阻断细胞因子的作用。

依那西普(etenercept)为一种融合蛋白,由 CD120b TNF-α 受体单体的 2 个相同链连接在一起,同链连接在一起,从而阻断 TNF-α 的作用,并用于治疗难治性类风湿关节炎、强直性脊柱炎、银屑病关节炎及银屑病。

可溶性的白介素受体(如 IL-1、IL-2、IL-4、IL-5 和 IL-6 受体)正被制备并用于治疗炎症性和过敏性疾病及肿瘤。

重组细胞因子 集落刺激因子(CSF),如促红细胞生成素、粒细胞集落刺激因子(G-CSF)和粒细胞-巨噬细胞集落刺激因子(GM-CSF),可用于化疗患者或血液病移植患者及肿瘤患者的治疗(参见第 1224 页,表 174-3)。干扰素-α(IFN-α)和 IFN-γ 用于治疗肿瘤、免疫缺陷病及病毒感染;IFN-β 用于治疗复发的结节性硬化。许多其他的细胞因子尚在研究中。

阿那白滞素是一种**重组细胞因子**,是天然的 IL-1R 拮抗剂的轻度修饰物;可与 IL-1 受体结合从而防止 IL-1 受体与 IL-1 的结合,但与 IL-1 不同,并不会激活受体。

表达细胞因子受体的细胞可以通过修饰相关细胞因子而被靶定[如地尼白介素-毒素连接物(denileukin-diftitox)是由 IL-2 和白喉类毒素 A 链及 B 链序列组合的融合蛋白]。地尼白介素通过靶定表达 IL-2 受体中 CD25 成分的细胞达到治疗皮肤淋巴瘤的效果。

小分子模拟物 线性小分子肽、环状肽及有机小分子已被研发作为激动剂或拮抗剂用于多种治疗。肽及有机复合物的筛查库可以鉴定可能的模拟物(如促红细胞生成素、血小板生成素和粒细胞集落刺激因子的受体激动剂)。

细胞疗法 采集患者免疫细胞(如通过白细胞分离术),体外活化后回输至患者体内。目的是增强癌患者不足的自然免疫应答。激活免疫细胞的方法,包括使用细胞因子刺激和增加抗肿瘤细胞毒性 T 细胞的数目,并将肿瘤抗原脉冲式暴露于抗原递呈细胞(如树突状细胞)。

175. 过敏、自身免疫和其他过敏反应性疾病

过敏和过敏性疾病概述

过敏(包括特应性)和其他过敏反应性疾病是对外来抗原不适当的或过度的免疫反应。不适当的免疫反应包括那些被误导的针对人体自身成分的免疫反应,导致自身免疫性疾病。

过敏反应的分类

Gell 和 Coombs 将过敏反应分为四型。过敏反应性疾病常包含不止一种过敏反应类型。

I 型 I 型过敏反应(速发型过敏反应)是由 IgE 介导。抗原(过敏原)与特异性 IgE(与组织肥大细胞和血嗜碱性粒细胞相结合),触发炎性介质的释放,包括已经存在的炎症介质(如组胺、蛋白酶、趋化因子)和新合成的其他介质(如前列腺素、白三烯、血小板活化因子、白介素)。这些炎症介质可导致血管扩张、毛细血管通透性增加、黏液分泌亢进、平滑肌收缩,以及嗜酸性粒细胞、辅助性 T 细胞(T_{H2})和其他炎性细胞在组织的浸润。

I 型超敏反应发生在接触抗原后 1 小时内。

与 I 型超敏反应有关的过敏性疾病包括所有特应性疾病(过敏性哮喘、过敏性鼻炎、过敏性结膜炎)和多种过敏性疾病(如严重过敏反应、部分情况下的血管性水肿、荨麻疹、乳胶过敏及某些食物过敏,框 175-1)。特应性疾病(atopic disorders)和过敏性疾病(allergic disorders)2 个术语常可互换使用,但是两者实质不同。

> **框 175-1　乳胶过敏**
>
> 乳胶过敏是对乳胶制品(如橡胶手套、牙科用的橡胶模具、避孕套、呼吸器的管道、导尿管、灌肠用充气的橡胶袖套)中水溶性蛋白的过度免疫反应。从 20 世纪 80 年代中后期开始,由于强调普遍采取预防措施,使用乳胶手套成为工作的常规,卫生保健工作者的乳胶过敏发病率增加。
>
> 对乳胶的反应可能是:
> - 急性的(IgE 介导)
> - 迟发的(细胞介导)
>
> 急性反应引起荨麻疹和全身过敏反应,迟发反应引起皮炎。
>
> 佩戴乳胶手套后,卫生保健工作者往往感到皮肤不适和结痂,但这种反应通常是化学刺激,而不是乳胶过敏。
>
> 乳胶过敏的诊断主要是依据病史。皮肤试验和检测抗乳胶的 IgE 抗体是可行的。
>
> 治疗主要是避免接触乳胶。卫生保健机构应常备非乳胶手套和设备。
>
> 与Ⅲ型超敏反应有关的过敏性疾病包括血清病、系统性红斑狼疮、类风湿关节炎、白细胞分裂性脉管炎、冷球蛋白血症、急性过敏性肺炎几种类型的肾小球肾炎。

特应性疾病:是由 IgE 介导的过度免疫反应,所有的特应性疾病都是Ⅰ型超敏反应。

过敏性疾病:是对外来抗原的过度的免疫反应,与机制无关。

所以,所有的特应性疾病都是过敏,但许多过敏性疾病(如过敏反应性肺炎)不是特应性疾病。过敏性疾病是人群中最常见的疾病。

特应性疾病常影响鼻、眼睛、皮肤和肺。这类疾病包括结膜炎、外源性特应性皮炎、免疫介导的荨麻疹、免疫介导的血管性水肿、急性乳胶过敏、一些过敏性肺部疾病(如过敏性哮喘、IgE 介导的过敏性支气管肺曲霉病)、过敏性鼻炎以及被毒刺螫伤后的过敏反应。

Ⅱ型　Ⅱ型超敏反应(抗体依赖细胞毒性超敏反应)由抗体与细胞表面抗原或半抗原结合触发。这种抗原抗体复合物激活参与抗体介导的细胞毒反应的细胞(如 NK 细胞、嗜酸性粒细胞、巨噬细胞)、补体,或两者都激活。这种反应能引起组织和细胞损伤。

与Ⅱ型超敏反应有关的过敏性疾病包括器官移植的超急性排斥、库姆斯试验(Coombs test)阳性的溶血性贫血、桥本甲状腺炎和抗肾小球基底膜疾病(如肺出血-肾炎综合征)。

Ⅲ型　Ⅲ型超敏反应是一类由循环中可溶性抗原抗体免疫复合物沉着在血管或组织所致的急性炎症反应。这类免疫复合物可激活补体系统,或与某些免疫细胞结合并使其活化,从而触发炎性介质的释放。免疫复合物的形成部分取决于免疫复合物中抗原与抗体的相对比例。早期,抗原过多而形成的抗原抗体复合物小,不能激活补体。当抗原抗体的比例平衡,所形成的免疫复合物较大,趋向于沉积在不同的组织(肾小球、血管),引起全身性反应。诱导的抗体同型改变以及复合物成分的糖基化可引起临床反应。

Ⅲ型超敏反应通常发生在接触抗原后 4~10 日,如果持续接触抗原,可转为慢性。

Ⅳ型　Ⅳ型超敏反应(迟发型超敏反应)由 T 细胞介导。

这些 T 细胞接触特异性抗原后被致敏,当再次接触相同的抗原后被激活,可发生直接毒性作用或通过不同类型的 T 细胞释放不同的细胞因子可激活嗜酸性粒细胞、单核细胞巨噬细胞、中性粒细胞或杀伤细胞激活,引起免疫损伤。

与Ⅳ型超敏反应有关的过敏性疾病包括接触性皮炎(如毒常春藤)、亚急性或慢性过敏反应性肺炎、同种移植物排斥、结核引起的免疫反应及许多类型的药物过敏。

病因

复杂的遗传背景、环境因素和特殊部位的因子共同作用引起过敏。

遗传背景的作用　是指某一疾病的家族遗传性,表现为患者的特应性体质、特异性 HLA 位点和某些基因的多态性,包括高亲和力 IgE 受体的 β 链、IL-4 受体 α 链、IL-4、IL-13、CD14、二肽肽酶(DPP10)和一个去整合蛋白和金属蛋白酶的结构域 33(ADAM33)。

环境因素　与遗传因素相互作用维持 2 型辅助性 T 细胞(T_{H2})介导的免疫应答。T_{H2} 细胞激活嗜酸性粒细胞,促进 IgE 产生,引起过敏。一般来说,如果幼年暴露于细菌、病毒和内毒素(如脂多糖),可以使固有的 T_{H2} 细胞免疫反应的倾向向 T_{H1} 细胞反应转化,这种转化可以抑制 T_{H2} 细胞,从而抑制过敏反应。调节性 T 细胞($CD4^+ CD25^+ Foxp3^+$;Treg)细胞(可抑制 T_{H2} 细胞反应)和分泌 IL-12 的树突状细胞(可促进 T_{H1} 细胞反应)可能参与发病。但是在发达国家孩子数量减少导致家庭规模变小,室内环境更干净,以及抗生素的早期使用等减少了儿童暴露于微生物促进 T_{H1} 细胞反应的机会;这种卫生习惯上的改变可以解释某些过敏性疾病发病率增加的原因。其他可以引起过敏的因素包括过敏原的慢性暴露长期致敏、饮食和环境污染等。

特殊部位的因子　包括位于支气管上皮、皮肤、消化道的黏附分子,这些分子能够趋化 T_{H2} 细胞到靶组织。

过敏原　就定义而言,过敏原是诱导发生 IgE 介导的Ⅰ型或 T 细胞介导的Ⅳ型超敏反应的物质。过敏通常由低分子量的蛋白质触发,其中很多可以附着在气传颗粒上。过敏通常由低分子量的蛋白质触发,其中很多可以附着在气传颗粒上。

最常见引起急、慢性过敏反应的过敏原主要有:
- 屋尘螨粪便
- 动物皮毛
- 花粉(树、牧草和野草)
- 真菌

病理生理

当过敏原与 IgE 致敏的肥大细胞和嗜碱性粒细胞结合,这些细胞脱颗粒释放出组胺。肥大细胞广泛分布于全身,但主要集中在皮肤、肺和消化道黏膜;组胺能促进炎症反应且是特应性疾病的主要反应介质。组织的裂解物和许多化学物质(如组织刺激物、阿片制剂、表面活性剂,补体成分 C3a 和 C5a)可不依赖 IgE 而直接触发组胺的释放。

组胺引起以下症状:
- 局部血管舒张(红斑)
- 毛细血管通透性增加和水肿(风团)
- 神经反射机制引起周围小动脉的扩张(潮红-风团周围红晕)
- 刺激感觉神经(瘙痒)
- 收缩气道(支气管)平滑肌及胃肠道平滑肌(加快胃肠道的蠕动)
- 增加呼吸道和消化道的腺体分泌

当释放到全身时,组胺是一种强效的动脉扩张剂,可引起外周血管扩张和低血压;同时还可扩张脑血管,这是引起血管性头痛的因素之一。组胺可增加毛细血管的通透性;血浆和血浆蛋白从血管间隙丢失,加重循环休克。这种丢失可触发肾上腺嗜铬细胞代偿性的大量分泌儿茶酚胺。

症状及体征

过敏性疾病的常见症状包括:
- 流涕、喷嚏、鼻塞(上呼吸道)流涕、喷嚏、鼻塞(上呼吸道)
- 喘鸣、呼吸困难(下呼吸道)
- 瘙痒(眼睛、鼻子、皮肤)

体征包括:鼻甲水肿、呼吸时鼻窦部触痛、喘鸣音、结膜充血和水肿及皮肤苔藓样改变。喘鸣、气喘和低血压是过敏反应危及生命的体征。

诊断

- 临床评估
- 血细胞分类计数和血清 IgE 水平(非特异性试验)
- 皮肤试验和过敏原特异性 IgE(特异性试验)
- 激发试验,较少应用

详细的病史比试验或筛查更有价值。病史必需包括:
- 发作的频率、持续时间和随时间的变化情况
- 是否有相关的促发因素
- 与季节和环境的相关性(如花粉季节发作,接触动物、枯草、粉尘后发作,运动时发作,或者在特殊环境下)
- 家族中有出现相似症状或有特应性疾病的家族史
- 试验性治疗的效果

起病年龄可能在哮喘比较重要,因为儿童的特应性哮喘可能性大,而 30 岁之后起病的哮喘则不然。

卫生保健工作者可能并未意识到接触乳胶制品可能会导致他们的过敏性反应。

非特异性试验 某些试验仅仅提示而不能确定症状是否由于过敏所致。

所有的患者都应该检测白细胞中的嗜酸性粒细胞计数,除了服用皮质激素的患者(皮质激素能减少嗜酸性粒细胞)。不过,全血细胞计数的价值有限,因为过敏或其他病因(如药物过敏反应、肿瘤、自身免疫性疾病、寄生虫感染)亦可引起嗜酸细胞计数增高;嗜酸细胞计数正常也不能除外过敏反应。白细胞总数一般正常。贫血和血小板增多症不是典型的过敏性反应,应及时考虑是一种全身性炎症性疾病。

可检测眼结膜或鼻黏膜的分泌物、痰液中白细胞,只要发现嗜酸性粒细胞则提示可能存在 T_{H2} 介导的过敏性炎症反应。

特应性疾病的患者血清 IgE 水平升高,但是不具诊断意义,因为血清 IgE 升高还见于寄生虫感染、传染性单核细胞增多症、自身免疫性疾病、药物反应、免疫缺陷病[高 IgE 综合征和威斯科特-奥尔德里奇综合征(Wiskott-Aldrich syndrome)],以及某些多发性骨髓瘤。IgE 水平可能在过敏性支气管肺曲霉病的治疗随访中最有用。

特异性试验 当详尽的病史和体格检查都不能确定引起症状的原因时,可采用标准化浓度的抗原皮肤试验。相对于过敏性哮喘或食物过敏,皮肤试验对诊断过敏性。

鼻炎和结膜炎有较高的阳性预测值;此外,对食物过敏的阴性预测值高。

最常使用的过敏原主要包括花粉(树、牧草和野草)、真菌、屋尘螨粪便、动物皮屑和血清、昆虫毒液、食物和 β-内酰胺类抗生素。根据患者的病史和当地的流行情况选择皮试抗原。

有 2 种皮试方法:
- 经皮点刺
- 皮内试验

点刺试验可检测大多数过敏原。皮内试验更敏感,但是特异性不高,可用于评估点刺试验阴性或可疑的试验结果。

皮肤点刺 试验的方法是在皮肤上滴一滴过敏原提取液,然后在该处挑刺或刺穿皮肤,通常用 27 号针尖或用商品化的皮肤点刺针以 20° 角挑起皮肤。

皮内试验 用 0.5 或 1ml 的注射器和 27 号短斜面针尖将足量的(一般为 0.02ml)过敏原提取液注入皮内,产生 1 或 2mm 皮丘。

皮肤点刺和皮内试验均应设阴性对照(单独稀释液)和组胺阳性对照(点刺试验为 10mg/ml,皮内试验 1:1 000 稀释 0.01ml)。如果患者在近期(1 年内)对测试的过敏原有反应,起始浓度为标准试剂稀释 100 倍,然后用稀释 10 倍,最后用标准试剂浓度。若在 15~20 分钟内出现风团和红斑,且风团直径比阴性对照组至少大 3~5mm 则为阳性。假阳性见于皮肤划痕征阳性者(团和红斑是由擦拭或搔刮皮肤引起)。假阴性见于过敏原提取液保存不当或过期。某些药物也能干扰试验结果,应当在停药后数日至 1 周后进行试验。这些药物包括非处方类及处方类的抗组胺药、三环类抗抑郁药和单胺氧化酶抑制剂。服用 β 阻滞剂的患者应当避免进行该试验,因为这类患者更可能发生严重反应。这些风险因素往往预示心肺功能储备的有限,包括冠心病、心律失常或者年老。此外,β-受体阻滞剂通过对 β-肾上腺素受体激动剂如肾上腺素的阻断作用,能干扰其对严重不

良反应的治疗。

过敏原特异性血清 IgE 检测　是使用酶标记的抗 IgE 抗体,以检测与已知的过敏原结合的血清 IgE。当皮肤试验可能是无效的或危险的情况下,例如,当干扰测试结果的药物不能暂时中断或当皮肤病症如湿疹或银屑病会使皮肤试验困难,应该做这些试验。对过敏原特异性血清 IgE 的测试,过敏原被固定在合成表面。患者血清和酶标记抗 IgE 抗体孵育后,加入酶的底物;底物用于比色荧光或结合化学发光检测。过敏原特异性 IgE 检测已经取代了使用 ^{125}I 标记的抗 IgE 抗体进行检测的放免检测(RAST)。虽然变应原特异性血清 IgE 测试不是放射性的,但是它们仍然有时被称为 RAST。

激发试验　包括将黏膜直接暴露于过敏原,观察患者对该刺激的反应(如职业或致残申诉),有时也用于食物过敏诊断。例如,可能要求患者通过运动诊断运动诱发性哮喘,或将冰块放置患者的皮肤上 4 分钟来诊断寒冷诱发的荨麻疹。

眼结膜激发试验　并不比皮肤试验好,很少采用。

鼻和支气管激发试验　主要用于研究,当皮试阳性的临床意义不明确,或者无合适的皮试试剂(如职业相关性哮喘)时,可以应用支气管激发试验。

治疗

- 急诊处理
- 祛除或回避过敏原刺激
- H_1 受体阻断剂
- 肥大细胞膜稳定剂
- 抗炎皮质激素和白三烯抑制剂
- 免疫治疗

急诊处理　严重的过敏反应(如全身过敏性反应)需要及时抢救。

如果气道受累及(如血管性水肿),气道保护最为重要。治疗方法包括肾上腺素和/或气管内插管。

对于有严重过敏反应的患者,应建议患者经常随身携带预充式的自动注射用肾上腺素笔和口服抗组胺药,如果发生严重反应,尽可能快地使用这些治疗方法,然后去急诊室。在急诊,患者可进行密切监测和治疗,如果需要可以重复或调整。

环境控制　祛除或回避过敏原是最基本的治疗过敏的方法。

H_1 受体阻断剂:抗组胺药阻断受体;它们不影响组胺产生或代谢。

H_1 阻滞剂是治疗过敏性疾病的主要药物。H_2 阻滞剂主要用于抑制胃酸和有限的对过敏反应作用;它们可以作为某些特应性疾病辅助治疗,尤其是慢性荨麻疹。

口服 H_1 拮抗剂(表 175-1)可缓解多种特应性和过敏性疾病的症状(如季节性花粉症,过敏性鼻炎、结膜炎、荨麻疹和其他皮肤病,其次也可用于治疗轻型的配型不合的输血反应);对过敏性支气管收缩和全身性血管舒张作用较小。通常是用药后 15~30 分钟起效,1 小时达到峰值;作用持续时间一般为 3~6 小时。

表 175-1　口服 H_1 拮抗剂

药物	成人常用剂量	儿科常用剂量	药物规格
镇静类*			
溴苯那敏	4mg q4~6h	<2 岁:禁忌	4、8、12mg 片剂
	或 8mg q8~12h	2~6 岁:0.125mg/kg q6h(最大剂量:6~8mg/d)	2mg/5ml 酏剂
		6~11 岁:2~4mg q6~8h(最大剂量:12~16mg/d)	8、12mg 缓释片剂
		≥12 岁:成人剂量	
氯苯那敏	2~4mg q4~6h	<2 岁:禁忌	2mg 咀嚼片
		2~6 岁:不推荐使用	4、8、12mg 片剂
		6~11 岁:2mg q4~6h(最大剂量:12mg/d)	2mg/5ml 糖浆
		≥12 岁:成人剂量	8、12mg 片剂或控释胶囊
氯马斯汀	1.34mg(1.0mg 基础剂量)bid 到 2.68mg tid	<1 岁:禁忌	1.34、2.68mg 片剂
		1~3 岁:0.33~0.67mg q12h	0.67mg/5ml 糖浆
		3~5 岁:0.67mg q12h	
		6~11 岁:0.67~1.34mg q12h	
		≥12 岁:成人剂量	
cyproheptadine	4mg tid 或 qid[最大剂量 0.5mg/(kg·d)]	<2 岁:禁忌	4mg 片剂†

续表

药物	成人常用剂量	儿科常用剂量	药物规格
cyproheptadine		2~6岁：2mg bid 或 tid（最大剂量：12mg/d）	2mg/5ml 糖浆
		7~14岁：4mg bid 或 tid（最大剂量：16mg/d）	
右氯苯那敏	2mg q4~6h	<2岁：禁忌	2mg 片剂
		2~5岁：0.5mg q4~6h（最大剂量：3mg/d）	2mg/5ml 糖浆
		6~11岁：1mg q4~6h（最大剂量：6mg/d）	4、6mg 缓释片
		≥12岁：成人剂量	
苯海拉明	25~50mg q4~6h	<2岁：禁忌	25、50mg 胶囊或片剂
		2~11岁：1.25mg/kg q6h（最大剂量：300mg/d）	12.5mg/ml 糖浆
		≥12岁：成人剂量	12.5mg/5ml 酊剂
羟嗪	25~50mg tid 或 qid	<2岁：不推荐使用	25、50、100mg 胶囊
		2~11岁：0.7mg/kg tid	10、25、50、100mg 片剂
		≥12岁：成人剂量	10mg/5ml 糖浆
			25mg/5ml 口服悬液
普鲁米近	12.5~25mg bid	<2岁：禁忌	12.5、25、50mg 片剂
		≥2岁：6.25~12.5mg bid 或 tid	[†]6.25mg/5ml、25mg/5ml 糖浆
非镇静类			
阿伐斯丁/假麻黄碱（acriv-astine/pseudoephedrine）	8/60mg bid 或 tid	<12岁：不推荐使用；	8mg 的阿伐斯汀加
		≥12岁：成人剂量	60mg 伪麻黄碱胶囊
cetirizine	5~10mg qd	6~11个月：2.5mg qd	5、10mg 片剂
		12~23个月：2.5mg bid	1mg/ml 糖浆
		2~5岁：5mg qd	
		≥6岁：成人剂量	
地洛他定	5mg/d	6~11个月：1mg/d	5mg 片剂
		1~5岁：1.25mg/d	0.5mg/ml 糖浆
		6~11岁：2.5mg qd	
		≥12岁：成人剂量	
fexofenadine	60mg bid 或 180mg qd	6~23个月：15mg bid	30、60、180mg 片剂
		2~11岁：30mg bid	6mg/ml 口服悬液
		≥12岁：成人剂量	
左西替利嗪（levocetirizine）	5mg/d	<6岁：禁忌	5mg 片剂
		6~11岁：2.5mg qd	0.5mg/ml 口服悬液
		≥12岁：成人剂量	
loratadine	10mg, qd	2~5岁：5mg qd	10mg 片剂
		≥6岁：成人剂量	1mg/ml 糖浆
咪唑斯汀	10mg, qd	<12岁：不推荐使用	10mg 片剂
		≥12岁：成人剂量	

[*] 所有镇静类抗组胺药都有很强的抗胆碱能的作用。一般不用于老年人、青光眼患者、良性前列腺增生、谵妄、痴呆和直立性低血压。因为这些药物会引起口干、视力模糊、尿潴留、便秘和直立性低血压。
[†] 不要增加儿童的用药频率。

含有口服 H_1 阻断剂和拟交感神经（如伪麻黄碱）的产品是广泛使用的非处方药物，用于成人和≥12岁儿童。当同时需要抗组胺和鼻减充血剂时，这些药物特别有用；然而，他们有时是禁忌的（如果患者正在服用单胺氧化酶制剂）。

口服 H_1 阻滞剂被分类为：
- 镇静类
- 非镇静类（镇静作用小）

镇静抗组胺药被广泛用作非处方药。所有药物均有显著的镇静和抗胆碱能特性；它们对老人和青光眼，良性前列腺增生，便秘，直立性低血压，谵妄或痴呆患者有特殊问题。

非镇静抗组胺药（非抗胆碱能药）是首选，除非同时需要镇静作用（如缓解夜间过敏症状、成人失眠症的短期治疗、年轻的晕动病患者）。也可以利用抗胆碱能的特点来缓解上呼吸道感染的流涕症状。抗组胺药溶液可以是：
- 鼻内（氮䓬斯汀或奥洛他定来治疗鼻炎）
- 眼[如氮䓬斯汀、依美斯汀、酮替芬、左卡巴斯汀、奥洛他定或吡嘧司特（不能在美国使用）治疗结膜炎]

局部苯海拉明可用，但不应该使用；其疗效未经证实，可能会发生药物致敏（如过敏），并且可能在同时服用口服 H_1 阻滞剂的幼儿中发生抗胆碱能毒性反应。

肥大细胞膜稳定剂 这些药物阻止肥大细胞释放介质。

肥大细胞膜稳定剂主要用于其他药物（如组胺、局部用皮质激素）无效或不耐受。

这些药物可以被：
- 口服（色甘酸钠）
- 滴鼻（如氮䓬斯汀，色甘酸钠）
- 滴眼给药（如氮䓬斯汀、色甘酸钠、洛度沙胺、酮替芬、奈多罗米、奥洛他定、吡嘧司特）

几种滴眼和滴鼻药物具有肥大细胞稳定剂/抗组胺剂的双重作用（参见上文）。

抗炎药物 可以鼻内给予（表175-2和表175-3）或口服糖皮质激素。

表 175-2 鼻喷激素

用药	每喷剂量	初始剂量（喷/每鼻）
beclomethasone	42μg	6~12岁：1喷 bid
		>12岁：1喷 bid 到 qid
budesonide	32μg	≥6岁：1喷 qd
氟尼缩松	29μg	6~14岁：每鼻1喷 tid；或每鼻2喷 bid
		成人：每鼻2喷 bid
氟替卡松	50μg	4~12岁：每鼻1喷 qd
		>12岁：每鼻2喷 qd
莫美他松	50μg	2~11岁：每次1喷 qd
		≥12岁：每鼻2喷 qd
triamcinolone	55μg	>6~12岁：1喷 qd
		>12岁：每鼻2喷 qd

表 175-3 鼻内肥大细胞稳定剂

药物	每喷剂量	初始剂量（喷/每鼻）
氮䓬斯汀	137μg	5~11岁：1喷 bid
		>12岁：1~2喷 bid
色甘酸钠	5.2mg	≥6岁：1喷 tid 或 qid
奥洛他定	665μg	6~11岁：1喷 bid
		>12岁：1~2喷 bid

口服糖皮质激素一般用于下述情况：
- 过敏性疾病是严重的，但是自限性的和不容易用局部糖皮质激素治疗的（如急性哮喘发作，严重广泛接触性皮炎）
- 难治疾病的其他措施

眼部糖皮质激素仅用于眼科医生参与时，因为感染是一个风险。

NSAID 通常是没有用的，局部应用主要是用于由于过敏性结膜炎导致的瘙痒和减轻结膜充血。

其他药物：白三烯调节剂用于以下治疗：
- 轻度持续性哮喘
- 季节性过敏性鼻炎

抗 IgE 抗体（奥马珠单抗）用于以下治疗：
- 对标准治疗方法难以治疗的中度持续或重度哮喘
- 抗组胺药物难以治疗的慢性特发性荨麻疹

免疫治疗：当无法回避过敏原或药物不能缓解症状时，可采用过敏原的免疫治疗（减敏或脱敏），即通过逐次增量地皮下注射或大剂量舌下含服过敏原提取液来诱导耐受。

机制是未知的，但可能涉及以下机制：
- IgG 抗体来和 IgE 竞争过敏原，或阻断与肥大细胞膜上的 IgE 受体结合的 IgE
- 干扰素-γ、IL-12 和 T_{H1} 细胞产生的细胞因子
- 调节性 T 细胞

为了取得最佳效果，初始必须每周1次或2次注射。首次剂量根据最初的过敏状态从 0.1~1.0 个生物活性单位（BAU）开始，每周或每两周递增，每次注射不超过2针，直至患者血药浓度达到能耐受的最大浓度（即开始引起中等程度不良反应的剂量）；增量期间，患者每次注射后都应观察30分钟左右，因为可能发生全身性过敏反应。随后，注射可耐受的最大剂量，可隔2~4周1次，常年进行，即使是季节性过敏性疾病，常年治疗也比在季节前或患病季治疗好。

免疫治疗的过敏原通常是那些难以回避的物质，如花粉、屋尘螨粪便、真菌和昆虫的毒液。昆虫毒液经过标准化，典型的起始剂量是 0.01μg，通常维持剂量为 100~200μg。动物皮屑脱敏通常仅限于用于不能避免接触（如兽医，实验室工作人员）的患者，但很少有证据表明它是有用的。食物过敏原的脱敏疗法正在研究中。青霉素和其他一些药物和外来（异种）血清的脱敏可以做到。

最常见不良反应是过量，偶尔无意通过肌内注射或静脉注射，从轻微咳嗽或打喷嚏，到全身性荨麻疹，重症哮喘，过敏性休克，很少死亡。为预防这些不良反应，可采用以下

措施：
- 小幅度增加剂量
- 如果前次注射后局部反应明显（直径≥2.5cm），重复同样剂量或降低剂量
- 当使用新的提取液时需要减小剂量

建议在花粉季节减少花粉提取液的剂量。应当准备好肾上腺素、氧气和复苏设备以应对突发过敏反应。

舌下免疫疗法 可用于过敏性鼻炎。

在妊娠和哺乳期间的过敏治疗 对于孕妇过敏，回避过敏原是控制症状的最佳方式。如果症状严重，建议使用抗组胺药喷鼻剂。如抗组胺药喷鼻剂不足以缓解症状，应当推荐一种口服抗组胺药。

母乳喂养期间，如果可能，不应使用抗组胺药。但如果抗组胺药是必需的，抗组胺药喷鼻剂优先于口服抗组胺药。如果口服抗组胺药是用于控制症状必需的，应在哺乳后立即服用。

预防

应当祛除或回避过敏的诱发因素。预防措施如下：
- 使用合成纤维枕头及不透气的褥垫铺盖可以控制与室内抗原的接触
- 用热水勤洗床单、枕套及毛毯
- 移除积尘的家具、毛绒玩具、地毯和不养宠物
- 打扫卫生，杀灭蟑螂
- 在地下室和其他通气不良、潮湿的房间里使用除湿设备
- 用热蒸汽熏房间
- 安装高效空气滤过装置
- 回避食物过敏原
- 限制宠物进入个别房间，避免接触
- 经常清洁衣橱及地毯

如果可能还应避免和控制次要的非过敏原性的诱发因素（如吸烟、浓烈的气味、刺激的烟尘、空气污染、冷空气和高湿度）。

> **关键点**
> - 特应性反应（常见原因螨粪便、动物皮屑、花粉或模具）为IgE介导的过敏反应，触发组胺释放
> - 采集详细的病史，包括发作频率和持续时间的详细描述，症状与季节或环境的关系，家族史，可能的触发因素，对治疗的反应，因为病史比检测更可靠
> - 病史和检查不能查明原因时，皮肤试验或过敏原特异IgE的检测可以帮助确定过敏原
> - 消除或避免过敏原，是治疗和预防的关键；使用H_1-受体阻断剂、外用糖皮质激素和/或肥大细胞稳定剂，以缓解症状
> - 如果过敏原不能避免和其他治疗是无效的，则可能需要免疫治疗

过敏性鼻炎

过敏性鼻炎（allergic rhinitis）表现为花粉或其他过敏原引起的季节性或常年性的鼻痒、喷嚏、流涕、鼻黏膜充血，有时候伴随结膜炎。依据病史和皮肤试验进行诊断。治疗上联合应用抗组胺药、减充血剂和皮质激素鼻内喷雾，对于那些严重的，难以控制的患者可采用脱敏治疗。

过敏性鼻炎分为季节性发作（如花粉症）和常年性发作（常年性鼻炎）。季节性鼻炎通常是过敏性的。至少25%的常年发作鼻炎是非过敏性的。

季节性鼻炎 一般由风媒花粉所致，因季节而异。常见的植物过敏原包括：

春季：由树上的花粉（如橡树、榆树、枫树、木、桦树、刺柏木、橄榄树）引起。

夏季：由牧草花粉（狗乐草、猫尾草、香茅草、果园草、约翰逊草）和野草花粉（俄罗斯蓟、英格兰车前草）引起。

秋季：由其他的野草花粉（如豚草）引起。

病因有显著的地区性差异。季节性鼻炎偶尔可由空气传播的真菌孢子引起。

常年性鼻炎是由常年吸入室内过敏原（如尘螨粪便、蟑螂、动物皮屑）引起，或者在发病季节因对植物花粉有强烈的反应所致。

过敏性鼻炎和哮喘常共存，其中的原因还不确定，可能因为鼻炎和哮喘有相同的过敏过程（同一个气道假说），或是因为鼻炎是哮喘的诱因之一。

非过敏性常年性鼻炎包括感染性、血管收缩性、药物诱导（如阿司匹林或NSAID诱导）和萎缩性鼻炎。

症状及体征

患者表现为瘙痒（鼻、眼或口周）、喷嚏、流涕、鼻塞和鼻窦阻塞。鼻窦阻塞可引起前额痛，鼻窦炎是常见并发症。常有咳嗽和喘息，尤其当患者同时患哮喘时。

常年性鼻炎最突出的特点是慢性鼻塞，儿童常可因此引起慢性中耳炎。常年性鼻炎的症状时轻时重，鼻痒并不明显。慢性鼻窦炎和鼻息肉可能发生。

体征主要有：鼻黏膜水肿，鼻甲呈浅蓝-红色，一些季节性鼻炎的患者还伴随结膜充血和眼睑水肿。

诊断
- 临床评估
- 需要时进行皮肤试验、过敏原特异的血清IgE检测或两者都做

基本上可以仅凭病史诊断过敏性鼻炎。一般不采用诊断性试验，除非患者经过经验性治疗不好转。对于这些患者，皮肤试验可以提示对过敏原的反应，用以指导治疗，测试的过敏原包括花粉（季节性鼻炎）、尘螨、蟑螂、动物皮屑、真菌及其他（常年性鼻炎）。皮肤试验结果偶尔无法判断或患者无法进行皮肤试验（如患者服用某些干扰试验的药物），则需进行过敏原特异的血清IgE检测。

皮肤试验阴性，鼻部分泌物涂片嗜酸性粒细胞过多的患者提示对阿司匹林敏感，或非过敏性鼻炎伴随嗜酸性粒细胞增多（NARES）。

常年性的非过敏性鼻炎的诊断也通常依据病史。对于假定的过敏性鼻炎缺少临床效果、皮肤试验阴性和/或过敏原特异的血清IgE检测也提示非过敏性病因的患者，要考虑

以下疾病：鼻肿瘤，腺样体增大，肥厚鼻甲，韦格纳肉芽肿（韦格纳肉芽肿）和结节病。

治疗
- 抗组胺药
- 减充血药
- 鼻喷激素
- 对季节性或严重、难治性鼻炎进行脱敏治疗

由过敏原引起的季节性和常年性鼻炎的治疗方法基本一致，去除或回避过敏原（如消除尘螨和蟑螂）也同样推荐用于常年性鼻炎。对季节性或严重、难治性鼻炎，脱敏治疗可能有用。

最有效的一线药物治疗包括：
- 使用皮质激素鼻内喷雾加（或不加）抗组胺药（表175-2）
- 口服抗组胺药和减充血药物

其次可以选择使用下列药物来缓解流涕：鼻用肥大细胞稳定剂（如色甘酸钠）每日3~4次；鼻用H_1拮抗剂氮䓬斯汀1~2喷，每日2次；0.03%的异丙托铵2喷，每4~6小时1次。用生理盐水洗鼻有助于稀释黏稠的分泌物，并湿润鼻黏膜。

生理盐水滴鼻 常常被人遗忘，有助于去除厚的鼻腔分泌物和滋润鼻腔黏膜，各种生理盐水袋和灌溉设备（如挤压瓶、球状注射器）是非处方用药，或者患者可以获得自己的解决方案。

免疫治疗 对季节性鼻炎的效果优于常年性鼻炎，可用于：
- 症状严重
- 无法回避过敏原
- 药物治疗效果不佳

对严重的、难治性的鼻炎可能需要免疫治疗。应该在花粉季节结束时立即开始免疫治疗花粉过敏的患者。在花粉季节进行脱敏治疗，不良反应会增加，因为此时机体已达到最强的过敏状态。

使用5种草花粉舌下片（5种草花粉提取物）进行舌下免疫疗法，可用于治疗草花粉诱发的过敏性鼻炎。剂量是：
- 对于成年人：每天一片300IR（活性指数）的药片
- 10~17岁的患者：第1日一个100IR片剂，第2日同时2个100IR片剂，然后从第3日起成人剂量

第一剂应当在卫生保健机构给予给药后应观察患者30分钟，因为可能会出现严重过敏反应。如果第一个剂量耐受，患者可以在家采取后续剂量。治疗应当在每个草花粉季节来临前的4个月开始，持续整个季节。使用豚草花粉或房尘螨变应原提取物进行舌下免疫，可用于治疗由这些变应原诱发的变应性鼻炎。

过敏性鼻炎患者应随身携带一个预充式，自行注射的肾上腺素注射笔。

孟鲁司特可缓解过敏性鼻炎的症状，但与其他治疗措施的关系还不清楚。

抗IgE抗体治疗过敏性鼻炎仍处于研究阶段，但是意义可能不大，因为已经有了更便宜、有效的药物可供选择。

可用鼻喷皮质激素治疗NARES。

阿司匹林过敏的患者避免使用阿司匹林，需要的话使用脱敏治疗和白三烯拮抗剂；鼻喷皮质激素可能对鼻息肉也有作用。

预防
对常年性过敏，如果可能，应当祛除或回避过敏的触发因素。预防措施如下：
- 使用合成纤维枕头及不透气的褥垫铺盖可以控制与室内抗原的接触
- 用热水勤洗床单、枕套及毛毯
- 移除积尘的家具、毛绒玩具、地毯和不养宠物
- 打扫卫生，杀灭蟑螂
- 在地下室和其他通气不良、潮湿的房间里使用除湿设备
- 用热蒸汽熏房间
- 安装高效空气滤过装置
- 回避食物过敏原
- 限制宠物进入个别房间，避免接触
- 经常清洁衣橱及地毯

如果可能还应避免和控制次要的非过敏原性的诱发因素（如吸烟、浓烈的气味、刺激的烟尘、空气污染、冷空气和高湿度）。

> **关键点**
> - 季节性鼻炎通常是对花粉的过敏反应
> - 过敏性鼻炎的患者可能有咳嗽、气喘、前额头痛、鼻窦炎，或常年性鼻炎、中耳炎，尤其是儿童
> - 过敏性鼻炎通常根据病史诊断；经验性治疗无效的患者有时需要进行皮肤试验和过敏原特异性的血清IgE检测
> - 可先尝试用类固醇滴鼻，因为其是最有效的治疗方法，并且对全身影响很少

全身过敏反应

全身过敏反应（anaphylaxis）是一种IgE介导的急性致死性过敏反应，发生在致敏者再次接触该过敏原时。症状包括喘鸣、呼吸困难、喘息和低血压。通常依据临床症状进行诊断。应用肾上腺素治疗。可以使用吸入或注射β-激动剂治疗支气管痉挛和上呼吸道水肿，有时候需气管插管。低血压需静脉补液和使用血管加压药。

病因
全身过敏反应的典型诱发因素包括：
- 药物（如β-内酰胺类抗生素、胰岛素、链激酶、过敏原提取液）
- 食物（如坚果、鸡蛋、海鲜）
- 蛋白（如破伤风抗毒素、输血）
- 动物毒液
- 乳胶

花生和乳胶过敏原也可由空气传播。偶尔运动或冷暴露（如冷球蛋白血症患者）可以激发或促进严重过敏反应的发生。

特应性疾病史并不增加发生全身过敏反应的风险,但增加过敏性休克时发生死亡的风险。

病理生理

抗原与嗜碱性粒细胞和肥大细胞表面的 IgE 相互作用,触发组胺、白三烯及其他介质释放,这些介质引起平滑肌收缩(导致支气管收缩、呕吐、腹泻)和血管扩张血浆外漏。

全身过敏样反应 全身过敏样反应的临床表现和全身过敏反应相同,但是机制不同,全身过敏样反应不是由 IgE 介导,不需要事先致敏。它由直接激活肥大细胞或通过免疫复合物激活补体引起。

过敏样反应的最常见的触发剂是:
- 碘造影剂
- 阿司匹林和其他 NSAID 类药物
- 阿片类
- 单克隆抗体
- 运动

症状及体征

全身过敏反应的典型症状在接触过敏原 15 分钟之内出现,涉及皮肤、呼吸道、心血管系统和消化道,一个或多个系统受累。尽管每个患者再次接触过敏原会出现相同的症状,但未必会加重。

症状轻重不同,包括面部潮红、瘙痒、喷嚏、流涕、恶心、腹部绞痛、腹泻、窒息感或呼吸困难、心悸和眩晕。

全身过敏反应的体征包括低血压、心动过速、荨麻疹、血管性水肿、喘鸣、发绀和晕厥。可在数分钟内发生休克,患者可从抽搐发作发展到意识丧失,甚至是死亡。有时可不出现呼吸道及其他症状而首先表现为心血管性虚脱。

迟发相反应可能会发生在暴露后 4~8 小时或更久。症状和体征通常比早期发生的轻,也可以仅仅是荨麻疹,然而,它们可以是更严重的或致命的。

诊断

- 临床评估
- 有时检测 24 小时尿 N 类胰蛋白酶甲基组胺水平或血清胰蛋白酶水平

全身过敏反应的诊断是根据临床表现进行诊断。出现任何下列不明原因的症状时应怀疑为过敏反应:
- 休克
- 呼吸道症状(如呼吸困难、喘鸣、哮鸣)
- 有两个或两个以上的其他可能的过敏反应(如血管性水肿、流涕、胃肠道症状)

轻症可疑患者可以通过检测 24 小时尿液中的 N-甲基-组胺水平或血清类胰蛋白酶水平而确诊。因为有可能迅速进展到休克的危险,并不主张做诊断性试验。

根据病史通常很容易识别病因。如果医护人员有不明原因的过敏性症状,应该考虑乳胶过敏。

> **经验与提示**
> - 如果卫生保健工作者出现不明原因的过敏症状,考虑乳胶过敏

治疗

- 立即使用肾上腺素
- 必要时气管插管
- 低血压时给予静脉补液和血管升压药
- 使用抗组胺药物
- 有支气管痉挛,给予吸入 β-激动剂

肾上腺素 肾上腺素是治疗全身过敏反应的首选,可以帮助缓解症状和体征,必须立即使用。

肾上腺素可以通过皮下或肌内注射给药[常用剂量为,成人为 1:1 000(0.1%)0.3~0.5ml;儿童为 0.01ml/kg 体重,每 5~15 分钟可重复]。在大腿前外侧肌内注射,可以达到最大吸收。

如果有心血管性虚脱或严重气道阻塞,可以单剂静脉或骨内注射肾上腺素[1:10 000(0.01%)肾上腺素 0.5~1ml],或者持续静滴[1mg 肾上腺素加在 250ml 5%葡萄糖溶液,浓度为 4μg/ml,起始滴速为 1μg/min,可增至 4μg/min(15~60ml/h)]。肾上腺素还可以通过气管插管给药(用生理盐水或无菌水将 2~2.5ml 1:10 000 肾上腺素溶液稀释至 5~10ml)。可能需要第二次皮下注射肾上腺素。

口服 β-阻滞剂(减弱肾上腺素的效果)的患者,应当给予高血糖素 1mg(儿童,20~30μg/kg),随后以 1mg/小时输注。

其他治疗 喘鸣和喘息的患者如果对肾上腺素治疗无反应,需要给氧和气管插管。推荐尽早插管,如果等待肾上腺素发挥作用而上呼吸道发生水肿,将很难插管而不得不行环甲膜切开术。

肾上腺素给药后往往可以解决低血压。低血压时静脉补充 1~2L(儿童按 20~40ml/kg 补给)的等渗液(如 0.9%的生理盐水)。补液和静脉应用肾上腺素仍难以纠正低血压时,需使用血管升压药,如多巴胺 5μg/(kg·min)。

抗组胺药 H_1 拮抗剂(如静脉用苯海拉明 50~100mg)和 H_2 拮抗剂(如静脉用西咪替丁 300mg),应每 6 小时 1 次直到症状消退。

吸入性 β-激动剂对支气管痉挛有效,可给予沙丁胺醇 5~10mg 持续喷雾。

皮质激素没有确证的疗效,但可以有助于预防迟发相反应,甲泼尼龙静脉起始剂量 125mg。

预防

回避已知过敏原是基本措施。当无法回避过敏原时可采取脱敏治疗(如昆虫毒液)。

对 X 线造影剂有过敏反应史的患者应避免再使用。如果必须使用造影剂检查,可提前 18 小时口服泼尼松 50mg,每 6 小时 1 次,共 3 次,并在检查前 1 小时口服 50mg 苯海拉明,但这一预防措施尚无有效的证据支持。

对昆虫毒液、食物和其他已知物质过敏的患者应佩戴具有警示作用的手镯,并随身携带自动肾上腺素注射器(成人 0.3mg,儿童 0.15mg),在接触过敏原后立即自行注射,并口服抗组胺药物。

> **关键点**
> - 过敏反应的常见诱因包括药物(如β-内酰胺类抗生素,过敏原提取物),食品(如坚果,海鲜),蛋白质(如破伤风抗毒素,输血),动物毒液类和乳胶
> - 有过敏样表现(过敏反应)的非IgE介导的反应可以由碘化造影剂,阿司匹林,非甾体抗炎药,阿片类药物,输血,免疫球蛋白和运动引起
> - 如果患者有不明原因的低血压、呼吸道症状或两种以上的过敏性表现(如血管性水肿,流涕,胃肠道症状),则考虑为全身过敏反应
> - 应立即给予肾上腺素,因为过敏症状可能会迅速恶化气道阻塞或休克,肾上腺素可以帮助缓解症状

血管性水肿

血管性水肿是较深的真皮和皮下组织水肿。通常是由药物、毒液、食物、花粉或动物皮屑等过敏原引起的急性肥大细胞介导的反应。血管性水肿也可以是一种对血管紧张素转化酶抑制药的急性反应、慢性反应或遗传性或获得性疾病,其特征为补体的异常响应。主要症状是肿胀,可以很严重。诊断依据检查。诊断主要根据体检。治疗为祛除或回避过敏原及使用H_1拮抗剂。

血管性水肿是由于皮下组织血管通透性增加,血管内液体外渗肿胀(通常为局部的)。引起通透性增加的已知介质包括以下:

- 肥大细胞衍生介质(如组胺,白三烯,前列腺素)
- 缓激肽及补体来源的介质

肥大细胞衍生的介质层亦倾向于影响浅表皮下组织,包括真皮表皮交界部。在这些地方,介质引起荨麻疹、皮肤瘙痒,通常伴随肥大细胞介导的血管性水肿。

缓激肽介导的血管性水肿,通常不发生真皮质,所以没有荨麻疹和瘙痒。

有时引起血管性水肿的机制和病因并不清楚。一些病因(如钙通道阻滞剂,纤溶药物)未得到证实,有时已知机制的病因(如肌肉松弛剂)被临床忽视了。

血管性水肿可以是急性的或慢性的(大于6周)。可根据异常的补体功能分为遗传性和获得性两种。

急性血管性水肿 大于90%的急性血管性水肿病例是肥大细胞介导的。肥大细胞介导的机制包括急性过敏,通常是由IgE介导的反应。IgE介导的血管性水肿通常伴随着急性荨麻疹(皮肤上的局部风团和红斑)。可能往往会由同样的过敏原引起(如药物、毒液、食物或提取的过敏原),导致IgE介导的急性荨麻疹。

直接刺激肥大细胞而不经IgE介导的药物,也能导致急性血管性水肿。包括阿片类、造影剂、阿司匹林和非甾体抗炎药。

急诊室急性血管性水肿病例多达30%由ACE抑制剂导致。ACE抑制剂可直接增加缓激肽水平。面部和上呼吸道为最常见的受累部位,肠道也可能受到影响。不发生荨麻疹。血管性水肿可能发生在ACE抑制剂开始治疗不久或治疗后数年。

慢性血管性水肿 持续6周以上的慢性血管性水肿很难解释,很少由IgE介导。病因常不明(特发性),有时可因长期摄取某一药物或化学品(如牛奶中的青霉素、某种非处方药、食品中的防腐剂及其他食物添加剂)而引起。少数病例具有遗传性或获得性C1抑制物缺乏。

特发性血管性水肿 是没有荨麻疹发生的,慢性反复发作性的血管性水肿,发病原因不明。

症状及体征

血管性水肿通常是不对称的,并有轻微疼痛。典型的表现是局部弥散性、伴疼痛的软组织肿胀,通常不对称,多见于眼睑、嘴唇(彩图175-1)、面部、舌、手足背面和生殖器。上呼吸道水肿可引起呼吸道窘迫,其喘鸣音可被误认为哮喘。可能发生呼吸道的完全阻塞。肠水肿可能会引起恶心,呕吐,腹部绞痛疼痛和/或腹泻。

其他表现取决于介质。肥大细胞介导的血管性水肿

- 往往持续几分钟到几个小时
- 可能伴随有其他急性过敏反应表现(如瘙痒、荨麻疹、潮红、支气管痉挛、过敏性休克)

缓激肽介导的血管性水肿

- 往往持续几小时到几天
- 不伴有其他过敏反应的表现

诊断

- 临床评估

荨麻疹的诊断,参见第981页。

局部肿胀但没有荨麻疹的患者通常需特别询问是否使用ACE抑制剂。

病因通常是明确的,因为具有自限性和不复发的特点,很少需要做诊断性实验。对急性血管性水肿,没有特别有用的检测。如果是慢性的,彻底的药物和膳食的评估是必要的。如果未找到病因,或家庭成员有相同疾病,则可以考虑行C1抑制剂缺乏检测以明确是遗传性或获得性血管性水肿。

红细胞原卟啉病与过敏性血管性水肿的表现相似,暴露在阳光下都可以引起水肿和红斑。

> **经验与提示**
> - 如果血管性水肿不伴有荨麻疹并且没有明确原因的复发,或者存在于家庭成员,需考虑遗传性或获得性血管性水肿

治疗

- 气道管理
- 对肥大细胞介导的血管性水肿,抗组胺药,有时是全身性糖皮质激素和肾上腺素对ACE抑制剂相关血管性水肿,有时使用新鲜冰冻血浆,浓缩C1抑制剂治疗
- 对复发性特发性血管性水肿,给予口服抗组胺药,每日2次

气道保护最为重要。在肥大细胞介导的血管性水肿,治疗时通常可迅速减轻气道水肿,然而,在缓激肽介导的血管性水肿治疗中,水肿通常在开始治疗后>30分钟才减轻。

因此，气管插管在缓激肽介导的血管性水肿治疗中可能更需要。如果血管性水肿累及气道，应皮下或肌内注射给予肾上腺素以治疗全身过敏反应，除非可以确定其过敏机制是由缓激肽介导的（如由于使用ACE抑制剂或已知的遗传性或获得性血管性水肿）。

血管性水肿的治疗还包括去除或避免过敏原，并使用缓解症状的药物。如果病因不明显，应停止所有不必要的药物。

对于**肥大细胞介导的血管性水肿**，可缓解症状的药物包括H_1受体阻滞剂。泼尼松30~40mg口服，每日1次用于较严重的过敏反应。外用糖皮质激素无效。如果症状严重，可以用糖皮质激素和抗组胺静脉注射给药（如甲泼尼龙125mg，苯海拉明50mg）。长期治疗可用H_1和H_2受体阻滞剂，偶尔使用糖皮质激素。

对于缓激肽介导的血管性水肿，肾上腺素、糖皮质激素、抗组胺剂还没有被证明是有效的。使用ACE抑制剂引起的血管性水肿，通常在停药后24~48小时缓解。如果症状是严重的，恶化，难治，可尝试遗传性或获得性血管性水肿的治疗方法。包括新鲜冰冻血浆，浓缩C1抑制剂，可能的话可用艾卡拉肽（抑制缓激肽的生成所需要的血浆激肽释放酶）及艾替班特（阻断缓激肽）。

对于特发性血管性水肿，可以尝试口服高剂量无镇静作用的抗组胺药。

对于严重的肥大细胞介导反应的患者，应建议患者随身携带自动肾上腺素注射笔和口服抗组胺药，如果发生严重反应，尽可能快地使用这些治疗方法，然后去急诊室。他们可以在急诊室被密切监护和重复或根据需要进行调整治疗。

> ### 🔖 关键点
>
> - 尽管总体来说，>90%的病例是肥大细胞介导的，但在急诊科ACE抑制剂引起的急性血管性水肿（缓激肽介导的）高达30%
> - 慢性血管性水肿的病因通常是未知的
> - 肿胀总是发作于缓激肽介导的血管性水肿，往往发展比较慢，表现为比肥大细胞介导的血管性水肿较少的急性过敏反应（如瘙痒，荨麻疹，过敏性休克）症状
> - 对于慢性血管性水肿，应详细询问患者的药物和饮食史，可能的话进行C1抑制剂缺乏的相关测试，而急性血管性水肿极少有测试的必要
> - 首先确保气道通畅；累及气道时，应皮下或肌内注射肾上腺素以解除过敏反应，除非可以确定其过敏机制是由缓激肽介导的，这时可能需要气管插管
> - 消除或避免过敏源是关键
> - 对症和辅助治疗包括，抗组胺药（如H_1受体阻滞剂）和全身性糖皮质激素可缓解肥大细胞介导的血管性水肿的过敏症状；如缓激肽介导的血管性水肿较严重或难治，可尝试使用冰冻血浆，浓缩C1抑制剂，和/或艾卡拉肽或艾替班特

遗传性和获得性血管性水肿

（获得性C1抑制物缺陷）

遗传性和获得性血管性水肿（获得性C1抑制物缺陷）是由于C1抑制物缺陷或功能障碍所致，这是一种调控经典补体途径活化通路的蛋白。通过测定补体水平诊断。

C1抑制剂用于治疗急性发作。减弱雄激素，可以增加C1抑制物水平，可以预防。C1抑制物缺乏或功能障碍引起缓激肽水平升高，因为C1抑制物还抑制活化的激肽释放酶，激肽释放酶是激肽系统通路中缓激肽代谢过程中所必需的酶。

遗传性血管性水肿　遗传性血管性水肿主要有2种类型：

- 1型（80%~85%）：以C1抑制物缺陷为主要特征
- 2型（15%）：以C1抑制物功能障碍为主要特征

遗传方式为常染色体显性遗传。临床表现通常是在儿童期或青春期出现（彩图175-1）。

获得性C1抑制物缺陷　C1抑制物缺陷也可为获得性。

- 可见于肿瘤性疾病（如B细胞淋巴瘤）或免疫复合物性疾病，补体被消耗
- 单克隆丙种球蛋白病产生C1抑制物自身抗体
- 其他疾病（如SLE、皮肌炎），非常少见产生抗C1抑制物自身抗体

临床表现通常出现在有相关疾病的年长患者中。

诱发因素　任何类型的遗传性和获得性血管性水肿均可被以下因素诱发：轻微的创伤（如牙科操作、舌穿）、病毒性疾病、冷暴露、妊娠、摄入特定的食物以及情绪压力可能会加重血管性水肿。

症状及体征

遗传性和获得性血管性水肿的症状和体征与其他类型的由缓激肽介导的血管性水肿相似，有不对称的轻度疼痛，往往还有脸、唇和/或舌肿胀。也可能为手背、脚背或生殖器肿胀。

胃肠道常受累，出现恶心、呕吐、绞痛以及肠梗阻。

无瘙痒、荨麻疹、支气管痉挛；吞咽症状是自限性的，但是疾病累及喉部可能致死。

肿胀在发病1~3日缓解。遗传性血管性水肿因体内补体成分耗竭而症状得以缓解。

诊断

- 补体水平检测

对C4、C1抑制物、C1q（C1的一个组成部分）的水平进行测定。遗传性血管性水肿（1型或2型）或获得性C1抑制物缺陷可证实，通过：

- 低水平C4（和C2，如果检测）
- 降低的C1抑制剂功能

其他检查结果包括：

- 1型遗传性血管性水肿：低C1抑制物水平和正常的C1q水平
- 2型遗传性血管性水肿：正常或增加C1抑制物水平及正常补体C1q水平

- 获得性 C1 抑制物缺陷时，C1q 水平低下
- 3 型遗传性血管性水肿：C1 抑制物及 C4 水平正常

如果血管神经性水肿，不伴有荨麻疹并且没有明显原因地复发，临床医生应当考虑遗传性血管性水肿或获得性 C1 抑制物缺乏。如果家庭成员有相同疾病，应该怀疑遗传性血管水肿。

治疗

对于急性发作，使用 C1 抑制剂、艾卡拉肽、艾替班特。
对于预防，使用雄激素。

急性发作 可用纯化的人 C1 抑制剂、艾卡拉肽或艾替班特治疗。如果没有这些药物，新鲜冷冻血浆或在欧盟也使用氨甲环酸。C1 抑制剂重组制剂[重组人 C1 酯酶抑制剂（rhC1INH）或 conestat alfa]同样可以获得。

如果气道受累，气道保护最为重要。如果气道受累，肾上腺素可以对急性发作提供短暂的益处。然而，益处可能不足或可能是暂时的；然后可能需要气管内插管。糖皮质激素和抗组胺药物无效。

止痛药、止吐剂和补液可用于缓解症状。

> **经验与提示**
> - 抗组胺药物和糖皮质激素对遗传性或获得性血管性水肿无效

对于长期预防，减弱雄激素（如司坦唑醇 2mg 口服，每日 3 次，达那唑 200mg 口服，每日 3 次）可用于刺激肝 C1 抑制物的合成。这种治疗方法对于后天获得性血管性水肿的疗效可能较差。C1 抑制剂有效但价格昂贵。

短期预防 限于某些高风险医疗操作（如牙科或气道）之前，针对急性发作而无 C1 抑制剂可用的情况。通常在操作前 5 日至之后的 2 日，给予患者雄激素。当有 C1 抑制剂时，一些专家主张在这些高风险操作前 1 小时使用 C1 抑制剂，而不采用雄激素进行短期预防。

> **关键点**
> - 发病通常是在童年或青春期（遗传性），或在成年以后（获得性），常见于肿瘤或自身免疫性疾病的患者
> - 轻度外伤，病毒感染，冷暴露，怀孕或摄入某些食物可能会引起发作，情绪紧张可能会加重
> - 补体水平测定，C4 水平低，C1 抑制物功能低下提示遗传性血管水肿或获得性 C1 抑制物缺乏
> - 对于急性发作，用纯化的人 C1 抑制剂，艾卡拉肽，或艾替班特。缓解症状，使用止痛药，止吐药，和补液。抗组胺药和糖皮质激素无效
> - 对于预防（长期和短期——如牙科或气道操作前），使用雄激素（如司坦唑醇、达那唑），这是一种可考虑短期预防的 C1 抑制剂

自身免疫性疾病

自身免疫性疾病（autoimmune disorders）中，免疫系统针对内源性抗原产生自身抗体。自身免疫性疾病可能与以下过敏反应有关：
- Ⅱ型：抗体包被的细胞，如同其他被包被的外源性颗粒，可以激活补体系统，导致组织损伤
- Ⅲ型：损伤机制与抗原抗体复合物沉积有关
- Ⅳ型：损伤由 T 细胞介导

各种特殊类型的自身免疫性疾病详见手册。女性患病率高于男性。

病因

机制 有几种机制解释自身免疫现象：
- 在某种方式发生改变后自身抗原可能成为免疫原性物质
- 外来抗原的抗体可与未发生改变的自身抗原发生交叉反应（如链球菌 M 蛋白的抗体可能与人体心肌发生交叉反应）
- 被免疫系统隔离的自身抗原可以暴露并引起自身免疫反应（如眼外伤后含黑色素的眼色素层细胞全身释放触发交感性眼炎）

自身抗原可以发生化学、物理或生物学特性的变化：
- 化学物质：某些化学物质与体内蛋白质结合后，使其具有免疫源性，如药物引起的溶血性贫血
- 物理因素：例如，紫外线诱导角质形成细胞凋亡使之改变成为自身免疫原，从而导致光敏反应，可发生皮肤红斑狼疮
- 生物因素：动物模型中，用一种已知能与宿主组织结合的 RNA 病毒持续感染动物，改变自身抗原的生物学特性而引起抗体生成，从而发生类似于系统性红斑狼疮的自身免疫性疾病

遗传因素 自身免疫性疾病患者的亲属往往也有自身抗体。患者及其亲属自身抗体的特异性常常是相同的，但并非总是相同。如果双胞胎是同卵双生而不是异卵双生的话，其中的一个患有自身免疫性疾病，则另一个很有可能患有自身免疫性疾病。如果双胞胎是同卵双生而不是异卵双生的话，其中的一个患有自身免疫性疾病，则另一个很有可能患有自身免疫性疾病。

大多数的自身免疫性疾病为多基因致病，且 HLA 等位基因变异与疾病的发生相关。

防御机制 正常情况下，通过克隆缺失和失活可以避免机体发生病理性的自身免疫性疾病。任何不受上述机制调控的自身反应性淋巴细胞通常受到 Foxp3+ 调节性 T 细胞的调控。在自身免疫疾病的发病过程中可能伴随调节性 T 细胞的缺陷。抗独特型抗体（针对其他抗体的抗原结合部位的抗体）所致抗体活性调节的紊乱可能也起一定作用。

药物超敏反应

药物超敏反应（drug hypersensitivity）是免疫介导的药物反应。症状轻重不同，包括皮疹、全身过敏反应和血清病。根据临床表现诊断，皮肤试验偶尔有用。治疗主要是停止使用引起过敏的药物，服用抗组胺药缓解症状，有时候可采用脱敏治疗。

药物超敏反应必须与药物毒性反应、药物不良反应相鉴别，不良反应是可以预期的，可能与药物间的相互作用

有关。

病理生理

蛋白质和大分子多肽类药物(如胰岛素、治疗用抗体)可直接刺激免疫系统产生抗体。然而多数药物都是半抗原，通过共价键结合于血清中或细胞表面的蛋白质，包括MHC分子表面镶嵌的蛋白质。这种共价结合使蛋白质具有免疫源性，刺激生成对该药物的特异性抗体和/或激活T细胞免疫反应。半抗原也可直接结合于MHC II类分子，直接激活T细胞。有些药物作为半抗原前体。药物也可在体内代谢后成为半抗原;例如青霉素本身不具有抗原性，但是其主要降解产物苄青霉烯酸能与组织蛋白结合形成青霉素噻唑(BPO),此即青霉素的主要抗原决定簇。有些药物直接结合并激活T细胞受体(T_CR)，这种非半抗原结合T_CR的临床意义处于研究中。

致敏的发生机制和天然免疫所起的作用还不清楚，但是一旦某种药物引起免疫反应，同类药物间也会出现交叉反应。例如对青霉素过敏的患者对半合成青霉素(如阿莫西林、羧青霉素、羧噻吩青霉素)也容易发生过敏。早期设计较差的研究发现，大约10%的青霉素过敏患者对头孢菌素类也会过敏，后者有相似的β-内酰胺结构。这些研究结果已被引用作为这些药物之间交叉反应的证据。然而，在最近的设计良好的研究中，青霉素皮试过敏的患者中只有2%左右对头孢菌素类过敏;大约相同比例的患者对结构无关的抗生素(如磺胺类药物)过敏。此外，一些看似药物交叉反应的现象(如磺胺类抗生素和非抗生素之间)实际是患者具有过敏反应倾向的表现，而非特异性的免疫交叉反应。另外，并非所有的药物反应都由过敏引起;如阿莫西林可引起皮疹，可能与免疫反应无关，并且不影响今后继续使用。

> **经验与提示**
> - 青霉素过敏者并不总是排除使用头孢菌素

症状及体征

药物过敏的症状和体征因药物和患者不同而表现各异，不同个体对同一种药物可表现不同。最严重的表现是全身过敏反应。出疹(如麻疹样皮疹)、荨麻疹、发热比较常见。固定不变的药物反应(暴露于同一药物，在身体的同一部位发生反应)是罕见的。还有一些其他特殊的临床症状:

- **血清病**:典型的血清病一般在7~10日后发病，表现为发热、关节痛和皮疹。发生机制为药物抗体复合体形成和补体系统活化。一些患者还有关节炎、水肿和消化道症状。此病为自限性，持续1~2周。引起血清病的常见药物有:β-内酰胺类抗生素、磺胺类抗生素、葡萄糖酐铁和卡马西平
- **溶血性贫血**:抗体-药物-红细胞相互作用时可发生溶血性贫血，或者当一种药物(如甲基多巴)改变了红细胞膜结构，暴露了膜表面隐蔽的抗原，产生自身抗体
- **DRESS综合征**(drug rash with eosinophilia and systemic symptoms,药物疹伴嗜酸性粒细胞增多及系统症状):该不良反应也称为药物超敏反应综合征(drug-induced hypersensitivity syndrome, DHS),可开始于药物治疗12周后，也可以发生在药物剂量增加之后。停药后在数周内症状可能持续或复发。患者具有明显的嗜酸性粒细胞增多并通常发展为肝炎，皮疹，面部肿胀，全身水肿，淋巴结肿大。常见药物包括苯妥英钠、卡马西平、别嘌醇和拉莫三嗪
- **肺部疾病**:一些药物可引起呼吸道症状(与I型超敏的哮鸣不同)，导致肺功能障碍和其他肺部改变(参见第450页)
- **肾脏反应**:肾炎是最常见的过敏性肾脏反应;甲氧西林、抗微生物制剂和西咪替丁是常见的致病原因
- **其他自身免疫表现**:肼屈嗪和普鲁卡因胺可以引起SLE样综合征。这种症状可以相对轻微(有关节痛、发热、皮疹)或相当显著(有浆膜炎、高烧、全身乏力)，不侵犯肾脏和中枢神经系统。抗核抗体阳性。青霉胺可以引起SLE和其他自身免疫性疾病(如重症肌无力)。有些药物可以引起核周型抗中性粒细胞胞浆抗体(P-ANCA)相关性血管炎，这些自身抗体针对髓过氧化物酶(MPO)

诊断

- 患者自述服用某种药物后随即出现反应
- 皮肤试验
- 必要时进行药物激发试验
- 必要时进行直接或间接抗球蛋白试验

下述情况可以帮助区分药物超敏反应与药物毒性反应、药物副作用和药物间相互作用引发的问题。

- 发病时间
- 药物的已知作用
- 重复用药激发的结果

例如，与剂量相关的反应往往是药物毒性反应，而不是药物超敏反应。

使用药物数分钟至数小时内出现反应提示药物超敏反应。但许多患者仅报道曾有某种不确定的反应病史。这种情况下，如无同等作用的替代药物(如需用青霉素治疗梅毒)，必须进行实验性诊断。

皮肤试验 测试速发型(IgE介导)超敏反应的皮肤试验有助于诊断对β-内酰胺类抗生素、异种血清、某些疫苗和多肽类激素的反应。但大约只有10%~20%报道有青霉素过敏史的患者皮肤试验阳性。而且对于大多数药物(包括头孢菌素类)，皮肤试验都不可靠，因为它仅能检测IgE介导的免疫反应，不能预测麻疹样皮疹、溶血性贫血或肾炎的发生。

有速发超敏反应病史的患者需使用青霉素时，必须对其进行青霉素皮试。使用BPO-多聚赖氨酸复合物和青霉素进行皮试，同时用组胺和生理盐水分别作为阳性和阴性对照。首先进行皮肤点刺试验。如果患者有严重的反应史，初次皮试试剂的剂量应稀释100倍。点刺试验阴性的患者可继续作皮内试验。如果皮肤试验阳性，表明青霉素治疗有发生全身性过敏反应的危险。但是皮肤试验阴性并不排除发生严重反应的可能，只是危险性较小。虽然尚没有青

霉素皮试能使人新发过敏的证据,患者通常应当在必须使用青霉素前进行皮试。

无特应性疾病史和先前未注射过异种血清(如马血清)的患者使用异种血清前需先用1:10的异种血清稀释液作点刺试验。若阴性,再行1:1000的稀释液0.02ml皮内试验。敏感患者15分钟内出现直径>0.5cm风团。曾注射过血清(不论是否发生反应)以及有可疑过敏性病史的患者必须首先用1:1000的稀释液做试验。如果结果为阴性,使用1:100,如果继续呈阴性,使用1:10以上。皮肤试验阴性表明发生过敏反应的可能性不大,但不能预测血清病的发生与否。

其他试验 怀疑某种药物可能引起超敏反应时,可递增药物剂量作激发试验。如果操作得当,这种试验相对安全、有效。

由于药物超敏与某种单倍型 HLA Ⅰ类抗原有关,因而,来自特定族群患者的基因型可以识别超敏反应的高危因素(表175-4)。

表175-4 药物超敏反应的一些 HLA 相关危险因素

药物	种族	HLA 单倍型
阿巴卡韦	白种人	HLA-B*5701
别嘌醇	中国汉族人,日本人,韩国人,泰国人	HLA-B*5801
	欧洲人不常见	
卡马西平	白种人,日本人	HLA-A*3101
卡马西平	亚洲人	HLA-B*1502
磷苯妥英	亚洲人	HLA-B*1502
苯妥英		
拉莫三嗪	亚洲人	HLA-B*1502

血液系统药物反应的试验包括直接和间接抗球蛋白试验。其他特异性药物超敏反应试验(如过敏原特异的 IgE 检测、组胺释放试验、嗜碱性粒细胞或肥大细胞脱颗粒试验、淋巴细胞转化试验),是不可靠的,或是尚处于实验研究阶段。

预后

过敏反应会随时间减弱。90%的患者发生过敏反应1年内可检测到 IgE 抗体,只有20%~30%的患者会持续10年以上。曾发生全身过敏反应的患者体内更容易长时间存在针对药物的抗体。

有药物过敏史的患者,应学会如何避免药物和随身携带身份识别或警告手镯。图表通常应当做合适的标记。

治疗
- 停止使用可疑药物
- 支持治疗(如抗组胺药物、糖皮质激素、肾上腺素)
- 有时脱敏治疗

药物过敏的治疗是停止使用可疑药物,多数症状体征会在停药后几天消失。

急性反应的对症支持治疗包括:
- 抗组胺药可以帮助减轻瘙痒
- NSAID 治疗关节痛
- 糖皮质激素治疗严重反应(如剥脱性皮炎,支气管痉挛)
- 肾上腺素用于全身过敏反应

药物热、非瘙痒性皮疹或较轻的器官系统反应不需特殊治疗(特殊类型的临床反应参考手册见其他章节)。

脱敏治疗:必须使用而无其他替代药物时,可对已致敏患者使用药物快速脱敏。快速脱敏只能暂时降低敏感性。脱敏应尽可能由过敏专科医师参与。曾患重症多形红斑(Stevens-Johnson syndrome)的患者不能进行脱敏。脱敏时,必备氧气、肾上腺素和复苏设备以防发生全身过敏反应。

脱敏治疗是从引起亚临床反应的小剂量药物开始,每15~20分钟增量一次,逐步达到治疗剂量。这种治疗方法依赖于血药浓度的恒定,所以不能中断,直到达到完全治疗量。超敏反应常在脱敏停止后24~48小时重新出现。脱敏治疗期间常有轻微反应,如瘙痒、皮疹。

青霉素的脱敏治疗可以通过口服或静脉途径,不推荐皮下或肌肉途径。如果仅皮内试验阳性,首次剂量应是浓度为100U/ml 的青霉素50ml(共5000U),静脉输入。开始时需十分缓慢输入(如<1ml/min)。如果无症状出现,输入速度可逐渐加快,在20~30分钟内输完。然后反复以1000U/ml 和10000U/ml 的浓度输入,直至达到完全治疗剂量。如果出现任何过敏症状,应减慢滴速,并给患者适当的药物治疗(见上文)。如果患者点刺试验阳性且有严重全身过敏反应,起始剂量应该更小。

口服青霉素脱敏治疗首次剂量应从100U(μg)开始,以后每15分钟剂量加倍直至400 000U(13剂),之后静脉给药。出现症状时可适当用抗全身过敏的药物。

甲氧苄啶/磺胺甲噁唑和万古霉素的脱敏方法和青霉素类似。

如果对异种血清的皮肤试验阳性,发生全身过敏反应的风险很高。若必须用血清治疗,需采用脱敏治疗。

> **关键点**
> - 诊断通常根据病史(患者自述服用某种药物后随即出现的反应),应首先排除药物已知的副作用、毒性反应及药物间的交叉反应
> - 如果诊断不能明确,通常做皮肤试验,但偶尔,药物激发试验或其他特殊试验可用来确定某些药物性病因
> - 皮肤试验呈阴性可以排除全身过敏反应的可能,但不能预测随后血清疾病的发生
> - 超敏反应随时间可缓解
> - 急性过敏反应的支持治疗包括用抗组胺药治疗瘙痒,非甾体抗炎药治疗关节痛,较严重的症状(如剥脱性皮炎、支气管痉挛)可用皮质激素,肾上腺素用于过敏性休克
> - 必须使用该过敏原药物时,可采用药物快速脱敏,如果可能,与过敏症专科医师合作,暂时减少药物的敏感性

食物过敏

食物过敏（food allergy）是指对日常饮食成分（通常是蛋白）的一种过度的免疫反应。临床表现各不相同，可以包括特应性皮炎、消化道或呼吸道症状和全身过敏反应。诊断依据病史，有时依据皮肤试验或过敏原特异性血清IgE检测和/或排除饮食法。治疗主要是消除触发过敏反应的食物，有时口服色甘酸钠。

食物过敏应该与非免疫反应引起的食物不耐受（如乳糖不耐受、肠易激综合征、炎症性肠炎）相鉴别，也应该与由添加剂（如谷氨酸钠、偏亚硫酸氢盐、柠檬黄）或食品污染（如来自操作工人所戴的橡胶手套的橡胶粉尘）引起的反应鉴别。真正的食物过敏发病率从1%~3%不等，因地域差异和确诊方法而有所不同。患者容易将不耐受与过敏混淆。

病因

几乎所有的食物或食物添加剂都有可能引发过敏反应，但是最常见诱发因素包括：
- **婴幼儿时期**：牛奶、大豆、鸡蛋、花生和小麦
- **年长儿童和成人**：坚果和海鲜

食物与非食物过敏原之间存在交叉反应，也可能对非肠道过敏原出现反应。例如口过敏症患者（食用水果和蔬菜后口唇瘙痒、红斑、口周水肿）可能在接触花粉后出现同样的表现。花生过敏的儿童会对含有花生油成分的治疗皮疹用的乳霜过敏。对乳胶过敏的患者也常对香蕉、奇异果、酪梨或几种都过敏。若父母患有食物过敏、过敏性鼻炎或过敏性哮喘，则儿童更易发生食物过敏。

一般来说，食物过敏是由IgE和/或T细胞介导。IgE介导的过敏反应（如荨麻疹、哮喘和过敏性休克）均急性起病，常自婴儿期起病，有特应性疾病家族史者易发。T细胞介导的过敏反应（如食物蛋白引起的胃肠病，乳糜泻）是逐渐表现出来的，是慢性的，通常发生在婴儿和儿童。IgE和T细胞共同介导的过敏反应（如特应性皮炎、嗜酸性粒细胞性胃肠病）起病迟缓或为慢性。

嗜酸性粒细胞性胃肠病 一种较少见的疾病，表现为腹痛、痉挛、腹泻、血液中嗜酸性粒细胞增高、消化道嗜酸性粒细胞浸润、蛋白丢失性肠病，并有特应性疾病史。

嗜酸性粒细胞性胃肠病有时伴发嗜酸性粒细胞性食管炎，可引起吞咽困难或食管运动障碍，或在儿童期引起食物不耐受和腹痛。

症状及体征

食物过敏的症状和体征因过敏原、发病机制和患者年龄的不同而异。婴儿最常见的是表现是单一的特应性皮炎，或者同时伴有胃肠道症状（恶心、呕吐、腹泻）。儿童通常会表现为上述症状，并随着年龄的增长对越来越多的吸入性过敏原作出反应，出现哮喘和鼻炎症状；这个过程被称为特应性病程。到10岁时，即使皮肤试验仍然呈阳性，患者在食用过敏食物后很少出现呼吸系统症状。尽管就血清IgE水平而言，广泛皮炎的特应性患者比没有皮炎的特应性患者高得多，但是如果年长的儿童或成年患者持续或出现特应性皮炎，其活动度似乎很大程度上与IgE介导的过敏反应无关。

持续存在食物过敏的年长儿和成人常有较严重的反应（如严重荨麻疹、血管性水肿，甚至全身过敏反应）。一些患者，特别是对小麦和芹菜过敏的患者，只有在进食相关食物后不久进行运动，才发生全身过敏反应，其机制不明。食物也可能会引发非特异性症状（如轻度头痛，晕厥）。偶尔唇炎，口腔溃疡，幽门痉挛，痉挛性便秘，肛门瘙痒，肛周湿疹与食物过敏有关。

T细胞介导的过敏反应往往涉及胃肠道，引起亚急性或慢性腹痛，恶心，腹部绞痛，腹泻等症状。

> **经验与提示**
> - 如果患者有不明原因的亚急性或慢性腹痛，恶心，呕吐，腹部绞痛，腹泻，通常考虑食物过敏

诊断
- 过敏原特异性血清IgE检测
- 皮肤试验

试验性排除食谱法（单独进行或在皮肤试验或过敏原特异性血清IgE检测后进行）

严重的食物过敏通常在成年患者明显。当过敏原不明时，或对于多数儿童患者而言，诊断可能比较困难，需与胃肠道功能障碍相鉴别。乳糜泻的诊断详参见第151页。

检测（如过敏原特异性血清IgE检测，皮肤试验）和排除饮食对诊断IgE介导的反应是最有用的。

如果怀疑食物过敏，应当通过下述检测来评估食物与症状间的相互关系：
- 过敏原特异性血清IgE检测
- 皮肤试验

在这两种情况下，一个阳性结果并不能证实临床相关的过敏。两个检测都可以具有假阳性或假阴性结果。皮肤试验通常比过敏原特异性血清IgE测试更敏感，但更可能是假阳性结果。皮试在15~20分钟内提供结果，比特异性的过敏原血清IgE检测快速。任何食物的皮肤试验呈阳性，可将食物从饮食中剔除来确定症状与食物过敏的关系，如果症状有所缓解，可再次给予该食物（最好是双盲试验）来确定是否会再诱发症状。

以下方法可替代皮肤试验：
- 排除可能引起患者症状的食物，处方不含常见食物过敏原的特殊要素饮食（表175-5）
- 此时除了特定的食物外，不能进食其他食物或液体。必

表 175-5 排除食谱法中的可选食物*

食物	食谱编号1号 (不含牛肉、猪肉、家禽、牛奶、黑麦或玉米)	食谱编号2号 (不含牛肉、羊肉、牛奶或稻米)	食谱编号3号 (不含羊肉、家禽、黑麦、稻米、玉米或牛奶)
谷物	稻米产品	玉米产品	无
蔬菜	朝鲜蓟、甜菜、胡萝卜、莴苣、菠菜	芦笋、玉米、豌豆、南瓜、青豆、番茄	甜菜、利马豆、土豆(白色有甜味)、青豆、番茄
肉类	羊肉	熏猪肉、鸡肉	熏猪肉、牛肉
面粉(面包或饼干)	稻米	玉米、100%黑麦(普通的黑麦面包都含有小麦粉)	利马豆、土豆、大豆
水果	葡萄柚、柠檬、梨	杏、桃、波萝、洋李	杏、葡萄柚、柠檬、桃
脂肪	棉籽油、橄榄油	玉米油、棉籽油	棉籽油、橄榄油
饮料	黑咖啡、柠檬水、茶	黑咖啡、柠檬水、茶	黑咖啡、柠檬水、果汁(食谱范围内的水果)、茶
其他	蔗糖、明胶、枫糖、橄榄、盐、树薯粉布丁	蔗糖、玉米、糖浆、明胶、盐	蔗糖、明胶、枫糖、橄榄、盐、树薯粉布丁

*食谱编号4:如果患者按照上述3种要素饮食,过敏症状仍然持续,则日常饮食需要严格按照一种要素食谱(使用深度水解或氨基酸为基础的配方)。

须始终使用单纯产品。许多商用产品和膳食中含有大量的不需要的食物(如商业黑麦面包含有小麦粉)或痕迹调味剂或增稠剂,确定是否存在不需要的食品可能困难

- 如果按照试验食谱进食一周后症状无改善,应该试用另一套食谱。如果症状有所缓解,可在食谱中添加一种新的食物,大量进食一般在24小时以上或进食至症状复发。另一种方法是医生在场时,进食少量试验食物,同时观察患者的反应。添加新食物后出现症状恶化或复发是对该食物过敏的最好证明

治疗
- 排除食谱法
- 有时需要口服色甘酸钠
- 有时需要糖皮质激素治疗嗜酸性粒细胞肠炎

食物过敏的治疗包括祛除诱发过敏的食物。因此,诊断和治疗是交叉的。当评估一种要素饮食的作用时,临床医生必须考虑到食物过敏反应可能自发消失。

口服脱敏(先回避导致过敏的食物一段时间,然后从小量开始,每日逐渐增量),舌下滴入食物提取液的免疫疗法正在研究中。

口服色甘酸钠对降低过敏反应有效。除非伴有荨麻疹、血管性水肿的急性全身反应,一般情况下抗组胺药的价值不大。长期糖皮质激素疗法对嗜酸性粒细胞性肠病有效。

有严重食物过敏应建议患者携带抗组胺剂,如果有症状,立即服用,当严重过敏反应时,应当使用自动肾上腺素注射笔。

预防
多年来,避免给婴幼儿喂食可能导致过敏的食物(如花生)一直是推荐用来预防食物过敏的方法。然而,最近的一项研究(1)显示对于花生过敏以及发生此类过敏风险很高的婴幼儿(如对鸡蛋过敏或患有湿疹的婴儿)而言,早期接触和规律食用含有花生的食物可以预防花生过敏。

关键点
- 食物过敏一般是由IgE(通常导致急性全身过敏反应)或T细胞(通常导致慢性胃肠道症状)介导的
- 食物过敏应区别于非免疫性的食物反应(如乳糖不耐症,肠易激综合征,传染性胃肠炎)和添加剂(如味精,焦亚硫酸钠,柠檬黄)或食品污染物引起的反应
- 当成人或儿童依据临床表现评估不能明确诊断时,可行皮肤试验、过敏原特异性的IgE检测或排除饮食法
- 在排除食谱期间,应确保患者了解,只能吃已确定的食物清单上的单一成分的食品(不包括许多经商业加工的食品)

肥大细胞增多症

肥大细胞增多症(mastocytosis)是皮肤或其他组织器官中肥大细胞浸润。症状主要是因介质释放,包括瘙痒、面部潮红,胃酸分泌过多而引起消化不良。诊断主要根据皮肤和/或骨髓组织活检。治疗使用抗组胺药以及症状控制药物。

肥大细胞增多症是一类以肥大细胞浸润皮肤和/或其他组织为特征的疾病。因为释放肥大细胞介质而引起病理变化,这些介质包括:组胺、肝素、白三烯和许多其他的炎症

介质。组胺引起许多症状，包括胃肠道症状，其他介质也起到一定作用。严重的浸润会引起器官功能障碍。介质释放的诱因可能是物理接触、运动、酒精、非甾体抗炎药、类罂粟碱、昆虫叮咬或食物。

病因仍然未明，但发现许多患者的编码肥大细胞表面的干细胞因子受体(c-kit)基因发生激活性突变(D816V)。其结果是该受体自身磷酸化，导致肥大细胞增殖失去控制。

分类

肥大细胞增多症可以只侵犯表皮，也可以是全身性的。

皮肤型肥大细胞增多症 主要发生在儿童。多数患者表现为色素性荨麻疹，局部或广泛分布，或者许多小型的肥大细胞聚集形成咖啡色斑丘疹。也可表现为结节性病变或斑块。少数患者表现为弥漫性肥大细胞增生病，在广泛皮肤浸润的基础上有单个的肥大细胞瘤，直径1~5cm。

全身型肥大细胞增多症 成人多见，骨髓有多发病灶，多侵犯其他器官：皮肤、淋巴结、肝脏、脾及消化道。

全身型肥大细胞增多症可分为：

- 缓进性的肥大细胞增多症，无器官功能障碍且预后较好
- 肥大细胞增多症常伴血液系统疾病（如骨髓增生性疾病、脊髓发育不良、淋巴瘤）
- 侵袭性肥大细胞增多症，有器官功能受损
- 肥大细胞白血病，骨髓中肥大细胞超过20%，无皮肤损害，有多器官衰竭，预后不良

症状及体征

受累皮肤常常瘙痒。以下可能会加剧瘙痒：温度变化、与衣服或其他材料接触、使用一些药物（包括非甾体抗炎药）、摄入热饮料、辛辣食物或酒精或运动。皮肤搔抓试验可在皮损周围出现荨麻疹和红斑（Darier征）；这一反应区别于皮肤划痕征，后者见于正常皮肤。

全身表现形式多样。最常见的是面部潮红，最最引人注目的是伴晕厥及休克的过敏和过敏样反应。其他症状包括胸口痛（消化性溃疡引起）、恶心、呕吐、慢性腹泻、关节痛、骨痛和神经精神方面的变化（如易怒、抑郁、情绪不稳）。肝脾浸润可导致门静脉高压伴腹水。

诊断

- 临床评估
- 皮损组织活检，必要时骨髓活检

肥大细胞增多症的诊断根据临床表现。确诊依据皮肤活检，有时需要进行骨髓活检。表现为肥大细胞浸润。

通过试验排除有相似临床表现得疾病（如全身过敏反应、嗜铬细胞瘤、类癌综合征和佐林格-埃利森综合征），这些试验包括如下：

- 对有溃疡症状的患者，需检测血清促胃液素水平，以排除佐林格-埃利森综合征
- 对有潮红的患者，需检测尿中排泄的5-羟基吲哚醋酸（5-HIAA），以排除类癌综合征
- 测量血浆游离肾上腺素或检测尿中肾上腺素可帮助排除嗜铬细胞瘤

> **经验与提示**
>
> - 排除那些与肥大细胞增多症有相似症状的疾病（如过敏反应、嗜铬细胞瘤、类癌综合征和佐林格-埃利森综合征）

如果诊断不明，可以检测肥大细胞释放介质及其代谢物（如尿N-甲基组胺和N-甲基咪唑醋酸）在血清和尿中的水平，水平升高有助于诊断肥大细胞增多症。类胰蛋白酶（肥大细胞脱颗粒标志物）水平在全身性的肥大细胞增多症升高，而在皮肤型的肥大细胞增多症中水平正常。骨髓活检，消化道检查及检测c-kit基因存在D816V突变均有助于诊断该病。

治疗

对皮肤型肥大细胞增多症，H_1拮抗剂和补骨脂素加紫外线照射，或者局部用皮质激素。

对全身型肥大细胞增多症，使用H_1和H_2拮抗剂，必要时使用色甘酸钠。

对侵袭型肥大细胞增多症，使用α-2b干扰素、糖皮质激素或脾切除。

皮肤型肥大细胞增多症 H_1拮抗剂对控制症状有效。儿童的皮肤症状不需要额外治疗，多数患者能自行消退。成人皮肤症状用补骨脂素加紫外光照，或者局部用皮质激素每日1次或2次。肥大细胞瘤通常会自行消退，无需治疗儿童皮肤型的肥大细胞增多症很少会进展为全身型，但是成人则可能。

全身型肥大细胞增多症 所有患者需要用H_1和H_2拮抗剂，并应当携带自动肾上腺素注射笔。阿司匹林可以控制面部潮红，但可能促进白三烯的产生，因而与肥大细胞相关症状有关。因为该药有导致Reye综合征的风险，不应当用于儿童。

色甘酸钠200mg口服，每日4次[2~12岁儿童100mg，每日4次，不超过40mg/(kg·d)]可以防止肥大细胞脱粒。口服酮替芬2~4mg，每日2次，效果不一。尚无使组织内肥大细胞减少的有效治疗方法。

每周用α-2b干扰素400万U皮下注射，最大剂量每日300万U，可减轻侵袭型患者的骨损害。需使用皮质激素治疗（泼尼松40~60mg口服，每日1次，2~3周）。脾切除术可提高某些侵袭型患者的生存率。

细胞毒药物（如柔红霉素、依托泊苷、巯嘌呤）可用于治疗肥大细胞性白血病，但是尚未证实其疗效。用伊马替尼（酪氨酸激酶受体抑制物）对某些患者有效，但对存在c-kit基因D816V突变的患者无效。米哚妥林（一种二代酪氨酸激酶受体抑制物）对存在突变的患者的疗效尚在研究中。

> **关键点**
> - 皮肤型肥大细胞增多症,主要发生在儿童,典型表现为鲜肉色或咖啡色弥散,有瘙痒斑丘疹
> - 系统性肥大细胞增多症引起多发性骨髓病变,常见于成人,但往往会影响其他器官
> - 所有类型均可导致全身症状(大多数为面部潮红,有时为过敏样反应)
> - 对于皮肤型肥大细胞增多症,使用 H_1 拮抗剂缓解症状,成人可以考虑使用补骨脂素加紫外线照射,或者局部用皮质激素治疗
> - 对于全身型肥大细胞增多症,使用 H_1 和 H_2 拮抗剂,必要时使用色甘酸钠,对于侵袭型肥大细胞增多症,使用 α-2b 干扰素、糖皮质激素或脾切除治疗
> - 确保每个肥大细胞增多症的患者携带自动肾上腺素注射笔

176. 免疫缺陷病

免疫缺陷病患者相关或易患各种并发症,包括感染,自身免疫性疾病,和淋巴瘤及其他癌症。原发性免疫缺陷是遗传性的;继发性免疫缺陷是获得性的。继发性免疫缺陷更常见。

免疫缺陷评估包括病史,体格检查和免疫功能检测。是否需要进一步检查取决于:
- 是否怀疑有原发性或继发性免疫缺陷
- 原发性免疫缺陷被认为是由免疫系统的成分缺陷导致的

继发性免疫缺陷

其病因(表 176-1)包括:
- 全身性疾病(如糖尿病,营养不良,艾滋病毒感染)
- 免疫抑制治疗(如细胞毒性化疗,移植前骨髓清除,放射治疗;表 176-2)
- 长期患严重疾病

在病危、老年或者住院的患者中也会出现继发性免疫缺陷。长期严重的疾病可能会影响免疫反应;如果潜在的疾病解决,免疫受损往往可逆。

免疫缺陷可由血清蛋白(尤其是 IgG 和白蛋白)经以下途径的丢失造成:
- 肾病综合征患者的肾脏
- 严重烧伤或皮炎的皮肤
- 肠道病变时的胃肠道

罹患消化道疾病时也会伴有淋巴细胞的丢失,造成低淋巴细胞血症。所有这些疾病都可以模拟 B 细胞和 T 细胞缺陷。治疗侧重于潜在的疾病;高中链甘油三酯饮食可减少免疫球蛋白(Ig)和胃肠道淋巴细胞经胃肠道的损失且效果显著。

在怀疑某种继发性免疫缺陷时,检查应首先针对原发疾病(如糖尿病、HIV 感染、囊性纤维化、原发性纤毛运动障碍)。

原发性免疫缺陷

是一类遗传性疾病;它们可以是单发的疾病,也可以是综合征的表现之一。已发现超过 100 种原发性免疫缺陷病,且每种疾病中的异质性可能相当大。超过 80% 的免疫缺陷病已知其分子病理基础。

表 176-1 继发性免疫缺陷病的病因

分类	示例
内分泌系统	糖尿病
消化系统	肝功能不全、肝炎、小肠淋巴管扩张、蛋白丢失性肠病
血液系统	再生障碍性贫血,癌症(如慢性淋巴细胞白血病,多发性骨髓瘤,霍奇金淋巴瘤),移植物抗宿主病,镰状细胞病,脾切除
医源性	某些药物,如:化疗药物、免疫抑制剂、皮质激素;放疗、脾切除
感染	病毒感染[如巨细胞病毒、EB 病毒(Epstein-Barr virus)、艾滋病毒、麻疹病毒、水痘带状疱疹病毒],细菌感染,有超抗原[抗原可激活大量的 T 细胞,从而导致大量的细胞因子的产生,最典型的是金黄色葡萄球菌(Staphylococcus aureus)]的细菌感染罕见,分枝杆菌感染
营养	酒精中毒、营养不良
生理性	婴儿生理性免疫缺陷、妊娠
肾脏	肾病综合征、肾功能不全、尿毒症
风湿类	SLE
其他	烧伤、癌症、染色体异常(如唐氏综合征)、先天性无脾、严重的慢性疾病、组织细胞增多症、结节病

表 176-2　引起免疫抑制的药物

分类	示例
抗癫痫药物	拉莫三嗪、苯妥英钠、丙戊酸钠
改善风湿病情药物（DMARD）	IL-1 抑制剂（如阿白普滞素）
	IL-6 抑制剂（如托珠单抗）
	IL-17 抑制剂（如 brodalumab）
	TNF 抑制剂（如阿达木单抗，依那西普，英夫利昔单抗）
	T 细胞活化抑制剂（如阿巴西普，巴利昔单抗）
	CD20 抑制剂（如利妥昔单抗）
	CD3 抑制剂（如莫罗单抗-CD3）
	Janus 激酶（JAK）抑制剂（如 ruxolitinib）
钙调神经磷酸酶抑制剂	环孢素、他克莫司
糖皮质激素	甲泼尼龙、泼尼松
细胞毒性化疗药物	多发（参见第 1053 页，表 154-3）
嘌呤代谢抑制物	咪唑嘌呤、霉酚酸吗啉乙酯
西罗莫司	艾罗莫司、西罗莫司
免疫抑制性免疫球蛋白	抗淋巴细胞球蛋白、抗胸腺细胞球蛋白

原发性免疫缺陷通常在婴儿和儿童时期表现为异常频繁（反复发作）或罕见的感染。大约 70% 的患者发病时 <20 岁；因为常通过 X 连锁的方式遗传，所以患者中有 60% 为男性。有临床表现的免疫缺陷发病率总体上约为 1/280。

原发性免疫缺陷是按照免疫系统的主要成分缺陷、缺失或无功能进行分类：

- 体液免疫
- 联合免疫
- 吞噬细胞
- 补体成分

随着越来越多的分子缺陷被明确，根据其分子缺陷进行免疫缺陷分类更合适。

原发性免疫缺陷综合征　是遗传性的免疫系统或非免疫系统疾病导致的免疫功能障碍。非免疫系统表现常较早被发现。例如共济失调毛细管扩张症，软骨-毛发发育不全，迪格奥尔格综合征（DiGeorge syndrome），高 IgE 综合征和威斯科特-奥尔德里奇综合征。

免疫缺陷最典型的表现为反复感染。复发性感染开始的年龄提供了免疫系统中哪些成分受到影响的线索。其他一些具有特征性的体征可能对临床诊断有提示作用（参见第 1251 页，表 176-9）。然而，仍需通过检查确定患者是否存在免疫功能障碍（参见第 1252 页，表 176-10）。如果初步筛查提示免疫细胞或补体缺陷，必须进一步检查明确（参见第 1253、1254 页，表 176-11）。

原发性免疫缺陷病的预后取决于具体的缺陷。

体液免疫缺陷　体液免疫缺陷（B 细胞缺陷）造成的抗体缺陷占原发性免疫缺陷中的 50%~60%（表 176-3）。患者血清中的抗体滴度降低，易细菌感染。

表 176-3　体液免疫缺陷

疾病	遗传	致病基因	临床表现
常见变异型免疫缺陷	可变的	TACI, ICOS, BAF-FR	反复窦肺感染，自身免疫性疾病（如免疫血小板减少症，自身免疫性溶血性贫血），吸收障碍，贾第虫病肉芽肿性间质性肺病，胃肠道结节性淋巴组织增生，支气管扩张，淋巴浸润间质性肺炎，脾肿大；10% 有胃癌及淋巴瘤
			患者通常的确诊年龄在 20~40 岁
AID 或 UNG 缺陷的高 IgM 综合征	常染色体隐性	AID, UNG	类似于 X 连锁高 IgM 综合征，但伴有淋巴增生
			无白细胞减少症
CD40 缺陷的高 IgM 综合征	常染色体隐性	CD40	类似于 X 连锁高 IgM 综合征
			淋巴组织增生、中性粒细胞减少
CD40 配体缺陷的高 IgM 综合征	X 连锁	CD40 配体（CD40L）	类似于 X 连锁无丙种球蛋白血症（如反复化脓性细菌窦肺感染），但耶氏肺孢子虫肺炎、隐孢子虫感染，严重中性粒细胞减少和淋巴组织增生的概率增加
免疫球蛋白正常的选择性抗体缺陷	未知	—	反复窦肺感染
			有时特应性表现（如特应性皮炎，哮喘，慢性鼻炎）
			可以发生在轻度，中度，重度和记忆型表型
选择性 IgA 缺乏症	未知	在某些情况下，TACI	大部分无临床表现

续表

疾病	遗传	致病基因	临床表现
			反复鼻窦和肺感染、腹泻、过敏[包括过敏性输血反应(罕见)]、自身免疫性疾病(如乳糜泻、炎症性肠病、SLE、慢性活动性肝炎)
婴儿暂时性低丙种球蛋白血症	未知	—	通常无症状
			有时反复窦肺和胃肠道感染、念珠菌病、脑膜炎
X连锁无丙种球蛋白血症	X连锁	BTK	婴儿期的反复窦肺和皮肤感染,暂时性中性粒细胞减少,淋巴组织发育不良
			口服减毒脊髓灰质炎疫苗、埃可病毒、柯萨奇病毒可导致持续中枢神经系统感染
			增加感染性关节炎、支气管扩张和某些癌症的风险

AID,活化依赖性(诱导)胞苷脱氨酶;BAFFR,B细胞活化因子受体;BTK,布鲁顿酪氨酸激酶;CD,分化簇;ICOS,诱导型T细胞共刺激剂;TACI,跨膜激活剂和CAML相互作用剂;UNG,尿嘧啶DNA糖基化酶。

最常见的B细胞疾病是:
- 选择性IgA缺乏症

体液免疫缺陷的诊断评估,参见第1253页和第1254页表176-11。

细胞免疫缺陷:T细胞免疫缺陷(T细胞缺陷)占原发性免疫缺陷的5%~10%,易发生病毒、卡氏肺孢子虫、真菌、其他机会致病菌和多种常见病原体的感染(表176-4)。因为T、B细胞在免疫应答时的互相依赖作用,T细胞缺陷同时也会造成Ig缺陷。

最常见的T细胞疾病有:
- 迪格奥尔格综合征
- ZAP-70缺陷
- X连锁淋巴增殖综合征
- 慢性皮肤黏膜念珠菌病

原发的自然杀伤细胞缺陷非常少见,患者对病毒易感,易发肿瘤。继发的自然杀伤细胞缺陷可发生于多种原发性或继发性免疫缺陷的患者。

体液和细胞免疫联合缺陷的诊断评估参见第1252页表176-10及第1253、1254页表176-11。

体液和细胞免疫联合缺陷 联合免疫缺陷(B和T细胞联合缺陷)约占原发性免疫缺陷病的20%(表176-5)。

最重要的类型是:
- 重症联合免疫缺陷病(SCID)

在某些联合免疫缺陷(如嘌呤核苷酸磷酸化缺陷),免疫球蛋白水平正常或者升高,但是由于T细胞功能受损,抗体生成障碍。

体液和细胞免疫联合缺陷的诊断评估参见第1253、1254页表176-11。

吞噬细胞缺陷 吞噬细胞缺陷占原发性免疫缺陷的10%~15%;常影响吞噬细胞(如单核细胞、巨噬细胞、粒细胞如中性粒细胞和嗜酸性粒细胞)的吞噬杀伤病原的功能(表176-6)。表皮葡萄球菌和革兰氏阴性菌感染是其特征性的表现。

表176-4 细胞免疫缺陷

疾病	遗传	致病基因	临床表现
慢性皮肤黏膜念珠菌病	常染色体显性或隐性遗传	STAT1(显性) AIRE(隐性)	持续或反复的念珠菌感染,常染色体隐性遗传的自身免疫性多内分泌腺病-念珠菌病-外胚层营养不良(伴甲状旁腺功能减退和肾上腺皮质功能减退)
DiGeorge综合征	常染色体	基因位于染色体22q11.2	特殊面容包括低耳位,先天性心脏病(如主动脉弓异常),胸腺发育不良或缺如,甲状旁腺功能减退伴有低钙抽搐,反复感染,发育迟延
		基因位于染色体10p13	
X连锁淋巴增殖综合征	X连锁	SH2D1A(1型) XIAP(2型)	缺乏临床表现,除非发生EB病毒感染,可出现伴肝衰竭的暴发性或致死性传染性单核细胞增多症,存活者可发生B细胞淋巴瘤、脾肿大、再生障碍性贫血
ζ-相关蛋白70(ZAP-70)缺陷	常染色体隐性	—	常见病原或机会感染
			无CD8⁺细胞

AIRE,自身免疫调节剂;CD,分化集群;SH2D1A,含有1A的SH2域;STAT,信号转导和转录激活子;XIAP,X连锁凋亡抑制剂。

表 176-5 体液和细胞免疫联合缺陷

疾病	遗传	致病基因	临床表现
共济失调性毛细血管扩张	常染色体隐性	ATM	共济失调,毛细管扩张,反复鼻窦和肺部感染,内分泌紊乱(如性腺发育不全、睾丸萎缩、糖尿病),肿瘤发病率增高
软骨-毛发发育不全	常染色体隐性	—	肢体短小侏儒,普通病原或机会感染
T 细胞减少(非 T 细胞缺乏)和正常或增高的免疫球蛋白水平的联合免疫缺陷	常染色体隐性遗传或 X 连锁	NEMO	常见病原或机会感染,淋巴细胞减少,淋巴结肿大,肝脾肿大,部分患者可出现类似于朗格汉斯细胞增多症的皮肤损害
高 IgE 综合征	常染色体显性或隐性遗传	STAT3(显性) TYK2,DOCK8(隐性)	窦肺感染、皮肤、肺、关节和内脏的葡萄球菌脓肿,肺气肿,瘙痒性皮炎,粗糙的脸部特征,乳牙延迟脱落,骨质减少,复发性骨折,皮肤和组织嗜酸性粒细胞增多
MHC 抗原缺陷	常染色体隐性	—	常见病原或机会感染
严重联合性免疫缺陷	常染色体隐性遗传或 X 连锁	JAK3,PTPRC(CD45),RAG1,RAG2(常染色体隐性) IL-2RG(X 连锁)	出生 6 个月内起病的鹅口疮、肺囊虫肺炎、腹泻,发育不良,移植物抗宿主病,胸腺缺如,淋巴细胞减少,骨骼畸形(在 ADA 缺陷中),部分 Omenn 综合征可有剥脱性皮炎
威斯科特-奥尔德里奇综合征	X 连锁隐性遗传	WASP	典型的是化脓性和机会性感染,湿疹,血小板减少 可能有消化道出血(如血性腹泻),反复呼吸道感染,肿瘤(>10 岁患者中约 10%),带状疱疹病毒感染,单纯疱疹病毒感染

ADA,腺苷酸脱氨酶;ATM,共济失调毛细血管扩张症突变;DOCK,细胞分裂贡献者;IL-2RG,IL-2 受体 γ 链;JAK,Janus 激酶;MHC,主要组织相容性复合体;NEMO,核因子-κB 必需调节剂;PTPRC,蛋白酪氨酸磷酸酶 C 型受体;RAG,重组激活基因;STAT,信号转导和转录激活子;TYK,酪氨酸激酶;WASP,威斯科特-奥尔德里奇综合征(Wiskott-Aldrich syndrome)蛋白。

表 176-6 吞噬细胞缺陷

疾病	遗传	致病基因	临床表现
白细胞异常色素减退综合征	常染色体隐性	LYST(CHS1)	眼部皮肤白化病,反复感染,发热,黄疸,肝脾肿大,淋巴结肿大,神经系统病变,全血细胞减少,出血倾向
慢性肉芽肿病	X 连锁或常染色体隐性遗传	gp91phox(CYBB;X 连锁) p22phox,p47phox,p67phox(常染色体隐性)	肺、肝、淋巴结、消化道和泌尿生殖系统肉芽肿(可造成阻塞),淋巴结炎,肝脾肿大,皮肤、淋巴结、肺、肝和肛周脓肿,骨髓炎,肺炎,葡萄球菌属、革兰氏阴性菌、曲霉菌属感染
白细胞黏附分子缺陷	常染色体隐性	ITGB2 基因,编码 β2 整合素 CD18(1 型)	软组织感染,牙周炎,伤口愈合困难,脐带脱落延迟,白细胞增多,无脓液
		GDP-岩藻糖转运蛋白基因-1(2 型)	智力发育延迟(2 型)
孟德尔易感分枝杆菌病(MSMD)	常染色体显性或隐性遗传	编码的 IFN-γ 受体、IL-12,或 IL-12 受体的基因缺陷	分枝杆菌感染 临床症状的严重程度取决于遗传缺陷
周期性中性粒细胞减少	常染色体显性	ELA2	反复中性粒细胞减少期间(如每 14~35 日)发作化脓性细菌感染

CD,分化簇;CHS,白细胞异常色素减退综合征;CYBB,细胞色素 b-245,β 亚基;DOCK,细胞分裂贡献者;ELA,弹性蛋白酶;GDP,葡萄糖二磷酸盐;gp,糖蛋白;IFN,干扰素;ITGB2,整联蛋白 β-2;JAK,Janus 激酶;LYST,溶酶体转运蛋白。

最常见的(尽管还很罕见)吞噬细胞缺陷是:
- 慢性肉芽肿病
- 白细胞黏附分子缺陷(1 型和 2 型)
- 周期性中性粒细胞减少
- 白细胞异常色素减退综合征(Chédiak-Higashi syndrome)

吞噬细胞缺陷的诊断评估参见第 1252 页表 176-10 和第 1253、1254 页表 176-11。

补体缺陷 补体缺陷很少（≤2%）；包括遗传性及获得性独立的补体成分或抑制剂缺陷（表 176-7）。遗传性补体缺陷中除了 C1 抑制物缺陷为常染色体显性遗传以及裂解素缺陷为 X 连锁遗传外，都为常染色体隐性遗传。这些缺陷可导致调理作用，吞噬作用，病原体裂解和抗原-抗体复合物的清除等功能的异常。

表 176-7 补体缺陷

疾病	遗传方式	临床表现
C1	常染色体隐性	SLE
C2	常染色体隐性	SLE，幼年起病的反复有荚膜菌的化脓性感染（特别是肺炎球菌），其他自身免疫表现（如肾小球肾炎、多发性硬化、血管炎、过敏性紫癜、霍奇金淋巴瘤）
C3	常染色体隐性	生后反复有荚膜细菌化脓性感染，肾小球肾炎，其他抗原-抗体复合物造成的疾病，败血症
C4	常染色体隐性	SLE，其他自身免疫表现（如 IgA 肾病、系统性硬化、过敏性紫癜、1 型糖尿病、自身免疫性肝炎）
C5,C6,C7,C8,C9（膜攻击复合物）	常染色体隐性	反复脑膜炎双球菌和播散性淋球菌感染
MBL 途径补体缺陷		
MBL	常染色体隐性	生后反复有荚膜细菌化脓性感染，原因不明的败血症，由于皮质激素、囊肿性纤维化或慢性肺部疾病造成的继发性免疫功能障碍使感染加重
MASP-2	未知	自身免疫性疾病（如炎症性肠病、多形性红斑），反复有荚膜菌化脓性感染（如肺炎球菌）
替代途径的补体缺陷		
B 因子	常染色体隐性	化脓性感染
D 因子	常染色体	化脓性感染
裂解素	X 连锁	暴发性奈瑟球菌感染的风险增加
C1 抑制物	常染色体显性	血管性水肿
I 因子	常染色体共显性遗传	与 C3 缺陷相同
H 因子	常染色体共显性遗传	与 C3 缺陷相同
		溶血性尿毒症综合征
衰变加速因子	常染色体隐性	阵发性睡眠性血红蛋白尿症
补体受体（CR）缺陷		
CR1	获得性	继发于抗原-抗体免疫复合物造成的疾病
CR3	常染色体隐性	白细胞黏附障碍综合征（反复金黄色葡萄球菌和铜绿假单胞菌感染）

C，补体；MASP，甘露糖结合凝集素相关丝氨酸蛋白酶；MBL，甘露糖结合凝集素。

最严重的后果是：

调理作用缺陷可以导致复发性感染抗原-抗体复合物的清除缺陷可以导致自身免疫性疾病（如 SLE，肾小球肾炎）补体调节蛋白 A 缺陷引起遗传性血管水肿。补体缺陷可以影响经典和/或旁路补体途径，参见第 1223 页）。旁路途径除了通过经典途径 C9 活化 C3 和 C5，还需要其他辅助成分：因子 D，因子 B，备解素（P）和调控因子 H 和 I。

补体缺陷的诊断评估参见第 1252 页表 176-10 和第 1253、1254 页表 176-11。

老年医学精要

随着年龄的增长，某些免疫功能会减退。例如，成年人的胸腺产生幼稚 T 细胞减少；因而可以与新抗原反应的 T 细胞减少。T 细胞并没有减少（由于单克隆化），但是这些细胞只能识别有限数量的抗原。

由于信号转导（通过细胞膜将抗原结合信号传递入细胞）被破坏，T 细胞对抗原的应答能力减弱。辅助性 T 细胞介导 B 细胞产生抗体的能力也减弱。

中性粒细胞的数量没有减少，但是这些细胞的吞噬和杀菌能力减弱。

老年人常见的营养不良也会损害免疫功能。钙、锌和维生素 E 对免疫功能尤为重要。部分是由于小肠对钙的吸收能力下降使老年人发生缺钙的危险增加。饮食中的钙不足，也是原因之一。缺锌常见于长期卧床的患者和老年人。

某些疾病（如糖尿病、慢性肾病、营养不良）在老年人中更常见。老年人常用的某些疗法（如免疫抑制剂、免疫调节药物和治疗）也可削弱免疫功能。

> **关键点**
> - 继发性（获得性）免疫缺陷比原发性（遗传性）免疫缺陷更常见
> - 原发性免疫缺陷可以影响体液免疫（最常见的），细胞免疫，联合免疫，吞噬细胞，或补体系统
> - 原发性免疫缺陷患者可能具有非免疫系统的表现，比免疫缺陷更容易被识别
> - 随年龄，免疫功能趋向降低，部分是由于年龄相关的变化；同时，损害免疫功能的情况（如某些疾病，某些药物）在老年人中也更常见

免疫缺陷病患者的诊断过程

免疫缺陷可以是：
- 主要：基因决定的，通常在婴儿或童年期间表现出来
- 次要：获得性的

有许多继发性免疫缺陷的原因，但大多数免疫缺陷是由以下一种或多种情况引起的：
- 全身性疾病（如糖尿病，营养不良，艾滋病毒感染）
- 免疫抑制治疗（如细胞毒性化疗，移植前骨髓清除，放射治疗）
- 长期严重疾病（特别是病危，老年和/或者住院的患者）

原发性免疫缺陷是按照免疫系统的主要成分缺陷、缺失或无功能进行分类：
- 体液免疫
- 细胞免疫
- 联合免疫
- 吞噬细胞
- 补体成分

免疫缺陷最典型的表现为反复感染。但是，儿童反复感染最主要的原因是在托幼机构或学校里反复暴露于病原（正常婴儿及儿童可能每年患呼吸道感染达10次），其他成人和儿童感染的主要原因还有不恰当的抗生素治疗、耐药菌感染和其他导致易感的原因（如先天性心脏病、过敏性鼻炎、输尿管或尿道狭窄、不动纤毛综合征、哮喘、囊肿性纤维化、严重皮炎）。

在有以下特点的反复感染时应考虑免疫缺陷的可能：
- 严重的
- 复杂的
- 多器官的
- 难治性的
- 特殊病原感染
- 家族成员有症状

典型的免疫缺陷所导致的感染起初表现为上、下呼吸道感染（如鼻窦炎、支气管炎和肺炎）和消化道炎症，但是也可发生严重的细菌感染（如脑膜炎、败血症）。

当婴儿或年幼儿童发生慢性腹泻并伴有发育不良时，应考虑免疫缺陷的可能，特别是在腹泻是由特殊病毒（如腺病毒）或真菌（如隐孢子虫）造成时。其他表现还包括皮肤损害（如湿疹、疣、脓肿、脓皮病、秃发）、口腔或食管鹅口疮、口腔溃疡和牙周炎。

比较少见的表现还有严重的单纯疱疹或带状疱疹病毒感染，以及中枢神经系统疾病（如慢性脑炎、发育迟缓、癫痫发作）。频繁使用抗生素可能使本来常见的症状和体征更难以被发现。有感染和自身免疫性疾病的患者应当高度怀疑免疫缺陷病（如溶血性贫血和血小板减少）。

评估

病史和体格检查有助于诊断，但必须辅以免疫功能检查。许多疾病有产前检查且有免疫缺陷病家族史和已有家族成员检查出突变基因为产前诊断的指征。

病史 病史采集能帮助发现患者是否有感染的危险因素或既往出现过的继发性免疫缺陷的症状和/或是否有导致这些的危险因素。家族史尤为重要。

反复感染的起病年龄很重要。
- 6月龄前起病提示T细胞缺陷，因为第6~9个月通常有母源抗体的保护
- 6~12月龄起病可能提示T细胞和B细胞联合缺陷或B细胞缺陷，在这一阶段，母源性抗体接近小时（大概6月龄）
- 发病年龄晚于12个月，通常提示B细胞缺陷或继发性免疫缺陷

一般情况下，发病年龄越早的儿童，免疫缺陷越严重。通常情况下，某些其他原发性免疫缺陷[如常见变异型免疫缺陷（CVID）]直到成年才有表现。

感染的病原类型有时能提示免疫缺陷的类型（表176-8），但是没有任何一种免疫缺陷有其特异性的病原，并且常见的病原感染（如呼吸道病毒或细菌性感染）在许多免疫缺陷中都会发生。

体格检查 免疫缺陷的患者可表现为或不表现为慢性疾病。皮疹、疱疹、脓疱病、湿疹、瘀斑、秃发或毛细血管扩张可能为诊断依据。

在X连锁无丙种球蛋白血症、X连锁高IgM综合征、SCID和其他T细胞缺陷患者中，除了有反复感染的病史外，他们的颈部淋巴结、增殖腺和扁桃体非常小或缺如。在一些免疫缺陷中（如慢性肉芽肿病），患者头、颈部的淋巴结可增大甚至化脓。

鼓膜可能有瘢痕或穿孔。鼻孔里可能有结痂，提示化脓性鼻炎。常见慢性咳嗽和肺内啰音，特别是在CVID的成年患者中。

表 176-8 病史对免疫缺陷种类的提示作用

阳性病史	免疫缺陷
反复肺炎链球菌和流感嗜血杆菌感染	免疫球蛋白、C2 或 IRAK-4 缺陷
反复蓝氏贾第鞭毛虫感染	抗体缺陷综合征
家族性自身免疫性疾病（如SLE，恶性贫血）	常见变异型免疫缺陷或选择性 IgA 缺陷
Pneumocystis 肺孢子虫感染隐孢子虫或弓形虫感染	T 细胞缺陷，罕见免疫球蛋白缺陷
病毒，真菌或分枝杆菌（机会）感染	T 细胞缺陷
活疫苗接种后感染（如水痘、脊髓灰质炎、BCG）	T 细胞缺陷
输血造成的移植物抗宿主病	T 细胞缺陷
葡萄球菌感染，革兰氏阴性菌感染（如沙雷菌属或克雷伯菌属），或真菌感染（如曲霉菌）	吞噬细胞缺陷或高 IgE 综合征
皮肤感染	中性粒细胞缺陷或免疫球蛋白缺陷
反复牙龈炎	中性粒细胞缺陷
反复奈瑟菌感染	补体缺陷
反复败血症	补体缺陷、脾功能减退或 IgG 缺陷
母亲的兄弟有与患者类似的感染并在幼年因感染夭折	X 连锁的疾病（如重症联合免疫缺陷病，X 连锁无丙种球蛋白血症，威斯科特-奥尔德里奇综合征，高 IgM 综合征）

BCG，卡介苗；Ig，免疫球蛋白；IRAK，IL-1R 相关激酶；SLE，系统性红斑狼疮。

CVID 或慢性肉芽肿病患者的肝脏和脾脏常增大。肌肉含量和臀部脂肪含量减少。在婴儿，肛周皮肤可由于慢性腹泻而破损。神经系统检查可发现神经系统发育延迟或共济失调。

其他一些具有特征性的体征可能对临床诊断有提示作用（表 176-9）。

初步检查 在怀疑某种继发性免疫缺陷时，检查应首先针对原发疾病（如糖尿病、HIV 感染、囊性纤维化、原发性纤毛运动障碍）。

通过检查能确定患者是否存在免疫功能障碍（表 176-10）。初步的筛查应当包括：

- 白细胞分类
- 免疫球蛋白（Ig）水平定量检测
- 抗体滴度检查
- 皮肤迟发性过敏反应试验

表 176-9 原发性免疫缺陷病特征性的临床表现

年龄段	临床表现	疾病
<6 个月	腹泻，发育不良	重症联合免疫缺陷病
	威胁生命的感染（如肺炎、败血症、脑膜炎）	
	斑丘疹，脾肿大	重症联合免疫缺陷病发生移植物抗宿主反应（如通过胎盘传递的 T 细胞引起）
	低钙抽搐，先天性心脏病，伴低耳位的特殊面容，发育延迟	DiGeorge 综合征
	反复化脓性感染，败血症	C3 缺陷
	眼皮肤白化病，神经系统改变，淋巴结肿大	白细胞异常色素减退综合征
	发绀，先天性心脏病，中位肝	先天性无脾
	脐带脱落延迟，白细胞增多，牙周炎，伤口愈合不佳	白细胞黏附功能缺陷
	脓肿，淋巴结肿大，鼻窦堵塞，肺炎，骨髓炎	慢性肉芽肿
	反复皮肤、肺、关节和内脏葡萄球菌脓肿，肺气肿，粗糙的脸部特征，瘙痒性皮炎	高 IgE 综合征
	慢性牙龈炎，反复口腔溃疡和皮肤感染，严重粒细胞减少	严重的先天性粒细胞减少症
	消化道出血（如便血），湿疹	威斯科特-奥尔德里奇综合征
6 个月至 5 岁	口服脊髓灰质炎糖丸后麻痹	X 连锁无丙种球蛋白血症
	严重急进性传染性单核细胞增多症	X 连锁淋巴增殖综合征
	持续口腔念珠菌感染，指甲萎缩，内分泌异常（甲状旁腺功能减退，艾迪生病）	慢性皮肤黏膜念珠菌病
>5 岁（包括成人）	共济失调，反复鼻窦和肺感染，神经系统退行性变，毛细血管扩张	共济失调毛细管扩张
	反复奈瑟球菌脑膜炎	C5,C6,C7 或 C8 缺陷
	反复鼻窦和肺部感染，营养吸收不良，脾肿大，自身免疫性疾病，消化道结节性淋巴组织增生，贾第鞭毛虫病，淋巴间质性肺炎，支气管扩张	常见变异型免疫缺陷病
	进展性皮肌炎伴有慢性埃可病毒性脑炎	X 连锁无丙种球蛋白血症

*除感染外。

经许可改编自 Stiehm ER, Conley ME. Immunodeficiency diseases: General considerations. In ER Stiehm. Immunodeficiency Disease in Infants and Children. 4th ed. Philadelphia: WB Saunders Company, 1996: 212。

表 176-10 免疫缺陷的初步和进一步实验室检查

分类	初步检查	进一步检查
体液免疫缺陷	IgG、IgM、IgA、IgE 水平 同种血细胞凝集素滴度 对疫苗抗原的抗体应答（如 B 型流感嗜血杆菌、破伤风、白喉、复合型或非复合型肺炎球菌和脑膜炎球菌抗原）	流式细胞仪和单克隆抗体检测 B 细胞表型 流式细胞仪检测 CD40 和 CD40 配体评估编码 BTK 和 NEMO 基因的突变 发汗试验
细胞免疫缺陷	淋巴细胞绝对计数 迟发性过敏反应皮试（如用白色念珠菌） 艾滋病毒检测 婴儿胸片中胸腺大小	流式细胞仪和单克隆抗体检测 T 细胞表型 丝裂原 T 细胞增殖实验 TREC 检测（一种遗传检测方法，用于识别由于 SCID 或其他疾病导致 T 细胞异常或 T 细胞数量减低）
吞噬细胞缺陷	吞噬细胞计数和形态学检查	采用 dihydrorhodamine 123（DHR）或四氮唑蓝，流式细胞仪检测呼吸暴发 流式细胞仪检测 CD18 和 CD15 中性粒细胞趋化功能
补体缺陷	C3 水平 C4 水平 CH50 活性（对于经典途径的补体总活性）和 AH50 活性（为旁路途径的补体总活性） C1 抑制剂水平和功能	特异成分检测

BTK，Bruton 酪氨酸激酶；C，补体；CH，溶血性补体；NEMO，核因子 κB-B 必不可少的调制器；SCID，重症联合免疫缺陷；TREC，T 细胞受体切割环。

如果检查结果正常，免疫缺陷（尤其是免疫球蛋白缺陷）可以被排除。如果检查发现异常，须进一步进行实验室检查来明确免疫缺陷的种类。如果有客观病史记录的慢性感染史，应同时进行筛查和特异性检查。如果医生怀疑免疫缺陷可能仍处于进展阶段，可能需要在做出明确诊断之前，随着时间的推移重复检测。

血细胞计数 可以检测出一种或多种特征性的细胞异常（如白细胞，血小板），如下：

- 中性粒细胞减少（中性粒细胞绝对计数<1 200/μl）可能是先天性或周期性的，或者是再生障碍性贫血的表现
- 淋巴细胞减少（出生时淋巴细胞< 2 000/μl，9 月龄<4 500/μl，年长儿或成人<1 000/μl）提示 T 细胞缺陷，因为外周循环中 70%的淋巴细胞是 T 细胞
- 感染期间白细胞持续增多可能是白细胞黏附功能障碍
- 男性婴儿的血小板减少提示可能是威斯科特-奥尔德里奇综合征
- 贫血的原因可能是慢性疾病造成，也可能是自身免疫性疾病（如 CVID 和其他免疫缺陷）引起的溶血性贫血

然而，许多异常是感染、药物或其他因素所致的暂时性表现；因此，异常应进一步确证。

外周血涂片 可以发现如 Howell-Jolly 小体等特殊的红细胞形态，提示先天性无脾或脾功能障碍。粒细胞可能有多种不同形态的异常（如白细胞异常色素减退综合征中的大颗粒）。

免疫球蛋白 Ig 水平定量 血清中低水平的 IgG、IgM 或 IgA 提示抗体缺陷，但检测结果必须参照同年龄组正常对照。一般来说 IgG 水平<200mg/dl 提示严重的抗体缺陷，但是这种情况也可因肠病或肾病引起的蛋白丢失所致。

IgM 抗体 可以通过同种血细胞凝集素滴度（抗 A、抗 B）检测。除了小于 6 个月的婴儿和 AB 血型的患者外，所有患者都有天然的抗体，抗 A 抗体滴度≥1∶8 或抗 B 抗体滴度≥1∶4。抗 A 和抗 B 抗体以及一些细菌多糖的抗体缺陷提示选择性的免疫缺陷类型（如威斯科特-奥尔德里奇综合征，完全 IgG2 缺陷）。

IgG 抗体滴度 可以通过比较免疫接种前后的特异性抗体滴度变化进行检测（B 型流感嗜血杆菌、破伤风、白喉、复合型或非复合型肺炎球菌和脑膜炎球菌抗原）。不管 Ig 水平，接种后 2～3 周，特异性抗体滴度低于 2 倍以上的增加提示抗体缺陷。天然抗体（如抗链球菌溶血 O，嗜异性抗体）也可被测定。

通过**皮肤试验**，大多数免疫功能正常的成人、婴儿和儿童能对皮内注射 0.1ml 的白色念珠菌提取物起反应（在婴儿使用 1∶100，成人和年长儿使用 1∶1 000）。24、48 和 72 小时皮肤红斑的直径超过 5mm 可认为是阳性结果，阳性结果能排除 T 细胞缺陷。对于没有暴露过白色念珠菌的患者，阴性结果不能确认为免疫缺陷。

X 线胸片 有助于对一些婴儿的诊断。胸腺影缺如提示 T 细胞缺陷，尤其当胸片在感染发生前拍摄，或在其他影响胸腺发育的因素形成前拍摄。咽部侧位 X 线片能发现增殖体缺如。

进一步检查 如果初步筛查提示免疫细胞或补体缺陷，必须进一步检查明确。

如患者有反复感染史和淋巴细胞减少，用流式细胞仪和单克隆抗体对 T、B 和 NK 细胞进行表型检测，明确是否淋巴细胞缺陷。

如果怀疑细胞免疫缺陷，可以做 T 细胞受体切割环（TREC）检测，以识别低 T 细胞数量的婴儿。如果测试结

果表明T细胞在数目低或缺乏,体外有丝分裂原刺激研究需完成,以评估T细胞的功能。如果怀疑MHC抗原不足,血清学(非分子)HLA分型需检测。一些专家建议在所有新生儿检测TREC来筛查;在美国的一些州常规完成该检测。

如果怀疑体液免疫缺陷,可以对患者测定特异性的突变,例如,在编码Bruton酪氨酸激酶的基因(BTK),CD40和CD40配体,和核因子κB-B基本调制器(NEMO)的基因。在排除囊性纤维化的评估中,典型的做法是Sweat实验。

如果细胞和体液免疫联合受损和怀疑SCID,可以对患者检测某些典型的突变[如IL-2受体γ[IL-2RG,或IL-2Rγ(基因)]。

如果怀疑吞噬细胞缺陷,流式细胞仪检测CD15和CD18,和检测中性粒细胞趋化功能。通过流式细胞仪对呼吸暴发的评价(采用DHR或NBT检测),能发现吞噬作用时是否有活性氧的产生,无活性氧产生是提示慢性肉芽肿病的特异性表现。

如感染的类型提示补体缺陷,应进行血清总补体活性试验。这项试验(CH50)能检测经典途径的补体成分缺陷但不能明确哪种成分异常。这项试验(AH50)能检测替代途径的补体缺陷。

如筛查发现淋巴细胞或吞噬细胞缺陷,一些特异性的试验能进一步证实特殊缺陷类型(表176-11)。

表176-11 免疫缺陷的进一步和特异性实验室检查

试验	指征	解释
体液免疫缺陷*		
IgE水平检测	脓肿	脓肿和肺囊肿(高IgE综合征)患者升高,部分T细胞缺陷、过敏性疾病或寄生虫感染时也可升高 部分B细胞缺陷患者可能升高或降低 单纯IgE缺陷可能无临床表现
流式细胞仪B细胞计数	低免疫球蛋白水平	B细胞<1%提示X连锁无丙种球蛋白血症 Omenn综合征,无B细胞
淋巴结活检	淋巴结肿大的患者,通过对生发中心的观察排除肿瘤和感染	根据组织学结果判断
基因检测(基因测序或突变分析)	B细胞<1%(流式细胞仪检测)怀疑具有一个或多个特征性突变的疾病	提示或确证存在基因异常的疾病,如下: • *BTK*:X连锁无丙种球蛋白血症 • *SAP*[†]:X连锁淋巴增殖综合征 • *NEMO*:联合性免疫缺陷 结果还可以提供预后信息
T细胞缺陷		
流式细胞仪和单克隆抗体进行T细胞计数[‡]	淋巴细胞减少,怀疑SCID或DiGeorge综合征	根据SCID的分子基础判断
丝裂原、抗原或灭活的同种异体白细胞刺激T细胞增殖实验	T细胞比例减低,淋巴细胞减少,怀疑SCID或完全性DiGeorge综合征	细胞增殖分化期间放射性胸苷吸收降低或缺如提示T细胞缺陷
单克隆抗体检测抗原(如MHC II类分子)或血清学HLA分型	怀疑MHC缺陷,缺少细胞的MHC刺激	血清学HLA分型时HLA I类或II类分子缺如可诊断为MHC抗原缺陷
红细胞腺苷脱氨酶试验	严重淋巴细胞减少	特殊类型的SCID可降低
嘌呤核苷酸磷酸化酶试验	严重持续的淋巴细胞减少	在免疫球蛋白水平正常或升高的联合免疫缺陷中降低
T细胞受体和信号转导检测	表型正常但对丝裂原刺激无增殖反应的T细胞	根据实验结果判断
T细胞受体切割环(TREC)测试	筛查重症联合免疫缺陷和其他T细胞疾病	数量低表明,T细胞的发育或成熟缺陷,或引起T细胞凋亡的缺陷
联合的体液和细胞免疫缺陷		
基因检测	怀疑联合免疫缺陷病	基因异常提示或确证某些疾病;例如,*NEMO*异常提示NF-κB调节缺陷的联合免疫缺陷,*IL-2Rγ*异常提示SCID

续表

试验	指征	解释
吞噬细胞缺陷		
氧化产物检测（过氧化氢，过氧化物），蛋白［CR3（CD11）黏附糖蛋白，NADPH氧化酶成分］	有葡萄球菌脓肿病史或特殊革兰氏阴性菌感染（如黏质沙雷菌）的患者	异常结果证实吞噬细胞缺陷或功能障碍
对信号转导和转录激活剂（STAT），包括STAT1和STAT4进行的磷酸化分析	反复分枝杆菌感染	这是第一个进行孟德尔易感性分枝杆菌病（MSMD）检测的实验
补体缺陷		
检测某一补体成分水平	怀疑补体疾病	根据结果判断

*一些测试可用于筛查或初始检测。
†SAP 也称为为 SH2 结构域蛋白 1A［SH2D1A］或 DSHP。
‡抗 CD3 抗体检测总 T 细胞，抗 CD4 抗体检测辅助性 T 细胞，抗 CD8 抗体检测杀伤性 T 细胞，抗 CD45RO/RA 和抗 CD25 抗体检测活化的 T 细胞，抗 CD16 和抗 CD56 抗体检测自然杀伤细胞。
BTK，布鲁顿酪氨酸激酶；CH，溶血性补体；Ig，免疫球蛋白；IL-2RG，IL-2 受体 γ 链；MHC，主要组织相容性复合体；NADPH，烟酰胺维生素 B_4 二核苷酸磷酸；NEMO，NF-κB 必需调节剂；NF-κB，核因子 κB-B；SAP，SLAM 相关蛋白；SCID，重症联合免疫缺陷；SLAM，信号淋巴细胞活化分子。

产前和新生儿期诊断　通过使用绒毛膜的绒毛样本、培养的羊膜细胞或胎儿血标本，越来越多的原发性免疫缺陷病可以通过产前检查进行诊断，但是这些检查仅能应用在通过家族基因检测已知突变基因的患者。

X 连锁无丙种球蛋白血症、威斯科特-奥尔德里奇综合征、共济失调-毛细血管扩张症、X 连锁淋巴增殖综合征、所有类型的 SCID（采用 TREC 检测）和所有类型的慢性肉芽肿病都可以检测。

通过超声判断胎儿性别可以排除 X 连锁的疾病。

预后

免疫缺陷的预后因种类不同而各异。

大多数免疫球蛋白或补体缺陷的患者只要诊断及时并进行恰当的治疗，在没有慢性并发症（如肺部疾病例如支气管扩张）的情况下，预后较好，一般能有基本正常的预期寿命。

其他免疫缺陷患者（如吞噬细胞缺陷、联合免疫缺陷、威斯科特-奥尔德里奇综合征或共济失调毛细管扩张）预后较差，多数患者需要频繁的治疗。

部分免疫缺陷患者（如 SCID）除非早期接受移植，否则会在婴儿期死亡。所有类型的 SCID 通过对新生儿脐带血或外周血的白细胞计数和分类进行常规检查，都能在出生后即被诊断。有 SCID 可能的患儿必须作为儿科急症处理，因为患儿的存活依赖于及早的诊断。如果能在 3 月龄前诊断，患儿通过配型或部分配型的干细胞移植，可以有 95% 的存活机会。

> **经验与提示**
> ■ 为防止过早死亡，强烈推荐使用 T 细胞受体切割环（TREC）筛查新生儿 SCID

治疗

■ 疫苗和避免感染
■ 抗生素和必要时手术治疗

■ 缺失免疫成分替代疗法

总的来说，免疫缺陷病的治疗包括预防感染、治疗急性感染和在可能的情况下替代缺陷的免疫功能这几个方面。

预防感染　防止环境中的病原暴露和避免接种活疫苗（如水痘疫苗、轮状病毒疫苗、麻疹疫苗、流行性腮腺炎疫苗、风疹疫苗、带状疱疹疫苗、黄热病疫苗、口服脊髓灰质炎疫苗、鼻内流感病毒疫苗）或 BCG。

对有严重感染可能的患者（如 SCID、慢性肉芽肿病、威斯科特-奥尔德里奇综合征或无脾），或对特殊病原易感的患者（如 T 细胞缺陷患者对肺孢子虫）可以预防性使用抗生素（如三甲基苯嘧啶-磺胺甲氧唑 5mg/kg，口服，每日 2 次）。

临床医生应当使用巨细胞阴性的供者血液；血制品必须滤除白细胞，并照射（15～30Gy）以预防移植物抗宿主病。

急性感染的治疗　在获得病原培养样本后及时应用抗生素治疗，必要时需手术治疗（如脓肿）。有时，需要外科手术（如脓肿引流）。

通常，自限性病毒感染会导致免疫功能低下患者出现严重的持续性疾病。抗病毒药物（如金刚烷胺、金刚乙胺、奥司他韦、扎那米韦治疗流感、阿昔洛韦治疗疱疹病毒感染，包括带状疱疹，利巴韦林治疗呼吸道合胞病毒或副流感病毒 3 感染）可能拯救患者生命。

针对免疫缺陷的替代性治疗　该治疗有助于预防感染。多种原发性免疫缺陷病所用的替代治疗包括：

■ **静脉注射丙种球蛋白（IIVG）** 对于大多数抗体缺陷的患者来说，是一种有效的替代治疗方法。通常的剂量为 400mg/kg，每月 1 次，开始时注射频率可较低。一些患者可能需要更大剂量或更高频率的 IIVG。IIVG 800mg/kg 有助于部分对普通剂量无效的免疫缺陷患者，尤其是慢性肺部疾病的患者。高剂量的 IIVG 目标是将患者的 IgG 保持在正常水平（>600mg/dl）

■ 可以用**皮下注射免疫球蛋白（SCIG）**代替 IIVG。SCIG 可以由患者在家中自行注射。通常每周用药一次，剂量为 100～150mg/kg。由于 SCIG 和 IIVG 的生物利用度不同，如果患者由 IIVG 转为 SCIG 则药物的剂量可能需要调整。SCIG 有发生局部反应的风险,但似乎发生全身性不良反应的风险较小
- **造血干细胞移植**使用骨髓、脐血或成人外周血的造血干细胞,对 T 细胞缺陷和其他免疫缺陷有效。没有 T 细胞的患者(如 SCID)不需要在移植前进行化疗。但是有完整或部分 T 细胞功能的患者(如威斯科特-奥尔德里奇综合征,T 细胞功能低下的联合性免疫缺陷)需在移植前化疗以确保移植成功。当没有配型的同胞供体时,可以使用父母提供的半相合的骨髓。在这种情况下,可导致移植物抗宿主病的成熟 T 细胞必须在移植前被严格祛除。HLA 匹配的兄弟的脐带血也可以作为干细胞的来源。有时可取得相配的非亲属捐献的骨髓或脐带血以供移植,但必须使用免疫抑制剂防止移植物抗宿主病,而免疫抑制剂的使用会延迟免疫功能的重建。

少数几个 X 连锁 ADA 缺陷的 SCID 患者应用反转录病毒载体基因治疗已经成功,但是,因为部分 X 连锁 SCID 患者发生了白血病,这种治疗还不能推广。

关键点

- 如果感染异常频繁或严重,尤其是当它们出现在家庭成员,或者如果患者有鹅口疮,口腔溃疡,牙周炎或某些皮肤病变,应当考虑原发性免疫缺陷病
- 完整的体格检查,包括皮肤,所有的黏膜,淋巴结,脾和直肠
- 首先进行 CBC 检测(手工分类);Ig 水平定量,抗体滴度和迟发性超敏反应的皮肤试验
- 基于怀疑是什么类型的免疫缺陷(体液,细胞,吞噬细胞或补体),进行选择额外的检测
- 如果家族成员已知有免疫缺陷病,需进行胎儿检测(如使用胎儿血,绒毛取样或培养的羊水细胞)
- 教会患者如何避免感染,接种必要的疫苗,并给特定疾病的患者预防性使用抗生素
- 抗体缺陷,考虑给予免疫球蛋白替代治疗,重症免疫缺陷,尤其是 T 细胞免疫缺陷,考虑造血干细胞移植

共济失调毛细管扩张

共济失调毛细管扩张是由于 DNA 修复缺陷导致的体液和细胞免疫缺陷,引起渐进性小脑共济失调、眼皮肤毛细管扩张和反复的窦肺感染。

共济失调-毛细血管扩张症是一种常染色体隐性遗传原发性免疫缺陷病,同时涉及体液免疫和细胞免疫缺陷。估计的发病率是 1 : 20 000 ~ 1 : 100 000。共济失调毛细管扩张是由于编码共济失调毛细管扩张(ATM)蛋白的基因突变所致。ATM 能够协助检测 DNA 的损伤,并帮助控制细胞生长和分裂的速率。患者常缺乏 IgA 和 IgE,并有进展性 T 细胞缺陷。

症状及体征

神经系统起病时的年龄,以及免疫系统缺陷的表现可能多种多样。

共济失调通常在儿童开始行走时出现首发症状。神经系统症状的进展会导致更多严重的功能障碍。可能有发音含糊、手足徐动和眼球震颤,同时肌力下降会导致肌肉萎缩。毛细管扩张可能在 4~6 岁才出现,在球结膜、耳朵、肘前、腘窝、颈侧部最为明显。

反复的鼻窦和肺部感染可导致肺炎、支气管扩张和慢性限制性肺病。

可能发生某些内分泌异常(如性腺功能减低和不育,睾丸萎缩和糖尿病)。癌症(特别是白血病、淋巴瘤、脑瘤和胃癌)的频率高。癌症通常会发生 10 岁后,每年约 1% 的速率,但是风险持续终身,可以发生在任何年龄。

诊断

- IgA 和血清 α_1-甲胎蛋白水平
- 基因检测

检测 ATM 蛋白基因突变可以明确诊断共济失调毛细管扩张。由于 AT 突变的携带者通常没有症状,检测携带者兄弟姐妹,可以帮助预测他们有受累孩子的机会

根据临床表现,检测内分泌异常和癌症。

治疗

- 可通过预防性使用抗生素或静脉免疫球蛋白(IgG)替代治疗对患者进行治疗

预防性使用抗生素或静脉免疫球蛋白治疗可能会对共济失调-毛细血管扩张患者的治疗有所帮助。在一个小型研究中,金刚烷胺治疗导致运动功能改善很小,但目前还没有针对神经系统进行性恶化的有效治疗方法,造成死亡,通常在 30 岁。

化疗通常用于癌症相关的治疗。

白细胞异常色素减退综合征

白细胞异常色素减退综合征(Chédiak-Higashi syndrome)是罕见的,常染色体隐性遗传综合征,特异性表现为对已吞噬的细菌溶解功能障碍,导致反复呼吸道细菌感染和其他感染,以及眼皮肤白化病。

白细胞异常色素减退综合征是一种罕见的常染色体隐性遗传的原发性免疫缺陷病涉及吞噬细胞缺陷。该综合征是由 LYST(溶酶体运输调节器;CHS1)基因突变所致。胞内形成(如黑素细胞、神经施万细胞)。这些异常的溶酶体不能与吞噬小体融合,所以吞噬的细菌不能被正常溶解。

症状及体征

白细胞异常色素减退综合征的临床表现包括眼皮肤白化病和呼吸道反复感染及其他感染。

约 80% 的患者会出现急进性的表现,包括发黄疸、肝脾肿大、淋巴结肿大、全血细胞减少、出血倾向和神经系统改变。一旦出现急进期表现,多数患者会在 30 个月内死亡。

诊断

- 基因检测

中性粒细胞减少,自然杀伤细胞的细胞毒性降低,低丙种球蛋白血症是常见的。外周血涂片可以检测中性粒细

和其他细胞内的巨型颗粒；骨髓涂片可以检测白细胞前体细胞的巨型包含体。

可以通过检测 LYST 基因突变来确诊白细胞异常色素减退综合征。由于这种疾病是非常罕见的，没有必要亲属筛查，除非临床高度怀疑。

治疗
- 支持治疗包括使用抗生素、干扰素 γ 和有时糖皮质激素
- 造血干细胞移植

预防性应用抗生素可以帮助预防某些感染，干扰素 γ 可以帮助恢复免疫系统一些功能。脉冲剂量的糖皮质激素和脾切除术有时可以引起暂时的缓解。

但是，除非进行造血干细胞移植，大部分患者在 7 岁前死于感染。使用 HLA 匹配的未祛除 T 细胞的骨髓移植骨髓可能有效，并在移植前预先经过化疗以降低细胞数。移植后 5 年生存率约为 60%。

慢性肉芽肿病

慢性肉芽肿病的主要特点是患者的白细胞无法产生活性氧以及吞噬细胞的杀菌功能障碍。表现包括反复感染，肺、肝、淋巴结、消化道和泌尿系统多处肉芽肿、脓肿、淋巴结炎、高丙种球蛋白血症、红细胞沉降率增高和贫血。诊断依据流式细胞仪检测白细胞的呼吸暴发功能和活性氧产生功能。治疗方法包括抗生素，抗真菌药物和 γ 干扰素，也可能需要粒细胞成分输血。

慢性肉芽肿病（CGD）是一种原发性免疫缺陷病涉及吞噬细胞缺陷。超过 50% 的 CGD 病例为 X 连锁隐性遗传，男性发病，其余病例为常染色体隐性遗传。CGD 常见的突变基因包括 *gp91phox*（X 连锁的形式）、*p22phox*、*p47phox* 和 *p67phox* 基因。

CGD 患者的白细胞不能产生过氧化氢、过氧化物和其他活性氧分子，因为他们的磷酸烟酰胺维生素 B_4 二核苷酸氧化酶功能障碍。吞噬细胞的杀菌功能障碍，因此细菌和真菌在被吞噬后无法被杀灭。

症状及体征

CGD 通常在幼年起病，表现为反复脓肿，也有少数患者在少年早期起病。典型的病原为产过氧化氢酶的微生物（如金黄色葡萄球菌、大肠埃希菌、沙雷菌属，克雷伯菌和假单胞菌，以及真菌）。曲霉菌感染是死亡的主要原因。

多发的肉芽肿可发生在肺、肝、淋巴结、消化道和泌尿系统（导致阻塞）。化脓性淋巴结炎、肝脾肿大、肺炎和血清学慢性感染较为常见。易发生皮肤、淋巴结、肺、肝和肛周脓肿，也易发生口腔炎和骨髓炎。CGD 可能会导致发育延迟。

诊断
- 流式细胞仪检测呼吸暴发

CGD 的诊断主要依据采用 DHR 或 NBT 进行流式细胞仪检测呼吸暴发以及活性氧的产生功能。可以识别 X 连锁和常染色体隐性遗传慢性肉芽肿病的女性携带者。

对诊断而言，无需完成基因检测，仅用于研究。通常确诊后，采用 DHR 可以很快筛选兄弟姐妹。

可发生高丙种球蛋白血症和贫血，ESR 增高。

治疗
- 预防性抗生素和经常抗真菌药物
- 通常是干扰素 γ
- 对于严重感染，需要粒细胞输注
- 造血干细胞移植

CGD 患者需持续预防性使用抗生素，尤其是三甲基苯嘧啶-磺胺甲氧唑 160/800mg 口服，每日 2 次。口服抗真菌剂作为主要预防措施给予，或者如果真菌感染甚至发生一次，则加入口服抗真菌剂；最有用的是：

- 伊曲康唑口服，每 12 小时 1 次（<13 岁患者 100mg，≥13 岁患者或体重>50kg 者 200mg）
- 伏立康唑口服，每 12 小时 1 次（对于体重<40kg 者为 100mg；对于体重≥40kg 者为 200mg）
- 泊沙康唑（400mg 每日 2 次）

γ 干扰素（IFN-γ）可以降低感染的严重程度和频率，通常用于治疗方案中。通常剂量为 $50\mu g/m^2$ 皮下注射，每周 3 次。

当发生严重感染时，输粒细胞可能有效。

基因治疗和 HLA 匹配的同胞骨髓干细胞移植（在预先化疗后）通常获得成功。

基因治疗仍处于研究中。

> **● 关键点**
>
> - 如果患者在儿童期（有时在 10 岁前）具有反复脓肿，尤其是病原为产过氧化氢酶的微生物（如金黄色葡萄球菌、大肠埃希菌、沙雷菌属，克雷伯菌和假单胞菌，以及真菌）时，应怀疑慢性肉芽肿病（CGD）
> - 使用流式细胞仪检测呼吸暴发功能来诊断 CGD，并识别携带者
> - 预防性应用抗生素，抗真菌药和干扰素 γ，治疗大多数患者。
> - 严重感染，可给予粒细胞输注
> - 考虑造血干细胞移植

慢性黏膜皮肤念珠菌病

慢性黏膜皮肤念珠菌病是由于遗传性 T 细胞缺陷引起的持续或反复的念珠菌感染。

慢性黏膜皮肤念珠菌病是由 T 细胞缺陷引起的原发性免疫缺陷病。遗传方式：

- 常染色体显性遗传：涉及信号转导和转录激活 1 基因（STAT1）突变
- 常染色体隐性遗传：涉及自身免疫调节基因（AIRE）突变

隐性遗传（自身免疫性多内分泌腺病-念珠菌病-外胚层发育不良）可发生自身免疫性疾病表现；包括内分泌疾病（如甲状旁腺功能低下、肾上腺不足、性腺功能减退、甲状腺疾病、糖尿病）、斑秃、恶性贫血和肝炎。突变也可能发生在编码涉及对真菌的先天性免疫应答的各种蛋白质的基因中，特别是以下几种基因：

- PTPN22[蛋白酪氨酸磷酸酶,非受体22型(也称做LYP,或淋巴酪氨酸磷酸酶),参与T细胞受体信号转导]
- Dectin-1(一种控制霉菌感染所必需的先天模式识别受体)
- CARD9(含caspase募集结构域的蛋白质9,它是一种对IL-17合成和防止真菌侵袭非常重要的衔接分子)

患者皮肤对念珠菌缺乏反应能力,接触念珠菌抗原后缺乏正常的增殖反应(但对有丝分裂原可产生正常的增殖反应)以及针对念珠菌及其他抗原的完整的抗体应答。复发或持续的念珠菌病,通常始于婴儿期,有时也发生于成年早期。但不影响寿命。还有些患者有体液免疫缺陷(有时称为抗体缺陷),尽管免疫球蛋白水平正常,其特点是对多糖抗原的抗体反应异常。

症状及体征

常见鹅口疮及其他头皮、皮肤、指甲和消化道、阴道黏膜的感染。严重程度不一。指甲可能会变厚,龟裂和变色,并伴有周围组织的水肿和红斑,类似杵状指。皮损有结痂、脓疱、红斑和过度角化的表现。头皮损伤可能导致伤疤性秃头症。

婴儿通常表现为难治性的鹅口疮,念珠菌性尿布疹或两种都有。

诊断

- 临床评估

通过标准检测(如皮肤刮取物的氢氧化钠湿重)可以确诊念珠菌损伤。

慢性黏膜皮肤念珠菌病的诊断依据无诱因(如糖尿病,使用抗生素)的反复的念珠菌性的皮肤或黏膜损伤。

基于临床表现决定患者是否筛查内分泌疾病。

如果检测到AIRE突变,可以筛查患者的兄弟姐妹和儿童。

治疗

- 抗真菌药物
- 内分泌和自身免疫性症状的治疗

一般情况下可以通过局部使用抗真菌药物来控制感染。如果患者对外用抗真菌药物缺乏反应,也需要长期使用全身性的抗真菌药物(如两性霉素B、氟康唑、酮康唑)。如果患者有抗体缺陷,可考虑给予丙种球蛋白。

自身免疫性(包括内分泌)的症状应积极治疗。

2例造血干细胞移植成功,可考虑作为重症患者的最后一种疗法。

> **关键点**
> - 慢性皮肤黏膜念珠菌病是常染色体显性或隐性遗传
> - 隐性遗传的患者可以有自身免疫性(包括内分泌)的表现
> - 诊断通过确证皮肤黏膜念珠菌病和排除其他原因引起的疾病
> - 抗真菌药物(如果需要,使用全身药物)治疗念珠菌病,以及治疗自身免疫表现

常见变异型免疫缺陷

常见变异型免疫缺陷(获得性的或成年起病的低丙种球蛋白血症)特征性的表现为低丙种球蛋白水平和有增殖能力但不能分泌免疫球蛋白的正常表型B细胞。

常见变异型免疫缺陷是涉及体液免疫缺陷的原发性免疫缺陷病。包括几种不同的分子缺陷,但是大多数患者的基因缺陷仍是未知的。>90%患者的突变是散发的。CVID在感染等临床表现上与X连锁无丙种球蛋白血症类似,但是起病较晚(典型者在20~40岁之间)。部分患者中,T细胞功能也有障碍。

症状及体征

CVID患者有反复窦肺感染。自身免疫性疾病(如自身免疫性血小板减少、自身免疫性溶血或恶性贫血、SLE、艾迪生病、甲状腺炎、类风湿关节炎、斑秃)可能发生,同时还可能发生营养不良、消化道结节性淋巴增生、肉芽肿形成、淋巴细胞间质性肺炎、脾肿大和支气管扩张。10%的患者可能发生胃部肿瘤和淋巴瘤。

诊断

- 血清Ig和抗体滴度检测
- 流式细胞仪检测T细胞和B细胞亚群
- 血清蛋白电泳

诊断CVID需存在反复窦肺感染,并满足以下条件:

- IgG水平低(至少低于平均值2个标准差)
- IgA、IgM水平低,或两者都低
- 免疫反应受损(通常是对蛋白质和多糖疫苗)
- 除外其他免疫缺陷病

如果患者在6个月内有接受静脉免疫球蛋白(IIVG)治疗,不应当检测抗体水平,因为任何检测的抗体均来自IIVG。

采用流式细胞仪进行B细胞和T细胞定量,是为了排除其他免疫缺陷疾病,并从X连锁无丙种球蛋白血症、多发性骨髓瘤和慢性淋巴细胞白血病中区分CVID;可能发现亚类转换记忆B细胞或CD21$^+$细胞数量低。血清蛋白电泳可以鉴别由其他丙种球蛋白亚类低下导致的单克隆γ球蛋白病(如骨髓瘤)。推荐每年进行肺活量测定、CBC、肝功能试验,以及基础代谢检测,以检查相关疾病。如果肺功能变化,应当做CT。

由于突变通常为散发性,不推荐亲属筛查,除非有明确的CVID家族史。

治疗

- 预防性免疫球蛋白(IgG)替代疗法
- 抗生素治疗感染

CVID的治疗包括免疫球蛋白和抗生素的使用以控制感染。

可能需要利妥昔单抗、TNF-α抑制剂(如依那西普,英夫利昔单抗)、糖皮质激素和/或其他疗法治疗相关的并发症,如自身免疫性疾病、淋巴间质性肺炎、肉芽肿形成。

迪格奥尔格综合征

迪格奥尔格综合征(DiGeorge syndrome)是由于胸腺和

甲状旁腺发育不良，导致的 T 细胞免疫缺陷和甲状旁腺功能减退。

迪格奥尔格综合征是一种涉及 T 细胞缺陷的原发性免疫缺陷病。病因是位于 22q11 染色体 DiGeorge 区域的基因缺失、位于 10p13 的基因突变或其他未知基因突变所造成的胚胎发育第 8 周时咽囊结构发育不全。大多数病例为散发，男孩和女孩的发病率相同。

迪格奥尔格综合征可以是不完全性的（保留部分 T 细胞功能）；也可以是完全性的（T 细胞功能缺如）。

症状及体征

患有迪格奥尔格综合征的婴儿可能有低位耳、面部中线裂、小下颌骨、眼距过宽、短人中、发育迟缓和先天性心脏病（如主动脉弓离断、共同动脉干、法洛四联症或房室间隔缺损）。他们也可能有胸腺或甲状旁腺发育不全，导致 T 细胞缺陷和甲状旁腺功能减退。

反复感染可在出生后不久即开始发生，但是患者间免疫缺陷的严重程度差别很大，部分患者的 T 细胞功能可有自行提高。低钙抽搐可在出生后 24~48 小时出现。

迪格奥尔格综合征的预后往往和患者心脏病的严重程度相关。

诊断

- 检测免疫球蛋白（Ig）水平，疫苗滴度和淋巴细胞亚群，进行免疫功能评估
- 甲状旁腺功能评估
- 染色体分析

迪格奥尔格综合征的诊断依据患者的临床表现。通过淋巴细胞绝对计数及之后的 T、B 细胞亚群分类计数来检测是否存在白细胞减少症；血液检测评估 T 细胞和甲状旁腺功能。检测 Ig 水平和疫苗的滴度。如果怀疑完全性迪格奥尔格综合征，T 细胞受体切割环（TREC）也应该检测。

胸部侧位 X 线摄片有助于评估胸腺影。

荧光原位杂交可以检测染色体 22q11 区域的缺失；同时进行染色体核型分析用于检测其他异常。

如果怀疑迪格奥尔格综合征，应该完成超声心动图检查。如果患者有发绀，可能需要心导管检查。

因为大多数患者是散发的，亲属筛查是没有必要的。

治疗

- 部分性：补充钙剂和维生素 D
- 完全性：移植培养的胸腺组织或造血干细胞

对于部分性迪格奥尔格综合征患者，使用钙剂和维生素 D 治疗甲状旁腺功能减退可以长期存活。

完全性迪格奥尔格综合征如未能行胸腺或造血干细胞移植则早期死亡。

高 IgE 综合征

（Buckley 综合征）

高 IgE 综合征（Buckley 综合征）是遗传性的 T、B 细胞联合免疫缺陷，特征为反复的皮肤葡萄球菌脓肿、窦肺感染和严重的瘙痒性嗜酸细胞性皮炎。

高 IgE 综合征是涉及体液和细胞免疫联合缺陷的原发性免疫缺陷病。遗传方式可以是常染色体显性遗传：由 STAT3（信号转导和转录激活因子 3）基因突变导致常染色体隐性遗传：由 TYK2（酪氨酸激酶 2）或 DOCK8 基因纯合突变所致。

高 IgE 综合征为婴儿期起病。

症状及体征

典型的高 IgE 综合征表现为皮肤、肺、关节和内脏的反复葡萄球菌脓肿，窦肺感染，肺气肿和严重的瘙痒性嗜酸性粒细胞性皮炎。

患者具有粗糙的脸部特征，乳牙脱落延迟，骨质减少和反复骨折。所有的患者都有组织和血液嗜酸性粒细胞增多，以及极高的 IgE 水平（>2 000IU/ml）。

诊断

- 血清 IgE 水平

高 IgE 综合征的诊断依据临床症状并通过检测血清 IgE 水平确证。

基因检测可识别基因突变，主要是用以明确诊断，或帮助预测遗传模式。

治疗

- 预防性抗葡萄球菌抗生素
- 有时，严重感染可给予 γ 干扰素

高 IgE 综合征的治疗包括持续的预防性抗葡萄球菌抗生素治疗（通常是甲氧苄啶/磺胺甲噁唑）。

皮肤保湿、润肤霜、抗组胺药物治疗皮炎。如果怀疑感染，需给予抗生素。早期治疗肺部并发症，积极用抗生素治疗。

干扰素 γ 已经成功的用于危及生命的感染。

高 IgM 综合征

高 IgM 综合征是以血清高 IgM，而其他免疫球蛋白降低或缺如为特征的免疫球蛋白缺陷，导致患者对细菌易感。

高 IgM 综合征是存在体液和细胞免疫联合缺陷的原发性免疫缺陷病。可以是 X 连锁遗传或者常染色体遗传。临床表现取决于突变的基因及其位点。

X 连锁高 IgM 综合征 大多数患者是 X 连锁的，是 X 染色体上编码在活化的辅助性 T 细胞表面表达蛋白（CD154，或 CD40 配体）的基因突变所致。在细胞因子存在的情况下，正常 CD40 配体与 B 细胞相互作用，这些信号使 IgM 转换产生 IgA、IgG 或 IgE。X 连锁高 IgM 综合征，T 细胞缺乏功能性 CD40 配体，不能产生 B 细胞转换信号。因此，B 细胞仅产生 IgM；IgM 水平可能是正常的或升高的。

这类患者可能有严重的中性粒细胞减少，常在婴儿期发生卡氏肺孢子虫感染。因为缺乏 CD40 配体信号，不能激活 B 细胞，所以淋巴组织非常小。或者临床表现与 X 连锁无丙种球蛋白血症类似，包括出生后到 2 岁的反复窦肺化脓性感染。对隐孢子菌的易感性可能增加。许多患者在青春期前死亡，存活者多发生肝硬化或 B 细胞淋巴瘤。

常染色体隐性遗传的高 IgM 综合征：CD40 突变的常染色体隐性遗传高 IgM 综合征，临床表现类似于 X 连锁患者。

至少 4 种常染色体隐性遗传涉及 B 细胞缺陷。在这 4

种中有 2 种［激活诱导的胞苷脱氨酶（AID）或尿嘧啶 DNA 糖基化酶（UNG）缺乏］，血清 IgM 水平远高于 X 连锁的 IgM 综合征；且存在淋巴增生（包括淋巴结肿大，脾肿大和扁桃体肥大），并可能存在自身免疫性疾病。不存在白细胞减少症。

诊断
- CD40 配体表达和基因检测

根据临床症状，考虑诊断高 IgM 综合征血清免疫球蛋白水平检测，正常或升高的 IgM 水平，以及降低或缺如的其他免疫球蛋白水平，支持该诊断。应当采用流式细胞仪检测 T 细胞表面 CD40 配体的表达。如果可能，确诊有赖于基因检测。如果家族史中有 CD40 配体缺陷，应该给考虑怀孕的妇女提供产前基因检测。其他亲属的基因检测不需常规进行。

其他实验检测包括记忆 B 细胞（CD27）减少和亚类转换记忆 B 细胞（IgD-CD27）缺乏。

治疗
- 预防性应用免疫球蛋白（IgG）替代治疗，有时使用甲氧苄啶/磺胺甲噁唑
- 如果可能，进行造血干细胞移植

高 IgM 综合征的治疗通常包括免疫球蛋白替代疗法。

X 连锁遗传或 CD40 突变的患者，需给予甲氧苄啶/磺胺甲噁唑以预防卡氏肺囊虫感染，和环境预防措施，以减少隐孢子虫感染风险，参见第 127 页）。然而，由于预后较差，因此这类患者应当优先考虑 HLA 匹配的同胞造血干细胞移植。

选择性 IgA 缺陷

选择性 IgA 缺陷指血清 IgA 水平<7mg/dl，而 IgG、IgM 水平正常。是最常见的原发性免疫缺陷病。很多患者都没有明显的临床表现，但有些患者可发展为反复感染和自身免疫疾病。一些患者会发展为常见变异型免疫缺陷，而一些会自行缓解。诊断依据血清免疫球蛋白水平检测。治疗上抗生素是需要的（有时是预防性），通常避免含有 IgA 的血液制品。

IgA 缺陷涉及 B 细胞缺陷。发病率由 1/100～1/1 000 不等。

遗传模式是未知的，但是具有选择性 IgA 缺陷的家庭成员增加了约 50 倍的风险。

有些患者有 TACI（跨膜激活剂和钙调制器和亲环配体相互作用物）基因突变。选择性 IgA 缺陷也常与某些 HLA 单倍型相关联；在主要组织相容性复合体（MHC）Ⅲ级区域，罕见等位基因或基因缺失是常见的。

一些药物，如苯妥英、柳氮磺吡啶、胶体金和 d 青霉胺，可能会导致 IgA 缺陷。

症状及体征

大部分患者是无症状的，部分患者表现为反复窦肺感染、腹泻、过敏（如哮喘、相关的鼻息肉）或自身免疫病（如乳糜泻、炎症性肠病、SLE、慢性活动性肝炎）。

接触血浆、免疫球蛋白或其他血制品中的 IgA 后，可能会产生抗 IgA 抗体，如果再次暴露，可能会发生严重过敏反应。

诊断
- 临床评估
- 血清 Ig 水平检测
- 对疫苗抗原的抗体反应测定

对于以下患者应考虑选择性 IgA 缺陷：反复感染（包括贾第鞭毛虫病）、输血过敏反应；或有 CVID、IgA 缺陷家族史，或有自身免疫性疾病或正在使用可能引发 IgA 缺陷的药物的患者。

确诊依据血清 IgA 水平<7mg/dl，而 IgG、IgM 水平正常，对疫苗抗原的特异性抗体滴度正常。

不推荐家庭成员进行检测，因为大多数 IgA 低的患者没有临床表现。

预后

少数 IgA 缺陷的患者将来可能发展为 CVID，其他患者一般能自行缓解。如患者发生自身免疫性疾病，则预后不佳。

治疗
- 根据需要使用抗生素，严重的病例，可给予预防性抗生素
- 避免接触含有 IgA 的血制品

治疗过敏症状。必要时，可使用抗生素控制耳、鼻窦、肺、消化道或泌尿系统的细菌感染；严重的病例，要给予预防应用。

避免接触含有 IgA 的血制品，因为即使非常少量的 IgA 可引发抗 IgA 抗体介导的过敏反应。如果必须输红细胞，仅有洗涤浓缩的红细胞可以使用。

由于免疫球蛋白主要含有 IgG，IgA 缺陷患者不会从免疫球蛋白替代治疗中受益；患者也可能出现抗 IgA 抗体，发生严重过敏反应。极少数情况下，如果患者对疫苗没有抗体反应，以及如果预防性应用抗生素无效，可以尝试特殊配制的含有极少量 IgA 的免疫球蛋白，并可能会有些效果。

建议患者佩戴特殊的手链来防止输入血浆或免疫球蛋白，以预防过敏反应的发生。

> **关键点**
> - 选择性 IgA 缺陷是最常见的原发性免疫缺陷
> - 患者可无症状或有反复感染或自身免疫性疾病；一些 D 随着时间的推移发展成 CVID，但在另一些，选择性 IgA 缺陷自行缓解
> - 如果患者有严重的输血过敏反应，服用可导致 IgA 缺陷的药物，或有反复感染，或有家族史，应怀疑选择性 IgA 缺陷
> - 通过测量 Ig 水平和接种疫苗后抗体滴度确诊；IgA 水平<7mg/dl 和 IgG、IgM、抗体滴度水平正常有助于诊断
> - 根据需要给予抗生素，并在严重的情况下，预防性应用
> - 避免给予含有 IgA 的血制品

白细胞黏附功能缺陷

白细胞黏附功能缺陷是由黏附分子缺陷所导致的粒细胞和淋巴细胞功能障碍和反复软组织感染。

白细胞黏附不足(LAD)是涉及吞噬细胞缺陷的原发性免疫缺陷病。白细胞黏附功能缺陷为常染色体隐性遗传。

LAD 是由白细胞表面的黏附糖蛋白的缺陷所致；这些糖蛋白促进细胞相互作用，细胞附着到血管壁，细胞运动和与补体片段相互作用。这些分子缺陷影响粒细胞(和淋巴细胞)向血管间隙迁移，细胞毒性作用和对细菌的吞噬作用。缺陷的不同可造成疾病的严重程度不同。

已发现 3 种不同类型：
- LAD 1(β_2-整合素家族不足或有缺陷)
- LAD 2(选择素岩藻糖基碳水化合物配体缺乏)
- LAD 3[所有 β 整合素(1,2 和 3)活化缺陷]

1 型是整合素 β_2-基因(ITGB2)突变，该基因编码 β_2-整合素的 CD18。2 型是二磷酸葡萄糖(GDP)-岩藻糖转运蛋白基因突变。

症状及体征

本病通常在婴儿期起病。

严重感染的患儿表现为反复的或进行性的坏死性软组织葡萄球菌和革兰氏阴性菌感染，牙周炎，伤口愈合不佳，无脓液形成，白细胞增多和脐带脱落延迟(>3wk)。即使没有感染，白细胞计数也增高。感染变得越来越难以控制。

影响不严重的婴儿，可以很少有严重感染，血细胞计数轻度改变。

2 型智力发育迟缓常见。

诊断
- 检测白细胞表面黏附糖蛋白

LAD 的诊断主要依据流式细胞仪和单克隆抗体如抗(CD11 或抗 CD18 抗体)对白细胞表面的黏附分子的缺失或严重缺陷的检测。血常规白细胞增多是常见表现，但不具有特异性。

推荐兄弟姐妹进行基因检测。

治疗
- 使用预防性抗生素和粒细胞输注支持治疗
- 造血干细胞移植

LAD 的治疗包括预防性抗生素，通常持续使用(甲氧苄啶/磺胺甲噁唑)。输粒细胞也可以有用。

迄今为止，造血干细胞移植是唯一有效的治疗，并且可以治愈。基因治疗仍处于研究中，是有前途的疗法。

对于Ⅱ型患者，可以尝试补充岩藻糖纠正潜在的缺陷。

轻度或中度疾病的患者可存活至成年早期。大多数患者 5 岁前死于严重疾病，除非进行造血干细胞移植。

正常免疫球蛋白水平的选择性抗体缺陷(SADNI)

正常免疫球蛋白水平的选择性抗体缺陷

正常免疫球蛋白水平的选择性抗体缺陷，其特征是尽管免疫球蛋白水平正常或接近正常，包括 IgG 亚类，但对多糖抗原缺乏特异性抗体应答，对蛋白抗原抗体应答正常。

正常免疫球蛋白水平的选择性抗体缺陷(SADNI)是一种原发性免疫缺陷病。是表现反复窦肺感染的最常见的免疫缺陷之一。选择性抗体缺陷，可能会发生在其他疾病，但 SADNI 是原发性疾病，仅对多糖抗原的反应缺陷参见第 1389 页的表 176-3]。遗传和病理生理学尚未阐明，但一些证据表明，可能有遗传分子的异常。

SADNI 患者中有一部分最初对多糖抗原有适当的反应，但在 6~8 个月内失去抗体滴度(称为 SADNI 记忆表型)。

患者有反复窦肺感染，有时有特应性表现(如慢性鼻炎，过敏性皮炎，哮喘)。该疾病的严重程度是不同的。

年幼儿童可能有 SADNI 的一种形式，它会随着时间的推移自行消退。

诊断
- 免疫球蛋白水平(IgG、IgA、IgM 和 IgG 亚类)
- 对多糖疫苗的反应

由于<2 岁的健康儿童可有反复窦肺感染和对多糖疫苗的反应弱，因此除非患者年龄>2 岁，否则不进行 SADNI 检查。然后，检测 IgG、IgA、IgM 和 IgG 亚类，以及对疫苗的反应。在实验室中发现的唯一的异常就是对多糖疫苗(如肺炎球菌疫苗)的反应缺陷。对蛋白疫苗的反应是正常的。

治疗
- 肺炎球菌结合疫苗(PCV)
- 有时需预防性抗生素及免疫球蛋白替代治疗

患者应当接种肺炎球菌结合疫苗(如 13 价)。

积极治疗窦肺感染和特应性症状。如感染持续复发，(不常见)，可预防性应用抗生素(如阿莫西林，甲氧苄啶/磺胺甲噁唑)。

尽管预防性抗生素，仍感染频繁复发，(罕见)，可给予免疫球蛋白替代治疗。

重症联合免疫缺陷病

重症联合免疫缺陷病(SCID)特征性的表现为 T 细胞缺如，B 细胞和 NK 细胞可以为低，高或正常。多数患儿在出生后 1~3 个月内发生机会感染。诊断依据淋巴细胞减少，T 细胞缺如或非常低，以及淋巴细胞对丝裂原刺激实验没有反应。患者必须处在严格无菌环境中，骨髓干细胞移植治疗有效。

重症联合免疫缺陷病是一种涉及体液和细胞免疫联合缺陷的原发性免疫缺陷病。由多种不同的基因[如常染色体隐性遗传，Janus kinase 3(JAK3)，protein tyrosine phosphatase，receptor type，C(PTPRC，或 CD45)，recombination activating genes 1(RAG1)和 2(RAG2)]突变所致。大多数是常染色体隐性遗传，因而 SCID 的患儿两条染色体的相同基因必须同时存在突变。

SCID 有 4 种不同的异常淋巴细胞表型。在所有形式的 SCID 中，T 细胞是缺乏的(T-)；B 细胞的数量和/或自然杀伤细胞(NK)可以是低或无(B-；NK-)或高或正常(B+；NK+)，这取决于 SCID 的形式。然而，B 细胞，即使数量正常，由于 T 细胞缺乏，亦不能发挥作用。自然杀伤细胞的功能通常受损。

最常见的SCID是X连锁遗传。病因为IL-2受体γ链（至少为6种细胞因子受体的成分）受影响，因此导致严重疾病，表型为T-B+NK-。由于IL-2受体γ基因（IL-2RG）突变导致。

第二种最常见的形式来自腺苷脱氨酶（ADA）缺乏，导致B，T和NK细胞前体凋亡；表现为T-B-NK-。

再次为IL-7受体α链缺陷，表型为T-B+NK+。

症状及体征

到生后6个月，大多数SCID患儿发生念珠菌感染，持续的病毒感染，肺孢子虫肺炎和腹泻，导致发育落后。一些患儿由于来自母亲的淋巴细胞或输血而产生移植物抗宿主病。少数患儿在6~12个月出现症状。剥脱性皮炎可能为Omenn综合征，SCID一种类型的表现之一。ADA缺陷的患者可能有骨骼异常。在所有类型中，胸腺极小，淋巴组织减小或缺如。

所有类型的SCID在婴儿期都是致命的，除非能及早得到诊断和治疗。

诊断

- 采用T细胞受体切割环（TREC）检测，进行常规新生儿筛查
- 持续感染史
- WBC计数
- 丝裂原和疫苗抗原刺激试验

推荐采用TREC检测进行所有新生儿筛查，已在美国的许多州常规完成。

存在持续感染或其他特征性表现的患儿，应怀疑SCID。CBC包括白细胞绝对及分类计数；测定免疫球蛋白水平。丝裂原及标准疫苗抗原刺激试验用于评估白细胞及抗体的功能。

诊断依据以下几点：

- 淋巴细胞减少
- T细胞减少或缺如
- 淋巴细胞对丝裂原刺激无增殖反应

完成以下测试，以确定的SCID的类型，包括流式细胞仪检测T、B、和自然杀伤细胞数量。检测白细胞、红细胞和成纤维细胞的ADA和嘌呤核苷磷酸化酶的水平。通过X失活试验明确是否为X连锁SCID。为了帮助确定病情及预后，临床医生通常检测患者导致SCID的常见基因突变[如IL-2RG，RAG1和RAG2，JAK3，Artemis（DCLRE1C）]。

不推荐亲属基因检测，除作出诊断后出生的兄弟姐妹外。

治疗

- 反向隔离
- 支持治疗包括免疫球蛋白替代治疗以及抗生素和抗真菌药的使用
- 造血干细胞移植
- ADA缺陷，酶替代治疗
- 基因治疗ADA缺陷的SCID

患者必须处在严格无菌环境中。

治疗包括免疫球蛋白替代治疗、抗生素（包括预防肺孢子虫感染），抗真菌药物，可以防止感染，但这些都无法治愈此病。

对于90%~100%的SCID患儿，使用HLA匹配的，混合白细胞培养的同胞造血干细胞移植可以重建免疫功能。无法取得HLA匹配的同胞造血干细胞时，在严格祛除T细胞后，父母的半相合骨髓也可使用。如果SCID能在出生后3个月内明确诊断，这两种造血干细胞移植后患儿的生存率都可以达到96%。移植前不需要对患儿预先化疗，因为患儿本身没有T细胞，不会产生抗移植物反应。

ADA缺陷的患儿在没有接受骨髓移植时，可以每周两次注射聚乙二醇化的牛ADA。

基因治疗已经成功用于ADA缺陷的SCID，但是并没有治疗后白血病或淋巴瘤的报道。基因治疗也成功用于X连锁SCID患者，但导致了白血病，因此应用受限。其他类型SCID的基因疗法目前仍在研究中。

> ● **关键点**
>
> - 如果婴儿有反复感染，移植物抗宿主病，或剥脱性皮炎，应怀疑
> - 若患者淋巴细胞减少，T细胞缺如或非常低，以及淋巴细胞对丝裂原刺激实验没有反应，则可明确诊断
> - 测定T、B和NK细胞数量，以确定的SCID的类型
> - 预防性的应用IIVG和抗菌剂
> - 如果可能，尽早骨髓移植
> - 如果ADA缺陷SCID患者不接受骨髓移植，使用ADA替代，有时基因治疗

婴儿暂时性低丙种球蛋白血症

婴儿暂时性低丙种球蛋白血症表现为暂时性的血清IgG低于同年龄组的正常范围，可伴有IgA或其他免疫球蛋白亚型降低。

婴儿期的短暂性低丙种球蛋白血症涉及体液免疫缺陷的原发性免疫缺陷病。此类疾病患者，血清IgG水平在3~6月龄的生理性低IgG期后仍然持续低下。病因和遗传模式未知。

这种情况很少会导致严重感染，因此一般不认为这是一种真正的免疫缺陷。通常是无症状的。然而，少数患者发生窦肺或胃肠感染，念珠菌病和/或脑膜炎。

婴儿暂时性低丙种球蛋白血症的诊断依据血清免疫球蛋白低下（至少低于年龄匹配的平均值2个标准差）且检测显示有正常滴度的抗疫苗抗原的特异性抗体（如破伤风、白喉）产生。因此，这些检查可以鉴别永久性的无丙种球蛋白血症，因为后者不会产生抗疫苗抗原的特异性抗体。

反复感染患者可以短时给予预防性抗生素治疗。一般不需要免疫球蛋白替代治疗。

通常婴儿暂时性低丙种球蛋白血症会持续几个月到几年，但一般都能自行缓解。

威斯科特-奥尔德里奇综合征

威斯科特-奥尔德里奇综合征（Wiskott-Aldrich syndrome)是由 T、B 细胞联合缺陷造成,表现为反复感染、湿疹和血小板减少。

威斯科特-奥尔德里奇综合征是一种涉及体液免疫和细胞免疫联合缺陷的原发性免疫缺陷病。

遗传方式为 X 连锁隐性遗传。威斯科特-奥尔德里奇综合征是由编码威斯科特-奥尔德里奇综合征蛋白(WASP)的基因突变造成,该蛋白是正常 B 和 T 细胞信号转导所必需的一种胞质蛋白。

由于 B 和 T 细胞功能都减低,因此容易招致化脓性感染和机会感染,尤其是病毒和肺孢子虫感染。水痘带状疱疹病毒和疱疹病毒感染常见。

症状及体征

最早出现的表现往往是出血(常为血便),继而出现反复呼吸道感染、湿疹和血小板减少。

大约 10% 的患者在 10 岁以后发生肿瘤,尤其是 EB 病毒淋巴瘤和急性淋巴细胞白血病。

诊断

- 免疫球蛋白浓度
- 血小板计数与体积检测
- WBC 功能测试(如中性粒细胞趋化功能,T 细胞功能)

威斯科特-奥尔德里奇综合征的诊断依据如下:

- T 细胞计数减少和功能减低
- IgE 和 IgA 水平升高
- 低 IgM 水平
- IgG 水平低或正常
- 自然杀伤细胞细胞毒作用减低
- 影响中性粒细胞趋化功能

患者对多糖类抗原(如血型抗体 A 和 B)的抗体反应可能有选择性缺陷。血小板形态小,且有功能缺陷,脾内血小板破坏增加,造成血小板减少症。基因检测有助于确定诊断。

推荐对一级亲属行基因检测。

由于淋巴瘤和白血病的风险增加,每 6 个月就要进行检测 CBC 及分类。与 B 细胞功能失调相关的症状的急性改变,需要更深入的评估。

治疗

- 预防性使用免疫球蛋白、抗生素和阿昔洛韦支持治疗
- 对于有症状的血小板减少症,采用血小板输注,很少应用脾切除术
- 造血干细胞移植

治疗是预防性应用抗生素和免疫球蛋白,以预防反复细菌感染,阿昔洛韦以防止严重的单纯疱疹病毒感染,血小板输注治疗出血。如果血小板减少严重,可以做脾切除,但通常应避免,因为增加败血症的风险。

唯一的治愈方法是造血干细胞移植,但基因治疗正在研究中。未经骨髓移植的患者多在 15 岁前死亡,进行骨髓移植的患者可能可以活到成年。

X 连锁无丙种球蛋白血症

(Bruton 病)

X 连锁无丙种球蛋白血症表现为丙种球蛋白和抗体水平低或无、B 细胞缺如,及其导致的反复胞内菌感染。

X 连锁无丙种球蛋白血症是涉及体液免疫缺陷的原发性免疫缺陷病。由位于 X 染色体的编码 Bruton 酪氨酸激酶(BTK)的基因突变造成的。BTK 为 B 细胞发育和成熟所必需,没有 BTK,在 B 细胞阶段前成熟停止,就没有成熟 B 细胞和抗体。

因此男性患儿只有非常小的扁桃体,且没有淋巴结。患儿容易发生肺、鼻窦和皮肤的反复胞内细菌化脓性感染(如肺炎链球菌、流感嗜血杆菌)。患者也会因口服脊髓灰质炎活疫苗、感染埃可病毒或柯萨奇病毒而发生持续的中枢神经系统感染,这些感染也表现为进展性皮肌炎和/或脑炎。感染性关节炎、支气管扩张和某些癌症的风险也增加。

在早期诊断和适当的治疗下,除非发生中枢神经系统感染,患者的预后一般较好。

诊断

- 免疫球蛋白水平低下,B 细胞缺如
- 基因检测

X 连锁无丙种球蛋白血症的诊断是依据低免疫球蛋白(IgG、IgA、IgM)水平(至少低于平均值 2 个标准差)和 B 细胞缺如(<流式细胞仪检测 CD19$^+$ 细胞<所有淋巴细胞的 1%)。患者也可出现暂时的中性粒细胞减少。

基因检测可以用来证实诊断,但不是必需的。通常推荐 1 级亲属进行检测。如果在家族患者中发现了突变位点,那么可以通过绒毛膜绒毛、羊水、经皮脐带血检测进行产前诊断。

治疗

- 免疫球蛋白替代治疗

治疗方法为免疫球蛋白替代治疗。

每次感染时抗生素的及时、足量应用至关重要;支气管扩张患者可能需要频繁更换抗生素。禁忌活病毒疫苗接种。

X 连锁淋巴增殖综合征

(Duncan 综合征)

X 连锁淋巴增殖综合征(XLP)是由 T 细胞和自然杀伤细胞缺陷导致,表现为对 EB 病毒感染发生异常反应,产生肝衰竭、免疫缺陷、淋巴瘤、致命性淋巴增殖病或骨髓再生障碍。

X 连锁淋巴增殖综合征是一种涉及细胞免疫缺陷的原发性免疫缺陷病。由于 X 染色体上的基因突变所致。它是一种隐性遗传疾病,因此只在男性发病。

XLP 1 型是最常见的类型(约占 60%)。它是由编码信号淋巴细胞激活分子(SLAM)相关蛋白[SAP,也称为 SH2 结构域蛋白 1A(SH2D1A)或 DSHP]基因突变引起的。SAP 缺陷会导致淋巴细胞对 EB 病毒应答中发生无限制增殖,并

且出现自然杀伤(NK)细胞功能障碍。

XLP 2型临床与1型相似,更易于发生噬血细胞综合征症(HLH),是一种少见病,导致婴儿和幼儿免疫功能障碍。XLP2是编码X连锁凋亡蛋白抑制剂(XIAP)的基因突变所致。

症状及体征

在EBV感染发展之前,该综合征通常是无症状的。EB病毒感染时,大多数患者表现为暴发性或致死性感染性单个核细胞增多症,伴有肝衰竭(由细胞毒性T细胞攻击受EB病毒感染的B细胞或其他组织细胞造成)。感染后存活的患者发生淋巴瘤、再生障碍性贫血、低丙种球蛋白血症(与CVID类似)、脾肿大或同时发生以上多种疾病。

诊断

■ 基因检测

有严重EBV感染、HLH、可疑性家族史或其他常见表现的年轻男性,应怀疑XLP。

基因检测是确诊该病(EBV感染和症状发展前后)和携带者的金标准。然而,基因检测可能需要几周才能完成,因此,如果必须尽早诊断,可以完成其他检测(如流式细胞仪来评估SH2D1A蛋白表达)。

有提示意义的临床表现包括:
■ 对抗原(尤其对EBV核抗原)的抗体应答减低
■ 丝裂原T细胞增殖功能受损
■ NK细胞功能下降
■ CD4:CD8比率倒置

这些结果在EB病毒感染前后是典型的。常需行骨髓活检确诊。

对存活者,每年要进行1次实验室和影像学检查以便发现淋巴瘤和贫血。

当家族中发现病例或携带者,亲属应该完成基因检测。如果在家族中发现导致XLP的突变,推荐进行产前诊断。

治疗

■ 造血干细胞移植

约75%患儿10岁前夭折,除非进行造血干细胞移植,否则均于40岁以前死亡。大约80%的接受移植手术的患者存活。如果在EBV感染前进行移植治疗,是可以治愈的,否则发生的其他疾病将是不可逆转的。

移植前,利妥昔单抗可以帮助防止严重EBV感染。

ZAP-70缺陷

ZAP-70(ζ-相关蛋白70)缺陷为信号转导缺陷导致的T细胞活性降低。

ZAP-70缺陷是一种涉及细胞免疫缺陷的原发性免疫缺陷病。呈常染色体隐性遗传。

ZAP-70在T细胞信号转导和在胸腺T细胞选择中起重要作用。ZAP-70缺陷导致T细胞活化障碍。

ZAP-70缺陷的患者在婴儿或儿童早期出现反复感染,表现与重症联合免疫缺陷(SCID)相似。然而,ZAP-70患者可存活较长的时间,有可能在患儿几岁时才明确诊断。患儿血免疫球蛋白水平可正常、降低或增高,循环CD4T细胞正常或增高,但一般无CD8+T细胞。

体外实验CD4T细胞不能对丝裂原刺激或同种异体细胞产生免疫应答,且不会产生细胞毒性T细胞。与之相反,自然杀伤细胞的活性正常。

ZAP-70缺陷的诊断依据与SCID相似。

ZAP-70是致死性的,除非患者进行造血干细胞移植。

177. 移 植

移植物可以是患者自身的组织(自体移植,如骨、骨髓和皮肤移植),相同基因[同系(单卵双生)]的供体组织(同系移植物),相似基因的供体组织(同种异体或同种移植),或者在很罕见的情况下来自其他种类的供体组织(异种移植)。移植的组织可以是细胞[如造血干细胞(HSC)、淋巴细胞和胰岛细胞]、器官的一部分(如肝叶或肺叶,皮片移植),或者是整个器官(心脏或肾脏移植)、组织(如复合组织移植物)。

组织可以被移植到一个解剖学正常的部位(同位移植,如心脏移植),或异常的部位(异位移植,如肾脏移植到髂窝)。几乎所有的移植都是为了提高患者生存的概率,但是部分手术(如手、喉、舌和面部移植)提高患者的生存质量而不能改善生存率,并有显著的手术相关和免疫抑制风险。这些治疗在早期临床试验阶段(参见第1276页)。

除了少数例外,多数临床移植使用活的血缘供者、非血缘供者,或死亡供者的同种异体移植物。活供者的移植物常被用于肾移植、造血干细胞移植,但很少被用于部分肝、胰腺和肺移植。使用死者提供的器官(仍有心跳和已停止心跳的供体)可以减少器官移植供需间的差距,尽管如此,可供移植的器官仍然远远不能满足需求,并且等待器官移植的患者人数仍在不停上升。

移植物排斥反应和移植物抗宿主病所有接受的同种异

体移植的受者都要面临移植排斥的问题,受者的免疫系统会将移植物识别为异体组织并攻击它,接受含有免疫细胞(尤其是骨髓、肠道、肝脏)的移植有移植物抗宿主病的风险。通过移植前配型、移植过程中和移植后免疫抑制剂的使用,可以最大限度地减少这些并发症发生的风险。

器官分配 移植器官的分配方式主要依据患者对移植器官所依赖的程度(肝、心脏)和疾病的严重程度,以及等待的时间,或同时参考两者(肾、肺、肠)。在美国和波多黎各,移植器官首先在 12 个地理区域间进行分配,再在当地的器官供应组织进行分配。如果在第一个区域内没有合适的受者,移植器官会被重新分配到其他区域以寻找合适的受者。

移植前免疫学配型

由于昂贵的移植费用和珍贵的供体器官,为了尽量减少移植的风险,医疗团队必须在移植前对可能的受者进行医学和非医学的配型和筛查以提高移植的成功率。

组织相容性 在移植前配型时,要检测受者和供者的人类白细胞抗原[HLA,也称为主要组织相容性复合体(MHC)]和 ABO 血型,以及受者是否对供者抗原已经致敏。HLA 配型对肾脏移植最为关键,同时也是造血干细胞移植中最常用的方法。心脏、肝脏、胰腺和肺的移植一般都很紧急,经常在还没有进行 HLA 配型的情况下进行,因此配型在这类器官移植中的作用现在仍不十分清楚。

受者和供者间之间组织相容性的主要决定因素是外周血或淋巴结中淋巴细胞的 HLA 分型。有超过 1 250 个等位基因决定 6 种 HLA 抗原(HLA-A、-B、-C、-DP、-DQ、-DR),因此配型非常困难。例如,在美国的肾移植中,受者和供者匹配的 HLA 抗原平均只有 6 个中的 2 个。在肾移植和造血干细胞移植中,通过采用活的血缘供者的移植物以尽可能的匹配更多 HLA 抗原,能显著提高移植物的存活和功能。采用非血缘供者的移植物时,尽可能匹配更多 HLA 抗原也能大大提高成功率,但由于人群中的 HLA 差异性,配型非常困难。现在,更有效的免疫抑制疗法已经使移植的范围得到扩展,由于免疫抑制疗法更加有效,HLA 不匹配已经不是移植的绝对禁忌。

ABO 和 HLA 的匹配对移植物的存活至关重要。ABO 错配是超急性排斥反应的基础,因为血管内皮细胞表面有 ABO 抗原,在富含血管(如肾脏、心脏)的移植物中尤为突出。对供者 HLA 和 ABO 抗原的预先致敏可能是由于先前的多次输血、移植或怀孕造成。常用的方法是用受者的血清和患者的淋巴细胞在补体存在的情况下进行细胞毒试验,或通过血清学检查可以发现受者是否已经致敏。交叉试验结果阳性表明受者血清中有直接抗供者 ABO 或 HLA 抗原的抗体存在,这种情况是移植的绝对禁忌证,除非小于 14 个月婴儿的移植,因为这时婴儿体内可能还未产生同种血细胞凝集素。当无法获得更匹配的移植物时,大剂量 IIVG 和血浆置换被用于抑制抗 HLA 抗体以有助于移植。成本高,但中期的结果是令人鼓舞的,与那些未致敏的患者类似。即使交叉实验结果阴性也不能保证移植完全安全,因为当 ABO 抗原是相容的但不是相同时(供者为 O 型,而受者为 A 型、B 型或 AB 型),供体的白细胞可能会产生抗体导致溶血。

虽然 HLA 和 ABO 抗原匹配有利于移植物存活,但对非白人患者来说不利,因为非白人中器官捐献非常少见,因此,潜在的非白人供者的数量有效,而且黑人终末期肾病常见,因此对器官的需求更大。非白人患者可能存在与白人供者不同的 HLA 多态性,HLA 抗原预先致敏的高发生率,和血型 O 和 B 型的高发生率。

感染 在移植前,必须对供着和受者可能接触的常见病原菌和活动性和潜在感染进行检查,以降低感染的风险并减少由于使用免疫抑制剂可能导致受者感染加重的风险。检查通常包括病史采集,检测巨细胞病毒(CMV)、EB 病毒(EBV)、单纯疱疹病毒(HSV)、带状疱疹病毒(VZV)、乙型和丙型肝炎病毒、HIV、西尼罗病毒(如果有可疑暴露史)以及结核菌素皮肤试验(针对结核病)。阳性结果的患者必须在移植后接受抗病毒治疗(如对 CMV 感染或乙型肝炎感染),或直到感染控制后,才进行移植(如 HIV 阳性)。

移植禁忌证 绝对禁忌证包括如下几点:

- 活动性感染,除非受者可能的感染局限在被替换的器官(如肝脓肿)
- 癌症(除受者患肝细胞癌或某些神经内分泌肿瘤)
- 通过淋巴细胞毒性检测发现的交叉配型阳性

相对禁忌证包括年龄超过 65 岁、身体功能较差或营养不佳(包括严重的肥胖)、HIV 感染和多器官功能障碍。社会心理因素在决定移植是否成功中也发挥了作用。例如,滥用药物或心理状态不稳定的患者无法接受移植后长期的药物治疗和定期随访。移植禁忌证在每个医疗中心决定移植受者的标准上不同。免疫抑制剂对 HIV 阳性移植受者是可耐受和有效的。

免疫抑制

免疫抑制剂能控制移植物排斥,对移植的成功非常重要。但是,它们同时会抑制整个免疫系统的功能,造成移植后的许多问题,包括发展为癌症,加速心血管疾病发生,甚至是全身感染致死。免疫抑制剂通常必须在移植后长期使用,然而,在最初几周的高剂量后,可以减少剂量,并长期使用。移植后进一步降低免疫抑制剂剂量和诱导供者器官耐受的方案在研究中。

皮质激素 通常在移植时使用大剂量的皮质激素,然后逐步减量至最低维持剂量。移植后几个月,可隔日使用皮质激素,这样能减少对儿童患者生长发育的影响。如果发生排斥反应,则必须再次使用大剂量皮质激素。

减少糖皮质激素(类固醇备用方案)需要的方案正在制订中。

钙调神经磷酸酶抑制剂(CNI) 这类药物[环孢素(cyclospo-rine)、他克莫司(tacrolimus)]能阻碍 T 细胞的细胞因子转录,从而抑制 T 细胞的增殖和活性。

环孢素 是在心脏和肺移植中运用最广泛的药物,环孢素可单独使用,但通常与其他药物联用(如咪唑嘌呤、泼尼松)以减少用药剂量、降低毒性作用。移植后,应尽快将初始剂量减少到维持量。环孢素在体内被细胞色素 P-450

3A酶代谢,血药浓度受多种其他药物的影响。环孢素最严重的剂量依赖性副作用为肾毒性,它能使传入(肾小球前)细动脉收缩,导致肾小球损害,引起难治性的肾小球低灌注,最终导致慢性肾衰。另外,B细胞淋巴瘤和多克隆B细胞增殖在接受环孢素或同时联用其他T细胞免疫抑制剂的患者中发生率增加,这可能与EBV感染有关。其他副作用包括糖尿病、肝脏毒性、痛风、难治性高血压、神经毒性(包括震颤)、增加其他肿瘤发生率以及其他较轻的副作用(如牙龈增生、多毛症)。环孢素血药浓度与治疗的效果和副作用不成正比。

他克莫司 在肾移植、肝移植、胰腺移植和小肠移植中最常用。他克莫司可在移植时或第二天起使用。剂量需依据血药浓度调整,但其血药浓度受许多其他药物以及环孢素的影响。他克莫司可在环孢素效果不佳或发生严重副作用时使用。他克莫司的副作用与环孢素相似,但他克莫司更易引起糖尿病,而牙龈增生和多毛症相对少见。在服用他克莫司的患者,淋巴增生性疾病似乎常常发生,甚至仅移植后数周,并且当药物停止时可以部分地或完全地解决。如果发生这种情况,则必须停用他克莫司,改用环孢素或其他可替代的免疫抑制剂。

嘌呤代谢抑制剂 以咪唑嘌呤(azathioprine)和霉酚酸吗啉乙酯(mycophenolate mofetil,MMF)为例。

咪唑嘌呤 是一种抗代谢剂,通常在移植时开始使用。多数患者对咪唑嘌呤耐受较好。最严重的副作用是骨髓抑制,罕见的有肝炎。全身过敏反应的发生率<5%。咪唑嘌呤经常和小剂量的钙调神经磷酸酶抑制剂一起使用。

霉酚酸吗啉乙酯(MMF) 是酶酚酸的前体,能可逆的抑制磷酸次黄(嘌呤核)苷脱氢酶,这种酶在嘌呤核苷酸的代谢过程中为限速酶,因此能抑制淋巴细胞的增殖。MMF在肾、心脏或肝移植中常与环孢素(或他克莫司)和皮质激素一起使用。最常见的副作用为白细胞减少症、恶心、呕吐和腹泻。

西罗莫司这类药物(西罗莫司、艾罗莫司)阻断了淋巴细胞内关键的调节酶[西罗莫司哺乳动物靶点(mTOR)],从而阻止细胞周期并抑制淋巴细胞对细胞因子刺激的反应。

西罗莫司 一般情况下和环孢素及皮质激素同时使用,适用于肾脏功能不全的患者。副作用包括高脂血症、间质性肺炎、下肢水肿、伤口愈合不佳、伴白细胞减少的骨髓抑制,以及血小板减少和贫血。

依维莫司 较常用于预防肾脏和肝脏移植排斥反应,副作用与西罗莫司相似。

免疫抑制性免疫球蛋白 以抗淋巴细胞球蛋白(anti-lympho-cyteglobulin,ALG)和抗胸腺细胞球蛋白(anti-thymocyte globulin,ATG)为例,它们分别由动物抗人淋巴细胞(ALG)和抗人胸腺细胞(ATG)的抗血清制成。ALG和ATG抑制细胞免疫功能的同时保留体液免疫功能。它们与其他免疫抑制剂同时使用能降低剂量和毒性。用ALG和ATG治疗急性排斥反应能提高移植物的存活率,移植时使用能降低排斥反应的发生率,并能延后环孢素的使用,从而减少毒性作用。使用高度纯化的血清成分能显著减少副作用(如过敏反应、血清病、抗原-抗体复合物介导的肾小球肾炎)。

JP单克隆抗体(mAbs)直接抗T细胞的mAbs比ALG和ATG能提供更高浓度的抗T细胞抗体,以及更少的其他血清蛋白成分。OKT3(一种小鼠抗体)抑制T细胞受体(T_cR)与抗原的结合,导致免疫抑制。OKT3最早用于控制急性排斥反应,也可在移植同时使用以减少排斥反应的发生率。但是,该药已不再使用。

抗IL-2受体的单克隆抗体能阻断活化T细胞分泌的IL-2的作用,从而抑制T细胞的增殖。巴利昔单抗为人源性的抗TaT(HAT)抗体,目前被用于治疗肾、肝和小肠移植的急性排斥反应。他们也被用于移植时、联合免疫抑制疗法。报道的唯一副作用是严重过敏反应,但是不能排除增加淋巴增殖性疾病的风险。

放射治疗 在肾移植发生排斥反应并且其他治疗(如激素、ATG)无效时,对移植物和/或受者局部进行放疗。全淋巴照射仍在实验阶段,但目前看来能安全的抑制细胞免疫,作用原理为早期激活抑制性T细胞,后期对抗原特异性细胞克隆清除。然而,由于免疫抑制剂现在是如此的有效,需要放疗是极为罕见的。

治疗进展 治疗进展的方向为抑制移植物抗原特异性的免疫反应,而在同时不影响其他正常的免疫功能(表177-1)。有两项进展受到关注:

表177-1 免疫抑制剂用于治疗移植排斥

免疫抑制剂	作用机制	指征	主要不良反应包括
抗淋巴细胞球蛋白(ALG) 抗胸腺细胞球蛋白(ATG)	淋巴细胞(ALG)或胸腺细胞(ATG)的抑制	急性排斥反应的诱导、维持,和治疗	严重过敏反应、血清病、抗原-抗体复合物介导的肾小球肾炎
硫唑嘌呤	嘌呤代谢抑制物	维持治疗	骨髓抑制,肝炎
巴利昔单抗	通过阻断IL-2的作用,抑制T细胞的增殖	主要是诱导	感染、过敏反应,骨髓增生性疾病
贝拉西普	抑制T细胞共刺激通路的抗体	维持治疗	进展性多灶性脑白质病,其他病毒感染

续表

免疫抑制剂	作用机制	指征	主要不良反应包括
皮质激素	抗炎制剂	急性排斥反应的诱导,维持和辅助治疗	糖尿病,高血压,骨质疏松症,动脉粥样硬化
环孢素	钙调磷酸酶抑制(阻断T细胞的转录)	诱导(很少),维持和治疗急性和慢性的排斥反应	肾毒性,神经毒性,高血脂症,多毛症、糖尿病,肝毒性,痛风性痛风,难治性高血压,其他肿瘤发生率增加,牙龈增生
依维莫司 西罗莫司	mTOR抑制剂,抑制淋巴细胞对细胞因子刺激的反应	维持治疗	间质性肺炎,下肢水肿,高脂血症、伤口不愈合、骨髓抑制
麦考酚酸酯	嘌呤代谢抑制物	维持治疗	骨髓抑制、恶心、呕吐、腹泻
他克莫司	钙调磷酸酶抑制(阻断T细胞的转录)	诱导,维持和急性和慢性排斥反应的治疗	肾毒性,神经毒性,高血脂症,脱发,高血压

mTOR 信号,西罗莫司哺乳动物靶点。

- 利用有细胞毒性T淋巴细胞相关抗原4(CTLA-4)-IgG1融合蛋白阻断T细胞共刺激分子信号转导途径
- 诱导嵌合体的形成(供者和受者的免疫细胞都将移植器官识别为自身组织),即通过非清髓性预处理(如环磷酰胺、胸腺照射、ATG和环孢素)使得暂时性T细胞清除,然后移植同一个供者的造血干细胞,以诱导受者对供者的实体器官产生免疫耐受(在研究中)

贝拉西普,抑制T细胞共刺激通路的另一种抗体,可在肾移植中使用。然而,进行性多灶性白质脑病(一种致命CNS病症)的发生率似乎增加,病毒感染的发生率增加。移植后淋巴增殖性疾病是另一个问题。

移植后并发症
包括下列并发症:
- 排斥
- 感染
- 肾功能衰退
- 肿瘤
- 动脉粥样硬化

排斥反应 实体器官的排斥反应可以为超急性、加速性、急性或慢性(迟发性)。这些类别可以通过开始的时间和组织病理学进行大致区分。症状因器官而各异(表177-2)。

表 177-2 不同类别移植排斥的症状

器官	超急性	加速性	急性	慢性
肾脏	发热、无尿	发热、少尿、移植物肿胀和压痛	发热、血肌酐升高、高血压、体重增加、移植物肿胀和压痛、尿沉渣中出现蛋白、淋巴细胞和肾小管细胞	蛋白尿伴或不伴有高血压、肾病综合征
肝脏	发热,肝功能检查结果显著升高(谷草转氨酶,胆红素),凝血功能障碍	发热,凝血功能障碍,肝功能检查结果非常升高(谷草转氨酶,胆红素),腹水	纳差,疼痛,发热,黄疸,光(黏土)色的大便,尿黄,肝功能指标升高的测试结果(谷草转氨酶,胆红素)	黄疸,胆管消失综合征(胆红素、碱性磷酸酶和GGT升高),肝功能测试结果稍微升高(谷草转氨酶,胆红素),腹水
心脏*	心源性休克	房性心律失常、心源性休克	心脏衰竭,房性心律失常	运动时呼吸困难,应激耐受降低
肺	氧合功能差、发热、咳嗽、呼吸困难、FEV1降低	氧合功能差、发热、咳嗽、呼吸困难、胸部X线可见浸润、下降 FEV$_1$ 降低	与加速期相同 血管周围间质渗出(纤维支气管镜活检)	闭塞性细支气管炎、咳嗽、呼吸困难
胰腺	胰腺坏死、发热、高血糖	胰腺炎、高血糖、淀粉酶和脂肪酶升高	与加速期相同	高血糖、淀粉酶和脂肪酶轻度升高
小肠	发热、乳酸显著升高	发热、腹泻、乳酸升高	发热、腹泻、消化不良、乳酸轻度升高	腹泻、消化不良

*大部分有心脏移植排斥的患者没有症状。
FEV$_1$,第1秒用力呼气容积;GGT,γ-谷氨酰转移酶。

超急性排斥反应　具有以下特征：
- 发生在移植后的48小时内
- 由预先存在的结合补体的抗移植物抗体（预致敏）造成
- 表现为小血管血栓和移植物梗死

在进行预先组织配型后，已经非常罕见（<1%）。除了祛除移植物外没有有效的治疗方法。

加速性排斥反应　具有以下特征：
- 发生在移植后的3~5日内
- 由预先存在的未结合补体的抗移植物抗体造成
- 组织病理表现为细胞浸润，伴有或不伴有血管改变

加速性排斥反应也相当少见。治疗方法为大剂量激素冲击疗法，或如果发生血管变化，需要抗淋巴细胞。血浆置换能更快的祛除循环中的抗体，已经使用并取得一些成功。

急性排斥反应　是发生于移植后的移植物破坏反应。具有以下特征：
- 发生稍晚，大概在移植后5日。（因为与超急性和加速排斥反应不同，它是由新的抗移植物T细胞反应介导，不是由先前存在的抗体）
- 由T细胞介导，是对异体组织相容性抗体的延迟超敏反应
- 特征性的表现为单个核细胞浸润，伴有不同程度的出血、水肿和坏死。虽然血管内皮细胞是免疫攻击的主要对象，但血管的完整性一般得以保留

在移植后10年内发生的约1/2的排斥反应属于这种类型。急性排斥反应经常可被加强的免疫抑制治疗逆转（如激素和/或ALG的冲击疗法）。当急性排斥反应缓解后，移植物已经损坏的部分将会被纤维组织修补，其余部分可以保留原有的功能，一般来说免疫抑制剂的使用可以降到非常低的水平，移植物可以存活较长时间。

慢性排斥反应　是移植器官功能障碍，通常没有发热，具有以下特征：
- 典型的慢性排斥反应发生在移植后的几个月到几年内，但也有些可发生在移植后的几周内
- 其有多种病因，包括早期的抗体介导的排斥反应，围术期缺血和再灌注损伤，药物毒性，感染和血管因素（如高血压、高脂血症）
- 病理特征为新生成的内膜，包括平滑肌和细胞外基质（移植动脉硬化）逐渐将血管内腔闭塞，导致斑块状的缺血和纤维增生

慢性排斥反应约占所有排斥反应的1/2。慢性排斥反应不受免疫抑制剂的影响而自行进展，现在仍没有明确有效的治疗方法。已有他克莫司在少数患者中控制慢性肝排斥的报道。

感染　移植患者容易感染，是因为：
- 免疫抑制剂的使用
- 器官衰竭所导致的继发性免疫缺陷
- 手术

偶然供体会成为感染源（如CMV感染）。

无局部症状性的发热是感染的常见表现。当然，发热也可以是急性排斥反应的表现，但其通常还会伴有移植器官功能衰竭的表现。如果不伴有移植物器官功能衰竭，则对于发热的诊断过程与发热待查类似；了解发热时症状和体征出现的时间有助于鉴别诊断。

移植后的第一个月内，与其他术后院内感染相同，大多数感染是由细菌或真菌引起（如铜绿假单胞菌肺炎、革兰氏阳性细菌引起的伤口感染）。这时最重要的威胁是早期感染的病原可能感染到移植物或缝合处的血管，造成真菌性动脉瘤或伤口裂开。

机会感染多在移植后1~6个月内发生（治疗见诊疗手册别处）。感染可能是细菌性（如李斯特菌或诺卡放线菌），病毒性（如CMV、EB-V、VZV、乙型或丙型肝炎病毒），真菌性（如曲霉菌、隐球菌、肺孢子虫）或寄生虫性的（如类圆线虫、弓形虫、锥虫、利什曼原虫）。许多这些感染均与使用高剂量的糖皮质激素相关。

移植6个月后，约80%的患者感染风险恢复到基线水平。约有10%的患者出现早期感染并发症，如移植物病毒感染、迁延性感染（如CMV视网膜炎，结肠炎）或病毒感染引发的肿瘤（如肝炎和和随后的肝细胞癌，人乳头状瘤病毒和随后的基底细胞癌）。其他患者（5%~10%）出现慢性排斥反应，需要大剂量的免疫抑制剂，因此发生机会感染的风险很高。感染的风险取决于接受的移植物，接受肾移植风险最低，肝和肺移植受者风险最高。

大多数患者在移植后都会接受抗生素治疗以降低感染风险。应依据个体的风险不同和移植种类的不同选择抗生素，常规包括甲氧苄啶/磺胺甲噁唑 80/400mg 口服，每日1次，持续4~12个月，预防肺孢子虫感染或肾移植后肾盂肾炎。粒细胞减少的患者有时也给予喹诺酮类的抗生素（如左旋氧氟沙星 500mg 口服或静脉注射，每日1次）预防革兰氏阴性菌感染。通常情况下，患者预防性用更昔洛韦或阿昔洛韦，因为CMV和其他病毒感染较常发生在移植后的头几个月，当免疫抑制剂剂量最高时。给予的剂量取决于患者的肾功能。

移植后可以安全的给予灭活疫苗。必须平衡减毒活疫苗的风险与他们的潜在收益，因为在免疫抑制的患者可以发生临床显著的感染和加剧排斥反应，即使血液中免疫抑制剂水平很低。

肾脏疾病　在接受实体器官移植的患者中，15%~20%在移植后的1~6个月内GFR会下降30%~50%，同时伴有高血压。这些患者通常也发生高血压。接受肠道移植的发生率最高（21%），因为需要高的血液免疫抑制剂（通常是CNI）水平维持移植物。接受心-肺移植的发生率最低（7%）。具有肾毒性和致糖尿病性的钙调神经磷酸酶抑制剂是重要的致病因素，但围术期的肾脏损害，移植前的肾功能障碍，以及使用其他肾毒性药物也起一定的作用。在最初的下降后，GFR通常会稳定或减缓下降的速度。尽管如此，进展到终末期肾病需要透析的患者，其死亡风险高4倍，除非进行肾移植。移植后早期停止使用钙调神经磷酸酶抑制剂可以预防肾衰竭，但是安全的最小剂量仍不清楚。

肿瘤　长期使用免疫抑制剂会使由病毒感染导致的肿瘤发生率增加，特别是鳞状细胞癌和基底细胞癌，淋巴细胞

增生（主要是 B 细胞非霍奇金淋巴瘤）、肛门与生殖器（包括宫颈）癌、口咽癌和卡波西肉瘤。治疗与没有使用免疫抑制的患者类似，对于肿瘤分级低的患者，通常不需要减少或停止免疫抑制剂的用量，但在恶性程度高的肿瘤或淋巴瘤患者中则不然。尤其是，如果发生淋巴增殖性疾病，应当停止嘌呤代谢拮抗剂（硫唑嘌呤、霉酚酸酯）和他克莫司被。

其他并发症骨质疏松 免疫抑制剂（尤其是激素和钙调神经磷酸酶抑制剂）会增加骨质再吸收，加重骨质疏松，尤其是对移植前就有相关问题的患者（由于运动减少，吸烟或饮酒，或已经存在的肾脏疾病）。非常规的使用维生素 D 和二磷酸盐，或其他抗骨质吸收的药物，可能对预防此类问题有效。

在儿童患者中，因长期使用激素造成的生长迟滞值得重视。逐渐减少激素用量直到最低维持量可能减轻生长迟滞的问题。

系统性动脉硬化可能由使用钙调神经磷酸酶抑制剂、西罗莫司（西罗莫司、依维莫司）和激素造成的高脂血症引起，其典型的表现可在肾移植 15 年后出现。

移植物抗宿主病（GVHD）发生在供体 T 细胞对受者自身抗原发生应答的情况下。GVHD 主要影响造血干细胞移植，但是也可能影响肝移植或小肠移植。它可以包括组织炎症损伤，尤其是肝脏、肠道和皮肤以及血液恶病质。

心脏移植

患有任何以下疾病，和有死亡危险且无法用药物控制的患者，可以选择心脏移植：
- 患有终末期心功能衰竭
- 冠心病（CAD）
- 心律不齐
- 肥大型心肌病
- 先天性心脏病

心脏移植也可用于以下患者：
- 在 MI 或非移植心脏手术后无法脱离临时心脏辅助器
- 由于肺部疾病影响心脏功能并同时要进行肺移植的患者

唯一的绝对禁忌证是术前治疗无效的肺动脉高压，相对禁忌证有其他器官衰竭（如肺、肾、肝脏）和全身或局部的渗透压紊乱（如心脏肉瘤、淀粉样变病）。

所有的移植心脏都来源于脑死亡的供者，供者通常需要<60 岁，有正常的心肺功能，没有 CAD 或其他心脏疾病。供者与受者必须有匹配的 ABO 血型和心脏大小。约有 25% 的受者在等待移植的过程中死亡。左心辅助器和人工心脏技术能给予等待移植的患者临时的血流动力学支持但是如果等待移植的时间过长，这些措施会增加患者招致败血症、仪器故障和血栓栓塞的风险。

心脏搭桥和永久的心室辅助器

近年来，植入式的心室辅助器已经大大改善，且它们可用于治疗一些先前必须要接受心脏移植和有移植禁忌证的患者。这些装置通常用于辅助左心室作为临时（从搭桥到移植）或长期（永久辅助器）治疗，可能来自动力传动系统的皮肤插入位置的感染是一个需要担忧的问题。但是，有些患者在植入这些器械后几年后，仍能够较好的生存。

移植步骤

移植心脏必须保存在低温中，在 4~6 个小时内进行移植。受者在体外循环下摘除其原来的心脏，原位保留右房壁的后部。供体心脏和主动脉、肺动脉、肺静脉一起进行原位移植（在其正常位置），原心脏的右房壁和供体心脏由单独的吻合器连接。在供体心脏中使用修饰细胞代谢的体外泵系统，并且因此可以延长心脏移植存活>4~6 小时，这些正在处于研究中。

心脏移植使用的免疫抑制剂各不相同，但与肾移植或肝移植类似（如抗 IL-12 受体单克隆抗体、钙调神经磷酸酶抑制剂、激素，表 177-1）。

并发症

50%~80% 的患者会发生至少一次排斥反应（平均在 2~3 次），多数的患者无明显的表现，但有约 5% 的患者会发生左室功能障碍或房性心律失常。发生急性排斥反应的高峰在 1 个月时，并在随后的 5 个月中下降，到 1 年左右趋向稳定。

发生排斥的危险因素有：
- 年轻
- 女性受者
- 女性或黑人供者
- HLA 不匹配
- CMV 感染也可能是危险因素

由于对移植物的损害可能为不可逆且严重，通常每年应进行一次心肌病理检查，以检测单个核细胞的浸润深度和范围以及心肌的损伤程度。鉴别诊断包括围术期缺血、CMV 感染、特发性 B 细胞浸润。没有临床后遗症的轻度排斥（1 级）不需要特殊处理，中、重度排斥（2~4 级）或有临床后遗症的轻度排斥需要脉冲式激素（每日 500mg 或 1g，连用数天）和抗胸腺细胞球蛋白治疗（表 177-3）。

表 177-3 不同类别的心脏移植排斥的症状*

移植排斥类别	症状
超急性	心源性休克
加速性	房性心律失常、心源性休克
急性	心脏衰竭，房性心律失常
慢性	运动时呼吸困难，应激耐受降低

* 大部分有心脏移植排斥的患者没有症状。

心脏移植后冠状血管病变主要的并发症为心脏移植后冠状血管病变，它是一种能广泛缩窄或血管内腔阻塞（在 25% 的患者中）的动脉硬化。发生的原因为多因素，并且与供者年龄、采用冷冻和再灌注缺血、低脂血症、免疫抑制剂、慢性排斥反应以及病毒感染（在儿童中腺病毒，在成人中 CMV 病毒感染）有关。为了尽早发现，通常在做心肌病理检查的同时进行心脏应激测试，以及侵入性超声检查的冠状动脉造影术。治疗主要是积极的降脂和地尔硫䓬的使用。

预后

心脏移植后一年生存率为 85%~90%，以后每年的死亡率约为4%。在移植前对于一年生存率的预测因素包括：
- 需要术前通气或左心辅助器
- 恶病质
- 女性受者或供者
- 除心力衰竭或CAD以外的诊断
- 移植后的预测因素包括C反应蛋白和肌钙蛋白水平升高

最常见的1年内引起死亡的主要原因为急性排斥反应或感染，1年后引起死亡的主要原因为心脏移植后冠状血管病变或淋巴细胞增生。移植后存活超过一年的患者功能状态很好，患者的活动能力仍低于正常，但能维持日常生活，并且有可能随着交感神经功能的恢复而逐渐提高。超过95%的患者能达到纽约心脏协会制订的心功能Ⅰ级水平，并有>70%的患者能恢复全日制工作。

造血干细胞移植

造血干细胞移植（HSCT）的技术发展非常迅速，为治愈血液系统肿瘤（如白血病、淋巴瘤、骨髓瘤）以及血液系统其他疾病（如原发性免疫缺陷、再生障碍性贫血、脊髓发育不良）提供了希望。HSC移植有时也被用于对化疗敏感的实体瘤（如一些生殖细胞肿瘤）。

造血干细胞移植通过以下方式治愈疾病：
- 清髓性癌症根除治疗后使骨髓恢复
- 在非恶性血液病中，用正常骨髓替代异常骨髓

HSCT可以是自体移植，也可以是同种异体移植。干细胞来源于：
- 骨髓
- 外周血
- 脐带血

外周血现在已经很大程度上替代了骨髓作为干细胞的来源，特别是在同种异体HSCT移植中，因为这种方法更加简便，且中性粒细胞和血小板数量的恢复更快。脐带血HSCT一般限制给儿童使用，因为对成人来讲，脐带血内干细胞的数量太少。在未来，潜在的干细胞来源是诱导多能干细胞（某些细胞来自成人，重新编程为干细胞）。

自体HSCT没有禁忌证。同种异体HSCT仅有以下相对禁忌证：年龄大于50岁、已接受过HSCT和有并发症患者。同种异体HSCT移植主要受缺乏组织相容性供者的限制。同型HLA的同胞是理想的供者，继之为HLA匹配的供者。由于仅有1/4的患者有这样的同胞，因此不匹配的血缘移植和匹配的非血缘移植（在全球的捐献者中配型）也经常采用。但是从长期无病生存率来看，效果还是不如同型HLA的同胞移植。脐带血HSCT的技术现在仍在研究中，但是可能HLA配型的重要性会相对较小。

移植步骤

骨髓干细胞的采集，常用的方法为在局部麻醉或全身麻醉下，从供者的髂前上棘抽取700~1 500ml（最多15ml/kg）骨髓。

采集外周血造血干细胞时，先要给予供者重组的生长因子（粒细胞集落刺激因子或粒细胞-巨噬细胞集落刺激因子）来刺激干细胞的增殖和活化，在4~6日后获得标准单采干细胞。使用荧光标记技术从其他细胞中识别和分选干细胞。

收集到的干细胞通过中央静脉导管，至少1~2个小时输入受者体内。

预处理方案：在异基因HSC移植治疗肿瘤前，受者通常要先经过预处理［如清髓性方案，环磷酰氨60mg/（kg·d）］静脉注射2日，同时进行全身照射或白消安1mg/kg，每日4次，口服4日，加环磷酰氨，不进行全身照射］以诱导免疫豁免和免疫抑制，使受者能接受移植的细胞。在同种异体HSCT中，即使没有肿瘤的情况下，也要采用类似的预处理来降低排斥反应和肿瘤复发。这样的预处理方案在针对癌症的自体造血干细胞移植前是不用的；代之为癌症特异性药物。非清髓移植可能可以降低死亡率［如环磷酰胺，胸腺照射，抗胸腺细胞球蛋白（ATG），和/或环孢素］，并可能对年长的患者、有并发症患者以及可能发生移植物抗肿瘤的患者（如多发性骨髓瘤）有益。

移植后：注射集落刺激因子，以减少移植后白细胞减少的时间，同时预防性使用抗生素，而且在同种异体HSCT中，还要接受最多6个月的预防性免疫抑制剂治疗（最常用的为甲氨蝶呤和环磷酰胺），以预防供体T细胞对受者HLA分子进行攻击（移植物抗宿主病）。除非患者有发热，通常不使用广谱抗生素。移植物移入一般在HSCT后的10~20日（外周血干细胞移植较快些），可以通过中性粒细胞绝对计数（>500×10^6/L）确定。

并发症

造血干细胞移植的并发症早期即可出现（<移植后100日）或稍晚。同种异体造血干细胞移植后，感染的风险增加。

早期并发症 主要的早期并发症包括：
- 植入失败
- 排斥
- 急性GVHD

约有<5%的患者发生移入失败和排斥，表现为持续的全血细胞减少或难以逆转的红细胞计数下降。应使用数周的激素治疗。

急性GVHD：发生在同种异体HSC移植的受者（40%HLA匹配同胞移植和80%非血缘移植的患者发生）。表现为发热、皮疹、高胆红素肝炎、呕吐、腹泻、腹痛（可能发展为肠梗阻）和体重下降。发生急性GVHD的危险因素包括：
- HLA和性别不匹配
- 非血缘移植
- 年长受者和/或供者
- 供者已致敏
- 对GVHD的预防不充分

一般根据病史和体格检查和肝功能检测能明确急性GVHD的诊断，治疗包括甲泼尼龙2mg/kg，静脉注射，每日1次，如果在5日内没有显著效果，增加到10mg/kg。

晚期并发症 主要的晚期并发症包括：
- 慢性GVHD
- 疾病复发

慢性 GVHD：可以单独发生，也可以由急性 GVHD 发展而来。典型的慢性 GVHD 在移植后的 4~7 个月出现（范围为 2 个月到 2 年）。慢性 GVHD 发生在同种异体 HSC 移植的受者（35%~50% 的 HLA 匹配同胞移植和 60%~70% 非血缘移植患者发生慢性 GVHD）。慢性 GVHD 最主要的表现在皮肤（如苔藓样皮疹、硬皮病）、黏膜（角膜结膜炎、牙周炎、口腔苔藓样反应），同时也影响到消化道和肝脏。免疫功能低下是最主要的特征表现，也可有类似于肺移植后的隐匿性细支气管炎。最终，20%~40% 的 GVHD 患者死亡。

对于皮肤和黏膜的 GVHD 可能不需要特殊处理，对于其他严重并发症的处理与急性 GVHD 类似。利用单克隆抗体或机械分离的方法清除同种异体移植物中的 T 细胞能减少严重的 GVHD 发病率，但是同时也削弱了移植物抗肿瘤的作用，而移植物抗肿瘤作用有助于移植干细胞的增殖和移入，还能减少疾病的复发率。同种异体移植的复发率较高，因为没有移植物抗肿瘤效应和外周循环中的肿瘤细胞也可能同时被移植给受者。在体外对肿瘤细胞进行清除的方法正在研究中。

无慢性 GVHD 的患者，所有的免疫抑制剂可以在 HSCT 后 6 个月停药，因此，再晚期的并发症非常少见。

预后

HSCT 的预后因移植指征和方法各不相同。总体而言，疾病复发

- 40%~75% 的受者接受自体造血干细胞移植
- 10%~40% 的受者接受异体造血干细胞移植

成功（无癌症的骨髓）率为：

- 在复发的、化疗敏感淋巴瘤患者中为 30%~40%
- 在缓解期急性白血病患者中为 20%~50%

与单独化疗相比，HSC 移植改善多发性骨髓瘤患者的生存率。病情更加严重的患者以及实体瘤（如精原细胞瘤）患者的成功率较低。发生移植物抗宿主病（GVHD）的患者复发率降低，但是如果 GVHD 严重，那么总的死亡率增加。加强预处理、有效预防 GVHD、采用以环孢素为基础的治疗以及加强支持治疗（如需要时抗生素、预防肝炎和巨细胞病毒感染）能增加 HSCT 后的长期无病生存。

肾移植

肾移植是最常见的实体器官移植，其主要适应证为终末期肾衰竭。绝对禁忌证为影响移植物存活的并发症患者（如严重心脏病、肿瘤），因此需通过筛查来排除这些疾病。相对禁忌包括控制不良的糖尿病，这可导致肾衰竭，以及某些病毒感染（如丙型肝炎终末期肝病），由于移植所需的免疫抑制，可以使状况变差。70~80 岁的患者，如果在其他方面健康，生活能独立自理，有较长的但是合理的预期寿命，而且移植不仅能使他们摆脱透析，还能增加他们的生活质量，他们也可以接受肾移植。患有 1 型糖尿病的患者可以考虑胰岛-肾联合移植或者在肾移植后胰岛移植。

超过 1/2 的肾脏供体来自健康的脑死亡供者。约有 1/3 的肾脏有机械的或手术相关的损伤，尽管不十分理想，但是由于大量的需求仍然被利用。更多的来自非心脏停止的供体肾脏［被称为捐赠-后心脏死亡（DCD）移植物］正在被使用。这些肾脏可能在供者死亡前受到缺血损伤，以及由于急性肾小管坏死导致功能受损；然而，从长远来看，他们似乎与满足标准方案的供者肾脏［称为标准的标准捐助者（SCD）］一样发挥作用。余下的肾脏（大约 40%）来源于活体捐献者，由于来源太少，越来越多的患者接受谨慎选择的非血缘供者捐献的肾脏，进行同种异体肾移植。活体捐献者将要损失一部分肾功能，他们发生长期并发症的风险增加，而且还会因是否要捐献产生心理冲突，因此，捐献者必须接受评估，以确定他们有正常的肾小球滤过功能，没有系统性疾病，组织相容性，精神稳定以及有能力签订协议。通常罹患高血压、糖尿病和肿瘤（除可能的中枢神经系统肿瘤外）可能排除了潜在的活体肾脏捐献者。

从不相关的活体来源的肾脏的使用已越来越多；肾脏交换经常发生在前瞻性供体和与其他相似不匹配的受体匹配时。当许多这样的配对被识别，链式交换是可能的，大大增加了潜在的受者和供体之间的良好匹配。

如果 ABO 匹配是不可行的，有时 ABO 血型不相容移植也可以做；仔细的选择供者、受者和移植前治疗方案［血浆置换和/或静脉注射免疫球蛋白（IIVG）］预后可以媲美那些 ABO 相容的移植。

移植步骤

捐献的肾脏通过腹腔镜（罕见，开腹）手术摘除，浸入冷却的特殊保存液里，保存液含有相对高浓度的低渗性物质（如甘露醇、羟乙基淀粉）以及与细胞内液类似的电解质，然后低温保存。用这种方式保存的肾脏只要在 24 小时内移植，通常都能保留较好的功能。较少用的保存方法是用富氧化的血浆制备灌注液，进行搏动性低温灌注，这样可以将体外保存的时间延长到 48 小时。

通常在移植前，为了使患者的代谢维持在一个相对正常的状态，患者需要接受透析，但是对同种异体移植的患者来说，在还未进行长时间透析前就接受移植能轻微增加移植肾的存活率。除非受体原来的肾脏发生了感染，通常不需要进行肾切除术。对于准备接受同种异体肾移植的患者来说，用输血治疗贫血是否有效尚有争议，输血可能使患者对异体抗原致敏，但是移植物也可以在已接受输血的受者体内存活且受者不被致敏，因为输血同时也有可能诱导患者某种程度上对异体抗原的耐受。

通常肾脏被移植在患者髂窝的位置，肾血管与髂窝血管吻合，输尿管直接与膀胱吻合或与患者自己的输尿管吻合。有 30% 的患者有膀胱输尿管反流，但一般都是没有副作用的。

免疫抑制剂疗法各不相同（表 177-1）。常用的有在移植时或移植后立即静脉注射环孢素，然后改为口服并逐渐减量，维持血药浓度足够高以预防排斥反应，以使毒性作用和排斥反应均降至最低。在移植的当天，同时使用静脉注射或口服激素，根据使用的方案，随后几周逐渐减少用药剂量。

并发症

尽管使用免疫抑制剂，肾移植后约 20% 患者还是会发

生一次以上的排斥反应。多数反应可以用脉冲式糖皮质激素治疗，但是这样的排斥反应仍会导致远期出现肾衰竭和/或移植失败。排斥反应的表现因类型不同各异(表177-4)。

表 177-4　不同类别的肾移植排斥的症状

移植排斥类别	症状
超急性	发热、无尿
加速性	发热、少尿、移植物肿胀和压痛
急性	发热、血肌酐升高、高血压、体重增加、移植物肿胀和压痛，尿沉渣中出现蛋白、淋巴细胞和肾小管细胞中出现蛋白、淋巴细胞和肾小管细胞
慢性	蛋白尿伴或不伴有高血压、肾病综合征

临床诊断困难时，经皮穿刺活检能明确排斥反应的诊断。活检也可能有助于鉴别抗体介导的和T细胞介导的排斥反应，同时也能区别其他导致移植失败的常见原因(如钙调神经磷酸酶抑制剂毒性、糖尿病或高血压肾病、I型多瘤病毒感染)。可以进一步明确诊断的检查还有：检测尿中与排斥相关mRNA编码的介质，以及用DNA芯片检测活检样本中基因表达。

加强的免疫抑制剂治疗(如大剂量激素冲击治疗或抗淋巴细胞球蛋白)常能缓解加速性或急性排斥反应。如免疫抑制剂无效，应将剂量逐渐减低并维持血液透析，直到能再次移植。如在停用免疫抑制剂后出现血尿，移植物压痛或发热，须行肾切除。

慢性移植物肾病：慢性移植肾肾病是指移植后≥3个月移植物功能不全或衰竭。大多数情况下是由于上述一个或多个原因。一些专家认为，当活检发现不明原因的慢性间质纤维化或肾小球萎缩时，诊断移植物功能衰竭或移植失败须谨慎。

癌症：与一般人群相比，肾移植受者发生癌症的可能性10~15倍，这可能是因为受调节的免疫系统对癌症和感染的反应被削弱。淋巴系统癌症(淋巴瘤)比肾移植受者的普通人群多30倍，但淋巴瘤仍不常见。经过多年的免疫抑制后，皮肤癌在肾移植受者中很常见。

预后

多数排斥反应和其他并发症在移植后3~4个月内发生，之后患者将会恢复到更加健康的状态，但是仍需长期使用维持量的免疫抑制剂。

肾移植后1年生存率是：
- 活体移植：98%(患者)和94%(移植物)
- 死者供体移植：95%(患者)和88%(移植物)

随后，活体移植的每年移植物死亡率为3%~5%，而死者供体移植者为5%~8%。

移植一年后存活的患者中，1/2因其他原因死亡，1/2患者在1~5年内发生慢性移植物肾病并且肾功能降低。黑人中晚期的移植失败比例高于白人患者。

移植3个月以后，多普勒超声检测肾动脉收缩峰期和舒张峰期的血流量有助于评估预后，但是最佳的临床预测指标仍是连续血肌酐监测。在一个特定的患者，最近获得的肌酐水平应与先前的水平进行比较；肌酐突然增加表明需要考虑排斥反应或其他问题(如血管损伤，梗阻输尿管)。理想情况下，血清肌酐应在所有患者肾移植术后4~6周正常。

肝移植

肝移植是第二常见的实体器官移植。适应证包括肝硬化(在美国占肝移植的70%，其中60%~70%由乙型肝炎引起)、暴发性坏死性肝炎(约8%)、肝细胞癌(约7%)、胆道闭锁和代谢性疾病(主要为儿童患者，分别为3%左右)，其他胆汁郁积(如原发性硬化性胆管炎)性疾病，以及除胆汁郁积外的其他疾病(如自身免疫性肝炎，约8%)。肝细胞癌患者，适应证为单个肿瘤<5cm或3个以下肿瘤<3cm(米兰标准)，以及某些纤维板层型肝癌。转移性肝癌的患者，唯一的移植指征为已经切除原发肿瘤，并且没有肝外转移的神经内分泌肿瘤。

绝对禁忌证为暴发性坏死性肝炎并发颅内压增高(>40mmHg)或低脑灌注压(<60mmHg)的患者，严重肺动脉高压(>50mmHg)，败血症和晚期或转移肝细胞癌。所有这些情况都会导致移植过程中或移植后预后不佳。

肝脏供者：几乎所有的供体肝脏都来自大小尺寸以及ABO血型相匹配、仍有心跳的脑死亡供者。并不总是需要前瞻性组织配型和HLA配型。ABO血型不合的肝脏移植已经在<2岁的儿童成功地移植；在大龄儿童和成年人，不使用这些移植，因为存在高风险的排斥反应和胆管损伤(胆管发育不良)伴胆汁淤积，这需要再次移植。每年大约250个肝移植来自活的供者，这些供者能耐受失去肝右叶(成人间移植)或左后段(成人捐献给儿童)。活体捐献对于患者来说有以下益处：缩短等待时间、缩短移植物的冷缺血时间、更重要的是能根据患者的身体情况安排手术时间。但是活体捐献会增加供者的一些风险，包括1/600~1/700的死亡率(而肾移植供体的死亡率为1/3 300)，以及高达1/4发生并发症(尤其是胆汁瘘)。临床医生必须尽一切努力防止捐助者的心理问题。少数肝脏来自死亡的、非心脏跳动供体[称为献血后心脏死亡(DCD)供体]，但是在这种情况下，因为肝脏捐献前已经缺血性损伤，高达1/3的受体发生胆管并发症。

供者(死亡或活的)方面导致移植失败的危险因素包括年龄>50岁、肝脂肪变性、肝酶升高和/或胆红素升高、在ICU治疗时间较长、需使用血管升压素治疗的低血压以及高钠血症。将来自女性的肝脏移植给男性同样也会增加风险。但是由于肝脏的供求不平衡是移植中最严重的困难(肝炎性肝硬化的发病率升高加重了供求不平衡)，越来越多的移植肝脏来自大于50岁的患者，而且长时间冷缺血、脂肪浸润、病毒性肝炎(移植给肝炎性肝硬化的患者)的肝脏也越来越多被用于移植。

另外的增加供给的技术包括：
- **劈离式肝移植**：死者-供肝分为左、右叶或右叶及左外侧段(或易地完成)，并给予2个受体
- **Domino 肝移植**：偶尔，将一个来自死亡供者的肝脏移植给一个有浸润性疾病的患者(如淀粉样变)，再将后者有

病的肝脏移植给另一个更年老的患者,受者可以从移植病肝获益,但不期望生存足够久,并可能经历移植物功能不全的副作用

尽管已经有这些创新的方法,仍有很多患者在等待移植中死亡。有些医院运用人工肝辅助装置(体外灌注培养的肝细胞悬液或永生化的肝癌细胞株)来维持等待移植的患者生命或急性肝衰竭。

器官分配:为了合理分配移植肝,根据肌酐、胆红素和INR指标[对成人患者,采用终末期肝病模型(MELD)]或者年龄、血白蛋白、胆红素、INR和发育不良指标[对儿童患者,采用儿童终末期肝病模型(PELD)],对美国全国患者预后进行评分。MELD和PELD是被用来计算肝病患者等待肝移植时的死亡概率公式。死亡风险高的患者,优先给予匹配的移植肝。对于肝细胞癌患者,其评分根据基于肿瘤大小和等待时间反应的死亡率。

移植步骤

使用死亡供体肝移植时,应先对供体进行剖腹探察以排除可能影响移植的腹部疾病,然后手术采集肝脏。活体移植时,供者进行肝叶或肝段摘除。取下的肝脏在冷保存液中灌注和保存,移植前最多能保存18小时。延长保存时间会增加移植物功能障碍和胆道缺血的风险。

受者肝切除术是移植中最关键的步骤,因为患者常有门脉高压和凝血障碍。手术失血可超过100单位,运用自体血回输可以使外源性输血降低到5~10个单位以下。肝切除后,将供体的肝上腔静脉与受者的上腔静脉进行端侧吻合(背驮式吻合)。然后将供体的门静脉、肝动脉和胆管与受者的吻合。利用这项技术,就不需要在门静脉和体静脉间建立侧支循环通路。异位肝移植(不在正常位置)能提供辅助的肝,并且避免一些技术难点,但是预后不太乐观,这项技术仍在实验中。

免疫抑制剂治疗方法各不相同(表177-1)。通常,抗IL-2受体单克隆抗体在移植当天使用,同时联用一种钙调神经磷酸酶抑制剂(环孢素或他克莫司)、霉酚酸酯和激素。除非患者有自身免疫性肝炎,激素可以在几周内逐渐减量,并在3~4个月后停用。与其他实体器官移植相比,肝移植需要的免疫抑制剂剂量最低。

并发症

排斥:肝脏的同种异体移植与其他器官移植相比,严重的排斥反应较少,原因尚不清楚;对HLA或ABO抗原致敏的患者,其超急性排斥反应较发生率比预期的要低,免疫抑制剂常可以很快减量并停用。大多数急性排斥反应发生在第3~6个月,一般都较轻,并且是自限性的,不影响移植物的存活。危险因素包括:
- 受者年龄较小
- 供者年龄较大
- 严重的HLA不匹配
- 冷缺血时间过久
- 自身免疫性疾病

而营养状态较差(如酒精中毒)似乎有保护作用。

排斥反应的症状和体征取决于排斥反应的类型(表177-5)。约50%患者发生急性排斥反应的症状;<2%的患者发生慢性排斥反应的症状。

表177-5　不同类别的肝移植排斥的症状

移植排斥类别	症状
超急性	发热,肝功能结果显著升高(AST、胆红素),凝血功能障碍
加速性	发热,凝血功能障碍,肝功能结果显著升高(AST、胆红素),腹水
急性	纳差,疼痛,发热,黄疸,白(黏土)色的大便,尿黄,肝功能指标升高(AST、胆红素)
慢性	黄疸,胆管消失综合征(胆红素、碱性磷酸酶和GGT升高),肝功能结果稍微升高(AST、胆红素),腹水

GGT,γ-谷氨酰转肽酶。

急性排斥反应的鉴别诊断包括病毒性肝炎(如巨细胞或EB病毒感染,反复乙型和/或丙型肝炎病毒感染),钙调神经磷酸酶抑制剂毒性反应和胆汁郁积。临床诊断有困难时,可以通过经皮穿刺活检来明确诊断。可疑的排斥反应可静脉使用激素治疗,激素无效时(10%~20%的患者),可选择抗胸腺细胞球蛋白。当免疫抑制剂无效时,可考虑重新移植。

移植后肝炎复发:移植前有病毒性肝炎肝硬化的患者,由于使用免疫抑制治疗会导致病毒性肝炎复发。几乎在所有的丙型肝炎患者均会复发,通常病毒血症和感染无临床表现,但有可能引起活动性肝炎和肝硬化。临床严重再感染的危险因素可能有:
- 受者因素(如年老、HLA分型、肝细胞癌)
- 供者因素(如年老、脂肪浸润、延长的缺血期和活体移植)
- 病毒因素(高病毒负荷,基因型为1B型,对干扰素无效)
- 术后因素(免疫抑制剂的剂量,经激素治疗的急性排斥反应以及巨细胞病毒感染)

尽管希望新的抗病毒药物(如特拉匹韦)改善反复丙型肝炎患者的预后,但是标准方案仅仅勉强有效。在所有已经采用抗病毒药物成功管理的患者中,乙肝会复发;合并感染丁型肝炎对反复有保护作用。

其他并发症:肝移植早期(在2个月内)并发症包括:
- 1%~5%,原发性无功能
- 15%~20%,胆道功能障碍(如缺血性吻合口狭窄,胆汁泄漏,导管障碍物围绕T形管现场泄漏)
- <5%,门静脉血栓
- 3%~5%,肝动脉血栓形成(尤其是幼儿或分割移植受者)
- 肝动脉真菌性动脉瘤或假性动脉瘤和肝动脉破裂

早期并发症典型的症状和体征包括发热、低血压和肝功能异常。

最常见的晚期并发症为:
- 肝内或吻合处胆管狭窄,造成胆汁郁积和胆管炎

伴DCD移植的肝移植后,狭窄是特别常见的,在1/4~1/3的受者发生。有时狭窄可以通过腹腔镜手术和/或经皮逆行性胆道造影扩张术解除,但是很多患者最终仍需要重新移植。

预后

肝移植后1年生存率是:

- 活体移植：90%（患者）和82%（移植物）
- 死者供体移植：86%（患者）和82%（移植物）

总体生存率：
- 3年：79%（患者）和72%（移植物）
- 5年：73%（患者）和65%（移植物）

相对来说，慢性肝衰竭患者生存率高于急性肝衰竭患者。移植一年的死亡通常是因为原发疾病复发（如肿瘤、肝炎），而非移植后并发症。

反复的丙型肝炎在五年内导致15%~30%的患者肝硬化。伴有自身免疫（如原发性胆汁性肝硬化、原发性硬化性胆汁郁积、自身免疫性肝炎）的肝病患者在五年内20%~30%复发。

肺和心肺联合移植

呼吸功能不全或衰竭的患者，其他治疗无效时可选择肺或心肺联合移植。肺移植最常见的适应证为：
- COPD
- 特发性肺纤维化
- 囊性纤维化
- α_1-抗胰蛋白酶缺乏症
- 原发性肺动脉高压

较少见的适应证有肺间质疾病（如结节病）、支气管扩张和先天性心脏病。对于大多数不涉及心脏的患者来说，一侧或双侧肺移植都适用，但是对于慢性弥散性感染的患者（如支气管扩张）来说，最好能进行双侧肺移植。心肺联合移植的适应证包括：
- 艾森门格综合征（Eisenmenger syndrome）
- 伴不可逆性心室功能障碍的肺病患者

很少将肺源性心脏病作为心肺移植的指征，因为单侧肺移植后，肺心病常常逆转；然而，有时心肺联合移植是可行的。

相对禁忌证 包括年龄（单侧肺移植受者必须<65岁，双侧<60岁，心肺联合移植<55岁），正在吸烟，有胸部手术史的患者，一些医院将囊肿性纤维化患者伴耐药性洋葱伯克霍尔德菌（Burkholderia cepacia）感染的患者也列为手术禁忌，因为这种情况会大大增加死亡风险。

单侧和双侧肺移植病例数相似，且至少是心肺联合移植的8倍。

肺供者：几乎所有移植的肺都来自脑死亡、心跳未停止的供者。来自非心脏跳动捐赠者的移植物，也称为心脏死亡后（DCD）捐助者，正在越来越多地使用，因为来自更合适的供体肺非常缺乏。非常罕见的情况是当没有死的供着器官时，活的供者捐献一个肺叶（通常是家长捐献给孩子）。供者必须小于65岁，无吸烟史，并通过以下检查无活动性肺疾患：
- 氧合功能检查：PaO_2/FiO_2（吸入气中氧浓度分数）>250~300mmHg，其中氧分压 PaO_2 为mmHg，FiO_2 为分母（如0.5）
- 肺顺应性检查：吸气峰压<30cmH$_2$O 在（VT）15ml/kg下，且呼气末正压=5cmH$_2$O
- 大体观察：使用支气管镜检查

供者和受者的肺必须在解剖学（通过胸X线片检查）和/或功能（依据肺容量）上相匹配。

选择移植的时机 选择移植的时机主要依据以下几个因素
- 气道阻塞的程度：[COPD患者（FEV1）<预期值的25%~30%，α_1-抗胰蛋白酶缺乏症或囊肿性纤维化]
- PaO_2<55mmHg
- $PaCO_2$>50mmHg
- 原发性肺动脉高压患者右房压>10mm以及收缩压>50mmHg
- 同时还要参考临床、影像学和疾病的进展速度

移植步骤

先对供体进行抗凝化处理，然后用冷的含有前列腺素的晶体保存液通过肺动脉注入肺内。用冰盐水在原位浸润或通过体外循环冷却供体器官，然后摘除。通常要预防性使用抗生素。

单侧肺移植 选择后外侧胸廓切开术。切除患者的肺，然后将支气管、肺动脉、肺静脉与相应的部位分别吻合。吻合支气管需要套叠或包绕网膜或心包，以帮助吻合口愈合。单侧肺移植的优点在于手术相对简单，避免体外循环和全身抗凝（常见），更容易匹配肺的大小，并且供者对侧的肺还可以移植给另一位患者。缺点在于移植的单侧肺可能与患者原来的肺的通气/弥散不相配，以及单支气管吻合口愈合可能不佳。

双侧肺移植 选择胸骨切开术或前侧横向胸廓切开术，手术方法相当于两个单侧移植。双侧肺移植最主要的优点在于完全去除了受体肺组织疾病。缺点在于气管吻合口愈合困难。

心肺联合移植 选择中部胸骨切开术，并且需要体外循环。主动脉、右房和气管需要吻合，气管吻合口在靠近气管分叉的上方。心肺联合移植的优点是能提高移植物的功能，并且由于冠状动脉与支气管在心肺区内平行，气管的吻合口更容易愈合。缺点是手术时间较长，需要体外循环，必须选择大小相近的供体以及一供体捐献三个器官。

免疫抑制治疗 常用的三种免疫抑制剂包括：
- 一种钙调神经磷酸酶抑制剂（环孢素或他克莫司）
- 一种嘌呤代谢阻断剂（咪唑嘌呤或霉酚酸吗啉乙酯）
- 甲泼尼龙或其他皮质激素

术前，大剂量给予患者；肺移植灌注之前，在术中需静脉使用甲泼尼龙。此后给予较低剂量维持（表177-1）。

通常抗胸腺细胞球蛋白（ATG）或阿仑单抗作为诱导治疗。这些药物还可将移植后免疫抑制减至最低。通常，如果给予过诱导治疗，他克莫司单药治疗就足够了。

为了使支气管吻合愈合更好，通常不使用激素，因此采用其他免疫抑制剂替代，并需采用更大的剂量（如环孢素、咪唑嘌呤）。免疫抑制剂必须长期连续使用。

并发症

排斥 即使使用了免疫抑制剂，大多数患者都会发生排斥反应。超急性、急性和慢性排斥反应的症状和体征相似，主要包括发热、呼吸困难、咳嗽、SaO_2降低（动脉血氧饱

和度)、X 线片显示间质浸润以及 FEV1 降低 10%~15%(表 177-6)。

表 177-6 不同类别的肺移植排斥的症状

移植排斥类别	症状
超急性	氧合功能差、发热、咳嗽、呼吸困难、FEV_1 降低
加速性	氧合功能差、发热、咳嗽、呼吸困难、可见胸部 X 线浸润、FEV_1 降低
急性	与加速期相同,血管周围间质渗出(纤维支气管镜活检)
	尿沉渣中出现蛋白、淋巴细胞和肾小管细胞
慢性	闭塞性细支气管炎、咳嗽、呼吸困难

FEV_1,第 1 秒用力呼气容积。

超急性排斥反应 必须与早期移植物功能障碍相鉴别,急性排斥反应必须与感染鉴别。从胸部 X 线检查看到的间质浸润,是患者加速或急性排斥反应的典型表现。通常是由支气管镜检查,包括支气管镜支气管活检,来诊断排斥反应。如果发生排斥反应,活检可见小血管血管周围淋巴细胞浸润;

多形核白细胞肺泡浸润和感染性病原体提示感染。静脉使用皮质激素对超急性排斥反应、加速期或急性排斥反应通常有效。对于反复发作或耐药的患者,酌情使用大剂量的激素、环孢素气雾吸入、ATG。

高达 50% 以上的患者移植 1 年后发生慢性排斥反应;它表现为闭塞性细支气管炎或少见的动脉粥样硬化。急性排斥反应可能增加慢性排斥反应的风险。闭塞性细支气管炎的患者表现为咳嗽、呼吸困难、FEF25%~75% 或 FEV_1 下降,伴或不伴体格检查和气道影像学证据。鉴别诊断包括肺炎。确诊通常根据支气管镜活检。目前尚无有效的治疗方法,可选择的治疗有激素、ATG、环孢素气雾吸入和重新移植。

手术并发症 最常见的手术并发症为:
- 支气管或气管吻合口愈合不良(当出现气胸或纵隔积气)
- 感染

近 20% 的单侧肺移植患者发生支气管狭窄,导致喘息和气道阻塞,治疗方法为扩张术或放置支架。其他手术并发症包括:由喉返神经或膈神经损伤造成嘶哑和膈肌瘫痪,由胸迷走神经损伤造成的消化道蠕动障碍,以及气胸。部分患者发生室上性心律失常,可能与心房和肺静脉缝合造成的心电传导异常有关。

预后

患者生存率是:
- 1 年:84% 活体移植和 83% 死者供体移植
- 5 年:34% 活体移植和 46% 死者供体移植

患原发性肺高压、特发性肺纤维化或结节病的患者死亡率较高,而 COPD 和 $α_1$-抗胰蛋白酶缺乏症患者的死亡率较低。单侧肺移植的死亡率高于双侧肺移植。

最常见的死亡原因是:
- 移植后 1 个月内:原发性移植物衰竭、缺血和再灌注损伤以及除巨细胞病毒外的感染(如肺炎)
- 1 个月和 1 年之间:感染
- 1 年后:闭塞性细支气管炎

死亡的危险因素包括供体巨细胞病毒阳性而受者阴性、人类白细胞抗原(HLA-DR)不匹配、糖尿病或移植前需要机械通气或辅助通气。

不常见的是,患者的原发疾病,尤其是肺间质疾病的患者。由于高通气反应,患者的运动能力将受到轻度的限制。

心肺联合移植的患者及其移植物一年生存率为 60%。

胰腺移植

胰腺移植能够通过替代糖尿病患者胰腺 β 细胞的方法,使患者重新获得正常水平的胰岛素。由于受者有交换胰岛素注射免疫抑制的风险,因此胰腺移植局限在 1 型糖尿病有肾衰竭需进行肾移植的患者,超过 90% 的胰腺移植患者同时进行肾移植。在许多医院,反复的标准方案控制血糖失败和多次发生低糖昏迷的患者符合移植标准。

相对禁忌证 包括年龄大于 55 岁和严重的动脉粥样硬化性心脏病(根据既往心肌梗死史、冠状动脉搭桥术后、经皮冠状动脉造影或应激试验阳性进行确定),这些因素都会大大增加围术期的风险。

选择包括:
- 同步胰肾(SPK)移植
- 肾移植后胰腺(PAK)移植
- 单独胰腺移植

SPK 的优点:在于一次性接受免疫抑制剂预处理,术后的高血糖的改善可能为新移植的肾脏提供保护,以及通过肾脏来监测排斥反应(肾脏比胰腺更易发生排斥反应,而胰腺排斥反应很难发现)。

PAK 的优点:在于采用活体移植,更加容易进行 HLA 配型和时机的选择。

单独胰腺移植 对于那些尚无终末期肾脏疾病,但是存在严重的其他糖尿病并发症(包括血糖控制不稳定)的患者有益。

胰腺供者 通常为近期死亡的患者,年龄为 10~55 岁且没有葡萄糖耐受和嗜酒史。对于胰腺-肾联合移植(SPK),胰腺和肾脏来自同一供体且肾脏供体的选择限制同胰腺。仅有很少人进行活体部分移植(<1%),其移植过程对供者有很大的危害(如脾坏死、脓肿、胰腺炎,胰腺漏和假性囊肿,次级糖尿病),使这种移植很少应用。

移植步骤

供体经过抗凝化,冷保存液腹腔动脉灌注,胰腺原位冰生理盐水浸润冷却,然后同肝脏(可捐献给另一患者)和包含 Vater 壶腹的十二指肠第二段一起整块摘除。髂动脉也将被去除。

胰腺被移植在下腹侧的腹膜内。在 SPK 中,胰腺被移植在右下腹,肾脏被移植到左下腹。受体胰腺保留在原来位置。供体髂动脉用于重建脾动脉和胰腺移植肠系膜上动脉。这种技术会导致一个动脉连接受者血管。将供者髂动脉与受者髂动脉吻合,以及供者门静脉与受者髂静脉之间进行吻合也可。这样内分泌能通向全身,造成高胰岛素血症;有时候也将胰腺静脉系统与门静脉分支吻合,以模拟生理状态,但是这种术式难度更高,是否有益还不清楚。将十二指肠与膀胱顶部或空肠缝合,以建立外分泌引流通道。

免疫抑制剂的使用有多种方法,通常包括抑制性免疫球蛋白、一种钙调神经磷酸酶抑制剂、一种嘌呤合成抑制剂和激素,激素可在移植12个月后缓慢减量(参见第1266页,表177-2)。

并发症

排斥 尽管适当的免疫抑制,40%~60%的患者发生急性排斥反应,主要影响外分泌成分,而不是内分泌。与单独肾移植相比,SPK发生排斥反应的危险更大,且具有排斥反应发生的较晚,较易复发和对激素耐药的特点。症状和体征无特征性(表177-7)。

表177-7   不同类别的胰腺移植排斥的症状

移植排斥类别	症状
超急性	胰腺坏死、发热、高血糖
加速性	胰腺炎、高血糖、淀粉酶和脂肪酶升高
急性	与加速期相同
	尿沉渣中出现蛋白、淋巴细胞和肾小管细胞
慢性	高血糖、淀粉酶和脂肪酶轻度升高

SPK和PAK后,胰腺排斥反应最宜由血肌酐上升检测出,因胰腺排异总与肾脏排异一起发生。单独胰腺移植后,如果尿中淀粉酶水平和尿量稳定,可排除排斥反应;降低提示移植物功能失调但不是排斥反应的特异性表现。因此,早期发现困难。可以通过超声引导下经皮或膀胱镜进行十二指肠活检来确诊。采用抗胸腺细胞球蛋白治疗。

其他并发症:10%~15%的患者发生早期并发症,包括伤口感染、开裂、肉眼血尿、腹腔内尿道漏、反流性胰腺炎、反复尿道感染、小肠梗阻、腹腔脓肿和移植物血栓。晚期并发症与尿道丢失胰腺碳酸氢钠(NaHCO₃)有关,造成容量减少和非阴离子间隙代谢性酸中毒。高胰岛素血症不会对糖和脂肪代谢造成不良影响。

预后

总体来说,1年生存率是:
- 患者:>90%
- 移植物:78%

移植是否提高生存率尚不清楚;然而,移植给患者带来的主要好处是可以摆脱注射胰岛素,稳定或缓解糖尿病并发症(如糖尿病肾病、脑病)。移植物存活率在SPK为95%,在PAK为74%,在单独胰腺移植为76%。由于缺乏排斥反应的可靠指标,PAK和单独胰腺移植的移植物存活率要低于SPK;相反SPK后的排斥反应可以用过现有的检测肾移植的手段来监测。

胰岛细胞移植

胰岛细胞移植(进入受者肝脏)从理论上讲要优于胰腺移植,最重要的一点是手术创伤性较小。其次对于慢性胰腺炎长期疼痛而切除胰腺的患者,胰岛细胞移植有助于维持其正常血糖。然而,胰岛细胞移植是一项发展中的技术,但其呈稳定持续的进步。

胰岛细胞移植的缺点是分泌高血糖素的α胰岛细胞在移植后没有功能(可能并发低血糖),以及一次胰岛细胞移植可能需要多个胰腺的细胞(加剧了移植物供求的矛盾,限制了其应用)。

胰岛细胞移植的适应证与胰腺移植相同。随着技术的进步,胰岛细胞-肾联合移植技术可望得以实施。

移植步骤

胰腺从脑死亡供者体内取出,将胶原酶灌注到胰管内分离胰岛和胰腺组织。通过静脉直接穿刺或肠系膜静脉的分枝,将纯化的胰岛细胞经皮注入门静脉中。胰岛细胞将移行到肝窦内,定居并分泌胰岛素。

患者通过2~3次注射接受来自两个供者的胰岛细胞效果最佳,移植后使用的免疫抑制剂包括抗IL-2受体抗体(巴利昔单抗)、他克莫司和西罗莫司(Edmonton方案),很少使用激素,因为可导致高血糖。除非移植的胰岛细胞功能消失,免疫抑制剂必须终身使用。

并发症

排斥反应很难判断,但是可根据血糖控制的情况和糖化血红蛋白增加(HbA_{1c})来推测,处理方法尚未确立。

手术并发症包括经皮肝穿刺出血,门静脉血栓和门静脉高压。

预后

成功的胰岛细胞能维持短期的正常血糖,但是其长期效果仍未知。如要长期摆脱胰岛素注射,必须再次进行胰岛细胞注射。

小肠移植

小肠移植很少进行(如在美国,2012年大约移植106例)。由于继发性胆汁淤积性肝病有新的治疗方法(如Omegaven®,一种富含Ω脂肪酸的营养补充剂)以及更安全的TPN系列放置术,所以很少进行小肠移植。

小肠移植可用于以下情况患者:
- 由于继发于肠道疾病、有死亡风险的肠衰竭患者,(如腹裂,先天性巨结肠症,自身免疫性肠炎,先天性肠病如微绒毛包含体病)和肠切除(如肠系膜血栓或广泛的克罗恩病)
- TPN治疗肠衰竭发生的并发症(如继发于胆汁淤积性肝病的肝功能衰竭,反复败血症,静脉通路完全丧失)
- 局部浸润性肿瘤造成梗阻、脓肿、瘘管、缺血或出血(通常是与家族性肠息肉病相关的纤维瘤)

移植步骤

由于小肠可以单独移植,或与肝脏、胃、十二指肠和胰腺一起移植,从脑死亡但有心跳的供者体内采取较困难。活体血缘同种异体移植仍有待研究。各个医院的手术方法和免疫抑制剂治疗各不相同,典型的方法包括先使用抗淋巴细胞球蛋白,然后使用大剂量他克莫司和维持剂量的霉酚酸吗啉乙酯。

并发症

排斥 每周的内镜检查有助于监测排斥反应。在移植后的第一年内,30%~50%的受者发生一个或多个回合的排斥反应。排斥反应的症状和体征包括腹泻、发热和腹痛。内镜可以发现黏膜红斑、脆性增加、溃疡和表皮脱落,病灶分布不均,所以较难发现,根据是否有病毒包含体可以与巨细胞病毒性肠炎鉴别。活检发现包括绒毛变平和固有层炎症浸润（表177-8）。急性排斥反应的治疗方法为大剂量激素和/或抗胸腺细胞球蛋白。

表177-8 不同类别的小肠移植排斥的症状

移植排斥类别	症状
超急性	发热、乳酸显著升高
加速性	发热、腹泻、乳酸升高
急性	发热、腹泻、消化不良、乳酸轻度升高
	尿沉渣中出现蛋白、淋巴细胞和肾小管细胞
慢性	腹泻、消化不良

其他并发症 有50%的患者发生手术并发症，包括吻合口瘘、胆管瘘狭窄、肝动脉血栓和乳糜状腹水。非手术并发症包括移植物缺血和移植物抗宿主病（由移植物中的肠道相关淋巴组织引起）。

预后
单独小肠移植后的3年存活率是：
- 患者：65%
- 移植物：>50%

感染通常导致死亡。在小肠与肝联合移植中，患者的生存率较低，因为手术更加复杂，且患者的身体状况更差。然而，围术期后，移植物和患者的存活率高于单独小肠移植者，大概是因为移植肝脏有保护作用，通过吸收和中和抗体以防止排斥。

组织移植

复合移植（手，下肢，脸部） 复合移植涉及多个组织，通常包括皮肤和软组织，有时包括肌肉骨骼结构。由于免疫抑制疗法的进展，许多这种手术都是可行的。然而，也存在伦理争议，因为它们通常不延长寿命、非常昂贵的和资源缺乏的，并且可能会引起感染所致的疾病和死亡。

第一个成功的复合移植是手移植。从那时起，可能多达10种不同的结构在约150例患者中替换，具有不同功能上的成功率。

第一例手移植于1998年完成。从那时起，双手和上肢移植已经完成。手功能的恢复差别很大；有些受者恢复足够的功能和日常活动的敏感性。

第一例脸移植是在2005年完成。截至2011年，17个这样的手术已经完成。迄今为止，没有移植物失败的报道，但第一例面部移植的患者于2016年去世。脸移植的伦理问题比其他移植更显著，因为外科手术要求极度苛刻，受者需要的免疫抑制使其机会性感染的风险极大。

免疫抑制通常由诱导治疗[抗胸腺细胞球蛋白（ATG）或IL-2受体阻断剂]，随后是包含皮质激素的三种维持免疫抑制治疗，抗增殖药物（如巴利昔单抗），和钙调神经磷酸酶抑制剂组成（参见第1265页，表177-1）。有时使用含有钙调磷酸酶抑制剂或糖皮质激素的外用药膏。

皮肤移植
皮肤移植可以是：
- 自体移植
- 同种异体移植

皮肤自体移植：皮肤自体移植是以患者自身完整的皮肤作为来源。

断层厚皮片移植物常被使用，切除一薄层的表皮和一些真皮，置于受者身体部位。这种移植主要用于烧伤，但也可用于加快小伤口的愈合。因为供者依旧保留着大量的真皮成分，所以该部位最终会愈合且可以再次生长。

全厚皮片移植物由表皮和真皮组成，具有比断层厚皮片移植物更好的外观和功能。然而，由于供者无法完全愈合，移植物必须是多余皮肤的松散区域（如腹壁或胸壁，有时是头皮），以便能够缝合。因此，全厚皮片移植通常用于对美容需求高（如脸部）或需要更厚，更具保护作用的皮肤层（如手）。由于全厚皮片移植物厚且血管较多，因此它们的生存率会低于断层皮片移植物。

烧伤患者的皮肤可以在体外培养生长，然后被移回患者以帮助覆盖大面积的损伤。或者，由体外培养的细胞或组织组成的人造皮肤，和置于合成底层上薄的断层厚皮肤移植物也可使用。

皮肤同种异体移植：皮肤同种异体移植使用供者皮肤（通常来自尸体）。用于因大面积烧伤等原因造成的大面积皮肤损伤患者，而患者自身没有足够的未损坏皮肤作为移植物。同种异体移植用于覆盖患者没有皮肤裸露的创面，以减少体液和蛋白质丢失，防止感染。

和实体器官移植不同，移植物最终被排斥的，但是能帮助裸露创面生成富含血管的肉芽组织，为以后患者的自体移植作好准备。

软骨移植 用于儿童先天性鼻或耳畸形，以及成人严重创伤或关节损害（如严重髋关节炎）。软骨细胞更能耐受排斥反应，原因可能是软骨细胞稀疏的分布在软骨胶质中，被软骨基质所包围，因此不易受到排斥反应细胞的攻击。因而这里不会出现免疫抑制。

骨移植 用于大量骨缺损者的结构重建（如在骨肿瘤大量骨切除术后）。移植的活体骨细胞不能在受者体内存活，但是同种异体移植的死亡骨基质能刺激受者的成骨细胞，使成骨细胞识别移植的骨基质并生成新骨。移植的骨基质起着脚手架的作用，连接并稳定损伤部位，直到新的骨质生成。尸体移植物被冷冻，以减少骨（移植时已经死亡）的免疫原性和通过甘油化维持软骨细胞活力。不使用移植后的免疫抑制疗法。虽然患者出现抗HLA抗体，但是早期随访未检测到软儿腹侧中脑组织定向移植到帕金森病患者的壳核中，能减轻强直和运动徐缓的症状。但是，由于在采用胎儿组织的问题上有着伦理和政治方面的争议，现在几乎不可能进行大样本量的临床对照试验来验证其效果。从猪的体内采集内分泌活性细胞来进行异种移植的技术正在试验中。

胎儿胸腺移植物 来源于死产婴儿，能重建胸腺发育不全患儿的免疫应答和正常的淋巴分化发育系统（迪格奥尔格综合征）。由于受者没有免疫应答功能，所以无须使用免疫抑制剂，但有可能会发生严重的移植物抗宿主病。

第十五篇

感染性疾病

178. 感染性疾病的生物学　1280
　　Allan R. Tunkel, MD, PhD
　　　宿主防御机制　1280
　　　有利于微生物侵袭的因素　1281
　　　感染的表现　1282
　　　发热　1283
　　　不明原因发热　1286
　　　脓肿　1290
　　　菌血症　1290

179. 感染性疾病的实验室诊断　1291
　　Kevin C. Hazen, PhD
　　　显微镜检查　1292
　　　培养　1292
　　　药敏试验　1294
　　　免疫学试验　1295
　　　以非核酸为基础的鉴定方法　1295
　　　以核酸为基础的鉴定方法　1296

180. 免疫接种　1296
　　William D. Surkis, MD; Jerome Santoro, MD
　　　疫苗接种　1298
　　　白喉-破伤风-百日咳疫苗　1300
　　　破伤风-白喉疫苗　1300
　　　脑膜炎球菌疫苗　1301
　　　B 型流感嗜血杆菌疫苗　1302
　　　甲肝疫苗　1302
　　　乙肝疫苗　1303
　　　人乳头瘤病毒疫苗　1303
　　　流感疫苗　1304
　　　麻疹、腮腺炎和风疹疫苗　1305
　　　肺炎球菌疫苗　1305
　　　脊髓灰质炎疫苗　1306
　　　水痘疫苗　1307
　　　带状疱疹疫苗　1309
　　　被动免疫　1309

181. 细菌和抗细菌药物　1310
　　Hans P. Schlecht, MD, MSc; Christopher Bruno, MD
　　　细菌概述　1310
　　　抗菌药物概述　1311
　　　氨基糖苷类　1321
　　　大观霉素　1323
　　　β-内酰胺类　1323
　　　碳青霉烯类　1323
　　　头孢菌素　1324
　　　单内酰环类　1326
　　　青霉素类　1326
　　　氯霉素　1327
　　　达帕托霉素　1328
　　　氟喹诺酮　1328
　　　磷霉素　1330
　　　林可酰胺类、噁唑烷酮类、链阳性菌素　1330
　　　克林霉素　1330
　　　利奈唑胺和泰地唑胺　1331
　　　喹奴普丁/达福普汀　1332
　　　大环内酯类　1332
　　　泰利霉素　1333
　　　甲硝唑　1334
　　　莫匹罗星　1334
　　　呋喃妥因　1335
　　　多肽类抗生素：杆菌肽、多黏菌素 E、多黏菌素 B　1335
　　　利福霉素　1336
　　　磺胺类　1337
　　　甲氧苄啶和磺胺甲噁唑　1338
　　　特拉万星　1339
　　　四环素　1340
　　　替加环素　1341
　　　万古霉素　1341

182. 革兰氏阳性球菌　1342
　　Larry M. Bush, MD; Maria T. Vazquez-Pertejo, MD
　　　肠球菌感染　1342
　　　肺炎球菌感染　1343
　　　肺炎球菌性疾病　1343
　　　葡萄球菌感染　1345

葡萄球菌性疾病 1346
链球菌感染 1348
皮肤链球菌感染 1349
皮肤感染 1350
中毒性休克综合征(TSS) 1351

183. 革兰氏阳性杆菌 1352
Larry M. Bush, MD; Maria T. Vazquez-Pertejo, MD
炭疽 1352
白喉 1354
丹毒丝菌病 1356
李斯特菌病 1357
诺卡放线菌病 1358

184. 革兰氏阴性杆菌 1359
Larry M. Bush, MD; Maria T. Vazquez-Pertejo, MD
革兰氏阴性杆菌简介 1359
巴尔通体感染概述 1359
猫抓病 1360
奥罗亚热和秘鲁疣 1360
杆菌性血管瘤病 1361
战壕热 1361
布鲁菌病 1361
弯曲杆菌及相关的感染 1362
霍乱 1363
非霍乱弧菌感染 1364
大肠埃希菌感染 1365
大肠埃希菌 O157:H7 及其他肠出血大肠埃希菌引起的感染 1365
嗜血杆菌感染 1366
HACEK 感染 1367
克雷伯菌、肠杆菌和沙雷菌感染 1367
军团菌感染 1368
类鼻疽 1368
百日咳 1369
鼠疫和其他耶尔森菌感染 1371
其他耶尔森菌感染 1372
变形杆菌感染 1372
假单胞菌及相关的感染 1372
沙门菌感染概述 1373
伤寒 1373
非伤寒沙门菌感染 1375
志贺菌病 1376
土拉菌病 1377

185. 分枝杆菌 1379
Dylan Tierney, MD; Edward A. Nardell, MD
结核 1379
肺外结核感染 1387
其他分枝杆菌感染 1388
麻风 1389

186. 奈瑟菌科 1391
Larry M. Bush, MD; Maria T. Vazquez-Pertejo, MD
不动杆菌属感染 1391
金氏杆菌属感染 1392
脑膜炎奈瑟菌 1393
黏膜炎莫拉菌感染 1394
寡源杆菌属感染 1394

187. 厌氧菌 1395
Joseph R. Lentino, MD, PhD
放线菌病 1395
梭菌属概述 1396
肉毒杆菌 1397
婴儿型肉毒杆菌 1398
艰难梭菌诱发腹泻 1399
腹腔和盆腔梭状芽孢杆菌感染 1400
梭菌性坏死性肠炎 1400
产气荚膜梭菌性食物中毒 1401
软组织梭菌感染 1401
破伤风 1402
混合厌氧菌感染 1404

188. 真菌病 1406
Sanjay G. Revankar, MD; Jack D. Sobel, MD
抗真菌药物 1407
曲霉病 1410
芽生菌病 1411
念珠菌病(侵袭性) 1412
着色芽生菌病 1413
球孢子菌病 1413
隐球菌病 1415
组织胞浆菌病 1416
毛霉病 1417
足分支菌病 1418
副球孢子菌病 1419
暗色丝孢霉病 1419
孢子丝菌病 1419
其他机会性真菌感染 1420

189. 病毒 1420
Craig R. Pringle, BSc, PhD

190. 肠道病毒 1427
Mary T. Caserta, MD
肠道病毒所致疾病 1427
流行性肌痛 1428

手足口病 1428
疱疹性咽炎 1429
脊髓灰质炎 1429
脊髓灰质炎后综合征 1430

191. **疱疹病毒** 1431
Kenneth M. Kaye, MD
水痘 1432
巨细胞病毒（CMV）感染 1434
单纯疱疹病毒（HSV）感染 1435
生殖器疱疹 1437
带状疱疹 1438
传染性单核细胞增多症 1439

192. **痘病毒** 1441
Mary T. Caserta, MD
猴痘 1441
天花 1441

193. **呼吸道病毒** 1443
Craig R. Pringle, BSc, PhD
腺病毒感染 1443
感冒 1444
流感 1444
禽流感 1447
2009 年甲型 H1N1 流感大流行 1447
副流感病毒 1448
冠状病毒和严重急性呼吸道综合征（MERS 及 SARS） 1448
新型冠状病毒和急性呼吸道综合征 1448
中东呼吸综合征 1449
严重急性呼吸道综合征 1450

194. **人类免疫缺陷病毒** 1450
Edward R. Cachay, MD, MAS
HIV 感染者中常见的肿瘤 1466

195. **虫媒病毒、沙粒病毒科和丝状病毒科病毒** 1467
Matthew E. Levison, MD
登革热 1470
登革出血热 1470
汉坦病毒感染 1471
肾出血热综合征 1471
汉坦病毒肺综合征 1471
拉沙热 1472
淋巴细胞性脉络丛脑膜炎 1472
马尔堡和埃博拉病毒感染 1473
黄热病 1474
寨卡病毒感染 1475

其他感染 1477

196. **衣原体和支原体** 1477
Margaret R. Hammerschlag, MD
衣原体 1477
支原体 1478

197. **立克次体及其相关病原体** 1478
William A. Petri, Jr, MD, PhD
埃里希体病和无形体病 1480
流行性斑疹伤寒 1481
地方性斑疹伤寒 1481
其他立克次体斑点热 1482
Q 热 1482
立克次体痘 1483
落基山斑疹热 1484
丛林斑疹伤寒 1484

198. **寄生虫感染** 1485
Richard D. Pearson, MD
寄生虫感染 1485

199. **吸虫感染（吸虫）** 1489
Richard D. Pearson, MD
华支睾吸虫病 1489
片吸虫病 1490
姜片吸虫病 1490
异形吸虫病及相关的吸虫感染 1490
后睾吸虫病 1491
并殖吸虫病 1491
血吸虫病 1491
禽类和动物血吸虫引起的皮炎 1493

200. **线虫（蛔虫）** 1494
Richard D. Pearson, MD
管圆线虫病 1494
异尖线虫病 1494
蛔虫病 1495
贝氏蛔虫病 1496
龙线虫病 1496
丝状线虫感染概述 1497
恶丝虫病 1497
罗阿丝虫病 1497
班氏和布鲁淋巴丝虫病 1498
盘尾丝虫病（河盲病） 1499
钩虫感染 1500
蛲虫感染 1501
类圆线虫病 1502
弓蛔虫病 1503

旋毛虫病 1504
鞭虫病 1505

201. 绦虫（带绦虫） 1506
Richard D. Pearson, MD

裂头绦虫病 1507
犬复孔绦虫感染 1507
棘球蚴病 1507
长膜壳绦虫感染 1508
短膜壳绦虫感染 1508
裂头蚴病 1509
多头蚴病 1509
亚洲带绦虫感染 1509
牛带绦虫感染 1509
猪带绦虫（猪肉绦虫）感染和囊虫病 1510

202. 肠外原虫 1511
Richard D. Pearson, MD

非洲锥虫病 1511
巴贝虫病 1513
美洲锥虫病 1514
自由体阿米巴 1515
原发性阿米巴脑膜脑炎 1515
肉芽肿性阿米巴脑炎 1516
阿米巴角膜炎 1517
利什曼病 1517
疟疾 1519
弓形虫病 1526

203. 肠道原虫与微孢子虫目 1529
Richard D. Pearson, MD

阿米巴病 1530
隐孢子虫病 1531
环孢子虫和囊孢子球虫病 1532
贾第鞭毛虫病 1533
微孢子虫病 1534

204. 螺旋体 1535
Larry M. Bush, MD; Maria T. Vazquez-Pertejo, MD

非性病性梅毒、品他病和雅司病 1535
钩端螺旋体病 1535
莱姆病 1536
鼠咬热 1539
回归热 1539

205. 性传播疾病 1540
Sheldon R. Morris, MD, MPH

软下疳 1542
衣原体、支原体和解脲脲原体黏膜感染 1542
生殖器疣 1544
淋病 1545
腹股沟肉芽肿 1547
性病性淋巴肉芽肿 1547
性传播的肠道感染 1548
梅毒 1548
毛滴虫病 1552

178. 感染性疾病的生物学

健康人与微生物菌群保持平衡，体内正常菌群能阻止有致病性的微生物侵入宿主。微生物菌群主要由细菌和真菌组成，包括常驻菌群和临时菌群。前者持续存在、受破坏后能自我修复，后者在宿主体内仅定植数小时到数周，不会长期存在。常驻菌群偶尔致病，特别是在防御机制受损的情况下。

亲嗜性，亦即对特定组织的亲和力，决定了微生物定植的部位。正常菌群的生存形式受亲嗜性和其他许多因素的影响（如饮食、健康状况、卫生条件、空气污染）。例如大量摄入乳制品的人肠道内常有乳酸杆菌，而流感嗜血杆菌则定植于COPD患者的支气管树中。其结果是，不同的个体体内含有不同的微生物群体，有不同的微生物组成和不同的功能。

宿主防御机制

宿主应对感染的防御机制
- 天然屏障（如皮肤、黏膜）
- 非特异性免疫反应[如吞噬细胞（中性粒细胞、巨噬细胞）及其制品]
- 特异性免疫应答（如抗体、淋巴细胞）

天然屏障

皮肤 皮肤通常能阻止微生物入侵，除非发生破损（如外伤、静脉置管或手术切口）。支持诊断的依据包括：
- 人乳头状瘤病毒可以侵入正常皮肤，引起疣
- 一些寄生虫（如曼氏迭宫绦虫、粪类圆线虫）

黏膜 多种黏膜浸浴在具有抗微生物活性的分泌物之中（如宫颈黏液、前列腺液、泪液中含有溶菌酶，能破坏细菌尤其是革兰氏阳性菌细胞壁的胞壁酸连接）。局部分泌物还包括免疫球蛋白，主要是 IgG 和分泌型 IgA，能阻止微生物攻击宿主细胞；以及铁结合蛋白，也对抑制微生物有重要意义。

呼吸道 呼吸道拥有上气道滤器。如果侵袭性微生物到达支气管树，纤毛上皮会将其从肺脏转运出去。咳嗽也有助于清除病原体。如果微生物达到肺泡，肺泡巨噬细胞和组织细胞会将其吞噬。然而，如果病原体数量很多，或者防御功能因空气污染（如吸烟）而削弱或者保护机制受到干扰（如气管内插管或气管切开）或者先天性功能缺失（如囊性纤维化），这些防御可能失效。

胃肠道 胃肠道屏障包括胃液和胰酶、胆汁、肠液的抗菌活性。

蠕动和上皮细胞正常脱落能清除微生物。如果蠕动减缓（如由于颠茄或阿片碱的作用），这种清除延迟从而促进一些感染，如症状性菌痢。

受干扰的防御机制可能预示一些特定感染（如胃酸缺乏预示着沙门菌属感染）。

正常肠道菌群能抑制病原体，使用抗生素导致菌群移位后可导致固有病原体过度生长（如鼠伤寒沙门菌），艰难梭菌过度增殖和毒素形成，或者正常寄殖菌（如白色假丝酵母菌）引起的超感染（双重感染）。

泌尿道 泌尿道屏障包括男性较长的尿道（20cm），女性阴道的酸性环境，肾盂相对高渗的状态，以及尿液尿素浓度。

肾脏还生产和分泌大量的 Tamm-Horsfall 黏膜蛋白能够与特定细菌结合，促进细菌无害地排出。

非特异性免疫反应

细胞因子（包括白介素-1、白介素-6、肿瘤坏死因子、γ-干扰素）主要由巨噬细胞和活化的淋巴细胞分泌，介导了与入侵微生物类别无关的急性期反应。这种反应包括发热和骨髓中的中性粒细胞产生增加。内皮细胞也分泌大量的白介素-8，能吸引中性粒细胞聚集。

炎症反应介导免疫系统的组分到达损伤或感染部位，途径如下：增加局部血供和血管通透性，允许趋化肽、中性粒细胞和单核细胞游走出血管腔。

微生物的蔓延因吞噬细胞（如中性粒细胞和巨噬细胞）的吞噬作用而被限制。吞噬细胞由趋化因子介导接触微生物并将其吞噬、释放溶菌成分帮助清除微生物。吞噬细胞产生氧化性产物如过氧化氢来杀死其吞噬的微生物。如果中性粒细胞出现了数量不足或质量缺陷则可导致感染，感染常常迁延、反复或对抗生素反应迟缓。相应的病原体中以球菌、革兰氏阴性菌和真菌为常见。

特异性免疫反应

感染后，宿主可合成一系列抗体，亦即被称作免疫球蛋白的糖蛋白复合物，与特定微生物抗原表位相结合。抗体通过吸引宿主白细胞和激活补体成分协助清除感染性微生物。

补体系统通常通过经典途径摧毁细胞壁。补体也可在某些微生物表面通过替代途径被激活。

抗体也可促进一些称作调理素的物质（如补体蛋白 C3b）在微生物表面沉积，进而促进吞噬作用。调理作用对于清除有被膜微生物如肺炎球菌、脑膜炎球菌相当重要。

宿主基因因素

对于许多病原体，宿主的基因分型影响宿主的敏感性和疾病最终的发病率和病死率。例如缺少终末补体成分（C5 通过 C8，或者 C9）的患者对奈瑟球菌的敏感性增加。

有利于微生物侵袭的因素

以下情况有利于微生物入侵：

- 毒力因子
- 微生物黏附
- 对抗菌剂耐受
- 宿主具免疫缺陷

毒力因子

毒力因子协助病原体侵袭和抵抗宿主防御，这些因子包括：

- 荚膜
- 酶
- 毒素

荚膜 一些病原体（如某些肺炎球菌菌株、脑膜炎球菌、B 型流感嗜血杆菌）具有荚膜，阻断吞噬作用，故此类细菌毒力强于无荚膜菌株。然而，包囊特异性的调理性抗体可以结合到荚膜并促进吞噬作用。

酶 具有酶活性的菌体蛋白（如蛋白酶、透明质酸酶、神经氨酸酶、弹性蛋白酶、凝集素）能易化微生物在局部组织的扩散。侵袭性微生物（如福氏志贺菌、小肠耶尔森菌）能穿透真核细胞，从而易于穿过黏膜表面。

一些细菌（如奈瑟淋球菌、流感嗜血杆菌、奇异变形杆菌、肺炎链球菌）合成 IgA 特异性蛋白酶，能降解和灭活黏膜表面的分泌型 IgA。

毒素 微生物可能释放毒素（称为外毒素），这是一些蛋白质分子，可能具有致病性（如白喉、霍乱、破伤风、肉毒）或者增加疾病严重程度。多数毒素与特定靶细胞受体相结合。除了造成食物中毒的毒素预先形成外（如肉毒素、葡萄球菌或蜡样芽孢杆菌的食物中毒），外毒素都是微生物在感染的过程中生成的。

内毒素是革兰氏阴性菌合成的一种脂多糖，是细胞壁的组成部分。内毒素触发体液酶促反应机制包括补体、血凝、纤溶和激肽途径，是多数革兰氏阴性菌感染致死的原因。

其他因素 有些微生物是更致命的，因为它们做到了以下几点：

- 影响抗体产生
- 对血清补体溶菌作用的抵抗影响毒力强度
- 抵抗吞噬细胞的氧化作用
- 产生超抗原

多种微生物具有损害抗体形成的机制，其方法是诱导抑制细胞、阻断抗原呈递以及抑制淋巴细胞分化。

对血清补体溶菌作用的抵抗影响毒力强度。对于奈瑟淋球菌来说，这种抵抗预示着播散性疾病而不是局限性感染。一些微生物能抵抗吞噬细胞的氧化作用。例如军团菌和李斯特菌不会诱导或有效抑制氧化作用，而其他一些微生物可合成酶类(如过氧化氢酶、谷胱甘肽还原酶、超氧化物歧化酶)来降解氧化性产物。

一些病毒和细菌产生超抗原，绕开免疫系统，导致过量的幼稚T细胞的非特异性活化，引起促炎症细胞因子的大量释放，导致剧烈的损伤性炎症。

微生物黏附

表面黏附有助于微生物建立基地并由此穿透组织。决定黏附的因子包括黏附素(介导吸附的微生物分子)及与之结合的宿主受体。宿主受体包括细胞表面糖基和细胞表面蛋白(如纤连蛋白)，能够增强与某些革兰氏阳性菌(如葡萄球菌)的结合。

其他决定黏附的因子包括特定细菌(如链球菌)表面的特定结构，称为原纤维，细菌通过它与人体上皮细胞相结合。此外其他一些细菌如肠杆菌科(如大肠埃希菌)具有专门的黏附细胞器称为菌毛或纤毛。菌毛使得微生物可以与几乎任何人体细胞相结合，包括神经元以及泌尿道、口腔和肠道的上皮细胞。

生物膜 生物膜是围绕特定细菌形成的黏性层，能导致对吞噬作用和抗生素的抵抗。它围绕囊性纤维化患者肺中的铜绿假单胞菌和人造医疗仪器(如静脉导管、血管移植物和缝合物质)上的凝固酶阴性葡萄球菌而形成。

影响生物被膜在上述医疗仪器上形成的因素包括材料的粗糙性、化学成分和疏水性。

对抗生素的抵抗

微生物基因变异不可避免。使用抗微生物制剂最终会导致耐药的菌株生存下来。

抗生素耐药性的出现可能是由于染色体基因的自发突变。在很多情况下，耐药菌株从其他微生物中获得了可移动遗传因子，包括转位子编码的基因，合成具有以下作用的酶：

- 修饰或灭活抗生素
- 改变细菌壁聚集抗生素的能力
- 抵抗抗生素的抑制作用

最大限度避免人体和养殖动物中的抗生素不合理使用对于公众健康是重要的。

进一步的细节可参见第1321页抗生素耐药。

宿主免疫缺陷

两种类型的宿主免疫缺陷状态影响宿主抵抗感染的能力：

- 原发性免疫缺陷
- 后天性(获得性)免疫缺陷

原发性免疫缺陷 是原始的基因突变；已经描述了>100种免疫缺陷状态。多数原发性免疫缺陷在婴儿期即被发现，但多达40%的是在青少年期或成年后发现。

获得性免疫缺陷 是由其他疾病(如肿瘤，HIV感染，慢性疾病)或暴露于某种化学物质及药物导致免疫系统的功能缺陷。

机制 免疫反应的缺陷可能包括：

- 细胞免疫功能
- 体液免疫功能
- 吞噬系统
- 补体系统

细胞免疫缺陷 T细胞具有杀伤细胞内致病体的功能，T细胞功能缺陷的患者易感性增加，例如对耶氏肺孢子菌或者隐球菌感染的概率增加。这些感染迁延不愈可导致发育停滞、慢性腹泻以及持续性口腔念珠菌感染。

体液免疫缺陷 通常由B细胞不能生成功能性免疫球蛋白导致。这种类型的免疫缺陷患者容易感染有荚膜病原体(如流感嗜血杆菌，链球菌)。患者可表现为生长迟缓、腹泻以及反复的呼吸道感染。

吞噬系统功能缺陷 影响对于细菌感染的即时免疫反应，导致脓肿复发或严重肺炎。

原发性补体系统缺陷 非常罕见。这种类型免疫缺陷的患者可能表现为化脓菌的复发性感染(如，有荚膜菌、奈瑟菌属)，增加自身免疫性疾病(如系统性红斑狼疮)风险。

感染的表现

这些表现可能是局灶的(如蜂窝织炎、脓肿)或系统的，最常见的是发热。这些表现可能在多个器官多个系统中出现。严重的、广泛的感染可能产生危及生命的表现(如败血症、中毒性休克)。多数表现随着对感染的有效治疗而改善。

临床表现 多数感染增加脉率和体温，但另外一些(如伤寒、土拉热、布氏杆菌病、登革热)可能出现脉率增加低于体温增加幅度。由于血容量不足、感染性休克或中毒性休克，可能出现低血压。常见过度通气和呼吸性碱中毒。

严重感染、无论是否中枢神经系统感染，都可能出现神志改变(脑病)。脑病在老年人中最常见、最严重，可导致焦虑、意识模糊、谵妄、木僵、惊厥和昏迷。

血液系统 感染性疾病通常会增加成熟的和不成熟的中性粒细胞。其中的机制包括去边缘化和骨髓中未成熟粒细胞的释放，IL-1和IL-6介导的中性粒细胞从骨髓中释放，巨噬细胞、淋巴细胞和其他组织合成的集落刺激因子。这些现象加剧时(如在创伤、炎症和类似应激时)可导致过量未成熟白细胞进入血液循环(类白血病反应)，白细胞计数可增加到$25 \times 10^9 \sim 30 \times 10^9/L$。与之相反，一些感染(如伤寒、布氏杆菌)常导致白细胞减少。严重感染，显著白细胞减少提示预后不良。脓毒症患者的中性粒细胞特性形态学变化包括杜勒小体、毒性颗粒和空泡形成。即使组织铁储备充足仍可出现贫血。如果是慢性贫血，血清铁和总铁结合力可能下降。严重感染，尤其是革兰氏阴性杆菌感染，可能导致弥散性血管内凝血(DIC)。

其他器官系统 肺顺应性可能下降，发展成急性呼吸窘迫综合征和呼吸肌疲劳。

肾脏表现轻者仅有轻度蛋白尿，重者出现急性肾功能不全，这常继发于休克、急性肾小管坏死、肾小球肾炎或肾小管间质病变。

多种感染可导致肝功能不全，包括黄疸（通常是预后不良的标志）或肝细胞功能损害，即使这些感染并非发生在肝脏。脓毒症可出现应激性溃疡导致上消化道出血。

内分泌功能障碍包括：

- 促甲状腺激素、加压素、胰岛素和高血糖素分泌增加
- 代谢需求增加引起骨骼肌蛋白分解和肌肉消耗
- 骨骼矿物质流失

败血症时少见低血糖出现，但同时存在低血糖和脓毒症的患者需要考虑肾上腺功能缺陷。高血糖可能是糖尿病患者感染的早期征象。

发热

发热指体温升高（如口温＞37.8℃或肛温＞38.2℃），或者体温升高超过正常日波动。发热主要发生于机体的温度调节中枢（位于下丘脑）在较高的温度复位（重置）时，主要是对感染的反应。不是由体温调定点重置引起的体温升高通常称为体温过高。

许多患者轻易使用"发热"，常常表示他们感觉太暖，太冷或出汗，但他们并没有真正测量体温。

症状主要取决于引起发热的原因，而发热本身也可以导致寒战、盗汗、不适、潮红。

病理生理

在24小时内，清晨体温最低，傍晚体温最高。最大体温波动大约0.6℃。

体温是由肝脏和肌肉等组织的产热和体表的散热之间的平衡决定的。健康人下丘脑体温中枢保持内脏体温在37℃到38℃之间。发热提高下丘脑调定点，触发血管运动中枢引起血管收缩，以减少体表血量并降低热量丢失，有时因此诱发寒战、增加产热，直到下丘脑周围血液温度达到新的调定点。下调体温调定点（如使用退热药物）后人体可通过发汗和血管扩张增加散热。

特定患者（如酗酒者、老人、幼儿）发热能力可能减退。

致热原是导致发热的物质。外热原通常是微生物及其产物。研究最充分的是革兰氏阴性菌的脂多糖（通常称为内毒素）和可导致中毒性休克综合征的金黄色葡萄球菌毒素。发热是外源性热原引起内源性热原[如白细胞介素-1（IL-1）、肿瘤坏死因子-α（TNF-α）、白细胞介素-6（IL-6）和其他细胞因子]释放，进而触发细胞因子受体导致的；或者由外源性热原直接触发Toll样受体导致。前列腺素E_2的合成似乎起着关键作用。

发热的后果 尽管很多患者担心发热本身引起损害，健康成人能耐受多数急性疾病引起的轻度的核心体温升高（如38～40℃）。

然而，非常高的体温（一般来说，＞41℃）可能导致死亡。但是极高热（通常体温＞41℃）可造成损害。这种发热通常由于环境温度过高引起，有时是由暴露于违禁药物（如可卡因，苯环利定）、麻醉药或抗精神病药物引起。其结果是，造成细胞功能障碍，从而导致多数器官功能障碍和衰竭；激活凝血级联反应，从而导致弥散性血管内凝血。

体温以37℃为基准，每上升1℃氧耗增加10%～12%，这对于业已存在心功能不全或呼吸功能不全的患者而言相当危险。发热也可恶化痴呆患者的精神状况。

健康儿童发热可导致高热惊厥。

病原学

多种因素可导致发热。大体上可概括为：

- 感染性（最常见）
- 肿瘤性
- 炎症性（包括风湿性，非风湿性和药物相关性）成人急性发热（≤4日）更可能是感染性的。非感染性发热几乎都表现为慢性或复发性的。已知有免疫性疾病或肿瘤的患者出现孤立的急性发热事件也很可能是感染性的。健康人急性发热事件不太可能是慢性病的初始表现。

感染性原因 几乎所有感染性疾病都可以引起发热。但总体上，最常见的原因包括：

- 上呼吸道和下呼吸道感染
- 消化道感染
- 泌尿道感染
- 皮肤感染

多数急性呼吸道感染和胃肠道感染是病毒性的。患者的特定情况和外在因素也有助于判断致病的最可能病原微生物。

患者因素 包括健康状态、年龄、职业和危险因素（如住院，近期创伤性操作，静脉或泌尿道置管，机械通气的使用）。

外在因素 是指导致患者暴露于特定疾病——例如传染源接触，局部暴发，病原载体（如蚊子、蜱），通常载体（如食物，水），或地理位置（如居住或近期旅行于流行区域）。一些病因取决于这些因素（表178-1）。

评估

急性发热的初始评估主要包括两方面问题：

- 确定任何局部症状（如头痛、咳嗽）；这些症状帮助限定可能病因的范围。局部症状可能是患者主诉的一部分，或者需要特定的问题来引导
- 确定患者是否病重或处于慢性疾病状态（尤其是未被识别的疾病）：健康人发热的许多病因是自限性的，很多可能的病毒感染难以作出特定诊断。只针对危重患者或慢性患者作详尽的诊断，可以节约大量昂贵而不必要、通常也没有成效的检验。

病史 现病史应当包括发热的程度、持续时间和测量方法。明显的寒战（严重颤抖，牙关紧咬——不是简单的畏寒）提示感染引起的发热，但特异性不高。疼痛是重要的线索；应当询问患者是否有耳朵、头颈、牙齿、咽喉、胸部、腹部、侧腹、直肠、肌肉和关节的疼痛。其他局灶体征包括鼻黏膜充血或分泌物，咳嗽、腹泻和泌尿道症状（频繁，急迫性，排尿困难）。存在皮疹（包括性质、部位和与其他症状的时间关联）和淋巴结病。

确定接触感染者人群及其诊断情况：

全身性疾病回顾：应当明确慢性疾病的症状，包括发热、盗汗和消瘦。

表 178-1 急性发热的一些病因

易发因素	病因	易发因素	病因
无(健康)	上下呼吸道感染	暴露于传染病媒介(美国)	寨卡病毒感染、基孔肯雅病、埃博拉、狂犬病、麻疹和黄热病
	消化道感染		蜱:蜱咬病、埃里希体病、无形体病、莱姆病、巴贝虫病、土拉热
	尿路感染		
	皮肤感染		
住院	静脉导管感染		蚊子:虫媒病毒性脑炎 野生动物:土拉热、狂犬病、汉坦病毒感染
	尿路(尤其是留置导尿患者)感染		
	肺炎(尤其是使用呼吸机患者)		蚤:鼠疫 家畜:布鲁菌病、猫抓病、Q热、弓形虫病
	肺不张		鸟:鹦鹉热
	手术部位感染(术后)		爬行动物:沙门菌属感染
	深静脉血栓形成和肺栓塞		蝙蝠:狂犬病、组织胞浆菌病
	腹泻(艰难梭菌导致)	免疫缺陷	病毒:水痘带状疱疹病毒或巨细胞病毒感染
	药物		
	血肿		细菌:荚膜细菌感染(如肺炎球菌、脑膜炎球菌)、金黄色葡萄球菌、革兰氏阴性细菌(如铜绿假单胞菌)、诺卡菌或分枝杆菌属
	输液反应		
	压疮		
疫区旅行史	球孢子菌病		
	登革热(较少见)		真菌:念珠菌、曲菌、结合菌、组织胞浆菌、球孢子菌或肺孢子菌;或引起毛霉菌病的真菌
	腹泻性疾病		
	汉坦病毒		
	组织胞浆菌病		寄生虫:弓形体、类圆线虫、隐孢子虫、微孢子虫、环孢子虫(既往贝氏等孢子球虫)
	军团病		
	疟疾	增加产热的药物	苯丙胺
	立克次体感染(如非洲蜱斑疹伤寒、地中海斑疹热)		可卡因
			二亚甲基双氧苯丙胺
			抗精神病药
	多种耐药性细菌		麻醉药
	鼠疫	触发超敏反应的药物	β内酰胺类
	土拉菌病		磺胺类药物
	伤寒		苯妥英
	病毒性肝炎		卡马西平、普鲁卡因胺、奎尼丁、两性霉素B、干扰素

既往史:应当包括以下内容:
- 近期手术史
- 已知预示感染的疾病(如 HIV 感染、糖尿病、肿瘤、器官移植、Sickle 细胞病、心脏瓣膜病——尤其是存在人工瓣膜时)
- 其他已知的预示发热的疾病(如风湿性病变、SLE、痛风、肉瘤、甲状腺功能亢进、癌症)

需要询问近期旅游史,包括地点、返回时间、现场(农村或城市)、旅游前是否接种疫苗、预防性抗疟疾药物使用情况。

所有患者都应当被询问可能暴露情况不安全的食物(如未消毒的牛奶和奶制品、生肉、鱼或贝类)或饮水、昆虫叮咬、动物接触、不安全性行为、职业或娱乐暴露(如打猎)。

应当记录疫苗接种史,尤其是针对甲肝、乙肝以及导致脑膜炎、流感、肺炎球菌疾病的疫苗。

用药史:应当包括以下特定的问题:
- 可能导致发热的药物(表 178-1)
- 预示感染的药物(如糖皮质激素、抗 TNF 药物、化疗和抗排异药物、其他免疫抑制剂)
- 违禁使用注射药物(预示感染性心内膜炎、细菌性肺栓塞和皮肤软组织感染)

体格检查 体格检查从确认发热开始。发热最精确的诊断是测量肛温。口腔温度通常比肛温低 0.6℃。测口腔温度在很多情况下(如刚喝过冷饮、用口呼吸、过度通气、测量时间不够——水银温度计需要几分钟的时间等)可能导致测得温度低于实际值。通过耳鼓膜测体温较之肛温更不精确。使用有温度敏感晶体的感温胶条置于前额监控皮肤温度对检测核心温度升高不敏感。

其他生命体征包括呼吸加快，心动过速或血压降低。对于存在局灶症状的患者而言，体格检查见本书其他章节。对于无局灶症状的发热患者而言，有必要作全面体格检查，因为诊断线索可能存在于任何一个器官系统。

应当记录患者的一般状况，包括虚弱、倦怠、神志异常、恶病质、抑郁。

应当观察全身皮肤寻找皮疹，尤其是瘀点和出血性皮疹，以及任何红斑或充血（提示皮肤软组织感染）。应当检查颈部、腋窝、肱骨内上髁、腹股沟区淋巴结。

住院患者应当记录任何静脉导管、鼻胃管、导尿管或任何其他进入体内的管线。如果患者有近期手术史，应当全面检查手术部位。

头颈部检查应当包括以下方面：
- 鼓膜：检查感染
- 鼻窦（额窦和上颌窦）：叩诊
- 颞动脉：压痛
- 鼻：观察充血和分泌物（清洁或脓性）
- 眼：观察结膜炎或虹膜炎
- 眼底：观察 Roth 斑（提示感染性心内膜炎）
- 口咽部和齿龈：观察炎症或溃疡（包括任何念珠菌均提示免疫缺陷）
- 颈：抬颈观察有无不适，强直或两者同时存在，提示脑膜炎；触诊淋巴结检查肺部罗音或实变体征。听诊心脏杂音（提示可能存在心内膜炎）。

触诊腹部，观察肝脾肿大或疼痛（提示感染）。叩诊侧腹部观察肾脏疼痛（提示肾盂肾炎）。检查女性盆腔观察盆腔活动或附件疼痛；检查男性生殖系统观察泌尿道分泌物和局部疼痛。检查直肠疼痛和膨胀，提示直肠周围脓肿（免疫缺陷患者可能表现隐匿）。检查主要的关节是否有强直、红斑和疼痛（提示关节感染或风湿性疾病）。观察手足寻找感染性心内膜炎的体征，包括甲下片状出血，肢端痛性皮下红色结节（Osler 结节），掌跖无痛性红斑（Janeway 病变）。

脊柱叩击局部压痛。

神经系统检查旨在发现局灶神经功能缺失

预警症状：以下发现需要特别警惕：
- 精神状态改变
- 头痛、颈抵抗，或同时存在
- 瘀点
- 低血压
- 呼吸困难
- 显著心动过速或呼吸困难
- 体温>40℃或<35℃
- 最近到严重疾病（如疟疾）流行的地区旅行过
- 近期使用免疫抑制剂

检查结果解读：体温升高的程度通常不预示感染可能及病因。热型曾经被认为有显著意义，但现在不这样看（除了三日疟和间日疟）。

严重疾病的可能性需要考虑。如果怀疑严重疾病，需要及时和积极检查，通常需要住院。

危险信号强烈提示严重疾病。如下所示：
- 头痛、颈部僵硬，出现瘀点或紫癜样皮疹很可能是脑膜炎
- 心动过速（超出发热引起的正常变化范围）并且呼吸急促，伴或不伴低血压或精神状态变化，很可能是脓毒症
- 若患者有血吸虫疫区旅游史，需考虑疟疾。免疫缺陷状态，无论是由已知疾病还是免疫抑制剂引起，或临床发现提示（如消瘦、口腔念珠菌感染），也应当重视。同样已知慢性疾病，注射毒品以及心脏杂音也应引起重视。

老年人，若居住于护理院，尤其有发生严重细菌感染的风险。病史或体检中的局部发现需要评估和解读。弥散淋巴结肿大和皮疹也有提示意义。

弥散性淋巴结肿大 可发生于罹患急性单核细胞增多症的儿童和青少年，常伴有明显的咽痛、乏力和肝脾肿大。弥散性淋巴结肿大患者要考虑原发性 HIV 感染或继发性梅毒，有时伴随关节痛、皮疹或两者同时存在。HIV 感染可于暴露后 2~6 周出现发热（尽管患者常隐瞒危险性行为或其他危险因素）。继发性梅毒常在下疳出现后 4~10 周时出现全身症状。但是，患者可能没有注意到下疳，因为下疳不会引起疼痛，而且经常位于直肠、阴道或者口腔等不易发现的地方。

发热和皮疹有很多感染性和药物性原因。瘀点瘀斑特别受关注，它提示可能存在脑膜炎球菌感染，落基山出血热（尤其是掌跖受累时）以及相对少见的一些病毒感染（如登革热、出血热）。其他提示性的皮肤病变包括莱姆病的经典环形红斑，重症多形红斑（Stevens-Johnson syndrome）的病变，以及蜂窝织炎和其他软组织细菌感染的痛性红斑。应当注意迟发性药物超敏反应的可能（尤其是长期使用的药物）。

如果没有局部发现，健康人急性发热伴随非特异性症状（如乏力、全身疼痛）最可能是一种自限性病毒性疾病，除非有感染源暴露史（包括新近的无保护性行为），或病原体媒介接触史以及疫区接触史。

存在重要基础疾病的患者更容易罹患隐匿的细菌或寄生虫感染。静脉注射毒品者和存在人工心瓣膜的患者容易患心内膜炎。免疫缺陷患者易患特定微生物感染（表178-1）。

药物热（伴或不伴皮疹）是一种除外诊断，通常需要停药观察。难点在于如果抗生素是发热原因，抗生素治疗的疾病也可能导致发热。有时线索在于发热和皮疹在原发感染缓解后出现，且原发症状无加重（如因肺炎接受治疗的患者，发热重新出现但不伴随咳嗽、气急及低氧血症）。

辅助检查 检测取决于是否有局灶症状。

如果存在局灶发现，根据临床推测和发现来指导检测（还可见本书其他章节），包括：
- 单核细胞增多症或 HIV 感染：血清学试验
- 落基山出血热：皮肤病变活检以明确诊断（紧急血清学试验无帮助）
- 细菌或真菌感染：血培养以检测可能的血流感染

- 脑膜炎：紧急腰椎穿刺和静脉应用激素、抗生素（有脑疝风险的患者腰穿前要做头颅 CT；血培养完成后，头颅 CT 开始前要马上使用激素和抗生素）
- 与暴露有关的特定疾病（如接触感染源、病原体媒介、疫区）：检测相关疾病，尤其是外周血涂片检测疟疾

如果没有局部发现，且不考虑严重感染，健康成人可以在家观察而不接受检测化验。通常，症状会迅速缓解；少数病情恶化或出现局部症状的应该重新接受评估，并根据新的发现作检查。

如果对于没有局部症状的患者怀疑严重疾病，需要检测。存在败血症危险信号的患者需要培养（血和尿），胸片和代谢异常检测，以及血电解质、葡萄糖、尿素氮、肌酐、乳酸、肝功能检查。通常会做外周血细胞计数，但诊断严重感染的敏感性和特异性不高。不过，外周血细胞计数对于可能存在免疫抑制的患者来说是一个重要的预后指标（如白细胞计数低的患者可能预后不良）。

存在特定基础疾病的患者即使没有局灶症状，也不表现为重症病变，可能也需要检测。因为感染性心内膜炎的风险和破坏性后果，静脉吸毒患者通常收入院做连续血培养和心脏超声。使用免疫抑制剂的患者需要检测外周血白细胞计数；如果存在粒细胞缺乏症，开始检测并进行胸部 X 线检查，同时做血、痰、尿、粪或可疑皮肤病变的培养。由于菌血症和脓毒症是中性粒细胞减少症患者发热的常见原因，应及时给予经验性广谱抗生素静脉应用，而不等待培养结果。

治疗

予抗感染治疗特定病因所致的发热；如果存在严重感染风险高，需要经验性抗感染治疗。

感染引起的发热是否需要治疗看情况。实验室证据而非临床研究，提示发热增强宿主防御反应。存在特定风险的一些患者发热需要治疗，如成人伴心脏或呼吸功能不全或者合并痴呆时。

抑制脑环氧化酶的药物可有效降低发热：
- 对乙酰氨基酚 650~1 000mg/次，口服，每 6 小时 1 次
- 布洛芬 400~600mg/次，口服，每 6 小时 1 次，每日对乙酰氨基酚剂量不要超过 4g，以避免毒性。应当警示患者不要擅自服用包含对乙酰氨基酚的治疗感冒或流感的非处方药。其他非甾体抗炎药（阿司匹林，萘普生）也是有效的退热药。儿童病毒性疾病发热不要使用水杨酸制剂，因为水杨酸制剂与 Reye 综合征发生有关。

如果体温≥41℃，其他退热措施（如凉水喷雾、冰帽）也应当使用。

老年医学精要：发热

对于虚弱的老年患者，感染较少引起发热，即使感染引起体温升高，上升程度也可能比发热的标准要低。同样，其他的炎性症状，如局部疼痛，也可能更轻微。精神状态下降或日常活动减少常常是肺炎或尿路感染的首发症状。

与他们临床表现相对轻微相反，发热的老人较青年人常常更可能罹患严重的细菌性疾病。年轻成人中肺炎和尿路感染是常见原因，而老人更多患皮肤或软组织感染。

评估局部表现与年轻患者相似。但与年轻患者不同，老年患者很可能需要尿液分析、尿培养和胸片。应当做血培养除外菌血症；如果疑似菌血症或生命体征不平稳，患者应当住院。

> **关键点**
> - 健康人发热多由于病毒性呼吸道或消化道感染
> - 局部症状指导评估
> - 在没有局部症状的情况下，限制对严重或慢性病患者的检测，有助于避免许多不必要的评估
> - 潜在慢性疾病，尤其是那些损伤免疫系统的疾病必须要考虑

不明原因发热

不明原因发热（fever of unknown origin，FUO）定义为肛温≥38.3℃持续三周以上，病因不属于：潜伏和自限性疾病、急性致命性疾病、存在明确的局灶症状体征的病变，或者通过胸片、尿分析、血培养检查有异常的病变。

FUO 分为 4 个类别：
- **经典 FUO**：发热>3 周，3 日住院检查或≥3 次门诊访视未能发现原因
- **医院相关 FUO**：住院患者入院时无感染或阳性培养结果，经过 3 日恰当的评估，诊断仍然未明确
- **粒细胞缺乏 FUO**：发热经过 3 日恰当的评估、包括微生物培养 48 小时结果阴性，诊断仍然未明确
- **HIV 相关 FUO**：确认 HIV 感染患者，门诊患者发热>3 周，住院患者发热 3 日以上，诊断仍然未明确

病原学

发热待查的原因通常分为 4 类（表 178-2）：
- 感染性（25%~50%）
- 结缔组织疾病（10%~20%）
- 肿瘤性（5%~35%）
- 混杂型（15%~25%）

感染 是发热的最常见原因。对于 HIV 感染者，应当搜寻机会感染（如结核、非结核分枝杆菌感染，播散性真菌病或巨细胞病毒感染）。

常见的结缔组织疾病 包括系统性红斑狼疮、风湿性关节炎、强直性脊柱炎、血管炎和成人类风湿关节炎。

最常见的与 FUO 有关的肿瘤 包括：淋巴瘤、白血病、肾癌、肝细胞癌、转移性肿瘤。不过，肿瘤引起的 FUO 所占比例在下降，可能得益于超声和 CT 广泛用于初始评估。

常见的混杂因素 包括药物热、深静脉栓塞、反复肺栓塞、结节病、炎症性肠病和伪装热。

成人 FUO 有 10%左右最终仍不能明确原因。

评估

对于疑难病例如 FUO，认为先前的医生已经归纳或归纳好所有信息的假设常常是错误的。医师应当知晓患者之前报告的内容（以解决分歧），但不应该简单复制之前记录

表 178-2　不明原因发热的病因

病因	提示性的发现	诊断工具
感染性		
脓肿（腹部、盆腔、牙科）	腹部或盆腔不适，通常为疼痛	CT 或 MR
	有时手术、外伤、憩室、腹膜炎或妇科操作	
猫抓病	被猫抓或咬区域淋巴结肿大、帕里诺眼病（Parinaud 眼）、头痛	培养（有时作淋巴结吸出物培养）、抗体滴度、PCR
CMV 感染	从 CMV 阳性供者输血史	CMV-IgM 抗体滴度
	单核细胞增多症的表现（疲劳、轻度肝炎、脾大、淋巴结大）、视网膜炎	如有可能 PCR
EB 病毒感染	咽痛、淋巴结大、右上象限疼痛、脾大、乏力	血清学试验
	通常发生于少年和青年；老人可能没有典型表现	
HIV 感染	高危行为史（如无保护性行为、共用针具）	HIV 抗体（如 ELISA、Western blot）
	体重下降、夜汗、疲劳、淋巴结大、机会感染	有时检测 HIV-RNA（用于急性 HIV 感染）
感染性心内膜炎	通常有危险因素（如器质性心脏病、机械瓣膜、牙科手术、深静脉导管、注射吸毒）	多次血培养、心脏超声检查
	通常有心脏杂音，或有心脏外表现（如甲下出血瘀斑、Roth 斑、Osler 结节、Janeway 病变、关节痛和渗出、脾大）	
莱姆病	流行区居留史	血清学检测
	游走性红斑、头痛、疲劳、Bell 麻痹、脑膜炎、神经根炎、心脏传导阻滞、关节痛和肿胀	
骨髓炎	局部疼痛、肿胀、红斑	X 线
		有时 MRI（最精确的检查）、铟-111 核素扫描或骨扫描
鼻窦炎	持续充血、头痛、面部疼痛	鼻窦 CT
结核（肺或播散性）	高危暴露史 咳嗽、体重下降、疲劳 使用免疫抑制剂 HIV 感染史	胸片、PPD、γ-干扰素释放试验、痰抗酸染色、核酸扩增（NAAT），体液培养（如胃液、痰、脑脊液）
少见感染（如布鲁菌病、疟疾、Q 热、弓形虫病、旋毛虫病、伤寒）	疫区旅游史 暴露于或吸入特定的动物制品	根据特定病因作血清学检测 外周血涂片找疟原虫
结缔组织疾病		
成人 Still 病	迅速消失的粉红皮疹、关节痛、关节炎、肌痛、颈部淋巴结肿大、咽痛、咳嗽、胸痛	ANA、RF、血清铁浓度、受累关节 X 线
巨细胞（颞）动脉炎	单侧头痛、视力障碍	ESR，颞动脉活检
	通常有风湿性多肌炎的症状，有时跛行	
	颞动脉压痛	
结节性多动脉炎	发热、体重下降、肌痛、关节痛、紫癜、血尿、腹痛、睾丸痛、咽峡炎、新出现的网状青斑、高血压	受累组织活检或血管造影
风湿性多肌炎	肩、髋、颈部晨僵史	肌酸激酶、ANA、RF、ESR
	不适，疲劳，纳差	可能需要做肢体 MRI
	可能有滑膜炎，黏液囊炎，肢体远端小孔状红斑	
	有时有近期衣原体、沙门菌、耶尔森菌、曲菌属或志贺菌感染	

续表

病因	提示性的发现	诊断工具*
反应性关节炎	不对称的单侧关节炎、尿道炎、结膜炎、生殖器溃疡	ANR、RF、致病病原体血清学检测
类风湿关节炎	不对称的外周多关节炎,持续晨僵,压迫部位(尺骨伸侧、骶骨、头后部、跟腱)皮下风湿样结节	ANA、RF、瓜氨酸酶抗体(抗CCP)X线(确定骨侵蚀)
SLE	疲劳、关节炎、胸膜疼痛、狼疮样皮疹、关节疼痛肿胀、轻度外周红斑、雷诺综合征、浆膜炎、肾炎、脱发	临床标准、ANA、双链DNA抗体
肿瘤性		
结肠癌	腹痛、大便性状改变、血便、乏力、恶心、呕吐、体重下降、疲劳	结肠镜,活检
肝癌	慢性肝病病史,腹痛、体重下降、易饱、右上腹触及肿块	腹部超声,CT,肝脏活检
白血病	有时有骨髓增生不良病史	血常规,骨髓检查
	疲劳、体重下降、出血、苍白、瘀斑、瘀点、纳差、脾大、骨骼疼痛	
淋巴瘤	无痛性淋巴结肿大、体重下降、不适、夜间盗汗、脾大、肝大	淋巴结活检
转移性肿瘤	症状取决于转移部位(如肺转移有咳嗽气短,脑转移有头痛头晕)	可以肿块或淋巴结活检,关注区域的影像学检查
	通常没有症状,通过常规医学评估发现	
骨髓增生性病变	通常无症状,有时通常血常规筛查发现异常	根据疑似的疾病选择检查
肾细胞癌	体重下降、夜间盗汗、侧腹痛、血尿、可触及侧腹部肿块、高血压	血钙(检测高钙血症)、尿液分析,肾脏CT
混杂性		
酒精性肝硬化	长期饮酒史 有时有腹水、黄疸、肝脏肿大或缩小、男性乳房发育、睾丸萎缩	PT/APTT、碱性磷酸酶、转氨酶、白蛋白、胆红素 有时腹部超声或CT
深静脉血栓	疼痛、肿胀,有时腿发红	超声
		有时D二聚体检测
药物热	用药后(7~10日)发热,有时有皮疹	停药
伪装热	戏剧性的、不正常的表现,模糊的或不一致的细节,对于书本描述的了解,兴趣性或习惯性撒谎(幻想性谎语癖)	排除诊断
炎症性肠病	腹痛,腹泻(有时血性),体重下降,粪便愈创木试验阳性	上消化道内镜,继而小肠镜或小肠CT造影(克罗恩病)
	有时有窦道,肛周或口腔溃疡,关节痛	结肠镜(溃疡性结肠炎或克罗恩病)

* FUO患者可能缺乏典型表现,但需要搜寻这些表现。
ANA,抗核抗体;CMV,巨细胞病毒;ELISA,酶联免疫吸附试验;RF,风湿热。

病史(如家族史、社会接触史)。初始的遗漏可能在漫长的住院期间通过众多的医生一直传递下去,导致大量的不必要检查。即使初始的评估已经很彻底,患者常常会在重复询问时回想起新的细节,而这些细节经常会是指向最终诊断的路标。同时,临床医生不应该忽视先前的检查结果,不应该轻易重复检查而不考虑取得不同结果的可能性(如由于患者病情变化或病变缓慢进展)。

病史 病史的目的是发现局灶症状和提示病因的事实(如旅游、职业、家族史、动物暴露史、饮食史)。

现病史:应当包括发热的时程和类型(如间歇或持续发热)。热型通常对于FUO的诊断没有意义或意义不大,但隔天发热(间日)或每3日发热(三日)热型对于危险人群提示疟疾可能。局部疼痛常提示背景病变的部位(而不是病因)。临床医师通常应该先全面熟悉然后精确地询问身体各部分的不适。

全身性疾病回顾:应当包括非特异性体征,如体重下降、纳差、疲劳、夜汗或头痛。另外,还应当搜寻结缔组织病变的症状(如肌痛、关节痛和皮疹)和胃肠道病变的症状(如腹泻、脂肪泻和腹部不适)。

既往史:应当包括已知能导致发热的病变,如肿瘤、结缔组织疾病、酒精性肝硬化、炎症性肠病、风湿热和甲状腺功能亢进。临床医师应当记录提示感染的病变或危险因素,如免疫缺陷(如由HIV感染、肿瘤、糖尿病,或免疫抑制剂使用),器质性心脏病,尿路异常,手术和植入装置(如静脉导管,起搏器或关节假体)。

药物史 应当包括对于已知能导致发热的特定药物的询问。

社会史 应当包括对于导致感染的危险因素的询问,如静脉使用毒品,高危性行为(如未保护性行为、多性伴),感染者接触(如结核),旅游和可能的动物或昆虫宿主暴露史。应当记录肿瘤的危险因素,如吸烟、饮酒,职业中化学物质暴露。

家族史 应当包括对于导致发热的遗传因素的询问(如家族性地中海热)。

应当查看医疗记录里的过往检查结果,特别是可以排除某些疾病的检查。

体格检查 应当记录一般情况,尤其是恶病质、黄疸和苍白。全面检查皮肤,寻找局灶性充血(提示感染)或皮疹(如疟疾疹或SLE)。应当观察会阴和足,尤其是糖尿病患者更容易出现这些部位的感染。临床医师还应当检查感染性心内膜炎的皮肤表现,包括肢端疼痛性充血性皮下结节(Osler结节)掌跖无痛性出血性红斑(Janeway病变),瘀斑和甲下出血。

做全身触诊(尤其是脊柱,骨骼,关节,腹部和甲状腺),寻找触痛、震颤的区域或脏器肿大。叩击牙齿发现疼痛(提示牙周脓肿)。触诊时要注意任何区域性淋巴结肿大;例如区域性淋巴结肿大是猫抓病的特征,而广泛淋巴结肿大是淋巴瘤的特征。

听诊心脏杂音(提示细菌性心内膜炎)和心包摩擦音(提示风湿或感染引起的心包炎)。

有时FUO患者关键的异常体征不明显,需要反复体格检查以寻找病因(如检查新的淋巴结肿大、心脏杂音、皮疹或颞动脉结节及搏动减弱)。

预警症状:以下情况需要特别关注:
- 免疫缺陷
- 心脏杂音
- 存在植入装置(如静脉导管,起搏器,关节假体)
- 近期到疫区旅游

检查结果解读:通过详细的病史和体格检查,以下事件具有典型意义:
- 应当注意检查发现先前不存在、未发现或未处理的局部症状或体征,应当对上述发现按照所示进行解读及研究(表178-2)
- 更常见的,评估仅发现在多种FUO病因中都存在的非特异性的现象,但确定危险因素有助于指导检测(如疫区居留史或暴露于动物宿主)。有时危险因素特异性不高但可能提示一类疾病:如体重下降不伴食欲缺乏在感染中比肿瘤更常见(肿瘤常导致食欲缺乏)。可能的原因可以进一步调查
- 在最困难的情况下,患者仅有非特异性症状,没有或同时存在多种危险因素,这时的关键在于有逻辑、有顺序地开展检测。初始检测的目的在于缩小诊断范围,指导后续检测

辅助检查 需要温习先前的检测结果,尤其是培养结果。某些病原体培养需要较长的时间才能取得阳性结果。

尽可能使用临床信息指导检测(表178-2)。例如居家的老年人不需要检测蜱传疾病或疟疾;但曾去过疫区的年轻的旅行者则需要考虑。老年患者需要更多考虑巨细胞动脉炎,年轻患者则不需要。

除了特异性检测外,通常还要做以下检测:
- 外周血白细胞分类计数
- 血沉
- 肝功能检测
- 多次血培养(最好是抗生素治疗之前)
- HIV抗体,HIV-RNA定量
- 结核菌素试验或γ-干扰素释放试验

哪怕是早点做,这些检测都可能有帮助。

尿常规、尿培养和胸片通常已经完成,只有在阳性发现后提示需要重复的时候再复查。

任何病变区域的液体或其他物质均可用于培养(培养细菌、结核、真菌、病毒或特殊缺陷菌)。病原体特异性检测,如PCR和血清抗体滴度(急性期和恢复期)在临床指导下使用有较大帮助,不建议用鸟枪法筛查。

血清学试验 如抗核抗体(ANA)和类风湿因子通常用于筛查风湿性疾病。

影像学检查 在症状及体征提示下进行。通常,感觉不适的部位要做影像检查——例如背部疼痛的患者要做脊柱MR(检查感染或肿瘤);腹痛的患者要做腹部CT检查。不过,即便患者没有局灶症状,也要考虑胸部、腹部、盆腔CT来检测淋巴结肿大和隐匿性脓肿。

如果血培养阳性或出现新的心脏杂音或提示感染性心内膜炎的外周体征,需要做心脏超声检查。

通常,CT对于明确胸部或腹部的病变有用;MRI在涉及中枢神经系统的发热原因诊断方面比CT更为敏感。如果中枢神经系统引起发热,那么应该进行MRI检查诊断。

静脉多普勒超声有助于鉴别深静脉血栓。

^{111}In颗粒同位素扫描可能帮助定位一些感染或炎性过程。这项技术现在已不受欢迎因为大家认为它对诊断帮助不大,但有些专家认为它的诊断益处要大于CT。

PET也可能有益于确定导致发热的部位。

活检 适用于某处可以活检的部位(如肝脏、骨髓、皮肤、胸膜、淋巴结、肠、肌肉)疑似存在病变。活检标本应当用于病理检查,以及细菌、真菌、病毒和分枝杆菌检查,或用作分子(PCR)诊断。肌肉活检或皮疹的皮肤活检可能确诊脉管炎。老年患者不明原因血沉升高时,双侧颞动脉活检可能确诊巨细胞性动脉炎。

治疗

FUO的治疗聚焦于病因而慎用退热药,但这并不绝对,退热药使用与否取决于发热的具体情形。

老年医学精要:FUO

老年人FUO的病因通常与普通人群相似,但更多见结

缔组织疾病。最常见的病因包括：
- 巨细胞动脉炎
- 淋巴瘤
- 脓肿
- 结核

> **关键点**
> - 经典 FUO 是指发热>3 周，3 日住院检查或 3 次门诊访视未能发现原因
> - 明确的病因可归类为感染性、结缔组织性、肿瘤性和混杂性
> - 评估应当对病史和体检结果综合分析，根据个体环境考虑危险因素和可能病因

脓肿

脓肿是指脓液在有限的组织间隙内积聚，通常由细菌感染引起。体征包括局部疼痛、压痛、温度升高和波动感（如果接近表皮）或全身症状（如果位于深部）。诊断深部脓肿首选影像学检查。治疗方法是外科引流，常常还需要抗生素的应用。

病原学

很多微生物可引起脓肿，但最常见是：
- 金黄色葡萄球菌

微生物进入组织可能通过：
- 直接种植进入组织（如污染物体引起的穿刺性创伤）
- 从业已存在的、邻近感染扩散
- 经淋巴或远处部位血行传播
- 由于天然屏障的破坏从菌群定居的部位向毗邻的、通常无菌的部位迁移（如腹腔内脏器穿孔引起腹腔内脓肿）

脓肿可能从一处蜂窝织炎或白细胞聚集的组织开始，脓液进展性渗透或周围细胞坏死使得脓肿扩散。脓液和周围坏死的细胞使得脓肿进一步扩大，继而血管高度丰富的结缔组织可能包绕坏死组织、白细胞和碎片，从而使脓肿局限，阻止其向更远处蔓延。

促使脓肿形成的因素包括：
- 受损的宿主防御机制（如受损的白细胞防御）
- 存在异物
- 正常排出系统的障碍（如泌尿，胆道或呼吸道）
- 组织缺血或坏死
- 血肿或组织积液过多
- 外伤

症状及体征

皮肤和皮下脓肿的症状体征包括疼痛、发热、波动感、压痛和红肿。

如果表面脓肿有自发破裂的倾向，则脓肿中心上方的皮肤可能变薄，有时因下面的脓液而呈现白色或黄色（具有指向性）可引起发烧，尤其是伴随周围蜂窝织炎的时候。

对于深脓肿，常常表现为局部疼痛、触痛，以及全身症状，尤其是在发热、纳差、体重减轻和疲劳的情况下。

一些脓肿的显著表现为器官功能异常（如脑脓肿时半身不遂）。

脓肿的并发症包括以下方面：
- 菌血症传播
- 破溃进入邻近组织
- 炎症导致的血管破裂出血
- 重要器官的功能受损
- 纳差和代谢需求增加导致的虚弱

诊断

- 临床评估　皮肤和皮下脓肿诊断依靠体格检查
- B 超或 CT　深部脓肿的诊断可能需要影像学检查。超声是无创伤，并且可以检测许多软组织脓肿；CT 多数情况下是准确的但 MRI 较之更为敏感

治疗

- 外科引流
- 抗生素

浅表脓肿可能通过热疗和口服抗生素缓解。然而，治愈通常需要引流。

微小脓肿可能仅仅需要穿刺引流。所有的脓液、坏死组织和碎屑都应当被清除。为了阻止脓肿重新形成，需要通过覆盖敷料或放置引流物来消灭开放间隙和死腔。需要纠正导致脓肿形成的诱因，如自然引流途径梗阻或存在假体。

深部脓肿有时可以通过经皮针刺引流（通常是在超声或 CT 引导下）。这种方法避免了开放外科引流。

脓肿可能出现自发破裂和引流，有时导致慢性引流的窦道形成。如果没有引流，脓液可能经溶蛋白作用降解、形成稀薄的无菌性液体而被重吸收进入血流，然后脓肿有时可缓慢吸收。不完全重吸收可能遗留囊腔，包裹囊腔的纤维壁可能钙化。

全身抗菌药物视为辅助治疗，如下：
- 脓肿位置很深（如腹腔内）
- 多处脓肿
- 有明显的周围蜂窝织炎
- 脓肿直径大于 2cm 且没有排出通路的情况下，抗菌药物通常是无效的。根据感染的部位和疑似感染病原进行经验性抗菌治疗。革兰氏染色、培养和药敏结果指导进一步的抗菌治疗

> **关键点**
> - 皮肤及皮下脓肿临床可诊断；深脓肿往往需要影像学检查
> - 通常情况下，由切口或经皮针刺引流脓肿
> - 脓肿深或周围有明显的蜂窝织炎时，使用抗生素

菌血症

（新生儿菌血症；婴幼儿隐性菌血症和无明显来源的发热）

菌血症是指细菌出现在血流中。可能经由泌尿道或静

脉插管自发发生,也可能继发于口腔、消化道、泌尿道或创伤的护理或者其他操作。菌血症可能导致迁徙性感染,包括心内膜炎,尤其是存在心脏瓣膜病变者。隐性菌血症通常没有症状,但可导致发热。其他症状出现常常提示更加严重的感染,例如败血症或败血症休克。

菌血症可能是隐匿的、不引起后遗症,也可能导致迁徙性或系统性并发症。全身改变包括:
- 脓毒症(以前称作全身炎症反应综合征)
- 感染性休克

病原学
菌血症有多种可能的原因包括:
- 业已感染的下尿路进行插管
- 脓肿或感染性创伤的外科处理
- 植入体内装置,特别是静脉和心脏导管、尿路插管、造瘘装置和管道

革兰氏阴性菌之菌血症常继发于泌尿道、消化道或压疮溃疡患者的皮肤等部位的感染。慢性疾病和免疫功能低下患者对革兰氏阴性菌感染的风险增加。他们可能发展为革兰氏阳性球菌或厌氧菌菌血症,易感于真菌菌血症。注射吸毒者和接受静脉导管者常出现葡萄球菌菌血症。腹部、盆腔感染患者特别是女性生殖道感染者可能出现拟杆菌属菌血症。如果腹部感染引起菌血症,微生物常常是革兰氏阴性杆菌。如果横膈以上部位感染引起菌血症,微生物常常是革兰氏阳性菌。

病理生理
脑膜或浆膜腔,如心包、关节腔的迁徙性感染可能源于隐性或持续性菌血症。迁徙性脓肿可能在任何部位形成。葡萄球菌菌血症常出现多发性脓肿。

菌血症可能导致心内膜炎,通常包括肠球菌、链球菌、葡萄球菌或金黄色葡萄球菌菌血症,偶尔有革兰氏阴性菌菌血症或真菌菌血症。结构性心脏病(如瓣膜病,某些先天性异常)、人工心脏瓣膜或其他血管内假体的患者容易发展为感染性心内膜炎。葡萄球菌可能会引起细菌性心内膜炎,特别是静脉注射吸毒人群,通常累及三尖瓣。葡萄球菌也是椎体骨髓炎和椎间盘炎引起的血流感染的最常见原因。

症状及体征
部分患者没有症状或仅仅轻度发热。

如果出现呼吸急促、寒战、持续发热、感觉改变、低血压和胃肠道症状(腹痛、恶心、呕吐、腹泻)等症状很可能是脓毒症或脓毒性休克。25%～40%的显著菌血症患者患有脓毒性休克。持续菌血症可发生转移性病灶感染或脓毒症。

诊断
- 培养

如果怀疑菌血症、脓毒症或脓毒性休克,应当对血液和其他任何合适的标本进行培养。

治疗
- 抗生素

对于疑似菌血症患者,在经验性使用抗生素前应先进行适当的培养。采用合适的抗生素早期治疗菌血症可能增加生存率。后续的治疗包括根据培养和药敏试验结果调整抗生素,通常还需要拔除任何疑似导致菌血症的体内装置。

> **关键点**
> - 菌血症往往是短暂的,不引起后遗症,但持续的菌血症可导致转移性局灶感染或脓毒症
> - 菌血症更常发生在侵袭性操作之后,特别是涉及留置设备或材料的操作
> - 如果怀疑菌血症,在获知潜在来源和留取标本送血培养后立即给予经验性抗生素治疗

179. 感染性疾病的实验室诊断

实验室检查可直接对微生物进行检测(如肉眼观察、利用显微镜观察、病原体培养)或者间接对微生物进行检测(如抗体检测)。一般的检测手段包括:
- 显微镜检查
- 培养
- 免疫学试验(凝集反应试验如乳胶凝集试验、酶免疫测定、蛋白质印迹、沉淀试验、补体结合试验)
- 核酸为基础的鉴定方法
- 非核酸鉴定方法

培养通常是明确微生物的金标准,但是结果可能要在数天或数周后才能获得,并且不是所有的病原体都可以通过培养取得,因此可以选择其他有参考价值的试验。当一种病原体被培养及鉴定后,实验室就可以评估其对抗微生物药物的敏感性。有时也可以用分子生物学的方法来检测特定的耐药基因。

一些试验(如革兰氏染色、常规的需氧培养)可以检出多种病原体,并且通常在许多疑似感染的疾病诊断中被使用。然而由于这些试验可能使得一些病原体被遗漏,因此临床医生必须知道对每种可疑病原体检测所用的每个试验的局限性。当出现可能被遗漏的情况时,医生需要对怀疑

显微镜检查

显微镜检查速度快，但是准确性有赖于检测者的经验以及检测设备的质量。除标准的实验室外，由于质控方面的不足常常限制了医生选择显微镜检查作为确诊的方法。组织的显微镜检查可能需要区分病原微生物来自侵袭性疾病或仅仅为表面定植——这种区分往往难以由培养来判别。

虽然有一些不能被染色的标本要通过水分固定来检出真菌、寄生虫（包括蠕虫的卵和幼虫）、阴道来源的细胞和能动的微生物（如毛滴虫属）、梅毒螺旋体（通过暗视野显微镜），但是大多数标本用染剂处理后都能使病原体带有颜色，让它们在背景中突显出来。为了提高真菌的可分辨度，可用10%氢氧化钾（KOH）溶解周围的组织和非真菌病原体。

临床医生根据所推测的病原体来选择染色方法，但没有哪种染色具有100%的特异度。大多数标本使用革兰氏染色，如果怀疑分枝杆菌则要选用抗酸染色。然而即便使用这些方法，有一些病原体也无法被轻易地观察到；如果怀疑是此类病原体，需要使用不同的染色或采用其他可以进行鉴定的方法。因为显微镜检查时通常要求标本中微生物的浓度达到 $10^4 \sim 10^5/ml$，所以许多体液标本（如CSF，尿液）在进行检查前需进行浓缩处理（如离心法）。

革兰氏染色 革兰氏染色是通过细菌能保留紫色晶体染剂（革兰氏阳性-蓝色）或不能保留（革兰氏阴性-红色）以及细胞的形态学（如杆菌或球菌）和细胞的排列（如丛状、链状、二倍体）来将细菌分类。可以根据这些特征最终确定抗生素治疗方案。用革兰氏染色后的形态及染色特征来发现病原微生物的方法可鉴定出多种细菌感染。革兰氏染色是将标本通过热固定于载玻片上，相继用革兰氏紫色晶体、碘、脱色剂和复染剂（具有代表性的是番红精）处理。

抗酸染色和改良抗酸染色 这些染色法用于鉴定"抗酸"微生物（分枝杆菌类）和"中等抗酸"微生物（主要是放线菌类）。除了用于一些寄生虫的囊合子（如隐孢子虫）外，它们也用于红线菌属以及和其有关菌属的染色。

分枝杆菌在痰液中的含量达到10 000个/ml 就能被检测出，但是因为它常常在标本中以更低的浓度水平存在，检测的灵敏度因此受限。通常几毫升的痰液在氢氧化钠去污后经过离心浓缩才被用于抗酸染色。尽管一些中等抗酸的微生物很难从分枝杆菌中区分出来，但是这种方法的特异度仍较高。

荧光染色 这些方法可用于更低浓度的标本（$<1 \times 10^4$ 细胞数/ml）的检测。具体例子包括吖啶氮蒽橙色荧光（细菌和真菌），金胺-玫瑰红和金胺O荧光（分枝杆菌），白色含钙荧光（真菌，尤其是皮肤癣菌）。病原菌抗体和荧光剂偶联（直接或间接免疫荧光）理论上可以提高检测的灵敏度和特异度。然而由于这些试验结果的解读和解释有一定的困难，因此上仅极少数方法有商业价值而被常规使用（如肺孢子菌和军团杆菌属的直接荧光抗体试验）。

印度墨汁（胶态碳）染色 这种方法用于检测那些有细胞悬浮体液（如CSF沉淀物）中主要含有新型隐球菌和其他具有包囊的真菌标本。该方法主要是使背景视野被染色而不是微生物本身被染色，染色后使微生物的荚膜呈晕轮状而易被观察到。CSF中其灵敏度不如隐球菌抗原检测。特异度也受到限制：白细胞也可能呈现包囊状。

Warthin-Starry 银染法和 Dieterle 染色 这些银染色用于显现如螺旋体、幽门螺杆菌、微孢子虫和巴尔通体（猫抓病的病原菌）。

赖特染色和吉姆萨染色 这两种方法用于检测血液中的寄生虫、吞噬细胞和组织细胞中的荚膜组织胞浆菌、细胞内由病毒和衣原体所形成的包含体、耶氏肺孢子菌的滋养体以及一些胞内细菌。

三色染色（果莫里-Wheatley 染色）和铁苏木精染色 这些染色方法用于检测肠道内的原虫。

果莫里-Wheatley 染色用于检测微孢子虫。它可能遗漏蠕虫卵和幼虫，并且用于检测隐孢子虫也不可靠。真菌和人的细胞会被染色。

铁苏木精染色可以鉴别染色的细胞、细胞包含物和细胞核。当用于对蠕虫卵进行染色时，应避免染得太深而难以检测。

培养

培养是指微生物在一种有营养的固体或液体培养基上面或里面生长，使得微生物的数量增加从而更利于鉴定。培养也可以更加容易进行抗微生物制剂敏感性试验。

临床和实验室进行交流是必要的。虽然大多数标本都接种于普通培养基上（如血或巧克力琼脂），但是一些病原菌的培养需要包含有特殊的营养成分和抑制剂或者需要其他特殊的条件；如果怀疑是这些病原菌中的一种或者患者已经接受抗微生物制剂的治疗，应该将这些情况告知实验室。告知实验室标本的来源有利于实验室根据特殊部位常见的菌群区分病原菌。

标本的采集非常重要。在感染性疾病的诊断中，在感染部位采集标本是主要原则。应该在病变前缘而不是中心，进行采样。

拭子的使用令人气馁。然而，如果需要使用一个拭子，植绒拭子应该被优先选，因为它可以获取更多的标本。用于分子学检测方法的拭子（参见以核酸为基础的鉴定方法，第1296页）必须同其将被使用的特定检测方法相匹配。选择错误类型的拭子可产生假阴性。木柄拭子不利于某些病毒生存；棉签拭子对于一些细菌和衣原体是有毒的。

血培养标本采集时需要对皮肤进行清洁和消毒（如聚维酮碘药签消毒、干燥，再用70%的酒精脱碘）。常常需要从多个不同的部位留取多份样本，如果条件允许，应该在发热达到高峰时留取标本。仅仅在一份血样本中培养出皮肤和黏膜的常见菌群说明是污染造成的。如果一份血液样本是从深部留置的导管获得,那么也应该再留取一份外周血液标本,这样有助于区分全身性的菌血症或导管相关性感染。来自感染导管中的标本培养结果与同时来自外周血管的血标本培养结果相比较,通常阳性结果出现较快,并且包含有较多种微生物。部分真菌,如曲霉菌,通常不能通过血培养获得。

为了尽量限制可能造成污染的正常菌群的生长,样本必须以最快的速度接种于适宜的培养基中。为了精准确定病原体的数量,应尽量防止其他病原体生长;应该立即将样本运送至实验室,若可能耽误接种,则可先将样本进行冷冻(在多数情况下)。某些病原培养需要特殊的条件。(表179-1)

表179-1 分离常见细菌所选用的培养基

病原体	首选培养基
类杆菌种	卡那霉素-万古霉素血琼脂
脆弱类杆菌	类杆菌七叶苷(含有庆大霉素和胆汁)
百日咳杆菌	博代-让古琼脂加甲氧西林或头孢氨苄
	Regan-Lowe 头孢氨苄琼脂
	马血-炭琼脂
洋葱伯克霍尔德菌	葱头假单胞菌琼脂
空肠弯曲菌或大肠弯曲菌	弯曲菌-选择琼脂(如头孢哌酮-万古霉素琼脂)
白喉棒状杆菌	Tinsdale 琼脂
	胱氨酸-亚碲酸盐血琼脂
	吕弗勒凝结血清法
大肠埃希菌肠出血性(包括O157-H7)	麦康凯山梨醇琼脂
土拉弗朗西丝菌	血-或巧克力-胱氨酸琼脂
军团杆菌	缓冲炭酵母浸出物琼脂
钩端螺旋体	含有兔血清的 Fletcher 或 Stuart 培养基或含有牛血清清蛋白吐温80的钩端螺旋体培养基
淋病奈瑟菌,脑膜炎奈瑟菌	改良的 Thayer-Martin 琼脂
	纽约城琼脂
沙门菌属和志贺菌属	可生长在标准的麦康基或伊红-亚甲蓝培养基上。可选择:Hektoen 或木糖-赖氨酸-脱氧胆酸盐培养基,沙门菌属-志贺菌属琼脂,革兰氏阴性或富含亚硒酸盐的肉汤
弧菌	硫代硫酸盐-枸橼酸盐-胆汁盐蔗糖
耶尔森菌属	Cefsulodin-氯苯酚-新生霉素琼脂

厌氧菌 不应该从正常菌群的部位留取样本进行培养,因为不可能做到从正常菌群中区分出病原菌。样本必须隔绝空气,做到这点非常困难。对于用拭子采集的样本,可以利用厌氧培养基运送。然而,对于厌氧菌的培养,液体标本(如脓肿内容物)优于拭子标本。液体标本应用排空空气的注射器收集(以尽可能减少标本与氧气的接触),装在注射器(去除针头并盖好针帽)或转移至厌氧菌瓶中送到实验室。

分枝杆菌属 培养有相当困难。含有正常菌群的样本必须首先进行去污和浓缩。结核分枝杆菌和一些其他的分枝杆菌生长缓慢。通常结核分枝杆菌在液体培养基中的生长速度快于固体培养基。常规使用的采用液体培养基的自动系统能够在2周内得到结果,而使用固体培养基如Lowenstein-Jensen琼脂的则需要≥4周的时间。此外,在样本中可能只含有极微量的微生物。同一部位留取多份样本有助于最大限度获得阳性结果。在将标本丢弃前应该给予8周时间进行培养。若怀疑为非常见的分枝杆菌,事先应该告知实验室。

病毒 通常将来自拭子和组织的标本接种于含有抗细菌和抗真菌物质的培养基中培养。将标本接种于组织培养物上,该培养物支持可疑的病毒生长而抑制所有其他微生物生长。病毒(如水痘带状疱疹病毒)具有高度的不稳定性,应该在采集后1小时内接种于组织培养物上。标准的组织培养是最敏感的。瓶内病毒培养可能更快地提供结果。通过常规的培养方法不能检出某些病毒,需要选择其他的方法加以明确(如用酶免疫测定法检测EB病毒、乙肝和戊肝病毒、HIV、人T淋巴细胞病毒;用血清学试验检测甲肝和丁肝病毒;以核酸为基础的方法检测HIV)。(表179-2)

必须将真菌样本接种于含有抗细菌物质的培养基上。在标本被丢弃前,应该给予其3~4周的培养时间。

表 179-2 常规病毒培养不能生长的常见病毒

常见疾病	病毒	诊断试验
急性发热性疾病、脑膜脑炎	甲病毒属、黄病毒属、布尼亚病毒（如圣路易斯脑炎病毒、拉克罗斯脑炎病毒）	EIA，基于核酸的方法
腹泻	轮状病毒、杯状病毒（诺如病毒）、星状病毒	EM 或 IEM，基于核酸的方法
传染性单核细胞增多症	EB 病毒	EIA，基于核酸的方法
出血热、淋巴细胞性脉络丛脑膜炎	丝状病毒、沙粒病毒（如拉沙热、埃博拉）	EM，基于核酸的方法
肝炎	甲型肝炎、丁型肝炎、乙型肝炎、戊型肝炎	血清学试验，基于核酸的方法
	丙型肝炎、庚型肝炎	EIA，基于核酸的方法
		基于核酸的方法，EIA
玫瑰疹、卡波西肉瘤、播散性感染	疱疹病毒 6、7、8 型	基于核酸的方法，EIA
获得性免疫缺陷综合征	HIV	基于核酸的方法，EIA，蛋白印迹法
尖锐湿疣、生殖器皮肤癌	人乳头状瘤病毒	基于核酸的方法，EIA
第五病	人细小病毒 B19	基于核酸的方法，EIA
成人 T 细胞性白血病	人类 T 淋巴细胞病毒	EIA，基于核酸的方法
进行性多灶性脑白质病、肾脏感染	多瘤病毒（JC 和 BK）	基于核酸的方法
天花、猴痘、牛痘、传染性软疣	痘病毒科	基于核酸的方法，EM，相应的病毒培养方法
狂犬病	狂犬病病毒	EM，IFA，基于核酸的方法
风疹	风疹病毒	EM，IFA，基于核酸的方法

EIA，酶联免疫测；EM，电子显微镜检；IEM，免疫电子显微镜检查；IFA，免疫荧光测定法。

药敏试验

药敏试验是通过将一种微生物浓缩后使其与特定的经过浓缩的抗微生物药物接触，以确定微生物对该种抗微生物制剂的敏感性。药敏试验可用于细菌、真菌和病毒。对于一些微生物来说，通过对一种药物所获得的结果可以预测与其类似药物的试验结果。因此，无需对所有的现存药物都进行试验。

药敏试验在体外进行，因此在体内可能影响治疗成功与否的因素未被考虑在内（如药效学和药代动力学、特定部位的药物浓度、宿主的免疫状态、特定部位宿主的自我防御机制）。因此，药敏试验的结果并不总能预测治疗效果。

药敏试验可以通过定性法、半定性法或者用以核酸为基础的方法进行。试验也能测定不同的抗微生物制剂组合后的疗效（增效试验）。

定性法 定性法的准确性较定量法差。结果通常被报告为：
- 敏感
- 中介
- 耐药

一些尚未建立耐药标准的菌株可能仅被报告为敏感或不敏感。建立起表示 S、I 和 R 的具体药物浓度基于多种因素，特别是药代动力学、药效学、临床和微生物学数据。对于生长速度快的微生物，通常适合使用圆盘扩散法（也被称为 Kirby-Bauer 试验）进行试验。该方法是将浸透有抗生素的圆盘放置于已经接种了待检测微生物的琼脂平板上。接种后（通常为 16~18 小时后），测量每一个圆盘周围因抑制微生物生长而产生区带的直径大小。根据每一微生物-抗生素组合所显示的直径大小而分别表示为 S、I 或 R。其他的一些不需要进行牢固黏附的试验方法可用于单一微生物对单一药物耐药或对一类药物耐药或对特定的抗微生物复合制剂耐药（如甲氧西林耐药并产生 β-内酰胺酶的金黄色葡萄球菌对苯唑西林耐药）的快速筛查。

半定量法 半定性法是测定在体外一种药物抑制一种特定的微生物生长所需的最小浓度。该最小抑菌浓度（MIC）以数值 1~4 表示为：S（敏感）、（I 中介）、R（耐药）或有时为不敏感。MIC 的测定最多被用于细菌，包括分枝杆菌和厌氧菌，但有时也用于真菌，特别是念珠菌属。也可以测定最小杀菌浓度（MBC），但是在技术上有一定困难，解释结果的标准也尚待确定。MBC 的价值在于它能提示一种药物是抑菌剂或是杀菌剂。

将抗生素稀释后置于琼脂或肉汤培养基中，然后再接种微生物。肉汤培养基稀释法是金标准，但是该方法工作量大，因为在每一根试管中只能检测一种药物的浓度。更有效的方法是使用一种聚酯薄膜制成的条带，在条带上沿长轴方向依浓度梯度浸透有一种抗生素。将条带放置于含有接种物的琼脂平皿上，根据开始出现对微生物产生抑制的条带位置可确定 MIC；在同一平皿上可以对多种抗生素进行检测。

MIC 与微生物对药物的敏感性以及游离药物（未与蛋白结合的药物）在组织中达到的浓度相关。如果药物在组织中的浓度高于 MIC，可以达到理想的治疗效果。从 MIC 研究得到的 S、I 和 R 结果通常与可达到的血清、血浆或尿液中游离药物浓度相关。

以核酸为基础的检测法　这些试验运用了类似于应用于微生物鉴定的核酸技术,但是这些技术在经过改良后主要用于测定耐药基因或者突变。以 mecA 为例,这是一种金黄色葡萄球菌对苯唑西林耐药的基因;一旦微生物中有此基因出现,不需要关注药敏试验的结果就可以认为该微生物对所有的 β-内酰胺药物耐药。然而,虽然已经发现了一定数量的类似基因,但是它们的出现并非都导致耐药的发生。并且,由于可能有新的突变或者其他耐药基因出现,因此特定基因的存在并不能决定药物的敏感性。正是因为这些原因以及由于试验受到数量、昂贵价格、不能广泛应用等因素的限制,使得核酸检测不能替代培养和药敏试验成为常规的检查。

免疫学试验

免疫学试验检测患者标本中病原体的原理为:用抗原来检测针对病原体的抗体或用抗体来检测病原体的抗原。操作方法多样,但是如果不能立即进行试验时,标本应该被冷冻起来以防止污染菌过度生长。

凝集反应实验　在凝集反应试验(如乳胶凝集反应、聚集反应)中,先将微粒(乳胶小珠或者细菌体)与一种抗原或者抗体试剂发生偶联,再将该复合微粒与样本(如脑脊液、血清)混合;如果在样本中存在目标抗原或者抗体,可以与微粒交联,即发生可以检测的凝集反应。

如果试验结果显示阳性,将体液标本进行连续的稀释并检测。使用大量的稀释液后仍发生凝集反应说明原目标抗原或者抗体的浓度较高。滴定度是用发生凝集反应时使用的最大稀释液量的倒数来定义的;如 32 表示液体稀释至起始浓度的 1/32 时最终可发生凝集反应。

一般来说,凝集反应与其他许多方法相比速度较快,但是灵敏度较差。该法亦可用于测定一些细菌的血清型。

补体结合　补体结合试验是测量在血清或 CSF 中使补体消耗的(补体固定的)抗体水平。这项试验用于诊断一些病毒和真菌的感染,尤其是球孢子菌病。将样本和一定量的补体与抗原一起培养,然后测定目标抗体。补体固定的程度表明样本中这一抗体的相对含量。试验可以测定 IgM 和 IgG 抗体的滴定度,或者可以改良后用于测定相应的抗原。试验是精确的,但是具体应用因为工作量大以及需要大量的对照而受到限制。

酶免疫测定　酶免疫测定试验是用与酶连接的抗体去测定抗原,并且可以确定抗体量的方法。酶免疫测定(EIA)和酶联免疫吸附剂测定(ELISA)是这种方法的 2 个代表。由于大多数酶免疫测定试验的敏感性高,因此它们常常用于进行筛选试验。可以通过类似于凝集反应试验中的连续稀释样本的方法来测滴定度。

试验的灵敏度虽然一般都较高,但是有时可以因为患者的年龄、微生物的血清型或者是疾病所处的临床阶段等因素影响而变化。

沉淀试验　沉淀试验是通过对凝胶(琼脂糖)中或者在液体中抗原-抗体复合物所形成的沉淀进行测定,从而确定体液中是否含有抗原或者抗体。沉淀试验有许多种类(如 ouchter-lony 双扩散,计数免疫电泳),但是这些试验的应用都极为有限。通常将血液样本与抗原试剂混合来测定患者的抗体,最常应用于可疑真菌感染或者化脓性脑膜炎。由于取得阳性结果需要大量的抗体或者抗原,因此灵敏度不高。

蛋白印迹(Western blot)法　蛋白印迹法是通过与目标抗原(如病毒成分)反应后在膜上形成斑点,从而测定患者样本(如血清或其他体液)中的抗微生物抗体。

蛋白印迹有很高的灵敏度,虽然常常不如筛查试验(如 ELISA)的灵敏度高,但是仍具有较高的特异度。因此,此项试验常用于在筛选试验得到阳性结果后进行进一步确认。线性免疫检测(LIA)和重组体免疫印迹技术(RIBA)是蛋白印迹技术经改良后的方法,使用的是人造的或者重组的抗原;免疫层析法则可快速筛选出标本中特异性的微生物抗原以及患者的抗体。在这三种之中,免疫层析法是最容易操作并且最常用的,例如可以检测产生志贺毒素的微生物,新型隐球菌荚膜抗原以及流感病毒。

以非核酸为基础的鉴定方法

一旦通过培养后分离出微生物,就应进行鉴定。以非核酸为基础的鉴定方法主要是利用微生物的表型特征(功能的或者形态学的特征)进行鉴定。

微生物在培养基上的生长特征,比如菌落的大小、颜色和形状,结合革兰氏染色,更多的直接检测试验可以为种类的鉴定提供线索。有很多生化试验可以应用,但是每一项试验都受到微生物种类(如需氧或者厌氧细菌)的限制。一些试验通过使用不同的基质让微生物生长以估计其能力。其他的试验是评估关键酶的存在或者活性(如凝固酶、过氧化氢酶)。试验通常连续地进行,前一个试验的结果决定着下一个试验的选择。这些试验的顺序繁多且在不同的实验室之间是有差别的。

以非核酸为基础的鉴定方法包括手工的方法、自动化系统法或者色谱法。一些商家可以提供包含有一组单独试验的试剂盒,可使用单个的接种物同时进行检测,有利于检测出更多的微生物。多重试验体系可以使结果更加精确,但是可能需要数天才能得到结果。

色谱法　微生物的组成成分或者产物可以通过使用高效液相色谱法仪(HPLC)或者气相色谱仪进行分离和鉴别。通常是将一种微生物的脂肪酸作为基本数据,通过与其进行对照来鉴别。

色谱法可用于鉴别需氧和厌氧菌、分枝杆菌以及真菌。试验的准确性依赖于对样本进行培养的条件以及基本数据的质量,因此该项试验欠准确或是不完整的。

质谱法　质谱法可以检测一份标本中不同质量的各种蛋白质。特定病原体具有独特的蛋白质,因此相关蛋白质的质量以及丰富的蛋白质数量有时可以用来鉴定微生物。这种方法的优点是,微生物可以在一小时内被鉴定(传统方法可能需要 24~48 小时)来鉴定。目前,一种被称为基质辅助激光解析飞行时间(MALDI-TOF)的质谱法分析法已被用于鉴定细菌(包括分枝杆菌、酵母和真菌)。

以核酸为基础的鉴定方法

分子鉴定已经在临床上得到越来越普遍的应用,其快速得到的鉴定结果使患者能够得到及时准确的抗菌治疗,从而避免因经验性治疗导致的疗程延长以及潜在的不合理用药。以核酸为基础的方法是测定从微生物中提取的微生物特异性 DNA 或 RNA 序列。序列在体外可以或者不可以被扩增。

以核酸为基础的方法通常具有高特异度、高灵敏度,可用于检测所有种类的微生物,并可快速提供结果。因为每个检测通常是针对特定的微生物,临床医师必须知道可能的诊断以此来进行相应的检测。例如当一个有流感症状的患者来就诊,而当时流感季节已经结束了,那么去做更普遍的病毒诊断性试验(如病毒培养)远好于去做流感相关的特异性检测,因为其他的一些病毒(如副流感病毒、腺病毒)可能就是病因。

目前多重分析技术有了显著的发展,其中一个基于核酸的试验可以检测并区分≥2 个的致病微生物。多重分析通常不如单个目标检测及定性检测敏感。

以核酸为基础的试验是定性的,但是对于某些感染(如 HIV、巨细胞病毒、人 T 淋巴细胞病毒)可以采用定量方法;这些方法可用于诊断以及监测治疗效果。

目标为核酸序列但不需要进行扩增的技术通常在下列情况下使用有限:微生物已经被首先培养或者在标本中有高浓度的微生物存在(如在 A 群链球菌引起的咽炎中、在沙眼衣原体和淋病双球菌引起的生殖器感染中)。

扩增 核酸扩增技术是将少量微生物 DNA 或 RNA 复制许多倍,这样就可以对样本中非常微量的微生物进行检测,并且不需要进行培养。这些技术尤其适用于通过培养或者用其他方法检测有困难的病原(如病毒、专性细胞内病原体、真菌、分枝杆菌等),或者那些微量存在的微生物。

此类试验包括目标序列的扩增[如聚合酶链反应(PCR)、反转录-PCR(RT-PCR)、链置换扩增技术、转录扩增],信号扩增(如分支 DNA 测定法、杂交捕获)、探针扩增(如连接酶链反应、裂解酶-侵入、循环探针)或者扩增后分析(如扩增产物的序列测定、微点阵分析及实时 PCR 进行解链曲线分析)。

在送至分子诊断实验室之前,合理的标本采集和保存是非常重要的。由于扩增技术非常灵敏,来自样本或者设备的微量污染都可导致假阳性结果。尽管具有很高的灵敏度,但是有时即使患者已出现临床症状时仍有假阴性结果(如西尼罗病毒感染)。尽可能地将假阴性结果降至最低的措施有:

- 避免使用木制柄的或者头端为棉的拭子(必需使用扩增检测专用拭子)
- 迅速将标本转运
- 转运时间>2 小时的标本应冷藏或冷冻

在核酸扩增检测中冰冻是最常用的标本保存方法。然而如果怀疑的病毒本身不稳定(如水痘-带状疱疹病毒、流感病毒、HIV-2)或者需要进一步做病毒培养(标本冷冻后可能无法用于标准培养),那么标本应该冷藏保存而不是冷冻。

180. 免疫接种

免疫力可以通过:

- 使用抗原(如疫苗、类毒素)主动获得
- 使用抗体(如免疫球蛋白、抗毒素)被动获得

类毒素 是一种细菌外毒素,被减毒后丧失了毒性但仍能刺激机体产生抗体。

疫苗是一种由完整的(活的或灭活的)细菌或病毒,或者细菌或病毒的某些成分制成的非致病性混悬液。在美国使用的疫苗见表 180-1。

表 180-1 美国可选用的疫苗

疫 苗	类 型
炭疽	灭活的菌体
卡介苗(预防结核杆菌)	活的牛分枝杆菌
霍乱	减毒活菌疫苗
DTaP 或 Tdap	类毒素和灭活菌组成
DTaP 加流感嗜血杆菌 b 联合物(DTap-Hib)	类毒素、全部的灭活菌和细菌多糖与蛋白质的联合物
DTaP-乙肝病毒-脊髓灰质炎(DTap-HepB-IPV)	类毒素、病毒的抗原重组体和灭活的脊髓灰质炎病毒

续表

疫 苗	类 型
DTap-IPV	类毒素、灭活菌和灭活的脊髓灰质炎病毒
DTap-IPV-Hib	类毒素、灭活菌、灭活的脊髓灰质炎病毒和细菌多糖与蛋白质的联合物
Haemophilus influenzae b(Hib)	细菌多糖与蛋白质的偶合物
甲肝病毒(HepA)	灭活病毒
乙肝病毒(HepB)	病毒的抗原重组体
甲肝病毒和乙肝病毒	灭活病毒加抗原重组体
HbCV 加 HepB	细菌多糖联合物加灭活病毒抗原
人乳头状瘤病毒(HPV)	非感染类病毒微粒
流感	活的甲型和乙型流感病毒
流感，A 型和 B 型	灭活病毒或病毒成分
日本脑炎	灭活病毒
Measles-Mumps-Rubella(MMR)	活病毒
麻疹-腮腺炎-风疹-水痘(MMRV)	活病毒
脑膜炎多糖(MPSV4)	血清型 A/C/Y/W-135 的细菌多糖
脑膜炎球菌联合物(MenACWY)	血清型 A/C/Y/W-135 的细菌多糖联合白喉类毒素蛋白
膜炎球菌 B 组(MenB)	两个 LP2086 抗原构成的重组疫苗(H 因子结合蛋白)
肺炎球菌,多糖(PPSV23)	23 种肺炎球菌的细菌多糖
肺炎球菌,联合物(PCV13)	13 种肺炎球菌的细菌多糖联合白喉毒素
脊髓灰质炎病毒(IPV)	所有 3 种血清型的灭活病毒
狂犬病*	灭活病毒
轮状病毒	活病毒
水痘	活牛痘病毒
破伤风†	灭活毒素(类毒素)
破伤风和白喉类毒素吸附制剂(Td)‡ 或白喉-破伤风(DT)	灭活毒素(类毒素)
结核(详见卡介苗)	—
伤寒	荚膜多糖
伤寒	减毒活疫苗
水痘	活病毒
带状疱疹	活病毒
黄热病	活病毒

* 皮内注射剂量要减少，只能用于暴露前的免疫接种。
† 含有佐剂者应予以肌内注射。
‡ Td 包含有与 DTP 或者 DT 中相同剂量的破伤风类毒素，但是减少了白喉类毒素的剂量。
经许可摘自 Vaccine Recommendations of the Advisory Committee for Immunization Practices(ACIP). 2014, 12。

关于免疫接种的最新推荐可参见美国疾病预防和控制中心(Centers for Disease Control and Prevention, CDC)官方网站(www.cdc.gov)和免费的手机 APP(CDC 的儿童免疫接种计划；表 180-2，表 291-3，表 293-2)。对于每个疫苗(含添加剂)具体成分，请参阅该疫苗的包装说明书。

疫苗接种对于预防严重疾病和促进世界健康而言是非常有效的。因为有了疫苗，许多此前普遍发生的或致命的传染病(如天花、脊髓灰质炎、麻疹和白喉)现在已经很少见或被消灭了。然而在部分发展中国家，这些感染仍时有发生。

许多严重的传染性疾病仍无有效的疫苗可用，包括：
- 大多数性传播疾病(如艾滋病、疱疹病毒感染、梅毒、淋病和衣原体感染)
- 蜱传播的感染(如莱姆病、埃立克次体病、无形体病和巴贝虫病)
- 许多热带病(如疟疾、基孔肯雅病和登革热)
- 新出现的疾病(如埃博拉出血热和西尼罗病毒感染)

表180-2 成人疫苗接种指南

方式	针头大小	备注
接种方式		
皮下	23~25G 1.6cm（5/8英寸）长	针头应刺入肱三头肌上方的脂肪组织中
肌注	23~25G 的注射器用于三角肌注射	针长度由性别和体重选定
按性别和体重进行肌注		
男性或女性小于 60kg	1.6~2.5cm（5/8~1英寸）长	5/8英寸针仅在皮下组织不太厚并以 90°进针时，才可以用于三角肌注射
女性，60~90kg	2.5~3.8cm（1~1.5英寸）长	
男性，60~118kg	2.5~3.8cm（1~1.5英寸）长	
女性，>90kg	3.8cm（1.5英寸）长	
男性，大于118kg	3.8cm（1.5英寸）长	

某些疫苗，通常建议所有人（之前未接种过或未感染过某一病原）在某一特定年龄时常规接种。其他疫苗（如狂犬病、卡介苗、伤寒和黄热病）不是常规接种，仅建议在特定情况下、给特定的人员接种（见美国 CDC 推荐成人免疫接种计划）。

有些成年人并没有去接种推荐给他们接种的疫苗。例如在那些 65 岁以上的人群中，只有 55.1% 的人在过去 10 年间接种了破伤风疫苗。此外，黑人、亚洲裔和西班牙裔的疫苗接种率往往低于白人。

疫苗接种

疫苗应该严格遵循包装说明书中所推荐的方法进行接种；但大多数需要多次连续接种的疫苗，即使延长了接种间隔时间，其免疫功效可能并未降低。

注射疫苗常规选择肌内注射，部位在大腿侧面的中部（婴儿或初学走路的儿童）或者在三角肌部位（学龄儿童或成人）。有些疫苗需要皮下注射。有关疫苗接种的详细信息，请参阅美国 CDC 的疫苗接种建议和指导原则（www.cdc.gov）和美国疫苗接种行动联盟的成人疫苗接种内容（www.immunize.org）。

临床医生应该制订一个流程，在适龄人群每次随访时都要了解一下疫苗接种的状态，以此保证疫苗能够按照推荐进行接种。应当鼓励患者（或看护者）保有一份疫苗接种史的记录（书面或电子格式），并能够将其与新的医疗从业人员和机构共享，确保疫苗接种的信息及时更新。

如果连续多次接种的疫苗（如乙肝疫苗或人乳头瘤病毒疫苗）被中断，虽然因间隔时间长而导致预定的接种时间点已经错过，但是医师还应在下一次接种者到来后给予相应的推荐剂量，不需要从头再接种一遍。

几种不同的疫苗同时接种　绝大多数情况下，同时接种几种疫苗安全有效并且操作方便；尤其推荐那些以后不能再进行疫苗接种的儿童或者当成年人需要同时接受多种疫苗时（如进行国际旅游前）进行同时接种。但有一个例外：功能性或解剖性无脾儿童不能同时接种肺炎球菌联合疫苗（PCV13）和脑膜炎球菌联合疫苗 MenACWY-D（Menactra®）。但是这两种疫苗可以分别接种，彼此间隔≥4 周。

同时接种疫苗包括使用混合疫苗（表 180-1）或接种≥1 种的单抗原疫苗。通过选择不同的注射部位和注射器可以在同一时间接种一种以上的疫苗。

如果是活病毒疫苗（水痘和麻腮风）不能同时接种，应该分开接种，间隔≥4 周。

接种限制条件、注意事项和高危群体

限制和注意事项　是指会增加疫苗接种不良反应风险或减弱接种疫苗之免疫效应的情况。这些情况通常是暂时的，这意味着该疫苗可在之后的时间点予以接种。当接种疫苗带来的益处大于其带来的不良反应时，建议接种疫苗。

禁忌证　是指存在增加疫苗接种严重不良反应风险的情况。当禁忌证存在时不宜接种疫苗。

过敏　对于许多疫苗而言，唯一的禁忌证是拟接种者对疫苗或其某一成分存在严重的过敏反应。

鸡蛋过敏：在美国普遍存在。一些疫苗通过细胞培养系统制造而成，包括大多数流感疫苗。这些疫苗含有微量的鸡蛋抗原，因此对于有鸡蛋过敏者在接种此类疫苗时需要予以注意。美国 CDC 指南就流感疫苗指出，尽管可能会发生轻微的接种反应，但是发生严重的过敏反应可能性小。对于灭活的流感疫苗，仅有的接种禁忌是：先前接种的任一流感疫苗发生过敏或对任何疫苗的某种成分，包括鸡蛋蛋白质过敏者。对于有任何鸡蛋过敏史者，不推荐接种未灭活流感疫苗。若患者对鸡蛋过敏的反应不太严重（如荨麻疹），那么在有处理过敏反应经验的临床医师监护和能够在接种后监测 30 分钟的前提下，可以予以接种含有鸡蛋成分的灭活流感疫苗。

无脾　无脾的患者易发生严重的细菌感染，主要的病原是荚膜包裹的微生物，如肺炎链球菌、脑膜炎球菌或流感嗜血杆菌 b 型。无脾的成人应给予接种下列疫苗（如果可能，在脾切除之前接种）：

- Hib 联合物疫苗（HbCV）：单剂接种，无加强剂
- 脑膜炎球菌联合疫苗（MenACY）：接种 2 次，间隔 8~12 周；之后每 5 年注射一次加强剂
- 肺炎球菌联合疫苗（PCV13）和多糖疫苗（PPSV23）：如果患者之前未能按常规推荐多次接种疫苗，那就予以先接种 PCV13；之后 8 周接种 PPSV23（与脾切除间隔≥2

周），之后 5 年接种一次 PPSV23 加强剂，再之后在 65 岁时接种常规的加强剂。额外的接种需要根据临床情况判断

血制品使用 活的微生物疫苗不应该与血浆或免疫球蛋白同时使用。同时使用这类产品会干扰预期抗体的产生；理想的情况是，活的微生物疫苗应在使用免疫球蛋白的之前 2 周或之后 6~12 周接种。

发热或其他急性疾病 如果体温>39℃或严重的病变但无发热，有必要推迟疫苗接种。但是轻度的感染无需延迟，比如普通感冒（甚至有轻度发热）。该预防措施为了防止潜在的疾病表现和疫苗可能的不良反应发生混淆并预防潜在的疾病与疫苗不良反应的发生叠加。如果条件允许，疫苗接种应推迟到疾病缓解后。

吉兰-巴雷综合征 如果在接种了流感疫苗或百白破疫苗的 6 周内发生了吉兰-巴雷综合征，那么该患者在今后不应再接种此类疫苗，除非经评估认为接种疫苗的益处大于风险。例如接种百白破疫苗后发生了吉兰-巴雷综合征，那么此类患者在之后的百日咳疫情暴发时，临床医师可能考虑给予百日咳疫苗接种预防。但具体的接种意见应该咨询传染病学的专家。

虽然美国免疫接种实践咨询委员会（ACIP）不再将吉兰-巴雷综合征病史作为脑膜炎球菌联合疫苗接种的警示条款，但是该条款仍然被列在包装说明书的警示栏目之中。

免疫受损 一般情况下，免疫系统功能受损的患者不应接种活病毒疫苗，因为活病毒疫苗可能会导致严重的甚至致命的感染。如果免疫功能低下是由免疫抑制治疗【如大剂量糖皮质激素（≥20mg 泼尼松或相当剂量的其他激素；使用≥2 周）、抗代谢药物、免疫调节剂、烷基化合物以及辐射】引起的，活病毒疫苗应当在免疫系统恢复正常后再接种（等待接种的时间间隔取决于所使用的导致免疫受损的物品）。对于长期接受免疫抑制治疗的患者，临床医生应与传染学专家就疫苗接种和/或再接种的风险及益处进行商讨。

HIV 感染者，按照常规建议，一般应予以接种灭活疫苗[如白喉-破伤风-百日咳（Tdap），脊髓灰质炎（IPV）和乙型流感嗜血杆菌疫苗]。尽管一般不建议予以活病毒疫苗，但是在 CD4 计数≥200/μl（免疫功能低下不太严重）时，HIV 感染者可给予某些活病毒疫苗，包括麻疹-腮腺炎-风疹疫苗（MMR）。HIV 感染患者还应接种肺炎球菌结合疫苗和多糖疫苗，5 年后可再接种一次。

活病毒疫苗 活的微生物疫苗不应该与血液、血浆或免疫球蛋白同时使用，同时使用会干扰抗体的产生；这一类疫苗应该在使用免疫球蛋白之前 2 周或之后 6~12 周接种。

妊娠 妊娠是接种麻疹-腮腺炎-风疹疫苗、鼻内（活的）流感疫苗、水痘疫苗以及其他活病毒疫苗的禁忌证。亦不建议接种 HPV 疫苗。

器官移植 在进行固体器官移植前，患者应该接种所有适宜的疫苗。已经接受同种异体或自体造血干细胞移植的患者等同于缺乏免疫力，应该再次接种所有适宜的疫苗。这些患者的医疗处置较为复杂，对于这些患者疫苗接种的选择应通过血液病学、肿瘤学家和传染病专家会诊后决定。

疫苗安全

在美国，疫苗的安全由几个监视系统确保；若在常规免疫接种后发生特定的接种反应，接种机构必须通过邮件、传真或其他途径报告 CDC 的疫苗不良事件报告系统（VAERS）、疫苗安全数据链（VSD）。有关各个疫苗安全性的更多信息，请参阅 CDC 网站（www.cdc.gov）。然而，很多家长仍然担心儿童疫苗的安全性和可能产生的不良影响（尤其是自闭症）。这些关切持续在互联网上酝酿，使一些家长不接受部分或全部的本来推荐给孩子的疫苗。其结果是，原本通过疫苗接种而很少见的疫情（如麻疹和百日咳）在北美和欧洲未接种疫苗的儿童中变得极为常见。父母们的一个主要关注是，疫苗可能会增加自闭症的发生。他们所参考的理由包括：

- 使用了麻疹-腮腺炎-风疹联合疫苗
- 硫柳汞以汞为基质，在一些疫苗中被用作防腐剂
- 按照疫苗接种推荐的那样，同时接种多个疫苗

1998 年，Andrew Wakefield 和他的同事发表在柳叶刀杂志上发表了一份简要报告。在这里面，Andrew Wakefield 假设在 MMR 疫苗中的麻疹病毒与孤独症之间存在联系。这份报告受到了全世界权威媒体的关注，很多家长开始怀疑 MMR 疫苗的安全性。不过，此后柳叶刀杂志因为该报告存在严重的科学缺陷而将其撤稿，许多后续的大型研究都未能发现疫苗和自闭症之间有着任何的联系。

Gerbner 和 Offit 综述了有关此问题的流行病学和生物学研究结果，他们发现没有任何证据支持疫苗与自闭症风险之间存在关联[1]。美国医学免疫安全审查委员会综述了之前所有发表或未发表的流行病学研究结果来明确是否麻疹-腮腺炎-风疹疫苗以及含有硫柳汞的疫苗导致自闭症，以及此现象背后可能的生物学机制。后来根据研究的数据，他们否定了在这些疫苗与自闭症之间存在因果联系[2]。而在现在，实际上给儿童接种的每种疫苗均是不含硫柳汞的。在用于成人接种的多剂量流感疫苗以及一些其他的疫苗仍含有少量硫柳汞[关于疫苗中含有微量水银或硫柳汞的信息，参见美国 FDA 的网站（www.fda.gov）和美国含有硫柳汞成分的上市疫苗（www.vaccinesafety.edu）]。在发展中国家生产的许多疫苗中仍有硫柳汞在使用。

如同任何的治疗一样，临床医生应该向拟接种疫苗的一方告知所推荐接种疫苗的相对风险和益处。特别是临床医生必须确保拟接种疫苗儿童的父母都知道了在疫苗具有保护儿童时期的疾病，如麻疹、流感嗜血杆菌感染、百日咳等的益处的同时，它有可能引起严重的不良反应，包括死亡。临床医生应与家长讨论任何孩子接种疫苗问题上他们所关切的内容。相关的资料可以从下面的网址获取：CDC 网址：www.cdc.gov。

[1] Gerber JS, Offit PA. Vaccines and autism: A tale of shifting hypotheses. Clin Infect Dis, 2009, 48(4):456-61。

[2] Institute of Medicine: Immunization safety review: Vaccines and autism. Washington DC: National Academies Press, 2004。

旅行者的免疫接种

在前往有传染性疾病局部流行的地区时,需要进行免疫接种(表383-3)。美国CDC可以提供相关信息,电话[1-800-232-4636(CDC-INFO)]以及网站(www.cdc.gov)提供24小时服务。

白喉-破伤风-百日咳疫苗

欲了解更多信息,请参阅免疫接种咨询委员会关于DTaP疫苗接种推荐(www.cdc.gov)。

制剂

白喉(Diphtheria,D)疫苗所包含的类毒素来自白喉棒状杆菌(Corynebacterium diphtheriae)。破伤风(Tetanus,T)疫苗所包含的类毒素来自破伤风梭状芽孢杆菌(Clostridium tetani)。无细胞(Acellular,a)的百日咳(Pertussis,P)疫苗包含百日咳博得特菌(Bordetella pertussis)半纯化或纯化的成分。完整细胞的百日咳疫苗因为其不良反应在美国已不再使用,但是在其他国家仍然有应用。无细胞的疫苗有2种制剂:

- 用于年龄<7岁儿童的DTaP
- 用于青少年和成人的Tdap

Tdap包含更低剂量的白喉和百日咳疫苗成分(标示为小写的d和p)。

适应证

DTaP是常规的儿童免疫接种疫苗(表291-2)。

Tdap通常给予11~12岁的儿童和≥13岁且此前未接种过Tdap的成人一生只此一次的接种[不论自上次破伤风——白喉(TD)疫苗接种后间隔多长时间],对于接种情况不了解的,亦可按此法接种该疫苗。此外,推荐以下人群予Tdap额外强化接种:

- (无论距离上次Tdap疫苗接种时间有多久),每次处于妊娠期(最好在妊娠27~36周之间)的妇女
- 对于从未接种过Tdap且妊娠期未接种Tdap的产妇

对于需要接种含有破伤风类毒素疫苗来辅助医治伤口的成人以及之前未接种过Tdap的成年人,需要接种Tdap而非Td。

对于曾患过百日咳的人群,仍建议其在疫苗接种时按常规计划接种含有百日咳的疫苗。

禁忌证及注意事项

DTaP和Tdap的禁忌证:

- 曾有此类疫苗接种严重过敏或对疫苗某一成分严重过敏(如过敏性休克)
- 对百日咳疫苗成分的禁忌证:在接种DTaP或Tdap后的7日内发生脑病(如昏迷、意识水平下降、长时间痉挛)而无其他明确病因

由于接种破伤风疫苗非常重要,对于接种DTaP或Tdap后对其成分过敏的人应该请变态反应症专科医师,帮助明确是否对破伤风类毒素过敏。如果不过敏,则还可以予以破伤风类毒素(TT)疫苗接种。脑病史的成年人可以接种Td疫苗,此类病史的儿童可以给予接种白喉-破伤风(DT)疫苗,而不是Tdap疫苗。

注意事项 取决于接种的剂型。

对于DTaP和Tdap的疫苗,注意事项包括:

- 对于伴或不伴发热的中度或重度急性疾病(若可能,疫苗接种要推迟到疾病缓解后进行)
- 以前在接种含破伤风类毒素的疫苗后6周内出现吉兰-巴雷综合征
- 仅对百日咳疫苗成分:对于进展性的或不稳定的神经系统疾病,未经控制的抽搐或进行性脑病(应将接种推迟到确立治疗方案并且经治后疾病稳定再行接种)

对于DTaP疫苗接种,注意事项包括:

- 之前接种DTaP疫苗后的3日内,出现伴或不伴发热的癫痫发作
- 之前接种DTaP后48小时内出现≥3小时的持续、严重且难以安慰的哭声和尖叫
- 之前接种DTaP后48小时内出现崩溃或休克样的状态(低渗低反应症状)
- 之前接种DTaP后48小时内出现体温≥40.5℃,无其他可解释原因

对于Tdap疫苗,注意事项包括:

- 曾有接种含破伤风或白喉类毒素疫苗后出现Ⅲ型超敏反应史(自上次接种含破伤风的疫苗后,疫苗接种间隔时间≥10年)

剂量与接种

DTaP或Tdap都是0.5ml肌内注射。

DTaP疫苗在儿童期根据以下方案进行5次基本的和1次加强的肌内注射:分别在2月龄、4月龄、6月龄、15月龄和18月龄;最后一次接种在4~6岁入学前。如果在4岁之后完成了该疫苗的四次接种,没必要进行第5次接种。

加强剂接种一次即可,但对于孕妇,在每次怀孕期间均应接种一剂Tdap加强剂。

不良反应

不良反应少见,主要来自百日咳疫苗的组成成分。包括:接种疫苗的最初7日内出现脑病;最初3日内出现癫痫发作,伴或不伴有发热;前48小时内出现≥3小时的持续、剧烈、无法安慰的尖叫或哭吵;48小时内出现体温≥40.5℃,而无法用其他原因解释;以及对疫苗即刻发生严重反应或过敏反应。

若存在接种百日咳疫苗的禁忌,则可用没有百日咳成分的白喉和破伤风联合疫苗接种(参见"破伤风-白喉疫苗",第1300页)。

轻微的不良反应包括注射部位的发红、肿胀以及疼痛。

破伤风-白喉疫苗

制剂

最广泛应用的制剂包含有破伤风类毒素和白喉类毒素(Td用于成人,DT含有更高剂量的白喉类毒素,用于儿童);仅含有破伤风类毒素(TT)的制剂也可接种,但因该剂型需要定期接种加强剂而不推荐使用。Tdap疫苗是一个包含百日咳疫苗成分的成人制剂。

适应证

在11~12岁时接种Tdap加强剂后每隔10年常规接种

一次Td加强剂。对于没有接种过或没有完成基本的、至少3次的破伤风和白喉系列疫苗，那么需要重新开始接种或完成剩余的疫苗接种。

如果患者的伤口有破伤风的风险，若距离上次接种已经≥5年，那么需要接种Td加强剂（表187-2）。若患者从未接种过Tdap疫苗，那么可以选用一剂Tdap疫苗来替代Td加强剂。

禁忌证及注意事项

主要禁忌证是：
- 之前接种此类疫苗或疫苗成分后发生严重的过敏反应（如过敏性休克）

注意事项包括：
- 之前接种包含破伤风类毒素的疫苗之后的6周内出现吉兰-巴雷综合征
- 伴或不伴发热的中度或重度急性疾病
- 曾有接种含破伤风或白喉类毒素疫苗之后出现Ⅲ型超敏反应史（自上次含破伤风的疫苗接种后，疫苗接种间隔≥10年）

剂量及接种

将0.5ml的Td用22~25号针头注射至三角肌。之后每隔10年予以强化剂疫苗接种一次。

不良反应

不良反应非常罕见。包括过敏反应和臂神经炎。轻度反应包括注射部位的红、肿和疼痛。

脑膜炎球菌疫苗

欲了解更多信息，请参阅免疫接种咨询委员会关于脑膜炎球菌疫苗接种推荐和婴儿脑膜炎球菌疫苗接种信息（www.cdc.gov）。

在美国最常致病的是B、C和Y血清型脑膜炎球菌，美国以外的主要是A和W血清型。当前的疫苗能够直接预防其中的部分血清型。

针对ACWY血清型的（四价疫苗）：
- 脑膜炎球菌联合疫苗（MCV4）：MenACWY-D（Menactra®）或MenACWY-CRM（Menveo®）
- 脑膜炎球菌多糖疫苗［MPSV4（Menomune®）］

针对CY血清型（二价疫苗）：
- Hib-MenCY-TT（MenHibrix®）疫苗包含有：破伤风类毒素和流感嗜血杆菌b血清型荚膜多糖与脑膜炎球菌血清型C和Y荚膜多糖

针对B血清型（单价）：
- MenB-4C（Bexsero®）和MenB-FHbp（Trumenba®）

适应证

脑膜炎球菌疫苗是一个儿童时期常规的接种疫苗，最好在11~12岁接种，然后在16岁时再接种一次加强剂（表188-3）。此外，对于年龄较小的儿童，若有较高感染风险者亦建议接种（表188-2）。

MenACWY联合疫苗被推荐用于存在某些情况而有较高感染脑膜炎球菌风险的成人，如：
- 功能性无脾或解剖性无脾
- 持续的补体成分缺乏
- 在可能暴露于脑膜炎奈瑟球菌菌株的微生物实验室工作
- 应征入伍
- 疫区旅行或居住
- 大学集体宿舍中年龄小于21岁且在16年之后就未再接种此类疫苗的大一新生
- 暴露于这种疫苗的血清型相对应的疫情

如果≤21岁的大一新生在16岁之前接种过一个剂量的疫苗，那么他们在入学前再给予一个加强剂量即可。

所有青少年包括HIV感染者（年龄11~18岁）都建议Men-ACWY。对于其余HIV感染者，只有存在其余因素导致感染风险增加时才接种。

MenACWY适合11~55岁的人群和>55岁且以前接受过MenACWY需要复种的人群，或可能需要增加接种剂量的人群。

推荐曾经接种过MenACWY或MPSV4的成人和有感染风险者（如结构上无脾或功能性无脾者、持续的补体缺乏者、微生物工作者）每5年接种一次MenACWY。

MPSV4适合年龄>55岁且之前没有接受MenACWY的人群和只需要一个接种剂量的人群（如旅行者）。

MenB-4C和MenB-FHbp疫苗适用于年龄在10岁以上且存在特定高感染风险的人群（如功能性无脾者，持续的补体缺乏者）

禁忌证及预防措施

主要禁忌证是：
- 应用之前的疫苗或疫苗成分后出现严重的过敏反应（如过敏性休克）

主要的预防措施是：
- 中度或重度疾病伴或不伴发热（若条件允许可推迟到疾病治愈后再接种）

剂量与接种

MenACWY的用法为0.5ml肌内注射，MPSV4接种法为0.5ml皮下注射。

两次MenACWY疫苗的接种，对于结构性或功能性无脾及持续性补体成分不足的成年人需要分开接种，间隔≥2个月接种并且此后每5年加强一次。青少年HIV感染者（11~18岁）常规的接种疫苗方法为连续接种两次，间隔8周时间。

脑膜炎球菌疫苗单次接种常用于经常接触脑膜炎奈瑟球菌的微生物工作者、新兵、与疫苗血清组相应的暴发疫情存在接触的风险人群和旅行或生活在疫区的人群。如果存在持续风险（如对于长期接触脑膜炎奈瑟球菌的微生物工作者），需要予以加强接种。

MenB-4C疫苗需要接种两次，需要间隔至少1个月；MenB-FHbp疫苗需要接种三次，需要保持第二次接种在首次接种后1~2个月，第三次接种在首次至少6个月后进行，每次接种需要应用同样的疫苗规格。

不良反应

不良反应通常较为轻微。包括注射部位疼痛和发红、发热、头痛和疲劳。

B型流感嗜血杆菌疫苗

欲了解更多信息，请参阅 Hib 疫苗接种信息（www.cdc.gov）。

制剂

这些疫苗由 b 型流感嗜血杆菌（Hib）的包膜经纯化后制成。所有的 Hib 疫苗使用多聚核糖磷酸盐（PRP）作为多糖，但 4 个不同的蛋白质载体应用于 4 个不同的 Hib 联合疫苗中：

- 白喉类毒素（PRP-D）
  脑膜炎奈瑟球菌外膜蛋白（PRP-OMP）
- 破伤风类毒素（PRP-T）
- 白喉变异载体蛋白 CRM197（HBOC）PRP-D 和 HbOC 疫苗已不在美国继续应用

联合疫苗包括含有 Hib 结合疫苗的 DTaP-IPV/Hib（Penta-cel®），Hib-HepB（COMVAX®）和 Hib-MenCY（MenHibrix®）。

某些 Hib 疫苗 PRP-T（ActHIB®，Pentacel®，MenHibrix®）和 PRP-OMP（PedvaxHIB® 或 COMVAX®）-可以在 6 周龄的婴儿中使用。另一个 Hib 疫苗（Hiberix®）只作为接种计划中的最后一剂，用于≥12 个月的儿童。

适应证

Hib 疫苗是常规的儿童免疫接种疫苗（表 291-2）。该疫苗还被推荐用于：

- 结构性或功能性无脾和那些择期行脾切除术而未免疫接种的成年人（如果他们以前没有连续接种疫苗以及加强疫苗或在 14 月龄后未接种≥1 剂量的 Hib 疫苗），但也有一些专家建议不论是否有疫苗接种史都应在成人择期脾切除术前给予一次接种
- 未产生免疫能力的免疫功能低下的成人（如因癌症化疗或 HIV 感染）
- 不论其是否有免疫接种史，曾进行过造血干细胞移植的人

禁忌证及预防

主要禁忌证是：

- 曾有此类疫苗接种严重过敏（如过敏性休克）或对疫苗某一成分严重过敏

主要预防措施是：

- 伴或不伴发热的中度或重度疾病（接种推迟到疾病治愈后进行）

剂量与接种

Hib 疫苗 0.5ml 肌内注射。童年时期的基础免疫安排中根据计划在 2、4、6 月龄时共给予 3 次肌内注射接种，或者在 2、4 月龄时共给予 2 次肌内注射接种。不论何种情况均建议在 12～15 月龄时强化接种一次。

对于年龄较大的儿童、青少年和无脾或择期脾切除术的未曾免疫的成年人，给予一次疫苗接种。一些专家建议不论有无接种史都应给择期脾切除术者一次疫苗接种。可能的话在脾切手术前≥14 日给予接种。

对于造血干细胞移植患者，宜在移植后 6～12 个月内接种三次疫苗；每次接种间隔≥4 周。

不良反应

不良反应非常罕见。包括注射部位的疼痛、发红、肿胀，儿童可见发热、哭泣和易怒。

甲肝疫苗

制剂

甲肝（HepA）疫苗是将细胞培养的甲型肝炎病毒通过甲醛灭活而制成。甲肝疫苗有两种（Havrix® 和 Vaqta®）；两者均适用于儿童和成人接种。

一种结合了甲肝和乙肝的疫苗（Twinrix®）也可应用。

适应证

甲肝疫苗是常规的儿童免疫接种疫苗（表 291-2）。甲肝疫苗适用于以下任何一种情况：

- 希望免于甲肝感染的未接种人群
- 前往疫区旅行或工作的人群
- 职业暴露[如工作环境中有感染了甲肝病毒（HAV）的灵长类动物或在研究 HAV 的实验室工作]
- 男男性行为
- 使用非法药物（无论注射与否），如甲基苯丙胺
- 使用凝血因子浓缩物治疗
- 慢性肝病
- 可能会与来自疫区的领养儿童有密切个人接触（如作为家庭成员或普通保姆）的前 60 日内

甲肝和乙肝的联合疫苗适用于≥18 岁、符合甲肝疫苗和乙肝疫苗适应证且从前未接种过两者中任一成分者。

禁忌证及预防

主要禁忌证为

- 曾有此类疫苗接种严重过敏或对疫苗某一成分严重过敏（如过敏性休克）

主要预防措施为

- 伴或不伴发热的中度或重度疾病（接种推迟到疾病治愈后进行）

剂量与接种

18 岁以内的人群，剂量为 0.5ml 肌内注射；成年人（年龄≥19 岁）1ml 肌内注射。

儿童应给予 2 次疫苗接种，典型的方法是在 12～23 个月之间接种第一次以及此后 6～18 个月内再接种一次。

成年人应给予两次接种：即刻予以首次接种以及之后的 6～12 个月之间给予第二次接种（Havrix®）；或即刻予以首次接种以及之后的 6～18 个月之间给予第二次接种（Vaqta®）。

或者采用甲肝和乙肝疫苗联合起来给三次接种的方案：在 0、1 和 6 个月分别接种。第 1 次和第 2 次应间隔≥4 周，第 2 次和第 3 次应间隔≥5 个月。替代方案为，按照 4 次接种疫苗：第 0 日，第 7 和 21～30 日，然后在首次接种后的第 12 个月给予加强接种一次。

如果有从疫区收养儿童的计划，密切接触者应接种甲肝疫苗两次接种方案中的首剂，最理想的是在收养儿童到达前两周接种。

不良反应

未报道有严重副作用。轻度的不良反应包括注射部位疼痛、红疹、肿胀以及偶尔出现的硬块。

乙肝疫苗

欲了解更多信息,请参阅乙肝疫苗接种信息(www.cdc.gov)。

制剂

乙肝疫苗使用 DNA 重组技术制备。含有乙肝表面抗原基因的质粒被转染到普通的面包酵母菌,然后产生乙肝表面抗原。然后收获和纯化 HBsAg。这种疫苗不能引起 HBV 感染,因为此过程不产生潜在的感染性病毒 DNA 或完整病毒颗粒。

单抗原的甲肝和乙肝疫苗以及两者的结合疫苗(Twinrix®)都可以应用。

适应证

乙肝疫苗是一种常规的儿童免疫接种疫苗(表 291-2)。乙肝疫苗的适应证为无接种史且出现下列情况的人群:
- 希望免受乙肝感染的人群且无疫苗接种史
- 性生活频繁的人群且性伴侣不固定(如此前 6 个月内有超过 1 名的性伴侣)
- 需要评估或治疗的性传播疾病(STD)
- 目前或近期在使用静脉注射毒品
- 男男性行为
- 暴露于血液或其他具有潜在感染风险的体液的工作者(如医疗保健、监护人或公共安全工作者)
- <60 岁的糖尿病患者(确诊后尽快接种)和 ≥60 岁的某些人群(对感染的危险性、感染后发生严重后果的可能以及能够对接种产生足够的免疫应答来进行综合评估)
- 终末期肾脏疾患者群(如正进行血液透析)
- HIV 感染
- 慢性肝病
- 家庭接触和/或与乙肝表面抗原阳性者有性接触(HBsAg)
- 前往疫区旅行
- 在下列机构:监狱或提供 STD 治疗的机构、HIV 检测和治疗机构、戒毒治疗和预防服务机构,吸毒人群和男男性行为人群服务机构或照顾发育障碍人群或终末期肾患者群(包括那些长期接受血液透析的人)的机构中从事长时间工作的人群(如患者、犯人或工作人员)

甲肝和乙肝的联合疫苗可应用于 ≥18 岁且符合应用甲肝疫苗和乙肝疫苗适应证并且未曾接种两种疫苗的人群。

禁忌证及其防范

主要禁忌证为:
- 曾有此类疫苗接种严重过敏(如过敏性休克)或对酵母菌或疫苗某一成分严重过敏

主要预防措施包括:
- 伴或不伴发热的中度或重度疾病(接种推迟到疾病治愈后进行)

剂量与接种

不满 20 岁者剂量为 0.5ml 肌内注射或成年人(≥20 岁)用 1ml 肌内注射。

儿童通常为 3 次接种的方案:0 个月、1~2 个月间以及 6~18 个月间各一次。

未完成接种的幼儿,应在 11 岁或 12 岁接种乙肝疫苗。对于接种 3 次的方案:第 1 次和第 2 次间隔 ≥4 周,第 3 次接种应在第 2 次接种后 4~6 个月内完成。然而,仅需接种 2 次的 Recombivax HB® 疫苗方案可以将第 2 次接种放在第 1 次接种后的 4~6 个月内完成。

对于成人常用的免疫接种方案是 2 次接种之间间隔 ≥4 周,第 3 次接种在第 2 次接种后的 4~6 个月进行。

正在血液透析治疗或免疫受损的成年人接种三次 Recombivax HB® 40μg/ml 的方案,分别在 0,1,6 个月使用,或每次两支 Engerix-B® 20μg/ml,接种四次:分别于 0、1、2、6 个月接种。

如果未接种疫苗或未能完成全部的疫苗接种,应补全遗漏的疫苗,以满足一共三次的乙肝疫苗免疫方案。在第一剂后 1 个月后给予第二剂,第三剂应在第二剂后 ≥2 个月给予(同时应保证在第一剂之后 ≥4 个月)。如果使用甲肝和乙肝组合疫苗(Twinrix®),3 次接种分别在 0,1 和 6 个月给予,或 4 次接种分别是在 0 日,7 日,21 日至 30 日给予,随后加强接种在第 12 个月给予。如果未完成免疫接种的完整计划且失访,并不需要重新开始全部方案的接种。

不良反应

包括过敏反应在内的严重不良反应非常罕见。轻度不良反应包括注射部位疼痛以及偶发体温上升至 38℃ 左右。

人乳头瘤病毒疫苗

制剂

三种疫苗可供选择:
- 一种九价的疫苗,保护免受 HPV6 型和 11 型(可导致>90%肉眼可见的生殖器疣),HPV16 型和 18 型(导致绝大多数宫颈癌)以及 31/33/42/52/58 型 HPV 感染
- 一种四价的疫苗(HPV4)可保护免受四种类型 HPV 感染:HPV6 型、11 型以及 16 型和 18 型
- 二价疫苗(HPV2)可预防 16 和 18 型感染

目前美国仅有九价 HPV 疫苗可用。疫苗通过重组 DNA 技术由 HPV 衣壳(L1)蛋白制备。L1 蛋白可自我组装成非感染性、非致瘤性的病毒类似颗粒(VLP)。

适应证

HPV 疫苗是常规的儿童接种疫苗(表 291-3)。

HPV4 或 HPV2 建议女性在 11 岁或 12 岁使用,若女性超过 26 岁且以前未接种疫苗也可使用。

HPV4 建议 11 岁和 12 岁的男性和以前未接种疫苗的大于 26 岁的男性使用;HPV4 还被推荐用于同样年龄段的男男性行为的人群使用。

疫苗可用于所有免疫功能不全的人群,包括 HIV 感染者或 26 岁之前未接种过疫苗的人群。

禁忌证及预防

禁忌证 包括:
- 曾有此类疫苗接种严重过敏(如过敏性休克)或对疫苗

某一成分严重过敏
- 怀孕

虽然不建议孕妇使用 HPV 疫苗,但接种疫苗前不需要行妊娠检查。如果在启动接种计划之后才确诊怀孕,不需要进行特殊干预,但后续的疫苗接种应延迟到妊娠结束后再进行。

主要预防措施 包括:
- 伴或不伴发热的中度或重度急性疾病(接种应推迟到疾病缓解后进行)

剂量与接种

剂量为 0.5ml 肌内注射,给予三次接种,分别在 0、2 和 6 个月接种。

不良反应

尚无严重不良反应的报道。轻度的不良反应包括注射部位疼痛、红肿和触痛。

流感疫苗

欲了解更多信息,请参阅流感疫苗接种建议和疫苗接种补充信息(www.cdc.gov)。

根据 WHO 和美国 CDC 推荐,流感疫苗每年都要调整,其中应该包括主要的流行株(通常是两种甲型流感病毒株和一种或二种乙型流感病毒株)。有时北半球和南半球的疫苗稍有不同。

制剂

主要有两种类型的疫苗:
- 灭活的流感疫苗(IIV)
- 减毒活流感疫苗(LAIV)

三价疫苗正逐渐被添加乙型流感病毒株的四价疫苗取代。三价重组流感疫苗(RIV3)和不含有鸡蛋蛋白质的基于细胞培养的疫苗(ccIIV3)在美国均可使用。高剂量的三价疫苗可用于 ≥65 岁的患者。

适应证

以下人群建议每年一次流感疫苗
- 所有 ≥6 个月的人群

IIV 可以给予所有 ≥6 个月的人群,包括孕妇。应该使用适龄的用量。成人 ≥65 岁应使用高剂量 IIV(流感疫苗)。高剂量仅推荐给 ≥65 岁人群。

RIV3 可以用在 18~49 岁的人群。

禁忌证及预防

LAIV 可以用在 2~49 岁的未怀孕且无免疫受损的健康人。LAIV 的安全性在可能会出现流感并发症包括严重的肺病或哮喘的人群中尚未确定。

接诊免疫力低下人群的医务工作者(如需在受保护的环境治疗的人群)应给予 IIV 或 RIV3 而非 LAIV(或者他们能在接种 LAIV 疫苗 7 日内避免与免疫力低下的人群接触)。

LAIV 的禁忌证包括:
- 之前接种 LAIV 疫苗后产生严重的过敏反应(如过敏性休克)
- 免疫功能低下(如某些疾病,包括 HIV 感染或使用免疫抑制剂)
- 某些慢性疾病(如哮喘、反应性气道疾病、糖尿病、血红蛋白异常症,肺、心脏、肾脏疾病等)
- 对于儿童和青少年,长期应用阿司匹林或其他水杨酸治疗者
- 怀孕
- 年龄 <2 岁或 ≥50 岁
- 小于 5 岁且合并有反应性气道疾病(如已知的支气管哮喘、反复发作或近期发作的哮喘)

LAIV 的预防措施包括:
- 伴或不伴发热的中度或重度急性疾病(接种应推迟到疾病缓解后进行)
- 之前接种流感疫苗后的前 6 周内出现吉兰-巴雷综合征
- 使用特殊的抗病毒药物:如金刚烷胺、金刚乙胺、扎那米韦、奥司他韦(这些药物在接种前 48 小时内和接种后 14 日内不能使用)

RIV3 的主要禁忌证为:
- 对 RIV3 疫苗或疫苗成分发生严重的过敏反应(如过敏性休克)

RIV3 预防措施包括:
- 伴或不伴发热的中度或重度急性疾病(接种应推迟到疾病缓解后进行)
- 接种流感疫苗后 6 周之内出现吉兰-巴雷综合征

鸡蛋蛋白可疑过敏者接种预防措施

对于曾有轻度鸡蛋过敏(如接触鸡蛋后出现荨麻疹)的人群应予以流感疫苗接种。任一流感疫苗在评估接种者年龄及健康状况后照常应用。若对鸡蛋过敏的表现除了荨麻疹以外,还有血管性水肿、胸闷、头晕、反复呕吐或需要应用肾上腺素或其他紧急医疗处置的情形,同样可在评估接种者年龄及健康状况后予以流感疫苗接种。但是接种应该在门诊或病房等具有相应救治设备和能够识别以及处置严重过敏反应的医务人员守护的条件下进行。

剂量与接种

流感疫苗每年接种一次。

对于 IIV 疫苗的剂量是:
- 6~35 个月的儿童肌内注射 0.25ml
- ≥3 岁者肌内注射 0.5ml
- 18~64 岁的人群 0.1ml 皮内注射

在疫苗短缺时期可以给予更小的皮内使用剂量以节省疫苗。

对于 LAIV 疫苗,剂量为 0.1ml,喷入每个鼻孔(总剂量为 0.2ml)。RIV3 剂量为 0.5ml,肌内注射。

不良反应

注射 IIV 疫苗的副作用一般是注射部位的轻度疼痛。发热、肌痛等全身影响比较少见;然而,接种疫苗者可能会误以为由该疫苗引起了流感。这样的反应并不是将来流感疫苗接种的禁忌,应该鼓励照常接种。

多人份瓶装疫苗含有硫柳汞,为含汞防腐剂。公众对于硫柳汞和自闭症之间的联系的担忧是不必要的;然而单剂量不含硫柳汞的小包装同样可供使用。

LAIV 的副作用很轻微,通常是流涕,有时可能会发生轻微的哮喘。

麻疹、腮腺炎和风疹疫苗

欲了解更多信息,请参阅 MMR 疫苗接种建议(www.cdc.gov)。

制剂

麻腮风疫苗包含有通过鸡胚细胞培养得到的减毒活麻疹、腮腺炎病毒。该疫苗还包含有通过人肺成纤维细胞培养得到的减毒活风疹病毒。

MMR 疫苗和水痘疫苗可作为一个联合疫苗进行接种(MMRV 疫苗)。

适应证

MMR 疫苗是一个儿童时期的常规免疫接种内容(表291-2)。

对于出生于 1957 年或之后的所有成年人应该给予 1 剂MMR 疫苗接种,有以下之一情况的无需接种:
- 记录显示曾接种过一剂或多剂的 MMR 疫苗
- 实验室检验证明具有对上述三种疾病的免疫力
- 存在该疫苗接种的禁忌证

由医师所做的疾病诊断记录不能作为判断已对麻疹、腮腺炎以及风疹产生免疫力的依据。

对于下述的可能暴露于某些场所的人员,建议接种第二次 MMR 疫苗:
- 高校或其他的高中毕业后的教育机构里的学生
- 医护人员
- 国际旅行者

由于妊娠期间感染风疹病毒会对胎儿产生严重影响(如流产、多发出生缺陷),因此对于育龄妇女,不论年龄,均应筛查其风疹免疫力。如果没有对该病毒的免疫力,在怀孕前予以疫苗接种。对于已怀孕而不具有风疹免疫力的妇女,在其分娩后出院前,应予以疫苗接种。

在 1963—1967 年间,接种过灭活麻疹疫苗或麻疹疫苗类型未知的人群,应重新接种 2 剂 MMR 疫苗。

在 1979 年之前接种过灭活腮腺炎疫苗或腮腺炎疫苗类型未知,如面临腮腺炎暴露的高风险,此类人群应给予复种2 剂 MMR 疫苗。

禁忌证及注意事项

禁忌证 包括:
- 之前接种此类疫苗后发生严重的过敏反应(如过敏性休克)或对疫苗某一成分或新霉素存在严重过敏
- 已知严重的原发性或获得性免疫缺陷(如由于白血病、淋巴瘤、实体瘤而影响骨髓或淋巴系统,艾滋病、严重 HIV 感染、化疗或长期使用免疫抑制剂)
- 怀孕(疫苗接种应推迟到怀孕结束)

对于存在严重免疫缺陷的 HIV 感染者只有存在严重免疫缺陷时才是接种禁忌(CDC 免疫学分类 3 期,CD4 百分比<15%或 CD4 计数<200/μl);如果 HIV 感染者的免疫缺陷不严重,那么麻疹野生株感染的危险性要高于通过活病毒疫苗造成获得性麻疹的危险性,此时建议接种疫苗。

对于已接种疫苗的女性应该避免在接种后的 28 日内怀孕。在妊娠早期,疫苗中的减毒毒株可能具备感染胎儿的能力。虽然它并不导致先天性风疹综合征,但是对胎儿造成损害的危险性估计≤3%。

注意事项 包括:
- 伴或不伴发热的中度或重度急性疾病(接种应推迟到疾病缓解后进行)
- 最近(11 个月内)有接受含有抗体的血制品的治疗(与疫苗接种的具体间隔时间取决于血制品类型)
- 有血小板减少症或血小板减少性紫癜病史

如果一个人被感染结核分枝杆菌,接种 MMR 和 MMRV疫苗可能会暂时抑制结核菌素试验的反应。因此若条件允许,结核菌素试验可以在疫苗接种前或接种时完成。如果已经接种了上述疫苗,该试验应推迟到疫苗接种 4~6 周后进行。

剂量与接种

剂量为 0.5ml,给予皮下注射。MMR 疫苗常规在儿童12~15 月龄以及 4~6 岁时分别接种 1 次。

不良反应

疫苗造成轻微或者隐性、无传染性的感染。症状包括发热>38℃,有时会在随后出现皮疹。中枢神经系统反应是非常罕见的;疫苗不会导致自闭症。

有时风疹疫苗会导致成人关节疼痛肿胀,以女性多见。

肺炎球菌疫苗

欲了解更多信息,请参阅肺炎球菌疫苗接种建议(www.cdc.gov)。

某些疾病(如慢性疾病、免疫抑制因素、脑脊液漏、人工耳蜗植入)增加了肺炎球菌感染致病的风险。

制剂

13 价的肺炎球菌联合疫苗(PCV13,Prevnar®)包含 13种纯化的肺炎链球菌荚膜多糖,每种荚膜多糖都结合一种无毒的白喉毒素变异体。这种疫苗已经取代了 7 价疫苗(PCV7);PCV13 疫苗不仅包含了 PCV7 的 7 个血清型,还含有 6 个额外的血清型。23 价的肺炎球菌多糖疫苗(PPSV23,Pneumovax®)包含了 83 种肺炎链球菌亚型中毒力最强的 23 种亚型的抗原。不同于以往的 PPSV23 疫苗,PCV13 疫苗能够在婴儿体内刺激抗体产生。它对于侵袭性肺炎球菌病的保护作用亦强于 PPSV23。PPSV23 在成人中可减少 56%~81%的菌血症发生,但在年老体弱者中效果稍弱,但仍可以减少肺炎的发病率。

适应证

13 价肺炎球菌疫苗 PCV13 被推荐用于:
- 所有儿童(儿童常规接种的疫苗,表 291-2)
- 成人≥65 岁

还建议具有下列任何高风险因素、年龄 6~64 岁的人群接种 PCV13 疫苗:
- 人工耳蜗植入
- 脑脊液漏

- 镰状红细胞病或其他的血红蛋白病
- 先天性无脾或后天性脾切除
- 免疫受损的情况（如先天性免疫缺陷、慢性肾衰竭、肾病综合征、HIV感染、白血病、淋巴瘤、广义的癌、使用免疫抑制剂以及实体器官移植）

23价肺炎球菌多糖疫苗 建议以下人群接种PPSV23疫苗

- 成人≥65岁

还建议年龄在6~64岁之间、具有上述高风险状况人群接种PPSV23疫苗。

对于还存在下述危险因素的19~64岁成人接种PPSV23

- 慢性肺部疾病（包括哮喘）
- 慢性心血管疾病（不包括高血压）
- 糖尿病
- 慢性肝病
- 慢性酒精中毒者
- 吸烟

除非存在特定的医学需要或其他指征，现不再推荐<65岁的美国印第安人和阿拉斯加原住民常规接种PPSV23疫苗。然而，对于50~64岁的美国印第安人和阿拉斯加土著，如果他们生活的环境中侵袭性肺炎球菌疾病的危险性增加，可给予PPSV23疫苗接种。

禁忌证及注意事项

PCV13疫苗主要的禁忌证是：

- 之前接种PCV7或PCV13后，出现严重的过敏反应（如过敏性休克）；或对任何含有白喉类毒素的疫苗有严重过敏反应

PPSV23疫苗主要的禁忌证是：

- 之前接种该疫苗后，出现严重的过敏反应；或对该疫苗任何成分有严重过敏反应

注意事项 包括：

- 中度或重度急性疾病伴或不伴发热（接种推迟到疾病缓解）

剂量及接种

PCV13的常用剂量为0.5ml，肌内注射；PPSV23的常用剂量为0.5ml，肌内注射或皮下注射。

推荐在婴儿2、4、6及12~15月龄时分别肌内注射接种共4次PCV13疫苗。之前没有接种PCV7或PCV13疫苗的7~59月龄儿童，应予以接种1~3次的PCV13疫苗。具体接种次数根据此次开始接种的年龄以及疾病和健康情况决定。患有慢性疾病的24~71月龄儿童，他们发生肺炎球菌感染的风险增加，应接种2剂PCV13疫苗。疫苗接种安排的中断不需要重新启动整个接种计划，亦不需要给予额外的接种剂量（补种）。

对易患肺炎球菌疾病的儿童（如镰状红细胞性贫血、无脾者或者患慢性疾病）应该在24月龄时接种一次PPSV23（与末次PCV13疫苗接种间隔至少8周时间）

对于完整地接种了与年龄相匹配的PCV7系列疫苗的14~59月龄儿童，应补充一剂PCV13疫苗。

对于年龄在6~18岁而仍未接种PCV13或PPSV23的儿童，若具有免疫受损情况、人工耳蜗植入或脑脊液漏应予以接种一剂PCV13，8周后再接种1剂PPSV23。如果他们已接种PPSV23而非PCV13，可在他们末次接种PPSV23的8周后再给予一剂PCV13。有免疫受损情况的儿童应第一次接种后5年再接种1剂PPSV23。但不应接种>2次的PPSV23。

如果人们需要两种疫苗，那么应首先接种PCV13，至少间隔8周后再接种PPSV23。如果已经接种了PPSV23，那么PCV13接种应与末次PPSV23间隔>8周时间。

年龄≥19岁的成人，若有免疫受损情况（如功能性或解剖性无脾、HIV感染）、脑脊液漏或植入人工耳蜗，应予以PCV13和PPSV23两种疫苗接种。如果之前从未接种过PCV13或PPSV23，他们应该接种1剂PCV13，8周后再接种1剂PPSV23。如果已经接种了PPSV23而非PCV13，那么应在他们PPSV23末次接种后间隔≥1年再接种1剂PCV13。

对于无症状或有症状的HIV感染者，应在确诊后尽快接种此类疫苗。

年龄在19~64岁、具有肺炎球菌患病高风险者（如功能性或解剖性无脾、慢性肾脏疾病或其他免疫受损情况，包括肿瘤和使用糖皮质激素）应该在接种PPSV23之后的5年再接种1剂PPSV23。

65岁时，所有的人都应该接种PPSV23疫苗。如果在65岁前因任何原因接种了1~2剂的PPSV23，那么在其末次接种≥5年后、患者满65岁或以上时再接种一次PPSV23。第二剂疫苗应在接种的第一剂满5年后接种（如第1剂在64岁时接种，那么第2剂在69岁时接种）。那些在65岁或之后接种PPSV23的人群，只接种一次，之后不再需要补种。

如果计划进行脾切除手术，应在术前≥12周接种PCV13，随后在接种PCV13≥8周后接种PPSV23。PPSV23接种时点应在脾切术前至少2周。如果脾切除术必须立即完成，应先接种PCV13，≥8周后再接种PPSV23。如果患者已经接种了PCV13，PPSV23应在脾切除术后≥2周再接种。

当正考虑予以癌症化疗或其他免疫抑制剂治疗，疫苗接种和免疫抑制剂治疗开始之间隔应≥2周。在接受化疗或放射治疗时不应接种此类疫苗。

不良反应

不良反应通常较轻，包括发热、易怒、困倦、纳差、呕吐和局部疼痛及红斑。

脊髓灰质炎疫苗

制剂

灭活的脊髓灰质炎病毒疫苗（IPV）包含有甲醛灭活的脊髓灰质炎病毒1、2和3型的混合物。IPV可能含有微量的链霉素、新霉素和多黏菌素B。在美国，由于每240万接种者中可能有1例因此发生脊髓灰质炎，所以已不再使用口

服减毒活疫苗。

也有由 IPV、DTaP、HBV 或 Hib 纳入的混合疫苗剂型可供接种。

适应证

IPV 是一个常规儿童免疫接种计划中的疫苗（表 291-2）。常住在美国的成年人不建议接种常规儿童免疫接种计划中的脊髓灰质炎病毒疫苗。对于未产生对脊髓灰质炎病毒的免疫力或免疫力不完全的成年人，若可能会接触到野生脊髓灰质炎病毒（如前往脊灰疫区或可能会接触有脊髓灰质炎病毒标本的实验室工作人员），应接种 IPV 疫苗。成人虽然完整地接种了脊灰疫苗，但在有较高风险接触到脊灰病毒时，需要予以 IPV 加强剂。有关哪些国家是脊髓灰质炎高风险区域的信息，请参阅 CDC 关于旅行目的地之脊灰疫情的信息（www.cdc.gov）

禁忌证及注意事项

主要的禁忌证是：

- 曾有此类疫苗接种严重过敏（如过敏性休克）或对疫苗某一成分严重过敏

主要的注意事项是：

- 中度或重度急性发热性疾病（疫苗接种推迟到疾病缓解后进行）

剂量及接种

剂量 0.5ml，肌内注射或皮下注射。

推荐接种 4 次：分别在 2、4、6～18 月龄以及 4～6 岁时肌内注射接种。通常前 3 次接种的为混合疫苗，最后一次接种单一抗原疫苗。如果适龄儿童错过了在 4～6 岁这一时点的脊灰疫苗接种，应尽快给予加强剂补种。

如果将 DTaP-IPV/Hib 疫苗（Pentacel®）用于 4 剂接种计划表（年龄在 2、4、6 和 15～18 月龄），应在 4～6 岁接种时点予以含 IPV 疫苗的加强剂 [IPV 或 DTaP-IPV（Kinrix®）] 接种，最终形成了 5 剂的免疫接种方案；然而不应将 DTaP-IPV/Hib 疫苗用作加强剂。第 4 剂与第 5 剂之间的最小间隔应该≥6 个月，以优化加强剂效果。

这一基础的脊灰疫苗接种方案被推荐用于有较高风险接触脊灰病毒而未产生相应免疫力的成人。推荐的接种间隔：第 1 剂和第 2 剂之间的推荐间隔为 1～2 个月；第 3 剂应在此后的 6～12 个月进行。如果需要在 2～3 个月产生免疫力，3 次接种分别间隔≥1 个月。如果需要在 1～2 个月产生免疫力，2 次接种，间隔≥1 个月；如果需要在 1 个月内产生免疫力，只接种 1 剂。

不良反应

尚未见与 IPV 相关的不良反应。因为疫苗中可能含有微量的链霉素、新霉素和多黏菌素 B，因此对这些药物过敏的人群可能会发生疫苗过敏反应。

水痘疫苗

制剂

疫苗含有减毒的野生株水痘病毒以及微量的凝胶和链霉素。可以作为单抗原疫苗接种或者作为混合疫苗 MMR（MMRV）接种。

适应证

水痘疫苗是一种儿童常规接种疫苗（表 291-2）。

单抗原水痘疫苗被推荐用于：

- 所有≥13 岁且没有依据能证明获得水痘免疫力

能证明有免疫力的依据包括以下任意一项：

- 相关记录记载了曾接种过 2 剂水痘疫苗，两次接种的时间间隔≥4 周
- 由医师证实曾有水痘或带状疱疹病史
- 实验室确认，体内存在具有保护能力的水痘病毒抗体
- 除医护人员、孕妇和免疫受损的人之外，所有在 1980 年之前出生在美国的人群

该疫苗尤其推荐用于可能接触到水痘病毒却没有确切依据表明存在水痘免疫力的人，具体包括以下内容：

- 医护人员
- 免疫力低下者的家属
- 对于居住或工作场所可能会暴露于此病毒或被感染的人群（如教师、学生、幼儿工作者、公共场所的居民和雇员，矫正中心的服刑人员和雇员、军人）
- 未怀孕的育龄期妇女
- 与儿童居住在一起的青少年和成年人
- 国际旅行者

暴露后预防接种 对于无证据证实具有水痘免疫力的儿童推荐接种；对于同样状况的成人，也应当接种。在暴露后的 3 日内可能甚至在暴露 5 日后接种水痘疫苗，均有防止感染或减轻感染症状的效果。但仍推荐尽快接种，越早接种效果越好。有时虽暴露于水痘病毒但不会造成感染。此种情况下应用了暴露后的疫苗接种仍然会保护此后因暴露而发生的感染，哪怕是在暴露 5 日后才接种了疫苗。

水痘-带状疱疹病毒免疫球蛋白（表 180-3）被推荐用于没有确切的水痘免疫力而可能发生严重水痘感染并且/或者存在水痘疫苗接种禁忌者的暴露后预防。这类人群包括：

- 无确切依据证明具有水痘免疫力的免疫能力低下者
- 无确切依据证明具有水痘免疫力的孕妇
- 自产前 5 日至产后 2 日内出现水痘的母亲所生产之新生儿
- 无确切依据证明具有水痘免疫力的孕妇在妊娠>28 周后早产并住院的婴儿
- 无论产妇的水痘免疫力如何，在其妊娠<28 周时娩出的婴儿或体重≤1 000g 的婴儿

禁忌证和注意事项

禁忌证 包括：

- 曾有此类疫苗接种严重过敏（如过敏性休克）或对疫苗某一成分严重过敏
- 已知严重的原发性或获得性免疫缺陷（如由于白血病、淋巴瘤、实体瘤而影响骨髓或淋巴系统，艾滋病、严重 HIV 感染、化疗或长期使用免疫抑制剂）
- 除非已知免疫功能正常，其一级亲属有先天性遗传性免疫缺陷者
- 确诊或疑似妊娠

表180-3　在美国可选用的免疫球蛋白和抗毒素*

免疫生物制剂	剂型	用途说明
肉毒杆菌抗毒素	特异性的马抗体	肉毒杆菌的治疗
肉毒杆菌抗毒素	特异性人抗体	婴儿肉毒杆菌的治疗
巨细胞病毒免疫球蛋白，静脉内使用（CMV-IGIV）	特异性人抗体	用于接受造血干细胞和肾脏移植者的预防
白喉抗毒素	特异性人抗体	呼吸道白喉的治疗
乙肝免疫球蛋白（HBIG）	特异性人抗体	乙肝暴露后的预防
免疫球蛋白（IG）	混合性的人抗体	用于甲肝暴露前后；麻疹暴露后；免疫球蛋白缺乏；妊娠前3个月预防风疹；水痘（没有水痘带状疱疹病毒免疫球蛋白时）的预防
免疫球蛋白静脉内使用（IVIG）	混合性的人抗体	预防和治疗严重的细菌和病毒感染（如儿童HIV感染），原发性免疫缺陷病，自身免疫性血小板减少性紫癜；慢性B淋巴细胞白血病，川崎病，自身免疫性疾病（如重症肌无力，吉兰-巴雷综合征，多发性肌炎/皮肌炎）预防移植物抗宿主疾病
免疫球蛋白，皮下注射（SCIG）	混合性的人抗体	原发性免疫缺陷病的治疗
狂犬病免疫球蛋白（HRIG）†	特异性人抗体	用于之前没有接种过狂犬病疫苗而发生狂犬病毒暴露者的处理
呼吸道合胞病毒鼠单克隆抗体（RSV-mAb）	鼠单克隆抗体（帕利珠单抗，palivizumab）	高危儿童呼吸道合胞病毒预防
破伤风免疫球蛋白（TIG）	特异性人抗体	针对没有使用破伤风类毒素进行接种者的暴露后预防
水痘免疫球蛋白（VIG）	特异性人抗体	湿疹性水痘、坏死性水痘、眼水痘的治疗
水痘-带状疱疹免疫球蛋白（VariZ-IG）	特异性人抗体	存在接种水痘疫苗禁忌证者以及没有明确的水痘免疫力而面临严重水痘感染风险者的暴露后预防。

*除非另有说明，应通过肌内注射的方式给予免疫球蛋白制剂和抗毒素。
†在伤口周围给予狂犬病免疫球蛋白，同时在适当部位予以肌注。源自疫苗接种一般推荐美国免疫实践咨询委员会（ACIP）的建议。Morbidity and Mortality Weekly Report，1994，43：1，January 28。经许可摘自美国生物制品评价和研究中心的信息进行更新美国食品药品监督管理局，2008。

单抗原水痘疫苗可接种于1~8岁的HIV感染儿童（CD4百分比≥15%）；亦可接种于>8岁的HIV感染儿童（CD4细胞计数≥200/ul）。

注意事项　包括：
- 伴或不伴发热的中度或重度急性疾病（接种应推迟至疾病缓解后进行）
- 最近（11个月内）有接受含有抗体的血制品的治疗（与疫苗接种的具体间隔时间取决于血制品类型）
- 对于特定的抗病毒药物：阿昔洛韦、泛昔洛韦、伐昔洛韦（如果可能的话，这些药物都应在接种前24小时停用，接种后14日内不能重新开始应用）

哺乳不是接种的禁忌证。计划哺乳的产妇如无确切依据证明具有水痘免疫力，可在产后接种疫苗，照常哺乳。

剂量与接种

疫苗用量为0.5ml，通过皮下注射在12~15月龄以及4~6岁时分别接种1次。如果儿童、青少年或成人只接种过1剂，建议再补接种一次。两次接种的推荐间隔时间如下：年龄≤12岁的儿童，第1剂与第2剂间隔3个月；年龄≥13岁的人群，两剂之间间隔4周。第二剂可以在超过此推荐间隔时间的任何时间点接种。

如果有成人认为他们之前未曾感染水痘或可能会接触到该病毒或传播病毒，应该去测定保护性抗体的水平以确定是否需要接种疫苗。

疫苗接种的前5个月和接种后2个月不应使用免疫球蛋白，尤其是水痘-带状疱疹病毒免疫球蛋白，因为免疫球蛋白可能妨碍保护性抗体的产生。

符合接种条件的HIV感染儿童，予以接种2剂单一抗原的水痘疫苗，两剂之间间隔3个月。由于细胞免疫功能的受损会增加活疫苗接种后发生并发症的风险，所以应鼓励他们在接种后出现水痘样皮疹时返回接种点进行评估。

建议妇女在产前评估时检测水痘免疫力。对于孕妇而言，在1980年前出生的情况不能算作具备水痘免疫力的证据。完成或终止妊娠后，对于不具备能证明拥有水痘免疫力的妇女，应该出院前给予1剂水痘疫苗接种，随后的4~8周，通常在产后访视时给予第2剂疫苗接种。建议妇女在疫苗接种后的1个月内避孕。

不良反应

大多数不良反应非常小，包括注射部位短暂的疼痛、触痛或者发红。接种后的1个月内，约有1%~3%的接种者可能会出现少量的斑丘疹或者水痘样皮疹。出现这种皮疹的患者应该竭力避免与免疫受损者接触直至皮疹消失为止。疫苗导致的病毒感染自疫苗接种者向易感人群传播的风险极小，但是一旦发生就会导致严重的情况，如肺炎、肝炎、严重的皮疹以及疱疹病毒脑炎。然而这样的情况很少会发生。

因为有发生 Reye 综合征的可能性,所以<16 岁的接种者应在疫苗接种后的 6 周内避免使用水杨酸盐。

带状疱疹疫苗

欲了解更多信息,请参阅带状疱疹疫苗接种建议(www.cdc.gov)。

制剂

与水痘疫苗相似,含有减毒的野生株水痘病毒,但是它含有更多的减毒病毒。

适应证

无论有无带状疱疹病史,对于年龄≥60 岁的人群均推荐接种。它不常规推荐用于 50~59 岁的群体,但是这个年龄组的人可以接种。

禁忌证及注意事项

禁忌证 包括:
- 对疫苗成分有严重的过敏反应(如过敏性休克)
- 已知严重的原发性或获得性免疫缺陷(如由于白血病、淋巴瘤、实体瘤而影响骨髓或淋巴系统,艾滋病、严重 HIV 感染、化疗或长期使用免疫抑制剂)
- 妊娠

注意事项 包括:
- 伴或不伴发热的中度或重度急性疾病(接种应推迟到疾病缓解后再进行)
- 对于特定的抗病毒药物:阿昔洛韦、泛昔洛韦、伐昔洛韦(如果可能的话,这些药物都应在接种前 24 小时停用,接种后 14 日内不能重新开始应用)

剂量与接种

该疫苗单剂予以 0.65ml,在上臂的三角肌区域皮下注射。

带状疱疹疫苗应在给予免疫抑制剂治疗开始之前≥14 日接种;如果条件允许,一些专家更愿意等带状疱疹疫苗接种满 1 个月后再开始免疫抑制治疗。

这种疫苗必须保持在-50℃到-15℃之间的冰箱中,一旦从冰箱中取出,需立即加入溶剂溶解后使用。

不良反应

尚无严重不良反应的报道。在注射部位可能发生疼痛。

被动免疫

被动免疫在以下情况使用:
- 当无法生成抗体时
- 当在病原暴露时无免疫力或发生暴露后可能导致并发症的情况
- 当已经发生感染,必须减轻毒素引起的影响

在美国可使用的免疫球蛋白和抗毒素见表 180-3。

人免疫球蛋白(IG) 免疫球蛋白是一种从正常供体身上采集血浆而得到的抗体浓缩液。免疫球蛋白主要由 IgG 组成,也可包含有少量的 IgA、IgM 和其他血浆蛋白质。免疫球蛋白中罕见有可以传播的病毒(如乙肝病毒、丙肝病毒或 HIV),在 4℃ 的条件下可以稳定地储存数月之久。免疫球蛋白通过肌内注射途径给予。

由于在肌内注射的免疫球蛋白可能在 48 小时后才会在血清中达到最高的抗体水平,因此在发生暴露后应该尽快注射。免疫球蛋白在循环系统中的半衰期大约为 3 周。

免疫球蛋白可用于预防:
- 甲肝
- 麻疹
- 免疫球蛋白缺乏症
- 水痘(免疫功能低下患者,当水痘-带状疱疹病毒免疫球蛋白无法获取时)
- 妊娠早期接触风疹病毒

免疫球蛋白仅提供暂时性的保护,其所含的针对不同特异性抗原的抗体浓度相差可达 10 倍左右。注射部位有疼痛感,并且可能发生过敏反应。

静脉用免疫球蛋白(IVIG) 是能够提供更大剂量并可以重复给药的人免疫球蛋白。静脉用免疫球蛋白可用于治疗和预防严重细菌和病毒感染、自身免疫性疾病以及免疫缺陷疾病,尤其是以下疾病:
- 川崎病
- 儿童 HIV 感染
- 慢性 B 淋巴细胞白血病
- 原发性免疫缺陷病
- 自身免疫性血小板减少性紫癜
- 预防移植物抗宿主疾病

虽然发热、寒战、头痛、虚弱、恶心、呕吐、超敏反应、咳嗽以及容量负荷过度等不良反应都曾发生,但是上述不良反应较为少见。

皮下用免疫球蛋白(SCIG) 也是由人血浆中制得,SCIG 主要针对原发性免疫缺陷病的患者在家中使用。注射部位的反应较常见,但是全身的不良反应(如发热、寒战)比使用 IVIG 更少。

高效价免疫球蛋白 高效价免疫球蛋白是从具有针对特定的微生物或抗原的高滴度抗体阳性人群中采集血浆制备的。它是来自那些自然感染后康复的人群或者经过人工免疫的捐赠者。

高效价免疫球蛋白可用于预防乙肝、婴儿性肉毒中毒、狂犬病、破伤风、巨细胞病毒、水痘以及带状疱疹。注射部位有疼痛感,并且可能发生过敏反应。

单克隆抗体 具有抗特定传染性病原活性的单克隆抗体拥有极高的治疗价值,目前许多研究正在进行。但是,目前只有一个上市产品可供使用——帕利珠单抗,它具有抗呼吸道合胞病毒(RSV)的活性,可被用于某些高感染风险的人群预防(RSV 的儿童)。

181. 细菌和抗细菌药物

细菌概述

细菌是具有环状双链 DNA 和(除支原体外)细胞壁的微生物。大多数细菌在细胞外生存。一些细菌(如伤寒沙门菌属、淋球菌、军团菌、分枝杆菌、立克次体、衣原体以及嗜衣原体属等)更喜欢在细胞内生存和复制。一些细菌如衣原体、嗜衣原体属和立克次体是专性胞内病原菌(只有在宿主的细胞内才能生长、复制和致病)。其他(如伤寒沙门菌、布鲁菌、弗朗西斯土拉热杆菌、淋球菌、脑膜炎奈瑟菌、军团菌和李斯特菌某些种以及结核分枝杆菌)是兼性胞内病原菌。

许多细菌在人体内以正常菌群出现，通常数量大，且存在体内许多部位(如在胃肠道内)。其中仅小部分是人类的致病菌。

可以根据以下标准将细菌进行分类(表 181-1)。

表 181-1 常见致病菌的分类

类型	细菌
专性需氧	
革兰氏阴性球菌	卡他莫拉菌，淋病奈瑟菌，脑膜炎奈瑟菌
革兰氏阳性杆菌	杰氏棒状杆菌
抗酸杆菌	鸟型分枝杆菌复合群，堪萨斯分枝杆菌，麻风分枝杆菌，结核分枝杆菌，诺卡菌属
不发酵的非肠杆菌科	醋酸钙不动杆菌，脑膜脓毒性黄杆菌，铜绿假单胞菌，产碱假单胞菌，其他假单胞菌类，嗜麦芽窄食单胞菌
营养要求高的革兰氏阴性球杆菌和杆菌	布氏杆菌，巴尔通体，弗朗西斯菌属，军团菌
密螺旋体科(螺旋体)	钩端螺旋体类
专性厌氧	
革兰氏阴性杆菌	脆弱类杆菌，其他类杆菌类，梭形杆菌类，普氏菌属类
革兰氏阴性球菌	韦荣球菌类
革兰氏阳性球菌	黑色消化球菌，消化链球菌类
无芽孢产生的革兰氏阳性杆菌	放线菌，双歧杆菌，真细菌，丙酸菌类
产生内生孢子的革兰氏阳性杆菌	肉毒梭状芽孢杆菌，产气荚膜梭状芽孢杆菌，破伤风梭状芽孢杆菌，其他的梭状芽孢杆菌类
兼性厌氧	
革兰氏阳性球菌，过氧化氢酶阳性	金黄色葡萄球菌(凝固酶阳性)，表皮葡萄球菌(凝固酶阴性)，其他凝固酶阴性的葡萄球菌
革兰氏阳性球菌，过氧化氢酶阴性	粪肠球菌，屎肠球菌，无乳链球菌(B 族链球菌)，牛链球菌，肺炎链球菌，化脓链球菌(A 族链球菌)，草绿色链球菌群(变异链球菌，草绿色链球菌，唾液链球菌，变形链球菌)，咽峡炎链球菌群(咽峡炎链球菌，米氏链球菌，咽峡链球菌)，麻疹李生球菌
革兰氏阳性杆菌	炭疽芽孢杆菌，猪红斑丹毒丝菌，阴道加德纳菌(革兰氏染色可变)
革兰氏阴性杆菌	肠杆菌科(枸橼酸细菌属，产气肠道细菌，结肠埃希菌属，克雷伯菌属，摩根菌，变形菌属，雷氏普罗威登斯菌，伤寒沙门菌，其他沙门菌，黏质沙雷杆菌，志贺杆菌类，小肠结肠炎耶尔森菌，鼠疫耶尔森菌)
发酵的非肠杆菌科	气单胞菌属、青紫色素杆菌、多杀性巴氏杆菌
营养要求高的革兰氏阴性球杆菌和杆菌	放线杆菌，杆菌状巴尔通体，汉赛巴尔通体，五日热巴尔通体，啮蚀艾肯菌，流感嗜血杆菌，其他嗜血杆菌类
支原体属	肺炎支原体
密螺旋体科(螺旋体)	伯氏疏螺旋体，梅毒螺旋体
微需氧	
弯曲杆菌	空肠弯曲菌、幽门螺杆菌、霍乱弧菌、创伤弧菌
专性胞内寄生菌	
衣原体科	沙眼衣原体，肺炎衣原体，鹦鹉热衣原体
柯克斯体科	贝氏柯克斯体
立克次体目	普氏立克次体，立氏立克次体，斑疹伤寒立克次体，恙虫病立克次体，查菲埃立克体，嗜吞噬细胞无形体

形态学
- 圆柱形(杆菌)
- 球状(球菌)
- 螺旋状(螺旋体)

少数球菌、部分杆菌以及大部分螺旋体是能运动的。

染色 最常用的普通细菌鉴别染色法为革兰氏染色。革兰氏阳性菌在经过碘固定、酒精脱色和番红复染后能保留紫色的染料结晶(表现为深蓝色),革兰氏阴性菌则不能保留紫色结晶,呈现红色。革兰氏阴性菌多一层含脂多糖(内毒素)的外膜,这使得这类细菌的毒力增加。(其他增强细菌的致病性的因素参见第 1281 页之有利于微生物侵袭的因素)。

抗酸染色法(包括姜尔-尼尔逊染色法和金尤恩染色)主要用于鉴定分枝杆菌,尤其是结核分枝杆菌。它也可以鉴定诺卡菌和隐孢子虫属。苯酚复红试剂初染,之后用盐酸和酒精进行脱色,并且用亚甲基蓝进行复染色。荧光染料的染色法(如金胺-罗丹明)也可鉴定抗酸染色的生物体,但此染色法需要特殊的荧光显微镜。

包膜 一些细菌由荚膜包裹,对于一些有荚膜的细菌(如肺炎链球菌、流感嗜血杆菌),荚膜的存在可阻止吞噬细胞对细菌的吞噬。包膜增加了细菌的毒力。

需氧性

需氧菌(专性需氧):在培养基中生长需要有 O_2 的存在。它们利用细胞呼吸作用产生能量。而在有 O_2 的情况下通过有氧细胞呼吸作用产能

兼性菌:即在有 O_2 的环境或无 O_2 的环境中均可生长。它们在缺乏 O_2 时通过发酵或无氧呼吸产生能量。微量需氧菌更适合在减少 O_2 浓度的环境下(如 2%~10%)生存。

厌氧菌(专性厌氧参见第 1395 页):不需要 O_2,在有空气存在的培养基中无法生长。它们通过发酵或者无氧呼吸来产生能量。厌氧菌通常位于胃肠道及阴道内、牙缝中以及血供受损的伤口内。

抗菌药物概述

抗细菌药物或源于细菌或者真菌所分泌之成分,或者经化学重新合成。"抗生素"常使用的同义词(包括在默克手册中)为"抗细菌药物",在学术上仅仅是指由细菌和真菌所产生的具有抗微生物效应的产物。

抗生素有许多作用机制,包括抑制细胞壁的合成、增加细胞膜的通透性、干扰蛋白质的合成和核酸的代谢以及其他代谢过程(如叶酸合成)。

抗生素与其他的药物合用时,可能通过加快或减慢其他药物的代谢或是其他机制来提高或降低其他药物血浆浓度(表 181-2)。大多数临床上重要的药物之间的相互作用所涉及的药物具有较低的疗效毒性比(即毒性水平接近于治疗水平)。同样,其他的药物也能够升高或降低抗生素的浓度。

许多抗生素在化学结构上具有相关性,根据这点来进行分组归类。虽然每一类药物的结构和功能都是相似的,但是其药理学和抗菌谱常常存在差异。

表 181-2 常见抗生素与其他药物的相互作用

药物	可使毒性增强的抗生素	联合使用不受影响的抗生素
地高辛	所有大环内酯类(阿奇霉素,克拉霉素,红霉素) 多西环素 四环素 甲氧苄啶	氨基糖苷类 头孢菌素 克林霉素 氟喹诺酮类 酮康唑 利奈唑胺 甲硝唑 青霉素 奎奴普丁/达福普汀 磺胺类药物 万古霉素
苯妥英	氯霉素 环丙沙星 异烟肼 某些大环内酯类(红霉素,克拉霉素,泰利霉素) 利福平(降低苯妥英水平) 磺胺类	阿奇霉素 氨基糖苷类 头孢菌素 克林霉素 多西环素 除环丙沙星以外的氟喹诺酮类 利奈唑胺 甲硝唑 青霉素 奎奴普丁/达福普汀 四环素 甲氧苄啶 万古霉素
茶碱	环丙沙星 克拉霉素 红霉素 利福平(降低茶碱水平)	氨基糖苷类 阿齐霉素 头孢菌素 克林霉素 多西环素 利奈唑胺 甲硝唑 青霉素 奎奴普丁/达福普汀 磺胺类药物 四环素 甲氧苄啶 万古霉素
华法林	头孢哌酮[†] 头孢替坦[†] 氯霉素 克拉霉素 多西环素 红霉素 某些氟喹诺酮类(环丙沙星,左氧氟沙星,氧氟沙星) 甲硝唑 利福平(使凝血酶原时间延长) 磺胺类药物	氨基糖苷类(静脉制剂) 阿奇霉素 头孢菌素(部分) 克林霉素 多西环素 利奈唑胺 青霉素 奎奴普丁/达福普汀 四环素 甲氧苄啶 万古霉素

[†] 这些药物会影响维生素 K 依赖的凝血因子合成,在其与抗血小板药物和溶栓剂合用时会增加出血风险。

合理选择和使用抗细菌药物

只有当临床上或者是实验室有证据表明是细菌感染时方可使用抗菌药物。在大多数情况下，病毒感染性疾病或未能鉴别的发热患者应用抗细菌药物是不恰当的；它将使患者无法受益，同时可能面临药物不良反应以及抗菌药物耐药。

某些细菌感染（如脓肿、植入物感染）需要手术干预，不能单独依靠抗生素的作用。

抗菌谱 细菌培养和抗生素的药敏试验对于严重感染时药物的选择是非常重要的。但是常需在培养结果出来之前开始治疗，因此依照最有可能引起感染的微生物来选择药物（抗生素的经验性选择）是非常重要的。无论是根据培养结果或者是经验选择治疗药物，所选的药物应该具有可以控制感染的最窄的抗菌谱。对于可能包含几种病原体者（如粒细胞缺乏的患者出现发热时）或者是因为多重病原体引起的（如多种厌氧菌感染）严重感染进行经验治疗，应该选用抗菌谱广的药物。最可能的致病微生物以及微生物对抗生素的敏感性依据区域位置而异（在同一城市甚至是在同一医院亦如此），并且每个月均会发生改变。

在严重的感染时必须联合使用抗生素，对可能感染的多种细菌发挥作用，也可针对一种细菌发挥协同作用。通常认为通过联合使用抗生素取得协同作用比单用任何一种抗生素具有更快和更全面的杀菌活性。一个常见的例子是：一种作用于细胞壁的药物（如β-内酰胺类、万古霉素）加一种氨基糖苷类。

抗菌效力 影响体内抗菌药物效力的因素包括：
- 药理学（如吸收、分布、体液或组织中的浓度、蛋白结合率以及排泄或代谢的速度）
- 药效学（如在血浆和感染部位，药物处于一定浓度下抗菌药物表现出的抗细菌活性的时间长度）
- 药物间的相互作用或者抑制物质存在
- 宿主的防御机制

杀菌药物可杀灭细菌。抑菌药物在体外减慢或者阻止细菌的生长。这样的定义并非绝对：抑菌药物可以杀灭一些敏感的细菌，同样，杀菌药物也可能只抑制某些敏感的细菌。若患者存在破坏了宿主局部免疫能力的感染（如脑膜炎、心内膜炎）或处于免疫受损状态（如中性粒细胞减少），在抗细菌药物选择上优先选用杀菌药物。更精确的定量法可用于测定一种抗生素在体外抑制细菌生长的最小浓度（最小抑菌浓度，MIC）或者可以杀灭细菌的最小浓度（最小杀菌浓度，MBC）。对于存在感染部位的免疫防御受损（如脑膜炎或心内膜炎）或系统性免疫防御受损（如患者存在粒细胞缺乏或其他的免疫功能低下），选用具有杀菌活性的抗细菌药物很重要。

对抗生素的抗菌效应，最重要的决定因素是：
- 该抗生素的血浆浓度超过最低抑菌浓度的维持时间（时间依赖性）
- 或相对于最低抑菌浓度血浆药物浓度的峰值（浓度依赖性）

β-内酰胺类和万古霉素 具有时间依赖的杀菌活性。在其血浆浓度超过MIC的基础上继续增加其血药浓度并不能提高其杀菌活性，在体内杀灭细菌的速度普遍较慢。此外，当浓度小于MIC时抗生素后效应（PAE）不存在或者仅有非常微弱的抑制细菌生长的能力，而当β-内酰胺类游离药物（即药物未与血清蛋白结合）的血清水平超过MIC时在≥50%的时间内通常是有效的。头孢曲松的血浆半衰期长，因此对非常敏感的病原体而言，其游离药物血浆水平超过MIC的时间较长，允许间隔24小时给药一次。但是，对于血浆半衰期≤2小时的β-内酰胺类药物需要频繁给药或者持续输注。对于万古霉素，其血浆谷浓度应该维持在至少10~15μg/ml。

氨基糖苷类、氟喹诺酮类以及达托霉素 表现为浓度依赖性抗菌活性。将其浓度从刚超过MIC水平增加至远超过MIC水平可以使它们的抗菌活性提高，减低细菌数量。此外，给予稍微超过MIC浓度的氨基糖苷类、氟喹诺酮类药物后，可以对残留的细菌表现出PAE，该过程也同样是浓度依赖性的。如果PAE持续时间长，即使将药物水平低于MIC的时间延长，药物的功效也不会失去，同样可延长给药的间隔时间。因此，氨基糖苷类、氟喹诺酮类通常在间断推注使得游离血浆水平的峰值≥10倍感染微生物的MIC时最有效。此时，药物的谷浓度通常不再重要。

给药方法 对于许多抗生素来说，口服给药可以和静脉给药一样很快在血液中达到治疗浓度。但是，在以下情况下应该首选静脉给药：
- 口服抗生素不能耐受（如呕吐）
- 口服抗生素不能吸收（如肠道手术后导致吸收不良）
- 肠道动力受损（如阿片样物质所致）
- 没有口服剂型可选择（如氨基糖苷类）
- 患者病危，通过胃肠道灌注药物可能造成损伤，或者对口服给药带来的吸收延迟可能贻误治疗

特殊人群 抗生素的剂量和用药方案对以下人群需要进行调整：
- 婴儿
- 年老者
- 肾衰竭的患者（表181-3）
- 肝功能异常的患者（最常见的为头孢哌酮、氯霉素、甲硝唑、利福布汀以及利福平）

妊娠和哺乳 将对抗生素的选择造成影响。在妊娠期间最安全的抗生素包括青霉素、头孢菌素和红霉素；四环素是禁忌使用的。大多数的抗生素在母乳中可达到足以影响婴儿的浓度，有时候这些抗生素在哺乳期间是禁忌使用的。

持续时间 抗生素应该一直使用至系统感染的证据（如发热等症状、异常化验结果等）消失后数天。对于有些感染（如感染性心内膜炎、结核病、骨髓炎），为了防止其复发，抗生素应该持续使用数周或数月。

并发症 抗生素治疗所引起的并发症包括有不敏感的细菌或真菌造成的二重感染，以及皮肤、肾脏、血液系统和胃肠道的不良反应。

表181-3 常用抗生素的常规剂量

药物	成人剂量 口服的	成人剂量 胃肠外的	儿童(年龄>1个月)剂量 严重感染	儿童(年龄>1个月)剂量 口服的	儿童(年龄>1个月)剂量 胃肠外的	肾衰竭者的剂量[a] (CrCl<10ml/min)
氨基糖苷类						
阿米卡星	N/A	15mg/kg IV qd 或 7.5mg/kg q12h	15mg/kg IV qd 或 7.5mg/kg IV q12h	N/A	5~7.5mg/kg IV q12h	1.5~2.5mg/kg IV q24~48h
庆大霉素	N/A	5~7mg/kg IV qd 或 1.7mg/kg IV q8h	5~7mg/kg IV qd	N/A	1~2.5mg/kg IV q8h	0.34~0.51mg/kg IV q24~48h
用途:一种用作用于细胞壁的抗生素协同治疗对庆大霉素敏感的肠球菌性心内膜炎	N/A	1mg/kg IV q8h	N/A	N/A	1mg/kg IV q8h	由感染科会诊确定所需的剂量 所给药物剂量应该达到血浆峰浓度达 3~4μg/ml,谷浓度<1μg/ml
用途:链球菌或金黄色葡萄球菌心内膜炎	—	1mg/kg IV q8h 或 3mg/kg IV qd	N/A	N/A	1mg/kg IV q8h 或 3mg/kg IV qd	N/A
新霉素						
用途:手术前的肠道准备(配合使用口服红霉素和机械清肠剂)	1g 连续 3 次 (如在手术前一天的下午 1,2,11 点各一次)	N/A	15mg/kg q4h×2d 或手术前一天的下午 1,2 和 11 点分别给予 25mg/kg	N/A	N/A
用途:肝性脑病	1~3g qd	N/A	N/A	0.6~1.75g/m² q6h 或 0.4~1.2g/m² q4h	N/A	N/A
链霉素						
用途:治疗 TB	N/A	起始剂量 15mg/kg IM q24h(最大剂量 1.0g/d),之后 1.0g 2~3 次/周	N/A	N/A	20~40mg/kg IM qd	7.5mg/kg IM (最大剂量 1g) q72~96h
妥布霉素	N/A	7.5mg/kg IM q12h	N/A	N/A	N/A	N/A
用途:与一种作用于细胞壁的抗生素同治疗肠球菌性心内膜炎	N/A	5~7mg/kg IM qd 或 1.7mg/kg IV q8h	5~7mg/kg IV qd 或 1.7mg/kg IV q8h	N/A	1~2.5mg/kg IV q8h	0.34~0.51mg/kg IV q24~48h
β-内酰胺类:头孢菌素(第一代)						
头孢羟氨苄	0.5~1g q12h	N/A	N/A	15mg/kg q12h	N/A	0.5g po q36h

续表

药物	成人剂量			儿童（年龄>1个月）剂量			肾衰竭者的剂量[a]（CrCl<10ml/min）
	口服的	胃肠外的	严重感染	口服的	胃肠外的		
头孢唑林	N/A	1~2g IV q8h	2g IV q8h	N/A	16.6~33.3mg/kg IV q8h		1~2g IV q24~48h
头孢氨苄	0.25~0.5g q6h	N/A	N/A	6.25~12.5mg/kg q6h 或 8.0~16mg/kg q8h	N/A		0.25~0.5g q24~48h
β-内酰胺类：头孢菌素（第二代）							
头孢克洛[b]	0.25~0.5g q8h	N/A	N/A	10~20mg/kg q12h 或 6.6~13.3mg/kg q8h	N/A		0.5g q12h
头孢替坦	N/A	1~3g IV q12h	2~3g IV q12h	N/A	20~40mg/kg q12h		1~3g IV q48h
头孢西丁	N/A	1g IV q8h 至 2g IV q4h	2g IV q4h 或 3g IV q6h	N/A	27~33mg/kg IV q8h 或，对于严重的感染，25~40mg/kg q6h		0.5~1.0g IV q24~48h
头孢罗齐	0.25g q12h 或 0.5g q12~24h	N/A	N/A	15mg/kg q12h 治疗中耳炎	N/A		0.25g po q12~24h
头孢呋辛	0.125~0.5g q12h	0.75~1.5g IV q6~8h	1.5g IV q6h	10~15mg/kg 混悬液 q12h 对年龄较大的儿童：125~250mg 片剂 q12h	25~50mg/kg IV q8h		0.25~0.5g po q24h 或 0.75g IV q24h
用途：治疗脑膜炎[c]							
β-内酰胺类：头孢菌素（第三代）							
头孢噻肟	N/A	1g q12h 至 2g IV q4h	2g IV q4h	N/A	50~60mg/kg IV q6h		—
头孢泊肟	0.1~0.4g q12h	N/A	N/A	5mg/kg q12h	8.3~33.3mg/kg IV q4h 或 16.6~66.6mg/kg q6h		1~2g IV q24h
头孢他啶	N/A	1g IV q12h 至 2g IV q8h	2g IV q8h	N/A	N/A		0.1~0.4g po q24h
头孢布坦[b]	0.4g q24h	N/A	N/A	9mg/kg qd	25~50mg/kg IV q24~48h		0.5g po q24~48h
头孢曲松	N/A	1~2g IV q24h	2g IV q24h	N/A	50~75mg/kg IV q24h 或 25~37.5mg/kg q12h		0.1g po q24h
治疗脑膜炎	N/A	2g IV q12h	2g IV q12h	N/A	50mg/kg IV q12h 或 100mg/kg q24h（不超过4g/d） 可在治疗开始时给予负荷剂量100mg/kg IV（不超过4g）		与成人剂量相同 2g IV q12h

续表

药物	成人剂量			儿童（年龄>1个月）剂量		肾衰竭者的剂量[a]／(CrCl<10ml/min)
	口服的	胃肠外的	严重感染	口服的	胃肠外的	
β-内酰胺类：头孢菌素（第四代）						
头孢吡肟	N/A	1~2g IV q8~12h	2g q8h	N/A	50mg/kg IV q8~12h	0.25~1g IV q24h
β-内酰胺类：头孢菌素（第五代）						
头孢洛林	N/A	0.6g IV q12h	0.6g IV q12h	N/A	N/A	0.2g IV q12h
β-内酰胺类：青霉素						
阿莫西林	0.25~0.5g q8h 或 0.875g q12h	N/A	N/A	12.5~25mg/kg q12h 或 7~13mg/kg q8h	N/A	0.25~0.5g po q24h
用于心内膜炎的预防	2g×1剂	N/A	N/A	50mg/kg 进行操作前1h	N/A	2g×1剂 po
阿莫西林-克拉维酸	0.25~0.5g q8h 或 0.875g q12h	N/A	N/A	若体重>40kg,剂量同成人	N/A	0.25~0.5g po q24h
阿莫西林-克拉维酸 ES-600	N/A	N/A	N/A	45mg/kg q12h	N/A	N/A
阿莫西林-克拉维酸缓释剂	2g q12h	N/A	N/A	N/A	N/A	N/A
氨苄西林	N/A	0.5~2.0g IV q4~6h	2g q4h	N/A	25~50mg/kg IV q6h	0.5~2.0g IV q12~24h
治疗脑膜炎	N/A	2g q4h	2g q4h	N/A	50~100mg/kg IV q4h	2g IV q12h
氨苄西林-舒巴坦（3g=2g 氨苄西林+1g 舒巴坦）	N/A	1.5~3.0g IV q6h	3g IV q6h	N/A	25~50mg/kg IV q6h	1.5~3.0g IV q24h
双氯西林[b]	0.125~0.5g q6h	N/A	N/A	3.125~6.25mg/kg q6h	N/A	0.125~0.5g po q6h
萘夫西林	很少使用	1~2g IV q4h	2g q4h	N/A	12.5~25mg/kg IV q6h 或 8.3~33.3mg/kg IV q4h	1~2g IV q4h
苯唑西林	很少使用	1~2g IV q4h	2g q4h	N/A	12.5~25mg/kg IV q6h 或 8.3~33.3mg/kg IVq4h	1~2g IV q4h
青霉素	0.25~0.5g q6~12h	（青霉素V）100万~400万单位 IV q4~6h	400万单位 IV q4h	青霉素V钾 6.25~12.5mg/kg q8h	6250~100 000U/kg IV q6h 或 4166.6~66 666U/kg IV q4h	50万~200万单位 IV q4~6h（每日最大总剂量：600万单位）
苄星青霉素[c] L-A	N/A	120万单位 IM×1剂	120万单位 IM×1剂	N/A	25 000~50 000U/kg IM 单剂给药 <27kg: 300 000~600 000 单剂给药或若体重≥27kg: 90万单位单剂给药	120万单位 IM×1剂
治疗链球菌性咽炎（比西林）						

续表

药物	成人剂量			儿童（年龄>1个月）剂量[b]			肾衰竭者的剂量[a]（CrCl<10ml/min）
	口服的	胃肠外的	严重感染	口服的	胃肠外的		
预防风湿热	N/A	120万单位 IM q3~4周	N/A	N/A	25 000~50 000U/kg IM q3~4周		120万单位 IM q3~4周
治疗早期梅毒	N/A	240万单位 IM×1剂	N/A	N/A	50 000U/kg IM 单剂给药		240万单位 IM×1剂
治疗晚期梅毒（不包括神经梅毒）	N/A	240万单位 IM qw×3周	N/A	N/A	50 000U/kg 分3次给药，每周一次		240万单位 IM×1剂
普鲁卡因青霉素（仅用于IM）	N/A	30万~60万单位 IM q12h	N/A	N/A	25 000~50 000U/kg IM q24h 或 12 500~25 000U/kg IM q12h		30万~60万单位 IM q12h
哌拉西林（1.9mEq Na/g）	N/A	3g IV q4~6h	3g IV q4h	N/A	50~75mg/kg IV q6h 或 33.3~50mg/kg IV q4h		3~4g IV q12h
哌拉西林-他唑巴坦（2.25g=2.0g 哌拉西林+0.25g 他唑巴坦）	N/A	3.375g IV q4~6h	3.375g IV q4h	N/A	80mg/kg IV q8h		2.25g IV q8h 至 4.5g IV q12h
替卡西林（5.2mEq Na/g）	N/A	3g IV q4~6h	3g IV q4h	N/A	体重<60kg：50mg/kg IV q4~6h		1~2g IV q12h
替卡西林/克拉维酸（3.1g=3g 替卡西林+0.1g克拉维酸）	N/A	3.1g IV q4~6h	3.1g IV q4h	N/A	体重<60kg：50mg/kg IV（以替卡西林剂量为基础）q4~6h		2g IV q12h
β内酰胺类：单环β内酰胺类							
氨曲南	N/A	1~2g IV q6~12h	2g IV q6h	N/A	30~40mg/kg IV q6~8h		0.5g IV q8h
β内酰胺类：碳青霉烯类							
厄他培南	N/A	1g IV q24h	1g IV q24h	N/A	N/A		0.5g IV q24h
亚胺培南	N/A	0.5~1.0g IV q6h	1g IV q6h	N/A	出生4周至3个月的婴儿：25mg/kg IV q6h；出生>3个月的婴儿：15~25mg/kg IV q6h		0.125~0.25g IV q12h（可能增加癫痫发作的风险）
美罗培南	N/A	1g IV q8h	2.0g IV q8h	N/A	20~40mg/kg IV q8h		0.5g IV q24h
多利培南	N/A	0.5g IV q8h	0.5g IV q8h	N/A	N/A		0.25g IV q24h
治疗脑膜炎	—	40mg/kg IV q8h	40mg/kg IV q8h	N/A	—		20mg/kg IV q24h

续表

药物[d]	成人剂量			儿童(年龄>1个月)剂量		肾衰竭者的剂量[a] (CrCl<10ml/min)
	口服的	胃肠外的	严重感染	口服的	胃肠外的	
氟喹诺酮类[d]						
环丙沙星	0.5~0.75g q12h	0.2~0.4g IV q8~12h	0.4g IV q8h	10~15mg/kg IV q12h(在特定的情况下选用)	10~15mg/kg IV q12h(在特定的情况下选用)	0.5~0.75g po q24h 或 0.2~0.4g IV q24h
缓释治疗单纯性膀胱炎	0.5g q24h×3d	N/A	N/A	N/A	N/A	N/A
吉米沙星	320mg q24h	N/A	N/A	N/A	N/A	160mg po q24h
左氧氟沙星	0.25~0.75g q24h	0.25~0.75IV g q24h	0.75g IV q24h	N/A	N/A	0.25~0.5g po/IV q48h
莫西沙星[b]	0.4g q24h	0.4g IV q24h	0.4g IV q24h	N/A	N/A	0.4g q24h po/IV
诺氟沙星	0.4g q12h	N/A	N/A	N/A	N/A	0.4g po q24h
氧氟沙星	0.2~0.4g q12h	0.4g IV q12h	0.2~0.4g IV q12h	N/A	N/A	0.1~0.2g po/IV q24h
大环内酯类						
阿奇霉素	第1日 0.5g,以后 0.25g q24h×4d	0.5g IV q24h	0.5g IV q24h	—	N/A	第1日 0.5g,以后 0.25g po q24h×4d;或 0.5g IV q24h
治疗非淋球菌性宫颈炎和尿道炎	1g×1剂	N/A	N/A	N/A	N/A	N/A
治疗旅行者腹泻	1g×1剂	N/A	N/A	5~10mg/kg×1剂	N/A	N/A
治疗扁桃体炎或咽炎	N/A	N/A	N/A	12mg/(kg·d)×5d	N/A	N/A
治疗中耳炎或社区获得性肺炎	N/A	N/A	N/A	第1日 10mg/kg, 第2~5日 5mg/kg qd	N/A	N/A
克拉霉素	0.25~0.5g q12h 缓释剂:1g q24h	N/A	N/A	7.5mg/kg q12h	N/A	0.25~0.5g po q24h
红霉素[b]	0.25~0.5g q6h	0.5~1g IV q6h	1g IV q6h	10~16.6mg/kg q8h 或 7.5~12.5mg/kg q6h	N/A	0.25g po q6h
非达霉素	0.2g q12h	N/A	N/A	N/A	N/A	0.2g po q12h
乳糖酸盐	N/A	0.5~1g IV q6h	1g IV q6h	N/A	3.75~5.0mg/kg IV q6h	0.5g IV q6h
葡庚糖酸盐	N/A	0.5~1g IV q6h	1g IV q6h	N/A	3.75~5.0mg/kg IV q6h	0.5g IV q6h
用于胃肠道手术前的肠道准备	1g×3剂	N/A	N/A	20mg/kg×3剂	N/A	N/A
泰利霉素	800mg q24h	N/A	N/A	N/A	N/A	800mg po q24h

续表

药物	成人剂量 口服的	成人剂量 胃肠外的 严重感染	儿童（年龄>1个月）剂量 口服的	儿童（年龄>1个月）剂量 胃肠外的	肾衰竭者的剂量[a] (CrCl<10ml/min)
磺胺类和甲氧苄啶					
磺胺异噁唑	1.0g q6h	25mg/kg IV q6h（在美国不适用）	30~37.5mg/kg q6h 或 20~25mg/kg q4h	N/A	1g po q12~24h
磺胺甲噻二唑	0.5~1g q6~8h	N/A	7.5~11.25mg/kg q6h	N/A	N/A
磺胺甲噁唑	1g q8~12h	N/A	25~30mg/kg q12h	N/A	1g po q24h
甲氧苄啶	0.1g q12h 或 0.2g q24h	N/A	尿路感染者 2mg/kg q12h 使用10日	N/A	0.1g po q24h
甲氧苄啶/磺胺甲噁唑[e]	0.16/0.8g q12h	3~5mg TMP/kg IV q6~8h	3~6mg TMP/kg q12h	3~6mg TMP/kg IV q12h	如果有其他的可选方案则不推荐使用
治疗耶氏肺孢菌肺炎[e]	0.32/1.6g q8h×21d	5mg TMP/kg IV q8h×21d	5~6.6mg TMP/kg q8h 或 3.75~5mg TMP/kg q6h	5~6.6mg TMP/kg IV q8h 或 3.75~5mg TMP/kg IV q6h	若必需，5mg TMP/kg IV q24h 或 1.25mg TMP/kg IV q6h
四环素类					
多西环素	0.1g q12h	0.1mg IV q12h	年龄>8岁：2~4mg/kg q24h 或 1~2mg/kg q12h	年龄>8岁：2~4mg/kg IV q24h 或 1~2mg/kg IV q12h	0.1g IV 或 po q12h
米诺环素	0.1g q12h	0.1g IV q12h	N/A	N/A	0.1g IV 或 po q12h
四环素[b]	0.25~0.5g q6h	N/A	年龄>8岁：6.25~12.5mg/kg q6h	N/A	用多西环素替代
替加环素	N/A	首剂100mg，之后50mg（对于肝功能严重受损的25mg）IV q12h	N/A	N/A	与成年人剂量一致
其他					
克林霉素	0.15~0.45g q6h	0.6g IV q6h 至 0.9g IV q8h	2.6~6.6mg/kg q8h 或 2~5mg/kg q6h	2.6~6.6mg/kg IV q8h 或 2~5mg/kg IV q6h	0.15~0.45g po q6h 或 0.6~0.9g IV q6~8h
氯霉素	0.25~1g q6h	0.25~1.0g IV q6h	N/A	12.5~18.75mg/kg IV q6h	0.25~1.0g IV q6h
治疗脑膜炎	N/A	12.5mg/kg（最大剂量4g/d）	N/A	18.75~25mg/kg IV q6h（最大剂量4g/d）	12.5mg/kg IV q6h（最大剂量4g/d）
黏菌素（多黏菌素E）	N/A	2.5~5mg/(kg·d) IV 分2~4次给药	N/A	2.5~5mg/(kg·d) IV 分2~4次给药[f]	1.5mg/kg q36h

续表

药物	成人剂量 口服的	成人剂量 胃肠外的	严重感染	儿童(年龄>1个月)剂量 口服的	儿童(年龄>1个月)剂量 胃肠外的	肾衰竭者的剂量[a] (CrCl<10ml/min)
达巴万星	首次单剂1 000mg,1周后给药500mg	首次单剂1 000mg,1周后给药500mg	N/A	N/A	N/A	首次单剂1 000mg,1周后给药500mg
达托霉素	N/A	4~6mg/kg IV q24h	8~10mg/kg IV q24h f	N/A	N/A	4~6mg/kg IV q48h
磷霉素	3g溶于100ml溶剂,单次给药	在美国不适用	N/A	N/A	N/A	3g溶于100ml 的溶剂,单次给药
利奈唑胺	0.6g q12h	0.6g IV q12h	0.6g IV q12h	10mg/kg q8h	10mg/kg q8h	0.6g IV 或 po q12h
甲硝唑						
治疗厌氧菌感染	7.5mg/kg q6h(不超过4g/d)	7.5mg/kg IV q6h(不超过4g/d)	7.5mg/kg IV q6h(不超过4g/d)	7.5mg/kg q6h	7.5mg/kg IV q6h	3.75mg/kg IV 或 po q6h(不超过2g/d)
治疗滴虫病	2g×1剂或 0.5g q12h×7d	N/A	N/A	N/A	N/A	N/A
治疗艰难梭状芽孢杆菌导致的感染性腹泻(假膜性结肠炎)	0.5g q6~8h×10~14d	500mg IV q6~8h	500mg IV q6h	7.5mg/kg q8h	7.5mg/kg IV q6h	250mg po/IV q8h
治疗阿米巴病	0.5~0.75g q8h×10d,随后巴龙霉素 0.5g q8h× 7d 口服	0.75g IV q8h×10d,随后巴龙霉素 po 0.5g q8h× 7d 口服	0.75g IV q8h×10d,随后巴龙霉素 po 0.5g q8h× 7d 口服	11.6~16.6mg/kg q8h × 7~10d	11.6~16.6mg/kg IV q8h ×7~10d	N/A
治疗贾第鞭毛虫病	0.25g q6~8h×5~7d	N/A	N/A	5mg/kg q6~8h×5d	N/A	N/A
粗晶呋喃妥因	50~100mg q6h	N/A	N/A	1.25~1.75mg/kg q6h	N/A	不推荐使用
呋喃妥因水合物/粗晶	100mg q12h	N/A	N/A	N/A	N/A	N/A
奥利万星	N/A	单次口服1 200mg	单次口服1 200mg	N/A	N/A	单次口服1 200mg
奎奴普丁/达福普汀	N/A	7.5mg/kg IV q8h	7.5mg/kg IV q8h	N/A	7.5mg/kg IV q12h 治疗复杂皮肤感染或皮肤结构感染 7.5mg/kg q8h 治疗严重的感染	7.5mg/kg IV q8~12h
利福平[b]						
治疗结核	0.6g q24h	0.6g IV q24h	N/A	5~10mg/kg q12h 或 10~20mg/kg q24h	10~20mg/kg IV q24h	0.3~0.6g IV 或 po q24h

续表

药物	成人剂量			儿童（年龄>1个月）剂量		肾衰竭者的剂量[a]（CrCl<10ml/min）
	口服的	胃肠外的	严重感染	口服的	胃肠外的	
脑膜炎球菌暴露后预防	0.6g q12h×4 剂	N/A	N/A	年龄≥1个月：10mg/kg q12h×2d 年龄<1个月：5mg/kg q12h×2d	N/A	0.6g po q12h×4 剂
流感嗜血杆菌暴露后预防	20mg/kg q24h×4d（q24h 用药剂量不超过 600mg）	N/A	N/A	20mg/kg q24h×4d	N/A	20mg/kg q24h×4d（每 24h 用药剂量不超过 600mg）
治疗葡萄球菌感染（与青霉素或头孢菌素万古霉素合用时）	0.3g q8h 或 0.6~0.9g q24h	0.3g IV q8h 或 0.6~0.9g IV q24h	0.3g IV q8h 或 0.6~0.9g IV q24h	—	—	0.3g IV q8h 或 0.6~0.9g IV 或 po q24h
利福喷丁						
对于肺 TB（作为 3 种或 4 种药物治疗方案的一部分）	初始阶段（2个月），0.6g，两次/周维持阶段（4个月）：0.6g，1次/周	N/A	N/A	N/A	N/A	N/A
对于潜伏性结核病（与异烟肼合用）	0.9g 1次/周（用药持续3个月）	N/A	N/A	N/A	N/A	N/A
秦地唑利	200mg q24h	200mg IV q24h	200mg IV q24h	N/A	N/A	200mg po/IV q24h
特拉万星	N/A	10mg/kg IV q24h	10mg/kg IV q24h	N/A	N/A	N/A
万古霉素	125mg q6h（仅对艰难梭状芽孢杆菌导致的感染性腹泻有效）	15mg/kg 静脉注射 q12h（通常用 1g q12h）	15mg/kg IV q12h	N/A	13mg/kg IV q8h 或 10mg/kg IV q6h	0.5~1.0g IV 每周一次
治疗脑膜炎	N/A	1g IV q8h 或 1.5g IV q12h[g]	1g IV q8h 或 1.5g IV q12h	N/A	15mg/kg IV q6h	15mg/kg IV 每周一次

[a] 起始的负荷剂量应该等同于肾功能正常者的常用剂量，以后的剂量应针对肾衰竭的情况进行调整。对于氨基糖苷类药物的剂量调整应通过对药物血浆峰浓度（在时长为 30min 的静脉输注开始后的 1h 的浓度）和合适浓度（下一次用药之前 30min 的浓度）的测定来进行。
[b] 进食可以减慢吸收的速度或程度。
[c] 不应该超过成人剂量。
[d] 在儿童中一般避免使用。
[e] 剂量计算以合剂中的 TMP 量为基础。
[f] 这种抗生素在严重感染时的剂量标准是复杂和快速变化的（参见各个各个药物的讨论，获得更多的信息）。
[g] 此外，鞘内或心室内使用万古霉素必须达到 10~20mg/d；调整剂量至 CSF 中的谷浓度达 10~20μg/ml。
N/A，不适用；TMP，甲氧苄啶（trimethoprim）。

出现的不良反应往往需要停止引发不良反应的药物，并选择另一种敏感的抗生素替代，不过有时候可能会没有其他药物可供替代。

抗生素耐药

对一种抗生素耐药可能是某些细菌固有的，也可能是突变或从其他微生物中获得了抗生素耐药基因。由这些基因编码造成不同的耐药机制（表 181-4）。耐药基因可以通过以下机制在两个细菌细胞之间传递：

- 转化（摄取来自另一个微生物的裸露 DNA）
- 转导（通过噬菌体感染）
- 结合（在任何一个质粒即单独复制的染色体外的 DNA 或者转座子即可移动的染色体片段中进行的基因片段交换）

表 181-4 抗菌药物耐药的常见机制

机制	举例
细胞壁的通透性降低	细胞外膜孔道蛋白 D2 丢失使铜绿假单胞菌对亚胺培南耐药
酶的钝化作用	对青霉素耐药的金黄色葡萄球菌、流感嗜血杆菌和大肠埃希菌可产生 β-内酰胺酶可使青霉素类失活
	氨基糖苷类钝化酶的产生使肠球菌对庆大霉素耐药
靶点改变	青霉素结合蛋白与 β-内酰胺类抗生素的亲和力下降（如肺炎链球菌对青霉素的敏感性降低）
	对 MLSB 耐药的金黄色葡萄球菌，甲基化核糖体 RNA 靶点与大环内酯类、克林霉素以及奎奴普丁的亲和力下降
	降低细胞壁前体与万古霉素的亲和力（如粪肠球菌）
	对氟喹诺酮类耐药的金黄色葡萄球菌，DNA 螺旋酶与氟喹诺酮类的亲和力下降
增加抗生素外排	增加四环素，大环内酯类，克林霉素或氟喹诺酮类的外排（如金黄色葡萄球菌）
抗生素旁路抑制	在生存的环境中某些产物（如脱氧胸腺嘧啶苷），而非细菌体内合成的产物，能使细菌的突变体得以生存（如暴露于甲氧苄啶/磺胺甲噁唑的某些细菌）

MLSB，大环内酯类、林可霉素类、链阳性菌素 B。

质粒和转座子可以快速地传播耐药基因。抗生素可很快清除不耐药的细菌，使得耐药菌在残余细菌中的比例增加。抗生素不仅仅针对致病细菌也同样针对正常菌群；耐药的正常菌群可以作为耐药基因的储存库，将耐药基因传递给其他病原菌。

氨基糖苷类

氨基糖苷类（表 181-5）具有浓度依赖的杀菌活性。它们与 30S 核糖体结合，从而抑制细菌蛋白质的合成。大观霉素是抑菌性抗生素，化学结构与氨基糖苷类药物相似。

表 181-5 氨基糖苷类

阿米卡星	新霉素*
庆大霉素	链霉素
卡那霉素*	妥布霉素

* 只能用于局部用药或口服用药。

药理学

氨基糖苷类口服吸收非常有限，但是通过腹膜、胸膜腔、关节（但绝不能注射入人体的此类腔隙中）以及裸露的皮肤吸收好。氨基糖苷类通常静脉注射给药。氨基糖苷类在细胞外液中分布较好，但在玻璃体液、中枢神经系统、呼吸器官的分泌物以及胆汁（尤其在胆管阻塞时）中并非如此。治疗眼内炎时需要进行玻璃体内注射。脑室内注射常常需要使脑室内的药物浓度达到足以治疗脑膜炎的水平。

氨基糖苷类经肾小球滤过排泄，血浆半衰期为 2~3 小时；当肾小球滤过率下降时（如肾功能不全或者在年老者中）半衰期呈指数延长。

适应证

氨基糖苷类用于：
- 严重的革兰氏阴性菌感染（尤其是铜绿假单胞菌）

对于大多数革兰氏阴性的需氧和兼性厌氧杆菌有效，对于厌氧菌和除了葡萄球菌以外的大多数革兰氏阳性菌无效；但是，一些革兰氏阴性杆菌和耐甲氧西林的葡萄球菌对其耐药。

妥布霉素（作用尤其突出）、庆大霉素和阿米卡星对铜绿假单胞菌有效。链霉素、新霉素和卡那霉素对铜绿假单胞菌无效。庆大霉素和妥布霉素对革兰氏阴性杆菌具有相似的抗菌谱，而妥布霉素对于铜绿假单胞菌更有效，庆大霉素对黏质沙雷杆菌更有效。阿米卡星往往对庆大霉素和妥布霉素耐药的病原菌有效。

除了治疗鼠疫和兔热病外，氨基糖苷类很少单独使用于其他疾病。其氨基糖苷类可与广谱 β-内酰胺类药物一起用于治疗由革兰氏阴性杆菌引起的严重感染。但因细菌对氨基糖苷类耐药性的增加，在最初的经验治疗方案中可以用氟喹诺酮替代氨基糖苷类，或者如果发现其他合并使用的抗生素对病原体有效时，在 2~3 日后停用氨基糖苷类药物（除非鉴定出氨基糖苷类敏感的铜绿假单胞菌）。庆大霉素或较少使用的链霉素可以与其他的抗生素联用治疗由链球菌或肠球菌引起的心内膜炎。肠球菌对氨基糖苷类耐药已为常见现象。由于肠球菌性心内膜炎的治疗需要延长氨基糖苷类药物与一种作用于细菌细胞壁的药物（如青霉素、万古霉素）联合使用以达到杀菌的增效作用，这就使得氨基糖苷类药物的肾毒性和耳毒性副作用增加,此时药物的选择必须以特定的体外药敏试验为依据。体外药敏试验发现仅对高浓度氨基糖苷类药物敏感,提示当小剂量的氨基糖苷类与一种作用于细胞壁的药物联合治疗时具有增效作用。如果菌株对高浓度的庆大霉素和链霉素敏感,首选庆大霉素,因为其血浆水平容易被测定且毒性较小。在体外对庆大霉素高度耐药并不能排除这些肠球菌株对高浓度的链霉素敏感,在这些患者中链霉素适合使用。

对于肠球菌感染导致的心内膜炎治疗方案选择余地很小,主要是因为肠球菌对高浓度的庆大霉素和链霉素耐药;此外,对于肠球菌感染,亦无作用于细胞壁的杀菌剂能和氨基糖苷类协同作用。但是近来有研究表现,作用于细胞壁的抗生素中,氨苄西林和头孢曲松具有治疗效果且能够减少肾毒性的发生。

链霉素因为耐药率高和毒副作用大而较少使用。它被用于治疗兔热病和鼠疫,亦可与其他抗生素联用治疗结核病。

由于毒副作用,新霉素和卡那霉素只限于小剂量局部使用。新霉素可用于眼睛、耳朵、口腔以及直肠,并可用作膀胱冲洗。口服清除肠道菌群,用于外科手术前肠道准备和肝性脑病治疗。

禁忌证

氨基糖苷类药物在那些对其过敏的患者中禁止使用。

妊娠和哺乳期用药　氨基糖苷类药物属于妊娠安全 D 级(有证据显示对人类有风险,但是其临床益处可能超过其所带来的风险时可考虑使用)。

氨基糖苷类药物能进入母乳中,但是口服吸收较少。因此它们在哺乳期间可以考虑使用。

不良反应

所有氨基糖苷类药物都具有:

- 肾毒性(经常可逆)
- 前庭和听觉毒性(经常不可逆)
- 延长神经肌肉阻滞剂的作用

前庭损伤的症状和体征是眩晕和共济失调。
肾、前庭和听觉毒性的危险因素是:

- 频繁使用或大剂量使用
- 非常高的血药浓度
- 治疗时间较长(尤其>3 日疗程)
- 老年患者
- 原有肾脏疾病者
- 和万古霉素、环孢素或两性霉素 B 联合用药
- 使用造影剂(肾毒性)
- 原有听力问题、遗传易感性和袢利尿剂联合使用(听力毒性)

高剂量长时间连续给药固然要仔细关注肾毒性,但即使是小剂量短时间给药,也可能加重肾功能损伤。

接受>2 周氨基糖苷类药物治疗的患者以及有前庭和听觉毒性风险的患者都需要随访监测听力图。若出现毒性征象时应停药(如果可能的话)或调整剂量。

氨基糖苷类药物能延长神经肌肉阻滞剂的作用(琥珀酰胆碱或箭毒类药物)和影响神经肌肉传导使疾病恶化(如重症肌无力)。这些反应尤其容易发生在给药太快或出现极高的血浆药物浓度时。有时用新斯的明或静脉注射钙剂可较快缓解。其他的神经系统副作用包括感觉异常和周围神经病变。

除了因皮炎局部使用新霉素而导致的过敏外,过敏反应不常见。大剂量口服新霉素可能导致吸收不良。

剂量调整

因为氨基糖苷类抗菌药物毒性风险更多地取决于治疗水平的血药浓度持续时间长短而非峰浓度水平的高低;药物疗效取决于峰值浓度而非药物浓度的维系时间,所以应避免多次给药。除了肠球菌性心内膜炎外,对大多数有适应证者每日 1 次静脉给药更好。静脉给药速度要慢(如每日分次给药,每次持续 30 分钟,或每日 1 次给药,持续 30~45 分钟)。

对于肾功能正常的患者,每日 1 次给予庆大霉素或妥布霉素的剂量为 5mg/kg(如果为危重患者则为 7mg/kg),每日 1 次给予阿米卡星的剂量为 15mg/kg。如果患者对每日 7mg/kg 的庆大霉素临床治疗有效且肾功能保持正常,经过最初几天的治疗后每日 1 次的剂量可降低到 5mg/kg。

危重患者,给第一剂药后需测定血浆药物峰浓度。在所有应用氨基糖苷类抗菌药物的患者中,对于药物剂量调整的或治疗疗程>3 日的患者,应在第二次给药或第三次给药(对于每日分次给药者)后监测血浆药物浓度的波峰和波谷水平。每 2~3 日测定血清肌酐,若稳定,血浆氨基糖苷类药物水平不必重复测定。在肌内注射后的第 60 分钟或者用时 30 分钟的静脉滴注结束后的第 30 分钟测定血浆药物的峰浓度。谷浓度测定在下一剂给药前的 30 分钟内进行。

血浆峰浓度至少需要达到最小抑菌浓度的 10 倍。通过剂量调整以确保药物具有有效治疗的峰浓度(有助于浓度依赖性抗菌活性)和无药物毒性的谷浓度(表 181-6)。对危重患者,有可能分布容积会增大,要给予较高起始剂量,庆大霉素和妥布霉素达到目标峰浓度 16~24μg/ml,阿米卡星达为 56~64μg/ml。庆大霉素或妥布霉素在每日 1 次给药的患者中,第一剂治疗后的 18~24 小时谷浓度应当<1μg/ml,每日多次给药谷浓度为 1~2μg/ml。在肾功能不全患者,负荷剂量按正常肾功能标准;通常间隔时间延长而不减少剂量。推荐的维持药物剂量根据血肌酐或肌酐清除率来确定(表 181-6),但此处剂量并不精确,建议采用检测血浆药物浓度的方法进行调整。

如果患者除了氨基糖苷类药物外,还合并有高剂量的 β-内酰胺类(哌拉西林、替卡西林)药物,那么除非标本立即检测或冰冻保存,否则在抽取的待检测血浆标本中,药物浓度会显示高浓度 β-内酰胺类和被降解后的、低浓度的氨基糖苷类药物。如果肾衰竭患者同时使用一种氨基糖苷类药物和高剂量 β-内酰胺类,因为体内药物间相互作用时间延长,氨基糖苷类药物血浆浓度可能会较低。

表 181-6　成人氨基糖苷类药物剂量

1. 如要达到下表中所列的血浆药物浓度峰值范围,需要应用的氨基糖苷类药物负荷剂量(mg/kg)。如果患者因为肥胖使得实际体重超过标准体重*>20%,用于计算剂量的体重等于标准体重加上超重部分(实际体重减去标准体重)的40%。如果是因为腹水或水肿使得实际体重超过标准体重,那么用于计算剂量的体重按实际体重计算

氨基糖苷类药物	常规负荷剂量	期望血药峰浓度	目标血药谷浓度
庆大霉素	1.5~2.0mg/kg	4~10μg/ml	1~2μg/ml
妥布霉素			
阿米卡星	5.0~7.5mg/kg	15~30μg/ml	5~10μg/ml

2. 根据选择的给药间隔和患者校正的血清肌酐清除率来选择维持剂量(按选择负荷剂量的百分比),以此维持上表中所列的血药浓度峰值。根据下列表格计算校正肌酐清除率 CrC(lc)[†]

剂量间隔选择所需的负荷剂量百分比

CrC(1ml/min)[‡]	8h/%	12h/%	24h/%
90	84	—	—
70	76	88	—
50	65	79	—
30	48	63	86
20	37	50	75
15	31	42	67
10	24	34	56
5	16	23	41
0	8	11	21

* 标准体重=身高152cm+50kg(男性)或45.5kg(女性);身高<152cm 则每厘米减去0.9kg 或者身高>152cm 则每厘米加上0.9kg。
[†] CrC(lc)男性=(140-年龄)×体重(kg)/70×血肌酐值。
CrC(lc)女性=0.85×CrC(lc)男性。
[‡] 若 CrC(lc)≤90ml/min,患者的给药剂量需通过监测血药浓度进行调整。CrCl,肌酐清除率;CrC(lc),校正 CrCl。
经许可摘自 Sarubbi FA Jr, Hull JH. Amikacin serum concentrations: Prediction of levels and dosage guidelines[J]. Annals of Internal Medicine, 1978, 89:612-618。

大观霉素

大观霉素是抑菌性抗生素,化学结构与氨基糖苷类药物相似。大观霉素通过与核糖体的30S亚单位结合来抑制细菌蛋白质的合成。其抗感染活性仅限于淋球菌。大观霉素是通过肾小球滤过排出体外的。

适应证　包括:
- 淋球菌性尿道炎
- 宫颈炎
- 直肠炎

大观霉素对淋球菌咽炎治疗无效。在美国无法获取,即便在可获取的地区也是作为保留应用:对于不能用头孢曲松或头孢克肟治疗的淋球菌感染者,可用大观霉素或多西环素联合大观霉素治疗。

不良反应包括过敏反应、发热,但均比较少见。

β-内酰胺类

β-内酰胺类是杀菌剂,有一个β-内酰胺环核。包括:
- 头孢菌素类和头霉素(头孢烯类)
- 碳头孢烯类
- 棒烷类
- 碳青霉烯类
- 单β-内酰胺类
- 青霉素类

所有的β-内酰胺类通过与细菌细胞壁合成所需的酶结合使得细菌灭活。

碳青酶烯类

碳青霉烯类(亚胺培南、美罗培南、多利培南、厄他培南)是胃肠外给药的β-内酰胺类杀菌剂,具有极广的抗菌谱。还对以下细菌具有抗菌活性:

- 流感嗜血杆菌
- 厌氧菌
- 大多数肠杆菌科(包括产 AmpC β-内酰胺酶和超广谱 ESBL,虽然较大剂量的亚胺培南才能达到对奇异变形杆菌的最低抑菌浓度)
- 对甲氧西林敏感的葡萄球菌和链球菌,包括肺炎链球菌(除外对青霉素敏感性下降的菌株)

大部分粪肠球菌和多种铜绿假单孢菌株(包括耐广谱青霉素类和头孢菌素类)对亚胺培南、美罗培南、多利培南敏感,而对厄他培南耐药。然而,美罗培南和多利培南抗粪肠球菌的活性比亚胺培南低。碳青霉烯类与氨基糖苷类有

协同抗铜绿假单胞菌活性,而对粪肠球菌、嗜麦芽窄食单胞菌和耐甲氧西林葡萄球菌则是耐药的。

许多耐多重药物的院内获得病原菌仅对碳青霉烯类敏感。然而,由于碳青霉烯类的广泛使用,已经导致一些碳青霉烯类耐药菌产生。

亚胺培南和美罗培南能渗入炎症脑膜到达脑脊液。美罗培南可用于治疗革兰氏阴性杆菌脑膜炎,但是亚胺培南因为可能诱发癫痫不用于治疗脑膜炎。大多数癫痫发生在具有中枢神经系统病变或肾功能不全而同时接受不适当的高剂量药物治疗的患者。

多利培南有一个黑框警告,指出用于治疗呼吸机相关性细菌性肺炎时,与亚胺培南相比有增加死亡的风险。此外,多利培南治疗的临床应答率也相对更低。多利培南未被批准用于治疗肺炎。

头孢菌素

头孢菌素类是具有杀菌活性的 β-内酰胺抗生素。它们可抑制敏感细菌细胞壁内的酶,阻断细胞合成。头孢菌素类有 5 代(表 181-7)。

药理学

头孢菌素类能很好地渗入大多数的体液和大部分组织外液,尤其炎症存在时(炎症加强弥散)。然而,只有以下几种头孢菌素能够在脑脊液中达到治疗脑膜炎的有效浓度
- 头孢曲松
- 头孢噻肟
- 头孢他啶
- 头孢吡肟

所有的头孢菌素类渗入细胞内液和玻璃体液的能力均较差。大多数的头孢菌素类主要经尿液排泄,这些药在肾功能不全患者应用时需要酌情调整剂量。头孢哌酮和头孢曲松主要在胆汁排泄,因此在肾功能不全患者使用时不需调整剂量。

适应证

头孢菌素类对以下大部分细菌有抗菌活性:
- 革兰氏阳性菌
- 革兰氏阴性菌

表 181-7 头孢菌素*

药物	给药方法
第一代	
头孢羟氨苄	口服
头孢唑啉	肠胃外
头孢氨苄	口服
头孢拉定	口服
第二代	
头孢克洛	口服
头孢替坦	肠胃外
头孢西丁	肠胃外
头孢丙烯	口服
头孢呋辛	肠胃外或口服
第三代	
头孢地尼	口服
头孢妥仑	口服
头孢克肟	口服
头孢噻肟	肠胃外
头孢泊肟	口服
头孢他啶	肠胃外
头孢布烯	口服
头孢曲松	肠胃外
第四代	
头孢吡肟	肠胃外
第五代	
头孢洛林	肠胃外

以"代"分类头孢菌素类(表 181-8)。第一代药物主要对革兰氏阳性菌有效。较高代头孢菌素类通常对需氧革兰氏阴性杆菌有广泛抗菌谱。第五代头孢菌素头孢洛林对耐甲氧西林的金黄色葡萄球菌有抗菌活性。头孢菌素类有下列局限性:

表 181-8 部分第三代和第四代头孢菌素类临床应用

用药	适应证	备注
第三代和第四代头孢菌素类	多重菌感染,包括革兰氏阴性杆菌和革兰氏阳性球菌(如腹膜炎、压疮、糖尿病患者的足部感染)	如果需要治疗厌氧菌和肠球菌,则需与其他药物联合使用
头孢曲松和一些其他第三代头孢菌素类	治疗社区获得性肺炎	和大环内酯类联合用来治疗非典型病原菌(如支原体、衣原体属、军团菌属)
头孢噻肟 头孢曲松	用于疑似肺炎链球菌、流感嗜血杆菌或脑膜炎奈瑟菌引起的急性脑膜炎	联合氨苄西林可治疗单核细胞增生性李斯特菌感染,和万古霉素联合使用治疗青霉素敏感性降低的肺炎链球菌感染(直到 MIC 结果*)
头孢泊肟(口服)	用于葡萄球菌和链球菌引起的单纯皮肤和软组织感染	如疑似耐甲氧西林的金黄色葡萄球菌感染,不建议使用

续表

用药	适应证	备注
头孢他啶	经验性治疗神经外科术后铜绿假单胞菌感染的脑膜炎	和万古霉素联合使用治疗耐甲氧西林金黄色葡萄球菌感染
头孢曲松	由HACEK微生物引起的心内膜炎	—
	青霉素敏感的链球菌心内膜炎	—
	有神经并发症莱姆病（除单独的贝尔麻痹外）、心脏炎、关节炎	—
	治疗无并发症的淋球菌感染、软下疳或者两者兼有	单剂肌注

* 已有报道肺炎球菌菌株对头孢曲松和头孢噻肟耐药，指南建议如脑脊液菌株 MIC≥1.0μg/ml，这些菌株应当被认为对第三代头孢菌素不敏感。
HACEK，嗜血杆菌属、放线杆菌属、心杆菌属、埃肯菌属、金氏菌属；MIC，最小抑菌浓度。

- 缺乏对肠球菌抗菌活性（除头孢洛林，其对粪肠球菌有抗菌活性，但对屎肠球菌无抗菌活性）
- 除头孢洛林外，对耐甲氧西林葡萄球菌无抗菌活性
- 除了头孢替坦和头孢西丁外，对厌氧革兰氏阴性杆菌无抗菌活性

第一代头孢菌素类 这些药物对以下细菌具有极好的抗菌活性

- 革兰氏阳性球菌

口服第一代头孢菌素类药物通常用来治疗无并发症的皮肤和软组织感染，这些通常是由葡萄球菌和链球菌引起。

胃肠外给药的头孢唑啉经常用来治疗甲氧西林敏感的金黄色葡萄球菌引起的心内膜炎及心胸、矫形外科、腹部、骨盆手术的预防用药。

第二代头孢菌素类药物和头霉素 第二代头孢菌素类药物对以下细菌有抗菌活性：

- 革兰氏阳性球菌
- 某些革兰氏阴性杆菌

头霉素类对以下细菌有抗菌活性：

- 类杆菌，包括脆弱类杆菌

这些药物与第一代头孢菌素类相比，对革兰氏阳性菌抗菌活性轻微弱。第二代头孢菌素类和头霉素类通常用于革兰氏阴性杆菌和革兰氏阳性球菌多重感染。头霉素类对类杆菌有抗菌活性，故可用于治疗可疑的厌氧菌感染（如腹膜炎、压疮溃疡、糖尿病患者的足部感染）。然而，在一些医学中心，这些杆菌不再对头霉素类药物有可靠的敏感性。

第三代头孢菌素类 这些药物对以下细菌有抗菌活性：

- 流感嗜血杆菌和一些肠杆菌科（如大肠埃希菌、肺炎克雷伯菌、奇异变形杆菌），它们不表达 AmpC β-内酰胺酶或产生超广谱 β-内酰胺酶（ESBL）

头孢他啶对以下细菌有抗菌活性：

- 铜绿假单胞菌

一些第三代头孢菌素对革兰氏阳性球菌抗菌活性相对较弱。口服头孢克肟和头孢丙烯对金黄色葡萄球菌抗菌活性微弱，并且，如果用于皮肤和软组织感染，应只限于没有并发症的链球菌感染。这些头孢菌素类和第四代头孢菌素类一样，有许多临床应用（表181-8）。

第四代头孢菌素类 第四代头孢菌素类药物头孢吡肟对以下细菌有抗菌活性：

- 革兰氏阳性球菌（抗菌活性与头孢噻肟相似）
- 对革兰氏阴性杆菌活性增强，包括铜绿假单胞菌，与头孢他啶相似的抗菌活性，以及产 ESBL 肺炎克雷伯菌和大肠埃希菌，产 AmpC β-内酰胺酶肠杆菌科，如肠杆菌属

第五代头孢菌素类 第五代头孢菌素头孢洛林对以下细菌具有抗菌活性：

- 耐甲氧西林的金黄色葡萄球菌及粪肠球菌

它对其他革兰氏阳性球菌和革兰氏阴性杆菌活性类似于第三代头孢菌素。对假单胞菌属无抗菌活性。

禁忌证
禁用于对头孢菌素类过敏和曾对青霉素有一次过敏反应者。

头孢曲松 禁忌证：

- ≤28日新生儿静脉注射头孢曲松不应当与含钙静脉注射液联合给药（包括持续含钙静脉营养液），因为有头孢曲松钙盐沉淀的风险

已有报道新生儿头孢曲松钙盐沉淀在肺部和肾脏的致命性反应。在一些病例，头孢曲松与含钙静脉注射液不同管道和不同时间给药。到目前为止，除了新生儿以外，没有报道头孢曲松钙盐沉淀在血管内和肺部。然而，从理论上，除了新生儿，头孢曲松与含钙静脉注射液在其他患者中也有相互作用可能，所以不管年龄大小，即使通过不同的注射部位或不同管道，它们不能混合或在给予头孢曲松后的48小时内给于钙盐用药（基于头孢曲松5个半衰期）。没有数据显示头孢曲松与口服含钙物质、肌内注射头孢曲松与静脉或口服含钙物质有潜在相互作用。

- 头孢曲松不应当在高黄疸和早产新生儿中使用，因为头孢曲松替代胆红素与血清球蛋白结合，潜在触发核黄疸

妊娠和哺乳期用药 头孢菌素在孕妇用药分类中属 B 级（动物实验研究显示无风险，人体实验证据不全；或动物研究显示有风险但人体研究没有风险）。

头孢菌素类进入母乳，可以改变婴儿肠道菌群。因此哺乳期间常常不建议使用。

不良反应

严重不良反应包括：
- 超敏反应（最常见）
- 艰难梭状芽孢杆菌导致腹泻
- 白细胞减少
- 血小板减少症
- 库姆斯试验（Coombs test）阳性（虽然溶血性贫血不常见）

最常见的全身不良反应是超敏反应；皮疹常见，但速发型IgE-介导荨麻疹和过敏反应少见。

头孢菌素类和青霉素类之间的交叉过敏不常见；患者对青霉素有迟发性超敏反应史的，如需使用头孢菌素类，可以谨慎地给予治疗。然而，对青霉素有过敏反应史的患者不应用头孢菌素类治疗。有可能出现肌内注射部位疼痛和静脉注射后血栓性静脉炎。

头孢替坦在饮酒后服用可能有戒酒硫样反应，表现为恶心、呕吐。头孢替坦可能也会导致PT/INR和APTT延长，用维生素K治疗可有效逆转。

单内酰环类

单环β-内酰胺类是肠胃外给药的β内酰胺杀菌抗生素。

氨曲南 是目前唯一可用的单环β-内酰胺药物。氨曲南与头孢他啶抗菌活性相似，对以下细菌有抗菌活性：
- 不产AmpCβ-内酰胺酶或超广谱β-内酰胺酶的肠杆菌科
- 铜绿假单胞菌

氨曲南对厌氧菌无抗菌活性。与头孢菌素类不同，革兰氏阳性菌对氨曲南耐药。氨曲南和氨基糖苷类有协同作用。因为氨曲南的代谢产物和其他β-内酰胺类不同，所以不可能出现交叉过敏。故氨曲南主要用于：
- 需氧的革兰氏阴性杆菌严重感染，包括脑膜炎以及对β-内酰胺严重过敏但仍然需要β-内酰胺治疗的患者

要时另加抗生素，增加覆盖革兰氏阳性球菌和厌氧菌敏感任何药物。肾衰竭患者剂量应适当减少。

青霉素在大多数组织外液快速分布，尤其在有炎症时。除了奈夫西林外所有青霉素都经尿液排泄，在尿中达到较高浓度水平。胃肠外给药的青霉素快速排泄（血半衰期0.5小时），而通过深部肌内注射以储存形式存在的苄星青霉素或普鲁卡因青霉素，在组织中的储存吸收超过数小时到数天。苄星青霉素达到浓度峰值较慢，通常作用时间比普鲁卡因青霉素更长。

青霉素类

青霉素类（表181-9）是β-内酰胺类抗生素，杀菌机制不明确，可能在一些细菌中通过激活自溶酶来破坏细菌的细胞壁。

耐药性 一些细菌产生β-内酰胺酶，这些酶使抗生素失去活性。通过加入β-内酰胺酶抑制剂（克拉维酸、舒巴坦、他唑巴坦），可以阻断该抗药作用。然而，现有的β-内酰胺酶抑制剂不能抑制产生AmpC β-内酰胺酶的肠杆菌、沙雷菌、枸橼酸杆菌、普罗维登斯菌及摩根氏菌属或铜绿假单胞菌，而只能部分抑制某些产生超广谱β内酰胺酶（ESBL）的肺炎克雷伯菌、大肠埃希菌和其他肠杆菌科细菌。

表181-9 青霉素类

用 药	给药方法
青霉素类药物	
青霉素	口服或胃肠外
苄星青霉素	胃肠外
普鲁卡因青霉素	胃肠外
青霉素V	口服
氨苄西林类药物	
氨苄西林	口服或胃肠外
氨苄西林/舒巴坦	胃肠外
阿莫西林	口服
阿莫西林/克拉维酸	口服
耐青霉素酶的青霉素	
双氯青霉素	口服
萘夫西林	口服或胃肠外
苯唑西林	口服或胃肠外
广谱青霉素（抗铜绿假单胞菌）	
羧青霉素	口服
哌拉西林	胃肠外
哌拉西林/他唑巴坦	胃肠外
替卡西林	胃肠外
替卡西林/克拉维酸	胃肠外

碳青霉烯酶，可灭活所有β-内酰胺类抗生素，在克雷伯菌属、其他肠杆菌科细菌、金黄色葡萄球菌及不动杆菌属中越来越普遍。尽管碳青霉烯酶抑制剂正在研发中，但是目前仍然没有可用于临床的。

药理学

食物不干扰阿莫西林的吸收，但青霉素需在餐前1小时或餐后2小时给药。阿莫西林口服用药已逐渐替代氨苄西林，因为阿莫西林吸收更好，胃肠道反应轻微，给药次数更少。

适应证

青霉素类药物 青霉素类药物（包括青霉素V）主要用于：
- 革兰氏阳性菌
- 革兰氏阴性球菌（如脑膜炎球菌）

少数革兰氏阴性杆菌也对大剂量胃肠外给药的青霉素敏感。大多数葡萄球菌、大多数奈瑟淋球菌、许多厌氧革兰氏阴性杆菌和大约30%流感嗜血杆菌对青霉素耐药。

青霉素可治疗梅毒和某些梭菌感染，也可以与庆大霉素联合治疗由敏感的肠球菌引起的心内膜炎。

苄星青霉素分成三种：纯苄星青霉素、苄星青霉素普鲁卡因青霉素等量的混合物和90万单位苄星青霉素和30万

单位的普鲁卡因青霉素混合物。三种产品中仅纯苄星青霉素治疗梅毒和预防风湿热。相等量的混合物治疗梅毒是否有效尚未知。纯苄星青霉素和其等量的普鲁卡因青霉素混合物适用于治疗敏感链球菌引起的上呼吸道和皮肤和软组织感染等。

阿莫西林和氨苄西林 这些药物主要用于：
- 肠球菌
- 某些革兰氏阴性杆菌，例如不产 β-内酰胺酶的流感嗜血杆菌、大肠埃希菌、奇异变形杆菌、沙门菌属和志贺菌属

可以同时加上 β-内酰胺酶抑制剂，用来治疗甲氧西林敏感的葡萄球菌、流感嗜血杆菌、奈瑟淋球菌、卡他莫拉菌、类杆菌属、大肠埃希菌和肺炎克雷伯菌。

氨苄西林主要用于敏感革兰氏阴性菌引起的典型感染，如：
- 泌尿系感染
- 脑膜炎球菌性脑膜炎
- 胆源性败血症
- 呼吸道感染
- 李斯特菌脑膜炎
- 肠球菌感染
- 伤寒热和伤寒携带者

耐青霉素酶的青霉素 这些药物主要用于：
- 产青霉素酶的对甲氧西林敏感的金黄色葡萄球菌感染

这些药物也治疗肺炎链球菌、A 组链球菌、凝固酶阴性甲氧西林敏感的葡萄球菌感染。

广谱（抗假单胞菌）青霉素类 这些药物有如下抗菌活性：
- 对氨苄西林敏感细菌
- 肠杆菌和沙雷菌属的一些菌株
- 铜绿假单胞菌的许多菌株

与哌拉西林相比，替卡西林对肠球菌抗菌活性较弱。加入 β-内酰胺酶抑制剂，增强对产 β-内酰胺酶的甲氧西林敏感金葡菌、肺炎克雷伯菌、流感嗜血杆菌和革兰氏阴性厌氧杆菌抗菌活性，但对产 AmpC β-内酰胺酶的革兰氏阴性杆菌无抗菌活性，并可能只部分地抑制一些产 ESBL 的肺炎克雷伯菌、大肠埃希菌和其他肠杆菌科细菌。广谱青霉素和氨基糖苷类具有协同作用，通常用来治疗铜绿假单胞菌感染。

禁忌证
青霉素类禁用于既往有严重过敏反应患者。

妊娠和哺乳期用药 青霉素类属于孕妇 B 类药物（动物研究显示无风险，人类证据不完整，或动物研究有风险，但人类研究缺乏）。

青霉素类少量进入乳汁。青霉素使用中通常被认为同时可以母乳喂养。

不良反应
不良反应包括：
- 过敏反应，包括皮疹（最常见）

其他不良反应发生较少见。

超敏反应 最大的不良反应是过敏反应。
- 快速反应：过敏性反应（这可能会导致在几分钟内死亡）、荨麻疹和血管神经性水肿（发生概率在 1/10 000～5/10 000 注射）和死亡（发生概率在约 0.3/10 000 注射）
- 迟发反应（见于 8% 以上的患者），包括血清病，各种皮疹（如斑疹、丘疹、麻疹样皮疹）和剥脱性皮炎（通常于治疗后 7～10 日出现）

大多数对青霉素过敏反应的报道，不是青霉素治疗后的反应。虽然少数，但是既往有过敏反应史患者再发生过敏反应的风险要增高 10 倍。许多对青霉素不良反应的报告不是真正的过敏（如胃肠道不良反应，无特殊的症状）。患者对青霉素有不明确的或者前后不一致的过敏反应，而更换抗生素无效或不方便时，仍可进行皮肤试验。如果除了青霉素药物外无其他药物选择，对皮试阳性者可以脱敏治疗。然而，患者对青霉素有过敏反应史，不应该再次给任何一种 β-内酰胺类抗生素（包括皮肤测试），除了在非常罕见的情况下，如没有替代药品可以使用。在这样的情况下，必需应用特别的预防措施和脱敏疗法。

皮疹 用氨苄西林和阿莫西林治疗，出现皮疹比用其他青霉素更常见。传染性单核细胞增多症的患者经常会出现非过敏性皮疹，典型的斑丘疹通常在治疗后 4～7 日出现。

其他不良反应 青霉素还可引起
- 大剂量青霉素可能会引起中枢神经系统中毒（如癫痫），尤其见于肾功能不全的患者
- 肾炎
- 难辨梭状芽孢杆菌肠炎（假膜性肠炎，参见第 1399 页）
- 库姆斯试验（Coombs test）阳性溶血性贫血
- 白细胞减少
- 血小板减少症

最易引起白细胞减少的是萘夫西林。虽然任何一种青霉素大剂量静脉使用时都会影响血小板功能而导致出血，但最常见于替卡西林，尤其是在肾功能不全的患者中。

其他反应包括肌内注射部位的疼痛，反复静脉注射部位的血栓性静脉炎和口服用药引起的胃肠功能紊乱等。少见者，口服用药经常引起黑舌，这是因为舌表面受药物刺激而发生表皮角化。

当应用大剂量替卡西林时，可以引起钠超负荷，原因是替卡西林是一个双倍钠盐。替卡西林也会引起低钾代谢性碱中毒，原因在肾小管远端有大量的未吸收的阴离子，改变 H^+ 离子的分泌，继发性导致 K^+ 离子的丢失。

剂量调整
除了奈夫西林，青霉素类在尿中达很高浓度，严重肾功能不全患者必须减量。丙磺舒抑制多种青霉素从肾小管分泌，导致血药浓度增加。有时候同时给予丙磺酸来保持较高血药浓度。

氯霉素

氯霉素是主要的抑菌剂，它与细菌核糖体的 50S 亚单位结合，抑制细菌蛋白质的合成。

药理学
氯霉素口服吸收好，胃肠外治疗必须静脉给药。在体

液中广泛分布（包括脑脊液），经尿排泄。因为经过肝脏代谢，肾功能不全者不会发生有活性的氯霉素体内蓄积。

适应证

抗菌谱广，可作用于：

- 革兰氏阳性和革兰氏阴性球菌和杆菌（包括厌氧菌）
- 立克次体、支原体属、肺炎衣原体和沙眼衣原体

因为本身所具有的的骨髓抑制毒性，外加其他抗生素可选余地增加及氯霉素耐药株的出现，氯霉素已不再作为抗感染药物使用，但由于多重耐药病原菌引起的严重感染且对氯霉素治疗仍保持敏感性时，仍可选用。

然而，氯霉素一直被用来治疗耐青霉素的肺炎球菌引起的脑膜炎，但现在因氯霉素对这些菌株抗菌活性差，治疗结果欠佳。

禁忌证

如其他药物能替代，氯霉素是禁用的。

妊娠和哺乳期用药 孕期应用氯霉素，胎儿药物浓度几乎和母亲体内一样高，灰婴综合征是理论上考虑，尤其在最近，但胎儿面临的实际风险并没有明确证据。

氯霉素可进入母乳。哺乳期使用的安全性尚未确定。

不良反应

不良反应包括：

- 骨髓抑制（最严重）
- 恶心、呕吐、腹泻
- 灰婴综合征（新生儿）

氯霉素能引起两种类型的骨髓抑制：

- 一种与剂量相关，可逆性影响铁代谢，这种副作用最可能与高剂量或长时间治疗或严重肝病有关
- 另一种是不可逆的特异反应型再生障碍性贫血，发生概率<1/25 000。停药后可能阻止进展。即使少量外用氯霉素也会被吸收，罕见导致再生障碍性贫血，故氯霉素不应外用

过敏反应不常见，长期用药可出现视神经和周围神经炎。新生儿灰婴综合征，包括低温、发绀、乏力、循环衰竭，常为致命性毒副反应。引起原因与未成熟的肝脏不能代谢和排泄氯霉素而导致血药浓度过高有关。为避免此综合征，临床上≤1个月的婴儿最初给药不能超过25mg/（kg·d），应根据血药浓度调整剂量。

达帕托霉素

达帕托霉素是一种环酯肽抗生素，具有独特的作用机制。它与细菌细胞膜结合，由于K⁺外流引起膜快速去极化，干扰相关DNA、RNA和蛋白质合成，导致细菌快速呈浓度依赖性的杀灭。

适应证

达帕托霉素对以下细菌有抗菌活性：

- 对革兰氏阳性菌（有广谱抗菌活性）
- 多重耐药革兰氏阳性菌（因为和其他抗生素不发生交叉耐药）

达帕托霉素主要用于以下细菌引起的感染

- 耐万古霉素和耐甲氧西林金黄色葡萄球菌株
- 耐万古霉素的肠球菌（VRE）
- 对青霉素敏感性减弱的肺炎球菌

然而，在达帕托霉素治疗期间耐甲氧西林金黄色葡萄球菌株、耐万古霉素的肠球菌可能再耐药，导致复发或持续感染。

达帕托霉素治疗肺炎的效果次于头孢曲松，推测可能原因达帕托霉素能与肺表面活性物质结合，降低在肺泡上皮细胞内液的达帕托霉素的活性。

禁忌证

对达帕托霉素过敏者禁用。

妊娠和哺乳期用药 达帕托霉素属妊娠安全B级（动物研究无风险，但人类证据不完整）。

达帕托霉素能进入乳液，但口服利用率低，对哺乳期婴儿影响目前不清楚。

不良反应

不良反应包括：

- 嗜酸性粒细胞肺炎
- 肌病

长期使用可以引起可逆性嗜酸性粒细胞机化性肺炎，推测原因可能为帕托霉素与肺表面活性物质结合，从而积聚在肺泡上皮细胞内。

达帕托霉素引起骨骼肌病是可逆性，每日1次剂量的情况下很少发生。

剂量调整

每日1次胃肠外给药，90%以上药物与血清蛋白结合。肾衰竭患者剂量要调整。因为它能引起可逆性骨骼肌病，所以需监测患者是否出现肌肉疼痛和肌力减弱，每周需测定血清肌酸激酶水平。

氟喹诺酮

氟喹诺酮类（表181-10）通过抑制细菌DNA复制必需的酶（DNA旋转酶和拓扑异构酶）发挥杀菌活性，具有浓度依赖性。

表181-10 氟喹诺酮

药物	给药途径
环丙沙星	口服或胃肠外
吉米沙星	口服
左氧氟沙星	口服或胃肠外
莫西沙星	口服或胃肠外
诺氟沙星	口服
氧氟沙星	口服或胃肠外

* 几种氟喹诺酮类也可做成耳部和眼部治疗制剂规格。

根据抗菌谱和药理学，氟喹诺酮类被分成2组：

- 老组包括：环丙沙星、诺氟沙星、氧氟沙星
- 新组包括：吉米沙星、左氧氟沙星、莫西沙星

许多较新的氟喹酮类药物因为毒性已被撤回；它们包括：曲伐沙星（因为严重肝毒性），加替沙星（因为低血糖和

高血糖），格帕沙星（因为心脏毒性），替马沙星（因为急性肾衰竭、肝毒性、溶血性贫血、凝血障碍以及低血糖），和洛美沙星、司帕沙星、依诺沙星。

药理学

与铝、镁、钙、锌和铁剂口服联合用药时，其吸收减弱。口服和胃肠外给药后，氟喹诺酮类广泛分布于细胞外液和细胞内液，在前列腺、肺和胆汁中浓度较高。大多数在肝内代谢，由尿排泄，在尿中能达到较高的浓度。莫西沙星主要经胆汁排泄。

适应证

氟喹诺酮类对以下细菌具有抗菌活性：

- 流感嗜血杆菌
- 卡他莫拉菌
- 支原体属
- 衣原体属
- 嗜衣原体属
- 军团菌属
- 肠杆菌科
- 铜绿假单胞菌（尤其环丙沙星）
- 结核分枝杆菌
- 一些不典型分枝杆菌
- 甲氧西林敏感的葡萄球菌

院内感染的甲氧西林耐药葡萄球菌通常对氟喹诺酮类也耐药。老组氟喹诺酮类对链球菌和厌氧菌的抗菌活性差，新组氟喹诺酮类对链球菌（对青霉素敏感性减低的肺炎链球菌）和一些厌氧菌抗菌活性确切。尤其莫西沙星对专性厌氧菌抗菌活性最有临床意义。随着使用的增多，特别是旧组氟喹诺酮类，在肠杆菌科、铜绿假单胞菌、肺炎链球菌、奈瑟菌属中正在产生耐药。虽然如此，氟喹诺酮类仍有许多临床应用（表181-11）。

表181-11 喹诺酮类一些临床应用

药物	运用	注释
除莫西沙星以外氟喹诺酮类	大肠埃希菌对SMZ-TMP耐药率>15%引起的尿路感染	可供选择药物，但是，在一些社区氟喹诺酮类对大肠埃希菌耐药在增高
氟喹诺酮	细菌性前列腺炎	—
	沙门菌菌血症	—
	伤寒	通常有效
	感染性腹泻	治疗大多数细菌感染引起腹泻均有效（如弯曲杆菌属、沙门菌、志贺菌、弧菌属、小肠结肠炎耶尔森菌），然而，在一些地区对空肠弯曲菌耐药在增高 不用于大肠埃希菌O157:H7或其他肠出血性大肠埃希菌 抗难辨梭状芽孢杆菌无效
氧氟沙星	沙眼衣原体感染	疗程7日
新氟喹诺酮类	社区获得性肺炎	如患者近期已用过氟喹诺酮类，选择其他药物
	军团菌肺炎	可作为选择药物（或者阿奇霉素）
环丙沙星	医院获得性肺炎	环丙沙星对铜绿假单胞菌有较高的抗菌活性，可经验性使用
	长期口服环丙沙星可用来治疗革兰氏阴性杆菌或金黄色葡萄球菌性骨髓炎	通常和其他抗假单胞菌药物联合使用
	脑膜炎球菌感染的预防用药	—
	预防炭疽	2001年在美国生物恐怖事件中曾广泛用于炭疽预防

在美国因耐药增加，治疗淋病不再建议使用氟喹诺酮类。

禁忌证

禁忌证包括：

- 以前对此类药物过敏
- 某些可预测心律失常的异常状态（如QT间期延长、未纠正的低钾血症、低镁血症或明显心动过缓者）
- 应用已知延长QT间期或导致心动过缓药物（甲氧氯普胺、西沙比利、红霉素、克拉霉素、Ⅰa和Ⅲ类抗心律失常和三环类抗抑郁症）

氟喹诺酮类已传统认为禁用于儿童，因为如儿童生长板仍开放，可能引起软骨损伤。然而，一些专家对这种观点提出质疑，因为上述不良反应证据不强，并建议氟喹诺酮类作为二线抗生素，限用于一些特殊状况，包括囊性纤维化患者铜绿假单胞菌感染，免疫损伤患者的预防和治疗细菌感染，新生儿和婴儿中危及生命的多重耐药菌感染，以及沙门菌和志贺菌引起的胃肠道感染。

妊娠和哺乳期用药 氟喹诺酮类属妊娠安全C类药物（动物研究显示一些风险，在人类证据和动物研究不足，但在临床有时益处超过风险。）

氟喹诺酮类进入乳汁，哺乳期不建议使用。

不良反应

严重不良反应不常见，主要包括以下：

- 由于直接对胃肠道刺激和中枢神经系统影响,5%患者有上消化道不良反应
- 中枢神经系统副作用发生率<5%,如轻度头痛、嗜睡、失眠、头晕和情绪改变。非甾体抗炎药可能增强氟喹诺酮类对中枢神经系统的刺激。癫痫发作罕见,但患者有中枢神经系统疾病应避免使用
- 可在服药后不久发生周围神经病变,这也可能是永久性的。如果出现症状(如疼痛、烧灼感、刺痛、麻木、无力、感觉的变化),应停止使用氟喹诺酮类药物,以免形成不可逆的损害
- 跟腱炎,包括阿希莱斯腱断裂,即使短期用氟喹诺酮类也易引起
- QT 间期延长,可能导致室性心律失常和心源性猝死
- 氟喹诺酮类使用与艰难梭状芽孢杆菌相关性腹泻高度有关(伪膜性肠炎)

腹泻、粒细胞减少、贫血、光敏感不常见。除吉米沙星治疗>1 周(尤其<40 岁的女性)的情况外,皮疹并不常见。肾中毒罕见。

剂量调整

除了莫西沙星外,肾功能不全患者剂量均需要减少。老氟喹诺酮类常规给药每日 2 次,新氟喹诺酮类和环丙沙星缓释片每日 1 次给药。

环丙沙星提高茶碱类浓度,有时导致茶碱相关性不良反应。

磷霉素

磷霉素是一类新的抗菌药物,化学结构与其他已知的抗生素无相关性。它是一种杀菌药,通过抑制磷酸合成酶破坏细胞壁合成,因此能够干扰肽聚糖的产生。

在美国,仅能获取磷霉素氨基丁三醇的粉末制剂,可溶于液体和口服摄入。在美国以外,静脉制剂可获取。

药理学

磷霉素口服吸收良好,并较好渗透进入组织,包括相对隔离的组织,如前列腺和蛛网膜下腔。

磷霉素氨基丁三醇盐的口服生物利用度低(约 40%),因此,血清水平低于最小抑制浓度(MIC)。由于这个原因,该药物被用于治疗无并发症的下尿路感染,不适用于肾盂肾炎。

磷霉素无生物转化而直接通过肾小球滤过从尿中排泄。口服给药后,尿中药物浓度超过敏感病原菌 MIC,并维持 24 小时以上。

适应证

磷霉素具有广谱抗菌活性,革兰氏阳性和革兰氏阴性菌,包括许多抗生素耐药菌如:
- 金黄色葡萄球菌,包括耐甲氧西林的金黄色葡萄球菌
- 肠球菌属,包括耐万古霉素的肠球菌
- 肠杆菌科细菌,包括产超广谱 β 内酰胺酶(ESBL)并对碳青霉烯类耐药的肺炎克雷伯菌
- 大肠埃希菌,包括对氟喹诺酮类耐药的大肠埃希菌
- 具有可变的固有耐药率的铜绿假单胞菌

磷霉素主要用于治疗无并发症的(如较低部位的)由大肠埃希菌或粪肠球菌引起的尿路感染。然而,由于它具有广谱抗菌活性,磷霉素有时用于治疗在其他解剖部位感染的多重耐药微生物感染。

禁忌证

除了已知对磷霉素或该制剂的任何组分有超敏反应,它的使用没有显著禁忌证。

不良反应

磷霉素一般耐受良好,不良反应率低,主要包括胃肠道症状(如恶心、腹泻)。

剂量调整

无并发症的尿路感染,溶解于液体的磷霉素氨基丁三醇 5.61g(相当于 3g 磷霉素)单剂量口服使用[1]。在某些部位(如前列腺)的感染,可能需要更长的疗程。

[1] Falagas ME, Giannopoulou KP, Kokolakis GN, Rafailidis PI: Fosfomycin: Use beyond urinary tract and gastrointestinal infections [J]. Clin Infect Dis, 2008, 46 (7): 1069-1077。

林可酰胺类,噁唑烷酮类,链阳性菌素

林可酰胺类(克林霉素)、噁唑烷酮类(利奈唑胺、特地唑胺)、链阳性菌素[达福普汀(链阳性菌素 A)和喹奴普丁(链阳性菌素 B)]被分组在同一类药物,因为其具有相似的抗菌作用形式和相似的抗菌谱。大环内酯类和酮内酯类泰利霉素因同样的原因可以包括在这一组中。所有药物都是通过与核糖体 50S 亚单位结合而抑制细菌的蛋白质的合成。

以下抗生素因为结合相同的靶点,使得这些药物之间出现交叉耐药:
- 大环内酯类
- 克林霉素
- 喹奴普丁
- 泰利霉素(某种程度上)

然而,这些药物和达福普汀及利奈唑胺之间无交叉耐药,因为这两种药分别与核糖体 50S 亚单位上不同的靶点结合。

克林霉素

克林霉素是林可酰胺类抗生素,主要用于抑菌。它主要与细菌核糖体的 50S 亚基结合,抑制细菌蛋白质的合成。

药理学

克林霉素口服吸收好,也可以胃肠外给药。克林霉素可很好扩散进入除脑脊液以外的体液中;它渗入吞噬细胞。大多数的药物被代谢,代谢物经胆汁和尿液排泄。

适应证

克林霉素抗菌谱与大环内酯类(如红霉素)相似:
- 对厌氧菌(尤其拟杆菌属,包括脆弱拟杆菌)、社区获得性耐甲氧西林金葡菌,大环内酯类耐药但克林霉素敏感的肺炎链球菌引起的感染治疗有效
- 对支原体、衣原体、嗜衣原体属和军团菌抗菌活性不确定
- 需氧革兰氏阴性杆菌和肠球菌对其耐药

克林霉素通常用于厌氧菌感染；然而，克林霉素在某些地区对这些微生物已经出现耐药。因为厌氧菌感染也经常伴有需氧性革兰氏阴性杆菌感染，所以也需要同时应用其他抗生素。克林霉素作为如下感染联合治疗药物之一：

- 产毒性链球菌引起的感染（因为克林霉素能减少微生物毒素的产生）
- 脑弓形虫病
- 巴贝虫病
- 恶性疟
- 耶氏肺孢菌肺炎

克林霉素可用于治疗社区感染（如皮肤及软组织感染），通常为社区相关耐甲氧西林金葡菌（CA-MRSA），克林霉素是否有用取决于当地的耐药流行情况。

克林霉素被用于对克林霉素和红霉素敏感菌株。然而，一些克林霉素对 CA-MRSA 菌株敏感，但红霉素耐药。这些菌株对红霉素耐药作用机制可能为主动外排机制或红霉素诱导核糖体靶点改变。如果是因为外排机制，这些 CA-MRSA 感染菌株对克林霉素敏感，但对红霉素耐药，患者可能使用克林霉素有效。然而，如果红霉素耐药原因是红霉素诱导核糖体靶点改变，临床上患者可能对克林霉素治疗无应答。因为某些突变可以在克林霉素治疗期间出现；这些突变体是因为核糖体靶点结构改变，导致对克林霉素和红霉素耐药（结构改变的方式意味着不管是否有诱导剂，如红霉素，耐药总是存在）。

红霉素因外排机制导致耐药不同于常用的双盘扩散法（D-检测法）检测的诱导核糖体靶点改变导致的耐药。在接种标准 CA-MRSA 菌株的琼脂平皿上放置克林霉素和红霉素纸片，两纸片标准距离，在克林霉素纸片周围出现"D"型抑菌圈，在红霉素纸片最近地方出现扁平区域提示诱导的核糖体耐药。生长抑制的区域（形如字母"D"）的克林霉素盘周围，最靠近红霉素盘出现扁平区域，表示诱导核糖体耐药。患者有中度至重度感染，检测结果为诱导核糖体-CA-MRSA 菌株和 D 检测阳性，不宜用克林霉素进行治疗。

因为药物不易渗透进入大脑和脑脊液，所以克林霉素不能用来治疗中枢神经系统感染（除脑弓形虫病外）。克林霉素可局部外用治疗痤疮。

禁忌证

禁用于既往有过敏反应者，慎用于既往有局限性肠炎、溃疡性结肠炎或抗生素相关性结肠炎患者。

妊娠和哺乳期用药 克林霉素属妊娠安全 B 类（动物研究显示无风险，但人类证据不充分或动物研究显示风险，人类研究没有风险）。

克林霉素可进入母乳。哺乳期间不建议使用。

不良反应

主要不良反应是：
- 难辨梭状芽孢杆菌相关性腹泻（假膜性肠炎，参见第1399页）

克林霉素、青霉素、头孢菌素和新的氟喹诺酮类与难辨梭状芽孢杆菌相关性腹泻有关。无论何种途径给药，包括外用，克林霉素会导致 10% 以上的患者出现难辨梭状芽孢杆菌相关性腹泻。

过敏反应也可以发生。如果服药时不喝水会引起食管炎。

剂量调整

肾衰竭患者剂量不需要调整。克林霉素每隔 6~8 小时给药一次。

利奈唑胺和泰地唑胺

利奈唑胺

利奈唑胺是噁唑烷酮类抗生素，有下列抗菌活性：
- 链球菌属
- 肠球菌（粪肠球菌和屎肠球菌）
- 葡萄球菌（包括对其他类别的抗生素耐药的菌株）
- 分枝杆菌
- 厌氧菌（如梭形杆菌属、普雷沃菌属、卟啉单胞菌属、类杆菌属和消化链球菌）

禁忌证

禁用于既往有过敏反应者。

其他禁忌证包括：5-羟色胺综合征或高血压。

血清素综合征 利奈唑胺是一种可逆的、非选择性的单胺氧化酶抑制剂（MAOI）；MAO 抑制引起神经递质血清素水平增加。因此，利奈唑胺有导致血清素综合征的可能（高血清素状态特征是精神状态的改变、神经系统异常及自主不稳，当被使用在具有以下任一情况的患者中时：

- 内分泌活性类癌瘤
- 使用具有血清素活性的药物

这些药物包括：5-羟色胺再吸收抑制剂类，单胺氧化酶抑制剂类（如苯乙肼、异唑肼），三环抗抑郁剂类，5-羟色胺 1B、1D 受体激动剂（曲坦类药物），哌替啶，丁基丙酸苯或丁螺环酮。服用这类药物同时迫切需要利奈唑胺治疗的患者，在权衡利弊的情况下可以使用，并且必须做到以下两点：

- 立即停止促血清素药物
- 停药 2 周（停氟西汀 5 周）或最后一剂利奈唑胺 24 小时后，仔细监测血清素综合征的表现

类癌综合征患者使用利奈唑胺未被研究过，只有在密切观察患者血清素综合征的症状和体征情况下才可以使用。

高血压 除非患者对潜在的血压升高的情况进行监测，否则利奈唑胺不应该用于以下患者：

- 服用下列药物：拟交感活性药物（如伪麻黄碱）、血管升压药物（肾上腺素、去甲肾上腺素）、多巴胺药物（如多巴胺、多巴酚丁胺）
- 未控制高血压
- 甲状腺功能亢进
- 嗜铬细胞瘤患者

妊娠和哺乳期用药 利奈唑胺属妊娠安全 C 类药物（动物研究显示一些风险，人体研究证据显示不足，但临床获益有时超过风险）。

利奈唑胺是否经乳汁分泌或在哺乳期是否安全目前尚

不清楚。

不良反应

不良反应包括：
- 可逆性骨髓抑制
- 不可逆性外周神经炎
- 可逆性视神经病变
- 血清素综合征

可逆的骨髓抑制，包括血小板减少、粒细胞减少和贫血。

通常在患者治疗时间>2周，约3%患者可能发生。因此，每周需监测全血细胞计数，尤其治疗期>2周患者。

长期使用会出现周围神经炎和视神经病变，患者长期接受利奈唑胺治疗需监测这方面的不良反应。

泰地唑胺

泰地唑胺是噁唑烷酮类抗生素，抗菌活性谱类似于利奈唑胺，它可能对一些利奈唑胺耐药的革兰氏阳性球菌有抗菌活性。

在临床试验中，使用泰地唑胺出现羟色胺综合征和血小板减少症的风险比使用利奈唑胺低。泰地唑胺可引起显著中性粒细胞减少，患者中性粒细胞数计数<1 000/mm³不推荐使用。

喹奴普丁/达福普汀

喹奴普丁/达福普汀（Q/D）是链阳性霉素类抗生素。Q/D按30/70构成混合物，对下列情况具有协同杀菌的活性：
- 链球菌和葡萄球菌，包括对其他类别抗生素耐药的菌株
- 一些革兰氏阴性厌氧杆菌
- 产气荚膜梭菌
- 消化链球菌属
- 不典型呼吸道病原菌（肺炎支原体、肺炎衣原体、嗜肺军团菌）

Q/D抑制屎肠球菌，包括耐万古霉素菌株。但是粪肠球菌对其耐药。

Q/D经中心静脉导管给药，因为外周静脉给药经常出现静脉炎。超过30%的患者出现明显的肌痛。重度肝功能不全需要减少剂量，但肾功能不全不需要。

Q/D可以抑制通过细胞色素P-450（CYP450）3A4同工酶系统代谢的药物。

大环内酯类

大环内酯类（表181-12）通过与核糖体50S亚单位结合，抑制细菌蛋白质的合成。

药理学

除了泰利霉素外，大环内酯类药物口服吸收相对差。非达霉素在肠胃道被最低限度吸收，抗菌活性仅在局部胃肠道。食物对大环内酯类药物吸收有如下影响：
- 增加克拉霉素缓释片的吸收
- 不影响快速释放的克拉霉素片剂和混悬液的吸收
- 减少阿奇霉素胶囊和红霉素（包括基质和硬脂酸盐）药物吸收
- 对非达霉素影响最小

表181-12　大环内酯类

药物	给药途径
阿奇霉素	口服或胃肠外
克拉霉素	口服
红霉素	口服或胃肠外
非达霉素	口服
泰利霉素	口服

大环内酯类药物一旦吸收，易弥散进入体液（脑脊液除外），并能渗入吞噬细胞内。主要经胆汁排泄。

适应证

大环内酯类药物抗菌活性：
- 需氧和厌氧革兰氏阳性球菌具有抗菌活性；然而大多数肠球菌、许多金葡萄球菌株（尤其甲氧西林耐药菌株）、一些肺炎链球菌和化脓链球菌对其均耐药
- 肺炎支原体
- 沙眼衣原体
- 肺炎衣原体
- 军团菌属
- 白喉棒状杆菌
- 弯曲杆菌属
- 梅毒螺旋体
- 痤疮丙酸杆菌
- 伯氏疏螺旋体

脆弱类杆菌耐药。克拉霉素和阿奇霉素可增强对流感嗜血杆菌和鸟分枝杆菌复合群的抗菌活性。

当不能用青霉素时，大环内酯类可作为治疗A组链球菌和肺炎球菌感染的替代药物。然而，对青霉素敏感性减弱的肺炎球菌通常对大环内酯类也耐药。在一些社区，20%以上化脓性链球菌对大环内酯类耐药。因为大环内酯对不典型呼吸道病原菌有抗菌活性，所以它们常作为下呼吸道感染的经验用药，但需加用其他药物来治疗对大环内酯类耐药的肺炎球菌感染。大环内酯类还有其他的临床应用（表181-13）。大环内酯类不用于治疗脑膜炎。

非达霉素对革兰氏阴性菌抗菌活性弱或无活性，但对艰难梭菌有杀菌作用。

禁忌证

大环内酯类药物禁用于既往有过敏反应史者。

禁忌大环内酯类药物与阿司咪唑、西沙必利、匹莫齐特或特非那定合用。因为当克拉霉素或红霉素与这些药物合用时可能发生潜在的致命性心律失常（QT间期延长、室性心动过速、心室颤动、尖端扭转）。这种副作用最有可能是由于红霉素和克拉霉素抑制这些药物的代谢进而导致药物浓度蓄积。

妊娠和哺乳期用药　红霉素和阿奇霉素属妊娠安全B类（动物研究显示无风险，但人类证据不充分或动物研究显示风险，人类研究没有风险）。红霉素在临床被广泛应

表 181-13 大环内酯类临床应用

药物	指征	注释
大环内酯类	支原体肺炎、军团菌属或百日咳杆菌感染	作为可选择药物
	白喉杆菌携带者根除	—
	有症状的猫抓病(由汉赛巴尔通体引起)	—
	杆菌性血管瘤病和AIDS患者的紫癜性肝炎(汉赛巴尔通体和五日热立克次体)	—
阿奇霉素	大脑弓形虫感染	与其他药物联合用
	巴贝虫病	与其他药物联合用
	沙眼衣原体尿道炎和宫颈炎	—
克拉霉素与阿奇霉素	鸟分枝杆菌复合群	作为多药联合治疗的一部分
红霉素	无并发症的皮肤感染	—
	痤疮	局部使用
	胃肠道手术前肠道准备	外用和氨基糖苷类口服使用
非达霉素	艰难梭菌	—

用,被认为更安全。克拉霉素属妊娠安全C类(动物研究显示一些风险,人体研究证据显示不足,但临床获益有时超过风险)。

红霉素被认为在哺乳期可以使用,其他大环内酯类在哺乳期间的安全性目前不清楚。

不良反应

主要包括:
- 胃肠道反应(主要红霉素引起)
- 红霉素可以引起QT间期延长
- 抑制肝脏代谢,导致与数种药物间存在相互作用

红霉素经常引起剂量相关的胃肠道反应,包括恶心、呕吐、腹部痉挛和腹泻。

克拉霉素和阿奇霉素不良反应较少见,与食物同时服用,能减轻胃肠道反应。胆汁淤积性黄疸最常见于依托红霉素。黄疸通常在用药后的10日出现,主要见于成人,若以前曾用过此药,则黄疸可能出现更早。因引起剧痛,红霉素不通过肌内注射使用,而静脉使用时可引起静脉炎和疼痛。过敏反应罕见。

红霉素可以引起Q-T间期延长,易导致室性快速心律失常,尤其见于女性患者、已经有Q-T间期延长或电解质紊乱的患者,以及同时使用其他能延长Q-T间期药物的患者。

剂量调整

阿奇霉素在肾功能不全患者剂量无需调整。

某种程度上,红霉素和克拉霉素与其他药物有相互影响,因为通过细胞色素P-450(CYP450)系统抑制肝脏代谢。阿奇霉素与药物间相互作用最少。红霉素与克拉霉素和下列药物间可能发生相互作用:
- 与法华令同时使用,红霉素和克拉霉素能明显延长PT/INR
- 与洛伐他汀和辛伐他汀同时使用,能引起横纹肌溶解
- 与咪达唑仑和三唑仑合用引起嗜睡
- 与茶碱合用引起恶心、呕吐、癫痫发作
- 提高他克莫司、环孢素、麦角新碱血药浓度

泰利霉素

泰利霉素是一种酮内酯类抗生素。酮内酯类在化学结构上与大环内酯类相似,能抑制细菌核糖体蛋白合成,但不会诱导对大环内酯、克林霉素、链阳性菌素耐药。泰利霉素可产生严重的不利影响,如果能获得其他毒性较低的替代品,一般不宜选用。

泰利霉素无论与食物同服与否,都能快速吸收,主要在肝脏内代谢。

适应证

泰利霉素对红霉素敏感的葡萄球菌和链球菌及多重耐药的肺炎链球菌有抗菌活性。泰利霉素也对红霉素敏感的肠球菌、百日咳杆菌、流感嗜血杆菌、幽门螺旋杆菌、卡他莫拉菌、肺炎支原体、肺炎衣原体、军团军、普雷沃菌和消化链球菌属有抗菌活性。

因为从患者安全考虑,泰利霉素推荐≥18岁成人,轻度到中度由下列菌群引起社区获得性肺炎治疗:
- 肺炎链球菌[包括多重耐药菌株,如耐青霉素肺炎链球菌;分离出对如下≥2种抗生素耐药:青霉素、第二代头孢菌素(如头孢呋辛)、大环内酯类、四环素、甲氧苄啶/磺胺甲噁唑]
- 流感嗜血杆菌
- 卡他莫拉菌
- 肺炎衣原体
- 肺炎支原体

禁忌证

禁忌证包括
- 重症肌无力,因为泰利霉素可能加重肌无力症状,曾有导致致命性呼吸衰竭的病例
- 以前曾有对泰利霉素和任何大环内酯类过敏反应患者
- 既往口服泰利霉素或一种大环内酯出现肝炎或黄疸

- 禁止与西沙必利、匹莫齐特同时使用,因为会引起心律失常(Q-T间期延长,室性心动过速、心室颤动、尖端扭转室速)
- 肾或者肝功能受损患者,禁止与秋水仙碱同时使用

妊娠和哺乳期用药 泰利霉素属妊娠安全 C 类(动物研究显示一些风险,人体研究证据显示不足,但临床获益有时超过风险)。

哺乳期泰利霉素使用安全性不清楚。

不良反应

不良反应包括:
- 胃肠道反应
- QT 间期延长
- 重症肝炎

最常见不良反应为腹泻、恶心、呕吐和头晕。

其他比较少见的副作用为 Q-T 间期延长、高胆红素血症、肝酶升高、短暂性意识丧失(有时与迷走神经综合征相关)以及视力影响(尤其调节和放松调节能力减慢)。因为有意识丧失或视觉障碍的风险,患者应尽量避免有潜在危险的活动(如驾驶、操作危险设备)。发生严重肝脏毒性,可能是致命性的,甚至需要肝移植。

泰利霉素与大环内酯类有交叉过敏反应。

剂量调整

泰利霉素抑制细胞色素 P-450(CYP450)3A4,因此能升高下列药物浓度:
- 地高辛(合用时,地高辛不良反应或血药浓度需监测)
- 麦角新碱(避免同时使用)
- 苯二氮䓬类(合并使用时需要谨慎)
- 美托洛尔(心脏衰竭患者合并使用时需要谨慎)
- 他汀类药物(除普伐他汀和氟伐他汀外,应避免与辛伐他汀、洛伐他汀和阿托伐他汀合用)
- 西沙必利(禁止合用)
- 匹莫齐特(禁止合用)
- 西罗莫司
- 他克莫司

利福平、苯妥英钠、卡马西平和苯巴比妥是 CYP3A4 诱导剂,与这些药物同时使用,泰利霉素药物浓度下降;伊曲康唑和酮康唑是 CYP3A4 抑制剂,合用时泰利霉素血药浓度上升。泰利霉素能减少索他洛尔的吸收。

甲硝唑

甲硝唑是杀菌剂,它通过进入某些特定细菌的细胞壁和破坏 DNA 和抑制 DNA 的合成而发挥药效。

药理学

口服甲硝唑吸收好,静脉治疗通常仅用于患者不能口服时。它在体液中分布广泛,透入脑脊液浓度高。

甲硝唑主要在肝脏中代谢,主要经肾脏通过小便排泄,但在肾功能不全患者中药物清除并不减少。

适应证

甲硝唑有对抗以下微生物活性:
- 所有专性厌氧菌(对兼性厌氧菌和需氧菌无抗菌活性)
- 某些原虫寄生虫(如阴道毛滴虫、溶组织阿米巴、蓝氏贾第虫)

甲硝唑主要用来治疗由专性厌氧菌引起的感染,经常与其他类抗生素合用。甲硝唑是治疗细菌性阴道炎的可选择药物。该药还有其他临床应用(表 181-14)。

表 181-14 甲硝唑一些临床应用

指征	注释
专性厌氧菌感染(如腹腔内、骨盆、软组织、牙周、牙源性感染和肺脓肿)	通常与其他抗生素合用
细菌性阴道病	作为可选择药物
克罗恩病	—
中枢神经系统感染(脑膜炎,脑脓肿)	—
心内膜炎	
败血症	
肠道手术前预防	
艰难梭菌引起的腹泻(假膜性肠炎)	口服更适合
幽门螺旋杆菌引起的消化性溃疡	用于治疗和预防复发,与其他药物联合使用
酒渣鼻	局部外用或口服

禁忌证

有过敏反应者禁用。

妊娠和哺乳期用药 甲硝唑属妊娠安全 B 类(动物研究显示无风险,但人类证据不充分或动物研究显示风险,人类研究没有风险)。但是,因为考虑到它的致畸风险,甲硝唑在妊娠之前三月内应避免使用。甲硝唑进入乳汁,哺乳期不建议使用。

不良反应

不良反应包括:
- 胃肠道反应
- 中枢神经系统反应,外周神经病变
- 戒酒硫样反应

可发生恶心、呕吐、头痛、癫痫发作、晕厥、其他中枢神经系统反应及外周神经病;皮疹、发热、可逆性中性粒细胞减少症也已有报道;还会引起口腔金属味、黑尿。如药物使用的 7 日内饮酒,会出现戒酒硫样反应。

剂量调整

甲硝唑在肾功能不全患者剂量不需减少,但对明显肝功异常者,剂量需减少 50%。甲硝唑抑制华法林的代谢,增加它的抗凝作用。

莫匹罗星

莫匹罗星抑制细菌 RNA 和蛋白质的合成,它仅用来作为含 2% 药物的外用制剂,对葡萄球菌和 β-溶血性链球菌有杀菌作用,外用莫匹罗星的全身吸收可忽略不计。

莫匹罗星用于治疗:
- 脓疱病

- 较小浅表皮肤损伤的继发感染
- 也可以清除鼻腔携带的金黄色葡萄球菌,但复发的概率较高

慢性疗法可导致金黄色葡萄球菌对莫匹罗星耐药。莫匹罗星无毒性,但是应用于剥脱性皮肤和黏膜溃疡时,会引起瘙痒和灼痛。

呋喃妥因

呋喃妥因是杀菌剂,确切的机制尚不清楚。呋喃妥因仅用作口服。

药理学

单剂使用后,血清药物浓度非常低,但尿中可达到治疗浓度。

适应证

它对常见尿路病原菌有抗菌活性,如:
- 大肠埃希菌
- 腐生葡萄球菌
- 粪肠球菌

对尿肠球菌(包括万古霉素耐药株),克雷伯菌和肠球菌属敏感性较差。大多数变形杆菌株、普罗威登斯菌、摩根菌属、沙雷菌属、不动杆菌、假单胞菌对其耐药。与其他抗生素间无交叉耐药。

呋喃妥因仅用作:
- 治疗和预防非复杂性尿路感染

用于复发性尿路感染的女性,可以减少发作次数。

禁忌证

呋喃妥因使用的禁忌证包括:
- 既往有过敏反应
- 肾功能不全[肌酐清除率<60ml/(min·1.73m²)]
- 年龄<1个月

妊娠和哺乳期用药 呋喃妥因属妊娠安全B类(动物研究显示无风险,但人类证据不充分或动物研究显示风险,人类研究没有风险)。但是,因呋喃妥因干扰新生儿红细胞系未成熟酶系统,造成细胞损伤,导致溶血性贫血,故禁用于怀孕和分娩期间。因进入乳汁,在哺乳期第一月禁用。

不良反应

不良反应包括:
- 胃肠道反应
- 肺部毒性
- 外周神经病变
- 溶血性贫血
- 肝脏毒性

通常不良反应是恶心、呕吐,如为大结晶型呋喃妥因则较少发生。可以发生发热、皮疹、急性过敏性肺炎(伴随发热、嗜酸性粒细胞增多)、慢性进行性肺间质纤维化。可引起感觉异常,如继续用药,随后会出现严重上传运动神经和感觉性多发性神经病,尤其在肾衰竭患者。已报道出现粒细胞减少症和肝毒性(急性胆汁郁积或慢性活动性肝炎),在G-6-PD缺乏患者和<1个月婴儿中会出现溶血性贫血。当药物使用>6个月,出现慢性肺和肝脏不良反应。

多肽类抗生素:杆菌肽、多黏菌素E、多黏菌素B

多肽类抗生素可阻断细菌细胞壁合成(表181-15)。

表181-15 多肽类

杆菌肽
黏菌素
多黏菌素B

杆菌肽 是一种多肽类抗菌药物,能抑制细胞壁合成,对革兰氏阳性菌有抗菌活性。

多黏菌素E和多黏菌素B 是阳离子多肽抗菌药物,通过与阴离子外膜结合,能够阻断外部的细菌细胞膜,从而中和细菌毒性,导致细菌细胞死亡。

黏菌素甲烷磺酸盐(黏菌素甲烷磺酸钠)(CMS)是胃肠外给药的前体药物,在血中和尿中转化为黏菌素。CMS的毒性作用较黏菌素较低。多肽类(除了黏菌素)通常是外用药,全身吸收忽略不计。

适应证

多肽用于多种类型的感染(表181-16)。

表181-16 一些多黏菌素类药物临床应用

制剂	用法	注释
合并治疗		
含有杆菌肽加新霉素或多黏菌素B,或两者均包含的软膏	伤口感染	临床有效性未确定
含新霉素、杆菌肽和多黏菌素的喷剂	术后伤口感染的预防	似乎有帮助
包含其他抗生素(如杆菌肽、新霉素、甲氧苄啶/磺胺甲噁唑)和糖皮质激素的多黏菌素B眼膏和眼液	眼科使用	早期临床缓解率明显升高(虽然急性细菌性结膜炎通常呈自限性)
多黏菌素B、新霉素和氢化可的松或黏菌素、新霉素和氢化可的松的混悬液	外耳炎(通常由于铜绿假单胞菌引起)	临床有效,但不如2%醋酸联合氢化可的松治疗有效 鼓膜造孔术管或已知鼓膜穿孔,必须使用无毒性局部用制剂(不含有阿米卡星或酒精)

制剂	用法	注释
杆菌肽		
局部	清除鼻腔携带的金黄色葡萄球菌脓疱病	比通过其他途径的效果差
口服	难辨梭状芽孢杆菌引起的腹泻（假膜性肠炎）	比口服万古霉素和甲硝唑效果差，口味也不佳
多黏菌素		
雾化吸入黏菌素甲烷磺胺盐[多黏菌素磺酸钠（CMS）]	囊性纤维化 偶尔用来治疗医院获得性多重耐药革兰氏阴性杆菌性肺炎	与硫酸黏菌素相比，不良反应（胸部压迫感、咽喉部刺激、咳嗽）少
雾化吸入硫酸黏菌素	和雾化吸入的黏菌素甲烷磺胺盐相似	囊性纤维化患者，或医院获得性（呼吸机相关或不相关）多重耐药革兰氏阴性杆菌性肺炎有效
胃肠外 CMS	多重耐药革兰氏阴性杆菌引起的严重感染（如铜绿假单胞菌或不动杆菌属）	肾功能不全者患者剂量减少
多黏菌素 B		
溶剂	泌尿生殖道冲洗	—

杆菌肽 主要用作局部治疗金黄色葡萄球菌引起的浅表皮肤感染。

多黏菌素 B 和黏菌素 具有快速浓度依赖性杀菌活性，对以下细菌有抗菌活性：
- 大多数兼性需氧革兰氏阴性杆菌，包括铜绿假单胞菌和不动杆菌属

对变形杆菌、普鲁威登斯菌、伯克霍尔德菌和沙雷菌属，以及一些专性厌氧菌，包括脆弱类杆菌和革兰氏阳性菌的抗菌效果不明显。耐药的产生不常见。

广泛耐药革兰氏阴性杆菌在医院患病率增加，已导致重新使用静脉注射黏菌素治疗严重全身感染（如呼吸机相关肺炎、菌血症）的频率增多。然而，通常仅在没有毒性较小药物选择时才使用。

禁忌证
有对多肽类过敏反应者禁用。

CMS 和多黏菌素 B 应避免与其他引起神经肌肉传导阻滞或肾毒性的药物（如氨基糖苷类或箭毒类药物）同时使用。

妊娠和哺乳期用药 杆菌肽可能在妊娠期和哺乳期有极少量风险，因为全身吸收极少，然而安全性未证实。

多黏菌素 B：妊娠安全 B 类（动物研究显示无风险，但人类证据不充分或动物研究显示风险，人类研究没有风险）。

黏菌素：属妊娠安全 C 类（动物研究显示一些风险，人体研究证据显示不足，但临床获益有时超过风险）。这个药可通过胎盘屏障，哺乳期用药安全性目前不确定。

不良反应
不良反应包括：
- 肾毒性
- 中枢和外周神经毒性

多黏菌素类具有肾毒性，CMS 和多黏菌素 B 可引起口周和四肢感觉异常、眩晕、说话含糊不清、肌无力、神经肌肉阻滞引起的呼吸困难，尤其见于肾功能不全的患者。

剂量调整
由于黏菌素是现代药物动力学/药效分析方法学问世之前发布的，合适的剂量一直没有像许多现代抗生素一样被严格的研究。此外，制造商不使用统一的方法来描述药物剂量；一些使用国际单位，其他人使用有活性黏菌素碱之毫克数或实际甲烷黏菌素的毫克数。

许多专家认为[1]，无论使用什么单位，制造商推荐的 2.5~5mg/kg 有活性黏菌素碱，每日分 2~4 次给药的剂量太低，并建议更高的给药方案，包括使用负荷剂量。然而，肾毒性是剂量依赖性，使用较高剂量者需更密切的关注。调整剂量需要与专家讨论。

[1] Garonzik SM, et al: Population pharmacokinetics of colistin methanesulfonate and formed colistin in critically ill patients from amulticenter study provide dosing suggestions for vari-ous categories of patients [J]. *Antimicrob Agents Chemother*, 2011, 55(7): 3284-3294。

利福霉素

利福霉素通过抑制细菌 DNA 依赖性的 RNA 聚合酶来阻断 RNA 合成，达到杀菌的作用（表 181-17）。利福霉素包括利福平、利福布汀及利福喷汀，具有相同的药理学和抗菌谱，也具有相同的不良反应。

表 181-17 利福霉素

利福布汀	利福平
利福昔明	利福喷丁

药理学

口服吸收好,吸收后在机体组织和体液中分布广泛,包括脑脊液。

利福平浓度聚集在多形核粒细胞和巨噬细胞内,促进这些细胞更好地清除脓肿内细菌。其在肝脏内代谢,由胆汁排泄,少部经尿液排泄。

适应证

利福平 对以下细菌有抗菌活性:
- 大多数的革兰氏阳性菌、一些革兰氏阴性菌
- 分枝杆菌属

利福平单独使用时可迅速出现耐药,所以极少单独使用。利福平与其他抗生素合用来治疗:
- TB(结核,参见第 185 章,第 1379 页)
- 非典型性分枝杆菌感染(利福平对许多非结核分枝杆菌有抗菌活性,对快速生长分枝杆菌,如偶发型分枝杆菌、龟分枝杆菌及脓肿分枝杆菌天然耐药)
- 麻风(联合氨苯砜和/或氯法齐明)
- 葡萄球菌感染,包括骨髓炎、瓣膜修补术后心内膜炎、外体植入感染包括人工关节植入感染(和其他抗葡萄球菌抗生素联合使用)
- 军团菌感染(既往数据显示利福平与红霉素联合使用效果更好;利福平与阿奇霉素或喹诺酮类联合无益处。)
- 肺炎球菌性脑膜炎 对利福平敏感并与万古霉素联合使用(可同时联合或不联合头孢曲松或头孢噻肟)或预期临床效果与微生物学应答延迟

利福平可单独用于与脑膜炎球菌和 B 型流感嗜血杆菌脑膜炎患者密切接触者的预防用药。

利福布汀 和利福平对 HIV 阳性患者和阴性患者合并结核治疗方案同样有效。

利福布汀和利福平相比,利福布汀治疗鸟分枝杆菌复合群抗菌活性更强,对这种感染采取多药联合治疗方案时,优先考虑利福布汀。否则,应优先用利福平治疗。

利福喷丁 用于治疗肺结核和潜伏性结核病。

禁忌证

利福平和利福布汀禁用于既往有过敏反应者。

妊娠和哺乳期用药 利福布汀属妊娠安全 B 类(动物研究显示无风险,但人类证据不充分或动物研究显示风险,人类研究没有风险)。哺乳期安全性目前不清楚。

利福平及利福喷丁对于孕妇而言属于妊娠安全 C 类药物[动物研究显示一些风险(如致畸性),人体研究证据显示不足,但临床获益有时超过风险]。利福平能通过胎盘屏障,然而,如果考虑到母亲患结核,治疗结核与不治疗相比对胎儿危害更少,这种情况下就推荐使用利福平。

因为在动物实验中显示潜在的致瘤性,药品制造商不推荐哺乳期间使用利福平。然而,美国 CDC 并不认为利福平应禁用于母乳喂养期,是停止哺乳还是停止药物应取决于药物对母亲的重要性。

不良反应

不良反应包括:
- 肝损(最严重)
- 胃肠道反应
- 中枢神经系统影响
- 骨髓抑制

当与异烟肼或吡嗪酰胺合用时,肝炎发生更常见。利福平在第一周治疗时可引起短暂性间接血清胆红素升高,此因利福平和胆红素之间存在竞争排泄,这不是因为药物本身不良反应引起的停药指证。

中枢神经系统副作用,如头痛、嗜睡、共济失调和精神错乱。皮疹、发热、粒细胞减少、溶血性贫血、血小板减少、间质性肾炎、急性肾小管坏死,肾功能不全,这些通常被认为因过敏反应引起,当患者间歇性治疗或中断一天治疗剂量后重新开始治疗时发生。当停药后这些不良反应是可以恢复的。轻微的不良反应较常见,包括胃灼热、恶心、呕吐和腹泻。利福平能使尿、唾液、汗、痰和眼泪呈橘红色。

剂量调整

如果患者有肝脏疾病,在患者开始用利福平治疗前及治疗期间每 2~4 周必须检测肝功能,否则必须使用替代药物。肾功能不全患者剂量不需要调整。

利福平 与许多药物间存在相互作用,因为它是肝细胞色素 P-450(CYP450)微粒体酶的强诱导剂。利福平有加速排泄其他药物的作用,如下列药物:血管紧张素转化酶抑制剂、阿托伐醌、巴比士酸盐、β-阻滞剂、钙通道阻滞剂、氯霉素、克拉霉素、口服和全身激素类避孕药、糖皮质激素、环孢素、氨苯砜、地高辛、多西环素、氟康唑、氟哌利多、伊曲康唑、酮康唑、非核苷类反转录酶抑制剂地拉夫定和奈韦拉平、阿片类止痛药、苯妥英、蛋白酶抑制剂、奎尼丁、磺脲、他克莫司、茶碱、妥卡胺、三环类抗抑郁药、伏立康唑、华法林和齐多夫定。为了保持最佳治疗效果,临床医生在开始使用和停止利福平时,必须调整上述合并用药的剂量。

相反,蛋白酶抑制剂,和其他一些药(如唑类药物、大环内酯类、非核苷类反转录酶抑制剂)抑制 CYP450 酶,提高利福霉素血药浓度,这样潜在增加药物毒性反应。例如当利福布汀与克拉霉素或唑类药物联合时,葡萄膜炎发生更常见。

利福昔明

利福昔明是利福平的一种衍生物,口服给药吸收差。在粪便中 97% 为未改变的药物原形。

利福昔明可经验性治疗旅游者腹泻,仅对肠毒性和肠侵袭性大肠埃希菌有效。除大肠埃希菌以外,利福昔明对其他肠道病原菌的有效性目前还不明确。因利福昔明不是全身性吸收,不应当用于侵袭性肠道细菌感染引起腹泻(如沙门菌、空肠弯曲菌属)。

成人和 >12 岁儿童的剂量 200mg 每隔 8 小时口服,治疗 3 日。

不良反应包括恶心、呕吐、腹痛和胃肠胀气。

磺胺类

磺胺类(表 181-18)是合成的抑菌性抗生素,竞争地抑

制 p-氨基苯甲酸转化为二氢叶酸,二氢叶酸为细菌叶酸合成所必需,最后可合成嘌呤和 DNA。人类不能合成叶酸,但可以从饮食中获取,所以人类的 DNA 合成影响较少。

表 181-18 磺胺类

乙酰磺胺	磺胺甲噁唑
磺胺嘧啶	氨苯磺胺
磺胺多锌	柳氮磺吡啶
磺胺甲二唑	磺胺异噁唑

两种磺胺,即磺胺异噁唑和磺胺甲噁唑可单一口服给药。磺胺甲噁唑与甲氧苄啶组成复合制剂。

磺胺类局部使用药物包括磺胺嘧啶银、含有磺胺药物阴道软膏和栓剂、眼用乙酰磺胺制剂。

药理学

多数磺胺类药物口服易吸收,烧伤后可局部用药。磺胺全身分布,通过肝脏代谢,肾脏排泄。磺胺药物竞争性与白蛋白上胆红素结合位点结合。

适应证

磺胺抗菌谱广,对以下细菌有抗菌活性:
- 众多革兰氏阳性菌、多种革兰氏阴性菌
- 疟原虫和弓形虫属

然而,耐药性也在广泛传播,对一种磺胺耐药意味着对全部磺胺类药物耐药。

柳氮磺胺吡啶口服能用来治疗炎症性肠病。

磺胺类最常与其他药物联合使用,(如用于治疗诺卡菌病、尿路感染、耐氯喹的恶性疟)。

局部使用磺胺药用来治疗以下情况:
- 烧伤:磺胺嘧啶银和醋酸磺胺米隆
- 阴道炎:含有磺胺的阴道膏剂和栓剂
- 眼部浅表感染:乙酰磺胺

禁忌证

磺胺类禁用于既往有过敏反应患者或有卟啉病。

磺胺类药物不能清除咽炎患者的 A 组链球菌,所以磺胺药不能用于 A 组链球菌引起的咽炎。

妊娠和哺乳期用药 多数磺胺药物属妊娠安全 B 类(动物研究显示无风险,但人类证据不充分或动物研究显示风险,人类研究没有风险)。临近分娩和哺乳期母亲禁用磺胺药,<2 个月婴儿也同样禁用(除了联合乙胺嘧啶辅助治疗先天性弓形虫外)。在孕妇和新生儿期间使用药物,这些药会提高非结合胆红素水平,增加胎儿和新生儿核黄疸风险。磺胺药能被分泌进入乳汁。

不良反应

口服或局部给药可引起不良反应,包括:
- 过敏反应,例如皮疹、重症多形性红斑(Stevens-Johnson syndrome,SJS)、脉管炎、血清病、药物热、过敏反应、血管水肿
- 结晶尿、少尿、无尿
- 血液学的反应,如粒细胞缺乏、血小板减少症、G-6-PD 缺乏患者之溶血性贫血
- 新生儿核黄疸
- 光敏感
- 神经影响,失眠、头痛

磺胺药物治疗后会出现甲状腺功能减退、肝炎、静止期 SLE 可能被激活,可能恶化卟啉病。

不同的磺胺药的不良反应发生率不同,但通常有交叉过敏。磺胺药能减少肠道吸收叶酸,炎症性肠病患者使用磺胺药可以出现叶酸缺乏,原因是药物导致肠道吸收叶酸减少,尤其饮食摄入也缺乏者。

磺胺米隆可以引起代谢性酸中毒,原因是抑制碳酸酐酶。

剂量调整

为了避免结晶尿,临床医生应给患者充分水化治疗(如每日尿液出量在 1 200~1 500ml)。磺胺药可用于肾功能不全患者,但应当监测血浆峰浓度,磺胺甲噁唑浓度不得超过 120μg/ml。

磺胺类药物会增强磺脲类药物作用(随之出现低血糖);增强苯妥英药物疗效(不良反应上升)及增强香豆素抗凝效果。

甲氧苄啶和磺胺甲噁唑

甲氧苄啶可作为一种单独药物或与磺胺甲噁唑(一种磺胺类抗生素)合并使用。药物可协同阻止细菌叶酸代谢一系列步骤。
- 甲氧苄啶抑制二氢叶酸还原为四氢叶酸
- 磺胺甲噁唑抑制 p-氨基苯甲酸(PMBA)转换为二氢叶酸

这种协同具有最大的抗菌活性,故是杀菌剂。

甲氧苄啶/磺胺甲噁唑(TMP/SMX)是两种药物按 1:5 比例组成的复合制剂(400mg SMX 加 80mg TMP 或 800mg SMX 加 160mg TMP 双倍增强片剂)。

药理学

两种药物口服吸收好,通过尿液排泄。在血浆中半衰期为 11 小时,易渗入组织和体液,包括脑脊液。TMP 聚集在前列腺组织。

适应证

TMP 和 TMP/SMX(表 181-19)对以下病原体具有抗菌活性:
- 多数革兰氏阳性菌(包括一些耐甲氧西林的金黄色葡萄球菌)
- 多数革兰氏阴性菌
- 原生动物:孢虫属和环孢子虫属
- 真菌:耶氏肺孢子菌

该组合对以下病原体无活性:
- 厌氧菌
- 梅毒螺旋体
- 结核分枝杆菌
- 支原体属
- 铜绿假单胞菌

对肠球菌、许多肠杆菌科、肺炎链球菌株耐药。TMP/SMX 对 A 型链球菌咽炎临床治疗无效。

表 181-19　TMP/SMX 一些适应证

指征	注释
慢性细菌性前列腺炎	较少的有效药物之一，但即使治疗 12 周后，治愈率仍小于 50%
无并发症的女性膀胱炎	当 TMP/SMX 耐药率<15%，其疗效和氟喹诺酮类经验性 3 日短程疗法的效果相同
预防女性和儿童尿路感染复发	有性交后复发史的女性，可于每日或隔天晚上性交后服用 1/2~1 片双倍增强片剂
AIDS 和肿瘤患者中预防和治疗肺孢子菌肺炎	作为可选择的药物
不同细菌肠道感染（如志贺菌属、弧菌属、大肠埃希菌）、孢子虫原生动物类和囊性包虫属	耐药率的上升限制了其使用
诺卡菌和单核细胞增生性李斯特菌感染	—
慢性支气管炎急性加重	—
耐甲氧西林金黄色葡萄球菌株感染	用于不能耐受万古霉素患者

TMP/SMX，甲氧苄啶/磺胺甲噁唑。

TMP 单独使用尤其对以下疾病有效：
- 慢性细菌性前列腺炎
- TMP 单独用于治疗和预防对磺胺药物过敏的尿路感染患者

禁忌证
对 TMP/SMX 药物组合中任何一种过敏者禁用。

相对禁忌证还包括叶酸缺乏、肝功能异常、肾功能不全。

妊娠和哺乳期用药　属妊娠安全 C 类（动物研究显示一些风险，人体研究证据显示不足，但临床获益有时超过风险）。然而，临近足月使用被禁止；如果在怀孕期间或新生儿使用，TMP/SMX 增加非结合胆红素的血药浓度，并增加了胎儿或新生儿发生核黄疸的风险。磺胺药能进入乳汁，故哺乳期通常不建议使用。

不良反应
不良反应包括：
- 与磺胺药相关
- 叶酸缺乏
- 高钾血症（TMP 能减少肾小管钾离子排泄，导致高钾）
- 肾功能不全

有潜在肾功能不全的患者发生肾衰竭风险仅次于肾间质肾炎或肾小管坏死。TMP 也能竞争性抑制肾小管肌酐分泌，虽然肾小球滤过率未改变，但造成假性血肌酐上升。原先有肾功能不全的患者更有可能血肌酐升高，尤其在糖尿病患者中。

大多数不良反应与磺胺药相同。TMP 引起和 SMX 完全相同的不良反应，但通常较少。恶心、呕吐和皮疹等不良反应经常发生。AIDS 患者有较高的不良反应发生率，尤其发热、皮疹和中性粒细胞减少。叶酸缺乏也会出现（导致大细胞性贫血）。有时因长期使用 TMP/SMX 而出现的大细胞性贫血、粒细胞减少症、血小板减少症。罕见严重的肝坏死。该药物也可能引起类似无菌性脑膜炎。

剂量调整
TMP/SMX 可以提高法华林活性和苯妥英、甲氨蝶呤、利福平血浆水平。SMX 能增加磺脲药物低血糖副作用。

特拉万星

特拉万星是万古霉素的半合成脂糖肽类衍生物，仅对革兰氏阳性菌具有杀菌活性。特拉万星抑制细胞壁合成并且破坏细胞膜的完整性。

药理学
肠外给药特拉万星，能较好渗透进入肺上皮细胞内液和皮肤水疱。

特拉万星半衰期为 7~9 小时，抗生素后效应达 4 小时。

特拉万星通过肾脏排泄，这些药在肾功能不全患者应用时需要酌情调整剂量。

适应证
特拉万星对革兰氏阳性菌有抗菌活性，如：
- 链球菌
- 粪肠球菌
- 屎肠球菌
- 金黄色葡萄球菌，包含耐甲氧西林或万古霉素中度耐药的金葡菌

特拉万星是用于复杂性皮肤和皮肤组织感染，以及用于医院获得和呼吸机获得的由敏感金葡菌分离株导致的细菌性肺炎。对于使用前呈中度到重度肾功能不全之患者，使用后肾功能可能有恶化。

禁忌证
对特拉万星过敏者禁止使用。对万古霉素过敏患者慎用，因为有可能交叉过敏反应。

妊娠和哺乳期用药　特拉万星已对动物胎儿发育产生不良影响，对孕妇没有安全性的数据，因此归类为 C 类。关于乳汁中排泄的数据缺乏。

不良反应
常见不良反应包括：
- 恶心和呕吐
- 味觉异常
- 泡沫尿

特拉万星还干扰某些凝血和尿蛋白测定。

严重不良反应包括：

- 组胺介导瘙痒和面部、颈部和肩部潮红，类似于使用万古霉素出现红人综合征
- 特拉万星比万古霉素发生肾毒性略常见
- QT 间期延长

静脉输注药物时间大于 60 分钟，能防止瘙痒和潮红副作用发生。

特拉万星在健康受试者临床试验中出现 QT 间期延长；因此，特拉万星应谨慎使用，或者不能在服用延长 QT 间期药物的患者中使用。特拉万星不应当在先天性长 QT 综合征、已知 QTc 延长、失代偿性心脏衰竭，或严重左心室肥厚患者使用（在临床试验中这种疾病患者已被排除）。

剂量调整

特拉万星剂量是根据肌酐清除率：

- 肌酐清除率>50ml/min：10mg/kg 静脉注射每 24 小时 1 次
- 肌酐清除率 30~50ml/min：7.5mg/kg 每 24 小时 1 次
- 肌酐清除率 10~30ml/min：10mg/kg 每 48 小时 1 次
- 肌酐清除率<10ml/min：数据有限，无推荐指南

四环素

四环素（表 181-20）为抑菌抗生素，与细菌核糖体 30S 亚单位结合，抑制细菌蛋白质的合成。

表 181-20 四环素类

多西环素
米诺环素
四环素

药理学

口服给药后，60%~80%四环素和≥90%的多西环素和米诺环素被吸收。然而，因为金属阳离子（如铝、钙、镁和铁）会减少该类药物的吸收，四环素不能和含有这些物质的制剂同时口服（如抗酸剂、多种维生素、微量元素）。食物能够降低四环素的吸收，但是对多西环素和米诺环素的吸收没有影响。

四环素渗入机体大部分组织和腔液中，聚集在没有胆道梗阻的胆汁中。但是脑脊液中达不到可靠治疗浓度。四环素类药物，仅米诺环素能渗入泪液和唾液并达到高浓度。四环素和米诺环素主要是通过尿液排出。多西环素主要经肠道排泄。

适应证

四环素对以下感染有抗菌活性：

- 立克次体
- 螺旋体（如梅毒螺旋体、伯氏疏螺旋体）
- 幽门螺杆菌
- 弧菌属
- 鼠疫耶尔森菌
- 土拉弗朗西斯菌
- 布鲁杆菌属
- 炭疽杆菌
- 间日疟原虫
- 恶性疟原虫
- 支原体属
- 衣原体和衣体属感染
- 一些耐甲氧西林金黄色葡萄球菌株

5%~10%肺炎球菌株和许多 A 型 β-溶血性链球菌、许多革兰氏阴性杆菌尿路病原菌和产青霉素酶的淋球菌对其耐药。

虽然米诺环素用来研究耐甲氧西林金黄色葡萄球菌感染最多，但四环素在大多数适应证中可用其他抗生素代替。

多西环素 可每日 2 次给药，有较好的耐受性，故通常为下列感染首选：

- 由立克次体或无形体、衣原体、埃利希氏体、支原体或弧菌属引起的感染
- 慢性支气管炎急性加重
- 莱姆病
- 布氏菌病
- 炭疽
- 鼠疫
- 兔热病
- 腹股沟肉芽肿
- 梅毒
- 预防氯喹耐药的疟疾

因为在泪液和唾液里高渗透性，米诺环素是四环素类药物中唯一治疗脑膜炎球菌携带者，也是这种适应证下利福平的替代药。

禁忌证

四环素类药物禁用于既往对这些药物有过敏反应患者、肾功能不全患者（除了多西环素对肾功能不全患者不需剂量调整外）和≤8 岁患儿（除了吸入性炭疽或其他严重疾病，当益处胜过潜在牙齿着色风险）。

妊娠和哺乳期用药 四环素类属妊娠安全 D 类药物（有证据对人类有风险，临床上益处胜过风险时才用）。四环素类药物能通过胎盘，进入胎儿循环，积聚在胎儿骨质里。如中期或后期妊娠期使用，会导致持久性牙齿变色。

孕妇可能出现肝毒性，尤其静脉给药和合并氮质血症或肾盂肾炎。怀孕期间服用高剂量的可导致肝脏脂肪变性，这可能致命。

四环素类能进入乳汁，但通常量少（尤其四环素），哺乳期通常不建议使用。

不良反应

不良反应包括：

- 胃肠道反应
- 艰难梭状芽孢杆菌导致的腹泻
- 念珠菌病
- 光敏感
- 儿童骨骼和牙齿不良反应
- 脂肪肝

- 前庭功能紊乱（米诺环素）

所有口服四环素类会出现恶心、呕吐、腹泻,能引起难辨梭状芽孢杆菌相关腹泻（假膜性肠炎）和念珠菌二重感染。如果不用水吞服,会引起食管侵蚀。四环素类引起光敏感可能表现为晒伤反应加重。儿童骨骼和牙齿不良反应包括引起牙齿黄染、牙釉质发育不全、胎儿和≤8岁儿童骨骼发育异常。在婴儿,四环素类可发生特发性颅内高压和囟门膨出。

大剂量给药或肾功能不全引起的血药浓度增高,导致致命性肝脏急性脂肪变,尤其是孕妇。

米诺环素通常引起前庭功能紊乱,特别是女性需限制使用。米诺环素使用与自身免疫紊乱出现有关,如红斑狼疮和结节性多动脉炎,这些不良反应是可逆的。米诺环素也可引起嗜酸细胞增多症和全身症状（DRESS）等药物反应,其特点是发热、皮疹、淋巴结肿大、肝炎、非典型性淋巴细胞增多症、嗜酸性粒细胞增多症和血小板减少症等。四环素能加重肾功能不全患者氮质血症。过期的四环素片会变性,如摄入会引起范科尼综合征。患者需被告知,若四环素类药物过期,一定要丢弃。

剂量调整

多西环素,主要在肠道排泄,肾功能不全患者剂量不需要调整。

四环素能降低口服避孕药效果和增强口服抗凝剂的作用。

替加环素

替加环素是四环素、米诺环素的衍生物,是甘氨酰环素类中首个可获得的药品。替加环素通过与细菌30S核糖体亚单位结合抑制蛋白质合成。具有抑制细菌生长的作用。

药理学

替加环素静脉给药。替加环素具有分布容积大（>12L/kg）,能较好地穿透到骨、肺、肝和肾组织。然而,由于其广泛分布到组织中,高水平血药浓度不能维持,所以替加环素可能对菌血症患者不是一个好的选择。半衰期36小时,所以考虑每日给药一次。大多数药物通过胆道和粪便排泄。

适应证

替加环素对许多耐药菌有抗菌活性,包括耐四环素的细菌。替加环素对以下菌有抗菌活性:

- 许多革兰氏阳性菌,包括甲氧西林敏感和耐甲氧西林金黄色葡萄球菌,对青霉素敏感性降低的肺炎链球菌,万古霉素敏感粪链球菌,耐万古霉素屎肠球菌和李斯特菌属
- 许多革兰氏阴性菌,例如耐多药鲍曼不动杆菌,嗜麦芽窄食单胞菌,流感嗜血杆菌和绝大多数肠杆菌[包括一些产超广谱β-内酰胺酶（ESBL）菌株,基于产碳青霉烯酶或金属-β-内酰胺酶的耐碳青霉烯的一些菌株]
- 一些非典型呼吸道病原体（衣原体、支原体属）,脓肿分枝杆菌,偶然分枝杆菌和厌氧菌,包括脆弱类杆菌,产荚膜梭菌和艰难梭状芽孢杆菌

对铜绿假单胞菌、普罗维登斯菌属、摩氏摩根菌或变形杆菌属无效。

替加环素使用指征为:

- 复杂皮肤与软组织感染
- 复杂腹腔内感染
- 社区获得性肺炎

然而,最近的一项荟萃分析显示,给予替加环素治疗的患者（特别是治疗呼吸机相关性肺炎）比那些给予其他抗生素治疗患者,有较高的死亡率,导致FDA的黑框警告。一般情况下,替加环素应预留给耐多药（MDR）感染患者（当选择其他的治疗方案毒性更大或有效性更差）。由于其对胃肠外艰难梭状芽孢杆菌有抗菌活性,当患者需要同时治疗MDR感染和艰难梭状芽孢杆菌感染,替加环素是一种有用的抗生素。

禁忌证

禁用于曾有过敏史和≤8岁儿童。

妊娠和哺乳期用药 替加环素属妊娠安全D类药物（有证据对人类有风险,但因临床上益处胜过风险）;和四环素相似,会影响胎儿骨骼和牙齿。

替加环素是否进入乳汁和哺乳期间使用是否安全,目前不清楚。然而,口服生物利用度有限。

不良反应

不良反应包括:

- 恶心、呕吐和腹泻
- 光敏性
- 肝脏毒性

恶心和呕吐常见。接受替加霉素治疗的患者可能出现血淀粉酶、总胆红素、PT和转氨酶升高。已有报告替加环素治疗后肝功明显异常和肝衰竭患者。许多不良反应与四环素相似（如光敏性）。

剂量调整

肝功能异常者需调整剂量,但是肾功能异常者不需要。合并用药时,华法林血药浓度升高,但INR不升高。

万古霉素

万古霉素是一种时间依赖性抗生素,通过抑制细胞壁的合成发挥杀菌作用。

药理学

万古霉素口服给药胃肠道不易吸收。胃肠外给药后,可穿透入胆汁、胸膜、心包、滑膜液及腹水。然而,穿透入脑脊液甚至炎性脑膜浓度很低且不稳定。

万古霉素以原形通过肾小球滤过排泄。

适应证

万古霉素对以下菌有效:

- 大多数革兰氏阳性球菌和杆菌有抗菌活性,包括几乎所有耐青霉素和头孢菌素的金黄色葡萄球菌株和凝固酶阴性葡萄球菌株
- 肠球菌许多菌株（通过抑菌作用机制）

但肠球菌许多菌株和一些金黄色葡萄球菌株对其耐药。

万古霉素是由下列细菌引起严重感染和心内膜炎治疗选择的药物(除万古霉素耐药株):
- 耐甲氧西林金黄色葡萄球菌
- 耐甲氧西林凝固酶阴性葡萄球菌
- 对β-内酰胺类和多药耐药的肺炎链球菌
- β-溶血性链球菌(当β-内酰胺类药物过敏或耐药而不能使用时)
- JK型棒状杆菌
- 草绿色链球菌(当β-内酰胺类药物过敏或耐药而不能使用时)
- 肠球菌(当β-内酰胺类药物过敏或耐药而不能使用时)

万古霉素治疗金黄色葡萄球菌心内膜炎比β-内酰胺类抗菌药物相比效果差。当治疗耐甲氧西林凝固酶阴性葡萄球菌感染引起的瓣膜修补术后心内膜炎或肠球菌心内膜炎时,万古霉素需联合其他抗生素。万古霉素虽然透过脑脊液不稳定(特别和地塞米松同时治疗时),万古霉素也已经被用作治疗对青霉素敏感性降低的肺炎球菌导致的脑膜炎。但单独治疗肺炎球菌性脑膜炎临床失败的报告表明其并非最佳药物。

万古霉素口服被用来治疗艰难梭状芽孢杆菌感染导致腹泻。治疗严重艰难梭菌感染,万古霉素优于甲硝唑。同时作为对甲硝唑治疗无效者备选药物。

禁忌证
万古霉素禁用于曾有该药过敏史者。

妊娠和哺乳期用药 万古霉素在动物实验中无不良反应,但在人体研究中证据不充足。口服万古霉素片为妊娠安全B类药物(动物研究显示无风险,但人类证据不充分或动物研究显示风险,人类研究没有风险)。万古霉素口服溶液和静脉注射液属C类药物(动物研究显示一些风险,人体研究证据显示不足,但临床获益有时超过风险)。

万古霉素能进入乳汁,不建议在哺乳期使用;但是口服给药万古霉素胃肠道吸收差,通常认为不可能对婴儿有不良反应。

不良反应
主要包括:
- 超敏反应(过敏或因直接肥大细胞脱颗粒)

静脉注射给药需持续至少60分钟,可避免红人综合征(组胺介导反应能产生瘙痒,面部、颈部和肩部皮肤潮红)。其他超敏反应(如皮疹、发热)可能发生,特别当治疗持续>2周。

其他不良反应包括可逆的白细胞和血小板减少。除非使用高剂量药物或与氨基糖苷类合并用药,肾毒性罕见。静脉输液过程中,发生静脉炎不常见。

目前制剂的剂量相关性耳毒性不常见。当万古霉毒与其他耳毒性药物同时使用时,发生率会上升。

剂量调整
- 治疗脑膜炎剂量必须高于常规剂量
- 肾功能不全患者减量
- 在危重患者中,在第二或第三次给药剂量后,需监测血药谷浓度水平,浓度保持在15~20μg/ml

万古霉素对许多病原菌最小抑菌浓度(MIC)在过去20年一直在升高。根据万古霉素的MIC,对金黄色葡萄球菌敏感性如下:
- ≤2μg/ml:敏感
- 4~8μg/ml:中度
- >8μg/ml:耐药

有金黄色葡萄球菌感染,若测得万古霉素MIC 2~8μg/ml,对标准剂量治疗效果未达最佳时需增加剂量,可使谷浓度维持在15~20μg/ml,但这种方法可能并发肾毒性的概率上升。

182. 革兰氏阳性球菌

肠球菌感染

肠球菌是革兰氏阳性兼性厌氧菌。粪肠球菌和屎肠球菌可引起多种感染,包括感染性心内膜炎、尿路感染、前列腺炎、腹腔感染、蜂窝织炎和创面感染,还常伴有菌血症。

肠球菌是肠道正常菌群的一部分。它们曾被划分为D组链球菌,但现在被认为是一个独立的属。共包括17种以上,但粪肠球菌和屎肠球菌最常引起人类感染。

肠球菌通常引起:
- 尿路感染
- 菌血症
- 心内膜炎
- 腹腔和盆腔感染
- 伤口感染

治疗
- 根据感染部位及药敏结果而不同

引起心内膜炎的肠球菌很难清除,除非联合使用针对细胞壁的药物(如青霉素、氨苄西林、阿莫西林、哌拉西林、万古霉素)加上一种氨基糖苷类药物(如庆大霉素、链霉素)以达到杀菌活性。但是,一些细胞壁活性药物对肠球菌活性有限或并无杀菌活性;它们包括萘夫西林、苯唑西林、替卡西林、厄他培南，大多数头孢菌素和氨曲南。屎肠球菌对青霉素耐药比粪肠球菌更强。亚胺培南和美罗培南在较小程度上对粪肠球菌有效。万古霉素敏感肠球菌引起的复杂皮肤感染，可以选用达托霉素、利奈唑胺、特地唑胺或替加环素。哌拉西林-他唑巴坦、美罗培南或亚胺培南被推荐用于已知或怀疑肠球菌引起的复杂腹腔内感染。

尿路感染不需要杀菌治疗，如果致病病原体是敏感的，通常给予单一抗生素治疗，如氨苄西林。呋喃妥因和磷霉素对耐万古霉素肠球菌引起的尿路感染往往有效。

耐药性　在过去几十年，肠球菌对多种抗菌药的耐药性迅速增加，尤其是粪肠球菌。对氨基糖苷类耐药（如庆大霉素、链霉素）不断涌现，特别是粪肠球菌。

万古霉素耐药肠球菌（VRE）也可能对氨基糖苷类、作用于细胞壁的β-内酰胺类抗生素（如青霉素和氨苄西林）以及其他糖肽类抗生素（如替考拉宁）耐药。一旦确诊，应当进行严格隔离。推荐的治疗方案包括链阳性菌素（奎奴普丁/达福普汀只对粪肠球菌有效）和噁唑烷酮类（利奈唑胺、特地唑胺）。达托霉素和替加环素在实验室研究中是有效的，可以作为备选用药。

有时会遇到产β-内酰胺酶的肠球菌菌株，尤其当大量微生物存在时（如在心内膜炎赘生物中）。耐药也可能为临床耐药，尽管基于标准的耐药检测提示敏感。可使用万古霉素或β-内酰胺类/β-酶抑制剂复合物（如哌拉西林他唑巴坦、氨苄西林舒巴坦）。

更多信息

参阅本书"成人感染性心内膜炎的诊断、抗菌治疗和并发症处理"章节。

肺炎球菌感染

肺炎链球菌（肺炎球菌）是一种革兰氏阳性、α-溶血、需氧、有荚膜的双球菌。在美国，肺炎球菌感染每年引起大约7 000 000例中耳炎、500 000例肺炎、50 000例脓毒症、3 000例脑膜炎，死亡40 000例。通过革兰氏染色和培养确诊。治疗取决于耐药特征，药物选择包括β-内酰胺类、大环内酯类和呼吸喹诺酮，有时需要选用万古霉素。

肺炎球菌是一种苛养菌，需要过氧化氢酶以便在血平板上生长。在实验室，肺炎球菌是通过以下方法来识别：
- 在血琼脂平板上发生α-溶血
- 对奥普托欣敏感
- 被胆盐裂解肺炎球菌通常定植在人类的呼吸道，特别在冬天和早春

通过飞沫空气传播。

真正的肺炎球菌感染流行非常罕见；然而，一些血清型与在特定（如军队、机构）人群中的暴发流行有关。

血清型　荚膜由一个多糖复合物组成，决定了其不同的血清型、毒力和致病性。因为基因不同，不同型别之间毒力有差异。

目前已发现>90种血清型。大部分严重感染由少数血清型引起（4、6B、9V、14、18C、19F和23F），它们被包含在13价肺炎球菌结合疫苗中。这些血清型在引起约90%的儿童侵袭性感染和在60%的成人侵袭性感染。然而，这些血清型变异缓慢，部分原因为多价疫苗的广泛应用。19A血清型具有高度毒力和耐药性，已成为呼吸道感染和侵袭性疾病的重要原因；因此其被纳入13价肺炎球菌结合疫苗中。

危险因素　易于患严重和侵袭性肺炎球菌感染的患者有：
- 有慢性疾病者（如慢性心肺疾病、糖尿病、肝病、酗酒）
- 免疫缺陷人群（如HIV）
- 功能性或解剖性无脾者
- 镰状细胞疾病者
- 长期处于看护机构的人群
- 吸烟者
- 土著居民，阿拉斯加土著和某些美国印第安人

老年患者，即使没有其他疾病，一旦出现肺炎球菌感染则预后不良。

慢性支气管炎或普通呼吸道病毒、某些流感引起的呼吸道上皮细胞损伤时，易于导致肺炎球菌入侵。

肺炎球菌性疾病

肺炎球菌疾病包括：
- 中耳炎
- 鼻窦炎
- 肺炎
- 脑膜炎
- 心内膜炎
- 化脓性关节炎
- 腹膜炎（罕见）
- 菌血症

原发感染通常累及中耳或肺。下述疾病将在本手册其他章节叙述。

肺炎球菌菌血症　肺炎球菌败血症在免疫正常与免疫缺陷者中均可发生。脾切除术后的患者尤其危险。

菌血症可能为原发感染，也可伴随任何局灶肺炎球菌感染的急性阶段出现。存在菌血症时，继发种植到远处可引起化脓性关节炎、脑膜炎和心内膜炎。

即使经过治疗，儿童（主要在那些合并脑膜炎、免疫缺陷，和/或脾切除及严重菌血症者）和成人菌血症的总体病死率在15%~20%，老人则达到30%~40%；最初3日死亡风险最高。

肺炎球菌肺炎　肺炎是肺炎球菌引起的最常见的严重感染，可能表现为大叶性肺炎，其次为支气管肺炎。在美国，每年发生社区获得性肺炎病例约400万；当社区获得性肺炎需要住院治疗时，肺炎球菌是所有年龄段的患者中最常见的病原体。高达40%的患者出现胸腔积液，但多数积液在药物治疗后可吸收；只有2%左右的患者出现脓胸，进一步可变成包裹性增厚，纤维素性及脓性病灶。脓胸最常与肺炎链球菌血清型1相关。肺脓肿在成人中不常见，但在儿童中更常见；血清型3是常见的病原体，但也可能涉及其

他肺炎球菌血清型。

肺炎球菌急性中耳炎 急性中耳炎在婴儿（新生儿期以后）和儿童中，有 30%~40% 由肺炎球菌引起。大多数人群中有 1/3 以上儿童在两岁前发生过急性肺炎球菌性中耳炎，而复发性肺炎球菌性耳部感染也常见。多数病例由少数几种肺炎球菌属病原体引起。2000 年美国开始对婴儿普遍接种肺炎球菌后，非疫苗血清型肺炎链球菌（尤其是 19A 型）已经成为急性中耳炎的最常见原因。

Reye 综合征的并发症有：
- 轻微传导性耳聋
- 前庭平衡功能障碍
- 鼓膜穿孔
- 乳突炎
- 岩锥炎
- 内耳迷路炎症

颅内并发症在发达国家少见，但可能出现脑膜炎、硬膜外炎、脑脓肿、乙状窦血栓、横窦血栓、硬膜下积液和颈动脉血栓。

肺炎球菌鼻窦炎 鼻旁窦炎可能由肺炎球菌引起，可能变成慢性并可成为多种细菌混合感染。

上颌窦和筛窦最常受到影响。鼻窦感染引起疼痛，产生脓性分泌物，并可延伸到颅骨，引起以下并发症：
- 海绵窦血栓形成
- 脑、硬膜外或硬脑膜下脓肿
- 脓毒症性皮质血栓性静脉炎
- 脑膜炎

肺炎球菌脑膜炎 急性化脓性脑膜炎常由肺炎球菌引起，可继发于其他病灶（特别是肺炎）所致的菌血症，耳部、乳突或鼻旁窦（特别是筛窦和蝶窦）感染直接侵袭，以及累及上述部位及筛板的颅底骨折（通常出现脑脊液漏），因此将鼻窦、鼻咽部或中耳的细菌带至中枢神经系统。

出现典型的脑膜炎症状（如头痛、颈抵抗、发热）。肺炎球菌脑膜炎并发症包括：
- 听力丧失（高达 50% 的患者出现）
- 癫痫
- 学习障碍
- 精神障碍
- 麻痹

肺炎球菌心内膜炎 急性细菌性心内膜炎可由肺炎球菌血症所致，即使以前没有心脏瓣膜疾病的人也可发生。

肺炎球菌性心内膜炎可产生侵蚀性瓣膜病变使之突然破裂或穿孔，导致迅速进展的心力衰竭。

肺炎球菌化脓性关节炎 肺炎球菌性关节炎与其他革兰氏阳性球菌所致的化脓性关节炎类似，通常是别处病灶所致的菌血症的并发症。

自发性肺炎球菌性腹膜炎 自发性肺炎球菌性腹膜炎主要见于肝硬化和腹水患者，临床表现与其他原因所致的自发性细菌性腹膜炎难以鉴别。

诊断
- 革兰氏染色和培养

肺炎球菌通过革兰氏染色时根据典型柳叶状形态很容易诊断。

可用荚膜膨胀试验来很好的检测特征性荚膜。在该试验中，加入抗血清，然后墨汁染色，引起荚膜膨胀，看起来像细菌周围的一个光环。亚甲蓝染色也可看到荚膜。

细菌培养可确诊；应行药敏试验。对细菌分离株进行血清分型和基因分型对确定流行病学原因（如特定克隆的传播以及耐药特点）有帮助。同属一种血清型细菌的毒力差异可以通过例如脉冲场凝胶电泳和多位点序列分型等方法进行区别。

治疗
- 使用一种 β-内酰胺类、大环内酯类或一种呼吸氟喹诺酮类（如左氧氟沙星、莫西沙星、吉米沙星）。如果怀疑肺炎球菌感染，在获得药敏结果之前的经验治疗应当取决于当地耐药谱

尽管肺炎球菌首选治疗是 β-内酰胺类或大环内酯类抗生素，由于耐药株的出现治疗变得更具挑战性。对青霉素、氨苄西林和其他 β-内酰胺类抗生素高度耐药的菌株在全世界广泛存在。引起 β-内酰胺类抗生素耐药的最常见原因是在最近几个月内使用这类药物。大环内酯类抗生素耐药也显著增加；这些药物不再推荐作为社区获得性肺炎住院患者的单药治疗。

中度耐药的微生物可以通过常规剂量或大剂量青霉素或其他 β-内酰胺类抗生素治疗。

青霉素高度耐药菌株引起的非脑膜感染的重症患者通常使用头孢曲松、头孢噻肟或头孢洛林治疗。极大剂量的非口服青霉素也有效（成人每日 2000 万~4000 万单位静脉推），除非菌株的最小抑菌浓度非常高。氟喹诺酮类药物（如莫西沙星、左氧氟沙星、吉米沙星）对青霉素高度耐药肺炎链球菌引起的成人呼吸道感染有效。研究表明，采用联合治疗（如大环内酯类加 β 内酰胺类）可降低伴菌血症的肺炎球菌肺炎的病死率。

到目前为止所有青霉素耐药的菌株对万古霉素都敏感，但非口服万古霉素在脑脊液中往往达不到治疗脑膜炎的有效浓度（尤其是同时使用糖皮质激素时）。因而，头孢曲松或头孢噻肟和/或利福平常和万古霉素联合用于脑膜炎患者。

预防

肺炎球菌感染后可产生对该型别细菌的特异性免疫力，但不能覆盖其他型别。其他的预防包括：
- 疫苗接种
- 预防性使用抗生素

肺炎球菌疫苗 目前有两种肺炎球菌疫苗可用：
- 对 13 种血清型有抵抗作用的结合疫苗（PCV13）
- 针对 23 种血清型（在成人和儿童引起 >90% 的严重肺炎球菌感染）的多价多糖疫苗（PPSV23）

根据患者的年龄及身体条件采用不同的疫苗接种程序。

肺炎球菌结合疫苗（PCV13）被推荐用于以下人群：
- 2 个月至 6 岁的所有儿童（表 182-1）

表 182-1　成人葡萄球菌感染的抗菌药物应用

感染	药物
社区获得性皮肤感染（非 MRSA）	双氯西林或头孢氨苄 250～500mg q6h 口服，持续 7～10 日
青霉素过敏患者	红霉素 250～500mg q6h 口服；克拉霉素 500mg q12h 口服；阿奇霉素第 1 日 500mg，以后 q24h 250mg 口服或克林霉素 300mg q6h 口服
社区获得性皮肤感染疑似为 MRSA 者	甲氧苄啶/磺胺甲噁唑 160/800mg 口服，q8～12h，克林霉素 300mg 口服 q6h 或 600mg 口服 q8h，利奈唑胺 600mg 口服 q12h，或特地唑胺 200mg q24h
TMP/SMX 过敏者	克林霉素 600mg po q8h 或多西环素 100mg po q12h
不像是 MRSA 的严重感染	奈夫西林或苯唑西林 1～2g q4～6h 静脉用或头孢唑林 1g q8h 静脉用
青霉素过敏患者	克林霉素 600mg q8h 静脉或万古霉素 15mg/kg q12h
高度可能是 MRSA 的严重感染	万古霉素 15mg/kg IV q12h，利奈唑胺 600mg IV q12h，特地唑胺 200mg IV q24h，达托霉素 4～6mg/kg q24h（不用于肺部感染），头孢吡普 500mg IV q8h 或头孢洛林 600mg IV q12h
明确 MRSA	根据药敏结果
万古霉素耐药葡萄球菌*	利奈唑胺 600mg IV q12h，普丁/达福普汀 7.5mg/kg q8h，达托霉素 4～6mg/kg q24h，达巴万星 1 000mg IV，一周后改为 500mg IV，奥利万星 1 200mg IV 一次，头孢吡普 500mg IV q8h，或头孢洛林 600mg IV q12h

* 没有临床数据，但所列药物在体外试验中显示为敏感（剂量尚未确定）。
MRSA，甲氧西林耐药金黄色葡萄球菌。

- ≥65 岁的成人
- 年龄 6～64 岁，存在肺炎球菌感染高风险的人群
  肺炎球菌感染高风险的状况包括以下几种：
- 人工耳蜗植入
- 脑脊液漏
- 镰状细胞病或其他血红蛋白病
- 先天性或获得性无脾
- 免疫抑制状态（如先天性免疫缺陷、慢性肾衰竭、肾病综合征、HIV 感染、白血病、淋巴瘤、泛发的癌症、使用免疫抑制剂、实体器官移植）

肺炎链球菌多聚糖疫苗（PPSV23）被推荐用于：
- ≥65 岁的成人
- 2～64 岁具有感染高危风险者，包括上面列出的高风险状况

19～64 岁成人接种疫苗的指征包括：
- 慢性肺部疾病（包括哮喘）
- 慢性心血管疾病（除外高血压）
- 糖尿病
- 慢性肝病
- 慢性酒精中毒患者
- 19～64 岁吸烟的成年人

预防性使用抗生素　对于<5 岁功能性或解剖性脾切除的儿童，推荐预防使用青霉素 V 125mg 口服，每日 2 次。化学预防的疗程是经验性的，而一些专家给无脾患者持续整个儿童期、延续至成年期的化学预防。对于脾切除术后的年长儿童或少年也推荐青霉素 250mg 口服，每日 2 次，持续不少于术后一年。

> **关键点**
> - 肺炎球菌引起多数中耳炎和肺炎，也可引起脑膜炎、鼻窦炎和化脓性关节炎
> - 患有慢性呼吸道疾病、无脾或免疫缺陷患者存在严重和侵袭性肺炎球菌感染的高风险
> - 用 β-内酰胺类或大环内酯类抗生素治疗简单或轻度感染
> - 因为 β-内酰胺类和大环内酯类抗生素耐药日渐增加，重症患者可能需要使用新一代头孢菌素（如头孢曲松、头孢噻肟、头孢洛林）和/或呼吸氟喹诺酮类（如莫西沙星、左氧氟沙星、吉米沙星）来治疗
> - 重症或菌血症性肺炎球菌肺炎采用联合治疗（如大环内酯加 β-内酰胺）
> - 建议对以下人群进行常规接种疫苗：6 周至 59 个月的所有儿童，≥65 岁的所有成人，以及存在感染高危因素的其他年龄人群

葡萄球菌感染

葡萄球菌是革兰氏阳性需氧菌。其中金黄色葡萄球菌致病性最强，它主要引起皮肤感染，也可引起肺炎、感染性心内膜炎和骨髓炎。它常导致脓肿形成。一些菌株分泌毒素引起胃肠炎、烫伤样皮肤综合征和中毒性休克综合征。通过革兰氏染色和培养诊断。治疗通常使用耐青霉素酶的 β-内酰胺类药物。一些菌株对老的抗生素全部耐药，仅仅对以下抗生素敏感：利奈唑胺、特地唑胺、喹奴普汀/达福普汀、达托霉素、特拉万星、达贝万星、奥利万星、替加环素、头

孢吡普(美国没有)和头孢洛林。

金黄色葡萄球菌可产生凝固酶使血液凝固,以此可与其他毒力较弱的凝固酶阴性葡萄球菌属进行鉴别。凝固酶阳性金黄色葡萄球菌是最常见、最危险的人类病原体之一,原因在于其毒力和对抗生素的耐药性。

凝固酶阴性葡萄球菌如表皮葡萄球菌与医院感染相关性在增加,而腐生葡萄球菌则导致尿路感染。里昂葡萄球菌属于凝固酶阴性葡萄球菌,也可引起侵袭性疾病,其毒力与金黄色葡萄球菌相似。与大多数凝固酶阴性葡萄球菌不同,卢格杜南西斯葡萄球菌(S. lugdunensis)对耐青霉素酶的β-内酰胺类抗生素往往仍然敏感。

致病性葡萄球菌是常见的。健康成人约30%前鼻孔携带此菌,约20%皮肤携带此菌,通常为暂时携带;葡萄球菌可从这些部位进入宿主引起感染。医院患者和工作人员的带菌率较高。

危险因素 易患葡萄球菌感染的人群包括:
- 新生儿和哺乳期妇女
- 流感,慢性支气管肺疾病(如囊性纤维化、肺气肿),白血病,肿瘤,慢性皮肤病,糖尿病或烧伤患者
- 器官移植患者,植入假体、其他异物或血管内留置塑料导管、手术切口
- 接受肾上腺糖皮质激素、放疗、免疫抑制剂或抗肿瘤化疗的患者
- 患有慢性肾病并接受透析治疗的患者
- 手术切口、开放性伤口或烧伤的患者
- 静脉药瘾者

易感患者可从医院工作人员处获得耐药的葡萄球菌。经工作人员的手是最普遍的传播方式,但也可经空气传播。

葡萄球菌性疾病

葡萄球菌通过以下方式致病:
- 直接侵犯组织
- 有时通过分泌毒素致病

直接侵犯组织 是葡萄球菌病最常见的致病机制,包括以下:
- 皮肤感染
- 肺炎
- 心内膜炎
- 骨髓炎
- 化脓性关节炎

有时葡萄球菌可产生多种外毒素。一些能使感染局限,另一些则诱导特定T细胞释放细胞因子,导致严重全身表现,包括皮肤病变、休克、器官衰竭和死亡。杀白细胞毒素(PVL)是由处于特定细菌周期的菌株分泌的。PVL在CA-MRSA中常见,有人认为该毒素能够介导坏死,但这一点未得到确认。

葡萄球菌毒素介导的疾病包括:
- 中毒性休克综合征
- 葡萄球菌烫伤皮肤综合征
- 葡萄球菌性食物中毒

下述疾病将在本手册其他章节叙述

金黄色葡萄球菌菌血症:葡萄球菌菌血症常导致迁移性脓肿,可能继发于任何局灶性的葡萄球菌感染但在留置静脉导管或其他异物的患者尤其常见。也可能在没有明显感染灶的情况下发生。表皮葡萄球菌和其他凝固酶阴性葡萄球菌越来越多地导致与导管和其他假体有关的医院获得性菌血症。葡萄球菌感染是导致衰弱患者死亡的重要原因(尤其是住院时间延长之患者)。

皮肤葡萄球菌感染:皮肤感染是最常见的葡萄球菌性疾病。表皮感染可能是弥散的,有血管脓疱和结痂(脓皮病),有时出现蜂窝织炎或局灶结节(疖或者痈)。深部皮肤脓肿常见。严重的坏死性皮肤感染也可发生。

葡萄球菌通常引起伤口和烧伤后感染、术后切口感染、哺乳期母亲的乳腺炎或乳房脓肿。

新生儿葡萄球菌感染 新生儿感染通常发生于出生后6周之内,包括:
- 皮肤损害,伴或不伴剥脱
- 菌血症
- 脑膜炎
- 肺炎

葡萄球菌肺炎:社区内发生的肺炎里葡萄球菌肺炎不多见,但可能继发于流感、皮质激素或免疫抑制剂治疗、慢性支气管肺病及其他高危因素。葡萄球菌性肺炎可以是原发感染或由身体其他部位金黄色葡萄球菌感染(如静脉注射导管感染、心内膜炎、软组织感染)引起的血行播散,或静脉吸毒引起。然而,金黄色葡萄球菌是医院获得性肺炎的常见原因。

金黄色葡萄球菌肺炎有时表现出肺脓肿形成、继而迅速出现肺大疱和脓胸。社区相关性耐甲氧西林金黄色葡萄球菌(CA-MRSA)常导致化脓性肺炎。

金黄色葡萄球菌心内膜炎:心内膜炎在静脉吸毒成瘾者和机械瓣膜植入者尤为常见。由于血管内导管的使用和心脏设备植入的增加,金黄色葡萄球菌已成为细菌性心内膜炎的主要病因。

金黄色葡萄球菌心内膜炎是急性发热性疾病,常常伴有脓肿、栓塞现象、心包炎、甲下瘀点、结膜下出血、紫癜性病变、心脏杂音和瓣膜性心功能不全。

金黄色葡萄球菌骨髓炎:骨髓炎在儿童较为多见,导致寒战、发热、受累骨骼处的疼痛。随后,覆盖的软组织变得红肿。也可出现关节感染;常导致渗出,提示化脓性关节炎而不是骨髓炎。大多数成人椎骨和椎间盘的感染由金黄色葡萄球菌引起。

金黄色葡萄球菌中毒休克综合征:葡萄球菌中毒休克综合征可由使用阴道棉条引起,或为其他任何类型金黄色葡萄球菌感染(如术后伤口感染、烧伤感染、皮肤感染)的并发症。尽管多数病例由甲氧西林敏感的金黄色葡萄球菌(MSSA)引起,MRSA引起的病例逐渐增多。

葡萄球菌烫伤皮肤综合征:葡萄球菌烫伤样皮肤综合征,由称为表皮剥脱素的几种外毒素引起,为儿童表皮剥脱性皮炎,表现为大疱和皮上层的剥离。最终表皮脱落。烫伤样皮肤综合征最常发生于婴幼儿和<5岁的儿童。

葡萄球菌性食物中毒：葡萄球菌性食物中毒由摄入预先形成的热稳定性葡萄球菌肠毒素所致。食物可能被葡萄球菌携带者或活动性皮肤病变者污染。在未充分煮熟或室温下放置的食物中葡萄球菌繁殖并释放肠毒素。许多食物可以充当生长培养基，尽管被污染，食物仍有正常的味道和气味。食入食物2~8小时后出现严重的恶心和呕吐，随后出现腹部绞痛和腹泻。病程短，通常持续时间<12小时。

诊断

- 革兰氏染色与培养

通过受感染标本的革兰氏染色和培养可以确定诊断。

应当进行药物敏感性试验，因为甲氧西林耐药微生物很常见并且需要调整治疗方案。

怀疑金葡菌烫伤样皮肤综合征时，应当对血液、尿液、鼻咽、异常皮肤中心以及其他任何可疑感染部位的标本进行培养；完整的大疱是无菌的。尽管通常是由临床诊断，但异常皮肤活检可能有助于确诊疾病。

群聚性病例（如一个家庭、社交活动出席者或餐馆就餐者）要考虑葡萄球菌性食物中毒。确诊（通常由卫生部门执行）有赖于可疑食物的葡萄球菌分离，有时需要检测肠毒素。

在骨髓炎，X线改变在10~14日内不明显，骨质疏松和骨皮质反应甚至更长时间仍不能测出。磁共振、CT或放射性核素骨扫描常能较早出现异常。骨活检（开放或经皮）应当用于病原确认和药敏试验。

筛查 一些MRSA鼻腔感染率高的机构常对入院患者采集鼻拭子、采用快速实验室诊断技术进行MRSA筛查。一些机构仅对高危患者进行筛查（如入住ICU患者，既往有MRSA感染病史者，准备接受血管、矫形或心脏手术者）。

快速识别MRSA后需执行以下几点：

- 携带者进行接触隔离，当需要针对皮肤微生物进行术前抗生素预防时，给予万古霉素作为药物治疗的一部分
- 降低金黄色葡萄球菌的蔓延
- 可能会降低金黄色葡萄球菌的院内感染发生率，然而虽然有时在做，但去除定植（如鼻腔局部使用莫匹罗星）尚未被证明有效，且莫匹罗星耐药株正在出现。ICU患者每日使用氯己定擦身可减少MRSA感染的发生率

治疗

- 局部措施（如清创、移除导管）
- 根据感染严重程度和当地耐药情况选择抗生素

处理措施包括脓肿引流、坏死组织清除、移除异物（包括静脉置管）和抗生素应用。

最初的选择和抗生素剂量取决于：

- 感染部位
- 疾病严重程度
- 细菌耐药的概率

明确当地耐药谱对于初始治疗（以及药物实际敏感性）是至关重要的。

葡萄球菌中毒性疾病（其中最严重的是中毒性休克综合征）的治疗包括产生毒素部位的消毒（手术伤口探查、冲洗、清创），强化支持治疗（包括静脉补液，升压药物和呼吸支持），保持电解质平衡和抗生素应用。体外试验支持首选蛋白合成抑制剂（如克林霉素900mg每8小时1次静脉给药，利奈唑胺600mg，静脉注射，每12小时1次）而不是其他种类抗生素。静脉用免疫球蛋白对于严重病例是有益的。

抗生素耐药性：多种葡萄球菌产生青霉素酶，这种酶能灭活数种β-内酰胺类抗生素；这些菌株对青霉素、氨苄西林和抗铜绿假单胞菌青霉素耐药。

社区获得性菌株 往往对耐青霉素酶的β内酰胺类（甲氧西林、苯唑西林、萘夫西林、氯唑西林、双氯西林）、头孢菌素、碳青霉烯类（亚胺培南、美罗培南、厄他培南、多尼培南）、四环素类，大环内酯类，氟喹诺酮类，复方磺胺甲噁唑（TMP/SMX），庆大霉素，万古霉素和替考拉宁敏感。

MRSA逐渐变得常见，尤其是医院医院获得的感染。此外，CA-MRSA近年来在大多数地区出现。CA-MRSA通常比医院获得的MRSA耐药程度要低。这些菌株尽管对大多数β-内酰胺类耐药，但通常对TMP/SMX、四环素（米诺环素、多西环素）和克林霉素敏感，但细菌诱导的红霉素耐药（实验室可能报告D试验阳性）可能引起克林霉素耐药问题的突现。万古霉素对大多数MRSA有效，对于某些严重感染（如骨髓炎、假体关节感染、人工瓣膜性心内膜炎）有时需加用利福平和一种氨基糖苷类药物。当万古霉素治疗MRSA的MIC>1.5μg/ml时应该考虑另外一种药物替代治疗（达托霉素、利奈唑胺、特地唑胺、达巴万星、奥利万星、替加环素、奎奴普丁/达福普汀、TMP-SMX、头孢洛林可能有效）。

万古霉素耐药（VRSA；MIC>16μg/ml）与万古霉素中介金黄色葡萄球菌（VISA；MIC 4~8μg/ml）已在美国出现。这些病原体需要使用利奈唑胺、特地唑胺、喹奴普丁/达福普汀、达托霉素、TMP/SMX或头孢洛林治疗。

由于MRSA发病率在上升，对于严重葡萄球菌感染（尤其是发生于卫生机构的）的初始经验治疗应当包括一种对于MRSA有可靠疗效的药物。因此，合适的药物包括：

- 对于明确或疑似血流感染的患者，选择万古霉素或达托霉素
- 对于肺炎，应选用万古霉素、特拉万星或利奈唑胺（因达托霉素肺内浓度不高）

预防

无菌措施（如检查患者前后彻底洗手和消毒共用的器械）至关重要。已经携带耐抗生素菌株的患者应当接受严格的隔离程序直到感染治愈。无症状的鼻腔带菌者，除非所带菌株为MRSA或被怀疑为暴发流行的传染源，一般不必隔离。

高达50%的携带者可有复发，且经常变得耐药。对于某些MRSA携带者（如整形外科术前、血管和心血管外科患者），一些专家建议用莫匹罗星软膏涂抹鼻腔局部，每日2次，共5~10日，用皮肤消毒液（如氯己定）或稀释的漂白剂（约5ml/L）洗浴进行皮肤去定植，共5~14日。口服抗生素只推荐用于治疗活动性感染。抗生素预防的多学科指南表明，在进行某些类型的手术前，大多数患者可以在手术前使用单剂量抗生素进行治疗。然而，给予局部治疗后，如果感染复发，临床医师应根据药敏试验考虑使用利福平加上氯

唑西林、双氯西林、TMP/SMX 中的任一种，或环丙沙星。如经鼻拭子培养证实为 MRSA，则应加用万古霉素。

葡萄球菌食物中毒可以通过恰当的食物烹饪来预防。患有皮肤葡萄球菌感染的患者不应当加工食物，食物应当立即食用或冷藏而不是放在室温下保存。

> **关键点**
> - 凝固酶阳性金黄色葡萄球菌是最危险的葡萄球菌属
> - 大多数葡萄球菌病通过直接侵犯组织致病，引起皮肤和软组织感染、肺炎、心内膜炎、骨髓炎
> - 某些菌株产生毒素引起中毒休克综合征、烫伤样皮肤综合征，或食物中毒
> - 耐甲氧西林菌株常见，并且美国已出现万古霉素耐药株
> - 药物选择取决于感染源和感染部位，以及社区或机构的耐药谱

链球菌感染

链球菌是革兰氏阳性需氧菌，可引起多种疾病，包括喉炎、肺炎、创面和皮肤感染、败血症和感染性心内膜炎。症状随感染部位而异。后遗症包括风湿热和肾小球肾炎。多数菌株对青霉素敏感，然而近期出现大环内酯类药物耐药。

（也见肺炎球菌感染、风湿热和扁桃体咽炎。）

链球菌分类 三种不同类型链球菌首先可以通过在绵羊血平板上生长后形态不同而鉴别：

- β-溶血性链球菌在每个菌落周围形成一个清晰的溶血环
- α 溶血性链球菌（俗称草绿色链球菌）由于不完全溶血，菌落周围环绕绿色
- γ 溶血性链球菌为非溶血性

进一步分类基于细胞壁的糖基，将链球菌分成 Lancefield 分型 A 到 H 组和 K 到 T 组（表 182-2）。多种链球菌形成独立的组，难以鉴别。在 Lancefield 分型法中，肠球菌最初归为 D 组链球菌。最近肠球菌被分作一个独立的菌属。

表 182-2　链球菌分型

族	种属	溶血	相关疾病	治疗
A	化脓性链球菌	β	咽炎，扁桃体炎，创面和皮肤感染，败血症，猩红热，肺炎，风湿热，肾小球肾炎	青霉素，红霉素，克林霉素
			坏死性筋膜炎	迅速外科处理，β-内酰胺类抗生素（通常是广谱的除非病原学明确；如果明确为 GABHS，可以使用青霉素或头孢唑林），加上克林霉素
B	无乳链球菌	β	脓毒血症，产后或新生儿脓毒血症，脑膜炎，皮肤感染，感染性心内膜炎，化脓性关节炎，尿路感染	青霉素或氨苄西林；头孢菌素；万古霉素
C 和 G	马链球菌 犬链球菌	B	脓毒血症，肺炎，蜂窝织炎，脓疱疮，蜂窝织炎，创面感染，产褥脓毒血症，新生儿脓毒血症，感染性心内膜炎，化脓性关节炎	青霉素，万古霉素，头孢菌素，大环内酯类（敏感性不一）
			感染性心内膜炎，UTI，腹腔感染，创面感染以及合并的菌血症	
D	肠球菌：粪肠球菌 非肠球菌：牛链球菌 马肠链球菌	α 或 γ	结肠腺瘤或癌	肠球菌：青霉素，氨苄西林或万古霉素（严重感染加用一种氨基糖苷类抗生素） 万古霉素耐药肠球菌：链阳性素（奎奴普丁/达福普汀），噁唑烷酮类（利奈唑胺），脂肽类抗生素（达托霉素） 非肠球菌：青霉素，氨苄西林或万古霉素（严重感染加用一种氨基糖苷类抗生素），根据体外药敏试验选用其他抗生素
草绿色链球菌*	突变链球菌 血链球菌 唾液链球菌 温和链球菌 米勒链球菌 猪链球菌 海豚链球菌	α 或 γ	心内膜炎，菌血症，脑膜炎，局部感染，脓肿（特别是米勒链球菌） 脑膜炎，有时为中毒休克综合征 鱼类引起的蜂窝织炎和侵袭性感染	青霉素 青霉素

* 不对应特定血清型。
GABHS，Aβ-溶血性链球菌。

毒力因子 多种链球菌合成毒力因子，包括链球菌毒素、DNA 酶和透明质酸酶，有助于破坏组织使感染扩散。少数菌株释放的外毒素能激活特定的 T 细胞，触发释放细胞因子，包括肿瘤坏死因子-α，白介素和其他免疫调节因子。这些细胞因子能激活补体、凝血和纤溶系统，继而导致休克、器官衰竭和死亡。

链球菌性疾病 最常见的致病性链球菌是化脓性链球菌，它是 β-溶血链球菌，属于 Lancefield 分型 A 组，因而属于 A 组 β-溶血性链球菌（GABHS）。

由 GABHS 引起的最常见的急性感染是：

- 咽炎
- 皮肤感染 此外感染后≥2 周可能出现迟发性非化脓性并发症（风湿热和急性肾小球肾炎）

其他链球菌种属引起的疾病 较少见，通常包括软组织感染和感染性心内膜炎（表 182-2）。一些非 GABHS 感染主要发生于特定人群（如 B 组链球菌感染发生于新生儿和产后妇女）。

感染可能从受累组织扩散，沿着淋巴回流通路到达区域淋巴结。也可引起局部浅表性并发症，例如扁桃体周围脓肿、中耳炎、鼻窦炎和菌血症。是否化脓取决于感染的严重程度和组织的易感性。

链球菌引起的严重感染还包括脓毒症、产褥期脓毒症、感染性心内膜炎、肺炎和脓胸。

链球菌性咽炎：链球菌性咽炎通常由 GABHS 引起。大约 20%患者表现为咽喉疼痛、发热、咽喉充血和扁桃体脓性分泌物。颈部和颌下淋巴结可能肿大伴疼痛。链球菌性咽炎可引起扁桃体周围脓肿。咳嗽、喉炎和鼻塞不是咽部链球菌感染的特征；这些症状的出现提示另外一种致病因素的存在（通常是病毒性或过敏性）。无症状携带者可能高达 20%。

猩红热：猩红热在当今已不多见，但仍可发生暴发流行。人与人之间的密切接触（如在学校或日托中心）的环境中传播可扩散。

猩红热主要见于儿童，通常发生于咽部链球菌感染后；发生于其他部位链球菌感染（如皮肤）后不常见。猩红热是由 A 组链球菌菌株引起的，该菌株可产生红疹毒素而导致弥散性桃红色皮疹的出现，压之可褪色。

皮疹以腹部和胸背部为显著，可见皮肤皱褶处暗红线条（帕氏线）或者口周皮肤苍白。皮疹由典型的非常小（1~2mm）的丘疹性突起组成，皮肤可能出现的砂纸样改变。先前变红的皮肤在热退后可出现剥脱。皮疹持续 2~5 日。

也可出现草莓舌（在鲜红舌苔上有发炎的舌乳头突出），这需要与中毒休克综合征和川崎病相鉴别。

其他症状与链球菌性咽喉炎相似，猩红热病程和处理与其他 A 组链球菌感染相似。

皮肤链球菌感染

- 脓疱病
- 丹毒
- 蜂窝织炎

脓疱病 是一种浅表性皮肤感染，可引起结痂或大疱。

丹毒 是一种浅表性的蜂窝织炎，也可累及淋巴管。患者出现有光泽的红色凸起的发硬的皮损，境界清楚。最常由 GABHS 引起，但其他的链球菌和非链球菌病原体也可引起。

蜂窝织炎 累及皮肤深层，可能快速扩展，原因与大量溶解酶和主要由 A 组链球菌产生的毒素有关。

坏死性筋膜炎：坏死性筋膜炎由化脓性链球菌引起，是一种严重的皮肤（有时是肌肉）感染，通过筋膜间隙迅速扩展。细菌由皮肤或小肠传播而来，病变可能需要外科干预，也可能是轻微的，随感染部位而异，或者是隐匿的，如结肠憩室病变和阑尾脓肿。

坏死性筋膜炎多发于静脉药瘾者。该综合征也可能由多种细菌引起，包括需氧菌和厌氧菌，包括产气荚膜梭菌。

当源头是肠道时（如肠道手术后、肠道穿孔、憩室炎或阑尾炎），可能发生多种微生物感染。

坏死性筋膜炎初始症状为发热和明确的局部疼痛；随时间推移疼痛迅速加剧，常为首发（有时为唯一表现）症状。可以出现弥漫或局部红斑。微血管栓塞引起缺血性坏死，导致感染快速播散和不成比例的严重中毒。在 20%~40%的病例中，邻近的肌肉受累及。常出现休克和肾功能不全。即使经过治疗，病死率仍然相当高（彩图 182-1）。

链球菌性中毒性休克综合征：链球菌性中毒性休克综合征与金黄色葡萄球菌所致者相似，可能由产毒的 GABHS 菌株引起，偶可由其他链球菌引起。患者通常为并无其他疾病的儿童或成人，出现皮肤和软组织感染。

链球菌感染迟发性并发症：特定 GABHS 菌株引起迟发性并发症的机制尚不明确，但是可能包括了抗链球菌抗体与宿主组织的交叉反应。是一种炎症性疾病，GABHS 咽炎未经治疗者数周后有<3%可发生风湿热。在发达国家已很少见，但在发展中国家仍然很常见。首次发病的诊断需要结合关节炎、心肌炎、舞蹈病、特殊皮肤表现和实验室检测（Jones 标准）。

治疗链球菌性咽炎的一个主要原因是为了防止风湿热。

链球菌 V 急性感染后 是一种急性肾脏疾病，发生特定肾脏致病性 GABHS 菌株（如 M 蛋白血清型 12 和 49）所致咽炎或皮肤感染之后。这种后遗症继发于少数几种 A 组链球菌血清型感染，喉炎或皮肤感染后总发病率 10%~15%。儿童最常见，在感染 1~3 周后出现。几乎所有儿童和部分成人可以康复而不遗永久性肾脏损害。针对 GABHS 的抗生素治疗对于肾小球肾炎病情进展影响甚小。

PANDAS 综合征（A 组链球菌相关性儿童自身免疫性神经精神症状） 是指发生于儿童的一组强迫性或痉挛性症状，此类症状被认为与 GABHS 感染有关。

一些形式的银屑病（如滴状银屑病）也可能与 β-溶血链球菌感染有关。

诊断

- 培养

- 有时采用快速抗原检测或抗体滴度检测

链球菌通过绵羊血平板培养可以确诊。

快速抗原检测 可从咽拭子直接检测GABHS（如用于床边检测）。多数检测基于酶联免疫印迹法，但新近开始应用免疫荧光法检测。特异性好（>95%）但是敏感性不一（新的免疫荧光法在55%~90%之间）。因此，阳性结果可以确诊，但阴性结果，至少在儿童中，应该通过培养来确认。由于链球菌性咽炎在成人不常见，且成人不易出现链球菌感染后并发症，许多医生不会通过培养来确认阴性的快速筛查结果，除非正考虑使用大环内酯类；在这种情况下，应行药敏试验以检测大环内酯类是否耐药。

抗链球菌抗体 只提供了感染的间接证据。抗体对于诊断链球菌感染后疾病非常有用，如风湿热和肾小球肾炎。

确诊需要系列标本提示滴度升高，因为单份效价升高可能源于很久以前的感染。血清标本每隔2周以上取一次，也可以2个月一次。滴度显著升高或下降应跨越两个稀释度。感染后只有75%~80%的人出现抗链球菌溶血素O（ASO）滴度升高。对于疑难病例，任何一项其他检测（抗透明质酸酶、抗脱氧核苷酸酶B、抗烟酰胺维生素B_4双核苷酸酶）都可作为补充。有症状链球菌性咽喉炎的前5日使用青霉素治疗可能延迟和削弱抗O反应。链球菌性皮肤化脓性病变患者通常没有显著的抗O反应但是可能对其他抗原有反应（如抗核苷酸酶或抗透明质酸酶）。

治疗

- 通常采用青霉素

咽炎 （另见美国感染病学会A组链球菌性咽炎诊断和治疗实践指南和美国心脏协会预防风湿热）

咽部GABHS感染，包括猩红热，通常呈自限性。抗生素能缩短儿童的病程，尤其是猩红热患者，但对于年长儿和成人作用有限。不过抗生素有助于预防局限性化脓性并发症（如扁桃体周围脓肿）、中耳炎和风湿热。

青霉素：是首选药物。临床尚无GABHS分离株显示青霉素耐药。不过，一些链球菌株在实验室被发现存在青霉素耐受；这些菌株的临床意义尚不明确。

单剂苄星青霉素肌内注射，对于幼童（<27kg），60万U；对于体重≥27kg的儿童、青少年和成人，120万U一般已足够。

若患者能确保维持治疗10日可给予口服药物治疗。可供选择的方案包括：
- 青霉素V 500mg（对于<27kg的儿童250mg）口服，每12小时1次
- 阿莫西林50mg/kg（最大1g），每日1次，共10日（为青霉素V的有效替代方案）口服窄谱头孢菌素（如头孢氨苄、头孢羟氨苄）也有效，也可使用，除非患者对青霉素有过敏反应

阿奇霉素可应用5日疗程，但大环内酯类对坏死梭杆菌没有抗菌活性，该菌为青少年和成人咽喉炎的常见原因。延迟治疗1~2日直到实验室确诊，既不会延长病程也不会增加并发症发生率。

当青霉素和β-内酰胺禁忌使用时，可选用的治疗方案包括：
- 克林霉素600mg（对于儿童6.7mg/kg）口服，每8小时1次
- 红霉素或克拉霉素250mg（对于儿童7.5mg/kg）口服，每12小时1次，共10日
- 阿奇霉素500mg（对于儿童15mg/kg）每日1次，共5日

因为已检测发现GABHS对大环内酯类耐药，一些专家建议如打算使用大环内酯类药物以及社区存在大环内酯类耐药时，推荐进行体外药敏试验以确认其敏感性。在有慢性扁桃体炎反复发作的儿童首选克林霉素6.7mg/kg口服，每8小时1次，可能是因为它对产青霉素酶的葡萄球菌以及扁桃体隐窝合并感染的可以灭活青霉素的厌氧菌有很好的杀菌活性，且它比其他药物可以更快地抑制外毒素的产生。阿莫西林/克拉维酸也是有效的。复方磺胺甲噁唑（TMP/SMX），某些氟喹诺酮类和四环素类治疗GABHS效果并不可靠。

咽痛、头痛和发热可用镇痛药或退热药治疗。阿司匹林应避免用于儿童。不需卧床休息和隔离。密切接触后有症状的人或有链球菌感染后并发症病史的人应检测链球菌。

皮肤感染

蜂窝织炎 通常不需要进行培养就可开始治疗，因为微生物分离较困难。因此，需使用对链球菌和葡萄球菌均有效的方案[如不考虑甲氧西林耐药（MRSA）可选用双氯西林或头孢氨苄，如怀疑MRSA可选用TMP/SMX、利奈唑胺、米诺环素，或克林霉素]。

坏死性筋膜炎 应该在ICU治疗。需要扩大范围的外科清创（有时需要重复）。推荐的初始抗生素治疗为β-内酰胺类（通常是广谱抗感染治疗直到培养确定病原体）加上克林霉素。尽管链球菌对β-内酰胺类抗生素仍然敏感，但是动物研究提示青霉素对于大量细菌接种并不总是有效，因为链球菌生长不快，以及缺少青霉素结合蛋白，该蛋白为青霉素作用的靶标。

其他链球菌感染 治疗B组，C组，和G组链球菌感染，用药选择为：
- 青霉素
- 氨苄西林
- 万古霉素

头孢菌素和大环内酯类一般有效，但必须以药敏试验指导治疗，尤其是病重者、免疫缺陷者、糖尿病患者和感染部位有异物者。外科创面引流和清创辅助抗生素治疗常常能挽救生命。

牛链球菌（包括解没食子酸链球菌）对抗生素相对敏感。尽管万古霉素耐药性牛链球菌菌株最近已有报道，但这种微生物对青霉素和氨基糖苷类还是敏感的。

多数草绿色链球菌常常对青霉素和其他β-内酰胺类抗生素敏感。耐药性正在增加，这些菌株的治疗应当遵循体外敏感试验的结果。

> **关键点**
> - 最常见的致病性链球菌是化脓性链球菌，称为 A 组 β-溶血性链球菌(GABHS)。
> - GABHS 引起的 2 种最常见的急性感染为咽喉炎和皮肤感染
> - 可发生迟发型非化脓性并发症，包括风湿热和链球菌感染后肾小球肾炎
> - 快速抗原检测（如用于床边检测）特异性好，但敏感度不高；至少在儿童应使用培养来确认阴性检测结果
> - 青霉素或头孢菌素是治疗咽炎的首选药物；因为大环内酯类耐药逐渐增加，如果使用该类药物建议行药敏试验

中毒性休克综合征（TSS）

中毒性休克综合征由葡萄球菌或链球菌外毒素引起。典型表现包括发热、低血压、弥散性充血性皮疹和多器官受累，可能迅速进展至严重的难以逆转的休克。可通过临床和分离细菌诊断。治疗包括抗生素、强化支持以及免疫球蛋白。

中毒性休克综合征（toxic shock syndrome, TSS）由产外毒素的球菌引起。噬菌体 1 组金黄色葡萄球菌菌株能产生中毒性休克综合征毒素-1（toxic shock syndrome toxin-1, TSST-1）或有关外毒素，某些化脓性链球菌产生至少 2 种毒素。

葡萄球菌中毒性休克 发生葡萄球菌 TSS 风险最高的是：
- 在阴道内已存在葡萄球菌定植，以及阴道内残留卫生棉或其他物件（如避孕海绵）的妇女

机械或化学因素导致细菌外毒素的产生增加，并且外毒素容易通过破损的黏膜或子宫进入血流。有限的系列研究显示仍有 3/100 000 的行经期妇女发生感染，而且那些不用卫生棉的妇女，以及分娩、流产或术后感染的妇女中也仍有病例报告。约有 15% 病例发生于产妇或者是术后创口葡萄球菌感染者，常常无明显临床表现。在任何类型的金黄色葡萄球菌感染的男性和女性中也有病例报道。

葡萄球菌性 TSS 病死率 <3%。使用阴道棉条的妇女常在一次发病后的 4 个月内出现复发。

链球菌性中毒性休克 与金黄色葡萄球菌引起者表现相似，但即使给予积极治疗，病死率依然很高（20%～60%）。此外，约 50% 的病例存在化脓性链球菌菌血症，50% 有坏死性筋膜炎（这两者在葡萄球菌性 TSS 中均不常见）。患者常常是相对健康的儿童和成人。皮肤和软组织感染比其他部位感染更常见。与葡萄球菌性 TSS 相比，链球菌性 TSS 更容易引起急性呼吸窘迫综合征（ARDS），而较少引起典型化脓性链球菌中毒性休克综合征（GABHS TSS）定义为任何一种 β-GABHS 感染相关的休克或器官衰竭。

GABHS TSS 高危因素包括：
- 轻微外伤
- 外科手术
- 病毒感染（如水痘）
- 非甾体抗炎药的使用

症状及体征

起病突然，有发热，（39～40.5℃，可能持续不降），低血压（可呈难治性），弥散性日晒样红皮病和至少 2 个其他器官系统受累。

葡萄球菌性 TSS 容易引起呕吐和腹泻、肌痛和肌酸激酶升高、黏膜炎、肝脏损害、血小板减少症和神志改变。葡萄球菌性 TSS 皮疹更容易剥脱，尤其是掌跖部位，多在发病 3～7 日后出现。

链球菌性 TSS 常引起 ARDS（在约 55% 的患者）、凝血性疾病和肝脏损害，更容易引起发热、肌痛和软组织感染部位严重疼痛。

肾脏损害在两者中都是常见的。该综合征可在 48 小时内进展到晕厥、休克和死亡。相对较轻的葡萄球菌性 TSS 病例相对多见。

诊断
- 临床评估
- 培养

诊断包括临床诊断和血（找链球菌）以及感染部位标本培养分离细菌。

中毒性休克综合征类似川崎病（黏膜皮肤淋巴结综合征），但川崎病一般发生于 <5 岁的儿童，不引起休克、氮质血症或血小板减少，皮疹为斑丘疹。其他还应考虑鉴别的有猩红热、Reye 综合征、葡萄球菌性烫伤皮肤综合征、脑膜炎球菌菌血症、落基山斑疹热、钩端螺旋体病和病毒性出疹性疾病。这些疾病通过特征性临床表现和培养、血清学试验来排除。

培养标本应取自病变部位，鼻腔（找葡萄球菌）、咽喉（找链球菌）、阴道（两者同时找）和血。软组织的 MRI 或 CT 检查有助于定位感染部位。有必要持续监测肾脏、肝脏、骨髓和心肺功能。

治疗
- 局部措施（消毒、清创）
- 补充液体和循环支持
- 在培养结果未回报之前给予经验性抗菌治疗（如克林霉素联合万古霉素或达托霉素）

疑诊为中毒性休克综合征的患者应立即住院并强化治疗。立即撤除阴道塞、隔膜或其他异物。疑似原发感染部位应当消毒。消毒包括：
- 手术伤口的复查和冲洗，即使看起来较为正常
- 坏死组织的反复清创
- 潜在的病原菌定植部位的冲洗（鼻窦、阴道）

必须补充液体和电解质以防止和治疗低血容量、低血压或休克。由于液体可广泛地流失到全身组织内，休克可能严重而顽固。有时需大量补充液体和提供循环、呼吸和/或血液透析支持治疗。

显性感染应当使用抗生素治疗（对于指征和剂量，表182-1）在未出培养结果前，应给予覆盖最有可能的致病微生物的经验性治疗：克林霉素或利奈唑胺（抑制毒素产生）加万古霉素、达托霉素、利奈唑胺或头孢洛林。如果培养分离出病原体，则根据需要调整抗生素，如下所述：

- 对于 A 组链球菌：克林霉素加一种 β 内酰胺类
- 对甲氧西林敏感的金黄色葡萄球菌（MSSA）：克林霉素加苯唑西林或奈夫西林
- 对于耐甲氧西林金黄色葡萄球菌（MRSA）：根据药物敏感性选择万古霉素或达托霉素加克林霉素或利奈唑胺

急性疾病使用抗生素可能根除病原体聚集灶并预防复发。使用静脉免疫球蛋白[首剂 2g/kg，之后 0.4g/(kg·d) 一次，共 5 日]对抗 TSS 毒素被动免疫对两种类型的严重 TSS 病例都是有帮助的，可持续数周，但该疾病本身并不会诱导主动免疫，所以可能复发。

如果 TSST-1 血清转换试验是阴性的，女性患葡萄球菌 TSS 者应撤除阴道塞和宫颈环、插入物以及隔膜。劝告妇女频繁更换阴道塞或使用卫生巾替代阴道塞应该有益。

> **关键点**
> - 中毒性休克综合征（TSS）是由产外毒素的菌株金黄色葡萄球菌和化脓性链球菌感染引起
> - 虽然该病被经典的描述为随卫生棉的使用而出现，但 TSS 可发生于许多金黄色葡萄球菌或链球菌软组织感染
> - 发病突然；症状包括高热，低血压（可为难治性），弥漫性红斑皮疹和多器官功能障碍
> - 提供积极的支持治疗，以及消毒和/或清除感染源
> - 在培养及药敏结果未回报之前，给予抗生素治疗（如克林霉素加万古霉素或达托霉素）
> - 如果 TSS 病情严重，给予静脉注射免疫球蛋白治疗

183. 革兰氏阳性杆菌

炭疽

炭疽的病原菌为炭疽杆菌，是一种产毒素、有荚膜的兼性厌氧菌。本病常可引起动物死亡，并可通过接触感染动物或动物制品传染给人。在人类，通常通过皮肤获得感染。吸入性感染不常见，口咽部、脑膜和胃肠道感染罕见。吸入性和胃肠道感染最初几天常表现为非特异性局部症状，随后可出现典型的严重系统性症状、休克，常常引起死亡。经验性治疗给予环丙沙星或多西环素。也可以通过接种疫苗预防感染。

（另见 CDC 关于炭疽的应急准备）

病原学

炭疽是一种重要的动物源性疾病，可发生于山羊、牛、绵羊和马。也可发生于野生动物，如河马、大象和南非黑色大水牛。人类炭疽罕见，主要发生在对感染动物及其制品（如兽皮、兽体、毛发）的加工业或农业没有采取暴露预防措施的国家。炭疽的自然感染率呈下降趋势，特别是在发达国家。

然而，若使用炭疽杆菌作为生物武器，则该病原微生物感染的危险性将增加。炭疽杆菌芽孢被制成微小的粉末用做战争及生物恐怖武器；在 2001 年发生于美国的炭疽生物袭击事件中，芽孢是通过邮寄信件方式传播。

病理生理

炭疽杆菌易在干燥，即不利于生长的环境下形成芽孢。芽孢抵抗力极强，不易被破坏，可以在土壤、羊毛和动物皮毛中存活数十年。当遇到富含氨基酸和糖的环境（如组织、血液），芽孢迅速出芽繁殖生长。

人类感染可以通过以下途径获得：
- 经皮接触（最常见）
- 消化道摄入
- 呼吸道吸入

经皮接触感染 通常是通过接触感染动物或被芽孢污染的动物制品而获得。如皮肤有开放的伤口或擦伤将增加感染风险，但完整皮肤也可被感染。皮肤炭疽可通过直接接触或污染物造成人与人之间的传播。

经消化道感染（包括口咽感染） 可通过食入被繁殖期炭疽杆菌污染的未充分烤熟的肉制品而获得。当口咽部或肠道黏膜破损时更易于病原菌的入侵而引起感染。当摄入炭疽杆菌芽孢后，从口腔到盲肠的任何部位均可形成感染病灶。炭疽杆菌释放的毒素可引起肠黏膜出血坏死性溃疡及肠系膜淋巴结炎，严重时导致肠出血、梗阻或穿孔。

呼吸道感染（吸入性炭疽） 是通过吸入芽孢而获得，往往见于吸入芽孢污染的动物制品（如动物皮毛）引起的职业暴露，该种类型的感染病情严重，常为致命性。

胃肠道炭疽及吸入炭疽不在人与人之间传播。芽孢进入人体后，在巨噬细胞内发芽，迁移到局部淋巴结增殖。在吸入性炭疽中，芽孢被吸入到肺泡中沉积，被巨噬细胞吞噬，进而迁移到纵隔淋巴结，常引起出血性纵隔炎。任何一种类型的炭疽均可以引起菌血症，几乎所有死亡病例均有菌血症发生；菌血症时脑膜受累常见。

毒力因子 B 型炭疽杆菌的毒力取决于：

- 抗吞噬包囊
- 毒素（因素）
- 快速复制能力

炭疽杆菌产生的毒素主要是水肿毒素和致死毒素。一种细胞结合蛋白，称作保护性抗原（PA），可与靶细胞结合，促使水肿毒素和致死性毒素进入。水肿毒素可引起大片局部水肿。致死毒素促使大量巨噬细胞释放细胞因子，这是炭疽最常见的死亡原因。

症状及体征

大部分病例潜伏期为1~6日，但吸入性炭疽潜伏期可能>6周。

皮肤型炭疽 在接触炭疽杆菌芽孢1~10日后出现无痛、瘙痒的红棕色丘疹。丘疹逐渐扩大，其周围出现大片红斑和显著的水肿。也可出现水疱和硬结。然后中央部位出现溃疡伴有血液血清渗出并形成黑色焦痂（恶性脓疱）。局部常有淋巴结肿大，偶有全身不适、肌痛、头痛、发热、恶心和呕吐。数周后皮损愈合，水肿消退（彩图183-1）。

胃肠道炭疽 病情轻重不一，可不出现任何症状，也可导致死亡。

发热、恶心、呕吐、腹痛、便血常见。可出现腹水。进而可发生肠道坏死和败血症，可能引起致命性毒素释放。

口咽炭疽 表现为扁桃体、咽后壁或硬腭水肿，伴有中央坏死溃疡。可有明显颈部软组织水肿及颈部淋巴结肿大。症状包括声嘶、咽喉疼痛、发热和吞咽困难。偶可发生呼吸道阻塞。

吸入型炭疽 初期症状呈隐袭性，与流感相似。数天内，体温上升、胸痛并出现严重的呼吸窘迫，随后发绀、休克和昏迷。进而发生严重的出血性坏死性淋巴结炎并扩展到邻近的纵隔结构。出现血清、血液渗出，肺水肿和血性胸水。不出现典型的支气管肺炎表现。可发生出血性脑膜脑炎或胃肠型炭疽。

诊断

- 革兰氏染色和细菌培养

职业接触史最为重要。从病变部位（包括皮肤黏膜损伤处、胸腔积液、脑脊液、腹水或粪便）获取标本进行细菌培养和革兰氏染色。缺乏呼吸道症状时痰液检查和革兰氏染色不能用于吸入性炭疽的诊断。PCR检测和免疫组化对诊断可能有帮助。

不推荐对可能为吸入性炭疽的患者进行鼻拭子检查，因为其诊断价值尚不清楚。

> **经验与提示**
>
> - 缺乏呼吸道症状时痰液检查和革兰氏染色不能用于吸入性炭疽的诊断
>
> 如果出现肺部症状应当进行胸部X线（或CT）检查。可明确显示纵隔扩大（由于出血性淋巴结肿大）和胸腔积液。肺浸润不常见。
>
> 当出现脑膜炎症状或神志改变时应进行腰穿。也可用酶联免疫吸附试验（ELISA）检测，恢复期抗体滴度较急性期增高4倍可确诊。

预后

如果不治疗，炭疽的病死率依感染类型而异：

- 吸入型和脑膜炭疽：100%
- 皮肤炭疽：10%~20%
- 胃肠炭疽：约50%
- 口咽炭疽：在12%~50%之间

治疗

- 抗生素

早期诊断和加强支持治疗包括机械通气、补液和使用血管升压药物，病死率降低至小于既往记录病例（美国2001年炭疽袭击时45%，既往病例中为90%）。如果延迟治疗（通常由于误诊）可能导致死亡。

皮肤炭疽 如无显著水肿或全身症状，可选用下列一种抗生素进行治疗：

- 环丙沙星500mg（对于儿童，10~15mg/kg），口服，每12小时1次
- 左氧氟沙星口服，每24小时1次，每次500mg
- 多西环素100mg口服（儿童为2.5mg/kg）口服，每12小时1次

如果认为感染是自然界获得的，仍然可使用阿莫西林，每8小时1次，每次500mg。

没有显著水肿、全身症状，或吸入暴露风险的皮肤炭疽，用抗生素治疗维持7~10日。若同时伴有吸入型炭疽疗程应为60日。

尽管儿童和孕妇或哺乳期妇女通常不应给予环丙沙星或多西环素，但是在这种情况下该类人群仍应给予上述其中一种药物；然而，如果需要长期治疗，并且致病微生物对青霉素敏感，则可以在治疗14~21日后改为阿莫西林口服，500mg，每日3次（儿童用药剂量为15~30mg/kg）。治疗后罕见死亡者，但皮损会进展至焦痂阶段。

吸入性和其他形式的炭疽 包括有显著水肿或全身症状的皮肤炭疽，需要2或3种抗生素联合治疗。抗生素治疗应包括1种或一种以上的具有杀菌活性的抗生素，1种及其以上蛋白质合成抑制剂，来阻断毒素生成（如环丙沙星+克林霉素）。

具有杀菌活性的抗生素包括：

- 环丙沙星400mg（儿童10~15mg/kg）静脉注射每12小时1次
- 左氧氟沙星750mg静脉注射，每24小时1次
- 莫西沙星每次400mg，静脉注射，每24小时1次
- 美罗培南2g静脉注射，每8小时1次
- 亚胺培南1g，静脉注射，每6小时1次
- 静脉给予万古霉素的剂量，维持血清浓度为15~20μg/ml
- 予青霉素400万单位，静脉注射，每4小时1次（适用青霉素敏感菌株）
- 氨苄西林3g，静脉注射，每4小时给药一次（针对青霉素敏感株）

抑制蛋白质合成的抗生素包括：

- 利奈唑胺600mg静脉注射每12小时1次
- 克林霉素900mg静脉注射，每8小时1次

- 多西环素 200mg 静脉注射,之后 100mg,每 12 小时 1 次
- 氯霉素 1g 静脉注射 每 6~8 小时 1 次

利奈唑胺应慎用于存在骨髓抑制的患者;因为它有神经系统副作用,因此不能长时间使用

氯霉素具有良好的中枢神经系统通透性,并已成功地用于治疗炭疽[1]。

利福平虽不是蛋白质合成抑制剂,但是也可以用于这方面,因为它与主要抗生素有协同效应。

如果怀疑脑膜炎,应联合使用美罗培南等其他抗生素,因为美罗培南具有良好的中枢神经系统通透性。如果没有美罗培南,亚胺培南/西司他丁可替代,能起到相同效果。最初给予静脉联合治疗,应维持至少 2 周及两周以上或直至患者临床情况稳定,以较长时间为准。如果患者之前接触过雾化孢子,治疗应持续 60 日,以预防复发,因为在之前接触过雾化孢子,未萌发的孢子可能在他们的肺部仍然存活。

一旦静脉注射组合治疗完成后,应该采用单一口服抗生素治疗。

[1] Hendricks KA,Wright ME,Shadomy SV,et al:Centers for Disease Control and Prevention Expert Panel meetings on prevention and treatment of anthrax in adults[J]. Emerg Infect Dis,2014,20(2)。

其他药物 肾上腺糖皮质激素对脑膜炎及纵隔水肿可能有效,但未得到充分证实。可以考虑应用钙通道阻滞剂和 ACE 抑制剂。瑞西巴库作为一种单克隆抗体可用于治疗已存在的毒素,也可与抗菌治疗联合应用。瑞西巴库在吸入性炭疽病的动物模型中显示出较好的疗效,尤其是在早期给药的情况下。

耐药性 理论上应考虑耐药存在。虽然炭疽杆菌通常对青霉素敏感,但可诱导产生 β-内酰胺酶,因此,不推荐单独使用青霉素或头孢菌素。生物武器研究者有可能制造出对多种抗生素耐药的炭疽杆菌,但这些在临床中尚没有被发现。

预防

由无细胞成分的培养滤过液组成的炭疽疫苗可用于高危人群(如军人、兽医、实验室技术人员、加工山羊毛的纺织厂工人)。专门的兽用疫苗也可获得。为确保保护作用需要重复接种疫苗。接种疫苗可导致局部反应。

有限的数据提示皮肤型炭疽不会产生获得性免疫,特别是对于早期使用有效的抗生素治疗的患者。有限的数据表明吸入型炭疽存活者可产生特定的免疫力。

暴露后预防 暴露后预防措施包括:
- 抗生素
- 疫苗

暴露于吸入型炭疽的无症状人群(包括孕妇及儿童)需给予以下一种抗生素口服,持续 60 日:

- 环丙沙星 500mg(儿童 10~15mg/kg)12 小时 1 次
- 多西环素 100mg(儿童 2.5mg/kg),每 12 小时 1 次
- 左氧氟沙星 750mg,每 24 小时 1 次
- 莫西沙星 400mg,每 24 小时 1 次。如存在环丙沙星和多西环素使用禁忌证,炭疽杆菌对青霉素敏感,则可选择阿莫西林 500mg(儿童 25~30mg/kg)口服,每日 3 次

接触过气溶胶 60 日后,在肺中仍可检测到活孢子。暴露于气雾化 B 型炭疽杆菌孢子的人可以认为存在吸入炭疽的危险,因为在最初暴露之后未发芽孢子仍存留在他们的肺中,所以抗生素治疗应持续 60 日以清除发芽的微生物。

CDC 推荐对于暴露于炭疽芽孢的患者应在使用疫苗的同时使用抗生素。对于接种疫苗的患者,暴露后抗生素的使用应延长至 100 日。

> **关键点**
> - 炭疽通常从感染的动物获得,但已被用作生物武器
> - 强效毒素,包括水肿毒素和致命毒素,是引起最严重临床表现的主要原因
> - 炭疽的主要临床类型是皮肤型(最常见)、口咽型、胃肠型和吸入型(最致命的)
> - 胃肠型和吸入型炭疽不在人与人之间传播
> - 治疗吸入型炭疽使用环丙沙星或多西环素联合一种其他药物
> - 对于接触吸入型炭疽的人群给予环丙沙星、左氧氟沙星或多西环素和炭疽疫苗进行暴露后预防

更多信息

美国 CDC 应急准备(emergency preparedness)

白喉

白喉是一种主要由产毒素的白喉杆菌引起的急性咽或皮肤感染,罕见由其他不太常见的棒状杆菌属引起。白喉杆菌患者可以表现为非特异性皮肤感染或咽部假膜形成,产生的外毒素可引起心肌和神经组织损害。无症状的带菌状态也可发生。依据临床表现及细菌培养可确诊。治疗使用抗毒素和青霉素或红霉素。儿童时期应常规进行疫苗接种预防。

白喉杆菌通常感染鼻咽部(呼吸道白喉)或者皮肤。

白喉毒素 通过 β-噬菌体感染的白喉菌株,携带有毒素编码基因,可产生毒素。这种毒素首先引起局部炎症和坏死,然后损伤心脏、神经和肾脏。

不产生毒素的白喉杆菌同样可引起鼻咽部感染,有时引起系统性疾病(如心内膜炎、化脓性关节炎)。

流行病学及传播途径 人类是唯一已知的白喉杆菌贮存宿主。该菌通过以下方式传播

- 呼吸道飞沫
- 直接接触口咽部分泌物
- 接触感染皮损
- 污染物(少见)

白喉杆菌携带者常见于在流行区非发达国家。由于接

种疫苗或活动性感染获得的免疫力可能不能防止患者变成携带者;然而,多数患者经过充分治疗不会变成病菌携带者。有症状的患者及无症状携带者均可成为传染源。

卫生条件差者和贫穷社区居民易感染皮肤白喉。在美国,过去的最高发病率报告在美洲原住民人口大量居住的州。然而,目前美国没有地理上集中的案例。

许多国家均有白喉流行,包括非洲、南美、南亚和东南亚、中东、海地、多米尼加共和国(白喉的流行信息可参见美国 CDC 网站)。

在发达国家由于广泛的儿童接种免疫,白喉少见。然而,在前苏联解体后,其成员国白喉疫苗接种率下降,从而导致白喉发病率明显上升。因为成人的加强免疫接种率正在下降,所以对疾病的敏感性也增加了。

症状及体征

■ 根据感染的部位以及菌株是否产生毒素而症状不同

大部分呼吸道感染是由产毒素的菌株引起的。产毒素菌株及不产毒素菌株均可引起皮肤感染。毒素很少被皮肤吸收;因此,在皮肤白喉中由毒素引起的并发症罕见。

咽部感染 潜伏期平均 5 日,患者可出现 12~24 小时的前驱症状,出现轻度的咽喉疼痛、吞咽困难、低热和心动过速。儿童常见恶心、呕吐、寒战、头痛和发热。

如果是产毒素的菌株,扁桃体上可见特征性薄膜。开始呈白色、平滑的渗出物,但典型者会变成暗灰色粘连牢固的纤维素膜,揭除易引起出血。局部水肿可见颈部肿胀(牛颈样外观)、声嘶、喘鸣和呼吸困难。薄膜可以向喉、气管和支气管延伸,可能部分阻塞气管或突然脱落引起气管完全阻塞。

如果大量毒素被吸收,可出现严重的虚脱、脸色苍白、心动过速、昏睡和昏迷等;毒血症可在 6~10 日内导致死亡。

鼻喉患者病情轻微,表现为分泌浆液或脓性渗出物,及外鼻孔和上唇的刺激症状。

皮肤感染 皮肤损伤常见于四肢,表现形式多样,经常与慢性皮肤病变难以鉴别(如湿疹、银屑病、脓疱病)。在一些患者,可产生未愈的凿除状溃疡,偶尔伴有淡灰色薄膜。典型的表现为疼痛、触痛、红斑和渗出。假如产生外毒素,损伤处可有麻木感。20%~40%患者常合并鼻咽部感染,通常是由于直接或间接接触含有白喉杆菌之前就已存在的慢性皮损。

并发症 主要的并发症为心脏和神经并发症。

心肌炎 在 1~6 周内的任何时候均可以出现,通常在 10~14 日时症状明显,即使当呼吸道症状消失时也可出现;心脏毒性与局部感染病变的严重程度相关。20%~30%的患者没有显著的心电图改变,但也可能发生房室分离、完全性传导阻滞和室性心律失常,病死率很高。也可以发生心力衰竭。

神经系统损伤 不常见(约5%),仅在严重的呼吸道白喉中发生。白喉毒素引起多神经脱髓鞘病变,累及脑神经和外周神经。毒素作用通常在起病一周内出现,引起眼调节功能受损、延髓麻痹、吞咽困难和鼻腔反流。在 3~6 周出现外周神经病变。运动与感觉神经均可受累,但以运动神经受累为主。需要很长时间才能缓慢恢复。膈肌可能会瘫痪,有时会导致呼吸衰竭。可能会持续数周才能缓解。

白喉总病死率为 3%;如就诊延迟、合并心肌炎及年龄<15 岁的儿童和年龄>40 岁的成人病死率增加。

诊断

■ 革兰氏染色和细菌培养

出现以下非特异症状时需考虑白喉诊断:咽炎、颈部腺体病、低热、全身中毒症状、声嘶、腭麻痹及喘鸣。出现典型的假膜时往往提示诊断。对假膜进行革兰氏染色显示革兰氏阳性杆菌,显示有类似典型汉字形态的异染(串珠样)结构。应当对假膜及假膜下物质进行培养。当怀疑是白喉杆菌时应通知实验室,以便使用专门的培养基(Loeffler 或 Tindale)培养。体外毒素释放实验(改良的埃莱克试验,Elek test)可用于鉴别产毒素及不产毒素菌株。PCR 可以检测白喉毒素基因。

当呼吸道白喉患者出现皮肤损伤时要考虑是否合并皮肤白喉。应当对拭子或活检标本进行培养。皮肤白喉患者可能同时合并 A 组链球菌或金黄色葡萄球菌感染。

心电图可以用来寻找与心肌炎相关的 ST-T 波改变,QT 间期的延长和/或 1 度房室传导阻滞,这些症状通常随着呼吸症状的好转而变得明显。

治疗

■ 白喉抗毒素
■ 青霉素或红霉素

对出现症状的呼吸道白喉患者应当住院并且在 ICU 治疗,监测呼吸和心脏等方面的并发症。应当呼吸道隔离和谨慎接触以免传染,直到抗生素疗程结束 24~48 小时后连续两次培养阴性为止。

白喉抗毒素 因为抗毒素仅能中和没有与细胞结合的毒素,所以应立即给予白喉抗毒素,没有必要等待培养证实。对于无明显呼吸道症状的皮肤白喉,是否使用抗毒素存在争议,关于抗毒素应用于皮肤白喉的报道极少;然而,有些专家推荐使用。在美国,抗毒素必须拨打电话 770-488-7100 经过 CDC 紧急事件处理中心从 CDC 获得(另请参阅美国 CDC 有关获取抗毒素的公告)。

注意:白喉抗毒素是从马中提取,因此,在注射之前应进行皮肤(或结膜)敏感皮肤试验。抗毒素的剂量,肌肉或者静脉注射的范围在 20 000~100 000 单位,由以下情况确定:

■ 位点和症状的严重程度
■ 疾病病程
■ 并发症

如果发生过敏,应当立即皮下、肌内注射或缓慢静脉注射 1:1 000 肾上腺素(0.01ml/kg) 0.3~1ml。对于高度过敏的患者禁忌静脉注射抗毒素。

抗生素　需要使用抗生素杀灭细菌防止传播，且抗生素不能够被抗毒素所替代。

对于成人，可给予以下中的任何一种：
- 红霉素 40mg/kg/d（最大，2g/d）口服或注射每 6 小时 1 次，持续 14 日
- 每日普鲁卡因青霉素肌内注射（对于体重≤10kg 者，30 万单位/d，体重>10kg 的患者，60 万单位/d）治疗 14 日

当患者能够耐受口服药物，就应该改用青霉素 250mg，每日 4 次，或红霉素 500mg 口服，每 6 小时 1 次，治疗持续 14 日。

儿童应给予普鲁卡因青霉素 12 500~25 000 单位/kg 每 12 小时 1 次肌内注射或者红霉素 10~15mg/kg（最大剂量 2g/d）每 6 小时 1 次静脉注射，当能耐受口服药物时改为上述口服药物。

如果检测抗生素的耐药性可以使用万古霉素或利奈唑胺。当在抗生素疗程结束后 1~2 日和 2 周，连续两次咽喉或鼻咽部培养阴性确定白喉杆菌是否被清除。

其他治疗　对于**皮肤白喉**，推荐使用肥皂水清除皮损和全身使用抗生素 10 日。

白喉患者康复后需要**接种疫苗**，因为感染不能保证获得免疫。

重度白喉的恢复很缓慢，应当建议患者不要太快恢复运动。甚至正常的体力活动对心肌炎的恢复也是有害的。

预防

预防措施包括：
- 感染控制措施（直到至少间隔 24 小时的 2 次呼吸道飞沫分离培养为阴性）
- 疫苗接种（初级接种及暴露后接种）
- 抗生素

疫苗接种　白喉疫苗含有白喉类毒素；其与其他疫苗混合使用。

每个人都应该根据下列规定的时间间隔接种疫苗：
- 儿童：白喉-破伤风-无细胞的百日咳（DTaP）疫苗
- 青少年及成人：破伤风-白喉疫苗（Td）或破伤风类毒素、减毒白喉毒素以及无细胞的百日咳疫苗（Tdap）（见 CDC 的美国免疫计划 Childhood and Adolescent Immunization Schedule and their Adult Immunization Recommendations）

没有完成初始接种或最后一次加强免疫>5 年的所有白喉接触者（包括医务工作者）均应当再次注射白喉疫苗。如果不知道免疫状态也应当接种疫苗。根据年龄接种适量的白喉类毒素疫苗。

暴露后抗生素的使用　应当对所有的密切接触者进行检查；持续监测 7 日观察是否发病。不论其免疫状态都应对鼻咽部和/或喉的标本进行白喉杆菌培养。

无症状接触者的治疗：成人红霉素 500mg 口服每 6 小时 1 次（儿童 10~15mg/kg）持续 7 日，如依从性不能保证则使用单剂量苄星青霉素肌内注射（体重<30kg 的患者 60 万单位肌内注射，体重>30kg 者 120 万单位肌内注射）。

如果培养阳性应延长使用红霉素治疗 10 日；携带者不应当使用抗毒素。携带者在治疗 3 日后，可以继续工作，但必须同时继续服用抗生素。当抗生素疗程结束后 24 小时应当再次进行细菌培养，连续两次从鼻及喉获得标本培养，间隔 24 小时。如培养阳性，应再使用一个疗程的抗生素，然后再进行细菌培养。

> **关键点**
> - 通常，白喉是通过皮肤或鼻咽感染，但产生的强效毒素可损伤心脏、神经，有时损害肾脏
> - 由于疫苗的广泛接种，白喉在发达国家罕见，但在许多发展中国家仍可流行；发达国家的流行率略有上升，因为疫苗接种和再接种率正在下降
> - 咽部感染在扁桃体引起特征性膜；它最初呈现白色光滑的渗出物，但最终变成典型的脏灰色、坚韧、纤维素性和具有黏附力的膜
> - 治疗使用白喉抗毒素、青霉素或红霉素，培养以证实治愈
> - 患者恢复后应种疫苗；密切接触者若未接种，或最后一剂接种时间为>5 年，需要接种疫苗
> - 不论其免疫状态如何都应对密切接触者进行鼻咽部和喉的标本进行培养
> - 对密切接触者给予抗生素；治疗的持续时间取决于培养结果

更多信息

Infectious Diseases Related to Travel at the Centers for Disease Control and Prevention[CDC] web site

CDC 网站关于儿童和青少年免疫接种程序和成人免疫接种建议（Childhood and Adolescent Immunization Schedule and their Adult Immunization Recommendations at the CDC web site）

丹毒丝菌病

丹毒丝菌病是由猪红斑丹毒丝菌引起的。最常见症状是类丹毒、急性但进展缓慢的局限性蜂窝织炎。通过活检组织培养或偶可通过 PCR 检测诊断。应使用抗生素治疗。

猪红斑丹毒丝菌（以前称隐袭丹毒丝菌）是一种细小的革兰氏阳性、有荚膜、不形成芽孢、不活动的微嗜氧杆菌，呈世界性分布，是一种主要的腐生菌。

猪红斑丹毒丝菌可感染多种动物，包括昆虫、贝壳类动物、鱼、鸟和哺乳动物（特别是猪）。人类感染主要与职业有关，典型者是由于处理可食或不可食动物[感染的动物尸体、提取的产品（油脂、肥料）、骨和壳]时被刺伤而感染。通常患者在鱼场或屠宰场工作。被猫、狗咬伤也可导致感染。皮肤以外部位感染罕见，通常表现为关节炎和心内膜炎。

症状及体征

外伤后一周内，出现特征性的隆起、紫红色、不形成水

疱、发硬的斑丘疹,伴有瘙痒和灼热感。通常局部肿胀但界限明显,可能影响手的功能(手为常见的感染部位)。皮损的边缘可缓慢向外扩展,导致不适和活动受限达3周。本病通常呈自限性。

大约1/3的病例会有区域淋巴结肿大。丹毒极少发展为全身性皮肤病,其典型表现为紫色皮损在中央消除后向外扩展,伴有病变主要部位及远端大疱形成。

菌血症罕见,原发感染较继发于皮肤感染的多见。但可引起脓毒性关节炎或感染性心内膜炎,甚至在无心脏瓣膜病者也可发生。心内膜炎通常累及主动脉瓣,病死率高,患者常需心脏瓣膜移植。中枢神经系统、腹内和骨骼很少发生感染。

诊断

- 细菌培养

活检厚皮片培养优于自病损扩展边缘处针刺吸取物培养,因为细菌仅局限于皮肤深部。挤压鲜红丘疹获取渗出物作培养也具有诊断价值。诊断丹毒丝菌性关节炎或心内膜炎需从滑膜液或血液中分离到细菌。猪红斑丹毒丝菌可能被误认为乳酸杆菌。

PCR扩增试验有助于快速诊断。如果怀疑是心内膜炎,那么快速诊断尤为重要,因为红斑丹毒丝菌引起的心内膜炎的治疗方法与革兰氏阳性杆菌心内膜炎的经验性治疗方法不同(如红斑丹毒丝菌对通常使用的万古霉素耐药)。

治疗

- 青霉素、头孢菌素、氟喹诺酮类,或克林霉素

对于**局部皮肤疾病**,通常采用以下一种抗生素治疗,维持7日:
- 青霉素V或氨苄西林(500mg,口服,每6小时1次)
- 环丙沙星(250mg,口服,每12小时1次)
- 克林霉素(300mg,口服,每8小时1次)

头孢菌素也是有效的。达托霉素和利奈唑胺在体外试验中证明有效,如果患者对β-内酰胺类抗生素过敏,可以考虑使用。四环素类和大环内酯类可能不再可靠。丹毒丝菌对磺胺类、氨基糖苷类及万古霉素耐药。

重度弥漫性皮肤或全身性感染

最好应用下列一项进行治疗:
- 静脉注射青霉素(2~3百万单位,每4小时1次)
- 头孢曲松(2g静脉注射,每日1次)
- 一种氟喹诺酮类(如环丙沙星400mg iv,每12小时1次,左氧氟沙星500mg静脉注射每日1次)

心内膜炎 治疗采用青霉素维持4~6周。也可选择头孢菌素和氟喹诺酮类。万古霉素通常用于革兰氏阳性杆菌性心内膜炎的经验性治疗;然而,红斑丹毒丝菌对万古霉素耐药。因此,同其他革兰氏阳性微生物快速鉴别红斑丹毒丝菌是至关重要的。

治疗关节炎宜用同样的药物和剂量(在热退或积液消退后至少再继续给药1周),此外还需对感染的关节进行反复的针刺抽吸引流。

> **关键点**
> - 感染通常见于处理可食或不可食动物材料[如在屠宰场]时发生刺伤的人群或工作与鱼类或贝壳类动物有关的人群
> - 在外伤一周内,出现特征性的隆起、紫红色、不形成水疱、发硬的斑丘疹,伴有瘙痒和灼热感;约1/3患者可出现局部淋巴结肿大
> - 菌血症罕见,但可导致化脓性关节炎或感染性心内膜炎
> - 通过培养全层活检标本或通过研磨丘疹获得的渗出物进行诊断
> - 如果怀疑由于红斑丹毒丝菌引起的心内膜炎,则病原体的快速鉴定至关重要,因为治疗通常是不同的;红斑丹毒丝菌对通常用于治疗革兰氏阳性杆菌性心内膜炎的万古霉素耐药
> - 根据感染的程度和部位采用抗生素(如青霉素、环丙沙星)治疗

李斯特菌病

李斯特菌病是由李斯特菌所致的菌血症、脑膜炎、脑炎、皮炎、眼脑综合征、宫内和新生儿感染或罕见的心内膜炎。症状根据感染器官的不同而不同。宫内感染可导致胎儿死亡。通过分离出细菌而确诊。治疗包括青霉素、氨苄西林(常合并使用氨基糖苷类)和复方磺胺甲噁唑。

李斯特菌是微小、不耐酸、无荚膜、无芽胞、β-溶血、需氧、兼性厌氧革兰氏阳性杆菌,具有特征性的翻滚运动性。世界各地均有发现,广泛存在于自然环境中及人类、非人类哺乳动物、鸟类、蜘蛛和甲壳类动物的肠内。李斯特菌有几种亚种,但只有单核细胞增多性李斯特菌是导致人类致病的主要病原体。

在美国,2013年李斯特菌的平均年发病率为2.6/100万,在夏季达到高峰;新生儿和≥60岁的成人发病率最高。李斯特菌病在HIV感染/艾滋病患者中的发病率是普通人群的300倍。

传播 单核细胞增多性李斯特菌在环境中普遍存在,食物加工过程中受到该菌污染的机会较多。几乎所有种类的食物均可携带和传播单核细胞增多性李斯特菌,但感染通常是由于摄入了污染的奶制品和生蔬菜或肉制品,因为单核细胞增多性李斯特菌在冰箱温度下可存活和繁殖。

通过直接接触或屠宰感染动物也可引起感染。

> **经验与提示**
> - 单核细胞增多性李斯特菌可在冰箱温度下繁殖,因此轻度污染的冷藏食品可能变得严重污染

危险因素 单核细胞增多性李斯特菌属胞内繁殖菌,故抑制该菌需要细胞介导的免疫;因此,以下为感染高危

人群：
- 免疫缺陷患者
- 新生儿
- 老年人、孕妇感染李斯特菌的风险也增加，并可以在产前和分娩期将菌由母亲传给新生儿，亦可引起流产或早期婴儿死亡

李斯特菌是引起新生儿细菌性脑膜炎一个常见原因。

症状及体征

原发性李斯特菌菌血症 罕见，可引起高热但无局部的症状和体征。也可发生心内膜炎、腹膜炎、骨髓炎、化脓性关节炎、胆囊炎、胸膜炎、肺炎。摄入污染的食物后可能出现发热性肠胃炎。李斯特菌血症可能引起宫内感染、绒膜羊膜炎、早产、死胎或新生儿感染。

新生儿和>60岁的成人脑膜炎中约20%是由于李斯特菌引起的。20%的患者进展到脑炎，表现为弥散性脑炎或罕见的脑干脑膜炎和脑脓肿；脑干脑膜炎表现为意识改变、脑神经麻痹、小脑症状和运动、感觉神经功能丧失。

眼腺型李斯特菌病 可引起眼炎和区域性淋巴结肿大（Parinaud综合征）。接着可以感染结膜，若不治疗可发展为菌血症和脑膜炎。

诊断
- 细菌培养

李斯特菌感染也可通过血或脑脊液培养诊断。当怀疑是单核细胞增多性李斯特菌时必须通知实验室，因为该菌很易与类白喉杆菌混淆。

所有的李斯特菌感染，IgG凝集素滴度高峰均发生在起病后2~4周。

治疗
- 氨苄西林或青霉素，通常联合氨基糖苷类

李斯特菌性脑膜炎的最佳治疗是用氨苄西林2g静脉注射每4小时1次。基于在体外具有协同作用，大部分专家推荐加用庆大霉素（1mg/kg静脉注射，每8小时1次）。头孢菌素无效。

心内膜炎和原发性菌血症，使用氨苄西林2g静脉注射每4小时1次加庆大霉素（协同效应），心内膜炎的疗程为6周，原发性菌血症的疗程为退热后再继续2周。眼腺型李斯特病和李斯特菌皮炎使用红霉素10mg/kg口服，每6小时1次，直到退热后再继续服1周。体外研究证实头孢菌素无效，故不应使用该类药物。亦有万古霉素治疗失败的报道。SMX-TMP 25/5mg/kg静脉注射每8小时1次可作为备选方案。利奈唑胺在体外有作用，但缺乏临床经验。

预防

食品污染很普遍，另外，单核细胞增多性李斯特菌可在冰箱温度下繁殖，轻度污染的食物在冷藏过程中会变为重度污染。如果食物没有经过进一步烹饪（如冷藏的即食食品），那么直接进食后感染风险很高。因此，恰当的食品卫生很重要，特别是高风险人群（如免疫功能低下患者、孕妇、老人）。高风险人群应避免食用以下食物：
- 软奶酪（如羊乳酪、布里、卡门贝干酪）
- 冷藏即食食品（如热狗、熟肉制品、肉类面包），吃之前要加热到内部温度达73.9℃（165°F）或者直到热气腾腾
- 冷藏熏制海鲜[如熏鲑鱼、熏（腌）鲑鱼]，需要事先烹熟
- 生（未经高温消毒）奶

> **关键点**
> - 单核细胞增多性李斯特菌在环境中很常见，但每年仅导致大约2.6例/100万感染，通常是因为食用被污染的食品
> - 发病率在新生儿、成年人（≥60岁）及免疫功能低下的患者中最高
> - 各器官系统可能都会受到影响；孕妇在怀孕期间感染可能导致胎儿死亡
> - 采用氨苄西林，通常联合庆大霉素治疗
> - 建议患者及时吃掉并正确烹调可能被污染的食物（高危患者避免食用这类食物），从而预防疾病发生

诺卡放线菌病

诺卡放线菌病是一种急性或慢性，常为弥散化脓性或肉芽肿性感染，通常由多种来自诺卡放线菌属的需氧土壤腐生菌引起。典型表现为肺炎，但也常见皮肤和中枢神经系统感染。通过培养和特殊染色诊断。治疗通常使用磺胺类药物。

诺卡放线菌属细菌为专性需氧、部分抗酸，呈串珠样、分枝样的革兰氏阳性杆菌。放线菌科诺卡放线菌属中部分细菌可引起人类感染。

星形诺卡放线菌为最常见的人类病原菌，通常引起肺炎和弥漫性感染。

巴西诺卡放线菌最常引起皮肤感染，特别在热带气候条件下。通过吸入或直接皮肤接触病原菌而感染。

其他诺卡放线菌有时也可引起局部感染，偶尔也可引起全身性感染。

诺卡放线菌病分布于世界各地，各年龄组均可发病，但以老年男性及免疫缺陷患者为多。人与人之间传播罕见。

危险因素 其他因素包括：
- 淋巴瘤
- 器官移植
- 大剂量皮质激素或其他免疫抑制治疗
- 潜在的肺部疾病

然而，约一半的患者之前不存在疾病或病症。诺卡放线菌病也是晚期艾滋病感染者的机会性感染之一。

症状及体征

诺卡放线菌病通常呈亚急性起病，表现为类似于放线菌病的呼吸道症状，但诺卡放线菌更易于局部播散或者经血源传播。疾病播散伴脓肿形成可累及任何一个器官，最常累及大脑、皮肤、肾脏、骨骼系统或肌肉。

肺部病变时，最常见的症状有咳嗽、发热、寒战、胸痛、衰弱、食欲缺乏和体重减轻，但这些症状都是非特异性的，并且与肺结核或化脓性肺炎相似。胸腔积液也可发生。

30%~50%病例可发生转移性脑脓肿,通常可有严重头痛和局灶性神经系统异常。感染可以呈急性、亚急性或慢性。

皮肤或皮下脓肿常见,有时表现为原发的局部感染。可表现为
- 蜂窝织炎
- 皮肤淋巴管综合征
- 放线菌性足分支菌病
- 淋巴皮肤综合征由原发性脓皮病变和类似于孢子丝菌病的淋巴结组成

放线菌足分支菌病开始时为一结节,然后化脓,可沿着筋膜平面扩展,通过慢性瘘管引流。

诊断
- 镜检或细菌培养

通过体检、X线检查或其他影像检查发现的局部病变获取的标本或组织培养找到诺卡放线菌,便可做出诊断。常可见珠状成簇的分支细丝样革兰氏阳性杆菌(弱抗酸)。

预后
肺炎型和弥散型诺卡放线菌病,若不治疗常会死亡。在选用合适的抗生素治疗的患者中,弥漫性感染伴免疫功能不全的患者病死率最高(>50%),免疫功能正常并且病变局限于肺部的患者病死率约10%。

皮肤型感染的治愈率通常>95%。

治疗
- 复方磺胺甲噁唑(TMP/SMX)

TMP/SMX 15mg/kg/d(按TMP成分计算剂量)口服,每6~12小时1次,或单独使用高剂量磺酰胺(如磺胺嘧啶1g,口服,每4~6小时)。因为大多数病例对治疗反应缓慢,磺胺类药物的剂量应达到最后一剂2小时血药浓度维持在12~15mg/dl,持续超过6个月。在免疫缺陷以及播散性感染患者,在菌种鉴定及药敏试验结果出来之前,应给予TMP/SMX联合阿米卡星、亚胺培南或美罗培南治疗。

若对磺胺类过敏或出现难治性感染,可用阿米卡星、四环素类(特别是米诺环素)、亚胺培南-西司他丁、美罗培南、头孢曲松、头孢噻肟、广谱喹诺酮类(如莫西沙星)、氨苯砜或环丝氨酸。利奈唑胺和替加环素可能是有效的替代用药。应当根据体外药敏试验选择更换抗生素。

> **关键点**
> - 免疫抑制剂及慢性肺病可能是诱因,但约一半患者并无基础疾病
> - 典型表现为肺炎,但也常见皮肤和中枢神经系统感染;血行播散可以累及任何器官
> - 用甲氧苄啶/磺胺甲噁唑(或众多备选方案之一)进行数个月的治疗

184. 革兰氏阴性杆菌

革兰氏阴性杆菌简介

革兰氏阴性杆菌可引起多种疾病。一些革兰氏阴性杆菌是肠道正常菌群的共生菌。这些共生菌以及来自动物或环境中的其他细菌都可以引起疾病。

泌尿道感染、腹泻、腹膜炎和血流感染通常由革兰氏阴性杆菌引起。

革兰氏阴性细菌可引起鼠疫、霍乱和伤寒。这些感染在美国罕见,但在贫困或战争地区或卫生条件差和/或不安全的水和食物供应地区是比较常见的。这些感染可非常严重。

巴尔通体感染概述

巴尔通体属于革兰氏阴性杆菌,以前归类于立克次体。它们是兼性胞内生物体,通常寄生在红细胞和内皮细胞内。它们引起少数不常见的疾病:
- 猫抓病
- 一种急性发热性贫血(奥罗亚热,Oroya Fever)
- 一种慢性皮疹(杆菌性血管瘤)
- 播散性疾病(战壕热)

免疫缺陷宿主感染风险较高(表184-1)。巴尔通体感染(巴尔通体病)通常由人通过昆虫媒介获得。

表184-1 部分巴尔通体感染

种类	表现	危险人群	昆虫媒介	治疗
杆菌性血管瘤病				
汉赛巴尔通体	疣状、增生皮损 播散性内脏疾病 淋巴结病;肝脾肿大	免疫缺陷者	虱、蚤	多西环素†,阿奇霉素,红霉素

续表

种类	表现*	危险人群	昆虫媒介	治疗
战壕热				
五日热巴尔通体‡	长期或反复发热；菌血症；心内膜炎	居住拥挤和卫生条件差的人群；免疫功能缺陷者易发生播散性感染	体虱	多西环素†、红霉素、利福平
猫抓病				
汉赛巴尔通体‡	淋巴结病，发热，有心脏疾病者发生心内膜炎	养猫者，免疫功能缺陷者易发生播散性感染	可能为猫蚤（也是猫的传播媒介）	多西环素†、红霉素、利福平
奥罗亚热，秘鲁疣，腐肉病				
杆菌状巴尔通体	急性发热性溶血性贫血；与杆菌性血管瘤病类似的皮损；继发感染	海拔600~2 400m安第斯山脉居民	白蛉	多西环素†、氯霉素、利福平，氟喹诺酮类、链霉素

* 正常人。
† 优先选用多西环素。
‡ 免疫功能正常者通常不需要治疗；然而，巴尔通体菌血症可伴发心内膜炎。

猫抓病
（猫抓热）

猫抓病是由汉赛巴尔通体引起的一种感染。症状表现为局部丘疹和局部淋巴结炎。诊断通常为临床诊断，确诊有赖组织活检或血清学检查。治疗采用局部热疗、镇痛药，有时需要使用抗生素。

家猫，尤其幼猫，是汉赛巴尔通体的主要宿主。在美国，家猫汉赛巴尔通体的抗体阳性率为14%~50%。约99%的患者报告与猫有接触史，其中大部分猫是健康的。细菌在猫体内具体的寄殖部位尚不清楚；然而，可周期性地发生无症状的菌血症。人被猫咬伤或抓伤而获得感染。猫蚤在猫之间传播感染，也可能是引起没有猫接触史的人感染的原因，尽管这种理论未被证实。儿童最易感染。

症状及体征

猫咬伤或抓伤后3~10日，大部分患者在抓伤处出现红斑性有痂丘疹（少见脓性）。2周内产生局部淋巴结病。淋巴结起初固定而有触痛，之后可有波动，瘘管形成可引流。同时可伴有发热、乏力、头痛和纳差。

5%~14%的患者可出现以下少见的临床表现：
- 6%的患者出现帕里诺眼淋巴结综合征（结膜炎伴耳前淋巴结肿大）
- 2%的患者有神经系统表现（脑病、癫痫发作、视神经视网膜炎、脊髓炎、截瘫、脑动脉炎）
- <1%的患者出现肝脾肉芽肿性疾病

患者也可表现为不明原因发热。汉赛巴尔通体是培养阴性心内膜炎最常见的原因之一，通常见于具有心脏瓣膜疾病史的患者。在艾滋病患者可引起严重的播散性疾病。淋巴结病在2~5个月内自发消退。通常可完全康复，但严重的神经或肝脾疾病可致命或留下后遗症。

诊断
- 急性期和恢复期血清学检测或PCR检测
- 有时可行淋巴结活检

血清抗体检测阳性（推荐检测急性期和间隔6周的恢复期血清）或淋巴结穿刺标本PCR检测阳性通常可以诊断猫抓病。

因为类似的淋巴结病可能由其他感染（如兔热病、分枝杆菌感染、布氏杆菌病、真菌感染、性病淋巴肉芽肿）引起，如果没有明确猫抓病诊断需进行上述病原体检测。

如果怀疑癌症或需要确诊猫抓病可行淋巴结活检。典型的组织病理学表现（如化脓性肉芽肿），或通过免疫荧光法检测到病原体则可诊断。

对于免疫缺陷者和具有全身症状的患者应同时做血培养。淋巴结穿刺液培养阳性者罕见。然而巴尔通体属可以从淋巴结活检标本的培养物中分离出来。

治疗
- 局部热疗及止痛
- 对于免疫缺陷者有时需用抗生素

猫抓病通常呈自限性，对于免疫功能正常的患者，治疗可予以局部热敷和止痛对症处理。如触诊淋巴结有波动，用针抽吸可缓解疼痛。

对于免疫力正常患者，抗生素治疗的益处尚不明确，局部感染通常不给予抗生素。然而，常给予阿奇霉素、红霉素或多西环素以减少淋巴结病的发生或降低全身扩散的风险。AIDS患者发生菌血症可应用氟喹诺酮类药物、利福平、庆大霉素或多西环素。为清除病菌，通常需要延长治疗（数周到数月）。体外抗生素敏感性往往与临床结果不相关。

奥罗亚热和秘鲁疣
（卡里翁病）

奥罗亚热与秘鲁疣是由杆菌状巴尔通体引起的感染。初次感染引起奥罗亚热，初次感染恢复后再次感染则引起秘鲁疣。

流行仅限于哥伦比亚、厄瓜多尔、秘鲁的安第斯山脉，奥罗亚热与秘鲁疣均通过白蛉在人与人之间传播。

奥罗亚热：奥罗亚热症状包括发热和重度贫血，起病突然或缓慢。贫血通常为溶血性，也可由骨髓抑制引起。可伴肌痛和关节痛、剧烈的头痛，也常有谵妄和昏迷。可同时伴有沙门菌或其他大肠埃希菌引起的菌血症。如不治疗，病死率可超过50%。

奥罗亚热可通过血培养确诊。

因为奥罗亚热通常合并沙门菌败血症，治疗选择氯霉素500~1 000mg 口服每6小时1次，共7日；有些医师联用另外一种抗生素，通常为多西环素或β-内酰胺类，但甲氧苄啶/磺胺甲噁唑（TMP/SMX）、大环内酯类及氟喹诺酮类也有成功治疗的案例。

秘鲁疣：秘鲁疣临床表现为多种皮肤损害与杆菌性血管瘤病极为相似；这些凸起的红紫色皮肤结节通常出现在四肢及面部。可持续数月到数年，伴有疼痛和发热。

诊断依赖临床表现，有时活检显示皮肤血管形成。

多种抗生素可缓解秘鲁疣的症状，但复发常见，需要长期治疗。

经典治疗方案为利福平10mg/kg 口服，每日1次，共10~14日，或链霉素15~20mg/kg 肌内注射每日1次，持续10日。环丙沙星（500mg 口服，每日2次，持续7~10日），以及阿奇霉素、多西环素和TMP/SMX 也有治疗成功的报道。

杆菌性血管瘤病

（上皮样血管瘤病）

杆菌性血管瘤病是由汉赛巴尔通体或五日热巴尔通体引起的感染。

杆菌性血管瘤几乎总是发生在免疫功能低下的人，其特征表现是皮肤出现突起、微红、浆果状病变，通常局限在一个衣领的范围。如果受到创伤，病变则会发生大出血。它们可与卡波西肉瘤或化脓性肉芽肿表现类似。

五日热巴尔通体感染由虱传播；汉赛巴尔通体感染可能由家猫身上的跳蚤传播。病变可以通过网状内皮系统播散，引起杆菌性紫癜（由巴尔通体属细菌引起的肝紫癜），尤易发生在AIDS患者。

诊断 杆菌性血管瘤病依靠皮损组织病理检查、细菌培养和PCR检测。当怀疑是巴尔通体时应通知实验室，因为需要特殊的染色和延长培养时间。

治疗 杆菌性血管瘤病使用红霉素500mg 口服每6小时1次或多西环素100mg 口服每12小时1次，至少持续3个月。氟喹诺酮类和阿奇霉素可作为替代治疗。

战壕热

（胫骨热；五日热）

战壕热是由虱传播的五日热巴尔通体引起的疾病，最初见于第一次和第二次世界大战军人中。表现为急性、反复发热性疾病，偶可伴有皮疹。通过血培养进行诊断。治疗使用大环内酯类药物或多西环素。

人是巴尔通体的唯一宿主。当感染五日热巴尔通体的虱的粪便被揉入磨损皮肤或结膜时五日热巴尔通体就被传播到人类。本病在墨西哥、突尼斯、厄立特里亚、波兰和前苏联流行，在美国流浪人群中再现。

症状及体征

战壕热潜伏期14~30日，起病急，症状包括发热、无力、头晕、头痛（眼后方疼痛），结膜充血和严重背、腿（胫骨）痛。

体温可达40.5℃，并持续5~6日。约半数患者，每间隔5~6日发热重复出现，可重复1~8次。

可出现短暂的斑丘疹，偶有肝脾肿大。某些患者可并发心内膜炎。

复发很常见，甚至在初次感染后10年依然可以复发。

诊断

- 血培养
- 血清学试验和PCR

居住在虱泛滥地区者应怀疑本病。应与钩端螺旋体病、斑疹伤寒、回归热和疟疾相鉴别。

通过血培养病原菌可确诊，但需要1周~4周的培养周期。该病最显著的特征为初次发作期、复发期和两次复发期间的无症状期，以及在心内膜炎患者持续存在菌血症。

可采用血清学试验来帮助诊断。IgG 抗体滴度高应评估是否并发心内膜炎。也可行血液或组织样品的PCR 检测。

治疗

- 多西环素、大环内酯类或头孢曲松

通常可在1个月~2个月内完全康复，几乎无死亡的危险，但临床恢复后数月依然可能存在菌血症，因此需要继续使用（>1个月）多西环素或大环内酯类药物治疗。给予患者多西环素100mg 口服，每日2次，持续4~6周，如怀疑合并心内膜炎，最初两周需加用庆大霉素3mg/(kg·d) 静脉注射。

- 同时应消灭体虱
- 慢性菌血症患者需监测有无心内膜炎体征

布鲁菌病

（波状热；马耳他热；地中海热；直布罗陀热）

布鲁菌病是一种由布鲁菌引起的疾病。症状首先表现为急性发热，极少或没有局部体征。疾病可进展至慢性期，出现反复发热、乏力、出汗和全身酸痛及疼痛。诊断通过病原菌培养，一般为血培养。最佳治疗通常需要联合使用两种抗生素：多西环素或复方磺胺甲噁唑加庆大霉素、链霉素或利福平。

引起人布鲁菌病的致病病原体有牛流产布鲁菌（来自牛）、羊流产布鲁菌(来自绵羊和山羊)、猪流产布鲁菌（来自猪）。犬布鲁菌（来自狗）可引起散发感染。通常，羊流产布鲁菌和猪流产布鲁菌比其他布鲁菌种属的致病能力强。

最常见的感染源为农场动物或未经加工的乳制品。鹿、野牛、马、麋鹿、驯鹿、野兔、鸡和沙漠鼠也可被布鲁菌感染；同样，人类可从这些动物获得感染。

布鲁菌病可通过以下途径获得感染：

- 直接接触受感染动物的分泌物和排泄物
- 摄入含有活布鲁菌的未煮熟的肉、生牛奶或奶制品
- 吸入有感染性的雾化颗粒

- **罕见人与人之间传播**

主要在农村流行,是肉类加工者、兽医、猎户、农民、家畜生产者以及微生物实验室技术人员的职业病。在美国、欧洲和加拿大十分罕见;但在中东、地中海地区、墨西哥和中美洲常有病例报道。

因为极少量的细菌(也许只有10~100个)即可通过气溶胶暴露引起感染,布鲁菌可作为潜在的生物恐怖病原菌。

即使不予治疗,无并发症的急性布鲁菌病通常也会在2~3周后康复。部分转变成亚急性、迁延性或慢性。

并发症 布鲁菌病的并发症罕见,但可有亚急性细菌性心内膜炎、脑膜炎、脑炎、神经炎、睾丸炎、胆囊炎、肝脓肿和骨髓炎(通常累及骶尾骨和脊椎)。

症状及体征

布鲁菌病的潜伏期5日至数月,平均2周。起病可突然,表现为畏寒、发热、剧烈头痛、关节和后背痛、不适,偶有腹泻。有时起病隐匿,表现为轻度不适、肌痛、头痛和项背痛,接着出现夜间发热。随疾病进展,体温可升至40℃或41℃,而在次日早晨下降至正常或接近正常,并伴有大汗。

典型者,这种间歇性发热可持续1~5周,然后经过2~14日的缓解,症状明显减轻或消失。部分患者只有短暂性发热,但其他患者可有反复波浪形发热(波浪热)和缓解,迁延数月或数年之久,表现为FUO。

在最初发热期过后,可出现食欲缺乏、体重下降、腹痛、关节痛、头痛、背痛、乏力、易怒、失眠、抑郁和情绪不稳定。通常会产生便秘。脾大和淋巴结轻度或中度肿大;近50%的患者可有肝大。布鲁菌病死亡率<5%,通常死于心内膜炎或严重的CNS并发症。

诊断

- 血培养
- 急性和恢复期血清学检测

应进行血培养,但培养时间要>7日,可能需要使用特殊的培养基再次培养3~4周,因此当怀疑布鲁杆菌感染时,应通知实验室。

应当检测急性期与相隔3周恢复期的血清。如果恢复期血清抗体滴度增加4倍以上或急性期滴度高于1:160可以考虑诊断,特别是有暴露史和典型的临床表现时。急性期白细胞计数正常或减少,淋巴细胞相对或绝对数增多。

治疗

- 多西环素联合利福平或一种氨基糖苷类药物(链霉素或庆大霉素),或环丙沙星

急性期应限制活动,发热期宜卧床休息。严重肌肉骨骼痛,特别是脊柱痛,可能需要止痛药。布鲁菌心内膜炎除应用抗生素外通常需要手术治疗。

如使用抗生素,宜联合用药,因为单药治疗的复发率很高。多西环素100mg口服,每日2次持续6周,同时给予链霉素1g肌内注射每12~24小时1次(或庆大霉素3mg/kg静脉注射,每日1次),连续14日,可降低复发率。对于没有并发症的患者,利福平600~900mg/d,分两次口服,连续6周的治疗可用来代替一种氨基糖苷类药物。使用环丙沙星500mg口服,每日2次,持续14~42日,联合利福平或多西环素来代替一种氨基糖苷类药物已被证明同样有效。有报道,8岁以下儿童可应用复方磺胺甲噁唑联合口服利福平,共4~6周。

即使用抗生素治疗,5%~15%的患者可复发,因此,所有患者应进行临床随访和重复血清抗体滴度检测,持续1年。

预防

牛奶巴氏杀菌有助于预防布氏杆菌病。由未经高温消毒牛奶制成的且保质期<3个月的奶酪可能被污染。

处理可能感染布鲁菌的动物或尸体的人员需要戴上护目镜和橡胶手套,保护受损的皮肤遭到暴露。在美国和其他一些国家要求有计划地监测和消灭感染的动物,对血清阴性的小牛和小猪进行疫苗接种。

目前没有人用疫苗;将动物疫苗(减毒活疫苗)用于人体可引起感染。人感染后可获得短期的免疫力,一般持续两年。

高危患者(如那些无保护的暴露于受感染动物,或实验室样品或接种了动物疫苗者)暴露后建议采用抗生素预防。方案包括多西环素100mg口服,每日2次,联合利福平600mg/d一次,连续3周;利福平不能用于牛布鲁菌(菌株RB51)疫苗的暴露预防,因其对利福平耐药。

> **关键点**
> - 通过直接接触受感染动物的分泌物和排泄物可感染布鲁菌
> - 感染通常引起发热和全身症状,但具体的器官(如脑、脑膜、心脏、肝脏、骨骼)很少受到累及
> - 即使没有治疗,多数患者通常也会在2~3周后康复,但某些患者可转变成亚急性、迁延性或慢性
> - 诊断采用血培养以及急性和恢复期血清学检测
> - 治疗大多数患者使用两种抗生素,通常为多西环素联合利福平、一种氨基糖苷类或环丙沙星;需要监测患者1年以防复发

弯曲杆菌及相关的感染

弯曲杆菌感染常引起腹泻,偶尔引起菌血症,合并心内膜炎、骨髓炎或化脓性关节炎。

弯曲杆菌为能运动、形状弯曲、微需氧的革兰氏阴性杆菌,正常情况下存在于许多家畜及家禽的胃肠道。

部分弯曲菌是人类感染病原菌。主要的致病菌为空肠弯曲杆菌和胎儿弯曲杆菌。空肠弯曲杆菌可引起不同年龄的人群腹泻,但1~5岁儿童发病率最高。在美国,由空肠弯曲杆菌属引起的腹泻比沙门菌和志贺菌引起的总和还多。胎儿弯曲杆菌和其他几种弯曲杆菌在成人通常引起菌血症和全身表现,尤其当存在一些易感的潜在疾病时,如糖尿病、肝硬化、癌症或HIV/AIDS时。在免疫球蛋白缺陷的患者,这些病原体可引起难治性复发的感染。空肠弯曲杆菌在婴儿可引起脑膜炎。

以下情况可引起感染的暴发流行:

- 接触受感染的动物（如小狗）
- 接触污染的食物或水（如食品处理）
- 摄入污染的食物（尤其是未煮熟的家禽）或水

通过粪口途径或性接触也可引起人与人之间的传播。然而，在散发病例中，感染病原菌的来源通常不清楚。

并发症 空肠弯曲菌性腹泻可以继发吉兰巴雷综合征（GBS），这是由于空肠弯曲菌抗体与外周神经表面结构具有交叉反应性。尽管估计每2 000例空肠弯曲菌感染者中只有一例发生GBS，但发生GBS的患者中25%~40%之前曾感染过空肠弯曲菌。

空肠弯曲菌性腹泻过后数天至数周HLA-B27阳性的患者可发生感染后（反应性）关节炎。其他的感染后并发症包括葡萄膜炎、溶血性贫血、溶血性尿毒症综合征、心肌心包炎、免疫增生性小肠疾病、脓毒性流产和脑病。

空肠弯曲菌极少引起肠道外局灶感染（如心内膜炎、脑膜炎、化脓性关节炎），但胎儿弯曲菌较常见。

症状及体征

弯曲菌感染最常见的表现是水样泻，有时呈血性。虽然腹痛（通常在右下腹部）也很常见，但复发后或间歇发作的发热（体温38~40℃）是全身性弯曲菌感染唯一始终伴随的症状。

患者还可出现亚急性细菌性心内膜炎（多由胎儿弯曲菌引起）、反应性关节炎、脑膜炎或无痛性不明原因发热，但没有腹泻表现。反应性关节炎通常累及单个关节，膝关节常见，症状在1周至数月后可自行缓解。

诊断

- 粪便培养
- 有时需要血培养

弯曲菌感染的诊断，尤其是同溃疡性结肠炎进行鉴别需要进行微生物学检查。当患者出现局部感染或严重的系统性症状时应同时进行粪便培养及血培养。粪便涂片染色可见白细胞。

治疗

- 有时需用红霉素

大部分肠内感染可以自愈；如没有自愈，可口服红霉素500mg每6小时1次，共5日。阿奇霉素可作为替代治疗：500mg口服，每日1次，共3日。环丙沙星应谨慎使用，因为其耐药率逐渐增加。

对于肠外感染患者，抗生素（如亚胺培南、庆大霉素、氨苄西林、三代头孢菌素、红霉素）疗程应延长到2~4周，以免复发。

霍乱

霍乱是一种霍乱弧菌引起的小肠急性感染，霍乱弧菌分泌肠毒素，引起大量水样泻，导致脱水、少尿和循环衰竭。典型的感染是由于食用污染的水或海产品获得。细菌培养及血清学检查可助诊断。治疗给予大量补水和电解质，同时使用多西环素。

病原菌为霍乱弧菌O1和O139血清型，这是一种短小、弯曲，能活动的需氧杆菌，可分泌肠毒素，引起小肠黏膜分泌大量等张电解质溶液的一种蛋白质。这些病菌不会侵入肠壁；因此，大便中有少量或没有白细胞。

霍乱弧菌埃尔托型和古典生物型霍乱弧菌O1型可引起严重疾病。然而，轻型或无症状感染多由目前主要流行的埃尔托生物型以及非O1、非O139霍乱弧菌血清型引起。

霍乱是通过食用被有症状或无症状感染者的排泄物污染的水、海鲜及其他食物而传播。霍乱患者家庭内接触者感染风险高，因为可能摄入共同的受污染的食物和水。人与人之间的传播不易发生，因为需要大量的病原菌在人体接种才可导致感染传播。

本病在亚洲某些地区、中东、非洲、中南美洲和美国的墨西哥湾沿岸呈地方性流行。欧洲、日本和澳大利亚的输入病例曾引起局部地区暴发流行。流行地区的流行暴发通常发生在温暖季节。儿童的发病率最高。疾病新发地区，任何季节均可流行，任何年龄人群同样易感。

非霍乱弧菌可引起轻型胃肠炎。人群的易感性是不同的，O型血的人易于感染。因为霍乱弧菌对胃酸很敏感，低胃酸或无胃酸为易感因素。生活在流行区的人逐渐获得自然免疫力。

症状及体征

霍乱的潜伏期为1~3日。霍乱可以呈亚临床表现，也可以表现为轻度无并发症的腹泻发作，或是潜在致死的暴发性疾病。

初期表现常为突然发生的无痛水样泻和呕吐。通常不伴明显恶心。成人大便量可能超过1L/h，但通常比这少得多。大便为缺少粪质的白色水样便（米泔水样便）。腹泻引起水和电解质大量丢失，从而导致强烈口渴、少尿、肌肉痉挛、乏力、组织明显脱水、眼窝凹陷和手指皮肤皱纹增加。可发生低血容量、血液浓缩、少尿和无尿，并伴有低K^+的严重代谢性酸中毒（但血清Na^+浓度正常）。若不予治疗，接着可发生循环衰竭、发绀和木僵。长期低血容量可引起肾小管坏死。

大部分患者腹泻停止2周内，霍乱弧菌可消失；罕见慢性胆道带菌者。

诊断

- 大便培养和血清学分型

通过粪便培养（推荐选用选择性培养基）和血清学分型可明确霍乱诊断。霍乱弧菌的检测可在参比实验室进行；也可选择PCR检测。霍乱快速检测试纸可用于实验室检测条件有限地区的公共卫生防控。

霍乱应与临床症状相似的由其他产肠毒素细菌引起的感染进行鉴别，通常为大肠埃希菌，偶尔为沙门菌和志贺菌。

应监测血清电解质、尿素氮、肌酐。

治疗

- 补液
- 根据药敏试验选择应用多西环素、阿奇霉素、呋喃唑酮、复方磺胺甲噁唑（SMX-TMP）或环丙沙星

补液 关键是补充血容量。轻症者可以给予标准的口服补液治疗。快速纠正严重的低血容量可挽救生命。预防

和纠正代谢性酸中毒和低钾血症非常重要。对低血容量和严重脱水患者,应当使用静脉补充等渗溶液。可随意口服饮水。为补充钾的丢失,可将 10~15mEq/L 氯化钾加入静脉溶液,或给予 100g/L 的 $KHCO_3$ 溶液(1ml/kg)口服,每日 4 次。补钾对儿童特别重要,因为儿童对低钾的耐受差。

一旦血容量恢复后(补液期),为补充持续丢失的液体,补液量应相当于粪便排泄量(维持期)。应经常用临床指标(脉率和强度、皮肤的弹性和排尿量)来判断补液量是否足够。不应该使用血浆、血液扩容剂和血管升压素替代水和电解质的应用。

静脉补液后可口服葡萄糖-电解质溶液有效地补充随大便丢失的水分。在肠外液体供应不足的流行区,有时仅能口服补液。那些脱水更为严重的患者需要更多的补液,可能需要留置鼻胃管补充液体。

世界卫生组织(WHO)推荐的口服补液盐(ORS)每升水中含葡萄糖 13.5g,氯化钠 2.6g,二水枸橼酸三钠 2.9g(或 2.5g $NaHCO_3$)和氯化钾 1.5g。这种补液最好采用广泛使用的、提前配制好的、由糖和盐组成的密封包装;每袋与 1L 纯净水混合。采用这种预配的 ORS 包可以减少未经培训的人混合液体时犯错的可能性。如果没有 ORS,可将半小匙盐和 6 小勺糖混合加入 1L 纯净水中作为替代方案。经粪便和呕吐持续性丢失的液体量获得等量补充后,ORS 应继续服用。呕吐停止和食欲好转后可给予固体食物。

抗菌药 早期使用有效的口服抗菌药物治疗可消灭霍乱弧菌,可减少 50%的粪便量,48 小时内终止腹泻。应根据从社区分离所得的霍乱弧菌对药物的敏感性来选用抗菌药物。

对敏感菌株有效的药物包括:

- 多西环素:对于成人,第一天 300mg 单剂一次口服或每次 100mg,早晚各一次,之后第 2 日和第 3 日每日口服 100mg;或阿奇霉素 1g 单剂量一次口服(孕妇推荐使用),儿童剂量为 20mg/kg
- 呋喃唑酮:成人,100mg 口服,每日 4 次,连服 72 小时;儿童:每次 1.5mg/(kg·d),每日 4 次,连服 72 小时
- 复方磺胺甲噁唑:成人,每次 2 片,每日 2 次;儿童:按 TMP 计算 5mg/(kg·d),分 2 次,连服 72 小时
- 环丙沙星:成人 1g 单剂口服或 250mg 口服,每日 1 次,共 3 日

预防

为控制霍乱,必须妥善处理人的排泄物,净化供水。在疫区,饮水必须煮沸和氯化物处理,蔬菜和鱼必须烧熟。

Vaxchora® 是一种减毒的口服疫苗,在美国已经被批准用于至霍乱流行地区旅游的 18~64 岁成人 O1 型霍乱弧菌感染的预防。

目前,国际上有两种灭活全细胞口服疫苗可用于儿童和成人,但在美国还无法获得:

- Dukoral®:此单价疫苗只包含霍乱弧菌 O1 和埃尔托型的菌体以及小量无毒的霍乱毒素 B 亚单位;口服疫苗时必须同时服用大量的缓冲液(将缓冲组分溶解在 5 盎司的冷水中)
- Shanchol®:这种新的二价疫苗同时包含了 O1 和 O139 霍乱弧菌菌株,没有添加成分,口服疫苗时没有额外饮水的要求

两种疫苗的保护效力均达 60%~85%,长达 5 年。均需 2 剂,对于持续存在霍乱感染风险的人群建议 2 年后给予加强免疫。

注射疫苗提供的保护作用较弱,持续时间短,副作用多,在有口服疫苗的情况下不推荐使用。

因缺乏资料支持,对于霍乱患者的家庭接触者不推荐采用抗生素预防。

> **关键点**
>
> - 霍乱血清型 O1 和 O139 可分泌肠毒素,这种毒素可引起严重的、有时可致命的腹泻,常见于人群暴露于受污染的水或食物而发生大规模暴发时
> - 其他霍乱弧菌血清型可引起轻微、非流行性疾病
> - 诊断采用大便培养和血清分型;快速试纸测试对确定偏远地区疾病暴发很有帮助
> - 补液是至关重要的;大多数病例仅需口服补液,但对于血容量减少严重的患者需要静脉补液
> - 在药敏结果出来之前,给予成人患者多西环素或阿奇霉素(儿童给予 TMP/SMX)

非霍乱弧菌感染

非霍乱弧菌包括副溶血性弧菌、拟态弧菌、溶藻弧菌、霍氏弧菌和创伤弧菌;它们可引起腹泻,伤口感染或败血症。

非霍乱弧菌有时被称作非凝集性弧菌(即不与霍乱患者的血清发生凝集反应)。它们通常在温暖的海水或海水和淡水的混合水(如河口)中寄殖。

副溶血性弧菌、拟态弧菌及霍氏弧菌通常引起食源性腹泻暴发,典型的为食入未充分煮熟的海鲜(通常为贝壳类)。副溶血性弧菌感染在日本和美国沿海地区流行。该菌可损伤肠黏膜,但不产生肠毒素,也不侵入血流。当皮肤伤口被带菌的温暖海水污染可引起伤口感染。

溶藻弧菌及创伤弧菌可引起严重的伤口感染;两者均不引起肠炎。创伤弧菌被抵抗力差的宿主(常为有肝病或免疫缺陷者)摄入后,可穿透肠黏膜而不引起肠炎,但可引起病死率很高的败血症;偶有健康人也会发生此类感染。

症状及体征

潜伏期 15~24 小时,之后突然出现肠道症状,包括痉挛性腹痛、大量水样泻(大便可为血性并含有多形核白细胞)、里急后重、乏力,有时有恶心、呕吐和低热。24~48 小时后症状自行消退。

一些伤口感染病例可演化为**蜂窝织炎**(常见的为创伤弧菌感染),有些病例可迅速恶化为伴有典型出血和大疱性病变的坏死性筋膜炎。

创伤弧菌败血症可引起休克、大疱性皮损,常有弥散性

血管内凝血(如血小板减少、出血);病死率高。

诊断
- 培养

常规培养很容易确诊伤口和血流的感染。若拟诊肠道感染,则可用硫代硫酸盐-枸橼酸盐-胆汁-蔗糖培养基进行大便培养,可分离出致病的弧菌。污染的海产品培养也可取得阳性结果。

治疗
- 肠道感染使用环丙沙星或多西环素
- 伤口感染使用抗生素,常须进行清创术

非霍乱弧菌肠道感染可用环丙沙星 1g 或多西环素 300mg 单剂口服治疗。然而,感染通常呈自限性,抗生素并非必需,但重症患者需考虑使用抗生素治疗。

腹泻时应密切注意补充血容量,必要时补充丢失的电解质。对于伤口感染,应使用抗生素——通常为多西环素 100mg 口服每 12 小时 1 次,对于严重的伤口感染或败血症,可联合或不联合三代头孢菌素。可以用环丙沙星进行替代治疗。对坏死性筋膜炎的患者,还应作外科清创处理。

> **关键点**
> - 依据菌种和暴露方式的不同,非霍乱弧菌可能引起腹泻、伤口感染或败血症
> - 根据病情,诊断依靠粪便、伤口或血培养
> - 治疗严重的肠道感染可采用单剂环丙沙星或多西环素
> - 治疗伤口感染采用多西环素;对于严重的感染,加用第三代头孢菌素

大肠埃希菌感染

大肠埃希菌是大肠内数量最多的需氧共生菌。一些菌株可引起腹泻,所有菌株在入侵到无菌部位时均可引起感染(如尿道)。诊断依赖标准的培养技术。毒素检测可以助明确腹泻原因。根据药物敏感试验选择抗生素治疗。

- 尿路感染(最常见)
- 肠道感染(某些菌株)
- 侵袭性感染(罕见,除外新生儿)
- 其他部位的感染

大肠埃希菌最常引起尿道感染,通常为上行性感染(从会阴上行感染尿道)。大肠埃希菌也可引起前列腺炎和盆腔炎(PID)。

大肠埃希菌在正常情况下定植于胃肠道;然而,某些菌株获得致病基因可引起肠道感染。当被摄入体内,以下菌株可引起腹泻:

- **肠出血性大肠埃希菌**:这些菌株(包括 O157:H7 血清型和其他)产生一些细胞毒素、神经毒素和肠毒素,包括志贺毒素(细胞毒素),引起血性腹泻;在 2%~7% 患者可能引起溶血性尿毒症综合征。吃不熟的碎牛肉常可获得此菌感染。当卫生条件差时,也可通过粪口途径从感染者获得
- **产肠毒素大肠埃希菌**:可引起水样泻,婴儿及旅游者尤其常见(旅游者腹泻)
- **肠侵袭性大肠埃希菌**:引起炎症性腹泻
- **肠致病性大肠埃希菌**:引起水样泻,尤其是在婴儿
- **肠聚集性大肠埃希菌**:一些菌株是热带地区儿童和艾滋病患者持续性腹泻的潜在性重要原因

其他菌株在正常的肠道解剖屏障被破坏(如局部缺血、肠炎、创伤)时可引起肠外感染,细菌可能扩散到邻近组织或进入血流。肝胆、腹膜、皮肤和肺部感染也可发生。大肠埃希菌菌血症也可以发生,且往往无明显的入侵门户。

大肠埃希菌菌血症和脑膜炎(由具有 K1 荚膜的细菌引起,K1 荚膜为神经侵蚀性标志)常见于新生儿,特别是早产婴儿。

诊断
- 细菌培养

血液、粪便或其他临床标本,应送培养。若临床上怀疑是肠出血型,应通知检验室,因为需要特殊的培养基。

治疗
- 根据感染部位及药敏试验选择不同抗生素

对于大肠埃希菌感染的治疗,必须根据感染部位及严重程度(如轻度膀胱炎、尿脓毒症)先行经验治疗,然后根据抗生素敏感试验结果作相应的调整。许多菌株对阿莫西林和四环素类耐药,应使用其他药物,包括替卡西林、哌拉西林、头孢菌素类、氨基糖苷类、复方磺胺甲噁唑和氟喹诺酮类。需要手术治疗以控制感染源(如脓液引流、清除坏死组织或去除异物)。

耐药性 除了对氨苄西林和四环素耐药外,大肠埃希菌对 TMP/SMX 和氟喹诺酮类的耐药率也逐渐上升。此外,产超广谱 β-内酰胺酶(ESBL)的耐多药菌株已成为社区获得性尿路感染和败血症的重要病源。ESBL 能水解大多数 β-内酰胺类,包括青霉素、广谱头孢菌素和单环 β-内酰胺类,但不能水解碳青霉烯类(亚胺培南、美罗培南、多尼培南、厄他培南);碳青霉烯类可应用于产 ESBL 大肠埃希菌。

大肠埃希菌 O157:H7 及其他肠出血大肠埃希菌引起的感染

大肠埃希菌 O157:H7 和其他肠出血大肠埃希菌(EHEC)通常引起急性血性腹泻,可以引起溶血性尿毒综合征。表现为腹部痉挛疼痛和腹泻,可引起大出血,发热不明显。通过粪便培养和毒素检测诊断。应予支持治疗,不推荐使用抗生素。

流行病学

肠出血性大肠埃希菌血清型>100 种,可以产生志贺和志贺样毒素[产志贺毒素大肠埃希菌(STEC);也称为产志贺样毒素大肠埃希菌(VTEC)]。

大肠埃希杆菌 O157:H7 是北美最常见的 STEC。然而,非 O157 血清型 STEC(尤其是 O26、O45、O91、O103、O111、O113、O121、O128 和 O145)也可引起肠出血性疾病,尤其是在美国以外地区。2011 年,血清型 O104:H4 大肠埃希菌曾在欧洲引起一场严重的暴发流行。

在美国和加拿大某些地方,大肠埃希杆菌 O157:H7 引

起血性腹泻较志贺菌和沙门菌引起者更常见。虽然严重的大肠埃希杆菌 O157：H7感染主要见于儿童和老年人，但几乎所有年龄的人群都可以感染。

牛是大肠埃希菌 O157：H7和其他 STEC 的储存宿主。感染可通过受牛粪污染的食物或水传播，如摄入未煮熟的牛肉(尤其是绞碎的牛肉)或未经巴氏消毒的牛奶引起暴发流行或散发病例。2011年欧洲曾暴发大肠埃希菌 O104：H4感染，就是通过受污染的生豆芽传播的。细菌也可通过粪口途径传播，常见于穿戴尿布的婴儿(如经由未充分氯化消毒的儿童浅水池)。

病理生理

被人摄入后，大肠埃希杆菌 O157：H7和相似的 STEC 血清型菌株在大肠产生大量的多种毒素；这些毒素与 1 型痢疾志贺菌产生的细胞毒素有关。这些毒素直接破坏肠壁的黏膜细胞和血管内皮细胞。如被吸收，可损害其他器官的血管内皮细胞(如肾脏)。

约 5%的病例(大部分是<5 岁儿童和>60 岁的老人)并发溶血性尿毒症综合征，通常在 2 周内发生。可致死亡，尤其在老年人，伴或不伴并发症。

症状及体征

EHEC 感染典型的表现为严重的腹部痉挛疼痛和水样泻，在 24 小时内可明显变成血性。部分患者可能主诉腹泻为"全是血而无粪便"，导致出血型肠炎。通常没有发热或伴有低热，体温偶尔可高达 39℃。如没有并发症，腹泻持续 1~8 日。

诊断

- 粪便培养
- 快速检测粪便志贺毒素

通过粪便培养分离病原体，大肠埃希杆菌 O157：H7和其他 STEC 感染可与其他感染性腹泻进行鉴别。通过鉴定具体的血清型有助于确定感染源。有时临床医生需要专门要求实验室进行病原体的检测。

因为血性腹泻以及不伴发热的严重腹痛提示多种非感染性疾病，当怀疑是缺血性结肠炎、肠套叠和肠炎时应考虑大肠埃希杆菌 O157：H7感染。粪便中无炎性细胞是其特征性表现。快速粪检志贺毒素，或有条件时检测毒素编码基因有助于诊断。

非感染性腹泻高危患者可能需要乙状结肠镜检查。镜下显示红斑和水肿；钡灌肠典型表现是拇指印样水肿。

治疗

- 支持治疗

主要的治疗是支持治疗。虽然大肠埃希杆菌对大部分常用抗生素敏感，但抗生素不能减轻症状、减少细菌携带量，也不能预防溶血性尿毒综合征。氟喹诺酮类抗生素可能会增加肠毒素的释放。

在感染后的 1 周内，应对溶血性尿毒综合征高危患者(如<5 岁的儿童和老年人)监测早期症状的出现，如蛋白尿、血尿、红细胞管型和血清肌酐上升。随后表现为水肿和高血压。患者出现并发症需要加强监护，包括需要透析和其他特殊的治疗，收住综合能力强的上级医院。

预防

在美国改善肉类加工程序有助于减少肉的污染率。

正确处理感染者的粪便、良好的卫生、使用肥皂洗手可控制感染的传播。对儿童托管中心采取以下预防措施可能有效：对感染 STEC 的儿童分组管理，或需两次粪便培养阴性才可送入儿童托管中心。

巴氏消毒牛奶和彻底煮熟牛肉可预防食源性传播。

血性腹泻流行暴发应上报公共卫生机构，及时采取措施可预防新发感染。

> ● **关键点**
>
> - 肠出血大肠埃希菌(EHEC)产生志贺毒素，引起严重的出血性腹泻，有时引起溶血性尿毒综合征
> - EHEC 有 100 多种血清型；其中 O157：H7 是最为熟知的，但是许多其他血清型可引起相似的疾病。
> - 牛是 EHEC 的宿主，所以感染暴发往往是由于摄入未煮熟的牛肉引起，但许多其他食物(如新鲜的农产品、生牛奶)和途径(如直接接触动物)也可造成感染
> - 通过检测粪便中志贺毒素和粪便培养可确定 EHEC
> - 提供支持治疗；抗生素治疗无效
> - 在发病后一周或两周监测高危患者(如儿童<5 岁、老人)有无出现溶血性尿毒综合征的表现

嗜血杆菌感染

嗜血杆菌可引起多种轻度和重度的感染，包括：菌血症、脑膜炎、肺炎、鼻窦炎、中耳炎、蜂窝织炎和会厌炎。通过细菌培养和血清学分型可以诊断。治疗使用抗生素。

许多嗜血杆菌是上呼吸道的正常菌群，很少引起疾病。致病菌株通过飞沫吸入或直接接触进入上呼吸道。在无免疫力的人群中可快速传播。儿童是重症感染的危险人群，尤其是在男性、黑色人种和美洲土著人。易感因素有拥挤的居住环境和日托中心、免疫缺陷、无脾和镰状细胞疾病的患者。

嗜血杆菌属有几种致病型，最常见的是流感嗜血杆菌，它有 6 种不同的有荚膜的血清型(a-f)和多种无荚膜的不可分型菌株。在 b 型流感嗜血杆菌结合疫苗(Hib)应用于临床以前，大部分严重的侵袭性感染是由 b 型流感嗜血杆菌引起的。

嗜血杆菌引起的疾病 流感嗜血杆菌在儿童引起多种感染，包括：脑膜炎、菌血症、脓毒性关节炎、肺炎、气管支气管炎、中耳炎、结膜炎、鼻窦炎和急性会厌炎。这些感染和心内膜炎及尿道感染也可见于成人，但很少见。这些疾病将在默克手册的其他部分讨论。

不可分型流感嗜血杆菌菌株主要引起黏膜感染(如中耳炎、鼻窦炎、结膜炎、支气管炎)。偶尔，无荚膜型菌株也可引起儿童侵袭性感染，但在成人 50%严重的流感嗜血杆菌感染由这些菌株引起。

流感嗜血杆菌生物组(以前称作埃及嗜血杆菌)可引起黏液脓性结膜炎和菌血症性巴西紫癜热。杜克雷嗜血杆菌可引起软下疳。副流感嗜血杆菌或嗜沫嗜血杆菌罕见引起

菌血症、心内膜炎和脑脓肿。

诊断
- 细菌培养
- 有时需要血清学分型

通过血及体液培养可以诊断嗜血杆菌感染。对侵袭性感染的菌株应当鉴定血清型。

治疗
- 根据感染的部位及严重程度选择不同抗生素

嗜血杆菌的治疗依据感染的性质和部位而不同，但多西环素、氟喹诺酮类、第二、三代头孢菌素和碳青霉烯类可用于侵袭性感染。B 型流感嗜血杆菌疫苗显著减少了菌血症的发生率。

儿童严重感染患者应住院治疗，开始抗生素治疗 24 小时内应进行接触和呼吸道隔离。

主要依据感染部位选择抗生素，应行药敏试验；在美国许多分离株产 β-内酰胺酶（如超过 50% 的菌株对氨苄西林耐药）。

对于侵袭性感染，包括脑膜炎，推荐使用头孢噻肟或头孢曲松。对于不太严重的感染，口服头孢菌素（头孢氨苄除外）、大环内酯类和阿莫西林/克拉维酸通常是有效的。

头孢噻肟和头孢曲松可以清除流感嗜血杆菌在呼吸道的定植，但其他用于全身感染的抗生素不一定有此效果。因此，有全身感染的儿童如没有使用头孢噻肟或头孢曲松治疗，应在完成治疗后及恢复与其他孩子接触之前立即给予利福平。

预防

≥2 个月的儿童可使用 B 型流感嗜血杆菌结合疫苗，可以减少 99% 的侵袭性感染（如脑膜炎、会厌炎和菌血症）。最初接种程序是根据疫苗制品不同在 2、4 和 6 月龄或 2 和 4 月龄接种。12~15 月龄时应加强免疫。

家庭接触可能会成为无症状的流感嗜血杆菌携带者。未免疫或不完全免疫的 <4 岁的儿童如接触感染者存在患病的高风险，应当接种疫苗。另外，所有的家庭成员（除孕妇）应当口服利福平 600mg（1 个月以上儿童 20mg/kg，1 个月以下婴儿 10mg/kg）每日 1 次，共 4 日进行预防。如果在 60 日内出现 ≥2 例侵袭性感染，则护理或托管中心人员应当预防用药。如果仅发生一例，预防是否有利尚不清楚。

> **关键点**
> - 数种嗜血杆菌菌具有致病性，最常见的是流感嗜血杆菌
> - 流感嗜血杆菌引起多种类型黏膜、不常见的、侵袭性感染，主要见于儿童
> - 主要根据感染部位及药敏试验选择抗生素
> - Hib 结合疫苗，作为常规的儿童免疫接种的一部分，用于 ≥2 个月的儿童，减少了 99% 的侵袭性感染
> - 密切接触者可能为无症状的流感嗜血杆菌携带者，通常给予利福平预防

HACEK 感染

HACEK 包含一组低毒力的革兰氏阴性杆菌，主要引起心内膜炎。

HACEK 组细菌为不运动的革兰氏阴性杆菌或球杆菌，包括多种很少致病、缓慢生长、需要复杂营养的嗜血杆菌属。它们在易感人群主要引起心内膜炎；约 5% 心内膜炎是由这组细菌引起，使它们成为革兰氏阴性杆菌心内膜炎最常见的原因。这组细菌包括：

- 嗜血杆菌属（副流感嗜血杆菌、嗜沫嗜血杆菌和副嗜沫嗜血杆菌），可引起呼吸道感染，少见心内膜炎
- 伴放线杆菌聚集菌（以前称为放线杆菌属），通常与衣氏放线菌共同存在于放线菌病
- 人心杆菌属
- 啮蚀艾肯菌属，通常被发现于人被咬的伤口、心内膜炎（常见于静脉吸毒者）、脑和内脏的脓肿、骨髓炎、呼吸道感染（包括脓胸）、避孕环引起的宫内感染和混合性软组织感染
- 金氏菌属

各菌属细菌对抗生素敏感性不同，因此应根据药敏指导治疗。然而，β-内酰胺类抗生素耐药日渐增加，头孢曲松和氨苄西林/舒巴坦为目前主要的抗生素选择。

克雷伯菌、肠杆菌和沙雷菌感染

克雷伯菌、肠杆菌和沙雷菌是与人类密切相关的肠道正常菌群，在正常的宿主极少引起疾病。

克雷伯菌、肠杆菌和沙雷菌感染常为医院获得性，主要发生于抵抗力降低的患者。克雷伯菌、肠杆菌和沙雷菌通常引起多种类型感染，包括菌血症、手术部位感染、血管内导管感染，呼吸道和泌尿道感染，表现为肺炎、膀胱炎或肾盂炎，可进展至肺脓肿、脓胸、菌血症和败血症，如：

- 克雷伯菌肺炎是一种罕见的严重肺部感染，临床表现有咳深棕色或红色的胶冻样痰，肺脓肿形成和脓胸，最常见于糖尿病和酒精中毒的患者
- 沙雷菌，特别是黏质沙雷菌与泌尿道亲和力很高
- 肠杆菌通常引起医院感染，也可引起中耳炎、蜂窝织炎和新生儿败血症

治疗
- 根据药敏结果选择抗生素

治疗使用三代头孢菌素、头孢吡肟、碳青霉烯类、氟喹诺酮类、哌拉西林/他唑巴坦或氨基糖苷类。然而，由于某些分离株对多种抗生素耐药，故有必要进行药敏试验。

克雷伯菌属产生超广谱 β-内酰胺酶（ESBL），可能会对头孢菌素耐药，尤其是头孢他啶；这些产 ESBL 的菌株受到 β-内酰胺酶抑制剂不同程度的抑制（如舒巴坦、他唑巴坦、克拉维酸）。产碳青霉烯酶的肺炎克雷伯菌（KPC）已在世界范围内包括美国被分离出，使某些感染的治疗面临困难。头孢他啶/阿维巴坦（新的 β-内酰胺酶抑制剂）对 KPC 分离株有抗菌活性。

肠杆菌属细菌可能对多数 β-内酰胺类抗生素变得耐药，

包括第三代头孢菌素；它们产生的 β-内酰胺酶（AmpC β-内酰胺酶）不能被普通的 β-内酰胺酶抑制剂所抑制（克拉维酸、他唑巴坦，舒巴坦）。然而，这些肠杆菌属细菌可能对碳青霉烯类敏感（如亚胺培南、美罗培南、厄他培南）。但耐碳青霉烯类肠杆菌属细菌也已被分离出。对某些感染者，头孢他啶/阿维巴坦、替加环素以及黏菌素可能为唯一有效的抗生素。

军团菌感染

嗜肺军团杆菌最常引起肺炎，并有肺外表现。诊断需要特殊的培养基培养，血清学检测或 PCR 检测。治疗使用大环内酯类、氟喹诺酮类或多西环素。

这种病原体是在 1976 年美国费城和宾夕法尼亚州召开退伍军人大会期间暴发流行后被首次发现——并因此命名。通常为由 1 型嗜肺军团杆菌引起的肺炎型感染。非肺炎型感染称为庞提阿克热，表现为发热的病毒样疾病。病原菌通常来自土壤和淡水。存在于淡水中的阿米巴是这些细菌的天然宿主。居住楼供应水通常为军团病流行暴发的传染源。军团菌可定植在水管及容器里面所形成的生物膜中。军团病通常是由于吸入污染水（如通过淋浴喷头、漩涡浴或空调系统的水冷却塔产生）形成的气溶胶（少数通过抽吸）而获得。院内感染通常与污染的热水供应有关。人与人之间的传播罕见。

嗜肺军团杆菌引起的疾病：军团菌感染在以下人群常见且较严重：
- 1 岁以下婴儿
- 老年人
- 有糖尿病或 COPD 的患者
- 吸烟者
- 免疫功能低下的患者（尤其是细胞介导的免疫功能低下）

肺是最常见的感染部位；可发生社区或医院获得性肺炎。肺外军团病罕见；表现包括鼻窦炎、臀部伤口感染、心肌炎、心包炎和人工瓣膜性心内膜炎，通常不合并肺炎。

症状及体征

军团病临床表现为流感样症状，包括急性发热、寒战、不适，肌痛、头痛或意识模糊。恶心、稀便或水样泻、腹痛、咳嗽和关节痛亦常见。肺部表现包括：呼吸困难、胸膜炎痛和咯血。可能有相对脉缓，尤其在重症患者。

总体病死率较低（约 5%），但在医院获得性感染、老年人以及免疫缺陷的人群可达到 40%。

诊断

- 直接荧光抗体染色
- 痰培养
- 快速尿抗原检测（仅适用于血清 1 型）

偶可采用痰或支气管肺泡灌洗液直接荧光抗体染色，但需要专门的技术。另外，也可以使用 DNA 探针进行 PCR，帮助确认传播途径。症状出现后三天尿抗原检测敏感度 60%~95%，尤其在症状出现后 3 日内特异度可大于 99%，但仅用于检测嗜肺军团杆菌（血清型 1），不适用于非嗜肺军团杆菌。急性期与恢复期双份抗体检测可得到回顾性诊断，恢复期抗体滴度增加 4 倍或急性期抗体滴度≥1:128 可以诊断。

军团菌病可通过痰或支气管肺泡灌洗液培养进行诊断，血培养不可靠。细菌在实验室培养基生长缓慢，需延长 3~5 日才能鉴定。

可行胸片检查；通常显示斑片状、非均匀快速进展的浸润性改变（甚至当使用有效抗生素治疗时也可出现），伴或不伴有少量胸腔积液。

实验室异常常有低钠、低磷血症和转氨酶升高。

治疗

- 氟喹诺酮类
- 大环内酯类（阿奇霉素最佳）
- 有时可选用多西环素

氟喹诺酮类给予静脉注射或口服，疗程 7~14 日，对于严重免疫缺陷的患者，有时需延长至 3 周。阿奇霉素（用药 5~10 日）有效，但红霉素效果欠佳。红霉素应仅用于不存在免疫缺陷的轻症肺炎患者。对于免疫功能正常的轻症肺炎患者，多西环素也是一种治疗选择。不再推荐加用利福平，因为使用的益处尚未得到证实，而且有潜在的危害。

> **关键点**
> - 嗜肺军团菌通常引起肺部感染；很少引起肺外感染（最常累及心脏）
> - 嗜肺军团菌感染通常是通过吸入污染水形成的气溶胶（少数通过抽吸）而获得；它不在人与人之间传播
> - 通过直接荧光抗体染色或 PCR 检测进行诊断；痰培养结果准确，但可能需要 3~5 日的时间
> - 治疗使用一种氟喹诺酮类药物或阿奇霉素；多西环素也可作为治疗选择

类鼻疽

（Whitmore 病）

类鼻疽是由类鼻疽伯克霍尔德菌（以前称假单胞菌）引起的感染。临床表现包括肺炎、败血症和各种器官的局灶性感染。诊断通过细菌染色或培养。治疗使用抗生素，如头孢他啶，所需疗程较长。

从土壤或水中可分离到这种细菌，其流行见于东南亚、澳大利亚、中、西、东非洲，印度、中东和中国。

人可因皮肤擦伤处或烧伤伤口污染或经摄入或空气吸入该菌而得病，但不会直接从感染的动物或其他患者获得感染。

在流行区，类鼻疽可发生于：
- 糖尿病
- 酗酒
- 慢性肾脏疾病
- AIDS 等免疫缺陷的人群

耶尔森菌也是生物恐怖的潜在病原体。

症状及体征

可表现为急性感染或不明显的原发感染之后多年的潜伏感染。除急性脓毒性类鼻疽常可致命外，病死率<10%。

急性肺部感染 是最常见的感染类型,表现为轻型到严重的坏死性肺炎。起病可以突然也可逐渐发生。症状有头痛、纳差、胸膜炎性胸痛或胸部闷痛以及全身肌痛,发热通常>39℃。咳嗽、呼吸急促和啰音具有特征性,痰可带血。胸部 X 线检查常可显示肺上叶实变并常有空洞形成而类似结核。结节性病变、薄壁囊肿和胸腔积液也可发生。白细胞计数介于正常至 20 000/μl 之间。

急性脓毒性感染 起病急骤,表现为败血症性休克和多器官受累,可有定向障碍、极度呼吸困难、严重头痛、咽炎、上腹绞痛、腹泻和脓疱性皮损。可出现高热、低血压、呼吸急促、红斑样潮红以及发绀。肌肉触痛可能很明显,有时可出现关节炎或脑膜炎的体征。肺部体征可缺如也可能有干湿啰音和胸膜摩擦音。

局部化脓性感染 可发生在任何器官,但最常见于接种的皮肤(或肺部),以及相关淋巴结。典型的感染转移部位包括肝、脾、肾、前列腺、骨和骨骼肌。急性化脓性腮腺炎常见于泰国的儿童。患者可无发热。

诊断
- 细菌染色和培养

可通过亚甲蓝染色或细菌革兰氏染色及培养从渗出液中鉴定出类鼻疽德克霍尔德菌。除非有明显的菌血症(如败血症),血培养往往呈阴性。在疾病流行区,血清学检查往往不可靠,因为阳性的结果无法排除是之前的感染所致。

胸部 X 线检查通常可见不规则的结节状阴影(4~10mm),但也可显示肺叶浸润,双侧支气管肺炎,或空洞病变。

不管有无临床表现,应行腹部和盆腔的超声或 CT 检查明确有无脓肿存在。肝脾可触及。肝功检查 AST 和胆红素往往异常。重症病例可出现肾功能不全及凝血障碍。白细胞计数正常或轻度升高。

治疗
- 选用头孢他啶,继之甲氧苄啶/磺胺甲噁唑(SMX-TMP)

无症状的感染无需治疗。有症状的患者给予头孢他啶 30mg/kg 静脉注射每 6 小时 1 次,共 2~4 周(可用亚胺培南、美罗培南、哌拉西林替代),然后口服抗生素(TMP/SMX 2 片/每次,每日 2 次,或多西环素 100mg 每日 2 次),持续 3~6 个月。8 岁以下的儿童以及孕妇,阿莫西林/克拉维酸 25/5mg/kg 每日 3 次可用来代替多西环素。

> **关键点**
> - 类鼻疽是通过皮肤接触,食入或吸入获得感染;不会从感染的动物或人直接获得感染
> - 最常见的表现是急性肺部感染(偶及重度感染),但皮肤和/或许多其他器官可能会出现化脓性病变;也可引起败血症,病死率高
> - 诊断采用细菌染色和培养;血培养往往为阴性,除非存在严重的败血症
> - 采用静脉注射头孢他啶治疗有症状的患者,序贯为口服 TMP/SMX 或多西环素来延长疗程,年龄<8 岁的儿童和孕妇选用阿莫西林/克拉维酸

百日咳

百日咳是一种主要发生于儿童和青少年的,由百日咳杆菌引起的传染性极强的疾病。开始表现为非特异性上呼吸道感染,接着出现阵发性或痉挛性咳嗽,这种咳嗽结束时通常出现拖长的、高音调的啼声吸气(哮吼)。诊断通过鼻咽拭子培养、PCR 和血清学检测。使用大环内酯类药物治疗。

百日咳呈全世界流行。在美国,其发病率以每 3~5 年为周期变化。百日咳只发生在人类;没有动物宿主。

主要通过患者喷入空气中的百日咳杆菌(一种微小的无运动能力的革兰氏阴性球杆菌)气溶胶传播,特别是卡他期和痉咳早期传染性最强。大约 80% 以上的密切接触者会发病。很少通过接触污染的物品传染。患者一般到痉咳期第 3 周后即无传染性。

百日咳是唯一有疫苗预防但发病率持续增加的儿童疾病。在美国,20 世纪 80 年代发病率最低约为 1/10 万,但在 2014 年,增加至 10/10 万。发病率增加的原因是以前曾接种的青少年及成人的免疫力下降,以及父母拒绝给他们的孩子接种疫苗。这些未受保护的患者可能会发病;此外,未接种的青少年和成人是百日咳杆菌的重要宿主,常作为传染源感染 1 岁以下未受保护的婴儿(年发病率及病死率最高[1])。

2014 年美国有 32 971 例百日咳病例,其中 13 例死亡[2]。所有年龄组人群均有死亡病例发生,但<6 个月的婴儿发病率最高,3 月龄以下的婴儿死亡率最高(8/13)。主要的死亡原因是支气管肺炎和脑部并发症。老年百日咳患者也较严重。(表 184-2)

表 184-2 2014 年按年龄分类的百日咳发病率

年龄	病例数/%	每 10 万人发病率
<6 个月	3 330(10.1)	169
6~11 个月	875(2.7)	44.4
1~6 岁	6 082(18.5)	25.1
7~10 岁	5 576(16.9)	34
11~19 岁	11 159(33.8)	29.6
≥20 岁	5 839(17.7)	2.2
未知	110(0.3)	N/A

经许可摘自 National Center for Immunization and Respiratory Diseases Division of Bacterial Diseases:2014 年最终的百日咳监测报告。疾病预防和控制中心(CDC),2015。

一次发病不能产生终身自然免疫,但第二次感染以及发生在以前曾接种但免疫力减弱的青少年和成人的感染往往比较轻,常不能被发现。

百日咳引起的疾病 最常见的是呼吸系统并发症,包括婴儿窒息。中耳炎也常发生。支气管肺炎(老年患者的常见并发症)在任何年龄组都有致命危险。

婴儿常发生惊厥,但在年长儿少见。严重的阵挛性咳嗽以及由此引起的缺氧可能引起脑实质、眼、皮肤黏膜出血。脑出血、脑水肿或中毒性脑病会导致痉挛性麻痹、智力缺陷(智力低下)或其他神经疾患。偶尔会发生脐疝和脱肛。

[1] Centers for Disease Control and Prevention. The Pink Book. Pertussis,2015。

[2] National Center for Immunization and Respiratory Diseases Division of Bacterial Diseases. 2014 Final Pertussis Surveillance Report. Centers for Disease Control and Prevention, 2015。

副百日咳 是由副百日咳杆菌引起的,其临床表现与百日咳很难鉴别,但一般比较轻,很少致命。

症状及体征

潜伏期平均7~14日(最长3周)。百日咳杆菌侵犯呼吸道黏膜,引起黏液性分泌物增加,开始时稀薄,以后逐渐变黏稠。整个病程若无并发症6~10周,可分为3期:
- 卡他期
- 痉咳期
- 恢复期

卡他期 起病隐匿,通常有喷嚏、流泪或鼻炎的症状,食欲减低,倦怠,烦躁不安及令人烦恼的夜间不停的干咳,并逐渐转为白天咳。可能出现声音嘶哑。此期发热罕见。

10~14日后咳嗽转为痉咳期,咳嗽加剧而且更频繁。在一次呼气中连续≥5次以上的快速剧咳,接着出现喘息,即一种急促的深吸气。在阵咳期间或之后,可能吐出大量黏稠分泌物或经鼻孔排出大量泡沫。伴有呕吐是其特点。对婴儿来说,窒息发作(有或无发绀)可能较喘息更为常见。

一般在4周内进入恢复期,症状开始缓解。本病病程平均为7周(3周至3个月或更长)。几个月内可能由于上呼吸道感染刺激而重新出现痉挛性咳嗽。

诊断
- 鼻咽标本培养和PCR检测

卡他期与支气管炎或流感常难以区别。也应当与腺病毒感染和结核病相鉴别。

在卡他期和痉咳早期鼻咽标本百日咳杆菌培养阳性率为80%~90%。因为需要特殊的培养基和延长培养时间,所以如果怀疑是百日咳应当通知实验室。鼻咽分泌物涂片的特异性荧光抗体试验是早期准确诊断的方法,但不如培养敏感。鼻咽分泌物PCR检测敏感性最高,是首选的检测方法。白细胞计数一般为15 000~20 000/μl,但也可正常或高至60 000/μl,小淋巴细胞一般占60%~80%。

副百日咳杆菌可通过培养和荧光抗体检查进行鉴别。

治疗
- 支持治疗
- 红霉素或阿奇霉素

病情严重的婴儿应该住院并行呼吸道隔离。隔离时间应持续到给予抗生素5日后。

对婴儿,从咽喉吸除过多黏液可能挽救生命。偶尔需要吸O_2、气管切开或经鼻气管插管。祛痰剂、止咳剂及和缓低效的镇静剂作用不大。因为任何打扰都会促使严重的痉咳发作和缺氧,对于病情严重的婴儿应使房间内光线阴暗,并保持安静,尽可能少打扰。在家治疗的患者也应隔离,特别是疑似的婴儿,从发病起至少4周,直到症状消失。

在卡他期使用抗生素可能有助于减轻病情。在痉咳期以后用抗生素,可减少传染性,但对病本身并无肯定疗效。首选为红霉素,10~12.5mg/kg(最大剂量2g/d),口服每6小时1次,共14日,或阿奇霉素10~12mg/kg 口服,每日1次,共5日。对大环内酯类抗生素不耐受或过敏的2月龄以上的患者可选用甲氧苄啶/磺胺甲噁唑作为替代治疗。对细菌性并发症(如支气管肺炎和中耳炎)也要应用抗生素治疗。

预防

针对百日咳的主动免疫是儿童标准免疫接种计划的一部分。无细胞百日咳疫苗共接种5剂[通常与白喉和破伤风疫苗(DTaP)联合接种],第2、4、6月龄各接种一剂,15~18月龄和4~6岁时各加强免疫一次。

由疫苗的百日咳杆菌组分引发的**显著不良反应包括**:
- 7日内出现脑病
- 3日内出现抽搐,有或无发热
- 持续的、严重的、无法安慰的尖叫或哭闹≥3小时
- 48小时内瘫倒或休克
- 48小时内发热≥40.5℃
- 立即发生的严重过敏反应

当出现这些反应后禁止再次使用百日咳疫苗,可用没有百日咳成分的白喉和破伤风联合疫苗(DT)。这种无细胞疫苗较先前使用的含有大量细胞组分的疫苗耐受性好,是目前使用的制品。无论是接种疫苗还是自然患病都不会产生针对百日咳或防止再感染的终身保护性免疫。免疫保护作用在最后一剂疫苗接种后5~10年消失。

对于所有19岁以上的成人(包括65岁以上的老人)以及孕前妇女,推荐给予单剂Tdap(相比儿童时期的DTaP,含有较低剂量的白喉和百日咳组分)代替Td进行加强免疫;孕妇应在每次怀孕期间的妊娠20周后(最好在妊娠27~36周)进行接种。这些新的建议是为了降低百日咳从易感青少年和成人传播给未受保护婴幼儿的风险。

感染后获得自然免疫持续20年。因为被动免疫不可靠,所以不推荐。

有百日咳近距离接触史,年龄<7岁,如免疫接种<4次,应当再次免疫接种。任何年龄的接触者不论是否有过接种免疫,均应当接受10日的红霉素治疗,500mg 口服,每日4次,或10~12.5mg/kg。

> **关键点**
> - 百日咳是一种可以发生于任何年龄人群的呼吸道感染,在年轻儿童最常见,最易致命,尤其是<6个月的婴儿
> - 首先表现为伴有上呼吸道症状的卡他期,之后是阵咳期,出现快速连续性的重复咳嗽,最后是快速的深吸气(哮喘)
> - 疾病持续约7周,但咳嗽可能持续数月
> - 诊断采用PCR检测或鼻咽分泌物培养;需要特殊的培养基
> - 采用大环内酯类抗生素治疗,以减轻症状(在卡他期)或(在痉咳期及以后)减少传播
> - 用无细胞百日咳疫苗预防疾病作为计划免疫的一部分(包括对成人的一剂加强免疫),对密切接触者采用红霉素进行治疗
> - 不论是曾患病或曾预防接种都不能提供终身的保护作用,但之后再患病症状往往较轻

鼠疫和其他耶尔森菌感染

(腺鼠疫;黑死病)

鼠疫由耶尔森菌感染引起,表现为重症肺炎或淋巴结肿大,同时伴有高热,常发展为败血症。通过流行病学和临床表现可诊断,确诊需要根据细菌培养和血清学检查。治疗使用链霉素或庆大霉素;氟喹诺酮类或多西环素可作为替代治疗。

鼠疫耶尔森菌(以前称鼠疫巴斯德菌)是一种短杆菌,常显示双极染色(吉姆萨染色尤为明显),其形状与安全别针相似。

鼠疫主要发生于野生啮齿动物(如大鼠、小鼠、松鼠和草原犬鼠)。鼠疫通过感染的媒介鼠蚤的叮咬从啮齿类传给人。

鼠疫也可通过接触感染动物的体液或组织传播。通过吸入具有高度传染性的肺部感染(原发性肺鼠疫)患者咳出的飞沫可引起人与人之间的传播。在美国的流行区,部分病例感染可能由家庭宠物引起,特别是猫(食入受感染的老鼠而感染)。

猫传鼠疫可通过受感染的跳蚤叮咬,或通过吸入患有肺鼠疫的猫排出的感染性呼吸道飞沫而传播。肺鼠疫也可通过实验室暴露或生物恐怖中故意散播的气溶胶而感染。

曾经发生过人间鼠疫大流行(如中世纪的黑死病,1911年发生于中国东北的疾病大流行)。近年也有散发性鼠疫或局部地区的暴发流行。近年也有散发性鼠疫或局部地区的暴发流行。美国最后一次城市鼠疫暴发是于1924年至1925年发生在洛杉矶。自那时以后,在美国>90%的人鼠疫发生于西南农村或半农村地区,特别是新墨西哥州、亚利桑那州、加利福尼亚州和科罗拉多州。

症状及体征

有几种不同的临床表现形式:
- 腺鼠疫(最常见)
- 肺鼠疫(原发或继发)
- 败血症型鼠疫
- 轻鼠疫

腺鼠疫 最为常见,潜伏期通常为2~5日,但也可为数小时至12日。突然起病伴有寒战,体温可升至39.5~41℃。脉快而纤细,可发生低血压。在发热后不久,引流细菌感染部位的淋巴结肿大疼痛(腹股沟淋巴结炎)。腹股沟淋巴结最常受累,其次为腋下、颈部或多发性淋巴结受累。典型的表现为淋巴结明显触痛而坚硬,周围明显的水肿。淋巴结可能在第2周化脓。淋巴结表面的皮肤光滑而发红,但通常不发热。偶尔在被蚤咬伤的部位出现原发性皮肤病变,从伴有轻度局部淋巴管炎的小水疱直至焦痂形成。患者可能躁动、谵妄、精神错乱和不协调。肝和脾可肿大。因为细菌可以通过血流播散至身体其他部位,腺鼠疫可能合并血源性(继发)肺鼠疫。

原发性肺鼠疫 潜伏期为2~3日。起病突然,表现为高热、寒战、心动过速和胸痛头痛,常很严重。咳嗽在起病时不明显,24小时内可出现。痰起初为黏液状,很快即出现血凝块,然后变为均匀的粉红色或鲜红色(类似红莓糖浆)并呈泡沫状。出现呼吸急促和呼吸困难,但无胸膜炎性胸痛。实变体征罕见,可能无啰音。

继发肺鼠疫 比原发肺鼠疫更常见,是由病原体从一处淋巴结或其他感染部位经血源播散引起。

败血症型鼠疫 是一种急性暴发性疾病,可伴或不伴腺鼠疫(不伴者称为原发性败血症型鼠疫)。40%的患者可发生腹痛,可能由肠系膜淋巴结病所致。可发生弥散性血管内凝血、四肢坏疽(因此,称为黑死病),最终导致多脏器衰竭。

轻型鼠疫 是腺型鼠疫中的一种良性型,通常仅见于流行区。淋巴结炎、发热、头痛和虚弱均可在1周内消退。

咽型鼠疫和鼠疫性脑膜炎 是少见的临床类型。

腺鼠疫患者若不治疗,病死率约60%;其中大多数在3~5日内死于败血症。肺型鼠疫患者若不治疗,大多数在症状开始后48小时内死亡。败血症型鼠疫可在出现明显腺型或肺部症状之前死亡。

诊断

- 细菌染色、培养及血清学检查

快速诊断很重要,因为延迟治疗可显著增加死亡率。通过细菌培养和染色可以诊断,常用细针穿刺淋巴结(外科引流可导致细菌扩散);也应当进行血和痰培养。其他检查包括免疫荧光染色和血清学检查,抗体滴度高于>1:16或急性期与恢复期滴度上升超过4倍为阳性。如果有条件,可行PCR帮助诊断。

以前接种过疫苗也不能排除鼠疫,在接种过疫苗的人群也可出现鼠疫的临床表现。有肺部症状或体征的患者应进行胸部X线检查,在肺鼠疫可显示快速进展的肺炎。白细胞计数通常为10 000~20 000/μl,并有大量未成熟的中性粒细胞。

治疗

- 链霉素或庆大霉素
- 也可选择多西环素、环丙沙星、左氧氟沙星或氯霉素

即时迅速治疗可将病死率降至<5%。败血症型或肺鼠疫必须在24小时开始治疗,用链霉素15mg/kg(可达1g)肌内注射,每日2次,或如肾功能正常给予庆大霉素5mg/kg肌内注射或静脉注射,每日1次(或2mg/kg负荷剂量,之后1.7mg/kg,每8小时1次);疗程为10日或体温降至正常后3日。替代药物可用多西环素100mg静脉注射或口服,每12小时1次。环丙沙星、左氧氟沙星和氯霉素也有效。

对于其他药物组织通透性差的部位感染首选氯霉素治疗(如鼠疫脑膜炎和眼内炎)。应给予氯霉素首剂负荷剂量25mg/kg静脉注射,然后12.5mg/kg静脉注射或口服每6小时1次。

对腺鼠疫患者用常规隔离预防措施已足够,原发或继发肺鼠疫患者必须采取严格的呼吸道隔离措施和飞沫防范措施。

预防

所有肺鼠疫接触者都必须接受医学观察。应每4小时测1次体温,连续6日。他们和其他肺鼠疫密切接触者,或

直接接触受感染的体液或组织者,应接受 7 日的药物预防。
- 多西环素 100mg 口服,每 12 小时 1 次
- 环丙沙星 500mg 口服,每 12 小时 1 次
- 对于小于 8 岁的儿童,使用甲氧苄啶/磺胺甲噁唑(SMX-TMP)20mg/kg(按 SMX 成分计算)口服,每 12 小时 1 次。也可选择左氧氟沙星口服,连续 7 日。游客在旅游期间给予多西环素预防,100mg 口服,每 12 小时 1 次。应控制啮齿动物和使用昆虫驱避剂以免蚤咬。

> **关键点**
> - 鼠疫是一种具有高度传染性的危及生命的感染,目前在美国主要见于西南地区的农村或半农村地区
> - 鼠疫通常可引起大规模的化脓性淋巴结肿大,严重的肺部感染和/或败血症
> - 依靠病原体的染色和培养检查进行快速诊断很重要,因为如果耽误治疗病死率显著增高
> - 对肺鼠疫患者进行严格的呼吸道隔离;对于其他形式的感染进行常规隔离已足够
> - 治疗使用链霉素或庆大霉素;可选择的其他替代治疗包括多西环素、环丙沙星、左氧氟沙星和氯霉素
> - 仔细监测密切接触者,可使用多西环素、环丙沙星、左氧氟沙星进行预防性治疗,儿童使用 TMP/SMX;鼠疫疫苗在美国已不再使用

其他耶尔森菌感染

小肠结肠炎耶尔森菌和伪结核耶尔森菌引起动物源性传染病,通过摄入污染的食物或水获得,呈世界性分布。

小肠结肠炎耶尔森菌是腹泻和肠系膜淋巴结炎的常见原因,临床表现与阑尾炎相似。伪结核耶尔森菌最常引起肠系膜淋巴结炎,曾怀疑可能引起间质性肾炎、溶血性尿毒综合征和猩红热样疾病。这两种细菌均可能引起咽炎、败血症、多器官的局灶性感染和感染后结节性红斑,以及活动性关节炎。败血症即使给予治疗,对合并慢性肝病或铁超负荷的患者病死率依然高达 50%。

从正常无菌部位采取标本进行标准的细菌培养可以鉴定病原体。对于非无菌标本要选择培养方法。可行血清学检测,但操作困难,缺乏标准化。诊断,尤其是对于活动性关节炎,需要高度怀疑并和临床实验室密切联系。

腹泻的**治疗**是支持治疗,因为疾病具有自限性。败血症应根据药敏选择耐 β-内酰胺酶的抗生素。首选第三代头孢菌素、氟喹诺酮类和 TMP/SMX。

预防 关键在于食物的准备和处理,家庭宠物和可疑暴发流行的监测。

变形杆菌感染

变形杆菌是肠道正常菌群,当患者的肠道正常菌群由于使用抗生素而紊乱时可引起感染。

变形杆菌科至少包括 3 个属的革兰氏阴性细菌:
- 变形杆菌属:奇异变形杆菌、普通变形杆菌和黏液变形杆菌
- 摩根变形杆菌属:摩根杆菌
- 普罗维登斯菌属:雷特格变形杆菌、产碱变形杆菌和斯氏变形杆菌

然而,奇异变形杆菌可引起多种人类感染。这些细菌存在于土壤和水中,而且是粪便中的正常菌群。它们常见于浅表伤口、耳部的引流脓液和痰液中,尤其多见于正常菌群被抗菌药物清除的患者中。它们也可引起菌血症和深部感染,特别是耳内、乳突窦、腹膜腔和慢性尿路感染及肾或膀胱结石患者的尿路;变形杆菌属细菌可产生尿素酶,水解尿素,导致尿液呈碱性,从而形成鸟粪石(磷酸镁铵结石)。

奇异变形杆菌常对阿莫西林、羧苄西林、替卡西林、哌拉西林、头孢菌素类、氟喹诺酮类和氨基糖苷类药物敏感,对四环素耐药。多耐药奇异变形杆菌日渐出现。

吲哚阳性菌属(普通变形杆菌、摩氏摩根菌、雷特格变形杆菌)更易产生耐药性,但通常对氟喹诺酮类、碳青霉烯类、哌拉西林三唑巴坦、第三代头孢菌素和头孢克肟敏感。

假单胞菌及相关的感染

铜绿假单胞菌和该组其他革兰氏阴性杆菌是机会性感染病原菌,常引起院内获得性感染,尤其是使用呼吸机的患者、烧伤患者及慢性衰弱的患者。许多部位可发生感染,且感染通常较严重。通过细菌培养进行诊断。根据病原菌选择抗生素,因耐药非常普遍,需行药敏试验指导治疗。

流行病学

假单胞菌普遍存在,喜好潮湿环境。在人类,铜绿假单胞菌是最常见的一种假单胞菌病原体,但其他假单胞菌亦可引起感染,包括少动假单胞菌、恶臭假单胞菌、荧光假单胞菌和食酸假单胞菌。其他曾被分类为假单胞菌属的重要院内感染病原菌包括洋葱伯克霍尔德菌和嗜麦芽窄食单胞菌。类鼻疽伯克霍尔德菌引起疾病如类鼻疽主要分布于亚洲热带地区。

铜绿假单胞菌偶尔可存在于腋下和肛门生殖道周围的正常皮肤,但除非给予抗生素,在粪中甚为罕见。在医院内,洗涤槽、防腐溶液和贮尿容器中常可发现这种细菌。医护人员可将病菌传给患者,特别在烧伤和新生儿重症监护室,除非谨慎采取感染控制措施。

假单胞菌引起的疾病

大部分铜绿假单胞菌感染发生在衰弱或免疫缺陷的住院患者。铜绿假单胞菌是重症监护室感染的常见病原体。HIV 感染者尤其是晚期患者,以及肺囊性纤维化的患者有社区获得性铜绿假单胞菌感染的危险。

假单胞菌可感染机体许多部位,包括皮肤、皮下组织、骨、耳、眼、尿路、肺和心脏瓣膜。感染部位与进入途径及患者的易感性有关。在住院患者首要表现可能为革兰氏阴性杆菌脓毒症。

皮肤与软组织感染 烧伤时,焦痂下区域可成为大量细菌入侵的场所,进而成为引起菌血症的病灶——菌血症常为致死性并发症。

足部深部刺伤常发生铜绿假单胞菌感染。引流的窦道、蜂窝织炎和骨髓炎也可导致感染。伤口引流物常有甜

味和果汁味。

在热浴缸中获得的毛囊炎通常是由铜绿假单胞菌引起。外耳炎是耳部铜绿假单胞菌感染最常见的临床类型，通常见于热带地区。一种更严重的感染，即恶性外耳炎，可发生于糖尿病患者。表现为严重的耳痛、常有单侧脑神经麻痹，需要静脉给药。坏死性脓疮是发生于中性粒细胞减少患者的皮肤病变，通常由铜绿假单胞菌引起。其特征为直径约1cm的紫黑色病变，中央区溃疡，四周为红斑，最常见于腋下、腹股沟和肛门生殖器部位。坏死性脓疮通常发生在铜绿假单胞菌菌血症患者。

呼吸道感染 铜绿假单胞菌是呼吸机相关肺炎的常见原因。在HIV感染者，假单胞菌最常引起肺炎或鼻窦炎。囊性纤维病晚期常见假单胞菌支气管炎。从囊性纤维化患者分离得细菌呈特征性的黏性菌落形态，比非黏性铜绿假单胞菌引起的感染预后差。

其他感染 假单胞菌是医院尿路感染的常见病原菌，尤其常见于有过泌尿外科操作的患者及尿路梗阻的患者。假单胞菌通常定植在留置导尿管患者的尿道，尤其是那些接受广谱抗生素治疗的患者。

眼部感染一般表现为角膜溃疡，最常见于外伤之后，但有些患者也可因角膜接触镜片或镜片液体污染而感染。

假单胞菌罕见引起急性细菌性心内膜炎，通常发生于心脏直视手术所装的人工瓣膜或静脉吸毒者的自然瓣膜上。

菌血症 许多假单胞菌感染可引起菌血症。在非插管患者没有可见的尿路病灶，发生非铜绿假单胞菌性假单胞菌感染，提示静脉输入的液体、药物或浸泡静脉注射插管用的消毒剂可能被污染。

诊断
■ 细菌培养

诊断依赖来自感染部位的细菌培养——血、皮肤损伤部位、引流液、尿、脑脊液或眼。局灶性感染脓液成绿色并且可能产生果味。

治疗
■ 根据感染部位及严重程度及药敏试验选择不同抗生素

局灶性感染 热浴毛囊炎可自愈，无需抗生素治疗。

外耳炎 治疗使用1%醋酸冲洗或者局部使用多黏菌素B或黏菌素。较严重的患者可用氟喹诺酮类治疗。

局灶性软组织感染 除了使用抗生素外可能还需要外科清除坏死组织和肿脓引流。

小的角膜溃疡 使用0.3%的环丙沙星或0.5%的左氧氟沙星。对于更严重的溃疡应改用高浓度（高于原料浓度）的抗生素滴眼液，如妥布霉素15mg/ml。在开始的时候应经常使用（如每小时1次）。禁忌蒙住患眼，因为这样可产生黑暗温暖的环境有利于细菌生长，妨碍局部用药。

无症状的菌血症 不需抗生素治疗，除非孕期感染及进行尿路操作前。有症状的泌尿道感染常使用左氧氟沙星500mg 口服，每日 1次或环丙沙星500mg 口服，每日 2次。

系统性感染 需要注射药物治疗。最近研究显示，用有效的抗假单胞菌β-内酰胺类（如头孢他啶）或氟喹诺酮类单药治疗与之前推荐的联合治疗同样有效，即一种氨基糖苷类加上一种抗假单胞菌β-内酰胺类、一种抗假单胞菌头孢菌素（如头孢他啶、头孢吡肟、头孢哌酮）、单酰胺菌素（如氨曲南），或碳青霉烯类（美罗培南、亚胺培南、多尼培南）。这种单药疗法对于粒细胞减少患者的治疗效果也是满意的。

右侧心内膜炎 可以使用抗生素治疗，但当感染累及二尖瓣、主动脉或人工瓣膜时，要去除瓣膜方可治愈感染。

在使用头孢他啶、头孢吡肟、环丙沙星、庆大霉素、美罗培南、亚胺培南或多尼培南治疗的患者可发生铜绿假单胞菌耐药。多耐药假单胞菌属感染可能需要一些老的抗生素（如黏菌素）治疗。头孢洛扎（ceftolozane）/他唑巴坦对多数多耐药铜绿假单胞菌保持有抗菌活性。

> **关键点**
>
> ■ 大部分铜绿假单胞菌感染发生在衰弱或免疫缺陷的住院患者，但是囊性纤维化患者以及进展期的HIV感染者可在社区获得感染
> ■ 多种部位可发生感染，与细菌进入机体的门户有关（如烧伤患者的皮肤，使用呼吸机患者的肺部，进行过泌尿系统操作或尿路梗阻患者的尿道）；可出现危及生命的革兰氏阴性细菌败血症
> ■ 浅表感染（如毛囊炎、外耳炎、角膜炎）可见于正常人群
> ■ 依靠细菌培养进行诊断
> ■ 使用单一药物静脉注射治疗系统性感染（如抗假单胞菌β-内酰胺、氟喹诺酮）

沙门菌感染概述

沙门菌属分为2种，肠道沙门菌和邦戈沙门菌，共包括>2 400种已知的血清型。其中一些血清型已被命名。这种情况下，通常使用的命名有时简化了科学命名，只包含种属和血清型；例如沙门菌属肠道亚种伤寒血清型简称为伤寒沙门菌。

根据对人体的适应程度，沙门菌也可分成3组：

■ 对人类宿主高度适应，无非人类宿主：包括伤寒沙门菌和副伤寒甲、乙型（肖特苗勒沙门菌）和丙型（赫希费耳德沙门菌）沙门菌，这些都仅对人类有致病性，并且常引起肠（伤寒）热病
■ 对非人类宿主适应，几乎仅对动物致病。这组细菌中的某些菌株——都柏林沙门菌（牛），亚利桑那沙门菌（爬虫类）和猪霍乱沙门菌（猪）——也可引起人类疾病
■ 有广泛宿主：本组包括>2 000种血清型（如肠炎沙门菌、鼠伤寒沙门菌），可引起胃肠炎。美国所有沙门菌感染中的85%由该组引起

伤寒

伤寒是由伤寒沙门菌的伤寒血清型引起的系统性疾病。症状有高热、虚脱、腹痛和玫瑰疹。根据临床表现进行诊断，确诊需要细菌培养。治疗使用头孢曲松、环丙沙星或阿奇霉素。

流行病学

美国每年有400~500例伤寒病例报告,主要发生于从流行区返回的旅游者。

人类是该菌唯一自然宿主。伤寒沙门菌可随无症状带菌者的粪便,或活动性感染者的大小便排出。感染通过摄入粪便污染的食物或水而传播。大便后不注意卫生可将伤寒沙门菌传播到公共食品和水供系统。在卫生措施一般比较差的流行区,伤寒沙门菌经水传染比经食物传染更常见。而在发达国家则以食品传染为主,主要经健康带菌者制作食品过程中污染食品所致。苍蝇可将病原体从大便传播至人。

偶尔也可经直接接触传染(肛-口途径),可发生于儿童的玩耍和成人的性交过程。较罕见的是医院工作人员在为患者更换脏床单时不注意采取必要的肠道传染病隔离措施而被感染。

细菌经胃肠道进入人体,然后经淋巴管到达血流。严重病例可发生溃疡、出血和肠穿孔。

带菌状态　约3%未经治疗的患者成为慢性肠道带菌者,细菌定植于胆囊,大便中持续排菌>1年。一些带菌者没有临床疾病的病史。在美国,估计2 000例带菌者中的多数为患有慢性胆道疾病的老年女性。血吸虫病或肾结石引起的尿路阻塞使某些伤寒患者易成为尿路带菌者。

流行病学资料表明,伤寒带菌者较一般人群更易患肝胆肿瘤。

症状及体征

潜伏期(通常8~14日)与摄入的细菌数量呈反比。往往缓慢起病,症状有发热、头痛、关节痛、咽炎、便秘、食欲缺乏、腹部疼痛和触痛。较少见的症状有排尿困难,干咳和鼻出血。若不治疗,体温在2~3日内呈阶梯状上升(常常达到39.4~40℃),持续高热维持10~14日,于第3周末开始逐渐下降,到第4周恢复到正常。长期发热常伴有相对缓脉和虚脱。重症患者出现中枢神经系统症状,如精神错乱、恍惚或昏迷。约有10%~20%的患者,病程的第2周身体的胸腹部可出现粉红泛白的皮疹(玫瑰疹),历时2~5日消退。

脾肿大、白细胞减少、贫血、肝功能异常、蛋白尿和轻度消耗性凝血病常见。急性胆囊炎和肝炎也可发生。疾病后期当肠道病损明显时,可有血性腹泻,粪中含有血液(20%为隐血,10%肉眼可见)。约2%的患者在第3周可发生严重出血,病死率达25%。病程第3周出现急腹症和白细胞增多提示肠穿孔,通常发生在远端回肠,见于1%~2%的患者。

病程第二周和第三周可出现肺炎,可因继发肺炎球菌感染引起,然而伤寒沙门菌本身也可引起肺炎。菌血症偶尔导致局灶性感染,如骨髓炎、心内膜炎、脑膜炎、软组织脓肿、肾小球肾炎或泌尿生殖道受累。

非典型表现,如肺炎、仅有发热或极罕见情况下表现为尿路感染的症状,可能会延误诊断。恢复期可能持续数月。

8%~10%未经治疗的患者,在退热后2周左右又可出现与疾病初期的临床症状和体征相似的临床综合征。疾病初始时用抗生素治疗者,发热的复发率可高达15%~20%,其原因不明。若在复发时再给抗生素治疗,则很快退热,不像原发性发病期那样缓慢退热。偶尔会发生第2次复发。

诊断

■ 培养

其他感染也可以引起相似的临床表现,如其他沙门菌感染、大多数立克次体病、钩端螺旋体病、播散性结核病、疟疾、布鲁菌病、兔热病、传染性肝炎、鹦鹉热、小肠结肠耶尔森菌感染和淋巴瘤。

应当进行血、粪和尿培养。由于普遍存在耐药性,标准的药敏试验是必不可少的。不再推荐萘啶酸敏感性筛选试验,因为它不能准确预测环丙沙星的易感性。疾病的前两周血液培养常阳性,但粪便培养通常在第3~5周培养阳性。如果这些培养结果是阴性的并且严重怀疑伤寒,那么骨髓活检标本培养可能帮助检测病原体。

伤寒杆菌含有刺激宿主形成相应抗体的抗原(O和H)。相隔2周采取的两份标本O和H抗体滴度升高4倍提示伤寒沙门菌感染。但该试验仅中度敏感(70%)且缺乏特异性,很多非伤寒沙门菌株有交叉反应,肝硬化可产生假阳性。

预后

不用抗生素,病死率约12%。及时用抗生素治疗,病死率约1%。大多数死亡发生于营养不良者、婴儿和老人。木僵、昏迷或休克提示病情严重和预后不良。并发症主要发生在未治疗或延误治疗的患者。

治疗

■ 头孢曲松
■ 有时使用氟喹诺酮类或阿奇霉素

抗生素耐药十分常见,耐药率越来越高,尤其是在流行地区,因此应根据药敏试验选择用药。

通常,首选的抗生素包括:

■ 头孢曲松1g肌内注射或静脉注射每12小时1次(儿童25~37.5mg/kg),疗程14日
■ 多种氟喹诺酮类(如环丙沙星500mg口服,每日2次持续10~14日,左氧氟沙星500mg口服或静脉注射每日1次,共14日,莫西沙星400mg口服或静脉注射每日1次,共14日)

氯霉素500mg口服或静脉注射,每6小时1次,仍被广泛使用,但耐药越来越多见。氟喹诺酮类药物可用于儿童,但需谨慎使用。对于氟喹诺酮类耐药株,可尝试使用阿奇霉素治疗,第一天1g口服,然后500mg,每日1次,共6日。其他替代治疗药物的耐药率也很高[如阿莫西林,甲氧苄啶/磺胺甲噁唑(TMP/SMX)],所以需根据体外的药敏试验选用这些药物。

有严重中毒症状的患者除抗生素外,还可加用糖皮质激素治疗。常可促进退热和临床症状改善。治疗前3日用泼尼松20~40mg/d口服(或相当的药物剂量)一般已足够。有明显谵妄、昏迷或休克者,可用大剂量糖皮质激素(地塞米松首剂3mg/kg静脉注射,接着每6小时1mg/kg,共48小时)。

应多次进食以维持营养。发热时一般应卧床休息。应避免用水杨酸盐(可引起低体温和低血压)及泻药和灌肠。为减少腹泻可用清淡流质饮食,必要时可用肠外营养。可能需补充水电解质及血容量。

肠穿孔及引起的腹膜炎应外科干预和使用针对革兰氏阴性和脆弱拟杆菌的广谱抗生素。

复发的治疗与初发病例相同,但抗生素的疗程很少需>

5日。

必须向当地卫生部门报告患者并禁止他们参与食品加工直至证实不再排菌。急性期后3~12个月的患者，即使没有成为带菌者，仍可分离到伤寒沙门菌。因此，间隔一月连续3次大便培养阴性才能除外带菌状态。

带菌者 胆道正常的带菌者应使用抗生素。使用阿莫西林、TMP/SMX或环丙沙星持续4~6周，治愈率约80%。

某些有胆囊疾病的带菌者可用复方磺胺甲噁唑联合利福平来清除细菌。有些需作胆囊切除的病例，在术前1~2日和术后2~3日使用抗生素通常有效。然而，胆囊切除术并不能保证消除带菌状态，极有可能是因为在肝胆系统的其他部位残留感染灶。

预防

饮用水应进行净化，污水应进行有效的处理。慢性带菌者应避免加工食物，避免看护患者或儿童，除非被证实体内已清除细菌；应实施适当的患者隔离措施。特别注意肠道预防至关重要。

流行区的旅游者应避免生食有叶蔬菜及其他在室温下储存和处理的食品和未处理的水（包括冰块）]。除非已知水是安全的，在饮用前应煮沸或氯化处理。

减毒的伤寒口服活疫苗可用于预防（Ty21a株）；它被用于进入流行区的游客，约70%有效。也可考虑用于家庭或其他带菌者的密切接触者。用法是隔日1次，共4次，应在出行前≥1周完成。存在感染风险者5年后应给予一剂加强免疫。如患者使用过任何抗生素，疫苗应推迟到72小时以后使用，且不应与抗疟药甲氟喹同时使用。因为疫苗含有活的伤寒沙门菌，应禁止用于免疫缺陷的患者。在美国，Ty21a型疫苗不能用于6岁以下儿童。

另外一种可选择的疫苗是单剂肌内注射Vi多糖疫苗，其有效率为64%~72%，并且耐受性良好，但其不能用于2岁以下的儿童。对于仍存在感染风险的人，2~3年后需要加强一剂免疫。

> **关键点**
> - 伤寒经肠道传播，引起发热及其他全身症状（如头痛、关节痛、纳差、腹痛和压痛）；疾病晚期，一些患者可出现严重的表现，有时可有血性腹泻和/或特征性皮疹（玫瑰疹）
> - 菌血症偶可引起局灶性感染（如骨髓炎、心内膜炎、脑膜炎、软组织脓肿、肾小球肾炎）
> - 约3%未经治疗的患者发展成慢性带菌状态；细菌定植于胆囊，并在粪便中持续排菌>1年
> - 经外周血和粪便培养进行诊断；因为耐药非常普遍，进行药物敏感性试验非常关键
> - 根据药敏试验，治疗使用头孢曲松、氟喹诺酮类或阿奇霉素；可使用糖皮质激素减轻患者的症状
> - 带菌者需延长抗生素疗程；有时需要切除胆囊
> - 必须向当地卫生部门报告患者并禁止他们参与食品加工直至证实不再排菌
> - 进入疾病流行区的游客需接种疫苗

非伤寒沙门菌感染

非伤寒沙门菌主要引起胃肠炎、菌血症和局灶性感染。表现为腹泻、高热和疲劳或其他局灶感染症状。通过血、粪或局部的标本培养诊断。当有治疗指征时可使用复方磺胺甲噁唑、环丙沙星、阿奇霉素或头孢曲松，脓肿、血管损伤以及骨和关节感染可手术处理。

非伤寒沙门菌感染很常见，是美国重要的公共卫生问题。

许多沙门菌血清型已被命名，命名非正式得，看似为独立的菌株实际并非如此。大部分非伤寒沙门菌感染是由肠炎沙门菌亚种肠炎血清型引起，包括鼠伤寒沙门菌、纽波特沙门菌、海德堡沙门菌，和沙门菌爪哇那沙门菌。

通过直接或间接接触众多的感染动物及其制品和排泄物而使人患病。受污染的肉类、家禽、生牛奶、蛋、蛋制品和水是沙门菌属的常见传染源。所报道的其他传染源包括受感染的宠物龟和爬行动物、胭脂红染料和污染的大麻。

危险因素 胃次全切除、胃酸缺乏（或服用抗酸剂）、溶血状态（如镰状细胞贫血、奥罗亚热、疟疾）、巴尔通体病、脾切除、虱传回归热、肝硬化、白血病、淋巴瘤和HIV感染均为沙门菌属感染的危险因素。

非伤寒沙门菌引起的疾病 每种沙门菌血清型可产生下述临床综合征中的一种或所有的症状，但某一特定的血清型常伴有特异的症群。如副伤寒沙门菌A、B和C型引起肠热病。

也可发生无症状的带菌状态。但带菌者罕见，在大规模非伤寒胃肠炎暴发流行中不起主要作用。粪便持续排菌长达≥1年的非伤寒沙门菌感染者仅0.2%~0.6%。

症状及体征

沙门菌感染临床上可表现为：
- 胃肠炎
- 肠热病
- 菌血症
- 局灶性疾病

胃肠炎 通常在摄入细菌后12~48小时起病，表现为恶心和痉挛性腹痛，接着可有腹泻，发热，有时可出现呕吐。通常粪便呈水样，但也可为糊状半固体。黏液或血液少见。

本病通常较轻微，病程1~4日。偶见较严重的迁延型。10%~30%的成人患者在腹泻停止后数周至数月出现反应性关节炎。这种疾病引起疼痛和肿胀，通常累及臀部、膝盖和跟腱。

肠热病 是比伤寒轻的临床症型；表现为发热、疲乏和败血症。

菌血症 在胃肠炎患者相对少见，但婴儿和老年人除外。在其他类型患者中，猪霍乱沙门菌、鼠伤寒沙门菌和海得尔堡沙门菌持续≥1周，常呈可致死的菌血症，伴有长期发热、头痛、不适和寒战，但很少有腹泻。患者可有沙门菌所致的反复发作的菌血症或其他侵袭性感染（如脓毒性关节炎）。如果患者有多重沙门菌感染而无其他危险因素，应

迅速进行 HIV 感染检查。

局灶性沙门菌感染　可伴或不伴持续的菌血症,引起受累器官疼痛或牵涉痛——胃肠道(肝脏、胆囊、阑尾),内皮表面(如动脉粥样硬化斑块、髂股动脉或主动脉瘤、心脏瓣膜),心包、脑膜、肺、关节、骨骼、泌尿生殖道或软组织。原有的实质性肿瘤偶尔被细菌感染而发生脓肿,反过来又可成为沙门菌菌血症的病源灶。猪霍乱沙门菌和鼠伤寒沙门菌是局灶性感染最常见的病原菌。

诊断
- 培养

通过从粪便或其他感染部位取材分离细菌可诊断非伤寒沙门菌感染。菌血症和局部感染,血培养可能阳性,但粪便培养通常阴性。

非伤寒沙门菌的抗生素耐药比伤寒沙门菌更常见,故药敏检测非常重要。

在胃肠炎患者,用甲基蓝染色的粪便标本中常见白细胞,提示有炎症性结肠炎。

治疗
- 支持治疗
- 环丙沙星、阿奇霉素、头孢曲松或复方磺胺甲噁唑(TMP/SMX)仅用于高危患者和系统性及局灶性感染患者

非伤寒沙门菌引起的胃肠炎给予口服或静脉补液进行对症治疗。

抗生素不加快病情恢复,可能会延长细菌的排泄时间,因此对无并发症的病例没有必要用抗生素。但护理院的老人、婴儿和 HIV 感染者病死率高,应该用抗生素治疗。可选择的抗生素治疗方案包括以下几种:
- 儿童用 TMP-SMX 5mg/kg(其中 TMP 成分计算剂量)口服,每 12 小时 1 次
- 对于成人给予环丙沙星 500mg 口服,每 12 小时 1 次
- 阿奇霉素第一天口服 500mg,然后 250mg 口服,每日 1 次,共 4 日
- 头孢曲松 2g,每日 1 次,静脉注射,共 7~10 日

无免疫缺陷的患者应治疗 3~5 日,但艾滋病患者需长期预防性治疗以防复发。

全身或局灶性疾病应该给予抗生素治疗,所用剂量与伤寒相同。持续性菌血症一般需治疗 4~6 周。

脓肿应手术切开引流。术后至少给予 4 周的抗生素治疗。感染性动脉瘤,心脏瓣膜和骨或关节感染通常需外科处理和长期抗生素治疗。如果没有严重的基础疾病,预后通常较好。

带菌者　无症状带菌通常是自限性的,很少需用抗生素治疗。少数病例(如食品加工人员或保健人员)的根治可试用环丙沙星 500mg 口服,每 12 小时 1 次,共 1 个月。但在服药数周后应复查粪便培养以证实沙门菌是否被清除。

预防

防止食品被感染的动物和人类污染是最重要的。旅游者预防措施同样适用于大多数其他肠道感染。必须进行病例报告。

> **关键点**
> - 非伤寒沙门菌感染常见,通过直接或间接接触多种感染动物及其动物源性食品和排泄物而获得感染
> - 临床症状包括胃肠炎、伤寒和局灶性感染;偶可见菌血症
> - 诊断有赖细菌培养
> - 对于无并发症的患者,无需使用抗生素;抗生素不促使疾病恢复,可能会延长细菌的排泄
> - 对于高危患者(如养老院的老人、婴幼儿、HIV 感染者)使用抗生素治疗,如环丙沙星、阿奇霉素、头孢曲松或 TMP/SMX
> - 可能会出现无症状带菌状态,但带菌者在疾病暴发中不起重要作用,很少需用抗生素治疗

志贺菌病
(细菌性痢疾)

志贺菌病是由志贺菌引起的急性肠道感染。表现为发热、恶心、呕吐、里急后重和腹泻,腹泻常呈血性。依据临床表现及粪便培养可确诊。轻度感染的治疗为支持治疗,多数给予补液;中重度感染、血性腹泻的高危患者及免疫缺陷的患者给予抗生素治疗(如环丙沙星、阿奇霉素、头孢曲松),可缩短病程,降低传染性。

志贺菌属分布于全世界,是炎症性痢疾的典型病原菌,很多地区 5%~10% 的腹泻性疾病由该菌属所致。志贺杆菌分为 4 个主要的亚群:
- A(痢疾杆菌)
- B(福氏志贺杆菌)
- C(鲍氏志贺杆菌)
- D(宋内志贺杆菌)

各亚群又进一步分为不同的血清型。福氏志贺杆菌和宋内志贺杆菌比鲍氏志贺杆菌以及经典型痢疾杆菌分布广泛。在美国,宋内志贺杆菌是最常见的分离株。

感染者和恢复期带菌者的粪便是传染源;人是志贺菌唯一的自然宿主。可通过粪-口途径直接传播。经污染的食物或污染物可间接传播。苍蝇可作为传播媒介。

因为志贺杆菌对胃酸有相对较强的抵抗力,食入 10~100 个病菌即可引起疾病。疫情最易发生在卫生设施不足及人口众多的区域。志贺菌痢在流行地区的小孩子中特别常见。成年人通常有不太严重的疾病。

恢复期和亚临床带菌者是重要传染源,但真正的长期带菌者罕见。感染很少或不诱导产生免疫。

志贺菌可侵入结肠黏膜,引起黏液分泌、充血、白细胞浸润、水肿,并常有表浅黏膜溃疡。1 型志贺痢疾菌(美国不常见,除外从流行区返回的旅游者)产生志贺毒素可引起显著的水样泻,有时发生溶血性尿毒综合征。

症状及体征

痢疾的潜伏期为 1~4 日。临床上最常见的表现为水样泻,无法与其他细菌、病毒和原虫感染引起的肠上皮分泌过

在成人,细菌性痢疾初始症状可能为:
- 发作性腹部剧痛
- 排便急迫感(里急后重)
- 便后暂时缓解疼痛

这些症状反复发作,并且越来越严重和频繁。腹泻明显,为稀便或水样便,含有黏液、脓,常伴有血。严重的里急后重可造成直肠脱垂和大便失禁。然而,成人可无发热、无血性黏液性腹泻,有轻度的或没有里急后重。

成人患病常可自愈:轻者4～8日,重者3～6周。严重脱水和电解质丢失导致的循环衰竭及死亡主要发生于<2岁的婴儿和衰弱的成人。

罕见志贺菌病以米汤样或浆液样(偶尔血性)腹泻起病。患者可有呕吐而快速脱水。感染表现为谵妄、癫痫发作和昏迷,但很少或没有腹泻。在12～24小时内可发生死亡。

幼儿的起病突然,表现为发热、烦躁不安、嗜睡、纳差、恶心或呕吐、腹泻、腹痛和腹胀以及里急后重。3日内大便中出现血液、脓液和黏液。大便次数可增加到≥每日20次,体重下降和严重脱水。若不治疗,患儿可在12日内死亡;若患儿存活,则在第2周急性期症状消退。

并发症 在儿童,痢疾志贺菌1型引起的细菌性痢疾可继发溶血性尿毒症综合征。可继发细菌感染,特别是衰弱和脱水的患者。严重的黏膜溃疡可引起明显的急性失血。某些患者(尤其是 HLA-B27 基因型携带者)在细菌性痢疾(及其他肠炎)后可出现活动性关节炎(关节炎、结膜炎、尿道炎)。

其他并发症不多见,包括儿童惊厥、心肌炎和罕见的肠穿孔。

本病不会变成慢性,也并非溃疡性结肠炎的致病因素。

诊断
- 大便培养

痢疾诊断较容易,在暴发期间或在流行区对本病应高度怀疑,粪便涂片经甲基蓝或赖特染色可见白细胞。大便培养可确诊,应采集标本进行检测;对于重症或高危患者应行药敏试验。

具有痢疾症状(血性和黏液便)的患者应与侵袭性大肠埃希菌、沙门菌、耶尔森杆菌、弯曲杆菌感染、阿米巴、艰难梭菌感染和病毒性腹泻进行鉴别。

直肠镜检可见黏膜表面弥散性充血并有大量小溃疡。可有白细胞减少或显著升高,白细胞计数平均为13 000/μl。血液浓缩常见,腹泻还可引起代谢性酸中毒。

治疗
- 支持治疗
- 对于重症患者或高危患者给予一种氟喹诺酮类、阿奇霉素或三代头孢菌素

痢疾引起的体液丢失需给予口服或静脉补液对症治疗。不应使用止泻药物(如洛哌丁胺),因为可延长病程。抗生素可减轻症状和减少志贺菌的排出,但对于健康的成人不是必需的。然而,以下一些患者通常需要接受抗生素治疗:
- 儿童
- 老年人
- 虚弱的患者
- 中重度感染的患者

对于成人,可使用以下抗生素治疗:
- 一种氟喹诺酮类(如环丙沙星500mg 口服,每12小时1次,持续3～5日)
- 阿奇霉素第一天口服500mg,之后 250mg 口服,每日1次,共4日
- 头孢曲松 2g/d,静脉注射,共5日

许多志贺菌分离株对氨苄西林、复方磺胺甲噁唑(TMP/SMX)和四环素耐药,但耐药特点随地理分布而异。

预防

处理食品前应彻底洗手。污染的衣物和床单应放在带盖的桶内用肥皂水浸泡然后再煮沸消毒。对患者和带菌者应采取相应的隔离措施(特别是对粪便的隔离)。一种口服活疫苗正在开发,在流行区的现场试验显示有广阔的前景。但是,免疫力一般是型特异性的。

> **关键点**
> - 志贺杆菌是引起痢疾的具有高度传染性的病原体;人类是唯一宿主
> - 水样腹泻可伴腹部疼痛和明显的排便紧迫感;粪便可能含有黏液、脓液,常带血
> - 痢疾志贺杆菌Ⅰ型(美国不常见,除外返程的旅游者)可以产生志贺类毒素,从而导致溶血性尿毒症综合征的发生
> - 严重脱水和电解质丢失导致的循环衰竭及死亡主要发生于<2岁的婴儿和衰弱的成人
> - 通常给予支持治疗已足够,但对于年幼儿童、老人、体弱以及重症患者需给予抗生素治疗(氟喹诺酮类、阿奇霉素或头孢曲松其中之一即可);氨苄西林,TMP/SMX 和四环素耐药常见

土拉菌病
(兔热病;斑虻热病)

土拉菌病是由弗朗西斯土拉菌引起的发热性疾病,与伤寒相似。其特征表现为原发性局部溃疡病损、局部淋巴结病、全身性症状,偶尔表现为不典型肺炎。主要根据流行病学和临床表现诊断。治疗使用链霉素、庆大霉素、氯霉素、环丙沙星或多西环素。

土拉菌病有7种临床综合征(表184-3);暴露于病原体的途径不同临床表现不同。

致病菌为弗朗西斯土拉菌,是一种微小、多形性、不活动、无芽孢的需氧杆菌,可通过以下途径进入人体:
- 摄入污染的食物或水
- 节肢动物传播媒介(蜱、鹿蝇、虱)的叮咬
- 呼吸道吸入

表 184-3　土拉菌病分型

分型	发病频率	说　　明
溃疡腺型	最常见	手或手指的原发病变,伴局部淋巴结炎
伤寒型†	常见	全身性疾病,无局灶感染表现
眼腺型	不常见	结膜炎,伴有同侧耳前、颌下或颈部淋巴结炎症,可能由感染的手指或手感染眼所致
腺型	罕见	区域性淋巴结炎,但无原发性病变而常有颈淋巴结肿大,提示细菌经口摄入
肺炎型*	不常见	非对称性肺门腺浸润,伴或不伴血性胸腔积液
口咽型	罕见	由于摄入污染的食物或水引起咽喉痛及颈部淋巴结病
败血症型†	罕见	严重系统性感染,表现为低血压、急性呼吸窘迫综合征(ARDS),弥散性血管内凝血及多器官脏器衰竭

* 土拉菌病肺炎可能为原发疾病或其他任何类型土拉菌病的并发症。
† 也可经血行播散到多器官(如肺、骨、心包膜、腹膜、心脏瓣膜和脑膜)。

- 与感染组织或物品直接接触土拉菌病不发生人与人之间的传播

细菌可钻入看上去无破损的皮肤,但实际上是通过微病变处进入的。

弗朗西斯土拉菌分两型:

- A 型:是一种对人类毒力较强的血清型;在美国和加拿大常见于兔和啮齿动物
- B 型:该型通常可产生轻度溃疡腺型感染,在欧洲和亚洲可见于水和水生动物

猎人、屠夫、农民、处理毛革的工人最易被感染。在冬季,大多数病例因接触(特别是经皮接触)感染的野兔而患病。在夏季,感染通常是由于处理其他感染的动物或鸟类或感染蜱或其他节肢动物的叮咬所引起。极少情况下感染可因摄食未煮熟的被污染的肉、饮用污染的水或在流行区修剪草坪而获得。在西方美国,蜱、蝇鹿、马蝇,以及与感染动物的直接接触是其他的感染来源。人与人之间的传播尚未见报道。实验室工作人员存在特殊的感染风险,因为通过正常的处理感染标本很容易获得感染。

土拉菌被认为是引起生物恐怖主义可能的潜在病原体。在播散性感染病例在疾病的各阶段,全身各处都可见特征性的局灶性坏死病变。病灶大小 1mm 至 8cm 不等,黄白色,外部可见手指、眼和口部的原发性病变,而在淋巴结、脾、肝、肾和肺也常能见到。肺炎时肺部可发生坏死灶。虽可发生严重的全身中毒症状,但尚未发现毒素。

症状及体征

兔热病发病急骤,在暴露后 1～10 日(通常 2～4 日)出现头痛、寒战、恶心、呕吐、39.5～40℃ 的发热和严重疲乏无力。四肢无力,反复寒战和大汗淋漓也可发生。临床表现在一定程度上与暴露类型有关(表 184-3)。24～48 小时内在感染部位(手指、手臂、眼或口腔顶部)可出现炎性丘疹,而腺型和伤寒型土拉菌病例外。丘疹很快变为脓疱和溃疡,溃疡底呈凹陷状,干净,含有稀薄无色的渗出物。发生于四肢的溃疡通常是单个的,而口腔和眼部的溃疡常是多发的。一般只有单眼受累。区域淋巴结可肿大、化脓和大量流脓。第 5 日常发生伤寒样症状,患者可出现非典型肺炎,有时可伴谵妄。

肺炎型土拉菌病　可通过吸入细菌或由其他类型土拉菌病经血源播散而获得;见于 10%～15% 的溃疡腺型土拉菌病及约 50% 的伤寒型土拉菌病患者。虽常有实变体征出现,但呼吸音降低和偶尔可及啰音可能是土拉菌肺炎的唯一体征。无痰干咳引起胸骨后烧灼感。疾病的任何阶段均可出现非特异性玫瑰样皮疹。可发生脾肿大和脾周炎。若不治疗,体温可持续升高 3～4 周,然后逐渐消退。纵隔炎、肺脓肿和脑膜炎是罕见的并发症。

经治疗的患者病死率几乎为 0,未治疗的溃疡腺型土拉菌病患者的病死率约 6%。A 型土拉菌感染、伤寒型、败血症型及肺炎型土拉菌病死亡率较高;未治疗病例死亡率高达 33%。死因一般为重症感染、肺炎、脑膜炎或腹膜炎。未充分治疗的病例可复发。一次发病即可获得免疫。

诊断

- 培养
- 急性和恢复期血清学检测

依据与兔、野生啮齿动物或媒介节肢动物接触的病史,起病突然和特征性的原发性病变可考虑土拉菌病诊断。

患者应进行血和相关的临床标本(如痰、病灶分泌物)培养;常规培养可能为阴性,如怀疑该菌感染时需通知实验室以便采用合适的培养基培养(确保合适的安全隔离措施)。应检测急性期与相隔 2 周恢复期的抗体滴度。滴度增加 4 倍或单次滴度>1:128 有诊断意义。布鲁菌病患者的血清也可与弗朗西斯土拉菌抗原起交叉反应,但通常滴度很低。一些实验室使用荧光抗体或免疫组化染色检查。白细胞增多常见,但白细胞计数也可正常而仅伴多形核中性粒细胞比例增高。

因为这种细菌具有高度传染性,处理来自可疑土拉菌病患者的标本和培养基必须十分小心,如果条件允许,应在 3 级生物安全装备的实验室内进行。

治疗

- 链霉素(对于脑膜炎联合氯霉素):首选药物
- 对于中重度感染,成人链霉素 1g 肌内注射每 12 小时 1 次,儿童 15mg/kg 肌内注射每 12 小时 1 次,共 7～10 日

如果存在脑膜炎,加用氯霉素 12.5～25mg/kg 静脉注射每 6 小时 1 次或多西环素 100mg,每日 2 次,共 14～21 日。

链霉素替代治疗包括以下几种:

- 庆大霉素 1～2mg/kg 肌内注射或静脉注射,每 8 小时 1 次

（中度至重度感染）
- 多西环素 100mg 口服，每 12 小时 1 次（轻度感染）
- 氯霉素 12.5~25mg/kg 静脉注射，每 6 小时 1 次（仅用于脑膜炎，因为有其他更安全有效的替代治疗；在美国无法获得口服制剂）
- 环丙沙星 500mg 口服，每 12 小时 1 次（轻度感染）

在有大规模伤亡人员的情况下，如不能静脉用药，对于成人和儿童可给予口服多西环素或环丙沙星。然而，使用上述所有药物治疗，均偶见复发，并且不能防止淋巴结化脓。

用盐水纱布持续湿敷对原发性皮肤病变是有益的，可减轻淋巴管炎和淋巴结炎的严重程度。大的脓肿可引流，但除非治疗被耽搁，一般极少需要作引流。

对眼土拉菌病，用温盐水纱布湿敷，戴深色眼镜可缓解症状。严重病例用 2%的后马托品滴眼，每 4 小时 1 次，每次 1~2 滴，可缓解症状。

严重头痛者可口服止痛药（如含有对乙酰氨基酚的羟可酮、氢可酮）。

预防

进入流行区时，应穿防蜱的防护衣，使用驱虫剂。在离开蜱侵染地区后应当仔细寻找蜱。一旦发现蜱时应当迅速将蜱移除。

当处理兔和啮齿动物时，特别在流行区，应穿防护衣，包括橡皮手套和面罩，因为细菌可存在于动物内和动物皮毛的蜱粪内。野鸟和猎物必须经彻底烧煮后才能吃。可能被污染的水必须消毒后使用。目前尚无疫苗可用，但有一种疫苗正在接受 FDA 的审查。

在高风险暴露后推荐口服多西环素或环丙沙星连续 14 日进行预防（如在实验室发生暴露）。

> **关键点**
> - 土拉菌是一种传染性很强的病原体；在美国和加拿大，主要宿主是野兔和鼠类
> - 兔热病可经多种途径感染，包括：与感染动物（尤其是兔子）或鸟类直接接触，被感染的节肢动物或昆虫叮咬，不经意接触实验室标本，或罕见情况下吸入感染的气溶胶或食入污染的肉或水
> - 患者有发热，体温 39.5~40℃，其他全身症状（如头痛、寒战、恶心、呕吐、严重虚脱），以及与受累器官相关的特征性表现；皮损和/或淋巴结炎常见，也可发生肺炎
> - 诊断依靠血及相关临床标本培养；急性期和恢复期抗体滴度和某些染色技术也有助于诊断
> - 治疗使用链霉素（对于脑膜炎者联合氯霉素）
> - 在流行地区采取适当的预防措施，包括防蜱策略，使用防护性工具处理兔和啮齿动物，彻底煮熟野鸟和猎物

185. 分 枝 杆 菌

它是一类生长缓慢的微需氧杆菌。因细胞膜富含脂质而具有"抗酸"特点（苯酚品红液染色后，酸性液不能使之褪色），并对革兰氏染色液不透水。最常见的是结核分枝杆菌感染，其他还有麻风杆菌和鸟分枝杆菌感染等。

结核

结核是一种慢性进展性感染，发病前往往有一段潜伏期。TB 最多见的是肺部感染。表现为咳嗽、咳痰、发热、消瘦及乏力。诊断是通常依赖痰涂片和培养，快速的分子诊断方法越来越受到重视。抗结核治疗需联合用药至少 6 个月。

结核是目前全球发病率和病死率最高的一种传染病，2015 年导致近 180 万人死亡，多数是低中收入国家患者。在 HIV 和结核都流行的国家和地区，HIV/AIDS 是导致结核发病率和病死率增加的一个重要因素。

病原学

结核通常指由结核分枝杆菌（人是主要宿主）所引起的疾病。其他还有牛型结核杆菌、非洲结核杆菌和田鼠分枝杆菌等，也可引起类似感染，统称为结核分枝杆菌复合群。

感染途径主要是吸入带结核分枝杆菌的空气颗粒（飞沫）。扩散主要是活动性结核患者在咳嗽、唱歌等用力呼吸动作时，将带菌颗粒呼出到大气中。这些患者痰中多带有大量结核菌（足以使痰涂片呈阳性）。尤其是有肺空洞者，传染性最强，因为空洞中带有大量结核菌。带菌飞沫（特别是直径<5μm）可在室内空气中漂浮数小时，增加了传染风险。然而，当带菌飞沫附着于物体表面后，则不易将病菌再重悬为可吸入颗粒（如通过扫地，抖床单等）。虽然这些动作可以重悬灰尘颗粒，而且其上含有结核菌，但这些颗粒均太大而不能到达人体肺泡细胞表面，因而不能感染人群。污染物（如被污染的物体表面、食物以及个人呼吸器）均不易于传播病菌。

未经治疗的活动性肺结核患者的传染性相差极大。某些结核分枝杆菌菌株传染性更高，而涂阳患者的传染性比仅培养阳性患者的传染性更高。肺空洞患者（这与痰结核

菌量密切相关)比那些无空洞者的传染性更高。环境因素也有重要影响。在一个拥挤、通风较差的密闭环境中,频繁或长期与分泌大量结核杆菌的未经治疗患者接触则大大增加传播风险;因此贫穷及生活在公共场所的人群风险较高。与活动性结核患者密切接触的医疗护理人员传播风险也增加。因此,传染性的估测值差别很大;一些研究表明,只有1/3的未经治疗肺结核患者可感染密切接触者;世界卫生组织则估计,每个未经治疗的患者可能会感染10~15人/每年。然而,那些被感染者大多数不发展为活动性结核。一旦有效的治疗开始后,患者的传染性迅速下降;即使痰涂片仍阳性,患者的传染性较前减少,咳嗽也减少。家庭内密切接触的研究表明,有效治疗2周后患者即没有传染性。

少见的其他感染途径还有带菌飞沫经伤口冲洗处进入,或在分枝杆菌实验室、尸解时被感染。曾有报道饮用含牛分枝杆菌的牛奶可引起扁桃体、淋巴结、腹部器官、骨和关节的结核感染。发达国家屠杀结核菌素阳性的奶牛,并对牛奶进行消毒,因此,牛分枝杆菌导致的结核病在发达国家已很少见。然而,牛分枝杆菌流行的发展中国家及来自发展中国家的移民(如某些拉丁美洲国家)中仍有报道。将未经高温消毒的牛奶制成奶酪的日益普及引发新的问题,特别是如果奶酪来自有牛结核病的国家(如墨西哥、英国)。

流行病学

全球约1/3的人感染过结核分枝杆菌(根据皮肤结核菌素试验结果)。据估计,2015年全球有约1 040万结核新发病例。其中印度、印度尼西亚、中国、尼日利亚、巴基斯坦和南非等6国占了新发病例的60%。2014—2015年,全球结核的发病率仅下降了1.5%。2015年,全球约有180万患者死于结核。这个数字较2000年仅下降22%。2015年,全球估计有48万新发耐多药结核(MDR-TB),其中约一半来自印度、中国和俄罗斯。

在美国,结核发病率已经连续20年下降。2012年,CDC总共报告9 951例,显示发病率为3.2/10万,而2011年该比率是6.1%,创下了历史最低水平(从西弗吉尼亚州的0.4到华盛顿特区的10.2)。一半的病例发生于在美国以外的高流行地区出生者。国外出生的人群的患病率(15.8/100 000)将近是美国本土人群的11.5倍(1.4/100 000)。美国本土出生的病例中黑种人占37%。在美国中部和东南部地区,流浪人群、黑种人、囚犯以及社会地位较低的人群占了感染人数的很大一部分。该人群中的患病率与世界上其他高患病率国家接近。

1985—1992年,在美国及许多发达国家出现了结核复发,考虑可能与艾滋病、迁移人口、公共卫生基础差和多重耐药结核的出现有关。目前耐药结核,包括泛耐药结核的出现是一个全球性的问题,主要与资源不足包括诊疗措施不够有关。在世界大部分地区,不能快速诊断耐药结核病,也不能采用及时有效的治疗方案,包括有效控制2线药物的不良反应。这导致持续的疫情扩散、低治愈率,以及耐药结核传播。泛耐药结核的治疗效果更不理想,尤其是对于合并HIV感染的患者。尽管在进行抗反转录病毒治疗后病死率仍较高。有效治疗和不良反应管理,社区服务和社会支持已使一些地区耐药结核病流行趋势有所下降(如秘鲁、俄罗斯托木斯克地区)。印度和中国刚刚开始实施全国性的耐多药结核病项目,这将显著影响未来MDR-TB的流行趋势。

病理生理

结核分枝杆菌可引起结核原发性感染,仅有少数患者出现急性症状。多数患者(95%)的原发感染是无症状的,随后进入潜伏期(休眠期)。部分潜伏感染患者可出现结核感染再激活,并出现一系列活动性疾病症状。但原发性感染和潜伏期通常没有传染性。

原发感染 小的带菌颗粒经吸入后到达中肺或下肺肺泡内才可致人体感染。大颗粒带菌飞沫通常局限于气道近端而不能感染。感染通常起始于单一颗粒,其上含有少量结核菌。也许只有易感者可由一次接触结核菌而感染,其余人群多需反复接触结核菌才发展为活动性结核。

肺泡巨噬细胞吞噬结核分枝杆菌后开始出现感染。未被肺泡巨噬细胞杀灭的菌体,可在其中复制,并最终杀死细胞(经CD8+T淋巴细胞辅助);引起炎症细胞聚集,形成特征性结核结节或肺炎。感染早期,部分巨噬细胞还可游走于区域淋巴结,如肺门和纵隔淋巴结;进入血液后还可转移到身体各处,尤其是肺尖后端、长骨骨骺、肾脏、椎体、脑膜等。如患者对结核具有部分免疫力,例如接种疫苗或与先前自然感染的结核分枝杆菌或环境中分枝杆菌,则较少出现血行播散结核。

大约有95%的感染者,3周后机体免疫力可抑制结核菌的复制而不出现症状或体征。肺部或其他部位感染病灶可形成上皮样肉芽肿,中心可有干酪样坏死;结核杆菌可在坏死组织中存活数年,是否发病主要取决于机体的免疫状态。病灶还可形成结核瘢痕(西蒙病灶,多来源于其他病灶经血行播散而来),或钙化病灶(Ghon病灶)。Ghon病灶累及淋巴结则成为Ghon综合征(原发综合征),如果出现钙化,则称为Ranke综合征。结核菌素试验和γ干扰素分泌试验(IGRA)在感染的潜伏阶段变为阳性。潜伏感染是动态的过程,不是曾经认为的完全休眠状态。

少数情况下,原发病灶也可快速发展,造成肺部急性感染,并可伴发空洞、胸膜浸润以及肺门或纵隔淋巴结肿大(若发生于儿童,可能导致挤压气管)。少量胸腔积液多为淋巴细胞性的,菌体量较少并可在几周内清除。原发性肺外结核也可单独存在。淋巴结结核是最常见的肺外结核;然而结核性脑膜炎的病死率最高,尤其是发生于儿童和老人时。

活动性结核 潜伏感染中有5%~10%会发展为活动性结核,是否活动主要取决于年龄等危险因素。活动性结核中有50%~80%的患者在感染后2年内出现再激活,但也有患者会在几十年后出现。再激活可以出现于任何一个器官,但最常见的还是肺部,可能与局部高O_2浓度等因素相关。钙化灶和淋巴结钙化很少复发。

导致细胞免疫下降的疾病和状态(这是控制结核的关键)可显著促进病变再激活。因此,合并HIV感染的患者发生活动性结核的风险为大约每年10%。除HIV感染外的其他促进再激活的情况包括糖尿病、头部和颈部癌症、胃切除术、空肠回肠旁路手术、依赖透析的慢性肾病，和显著体重减轻等。抑制免疫系统的药物也有助于出现活动性结核病。实体器官移植后需要使用免疫抑制剂的患者风险最高，但使用其他免疫抑制剂，如糖皮质激素和TNF抑制剂通常也导致再激活。吸烟也是危险因素之一。

部分患者中，活动性结核是由于再感染而非潜伏结核再激活。再感染常见于结核流行区域。潜伏感染的再激活多见于低流行地区。在特定患者，很难确定患者是再感染还是潜伏感染再激活。

结核主要引起的是迟发性超敏反应，形成肉芽肿伴干酪样坏死。肺部病变具有特征性，但并不总是伴有空洞，尤其是DTH（迟发型超敏反应）受损的免疫抑制患者。原发感染中胸腔积液比较少见，主要是直接扩散或血行播散导致。大的结节病灶破溃后还可引起脓胸或支气管胸膜瘘，偶还可伴气胸。在抗结核药物治疗问世前，结核性脓胸通常伴随气胸，由于空洞增大累及肺动脉导致大量咯血，患者通常迅速病死。

病程各异，取决于细菌的毒力和宿主的免疫力。本病在部分人群中发展迅速（如印第安人）。他们不像许多欧洲人和他们的美国后裔，他们没有经历过自然选择的压力，没有形成对本病的免疫力。在欧洲人和美国人中，结核病通常呈惰性。结核杆菌的超敏反应还可导致急性呼吸窘迫综合征（ARDS），另外，部分血行播散或空洞病灶破溃的患者也可出现。

症状及体征

急性肺结核，即使中度和重度感染，可只感觉不适而无其他任何症状。纳差、疲倦和体重减轻等可在感染后数周逐渐出现。主诉中最多见的是咳嗽。起始可能有少量黄绿色痰，随着病情发展，痰量会越来越多。咯血通常见于空洞性肺结核患者（部分由于合并真菌感染）。患者常见低热，但少数患者体温也可正常。全身盗汗是结核感染的经典症状，但部分患者往往并不出现，而该症状也缺乏特异性。由于肺实质破坏，气胸和结核性胸膜炎患者可出现呼吸困难。

由于免疫受损，HIV感染者中，活动性结核的表现通常不典型。患者经常出现肺外或者播散性结核的症状。

根据感染的器官不同，肺外TB引起各种全身性和局部性表现。

诊断

- 胸部X线
- 抗酸染色和培养
- 结核菌素皮试和γ-干扰素释放试验
- 核酸检测

胸片发现可疑病例，结合临床表现，如（咳嗽>3周）、咯血、胸痛或呼吸困难，有不明原因性发热或结核菌素实验或IGRA阳性等时通常为疑似肺结核。出现咳嗽持续>2~3周、盗汗、消瘦，和/或淋巴结肿大，有结核接触史（如通过接触受感染的家庭成员、朋友或其他联系人；在机构内接触；前往结核病流行地区）的患者需高度怀疑结核。

检查主要包括胸片、痰涂片和培养。如果进行胸部影像学和痰液检查后，活动性结核病的诊断仍不明确，可行TST或IGRA。核酸检测（如PCR）也可用于辅助诊断。一旦结核诊断明确，患者应排查HIV感染。同时有乙肝或丙肝感染危险因素的患者也应做相应检测。通常也应该进行肝肾功能检查。

胸部X线 成人锁骨上方或后方出现结节性渗出表现（结核特征表现），高度提示活动性结核的可能；它是在前凸位或胸部CT中较明显。肺中部或下部浸润通常为非特异性，但是若患者症状高度可疑，尤其是出现胸腔积液或有接触史时，也应高度怀疑原发感染。肺门淋巴结钙化可见于结核原发感染，但是也可见于组织胞浆菌病，尤其是在该病流行的区域（如俄亥俄河谷）。

痰液涂片及培养 痰液检测是肺结核诊断的主要手段。如果患者无痰，可以采用高渗盐水雾化诱导。如果诱导不成功，可以采用支气管灌洗液。由于诱导痰及支气管镜对医务人员来说有一定的感染风险，这些方法应在最后使用。同时应采用其他措施（如负压、N95口罩或过滤呼吸器）等以预防医务人员被感染。

第一步通常是显微镜检查，以检查是否有抗酸杆菌（AFB）。结核杆菌虽是革兰氏阳性菌，但有时不易着色，因此标本多采用齐尔-尼尔森（Ziehl-Neelsen）抗酸染色或Kinyoun抗酸染色进行常规镜检，另外也可荧光染色进行荧光显微镜检查。涂片镜检可检出结核菌密度>10 000杆菌/ml的样本，如果菌量较少，如再激活早期或患有HIV合并感染发生时可能不大敏感。

抗酸染色阳性是诊断活动性结核的有力证据，然而确诊仍需培养结果或核酸检测。耐药检测也必须进行结核分枝杆菌培养。培养物可以检测到痰中少至10个杆菌/ml，并且可以使用固体或液体培养基进行。但是，它可能需要长达3个月的培养时间以确定最终的结果。液体培养基较固体培养基具有更高的灵敏度，检测所需时间也更短，通常仅需要2~3周。

核酸检测可将结核诊断时间从1~2周缩短为1~2日；一些商用的NAAT可以在2小时内提供结果（包括利福平耐药性的鉴定）。然而，在结核低发区域，核酸检测（NAAT）仅用于痰涂片阳性患者。当高度怀疑结核，并且快速诊断对患者或公共健康原因至关重要时，也可应用于痰涂片阴性患者。有些NAAT比痰涂片检查更敏感，与培养的灵敏度相似。

当核酸检测和抗酸染色均为阳性时，可诊断为结核并开始抗结核治疗。当核酸检测为阳性而抗酸染色为阴性时，应另取一份标本进行核酸检测，如≥2次核酸检测为阳性可诊断为结核。如核酸检测和抗酸染色均为阴性时，临床医生可以根据症状等判断是否应该开始抗结核治疗或等待培养结果。

药敏试验（DST） 应在所有患者的首次分离株中进行，以获得有效的抗结核治疗方案。在患者进行抗结核治疗3个月后痰培养仍为阳性或在痰培养阴性以后又出现阳性者需再次进行药敏试验。用传统的培养基进行药敏试验需要8周,而新的分子诊断方法可在数小时内完成对利福平(和)异烟肼药敏试验。

其他样本的检测　有浸润者建议采用镜下取组织活检,进行培养、组织学或分子学检测。少数患者胃洗液培养可为阳性,除婴幼儿在标本不易获取的情况下可采用外,目前已少用。然而,对能配合的幼儿,可使用诱导痰。培养时建议采用新鲜样本,但核酸检测可采用固定后的标本(如淋巴结活检发现肉芽肿改变)。后者虽尚未通过认证且阳性预测值和阴性预测值不明确,但在临床上极有价值。

皮肤结核菌素实验　结核菌素皮下划痕试验目前已不推荐使用。结核菌素试验(TST,Mantoux或PPD-纯蛋白衍生物)也是常规检测之一,尽管它只是检测潜伏性或活动性结核感染的一种方法,而并非活动性结核的确诊手段。标准剂量是PPD 5个单位溶成0.1ml,注射于前臂掌侧。要注意是皮内注射而并非皮下。阳性表现为硬结或红斑(水疱或风团)需在注射48~72小时后测量直径。判断阳性的界值需考虑患者其他临床因素:

- 5mm:有高度危险发展为活动性结核的患者,如胸片提示陈旧结核、艾滋病、药物所致免疫缺陷(如TNF-α抑制剂、与泼尼松15mg/d持续>1个月当量的糖皮质激素)或有与结核患者密切接触史者
- 10mm:有中度危险发展为活动性结核的患者,如静脉吸毒者、来自结核流行区的移民、高危险人群中的居住者(监狱/收容所)、硅沉着病、肾功能不全、糖尿病、头颈部肿瘤患者以及有胃切除术和空肠回肠旁路术者
- 15mm:无危险因素者需要注意假阳性可能,但亦有假阴性者,如发热、老年、艾滋病(尤其CD4$^+$T淋巴细胞数<200/μl)以及重症者。假阴性的出现可能是由于抑制性抗体或者由于大量T细胞迁移至病灶而不足以在试验的局部产生反应。如果患者有非结核性分枝杆菌感染或接种了卡介苗可能会出现假阳性结果。然而,接种卡介苗几年后对TST的影响已基本消失;此时阳性结果则可能是由于结核感染。

IGRA　体外血液淋巴细胞接触结核特异性抗原后,可以产生γ干扰素。尽管目前γ干扰素分泌试验的研究并非均与TST进行对比,但干扰素分泌试验相比TST具有更高的特异度(灵敏度相近)。更重要的是,对于较久远的结核感染,干扰素分泌试验通常为阴性。目前有研究正在观察TST阳性而干扰素分泌试验为阴性的患者(尤其是免疫抑制患者)在长期随访中活动性结核的发生情况。

预后

对于免疫功能健全且感染之结核菌对药物敏感的患者,即使病情严重甚至有大空洞,在进行合理的药物治疗并完成疗程后,病情也将缓解。然而,结核病的病死率仍高达10%,多数患者死于其他原因。即使能获得合理的治疗,播散性结核和结核性脑膜炎的病死率高达25%。

免疫缺陷患者发生结核病时,如不进行及时而有效的治疗,则病情进展迅速,病情更加严重。通常患者在出现症状后的2个月即会死亡,其中多为耐多药结核患者。然而,通过有效的抗病毒治疗以及抗结核治疗,即使是耐多药结核患者的预后可与免疫功能正常的患者相近。然而,对于泛耐药结核患者,由于治疗药物有限,预后多不良。

治疗

多数无并发症的结核患者、所有有并发症(如AIDS、肝炎、糖尿病等)的结核患者、有药物不良反应的患者以及出现结核耐药的患者均应在结核专科就诊。大多数结核病患者可以在门诊治疗,同时告知如何预防本病传播,包括:

- 建议他们多待在家里
- 回避访客(已接触的家人可无需回避)
- 咳嗽时用纸巾或手肘等遮掩等

让结核患者佩戴手术用口罩容易使他们感到受侮辱,因而多不推荐用于合作患者。上述事项要一直注意,直到治疗已经使患者无传染性。如患者已有药敏结果,上述事项应注意直到治疗出现临床反应(通常是1~2周)。而对于泛耐药结核患者,由于疗效较慢,患者在很长一段时间内仍有传染性,应当注意防护直到出现明显好转(如痰涂片或培养转阴)。

住院治疗　住院治疗的指征包括:

- 伴有其他严重疾病
- 需进一步诊断者
- 社会问题(如无家可归者)
- 需呼吸道隔离者,如居住在人口密集地区者(如无法接受有效治疗则尤其需要关注)

入院患者首先需进行呼吸道隔离,最好置于每小时可置换空气6~12次的负压病房。任何入病房者都需进行呼吸道防护,如佩戴N95口罩(非外科口罩)或更好的防护措施。由于住院患者传染给其他住院患者非风险较高,即使在接受有效治疗症状好转但痰尚未转阴前,因此患者需在2日中3次痰涂片均为阴性后(至少一次为晨起痰)方可解除隔离。

> **经验与提示**
> - 在医院和诊所里,结核病传播风险最高的是结核诊断不明确以及结核耐药不明确但又未接受有效治疗者,而不是那些已知结核并接受有效治疗者

公共卫生防治　为了防止耐药结核的进一步扩散和发展,即使患者在私人医生处就诊,也需对患者实行治疗监控。美国很多地区为了达到结核的彻底防治,还开始对结核皮肤菌素实验、胸片检查以及药物治疗采取免费政策。

患者的治疗管理中包括监督患者服用药物,也被称作是直接监督治疗(directly observed therapy,DOT),以确保其依从性;DOT可确保治疗疗程的完成达61%~86%。实施改良版的DOT(如提供交通服务、外延活动、提供食物等)后可达到91%。对下列情况,DOT显得尤其重要:

- 儿童和青少年
- 艾滋病、精神病和吸毒者
- 治疗失败,复发及耐药者

对于部分患者来说,自我管理治(self administered treatment,SAT)也是一种可行方案;将多种药物组合预先准备好,可以防止单药治疗,从而防止耐药。同时,也可采用药

物监测技术辅助SAT。

公共卫生部门需经常到患者家中随访,以明确患者治疗中的困难,(如赤贫、居无定所、儿保问题、酗酒、精神疾病),并且及时检查密切接触者是否感染。密切接触者主要是患者家中其他居民,也包括患者工作、学习中遇到的其他人。不同结核患者的传染性不同,因而所需的防护手段也不同。有多个家庭成员发病或结核菌素试验阳性的患者具有高度的传染性,因而即使在公交车上遇到他的其他乘客也需进行结核菌素试验以明确是否结核潜伏感染;而未感染其他家庭成员的患者传染性较小。

一线药物 一线抗结核药物有异烟肼(INH)、利福平(RIF)、吡嗪酰胺(PZA)和乙胺丁醇(EMB),这些药物应联合治疗,用于初治患者(对于方案和剂量,参见表185-1)。异烟肼口服,每日1次,具有良好的组织穿透性,可以进入脑脊液,有较强的杀菌力。是目前抗结核治疗中最有效、最便宜的一种药物。然而,数十年非正规使用(尤其是东亚地区)导致耐药株大量增加。在美国已有10%的结核菌株是耐异烟肼型。

表185-1 一线抗结核药物*

药物	成人/儿童	每日用药†	一周1次	一周2次	一周3次
异烟肼	成人(最大剂量)	5mg/kg(300mg)	15mg/kg(900mg)	15mg/kg(900mg)	15mg/kg(900mg)
	儿童(最大剂量)	10~20mg/kg(300mg)	N/A	20~40mg/kg(900mg)	N/A
利福平	成人(最大剂量)	10mg/kg(600mg)	N/A	10mg/kg(600mg)	10mg/kg(600mg)
	儿童(最大剂量)	10~20mg/kg(600mg)	N/A	10~20mg/kg(600mg)	N/A
利福布丁	成人(最大剂量)	5mg/kg(300mg)	N/A	5mg/kg(300mg)	5mg/kg(300mg)
	儿童	10~20mg/kg(300mg)	N/A	10~20mg/kg(300mg)	10~20mg/kg(300mg)
利福喷丁‡	成人	N/A	10mg/kg(600mg)	N/A	N/A
	儿童	N/A	N/A	N/A	N/A
吡嗪酰胺	成人(整片剂)				
	40~55kg	1g	N/A	2g	1.5g
	56~75kg	1.5g	N/A	3g	2.5g
	≥76kg§	2g	N/A	4g	3g
	儿童(最大剂量)	15~30mg/kg(2g)	N/A	50mg/kg(2g)	N/A
乙胺丁醇	成人(整片剂)				
	40~55kg	800mg	N/A	2 000mg	1 200mg
	56~75kg	1 200mg	N/A	2 800mg	2 000mg
	≥76kg§	1 600mg	N/A	4 000mg	2 400mg
	儿童(最大剂量)	15~20mg/kg(1g)	N/A	50mg/kg(2.5g)	N/A

*特殊剂量和方案见文字内容。
†每周5天或7天。所有用药<7日/周的方案必须在直接观察下进行。
‡仅用于巩固期。
§最大剂量。
N/A,不适用。

不良反应包括皮疹、发热、贫血,粒细胞缺乏症少见。INH导致高达20%患者出现无症状的一过性转氨酶升高;约1/1 000的患者出现临床肝炎症状(通常是可逆的)。临床肝炎多发生于>35岁、酗酒者、产后妇女及患有慢性肝病者。除非患者有肝脏疾病的危险因素,不建议每月肝功能测试。患者出现不明原因的乏力、食欲缺乏、恶心、呕吐,或黄疸提示有肝毒性;治疗需被暂停并行肝功能检查。出现临床症状并且有转氨酶显著升高(或无临床症状,但转氨酶升高>5倍正常上限者)可定义具有肝毒性,INH需停用。如轻度转氨酶升高和症状恢复后,患者可以尝试使用半量2~3日。如果此剂量耐受(通常在大约一半的患者),可使用全剂量,并且密切注意症状复发和检测肝功能情况。如果患者正在接受INH,RIF和PZA,所有药物必须停止,每种药物分别单独进行尝试。相对于利福平,INH或PZA更容易引起肝损害。INH可导致吡哆醇(维生素B_6)缺乏症,从而出现周围神经病变。这在怀孕或哺乳期妇女、营养不良患者、糖尿病患者或HIV感染、酗酒、癌症患者或尿毒症和老人中更常见。维生素B_6 25~50mg/d可预防这种并发症,儿童和健康的年轻人通常不需使用。INH延缓苯妥英钠肝脏代谢,需要减少苯妥英钠剂量。它也可引起对双硫仑的剧烈反应。孕妇也可用INH。

利福平 口服药,也是杀菌药,组织吸收率很高,可以快速穿透细胞或脑脊液,并且起效迅速。另外,它还可以清除巨噬细胞和干酪样病灶中处于静止期的结核菌以防复发。因此应全程用药。不良反应主要有胆汁淤积性黄疸、发热、血小板减少和肾功能不全等。利福平发生肝功能损害的风险小于异烟肼。使用利福平时需考虑药物相互作用。利福平可引起严重的药物相互作用，例如它可加速抗凝血药、口服避孕药、糖皮质激素、洋地黄、口服降糖药、美沙酮（镇痛药）以及多种药物的代谢。利福霉素与多种抗反转录病毒治疗药物之间存在相互作用，当同时使用时应当注意。孕妇可安全使用。孕期使用利福平也是安全的。

特殊情况下可使用以下的利福霉素：

- **利福布丁** 使用抗反转录病毒治疗者可服用利福布丁，以减轻利福平引起的药物相互作用。其作用类似于 RIF，但它较少影响其他药物代谢。但有报道利福布丁与克拉霉素或氟康唑合用后可引起葡萄膜炎
- **利福喷丁** 可 1 周用药 1 次（表 185-1），但儿童、HIV 感染（治疗失败率高）和肺外结核患者多不建议使用。它也可以与异烟肼合用，以 12 粒/次*周的 DOT 方案预防结核。但不推荐用于两岁以内的儿童、艾滋病接受抗病毒治疗者以及孕妇或女性希望在治疗期间怀孕。因为该方案在这些人群的安全性尚不明确。

吡嗪酰胺 是口服杀菌剂。早期服用 2 个月可减少利福平耐药的产生，并可将治疗疗程缩减至 6 个月。主要不良反应是胃肠道反应和肝毒性。另外，它还可引起高尿酸血症，少数患者还会出现痛风。吡嗪酰胺孕期也经常使用，但安全性尚不肯定。

乙胺丁醇 是副作用最少的一线口服药物。副作用主要有视神经炎，通常剂量超过 25mg/kg 或患者本身肾功能不全时才可能出现。最初表现为不能分辨蓝色和绿色，后期可能出现视力下降，而且一旦出现后将不可逆转。因此服用乙胺丁醇的患者需在用药前并在用后定期检测视力和色觉。患者服用 EMB>2 个月或剂量高于上表所列时应该每月进行视力和色觉检查。对于沟通障碍的患者应慎用。同样，除非对其他药物耐药或不能耐受的，一般也不建议不能进行视力检查的儿童患者使用本药。一旦出现视力损伤后，需换用其他药物。孕妇可以使用本药。EMB 的耐药较其他一线药物少见。

二线药物 除一线药物外的其他抗结核药，常在耐药结核患者或不能耐受一线药物的患者中使用。主要包括氨基糖苷类和氟喹诺酮类。氨基糖苷类仅胃肠外用。

链霉素 曾经是最常见的氨基糖苷类抗结核药，可杀菌。在美国，对该药耐药的病例较少但是全球范围内对该药耐药较为常见。脑脊液穿透力较差，也不建议鞘内注射。

不良反应主要包括肾小管损伤、前庭损伤以及耳毒性，与剂量相关。剂量是 15mg/kg 肌内注射。成人最大剂量为 1g；≥60 岁患者可减为 0.75g。为减少剂量相关的副作用，建议每周 5 日给药，疗程最长 2 个月。必要情况下，2 个月后再用时每周给药 2 次。肾功能不全患者可增大给药间隔，如 12~15mg/kg，每周 2~3 次。患者需定期检测平衡觉、听力以及血清肌酐水平。部分患者会出现过敏反应，表现为皮疹、发热、粒细胞缺乏或血清病。注射后还可能出现口周围发红或发麻，但通常会迅速消退。链霉素对孕妇禁用，因为它可能损伤胎儿的前庭神经和具有耳毒性。

卡那霉素和阿米卡星也可用于抗结核治疗，而且在链霉素耐药的情况下也有效。肾毒性和神经毒性与链霉素相同。卡那霉素是耐多药结核病中使用最广泛的注射剂。

卷曲霉素 是一种非氨基糖苷类注射用抗生素。它的杀菌效果、用药剂量和不良反应都与链霉素类似，而且对耐药结核十分有效。因为有研究发现分离出的耐链霉素结核株，对卷曲霉素都敏感。另外，卷曲霉素比其他氨基糖苷类药物容易耐受，可长期用药。

左氧氟沙星、莫西沙星是最常用的**氟喹诺酮类**抗结核药，它们的抗结核效果和安全性仅次于异烟肼、利福平。但对于异烟肼和利福平敏感结核菌株，氟喹诺酮类药物并非一线抗结核药物之选。当与利福平合用时，莫西沙星的疗效与异烟肼相近。

其他二线药物还有乙硫异烟胺、环丝氨酸以及对氨基水杨酸等。抗结核效果次于一线药物，而且毒性较强，但可对耐药结核有效。

贝达喹啉、德拉玛尼和 Sutezolid 是新的抗结核药物，通常是预留给高度耐药 TB（确切的适应证尚未完全确定），或者不能耐受其他第二线药物的患者。

耐药性 耐药性由于自发的基因突变所致。治疗不彻底、不规律以及单药治疗导致病原体耐药。然而，菌株对一种药物产生耐药，它也可通过类似方式变得对其他药物也耐药。结核菌因而可以逐渐出现对多种抗生素耐药。

耐多药结核（MDR-TB） 是指对异烟肼和利福平，包括或不包括其他抗结核治疗药物耐药的结核菌株。目前，MDR-TB 已有大量报道，全球疾病负担正在上升。据世界卫生组织估计，2015 年全球有 48 万新发 MDR-TB 病例。在部分国家和地区，一些对一线药物治疗反应较差的患者通常已经出现了 MDR-TB，但因为缺乏耐药检测手段而未被诊断。多药耐药是结核防控的重要障碍之一，相比对一线药物敏感的结核株，MDR-TB 治疗副作用更大，疗效较差，需要更长的疗程并且费用更高。

早期泛耐药结核 是 MDR-TB 基础上出现氟喹诺酮或一个注射药物耐药，但不是对上述两个药物同时耐药。

泛耐药结核（XDR-TB） 是指 MDR-TB 耐药范围扩大到对氟喹诺酮类药物以及至少一种注射制剂（链霉素、阿米卡星、卡那霉素、卷曲霉素）也耐药。这种增加的耐药对治疗具有重要影响。虽然部分 XDR-TB 患者也可以治愈，但病死率较高，而且是否可以治愈取决于目前尚有效的药物以及病变严重程度。手术治疗切除坏死病灶对于治疗 MDR-TB 和 XDR-TB 重症病例至关重要，但是在结核高发国家，一般手术治疗开展较少。耐药结核菌可人与人之间传播。被另一个患者传染了耐药结核菌的患者称为原发耐药。略多于一半的 MDR-TB 病例未经治疗，可能是感染（往往是再感染）MDR 或 XDR 株所致。耐药株在人群密集的地方，如医院、诊所、监狱和难民营等的传播，是导致全球结核病难以控制的重要原因。

一些新的抗结核药物可能对耐药菌有效，但是目前仍在临床前或临床试验阶段。因而在未来几年内，尚无法应

用。此外，除非加强治疗措施（如监督服药并加强开展痰培养以及药敏实验），否则对新的治疗药物耐药的菌株也会出现。

耐药结核治疗成功取决于同时使用多个活性药物，这样一种药物耐药，仍可有第二、第三或第四药物作用起效。此外，方案中所有药物必须严格服用，并增加服药时间。任何依从性的松懈均可能导致进一步的耐药出现和/或治疗失败。

新的抗结核药物贝达喹啉，德拉马尼和 Sutezolid 对耐药菌有效，可能有助于控制耐药结核病的流行。然而，成功将依靠全球的继续努力，早日诊断结核病，给予患者适当的治疗，并提供各种药物的服用监督（DOT）。

治疗方案 对于结核初治患者，治疗方案应包括：
- 2个月的强化期
- 4~7个月的巩固期

强化期可选异烟肼、利福平、吡嗪酰胺和乙胺丁醇4种抗结核药（用药）全程每日给药1次，或者前2周每日给药1次，后6周每周2~3次。由于结核分枝杆菌生长缓慢以及抗生素后效应的存在，间歇性给药（一般剂量更高）一般不影响治疗效果。对于MDR-TB以及合并HIV感染的患者，建议采用每日给药法。若采用间歇性给药法，则建议在整个治疗过程中贯彻DOT。

2个月的强化期后，一般视分离株中耐药情况而决定是否停用吡嗪酰胺和乙胺丁醇。

巩固期 治疗依据患者治疗前分离株的耐药检测结果、胸片结果以及治疗2个月以后的培养结果。如果治疗2个月后，痰培养结果仍然为阳性，则需要更长的疗程。若涂片和培养为阴性，无论胸片有无空洞，都需坚持异烟肼加利福平巩固治疗4个月。若胸片示有空洞，而且涂片和培养均为阳性，需将巩固治疗延长7个月（共9个月）。在任何一个方案中，若培养示没有耐药产生，需停用乙胺丁醇。巩固期可选每日1次给药，若患者未合并HIV感染，亦可每周2次。若涂片和培养均为阴性，且胸片示无空洞的HIV阴性者，可选异烟肼加利福喷丁，每周1次用药巩固治疗。如果治疗2个月后，培养仍阳性，应做进一步的测试，以确定病因。需彻底评估有无耐多药结核发生（常见原因）。临床医生也应该检查其他常见原因（如依从性低、广泛空洞、耐药、药物吸收不良）。无论是强化期还是巩固期，应确保患者服用了所需的总剂量（每周剂量×周次）。因为一旦有遗漏，就必须延长疗程。

耐药结核的治疗 视耐药情况而定。一般情况下，应该用包含4或5种活性药物的方案治疗耐多药结核病，维持18~24个月。耐药情况可以根据药敏试验结果、传染源的耐药情况、之前使用的抗结核病药物或所在地区的药敏情况。该方案应包括所有剩余的有效一线药物（包括PZA，如果敏感）加上一种2线注射药物，一种氟喹诺酮类和另外一种二线药物，以建立一个4或5个药物的治疗方案。治疗泛耐药结核病的治疗方案变得更具挑战性，经常需要使用的未经证实的和毒性较高药物如氯法齐明和利奈唑胺。耐药结核治疗较复杂，且副作用较难处理。应请有处理耐药结核经验的结核病学专家会诊。DOT是避免因为依从性差而出现新的耐药的关键。

其他治疗 顽固性结核空洞或肺部坏死有时需手术切除治疗。有些多重耐药结核、症状长期存在者，当药物无法进入病灶时，可选择手术切除部分肺组织。手术指征还包括无法控制的咯血和支气管狭窄。

以炎症为主要病因或患急性呼吸窘迫综合征（ARDS）、脑膜炎及心包炎的患者可使用激素。成人和体重>25kg者青少年，可使用地塞米松12mg静滴，6小时1次；体重<25kg者改为8mg。疗程均为2~3周。在接受有效抗结核治疗的患者中，激素的使用并不增加患者的风险。

筛查

目前临床采用TST或IGRA以筛查结核潜伏感染（latent TB infection，LTBI）。筛查指征包括：
- 密切接触过活动性肺结核者
- 胸片可显示陈旧性结核病灶
- 高危人群主要包括近5年内去过高危地区者、穷困人群、静脉注射用药者和部分医疗护理人员（接触结核患者或者高危人群）等
- 进展为活动性结核的高危因素主要包括HIV感染或其他导致免疫力下降因素、胃切除术、空回肠造瘘、硅沉着病、肾衰竭、糖尿病、头颈部肿瘤或高龄（>70岁）等
- 使用免疫抑制剂，包括激素、TNF拮抗剂以及肿瘤化疗等

美国的儿童和没有结核危险因素者多不进行皮肤结核菌素实验，以避免假阳性。TST或IGRA阳性表明是LTBI。需分析其他危险因素包括流行病学资料，并拍胸片进行排除：胸片有异常表现者需进一步检查进行确诊，例如痰涂片镜检和培养。LTBI的检测和治疗指南参见美国CDC网站（www.cdc.gov）。

增强反应 部分人曾接触过TB患者或接种过卡介苗或感染了非结核分枝杆菌，在进行TST或IGRA时可能呈现阴性结果。然而，TST所用的试剂本身即是一个免疫增强剂，因而在接受TST之后的一周或者数年以后再次进行检测，则可能转为阳性。经常进行检测的人群（如医务工作者）在第二次检测时结果常呈阳性，从而被误认为新感染。因此，对于需要再次检测的人群，建议第二次检测安排在第一次检测之后的1~4周以减少假阳性。其后的检测可以按常规进行。IGRA采用的是外周血体外实验，因而不会有增强反应。同时，IGRA也不受患者卡介苗接种的影响，而且患者即使感染环境中的非结核分枝杆菌（除外堪萨斯分枝杆菌、苏尔加分枝杆菌以及海分枝杆菌）其结果也均呈阴性。

LTBI的治疗 须接受治疗的患者主要包括：
- 两年内TST由阴性转为阳性者
- 出现与陈旧性结核相一致的胸片表现，并排除活动性结核者

下列患者也应接受预防：
- 如感染则易转为活动性结核的患者（HIV感染者或使用免疫抑制剂患者）
- <5岁的儿童无论菌素实验有没有转阳，只要密切接触过

痰涂片为阳性者其他人群如 TST 或 IGRA 呈阳性,也可以接受预防治疗

临床医生应评估可能的风险与收益以决定是否进行预防。

预防治疗一般首选异烟肼(除非已耐药,如与异烟肼耐药的患者密切接触)。成人每日 1 次,300mg/次,疗程为 9 个月;儿童 10mg/kg,服用 9 个月。异烟肼耐药者可换成利福平:每日 1 次,600mg/次,服用 4 个月。DOT 下异烟肼加利福喷丁 1 周 1 次,3 个月疗程也有效。

潜伏结核治疗的主要问题是依从性和肝毒性问题。异烟肼用于治疗 LTBI 临床肝损的发生率可达 1/1 000;不过停药后通常会恢复。但如果患者一旦出现新的其他症状,如不明原因的乏力、食欲下降或恶心,需立即停药。利福平引起的肝损比异烟肼少,但药物间的相互作用比较多见。只有约 50% 患者完成推荐 9 个月的 INH 治疗。4 个月的 RIF 方案依从性更好。临床医生应当督促患者定期随访以便监测不良反应并保证患者的依从性。

预防

包括常规的预防措施(如居家、避免访客、咳嗽时用纸巾捂嘴等)。

疫苗接种 BCG 疫苗是减毒灭活结核分枝杆菌,目前全球有 >80% 的儿童已注射,尤其是结核高发国家。但其有效力仅达 50%。卡介苗可减少儿童肺外结核的发病率也可能可以预防结核感染。因此,推荐在结核高发国家使用。目前卡介苗在美国并没有推广使用,除非是需密切接触治疗无效的结核患者(如 pre-XDR 或 XDR-TB),或既往未感染结核之医务工作者,需经常暴露于 MDR-TB 或 XDR-TB,建议注射。

尽管 BCG 接种经常使 TST 成阳性,但其反应通常比自然感染结核菌所引起的更小,它通常消退更迅速。卡介苗接种所致的 TST 阳性反应很少 >15mm,注射后的 15 年后很少 >10mm。由于儿童感染结核分枝杆菌具有严重的并发症,美国 CDC 建议注射卡介苗后的儿童 TST 阳性时,均考虑为结核感染并治疗。IGRA 不受 BCG 接种的影响,因此最适宜用于接种卡介苗后需要明确 TST 反应是由于接种引起还是感染结核分枝杆菌者。

特殊人群

儿童 感染结核病的儿童比成人更容易发展为活动性结核,其中常见的表现为肺外疾病。淋巴结炎(瘰)是最常见的肺外表现,但结核病也可能影响椎骨(波特病)或中枢神经系统和脑膜。儿童活动性结核病的临床表现各不相同,使其诊断比较困难。大多数儿童除咳嗽外无其他症状。

获取标本进行培养往往需要吸取胃内容物、诱导痰或侵入性操作,如支气管肺泡灌洗。胸部 X 线最常见的标志是肺门淋巴结肿大,但节段性肺不张也可出现。即使治疗开始后淋巴结肿大仍可能进展,并可能导致肺叶不张,通常在治疗后逐渐好转。空洞较成人患者少见,大多数儿童携带较少病原体,传染性较低。除了与成人相同的策略外,必须严格根据儿童的体重调整剂量(表 185-1)。

老年人 活动性结核可累及任何器官,尤其是肺、颅内、肾、长骨、椎骨和淋巴结。可没有任何临床表现,容易漏诊,延误治疗。老年人常因伴随其他疾病,更易延误诊断。无论年龄,以前 TST 阴性且在养老院生活的老人都有新近感染的风险。这可能会引起肺尖、中间叶或下叶肺炎和胸腔积液。肺部炎症可能不被诊断为结核,一旦未及时诊治,可能会导致感染的进一步扩散至其他人群。在美国,粟粒性结核和结核性脑膜炎以往认为在儿童发病率最高,但实际上,老年人是最多见的。

风险和预防性治疗的获益应在老人治疗前得到仔细评估。>65 岁的患者中,异烟肼的肝损发生率达 4%~5%(<65 岁患者的发生率<1%)。因此,只有老年人的皮肤菌素实验从原来的阴性转为 ≥15mm 时,才建议进行预防性治疗。除非有禁忌,密切接触过活动性结核患者或有其他高危因素时,即使菌素实验或 IGRA 为阴性也需进行预防治疗。

HIV 感染者 免疫力低下患者对感染无免疫应答,故结核菌素实验通常反应很弱。部分研究显示,IGRA 的敏感性较结核菌素要高,虽然这一优势还没确定。

有潜在性结核感染的 HIV 患者,每年有 5%~10% 会转为活动性结核,而正常人群终身才有 5%~10% 的可能。近十年内,有一半的 HIV 合并结核感染者都因未接受正规治疗或产生耐药而最终死亡,中位生存期仅为 60 日。现在发达国家,由于结核的早期诊断加上抗反转录病毒的治疗,病死率已经大大降低,但目前两者的合并感染仍是一个关注的热点。在发展中国家,HIV 合并 MDR-TB 或 XDR-TB 的人群的病死率依然很高。

HIV 感染者原发感染期间结核传播通常更加广泛。因此,肺外结核比例较高。结核球(肺或中枢神经系统)比较常见,且危害更大。HIV 感染降低了炎症反应和肺部空洞的形成。其结果是,胸部 X 线可能会显示一个非特异性肺炎,甚至是正常的。涂片阴性的结核病在 HIV 合并感染中较为普遍。由于涂片阴性的结核病常见,HIV-TB 合并感染通常认为传染性略低。

艾滋病早期结核也可发病,成为进入 AIDS 期的表现;血行播散型结核相对较重。患者的 CD4+T 淋巴细胞数 ≥200/μl 时结核病多由结核分枝杆菌引起。相对地,CD4+T 淋巴细胞数 <50/μl 时多应考虑鸟分枝杆菌复合体(mycobacterial avium complex,MAC)(参见第 1388 页)引起(排除结核暴露因素)。该菌不具有传染性,HIV 感染者中该菌主要感染血液和骨髓而非肺部。

结核出现前 HIV 诊断尚不明确患者需先接受抗结核治疗 2 周后开始抗反转录病毒治疗,以减少出现免疫重建炎症综合征(IRIS)的风险。如药敏试验敏感,HIV 患者体内的结核杆菌对常规的抗结核药物反应良好。但多重耐药结核除外,因抗耐药结核的药物通常毒性较大,而且效果较差。对于敏感结核株的治疗,建议选用敏感药物,疗程在痰培养转阴后继续 6~9 个月;若治疗前痰涂片连续 3 次均为阴性,提示菌量较少,可将疗程缩短至 6 个月。若治疗 2 个月后,培养仍为阳性,疗程需治疗 9 个月。HIV 患者的结核菌素试验 ≥5mm 或 IGRA 为阳性,建议进行预防治疗。应该查阅目前 CDC 之 TB 治疗指南。

> **关键点**
> - 结核引起原发感染,通常无症状,随后出现潜伏感染。在少数患者中,出现活动性结核
> - 世界人口的大约 1/3 感染过结核分枝杆菌,其中有 1 500 万活动性结核患者
> - 免疫功能受损患者,尤其是 HIV 感染者更容易出现活动性结核
> - 根据症状、风险因素、结核菌素试验和 γ 干扰素释放试验明确可疑患者;依靠痰检(镜检和培养)和/或核酸扩增试验确认
> - 多药联用治疗数月
> - 耐药性是一个主要问题,因为依从性差,使用不恰当的药物治疗方案,药敏试验开展不足而逐渐增加

肺外结核感染

肺外结核通常是血行播散的结果。有时感染直接从邻近器官延伸而来的。症状因不同感染部位而异,主要有发热、乏力及消瘦。诊断通常依赖痰涂片和培养,快速分子诊断测试越来越受重视。治疗是联合用药至少 6 个月。

粟粒性结核 粟粒性结核感染也即血行播散型结核,是大量结核杆菌进入血液进而扩散至全身所致。原发感染期间或潜伏感染转为活动性结核后可出现不受控制的大规模播散。细菌可扩散至全身任何部位,其中以肺部和骨髓为最多见。在<4 岁儿童、免疫力低下及老年人中的发病率最高。

症状主要包括发热、寒战、乏力,有时可出现呼吸困难。另外,结核杆菌的间断行播散可导致不明原因性发热。骨髓累及后可出现贫血、血小板减少以及白血病样反应。

泌尿生殖系统结核 肾脏感染可表现为肾盂肾炎(如发热、腰痛、脓尿),而对常规培养显示为阴性(无菌脓尿)。感染通常扩散到膀胱,在男性的前列腺、精囊或附睾,引起阴囊肿块。有时还可以蔓延至肾周围间隙、腰大肌,甚至在下肢形成脓肿。

女性在初潮后可出现输卵管卵巢炎。症状包括慢性盆腔疼痛和由输卵管瘢痕所致的不孕或异位妊娠。

结核性脑膜炎 结核性脑膜炎发生时,常无其他肺外病灶。在美国,它在老年人和免疫功能低下的人群中最为普遍。但是在儿童结核病多发地区,通常见于 5 岁以下儿童。在任何年龄,脑膜炎是结核病的最严重类型,具有较高的发病率和病死率。一般认为,儿童期接种卡介苗可以预防结核性脑膜炎。

症状主要包括低热、持续性头痛、恶心、嗜睡,甚至麻痹和昏迷。凯尔尼格征和布鲁津斯基征可以呈阳性。

①感觉中枢正常,脑脊液异常;②出现嗜睡、木僵及局灶性脑组织损伤表现;③昏迷。颅内血管血栓形成可导致卒中。局灶性脑组织损伤表明颅内有结核球形成。

结核性腹膜炎 腹腔感染从腹部淋巴结或输卵管卵巢炎扩散所致。腹膜炎在酒精性肝硬化患者中特别常见。症状通常相对较轻,有乏力、腹痛、腹部触痛,严重者可类似于急性腹膜炎。

结核性心包炎 心包感染可能从纵隔淋巴结或胸膜结核发展而来。在一些高发地区,结核性心包炎是心力衰竭的常见原因。患者可有心包摩擦音、胸膜炎和体位性胸痛或发热。部分患者可发生心脏压塞,造成呼吸困难、颈静脉怒张、奇脉、心音遥远,并有可能低血压。

淋巴结结核 淋巴结结核(瘰)通常涉及在颈后和锁骨上淋巴结。这些部位的病灶通常被认为是从胸内淋巴管扩散而来。纵隔淋巴结扩大为是肺部原发感染的一部分。颈部淋巴结结核的特征在于受影响的淋巴结逐渐肿大。在重症患者,淋巴结可变得红肿和疼痛;覆盖皮肤可能逐渐破坏,并出现渗出。

骨和骨关节结核 承重关节最容易累及,但腕关节、手关节和肘关节也可发生,尤其是在外伤后。波特病是椎骨感染,最先可累及一个椎体。然后开始逐渐蔓延周围椎骨,导致椎间隙狭窄。若不治疗,整个椎骨可能会塌陷,从而引起脊髓损伤。症状包括累及骨骼的慢性或亚急性关节炎(通常为单关节)。在波特病中,脊髓压迫产生神经功能障碍,包括截瘫;椎旁肿胀可能会导致脓肿。

胃肠道结核 由于胃肠道黏膜本身可抵御结核杆菌入侵,因此除非长时间暴露或大量菌体入侵,否则一般不会引起感染。这在发达国家更少见,因为当地的牛结核感染很少见。食用包含牛分枝杆菌的乳制品可导致口腔和口咽溃疡。小肠也可出现原发病灶。肠道累及通常会导致增生和疼痛、腹泻、梗阻和便血的肠道炎症综合征。它也可以出现类似阑尾炎的症状。溃疡和肠瘘也可能出现。

肝脏结核 在严重肺结核和广泛播散以及粟粒性结核患者中常见肝脏感染。然而,当主要感染控制后肝脏感染通常也可以治愈并且无后遗症。肝脏结核可蔓延至胆囊,引起梗阻性黄疸。

其他部位感染 肺结核空洞患者可在破损的皮肤上出现结核,但极为少见。结核病可能会感染血管壁,甚至导致主动脉破裂。肾上腺受累,导致艾迪生病(Addison disease),以前比较常见,但现在罕见。结核菌可由相邻的骨骼或从血行播散到腱鞘(结核性腱鞘炎)。

诊断

- 对渗出液和组织进行抗酸染色、显微镜检和分枝杆菌培养,并且也可进行核酸检测
- 胸部 X 线
- 结核菌素皮肤试验或 γ 干扰素释放试验

检测和肺结核检测类似,包括胸片、结核菌素实验或及 γ 干扰素释放试验以及标本(脑脊液、尿液、胸水、心包积液或关节腔积液)或组织的染色和培养。核酸检测可采用新鲜的组织液或活检样品和固定后的组织来完成(如手术中并未怀疑结核因而未进行培养)。50%的播散性结核患者血培养可为阳性,此类患者多为 HIV 感染。然而由于菌体较少,体液以及组织的培养和涂片通常为阴性,此时核酸扩增技术可辅助诊断。

通常情况下,体液中常见淋巴细胞。脑脊液糖<血清糖

的50%和蛋白升高提示结核。

如所有的检测都为阴性,仍然考虑粟粒性结核,必要时可进行骨髓或肝脏活检。若活检见肉芽肿、皮肤结核菌素实验阳性或干扰素释放试验阳性,伴胸水、脑脊液中淋巴细胞增多,不能用其他原因解释而高度怀疑结核时,可进行抗结核治疗。

胸部X线片等影像,TST和IGRA也可以提供有用的诊断信息。胸片可以显示原发或继发性结核。粟粒性结核可见成千上万个2~3mm的结节均匀分布于两肺。其他影像学检查也可以进行。腹部或泌尿生殖系统结核通常需要CT或超声检查;肾脏病变常可见。骨与关节受累,需要CT或MRI;脊椎累及优先选择MRI。TST和IGRA最初可能是阴性的,但在几个星期后复测可能转阳。如果不是,结核病的诊断应慎重或明确其假阴性的可能。

治疗

药物治疗是最重要的方式,并遵循标准的方案和原则。除结核性脑膜炎需要治疗9~12个月外,其他肺外结核通常仅需要6~9个月。另外,结核性脑膜炎和结核性心包炎可进行激素辅助治疗(对于剂量,参见结核之"其他治疗"内容第1385页)。耐药性是一个主要问题;依从性差,使用的有效药物太少和药敏试验不足是导致耐药增加的原因。

以下情况需要手术治疗:
- 积脓、心脏压塞或脑脊液化脓时需进行手术引流
- 支气管胸膜瘘需关闭瘘口
- 肠道结核可进行手术切除
- 颅内压升高者需解除梗阻,进行减压

波特病如果有神经系统症状或疼痛持续时需要手术纠正脊柱畸形,或以减轻神经受压;骨移植只有在非常严重的患者才使用。淋巴结结核通常不需要手术,除非是为了明确诊断。

关键点
- 结核菌可从肺部通过血液传播到很多部位
- 症状因感染部位不同而有所差异,主要有发热、乏力及消瘦
- 诊断有赖于在患者体液或组织中通过显微镜和培养找到结核菌和/或核酸扩增试验阳性
- 治疗需要联合用药数月,有时需手术治疗
- 耐药性是一个主要问题,因依从性差、使用的有效药物太少、药物和药敏试验开展不足而逐渐增加

其他分枝杆菌感染

除结核以外的其他分枝杆菌也可感染人类,它们多生存在周围的土壤和水源中,毒力一般比结核分枝杆菌弱。感染这些病原体称为不典型、环境或非结核分枝杆菌感染。大多数并不致病,通常由于局部或全身性免疫功能低下方可侵入人体。最多见的易感人群是老年人和免疫功能缺陷患者。其中鸟分枝杆菌复合群(MAC),由鸟分枝杆菌和胞内分枝杆菌组成,占感染的大多数。其他致病菌还有堪萨斯分枝杆菌、蟾分枝杆菌、海分枝杆菌、溃疡分枝杆菌及偶发分枝杆菌、脓肿分枝杆菌和龟分枝杆菌。人与人之间传播很少见。

肺部是主要的发病部位,最常见的病原体是MAC,堪萨斯分枝杆菌、蟾分枝杆菌和脓肿分枝杆菌也是病原体之一。其他还有淋巴结、骨和骨关节、皮肤及感染的伤口等部位也可累及。HIV患者播散型MAC比较多见,并且容易产生耐药(堪萨斯分枝杆菌和蟾分枝杆菌除外)。非结核性分枝杆菌感染的诊断是通过抗酸染色和培养确定。

非结核分枝杆菌需要该领域专家的指导治疗。美国胸科协会发布了诊断和治疗指南。

肺部感染 另外,中老年女性是感染的主要人群,特别是患有支气管扩张、脊柱侧弯、漏斗胸或二尖瓣脱垂的患者。当然,即使无肺原发病者也可感染。中年和老年男性也可发病,白种人多见,尤其是患有其他肺部疾病者发病率更高,如慢性支气管炎、肺气肿、结核治愈、支气管扩张和硅沉着病等。究竟是MAC导致支气管扩张或支气管扩张导致MAC并不是很清楚。在老年消瘦女性伴有长期干咳,这种综合征通常被称为温德米尔夫人综合征;该病发病率在增加,但原因尚不明确。

表现主要是咳嗽和咳痰,通常伴随乏力、体重减轻和低热。病情呈慢性进展,有时可长期稳定存在。可发展为呼吸功能不全或持续性咯血。胸片表现类似于肺结核,但空洞壁较薄,也很少累及胸膜,胸腔积液较少。CT上见的树芽状浸润是MAC感染的特异性表现。

分枝杆菌药敏试验有一定意义。联合药物敏感实验价值较大,但很少有实验室可作。对于MAC,对克拉霉素敏感是有治疗效果的预测指标之一。

痰镜检和培养均为阳性且有临床症状者,治疗可采用克拉霉素500mg口服,每日2次;或阿奇霉素600mg口服,每日1次;联合利福平600mg口服,每日1次以及乙胺丁醇15~25mg/kg口服,每日1次。疗程为12~18个月或用至痰培养阴性12个月后。上述药物无效且呈进展型者,可联合4~6种药物进行治疗,包括克拉霉素500mg口服,每日2次或阿奇霉素600mg口服,每日1次;利福平300mg口服,每日1次;环丙沙星250~500mg口服或静滴,每日2次;氯法齐明100~200mg口服,每日1次以及阿米卡星10~15mg/kg静滴,每日1次。个别患者病灶比较局限且年龄较轻或身体健康者,可建议进行手术切除。

堪萨斯分枝杆菌和蟾分枝杆菌感染对含利福平、异烟肼和乙胺丁醇包括或不包括链霉素和克拉霉素在内的标准抗结核治疗18~24个月有效。脓肿分枝杆菌感染需使用三种药物联用:阿米卡星,头孢西丁或亚胺培南以及口服大环内酯类。所有的非结核分枝杆菌对吡嗪酰胺耐药。

淋巴结感染 1~5岁儿童慢性颌下和下颌下淋巴结炎多数是由MAC或瘰疬分枝杆菌感染导致。主要是经口腔食入土壤中的病原体感染。

诊断主要靠组织活检。通常情况下,可采用组织切除无需药物治疗。

皮肤感染 游泳池肉芽肿:多是由海分枝杆菌感染引

起的自限性表皮肉芽肿进一步演变所致,多在污染的游泳池或清扫养鱼缸时被感染。另外,也可由溃疡分枝杆菌和堪萨斯分枝杆菌感染引起。表现主要是在上肢或膝关节部位出现病损或红色肿块,并可逐渐增大或转成紫色。此病可自发性愈合,治疗可选用米诺环素或多西环素(100~200mg 口服,每日 1 次),或克拉霉素 500mg 口服,每日 2 次或利福平联合乙胺丁醇抗海分枝杆菌联合治疗 3~6 个月。

布鲁里溃疡:溃疡分枝杆菌感染所致,发生在>30 个热带和亚热带国家的农村地区。它开始时表现为皮下无痛性结节,面积大而无痛,或腿部、手臂或面部的弥漫性无痛性肿大。感染发展引起皮肤及软组织广泛破坏;腿或手臂可形成较大的溃疡。愈合后可能会导致严重的挛缩、瘢痕和畸形。诊断应采用 PCR 技术。世界卫生组织建议每日 1 次的联合治疗方案,即利福平 10mg/kg 口服加链霉素 15mg/kg 肌内注射,克拉霉素 7.5mg/kg 口服(孕期首选),或莫西沙星 400mg 口服。

伤口或异物感染 偶发分枝杆菌复合体可引起眼部和皮肤穿透伤(通常为足部)、文身以及体内植入物被污染(猪瓣膜、胸部植入物或骨蜡)的严重感染。

治疗需广泛引流并移除异物。有效药物有:亚胺培南 1g 静滴,每日 4 次;左氧氟沙星 500mg 静滴或口服,每日 1 次;克拉霉素 500mg 口服,每日 2 次;复方磺胺甲噁唑 1 片口服,每日 2 次;多西环素 100~200mg 口服,每日 1 次;头孢西丁 2g 静滴,每 6~8 小时 1 次;阿米卡星 10~15mg/kg 静滴,每日 1 次。治疗疗程需持续 3~6 个月。推荐两种及以上药敏显示有效的治疗药物联合治疗。脓肿分枝杆菌和龟分枝杆菌对大多数抗生素均耐药,并已证明一旦感染就很难甚至不可治愈,应转诊至本领域专家治疗。

播散性感染 MAC 可引起播散性感染,尤其是在 AIDS 或免疫力缺陷者中,例如器官移植和毛细胞性白血病患者。在 AIDS 患者中,多与其他机会性感染一起于疾病后期出现(结核出现于疾病早期)。表现可有发热、贫血、血小板减少、腹泻及腹痛等,(特征类似于惠普尔病)确诊需依靠血、骨髓或活检标本培养。大便及呼吸道分泌物也可分离出菌体,但可能是正常定植,而不是致病菌。

联合抗分枝杆菌需要 2~3 种药物可减轻菌血症和相关症状:克拉霉素 500mg 口服,每日 2 次或阿奇霉素 600mg 口服,每日 1 次联合乙胺丁醇 15~25mg/kg,每日 1 次。利福布丁 300mg 口服,每日 1 次也可使用。在治愈之后,应使用克拉霉素或阿奇霉素联合乙胺丁醇以预防复发。HIV 感染者未经抗反病毒治疗之前发生播散性 MAC 需先接受抗结核治疗 2 周后再开始抗反转录病毒治疗,以减少出现免疫重建炎症综合征(IRIS)。

CD4<100 个/μl 的 HIV 感染者需用阿奇霉素 1.2g 口服,每周 1 次或克拉霉素 500mg 口服,每日 2 次预防 MAC 播散。

麻风
(汉森病;麻风病)

麻风是由麻风分枝杆菌引起的一种慢性感染,具有嗜外周神经、皮肤及上呼吸道黏膜的特性。表现多种,主要有皮肤多形性麻木和外周神经疾病。诊断有赖于临床,确诊需活检。治疗用氨苯砜联用其他抗分枝杆菌药物。患者接受治疗后传染性很快消失。

在 2008 年之前,麻风杆菌(麻风分枝杆菌)是已知的唯一一种麻风病的致病菌,直到 2008 年在墨西哥确认了另一种致病菌——弥散性麻风分枝杆菌。

虽然麻风病致死性并不高,而且抗生素可有效治疗,但在现实生活中,人们对患者有一定歧视。因为麻风病是在 1940 年有效的抗生素问世之前一直是不可治愈的,因此人们可能仍存有误解。麻风病通常影响外观并引起残疾,因而被正常人疏远。因为社会歧视,麻风病患者的心理影响往往是较为显著的。

流行病学
从全球看来,麻风感染病例数正在下降。2015 年,全球报道了 212 000 例新发麻风病例。大约 80% 的病例发生在印度、巴西和印度尼西亚。美国每年报道新发病例 150~250 例。患者大多数为来自发展中国家的移民。

麻风病可见于任何年龄,多见于在 5~15 岁和>30 岁的人群。

病理生理
人类是麻风分枝杆菌的主要天然宿主。南美犰狳是目前发现的另一宿主。

可能是通过人与人之间鼻腔分泌物进行传播。偶尔的接触(触碰到患者)和短暂接触通常不会被感染。目前已证实大约有一半多患者都是由于密切接触而传播。即使接触到病原体,大部分人也不会发生疾病;医务工作者通常与麻风病患者密切接触长达数年,但很少发病。大多数(95%)免疫力正常者感染麻风分枝杆菌后不会发病。麻风病患者通常有遗传易感性。

麻风分枝杆菌生长缓慢,一般需 2 周。潜伏期一般在 6 个月至 10 年不等。一旦感染后,都会出现血行播散。

分型 麻风病可根据受损皮肤部位的数量和类型分为:
- 少菌型麻风:≤5 个皮肤病灶,病灶区未见麻风杆菌
- 多菌型麻风:≥6 个皮肤病灶或病灶区可见麻风杆菌,或两者均符合

麻风病也可根据细胞免疫和临床症状分为:
- 结节型麻风
- 瘤型麻风
- 边缘型麻风

结节型麻风患者的细胞免疫较强,因而,仅有少数病灶症状较轻,传染性较弱。瘤型麻风和边缘型麻风患者对麻风分枝杆菌免疫较弱,症状较重,通常累及皮肤神经和其他器官如鼻、肾脏。此类患者皮肤损伤较多,传染性较强。

在这两种分类中,麻风类型可以预测该病的预后和长期可能的并发症以及疗程。

症状及体征
一般来说,感染>1 年以后才开始出现症状(平均 5~7

年)一旦症状出现,进展也非常缓慢。

感染者一般累及皮肤和外周神经。导致神经支配区域麻木和无力。

- **结节型麻风**:皮肤病损主要为皮疹,表现为感觉减退,中央色素减少,边界清晰并隆起。任何类型的麻风均不伴瘙痒。外周神经累及后可出现麻木,并且病灶可逐步扩大
- **瘤型麻风**:感染者除了皮肤和神经病变外,还可累及其他各个器官,如鼻腔、睾丸和肾脏等。皮肤病变可表现为斑疹、丘疹、结节或斑块,往往呈对称型。外周神经病变比结节型麻风更为严重,累及更多部位。部分肌肉可表现为无力。另外,还可出现男性乳腺发育;还可出现睫毛和眉毛脱落
- **边缘型麻风**:同时具有以上两种类型麻风的特征。如不及时治疗,它可症状减轻表现类似于结节型麻风,也可症状加重表现类似于瘤型麻风

并发症 最严重的并发症是由周围神经病变引起,可导致触觉减退,痛觉和温度觉消失。患者常因这些感觉的消失而无意中伤害自己。反复的创伤可导致患者失去四肢末端。肌肉萎缩可导致变形,神经干和细微表皮神经也可被累及,尤其是肘部尺神经损伤,严重者可导致无名指和小指呈爪型;腓神经损伤可致足下垂。

面部丘疹和结节影响外观。其他累及的部位包括:

- **足部**:足部跖肌溃疡合并二次感染是死亡的重要原因也导致步行疼痛
- **鼻**:鼻黏膜和软骨也可发生病变,导致慢性鼻充血及鼻出血形成
- **眼部**:眼部也可发生较严重的感染,可引起虹膜炎,导致青光眼。角膜敏感性降低或面神经颧骨部受损,可导致角膜受伤、瘢痕形成,甚至失明
- **性功能**:瘤型麻风可导致勃起功能障碍、不育,也可导致睾酮分泌和精子产生减少
- **肾脏**:结节型麻风偶见淀粉样病变可导致肾衰竭

麻风反应 还有大量感染者,即使治疗后也会出现免疫反应。分两种类型。

Ⅰ型反应:是由于机体自发性细胞免疫反应增强导致。临床上主要是在病损前机体出现明显的炎症反应,之后开始出现皮肤水肿、红斑、压痛及神经功能缺陷等。炎症反应对神经损伤可带来大的影响,特别是对于没有早期接受治疗者。由于免疫反应在增强,而临床表现仍在加重,故而Ⅰ型反应又称为逆行反应。

Ⅱ型反应:是由免疫复合物或T辅助细胞功能增强引起的全身炎症反应,也被称为麻风结节性红斑(ENL)。此反应可引起多形核血管炎或脂膜炎;也可能引起循环免疫复合物沉积或者T辅助细胞数量增加。使用氯法齐明后,现已不多见。患者可形成红色痛性丘疹或结节,并可生成脓疱或溃疡,进而引起发热、神经炎、淋巴结炎、睾丸炎、关节炎(尤其是大关节)及肾小球肾炎。炎症还可引起溶血和骨髓抑制,导致贫血;肝脏炎症还可导致肝功异常。

诊断

- **显微镜下皮肤组织标本活检**

在美国诊断往往被延误,因为医生不熟悉临床表现。诊断主要参考临床皮肤病损和周围神经损伤表现,确诊需标本活检镜下观察。这种微生物在人工培养基上不生长。瘤型麻风可自结节或板块处取标本。

血清IgM抗体对麻风分枝杆菌是特异性抗体,但敏感性很差。仅2/3结节型麻风患者可检测到此抗体。另外,它在流行区的无症状感染者体内也可检测到,因此诊断价值有限。

治疗

- **长期多药联合治疗包括氨苯砜和利福平,也可使用氯法齐明**
- **有时需要终身抗生素治疗**

抗生素治疗可缓解疾病进展但不可逆转神经损伤和畸变。因此,早诊断、早治疗极为重要。由于耐药的存在,多药联合治疗是必需的。药物的选择取决于麻风的类型。与少菌型麻风相比,多菌型麻风需要强化治疗和长期治疗。有关诊断和治疗的建议可以从路易斯安那州巴顿鲁治的全国汉森病项目中或美国健康资源和服务管理中心获得HRSA。世界卫生组织推荐的标准治疗方案与美国使用的有所不同。

多菌型麻风 WHO指南推荐氨苯砜、利福平和氯法齐明。世卫组织为全球患者免费提供这些药物。在医务工作者的监督下,利福平600mg和氯法齐明300mg口服,每月1次;在无监督情况下,氨苯砜100mg和氯法齐明50mg口服,每日1次。疗程为12个月。

美国的指南为利福平600mg和氨苯砜100mg以及氯法齐明100mg口服,每日1次,治疗2年。对于瘤型麻风患者,氨苯砜终身使用,边缘型麻风患者则使用10年。

少菌型麻风 WHO标准疗法:利福平600mg口服,每月1次;在无监督情况下,氨苯砜100mg,每日1次。疗程为6个月。仅有一处病损的患者,予以单剂利福平600mg,氧氟沙星400mg和米诺环素100mg口服。

美国指南推荐利福平600mg和氨苯砜100mg口服,每日1次,治疗12个月。对于结节型麻风患者氨苯砜连续使用3年,对于边缘型麻风患者,氨苯砜连续使用5年。

药物 最常用的氨苯砜价格低廉,安全性良好。不良反应主要有溶血和贫血(通常轻微);变应性皮肤反应(可较严重);另外,少数病例还可引起"氨苯砜综合征",(表现为剥脱性皮炎、高热和白细胞呈单核型分化)。

利福平也是常用抗麻风分枝杆菌药物之一,甚至比氨苯砜更有效。但由于常规每日600mg一次,因此价格比较昂贵,从而限制了在发展中国家的使用。主要副作用有肝毒性、流感样症状,少数病例可见血小板减少和肾衰竭等。

氯法齐明则相对安全。主要副作用是可逆的皮肤色素沉着,但可能需要数月才能恢复。氯法齐明在美国只能从卫生和人类服务部获得(作为研究性新药获得)。

麻风反应 Ⅰ型麻风样反应患者予以泼尼松40~60mg口服，每日1次，其后，予以维持剂量通常为10~15mg口服，每日1次，疗程数月。轻度的皮肤炎症无需治疗。

Ⅱ型麻风反应，可予以阿司匹林，如症状严重可予以泼尼松40~60mg口服，每日1次联合抗生素使用1周。对于复发病例，予以沙利度胺100~300mg口服，每日1次。因其具有致畸和镇静的作用，孕妇禁用。不良反应主要是轻度的便秘和淋巴细胞减少以及镇静作用。

预防

因麻风传染性不高，传播的风险较小。仅有未治疗的麻风患者具有传染性，但也不易传播本病。然而，麻风患者的家庭接触者(特别是儿童)应检测是否有麻风病的症状和体征出现。一旦开始治疗后，麻风即没有传染性。避免与麻风患者的体液和创口接触是最好的预防措施。

BCG接种有一定的预防效果，但较少用于预防。无有效的预防药物。

> **关键点**
> - 麻风病是通常由麻风分枝杆菌引起的慢性感染
> - 麻风病传染性较低，在开始治疗后则不具传染性
> - 麻风病主要侵犯皮肤和外周神经
> - 最严重的并发症是触觉、痛觉和温度觉丧失；肌无力可导致畸形以及皮肤和鼻部的改变
> - 麻风反应(一种炎症反应)可以发生，并需要用糖皮质激素治疗
> - 诊断依赖于活检；麻风杆菌不能在人工培养基中生长
> - 治疗包括氨苯砜和利福平联用，有时也需要使用氯法齐明，疗程根据麻风类型确定

186. 奈瑟菌科

奈瑟菌科共分5个属，包括了几乎所有的致病性革兰氏阴性需氧球菌，分别是：
- 不动杆菌属
- 金氏杆菌属
- 莫拉菌属(旧称布兰汉球菌属)
- 奈瑟菌属
- 寡源杆菌属

比较常见的人类致病菌-脑膜炎奈瑟菌和淋病奈瑟菌都属于其中的奈瑟菌属。大量食腐性的奈瑟菌科菌寄居在人体的口咽、阴道或直肠部位，一般不致病。卡他莫拉菌感染可导致儿童中耳炎，儿童及成人鼻窦炎以及加重慢性阻塞性肺疾病，部分情况下可导致成人社区获得性肺炎。

其他的6种莫拉菌和相关的金氏杆菌还可以导致中枢系统、呼吸系统、泌尿生殖系统、心内膜、骨骼以及关节的感染。

人类是奈瑟菌唯一的宿主，人与人之间的传播是主要的传播途径。脑膜炎奈瑟菌(脑膜炎球菌)和淋病奈瑟球菌感染可表现为无症状携带状态。由于脑膜炎球菌携带者状态与疾病流行密切相关，因此识别此类人群非常重要。

不动杆菌属感染

不动杆菌可以引起人体所有器官的化脓性感染并且在长期住院患者中较常见，是免疫缺陷人群中的一种机会性感染。

不动杆菌(Acinetobacter)为革兰氏阴性需氧杆菌，属于奈瑟菌科。不动杆菌属在自然界中普遍存在，干燥的表面环境中可以最长存活1个月。卫生工作者皮肤表面通常携带该病原体，并由此增加患者定植及医疗设备污染的可能。不动杆菌属菌种较多，几乎均可以致病，其中鲍曼不动杆菌占了大约80%。

不动杆菌引起的疾病

不动杆菌疾病最常见的表现为肺炎。

鲍曼不动杆菌感染多发生于住院重症患者。社区获得性感染多发于热带地区。鲍曼不动杆菌感染相关病死率可达19%~54%。呼吸系统是最为常见的感染部位。不动杆菌易于定植于气管切口部位，并可导致健康儿童出现社区获得性支气管炎以及气管支气管炎，而免疫功能缺陷的成年人感染后可导致气管支气管炎。医院获得性不动杆菌肺炎通常表现为多个肺叶累及且病情严重。继发性菌血症以及败血症休克发生提示预后不佳。

不动杆菌还可以引起全身各个器官的化脓性感染，如肺、泌尿系统、皮肤以及软组织；可能出现菌血症。另外，少数情况下，不动杆菌还可以颅内感染(主要在神经外科手术后)、蜂窝织炎或静脉炎(因留置静脉导管)、眼科感染、天然或人工瓣膜性心内膜炎、骨髓炎、关节脓肿、盆腔炎或肝脓肿等。

临床标本分离出病原菌如气管插管患者呼吸道分泌物或开放创面标本往往对诊断意义不大，因为此菌可正常寄生在人体内。

危险因素 不动杆菌感染的易感因素主要因感染类型不同(院内感染、社区获得及多重耐药菌株感染)而不尽相同(表186-1)。

表 186-1　不动杆菌感染的易感因素

感染来源	易感因素
院内感染	不动杆菌肠道内寄生
	重症监护室患者
	体内留置导管或其他器材
	住院时间较长
	机械通气
	肠外营养
	存在原发性感染
	手术
	广谱抗生素的使用
	开放性伤口
社区获得	酗酒
	吸烟
	慢性肺病
	糖尿病
	在热带地区的发展中国家生活定居
多种耐药	与感染者或携带者接触
	创伤性手术或操作
	长时间机械通气
	长期住院卧床（尤其是ICU）
	输注血制品
	广谱抗生素的使用（如第三代头孢菌素、碳青霉烯类、氟喹诺酮类）

耐药性　最近，多药耐药（MDR）AB已经出现，特别是ICU病房中的免疫功能不全、合并有严重的基础疾病和侵入性手术后使用广谱抗生素治疗的患者。医务工作者体内定植、常用医疗设备及肠内营养液的污染均可导致该病原体在ICU病房中的传播。

治疗

- 主要是多重耐药菌的经验性治疗

由异物引起的局部蜂窝织炎或静脉炎（如静脉导管或缝线），将异物移除后进行局部处理即可。气管插管导致的气管支气管感染，可以单用肺部灌洗术进行处理。严重感染患者则需要接受抗生素治疗，必要时需进行清创。

AB很早就对许多抗菌药物产生了原发性耐药。多重耐药鲍曼不动杆菌定义为该菌株对≥3种抗生素产生原发性耐药，甚至有一部分菌株可以对目前所有的抗生素均耐药。药敏结果未知的情况下，可使用碳青霉烯（美罗培南、亚胺培南、多尼培南）、多黏菌素进行治疗，也可氟喹诺酮联合氨基糖苷类或利福平，或以上三药联用。舒巴坦（β内酰胺酶抑制剂）对多种多重耐药鲍曼不动杆菌菌株具有抗菌活性。甘氨酰四环素类抗生素替加环素也有效；然而，已有治疗过程中临界耐药和出现耐药性的报道。米诺环素体外可能有效。

轻到中度不动杆菌感染可单用一种抗生素。外伤导致感染可单用米诺环素。重度感染通常需联合抗感染治疗，如亚胺培南或氨苄西林/舒巴坦联合氨基糖苷类药物。

为了减少传播，医务人员对于多重耐药鲍曼不动杆菌感染的患者，要加强接触管理（洗手、规范医疗操作）以及呼吸机护理和患者清洗。

> **关键点**
> - 鲍曼不动杆菌（A. baumannii, AB）所导致感染约占总数80%左右，多发生于病情危重的住院患者
> - 感染最常见的部位是呼吸系统，但不动杆菌属也可引起其他任何器官系统化脓性感染
> - 多重耐药鲍曼不动杆菌感染治疗已经成为临床中的难题，需要根据药敏结果选择合理的多药联合治疗方案

金氏杆菌属感染

金氏杆菌寄居在人体呼吸道，属于正常菌群。较常见的是引起骨骼感染、心内膜炎以及菌血症，肺部感染、会厌部感染、脑膜炎、脓肿以及眼科感染比较少见。

金氏杆菌菌体，属于奈瑟菌科，较短，不能自由移动，双菌体或链状存在时呈革兰氏阴性球菌。菌体生长比较缓慢，对营养要求较高。金氏杆菌可从人呼吸道中分离，但致人疾病罕见。

在金氏杆菌属中，金氏金杆菌是最常见的人类致病菌，该病原体通定植于呼吸道表面黏膜。相较于其他人群，金氏金杆菌及其他呼吸道病原体如卡他莫拉以及肺炎链球菌在6个月到4岁的儿童中定植率及发病率最高。感染往往呈季节性流行，比较多见的是在秋季和冬季。

金氏杆菌致病性

金氏金杆菌最常见的感染部位是：
- 骨骼感染（脓毒性关节炎、骨髓炎）
- 心内膜炎
- 菌血症

较少见的还有肺部感染、会厌部感染、脑膜炎、脓肿以及眼部感染。

骨骼感染中比较常见的是关节脓肿，多累及一些较大且承重的关节，例如膝关节和踝关节。骨髓炎多发于下肢。起病比较隐匿，容易造成诊断延迟。血源性播散后也可以累及椎间盘，导致椎间盘感染，报道最多的是腰椎。

金氏杆菌性心内膜炎在各个年龄阶层都可发生。心内膜炎发生往往与天然或人工瓣膜有关。金氏杆菌属于HACEK菌群（嗜泡沫嗜血杆菌、副流感嗜血杆菌、放线杆菌、心杆菌、埃肯以及金氏杆菌，参见第1367页）成员，这些细菌共同的特点是营养要求都比较高，同为革兰氏阴性菌，而且都可以导致心内膜感染。

金氏杆菌感染诊断有赖于从体液或组织中分离病

原体。

治疗
- 青霉素和各种头孢菌素类

金氏杆菌普遍对青霉素和各种头孢菌素类敏感，药敏实验可以用来指导治疗。其他多种抗生素，包括氨基糖苷类、复方磺胺甲噁唑、四环素类、红霉素以及氟喹诺酮等，皆可用于治疗。

脑膜炎奈瑟菌

脑膜炎球菌（脑膜炎奈瑟菌）可以引起脑膜炎和败血症。临床症状往往比较严重，包括头痛、呕吐、畏光、嗜睡、皮疹、多脏器衰竭、休克以及弥散性血管内凝血（DIC）等。可据此进行临床诊断，但确诊需依靠细菌培养。治疗主要是青霉素以及第3代头孢菌素。

脑膜炎球菌属于奈瑟菌科，为革兰氏阴性需氧球菌。有13个血清型；人类疾病多由其中5种（血清组A、B、C、W135和Y）导致。

目前，全球地方流行性脑膜炎球菌感染的发病率为0.5~5/10万，冬季和春季发病率较高。局部暴发多见于塞内加尔和埃塞俄比亚之间的撒哈拉以南非洲地区，该地区又被称为脑膜炎地带。在非洲大流行中（通常由A群引起的），发病率为100/100 000~800/100 000。A型脑膜炎球菌疫苗在非洲脑膜炎带广泛使用后，其他血清型的脑膜炎球菌和肺炎链球菌逐渐处于主要地位。

在美国，其发病率为0.5/100 000~1.1/100 000。大多为散发病例，<2岁儿童多见，大规模暴发比较少见，约占<2%。脑膜炎暴发多发生在那些比较密闭的场所，如军队、大学宿舍、学校以及托儿所，多为5~19岁的青少年儿童。血清型B、C和Y是美国致病的常见亚型，大约分别占1/3的比例。A型在美国罕见。

致病性
90%以上的脑膜炎球菌感染病例是：
- 脑膜炎
- 败血症

而肺部感染、关节感染、呼吸道感染、泌尿生殖系统感染、眼科感染、心内膜炎以及心包炎等少见。

病理生理
脑膜炎奈瑟菌可定植于无症状携带者的口咽和鼻咽部。从无症状携带到疾病发生往往是多因素共同作用的结果。尽管有报道人类脑膜炎球菌的携带率非常高，但实际由携带转而发病的人数非常少，主要还是非携带者的发病占大多数。直接接触携带者鼻咽部的分泌物是传播该病原体的常见途径。在流行期间携带率大幅上升。

脑膜炎奈瑟菌侵入成人和儿童机体以后，可以通过严重的血管反应引起脑膜炎和菌血症。病情进展非常迅速，病死率可达10%~15%。并且存活者中，还有10%~15%的患者会留有严重的后遗症，例如永久性听力丧失、精神障碍、趾指或四肢功能障碍等。

危险因素 6个月到3岁的儿童是主要的易感人群。此外，青少年、军人、大学住校新生、补体缺陷患者以及接触脑膜炎奈瑟菌的微生物学家等也是高危人群。感染或接种脑膜炎球菌疫苗后可获取特异性免疫力。

艾滋病患者脑膜炎球菌病的发病率高于普通成人。先前的病毒感染、家庭拥挤、慢性潜在疾病以及主动和被动吸烟等与脑膜炎球菌病的风险增加有关。

症状及体征
脑膜炎感染的临床表现以发热、头痛和颈强直为主。其他还包括恶心、呕吐、畏光以及嗜睡等。发病早期还可出现斑丘疹或充血性皮疹。体格检查可发现脑膜刺激征比较明显。暴发性脑膜炎球菌败血症患者可以并发出血性肾上腺综合征（败血症、严重休克、皮肤瘀斑和肾上腺出血）、感染性多脏器衰竭、休克以及DIC等。慢性脑膜炎球菌败血症比较少见，可反复出现轻中度临床症状。

诊断
- 革兰氏染色法和细菌培养

脑膜炎奈瑟菌属于革兰氏阴性球菌，菌体较小，普通的细菌学鉴定很容易区分。血清学诊断，例如乳胶凝集试验和协同凝集试验，可以用来对血液、脑脊液以及尿液中的脑膜炎奈瑟菌作出快速的预诊断。无论上述结果是阳性还是阴性，确诊有赖于培养结果。对脑膜炎奈瑟菌的脑脊液、血液和其他无菌部位进行的聚合酶链反应检测比培养更敏感和特异，也适用于先前使用过抗生素而干扰病原体培养的情况。

治疗
- 头孢曲松
- 地塞米松

对免疫功能正常的疑似脑膜炎球菌感染者，在培养出结果之前就需进行抗菌治疗。最常用的是第3代头孢菌素，例如头孢噻肟2g/d，每6小时1次静滴，或头孢曲松2g，每日2次静滴，联合万古霉素30~60mg/kg，每8-12小时1次静滴。对免疫功能低下或年龄>50岁者，还要考虑单核细胞增多性李斯特菌感染的可能，因此需在此基础上加氨苄西林2g/次，一天4次静滴。

一旦脑膜炎奈瑟菌确诊，最好的治疗方案可以改为头孢曲松2g静脉注射，每12小时1次；青霉素400万单位/次，每日6次静滴。

糖皮质激素可以减少儿童及成人患者神经系统并发症的发生。糖皮质激素应当抗生素使用之前或同时使用。儿童地塞米松用量为0.15mg/kg（成人10mg）每日4次，连用4日。

预防
抗生素预防 与脑膜炎者密切接触的人员感染风险升高，因此需口服接受预防性抗菌药物治疗。可选方案
- 利福平600mg，每日2次，连用4次（>1个月10mg/kg；<1个月的新生儿，按5mg/kg）
- 头孢曲松250mg肌内注射一次（<15岁儿童，125mg）

- 氟喹诺酮类（限于成人），环丙沙星或左氧氟沙星 500mg，或氧氟沙星 400mg，1 次

阿奇霉素并不建议常规使用，但最近有研究证实单用阿奇霉素 500mg 其预防效果与利福平相当，因此可作为备选药物。

目前多个国家报道了耐环丙沙星型脑膜炎球菌，包括希腊、英国、瑞士、澳大利亚、西班牙、阿根廷、法国、印度。近来美国两个地区（北达科他州和明尼苏达州）均有报道耐环丙沙星型脑膜炎球菌，因此环丙沙星已不作为一线预防用药常规使用。

疫苗接种 目前数种脑膜炎球菌结合疫苗已在美国上市。其中包括：

- 两种四价结合疫苗（MenACWY-D）可预防脑膜炎球菌 5 种常见的致病血清型中的 4 种（除 B 型）。
- 一种二价结合疫苗可针对血清群 C 和 Y 产生保护作用，该疫苗仅有与流血嗜血杆菌 b 型疫苗联合的产品（Hib-MenCY）
- 四价多糖疫苗（MenACWY-CRM）用于≥56 岁患者
- 针对 B 亚型的两种重组疫苗（Menb）

所有的孩子都应该在 11～12 岁间接受 MenACWY-D 预防，16 岁时接受强化免疫。19～55 岁间存在感染风险的人群同样推荐接受疫苗免疫，包括入伍新兵、大学住校新生、疫区旅行者（强化剂量用于：末次接受疫苗免疫在 5 年之前的人群）以及通过实验室或工作暴露于脑膜炎奈瑟菌气溶胶的人群。存在功能性无脾、持续补体缺陷和 HIV 感染（非常规免疫接种，除非其他危险因素存在）的成人患者应接受 2 剂 MenACWY-D，间隔至少 2 个月。≥56 岁的高危人群应该接受 MenACWY-CRM 多糖疫苗。

<11 岁儿童不常规接种该类疫苗，但是存在高感染风险者应该接种 Hib-MenCY 或 MenACWY-D。疫苗的选择应当基于不同的年龄和危险因素。

> **关键点**
> - 脑膜炎球菌感染中，90% 以上发生脑膜炎或败血症
> - 无症状鼻咽部携带状态很常见；传播途径多为直接接触无症状携带者的呼吸道分泌物
> - 大多散发，多见于儿童<2 岁；但存在暴发可能，多见于半封闭社区（如入伍新兵营地、宿舍、托儿所），其中 5～19 岁的人群高发
> - 头孢曲松或青霉素治疗；脑膜炎患者加用地塞米松
> - 密切接触者需预防性抗生素治疗；可选药物包括利福平、头孢曲松和氟喹诺酮类药物
> - 11～12 岁儿童开始接种疫苗，可在高感染风险的年龄较小儿童进行选择性接种

黏膜炎莫拉菌感染

黏膜炎莫拉菌可以引起耳部和上呼吸道、下呼吸道感染。

黏膜炎莫拉菌之前曾被归类于细球菌属，后又被归类于奈瑟菌，最近才被定义为莫拉菌属。其中比较常见的是卡他布兰汉球菌属，是急慢性鼻窦炎、成人慢性下呼吸道感染和儿童中耳炎最常见的致病因素。该病原体也是慢性阻塞性肺疾病（COPD）病情恶化的第二大致病因素，仅次于流感嗜血杆菌。黏膜炎莫拉菌肺炎与肺炎球菌肺炎相类似。不过尽管发病率比较低，但通常患者会在 3 个月内因并发症而死亡。

卡他莫拉菌定植率与年龄相关。成年人上呼吸道定植率 1%～5%。婴幼儿的鼻咽部卡他莫拉菌定植非常普遍，且可在冬季出现升高，这是导致急性中耳炎的危险因素之一。幼年定植该病原体是慢性中耳炎的危险因素之一。不同地区定植率有差异。上述差异与生活条件、卫生情况、环境因素（如吸烟）、人群遗传特征、宿主因素等有关。

病原体一旦从呼吸道寄居部位转移到其他部位就可能会引起发病。卡他莫拉菌性中耳炎、鼻窦炎和肺炎没有特异性临床特征。下呼吸道感染可能会出现逐渐加重性咳嗽、脓性痰以及呼吸困难。革兰氏染色为阴性球菌，与奈瑟菌株相类似，但培养后普通的生化检测就可辨认。

黏膜炎莫拉菌所有菌株均产 β-内酰胺酶，因此需使用 β-内酰胺类/β-内酰胺酶抑制剂，另外，磺胺甲噁唑、四环素、广谱口服头孢菌素、氨基糖苷类、大环内酯类以及氟喹诺酮类也有效。

寡源杆菌属感染

寡源杆菌主要引起的是泌尿生殖系统感染。

寡源杆菌属共分 2 类，尿道寡源杆菌和解脲寡源杆菌。尿道寡源杆菌是泌尿生殖系统的共生菌，临床标本主要是从尿道获取，尤其是男性尿道。该菌很少致病，偶可引起关节感染，类似于淋球菌性关节炎；另外，腹膜感染也有报道。

解脲寡源杆菌主要也寄居在尿道，与长期导尿管使用或其他尿道引流器械有关，尿道阻塞后发病率也有提高。另外，解脲寡源杆菌感染后的患者容易形成尿道结石，可能是细菌引起尿素分解并使尿液碱化导致磷酸盐沉淀。合并尿路梗阻的患者可出现菌血症。

寡源杆菌感染的诊断主要是依靠细菌培养。但由于菌株不易分离，所以药敏试验意义不大。有效的抗生素是 β-内酰胺类，不过目前都已有报道产 β-内酰胺酶和环丙沙星耐药的菌株。

187. 厌 氧 菌

厌氧菌可根据其对 O_2 的需求和耐受性进行分类：
- **兼性**：有 O_2 或无 O_2 均可生长；
- **微嗜氧性**：需低 O_2 浓度（如 5%），和高 CO_2（如 10%）；厌氧生长非常差
- **专性厌氧**：无法进行有氧代谢，但对 O_2 耐受程度不一

专性厌氧菌复制可在低氧化还原电位（如坏死的、无血供组织）部位增殖。氧气对其有毒性。专性厌氧菌可根据对 O_2 耐受程度不同进行分类：
- **严格**：耐受 $\leq 0.5\% O_2$
- **中度**：耐受 $2\% \sim 8\% O_2$
- **耐氧性厌氧菌**：可在有限的时间耐受空气中的 O_2

通常导致感染的专性厌氧菌可以耐受大气中的 O_2 至少 8 小时，经常可长达 72 小时。

专性厌氧菌是黏膜上正常微生物群的主要组成部分，尤其是口腔、下消化道和阴道；当正常黏膜屏障破坏时，这些厌氧菌会导致疾病。

革兰氏阴性厌氧菌及其引起的一些感染包括：
- **类杆菌**（最常见）：主要引起腹腔内感染
- **梭状菌**：主要引起脓肿、伤口感染、肺部及颅内感染
- **卟啉单胞菌属**：主要引起肺炎和牙周炎
- **普氏菌属**：主要引起腹腔感染和软组织感染

革兰氏阳性厌氧菌及其引起的一些感染包括：
- **放线菌**：可引起颅内、颈部、腹部、盆腔感染及吸入性肺炎；放线菌病
- **梭状芽孢杆菌**：腹腔内感染（如梭菌坏死性小肠炎），软组织感染和产气性坏疽（由产气荚膜杆菌引起）；产气荚膜杆菌引起的肉毒杆菌中毒和婴儿肉毒杆菌中毒；破伤风杆菌引起的破伤风；和难辨梭状芽孢杆菌肠炎（伪膜性肠炎）
- **消化链球菌**：引起口腔、呼吸系统及腹腔内感染
- **丙酸杆菌**：异物感染（如脑脊液分流术、假体关节或心脏装置）

厌氧菌感染通常表现为化脓感染，引起组织坏死和化脓，部分情况下可出现败血症相关血栓性静脉炎、气肿或两者同时出现。很多厌氧菌可以产酶，引起组织失活，其中还有部分可分泌毒素。

通常，多种厌氧菌存在于感染的组织中；通常也存在需氧菌（混合厌氧菌感染）。

判断厌氧菌感染的依据有：
- 革兰氏染色或培养可见多种细菌生长
- 脓或感染组织中有气体产生
- 脓或感染组织中的恶臭味
- 坏死感染组织
- 黏膜附近的感染灶有厌氧微生物

辅助检查 厌氧菌培养标本一般需从正常情况下的无菌部位获取，获取后立即送往化验室，而且运送过程中还需提供无氧 O_2 的含 CO_2、氢气及氮气的气体环境。建议咽拭子最好直接接种在无厌氧菌的半固体培养基中，如 Cary Blair 运输。

放线菌病

放线菌病是由衣氏放线菌引起局部慢性或血源性厌氧菌感染。结果表现为局部脓肿伴多发窦道形成、结核样肺炎和轻度败血症。诊断主要是靠病原体分离再结合典型的临床表现。治疗主要是长期的抗生素治疗或手术。

致病微生物放线菌属（最常见的是衣氏放线菌），多正常寄生在人体牙龈、扁桃体和牙齿上，属于非孢子型厌氧菌，可以引起局部或血行感染，不过大部分属于人类寄生菌，通常不致病。多与其他细菌感染合并存在，比如口腔厌氧菌、葡萄球菌、链球菌或放放线共生放线杆菌（先前称为伴放线杆菌）、杆菌科等。

放线菌病最常见于成年男性，有几种形式：
- 其中在颈面部（颌骨肿块），最常见的入口是龋齿
- **肺部**：主要是由口腔吸入导致
- **腹腔**：多是由憩室破溃、阑尾穿孔或外伤引起
- **局部盆腔感染**：往往是宫内节育器植入的并发症
- **全身感染**：原发部位很少发病，偶可由血行播散引起

症状及体征

表现为多发性、小的融合脓肿灶，表面有硬结，伴周围肉芽组织生成。病灶容易破溃形成窦道，窦口溢脓性液体，表面有硫磺颗粒生成（环形或球形，淡黄色，直径多小于 $\leq$ 1mm）。病灶可以蔓延至邻近组织，但很少侵入血液引起血流感染。

颅面部感染 开始时，是在口腔黏膜或颈部皮下出现小的肿块，质硬，可有压痛；之后肿块逐渐变软，形成窦道或瘘管，溢出硫磺颗粒。颊部、舌、咽部、唾液腺、颅骨、脑膜以及颅内都可能被累及，通常是由感染灶直接扩散导致。

腹部感染 肠道（常为盲肠与阑尾）及腹腔受感染，表现为腹痛、发热、呕吐、腹泻或便秘、消瘦等，腹部可出现一个或者数个包块，若有包块形成还可出现肠梗阻表现；肠窦道或瘘管形成后，还可累及腹壁，引起腹膜刺激征。

盆腔局部感染 也可形成，使用宫内节育器的患者表现为白带异常和盆腔或下腹痛。

胸部感染 肺内感染的表现类似结核感染，广泛累及后出现胸痛、发热、咳嗽、咳痰，穿透胸壁后还可形成慢性窦道。

全身感染 病灶可随血液蔓延至皮肤、椎体、颅内、肝脏、肾脏、输尿管或盆腔，女性患者可能累及盆腔。可出现

多种症状,如背痛、头痛、腹痛等,表现与累及部位相关。

诊断
- 显微镜检查
- 培养

临床疑似诊断可采集痰(经内镜采集最佳)、脓液或活检组织样本使用显微镜检和痰培养发现衣氏放线菌。影像学检查(如胸片、腹部或胸部 CT)可根据临床表现进行选择。

脓液和组织中有硫磺颗粒或结节肿物,镜下可见波浪形纤维、脓细胞和碎屑,四周有透明折光性棒状细丝,呈放射状排列,在组织中表现为嗜伊红、但革兰氏染色是阳性的。

感染结节可被误认为是组织恶性增生;肺部病变需与结核和肿瘤相鉴别;腹部病变多位于回盲部,因此诊断存在一定困难,除非有剖腹手术的指征或腹部窦道流脓破溃;肝组织活检应尽量避免,以免形成长期窦道。

预后
放线菌病病情进展比较缓慢,治疗越早,预后越好。颈面部感染预后较好,肺部、腹部和全身性感染乃至中枢神经系统感染,预后则依次变差。

治疗
- 大剂量青霉素

大多数患者对抗生素有效,但治疗效果往往较慢,尤其是存在广泛皮肤硬结的患者,由于病损处血供较差,而导致了愈合缓慢。因此,治疗一般需持续 8 周,有时甚至需延长至≥1 年。

最常用的是大剂量青霉素(300 万~500 万单位静滴,6 小时 1 次),疗效良好。2~6 周后可换用青霉素 V 1g 口服,每日 4 次。四环素 500mg 每 6 小时 1 次或多西环素 100mg 每 12 小时 1 次,可替代青霉素。米诺环素、克林霉素和红霉素也敏感。抗生素最好选广谱,以对其他合并感染菌也有效。

另外,有报道显示高压氧治疗也有一定的效果。

手术清创在一定情况下可以选用,小的脓肿可抽吸,大的需引流,瘘管需手术切除。

> **关键点**
> - 放线菌病通常累及多个小脓肿,且互相经窦道相连,可见脓性分泌物渗出
> - 感染通常发生于面颈部、肺部或腹腔和盆腔器官
> - 显微镜下,衣氏放线菌表现为特殊形态的硫磺颗粒(圆形或球形颗粒,通常是微黄,并直径≤1mm)或分支和无分支的波状细丝聚集团块
> - 脓肿引流和瘘管切除
> - 大剂量青霉素通常是有效的,但必须长期使用(8 周~1 年)

梭菌属概述

梭菌属是一类产芽孢、革兰氏染色阳性杆菌,在废弃物、土壤、植被以及哺乳动物的胃肠道中均有分布。

目前已发现了约 100 种梭菌属,其中有 25~30 种常引起人和动物疾病。

病理生理
梭菌属主要通过引起组织坏死和产神经外毒素而导致临床症状。另外,在 O_2 供应不足和 pH 值下降的组织中,梭状芽孢杆菌可能致病。例如原发性动脉供血不足、严重的穿透伤或挤压伤后引起的组织缺血和损伤,梭菌属也可成为致病菌,引起较严重的感染。并且往往伤口越深越严重,感染梭菌属的可能性就越大,特别是有异物或污染存在时。

注射街头毒品(毒品)也会引起梭菌病。人食用被梭状杆菌分泌的毒素污染的罐头食品可导致严重的非传染性疾病。

致病性
可引起的疾病(表 187-1)主要包括:

表 187-1 与梭菌感染相关的部分疾病

疾病	致病菌	毒素
软组织感染		
捻发音蜂窝织炎,肌炎、气性坏疽、溶血	产气荚膜杆菌	α 毒素(磷脂酶 C),θ 毒素,其他
气性坏疽,组织坏死,溶血	败血梭杆菌	α-毒素,β-毒素,透明质酸酶 γ-毒素,败血梭杆菌溶血素,δ-毒素
肠道疾病		
食物中毒	A 型产气荚膜杆菌	肠毒素
坏死性肠炎	C 型产气荚膜杆菌	β-毒素
抗生素相关性肠炎	艰难梭菌	毒素 A 或 B 或艰难梭菌混合毒素(CDT)
中性粒细胞减少性结肠炎	败血梭杆菌	不明,可能为 β-毒素
结直肠癌	败血梭杆菌	—
腹腔感染:胆囊炎,腹膜炎,阑尾破裂,肠穿孔	产气荚膜梭菌,肉毒梭菌,许多其他种类	β-毒素*
神经综合征		
破伤风	破伤风梭菌	破伤风痉挛毒素
肉毒中毒	肉毒杆菌	肉毒杆菌毒素 A-H

*β-毒素是由 C 型产气荚膜杆菌产生,但大多数这些感染是由 A 型产气荚膜杆菌引起,而 A 型不产生 β 毒素。

- 肉毒中毒（因肉毒菌毒素引起）
- 艰难梭菌引起的结肠炎
- 胃肠炎
- 软组织感染
- 破伤风（由破伤风杆菌引起）
- 梭菌坏死性肠炎（由 C 型产气荚膜杆菌引起）
- 中性粒细胞减少性结肠炎（由败血梭杆菌引起）

最常见的梭菌属感染是产气荚膜杆菌 A 型引起的轻度自限型胃肠炎，严重的梭菌属感染相对比较少见，但往往可以致命。

产气荚膜杆菌、多枝梭菌等感染可引起腹部病症，如胆囊炎、腹膜炎、阑尾破裂和肠穿孔。产气荚膜杆菌还可以引起以肌肉坏死和软组织感染为特点的蜂窝织炎、肌坏死和气性坏疽等；腐败芽孢梭菌也可引起组织坏死。结肠中败血梭杆菌经血液传播可导致皮肤和组织坏死。梭状芽孢杆菌也出现在常见的轻度伤口感染混合菌群中；它们在其中作用尚不清楚。

目前，医院获得性厌氧菌感染在手术或免疫力低下的患者中越来越普遍，病情严重者还可引起脓毒血症，进而可能伴发肠穿孔或肠梗阻。

肉毒杆菌

肉毒中毒是由于肉毒杆菌（Clostridium botulinum）毒素影响外周神经。若毒素是通过进食、注射或吸入进入体内，则可无感染表现。症状表现为对称性脑神经麻痹、对称性的肌无力及非感觉性弛缓性瘫痪。诊断结合临床表现以及实验室的毒素鉴定结果。治疗主要是抗毒素加支持治疗。

肉毒杆菌属于梭菌，梭状芽孢杆菌引起人类疾病。肉毒中毒是一种罕见的致命性疾病，肉毒毒素可经血行播散并干扰周围神经末梢乙酰胆碱释放。肉毒中毒是为急性疾病，可引起突发公共卫生事件。

肉毒杆菌根据毒素的神经毒素抗原分析共可分为 8 型（A-H 型），A、B、E 和少见的 F、H 型可以导致人类致病，A 和 B A 和 B 型毒力较强，主要是通过分泌毒素以抵抗胃肠道消化酶的消化作用。美国大约有 50% 的食源性肉毒杆菌暴发都是由 A 型引起的，其次是 B 和 E 型。A 型肉毒杆菌主要是流行于密西西比河以西地区，B 型主要是以东地区，E 型主要发生在阿拉斯加和北美五大湖地区（E 型经常与鱼类和鱼类产品的摄入有关）。H 型是已知的毒性最强毒素。

肉毒中毒为体内肉毒杆菌分泌毒素或直接摄入毒素导致神经毒性。

中毒原因可分为以下几种：
- 外伤型肉毒中毒
- 婴儿肉毒中毒（最常见的形式）
- 成人肠道肉毒中毒（罕见）

在外伤肉毒中毒，神经毒素直接进入被感染的组织。

在婴儿肉毒中毒和成人肠道肉毒中毒中，病原体通过进食进入体内，神经毒素在胃肠道内被吸收。成人肠道肉毒中毒通常只发生于抵抗力受损的成年人。

人体直接吸收神经毒素分为以下几种形式：
- 食源性肉毒中毒　进食食物被神经毒素污染
- 医源性肉毒中毒　A 型毒素注射治疗缓解肌肉紧张；少数情况下，肉毒中毒发生于以美容为目的注射治疗
- 吸入肉毒中毒　毒素无意或有意用作生物武器雾化后吸入；自然情况下毒素并不会雾化。

肉毒杆菌芽孢具有高度耐热性，100℃ 煮沸几小时后仍有活性，除非 120℃ 湿热 30 分钟条件下才可灭活。而肉毒杆菌毒素活力较低，80℃ 加热 30 分钟即可灭活。另外，肉毒杆菌在 3℃ 的环境中仍可分泌毒素（尤其是 E 型），而且对无氧条件要求不严格。

要点与难点　肉毒杆菌可以在低至 3℃ 的温度下产生 E 型毒素，因此如果食物受到污染，则冷藏不具有保护作用。

毒素来源　自制罐头食品尤其是弱酸食品（如 pH>4.5）是肉毒毒素最常见的来源，目前已报道的大约 10% 的肉毒杆菌暴发都是由于食用廉价罐头引起的。蔬菜（通常不包括番茄）、鱼、水果以及调味品等也是常见的传染源，另外，牛肉、奶制品、猪肉、家禽以及其他食物也已报道有传染的可能。其中，海产品引起的肉毒杆菌中毒有 50% 是由 E 型引起的，其余的是由 A 和 B 型引起的。近几年来，非罐装食品（烘烤薯片、油炸薯片或夹馅三明治）也可引起饭店肉毒杆菌的暴发流行。

有时该毒素是通过眼睛或皮肤吸收，在这种情况下，可能会导致严重的疾病。

肉毒杆菌孢子在环境中常见；婴儿肉毒中毒的大多数情况下是由摄入孢子引起的。孢子还可以通过未经消毒针头注射药物进入人体，可导致外伤性肉毒中毒。皮下或肌内注射被污染的海洛因风险最高，可导致气性坏疽。

无论毒素是如何产生，一旦进入血流即可导致肉毒中毒。

症状及体征

常见的肉毒杆菌中毒的症状和体征包括：
- 口干
- 视物模糊或复视
- 眼上睑下垂
- 言语不清
- 吞咽困难

瞳孔对光反射减弱或完全丧失。吞咽困难会导致吸入性肺炎。这些神经症状是特征性的双侧和对称的，从脑神经开始，之后逐渐出现虚弱或麻痹。无感觉异常，感觉中枢功能正常。呼吸、四肢和躯干肌力进展性下降。通常无发热，脉搏正常，并发其他感染时脉速下降。神经功能受损后，便秘常见。

主要的晚期并发症包括：
- 膈肌麻痹导致呼吸衰竭
- 肺部和其他院内感染

食源性肉毒中毒　肉毒杆菌中毒起病较急，通常在毒素吸收后 18~36 小时即可发病，不过，潜伏期可在 4 小时~8 日不等。前驱症状主要有恶心、呕吐、肠痉挛和腹泻等。

外伤型肉毒杆菌中毒 外伤型肉毒杆菌中毒和食源型一样，通常累及的是神经系统，但没有消化系统症状及明显的食物来源。发病 2 周前有外伤或穿刺伤（如注射成瘾药物）病史往往有助于诊断。

应当针对皮肤破损及自行注射成瘾药物所导致皮肤脓肿进行彻底检查。

诊断
- 毒素检测
- 有时进行肌电图检查

肉毒杆菌中毒需与吉兰-巴雷综合征、脊髓灰质炎、休克、重症肌无力、蜱瘫痪以及箭毒或颠茄中毒相鉴别。大多数中毒患者在给予快速重复刺激后，肌电图描记可显示特异性增宽波。

食源型肉毒中毒 有典型的神经肌肉麻痹表现加上明显的食物来源，往往可以诊断；食物来源通常需相同的食物导致 2 人以上同时中毒；血清或其他标本分离出肉毒杆菌毒素可确诊；另外，对食物进行肉毒杆菌毒素分离有助于溯源。

外伤型肉毒杆菌中毒 需自伤口的无氧部位分离到肉毒杆菌，或自血清中分离到毒素才能确诊。

毒素检测只能由某些实验室进行，这些实验室可以通过当地卫生当局或 CDC 进行。

治疗
- 支持治疗
- 七价（马）抗毒素

任何已知或怀疑接触污染食物者，都需进行仔细检查，可同时服用活性炭吸附剂进行预防治疗。有明显症状者通常会伴有气道反射减退，可进行气管插管，活性炭可自胃管中摄入。

最为致命的是：
- 呼吸功能损伤及相关并发症

患者应住院治疗，并接受连续肺功能监测。进行性麻痹患者无肺活量下降所导致的呼吸窘迫症状。呼吸障碍需要接受重症监护治疗，必要时行气管插管及机械通气。上述支持治疗可将病死率降低至<10%。

鼻饲是进食的首选方法，因为它：
- 可简化液体及能量管理
- 刺激肠道蠕动（将肉毒杆菌从肠道排出）
- 婴儿可接受哺乳
- 避免静脉营养所导致潜在感染以及血管并发症风险

外伤型肉毒杆菌需对伤口进行清创，并静脉使用抗生素，如青霉素或甲硝唑。

抗毒素 一新型七价马抗毒素（A 到 G）在美国上市；可取代三价抗毒素。对已经结合到神经肌肉末梢的毒素无效，因此已出现的神经系统损害是不可逆的，（只能靠神经末梢的自我修复功能，通常需几周甚至几个月）但是抗毒素可以延缓或者减轻病情。不过，抗毒素治疗可以延缓和阻止病情进一步发展。

本病一般需在临床疑似时就进行治疗，而不要等到培养结果出来之后。若症状出现>72 小时，再进行抗毒素治疗已经没有太大的意义。

七价抗毒素 20ml 或 50ml，以 1:10 稀释后缓慢静脉注射用于成人，婴儿和儿童需调整注射速度。所有患者需使用抗毒素必须上报美国卫生部门，其后从 CDC 申请药物，这是抗毒素唯一的来源；医务工作者不能从 CDC 直接获得抗毒素。此三联抗毒素是自马血清提取，因此可能会出现过敏或血清病。

预防

由于小剂量的肉毒杆菌毒素就可导致严重的疾病，因此任何怀疑含毒素的食物及其他产品都需进行特殊处理，对肉毒杆菌及其毒素的工作人员主动免疫可获得类毒素。有关标本采集和处理的细节可以从美国卫生部门或 CDC 获得。

家庭罐装食品在上市前正确的装罐和充分加热是必要的。食用前发现有变质、肿胀或渗漏，都需立即丢弃。

> **关键点**
> - 肉毒中毒可以由摄入食源性毒素、梭菌伤口感染分泌毒素或者婴儿摄入肉毒杆菌孢子并定植于肠道
> - 肉毒中毒也可源自治疗或美容而注射或吸入人工合成肉毒杆菌毒素（以气雾形式）
> - 肉毒杆菌毒素阻断周围神经末梢释放乙酰胆碱，引起从脑神经开始双侧对称进行性无力
> - 感觉和精神状态不受影响
> - 烹饪破坏肉毒毒素，但无法破坏孢子
> - 对于诊断，可用毒素测定
> - 通过卫生部门可从 CDC 获得马抗毒素

婴儿型肉毒杆菌

婴儿型肉毒中毒多数是因为吞食了肉毒杆菌的芽孢，芽孢定植于肠道，并分泌毒素致病。

发生肉毒中毒的婴儿年龄通常<6 个月。已报道的病例中最年轻的患者为 2 周，而年龄最大的是 12 个月。与食源性肉毒杆菌中毒不同，肉毒中毒婴儿并非直接摄入毒素而引起。婴儿肉毒中毒大多数为特发，但部分病例可追溯至服用可能被肉毒杆菌孢子污染的蜂蜜；因此<12 个月的婴儿不建议食用蜂蜜。

大多数病例与 A 型或 B 毒素有关。

症状及体征

便秘为 90%的病例初始表现，其后出现神经肌肉麻痹，从脑神经开始并蔓延至外周神经支配部位以及呼吸肌。脑神经受损表现主要包括上睑下垂、眼外肌麻痹、哭闹、吸吮力减弱、咽反射减弱、口腔分泌物增多以及面部表情麻痹等。严重者可表现为轻度嗜睡、进食迟缓，乃至严重的肌张力减弱以及呼吸衰竭等。

诊断
- 大便化验

最初，需依据临床表现进行疑似诊断。治疗不应拖延至检测结果明确再开始。婴儿肉毒中毒可能与败血症、先

天性肌营养不良、脊髓性肌萎缩症、甲状腺功能减退和良性先天性肌无力混淆。在大便中发现肉毒杆菌毒素或病原体可确诊。

治疗

■ 人抗肉毒免疫球蛋白

婴儿型肉毒杆菌中毒需住院观察并密切监测。在症状出现后数周至数月内，病原体和毒素可通过大便排出体外，必须遵守相应的接触预防措施。

肉毒中毒的具体治疗可用人免疫肉毒球蛋白，这可从婴儿肉毒中毒治疗和预防计划［IBTPP-(510)231-7600；另见 IBTPP 网站］。这种抗毒素是从具有抗 A 和/或 B 毒素的高滴度抗体的人群提供。

一旦疑似诊断即启动治疗；等待确诊结果可能需要数天而易发生危险。剂量为 75mg/kg 静脉缓慢注射一次。

马血清抗毒素不建议用于婴儿患者。避免使用抗生素，因其可导致肉毒杆菌在肠道分解而增加毒素释放。

艰难梭菌诱发腹泻

（伪膜性肠炎）

艰难梭状芽孢杆菌（简称艰难梭菌）通过分泌毒素在胃肠道引起伪膜性肠炎，通常与使用抗生素有关。表现主要是腹泻，可伴有出血，很少出现败血症或急性腹膜炎表现。诊断主要是从粪便中分离艰难梭状芽孢杆菌素。治疗是口服甲硝唑或万古霉素。

艰难梭状芽孢杆菌是抗生素相关性结肠炎的最常见病因，通常是院内获得，但社区获得性病例出现上升。艰难梭状芽孢杆菌相关性腹泻在住院患者中发病率可达 8%，占到医院感染腹泻的 20%～30%。

难辨梭菌诱发腹泻的风险因素包括：

■ 年龄极值
■ 严重的基础疾病
■ 住院时间延长
■ 住在养老院

艰难梭状芽孢杆菌在环境中普遍存在（如土壤、水、宠物），新生儿携带率达 15%～70%，成年人达 3%～8%，住院患者达 20%。体内寄生菌过度增长或外来菌入侵均可引起致病。医疗工作者是常见传染源。

近期发现一种院内暴发的新型菌种 BI/NAP1/027［北美脉冲 1（NAP1）核型 027］，成为医院暴发的主要病因。此菌株的毒力强，传播性强，并可持续释放毒素，快速引起人体机能衰竭，并且对抗生素不敏感。

病理生理

抗生素引起的胃肠道菌群失调是首要的前驱改变，尽管多数都有影响，风险最高的是头孢菌素（尤其是三代头孢菌素）、青霉素类（尤其是氨苄西林或阿莫西林）、克林霉素和氟喹诺酮类。艰难梭状芽孢杆菌诱发的结肠炎可能继发于特殊抗肿瘤药物的使用。

艰难梭菌通过分泌细胞毒素和肠毒素，作用于结肠，引起伪膜性肠炎，特征是自肠黏膜表面可分离出黄白斑块。部分严重者斑块可以融合。

少数患者会出现巨结肠，可能与使用减轻胃肠蠕动的药物有关。局部组织播散以及败血症和急腹症非常罕见。反应性关节炎发生于艰难梭菌诱导腹泻之后。

症状及体征

症状多在抗生素使用 5～10 日后出现，但也有患者在服用第 1 日就出现，还有患者在 2 个月后才出现。主要症状为频繁性腹泻，多为中度水样便。肠绞痛较多见，恶心或呕吐很少见。大多数患者有轻度的腹部压痛。

结肠炎症或巨结肠者压痛比较明显，查体可以发现心率加快、腹胀及腹部压痛，肠穿孔者，腹部体征较明显。

诊断

■ 粪便毒素检查
■ 有时进行乙状结肠镜检查

临床上抗生素服用 2 个月或入院后 72 小时内出现持续性腹泻，应怀疑伪膜性肠炎之诊断，确诊需对粪便（而不是咽拭子）标本进行艰难梭菌毒素检测。此外，目前已有一种定量 PCR 技术用来检测艰难梭状芽孢杆菌毒素 $tcdB$ 基因，这优于目前的其他方法。单次检测通常即可确诊，但如果临床表现很吻合而一次检测又是阴性时，可进行多次重复检测。大便中常可检测出白细胞但没有特异性。

毒素检测无法确诊的患者可进行乙状结肠镜检查，能够发现肠道上的伪膜从而确诊。腹部平片及 CT 对诊断暴发性结肠炎、巨结肠及肠穿孔有一定的诊断价值。

治疗

■ 口服或静脉用甲硝唑或万古霉素

优选的治疗是：

■ 甲硝唑 500mg 口服，每 8 小时 1 次，疗程 10 日

另外，当出现严重疾病表现时（WBC 计数>15 000 和/或肌酐>1.5 倍基线），可给予万古霉素 125～500mg 口服每 6 小时 1 次，疗程 10 日。当患者不能耐受口服药物时，采用甲硝唑 500mg 静脉注射每 8 小时 1 次，如果病情比较严重也可以与口服万古霉素同时使用。在特殊情况下，万古霉素可通过灌肠给药，剂量与口服相同。非达霉素 200mg 口服，每 12 小时 1 次，这是相对较新疗法可作为选择。部分患者可使用杆菌肽 500mg 每 6 小时，口服 10 日、考来烯胺或布拉酵母菌治疗。硝唑尼特 500mg 每 12 小时口服，效果与万古霉素 125mg 相仿，但在美国不常用。

少数患者需要全结肠切除术才能治愈。

复发治疗 15%～20% 患者出现复发，通常发生于停止治疗后的数周内发生。复发通常由再感染（相同或不同的菌株）引起，但是某些情况下由孢子持续感染所致。对于复发，需使用比原发感染更高剂量万古霉素（250～500mg/次，每 6 小时口服一次）。

粪便移植可提高反复严重发作患者缓解率，其机制可能与正常粪便菌群的恢复相关。需使用 200～300ml 供体粪便；捐助者需接受肠道和全身的病原体检测。粪便可通过鼻十二指肠管、结肠镜或灌肠输注；最佳方法尚未明确。

预防传染 预防感染措施对于减少艰难梭菌在患者以及医务工作者之间的交叉感染至关重要。

> **关键点**
> - 抗生素治疗可引起分泌毒素的艰难梭菌在肠道中过度生长，导致严重且难治的伪膜性肠炎
> - 头孢菌素类（特别是第 3 代）、青霉素类、克林霉素和氟喹诺酮类治疗风险最高
> - 粪便中检测艰难梭菌毒素可作为诊断依据
> - 甲硝唑口服可用于治疗严重疾病，也可选择万古霉素和非达霉素
> - 复发常见；可使用高剂量万古霉素（250～500mg/次，每 6 小时口服一次）再次治疗，对于难治以及严重复发患者可考虑粪便移植

腹腔和盆腔梭状芽孢杆菌感染

梭菌属中最主要的是产气荚膜梭状芽孢杆菌，在腹腔混合感染中非常多见，多由脏器破裂或盆腔感染引起。

腹部和盆腔感染梭菌病情严重，可致命。

梭状芽孢杆菌是人类胃肠道的常见寄生菌，通常与其他细菌混杂，是腹腔感染的常见病因，梭菌通常是以下疾病重要的病原体：

- 气肿性胆囊炎
- 子宫气性坏疽（分娩后发生，曾有脓毒性流产病史患者中常见）
- 某些其他女性生殖道感染（输卵管、卵巢、盆腔和子宫脓肿）
- 结肠癌穿孔后感染

其中最常见的是产气荚膜杆菌，结肠癌中最多见的是败血梭状芽孢杆菌。菌体可以分泌外毒素，包括卵磷脂酶、溶血素、胶原酶、蛋白酶和脂肪酶，引起化脓性感染，而且多伴有气体产生。败血梭状芽孢杆菌还可以通过卵磷脂酶（α毒素）与红细胞膜作用引起溶血性贫血。严重溶血及相关毒性还可导致急性肾衰竭的发生。

症状及体征

症状与其他腹腔感染相似（如疼痛、发热、腹部压痛、中毒表现）。患者子宫感染可有恶臭、血性白带、子宫颈口产气。急性肾小管坏死少见。

脓毒症 脓毒症为腹腔内或子宫梭菌感染的并发症。早期症状包括发热、寒战、呕吐、腹泻、腹痛、低血压、心动过速、黄疸、发绀、少尿。

7%～15%由产气荚膜梭菌导致的脓毒症患者，会发生急性大血管内溶血。这些患者表现为黄疸和淡红色血清和尿液。球形红细胞、血影细胞，有时产气荚膜梭菌可以在染色后的血涂片中看到。患者血培养产气荚膜梭菌阳性。

梭菌脓毒症可能会导致多脏器功能衰竭，常发生于入院 24 小时内，病死率高。

诊断

- 革兰氏染色和培养

临床需高度警惕以实现尽早诊断。对脓液、恶露或血标本进行早期多次革兰氏染色和培养以利早期诊断。但由于产气荚膜杆菌在正常女性阴道或恶露中也可分离出，因此培养无特异性。

X 线片可显示局部气体，如位于胆道系统或胆囊壁、子宫内。

治疗

- 手术清创
- 大剂量青霉素治疗主要是手术清创，同时用青霉素 500 万单位静滴，每 6 小时 1 次，持续至少一周；如果清创不彻底，必要时可能需要进行脏器切除以挽救生命（如子宫切除术）

如果急性肾小管坏死进一步发展，需要透析。高压氧的价值尚未明确。

梭菌性坏死性肠炎

（坏死性肠炎；猪瘟；Darmbrand）

梭菌性坏死性肠炎是由产气荚膜杆菌引起的空肠或回肠炎症性坏死。

梭菌坏死性小肠炎是一种轻微到严重的梭菌感染，如果不及时治疗，它可以是致命的。

产气荚膜杆菌 C 型在小肠（主要是空肠）感染，可引起严重的炎症病变。梭菌 β 毒素所致疾病，对蛋白水解酶非常敏感，且可经正常烹调灭活。炎症分节段性，呈大小不等的斑块，可导致出血和坏死，偶可有穿孔发生。

疾病通常发生于合并多个危险因素人群，具体如下：
- 蛋白质缺乏（导致蛋白酶的合成不足）
- 食品卫生状况差
- 短暂的肉食酒宴
- 以含有胰蛋白酶抑制剂食物（如红薯）为主食
- 蛔虫感染（这些寄生虫分泌蛋白酶抑制剂）

这些因素通常集中在新几内亚和非洲，中美洲、南美洲和亚洲部分内陆地区也存在。在新几内亚这种疾病被称为猪瘟，通常是通过摄入受污染的猪肉以及其他肉类感染，花生也可传播。

严重程度不等，从轻度腹泻到暴发性剧烈腹痛、呕吐、血便、脓毒性休克，有时在 24 小时内死亡。

梭菌坏死性肠炎诊断是基于在粪便检出毒素和临床表现。

梭菌坏死性肠炎治疗主要是抗生素包括青霉素或甲硝唑。大约有 50%的严重患者因穿孔、持续肠梗阻或抗生素治疗无效而需进行手术治疗。实验性毒素疫苗目前在流行地区已经开始使用。

中性粒细胞减少性结肠炎（盲肠炎） 类似的致命综合征可见于中性粒细胞减少的患者（如白血病患者或接受化疗的癌症患者）。这可能与败血梭杆菌感染引起的败血症有关。症状为发热、腹痛、胃肠道出血和腹泻。

中性粒细胞减少性小肠结肠炎诊断是基于症状以及严重的中性粒细胞减少、腹部 CT 以及血液和粪便培养和毒素测试的结果。

中性粒细胞减少性小肠结肠炎必须与艰难梭菌诱导腹泻、移植物抗宿主反应和巨细胞病毒结肠炎相鉴别。

抗生素治疗有效，但部分情况下须行手术治疗。

新生儿坏死性结肠炎 产气荚膜梭菌、酪酸梭菌，以及艰难梭菌还可引起新生儿坏死性肠炎，在新生儿ICU多见；尽管这些病原体的临床意义还有待研究。

产气荚膜梭菌性食物中毒

产气荚膜梭菌性食物中毒是由于食用了污染食物而引起的急性胃肠炎。

产气荚膜梭菌食物中毒为轻度梭菌感染疾病。

产气荚膜梭菌在环境中分布广泛，如粪便、土壤、空气和水等，污染的肉是引起病例暴发的主要传染源。因为产气荚膜梭菌孢子烹饪后仍能存活，在肉类烹饪后放置于室温或高达60℃（140℉，如在加温台）环境中，一段时间内该病原体仍可繁殖并产生毒素。暴发多是在一些商业部门内，而很少以家庭为单位发生。

产气荚膜梭菌寄生于人类胃肠道，正常情况下也可以分泌外毒素作用于小肠，目前只发现产气荚膜杆菌A型与食物中毒有关。所产生的肠毒素对热敏感（>75℃）。一般引起轻度胃肠炎，多在进食污染的食物后6~24小时发病，主要表主要表现为水样便和腹绞痛，呕吐和发热少见。症状通常在24小时内自愈，严重感染和死亡病例很少见。

产气芽孢杆菌食物中毒诊断主要根据流行病学，若从污染食物和患者粪便中分离出大量菌株或粪便标本检出外毒素则可确诊。

预防主要是剩余肉食需立即放置于冰箱内，下次食用时需加热（内部温度达到75℃）。

产气芽孢杆菌食物中毒无需抗生素，只需支持治疗即可痊愈。

软组织梭菌感染

（梭菌性肌坏死；气性坏疽）

梭菌性软组织感染主要包括蜂窝织炎、肌炎和气性坏疽，多由创伤引起。常发生在创伤之后。水症状主要包括水肿、疼痛、气体捻发音、恶臭味、广泛色素沉着以及休克、肾衰竭，部分情况下可导致死亡。诊断主要靠视诊和气味，确诊需培养。治疗主要是青霉素加手术清创，高压氧有一定的治疗效果。

软组织梭菌感染可由外伤或自发引起。典型感染可导致软组织气肿。产气荚膜梭菌是最常见的致病原。累及组织且造成厌氧环境的严重粉碎伤或穿透伤后数小时至数天出现软组织梭菌感染。另外，异物的滞留也是导致感染的高危因子。感染也可出现在手术创面，特别是患者本身存在血管阻塞性疾病时。

自发性感染很少见，多是由败血梭状芽孢杆菌血症引起，来自结肠癌肠穿孔、憩室炎或肠道局部出血等病变。因为败血梭状芽孢杆菌耐氧，感染可播散至正常皮肤和软组织。无论何种原因所引起的中性粒细胞减少，均易发生梭状芽孢杆菌败血症，此症预后不良；若发生血管内溶血，预后更差。

感染在适宜的条件下（低氧、低电势或低酸碱度），如失活组织中发展非常迅速，可在1日内蔓延至全身，引起休克、中毒性精神错乱甚至死亡。

症状及体征

梭菌性蜂窝织炎 是由表浅伤引起的局部感染，多发生在伤后≥3日。可以沿筋膜框架广泛扩散，并且通常有气体捻发音或水疱音形成，但中毒症状比气性坏疽要轻很多，而且疼痛也不严重；皮肤水疱比较明显，并有棕色皮肤水疱比较明显，伴有棕色浆液渗出，散发恶臭味；色素减退和明显水肿较少见。偶见肢端皮肤变色和水肿，梭菌性皮肤感染导致的原发性血管阻塞很少会发展为严重的中毒性气性坏疽，也很少会广泛蔓延。

梭状菌性肌炎 是肌肉的非坏死性化脓感染，在静脉药瘾者中最多见，与葡萄球菌性化脓性肌炎类似，而缺少气性坏疽的全身症状。感染部位可出现水肿、疼痛和气体生成。可快速蔓延，也可发展为气性坏疽。

气性坏疽 可在其他症状前先出现剧烈的疼痛。伤口起始为苍白色，逐渐变成红色或青铜色，有时可呈水疱或大疱，最后变成黑绿色，周围有明显肿胀，触诊坚硬。有近80%的患者会出现捻发音。伤口或引流处会有恶臭的气体溢出。

随着病情的进展，患者会逐渐出现明显的中毒症状，表现为心动过速、皮肤苍白、低血压，甚至出现休克和肾衰竭，常持续至终末期。菌血症，有时有明显的溶血，发生在15%的创伤性气性坏疽患者中。最后出现大量溶血，患者的病死率可达70%~100%，死亡原因主要是急性肾衰竭或脓毒症。

诊断

- 临床评估
- 革兰氏染色和培养

早期诊断、早期干预。蜂窝织炎治疗效果较好，极少引起死亡；但气性坏疽若不治疗，病死率可达100%，治疗后可减少至约40%。

局部蜂窝织炎、肌炎及播散性气性坏疽，临床表现比较明显，但进一步鉴别需手术介入。气性坏疽的肌肉组织往往有明显坏死，呈暗粉红色，逐渐变深红，最后成灰绿色或紫色斑状，并且刺激后无收缩。X线片可显示产生的气体，CT和MRI可对气体和坏死进行定位。

伤口渗出物需同时进行厌氧和需氧菌培养。由于梭菌每七分钟增殖一倍，无氧培养可能在6小时就显示阳性。其他的厌氧菌和需氧菌，例如肠杆菌、拟杆菌、链球菌以及葡萄球菌，无论是单独感染还是混合感染，都可引起与梭菌感染类似的严重蜂窝织炎、筋膜炎或气性坏疽，而且大多数伤口尤其是开放性伤口，多是致病菌和非致病菌同时污染。

当出现下列情况时，有大量梭状芽孢杆菌

- 革兰氏染色显示有大量细菌存在
- 渗出液中几乎看不到PMN
- 苏丹染色几乎没有脂肪细胞

当革兰氏染色下见大量梭菌时才可诊断为阳性，这时渗出液中几乎看不到PMN，苏丹染色没有脂肪细胞。但是，假如PMN量很多，而且涂片显示大量球菌，这时应怀疑可能是厌氧链球菌或葡萄球菌感染;假如革兰氏染色示大量阴性杆菌时,需怀疑肠杆菌或拟杆菌感染。大量的革兰氏阴性菌显示存在大肠埃希菌或者类杆菌感染。仅在少数伤口中毒的患者中,对伤口组织或者血液进行梭状菌毒素的检测,可能有助于诊断。

治疗

- 引流和清创
- 青霉素加克林霉素

当发现有梭菌感染的可疑症状时,如气体产生或气性坏疽,需立即进行快速有力的干预。除了抗生素治疗外,还需快速引流和清创。

青霉素 300 万~400 万单位静脉注射,每 4~6 小时 1 次,克林霉素 600~900mg 静脉注射,每 6~8 小时 1 次,在严重蜂窝织炎和肌肉坏死应立即给予。若检出或疑似革兰氏阴性菌,可改选广谱抗生素,如替卡西林-克拉维酸钾、氨苄西林-舒巴坦或哌拉西林-三唑巴坦。如果青霉素过敏的危重感染患者,也可使用克林霉素单药或联合静脉甲硝唑 500mg 每 6 小时 1 次。

高压氧对广泛气性坏疽治疗有效,尤其是四肢感染,可以作为抗生素和手术干预的辅助治疗。而且高压氧对已坏死组织也有效,并可以降低发病率和病死率,但决不能代替手术清创术。

> ▶ **关键点**
> - 外伤后数小时至数日内感染快速进展,特别是粉碎或穿透性创伤累及组织时营造出厌氧环境
> - 梭菌蜂窝织炎常引起轻微疼痛,但通常肌炎和肌坏死疼痛剧烈;皮下气肿可表现为捻发音
> - 快速彻底清创引流
> - 给予青霉素加克林霉素治疗
> - 对于广泛肌坏死,可考虑高压氧治疗,但不能因其耽误手术治疗

破伤风
（牙关紧闭）

破伤风是由破伤风杆菌分泌的神经毒素引起的急性中毒感染。临床表现主要是随意肌的间断性、强直性痉挛,其中的咬肌痉挛可以导致牙关紧闭。诊断主要是靠临床表现。以人破伤风免疫球蛋白治疗,并加强支持治疗。

破伤风杆菌孢子可在土壤和动物粪便中保持、存活多年。在世界范围内,每年破伤风导致约 50 多万例死亡,其中大部分新生儿和儿童,但该病很少被报道,所有的数字只是粗略估计。在美国,从 2001 年到 2008 年,平均每年发生 29 例。

发病率与人群中的免疫水平直接相关,这也证明疫苗预防接种具有价值。在美国,一半以上的老年人抗体水平不足,1/3~1/2 患者为老年人。其余大部分发生在 20~59 岁免疫功能不全患者。<20 岁患者占比例<10%。

患者有烧伤、手术伤口或注射吸毒史特别容易发展为破伤风。然而,细微甚至不明显的伤口也可导致破伤风。

感染也可能发生于产后子宫(孕产妇破伤风)及新生儿的脐部(新生儿破伤风)。

病理生理

破伤风杆菌孢子通常是通过污染的伤口进入体内。破伤风是由细菌裂解所产生外毒素(破伤风痉挛毒素)引起。该毒素进入周围神经末梢,呈不可逆结合,并沿轴突和突触逆行,最终进入中枢神经系统。因此,神经末梢抑制性递质释放被阻断,导致乙酰胆碱诱发肌肉收缩以及强直,通常伴有先兆间歇性癫痫。自主神经去抑制以及肾上腺儿茶酚胺释放不受控制,可导致自主神经功能紊乱以及高交感兴奋状态。一旦毒素与神经末梢结合后,将不可能被中和。

破伤风在多数情况下表现为全身性的骨骼肌异常,少数情况下可仅引起伤口附近的肌肉痉挛。

症状及体征

潜伏期为 2~50 日不等,平均 5~10 日。最常见的症状是:

- 下颌僵硬
- 吞咽困难
- 坐立不安
- 易激惹
- 颈或四肢强直
- 头痛
- 咽喉痛
- 强直性痉挛 后期,患者下颌几乎不能张开

痉挛 面部肌肉痉挛特征性表现为无表情微笑伴眉弓升高(痉笑)。腹部、颈部和背部肌肉僵直痉挛,有时发生角弓反张表现为躯体僵直,背部及颈部拱起。括约肌痉挛引起尿潴留或便秘。同时,吞咽困难可导致营养不良。

特征性疼痛,可有轻微干扰如噪音、运动等诱发全身强直痉挛伴大量出汗。神志状态清醒,但反复痉挛发作可导致昏迷。在痉挛发作时,由于胸壁强直或声门痉挛,患者无法说话或哭。很少发生持续痉挛造成骨折。痉挛也可干扰呼吸,引起发绀或致命的窒息。

自主神经功能失调 患者体温一般中度升高,除非合并其他感染(如肺炎),呼吸和脉率加快,反射增强反射增强,还可引起交感神经过度兴奋的表现,包括血压升高、心动过速以及心肌兴奋等。

死亡的原因 呼吸衰竭是导致死亡的最常见原因。喉痉挛和腹壁、膈膜和胸壁肌肉强直痉挛导致窒息。低氧血症也可诱发心搏骤停,而咽痉挛导致口腔分泌物吸入导致肺炎引起低氧血症死亡。肺栓塞也可发生。然而死亡的直接原因可能并不单一。

局部发作 全身性癫痫发作的患者,全身骨骼肌均可受到影响;局部癫痫发作者,伤口周围的肌群可呈痉挛状态,但不伴有牙关紧闭,而且痉挛可持续几周。

头部破伤风 即脑或脑神经的破伤风杆菌感染,也是局部癫痫发作的一种。在儿童多见,多合并中耳炎。在非洲和印度的发病率最高。所有的脑神经都可累及,尤其是第Ⅶ对脑神经。另外,头部破伤风可转为全身性发作。

新生儿破伤风:多为全身性,容易致死。多是由于母亲

免疫力较弱,而新生儿脐部没有清除干净导致。患儿出生后2周内会出现肢体僵硬、痉挛,不进奶。存活者可能会留有双侧耳聋后遗症。

诊断

- 临床评估有近期外伤史并出现肌僵硬或痉挛的患者,是诊断的线索

破伤风可与细菌或病毒起源的脑膜脑炎混淆,但以下提示破伤风:

- 感觉中枢功能完好
- 脑脊液指标正常
- 肌肉痉挛

牙关紧闭须与扁桃体、咽后脓肿或其他局部原因加以鉴别。吩噻嗪类可诱发类似破伤风强直表现(如肌张力障碍反应,抗精神病药物恶性证候群)。可对伤口进行破伤风杆菌培养,但敏感性较低,仅30%破伤风患者培养结果阳性。此外,可出现假阳性培养结果。

预后

破伤风病死率

- 全球约50%
- 在未经治疗的成人患者病死率15%~60%
- 新生儿患者即使接受治疗病死率亦高达80%~90%

病死率最高人群为年龄两极和吸毒者。

潜伏期越短,症状进展越快;治疗越迟,预后就越差。没有明显感染灶者,病情发展往往比较缓和。

治疗

- 支持治疗,尤其是呼吸支持
- 清创
- 破伤风抗毒素
- 苯二氮䓬类用于治疗肌痉挛
- 甲硝唑或青霉素
- 一些药物用于治疗自主神经功能障碍

治疗要求进行充足的通风、保持呼吸道通畅;早期、足量使用人类免疫球蛋白来中和未结合毒素;防止毒素进一步生成、清创;镇静和控制肌痉挛;高渗液,维持体液平衡;防止再感染;持续性护理监护。

总体原则 患者首先应被安置在安静的房间。以下三原则应指导所有的治疗措施。

- 通过清创和抗生素治疗可预防毒素进一步释放
- 使用人破伤风免疫球蛋白和破伤风类毒素中和中枢神经系统外未结合毒素,需注意在不同的身体部位进行注射,从而避免中和抗毒素
- 使中枢神经系统内毒素作用减到最低

伤口护理 污染物和坏死组织有益于破伤风杆菌复制,要进行快速、完全清创,不能单纯使用抗生素来代替清创术和免疫接种。

抗毒素 抗毒素的治疗效果与已结合神经突触毒素的量有关,因为抗毒素只能中和未结合毒素。对成年患者,人破伤风免疫球蛋白3 000~6 000单位一次性肌肉给药;该剂量可分散在伤口周围多个部位注射。根据伤口严重度的不同,剂量可从500~6 000单位范围内调整。但部分专家认为500单位剂量即可。

动物来源的抗毒素并非首选,因为它不维持患者的血清抗毒素水平且血清病发生风险较大。如果必须使用马血清,通常的剂量为50 000单位肌内注射或静脉注射。

必要时可以直接对伤口进行免疫球蛋白或抗毒素注射,但效果不如恰当的伤口处理措施有效。

肌痉挛处理措施 需使用药物来管理痉挛。

苯二氮䓬类药物 是用来控制强直和痉挛的标准治疗。他们可阻止氨酪酸受体对内源性抑制性递质氨酪酸的再摄取。

地西泮有助于控制癫痫发作,对抗肌强直并诱导镇静。应该在密切观察下精确调整剂量。用量各不相同,需要细致的滴定并密切观察。病情较轻者可5~10mg口服,每2~4小时1次。剂量可因年龄而不同:

- 一月龄以上的婴幼儿,可1~2mg缓慢静滴,必要时每3~4小时重复一次
- 1~5岁的儿童每日0.1~0.8mg/kg至0.1~0.3mg/kg(分为3~6次给药,间隔4~8小时)
- 5岁以上的儿童5~10mg静滴,每3~4小时1次
- 成年人5~10mg/次,口服(每4~6小时1次),或不超过40mg/h静滴

除可以广泛应用地西泮外,咪唑地西泮水溶制剂也可用于长期治疗。成人0.1~0.3mg/(kg·h)静滴;儿童0.06~0.15mg/(kg·h)静滴。咪唑地西泮可减少地西泮和劳拉西泮伴随的丙二醇溶剂引起的乳酸酸中毒,并可减少代谢产物的长期累积所致昏迷。

但是,地西泮并不能预防肌痉挛的发生,可选用维库溴铵0.1mg/kg静滴或其他肌松药以及呼吸机来维持有效呼吸。曾经使用巴夫龙治疗,但是加重了自主神经的不稳定。另外,维库溴铵没有心肌副作用,属于短效肌松药。其他长效肌松药,如罗库溴铵和哌库溴铵,目前尚未进行临床试验。

鞘内注射巴氯芬(氨酪酸受体激动剂) 也有一定的治疗效果,但并不明显优于苯二氮䓬。需持续鞘内给药,有效剂量为每日20~2 000μg,首剂50μg,效果不明显时,24小时后再给75μg;若仍无效,24小时后再用100μg。给予100μg仍无效者,不宜接受长期输注。另外,可能导致不良反应如昏迷或呼吸抑制需要通气支持。

丹曲洛林(肌松药)对减轻肌痉挛也有效,负荷剂量为1.0~1.5mg/kg静滴,之后改为0.5~1.0mg/kg,每4~6小时1次,疗程要在≤25日。丹曲洛林口服用药可替代静脉用药,而且疗程可延长至60日。肝毒性和价格昂贵限制了此药的临床广泛应用。

自主神经功能紊乱的处理 吗啡可用于破伤风引起的自主神经功能紊乱,尤其是用于心血管功能紊乱者:每4~6小时1次,每日总量维持在20~180mg。

不推荐用长效β受体阻滞剂如普萘洛尔。心源性猝死是破伤风常见死亡原因,β受体阻滞剂增加该死亡风险;然而,艾司洛尔等短效β受体阻滞剂可安全使用。大剂量阿托品可选用;副交感神经阻滞剂可有效地减少大量出汗和腺体分泌。有报道用可乐定进行治疗,比起常规治疗,病死

率可降低。

硫酸镁在血清浓度维持在 4~8mEq/L 时,可通过减轻儿茶酚胺的刺激,起到一定的镇静作用;剂量过大时膝反射可减弱或消失,因此可用来评估镁离子的浓度。患者还会出现潮气量降低,因此需注意维持通气。

维生素 B_6(100mg/d)可降低婴儿的病死率;GABA 转氨酶抑制剂-丙戊酸钠,可抑制 GABA 分解代谢,治疗效果还有待于进一步证实;血管紧张素转化酶抑制药(ACEI)可以抑制血管紧张素Ⅱ,并可减少神经末梢去甲肾上腺素的释放;右旋美托咪啶,是一种 α_2-肾上腺素能激动药;腺苷可以减少突触前去甲肾上腺素的释放,并可以对抗儿茶酚胺类的收缩作用;糖皮质激素的效果目前还未得到证实,因此目前临床不推荐使用。

抗生素 抗生素与清创和基础支持治疗相比,效果甚微。可选用青霉素 600 万单位静滴,每 6 小时 1 次;多西环素 100mg 口服,每日 2 次;万古霉素 500mg 口服,每 6~8 小时 1 次。

支持治疗 中度至重度感染需进行气管插管机械通气,当神经肌肉功能受累,肌痉挛已经影响正常呼吸需要使用肌松剂时,机械通气至关重要。

建议进行静脉营养,以防食物误吸入呼吸道;常有便秘,因此应保持粪便松软以利通便。肛管能够缓解肠胀气。

尿潴留者需进行导尿。

胸部理疗以及频繁翻转、强制咳嗽可预防肺部感染的发生。罂粟碱类止痛药可用于止痛。

预防

初始疫苗及其后规律巩固预防。儿童<7 岁需要接种 5 剂次疫苗,>7 岁未接种疫苗者需要 3 剂次。疫苗可以是单独破伤风类毒素(TT),但类毒素通常与白喉和/或百日咳疫苗联合。相较于成人疫苗(Tdap,Td),儿童疫苗(DTaP,DT)含更高剂量的白喉和百日咳成分(标示为较低含量 d 和 p)。

儿童在 2 个月、4 个月、6 个月、15~18 个月以及 4~6 岁时接受 DTaP;在 11~12 岁时接受 Tdap 巩固预防,此后 10 年接受 TD(表 291-2 和表 291-3)。未经免疫成人首先接种 Tdap,4 周和 6~12 个月后接种 TD,每 10 年接种 TD。成人未接种含有百日咳疫苗,应当接受 Tdap 单剂接种,而非 Td 加强剂。≥65 岁成人与<12 个月婴儿密切接触者,若未曾接种 Tdap,应接受 Tdap 单剂接种。无论何时接受末次接种,孕妇应在妊娠 27~36 周时接种 Tdap;此时接种疫苗,胎儿可发生被动免疫。更多破伤风、白喉和百日咳三联疫苗(DTP)的接种和强化意见可参见疫苗接种内容,第 1300 页。

创伤后,是否进行接种要取决于伤口类型和接种史,也可使用破伤风免疫球蛋白(表 187-2)。之前未接种者可连用三剂类毒素,每次间隔一个月。

表 187-2 创伤后常规破伤风预防

破伤风类毒素吸附剂的使用史	清洁、小的伤口		所有其他伤口*	
	Td†	免疫球蛋白‡	Td†	免疫球蛋白‡
不清楚或<3 次	是	否	是(如接种>5 年)	是
≥3 次	是(如接种>10 年)	否	否	否

* 例如但不仅限于,被尘土、粪便、土壤或唾液污染的伤口;针刺的伤口,刮擦伤,撕脱伤,以及由于枪弹、烧灼和冻伤所致的伤口。
† ≥10 岁患者未曾接种 Tdap,应当单剂接种 Tdap,而非 Td 合剂;<7 岁儿童应接种 DTaP,若禁忌接种百日咳疫苗者接种 DT;7~9 岁儿童应接种 Td。
‡ 破伤风免疫球蛋白(人体)250~500 单位肌注。
DT,白喉和破伤风类毒素(儿童);DTaP,白喉、破伤风、百日咳(儿童);TD,破伤风和白喉类毒素吸附(成人);TDAP,破伤风和白喉类毒素,无细胞百日咳(成人);TIG,破伤风免疫球蛋白(人)。

患破伤风后机体不产生免疫力,因此感染后仍需进行疫苗注射。

> **关键点**
>
> 破伤风是由破伤风梭菌污染伤口并分泌毒素所引起。
> - 破伤风毒素阻断抑制性神经递质释放,引起全身肌肉僵硬与间歇性痉挛;可能会出现癫痫发作和自主神经紊乱
> - 未接受治疗的成人患者病死率 15%~60%,新生儿即使接受治疗病死率仍高达 80%~90%
> - 通过清创和抗生素(如青霉素、多西环素)治疗可防止毒素的进一步释放,人破伤风免疫球蛋白能中和未结合的毒素
> - 静脉注射苯二氮䓬治疗肌肉痉挛、神经肌肉阻滞,肌肉痉挛导致呼吸衰竭需机械通气
> - 按照常规免疫接种要求预防破伤风

混合厌氧菌感染

厌氧菌除了可感染免疫力低下者和受伤者,正常人也可发生。混合厌氧菌感染包括单纯厌氧细菌或与多个非厌氧细菌混合感染。症状因感染部位而异,并且容易与需氧菌合并感染。诊断依据临床表现,结合革兰氏染色和无氧培养结果。治疗主要是抗生素联合手术引流和清创。

人类正常皮肤、口腔、胃肠道以及阴道寄生着大量无孢子型厌氧菌。假如共生关系遭到破坏,(如手术或其他创伤、血供较差或组织坏死),部分上述细菌可导致感染,导致较高的发病率与病死率。原发灶形成后,感染还可沿血流进行播散。

另外,由于厌氧菌往往与需氧菌合并存在,因此在对感染灶进行分离和培养时很容易忽视厌氧菌。

厌氧菌为下列感染的主要原因:
- 胸腔和肺
- 腹腔内、妇科、中枢神经系统、上呼吸道和皮肤病
- 菌血症

病原学

参与混合厌氧菌感染的主要厌氧革兰氏阳性球菌是：
- 消化球菌
- 消化链球菌

这些厌氧菌是口腔、上呼吸道及肠道的正常菌群。

参与混合厌氧菌感染的主要厌氧革兰氏阴性杆菌包括：
- 脆弱类杆菌
- 产黑色普雷沃菌
- 梭形杆菌属

其中的拟杆菌是人类肠道寄生菌，包括了腹腔及盆腔内感染的大多数致病菌。产黑素拟杆菌和梭菌是人类固有的口腔及大肠菌群。

病理生理

厌氧菌混合感染通常具有以下特点：
- 容易引起局部化脓或脓肿
- 无血流和坏死组织引起的低氧、低氧化还原潜能有益于厌氧菌存活
- 菌血症时，一般不会引起 DIC 和紫癜

与其他大多厌氧菌感染不同，梭菌感染可导致脓毒性休克。

某些厌氧菌毒力较强。相较于其他拟杆菌，脆弱拟杆菌在正常组织黏膜相对少见，但在临床感染中非常多见。其多糖荚膜具有促脓肿形成作用，腹内脓毒症的实验模型表明，脆弱拟杆菌可单独引起脓肿，而其他厌氧菌类拟杆菌通常需在其他菌株协同作用下造成感染。腹腔内脓毒症的实验模型研究结果显示，脆弱杆菌可以单独引起脓肿，但是其他拟杆菌属则需要其他菌种的协同作用。重症的梭菌属感染性咽炎能够产生具有较强毒力的内毒素，导致脓毒性休克。

混合厌氧菌感染导致的败血症，比单纯需氧菌脓毒症的发病率和病死率都要高，而且厌氧菌感染通常合并有深部组织坏死，严重腹部脓毒血症和混合厌氧菌性肺炎的病死率都很高。其中的脆弱拟杆菌病死率就十分高，尤其是在老年人或癌症患者。

症状及体征

患者主要表现有发热、僵直以及其他严重疾病，休克少见。梭菌性脓毒症可导致 DIC。

各种混合厌氧菌引起的感染，也见本书其他章节和表 187-3。

泌尿系统、脓毒性关节炎和心内膜炎很少属于厌氧菌感染。

诊断

- 临床怀疑
- 革兰氏染色和培养

厌氧菌感染诊断依据：
- 多出现在靠近有厌氧菌群落定植的黏膜处
- 缺血、肿瘤、穿刺伤、异物或内脏穿孔
- 皮肤坏疽穿透皮肤、皮下组织、筋膜和肌肉
- 脓液和坏死组织伴恶臭味

表 187-3　常见混合厌氧菌感染*

蜂窝织炎
吸入性肺炎
巴氏腺感染
颅内脓肿
慢性中耳炎
慢性鼻窦炎
压疮或缺血性溃疡感染
牙龈脓肿
子宫内膜炎
硬膜外或硬脑膜下积脓
叮咬创伤感染
腹内感染
肝脓肿
脓性颌下腺炎
肺脓肿
下颌骨骨髓炎
坏死性牙龈炎
坏死性溃疡性黏膜感染（坏疽性口炎）
非淋球菌性输卵管-卵巢脓肿
子宫旁脓肿
盆腔腹膜炎
牙周炎
腹膜炎
败血症性血栓性静脉炎
溃疡假膜性口炎
尿道旁腺绞痛

* 含需氧菌或其他厌氧菌。

- 脓肿形成
- 气体产生
- 脓毒性血栓性静脉炎
- 非抗厌氧菌性抗生素无效

伤口出现臭味或脓液染色发现混合菌，需氧培养阴性时，需怀疑可能有厌氧菌感染。确诊需靠培养，并且是在正常无菌的部位培养阳性，以避免正常寄生菌的污染。临床所有标本都需同时进行染色和培养，尤其要注意拟杆菌感染，染色和培养可能会出现假阴性。厌氧菌药敏实验一般比较准确，但结果一般只在培养 ≥1 周后回报。然而，如果已知菌种则通常可以预测药敏结果。因此药敏检测一般医院都不作为常规检查。

治疗

- 引流和清创
- 抗生素的选择根据感染部位不同而不同

首先要对感染灶进行脓液引流、组织清创、异物清除和坏死组织切除；穿孔脏器必须切除或引流；尽可能重建血

供；血栓性静脉炎要结扎静脉血管，并进行抗生素治疗。

由于厌氧菌培养结果需 3~5 日，因此抗生素治疗通常需在药敏报告之前及早进行；有时即使药敏结果显示耐药的抗生素，使用仍然有效，特别是在进行了有效的手术清创和引流之后。抗生素选择是基于感染部位以及病原种类。

口咽部厌氧菌感染和肺脓肿 青霉素治疗口咽厌氧菌感染可能无效，因此需要对青霉素耐药性厌氧菌选择有效的药物。口咽部感染，肺脓肿应该用克林霉素或 β 内酰胺类/β 内酰胺酶抑制剂合剂进行治疗，如阿莫西林/克拉维酸。当患者对青霉素过敏，克林霉素或甲硝唑（联合一种对需氧菌和微需氧微生物有效药物）治疗有效。

胃肠道或女性盆腔厌氧菌感染 胃肠道或女性盆腔厌氧菌感染可能由专性厌氧革兰氏阴性杆菌如脆弱拟杆菌，合并兼性革兰氏阴性杆菌如大肠埃希菌。抗生素治疗方案必须是对两者均有抗菌活性。脆弱拟杆菌和其他专厌氧革兰氏阴性杆菌可能对青霉素类药物、三代和四代头孢菌素出现耐药。然而，体外实验表明下列药物对脆弱拟杆菌有效：

- 甲硝唑
- 碳青霉烯类抗生素（如亚胺培南/西司他丁、美罗培南、厄他培南）
- β 内酰胺类/β 内酰胺酶合剂（如哌拉西林/他唑巴坦，氨苄西林/舒巴坦，阿莫西林/克拉维酸，替卡西林/克拉维酸）
- 替加环素
- 莫西沙星

没有任何一个治疗方案更胜一筹。包括克林霉素、头孢西丁和头孢替坦，对脆弱拟杆菌体外活性不确切。除甲硝唑及克林霉素外，其余都不建议单用。

对克林霉素耐药的脆弱拟杆菌感染，甲硝唑也有效，而且可以预防克林霉素相关性伪膜性肠炎。有关甲硝唑的致突变作用还有待进一步证实。

目前许多用于治疗胃肠道或女性盆腔厌氧菌感染的药物对兼性革兰氏阴性杆菌同样有效，因此不再推荐联合一种有潜在肾毒性的氨基糖苷类药物（针对兼性革兰氏阴性杆菌）。

预防

结肠手术者需进行手术前肠道准备，包括：

- 导泻
- 灌肠
- 抗感染

术前需使用抗生素控制感染，以避免继发感染、迁移性化脓和感染扩散。多数医生同时给予口服和静脉用抗生素，急诊手术需静脉给药。口服抗生素可选用新霉素（或卡那霉素）加上红霉素或甲硝唑，需术前 18~24 小时内用药。静脉用药可选头孢替坦、头孢西丁或头孢唑啉联合甲硝唑和厄他培南。上述治疗在手术前一小时内给药。手术前静脉抗生素治疗控制菌血症，降低继发性或播散性脓肿并发症发生，预防手术及周边部位局部感染。

手术时间较长的情况下，术中可每隔 1~2 个半衰期给予抗生素治疗。通常情况下，术后抗生素治疗疗程不超过 24 小时。

对 β-内酰胺类过敏或存在不良反应者，可选用以下治疗方案

- 克林霉素联合庆大霉素、氨曲南或环丙沙星
- 万古霉素联合庆大霉素或环丙沙星

> **关键点**
> - 厌氧菌混合感染发生于黏膜表面（如皮肤、口腔、胃肠道、阴道）的正常菌群被破坏（如通过外科手术、损伤、局部缺血或组织坏死）
> - 感染容易引起局部化脓或脓肿
> - 基于临床表现以及坏疽、脓液、脓肿、组织气肿以及恶臭表现可疑似诊断
> - 感染部位清创引流，并基于感染位置（以及可能感染的病原体）选择抗生素

188. 真菌病

真菌感染通常分为机会性感染或原发性感染。机会性真菌感染主要出现在免疫缺陷宿主中，而原发性真菌感染主要发生于免疫功能正常的宿主中。真菌感染可表现为局灶性或系统性感染。局灶性感染主要见于皮肤、口腔和阴道，局部性感染可发生于免疫受损害和免疫功能正常的患者。

机会性真菌感染 真菌多为机会致病菌，通常不致病，只在宿主免疫力低下时才致病。引起宿主免疫力低下的原因包括艾滋病、氮质血症、糖尿病、淋巴瘤、白血病、血液系统其他恶性肿瘤、烧伤以及接受糖皮质激素、免疫抑制剂与抗代谢药物治疗。在 ICU 病房住院时间长的患者因为接受医疗操作、潜在疾病以及/或营养不良等原因而可导致免疫功能降低。

典型的系统性真菌感染包括：

- 念珠菌病

- 曲霉病
- 毛霉病（接合菌病）
- 镰刀菌病

在免疫力严重低下的患者中，系统性真菌病通常呈急性经过，表现为快速进展的肺炎、真菌血症或表现为肺外播散。

原发性真菌感染 这些感染常起因于真菌孢子的吸入，引起局灶性肺炎，而后者是感染的主要表现。在免疫力正常的患者中，系统性真菌病通常呈慢性经过，表现为肺炎以及真菌血症的播散性真菌病罕见，即使累及肺部，病变通常进展缓慢。多经历数月才会就诊或得以确诊。慢性真菌病症状多较轻，但可有发热、寒战、盗汗、纳差、体重减轻、全身不适以及抑郁等。多个器官可被累及，并产生相应症状和功能失调。

原发性真菌病可有独特的地理分布特征，尤其是由那些双相真菌所致的地方性真菌病。例如：

- 球孢子菌病：主要见于美国西南部以及墨西哥北部
- 组织胞浆菌病：主要见于美国东部和中西部
- 芽生菌病：仅见于北美洲和非洲
- 副球孢子菌病（有时也称为南美芽生菌病）：仅见于南美洲

但是，旅游者的发病时间可在自上述流行区归来后的任意时刻。

当真菌由肺部病灶向其他部位播散，可出现特征性临床表现，例如：

- 隐球菌病：通常出现慢性脑膜炎
- 播散性组织胞浆菌病：通常累及网状内皮系统（肝、脾、骨髓）
- 芽生菌病：单个或多个皮肤病灶或累及前列腺
- 球孢子菌病：骨和关节感染、皮肤病灶和脑膜炎

诊断

- 培养和染色
- 使用血清学检测（主要用于曲菌、芽生菌、念珠菌、粗球孢子菌、隐球菌，和组织胞浆菌）
- 组织病理学

地方性真菌病的暴露史，这些暴露史可能发生在数年前。肺部真菌感染必须与肿瘤以及由非真菌性病原体（包括结核菌）所引起的慢性肺炎相鉴别。应该收集标本进行真菌和分枝杆菌培养以及组织病理学检查。可检测痰标本，但有时需要进行支气管肺泡灌洗、经皮肺穿刺甚至手术来获取有价值的检测标本。

引起原发性真菌感染的真菌很容易通过组织病理学识别。

血清学检测 如果组织病理学和真菌培养未能进行或真菌的鉴定很困难，通常需要进行真菌培养方可鉴定。对于人体共生菌如白色念珠菌或存在于环境中的真菌如曲菌而言，痰真菌培养阳性的临床意义不清楚。因此，可能需要获得其他证据（如宿主因素如免疫抑制、血清学证据、组织侵犯）以帮助确立诊断。提高诊断价值，则应进行血清学检测，但血清学检测结果很少能作为确诊依据。其中有价值的检测包括：

- 检测真菌尤其是新生隐球菌、组织胞浆菌和曲菌的特异抗原（这些真菌的抗原检测偶尔也会与其他真菌抗原出现交叉反应）
- 血β葡聚糖检测在侵袭性念珠菌病和肺孢子菌感染中常常是阳性
- 检测抗球孢子菌抗体的补体结合试验和新型酶免疫检测具有很高的特异性，而且不需要获得滴度增高的证据便可提供非常有价值的确诊依据（高滴度可确诊并提示肺外播散）

其他检测抗真菌抗体的试验大多敏感性或（和）特异性低，且需要检测急性感染期和恢复期的抗体滴度变化方可提供诊断依据，因此这些抗体测定对于指导初期治疗作用不大。

抗真菌药物

全身性抗真菌治疗的药物主要包括两性霉素B（及其含脂质制剂）、唑类衍生物、棘白菌素以及氟胞嘧啶（表188-1）。两性霉素B是一种有效但毒性相对较大的抗真菌药物，一直是治疗侵袭性和严重真菌感染的主要药物。然而，现在新型高效低毒的三唑类和棘白菌素类抗真菌药物常被用作许多侵袭性真菌感染的一线药物。这些新型药物改变了抗真菌治疗策略，一些慢性真菌感染甚至可通过口服来进行治疗。

表188-1 治疗系统性真菌感染的药物

药物	用法	剂量	一些不良反应
两性霉素B	绝大多数真菌感染（不适合假性阿利什利菌）	普通制剂：0.5～1.0mg/kg IV qd 各种脂质制剂：3～5mg/kg IV qd	普通两性霉素B的不良反应：急性输液反应、神经病变、胃肠道不适、肾衰竭、贫血、血栓性静脉炎、听力丧失、皮疹、低钾血症、低镁血症 两性霉素B脂质体的不良反应：输注反应，肾衰竭*
阿尼芬净	念珠菌病，包括念珠菌血症	第1日200mg IV，以后100mg/d IV 对于食管念珠菌感染，剂量减半	肝炎、腹泻、低钾血症、输注反应
卡泊芬净	曲霉病 念珠菌病，包括念珠菌血症	首日70mg，而后50mg/d IV	静脉炎、头痛、胃肠不适、皮疹
氟康唑	黏膜及系统性念珠菌病 隐球菌脑膜炎 球孢子菌脑膜炎	100～800mg po/IV, qd （可给予负荷剂量） 3～12mg/kg po/IV qd	胃肠不适、肝炎、QT间期延长

续表

药物	用法	剂量	一些不良反应
氟胞嘧啶	系统性念珠菌病 隐球菌病	12.5~37.5mg/kg po qid	骨髓抑制所致全血细胞减少、神经病变、恶心、呕吐、肝肾损害、结肠炎
艾沙康唑	曲霉病 毛霉病	372mg po/IV Q8h（6剂）开始，然后 372mg po/IV 维持，qd	恶心、呕吐、肝炎
伊曲康唑	皮肤真菌病 组织胞浆菌病，芽生菌病，球孢子菌病，孢子丝菌病	100mg po qd 到 200mg po bid	肝脏损害、胃肠不适、皮疹、头痛、头晕、低钾血症、高血压、水肿、QT 间期延长
米卡芬净	念珠菌病，包括念珠菌血症	100mg IV qd（治疗食管念珠菌病剂量为 150mg）	静脉炎、肝炎、皮疹、头痛、恶心
泊沙康唑	预防侵袭性曲霉和念珠菌病	200mg po tid	肝炎、胃肠不适、皮疹、QT 间期延长
	预防口腔念珠菌	第1日 100mg po bid，以后 100mg po qd 使用 13 日	
	使用伊曲康唑治疗无效的口腔念珠菌病	400mg po bid	
伏立康唑	侵袭性曲霉病 镰刀菌病 赛多孢菌属感染	6mg/kg IV，使用两次，作为负荷剂量，然后 200mg po q12h 或 3~6mg/kg IV q12h	胃肠不适、暂时性视觉障碍、周围性水肿、皮疹、肝炎、QT 间期延长

* 含脂质制剂的这种不良反应比常用普通制剂少见。

两性霉素 B 两性霉素 B 一直是治疗侵袭性严重真菌感染的主要药物，但是其他药物（如氟康唑、伏立康唑、泊沙康唑和棘白菌素类抗真菌药物）现在已经成为许多真菌感染的一线治疗药物。虽然两性霉素 B 不具有良好的脑脊液通透性，它仍然是治疗某些真菌病如隐球菌性脑膜炎的有效药物。

对于慢性真菌病，两性霉素 B 普通制剂常从 ≥0.3mg/(kg·d) 的剂量开始静脉滴注，逐渐增加至患者能够耐受的理想治疗剂量（0.4~1.0mg/kg，通常不宜>50mg/d）。多数患者在接受最大治疗剂量的第一天是能够耐受的。

对于急性致命性真菌病，静脉滴注两性霉素 B 脱氧胆酸盐的起始剂量为 0.6~1.0mg/kg。

剂型：两性霉素 B 有两种剂型：
- 脱氧胆酸（标准制剂）
- 含脂质制剂

作为标准制剂的两性霉素 B 脱氧胆酸，通常溶于 5% 的葡萄糖中给药，因为含盐溶液可使药物沉淀。尽管在一些患者中在 20~60 分钟内快速输注两性霉素 B 脱氧胆酸制剂是安全的，但是静脉滴注时间一般应持续 2~3 小时。并且，快速输注并无好处。有些患者可出现寒战、发热、恶心、呕吐、纳差、头痛及偶有在输注过程中和输注后几小时内出现低血压。如通过外周静脉给药，两性霉素 B 也可引起血栓性静脉炎；建议深静脉置管通过深静脉输注。可使用对乙酰氨基酚或其他非甾体抗炎药预处理来减轻不良反应，如果使用这些药物后不良反应仍不能减轻，则有时可在输液中加入或另外通过静脉使用 25~50mg 氢化可的松或 25mg 苯海拉明。在后续的维持治疗中，多数病例氢化可的松用量可逐渐减少直至停用。静脉注射 50~75mg 的哌替啶能缓解或预防严重的畏寒和寒战症状。

两性霉素 B 的几种含脂质制剂能降低两性霉素 B 的毒性（特别是肾毒性和药物输注相关症状）。有 2 种含脂质复合制剂：
- 两性霉素 B 脂质复合体
- 两性霉素 B 脂质体

脂质制剂优于普通两性霉素 B，因为脂质制剂较少引起输注相关反应和肾脏毒性。

不良反应：主要不良反应是：
- 肾脏毒性（最常见）
- 低钾血症
- 低镁血症
- 骨髓抑制

两性霉素 B 治疗的主要毒性是肾功能损害。应在治疗前和治疗期间定期测定血清肌酐及尿素氮水平。在治疗的前 2~3 周内，每周应检测数次，以后根据临床需要每月检测 1~4 次。在具有肾毒性的抗菌药中，两性霉素 B 是唯一的非主要经肾脏清除的药物，所以，当肾脏衰竭加重时，药物在体内的蓄积量并不会增加。然而，如果血清肌酐升至 >2.0~2.5mg/dl（>177~221μmol/L）或尿素氮升高到 >50mg/dl（>18mmol/L）时，则应降低两性霉素 B 的剂量或使用含脂质制剂。在两性霉素 B 输注前快速输注含盐液体进行水化有助于减少急性肾毒性；在输注两性霉素 B 之前至少应输注 1L 生理盐水。由两性霉素 B 引起的轻度至中度肾功能异常，一般在疗程结束后可逐渐恢复。永久性肾损害主要发生在长期接受两性霉素 B 治疗的患者，使用两性霉素 B 总量 >4g 的患者,约有75%的患者会出现永久性肾功能不全。

两性霉素B常引起以贫血为主要表现的骨髓功能抑制,肝毒性及其他的副作用并不常见。

唑类抗真菌药

唑类抗真菌药物抑制麦角固醇的合成,后者为真菌细胞膜的重要组成部分。唑类药物可以治疗慢性真菌病,且可以口服。这类药物中第一个口服制剂是酮康唑,但现已被更有效的低毒三唑类衍生物如氟康唑、伊曲康唑、泊沙康唑和伏立康唑所取代。唑类抗真菌药物存在与其他药物之间的相互作用,但是氟康唑与其他药物之间的相互作用相对较少。下面提及的药物相互作用并不是一个完整的药物作用清单列表,在使用唑类药物之前,临床医生应该查阅和参考其与某个特定药物之间的相互作用。

> **经验与提示**
> ■ 对于唑类药物而言,其与其他药物和食物间的相互作用常见,在开处方前,应了解相关药物相互作用情况

氟康唑 氟康唑是水溶性的,口服后几乎可被完全吸收。大部分以原药随尿液排出,半衰期>24小时,可每日1次给药。氟康唑的血脑屏障通透率高(可达血清水平的70%以上),特别适用于隐球菌脑膜炎和球孢子菌脑膜炎的治疗。氟康唑也是用于治疗非中性细胞减少症患者念珠菌血症一线药物之一。氟康唑的治疗剂量通常为200~400mg/d,对于一些严重的真菌病患者和由光滑念珠菌或其他念珠菌(非白念珠菌或非克柔念珠菌)引起的感染,用量可高达800mg/d。日剂量≥1 000mg在临床已经有应用而且毒副作用也是可以接受的。

最常见的不良反应:是消化道不适和皮疹。更为严重的毒副作用并不常见,但也可引起肝坏死、重症多形红斑(Stevens-Johnson syndrome)、过敏、脱发及胎儿先天性畸形等不良反应,在妊娠的前三个月如果使用时间较长,则可引起胚胎异常。

与其他唑类药物比较,氟康唑与其他药物之间的相互作用少见。然而,氟康唑有时引起钙离子通道阻滞剂、环孢素、利福布汀、苯妥英、他克莫司、华法林、齐多夫定以及磺酰脲类药物如甲苯磺丁脲等药物的血药浓度增高,利福平能降低氟康唑的血药浓度。

艾沙康唑 艾沙康唑是最新被批准用于治疗曲霉病的广谱三唑类药物,也是第一个被批准用于口服治疗毛霉病的药物。有静脉输注制剂和口服胶囊制剂,使用时无需监测血药浓度。

最常见的不良反应:是消化道不适和肝炎,QT间期可能缩短。

艾沙康唑与许多药物之间有相互作用,但与其他三唑类药物相比更为轻微。

伊曲康唑 伊曲康唑已经成为皮肤淋巴孢子丝菌病和轻中度组织胞浆菌病、芽生菌病或副球孢子菌病的标准治疗方案的药物选择。对轻度侵袭性曲霉病、某些球孢子菌病及某些类型的着色真菌病也有效。尽管伊曲康唑脑脊液通透性差,也有用该药治疗某些类型真菌性脑膜炎成功的报道,但伊曲康唑不是治疗真菌性脑膜炎的首选药物。由于伊曲康唑具高脂溶性和高蛋白结合率,故其血药浓度偏低,而组织浓度一般偏高。在尿液或脑脊髓液中的浓度则极低。随着伏立康唑和泊沙康唑使用的增多,伊曲康唑的使用已经减少。

药物使用剂量达到400mg/d时不良反应主要为胃肠道的副作用,但曾报道有少数男性患者会出现阳痿;更高剂量则可引起低血钾、高血压及水肿。其他已报道的不良反应包括过敏性皮疹、肝炎和幻觉。FDA的黑框警告:伊曲康唑可引起心力衰竭,特别是每日剂量为400mg的情况。

药物与食物间相互作用:比较明显。当使用胶囊制剂时,酸性饮料(如可乐、酸性果汁)或酸性食物(特别是高脂饮食)能增加其吸收。但降低胃酸的处方药或非处方药则降低伊曲康唑的吸收。一些药物包括利福平、利福布汀、去羟肌苷、苯妥英和卡马西平可能会降低伊曲康唑的血药浓度。伊曲康唑也可抑制其他药物在体内的代谢降解,致使某些药物的血药浓度上升而引起严重的后果。更为严重的是,如果与西沙必利或某些抗组胺药如特非那定、阿司咪唑或者氯雷他定合用,有可能引起严重的甚至致命的心律失常。横纹肌溶解与伊曲康唑引起的环孢素和他汀类药物的血药浓度上升有关。当地高辛、他克莫司、口服抗凝剂或磺酰脲类药物与伊曲康唑合用时,这些药物的血药浓度也会上升。

泊沙康唑 三唑类药物泊沙康唑有口服混悬液和片剂两种剂型。静脉注射制剂可能将很快上市。该药对酵母和真菌作用强大,能有效治疗机会性真菌感染,如暗色真菌。该药对多种致毛霉病的菌种有效。泊沙康唑也可用作各种癌症、骨髓抑制患者中性粒细胞减少时的预防用药。

不良反应:同其他三唑类药物一样,主要引起QT间期延长和肝炎。

与很多药物存在相互作用,包括利福布汀、利福平、他汀类药物、各类免疫抑制剂和巴比妥类药物。

伏立康唑 三唑类广谱抗真菌药物,有片剂和静脉用两种剂型。伏立康唑被认为是治疗免疫功能正常和免疫缺陷者曲霉病的治疗选择。伏立康唑也可用于治疗尖端赛多孢子菌和镰刀菌感染。另外,伏立康唑可作为食管念珠菌病和其他侵袭性念珠菌感染,尽管此药本不作为这些感染的首选。本药对念珠菌的抗菌谱较氟康唑广。

接受伏立康唑治疗的患者应注意监测不良反应包括肝毒性、视觉障碍(很常见)、幻觉和皮肤反应情况。本药可延长QT间期。

另外,本药与很多药物之间存在相互作用,尤为重要的是器官移植后使用的免疫抑制剂与伏立康唑之间的相互作用。

棘白菌素 棘白菌素属于能够抑制葡聚糖合成酶的水溶性脂肽类药物。只有静脉制剂。此类抗真菌药物的作用机制独特,棘白菌素作用于真菌的细胞壁。此类药物最大优势在于与其他抗真菌药物之间没有交叉耐药。作用于真菌的细胞壁,而人体细胞无细胞壁。在尿和脑脊液药物水平

不高。美国上市的棘白菌素类药物有阿尼芬净、卡泊芬净和米卡芬净。没有证据显示三种药物中谁更优,但是阿尼芬净与其他两种棘白菌素相比,药物之间的相互作用更少。

这些药物对临床上绝大多数念珠菌属的真菌具有杀菌作用,但对曲霉则表现为抑菌作用。

不良反应:包括肝炎和皮疹。

氟胞嘧啶 该药为水溶性核苷酸类似物,口服容易吸收。由于对氟胞嘧啶原发耐药或继发耐药很普遍,所以氟胞嘧啶通常与其他抗真菌药,如两性霉素B合用。氟胞嘧啶与两性霉素B联合应用主要用于治疗隐球菌病,但对某些播散性念珠菌病(包括心内膜炎)、其他酵母菌感染和严重的侵袭性曲霉病也有效。将氟胞嘧啶与唑类药联合应用对于治疗隐球菌脑膜炎和部分真菌病可能有效。

氟胞嘧啶的常规用量(每次12.5~37.5mg/kg口服,每日4次)即可在血清、尿及脑脊液中达到高的药物浓度。

氟胞嘧啶的主要不良反应是骨髓抑制(血小板减少和白细胞减少)、肝毒性及小肠结肠炎,其中只有骨髓抑制这一副作用与血药浓度成比例。

由于氟胞嘧啶主要由肾脏清除,所以当与两性霉素B合用,特别是当后者的用量>0.4mg/(kg·d)出现肾毒性时,氟胞嘧啶的血药浓度升高。在使用氟胞嘧啶的过程中,应该监测氟胞嘧啶的血药浓度并调节用药剂量使其血清浓度保持在40~90μg/ml的范围内。每周应该对患者进行2次全血细胞计数和肝肾功能检测。如果不能进行血药浓度监测,则应从每次25mg/kg,每日4次的剂量开始用药,一旦肾功能出现损害,应降低药物剂量。

曲霉病

曲霉病由吸入环境中普遍存在的曲菌而引起的一种机会性感染;曲菌孢子侵入血管,引起出血性坏死和梗死。临床症状可表现为哮喘、肺炎及鼻窦炎的相应症状或表现为快速进展性系统性疾病。诊断主要依靠临床表现,但影像学、组织病理学、标本染色及培养则有助于诊断。治疗上主要使用伏立康唑、两性霉素B(或其含脂质制剂)、卡泊芬净或伊曲康唑。曲菌球可能需要手术切除。

病理生理

侵袭性感染通常由吸入孢子所致,孢子偶尔也可直接从受损的皮肤侵入人体而致病。

曲霉病主要危险因素包括:
- 持续的中性粒细胞减少(一般>7日)
- 长疗程大剂量糖皮质激素治疗
- 器官移植[特别是骨髓移植伴有移植物抗宿主病(GVHD)]
- 遗传性中性粒细胞功能障碍如慢性肉芽肿病等

曲菌易于感染开放的空腔如肺部疾病(如支气管扩张、肿瘤以及结核病)导致的肺空洞、鼻窦或耳道(耳真菌病)。这些部位的感染主要引起局部侵袭性破坏性病变,尽管也可引起系统性感染,尤其在免疫缺陷患者中。然而,曲霉病在HIV感染者中的表现则有所不同。

烟曲霉是引起侵袭性肺曲霉病最常见的病原菌,黄曲霉通常引起肺外侵袭性真菌病,原因可能为感染黄曲霉的患者往往比感染烟曲霉的患者免疫抑制程度更高。

局部感染通常位于肺部,有时可形成真菌球(曲菌球),曲菌球是由杂乱菌丝生长形成的特征性团块,伴有纤维蛋白渗出和少量的炎性细胞浸润,通常被纤维组织包被。有时在空腔周围有组织侵入,但通常真菌只存在空腔内而没有明显的局部侵入。

侵袭性曲霉病偶尔可形成慢性病变,尤其在长期服用激素的患者以及慢性肉芽肿病患者中更易形成慢性病变,后者的特点是存在遗传性吞噬细胞缺陷。

曲菌也可在眼外伤或手术后引起眼内炎,或通过血液途径播散至眼而引起眼内炎,也可引起心血管植入术后感染。原发性浅部曲霉病并不常见,但可发生在烧伤、封闭的敷料下、角膜外伤后(角膜炎)或鼻窦、口腔、鼻及耳道。

变应性支气管肺曲霉病 是由人体对烟曲霉发生过敏反应,导致出现与真菌组织侵袭无关的肺部炎症。

症状及体征

急性侵袭性肺曲霉通常引起咳嗽、常有咯血、胸痛和呼吸困难。侵袭性曲霉如果不给予治疗,疾病会快速进展,最终出现致命性呼吸衰竭。

慢性肺曲霉病尽管引起明显的疾病,但临床表现常轻微且进展缓慢。

在严重免疫缺陷的患者中,肺外侵袭性曲霉病常从皮肤病变、鼻窦炎或肺炎开始,可累及肝脏、肾脏、脑部及其他组织,通常进展迅速,常可致命。

鼻窦曲霉病可形成曲菌球、变应性真菌性鼻窦炎,或引起慢性侵袭性肉芽肿,表现为发热、鼻炎和头痛的慢性肉芽肿性炎症。可在鼻或鼻窦形成坏死性皮肤病变,可引起腭和齿龈溃疡,也可出现海绵窦血栓形成、肺部及播散性病变的体征。

诊断

- 通常依靠组织标本的真菌培养和组织病理学检查
- 血清和支气管肺泡灌洗液进行半乳甘露聚糖抗原试验

由于曲菌是环境中的常见真菌,痰培养阳性可能是由于被环境中真菌污染所致或是慢性肺部疾病患者体内的非侵袭性定植真菌。如果痰培养标本来自免疫抑制患者或来自存在典型影像学表现而高度怀疑曲霉病的患者,则痰培养阳性就具有重要的意义。相反,曲菌球或侵袭性肺曲霉病患者的痰培养结果往往为阴性,这是因为曲菌引起的肺空洞常与气道隔离而肺部病情进展则主要由血管侵犯和组织梗死所致。

应进行胸部X线检查;然而,胸部CT更为敏感,如果患者处于高风险状态(如中性粒细胞减少)则应进行CT检查。如果怀疑鼻窦感染则应进行鼻窦CT检查。尽管肺部多数病灶呈局灶性和实质性病变,X线和CT扫描均显示空洞内有可动的真菌球是其特征性表现。有时影像学检查会发现晕轮征(在结节病灶周围围绕着一层薄的气体阴影)或坏死灶中有空洞形成。有些患者可表现为肺部弥散性浸润病灶。

获取组织标本进行培养和组织病理学检查对于确诊是必需的,组织病理学可以区分是侵袭性病变还是定植。通常通过支气管镜或经皮肤穿刺活检获取肺部标本,通过前鼻镜检查获取鼻窦部标本进行检查。由于真菌培养需要一定时间，且组织病理学检查存在一定的假阴性，故大多数治疗基于有力的临床证据而进行的。在曲菌所致心内膜炎中，大的赘生物通常释放出相当大的栓子，这些栓子可堵塞血管并可作为诊断用的标本。

检测半乳甘露聚糖等抗原具有特异性，但血清中此抗原检测的敏感性还不足以对大多数病例进行早期诊断。在侵袭性肺曲霉病，对支气管肺泡灌洗液半乳甘露聚糖试验比血清抗原检测更敏感，且常是血小板减少症患者的唯一检查方法，因为对后者而言活检是禁忌。血培养几乎都为阴性，即使罕见的真菌性心内膜炎患者血培养也如此。

治疗

- 伏立康唑或艾沙康唑
- 两性霉素 B（包括含脂质制剂）
- 棘白菌素作为补救治疗措施
- 有时需要手术切除曲菌球

侵袭性曲霉病 通常需要积极使用伏立康唑进行治疗（目前认为伏立康唑是治疗曲霉病的一线药物），也可使用效果类似、副作用更少的艾沙康唑。两性霉素 B（特别是含脂质制剂）也有效，但毒性也更多。对于部分病例，口服泊沙康唑或伊曲康唑可能有效。卡泊芬净或其他棘白菌素类抗真菌药物可以用作补救治疗药物。唑类与棘白菌素联合应用在部分患者中有效。

一般认为，完全治愈需要免疫抑制状况的逆转（如中性粒细胞减少症消失以及停用糖皮质激素药物）。当患者重新出现中性粒细胞减少症时，本病常复发。

曲菌球 真菌球既不需要全身抗真菌治疗，且对治疗也无反应，但对于真菌球引起的局部影响，尤其是咯血，则可能需手术切除。

高风险患者（移植物抗宿主病患者或由急性粒细胞性白血病所致中性粒细胞减少的患者）可考虑预防性使用泊沙康唑或伊曲康唑。

> **关键点**
>
> - 吸入曲霉菌孢子可引起局部或侵袭性肺病，在严重免疫缺陷患者中也可引起播散性感染（如播散至脑），但罕见
> - 曲霉病在免疫功能低下的患者中较为常见，但在 HIV 感染者中不常见
> - 局灶性感染通常位于肺或鼻窦，有时形成真菌球（曲菌球）
> - 获取组织标本进行培养和组织病理学检查对于确诊是必需的，支气管肺泡灌洗液半乳甘露聚糖检测有助于肺部曲霉菌感染的诊断
> - 伏立康唑和艾沙康唑是首选药物；两性霉素 B 是备选药物
> - 曲菌球既不需要全身抗真菌治疗，且对抗真菌治疗也无反应，但对于真菌球引起的局部影响，尤其是咯血，则可能需手术切除

芽生菌病
（吉尔克里斯特病；北美芽生菌病）

芽生菌病是一种由吸入双相真菌皮炎芽生菌孢子引起的肺部疾病，有时真菌经过血流播散引起肺外疾病。本病可表现为肺炎或多器官受累，皮肤是最常受累的器官。本病是通过临床表现和/或胸部 X 线来进行诊断的，并通过实验室鉴定此菌的存在而得到确诊。治疗药物有伊曲康唑、氟康唑或两性霉素 B。

在北美，芽生菌病的流行区包括：

- 俄亥俄州密西西比峡谷（延及大西洋中部和东南部各州）
- 中西部的北方
- 纽约北部
- 加拿大南部、中东及非洲病例罕见

在免疫功能正常者中也可出现本病。尽管芽生菌病在免疫缺陷患者中更为常见和更为严重，但作为一种机会性感染，在免疫缺陷患者中本病不如组织胞浆菌病或球孢子菌病常见。

皮炎芽生菌在室温下以真菌方式生长，能在富含动物排泄物的土壤和潮湿腐烂含酸性有机物的环境中（通常靠近河流）生长。吸入的孢子在肺转变成侵袭型大酵母菌（15~20μm）并形成基底宽大的芽体。

一旦侵入肺部，感染可以：

- 继续局限在肺部
- 经过血流播散皮炎芽生菌可导致很多组织器官的局灶性感染：皮肤、前列腺、附睾、睾丸、肾脏、脊椎、长骨末端、皮下组织、大脑、口或鼻黏膜、甲状腺、淋巴结和骨髓

症状及体征

肺芽生菌病 肺芽生菌病可无症状或呈急性自限性病变过程，临床上识别困难。可逐渐进展为慢性进行性感染。临床症状包括咳痰或短促频繁的干咳、胸痛、呼吸困难、发热、寒战以及多汗。

有时可出现胸水。急性快速进行性感染患者可出现急性呼吸窘迫综合征。

肺外播散性芽生菌病 临床症状因受累的器官不同而异。

皮肤病变最为常见，可呈单个或多个病灶，可伴有或不伴有明显的肺部病变。丘疹或丘疹性脓疱通常出现在暴露皮肤的表面，并缓慢播散。在病损的前缘有针尖至 1mm 大小的无痛性粟粒样脓肿。皮肤上还可形成不规则的疣状乳头。有时候可形成水疱。随着病损的扩大，中央愈合形成萎缩性瘢痕。当病灶完全形成后，单个病灶表现为凸起的疣状斑块，通常宽度≥2cm，边缘陡峭，呈紫红色并充满脓肿。如果并发细菌感染则可形成溃疡。

如果骨骼受累及，病变骨骼上面的区域可出现肿胀、皮温升高和触痛。

生殖器病变表现为附睾肿痛、会阴深处不适或直肠检查时前列腺触痛。

中枢神经系统受累可表现为脑脓肿、硬膜外脓肿或脑

膜炎。

诊断
- 真菌培养和涂片
- 尿液检测芽生菌抗原

患者应接受胸部 X 线检查。胸片上可表现为局灶性或弥散性渗出，有时形成斑片状支气管肺炎，自肺门呈扇形分布。这些特点应与肺部其他真菌病、结核以及肿瘤相鉴别。皮肤病变可被误诊为孢子丝菌病、结核、碘中毒或基底细胞瘤。生殖器感染可与结核相似。

应自受感染部位获取标本进行真菌培养，一旦培养阳性即可确诊。由于培养芽生菌会对实验室工作人员造成严重的生物危害，一旦怀疑本病，应将这一情况告知实验人员。组织或痰液涂片检测，显微镜下见到本菌特征性形态结构具有诊断价值。血清学检测不够敏感，阳性检测结果对建立诊断很有帮助。

尿液抗原检测是有用，但与组织胞浆菌存在较高的交叉反应性。

治疗
- 轻中度疾病使用伊曲康唑
- 危及生命的重症使用两性霉素 B

未经治疗的皮炎芽生菌病常缓慢进展，最终很少致死。治疗措施取决于感染的严重程度。轻中度皮炎芽生菌病，伊曲康唑的用法为：每次口服 200mg，每日 3 次，三天后改为 200mg，每日 1 次或 2 次，使用 6~12 个月。氟康唑可能无效，但每日 1 次 400~800mg 口服可试用于治疗不能耐受伊曲康唑的轻度皮炎芽生菌患者。静脉使用两性霉素 B 用于重症致命性皮炎芽生菌感染的治疗，且通常有效，患者病情改善后改为伊曲康唑口服。

伏立康唑和泊沙康唑对皮炎芽生菌具有很强的抗真菌作用，在它们在治疗本病中的价值尚待确定。

> **关键点**
> - 吸入芽生菌双相性孢子能引起肺部疾病以及较为少见的播散性感染（特别是播散至皮肤）
> - 在北美，芽生菌病主要流行于五大湖区域以及大西洋中部和东南部
> - 诊断主要依赖感染性组织的真菌培养；血清学检测具有很高特异性，但是敏感性低
> - 轻中度疾病使用伊曲康唑治疗
> - 危及生命的重症使用两性霉素 B 进行治疗

念珠菌病（侵袭性）

念珠菌病是由念珠菌属（最常见的为白色念珠菌）所致的感染，其表现为皮肤黏膜病变、真菌血症以及多个部位的局灶性感染。临床症状因感染部位不同而异，包括吞咽困难、皮肤黏膜病变、失明、阴道症状（阴部瘙痒、灼烧感、阴道分泌物增多）、发热、休克、少尿、肾衰竭以及弥散性血管内凝血。通过组织病理学以及无菌部位标本培养阳性而确诊。治疗可选用两性霉素 B、氟康唑、棘白菌素、伏立康唑或泊沙康唑。

念珠菌属是存在于消化道和皮肤的共生菌。与其他系统性真菌病不同，念珠菌病是由内源性病原菌感染引起的。多数念珠菌病是由白色念珠菌或热带念珠菌引起，但是，由光滑念珠菌（以前称为光滑球拟酵母）以及其他非白念珠菌引起的真菌血症、泌尿系统感染甚至肺炎或其他局灶性感染的病例不断增多。与其他念珠菌相比，光滑念珠菌对氟康唑不敏感；克柔念珠菌对氟康唑天然耐药。

由念珠菌引起的感染占所有重要系统性真菌感染病例的 80%，也是免疫缺陷人群真菌感染最常见的病因。念珠菌感染是最常见的医院感染之一。

口腔和食管念珠菌病对于艾滋病患者而言是一种艾滋病定义性的机会感染（彩图 188-1，彩图 188-2）。尽管皮肤黏膜念珠菌病最常见于艾滋病患者，但是除非特殊危险因素的存在（见下文），皮肤黏膜念珠菌病经血流播散的情况并不常见。中性粒细胞减少症患者（如接受抗癌化疗的患者）很容易发生可威胁生命的播散性念珠菌病。

念珠菌血症常发生在长期住院的中性粒细胞减少症患者。血流感染的发生通常与下列情况有关：
- 中心静脉导管
- 大型手术
- 广谱抗生素治疗
- 静脉补充营养液

注射用的静脉通道和胃肠道是念珠菌入侵常见门户。念珠菌血症常使患者的住院时间延长，并因其他并发疾病的增加而导致病死率升高。长期存在的念珠菌血症或未经治疗的念珠菌血症可导致心内膜炎或脑膜炎，还可引起皮下组织、骨、关节、肝脏、脾脏、肾脏、眼以及其他组织的局灶性病变。心内膜炎的发生通常与静脉吸毒、心瓣膜置换术或因静脉导管植入所致的血管内损伤有关。

各种形式的播散性念珠菌病均应看做是严重的、进展迅速且具有潜在致命危险性的疾病。

症状及体征
食管念珠菌病最常见表现为吞咽困难。

念珠菌血症常引起发热，但这些症状是非特异性的。有时可引起类似于细菌性脓毒症的综合征，病程呈暴发性经过，可出现休克、少尿、肾衰竭及 DIC。

念珠菌眼内炎以视网膜白色病灶开始，早期通常无症状，但随着病情进行性发展，可引起玻璃体浑浊，最终形成不可逆的瘢痕引起失明。发生在中性粒细胞减少症患者的念珠菌眼内炎有时伴有视网膜出血，但实际上眼部感染还是极为少见的。

念珠菌感染也可形成丘疹性结节性皮肤病灶，尤其在中性粒细胞减少症患者，因为这些患者中的念珠菌病很容易通过血流播散至其他组织器官。其他局灶性感染的临床症状因受累的器官不同而异。

诊断
- 组织病理学和真菌培养
- 血培养
- 血清 β 葡聚糖检测

由于念珠菌是人体的定植菌，所以从痰、口腔、阴道、尿、粪便或皮肤培养出念珠菌并不一定表明存在进展性侵袭性念珠菌感染。诊断必须具有特征性的临床病变、真菌

组织侵入的病理学证据（如组织标本中存在酵母、假菌丝和/或菌丝）并排除其他病原菌感染的可能。来源于无菌部位的标本如血、脑脊液、心包或心包积液或活检组织标本的阳性培养结果可为全身性抗真菌治疗提供可靠依据。

在侵袭性念珠菌病的患者血清 β 葡聚糖常为阳性；相反，阴性结果提示全身感染的可能性低。

建议对所有患者念珠菌血症的患者进行眼科检查以排除眼内念珠菌感染。

治疗
- 如病情危重或由光滑念珠菌或克柔念珠菌引起的感染，则应选择棘白菌素类抗真菌药
- 如患者病情稳定或由白念珠菌或近平滑念珠菌引起的感染，则可选择氟康唑治疗
- 也可选用伏立康唑或两性霉素 B

应尽可能地逆转或控制易感因素（如中性粒细胞减少症、免疫抑制、广谱抗生素的使用、静脉营养过量以及留置导管等）。在中性粒细胞减少症的患者中，静脉导管应移除。

当具有使用棘白菌素的指征[如患者病情危重（大多数中性粒细胞减少症患者）或怀疑光滑念珠菌或克柔念珠菌所致感染]，可选用以下之一：卡泊芬净，负荷剂量 70mg，静脉注射，然后用 50mg，静脉注射，每日 1 次；米卡芬 100mg 静脉注射，每日 1 次；或阿尼芬净，负荷剂量 200mg 静脉注射，然后 100mg，静脉注射，每日 1 次。

如果具有使用氟康唑的指征（如患者病情稳定或怀疑由白念珠菌或近平滑念珠菌引起的感染），则使用方法如下：荷剂量为 800mg（12mg/kg），口服或静脉注射，使用一次，后续 400mg（6mg/kg），每日 1 次。

疗程持续至最后一次血培养阴性后 14 日。

食管念珠菌病可采用以下治疗方案：氟康唑 200～400mg，每日 1 次口服或静脉滴注；或伊曲康唑 200mg 口服，每日 1 次。用此治疗方案失败的患者或严重感染者可使用伏立康唑或泊沙康唑进行治疗，伏立康唑的用法为每次 4mg/kg，每日 2 次口服或静脉滴注，泊沙康唑的用法为 400mg 口服，每日 2 次，也可选用一种棘白菌素进行治疗。治疗持续 14～21 日。

> ### 关键点
> - 与其他系统性真菌病不同，侵袭性念珠菌病是由内源性病原菌感染引起的
> - 侵袭性感染通常发生在免疫功能低下和/或住院的患者，尤其是那些接受手术或广谱抗生素治疗的患者
> - 从正常无菌部位采取标本阳性培养（如血液，脑脊液，组织活检标本），需要区分正常真菌定植和侵袭性感染；血 β 葡聚糖检测在侵袭性念珠菌病中常为阳性。
> - 如患者病情危重或怀疑由光滑念珠菌或克柔念珠菌引起的感染，则需用棘白菌素类抗真菌药物进行治疗
> - 如患者病情稳定或怀疑由白念珠菌或近平滑念珠菌引起的感染，则可使用氟康唑进行治疗

着色芽生菌病

着色芽生菌病是由暗色真菌（着色真菌）引起的皮肤特异感染。症状是在身体暴露部位出现溃烂结节。通过临床表现、组织病理学以及培养进行诊断。治疗措施包括使用伊曲康唑、其他唑类药物或氟胞嘧啶以及手术切除病灶。

着色芽生菌病为一种皮肤感染，受累者大多为热带和亚热带地区的免疫功能正常的人群，其特征为乳头瘤状结节形成，并有形成溃疡的倾向。

症状及体征

多数感染从患者的一只足或腿部开始，但身体的其他暴露部位也可被感染，特别是皮肤破损处。病变开始表现为伴有瘙痒的小丘疹，并不断扩大，与皮肤癣菌病（癣菌病）相似。病变可继续扩大，形成暗红或紫罗兰色、边界清楚基部坚硬的斑块。数周或数月后可沿淋巴引流方向出现高出皮肤 1～2mm 的新病灶。在斑块中心出现坚硬的、呈暗红色或灰色菜花状的结节突起，如未经治疗，在长达多年的病程中，病灶逐渐延伸而覆盖整个肢体。可出现淋巴管堵塞，有持续性瘙痒，亦可继发细菌感染并形成溃疡病灶，偶尔还可引起败血症。

诊断
- 组织病理学
- 培养

晚期着色芽生菌病病灶具有特征性的外观，但早期病变有可能被误诊为皮肤癣菌病。

黑色素染色（Fontana-Masson）有助于确认硬壳小体（Medlar 小体）的存在，后者具有确诊价值。菌种鉴定需要进行真菌培养。

治疗
- 伊曲康唑，有时联合氟胞嘧啶
- 通常手术或冷冻治疗

尽管并不是所有的患者均应答良好，但伊曲康唑被认为是最有效的治疗药物。有时加用氟胞嘧啶来预防复发。两性霉素 B 治疗本病无效。个案报道提示泊沙康唑、伏立康唑或特比萘芬可能也有效。辅助治疗如冷冻治疗，尽管治疗应答慢，但对治疗常有帮助。局部病灶需外科手术切除有助于根治。

球孢子菌病
（山谷热）

球孢子菌病是由粗球孢子菌引起的肺部或血流播散所致播散性疾病，常表现为急性良性无症状或自限性的呼吸系统感染。可偶尔播散至其他组织产生这些组织的局灶性病变。球孢子菌病如果出现临床症状，则表现为下呼吸道感染或轻度非特异性播散性疾病。临床和流行病学特征提示本病可能，进而通过胸部 X 线检查、真菌培养以及血清学检查加以确诊。球孢子菌病如果需要治疗，则通常使用氟康唑、伊曲康唑、新型三唑类药物或两性霉素 B。

在北美，本病流行区包括：
- 美国西南部地区

■ 墨西哥北部

美国西南部地区包括亚利桑那州、加利福尼亚中部山谷、新墨西哥部分地区以及得克萨斯帕索西部。流行区还向墨西哥北部地区延伸,在中美洲和阿根廷部分地区有局部流行区存在。30%～60%的生活在流行地区的人在其生活中的某个时候均接触过此真菌。在美国,每年约有15万感染者;其中超过一半是亚临床感染。

病理生理

人体通过吸入含粗球孢子菌孢子的尘埃获得感染。因此,某些职业(如农业、建筑业)和户外休闲活动增加感染风险。干旱和大风后暴雨,常可导致本病流行,因为雨水促进真菌菌丝生长。由于旅游造成人口的流动以及本病临床表现出现较晚等原因,有时在非流行区也可出现明显的球孢子菌病。

当粗球孢子菌孢子被吸入人体后,便转变成大的组织侵袭性小球体,小球体逐渐增大而后囊壁破裂,每个球囊遂释放出无数个小的内孢子,这些内孢子又可形成新的小球体。肺部特征性病理学表现为急性、亚急性或慢性肉芽肿反应,伴有不同程度的纤维化。病灶可形成空洞或结节样钱币样病灶。

粗球孢子菌病有时表现为急性进行性发病过程,伴有肺部广泛累及和/或形成播散性感染。可在任何组织形成局灶性病变,其中最常见受累及的是皮肤及皮下组织、骨骼(引起骨髓炎)和脑膜(引起脑膜炎)。进展性球孢子菌病在健康人群中并不常见,在以下情况更易发生球孢子菌病:

- HIV感染
- 接受免疫抑制剂治疗
- 老年
- 妊娠后半期或产后
- 某些人种背景(相对易感危险性从高到低依次为:菲律宾人、美籍非洲人、本土美国人、西班牙人、亚洲人)

症状及体征

原发性球孢子菌病　大多数原发性球孢子菌病无症状,有时可出现类似流行性感冒和急性支气管炎的非特异性呼吸道症状,或偶尔出现急性肺炎或胸腔积液。症状按发生频率高低依次为:发热、咳嗽、胸痛、寒战、咳痰、咽喉疼和咯血。

体征可能缺如或只有散在的肺部啰音,可伴有或不伴有肺部叩诊浊音区。有些局灶性呼吸道球孢子菌感染患者可出现变态反应,表现为关节炎、结膜炎、结节红斑或多形红斑。

原发性肺部病变有时可留下钱币样结节状病灶,需与肿瘤、结核或其他肉芽肿病变相鉴别。有时形成残留的空洞病灶,且空洞大小随时间变化,空洞常为薄壁空洞。一小部分这样的空洞病变不能自发闭合。如果出现咯血或有破入胸腔的迹象时可能需要进行手术治疗。

进行性球孢子菌病　进行性球孢子菌病可在原发性感染后数周、数月、偶尔数年后出现非特异性症状,包括低热、纳差、体重减轻及乏力。

广泛的肺部受累在健康人群中少见,主要发生在免疫功能低下的人群中。可导致患者出现进行性发绀、呼吸困难、黏液脓性或血性痰。

肺外病变的临床表现因受累部位不同而异。较深部位的病变有时常形成窦道与皮肤相通。局灶性肺外病变常变为慢性并经常复发,有时在似乎已成功完成了抗真菌治疗后很长时间仍可复发。

未经治疗的播散性球孢子菌病常是致命的;不经长期甚至终身治疗,球孢子菌脑膜炎也是致命的。晚期HIV感染者中球孢子菌病的病死率在其确诊后的1个月内超过70%,尚不清楚治疗能否降低本病的病死率。

诊断

- 培养(常规或真菌培养)
- 显微镜镜检,检测标本中的粗球孢子菌球囊
- 血清学检测

嗜酸性粒细胞增多可能是居住在流行区患者存在球孢子菌病的一个线索。结合病史和典型的体检发现应怀疑本病,胸部X线检查有助于确诊,真菌培养阳性或在痰液、胸水、脑脊液、窦道渗出物或活检标本中检出粗球孢子菌的球囊是确诊本病的依据。完整球囊的直径常为20～80μm,厚壁,球囊中充满小的内孢子(直径2～4μm)。从破裂的球囊释放进入组织中的内孢子可能会被误认为是无芽酵母菌。由于培养球孢子菌可能会给实验室人员造成严重的生物危害,一旦怀疑本病应及时告诉实验人员。

使用免疫扩散法检测抗球孢子菌抗体(IgG和IgM抗体)以及补体结合试验检测抗球孢子菌IgG抗体是有用的诊断方法。血清抗体滴度≥1∶4表明存在现症感染或新近感染,更高抗体滴度(≥1∶32)表示极有可能已发生肺外播散性感染。然而,免疫缺陷患者却可能出现低的抗体滴度。如果抗真菌治疗有效,那么抗体滴度会下降。脑脊液中出现补体结合的抗体对球孢子菌脑膜炎具有诊断意义,这对诊断球孢子菌脑膜炎极其重要,因为脑脊液培养阳性率极低。尿液抗原检测对肺炎和播散性感染的诊断有价值。

免疫功能正常者患者通常在急性感染后10～21日内可出现球孢子菌素或球囊素引起的皮肤迟发性变态反应,但进行性疾病患者却特征性地缺乏该反应。由于该试验在流行区大多数人中呈阳性反应,因此,这一试验主要用于流行病学研究而不是用于诊断。

治疗

- 轻中度疾病使用氟康唑或伊曲康唑治疗
- 重症者使用两性霉素B治疗

原发性球孢子菌病患者具有出现重症或进展性疾病的危险因素时需要治疗。低危患者的原发性球孢子菌病是否需要治疗尚存在争议。考虑到氟康唑毒性低而且原发性球孢子菌病即使在低危患者中也有发生血流播散(尤其是播散至骨骼和大脑)的可能,一些专家建议使用氟康唑进行治疗。另外,使用抗真菌药物的患者症状缓解快于不治疗的患者。其他一些专家则认为使用氟康唑后机体的免疫应答会受到抑制而且原发性球孢子菌病发生血流播散的危险性

低而不建议使用氟康唑治疗。高补体结合滴度提示播散性感染而需要治疗。

轻中度非脑膜肺外球孢子菌病,应当使用口服氟康唑≥400mg/d,或伊曲康唑 200mg/次口服,每日 2 次。替代治疗选择:伏立康唑 200mg,每日 2 次口服或静脉使用,或泊沙康唑 400mg 口服,每日 2 次,但这些治疗方案未经临床很好地研究和评价。严重病例静脉滴注两性霉素 B 进行治疗,具体用法为:每日在 2~6 小时静脉滴注两性霉素 B 0.5~1.0mg/kg,根据病情轻重,疗程持续 4~12 周直至两性霉素 B 的总剂量达到 1~3g。两性霉素 B 含脂质制剂优于普通两性霉素 B。病情稳定后可改为唑类药物,病情通常需要数周才能稳定。

对于艾滋病患者合并的球孢子菌病,则还要求维持治疗以预防复发,可以使用如下维持治疗方案:氟康唑 200mg 口服,每日 1 次;伊曲康唑 200mg 口服,每日 2 次;维持治疗持续至患者 CD4 细胞计数>250/μl。

对于球孢子菌脑膜炎,可以使用氟康唑进行治疗,最佳剂量尚不清楚,800~1 200mg/d 的剂量比 400mg/d 更有效。球孢子菌脑膜炎应该接受终身抗真菌治疗。球孢子菌骨髓炎可用外科手术切除病变骨骼。

> **关键点**
> - 球孢子菌病是一常见的真菌感染,人体通过吸入含粗球孢子菌孢子的尘埃获得感染
> - 本病主要流行在美国西南部地区和墨西哥北部,也可出现在中南美洲
> - 大多数患者具有无症状或轻度肺部感染,但免疫受损或具有其他危险因素的人群可能发展为严重的进行性肺病或播散性感染(通常是皮肤、骨或脑膜)
> - 主要依赖真菌培养、涂片染色和/或血清学检测
> - 轻中度疾病患者使用氟康唑或伊曲康唑治疗
> - 危及生命的重症患者使用两性霉素 B 含脂质制剂进行治疗

隐球菌病
(欧洲芽生菌病)

隐球菌病是人体吸入被新生或格特隐球菌污染的尘土所引起的肺部或播散感染性疾病。临床上出现肺炎、脑膜炎的相应症状或由皮肤、骨骼或内脏受累而出现的相关症状。临床上结合疾病表现以及显微镜检查结果进行诊断,再通过真菌培养或组织染色加以确认。如果需要治疗,则使用唑类抗真菌药物或两性霉素 B,加或不加用氟胞嘧啶进行治疗。

新生隐球菌呈世界性的分布;它存在于污染鸟粪(特别是鸽粪)的土壤中。尽管霍奇金淋巴瘤以及其他淋巴瘤或结节病患者、长期接受糖皮质激素治疗者以及实体器官移植者患本病的危险性增加,但隐球菌病仍被认为是一种艾滋病定义性机会性感染(通常发生于 CD4 细胞计数<100/μl 的患者)。

隐球菌格特变种主要是与树特别是桉树有关联,而不像新生隐球菌与鸟类相关联,并且更可能引起免疫功能正常的人群感染。在西北太平洋和在巴布亚新几内亚和澳大利亚北部发生过由格特变种引起的疾病暴发。

病理生理
隐球菌病是由于吸入病原体而感染的,因此肺部经常会受到累及。很多患者表现为无症状的自限性原发肺部病灶。在免疫功能正常的患者中,孤立性肺部病灶即使不予以抗真菌治疗通常也可以自愈而不发生播散。

隐球菌被吸入后,可能会发生播散,通常播散至脑和脑膜,表现为脑内多发性微小病灶。脑膜肉芽肿和大的脑部局部病灶有时也可出现。尽管肺部感染多不具危险性,但是脑膜炎常危及生命而需积极的抗真菌治疗。

局部播散性病灶可发生在皮肤、长骨末端、关节、肝、脾、肾、前列腺及其他组织。除累及皮肤外,其他部位的病变很少或几乎不出现临床症状。隐球菌罕见引起伴有肾乳头坏死的肾盂肾炎。

典型的病变组织含有由酵母菌组成的囊性团块,由于团块内含大量的隐球菌荚膜多糖,故这些囊性团块外观呈胶冻状,但受累组织仅有轻微的急性炎性改变或无明显急性炎性改变。

症状及体征
临床表现取决于受累及的部位。

中枢神经系统 由于脑内炎性改变并不广泛,因此发热多为低热甚至缺如,假性脑膜炎并不常见。艾滋病患者的隐球菌脑膜炎临床症状轻微甚至无症状,但常有头痛,有时表现为慢性进行性神志改变。隐球菌性脑炎的症状多由脑水肿引起,这些症状通常是非特异性的,包括头痛、视觉模糊、意识模糊、抑郁、烦躁不安或其他行为改变。除视神经或面神经麻痹外,定位体征很少出现,除非在病程的晚期。失明可由脑水肿或视束本身受损引起。

肺部 很多隐球菌肺炎患者没有任何症状。肺炎通常引起咳嗽和其他非特异的呼吸道症状。但艾滋病相关性肺隐球菌病则可表现为严重的进行性肺炎,伴有急性呼吸困难,其肺部 X 线表现类似肺孢子菌感染。

皮肤 皮肤播散性感染表现为引起脓疱性、丘疹性、结节性或溃疡性病灶,有时像痤疮、传染性软疣或基底细胞癌。

诊断
- 脑脊液、痰、尿和血液隐球菌培养
- 组织标本染色检查
- 血清和脑脊液隐球菌抗原检测

在免疫功能正常者体内出现慢性感染相应表现或者在免疫功能受损害者出现严重进行感染相应表现时应考虑本病可能。首先应进行胸部 X 线检查、尿液检查和腰穿。

新生隐球菌培养阳性可以确诊。脑脊液、痰和尿液培养阳性率较高,血培养可能为阳性,尤其是发生于艾滋病患者的隐球菌病。伴有脑膜炎的播散性隐球菌病,常可从尿中培养出新生隐球菌,有时虽然已成功地从中枢神经系统清除了该菌,但前列腺的感染仍可持续存在。有经验的检

验人员从体液、分泌物、渗出物或其他标本的涂片中检出有荚膜的出芽酵母菌,常是诊断隐球菌病的强有力证据。固定组织标本中也可识别出带有荚膜的酵母菌,可通过黏蛋白卡红或黑色素染色加以证实新生隐球菌。

隐球菌脑膜炎患者脑脊液中常出现蛋白升高和单个核细胞增多。脑脊液中葡萄糖常偏低,多数病例(尤其是 HIV 患者,通常有较高的真菌负荷)脑脊液印度墨汁涂片中可见带有荚膜的酵母菌,并可出芽,芽的基底较窄。在艾滋病合并隐球菌脑膜炎患者,脑脊液墨汁染色可发现隐球菌,但其余参数可完全正常。>90%的隐球菌脑膜炎患者的脑脊液和/或血清中可检测到隐球菌荚膜多糖抗原,用于检测荚膜多糖抗原的乳胶凝集试验通常具有很高的特异性,但也可出现假阳性,尤其是存在类风湿因子的情况下,但抗原滴度通常≤1:8。

治疗

- 对于隐球菌脑膜炎而言,先用两性霉素 B 加用或不加用氟胞嘧啶进行诱导期治疗,而后使用氟康唑进行治疗
- 非中枢病变的隐球菌病使用氟康唑治疗,且通常是有效的

发生于非 HIV 感染者的隐球菌病 局灶性无症状肺部隐球菌病,如脑脊液检查正常,脑脊液和尿培养阴性,没有皮肤、骨骼或其他肺外组织受累迹象,则不需治疗。有些专家建议给予氟康唑进行治疗来预防病变通过血流播散并缩短疾病进程。有症状的肺部隐球菌病应当每日口服氟康唑 200~400mg 进行治疗,疗程 6~12 个月。

若无隐球菌脑膜炎时,皮肤、骨和其他部位的局限性病变需要全身性抗真菌治疗,通常每日口服氟康唑 400mg 进行治疗,疗程为 6~12 个月。对于更为严重的病例,则每日静脉滴注两性霉素 B 0.5~1.0mg/kg 并口服氟胞嘧啶 25mg/kg,每 6 小时 1 次,持续数周。

对隐球菌脑膜炎患者,标准治疗方案为:静脉滴注两性霉素 B 0.7mg/(kg·d)加用氟胞嘧啶(25mg/kg,每 6 小时 1 次,口服),两者联用 2~4 周,接着使用每日口服氟康唑 400mg 进行 8 周的巩固治疗,其后再进行维持治疗,即每日口服氟康唑 200mg,服用 6~12 个月。反复腰穿对于控制颅内高压很重要。发生在 HIV 感染者的隐球菌病所有患者均需要接受治疗。对隐球菌脑膜炎或重度肺部隐球菌病患者,标准治疗方案为:静脉滴注两性霉素 B[0.7mg/(kg·d)]加用氟胞嘧啶(25mg/kg,每 6 小时 1 次,口服),两者联用 2 周(如临床应答很慢或培养仍为阳性,则应延长诱导期治疗时间),接着每日口服氟康唑 400mg,治疗 10 周。诱导期结束后应给予长期抑制(维持)治疗。反复腰穿对于控制颅内高压很重要。轻中度肺隐球菌病,如脑脊液检查正常,脑脊液和尿培养阴性,没有皮肤、骨骼或其他肺外组织受累迹象,可每日口服氟康唑 400mg,治疗 6~12 个月。几乎所有伴有艾滋病的隐球菌病患者均需维持抗真菌治疗直至 CD4 细胞计数>150/μl。建议每日口服氟康唑 200mg 进行维持治疗,但也可使用相同剂量的伊曲康唑进行治疗,但是伊曲康唑的血药浓度应该进行监测以确保患者吸收良好。

> **关键点**
> - 新生隐球菌是世界性的存在;人体因吸入来自被鸟粪(尤其是鸽粪)污染的土壤中的尘埃而被感染
> - 免疫正常者中,隐球菌病表现为无症状的自限性感染
> - 在免疫功能低下者中,隐球菌可播散到许多部位,常见部位是脑和脑膜以及皮肤
> - 用培养、染色和/或血清和脑脊液隐球菌抗原检测来进行确诊
> - 局灶性肺部隐球菌病使用氟康唑进行治疗
> - 对于脑膜炎或其他严重感染,用两性霉素 B 加用或不加用氟胞嘧啶进行诱导期治疗,而后再使用氟康唑进行巩固、维持治疗

组织胞浆菌病

组织胞浆菌病是由荚膜组织胞浆菌引起的肺部和血液感染性疾病,常表现为慢性疾病过程,疾病开始常为无症状性原发性感染。组织胞浆菌病表现为肺炎或慢性非特异性疾病。临床上通过在痰或组织中检出组织胞浆菌或使用血清和尿液特异抗原检测来诊断本病。如需要治疗,则通常使用两性霉素 B 或唑类药物来进行治疗。

组织胞浆菌病可见于世界各地。在美国,流行区包括:
- 俄亥俄州-密西西比河山谷至马里兰州北部的部分地区、宾夕法尼亚州南部、纽约中部及得克萨斯州
- 其他州如佛罗里达州以及沿着圣劳伦斯河和里奥格兰德河的一些州也有小的局部流行区

荚膜组织胞浆菌在自然界或室温下培养呈真菌样生长,但在 37℃或侵入宿主细胞时,则转变成小的酵母菌细胞(直径 1~5μm)。机体因吸入荚膜组织胞浆菌的孢子而感染本病,这些孢子存在于被鸟或蝙蝠粪便污染的泥土或尘埃中。严重感染主要见于以下情况:大量而长时间暴露于含有荚膜组织胞浆菌孢子的环境中、男性、婴儿或 T 细胞免疫功能缺陷患者。

本病病变部位通常位于肺部,但宿主的细胞免疫功能如果不能控制感染,则感染可通过血流播散。进行性播散性组织胞浆菌病是一种艾滋病相关的机会感染。

症状及体征

绝大多数组织胞浆菌病无症状或仅有轻微的症状,通常不会导致患者就医。本病有 3 个主要的类型。

急性原发性组织胞浆菌病 是一临床综合征,表现为发热、咳嗽、肌肉疼痛以及不同程度的身体不适。急性组织胞浆菌肺炎有时通过体格检查和胸部 X 线检查可以发现。

慢性空洞性组织胞浆菌病 常位于肺尖,与空洞型肺结核相似。临床上表现为进行性加重的咳嗽和呼吸困难,最终导致呼吸衰竭。本型不发生播散。

进行性播散性组织胞浆菌病 以全身网状内皮系统受累为特征,表现为肝脾肿大、淋巴结病、骨髓受累,并且有时会发生口腔或胃肠道溃疡。病程多表现为亚急性或慢性,

伴有疲劳、乏力、不适等非特异性症状,常较轻微;HIV 阳性患者则常出现无明显原因的健康状况进行性恶化。本病可累及中枢神经系统,表现为脑膜炎或局灶性脑部病变。本病很少累及肾上腺,一旦累及则可引起艾迪生病（Addison disease）。艾滋病患者可出现严重的肺炎,表现为低氧血症（类似于肺孢子菌肺炎引起的低氧血症）、低血压、精神状况改变、凝血功能障碍或横纹肌溶解。

纤维性纵隔炎是一种罕见的慢性组织胞浆菌病。本病最终可引起循环障碍。

组织胞浆菌病可引起失明,然而在病变组织中并没有发现荚膜组织胞浆菌,且抗真菌治疗也无助于病情的恢复,因此,失明与荚膜组织胞浆菌感染的关系尚不清楚。

诊断
- 组织病理学检测和培养
- 抗原检测

由于组织胞浆菌病的临床症状缺乏特异性,临床上必须对此病保持高度的警惕。应进行胸部 X 线检查,主要表现为：
- 急性感染病例,表现为正常或弥散结节或粟粒样病灶
- 慢性肺部感染病例,绝大多数表现为空洞病灶
- 进行性加重病例,50%的病例出现肺门淋巴结病变,伴有弥漫性结节渗出

支气管肺泡灌洗或组织活检对于获得检测标本是必需的。血清学检测以及血液、尿和痰液真菌培养也应进行。由于培养组织胞浆菌可能会给实验人员造成严重的生物危害,临床一旦怀疑此病应立即通知相关实验人员。

组织病理学检查结果可为诊断提供强有力的证据,尤其对发生于艾滋病患者广泛组织胞浆菌感染的诊断更有价值,这些患者外周血或血沉白细胞层标本经瑞氏或吉姆萨染色可见细胞内的酵母菌。真菌培养阳性可确诊。溶解离心镜检或血沉白细胞层标本培养能提高血标本的阳性检出率。

荚膜组织胞浆菌抗原的检测对于本病的诊断具有很高的敏感性和特异性,尤其如果同时检测血清及尿中的组织胞浆菌抗原,但人们已经注意到本抗原在其他真菌（粗球孢子菌、皮炎芽生菌、巴西副球孢子菌、马尔尼菲篮状菌）引起的感染中存在交叉反应。

预后

急性原发性组织胞浆菌病几乎都是自限性的,在感染后极少有死亡病例的报道,死亡多发生在重症感染者中。慢性空洞性组织胞浆菌病可因严重呼吸功能不全而死亡。未经治疗的进行性播散性组织胞浆菌病的病死率>90%。

治疗
- 有时可能无需治疗
- 轻中度疾病使用伊曲康唑治疗
- 危及生命的重症使用两性霉素 B 治疗

急性原发性组织胞浆菌病 一般不需进行抗真菌治疗,如果发病一个月后病情未能自发改善,则给予伊曲康唑（前三天,每次 200mg,每日 3 次,口服,而后改为每次 200mg,每日 1 次,口服）,治疗 6~12 周。氟康唑治疗本病效果欠佳,其他唑类药物未经很好的临床评价,但却有治疗本病成功的报道。组织胞浆菌肺炎需要给予更为积极的治疗,可使用两性霉素 B 进行治疗。

对于慢性组织胞浆菌病,可给予伊曲康唑（前三天,每次 200mg,每日 3 次,口服,而后改为每次 200mg,每日 1~2 次,口服）治疗 12~24 个月。如果患者病情极其严重或对伊曲康唑治疗无反应或不能耐受伊曲康唑,则可使用其他唑类抗真菌药物或两性霉素 B 进行治疗。

对于严重播散性组织胞浆菌病,可首选两性霉素 B 脂质制剂（3mg/kg,每日 1 次）,也可选用普通两性霉素 B（0.5~1.0mg/kg）,两者均静脉滴注 2 周或用至临床病情稳定为止。在患者体温恢复正常以及无需辅助呼吸或血压支持后可改为伊曲康唑口服（前三天,每次 200mg,每日 3 次,而后改为每次 200mg,每日 2 次）12 个月。对轻度播散性组织胞浆菌病,使用伊曲康唑口服（前三天,每次 200mg,每日 3 次,而后改为每次 200mg,每日 2 次）12 个月。对于发生于艾滋病患者的组织胞浆菌病,应长期使用伊曲康唑预防复发或用至患者 CD4 细胞计数>150μl。依曲康唑的血药浓度和组织胞浆菌抗原水平应在治疗期间进行监测。氟康唑疗效欠佳,伏立康唑和泊沙康唑对荚膜组织胞浆菌有抗菌活性,可用于本病的治疗。有待进一步积累经验和数据来明确哪种药物疗效最佳。

> **关键点**
> - 组织胞浆菌病是由吸入的孢子获得,是一种常见的真菌感染
> - 本病主要流行于俄亥俄州-密西西比河山谷至马里兰州北部的部分地区、宾夕法尼亚州南部、纽约中部及得克萨斯州
> - 本病可导致急性原发性肺部感染,慢性空洞肺部感染或进行性播散性感染
> - 通过组织病理学、培养和/或抗原的检测来进行诊断
> - 急性原发性感染几乎都具有自限性
> - 未经治疗的进行性播散性组织胞浆菌病的病死率>90%
> - 轻中度疾病患者使用伊曲康唑治疗
> - 重症患者先用两性霉素 B 脂质体静滴,而后改为伊曲康唑口服治疗

毛霉病
（接合菌病）

毛霉菌病是由不同的真菌引起的感染性疾病,病原菌包括根霉属、根毛霉属和蛙粪霉属真菌。临床上主要表现为由鼻及腭部侵袭性坏死性病灶所引起的一些症状,如疼痛、发热、眼眶蜂窝织炎、眼球突出以及鼻腔脓性分泌物。可以继发出现中枢神经系统受累的表现。肺部症状往往较重,包括排痰性咳嗽、高热以及呼吸困难。在严重免疫缺陷患者可发生播散性感染。主要依据临床诊断,所以要求医生对本病保持高度警惕,可通过组织病理学检查和培养对

临床诊断进一步确认。本病的治疗方案是静脉滴注两性霉素B并用手术清除坏死组织。即使给予积极治疗，病死率仍很高。

毛霉菌病在免疫缺陷患者、血糖控制不理想的糖尿病患者（特别是有酮症酸中毒的患者）以及接受铁螯合剂去铁胺治疗的患者中常见。

毛霉病最常见的类型是：
- 鼻脑毛霉病

但有时也可原发于皮肤、肺或胃肠道病变，并可经血流播散引起其他部位感染。在封闭敷料下皮肤可出现根霉属真菌感染，但通常是被土壤污染的创伤伤口。

症状及体征

鼻脑毛霉病通常很严重，如不早期明确诊断并给予积极治疗，患者常死亡。

鼻黏膜上可见组织坏死灶，有时腭部也可见到坏死灶。菌丝侵入血管可引起鼻中隔、腭部和眼眶或鼻窦周围骨骼出现进行性组织坏死。临床表现为疼痛、发热、眼眶蜂窝织炎、眼球突出、鼻腔脓性分泌物和鼻黏膜坏死。

坏死灶进行性扩大可累及大脑，进而引起筛窦栓塞的体征、癫痫发作、失语或偏瘫。

肺部感染的表现与侵袭性曲霉病相似。肺部症状通常很严重（咳痰、高热和气促）。

诊断
- 从组织标本中检测到宽的带状非分隔菌丝
- 真菌培养

毛霉病的诊断要求对本病保持高度警惕，并在组织标本检测是否存在直径大小不一的大的无分隔菌丝并呈直角分支，许多坏死碎片中不存在真菌，因此，组织标本的检查要求非常仔细。即使在组织中已清楚地见到真菌菌丝，但真菌培养仍多为阴性，其原因尚不清楚。

CT扫描和X线检查常常遗漏重要的骨质破坏迹象。

治疗
- 控制潜在疾病
- 脂质两性霉素B制剂
- 外科手术切除

有效的抗真菌治疗应先控制糖尿病，或如有可能尽可能纠正免疫抑制状态或停用去铁胺。

高剂量脂质两性霉素B制剂（7.5~10mg/kg，静脉滴注，每日1次）被推荐作为初始治疗，尽管艾沙康唑最近被美国食品药品监督管理局批准用于毛霉病的初始治疗。有限的临床资料表明，两性霉素B可作为重症患者的治疗选择。最近的证据表明泊沙康唑可能有效，尤其是作为巩固期的抗真菌治疗选择。尚未研究泊沙康唑作为初始治疗方案时的疗效。

外科手术切除坏死组织对于治疗本病极为关键。

足分支菌病
（马杜拉足）

足菌肿是由真菌或细菌引起的一种慢性、进行性局部感染性疾病。可累及足、上肢末端或背部。临床症状包括肿胀和窦道形成。本病的诊断主要依据临床表现，通过渗出物镜检和培养来确诊。治疗措施包括抗菌药物的应用和外科手术切除，有时需截肢。

半数以上的病例是由诺卡菌和其他放线菌引起的；其余病例则由约20种不同的真菌所引起。由真菌引起的病变有时又称为真菌性足菌肿。

足菌肿主要发生在包括美国南部在内的热带和亚热带地区。工人搬运被病原体污染的植物或其他物品时，病原体通过工人足部或四肢或背部裸露皮肤的局部伤口入侵体内而引起感染。20~40岁的男性受感染机会最多，推测可能与他们在户外工作容易受伤有关。

感染在病灶周围的皮下组织间蔓延而引起局部肿胀，并形成窦道，窦道可排出特征性颗粒，这些颗粒是由堆积在一起的病原体组成。引起足菌肿的病原体不同，显微镜下所见组织病理反应各异，可表现为化脓性或肉芽肿性病变随着感染的进展，可继发细菌感染。

症状及体征

最初的病变可表现为丘疹、固定性皮下结节、基部发硬的水疱或皮下脓肿，后者破溃后形成与皮肤表面相通的瘘管。早期病灶的内部或周围常出现纤维化。如果没有合并急性化脓性细菌感染，则病变部位仅有轻微触痛或无触痛。

在长达数月甚至数年的病程中，病情慢性进展，逐渐向邻近组织蔓延并造成邻近肌肉、肌腱、筋膜和骨骼的破坏。本病既不出现全身性播散性感染，也无提示全身感染的症状和体征存在。最后肢体肌肉逐渐减少、肢体变形及组织破坏而使受累肢体不能活动。感染晚期，受累肢体异常肿胀、变形，局部形成杯状的囊性肿块。多个相互连通的窦道和瘘管形成，排出含有特征性白色或黑色颗粒的浓厚的或血清血液样渗出物。

诊断
- 渗出物检测和培养

用肉眼和显微镜检查渗出物中的颗粒，可大致鉴定病原体，这种颗粒的形态不规则，颜色不一，大小0.5~2mm。将颗粒压碎并培养可鉴定出准确的病原体。被检查标本中可能会培养出许多细菌和真菌，其中某些可能是继发感染的病原体。

治疗
- 抗细菌或真菌
- 有时需手术治疗

治疗疗程可能长达>10年。少数未被重视的病例可因继发细菌感染和脓毒血症而死亡。

磺胺类和其他一些抗菌药，可用于治疗诺卡菌感染，有时需要联合用药。

在真菌引起的感染中，某些病原体对两性霉素B或伊曲康唑或酮康唑敏感，但多数真菌对现有抗真菌药都耐药。大多数病例在抗真菌治疗后会复发，很多病例在治疗期间病情并无改善甚至进一步恶化，提示此类感染难治的特点。

外科手术清除病灶是必要的，为预防继发性致命性细菌感染，可能需要截肢。

副球孢子菌病
（南美芽生菌病）

副球孢子菌病是由巴西副球孢子菌引起的皮肤、黏膜、淋巴结和内脏器官的进展性真菌病。临床表现包括皮肤溃疡、淋巴结炎以及腹腔脏器受累所引起的疼痛。通过临床表现以及镜检来进行诊断，通过培养来确诊。使用唑类药物（如伊曲康唑）、两性霉素B或磺胺类药物进行治疗。

本病仅在美洲南部和中部散在流行，以20~50岁男性常见，尤其多见于哥伦比亚、委内瑞拉及巴西种植咖啡的工人。据估计，南美有一千万人感染此病。尽管副球孢子菌病不是常见的机会性感染，但本病有时可发生于包括艾滋病患者在内的免疫缺陷者中。巴西副球孢子菌在何种特定自然环境中生长还不清楚，推测是以真菌形式存在于泥土中，人体通过吸入真菌孢子（孢子由菌丝相真菌产生）感染本病。孢子在肺内转变成侵袭型酵母菌，可能再经血液及淋巴系统向其他部位播散。

症状及体征
绝大多数人吸入巴西副球孢子菌孢子并不致病，如果发病则通常表现为急性肺炎，后者可自愈。临床表现明显的感染往往呈慢性和进行性，但通常并不致命。临床上有3种类型：

- **皮肤型副球孢子菌病**：皮肤黏膜感染最常发生在面部，特别是鼻和口的皮肤黏膜交界处。整个缓慢延伸溃疡的颗粒状底部的点状病灶区内均可见大量酵母菌存在。区域淋巴结肿大、坏死，坏死淋巴结表面皮肤排出坏死物质
- **淋巴结型副球孢子菌病**：淋巴结感染主要导致相应的颈部、锁骨上或腋下淋巴结无痛性肿大
- **内脏型副球孢子菌病**：内脏感染以局灶性病变为特点，主要累及肝、脾以及腹腔淋巴结肿大，有时可伴有腹痛

混合型感染同时存在上述三种类型的表现。

诊断
- 真菌培养和/或组织病理学检查

临床表现常提示本病的诊断。虽然标本中存在形成特征性多芽体的大型酵母菌（常>15μm）是诊断本病的强有力依据，但确诊仍需真菌培养。由于培养副球孢子菌会对实验人员造成严重的生物危害，临床上一旦怀疑此病应立即告知实验人员。

治疗
- 伊曲康唑

唑类抗真菌药物对本病治疗很有效。一般可选择伊曲康唑口服，因为在流行区本药相对其他唑类药物要便宜。两性霉素B静脉滴注也能根治感染，常用于病情极其严重的患者。磺胺类药由于价廉在一些国家广泛使用，本药可抑制巴西副球孢子菌病的生长并使病灶好转但本类药物不能根治该病，故治疗时间长达5年。

暗色丝孢霉病

暗色丝孢霉病指的是由多种产黑色素的暗色真菌引起的感染。本病不同于着色芽生菌病和足菌肿，主要是本病缺乏特异的组织病理变化。

暗色真菌已逐渐被认为是免疫功能正常和缺陷陷者的机会性病原菌。本病的病原体是一组包括多种能产生黑色素的暗色孢科真菌，包括离蠕孢属、支孢瓶霉属、支孢霉属、外瓶霉属、着色真菌属、瓶霉属、赭孢菌属、喙枝孢霉属和万氏霉属的真菌。

虽然本病在免疫功能正常的患者中可引起脑脓肿，但在免疫功能正常患者中暗色真菌很少引起致命性感染。

临床症状包括侵入性鼻窦炎，有时引起骨坏死、皮下结节或脓肿、角膜炎、肺实质性病灶、骨髓炎、真菌性关节炎、心内膜炎、脑脓肿和播散性感染。

诊断
- 使用Masson-Fontana染色检查
- 真菌培养可鉴定致病菌

通过组织标本传统的HE染色很易识别着色真菌；表现为伴有横膈的褐色菌丝或酵母样细胞，这说明其高黑色素含量。Masson-Fontana染色可证实黑色素的存在。本病不同于着色芽生菌病和足菌肿，主要是本病缺乏特异的组织病理变化如硬壳小体。

需要进行真菌培养来确定致病菌。

治疗
本病没有标准的治疗方案；治疗取决于患者的临床特征和患者的状态。

对于皮下结节，单纯手术治疗可以治愈。虽然伏立康唑和泊沙康唑的应用越来越多且取得了好的治疗效果，但是伊曲康唑具有优异的抗真菌活性，临床应用最多。治疗时间长短不一，从6周到>12个月。两性霉素B治疗常常无效。

脑脓肿和播散性感染经常采用联合抗真菌治疗（如使用2个或3个药物，其中至少有一个是唑类药物），但临床效果通常很差。

孢子丝菌病

孢子丝菌病是由腐生性真菌申克孢子丝菌引起的一种皮肤感染性疾病。肺部和血流感染并不常见。真菌通过淋巴管播散形成皮肤结节，皮肤结节最后形成脓肿和溃疡。通过培养来进行诊断。治疗选用伊曲康唑或两性霉素B。

申克孢子丝菌存在于玫瑰、伏牛花、水苔及其他林地覆盖物中。园艺师、园丁、农场工人和伐木工人最常受感染，通常是在被污染的材料损伤后感染。与其他双相型真菌相比，申克孢子丝菌不是通过吸入而是通过皮肤小的擦伤和伤口感染人体。

症状及体征
淋巴皮肤感染最为常见。尽管原发病变可发生在脚或面部的暴露表面，但是病变可发生于身体的任何部位，典型的病变以累及一只手和一条臂为特征。

原发病变可表现为小而无触痛的丘疹，偶尔可表现为缓慢扩展的皮下结节，皮下结节最终发生坏死，有时可形成溃疡。典型的表现是数日或数周后，引流受累及区域的淋

巴结开始逐渐进行性增大,最后形成可活动的皮下结节。如不治疗,其覆盖之皮肤发红、坏死,有时可形成脓肿、溃疡和继发细菌感染。感染的全身症状和体征明显缺乏。

淋巴皮肤孢子丝菌病是一种进展缓慢的疾病,但若有细菌继发感染则可引起败血症而可致命。

偶尔可无原发性淋巴皮肤病变而可经血流播散导致多个外周关节的慢性感染,有时可累及骨骼,更为少见的情况就是引起生殖道、肝脏、脾脏、肾脏或脑膜的感染。在极其罕见的情况下,患者可因吸入孢子而引起慢性肺炎,表现为肺局限性浸润或空洞形成,这种情况最常见于先前已有慢性肺部疾病的患者。

诊断

■ **真菌培养**

本病必须与结核分枝杆菌、非典型性分枝杆菌、诺卡菌或其他病原体引起的局部感染相区别。在早期非播散性感染阶段,原发病变易被误诊为蜘蛛咬伤。从活动性感染部位取材培养可提供确诊依据。尽管使用特殊的染色方法,但酵母相申克孢子丝菌也很难在固定的组织标本中查见。尚无用于本病血清学诊断的方法。

治疗

■ **伊曲康唑**

首选治疗用药:口服伊曲康唑 200mg,每日 1 次,直至皮损已全部消失(一般需要 3~6 个月)后 2~4 周。严重感染需要两性霉素 B 含脂质制剂(3~5mg/kg,每日 1 次静滴)治疗,临床取得良好应答后,改为口服伊曲康唑 12 个月。HIV 感染者的脑膜炎和播散性感染需要终身使用伊曲康唑进行维持治疗。泊沙康唑治疗本病可能有效。

其他机会性真菌感染

许多酵母菌和真菌能引起免疫缺陷患者的各种机会性感染,甚至是威胁生命的感染。而该类微生物很少使免疫功能正常者受感染。酵母菌往往引起真菌血症以及皮肤和其他部位局限性感染。

芽生裂殖菌 芽生裂殖菌和毛孢子菌属主要影响中性粒细胞减少症患者。在毛孢子菌属中,*T. asahii* 最易引起播散感染性疾病。*T. beigelii* 的命名现在已经过时了,以前指的是所有毛孢子菌属 *Trichosporon* SP 的真菌。

婴儿和接受静脉输注含脂质高营养物质的虚弱成人易患糠秕马拉色真菌血症。

马尔尼菲青霉菌(现已改名为"马尔尼菲篮状菌"——译者注)被认为是东南亚艾滋病患者的机会性病原菌,在美国已有本病病例报道。马尔尼菲青霉菌引起的皮肤病变可与传染性软疣相似。

特别是在多种环境中存在的真菌都可引起人体尤其是中性粒细胞减少症患者局灶性血管炎病变,与侵袭性曲菌病类似,这些真菌包括镰刀霉属和足放线菌病菌属真菌,这两属真菌引起的病例在不断增多。播散性镰刀菌感染患者,常规血培养镰刀菌即可生长。

特异性诊断需作培养和菌种的鉴定,这很重要,因为这些病原真菌并不是对任何一种抗真菌药物都敏感。例如足放线菌病菌属真菌是典型的耐两性霉素 B 真菌。治疗这一类机会性真菌感染的最佳抗真菌治疗方案尚有待确定。

189. 病 毒

病毒是最小的病原体,通常从 0.02~0.3μm,虽然最近发现几个非常大的病毒可达 1μm(百万病毒、潘多拉病毒)。病毒的复制完全是依赖于细胞(细菌,植物或动物)。病毒具有一个含有蛋白的外壳,有时为脂质外壳,一个 RNA 或 DNA 核心,以及有时含有病毒复制第一步所需要的酶。

病毒主要根据其基因组的性质和结构以及它们的复制方法进行分类,而并非根据它们所引起的疾病。因此,存在的 DNA 病毒和 RNA 病毒;每种类型可以具有遗传物质的单链或双链。单链 RNA 病毒进一步分为正义链 RNA 和反义链 RNA。DNA 病毒一般在宿主细胞核内复制,而 RNA 病毒通常在细胞质中复制。然而,某些单链,正义链 RNA 被称为反转录病毒使用一个截然不同的复制方法。

反转录病毒通过反转录病毒创建复制其 RNA 基因组的双链 DNA(前病毒),并将其被插入到宿主细胞的基因组中。反转录通过携带在病毒外壳内的反转录酶完成。反转录病毒的例子就是人免疫缺陷病毒和人 T 细胞白血病病毒。一旦前病毒整合到宿主细胞的 DNA,则使用典型的细胞机制进行转录,以产生病毒蛋白和遗传物质。如果被感染的细胞属于生殖细胞,整合的前病毒可以成为内源性反转录病毒,传染给后代。人类基因组的测序表明,人类基因组中至少 1% 由内源性反转录病毒的序列构成,提示过去人类的进化过程中曾遭遇过反转录病毒。一些内源性的人类反转录病毒仍然保留转录活性和产生功能性蛋白(如有助于人类胎盘的结构的合胞体蛋白)。一些专家推测,一些不明原因的疾病,如多发性硬化,某些自身免疫性疾病和各种癌症可能由内源性反转录病毒引起的。

因为 RNA 的转录与 DNA 的转录相比没有相同的错误检查机制,RNA 病毒,特别是反转录病毒,尤其容易发生突变。感染发生时,病毒首先通过细胞表面的单个或者多个受体分子之一附着到宿主细胞表面。然后病毒 DNA 或

RNA进入到宿主细胞,从外壳中脱离(脱壳),并且在特定酶的作用下在宿主细胞内大量复制。新合成的病毒成分组装成一个完整的病毒颗粒。宿主细胞通常死亡,释放新的病毒感染宿主的其他细胞。病毒复制的每个步骤涉及不同的酶和底物,并提供了一个干扰感染进程的机会。

病毒感染的后果有很大的不同。很多病毒感染在短暂的潜伏期后引起急性期症状。但有一些感染是没有症状的或者仅引起轻微的症状,往往被人忽视,只有在回顾时才被重视。许多病毒往往能被宿主的防御所清除。而有些潜伏在宿主体内,部分导致慢性疾病。在潜伏感染,病毒的RNA或DNA保留于宿主细胞内,但并不复制或引起疾病,有时可长达数年之久。在宿主细胞中但是不复制或者不致病,经常达数年之久。在无症状期,潜伏的病毒也可以具有传染性,导致人与人之间传播。有时有些诱因(特别是免疫力低下)可导致再激活。常见的潜伏感染的病毒有疱疹病毒、艾滋病病毒、乳头多瘤空泡病毒。慢性病毒感染的特征在于持续的、长期的病毒脱落,比如先天性风疹病毒感染或巨细胞病毒感染和迁延性乙型及丙型肝炎,艾滋病病毒可潜伏及慢性感染。

在长时间的潜伏期后,病毒的再激活可导致中枢神经系统感染而引起某些疾病。这些疾病包括:进行性多灶性脑白质病(JC病毒——一种多瘤病毒所致),亚急性硬化性全脑炎(麻疹病毒所致),进行性风疹性全脑炎(风疹病毒所致)。新型克-雅脑病和疯牛病(bovine spongiform encephalopathy)由于有非常的潜伏期以前被认为是与慢性病毒疾病,但现在证实由朊病毒所致。朊病毒是一种蛋白类的病原体,而非细菌、真菌或病毒并且不含遗传物质。

有几百种病毒可以感染人体。病毒主要是通过呼吸道和肠道传播,有些通过性传播和血液传输(如通过输血、黏膜接触或被污染的针头刺伤),或者通过组织移植。许多病毒通过啮齿动物或节肢动物媒介传播,蝙蝠最近被确定为几乎所有的哺乳动物病毒的宿主,包括一些引起严重的人类感染的病毒[如严重的急性呼吸系统综合征(SARS)]。病毒无所不在,人体通过多种方式来限制其传播:先天耐受、初级免疫和疫苗、卫生保健和一些公共卫生安全措施、还有就是有预防作用的抗病毒药物。

动物源性病毒主要在动物中完成其生物学周期,人类仅是次要的或偶然的宿主。这些病毒仅限于某些地域和环境,适宜环境下能在人体外完成其感染的自然周期(脊椎动物或节肢动物或两者均有)。

病毒和癌症 有些病毒具有致癌性并且容易导致相应的癌症:

- 乳头瘤病毒:宫颈、阴茎、阴道、肛门、口咽及食管癌
- 人类嗜T淋巴细胞病毒(反转录病毒)1型:白血病和淋巴瘤
- EB病毒:鼻咽癌、伯基特淋巴瘤、霍奇金病以及用免疫抑制剂的器官移植受体的淋巴瘤
- 乙肝及丙肝病毒:肝细胞癌
- 人类疱疹病毒8:卡波西肉瘤、原发性渗出性淋巴瘤以及多中心的卡斯尔曼病(Castleman disease,一种淋巴细胞增生性疾病)

诊断

一部分病毒性疾病可依据临床(如一些众所周知的病毒性综合征如麻疹、风疹、婴儿玫瑰疹、传染性红斑及水痘)或流行病学资料做出诊断(如在暴发流行期的流感、诺如病毒感染、腮腺炎)。另外一部分病毒性疾病,只需要在特异性治疗有效或者公共卫生安全受到威胁(如HIV)情况而确诊。有些病毒可以在一般的医院实验室里进行检测,但是对于某些罕见的疾病(如狂犬病、东部马脑炎、人细小病毒B19),标本必须送到美国实验室或者CDC进行检测。

在急性期和恢复期的血清学检查对疾病诊断的特异度和敏感度都比较高,但是所需的时间较长;较为快速的诊断方法可以通过病毒培养,PCR或病毒抗原检测。电镜(不是光镜)下的组织病理学检查有时也能有助于诊断。特异性的诊断方法参见第1291页,第179章。

病毒的基因组很小;RNA病毒基因组范围从3.5个千碱基(一些反转录病毒)到27个千碱基(一些呼吸道肠道病毒),而DNA病毒的基因组范围从5个千碱基(一些细小病毒)到280个千碱基(有些痘病毒)。这种可控的大小与现有的核苷酸测序技术进展结合在一起意味着部分的病毒和全病毒基因组测序将成为疾病暴发的流行病学调查的重要组成部分。

治疗

抗病毒药物 对于抗病毒药物应用方面的研究发展迅速,抗病毒作用可以直接作用于病毒复制的不同时期。它可以干扰病毒微粒吸附宿主细胞膜和病毒核酸脱壳的过程,阻止细胞受体或病毒复制的必需因子,阻断病毒编码的特异性酶和宿主细胞产生的蛋白,这种蛋白只是在病毒复制所必需的而不是正常宿主细胞代谢所需要的。

通常应用治疗性和预防性抗病毒药物来治疗疱疹病毒(包括巨细胞病毒、呼吸道病毒)和HIV,然而,有些抗病毒药物对多种不同病毒均有疗效。一些抗HIV的药物对另外一些病毒感染如乙型肝炎也有效。

干扰素 干扰素是一种复合物,当宿主细胞感染病毒或受到外界抗原的刺激产生应答后分泌出来。不同的干扰素产生不同的效应,主要作用是在不干扰宿主细胞正常功能的前提下,阻断病毒RNA的转录和翻译过程从而阻止病毒复制。有时让干扰素与聚乙烯乙二醇结合(聚乙二醇化),这样可以使干扰素持续而缓慢地释放。

干扰素抗病毒治疗的疾病包括:

- 乙型肝炎、丙型肝炎
- 尖锐湿疣
- 卡波西肉瘤

不良反应包括干扰素的副作用包括发热、寒战、疲劳,和肌肉疼痛。通常发生在第一次注射后的第7到第12小时,最长持续12小时。如果使用大剂量的干扰素还可能出现抑郁、肝损伤、骨髓抑制。

预防

疫苗 疫苗的作用在于刺激免疫。目前普遍应用的疫苗包括甲型肝炎、乙型肝炎、人乳头瘤病毒、流感、流行性乙型脑炎、麻疹、腮腺炎、脊髓灰质炎、狂犬病、轮状病毒、风

疹、蜱媒脑炎、水痘和黄热病。腺病毒和天花病毒疫苗仅用于高危人群（如部队新兵）。

病毒性疾病可以通过良好的疫苗被根除。天花在1978年被完全根除，牛瘟（由人类麻疹病毒病毒密切相关的病毒所引起）在2011年被根除。脊髓灰质炎已经基本被根除，除了少数几个阻碍接种的国家。麻疹已经从世界上一些地区根除，尤其是美洲，但由于麻疹传染性极强并且疫苗接种覆盖并不全面即便在被认为根除的地区亦不全面，因此并不能被马上完全根除。消灭其他更棘手的病毒感染（如HIV）的前景非常不明确。

免疫球蛋白 免疫球蛋白仅在有限条件下用于被动免疫预防治疗。可用于暴露前预防（如甲肝），暴露后治疗（如狂犬病、病毒性肝炎）以及治疗疾病（如种痘后湿疹）。

防护措施 许多病毒感染都可以通过常识性的保护措施进行预防（根据不同的传播方式采取不同的预防措施）。重要的措施包括：洗手，恰当的食物准备以及水处理，避免和患者接触，安全的性行为。对于通过昆虫作为媒介的传染病（如蚊子、蜱），避免媒介接触十分重要。

通常通过病毒感染的器官系统进行分类（如肺部、消化道、皮肤、肝脏、中枢神经系统、黏膜），虽然有些病毒疾病（如腮腺炎）很难被归类。许多特定的病毒及疾病在本册中的其他章节均有涉及。

呼吸道感染 呼吸道病毒感染最常见的是上呼吸道感染综合征。在新生儿，老年人以及有肺部或者心脏疾病的人群中更容易引起严重的症状。

呼吸道病毒包括流感病毒（A，B），H5N1和H7N9禽流感病毒，副流感病毒1~4，腺病毒，呼吸道合胞病毒A和B，人类偏肺病毒和鼻病毒（表189-1和呼吸道病毒）。2012年，一种新型冠状病毒，中东呼吸综合征[MERS-CoV，参见第1449页中东呼吸综合征（MERS）]，出现在科威特；它可以引起严重急性呼吸系统疾病并且有时是致命的。呼吸道病毒通常通过被感染者的飞沫在人与人之间传播。

表189-1 部分呼吸道病毒

主要病症	流行分布特征	治疗	预防*
流感病毒 A、B、C 和禽流感病毒			
流感 AFRD 急性支气管炎、肺炎 伪膜性喉炎	A 和 B：流行或大流行 C：散发 发病分布广泛	A 和 B：奥司他韦、扎那米韦（A、B）	A 和 B：疫苗、奥司他韦、扎那米韦
	禽流感 H5N1 和禽流感 H7N9：家禽相关	奥司他韦	避免与禽类接触
副流感病毒 1~4 型			
急性发热性呼吸系统疾病（儿童） 急性支气管炎、急性肺炎 伪膜性喉炎	1 型：局部流行 1、2、3 型：儿童中广泛传播	无	疫苗处于研究中
腺病毒			
急性发热性呼吸系统疾病（儿童） 急性呼吸系统疾病（成人） 急性咽结膜热 流行性角结膜炎 病毒性肺炎 急性病毒性滤泡性结膜炎 腹泻 出血性膀胱炎	发病分布广泛、主要发生于儿童	无	针对腺病毒 4、7 的疫苗用于军队中
呼吸道合胞病毒和人类偏肺病毒			
下呼吸道感染（儿童） 上呼吸道感染（成人）	儿童中广泛传播	针对免疫缺陷的患者可使用利巴韦林	帕利珠单抗每月肌内注射†（对某些具有呼吸道合胞病毒感染高风险因素的婴儿）
鼻病毒			
感冒、急性鼻炎（发热或不发热）	发病分布广泛，好发于寒冷季节	无	无

* 非特异性的预防措施（如避免接触感染的人、动物、昆虫，日常的卫生措施）都是被推荐的。
† 不同于 RSV-IVIG，呼吸道合胞体病毒单抗不会干扰免疫。
AFRD，急性发热性呼吸系统疾病

消化道感染 胃肠炎通常通过病毒所引起，并且在人与人之间通过粪口途径传播。不同的病毒的影响到不同的年龄组：
- 轮状病毒：儿童

- 诺如病毒:年长儿童及成人
- 星状病毒:婴儿及幼童
- 腺病毒40及41:新生儿
- 冠状病毒:新生儿

局部的流行通常发生于儿童,尤其是在较冷的季节中。主要的症状是恶心及呕吐。没有特殊的推荐治疗。但是支持治疗尤其是补液非常重要。

轮状病毒疫苗可有效预防大部分致病毒株,因此被推荐作为计划接种的一部分(表291-2)。洗手和良好的卫生措施可有助于预防传播。

皮疹感染 有些病毒感染仅引起皮肤病变(如传染性软疣及尖锐湿疣);其他可以引起全身表现,或者身体其他部位的病变(表189-2)。传播通常经过人-人传播;甲病毒通过蚊虫作为媒介传播。

表189-2 部分出疹类病毒

主要病症	流行分布特征	治疗	预防*
麻疹病毒			
麻疹	发病分布广泛	无	疫苗
脑脊髓炎	接种疫苗后发病减少		
中枢神经系统累及(罕见)			
风疹病毒			
德国麻疹	发病分布广泛	无	疫苗
怀孕时感染可导致先天缺陷			
人微小病毒B19			
传染性红斑(第五病)、皮疹、不适、关节炎、胎儿水肿(孕期感染)、贫血(免疫受损宿主或血红蛋白病患者)	散发	静脉用免疫球蛋白(用于严重贫血者)	无
人疱疹病毒6型			
婴儿玫瑰疹(幼儿急疹)	在幼儿中广泛传播	无	无
水痘-带状疱疹病毒			
水痘	没有疫苗前,儿童中普遍流行,偶尔见于成人	阿昔洛韦、泛昔洛韦、伐昔洛韦	免疫球蛋白;疫苗
带状疱疹	主要见于成人;潜伏的带状疱疹病毒复发所致	阿昔洛韦、泛昔洛韦、伐昔洛韦	疫苗
天花病毒			
天花	已消灭	西多福韦† 暴露后4日内接种天花疫苗	疫苗 西多福韦†
甲病毒属(部分)			
基孔肯亚出血热(急性发热随后慢性关节炎)	由伊蚊传播 非洲、东南亚、印度、欧洲	无	无
马雅罗病(类似登革热)	蚊传播 南美、特立尼达	无	无
传染性软疣病毒			
传染性软疣	生殖器(成人) 暴露的皮肤(儿童);病情较严重(AIDS患者)	冷冻疗法、刮切术	无

*非特异性的预防措施(如避免接触感染的人、动物、昆虫,日常的卫生措施)都是被推荐的。
†基于动物实验。

肝脏感染 至少有五种特定的病毒(甲乙丙丁戊型肝炎病毒)可以导致肝炎;每种病毒均导致特定的肝炎类型(表189-3)。丁肝病毒只有在感染乙肝病毒后才会感染。传播途径是接触感染者的血液或者体液。甲肝和戊肝通过粪口途径传播。

其他的病毒在疾病的进程中也可以影响肝脏。通常见于:巨细胞病毒,EB病毒,黄热病病毒。也可偶尔见于:埃可病毒、柯萨奇病毒、疱疹、麻疹、风疹或水痘病毒。

神经系统感染:大多数脑炎由于病毒感染所致(表189-4)。大多数病毒通过吸血的节肢动物传播入人体内,主要是蚊子和蜱。此类病毒被称为虫媒病毒(节肢动物传播的病毒)。对于这种感染,主要通过避免蚊子和蜱的叮咬进行预防。

表189-3　肝炎病毒

主要病症	流行分布特征	治疗	预防*
甲型肝炎（急性）	发病分布广泛、常可流行	无	丙种球蛋白、疫苗
乙型肝炎（急性、慢性）	发病分布广泛	干扰素，其他抗病毒药物，包括核苷类似物（如恩替卡韦）和核苷酸类似物（如替诺福韦）	乙肝病毒表面抗原筛查 疫苗、丙种球蛋白、高效价免疫球蛋白
丙型肝炎（急性和慢性）	发病分布广泛	干扰素、利巴韦林	丙肝病毒筛查
丁型肝炎	在部分美国区域流行 静脉药瘾者较多 仅伴发于乙型肝炎病毒感染者	干扰素	无
戊型肝炎	暴发 发展中美国多见 孕妇感染后病情较重	无	疫苗（在美国还未上市）

*非特异性的预防措施（如避免接触感染的人、动物、昆虫，坚持日常的卫生措施）都在推荐之列。

表189-4　部分神经系统病毒

主要病症	流行分布特征	治疗	预防*
脊髓灰质炎病毒			
脊髓灰质炎（急性迟缓性瘫痪）、无菌性脑膜炎	发病分布广泛，目前因疫苗使用而降低了发病率	无	口服活疫苗或注射灭活疫苗
甲病毒属（部分），经蚊传播			
西部马脑炎	流行于南美、北美	无	无
东部马脑炎	流行于南美、北美	无	仅有对马有效的疫苗
委内瑞拉马脑炎	流行于南美洲海湾地区	无	仅有对马有效的疫苗 研究性疫苗被用于有感染危险的实验室工作者
黄病毒属（部分），经蚊传播			
日本脑炎	流行于东南亚、日本、韩国、中国、印度、菲律宾及前苏联的东部	无	疫苗
墨累山谷脑炎	流行于澳大利亚与新几内亚	无	无
圣路易脑炎	流行于南美、北美	无	无
西尼罗病毒性脑炎	非洲、中东、法国南部、前苏联、印度、印尼与美国	无	筛查含病毒的血液和血液制品
黄病毒属（部分），经蜱传播			
波瓦森脑炎	流行于加拿大，美国东北部	无	无
蜱传脑炎	流行于东欧及中欧、巴尔干地区与前苏联 疫情暴发与蜱的活动周期有关	无	欧洲与俄罗斯有疫苗可供使用
布尼亚病毒科（部分），经蚊传播			
加州脑炎和相关类型（如拉克罗斯脑炎）	可能发病分布广泛 一般流行于美国中西部和东部，有症状的感染主要见于儿童	无	无
沙粒病毒（部分）			
淋巴细胞脉络丛脑炎	美国、欧洲，以及其他有家鼠的地方 主要是冬春季的成年人	无	无
狂犬病毒			
狂犬病	疫情分布广泛	无	疫苗，暴露后可使用狂犬病毒血清

*非特异性的预防措施（如避免接触感染的人、动物、昆虫，坚持日常的卫生措施）都在推荐之列。

出血热 某些病毒导致发热及出血倾向（表189-5）。传播主要通过蚊子、蜱，或者接触感染的动物（如啮齿动物、猴子、蝙蝠）或者人。预防通过避免传播途径。

皮肤或黏膜感染 一些病毒可导致皮肤或者黏膜反复损害，并且导致慢性化（表189-6）。皮肤黏膜感染是单纯疱疹病毒最常见的感染形式。人乳头瘤病毒引起疣；某些亚型引起生殖器和口咽癌。通过人与人之间接触传播。

多系统疾病 肠病毒，包括柯萨奇病毒及埃可病毒，可导致多系统的综合征，正如巨细胞病毒感染（表189-7）。通过粪口途径传播。

表189-5 部分导致出血热的病毒

主要病症	流行分布特征	治疗	预防
黄病毒属（部分）			
裂谷热	流行于前苏联（西伯利亚）	无	无
科萨努尔森林病	流行于印度	无	无
黄热病	流行于非洲、中美洲、南美洲	无	对于要去疫区的旅行者及正在疫情暴发区域的人群注射疫苗
登革热	发病分布广泛，主要流行于热带与亚热带	无	无
布尼亚病毒科（部分）			
由汉坦病毒、普马拉病毒、贝尔格莱德病毒及首尔病毒感染所致的肾出血综合征	流行于亚洲北部、欧洲与美国西南部	利巴韦林	无
丝状病毒			
维多利亚湖马尔堡病毒病	流行于非洲	无	无
苏丹埃博拉病毒病	非洲，苏门答腊	无	无
本迪布焦埃博拉病毒病	乌干达	无	无
扎伊尔埃博拉病毒病	扎伊尔	无	无
雷斯顿埃博拉病毒病	菲律宾	无	无
沙粒病毒（部分）			
拉沙热 马秋堡病毒（玻利维亚出血热） Junin病毒（阿根廷出血热） 委内瑞拉出血热（瓜纳瑞托病毒） 巴西出血热（Sabia病毒）	流行于南美，非洲（仅见于沙拉热）	利巴韦林、除了沙拉热外，使用恢复期血浆	阿根廷出血热疫苗处于研制中
路约（Lujo）病毒病	赞比亚	无	无
内罗病毒属			
克里米亚-刚果出血热	流行于前苏联、西巴基斯坦，非洲、亚洲、中东、东欧	利巴韦林、恢复期血浆可能有效	东欧有疫苗可用

*非特异性的预防措施（如避免相关的传播途径，坚持日常的卫生措施）都在推荐之列。

表189-6 导致复发性或慢性皮肤黏膜损伤的部分病毒

主要病症	流行分布特征	治疗	预防
单纯疱疹病毒			
唇疱疹 疱疹性齿龈口腔炎 皮炎 角膜结膜炎 脑炎 阴道炎 新生儿播散性疾病	唇疱疹：几乎流行于世界各地 疱疹性齿龈口腔炎：常发生在婴幼儿及儿童	阿昔洛韦、泛昔洛韦、伐昔洛韦、喷昔洛韦	为防止新生儿感染：治疗已感染的孕妇；如果孕妇有单纯疱疹病毒的复发史，在妊娠的第36周开始采用抑制性治疗 如果在分娩前有病灶或者前驱症状应该立即进行剖宫产
人乳头状瘤病毒			
疣 生殖器疣 宫颈癌、肛门生殖器癌和口咽癌	发病分布广泛，较普遍且常复发	冷冻疗法；干扰素、鬼臼树脂（生殖器）；咪喹莫特	人乳头状瘤病毒-4型疫苗可预防癌及生殖器疣；安全套

*非特异性的预防措施（如避免危险性行为，坚持日常的卫生措施）都在推荐之列。

表 189-7　累及多系统的部分病毒

主要病症	流行分布特征	治疗	预防
柯萨奇病毒			
疱疹性咽峡炎	各类型流行性不同	无	无
流行性胸膜痛	多数人均有感染		
无菌性脑膜炎	在儿童中或温带的温暖季节以及全		
脑膜脑炎	年中的热带地区传染性增加		
新生儿脓毒血症	人与人之间通过粪口途径传播		
心肌炎			
心包炎			
急性发热性呼吸系统疾病（儿童）			
瘫痪性疾病			
发热、皮疹			
埃可病毒[†]与高编号的肠道病毒			
无菌性脑膜炎	同柯萨奇病毒	无	无
发热皮疹			
脑膜脑炎			
新生儿脓毒血症			
瘫痪			
心肌炎			
心包炎			
巨细胞病毒			
先天畸形（巨细胞包涵体病）	发病分布广泛	更昔洛韦、膦甲酸钠、西多	更昔洛韦、膦甲酸钠
肝炎（巨细胞病毒性单核细胞增多症）	先天性	福韦；针对接收器官移	
免疫缺陷患者（包括AIDS）：视网膜炎、胃肠道与中枢系统感染、肺炎	通常发生于免疫低下患者	植患者出现巨细胞肺炎可使用免疫球蛋白	

* 非特异性的预防措施（如充分的隔离、洗手）都在推荐之列。
[†] 埃可病毒10、21、22与28型已被重新分类而不再使用。最新发现的肠道病毒被分为68~72型。

非特异性发热性疾病　一些病毒并不引起特异性的症状，比如发热、乏力、头痛及肌痛（表189-8及表195-1）。通常通过昆虫或节肢动物作为载体传播。

裂谷热很少进展至眼部疾病，脑膜脑炎，或者出血型（病死率50%）。

表 189-8　引起非特异性急性发热性疾病的部分病毒

主要病症	流行分布特征	治疗	预防[†]
科罗拉多蜱热病毒（Colti病毒）			
科罗拉多蜱热，伴白细胞减少和血小板减少	流行于美国西部，加拿大	无	无
白蛉热病毒（部分）			
白蛉热	流行于地中海、巴尔干、中东、巴基斯坦、印度、中国、东非、巴拿马与巴西	无	无
裂谷热	流行于东非、埃及	无	目前仅有家畜疫苗，人类疫苗尚在研制中
发热伴血小板减少综合征（SFTS）	中国、韩国、日本	无	无

* 治疗通常是支持治疗。
[†] 非特异性的预防措施（如避免相关的传播途径，坚持日常的卫生措施、骨髓移植之供者筛查）都在推荐之列。

190. 肠道病毒

肠道病毒包括：
- 柯萨奇病毒 A1~A22、A24、B1~B6
- 埃可病毒 1~7 和 9、11~21、24~27、29~33
- 肠道病毒 68~71、73~91、100 和 101
- 脊髓灰质炎病毒 1~3

肠道病毒、鼻病毒和小 RNA 病毒都属于小 RNA 病毒（微细 RNA 病毒或小 RNA 病毒）。人类小 RNA 病毒 1 型和 2 型过去被称为埃可病毒 22 和 23，现已重新分类命名。各种肠道病毒的抗原性不同，在全球有广泛的分布。

肠道病毒见于患者呼吸道分泌物、粪便、血液和脑脊液中。人们通常由于与患者的呼吸道分泌物、粪便等直接接触而被传染，但也可因接触污染的水源等感染。

在美国，肠道传染病多发于夏秋季。肠道病毒的垂直传播可引起患儿严重的肠道病毒播散感染，导致肝炎、肝坏死、脑膜脑炎和心肌炎等。体液免疫以及 B 细胞的功能对控制肠道病毒引起的疾病至关重要。丙种球蛋白缺乏的患者病情严重，表现为进展性脑膜脑炎，但通常不出现在其他免疫缺陷的人群中。

肠道病毒所致疾病

肠道病毒可致多种综合征（表 190-1）。以下几乎完全由肠道病毒引起：
- 流行性胸膜痛
- 手足口病
- 疱疹性咽峡炎
- 脊髓灰质炎

其他疾病（如无菌性脑膜炎、心肌心包炎）则可由肠道病毒或其他病原体引起。

无菌性脑膜炎 无菌性脑膜炎在婴儿和幼儿中最常见。在婴幼儿中，多由以下病原引起：
- A 组或 B 柯萨奇病毒
- 埃可病毒
- 人类小 RNA 病毒

而在成人或年龄稍大的儿童中，其他肠道病毒或其他种类的病毒也可引起无菌性脑膜炎。

本病多较轻微。无菌性脑膜炎时可伴发轻微皮疹。脑炎虽然较为少见，也可出现。

肠道病毒 D68 肠道病毒 D68（EV-D68）引起的呼吸系统疾病，主要发生于儿童；症状通常类似感冒（如流涕、咳嗽、全身不适、少数出现发热）。部分儿童，特别是那些患有哮喘的儿童，可出现累及下呼吸道的严重症状（如气喘、呼吸窘迫）。健康成人也可感染，但往往很少或根本没有症状。免疫功能低下的成人可有严重的呼吸系统症状。

表 190-1 肠道病毒所致综合征

综合征	常见血清型
无菌性脑膜炎	柯萨奇病毒 A2、A4、A7、A9、B2~B5 及其他型
	脊髓灰质炎病毒 1~3
	埃可病毒 4、6、7、9、11、30 以及其他型
	人小 RNA 病毒 1~4
无菌性脑膜炎伴皮疹	柯萨奇病毒 A9 以及 B4
	埃可病毒 4 和 16
	肠道病毒 71
出血性结膜炎	肠道病毒 70
	柯萨奇病毒 A24
流行性胸膜痛（Bornholm 病）	柯萨奇病毒 B1~6
手足口病	柯萨奇病 A6、9、16 及其他型
	柯萨奇病毒 B2~5
	肠道病毒 71
疱疹性咽峡炎	柯萨奇病毒 A2、A4~A6、A8、A10
	柯萨奇病毒 3 或其他型可能亦可致病
肌心包炎	柯萨奇病毒 B1~B5、A4、A16
	埃可病毒 9 与人类副肠孤病毒 1
瘫痪	脊髓灰质炎病毒 1~3
	柯萨奇病毒 A7 和其他型
	埃可病毒 4,6,9 和其他型
	肠道病毒 71
皮疹	柯萨奇病毒 A9、B1、B3、B4、B5（柯萨奇病毒 A4~A6、A16 也可能致病）
	埃可病毒 9、16（及埃可病毒 2、4、11、14、19、25）
呼吸系统病变	埃可病毒 4、8、9、11、20 和其他型
	柯萨奇病毒 A21、A24、B1、B3~B5
	肠道病毒 D68

每年均有儿童出现 EV-D68 呼吸道感染的报道。然而，在 2014 年夏末和秋天，美国出现超过 1 000 例上述感染的暴发。多数患儿出现严重的呼吸窘迫症状，而少数死亡儿童中则检出了 EV-D68。此外，部分患儿在呼吸道症状后出现四肢无力或脊髓麻痹（MRI）；大约一半的患儿呼吸道标本中

检出了 EV-D68。目前还不清楚 EV-D68 感染的是否是死亡或瘫痪的主要原因。确定死亡和神经系统症状原因的调查目前仍在继续。

出血性结膜炎 出血性结膜炎很少在美国流行。非洲、亚洲、墨西哥和加勒比海地区输入的病毒引起发病更为常见。

发病后眼睑迅速水肿。与普通的结膜炎不同，其随后可出现结膜下出血、角膜炎，并出现疼痛、流泪和畏光症状。该病一般没有全身症状。但如果是肠道病毒 70 感染，则在少数病例中出现暂时的腰骶部神经根脊髓病变或类似脊髓灰质炎表现。发病后 1~2 周即可完全恢复。

柯萨奇病毒 A24 也可引起该病，但结膜下出血在该病毒感染时不常见，且很少累及神经系统。发病后 1~2 周即可完全恢复。

心肌心包炎 多见于 20~39 岁人群。患者表现为胸痛、心律失常或心力衰竭。多数患者可痊愈，少数发展为扩张性心肌病。

诊断有赖于基于心肌细胞的 RT-PCR。B 组柯萨奇病毒和一些埃可病毒以及人类小 RNA 病毒可在新生儿中引起心包炎（新生儿心肌炎）。导致发热和心力衰竭，具有较高的病死率。

新生儿感染 一般发病主要在出生后数日，新生儿突然出现类似脓毒血症的高热、乏力、DIC、出血和多器官衰竭等表现。同时亦可见中枢系统、肝脏、胰腺和肾上腺损伤的表现。一般病情在数周后缓解，但当出现循环衰竭或肝衰竭时可引起死亡。

皮疹 皮疹常出现在病情流行期间，主要为柯萨奇病毒及埃可病毒以及人类小 RNA 病毒引起。皮疹一般为无痒、无脱皮性的，可出现在脸部、颈部、胸部和四肢。常为斑丘疹或麻疹样，出血性皮疹、瘀斑和出现水疱较少见。常伴发热。有时可并发无菌性脑膜炎。

本病多较轻微。

呼吸道感染 肠道病毒亦可引起呼吸系统病变。临床上表现为发热、鼻炎、咽炎，累及婴儿或儿童时可出现呕吐与腹泻。在成人或儿童，有时可出现支气管炎或间质性肺炎。

本病多表现轻微。

诊断

- 临床评估
- 有时依赖于培养或 RT-PCR

肠道病毒感染可依据临床表现诊断。实验室诊断通常是不必要的，但通常可以通过以下方法进行

- 培养病毒
- 采用 RT-PCR 检测病毒 RNA
- 血清学转换较少采用

对于出现无菌性脑膜炎的肠道病毒感染的病例，可通过咽喉部、大便、血液和脑脊液培养来确诊，也可通过脑脊液及血液 RT-PCR 方法诊断。然而常见的肠道病毒 RT-PCR 方法不能扩增人类小 RNA 病毒；因此应采用特异的检测小 RNA 病毒的 RT-PCR 方法。

治疗

- 肠道病毒性疾病的治疗主要以对症支持为主

低丙种球蛋白血症患者可静脉应用免疫球蛋白治疗。

流行性肌痛

Bornholm 病

流行性肌痛是由 B 组柯萨奇病毒感染引起的发热性疾病。可出现因严重肋膜炎所致的胸腹疼痛。

该病可发生在各个年龄段，但主要好发于儿童。

症状

严重的、经常间歇性的胸膜疼痛，常突然开始于上腹部、腹部或前胸部，伴发热，经常头痛、咽痛、全身乏力。受累肌肉的躯干可能会肿大伴有压痛。症状在 2~4 日后开始消失，但在一段时间后可再次出现，且在数周内持续或反复发作。

极少数病例可出现无菌性脑膜炎、睾丸炎等并发症，个别病例还可出现心包炎。病情痊愈后，患者可能再次感染另一 B 组柯萨奇病毒。

诊断

- 临床诊断

在该病流行时，如儿童出现难以解释的严重肌痛即可诊断该病。但有时在症状上该病与其他原因引起的疼痛较难鉴别。

实验室诊断并非必需，其包括血清转换检测、咽喉部和粪便标本的病毒检测。

治疗

- 包括非甾体抗炎药可使用，或采用其他对症处理

手足口病

手足口病（HFMD）是一种由柯萨奇病毒 A 组 16 型，肠道病毒 71 以及其他肠道病毒感染导致的发热性疾病。感染导致手、足、口腔黏膜疱疹。非典型手足口病是由于柯萨奇病毒 A6 引起，常会造成全身广泛出现丘疹性水疱并进展为水疱和大疱，通常伴有高热。

本病主要发生于幼儿。疾病过程类似于疱疹性咽炎。

自 1997 年以来，在亚太地区发生由于肠道病毒 71 型（EV-71）引起的大规模暴发。EV-71 引起的比其他肠道病毒引起的疾病更严重。

患儿口咽部疼痛，妨碍进食。发热常见。疱疹主要分布于口颊黏膜及舌头、手掌和脚掌等部位，有时也可见于臀部及生殖器。症状多轻微，病程较短（彩图 190-1）。

非典型手足口病 有 4 个不同的表现：

- 广泛分布的水疱
- 柯萨奇湿疹
- Gianotti-Crosti 皮疹（多个独立、红斑平顶丘疹，对称分布于面部、臀部以及四肢的伸面）
- 紫癜性皮疹

康复期常出现脱甲病。无菌性脑膜炎可并发于非典型手足口病，但大多数患者可恢复。

肠道病毒 71 感染可伴发严重的神经系统症状，如脑膜

炎、脑炎等。肠道病毒71感染的病死率显著高于柯萨奇病毒A16和其他病毒感染。

手足口病的诊断有赖于临床。

HFMD治疗主要为对症治疗。它包括细致的口腔卫生（用柔软的牙刷和盐水冲洗）、软食,不进食酸性或过咸的食物,口腔局部处理。

三种灭活EV-71疫苗目前正在开发；它们似乎可安全和有效预防由EV-71引起的手足口病。

疱疹性咽炎

疱疹性咽炎是一种由多型柯萨奇病毒A组病毒感染所致的发热性疾病,也可由其他肠道病毒道病毒感染引起,可导致口咽黏膜疱疹和溃疡性病变。

疱疹性咽炎主要见于婴儿及儿童,可呈流行性。

症状

疱疹性咽峡炎典型表现为骤起的发热伴咽痛、头痛、纳差,颈部痛也比较常见。婴儿可见呕吐。

在急性起病后两天以内,患者咽部可生发出灰色丘疹,数量可多达20枚（平均4~5枚,直径1~2mm）,并可转变为水疱并伴有红斑。发疹部位主要在扁桃体窝的弓壁,另外软腭、扁桃体、悬雍垂及舌也可见分布。24小时后,可形成表浅溃疡,直径通常超过5mm,1~7日后可愈合。

并发症并不常见。感染后可获得持久的保护性免疫,但是其他的肠道病毒甚至不同型的A组柯萨奇病毒仍可引起感染。

诊断

- 疱疹性咽峡炎的诊断基于症状与典型口腔病变鉴别。确诊试验通常不是必需的,可通过以下方法进行
- 从病灶分离病毒
- 通过RT-PCR检测病毒
- 检测到其特异性抗体滴度升高

复发性口咽溃疡表现类似。极少数情况下可有Bendar溃疡发生在咽部而常不伴有全身症状；疱疹性口炎多散在发生,相比疱疹性咽峡炎,溃疡面积更大、持续时间更长、数量更多而遍布于整个口咽。柯萨奇病毒A10感染可致淋巴细胞减少性咽炎,该型疱疹性咽炎的特点是其丘疹不发展为溃疡或起疱,而是转变为直径2~3mm的白色继而变黄的痂。

治疗

- 缓解症状
- 局部治疗

疱疹性咽炎的治疗为对症治疗。它包括细致的口腔卫生（用柔软的牙刷和盐水冲洗）,软食,避免酸性或过咸的食物。

脊髓灰质炎

（小儿麻痹症；急性脊髓前角灰质炎；急性脊髓灰质炎）

脊髓灰质炎是由脊髓灰质炎病毒（一种肠道病毒）引起的急性传染病。表现症状多样,包括非特异的不危及生命的病症,多数时候是无菌性脑膜炎表现而无麻痹瘫痪表现（非麻痹型脊髓灰质炎）,仅有少数会并发迟缓性肌肉麻痹瘫痪（麻痹型脊髓灰质炎）。目前诊断主要为临床诊断,当然实验室确诊也是可能的。治疗主要为支持治疗。

脊髓灰质炎病毒有3种血清型。I型是导致瘫痪的主要类型,也是造成流行的主要类型。人类是该病毒的唯一自然宿主,主要通过直接与病毒接触传播。主要通过直接接触而感染。隐性感染或轻微症状的感染远超过瘫痪型病例,其比例≥60∶1；隐性感染或轻微症状的感染者也是主要的传染源。广泛的疫苗接种使得几乎已在世界范围内根除本病。然而在免疫接种不完全的地区,如撒哈拉以南非洲和南亚仍时有发生。

病理生理

病毒通过粪-口途径或呼吸道,进入消化道的淋巴组织中。肠道淋巴组织中增殖,并导致第一次毒血症,而后病毒开始复制引起持续数日的第二次毒血症,将导致症状并产生抗体。

病毒主要通过第二次毒血症到达中枢神经系统,或者沿周围神经向上迁移至中枢。脊髓灰质炎最突出的损伤发生于脊髓及大脑。主要由原发病毒感染造成的免疫复合物损伤所致。诱发严重的神经系统损害的因素包括：

- 年龄增加（终身）
- 最近有过扁桃体切除或肌内注射
- 怀孕
- B细胞的功能受损
- 强体力活动并发出现中枢神经系统症状

从潜伏期开始,病毒就可存在于患者的口咽及排泄物中,并可持续至症状发生后。在口咽部,在起病后1~2周内可存在病毒；在排泄物中,起病后≥3~6周仍可检出病毒。粪口途径和呼吸道途径是本病传播的主要途径。

> **经验与提示**
>
> - 大多数脊髓灰质炎病毒感染不累及中枢神经系统或导致瘫痪

症状及体征

70%~75%患者感染后可无症状。全身症状分为：

- 顿挫型脊髓灰质炎
- 瘫痪和非瘫痪脊髓灰质炎

顿挫型脊髓灰质炎 大多数脊髓灰质炎病毒感染,尤其是发生在较小儿童中的,一般症状较为轻微,可为1~3日的低热、头痛、咽痛及呕吐等不适,总病程多为3~5日。这类患者不伴神经系统症状。查体除发热外多为阴性。

瘫痪和非瘫痪 约1%患者感染后出现瘫痪,主要见于大龄儿童或者成年人,疾病发生过程多不伴有上述轻微的症状,潜伏期通常7~21日。

主要临床表现有无菌性脑膜炎、肌肉深部疼痛、感觉过敏或迟钝；在脊髓炎期间可出现尿潴留及肌肉痉挛,非对称的迟缓性瘫痪也可以在此阶段发生；吞咽困难、鼻反流及发

鼻音是延髓受损的早期表现。2～3日后可出现非对称性弛缓性瘫痪。脑炎偶尔是主要表现。

延髓累及早期可表现为吞咽困难、鼻腔反流,部分患者可出现鼻麻痹而不能控制口腔分泌物。2～3日后可出现骨骼肌麻痹,部分患者累及到呼吸循环中枢,导致呼吸停滞。当膈肌和肋间肌累及时,也可导致呼吸衰竭。

有些麻痹性脊髓灰质炎患者可发展为脊髓灰质炎后综合征。此综合征的特征是肌肉疲劳和耐力降低,往往表现为无力、肌束震颤和肌萎缩。

诊断
- 腰椎穿刺
- 病毒培养(粪便、咽部分泌物和脑脊液)
- 血液或脑脊液的RT-PCR
- 脑脊髓膜炎病毒、肠道病毒和西尼罗病毒的血清学检测

如未出现中枢神经系统症状,脑脊髓膜炎通常与其他病毒感染症状相似。除非该地区当前有本病流行,一般易误诊。非麻痹型脊髓灰质炎可能与其他病毒性脑炎相混淆,脑脊液化验常表现为正常水平葡萄糖,蛋白含量轻微升高,细胞计数10～500/μl(淋巴细胞为主)。从患者的咽部、粪便检测到病毒或者血中特异性抗体滴度显著升高可以确诊该病,但除无菌性脑膜炎外,一般无需使用。

麻痹性脊髓灰质炎 在未接种儿童或成人出现急性发热,伴随非对称弛缓性瘫痪或延髓麻痹而无感觉消失时需考虑本病。极少数情况下,某型A或B组柯萨奇病毒(尤其是A7),少数埃可病毒及肠道病毒71型也可导致类似症状。此外,部分患者感染肠病毒D68后也可出现肢体无力或瘫痪。同样西尼罗病毒感染也可导致急性迟缓性麻痹,临床上难以与麻痹型脊髓灰质炎区别,可以通过流行病学线索以及西尼罗病毒特异性血清学检测进行鉴别。吉兰-巴雷综合征引起弛缓性瘫痪,但可通过以下方法鉴别:
- 它通常不会出现发热
- 肌无力是对称的
- 70%的患者出现感觉消失
- 脑脊液中蛋白通常是升高的,脑脊液细胞数是正常的

流行病学资料可以辅助诊断。由于明确脊髓灰质炎病毒和其他肠道病毒感染导致的急性松弛性瘫痪具有重要的公共卫生意义,因而需要对咽部分泌物、粪便和脑脊液进行病毒培养、脑脊液和血中进行反转录PCR。同时,也可以采用针对脊髓灰质炎病毒、肠道病毒和西尼罗病毒进行特异的血清学检测。

预后
非麻痹型脊髓灰质炎 可以完全康复。

麻痹型脊髓灰质炎 患者约2/3留有永久的肌肉麻痹症状。延髓性瘫痪症状相较周围性瘫痪症状容易恢复或缓解。总体病死率在4%～6%,但是在成年人及伴有延髓性麻痹的患者病死率可上升至10%～20%。

治疗
- 支持治疗

脊髓灰质炎支持治疗为标准治疗手段,包括卧床休息、止痛、退热治疗。针对性的抗病毒治疗仍在研究中。

在急性脊髓炎症期需注意预防长期卧床的并发症(如深静脉血栓、肺栓塞、尿路感染),长期不活动的并发症(如挛缩)。呼吸衰竭需要采用机械通气。机械通气或延髓麻痹的患者要保持呼吸道通畅。

预防

所有的婴儿及儿童都应该进行接种脊髓灰质炎疫苗。美国儿科协会推荐在出生后2、4、6、18个月进行疫苗接种,4～6岁再接种一次增强剂量(表291-2)。儿童接种后可获得大于95%的免疫保护率。

Salk灭活疫苗(inactivated poliovirus vaccine,IPV)较Sabin减毒口服活疫苗(oral polio vaccine,OPV)更适合作为首选疫苗。OPV的缺点是接种后有1/2 400 000的概率导致麻痹型脊髓灰质炎,因此在美国被淘汰。而IPV尚未发现严重的并发症。作为全球根除脊髓灰质炎行动的一部分,所有国家都应落实2016年底常规IPV疫苗接种计划。

成年人不必常规接种。没有接种的成年人到疫区时应该接种初级IPV疫苗,包括前4～8周先后接种一次,第3剂在6～12个月后再接种一次,旅行前至少接种一次。已经接种过的成人去往疫区时应接种1次IPV。免疫受损的人,包括其共同生活的家庭成员均不应接种OPV。

> **关键点**
> - 大多数脊髓灰质炎病毒感染者无症状或引起非特异性的小病或无瘫痪无菌性脑膜炎;<1%的患者出现弛缓性无力(麻痹性脊髓灰质炎)的典型综合征
> - 未接种疫苗的儿童或年轻人,在急性的发热期间出现肢体非对称的迟缓性瘫痪或延髓性瘫痪不伴有感觉丧失,可能为麻痹型脊髓灰质炎患者
> - 应对咽部分泌物、粪便和脑脊液进行病毒培养,对脑脊液和血中进行RT-PCR
> - 麻痹型脊髓灰质炎患者约2/3留有永久的肌肉麻痹症状
> - 所有的婴幼儿和儿童应接种,但成人不需要常规接种疫苗,除非他们具有高风险(如旅游或职业接触)

脊髓灰质炎后综合征

脊髓灰质炎后综合征是一组麻痹性脊髓灰质炎后几年或几十年发展出现的症状,通常仍累及之前受损的肌肉群。

表现为麻痹型脊髓灰质炎患者康复后数年甚至数十年后,原来受累的肌群出现易疲劳、耐力下降伴乏力、肌束颤抖及萎缩现象。通常见于年龄较大的患者及既往发病症状较重的患者。病变通常仍累及以前受损肌肉群。一般脊髓灰质炎后综合征很少致残。

可能是由于随着年龄增长,脊髓前角细胞逐渐缺失,而这些细胞在之前的脊髓灰质炎病毒感染时已受到破坏。脊髓灰质炎后综合征的治疗主要是支持治疗。

191. 疱疹病毒

有 8 型疱疹病毒可以感染人类(表 191-1)。所有的疱疹病毒在首次感染后都会潜伏在特异的宿主细胞中,以后适时会复发。疱疹病毒在体外存活时间不长,因此,只有密切接触才会导致疾病传播。在潜伏感染患者中,病毒可以再激活而不引起症状;此类患者可传播病毒。

表 191-1 感染人类的疱疹病毒

名称	别名	主要表现
单纯疱疹病毒 1 型	人类疱疹病毒 1 型	疱疹性龈口炎;角膜结膜炎;皮肤疱疹;生殖器疱疹;脑炎;口唇疱疹;病毒性脑膜炎;食管炎*,肺炎*,肝炎*†
单纯疱疹病毒 2 型	人类疱疹病毒 2 型	生殖器疱疹;皮肤疱疹;疱疹性龈口炎;新生疱疹;病毒性脑膜炎;播散性感染*;肝炎*†
水痘-带状疱疹病毒	人类疱疹病毒 3 型	水痘;带状疱疹;播散性带状疱疹*
EB 病毒	人类疱疹病毒 4 型	传染性单核细胞增多症;肝炎;脑炎;鼻咽癌;霍奇金淋巴瘤,Burkitt 淋巴瘤和淋巴增殖症*;口腔毛状黏膜白斑病*
巨细胞病毒	人类疱疹病毒 5 型	CMV 单核细胞增多症;肝炎;先天性巨细胞包涵体病;肝炎*;视网膜炎*;肺炎*;肠炎*
人类疱疹病毒 6 型	—	幼儿急疹;伴发热的中耳炎;脑炎幼儿急疹
人类疱疹病毒 7 型	—	幼儿急疹;伴发热的中耳炎;脑炎幼儿急疹
卡波西肉瘤相关疱疹病毒	人类疱疹病毒 8 型	不会导致急性感染症状,但却与卡波西肉瘤相关,也与艾滋病相关非霍奇金淋巴瘤有关,这种淋巴瘤主要生长在胸膜,心包或者腹腔中;也与多中心型卡斯尔曼病

* 免疫缺陷宿主。
† 在免疫正常患者中,有时会无皮肤损害表现而仅仅表现为急性重型肝炎。

EB 病毒(Epstein-Barr virus,EBV)和人类疱疹病毒 8(human herpesvirus type 8,HHV-8),也称为卡波西肉瘤相关疱疹病毒(Kaposisarcoma-associated herpesvirus,KSHV)都与肿瘤的发生相关。玫瑰疹是由疱疹病毒 6 型(有时为 7 型)引起的儿童疾病。

药物治疗

很多药物可以有效地抑制疱疹病毒,这些药物包括阿昔洛韦、西多福韦、泛昔洛韦、福米韦生、膦甲酸、更昔洛韦、碘苷、喷昔洛韦、三氟尿苷、伐昔洛韦、缬更昔洛韦和阿糖腺苷(表 191-2)。

表 191-2 治疗疱疹病毒感染的药物

药物	活性	适应证	不良反应
阿昔洛韦	对 HSV-1,HSV-2,VZV 和 EBV 有活性 对 CMV 活性不高	口服或静脉给药(当需高血药浓度,如单纯疱疹性脑炎时建议使用静脉给药)	口服:少见;静脉:少数情况下,由于阿昔洛韦晶体沉淀导致肾毒性;在免疫功能低下的患者,TTP/HUS
西多福韦	具有广谱和长效的抗病毒活性,包括:HSV-1、HSV-2、VZV、CMV、EBV、KSHV、腺病毒、人乳头瘤病毒和人类多瘤病毒(JC 病毒和 BK 病毒)	IV:一般用于 CMV 感染治疗,但由于肾毒性较强,使用较少	严重的肾毒性
泛昔洛韦(喷昔洛韦的前药)	它的抗病毒谱与阿昔洛韦类似,对阿昔洛韦耐药的病毒也对泛昔洛韦耐药	口服:治疗生殖器疱疹时疗效与阿昔洛韦相似,而且口服生物利用度更高	少见
福米韦生	对 CMV 有强大抗病毒作用(反义寡核苷酸可以抑制 CMV 蛋白质的合成)	用玻璃体腔注射:福米韦生治疗对其他药物无效的 HIV 合并 CMV 视网膜炎患者	眼压升高,糖皮质激素反应性葡萄膜炎

药物	活性	适应证	不良反应
膦甲酸	抗病毒谱包括：EBV、KSHV、人类疱疹病毒6、对阿昔洛韦耐药的HSV和VZV、对更昔洛韦耐药的CMV；一些抗HIV活性	IV：治疗或延缓CMV视网膜炎进展的疗效与更昔洛韦相似	如果膦甲酸没有足够的水化以及电解质失衡，多达1/3的患者出现肾毒性
更昔洛韦	在体外可以抑制所有的疱疹病毒，包括CMV。但对阿昔洛韦耐药的HSV对更昔洛韦也会有交叉耐药 CMV治疗首选药物可用于HIV和CMV感染的视网膜炎	静脉制剂最常用口服：生物利用度仅6%～9%；需要12粒/d，限制了使用	骨髓抑制，尤其是中性粒细胞减少，有时需要对症治疗*
碘苷	对HSV-1，HSV-2，VZV，痘苗病毒以及CMV有抗病毒活性	局部给药：由于全身不良反应较大，多用于局部眼科治疗单纯疱疹性角结膜炎	疼痛、畏光、瘙痒、眼睑炎症或水肿过敏反应少见
喷昔洛韦	对HSV-1，HSV-2，VZV，CMV和EBV有抗病毒活性	局部给药：用于治疗成人再发性口唇疱疹病毒感染	红斑
三氟尿苷	对HSV-1和HSV-2有抗病毒活性	局部给药：治疗HSV-1和HSV-2引起的角结膜炎和再发性结膜炎或溃疡全身应用可能导致骨髓抑制	眼刺痛，眼睑水肿点状角膜炎和过敏反应少见
伐昔洛韦（阿昔洛韦的前体）	抗病毒谱与阿昔洛韦相近	口服：生物利用度是阿昔洛韦的3～5倍	与阿昔洛韦相似，在严重的HIV感染者和移植物受体中使用较目前推荐剂量更高的剂量可能发生TTP-HUS†
缬更昔洛韦（更昔洛韦的前药）	与更昔洛韦相似	口服：生物利用度高于更昔洛韦	与更昔洛韦相似
阿糖腺苷（Ara-A）	对于HSV感染	IV：由于肾毒性不再使用静脉给药 眼科局部用药：治疗由HSV-1和HSV-2引起的急性角结膜炎和再发性角膜炎	表面点状角膜炎导致的流泪、烦躁、疼痛和畏光

* 严重中性粒细胞减少（中性粒细胞<500/μl）可能需要以下之一：
- 粒细胞集落刺激因子或粒细胞-巨噬细胞集落刺激因子刺激骨髓生成
- 停用更昔洛韦
- 剂量的减少

† 晚期艾滋病患者和移植受者应慎用伐昔洛韦。

CMV，巨细胞病毒；EBV，EB病毒；HSV，单纯疱疹病毒；KSHV，卡波西肉瘤相关疱疹病毒；TTP/HUS，血栓性血小板减少性紫癜和溶血性尿毒症综合征；VZV，水痘-带状疱疹病毒。

水痘

水痘是一种急性全身感染性疾病，通常是在儿童时期由水痘-带状疱疹病毒（人类疱疹病毒3型）感染。开始表现为轻微的全身症状，很快就出现全身性特殊的皮肤损害，表现为斑疹、丘疹、水疱和结痂。存在发生严重的神经系统损害和其他全身性的并发症（如肺炎）风险的人群包括成人、新生儿、免疫缺陷患者和其他有基础疾病者。诊断依赖于临床。对于可能出现严重并发症的患者应采用免疫球蛋白进行暴露后预防，而出现疾病者应进行抗病毒治疗（伐昔洛韦、泛昔洛韦、阿昔洛韦）。疫苗接种对于免疫功能正常患者可以有效预防该病。

水痘是由水痘-带状疱疹病毒（人类疱疹病毒3型）引起的急性感染，带状疱疹则是该病毒再激活的表现。

水痘具有非常的传染性，由以下方式传播

- 通过感染的空气飞沫或气溶胶颗粒而感染黏膜（通常是鼻咽）
- 直接接触病毒（如通过受损皮肤）

水痘传染性最强时期是前驱期和出现皮损的早期。传染期可以从出现第一个皮损前48小时到最后一个皮疹结痂。流行一般发生在冬天和早春季节，每3～4年循环。部分新生儿可通过胎盘获得部分免疫，因此出生6个月以后才会被感染。

症状及体征

在正常免疫的儿童，水痘感染很少会引起严重后果。但是在成人和免疫受损儿童中，感染水痘可以导致严重后果。暴露后的10～21日会出现中度发热、轻微头痛不适感，通常在出现皮损的24～36小时前发生。这些症状一般都出现在10岁以上的患儿，如果是成人，那么症状会比较严重。

初期皮疹 最初的皮疹小，斑疹伴有隐隐的红晕。在几个小时内,病灶进展为丘疹,然后形成特征性的泪滴样疱疹,常伴剧烈瘙痒,周围明显红晕。病灶变成疱疹,然后结痂。

最初病变位于脸部和躯干;部分红斑出现时,部分早期的皮疹已经开始结痂。部分患者皮疹可见于全身(重症患者),也可非常局限,但多累及上肢。

在黏膜组织的皮疹会出现溃疡,包括口咽、上呼吸道、睑结膜、直肠及生殖道黏膜。口腔的水痘皮疹破裂较快,会引起吞咽疼痛,并很难与疱疹性口腔炎鉴别。头皮的皮损可导致枕骨下以及颈部淋巴结肿大,触之质软。5 日后新的皮疹就停止出现,大部分皮疹在第 6 日开始结痂;痂多在 20 日内消失。

突破性水痘 有时接种疫苗的儿童也出现水痘(称为突破性水痘);在这些情况下,皮疹通常是较轻,发热较少见,病程较短,病灶也具有传染性。

并发症 疱疹会发生继发性细菌感染(典型的是链球菌和葡萄球菌),导致蜂窝织炎或坏死性筋膜炎(少见)或链球菌中毒性休克。

在成人重型病例、新生儿和免疫缺陷患者中,可以并发肺炎。但是在免疫功能正常的儿童中较少发生。其他并发症还有心肌炎、肝炎和出血等。

急性感染后小脑性共济失调 是最常见的神经系统并发症之一;它在儿童的发病率为 1/4 000。横贯性脊髓炎也可发生虽然少见,但却是儿童患者严重的并发症。本病可在出疹后 3~8 日出现,阿司匹林增加本病风险。在成人中,脑炎发生的概率为 1~2/1 000 例,一旦发生可危及生命。

诊断
- 临床诊断

如果出现典型的皮疹可以诊断水痘。但是可能与其他病毒感染的皮疹相混淆。难以鉴别时,可以用实验室检查来确认。通常采用如下方法:
- PCR 检测病毒 DNA
- 可以用免疫荧光法检测皮损部位的病毒抗原,或者病毒培养
- 血清学检查

在血清学试验,检测出水痘带状疱疹病毒(VZV)特异的 IgM 抗体或血清转化,即 VZV 抗体由阴性转为阳性表明急性感染。

标本可用局部皮疹刮取物。

预后

儿童患水痘较少发展为重型。以下人群更可能出现重症或致死性病例:
- 成人
- 患者 T 细胞免疫受限(如淋巴系统肿瘤)
- 接受糖皮质激素治疗或化疗者

治疗
- 对症治疗
- 对于 12 岁及以上患者,可予以伐昔洛韦或泛昔洛韦
- 对于免疫缺陷患者和其他可能发展为重型水痘的患者,可予以阿昔洛韦静滴

轻型病例只需要对症治疗。应缓解瘙痒症状,避免搔抓以防继发细菌感染,然而可能比较困难。对于严重瘙痒患者,可以试用湿敷或者全身抗组胺药物,或者燕麦胶原沐浴等方法。全身以及局部同时使用大剂量的抗组胺药物可以诱发脑炎,因此应尽量避免使用。

为了预防继发细菌感染,患者应该勤洗澡、勤剪指甲,保持内衣和手部的清洁。除非皮损出现感染,否则不要使用抗生素;继发感染要使用抗菌药物。

在刚开始出现皮疹的 24 小时内**口服抗病毒药物**可以略微减轻症状的严重程度和持续时间。由于该病在儿童多呈自限性,故不推荐常规使用抗病毒治疗。

以下人群推荐使用口服伐昔洛韦、泛昔洛韦或者阿昔洛韦抗病毒:存在重型水痘的高危因素患者,其中包括年龄大于 12 岁、有皮肤病(特别是湿疹)或慢性肺部疾病者。剂量为:泛昔洛韦 500mg 每日 3 次或伐昔洛韦 1g 每日 3 次。阿昔洛韦是一个不太理想的选择,因为它具有较差的口服生物利用度,但它可以按 20mg/kg 每日 4 次给予,每日最大剂量 3 200mg。

对于 1 岁以上免疫缺陷的儿童,阿昔洛韦的剂量是 20mg/kg 每 8 小时 1 次静脉注射。免疫功能低下的成人应使用阿昔洛韦 10~12mg/kg 静脉注射,每 8 小时 1 次。水痘患者要等皮疹结痂后才可重返学校或工作。

预防

水痘感染后可以取得终身免疫。易感人群应避免与患者接触。

疫苗接种 美国目前有三种减毒活疫苗:
- 水痘疫苗
- 麻疹-腮腺炎-风疹-水痘(MMRV)疫苗
- 带状疱疹疫苗

所有的健康儿童和易感成人都应该接种 2 剂水痘减毒活疫苗(表 291-2 和 291-3)。接种疫苗对于那些育龄期妇女和有慢性基础疾病的人群来说尤其重要。一般不需要在接种前进行血清学检查来确定患者的免疫状态。疫苗接种在正常人群中也可能引起水痘感染,但是病情都比较轻(小于 10 个水疱),而且病程短,几乎没有全身症状。

13 岁及以上人群不应再接受 MMRV。

60 岁及以上人群推荐接种带状疱疹疫苗。它不常规推荐用于 50~59 岁,但也可以试用。

建议缺乏针对水痘免疫力的医护人员接种。暴露于水痘的易感医护人员应尽快接种疫苗,并休假 21 日。

禁忌证有:
- 患有中度至严重急性并发疾病(疫苗接种推迟到疾病缓解)
- 免疫缺陷者
- 孕妇和那些准备在接种后 1 个月内怀孕者(基于免疫接种咨询委员会的建议)或 3 个月内怀孕者(基于疫苗标签)
- 长期使用大剂量的糖皮质激素者
- 长期使用水杨酸的儿童

暴露后预防 在暴露于水痘病毒后,可以通过肌内注

射水痘-带状疱疹免疫球蛋白（varicella-zoster immune globulin, VZIG）来预防或减轻病情。需要暴露后预防者包括：
- 患有白血病、免疫缺陷或其他严重衰弱疾病者
- 易感孕妇
- 生产5日前或生产后2日出现水痘之产妇所生的新生儿
- 在<28周出生的新生儿，当暴露于非母婴传播途径的传染源时，即使他们的母亲有免疫力的证据，新生儿仍应接受免疫球蛋白（在≥28周出生的新生儿暴露于非母婴传播途径的传染源时，如果他们的母亲有免疫力，则不需要免疫球蛋白），免疫球蛋白需尽快使用，通常在暴露后的10日内使用，可减轻或预防水痘发生

健康的易感患者（如年龄≥1年）应尽快接种疫苗。暴露后3日（最长到5日）接种疫苗可以缓解和预防水痘。

为了防止院内感染，对于暴露的医护人员以及无免疫力的患者，CDC推荐暴露后预防接种或使用水痘-带状疱疹免疫球蛋白。这取决于免疫状态。

> **关键点**
> - 水痘在皮肤上（包括头皮）引起疱疹、结痂，在黏膜中可导致溃疡病变
> - 并发症包括皮肤损伤的继发性细菌感染、肺炎和小脑共济失调
> - 对≥12岁和那些有皮肤疾病（尤其是湿疹）或慢性肺部疾病患者给予口服伐昔洛韦或泛昔洛韦
> - 对于免疫缺陷患者和其他存在发展为重型水痘的高危因素患者，可予阿昔洛韦静滴
> - 所有健康儿童和易感成年人给予预防接种
> - 对下列人群：免疫缺陷者；易感的孕妇；生产前5日和生产后2日内患水痘的母亲所产之新生儿，采用免疫球蛋白进行暴露后预防
> - 对年龄≥1岁的免疫功能正常患者采用疫苗接种进行暴露后预防

巨细胞病毒（CMV）感染

（巨细胞包涵体病）

巨细胞病毒感染可以导致很多严重疾病。除了缺少咽部炎症表现外，临床与单核细胞增多症类似。严重的局部病变，包括视网膜炎主要发生在HIV感染者，此外在接受器官移植者和其他免疫缺陷者中也有发生。严重的全身性感染主要是在新生儿和免疫缺陷者中发生。实验室检查可以帮助诊断，主要方法有培养、血清学检查、组织活检、抗体和核酸检测。更昔洛韦和其他抗病毒药物对该病特别是视网膜炎有效。

CMV（人疱疹病毒5型）是通过血液、体液或者移植器官传播的，也可以通过胎盘或生产过程垂直传播。

流行情况随着年龄的增长而升高；60%～90%的成人都曾经感染过CMV（终身潜伏感染）。低收入人群的流行情况更严重。

先天性CMV感染可无症状也可以导致流产、死胎以及出生后死亡。并发症有急性重型肝炎和中枢神经系统损害。

获得性CMV感染常无症状。急性感染表现为发热、单核细胞增多，肝炎表现为转氨酶升高，淋巴细胞升高，与EB病毒感染所致的传染性单核细胞增多症相类似。

输血后感染一般发生在输注含CMV血制品后2~4周内。表现为持续2~3周的发热，其他临床表现同CMV肝炎。

在免疫缺陷患者中，CMV感染常常是一个重要的致病和致死原因。主要是潜伏在体内的CMV复发引起的，可累及肺部、胃肠道和神经系统等多个器官。在终末期AIDS患者中，40%患者有CMV视网膜炎，检眼镜可见视网膜损害。CMV感染导致胃肠道溃疡引起腹痛和出血，还可以表现为食管炎和吞咽困难。

诊断
- 通常依赖临床诊断
- 巨细胞病毒抗原或DNA的检测
- 新生儿尿培养
- 免疫缺陷患者活检
- 血清学检测

以下情况需怀疑巨细胞病毒感染：
- 健康者出现单核细胞增多样综合征
- 免疫功能低下患者出现胃肠道、中枢神经系统或视网膜症状
- 新生儿出现全身症状

CMV与EB病毒引起的单核细胞增多症的鉴别点包括：无咽炎表现、嗜异凝集试验阴性、血清病原不同。CMV感染与病毒性肝炎的鉴别是血清病原学检查。实验室检查确诊CMV感染仅在与其他可治疗的重症疾病相鉴别时需要。

CMV抗体血清转换提示CMV新近感染。然而大部分CMV疾病是免疫缺陷患者由CMV潜伏感染激活所致。CMV激活可导致尿液、体液和组织中检测出CMV。然而上述组织中检出CMV并不代表发病，可能仅为携带。因此，病理检查中间CMV引起的异常是提示侵袭性感染的证据。CMV抗原滴度和DNA定量有助于判断CMV是携带还是侵袭性感染。

婴儿CMV感染可以通过尿培养来诊断。

治疗
- 病情严重者需要进行抗病毒治疗（如更昔洛韦、缬更昔洛韦、膦甲酸、西多福韦）

CMV视网膜炎多见于AIDS患者，应进行抗艾滋病病毒治疗。抗CMV药物用于治疗非视网膜炎的严重CMV病变，但疗效不如治疗视网膜炎。

CMV视网膜炎 用于治疗巨细胞病毒性视网膜炎的诱导和维持药物包括：
- 更昔洛韦或缬更昔洛韦
- 膦甲酸单用或联合更昔洛韦
- 西多福韦

诱导治疗方案通常为更昔洛韦5mg/kg静脉注射，每12

小时1次,持续2~3周;或缬更昔洛韦900mg口服,每12小时1次,共21日。如果第一次诱导失败,可以换药诱导。诱导结束后还要使用维持治疗:缬更昔洛韦900mg或更昔洛韦5mg/kg口服,每日1次,也可延缓疾病进展。

另外,膦甲酸可以单用或联合更昔洛韦使用。膦甲酸的剂量是:诱导期60mg/kg,静脉注射,每8小时1次,共2~3周,维持剂量90~120mg/kg静脉注射,每日1次。静脉使用膦甲酸有明显的副作用:肾毒性、低钙血症、低镁血症、低钾血症、高磷血症和中枢神经系统损害。更昔洛韦联合膦甲酸治疗可以提高疗效同时也增加了副作用。

西多福韦治疗剂量:5mg/kg静脉注射,每周1次(诱导期2周),维持剂量相同,每2周1次。疗效与更昔洛韦和膦甲酸相同。由于它可以引起肾衰竭限制了该药的使用。西多福韦可导致虹膜炎或低眼压(眼压≤5mmHg)。宜使每一剂药物充分水化并且加用丙磺舒同时使用。当然,如果由于丙磺舒的副作用皮疹、头痛和发热等症状明显则只能停用。

在接受眼内注射治疗的同时要进行全身抗病毒治疗以防止对侧眼部和眼外组织的CMV感染。总而言之,提高患者CD4$^+$绝对计数升至>100个/μl以及全身抗病毒治疗才能够避免眼内药物注射治疗。

预防

对CMV的感染者及处于感染CMV风险的患者进行预防或抢先治疗(通过病毒载量主动监视患者,对那些有感染证据的患者给予抗病毒药物治疗)有助于预防实体器官或造血细胞移植受者中发生CMV的感染。可使用更昔洛韦、伐昔洛韦及膦甲酸钠。

> **关键点**
> - 流行情况随着年龄的增长而升高;60%~90%的成人都曾经感染过CMV
> - 健康的儿童和成人通常有轻度非特异性症状或有时呈单核细胞增多症样综合征
> - 先天性感染可无症状也可以导致流产、死胎以及出生后死亡。并发症有急性重型肝炎和中枢神经系统损害
> - 严重免疫功能低下的患者可发生一系列严重的疾病,可累及视网膜、肺、胃肠道或中枢神经系统
> - 抗病毒药物可以帮助治疗视网膜炎,但是当其他器官受到影响时效果较差
> - 有CMV感染风险的移植患者需要预防性使用抗病毒药物或密切监测感染的早期适应证

单纯疱疹病毒(HSV)感染

(唇疱疹;疱疹性齿龈口腔炎)

单纯疱疹病毒(分为2型,HSV-1与HSV-2)常引起皮肤、口腔、嘴唇、眼睛及生殖器反复感染。同时亦可引起严重的感染,包括:脑炎、脑膜炎、新生儿疱疹,对于免疫功能受损的患者其还可引起播散性感染。皮肤及黏膜感染表现为在红斑基底上出现一串或多串伴有疼痛的小水疱。通常诊断有赖于临床症状,病毒培养、PCR、直接荧光免疫法、血清学检测也可辅助诊断。在治疗上除对症治疗外,在发病早期使用阿昔洛韦、伐昔洛韦及泛昔洛韦进行抗病毒治疗对于严重感染、复发及原发感染是有益的。

HSV-1和HSV-2均可感染口腔与生殖器。HSV-1常引起齿龈炎、口唇和角膜疱疹。HSV-2则常累及生殖器。密切接触病毒携带者可传播HSV。病毒通常位于病灶处,然而即使病灶不明显,也可能传播本病。

首次感染后,HSV会潜伏在神经节中并定期复发引起症状。复发性疱疹性病损通常发生在

- 在阳光下过度暴露
- 发热性疾病
- 身体或情绪紧张
- 免疫抑制
- 未知的刺激

复发时病情常轻于原发病症,同时随着时间的迁延其复发频率将减少。

单纯疱疹病毒所致疾病

疾病包括:

- 累及皮肤黏膜的感染是最常见的,包括生殖器疱疹
- 眼部感染(疱疹性角膜炎)
- 中枢神经系统感染
- 新生儿疱疹

无皮肤破溃时,HSV极少引起急性重型肝炎。而在HIV患者中,HSV感染可极严重。HSV亦可引起进行性持久性的食管炎、肠炎、肛周溃疡、肺炎、脑炎与脑膜炎。HSV感染后可出现多形性红斑,可能是因机体的免疫反应所致。疱疹型湿疹是HSV的并发症之一,表现为在湿疹局部皮肤出现疱疹。

皮肤黏膜HSV感染 在皮肤及黏膜的任一部位都会出现损伤,以下部位常见:

- 嘴或嘴唇(口周感染)
- 生殖器
- 结膜和角膜

一般而言,在红斑基底上出现小串珠样的、具有一定张力的水疱之前,都会有一段前驱期。皮疹0.5~1.5cm大小,但可能融合。鼻、耳、手指和生殖器的病灶疼痛明显。水疱可持续数日,然后开始变干形成淡黄色的薄痂。愈合通常发生在初次感染后的10~19日内或复发感染后的5~10日之内发生。病灶常能完全愈合,但在同一部位的复发病损,则可引起局部的萎缩和瘢痕形成。皮损可进一步继发细菌感染。对于因HIV感染或其他原因导致的细胞免疫缺陷者,局部损伤可持续或进行性发展,持续数周或更长。对于免疫功能受损的患者而言,局限性的感染常可扩散。

急性疱疹性齿龈口炎 本病常出现于首次感染HSV-1时,常见于儿童。疱疹性咽喉炎可发生于成人和儿童。少数患者因口交而感染。通常从数小时到1~2日内,口腔和齿龈的水疱即会破溃形成溃疡。同时可引起发热和疼痛。

影响进食饮水则将导致脱水。缓解后,病毒可在三叉神经半月节中潜伏。

唇疱疹 该病常为HSV复发引起。其表现为唇红部之上的溃疡(唇疱疹),偶尔也表现为硬腭黏膜之上的溃疡。是发达国家中最常见的溃疡性性传播疾病。生殖器单纯疱疹可由HSV-1或HSV-2引起的。

单纯疱疹性角膜炎 HSV感染角膜上皮细胞后,可出现疼痛、流泪、畏光和呈树枝样的角膜溃疡。

疱疹性瘭疽 肿胀、疼痛、红斑末节的病变,由皮肤感染单纯疱疹病毒所致,最常见于是医务工作者。

新生儿单纯疱疹 新生儿HSV感染常发生在婴儿,其母亲可无疱疹病毒感染史。绝大多数感染是由HSV-2引起,并通过分娩过程感染。新生儿HSV感染常见于产后1~4周,多数累及皮肤黏膜或中枢神经系统。HSV感染是新生儿致残和死亡的主要原因。

中枢神经系统感染 疱疹性脑炎发生较少但病情严重。早期出现抽搐表现是其特征。HSV-2感染可出现病毒性脑膜炎,该病多为自限性疾病,但若累及中枢神经系统出现腰骶神经根炎则会产生尿潴留或便秘表现。

诊断
- 临床诊断
- 有时需要实验室检查确诊
- HSV脑炎可进行脑脊液PCR和头颅MRI

临床上常可依据特征性的病灶来进行诊断。实验室检测也有帮助,特别是对于严重感染者、免疫受损患者、孕妇或病损不典型的患者。在HSV或水痘-带状疱疹病毒感染中,赞克试验(即刮取新鲜破损的水疱基底部组织进行Wright-Giemsa染色)常发现多核巨细胞确诊则依据培养、包括特异的血清型的血清转换(原发感染)和PCR及抗原检测。进行培养的标本需取自水疱或新出现的溃疡性病损的基底部。有时也可对病损部位取出的标本通过直接免疫荧光法来诊断HSV感染。脑脊液的PCR检查和MRI对诊断HSV脑炎有帮助。

单纯疱疹应与带状疱疹相鉴别,后者很少复发,通常引起的疼痛较剧烈,疱疹面积较广泛且沿神经节皮区分布。

除HSV疱疹感染,在生殖器溃疡上较少出现成串的水疱和出现在红斑基底上的溃疡。对于那些经常复发、难以治愈、抗病毒药物治疗无效的患者应怀疑存在免疫缺陷,特别是HIV感染。

治疗
- 通常使用阿昔洛韦、伐昔洛韦和泛昔洛韦
- 角膜炎可局部使用三氟尿苷等抗病毒药物

皮肤黏膜感染 局部感染不需特别治疗。

阿昔洛韦、伐昔洛韦或泛昔洛韦可用于治疗感染,特别原发感染。对阿昔洛韦耐药的HSV感染是罕见的,并且几乎只发生在免疫功能受损的患者。膦甲酸对耐阿昔洛韦疱疹病毒感染可能有效。

继发性细菌感染应局部使用抗生素(如莫匹罗星或新霉素、杆菌肽),如果严重,全身应用抗生素(如耐青霉素酶的β-内酰胺类)。全身应用止痛药可能会有帮助。

齿龈口炎和咽炎 可能需要使用局部麻醉剂以缓解症状(如达克罗宁、苯佐卡因、利多卡因胶浆)。(注意:利多卡因禁止咽下,其可麻痹口咽、喉咽及会厌部。注意防止儿童误服)。严重病例可使用阿昔洛韦、伐昔洛韦及泛昔洛韦。

唇疱疹 口服或局部使用阿昔洛韦有效。在前驱期时或第一处病损出现后即使用1%喷昔洛韦软膏,在日间每2小时使用一次,共使用4日,可使复发皮疹持续时间可缩短1日。这样毒性反应较小。泛昔洛韦1 500mg或伐昔洛韦2g口服,每12小时1次可用于治疗复发性唇疱疹。如病毒对阿昔洛韦耐药,则喷昔洛韦、泛昔洛韦和伐昔洛韦也同时耐药。10%的二十二烷醇软膏,每日5次,可能有效。

疱疹性瘭疽 可在2~3周自愈。局部使用阿昔洛韦之疗效不确定。口服或静脉阿昔洛韦可以在免疫抑制并有严重的感染患者中使用。

> **经验与提示**
> - 原发性疱疹病毒感染,即使做到早治疗也不能防止复发

单纯疱疹性角膜炎 单纯疱疹性角膜炎治疗可局部使用三氟尿苷,同时可请眼科医师会诊。

新生儿单纯疱疹 如果肾功能正常,治疗可使用阿昔洛韦20mg/kg,每8小时1次,静脉滴注2~3周。中枢神经系统感染以及全身播散,可使用20mg/kg,每8小时1次,静脉滴注至少3周。

中枢神经系统感染 针对疱疹脑炎如果肾功能正常,可使用阿昔洛韦10mg/kg,每8小时1次,静脉滴注2~3周治疗。推荐治疗14~21日以防止可能复发。儿童可使用更高剂量(最高20mg/kg每8小时1次静滴)。

病毒性脑膜炎通常静脉使用阿昔洛韦。阿昔洛韦具有非常良好的耐受性。然而不良反应可能包括静脉炎、肾功能不全,但很少数患者可能出现神经毒性(嗜睡、神志不清、抽搐、昏迷)。

> **关键点**
> - 单纯疱疹病毒感染通常会导致皮肤黏膜感染,但有时会导致角膜炎,在新生儿和成人可出现严重中枢神经系统感染
> - 首次感染后,HSV会潜伏在神经节中并定期复发引起症状
> - 诊断皮肤黏膜感染有赖于临床,但对于新生儿、免疫功能低下,或怀孕或有中枢神经系统感染或严重疾病的患者,可做病毒培养、PCR或抗原检测以明确诊断
> - 对严重感染的患者给予静脉阿昔洛韦
> - 对于皮肤黏膜感染,可考虑口服阿昔洛韦、伐昔洛韦或泛昔洛韦;对口唇疱疹,另外还可选用喷昔洛韦或10%的二十二烷醇软膏

生殖器疱疹

生殖器疱疹是一种由人类疱疹病毒 1 或 2 型引起的性病。它会导致生殖器溃疡性病变。其可通过临床、病毒培养、PCR、血清学检测来诊断。采用抗病毒药物治疗。

生殖器疱疹是发达国家中最常见的溃疡性性传播疾病。它是由人类疱疹病毒 1 型(HSV-1)或 2 型(HSV-2)引起的。

首次感染后,HSV 会潜伏在神经节中并周期性复发。当病毒出现时,它可以引起也可不引起症状(即生殖器病变)。本病通过与病灶接触而传播,更多的是性伴之间皮肤接触而传播,此时病灶多不明显(称为隐形传播)。

孕妇生殖器疱疹可传播 HSV(通常,HSV-2)给胎儿或新生儿。通常情况下,因在分娩时接触含 HSV 的阴道分泌物而感染。病毒很少经胎盘传播。感染单纯疱疹病毒的新生儿,其母亲一般为新近感染,在分娩时无生殖器感染的症状。新生儿 HSV 感染是一种严重的、潜在的致命感染。

症状及体征

大多数原发性生殖器疱疹病例不出现明显的症状;许多感染 HSV-2 的人并不知道他们有生殖器疱疹。在与感染者接触 4~7 日后,原发性生殖器皮损出现囊泡通常会被侵蚀形成可能聚结的溃疡可能在以下位置出现病变:

- 男性可见于包皮、龟头和阴茎
- 女性可见于在阴唇、阴蒂、会阴、阴道和子宫颈
- 同时对于那些有肛交行为的男女而言,也可累及肛门直肠

可能会出现排尿等待、排尿困难、尿潴留、便秘或严重的骶神经炎。愈合后可出现瘢痕。HSV-2 感染和 50% 的 HSV-1 感染患者可复发。

首次发作的生殖器病损常较疼痛、迁延而且累及较广,和复发病例相比其更易累及整个生殖器。而复发病例则有着严重的前驱症状,同时会累及臀部、腹股沟及大腿(彩图 191-1)。

诊断

- 临床评估
- 培养和 PCR
- 血清学检测

生殖器疱疹的诊断通常依赖于临床发现特征性皮损。与其他疱疹病毒感染不同,在生殖器疱疹上多出现成串的水疱和出现在红斑基底上的溃疡。然而,这些病变在许多患者中不存在。

如诊断不明确,仍应进行单纯疱疹病毒检测。进行检测时,进行培养的标本需取自水疱或新出现的溃疡性病损的基底部。单纯疱疹病毒培养阴性,尤其是在患者无活动性病变时不排除 HSV 感染,因为病毒呈间歇性活动。同样,培养的灵敏度也有限;PCR 则更为敏感,并正在越来越多地使用。

采用荧光素标记的单克隆抗体的直接免疫荧光有较好的特异度,但灵敏度不高。血清学试验能准确检测 HSV-1 和 HSV-2 的抗体,其在感染后的最初几周出现,然后维持一定时间。因此,如果生殖器疱疹被认为是最近获得的,需反复进行血清学检测。

下列情况需考虑进行单纯疱疹病毒血清学试验:

- 患者没有可疑的生殖器病变,但要求或需要进行评估(如因为过去的生殖器病变或高风险的行为)
- 为了帮助确定复发的风险
- 没有生殖器病变,但存在分娩期间传播疱疹风险的孕妇
- 要确定一个人是否容易受到患有生殖器疱疹性伴侣的感染

治疗

- 阿昔洛韦、伐昔洛韦和泛昔洛韦

生殖器疱疹治疗可使用抗病毒药物。

首次发生 可以用下面的之一进行处理:

- 阿昔洛韦 400mg 口服,每日 3 次,7~10 日
- 伐昔洛韦 1g 口服,Q12 小时,7~10 日
- 泛昔洛韦 250mg 口服,每日 3 次,7~10 日

这些药物可减少病毒播散并能减轻严重的初次感染患者的症状。然而即使早期开始治疗,也无法预防复发发生

复发病例 病程、严重程度可因抗病毒治疗的使用而缩短,特别是在前驱期。复发可予以下之一进行处理:

- 阿昔洛韦 400mg 口服,每日 3 次 5 日
- 伐昔洛韦 500mg 口服,每 12 小时 1 次,3 日
- 泛昔洛韦 1 000mg 口服,每 12 小时 1 次,1 日

对于**频繁的发作**(>6 次/年),可采用下列之一抗病毒治疗:

- 阿昔洛韦 400mg 口服,每 12 小时 1 次
- 伐昔洛韦:500~1 000mg 口服,每日 1 次
- 泛昔洛韦 250mg 口服,每 12 小时 1 次 肾功能不全时需进行剂量调整

口服的副作用较少,但可能包括恶心、呕吐、腹泻、头痛和皮疹

外用抗病毒药物的价值不大,不推荐使用。对生殖器疱疹患者的性伴侣进行评估是非常重要的。

预防

避免生殖器疱疹最好的方法是:

- 避免性接触(包括阴道、肛门和口交)
- 与一已经证实未感染的伴侣保持长期互相单一的性关系

以下方法可以减少生殖器疱疹的风险

- 正确和坚持持续使用乳胶避孕套。但是,避孕套不能覆盖所有部位,因此不能完全避免生殖器疱疹
- 生殖器疱疹患者应该在他们有病灶或疱疹症状时避免性活动

应该提醒患者的是,他们甚至可以在没有任何症状时传播疾病。

预防新生儿单纯疱疹病毒感染 预防新生儿传播的一些举措已经被证实并不十分有效。普遍性的筛查并不受到推荐,也并未证实是有效的。

临床医生应要求询问所有孕妇是否有生殖器疱疹,应该强调在怀孕期间不接触疱疹病毒的重要性。如果孕妇生产时有疱疹症状(如活动性生殖器病变),建议剖宫产,以避

免传染给新生儿。孕妇并发生殖器疱疹可给予阿昔洛韦治疗,在 36 周妊娠开始用药,以减少复发的风险,并且需要剖宫产。

同样对于目前患有可疑活动性生殖器疱疹的孕妇,在分娩过程中不应对其婴儿进行头皮监测。

> **关键点**
> - 首次感染后,HSV 会潜伏在神经节中并周期性复发
> - 本病通过与病灶接触而传播,但病灶不明显时也可传播(称为隐形传播)
> - 多数初次感染不引起症状,但原发性生殖器病变通常比复发性生殖器病变更疼痛,持续时间更长,范围更广
> - 诊断有赖于特征性的生殖器病灶,确诊依靠培养、PCR 和/或血清学试验
> - 可以使用阿昔洛韦、伐昔洛韦、泛昔洛韦治疗初次和复发性病灶
> - 如果孕妇患有生殖器疱疹,考虑在妊娠 36 周时开始给予阿昔洛韦以减少复发和传染给新生儿的风险

带状疱疹

(急性后神经节炎)

带状疱疹感染是由于潜伏在脊髓后根神经节的水痘-带状疱疹病毒活化引起的。其主要症状表现为:首先出现受累神经节支配的皮肤疼痛,随后在 2~3 日内出现疱疹。在皮损出现 72 小时内可使用抗病毒药物则疗效最佳。

水痘及带状疱疹是由于感染水痘-带状疱疹病毒(人类疱疹病毒 3 型)引起的,水痘发生在病毒急性感染期,而带状疱疹则为潜伏的病毒再次活动所引起。

带状疱疹可累及感觉根神经节、其支配的皮肤区域、有时还累及灰质的前角和后角、脊膜和后根及前根。该病常发生在老年人群和 HIV 患者中,因该类人群中细胞免疫功能有所下降而症状表现比较严重。病情好转后没有界限清楚的色素沉着。

症状及体征

发病后首先在受累部位出现刺痛、触痛及其他痛觉;2~3 日后即在红斑基底上出现皮疹。通常为胸腰部皮肤受累,在病灶周围可形成小的卫星灶。病灶呈典型的单侧分布。该部位的感觉过敏和疼痛较严重。皮肤损害完全形成一般需 3~5 日(彩图 191-2)。

带状疱疹 在免疫功能受损的患者中,带状疱疹可播散到其他部位的皮肤甚至是内脏器官。

膝状神经节带状疱疹[亨特综合征(Hunt syndrome),耳部带状疱疹] 该症是因为病毒累及膝状神经节引起的。常可表现为耳痛、面部麻痹和不时出现的眩晕。同时外耳道可出现水疱,舌部前 2/3 味觉也可丧失。

该症是三叉神经下的半月神经节受感染后,在眼部周围和由三叉神经眼支所支配前额的出现水疱及疼痛。眼部疾病可能是严重的。如鼻尖部出现水疱(Hutchinson 征)则表明病变累及鼻睫神经,其眼部病变较严重。然而在无以上表现时,眼部也可能会受累。

口腔带状疱疹 常较少出现,但发病后可出现严重的单侧病灶。同时无前驱症状出现。

疱疹后神经痛 只有不到 4% 的带状疱疹患者可能出现复发。然而,许多患者,特别是老年人,存在持续的或复发的疼痛(带状疱疹后神经痛),其可以持续数月或数年甚至终身。尤其是三叉神经的感染最可能导致严重的持续性疼痛。

这种疼痛可为剧烈并间断或持续的,令人精疲力竭。

诊断

- 临床诊断

当患者出现典型的皮疹或特征性出现某一皮区疼痛时,就可怀疑存在带状疱疹。其诊断常基于典型的皮疹。对于可疑的诊断,通过赞克实验发现多核巨细胞可明确疱疹病毒感染。单纯疱疹病毒可出现相似的损伤,但与带状疱疹不同,其常易复发且不按皮区分布。病毒可以通过培养或 PCR 进行鉴别。从活检样本进行抗原检测也有价值。

治疗

- 对症治疗
- 免疫缺陷患者可用抗病毒治疗(阿昔洛韦、泛昔洛韦、伐昔洛韦)

湿敷可减轻疼痛不适,但仍常需要使用止痛剂。在治疗眼部及耳部带状疱疹时,需要听取眼科医师与耳鼻喉科医师的意见与指导。耳带状疱疹的治疗,应咨询耳鼻喉科医生。

抗病毒治疗 口服抗病毒药物可减轻急性出疹期的症状及病程,也可影响带状疱疹后神经痛及免疫功能受损患者出现严重并发症的概率。

治疗应尽可能早开始,最好能在前驱期即开始;在皮肤损伤出现 72 小时后给予治疗可能无效。与口服阿昔洛韦 800mg/次,每日 5 次、连服 7~10 日相比,泛昔洛韦 500mg/次,每日口服 3 次、连服 7 日或伐昔洛韦 1g/次,每日口服 3 次、连服 7 日有着更好的生物利用度,因此作为治疗带状疱疹的首选药物。糖皮质激素不能降低带状疱疹后神经痛的发病率。

对于免疫缺陷不太严重的患者,口服泛昔洛韦、伐昔洛韦或阿昔洛韦是一个合理的选择;推荐使用泛昔洛韦和伐昔洛韦。对于严重免疫功能抑制的患者,成人的推荐治疗剂量为 10mg/kg、每 8 小时注射 1 次,疗程共 7~14 日;12 岁以下儿童为 20mg/kg,每 8 小时注射 1 次,疗程共 7 日。

虽然目前数据显示阿昔洛韦和伐昔洛韦在怀孕期间的安全性较好,但妊娠期间抗病毒治疗的安全性仍尚不明确。母体水痘可传播给胎儿导致先天性水痘,但母体带状疱疹却很少传播给胎儿导致先天性水痘,因此应权衡治疗对孕妇的收益以及对胎儿造成的风险。孕妇患有严重的皮疹、急性疼痛,或眼带状疱疹可在妊娠晚期使用伐昔洛韦或阿

昔洛韦进行治疗。

疱疹后神经痛处理 针对带状疱疹后神经痛治疗上很困难。治疗方法包括加巴喷丁、循环抗抑郁药，外敷辣椒素或利多卡因软膏。使用阿片类止痛药可能是必要的。鞘内注射甲泼尼龙可能是有益的。最近的一项研究表明，在累及部位注射A型肉毒毒素可以减轻疼痛。

预防

60岁以上老年人群无论是否患过水痘，均可使用带状疱疹疫苗以加强免疫反应。疫苗已被证实可降低带状疱疹的发生率。

> **关键点**
> - 带状疱疹的病因是水痘-带状疱疹病毒的再激活所致
> - 皮疹多伴疼痛，通常在红斑的基础上出现囊泡，出现在一个或多个相邻皮节
> - 只有不到4%的患者可出现带状疱疹复发，但许多患者，尤其是老人，有几个月或几年持续或反复疼痛（带状疱疹后遗神经痛）
> - 免疫缺陷患者可用抗病毒治疗
> - 使用止痛药往往是必要的
> - 无论是否患过带状疱疹，给≥60岁者单剂带状疱疹疫苗

传染性单核细胞增多症

传染性单核细胞增多症因为EB病毒（人类疱疹病毒4型）感染，其特征是疲劳、发热、咽炎和淋巴结肿大。发热可持续数周或数月。作为严重的并发症，呼吸道阻塞、脾破裂和神经系统症状偶可发生。其诊断可根据临床表现和EB病毒血清学抗体实验。治疗主要以对症支持为主。

50%的5岁以下儿童感染过EB病毒。90%以上的成人血清学检查结果阳性。人类是EB病毒的唯一宿主。EB病毒感染通常无症状。

病理生理

EB病毒在鼻咽部初次复制后能感染B细胞。另外，感染后出现异型淋巴细胞，主要是CD8+T淋巴细胞。

初次感染后，EB病毒终身残留在宿主细胞里，主要集中在B细胞。同时持续由口咽部释放。在15%～25%的EB病毒阳性健康成年人的口咽部分泌物中可检得病毒。在免疫功能受损的患者中（如接受器官移植者、HIV患者等），病毒释放次数和浓度均会增加。

EB病毒在自然环境中不易存活，传染性不强。

传播 本病可以通过输注血制品传播，但更多见的是通过与无症状感染者接吻而传播。只有约5%的人通过接触急性感染者而传播。

而幼年受EB病毒传染多发生在社会经济水平较低、居住环境拥挤的人群中。

伴随的疾病 EBV与下列疾病统计学关联并且有可能具有因果关联
- 伯基特型淋巴瘤
- 在免疫功能低下患者的某些B细胞肿瘤
- 鼻咽癌

EB病毒不会导致慢性疲劳综合征。然而，有时可能会导致发热、间质性肺炎、全血细胞减少和葡萄膜炎的综合征（即慢性活动性EBV）。

症状及体征

多数儿童首次感染EB病毒时无症状。成人和年长一些的儿童可出现传染性单核细胞增多症的表现。

潜伏期30～50日。疲劳可持续数月，以初始的2～3周最为明显。

大多数患者出现三联征
- 发热
- 咽炎
- 淋巴结肿大

发热一般在下午或傍晚达到高峰，虽然有时候能达到40.5℃，但是一般维持在39.5℃左右。咽炎可能是严重的，疼痛明显伴有渗出，类似于链球菌性咽炎。淋巴结肿大常呈全身性，可累及各组淋巴结，颈前颈后较多出现。传染性单核细胞增多症可仅出现淋巴结肿大的临床表现。

其他症状包括：
- 脾大：大约50%的病例出现脾肿大，多为刚可触及，常发生在病程2～3周
- 轻度肝大与叩击痛
- 眶周水肿和腭瘀斑
- 斑丘疹暴发较少见
- 很少出现黄疸

并发症 传染性单核细胞增多症常可完全康复，但出现并发症后病情将会比较复杂。

神经系统并发症 包括脑炎、癫痫、吉兰-巴雷综合征、外周神经炎、病毒性脑膜炎、脊髓炎、脑神经瘫痪和精神症状。出现脑炎时可有小脑功能障碍，可向全脑迅速蔓延，其与单纯疱疹性脑炎类似但常表现为自限性。

血液系统并发症 常为自限性经过，包括：
- 粒细胞减少症
- 血小板减少症
- 溶血性贫血

50%的患者存在短期且轻微的粒缺或血小板缺乏，较少出现严重感染、出血。溶血性贫血常与抗-i-特异性冷凝集抗体有关。

脾破裂 后果严重。其发生于脾大和包膜肿胀后，多见于出现症状后10～21日。仅半数病例有外伤史。脾破裂一般有疼痛，但也有尚未感到疼痛即出现血压下降。

呼吸系统并发症 包括咽部或气管旁淋巴结肿大引起的罕见的上呼吸道梗阻，对皮质醇激素治疗有反应。临床上间质性肺炎多发生在儿童，无明显症状但胸片有病变。

肝脏并发症 有转氨酶水平升高（高出正常2～3倍，3～4周后恢复），95%的病例出现该表现。如出现黄疸或转氨酶水平严重升高，则需排除其他原因的肝炎。

暴发性EB病毒感染发生较少，且表现为家族性，特别

是患有X连锁淋巴组织增生综合征的患者。其初次患病后有罹患无丙种球蛋白血症与淋巴瘤的危险。

诊断

- 嗜异性抗体检测
- 有时依赖EBV病毒血清学检测

根据典型症状和体征可怀疑患者感染了传染性单核细胞增多症。由A组β溶血性链球菌感染渗出性咽炎、颈前淋巴结肿大和发热与其在临床上很难鉴别。但是通过颈后无痛性淋巴结肿大及脾肿大表现可以诊断传染性单核细胞增多症。另外，即使在口咽部检出链球菌，也不能完全排除传染性单核细胞增多症可能。

鉴别诊断 HIV感染也可出现于EBV感染相类似的临床症状。如果患者有HIV感染的危险因素，要做到以下几点：

- 测定HIV RNA载量
- 检测HIV抗体和P24抗原

在HIV感染早期，检测HIV抗体的ELISA和Western blot通常为阴性（窗口期），因此不能仅以此作为诊断依据。HIV-RNA定量和P24抗原检测对诊断急性HIV感染更敏感。

> **经验与提示**
>
> - 急性HIV感染可以出现类似急性EBV感染的症状；有HIV感染危险因素的患者应进行HIV病毒载量检测以及HIV抗体和P24抗原检测

巨细胞病毒感染同样可以出现类似异型淋巴细胞增多、肝脾肿大和肝炎表现，但无严重的咽炎。

弓形虫病、乙型肝炎、风疹，或与药物不良反应相关的异型淋巴细胞也可引起传染性单核细胞增多样综合征。这些综合征通常可以通过其他临床特征或通过具体检测区别开来。

实验室检查 实验室诊断包括血常规检测和EB病毒血清学检测。患有该病时，白细胞中异型淋巴细胞计数大于30%。

虽然此时个别淋巴细胞与白血病时类似，但与之不同的是淋巴细胞的异型性。非典型淋巴细胞也可见于HIV感染、CMV感染、乙肝、B型流感、风疹和其他病毒性疾病，需要进行血清学检查以明确诊断。然而，大量非典型淋巴细胞仅见于EB病毒感染和CMV感染。

急性EBV感染可通过以下两种血清学检测来诊断。

- 嗜异性抗体试验
- EBV特异性抗体检测

嗜异性抗体检测可通过凝集试验进行。该抗体仅存在于50%的5岁以下患者中，而在80%~90%的青少年和成人中可以检出。重要的是，嗜异性抗体试验在部分急性HIV感染的患者中可能呈现假阳性。嗜异性抗体的滴度和阳性率在疾病的第二和第三周期间上升。因此，如果高度怀疑传染性单核细胞增多症的诊断但抗体阴性，则因在出现症状后7~10日再次复查嗜异性抗体检测。

如果仍为阴性，可以进一步检测EB病毒抗体。EBV病毒衣壳抗原（VCA）的IgM抗体出现表明急性EBV感染（这些抗体3个月内消失感染后）。VCA的IgG抗体（EBV VCA-IgG抗体）在感染早期也可出现并持续终身。针对EBV核抗原的抗体EBNA-IgG出现较晚（8周以后），但也终身存在。当EB病毒抗体滴度为阴性或提示非急性EB病毒感染，则应考虑CMV感染或HIV感染。

预后

传染性单核细胞增多症通常为自限性疾病。病程长短不一，急性期可持续2周。一般而言，20%的患者一周后即可重新工作学习，50%的人需要2周时间。疲劳可持续数周，甚至在1%~2%的病例中可持续数月。

该病病死率小于1%，几乎均死于并发症（如脑炎、脾破裂、气道梗阻等）。

治疗

- 对症治疗
- 严重患者可用激素治疗

治疗以对症支持为主。在急性期内建议患者休息，但当发热、咽炎和不适消退后，则应鼓励其恢复活动。为防止脾破裂，在病情恢复之后的1个月内应禁止举重物和有身体接触的运动，直至脾肿大（可通过B超检测）消退。

虽然糖皮质激素可加快退热并减轻咽炎症状，但除非存在并发症，一般不采用。糖皮质激素对治疗类似气道梗阻、严重的血小板减少和溶血性贫血等并发症有所帮助。另外，虽然口服或静脉使用阿昔洛韦可减少口咽部EB病毒的播散，但仍无有力的证据表明其临床作用。

> **关键点**
>
> - EB病毒感染非常常见，EB病毒终身残留在宿主细胞里，主要集中在B细胞
> - 只有约5%的患者因接触急性EBV感染者而感染
> - 典型的症状包括疲劳（有时持续数周或数月）、发热、咽炎、脾肿大、淋巴结肿大
> - 不常见的严重并发症包括脑炎等神经系统表现、脾脏破裂，因扁桃体增大气道阻塞，溶血性贫血、血小板减少和黄疸
> - 做嗜异性抗体检测以及EBV特异性抗体检测
> - 提供支持治疗，并建议避免举重和剧烈运动；不推荐使用抗病毒药物
> - 对气道梗阻、严重的血小板减少和溶血性贫血等并发症患者考虑使用糖皮质激素

192. 痘病毒

猴痘

猴痘病毒在结构上与天花病毒相似，并且导致相似但较轻的疾病。

猴痘类似于天花，是正痘病毒属中的一种。虽然储存宿主还不明确，最可疑的宿主是在非洲雨林中的啮齿类动物和松鼠，绝大多数分布在西部非洲和中部非洲。人类病例在非洲呈散发，并且偶有流行。大部分被报道的病例发生在民主刚果共和国；最近发病率增加了20倍，其可能的原因是从1980年起停止了天花疫苗接种。

在美国，2003年暴发了一次猴痘疫情，当时病毒是通过加纳进口的啮齿类宠物传播至宠物北美草原土拨鼠，之后病毒感染了中西部地区的人群。这次暴发流行在6个州中发生了包括35例确诊病例，13例可能病例以及22例可疑病例，但是并未出现死亡病例。

人可能是由动物宿主经伤口或黏膜而感染。人和人之间的传播非常有限，感染的比例为8%~9%。大多数患者是儿童。接种过猴痘疫苗者可以降低感染的风险。在非洲，猴痘病死率在4%~22%。

临床上猴痘与天花相似，但是皮损更常为成批出现，并且淋巴结病更常见。皮肤和肺部可能出现继发性细菌感染。

无法通过临床表现将猴痘与天花和水痘（疱疹病毒感染所致，而非痘病毒参见水痘章节，第1432页）进行鉴别。可以通过培养、PCR、免疫组织化学或者电子显微镜进行诊断，根据现实条件任选一种方法进行诊断即可。

治疗以支持治疗为主。潜在有效的药物包括抗病毒药物西多福韦和试验研究的药物 brincidofovi（CMX001）和 tecovirima（ST-246）；上述药物在体外研究和实验模型中均有抗猴痘病毒的活性。然而，这些药物均未用于猴痘局部流行区域的病例治疗。

一旦病例确诊，须向公共卫生当局传报疫情。

天花

天花是一种具有高度传染性的疾病，由正痘病毒属的天花病毒引起。它所造成的病死率可高达30%。自然的感染已经被消灭。可造成暴发的主要原因是生物恐怖。表现为严重的全身症状和特征性的脓疱性皮疹。治疗主要是支持治疗。预防包括疫苗接种，因为该疫苗接种存在风险，所以要有选择地进行接种。

由于世界范围内开展了疫苗接种，全世界自1977年以来已经再无天花病例出现。在1980年，世界卫生组织（WHO）推荐停止天花疫苗的常规接种。美国在1972年停止了常规疫苗接种。因为人类是天花病毒唯一的自然宿主，而在环境中病毒无法存活>2日，因此WHO宣布自然的天花病毒感染已经被消灭。考虑到生物恐怖活动有可能使用目前保存的天花病毒或通过合成的方法制造天花病毒，这就增加了天花再流行的可能性（参见美国CDC：天花：疫情暴发之准备和应对：www.cdc.gov）。

病理生理

天花病毒至少有2个株。

- 毒力较强的病毒株导致重型天花（经典天花）
- 毒力较弱的病毒株导致轻型天花（类天花）

天花在人与人之间的传播是通过吸入飞沫或直接接触（传播效率稍低于前者）。被污染的衣服和床单也可能传播感染。感染最具传染性是在皮疹出现后的最初7~10日。一旦皮肤损伤处形成痂，传染性下降。

在未接种疫苗者中接触传染源后发病比例高达85%，并且每一个原发病例至少可以感染4~10个继发病例。然而继发感染的传播速度较慢，并且主要是在密切接触的人群中发生。

病毒侵入口咽部或呼吸道黏膜，并且在局部淋巴结内增殖，随后发生病毒血症。最后集中在真皮和口咽部黏膜的小血管内。除了偶然累及中枢神经系统造成脑炎外，临床上很少累及其他器官。皮肤、肺部以及骨可能继发细菌感染。

症状及体征

重型天花 有10~12日的潜伏期（从7~17日不等），接着是2~3日的发热、头痛、背痛以及极度不适的前驱症状。有时出现严重的腹部疼痛和呕吐。前驱症状后，在口咽部的黏膜、面部和手臂上出现斑丘疹，之后很快扩展至躯干和腿部。咽喉部的黏膜疹快速溃烂。1~2日后，皮损变为水疱状，接着呈脓疱状。脓疱在面部和四肢比在躯干上更加密集，并且可以出现在手掌上。脓疱呈圆形、饱满并且深深嵌入皮肤。天花的皮损与水痘不同，在身体同一部位皮损都处于同一病期。8~9日后脓疱结痂。一般遗留有严重的瘢痕。病死率约30%。由于大量的炎症反应造成休克和多器官衰竭而死亡，通常在病程的第2周发生。

天花患者5%~10%进展为出血或者恶性变异型表现。出血型罕见并且病程短，更加强烈的前驱症状之后出现泛红性红斑以及表皮和黏膜出血。一般在5~6日内死亡。恶性型有类似的严重前驱症状，之后进展为融合、扁平、非脓疱性的皮损。在存活者中表皮往往剥脱。

轻型天花 所产生的症状相似，但是病情却轻得多，皮疹扩散的程度小。病死率<1%。

诊断

- PCR
- 电子显微镜

除非有记录的实验室病原接触或怀疑因生物恐怖活动造成疫情暴发,只对于出现临床症状符合天花表现的病例进行病原相关检测。因为不结合临床表现而单纯检测病原结果有假阳性的可能。对有发热和皮疹的患者进行天花危险度的评估流程可在美国CDC网站获取(CDC Algorithm Poster for Evaluation of Suspected Smallpox)。

通过从水疱或脓疱中提取的病原基因组,经过PCR扩增比对后确认为天花病毒的序列而确诊。病毒也可通过电子显微镜确认;或从皮损处刮取皮肤组织进行培养后再通过PCR确认。如有可疑天花病例时,需要立即向当地卫生机构报告,或联系CDC。这些机构则安排留取样本送生物安全4级实验室中进行检测确认。

治疗
- 支持治疗
- 隔离
- 或许可选用:西多福韦、brincidofovi(CMX001)或tecovirima(ST-246)进行病原治疗

治疗通常是支持治疗,对于继发的细菌感染使用抗生素治疗。可以考虑使用西多福韦进行抗病毒治疗。Brincidofovi(CMX001)和tecovirima(ST-246)作为研究性的药物已被用于治疗严重的疫苗相关的并发症(牛痘),对于天花可能同样有治疗作用。目前对于天花的病原治疗没有获批的药物。

对天花患者进行隔离是最基本的措施。对于小范围的暴发疫情,患者需要在医院装备有高效微粒过滤器(HEPA)的负压病房中进行隔离。如果大规模的暴发流行,需要进行家庭隔离。接触者应该予以监测,尤其是每日测量体温,对于体温>38℃或者有疾病其他体征者应该在家中进行隔离。

预防
在美国注册的天花疫苗由活的牛痘病毒组成(ACAM2000),牛痘病毒与天花病毒结构近似并且具有交叉免疫反应。疫苗接种用分叉的针浸入疫苗原液中,然后用针在直径约5mm的区域内快速刺15次,刺时要用足够的力量使得有出血的痕迹。接种疫苗的部位用纱布覆盖以免疫苗病毒扩散至身体的其他部位或密切接触者。在接种疫苗后的一周常见发热、不适以及肌痛。约在第7日接种部位形成脓疱说明疫苗接种成功。重复接种疫苗可能产生仅有一个脓疱周围红斑,出现的高峰时间在3~7日之间。未出现疫苗接种成功体征者应该再接种一次。两种减毒活疫苗[安卡拉改良牛痘(MVA)和LC16m8]已经成功研制;前者在欧洲注册,后者在日本注册。

单次接种后,获得的免疫力在5年后开始减退,20年后可能不再具有针对天花病毒的免疫力了。如果人们成功地再接种一次或多次,那么残留的免疫力可能会持续≥30年。

除非天花在人群中暴发,一般情况下只建议处于高危职业的人员,如实验室技术人员接种疫苗进行暴露前预防。

疫苗并发症 出现并发症的危险因素包括广泛的皮肤病变(尤其是湿疹)、免疫抑制疾病或者免疫抑制治疗、眼睛的炎症以及怀孕。由于接种疫苗可能的风险,因此不建议进行广泛的疫苗接种。

在首次接种疫苗者中出现严重并发症的概率大约是1/10 000,包括:
- 种痘后脑炎
- 进行性牛痘
- 种痘后湿疹
- 全身性牛痘
- 心肌炎和/或心包炎
- 牛痘病毒性角膜炎
- 非感染性皮疹

种痘后脑炎 在首次接种疫苗者中发生的概率约是1/300 000,尤其是在疫苗接种后的8~15日容易出现。

进展性牛痘 导致具有牛痘特征的(水疱的)皮损不愈合扩散至邻近的皮肤,并且最终扩散至其他部位的皮肤、骨以及内脏。进行性牛痘既可以在首次接种疫苗时出现也可以在再次接种时出现,但是几乎都是在有细胞免疫缺陷的患者中发生并且可能是致命的。

种痘后湿疹 在活动性湿疹或是痊愈的湿疹皮肤上出现具有牛痘特征的皮损。

全身性牛痘 牛痘病毒血源播散造成的,并且在身体的多个部位产生具有牛痘特征的皮损,它通常是良性的。

牛痘病毒性角膜炎 很少发生,当牛痘病毒被不小心植入眼睛时发生。

对一些严重的疫苗并发症可以用牛痘免疫球蛋白(VIG)进行治疗;有报道称,一种痘后湿疹的病例通过给予牛痘免疫球蛋白、西多福韦以及tecovirimat而成功救治。在过去对于因接触病毒而需要接种疫苗的高危患者同时给予VIG来预防并发症的发生。这种方法的有效性并不明确,并且CDC也不推荐该法。牛痘免疫球蛋白只能由CDC提供。

暴露后预防 暴露后疫苗接种后可以预防或者显著地减轻疾病的严重性,家庭中有天花患者以及与天花患者密切接触者是接种指征。早期接种最有效,但有人在暴露后4日接种疫苗仍有部分效果。

> **关键点**
> - 自1977年以来已经没有天花病例发生,但天花病毒用于生物恐怖袭击的可能依然存在
> - 通过PCR诊断
> - 治疗主要为支持治疗,但可以考虑使用西多福韦;对于研究性的药物brincidofovir(CMX001)和tecovirimat(ST-246)可能同样有效
> - 疫苗接种具有高度的保护作用,罕见有严重的并发症(约1:10 000)
> - 疫苗接种后的数十年中免疫力会逐渐消退

193. 呼吸道病毒

病毒感染通常会影响上呼吸道和下呼吸道。虽然可以按照病原来分类(如流感),但是通常都是以临床症状来给疾病分类(如普通感冒、细支气管炎、喉炎)。尽管不同的病原学可以产生不同的临床表现[如鼻病毒和普通感冒或呼吸道合胞病毒(RSV)和细支气管炎],每一种病毒都可以引起共同的呼吸道症状(表193-1)。

表193-1 常见病毒性呼吸道综合征的病因

综合征	常见病因	少见病因
支气管炎	RSV	流感病毒
		副流感病毒
		腺病毒
		鼻病毒
普通感冒	鼻病毒	流感病毒
	冠状病毒	副流感病毒
		肠病毒
		腺病毒
		人偏肺病毒
		RSV
急性喉炎	副流感病毒	流感病毒
		RSV
流感样疾病	流感病毒	副流感病毒
		腺病毒
肺炎	流感病毒	副流感病毒
	RSV	肠病毒
	腺病毒	鼻病毒
		人偏肺病毒
		冠状病毒

RSV,呼吸道合胞病毒(respiratory syncytial virus)。

呼吸道病毒导致疾病的严重程度有非常大的不同,尤其是在老人和儿童。疾病的症状是由于病毒的直接损害或者间接损害,如心肺基础条件、肺部继发细菌感染、鼻窦炎、中耳炎。

诊断

通过 PCR、细胞培养,和血清学试验的病毒学检测结果通常较慢,无法对治疗起到帮助,但是对于流行病学监测来说是很有意义的(如可确定疾病暴发的原因)。流感和 RSV 有许多快速诊断检测,但是这些方法在常规治疗中的作用尚不明确,当不同的病原学诊断将会影响接下来的临床治疗时,需要保存标本做以上检测。确诊还是要靠临床资料和流行病学依据。

治疗

对于呼吸道病毒感染的治疗一般都是支持治疗。抗菌药物对病毒无效,不建议使用抗菌药物预防继发细菌感染。只有在出现继发细菌感染才使用抗菌药物。对于慢性肺部疾病的患者,不需要很严格限制抗菌药物的使用。

18岁以下的呼吸道感染患者不应用阿司匹林,因为存在导致瑞氏综合征的风险。

有时患者在上呼吸道感染治疗恢复时持续数周咳嗽,在这种情况下予以吸入支气管扩张剂或糖皮质激素可能会缓解症状。

在有些情况下,抗病毒药物是有效的。金刚烷胺、金刚乙胺、奥司他韦、扎那米韦在治疗流感中疗效是肯定的。利巴韦林是一种鸟嘌呤核苷酸类似物,可以抑制多种 DNA 和 RNA 病毒的复制,理论上可以治疗一些严重免疫受损患者和呼吸道合胞病毒感染所致的下呼吸道感染。帕利珠单抗是一种单克隆抗体与 RSV 融合蛋白,被用于某些高风险的婴儿来预防 RSV 感染。

腺病毒感染

腺病毒感染的表现为无症状型或者是一些特异性症状,这些症状包括:轻度呼吸道感染、角结膜炎、胃肠炎、膀胱炎和原发性肺炎等。主要依靠临床诊断,治疗以支持治疗为主。

腺病毒是一种 DNA 病毒,有三种与核壳有关的主要抗原(六邻体、五邻体和纤维)。这些抗原可用于病毒的鉴定和分型。腺病毒一般是通过接触到感染者的分泌物(包括通过手指接触),或者通过接触到污染的物体(如毛巾、器具)而感染,它可以经空气或水源(如游泳)传播。就算是无症状的感染者,呼吸道和胃肠道仍然能够持续释放病毒时间长达数月甚至数年。

症状及体征

在正常免疫的宿主体内,大部分腺病毒感染无临床症状;而出现临床症状的患者可以有多种临床表现,尤其在儿童感染者中。最常见的症状包括:发热,体温>39℃持续5日以上;咽痛、咳嗽、流鼻涕或者其他呼吸道症状。特异性表现包括结膜炎、咽炎和发热(咽结膜性发热)。比较少见的症状表现在新生儿重型细支气管炎和肺炎。在相对封闭的年轻人群中(如新兵营),可以出现呼吸道疾病的暴发,主要症状就是发热、下呼吸道症状:支气管炎,偶尔为肺炎。

流行性角结膜炎是比较严重的症状,可以出现散发或者局部流行。结膜炎通常都是双侧的。可能出现耳前淋巴结肿大、结膜水肿、疼痛,荧光染色可以看见角膜损害呈点状染色。系统症状和体征较少或者缺如。流行性角结膜炎通常在3或4周自愈,但是角膜损害可能持续时间更长。

非呼吸道腺病毒感染症状包括出血性膀胱炎、婴儿腹泻、脑膜脑炎。

腺病毒感染大部分患者可以痊愈,除极少数发生于婴儿、新兵和免疫低下人群中的暴发性原发型肺炎外,即使是严重的腺病毒肺炎也不引起死亡。

诊断
■ 临床评估

实验室检查对于诊断腺病毒感染作用不大,在急性感染时,可以从呼吸道和眼睛分泌物、粪便和尿液中分离出病毒。血清抗体滴度4倍增高提示近期腺病毒感染。

治疗
■ 对症治疗

治疗一般采用对症和支持疗法。针对免疫缺陷的患者可使用利巴韦林及西多福韦,疗效差异较大。

要减少病毒传播,应提倡正确的消毒措施,医务人员在检查感染者的前后要换手套和洗手,正确使用医疗器具,避免反复使用眼科器械。

预防

口服型疫苗肠溶胶囊含有活性的腺病毒4型和7型,可以减少下呼吸道疾病。该疫苗已有数年没有供应,但在2011年被再次生产。然而,这仅供军事人员使用。它可用于17~50岁年龄的患者,但是不能用于怀孕或哺乳妇女。

感冒
(上呼吸道感染;鼻炎)

感冒是一种急性发热、自限性病毒感染,包括上呼吸道症状如鼻塞、咳嗽和咽痛。感冒通过临床症状来诊断。多洗手可以预防传播。治疗大多为支持治疗。

约50%的感冒由多达100余个血清型的鼻病毒中的某一型引起。在人口相对密集的学校或兵营中流行的感冒常由一种病毒引起,冠状病毒可引起感冒流行。但流感病毒、副流感病毒和呼吸道合胞病毒感染也可表现为感冒,尤其在重复感染的成人中。

鼻病毒感染常发生于春秋季,冬季较少发生,其主要的传播途径是通过人与人的接触传播或者是空气传播。

避免感染最重要的决定因素是血清和分泌物中产生的特异性中和抗体,后者表明先前曾暴露于同样的或密切相关的病毒,并有相应的保护作用。受凉本身并不会引起感冒,个体的易感性要么与其健康和营养状况有关,要么与其上呼吸道异常(如扁桃体肿大或腺样体)有关。

症状及体征

在感染的24~72小时后,最早出现的症状是"咽痒"或咽痛,随后出现打喷嚏、流涕、鼻塞和全身不适。一般情况下体温都是正常的,尤其是鼻病毒或冠状病毒感染时。鼻腔分泌物开始为大量水样,以后变为黏液样和脓性。黏液脓性分泌物并不说明有细菌重叠感染。咳嗽通常不剧烈但常持续2周。如果没有并发症,大部分症状在10日内可以缓解。有哮喘或者慢性气管炎患者感冒后常常会使原发病加重。

脓痰或严重下呼吸道感染症状在鼻病毒感染中并不常见。化脓性鼻窦炎和中耳炎与病毒感染或者继发细菌感染有关。

诊断
■ 临床评估

诊断通常是通过临床推断,没有明确的确诊实验。需要与过敏性鼻炎相鉴别。

治疗
■ 对症治疗

目前尚无特异性治疗方法。退热剂和止痛剂可以缓解发热和咽痛的症状。消除鼻部充血的药物可以缓解鼻塞。目前的鼻部消除充血药物比口腔消除充血药物有效,但是如果连续使用超过3~5日,会造成充血反弹。流涕的症状可以用第一代抗组胺药物治疗(如氯苯那敏)或者鼻内异丙托溴铵气雾剂(0.03%溶液每日2次或3次,每次2喷);老年人和患有良性前列腺肥大和青光眼者禁用。第一代抗组胺药通常会有镇静作用,但是第二代抗组胺药物(无镇静作用)却对感冒治疗无效。抗组胺药物和缓解充血的药物不推荐在小于4岁的儿童中使用。

锌、紫锥菊提取物和维生素C常常用于治疗感冒,但是没有确切的证据表明这些药物是否有效。

预防

目前为止还没有特异性的疫苗。多价菌苗、柑橘类水果、维生素、紫外线、乙二醇气雾剂和其他的方法均不能预防感冒。多洗手,在污染的环境里使用消毒剂可以减少病毒的传播。除非有明显的证据表明继发细菌感染,否则不建议使用抗菌药物。

但是如果患者有慢性肺部疾病则可以放宽使用抗菌药物的条件。

流感
(流行性感冒)

流感是一种由病毒引起的急性呼吸道感染,可引起发热、鼻炎、咳嗽、头痛、全身不适等症状。在大流行期间该病可以导致死亡,尤其是高危人群(如高龄、心肺功能不全或晚期妊娠的孕妇)。在大流行期间,即使是健康的青年患者也可能会死亡。诊断依据当地疫情和临床来判断。年龄≥6个月的人群应该每年都要接种流感疫苗。抗病毒治疗大概能够缩短1日的病程。对于有高危患者应当考虑进行抗病毒治疗。

流感是指流感病毒引起的疾病,但是常常会被误认为是一组其他的呼吸道病毒引起的一系列疾病的总称。根据核型蛋白质和基质蛋白质不同,流感病毒分为甲、乙和丙三型。根据核蛋白和基质蛋白的补体结合抗体将流感病毒分为A、B或C型,C型流感病毒感染不引起传统的流感症状,故不在此讨论。

流感抗原 血凝集素(H)是流感病毒表面的糖蛋白,它可以使病毒与细胞唾液酸结合进而与宿主细胞膜融合。神经氨酸苷酶(NA)是另外一种表面糖蛋白,它可以祛除唾液酸,以防止从病毒由受感染宿主释放。有18种H型和11

种 NA 类型,这样会形成 198 种可能的组合,但只有少数是使人类致病的病原体。

抗原漂移 只要 H 和 NA 的一个小小的、渐进的突变就会导致流感病毒 A 和流感病毒 B 出现新的病毒株(抗原漂移)。由于原病毒株产生的抗体的保护作用减低,新病毒株可导致季节性流行。

抗原转移 是指出现一种相对罕见的 H 和/或 NA 抗原的组合,这种现象主要是由病毒基因组亚基的重排引起的。流感大流行可能是抗原转移的结果,因为其他毒株的抗体(接种疫苗或本地感染引起的)对新毒株几乎或根本没有保护作用。

流行病学

流感病毒每年在温带的秋冬季节都引起大量散发性呼吸道疾病(季节性流行病)。流感 A、B 病毒季节性的流行常有两个高峰,一是在校学生及其邻居中(一般为年轻人),第二是在闭居家中者和半封闭的机构中的人,尤其是老年人。乙型流感病毒一般引起较轻的呼吸系统疾病,但在每 3~5 年的流行中可导致很高的发病率和病死率。尽管在某一时期的流行多由单一血清型引起,不同型的流感病毒可以先后在某一地区出现或者同时出现,但不同地区的优势株不同。大流行并不常见。截至 2013 年,曾有 6 次主要的大流行,由其推测出的原发地进行命名:

- 1889 年:俄罗斯流感(H2N2)
- 1900 年:H3N8 流感
- 1918 年:西班牙流感(H1N1)
- 1957 年:亚洲流感(H2N2)
- 1968 年:H3N2 流感
- 2009 年:猪流感[甲型流感 A(H1N1)pdm09]

流感病毒的传播通过空气中的飞沫,人与人之间的接触或与被污染物品的接触。飞沫是主要的传播方式。

高危人群 一些特点患者有很高的风险出现流感并发症:

- 小于 4 岁的儿童
- 大于 65 岁的成人
- 有慢性基础疾病者(如肺心病、糖尿病、肝或肾功能不全、血红蛋白病、免疫缺陷)
- 妊娠 6~9 个月后的孕妇
- 呼吸道分泌物排出功能受损的患者(如认知障碍、神经肌肉功能障碍、脑卒中、癫痫)
- 服用阿司匹林的 18 岁以下患者(因 Reye 综合征的风险)

导致这些患者的高发病率和高病死率是:流感加重的原发基础病、急性呼吸窘迫综合征、原发流感性肺炎或继发细菌性肺炎。

症状及体征

潜伏期为 1~4 日,平均 48 小时。一般病例的症状像类似普通感冒(如咽痛,流涕);或者伴有结膜炎。成人典型症状为突起的寒战、发热、虚弱、咳嗽、全身酸痛和疼痛(以背部和腿部最为明显),头痛的症状非常突出,常伴有畏光和眼球后胀痛。开始时呼吸道症状轻微,有咽喉刺痛、胸骨下烧灼感、干咳,有时伴鼻卡他症状,此后以下呼吸道症状为主,咳嗽持续并伴咳痰。在 2009 年大流行的 H1N1 病毒株感染中可能更常出现胃肠道症状。儿童临床症状主要表现在恶心、呕吐或者腹痛,新生儿主要为败血症样表现。

2~3 日后,急性期症状迅速缓解,但是发热会持续超过 5 日。咳嗽、乏力、出汗、疲倦可以持续几天甚至几个星期。

并发症 严重的咳嗽、脓性或者血性痰、呼吸困难和肺部啰音提示并发肺炎。在原发病将愈时出现持续或再次的发热、咳嗽提示继发细菌性肺炎。

在 A 和 B 型流感后较少出现脑炎、心肌炎和肌球蛋白尿及肾衰竭。以脑病、脂肪肝、肝酶、血氨升高、低血糖症和脂血症为特征的瑞氏综合征常在 B 型流感流行时出现,尤其是在服用阿司匹林的儿童中。

诊断

- 临床评估
- 有时使用快速诊断试验
- 严重呼吸道症状的患者予以脉搏血氧饱和度测定以及胸片检查

如果在流感流行区患者具有典型的临床症状就可以诊断。虽然有很多快速诊断实验可以使用,并且其中的大多数有着不错的特异度,但敏感度差别很大,故很少在临床中使用。当结果会影响到临床用药方案的制订时,需进行诊断试验。反转录酶 PCR(RT-PCR)检测非常敏感及特异,它能够鉴定流感不同的型和亚型。如果可以使用这项检查,那么其结果能很快被用于制订合适的抗病毒治疗方案。这些试验对于发现暴发的呼吸道疾病是否为流感也非常有用。鼻咽部拭子和吸出的痰液培养结果需要数天时间,对于决定患者的治疗方案无帮助。

患者如果出现下呼吸道症状和体征,如:呼吸困难、缺氧或者肺部啰音时需进行胸部 X 线检查以排除肺炎。原发性流感肺炎表现为肺部弥散性间质性渗出改变或者急性呼吸窘迫综合征。继发性细菌性肺炎则更像大叶性或节段性肺炎。

预后

虽然完全康复需要 1~2 周的时间,但是大部分患者都可以复原。然而流感和流感相关性肺炎在高危人群中却是很重要的致死因素,在高危人群中使用抗病毒治疗可降低下呼吸道疾病的发病率以及住院率。抗病毒治疗可以降低呼吸道疾病的发生率和减少住院。适当的抗菌药物治疗可以降低继发细菌性肺炎的病死率。

治疗

- 对症治疗
- 有时予以抗病毒治疗

治疗一般都为对症处理,包括休息、多饮水、必要时可以使用解热镇痛药物,但是避免给 18 岁以下患者使用阿司匹林。并发细菌感染选用适当的抗菌药物。

治疗流感的药物 在起病 1~2 日内使用抗病毒药物可以缩短发热的时间,减轻症状,缩短病程。一般对于高危人群出现流感样症状时推荐给予抗病毒治疗,其依据为早期治疗可防止这一人群中出现并发症。

治疗流感的药物包括:

- 奥司他韦和扎那米韦（神经氨酸苷酶抑制剂）
- 金刚烷胺和金刚乙胺（金刚烷类）

神经氨酸苷酶抑制剂可干扰流感病毒自感染的细胞中释放，从而阻断感染的扩散。

金刚烷类可阻断 M2 离子通道，以此来阻止病毒进入细胞。仅对 A 型流感病毒有效（B 型流感病毒缺少 M2 蛋白）。

由于不同流感型及亚型对不同药物的耐药，抗病毒药物的选择比较复杂（表 193-2）。如果 RT-PCR 检查能够进行，其结果可用于指导治疗。如果不能，治疗可以用扎那米韦或金刚乙胺加奥司他韦。

表 193-2　不同流感病毒株对药物的敏感性

病毒	金刚烷胺或金刚乙胺	奥司他韦	扎那米韦
A 型流感病毒			
季节性 H3N2	耐药	敏感	敏感
季节性 H1N1	敏感	耐药	敏感
流行性 H1N1	耐药	敏感	敏感
禽流感 H5N1	耐药	敏感	敏感
B 型流感病毒			
所有的	耐药	敏感	敏感

扎那米韦是吸入给药，剂量为 2 喷（10mg）每日 2 次，可用于成人和 7 岁及以上的儿童。如果有反应性气道疾病的患者尽量不用扎那米韦，因为吸入用药会导致支气管痉挛；还有一些患者无法使用吸入装置。

奥司他韦剂量是 75mg 口服，每日 2 次（大于 12 岁的患者）。可用于 1 岁以上的小儿患者，剂量相对要减少。奥司他韦可造成临时的恶心及呕吐。奥司他韦可降低儿童的中耳炎发病，但是没有其他的数据能够清楚的说明其对流感的治疗能够防止并发症。

金刚乙胺副作用及耐受性均优于金刚烷胺，故更建议使用。在症状缓解后 1～2 日或 3～5 日可停药。金刚乙胺或金刚烷胺的用法，100mg 口服，每日 2 次，成年≤65 岁，每日 2 次；>65 岁，100mg 口服，每日 1 次。为避免由药物蓄积引起的副作用，对儿童应减量：[2.5mg/（kg·d），分 2 次，小于 10 岁儿童最高剂量为 150mg/d；大于等于 10 岁儿童最高剂量为 200mg/d]。对于肾功能不全患者，药物剂量要根据肌酐清除率调整。如果肝功能受损，金刚乙胺的剂量不能超过 100mg/d。10% 服用金刚烷胺和 2% 服用金刚乙胺的患者可出现剂量相关的紧张不安、失眠或其他中枢神经系统不良反应。一般都发生在开始服药后的 48 小时内，大多发生在老年人、中枢神经患者和肾功能损害患者。继续用药后症状会缓解。偶尔也会发生纳差、恶心、便秘。

预防

可通过以下措施有效预防：
- 每年进行疫苗接种
- 有时予以预防性用药（如使用抗病毒药物）

目前市售的疫苗只能预防季节性流感。H5N1 禽流感疫苗已被批准用于暴露于 H5N1 高风险的 18 岁以上的人群，但只能通过公共卫生官员获得。目前没有疫苗可用于与人类疾病很少相关的其他禽流感病毒（H7N7、H9N2、H7N3 和 H7N9）。

所有人群都应该接种疫苗，尤其是那些高危人群和那些住在老年护理院中的人群。

疫苗　根据 WHO 及美国 CDC 推荐，疫苗每年都要调整，其中应该包括主要的流行株（通常是两种 A 型流感病毒和一种 B 型流感病毒）。有时，北半球和南半球的疫苗稍有不同。当带有 HA 和 NA 的疫苗在地区接种后，可以减少健康人群 70%～90% 的感染率。虽然在护理院的老人中，疫苗的预防效果不明显，但是可以使肺炎的病死率降低 60%～80%。如果出现抗原漂移，疫苗诱导的免疫功能就有可能会失效。

有两种基本类型的疫苗：
- 三价灭活的流感疫苗（MIV）
- 减毒流感疫苗（LAIV）

三价灭活流感疫苗　用于肌内注射。三价疫苗，正逐渐被添加 B 型流感病毒株的四价疫苗取代。无蛋白的三价疫苗（RIV3）适用于年龄在 18～49 岁且对任何程度的蛋白均过敏的患者。大剂量三价疫苗可用于≥65 岁的患者，但其疗效仍在研究当中。6～35 个月的儿童，每次注射 0.25ml，3 岁及以上者每次注射 0.5ml。注射疫苗的副作用一般是持续几天的注射部位轻度疼痛。发热、肌肉痛和其他全身副作用都比较少见。多个瓶装疫苗含有硫柳汞，这是一种含汞防腐剂。公众对于硫柳汞和自闭症之间的联系的担忧是不必要的，然而单剂量不含硫柳汞的小包装同样可供使用。

减毒疫苗　在每个鼻孔里滴注 0.25ml。可用于 2～49 岁的健康人群。此疫苗不推荐用于高危人群、孕妇、免疫受损患者（如造血干细胞移植）长期服用阿司匹林儿童。此外，它应该直到停止药物治疗流感后 48 小时才给予。副作用很轻微，通常是流涕。对于<5 岁患儿，合并有反应性气道疾病的儿童不能使用 LAIV（如已知哮喘病史、反复或近期喘息史）。

对这 2 种疫苗，8 岁以内未接种过的儿童均因接受一次初始剂量的免疫及 1 个月后再一次的加强免疫。

2013 年至 2014 年季节疫苗的完整清单，可在 CDC 查看（见 CDC Influenza Vaccines）。

免疫接种建议　推荐任何≥6 月龄人群，每年接种疫苗每年接种疫苗以保持抗体的滴度并且随着抗原漂移而进行调整。最好是在秋季接种，这样就可以使抗体的滴度在流感好发的冬季时保持较高水平。

以下情况应避免使用疫苗（两种疫苗，MIV 及 LAIV）
- 有严重的蛋白过敏（如果唯一的过敏性表现是荨麻疹，无蛋白性疫苗可用于 18～49 岁的患者，或者如果能够采取适当的预防措施来控制可能的过敏反应，可以使用标准疫苗）
- 曾对流感疫苗有严重的反应
- 曾有过流感疫苗接种，6 周内吉兰巴雷综合征发病（尚不明确流感疫苗是否会增加与其接种无关的、曾患的吉兰

巴雷综合征的复发风险）
- 接种疫苗之前6周内曾患吉兰巴雷综合征，无论何种原因所致
- 年龄<6个月

抗病毒药物　疫苗是首选的预防流感的方法，但是抗病毒药物也是很有效的。当流感随社交传播时，需要进行抗病毒预防性用药的患者为
- 在2周内刚接种疫苗
- 疫苗使用禁忌证
- 免疫受损者对疫苗不能产生反应的人群

抗病毒药物不会影响灭活疫苗免疫力。抗病毒药物可以用到注射疫苗2周后停止。如果没有接种疫苗，那么可以在整个流行期都使用抗病毒药物。

如果不知道流行的流感病毒的型和亚型，患者可单用扎那米韦（对无禁忌证的患者）或金刚乙胺加奥司他韦治疗。

> **关键点**
> - H和/或NA抗原中的微小抗原漂移产生导致季节性流行的菌株；导致H和NA抗原形成新组合的罕见抗原移位可造成死亡率极高的大流行
> - 流感本身可能引起肺炎或流感患者可继发细菌性肺炎
> - 通常是临床诊断，但敏感性和特异性RT-PCR测定可以区分流感的型和亚型，从而能够帮助选择抗病毒治疗并确定呼吸道疾病的暴发是否是由于流感引起的
> - 对大多数患者进行对症治疗
> - 早期给予抗病毒药物可以稍微减少症状的持续时间和严重程度，但通常仅用于高风险患者；不同的流感类型和亚型对不同的药物具有耐药性
> - ≥6个月的人每年都要接种；抗病毒药物可用于免疫受损患者（可能不对疫苗接种反应）和具有接种禁忌证的患者的预防

禽流感

禽流感是由流感病毒A型病毒株感染野生鸟类及家禽（偶尔也会感染猪）引起的传染病。最近发现这种病毒株也会感染人类。

大部分人类感染禽流感病毒是H5N1型，但是H7N7、H7N9、H7N3、H9N2及H10N8，亦可引起人类感染。感染了这些病毒的野生鸟类可能没有症状但是对于家禽可以引起致命性损害。

第一例人类禽流感是在1997年中国香港特别行政区发现的。由大批家禽感染后传给人类。然而在2003-2004年，H5N1感染人类再次出现零星的病例不断被报道，病例主要集中在亚洲和中东。也有其他病毒株的禽流感感染人的报道，如亚洲（H9N2），加拿大（H7N3），荷兰（H7N7）及中国（H10N8）2013年底，中国东南部有两例确诊感染了禽流感H10N8病毒，这在中国是首次发现的。一个有免疫系统损害的老年妇女死亡。所有与她接触的人无症状。尽管大部分禽流感病例都是发生于鸟类传染给人，但是在荷兰和亚洲，有可能是人-人传播的禽流感出现。

2013年初，中国东南部几个省份广泛暴发H7N9禽流感。约1/3的病例死亡，但严重的疾病通常发生在老年人中。虽然人际传播有一些有限的证据，但并没有出现持续的人际传播。人类感染似乎是在活（湿）家禽市场中直接接触于受感染的禽类而导致的，其中包括购买鸟在家里饲养。2013年春末发生的疫情的大暴发，随后消退（部分是因为市场关闭），但随后在初秋再次出现。暴发的后果可能未知但到目前为止，它只限于华南地区。

只要病毒获得突变，使其能够附着到呼吸道中的人特异性受体位点，任何抗原特异性的禽流感病毒都有可能引发人类感染（引发人感染禽流感）。因为所有流感病毒都能够发生快速遗传突变，所以禽类毒株可能通过直接突变或在人和动物中复制期间通过用人毒株重组基因组亚基而获得更容易从人到人传播的能力。很多学者都相信如果病毒株获得了人-人传播的特性，一场禽流感的流行就在所难免了。

人类感染了H5N1型禽流感会引起严重的呼吸道症状。1997年暴发的时候病死率是33%，随后的暴发病死率均超过60%。感染H7型病毒株后通常的症状是眼结膜炎，荷兰的禽流感病例中只有少部分出现流感样症状，1例（共83例）病例死亡。

诊断
- 血液或脑脊液的反转录PCR（RT-PCR）

如果有一定的临床症状并且曾经与感染者接触或者禽流感流行区与禽类接触过，提示感染禽流感。有近期前往有禽流感疫情并有可能出现家禽传染给人的国家（旅行），并且接触鸟类或感染人群者，均应该通过RT-PCR检测是否患有甲型流感。不应该尝试培养病原体。

疑似及确诊病例应报告至CDC。

治疗
- 神经氨酸苷酶抑制剂

用奥司他韦或扎那米韦以常用剂量进行治疗。H5N1病毒对也有对奥司他韦耐药的报道。

2009年甲型H1N1流感大流行
（猪流感）

2009年广为流行的H1N1猪流感是由一种新的H1N1甲型流感病毒所导致，为猪、禽及人流感病毒的结合。

通常猪感染的病毒株与感染人的病毒株有少许不同。这些病毒株极少传给人，即使感染人，在人与人间传播也很罕见。H1N1猪流感病毒为猪、禽及人流感病毒的结合体，故很容易在人与人间直接传播。感染并非由摄食猪肉所致，也很少因接触病猪导致。

在2009年6月世界卫生组织曾宣布H1N1猪流感流行，那次流行影响了超过70个国家以及美国所有50个州。死亡病例主要发生在墨西哥。H1N1猪流感在年轻人和中

年人中的发病和死亡率高于季节性流感,而在老年人中则低于季节性流感。在 2010 年 8 月,流行进入后期阶段。随后,将病毒按照标准化命名为甲型流感(H1N1)pdm09 以表示大流行,并将病毒与季节性 H1N1 毒株和 1918 型大流行性 H1N1 毒株区分开。

H3N2 病毒感染的患者在美国几个州均有发生,在那里儿童和成人在农业展览会上接触到看起来健康的家猪。同时也有可能是通过人与人间的传播。该 H3N2 病毒具有来自禽、猪和人类病毒的基因和来自 A(H1N1)pdm09 病毒的基质(M)基因。

症状及体征

症状、体征和并发症与普通流感类似,但恶心、呕吐和腹泻症状可能更常见。症状通常都较轻,但也可加重,造成肺炎和呼吸衰竭。目前流行株似乎已经失去了一些他们最初的毒力。

诊断

- 有时可进行呼吸道标本 PCR 检测

由于 H1N1 猪流感(pdm09)为当前世界范围流行的优势流感病毒株,故任何出现流感样症状的患者均因怀疑本病。

PCR 测试可以检测呼吸道样品(如鼻咽拭子、鼻洗液、气管吸出物)中的 A(H1N1)pdm09 病毒。当然每个地方的医院及公共卫生体系可能有不同的要求。针对 H1N1 猪流感的常规快速抗原检测敏感性较低,仅当结果阳性时在诊断方面有临床价值。

治疗

- 有时可使用神经氨酸苷酶抑制剂

治疗的主要目的在于缓解症状(如使用对乙酰氨基酚或布洛芬来缓解发热和疼痛)。奥司他韦和扎那米韦可能有效。在初始症状出现后 48 小时内服药最为有效。在美国,FDA 已经发出紧急使用授权,在 1 岁以下的患者可以使用奥司他韦,以及在重症住院患者中紧急使用帕拉米韦(一种静脉使用的神经氨酸酶抑制剂)。

大部分患者无需服用药物即可完全康复。

预防

目前的季节性流感疫苗是针对 A(H1N1)pdm09 病毒。

推荐采取常规手段(如出现流感样症状时避免外出;勤用肥皂、水或含酒精的手消毒液洗手)以降低感染传播。

副流感病毒

副流感病毒包括几种密切相关的病毒引起一系列呼吸道疾病,范围覆盖普通感冒、流感样症状或肺炎;急性喉炎是其中最为常见的重症表现。诊断通常根据临床表现为依据。治疗以支持为主。

副流感病毒为副黏病毒 1、2、3、4 型。虽然各型病毒抗原有交叉反应,但它们所引起的疾病严重程度不同。4 型与腮腺炎病毒有抗原交叉反应,而且较少引起呼吸道疾病。

儿童的副流感病毒的流行常发生于托儿所、儿科病房和学校。副流感病毒 1 型和 2 型常于秋季流行,由于血清型不同隔年交替流行。副流感病毒 3 型容易感染 1 岁以下儿童。发病率在春天升高。

副流感病毒可以引起重复感染,但是如果再感染时的临床症状较前轻。因此,在正常免疫的成人,感染后一般无症状或者仅有轻微症状。

儿童感染后一般的症状是上呼吸道症状伴或不伴低热。副流感病毒 1 型会引起假膜性喉炎,主要发生在 6~36 个月的婴儿。早期症状是普通感冒,然后出现发热和带"破裂音"的咳嗽,声音嘶哑或者尖锐。由于上呼吸道梗阻导致的呼吸衰竭比较少见,但却是潜在致命的并发症。副流感病毒 3 型在幼龄婴儿身上会引起肺炎和支气管炎。其症状常常与呼吸道合胞病毒难以鉴别,而且症状轻微。

没有必要做特异性的病毒学诊断。治疗仅仅是对症治疗。

冠状病毒和严重急性呼吸道综合征(MERS 及 SARS)

冠状病毒是一种有包膜的 RNA 病毒。人冠状病毒感染最常引起普通感冒症状。冠状病毒 229E 和 OC43 可导致普通感冒,血清型 NL63 和 HUK1 也与此综合征有关。

两种冠状病毒,MERS-CoV 和 SARS-CoV 在人类中引起呼吸道感染比其他冠状病毒更严重。2012 年,冠状病毒 MERS-CoV 被确定为中东呼吸综合征(MERS)的原因。在 2002 年底,SARS-CoV 被确定为严重急性呼吸综合征(SARS)暴发的原因。

新型冠状病毒和急性呼吸道综合征

(COVID-19;MERS;SARS)

Brenda L. Tesini,MD,University of Rochester School of Medicine and Dentistry

冠状病毒是一种具有包膜的 RNA 病毒,可引起不同严重程度的呼吸道疾病,从普通感冒到可能致命的肺炎。

在 20 世纪 30 年代首次在家禽中发现的许多冠状病毒,引起动物的呼吸道、胃肠、肝脏和神经系统疾病。已知只有 7 种冠状病毒会导致人类疾病。

在这 7 种冠状病毒中,有 4 种最常引起感冒症状。冠状病毒 229E 和 OC43 引起普通感冒;血清型 NL63 和 HUK1 也与普通感冒有关。但是冠状病毒很少引起严重的下呼吸道感染,包括肺炎,主要发生在婴儿、老年人和免疫功能低下的人群。

在这 7 种冠状病毒中,有 3 种在人类中引起的呼吸道感染比其他冠状病毒严重得多,有时甚至致命,并在 21 世纪引起了致命肺炎的重大暴发:

- SARS-CoV2 是一种新的冠状病毒,被确定为 2019 年冠状病毒疾病(COVID-19)的病因,于 2019 年底在中国武汉首先发现,并在世界范围内传播
- MERS-CoV 于 2012 年被鉴定,确定为年中东呼吸综合征(MERS)的病因
- SARS-CoV 于 2003 年被鉴定,确定为 2002 年底中国开始暴发严重急性呼吸系统综合征(SARS)的病因

这些引起严重呼吸道感染的冠状病毒是人兽共患病毒

原体,从受感染的动物开始,并从动物传播到人。SARS-CoV2有显著的人际传播能力。

COVID-19

COVID-19是一种由SARS-CoV2引起的急性、有时可能严重的新型冠状病毒肺炎。

妊娠期合并COVID-19

Lara A. Friel,MD,PhD,University of Texas Health Medical School at Houston,McGovern Medical School

COVID-19(冠状病毒疾病2019)是由严重急性呼吸综合征冠状病毒2(SARS-CoV-2)引起的肺炎。关于COVID-19临床和护理指南的信息正在迅速发展。但根据现有数据,孕妇COVID-19的流行病学、病毒学、传播以及症状和体征与非孕期患者相似。

目前尚不清楚怀孕是否会改变COVID-19临床表现严重性的风险。早期结果表明,与非孕期患者相比,这种风险没有增加[1,2]。产科并发症(如早产临产、早产出生、子痫前期、剖宫产)的风险可能增加,至少在中度和重度感染(通常包括肺炎)的患者中是如此,但这种风险增加的证据尚未得到证实。此外,这种风险与其他呼吸道病毒感染所带来的风险是否有所不同,也尚不清楚。产前垂直传播的风险似乎不存在或较低,可能接近1%[3,4]。

参考文献

[1] Liu D,Li L,Wu X,et al. Pregnancy and perinatal outcomes of women with coronavirus disease(COVID-19)pneumonia: A preliminary analysis[J]. Am J Roentgenol,2020,5(18):1-6. doi. org/10. 2214/AJR. 20. 23072. Epub ahead of print。

[2] Breslin N,Baptiste C,Gyamfi-Bannerman C,et al. COVID-19 infection among asymptomatic and symptomatic pregnant women:Two weeks of confirmed presentations to an affiliated pair of New York City hospitals[J]. Am J Obstet Gynecol MFM,2020. https://doi. org/10. 1016/j. ajogmf. 2020. 100111. Epub ahead of print。

[3] Schwartz DA:An analysis of 38 pregnant women with COVID-19,their newborn infants,and maternal-fetal transmission of SARS-CoV-2:Maternal coronavirus infections and pregnancy outcomes[J]. Arch Pathol Lab Med,Mar 17,2020. doi:10. 5858/arpa. 2020-0901-SA. Epub ahead of print。

[4] Wang W,Xu Y,Gao R,et al. Detection of SARS-CoV-2 in different types of clinical specimens[J]. JAMA,Mar 11,2020. doi:10. 1001/jama. 2020. 3786. Epub ahead of print。

诊断

与未妊娠患者相同。

中东呼吸综合征

中东呼吸综合征(MERS)是由新确定的MERS冠状病毒(MERS-CoV)引起的严重急性呼吸道疾病。

2012年9月首次在沙特阿拉伯报告了中东呼吸综合征冠状病毒的感染,但是回顾性调查发现在2012年4月约旦的暴发流行中就已经证实为该病毒所导致。2012年4月至2013年9月,实验室确诊了130例;其中大多数发生在沙特阿拉伯,在这里新的病例持续出现。截至2014年,暴发仍然只限于中东地区。其他病例在卡塔尔与阿联酋确诊。在法国、德国、意大利、突尼斯和英国也确认了病例,这些患者被转移到那里治疗,或者从中东返回后就得病。人与人之间的传播的唯一风险因素就是与中东呼吸综合征患者亲密接触后被感染。大多数报告的病例涉及严重的呼吸系统疾病需要住院治疗,但至少21%以上患者症状轻微或没有症状。

MERS-CoV的宿主是未知的;然而,许多冠状病毒存在于蝙蝠中,尽管先前未在蝙蝠中检测出MERS-CoV但是蝙蝠仍然是最可能的来源,在几头骆驼中已经检测到抗MERS-CoV抗体,这是目前唯一的其他可疑宿主。潜伏期为5日。超过一半的病例是致死性的。患者平均年龄为56岁,而男女比例约为1.6:1。在老年患者和之前存在其他疾病(如糖尿病,慢性心脏病或慢性肾脏疾病)的患者中感染更严重。

发热、寒战、肌肉痛及咳嗽为常见症状。消化道症状(如腹泻、呕吐、腹痛)见于1/3患者。有些病例可能需要进入ICU,但最近发现这种病例所占的比例急剧下降。

在所有患者中,胸部影像学检测异常,包括轻微的或广泛、单侧或双侧。在某些患者中,LDH和AST的水平升高和/或血小板和淋巴细胞的水平较低。少数患者会出现急性肾脏损伤、弥散性血管内凝血和溶血也可能会出现。

初步血清流行病学研究表明,感染在沙特阿拉伯并不普遍。

世卫组织认为,前往沙特阿拉伯前往正朝和朝觐的朝圣者感染MERS-CoV的风险非常低;去年的朝觐没有导致MERS-CoV的感染患者增加。有关朝圣中东的更多信息,请参阅World travel advice on MERS-CoV for pilgrimages。

诊断

- 下呼吸道分泌物进行实时反转录酶PCR(RT-PCR)检测对于无法解释病因的下呼吸道感染患者,应疑似MERS
- 旅行或居住在最近报告MERS或可能发生传播的地区
- 在症状发作前10日内,与患有疑似MERS的患者有过密切接触

最近的相关建议可参考世界卫生组织的Interimsurveillance recommendations for human infection with novel corona-virus)和美国CDC的Interim Guidelines for Investigation for Middle East Respiratory Syndrome(MERS)。检测应包括下呼吸道分泌物的实时RT-PCR检测,理想地取样应该在不同的时间取自不同部位。血清应该从患者和密切接触者中获得,包括卫生保健工作者(以帮助识别轻微或无症状MERS)。应该在怀疑MERS时或者接触者暴露后立即采集血清(急性血清),并在3~4周后采集恢复期血清。

治疗

- 支持治疗

主要是支持治疗。为了防止疑似病例造成传播，医务工作者应该使用常规的预防措施、接触传播的预防措施以及空气传播的预防措施。没有疫苗可用。

严重急性呼吸道综合征

严重急性呼吸综合征（SARS）是由 SARS 冠状病毒（SARS-CoV）引起的严重急性呼吸道疾病。

SARS 感染比其他冠状感染严重得多。SARS 是一种类流感样疾病，偶尔导致进行性严重呼吸衰竭。SARS 冠状病毒最早是 2002 年 11 月在中国的广东省检测到，随后蔓延到 30 多个国家。截至 2003 年 7 月中旬，已报道有 8 000 例以上，全球 800 多人死亡（病死率约为 10%）。自 2004 年以来，此次疫情已经消退，没有确定新的病例。直接来源被推定为果子狸，其在活肉市场销售之前通过与蝙蝠接触而感染。蝙蝠是冠状病毒的常见储存宿主。

在唯一的 SARS 流行中，尽管全世界范围内人与人之间的传播非常迅速，但是它的病死率只有 10%，在 8 个月的暴发期间，全世界有>8 000 个病例。

根据临床症状诊断，治疗是支持治疗。根除依赖于严格的维持隔离。

除了天花病毒，SARS-CoV 是唯一的已被全球彻底根除了的人类病毒。这种病毒被根除了的主要原因是超级传播者（感染了大量接触者的患者）被迅速识别并与普通人群隔离，从而中断了病毒的传播。

194. 人类免疫缺陷病毒

由人免疫缺陷病毒（HIV）的两类相似的亚型（HIV-1 和 HIV-2）感染引起 CD4$^+$T 细胞损伤和细胞免疫功能破坏，进而导致发生某些感染和肿瘤的危险性增加。最初的感染可能导致不典型的发热性疾病。之后，由 HIV 感染所带来的疾病风险取决于免疫缺陷的程度，也即 CD4$^+$T 淋巴细胞的水平。病毒可直接损伤脑、性腺、肾脏和心脏，导致认知功能障碍、性腺功能减退症、肾功能不全和心肌病。临床表现早期可无症状，当出现严重的机会感染或机会肿瘤阶段或 CD4$^+$T 淋巴细胞<200/μl 时，患者进入获得性免疫缺陷综合征发病期，也即艾滋病期。HIV 感染可通过抗体或核酸（HIV-RNA）或抗原（p24）检测进行诊断。应对所有的成人和青少年进行常规筛查。治疗的目的是通过使用三种或更多的药物联合以抑制 HIV 酶的功能进而抑制 HIV 复制；如果能够持续地抑制病毒复制，那么抗病毒治疗可使大多数患者恢复机体免疫功能。

[请参阅美国国立卫生研究院的艾滋病信息网址（www.aidsinfo.nih.gov）和美国传染病学会 HIV 学组的 HIV 感染者管理的基层医疗指南（http://academic.oup.com）

反转录病毒是有被膜的 RNA 病毒，由于它们复制的机制是通过反向转录产生 DNA 并且整合进入宿主细胞的基因组而得名。一些反转录病毒包括两种人免疫缺陷病毒和两种人嗜 T 淋巴细胞病毒，都可引起严重的疾病。

感染人嗜 T 淋巴细胞病毒（HTLV）1 型或 2 型，可引起 T 细胞白血病和淋巴瘤、淋巴结肿、肝脾肿大、皮肤病灶以及免疫功能低下。一些感染了 HTLV 的患者，其感染症状类似于 HIV 感染。HTLV-1 还可引起脊髓病。大多数病例通过接受来自感染了 HTLV-1 供体的器官而感染。都是由母亲通过母乳喂养传染给孩子，但 HTLV-1 还可以通过性或血液传播，在特殊情况下可以通过接受来自感染了 HTLV-1 供体的器官而感染。

世界范围内大多数的 HIV 感染者为 HIV-1 所致，HIV-2 引起的大多数病例集中在非洲西部的部分地区。在非洲西部的一些地区，这两种病毒处于同等的流行程度并且可以同时感染同一宿主。HIV-2 的毒力似乎弱于 HIV-1。

HIV-1 起源于 20 世纪上半叶的非洲中部，首次感染了人类的黑猩猩病毒是一种非常接近于 HIV 的毒株。HIV 疫情在 20 世纪 70 年代末期开始在全球范围内流行，在 1981 年被命名为艾滋病（AIDS）。

据世界卫生组织（WHO）报道[1]，截至 2015 年，在世界范围内约有 3 690 万的 HIV 感染者，其中包括 260 万儿童。几乎有一半 HIV 感染者并不知道他们已被感染。在 2014 年，共有 120 万 HIV 感染者死亡，同年又增加了 200 万新发感染病例。绝大部分（95%）新发感染发生在发展中国家，一半以上为妇女，七分之一的新发感染患者是<15 岁的儿童。在许多撒哈拉以南的非洲国家，发病率较十年前有显著下降。

在 2012 年的美国，估计感染了 HIV 且年龄在 13 岁以上的患者有 120 万，其中约 12.8% 的患者并不知晓其感染状况。在美国，估计每年约有 5 万新发 HIV 感染病例。在 2010 年（能够获取到此类数据的最近一年），共 47 500 人新发 HIV 感染。几乎 2/3 的新发感染发生在男同性恋和男双性恋人群，而黑人/非裔美国人病例数是白人的 8 倍[2]。

艾滋病 艾滋病被定义为以下内容中的一个或多个条目[3]：
- HIV 感染导致了下列任何艾滋病相关疾病之一
- CD4$^+$T 细胞（辅助细胞）计数<200/μl
- CD4$^+$T 细胞的百分率≤14%

艾滋病相关的疾病
- 严重的机会性感染
- 由细胞免疫缺陷造成的一些肿瘤,如卡波西肉瘤和非霍奇金淋巴瘤
- 神经系统功能障碍
- 多个或复发性细菌感染
- 支气管、气管、肺部的念珠菌病
- 食管念珠菌病
- 侵袭性宫颈癌
- 播散的或肺外的球孢子菌病
- 肺外隐球菌病
- 隐孢子虫病,慢性肠道疾病(持续时间>1个月)
- 巨细胞病毒感染性疾病(除了肝脏,脾脏或淋巴结)发病年龄大于1月龄
- 巨细胞病毒视网膜炎(伴有视力受损)
- HIV 相关脑病
- 单纯疱疹:慢性溃疡(持续时间>1个月);或支气管炎、肺炎、食管炎(起病年龄大于1个月)
- 播散性或者肺外组织胞浆菌病
- 等孢子球虫病引起的慢性肠道症状(持续时间>1个月)
- 卡波西肉瘤
- 伯基特淋巴瘤
- 淋巴母细胞性淋巴瘤
- 脑部原发淋巴瘤
- 播散的或者肺外的鸟型分枝杆菌或堪萨斯分枝杆菌病
- 肺结核,或任意部位或播散型或肺外型结核杆菌感染
- 播散的或者肺外的其他类型或者无法鉴定类型的分枝杆菌感染
- **耶氏肺孢子菌肺炎**(卡氏肺囊虫肺炎)
  - 反复发生的肺炎
  - 进展性多灶性脑白质病
  - 反复发生沙门菌败血症
  - 脑部弓形体病,起病年龄在1月龄以上
  - HIV 导致的消耗综合征

也可以参考修改后的 HIV 感染的监测病例定义。

[1] AIDS. gov:全球统计
[2] Centers for Disease Control and Prevention(CDC):HIV 统计数据一览
[3] Selik RM, Mokotoff ED, Branson B, et al. Revised Surveillance Case Definition for HIV Infection-United States, 2014. MMWR63(RR03),2014:1-10。

传播

HIV 传播需要接触包含游离的病毒或者被感染细胞的体液,尤其是血液、精液、阴道分泌物、母乳、唾液或者伤口或皮肤和黏膜损伤的渗出物。高水平的病毒含量容易造成传播,而在 HIV 感染的初期甚至是无症状期,患者的病毒含量可能非常高。虽然理论上有通过咳嗽或者喷嚏产生的唾液或者飞沫传播病毒的可能性,但是这种传播极为罕见。在工作、学校或家中发生普通的非性行为的接触不会传播 HIV。

常见的传播途径

- **性途径**:在性交中直接通过生殖道、直肠或口腔体液交换而导致 HIV 传播
- **针具或器具相关的途径**:共用血液污染的针头或接触含有 HIV 体液污染的器具
- **母婴传播**:分娩或哺乳
- **输血或器官移植相关途径**

性传播 性行为比如口交和舔阴相对而言危险性小,但并非绝对安全(表194-1)。如果吞咽了精液或阴道分泌物,感染 HIV 的危险性并不会明显增加。但是口腔里有开放性溃疡可增加危险性。

表194-1 几种性行为传播 HIV 的危险性

危险性	性行为方式
无危险性(除非有溃疡存在)	礼节性接吻 身体和身体摩擦和按摩 使用非共用的插入式性工具 由性伙伴进行手淫 无精液和阴道分泌物 共同沐浴和淋浴 排泄物或者尿液接触完整的皮肤 深吻
理论上有危险性(危险性非常低,除非有溃疡存在)	使用避孕套没有射精的口交(对男性进行口交);使用保护措施的舔阴(对女性进行口交);口-肛门接触;手指插入阴道或肛门;戴或不戴安全套;使用经过消毒的插入式性工具
低度危险	未使用避孕套且有射精的口交;没有使用保护措施的舔阴;阴道或者肛门性交(适当使用避孕套);使用共用未经消毒的插入式性工具
高度危险	阴道或者肛门性交(伴或不伴有射精 未使用或者不适当使用避孕套)

具有较高危险性的性行为是那些造成黏膜损伤的、真正的性交。肛交的被插入方具有最高的危险性。黏膜炎症促进 HIV 的传播;性传播疾病比如淋病、衣原体感染、滴虫病以及那些形成溃疡的疾病(如软下疳、疱疹、梅毒)可以数倍地增加 HIV 传播的风险。

对于异性恋,每次危险性交而感染 HIV 的概率大约是1/1 000;然而下述情况会增加感染的风险:

- HIV 感染早期和感染发病期,感染者的血浆和生殖器分泌液中有较高的 HIV 浓度
- 年轻人
- 生殖器有溃疡性疾病的人

包皮环切似乎可以通过切除阴茎黏膜(包皮的底面)来降低男性约50%的 HIV 感染风险,这是因为,此部分包皮比覆盖在阴茎其余部分角化的复层鳞状上皮更容易被 HIV 感染。

针头和其他器具相关的传播 被感染者血液污染的医疗器械刺伤皮肤后,如果不经过暴露后预防用药,发生感染

的危险性平均为1/300。立即进行暴露后预防用药可能将危险性降低至1/1 500。如果伤口深或者有血液进入伤口（如被污染的空心针损伤）危险性可能更高。与实心针或其他的表面覆盖有血液的穿刺用具相比，用于静脉或动脉穿刺的空心针刺伤发生感染的风险也会增大。这是因为后者带有更多的血液，容易造成HIV传播。因此，与其他静脉吸毒者共用针具是一个非常危险的行为。

已感染HIV的医务工作者本身采取适当预防措施后将病毒传播给未感染HIV的就医者的危险性并不清楚，但是事实上这种可能性非常小。在20世纪80年代，一名口腔科医生通过不明确的途径将HIV传播给了至少6名患者。但是对由其他的医生包括外科医生治疗的患者进行了大量的调查，并未发现类似的病例。

母婴传播 病毒可以从母亲传染给后代。
- 经胎盘传播
- 围生期传播
- 母乳传播

如果感染HIV的孕妇不进行抗病毒治疗，婴儿在出生时HIV感染的风险约为25%~35%。

HIV也可以进入乳汁，因此，由HIV感染的母亲进行母乳喂养可以使10%~15%之前未被感染的婴儿感染HIV。在怀孕、分娩和母乳喂养时接受抗反转录病毒药物治疗的艾滋病毒阳性母亲可以显著减少上述的母婴HIV传播风险。

由于许多HIV阳性孕妇接受了抗病毒治疗或采取了预防阻断措施，很多国家的儿童艾滋病发病率正在减少。

输血和器官移植相关的传播 通过对献血者进行HIV抗体筛查和HIV-RNA检测可以将输血传播的危险最小化。目前在美国，每输1单位血发生HIV感染的风险大约在1/2 000 000。然而在许多发展中国家，血液及血液制品没有进行HIV筛查，因此输血途径感染HIV的风险仍然很高。

在仅少数情况下，HIV阳性的器官供体可通过器官移植将HIV传给受体。HIV感染已经在肾、肝、心脏、胰腺和骨以及皮肤等部位形成。通过对HIV进行筛查可大大降低传播的风险。艾滋病病毒不太可能通过眼角膜、酒精处理过的冻干骨、无骨髓的新鲜冷冻骨、冻干肌腱或筋膜以及冻干和照射过的硬脑膜进行传播。

艾滋病病毒可能通过使用HIV阳性捐助者的精子进行人工授精而感染。在引入保护措施的20世纪80年代初期，确实有一些由此而感染了HIV的病例发生。在美国，洗精被认为是减少因使用HIV阳性捐精者精子进行人工授精而感染HIV风险的有效方法。

流行病学
HIV通过2种不同的流行病学模式传播流行：
- 男性同性性行为或者接触被感染的血液（如在静脉药物成瘾者之间共用针头；在对供体进行有效的筛查前已经为受体输血）
- 异性性行为（会同样引起男性和女性的感染）

大多数国家里，上述两种模式同时存在。但第一种模式通常主要存在于发达国家，第二种模式主要存在于非洲、南美洲和亚洲南部。

在异性传播为主的地区，HIV疫情伴随商贸、运输以及经济往来的路径在城市间蔓延，之后传播至农村地区。在非洲尤其是南部非洲，HIV的流行已经造成几千万年轻人死亡，留下了数百万孤儿。持续传播的主要因素包括：
- 贫穷
- 缺乏教育
- 医疗系统存在缺陷，不能为感染者提供有效的抗反转录病毒药物

然而通过国际努力，截止到2016年，大约已有1 950万患者接受了抗病毒治疗，使得许多国家大大减少了HIV感染者的死亡和疫情传播。

许多机会感染是潜伏感染的再燃造成的。流行病学因素决定了潜伏感染的分布状况，也影响着发生特殊机会性感染的危险。在许多发展中国家，弓形虫病和结核在普通人群中的流行情况严重于发达国家。在这些国家，激活的结核病和弓形体脑炎病例在HIV感染导致的免疫缺陷人群中有了显著增加。同样，由于HIV感染使得在美国西南部的球孢子菌病例和美国中西部的组织胞浆菌病例增加。

在美国和欧洲，导致卡波西肉瘤的人疱疹病毒8型感染在同性和双性性行为的男性中常见，但是在其他的HIV感染者中并不常见。因此在美国发展成卡波西肉瘤的AIDS患者中>90%是同性或双性性行为的男性。

病理生理
HIV通过CD4分子和趋化因子辅助受体穿透进入宿主的T淋巴细胞（图194-1）。病毒吸附到宿主细胞膜后，HIV-RNA及其具有活性的酶释放进入宿主细胞。

病毒复制需要进行反转录（一种RNA依赖的DNA聚合酶）复制HIV-RNA产生前病毒DNA；这种复制机制因缺乏校正酶具有产生错误的倾向，造成病毒频繁变异。这些HIV基因突变使得病毒能对抗宿主免疫系统的控制和诱导抗病毒药物的耐药。

前病毒DNA进入宿主细胞核，并且经包括HIV整合酶在内的一系列作用整合进入宿主DNA。随着每一次细胞的分裂，被整合的前病毒DNA随着宿主DNA一起被复制出来。随后，前病毒DNA可被转录成病毒RNA并且也可被翻译成为包括包膜糖蛋白P41和P120在内的蛋白质。HIV蛋白质在细胞内膜上被装配后形成HIV病毒体，并且以出芽的方式从细胞表面释放；在释放过程中，病毒包裹在修饰过的人类细胞膜成分的包膜蛋白里。每个宿主细胞可产生成千上万的病毒颗粒。

蛋白酶是病毒所具有的另一种酶，能使芽生出来的病毒蛋白质裂解，使病毒颗粒转化成熟为有传染性的生命体。

大于98%的血浆HIV由被感染的$CD4^+T$细胞产生。被感染的$CD4^+T$细胞的亚群构成了HIV的储存库，可能被再次活化（如抗病毒治疗停止后）。病毒颗粒在血浆中的半衰期大约为6小时。在中度到重度HIV感染中，每日大约有10^8~10^9的HIV被复制释放并最终被清除。高速的HIV复制和高频率的转录错误，使得HIV颗粒产生出许多突变型，

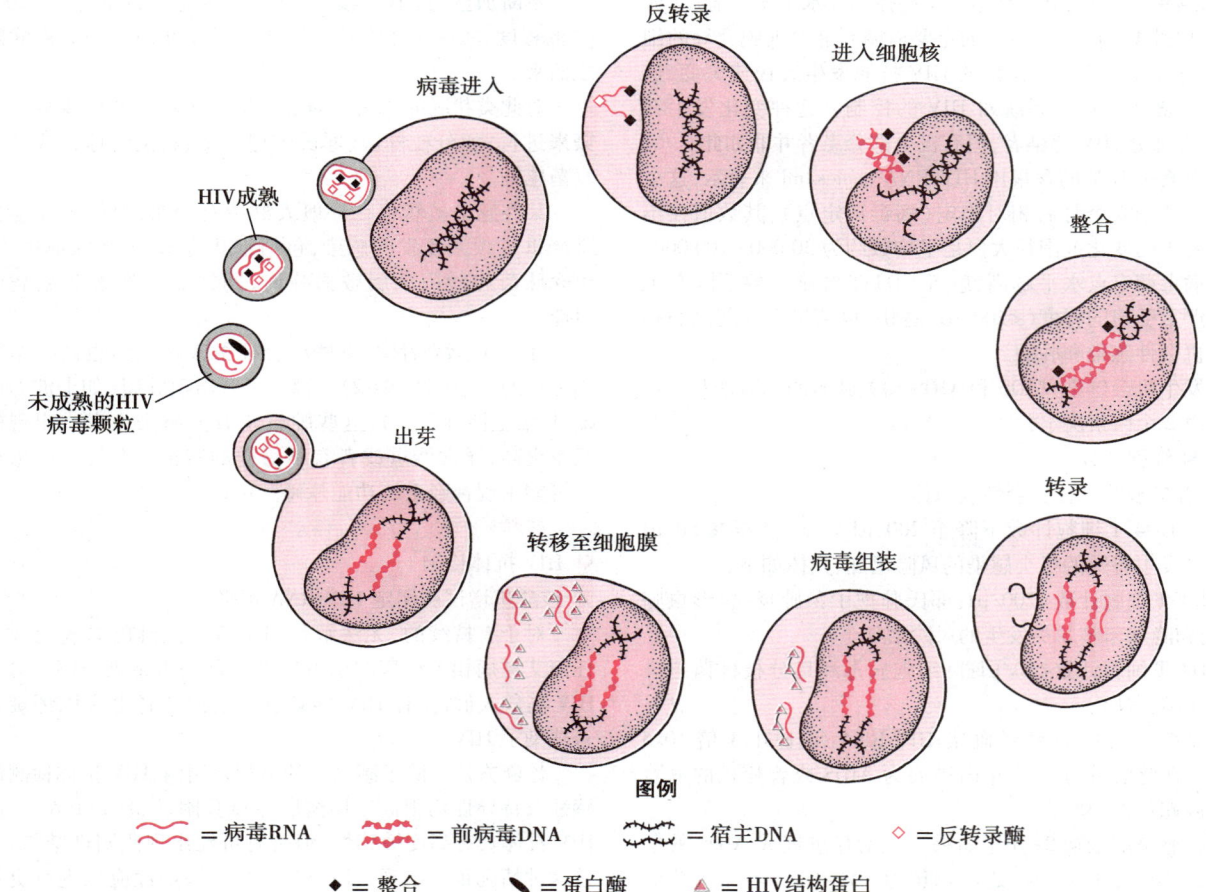

图 194-1 简化的 HIV 生活史。HIV 附着并穿透宿主 T 淋巴细胞,然后释放 HIV RNA 和酶进入宿主细胞。HIV 反转录酶复制病毒 RNA 而合成前病毒 DNA。前病毒 DNA 进入宿主细胞的细胞核,HIV 整合酶将前病毒 DNA 整合到宿主的 DNA 中。之后宿主细胞会产生 HIV RNA 和 HIV 蛋白。HIV 蛋白被组装进 HIV 颗粒,后者以出芽方式从宿主细胞表面释放。HIV 蛋白酶裂解病毒蛋白,将未成熟的病毒颗粒转化为成熟的具有感染性的病毒

这就增加了毒株抵抗宿主免疫和药物清除的能力。

免疫系统 HIV 感染的两种主要结局:
- 免疫系统破坏,尤其是 $CD4^+T$ 淋巴细胞的减少
- 免疫激活

$CD4^+T$ 淋巴细胞参与细胞免疫,同时也在一定程度上参与体液免疫。$CD4^+T$ 细胞减少可能源于以下原因:
- HIV 复制所致的直接细胞毒性作用
- 细胞介导的免疫细胞毒性
- 胸腺受损进而影响到了淋巴细胞增殖能力

被感染的 $CD4^+T$ 淋巴细胞半衰期约为 2 日,比未感染的 $CD4^+T$ 细胞明显缩短。$CD4^+T$ 细胞破坏的速度与血浆 HIV 水平有关。通常在感染的初期 HIV 水平是最高的($>10^6$ copies/ml),并且循环中的 $CD4^+T$ 细胞计数快速下降。

正常的 $CD4^+T$ 细胞计数大约是 750/μl,若计数>350/μl 对免疫的影响非常小。如果 CD4 细胞计数低于约 200/μl 时,细胞免疫功能的下降可使各种机会性感染的病原体从潜伏重新激活并导致临床疾病。感染发病过程中,体液免疫也受到了影响。淋巴结中 B 细胞过度增生导致淋巴结病,并且针对之前接触过的抗原宿主分泌的特异性抗体增加,常常导致高免疫球蛋白血症。针对过去所接触的抗原,其抗体水平(尤其是 IgG 和 IgA)和滴度常呈现出异于寻常的升高。但当 $CD4^+T$ 细胞计数下降时对新接触的抗原(如疫苗)的抗体反应有也下降。

免疫激活的异常升高可能是由肠道细菌的菌体成分被机体吸收所引起的。免疫激活加剧了 CD4 细胞耗竭和免疫抑制,其机制尚不明确。

其他组织 HIV 也感染非淋巴单核细胞(如皮肤中的树突状细胞、巨噬细胞、脑小胶质细胞)以及脑、生殖道、心脏、肾脏等器官细胞,在相应的器官系统中导致疾病发生。

在一些组织中的 HIV 毒株,比如神经系统(脑和脑脊液)和生殖道(精液)可能与那些在血浆中的病毒具有遗传学上的显著差异。这说明,此类毒株经过了宿主局部环境的选择抑或是毒株适应了局部环境。因此在组织中 HIV 的水平和耐药种类与在血浆中存在的病毒是不同的。

疾病进展 在原发感染的最初几周,有体液免疫和细胞免疫应答发生:
- **体液免疫**:通常在初期感染后的几周内可以检测到 HIV 抗体;然而抗体不能完全控制感染,因为通过患者当前分泌的抗体无法控制同时产生的 HIV 突变体

- **细胞免疫**：细胞免疫是感染初期控制高水平病毒血症（通常超过 10^6 拷贝/毫升）的重要途径。淋巴细胞介导的细胞毒免疫效应所需识别的 HIV 抗原发生着快速突变，这最终破坏了免疫系统对 HIV 的控制。这种变化发生在绝大部分 HIV 感染者，但有极少部分患者并非如此。

血浆中 HIV 的含量用 HIV-RNA copies/ml 来表示，这个数值在感染 6 个月后相对稳定（病毒调定点），其数值在不同患者中的变化范围很大但是平均数约为 30 000～100 000/ml。病毒调定点水平越高，患者 $CD4^+T$ 细胞计数下降至免疫力严重受损的程度（<200/μl）越快，也越早出现艾滋病相关的机会性感染和肿瘤。

发生机会感染、AIDS 和 AIDS 相关肿瘤的危险性及严重程度由 2 个因素决定：
- CD4 细胞计数
- 患者接触的潜在机会性病原体

当 $CD4^+T$ 细胞计数下降至 200/μl 以下，甚至在 50/μl 以下时发生特殊的机会感染的风险增加，具体如下：
- $CD4^+T$ 细胞计数<200/μl：耶氏肺孢子菌肺炎、弓形虫脑炎和隐球菌脑膜炎发生的风险增加
- $CD4^+T$ 细胞计数<50/μl：巨细胞病毒和鸟分枝杆菌感染的风险增加

未接受治疗的患者血浆 HIV-RNA 每上升 3 倍（0.5 $\log_{10}$），在此之后的 2～3 年内进展为 AIDS 或者死亡的危险性升高超过约 50%。

在感染的最初 2～3 年如果不经治疗进展成 AIDS 的危险性每年增加 1%～2%，之后每年为 5%～6%。在未治疗的感染者中，最后几乎都将进展为 AIDS。

症状及体征

HIV 感染初期 最初，HIV 感染可能是无症状的或者仅引起短暂的非特异性的症状（急性反转录病毒综合征）。

急性反转录病毒综合征 通常在感染后 1～4 周内出现，持续 3～14 日。症状和体征常被误诊为传染性单核细胞增多症或良性、非特异性病毒感染症状，可能包括发热、全身不适、乏力、几种类型的皮炎、咽喉痛、关节痛、全身淋巴结病以及化脓性脑膜炎。

在最初的症状消失后，大多数患者都有一段长达数年至十数年的不伴有任何症状或者症状轻微、间断并且无特异性症状的时期（2～15 年）。

在此相对平稳的阶段，患者症状的出现可能与 HIV 直接作用有关，或者与机会感染有关。以下症状最为常见：
- 淋巴结病
- 口腔念珠菌病导致的白色斑块
- 带状疱疹
- 腹泻
- 疲乏
- 发热伴有间断性出汗

无症状的、轻度至中度的外周血细胞减少症（如白细胞减少症、贫血、血小板减少症）也较为常见。有些患者出现进行性消耗（这可能与纳差和感染导致的分解代谢增强有关）和低热或腹泻。

不断加重的 HIV 感染 当 CD4 细胞计数下降到<200/μl 的程度，非特异性症状可能恶化以及艾滋病相关疾病随之而来。

对此类状况的评估可通过检测在普通人群中少见的感染来进行，如分枝杆菌、耶氏肺孢子菌、新型隐球菌或其他真菌感染。

某些感染虽然也在一般人群中有分布，但如果发生异常严重或频繁复发的感染，包括带状疱疹、单纯性疱疹、阴道念珠菌和沙门菌属败血症时，同样需要考虑艾滋病的可能。

在 HIV 感染者中，有些综合征虽较常见但也需要给予不一样的考虑（表 194-2）。部分患者出现肿瘤（如卡波西肉瘤、B 细胞性淋巴瘤），这些肿瘤在 HIV 感染患者中出现的频率更高，异常严重或者有不一样的特征。在另一些患者中可能出现神经系统功能障碍。

诊断
- HIV 抗体检测
- 核酸扩增试验测定 HIV-RNA 水平

对于有持续的、无法解释的全身范围淋巴结病变或者任何艾滋病相关疾病的患者应被怀疑是否感染 HIV。对于 HIV 高危人群，伴有 HIV 感染急性期症状者也应该怀疑是否感染了 HIV。

诊断方法 除了感染后的最初几周内，HIV 抗体检测敏感性及特异性均很高。用酶联免疫吸附试验（ELISA）检测 HIV 抗体具有高度敏感性，但是有可能出现假阳性结果，不过这种情况很少出现。ELISA 试验结果阳性应该进行更加具有特异性的确认试验，比如蛋白印迹法。然而这些检测具有以下缺点：
- ELISA 需要复杂的设备
- 蛋白质印迹法需要训练有素的技术员，并且价格昂贵
- 完整的检测流程需要至少 1 日时间

较新的现场检测方法是对血液或唾液（如颗粒凝集试验，免疫层析法）进行快速简便的检测（15 分钟内），允许在多变的环境中进行检测并且确保患者立即得到结果。快速试验的阳性结果在发达国家应该由标准的血液测试法来确认（如酶联免疫吸附试验或蛋白印迹法），在发展中国家则可选用其他一种或几种快速检测方法进行重复。阴性结果无需确认。

如果怀疑 HIV 感染，尽管抗体检测的结果为阴性（如处于感染最初几周的窗口期内），也可以对患者的血浆进行 HIV-RNA 定性检测。使用核酸扩增测定法进行检测具有高度的灵敏性和特异性。HIV-RNA 测定法需要有先进的技术，比如反转录 PCR（RT-PCR）法，此检测法对于非常低水平的 HIV-RNA 都很灵敏。用 ELISA 法检测 HIV 核心抗原 p24 的方法，在灵敏性和特异性方面均低于直接检测血液中 HIV-RNA 的方法。

监测 一旦 HIV 确诊，下面的项目应该予以检测明确：
- CD4 细胞计数
- 血浆 HIV-RNA 水平

两者都可用于预后预测和监测治疗效果。

表 194-2 HIV 感染后各器官系统的常见表现

综合征	病因	诊断依据	治疗	症状/注释
心脏				
心肌病	病毒直接损伤心肌细胞	超声心动图	抗反转录病毒药物	心衰症状
胃肠道				
食管炎	念珠菌,巨细胞病毒或单纯疱疹病毒	食管镜对溃疡部位进行活检	病因治疗	吞咽困难,纳差症
胃肠炎或直肠炎	肠道沙门菌属,鸟分枝杆菌复合群,隐孢子虫,巨细胞病毒,环孢子虫,小孢子虫,贝氏囊孢子虫或难难梭状芽孢杆菌	粪便培养以及染色,或者活检,但是明确病因有时很困难	对于所有的感染,应进行支持治疗及病因治疗,尽快启动抗反转录病毒药物治疗。具体如下: • 应用抗沙门菌属、鸟分枝杆菌以及难难梭菌的抗感染用药 • 对于隐孢子虫、环孢子虫以及小孢子虫感染,要尽快启动抗反转录病毒药物治疗 • 甲氧苄啶/磺胺甲噁唑片用于治疗隐孢子虫、环孢子虫以及小孢子虫感染 • 抗巨细胞病毒感染的药物	腹泻,体重减轻,腹部绞痛
胆囊炎或胆管炎	巨细胞病毒,隐孢子虫,环孢子虫以及小孢子虫	超声或者内镜检查	巨细胞病毒感染治疗;抗反转录病毒药物用于隐孢子虫、环孢子虫以及小孢子虫感染	可能导致疼痛或便阻
肛门、直肠和直肠周围损伤	单纯疱疹病毒,人乳头瘤病毒,或直肠癌可能是多重病因	检查革兰氏染色和培养活检	病因治疗	对于男同性恋群体,肛交中被插入方感染人类乳头瘤病毒的发生率高
肝炎病毒、机会感染或者抗病毒药物均可导致肝细胞损伤发生	结核分枝杆菌,鸟分枝杆菌,巨细胞病毒或者紫癜(巴尔通体病)HIV 可能会使慢性乙型或丙型肝炎加重	需要鉴别是肝炎还是因为抗反转录病毒或其他药物引起的有时需进行肝脏活检	病因治疗	肝炎症状(如纳差、恶心、呕吐或者黄疸)
妇科				
阴道念珠菌病	念珠菌属	参见本书相关章节	参见本书相关章节	可能加重或反复发生
盆腔炎症性疾病	淋球菌,沙眼衣原体或其他常见的病原菌	参见本书相关章节	参见本书相关章节	可能加重,不典型以及治疗困难
血液系统				
贫血	多重因素: HIV 诱发骨髓抑制 免疫介导的外周血细胞破坏 慢性疾病引起的贫血 感染,尤其是人类小病毒 B-19 和播散的鸟分枝杆菌或组织胞浆菌病肿瘤	参见本书相关章节 通过骨髓检查(检测多核红细胞)或者血清或骨髓 PCR 对细小病毒 B-19 进行诊断	病因治疗 需要时可进行输血 因抗肿瘤药物或者因齐夫多夫定造成贫血时,当已经达到输血指征并且促红细胞生成素水平<500mU/L 时可以给予促红细胞生成素 IVIG 可用于细小病毒感染	细小病毒感染可能导致急性重度贫血

续表

综合征	病因	诊断依据	治疗	症状/注释
血小板减少症	免疫性血小板减少性紫癜，药物毒性副作用，HIV诱导骨髓抑制，免疫介导的外周血细胞破坏、感染或肿瘤	血常规，凝血试验，外周血涂片，骨髓活检或者冯维勒勃兰德因子(von Willebrand factor)检测	抗反转录病毒药物 出血的或者手术前的准备给予IVIG 可能使用抗-Rho(D)IgG，长春新碱，达那唑或干扰素 病情严重或者维持治疗时进行脾切除	常常是无症状的，也可能出现HIV感染的其他症状
中性粒细胞减少症	HIV诱导骨髓抑制，免疫介导的外周血细胞破坏，感染，肿瘤或药物毒性副作用	参见本书相关章节	对于严重中性白细胞减少症(<500/μl)合并发热的患者，立即给予广谱抗生素 如果因药物引起，给予粒细胞或粒细胞-巨噬细胞集落刺激因子	—
神经系统				
轻度到重度认知障碍伴或不伴有运动障碍	直接由病毒导致的脑部损害	CSF中监测HIV RNA CT或MRI检查脑萎缩(非特异性表现)	抗反转录病毒治疗可能使损害修复并改善功能，但轻度仍可能持续存在，包括接受了抗病毒治疗的感染者	经治患者中，进展为痴呆者少见
上行性麻痹	吉兰巴雷综合征或者巨细胞病毒多发性神经根病	脊髓MRI CSF检查	对巨细胞病毒多发性神经根病进行治疗 对吉兰巴雷综合征提供支持治疗	巨细胞病毒多发性神经根病的患者可出现中性粒细胞数增多，类似于细菌性脑膜炎
急性或亚急性脑炎局灶性	刚地弓形虫(弓形虫病)	CT或MRI上表现为环状增强损害影，尤其在基底神经节附近 CSF抗体检测(灵敏但非特异) 在CSF用PCR法检测刚地弓形虫DNA 脑活检组织检查(很少使用)	乙胺嘧啶，甲酰四氢叶酸，磺胺嘧啶及甲氧苄啶/磺胺甲噁唑(如果对磺胺过敏用克林霉素) 任任需要终身维持治疗	建议用克林霉素和乙胺嘧啶或甲氧苄啶/磺胺甲噁唑(同肺孢子菌肺炎) 对CD4⁺T细胞计数<100/μl的患者以及之前发生过弓形虫感染或血清抗体阳性的患者进行初级预防 在患者接受抗病毒治疗后CD4细胞上升至200/μl以上并维持至少3个月时，可停用预防用药
亚急性脑炎	巨细胞病毒 较少见单纯疱疹病毒或水痘带状疱疹病毒	脑脊液PCR 治疗的反应	抗病毒药物	CMV常常导致谵妄、脑神经麻痹、肌阵挛、癫痫发作以及进行性意识障碍 常常治疗起效快
脊髓炎或多发性神经根病	巨细胞病毒	脊髓MRI 脑脊液PCR	抗病毒药物	与吉兰巴雷综合征相似
进展性脑白质脑炎	进行多灶性白质脑病(由潜伏感染的JC病毒再激活引起) 人免疫缺陷病毒	脑部MRI 脑脊液检查	抗反转录病毒治疗以扭转免疫缺陷(对于JC病毒无有效药物可用)	通常在几个月内死亡 抗反转录病毒治疗可能有效

续表

综合征	病因	诊断依据	治疗	症状/注释
亚急性脑膜炎	隐球菌、组织胞浆菌或结核性脑膜炎	CT 或 MRI 脑脊液染色、抗原检测或培养	病因治疗	早期治疗改善结果
周围神经病变	直接由 HIV 或 CMV 感染所致，或抗病毒药物毒性	病史 感觉和运动检查	针对病因进行治疗或者停用有毒性的药物	非常常见 并非快速可以逆转的
眼睛				
视网膜炎	巨细胞病毒	直接的检眼镜检查	特异性抗巨细胞病毒药物	需要请专家进行检查
口腔				
口腔念珠菌病	HIV 所致的免疫抑制	检查	全身抗真菌治疗	早期可能无痛
口腔溃疡	单纯疱疹病毒或阿弗他口炎引起的溃疡	检查	对于阿弗他口炎，在病灶内或全身用糖皮质激素和全身性应用孟鲁司特和沙利度胺 疱疹用阿昔洛韦	可能变得严重并导致营养不良
牙周疾病	混合的口腔细菌群	检查	加强卫生和营养抗生素	可能变得严重，呈现出血、肿胀以及牙齿缺失
无痛性口腔内肿块	卡波西肉瘤或淋巴瘤	活检	肿瘤治疗	—
舌侧面无痛性白色丝状斑（口腔毛状白斑）	EB 病毒	检查	阿昔洛韦	通常无症状
肺				
亚急性（偶可为亚急性的）肺炎	分枝杆菌，真菌如耶氏肺孢子菌、新型隐球菌、荚膜组织胞浆菌、粗球孢子菌或烟曲霉菌	氧饱和度测定、胸部 X 线、皮肤试验（有时因免疫抑制而可能出现假阴性结果） 进行气管镜检查以及气管灌洗液染色涂片及培养检查在某些时候是必要的	病因治疗	可能出现咳嗽、呼吸急促、胸闷 在 X 线上表现为肺炎前可出现轻度缺氧或者肺泡-动脉 O_2 梯度增加
急性（偶可为亚急性的）肺炎	特定的病原菌或者嗜血杆菌属、假单胞菌属、诺卡菌属或红球菌属	对于确诊或者怀疑 HIV 感染的患者有肺炎时，应排除机会感染或者不常见的病原体	病因治疗	可能出现咳嗽、呼吸急促、胸闷
支气管炎	念珠菌属或单纯疱疹病毒	—	病因治疗	可能出现咳嗽、呼吸急促、胸闷
亚急性或慢性肺炎或纵隔腺体病	卡波西肉瘤或 B 细胞淋巴瘤	胸部 CT 扫描 支气管镜检查	病因治疗	可能出现咳嗽、呼吸急促、胸闷

续表

综合征	病因	诊断依据	治疗	症状注释
肾脏				
肾病综合征或者肾功能不全	病毒直接损害,导致局灶性肾小球硬化症	肾脏组织活检	抗反转录病毒药物或者血管紧张素转化酶抑制药(ACEI)可能有效	在非洲裔美国人以及$CD4^+T$细胞计数较低的患者中发病率增高
肾小管功能障碍(糖尿,蛋白尿)	抗病毒药物	尿液和/或血液测试	减少剂量或停用抗病毒药物	—
皮肤				
带状疱疹	水痘-带状疱疹病毒	临床评估	阿昔洛韦或相关的药物	常见中度至重度疼痛或麻刺感损伤出现
单纯疱疹溃疡	单纯疱疹病毒	临床诊断	若为严重、广泛、持续或者播散者可给予抗病毒治疗	单纯疱疹的不典型表现:广泛的、严重的、持续的损伤
疥疮	疥螨	疥螨参见本书相关章节	参见本书相关章节	可能出现严重的过度角化的损伤
紫色或红色的丘疹或小瘤	卡波西肉瘤或巴尔通体病	活检	抗反转录病毒治疗和病因治疗	—
中心形凹陷的皮肤损伤	隐球菌病或者传染性软疣	参见本书相关章节	参见本书相关章节	可能出现隐球菌感染表现
全身				
由革兰氏阴性杆菌和葡萄球菌引起的院内感染和播散性机会感染性感染导致败血症和感染性休克	革兰氏阴性杆菌,金黄色葡萄球菌,念珠菌,沙门菌,结核分枝杆菌,鸟分枝杆菌或组织胞浆菌	血培养,骨髓检查	病因治疗	—
消耗综合征(体重显著下降)	多种因素,包括艾滋病、艾滋病相关机会性感染、艾滋病相关的肿瘤和/或AIDS诱发的性腺功能减退	定义为体重下降>10%	抗反转录病毒药物(此综合征的首要治疗方法) 潜在感染的治疗 当有症状时治疗艾滋病相关性腺功能低下 运用改善食欲和热量摄入的措施	—

CMV,巨细胞病毒;IVIG,静脉用免疫球蛋白;MAC,鸟分枝杆菌复合群;TMP/SMX,甲氧苄啶/磺胺甲噁唑。

$CD4^+T$ 细胞计数是通过以下几个因素计算得来的：
- 白细胞计数（如 4 000/ml）
- 淋巴细胞在白细胞中所占的百分比（如 30%）
- $CD4^+T$ 细胞在淋巴细胞中的百分比（如 20%）

使用上面的数字就可以推算出，CD4 计数 =（4 000×0.3×0.2）为 240 个细胞/ml，这大约也是正常成年人 CD4 水平（750±250/μl）的 1/3。

血浆 HIV-RNA 水平（病毒载量）反映了 HIV 复制速度。较高的病毒载量水平（在初期感染后出现的相对稳定的病毒水平）预示着较快的 $CD4^+T$ 细胞计数下降和较高的机会感染风险；对于那些暂时无症状的 HIV 感染者亦是如此。

分期　HIV 感染的分期按照 CD4 计数不同而划分。6 岁以上的患者，分期如下：
- 1 期：CD4≥500/μl
- 2 期：CD4 200~499/μl
- 3 期：CD4<200/μl

经过 1~2 年的抗病毒治疗后，CD4 细胞计数会提示免疫重建的情况；但即使 HIV 已被长时间抑制，CD4 细胞计数仍可能未恢复到正常范围。

HIV 相关的状况　对各种机会感染、肿瘤以及 HIV 感染者出现的其他综合征的诊断在本手册的其他地方进行讨论。许多被认为是 HIV 特异性的表现。

血液系统疾病　如血细胞减少症、淋巴瘤、肿瘤等较常见，骨髓穿刺和活检对一些症状的评估非常有用。对于由鸟分枝杆菌、结核分枝杆菌、隐球菌、组织胞浆菌、人类细小病毒 B19、耶氏肺孢菌和利什曼原虫引起的播散性感染的诊断也有帮助。大多数患者尽管外周血细胞减少但是骨髓象却呈正常细胞相或者增生细胞相，这表明血细胞数减少是由外周血被破坏造成的；铁储存量正常或者升高的情况则反映了贫血是因为慢性疾病（铁再利用障碍）造成的。轻度至中度的浆细胞增多症、淋巴细胞聚集、组织细胞数量增加以及造血细胞发育不良常见。

HIV 相关的神经系统综合征　鉴别常常需要 CSF 分析以及增强的 CT 或 MR（表 194-2 和本手册的其他地方）。

HIV 筛查　对于成年人和青少年，尤其是怀孕的妇女无论他/她们是否有高危行为都应该建议定期进行抗体筛查试验。对于那些有极度高危行为的尤其是与多个性伙伴发生不安全性行为者，应该每隔 6~12 个月重复进行一次检测。这种检测要既保密又便捷，通常不予收费，世界范围内许多公立或私立试验室都可以进行。

预后

进展至艾滋病、死亡或两者的风险：
- 短期内可由 CD4 细胞计数预测
- 长期内可由血浆 HIV-RNA 水平预测

病毒载量每上升 3 倍（0.5 $\log_{10}$），意味着之后 2~3 年的病死率将上升大约 50%。HIV 相关的发病率和病死率随着 CD4 计数而变化，HIV 相关的疾病所导致的死亡大多发生于 CD4 计数<50/μl 时。当治疗有效时 HIV-RNA 水平下降至检测水平以下，$CD4^+T$ 细胞计数显著上升，但经治的 HIV 感染者发病和病死的风险依旧高于同一年龄段的未感染 HIV 者。

此外，另一较少提及的影响预后的因素是通过评估 CD4 和 CD8 淋巴细胞表面的活化标记表达来推测的免疫激活水平。免疫激活可能是由于细菌通过被 HIV 感染损坏的结肠黏膜而进入血液循环引起的。它是一个强预后因素，但由于这个检测应用不广泛并且目前抗反转录病毒治疗已经显著改善了预后，因此这个检测变得不是那么重要了。

有一小部分 HIV 感染者（被称为长期不进展者）在未接受抗反转录病毒治疗的情况下仍能维持血液中高 CD4 计数和低 HIV 水平，从而保持临床无症状状态。体外检测显示他们通常对所感染的 HIV 毒株存在有效的细胞免疫和体液免疫反应。但这种有效的免疫反应具有特异性：当他们再次感染 HIV 引起了二重感染，此时他们之前的有效免疫反应对二次感染病毒株不再有效，进而有效控制者转变成一个比较典型的疾病进展者。也就是说，他们通常对第一次感染非常有效的免疫反应对第二次感染不再有效。这些为指导艾滋病毒感染者不要通过不安全的性行为或共用针具使自己可能暴露于 HIV 重叠感染提供了理论依据。

HIV 感染的根除治疗还不太现实，因而，目前认为 HIV 感染的终身药物治疗是必要的。然而近年一些在确诊后用常规的抗反转录病毒疗法治疗的婴儿，在停用药物后依然保持血浆病毒阴性的案例说明，在一些情境下，根除治疗是可能的。

治疗
- 抗反转录病毒药物的组合[抗反转录病毒疗法（ART），有时也被称为高效抗反转录病毒疗法（HAART）或联合抗反转录病毒疗法（cART）]
- 预防性用药用于机会性感染风险高的患者

由于 HIV 感染相关的并发症也可发生在未经治疗的具有高 CD4 计数的患者中间，同时因为毒性较低的药物已经研发上市，因此现推荐抗病毒治疗用于几乎所有的 HIV 感染者。少数例外的患者可以长时间未经抗病毒治疗而将 HIV 控制，保持血浆中病毒非常低的病毒含量和水平正常的 CD4 计数。这些患者可能不需要抗病毒治疗，但是此部分患者接受抗病毒治疗是否有益尚待研究明确。因为此部分患者人数较少且不愿意长期用抗病毒药物，因此这一研究很难开展。

抗病毒治疗总体原则　抗病毒目标：
- 血浆 HIV-RNA 低于检测下限的水平（<20~50 拷贝/ml）
- CD4 细胞计数恢复到正常水平（免疫重建）

对于启动治疗时 CD4 细胞计数低（尤其是<50/μl）和/或 HIV-RNA 水平高的患者，抗病毒治疗后患者 CD4 计数恢复欠佳的可能性较大。即便如此，那些严重免疫缺陷的患者在抗病毒治疗后还是会有显著改善。与 $CD4^+T$ 细胞计数的升高相随的是，机会感染、其他并发症以及死亡风险的显著降低。患者一旦免疫恢复，那些无特殊治疗措施的并发症（如 HIV 导致的认知障碍）或者那些之前认为无法治疗的并发症（如进展性多灶性脑白质病变）都可能改善。肿瘤（如淋巴瘤和卡波西肉瘤）和大多数机会感染的预后得到很好的改善。

若患者服用抗病毒药物的依从性>95%,抗病毒治疗可以达到既定的目标。但是维持这一程度的依从性较困难。若病毒仅得到部分抑制(血浆病毒水平没能降至可检测水平以下)可能会筛选出单个或多个HIV的突变株,进而导致毒株对单药或整个类别药物的部分或完全耐药。除非后续治疗选用其他类别的HIV敏感药物进行抗病毒治疗,否认治疗很可能失败。

绝大多数急性的机会性感染者会受益于及早的抗病毒治疗(在机会性感染的治疗过程中启动抗病毒用药)。但是对于某些特定的机会性感染,如结核性脑膜炎或隐球菌性脑膜炎,有证据表明,抗病毒治疗应该推迟到抗感染强化治疗结束后再启动。

可以通过启动治疗的最初4~6个月内或HIV检测水平低于检测下限之前,每8~12周检测一次血浆病毒定量水平,之后每3~6个月检测一次,以此来评估抗病毒治疗疗效。病毒水平上升是治疗失败最早出现的迹象,并且可能会比CD4计数下降提早数月。若患者体内的HIV突变株对治疗方案耐药而治疗失败,维持原有用药会加剧耐药。然而与野生型HIV相比,这些突变株降低CD4计数的作用较小。对于无药可换的耐药患者,往往选择继续原有方案治疗。

如果治疗失败,药物敏感性测定可以确定占优势的HIV毒株对所有可用药物的敏感性。基因型和表型耐药检测可以从HIV敏感的药物中筛选,帮助临床医生选择新的治疗方案,新的方案中应该至少包含2种药物,最好含3种药物。那些中止抗病毒治疗的耐药患者,数月至数年后血液中HIV优势毒株又会由耐药株转变为野生株(对药物敏感),这是因为耐药突变病毒株复制慢于野生株,最终会被野生株取代。因此如果耐药患者近期没有接受治疗,那么通过耐药检测的结果并不是真实的耐药情况,但当再次给予治疗后,耐药突变病毒株常常会取代野生株而再度出现。

抗反转录病毒药物的类别 抗病毒治疗方案中的药物按照类别列于其中(表194-3)。一种药物通过抑制HIV进入靶细胞起效,其他的药物通过抑制HIV的3种酶(病毒进入细胞后复制所必须)起效;其中的3类药物通过阻断RNA依赖的和DNA依赖的DNA聚合酶活性来抑制反转录酶。

表194-3 抗反转录病毒药物

通用名称	英文缩写	成人常用剂量[a]	不良反应[b]
融合抑制剂			
恩夫韦肽	T-20	90mg 皮下注射 bid	超敏反应、局部注射部位反应、周围神经病变、细菌性肺炎、失眠和食欲缺乏
马拉韦罗(CCR5抑制剂)	—	150~600mg bid,具体剂量取决于其他使用的药物	心肌缺血或梗死
整合酶抑制剂			
多替拉韦	—	50mg qd	头痛,失眠
艾维雷韦	—	150mg qd	恶心,腹泻
拉替拉韦	—	400mg bid	无症状的肌酸激酶升高,肌炎
非核苷类反转录酶抑制剂			皮疹(偶尔严重或危及生命),肝功能异常
依非韦伦	EFV	临睡前 600mg	中枢神经系统症状、大麻素试验假阳性、进食脂肪食物后血中的水平过度升高
依曲韦林	—	200mg bid	严重的、可能威胁生命的皮疹
奈韦拉平	NVP	前两周:200mg qd;之后 200mg bid	严重的、可能危及生命的肝毒性和皮疹,特别是在治疗的前18周里增加细胞色素P-450酶活性,减低了蛋白酶抑制剂的血药浓度以及其他药物的药物浓度(如依非韦伦、克拉霉素、炔雌醇、酮康唑、伊曲康唑、美沙酮、某些抗心律失常药、抗惊厥药、钙通道阻断剂、免疫抑制剂、环磷酰胺、麦角生物碱、芬太尼、西沙必利、华法林等)
利匹韦林	—	25mg/d	中枢神经系统不良反应少于依非韦伦
核苷类反转录酶抑制剂			乳酸酸中毒(可危及生命);脂肪性肝炎
阿巴卡韦	ABC	300mg bid	包括发热、皮疹、恶心、呕吐、腹泻、咽炎、呼吸困难和/或咳嗽在内的严重而可能致命的过敏反应(HLA*57:01阳性者发生此类的风险是阴性者的100倍,其可以通过基因检测来判断) 纳差、恶心、呕吐 禁止应用激发试验

续表

通用名称	英文缩写	成人常用剂量[a]	不良反应[b]
去羟肌苷	ddI	体重≥60kg,400mg qd 或 200mg bid 体重<60kg,250mg qd 或 125mg bid	周围神经病变[c],可能危及生命的胰腺炎[d],严重的肝大伴脂肪变性,腹泻
恩曲他滨	FTC	200mg qd	风险极小;皮肤色素沉着
拉米夫定	3TC	150mg bid 或 300mg qd	外周神经病变,很少出现胰腺炎
司坦夫定	d4T	体重≥60kg,40mg bid 体重<60kg,30mg bid	外周神经病变,可能出现危及生命的胰腺炎(极少),脂肪肝,脂肪重新分布(脸部和四肢脂肪萎缩)
扎西他滨	ddC	0.75mg tid	外周神经病变,可能危及生命的胰腺炎[d],口腔溃疡
齐多夫定	ZDV,AZT	300mg bid	贫血和白细胞减少症[e],很少出现胰腺炎、脂肪肝、肌病、肌炎
核苷酸类反转录酶抑制剂			
替诺福韦	TDF	300mg qd	轻度肾功能不全(不常见),其他严重的肾脏疾病(罕见)增加去羟肌苷的血药浓度,其他不良反应极小
蛋白酶抑制剂[f]			恶心、呕吐,腹泻,腹部不适,血糖升高以及高胆固醇血症(常见),腹部脂肪堆积,肝功能异常,出血倾向(尤其在血友病患者中)
安普那韦	APV	1 200mg bid,随食物一起服用	皮疹
阿扎那韦	ATV	400mg qd	皮疹,高胆红素血症
地瑞那韦	—	800mg qd,与利托那韦 100mg 或 600mg bid 随餐服用,与利托那韦 100mg bid 随餐	严重皮疹,过敏,发热
福沙那韦	无	1 400mg bid	皮疹
茚地那韦	IND	空腹 800mg tid(服用地拉韦定的患者给予 600mg;不应与去羟肌苷和用,同用会减低茚地那韦药物浓度)	肾结石,偶可出现梗阻(患者应该每日饮用 1 300ml 的水) 和其他的蛋白酶抑制剂尤其是与利托那韦有交叉耐药
洛匹那韦	LPV	400mg q12h(与 100mg 利托那韦制成复合片剂)随食物一起	味觉异常,口周感觉异常
奈非那韦	NLF	1 250mg bid 随食物一起服用	腹泻
利托那韦	RIT	600mg bid 随食物一起服用	味觉异常,口周感觉异常 减少剂量可能会降低不良反应的发生率和严重程度
沙奎那韦	SQV	1 200mg tid,2h 内进食;和利托那韦合用可能会提高 SQV 谷浓度以及疗效	—
替拉那韦	TPV	500mg 外加利托那韦 200mg bid	可能发生危及生命的肝炎和颅内出血

[a] 未做特殊说明均为口服剂量。
[b] 所有抗病毒药物都可能造成代谢方面的慢性副作用,包括胆固醇和甘油三酯升高、胰岛素抵抗以及体脂向心性重新分布等。列举的这一类药物的不良反应,使用任何该类药物时都有可能发生。
[c] 停药后外周神经病变可以逆转,并且可以通过对症治疗来部分地改善症状。
[d] 如果出现胰腺炎症状(如恶心和呕吐或者背部和腹部疼痛),需要立即停用 ddI 和 ddC 直至胰腺炎痊愈或者被排除。
[e] 贫血可以通过输血或者使用其他药物比如促红细胞生长素来纠正;白细胞减少症可以通过使用集落刺激因子(粒细胞集落刺激因子或者粒细胞-巨噬细胞集落刺激因子)来纠正。
[f] 所有由细胞色素 P-450 酶系统代谢的药物都有可能和其他许多的药物产生相互作用。

- **核苷类反转录酶抑制剂**(NRTI)是磷酸化活性代谢产物,能竞争性参与病毒 DNA 合成。其竞争性抑制 HIV 反转录酶并使 DNA 链的合成终止
- **核苷酸类反转录酶抑制剂**(nRTI)作用类似于 NRTI,抑制 HIV 反转录酶,但是不需要起始磷酸化
- **非核苷类反转录酶抑制剂**(NNRTI)直接与反转录酶结合
- **蛋白酶抑制剂**(PI)抑制病毒的蛋白酶,蛋白酶对于 HIV 颗粒从宿主细胞中以出芽方式释放后的成熟起着至关重要的作用
- **进入抑制剂**(EI),有时也被称为融合抑制剂,干扰病毒与

CD4受体和趋化因子共受体的结合；而这种结合是HIV进入靶细胞所必需的。例如CCR-5抑制剂通过阻断CCR-5受体而干扰HIV复制

- **整合酶抑制剂阻止HIV DNA整合到人体的DNA**

  抗反转录病毒方案 为了完全地抑制野生型HIV复制，通常需要将来自不同类型的3~4种药物联合使用。选择用药基于以下特点：

- 预期的不良反应
- 方案的简洁性
- 患者自身状况（如肝或肾功能不全）
- 正在使用的其他药物（以避免药物相互作用）

  为提高依从性，临床医师应选用患者负担得起、可以耐受的药物，并且每日1次（较理想的）或者每日2次给药。专家小组就妇女和儿童HIV感染者的治疗开始时机、药物选择、药物替换和终止等问题在治疗指南中有定期的更新，可以参阅www.aidsinfo.nih.gov。

  为简化方案和改善依从性，含有2种或以上药物的固定组合片剂现已广泛地应用了。常见的药物组合片剂如下：

- Stribild：艾维雷韦150mg，考比司他150mg，恩曲他滨200mg，外加替诺福韦300mg，口服，每日1次，与食物同服
- ATRIPLA：依非韦伦600mg，替诺福韦300mg，外加恩曲他滨200mg，口服，每日1次，空腹，最好在睡前服用
- Complera：利匹韦林25mg，恩曲他滨200mg，外加替诺福韦300mg，口服，每日1次，与食物同服
- 舒发泰：恩曲他滨200mg外加替诺福韦300mg，口服，每日1次，与食物同服或不与食物同服
- 绥美凯：多替拉韦50mg，拉米夫定300mg，外加阿巴卡韦600mg，口服，每日1次，与食物同服或不与食物同服

  片剂中可使用一种本身缺乏抗HIV活性但可增加血液中其他具有抗HIV活性药物浓度的药物代谢促进剂。这些片剂的混合成分包括：

- Evotaz：阿扎那韦300mg加考比司他150mg，口服，每日1次，与食物同服
- Prezcobix：达芦那韦800mg加考比司他150mg，口服，每日1次，与食物同服

  混合成分构成的片剂的不良反应与其构成成分的单独剂型之不良反应相同。

  药物相互作用 抗反转录病毒药物之间的相互作用可能会增强或降低疗效。

  例如低于治疗剂量的利托那韦100mg与其他蛋白酶抑制剂[如洛匹那韦、安普那韦、茚地那韦、阿扎那韦以及替拉那韦联用会增加抗反转录病毒的功效。利托那韦抑制了代谢其他蛋白酶抑制剂的肝酶活性。通过降低有治疗作用的蛋白酶抑制剂的清除率，利托那韦增加了此类药物的浓度，延长了药物浓度处于较高水平的时间以及延长了服药间隔时间，最终增加了治疗效果。另外一个例子是拉米夫定（3TC）和齐多夫定（ZDV）的组合。使用上述任何一种药物进行单药治疗都将很快出现耐药，但是针对3TC发生突变而产生耐药的HIV毒株却增加了对齐多夫定的敏感性。因此合并使用时，它们具有协同作用。

  相反，抗反转录病毒药物之间的相互作用也可能降低彼此的功效。一种药物可能使另一种药物的清除速度加快（如诱导细胞色素P-450酶所催化的清除反应）。其次，一些NRTI结合（如齐多夫定和司它夫定）结果使得在无增加药物清除率的情况下抗病毒活性降低，其中的作用机制还不清楚。

  药物联合使用常常会使每一种药物单独使用时所造成的不良反应发生的危险性增加。可能的机制如下：

- 肝脏通过细胞色素P-450对PI的代谢作用使其他药物的代谢速度降低（并且使水平升高）
- 第二个机制是毒性累积：例如NRTI联合使用d4T和去羟肌苷（ddI）增加了发生不良代谢反应和外周神经病变的风险

  由于许多药物可能对抗反转录病毒药物产生影响，因此在抗病毒治疗后，加用任何新的药物之前都应该明确是否有相互作用存在（见Guidelines for the Use of Antiretroviral Agents in HIV-1-Infected Adults and Adolescents: Drug Interactions）。

  除药物之间的相互作用外，以下的物质会影响一些抗反转录病毒药物的活性，应该避免使用。

- 葡萄柚汁会抑制分布在胃肠道的一种降解沙奎那韦的酶，通过这种作用，它会增加沙奎那韦的生物利用度
- 圣约翰草可以增强蛋白酶抑制剂和非核苷类反转录酶抑制剂的代谢，从而降低服药患者血浆的蛋白酶抑制剂和非核苷类反转录酶抑制剂水平

  抗反转录病毒药物的不良反应 抗反转录病毒药物严重的不良反应见表194-3。其中的一些不良反应，如明显的贫血、胰腺炎、肝炎和糖耐量异常可以在出现症状之前通过血液检测发现。患者应该定期随访，既包括临床也包括一定的实验室检测（血常规；血生化检查，如高血糖、高脂血症、肝损伤、胰腺损伤以及肾功能异常；尿液检查），尤其是当开始使用新的药物时或者出现了进展的无法解释的症状时。

  代谢相关不良反应 包括脂肪重新分布、高脂血症以及胰岛素抵抗所导致的相关症状。皮下脂肪经常由脸部和四肢远端向躯干、颈部、胸部和腹部重新分布。面容改变会使患者受到精神伤害而感到痛苦。通过注射胶原和聚乳酸对面部进行重塑治疗具有改善作用。

  向心性肥胖、高脂血症和胰岛素抵抗共同构成了代谢综合征，最终增加了发生心肌梗死、卒中及痴呆症的风险。所有的抗病毒药物似乎都有此类代谢不良反应，但蛋白酶抑制剂的作用最明显。某些药物，如利托那韦或司它夫定，通常具有代谢的作用。其他药物，如替诺福韦、依曲韦林、阿扎那韦或地瑞那韦（即使与低剂量的利托那韦合用）、拉替拉韦和马拉韦罗，似乎对血脂水平的影响较小或极小。

  影响代谢的机制是复杂的，其中之一是线粒体毒性。发生线粒体毒性（影响最大的是NRTI类药物）和代谢影响（影响最大的是PI类药物）的危险性随药物种类的不同而不同；同一种类之间，不同药物（如在NRTI中影响最大的是

d4T)的危险性亦不相同。

代谢不良反应是剂量依赖的并且通常在治疗的最初1~2年内出现。非酒精性脂肪性肝炎和乳酸酸中毒虽较少见但可致命。对长期影响和代谢性不良反应的最理想治疗措施仍不明确。应用降脂药物(他汀类)和胰岛素增敏剂可能会有改善作用。(参见 The recommendations of the HIV Medicine Association of the Infectious Diseases Society of America and the Adult AIDS Clinical Trials Group:Guidelines for the evaluation and management of dyslipidemia in HIV-infected adults receiving anti-retroviral therapy)。

骨骼并发症 抗反转录病毒治疗导致的骨并发症包括无症状的骨质减少和骨质疏松症,这在发生代谢影响的患者中常见。髋和肩等大关节的骨坏死造成严重的关节疼痛和功能障碍则较少见。骨并发症的发生机制尚不明确。

免疫重建炎性综合征(IRIS) 患者开始抗病毒治疗后有时会出现 HIV 病毒载量下降和 $CD4^+T$ 细胞计数上升但是临床症状恶化的情况,这是机体对亚临床的机会感染或者机会感染成功治疗后所残留的微生物抗原发生免疫反应造成的。IRIS 通常发生在治疗的头几个月内,但有时会推迟。IRIS 会使机会性感染甚至肿瘤(如卡波西肉瘤)的病情复杂化,但其常常为自限性经过,或者可通过简单的糖皮质激素治疗有效缓解。

确定临床症状恶化是因治疗失败、IRIS,还是两者合并存在而导致,需要对活动感染的持续性进行评估,同时予以病原培养检测,这在有些时候会比较困难。

抗反转录病毒治疗的中止 如果所有的药物都同时停止,通常而言是安全的;例外的情况是,部分代谢较慢的药物(如奈韦拉平)在停药后还会在较高的水平维持一段时间,这就会增加诱导 HIV 毒株耐药的风险。为了治疗其他的疾病或者无法耐受药物的毒性或者需要重新进行评估时必须中止抗病毒治疗用药。终止治疗后明确是哪种药物引起的毒性反应,对于大多数药物而言,重新以单药治疗的形式持续几天是安全的。注意:最重要的例外是阿巴卡韦。患者在之前用阿巴卡韦治疗的过程中出现过发热和皮疹,再次接触阿巴卡韦时可使严重程度增加并且有可能发生致命的超敏反应。

> **经验与提示**
>
> - 如果患者使用阿巴卡韦后出现不良反应,那么在其再次应用阿巴卡韦后可能会发生严重的、潜在致命的过敏反应。因此一旦阿巴卡韦可疑过敏,不应再接触此药物
> - 在 HLA-B*57:01 阳性的患者中,阿巴卡韦不良反应的风险是阴性患者的 100 倍,这个标志可通过基因检测来明确。

临终关怀 虽然由于抗反转录病毒疗法使 AIDS 患者的生命期望值大大提高,但是许多患者仍然出现病情恶化和死亡。死亡可能由以下因素导致:

- 无法坚持抗病毒治疗用药,导致免疫功能受损加重
- 发生了无法治疗的机会感染和机会肿瘤
- 由 HBV 或 HCV 导致的肝衰竭
- 衰老和年龄相关疾病的进展

死亡很少突然发生,这些患者通常有时间来安排剩余时间和后事。但是这些安排里应尽早登记上卫生保健的计划,里面明确说明需要临终关怀。应该留取其他的法律文件,包括代理人的权力和遗愿。这些法律文件对于同性恋患者尤其重要,因为对同性恋性伙伴的财产和权利(包括探视和抉择权)还存在一些纷争。

当患者处于临终状态时,内科医师可能需要使用药物来减轻疼痛、纳差、精神激动以及其他的令人痛苦的症状。许多 AIDS 患者在最终阶段出现的严重体重减轻使得良好的皮肤护理充满困难。临终关怀机构能够提供综合的支持,它在症状缓解上具有不同寻常的技巧,并且能够给予护理人员支持和尊重患者的自主权,因而它能够帮助许多这样的患者。

预防

针对 HIV 的疫苗很难研发,因为 HIV 表面蛋白质容易变异,致使病毒表面的抗原类型具有极其丰富的多样性。尽管如此,多种潜在的疫苗正在研究之中,并且在临床试验中一些疫苗已经显示出了部分作用。但现阶段尚无有效的 HIV 疫苗。

预防传播 在性行为前使用阴道杀菌剂(包括抗反转录病毒药物)已经被证实是无效的,对于女性甚至有时显示出增加感染的风险,可能是由于破坏了人体对 HIV 的天然免疫屏障。

有效的措施包括:

- **公众健康教育**:健康教育是有效的,并且在一些国家已经开始降低感染的病例,尤其是在泰国和乌干达。因为大多数病例是性接触造成的,所以通过教育避免不安全的性行为是最切合实际的方法(表194-1)
- **安全的性行为**:除非两个性伙伴都明确无感染 HIV 并且坚持一夫一妻,否则安全的性行为是必要的。在 HIV 感染者之间同样建议恪守安全性行为,这是因为,进行无保护措施的性行为可能再被感染耐药的 HIV 或者毒力更强的 HIV 毒株,并且可能接触其他的可以在 AIDS 患者中造成严重疾病的病毒(如巨细胞病毒、EB 病毒、单纯疱疹病毒、乙肝病毒),同时,梅毒和其他的性传播疾病也可能会被传播。安全套是最好的防护措施。不应使用油性的润滑剂,因为它可能溶解橡胶,使橡胶安全套预防失败的危险增加。[亦可参见 The recommendations of the Centers for Disease Control and Prevention(CDC), the Health Resources and Services Administration, the National Institutes of Health, and the HIV Medicine Association of the Infectious Diseases Society of America:Incorporating HIV Prevention into the Medical Care of Persons Living with HIV]
- **为静脉吸毒者提供咨询**:应该告知药物成瘾者有关共用针头的危险性。提供咨询和无菌针头以及对药物的依赖性治疗和康复相结合可能会更有效地预防传播
- **对 HIV 感染进行保密的检测**:在所有的卫生机构都应定

期提供针对成人和青少年的 HIV 检测服务。为了促进定期检测,美国的一些州不再要求签署同意书或进行冗长的检测前咨询

- **孕妇咨询服务**:母婴传播通过 HIV 检测、抗病毒治疗以及在发达国家采用母乳替代品喂养的方式在事实上做到了母婴传播的消除。如果妊娠女性检测发现 HIV 抗体阳性,应告知其关于 HIV 母婴传播的危险。对于不愿意接受立即抗病毒治疗的妊娠女性,鼓励她们在妊娠中期(妊娠 14 周以后)开始抗病毒治疗以防止胎儿被 HIV 感染。通常采用多药组合的方案进行防治,因为较单一疗法而言,它更有效且不太可能导致耐药发生。一些药物对胎儿或女性患者具有毒性作用,那么不应该选用此类药物。如果孕妇符合启动抗病毒治疗的指征,应根据患者的病史、妊娠阶段制订合适的抗病毒方案,在整个妊娠期维持治疗。剖宫产可以降低发生母婴传播的风险。无论使用何种产前阻断方案或分娩方式,所有的艾滋病病毒感染的妇女应在分娩期间给予静脉用齐多夫定预防;新生儿出生后应给予口服齐多夫定连续 6 周。一些 HIV 感染的孕妇因担心 HIV 导致宫内感染或其他原因而选择终止妊娠。

- **对输血和器官移植者进行 HIV 筛查**:因为在感染的早期抗体检测中可能出现假阴性,因此在美国的输血操作仍有造成 HIV 传播的微小可能。目前,在美国强制采用抗体和 p24 抗原对血液进行联合检测,这样可能更进一步减少传播的危险性。为了更进一步减少风险,有 HIV 感染高危因素者即使最近的 HIV 抗体检测结果为阴性也告知其不要献血或捐赠器官。美国 FDA 已发布关于推迟献血的指导草案指出:对于男-男性行为的群体应在末次性行为后的 12 个月才能献血;若女性与有男-男行为的男性发生性接触,应在末次性行为后的 12 个月后才能献血。然而在发展中国家并没有一以贯之地采用灵敏的 HIV 筛查试验和推迟高危人群献血和捐赠器官的条例或准则。

- **暴露前抗反转录病毒药物预防应用**(PrEP):暴露前预防用药的策略用于本身未感染 HIV,但其处于感染的危险之中(如与 HIV 感染的性伙伴交往)的人群,通过每日服用抗病毒药物减少他们感染的风险。可以使用替诺福韦/恩曲他滨(TDF/FTC)的组合。PrEP 的使用并不排斥使用其他减少 HIV 感染风险的方法,包括使用安全套、避免高危行为(如共用针头)。对于怀孕期间服用 TDF/FTC 来进行暴露前预防的 HIV 阴性母亲,其婴儿安全性方面的数据还不完整,但目前在服用过 TDF/FTC 治疗的 HIV 感染妇女所分娩的儿童中,尚无此类不良反应的报道。用暴露前预防用药的方法来降低静脉吸毒者感染 HIV 风险的研究正在进行。对于当前 CDC 的建议,请参阅 Pre-Exposure Prophylaxis(PrEP)。

- **男性包皮环切术**:对于年轻的非洲男性,包皮环切术已被证明能够减少阴道性交过程中来自女性伴侣的 HIV 传播风险的 50%;男性包皮环切术在其他地方可能同样有效。男性包皮环切是否可以减少从男性传播 HIV 给女性的风险或减少男男性行为之间的 HIV 传播,目前尚不明确

- **普遍性防护**:为了防止 HIV 由患者传播给医疗和口腔科专业人员,那些可能接触任何患者的黏膜或体液的工作人员应该在工作场所戴手套并且掌握如何避免针刺伤的发生。HIV 感染者的家庭护理人员在可能接触患者体液时应该戴手套。对被血液或其他体液污染的物体表面或器械应该进行清洗和消毒。有效的消毒剂包括加热、过氧化物、酒精、苯酚类化合物以及次氯酸盐(含氯石灰)。除非有机会感染(如 TB),否则没有必要对 HIV 感染的患者进行隔离。阻断从感染 HIV 的医务人员向患者传播的预防指南尚未形成。可参见 CDC 的 Recommendations for Preventing Transmission of Human Immunodeficiency Virus and Hepatitis B Virus to Patients During Exposure-Prone Invasive Procedures。

- **HIV 感染的治疗**:抗反转录病毒治疗降低了传播风险

  暴露后预防(PEP):暴露于 HIV 后可能造成的严重后果已经促使相关机构制订了相关的防范措施和操作流程,同时采用了预防性治疗的方法来减少医务人员暴露后发生感染的风险。

  预防性治疗的选择依据于暴露的具体情形:

- 涉及 HIV 感染者的血液穿透伤(通常是针头刺伤)
- 黏膜(眼睛或口腔)表面严重暴露于感染者的体液诸如精液、阴道分泌液或其他含有血液的体液(如羊水)

  一般的体液如唾液、尿液、眼泪、鼻分泌物、呕吐物或汗液认为不具有潜在的传染性,除非呈现为肉眼可见的血性液体。在发生了血液穿透性暴露后,暴露部位应该立即用肥皂水对皮肤进行清洗,同时用消毒剂对穿刺部位进行消毒。如果是黏膜发生暴露,暴露部位用大量的清水进行冲洗。

  以下方面需要进行记录:

- 暴露的类型
- 从暴露至处理的时间间隔
- 造成暴露的患者和被暴露者的临床信息,包括危险因素以及 HIV 的血清学检测结果

  暴露类型 通过以下几点来判定:

- 发生暴露的是哪种体液
- 暴露是否为穿透性的损伤(如针刺,锐器切割)以及损伤的深度
- 是否体液接触了不完整的皮肤(如擦伤或者裂开的皮肤)或者黏膜

  感染的风险 在发生普通的穿透性暴露后感染的危险性为 0.3%,发生黏膜暴露后的危险性为 0.09%。这些风险的高低各不相同,反映了被暴露者接触到的 HIV 数量多少不一:接触的病毒数量取决于多种因素,包括污染源的病毒载量和针的类型(如中空针或实心针)。然而在建议 PEP 的制订过程中,这些因素都不再作为考虑因素了。

  暴露来源 被分为已知或未知感染两种状态。如果暴露源不详(如在街上的针头或者锐器处置盒中的针头),风险应该以暴露发生的环境为基础进行评估(如暴

露是否发生在静脉吸毒流行的地区、是否在戒毒治疗场所使用后丢弃)。如果暴露源已知而 HIV 感染状态未知,认为其具有 HIV 感染的危险因素,仍然建议给予预防治疗(表 194-4)。

表 194-4 暴露后预防建议

暴露源的感染情况	预 防
HIV 抗体阳性(有症状或无症状的 HIV 感染、AIDS、急性血清转换,有或无病毒载量检测结果)	应用≥3 种抗反转录病毒药物进行暴露后预防治疗
暴露源的 HIV 感染情况不详或者暴露源不详	一般无需 PEP;但当暴露源有 HIV 危险因素或者很有可能为 HIV 感染者的情况下时可以考虑给予 PEP
HIV 阴性(基于抗体的测试或核酸扩增测定)	无需 PEP

暴露后预防是否实行,取决于被暴露者和接诊医师的个体化选择。如果选择并接受了 PEP,在传染源后来确定为 HIV 阴性,那么 PEP 应该停止。
PEP,暴露后预防。
经许可摘自 The World Health Organization. Guidelines on post-exposure prophylaxis for HIV and the use of cotrimoxazole prophylaxis for HIV-related infections among adults, adolescents and children. Recommendations for a public health approach(在 2013 年指南基础上于 2014 年 12 月进行补充的版本)。可参见:http://www.who.int/hiv/pub/guidelines/arv2013/arvs2013supplement_dec2014/en/。

在发生暴露后,如果需要启动预防治疗的应尽快开始 PEP。CDC 建议应该在暴露发生后的 24~36 小时内启动 PEP;如果已经是在暴露发生后的较长一段时间,需要听取专家的建议来决定是否启动 PEP。

PEP 的使用取决于被 HIV 感染的风险;指南建议用≥3 种抗反转录病毒药物联合预防治疗。暴露后预防用药应选择毒副作用最小、便于服用的药物方案,以此保证预防用药的依从性。首选的方案包括 2 种 NRTI 类药物外加的一种或多种药物(如 2 种 NRTI 加整合酶抑制剂或蛋白酶抑制剂或 NNRTI);应连续用药 28 日。鉴于可能发生罕见而严重的肝毒性,奈韦拉平应避免使用。部分证据表明,齐多夫定单独使用可能使针刺伤后发生传播的危险性减少约 80%。有关详细建议,请参阅 CDC的 Guidelines for the Management of Occupational Exposures to HBV, HCV, and HIV and Recommendations for Post exposure Prophylaxis 或加利福尼亚大学的暴露后预防相关内容。

如果暴露源的病毒感染情况不明确或者疑似可能对≥1 种药物耐药,应该向专家咨询有关抗病毒治疗方案以及 HIV 传播的情况。然而,临床医生不能因为等待专家咨询意见或者药物敏感试验结果而推迟 PEP。同样,临床医生应该立即给予评估、面对面的咨询以及之后的随访关怀等。

机会感染的预防 (亦可参见 The US Public Health Service and the HIV Medicine Association of the Infectious Diseases Society of America Guidelines for Prevention and Treatment of Opportu-nistic Infections in HIV-Infected Adults and Adolescents)。

对于许多机会感染可以利用有效的化学药物预防,降低由耶氏肺孢菌、念珠菌、隐球菌和鸟分枝杆菌复合群引起的疾病的发病率。通过治疗出现免疫重建的患者,$CD4^+T$ 细胞计数恢复到重要的临界值以上>3 个月时,可以停用预防药物。

一级预防 取决于 CD4 计数:
- CD4 计数<200/μl 或有口咽念珠菌病(活动性或以前有感染):建议用药对肺孢子菌肺炎进行预防。两片复方磺胺甲噁唑(SMX-TMP)片剂,每日 1 次或者每周 3 次可对上述疾病提供有效预防。每周 3 次给药或者逐渐加大药物剂量可使一些不良反应的发生降至最低。一些不能耐受 SMX-TMP 的患者可能对氨苯砜耐受(100mg,每日 1 次)。对于少数用这两种药物治疗均出现不良反应(如发热、中性粒细胞减少、皮疹)的患者,可以使用喷他脒雾化吸入 300mg,每日 1 次,或者阿托伐醌 1 500mg,每日 1 次。
- $CD4^+T$ 细胞计数<50/μl 的患者主要应该预防播散性鸟分枝杆菌,可使用阿奇霉素或克拉霉素,若上述药物均无法耐受,可使用利福布汀。阿奇霉素可以每周给 2 片 600mg 的片剂一次,所达到的预防效果(70%)与每日使用克拉霉素相似,并且不与其他药物发生相互作用。

如果怀疑潜伏结核感染(基于结核菌素试验、γ-干扰素释放试验、高危险接触、活动性结核病的个人史或居住在结核病高流行的区域),无论 CD4 计数多少,患者均应给予异烟肼 5mg/kg 体重(最高剂量不超过 300mg)口服,每日 1 次,辅以维生素 B_6 片 10~25mg 口服,每日 1 次,连用 9 个月以防止结核感染激活。

对于一些真菌感染的一级预防(如食管念珠菌病、隐球菌性脑膜炎或肺炎),口服氟康唑每日 1 次(100~200mg)或者每周 1 次(400mg)都是有效的,但是因为预防真菌感染药物的价格昂贵并且这类疾病的诊断和治疗通常都比较成功所以这种方法较少使用。

二级预防(在原发感染控制以后) 应在以下患者中进行:
- 反复出现口腔、阴道或者食管念珠菌病或者隐球菌感染者:给予氟康唑
- 组织胞浆菌病:使用伊曲康唑
- 潜伏的弓形虫病:无症状的感染者通过血清弓形虫抗体(IgG)检测证实。阳性者则给予 TMP-SMX(剂量同预防耶氏肺孢菌性肺炎)预防弓形虫病再激活和由此引起的弓形虫脑炎。与欧洲以及大多数发展中国家(70%~80% 的成人)相比,在美国弓形虫潜伏感染并不常见(大约成年人的 15%)
- 耶氏肺孢菌肺炎
- 单纯疱疹病毒感染
- 曲霉菌病(可能)

对于真菌（包括肺孢菌）、病毒、分枝杆菌和弓形虫感染进行预防的详细指导方针参考：www.aidsinfo.nih.gov。

免疫接种 美国CDC在2015年HIV感染者相关指南中推荐的免疫接种应包括以下内容：
- 没有接种过共价肺炎球菌疫苗（PCV13）或多糖肺炎球菌疫苗（PPSV23）者，应给予先接种PCV13，8周后再接种PPSV23
- 所有患者应每年接种流感疫苗
- 所有患者应接种乙肝疫苗
- 存在感染甲肝风险或要求接种者，应给予甲肝疫苗接种
- 适龄的男性和女性均应给予人乳头状瘤病毒（HPV）疫苗接种，以此预防HPV相关的宫颈癌和直肠癌

通常应当使用灭活疫苗。相对于HIV未感染者，HIV阳性者接种疫苗的有效率较低。使用带状疱疹病毒疫苗（为提高免疫能力以防止带状疱疹激活）在HIV感染者中可能是有效的，但是不可用于CD4计数<200/μl的患者。

因为免疫缺陷严重者接种活病毒疫苗可能导致危险的感染发生，因此对于存在原发水痘风险的HIV感染者是否接种带状疱疹疫苗的问题需向专家咨询。

> **关键点**
> - HIV会感染CD4$^+$T淋巴细胞，进而影响到了细胞免疫功能，同时在一定程度上影响到了体液免疫功能。
> - 艾滋病病毒主要通过性接触、输入HIV污染的血液以及产前和围生期母婴传播
> - 病毒频繁的突变外加宿主免疫系统的破坏致使人体清除HIV感染的能力明显受损
> - 未经治疗的HIV感染者可以发生各种机会性感染和肿瘤，这也是此类患者通常的死亡原因
> - 诊断用抗体检测，在治疗中通过病毒载量及CD4计数来监测疗效
> - 如果能坚持使用联合抗病毒用药方案，绝大多数HIV感染者的免疫功能可以恢复至近似于未感染者的程度
> - 如有指征，应当使用暴露前和暴露后预防治疗用药
> - 根据CD4计数水平必要时予以一级预防用药来防止机会性感染发生

更多信息请参考：

[1] CDC 2015 Adult Conditions Immunization Schedule Guidelines for the Use of Antiretroviral Agents in HIV-1-Infected Adults and Adolescents: Drug Interactions。

[2] Guidelines for Prevention and Treatment of Opportunistic Infections in HIV-Infected Adults and Adolescents HIV。

[3] Guidelines for the Management of Occupa-tional Exposures to HBV, HCV, and HIV and Recommendations for Post exposure Prophylaxis Guidelines on post-exposure prophylaxis for HIV and the use of cotrimoxazole prophylaxis for HIV-related infections among adults, adolescents and children Recommendations for a public health approach-December 2014 supplement to the 2013 consolidated ARV guidelines。

[4] Incorporating HIV Prevention into the Medical Care of Persons Living with HIV National Institutes of Health's AIDS Info Pre-Exposure Prophylaxis (PrEP) Post-Exposure Prophylaxis (PEP)。

[5] Primary Care Guidelines for the Management of Persons Infected with Human Immunodeficiency Virus: 2009 Update by the HIV Medicine Association of the Infectious Diseases Society of America。

[6] Recommendations for Preventing Transmission of Human Immunodeficiency Virus and Hepatitis B Virus to Patients During Exposure-Prone Invasive Procedures Revised Recommendations for Reducing the Risk of HIV Transmission by Blood and Blood Products。

HIV感染者中常见的肿瘤

在HIV感染者中艾滋病相关肿瘤是：
- 卡波西肉瘤
- 伯基特淋巴瘤
- 淋巴母细胞性淋巴瘤
- 中枢神经系统原发性淋巴瘤
- 侵袭性宫颈癌

其他发病率显著升高的或严重性显著增加的肿瘤，包括：
- 霍奇金淋巴瘤（尤其是混合细胞型和淋巴细胞耗竭亚型）
- 直肠癌
- 睾丸癌
- 黑素瘤
- 其他皮肤及眼部浅表肿瘤

平滑肌肉瘤是在儿童中较少见的HIV感染的并发症。此外，其他常见的肿瘤（如肺癌、头颈部癌和宫颈癌以及肝癌）在HIV感染者中的发病率高于一般人群数倍。这一发现可能说明（至少部分说明），更多地暴露于病毒或毒素可引起这些肿瘤发生：HBV和HCV诱发肝细胞癌；HPV诱发宫颈癌和直肠癌；酒精和烟草诱发肺癌和头颈部肿瘤。

非霍奇金淋巴瘤 非霍奇金淋巴瘤在HIV感染者中的发病率增加了50~200倍。大多数是B细胞、侵袭性的、组织学高分化型淋巴瘤。诊断通常包括结外部位，比如骨髓、胃肠道以及其他在非HIV相关的非霍奇金淋巴瘤中不常见的部位如中枢神经系统和体腔（如胸膜腔、心包腔、腹膜腔）。

常见的表现包括快速增大的淋巴结或结外肿块和全身症状（如体重减轻、夜间盗汗或发热）。

诊断 依赖于活检，通过组织病理学和免疫化学对肿瘤细胞进行分析。循环中的异常淋巴细胞或者突然的血细胞减少症提示累及骨髓，需要进行骨髓活检。肿瘤分期需

要根据脑脊液检查和对胸部、腹部以及其他怀疑有肿瘤的部位进行 CT 或 MRI 检查结果确定。

以下情况预后较差：
- CD4$^+$T 细胞计数<100/μl
- 年龄>35 岁
- 机体功能状态差
- 累及骨髓
- 曾出现过机会感染
- 高分化的组织病理分型

治疗 非霍奇金淋巴瘤需要全身给药，治疗方案多样，由多种化疗药物构成，可选用的药物包括：环磷酰胺、多柔比星、长春新碱、泼尼松和依托泊苷。这些化疗药物可与静脉用的利妥昔单抗（抗 CD20 单克隆抗体）联用，同时辅以抗反转录病毒治疗和预防性抗生素和抗真菌治疗，外加血细胞生长因子。治疗可能受限于严重的骨髓抑制，尤其是当联合使用的药物中有骨髓抑制的抗肿瘤药物或者抗反转录病毒药物时。放疗可以缩小巨大的肿瘤并且控制疼痛和出血。

原发性中枢神经系统淋巴瘤 原发性中枢神经系统淋巴瘤在 CD4 计数极低的 HIV 感染者中发病率显著增加。

原发性中枢神经系统淋巴瘤包括中度或高度恶性的 B 细胞型，起源于中枢神经系统。这些淋巴瘤并不全身扩散，但预后差；中位生存期小于 6 个月。

出现的症状包括头痛、癫痫发作、神经系统的缺陷（如脑神经麻痹）和精神状态改变。

紧急治疗 需要用糖皮质激素控制脑水肿。虽然全脑放射治疗和单用高剂量的甲氨蝶呤或甲氨蝶呤联用其他抗肿瘤化疗药或用利妥昔单抗等方案常被使用，但这些方案均未经严格的评估。在一项观察性的无对照组的临床试验中，利妥昔单抗和抗反转录病毒配合应用，研究结果提示患者生存状况有改善。

宫颈癌 HIV 感染的妇女之人乳头状瘤病毒（HPV）感染的患病率增加，致癌亚型（16、18、31、33、35 和 39 型）持续存在以及子宫颈上皮发育不良（CIN）发病率高达 60%，但是无证据表明子宫颈癌的发病率增加。尽管如此，一旦发生子宫颈癌，病变将较为广泛、较难治疗并且经过治疗后的复发率较高。

已确定的 HIV 感染者中宫颈癌高危因素包括：
- 感染 HPV 的 16 或 18 亚型
- CD4$^+$T 细胞计数<200/μl
- 年龄>34 岁

患者管理 子宫颈上皮发育不良或宫颈癌的方法同非 HIV 感染者。反复进行阴道涂片对于监测病情进展非常重要。抗反转录病毒治疗可以使 HPV 感染消除并且使子宫颈上皮发育不良恢复，但是对于宫颈癌本身无明显的疗效。

肛门和女阴部鳞状细胞癌 肛门鳞状细胞癌和女阴部鳞状细胞癌是由 HPV（与致宫颈癌的 HPV 为同一亚型）导致的，并且在 HIV 感染的患者中更常发生。在 HIV 感染者中，肛门上皮内瘤样病变和肛门肿瘤发病率增加的原因似乎是高危行为（如被插入型肛交）和 HIV 感染导致的免疫缺陷；抗病毒治疗可能会减少疾病进展的风险。肛门异常发育常见，鳞状细胞癌具有非常强的侵袭性。

治疗 包括外科切除、放疗以及联合使用丝裂霉素或顺铂和氟尿嘧啶进行化疗。

195. 虫媒病毒、沙粒病毒科和丝状病毒科病毒

虫媒病毒（节肢动物传播病毒）是指由某种吸血节肢动物，主要是昆虫（包括蚊和虱）以及蛛形纲动物进行传播至脊椎动物和人类的病毒。虫媒病毒并非依据现行的病毒分类体系（主要依赖病毒基因）进行分类的一组病毒。按现行分类体系，虫媒病毒成员主要来自：
- 布尼亚病毒科（包括布尼亚病毒、白蛉病毒、刚果病毒和汉坦病毒）
- 黄病毒科（仅包括黄病毒）
- 呼肠孤病毒科（包括小马病毒和环状病毒）
- 披膜病毒科（包括甲病毒）

与出血热相关的大多数的病毒划分为沙粒病毒和丝状病毒科两大家族。然而，一些黄病毒（黄热病、登革热），一些布尼亚病毒（裂谷热、克里米亚-刚果出血热和肾出血热综合征），可以出现出血症状。

虫媒病毒种类超过 250 种，世界范围内均有分布，其中至少 80 种可以导致人类疾病。鸟类是虫媒病毒常见的储存宿主，并经蚊虫传播至马及其他的家畜和人类。绝大部分虫媒病毒所致疾病不是经过人类传播，登革热、黄热病、寨卡病毒（Zika virus, ZV）和基孔肯雅热是例外，它可通过蚊子在人与人之间传播。部分感染，如西尼罗病毒，科罗拉多壁虱热和登革热等可通过输血、器官移植等传播。ZV 还可通过性传播。

沙粒病毒科病毒包括淋巴细胞性脉络丛脑膜炎病毒、拉沙热病毒、莫佩亚病毒、塔卡里伯病毒、胡宁病毒、卢约病

毒和瓜鲁病毒；均由啮齿类动物传播，因此不属于虫媒病毒。拉沙热可见于人与人之间的传播。

丝状病毒科包括2个属：埃博拉病毒（包含5种）和马尔堡病毒（包含2种）。这些病毒的具体载体还没有得到证实，但果蝠是最可能的；因此，丝状病毒科不是虫媒病毒。人与人之间的埃博拉病毒和马尔堡病毒容易发生传播。

大部分感染过程是无症状的。对于有症状者，通常起病于一些轻微的流感样表现，进一步发展为一种或几种主症（表195-1）。这些症状主要包括淋巴结肿大、皮疹、无菌性脑膜炎、脑炎、关节疼痛、关节炎及非心源性肺水肿。许多病毒感染均伴有发热及出血倾向（出血热）。维生素K依赖凝血因子缺乏、DIC及血小板功能异常是导致出血的原因。实验室检查包括病毒培养、PCR、电子显微镜检查及特异性抗体检测。

表195-1 虫媒病毒，沙粒病毒和丝状病毒疾病表现

症状差异	病名/病毒	病毒从属	传播媒介	地区分布
发热、躯体不适、头痛、肌肉酸痛				
其他特征：	科罗拉多峡谷热	新病毒科（环状病毒）	扁虱革蜱属	美国及加拿大西部
无	白蛉热	布尼亚病毒科	白蛉	地中海盆地、巴尔干地区、中东、巴基斯坦、印度、中国、东非、巴拿马、巴西
	委内瑞拉马脑炎	披盖病毒科（甲病毒）	库蚊属	阿根廷、巴西、南北非洲、巴拿马、墨西哥及美国的佛罗里达
	裂谷热†	布尼亚病毒科	蚊子	南非、东部非洲、埃及
淋巴结肿大、皮疹	登革热	黄病毒科	伊蚊属	东南亚、西非、大洋州、澳大利亚、南美洲、墨西哥、加勒比地区、美国
	寨卡病毒	黄病毒科	库蚊属	美洲中南部，加勒比地区
	西尼罗热	黄病毒科	库蚊属	非洲、中东、法国南部、俄罗斯、印度尼西亚、美国
关节痛、皮疹	基肯孔雅热	披盖病毒科（甲病毒）	伊蚊属	非洲、印度、关岛、东南亚、新几内亚、欧洲有限的区域
	马雅罗病毒	披盖病毒科（甲病毒）	趋血蚊属	巴西、玻利维亚特立尼达
	罗斯河病毒	披盖病毒科（甲病毒）	伊蚊属	澳大利亚、新几内亚、所罗门群岛、萨摩亚、库克群岛
	Barmah森林病毒	披盖病毒科（甲病毒）	伊蚊属	澳大利亚
	辛德毕斯病毒病	披盖病毒科（甲病毒）	库蚊属	非洲、澳大利亚、前苏联地区、芬兰、瑞典
出血热表现‡	黄热病	黄病毒科	伊蚊	中美洲及南美洲、非洲
	登革出血热	黄病毒科	伊蚊属	东南亚、西非、大洋州、加勒比地区
	科萨努尔森林病	黄病毒科	扁虱血蜱属	印度
	欧姆斯克出血热	黄病毒科	扁虱革蜱属	俄国
	克里米亚-刚果出血热	布尼亚病毒科	扁虱璃眼蜱属	非洲、南方和东欧、印度、中国、前苏联地区中东部
	汉坦病毒	布尼亚病毒科	啮齿类动物	韩国、日本、中国、东南亚、欧洲
	首尔病毒	布尼亚病毒科	啮齿类动物	韩国、日本、欧洲
	普马拉病毒	布尼亚病毒科	啮齿类动物	斯堪的那维亚、前苏联地区
	马秋波病毒	沙粒病毒科	啮齿类动物	玻利维亚
	胡宁病毒	沙粒病毒科	啮齿类动物	阿根廷
	瓜纳瑞托病毒	沙粒病毒科	啮齿类动物	委内瑞拉
	拉沙热病毒	沙粒病毒科	啮齿类动物	西部非洲
	卢约病毒	沙粒病毒科	未知	赞比亚

续表

症状差异	病名/病毒	病毒从属	传播媒介	地区分布
	马尔堡病毒	丝状病毒科	人传人猴蝙蝠	津巴布韦、肯尼亚、乌干达、刚果、南非民主共和国
	埃博拉病毒	丝状病毒科	人传人猴蝙蝠	扎伊尔、苏丹几内亚、利比里亚、塞拉利昂、刚果、加蓬、科特迪瓦、乌干达民主共和国
非心源性肺水肿	汉坦病毒属：辛努柏、污黑小河沟、牛轭湖、纽约、里约马莫雷等病毒	布尼亚病毒科（汉坦病毒属）	啮齿类动物	美国（密西西比河以西）、加拿大、巴西、玻利维亚、阿根廷、巴拉圭
重度发热伴血小板减少综合征（SFTS）	SFTS病毒	布尼亚病毒科	蜱	中国、韩国、日本
发热伴中枢神经系统症状				
淋巴细胞性脉络丛脑膜炎	东方马脑炎	披盖病毒科（甲病毒）	蚊子 库蚊属	美国亚特兰大和墨西哥湾、加勒比地区、上纽约、密歇根西部
	西方马脑炎	披盖病毒科（甲病毒）	蚊子	美国、加拿大、中美洲及南美洲
	西尼罗病毒	黄病毒科	蚊子 库蚊属	非洲、中东、法国南部、前苏联地区、印度、印度尼西亚
	圣路易斯脑炎	黄病毒科	蚊子 库蚊属	美国、加勒比地区
	委内瑞拉马脑炎	披盖病毒科（甲病毒）	蚊子 库蚊属	阿根廷、巴西、南北非洲、巴拿马、墨西哥、佛罗里达
	拉克罗斯脑炎	布尼亚病毒科	蚊子 伊蚊	美国中北部、纽约
	日本脑炎	黄病毒科	蚊子 库蚊属	日本、韩国、中国、印度、菲律宾、东南亚、俄罗斯
	玻瓦桑病毒	黄病毒科	扁虱	加拿大东部、纽约
	墨莱溪谷脑炎	黄病毒科	蚊子 库蚊属	澳大利亚、新几内亚
	科萨努尔森林病	黄病毒科	扁虱	印度
	蜱媒脑炎	黄病毒科	扁虱 血蜱属	欧洲、巴尔干半岛、俄罗斯
	啮齿类动物	沙粒病毒科	器官移植	美国、阿根廷、德国、巴尔干地区

* 气候条件的变化可以通过扩大或缩小其宿主的栖息地来影响虫媒病毒的地理范围内的分布。
† 裂谷热还能导致出血、脑膜脑炎和眼疾。
‡ 首尔、普马拉、多布拉伐和汉城的汉坦病毒可引起肾综合征出血热。

治疗
- 支持治疗
- 部分患者可用利巴韦林

这类疾病的治疗主要是支持治疗。出血热患者发生出血时可用维生素 K_1 或输浓缩红细胞及新鲜冷冻血浆。阿司匹林及非甾体抗炎药因易影响血小板功能而不宜应用。

拉沙热（Lassa fever）、裂谷热（Rift Valley fever）、克里米亚-刚果出血热可采用利巴韦林首剂 30mg/kg（最大剂量 2g）静脉注射，然后 16mg/kg 静脉注射（最大剂量 1g/次），每 6 小时 1 次持续 4 日；然后 8mg/kg 静脉注射（最大剂量 500mg/次），每 8 小时 1 次持续 6 日治疗。肾综合征出血热的剂量抗病毒治疗对于其他综合征的治疗效果尚未得出充分的科学结论。利巴韦林在丝状病毒和黄病毒感染的动物模型中未见有效。

预防

虫媒病毒的丰度和多样性意味着通过消灭其节肢动物媒介、防止叮咬的策略比控制其繁殖栖息地、研制疫苗或药物治疗来防治感染更加容易且廉价。目前，只有对黄热病病毒和日本脑炎病毒有效的疫苗。蜱传脑炎疫苗在欧洲、俄罗斯和中国可用，但在美国没有上市。登革热疫苗在美国以外的多个国家获批，但其有效性不高，并且和血清型以及人群年龄有关，相关研究仍在进行中。

这类疾病通过蚊、虱等传播，故可以通过穿着服装尽可能多地遮蔽身体，应用杀虫剂（如DEET，二乙苯甲酰胺），尽量减少暴露于昆虫的机会等方法进行预防（如预防蚊子传播疾病，可以减少户外湿地的接触；预防虱传播疾病。

通过啮齿动物排泄物传播时，可以采取密闭啮齿动物可能的通道、阻止其接触食物和清除住所附近的窝巢或适宜啮齿动物停留的死角等方法进行预防。

因为丝状病毒、埃博拉病毒和马尔堡病毒的传播主要是从人到人，为预防疾病扩散，需要严格的检疫措施。

登革热
（裂骨热）

登革热（Dengue）是由经蚊子传播的一种黄病毒科病毒引起的疾病。登革热通常表现突然高热、头痛、肌肉痛、关节痛、淋巴结肿大。皮疹发生于第二次发热后的体温正常期。呼吸系统症状如：咳嗽、咽痛及流清鼻涕也可发生。登革热可能致命，导致登革出血热，伴出血性倾向及休克。诊断方法主要有 PCR 及血清抗体检测。治疗为对症治疗，包括血浆置换。

登革热好发于热带地区，主要是指北纬35度至南纬35度的范围内。该病在东南亚地区较为流行，加勒比海地区包括波多黎各及美国维京群岛、大洋洲、印度次大陆也时有流行。最近，登革热发生率在中美洲及南美洲有增加趋势。美国每年大约有 100~200 例病例，主要是出国旅游后返回美国的发病者。全球每年约 5 000 万~1 亿人感染，造成 2 万人死亡。导致登革热的病原体是一种黄病毒科病毒。该病毒有四个血清型，通过伊蚊的叮咬传播。病毒在患者血液中生存 2~7 日。在此期间，如伊蚊叮咬患者则可获得病毒。

症状及体征

潜伏期 3~15 日，主要有暴发的发热寒战、头痛、眼眶疼痛（尤其是动眼时）及腰背痛。在病初的数小时，患者可以感到双腿及全身多处关节极度的疼痛，曾有"裂骨热"之称。患者体温常迅速上升至 40℃ 以上并伴有低血压及心动过缓。球结膜、眼睑及中枢神经系统充血，颜面部可见短时性的充血潮红或红白相间，呈现较为独特的表现。脾肿大，颈部、腋窝及腹股沟淋巴结肿大较为常见。

患者发热及其他症状持续 48~96 小时，于大汗后迅速热退。间歇大约 24 小时，患者再度发热，而再次发热的高峰往往较第一次略低。同时猩红热样斑丘疹可由四肢末端发起蔓延至躯干及除面部外全身，分布很不均匀。手掌及足可表现为大片鲜红、肿胀并伴瘙痒。部分患者可出现喉咙痛、消化道症状或出血。

轻症病例多无淋巴结肿大，可在 72 小时缓解。而一些重症病例，症状可持续数周，但该病很少引起死亡。感染后同种免疫可长时间维持，对同属的其他种病毒的免疫可持续 2~12 个月。

诊断
■ 急性期和恢复期血清学检查

在流行区域生活或旅行，突起发热、头痛、肌肉疼痛伴淋巴结肿大的患者应考虑此病，尤其是伴有特征性皮疹或周期性发热时要高度怀疑该病。确诊前应排除可能的鉴别诊断，尤其是疟疾和螺旋体病。

确诊试验包括 PCR 及血清学检测。血清学检测有红细胞凝集解聚试验和双份血清补体结合试验，但是其他黄病毒属抗体可能产生交叉反应。抗原检测只在世界的某些地区（不是美国）开展，PCR 检测则通常只在具有特殊专长的实验室开展。可采用蚊子或特殊细胞株进行病毒培养，但是极少采用。

发病第二天可见白细胞减少，第四及第五天白细胞计数可为 2 000~4 000/μl，中性粒细胞可降至 20%~40%。尿检可见中等程度蛋白尿及少量管型。血小板减少也可以出现。

治疗
■ 对症治疗

治疗主要为对症治疗。部分患者可使用对乙酰氨基酚。但是包括阿司匹林在内的非甾体抗炎药由于可加重出血风险，多不宜使用。阿司匹林可增加儿童发生 Reye 综合征的风险，应当禁用。

预防

流行地区的人群需避免蚊子叮咬以预防该病。为了防止通过蚊虫的进一步传播，登革热的患者应该置于蚊帐内直至第二次发热缓解。登革热患者在起病的前两个发热周期内需要用蚊帐进行隔离，以避免经蚊子叮咬而传播他人。

目前，多种疫苗正在进行临床试验。2015 年底墨西哥已批准一种疫苗用于 9~45 岁的疫区人群。

登革出血热
（登革休克综合征；菲律宾出血热，泰国出血热，或东南亚出血热）

登革出血热（Dengue Hemorrhagic Fever, DHF）主要发生于居住在疫区的小于 10 岁的儿童，与登革热有着不同的表现。DHF 患者发病前都有登革热病毒感染史。这是一种免疫性疾病。登革热病毒和其抗体的复合物刺激巨噬细胞，使其分泌血管活性物质，导致血管通透性增加，出现出血、血液浓缩和严重的浆液性渗出，最终出现循环衰竭（如登革热休克综合征）。

症状及体征

以突起发热头痛发病，病初往往难以与登革热鉴别。各种症状在起病后 2~6 日迅速加重同时可出现休克，出血倾向表现为紫癜、瘀点及充血部位出血点、咯血呕血、黑便或鼻出血，甚至蛛网膜下隙出血。较为常见的有肝大、支气管肺炎伴或不伴胸膜炎。预测可能发展成严重的登革热的症状包括：
■ 腹部疼痛和压痛
■ 水肿
■ 嗜睡或烦躁不安
■ 肝大

心肌炎也可发生。出现出血倾向通常表现为紫癜、瘀斑或注射部位瘀斑；有时可有呕血、黑便或鼻出血；偶尔为蛛网膜下腔出血。支气管肺炎伴或不伴双侧胸腔积液是常见的。可发生心肌炎。在有经验的医疗中心病死率通常是 <1%，但在其他地方可以高达 30%。

诊断
■ 临床诊断和实验室检查

根据世界卫生组织（WHO）关于 DHF 的诊断标准，有如下临床表现：突起高热并维持高峰 2~7 日；有出血表现、肝大等。出血表现包括束带试验阳性、皮肤出血点或瘀点瘀斑、牙龈出血、咯血呕血及黑便。束带试验是指应用人工血压带束缚上臂，使充气压力维持在舒张压与收缩压之间15分钟。对直径小于2.5cm的出血点或瘀斑进行计数；>20枚则提示毛细血管脆性增加，为阳性结果。

血常规、凝血功能、尿常规、肝功能及登革病毒血清学检测有助于诊断。凝血功能异常主要表现在血小板减少（≤100 000个/μl）和出血时间（PT）延长。可有轻度蛋白尿伴随AST增高，在急重患者往往蛋白尿加重。病毒抗体测定提示滴度升高。

患者如果具备WHO定义的临床表现，同时具有血小板减少（≤100 000个/μl）或血浓缩（Hct增加≥20%）表现之一，可初步诊断患有此病。

治疗
- 支持治疗

患者需要加强治疗保持适当的循环容量。血容量过少将导致休克，血容量过多容易发生急性呼吸窘迫综合征，上述两种情况都要避免发生。可以通过尿量及血浓缩程度指导输入液量。

目前尚无有效的抗病毒治疗药物。

汉坦病毒感染

布尼亚病毒科汉坦病毒包括9种病毒4种血清型组，该病毒感染主要导致两种临床综合征：
- 肾出血热综合征（HFRS）
- 汉坦病毒肺综合征（HPS）

可导致HFRS的病毒有汉坦病毒（Hantaan virus）、首尔病毒（Seoul virus）、多不拉伐-贝尔格莱德病毒（Dobrava-Belgrade virus）和普马拉病毒（Puumala virus）。导致HPS的病毒有辛努柏病毒、污黑小河沟病毒、牛轭湖病毒、纽约-1病毒。汉坦病毒遍及全球，存在于各种啮齿动物的尿液、粪便中。啮齿类动物之间可相互传播。吸入啮齿动物分泌物所形成的气溶胶可导致人类感染。最近的研究表明，在罕见情况下，可能发生人-人传播。自然条件下和实验室获得性感染正在逐渐增多。

实验室诊断有血清学试验和RT-PCR检测。血清学试验包括酶联免疫吸附试验和免疫印迹化试验。培养该病毒较为困难，要求在生物安全级别为3级的实验室进行。

肾出血热综合征
（流行肾病性肾炎；流行性肾病；朝鲜出血热）

肾出血热综合征（HFRS）以流感样症状起病，可出现休克、出血、肾衰竭。确诊依赖血清学试验及PCR。病死率为6%~15%。利巴韦林可用于治疗。

发生于斯堪的纳维亚半岛、前苏联西部及欧洲等地区HFRS表现较为温和，主要是由普马拉病毒引起的。而其他一些病毒，如汉坦病毒、首尔病毒、多不拉伐-贝尔格莱德病毒，引起的HRFS则表现较重，主要发生在韩国及巴尔干半岛。

症状及体征

潜伏期约2周。多数感染是无症状的。当出现症状时，可突然发病，高热、头痛、背痛和腹痛。第3或第4日，可能会出现结膜下出血、腭瘀斑和躯干瘀点。>90%的患者出现面部发红与皮肤划痕症，类似于晒伤。多数患者出现相对缓脉，约半数患者出现一过性低血压，少数患者出现休克。第四天后，肾衰竭出现。约有20%的患者变得神志淡漠。癫痫或严重局灶性神经系统症状发生在1%的患者。而后皮疹消退，出现多尿，并在几个星期内恢复。蛋白尿、血尿、脓尿也可出现。

诊断
- 血清学诊断和PCR

出现发热、出血倾向、肾衰竭三大表现者要考虑HFRS。进一步可行血常规、电解质、肾功能、凝血功能、尿常规等检查。低血压休克期血象可有血细胞比容升高、白细胞增多及血小板减少。蛋白尿、血尿和红细胞白细胞管型多集中在第2~5日发生。而在多尿期则电解质紊乱多见。

确诊HFRS依赖于血清学或PCR试验。

预后

该病死亡患者多集中在多尿期，继发于循环容量不足、电解质紊乱及二重感染。一般需要3~6周痊愈，但也有恢复期超过6个月者。总病死率6%~15%，几乎都是由重型的病毒感染所致。除巴尔干半岛一些严重病例可留下肾功能不全的后遗症，肾功能一般可完全恢复。

治疗
- 利巴韦林
- 透析

可采用静脉滴注利巴韦林抗病毒治疗。首剂33mg/kg（最大剂量2.64g）；然后16mg/kg每6小时1次（最大剂量1.28g，每6小时1次），持续4日；然后8mg/kg（最大剂量0.64g，每8小时1次），每8小时1次，持续3日。支持治疗，尤其是透析治疗在少尿期有非常重要的作用。

汉坦病毒肺综合征

汉坦病毒肺综合征（HPS）发生在美国主要是在西南部各州。发病时表现为类似流感症状，并在几天内出现非心源性肺水肿。血清学检查及RT-PCR检查可以确诊。然而，该病病死率目前仍在50%~75%。治疗主要是支持治疗。

汉坦病毒肺综合征多由辛努柏病毒（Sin Nombre virus）感染引起，一部分病例由污黑小河沟病毒（Black Creek Canal virus）、安第斯病毒（Andes virus），或者Laguna Negra病毒引起。普遍认为啮齿类动物（特别是鹿鼠）是宿主，人类吸入被啮齿类动物排泄物污染的空气而感染。多数病例来自密西西比河西部，好发在春天和夏天，尤其是大雨过后。

症状及体征

汉坦病毒肺综合征（HPS）起病时表现为流感样症状，急起发热、肌痛、头痛和胃肠道症状。2~15日后（平均4日），患者进展为急性非心源性肺水肿和低血压。许多患者HFRS和HPS可同时发生。轻型HPS也可发生。

诊断
- 血清学检查和PCR

患者可能接触到传染源，且出现不明原因肺水肿时需怀疑 HPS。胸部 X 线可能会显示纹理明显增多、Kerley B 线，双侧渗出或胸腔积液。如果怀疑 HPS，需进行超声心动图检查以排除心源性肺水肿。血常规、肝功能和尿检也需要进行。HPS 引起轻微的中性粒细胞增多、血液浓缩、血小板减少。典型病例出现 LDH、AST 和 ALT 中度升高，血清白蛋白降低。尿检显示异常较少。

血清学检查及 RT-PCR 检查可以确诊。

预后

经过数日治疗大多数患者将迅速好转，通常在 2~3 周后可以康复出院，多无后遗症。病死率平均为 36%。

治疗

- 支持治疗

治疗主要采取支持治疗。机械通气、稳定有效血容量及血压非常重要。严重呼吸功能不全时，机械通气供氧是挽救生命的治疗手段。利巴韦林对该病无效。

拉沙热

拉沙热是一种多见于西非的致死性沙粒病毒感染。常累及多个系统。通过血清学及 PCR 检测确诊。静脉利巴韦林治疗有效。

拉沙热于尼日利亚、利比里亚和塞拉利昂曾出现暴发流行。美国和英国的病例由外国传入。病毒的储存宿主是非洲多乳鼠，为一种小型家鼠，常栖身于人的住所，遍及非洲。大多数人感染可能是与摄入被鼠尿污染的食物有关，但是如接触患者的尿、粪便、唾液、呕吐物或血液也可发生人际间的传播。

基于血清学数据，流行地区的土著居民感染数远高于因拉沙热而住院的患者数，意味着许多感染是较轻的而且是自限性的。但是，许多观察性研究表明疫区的传教士出现重症和病死的发生率较高。美国 CDC 中心估计，受感染的人中约有 80% 有轻微的疾病，而 20% 有严重的多系统疾病。

症状及体征

潜伏期为 5~16 日。初起表现为逐步加重的发热、疲乏、消化道症状（恶心、呕吐、腹泻、吞咽困难和腹痛）。可以表现为肝炎的症状和体征。4~5 日后症状进展为咽痛、咳嗽、胸痛及呕吐。第一周咽喉痛逐渐加重，扁桃体表面出现白色或黄色渗出物，并可融合形成假膜。

60%~80% 的患者收缩压 <12.0kPa（<90mmHg），脉压 <2.67kP（<20mmHg）。10%~30% 的患者有颜面、颈部肿胀及结膜水肿。患者偶有耳鸣、鼻出血、齿龈和静脉穿刺部位出血、斑丘疹、咳嗽及头晕。20% 的患者出现持久的神经性耳聋。

康复的患者多在 4~7 日退热。病情严重者则进展为休克、意识模糊、焦躁不安、肺部啰音和胸膜渗出，有时出现癫痫发作。心包炎也偶尔可见。感染严重程度与转氨酶的升高程度以及发热程度有关。晚期后遗症有脱发、虹膜睫状体炎及短暂性失明。

诊断

- PCR 或血清学诊断

在可能的病毒接触史后出现一些难以解释的病症，要考虑本病。进而可行血常规、肝功能、尿常规、血清学等检测。蛋白尿常见且严重。AST 和 ALT 水平升高大于 10 倍正常水平。间接荧光抗体检测发现抗体滴度增长 4 倍以上或检测到抗拉沙病毒 IgM 抗体可确诊，但最快速的诊断方法是 PCR。

虽然该病毒可以在细胞培养物中生长，常规不进行培养。由于感染的风险，尤其是在出血热的患者，培养必须只在 4 级生物安全实验室进行。

累及肺部的患者，胸部 X 线可显示肺底部肺炎及胸膜渗出或胸腔积液。

预后

病程一般为 7~31 日，平均 12~15 日。在伴随严重的多系统疾病的患者中病死率为 16%~45%。孕妇感染本病多为重症。孕妇和分娩一个月内的产妇病死率为 50%~92%。大部分孕妇将流产。

治疗

- 利巴韦林

如果在发病后 6 日内以利巴韦林治疗，可使病死率降低 10 倍。所有 AST≥150U/ml 的患者应采用静脉利巴韦林治疗。首剂 30mg/kg 静脉给药（最大剂量 2g），以后 16mg/kg 每 6 小时 1 次（最大剂量 1g/次），连用 4 日，接着 8mg/kg 每 8 小时 1 次（最大剂量 500mg/次），连用 6 日。极重患者可使用恢复期血浆作为辅助治疗。

对症治疗非常重要，包括纠正体液及电解质失衡。对于感染的孕妇，特别是在妊娠晚期，引产可降低孕产妇病死率。

预防

除了实行全面的预防措施外，建议采用针对空气传播的隔离措施，包括使用护目镜、高效防护口罩、无空气流通的负压室和正压滤过的空气呼吸器。对接触者也建议进行监测。暂无有效疫苗。

淋巴细胞性脉络丛脑膜炎

淋巴细胞性脉络丛脑膜炎是一种急性传染病，由沙粒病毒引起。通常表现为一种流感样或无菌性脑膜炎，可出现皮疹、关节炎、睾丸炎或腮腺炎。确诊依赖直接分离出病毒或间接免疫荧光法检测。治疗为支持性治疗。

淋巴细胞性脉络丛脑膜炎在啮齿类动物中流行。人类最常见的感染原因是吸入鼠类污染的尘埃和摄取被污染的食物，而小家鼠或仓鼠可终身携带病毒，而且可随尿液、大便、精液及鼻腔分泌物排出体外。被小鼠传染者主要见于成人，并好发于秋冬季。

症状及体征

感染后潜伏期 1~2 周。多数患者无症状或症状轻微。半数以上患者出现"流感样症状"发热通常为 38.5~40.0℃，并伴有寒战。有不适、乏力、肌痛（特别是腰部）、眼眶后头痛、畏光、缺乏食欲、恶心和头晕。咽痛和感觉迟钝等症状较少见。5 日至 3 周后，患者可有 1~2 感觉症状好转。但许多患者随后再起发热、头痛、皮疹、掌指和近端指关节肿胀、脑膜刺激征、睾丸炎、腮腺炎和秃发。

少数患者可出现无菌性脑膜炎。极少情况下可发生脑炎，上行麻痹、延髓麻痹、截瘫或急性帕金森病。尽管脑膜炎的患者几乎不留后遗症，但是33%的脑炎患者留有神经后遗症。孕期感染可致胎儿畸形，包括脑积水、脉络视网膜炎和智力障碍。

诊断
- 脑脊液检查、抗体检测和病毒培养

患者有啮齿类动物接触史，并出现急性症状，特别是无菌性脑膜炎和脑炎时，当怀疑本病。淋巴细胞性脉络丛脑膜炎、无菌性脑膜炎可致脑脊液糖浓度轻度下降，但少数情况下可低至15mg/dl。每微升脑脊液常含数百个细胞至数千个，淋巴细胞占优势（>80%）。白细胞减少（白细胞计数在2 000~3 000个/μl）和血小板减少（血小板计数在50 000~100 000个/μl）总是出现在发病第一周。

从血或脑脊液中分离出病毒或通过接种细胞培养基的间接免疫荧光实验均可诊断。通过检测血清病毒特异性抗体转换也可辅助诊断。

治疗

治疗基本为支持治疗。如果发生无菌性脑膜炎、脑炎或脑膜脑炎，患者需住院并接受利巴韦林治疗。抗炎药物，如糖皮质激素在特定情况下可以使用。

马尔堡和埃博拉病毒感染

马尔堡和埃博拉病毒感染可导致患者出现出血热症状伴有多器官衰竭的严重疾病，该病有很高的病死率。确诊手段有酶联免疫吸附、PCR和电子显微镜。治疗为支持对症治疗。必须执行严格的隔离与检疫制度以控制疾病不致暴发流行。

马尔堡和埃博拉病毒是两种不同的丝状病毒，但临床特征相似，均表现为出血热和毛细血管渗出。埃博拉病毒感染的毒力略高于马尔堡病毒。

埃博拉病毒株分为5种：
- 扎伊尔埃博拉病毒
- 苏丹埃博拉病毒
- 塔伊森林埃博拉病毒[以前叫科特迪瓦埃博拉病毒（塔伊森林地处科特迪瓦）]
- 本迪布焦埃博拉病毒
- 雷斯顿埃博拉病毒（存在于亚洲，但不会引起人类疾病）

以前大多数马尔堡和埃博拉病毒感染的暴发起源于撒哈拉以南的非洲中部和西部。过去的疫情少见并且散在；因为多发生在偏远地区，所以较易控制。本病发生在其他地区时也多见于从非洲回来的旅行者。然而，在1967年，一个小的马尔堡出血热疫情发生在德国和南斯拉夫的实验室工作人员中，他们当时暴露于进口的绿猴组织。

2013年12月，较大的埃博拉病毒疫情开始在几内亚（西非）农村出现，然后蔓延到人口密集的城市地区，并出现在几内亚和邻国利比亚里亚和塞拉利昂。第一例患者在2014年3月确诊。至今为止已感染上万人，而病死率约59%。被感染的旅客已将埃博拉病毒传播到欧洲和北美。埃博拉疫情在2016年的头几个月继续蔓延。塞拉利昂、几内亚和利比里亚先后在2016年宣布消灭埃博拉疫情。

传播 多数首发病例多有与撒哈拉以南非洲的非人灵长类动物接触史。病毒媒介和储存宿主尚不明确，虽然马尔堡病毒在蝙蝠有检出且患者接触到蝙蝠后发病（如在矿山或洞穴）。埃博拉病毒暴发与疫区食用野生动物肉类（丛林肉）或蝙蝠汤有关。埃博拉病毒和马尔堡病毒感染也与处理感染的动物组织有关。

丝状病毒具有高度传染性。人和人之间的传播由皮肤和黏膜接触到有症状感染者的体液（唾液、血液、呕吐物、尿液、粪便、汗液、乳汁、精液）所致，极少情况下，接触其他灵长类动物也可引起传播。人类出现症状后才具有传染性。在存活的患者中症状体征一直持续，直到有效的免疫反应出现。通常情况下，存活的患者完全清除病毒，并且不再具有传染性，然而埃博拉病毒可在部分免疫豁免部位如眼、脑和睾丸等地方长期存在。精液的传染性可持续7个月，远高于其他体液。

推测吸入气溶胶也可能是一种传播途径。但其发生率也极低。

现实世界中主要是人与人之间传染，因与受感染患者的血液、分泌物、其他体液或器官密切接触所致。在葬礼上，哀悼者与死者直接接触在本病传播中发挥了重要作用。

症状及体征

潜伏期常在2~20日，首先出现发热，伴有肌痛和头痛，紧接着出现腹部症状（腹痛和恶心）和上呼吸道症状（咳嗽、胸痛和咽炎）。畏光、结膜充血、黄疸、胰腺炎以及淋巴结病也可发生。呕吐和腹泻会很快出现。出现谵妄、木僵和昏迷则提示累及中枢神经系统。

出血热症状数天内出现，包括注射部位和黏膜的瘀点、瘀斑以及明显出血。疾病第5日前后出现斑丘疹，主要分布在躯干部。

严重低血容量可能出现，因为：
- 腹泻和呕吐所致大量体液丢失
- 低白蛋白血症导致毛细血管渗漏，表现为体液从血管内渗出

电解质丢失可引起严重低钠血症、低钾血症和低钙血症。心律失常可出现。

感染后的两周，有的患者退热且逐渐开始恢复，有的则进展为致命的多脏器衰竭。由于肝炎复发、葡萄膜炎、横贯脊髓炎以及睾丸炎等的出现，使恢复期延长且更加复杂化。疾病病死率为25%~90%（埃博拉较高，平均59%）。

诊断
- 根据CDC的指南进行评估和检测
- 酶联免疫吸附试验和RT-PCR

患者有出血倾向、发热，其他与埃博拉相似的症状以及疫区旅行史则需考虑本病。CDC发布了用于评估来自流行地区旅行归来人群的算法和准则（见Algorithm for Evaluation of the Returned Traveler 和 Think Ebola:Early recognition）。考虑马尔堡病毒感染者也应采取类似的措施。世卫组织也就西非2014年暴发的埃博拉发布了指南（WHO Statement）。

应与公共卫生机构讨论患者病情,他们可以在各方面进行协助,包括:
- 决定是否明确诊断
- 安排标本送检
- 治疗,包括必要时选择医疗,使用新疗法
- 追踪接触者检测:包括血常规,血生化,肝功能,凝血功能和尿检

诊断性检测包括 ELISA 和 RT-PCR。确诊方法有酶联免疫吸附、PCR,金标准是在感染的组织(尤其是肝)或血液中经电镜找到特征性的病毒

治疗

目前尚无有效的抗病毒治疗。治疗为支持治疗,包括:
- 保持血容量和电解质平衡
- 补充凝血因子
- 避免侵入性操作
- 对症治疗,包括使用止痛药

药物目前仍在研发中,有的在加快进程,但尚无被证明有效和安全的药物。

预防

几个疫苗和抗病毒药物目前正在开发中,但不太可能立即上市。

为了防止蔓延,可能感染埃博拉病毒或马尔堡病毒的有症状患者,必须在专用的防护设施进行隔离。公立医院的标准重症监护病房并不适合,而应采用特别防护设施对污水和呼吸产物进行处理。由于形势的紧迫性,这些中心的数量正在增加。

防护服必须完全覆盖与患者接触的工作者,并具有内在供氧设备。训练有素的工作人员需帮助那些接触患者的工作人员脱防护服。穿上和去除面具、护目镜或面罩、长袍和手套必须遵循 CDC 的方案(见 CDC 的 Sequence for Donning Personal Protective Equipment)。

器具严格消毒,封闭医院以及社区教育等有助于缩短疫情流行时间。

所有疑似病例或尸体必须采取严格的隔离和特殊处理。欲了解更多信息,请参阅 WHO interim recommendations for infection prevention and control。

关键点

- 埃博拉病毒和马尔堡病毒虽不同,但造成类似出血热症状;疫情是通过与感染者的体液接触出传播
- 2013—2014 年埃博拉病毒疫情主要是人与人传播,因与受感染者的血液、分泌物、其他体液或受感染的人或尸体器官的密切接触而造成
- 患者有出血倾向、发热或其他症状以及疫区旅行史需考虑马尔堡病毒或埃博拉病毒感染
- 对可疑患者进行隔离,对接触患者的医护人员予以密切防护
- 与公共卫生部门共同讨论决定诊断、管理和预防本病传播

黄热病

黄热病是一种经蚊子传播由黄病毒感染所引起的流行性疾病,主要流行区域为南美洲及北非的热带地区。特征为突然起病,伴发热、相对性缓脉和头痛,严重时伴黄疸、出血和多器官衰竭。病毒培养及血清学试验可以确诊。治疗为对症性治疗。预防措施有接种疫苗和灭蚊。

城市型黄热病毒经埃及伊蚊叮咬传播,埃及伊蚊在吸食黄热病患者(病毒血症者)的血后两周具有传染性。丛林型黄热病由趋血蚊属(*Haemogogus*)和能从野生灵长类获得感染病毒的其他森林蚊种传播。黄热病在非洲中部、南美及中美洲地区流行。主要发病在雨季晚期和旱季早期。

症状及体征

病情轻重不等,可分为无症状型(占 5%~50%)和出血热型(病死率 50%)。潜伏期 3~6 日。常无前驱症状,骤起发病,39~40℃高热伴有寒战、头痛、头昏和肌痛。开始通常脉搏较快,到了第 2 日出现相对缓脉(Faget 征)。面部发红、眼睛充血、恶心、呕吐、便秘、严重虚弱、烦躁为常见症状。

对于轻型病例,1~3 日后疾病就此结束。然而,在中度或重度的情况下,体温在发病后 2~5 日突然下降,在几个小时或几天内症状有所缓解。但此后再次发热,但脉搏依然缓慢。往往在发病后的 5 日同时出现典型的三联征,即黄疸、严重的蛋白尿和呕血伴上腹部触痛。也可见少尿或无尿、瘀斑及黏膜出血、神志欠清和神志淡漠等。

病程可持续 1 周以上并迅速恢复,且没有明显后遗症。重型患者(恶性黄热病)最后出现谵妄、惊厥及昏迷并最终出现多器官衰竭。恢复期可伴发细菌感染,特别是肺炎。

诊断

- 病毒培养或血清学诊断

在流行区域发现突起高热伴心动过缓、黄疸者要考虑此病。

进一步可行血常规、尿常规、肝功能、凝血功能测定、血培养和血清学等检测。白细胞和中性粒细胞计数下降,以及血小板减少、PT 延长都较为常见。胆红素和转氨酶骤然升高并可持续数月。90%患者可出现蛋白尿,严重病例可达到 20g/L,这一点有助于与肝炎鉴别。恶性黄热病可出现低血糖和高钾血症。

血中培养到病毒,或是抗体滴度升高,或者尸解发现特征性的中央区肝细胞坏死均可明确诊断。疑似或确诊病例均需要隔离。严禁在疾病期间行肝穿刺,因为有引起出血的危险。

治疗

- 支持治疗

临床诊断的病例中有 10%患者最终死亡。

治疗主要是支持性的。有出血倾向者,可用维生素 K。为预防消化道出血,所有住院患者均可使用质子泵抑制剂或 H_2 受体阻滞剂。

预防

预防措施包括:

- 灭蚊
- 疫苗接种

最好的预防办法就是灭蚊和避免被蚊子叮咬,可采用避蚊胺、蚊帐及保护服等避免叮咬。丛林黄热病暴发期间,应将人群撤离该区域,直到疫情及蚊子得到控制。大面积接种黄热病疫苗可用来控制黄热病暴发。

需要到流行区旅游的人,可用 17D 黄热病减毒活疫苗作主动免疫(0.5ml 皮下注射,每 10 年 1 次),其免疫率 95%。在美国,只有美国公共卫生署认可的黄热病疫苗接触场所才能提供此疫苗。孕妇和<6 个月的婴儿以及免疫受损患者禁用该疫苗。一般小于 9 个月的婴儿也不适用该疫苗,6~8 个月的婴儿需赴疫区时需与医生联系。

为了阻止蚊虫进一步传播疾病,应将患者隔离在有良好的防蚊设备而且用灭蚊剂喷洒过的房间内。

寨卡病毒感染

寨卡病毒(ZV)是一种黄病毒,类似于引起登革热、黄热病和西尼罗热的病毒。ZV 感染通常无症状,但可引起发热、皮疹、关节疼痛或结膜炎;怀孕期间的 ZV 感染可引起小头畸形(严重的出生缺陷)和眼睛异常。用 ELISA 或 RT-PCR 进行诊断。治疗是支持性的。预防包括避免蚊虫叮咬,避免与有 ZV 感染风险的伴侣进行无保护性行为,以及孕妇避免前往持续传播的地区。

ZV 和引起登革热、黄热病和基孔肯雅病的病毒一样,是由伊蚊传播的,它们在死水地区繁殖。这些蚊子喜欢叮咬人,住在人附近,室内和室外;它们白天活动频繁,也会在晚上活动。主要传播媒介为埃及伊蚊和白纹伊蚊。在美国,埃及伊蚊仅限于南方深处,但是白纹伊蚊更适合寒冷的气候而在东南部的大部分地区。埃及伊蚊被认为是流行性 ZV 感染的主要媒介;白纹伊蚊被认为是热带地区流行性 ZV 感染的重要媒介,但在美国较温和的气候下是否如此尚不清楚。

流行病学

1947 年,ZV 首先从乌干达寨卡森林中的猴子中分离出来,但直到 2007 年南太平洋岛屿首次大规模暴发才被认为是一种重要的人类病原体。2015 年 5 月,南美洲首次报道了本地传播,然后是中美洲和加勒比地区,2015 年 11 月下旬墨西哥也发生类似情况。目前,以下地区报告了 ZV 的持续本地传播:

- 南美洲
- 中美洲
- 加勒比群岛
- 太平洋岛屿
- 佛得角(非洲西北海岸岛屿国家)
- 东南亚(零星案例)

美国 CDC 已向这些地区的许多国家发布旅行警报。

截至 2016 年 10 月,在佛罗里达州东南部的迈阿密戴德县报告了本地传播的 ZV 感染病例。前往发生本地传播的国家的旅行者返回美国后也出现了 ZV 感染。

预测 ZV 的传播位置很困难。然而,由于传播寨卡的蚊子也传播登革热和基孔肯雅热,所以无论登革热还是基孔肯雅病传播,都可以预测 ZV 的本地传播。登革热已在佛罗里达州、得克萨斯州和夏威夷发生本地传播;基孔肯雅热已在佛罗里达州发生本地传播。同样,在美国登革热现在流行的地区(波多黎各和加勒比海的美属维京群岛、美属萨摩亚、关岛和太平洋的北马里亚纳群岛),ZV 感染也可能成为地方病。

在感染的第一周,ZV 出现在血液中。蚊子在叮咬被感染的人时会获得病毒;然后蚊子可以通过叮咬将病毒传播给其他人。从正在进行 ZV 传播的地区来的旅行者回家时血液中可能含有 ZV,如果蚊子在当地存在,ZV 的局部传播是可能的。然而,由于伊蚊与人之间的接触在美国大陆和夏威夷的大部分地区并不常见(由于蚊子的控制以及人们在空调环境中生活和工作),ZV 的局部传播预计较少且有限的。

尽管 ZV 主要是通过蚊子传播的,但也可能有其他的传播方式。它们包括:

- 性传播
- 通过输血传播
- 通过器官或组织移植传播(理论上)
- 从母亲到胎儿的宫内传播,导致先天性感染

ZV 存在于精液中,可由男性通过性交(包括阴道和肛交,也可能是口交)传染给性伴侣。在未受保护的性行为(无安全套)期间,男性与女性以及男性与男性的传播均已发生(另见 CDC:ZV 预防性传播的临床指南,网址:www.cdc.gov)。

ZV 在从血液和尿液中消失后仍存在于阴道分泌物中;最近有报道称,ZV 感染可从女性传播至男性。巴西报告了输血传播;但是,目前在美国还没有确认输血传播病例(另见美国 CDC:www.cde.gov 关于 ZV 疾病)。

ZV 和引起登革热、基孔肯雅热、西尼罗热和黄热病的病毒一样,可以在怀孕期间从母亲传染给胎儿。引起登革热和西尼罗热的病毒可以通过母乳传播。目前还没有通过母乳喂养传播 ZV 的报告,而且由于母乳喂养有很多好处,CDC 鼓励母亲母乳喂养,即使在 ZV 流行的区域。

CDC media statement:First female-to-male sexual transmission of ZV infection reported in New York City。

症状及体征

大多数感染者没有症状。

ZV 感染的症状包括发烧、斑丘疹、结膜炎(红眼病)、关节痛、眶后痛、头痛和肌肉痛。症状持续 4~7 日。大多数感染是轻微的。需要住院治疗的严重感染并不常见。ZV 感染导致的死亡是罕见的。

极少数患者感染 ZV 后会出现吉兰巴雷综合征(GBS)。GBS 是一种急性、进展性、自限性的炎症性多神经病,被认为是由自身免疫反应引起的。GBS 也可在登革热和基孔肯雅热之后出现。

小头畸形:妊娠期 ZV 感染可导致小头畸形(一种涉及大脑发育不全和头部小的先天性疾病)和其他严重的胎儿大脑缺陷(另见 CDC:www.cdc.gov. 医疗保健提供者护理婴

在美国,有几例小头畸形与 ZV 有关;这些婴儿的母亲可能通过在一个流行的国家旅行时感染了 ZV。CDC 正在监测一些患有 ZV 感染的孕妇,她们居住在美国大陆、波多黎各或其他国家领土;这些孕妇通过旅行或受感染的伴侣感染了病毒。

诊断

血清学检测:

- 反转录酶-PCR(RT-PCR)测试

(另请参阅 CDC 针对寨卡病毒,基孔肯雅病毒和登革热病毒的修订诊断测试,网址为 www.cdc.gov)如果临床医生发现 ZV 感染的病例,就必须通知 CDC。

根据症状、旅行地点和日期怀疑 ZV 感染。然而,ZV 感染的临床表现与许多发热的热带疾病(如疟疾、钩端螺旋体病)相似。其他虫媒病毒感染,其地理分布与其他虫媒病毒相似。因此,对 ZV 感染的诊断需要通过以下方法之一进行实验室确认:

- 血清学检测

[IgM 的酶联免疫吸附试验;ZV 抗体的血小板减少中和试验(PRNT)];RT-PCR 检测血清病毒 RNA

病毒特异性 IgM 和中和抗体通常在疾病的第一周出现,但常存在与相关黄病毒(如登革热和黄热病病毒)的交叉反应。PRNT 检测病毒特异性中和抗体并帮助区分存在交叉反应的抗体。

在症状出现后的第一周,通常可以使用血清进行 RT-PCR 检测 ZV;应在症状出现后<14 日收集尿样进行 RT-PCR 检测。

在美国,已发布以下 ZV 诊断测试的紧急使用授权:

- Zika MAC-ELISA
- Trioplex 实时 RT-PCR 检测

这些测试正在分发给经认证能够在美国进行高复杂性测试的实验室(有关这些测试的更多信息,请参阅美国 CDC 的 ZV:诊断测试和 ZV:州和地方公共卫生实验室信息,网址:www.cdc.gov)。

为了帮助诊断和治疗 ZV 感染,CDC 已经发布了孕妇临时指南和婴儿指南。该指南适用于在怀孕期间前往或生活在持续 ZV 传播地区的母亲和其所生婴儿。

孕产妇检测:对于从 ZV 流行地区返回的孕妇,CDC 指南建议对所有孕妇进行血清学检测,无论是否有 ZV 感染症状。此外,如果孕妇可能接触过 ZV,建议进行超声波检查以评估胎儿解剖结构(另见 ZV:医疗保健提供者护理孕妇的临床指南,网址:www.cdc.gov)。

- 对于无症状孕妇:应在孕妇从旅行回来后 2~12 周进行测试
- 对于有症状的孕妇:应在有症状时进行测试

对于居住 ZV 流行地区的孕妇来说,ZV 感染是整个妊娠期的一个风险。如果孕妇出现 ZV 感染的症状,应在发病的第一周进行检测。对于生活在 ZV 传播持续地区的无症状孕妇,CDC 建议在第一次产前检查时进行检测,如果结果为阴性,则在孕中期进行检测;应在妊娠 18~20 周时进行胎儿超声检查。

与孕妇旅行者相比,居住在 ZV 持续传播地区的孕妇更容易产生假阳性的 IgM 结果,因为她们更可能接触到相关的黄病毒。

婴儿检测和随访:如果婴儿可能患有先天性 Zika 病毒感染,并且他们的母亲在怀孕期间前往或居住在受 ZV 感染影响的地区,则应根据母亲的 ZV 检测结果以及婴儿是否有小头畸形、颅内钙化或眼睛异常来指导检测。

- 如果母亲的 ZV 检测结果为阴性或未检测到 ZV,且婴儿没有小头或颅内钙化,则应给予婴儿常规护理
- 如果母亲有阳性或不确定的 ZV 检测结果,且其婴儿有小头或颅内钙化,则应遵循 CDC 关于评估和检测可能患有先天性 ZV 感染的婴儿的临时指南

治疗

- 支持性护理

没有针对 ZV 感染的特异性抗病毒治疗。治疗是支持性的;它包括以下内容:

- 休息
- 补液防止脱水
- 对乙酰氨基酚可缓解发热和疼痛
- 避免使用阿司匹林和其他非甾体抗炎药(NSAID)

怀孕期间通常不使用阿司匹林和其他 NSAID,所有接受 ZV 感染治疗的患者都应该特别避免,直到可以排除登革热,因为出血是一种风险。此外,由于 ZV 导致的死亡和严重感染与免疫性血小板减少性紫癜和出血有关。

如果孕妇有血清或羊水中 ZV 的实验室证据,则应考虑每 3~4 周的连续超声检查来监测胎儿的解剖结构和生长情况。建议转介给具有妊娠管理专业知识的母胎医学或传染病专家。

预防

在了解更多信息之前,CDC 建议孕妇考虑推迟到 ZV 流行旅行(另见 CDC:www.cdc.gov)。如果女性决定去,她们应该和医生谈谈 ZV 感染的风险以及在旅行中应采取的预防措施,以避免蚊虫叮咬。

目前还没有预防 ZV 感染的疫苗。

预防蚊虫传播:预防 ZV 感染取决于对伊蚊的控制,以及在前往 ZV 流行国家时预防蚊虫叮咬。

预防输血传播:尽管输血传播 ZV 的风险非常低,但如果献血者因以下任何原因有感染 ZV 的风险,FDA 建议他们在献血前等待 28 日:

- 前往或居住在 ZV 流行的地区
- ZV 感染史(捐献前症状消失后等待 4 周)
- ZV 感染的症状,在 2 周内前往 ZV 流行地区
- 与被诊断为 ZV 感染的男性发生性接触
- 与 3 个月内前往或居住 ZV 流行区域的男性发生性接触

如果献血者献血后出现 ZV 感染的症状,应告知红十字会,以便对可能受感染的献血者进行隔离。

预防性传播:由于 ZV 可通过精液传播,因此居住在或已前往 ZV 流行区域的男性在其伴侣怀孕期间应避免性活动,或在性交期间(阴道性交、肛交、口交)始终正确使用安

全套。无论男性是否有症状,这一建议都适用,因为大多数 ZV 感染是无症状的,当症状确实出现时,通常是轻微的。

其他感染

基孔肯雅病 是一种急性发热伴随慢性多关节炎的疾病。它通过伊蚊传播,在非洲、印度、东南亚、新几内亚和部分欧洲地区多见。主要通过避免伊蚊叮咬以预防。

马亚罗热 马亚罗热也是一种通过伊蚊传播的疾病。在巴西、玻利维亚和特立尼达多见。主要通过避免伊蚊叮咬以预防。

蜱传脑炎 起病时为流感样症状,伴见白细胞和血小板减少,在数日内可恢复。30% 的患者出现严重症状,如脑膜炎、脑膜脑炎等。欧洲和俄罗斯目前有疫苗。

加利福尼亚脑炎 通过伊蚊传播,在美国中西部地区和世界其他地区传播。症状多见于儿童,包括发热、嗜睡、运动迟缓、局部神经系统表现以及癫痫样发作。颞叶累及可出现类似疱疹性脑炎表现。20% 患者出现行为异常和癫痫发作。病死率小于 1%,目前尚无有效治疗方法。

鄂木斯克出血热和夸赛纳森林病 这两种病通过蜱传播或与感染的动物(如鼠和猴等)直接接触而传播。鄂木斯克出血热在俄罗斯出现过,夸赛纳森林病在印度出现。急性发热,伴随出血、血压下降、白细胞和血小板减少,部分患者在第 3 周出现脑炎。鄂木斯克出血热的病死率<3%;夸赛纳森林病的病死率为 3%~5%。主要通过避免蜱叮咬和与动物接触来预防。

裂谷热 本病主要通过蚊子传播,也可因与被感染动物的血液和器官等接触、吸入感染性气溶胶和食入未加工的被感染动物的乳汁而感染。本病多见于南非、非洲东部和埃及。少数病例可出现眼部疾病、脑膜脑炎或出血(病死率高达 50%)。目前已有适用于家畜的疫苗,但人类疫苗尚在研制中。

196. 衣原体和支原体

衣原体

三种衣原体可导致人类疾病,其中包括性传播疾病及呼吸道感染。主要引起的是性传播疾病和呼吸道感染。多数对大环内酯类药物(阿奇霉素)、四环素(多西环素)以及氟喹诺酮类药物敏感。

衣原体是专性细胞内寄生菌,不能自由移动。菌体由 DNA、RNA、核糖体及核酸组成,可生成其自身蛋白及核酸。然而,衣原体蛋白合成依赖于宿主腺苷三磷酸(ATP)以及宿主细胞中四种三磷酸核苷中的三种。

衣原体属(Chlamydia)包含 9 种成员;其中 3 导致人类疾病:
- 沙眼衣原体
- 肺炎衣原体
- 鹦鹉热衣原体

衣原体可引起持续感染,常为亚临床表现。

沙眼衣原体(C. trachomatis) 沙眼衣原包括有 18 个血清型:
- A、B、Ba 和 C 可导致沙眼
- D 至 K 血清型可导致性传播疾病、感染黏膜表面
- L1、L2 和 L3 血清型所致性传播疾病可累及淋巴结(淋巴肉芽肿)

美国性传播疾病中沙眼衣原体为常见的细菌病原体,包括非淋球菌性尿道炎、男性附睾炎、女性宫颈炎、尿道炎和盆腔炎以及反应性关节炎。

另外,沙眼衣原体通过母婴传播还可以导致新生儿结膜炎和肺炎。在美国,孕妇接受全面产前筛查和治疗,大大降低了婴儿沙眼衣原体感染的发生率。

该微生物可分离自成人直肠和喉部(通常为男同性恋)。HIV 感染男同性恋者感染 L2 型菌株所致直肠感染可引起严重的直肠结肠炎症状,与急性炎症性肠病相似。

肺炎衣原体:肺炎衣原体可导致肺炎,多见于儿童和年轻人,临床表现难以与支原体肺炎区分。部分肺炎衣原体患者在出现咳嗽症状前,可先表现为声音嘶哑以及咽痛等症状,这些症状可持续存在并可伴有支气管痉挛。

6%~19% 社区获得性肺炎是由于肺炎支原体感染所致;支原体肺炎在封闭的人群(如疗养院、学校、军事设施、监狱)存在暴发风险。尚未发现季节性发病率变化。

肺炎支原体 已被列为触发反应性气道疾病的感染性诱因。

鹦鹉热衣原体 鹦鹉热衣原体可导致鹦鹉热。致人疾病的菌株多由鹦形目鸟类传播而来,可引起肺炎为主的播散性疾病的。肉类加工厂处理禽类的工人中可出现暴发。

诊断

- 核酸检测

沙眼衣原体最佳的诊断方法是通过核酸扩增检测生殖器部位样本(nucleic acid amplification tests, NAAT),该方法尚未得到 FDA 批准,但其灵敏度比细胞培养高而且技术要求也比较低。NAAT 可采用非侵入性手段所获得的生殖器部位样本,如尿液及患者或医生所采集的阴道拭子。除了

用于诊断性淋巴肉芽肿和鹦鹉热,血清学试验的价值有限。

肺炎支原体可经呼吸道样本培养或 NAAT 检测诊断。目前肺炎支原体诊断可用一种经 FDA 批准商业化 NAAT 试剂盒,该试剂盒可同时检测多种呼吸道病原体。

鹦鹉热衣原体感染的诊断主要是依据与鸟类尤其是鹦鹉的接触史。可通过血清学检测确诊。培养通常不可行。目前尚未有 FDA 批准的用于鹦鹉热衣原体的 NAAT 诊断方法。

筛查　生殖器部位衣原体感染非常常见,常因无症状或症状较轻而被漏诊,所以对于高危人群需进行常规筛查(2015 Sexually Transmitted Diseases Treatment Guidelines)。

筛查对象应包括以下人群。

未妊娠妇女(包括女同性恋者)　应当每年接受筛查,如果其:
- 处于性活跃期且年龄≤25 岁
- 曾有性病史
- 发生高风险的性行为(如交往新的性伴侣或者多性伴、从事性工作、不坚持使用安全套)
- 有一位患有 STD(性传播疾病)或者从事高风险工作的伴侣(性伴侣)

女性小于 35 岁者进入教养所前应当接受筛查。

孕妇　初次产前检查过程中进行筛查;≤25 岁者或伴有风险因素第三孕期再次筛选。

包括青少年、性病诊所或收入教养院,异性性行为活跃的男性无需筛查,除非衣原体感染流行。

男同性恋者　若一年内曾发生性行为,应当接受筛选:
- 肛门性交插入方:尿液筛查
- 肛门性交接受方:直肠拭子
- 口交接受方:咽拭子

治疗
- 阿奇霉素或多西环素

单纯生殖道下端感染常规用单剂阿奇霉素(1g,口服),或多西环素(100mg,每日 2 次,口服 1 周),或氟喹诺酮类(左氧氟沙星口服 500mg,每日 1 次)。淋球菌感染需常规同时抗衣原体治疗。盆腔炎、性病性淋巴肉芽肿以及附睾炎使用多西环素治疗 10 日。

特殊感染者按本手册其他章节的相关内容进行。其他特殊感染将在后文分章讨论:鹦鹉热和肺炎衣原体肺炎、性病性淋巴肉芽肿和尿道炎、附睾炎、反应性关节炎、新生儿结膜炎和新生儿肺炎和沙眼包含体性结膜炎。

> **关键点**
> - 沙眼衣原体导致沙眼或性传播疾病,经母婴传播后还可以引起新生儿结膜炎和肺炎
> - 肺炎衣原体可导致肺炎,多见于青少年、儿童和封闭环境中的成人
> - 鹦鹉热衣原体是肺炎(鹦鹉热)的罕见病因,传染源通常为鹦鹉科动物(如鹦鹉)
> - 诊断沙眼衣原体和肺炎衣原体感染可使用 NAAT
> - 在高风险但无症状的患者中筛查经性传播衣原体感染
> - 治疗使用阿奇霉素和多西环素

支原体

支原体是大自然中普遍存在的一种原核生物,与细菌和病毒明显区别在于它没有细胞壁。

肺炎支原体是肺炎常见病因之一,尤其是在社区获得性肺炎。

更多证据显示,生殖器支原体和尿素分解尿素原体被怀疑可能是非淋菌性尿道炎的病因。它们(和人型结核杆菌)常存在于患有其他其他泌尿生殖系统感染的患者(如阴道炎、宫颈炎、肾盂肾炎以及盆腔炎等)和非泌尿生殖系统感染的患者,但是是否为确切病因目前尚不清楚。

支原体在光镜下看不到,培养也比较困难且无法进行,实验室诊断可依靠 DNA 探针或抗原、抗体检测;最常见的还是依靠临床诊断。一种商业化的可进行多重呼吸道病原体检测的 NAAT 可用于肺炎支原体检测。

治疗主要是大环内酯类,另外,氟喹诺酮类和四环素类也多数敏感。已有大环内酯类耐药感染的报道;因此对于反复发病尤其在大环内酯类药物耐药高发区,可使用氟喹诺酮类或四环素进行治疗。

197. 立克次体及其相关病原体

立克次体及其相关感染(无形体病、埃里希体病、Q 热、恙虫病)主要是由一组专性细胞内寄生、革兰氏染色阴性球杆菌感染所致。除外柯克斯体,大多数以节肢动物为媒介。表现为骤起发热伴严重头痛、乏力、虚脱以及特征性皮疹等典型临床表现。本病主要为临床诊断,确诊需靠免疫荧光或 PCR。四环素类或氯霉素治疗有效。

立克次体属、东方体属、埃里希体属、无形体属和柯克斯体属一度被认为属于同一家族。但是现在根据基因分析,被认为是不同的实体。虽然这组生物需要依赖活细胞进行增殖,但是它们确实是细菌,因为它们有代谢酶和细胞

壁,利用 O_2,并且对抗生素敏感。这些生物体通常有一个动物宿主和节肢动物媒介,例外的是普氏立克次体(人类为主要宿主)和柯克斯体(它不需要节肢动物媒介)。具体的传播媒介、宿主和流行地区有很大差异(表 197-1)。

表 197-1　立克次体、东方体属、埃里希体,无形体属和柯克斯体感染引起的疾病

疾病	病原体	皮疹/焦痂	媒介	流行区
斑疹伤寒				
斑疹伤寒	普氏立克次体	普氏立克次体躯干向四肢扩散;可以没有皮疹,无焦痂	体虱	全球
地方性斑疹伤寒	斑疹伤寒立克次体,斑疹伤寒立克次体	躯干向四肢扩散;无焦痂	鼠疫蚤;猫蚤	全球
丛林斑疹伤寒				
恙虫病	恙虫病立克次体(原秋恙虫病)	躯干向四肢扩散;伴焦痂	沙螨、恙螨幼虫	亚太地区包括日本、韩国、中国、印度以及澳大利亚北部
斑疹热				
落基山斑疹热	立氏立克次体	四肢往躯干扩散;无焦痂	硬蜱科(革蜱属,安氏革蜱,美国西部多见;变异格蜱、犬蜱,美国东部和南部多见)	西半球;美国大部分(除了缅因州、夏威夷、阿拉斯加)美洲中南部
北亚蜱传立克次体	西伯利亚立克次体	位于躯干、四肢和面部;伴焦痂	硬蜱科	亚美尼亚、中亚、西伯利亚、蒙古
昆士兰州蜱传斑疹伤寒	澳大利亚立克次体	位于躯干、四肢和面部;伴焦痂	硬蜱科	澳大利亚
非洲蜱咬热	非洲立克次体	蜱叮咬处(四肢)有焦痂	硬蜱科	南非;津巴布韦
地中海斑疹伤寒*	康氏立克次体	位于躯干、四肢和面部;伴焦痂	扇头蜱属,褐色犬蜱	非洲、印度、欧洲南部;靠近地中海、黑海和里海的中东地区
立克次体痘	小蛛立克次体	躯干、四肢和面部;伴焦痂	螨(类)	美国、俄罗斯、韩国和非洲
派克立克次体病	派克立克次体	伴焦痂	海湾蜱(白与海湾花蜱)	美国南部、南美洲
埃利希体病和无形体病				
单核细胞型埃里希体	查菲埃利希体	无皮疹,无焦痂	蜱(美洲钝眼蜱,也被称为美洲花蜱)	美国东南部和中南部
粒细胞型埃里希体	吞噬细胞埃立克体	无皮疹,无焦痂	蜱(肩突硬蜱在美国东部和中西部,I. pacificus 在美国西部,I. ricinus 在欧洲)可能	美国东北部、大西洋中部、中西部和西海岸;欧洲
Q 热				
Q 热	贝氏柯克斯体	无皮疹,无焦痂	无需媒介	全球

*常由它出现的区域所了解(如印度蜱传斑疹伤寒,马赛热)。

立克次体有许多种,但是大多数人的立克次体感染由其中的 3 种引起。
- 立氏立克次体
- 普氏立克次体
- 斑疹伤寒立克次体

症状及体征

立克次体首先在节肢动物叮咬处进行繁殖,常引起局部损害(焦痂)。病原体可穿透皮肤或黏膜组织;某些立克次体(立克次体属)可在小血管的内皮细胞中增殖,引起血管炎,其他种类立克次体可在白细胞内复制(嗜单核细胞埃里希体属、嗜粒细胞无形体属)。

东方体属或斑疹热型(除立克次体)感染多见局部淋巴结肿大。

立克次体引起的血管内皮炎症可导致斑疹、脑炎表现以及皮肤和组织坏疽。

严重立克次体感染,如斑疹伤寒、斑疹热或埃里希感染,可能还会引起皮肤瘀斑性坏死、指状坏疽、循环衰竭、休克、少尿和无尿、氮质血症、贫血、低钠、低氯、水肿、谵妄以

及昏迷等临床表现。

诊断
- 临床特点
- 对皮疹进行荧光抗体染色活检以发现病原体
- 急性期和恢复期血清学检测（紧急血清学检测无用）
- PCR

立克次体与其他感染的鉴别诊断 立克次体及其相关感染需与其他急性感染相鉴别，如脑膜炎球菌败血症、麻疹以及风疹等。有虱、蚤或蜱叮咬史，或疫区接触史对诊断会有很大帮助，但往往这些病史容易被忽略。临床医生应当针对性询问是否在疾病潜伏期内有疫区旅行史。

临床表现有助于鉴别诊断。
- **脑膜炎球菌败血症**：皮疹一般是亚急性，粉红色斑疹、斑丘疹或瘀点，暴发性皮疹可出现瘀点或瘀斑；在急性脑膜炎期时，皮疹进展十分迅速；出现瘀斑时，通常会伴有触痛
- **风疹**：皮疹一般散开，不相互融合，伴耳后淋巴结肿大，并缺乏明显的中毒症状（彩图197-1）
- **麻疹**：皮疹往往首先出现在面部，然后向躯干和上肢蔓延，并可以迅速发生融合（彩图197-2）

各种立克次体感染之间的鉴别诊断 各种立克次体感染之间的鉴别诊断。有些立克次体感染的临床表现比较典型，可以直接进行临床诊断，但重叠感染的可能也要考虑。

落基山斑点热（RMSF） 皮疹通常在发热的第4日出现，四肢末端多见，呈皱型斑疹，快速蔓延至躯干、掌心和足底，并转变成瘀点。但有些RMSF患者可能无皮疹出现。常伴有血管炎，累及皮肤、皮下组织、中枢神经系统、肺脏、心脏、肾脏、肝脏和脾脏。

流行性斑疹伤寒 皮疹往往首先在腋窝和躯干出现，然后向四周蔓延，但很少累及掌心、足底和面部。其生理和病理异常与RMSF相类似。

地方性斑疹伤寒 又称鼠斑疹伤寒，皮疹呈非紫癜型，不发生融合，并且比较局限。另外，肾脏和血管并发症也很少见。

丛林斑疹伤寒 临床表现与RMSF以及斑疹伤寒类似，但是流行地区往往有所不同，易伴有焦痂并且易累及其周围腺体。

立克次体痘 病情比较轻，皮疹呈囊泡型，周围有充血，分散较稀疏，与水痘类似。

非洲蜱咬热 临床症状与其他立克次体类似，皮疹位于肢体末端，呈多发性黑色焦痂，并可累及周围腺体。

辅助检查 首先，立克次体病往往为地方疫源性疾病，因此疫区居住或旅行史通常是最有助于诊断的。但是，检查确诊还是必需的。

对于立氏立克次体最有效的检测方法是皮疹活检标本的间接免疫荧光（IFA）和PCR检测。难以培养并且没有临床意义。对于立克次体检测，PCR是最好的方法。血清学检测对急性期感染的诊断意义不大，通常只在恢复期有阳性表现。

治疗
- 四环素类

鉴于立克次体的诊断比较费时，而且敏感性不高，因此通常需在刚发现时就进行抗生素治疗以预防感染的进一步恶化，并可降低病死率和改善预后。

四环素 为一线治疗药物：多西环素200mg顿服，其后100mg/次，每天两次口服，直到病情改善热退24~48小时，且治疗至少7日。病情严重无法口服药物患者可给予静脉用药。虽然四环素可引起小儿牙齿着色，专家认为多西环素的治疗是可行的。

氯霉素 可作为二线治疗药物，剂量为500mg口服或静滴每日4次，疗程7日。

但两种药物都属于抑制立克次体药，而并非杀立克次体药。

环丙沙星及其他氟喹诺酮药物 也有一定的抗立克次体作用，但临床疗效还有待于进一步证实。

另外，急性RMSF和流行性斑疹伤寒在感染的后期会伴有毛细血管通透性增加，因此输液时要注意观察患者的血压以防止加重肺和颅内水肿。

当患者出现DIC时肝素不推荐使用。

> **关键点**
> - 立克次体病和相关疾病（无形体病、埃里希体病、Q热、恙虫病）是由一组革兰氏阴性，特别是细胞内的球杆菌引起的；除了贝纳柯克斯体，所有感染都有节肢动物的媒介参与
> - 立克次体病导致发热，表现并且取决于具体病种，有时还有局部病变（焦痂）、瘀点皮疹、局部淋巴结病、脑炎征、血管炎、皮肤和组织坏疽、器官功能障碍和血管塌陷
> - 根据病史，临床特征和试验结果（如间接免疫荧光试验、血清学试验、PCR）区分立克次体和相关疾病与其他急性感染
> - 推荐使用抗生素治疗，无需等待诊断检测结果，以防止严重恶化、死亡和康复延迟
> - 一线治疗是四环素

埃里希体病和无形体病

埃里希体病和无形体病由立克次体引起。埃里希体病是由埃里希体感染引起，无形体病是由无形体科感染引起。均由蜱传播导致。除了皮疹比较少见外，其他症状与落基山斑疹热类似。起病快速，表现为发热、寒战、头痛和乏力。

埃里希体病和无形体病属于立克次体病。

查菲埃里希体可引起人体单核细胞埃里希体病。大多数单核细胞埃里希体病发生在美国东南部和中南部，这些地方节肢动物载体（美洲花蜱）是地方性的。

无形体科（原粒细胞埃立克体）会导致人粒细胞无形体病，发生在美国东北部、大西洋中部、中西部和西海岸，在这些地方其节肢动物载体（蜱）是地方性的。莱姆病和巴贝虫病都经蜱传播，流行区域相似。散发患者被感染多种病原体的蜱咬伤后，可导致混合感染。报道的很多无形体病例

是发生在输注无症状或急性感染者的血液后。

作用靶细胞不同(单核细胞埃里希体病和粒细胞无形体病),导致的临床表现有轻微差别。

症状及体征

埃里希体病的临床症状类似无形体病。少部分人呈无症状感染;多数患者出现突发的流感样症状,如非特异性的发热、寒战、肌痛、无力、恶心、呕吐、咳嗽、头痛和不适,通常在蜱叮咬12日后起病。

皮疹少见于无形体病。部分患者会出现斑丘疹和瘀点性皮疹,位于躯干和四肢,尤茵埃立克体感染皮疹较罕见。

埃里克病及无形体病可出现弥散性血管内凝血、多器官功能衰竭、癫痫及昏迷。

对于使用免疫抑制剂(如糖皮质激素、肿瘤化疗、器官移植后长期免疫抑制剂治疗)、HIV感染者或脾切除引起的免疫力下降患者,感染表现更为严重或有更高的病死率。

诊断

- 血液样本的PCR检测

确诊主要依靠PCR检测。此外,也可进行血清学检测;PCR可用于早期诊断,敏感性和特异性都比较高。胞质内可见包含体,包括单核细胞(埃里希体)和中性粒细胞(无形体);其中无形体病更常见包含体。

血常规和肝功检查示白细胞减少、血小板减少及肝功异常,尤其是转氨酶明显升高。

治疗

多西环素建议在得到实验室检测报告前即开始治疗,开始治疗的越早,效果越好。延迟治疗可能导致严重并发症,如合并病毒和真菌感染,病死率也会升及2%~5%。治疗仍为多西环素口服,首剂200mg,之后改为100mg,每日2次,疗程至少7日且病情改善后(正常体温维持24~48小时)再停药。氯霉素已不再有效。有些患者在适当的治疗后数周内会继续出现头痛、虚弱和全身乏力等不适症状。预防也是主要避免蜱叮咬。

流行性斑疹伤寒

(欧洲的、经典的或虱传斑疹伤寒;监狱热)

流行性斑疹伤寒是由普氏立克次体感染所致。症状主要是长期的高热、头痛以及斑丘疹。

流行性斑疹伤寒为立克次体病。人类是普氏立克次体的天然宿主,主要靠体虱传播,由虱的分泌物通过叮咬处或其他伤口(也可通过口唇或眼部黏膜)进入人体。另外,美国曾报道过有人因接触松鼠而被感染。

流行性斑疹伤寒在<10岁的儿童中很少引起死亡,但随着年龄的增长病死率会越来越高,在>50岁的患者中,如果不及时治疗病死率可达60%。

症状及体征

本病潜伏期为7~14日,过后出现发热、头痛和虚脱表现。体温可在数天内升高至40°并持续高热,晨起轻微缓解,持续约2周。头痛症状多见且剧烈。病程4~6日时可出现微小红疹,迅速扩散至全身其他部位。多见于腋下和上躯干,手掌、脚掌和脸部少见。其后,皮疹变暗转为斑丘疹。在严重的情况下,皮疹出血形成瘀斑。

有时会出现脾肿大。低血压发生在最严重的患者。血管塌陷、肾功能不全、脑炎、瘀斑坏疽和肺炎均是预后不良的迹象。

诊断

- 临床特点
- 对皮疹进行荧光抗体染色活检以发现病原体
- 急性期和恢复期血清学检测(紧急血清学检测无用)
- PCR

虱的侵扰通常显而易见,如果可能的暴露史(如居住或到访病区),则强烈提示斑疹伤寒。

治疗

- 多西环素

多西环素200mg顿服,其后100mg/次,每天两次口服,直到病情改善热退24~48小时,且治疗至少满7日。

氯霉素可作为二线治疗药物,剂量为500mg口服或静滴每日4次,疗程7日。

流行性斑疹伤寒的重症患者在疾病后期会出现毛细血管通透性显著增加,因此应予以适当的静脉补液维持血压同时避免加重肺水肿和脑水肿。

预防

灭虱和免疫接种是最有效的预防措施。然而美国还没有疫苗上市。用杀虫粉剂马拉硫磷或林丹可用以消除感染者体虱。

> **关键点**
> - 流行性斑疹伤寒在世界范围内普遍存在;人类是天然的储存宿主
> - 当虱子粪便被揉入咬伤处、原有的破口或划伤的黏膜后,体虱将病原传给了人类
> - 小的、粉红色斑点迅速覆盖身体,后来变成黑色的斑丘疹
> - 病死率随着年龄的增长而增加,>50岁未治疗的患者可能达到60%;血管塌陷、肾功能不全、脑炎征象、坏疽瘀斑和肺炎是预后不良的体征
> - 根据临床表现和虱子感染迹象怀疑流行性斑疹伤寒;用皮肤活检的荧光抗体染色确认
> - 用多西霉素或氯霉素治疗

地方性斑疹伤寒

(鼠虱斑疹伤寒;马来半岛城市斑疹伤寒)

地方性斑疹伤寒是由斑疹伤寒立克次体和猫立克次体(R. felis)引起,以鼠疫蚤为传播媒介。临床表现与流行性斑疹伤寒类似,但相对较轻,有寒战、头痛、发热以及皮疹等。

鼠型斑疹伤寒为立克次体病。天然宿主主要是野生鼠、家鼠以及其他啮齿动物,通过鼠虱也可猫虱传播到人类。呈散发性,全球都有发病,不过发病率不高,但在老鼠较多的地方更高。

症状及体征

潜伏期为 6~18 日，平均 10 日，其后出现寒战伴发热、头痛。

发热持续约 12 日，然后逐渐恢复到正常水平。

皮疹等表现与流行性斑疹伤寒相似，但较为轻微。早期皮疹较为稀疏。

病死率很低，但老年人相对较高。

诊断

- 临床特点
- 对皮疹进行荧光抗体染色活检以发现病原微生物
- 急性期和恢复期血清学检测（紧急血清学检测无用）
- PCR

治疗

- 多西环素

多西环素 200mg 顿服，其后 100mg/次，每天两次口服，直到病情改善热退 24~48 小时，且治疗至少 7 日。

或使用氯霉素，剂量为 500mg 口服或静滴每日 4 次，疗程 7 日。

发病率已经随着灭鼠及灭鼠疫蚤的加强而逐渐降低，目前尚无有效的疫苗可以预防。

> **关键点**
> - 鼠斑疹伤寒通过跳蚤传播给人类
> - 症状始于颤抖，头痛和发炎；皮疹和其他表现类似于流行性斑疹伤寒，但严重程度要低得多
> - 用多西霉素治疗

其他立克次体斑点热

由蜱传播的各种立克次体引起斑点性发热性立克次体病，与落基山斑点热相似但病情较轻。初始症状是皮肤病变、引流区淋巴结病和红斑性斑丘疹（另见立克次体和相关感染概述）。

发热性立克次体病包括北亚蜱传立克次体病、昆士兰蜱斑疹伤寒、非洲蜱斑疹伤寒（非洲蜱叮咬热）、地中海斑疹热（南欧斑疹热）和帕克里立克次体病（Rickettsia parkeri rickettsiosis，由墨西哥湾沿岸蜱传播）。另见表：由立克次体、东方体、埃里希体、无形体和柯克斯体属引起的疾病。致病因子属于导致斑点热群的立克次体属。

这些蜱传立克次体的流行病学类似于西半球的落基山斑疹热（RMSF）。蜱和野生动物在自然界中储存着立克次体。如果人类意外地进入循环，他们就会被感染。在某些地区，地中海斑疹热的循环涉及家庭环境，以棕色狗蜱为主要媒介。

症状及体征

所有斑点性发热性立克次体病的症状和体征相似，并且通常比 RMSF 更轻微。

在 5~7 日的潜伏期后，出现发热、不适、头痛和结膜充血。随着发热，出现一个直径为 2~5mm，有黑色中心的小型纽扣状溃疡（焦痂或发热、发痒）。通常区域或引流淋巴结会肿大。大约在发热的第 4 日，前臂出现红色斑丘疹，并延伸到大部分身体，包括手掌和脚掌。发热持续到第二周。

除老年人或虚弱患者外，并发症和死亡很少见。但是，这种疾病不容忽视；可发生暴发性的血管炎。

诊断

- 临床表现
- 用荧光抗体染色对皮疹进行活组织检查以检测病原
- 急性和恢复期血清学检测（血清学检测对于急性期诊断无效）
- 聚合酶链反应（PCR）
- 有关详细信息，请参阅立克次体和相关感染的诊断

治疗

多西霉素：斑疹热立克次体的治疗是多西环素 100mg 口服，每日 2 次，持续 5 日。

预防

没有有效的疫苗可用于预防斑点热立克次体病。可以采取措施防止蜱叮咬。

Q 热

Q 热是由贝氏柯克斯体感染引起的急性或慢性感染，急性感染表现为骤起发热、头痛、乏力和间质性肺炎；慢性感染表现为各脏器的慢性损害。慢性病情的表现依据受累脏器的情况而不同。诊断可以依靠血清学、病原学或 PCR 等，治疗主要是多治疗主要是多西环素或氯霉素。

贝氏柯克斯体是一种胞内寄生性多形杆菌，菌体较小，现在已不再归为立克次体，分子生物学鉴定已将它重新划为变形菌（Proteobacteria）类，与军团菌类似。

Q 热可表现为：

- 急性感染
- 慢性感染

急性感染引起发热性疾病，往往会影响呼吸系统，部分情况下可累及肝脏。孕期感染增加自发流产的风险。

慢性 Q 热发生率<5%。它通常表现为感染性心内膜炎或肝炎；可能出现骨髓炎。

Q 热在全球都有分布，主要是家禽或农场动物，表现为隐性感染，例如绵羊、牛和山羊等，是人类的主要传染源。贝氏柯克斯体可以在动物粪便、尿液、乳汁以及组织（如胎盘）中存活，因此容易造成污染并可形成病原悬浮微粒，导致感染扩散。另外，贝氏柯克斯体在自然界中也可以在哺乳动物和蜱之间循环，但是节肢动物不直接引发人类感染。

病原学

Q 热可出现于接触动物和农场产品较多的农场工人，传播途径主要是由于吸入含病原体的悬浮微粒，除此之外，饮用污染的牛奶也可被感染。贝氏柯克斯体毒力较强，单个菌株就可致病；另外，它还可长期维持非激活状态，并可在粪便和尘埃中存活数月。由于上述特征，贝氏柯克斯体可用于生物武器。

人与人之间的传播较少见。

症状及体征

潜伏期平均 18~21 日（长短不一，9~28 日）。有些感染

者症状轻微；然而，大多数患者有流感样症状。发病急骤，可表现为发热、剧烈头痛、寒战、严重的不适、肌痛、纳差和盗汗。体温可达40℃，并持续1~3周以上。

很少的情况下，Q热表现为脑炎或脑膜脑炎。

发病后4~5日可出现呼吸道症状（干咳、胸痛）。这些症状在老年人或体弱者可能尤为严重。体格检查通常可发现肺部湿啰音，提示肺部实变。与立克次体病不同，急性Q热不会引起皮疹。

急性Q热 累及肝脏表现与病毒性肝炎类似，会有发热、乏力、肝大、上腹痛以及黄疸等临床表现。常常没有头痛和呼吸道症状。

慢性Q热 可出现于初次感染后几周至几年内。肝炎可表现为不明原因发热。肝活检可能显示肉芽肿，应与肝肉芽肿的其他原因（如结核病、结节病、组织胞浆菌病、布鲁菌病、土拉热病、梅毒）区分开。

心内膜炎 与草绿色链球菌引起的亚急性感染性心内膜炎类似），最多累及的是主动脉瓣瓣膜，但赘生物可在任何瓣膜产生，也可伴有杵状指、动脉栓子、肝大、脾大以及紫癜等。

Q热在不及时治疗的情况下，病死率大约1%，合并心内膜炎的患者病死率更高。而且部分累及神经系统者还会出现永久性损伤。

诊断
- 感染组织的免疫荧光测定或PCR检测
- 有时进行急性期和恢复期血清学检测

单纯依靠临床表现很难对Q热做出诊断，因其发病早期可与多种感染相类似，如流感、沙门菌感染、疟疾、肝炎或布氏菌病等；发病晚期也与多种细菌、病毒和支原体以及其他非典型肺炎类似，因此诊断比较困难。若有动物或动物产品接触史，往往对诊断十分有帮助。

感染组织的免疫荧光检测（IFA）是可以选择的诊断方法，也可以使用ELISA，恢复期快速血清学检测（补体结合实验也可作为诊断方法之一。针对Ⅱ期抗原的抗体可用于诊断急性疾病，针对Ⅰ期和Ⅱ期抗原的抗体用于诊断慢性疾病。PCR可用于临床活检标本的病病体诊断。可以从临床标本中分离出贝氏柯克斯体，但只有专门的研究实验室才能完成；血常规和痰培养多为阴性。

胸片需作为常规检测之一，尤其是有肺部症状和体征者。表现可为肺不张、肺透光度下降、胸膜聚及或小叶实变等类似于细菌性肺炎，病理学检查类似于鹦鹉热或某些病毒性肺炎。

急性Q热患者的血细胞计数大多正常，约有30%的患者会出现白细胞升高；典型Q热还会出现碱性磷酸酶、AST和ALT升高至正常的2~3倍；肝组织活检示弥漫性肉芽肿样变。

治疗
- 多西环素

急性Q热 治疗仍为多西环素口服，多西环素200mg顿服，其后100mg/次，每天两次口服，直到病情改善热退24~48小时，且治疗至少7日。通常来说，需要2~3周治疗。尚未有四环素耐药报道。

心内膜炎 的治疗时间需延长（数月至数年，甚至终身），通常不少于18个月。目前推荐的方案为：多西环素100mg/次，每天两次口服，再加用羟氯喹200mg口服每8小时1次。应监测临床症状、血沉、血细胞计数及抗体滴度，决定何时结束治疗。感染病专家会诊对并发症处理及治疗有帮助。抗生素治疗常常只有部分效果；若瓣膜出现损伤，并且抗生素效果不佳时需进行手术瓣膜置换。

对于**慢性肉芽肿性肝炎**，最优方案尚未确定。

预防
疫苗接种有效，在澳大利亚有市售的Q热疫苗，建议屠宰场和牛奶场工人，以及林场、牧场、毛织品场、农场及其他高危人群进行免疫接种。

疫苗接种前，应该做皮肤和血液测试筛查来确定是否预先存在对Q热的免疫力，因为对已经有免疫力的人接种疫苗可引起严重的局部反应。

> **关键点**
> - 绵羊、牛和山羊是人类Q热感染的主要病原储存库，在全世界范围内均是如此
> - 通常通过吸入受感染的气溶胶传播给人类。节肢动物不参与
> - 急性症状类似流感；老年人或虚弱患者的呼吸道症状可能特别严重
> - 慢性Q热发生在<5%的患者中，通常表现为心内膜炎或肝炎
> - 使用免疫荧光测定或感染组织的PCR检测进行诊断
> - 用多西环素治疗急性Q热，通常为2~3周；心内膜炎需要长期治疗（数月至数年或至终身）
> - 预防Q热的疫苗已经商业化，但仅限于澳大利亚

立克次体痘
（水疱性立克次体病）

立克次体痘是由小蛛立克次体感染导致。症状主要是局灶性皮损和全身性水疱性丘疹。

立克次体痘疹为一种立克次体病，在美国、俄罗斯、韩国及非洲等国家和地区都有发病；媒介是一种体型很小的无色螨，在全球各地都有分布；感染家鼠和某些种类的野鼠。人类主要是被恙螨或成虫螨叮咬后被感染。

出现发热症状约一周后可出现焦痂，表现为直径1~1.5cm大小丘疹，随后发展为暗色溃疡，愈合后留有瘢痕。可出现局部淋巴结肿大。间歇性发热持续约1周，伴畏寒、多汗、头痛、畏光和肌肉疼痛。发热早期，手掌和脚掌出现融合性斑丘疹。

该疾病病情多不严重，没有死亡病例报道。对于诊断的细节，参见"立克次体及相关感染之诊断"章节内容，第1480页。治疗主要是多西环素100mg/次，每日2次，口服5日；或环丙沙星750mg/次，每日2次，口服5日。预防主要是灭鼠及阻断传播途径（杀虫剂）。

落基山斑疹热

（斑疹热；蜱热；蜱传斑疹伤寒）

落基山斑疹热（RMSF）是由立氏立克次体引起，通过硬蜱传播。表现为高热、剧烈头痛和皮疹。

落基山斑疹热是由立氏立克次体致病。

流行病学

落基山斑疹热（RMSF）目前只限于西半球发病，最初是在落基山发现，流行于美国，尤其是靠近大西洋地区，并横贯整个南美洲中部和南部。发病高峰在 3~9 个月，原因是此季节内蜱开始活跃，而且人容易被叮咬。在南方一些地区，散发病例全年内都可见。<15 岁的儿童以及去疫区工作和游玩的人群发病率最高。

硬皮蜱（家硬蜱）体内携带有立氏立克次体，是它的天然宿主，并且女性感染后可以引起垂直传播。这些蜱是立氏立克次体的天然宿主。其中的安氏革蜱主要在美国西部流行，东部和南部以犬蜱为主。

RMSF 不会发生人与人之间的直接传播。

病理生理

小血管损伤是本病的病理特点（立氏立克次体进入人体后，主要作用于小血管皮肤、皮下组织、中枢神经系统、肺、心脏以及肾脏），在内皮细胞内繁殖，引起血管炎，进而可形成血栓引起血管阻塞，严重者可引起 DIC。

症状及体征

潜伏期平均为 7 日（3~12 日），潜伏期越短，感染越严重。急骤起病，伴剧烈头痛、寒战、虚脱和肌肉疼痛。数天内体温可达 39.5~40℃且持续高热（严重者可持续发热 15~20 日），晨起可出现缓解。发热后 1~6 日内，多数患者出现腕部、脚踝、手掌、脚掌及臂部位皮疹，并迅速弥漫至颈部、面部、腋下、臀部和躯干皮疹。最初为斑疹和红疹，其后变暗转为斑丘疹。约 4 日，病灶成为点状，并融合成大的出血区域，然后成为溃疡灶。

神经系统累及后可引起头痛、烦躁、失眠、谵妄、昏迷及其他脑炎症状，有时可导致血压升高。

在很严重的病例中会发生低血压。可出现肝大，但黄疸不多见。恶心和呕吐症状比较多见。另外，局灶性肺炎偶可发生。未经治疗的患者可能发展成肺炎、组织坏死和循环衰竭，有时伴有脑和心脏损伤。在严重的病例偶尔也会发生猝死心搏骤停。

诊断

- 临床特点
- 对皮疹进行荧光抗体染色活检以发现病原微生物
- 急性期和恢复期血清学检测（紧急血清学检测无用）
- PCR

任何居住在西半球森林地区，出现不明原因性发热、头痛或乏力的患者，无论有没有蜱叮咬史，都应该被怀疑可能感染了落基山斑疹热。大约 70% 的确诊患者有蜱叮咬史。

通常需要进行检测以确认 RMSF，但由于目前可用检测的局限性，临床医生通常必须在获得确认测试结果之前做出治疗决定。

如果患者出现皮疹，应从皮疹部位进行皮肤活检。使用可提供相当快速结果的 PCR 或免疫组织化学染色。当在急性疾病期间和开始抗生素治疗之前收集组织标本时，这些检测的敏感性约为 70%。然而，当临床表现提示 RMSF 时，阴性检测结果不能作为延迟治疗的理由。立氏立克次体的培养仅在专业实验室提供。血清学检查对急性期诊断无效，因为它们通常仅在恢复期间才变为阳性。通常使用两对配对样品进行间接免疫荧光测定。

要点与难点

当临床表现提示 RMSF 时，RMSF 的阴性测试结果不能成为暂缓治疗的理由。

治疗

- 多西环素

治疗越早，病死率越低，并发症越少；早期应用抗生素之后，病死率可从 20% 降低到 5%。另外，假如在流行地区被蜱叮咬后未出现临床症状，可无需立即进行治疗。但如果出现了发热、头痛和乏力（或皮疹）等表现，需立即开始抗生素治疗。

治疗仍为多西环素 200mg 顿服，其后 100mg/次，每天两次口服，直到病情改善热退 24~48 小时，且累计疗程不少于 7 日。无法口服者可改为静脉用药。氯霉素可作为二线治疗药物，剂量为 500mg 口服或静滴每日 4 次，疗程 7 日。

落基山斑疹热的重症患者在疾病后期会出现毛细血管通透性显著增加，因此应予以适当的静脉补液维持血压同时避免加重肺水肿和脑水肿。

丛林斑疹伤寒

（恙虫病；热带斑疹伤寒；Tsutsugamushi 病）

斑疹伤寒是由斑疹伤寒立克次体感染引起的，以螨为传播媒介。

表现为发热、皮损、皮疹和淋巴结肿大。斑疹伤寒是一种立克次体相关疾病。

恙虫病立克次体主要通过恙螨进行传播，而恙螨多生活在森林地区，并寄生在啮齿动物体内，如老鼠、田鼠或野生老鼠等，人类主要是被恙螨叮咬而感染。老鼠既是媒介又是自然储存宿主。

斑疹伤寒在亚太地区流行，包括日本、韩国、中国、印度和澳大利亚北部。

症状及体征

本病潜伏期为 6~21 日（平均 10~12 日），过后出现发热、寒战、头痛和全身淋巴结肿大。发热起始，叮咬处会出现焦痂，开始呈红色硬性皮损，直径约 1cm，然后出现水疱并溃破，最后形成一层黑色痂。白种人发生率高，亚裔人发生率低。局部淋巴结肿大。

体温在一周内升高，通常可高达 40~40.5℃。头痛比较普遍而且比较剧烈，结膜炎也较多见。发热后 5~8 日躯干部位可出现斑疹，常播散至四肢。可迅速消失，或转为斑丘疹并伴色素沉着。发热前 1 周可出现咳嗽，第 2 周出现肺炎。

严重者可出现脉率加快、血压下降、谵妄、昏迷以及肌肉震颤等表现，部分患者还会出现脾大，间质性心肌炎也比其他立克次体感染发生率高。脾脏肿大和间质性心肌炎的发生率较其他立克次体病高。不及时治疗者,发热可以持续≥2周,然后在数天内逐渐降低;治疗36小时后体温可降低,而且无后遗症。

诊断
- 临床特点
- 对皮疹进行荧光抗体染色活检以发现病原微生物
- 急性期和恢复期血清学检测(紧急血清学检测无用)
- PCR

治疗
- 多西环素

治疗仍为多西环素口服,200mg,每日1次,此后改为100mg/次,每日2次,连用7日且病情改善后(正常体温维持48小时)再停药。无法口服者可改为静脉用药:氯霉素(二线药物)剂量为500mg口服或静滴每日4次,7日或静滴。

预防
铲除灌木丛并在流行区使用杀虫剂可消灭恙螨,接触暴露后可用驱虫剂防止接触暴露,可用驱虫剂,如DEET。

> **关键点**
> - 在亚太地区流行的丛林斑疹伤寒是由恙螨(螨幼虫)传播的。突然发作的发热(通常伴有咬伤部位的焦痂)、发冷、严重头痛和全身淋巴结肿大;之后皮疹出现并蔓延
> - 用多西霉素治疗,即使在疾病严重的情况下也能迅速改善

---

198. 寄生虫感染

寄生虫感染

人体寄生虫是一类寄生于人体体内或体表,并从人体(宿主)获取营养物质的生物。人体寄生虫分为三类:原虫,蠕虫和体外寄生虫(如疥疮和虱子)。全球由原虫和蠕虫导致的感染发病率和病死率都相当高。主要集中在中南美洲、非洲和亚洲。澳大利亚、加拿大、欧洲、日本、新西兰和美国的流行率则较低。至今受影响最大的是发展中国家里卫生条件匮乏的居民,但是发达国家中那些来自疫区的移民和旅游者也面临着寄生虫感染的威胁,有时无疫区旅行史者也会发病,尤其是那些AIDS患者或其他原因导致的免疫缺陷患者。

很多寄生虫疾病是通过被粪便污染的食物和水源而传播的。在那些卫生条件十分匮乏的地区最为常见。一些寄生虫如钩虫能在人体接触污染的土壤时进入人体皮肤,而血吸虫则是通过疫水。另外一些寄生虫病,如疟疾则是通过节肢动物媒介传播的。在极少数情况下,寄生虫可能通过输血或共用针头传播或由母亲垂直传播给胎儿。

某些寄生虫在美国和其他一些发达国家也有流行。包括蛲虫、阴道毛滴虫、弓形虫和肠道寄生虫如肠兰伯鞭毛虫和隐孢子虫。

原虫和蠕虫感染的特征在很多重要的方面均不同。

原虫 原虫为通过简单分裂而增殖的单细胞生物。原虫可以在其人类宿主中繁殖,可以在数量上不断增加而导致严重感染。除了少数的特例外,原虫感染一般不会造成嗜酸性粒细胞增多。

蠕虫 蠕虫为有复杂器官系统的多细胞生物。蠕虫可分为:

- 线虫(线虫纲动物,参见第1494页)
- 扁虫(扁形动物门),包括绦虫(绦虫及吸虫,参见第1489、1506页)

一些寄生虫寄生在环境为厌氧的肠腔中,另一些则定居在厌氧环境的血液或组织中。

与原虫不同,蠕虫不在人体内繁殖,但它们在组织中移行时会诱导嗜酸性粒细胞反应。大多数的蠕虫有着复杂的生活周期,其中包括在人类宿主之外相当长的一段时间。少数寄生虫,包括粪类圆线虫、菲律宾毛细线虫和短膜壳绦虫可以通过自体感染不断增加数量(子代寄生虫自体感染而不是排出体外感染其他宿主)。类圆线虫病的自体感染在免疫抑制的人体中可导致致命的播散性感染,尤其是那些服用激素的患者。

蠕虫感染的严重程度一般和感染病原的数量相关,但也有例外,如一条蛔虫移行并堵塞胰管就可能导致致命性胰腺炎。感染的蠕虫量取决于环境暴露的程度、寄生虫因素以及宿主基因决定的免疫反应。如果一个人来自流行地区,体内成虫的数量可随着时间逐渐减少。但有少量寄生虫(如华支睾吸虫)能存活数十年,大量寄生虫的生命周期仅仅为几年或更短。线虫体不分节,圆柱形,长度从1mm到接近1米。线虫有体腔,借此可与绦虫及吸虫鉴别。根据虫种的不同,线虫对人体有感染性的生活史阶段不同。有数百万人感染线虫,其中最普遍的是蛔虫、钩虫和鞭虫。

绦虫的成虫虫体长而扁平、多节,无消化管而是直接从宿主小肠吸收营养物。在宿主的消化道内,绦虫的成虫可以非常长,有一种甚至长达40米。感染人类的绦虫主要通过其中间宿主而命名:鱼绦虫(阔节裂头绦虫)、牛肉绦虫

（无钩绦虫）以及猪肉绦虫（有钩绦虫）。

吸虫为一类可感染血液、胃肠道、肺或肝脏的扁平状寄生虫。它们通常不超过几厘米长；但有些仅仅只有 1mm，有些则长达 7cm。在人类，大部分吸虫感染是由血吸虫（血吸虫病）、卫氏并殖吸虫（肺吸虫病）以及华支睾吸虫（华支睾吸虫病）导致的。

微孢子虫是细胞内形成孢子的生物体，曾经被归类为原虫，但遗传分析表明它们属于真菌或类似真菌。患病群体主要限于艾滋病或其他严重免疫功能低下的人群。

诊断

显微镜查病原体　抗原和 DNA 检测：特殊寄生虫感染的诊断方法归纳为表 198-1。

表 198-1　寄生虫感染：显微镜诊断样本的收集和处理

寄生虫	最佳样本	详细收集方法	备注
血液			
疟原虫	毛细血管血（如手指或耳垂，应用一次性刺血针）或 5~10ml 新鲜抗凝血的厚和薄涂片	在急性期采集多个样本在采集后 3h 内制作毛细血管血和抗凝血涂片	应用 Wright 或 Giemsa 染色。确保玻片非常清洁
巴贝虫	和疟疾一样制备厚和薄的涂片	同疟疾	应用 Wright 或 Giemsa 染色。形态类似疟原虫的环状但没有色素和配子体。出现四联体可诊断巴贝虫，但不常见
锥虫	毛细血管血或 5~6ml 抗凝血的薄涂片	采集毛细血管或抗凝血在玻片上进行涂片	应用多种浓集法以提高敏感性。湿的涂片中可发现活动的锥虫。固定的涂片应用 Giemsa 或 Field 染色进行观察
丝虫	1ml 抗凝血进行厚和薄涂片；如果第一份样本为阴性，则需采集 5~10ml 血并通过离心或过滤进行浓集	班氏丝虫和马来丝虫：在 10PM 和 2AM 之间采血。罗阿丝虫和曼森丝虫：在 10AM 到 6PM 之间采血	直接进行 Giemsa 或苏木精-伊红染色，如要提高敏感性，在 2% 甲醛溶液固定（Knott 法）或 Nucleopore 膜过滤后进行染色
骨髓、其他网状内皮组织或脑脊液			
利什曼原虫	骨髓、脾脏、肝脏或淋巴结抽吸物或血棕黄层进行涂片	在玻片上进行涂片	应用 Giemsa、Wright-Giemsa 或苏木精-伊红染色
纳氏虫属棘阿米巴和巴拉姆希阿米巴	新鲜脑脊液	应用无菌采集方法尽快观察样本	应用光镜或相差显微镜观察。可通过其活动发现寄生虫；可以进行培养或固定，应用 Giemsa 染色
布氏锥虫冈比亚亚种和布氏锥虫罗德西亚种	淋巴结或疳的抽吸液或新鲜脑脊液	应用无菌采集方法	湿封直接观察活动的虫体，或在离心浓集前或后进行固定然后用 Giemsa 或 Field 进行染色
十二指肠抽吸液或空肠活检标本			
贾第鞭毛虫 隐孢子虫 等孢子虫 环孢子虫 微孢子虫 圆线虫	十二指肠抽吸液或空肠活检标本	立即送检抽吸液或固定并染色	抽吸物的湿封片可用于查找虫卵或圆线虫的幼虫 多种染色可用于诊断 透射电镜是检测微孢子虫的金标准
直肠活检			
曼氏血吸虫 日本血吸虫	距肛门 9cm 直肠横瓣（Houston 瓣）进行活检	固定以进行组织病理检测并在玻片间碾碎样本以提高敏感性	根据卵的形态确定虫种
乙状结肠镜检查（直肠镜检查）			
溶组织内阿米巴	用刮匙或 Volkmann 勺刮取的新鲜组织、用外科手术器械剪取的黏膜或用带橡胶球的 1ml 血清吸量管从病变处获取的抽吸液（棉拭子获取的标本相对较差）	立即检测或固定和染色后立即检测	湿封片或固定染色的玻片（如三色染色法）查找滋养体或包囊。粪便可进行溶组织内阿米巴抗原检测；敏感性更高，而且能与非致病性阿米巴相鉴别

续表

寄生虫	最佳样本	详细收集方法	备注
粪便			
溶组织内阿米巴 迪斯帕内阿米巴 茂氏内阿米巴 其他阿米巴	多份上午采集的新鲜粪便标本（≥3）	未成形或水样的样本应在15min内检测。成形的样本可冷藏后检测。用甲醛溶液或其他固定剂保存	湿封片并进行永久染色（如三色染色法）并采用浓集法查找包囊 粪便应进行溶组织内阿米巴抗原检测；敏感性更高，而且能与迪斯帕内阿米巴、茂氏内阿米巴以及其他非致病性阿米巴相鉴别
贾第鞭毛虫	多份隔日上午采集的新鲜粪便标本(≥3)	立即检测或用甲醛溶液或其他固定剂保存 十二指肠抽吸液中可发现滋养体	样本直接或浓集后检测。湿封片可发现包囊，固定三色染色片中可发现滋养体。粪便抗原检测更加敏感
隐孢子虫	多份每日或隔日采集的新鲜粪便标本(≥3)	冷藏或立即送检新鲜的样本，或用甲醛溶液或其他固定剂保存。操作必须格外谨慎，重酪酸盐保存的粪便具有感染性 十二指肠抽吸液或活检标本也可用于诊断	样本湿封后用一般光学、相差和免疫荧光显微镜检查 进行改良的抗酸或番红染色。粪便抗原检测更为敏感
等孢子虫	多份每日或隔日采集的新鲜粪便标本	立即检测或用甲醛溶液或其他固定剂保存。浓集法可提高敏感性	通过明视野微分相差显微镜或表观荧光显微镜可发现卵囊 固定的样本进行改良的抗酸染色或蕃红染色。粪检阴性，可检测十二指肠抽吸液或活检样本进行诊断
环孢子虫	多份每日或隔日采集的新鲜粪便标本	样本应冷藏或保存在10%甲醛溶液缓冲液或2.5%重铬酸钾中。不同的试验室检测方法需要不同的样本保存方法。浓集法可提高敏感性	样本湿封后用一般光学、明视野微分相差和紫外线荧光显微镜检查。在紫外线下卵囊自发荧光。固定的样本进行改良的抗酸染色或蕃红染色。孢子形成试验可以与蓝绿藻区分
微孢子虫	多份每日或隔日采集的粪便标本	如粪便检测阴性则需要小肠活检样本	最常应用亲色方法对样本进行染色。化学荧光染料如卡尔科弗卢尔荧光白染色剂也可用于快速鉴别。电子显微镜镜检最敏感而且可以应用于种群分析
鞭虫 蛔虫 钩虫 类圆线虫 绦虫 吸虫	每日收集的多份粪便样本（类圆线虫则需要收集至少7份）	冷藏样本，检测新鲜样本或10%甲醛溶液固定并用醋酸甲酯沉淀法进行浓集后的样本	类圆线虫可查见活的幼虫，其余的蠕虫可查见虫卵。类圆线虫，琼脂糖平板检测比虫卵和成虫检测更为敏感。如果粪便在环境温度保存，类圆线虫的幼虫与孵化的钩虫幼虫类似
绕虫	通过胶带纸在肛门周围收集虫卵并置于玻片上	上午在排便或洗澡前在肛门周围采集	偶尔可在粪便样本中或由巴氏试验获得的阴道分泌物样本中查见蛲虫虫卵。成虫需在肛门周围或阴道内观察
痰或呼吸道抽吸物			
并殖吸虫	新鲜痰液	立即进行检测或适当保存后检测	需要浓集法。偶尔可在胸腔积液中查见虫卵
类圆线虫（严重感染）	痰液、任何抽吸物以及支气管肺泡灌洗液或引流液	立即进行检测或适当保存后检测	在湿封片中可发现活动的幼虫，样本可固定并进行Giemsa染色
肺活检			
并殖吸虫	开胸肺活检或CT引导下经皮肺活检	采集并将样本置于装有无菌盐水的无菌容器中。固定并进行Giemsa或苏木精-伊红染色	可查见虫卵和成虫

续表

寄生虫	最佳样本	详细收集方法	备注
皮肤			
盘尾线虫	如果是在非洲感染的患者,应采集大腿、臀部、髂嵴处的皮片。对于在拉丁美洲感染的患者,则采集头部、肩胛、臀部的皮片	获取皮片时,先用酒精消毒,将一个25号规格的针插到皮下,将皮肤扯起,然后手术刀或切皮刀切下一小块皮肤组织,或应用巩膜角膜活检工具。不应出现出血。立即检测样本或甲醛固定后用Giemsa或苏木精-伊红染色	将样本悬浮于盐水中观察活动的微丝蚴从皮肤游离出来。可在组织样本中查见微丝蚴
利什曼原虫	在损伤的非溃疡区域活检边缘活检并进行涂片或将碎屑滑动涂片	在Giemsa染色的涂片中以及苏木精-伊红染色的活检样本中查找无鞭毛体	利什曼原虫的无鞭毛体在形态上可与克氏锥虫相鉴别。皮肤活检样本可进行利什曼原虫培养,但在体外需要数周。现在可通过分子方法检测利什曼原虫的DNA
泌尿生殖系统分泌物或活检			
毛滴虫	用无菌拭子采集阴道、尿道、前列前分泌物标本并置入装有少量无菌盐水的试管中	告知女性患者在采集样本前3~4日不要冲洗阴道,尽快送检样本	最快的方法为在湿封片中发现活动的病原体。直接荧光抗体检测更敏感,培养的方法最为敏感,但需要3~7日
埃及血吸虫或部分日本血吸虫	新鲜尿液或膀胱三角区活检组织	推荐的尿液采集时间为中午到下午。离心可提高检出率	尿液或膀胱活检样本的湿封片中可见虫卵

经许可摘自 The CDC Laboratory Identification of Parasites of Public Health Concern(www.cdc.gov/dpdx/)。

那些公共卫生保健非常贫瘠或传染性疾病流行区域的居民或旅行者出现相应临床症状时,应该在鉴别诊断中考虑寄生虫感染。例如从疫区回来的旅游者出现发热很可能是疟疾。有经验表明,那些来自流行区域的移民以及从疫区的探亲访友归来的移民尤其危险。他们一般不会或无力负担在旅行前寻求相应疾病预防的咨询和建议,因此比那些基本上停留在旅游景点的游客更容易进入高度危险的区域。

虽然发生的概率很小,如发达国家的居民出现有指向性的临床症状时,也应该考虑流行性或输入性寄生虫感染,即使他们并没有旅行史。

病史信息、体格检查以及实验室结果也可以指向特定的寄生虫感染。如蠕虫在组织中移行时常表现出嗜酸性粒细胞增多,从而表明了移民者或旅行者的寄生虫感染。

寄生虫感染的诊断一般基于在粪便、血液、组织或其他样本中发现虫卵、幼虫或成虫或在血清中检测到相应抗体、抗原以及寄生虫DNA检测也可作为诊断的依据。在很多主要的医疗中心、旅游医疗门诊以及公共卫生部门都有一些对寄生虫感染和热带病有经验的医师们可以提供咨询服务。更多详细的诊断方法可以参考CDC公共卫生中心的寄生虫实验室检测(www.cdc.gov)。

消化道寄生虫 感染消化道的不同阶段的原虫和蠕虫通常从粪便中排出。常规的检测要求检测粪便标本,最好是检测不同天的共3份标本,因为寄生虫的排出可能是间断性的。粪便检查发现寄生虫卵的敏感性较低,如果临床高度疑似感染,可以考虑经验性治疗。已经有检测粪便中肠贾第虫、隐孢子虫以及组织阿米巴抗原的敏感且特异的方法。虽然比较昂贵,以PCR为基础的在粪便标本中筛查肠道细菌、病毒及寄生虫的方法还是包括了对肠贾第虫、隐孢子虫、组织阿米巴以及圆孢子球虫的分子检测(表198-2)。

新鲜排出的未被尿液、水、泥土或消毒剂污染的粪便标本应在一个小时内送到实验室进行检测;不成形或水样便最有可能含有活动的滋养体。如果不能立即检测,可将粪便冷藏,但不要冷冻。新鲜的粪块则应该用固定液固定以保存消化道原虫。

可以采用粪便浓集法以提高病原检出率。直肠胶膜或拭子可以发现蛲虫或绦虫卵。如果怀疑类圆线虫病,必须用新鲜的粪便接种到琼脂糖平板上以发现蚴虫。应用抗生素、X线造影剂、泻药以及制酸药都可能会使找到虫卵或寄生虫的时间推迟数周。

对于那些有持续胃肠道症状并被怀疑有阿米巴病的患者,当粪便检查为阴性时,应考虑乙状结肠镜或结肠镜检。乙状结肠镜标本应用刮匙或勺进行收集(棉拭子是不适合的),并立即送检。十二指肠抽吸液或小肠活检标本可用于诊断如隐孢子虫病和微孢子虫病感染。一些寄生虫可以通过血清学进行检测(表198-2)。

治疗

从大型的医疗和公共卫生中心以及旅行医疗中心、在感染性疾病和热带病的课本以及来自药物和治疗医学报告的摘要中都可找到对寄生虫感染治疗的建议。一些罕见的寄生虫感染的治疗药物可从生产厂家或CDC联系获得。

表 198-2　寄生虫感染的血清学和分子生物学检测

寄生虫感染	抗体	抗原或 DNA/RNA
原虫		
非洲昏睡病	CATT	—
阿米巴病	EIA	EIA, PCR
巴贝虫病	IFA	PCR
南美洲锥虫病	IFA, EIA	PCR
隐孢子虫病	—	EIA, DFA, PCR
环孢子虫病	—	PCR
贾第鞭毛虫病	—	EIA, DFA, PCR
利什曼原虫病	IFA, EIA（内脏利什曼病）	PCR
疟疾（所有种类）	IFA	PCR, ICG
微孢子虫病	—	TEM, PCR, ⅡF
弓形虫病	IFA, EIA（IgG 和 IgM）	PCR
线虫		
丝虫病	—	EIA, PCR
类圆线虫病	EIA	PCR
旋毛虫病	EIA	—
弓蛔虫病	EIA	—
吸虫		
并殖吸虫病	IB, EIA	
裂体吸虫病	FAST ELISA, IB	
绦虫		
囊虫病	IB, EIA	
棘球蚴病	EIA, IHA	
	IFA, IB	

CATT, 布氏锥虫冈比亚亚种锥虫病卡片凝集试验；CDC, 疾病预防和控制中心；DFA, 直接荧光抗体；EIA, 酶免疫分析；-FAST-ELISA, Falcon 筛选试验联合酶联免疫吸附试验；IB, 免疫杂交；ICG, 疟原虫和恶性疟原虫免疫层析法检测；IFA, 间接荧光抗体检测；IHA, 间接血凝分析；ⅡF, 免疫荧光试验；PCR, 聚合酶链反应；TEM, 投射电镜。

注意：现在一些抗原和寄生虫有商业化检测试剂盒。CDC 或其他的标准试验室有其他寄生虫的检测试剂盒。一些参考或研究实验室可以进行部分寄生虫的分子检测（如 PCR），但大部分普通检测实验室并不具备。

预防

尽管已经有了相当大的投入和研究，目前仍然没有研制出可预防人类寄生虫感染的疫苗；但对疟疾新疫苗的研究结果显示疫苗可以使感染的风险下降，但不能完全阻止感染。预防的重点在于避免感染。

绝大多数肠道寄生虫的传播可以通过以下方法预防：

- 粪便的卫生处理
- 食物的充分烧熟
- 净化水的提供

对于那些国际旅行者，最好的建议就是"烧熟、煮沸、削皮或丢弃"。一旦施行，这些方法可降低但不能完全避免肠道寄生虫感染以及细菌或病毒性胃肠炎的危险。肉类，尤其是猪肉，以及鱼特别是淡水鱼在进食前应进行充分的烹饪。其他安全的方法包括将猫的便器远离准备食品的区域以防止弓形虫病。人们不应在血吸虫流行区域的淡水湖、小溪或江河中游泳，也要避免在发现钩虫的地区赤脚行走或坐立。

可通过穿着长袖衬衣和裤子并在暴露的皮肤上和衣服上应用含避蚊胺的杀虫剂和氯菊酯减少疟疾以及其他很多虫媒传播性疾病的风险。经氯菊酯或其他杀虫剂浸透的纱窗、空调器及防蚊网可提供进一步的保护。此外，那些在流行地区旅行的人应该服用预防疟疾的药物。

到拉丁美洲农村旅行的游客应避免在废弃的房屋中睡觉，因为那里的猎蝽可传播美洲锥虫病（参见锥虫章节，第 1514 页）。在非洲流行昏睡症的地区，旅行者应避免穿着颜色艳丽的衣服而应着长袖衣裤以避免舌蝇的叮咬。

CDC 网站（http://wwwnc.cdc.gov/travel/）还提供了地区性特别建议。

199. 吸虫感染（吸虫）

吸虫为一类可感染血液、胃肠道、肺或肝脏的扁平状的寄生虫。常常根据它们所侵犯的组织进行分类：

- 中华华支睾吸虫、肝片吸虫和后睾吸虫：肝脏
- 布氏姜片吸虫、异形吸虫及类似微生物：胃肠道管腔
- 卫氏并殖吸虫及相关种类：肺和其他的器官如中枢神经系统
- 血吸虫：胃肠道或泌尿生殖系统的脉管系统

华支睾吸虫病

（东方肝片吸虫病）

华支睾吸虫病由肝吸虫即中华华支睾吸虫感染所致。感染主要通过食用未煮熟的淡水鱼。症状包括发热、寒战、上腹痛、肝大及触痛、腹泻以及轻度黄疸。诊断主要通过在粪便或十二指肠内容物中发现虫卵。治疗药物为吡喹酮或阿苯达唑。

吸虫为一类扁平的寄生虫可感染人体各个器官组织（如血管、消化道、肺、肝脏），取决于寄生虫的种类。

华支睾吸虫主要流行于远东，特别是韩国、日本和中国的中国台湾和南方地区，此外，在移民中间或食用自东方流行区进口的鱼也可发现本病。

病理生理

华支睾吸虫的成虫寄生在胆管。虫卵随粪排出并被螺摄入。从感染螺释出的尾蚴（浮游蚴）可感染多种淡水鱼类。人因吃含有囊蚴（成熟阶段）的生的、未熟的、晒干、盐

渍或腌制的鱼类而感染。囊蚴在十二指肠释出,进入胆总管并移行至肝内胆小管(或偶尔进入胆囊或胰管),约1个月发育成熟为成虫。成虫的寿命可长达≥20年,并从3~5mm生长到10~25mm。

症状及体征

轻度感染者通常无症状。急性阶段,较重的感染可导致发热、寒战、上腹痛、肝轻度肿大伴有触痛、轻度黄疸以及嗜酸粒细胞增多。此后出现腹泻。重度感染时的慢性胆管炎可发展为肝实质萎缩、门脉纤维化和肝硬化。虫团阻塞胆道可导致黄疸。其他并发症包括化脓性胆管炎、胆结石、慢性胰腺炎以及在病程后期的胆管癌。

诊断

- 粪便显微镜检

在粪便或十二指肠内容物中发现虫卵可确诊。但这种虫卵很难与后睾吸虫鉴别。偶尔在手术样本中或通过经皮肝穿刺胆道造影发现成虫也可诊断。

其他检测不具有诊断价值但也可出现异常;碱性磷酸酶、胆红素及嗜酸粒细胞可能升高。

腹部X线平片有时可显示肝内钙化。肝脏超声、CT、MRI、ERCP或胆管造影可出现不规则管状和瘢痕形成。

治疗

- 吡喹酮或阿苯达唑

治疗药物为吡喹酮25mg/kg,每日3次,连服2日;或阿苯达唑10mg/kg 口服,每日1次,连服7日。

胆道阻塞可能需外科手术治疗。

来自流行区的淡水鱼要煮熟,不要食用生鱼、腌鱼或酒浸鱼。

片吸虫病

本病是由肝片吸虫感染所致,感染途径主要为食用被污染的水田芥或其他水生植物。

吸虫为一类扁平的寄生虫可感染人体各个器官组织(如血管、消化道、肺、肝脏),取决于寄生虫的种类。

肝片吸虫是一种羊和牛的肝吸虫。人片吸虫病为偶发,通过食用被羊或牛的粪便污染的水田芥感染,主要分布于欧洲、非洲、中国和南美洲,但在美国罕见。

在急性感染中,未成熟的片吸虫在肠壁、腹膜腔、肝包膜及肝实质中移行,随后进入胆道,3~4个月的时间发育为成虫。

症状及体征

急性感染可导致腹痛、肝大、恶心、呕吐、间歇热、荨麻疹、嗜酸粒细胞增多、无力以及由于肝脏损伤导致的体重下降。

慢性感染可以是无症状的或间歇性腹痛、胆石症、胆管炎、阻塞性黄疸或胰腺炎。

重度感染可引起硬化性胆管炎和胆汁性肝硬化。异位病灶可发生在肠壁、肺或其他器官。在中东地区有因生食受感染的肝脏而导致咽部片形吸虫病的报道。

诊断

- 抗体检测

- 粪便、十二指肠或胆内容物显微镜检找虫卵

感染急性期,CT扫描通常显示肝脏低密度区。超声、CT、MRI、ERCP或胆管造影在慢性疾病中可发现胆道异常。

抗体检测在以下情况下有价值:

- 在尚未产卵的疾病早期阶段
- 排卵为偶发或比较少的慢性感染
- 治愈后6~12个月可检测到的抗体逐渐消失

慢性感染中,粪便或从十二指肠或胆道中的排卵逐渐缓解。虫卵难以与姜片吸虫卵区别。在流行区,食用感染的动物肝脏后粪便中科找到虫卵。因此,需要患者在粪检前数天不要食用肝脏。

治疗

- 三氯苯哒唑或硝唑尼特

治疗药物为三氯苯哒唑(饭后10mg/kg 顿服,严重感染者,间隔12小时到24小时1次);该药物可从CDC作为研究药物获得。也可选择硝唑尼特500mg 口服,每日2次,连续7日。吡喹酮治疗通常无效。

姜片吸虫病

本病由肠道布氏姜片吸虫感染所致,通过食用水生植物感染。

吸虫为一类扁平的寄生虫可感染人体各个器官组织(如血管、消化道、肺、肝脏),取决于寄生虫的种类。在亚洲和印度半岛等很多地区可见布氏姜片吸虫寄生于猪的肠道。人因食用带有感染性囊蚴(成囊阶段)的水生植物(如荸荠)导致感染。成虫吸附于近端小肠的黏膜并使其溃烂。成虫可从8~20mm 长到20~75mm 长。成虫的生命周期约为1年。

大部分感染轻微,没有临床症状,但严重感染可导致腹泻、腹痛、发热和吸收不良或肠道梗阻的体征。通过在粪便中找到虫卵可诊断,偶尔可在粪便中发现成虫。虫卵与肝片吸虫的虫卵难以区分。

治疗药物为吡喹酮25mg/kg 一剂口服(WHO推荐)或每日3次,共口服1日(CDC推荐)。

异形吸虫病及相关的吸虫感染

异形吸虫病由肠道异形吸虫感染所致,感染主要通过食用感染的、生的或未煮熟的淡水鱼。

吸虫为一类扁平的寄生虫可感染人体各个器官组织(如血管、消化道、肺、肝脏),取决于寄生虫的种类。异形吸虫主要在远东、中东和埃及地区流行。感染主要通过食用感染的、生的或未煮熟的含有囊蚴(成囊阶段)的淡水或咸水鱼所致。被摄入后,囊蚴脱囊并附着于小肠黏膜,在此发育为成虫,从0.3~0.4mm 长到1.0~1.7mm 长。

横川后殖吸虫感染,在那些食用生的加工不充分的淡水或咸水鱼的人群中常有报道,病例集中于远东、西伯利亚、中国东北、巴尔干半岛国家、以色列以及西班牙。肠道鲑隐孔吸虫感染病例主要在食用生的或未煮熟的鲑鱼的人群中被报道。

成虫可导致腹痛和腹泻。在粪便中找到虫卵可诊断。异形吸虫的虫卵与横川后殖吸虫的虫卵难以鉴别，与支睾吸虫和后睾吸虫的虫卵类似。

治疗药物为吡喹酮，异形吸虫和横川后殖吸虫的剂量为25mg/kg，每日3次，口服1日；鲑隐孔吸虫的剂量为20mg/kg口服，每日3次，口服1日。

后睾吸虫病

后睾吸虫病由麝猫后睾吸虫（东南亚肝吸虫）或猫后睾吸虫（猫肝吸虫）感染所致，感染主要通过食用被污染的、生的或未煮熟的鱼所致。

吸虫为一类扁平的寄生虫可感染人体各个器官组织（如血管、消化道、肺、肝脏），取决于寄生虫的种类。因麝猫后睾吸虫导致的后睾吸虫病主要见于泰国东北部、老挝和柬埔寨；猫后睾吸虫病主要发生在欧洲和亚洲，包括前苏联。后睾吸虫的生活周期需要螺类和鱼类。人因食用含有感染性囊蚴的生的或不熟的鱼而获感染，感染同华支睾吸虫病。进入人体后，囊蚴脱囊并通过Vater壶腹进入胆管，在此黏附于黏膜并发育为成虫。成虫可从1~2mm长到5~10mm（麝猫后睾吸虫）或从2~3mm长到7~10mm（猫后睾吸虫）。

大多数感染是亚临床型。症状包括轻微的消化道不适、腹泻和便秘。慢性感染导致的症状更严重，有肝大和营养不良。罕见并发症包括胆囊炎、胆管炎及胆管癌。

在粪便中找到虫卵可诊断。B超、CT、MRI、胆管造影或ERCP可能显示胆道异常。后睾吸虫的治疗可选择吡喹酮25mg/kg，每日3次，口服2日。

煮熟淡水鱼以预防感染。

并殖吸虫病

（东方肺吸虫病；地方性咯血）

本病因感染肺卫氏并殖吸虫及相关虫种所致。人类通过食用生的、腌制的或未煮熟的淡水甲壳类动物而感染。症状包括慢性咳嗽、胸痛、呼吸困难和咯血。异位的吸虫可导致皮肤变态性反应和中枢神经系统异常，包括癫痫发作失语、轻瘫及视觉障碍。在痰液、粪便、胸水或腹水中找到虫卵可诊断。也可进行血清学检测。治疗药物为吡喹酮。

吸虫为一类扁平的寄生虫可感染人体各个器官组织（如血管、消化道、肺、肝脏），取决于寄生虫的种类。

虽然目前有>30种的并殖吸虫，其中10种能感染人类，但卫氏并殖吸虫是最主要的致病虫种。最重要的流行地区为远东，特别是韩国、日本，中国台湾和大陆以及菲律宾。其并殖吸虫的流行区包括西非和中南美洲的部分地区。猫并殖吸虫在北美造成人类感染。

病理生理

虫卵随痰或粪便排出，2~3周后在水中孵育出毛蚴（蚴虫第一阶段）。毛蚴侵入螺体内发育、繁殖，最后发育成尾蚴（浮游蚴）。尾蚴钻入蟹或螯虾并成囊而形成囊蚴。人因吃生的或醃制或不熟的上述甲壳类动物而感染。囊蚴在人体消化道内脱囊，穿过肠壁到达腹膜，然后移行穿过膈进入胸膜腔，进入肺组织，成囊并发育为雌雄同体可产卵的成虫。成虫从4~6mm长到7.5~12mm。虫卵可通过咳嗽或吐痰随痰液从肺部排出，也可被咽下，通过粪便排出。

成虫也可在脑、肝、淋巴结、皮肤和脊髓中发育。但在这些器官中，成虫无法完成生活周期，因为虫卵无法排出体外。成虫的寿命可长达20~25年。

其他宿主包括猪、狗和多种猫类。

症状及体征

吸虫的侵袭和移行可导致腹泻、腹痛、发热、咳嗽、荨麻疹、肝脾肿大、肺部异常、嗜酸粒细胞增多。

在慢性期，肺受损为主，但其他器官也可被累及。肺部感染的症状缓慢出现，包括慢性咳嗽、胸痛、咯血和呼吸困难。临床特征与肺结核相似故常与其混淆。脑部感染表现为占位性病变，常在肺部疾病开始后1年内出现。癫痫发作、失语、轻瘫和视力障碍常见。游走性皮肤变态反应性病变与皮肤幼虫移行症的病变相似，这在斯氏并殖吸虫感染时常见，但也可见于其他虫种的感染。

诊断

- 痰和粪便显微镜检
- 血清学检测抗体

在痰或粪便中查到特征性的大而有盖的虫卵可确诊。有时在胸水和腹水中也可发现虫卵。虫卵可能难以找到，因为排卵是间歇性的而且虫卵量少。浓集法可提高敏感性。抗体的血清学检测有助于轻症感染和肺外并殖吸虫病的诊断。

X线检查可提供辅助，但不具诊断价值；胸片和胸部CT显示弥散性浸润、结节、环状阴影、空洞、条索影、肺胀肿、胸腔积液和气胸。

治疗

- 吡喹酮

可选药物为吡喹酮25mg/kg口服，每日3次，连服2日。在三氯苯哒唑可以获得的地区，10mg/kg餐后一次口服；严重感染，10mg/kg间隔12小时口服两次。

吡喹酮也可用于治疗肺外感染，但可能需要多个疗程。脑部感染患者，吡喹酮联用短疗程的糖皮质激素以减轻死亡虫体导致的炎症反应。

皮肤病变有时可能需要作外科切除，在极罕见的情况下脑囊肿也可能需手术摘除。最好的预防方法是不吃来自流行区的生的或不熟的蟹或螯虾。

血吸虫病

血吸虫病是由血液的裂体吸虫感染所致，通过在污染的水域游泳或涉水而感染。该病原体主要感染消化道或泌尿生殖系统的脉管系统。急性感染症状为皮炎，数周后出现发热、寒战、恶心、腹痛、腹泻、无力和肌痛。慢性症状随感染虫种的不同而异，包括血样便（如曼氏血吸虫、日本血吸虫）和血尿（如埃及血吸虫）。通过在粪便、尿液或活检组织标本中找到虫卵可诊断。血清学检测具有一定的敏感性和特异性,但无法确定虫量或评估临床状况。治疗药物为吡喹酮。

吸虫为一类扁平的寄生虫可感染人体各个器官组织(如血管、消化道、肺、肝脏),取决于寄生虫的种类。

病原学

血吸虫病是最重要的吸虫感染。血吸虫是唯一一种通过皮肤侵入人体的吸虫;而其他的吸虫都是经消化道感染。全球约有2亿人被感染。

感染人类的血吸虫有5种,这些血吸虫都具有包括淡水螺在内的相似的生活周期。埃及血吸虫可导致泌尿道疾病,其他血吸虫可导致肠道疾病。血吸虫按地域可分为:

- 埃及血吸虫:广泛分布于非洲大陆,在中东、土耳其和印度也有小的局部流行区
- 曼氏血吸虫:广泛分布于非洲、中亚,也是西半球唯一流行的虫种,主要分布在南美洲局部以及一些加勒比岛屿
- 日本血吸虫:在亚洲流行,主要分布在中国、菲律宾、泰国和印度尼西亚
- 湄公河血吸虫:东南亚
- 间插血吸虫:分布在中非、西非

人类是主要存储宿主。狗、猫、老鼠、猪、马和山羊是日本血吸虫的宿主,狗是湄公河血吸虫的主要宿主,该病可通过旅游者或来自流行区的移民而输入,但美国和加拿大并没有出现传播。

病理生理

成虫在肠系膜(日本血吸虫和曼氏血吸虫)或膀胱静脉(埃及血吸虫,图199-1)内定植、交配。一些虫卵钻出肠道或膀胱的黏膜并随粪便或尿液排至体外;其他的虫卵则继续生存在宿主器官内,或通过门静脉系统移行到肝脏,偶尔也可到达其他部位(如肺、中枢神经系统、脊髓)。排出的虫卵在淡水中孵化,释出毛蚴,后者进入螺体内。在繁殖后,可产生数以千计的可自由游动的尾蚴。

这些尾蚴在与人体接触后,在数分钟内钻入皮肤并转化为童虫,随血液循环迁移到肝,并在此发育为成虫。成虫随后移行到最终的寄生部位即肠道静脉或泌尿生殖道静脉丛。

尾蚴钻入皮肤后1~3个月可在粪或尿出现虫卵。

据估计,成虫的寿命为3~7年。雌虫体长7~20mm;雄虫则较小。

症状及体征

急性血吸虫性皮炎 绝大部分感染过程是无症状的。尾蚴钻入以前曾致敏者的皮肤可导致局部皮肤的丘疹性痒疹(尾蚴性皮炎)。

急性片山热 片山热出现在产卵时,通常在重度暴露后2~4周。症状包括发热、寒战、咳嗽、恶心、腹痛、乏力、肌痛、荨麻疹和嗜酸粒细胞显著增多,与血清病的表现相似。

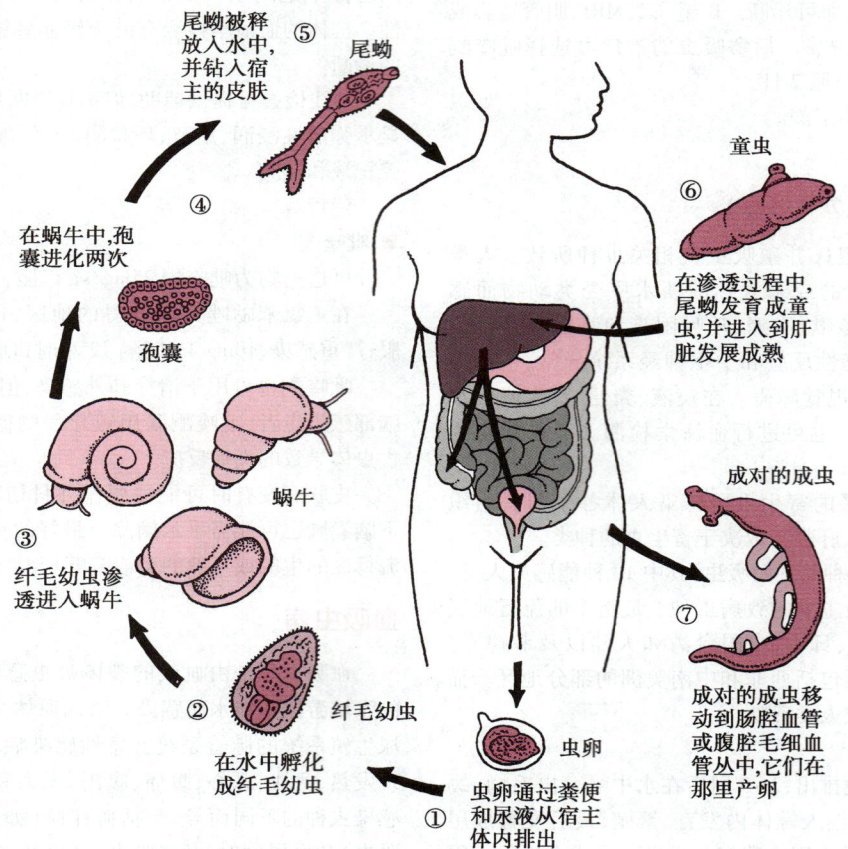

图199-1 血吸虫生活简史

通常外来人员比流行区当地居民症状更常见而且更严重，典型的症状可持续数周。

慢性血吸虫病 慢性血吸虫病是宿主对存在于组织内的虫卵的应答所致。在早期，由曼氏血吸虫或日本血吸虫引起的肠黏膜脓肿可破溃而产生血便。随着病变的进展，肠道可发生局部纤维化、狭窄、瘘管和乳头状瘤生长。

肝脏的曼氏血吸虫和日本血吸虫卵的肉芽肿反应，通常不会造成肝功能损害，但可引起肝纤维化和肝硬化，从而导致门脉高压，后者可导致食管静脉曲张引起呕血。

肺部的虫卵可导致肉芽肿和局灶性闭塞性动脉炎，最终导致肺动脉高压和肺源性心脏病。

埃及血吸虫感染时，膀胱壁溃疡可引起排尿困难、血尿和尿频。逐步导致慢性膀胱炎。狭窄可导致输尿管积水和肾盂积水。膀胱乳头状肿块常见，并可能发展为鳞状细胞癌。消化道和泌尿生殖道的反复出血可导致贫血。

与曼氏血吸虫相关的泌尿生殖道的继发性细菌感染常见，可发生持续性沙门菌血症。一些虫种特别是埃及血吸虫可引起男女生殖系统疾病，从而导致多种症状包括不育。即使轻度的童虫感染也可能导致神经系统并发症。在脊髓中定植的虫卵或成虫可导致横断性脊髓炎，大脑中的虫卵则会导致局部病变和癫痫。

诊断
- 粪便或尿液显微镜检查
- 血清学检查

在粪便或尿液（埃及血吸虫以及偶尔可见的日本血吸虫）可找到虫卵。但可能需用浓集法并进行多次检测。感染的虫种主要决定于地理位置，所以必须告知实验室患者的暴露史。如果临床特征与血吸虫病相符，但反复多次尿液或粪便检查仍未发现虫卵者，需作肠或膀胱黏膜活检找虫卵。

根据应用抗原的不同，血清学检测具有一定的敏感性和特异性，但不能提供包括虫负荷、临床状态即预后等信息。

治疗
- 吡喹酮

推荐吡喹酮1日口服疗法（埃及血吸虫病、曼血吸虫病和刚果血吸虫病：20mg/kg 服2次；日本血吸虫病和湄公血吸虫病：20mg/kg 服3次）。该药对成虫有效，但对发育中的童虫无作用，后者出现在感染的早期。对于游客，治疗应该推迟到末次暴露后的6～8周。吡喹酮副作用一般轻微，可有腹痛、腹泻、头痛和头晕。已经有治疗失败的报道，但很难确定是由于再次感染还是耐药虫株导致的。如果诊断后发现虫卵，治疗后随访并检测1～2个月以确定已治愈。

片山热的治疗是不确定的。吡喹酮对于早期感染的治疗效果不明显；糖皮质激素能改善严重症状。

治疗后3个月和6个月应复查患者的活虫卵。若排卵无明显减少则应复治。

预防

严格避免与疫水接触可预防感染。

用于洗澡的淡水应煮沸至少1分钟，然后在洗澡前冷却。然而，已在储存罐放置了至少1～2日的水即使没有煮沸也是安全的。

意外暴露于可疑疫水的人（如掉进河）需要用毛巾大力擦干以在寄生虫侵入皮肤前清除它们。

合理处理尿液和粪便可减少感染的可能。

流行区的成年人对再感染的抵抗力比儿童强，提示存在获得性免疫的可能性。疫苗的开发正在进行中。

> **关键点**
> - 血吸虫是唯一一种通过皮肤侵入人体的吸虫；全球约2亿人感染
> - 尾蚴在肝脏成熟，成虫随后移行到最终的寄生部位即肠道静脉或泌尿生殖道静脉丛
> - 在肝脏引起肉芽肿反应，可导致纤维化和肝硬化
> - 在肠道的虫体可引起出血性腹泻，而在膀胱可以引起血尿、慢性膀胱炎
> - 治疗药物为吡喹酮
> - 为了防止感染，避免接触流行区的疫水

禽类和动物血吸虫引起的皮炎

（尾蚴性皮炎；挖蛤者痒病；游泳者痒病）

尾蚴性皮炎是不能在人体内发育的尾蚴通过污染的淡水或咸水入侵体皮肤时所导致的一种皮肤疾病。

感染鸟和哺乳动物而不是人类的血吸虫的尾蚴可钻入人的皮肤。虽然它们不能在人体内发育，但人体可被致敏并在入侵的部位发生瘙痒的斑丘疹皮肤病变，随后形成水疱样的皮肤损伤。皮肤病变可伴有全身性发热反应，持续5～7日后可自行消退。尾蚴性皮炎可见于世界各地。在北美洲，海水相关性血吸虫皮炎（挖蛤者痒病）可见于大西洋、波斯湾、太平洋和夏威夷沿岸。在科德角的泥泞地也常见。淡水血吸虫性皮炎（游泳者痒病）常见五大湖流域。

诊断主要依靠临床表现。大部分的病例无需药物治疗主要应用冷敷、碳酸氢钠即止痒剂进行对症治疗。也可局部应用激素治疗。

200. 线虫（蛔虫）

线虫体不分节，圆柱形，长度从1mm到接近1m。线虫有体腔，借此可与绦虫及吸虫区别。根据虫种的不同，线虫对人体有感染性的生活史阶段是不同的。有数百万人感染线虫，其中最普遍的是蛔虫、钩虫和鞭虫。

管圆线虫病

管圆线虫病是一种由管圆线虫属的蚴虫感染所导致的疾病；根据感染的虫种的不同可出现肠道症状或嗜酸性粒细胞脑膜炎。

管圆线虫是鼠类的一种寄生虫（鼠肺吸虫）。所排出的蚴虫被中间宿主（蜗牛或蛞蝓）或转运宿主（寄生虫在这类宿主中不需要生长而是直接被传染给人类）摄入。人类由于食用生的或未煮熟的蜗牛、蛞蝓或转运宿主（特定的蟹类或淡水虾）而感染；现在还不清楚蚴虫污染的蔬菜（如蜗牛或蛞蝓爬过食物时留下的黏液）是否也会导致感染。

虽然在其他地方如加勒比、夏威夷和路易斯安那也有感染的报道，但广州管圆线虫感染大部分发生在东南亚和太平洋流域。蚴虫自胃肠道移行到脑膜，可导致嗜酸性粒细胞脑膜炎，表现为发热、头痛和假性脑〔脊〕膜炎。蚴虫偶尔也可进入眼睛。

哥斯达黎加管圆线虫感染主要发生在美洲，主要在拉丁美洲和加勒比地区。成虫寄生在回盲部的小动脉中，并可将虫卵释放到肠内壁组织中造成局部的炎症，导致腹痛、呕吐和发热。腹部管圆线虫病类似阑尾炎，可出现右下腹的疼痛。

诊断

- 如果有脑膜炎表现，需要进行腰椎穿刺（广州管圆线虫病）
- 腹部手术过程中有时可找到虫卵和蚴虫（哥斯达黎加管圆线虫病）
- 诊断建立在可能食用了污染的食品这一病史上

有脑膜刺激症状的患者需要进行腰椎穿刺；脑脊液显示嗜酸性粒细胞增多，但极少能发现广州管圆线虫。

哥斯达黎加管圆线虫胃肠道感染很难被诊断，因为粪便中一般没有蚴虫和虫卵；但如进行外科手术（怀疑阑尾炎）时，可能在手术切除的组织中发现虫卵和蚴虫。

免疫学检测目前应用不广泛。

治疗

- 对于脑膜炎，镇痛剂、激素以及放脑脊液

广州管圆线虫病脑膜炎的治疗主要为镇痛剂、激素以及反复腰椎穿刺放脑脊液以降低颅内压。杀虫药物治疗可能造成炎症反应，主要是由于寄生虫抗原释放导致的。没有特效的杀虫药物。大多数患者为自限性并可完全康复。

哥斯达黎加管圆线虫的感染无特殊治疗方法；大多数病例可自行缓解。驱虫剂一般无效，而且可能促使虫体在体内移行并使症状加重。

预防

在广州管圆线虫病流行区域居住或旅行的人应避免食用生的或未煮熟的蜗牛、蛞蝓、淡水虾、陆蟹、蛙类和蜥蜴，以及可能被污染的蔬菜和蔬菜汁。

关键点

- 人类由于食用生的或未煮熟的蜗牛、蛞蝓或转运宿主（特定的蟹类或淡水虾）而感染管圆线虫病
- 广州管圆线虫蚴虫自胃肠道移行到脑膜，可导致嗜酸性粒细胞脑膜炎。哥斯达黎加管圆线虫的虫卵被释放到肠内壁组织中造成局部的炎症，导致腹痛、呕吐和发热
- 广州管圆线虫病脑膜炎的治疗主要为镇痛剂、激素以及反复腰椎穿刺放脑脊液以降低颅内压
- 哥斯达黎加管圆线虫的感染无特殊治疗方法；大多数病例可自行缓解。驱虫剂一般无效，而且可能促使虫体在体内移行并使症状加重

异尖线虫病

异尖线虫病是由异尖线虫属及相关的属如伪新地线虫属的蚴虫感染所导致的一种寄生虫疾病。感染途径可通过食用生的或未完全煮熟的咸水鱼类导致。蚴虫穿入胃肠道黏膜从而导致患病。

异尖线虫是海洋哺乳动物胃肠道的一种寄生虫。它们所排出的卵孵育成可自由游动的蚴虫，这些蚴虫可被鱼类或乌贼吞入。人类可通过食用这些生或未完全煮熟的中间宿主而导致感染。因此，感染通常发生于有食用生鱼传统的地区。蚴虫可进入胃或小肠。

症状及体征

异尖线虫病典型的症状包括腹痛、恶心以及摄入蚴虫后数小时导致的呕吐；肠道感染可产生炎性肿块从而在1~2周后出现类似克罗恩病样症状。

异尖线虫病通常在数周后自行缓解，偶尔会持续数月。

诊断

- 胃镜检查

一般通过胃镜诊断异尖线虫病；粪便检查一般没有帮助，但在某些国家血清学检测可协助诊断。

治疗

- 内镜下清除蚴虫
- 阿苯达唑

内镜下清除蚴虫具有治疗效果。阿苯达唑400mg/d，分

两次口服,3~5日可能有效,但相关数据有限。

预防

通过以下方法可杀死蚴虫

- 烹饪>63℃(>145℉)
- 在-20℃(-4℉)或以下冷冻7日
- 在-35℃(-31℉)或以下冷冻至固体,然后在该温度下储存≥15小时,或在-20℃(-4℉)下储存24小时

蚴虫可能会抵制酸洗、腌制和烟熏。

> **关键点**
> - 人类可通过食用这些生或未完全煮熟的中间宿主(鱼或乌贼)而导致感染异尖线虫。异尖线虫病常见于日本(因为有食用生鱼传统)
> - 异尖线虫病典型的症状包括腹痛、恶心以及摄入蚴虫后数小时导致的呕吐;肠道感染可产生炎性肿块从而在1~2周后出现类似克罗恩病样症状
> - 异尖线虫病通常在数周后自行缓解
> - 通过胃镜诊断异尖线虫病
> - 内镜下清除蚴虫具有治疗效果

蛔虫病

蛔虫病是由似蚓蛔线虫感染导致的疾病。轻度感染可能无症状。早期主要是呼吸道症状(咳嗽、气促);晚期则表现为胃肠道症状,如成虫阻塞消化道(肠腔、胆道或胰管)导致的痉挛或腹痛。慢性感染的儿童可能出现营养不良。可通过在粪便中发现虫卵或成虫、找到从鼻或口腔移行的成虫以及肺部移行阶段在痰液中发现蚴虫从而进行诊断。治疗药物为阿苯达唑、甲苯咪唑或伊维菌素。

蛔虫病呈世界性分布。主要集中于卫生条件差的热带和亚热带地区。蛔虫病是世界上流行最广的肠道蠕虫感染。在2~10岁的儿童中流行率最高,随着年龄的增长,流行率逐渐下降。美国东南部农村地区感染也很普遍。目前估计大约8亿人被感染,每年约2千人(大部分是儿童)因此病导致的肠或胆道的阻塞而死亡。

在美国,绝大部分感染发生于难民、移民或去往热带流行区域的旅游者。

人类摄入似蚓蛔线虫的虫卵导致感染,通常存在于被人类粪便污染的食物中。感染也可能因为将沾有污染土壤的手或手指放入口腔内而感染。

人类也可能因为食用被粪便污染食物中的包囊或生的或未煮熟的猪肉中的蚴虫而感染猪蛔虫。

病理生理

被摄入的虫卵在十二指肠孵化,产出的幼虫钻入小肠壁,然后经门脉循环通过肝脏移行至心脏和肺。蚴虫寄宿在肺泡毛细血管,穿过肺泡壁,并沿支气管上行至口咽部。然后它们被吞下到小肠,在小肠发育为成虫,在此处进行交配并排出虫卵到粪便中。在2~3个月内完成生活史,成虫的寿命1~2年。

严重感染导致的缠结的虫体块可能导致肠腔阻塞,特别是儿童。个别成虫的异位移行有时可阻塞胆管或胰管,从而导致胆囊炎或胰腺炎;而胆管炎、肝脓肿和腹膜炎则较少见。其他疾病所致的发热和某些药物(如阿苯达唑、甲苯哒唑、四氯乙烯)可促发这种异位移行。

症状及体征

以前未感染过蛔虫的患者,移行到肺的蛔虫幼虫可引起咳嗽、喘息,偶尔也可能导致咯血或其他呼吸道症状。

少量的成虫通常不引起胃肠道症状,但成虫经口或经肛门排出则可促使无症状的患者就医。肠腔或胆道的阻塞可导致腹部痉挛性疼痛、恶心和呕吐。黄疸并不常见。中度感染也常可导致儿童的营养不良,但其发病机制还不清楚,可能包括营养成分的竞争、吸收障碍和食欲下降。

诊断

- 粪便显微镜镜检
- 在粪便中或从鼻、口或直肠中找到成虫

通过显微镜在粪便中查找到虫卵或发现从口或鼻中钻出的成虫即可确诊。在生活史的肺期幼虫可在痰中查见。

幼虫移行通过肺时嗜酸性粒细胞明显增多,而当成虫寄居于小肠时嗜酸性粒细胞回落。在肺期通过X线检测可有渗出表现(Löffer综合征)。

治疗

- 阿苯达唑、甲苯哒唑或伊维菌素
- 所有的肠道感染均应治疗

阿苯达唑400mg顿服,甲苯哒唑100mg口服,每天2次连服3日或500mg顿服,或伊维菌素150~200μg/kg顿服有效。阿苯达唑、甲苯哒唑和伊维菌素可能对胎儿有害,对于蛔虫感染的孕妇,必须权衡治疗和不治疗的利弊。

硝唑尼特可治疗轻度蛔虫感染,但对严重感染效果差。哌嗪曾广泛应用,目前已经被毒性更低的药物所取代。

阻塞所导致的并发症可通过驱虫药物治疗,但有时也可能需要手术或内镜来清除成虫。肺部受累时一般对症治疗,包括应用支气管扩张剂和激素。一般不应用驱虫药。

预防

预防蛔虫病必须注意卫生。

预防措施包括:

- 在接触食物前用肥皂和清水彻底洗手
- 蔬菜在食用前,必须彻底清洗、去皮和/或烹饪
- 在以人粪作为肥料的地区,不要吃生的或不清洁的蔬菜。不要在室外排便

> **关键点**
> - 蛔虫病是世界上最普遍的肠道寄生虫病
> - 卵在肠内孵化,幼虫首先到肺部,然后移行到肠道那里发育成熟
> - 幼虫在肺中,可能引起咳嗽和喘息;成虫可能会阻塞肠道
> - 粪便显微镜检可诊断;偶尔可能发现成虫
> - 治疗药物为阿苯达唑、甲苯哒唑或伊维菌素。管腔阻塞时可能需要外科手术或内镜下去除成虫

贝氏蛔虫病

贝氏蛔虫病是浣熊贝氏蛔虫感染导致的少见疾病,在人类可引起致死性中枢神经系统感染。

感染通常发生在接触浣熊粪便污染泥土或其他物品的儿童。在美国,主要发生在大西洋中部、北部。虽然贝氏蛔虫病在人类很少见,之所以受关注是因为大量的浣熊与人类近距离生活,而且这些动物中贝氏蛔虫的感染率很高。

感染的浣熊每日可在粪便中排出数百万计的虫卵,后者可在环境中存活数年。人类通过摄入感染性的虫卵而感染。

被人体摄入后,虫卵孵化为幼虫。幼虫在多个组织中移行(肝、心、肺、脑、眼睛)导致内脏幼虫迁移(VLM)和眼幼虫迁移(OLM)综合征,与弓蛔虫类似。与弓蛔虫幼虫不同的是,贝氏蛔虫在中枢神经系统中可持续生长至较大体积(雌虫长约24cm,雄虫长12cm)从而激发炎症反应并导致嗜酸性粒细胞脑膜脑炎,造成组织损伤,并形成囊性肉芽肿。

人类神经系统疾病的严重程度各异,取决于:
- 摄入的虫卵数量
- 迁徙进入中枢神经系统的幼虫的数量

贝氏蛔虫造成的组织损伤以及症状体征表现严重,因为幼虫可迁移各处并不会即刻死亡。

诊断
- MRI
- 抗体检测

对于突发嗜酸性粒细胞性脑炎并有在浣熊暴露史或曾经前往浣熊排便地区(可能导致摄入浣熊粪便或被粪便污染的土壤)的患者应考虑贝氏蛔虫脑炎。

特征的表现包括CSF嗜酸性粒细胞增多、血嗜酸性粒细胞增多,以及MRI扫描发现深部尤其是脑室周围白质病变。

诊断比较困难,因为血清学检测试剂尚未上市,如果高度怀疑感染可将血清或脑脊液标本送至CDC进行抗体检测。眼科检查时发现幼虫可提示感染。

治疗
- 阿苯达唑

如高度怀疑感染,阿苯达唑立即治疗(25~50mg/kg 口服,每日1次,连服10~20日)可能是有效的。

> **关键点**
> - 贝氏蛔虫病在人类很少见,之所以受关注是因为大量的浣熊与人类近距离生活,而且这些动物中贝氏蛔虫的感染率很高
> - 感染通常发生在接触浣熊粪便污染泥土或其他物品的儿童
> - 贝氏蛔虫造成的组织损伤以及症状体征表现严重,因为幼虫可迁移各处并不会即刻死亡
> - 诊断困难,因为血清学检测试剂未上市,如果高度怀疑感染可将血清或脑脊液标本送至CDC进行抗体检测。
> - 如高度怀疑感染,阿苯达唑立即治疗可能是有效的。

龙线虫病
(麦地那龙线虫;火蛇)

龙线虫病是由麦地那龙线虫感染所导致的。症状包括局部成虫引起的疼痛性炎性皮肤损伤和退行性关节炎。诊断需要活检。治疗的方法是逐渐清除成虫。龙线虫病已经接近消除了。

在20世纪80年代中期,350万人患有龙线虫病,但到了2015年,因为国际化手段阻止疾病的传播,仅报道了22例病例。目前感染主要发生在非洲大陆几个处于一个狭窄地带的国家——南苏丹、乍得、马里和埃塞俄比亚。

麦地那龙线虫可能将是首个被根除的人类寄生虫。

病理生理

人因饮入含有感染性剑水蚤(挠足虫)的水而被感染。幼虫被释放出来,钻入肠壁,在肠腔中1年左右成熟为成虫。

交配后,雄虫死亡,怀孕的雌虫可通过皮下组织移行,常常进入到下肢末端。虫体的头端可产生疱疹化的硬丘疹,最后破溃。当与水接触时(如患者试图通过将感染的肢体浸入水中以缓解严重不适),成虫的子宫环经皮肤脱出并在水中排出会活动的幼虫。若虫体不能到达皮肤则被降解、吸收或钙化。幼虫由挠足类幼虫摄入。

在大多数流行地区,传播是季节性的而且一次感染性发作约持续1年。

症状及体征

龙线虫病在感染后第一年通常无症状。当成虫穿透皮肤时出现典型症状。局部症状包括皮损处的奇痒和烧灼痛。荨麻疹、红斑、呼吸困难、呕吐和瘙痒被认为是由虫体抗原导致的变态反应。若虫体在排出或抽拉过程中断裂,则可发生严重的炎症反应引起致残性剧痛。成虫一旦被清除,则症状消失,溃疡愈合。约50%的病例可发生成虫移行途径中的继发细菌感染。

感染的慢性阶段出现关节的炎症和疼痛以及其他关节炎的表现。后遗症包括纤维性关节强直和肌腱挛缩。

诊断
- 临床评估

一旦在皮肤溃疡处发现白色、丝状的成虫可诊断。X线检查可对钙化的成虫进行定位诊断,在埃及的木乃伊中也曾发现过钙化的成虫。尚没有血清学诊断方法。

治疗
- 人工除虫

龙线虫病的治疗方法包括用一根小棒在数日至数周内缓慢地将成虫(可能长达80cm)卷出。外科手术通过局部麻醉清除成虫也是可行的,但在流行区很难施行。

无特效杀虫药物;甲硝唑(250mg/次,每天3次口服,连服10日)治疗的有效性在于其抗炎和抗菌的作用。

预防

用密实的网眼布、氯化过滤饮用水或将水煮沸可预防龙线虫病。感染者应被告知不能进入饮用水源,以避免污染水源。

> **关键点**
> - 龙线虫病已经接近消除
> - 当患者试图通过将感染的肢体浸入水中以缓解成虫突破皮肤导致的严重不适时，幼虫被释放并被微型甲壳类动物摄入。人摄入被这些甲壳类动物污染的水可导致感染
> - 若虫体在排出或抽拉过程中断裂，则可发生严重的炎症反应引起剧痛
> - 诊断基于在皮肤溃疡处发现白色、丝状的成虫
> - 龙线虫病的治疗方法包括用一根小棒在数日至数周内缓慢地将成虫（可能长达80cm）卷出，有时也可通过外科手术清除成虫
> - 用密实的网眼布、氯化过滤饮用水或将水煮沸可防止龙线虫病

丝状线虫感染概述

丝状线虫的成虫寄居于淋巴或皮下组织内。怀孕的雌虫可产出活的后代（微丝蚴），后者循环于血液或在组织中移行。微丝蚴被适宜的吸血昆虫（蚊或蝇）吸入后在其体内生长为感染性幼虫。这些昆虫再次叮咬时将感染性幼虫种入或植入下一个宿主的皮肤中。除了感染的部位不同外，所有丝状线虫的生活周期基本相似。只有少数虫种可感染人类。根据成虫定植部位进行分类。

皮下组织丝状线虫病包括：
- 罗阿丝虫导致的罗阿丝虫病（非洲眼线虫）
- 盘尾丝虫导致的盘尾丝虫病（河盲病）

淋巴结丝状线虫病包括：
- 由班氏吴策丝虫、马来布丝虫和帝汶丝虫导致的班氏和布氏淋巴丝虫病
- 犬恶丝虫即犬心虫很少导致人类感染

有些专业实验室有丝虫感染筛查血清学检测（包括吴策丝虫、布氏丝虫、盘尾丝虫和曼森丝虫感染）。检测敏感性高，但不能确定感染的丝虫的种类，不能区分现症和既往感染。这一检测对于有症状的旅客并不重要，但限制了在来自流行区的人群应用该检测确诊感染。

恶丝虫病

（犬心丝虫感染）

恶丝虫病为犬恶丝虫即犬心丝虫或其他恶丝虫导致的感染，可通过受感染的蚊虫叮咬传播给人类。

人类感染极少出现症状，但蚴虫可能在梗死的肺组织内被包裹而形成界限清楚的肺部结节；蚴虫极少数在眼、脑和睾丸形成结节。

患者可有胸痛、咳嗽，偶尔可咯血。很多患者无症状，而在常规胸部X线检查时才发现类似肿瘤的肺部结节。

外科手术标本活组织学检查可作出诊断。人类的感染目前还没有驱虫药物治疗；本病一般为自限性。

罗阿丝虫病

罗阿丝虫病由罗阿丝虫导致的丝状线虫感染。症状包括局限性皮肤血管水肿（Calabar水肿）以及成虫在结膜下的移行。通过在外周血发现微丝蚴或观察到微丝蚴在眼中穿行可诊断。治疗药物为乙胺嗪。

罗阿丝虫病主要局限在西非和中非的雨林地带。人类是所知的自然保虫宿主。

罗阿丝虫的微丝蚴通过虻（斑虻、鹿虻或马蝇）叮咬传播。微丝蚴在人类宿主的皮下组织发育为成虫；雌虫体长40~70mm，雄虫体长30~34mm。成虫会生产微丝蚴。成虫在皮下组织和眼中移行，而微丝蚴则在血流中循环。蝇虫在白天（微丝蚴水平最高时）叮咬人类可导致感染。

感染有时可造成心肌病、肾病和脑炎。嗜酸性粒细胞增多常见，但不具有特异性。

症状及体征

水肿通常持续1~3日，但发生在旅游者中则时间更长也更加严重。虫体可穿过眼睛移行到结膜下。这种移行可能是令人不适的，但残留的眼睛损伤并不常见。

肾病通常表现为蛋白尿，可伴有或不伴有轻度的血尿，这被认为是免疫复合物沉积导致的。脑病通常是轻度的，常伴有不明显的中枢神经系统症状。

诊断
- 通过眼睛的检查发现结膜下的成虫
- 从眼睛或皮肤的移除物中发现成虫
- 通过显微镜或定量PCR发现并确定微丝蚴的数量

对有疾病流行地区暴露史的移民或游客如同时在眼部发现成虫、Calabar肿胀以及伴有无法解释的外周血嗜酸性粒细胞增多应怀疑罗阿丝虫病。

罗阿丝虫病的确诊有时可通过在结膜下发现移行的成虫或在眼睛或皮肤的移除物中发现成虫。用显微镜查找外周血中的微丝蚴可作出诊断。应在上午10点至下午2点之间采血，因为这时候的微丝蚴血症水平最高。但抗体血清学检测不能区分罗阿丝虫和其他丝虫感染。罗阿丝虫特异性抗体检测已经开发应用，但在美国并不普及。美国国立卫生研究院的寄生虫实验室可以应用实时定量PCR（qPCR）进行明确诊断并确定微丝蚴的载量。

在对来自非洲流行地区的人群应用乙胺嗪或伊维菌素治疗其他疾病时，应排除罗阿丝虫感染，因为这些药物对患有罗阿丝虫病的患者有极大的不良反应。如果应用乙胺嗪或伊维菌素治疗，血液内罗阿丝虫微丝蚴>8 000/ml的患者有出现潜在致命性脑病的危险，由于死亡的微丝蚴释放抗原导致。

治疗
- 乙胺嗪（DEC）
- 对重度感染者，初始用阿苯达唑和/或血浆清除疗法

罗阿丝虫病的治疗复杂。DEC是唯一既能杀死微丝蚴又能杀死成虫的药物。在美国，只有在实验室确诊罗阿丝虫病后才能从CDC获取该药；临床医生在治疗前应征求专家的意见，而且在治疗前应采取以下措施：

- 评估血液中微丝蚴的数量,因为采用 DEC 治疗严重感染(微丝蚴>8 000/ml)可导致潜在致命性脑病
- 排除盘尾丝虫合并感染,因为 DEC 可加重盘尾丝虫病患者的眼病

临床医生在评估微丝蚴的数量时应寻求专家的帮助从而确定感染的严重程度。

轻度感染的治疗:有症状且血液中微丝蚴载量<8 000/ml 的罗阿丝虫病患者 DEC 的推荐剂量如下:
- 第 1 日:50mg 一次口服
- 第 2 日:50mg 口服 3 次
- 第 3 日:100mg 口服 3 次
- 第 4~21 日:每日 2.7~3.3mg/kg,每日 3 次

重度感染的治疗 在重度感染的患者中,丝虫抗原(微丝蚴被 DEC 杀灭时释放)可能激发脑病,导致昏迷和死亡。血液中微丝蚴的量>8 000/ml 的罗阿丝虫病患者有出现这种不良反应的风险,可通过血浆清除疗法或应用阿苯达唑 200mg 口服,每日 2 次,共 21 日进行预防;目的是在启动 DEC 治疗前将血液中微丝蚴的量减少到<8 000/ml。有时可能需要进行多个疗程的 DEC 治疗。

对于经过≥2 次 DEC 治疗疗程仍失败的患者可给予阿苯达唑 200mg 口服,每日 2 次,连服 21 日。也可应用伊维菌素减少微丝蚴,但最好是选择阿苯达唑,因为该药起效较慢,加剧脑病的危险性也较小。

预防

口服 DEC(300mg 每周 1 次)能防止感染。

应用驱虫剂(包括氯菊酯浸泡过的衣服)以及穿着长袖衣裤可以减少感染斑虻的叮咬。因为虻多在白天叮咬,所以蚊帐的作用不大。

> **关键点**
> - 人类是罗阿丝虫的自然保虫宿主,由白天叮咬的虻而传播
> - 绝大多数感染者无症状,有一些出现区域性血管性水肿(Calabar 肿胀),以肢体最为多见
> - 诊断通过显微镜查找上午 10 点至下午 2 点之间采集的外周血中的微丝蚴,可通过定量 PCR 确诊
> - 有时诊断也可通过在结膜下发现移行的成虫或在眼睛或皮肤的移除物中发现成虫
> - DEC 是唯一既能杀死微丝蚴又能杀死成虫的药物。在美国只能从 CDC 获取
> - 在评估微丝蚴的数量时应寻求专家的帮助从而确定感染的严重程度,在启动治疗前也需征求专家的建议
> - 感染的患者,推荐在治疗前用血浆清除法或阿苯达唑进行预处理,因为在这些患者中,微丝蚴被 DEC 杀灭时释放的丝虫抗原可激发脑病,可导致昏迷甚至死亡

班氏和布鲁淋巴丝虫病

淋巴丝虫病由 3 种丝虫之一感染所致。急性症状包括发热、淋巴结炎、淋巴管炎、精索炎和附睾炎。慢性症状包括脓肿、角膜肥厚、多发性关节炎、阴囊积水、淋巴水肿和象皮病。感染的另一个表现为热带肺嗜酸性粒细胞增多症(TPE),包括支气管痉挛、发热和肺部浸润影。诊断主要通过在血液中检测到微丝蚴、超声发现成虫或血清学检测。治疗药物为乙胺嗪;抗生素用于合并的细菌性蜂窝织炎。

班氏丝虫病分布于非洲、亚洲、太平洋和美洲的热带及亚热带地区,包括海地。布鲁丝虫病主要在南亚和东南亚地区流行。群体治疗措施已经使很多地区的流行率下降。最近估计全球约 1.2 亿人感染。

淋巴丝虫病由班氏吴策丝虫、马来布鲁丝虫和帝汶布鲁丝虫引起。蚊为传播媒介。通过蚊子感染到的幼虫移行到淋巴管,6~12 个月后发育成线状成虫。雌虫体长 80~100mm,雄虫体长约 40mm。怀孕的雌虫产出微丝蚴,后者进入血液循环。

症状及体征

感染常导致无明显临床症状的微丝蚴血症。临床症状和体征主要由成虫导致。在离开疫源地后,微丝蚴可逐渐从人体内清除。

急性炎症性丝虫病包括持续 4~7 日的发作性(常为反复性的)发热、伴有淋巴管炎的急性淋巴结炎[也称为急性淋巴结管炎(ADL)]或急性附睾炎和精索炎。局部肢体的受累可造成脓肿引起淋巴液外溢并留下瘢痕。ADL 常常与继发性细菌感染相关。一般在 ADL 发作后≥20 年时间才出现慢性丝虫病。以前未曾感染而新到流行区的移民所患的急性丝虫病比本地居民患者要更为严重。

慢性丝虫病常在多年后隐匿发生。多数患者发生无症状的淋巴管扩张,但对成虫的慢性炎症性应答和继发的细菌感染可导致受累部位的慢性淋巴水肿。局部对细菌和真菌感染的易感性增加其发生率。下肢慢性凹陷性淋巴水肿可进展为象皮病(慢性淋巴阻塞)。班氏吴策丝虫可引起鞘膜积液和阴囊象皮肿。其他类型的慢性丝虫病包括淋巴管破裂或淋巴液异位引流,导致乳糜尿和鞘膜乳糜积液。

淋巴外体征包括慢性镜下血尿、蛋白尿和轻度多发性关节炎,这些被认为是免疫复合物沉积导致的。

热带肺嗜酸性粒细胞增多症(TPE)并不常见,其临床表现为反复的支气管痉挛,肺部一过性浸润影、低热以及嗜酸性粒细胞显著增多。最有可能的解释是由于对微丝蚴的变态反应所致。慢性 TPE 可导致肺纤维化。

诊断

- 血液标本显微镜检查
- 班氏吴策丝虫抗原检测
- 抗体检测

显微镜查见血中的微丝蚴就可确诊。血液过滤或离心浓集法的敏感性明显大于厚涂片法。必须在微丝蚴血症高峰期采集血液样本-大部分流行区域的高峰期在夜间,而很多太平洋岛屿的高峰期则在白天。通过超声检查可发现扩张的淋巴管内的活成虫,它们的活动被称为丝虫舞。

多种血清学检测方法可供选择:
- 抗原检测:快速免疫层析法检测班氏吴策丝虫抗原

- 分子诊断：聚合酶链反应检测班氏吴策丝虫和马来布鲁丝虫
- 抗体检测：可以选择酶联免疫（EIA）检测抗丝虫抗体IgG1和IgG4

活动性丝虫感染的患者血清抗丝虫抗体IgG4水平通常升高。但是，丝虫之间以及与其他蠕虫之间存在抗原交叉反应，且阳性的血清学检测结果不能区分现症或既往感染。

治疗
- 乙胺嗪

乙胺嗪（DEC）可以杀死微丝蚴和相当一部分成虫。在美国，DEC只能在丝虫病经实验室确认后才能从CDC获取。

> **经验与提示**
> - 在用DEC治疗需评估是否存在罗阿丝虫和盘尾丝虫的合并感染，因为DEC可导致这些患者出现严重反应

急性淋巴丝虫病的治疗 通常给予DEC 2mg/kg口服，每日3次连服12日进行治疗；也可选择6mg/kg一次口服。一般情况下一天的治疗方案与12日的方案同样有效。

DEC的副作用通常比较小，不良反应的取决于血液中微丝蚴的数量。最常见的不良反应为头晕、恶心、发热、头痛和肌肉关节痛，这些症状被认为与丝虫抗原释放有关。

DEC前，应排除是否存在罗阿丝虫（罗阿丝虫病）和盘尾丝虫（盘尾丝虫病）合并感染，因DEC可导致感染的患者出现严重反应。在盘尾丝虫病同时流行的地区可用单剂量阿苯达唑400mg顿服并联用伊维菌素（200μg/kg顿服），无盘尾丝虫病或罗阿丝虫病的地区同时联用DEC（6mg/kg）可很快降低血中微丝蚴血水平，但伊维菌素不能杀灭成虫。

群体治疗项目采用多药联合方案。

也可应用长疗程的多西环素方案（如100mg口服，每日2次，共4~8周）。多西环素可以杀灭丝虫内共生菌沃尔巴克体。可以和DEC联用或单独应用。

ADL的急性发作通常可以自行缓解，可能需要抗生素控制继发的细菌感染。

慢性淋巴水肿的治疗 需要进行细致的皮肤护理，包括全身应用抗生素治疗继发的细菌感染，抗生素能减慢或防止进展为象皮病。

DEC治疗是否能预防或减轻慢性淋巴水肿仍存在争议。受累肢体应用弹性绷带等保护性措施也能减轻肿胀。减压性外科淋巴结-静脉分流术通过改善淋巴引流，对于晚期象皮病病例也可长期获益。大量的阴囊积水也可进行外科治疗。

TPE的治疗：DEC治疗（2mg/kg，一天3次，共12~21日）有效，但25%以上的患者会复发，需要重复疗程治疗。

预防
在流行区域避免蚊虫叮咬是最有效的保护措施（如使用二乙苯甲酰胺、氯菊酯浸泡过的衣服以及蚊帐）。预防性应用DEC或联用其他抗丝虫药物（伊维菌素/阿苯达唑或伊维菌素/DEC）能够抑制微丝蚴血症从而降低流行国家通过蚊虫叮咬导致的传播。在一些流行的区域，DEC甚至与食用盐一样被摆放在餐桌上。

> **关键点**
> - 淋巴丝虫病是由蚊子传播的；感染性幼虫移行到淋巴管，在此发育为成虫
> - 淋巴管内的成虫可引起炎症导致ADL或附睾炎以及慢性淋巴管阻塞，在一些患者中可发展为象皮病或阴囊积液
> - 在血液标本的离心沉淀物中通过显微镜观察到微丝蚴可以诊断，血样应在微丝蚴处于峰值时采集（时间因虫种而不同）
> - 抗原、抗体和寄生虫的DNA测试可作为显微镜检的替代
> - 排除罗阿丝虫和盘尾丝虫合并感染后可应用乙胺嗪治疗

盘尾丝虫病（河盲病）

盘尾丝虫病是由盘尾丝虫感染所致。症状包括皮下结节、瘙痒、皮炎、淋巴结肿大和淋巴结阻塞及可能导致失明的眼部病变。在活检皮片、角膜或眼前房中发现微丝蚴，以及在皮下结节中找到成虫，或应用PCR或DNA探针可诊断。治疗主要应用伊维菌素。

约有1 800万人受感染，其中约有27万人失明，此外还有75万人视力受损。盘尾丝虫病是全球造成失明的第二大原因（仅次于沙眼）。

盘尾丝虫病主要分布于热带和非洲撒哈拉地区。在也门、墨西哥南部、危地马拉、厄瓜多尔、哥伦比亚、委内瑞拉和巴西亚马逊流域也存在小的流行区。盘尾丝虫病导致的失明在美洲是非常少见的。

病理生理
本病经黑蝇（蚋）传播，这种黑蝇滋生于急流的小河（故称河盲症）。

黑蝇叮咬时将感染性幼虫接种入皮肤，12~18个月发育为成虫。雌性成虫可在深部皮下结节内存活长达15年。雌虫体长33~50cm，雄虫体长19~42mm。雌性成虫产出活的微丝蚴，后者主要在皮肤中移行并侵犯眼睛。

症状及体征
盘尾丝虫通常感染：
- 皮肤（结节、皮炎）
- 眼睛

结节 含有成虫的皮下（或更深部位）的结节（盘尾丝虫瘤）可通过肉眼观察到或被扪及，但并不伴随其他的症状。它们由炎性细胞和纤维组织以特定的比例组成。老结节可干酪化或钙化。

皮炎 由微丝蚴所致。皮肤奇痒可能是轻度感染者的唯一症状。

皮肤损害通常有难以归类的斑丘疹和继发性表皮脱落、剥落性溃疡和苔藓化以及轻到中度的淋巴结肿大。皮肤

过早地起皱和萎缩、腹股沟或股部块状肿大结节、淋巴管阻塞、斑点状皮肤脱色、一过性局限性水肿及红斑也可发生。

多数患者的盘尾丝虫性皮炎是全身性的，但在也门和苏丹，伴有角化过度、脱屑和色素变化的界限清楚的局限性湿疹样皮炎也很常见。

眼病 可从轻度视力受损直到完全失明。

眼前部病变包括：
- 点状（雪花状）角膜炎（死亡微丝蚴周围的急性炎性浸润，可不引起永久性损伤而消退）
- 硬化性角膜炎（一种可引起晶体脱位和失明的纤维血管瘢痕组织内生长物）
- 前眼色素层炎或虹膜睫状体炎（可引起瞳孔变形）

也可发生脉络膜视网膜炎、视神经炎以及视神经萎缩。

诊断
- 皮肤样本显微镜检查
- 通过裂隙灯检查眼睛的角膜和前房
- 皮肤的 PCR 检测

在活检皮片中找到微丝蚴是传统的诊断方法；需要多份样本（表 198-1）。

基于 PCR 的方法检测皮片中寄生虫 DNA 比常规的方法更敏感，但仅仅应用于研究。也可通过裂隙灯检查在眼角膜和前房发现微丝蚴。抗体检测具有局限性，丝虫之间以及与其他蠕虫之间存在较多的抗原交叉反应，阳性结果不能区分现症活动性感染和既往感染。

可扪及的结节（或在发达的国家用超声或磁共振扫描发现的深部结节）可通过手术切除并检查其中的成虫，但通常没有必要。

治疗
- **伊维菌素**

一般给予单剂量的伊维菌素，150μg/kg，每 6~12 个月重复一次。伊维菌素可减少皮肤和眼中的微丝蚴，并在数月内降低微丝蚴的产出。它不能杀死成年雌虫，但剂量的累积会降低它们的生育能力。最佳的疗程目前不确定。虽然每年的治疗理论上可以在雌虫的寿命（10~14 年）期间持续，实际上治疗持续几年后，如果瘙痒缓解而且皮肤和活检或眼部检查均没有发现微丝蚴就会停止治疗。

副作用与乙胺嗪（DEC）相似，但相对较少出现而且症状较轻。DEC 因可引起严重的超敏反应（Mazzotti 反应）而不推荐用于治疗盘尾丝虫病，Mazzotti 反应可进一步损害皮肤和眼睛甚至导致心力衰竭。

如患者处于中非等两种寄生虫都有传播的地区，伊维菌素治疗前，应排除罗阿丝虫合并感染，因为伊维菌素可导致合并感染患者的严重反应。

> **经验与提示**
> - 如患者处于中非且有罗阿丝虫暴露史，伊维菌素治疗前，应排除罗阿丝虫合并感染

多西环素可杀灭共生的细菌沃尔巴克体，这种细菌是盘尾丝虫生存和胚胎发育所需要的。多西环素可以杀灭>60% 的雌性成虫，或使雌虫的生育能力丧失或下降。较新的方案包括伊维菌素 150μg/kg 单剂，随后在 1 周内多西环素 100mg/次，每天一次或两次口服，连续 6 周；然后伊维菌素按上述的方法间隔应用。

预防
没有药物能够预防盘尾丝虫感染。但每年或每半年服 1 次伊维菌素可有效地控制疾病和减少传播。

可通过避免去黑蝇感染区、穿戴防护服和使用昆虫驱避剂等措施将蚋叮咬概率减到最低程度。

> **关键点**
> - 盘尾丝虫病可以引起皮肤损害、皮疹，更重要的是它可导致视力受损甚至失明
> - 裂隙灯检查眼睛以及皮肤活检组织显微镜检查可以诊断；如果可行，PCR 检测可能会有帮助
> - 伊维菌素可以杀死微丝蚴并降低雌虫生育能力；但不能杀灭成虫。如患者处于中非等两种寄生虫都有传播的地区，伊维菌素治疗前，应排除罗阿丝虫合并感染
> - 可加用多西环素治疗 6 周，杀灭和/或清除成年雌虫

钩虫感染
（钩虫病）

钩虫病是由十二指肠钩口线虫或美洲板口线虫感染所致。症状包括幼虫进入部位的皮疹，感染的早期常有腹痛或其他胃肠道症状。晚期可因失血发生缺铁性贫血。在流行区域，钩虫是造成缺铁性贫血的主要原因。诊断主要通过在粪便中找到虫卵。治疗药物为阿苯达唑或甲苯哒唑。据估计，有 5.76 亿~7.4 亿人感染钩虫，绝大多数在发展中地区。十二指肠钩口线虫和美洲板口线虫广泛分布于非洲、亚洲和美洲。中东、北部非洲和南欧则只有十二指肠钩口线虫。美洲板口线虫主要分布在美洲和澳大利亚。该虫曾广泛流行于美国南部，目前加勒比海岛屿和中南美洲仍有流行。

病理生理
两种钩虫的生活史相似。虫卵随粪便排出后，1~2 日就可孵化出杆状蚴（被置于潮湿温暖的松土中），随后在 5~10 日内经过一次蜕皮转化为细长的丝状蚴。如果环境适宜，蚴虫可以存活 3~4 周。当赤脚进入疫水中或直接与被污染的土壤接触时，丝状蚴可钻入人皮肤。

蚴虫随血流到达肺脏、进入到肺泡，然后沿支气管树向上移行到至会厌部，然后被吞入消化道。蚴虫吸附于小肠并发育为成虫，长期吸血。成虫的寿命可≥2 年。

慢性失血可导致为缺铁性贫血。是否进展为贫血取决于虫负荷以及饮食中可吸收铁的含量。

动物性钩虫感染 动物性钩虫感染包括：
- 皮肤蚴虫移行症
- 嗜酸性粒细胞性肠炎

巴西钩口线虫和犬钩口线虫的主要宿主为猫和狗。它

们在人体内不能完成生活周期。如果它们的蚴虫进入人体皮肤，可停留在皮肤中，在皮下移行，而不会迁移到肠道。

极少数情况下，犬钩口线虫可迁移到肠道，导致嗜酸粒细胞性肠炎。因为不能发育为成虫，所以不会造成显著的失血和贫血，当然它们也不会产卵（造成诊断起来比较困难）。肠道感染通常是无症状的，也可造成急性腹痛和嗜酸性粒细胞增多。

症状及体征

钩虫感染通常是无症状的。但在蚴虫入侵的部位可发生瘙痒性斑丘疹（着土痒），通常发生在足部。大量蚴虫通过肺移行有时可引起 Löffer 综合征，表现为咳嗽、喘息、嗜酸性粒细胞升高而且有时可出现咯血。在急性期，位于小肠的成虫可引起上腹部绞痛、食欲缺乏、胀气、腹泻和体重减轻。

慢性严重感染可导致缺铁性贫血，临床表现为面色苍白、呼吸困难、虚弱、心动过速、疲乏和周围性水肿。常伴随轻度嗜酸粒细胞增多。儿童的慢性失血可导致严重贫血、心力衰竭、全身水肿，在妊娠妇女中可导致胎儿发育迟缓。

动物性钩虫感染人类可导致皮肤蚴虫移行症。由蚴虫在皮肤移行导致，表现为瘙痒、红斑以及丝状皮肤损害。

诊断

- 粪便显微镜检查

在新鲜粪便中很易查到由十二指肠钩虫和美洲钩虫排出的薄壳椭圆形虫卵。如果是轻度感染，粪便进行浓集处理有助于提高诊断率。若粪便不冷藏并在数小时内及时检查，则可孵出幼虫，后者易与类圆线虫的幼虫混淆。

此外还应评估患者的营养状态、贫血程度及铁储备情况。

皮肤蚴虫移行症的诊断基于临床表现。粪便中不会出现虫卵。

治疗

- 阿苯达唑、甲苯哒唑或双羟萘酸噻吩嘧啶

可选择以下药物：

- 阿苯达唑 400mg 单剂顿服
- 甲苯哒唑 100mg，每日 2 次，连服 3 日或 500mg 顿服
- 双羟萘酸噻吩嘧啶 11mg/kg（极量 1g），每天一次，连服 3 日

只有在获益大于风险时，这些药物才能用于孕妇（伊维菌素无效）。对于严重感染，还应该进行支持治疗和纠正缺铁性贫血。

皮肤蚴虫移行症为自限性感染。但症状可持续 5~6 周。阿苯达唑 400mg，每日 1 次，连服 3 或 7 日或者伊维菌素 200μg/kg 单剂顿服可以治愈。

预防

避免不卫生的排便方式并避免皮肤直接与土壤接触（如穿鞋、蹲在地上时采取一些防护措施）是有效的预防感染措施，但多数流行地区难以施行。在高危地区，对易感人群每隔 3~4 个月定期进行群体性驱虫治疗可能见效。

发生皮肤移行症的风险可通过以下措施降低：

- 避免皮肤直接接触可能污染的沙滩或其他土壤
- 对猫和狗进行驱虫治疗

> **关键点**
> - 当赤脚进入疫水中或直接与被污染的土壤接触时，钩虫的蚴虫可钻入人皮肤
> - 人体内十二指肠钩口线虫和美洲板口线虫的蚴虫通过血流移行到肺，穿透肺泡，向上进入到会厌，被吞下，然后在肠道发育成熟
> - 感染可无症状，但在幼虫穿透的部位可出现痒疹，肺部受累时可引起咳嗽和喘息
> - 肠道受累可导致缺铁性贫血
> - 粪便显微镜镜检可诊断
> - 应用阿苯达唑、甲苯哒唑或双羟萘酸噻吩嘧啶治疗

蛲虫感染

（蛲虫病）

蛲虫病是由蠕形住肠蛲虫导致的一种肠道感染性疾病，通常发生在儿童中。该病主要的症状为肛周瘙痒。诊断主要通过在肛门周围发现线状的蠕虫或通过胶带检测虫卵。治疗药物为甲苯哒唑或阿苯达唑。

蛲虫病是美国最常见的蠕虫感染。绝大多数病例为学龄儿童、照看儿童的成人或感染儿童的家庭成员。

病理生理

感染通常是由肛周的虫卵转移到污染物（衣物、寝具、家具、地毯、玩具、坐便器）上导致的，通过这些物件，虫卵被新的宿主摄取、进入到嘴中并咽下。吮吸手指是一个危险因素。很容易通过手指将虫卵由肛周带入到口腔而发生再次感染（自体感染）。成年人中舔肛者可发生绕虫感染。

在下消化道，蛲虫可在 2~6 周内生长成熟。雌虫移行到肛门附近并在肛周产卵（通常在夜间）。虫卵堆积而成的黏性的凝胶状的物质以及雌虫的活动可造成肛周的瘙痒。在室温条件下，虫卵可在污染物上存活长达 3 周。

症状及体征

绝大多数感染者没有任何症状或体征，但一些有肛周瘙痒并由于搔抓导致肛周表皮脱落。在极少数病例中，移行的雌虫可进入到女性的生殖道，导致阴道炎，在少数病例中也可能发生腹膜损伤。

很多其他的症状也被归结到蛲虫感染（如腹痛、失眠、癫痫发作），但它们之间的因果关系并不确定。在阑尾炎病例中，曾发现有蛲虫堵塞在阑尾管腔中，但寄生虫的存在可能是偶然的。

诊断

- 在肛周检查成虫、虫卵

蛲虫感染可通过在儿童夜晚上床睡觉后 1~2 小时或早上在其肛周找到雌虫确立诊断，雌虫一般长 8~13mm（雄虫为 2~3mm），也可在胶带上通过低倍显微镜发现虫卵进行诊断。可在儿童早上起床前用胶带在其肛周皮肤皱褶处粘贴以获得虫卵，然后将胶膜粘贴面向下粘贴在厚玻片上，再用显微镜进行观察。50μm×30μm 大小的虫卵为椭圆形，有一个薄壳，并含有一个卷曲的幼虫。在胶带和玻片之间滴

上一滴甲苯可解除黏性并清除可能会妨碍辨认虫卵的胶膜下气泡。如果需要，应该在连续3个早晨重复该程序。

在粪便、尿液或宫颈涂片中也可发现虫卵，但并不常见。

治疗

■ 甲苯哒唑、阿苯达唑或双羟萘酸噻吩嘧啶

因为蛲虫感染很少造成损害、流行率高而且再感染很常见，因此治疗主要针对有症状的感染者。但大多数父母都会在他们的孩子感染了蛲虫后积极寻求治疗。

以下药物单剂顿服，2周内重复一次，在>90%的病例中可有效地清除蛲虫（不包括虫卵）：

■ 甲苯哒唑 100mg 单剂顿服（剂量没有年龄区别）
■ 阿苯达唑 400mg 顿服
■ 双羟萘酸噻吩嘧啶 11mg/kg（极量1g）

在肛周应用碳酸凡士林（含苯酚）或其他的止痒药膏或油剂可缓解瘙痒。

预防

再感染很常见，活的虫卵可在治疗后1周排出，而且治疗前环境中的虫卵可存活3周。因为家庭内容易多人感染，所以有必要对整个家庭进行治疗。

以下措施有助于防止蛲虫感染的播散

■ 便后、换尿布后以及在接触食物前用肥皂和温水洗手（最有效预防蛲虫感染的方式）
■ 应该经常清洗衣物、寝具和玩具
■ 感染的患者每日早上应该洗澡以去除皮肤上的虫卵
■ 环境吸尘以去除虫卵

> **关键点**
>
> ■ 蛲虫病是美国最常见的蠕虫感染。绝大多数病例为学龄儿童、照看儿童的成人或感染儿童的家庭成员
> ■ 蛲虫感染一般没有损害，但经常发生再感染
> ■ 环境中的虫卵可以存活3周
> ■ 在抓挠肛周或接触污染的衣物或其他物品（如床单），很容易通过手指与口腔的接触而摄入虫卵
> ■ 蛲虫感染可通过胶带收集虫卵并通过低倍显微镜发现虫卵进行诊断。也可通过在儿童夜晚上床睡觉后1~2小时在其肛周找到雌虫确立诊断
> ■ 有症状的感染可用甲苯哒唑阿苯达唑或双羟萘酸噻吩嘧啶治疗

类圆线虫病

（线虫感染）

类圆线虫病是粪类圆线虫感染所致。临床表现包括皮疹和肺部症状（包括咳嗽和喘息），嗜酸性粒细胞增多以及伴有腹泻的腹痛。诊断主要通过在粪便或小肠内容物或偶尔在痰液中发现幼虫或在血液中检测到抗体。治疗药物包括伊维菌素或阿苯达唑。

类圆线虫病流行于整个热带和亚热带，包括美国南部的农村地区，这些地区存在裸露的皮肤接触污染的土壤和其他不良卫生习惯。

严重的粪类圆线虫感染可发生于接受器官移植者，移植的器官来自居住在流行区域的无症状供者。

福氏类圆线虫主要感染灵长类和狒狒，在人类可导致自限性感染。

病理生理

类圆线虫的成虫定居在十二指肠和空肠的黏膜及黏膜下。排出的虫卵在肠腔中孵化并释放出杆状蚴。大多数蚴虫通过粪便排出。数天后在土壤内转化为感染性丝状蚴。和钩虫一样，类圆线虫的蚴虫钻入人体的皮肤，通过血液循环移行到肺，穿过肺毛细血管，上行到呼吸道然后被咽下并到达肠道，约2周可在肠道内成熟。土壤中没能接触到人体的蚴虫可长成为自由生长的成虫并可在它们的蚴虫再次侵入人体宿主前产生许多后代。

一些杆状蚴可在小肠内转化为感染形丝状蚴并立即重新进入肠壁，这是一种缩短了的生活周期（体内自体感染）。丝状蚴有时可通过粪便排出并通过臀部和大腿部的皮肤再次进入到人体（体外自体感染）。自体再感染可以解释为何类圆线虫病可持续多年，也可以解释超级感染综合征中极高的虫负荷。

超级感染综合征：超级感染综合征可由新近类圆线虫感染或以前无症状感染的重新激活导致。在这些病例中可导致涉及多个器官的播散性疾病，而这些器官通常并不是类圆线虫正常生活周期的一部分（如中枢神经系统、皮肤、肝脏、心脏）。超级感染综合征常见于服用糖皮质激素或Th2细胞介导的免疫缺陷患者，尤其是那些人T淋巴细胞Ⅰ型病毒（HTLV-1）感染者。但是，艾滋病患者的播散性类圆线虫病却并不常见，即使是在类圆线虫高度流行地区的人群也是如此。

症状及体征

感染可以是无症状的。

皮肤症状常常是对移行的蚴虫的变态反应；蚴虫流（匐行感染）是类圆线虫感染特征性的皮下蚴虫移行症，由自体感染导致。发作首先发生在肛周区域并伴有严重瘙痒。典型的蚴虫流为线状或丝状、快速移行的红斑性荨麻疹样皮肤损害。也可出现非特异的斑丘疹或荨麻疹。

肺部症状并不常见，但重度感染可导致Löffer综合征，表现为咳嗽、喘息和嗜酸性粒细胞增多。胃肠道症状包括纳差、上腹部疼痛和压痛、腹泻、恶心和呕吐。在重度感染者，吸收障碍和蛋白丢失性肠病可能导致体重减轻和恶病质。

超级感染综合征 消化道和肺部的症状常常十分显著。

蚴虫侵入肠道或肺可导致菌血症。可发生肠梗阻、消化道大量出血、严重的营养不良和腹膜炎。

肺部症状包括呼吸困难、咯血和呼吸衰竭。可通过胸部X线检查发现浸润影。

其他症状取决于受累的脏器。中枢神经系统受累表现为寄生虫性脑膜炎、脑脓肿和脑部的播散性侵犯。继发性革兰氏阴性菌脑膜炎和菌血症的高发病率可能系肠黏膜的破裂和/或移行的幼虫带菌感染所致。肝脏感染可引起胆汁淤积性和肉芽肿性肝炎。

感染若发生在免疫抑制患者则往往是致命的，即使进

行治疗也是如此。

诊断

- 通过大便镜检或琼脂平板方法发现幼虫可诊断
- 抗体酶联免疫检测抗体

对于无并发症的感染,一次粪便显微镜检查蚴虫的检出率约25%。反复检测浓集的粪便样本可提高敏感性,推荐至少进行3次粪检。琼脂板方法的敏感性>85%。如样本在室温下放置数小时,杆状蚴可转化为更长的丝状蚴,可导致超级感染的错误诊断。

通过抽吸从近端小肠获取标本在低度感染者中也可呈阳性。对于临床表现提示类圆线虫感染的患者,抽吸应在内镜下进行,以便对十二指肠和空肠的可疑病变区作活检。

超级感染综合征时,在粪便、十二指肠内容物、痰和支气管灌洗液中可找到丝状蚴,但在脑脊液、尿液、胸水或腹水中则比较少见。胸部X线表现为弥散性间质浸润影、实变或脓肿。

有多个免疫学方法可应用于类圆线虫病的诊断。推荐应用酶联免疫法(EIA),因检测血敏感性高(>90%)。在播散性类圆线虫病的免疫缺陷患者中通常可发现IgG抗体阳性,但抗体阴性不能排除诊断。丝虫或其他线虫感染可因交叉反应而导致假阳性。抗体检测不能区分现症或既往感染。阳性的检测结果可以继续寻求建立寄生虫感染的诊断。

血清学检测可指导随访,因有效的治疗6个月内抗体水平应该下降。

基于PCR的检测方法正在开发中。常常可发现嗜酸性粒细胞增多,但可被一些药物如糖皮质激素或细胞毒素化疗药物所抑制。

治疗

- 伊维菌素
- 也可选择阿苯达唑

所有的类圆线虫病患者均需治疗。伊维菌素的治愈率高于阿苯达唑。

伊维菌素200μg/kg口服,每日1次,连续2日,对于无并发症的感染很有效而且耐受性好。在伊维菌素治疗前,如患者有罗阿丝虫流行的中非旅游史,需要排除罗阿丝虫病的合并感染。伊维菌素可导致罗阿丝虫病患者严重的反应。也可选择阿苯达唑400mg口服,每日2次,连续7日。

免疫抑制患者可能需要延长疗程或进行多个疗程治疗。病情严重无法口服药物的患者可选择伊维菌素直肠内给药或应用兽用的伊维菌素皮下制剂。

经验与提示

在伊维菌素治疗前,需要排除罗阿丝虫病的合并感染。

类圆线虫超级感染综合征是致命的急症。伊维菌素200μg/kg口服,每日1次,直到痰和粪便的杆状蚴和丝状蚴的检查转为阴性2周。蚴虫侵入肠道导致的阴性菌感染需用广谱抗生素治疗。

在类圆线虫病治疗后,2~4周后反复粪检阴性才能记录为治愈。如果粪便仍为阳性,需要反复治疗。

预防

- 原发性感染的预防与钩虫相同。包括改变不良的排便习惯(使用厕所)
- 避免皮肤与土壤的直接接触(穿鞋或席地而坐时采用防护措施)

预防超级感染症:在接受糖皮质激素或其他免疫抑制治疗前有HTLV-1感染或其他原因导致的细胞免疫受损时,需排除类圆线虫感染。以下患者应进行多次粪便及血清学检查:

可能接触过(疫区旅游或居住史,不论近期或远期)类圆线虫

- 不明原因嗜酸性粒细胞增多
- 症状提示患类圆线虫病
- 来自疫区的潜在器官移植供者和受者也应该进行检测

这些检测有助于预防致命性的超级感染综合征。

如果确诊感染,应立即治疗,在免疫抑制治疗前应有寄生虫学治愈的证据。再发性类圆线虫病的免疫抑制患者,需增加疗程直到治愈。

关键点

- 当赤脚进入疫水中,类圆线虫的蚴虫可钻入人皮肤
- 蚴虫通过血流移行到肺,穿过肺泡,向上到达呼吸道,被咽下,然后在肠内发育成熟;成虫在肠道内产卵并孵化,释放出蚴虫;他们可以发育成感染性丝状蚴,这可能会导致外部或内部自身感染,不断循环
- HTLV-1合并感染、服用糖皮质激素或其他原因导致细胞免疫受损的患者可能发生潜在致命的超感染综合征-播散性疾病累及肺、肠道、皮肤和其他不属于寄生虫的正常生活周期涉及的器官(如中枢神经系统、肝脏、心脏)
- 临床表现包括皮疹和肺部症状(包括咳嗽和喘息),以及伴有腹泻的腹痛
- 通过显微镜检多个粪便样本,利用琼脂平板方法或通过十二指肠抽吸物可建立诊断。超级感染者的痰液中可发现蚴虫
- 无并发症患者伊维菌素治疗2日或阿苯达唑治疗7日
- 超级感染综合征的患者需要延长疗程或反复多个疗程治疗
- 类圆线虫病患者反复粪检阴性可认为治愈

弓蛔虫病

(内脏或眼幼虫移行症)

弓蛔虫病是由一种一般仅感染动物的线蛔虫的幼虫感染人体所致的疾病。症状包括发热、纳差、肝脾大、皮疹、肺炎、哮喘或视力受损。诊断主要通过酶联免疫法检测。治疗药物为阿苯达唑或甲苯哒唑。严重病例或眼部受累可加用糖皮质激素。

病理生理

犬弓蛔虫、猫弓蛔虫和其他动物弓蛔虫的虫卵在土壤中成熟，并感染狗、猫和其他动物。人类可因摄入感染动物粪便污染物中的虫卵或未煮熟的、被感染的转移宿主（如兔子）而感染。虫卵在人类肠道中孵化。幼虫穿透肠壁后移行到肝、肺、中枢神经系统、眼或其他组织。由于幼虫移行引起的局灶性嗜酸性肉芽肿可导致组织损伤。

这些幼虫通常不能在人体内完成其发育，但可存活数月。

症状及体征

内脏幼虫移行症（VLM） 根据受累的器官不同可有发热、纳差、肝脾大、皮疹、肺炎和哮喘样症状。其他蠕虫包括浣熊贝蛔虫、类圆线虫和并殖吸虫在组织中移行时可导致类似症状。

VLM最多见于有食土史的2~5岁的儿童或摄取黏土的成人。

如果不再摄入虫卵，本病可在6~18个月内自愈。由脑部或心脏侵犯而导致的死亡者极少发生。

眼幼虫移行症（OLM） 也称眼弓蛔虫病，通常单侧发生，一般不伴随全身症状或有非常轻微的全身症状。OLM病变最主要的是对幼虫的肉芽肿反应，可引起葡萄膜炎或脉络膜视网膜炎。最终导致视力受损。

OLM发生于大龄儿童而在年轻成人中很少见。病变与视网膜神经胶质瘤或其他眼内的肿瘤难以鉴别。

诊断
- 酶联免疫分析结合临床表现

根据临床表现、流行病学和血清学结果可作出诊断。推荐应用酶联免疫法（EIA）。但OLM患者血清抗体的滴度可能较低或检测不到。同种凝集素可增高，但特异性差。CT或MRI可显示肝脏多个、散在分布、边界不清、1.0~1.5cm的椭圆形病灶或胸膜上边界不清的结节。VLM常有高球蛋白血症、白细胞增多和显著的嗜酸性粒细胞增高。

肝脏或其他受累器官的活检可发现嗜酸性肉芽肿反应，组织切片中很难找到幼虫，活检的虫体检获率也很低。粪检无价值。

OLM应与成视网膜神经胶质瘤鉴别，以避免不必要的外科眼球摘除。

治疗
- 阿苯达唑或甲苯哒唑
- 对症治疗

无症状和轻症的患者症状轻微不需要驱虫治疗，因为感染通常是自限性的。

中到重症患者，阿苯达唑400mg口服，每日2次，连续5日或甲苯哒唑100~200mg口服，每日2次，连续5日；但最佳疗程还未确定。

对轻度症状应用抗组胺药物已足够。对严重症状应该应用糖皮质激素治疗（泼尼松20~40mg，每日1次）。局部或口服应用糖皮质激素用于OLM以减轻眼睛的炎症反应。

可用激光光凝疗法杀死视网膜中的幼虫。

预防

在美国，犬弓蛔虫的感染率非常普遍，而猫弓蛔虫的感染则要少得多，但两者均应进行正规驱虫。应设法避免与被动物粪便污染的土和沙的接触。沙箱应该被填埋。

> **关键点**
> - 犬弓蛔虫的生活周期通常在犬类中完成，偶尔可造成人类感染。人类可因摄入感染动物粪便之污染物中的虫卵或未煮熟的感被染的转移宿主（如兔子）而感染
> - 人类弓蛔虫病导致两个综合征：VLM（根据受累器官可有不同症状）和OLM（通常无症状或仅有轻微症状但可造成视力损伤或丧失）
> - 诊断基于临床表现和弓蛔虫抗原的EIA检测
> - 无症状和轻症的患者症状轻微不需要驱虫治疗，因为感染通常是自限性的。如果需要治疗，可采取以下方案：中到重度症状者用阿苯达唑或甲苯哒唑治疗，对轻度症状可能需应用抗组胺药物，对严重症状可用糖皮质激素
> - 对狗和猫进行驱虫治疗有助于预防弓蛔虫病

旋毛虫病
（旋毛虫感染）

旋毛虫病由旋毛形线虫或其他旋毛虫属感染所致。它可先引起胃肠道症状，然后出现眶周水肿、肌痛、发热和嗜酸粒细胞增多。临床表现和血清学检测可确立诊断。肌肉活检也具有诊断价值但很少需要实施。治疗药物为甲苯哒唑或阿苯达唑，如症状严重则要联用泼尼松。

旋毛虫病可见于全球。除了经典的病原体旋毛形线虫外，旋毛虫病也可由不同地区的伪旋毛虫、乡土旋毛虫、纳氏旋毛虫和布氏旋毛虫感染引起。

病理生理

该虫的生活史靠动物（如猪、马）被喂食或猎食（如熊、狐狸、野猪）那些横纹肌中含有成囊的感染性幼虫的其他动物（如啮齿动物）得以维持。人因食用感染动物的生的、未煮熟的或未完全处理的肉或肉制品而感染，通常是猪、野猪或熊。幼虫在小肠内脱囊后钻入黏膜，在6~8日发育为成虫。雌虫体长约2.2mm，雄虫体长1.2mm。

成熟的雌虫排出活幼虫，排虫期长达4~6周，然后死亡或被排至体外。新生幼虫在身体及血液中移行但最终仅能在横纹肌细胞内存活。幼虫1~2个月后完全形成包囊并作为细胞内寄生虫还可存活多年。死亡的幼虫最终被吸收或钙化。只有当成囊的幼虫被别的食肉动物摄入，生活周期才能继续。

症状及体征

多数被感染的人无胃肠道症状或症状轻微。第1周可出现恶心、腹部痉挛痛和腹泻。感染后1~2周全身症状和体征开始出现：面部或眶周水肿、肌痛、持续发热、头痛、结

膜下出血和瘀斑。眼痛和畏光常先于肌痛。因幼虫侵犯肌细胞所致的症状与多肌炎相似。呼吸、语言、咀嚼和吞咽的肌肉出现疼痛。重度感染时可发生严重呼吸困难。发热一般为弛张热，可高达39℃或更高，持续数日然后逐渐回落。当新生幼虫侵犯组织时嗜酸性粒细胞开始增多，感染后2~4周达高峰，当幼虫成囊后逐渐回落。

重度感染时，炎症可引起并发症：心脏（心肌炎、心力衰竭、心律失常），神经系统（脑炎、脑膜炎、视听障碍、癫痫发作）或肺部（肺炎、胸膜炎）。死亡通常由心肌炎或脑炎所致。

当幼虫被肌细胞充分包围成囊并从其他器官组织消灭清除后，体征和症状逐渐改善，在第3个月大多数体征和症状消失。轻度肌痛和乏力可持续数月。

北纬地区乡土旋毛虫反复感染可导致慢性腹泻。

诊断
- 酶联免疫法（EIA）
- 极少需要肌肉活检

对肠期旋毛虫病尚无特异性诊断方法。感染后第2周肌肉活检可发现幼虫和包囊，但一般无必要。肌组织弥散性炎症表明系新近感染。

可应用一些血清学检测，通过酶联免疫法检测旋毛形线虫分泌（ES）抗原是确定感染的最快途径，此方法在美国应用。在感染的3~5周通常检测不到抗体，因此如果最初的结果是阴性的，应每周复查。因为抗体可持续数年，故血清学检测由初期的阴性然后转为阳性，则有很大价值。血清学试验和肌肉活检是互为补充的检测：对某一特定患者，可能其中之一项结果是阴性。皮肤的幼虫抗原试验是不可靠的。

50%的患者有肌酶（肌酸激酶和乳酸脱氢酶）的升高，并伴有肌电图异常。

旋毛虫病须与以下疾病鉴别
- 急性风湿热、急性关节炎、血管性水肿及肌炎
- 表现为发热的疾病如结核病、伤寒、败血症及波浪热
- 肺炎
- 神经系统症状如脑膜炎、脑炎及脊髓灰质炎
- 应与霍奇金病、嗜酸性粒细胞性白血病、结节性多动脉炎以及其他移行性线虫所致的嗜酸性粒细胞增多

治疗
- 对症治疗
- 阿苯达唑或甲苯哒唑驱除成虫

驱虫药可驱除消化道的成虫，但对包囊里的幼虫几乎无效。

也可应用阿苯达唑400mg口服，每日2次，连服8~14日，或甲苯哒唑200~400mg/次，每天3次口服，连服3日，然后改为400~500mg/次，每天3次口服连服10日。

肌痛可能需用止痛剂缓解疼痛。对有严重变态反应症状的患者或心肌、中枢神经系统受累者，可给泼尼松20~60mg，每日1次，口服，连服3~4日，然后逐渐减量，10~14日后停药。

预防
猪肉或其他野生动物的肉类经充分烧煮[71℃（160°F）烧透]可预防旋毛虫病。将<15cm（6英寸）的猪肉在-17℃（1°F）冷冻3周或-30℃（-22°F）冷冻6日可杀死其中的幼虫。冷冻不推荐用于来自野生动物的肉类，因为它们可能感染了能抵御低温的旋毛虫。烟熏、微波或腌制不能杀灭肉中的幼虫。

研磨器或其他用于处理生肉的器具应进行完全的清洗。用肥皂和水洗手也非常重要。不应给感染地区的猪喂食未煮熟的肉制品。

> **关键点**
> - 人因食用感染动物的生的、未煮熟的或处理不正确的肉或肉制品而感染，通常是猪、野猪或熊
> - 幼虫在小肠出囊，穿透黏膜，并成为释放活幼虫的成虫；幼虫通过血流或淋巴管到达四肢的骨骼肌细胞并形成包囊
> - 首先出现胃肠道症状，然后出现眶周水肿、肌痛、发热和嗜酸性粒细胞增多
> - 临床表现在第3个月逐渐缓解，此时幼虫完全形成包囊，但肌肉隐痛和无力可能持续数月
> - 应用酶联免疫法进行诊断
> - 对症治疗（如应用止痛药和泼尼松治疗过敏表现或中枢神经系统或心肌受累）；驱虫剂可杀死成虫，但对成囊幼虫无效
> - 完全煮熟猪肉或其他野生动物的肉类可防止旋毛虫病

鞭虫病
（鞭虫感染）

鞭虫病是由毛首鞭形线虫感染所致。症状一般包括腹痛和腹泻，在重度感染患者还可出现贫血和营养不良。在粪便中找到虫卵可诊断。治疗药物为甲苯哒唑、阿苯达唑或伊维菌素。

鞭虫病为第3种最常见的线虫感染。全球约6.04亿~7.95亿人感染。鞭虫病主要流行于热带和亚热带地区的发展中国家，这些地区居民的粪便被经常用作肥料或人们习惯于在土壤中排便，但感染也可见于美国南部农村地区。大部分感染者为儿童。

本病经粪~口途径传播。摄入的虫卵在十二指肠孵化为幼虫，幼虫侵犯小肠的黏膜。发育成熟1~3个月后，成虫移行到盲肠和降结肠，在此附着于表浅黏膜，交配及产卵。成虫估计存活1~2年，有些则存活时间更长。

症状及体征
轻度感染常无症状。

重度感染可引起腹痛、食欲缺乏和腹泻，有时甚至可导致贫血或生长发育迟缓。严重感染可致体重减轻、贫血以及直肠脱垂，特别是在儿童中。

诊断

■ 粪便显微镜检查

粪便显微镜检查可以确定诊断；粪便中很易找到特征性的两头有盖的柠檬状虫卵。如因其他原因进行肛门镜、直肠镜或结肠镜检查时，可在肠腔中发现卷曲的成虫。外周血细胞常规检查以发现贫血。

治疗

■ 甲苯哒唑、阿苯达唑或伊维菌素

推荐治疗为甲苯咪唑 100mg 口服，每日 2 次，连服 3 日，阿苯达唑 500mg 顿服，用于群体驱虫治疗。也可选择阿苯达唑 400mg 口服，每日 1 次，连续 3 日；或伊维菌素 200μg/kg 口服，每日 1 次，连续 3 日。孕妇严禁应用这些药物。

如果准备应用伊维菌素治疗，如果患者曾在中非这些罗阿丝虫流行的区域待过，应评估是否同时感染罗阿丝虫。

预防需要有适当的卫生条件和良好的个人卫生习惯。

> **关键点**
>
> ■ 鞭虫病主要流行于热带和亚热带地区的发展中国家，这些地区居民的粪便被经常用作肥料或人们习惯于在土壤中排便，但感染也可见于美国南部农村地区。大部分感染者为儿童
> ■ 本病经粪-口途径传播
> ■ 轻度感染常无症状。重度感染可引起腹痛、食欲缺乏和腹泻，在儿童中可导致体重减轻、贫血以及直肠脱垂
> ■ 粪便显微镜检查找到特征性的两头有盖的柠檬状虫卵可诊断
> ■ 推荐治疗为甲苯哒唑，也可选择阿苯达唑和伊维菌素
> ■ 如果准备应用伊维菌素治疗，如果患者曾在中非这些罗阿丝虫流行的区域待过，应评估是否同时感染罗阿丝虫。伊维菌素可导致罗阿丝虫病患者的严重反应

201. 绦虫（带绦虫）

所有绦虫的生活周期经过 3 个阶段，即虫卵、幼虫和成虫。成虫寄生在终宿主，食肉性哺乳动物的肠腔中。感染人类的绦虫主要通过其中间宿主而命名：鱼肉绦虫（阔节裂头绦虫）、牛肉绦虫（无钩绦虫）以及猪肉绦虫（有钩绦虫）。

唯一的例外是亚洲带绦虫，此与牛肉绦虫类似，但在亚洲是通过食用猪肉感染。

寄生在终宿主肠道内的成虫产生的虫卵随粪便排出到环境中并被中间宿主摄入（一般为其他物种），虫卵在中间宿主体内发育成为幼虫，进入血液循环并在肌肉或其他器官中成囊。当中间宿主被食用后，在进食者的肠腔中，寄生虫从包囊中释放出来并发育为成虫，重新开始新的生活周期。对于一些种类的绦虫（如猪肉绦虫），终宿主也能作为中间宿主；即，虫卵而不是组织包囊被摄入后，虫卵发育为幼虫，随后进入血液循环并在各个组织中形成包囊。

绦虫的成虫虫体长而扁平、多节，无消化管而能直接从宿主小肠吸收营养物。在宿主的消化道内，绦虫成虫可以非常大，世界上最长的绦虫是 40 米长的鲸绦虫。成虫有 3 个可识别的部分。头节（头）为附着器官，可黏附到肠黏膜。颈是有高度再生能力的不分节的部分。如果治疗不能杀灭颈和头节，则整个虫体又可再生。虫体颈节以下的其余部分由无数节片组成。最接近颈部的节片不分化。随着节片向尾端移动延伸，雌雄同体的性器官形成。远端节片是孕节，其子宫内含有虫卵。

症状及体征

成虫能很好地适应其相应宿主，通常导致很轻微的消化道症状。也有一些例外。严重感染短膜壳绦虫可引起腹部不适、腹泻和体重减轻；阔节裂头绦虫可引起维生素 B_{12} 缺乏和巨幼细胞贫血。

与成虫不同，幼虫在肠外部位生长可导致严重甚至致命性疾病，大部分位于脑部，也可位于肝脏、肺、眼、肌肉和皮下组织。在人体，猪肉绦虫导致囊尾蚴病，细粒棘球绦虫和多房棘球绦虫导致棘球囊病。绦虫属、芽殖裂头蚴、多头绦虫和链形绦虫也可以感染人类。

诊断

成虫的感染通过在粪便中找到虫卵或孕节片而诊断。幼虫病可通过影像学如脑部 CT 或 MRI 很好地进行诊断。血清学检测对诊断可能有帮助。

治疗

驱虫药如吡喹酮对于大部分肠内绦虫感染都是有效的。可选择氯硝柳胺，但在美国无法获取。硝唑尼特，可用于膜壳绦虫感染。一些肠外感染对阿苯达唑、吡喹酮反应良好，另一些则需要外科干预。

预防

可通过以下的方法进行预防和控制：

■ 将猪肉、牛肉、羊肉、野生动物肉和鱼煮熟 [温度至少 > 57℃（>135℉）]
■ 延长肉类的冷冻时间及腌制是有效的（如鱼绦虫）
■ 对肉类进行熏制和风干无法预防感染
■ 经常对狗和猫进行驱虫

- 阻止通过宿主的再循环（如防止狗食用野味或家畜的肉）
- 减少并清除中间宿主如啮齿动物、跳蚤和谷仓的甲虫类
- 对肉类进行检测
- 合理卫生地处理人的排泄物

裂头绦虫病
（鱼绦虫感染）

本病由淡水鱼肠道绦虫即阔节裂头绦虫感染所致。治疗药物为吡喹酮。

鱼带绦虫是人类最大的一种寄生虫（长度近10米）。阔节裂头绦虫和曼氏裂头蚴是仅有的两种有水中生活阶段的人类寄生虫。在淡水中，来自人类粪便的阔节裂头绦虫虫卵孵出能自由游动的钩毛蚴，后者被剑水蚤摄入，在吞入感染性剑水蚤的淡水鱼内成为感染性幼虫。

世界范围内均有鱼带绦虫感染，但有污水污染的冷湖（cool lakes）地区尤为多见。美国和北欧的感染主要发生在那些食用生的淡水鱼的人群。随着污水治理的进行，感染者逐渐减少。

感染通常是无症状的，但有时也可见轻度胃肠道症状。鱼带绦虫在小肠上段摄取食物中的维生素 B_{12}，有时会导致维生素 B_{12} 缺乏和巨幼细胞性贫血。

诊断通过在粪便中找到特征性的有盖虫卵或宽的节片。血常规检查可发现贫血。

治疗
- 吡喹酮
- 有时用氯硝柳胺（美国之外）治疗

采用吡喹酮单剂口服 5~10mg/kg。也可选择总量 2g 的氯硝柳胺治疗，每片 500mg，共 4 片嚼服。儿童剂量为 50mg/kg 服 1 次（极量 2g）。也需用维生素 B_{12} 以纠正巨幼细胞性贫血。

按照推荐的温度煮食或冷藏淡水鱼可以杀灭鱼带绦虫。冻存推荐的温度如下：
- -20℃（-4℉）或以下冷藏 7 日（总时间）
- -35℃（-31℉）或以下冷冻至固态然后在 -35℃（-31℉）或以下储存 15 小时
- -35℃（-31℉）或以下冷冻至固态然后在 -20℃（-4℉）或以下储存 24 小时

犬复孔绦虫感染

犬复孔绦虫可导致肠道感染，通常无症状。

犬复孔绦虫为一种复孔绦虫，主要存在于狗和猫体内。蚤类为中间宿主。儿童可摄入被感染了的蚤类，表现出一种无症状、自限性的感染，但在粪便中可发现节片。

治疗采用吡喹酮单剂口服 5~10mg/kg。也可选择总量 2g 的氯硝柳胺单剂治疗，每片 500mg，共 4 片嚼服。儿童剂量为 50mg/kg 服 1 次（极量 2g）。

棘球蚴病

棘球绦虫病由细粒棘球绦虫或多房棘球绦虫（泡状棘球蚴病）的幼虫感染所致。症状取决于受累的器官，例如黄疸、肝包囊导致的腹部不适、咳嗽、胸痛和肺包囊导致的咯血。包囊破裂可导致发热、荨麻疹以及严重的过敏反应。诊断主要通过影像学发现包囊液或血清学检测。治疗药物为阿苯达唑、手术或两者联合或包囊抽吸以及滴注杀头节药物。

病原学

细粒棘球绦虫多见于地中海、中东、澳大利亚、新西兰、南部非洲和南美洲的牧羊区。犬类为终宿主，食草动物（如羊、马和鹿）和人为中间宿主。在加拿大、阿拉斯加和加利福尼亚的某些地区也存在流行区。

多房棘球绦虫成虫主要见于狐，而棘球蚴则见于小型野生啮齿动物。被感染的狗和其他犬科动物偶尔感染人类。多房棘球绦虫主要分布于中欧、阿拉斯加、加拿大和西伯利亚。在美国，自然感染的区域从怀俄明和达科他一直延伸到中西部。

其他少见病例如福氏棘球绦虫或少节棘球绦虫可在人体中导致多囊棘球蚴病，主要发生在肝脏。这些种类主要见于中南美洲。

病理生理

从动物粪便（可能存在于狗或其他动物的皮毛中）摄入的虫卵在肠中孵化并释放六钩蚴（为包裹在孕囊中的不成熟棘球蚴）。六钩蚴进入肠壁经血液循环移行并定居于肝或肺，少数情况下可定居在脑、骨或其他器官。成虫不会存在于人类的消化道。

在组织内，细粒棘球绦虫的六钩蚴缓慢形成（通常需很多年）为充满液体的单房大囊肿——包虫囊。从这些包囊又可萌发出育囊，在这些育囊内含有很多小的感染性头节。大的囊肿可含 >1L 的抗原性很强的包虫液体和数百万个头节。有时在原发性囊肿内或外部可形成子囊。如囊肿出现渗漏或破裂，感染就会扩散到腹膜。

多房棘球绦虫产生海绵状囊肿可导致原位浸润，通常难以或无法手术治疗。囊肿主要见于肝脏，但也可转移至肺和其他组织。囊肿并不大，但它们侵入并破坏周围组织，可引起肝功能衰竭和死亡。

症状及体征

大多数感染是在儿童时期发生，可以很多年不出现临床症状，除非囊肿位于重要器官。体征和症状与单个占位性肿瘤的症状和体征相似。

肝囊肿 导致腹痛或可触及的肿块。若胆管被阻塞可发生黄疸。囊肿破入胆管、腹腔或腹膜腔或肺中，可引起发热、荨麻疹或严重过敏反应。

肺部囊肿 肺部的囊肿破裂可引起咳嗽、胸痛和咯血。

诊断
- 影像学
- 血清学检测
- 囊液检测

肺包囊在常规 X 线上显示为圆形、不规则的肺部包块。CT、MRI 和超声扫描发现子囊和棘球蚴砂（原头蚴或碎片）具有诊断价值，但单个包虫囊肿则很难与良性囊肿、脓

肿或良性及恶性肿瘤相区别。在抽吸出的囊液中发现棘球蚴砂也具有诊断价值。

血清学诊断(酶联免疫检测、免疫荧光检测、间接血凝试验)敏感性不确定,但一旦阳性则有助于诊断,所以应该进行血清学检查。血常规检测可发现嗜酸性粒细胞增多。

治疗
- 在注入杀头节药物后进行手术清除或皮下抽吸
- 阿苯达唑

治疗取决于囊肿的形状、位置和大小以及并发症。

手术常常采用腹腔镜,也具有治愈效果。一般在手术治疗前给予阿苯达唑以防止手术过程中囊肿液溢出导致感染转移。某些医疗中心应用CT引导下经皮抽吸囊液,然后灌入杀头节药物(如高渗盐水)并进行反复抽吸[PAIR方法-(经皮穿刺-注射-再抽吸)]。

> **经验与提示**
> - 在抽吸或手术过程中应小心避免囊肿内容物的泄漏,否则会发生转移感染

对于细粒棘球蚴病,阿苯达唑400mg口服,每日2次,连服1~6个月(儿童剂量从7.5mg/kg到最高剂量400mg,每日2次)治愈率为30%~40%。

多房棘球绦虫感染的预后差,除非整个幼虫囊被清除掉。尽量手术治疗,手术的疗效取决于囊肿的大小、部位和损伤情况。

上述的阿苯达唑治疗可应用于不能手术的患者。在少数患者中,肝移植可挽救生命。

> **关键点**
> - 摄入的绦虫卵孵化后,释放六钩蚴,后者移行到肝脏或肺,少数情况下会移行到脑、骨或其他器官,并形成包囊,导致棘球蚴病;胃肠道中不会有成虫存在
> - 囊肿缓慢(通常数年)长大(可达1L),成为充满液体的囊肿(棘球蚴),其中包含大量的感染原头节
> - 感染的狗(或其他犬类)的粪便是人类感染的主要传染源
> - 肝囊肿会引起疼痛,有时导致黄疸;肺囊肿可引起疼痛、咳嗽和咯血
> - 多房棘球蚴不会产生大的囊肿,但侵入和破坏周围组织,并可能导致肝衰竭和死亡
> - 对包囊液进行分型和血清学检测可诊断
> - 治疗取决于寄生虫的种类、囊肿大小、位置以及并发症;治疗的方法包括外科手术、囊肿抽吸和注入杀头节剂,和/或延长阿苯达唑治疗疗程

长膜壳绦虫感染

长膜壳绦虫可导致肠道感染。

长膜壳绦虫为寄生在鼠体内的一种绦虫,生活周期类似短膜壳绦虫的间接循环模式,包括谷仓昆虫。长膜壳绦虫极少感染人体,一旦感染可导致轻度腹泻。在粪便中找到特征性的虫卵可诊断。

治疗
- 吡喹酮
- 其他可用药物有硝唑尼特,美国境外可用氯硝柳胺

长膜壳绦虫感染可选择吡喹酮25mg/kg一次口服治疗。替代的药物包括硝唑尼特和氯硝柳胺(在美国无法获取)。

硝唑尼特的剂量如下:
- >11岁:500mg口服,每日2次,连服3日
- 4~11岁:200mg口服,每日2次,连服3日
- 1~4岁:100mg口服,每日2次,连服3日

氯硝柳胺剂量如下:
- 成人:2g,每日1次,连服7日
- >34kg的患儿:第一天1.5g单剂口服,然后1g,每日1次,连服6日
- 11~34kg的患儿:第一天1g单剂口服,然后500mg,每日1次,连服6日

短膜壳绦虫感染

短膜壳绦虫是一种小的肠道绦虫,是最常见的寄生于人类的绦虫;治疗药物为吡喹酮。

短膜壳绦虫仅仅只有15~40mm长。一般仅需要一种宿主但也可通过两种宿主度过生命周期。该虫的幼虫仅仅在肠壁移行,而且生存期相对较短(4~6周)。短膜壳绦虫较常见于那些生活贫困而且卫生条件很差的人群中,尤其是在有蚤类存在的情况下。

短膜壳绦虫有3种感染模式:
- 间接双宿主循环模式:啮齿类动物为主要的最终宿主,谷仓昆虫、蚤类或其他以污染的啮齿类动物的粪便为食的昆虫则作为中间宿主;人类通过摄入有虫寄生的昆虫而感染
- 人-人、口-肛循环模式:虫卵自一个人传播到另一个人或在一个宿主内反复循环
- 自体感染:即虫卵在不离开宿主的情况下在肠道内孵育并产生后代个体。自体感染可导致大量虫体聚集,可产生恶心、呕吐、腹泻、腹痛、体重下降和一些非特异性的全身症状

感染通常无症状,但严重感染可能导致痉挛性腹痛、腹泻、食欲下降、体重下降和大部分感染轻微,没有临床症状,但严重感染可导致腹泻、腹痛和肛门瘙痒。

诊断主要通过在粪便标本中找到虫卵。

治疗
- 吡喹酮
- 其他可用药物有硝唑尼特,美国境外可用氯硝柳胺

短膜壳绦虫感染可选择吡喹酮25mg/kg一次口服治疗。替代的药物包括硝唑尼特和氯硝柳胺(在美国无法获取)。

硝唑尼特的剂量如下:
- >11岁:500mg口服,每日2次,连服3日

- 4~11岁：200mg 口服，每日 2 次，连服 3 日
- 1~4 岁：100mg 口服，每日 2 次，连服 3 日

  氯硝柳胺剂量如下：
- 成人：2g，每日 1 次，连服 7 日
- >34kg 的患儿：第一天 1.5g 单剂口服，然后 1g，每日 1 次，连服 6 日
- 11~34kg 的患儿：第一天 1g 单剂口服，然后 500mg，每日 1 次，连服 6 日

裂头蚴病

裂头蚴病为迭宫绦虫属及增殖裂头蚴幼虫感染所致。

迭宫绦虫属成虫和增殖裂头蚴可感染狗、猫和其他食肉动物。虫卵被排入到淡水中并被桡足类（如剑水蚤）摄入。蛙、爬虫类和两栖动物（如蛙类）可摄入桡足类并充当中间宿主。

人类可因如下情况导致感染
- 意外摄入被猫或狗粪便污染的淡水中的桡足类
- 食用未完全煮熟的其他中间宿主的肉
- 接触摄入这些来源的肉的家禽而导致感染

在人体中，幼虫一般移行到皮下组织或并逐渐聚合形成肿块。其他部位，包括中枢神经系统可能也会被累及但一般很少发生。症状可能由肿块占位导致。

诊断通常在手术切除病变后可明确，也可通过影像学检查发现肿块。手术是主要的治疗手段，主要应用于有症状及占位病变。通常情况下驱虫治疗无效。

多头蚴病

（多头绦虫；链形带绦虫或布氏感染）

多头绦虫、链形带绦虫和布氏绦虫一般极少导致人体感染，但偶尔可通过摄入狗粪便中的虫卵而导致感染。

犬类为多头绦虫、链形带绦虫和布氏绦虫成虫的最终宿主；羊和其他食草动物为中间宿主。无意中摄入狗粪便污染的食物可导致人体感染。幼虫可侵入中枢神经系、皮下组织、肌肉或眼内形成包囊。

症状往往需要多年后才显现，而且取决于所感染的器官。如感染脑则可导致颅内高压、癫痫发作、意识丧失和灶性神经系统损害。皮下或肌肉组织的多头蚴表现为活动、有压痛的结节。眼睛受累可导致视力受损。

占位性病变经手术切除后常常可确立诊断，手术也是主要的治疗手段，应用于有症状及占位性损伤的患者。

硝唑尼特可能有效。一些患者可联合手术和驱虫治疗。硝唑尼特不能用于眼多头蚴病患者，因为死亡的虫体可激发严重的炎症反应，导致视力丧失。

亚洲带绦虫感染

亚洲带绦虫感染局限于亚洲。与牛带绦虫感染极为类似，但主要的动物宿主是猪而不是牛。

亚洲带绦虫成虫感染的形态学、临床表现、诊断和肠道感染的处理与牛带绦虫似，但感染来自食用猪肉而不是牛肉。

亚洲带绦虫的感染限于亚洲，绝大部分在中国、中国台湾、印度尼西亚、泰国、韩国、印度和周边国家。

猪为亚洲带绦虫的中间宿主。人类因食用生的或不熟的猪肉中的囊尾蚴而感染。被摄入后，囊尾蚴在人类小肠发育成熟。

亚洲带绦虫是否会导致人类的囊虫病还不清楚。幼虫的感染导致囊虫病，即摄入从人类粪便中排出的虫卵。

症状

亚洲带绦虫导致肠道感染。人类感染亚洲带绦虫成虫后一般无症状或有轻微的胃肠道症状。粪便中可发现节片（虫体的体节）。

诊断
- 显微镜检查找粪便中的节片和虫卵

粪便必须进行节片和虫卵的检测；肛门拭子有时也可发现虫卵。亚洲带绦虫的虫卵不易与牛带绦虫和猪带绦虫的虫卵相区别。分子检测寄生虫的 DNA 可以区分亚洲带绦虫和牛带绦虫。

治疗
- 吡喹酮
- 也可选择氯硝柳胺（美国以外可以获取）

治疗可用吡喹酮 5mg 或 10mg/kg 单剂口服。或用氯硝柳胺（美国未上市）2g 共 4 片（每片 500mg）一次口服，每次咀嚼一片并用少量水吞服。儿童氯硝柳胺的剂量为一次 50mg/kg（极量 2g）。

牛带绦虫感染

牛带绦虫的感染可导致轻度的消化道不适或在粪便中排出可活动的节片。应用吡喹酮治疗。

牛是牛带绦虫的中间宿主。人类可因食用生的或不熟的牛肉中的囊尾蚴而感染。

幼虫大约 2 个月发育为成虫，可存活数年；通常只有 1~2 条。

本病呈全球性分布，但在非洲、中东、东欧、墨西哥和南美的热带和亚热带养牛的地区尤为多见。牛带绦虫感染在美国不常见，因为牛均受到联邦检疫机构的监测。

患者一般无症状或仅有轻微的消化道症状。无症状的患者常因排出活动的节片而就医。

诊断
- 显微镜检查找粪便中的节片和虫卵

粪便必须进行节片和虫卵的检测；肛门拭子有时也可发现虫卵。牛带绦虫虫卵不易与猪带绦虫（猪肉绦虫）和亚洲带绦虫虫卵区别，这三种绦虫的临床特征和肠道感染的管理也很相似。

治疗
- 吡喹酮
- 也可选择氯硝柳胺（美国以外可以获取）

治疗可用吡喹酮 5mg 或 10mg/kg 单剂口服。或用氯硝柳胺（美国未上市）2g 共 4 片（每片 500mg）一次口服，每次咀嚼一片并用少量水吞服。儿童氯硝柳胺的剂量为一次 50mg/kg。

如果4个月都没有节片排出,可判定为已经治愈。

猪带绦虫(猪肉绦虫)感染和囊虫病

猪带绦虫病由摄入污染的猪肉中的绦虫成虫感染所致。囊虫病为猪带绦虫的幼虫感染所致,在摄入了人类粪便中排出的卵后,卵发育为幼虫导致发病。成虫感染可导致轻微的消化道症状或在粪便中排出可活动的节片。囊虫病通常无症状,除非幼虫侵入到中枢神经系统,导致中枢神经系统囊虫病,导致癫痫发作或其他各种神经系统体征。脑囊虫病可通过脑部影像学检查发现。少于一半的脑囊虫病患者在肠道中可有猪带绦虫成虫,粪便中可发现虫卵或节片。成虫可用吡喹酮清除。有症状的脑囊虫病采用激素、抗惊厥药治疗,在一些情况下也应用阿苯达唑或吡喹酮。有时可能需要外科手术治疗。

人感染猪带绦虫成虫的临床表现、诊断和治疗与牛肉绦虫感染相似。但是人类也可能摄入人排泄物中的猪带绦虫的虫卵而成为猪带绦虫幼虫的中间宿主(图201-1)。一些专家推测若肠道中存在成虫,反胃时可将肠道中的孕节片(成虫的体节)带至胃内并孵出六钩蚴(寄生虫的未成熟形态),后者孵化并可移行至皮下组织、肌肉、内脏和中枢神经系统。

成虫可在小肠中定居多年。可达2~7m长,产生的近1 000个节片;每个约含有约50 000个虫卵。

猪带绦虫病和囊虫病在全球范围内存在。囊虫病十分普遍,在拉丁美洲,脑囊虫病是癫痫发作的一个主要原因。在美国,除移民外,本病十分罕见,但美国北部那些未到国外旅行的人也可通过摄入携带有猪带绦虫成虫的移民排出的虫卵而感染的。除了猪带绦虫,其他的绦虫极少导致脑囊虫病。

症状及体征

肠道感染 人体感染猪带绦虫成虫通常没有症状或仅有轻微的胃肠道不适。大便中可发现节片。

囊虫病 在大部分组织中,活的囊尾蚴仅引起轻度或不引起组织反应,但中枢神经系统内的囊尾蚴死亡则可促

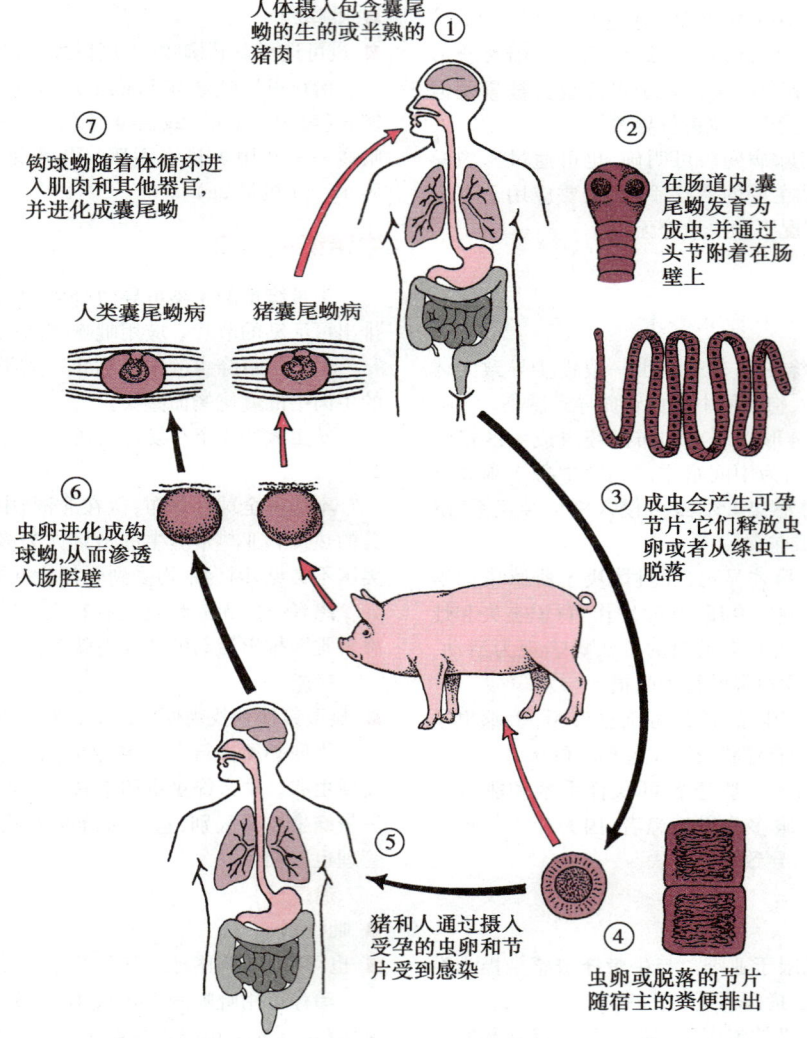

图201-1 猪带绦虫生活史。人体摄入污染的猪肉导致肠道猪带绦虫成虫感染,或摄入虫卵(人为中间宿主)导致囊尾蚴病

发强烈的组织应答。因此,在感染后数年内常无症状。

脑部感染(颅内囊虫病)可导致严重症状,由占位效应、虫体崩解以及抗原释放导致。

患者可表现为癫痫发作、颅内压增高、脑积水、局灶性神经体征、精神状态改变或无菌性脑膜炎,具体表现取决于猪囊尾蚴的位置及数量。

囊尾蚴也可感染脊髓、肌肉、皮下组织和眼睛。

幼虫感染后可产生有效的免疫能力。

诊断

- 粪便显微镜检查找虫卵及节片
- 对有中枢神经系统症状的患者进行 CT 和/或 MRI 检查及血清学检测

猪带绦虫成虫感染通常通过粪便标本的显微镜检查发现虫卵和/或节片进行诊断。但≤50%囊虫病患者粪便标本中有可发现猪带绦虫虫卵。

应用 CT 或 MRI 评价神经系统症状时可诊断囊虫病。扫描可发现实性结节、囊肿、钙化的囊肿、环状强化病灶或脑积水。CDC 的免疫杂交方法(采用血清样本)特异性高,而且比其他酶联免疫法更加敏感(尤其是那些中枢神经系统病灶>2 个的患者;如果仅有 1 个病灶,则敏感性较低)。

> **经验与提示**
>
> - ≤50%囊虫感染患者的粪便标本中存在猪带绦虫虫卵

治疗

- 肠道感染:吡喹酮或氯硝柳胺(美国以外可获取)
- 囊虫病:皮质激素、抗惊厥药物,有时需要阿苯达唑或吡喹酮和/或手术治疗

肠道感染的治疗:肠道感染用吡喹酮 5~10mg/kg 单剂口服进行驱虫治疗。对于脑囊虫病患者应慎用吡喹酮,因为杀灭包囊时可激发炎症反应导致癫痫发作或其他症状。也可选择氯硝柳胺,2g 共 4 片(每片 500mg)口服,每次咀嚼一片并用少量水吞服。儿童剂量为 50mg/kg(极量 2g)服 1 次。

脑囊虫病的治疗:有症状的脑囊虫病的治疗目标为

- 减轻包囊裂解导致的炎症反应
- 控制癫痫发作或高危时预防发作
- 减轻或降低颅内压

可用糖皮质激素(泼尼松 60mg/d 一次口服或地塞米松 6mg/d 一次口服)治疗,以减轻炎症反应和降低颅内压。癫痫患者使用抗惊厥药。如果患者有癫痫发作的高风险,应预防性使用,尤其是有多个裂解病灶及炎症的患者。泼尼松或地塞米松应与驱虫药物同时应用,以减轻颅内死亡的虫体导致的炎症反应。激素可提高阿苯达唑的 CSF 浓度但降低吡喹酮的 CSF 浓度。

阿苯达唑和吡喹酮禁用于眼睛或脊髓的囊虫病患者。

脑室内囊虫病禁用驱虫药,因为虫体死亡激发的炎症反应可导致阻塞性脑积水。阻塞性脑积水(脑室内囊尾蚴包括第四脑室)、脊髓或眼部的囊虫病可能需外科手术治疗。脑室内包囊可以通过导管移除。发现并治疗携带成虫的患者是重要的公共卫生措施。

在美国,传播主要来自那些从流行区域归国的感染者。

仔细洗手非常重要,特别是食物处理人员。去卫生条件匮乏的流行区域旅游时,应避免食用可能被人类粪便污染的食物。

> **关键点**
>
> - 摄入猪带绦虫的包囊可引起肠道感染;摄入虫卵可导致组织囊虫病(囊尾蚴病),如发生在颅内尤为严重
> - 脑囊虫病患者可有癫痫发作、颅内压增高的表现、神志改变、局灶性神经系统体征或无菌性脑膜炎
> - 粪便显微镜检发现成虫可诊断
> - 通过神经影像学和血清学检测诊断脑囊虫病
> - 肠道感染用吡喹酮治疗
> - 治疗脑囊虫病需咨询专家;对于高风险患者常规应用糖皮质激素和抗惊厥药物
> - 脑囊虫应用驱虫剂和/或手术治疗取决于病灶的位置、数量、包囊的大小、囊尾蚴的阶段以及临床表现

202. 肠外原虫

原虫为全球分布的单细胞生物体。那些可导致肠外感染的虫种一般通过节肢动物媒介传播。这些节肢动物传播的感染包括非洲锥虫病、巴贝原虫病、美洲锥虫病(恰加斯病)、利什曼病和疟疾。弓形虫病可通过被污染的食物感染。通过接触水或土壤可感染非寄生性的阿米巴。

非洲锥虫病

(非洲昏睡病)

非洲锥虫病是由通过舌蝇叮咬传播的锥虫属原虫感染所致。症状包括特征性的皮肤损害、间歇热、头痛、寒战、局限性水肿、全身淋巴结肿大以及经常可致病的脑膜脑炎。

诊断通过在血液、淋巴结抽吸物或脑脊液中找到病原体确立，有时也可通过血清学检测诊断。治疗药物可选用苏拉明、喷他脒、美拉胂醇或盐酸依氟鸟氨酸，治疗取决于感染的亚种和临床阶段以及药物的有效性。

非洲锥虫病是由西部和中部非洲的冈比亚布氏锥虫以及东非的罗德西亚布氏锥虫感染所致。两种锥虫都在乌干达流行。该病主要通过舌蝇传播，并且可在产前通过母亲传给胎儿。极少数情况下可通过输血传播；理论上可以通过器官移植传播。

病理生理

感染到蝇的亚循环的锥虫样鞭毛型，转化成为血流中的锥虫样鞭毛型，通过二分裂增殖并在孵育成熟后通过淋巴结和血流播散。血流中的锥虫样鞭毛型会一直繁殖，直到宿主产生的特异性抗体使锥虫水平急剧下降。但是，某一种的锥虫可能通过表面糖蛋白变异改变而逃避免疫清除，并开始新的繁殖周期。繁殖及溶解周期反复进行在感染的末期，锥虫可出现在很多器官的间质液中，包括心肌，最终累及中枢神经系统。当舌蝇叮咬了被感染的人或者动物后，这样的周期可以延续下去。人是冈比亚布氏锥虫的主要贮存宿主，不过冈比亚布氏锥虫也可以贮存于动物体内。而野生动物是罗德西亚布氏锥虫的主要贮存宿主。

症状及体征

该病分为三期：
- 皮肤
- 血液和淋巴
- 中枢神经系统

皮肤：被舌蝇叮咬的部位可在数天到 2 周出现丘疹，然后发展为暗红色的痛性硬结（锥虫疳）。患罗德西亚布氏锥虫病的高加索人约一半可发生锥虫疳，而患罗德西亚布氏锥虫病的非洲人锥虫疳的发生则没有这么常见。在冈比亚布氏锥虫病中则很少发生。

血液和淋巴结：冈比亚布氏锥虫感染需经数月，而罗德西亚布氏锥虫感染则仅需数周就可发生间歇热、头痛、寒战、肌肉及关节疼痛，并继发一过性的颜面部肿胀。也可发生短暂性的环形红斑样皮疹，这种红斑在浅色皮肤的患者中最易见到。全身淋巴结肿大也经常发生。Winterbottom 征（颈后三角的淋巴结肿大）是冈比亚布氏锥虫的特征性表现。

中枢神经系统：在冈比亚型中，中枢神经系统累及常在疾病急性发作后数月到数年内发生。罗德西亚型疾病则呈暴发性，在数周内就可发生中枢神经系统病变。中枢神经系统累及可导致持续的头痛、注意力难以集中、人格改变（如进行性的疲乏和淡漠）、白天嗜睡、震颤、共济失调和终末的昏迷。若不及时治疗，罗德西亚布氏锥虫通常会在初次感染或复发后的几个月内死亡，冈比亚布氏锥虫则在初次感染或复发后的第二年或者第三年死亡。死亡原因主要是因营养不良或双重感染导致的昏迷。

诊断

- 血液或者其他体液标本的光学显微镜检查（厚或薄涂片染色）

通过鉴定下疳、淋巴结、骨髓穿刺液中的锥虫可以诊断。在疾病的后期，可通过脑脊液进行诊断。罗德西亚布氏锥虫一般建议血涂片检查，而冈比亚布氏锥虫则建议对肿大的淋巴结进行穿刺抽液。检查活动的锥虫应该使用湿制剂，而且涂片必须被固定。通过吉姆萨（或者 Field）染色法进行染色。浓缩技术（如血液或者脑脊液的离心）可以提高检测的灵敏度。

由于抗体往往在症状出现后即转阴，因此在临床上，抗体的检测并不十分有用。然而卡片凝集反应可以在显微镜下帮助确认是否为冈比亚布氏锥虫感染。

当感染累及到颅内时，建议行腰椎穿刺检查。会表现为颅压升高、脑脊液淋巴细胞（≥5 个/μl）、蛋白及 IgM 水平升高，除可找到锥虫外还可发现 Mott 细胞（胞质大量免疫球蛋白沉积，细胞外观如桑椹）。

此外包括一些非特异性的实验性检查异常，包括贫血、单核细胞增多及血清多克隆 IgM 升高等。

治疗

- 如果没有中枢神经系统累及，冈比亚布氏锥虫用喷他脒或者依氟鸟氨酸治疗。罗德西亚布氏锥虫用苏拉明治疗
- 如果累及到中枢神经系统，冈比亚型用依氟鸟氨酸或者美拉胂醇治疗。罗德西亚型用美拉胂醇治疗

中枢神经系统未累及：苏拉明和喷他脒对治疗外周血中的两种布氏锥虫均有效，但是无法透过血脑屏障，对颅内神经系统感染无效。冈比亚型感染优选喷他脒（每日 4mg/kg 肌内注射，连用 10 日），而罗德西亚型的血流感染阶段优选苏拉明。喷他脒的剂量是每日 4mg/kg 肌内注射或者静推，连用 7～10 日。苏拉明的用法是首剂 100mg 静滴之后（防止过敏），成人第 1、3、7、14 和 21 日每日 20mg/kg（不超过 1g）静滴；后剂量改为 20mg/kg。依氟鸟氨酸（可由世界卫生组织或者在美国 CDC 限量获得）对冈比亚型感染各个阶段均有效，但是对罗德西亚型无效。用法为 100mg/kg，每日 4 次，静脉注射，连用 14 日。当可获得时，它是冈比亚布氏锥虫的首选药物。

中枢神经系统累及：当能够获得时，使用依氟鸟氨酸 100mg，每日 4 次，静脉推注，共 14 日静脉治疗由冈比亚布氏锥虫感染所引起的中枢神经系统疾病（依氟鸟氨酸对于罗德西亚布氏锥虫是无效的）。在美国，依氟鸟氨酸可以由疾控获得。

由于依氟鸟氨酸的取得是受限的，因此美拉胂醇、有机砷，在非洲国家经常被使用，虽然它有严重的甚至致死性的不良反应。

美拉胂醇的剂量如下：

- 冈比亚布氏锥虫：2.2mg/kg 静脉推注，每日 1 次，连续 10 日
- 罗德西亚布氏锥虫：每日 2～3.6mg/kg 静滴，连用 1 周，然后改为 3.6mg/kg 连用 3 日，一周后再用上述剂量连用 3 日

对于严重中枢神经系统感染的患者，建议使用替代疗法。之后需要系列的随访检查 2 年，其中包括脑脊液的检测。美拉胂醇的严重不良反应主要包括反应性脑病、剥脱

性皮炎以及砷剂引起的胃肠道反应和肾毒性等。糖皮质激素可以降低反应性脑病的发生率。

预防

预防主要是避免接触流行区和防止被舌蝇叮咬,去公园最好穿可遮住手腕和踝关节的衣服(舌蝇可咬透较薄的衣服),衣服的颜色选取与背景融合的中性色。尽管驱虫剂对舌蝇的效果有限,仍应该使用驱虫喷雾。

喷他脒可用于预防冈比亚型感染,但由于它可能损害胰岛素β细胞,导致胰岛素短时间释放引起低血糖,随后出现糖尿病,故很少用于预防用药。

> **关键点**
> - 非洲锥虫病在西非和中非由冈比亚布氏锥虫所引起,东非由罗得西亚布氏锥虫引起;舌蝇是传播的主要媒介
> - 该病非为三个阶段:皮肤疾病、血液淋巴系统疾病和中枢神经系统疾病(昏睡病)
> - 血液或者其他体液标本的光学显微镜检查(厚或薄涂片染色)可用于诊断
> - 治疗依据锥虫的分型和疾病的分期而不同
> - 没有中枢神经系统受累时,可使用喷他脒或依氟鸟氨酸治疗冈比亚布氏锥虫;苏拉明治疗罗得西亚布氏锥虫
> - 伴随中枢神经系统受累者,冈比亚布氏锥虫使用依氟鸟氨酸或美拉肿醇,罗得西亚布氏锥虫使用美拉肿醇

巴贝虫病

巴贝虫病是由巴贝虫引起的感染。感染可不引起任何症状或仅引起发热、溶血性贫血等与疟疾类似的症状。在脾切除患者、老年人与艾滋病患者,巴贝虫病引起的感染最为严重。其诊断主要通过血液涂片查找巴贝虫、血清学检查或PCR。必要时应用阿奇霉素加阿托伐醌或奎宁加克林霉素治疗。

在美国,巴贝虫病的主要流行地区包括麻省南塔基海峡本土及其岛屿周边、罗德岛州、东部的长岛及纽约的尔特岛,还有新泽西州、康涅狄格州及美国的中西部地区。邓肯尼巴贝虫仅仅在加利福尼亚州及华盛顿地区被传播。此外在密苏里州,发现了一种新型的未被命名的变异种。在欧洲一些地区,巴贝虫由不同的蜱传播而感染人类。在欧洲,分歧巴贝虫是脾切除患者感染巴贝虫的主要原因。

病原学

在美国,果氏巴贝虫是导致巴贝虫病的最主要原因。啮齿目动物是重要的天然宿主,引起家庭蜱病的鹿蜱通常是传播媒介。幼蜱通过叮咬已被感染的啮齿动物感染,接着幼蜱发育为若虫,后者能够感染别的动物或人类。成年蜱虫一般叮咬鹿并在鹿体内存活,但也可以传播给人类。巴贝虫进入红细胞发育成熟,之后进行无性分裂。被感染的红细胞最终破裂,释放出巴贝虫再感染别的红细胞。因此,巴贝虫也可以通过输血传播,也有可能通过器官移植及先天传播。目前献血时尚不能提供巴贝虫的检测。

经蜱感染的巴贝虫病往往合并伯氏疏螺旋体感染,或者合并嗜吞噬细胞无形体[可导致人粒细胞无形体病(HGA),或合并宫本美氏疏螺旋体感染(可导致类似HGA样疾病)。

症状及体征

在一些健康人群中,尤其当患者年龄<40岁时,无症状感染可以持续数月至数年,并且可以在整个病程中处于亚临床状态。

当出现症状时通常已经过1~2周的巴贝虫孵化期,主要表现为不适、疲劳、寒战、发热、头痛、肌痛及关节痛,可持续数周。黄疸性肝脾肿大、不同程度的溶血性贫血、中性粒细胞略减少及血小板减少均可能发生。

感染有时是致命的,特别是老年人、脾切除及艾滋病患者。在上述患者中,巴贝虫病表现类似恶性疟疾,出现高热、溶血性贫血、血红蛋白尿、黄疸及肾衰。脾切除术可以诱发以前无症状的寄生虫血症。

诊断

- 光镜下血涂片镜检
- 血清和聚合酶链反应检测

多数患者不记得曾经被蜱叮咬。但他们可能居住在或曾经到过该病的流行区域。血液涂片找到巴贝虫即可诊断本病,但是很难和疟原虫进行区分。四分体(也被成为马耳他十字架形态)并不常见,但为巴贝虫所特有,有助于诊断。血清学检查及PCR为基础的检测也可帮助诊断。用间接免疫荧光法通过果氏巴贝虫抗原进行抗体检测有助于对体内原虫含量较少的患者进行检测。但对于其他巴贝虫感染者可能呈假阴性。

治疗

- 阿托伐醌联用阿奇霉素
- 奎宁联用克林霉素

无症状巴贝虫病并不需要治疗。治疗指征有持续高热、迅速进展的寄生虫血症及血细胞比容下降。联合应用阿托伐醌及阿奇霉素与传统联合使用奎宁加克林霉素相比副作用小。成人剂量为阿托伐醌750mg,口服,每12小时1次及阿奇霉素第一天口服500~1 000mg,之后每日剂量250~1 000mg。对于体重>5kg的儿童用剂量为阿托伐醌20mg/kg,口服,每日2次加阿奇霉素第一天10mg/kg,此后5mg/kg,每日1次,用药7~10日)。

还可以选择奎宁650mg,每日3次,口服1周加克林霉素600mg,口服,每日3次或300~600mg 静脉推注,每日4次,用药7~10日。儿科剂量为奎宁10mg/kg,口服,每日3次加克林霉素7~14mg/kg,口服,每日3次。对于重症患者来说奎宁联用克林霉素的方案为标准方案。

高寄生虫血症引起的低血压患者可以使用换血疗法挽救生命。

预防

在所有巴贝虫病流行地区都应执行标准化的蜱预防措施。脾切除患者及AIDS患者尤其应该注意。

> **关键点**
> - 美国巴贝虫病的流行区包括沿海和南部的新英格兰州和新泽西州的岛屿，以及中西部的部分地区
> - 巴贝虫病从温和的无症状感染到严重的危及生命的疾病（主要是中老年人和免疫抑制）
> - 症状类似于疟疾，但具有更长时间的发热、头痛、肌痛，或伴有黄疸
> - 依据光学显微镜下血涂片观察进行诊断，有时依靠PCR的检测
> - 治疗有症状的患者采用阿托伐醌联用阿奇霉素，如果症状严重，使用奎宁联用克林霉素

美洲锥虫病
（恰加斯病）

美洲锥虫病（American trypanosomiasis，Chagas disease）是由克氏锥虫引起，由锥蝽亚科臭虫叮咬而传播。最初症状表现为皮肤损伤或眶周水肿。接着出现发热不适、全身淋巴结肿大及肝脾肿大。几年后，一些患者还会进展成慢性心肌病、食管扩张及巨结肠。周围血液或被感染器官的抽吸物检测到锥虫可以明确诊断，抗体检测是敏感的并且有助于诊断。用硝呋噻氧或者苄硝唑对其进行治疗。

克氏锥虫由锥蝽亚科臭虫叮咬而传播。主要集中在南美洲、中美洲及墨西哥，美国非常罕见。非人类宿主包括家犬、负鼠、犰狳老鼠、浣熊以及很多其他动物。更少见的情况下，克氏锥虫可以通过摄入被锥虫感染或其粪便污染的甘蔗汁或者食物传播，也有可能通过胎盘母婴传播、输血传播或者器官移植传播。

全球估计有800万人长期感染克氏锥虫。大部分居住在拉丁美洲，在美国北部、中部及南部都有发现。但是其中预计有超过30万人移民到并居住在美国。还有一些生活在欧洲及其他地方由于住房条件的改善，血液及器官捐献者的筛查及其他的一些控制措施，拉丁美洲的克氏锥虫感染发生率正在下降。

病理生理

已被感染的臭虫在叮咬人皮肤时，同时排泄含有发育后期锥虫的鞭毛型粪便。这种具有传染性的发育后期锥虫能穿过被叮咬过的伤口、结膜或黏膜然后侵袭病灶周围的巨噬细胞，变为无鞭毛型的锥虫，再经第二次分裂繁殖，以鞭毛型锥虫释放入血液系统或组织间隙，并且感染别的细胞。网状内皮细胞、心肌、骨骼肌及神经系统常被感染。

症状及体征

美洲锥虫病分为三个阶段：
- 急性感染期
- 潜伏期（不确定期）
- 慢性感染期

通常潜伏期过后出现急性感染，在潜伏期可能无症状或直接进展为慢性疾病。免疫抑制剂可能诱发潜在感染，引起寄生虫血症及急性感染，表现为皮肤损害或脑脓肿。1%~5%的妊娠期妇女通过胎盘传播感染，可导致流产、死产及高病死率的慢性新生儿疾病。

急性感染期：在流行区经常暴发儿童的急性感染，并且可不表现任何症状。即使有症状者，通常也是在被感染后1~2周出现。在皮肤入口处出现硬结红斑（南美洲锥虫结节）。当锥虫从结膜侵入时，会出现单侧眶周及眼睑水肿、结膜炎及耳前淋巴结肿大，被称为Romana征（罗曼尼亚征）。

极少部分人可由于并发急性心肌炎导致急性心力衰竭或急性脑膜炎而导致死亡。另有部分患者，不经治疗症状就会消退。

美洲锥虫病主要发生在免疫功能低下的患者，如艾滋病患者，病情可较严重，但是表现并不典型，可出现皮肤损害、罕见脑脓肿。

不确定期：不确定感染期的患者为寄生虫学和/或血清学有克氏锥虫感染的证据，但是既没有症状和体征的异常，心电图、心脏超声检查、胸部X线检查也没有心脏或胃肠道受累的证据。

许多感染患者当他们献血时通过筛选酶联免疫血测定法（ELISA）和放射免疫沉淀法确证试验（RIPA）被确认。

慢性感染期：经过几年或几十年的潜伏期后，20%~40%的患者可发展为慢性疾病。主要表现为：
- 心脏：慢性心肌病会引起心房及心室扩大、心尖室壁瘤及局部传导系统阻滞，部分患者可出现室性心律失常、血栓栓塞或传导阻滞，并因此引起心力衰竭、晕厥甚至猝死。心电图表现为右束支或完全性房室传导阻滞
- 胃肠道：表现类似贲门失迟缓症或先天性巨结肠症。美洲锥虫病巨食管病主要表现为吞咽困难，并可引起吸入性肺炎及严重营养不良。美洲锥虫病巨结肠病会导致持续性顽固性便秘或小肠扭转。

诊断
- 血液涂片（薄层或厚层）或者组织（急性美洲锥虫病）的光镜检查
- 二级检测血清学筛查试验确认阳性
- PCR检测

美洲锥虫病急性期，患者外周血液中存在大量锥虫，薄层或厚层涂片很容易发现。但潜伏期或慢性期患者血液中就很少发现锥虫；急性锥虫病可通过心脏组织或淋巴结活检可明确诊断。

对于免疫功能健全的慢性美洲锥虫病患者，常通过间接荧光法（IFA）、酶免疫测定（EIA）和酶联免疫吸附测定（ELISA）等血清学试验检测克氏锥虫抗体，并且较为敏感，但内脏黏膜皮肤利什曼病及某些其他疾病容易产生假阳性结果；因此当初始反应阳性后需要进行一次或者多次不同的检查[在美国通常采用放射免疫沉淀试验（RIPA）或者血涂片或组织标本的光镜检查以确诊诊断。在流行区及美国血清学检测也被用于献血者的筛查。

当患者可能有很高的寄生虫血症水平时可采用PCR检测，例如急性美洲锥虫病，经胎盘传播（先天性）美洲锥虫病、输血、移植或实验室暴露等方式传播。在流行地区，可采

用病媒接种诊断法。此法在实验室条件下进行,将疑似感染者血液喂食锥蝽后,取锥蝽之肠道内容物进行培养检测。

慢性美洲锥虫病的辅助检查 在诊断为美洲锥虫病后,应进行以下检查:
- 对于证实克氏锥虫感染的无症状患者应该进行心电图、心律长条图和胸部X线的检测
- 筛查实验中有着潜在心脏异常或症状的患者应该进行心脏超声
- 有吞咽困难或其他胃肠道症状或表现的患者应该进行胃肠道造影剂造影检查和/或胃镜检查

治疗
- 苄硝唑或者硝呋噻氧
- 支持治疗

急性期接受抗寄生虫药物治疗可达到以下效果:
- 快速减轻寄生虫血症
- 缩短病程
- 降低病死率
- 减少慢性病的可能

对于所有急性、先天性或再次发作的美洲锥虫病以及18岁以下的即使无法确定是否感染都建议进行治疗。越早治疗,越有可能治愈。

对于不确定的感染,50岁以下的成人建议治疗。对于50岁以上的患者,要基于潜在风险和益处进行个性化的治疗。

一旦出现慢性美洲锥虫病的体征,抗寄生虫的药物此时无效。支持治疗主要包括心力衰竭的治疗、植入起搏器及抗心律失常药的使用、心脏移植、食管扩张术、食管括约肌下端的肉毒杆菌毒素注射及巨结肠症的胃肠道外科手术治疗等。

只有下列有效的药物:
- 苄硝唑:成人及12岁以上儿童:2.5~3.5mg/kg,口服,每日2次,疗程60日;12岁及12岁以下儿童2.5~3.75mg/kg,口服,每日2次,疗程60日
- 硝呋噻氧:≥17的患者2~2.5mg/kg,口服,每日4次,疗程3~4个月;11~16岁儿童3~3.75mg/kg,口服,每日4次,疗程90日;1~10岁儿童4~5mg/kg,口服,每日4次,疗程90日

这两种药物毒性均较强,毒性随着年龄增长。治疗的禁忌证包括严重的肝脏或肾脏疾病。苄硝唑的常见不良反应包括过敏性皮炎、周围神经病变,纳差、体重下降及失眠。硝呋噻氧的不良反应为纳差、恶心呕吐、头痛、头晕。孕期及哺乳期妇女均不建议使用上述药物。

预防
砌水泥墙、更换茅草屋顶或者在房间里反复地喷洒杀虫剂可以控制锥蝽亚科臭虫。少数人可在旅行时发生感染,可通过不睡在引起锥虫病的环境中或者使用蚊帐来预防。

在流行地区,输血及器官捐赠也可能引起美洲锥虫病。因此2006年开始,美国已经开始防止患有美洲锥虫病的患者进行献血或者器官捐赠。

> **关键点**
> - 美洲锥虫病由克氏锥虫所引起的,并由蝽亚科臭虫叮咬而传播
> - 在中美洲和南美洲以及墨西哥流行,全球预计有800万人感染,其中大约30万感染者移民到美国
> - 通常潜伏期过后出现急性感染,虽然潜伏期可能无症状,但是20%~40%的人会进展为慢性期,特别是影响心脏和胃肠道
> - 急性感染通过血液或者组织薄层或厚层涂片镜检
> - 通过确认放射免疫分析(RIPA)进行酶联免疫吸附试验(ELISA),或偶尔通过血涂片或组织样品的光镜检查诊断慢性克氏锥虫感染。使用PCR检测评估可能通过输血、移植或者实验室暴露而传播的病例。
> - 为了检测慢性美洲锥虫病,如果患者有提示心脏疾病的症状或在胸部X片、心电图或心律图检查中有潜在心脏异常可能,建议行超声心动图检查;如果有吞咽困难或其他胃肠道症状,建议行胃肠造影或胃镜检查
> - 治疗急性期患者和许多不确定阶段患者使用硝呋噻氧和苄硝唑
> - 驱虫药在慢性期通常无效,而支持治疗(如心力衰竭的治疗、植入起搏器及抗心律失常药的使用、心脏移植、食管扩张术、食管括约肌下端的肉毒杆菌毒素注射、胃肠道外科手术治疗)通常有所帮助

自由体阿米巴

自由体阿米巴是一种独立生活在土壤或水中的原虫,并不需要人或动物作为宿主。自由体阿米巴与寄生性溶组织阿米巴不一样,后者常引起肠道感染(阿米巴病)。致病性自由体阿米巴通常是指耐格里属阿米巴、棘阿米巴、曼德利尔属阿米巴以及萨吡尼亚属阿米巴感染后可引起三大症状:
- 原发性阿米巴脑膜脑炎
- 肉芽肿性阿米巴脑炎
- 阿米巴角膜炎

棘阿米巴原虫和巴拉姆西亚阿米巴也可引起皮肤损害或在免疫力低下的人群引起播散性疾病;棘阿米巴原虫能引起鼻窦或肺的感染。

原发性阿米巴脑膜脑炎

原发性阿米巴脑膜脑炎可以引起患者死亡。急性中枢神经系统感染通常由福氏耐格里属阿米巴引起。

福氏耐格里属阿米巴生活在世界各地的淡水中。人们主要通过在含有这种原虫的水中游泳而感染,原虫通过鼻腔黏膜经嗅神经及筛板进入中枢神经系统。大部分感染者是健康儿童或青壮年。

症状及体征
感染后1~2周内开始出现症状,有时会伴发嗅觉及味觉异常。暴发性脑膜脑炎还会引起头痛、假性脑膜炎及精

神异常。病情继续进展,通常因脑疝导致患者在10日内死亡。只有少数的患者得以存活。

诊断
- 脑脊液检查

如果患者有在淡水中游泳的病史,可以怀疑本病,但是确诊较为困难,因为CT及常规脑脊液检查通常只可排除一些疾病,但是不具有特异性。

进行脑脊液湿涂片检查可以发现能动的阿米巴滋养体(可以通过吉姆萨染色看到但常被革兰氏染色破坏)。

免疫组化、阿米巴培养和脑脊液PCR和/或脑活检等等检查可在专业实验室中进行。

治疗
- 各种治疗方案
- 联合用药包括米替福新联合抗真菌和抗细菌药物

理想的治疗方法尚不明确。

一个合理的方案将包括米替福新,这是一种抗利什曼原虫药物,并且成功地用于治疗肉芽肿阿米巴脑炎。米替福新可通过与美国CDC协商获得。

一些其他药物被用于双鞭毛阿米巴属的联合治疗,包括:
- 两性霉素B
- 利福平
- 唑类(氟康唑、伏立康唑或酮康唑)
- 阿奇霉素

使用抗惊厥和地塞米松控制癫痫和脑水肿。

> **关键点**
> - 原发性阿米巴脑膜脑炎通常是致命性的
> - 生活在世界各地的淡水中。人们主要因为被污染的水中游泳而感染,福氏耐格里属阿米巴原虫通过鼻腔黏膜经嗅神经及筛板进入中枢神经系统
> - 诊断检查包括湿涂片和吉姆萨染色
> - 选择合适的抗微生物药物;如有必要,使用抗惊厥和地塞米松治疗癫痫和脑水肿

肉芽肿性阿米巴脑炎

肉芽肿性阿米巴脑炎 通常是由棘阿米巴或曼德利尔属阿米巴引起的亚急性致死性中枢神经系统感染,通常发生在人体免疫力低下或者操劳过度的人群中。

棘阿米巴或曼德利尔属阿米巴广泛存在于水、土壤及淡水当中。大多数人都曾接触过此两种阿米巴,但是很少有人感染。棘阿米巴感染几乎全部发生在人体免疫力低下或者操劳过度的人群当中,但曼德利尔属阿米巴也可以感染健康人群。萨吡尼亚属阿米巴与得克萨斯州的一例阿米巴脑炎有关。

棘阿米巴的生活周期只包括两个阶段:包囊和滋养体(感染形式)。滋养体形成双壁囊,可防止被清除。目前认为其通过皮肤或者下呼吸道进入人体,随后血行播散入中枢神经系统。感染患者的组织中可发现包囊和滋养体。

症状

起病隐匿,常表现为局部的神经系统症状。还可见到精神异常、癫痫发作及头痛。

棘阿米巴原虫和巴拉西亚阿米巴也可导致皮肤损伤继而发展为神经系统症状和体征。感染者几乎没有存活,多于发病后7~120日内死亡。

诊断
- 增强CT和磁共振
- 脑脊液检查
- 皮肤病变活检

通常在患者死后通过尸检明确诊断。

棘阿米巴的诊断 感染棘阿米巴的患者CT及MRI可能会显示一个或多个环形强化的占位性病变,最常见于颞叶和顶叶。脑脊液检查示白细胞计数升高(主要为淋巴细胞升高),但很少找到滋养体。这些检查可帮助排除其他病因,但不能确诊。

如有皮肤损害,其中往往含有阿米巴,应进行活检。如果发现阿米巴应培养并进行药敏实验。脑活检通常可以确诊。PCR可在专门的实验室进行。

巴拉姆西亚阿米巴的诊断 感染巴拉姆西亚阿米巴的患者,CT和MRI显示典型的多个结节状、环状增化病变。病灶内出血是一个重要的影像学线索。

治疗
- 联合用药,通常包括米替福新
- 与疾控协商治疗方案

肉芽肿性阿米巴脑炎的优化治疗尚不明确。一些病例提示肉芽肿性脑炎对联合用药(通常>5种)有反应。尽管使用用含米替福新方案治疗的患者的数量较少,但使用米替福新似乎具有更高的存活率。米替福新可直接从CDC获得。

一些其他的药物也被用于治疗上述综合征,包括喷他脒、磺胺嘧啶、复方磺胺甲噁唑、氟胞嘧啶、唑类(氟康唑、伊曲康唑、伏立康唑)以及两性霉素B。

对于巴拉姆西亚阿米巴脑炎可用米替福新联合氟胞嘧啶、喷他脒、氟康唑和/或磺胺嘧啶加阿奇霉素或克拉霉素外加手术切除。

一例萨吡尼亚属阿米巴脑炎通过采用阿奇霉素、喷他脒、伊曲康唑、氟胞嘧啶和手术切除的方法被治愈。此外建议加用米替福新。

对于所有的阿米巴脑炎病例,建议立即与CDC联系。

棘阿米巴或曼德利尔属阿米巴引起皮肤感染通常要在用药的同时进行清创治疗。

> **关键点**
> - 肉芽肿性阿米巴脑炎非常罕见,但是通常致命
> - 棘阿米巴感染几乎全部发生在人体免疫力低下或者操劳过度的人群当中,但曼德利尔属阿米巴也可以感染健康人群
> - 通过CT及、MRI及脑脊液检查排除其他病因,皮肤病变活检确诊阿米巴
> - 用米替福新联合其他药物进行治疗(如,喷他脒、磺胺嘧啶、氟胞嘧啶及唑类)

阿米巴角膜炎

阿米巴角膜炎是由棘阿米巴引起的角膜感染，经常发生于隐形眼镜佩戴者。

棘阿米巴可以引起慢性、进行性、破坏性角膜炎。主要是由于戴隐形眼镜（占85%的病例），特别是戴隐形眼镜游泳或者是使用没有经过消毒的隐形眼镜护理液。一些感染继发于角膜擦伤。

棘阿米巴广泛存在于水、土壤及灰尘中。棘阿米巴的生活周期只包括两个阶段：包囊和滋养体（感染形式）。滋养体形成双壁囊，可防止被清除。这两种形式均可以通过这种方式进入体内（如眼睛、鼻黏膜、破损的皮肤等），当进入眼睛可导致严重的角膜炎。感染患者的组织中可发现包囊和滋养体。

症状及体征

阿米巴角膜炎的典型表现为伴有异物感的剧烈疼痛。初期的损伤呈树突状，类似单纯疱疹性角膜炎。最初阿米巴角膜炎表现类似单纯疱疹性角膜炎的树状表现，之后出现斑片状渗出，有时会出现特征性的铃形病变。大多数病例伴发前葡萄膜炎，视力会因此而下降。

诊断

- 角膜刮片的检查和培养
- 在诊断和治疗中咨询眼科医师非常重要
- 吉姆萨染色或者角膜刮片并在特定培养基培养可以明确诊断。如果考虑单纯疱疹性角膜炎可进行病毒培养

治疗

- 角膜清创
- 局部外用氯己定或聚六亚甲基双胍，也可以两者合用
- 重症患者，系统性使用氟康唑及伊曲康唑

早期表浅的感染经治疗后效果较好。生命周期中的包囊期会引起很多严重病变。

对上皮病变应进行清创，并给予后续的药物治疗。初始的药物选择为：

- 外用0.02%氯己定
- 外用0.02%聚六亚甲基双胍
- 两者合用

前三天每1~2小时给药一次。其他辅助药物包括普罗帕胺和羟乙磺酸己脒定。局部用药的同时可应用氟康唑或伊曲康唑进行系统治疗，特别是在一些前葡萄膜炎或巩膜炎患者。全身使用酮康唑可导致严重的肝脏损伤和肾上腺疾病，因此只有在其他真菌药物不可能耐受或无法获得时使用。

早期发现、早期治疗可使大多数患者避免进行角膜移植术。但角膜移植术是药物治疗失败后的备选治疗方案。第一个月要进行渐进治疗，后逐渐减少用药剂量，但要持续治疗6~12个月。如果过早停药会导致复发。

预防

保持隐形眼镜护理液的清洁。不要使用自制的非无菌的护理液。在游泳和沐浴时不要使用隐形眼镜。

> **关键点**
> - 棘阿米巴在健康人群中可以引起慢性、进行性、破坏性角膜炎。尤其是戴隐形眼镜者
> - 咨询眼科医师进行管理
> - 吉姆萨染色或者角膜刮片并在特定培养基培养可以明确诊断
> - 单纯疱疹性角膜炎可引起类似症状，如果怀疑需要进行病毒培养
> - 角膜清创，局部外用氯己定或聚六亚甲基双胍
> - 严重感染时，应用伊曲康唑进行系统治疗，若伊曲康唑不可能耐受或无法获得时，使用酮康唑

利什曼病

利曼病是由利什曼原虫属引起的一类疾病。主要表现为皮肤、黏膜及内脏症状。皮肤利什曼病会在皮肤产生无痛性结节，结节可变大并产生溃疡，持续数月至数年，但最后病变会愈合。黏膜利什曼病变主要感染鼻咽部的黏膜组织，并引起鼻及腭部大的缺损。内脏利什曼病会引起不规则发热、肝脾肿大、血细胞全系减少及高丙种球蛋白血症，不治疗则病死率较高。确诊通过涂片或培养发现利什曼原虫并越来越多地通过参比实验室的PCR检测。血清学试验可有助于诊断内脏利什曼病而对于皮肤利什曼病无帮助。内脏利什曼病用两性霉素B治疗。备选方案包括脂质体两性霉素B、脱氧胆酸两性霉素B、5价锑化合物（葡萄糖酸锑、钠葡甲胺锑）及米替福新。根据不同的致病种和临床表现，各种局部和全身治疗可用于治疗皮肤利什曼病。利什曼病在全球各地散在分布。对人致病的有20种利什曼原虫。这20种原虫形态上难以区分。但可以通过实验室检测加以区分。

病原学

利什曼原虫主要通过沙蝇（白蛉属、罗蛉属）传播。带菌的沙蝇通过叮咬人或动物而被感染。依据利什曼原虫的种类及地理位置的不同，动物宿主可以是犬类、其他尖牙类、啮齿类或人类及其他动物。在印度次大陆，人是利什曼原虫的储存宿主。然而感染很少通过输血、共用注射器针筒、性交或者母婴传播。

病理生理

被沙蝇叮咬后，前鞭毛体被宿主的巨噬细胞所吞噬。并在宿主的细胞内转化成无鞭毛体。

这些寄生虫可能局限在皮肤或者播散至内脏器官或者鼻咽部的黏膜。形成三种主要的临床表现形式：

- 皮肤型
- 黏膜型
- 内脏型

皮肤利什曼病又名东方或热带溃疡、Delhi 或 Aleppo 疖、uta 溃疡或糖胶树胶工人溃疡、森林雅司病。病原体分为：

- 分布在南欧、亚洲及非洲的硕大利什曼（L. major）和热带

利什曼（L. tropica）利什曼原虫
- 墨西哥和中、南美洲的墨西哥利什曼原虫（L. mexicana）及相关种类
- 中美洲及南美洲的巴西利什曼原虫（L. braziliensis）及相关种类

在伊拉克和阿富汗的美国军人以及前往中南美洲、以色列及其他流行区域旅行者中有类似病例。比较罕见的是在皮肤广泛分布的播散性皮肤利什曼病。

黏膜利什曼病主要是由巴西利什曼原虫引起，但偶尔也可以由其他利什曼原虫引起。利什曼原虫被认为从最初的皮肤病灶通过淋巴和血液传播到鼻咽部组织。黏膜利什曼病的症状和体征常常在皮肤病变出现后的几个月甚至几年后才体现出来。

内脏利什曼病（黑热病）通常是由杜氏利什曼（L. donovani）或婴儿利什曼（L. infantum）［在拉丁美被称为恰加斯利什曼（L. chagasi）］引起，多发生于印度、非洲（尤其是苏丹）、中亚、地中海、南美洲及中美洲，并且频发于中国。大部分病例发生于印度东北部。利什曼原虫广泛散布在沙蝇叮咬的局部皮肤、淋巴结、脾脏、肝脏及骨髓，并能够引起相应的症状。亚临床感染多见，其中只有少部分感染可发展成为进展性内脏利什曼病。在感染了婴儿利什曼的患者中，儿童往往比成人更容易引起相应的症状。在 AIDS 患者或者其他免疫力低下的人群中，内脏利什曼病可导致机会性感染。

症状及体征

皮肤利什曼病　通常在沙蝇叮咬几个星期或数月内，在叮咬部位出现界限清楚的皮肤损害。多个叮咬口或单个伤口处的利什曼原虫转移后可以产生多个病变。它们的外观各不相同。最初的病变为丘疹，之后丘疹慢慢变大，发展成为向心性溃疡，最后围绕细胞内寄生的原虫形成边缘清楚的凸出红斑。溃疡通常是无痛的，除非有继发感染，否则不引起全身症状。病变通常在几个月后自愈，但也有可能会持续数年。愈合后留下类似烧伤的凹陷瘢痕。病程取决于利什曼原虫的种类及宿主的免疫力。

弥漫性皮肤利什曼病　是一种比较罕见的以皮肤广泛结节性病变为特征的皮肤病变，与瘤型麻风类似，这是由于机体对利什曼原虫没有产生特异性的细胞免疫应答引起的。

黏膜利什曼病　开始表现为一个原发性皮肤溃疡。溃疡可自愈，但是黏膜病变在接下来的数月或数年逐步发展。典型患者有鼻塞、分泌物和疼痛。随着时间的推移，感染可进展，导致鼻、上颚或面部的损害。

内脏利什曼病的临床表现通常发生于感染利什曼原虫后数周至数月，但也可以急性发作。主要表现为不规则发热、肝脾肿大、血细胞全系减少、多克隆高球蛋白血症、白球比例倒置等。有些患者还会出现两天高热。皮损很少发生。有渐进感染的患者多在数月至数年内死亡。除了那些细胞免疫功能缺陷者（如 AIDS 患者），无症状者、自愈者或者经过成功治疗后存活的患者可以获得免疫力。初次感染后数年，病情可能再度恶化。

黑热病后真皮利什曼病（PKDL）　由内脏利什曼病治疗进展而发生，多在苏丹和印度。它的特征在于扁平或结节性皮肤损伤，其内含有许多寄生虫。苏丹的患者在治疗后 6 个月内出现上述病变。印度的患者在治疗后的 1~2 年内出现。上述病变在大多的苏丹患者中持续数月至一年，而在印度患者中可持续数年。在这些国家，PKDL 病变被认为感染传播的宿主。

诊断
- 组织标本的光学显微镜镜检：活检或者抽取物；如果有条件，进行 PCR 检测
- 内脏利什曼病：抗原滴度
- 皮肤及黏膜利什曼病：进行皮肤检测（在美国无法实施）
- 培养（需要特殊的介质）

可通过下列任意一条确诊：
- 通过吉姆萨染色涂片明确利什曼原虫
- 培养中分离出利什曼原虫
- 内脏利什曼病患者的脾脏、骨髓、肝脏、淋巴结或者皮肤利什曼病变处的穿刺抽吸物 PCR 检测阳性

利什曼原虫通常很难从黏膜的活检组织中找到或分离出来。可以通过特异的 DNA 探针或寄生虫培养分析把皮肤利什曼病的利什曼原虫与黏膜利什曼病的利什曼原虫区分开来。

血清学检查有助于诊断内脏利什曼病。在大多数免疫力正常的患者中，重组利什曼抗原（rk39）呈高滴度。在 AIDS 患者或者其他免疫力低下的人群中，可能不出现抗体。血清学利什曼检测对于皮肤利什曼病的诊断没有帮助。

皮肤的利什曼检测在美国无法实施。它在皮肤利什曼病及黏膜利什曼病中呈强阳性，但是在内脏利什曼病中呈阴性。

治疗
- 根据临床症状和其他因素选取不同的药物
- 局部治疗，使用葡萄糖酸锑钠注射在美国以外通常使用巴龙霉素，或热疗或冷冻疗法
- 全身治疗，采用脂质体两性霉素B、两性霉素B脱氧胆酸或米替福新
- 当疑似利什曼感染，可使用五价锑化合物（葡萄糖酸锑钠、锑酸葡胺）

利什曼病的治疗非常复杂，究竟什么药物，取决于下列几点：
- 临床症状
- 感染的利什曼原虫种类
- 感染的地域
- 机体对治疗的耐受性
- 宿主的免疫功能

皮肤利什曼病　治疗可以是局部的或全身性的，具体取决于病变和个体。如果病变较小，有自然愈合趋势，且不属于黏膜利什曼病者可密切观察，无需治疗。

局部治疗　单纯皮肤利什曼病病灶内注射葡萄糖酸锑钠已经使用了许多年，但是目前在美国尚不允许在病灶内使用。其他外用选择包括热疗法，这需要专门的管理系统

和冷冻疗法；这两种疗法都比较痛苦，并且只能用来治疗比较小的病灶。外用巴龙霉素在美国之外被制成软膏使用，在软性白石蜡中包含15%的巴龙霉素和12%的甲苯乙氧胺氯化物。

全身治疗适用于下列情况：
- 感染巴西利什曼原虫或相关黏膜利什曼病
- 多发的、巨大、广泛或毁损病灶
- 细胞免疫受到损害的患者

在美国，选择包括脂质体两性霉素B，两性霉素脱氧胆酸盐和葡萄糖酸锑盐钠（仅用于耐药不普遍的区域）。脂质体两性霉素B，两性霉素脱氧胆酸盐主要治疗用于内脏利什曼病。

米替福新2.5mg/kg（最大150mg/d）每日1次口服，服用28日，可用于治疗皮肤利什曼病；副作用包括恶心、呕吐、一过性的转氨酶升高及头晕。孕妇严禁使用。育龄期妇女如需服用需采取避孕措施。

当疑似利什曼感染，可使用五价锑化合物（葡萄糖酸锑钠、锑酸葡胺），葡萄糖酸锑钠可以从CDC获取。葡甲胺锑（五价锑）在拉丁美洲被使用。两种的剂量都需要根据5价锑的含量：20mg/kg，缓慢静推或肌内注射，每日1次，用药20日。不良反应主要包括恶心、呕吐、不适，淀粉酶升高以及或者肝酶升高；以及心脏毒性（心律失常、抑制心肌收缩、心脏衰竭、心电图变化、心搏骤停）。上述副作用的发生率随着年龄而上升。如果发现心脏毒性，应停止用药。

替代用药包括唑类（如氟康唑、伊曲康唑）。氟康唑200mg口服，每日1次，6周通常是无效的，有时使用更高的每日剂量。

播散性的皮肤利什曼病多已产生耐药。

黏膜利什曼病 没有确定的最佳治疗。历史上通常使用五价锑。另一种选择是两性霉素脱氧胆酸0.5～1.0mg/kg每日或隔日1次，累计剂量20～45mg/kg。最近的研究表明，使用两性霉素B脂质体累计剂量20～60mg/kg或者使用米替福新2.5mg/kg（最大150mg/d）每日1次口服，服用28日可能有效，但数据有限。

如果黏膜利什曼病导致鼻子或颚扭曲变形，需要进行重建手术，但必须推迟至治疗后的12个月，以防止复发。

内脏利什曼病 美国FDA批准使用脂质体两性霉素B和米替福新治疗内脏利什曼病，其他的两性霉素B脂质体相关制剂也有成功使用的案例，但缺乏完善的研究。

两性霉素B脂质体的用量为：
- 免疫力正常的患者：3mg/kg，每日1次，静脉推注，连用5日，之后在第14日及21日各用药一次（总剂量21mg/kg）
- 对于艾滋病患者或其他免疫低下患者：分别在第一天至第五天、第10、17、24、31和38日每日1次每次4mg/kg，静脉推注（总剂量40mg/kg）

在印度及其周边地区的，可选用米替福新，2.5mg/kg口服，每日1次（最大剂量150mg/d），共给药28日。前提是大于12岁、体重大于30kg，并且不处于妊娠期及哺乳期。

在拉丁美洲五价锑化合物能被用于治疗内脏利什曼病。剂量为给药20mg/kg（根据锑的含量）静脉或肌内注射每日1次持续28日。还有种选择是脱氧胆酸两性霉素B，1mg/kg静脉推注，每日1次，连续15～20日，或者每两天用药一次，持续给药8周。

艾滋患者或其他免疫缺陷患者非常容易复发。抗反转录病毒药物可以帮助恢复免疫功能，减少复发可能。对于CD4<200/μl的艾滋患者可采用抗利什曼药物进行二级预防。

支持治疗（如输血、继发细菌感染后抗生素的应用）在内脏利什曼病治疗中非常必要。

预防

为了预防，建议采取以下方法：
- 对流行区域中的利什曼病患者进行积极治疗
- 定点喷洒驱虫剂，以减少病媒种群数量
- 控制非人类的宿主

在流行区域应当喷洒含有DEET的驱虫剂。联合使用纱窗、蚊帐、衣服、氯菊脂、除虫菊酯更加有效。当前还没有疫苗可以供使用。

> **关键点**
> - 利什曼病在全球各地散在分布并由沙蝇叮咬传播
> - 这种寄生虫可局限于皮肤（皮肤利什曼病），扩散到黏膜（黏膜利什曼病），或传播至肝、脾和骨髓（内脏利什曼病）
> - 诊断通过吉姆萨染色涂片、培养，或基于PCR的检测；血清学检查可帮助诊断患者的免疫内脏利什曼病，但对于艾滋病患者或皮肤或黏膜利什曼病的诊断没有帮助
> - 小的、简单的皮肤病变可局部应用热或冷冻治疗，或者在美国以外，外用巴龙霉素或局部葡萄糖酸锑钠进行治疗
> - 内脏利什曼病全身治疗包括两性霉素B脂质体，两性霉素B和米替福新，当疑似感染时可采用葡萄糖酸锑钠
> - 锑剂耐药是个日益增长的问题，在印度尤其如此

疟疾

疟疾是由疟原虫感染所引起的疾病。症状和体征包括发热（可能是周期性的）、寒战、出汗、溶血性贫血和脾大。外周血涂片发现疟原虫可确诊。治疗和预防取决于疟原虫种类和药物敏感性。药物包括阿托伐醌和氯胍的合剂、青蒿素衍生物、多西环素、甲氟喹长效抗疟药、氯喹和奎宁。间日疟和卵形疟患者还要予以伯氨喹治疗以防止复发。

世界上有一半的人口有感染疟疾的风险。疟疾流行于非洲、南亚和东南亚大部、韩国和朝鲜、墨西哥、中美洲、海地、多米尼加共和国、南美洲（包括阿根廷北部）、中东地区（包括土耳其、叙利亚、伊朗及伊拉克）以及中亚。CDC有一个在线地图应用程序，它显示了在世界各地疟疾流行的最新数据；还包括疟疾的类型、耐药模式及建议预防（见CDC

Malaria at www.cdc.gov)。

2015 年,全球预计有 2.14 亿疟疾病例,43.8 万死亡。在非洲多数是 5 岁以下儿童。通过减少疟疾方案的努力,疟疾造成死亡的人数减少了 60%,该方案有 500 多个伙伴(包括疟疾流行的国家及各种组织机构)

在美国曾发生过疟疾流行。在美国每年大约有 1 500 例新发。几乎所有的病例均为在国外感染,但也有少数通过输血传播或通过当地叮咬受感染移民血液的蚊子而传播。

病理生理

感染人类的疟原虫分为:

- 恶性疟(P. falciparum)
- 间日疟(P. vivax)
- 卵形疟(P. ovale)
- 三日疟(P. malariae)
- 诺氏疟(P. knowlesi)罕见

不同种属的合并感染罕见。同样,猴疟疾在人类已经被报道;诺氏疟是东南亚的新兴病原体。诺氏疟在何种程度上通过蚊子人传人(而非通过自然的中间宿主的猴子传播)正在研究之中。

其生活史基本环节对所有的疟原虫都是相同的(图 202-1)。

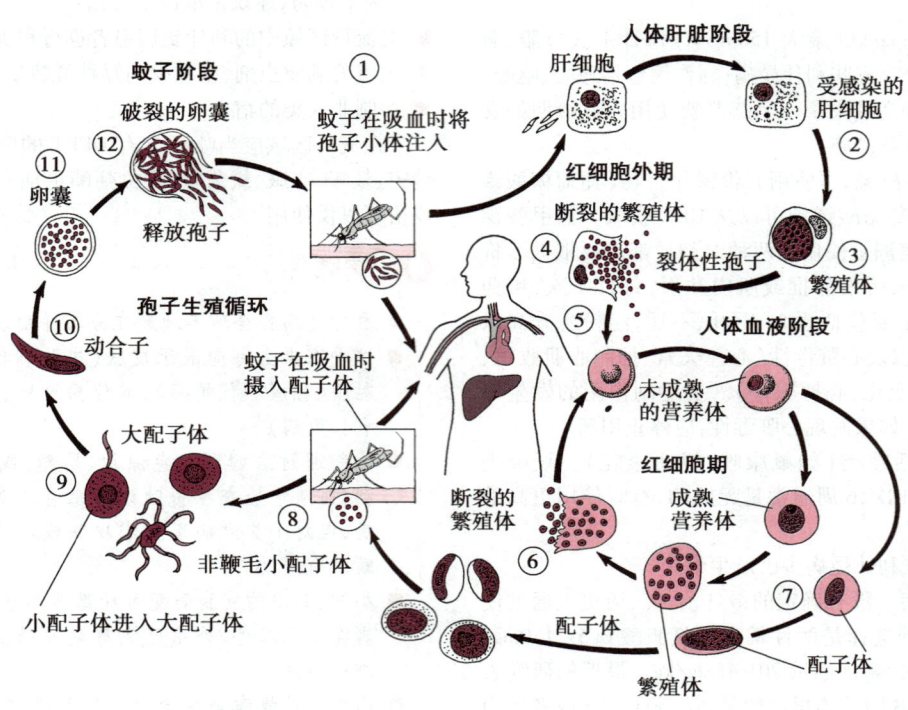

图 202-1 疟原虫生活史

雌性按蚊在吸食疟疾感染者含有配子体的血液时传播便已开始。接下来的 1~2 周里蚊子体内的配子体有性繁殖产生感染性的子孢子。蚊子再次吸入血时就传播了子孢子,子孢子迅速感染肝细胞。子孢子在肝细胞内发育成裂殖体。每个裂殖体形成 1 万~3 万个裂殖子,1~3 周后肝细胞破裂、裂殖子释放入血。每个裂殖子可侵犯一个红细胞,在红细胞内转变成滋养体。滋养体生长发育形成红内期裂殖体,产生更多的裂殖子,48~72 小时后红细胞破裂,裂殖子释放入血并迅速侵犯新的红细胞,重复上述循环。一些由按蚊摄入的滋养体发展到配子体,它们经过性器官,在蚊子的肠道发育成卵囊,释放感染的孢子,最终迁移到唾液腺。

间日疟和卵形疟的肝细胞内裂殖体可能以迟发子的形式存活长达数年,恶性疟和三日疟不存在这种情况。卵形疟的复发推迟至疟疾症状发生后的 6 年,并且可以通过输注献血前 7 年感染疟疾者的血液而进行传播。这些迟发子就像"按时释放胶囊",引起再燃并使治疗复杂化,因为多数作用于血液寄生虫的药物不能将其杀死。

如果是输血或共用针具引起感染,或者是先天性疟疾,疟原虫生活史中没有红外期(肝细胞期)。因而,这些传播模式不引起潜伏疾病和延迟复发。

临床症状归因于裂殖子释放时伴随的红细胞破裂。严重时溶血可引起贫血和黄疸,脾脏吞噬感染的红细胞则加重这些症状。恶性疟和慢性的间日疟贫血可能很严重,三日疟贫血则较轻微。

恶性疟与其他类型疟疾不同的是,恶性疟能引起微血管阻塞,因为感染的红细胞黏附于血管内皮。局部缺血导致相应组织缺氧,特别是脑、肾、肺和消化道;引起低血糖和乳酸酸中毒等潜在的并发症。

多数非洲西部的居民对间日疟具有完全的抵抗力,因为他们的红细胞达菲(Duffy)血型阴性,而间日疟只侵袭达菲血型阳性的红细胞。在镰状细胞贫血、珠蛋白生成障碍性贫血、G-6-PD 缺乏症和椭圆形红细胞性贫血患者中,疟原虫在红细胞中生长受到抑制。

曾经感染者会产生部分的免疫力。高流行区居民如果离开该地区，此前获得的免疫能力只持续数月时间，他们返回家乡后可能再次感染并出现有症状的疟疾。

症状及体征

潜伏期通常为：

- 间日疟 12~17 日
- 恶性疟 9~14 日
- 卵形疟 16~18 日或者更长
- 三日疟为 1 个月左右（18~40 日）或更长（数年）

然而，间日疟的一些亚种在温带气候下可能感染数月甚至>1 年而不导致临床疾病。

各种疟疾共同的临床表现包括：

- 发热及寒战——疟疾发作
- 贫血
- 黄疸
- 脾大
- 肝大

疟疾的发作与红细胞破裂释放裂殖子同步。经典发作以不适感起病、突发寒战、发热高达 39~41℃、细速脉、多尿、头痛和恶心逐渐加重。2~6 小时后，体温下降、大量出汗持续 2~3 小时，继而感觉极度疲劳。感染初期发热常常是消耗性的。确诊的疟疾病例中，疟疾典型的发作是每 2~3 日 1 次，但周期不是很精确。

临床病程 1 周时脾脏肿大、肋下常可触及，但恶性疟可能不出现脾肿大。肿大的脾脏质地软，容易出现外伤性破裂。由于疟疾反复发作而形成具有相应功能的免疫能力，使得肿大的脾脏可缩小。多次发作后，脾脏可能纤维化，质地坚硬，偶尔变得巨大（黑热病）。肝大常与脾大伴随出现。

恶性疟 因为对微血管的影响，恶性疟病情最严重。它是唯一一种不经治疗可能致命的疟原虫；没有免疫力的患者可能在症状出现几天后死亡。发热及伴随症状不规则出现，但也有可能会同步出现，表现为隔日的节律（每 48 小时出现一次）。

脑型疟患者可能出现烦躁、惊厥直至昏迷等症状。也可能发生急性呼吸窘迫综合征、腹泻、黄疸、上腹部疼痛、视网膜出血、冷型疟疾（一种休克样综合征）和严重的血小板减少症。

由于灌注不足，疟原虫感染的红细胞堵塞或免疫复合物沉积可能出现肾功能不全。由于微血管内溶血引起的血红蛋白血症和血红蛋白尿可能导致黑尿热（因尿呈黑色而得名），黑尿热可自发出现也可能在奎宁治疗后发生。

患者常出现低血糖症，可能因奎宁治疗以及相应的高胰岛素血症而加重。胎盘受累可能导致低体重儿、流产、死胎或先天性感染。

间日疟、卵形疟和三日疟 间日疟、卵形疟和三日疟通常不损害重要脏器。病死率低，死因常因脾破裂；无脾患者死于没有得到控制的寄生虫血症。

卵型疟原虫感染的临床表现类似间日疟。卵形疟临床过程与间日疟相似，确诊的感染者体温每 48 小时周期性出现一次高峰——间日模式。

三日疟感染常常不引起急性症状，但低水平的寄生虫血症可能持续几十年，有免疫复合物介导出现肾炎、肾病或热带脾大；如果有症状，发热通常以 72 小时为周期发生三日模式。

接受化学预防患者的临床表现 接受化学预防的患者疟疾表现可能不典型。潜伏期可能延长到停药后几周至几月，患者可能出现头痛、背痛和不规则发热。但是开始时血标本中疟原虫可能难以找到。

诊断

- 血液的光学镜检（厚血涂片或薄血涂片）
- 快速血液化验检测疟原虫抗原或酶

当从流行区移民或旅游回来的人出现发热和寒战（尤其是反复发作的）应当立即接受疟疾的评估。大部分人在最初的六个月内发病，但是也有可能在 2 年甚至更长时间发病。

疟疾能够通过厚血涂片或薄血涂片在显微镜下找到疟原虫而诊断。分型依靠涂片中的典型表现（决定治疗及预后）（表 202-1）。如果第一次涂片阴性，应该隔 4~6 小时复查一次血涂片。

表 202-1 不同种属疟原虫的血涂片诊断要点

疟原虫种属	疟原虫种属*		
	间日疟	恶性疟	三日疟[†]
红细胞增大	是	否	否
薛氏小点[‡]	是	否	否
毛雷尔小点或裂缝	否	是[§]	否
红细胞内多个原虫	少见	是	否
有 2 个染色点的环	少见	频繁	否
新月形配子体	否	是	否
刺刀状或环状滋养体	否	否	是
外周血细胞出现裂殖体	是	罕见	是
每个裂殖体的裂殖子数[均值（范围）]	16 (12~24)	12 (8~24)[¶]	8 (6~12)
红细胞增大	是	否	否
薛氏小点[‡]	是	否	否
毛雷尔小点或裂缝	否	是[§]	否
红细胞内多个原虫	少见	是	否
有 3 个染色点的环	少见	频繁	否
新月形配子体	否	是	否
刺刀状或环状滋养体	否	否	是
外周血细胞出现裂殖体	是	罕见	是
每个裂殖体的裂殖子数[均值（范围）]	16 (12~25)	12 (8~25)[¶]	8 (6~13)

* 间日疟感染的红细胞有镶边、卵形、轻度肿大，其余的表现与间日疟相似。

[†] 诺氏疟原虫（P. knowlesi）与三日疟（P. malaria）镜下非常相似，容易混淆。

[‡] 薛氏小点在吉姆萨染色中最可见。

[§] 可能看不到。

[¶] 裂殖体陷入内脏中，外周血中通常看不到。

薄血涂片采用吉姆萨-瑞氏染色可以分析疟原虫的形态及物种,并且测定红细胞的比例。厚血涂片敏感性更高,但备制较难,而且由于在染色前红细胞已经裂解,读片也较难。结果的灵敏度和准确度取决于操作者的经验。

商用快速检测基于疟原虫特异性抗原或酶的出现。这种检测包括检测疟原虫(尤其恶性疟及间日疟)相关的富含组氨酸蛋白2(HRP-2)以及疟原虫相关的乳酸脱氢酶(PLDH)。快速测试可与显微镜检测低水平原虫的灵敏度相媲美;然而,他们并不能区分感染单一感染与多个疟原虫的合并感染而且除了恶性疟外无法进行形态区分。

光镜和快速检测是互补的,有条件时需同时检测。它们具有相似的灵敏度。这两者的阴性结果不能排除低的寄生虫血症患者。

可以使用PCR和特异性DNA探针,但大部分地方难以施行。由于血清学检查可能检出既往感染,因此不适合诊断急性疟疾。

治疗
■ 抗疟疾药物

抗疟药的选择根据:

■ 临床表现
■ 感染疟原虫属
■ 了解该区域的耐药株
■ 可获得药物的疗效与副作用

以青蒿素为基础的联合疗法(ACT),例如青蒿素联合本芬醇是最迅速有效的方法。在许多情况下是首选药物。对于青蒿素的抗药性已经有所报道,但尚不普遍。

在一些流行地区,当地大部分可获得的抗疟疾药物是伪劣商品。因此,一些医生提醒到边远、高风险地区的旅客如果在采取了预防用药后仍感染疟疾,应采取完整并合适的治疗方案。这一策略也避免了在目的地国家消耗有限的医疗资源和药物。

5岁以下儿童(2岁以下患儿病死率最高)、孕妇和无暴露史而到疫区居留的人如果感染疟疾尤其危险。

如果怀疑恶性疟,即使第一次涂片阴性,也应当立即开始治疗。恶性疟对抗疟药耐药性逐渐增加,近期间日疟也出现同样的情况。

治疗和预防疟疾,推荐的药物和剂量以及常见的不良作用和禁忌证,分别见表202-2、表202-3和表202-4。另见CDC网站(www.cdc.gov)。

表202-2 疟疾治疗

参数	药物[a]	成人剂量	儿童剂量[b]
恶性疟或者疟疾流行地区的所有不明种类除了明确氯喹敏感的——口服药物			
首选药物	阿托伐醌/白乐君[c]	每日4片成人片剂×3d	<5kg:不推荐 5~8kg:每日2片儿童片剂×3d 9~10kg:每日3片儿童片剂×3d 11~20kg:每日1片成人片剂×3d 21~30kg:每日2片成人片剂×3d 31~40kg:每日3片成人片剂×3d >40kg:每日4片成人片剂×3d
	或蒿甲醚/本芬醇[d]	3日服用6次(一次=4片) (在第0、8、24、36、48、60h)	按照成人之时间间隔,剂量如下: 5~<15kg:1片 15~<25kg:2片 25~<35kg:3片 ≥35kg:4片
	或硫酸奎宁加以下之一:	650mg tid×3~7日[e]	10mg/kg q8h×3~7日[e]
	• 多西环素[f]	100mg bid×7d	2.2mg/kg bid×7d
	• 四环素[f]	250mg qid×7d	6.25mg/kg qid×7d
	• 克林霉素[g]	7mg/kg tid×7d	7mg/kg tid×7d
替代(如果无法使用其他选择)	甲氟喹[h]	750mg,6~12h后500mg	15mg/kg,6~12h后10mg/kg
恶性疟和氯喹敏感地区获得的不明种类的感染(中美洲以西巴拿马运河,海地,多米尼加共和国,大多数中东)和三日疟和诺氏疟在所有地区口服药			
首选药物	磷酸氯喹[i,j]	1g(600mg基质),6h、24h和48h各500mg (300mg基质)	10mg基质/kg(最大600mg基质), 6h、24h和48h各5mg基质/kg
	或羟氯喹[j]	800mg(620mg基质),6h、24h和48h各400mg (310mg基质)	10mg基质/kg,然后6h、24h和48h各5mg/kg
间日疟(除非在耐氯喹区域)或卵形疟——口服药物			
首选药物	磷酸氯喹[i,j]或羟氯喹[j]的剂量如上		
	加伯氨喹[k]	30mg基质 qd×14d	0.5mg基质/kg qd×14d

续表

参数	药物[a]	成人剂量	儿童剂量[b]
在已知的对于氯喹耐药的间日疟区域感染的间日疟(巴布亚新几内亚,印度尼西亚)-口服药物			
首选药物	A. 硫酸奎宁加以下之一:	650mg tid×3~7 日[e]	10mg/kg tid×3~7 日[e]
	• 多西环素[f]	100mg bid×7d	2.2mg/kg bid×7d
	• 四环素[f]	250mg qid×7d	6.25mg/kg qid×7d
	或 B. 阿托伐醌-白乐君[c]	每日 4 片成人片剂×3d	<5kg:不推荐 5~8kg:每日 2 片儿童片剂×3d 9~10kg:每日 3 片儿童片剂×3d 11~20kg:每日 1 片成人片剂×3d 21~30kg:每日 2 片成人片剂×3d 31~40kg:每日 3 片成人片剂×3d >40kg:每日 4 片成人片剂×3d
	或 C. 甲氟喹[h]	750mg,6~12h 后 500mg	15mg/kg,6~12h 后 10mg/kg
	方案 A、B 或 C 加伯氨喹[k]	30mg 基质 qd×14d	0.5mg 基质/kg qd×14d
严重感染,所有疟原虫非肠道药物			
首选药物	葡萄糖酸奎尼丁[m] 加上下面的一种,剂量如上述: • 多西环素[f,n] • 四环素[f] • 克林霉素[g,o]	10mg/kg 负荷量加入生理盐水滴 1~2h,然后 0.02mg/(kg·min)持续静脉滴注滴持续 24h 或 24mg/kg 负荷剂量输注持续 4h 以上,然后 12mg/kg q8h 输注,每次大于 4h,在负荷剂量后 8h 后开始 一旦寄生虫密度<1%,患者可以采取口服药物,完成口服奎宁治疗或(研究)	成人相同(除了多西环素以及四环素不能用于儿童)
	青蒿琥酯[p,q]加上下面的一种,剂量同上: • 阿托伐醌-白乐君[c] • 多西环素[f,n] • 克林霉素[g,o] • 甲氟喹[h]	根据研究性新药协议(联合 CDC 药物和剂量等信息)	成人相同(除了多西环素不用于儿童)
预防复发:仅间日疟、卵形疟			
首选药物	伯氨喹	30mg/kg qd×14d 在离开流行区域后	0.5mg/kg qd×14d 在离开流行区域后

[a] 见表 202-3 之副作用和禁忌证如果预防性用药治疗期间疟疾仍进展,该药物不应该被用作治疗方案的一部分。

[b] 小儿剂量不应超过成人剂量。

[c] 阿托伐醌-白乐君有固定剂量的复合片剂:成人片剂(250mg 阿托伐醌/100mg 白乐君)和儿童片剂(62.5mg 阿托伐醌/25mg 白乐君)。为了促进吸收,应当与全脂奶一同服用。当肌酐清除率<30ml/min,该组合禁忌使用。一般情况下,孕妇不建议使用这种组合,特别是在孕早期,由于安全性数据不充分;如果没有其他选择或其他选择不能耐受,当利大于弊时也可选用。如不采取与食物或牛奶同时服用,分成两次服用可减少恶心和呕吐。如果患者在服用剂量在 30min 内呕吐,那应该重复给予该剂量。

[d] 蒿甲醚/本芴醇的合剂可被买到,含蒿甲醚 20mg,本芴醇 120mg。一般情况下,孕妇不建议使用这种组合,特别是在孕早期,由于安全性数据不充分;如果没有其他选择或其他选择不能耐受,利大于弊时也可选用。该药应该随奶或牛奶服用如果患者在服用后在 30min 内呕吐,那应该重复给予该剂量。

[e] 在美国,硫酸奎宁胶囊含有 324mg,所以 2 粒胶囊够对成人足够。对于儿童,剂量比较难以掌握,因为奎宁只有胶囊制剂。东南亚对奎宁的相对耐药性已经增加,治疗应当持续 7 日。在其他区域,只需持续 3 日。为减少消化道不良反应的风险,建议进餐时或者餐后服用。奎宁加上多西环素或四环素通常由于奎宁加克林霉素,因为有更多有效的数据。

[f] 孕妇和<8 岁儿童禁用四环素类药物。对于感染了耐氯喹的间日疟<8 岁的儿童,建议采用甲氟喹。如果这些药物不可用或无法耐受,且治疗的利大于弊,阿托伐醌/氯或蒿甲醚/苯芴醇可以用来代替。

[g] 克林霉素通常被用于孕妇及<8 岁儿童。

[h] 除非没有其他选择,不建议采用甲氟喹,因为甲氟喹与其他选择比有更高的严重的神经精神副作用发生率。对于东南亚地区获得的感染,甲氟喹也不推荐,因为一些地区(如泰国-缅甸边界和泰国-柬埔寨边界、亚马逊盆地)已有甲氟喹耐药的报道。

[i] 为减少消化道反应,应该同食物同时服用。

[j] 氯喹或羟氯喹被建议用于对氯喹敏感的感染;然而,如果治疗耐氯喹的方案更方便的或优选或氯喹不可用,可以使用治疗耐氯喹的方案。

[k] 伯氨喹可以用于根除在肝脏保持休眠状态的休眠子,从而防止间日疟和卵形疟感染的复发。由于伯氨喹对于 G-6-PD 缺乏的患者可能导致溶血性贫血症,因此在使用伯氨喹治疗前应进行 G-6-PD 筛查。对于临界的 G-6-PD 缺乏或上述方案的备选项,可使用伯氨喹 45mg 每周一次口服持续 8 周;如果想用该替代方案治疗 G-6-PD 缺陷患者临床医生应咨询感染性疾病和/或热带医学专家。伯氨喹不能用于孕妇。

[l] 如果患者获得间日疟感染的地区不知道有耐氯喹的间日疟感染,则应首先使用氯喹治疗。如果治疗没有反应,应改为针对耐氯喹的间日疟方案,并且临床医生应通知美国疾病预防和控制中心(CDC)的疟疾热线。(下班时间和周末和节假日,770-488-7100、770-488-7788)。

[m] CDC 建议重症疟疾患者应该积极的立即使用负荷剂量的静脉奎尼丁进行治疗。如果患者在前 48h 已经接受了>40mg/kg 的奎宁或 12h 内接受了甲氟喹,应取消奎尼丁的负荷剂量。建议咨询有心脏病专家及治疗重症疟疾有经验的医师。血压监测低血压,心脏监测 QRS 波群的增宽或 QTc 间期延长,以及低血糖的血糖监测是必要的。当患者在以下几条中具有大于一条,则需考虑为重症疟疾:意识障碍,昏迷或惊厥,严重的正常细胞性贫血,肾衰竭,肺水肿,急性呼吸窘迫综合征,休克,弥散性血管内凝血,自发性出血,酸中毒,血红蛋白尿,黄疸,或寄生虫血症>5%。重症疟疾是通常由恶性疟引起。

[n] 如果患者无法口服多西环素,可给予 q12h 100mg 静注,一旦患者可以口服立即改为口服。应避免快速静脉注射。疗程为 7 日。

[o] 如果患者不能服用口服克林霉素,先给予 10mg/kg 的负荷剂量静注,接着 q8h 静注 5mg/kg,然后当患者允许尽快切换为口服给药。应避免快速静脉注射。疗程为 7 日。

[p] 在美国,青蒿琥酯用于静脉内给药仅作为一种研究性新药[通过拨打 CDC 疟疾热线从 CDC 获得(770-488-7788)]。

[q] 下列口服药物(治疗剂量)应用的同时应该使用青蒿琥酯。
• 成人:阿托伐醌/氯胍、多西环素、克林霉素(孕妇)或甲氟喹。
• 儿童:阿托伐醌/氯胍、克林霉素或甲氟喹。

G-6-PD,6-磷酸葡萄糖脱氢酶。

表 202-3 抗疟药不良反应和禁忌证

药物	不良反应	禁忌证
阿托伐醌/本芴醇	头痛,纳差、头晕、发力(通常为轻度)本芴醇可导致 Q-T 间期延长	妊娠级别 C(该药只有对胎儿证实为利大于弊的时候才可以使用) 使用预防甲氟喹
青蒿琥酯	同阿托伐醌迟发型溶血	同阿托伐醌
阿托伐醌-白乐君	消化道反应、头痛、头晕、瘙痒	妊娠期,只有对胎儿证实为利大于弊的时候才可以使用 超敏反应、妊娠、哺乳*、严重肾功能损害(肌酐清除率<30ml/min)
氯喹 盐酸氯喹 磷酸羟氯喹	消化道反应、头痛、头晕、视物模糊、皮疹或瘙痒、牛皮癣加重、血恶病质、脱发、心电图改变、视网膜病变、精神病(罕见)	高血压、视网膜病变或视野改变
克林霉素	低血压、骨髓毒性、肾功能不全、皮疹、黄疸、耳鸣、艰难梭菌假膜性肠炎	高血压
多西霉素	消化道不适、光过敏、阴道假丝酵母菌病、艰难梭菌假膜性肠炎、腐蚀性食管炎	妊娠,8 岁及以下儿童儿童
氯氟菲醇	PR 和 QT 间期延长、心律失常、低血压、消化道反应、眩晕、精神改变、惊厥、猝死	妊娠期,只有对胎儿证实为利大于弊的时候才可以使用,心脏传导阻滞、家族性 QT 间期延长、合用影响 QT 间期的药物、超敏反应
甲氟喹	噩梦、神经精神症状、头晕、眩晕、精神错乱、精神病、惊厥、窦性心动过缓、消化道反应	超敏反应、惊厥病史、精神异常病史、心脏患者同时使用延长心脏传导时间的药物(如 β-受体阻滞剂、钙通道阻滞剂、奎宁、奎尼丁、氯菲氟醇)、需要良好协调和空间辨别能力的职业、妊娠早期
硫酸奎宁 二盐酸奎宁	消化道反应、耳鸣、视觉异常、过敏反应、精神改变、心律失常、心脏毒性	超敏反应、G-6-PD 缺乏症、视神经炎、耳鸣、妊娠(相对禁忌证)、既往奎宁不良反应史[推荐心电监护、血压监护(静脉用药时)和血糖监测]
葡萄糖酸奎尼丁	心律失常、QRS 波群增宽、Q-T 间期延长、低血压、低血糖	超敏反应、血小板减少症(推荐心电监护、血压监护和血糖监测)治疗前 48h 内接受>40mg/kg 的奎宁或在 12h 前接受一倍剂量的甲氟喹无需负荷剂量
磷酸伯氨喹	G-6-PD 缺乏者可出现严重的血管内溶血、消化道反应、白细胞减少、正铁血红蛋白尿	合并使用喹纳克林、潜在的溶血或骨髓抑制药物、G-6-PD 缺陷、妊娠(因为胎儿的 G-6-PD 水平未知)
乙胺嘧啶-磺胺多辛	多形性红斑、重症多形红斑、中毒性表皮神经松解、荨麻疹、剥脱性皮炎、血清病、肝炎、惊厥、精神改变、消化道反应、胃炎、胰腺炎、骨髓毒性、溶血、发热、肾病	超敏反应、叶酸缺乏性贫血、≤2 个月的婴儿、妊娠、哺乳

*白乐君可通过人的乳汁排出;而阿托伐醌是否可通过人的乳汁排出尚不明确。对于<5kg 的儿童,该药的安全性和有效性尚未被证实。
G-6-PD,6-磷酸葡萄糖脱氢酶。

表 202-4 疟疾预防

药物	用法[a]	成人剂量	儿童剂量	备注
阿托伐醌/白乐君[b]	在所有地区	每日 1 片成人片剂	5~8kg:每日 1/2 片儿童片剂 8~10kg:每日 3/4 片儿童片剂 >10~20kg:每日 1 片儿童片剂 >20~30kg:每日 2 片儿童片剂 >30~40kg:每日 3 片儿童片剂 >40kg:每日 1 片成人片剂	旅行前 1~2 周开始,旅行期间维持用药离开后每日维持用药持续 7 日
氯喹	只在氯喹敏感的地区	500mg(300mg 基质)每周一次	8.3mg/kg(5mg 基质/kg),极量 500mg(300mg 基质)每周次口服	旅行前 1~2 周开始,旅行期间维持用药,离开后四周停药
多西环素[c]	在所有地区	100mg/d 口服一次	>8 岁:2mg/(kg·d),最大剂量每日 100mqd 口服	旅行前 1~2 周开始,旅行期间维持用药,离开后四周停药

药物	用法[a]	成人剂量	儿童剂量	备注
羟氯喹[d]	氯喹敏感的地区中氯喹的替代	400mg（310mg 基质）每周一次	6.5mg/kg（5mg 基质/kg），最大400mg 盐（310mg 基质）每周一次口服	旅行前1~2周开始，旅行期间维持用药，离开后四周停药
甲氟喹[e]	在甲氟喹敏感的地区	250mg（228mg 基质）每周一次	≤9kg：5kg（4.6mg/kg 基质）每周一次 >9~19kg：每周1/4 片 >19~30kg：每周1/2 片 >30~45kg：每周3/4 片 >45kg：每周1 片	旅行2周前开始，旅行期间维持用药，离开维持用药持续7日 有抑郁症及其他心理疾病或癫痫发作史者禁用；同时不建议用于心脏传导异常的患者
伯氨喹[f]	用于短期旅行的预防	30mg（52.6mg 基质）qd	0.5mg/kg（0.8g 基质/kg），最大同成人剂量 qd 口服	旅行前1~2日开始，旅行期间维持用药，离开后每日维持用药持续7日 使用前证实 G-6-PD 水平正常 G-6-PD 患者、孕妇及哺乳期妇女禁用，除非被母乳喂养的婴儿 G-6-PD 水平正常
	对于既往感染过疟疾的患者预防再次感染	剂量同上	同上	离开疫区后服用14日

[a] 见表202-3 副作用和禁忌证。
[b] 阿托伐醌-白乐君有固定剂量的复合片剂：成人片剂（250mg 阿托伐醌/100mg 白乐君）和儿童片剂（62.5mg 阿托伐醌/25mg 白乐君）。为了促进吸收，药物应当与奶制品一同服用。当肌酐清除率<30ml/min，阿托伐醌-白乐君禁忌使用。该组合不推荐用于体重<5kg 的儿童或孕妇或哺乳期妇女。
[c] 孕妇和<8 岁儿童禁用四环素类药物。
[d] 孕妇和<8 岁儿童禁用羟氯喹。
[e] 甲氟喹尚未获批准在怀孕期间使用。该药物禁用于那些活跃的抑郁症患者，近期有抑郁症史，广泛性焦虑症，精神病，精神分裂症，其他主要精神疾病或癫痫发作；如果患者有精神障碍或抑郁史，该药物应慎重使用。此药不能推荐用于心脏传导异常的患者。
[f] 对于那些服用过氯喹或者服用过某种对耐氯喹疟疾治疗有效的药物并且长时间暴露于间日疟和/或卵形疟的患者应用伯氨喹作为最终预防。单用伯氨喹也可用具有感染疟疾风险人群的疟疾初级预防，特别是对于间日疟。它在 G-6-PD 缺乏症和孕妇或哺乳期妇女禁忌（除非母乳喂养的婴儿 G-6-PD 水平正常）。
G-6-PD，6-磷酸葡萄糖脱氢酶。

在流行区出现的发热性疾病者必须立即接受专业的医学评估。当无法迅速评估时（如地区很偏僻），可应用蒿甲醚/苯芴醇或阿托伐醌/白乐君作为经验性治疗。

如果旅客从流行地区回国后出现发热，并且排除其他引起发热的原因临床医师应考虑给予针对轻症疟疾的经验性治疗，即使疟疾涂片和/或快速诊断检测为阴性。

间日疟、卵形疟复发的预防

为了预防间日疟或卵形疟的复发，应当使用伯氨喹清除肝脏内的休眠子。伯氨喹可于氯喹的同时或之后使用。一些间日疟菌株不敏感，并且可能会复发，需要重复治疗。恶性疟或三日疟不需要使用伯氨喹治疗，因为这些种类没有持续的肝内期。如果持续或强烈暴露于间日疟或卵形疟，或者旅行者没有脾脏，当旅行者回归后开始使用14日的磷酸伯氨喹预防有助于降低复发的风险。主要的副作用是发生于葡萄糖-6-磷酸脱氢酶（G-6-PD）缺陷人群的溶血。因此在给予伯氨喹前应进行 G-6-PD 水平检测。

伯氨喹在怀孕和哺乳期间禁用，除非婴儿被证实没有 G-6-PD 缺乏。对于孕妇，在孕期可给予每周的氯喹作为预防；分娩后，没有 G-6-PD 缺乏的妇女可给予伯氨喹。

预防

去流行地区的旅客应给予预防服药（表202-4）。有关美国疟疾的流行信息可以从疾控获得（www.cdc.gov）；这些信息包括疟疾的类型、抗药性、地理分布和预防的建议。

妊娠期疟疾对母婴都造成严重威胁。在任何地方，怀疑疟疾感染的孕妇均可以使用氯喹。但是由于没有其他的安全有效的复方方案，因此孕妇应该尽量避免去有可能耐氯喹的地区旅行。甲氟喹用于孕妇的安全性未见报道，但有限的经验提示权衡益处大于风险时可以使用。多西霉素、阿托伐醌/白乐君和伯氨喹不应当用于孕妇。

青蒿素由于半衰期太短，故不用于预防。

对蚊子的预防措施包括：

- 使用氯菊酯-或含除虫菊的喷洒杀虫剂（延长作用时间）
- 对门窗放置滤网
- 在床周围使用蚊帐（优选浸渍氯菊酯或除虫菊）
  用含有0.5%的氯菊酯产品处理衣服和渔具
- 在暴露的皮肤上使用驱蚊剂如25%~25%的避蚊胺（二乙基甲苯）
- 穿着防护长袖衬衫和裤子，特别是黄昏和黎明时分，当蚊子活跃时使用包含 DEET 驱虫剂需参照使用说明
- 驱虫剂按照指示标签上只能用于暴露皮肤，并谨慎地用于耳朵周围（不能用于或者对着或眼睛或嘴巴喷洒）
- 使用后需洗手
- 不能让孩子来使用驱虫剂（成年人应该首先将驱蚊剂涂在自己手上，然后轻轻涂在孩子的皮肤上）

- 驱蚊剂应刚刚足够覆盖身体暴露的部位
- 回室内后立即洗净防护剂
- 除非在产品标签另有说明，否则再次穿戴前需洗净衣物

大多数驱虫剂可以用于新生儿及<2个月的婴幼儿。环境保护局对儿童、孕妇或哺乳期妇女不建议使用驱虫剂作为额外的预防措施。

疫苗正在研究中。在 RTS 的一项大型临床试验，基于恶性疟原虫的环子孢子蛋白重组疫苗表现出中等疗效，能使生活在非洲流行区域的儿童临床疟疾病例减少 46%。结果是令人鼓舞的，但目前还不明确该疫苗是否适用于军人及国际旅客。

> **关键点**
> - 2015 年，全球预计有 2.14 亿疟疾病例，43.8 万死亡，在非洲多数是 5 岁以下儿童。2000 年起，疟疾造成死亡的人数减少了 60%
> - 恶性疟引起微血管梗阻和组织缺血，特别是在脑，肾，肺，免疫缺陷婴儿和成人的胃肠道；患者可能在出现初期症状的几天内死亡
> - 间日疟、卵形疟和三日疟通常不损害重要脏器，较少导致死亡
> - 临床表现为反复发热和寒战，头痛，肌痛，恶心；常见溶血性贫血和脾肿大
> - 诊断通过血液的光学显微镜检查（厚或薄涂片染色）及/或快速血液分析
> - 抗疟疾药物治疗基于疟疾种类（如可知）和该地区的耐药模式
> - 以青蒿素为基础的联合疗法（如青蒿素联合本芴醇），是最迅速有效的方法。阿托伐醌/白乐君是治疗无并发症疟疾的最佳选择
> - 伯氨喹用于预防间日疟或卵形疟的复发，但在怀孕和哺乳期间禁用，同时需除外 G-6-PD 缺乏
> - 给前往流行地区旅行者分发预防药物，并教会他们如何防止蚊虫叮咬

弓形虫病

弓形虫病是由刚地弓形虫引起的感染，感染后可无症状，也可呈良性淋巴结肿大（单核细胞增多症样疾病）或在免疫缺陷患者可引起威胁生命的中枢神经系统疾病。在艾滋病患者及 CD4 计数低下者可发展为脑炎。先天性感染可引起视网膜脉络膜炎、癫痫发作和智力发育迟缓。通过血清学、流行病学史和 PCR 检测诊断。治疗主要使用乙胺嘧啶+磺胺嘧啶或克林霉素。视网膜脉络膜炎常同时给予糖皮质激素。

有猫的地方人类暴露于弓形虫病的现象十分普遍。预计有 15% 的美国居民血清学阳性，但发展为弓形虫病的概率很小，除非胎儿宫内感染或免疫缺陷患者。

病理生理

刚地弓形虫普遍存在于鸟类和哺乳动物。这种专性细胞内寄生虫侵入宿主细胞并在任何有核细胞的胞质内进行无性繁殖（图 202-2）。当宿主产生免疫力时，速殖子的繁殖停止并形成组织包囊，包囊可维持絮棉状态数年，尤其在脑和肌肉组织。在包囊中休眠的弓形虫被称作裂殖子。刚地弓形虫的有性繁殖仅在猫的肠道内进行，所产生的卵囊随粪排至外界，在潮湿土壤内数月乃至数年仍具感染性。

刚地弓形虫生活史

弓形虫已知的唯一最终宿主为猫科家族成员（家猫及其亲属）

1a. 卵囊经家猫的粪便排出，数量巨大，但通常只排放 1~2 周。卵囊排出后需要 1~5 日的时间发育成具有感染性的孢子。

1b. 猫摄入有孢子的卵囊后被再次感染。

2. 土壤、水、植物或猫砂被卵囊污染。自然界中的中间宿主（如鸟类、啮齿动物、野生动物、供人类食用的动物）在摄入被卵囊污染的物质后受到感染。

3. 卵囊在被宿主摄入后不久就发展成速殖子。

4. 速殖子布散至全身，在神经、眼和肌肉组织中形成包囊。

5. 猫在食用含有组织包囊的中间宿主后被感染。

6a. 人类通过摄入含有组织包囊的未煮熟肉类而感染。

6b. 人类通过食用被猫粪便或其粪便沾染的其他物质（如土壤）污染的食物或水或接触宠物猫的粪便而感染。

7. 极少部分人因输血或器官移植而感染。

8. 极少情况下发生母婴垂直传播。

9. 在人类宿主中，寄生虫形成组织包囊，最常见于骨骼肌、心肌、大脑和眼睛；这些包囊可能存于宿主的整个生命周期，如果宿主免疫受损，这些包囊可以重新激活。

感染途径包括：
- 摄入卵囊
- 摄入组织包囊
- 经胎盘传播
- 输血或器官移植传播

摄入猫粪中的卵囊是最常见的经口感染方式。吃生的或未煮熟的含有组织包囊的肉也可发生感染，最常见的是羔羊肉和猪肉，牛肉少见。在摄入卵囊或者组织包囊后，弓形虫则被释放并播散到整个人体。这种急性感染可刺激保护性的免疫，并且在许多器官形成组织包囊。而这些组织包囊可以重新激活，尤其是在免疫力低下的患者。在没有服用预防性抗生素的艾滋病患者中，弓形虫的复发率可以达到 30%~40%。然而随着复方磺胺甲噁唑预防肺孢子菌肺炎的广泛使用，其发生率也显著减少。

若母亲在怀孕期间被感染或因免疫抑制而激活以前的感染，可经胎盘传给胎儿。对于曾经感染弓形虫的免疫健全的母亲来说，弓形虫传给胎儿是非常罕见的。血清学阳性的供体，可通过输血（全血或白细胞）或器官移植将弓形虫传给受体。其他健康患者，先天性或获得性感染也可在视网膜上复发。既往感染可对再次感染具有免疫力。

症状及体征

弓形虫感染可有多种形式。

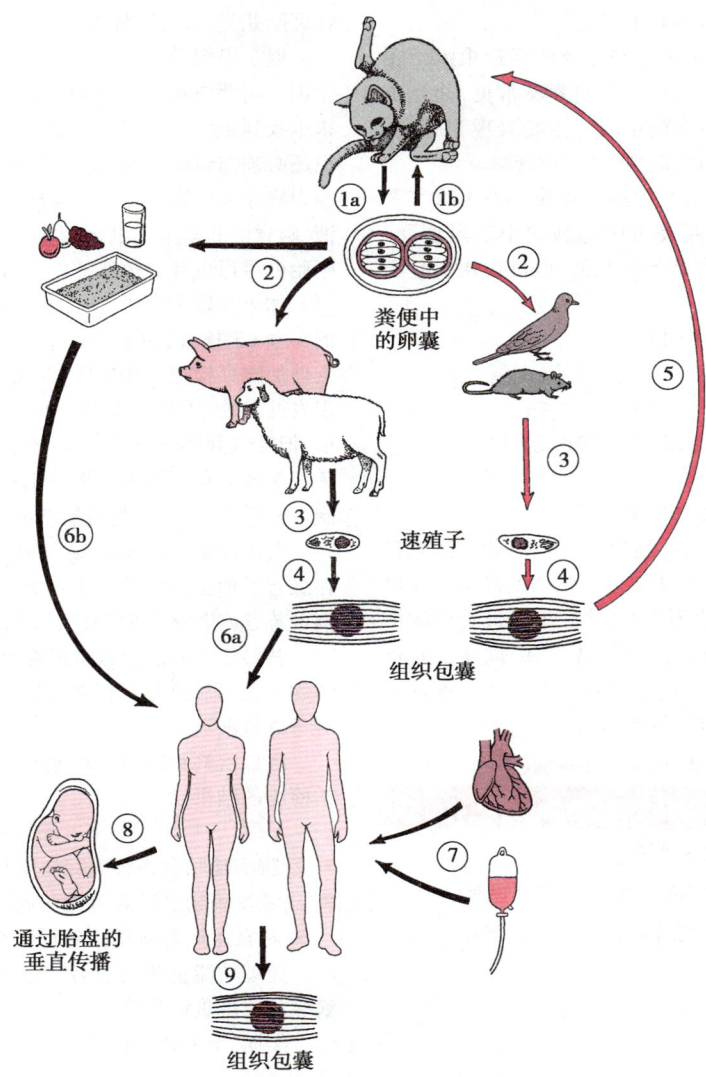

图 202-2　弓形虫生活史

- 急性弓形虫病
- 弓形虫脑病
- 先天性弓形虫病
- 眼弓形虫病
- 播散型弓形虫或中枢神经系统以外的弓形虫病常见于免疫力低下的患者

急性弓形虫病　急性感染通常是无症状的,但是10%~20%的患者进展为双侧颈部或腋下无痛性的淋巴结肿大。其中部分患者可表现为轻微感冒样症状,如发热综合征、不适、肌痛和肝脾肿大,咽炎少见,可能与传染性单核细胞增多混淆。非典型性淋巴细胞增多症、轻度贫血、白细胞减少和轻度肝功能异常常见。症状可持续数周或数月,但大部分能够自愈。

先天性弓形虫病　这种类型通常因母亲在怀孕期间获得急性原发性无症状弓形虫感染所致。孕前已被感染的妇女,除非因免疫抑制使感染激活,一般不会将弓形虫病传给胎儿。此类型感染可发生自然流产和死胎或出生缺陷。胎儿的幸存率与产妇感染的时间有关。母亲怀孕的前3个月、第4~6个月之间和最后3个月感染弓形虫,胎儿的存活率分别为15%、30%和60%。

新生儿弓形虫病　常很严重,特别是在妊娠早期感染,症状包括:黄疸、皮疹、肝脾肿大、特征性的四联异常:
- 双侧性脉络膜视网膜炎
- 大脑钙化
- 脑积水或小头畸形
- 精神活动迟缓
- 预后差

很多儿童的感染并不严重,大部分母亲孕期最后3个月感染的婴儿,出生时外观健康,但数月或数年后发生癫痫发作、智力发育迟缓、视网膜脉络膜炎或其他症状的危险性很高。

眼弓形虫病这种类型多系先天性感染,10~30岁时被激活,但偶尔也可能是获得性感染。病变为局灶性坏死性视网膜炎和脉络膜继发性肉芽肿炎症。可导致眼痛、视力模糊,有时甚至失明。容易频繁复发。

播散型弓形虫或者中枢神经系统以外的弓形虫病 在眼睛或者中枢神经系统之外的弓形虫病并不常见,并且主要发生于严重的免疫功能不全的患者。主要表现为肺炎、心肌炎、多肌炎、弥散性斑丘疹、高热、寒战和衰竭。

弓形虫性肺炎 弥散性间质浸润可很快发展为肺实变而导致呼吸衰竭,而动脉内膜炎可引起肺的小节段梗死。心肌炎以传导障碍常见,通常是无症状的,但可很快引起心力衰竭。

播散型感染 若不治疗常可致死。

诊断

- 血清学检测
- 中枢神经系统累积时:CT、MRI 或者腰椎穿刺
- 组织活检
- 血液、脑脊液、组织或羊水的 PCR 检测

诊断通常依靠血清学检查。通过间接免疫荧光法或者酶联法检测抗体 IgG 和 IgM(表 202-5)。疾病的最初 2 周出现特异性 IgM 抗体,4~8 周达到高峰,然后下降最终检测不到,但有时急性感染后 18 个月也可测出。IgG 抗体上升较缓慢,1~2 个月后达高峰,并可稳定在高水平上持续数月至数年。弓形虫抗体 IgM 检测缺乏特异性。

表 202-5 弓形虫血清学检测的解读*

IgG	IgM	可能病变
阴性	阴性	没有感染证据
阴性	可疑的	可能早期感染或 IgM 假阳性结果
阴性	阳性	可能早期感染或 IgM 假阳性结果
可疑的	阴性	不确定
可疑的	可疑的	不确定
可疑的	阳性	可能是急性感染
阳性	阴性	感染>1 年
阳性	可疑的	感染可能>1 年或 IgM 假阳性结果
阳性	阳性	可能是过去 12 个月内的近期感染或 IgM 假阳性结果

*除了婴儿。

妊娠期妇女、胎儿及新生儿的急性弓形虫感染的诊断非常困难。推荐寻找专家咨询或者会诊。如果一个妊娠期妇女检测到 IgG 及 IgM 阳性,必须做 IgG 的滴度。在妊娠的早期 12~16 周,高低度的 IgG 水平可以排除近期感染。而低滴度的 IgG 水平并不能认为就是近期感染,因为很多患者在感染后的数月 IgG 滴度仍维持在较低水平。怀疑近期感染弓形虫的妊娠期妇女应该在专门的弓形虫实验室中进行样本测试,得到确认后再进一步处理。如果该患者临床无感染弓形虫的症状,而 IgG 的滴度很低,如果是弓形虫急性感染,2~3 周后抗体的滴度应该升高,除非是严重的免疫缺陷患者。

通常,新生儿检测到特异性 IgM 抗体提示先天性感染。母亲 IgG 可通过胎盘,但 IgM 不会。在先天性婴儿弓形虫特异性的 IgA 抗体比 IgM 更为敏感,但需要特殊的实验设备。

怀疑胎儿先天性感染时应该咨询专家。

偶尔组织学检查也可发现弓形虫。急性感染时的速殖子用吉姆萨或赖特染色效果很好,但常规的组织切片染色很难找到虫体。组织包囊不能区别急性和慢性感染。弓形虫还必须与组织胞浆菌、克氏锥虫和利什曼原虫等其他细胞内病原体区别。在一些参比实验室可以使用 PCR 检测血液、脑脊液和羊水中虫体 DNA。用 PCR 检测羊水似乎是诊断胎内弓形虫病最敏感的方法。

如果怀疑中枢神经系统弓形虫病应进行磁共振、增强的头颅 CT 检查,如果没有颅内压力增高的体征应行上述检查外加腰穿检查。MRI 比 CT 更敏感。MRI 及 CT 扫描可见多发性致密的圆形病变。虽然这些病变无特异的诊断价值,但艾滋病伴中枢神经系统症状的患者出现这种 CT 或 MRI 影像变化可作为弓形虫治疗的依据。脑脊液中淋巴细胞可能增多,蛋白含量可能增加。

免疫缺陷患者如果 IgG 阳性应当怀疑急性感染。然而,在患有弓形虫脑病的艾滋病患者中 IgG 抗体水平通常是低到中等,IgG 抗体有时阴性;IgM 抗体不出现。

若弓形虫病的拟诊是正确的,则 7~14 日内临床及放射学均可获明显改善。如果症状一周后恶化或 2 周末无减轻,应考虑行脑活组织检查。

眼部疾病诊断基于眼睛病变的外观、症状、病程和血清学检测的结果。

治疗

- 乙胺嘧啶联合磺胺嘧啶加亚叶酸(防止骨髓抑制)
- 磺胺类药物过敏或者无法耐受磺胺嘧啶的患者,可使用克林霉素或者阿托伐醌联合乙胺嘧啶

免疫功能正常的患者一般不必治疗,除非出现内脏疾病症状或严重症状持续存在。

然而,下列情况应给予特异性治疗:

- 新生儿
- 孕妇急性弓形虫病
- 免疫缺陷患者

注意事项

- 对于无症状或症状轻微的免疫功能正常患者,急性弓形虫感染无需治疗

免疫功能正常患者的治疗:在免疫功能正常患者中最有效的方案是乙胺嘧啶联合磺胺嘧啶。剂量为:

- 乙胺嘧啶:100mg 口服第一天,接着 25~100mg 口服,每日 1 次,连服 2~4 周[儿童剂量为 2mg/kg,连服 2 日,然后改为 1mg/(kg·d)一次;最大剂量 25mg/d]
- 磺胺嘧啶:成人剂量为 1~1.5g 口服,每日 4 次,连服 2~4 周(儿童剂量为每日 25~50mg/kg)

同时给予亚叶酸以防止骨髓抑制。

对于磺胺嘧啶过敏的患者,可使用克林霉素每次 600~800mg,每天 3 次口服合用乙胺嘧啶来替代。另一种观点是阿托伐醌每 12 小时 1 次,每次 1 500mg 联合乙胺嘧啶。

免疫缺陷患者的治疗:HIV 感染者的弓形虫脑病需使用大剂量的乙胺嘧啶。乙胺嘧啶第一天 200mg,之后每日 50~100mg 联合磺胺嘧啶,持续 4~6 周。亚叶酸可降低骨髓抑

制（可称为叶酸，但非常规的叶酸。常规的叶酸会影响治疗效果）。剂量为10~25mg口服，每日1次（儿童为7.5mg口服，每日1次）。即便服用亚叶酸钙，仍需监测血细胞比容。

对艾滋病患者抗反转录病毒疗法应进行优化。AIDS患者的弓形虫非常容易复发，因此必须持续抑制用药至CD4>200个/μl且临床症状消失>3个月。

弓形虫眼病的治疗：弓形虫眼病的治疗依据全面的眼科评估（炎症程度、视力、大小、部位及病灶的变化趋势）。磺胺嘧啶和亚叶酸的用量与免疫功能正常患者相仿。美国CDC建议弓形虫眼病的治疗持续4~6周，接下来再重新进行病情评估。

弓形虫眼病治疗的同时应给予糖皮质激素治疗以减少炎症反应。

孕妇的治疗：治疗急性感染的孕妇可降低胎儿感染率。

螺旋霉素1g口服，每日3次或4次，在妊娠的前三个月可以安全而有效减少传播（可在美国食品药品监督管理局得到），但作用不及乙胺嘧啶-磺胺类联合治疗，并且不能透过胎盘。应持续应用直到妊娠早期之后。在18周进行PCR检测确定胎儿是否感染。如果没有发生传染，螺旋霉素可继续使用到结束。如果发生胎内感染，可以使用乙胺嘧啶和磺胺嘧啶。如果胎儿被感染，开始使用乙胺嘧啶和磺胺嘧啶。乙胺嘧啶可能致畸，在妊娠早期不宜使用。届时推荐寻找传染病学专家进行咨询。先天性弓形虫感染的治疗：先天性感染的婴儿应给予乙胺嘧啶每2~3日1次，以及磺胺嘧啶每日1次，疗程一年。婴儿使用乙胺嘧啶及其停止后1周内也应给予亚叶酸以防止骨髓抑制的发生。

预防

处理生肉、泥土或猫的垃圾后应彻底洗手。食物尽量避免被猫粪污染。肉类食物应加热到73.9~76.7℃（165~170℉）。

孕妇应避免与猫接触，若无法避免，应避免清洁猫砂盒，或在清洁时戴好手套。

弓形虫IgG血清学阳性，CD4$^+$细胞计数<100/μl的艾滋病患者，应给予药物预防。推荐使用甲氧苄啶和磺胺甲噁唑的合剂每日1次，同时可以预防耶氏肺孢子菌。如果无法耐受可服用双倍剂量的片剂，一周三次作为另一种选择。如果患者不能耐受复方磺胺甲噁唑，推荐使用氨苯砜加乙胺嘧啶和亚叶酸。也可以单用阿托伐醌单用或连用阿托伐醌、乙胺嘧啶和亚叶酸也可以使用。预防性用药需持续到CD4$^+$细胞计数>200/μl持续至少3个月。

> **关键点**
>
> - 弓形虫只在猫的肠道中繁殖；大多数感染通过直接或间接接触猫粪所致，但也可以经胎盘或食用未烧熟的包含包囊的肉类所致
> - 美国人群中大约15%左右已被感染，但很少引起症状，主要发生在宫内感染胎儿及免疫不全的人群
> - 急性感染通常是无症状的，但是10%~20%的患者有类似于单核细胞增多症的临床表现
> - 免疫功能低下患者的通常表现为脑炎，在MRI或CT检查中可见环状增强的颅内占位性病变
> - 通过血清学检查（IgG和IgM抗体）、组织学或PCR进行诊断
> - 治疗主要用于新生儿、孕妇和免疫功能低下患者
> - 通常使用乙胺嘧啶联合磺胺嘧啶加亚叶酸治疗。若患者无法耐受或过敏，可改用克林霉素及乙胺嘧啶
> - 乙胺嘧啶可能致畸，在妊娠早期不宜使用
> - 对艾滋病患者抗反转录病毒疗法应进行优化。持续抑制用药至CD4>200个/μl维持3个月以上

203. 肠道原虫与微孢子虫目

最重要的肠道原虫病原体为溶组织内阿米巴、贾第鞭毛虫（蓝氏贾第鞭毛虫、肠贾第虫）、肠道球虫：隐孢子虫、贝氏等孢球虫、卡耶塔圆孢子虫。微孢子门的微生物原来被归为肠道原虫，后基于DNA测序结果，发现它们为真菌或与真菌类似。

肠道存在大量的致病性寄生虫和非致病性共生微生物。非肠道原虫在其他章节叙述。全身性原虫病包括疟疾、巴贝虫病、利什曼原虫病、弓形虫病、锥虫病。

肠道原虫经粪-口途径传播，因此在卫生及水源条件差的地区感染甚为广泛。在美国一些粪便处理不佳或卫生条件差的地方，肠道原虫感染也很普遍，如精神病院或日托中心等。美国也曾发生由于水源污染导致的肠道原虫感染暴发（如1993年密尔沃基发生的水源隐孢子虫暴发流行）。某些胃肠道原虫可通过性关系传播，特别多见于有口肛接触行为者，有几种原虫也能引起艾滋病患者严重机会性感染。

诊断

基于症状和体征的临床诊断通常十分困难；需对适宜的粪便标本作抗原检测及显微镜检查找包囊或虫体。

粪便抗原检测具有一定的敏感性和特异性，适用于：

- 肠贾第虫
- 隐孢子虫

- 溶组织内阿米巴

显微镜检查进行诊断可能需要多份样本、浓集法和特殊染色，因此临床医生应告知实验室所怀疑的病原体。一些患者需要半侵入性诊断方法如内镜下组织活检（表198-1）。

基于PCR的分子诊断方法可用于一些肠道原虫的诊断，并大有前景。

阿米巴病
（内阿米巴病）

阿米巴病为溶组织内阿米巴感染所致。通常无症状，但可引起从轻度腹泻到严重痢疾等症状。肠外阿米巴感染包括肝脓肿。诊断主要通过在粪便中发现溶组织内阿米巴或血清学检测。有症状的疾病应用甲硝唑或替硝唑，然后应用巴龙霉素或其他有效作用于肠腔内包囊的药物。

有三种类型的内阿米巴，根据形态无法鉴别，分子学方法可鉴别：
- 溶组织内阿米巴（致病性）
- 迪斯帕内阿米巴（无害寄生，更常见）
- 茂氏内阿米巴（致病性不确定）

溶组织内阿米巴导致的疾病主要发生在社会经济不发达和卫生状况落后的地区。大部分感染发生在美洲中部、西部和南部，非洲西部和南部以及印度次大陆。在发达国家（如美国），绝大部分病例发生于来自流行区域的近期移民者和旅游者。全球每年有4千万~5千万人患阿米巴肠炎或肠外阿米巴病，近4万~7万人死亡。

病理生理
阿米巴以两种形态存在：
- 滋养体
- 包囊

活动的滋养体以细菌和组织为食，在大肠的肠腔和黏膜内繁殖并寄生，有时可侵入到其他组织和器官。滋养体主要见于液体性粪便中，但在体外很快死亡，如果被摄入，也会被胃酸杀灭。有些滋养体在结肠腔内变为包囊并随粪便排至体外。

溶组织内阿米巴滋养体黏附并杀死结肠上皮细胞和多核粒细胞（PMN），引起带有黏液和血的痢疾样便，但粪便中很少有PMN。滋养体还能分泌降解细胞外基质的蛋白酶，使虫体能入侵肠壁甚至到达肠外。滋养体可经门脉循环扩散并引起坏死性肝脓肿。感染可从肝脏直接扩展蔓延到右肺和胸膜腔，在极少数情况下可通过血流扩展至脑和其他器官。

包囊主要见于成形粪便并对外界环境具有抵抗能力。它们可以通过人-人直接传播或通过食品或水间接传播。阿米巴病也可通过口-肛途径传播。

症状及体征
大多数感染者是无症状的，但粪便中可持续排出包囊。因组织受侵犯而发生的症状包括间歇性腹泻和便秘、胃肠胀气和痉挛性腹痛。肝区和升结肠区可能有触痛，粪便含有黏液和血。

阿米巴痢疾 在热带地区常见，其特征为频繁发作的半液状腹泻，粪中常含有血液、黏液和活的滋养体。腹部体征从轻度触痛到伴有高热和全身中毒症状的明显腹痛。阿米巴结肠炎通常伴有腹部触痛。

发作间期，症状可减轻为反复发生的腹部痉挛以及疏松或极软的粪便，但可发生虚弱和贫血。也可能出现亚急性阑尾炎的症状。若对这类患者作外科手术可能引致阿米巴的腹膜播散。

慢性阿米巴感染 症状与炎症性肠病相似，表现为间歇性非痢疾样腹泻并伴有腹痛、黏液便、腹部胀气和体重减轻。慢性感染还可在升结肠和盲肠区出现触痛，可扪及类似于癌肿的块状或环状病变（阿米巴瘤）。

肠外阿米巴病 肠外阿米巴病起源于结肠的感染，可累及任何器官，但肝的单个脓肿最为常见。

肝脓肿 通常是单一的大多位于右叶。可发生在以往无症状的患者，男性比女性多见（7:1~9:1），可隐匿发生。症状包括肝区疼痛或不适，有时疼痛可放射到右肩，并伴有间歇热、出汗、寒战、恶心、呕吐、乏力和体重减轻。黄疸不常见，若有也仅仅是轻度黄疸。脓肿可穿破到膈下间隙、右胸膜腔、右肺和其他邻近器官（如心包）。

有时可见**皮肤病变**，特别是慢性感染者的肛周和臀部，也可发生在外伤或手术的伤口。

诊断
- 肠道感染：粪便的显微镜检查以及酶联免疫法，和/或血清血检测
- 肠外感染：影像学、血清学检测或诊断性治疗

非痢疾性阿米巴病常误诊为肠道激惹综合征、局限性肠炎或憩室炎。右侧结肠肿块常误诊为肿瘤、结核、放线菌病或淋巴瘤。

阿米巴痢疾可与细菌性痢疾、沙门菌病、血吸虫病或溃疡性结肠炎相混淆。与细菌性痢疾相比，阿米巴痢疾的粪便次数和水分均较少。其特征是含有黏稠的黏液和片状出血。不同于细菌性痢疾、沙门菌感染和溃疡性结肠炎，阿米巴粪便不含有大量白细胞，因为滋养体能溶解白细胞。

肝阿米巴病和阿米巴脓肿必须与其他肝脏感染和肿瘤相鉴别。

在粪便或组织中找到阿米巴滋养体和/或包囊可诊断。但致病性的溶组织内阿米巴在形态上很难与非致病性的迪斯帕内阿米巴和茂氏内阿米巴相区别。溶组织内阿米巴抗原的免疫学检测敏感性和特异性均可，可用于确诊。特异性检测溶组织内阿米巴DNA检测可在参比实验室进行。

大约95%的阿米巴肝脓肿患者的血清学检测为阳性，有活动性肠道感染的患者阳性率>70%，而无症状带虫者的阳性率仅10%左右。

酶联免疫法（EIA）应用最为广泛。抗体滴度可确诊溶组织内阿米巴感染，但可持续数月或数年，因此不能区分那些来自感染高发地区的居民的急性感染和既往感染。因此，如果可以排除既往感染可能（如疫区的游客），血清学检测可帮助诊断。

肠道阿米巴感染 诊断要求检查3~6次粪便样本并采用浓集法（表198-1）。抗生素、抗酸药、止泻药、灌肠剂和肠道放射造影造影剂均可干扰原虫的检查，因此，要在粪检后

才能给予上述药物。溶组织内阿米巴应该与迪斯帕内阿米巴、茂氏阿米巴以及其他非致病性阿米巴相鉴别如结肠内阿米巴、哈氏阿米巴、微小内蜒阿米巴和布氏嗜碘阿米巴。基于PCR的分子检测和酶免疫方法检测粪便抗原更敏感,而且能区分溶组织内阿米巴和非致病性阿米巴。

有症状的患者在直肠镜下可见特征性烧瓶样黏膜病变,应对病变处的抽吸物进行显微镜检查找滋养体。取自直肠乙状结肠病变处的活检标本也可发现滋养体。

肠外阿米巴感染 诊断较难。粪检通常阴性,从吸出的脓液查见滋养体也不多见。如怀疑肝脓肿,应进行超声、CT或MRI检查。这些检查的敏感性相近;但没有一种方法能明确地区分阿米巴脓肿和细菌性脓肿。

病原体不明、脓肿即将穿破或经药物治疗反应不佳的病变,可考虑进行针刺抽液。脓肿内含黄色至巧克力棕色的黏稠的半液体状物质。针刺活检可见坏死组织,但脓液中很难找到活动的阿米巴,也无包囊。

用杀阿米巴药物作诊断性治疗是诊断阿米巴肝脓肿最有价值的诊断手段。

经验与提示
- 肠道外阿米巴病患者粪便镜检通常是阴性的

治疗
- 甲硝唑和替硝唑初始治疗
- 双碘羟喹、巴龙霉素或糠酸二氯尼特清除包囊

对于有胃肠道症状的肠外阿米巴患者,可应用以下方案:

成人甲硝唑500~750mg口服,每日3次(儿童12~17mg/kg口服,每日3次),连服7~10日。

轻到中度胃肠道症状患者,成人每日2g顿服,连服3日[儿童50mg/kg(极量为2g)每日1次口服,连服3日],重度患者连服5日,阿米巴肝脓肿为3~5日。

甲硝唑和替硝唑不能用于孕妇。避免同时饮酒,会产生双硫仑样反应。替硝唑消化道不良反应少于甲硝唑,更易耐受。消化道症状严重的患者治疗还应包括补液及纠正电解质紊乱等支持治疗。

虽然甲硝唑和替硝唑对阿米巴包囊有一定杀灭作用,但不足以清除包囊。应该接着服用第二种药物以清除肠道中剩余的包囊。

清除包囊的药物包括:
- 双碘羟喹 成人650mg,每日3次餐后口服[儿童10~13mg/kg(极量2g/d)每日3次],连服20日
- 巴龙霉素8~11mg/kg,每日3次与餐同服,连服7日
- 糠酸二氯尼特成人500mg/d,分3次口服[儿童7mg/(kg·d),分3次],连服10日

糠酸二氯尼特在美国尚未上市。

无症状的溶组织内阿米巴包囊排出者应选择巴龙霉素、双碘喹啉或糠酸二氯尼特进行治疗(剂量同上),以防止播散到其他部位导致侵入性疾病或感染其他人。

迪斯帕内阿米巴和茂氏内阿米巴感染无需治疗。但如果不能通过粪便抗原或PCR检测与溶组织内阿米巴区别,是否治疗应根据临床实际情况(如果有溶组织内阿米巴暴露史则考虑治疗)。

预防
必须防止人粪便污染食品和水,而高发的无症状带虫者使这一问题复杂化。在发展中地区,应避免食用未煮过的食物包括沙拉和蔬菜以及可能被污染了的水和冰块。煮沸能杀死溶组织内阿米巴的包囊。含碘或氯的化学消毒剂的效果取决于水的温度以及其中所含的病原体数量。便携的滤器可提供一定程度的保护作用。

现在已经在研制疫苗,但尚未成功。

关键点
- 溶组织内阿米巴通常会导致痢疾但有时会引起肝脓肿
- 使用粪便抗原检测或显微镜检诊断肠道感染
- 如果可以排除既往感染可能(如在疫区的游客),血清学检测可帮助诊断,也可应用诊断性治疗来明确诊断
- 应用甲硝唑或替硝唑清除成虫,然后应用双碘喹啉或巴龙霉素清除肠道中剩余的包囊

隐孢子虫病

该病为隐孢子虫属原虫感染所致。主要的症状为水样泻,并常伴有其他消化道症状。该病在免疫力正常的患者中呈自限性,但在那些AIDS患者中则可导致严重的持续性疾病。诊断主要通过在粪便中检测到微生物或抗原。免疫缺陷患者需要治疗时选择硝唑尼特。对AIDS患者学进行高效抗反转录病毒治疗以及支持治疗。

病理生理
隐孢子虫是一种在脊椎动物小肠黏膜上皮细胞内复制繁殖的球虫类原虫。

排出的卵囊被摄入后在消化道管腔内脱囊形成子孢子,后者寄生在消化道上皮细胞内。在这些细胞内,子孢子转化为滋养体,繁殖并产生卵囊。

可产生两种卵囊:
- 厚壁卵囊,通常被宿主排出
- 薄壁卵囊,主要导致自体感染

厚壁卵囊被释放到肠腔,然后由感染的宿主通过粪便排出体外。卵囊即刻具有传染性,通过粪-口途径导致人与人之间的直接传播。极少量的卵囊(如<100个)就可造成疾病,人与人之间传播的危险性随之增加。

当感染性卵囊被人类或其他脊椎动物宿主摄入后,生命周期重新开始。

隐孢子虫对恶劣的环境有抵抗力,包括饮用水系统及游泳池中的氯(尽管残留氯含量遵照推荐值)。

流行病学
人类病例大多由微小隐孢子虫(牛型)和人隐孢子虫(人型)感染所致。感染途径包括摄入被粪便污染的食物或水(公

共和住宅游泳池、热水浴缸、水上公园、湖泊或溪流中的水)。
- 人与人直接接触
- 人-畜间传播

本病呈全球分布。在发达国家,腹泻性疾病中有0.6%~7.3%是由隐孢子虫病所致,而且在卫生条件差的地区这一比例还要高。隐孢子虫曾导致美国发生水源性腹泻大暴发。1993年在威斯康星州的密尔沃基发生过一次由水源性传播导致的暴发,有>400 000人被感染,当时城市的供水系统被在春天雨季的污水污染,同时过滤系统也没能发挥作用。儿童、去国外的旅行者、免疫缺陷患者和照料隐孢子虫病患者的医务人员属高危人群。在日托中心发生过暴发流行。少量的卵囊可造成感染、卵囊的延长排出、卵囊对氯化消毒的抵抗而且体积小,故需关注使用游泳池的婴儿。

由隐孢子虫病导致的严重慢性腹泻也是AIDS患者所要面对的问题之一。

症状及体征

潜伏期约1周,>80%的感染者有临床症状。起病急,症状有大量水样腹泻、腹部痉挛性疼痛,恶心、食欲缺乏、发热等不适较少出现。症状一般持续1~2周,偶尔≥1个月,然后消退。临床症状消失后,粪便排卵囊还可持续数周。发展中国家的大龄儿童中,无症状排卵囊者常见。

免疫缺陷的患者,起病可能较缓慢,但腹泻更严重。除非基础的免疫缺陷得到纠正,否则感染可持续存在,从而导致终身存在顽固的严重腹泻。在一些AIDS患者中,液体丧失量每日甚至>5~10L。免疫缺陷患者最常见的感染部位为肠道,但其他器官也可被累及(如胆道、胰腺、呼吸道)。

治疗

- AIDS患者选择硝唑尼特治疗

免疫正常者的隐孢子虫病是自限性的。持续感染可应用硝唑尼特,按推荐的剂量治疗3日:1~3岁:100mg,每日2次;4~11岁:200mg,每日2次;≥12岁:500mg,每日2次。

在艾滋病患者,应用抗艾滋病病毒治疗用药促使免疫重建是关键。大剂量硝唑尼特(500~1 000mg,每日2次),共14日对于CD4计数>50/μl的成年人有效。一些AIDS患者在应用抗反转录病毒治疗后隐孢子虫病的症状可减轻。

免疫缺陷患者也需支持疗法、口服和胃肠外补液以及肠外高营养治疗。

预防

隐孢子虫病患者的粪便有高度传染性;应严格执行粪便防护措施。已经对临床样本的处理制订了特殊的生物安全指南。将水煮沸1分钟[海拔2 000m(6 562ft)以上需3分钟]是最可靠的消毒方法;滤孔≤1μm(特指"绝对1微米"或NSF第53号标准认证)的过滤器才能清除隐孢子虫的包囊。

诊断

- 粪便抗原酶联免疫检测
- 粪便显微镜检查(需要特殊技术)

在粪便中发现抗酸染色阳性的卵囊可确诊,而一般的粪检方法并不可靠(如常规的粪便寄生虫及虫卵检查)。由于卵囊的排出是间断性的,因此需要反复收集粪便标本进行检测。多种浓集方法可提高检出率。隐孢子虫卵囊可用相差显微镜或齐尔-尼尔森染色(Ziehl-Neelsen)或Kinyoun改良染色法观察。通过荧光显微镜检测荧光标记的单克隆抗体具有更高的敏感性和特异性。

酶联免疫法检测粪便中的隐孢子虫抗原比通过显微镜查找卵囊更为敏感。基于DNA的检测和分型分析可区分小隐孢子虫和人隐孢子虫。越来越多的参比诊断实验室应用此项检测。肠活检可在上皮细胞中发现隐孢子虫。

> **关键点**
> - 隐孢子虫病容易传播是因为症状缓解后粪便中持续有卵囊排出,并持续数周,导致感染需要的卵囊量并不多,传统的水过滤法很难清除卵囊而且它们可抵抗氯化消毒
> - 伴肠痉挛的水样腹泻通常是自限性的,但在AIDS患者中可能非常严重并持续终身
> - 酶联免疫法检测粪便抗原可诊断;粪便显微镜检不可靠,需要专门的技术
> - 非艾滋病患者,如症状持续则使用硝唑尼特
> - 艾滋病患者需高剂量硝唑尼特,通过抗HIV治疗免疫重建后症状可减轻

环孢子虫和囊孢子球虫病

环孢子虫病是由于卡耶塔环孢子虫感染所致;囊孢子虫病是贝利囊孢子虫感染所致。两种微生物都属于球虫类原虫。症状包括水样腹泻并伴随有消化道和全身症状。诊断主要通过在粪便或肠活检标本中找到特征性的卵囊。治疗药物为甲氧苄啶/磺胺甲噁唑。

环孢子虫和囊孢子球虫是专性细胞内球虫。多见于热带和亚热带气候。通过污染的食品或饮料经粪-口途径传播。

贝氏囊孢子球虫和卡耶塔环孢子虫的生活史与隐孢子虫相似,所不同的是这两种虫随粪便排出的卵囊没有孢子化。从粪便排出的新鲜卵囊不具有感染性,因此不会发生直接的粪口途径传染。环境中的卵囊需要数日至数周形成孢子。污染的食物或水中的孢子化卵囊被摄入后在消化道脱囊,释放子孢子。子孢子侵入小肠上皮细胞、繁殖并成熟形成卵囊,后者从粪便排出。20世纪90年代在北美暴发的卡耶塔环孢子虫病是由于食用了从危地马拉进口的黑莓导致的。在2013年夏天,美国多州暴发该病并涉及数百人,原因为食用了未清洗干净的混合沙拉。

症状及体征

主要症状为突发无血的水样腹泻、伴有发热、腹部痉挛、恶心、纳差、不适和体重减轻。对于免疫正常者,该病常常可自行缓解,但可持续数周。

对于如AIDS一样有细胞免疫缺陷的患者,环孢子球虫病和囊孢子虫病可引起与隐孢子虫病相似的严重的难治性大量腹泻。AIDS患者肠外感染包括胆管炎和播散性感染。

诊断

- 粪便显微镜检查

粪便镜检发现特征性的卵囊可确诊环孢子虫病和囊孢

子虫病。粪便标本经改良的齐尔-尼尔森染色或Kinyoun抗酸染色便于发现环孢子虫和囊孢子虫的卵囊。环孢子虫和囊孢子虫的卵囊可自发荧光。环孢子虫的卵囊形态上为球形与囊孢子虫的卵囊类似，但比后者大。囊孢子虫的卵囊较大呈椭圆体形。

由于卵囊的排出是间断性的，需多次粪检（≥3次）。对寄生虫DNA的分子检测方法正在开发中。

当原虫处于细胞内时，只能靠肠组织活检才能确诊。

囊孢子虫病患者粪便中常含有由嗜酸性粒细胞衍化的夏科-雷登结晶（六边形、两头尖通常为针状的结晶）。

与其他原虫感染不同，囊孢子虫感染可导致外周血嗜酸性粒细胞增多。

治疗
- 甲氧苄啶/磺胺甲噁唑

环孢子虫病和囊孢子虫病的首选治疗是双倍强化口服TMP/SMX，环孢子虫病：SMX 800mg加TMP 160mg 每日2次，连服7~10日，囊孢子虫病疗程为10日。儿童剂量为SMX 25mg/kg及TMP 5mg/kg，每日2次，疗程同成人。

对于AIDS患者可能需要更大的剂量和更长的疗程。对于这些患者急性感染的治疗，在双倍强化疗法后还应继续长期预防治疗。抗反转录病毒治疗的优化非常重要。

对于环孢子虫病，替代TMP/SMX的疗法尚未确定。

环丙沙星500mg每日2次连服7日，也用于治疗囊孢子虫病，但疗效不及SMX-TMP。预防方法和措施同阿米巴病。

贾第鞭毛虫病

该病为有鞭毛的贾第鞭毛虫（兰氏鞭毛虫、肠鞭毛虫）感染所致。感染可无症状，也可引起从间歇性腹部胀气直至慢性吸收不良等临床表现。诊断通过在新鲜粪便中或十二指肠内容物中找到病原体或检测粪便中的贾第鞭毛虫抗体。治疗药物为甲硝唑、替硝唑或硝唑尼特，孕妇则选择巴龙霉素。

贾第鞭毛虫滋养体牢固地吸附于十二指肠和近端空肠的黏膜，并通过二分裂繁殖。一些虫体很快转化为对外界环境有抵抗力的包囊并经粪-口途径传播。

贾第鞭毛虫病是美国最常见的肠道寄生虫疾病。水源性传播是贾第鞭毛虫病的主要传播途径。此外也可经被污染的食物以及人与人之间直接接触传播，这种传播在精神病院、日托中心或性伙伴间尤为常见。

在浅表水中的贾第鞭毛虫包囊仍是活的，并能抵抗常规浓度的氯化消毒处理。除人以外，野生动物可成为其保虫宿主。因此山中的溪水和虽经氯化处理但未经严格过滤的城市供水系统是水源性流行的根源。

贾第鞭毛虫有7种基因型，其中两种可感染人类和动物；其他仅仅感染动物。临床表现随基因型不同而变化。

症状及体征

大多数病例无症状，但他们可排出感染性包囊。

急性贾第鞭毛虫病的症状通常在感染1~14日（平均7日）后出现。症状一般较轻微，可出现恶臭的水样腹泻、腹部痉挛性疼痛和腹胀、胃肠道胀气和呃逆、间歇性恶心和上腹痛，也可出现轻度的不适和纳差。急性贾第鞭毛虫病通常持续1~3周。重症病例可因脂肪和糖吸收不良而导致体重明显减轻。粪便中通常无血液及白细胞。

一部分感染的患者可出现慢性腹泻、粪便恶臭、腹胀明显和臭屁多。显著的体重减轻也可出现。慢性贾第虫病有时可引致儿童发育障碍。

诊断
- 粪便抗原酶联免疫检测
- 粪便显微镜检

酶联免疫法检测粪便中的贾第鞭毛虫抗原比显微镜检更为敏感。在粪便中发现具有特征性的滋养体或包囊就可作出诊断，但在慢性感染期低水平间歇性排出虫体。因此诊断需反复多次粪检。上段小肠内容物的标本也可查见滋养体，但一般无需此项检查。可应用特异性DNA探针，CDC可进行该项检测，并逐渐向其他参比实验室推广。

治疗
- 替硝唑、甲硝唑或硝唑尼特

对于有症状的感染，应用替硝唑、甲硝唑或硝唑尼特甲硝唑。

甲硝唑剂量：
- 成人：250mg/次，每天3次口服，连服5~7日
- 儿童：5mg/(kg·d)，分3次口服，连服5~7日

替硝唑和甲硝唑一样有效，剂量如下：
- 成人：2g一次口服
- 儿童：50mg/kg一次口服（极量2g）

甲硝唑的不良反应包括恶心、头痛。甲硝唑和替硝唑都不能应用于孕妇。服药期间应避免饮酒，因为可能出现双硫仑样效应。考虑到消化道不良反应，替硝唑比甲硝唑耐受性更好。

硝唑尼特口服3日，剂量如下：
- 1~3岁：100mg，每日2次
- 4~11岁：200mg，每日2次
- >12岁（包括成人）：500mg，每日2次

儿童可用水剂。已有药物耐药的报道。

孕妇禁用甲硝唑和替硝唑。硝唑尼特孕期应用的安全性还未评价。若因症状严重必须立即治疗选可用不吸收的氨基糖苷类抗生素，如巴龙霉素（8~11mg/kg，每天3次口服，连服5~10日）。

呋喃唑酮和奎纳克林也有效但疗效不及甲硝唑和替硝唑，因毒性大而极少应用。

预防
- 有效的公共供水处理系统
- 食品卫生管理
- 正确的粪-口卫生措施

水煮沸可达到消毒的目的。贾第鞭毛虫包囊对常规氯化消毒浓度有抵抗力。含碘消毒剂是有效的，但取决于水的浑浊度、温度以及处理的时间。一些手持的过滤装置也能祛除污水中的贾第鞭毛虫包囊，但尚未对各种滤器的效果进行完全的评价。

治疗无症状包囊排出者在理论上可减少感染的传播，但是否具有相应价值尚不清楚。

> **关键点**
> - 贾第虫病的主要来源是水源性传播，包括通过新鲜的山泉和过滤不良的市政供水
> - 贾第鞭毛虫包囊对常规氯化消毒浓度有抵抗力，用含碘的化合物进行消毒通常有效
> - 酶联免疫法检测粪中的贾第鞭毛虫抗原更常用，因为该方法比显微镜检更为敏感
> - 替硝唑、甲硝唑或硝唑尼特用于有症状患者

微孢子虫病

微孢子虫病由微孢子虫感染所致。症状主要出现在AIDS患者中，包括慢性腹泻、播散性感染和角膜疾病。诊断主要通过在活检组织标本、粪便、尿液、其他分泌物或角膜刮屑中发现病原体。治疗应用阿苯达唑或烟曲霉素（取决于感染的虫种和临床征象），出现眼睛受累时还需局部应用烟曲霉素。

微孢子虫是专性细胞内形成孢子的寄生性真菌，以前认为它属于原虫。

在>1 200种的微孢子虫中至少有15种与人类疾病相关。病原体的孢子主要通过食入、吸入、直接接触结膜、动物接触或人与人之间直接传播而获得。

在宿主中，它们通过小管或长丝捕获，将感染性孢子植入宿主细胞。孢子在细胞内分裂繁殖，产生成孢子细胞进而发育为孢子。孢子可全身散，或通过呼出的气溶胶、粪便或尿液被排出到环境中。孢子从宿主细胞中释出时可导致炎症反应。

对人感染的传染途径及可能的中间宿主知之甚少。

微孢子虫可能是健康人出现亚临床或轻度自限性疾病的常见原因，但在AIDS出现前的年代，仅仅只有少量感染病例被报道，可能是由于对该病的认识不足导致。近年来，微孢子虫角膜结膜炎在免疫缺陷人群中越来越多地被报道。

微孢子虫是AIDS患者以及其他免疫抑制患者的机会性感染的病原体之一，但后者的发病少于前者。比氏肠炎微孢子虫和肠微孢子可导致 $CD4^+T$ 细胞计数 $<100/\mu l$ 的AIDS患者慢性腹泻。微孢子虫也可感染肝脏、胆道、角膜、鼻窦、肌肉、呼吸道、泌尿生殖系统，偶尔也可感染中枢神经系统。随着ART的广泛应用和免疫重建，微孢子虫病的发生率已经大大下降。

症状及体征

微孢子虫引起的临床疾病随感染的虫种以及宿主的免疫状况不同而异。在AIDS患者中，多种隐孢子虫可引起慢性腹泻、吸收不良、消耗、胆管炎、点状角膜结膜炎、腹膜炎、肝炎、肌炎或鼻窦炎。肾脏和胆囊也可受累。角膜条微孢子虫和另几种寄生虫可导致眼睛感染，可表现为从红肿和刺痛的点状角膜结膜炎到严重的、危及视力的间质性角膜炎。

诊断

- 光学或电子显微镜特殊染色镜检
- 免疫荧光或基于PCR的检测

通过活检获得的受累组织的标本以及在粪便、尿液、脑脊液、痰液或角膜刮取物中可查见感染性病原体。经特殊染色方法很易观察到微孢子虫。在组织和涂片中可应用荧光增强剂（荧光染料）进行快速检测。快-热革兰氏染色方法最迅速。

免疫分析法和基于PCR的检测方法在特殊的实验室可以进行。

透射电镜是目前最敏感的检测方法，可用于分型。

治疗

- 对于艾滋病患者，启动并优化抗反转录病毒疗法（ART）
- 对于胃肠、皮肤、肌肉或播散微孢子病，可口服阿苯达唑或烟曲霉素（如可获得），根据感染的不同虫种而定
- 对于角膜结膜炎，口服阿苯达唑和外用烟曲霉素

对于消化道微孢子虫病，阿苯达唑（成人400mg口服，每日2次，连服数周）能有效地控制肠微孢子虫所导致的腹泻。本药也可减少小肠活检组织中肠微孢子虫的数量，但不能根除感染。可应用阿苯达唑400mg口服，每日2次，疗程数周，可用于治疗肠微孢子虫和其他多种微孢子虫属导致的皮肤、肌肉或播散性微孢子虫病。

阿苯达唑400mg口服，每日2次，联合伊曲康唑400mg，每日1次，口服，可治疗气管普孢虫感染。阿苯达唑对比氏肠微孢子虫和角膜条微孢子虫无效。

对于艾滋病患者，启动及维持有效的ART治疗至关重要。阿苯达唑的疗程和疗效及取决于ART后免疫重建的程度。

口服烟曲霉素20mg/d，分3次连续14日已用于肠比氏肠微孢子虫感染，但它有潜在的严重不良反应，包括在高达一半的患者中可出现可逆的严重血小板减少症。在美国无口服制剂供应。

眼的微孢子虫角膜结膜炎可用阿苯达唑400mg口服，每日2次，加上烟曲霉素滴眼液3mg/ml（每2小时2滴共4日，然后每次2滴，每日4次）。外用的氟喹诺酮药物以及外用的伏立康唑对某些患者有效。当局部和全身治疗均无效时，可考虑角膜移植。该病在免疫功能正常患者的预后良好。在AIDS患者中则取决于ART后免疫重建的水平。

> **关键点**
> - 微孢子主要发生在免疫缺陷患者，主要是AIDS患者，但健康人群中患角膜结膜炎的人数越来越多
> - 微孢子虫的孢子可通过摄入、吸入、结膜直接接触、接触动物或人与人之间直接传播
> - 症状表现取决于感染的病原体类型及患者的免疫状况，但可发生慢性腹泻、吸收不良、消耗、胆管炎、点状角膜结膜炎、腹膜炎、肝炎、肌炎或鼻窦炎
> - 利用光学或电子显微镜观察特殊染色标本可诊断；DNA检测可帮助诊断，但并不普及
> - 对于艾滋病患者，及时启动并优化ART治疗是最重要的
> - 阿苯达唑口服加上烟曲霉素口服或局部应用可治疗，疗效取决于病原体种类和病变累及器官

204. 螺旋体

螺旋体(spirochaetales)家族最显著的特征是菌体呈螺旋状。但菌体太细,不能够用常规显微镜观察,可用暗视野显微镜检查。分三个属:密螺旋体属、钩端螺旋体属和疏螺旋体属。对于螺旋体疾病梅毒参见第1548页。

非性病性梅毒、品他病和雅司病

非性病性梅毒(bejel)、品他病(pinta)和雅司病(yaws,地方流行的密螺旋体病)是一种通过身体接触传播的慢性螺旋体感染,并非性病,主要发生于热带地区。非性病性梅毒的症状为黏膜与皮肤的损伤,继而骨头与皮肤出现树胶肿。雅司病引起骨膜炎和皮肤损伤。品他病损伤局限于真皮。诊断依靠临床表现与流行病学表现。使用青霉素进行治疗。

病原体方面,苍白密螺旋体的地方性梅毒亚种(非性病性梅毒)、苍白密螺旋体的雅司亚种(雅司病)和苍白密螺旋体的品他病亚种(品他病),在形态学和血清学上不能与苍白密螺旋体苍白亚种(梅毒)区别。与梅毒一样,典型的过程是开始出现皮肤黏膜损害,接着出现皮损扩散,潜伏期后出现临床疾病表现。

主要通过皮肤密切接触而传播(性或者其他),主要在卫生条件差的儿童之间传播。非性病性梅毒(地方性梅毒)主要见于地中海东部的干旱国家,亚洲西南部和北非的干旱地区,通过口对口接触或共用餐饮器具而传播。雅司病是流行最广的地方性密螺旋体病,见于潮湿的赤道国家,裸露在外的皮肤以及皮肤外伤处易感染本病。品他病更局限于地理分布,主要发生于墨西哥、中美洲和南美洲的印第安人,传染性不是很强。可能需要接触破损的皮肤而传播。与苍白密螺旋体不同,其他人密螺旋体亚种不通过血液或胎盘传播。

症状及体征

地方性梅毒 在儿童以黏膜斑起病(通常在颊黏膜),容易被忽视,或以唇角处的口炎起病。这些无痛性的病损可能会自然消失,但随后可在躯干及肢体出现类似于雅司病的丘疹鳞屑样及侵蚀性丘疹样病损。下肢骨膜炎常见。疾病后期在鼻及软腭可出现肉芽肿病损。

雅司病 经数周潜伏期后,开始在接种部位出现红色增大的、侵蚀性的、溃烂的丘疹(一期雅司病)。其表面似草莓状,其分泌物富含螺旋体。附近的淋巴结常肿大,质地柔软。病损可愈合,但在数月至一年后可接连出现类似于初次原发病损的普通皮疹(二期雅司病)。这些病损常发生在腋窝、皮肤皱褶、黏膜表面之类的潮湿区域,愈合缓慢且可能复发。掌心及足底可发生角化性病变引起疼痛性溃疡(角化过度性雅司病)。5~10年后,可产生破坏性病变(三期雅司病),包括骨膜炎(特别是胫骨),颌骨的鼻骨部分增殖性外生骨疣(巨鼻症)、关节旁结节、树胶肿样皮肤病变,最后形成多发性面部溃疡,特别是鼻周围(毁形性鼻咽炎)。

品他病 病损限于真皮。开始时在接种部位出现小丘疹,以后在数月内发展为红斑,最后可发展为鳞屑状红色斑块,主要见于四肢、面部及颈部。3~9个月后,进一步增厚变平的病损(品他疹)出现在身体各处以及骨隆突上。再往后,一些病损可变为石板蓝或褪色,似白癜风。如不治疗品他病一般会持续存在。

诊断
- 临床评估来自流行区的人出现典型的病损就可做出诊断

梅毒血清学检测(性病研究实验室和荧光密螺旋体吸收试验)阳性,然而,在临床上不能与性性性梅毒区别。早期病变时,暗视野可见螺旋体,但不能与苍白密螺旋体的亚种区别。

治疗
- 青霉素

活动期病变可给予1次120万单位的苄星青霉素肌内注射。体重<45kg的儿童可给予60万单位肌内注射。对青霉素过敏的成人可使用单剂为30mg/kg的阿奇霉素口服(最大剂量为2g)或口服14日的多西环素100mg每日2次。

公共卫生控制手段包括主动发现病例以家庭治疗,并使用苄星青霉素或多西环素来防止发生感染的扩散。

> **关键点**
> - 造成非性病性梅毒、品他病和雅司病的密螺旋体亚种,在形态学和血清学上不能与造成梅毒的苍白密螺旋体苍白亚种相区别
> - 主要通过近距离的身体接触传播,主要在居住卫生条件差的儿童之间传播
> - 与梅毒一样,典型的过程是开始出现皮肤黏膜损害,接着为二期的病损扩散(潜伏期),最后成为破坏性疾病
> - 梅毒血清学检测(荧光密螺旋体抗体检测)阳性,与性途径感染的梅毒临床上无法区别
> - 给予1剂苄星青霉素肌内注射,或者对于青霉素过敏的成年人,多西环素100mg每日2次,口服2周
> - 使用抗生素治疗密切接触者

钩端螺旋体病

钩端螺旋体病是由几种致病性血清型的钩端螺旋体中任意一种导致的感染。症状呈两个阶段。初始阶段急性发热,第二阶段有时包括肝脏、肾脏及脑膜相关方面的表现。通过暗视野显微镜检查,培养和血清学检查可以诊断。使

用多西环素或青霉素治疗。

钩端螺旋体病是一种发生于多种家畜和野生动物的人兽共患病，轻者无明显症状，重者可致命。带菌状态的动物可随其尿排出钩端螺旋体数月。人可通过接触被感染动物的尿或组织直接感染，也可通过接触污染的水或土壤而间接感染。暴发可迅速出现在接触受污染洪水的人群中。损伤的皮肤或暴露的黏膜（结膜、鼻黏膜和口腔黏膜）是病原体进入人体的常见门户。钩端螺旋体病是一种职业性疾病（如农民、下水道和屠宰场工人），但美国的大多数病例是在娱乐活动中（如在污染的水中游泳）意外接触所致。狗和大鼠也可能是常见的传染源。

钩端螺旋体病的病例必须向美国CDC报告。美国每年报告的病例为40~100例，主要发生在夏末秋初。因为缺乏特征性的临床表现，因此可能很多病例未被诊断和报告。

症状及体征

潜伏期2~20日（通常7~13日）。本病具有两个特征性阶段。

第一阶段为败血症期，起病突然，有头痛、严重的肌痛、寒战和发热、咳嗽、咽炎、胸痛症状，甚至在某些患者中出现咯血。通常在第3或第4日出现结膜充血。肝、脾肿大不常见。本阶段可持续4~9日，可有反复的寒战和发热，体温常>39℃，之后体温消退。

第二阶段或称为免疫期，发生在疾病的第6至第12日之间，与血清抗体的出现相关。发热和早期的症状又重现，并可出现脑膜炎体征。少数可发生虹膜睫状体炎、视神经炎和周围神经病。

若在怀孕期间患病，即使在恢复期也可引起流产。

Weil 综合征（黄疸型钩端螺旋体病）是钩端螺旋体病的一种严重表现，出现溶血性黄疸，通常伴有氮质血症、贫血、神志不清和持续发热。起病与其他较轻的钩端螺旋体病相似。然而，由于毛细血管损伤可有出血表现，包括鼻出血、瘀点、紫癜和瘀斑，很少会出现蛛网膜下隙、肾上腺或胃肠道出血。也可发生血小板减少症。第3~6日出现肝、肾功能障碍。肾功能异常包括蛋白尿、脓尿、血尿和氮质血症。肝脏损害轻微，可以完全恢复。

无黄疸患者病死率为零，黄疸患者病死率为5%~10%，>60岁的患者病死率更高。

诊断
- 血培养
- 血清学检测

钩端螺旋体病与病毒性脑膜脑炎、汉坦病毒引起的出血热肾病综合征、其他螺旋体感染、流感、肝炎的症状相似。但钩端螺旋体病病程具有两个阶段可资鉴别。对任何有可能接触钩端螺旋体的患者出现不明原因的发热均应考虑是否为钩端螺旋体病。

怀疑钩端螺旋体病应当进行血培养、急性期和恢复期（3~4周）抗体滴度检测、血常规、血生化和肝功能检测。需要进行腰穿检查脑脊液；脑脊液细胞数在10~1 000/μl，以单核细胞为主。蛋白质<100mg/dl，脑脊液糖正常。脑脊液胆红素水平高于血清。

多数病例白细胞计数正常或略升高，但严重的黄疸病例可高达50 000/μl，中性粒细胞>70%可鉴别钩端螺旋体病与病毒性疾病。血清胆红素的升高比例超过了血清氨基酸转移酶。黄疸患者，血清胆红素浓度通常<20mg/dl（<342μmol/L），但严重感染时可达684μmol/L。

如果钩端螺旋体从临床标本中被分离得到或体液或组织找到钩端螺旋体后可确诊，此外如果钩端螺旋体凝集抗体滴度升高≥4倍（显微凝集试验），或者在有典型症状体征的患者中滴度≥1:800也可诊断。

治疗
- 青霉素
- 多西环素

在感染的早期开始的抗生素治疗是非常有效的。重症病例推荐使用青霉素500万~600万U/次静脉注射，每6小时1次或氨苄西林500~1 000mg静脉注射每6小时1次。对相对较轻的患者，可用多西环素100mg口服，每日2次，氨苄西林500~750mg口服每6小时1次或阿莫西林500mg口服每6小时1次，共5~7日。重症患者的支持疗法，包括补充液体和电解质。患者不必隔离，但患者的尿液必须小心妥善地处理。

在疫区可每周1次口服200mg多西环素预防本病。

> **关键点**
> - 钩端螺旋体病是一种发生在许多家养和野生动物（尤其是狗和老鼠）中动物传染病；人感染较为罕见，感染需要通过接触受到感染的尿液或组织或被污染的水或土壤
> - 疾病有2个阶段：败血症期和免疫期
> - 败血症期起病突然，伴有头痛、严重的肌痛、发热>39℃、寒战、咳嗽、咽痛，甚至有时出现咯血。这一阶段持续4~9日
> - 免疫期出现在疾病的第6到第12日之间，此时血清中出现抗体；发热及其他症状再次出现，有些患者出现脑膜炎
> - Weil 综合征是钩端螺旋体病的一种严重表现，伴随黄疸，氮质血症、贫血、神志不清以及有时发生出血症状
> - 诊断需依靠血培养和血清学检测
> - 静脉使用青霉素或氨苄西林治疗重症患者，口服多西环素、氨苄西林或阿莫西林治疗轻症

莱姆病

莱姆病是一种由蜱传播的，伯氏疏螺旋体感染导致的疾病。早期表现为游走性红斑，经数周到数月后出现神经、心脏和关节方面的异常。在疾病早期阶段诊断主要依靠临床表现，但血清学检测对于发生在疾病后期的心脏、神经及风湿相关并发症的诊断是有帮助的。治疗主要使用抗生素如多西环素，对于严重的病例可使用头孢曲松。

流行病学

莱姆病是在1976年，美国的康涅狄格州莱姆地区出现

了很多这种病例而被认识到的。是美国报道的最常见蜱传播性疾病。49个州相继均有病例报告，但>90%的病例发生在从缅因州到弗吉尼亚、威斯康星州和明尼苏达州及密西根。在西海岸，多数病例发生加州和俄勒冈州北部。欧洲、前苏联、中国和日本也有本病发生。通常在夏季和早秋发病，多数患者是生活在丛林区的儿童和年轻成人。

莱姆病主要由4种世界性的硬蜱传播：

- 肩突硬蜱（鹿蜱）主要存在于美国东北部和北中部
- 太平洋硬蜱在美国西部
- 蓖麻硬蜱在欧洲
- 全沟硬蜱在亚洲

在美国白足小鼠是伯氏疏螺旋体的主要动物贮存宿主，鹿也是蜱蛹和幼虫的宿主。在美国，鹿是蜱成虫的主要宿主，但不携带（伯氏疏螺旋体）。其他哺乳动物（如狗）偶尔也可成为宿主并患莱姆病。在欧洲绵羊是成年蜱虫的宿主。

病理生理

伯氏疏螺旋体经蜱咬处进入皮肤。经过3~32日，螺旋体在叮咬局部移动，进入淋巴结，产生区域性淋巴结病，也可随血流扩散到内脏或皮肤其他部位。炎症反应（游走性红斑）的出现早于显著的特异性抗体反应（血清学转换）出现。

症状及体征

莱姆病可分为3期：

- 早期局部表现期
- 早期扩散期
- 晚期

早期与晚期之间常为无症状期。

早期局部表现期 游走性红斑是莱姆病的标志和最重要的临床体征，至少75%的患者有此现象。开始时为红斑或丘疹，通常见于四肢的近端或躯干（特别是股、臀和腋下），通常在蜱咬后第3至第32日之间出现。因为蜱虫是如此之小，多数患者没有意识到自己被咬。病损区向周围扩展，中央与外周之间消退，形似"牛眼"，直径≤50cm。暗色的红斑可能在中央形成，表面可变硬、变热。如果不治疗，游走性红斑通常在3~4周内消退（彩图204-1）。

在恢复期以前的皮损可重新出现。黏膜不受损害。在治疗后再次出现明显的游走性红斑病损是由再感染引起的，而不是复发，因为在新的病灶中确定的基因型与初始感染的病原体不同。

早期扩散期 当出现原发性的皮肤损害，螺旋体进入身体后数天或数周出现早期扩散症状。起病后不久，在美国半数未经治疗的患者可发生多发性的、通常是较小的皮损，中央不变硬。这些继发性病变的活检组织培养可阳性，提示感染的扩散。患者也会出现骨骼肌的流感样综合征、不适、乏力、寒战、发烧、头痛、颈强直、肌痛和关节痛可持续数周。因为症状非特异，如果没有游走性红斑，往往会漏诊。出现这些症状需要高度怀疑。在本阶段，明显的关节炎罕见。较少见的症状还有背痛、恶心和呕吐、喉痛、淋巴结病和脾肿大。

症状的特点是间歇性及多变性，但不适和乏力可迁延数周。某些患者可发生纤维性肌痛症状。在晚期，恢复的皮损可能会重新出现，有时在关节受累前出现。

神经系统异常 15%的患者在游走性红斑的数周到数月内可发生神经系统异常（一般在关节炎发生之前），常可持续数月但通常可完全恢复。最常见是淋巴细胞性脑膜炎（脑脊液中淋巴细胞增多可达约100/μl）或脑膜脑炎、脑神经炎（特别是贝尔样面神经麻痹，可能是双侧性的）和感觉或运动神经根炎，它们可单独发生也可联合发生。

约8%的患者在游走性红斑数周后可发生心功能异常。常包括程度不同的房室传导阻滞（Ⅰ度、文氏现象或Ⅲ度），极少数可有心肌心包炎伴胸痛、射血分数下降和心脏扩大。

晚期 未治疗的莱姆病，感染后数月或数年进入晚期感染阶段。约60%的患者在起病（根据游走性红斑定义）后数月内（偶尔可达2年）发生关节炎。少数大关节，特别是膝关节可发生间歇性肿胀和疼痛，典型的可反复发作达数年之久。受累关节通常是肿甚于痛，常发热，但发红罕见。腘窝囊肿可形成也可破裂。不适、乏力和低热可先于或伴随关节炎发作。约10%患者的膝关节受累为慢性（≥6个月不出现缓解）。

其他与莱姆病相关的后期症状（起病后数年发生的）有抗生素过敏性皮肤损害——慢性萎缩性肢端皮炎和慢性中枢神经系统异常和多发性神经病或伴有神志、记忆和睡眠改变的脑病。

诊断

- 临床评估，急性期和恢复期血清学检测作为支持

游走性红斑常常是临床诊断，因为它出现在血清学检测阳性之前。

血液或相关的体液（如脑脊液、关节腔滑膜液）培养可初步诊断其他病原体。急性（IgM）和恢复期（IgG）抗体滴度升高相隔2周有助于诊断；酶联免疫吸附试验（ELISA）即使阳性也应通过蛋白印迹法证实。然而，血清转换可能延迟（如>4周）或偶尔缺失（如患者先前接受过抗生素治疗），阳性IgG滴度可能代表以前感染。如果在蛋白印迹法中仅检测到一个IgM条带，尤其是在暴露时间已较为久远的情况下，其结果往往是假阳性。当脑脊液和关节腔感染时，PCR检测脑脊液或滑膜液常阳性。诊断依靠两种检测结果和典型的表现。一个典型的游走性红斑皮疹强烈提示为莱姆病，特别是有其他的依据支持时（如最近的蜱叮咬，有疫区的接触史，典型的全身症状）。

如果缺少皮疹，诊断更为困难。早期扩散症状与儿童的青少年类风湿关节炎、成人复发性关节炎和非典型的类风湿关节炎相似。莱姆病重要的阴性症状包括通常无晨僵、皮下结节、虹膜睫状体炎、黏膜病损、类风湿因子和抗核抗体。

在美国，人粒细胞无形体病和巴贝原虫病也是由非洲猴蜱传播的，它们在地理分布上均位于东北方及中西部。患者患上任何一种由非洲猴蜱传播的疾病均可能同时感染上它所传播的其他疾病。临床医生应该怀疑有溶血性贫血

及血小板减少的莱姆病的患者同时患有巴贝原虫病，或者怀疑一个有肝炎、白细胞减少或血小板减少的莱姆病患者患有人粒细胞无形体病。

人类单核细胞埃里希体病是查菲埃立克体引起的，由美洲钝眼蜱叮咬传播的疾病，主要出现在美国的东南部及中南部，一般不太可能与莱姆病混淆。在南部和大西洋中部各州，美洲钝眼蜱叮咬可导致游走性红斑样的皮疹，伴有非特异性的自限性系统症状及体征。也有一些尚未被鉴定出的感染性病原体可导致这种症状(称为南方蜱相关的出疹性疾病)。

而埃里希体病，一种由同一种蜱所传播的立克次体感染，临床上与莱姆病同时发生较为罕见。无白细胞减少，血小板减少，转氨酶升高以及中性粒细胞内的包含体为莱姆病的特点，另一种蜱传疾病，埃立克体病是由一种不同的蜱虫所传播，它的许多临床表现均类似。无溶血性贫血(LDH未升高)及血小板减少有助于排除巴贝原虫病。当患者偶尔有游走性多关节痛并伴心电图 PR 间期延长或舞蹈病(作为脑膜脑炎的表现)时，应考虑急性风湿热。但莱姆病患者很少有心脏杂音和链球菌感染史。

晚期阶段，莱姆病无脊柱受累的症状，可与伴有周围关节受累的强直性关节炎区别。莱姆病可引起贝尔面瘫，在夏季可出现类似于淋巴细胞性脑膜炎、周围神经病的肌肉骨骼无菌性脑膜炎综合征。

在莱姆病流行地区，很多患者有关节痛、慢性疲劳、注意力不集中或其他一些非特异性症状。只有少数有这些症状，但没有游走性红斑或其他早期局部或播散性莱姆病症状历史的患者，实际上患有莱姆病。在这类患者中升高的 IgG 滴度(IgM 滴度正常)仅提示过去暴露过，但不是近期的或持续性的感染。但这如果被错误的解释，则导致临床给予非必要的长疗程抗生素治疗。没有证据表明伯氏疏螺旋体的感染同这种通常被称为慢性莱姆病的纤维肌痛或慢性疲劳样综合征相关。

治疗

- 不同阶段有不同的治疗方案，但通常的用药包括阿莫西林、多西环素以及头孢曲松

莱姆病的大多数症状对抗生素治疗有效，但以早期治疗最好。在晚期阶段，抗生素可清除螺旋体减轻大部分患者的关节痛。然而少部分有遗传易感性的患者甚至当感染完全清除后，也由于持续存在炎症反应引起关节痛。表204-1 显示了成人不同表现的莱姆病的治疗方案。儿童的剂量与此相似，但在<8 岁儿童应避免使用多西环素，药物剂量应根据体重变化（表 181-3）。

非甾体抗炎药可用于缓解症状。完全的房室传导阻滞需要临时心脏起搏器。由于渗液造成的膝关节紧张需要进行穿刺抽吸。一些膝关节持续疼痛的遗传易感性患者，除抗生素治疗外，可能需要进行关节镜下滑膜切除术。

预防

进入流行区人群应采取防蜱叮咬的措施。叮人的鹿蜱很小，很难被发现。一旦黏附于皮肤，它们将数天之内进入血管。伯氏疏螺旋体通常不发生传播，除非感染的蜱存在>36 小时。因此，当可能暴露后，寻找蜱并将其清除或可预防感染。

表 204-1　成人莱姆病抗生素治疗指南 *

用药	剂量
早期莱姆病†	
阿莫西林	500mg po tid 14~21 日
多西环素	100mg po bid 14~21 日
头孢呋肟酯	500mg po bid 14~21 日
阿奇霉素	500mg po qd 7~10 日（效果不如其他方案）
神经系统症状	
Bell 麻痹（无其他神经系统异常）：	
多西环素	按早期莱姆病治疗
脑膜炎（伴或不伴神经根神经病或脑炎）‡：	
头孢曲松	2g IV qd 14~28 日
头孢噻肟	2g IV q8h 14~28 日
青霉素	300 万~400 万单位 IV q4h 14~28 日
多西环素	100~200mg po bid 14~28 日
心脏症状	
头孢曲松	2g IV qd 14~21 日
青霉素	300 万~400 万单位 IV q4h 14~21 日
多西环素	100mg po bid 14~21 日 §
阿莫西林	500mg po tid 14~21 日 §
关节炎（无神经系统累及）‖	
阿莫西林	500mg po tid 28 日
多西环素	100mg po bid 28 日
头孢呋辛酯	500mg po bid 28 日
头孢曲松	2g IV qd 28 日
青霉素	300 万~400 万单位 IV q4h 28 日
慢性萎缩性皮肌炎	
阿莫西林	500mg po tid 21 日
多西环素	100mg po bid 21 日

* 孕妇可服用阿莫西林 500mg tid 共 21 日。如仅血清学阳性但没有症状，孕妇没有必要给予治疗。

† 无神经系统、心脏和关节累及。对于仅有单个游走性红斑病损的早期莱姆病，疗程 10 日即足够。

‡ 尚未确定最佳的治疗疗程。对于疗程>4 周有神经系统症状的莱姆病的治疗，目前尚无相关对照试验研究。

§ 对于轻度心肌炎与 1 度心脏传导阻滞、PR 间期 ≤ 30s 和心室功能正常。

‖ 治疗选择口服用药方案开始，如果治疗应答不充分，需重复疗程。如果治疗无应答或症状恶化，需静脉给予头孢曲松。

摘自 Wormser GP, Dattwyler RJ, Shapiro ED, et al. The clinical assessment, treatment, and prevention of Lyme disease, human granulocytic anaplasmosis, and babesiosis: Clinical practice guidelines by the Infectious Diseases Society of America[J]. Clinical Infectious Diseases, 2006, 43: 1089-1134。

当被鹿蜱叮咬后给予单次200mg的多西环素可以降低莱姆病发病概率。如果患者知道有过被叮咬，那么他就能够比较容易的接受医生的指导来观察叮咬的部位，并且一旦有红斑或其他症状发生可及时就医。如果没有蜱叮咬史诊断莱姆病是非常困难的。

疫苗仅中度有效，并且可产生与莱姆病相似症状的不良反应，故已不再使用。

> **关键点**
> - 在美国，90%的莱姆病病例发生在从缅因州到弗吉尼亚州以及威斯康星州，明尼苏达州和密歇根；肩突硬蜱（鹿蜱）是这些区域的主要带菌者
> - 在美国白足小鼠是伯氏疏螺旋体的主要动物贮存宿主，也是鹿蜱蛹和幼虫的主要宿主。鹿是成虫的宿主，但不携带伯氏疏螺旋体
> - 莱姆病有三个阶段：早期局限期，早期播散期，以及晚期
> - 游走性红斑是最早出现并且最为重要的临床体征，至少75%的患者会有此表现
> - 在流行地区，只有少数有关节痛、疲劳、注意力不集中，或其他非特异性症状，但没有游走性红斑或其他早期局部或播散性莱姆病症状历史的患者，实际上患有莱姆病
> - 如果有典型的皮疹出现可做出临床诊断；否则需进行急性期和恢复期的血清学检测（经过蛋白印迹法验证的 ELISA 法）
> - 抗生素口服还是静脉使用取决于疾病的表现

鼠咬热

鼠咬热是由念珠状链杆菌或小螺旋菌引起的。链杆菌型引起的症状包括发热、丘疹和关节痛。螺旋菌型引起的症状包括发热、疼痛和局部性淋巴结炎。可以通过临床诊断，但确诊需要通过培养或有时通过抗体滴度上升。治疗使用青霉素或多西环素。

10%的鼠咬伤的人可感染鼠咬热。然而也可能无鼠咬史。鼠咬热通常由鼠咬伤导致，但也可由任何啮齿类动物或捕食啮齿动物的肉食动物咬伤所致。链杆菌型和螺菌型均主要发生于居住在拥挤环境的市民和医学生物实验室工作人员。在美国和欧洲，鼠咬热通常由念珠状链杆菌所致；在亚洲则为鼠咬热螺旋菌。

链杆菌鼠咬热 这是一种由多形的革兰氏阴性杆菌——念珠状链杆菌引起的鼠咬热。该流行病与饮用被念珠状链杆菌（哈佛希尔热）污染的未经巴氏消毒的牛奶有关，但感染通常是由野生大鼠或小鼠咬伤所致。鼬鼠和其他啮齿动物也可传染此病。

原发性伤口通常很快愈合，但经1~22日（常<10日）潜伏期后，可突然发生病毒样综合征，引起寒战、发热、呕吐、头痛以及背和关节痛。大多数患者在三天后手足部出现麻疹样、小泡样皮疹。很多患者可在一周内发生多关节痛和关节炎，通常不对称地累及大关节，若不治疗可持续数日或数月。发热可重新出现，不规则的持续数周或数月。细菌性心内膜炎以及脑和其他组织的脓肿罕见，但很严重。部分患者可感染心包积液和羊水。哈佛希尔热（流行性关节红斑）与经皮肤感染的鼠咬热类似，但其咽炎及呕吐症状更明显。

血液或关节液中培养出致病菌可**确诊**。在第2或第3周可产生能测到的凝集素，若滴度增高则有重要诊断价值。PCR 或 ELISA 试验也有助于诊断。白细胞计数介于 6 000~30 000/μl 之间。梅毒血清学试验可出现假阳性。临床上通常能区别链杆菌型和螺菌型。

治疗：可用阿莫西林 1g 口服每 8 小时 1 次，普鲁卡因青霉素每日肌内注射 60 万单位，每 12 小时 1 次，或青霉素 V 500mg 口服，每日 4 次，共 7~10 日。对青霉素过敏者，可用琥乙红霉素 500mg 口服，每日 4 次。或选用多西环素 100mg 每 12 小时 1 次，共 14 日。

小螺旋菌鼠咬热（Sodoku） 通过大鼠或偶尔通过小鼠咬伤可感染小螺菌。吞食该微生物不会致病。伤口通常很快愈合，但经过 4~28 日（通常>10 日）的潜伏期后，咬伤部位可出现炎症，并伴有回归热和区域性淋巴结炎。有时可出现玫瑰疹和荨麻疹样皮疹，但不及链杆菌性皮疹明显。全身症状常伴有发热，但关节炎罕见。如不治疗，周期性发热可持续 4~8 周，但很少>1 年。

血液涂片或病变组织或淋巴结标本中发现小螺菌即可确诊，或被接种小鼠的血液经吉姆萨染色或暗视野检查发现小螺菌也可确诊。白细胞计数介于 5 000~30 000/μl 之间。一半患者的性病研究实验室试验为假阳性。本病很易与疟疾，脑膜炎球菌血症或回归热螺旋体感染混淆，这些疾病有反复发热表现。

治疗：与链杆菌型相同。

回归热

（蜱；复发的或斑疹伤寒）

回归热是一种由虱或蜱传染包柔螺旋体引起的反复发热性疾病。反复发热期间伴有头痛、肌痛和呕吐，持续 3~5 日，间隔明显的好转期。主要为临床诊断，确诊通过外周血涂片染色。治疗用四环素或琥乙红霉素。

根据地理位置的不同，媒介昆虫可以是钝喙蜱属软蜱或体虱。

体虱传播的回归热 在美国非常少，流行仅见于中部高地，东非和南美的安第斯山脉。虱传回归热往往发生为流行病，特别是在受战争影响的地区以及难民营中。虱叮咬发热的患者被感染。人类是其唯一的病原储存库。如果虱在新的宿主被捻碎，螺旋体释放，经擦伤的皮肤或叮咬处进入人体。完整的虱不传播该病。

蜱传回归热 在美洲、非洲、亚洲和欧洲流行。在美国，该疾病通常局限于西部地区，好发于 5~9 月。蜱从啮齿动物病原库中获得螺旋体。在被蜱叮咬时，其唾液或粪便中的螺旋体迅速进入皮肤，使人被感染。当人们在山上啮齿动物为患的小屋中睡觉时，非常容易被感染。

先天性包柔螺旋体病也有报道。经过治疗病死率一般<5%，但在年幼者、孕妇、老人、营养不良或虚弱者或在虱传播发热疫情期间，死亡率可能很高。

症状及体征

由于蜱在晚上叮咬患者，时间短、无痛且并未长时叮咬，大部分患者不知已被蜱叮咬，但可能曾有在洞穴或乡下过夜史。虱叮咬通常比较明显。

潜伏期3~11日（平均6日）。以突然明显的寒战起病，随后高热、心动过速、严重头痛、呕吐、肌肉和关节痛，常有谵妄。早期可在躯干和四肢出现红斑和紫癜。也可有结膜、皮下和黏膜下出血。高热一般持续3~5日，然后体温突然下降，表明这是疾病的转折点。病程1~54日（平均18日）。在发热病程的后期，可发生黄疸，肝、脾大，心肌炎和心力衰竭，该状况在虱传播的回归热中尤为多见。其他症状可能有眼炎、虹膜睫状体炎、哮喘加剧和多形红斑。假性脑膜炎很罕见。自发性流产也可发生。从开始到第一次发作期间，患者通常有数日至≥1周的无症状期。反复发作与螺旋体在体内的生长周期有关，发热常伴关节痛及所有先前的症状和体征突然出现。复发时黄疸常见。然后又可像以前那样病情迅速好转，但可再次出现2~10次的类似发作。每次发作后可有1~2周的间歇期。后几次的发作逐渐减轻，最后当患者产生免疫力时，则可完全恢复。

诊断

- 暗视野显微镜检查

反复发热应怀疑本病，在发热期血液中发现螺旋体即可确诊。暗视野检查或经赖特或吉姆萨染色厚或薄血片可见螺旋体（吖啶橙染色检查血液或组织比外周赖特或吉姆萨染色检查更敏感）。血清学检查不可靠。可出现轻度的多形核细胞增多。梅毒和莱姆病血清学试验可呈假阳性反应。

鉴别诊断包括莱姆关节炎、疟疾、登革热、黄热病、钩端螺旋体病、斑疹伤寒、流感和肠热病。

治疗

- 四环素、多西环素或红霉素

蜱传播的回归热时，可用四环素或红霉素500mg口服每6小时1次，共5~10日；对于虱传播回归热，两种药物均有效。治疗方案为：任选一种，单剂治疗，剂量为500mg。多西环素100mg口服，每日2次，共5~10日也有效。<8岁儿童可给予红霉素10mg/kg口服，每日3次。若呕吐或因病重无法口服，>8岁的儿童可给予多西环素1~2mg/kg 10~14日，每12~24小时静脉注射一次。<8岁的儿童可给予青霉素2.5万单位/kg，静脉注射，每6小时1次。治疗应在发热早期即开始。

赫氏反应（Jarisch-Herxheimer reaction）可能在治疗开始后的2小时内出现。在给予首剂多西环素或红霉素前2小时和服后2小时各服对乙酰氨基酚650mg，可减轻赫氏反应。脱水和电解质失平衡应该通过输液纠正。严重头痛可使用对乙酰氨基酚和羟氢可待酮或氢可酮。恶心和呕吐可用丙氯拉嗪5~10mg口服或肌内注射，每日1~4次。若发生心力衰竭则应给相应的处理。

> **关键点**
>
> - 回归热是一种虱或蜱传播的，由几种包柔螺旋体引起的疾病
> - 患者出现突然的寒战、高热、剧烈头痛、呕吐、肌肉和关节疼痛，常有谵妄和/或躯干及四肢的皮疹；此后，出现黄疸，肝、脾肿大，可能会发生心肌炎，和心脏衰竭，特别是在虱传播的疾病中
> - 未治疗的患者可有2~10次的复发，每次间隔1~2周。复发表现为突然再次发热伴关节痛及所有先前的症状和体征
> - 诊断依靠暗视野显微镜或赖特-或吉姆萨染色厚薄血片；血清学试验不可靠
> - 治疗使用四环素、多西环素或红霉素

205. 性传播疾病

性传播疾病（sexually transmitted diseases, STD）又称为性传播感染（sexually transmitted infections, STI），其致病微生物在大小、生命周期、感染部位、对现有药物敏感性等方面差异很大。

细菌性病包括：

- 梅毒
- 淋病
- 软下疳
- 性病性淋巴肉芽肿
- 腹股沟肉芽肿
- 衣原体、支原体和解脲脲原体感染

病毒性传播疾病包括：

- 生殖器和肛门直肠尖锐湿疣
- 生殖器疱疹
- 传染性软疣
- HIV感染

可经过性传播寄生虫感染包括：
- 滴虫（由原生动物引起的）
- 疥（由螨虫引起的）
- 阴虱病（由虱导致）

多种先前不认为属于STD的疾病，包括沙门菌属感染、菌痢、弯曲菌病、阿米巴病、贾第鞭毛虫病、甲、乙、丙型肝炎和巨细胞病毒感染都可以通过性途径传播。

由于性行为包括皮肤和生殖器、口腔及直肠黏膜的密切接触，微生物容易在人与人之间传播。有些STD能导致炎症（如淋病或衣原体感染）或溃疡（如单纯疱疹、梅毒或软下疳），并使患者更易感染其他性传播疾病（如HIV）。

STD发病率在全世界多数地方仍相当高，尽管先进的诊断和治疗已能迅速治愈多种STD患者使其失去传染性。在美国，估计每年有20万性病新发病例产生；其中大约有一半的人年龄在15~24岁。

影响STD控制的因素包括：
- 多个性伴侣的无保护性行为
- 医患双方对性问题交流的困难
- 实施现有诊断检测和治疗以及开发新的检测和治疗所引起的资金不足
- 若性伴侣不同时治疗，容易再次感染
- 治疗不彻底导致病原体耐药
- 国际旅行加速STD的全球扩散

症状及体征

不同的感染有着各自的症状和体征。许多STD可造成生殖器的损害（表205-1）。

表205-1 普通性传播的生殖器损害鉴别

表现	其他特点	病因*
孤立性溃疡	质硬、无触痛性或质稍软	梅毒硬下疳
	相对质不软的肿大淋巴结	
红斑上成串的表浅小溃疡，伴疼痛	有时伴有小水疱	单纯疱疹病毒感染
	腹股沟淋巴结肿大	
浅表疼痛的溃疡	非质硬、疼痛性溃疡，边缘受侵蚀，有红色边界，大小不一	软下疳
	局部淋巴结肿大	
小丘疹或溃疡，常常无症状或被忽视	质软并且疼痛的腹股沟淋巴结炎，有时伴有远端淋巴管水肿或引流至皮肤	性病性淋巴肉芽肿
	有时会发热	
多发浅表性溃疡	特征性的生殖器外病损	剥脱性疥疮
多发浅表性病损	—	阴虱病伴抓痕
可见附着于头发轴虱子或卵囊（虱卵）		
隆起性病变	柔软、有恶臭、表面粗糙的病损	腹股沟肉芽肿
	无腹股沟淋巴结肿大	

*其他引起溃疡的原因包括二期梅毒的黏膜斑、糜烂性龟头炎、三期梅毒的梅毒瘤溃烂、白塞综合征、上皮瘤以及外伤。

诊断
- 临床评估
- 革兰氏染色和培养
- 实验室检查

STD在各种不同的条件下接受诊断和治疗，许多地方诊断手段有限或病例随访困难，因此常常不需进行病原学检测。因此，鉴定致病微生物往往是没有必要的。诊断通常依靠临床表现。

诊断性检测包括革兰氏染色和培养或进行实验室检查如核酸扩增试验（NAAT）。诊断性检测常用于以下情况：
- 诊断不明
- 感染严重
- 最初治疗无效
- 其他原因（如公共卫生监控、精神社会原因，包括严重的精神打击及抑郁）时，常需要做确诊性试验

治疗
- 症状的治疗
- 有时使用抗菌药物
- 性伴侣同时接受治疗

由于检测方法常有限或无法进行，和/或患者随访不确定，初期治疗主要针对症状（如尿道炎、宫颈炎、生殖器溃疡、盆腔感染性疾病）的最常见病原体。对于大多数STD，药物治疗有效，但是耐药日益成为问题。

接受细菌感染引起的性传播疾病的患者，在接受治疗的过程中应当避免性交直至自己和其性伴侣的感染已被清除。性伴侣应同时进行评估和治疗。

病毒导致的性传播疾病，尤其疱疹及HIV感染，将持续终身。抗病毒药物可以控制但尚不能治愈所有类型感染。

预防

STD控制依赖于：

- 为诊断和治疗提供足够的设施及受训人员
- 寻找和治疗患者性伴侣的公共卫生项目
- 随访接受治疗的患者以确定他们已治愈
- 对医务人员及公众的健康教育
- 教育患者避免高危险行为

避孕套和阴道膜片,如果正确使用能大大降低 STD 风险。

除了甲型和乙型肝炎疫苗和人乳头瘤病毒疫苗,其他的 STD 均无可用的疫苗。

> **更多信息**
> Centers for Disease Control and Prevention:Sexually Transmitted Diseases。

软下疳

软下疳是一种由杜克雷嗜血杆菌所致的生殖器皮肤或黏膜感染,其特征为丘疹、疼痛性溃疡和腹股沟淋巴结增大、化脓。诊断通常是根据临床表现所得出,因为病原体培养很困难。治疗使用大环内酯类(阿奇霉素或红霉素)、头孢曲松或环丙沙星。

杜克雷嗜血杆菌是一种短而细小的革兰氏阴性杆菌,两端呈圆形。

软下疳在发达国家少见,但在发展中国家,它是一种常见的生殖器溃疡病因,常由男性自女性性工作者处感染。同其他引起生殖器溃疡的 STD 一样,软下疳会增加 HIV 传播的风险。

症状及体征

潜伏期 3~7 日。出现小而疼痛的丘疹并迅速破溃而成浅而软的疼痛性溃疡,溃疡边缘侵蚀不平(存在过度牵拉的组织),发红。溃疡大小不一,常相互融合。较深处的糜烂偶可导致明显的组织破坏。

腹股沟淋巴结触痛、肿大,并缠结在一起而形成波动性脓肿(腹股沟淋巴结炎)。脓肿上方的皮肤发红、发亮并可破溃而形成窦道。感染可向皮肤的其他区域播散,引起新的病变。软下疳可引起包茎、尿路狭窄和尿路瘘管。

诊断

- 临床评估
- 有时做培养或 PCR

存在不明原因生殖器溃疡或腹股沟淋巴结炎(可能被误认为是脓肿)或去过流行地者应怀疑软下疳。其他原因(表 205-1)导致的生殖器溃疡也可能与软下疳相似。如果条件允许,应设法从腹股沟淋巴结的脓液或溃疡边缘渗出物中取材,在能鉴别杜克雷嗜血杆菌的实验室作培养。由于细菌难以培养,而且溃疡处的多种细菌使显微镜检查难以鉴别,诊断常常仅基于临床表现。PCR 检测没有推广至商业领域,但几个机构的实验证实它对杜克雷嗜血杆菌具有高度敏感性(98.4%)和特异性(99.6%)。相比之下,临床诊断的敏感性(53%~95%)及特异性(41%~75%)均较低。

应当予以梅毒和 HIV 血清学试验和疱疹病毒培养以排除其他病因导致的生殖器溃疡。由于其他导致生殖器溃疡的病原可能与杜克雷嗜血杆菌同时感染,故相关检测的结果的解读会变得复杂。

治疗

- 抗细菌(多种方案)应当立即开始治疗软下疳,而无需等待检测结果。以下推荐治疗方案任选:
- 单剂阿奇霉素 1g 口服,或头孢曲松 250mg 肌内注射
- 红霉素 500mg 口服,每 6 小时 1 次,连服 7 日
- 环丙沙星 500mg,每日 2 次,连服 3 日

如果无法进行相关实验室检测,患者在治疗其他病因引起的生殖器溃疡时,应选用能同时覆盖软下疳的抗细菌药物。同时存在 HIV 感染者,治疗效果较差,特别是单剂疗法疗效更差。在这些患者中,溃疡可能需要长达 2 周才能愈合,淋巴结肿大可能会愈合的更慢。

在同时接受有效抗生素治疗的患者中,对其腹股沟淋巴结炎作诊断性穿刺或抽吸脓液缓解症状是安全的。性伴侣应当进行检查,患者应在 3 个月内进行梅毒及 HIV 的血清学检测。

衣原体、支原体和解脲脲原体黏膜感染

性传播的非淋球菌性尿道炎、宫颈炎、直肠炎和咽炎多由衣原体引起,较少由支原体或解脲脲原体引起。衣原体还可引起输卵管炎、附睾炎、肝周围炎、新生儿结膜炎和新生儿肺炎。未治疗的支原体输卵管炎可能转为慢性、没有明显症状,但是后果严重。诊断依靠培养、抗原检测或核酸测定。治疗使用单剂量阿奇霉素或一周环丙沙星、左氧氟沙星、红霉素或一种四环素类药物。

几种病原体均可造成性传播的非淋球菌性女性宫颈炎和男女两性的尿道炎、直肠炎和咽炎。这些生物包括:

- 致病病原包括沙眼衣原体(引起约 50%的非淋球菌性尿道炎和大多数非淋球菌性黏液脓性宫颈炎)
- 生殖道支原体
- 解脲支原体
- 阴道毛滴虫

衣原体还可引起性病性淋巴肉芽肿。只有当对衣原体和淋球菌检测阴性并且没有其他的病原体鉴定出来的时候才可以使用"非特异性尿道炎"这一并不精确的术语。

症状及体征

男性 常在性交后,经过 7~28 日的潜伏期出现尿道炎症状,往往有轻度尿痛和尿道不适,伴有清亮至黏液脓性分泌物。虽然分泌物不多,症状轻微,但往往在清晨症状较明显,因这时尿道壁常发红、出口被黏稠变干的分泌物糊住,可能出现内衣污渍。偶尔也可起病较急,可有严重尿痛、尿频和类似典型淋球菌性尿道炎的大量脓性分泌物。感染可能进展为附睾炎。在和感染者的直肠和口-生殖器接触后,可发生直肠炎和咽炎。

大多女性患者是无症状的,但可能出现阴道分泌物、尿痛、尿频、盆腔痛、性交困难以及出现尿道炎症状。伴有黄色黏液脓性渗出物的宫颈炎和宫颈异位(红色的子宫内膜柱状上皮伸展至宫颈的阴道表面)是具有特征性的。可出现盆腔炎(输卵管及盆腔腹膜炎,PID),可导致下腹部不适(典型者为双侧不适),腹部、附件和宫颈明显压痛。PID 的

长期后果包括异位妊娠和不孕。Fitz-Hugh-Curtis 综合征(肝周围炎)可导致右上腹痛、发热和呕吐。

支原体可传播至眼部,引起急性结膜炎。

反应性关节炎是成人衣原体性疾病常见的并发症,由针对生殖道和消化道病原体的免疫反应引起。在成人中,反应性关节炎有时可导致皮肤和眼部病变和非感染性尿道炎复发。

患衣原体宫颈炎的母亲分娩的新生儿可能出现新生儿衣原体眼炎和肺炎(新生儿结膜炎)。

诊断

■ 子宫颈或尿道、咽、直肠分泌物或尿液的核酸检测

尿道炎、宫颈炎或不明原因直肠炎、咽炎、下尿路感染的患者要怀疑衣原体、支原体和解脲脲原体感染,但类似症状也可由淋球菌感染引起。

如果尿道炎的临床证据不足,CDC 制订的 2015 性传播疾病治疗指南中写道,尿道炎可能记录为以下表现:

■ 黏液、脓性黏液,或检查时发现有脓性分泌物
■ 离心后首段尿中每高倍视野含有 ≥10 白细胞
■ 首段尿的白细胞酯酶试验阳性
■ 尿道分泌物革兰氏阳性染色油镜下每个视野含有 ≥2 白细胞

可收集宫颈或阴道分泌物、男性尿道或直肠分泌物来检测衣原体。尿液样品可代替宫颈或尿道的标本。市售检测衣原体 DNA 的基于核酸的检测试验(nucleicaid-based tests,NAT)可使用未经扩增的样本,也可使用数种核酸扩增技术对样本 DNA 扩增。检测一般用拭子样本,但经过核酸扩增(NAAT 试验)有着很高的敏感性和特异性,也可使用尿液样本进行检测,避免了进行尿道口拭子及子宫颈拭子时造成的不适。在一般情况下,从喉部和直肠样品只能在有资质的实验室进行检测,这类实验室已经证实针对这类解剖部位的检测实验有意义。扩增技术应该在高危患者中(如,和新的或多个性伴侣发生未保护的性行为、既往 STD 史、为得到金钱或药物进行的性行为)被常规使用。

由于患者常合并其他性病(特别是淋球菌感染),因此有症状的尿道炎患者也应进行淋病检测。为了检查是否合并其他性传播疾病,应考虑进行梅毒和 HIV 血清学检测等检查项目。

目前常规检查还不能检测支原体或脲原体。部分检测支原体的商业化 NAAT 方法正在开发中,但并未广泛使用。

在美国,确诊衣原体感染、淋球菌以及梅毒的病例必须上报至公共卫生系统。

筛查 由于没必要行生殖器检查,用核酸扩增(NAAT)检测尿液的方法筛查无症状的 STD 高危人群尤其有用。筛查推荐因性别、年龄、性生活及临床机构而定。

育龄期妇女(包括与女性发生性行为的妇女) 需要每年筛查,如果她们:

■ 具有经常性行为和年龄 ≤24 岁
■ 有既往性病史
■ 具有高风险的性行为(如有一个新的性伴侣或者多性伴、从事性工作、未坚持使用安全套)
■ 有一个具有高风险性行为的伴侣

孕妇 在初诊时就进行筛查;年龄 ≤24 岁或妊娠前三个月,具备这两种危险因素的患者需要二次筛查。

异性恋性活跃期的男性 不需常规筛查,但是在衣原体感染发病率较高的情况需要进行常规筛查,包括具有多个性伴、青春期或诊断为性病的患者和监狱内的男性。

男同性恋者 近年内性行为活跃的需要进行筛查(对插入性交者进行尿液筛查;对接受性交者行肛门拭子检查;口交者取咽拭子)。

治疗

■ 口服抗生素(建议阿奇霉素)
■ 尚未排除淋病诊断的需要进行经验性治疗
■ 性伴侣治疗

无并发症的或疑似衣原体、支原体和解脲脲原体感染可用以下任一方案:

■ 单剂阿奇霉素 1g 口服
■ 多西环素 100mg 口服,每日 2 次,7 日
■ 红霉素 500mg 口服或琥乙红霉素 800mg 每日 4 次,7 日
■ 氧氟沙星 300mg 口服,每日 2 次,7 日
■ 左氧氟沙星 500mg 口服,每日 1 次,7 日

相比疗程超过 7 日的多剂疗法,更推荐阿奇霉素的单剂量使用。

孕妇应当口服阿奇霉素 1g 单剂治疗。

这些方案对淋病的疗效均不可靠,考虑到许多患者常常同时存在淋病和衣原体,如果尚未排除淋病诊断,应肌内注射单剂量头孢曲松 250mg 进行治疗。

复发患者(约 10%)一般合并了对抗衣原体药物治疗无效的细菌感染或治疗后再次感染,应该重新对他们进行衣原体感染和淋病的检测,有条件的进行滴虫检测。除非之前已经使用过阿奇霉素治疗,否则均应当使用阿奇霉素治疗。对阿奇霉素无效的,尝试使用莫西沙星。滴虫流行的地区,除非 PCR 显示患者滴虫阴性,建议用甲硝唑进行经验性治疗。

目前的性伴侣也应及时治疗。患者及其性伴侣在治疗的开始 1 周内,应避免性生活。

若生殖道衣原体感染不予治疗,约 2/3 的患者可在 4 周内症状和体征消失。而女性无症状的子宫颈感染可持续存在,引起慢性子宫内膜炎、输卵管炎或盆腔腹膜炎及其后遗症——疼痛、不孕症和异位妊娠。由于衣原体感染可对女性造成严重的长期不良后果,即使无症状或症状较轻时,也应当对女性进行检测并治疗,同时治疗患者的性伴侣。

关键点

■ 性传播来源的衣原体、支原体和脲原体感染可能会影响尿道、宫颈、及附属器官、咽喉或直肠
■ 诊断依靠核酸扩增
■ 还要检测是否合并其他性传播疾病,包括淋病、梅毒和 HIV 感染
■ 筛查高危的无症状衣原体感染患者
■ 抗生素治疗方案也用于未排除淋病诊断的患者

> 更多信息
>
> US Preventive Services Task Force：Chlamydia and Gonorrhea：Screening.
>
> CDC：2015 STD Treatment Guidelines.

生殖器疣

（尖锐湿疣；性病疣；外生殖器疣）

生殖器疣是由特定亚型的人乳头瘤病毒所致的生殖器皮肤或黏膜的病损，一些 HPV 型别引起子宫内膜和肛门扁平病变可引起癌变。诊断依靠临床症状。必须给予长达数周至数月的反复综合性治疗，否则效果不佳。生殖器疣在免疫功能正常患者可以自愈，但在细胞免疫缺陷的患者（如 HIV 感染）可持续存在并广泛播散。

据估计在美国每时每刻均有约 140 万的生殖器疣患者，每年有 360 000 例新病例发生。在美国，每年约有 14 万性传播 HPV 感染新病例。约 80% 的性活跃妇女 50 岁之前至少有过一次感染生殖道 HPV 的情况。

大多数 HPV 感染在 1~2 年内被机体自行清除，但少部分可持续存在。

病原学

已知约有 >100 种 HPV 的分型。有时会引起常见的皮肤疣。一些主要感染肛门生殖器区域的皮肤和黏膜。

肛门生殖器 HPV 的重要临床表现包括：

- 生殖器疣（尖锐湿疣）
- 上皮内瘤样变和子宫颈、肛门、阴茎癌
- 膀胱和口腔癌
- 鲍文样丘疹病

表现为肛门生殖器疣的尖锐湿疣常由 HPV 6 型和 11 型造成。低度和高度的上皮内瘤样变以及癌变可由 HPV 引起。几乎所有的子宫颈癌是由 HPV 引起的；约 70% 是由 16 和 18 型 HPV 引起，其他的大多数是 31、33、35 和 39 型 HPV 感染的结果。肛门生殖器区域的 HPV 亚型感染可能会通过口交传播到口咽部位；许多口咽癌患者中存在 16 型 HPV 感染。HPV 16 和 18 型也可引起其他部位癌症，包括外阴、阴道和阴茎癌。

HPV 通过病损的皮肤接触正常皮肤而传播。影响肛门生殖器的这型 HPV 通常由阴道性交或肛交传播，但手指、口以及非插入的生殖器接触也可能传染。

生殖器疣在免疫受损的患者中尤为常见。其生长速度不定，但妊娠、免疫抑制或皮肤浸润可能会加速疣的生长和播散。

症状及体征

经过 1~6 个月的潜伏期后出现疣。肉眼可见的生殖器疣通常表现为柔软、潮湿、粉红或灰色的细小息肉，

- 增大
- 可能变成带蒂的
- 有粗糙的表面
- 可能成群出现

疣通常无症状，但有些患者可有瘙痒、烧灼感或不适感。在男性，常发生于包皮下区、冠状沟、尿道口内和阴茎体上。可引起肛门直肠病变，尤其多见于男同性恋者。在女性中，尖锐湿疣最常见于外阴、阴道壁、宫颈和会阴；尿道和肛门区域也可能有感染（彩图 205-1，彩图 124-2）。

HPV16 和 18 型通常造成子宫内膜和肛门扁平病变，这类疣较难被看到，临床诊断困难。

诊断

- 临床评估，有时包括阴道镜和肛门镜

生殖器疣通常由临床诊断。根据其外观一般可与二期梅毒的扁头湿疣相鉴别（表面扁平），并与癌症鉴别。但在开始时和三个月后应开展梅毒血清学检查。对不典型的、流血的、溃烂的或顽固性的疣应做活检以除外癌瘤。

宫颈内疣和肛门疣只能在阴道镜或肛门镜看到。在内镜检查前数分钟用 3%~5% 的醋酸可使疣变成白色，增加了可视性，使得小疣更容易被发现。

核酸扩增技术可明确诊断并对 HPV 分型，但对它对管理及控制 HPV 的价值尚不明确。

治疗

- 机械移除（如冷冻疗法、电烙、激光或外科切除）
- 局部治疗（如使用抗有丝分裂药物、腐蚀性药物或使用干扰素诱导剂）

无完全满意的疗法，复发常见且需要复治。不过免疫功能正常者生殖器疣可能不需要治疗就能自愈。而免疫受损的患者则对治疗反应差。

由于没有最佳的治疗方案，对肛门生殖器疣的治疗应参考多方面因素，主要是疣大小、数量和部位、患者意愿、治疗费用、便利程度、不良反应和医生的经验。

生殖器疣可在全麻或局麻下，用电灼、激光、冷冻或外科切除。

用局部或全身麻醉取决于要切除的疣的大小及数量。全身麻醉下切除可能是最有效的方法。

局部用抗有丝分裂药物（如鬼臼毒素、鬼臼树脂或氟尿嘧啶）；腐蚀剂（如三氯醋酸）；或干扰素诱导剂（如咪喹莫特）；茶多酚（一种新型植物制剂，机制未明）已在广泛使用，但常需在数周至数月内多次使用，并且常治疗失败。在局部治疗前，周围的组织应当用凡士林油保护。应当告知患者治疗后相应区域可能有疼痛。

患处注射或肌内注射干扰素-α 能够清除皮肤和生殖器的顽固病变，但最佳方案和不良反应尚不明确。另外，在一些生殖器退行性丘疹的患者（由 HPV16 型引起），使用干扰素-α 治疗后开始时病变消失，但以后会出现侵袭性癌。

噻替派滴注入尿道对尿道内病变有效。男性患者尿道局部应用氟尿嘧啶每日 2~3 次，疗效较好，但在极少数病例可出现急性尿道阻塞。

宫颈内病变不主张治疗直到巴氏染色排除需要治疗的其他宫颈病变（如不典型增生或癌）。

包皮环切术通过去除包皮的潮湿底部，可预防未受包皮切除的男性复发。

宫颈内膜疣的女性以及有鲍文样丘疹病的患者，其性伴侣均应前去就诊并常规检查 HPV 相关的病变。有直肠

HPV者也应采取类似的措施。

当前患生殖器疣的患者,其性伴侣应当进行相关检查,如发现已被感染,则也需要治疗。

预防

一种四价的疫苗已可以临床使用,它能够针对6型和11型HPV产生保护作用(>90%可见的生殖器疣由这2型HPV所致)。这种疫苗也可针对16型和18型HPV(这2型常导致宫颈癌)。另一种九价疫苗还可针对其他类型HPV(31、33、45、52及58型),占宫颈癌病例的15%。对于二价疫苗,仅针对16和18型HPV的疫苗亦可用。这种HPV疫苗推荐用于9~26岁的女性,以预防初次感染。最佳年龄在11~12岁的时候进行3次给药。这种疫苗最好在性行为之前即被注射,但已有性活动的女性也应该进行预防接种。

只有九价或四价接种疫苗被推荐用于男性。11~12岁男孩推荐接种3次剂量的疫苗;没有完成3次剂量的13~21岁男性也应继续接种疫苗。年龄在26岁的男同性恋者和免疫功能缺陷患者也建议接种疫苗。22~26岁没有完成接种3剂疫苗的也应接种。

由于这些疣所处部位的原因,安全套无法完全起到保护作用来预防这种感染。

> **● 关键点**
> - 尖锐湿疣是由人乳头瘤病毒(HPV)的几种亚型引起的
> - 约70%宫颈癌由16和18型HPV引起,还能引起其他部位癌症,包括外阴,阴道,阴茎和口咽癌
> - 通过视诊诊断尖锐湿疣;辅以HPV检测,但HPV的作用机制尚不清楚
> - 机械方式去除或使用各种局部方法治疗尖锐湿疣
> - HPV疫苗被推荐用于儿童和男女青壮年

淋病

淋病由奈瑟淋球菌感染引起。其一般感染尿道、宫颈、直肠、咽或结膜,导致刺激症状和化脓性改变。较少播散至皮肤和关节。显微镜镜检、培养或核酸扩增检测可用于诊断。数种口服及注射用抗生素可用于治疗,但不断增长的耐药是目前要面临的问题。

奈瑟淋球菌是一种革兰氏阴性双球菌,仅仅出现在人类并且几乎总是经由性接触传播。尿道和宫颈内感染最常见,但在口交或肛交后也可出现咽部或直肠感染,眼部受到污染后可出现结膜炎。

每次经阴道性交女性传给男性的概率大约20%,男性则更容易传给女性。结膜感染可能在新生儿经产道娩出时获得,儿童也可能因侵犯而感染淋病。

10%~20%的女性感染通过内膜达到输卵管和盆腔(盆腔炎症性疾病)(PID)。衣原体或肠源性微生物也可能导致这些疾病。宫颈内淋病常伴有尿道、尿道旁腺管和前庭大腺管感染。少数男性的上行性尿路感染可引起单侧附睾炎。

血源性播散引起的播散性淋球菌感染(disseminated gonococcal infection,DGI)发生于1%以下的病例,女性多见。典型DGI影响皮肤、腱鞘和关节。心包炎、心内膜炎、脑膜炎以及肝周围炎罕见。

15%~25%的男同性恋和35%~50%的女性合并沙眼衣原体感染。

症状及体征

有10%~20%的女性感染者和极少数男性感染者没有症状,约25%男性症状轻微。

男性尿道炎 潜伏期2~14日。发病通常以尿道轻微不适为标志,数小时后出现排尿困难和脓性分泌物。疾病扩散到后尿道时可出现尿频和尿急。检查显示脓性、黄绿色尿道分泌物,尿道可能有炎症。

附睾炎 通常导致单侧阴囊疼痛、压痛和寒战。罕见的表现有男性包皮腺和尿道腺脓肿,尿道周围脓肿或尿道球腺、前列腺、精囊腺感染。

宫颈炎 潜伏期一般>10日。症状从轻到重不等,包括排尿困难、尿频和阴道分泌物。检查时临床医生可发现宫颈有黏液脓性或脓性分泌物,被窥镜触碰后宫颈口可能变红、易流血。可同时并发尿道炎。压迫耻骨联合时,可从尿道,尿道旁腺管或前庭大腺挤出脓液。受性虐待女童的感染可引起排尿困难、阴道脓性分泌物和外阴部刺激、红斑及水肿,一般较为少见。

盆腔炎症性疾病(PID) 发生于10%~20%受感染女性。它可能包括输卵管炎、盆腔炎和盆腔脓肿,可能引起下腹部不适,典型者为双侧的腹部不适、排尿困难、腹部、附件和宫颈明显压痛。

Fitz-Hugh-Curtis综合征 是淋球菌性或衣原体性肝周围炎,女性多发,可导致右上腹痛、发热、恶心和呕吐,与胆管或肝脏疾病表现相似。

直肠淋病 通常没有症状。它多发于同性恋男性以及进行肛交的女性,引起疼痛、化脓性改变、出血、里急后重感和便秘,严重程度不一。阴道镜可能显示直肠壁红斑或黏膜脓性浸润。

淋球菌咽炎 较少出现症状,但可能引起咽痛。由于脑膜炎奈瑟菌也常在咽喉无症状无害携带,应当鉴别奈瑟淋球菌。

播散性淋球菌感染(DGI) 或称关节炎-皮炎综合征,提示菌血症,典型表现为发热、不适、游走性关节痛。许多患者出现腱鞘炎,典型者出现在腕管和跟腱。皮肤病变小、疼痛轻微,有红色基底;可能是斑疹、丘疹或疱疹;典型者发生在末梢(彩图205-2)。生殖道淋病是播散性感染的通常来源,可能是无症状的。DGI可能与其他导致发热、皮肤病变和多关节炎的疾病(乙肝病毒感染或脑膜炎前驱期)相似。一些其他的异常也可导致生殖器症状(如反应性关节炎)。

淋球菌性关节炎 是一种较局限形式的DGI,引起化脓性关节炎伴渗出。一些患者先前有过或同时发生DGI。通常只有1个或2个关节受累,主要是膝关节、踝关节、腕关节和肘关节。急性起病,伴发热、剧烈疼痛、活动受限。感染

的关节肿胀,局部皮肤可能发热、发红。

诊断
- 革兰氏染色及培养
- 基于核酸的检测

当革兰氏染色后显微镜检查、培养或生殖器渗液、血液、关节腔积液的核酸检测发现淋球菌后可确诊。

革兰氏染色 用男性患者尿道渗出标本诊断淋病敏感且特异,但对于女性其他部位的标本则不然。直肠和咽部感染不能通过革兰氏染色精确评估。

培养 非常敏感且特异,但由于淋球菌本身非常脆弱,并且对营养要求高,使用拭子采集的样本需要被快速的放置于合适的培养基中(如改良 Thayer-Martin 平板),并转运至实验室含 CO_2 的培养环境中。当将血液及关节腔积液送至实验室中时,需告知怀疑淋球菌感染。由于大多数实验室的核酸扩增试验已取代了细菌培养,寻找一个可以提供培养和药敏试验的实验室比较困难,需要咨询公共健康或传染病专家。

生殖器、直肠或口腔拭子可用于核酸扩增检测试验。许多试验可同时检测淋病和衣原体感染,在后续的试验中予以区分。核酸扩增检测(NAAT)可进一步的提高敏感性,从而能够在男女性的尿液中检测病原。

在美国,确诊的病例必须向公共卫生系统传报,并应进行血清梅毒血清检测、HIV、衣原体感染 NAAT 筛查。

患尿道炎的男性:当男性尿道口出现明显的分泌物,且其临床表现可疑,或临床上用于诊断的方法无法实施时,即可推定其需要治疗。

用拭子接触或玻片触碰阴茎收集分泌物,可得到用于革兰氏染色的标本。革兰氏染色无法鉴别衣原体,故需用尿或拭子标本做核酸扩增。

有生殖器症状体征的女性:宫颈拭子应该被送至实验室做培养或核酸检测。如果无法做盆腔检查,用尿液标本或阴道拭子进行的核酸扩增能快速且可靠的检测淋球菌(以及衣原体)。

咽部或直肠暴露(男女性):受影响的部位的拭子送培养或核酸检测。

关节炎、DGI 或两者皆有之患者:受累关节应当进行关节穿刺,积液送培养及常规检测。有皮肤损害、系统性症状,或两者兼而有之的患者需进行血、尿、宫颈及直肠分泌物培养,或进行核酸扩增检测。

在 30%~40% 合并 DGI 的患者,病程第一周的血培养阳性。合并淋球菌性关节炎者,血培养阳性率较低,但关节腔积液培养常常阳性。由于大量白细胞(一般大于 20 000/μl),关节液常呈化脓性改变。

筛查:无症状的高危 STD 患者可用尿标本核酸扩增的方法进行筛查,这样就无需通过侵入性方法收集生殖道标本。

非孕期妇女(包括女同性恋者) 需要每年进行筛查,如果她们:
- 处于性活跃期和年龄 ≤24 岁
- 有既往性病史
- 具有高风险性行为(如有新的性伴侣或者多个性伴、从事性工作、未坚持使用安全套)
- 有一个具有高风险性行为的性伴侣

孕妇 在初诊时就进行筛查;年龄 ≤24 岁或妊娠前三个月,具备这两种危险因素的患者需要二次筛查。

异性恋性活跃期的男性 不需常规筛查,但是在衣原体感染发病率较高的情况需要进行常规筛查,包括具有多个性伴、青春期或诊断为性病的患者和监狱内的男性。

近年内性行为活跃的**男同性恋者**需要进行筛查(对插入性交者进行尿液筛查;对接受性交者进行肛门拭子检查;口交者取咽拭子)。

治疗
- 无并发症的感染,使用单剂头孢曲松加阿奇霉素
- 合并关节炎的 DGI,予以长疗程的静脉抗细菌治疗
- 衣原体感染的伴随治疗
- 性伴侣的治疗

无并发症的尿路、宫颈内、咽部和直肠感染的治疗如下:
- 首选:肌内注射头孢曲松 250mg 单剂量加口服阿奇霉素 1g(可改为口服多西环素 100mg,每日 2 次,连续 7 日,代替阿奇霉素)
- 次选:头孢克肟 400mg(口服)加上阿奇霉素 1g(口服)单剂量一次

头孢菌素过敏患者,用下列方式进行处理:
- 吉米沙星 320mg(口服)加上阿奇霉素 2g(口服)
- 庆大霉素 240mg(肌内注射)加上阿奇霉素 2g(口服)由于持续增长的耐药,喹诺酮类单剂或口服治疗方案(如环丙沙星、氧氟沙星或左氧氟沙星)或头孢克肟已不再推荐。只推荐咽部感染替代方案治疗的患者进行愈后检查

DGI 伴淋球菌性关节炎 初始治疗可用肌内注射或静推抗生素(如头孢曲松每日 1g 肌内或静脉注射,头孢唑肟 1g/次,每 8 小时静脉注射 1 次或头孢噻肟 1g/次,每 8 小时静脉注射 1 次)直至临床情况改善后 24~48 小时,然后给予 4~7 日的口服治疗,常规一并给予抗衣原体治疗。

对淋球菌性关节炎,一般没有必要做治疗性的关节引流。在疾病初期,应将关节制动、保持在功能位置。应尽早开始作全范围的被动关节运动。一旦疼痛缓解,即应多作主动锻炼,包括伸展运动、全范围的主动关节运动和肌肉伸展活动。95% 以上的淋球菌性关节炎患者经治疗后,关节功能可完全恢复。由于无菌性关节渗出可能持续较长时间,抗炎药可能是有益的。

治疗后如果症状完全缓解则不必再作培养。但是,对症状持续 >7 日的患者,要取样重复培养并进行抗菌药物敏感试验。

所有淋病患者在治疗完成前要禁忌房事以免传给性伴侣。

经验与提示
- 为了预防耐药性的产生,专家不再推荐单药治疗淋球菌感染

性伴侣 与患者在 60 日内发生过性接触的所有性伙伴应当接受淋球菌及其他合适的 STD 检测。如果暴露不到 2 周,则预先给予治疗(流行病学治疗)。

督促伴侣治疗(Expedited partner therapy,EPT) 涉及将处方或药物交给患者,然后由其转交到他们的伴侣。EPT 可提高伴侣的治疗依从性,从而降低因再感染导致的治疗失败。它可能对有淋病及衣原体感染的女性的性伴侣最为合适。然而,最好还是本人亲自就诊,从而能够确定其药物过敏史并可检测其他的 STD。

> **关键点**
> - 淋病通常会导致尿道、子宫颈、直肠、咽和/或结膜等无并发症的感染
> - 有时淋病扩散到附属器官,引起输卵管炎,或传播到皮肤和/或关节,引起皮肤溃疡或化脓性关节炎
> - 诊断参照 NAAT,但需要检测耐药性时,应当进行细菌培养和药敏试验
> - 筛查无症状、高危患者采用 NAAT
> - 治疗无并发症感染使用头孢曲松 250mg(肌内注射)加阿奇霉素 1g(口服)一次,单剂量

更多信息

US Preventive Services Task Force:Chlamydia and Gonorrhea:Screening

腹股沟肉芽肿
(杜诺凡菌病)

本病是肉芽肿荚膜杆菌引起的进行性生殖器皮肤感染,旧称鞘杆菌属。该疾病的特征是有无痛、凸起、常溃烂、呈牛肉样红色的缓慢渐进的皮肤改变;区域淋巴结肿大罕见。诊断依靠临床表现和显微镜检查。使用抗生素治疗,通常是四环素、大环内酯类或甲氧苄啶/磺胺甲噁唑。

没有当前的肉芽肿荚膜杆菌(K. granulomatis)流行病学资料,但历史上巴布新几内亚、澳大利亚北部、非洲南部以及巴西和印度的部分地方曾有过本病的报道。

症状及体征
感染部位在
- 男性为阴茎、阴囊、腹股沟和股部
- 女性为外阴、阴道和会阴部
- 肛交患者为肛门和臀部
- 男女性的面部

潜伏期 1~12 周不等。初期病变为一无痛性牛肉红色结节,缓慢肿大成圆形隆起的天鹅绒样的具有恶臭的肉芽溃疡性肿块。病变逐渐增大,通常形成溃疡,可扩散至其他的皮肤区域。愈合也缓慢,可形成瘢痕。继发性感染常见,并可引起大块组织破坏。淋巴结肿大较为少见(彩图 205-3,彩图 205-4)。

偶可发生血行播散而到达骨骼、关节,偶可到达肝脏;如不治疗,可发生贫血、恶病质甚至死亡。

诊断
- 显微镜下检查在病损处渗液中找到杜诺凡菌体

流行区患者出现典型病变表现者应怀疑腹股沟肉芽肿。病变边缘刮取分泌液涂片镜检发现杜诺凡小体(吉姆萨或赖特染色可见的位于巨噬细胞胞质内的大量杆菌)可证实诊断。组织分泌物含有大量浆细胞。

诊断未明确者或因为病变干燥、硬化或坏死而无法取到足够量的组织液时,采集活组织标本。这种微生物在常规培养基上不生长。

治疗
- 多种抗细菌药物

许多抗生素均可杀死这种细菌,但其中四环素、大环内酯和 SMX-TMP 最为有效,其次是头孢曲松、氨基糖苷类、氟喹诺酮类和氯霉素。

推荐的口服方案包括:
- 多西环素 100mg 每日 2 次,连用 3 周
- TMP/SMX 800/160mg,每日 2 次,连用 3 周
- 红霉素 500mg 每日 4 次,连用 3 周
- 阿奇霉素为 1g/周,连用 3 周

静脉注射或肌内注射抗生素(如头孢曲松)可作为替代疗法。治疗开始后应在 7 日内起效,但广泛的病变愈合缓慢并且可能复发,故需延长疗程。HIV 感染者需要更长的疗程或者强效治疗。看上去已成功治疗后,还应继续观察 6 个月。患者目前的性伴侣应当进行相关检查,若有感染亦需要治疗。

性病性淋巴肉芽肿

性病性淋巴肉芽肿(LGV)由三种独特沙眼衣原体导致的淋巴结病,其特征为在小而无症状的皮肤病损之后出现腹股沟或盆腔淋巴结肿大。另外,如果通过肛交获得,可表现为严重的直肠炎。如果不治疗,它可导致淋巴管阻塞及慢性生殖器组织水肿。通常是靠临床诊断,但依靠血清学或免疫荧光检测来进行实验室确证通常是可能的。治疗采用四环素类或红霉素连续使用 21 日。

LGV 是由 L1、L2 和 L3 血清型沙眼衣原体引起。这些型别与引起沙眼、包含体结膜炎、尿道炎和宫颈炎的型别不同。这些 LGV 株侵犯区域淋巴结并在其中繁殖。

LGV 在美国不常见,但在非洲、印度、东南亚和加勒比海沿岸的部分地区呈暴发流行。男性比女性更多诊断该疾病。

症状及体征
第一阶段 在大约 3 日的潜伏期后出现,表现为入侵部位小的皮肤病损。它可造成皮肤破溃形成溃疡,但会很快愈合,易让人忽视。

在男性中的第二阶段通常在 2~4 周后开始,出现单侧腹股沟淋巴结肿大,有触痛,然后融合而成有触痛和波动感的巨大肿块,肿块与深部组织粘连,其表面皮肤则有炎症反应。可出现发热及全身不适。在女性,背部及盆腔疼痛较常见。最初的病变可能位于子宫颈或阴道上部,造成直肠周围及盆腔淋巴结肿大和炎症反应。可形成多个窦道,排

出脓性或血样分泌物。

在第三阶段，病损可愈合伴瘢痕形成，但窦道可持续存在或复发。感染如未得到治疗会有持续的炎症反应，阻塞淋巴管而导致水肿和皮肤疼痛。

若反复进行肛交，可出现严重直肠或直肠结肠炎，可出现在第一阶段。在慢性阶段，结肠炎症状类似克罗恩病，出现里急后重症状和直肠狭窄，或炎症反应的盆腔淋巴结引起的疼痛。直肠镜检查可以检出弥漫性炎症、息肉；或发现类似于炎症性肠病状态的黏液脓性分泌物。

诊断

- 抗体检测
- 有时可以结合核酸扩增检测

与来自疫区的人发生过性接触的生殖器溃疡、腹股沟淋巴结炎或结肠炎患者要疑似该疾病。腹股沟淋巴结肿大患者也要考虑该疾病，它们可能被误认为是其他细菌造成的脓肿。

通常用检测针对衣原体内毒素抗体的方法来进行诊断（补体结合实验>1:64或显微免疫荧光法>1:256，或者基因分型）；抗体效价一般在感染时或感染后升高，并保持升高水平。用免疫学方法（如酶联免疫吸附试验）直接检测衣原体抗原或应用单克隆抗体与脓液反应的免疫荧光试验，或核酸扩增方法（NAAT）也可用于诊断。

所有的性伴也需要进行检测。在成功治疗后，患者仍需继续随访6个月。

治疗

- 口服四环素或红霉素
- 肿大淋巴结引流以缓解症状

多西环素 100mg 每日2次，或红霉素 500mg 每日4次，或四环素 500mg 每日4次，上述各方案的疗程均为21日，均对早期病变有效。阿奇霉素每周1次口服1g治疗1~3周可能有效，但它和克拉霉素尚未作充分评估。

后期的淋巴水肿，尽管病原体已消灭，但仍可能不消退。有波感动的肿大腹股沟淋巴结必要时可作穿刺抽脓或切开以缓解症状，但抗生素治疗一般迅速起效。脓肿和瘘管可能需手术治疗，而直肠缩窄通常可以扩张。

患者的性伴侣也应接受检查。

性传播的肠道感染

性活动、尤其是肛-口接触者，可传播各种细菌（志贺菌、弯曲杆菌或沙门菌属），病毒（甲、乙、丙型肝炎病毒）和寄生虫（贾第鞭毛虫或阿米巴）。为了降低风险，这些性活动是：

- 口腔——肛门
- 肛门——生殖器
- 口腔——生殖器
- 生殖器——生殖器性交

尽管上述细菌及寄生虫病原体可引起直肠炎，但它们通常引起更上段的胃肠道感染，造成腹泻、发热、腹胀、恶心和腹痛。多重感染常见，尤其在拥有众多性伴和有可能直接或间接导致粪口传播性行为的人。

所有上述病原体均可引起无症状的感染，其中非致病性的迪斯帕内阿米巴则确定不引起症状，（旧称非致病性溶组织内阿米巴），常见于男性同性恋者。

上述这些疾病的诊断和治疗在本书的其他有关章节中有讨论。

梅毒

本病是一种由苍白密螺旋体所致的疾病，它有特征性的3个序贯的临床阶段，由无症状潜伏期所分开。常见症状包括生殖器溃疡、皮肤病变、脑膜炎、主动脉疾病和神经系统症状。通过血清学试验和根据疾病分期选择的辅助试验来诊断。青霉素是首选药物。

梅毒是由苍白密螺旋体所引起，这是一种在人体外不能长期存活的螺旋体。苍白密螺旋体通过黏膜或皮肤进入人体，在数小时之内到达区域淋巴结并迅速播散至全身。

梅毒分为一期、二期和三期（表205-2），在这几期之间存在很长的潜伏期。前两期的梅毒患者有传染性。

表 205-2 梅毒分类

分期	描述	症状和体征
获得性		
一期	有传染性	硬下疳（一个小的通常无痛的溃疡），区域淋巴肿大
二期	有传染性；在一期的数周到数月后出现	皮疹（可能与一些其他疾病相混淆），黏膜糜烂、脱发、发热，许多其他症状
潜伏期	无症状，无传染性，可能持续存在或进展至晚期	**早期潜伏梅毒感染**（感染病程<1年）有时出现感染性病损复发 **晚期潜伏梅毒感染**（感染≥1年时间）很少复发；血清学检测阳性
晚期或三期	有症状；无传染性	临床上分为良性三期梅毒，心血管梅毒，神经梅毒（无症状性神经梅毒、脑膜血管神经梅毒、脑实质神经梅毒、脊髓痨）
遗传性*		
早期	有症状；症状发生在2岁以前	Overt 病
晚期	有症状；症状发生在2岁以后	哈钦森齿，眼、骨骼异常

* 也可存在永久性潜伏和无症状状态。

感染通常经性接触传播（包括口交和肛交），但也可由非性途径的皮肤接触或经胎盘传播。与一期梅毒患者发生单次性行为传染的风险约30%，而受到感染的母亲传给胎儿的风险为60%～80%。先前的感染不会产生对再次感染的免疫力。

症状及体征

梅毒在各期均有表现，可能累及多个或一个器官，与其他疾病的表现相似。梅毒由于合并HIV感染而加速其临床过程，这些病例出现眼部受累、脑膜炎和其他神经系统并发症更常见、更严重。

一期梅毒 经过3～4周的潜伏期（范围自1～3周）后，原发病损（硬下疳）可在入侵部位出现。最初的红色丘疹可很快形成硬下疳，表现为质硬的基底上的无痛性溃疡，若被擦破可有清亮的血清渗出，其中含有大量苍白螺旋体。附近的淋巴结常肿大，质地坚硬、无触痛（彩图205-5）。

硬下疳可以发生于任何部位，但最常发生于：

- 男性的阴茎、肛门和直肠
- 女性的外阴、宫颈、直肠和会阴部
- 以及两性的嘴唇或口腔内

由于硬下疳几乎没什么症状，大约有一半女性患者和1/3男性患者不知道自己有下疳。直肠或口部的硬下疳，通常发生于男性且经常被忽视。

硬下疳通常在3～12周愈合。愈合后感染者在表面上是完全健康的。

二期梅毒 苍白螺旋体经血流传播，造成黏膜病变的广泛播散、淋巴结肿大和其他器官的症状。通常在出现硬下疳后6～12周发生。约25%的患者有硬下疳。常有发热、纳差、恶心、疲倦。头痛（由于脑膜炎），听力丧失（因中耳炎），平衡问题（因耳迷路炎），视力障碍（由于视网膜炎或葡萄膜炎），也可能发生骨痛（因骨膜炎）。

80%以上的患者有皮肤黏膜病损，发生多种多样的皮疹和皮损，任何体表部位都可能累及。这些皮损可以是一过性的，也可以持续数月之久或治疗后复发，但最终均愈合而不留瘢痕。

梅毒性皮炎：常呈对称性分布，以出现掌跖部位为特征。每个皮疹为圆形、常大小相似，并可融合成更大的皮损，但一般无痛痒。皮损愈合后，受累的皮肤表面较其他处可能肤色更亮或更暗。如果头皮受累，常发生斑片状脱发（彩图205-6）。

扁平湿疣：是一种位于黏膜皮肤交接处和皮肤湿润部位（如肛周、乳房下）的过度增生性的暗粉红色或灰色的扁平丘疹，其传染性极强。黏膜表面常发生糜烂。这些口腔、上腭、咽部、喉部、阴茎头或外阴部、肛管和直肠内的病损常环状隆起，外观灰白色并有红晕。

二期梅毒可累及任何器官。

- 约50%的患者有全身淋巴结肿大、分布广泛性、常伴有肝脾肿大
- 约10%的患者有其他器官损害，如眼部（葡萄膜炎）、骨（骨膜炎）、关节、脑膜、肾脏（肾小球肾炎）、肝（肝炎）和脾的病损

- 10%～30%的患者有轻度脑脊液（淋巴）细胞异常增多，但只有不到1%的人出现脑膜炎症状包括头痛、颈项强直、脑神经病变、耳聋和眼部炎症（如视神经炎和视网膜炎）

然而，急性或亚急性脑膜炎在HIV感染的患者中更为常见，可表现为脑膜症状或因颅内血管炎而导致卒中。

潜伏梅毒：潜伏梅毒可早（感染后1年内）可晚（感染后1年以上）。没有症状体征，但可通过血清学试验检测出的抗体持续存在。由于一期和二期梅毒症状常常较轻微或被忽视，患者常在潜伏期由于血清学试验阳性而诊断。

梅毒可能在患者体内终身保持潜伏状态，但在潜伏期早期，有传染性的皮肤黏膜病损可复发。

治疗其他疾病而使用抗生素的患者，可能也同时治愈了潜伏梅毒，这可能是发达国家晚期梅毒罕见的原因。

晚期或三期梅毒 约1/3的未治患者可发展为晚期梅毒，尽管有时已为初始感染很多年之后。病变在临床上可描述为良性三期梅毒、心血管梅毒、神经梅毒。

良性三期梅毒：通常在感染后3～10年发生，可累及皮肤、骨骼和内脏。树胶肿是肉芽肿性肿块，有时呈坏死性，周围有血管炎。常为局限性的，但也可弥漫浸润整个器官或组织，缓慢生长、缓慢愈合并遗留瘢痕。

骨的良性三期梅毒：可引起伴骨质增生的骨膜炎或有破坏性病损的骨炎，导致深部的钻孔样疼痛，以晚间加重为特点。

心血管梅毒：通常表现为升主动脉动脉瘤，冠状动脉口狭窄或主动脉瓣关闭不全，这些病变通常在初始感染后10～25年后出现。扩张的主动脉瘤可能由于压迫或侵蚀邻近的纵隔和胸壁结构而产生症状。这些症状包括刺激性咳嗽、食管压迫引起的呼吸阻塞，喉返神经受压引起的声嘶，以及胸骨、肋骨及脊柱的侵蚀性疼痛。

神经梅毒：有几种表现：

- 无症状性神经梅毒
- 脑膜血管神经梅毒
- 脑实质神经梅毒
- 脊髓痨

无症状性神经梅毒：可引起轻度的脑膜炎，在原先诊断为潜伏梅毒的患者中比例为15%，二期梅毒患者中为25%～40%，心血管梅毒为12%，良性三期梅毒为5%。未治疗的感染者中约5%发展为有症状的神经梅毒。初始感染2年以上脑脊液仍正常者不大可能出现神经梅毒。

脑膜血管神经梅毒：由脑或脊髓的中-大动脉血管炎导致。症状一般在感染5～10年后出现，轻者无症状，重者可出现脑卒中。起始症状可能为头痛、颈项强直、眩晕、异常行为、注意力不集中、记忆力下降、倦怠、失眠和视物模糊。脊髓受累时，可产生肩胛带肌和上肢肌肉肌力减退和消耗，缓慢进展的痉挛性截瘫伴小便和/或大便失禁。在罕见的病例可有横贯性脊髓炎伴有突然发作的软瘫或括约肌失禁。

破坏脑皮质的慢性脑膜脑炎可引起脑实质性神经梅毒（麻痹性痴呆）。通常在初始感染15～20年后发生，且不影

响 40~50 多岁之前的患者。行为发生异常改变，有时导致精神性疾病和痴呆。表现为进行性行为改变和精神病样或痴呆样症状。常有神经过敏、注意力集中困难、记忆力减退、判断障碍、头痛、失眠、疲倦和嗜睡，可有惊厥、失语或一过性偏瘫。患者的卫生状况恶化，不修边幅，可能出现情绪不稳定、虚弱、忧郁和夸大妄想和伴自知力缺失，出现浪费。体征包括口、舌、伸出的手和全身震颤；瞳孔异常；构音困难；腱反射亢进；有的病例出现踝阵挛。笔迹常东歪西扭无法读认。

脊髓痨（运动性共济失调） 包括后柱和神经根缓慢进展的退行性变。它通常在初始感染 20~30 年后出现，机制尚不明确。最初和最具特征性的症状通常为不规则发作的背部和腿部剧烈的刀刺样（电击样）疼痛。步态共济失调，感觉过敏和感觉异常可产生行走时踩泡沫橡皮的感觉。膀胱感觉缺失可导致尿潴留、尿失禁和反复感染。勃起功能障碍常见。许多脊髓痨患者消瘦，有特征性的悲伤面容和阿-罗瞳孔。可发生视神经萎缩。腿部检查可发现肌张力低下，腱反射减退或消失，震动觉和关节位置觉受损，跟胫试验共济失调，深部疼痛感觉缺失和闭目难立（Romberg）征阳性。脊髓痨有顽固性倾向，即使接受过治疗。内脏危象（间断性疼痛）是一种不同的脊髓痨，其阵发性疼痛可出现在许多器官，最长见于胃（导致呕吐），也可见于直肠、膀胱和喉部。

其他病变 梅毒性眼病和耳部表现可出现在疾病的任何阶段。

眼部症状：可影响眼的任何部分，包括间质性角膜炎、葡萄膜炎、脉络膜炎、视网膜炎、视网膜血管炎以及脑神经和视神经炎。梅毒性眼病发生于男同性恋的艾滋病患者中。在一些病例中可导致包括失明在内的严重症状。出现眼部梅毒表现者有发生神经梅毒的风险。

耳梅毒可能会影响耳蜗（造成听力丧失和耳鸣）或前庭系统（造成眩晕和眼球震颤）。

晚期梅毒在皮肤或关节周围组织**感觉低下之后可出现**营养性损害。营养性溃疡可发生于足跟并穿透至骨骼。

神经性关节病[沙尔科关节病（Charcot joint）]，作为一种典型的神经病变表现，是伴有骨性膨胀和活动范围异常的无痛性关节退化。

诊断
- 血清反应素试验（快速血浆反应素、性病研究实验室）可筛查血液，并且于诊断中枢神经系统感染
- 密螺旋体试验用以确诊（如荧光密螺旋体吸收试验或苍白密螺旋体血凝集素抗体试验）

在有典型皮肤黏膜病变或不能解释的神经系统异常的患者中，尤其是在高流行区要怀疑梅毒。在这些地方，有广泛的不能解释的表现的患者也应考虑梅毒。因为梅毒有多种多样的临床表现，而进展期梅毒在多数发达国家相对罕见，可能会被漏诊。携带 HIV 和梅毒者可能有不典型的或加速进展的疾病。

诊断试验的选择取决于疑似梅毒的分期。神经系统感染的诊断最好选择脑脊液的反应素定量检测。病例需传报至公共卫生机构。

梅毒的诊断试验 检查包括梅毒血清学检测（STS），含：
- 筛选（反应素或者非梅毒螺旋体）试验
- 验证性（梅毒螺旋体）试验
- 暗视野显微镜检查

苍白密螺旋体无法在体外生长。传统上，首先进行反应素检测，阳性结果再由梅毒螺旋体试验验证。一些实验室现在改变了这一顺序：他们首先做新型的、廉价的梅毒螺旋体试验，然后用非梅毒螺旋体试验确认阳性结果。

非密螺旋体（反应素试验）：用脂类抗原（心磷脂，例如牛心磷脂）检测反应素（如与脂质结合的人类抗体）。梅毒血清试验（VDRL）及快速血浆反应素（RPR）试验是用于筛查梅毒的敏感、简便、低廉的试验，但对于梅毒并非完全特异。结果可能是定性的（如有反应、弱反应、临界反应和无反应）或定量的（如 1∶16 阳性）。

多种非螺旋体感染的情况（如系统性红斑狼疮、抗磷脂抗体综合征）可出现反应素试验阳性（生物学假阳性）。脑脊液反应素试验对于早期神经梅毒相当敏感，但对晚期神经梅毒则较不敏感。脑脊液反应素试验可用于诊断神经梅毒或通过滴度变化判断治疗反应。

密螺旋体试验：定性并特异性的检测密螺旋体抗体。这些试验包括：
- 荧光密螺旋体抗体吸收试验（FTA-ABS）
- 苍白密螺旋体抗微量血凝试验（MHA-TP）
- 苍白密螺旋体血凝试验（TPHA）
- 苍白密螺旋体酶免疫测定（TP-EIA）
- 化学发光免疫分析（CLIA）

如果在反应素试验阳性后未能确诊密螺旋体感染，则反应素试验结果为生物学假阳性。尽管对于密螺旋体试验用于脑脊液还有争议，一些专家相信 FTA-ABS 试验是敏感的。不论是筛查试验还是确诊试验，都要到初始感染后 3~6 周才会有阳性结果。因而在一期梅毒早期试验常为阴性结果，并在 6 周内无法排除梅毒感染。有效治疗之后反应素效价会下降，一期梅毒到 1 年以后、二期梅毒到 2 年以后会转阴。即使经过有效治疗，密螺旋体试验仍可长期阳性，故不可用于评估有效性。

检测的选择和检测结果的解释取决于各种因素，包括梅毒的病史，接触梅毒可能性，以及检测结果。

如果患者有梅毒，则进行反应素试验。滴度升高 4 倍表明有新的感染或治疗失败。如果患者没有梅毒，则进行密螺旋体和反应试验。用检测结果来确定下一步的步骤：
- 两个试验均为阳性结果：表明有新近感染
- 在梅毒螺旋体抗体检查中出现阳性结果，但是如果在反应素试验中结果是阴性的，那么需要进行第二次梅毒螺旋体抗体实验以确认阳性结果。如果反应素试验结果重复阴性，则不进行治疗
- 梅毒螺旋体检测阳性，但是反应素试验阴性，并且病史表明有近期暴露：为确保检测结果不漏掉任何新的感染，需要在暴露后 2~4 周重复进行反应素试验

暗视野显微镜检查时,光线斜照,通过硬下疳或淋巴结抽吸的分泌物推片。尽管较少开展,暗视野显微镜检查仍是诊断早期一期梅毒最敏感、最特异的试验。螺旋体在暗背景中呈现为光亮的,活动的密螺圈,宽约 0.25μm,长 5~20μm。梅毒螺旋体必须在形态学上与非致病性螺旋体区别,后者可能只是正常菌群中的一部分,特别是口腔中的正常菌群。因此,不能对口腔内标本进行梅毒的暗视野检查。

一期梅毒 疑似一期梅毒诊断通常基于生殖器相对无痛的溃疡,偶尔基于生殖器以外的相对无痛的溃疡。梅毒性溃疡需与其他一些性传播的生殖器溃疡鉴别。两种病原体混合感染(如单纯疱疹病毒和苍白密螺旋体)并不少见。

硬下疳或淋巴结穿刺液在暗视野显微镜下检查(如果可行)如发现苍白密螺旋体可确诊。若初次检查阴性或无法作该检查,应作梅毒血清学检测(STS)。如果 STS 阴性或者不能立即开展,但有存在时间<3 周(在 STS 转阳之前)的皮损且临床考虑其他疾病可能性小时,可以开始治疗,2~4 周后复查 STS。

要鼓励梅毒患者在诊断时和 6 个月后检测包括 HIV 在内的其他性传播疾病(STD)。

二期梅毒 由于二期梅毒可类似多种皮肤病,故任何尚未确诊的皮疹或黏膜病变,特别是伴有下列情况时,均应考虑到梅毒:
- 全身淋巴结病
- 掌跖皮损
- 扁平湿疣
- 危险因素(如 HIV 感染,多性伴)

二期梅毒临床可误诊为药疹、风疹、传染性单核细胞增多症、多形性红斑、毛发红糠疹或真菌感染。扁平湿疣常误诊为软疣、痔疮或增殖性天疱疮;头皮病损常误诊为癣或特发性斑秃。

STS 阴性可排除,因为在二期梅毒该试验总是呈阳性并且反应素抗体的滴度常常很高。恰当的临床表现和 STS 阳性结果(不论是反应素或密螺旋体)是治疗的基础。在较少见的情况下,这样的组合意味着潜伏梅毒合并存在另外一种皮肤病。二期梅毒患者应当检测其他 STD 及无症状性神经梅毒。

潜伏梅毒:反应素和密螺旋体 STS 阳性,而无活动性梅毒的症状或体征者可诊断为无症状的潜伏梅毒。这些患者应当全面检查以排除二期和三期梅毒,尤其要作生殖器、皮肤和心血管检查。

早期潜伏性梅毒的标准包括在前一年期间,有对梅毒螺旋体测试的从阴性到阳性的变化,或者最新的阳性非密螺旋体检测,或更多的反应性测试滴度增加或持续的(>2 周)4 倍再加上以下任何一项:
- 原发性或继发性梅毒的明确症状
- 伴有已经检查出的原发性、继发性或早期潜伏性梅毒的性伴侣
- 除了前 12 个月,没有可能的接触

患有潜伏性梅毒但不满足上述标准的患者具有晚期潜伏性梅毒需要接受治疗并作长达数年的血清学随访以确保治疗成功,因为反应素 STS 滴度下降缓慢。

获得性潜伏梅毒需要与潜伏性先天性梅毒、潜伏雅司疹和其他密螺旋体疾病相鉴别。

晚期或三期梅毒 有三期梅毒症状或体征(尤其是不能解释的神经系统异常)的患者应当作 STS。阳性者应当采取以下措施:
- 作腰穿行脑脊液检查(包括梅毒血清学试验)
- 脑和主动脉影像学检查
- 对其他任何临床怀疑受累的器官系统进行检查

这一阶段梅毒的反应素几乎总是阳性的,除了个别脊髓痨者例外。

良性三期梅毒:若不作活检,则与其他炎症性肿块或溃疡难以鉴别。

心血管梅毒时,动脉瘤压迫邻近结构的症状,尤其是喘鸣和声嘶,可提示该诊断。

梅毒性主动脉瓣关闭不全不伴狭窄,胸部 X 线显示主动脉根部增宽和升主动脉壁的线状钙化提示为梅毒性主动脉炎。动脉瘤可通过主动脉影像学检查(经食管心脏超声、CT、MRI)确诊。

除了阿-罗瞳孔外,神经梅毒的多数症状体征都是非特异性的,所以诊断严重依赖临床警惕性。无症状神经梅毒通过异常脑脊液诊断(典型表现为淋巴细胞增多和蛋白升高)和阳性 TST 反应。脑实质神经梅毒者脑脊液反应素试验和血清密螺旋体试验阳性,脑脊液常异常,典型表现为淋巴细胞增多和蛋白升高。由于 HIV 可引起淋巴细胞轻度升高和多种其他神经系统症状,它可能混淆诊断。

如果眼梅毒被诊断为神经梅毒,应该进行 CSF 检查。

脊髓痨(tabes dorsalis) 患者如果先前接受过治疗,血清反应素试验可能阴性,血清密螺旋体试验往往阳性。尽管脑脊液常表现出淋巴细胞数和蛋白含量增加,有时反应素试验或密螺旋体试验阳性,但很多经治病例脑脊液是正常的。

治疗
- 对于大多数感染应用苄星青霉素
- 水剂青霉素用于治疗眼梅毒或神经梅毒
- 性伴侣的治疗

缓释青霉素为各期梅毒包括妊娠时的首选抗生素(苄星青霉素)。不应使用苄星青霉素和普鲁卡因青霉素的组合。所有过去 3 个月(一期梅毒)和 1 年内(二期梅毒)的性接触者都应检查,如已感染则给予治疗。

一期梅毒、二期梅毒和潜伏梅毒的治疗 1 次肌内注射 240 万单位苄星青霉素后有效血液浓度可持续 2 周,从而治愈一期、二期和早期(<1 年)潜伏梅毒。通常每侧臀部各注射 120 万单位以减少局部反应。

晚期(>1 年)潜伏梅毒或病程不明确者应该在 7~14 日后再次注射 240 万单位,因为单剂治疗后脑脊液中仍偶尔有苍白螺旋体。无论艾滋病毒状况如何,治疗是相同的。

对于有显著青霉素过敏的非妊娠患者(过敏、支气管痉挛或荨麻疹)中,第一种选择是多西环素 100mg/次,一天两次口服 14 日(对于晚期潜伏性梅毒或潜伏性梅毒的未知持

续时间为28日)。单剂量的阿奇霉素2g对由易感菌株引起的一期、二期或早期潜伏性梅毒有效。然而,增加耐药性的基因突变在全世界许多地方(包括美国)越来越常见,并导致很高的治疗失败率。

阿奇霉素不用于治疗孕妇或晚期潜伏梅毒。怀孕的青霉素过敏患者应入院进行青霉素脱敏治疗。

头孢曲松1g肌内注射或静脉注射每日1次维持10~14日,这种疗法在一些早期梅毒患者中有效,在晚期也可能有效,但最佳剂量和治疗持续时间是未知的。

晚期或三期梅毒　良性三期梅毒和心血管三期梅毒的治疗与晚期潜伏梅毒相同。

治疗眼部梅毒和神经梅毒,推荐使用水剂青霉素300万~400万单位每4小时静脉注射1次(中枢神经系统通透性很好,但难以实行)共10日,或普鲁卡因青霉素240万单位每日肌内注射1次,加丙磺舒500mg/d,分4次口服,两者疗程均为10~14日,继而给予苄星青霉素每周1次240万单位,共3周,用足疗程。对青霉素过敏者,头孢曲松每日2g肌内或静脉注射治疗14日也有效,但头孢菌素与青霉素的交叉过敏问题需要考虑,一般避免使用。因为阿奇霉素和多西环素在神经梅毒患者中没有得到充分评估,所以替代方案是青霉素脱敏治疗。

治疗无症状神经梅毒可预防神经梅毒症状的出现。症状性神经梅毒的治疗可包括口服或静脉使用抗精神病药物以帮助控制麻痹性痴呆。

脊髓痨　患者应当按需接受止痛药,卡马西平200mg/次,每天口服3~4次有时是有益的。

赫氏反应(Jarisch-Herxheimer reaction,JHR)　大多数一期或二期梅毒患者,尤其是二期梅毒患者,在开始治疗后的6~12小时内,可出现JHR。机制尚不明确。该反应典型表现为全身不适、发热、头痛、出汗、僵直、焦虑或梅毒病变的暂时性加剧。机制尚不明确。JHR可能被误诊为变态反应。

JHR通常在24小时内消退,并不会造成危险。然而,麻痹性痴呆患者或脑脊液白细胞计数增高的患者可能表现出更严重的反应,包括惊厥或卒中,应当告知患者并密切观察。意外的赫氏反应可能发生于因其他情况接受抗生素治疗的未诊断梅毒患者。

治疗后观察　在治疗后,患者应当:
- 在第3、6、12个月时作相关检查和反应素试验滴度检测,以后每年检查一次直至转阴或滴度下降到1/4
- 对于神经梅毒患者,每6个月做一次脑脊液检查直至脑脊液细胞数恢复正常

治疗前应向患者讲明反复化验以证实治愈的重要性。应在治疗后每年的第3、6、12个月作复查和反应素试验,直至反应素试验结果转阴。6个月后复查,滴度未降低4倍者为治疗失败。治疗成功后,病损迅速愈合,反应素滴度下降,通常在9~12个月时定性试验转为阴性。

大约有15%的1期或2期梅毒患者在接受了推荐的治疗1年后反应素低度未下降4倍。这些患者应随临床症状和血清学,还应该评估艾滋病毒感染。如果不能确保随访,应检查CSF是否为神经性梅毒(因为未被识别的神经梅毒可能是治疗失败的原因),或者患者应该肌内注射苄星青霉素240万单位,每周一次,维持治疗3周。

密螺旋体试验通常多年或永久保持阳性,不需要作复查。血清学和临床复发可在第6至第9个月出现,通常影响神经系统,但原因可能为再次感染而非复发。

患神经梅毒者需每6个月检查一次脑脊液直至脑脊液细胞计数正常。在HIV患者中脑脊液淋巴细胞增多考虑为HIV感染造成的影响,而持续存在的神经梅毒可能性较小。脑脊液细胞计数、脑脊液及血清学反应试验阴性且神经系统检查无殊,持续两年,提示可能已治愈。如果存在以下任一种,则需要用更强化的抗生素方案再次治疗:
- 脑脊液细胞计数异常>2年
- 血清反应素试验仍然阳性>2年
- 血清反应素试验滴度升高
- 临床复发

> **关键点**
> - 本病有3个序贯临床阶段,由无症状潜伏期所分开
> - 典型的皮肤损伤(硬下疳)出现在原发性感染部位
> - 几乎任何器官都可能受到影响,但是皮肤、黏膜、眼睛、骨、主动脉、脑膜和脑最常受影响
> - 使用非梅毒螺旋体(反应性)试验(如RPR,VDRL)进行诊断,并使用密螺旋体抗体试验确认阳性结果
> - 有可能的情况下,最好用青霉素治疗
> - 向公共卫生机构报告梅毒病例

更多信息

US Preventive Services Task Force: Syphilis Infection: Screening

毛滴虫病

毛滴虫病是阴道毛滴虫引起的阴道或男性生殖道的感染。临床可能无症状或引起阴道炎、尿道炎,偶见膀胱炎、附睾炎或者前列腺炎。诊断依靠对阴道分泌物直接镜检、试纸检测或核酸扩增试验(NATT),或进行尿液或尿道拭子培养。患者及性伴侣予以甲硝唑治疗。

阴道毛滴虫是一种梨形的性传播原虫,女性比男性更常感染(约20%的育龄妇女)。感染的男女均可能无症状,尤其是男性;病原体可能在泌尿道长期存在,隐匿地传染给性伙伴。一些地区,男性尿道炎中5%的病例为阴道毛滴虫所致。

常合并淋病和其他STD。

症状及体征

女性可能无症状,也可能出现大量浅黄绿色泡沫状阴道分泌物,伴外阴、会阴部疼痛,性交困难和排尿困难。先前无症状感染者,可随时出现症状,包括外阴和会阴部炎症反应、阴唇水肿。阴道壁和宫颈表面可见斑点、红色的"草莓"斑。也可发生尿道炎、膀胱炎。

男性一般无症状。然而有可[遮挡]及发生于清晨。性尿道分泌物，并伴有排尿困难和尿频症状，偶有尿道尿道分泌物通常较少，只引起轻度尿[遮挡]及前列腺炎是罕口潮湿；包皮下可有少量分泌[遮挡]见的并发症。

[遮挡]酸扩增检验（NAAT）

[遮挡]男性及其伴侣应怀疑毛滴虫[遮挡]感染如淋病、衣原体、支原体或

诊断

阴道分泌物[遮挡]临床并可进行以下的一种检测：
- 男性[遮挡]镜检
- [遮挡]试

[遮挡]一种能使临床医生同时检验毛滴虫病和细菌[遮挡]最简单方法。应进行两种感染的检测，因为它们引起相似的症状或可以共存。阴道分泌物取自后穹窿，测定其 pH 值，然后将分泌物放置在 2 片载玻片上；它们在一个载玻片（KOH 湿固定）上用 10%氢氧化钾稀释，在另一个（盐水湿固定）上用 0.9%NaCl 稀释。在胺臭味试验中检查氢氧化钾的玻片是否有鱼腥气味产生（毛滴虫阴道炎和细菌性阴道病可产生氨从而造成该气味）。将加生理盐水的玻片立即用普通显微镜检查能快速得到结果（可发现分泌物含有大量毛滴虫，这种致病微生物呈梨形、有鞭毛，常有自动力，平均直径 7～10μm，偶尔有直径达到 25μm 者）。如果发现有毛滴虫，那么大量的中性粒细胞也同样存在。滴虫病通常通过观察微生物巴氏染色（Pap）来诊断。

另外，也可以在一些实验室进行免疫层析法或者 NAAT 实验。在女性中，这些测试比镜检或培养更敏感。另外，NAAT 可以同时检测其他生物体或其他性传播疾病如衣原体感染或淋病。

尿液或尿道拭子培养　是唯一用于验证男性感染阴道毛滴虫的检测方法。在男性中，尿液显微镜检查是不敏感的，并且 NAAT 和试纸测试还没有得到严格的验证；然而流行病学研究表明，对于 NAAT，尿道拭子比尿液更好。和诊断任何 STD 一样，毛滴虫病应作有关化验以除外其他常见性传播疾病，如淋病、衣原体病等。

治疗

- 口服甲硝唑或替硝唑
- 性伴侣的治疗

甲硝唑或替硝唑 2g 单剂口服，便可使 95%的妇女获得治愈，但需同时治疗她们的性伴侣。由于单剂疗法对男性患者的疗效尚不肯定，故经典治疗是甲硝唑或替硝唑 500mg 口服，每日 2 次，连服 5～7 日。

如果在女性中感染持续存在，并且性伴侣的再感染被排除，则妇女首先用甲硝唑或替硝唑 2g/d 一次或甲硝唑 500mg/次，每天两次再治疗 7 日。如果最初的再治疗方案失败，甲硝唑或替硝唑 2g/次，一天一次，持续 5 日可能有效。

甲硝唑可引起白细胞减少，与酒精可发生双硫仑样反应，或白假丝酵母菌性二重感染。虽然对 3 个月后的胎儿可能无危害性，早期妊娠仍为相对禁忌证。替硝唑尚未进行过孕期安全性评估，故未被使用。

应该给性伴侣也做检查，并且单剂量用替硝唑 2g 在或甲硝唑 500mg/次，每天两次，持续 5 日，治疗滴虫病，同时应该筛查其他 STD。如果随访的依从性可能较差，确诊毛滴虫病者的性伴侣可以不需要确诊而接受治疗。

> **关键点**
> - 滴虫病可以是无症状的，特别是在男性中；或引起阴道炎或尿道炎
> - 对女性而言，可通过阴道分泌物、试纸测试或 NAAT 或镜检诊断
> - 在有症状的男性，由尿培养、尿道拭子，或 NAAT 诊断
> - 患者及其性伴侣口服甲硝唑或替硝唑来进行治疗

第十六篇

精神疾病

206. 精神障碍的处理方法 1556
Caroline Carney, MD, MSc
  常规精神科评估 1556
  精神症状的医学评估 1557
  需要急诊处理的行为问题 1559
  需考虑的法律问题 1562

207. 焦虑和应激相关障碍 1562
John H. Greist, MD
  广泛性焦虑障碍 1563
  惊恐发作和惊恐障碍 1563
  特定恐惧障碍 1564
  社交恐惧症 1565
  旷场恐惧症 1565
  创伤和应激相关障碍概述 1566
  急性应激障碍 1566
  创伤后应激障碍 1566

208. 分离障碍 1567
David Spiegel, MD
  人格解体/现实解体障碍 1568
  分离性遗忘 1569
  分离性身份识别障碍 1570

209. 进食障碍 1572
Evelyn Attia, MD, and B. Timothy Walsh, MD
  神经性厌食症 1572
  暴食障碍 1574
  神经性贪食症 1574

210. 心境障碍 1575
William Coryell, MD
  抑郁障碍 1575
  双相障碍 1582
  环型障碍 1585

211. 强迫障碍和相关障碍 1586
Katharine A. Phillips, MD, and Dan J. Stein, MD, PhD
  强迫障碍 1586
  躯体变形障碍 1586
  囤积症 1587
  拔毛癖 1588
  抓痕(皮肤搔抓)障碍 1588
  围绕身体的重复行为障碍 1589
  嗅觉相关综合征 1589

212. 人格障碍 1589
Lois Choi-Kain, MD
  人格障碍概述 1589
  反社会型人格障碍 1591
  回避型人格障碍 1592
  边缘型人格障碍 1593
  依赖型人格障碍 1595
  表演型人格障碍 1596
  自恋型人格障碍 1596
  强迫型人格障碍 1597
  偏执型人格障碍 1598
  分裂样人格障碍 1599
  分裂型人格障碍 1599

213. 精神分裂症及相关障碍 1600
S. Charles Schulz, MD
  短暂精神病性障碍 1600
  妄想障碍 1600
  躯体疾病所致的精神病性障碍 1601
  其他精神分裂症谱系和精神障碍 1601
  分裂情感障碍 1601
  精神分裂症 1602
  精神分裂样障碍 1607
  感应性精神病 1607
  物质所致的精神病障碍 1607

214. 性活动、性别烦恼和性欲倒错 1608
George R. Brown, MD
  性别烦恼和易性症 1608
  性欲倒错障碍概述 1610

恋物障碍　1611
异装障碍　1611
露阴障碍　1611
窥阴障碍　1612
性受虐障碍　1612
性施虐障碍　1612
恋童障碍　1613

215. 躯体症状及相关障碍　1614
Joel E. Dimsdale, MD

转换障碍　1614
指向自我的做作性障碍　1615
疾病焦虑障碍　1615

心理因素影响的其他医学情况　1616
躯体症状障碍　1616

216. 自杀行为和自伤　1617
Paula J. Clayton, MD

自杀行为　1617
非自杀性自伤　1619

217. 物质相关障碍　1620
Thomas Kosten, MD, and Daryl Shorter, MD

物质所致障碍　1621
物质使用障碍　1621

206. 精神障碍的处理方法

许多医疗机构都会有因精神症状或行为问题而就诊的患者，包括初级医疗保健和急救中心。精神症状可能为新近出现，也可能是原有精神障碍的延续。许多精神症状可能与躯体状况有关或是躯体疾病的直接表现。评估方法的选择取决于精神症状已属于紧急情况还是只需在定期随访病程中记录的症状波动。对急诊患者，医生可能不得不更关注患者的直接病史、症状以及行为表现，以便制订诊疗意见。对定期临床随访的患者需要进行更加彻底的评估。

常规精神科评估

评估包括总的躯体疾病史、精神疾病史以及精神检查。

病史

医生必须判断患者是否能够提供病史，患者是否愿意以及是否能够对提问进行连贯的回答。如果患者无法做到，则需家属、照料者或其他成员提供信息。即使患者能够很好地交流，重要的家庭成员、朋友或者同事也可能提供被患者遗漏的信息。如果是医疗不需要的信息，则不要侵犯患者的隐私。通过这样的方式尽快回顾并记录先前的精神科诊断、治疗和患者对治疗的依从情况。

采用封闭式提问（遵循刻板的系统回顾）进行快速访谈往往会阻碍患者揭示相关信息。在追述病史时采用开放式提问，让患者能用自己的语言描述情况；并用类似的时间让患者描述相关的社会环境及情感反应。

访谈应该首先探索是什么原因（或者愿望）促使患者来精神科就诊（如不想要的或令人不快的想法，不希望出现的行为），包括症状如何影响患者以及如何妨碍患者的社会、职业以及人际交往的功能。然后通过回顾患者的重大生活事件——既往和现在的事件——以便对患者的人格有更深入的了解（表206-1）。另外，精神疾病、躯体疾病、社会经历和个人发展史都应予以回顾。对于和精神疾病史并没有直接关系的其他症状进行系统回顾也是非常重要的。只关注现有症状，可能导致其他精神或躯体疾病的漏诊。

表206-1　首次精神科评估中应涉及的项目

部分	要素
精神疾病史	已知诊断，既往治疗，包括药物和住院情况
躯体疾病史	已知的疾病和慢性疾病
	新发躯体症状目前用药和处理
社会经历	受教育水平和教育经历（如学历，影响其升学的困难）
	婚姻史，包括历次婚姻的质量和稳定性或重要的亲密关系
	职业史，包括工作的稳定性和工作能力；违法情况，是否被拘捕或拘禁；居住情况（如独居，与家人同住，住大家庭，住棚户区或流浪）
	社会生活方式（如与朋友和家人互动的频率和数量）
家族史	已知诊断，包括精神疾病
对既往不良事件的反应	离婚、失业、朋友或亲属的死亡、疾病、其他挫折或者丧失退步
	降职
个人史	家庭组成，童年时期的家庭氛围
	学校时期的行为方式，不同家庭和社会角色的处理及其适应和经历
日常行为	是否有酒精、药物和烟草的使用或滥用
自伤或伤人的潜在风险	自杀想法、计划和企图
	自杀企图和使用手段伤人的企图

人格特点也能够反应患者的适应性（如心理弹性、责任心）和适应不良（如自我中心、依赖、对挫折耐受力差），并可以提示患者常用的应对机制。访谈时可发现强迫观念（不需要的以及令人苦恼的想法和冲动）、强迫行为（被迫去做不理性或无用的行为）及妄想（固执的错误信念），并可判断内心的痛苦是否通过躯体症状（如头痛、腹痛）、精神症状（如恐惧行为、抑郁）或社会行为（如退缩、反叛）来表达。同时也应该询问患者对精神科治疗（包括药物治疗和心理治疗）的态度，以便于这些信息都能整合进入治疗计划。

访谈者应该判断是否因为躯体疾病或对疾病的治疗引起或加重了精神症状（见下文）。许多躯体疾病不仅对精神状态有直接作用（如各种综合征和脑病），还能够引起巨大的心理应激，要求机体调动应对机制来承受应激相关压力。许多有严重躯体疾病的患者都会有适应不良的经历，而那些有潜在精神疾病的患者会变的更加不稳定。

在访谈时进行观察也能为判断患者的精神障碍或躯体疾病提供依据。肢体语言能够为鉴别患者否认的态度或情感提供判断依据。例如我们可以观察否认焦虑的患者是否坐立不安、来回踱步？否认抑郁的患者是否看上去十分悲伤？患者的总体外观也能够提供线索。例如，患者看上去整洁得体吗？患者脸上显现出兴奋还是消沉的神情？

精神检查

精神检查是通过观察和提问来评估大脑功能水平的几个方面，包括言语、情感表达、思维和感知以及认知功能。精神检查中的某些部分可以通过简要标准化筛查问卷来评估，包括定向能力和记忆力的评估。这样的标准化评估可以帮助确定最重要的症状，并提供对基线和疗效的评估。然而筛查问卷不能代替更全面、细致的精神检查（表206-1）。

总体印象 可以通过一些非语言的线索来判断。患者的外表有助于判断他们是否能生活自理（如患者看上去营养不良、居无定所、穿着不合时令或者身有异味），是否能适应或愿遵从社会准则（如穿着怪异或不得体），是否存在物质依赖或者故意自伤行为（如患者浑身酒气提示酗酒、伤痕累累提示静脉药物注射或自伤）。

言语 可以通过观察语言的自发性、句法结构、语速和语量来进行评估。抑郁症患者说话可能很慢很轻，而躁狂症患者说话时可能语速很快且声音洪亮。构音困难或失语可能提示器质性因素所致精神状态改变，例如头部外伤、卒中、脑部肿瘤或多发性硬化等。

情感表达 可以通过要求患者描述他们的感受来进行评估。要注意患者的语气、姿态、手势和面部表情。心境（患者自我报告的情绪）和情感（评估者感受到的情绪）都需要进行评估。心境和情绪之间的差异应加以注意。

思维和感知 能够通过与患者访谈中交流的内容和方式来进行评估。思维内容异常通常通过以下形式表现出来，如妄想（错误的固定的观念）、牵连观念（定义为日常生活中发生的事都与患者有直接的显著的关系和意义）或强迫思维。医生还应该评估患者的思维是否连贯、是否有目的导向性、是否有逻辑性。精神病性患者和躁狂症患者可能会出现思维结构紊乱或跳跃性思维。

认知功能 包括患者的警觉性水平、注意力水平、对人物、地点、时间的定向力、记忆力、抽象推理能力、内省力以及判断力。认知异常主要发生于谵妄和痴呆患者以及物质滥用或戒断患者，也可能发生于抑郁症患者。

精神症状的医学评估

有精神症状患者的医学评估需确认以下3条：
- 躯体疾病表现为精神症状
- 躯体疾病伴发精神症状
- 精神障碍或其治疗措施导致躯体疾病引发的症状与某些特殊的精神障碍相似（表206-2）。其他的一些躯体疾病可能不会引起特殊的精神症状，但是会导致情绪和体力的改变。许多药物也会导致精神症状；常见的药物种类包括：

表206-2　由躯体疾病导致的特定精神症状

精神症状	躯体疾病
神志不清，谵妄	大脑动脉炎，包括SLE导致的中枢神经系统感染（如脑炎、脑膜炎、弓形虫病）
	复杂部分性癫痫
	脱水
	药物过量，包括处方药过量
	电解质异常
	发热
	低血糖
	低体温症
	甲状腺功能低下
	低氧血症
	肝衰竭
	巨大占位（肿瘤、血肿）
	肾衰竭
	败血症
	甲状腺疾病
	血管梗死
	维生素缺乏
认知损伤，行为不稳定	阿尔茨海默病和其他痴呆
	HIV/AIDS
	莱姆病
	巨大损伤
	多发性硬化
	神经梅毒
	帕金森病
	硬膜下血肿
	系统性红斑狼疮
	甲状腺疾病
	血管梗死
	维生素缺乏
妄想	多发性硬化
	多种物质依赖
	癫痫

续表

精神症状	躯体疾病*
抑郁	脑肿瘤
	抗癌治疗,包括干扰素
	库欣综合征
	痴呆
	糖尿病
	甲状腺功能低下
	多发性硬化
	结节病
	呼吸暂停
欣快,躁狂	脑肿瘤
	多发性硬化
	多种物质依赖
幻觉	脑炎
	巨大损伤
	偏头痛
	多种物质依赖
	癫痫
失眠	心律失常
	呼吸困难或低氧血症
	胃食管反流症
	甲状腺功能亢进
	周期性腿运动障碍或不宁腿综合征
	疼痛综合征
易激惹	镇痛药撤药
	多发性硬化
	维生素 B_{12} 缺乏
记忆损伤	酒精滥用
	甲状腺功能低下
	多发性硬化
	维生素缺乏
心境症状	HIV/AIDS
	甲状腺功能低下
	多发性硬化
	脑卒中
	药物滥用
人格改变	巨大损伤
	多发性硬化
	癫痫
	系统性红斑狼疮
精神病性症状(如幻觉等)	脑肿瘤
	痴呆
	电解质异常
	偏头痛
	多发性硬化
	多种物质依赖
	结节病
	感觉缺失
	系统性红斑狼疮(SLE)
	梅毒

*另外,许多药物和毒素也会导致精神症状。

- 中枢神经活性药物(如抗癫痫药、抗抑郁药、抗精神病药、镇静剂、催眠药、兴奋剂)
- 抗胆碱酯酶药(如抗组胺药)
- 皮质激素

许多其他的治疗药物和种类虽不常见也必须要考虑在内(如抗生素、降压药)。物质滥用,特别是酒精、安非他明、可卡因、致幻剂和苯环利啶(PCP)的过量使用也是常见的导致精神症状的原因。酒精、巴比妥类或苯二氮䓬类的戒断反应在躯体症状的基础上也可叠加精神症状(如焦虑)。

一些精神疾病的患者发生躯体疾病(如脑膜炎、糖尿病酮症酸中毒)会进一步加重精神症状。因此,临床医生不能理所当然地认为所有存在精神疾病的患者其症状都是由精神疾病引发。临床医生需仔细鉴别可能引起精神症状的躯体原因,特别是一些谵妄或痴呆患者无法描述自己躯体状况时。

一些精神疾病患者可能存在未诊断的躯体疾病,虽然这些疾病并未导致其精神症状,但也需要评估和处理。这种病症可以是不相关的(如高血压,心绞痛),也可以是精神障碍引起的(如慢性精神病导致的营养不良)或其治疗措施引起的(如锂盐导致甲状腺功能减退,高血脂症继发于非典型抗精神病药物)。

评估

对于以下患者的医学评估需要通过病史、体格检查、实验室检查,特别是脑部影像检查来进行。

- 新发精神症状(即事先没有类似的症状史)
- 症状改变或者出现意外症状(如在已知或稳定的精神紊乱患者)
- 精神症状首发于不典型发病年龄,目的在于发现潜在的和伴随的躯体疾病,而不是简单的诊断为某个精神疾病

病史 现病史:应记录症状首次发作时间、性质,特别是症状是突然出现还是逐渐形成,症状是否有特别的诱发因素(如创伤、出现或消失于某种药物的使用)。临床医生需要询问患者既往是否有过类似的症状和发作,是否诊断和治疗过精神疾病,如果有,患者是否停用了正在使用的药物。

全身性疾病回顾:通过系统回顾寻找可以引起症状的原因:

- 呕吐、腹泻或都存在:提示脱水,电解质紊乱
- 心悸:提示甲状腺功能亢进,药物作用,戒断反应
- 多尿,烦渴:提示糖尿病
- 震颤:提示帕金森病、戒断反应
- 行走或言语困难:提示多发性硬化、帕金森病、卒中
- 头疼:提示中枢神经系统感染、复杂性偏头痛、出血、巨大占位
- 发热、咳嗽、排尿困难、呕吐或腹泻:提示全身感染
- 减肥:感染,癌症,炎症性肠病,甲状腺功能亢进
- 感觉异常和虚弱:提示维生素缺乏、卒中、脱髓鞘疾病
- 反复出现和缓解的神经系统症状:多发性硬化,血管炎

既往史:可用来判断能够导致精神症状的已知慢性疾病(如甲状腺、肝脏或肾脏疾病、糖尿病、HIV感染)。所有

的处方药物和非处方药物都应问,还应询问患者酒精和非法药物使用状况(剂量和服用时间)。需要询问的还包括:疾病的家族史,特别是甲状腺疾病和多发性硬化;感染的风险(如高危性行为、共用针头、近期住院、群居等)。

体格检查 需要检查患者的生命体征,特别是发热、呼吸急促、高血压和心动过速的患者。评估患者的精神状况,特别是意识障碍和注意力不集中的状况(参见第 1655 页)。除了注意感染的征象(如脑膜刺激征、肺瘀血、侧面压痛)、神经系统检查(包括步态和总体状态)和检查眼底是否存在颅内压升高(视盘水肿、静脉搏动消失),还应进行全面的体格检查。肝脏疾病的体征(黄疸、腹水和蜘蛛痣)也应该注意。全身皮肤检查以判断是否存在自伤或其他外伤(如挫伤)。

检查结果解读: 从病史和体格检查的发现来帮助解释可能的原因,指导评估和治疗。

意识障碍和注意力不集中(对周围环境意识的清晰度降低,参见第 1655 页),特别是突然出现的或波动的或兼而有之,提示存在躯体疾病。但反之未必正确(如清晰的感知觉并不能确诊是精神疾病)。其他提示躯体疾病的还包括:

- 生命体征异常(如发热、呼吸急促和心动过速)
- 脑膜刺激征
- 神经系统检查的异常发现,包括失语症
- 体态异常、共济失调
- 失禁

有些临床发现有特别提示作用,尤其是症状和体征是新发的还是慢性状态发生了改变。瞳孔散大(特别是伴随潮红、发热、皮肤干燥)提示抗胆碱能药物反应。瞳孔固定提示阿片类药物作用或者脑桥出血。旋转或垂直的眼球震颤提示 PCP 中毒,水平眼球震颤通常与苯妥英药物中毒有关。发音不良或无法有效地讲话提示脑部损伤(如卒中)。反复发作缓解的神经系统症状,特别是涉及多部位神经的提示多发性硬化。袜套样感觉异常通常提示维生素 B_1 和维生素 B_{12} 缺乏。幻觉症状不一定提示特殊的精神疾病,除非是命令性幻听或者是对患者行为的评论性幻听。

继发于重大创伤或者使用新药后的精神症状提示与这些事件相关,药物或者酒精滥用也可能成为某些精神疾病的原因,有 40%~50% 的患者同时伴有物质滥用的问题(双重诊断)。

辅助检查 患者通常会需要的检测包括:

- 血氧饱和度
- 指尖血糖
- 血药浓度
- 尿检筛查
- 血液酒精浓度
- 血常规
- 尿液分析

如果一名精神病患者的特殊症状出现恶化而没有其他躯体主诉,一般无需特殊的实验室检查,但仍应进行标准的体格检查和标准的实验室检查(包括生命体征、血氧饱和度、指尖血糖监测)。多数患者应该进行的其他实验室检查还包括:

- 艾滋病检测
- 电解质(包括 Ca 和 Mg),尿素氮和肌酐
- 红细胞沉降率或 C 反应蛋白,电解质和肾功能检查可以协助诊断并指导后续药物治疗(如对于肾功能不全的患者进行药物调整)

如有下述特殊发现,还需进行的检测包括:

- 头颅 CT:新发精神症状或者存在谵妄、头疼、最近有创伤史以及有局部神经体征的患者(如肢体无力)
- 腰穿:存在脑膜刺激征、头颅 CT 正常但有发热、头疼或谵妄患者
- 甲状腺功能检测:服用锂盐、存在甲状腺疾病的症状和体征、年龄大于 40 岁新发精神症状(特别是女性或者有甲状腺疾病家族史)的患者
- 胸部 X 线检查:患者伴低血氧饱和度、发烧、咳嗽,甚至咯血
- 血培养:严重的发热患者
- 肝功能:患者存在肝脏疾病的症状和体征,有酒精滥用和药物滥用的病史以及缺乏既往史

有时体检发现也会提示进行 SLE、梅毒、脱髓鞘疾病或维生素 B_1 和维生素 B_{12} 缺乏的检测,尤对于痴呆患者。

需要急诊处理的行为问题

有严重情感、思维或行为改变的患者以及出现潜在致命的药物不良反应的患者需要精神科急诊评估和治疗。通常全科医生首先处理这些患者,但无论如何,这类患者都需要精神科医生进行评估。

当患者的情绪、思维或行为出现严重异常和紊乱时,首先应该评估该患者是否会:

- 对自己存在威胁
- 对他人造成威胁

对患者自身的威胁包括:不能自我照料(导致自我忽略)或自杀行为(参见第 1617 页)。对一些神经症、痴呆或物质依赖的患者特别需要关注其自我忽略的问题,因为他们在外界环境受到损害时无法良好的进食、穿衣或恰当的保护自己。

对他人造成威胁的患者包括:存在暴力行为的患者(如主动挑衅医务人员、摔砸物品等)、好战或对他人抱有敌意(如潜在的暴力倾向)的患者,以及对检查人员和医务人员没有攻击但对其他人有攻击行为的患者(如配偶、邻居和公众人物)。同样重要的是,需要识别那些不能安全和恰当照顾患者的照料者。

病因

存在攻击暴力行为的患者通常有精神疾病,诊断多为多种物质滥用、精神分裂症、妄想障碍、急性躁狂发作。其他的精神科原因还包括:急性谵妄(表 206-2)、慢性器质性脑功能障碍(如痴呆)、酒精和其他药物的中毒,特别是安非他明、可卡因、有时为苯环己哌啶(PCP)和甲烯二氧甲苯丙胺(如 MD-MA)。既往有暴力或攻击病史是暴力行为的有效预测因子。

治疗的总体原则

通常情况下,在进行评估的同时就已经进行处理,特别是在评估可能的躯体疾病时(参见第 1557 页)。即使对于那些已知存在精神疾病或一身酒气的患者,也不能错误的假设异常行为就是由精神疾病或者药物中毒引起的。鉴于患者通常无法或不愿意提供清晰明确的病史,有必要立刻从其他途径进行咨询获得信息(如家庭成员、朋友、同事和医疗记录)。临床医师必须意识到,患者的暴力行为可被治疗小组和其他患者诱发。

主动攻击的患者 必须首先通过以下途径约束:
- 物理方式
- 药物(化学控制)
- 兼而有之

这样的处理用以预防患者自伤或伤害他人,并仍能对患者进行评估和检测(如测量生命征、验血)。一旦患者被约束,需要密切的检测,某些情况下需要约束在保护椅上。病情稳定的患者可以被放置在一个安全的隔离室。尽管临床医生必须注意强制处理的一些法律问题(框 206-1;见下文),但保护患者生命的干预仍是首先考虑的。

框 206-1 对冲动,暴力患者使用身体约束的法规问题

只有在其他方法无法有效控制住兴奋、潜在暴力时才考虑使用身体约束。当需要身体约束时,这种做法在所有的州都是合法的,只要规范正确地记录在病历上。约束的优点在于可以立即去除,而使用药物会改变症状从而延迟诊断。

联合委员会在健康护理机构的资格认证指南中指出,在精神机构使用约束时需要一名取得资格认证的专员(LIP)的指导下执行。LIP 必须在约束场所的第一个小时内对患者进行评估。对于成人,每 4 小时需重新下医嘱进行约束。在这 4 小时期间应由 LIP 或专门的护士进行评估,再决定是否继续约束。在第 8 小时,继续约束之前,LIP 必须亲自对患者重新进行评估。9~17 岁的儿童必须每 2 小时进行评估,若<9 岁,则每小时评估。

医院认证标准要求被约束的患者必须由一名经过训练的专员不间断的观察。在患者被约束以后,必须立即监察患者的受到损伤的体征:血液循环、运动范围、营养、脱水状况,重要体征 卫生状况、排泄情况。身体和精神的舒适程度以及是否可以去除约束也需要评估。对以上指标每 15 分钟监察一次。

隔离和约束只应在特殊情况下和连续监测时同时使用。

存在潜在攻击行为的患者:需要进行一定处理以解除其攻击可能。能够减轻患者激越和攻击行为的处理包括:
- 让患者到一个平静、安静的环境下(如可能的情况下呆在隔离室里)
- 移开所有患者可以用来伤害自己或他人的物体
- 对患者表示同情,对他们的抱怨表示理解
- 对患者支持性的充满信心的回应
- 查询可以做什么来解决愤怒的原因。开门见山——当患者愤怒或者不安时,直接问他们是否企图伤害他人。这样可以直接明白患者的感受,但并不会增加患者的攻击行为。

引起反作用的处理方法 包括:
- 质询患者恐惧与不满的真实性
- 威胁患者(如威胁报警、拘留)
- 用一种轻侮的口气说话
- 试图欺骗患者(如在食物中下药,保证他们不会被约束等)

医务人员和公众安全 当充满敌意具有攻击性的患者来访,应注意保证医务人员的安全。多数医院会对行为紊乱的患者搜查武器(手工搜查、金属探测仪或两者兼有)。如果可能的话,患者应在能保证安全的地点进行评估,如安全摄像头,金属探测器和可以看见医务人员的房间。

具有敌意但没有暴力行为的患者一般情况下不会袭击医务人员,但他们会袭击看上去愤怒或者威胁到自己的医务人员。房间的门应保持敞开。为避免让患者感到受威胁,医务人员也应该避免与患者坐在同一面,应和颜悦色地回应患者,而不是用大声、愤怒的口气与患者争论。如果患者变得越来越激越,可能出现攻击行为时,医务人员应及时离开,并召唤足够的人员支援以阻止患者的攻击。一般情况下,至少要有 4~5 人在场(最好是青壮年男性)。如果不是必需,医务人员最好不要带约束工具,否则会进一步激怒患者。

口头警告必须十分正式。多数情况下,当患者明确表达对某个人的攻击意图时,医生应该立即警告目标人并通知相关的法律机构。具体要求因各个州而异。通常情况下,还规定要求通知可能涉及的受虐儿童,老人和配偶。

物理约束

使用物理约束是有争议的,只能在其他方式失败并患者仍有明显自伤或伤人的情况下使用。约束应持续到患者接受药物治疗、完成全面的评估或者两者兼有。由于约束没有经过患者允许,必须注意相关的法律和伦理问题(框 206-1)。

约束用来:
- 防止患者明确的自伤或伤人行为
- 防止患者在接受医疗处理时进行破坏(如拔出导管和静脉注射)
- 防止患者破坏医疗环境,攻击医务人员和其他患者
- 防止接受强迫治疗的患者逃跑(特别是当没有隔离室的时候)

约束不应当用在:
- 惩罚
- 方便医务人员(如防止患者闲逛)

对于自杀患者应该特别注意,要防备其将约束带作为自杀工具。

过程 约束行为必须由经过专门训练的医务人员进行,以确保患者的安全和权利。

首先,有足够的医务人员在场,告知患者必须进行约

束。为避免患者挣扎,应鼓励患者配合保护。需要注意的是,一旦医务人员决定约束,就没有与患者讨价还价的余地,患者不论同意与否都必须进行约束。有些患者能理解并接受对其行为的约束。在准备约束时,一名工作人员负责一端肢体,一名负责头部。然后,工作人员同时抓住自己负责的一端肢体,将患者放置在床上;负责控制一端肢体的医务人员应当与患者体型力量相当(在患者四肢同时被控制的前提下)由另一名工作人员进行约束。在极端情况下,一些极度混乱的患者需要通过夹心饼的方式(夹在两个床垫中间)来控制。

最好使用皮制的约束带。在患者的踝关节和腕关节各用一条,并固定在床框上,而不是床旁扶手。不能约束患者的胸部、颈部和头部,不能在患者口中塞阻塞物(如防止其吐痰或吞咽)。在约束中还持续兴奋(如不停晃动床板、咬人、吐痰)的患者应予以药物约束。

并发症 被警察带来住院的激越或暴力的患者几乎都已经受到了约束。有时,年轻健康的患者会在被警察送入院前或刚送入院时死亡。通常原因不清,可能与代谢紊乱的恶化、甲状腺功能亢进、药物使用、胃内容物吸入呼吸道窒息、长时间约束导致的栓塞以及潜在的严重躯体疾病有关。患者被反锁时,特别是一个或双手被反锁在脚踝上时最容易发生死亡,这样的体位容易导致窒息,应注意避免。鉴于上述并发症,对于警察押送来的患者应第一时间进行仔细全面的评估,不能因其行为紊乱而疏忽。

药物控制

药物可以用来控制一些特殊的症状。

药物 可以用来让患者快速镇静的药物有:

- 苯二氮䓬类
- 抗精神病药物(通常用传统抗精神病药物,第二代抗精神病药物也可以使用)

这些药物滴定方便,起效迅速且静脉使用安全(表206-3),对于挣扎明显的患者如果静脉点滴受到限制,也可用肌内注射。两种类型的药物对于兴奋躁动患者都有很好的镇静作用。苯二氮䓬类对于兴奋剂过量、酒精和苯二氮䓬的戒断反应作用较好;而抗精神病药物对于控制各种精神症状疗效较好。有时两类药物合并使用效果更好,当一种药物达到最大治疗剂量却仍疗效不佳时,应合并使用另一类药物而不是继续增加剂量,可以一定程度控制药物的不良反应。

苯二氮䓬类的不良反应: 肠道外给予苯二氮䓬类药物,特别是对于极度兴奋躁动的患者使用大剂量时,容易导致呼吸抑制。可能需要气道插管或者辅助通气。苯二氮䓬类的拮抗剂氟马西尼可改善呼吸抑制,但需要注意如果镇静作用被抵消的话患者的精神行为症状又会出现。

苯二氮䓬类有时也会导致一些脱抑制症状。

抗精神病药物的不良反应: 抗精神病药物多为多巴胺受体抑制剂,发挥治疗作用的同时也会导致不良反应,出现锥体外系不良反应(表206-4),如急性肌张力障碍、静坐不能(表现为一种运动性坐立不安的状态)。这些不良反应可能是剂量依赖的,撤药后会消失。一些抗精神病药物,如甲硫达嗪、氟哌利多、奥氮平、利培酮和齐拉西酮可能会导致长QT间隙综合征,从而引发致命的心律失常,参见第548页。也可能会发生恶性综合征。其他不良反应参见下文。

表206-3 激越或暴力患者的药物治疗

药物	剂量	注释
劳拉西泮	0.5~2mg q1h IM(三角肌),或 IV prn	首选 IV。肌内注射的吸收情况不稳定会引起呼吸抑制
氟哌啶醇	1~10mg po IM IV q1h prn 体弱或老年患者,轻度兴奋者可使用 1~2.5mg,中度激越患者 2.5~5mg,重度激越患者 5~10mg	药物只有在精神症状非常明确时使用;某些药物(如镇痛药)可能会导致中毒症状的恶化并引起肌张力障碍;如患者能够口服,口服液可以迅速吸收;很少有呼吸抑制
齐拉西酮	10~20mg,可以 q2h 10mg 或 q4h 20mg 重复使用;最大剂量 40mg/d	需要 ECG 监测;避免卡马西平和酮康唑同时使用

表206-4 抗精神病药物的急性不良反应

症状	治疗	备注
急性肌张力障碍(如动眼危相,斜颈)	苄托品 2mg IV 或 IM,20分钟内可以重复一次;苯海拉明 50mg IV 或 IM,每 20 分钟 2 次	运用抗精神病药物治疗时,口服苄托品 2mg 可以预防肌张力障碍
喉部肌张力障碍	劳拉西泮 4mg 静脉滴注 10 分钟以上,然后 1~2mg 静脉慢滴	可能需要插入喉管
运动不能,严重的帕金森样震颤,运动过缓	苄托品 1~2mg po bid;苯海拉明 25~50mg po tid	出现运动不能者,必须停用抗精神病药物,或使用低效价药物
静坐不能(合并其他锥外系症状)	金刚烷胺 100~150mg po bid;苄托品 1~2mg po bid;比哌立登 1~4mg po bid;丙环定 2.5~10mg po bid;普萘洛尔 10~30mg po tid;苯海索 2~7mg po bid(1~5mg po tid 或使用缓释剂 2~7mg bid)	
静坐不能伴极度焦虑	劳拉西泮 1mg tid po;氯硝西泮 0.5mg bid po	

需考虑的法律问题

当情绪、思维、行为发生严重变化若没有精神科干预会恶化的患者,以及没有其他选择的患者,通常应住院治疗。

同意和强制住院 如果患者拒绝住院,医生应决定是否需要强制住院。这样也是为了确保患者本人及他人的安全以及诊断和治疗的顺利进行。强制住院的标准和程序因不同地区的法规不同而有所不同。通常要由一名医生或心理学家和另一名临床医生或家属共同确认该患者有精神障碍,对自己和他人的安全构成威胁,并且拒绝配合治疗的情况下才能对其采用暂时约束措施。对于未成年人的药物治疗,医生应征得父母或监护人的知情同意。

对自己的危险 包括但不仅限于
- 自杀意向或企图
- 无法获得基本需要,包括营养、住所以及必需药物等

多数法律规定,患者如有自杀倾向要求医务人员立即实施自杀干预措施,例如通知警察或其他责任机构。

对他人的危险 包括:
- 表达杀人企图
- 将他人置于危险中
- 由于精神问题无法为依赖者提供安全和其他需要

207. 焦虑和应激相关障碍

每个人都会经历恐惧和焦虑。恐惧是对即刻可识别的外部危险(如入侵者、在冰面上失控的汽车)的情感、躯体和行为反应。焦虑是一种令人苦恼、不愉快的神经过敏和不安的情绪状态。产生原因还不清楚。焦虑一般不会和危险同时存在,它可能在危险发生前预先发生或在危险消除后持续存在,或在没有任何可识别的危险存在时发生。焦虑往往伴随着身体变化,行为表现类似于恐惧引起的反应。

一定程度的焦虑是适当的,它有助于人们准备、练习和预演以便提高功能水平,并有助于人们在潜在的危险环境中保持适当警惕。然而超过一定程度后,焦虑会引起功能失调和过度应激。这时,焦虑则是异常的,病态的。

焦虑可见于多种躯体疾病和精神障碍,在一些障碍中是主要症状。焦虑障碍比其他精神障碍更常见,但却往往无法识别,从而未被治疗。如果不治疗,长期的过度焦虑会导致躯体疾病并可能影响一些躯体疾病的治疗。

经历或目睹了巨大创伤事件导致的精神问题不再被归为焦虑障碍。现在归为创伤和应激相关障碍(参见第1566页)。

病因

虽然焦虑障碍的原因并不完全清楚,但与精神因素和躯体因素都有关系。许多患者出现焦虑障碍,没有任何可识别的先兆诱因。焦虑可能是对一些应激源的反应,例如重要关系的结束或罹患威胁生命的疾病。

一些躯体疾病可直接导致焦虑,具体包括:
- 甲状腺功能亢进
- 嗜铬细胞瘤
- 肾上腺皮质功能亢进
- 心脏衰竭
- 心律失常
- 哮喘
- 慢性阻塞性肺病。其他的原因包括药物使用,糖皮质激素、可卡因、苯丙胺、甚至是咖啡因都有可能引起焦虑障碍的症状。酒精、镇静剂及一些非法药物的戒断也会引起焦虑。

症状及体征

焦虑可以突然发生,如惊恐发作,也可能在数分钟、数小时甚至数天中逐渐发生。焦虑可持续几分钟至几年,长期持续存在的焦虑是各种焦虑障碍的特征性表现。焦虑的程度可以从几乎不被察觉的不安到完全的惊恐发作。每个人对于焦虑的耐受程度也是不同的。

焦虑障碍有时非常令人痛苦,最后导致抑郁。另外,焦虑和抑郁可能共存,也可抑郁首先出现,随后出现焦虑的症状和体征。

诊断
- 排除其他原因
- 评估严重程度

判断焦虑的严重程度是否已经达到焦虑障碍水平取决于几个方面,医生根据不同的方面作出判断。医生首先必须根据病史、体格检查以及适当的实验室检查判断焦虑是否由躯体疾病或药物所引起。其次要判断焦虑是否由其他精神障碍所引起。

如果符合以下几点可以诊断为焦虑障碍并且予以处理:
- 排除其他原因引起的焦虑
- 焦虑症状令人痛苦
- 焦虑症状影响社会功能
- 一段时间内焦虑症状不会自行缓解

对焦虑障碍的诊断主要基于特征性症状和体征。临床医生通常根据《精神障碍诊断与统计手册》第5版(Diagnostic and Statistical Manual of Mental Disorders, 5th Edition, DSM-5)作为诊断标准,该手册详细描述了焦虑障碍的特征性症状和相应的排除标准。

焦虑障碍家族史有助于诊断，因为一些患者具有罹患与其亲属相同焦虑障碍的遗传素质，且对其他焦虑障碍普遍易感。然而，也有些患者可能通过后天习得而产生与其亲属相同的焦虑障碍。

治疗

不同的焦虑障碍治疗各不相同，通常是心理治疗合并药物治疗。最常用的药物是苯二氮䓬类和SSRI类。

广泛性焦虑障碍

广泛性焦虑障碍(GAD)以对于多数日常生活琐事存在长期、过分紧张不安为特点，一般持续≥6个月。目前病因尚不明确。常共病酒精滥用、抑郁症或惊恐障碍。诊断根据病史和体格检查。治疗可采用心理治疗、药物治疗或两者结合。

广泛性焦虑障碍是常见病，年患病率约为3%，女性是男性的两倍。可起病于任何年龄，儿童或青少年期起病常见。

症状及体征

广泛性焦虑障碍的焦虑症状不像其他精神障碍的焦虑那样局限（如惊恐发作，在公众面前表现窘迫、担心被污染等），患者往往表现出各种担心，且随时间而发生变化。常见的焦虑对象包括工作责任、金钱、健康、安全、汽车维修、家务杂事等。

病程通常慢性且波动，应激情况下会有所加重。多数GAD患者会共病一种或多种精神障碍，包括抑郁症、单纯恐惧症、社交恐惧症和惊恐障碍。

诊断
- 诊断标准

诊断基于DSM-5。患者几乎每天都对日常琐事有过度的焦虑和担心。焦虑难以控制并且≥6个月。焦虑症状还包括至少以下3条：
- 坐立不安或处于边缘状态的惴惴不安感
- 过分敏感
- 注意力集中困难
- 易激惹
- 肌紧张
- 睡眠紊乱。另外，焦虑和担心无法用药物或其他躯体疾病（如甲状腺功能亢进）解释

治疗
- 常用抗抑郁药物和苯二氮䓬类

某些抗抑郁药物，包括SSRI类（如帕罗西汀，起始剂量为20mg/d)和5羟色胺-去甲肾上腺素再摄取抑制剂（如文拉法辛缓释剂，起始剂量为37.5mg/d）可以使用，但在治疗几周后才起效。小剂量到中等剂量的苯二氮䓬类（抗焦虑药，表207-1）也有效并且起效迅速，但长期使用会导致药物依赖。目前的策略是苯二氮䓬类和抗抑郁药物同时使用，一旦抗抑郁剂开始起效，苯二氮䓬类逐渐减量。

丁螺环酮也有效，起始剂量为5mg，每日2次或每日3次，但一般服用2周后才开始起效。

心理治疗通常为认知行为治疗，可以是支持性的也可以是问题解决性的。放松治疗和生物反馈治疗或有效，但文献支持不多。

表207-1 苯二氮䓬类药物

药物	起始剂量（口服）	维持剂量（口服）	起始/维持
阿普唑仑†	0.25mg bid 缓释剂，0.5mg/d	1mg tid 缓释剂，3mg/d	间断的/间断的
氯氮䓬‡	5mg tid	25mg tid	间断的/长期
氯硝西泮†	0.25mg/d	1mg/d	间断的/长期的
氯拉䓬酸‡	7.5mg bid	7.5mg tid 或 15mg bid 控释剂，22.5mg/d（症状稳定后改为7.5mg tid）	快速/长期
地西泮‡	2mg tid	5mg tid	快速/长期
劳拉西泮	0.5mg tid	1mg tid	间断的/短期
奥沙西泮	10mg tid	15mg qid	缓慢/短期

* 维持剂量根据个体反应各不相同。
† 现有口崩片剂量同其他剂型。尽管口崩片在口中溶解但药物仍在胃肠道吸收，同标准药物。
‡ 由于半衰期较长，一般不推荐老年人使用。

惊恐发作和惊恐障碍

惊恐发作是短期内突然发作的强烈不适感或恐惧感伴随躯体和/或认知症状。惊恐障碍是反复的惊恐发作，典型的惊恐发作伴随有对预期发作的恐惧和行为改变，主动回避可能引起发作的情景。诊断根据临床表现。偶尔的惊恐发作无需治疗。惊恐障碍可以通过药物治疗、心理治疗（如暴露疗法和认知-行为治疗），或两者同时进行。

惊恐发作非常普遍，普通人群的年患病率约为11%。多数患者无需处理便可自行缓解，少数发展为惊恐障碍。

惊恐障碍并不常见，普通人群的年患病率为2%~3%。通常起病于青少年期或成人早期，女性是男性的2倍多。

症状及体征

惊恐发作通常为突然发生的严重恐惧或不适，主要表现为表207-2列出13条症状中的至少4条。症状通常在10分钟内达到高峰，数分钟内缓解，而不存在明显的实验室异常。尽管发作时患者感到极不舒服，但并不构成医疗危险。

表207-2 惊恐发作的症状

认知
恐惧死亡
担心发疯或失去控制
非真实感、陌生感（现实解体）、感觉像离开了自己的身体（人格解体）
躯体症状
胸痛或不适
头晕，摇晃感、虚弱感
窒息感
潮红或寒战
恶心或腹部不适
麻木或刺痛感
心悸或心率加快
气促或呼吸困难
出汗
震颤或发抖

惊恐发作可以发生于任何形式的焦虑障碍中，也经常发生于与恐惧障碍相关的情形中（如一个人对蛇恐惧，当其看到蛇时则可能有惊恐发作）。这样的惊恐发作为预期性发作。意想不到的惊恐发作是那些自发进行，缺乏明显触发事件的发作。

大多数惊恐障碍患者会担心下一次（预期性焦虑）并回避上一次发作时的场所和情形。患者也经常会担心自己患有严重的心脏、肺或大脑疾病，并反复去家庭医生或急诊科医生处就医。然而，这些医疗机构往往关注躯体症状而不能做出正确诊断。

许多惊恐障碍的患者也会存在抑郁症状。

诊断

- 临床标准

诊断惊恐障碍前要排除能引起类似焦虑症状的躯体疾病，而且症状表现要符合DSM-5的诊断标准。反复惊恐发作（并无特定频率），持续时间≥1个月的，并存在以下至少1项情况：

- 对于惊恐再次发作的恐惧以及对惊恐发作后果的恐惧（如失去控制，感觉要疯了）持续忧虑
- 存在适应不良的反应（如避免常规活动，回避运动或社交场合以防再次发作）

治疗

- 常用抗抑郁药、苯二氮䓬类或两者合用
- 常用非药物治疗（如暴露疗法、认知行为治疗）

有些患者不经任何治疗就能康复，特别是当患者能坚持面对引起惊恐发作的情境时。对于其他患者，惊恐障碍可能成为波动的慢性病程。

应告知患者治疗有助于控制症状。如果回避行为尚未发生，应针对患者的焦虑情绪进行教育指导，并鼓励患者不断回到惊恐发作的情境。但对于病程慢性，惊恐发作频繁，且已形成回避行为的患者，药物治疗结合密集的心理治疗非常必要。

药物 许多药物能够预防或明显减轻预期焦虑、恐惧、回避以及惊恐发作的频率。

- **抗抑郁药物**：不同抗抑郁药物的疗效是相似的，如SSRI类、5-羟色胺-去甲肾上腺素再摄取抑制剂（SNRI）、5-羟色胺调节剂、三环类（TCA）、单胺氧化酶抑制剂（MAO-Is）。SSRI类和SNRI类与其他抗抑郁药物相比不良反应更少
- **苯二氮䓬类**：抗焦虑作用（表207-1）比抗抑郁剂起效快，但容易引起躯体依赖以及嗜睡、共济失调、记忆障碍等不良反应。对于某些患者，长期使用苯二氮䓬类是唯一有效的方法
- **抗抑郁药物加用苯二氮䓬类**：治疗初期两药合用，在抗抑郁剂起效后可逐渐减少苯二氮䓬类药物的剂量（但有些患者仅对合并用药有反应）

惊恐发作在停药后常复发。

心理治疗 各种心理治疗方法均有效。

暴露疗法：让患者面对惧怕的事务，帮助其减轻恐惧和由恐惧回避导致的并发症。譬如，让害怕昏厥的患者坐在椅子上旋转，或让他过度通气，使他感到眩晕，由此可以知道在经历这些症状时不会晕厥。

认知行为治疗：包括指导患者认识和控制他们的认知曲解和错误信念，并矫正行为，使之更适应。譬如，对那些在特定情境中心跳加快，呼吸急促，担心心脏病发作的患者，可告知他们：

- 不要回避这些情境
- 知道自己的担心没有必要
- 通过放慢呼吸或其他放松方式缓解

特定恐惧障碍

特定恐惧障碍指对某种特定场景、环境、物品的一种持续性的，没有原因的，极度恐惧（恐惧症）。恐惧可引起焦虑和回避行为。恐惧症的原因尚未明确。恐惧障碍的诊断根据病史。治疗主要为暴露疗法。

特定恐惧症是害怕某一特定的场景或物品（表207-3）。这种场景和物品一般情况下尽可能被回避，一旦遇到则很快加重焦虑。焦虑会严重到惊恐发作（参见第1653页）。特定恐惧症的患者通常能意识到自己的恐惧没有意义并且是过度的。

表207-3 常见的恐惧障碍*

恐惧症	定义
恐高症	害怕高处
灰尘恐惧症	害怕灰尘
雷电恐惧症	害怕打雷和闪电
恐飞症	害怕飞行
恐尖症	害怕针头、图钉或其他尖锐物品
恐雷症	害怕打雷
幽闭恐惧症	害怕密闭空间
女性生殖器恐惧症	害怕女性生殖器
立交桥恐惧症	害怕立交桥
恐水症	害怕水
牙医恐惧症	害怕看牙医
放屁恐惧症	害怕在公众场合放屁
幽灵恐惧症	害怕鬼怪幽灵
恐惧恐惧症	害怕罹患恐惧症
数字13恐惧症	害怕一切与数字13相关的事物
注射恐惧症	害怕注射
动物恐惧症	害怕动物（通常为蜘蛛、蛇或者老鼠）

* 恐惧症名单网站（www.phobialist.com/）列出了超过500种的恐惧症名称，大部分极为罕见。

特定恐惧症是最常见的焦虑障碍。其中最常见的是惧怕动物（动物恐惧症）、高处（恐高症）、雷暴（雷电恐惧症）。特定恐惧症在女性中的年患病率约为13%，男性中约为4%。有些症状很少引起不便，如在居住在城市的人怕蛇（恐蛇症），除非要求他去一个蛇虫出没的地方徒步旅行。然

而，有些恐惧症会严重影响社会功能，如必须在摩天大楼工作的人恐惧密闭的地方（幽闭恐惧症），比如电梯。晕血（血液恐惧症）、惧怕注射器和针头（恐尖器症）或者惧怕事故（事故恐惧症），在普通人群中的发生率至少为5%。需注意，惧怕血液、针或者事故的患者不像其他恐惧障碍患者，会因为血管神经反射引起的低血压导致真正的晕厥。

症状及体征

症状取决于恐惧症的类型。

诊断

临床诊断根据DSM-5。

患者对特定场所或物体有显著的、持续的（≥6个月）恐惧或焦虑，并存在以下所有情况
- 这种情况或物体几乎总是立即触发恐惧或焦虑
- 患者主动回避这些情况或物体
- 恐惧或焦虑是不符合实际危险（考虑到社会文化因素）
- 恐惧、焦虑和/或回避造成显著的痛苦或显著损害社会或职业功能

另外，恐惧和焦虑不符合其他精神障碍[如旷场恐惧症（agoraphobia），社交焦虑症，应激障碍]。

治疗
- 暴露疗法
- 可谨慎使用苯二氮䓬类和β-受体阻滞剂

如不经过治疗，特定恐惧症的预后各不相同，某些罕见的场所或物体（如蛇、岩洞）很容易回避，而常见场所或物体（如桥梁、雷雨）难以回避。

暴露疗法 由于多数恐惧障碍存在回避行为，因此暴露疗法是心理治疗的首选。通过治疗师布置暴露作业并给予支持和提供计划，帮助患者寻找、面对、并坚持接触那些惧怕和回避的东西，使得焦虑逐渐消退。因为大多数患者知道自己的担心是过度的，并且可以为自己的恐惧感到尴尬，他们通常愿意参与这种疗法，即避免回避。

通常情况下，医生开始用适度暴露（如患者被要求逐渐接近害怕的对象）。譬如，对于那些在特定场景和地方中心跳加快、呼吸急促、担心心脏病发作的患者，告知他们这些担忧没有理由，并且可以通过放慢呼吸或其他放松方式得以缓解。或者，要求患者注意心跳加快，呼吸急促的时刻和恢复正常的时刻。当患者适应某一等级的暴露后，可增加暴露等级（如触摸恐惧的对象）。随后，继续增加暴露等级，直至患者能耐受相应场所或与对象正常互动（如乘坐电梯，过桥）。如患者能耐受暴露也可以快速暴露（满灌疗法），有时只需要一个等级。

暴露疗法对那些认真完成的患者有效率>90%，并且在特定恐惧症中是唯一有效的治疗方法。

药物 当暴露无法回避（如惧怕飞行的患者必须乘飞机）、拒绝认知行为治疗或治疗无效时，在暴露之前的1~2小时临时服用苯二氮䓬的极短期治疗（如劳拉西泮0.5~1.0mg口服）或β阻滞剂通常有用。

社交恐惧症

（社交焦虑障碍）

社交恐惧症是指暴露于某种社交场合或上台表演时出现的恐惧和焦虑。患者通常回避这些场景或带着极度焦虑忍受着。

社交恐惧症在女性中的年患病率大约为9%，男性中大约为7%，但终身患病率至少为13%。与女性相比，男性更易发展为严重的社交焦虑，出现回避型人格障碍（参见第1592页）。

社交恐惧症患者表现的恐惧和焦虑通常在于担心他们没能达到预期要求时受到的尴尬和羞辱。焦虑通常表现为出汗、脸红、呕吐、发抖（有时为声音颤抖、话不成句或词不达意）。一般情况下，独自进行类似的活动并不会引发焦虑。社交恐惧症患者担心的场景通常包括公众演讲、剧院表演、乐器演奏。其他可能的场景包括与他人一同进餐，碰陌生人，对话或在他人面前签名或使用公共浴室。广泛性的社交恐惧症是在更多的社交场合产生焦虑。患者意识到自己的恐惧没有意义并且是过度的。

诊断
- 临床标准

临床诊断依据DSM-5。

根据DSM-5诊断标准，患者在可能被他人审视的一个或多个社交场合有显著的持续（≥6个月）的恐惧或焦虑。恐惧必须涉及他人负面评价（如可能会被羞辱，尴尬，或被拒绝，或会得罪别人）。另外，应存在以下所有情况：
- 同样的场所几乎总是引起恐惧或焦虑
- 患者主动回避相应场所
- 恐惧或焦虑不符合实际的威胁（考虑到社会文化习俗）
- 恐惧，焦虑和/或回避造成显著的痛苦或显著损害社会或职业功能

另外，恐惧和焦虑不符合其他精神障碍（如旷场恐惧症，恐慌症，躯体变形障碍）。

治疗
- 认知行为治疗
- 选择性5-羟色胺再摄取抑制剂

社交恐惧症大多呈慢性，需要治疗。

认知行为治疗对社交恐惧症有效。认知行为治疗包括指导患者认识和控制自己的认知曲解和错误观念，并指导患者配合暴露疗法（导致焦虑场景的逐级暴露法，参见上文）。SSRI和苯二氮䓬类对社交恐惧症有效，但SSRI更为常用，因为与苯二氮䓬类相比，前者不会影响认知行为治疗。β受体阻滞剂可改善在公众场所患者所存在的心率加快、颤抖以及出汗，但并不缓解焦虑。

旷场恐惧症

旷场恐惧症是对被困于无法快速离开或获得帮助的场景或场所的恐惧和预期性焦虑，发作时伴有强烈的焦虑。

患者可回避这些场所，也可以怀着极度焦虑忍受这些场所。30%~50%旷场恐惧症患者同时共病惊恐障碍（参见第1592页）。

不伴有惊恐障碍的旷场恐惧症女性的年患病率大约为2%，男性大约为1%。高发年龄20岁出头；40岁后首发少见。引起恐惧和焦虑的常见场景或地方包括：银行或者超

市结账处排队、坐在剧院或者教室一长排的中间、乘坐交通工具，如公共汽车或者飞机。有些患者可因为在公共场合经历一次惊恐发作而发展为旷场恐惧症。有些人只是觉得在这种情况下不舒服，可能不出现或后来才出现惊恐发作。旷场恐惧症常影响社会功能，如非常严重可导致患者闭门不出。

诊断

- 临床标准

临床诊断依据DSM-5。

根据DSM-5诊断标准，患者必须存在显著持久的（≥6个月）恐惧或焦虑，并存在≥2项下列情形：
- 使用公共交通
- 置身于开放空间（如停车场，商场）
- 置身于一个封闭空间（如商店，剧院）
- 排队或在人群中
- 独自外出

恐惧的内容表现为担心受困或惊恐发作时难以逃脱或无法及时获得帮助。另外，应存在以下所有情况：
- 同样的场所几乎总是引起恐惧或焦虑
- 患者主动回避该场所和/或需要陪伴
- 恐惧或焦虑与实际威胁不符（考虑到社会文化习俗）
- 恐惧，焦虑和/或回避造成显著的痛苦或显著损害社会或职业功能

另外，恐惧和焦虑不符合其他精神障碍（如社交焦虑症，躯体变形障碍）。

治疗

- 认知行为治疗
- 有时使用SSRI

如不治疗，旷场恐惧症的症状会波动。即使缺乏规范治疗症状也可能消失，可能因为部分自己患者运用了某种形式的暴露疗法。但如果旷场恐惧症影响到正常活动则需治疗。认知行为治疗对旷场恐惧症和社交恐惧症有效。认知行为治疗包括指导患者认识和控制自己的认知曲解和错误观念，并指导其配合暴露疗法（参见第1565页）。多数旷场恐惧症患者SSRI治疗有效。

创伤和应激相关障碍概述

创伤和应激相关障碍起因于暴露于创伤或应激事件。可分为急性应激障碍（ASD，见下文）和创伤后应激障碍（PTSD，见下文）。ASD和PTSD相类似，但ASD通常在创伤后立即发生，持续3日至1个月，而PTSD持续1个月以上，可以是ASD的延续或延迟在创伤6个月后再发生。

以前，创伤-和应激相关障碍归为焦虑障碍的一种（参见第1562页）。而目前认为两者是不同的，因为许多患者不表现为焦虑，而是存在快感缺乏或烦躁不安，愤怒，攻击，或分离症状。

急性应激障碍

急性应激障碍（ASD）是指在经历或目睹了重大创伤事件4周内产生的短期创伤性回忆。

在急性应激障碍中，患者常直接（如严重伤害或死亡威胁）或间接（如目睹事件发生在他人，得知事件发生在关系密切的家庭成员或朋友身上）体验创伤事件。患者会反复重新回忆创伤性事件，回避那些导致创伤记忆的刺激，并且警觉性增高。症状发生于创伤事件后的4周内，至少持续3日不超过4周。但与PTSD不同（见下文），症状持续时间不超过1个月。患者可能会存在分离症状。

诊断

- 临床标准

根据DSM-5：这些标准包括插入性症状，负面情绪和分离症状，回避行为和警觉性增高。

患者必须已经直接或间接地暴露于创伤事件，症状必须持续3日至1个月，并符合≥9项以下情况：
- 创伤事件的反复发作的、不自主的，以及插入性回忆
- 反复出现创伤事件的噩梦
- 分离症状（如闪回），仿佛创伤事件再次发生
- 再次提起创伤事件时心理和生理的极大不适感（如周年或听到与创伤类似的信息）
- 持续无法体验到积极情绪（如快乐、满足、爱）
- 对现实感知的改变（如发呆、时间变慢、感知觉变化）
- 无法回忆创伤事件的重要部分
- 努力回避导致不安的回忆、观念或与该事件相关的情感
- 努力回避与事件相关的外界环境提示（人物、地点、谈话、活动、对象、场合）
- 睡眠障碍
- 易激惹或情绪暴发
- 警觉性增高
- 注意力集中困难
- 过度的惊吓反应

此外，症状引起显著困扰或显著损害社会或职业功能，无法用其他精神障碍、物质使用或躯体疾病解释。

治疗

- 非药物治疗

多数患者一旦离开创伤环境，给予理解、同情并让其描述所发生的事情和感受，即可恢复。

为预防和尽可能减少急性应激障碍，一些专家建议通过系统汇报来帮助经历创伤事件的患者面对创始事件并反思对于患者的意义。有一种汇报方式是为将创伤事件作为关键事件，然后进行关键事件应激汇报（CISD）。另一些专家略有担忧，有研究表明CISD不如支持性、同情性交谈有效，并可能增加患者痛苦，甚至阻碍患者自然痊愈。

帮助睡眠的药物可能有效，但其他药物缺乏指征。

创伤后应激障碍

创伤后应激障碍（PTSD）是重大创伤事件发生后6个月内反复出现的插入性回忆，并持续>1个月。病理生理学机制不清楚。症状还包括与回避创伤事件的提醒，梦魇和闪回。诊断根据病史。治疗包括暴露疗法和药物治疗。

发生灾难事件时，多数人会受到长时间影响，但在某些

人这些影响持续存在并且达到严重疾病程度。通常,引起创伤后应激障碍的事件多让人产生害怕、无助或恐惧的感受。这些事件可以是直接(如严重伤害或死亡威胁)或间接(目睹他人严重受伤、死亡或受到死亡威胁,得知亲密家庭成员或朋友或死亡)。另外,性侵犯、自然或人为的灾难也是导致 PTSD 的常见创伤。

终身患病率接近 9%,年患病率大约 4%。

症状及体征

多数情况,患者通常会反复的引发创伤事件的插入性回忆。关于创伤事件的噩梦常见。较少见短暂的分离症状,如再次体验创伤事件(闪回),有时会让患者感到似乎又回到创伤场景(如巨大爆竹声引起患者战争场景的闪回,会导致患者寻找避难处或卧倒在地保护自己)。

患者一般会回避与创伤事件有关的刺激,并常伴有情绪麻木,对日常活动缺乏兴趣。

有时症状表现为急性应激障碍的延续(参见第 1566 页),也可在创伤后 6 个月之内单独发生。有些症状会延迟发生,出现在创伤性事件的几个月,甚至是几年之后。

PTSD 常共病抑郁症、焦虑障碍和滥用药物。除了与创伤有关的焦虑,患者还会因为在事件中的行为或自己生存了下来而其他人都去世感到罪恶或内疚。

诊断

- 临床标准

临床诊断依据 DSM-5。

根据诊断标准,患者必须已经直接或间接地暴露于创伤性事件,持续≥1个月并且符合下列症状群

插入性症状(以下符合≥1条):
- 反复出现的插入性创伤记忆
- 反复出现的创伤相关的令人痛苦的梦境(如噩梦)
- 感到或表现为创伤事件再次发生,从体验到闪回到完全丧失对现有环境的感知
- 再次提起创伤事件时心理和生理的极大不适感(如周年忌或听到与创伤事件接近的声音)

回避症状(以下符合≥1条):
- 回避与创伤事件相关的想法、感受或回忆
- 回避可能引发创伤回忆的活动、场地或人物

关于认知和情绪的负面影响(出现下列2项及2项以上):
- 无法回忆创伤事件的重要部分(分离性失忆)
- 持久性和过度的消极信念或关于自己、他人和世界的期望
- 关于创伤原因或后果的持续扭曲观念,导致责备自己或他人
- 持续的消极情绪状态(如害怕、恐惧、愤怒、内疚、羞愧)
- 显著的兴趣缺乏或不参与日常活动
- 疏离或脱离人群
- 持续无法体验到积极情绪(如快乐、满足、爱)

警觉性和反应性的改变(以下情况≥2条):
- 睡眠困难
- 易激惹或情绪暴发
- 鲁莽或自毁行为
- 注意力集中困难
- 惊吓反应过度
- 警觉性增高。此外,症状引起显著困扰或显著损害社会或职业功能,并且无法用其他精神障碍、物质或躯体疾病解释

治疗

- 暴露疗法或其他心理治疗,如支持性心理治疗
- SSRI 或其他药物治疗。如果不治疗,慢性创伤后应激障碍一般会减轻但不会消失,有些患者的症状会保持严重

最初的心理治疗为暴露疗法(参见第 1565 页),将患者暴露于可以导致闪回从而回避的场景中。反复的暴露于创伤经历中可以从最初的强烈痛苦中渐渐削弱减轻痛苦。

眼动脱敏和再加工(EMDR)是暴露疗法的一种形式。对于这种治疗,要求患者在伴随治疗师的手指移动的同时想象他们所遭受的创伤。

停止一些仪式性的行为,比如在遭到强暴后反复的洗澡让自己感到清洁,也是有效的。

药物治疗有效,尤其是 SSRI(参见第 1579 页)。哌唑嗪有助于缓解噩梦。心境稳定剂和非典型抗精神病药也可使用,但缺乏证据。

由于焦虑通常比较强烈,支持性心理治疗有很大的作用。治疗师必须表达出真诚的同情,与患者感同身受,认识患者的精神痛苦,认同创伤性事件的意义。治疗师也必须鼓励患者通过系统脱敏疗法来面对回忆,并学会控制焦虑技巧。对于他人皆死我独活的愧疚感,帮助患者理解和更正其自责和惩罚为目的的心理治疗是有效的。

208. 分离障碍

每个人偶尔都会有对记忆、知觉、认知和意识整合的失败经历。例如,一个人开车去某地,事后无法回忆过程中的许多部分,可能因为当时全神贯注于某件事情、如一档收音节目或者和一位乘客谈话。通常,这不属于病理性的分离,且不会影响日常活动。

相比之下,分离障碍的人可能完全无法回忆几分钟或几个小时内的一系列行为,会感觉自己经历中的某个阶段缺失了。在分离障碍中,意识、记忆、认知、身份、情感、体表

感知、思维和行为的正常表现被打乱,以及自我的连续性丢失。

患者可能会存在以下情况:
- 自我意识的侵入和经历连续性的丧失,包括感觉自我分离(人格解体)和/或自身与周围的环境的隔离(现实解体)
- 重要个人信息的记忆丧失(分离性遗忘症)

分离障碍通常发生于重大应激。应激一般由创伤事件或无法忍受的内心斗争产生。分离障碍也和创伤和应激相关障碍相关;急性应激障碍和创伤后应激障碍都可引起分离症状(如遗忘、闪回、麻木、人格解体/现实解体)。

人格解体/现实解体障碍

人格解体/现实解体障碍是分离障碍的一种,是指持续的或反复的体验到从自己身体或思想过程中分离(分离),通常感觉成为自己生活旁观者(人格解体)或从周围环境中分离(现实解体)。该障碍会引发严重的应激。诊断基于症状,并排除其他原因。治疗包括心理治疗加上抗抑郁和/或抗焦虑药物治疗。

约50%的普通人群会经历一次人格解体或现实解体,然而,只有约2%的人符合人格解体/现实解体障碍。

人格解体或现实解体也可发生在其他精神障碍,以及躯体疾病,如癫痫(发作或发作后)。当人格解体或现实解体独立于其他精神障碍或躯体疾病的发生,为持续性或反复发作,并损害功能,才能诊断人格解体/现实解体障碍。

人格解体/现实解体障碍男女均可发生。平均发病年龄为16岁。可在童年早期或中期发病,但只有5%在25岁以后发病,40岁以后很少发病。

病因

人格解体/现实解体障碍的患者通常存在严重应激,特别是童年时期感情上的虐待或忽视。其他应激包括曾受到躯体虐待,目睹家庭暴力,有一个严重残疾或精神病患者的父母,以及亲密家庭成员或朋友的意外死亡。

人际关系、经济或职业压力、抑郁、焦虑或使用非法药物,特别是大麻、氯胺酮和幻觉剂均可促发。

症状及体征

人格解体/现实解体障碍的症状通常是短暂而波动的。发作可以持续几个小时或几天或数周,数月或数年。但在某些患者中,症状是持续存在几年或几十年且强度不变。

人格解体障碍包括:
- 感觉从自己的身体、感情、思维和/或感觉中分离

感觉自己是生活的旁观者。多数患者会感到不真实或像一个机器人或有自动体验(对自己说的和做的无法控制)。他们可能会觉得情绪和身体麻木;有些自称是"行尸走肉"。有些患者不能识别或描述自己的情绪(述情障碍)。他们觉得记忆断裂,无法清楚地回忆。

现实解体包括:
- 感觉周围环境(如人、物、所有的事物)不真实

患者可能会觉得好像身处梦中或雾里或好像一个玻璃墙或面纱将他们与周围隔开。世界似乎毫无生气,缺乏颜色,像是人造的。对于世界感知的主观性扭曲很常见。例如,物体可能会变得模糊或异常清晰,可能看起来平坦或更小或更大。声音似乎变得更响或更柔和,时间似乎过慢或过快。

症状严重时,让患者十分痛苦、难以忍受的是焦虑和抑郁。有些患者害怕存在不可逆的脑损伤或担心自己快疯了。有些则纠结与自己是否真实存在或反复检查,以确定其是否感知是否真实。虽然感受真切(即使有完整的真实体验),但患者一般能意识到这并非事实。这是人格解体障碍区别于精神病的重要标志,后者往往没有自知力。

诊断
- 临床标准

临床诊断依据 DSM-5。
- 存在持续的或反复发作的人格解体、现实解体或兼而有之
- 患者一般能意识到这并非事实(如他们真实感是完整的)
- 给患者带来痛苦,造成明显的社交或职业能力受损

此外,症状无法用其他障碍解释(如癫痫发作,持续的药物滥用、恐惧症、抑郁症、其他分离障碍)。

MRI 和脑电图检查排除躯体疾病,特别是如果症状或病程不典型(如40岁后首发)。必要时进行尿毒品检测。

心理测试、特殊的定式检查和问卷评估都是必要的。

预后

人格解体不给予治疗也可自发缓解。多数患者可痊愈,特别是症状源于可消除的一过性应激或病程尚未迁延者。有些患者的人格解体和现实解体症状会长期存在并且治疗困难。

即使是持续或反复发作的人格解体或现实解体症状也很少导致社会功能障碍,患者可以让思维忙碌并专注于其他问题以此抵消不良体验。有些患者可因慢性分离症状以及伴发的焦虑和抑郁导致严重的社会功能损害。

治疗
- 心理治疗

人格解体/现实解体的治疗不仅应关注所有与发作相关的应激,还需注意患者早年的应激事件(如童年期的暴力或忽视),后者可成为人格解体/现实解体的促发因素。

多种心理治疗(如精神动力学治疗,认知行为治疗)对某些患者有效。
- **认知技术**:能帮助患者阻断不真实状态的强迫思维
- **行为技术**:能帮助患者专注于其他事物从而分散对人格解体和现实解体的注意力
- **感受当下技术**:通过5种感官(如响亮的音乐、在手上放块冰)帮助患者感受自我与世界连接,从而让自己感觉更真实
- **精神动力性治疗**:帮助患者处理自我难以容忍从而产生解离症状的负面情绪,内在冲突或经历
- **在治疗中时刻追踪并确认分离症状和自我感受**:对有些患者十分有效

多种药物可用来治疗人格解体,但尚无明确疗效。有些患者对SSRI、拉莫三嗪、阿片类拮抗剂、抗焦虑药物和兴

奋剂有效。这些药物通常用来治疗其他精神障碍（如抑郁和焦虑），而这些障碍常与人格解体和现实解体共病。

分离性遗忘

分离性遗忘是分离障碍的一种，是对个人重要信息记忆困难且无法用普通遗忘来解释的记忆障碍。它通常是由创伤或应激造成的。诊断依据病史，并排除其他病因。治疗主要是心理治疗，可结合催眠或药物诱导下的访谈。

缺失的信息通常是自我意识的一部分，可描述为自传性记忆，例如个人经历。

尽管缺失的信息患者意识不到，但可以影响行为（如一个在电梯里被强奸的女性尽管失忆但拒绝再次乘坐电梯）。分离性遗忘很可能不被发现。患病率尚不清楚。美国一个小社区的研究中，12个月患病率为1.8%（男性1%；女性2.6%）。

失忆似乎是由经历或目睹创伤事件（如躯体或性虐待、强奸、战争、种族屠杀、自然灾害、所爱的人死亡、财政问题），或经历重大的内部冲突（如陷入了罪恶感冲动的内疚，无法解决的人际困难，犯罪行为）。

症状及体征

分离性遗忘的主要症状是与正常遗忘不一致的记忆丧失。失忆可能是：

- 局限化
- 选择性
- 广泛性

很少情况下，分离性遗忘会伴有无目的的旅行或一脸茫然徘徊，被称为漫游（来自拉丁语的"出逃"）。

局限性失忆 是指暂时无法回忆起特定事件或特定的片段，这些记忆缺失通常与创伤或应激有关。例如，患者可能忘记童年期几个月或几年的受虐经历或在战场中度过的日子。遗忘的内容一般不会是创伤后的数小时，数天或更长的时间。通常被遗忘的那个时间段是明确的，可以是几分钟也可以是几十年。患者通常经历的一次或数次的记忆丧失。

选择性失忆 只涉及特定时间特定事件的一部分，或者创伤事件的一部分。患者可有局限性和选择性失忆。

广泛性失忆 患者忘记自己身份和个人经历，例如，他们是谁，他们在哪，他们说话的人，他们说的做的想的和感受到的。有些患者甚至遗忘已经习得的技能和已经学习的知识。广泛分离性遗忘是罕见的。在战场退伍军人、性侵受害者和经历极度紧张或冲突的人中较常见。起病通常比较突然。

系统性失忆 患者会忘记一个特定的类别信息，如有关特定的人或他们的家庭。

连续失忆 患者会遗忘创伤之后的每个新事件。多数患者部分或完全没有意识到自己存在记忆空白。只有当个人身份证丢失或环境改变才能让他们意识到，例如，当别人告诉他们或向他们询问事件，他无法回忆。

患者意识到自己的遗忘后可能会出现混乱。有些很不安，有些则无动于衷。那些并不知道自己失忆的患者如果去寻求精神科帮助，很可能是因为其他原因。

患者难以形成和维持稳定的人际关系。

同创伤后应激障碍（PTSD）患者类似，有些患者存在闪回，闪回的内容可能改变失忆的状况。有些PTSD患者在意识到创伤或应激事件之后会引发失忆。

抑郁和神经功能紊乱常见，可以存在自杀和其他自我伤害的行为。失忆时突然回忆起创伤经历患者可能难以承受并增加自杀行为的风险。

分离性漫游 分离性漫游是发生在分解性遗忘时的罕见现象。

分离性漫游往往表现为突然或无意识地离家出走或在外闲逛。患者遗忘了自己的身份，离开家庭和工作。漫游可能会持续几小时到几个月，偶尔更长。如果是短暂的，他们可能只表现得像是错过了上班时间或回家晚了。如果持续数天或更长时间，他们可能离家远行，承担起一个新的名字和身份，并从事新的工作，却不知道他们的生活有任何改变。

很多记忆丧失症患者表现为假装实现愿望，特别对于自我要求高的患者逃离是应对严重应激唯一可行的方法。比如，一个有经济负债的法官离开自己的生活环境到农村做体力活。

在漫游期间，患者可行为正常或仅有轻度困惑。然而，当漫游结束后，患者报告说突然发现自己在一个没有任何记忆的新环境，也不记得自己如何到那并且曾经做过什么。他们经常感到羞耻、不适、悲伤和/或抑郁。有些会受到惊吓，特别是当他们不记得期间发生了什么。这些症状会引起当地医疗机构或法律机构的注意。多数人最终会想起自己过去的身份和生活，尽管恢复记忆可能是一个漫长的过程，但只有极少数对过去的身份经历一无所知。

通常只有当患者重新回到原来的身份并且痛苦地发现自己处于一个陌生的环境中才诊断为分离性漫游。一般根据漫游前的环境、漫游情况以及建立了全新的生活这些病史作出回顾性诊断。

诊断

- 临床标准

临床诊断依据DSM-5。

- 患者无法回忆重要个人信息（通常和创伤或应激有关的），这通常在普通遗忘中不可能出现
- 症状给患者带来痛苦，造成社会、职业或其他重要功能受损

此外，该症状无法用药物或其他障碍解释（如局部复杂癫痫发作、脑外伤、创伤后应激障碍、其他分离障碍）。

诊断需要体格检查和精神检查排除其他原因。初步的筛查应当包括：

- MRI除外脑结构改变
- 脑电图可用来排除癫痫

- 血液和尿液检查排除中毒,如使用非法药物,心理测试可以帮助描述分离症状的性质和特点

预后

当患者离开创伤或应激环境时(如战场)记忆可很快恢复。其他情况下,特别是分离性神游,遗忘可持续很长一段时间。分离的严重情况可随年龄增长而减少。

多数患者可恢复缺失的记忆,但某些患者始终无法回忆起遗忘的事情。预后主要取决于患者的生活环境,特别是与遗忘有关的应激事件和内心冲突,以及患者整体的精神调节能力。

治疗

- 恢复记忆需要支持性的环境,有时催眠和药物诱导的催眠状态有效
- 与恢复记忆相关的心理治疗

如果记忆缺失的时间较短,尤其当那些痛苦事件已经不明显时,支持性治疗已经足够。

对于更为严重的记忆缺失,首先要创造一个安全可靠的环境。仅用该方法就通常能使缺失记忆逐步恢复。如果没有效果或急需恢复记忆,催眠或在药物诱导(巴比妥类和苯二氮䓬类)的半催眠状态下进行询问通常有效。这种方法进行时需要谨慎,因为刺激缺失记忆的环境被唤起时会感到非常不安。询问者必须小心地组织问话,以防产生错误的记忆。

运用这些手段恢复的记忆需要通过外界来证实其真实性。无论记忆的真实性如何,尽可能填补记忆的空白,可以有效地使患者重新认识自我并建立自我的连续性。

一旦遗忘被确诊,治疗有助于患者:

- 寻找潜在的创伤或内心冲突
- 解决与遗忘有关的问题
- 促进患者继续生活

如患者存在分离性漫游,心理治疗,有时用催眠或药物诱导访谈相结合,可以用于尝试恢复记忆,但效果不明确。精神科医生可以帮助患者找出那些导致漫游的环境、冲突和情绪,解决问题从而改善患者的反应并避免复发。

分离性身份识别障碍

分离性身份障碍,既往称为多重人格障碍,是分离障碍的一种,表现为两种或多种人格状态(也称为替代身份、自我状态或身份)。这种障碍表现为不能回忆日常事件,重要的个人信息,和/或创伤或压力事件,而这些在普通遗忘中不会出现。原因主要是童年期的严重创伤。诊断根据病史,有时需要催眠或药物诱导催眠的帮助。治疗为心理治疗,有时结合抗抑郁和/或抗焦虑药物治疗。

公开表现为哪种人格是不一定的。处于极端的压力下,公开表现的人格会更明显。某个人格不知道的事情可以是另一个人格知道的,比如,一个人格可以对另一个人格的经历失忆。有些人格相互知道,并且可以在内心世界中微妙地相互作用,有些人格的互动更明显。

在一个美国小社区研究,分离性身份障碍的12个月患病率为1.5%,男性和女性类似。可起病于任何年龄,从童年早期到晚年。

分离性身份障碍有附身和不附身形式。

附身形式 通常表现为自己是个傀儡,被超自然的或精神的(但有时是其他人)控制了,导致说话和行为异于常态。这种情况下,不同的人格是非常明显的(他人容易注意到)。许多文化中,拥有类似状态是文化或精神实践中的正常现象,并不认为是分离性身份障碍。发生在分离性身份障碍的附身形式不同之处在于替补身份是不必要的和不由自主地发生,它会导致严重的痛苦和功能损害,并且不符合文化和/或宗教规范的时间和地点。

非附身形式 往往不太明显。患者可能会觉得自我意识突然改变,也许感觉他们仿佛是自己的言语,情感和行动的观察者,而不是傀儡。也可能存在反复的分离性遗忘

病因

分离性身份识别障碍通常发生童年期间经历重大事件的人。孩子出生时尚无统一人格,之后从各种资源和经历中逐渐发展而来。那些经历重大事件的孩子无法整合原本应该整合的资源和经历。具有身份障碍的患者常被报道和证实在儿童时期受到长期且严重的虐待(躯体、性或者情感上的)和忽视(在美国、加拿大和欧洲大约90%的患者)。有些患者没有遭受虐待,但是早年经历失去重要的亲人(如父母的去世)、严重躯体疾病或者其他重大应激事件。与多数能得到自己和他人关心、赞赏的孩子相比,那些受过严重虐待的孩子可能经历过不同感觉、记忆和情绪隔离的阶段。这样的孩子可以培养出一种能力,通过"逃开"或者退到自己的意念中来躲避虐待。每个发展阶段或创伤经历可以形成不同的人格。

标准化测验,具有这类障碍的患者在暗示和分离易感性的标准化测验中得分很高(意识清晰时区分自己记忆,知觉或者身份的能力)

症状及体征

分离性身份识别障碍的典型症状包括:

多重人格 在附身形式中多重人格是家人和同事显而易见的。患者说话办事方式明显不同,就好像其他人或物在操控。新的人格可能是另一个人(通常是已经死亡的人,以戏剧性的方式)或超自然的神灵(通常是恶魔或上帝),某个可以要求惩罚自己过去的行为的化身。

在**非附身形式**中,不同的身份往往不易察觉。有时,患者会经历人格解体,比如感觉不真实,从自己的身体和思维过程中分离。患者感觉好像是自己生活的旁观者,失去对自己的控制,似乎他正在观看电影中的自己(丧失人格自主性)。他们可能认为自己的身体感觉不同(如像一个小孩子或相反性别的人),而不是属于自己。他们可能有突然的不属于自己的想法,冲动和情绪,可表现为混乱的意识流或声音。有些可能会被外人注意到。例如,患者的态度,观点和喜好(如对于食品,服装或利益)可能会突然改变,然后改

回来。

遗忘 存在分离性遗忘的患者通常典型表现为
- 既往个人事件记忆的空白(如儿童期或青春期,一个亲戚去世时的时间段)
- 相关记忆的丧失(如今天发生的事情,已经习得的技能,如使用电脑)
- 有证据表明他们曾经做过,但自己却不记得了

某个时间段记忆丧失。患者可能会发现在购物袋里有东西,或者自己的笔迹,却想不起来怎么回事。会发现自己身处异地而不知如何并且为何到此。与创伤后应激障碍患者不同,分离性身份识别障碍通常忘记日常生活中的琐事而不仅仅是紧张或创伤性事件。

患者对自己失忆的认识各有不同。有些试图掩盖。当患者不能回忆某些说过、做过或者重要的个人信息事情,会被别人注意到。

其他症状 除了幻听,患者分离性身份识别障碍可能有视觉、触觉、嗅觉、味觉和幻觉。因此,患者被误诊为精神病。然而,这些幻觉症状与典型的精神分裂症幻觉不同。分离性身份识别障碍患者会感觉这些症状来自替代身份(如好像别人是想用自己的眼睛哭)。

抑郁、焦虑、药物滥用、自伤、自残、非癫痫性发作、自杀行为,以及性功能障碍常见。

人格之间的转换,以及相互之间的遗忘会导致生活的混乱。总体而言,患者尽量减少症状和症状对他人的影响。

诊断
- 临床标准
- 仔细的精神检查,必要时用催眠或药物诱导的催眠。临床诊断依据 DSM-5
- 有≥2 的人格状态或身份(身份混乱),自我意识和感觉存在大量不连续性
- 患者在日常活动,重要的个人信息和创伤性事件存在记忆缺失,通常在普通遗忘中不会出现
- 症状给患者带来痛苦,造成社交、职业或其他重要功能受损

此外,该症状无法用其他障碍(如复杂部分性癫痫发作、双相障碍、创伤后应激障碍、其他分离障碍)、酒精中毒、文化或宗教习俗或者儿童时期的幻想游戏(如一个假想的朋友)解释。

诊断根据分离性身份识别障碍的特殊表现和相关问题。有时需要长程随访、催眠和药物(巴比妥类和苯二氮䓬类)诱导的催眠。有时会要求患者在随访期间作记录。所有这些措施是为了在精神检查时确认不同的身份出现。精神科医生可能需要大量的时间用来描绘不同的人格和他们之间的关系。可以使用特定的结构式访谈问卷,特别是对于那些不熟悉该病的医生。

医生也可以通过直接询问患者的其他人格,以探索患者无法回忆的内容或看上去像是别人做的事情。

诈病是在外在动机的刺激下(如逃避责任或惩罚)故意伪装身体或精神上的症状。然而,诈病往往过度汇报众所周知的病症(如分离性遗忘)而不汇报其他症状。也会刻意制造刻板的替代人格。与真正的患者不同,诈病通常似乎喜欢得病,相比之下,分离性身份识别障碍患者往往试图隐藏它。如诊断不明确,可由多种途径反复核对信息来排除诊断。

预后

分离性身份识别障碍的功能损害差异很大。在高功能的患者中影响较小,对于人际关系(如他们的子女,配偶或朋友)影响可能多于对职业的影响。治疗后,人际关系,社会和职业功能可以改进,但有些患者对治疗的反应非常缓慢,并且可能需要长期支持治疗。

症状常可波动,但分离性身份识别障碍不会自行缓解。预后可以根据症状分组:
- 症状主要是分离和创伤后。这些患者一般功能良好,治疗后完全康复
- 分离症状与其他疾病共病,如人格障碍、情感障碍、进食障碍和物质滥用疾病。这些患者改善较慢,治疗可能会不太成功或更长的时间和更多的危机情况
- 患者不仅由于共病精神障碍导致症状严重,也会因为深深眷恋自己的虐待者导致症状严重。这些患者的治疗具有挑战性,往往需要长程,目标通常是控制症状而不是帮助整合

治疗
- 支持性的环境,包括对伴随症状的药物治疗
- 如有条件进行整合的长程心理治疗

各个人格整合起来是最理想的结果。药物广泛用于控制抑郁、焦虑、冲动和滥用药物的症状,但不缓解分离症状,人格的整合主要靠心理治疗。如果患者无法或不愿整合,则通过身份之间的协调和互助来减轻症状。

心理治疗的首要步骤是稳定患者并且保证安全,然后评估创伤经历和找寻问题身份和分离的原因。某些患者受益于住院治疗,当创伤性回忆来袭时可以获得院内连续的支持治疗和监测。

催眠术也有助于接近各个人格,促进他们之间的交流、稳定和整合。改良的暴露疗法可以用来对患者原本几乎难以忍受的创伤记忆进行系统脱敏。

分离障碍的原因如能确定,治疗可以关注于患者各个身份之间的联系和整合,恢复患者的统一的自我、人际关系以及社会功能。有时在治疗时各种身份之间可以自行整合。也可以通过医生的安排或者借助于图片和催眠术来促进身份之间的整合。

经历过创伤,尤其是儿童期经历的患者,可能在治疗期间期待着更多的虐待并且对治疗师有着复杂的移情反应。讨论这些可以理解的感情是有效心理治疗的重要组成部分。

209. 进食障碍

进食障碍是指与进食和进食相关的行为持续的紊乱，改变食物的消耗和吸收；显著损害身体健康和/或心理功能特定的进食障碍包括：
- 神经性厌食症
- 回避/限制摄食障碍
- 暴食障碍
- 神经性贪食症
- 异食癖
- 反刍障碍

回避/限制摄食障碍 患者避免或限制食物摄入量，达到≥1项以下这样的程度：
- 明显的体重减轻，在儿童表现为体重不达标
- 明显的营养不良
- 依赖外部喂养（如鼻饲）或口服营养补充
- 心理社会功能紊乱

该病的诊断标准包括不受食物可获得性、文化习俗（如宗教戒斋）、躯体疾病、医学处理（如放疗、化疗）影响的进食限制，不像其他进食障碍，特别是神经性厌食症或贪食症，不存在体重或体型感知障碍。然而，具有导致摄食减少躯体疾病的患者长期摄入远低于预期的摄食量，达到需要特定干预的程度也可被认为具有回避/限制摄食障碍。

回避/限制摄食障碍的摄入量通常起病于儿童期，最初类似于儿童常见的挑食，孩子拒绝吃某些食物或某种特殊颜色、稠度或气味的食物。但这些情况，不像回避/限制摄食障碍，通常只涉及少数食品和孩子的食欲，整体食物的摄入和生长发育都很正常。在回避/限制摄食障碍中，营养不良可危及生命，并损害社会功能（如参加家庭聚餐）。

当患者首次出现症状，临床医生必须排除降低食欲的躯体疾病和其他精神障碍，包括其他进食障碍、抑郁症、精神分裂症和人为因素所致。

行为疗法通常被用来帮助患者正常进食。

异食癖 异食癖是持续≥1个月进食非营养性、非食品原料的物体，并且与生长发育不相适应的（如在儿童<2岁时经常摄取各种不同的物体），也不是文化传统［如土族医疗、宗教仪式或偏方验方，如在格鲁吉亚皮埃蒙特摄入黏土（高岭土）］。患者往往吃无毒物质（如纸、黏土、泥土、头发、粉笔、线、羊毛），且通常摄取不导致显著身体损害。有些患者可出现并发症，如导致消化道阻塞，吃油漆而导致铅中毒，吃垃圾导致寄生虫感染。

异食癖本身很少损害社会功能，但它往往发生在那些伴有其他精神障碍并存在严重功能损害的人身上（如孤独症、智力障碍、精神分裂症）。异食癖在妊娠期更常见。企图吞咽物体造成自伤或诈病（参见第1614页）不被视为异食癖。

反刍障碍 反刍症是指患者进食后反复咀嚼食物不下咽，但不存在恶心或不自主干呕。食物可吐出或再次吞咽，有些患者在再次吞咽前会咀嚼反刍的食物。这些行为必须持续≥1个月，并且无法用可导致反流（如胃食管反流，食管憩室）或其他进食障碍如神经性厌食症解释。

反刍一周发生几次，通常每天都有。反刍是自主性的（虽然患者可能报告不能够克制自己），并可以经常由临床医生直接观察到。有些患者意识到这些行为不好，会试图用一只手捂住自己的嘴巴或限制其食物摄入量来掩饰。吐出反刍食物的患者显著限制摄入量可能导致体重下降或出现营养不良。

神经性厌食症

厌食症的特点是持续的追求瘦，病态地怕胖，存在体像障碍，严格限制饮食，导致明显的体重下降。诊断根据临床。多数治疗采用某种形式的心理治疗。奥氮平可以有助于增加体重。

神经性厌食症主要见于女孩和年轻女性。主要在青少年时期发病，40岁后发病少见。

病因不明。除了好发于女性，其他危险因素也不清楚。在西方国家，肥胖被认为是不美和不健康的表现，民众都追求苗条，即使是在孩子中也是如此。有近50%的青春期前女孩节食或通过其他方式控制自己的体重。对体重的过度关注和节食病史会增加罹患风险，也可能有一些遗传作用。同卵双生的双胞胎研究显示一致性低于50%，异卵双生的双胞胎一致性较低。家庭和社会因素也起到一定的作用。许多父母属于中等或上层阶级，并且通常细致、强迫、平均才智，但对于成功有非常高的标准。

神经性厌食症有两种类型：
- 严格控制型：患者严格控制自己的进食量，没有贪食的发作或暴饮暴食的行为，有些患者有过度锻炼
- 暴食/清除型：患者经常暴饮暴食，然后催吐，滥用泻药、利尿药、灌肠

暴食定义为毫无控制（如无法停止或无法抗拒）地吃下远远大于相同环境下、相同时间内多数人可以进食的食量。

病理生理

内分泌异常很常见，会存在促性腺激素分泌减少，甲状腺素（T4、T3）轻度下降和皮质激素水平增高。可存在月经闭经，但不再作为诊断标准。骨密度下降。在一些严重营养不良的患者中，可出现重要脏器的功能损害。感染的易感性通常不增加。

会发生脱水和电解质紊乱，血钾和/或血钠会降低，如使用催吐、利尿或泻药这些情况会更严重。

心肌纤维、心室和心排出量会降低，会出现二尖瓣脱垂。一些患者由于电解质紊乱，可能会出现QT间期延长（即使根据心率校正后），从而诱发心跳加速。有时会出现

猝死,可能由室性心动过速导致。

症状及体征

神经性厌食症可以是轻微而短暂的,也可以是严重而长期存在,大部分患者虽然明显消瘦但仍然担心体重并且限制进食。

大部分患者虽然明显消瘦但仍然担心整体或特定的身体区域(如大腿、臀部)太胖而限制进食。他们坚持减轻体重,尽管朋友和家人反复保证或警告他们已经很瘦,甚至体重过轻,但他们视任何体重增加作为自我控制失败不可接受的错误。对于怕体重增加的先占观念和焦虑即使在营养不良的情况下也会存在。

厌食症这个名称并不恰当,因为直到患者出现了恶病质仍保持正常的食欲。患者存在食物的先占观念:

- 研究节食方法和卡路里
- 囤积、贮藏、浪费食物
- 收集食谱
- 为别人精心准备食物

通常会巧妙地在进食问题上撒谎,掩盖诸如诱导呕吐的行为。暴食后随之清除的行为可见于30%～50%的患者,其他患者则只是单纯限制进食。

大部分厌食症患者会采用过度运动来控制体重。即使患者已经极其消瘦但仍然很活跃(包括过度运动)。

关于腹胀、胃痉挛和便秘的报告很常见。患者通常丧失性欲。抑郁也很常见。

常见的躯体情况还包括心动过缓、低血压、体温过低、毛发减少或是轻微的多毛症以及水肿。体内脂肪会明显减少。经常催吐的患者会出现牙釉质腐蚀、无痛的唾液腺肿大和食管炎症。

诊断

- 临床标准

不承认低体重的严重程度和限制饮食是神经性厌食症的突出特点,患者常拒绝评估和治疗。就诊通常是因为家人带去或并发症。

诊断的临床标准包括:

- 限制食物摄入导致体重明显下降
- 恐惧肥胖(患者特别声明或表现为对体重增加的干扰行为)
- 体像障碍(对体重和/或外观的错误感知)或否认患病。成人低体重通过BMI定义。BMI<17kg/m²被认为显著降低;BMI 17～18.5kg/m²,根据患者的原体重进行判断。对于儿童和青少年,根据年龄的BMI百分比判断,5%通常作为分界线。然而,即便处于5%以上的孩子如果无法达到预计增长也认为符合标准;BMI百分位数年龄表和标准生长图表可见CDC(见CDC Growth Charts)

在其他方面患者表现得很正常。诊断的关键是对肥胖强烈的恐惧,而且这种怕胖不会因为体重减轻而消失。

鉴别诊断 其他的精神疾病,如精神分裂症和抑郁症也可能导致体重下降、纳差(不是神经性厌食)表现。

少数情况下,未证实的严重躯体疾病也会导致体重明显下降。可能的疾病包括吸收不良综合征(如肠道炎症或乳糜泻)、新发的1型糖尿病、肾上腺素不足或是中枢神经系统的癌症会被误诊为神经性厌食症。苯丙胺滥用可能会产生相似的症状。

预后

死亡率高,引起临床注意的是,患者中病死率接近10%。但症状轻微者可能很少导致死亡。经过治疗,1/2的患者可恢复大部分或全部失去的体重,内分泌和其他并发症也可逆转。大约1/4的患者预后居中,而且可能复发。剩下的1/4患者预后差,会复发,有持续的躯体和精神并发症。在低龄儿童和青春期儿童的神经性厌食症预后较好。

治疗

- 营养支持
- 心理治疗(如认知行为治疗)
- 对于青少年,进行家庭治疗

短期干预用来维持生命,恢复体重。当体重明显下降或是快速下降,或是体重降低到标准体重的75%以下,快速恢复体重就极为其关键,必须考虑住院。如果存在任何疑问,就应该住院。门诊治疗可能包括不同程度的支持和监督,通常涉及一个团队的医师。

营养补充一开始通过提供30～40cal/(kg·d)能够使体重增加,住院治疗需达到1.5kg/周,门诊治疗需0.5kg/周。最好能口服,如果效果不明显,营养不良的患者可以通过鼻饲进食。补充钙1 200～1 500mg/d和维生素D 600～800IU/d治疗骨质流失。

一旦营养、体液和电解质状态稳定,就开始长期治疗。门诊心理治疗是治疗过程中的重要手段。治疗应强调行为的结果,如进食和重量的正常化。体重恢复后治疗仍应持续一年。病程小于6个月的青少年预后最好。家庭治疗,特别是Maudsley模式,对于青少年有效。该模式有3个阶段:

- 教会家庭成员如何给患者进食(如监控家庭餐饮)让患者恢复体重(与早先的方法不同,该模式不会去指责家庭成员或患者)
- 让患者自己逐渐控制进食
- 当患者能够自己保持恢复的体重时,治疗重心转移到建立一个健康的自我形象

患者对体重增加的憎恶和对疾病的否认会使得治疗复杂化。医生在鼓励合理的卡路里摄入的同时应该尝试提供一个平静的、关心的、稳定的关系。尽管以心理治疗为主,有时药物治疗也有效。第二代抗精神病药物(如奥氮平10mg,每日1次)可能有助于增加体重以及缓解焦虑。

> **关键点**
>
> - 神经性厌食症患者对体重增加或变胖存在强烈的恐惧,尽管根本不胖
> - 严格控制型:患者严格控制自己的进食量,有时过度锻炼,但无贪食的发作或暴饮暴食的行为
> - 暴食/清除型:患者经常暴饮暴食,然后催吐,滥用泻药和/或利尿药和/或灌肠以清除食物
> - 在成人中,体重指数非常低,在青少年中BMI百分比低或显著降低
> - 营养缺乏症常见,可导致死亡
> - 通过营养补充,认知行为疗法治疗,青少年进行家庭治疗,可使用第二代抗精神病药(如奥氮平)

暴食障碍

暴食障碍的特征是反复发作的无法控制的进食大量食物。但之后没有不恰当的代偿行为，如诱导呕吐或是滥用导泻剂。诊断根据临床。治疗通过认知行为疗法或人际心理治疗。

暴食障碍的患病率在普通人群中女性3.5%，男性2%。与贪食症不同，暴食障碍最常发生于肥胖人群中，导致过度的卡路里摄入。在某些减肥项目人群中发生率可达到30%以上。与神经性厌食症或贪食症患者相比，暴食障碍患者往往年龄比较大，且男性多见。

暴食障碍的患者通常为此苦恼。与无暴食的肥胖者相比，有暴食的肥胖者更多会有抑郁、对体形或体重的先占观念。

诊断
- 临床标准

诊断标准要求暴食一次/周，至少持续3个月，缺乏对饮食的控制感，并且存在≥3项以下情况：
- 比正常吃得多且快
- 进食到饱胀并且不适
- 并不饥饿但进食大量食物
- 害怕尴尬而独自进食
- 进食后感到不安、抑郁或内疚

暴食症与贪食症（也存在暴食行为）不同在于，缺乏补偿行为（如自我诱发呕吐、使用泻药或利尿剂、过度运动、禁食）。

治疗
- 认知行为治疗（CBT）
- 有时采用人际关系治疗（IPT）
- 可使用药物治疗，SSRI或减肥药

CBT的研究最多，也有较多证据支持。CBT和IPT总的缓解率大于等于60%，症状的改善可以长期维持。但这些治疗对于肥胖患者的体重减轻无效。

传统的减肥治疗对于减少暴食行为在短期内有效，但容易复发。抗抑郁药物对于减少暴食行为在短期内有效，长期疗效不明确。抑制食欲的药物（如托吡酯）或减肥药（如奥利司他）可以有效。

神经性贪食症

神经性贪食症是反复发作的暴食，接着进行补偿性活动如清除（包括自我诱导呕吐、滥用泻药和利尿药、剧烈运动或是禁食），3个月内至少每周发作1次。依据病史和检查明确诊断。治疗采用心理治疗和抗抑郁药物。

1.6%青少年女性和约0.5%的同龄男性存在神经性贪食症。患者持续而过分担心体型和体重。但是与神经性厌食症患者不同，神经性贪食症患者通常体重正常或高于正常体重。

病理生理

偶尔会发生严重的体液流失和电解质紊乱，特别是低钾。极端情况下，在暴食时发生胃破裂或是食管撕裂，导致危及生命的并发症。

由于不会发生严重的体重下降，类似厌食症患者那样的严重营养不良很少见，如果长期滥用吐根糖浆诱导呕吐可能会出现心肌病。

症状及体征

患者通常会报告暴食-清除行为。暴食表现为毫无控制地吃下远远大于相同环境下、相同的时间内、多数人可以进食的食量（如大大高于正常饮食的上限或者节日里可能达到的饮食量）。

患者会进食高脂肪的甜食，比如冰激凌和蛋糕。暴食的食物量有所不同，有时会达到上千卡路里。暴食往往是发作性的，通常被心理社会应激诱发，可能一天发作多次，且通常隐匿进行。

暴食后会有代偿行为：自我催吐，使用泻药或利尿药，过度运动和/或禁食。

患者通常体重正常，小部分为超重或肥胖。然而，患者过分关注自己的体重和/或外形；他们往往对自己的身材不满，并认为他们需要减肥。

多数症状和躯体并发症由清除行为引起。自我诱导呕吐会导致门牙牙釉质腐蚀、无痛的唾液腺增大和食管炎。躯体体征包括：
- 腮腺肿大
- 指关节背侧瘢痕（诱导呕吐所致）
- 牙齿腐蚀

与神经性厌食症患者相比，贪食症患者更能意识到自己的行为且产生懊悔或内疚，如果一个有同情心的医师来询问，也更可能承认他们的症状。患者较少出现社交退缩，且更倾向于有强迫行为、酒药滥用和抑郁症。焦虑（如针对体重和/或社交场合）和焦虑症常见。

诊断
- 临床标准

临床诊断标准包括：
- 3个月内至少每周1次的暴食（无法控制大量进食），伴有对进食失去控制感
- 反复不恰当的代偿行为控制体重（3个月内至少每周1次）
- 自我评价受体形和体重影响

治疗
- 认知行为治疗（CBT）
- 人际关系治疗（IPT）
- 选择性5羟色胺再吸收抑制剂

CBT是治疗选择之一。治疗通常持续4~5个月，包括16~20次个别治疗，也可以进行团体治疗。治疗的目标是增加改变的动力，用规律的、灵活的进食方式来替代失调的饮食，减少对体形和体重的关注，预防复发。CBT

可以减少30%~50%患者的暴食和清除行为。多数人可以改善，有些患者失访或无效。症状改善者通常会长期保持较好。

IPT更强调帮助患者自我统一，并改变导致持续进食障碍的人际关系问题。治疗是非指导性的和非解释性的，并不直接针对暴食症状。当CBT治疗无效时，IPT是个备选方案。

单用SSRI可以减少暴食和呕吐的频率，但长期效果并不明确。SSRI对于合并的焦虑和抑郁也有效。氟西汀口服60mg每日1次（高于通常治疗抑郁症的剂量）。

> **关键点**
> - 神经性贪食症是反复发作的暴食，接着进行不恰当的补偿性活动，如自我诱导呕吐、滥用泻药和利尿药、剧烈运动或是禁食
> - 不同于神经性厌食症患者，患者很少体重过低或营养不良
> - 经常自我诱导呕吐可能会侵蚀牙釉质和/或引起食管炎
> - 认知行为疗法有效，有时可与SSRI合并使用

210. 心境障碍
（儿童心境障碍参见第2397页）

心境障碍是情绪的紊乱，包括持续的过度悲伤、过度喜悦或两者兼有。心境障碍可分为抑郁障碍和双相障碍。焦虑和相关的障碍（参见第1562页）也会影响心境。

悲伤和喜悦（兴高采烈）是日常生活的一部分。悲伤是对于挫折、失望和其他令人沮丧情况的普遍反应。喜悦则是对于成功、成就和其他令人鼓舞情况的普遍反应。哀伤，是悲伤的一种形式，是对于丧失的正常情感反应。居丧特指对所爱之人死亡的情感反应。

当悲伤或喜悦过于强烈且持久，并伴有其他一系列心境障碍的症状时，并且影响功能，需考虑为心境障碍。此时，强烈的悲伤定义为抑郁，强烈的喜悦定义为躁狂。抑郁障碍的特征是抑郁，双相障碍则是抑郁和躁狂的不同组合。

抑郁障碍人群的终身自杀（参见第1618页）风险为2%~15%，取决于疾病的严重程度。以下情况下自杀风险增加：
- 治疗初期，精神运动性活动已经恢复正常而情绪仍处于低落状态
- 出院初期自杀风险最高
- 个人的重要周年纪念日
- 严重焦虑
- 酒精或药物滥用

其他并发症包括社会功能受限，轻度或完全丧失继续社交、参加日常活动的能力；进食受损、严重焦虑、酒精和其他药物依赖。

抑郁障碍

抑郁障碍以持续的、严重的悲伤为特点，对于活动的兴趣或是愉快感下降，并影响社会功能。确切病因尚不清楚，可能涉及遗传、神经递质水平的变化、神经内分泌功能的改变和社会心理因素。诊断根据病史。治疗通常包括药物、心理治疗或是两者合用，有时需要电休克治疗。

术语抑郁症常用于任何严重的抑郁发作。在《精神障碍诊断与统计手册》第5版（DSM-5）中根据特定的症状将抑郁障碍分为：
- 抑郁症（通常称为严重抑郁发作）
- 持续抑郁障碍（恶劣心境）
- 其他特定的或非特定的抑郁障碍。根据病因学可以分为：
- 经前期功能失调障碍
- 躯体疾病所致抑郁障碍
- 物质/医疗所致抑郁障碍抑郁障碍

可发病于任何年龄，但通常在10几岁中期或20几岁或30几岁。在初级卫生保健机构中有30%的患者报告存在抑郁症状，但是只有<10%有抑郁症。

情绪低落和悲伤 抑郁也经常用于描述失望（如经济损失、自然灾害、严重疾病）和丧失（如所爱之人的亡故）导致的低落或沮丧的情绪。但对于这种情绪的更好的术语是情绪低落和悲伤。情绪低落和悲伤，与抑郁不同，往往触发与相关事件的观念或提示，当环境或事件解决后，积极情绪和幽默就会出现，并且不伴有无价值和自我厌恶的普遍感受。情绪低落一般持续数天，而不是数周或数月，而且也不太可能有自杀观念和社会功能的持续丧失。然而，导致情绪低落和悲伤的事件和应激源也可以导致抑郁症，特别在易感人群中（如既往有抑郁病史或抑郁症家族史）。

病因

确切病因尚不清楚，但遗传和环境因素都有作用，但遗传因素占一半以上（在晚发抑郁症患者中所占比例较少）。因此，抑郁症更常见于抑郁症患者的一级亲属，同卵双生子的同病率高。同样，遗传因素还会影响对不良事件抑郁反

应的发生。

其他理论假设有脑中神经递质水平的变化,包括胆碱能、儿茶酚胺(肾上腺素和去甲肾上腺素)和血清素(5-羟色胺)的水平异常。神经内分泌的失调也可能是因素之一,重点在3个轴:下丘脑-垂体-肾上腺轴、下丘脑-垂体-甲状腺轴和生长激素。

心理社会因素也有关。重大的生活应激,尤其是分离和丧失通常见于抑郁症发作之前,但是这些事件并不总是会导致持久严重的抑郁,除非是对心境障碍易感人群。

有过一次抑郁症发作者再次发作的风险较高。内向和/或易于焦虑的人可能更容易患抑郁障碍,通常与其缺乏应对生活压力的社交技巧有关。抑郁症也会发生在患有其他精神障碍的人群当中。

妇女患病的风险更高,但尚无理论解释其原因。可能的原因包括:更多的暴露于日常应激或是对应激的反应更高、单胺氧化酶(用于降解与情感有关的重要的神经递质)水平更高、甲状腺功能异常更多、月经期和更年期的内分泌变化。在产后抑郁(参见第1578页)中,症状出现于产后4周内,可能与内分泌变化有关,但是原因仍未知。

在季节性心境障碍中,症状的出现是与季节有关的,典型的是在秋季或冬季。这种障碍往往发生于长而严寒的冬天气候中。

抑郁症状或是抑郁障碍还可见于不同的躯体疾病,包括甲状腺和肾上腺疾病、良性和恶性脑肿瘤、卒中、AIDS、帕金森病和多发性硬化(表210-1)。特定的药物,如氢化可的松、某些β受体阻滞剂、干扰素、利血平也能导致抑郁障碍。滥用某些药物(如酒精、苯丙胺)也会导致或伴发抑郁症。药物中毒或戒断也会导致短暂的抑郁症状。

症状及体征

抑郁症除了抑郁情绪外,还会导致认知、精神运动性和其他功能紊乱(如注意力不集中、疲劳、性欲丧失、对原先感兴趣的事几乎完全丧失兴趣、睡眠紊乱)。抑郁症患者通常会有自杀观念,并可能企图自杀(参见第1618页)。也会共病其他精神症状或障碍(如焦虑和惊恐发作),有时会使诊断和治疗复杂化。

各种形式的抑郁症患者都有可能滥用酒精或是其他精神活性药物,以试图自我治疗睡眠紊乱或是焦虑症状。但抑郁症并非原先以为的那样是导致酒或药物滥用的常见原因。抑郁症患者还更可能成为重度吸烟者并且忽视自己的健康,增加罹患或是加重其他疾病的风险(如COPD)。

抑郁症还会降低保护性的免疫反应。抑郁症增加心血管疾病、心肌梗死和卒中的风险,因为抑郁症会释放增加凝血的细胞因子和物质,降低心律变异度。

抑郁症(单相障碍) 患者可能看起来很痛苦、眼中含泪、眉头紧皱、嘴角下垂、萎靡的姿势、眼神接触差、缺乏面部表情、肢体活动和语言变化(如声音很小、缺乏韵律、使用单音节词)。外表可能会和帕金森病混淆。有些患者的抑郁情绪严重到眼泪都哭干了,他们觉得不能体验通常的情感而感到世界变得没有颜色和生气。可能存在严重的营养状况问题,需要立即干预。有些抑郁症患者忽略个人修饰,甚至忽略了孩子、其他所爱的人或宠物。

表210-1 引起抑郁和躁狂症状的部分原因

疾病类型	抑郁	躁狂
结缔组织	系统性红斑狼疮(SLE)	风湿热
		SLE
		甲状腺功能亢进
内分泌	爱迪生病	
	库欣病	
	糖尿病	
	甲状旁腺功能亢进	
	甲状腺功能亢进	
	甲状腺功能低下	
	垂体功能减退	
	性腺功能减退症	
感染性疾病	艾滋病	艾滋病
	广泛性麻痹(神经梅毒)	广泛性麻痹(神经梅毒)
	流行性感冒	流行性感冒
	传染性单核细胞增多症	路易小体脑炎
	结核	
	病毒性肝炎	
	病毒性肺炎	
肿瘤	胰头癌	—
	转移性肿瘤	
神经系统	脑肿瘤	复杂性部分性癫痫发作(颞叶)
	复杂性部分性癫痫发作(颞叶)	间脑肿瘤、脑外伤、亨延顿舞蹈病、多发性硬化、脑卒中
	脑外伤	
	多发性硬化	
	帕金森病	
	呼吸暂停	
	卒中(前额叶)	
营养性	糙皮病	—
	恶性贫血	
其他*	冠心病	—
	纤维肌痛	
	肾功能或肝衰竭	
药物	安非他明戒断	安非他明
	两性霉素B	某些抗抑郁药

疾病类型	抑郁	躁狂
药物	抗胆碱酯酶杀虫剂	溴隐亭
	巴比妥类	可卡因
	β-阻滞剂（如普萘洛尔）	皮质激素
	西咪替丁	左旋多巴
	皮质激素	哌甲酯
	环丝氨酸	拟交感神经药
	雌激素治疗	
	吲哚美辛	
	干扰素	
	汞	
	甲基多巴	
	甲氧氯普胺	
	口服避孕药	
	酚噻嗪	
	利血平	
	铊	
	长春碱	
	长春新碱	
精神障碍	酒精中毒和其他物质使用障碍	—
	反社会型人格	
	焦虑障碍	
	边缘型人格障碍	
	阿尔茨海默病	
	精神分裂症	

* 抑郁常见于这些疾病，但尚未建立明确的因果关系。

诊断需要≥5项以下内容，并且在2周内几乎每天存在，抑郁情绪和丧失兴趣至少存在一项：
- 大部分时间都情绪低落
- 大部分时间对几乎所有活动都缺乏兴趣或乐趣
- 明显的体重增加或减少（>5%），食欲增加或降低
- 失眠（通常为睡眠维持障碍），或睡眠过多
- 他人观察到的精神运动性激越或迟滞（未自我报告）
- 疲劳或乏力
- 无价值感或过度或不适当的内疚
- 思考能力下降或注意力不集中或犹豫不决
- 反复出现自杀观念，企图自杀，或自杀的具体计划

持续性抑郁障碍 抑郁症状持续≥2年以上无缓解可诊断持续性抑郁障碍（PDD），包括慢性抑郁症和恶劣心境。

通常为青少年期隐匿起病，会持续多年或数十年。症状的数量经常波动但从未达到抑郁症发作的诊断。患者存在习惯性的忧郁、悲观、缺乏幽默、被动、嗜睡、内向、对自我和他人吹毛求疵而且抱怨。PDD患者，大多可能伴发焦虑、物质滥用或人格障碍（如边缘型人格障碍）。

诊断需要患者在≥2年的时间内多数时间存在情绪低落，并存在≥2项以下情况：
- 食欲缺乏或暴饮暴食
- 失眠或睡眠过度
- 乏力或疲劳
- 自卑
- 注意力不集中或难以作出决定
- 绝望感

经前期功能失调障碍 经前期功能失调障碍是指与月经周期明显相关的心境和焦虑症状，在月经前期发病，月经过后症状缓解。症状必须是在过去一年中的多数月经周期中存在。表现类似但重于经前期综合征（参见第2108页），具有显著的临床症状和/或社交或工作的明显障碍。这种障碍可能起病于月经初潮后的任何年龄，在更年期时恶化，但绝经后停止。育龄期妇女12个月的患病率大约为2%~6%。

诊断需要患者在月经前一周存在≥5项以下症状。症状必须在月经开始后几天内明显缓解或在一周内消失。症状必须包括≥1项：
- 明显的情绪波动（如突然感到伤心或泪流满面）
- 明显的易激惹或人际冲突增加
- 明显的悲伤、无助或自我贬低感
- 明显的焦虑、紧张或濒于崩溃感

另外，还需具备≥1项的下列表现：
- 对日常活动兴趣降低
- 注意力集中困难
- 乏力或疲劳
- 食欲改变、暴饮暴食或对特定食物的渴求
- 睡眠过多或失眠
- 压倒感或失控感
- 躯体症状，如乳房胀痛或肿胀，关节或肌肉疼痛，肿胀感和体重增加

其他抑郁障碍 不符合抑郁症的全部诊断标准，但抑郁症状引起临床显著苦恼或功能损害被归为其他抑郁障碍（特定或非特定）。存在反复发作的≥4项其他抑郁症状，持续时间<2周，不符合其他心境障碍诊断（如复发性短暂抑郁）和抑郁持续时间较长但症状不符合其他抑郁障碍。

特别标注 抑郁症和持续性抑郁障碍可能包括一项或多项特别标注以描述抑郁发作的临床特征：

- **焦虑**：患者感到严重的紧张和不安，注意力难以集中，担心或害怕发生可怕的事情，或者觉得会失去自我控制
- **混合特征**：患者同时存在≥3项躁狂或轻躁狂症状（如情绪高涨、夸大、夸夸其谈、思维奔逸、睡眠减少）
- **内源性**：患者对几乎所有活动丧失乐趣或对通常的愉快刺激无法反应。他们表现为沮丧和绝望、过度的或是不恰当的内疚、早醒、明显的精神运动性迟滞或是激越、显著的食欲减退或体重下降。
- **非典型**：患者的情绪对正性事件有暂时的提高（如孩子的探访）。他们也有≥2项以下情况：对感知的批评或拒绝过度反应，沉重麻痹感（沉重感或下垂感，通常在四肢），体重增加或食欲增加，嗜睡
- **精神病性**：患者存在妄想和/或幻觉。妄想通常表现为犯了不可原谅的过失或罪恶、罹患了不可治疗或是令人羞耻的疾病或是被迫害。幻觉可能是听觉（如听到指责或谴责的声音）或视觉。如果只有耳闻人语，应仔细检查患者描述的声音是否为真正的幻听
- **紧张症**：患者存在严重的精神运动性迟滞、过度的无目的行为和/或退缩，某些患者会存在做鬼脸、模仿言语或是模仿运动
- **孕产期**：发病是在怀孕期间或分娩后4周内。精神病特征可能存在：杀婴行为通常和存在杀死婴儿的命令幻听或婴儿被附身妄想的精神病性发作相关
- **季节性**：在每年的特定时间发作，发作通常在秋天或冬天

诊断
- 临床标准（DSM-5）
- 检查 CBC、电解质、TSH、促甲状腺素、维生素 B_{12}、叶酸水平以排除可能导致抑郁的躯体疾病

诊断根据前文所述症状和体征是否符合诊断标准。抑郁障碍与普通的情绪波动的鉴别在于，抑郁障碍症状通常非常严重，给患者带来明显痛苦，或影响了其社交、职业和其他重要社会功能。

一些简单的调查问卷可用于筛选。筛查问卷帮助发现一些抑郁症状，但不能单独用于诊断。特定的封闭式问题有助于判断患者是否满足 DSM-5 中关于抑郁症的诊断标准。

痛苦和功能受损的程度（躯体、社会和职业）以及病程的长短是对严重性进行分级的依据。医生应该很温和但必须直接询问患者是否有伤害自己或他人的观念和计划、既往的自杀企图以及其他危险因素（参见第1618页）。精神病性症状和紧张症提示抑郁严重。内源性抑郁提示为重或中度抑郁。合并躯体症状、物质滥用、焦虑障碍可增加严重性。

鉴别诊断　抑郁症需要和情绪低落和悲伤相鉴别，其他的精神障碍（如焦虑）也可能混淆诊断。有时可能存在不止一种诊断。抑郁症（单相抑郁）一定要和双相障碍相鉴别（参见第1582页）。老年患者中，抑郁症有时会表现为抑郁性痴呆（以往称假性痴呆）与痴呆的表现极其类似，如注意力下降、精神运动性迟滞（参见第1666页）。另外，早期的痴呆也可以存在抑郁。总体而言，如果诊断不明确，应先尝试抗抑郁治疗。

鉴别持续性抑郁障碍（如恶劣心境）与物质滥用有时很困难，特别是两者可能合并存在并相互影响。

应排除可能导致抑郁的躯体疾病。甲状腺功能低下是常见的导致抑郁的疾病，特别是在老年人中。帕金森病的表现与抑郁症类似（如乏力、缺乏表情、行动减少）。详细的神经系统体检可排除。

辅助检查　抑郁症没有特异性的实验检查。间脑边缘系统功能障碍检查很少能确诊疾病或有帮助。但实验室检查对于排除引起抑郁的躯体疾病是必需的。包括血常规、促甲状腺素水平、常规电解质、维生素 B_{12}、叶酸水平。有时也需进行毒品检测。

治疗
- 支持
- 心理治疗
- 药物治疗

有些症状可以自行缓解，特别是程度较轻病程较短者。对于轻度抑郁症可以给予一般的治疗和心理治疗。中到重度的抑郁症需要给予药物治疗、心理治疗或两种治疗合并。有些患者需要电休克治疗。有些患者需要多种药物合并使用。服药1~4周后症状才出现缓解。

抑郁症，尤其是曾经有过1次以上发作，更容易复发。因此，严重患者需要长期服药。

多数抑郁症患者在门诊治疗。当患者出现自杀观念，特别是缺乏家庭支持时，需要住院治疗。同样对于伴有精神病性症状和躯体疾病的患者也需要住院治疗。

药物滥用患者的抑郁症状通常在药物戒断后的数月内消失。药物滥用时，抗抑郁药物的疗效十分有限。

躯体疾病和药物中毒引起的抑郁症状首先要治疗原发病。对于诊断不明确、症状不稳定、有自杀观念或感到绝望的患者，尝试性的运用抗抑郁药物或心境稳定剂治疗将是有益的。

支持　医生可能需要每周一次或每两周一次对患者的病情进行了解，提供支持和教育直到疗效稳定。电话随访可以作为门诊的补充。

患者或其家人可能会对患有精神障碍感到担心或尴尬。医务人员可以向患者作以下解释：抑郁症是由生物学紊乱引起的严重疾病，需要专业治疗并且预后比较好。并可以告诉患者及其家人抑郁症不是患者性格缺点（如懒惰、虚弱）的反应。还应告诉患者病情的恢复过程会有波动，让他们事先有所准备应对无助感并提高依从性。

鼓励患者逐渐增加活动（如散步、有规律的锻炼等），通过社交往来平衡他们活动退缩的欲望。医生应提醒患者不要自责，告诉他们这些想法也是疾病表现的一部分，随着疾病的好转会消失的。

心理治疗　许多对照试验已经表明，心理治疗，特别是认知行为治疗和人际治疗，对抑郁症患者是有效的，可治疗急性期症状和降低复发的可能性。轻度抑郁症患者的预后优于严重抑郁症，但严重抑郁症的患者改善的幅度更大。

选择性5-羟色胺再摄取抑制（SSRI） 这些药物选择性抑制5-HT再摄取。包括西酞普兰、艾司西酞普兰、氟西汀、氟伏沙明、帕罗西汀、舍曲林。SSRI拥有相同的作用机制，但由于存在不同临床特性，选择药物很重要。SSRI的治疗窗较广，且服药容易，很少需要进行剂量调整（除氟伏沙明外）。

SSRI通过抑制突触前5-HT再摄取，致使更多的5-HT作用于突触后5-HT受体。SSRI选择性作用于5-HT系统，但对不同5-HT受体却没有特异性。因此，SSRI作用5-HT1受体，发挥抗抑郁和抗焦虑作用；也作用5-HT2受体，常引起焦虑、失眠、性功能障碍；作用5-HT3受体，导致恶心和头痛。所以SSRI一方面缓解焦虑，另一方面又引起焦虑。

在开始使用SSRI一周内或增加剂量时，不少患者似乎更易激惹、抑郁、焦虑。因此事先告知患者及其亲属这种可能性，在治疗中若症状恶化，应求助医生。应密切观察易激惹、抑郁、焦虑症状，如这些情况未被及时发现并被迅速处理，一些儿童和青少年将可能自杀。药厂赞助研究的数据库分析显示，抗抑郁药的使用与年龄≤24岁患者的自杀观念和自杀未遂风险增加有关，因此FDA提出了对该类药品的黑框警示。但后续FDA对其他数据的再分析后，对这一结论表示怀疑。

超过1/3或以上的患者会出现性功能障碍（尤其达到高潮困难、性欲降低和勃起功能障碍）。一些SSRI也能引起体重增加。其他药物特别是氟西汀在起始几个月内可导致纳差症状。SSRI很少存在抗胆碱能、抗肾上腺素作用和影响心肌传导。镇静作用很小或没有，但是SSRI治疗初期几周，一些患者出现嗜睡的情况。另外，有人发生腹泻。

药物的相互作用一般不常见，然而氟西汀、帕罗西汀、氟伏沙明能抑制CYP450酶。此情况能导致严重的药物相互作用。例如，帕罗西汀、氟伏沙明能抑制某些β阻滞药的代谢，包括普萘洛尔和美托洛尔，可能引起低血压和心动过缓。突然停药会引起停药反应（如激惹、焦虑、恶心），氟西汀的停药反应较轻。

5-HT调质（5-HT$_2$受体阻断剂） 这些药物主要阻断5-HT$_2$受体以及抑制5-HT和去甲肾上腺素再摄取。5-HT调质包括曲唑酮和米氮平。此类药有抗抑郁和抗焦虑作用，但不引起性功能障碍。

曲唑酮不抑制突触前5-HT再摄取。曲唑酮能引起阴茎异常勃起（发生率为1/1 000），并且作为α$_1$去甲肾上腺素能阻滞剂，可引起直立性低血压。曲唑酮有非常强的镇静作用，它治疗抑郁的剂量（>200mg/d）受到限制。对于失眠的抑郁症患者，在睡前常给予50~100mg。

米氮平抑制5-HT再摄取和阻止α$_2$肾上腺素受体、5-HT$_2$受体、5-HT$_3$受体。这导致更有效的5-HT功能和去甲肾上腺素功能，且无性功能障碍和恶心。米氮平无心脏方面的不良作用，与肝药物代谢酶作用小，一般有很好的耐药性，但可通过阻断H$_1$（组胺）受体引起镇静和体重增加。

5-HT-去甲肾上腺素再摄取抑制剂 这类药物（如去甲文拉法辛、度洛西汀、左旋米那普仑、文拉法辛、沃替西汀）有双重的5-HT和去甲肾上腺素作用机制，与三环抗抑郁药作用相同。然而，它们的毒性与SSRI接近。治疗前2周常出现恶心。高剂量的时候与血压升高存在中等的量效关系。可是突然停服此药则会出现停药症状（易怒、焦虑、恶心）。度洛西汀与文拉法辛在疗效和不良反应方面相似。

多巴胺-去甲肾上腺素再摄取抑制剂 机制尚不清楚，可以影响儿茶酚胺能、多巴胺能和去甲肾上腺素能系统的功能，但不影响5-HT能系统。

这类药物中目前只有安非他酮。适用于伴有注意力缺陷且活动增多的抑郁症患者、可卡因依赖的患者和尝试戒烟的患者。安非他酮可以引起少数患者血压升高，但无其他心血管方面的不良反应。大剂量的安非他酮可以引起0.4%的患者癫痫发作，当日剂量>100mg/次×每日3次或服用维持释放（控释剂）>200mg/次×每日2次，或服用缓释片>450mg/d，对于贪食症患者风险增大。安非他酮对性功能没有影响，尽管它对肝脏的CYP2D6酶存在抑制作用，但与其他药物的协同作用较少。安非他酮的激动作用很常见，但是维持释放或缓释片时这一作用将明显减少。

杂环抗抑郁药 这一类药物曾经是主要的抗抑郁药，包括三环类抗抑郁药（如阿米替林、丙米嗪和地昔帕明）、改良的三环类抗抑郁药和四环类抗抑郁药。这些药物增加了去甲肾上腺素的获得，在一定程度上阻断了突触间5-HT的再摄取。长期使用可以下调突触后膜α$_1$肾上腺受体的功能，是常见抗抑郁药的最终作用机制。

尽管有效，但这类药物现在很少用，因为与其他抗抑郁药物相比剂量较大时容易引起中毒反应。杂环抗抑郁药的不良反应与对毒蕈碱、组胺和α$_1$肾上腺的阻断作用有关。许多类杂环抗抑郁药具有较强的抗胆碱能作用，因此不适用于老年患者、前列腺增生患者、青光眼患者或慢性便秘的患者。所有杂环抗抑郁药，尤其是马普替林和氯丙米嗪，容易降低癫痫发作阈值。

单胺氧化酶抑制剂（MAOIs） 这些药物抑制3类生物源性胺（去甲肾上腺素、多巴胺、5-TH）和其他苯乙胺氧化脱氨基反应。当其他抗抑郁药无效时，可使用此类药治疗抑郁（如在SSRI对非典型抑郁症无效时）。

在美国作为抗抑郁药进入市场的MAOI（如苯乙肼、反苯环丙胺、异唑肼）有不可逆的和非选择性的（抑制单胺氧化酶-A和B）。另一种MAOI（司来吉兰）的贴剂在小剂量下仅抑制MAO-B，可以用药。

同时抑制MAO-A和MAO-B的MAOIs，如果同时食用一种拟交感神经药或含有酪胺或多巴胺的食物会引起高血压危象。这种影响被称为奶酪反应，因为熟奶酪含有很多酪氨酸。考虑到此反应，MAOIs不能作为一线用药。小剂量的司来吉兰不需要控制饮食，大剂量时才需要注意（6mg贴剂）。更具有选择性和可逆性的MAOI（如吗氯贝胺、贝氟沙通）只抑制单胺氧化酶-A，同时药物间的相互作用相对较少，但这些药物在美国仍然未上市。为了防止发生高血压和热危象，服用MAOIs的患者应该避免服用拟交感神经药（如伪麻黄碱）、右美沙芬、利血平、哌替啶，还应避免食用麦芽制的啤酒、基安堤葡萄酒、雪利酒、甜酒、含有酪胺或多巴胺过多的食物（如香蕉、蚕豆、发酵物、罐装无花果、葡萄干、酸奶酪、奶酪、酸奶油、黄豆酱、酒熏鲱鱼、鱼子酱、鹅肝制品、香蕉、特别是腌制肉）。这样的高血压反应体征一出现，要立即送往最近的急救中心，患者也可以携带 1 或 2 片 25mg 片剂的氯丙嗪立即口服。

常见的不良反应包括勃起功能障碍（反苯环丙胺很少见此不良反应）、焦虑、恶心、头昏、失眠、足部水肿和体重增加。MAOIs 不应该与其他抗抑郁药合用，且两种药的使用间期至少为两周（氟西汀需 5 周，因其有较长半衰期）。MAOIs 与影响 5-TH 系统的抗抑郁药（如 SSRI）合用能导致恶性综合征（恶性高热现象、肌肉断裂、肾衰、癫痫发作、死亡参见第 2702 页）。正在服用 MAOIs 同时需要止喘、抗变应性、局部或全身麻醉的患者，应该在精神科医生治疗的同时请内科医生、牙科医生或专长于神经精神药理学的麻醉医生会诊。

褪黑激素能抗抑郁药 阿戈美拉汀是褪黑激素（MT1/MT2）激动剂和 5-HT$_{2C}$ 受体拮抗剂。它可治疗严重抑郁发作。这种药物不良反应少于多数抗抑郁药，不会引起白天镇静，失眠，体重增加，或性功能障碍。无成瘾性和不引起戒断症状。但可能会导致头痛，恶心和腹泻。它也可以增加肝酶水平，与治疗开始之前和每 6 周应检测肝功能。禁用于肝功能异常者。睡前服用 25mg。

药物的选择和服用 选择药物可以依据既往对某种特定抗抑郁药的疗效。另外，SSRI 是一线药物。虽然不同 SSRI 对典型的抑郁症有相同的疗效，但是某些药物、某些特性使之或多或少适合某种特定患者（表 210-2）。

表 210-2 抗抑郁药

药物	起始剂量	治疗剂量范围	注意点
选择性 5 羟色胺再吸收抑制剂			突然停药导致停药反应（氟西汀较少见）
西酞普兰	20mg/d	20~40mg	对 CPY450 同工酶的作用较少，因此潜在的药物相互作用也较少 QT 间期延长风险，限制剂量为每天≤40 mg
艾司西酞普兰	10mg，每天 1 次	10~20mg	对 CPY450 同工酶的作用较少，因此潜在的药物相互作用也较少
氟西汀	10mg，每天 1 次	20~60mg	半衰期长 很少引起停药反应 唯一证明对儿童有效的抗抑郁药
氟伏沙明	50mg/d	100~200mg	可明显提高磷酸二酯酶抑制剂、华法林和氯氮平的血药浓度， 其活性代谢产物与 HCA、卡马西平、抗精神病药物或 IC 类抗心律失常药物有潜在的相互作用 与 CPY450 的作用同氟西汀
帕罗西汀	20mg/d 25mgCR/d	20~50mg 25~62.5mgCR	其活性代谢产物与 HCA、卡马西平、抗精神病药物或 IC 类抗心律失常药物有潜在的相互作用 与 CPY450 的作用同氟西汀 在 SSRI 中容易引起体重增加
舍曲林	50mg/d	50~200mg	在 SSRI 中最有可能可引起大便失禁
维拉唑酮	10mg/d 维持 7 日，然后增量至 20mg/d 维持 7 日	10~40mg/d，每 7 日加量 5~10mg	如合并服用阿司匹林、其他 NSAID 和抗凝药物可增加出血风险 不能突然停药，需逐渐减量
5-羟色胺调节剂（5-HT$_2$ 受体阻滞剂）			
米氮平	15mg/d	15~45mg	引起体重增加和镇静作用 与 SSRI 和 SNRI 相比，较少引起性功能障碍
曲唑酮	50mg tid	150~300mg	引起阴茎异常勃起 引起直立性低血压
5 羟色胺-去甲肾上腺素再摄取抑制剂			
去甲文拉法辛	50mg/d	50~100 mg	可能会增加血压或心率（治疗控制血压服药后监测血压和心率）
度洛西汀	20mg，每天 2 次	60~120mg	对舒张压和收缩压都具有中等程度的剂量-依赖作用 可引起轻度的男性排尿不畅 对 CPY450 影响较小，很少有药物相互作用
左旋米那普仑	20mg/d 持续 2 日，之后 40mg/d	40~120mg（至少≥2 日后加量至 40mg/d，不超过 120mg/d）	可能会增加血压或心率（服药前控制血压，服药后监测血压和心率） 可能会增加出血的危险性（如与阿司匹林，其他 NSAID 或抗凝血剂合并使用时需要注意） 可导致排尿困难或尿潴留（阻塞性泌尿病需要小心，如出现症状应及时停药）

续表

药物	起始剂量*	治疗剂量范围	注意点
文拉法辛	25mg tid 37.5mgXR/d	75~375mg 75~225mgXR	对舒张压具有中等程度的剂量依赖作用 150mg 存在对去甲肾上腺素和5-羟色胺的双重作用虽然罕见,但可升高收缩压(非剂量依赖) 需缓慢停药 对CPY450影响较小,很少有药物相互作用
伏硫西汀	5~10mg qd	10~20mg	应提醒患者,与阿司匹林,其他 NSAID,或抗凝药物合并使用时会增加出血的风险
多巴胺-去甲肾上腺素再摄取抑制剂			
安非他酮	100mg bid 150mg SR/d 150mg XL/d	200~450mg	贪食症或有癫痫发作倾向的患者禁忌 可与杂环抗抑郁药相互作用,增加癫痫发作的风险 可引起剂量依赖性近事记忆缺失
杂环类抗抑郁药			禁用于冠心病、心律失常、闭角型青光眼、良性前列腺增生或食管裂孔疝患者 可引起直立性低血压导致晕倒或骨折,加强酒精的作用,提高抗精神病药物的血药浓度 过量可能致死
阿米替林	50mg/d	150~300mg	体重增加
阿莫沙平	50mg bid	150~400mg	锥体外系不良反应
氯米帕明	25mg/d	100~250mg	>250mg/d 时易降低癫痫阈值
地昔帕明	25mg/d	150~300mg	—
多塞平	25mg/d	150~300mg	体重增加
丙米嗪	25mg/d	150~300mg	多汗或梦魇
马普替林	75mg/d	150~225mg	大剂量快速加量增加癫痫风险
去甲替林	25mg/d	50~150mg	治疗窗内有效
普罗替林	5mg tid	15~60mg	半衰期长(74 小时)
曲丙米嗪	50mg/d	150~300mg	体重增加
单胺氧化酶抑制剂(MAOI)			服用SSRIs类易出现五羟色胺综合征 与其他抗抑郁药物、拟交感神经药、一些选择性药物以及某些特定食物和饮料同时服用时易出现高血压危象 过量可能致死
异卡波肼	10mg bid	30~60mg	直立性低血压
苯乙肼	15mg tid	45~90mg	直立性低血压
司来吉兰(贴皮)	6mg/d	12mg	导致局部反应和失眠
反苯环丙胺	10mg bid	30~60mg	引起直立性低血压 对苯丙胺类药物具有激动作用,有一定滥用倾向
褪黑素能抗抑郁药			
阿戈美拉汀(5-HT$_{2C}$受体拮抗剂)	睡前 25mg/d	25~50mg	如出现潜在肝损伤的迹象或血清转氨酶增加至正常的3倍以上应立即停药

* 所有药物均为口服,除了司来吉兰为贴皮剂。
CR,连续释放;CYP450,细胞色素酶 P-450 系统;HCA,杂环抗抑郁药物;5-HT,5羟色胺;MAOI,单胺氧化酶抑制剂;SR,维持释放;XL,缓释;XR,缓释。

如一种 SSRI 无效,可用另一种 SSRI,但选用不同作用机制的抗抑郁药可能更有效。对于其他抗抑郁药治疗无效的难治性患者,大剂量反苯环丙胺(20~30mg 口服,每日 2次)常能有效。但需要在一名有使用 MAOIs 经验的医生指导下实施。难治病例中,患者和家属的心理支持特别重要。

SSRI 常见的不良反应之一——失眠,能通过降低药物剂量或加用小剂量曲唑酮或另一种镇静抗抑郁药改善。治疗初期的恶心和腹泻通常能自行缓解,但搏动性头痛却始终不能消除,需要换其他药物。如某种 SSRI 引起激越,则停用此药。在服用 SSRI 过程中发生性欲减退、阳痿或性快感缺失时,应降低药物剂量或换用 5-HT 调节剂或去甲肾上腺素-多巴胺再摄取抑制剂。

SSRI 因其有兴奋作用应在早晨服用。睡眠时服用杂环类抗抑郁药可改善不必要的镇静作用,使白天的不良反应降至最小,提高依从性。为避免过度兴奋,MAOIs 通常也在早晨或中午服用。

多数抗抑郁药在 2~3 周内产生治疗作用(有时早至 4 日或晚至 8 周)。对于首发轻或中度抑郁症,应给予抗抑郁药治疗 6 个月,然后 2 个月内逐渐减少。如果首发严重或复发或存在自杀风险,即使症状完全缓解剂量也应保持不变。

对于精神病性抑郁症,抗抑郁药和抗精神病药合并使用比单用更有效。精神病性抑郁症患者的复发风险较高,所以预防性治疗是特别重要的。

为预防复发,抗抑郁药治疗通常维持 6~12 个月(在 50 岁以上的患者中须达到 2 年)。多数抗抑郁药尤其是 SSRI,应逐步减少剂量(大约每周减少剂量的 25%)而不是突然停服。突然停药可以导致停药反应(恶心、寒战、肌痛、眩晕、焦虑、易怒、失眠、疲劳)。症状的严重程度和持续时间取决于药物的半衰期。

有些患者可使用中草药治疗。圣约翰草(贯叶连翘)(参见第 2853 页)对轻度抑郁症可能有效,但数据是矛盾的,圣约翰草也可能与其他抗抑郁药相互作用。一些 ω-3 补充物的安慰剂对照研究显示,其可以作为增效剂,也可单一治疗,每天补充 1~2g 的十二碳五烯酸有抗抑郁作用。

电休克治疗(ECT) 严重自杀倾向、具有易激惹或精神运动迟滞的抑郁、孕期抑郁或药物治疗无效者,常采用电休克治疗。拒食患者也需要进行电休克治疗以挽救生命。电休克治疗对精神病性抑郁也有效。6~10 次电休克治疗的疗效显著,可以挽救患者。电休克治疗后常会复发,因此需要药物维持治疗。

光疗 季节性抑郁症患者可以使用光疗,但对于非季节性抑郁症的患者也有效。治疗能在家里进行,在 30~60cm 距离用 2 500~10 000 流明的光每天治疗 30~60 分钟(光强度就越小时间就越长)。晚睡晚起的患者,早晨进行光疗最有效,有时可在下午 3pm~7pm 补充治疗 5~10 分钟;早睡早起的患者,下午 3pm~7pm 进行光治疗最有效。

其他治疗 有时可将精神兴奋药(如右旋安非他明、哌甲酯)与抗抑郁药合并使用。但没有很好的临床对照研究证明。迷走神经刺激包括植入脉冲仪间隙的刺激迷走神经,对于其他方法无效的难治性抑郁持续治疗 3~6 个月可能有效。

大量对照研究证据支持使用重复经颅磁刺激(rTMS 疗)治疗抑郁症急性发作。右背外侧前额叶皮质(DLPC)进行低频磁刺激和对左 DLPC 进行高频磁刺激疗效较好。最常见的不良反应是头痛和头皮不适;高频磁刺激时发生更频繁。

对于难治性患者,针对大脑部位膝下扣带回,腹前臂囊/腹侧纹状体的深部脑刺激可有效。目前缺乏相关的临床对照试验。

> ● **关键点**
>
> ■ 抑郁症是一种常见障碍,存在持续的抑郁情绪和/或对既往有兴趣的活动完全丧失兴趣,并伴有躯体症状(如体重改变,睡眠障碍)和认知表现(如注意力不集中)
> ■ 抑郁症明显损害工作和社交能力;自杀的风险增加
> ■ 有时抑郁症状通过躯体疾病(如甲状腺或肾上腺疾病,良性或恶性脑肿瘤,卒中,艾滋病,帕金森病,多发性硬化)或使用某些药物引起的(如糖皮质激素,某些 β 受体阻滞剂,干扰素,某些毒品)
> ■ 诊断根据临床标准:进行体格检查和实验室检查除外躯体疾病(如 CBC,电解质,TSH,维生素 B_{12} 和叶酸水平)
> ■ 治疗包括心理治疗和药物,SSRI 类药物通常为首选,如果无效,可以选用其他 5 羟色胺和/或去甲肾上腺素类药物

双相障碍

双相障碍以躁狂和抑郁的反复发作为主要特点,也可能混合存在,多数患者以一种相为主要临床表现。确切病因不明,可能涉及遗传、脑神经递质水平的变化、心理因素。诊断依据病史。治疗主要以心境稳定剂为主,有时辅以心理治疗。

双相情感障碍通常发生在 10 多岁、20 多岁以及 30 多岁。终身患病率约为 4%。双相 I 型的男女发病比例几乎相等。

双相障碍可分为

- **双相障碍 I 型**:至少一次完全(影响社会功能和职业能力)的躁狂发作和抑郁发作
- **双相障碍 II 型**:反复的抑郁发作和至少一次的轻躁狂发作,而没有典型的躁狂发作
- **双相障碍未分类型(NOS)**:存在明显的双相障碍特征,不符合其他特定双相障碍诊断

环型障碍(参见第 1585 页),患者长期(>2 年)存在轻躁狂和抑郁发作但不符合双相障碍的诊断标准。

病因

确切病因不明,遗传占主要因素。也可能涉及 5-HT 和去甲肾上腺素功能异常。心理社会因素也有关。生活应激事件可能与症状的初始发展和后期恶化有关,但原因和作用不明。

某些药物会使双相障碍的症状恶化,这些药物包括拟交感神经药物(如可卡因、安非他明)、酒精和某些抗抑郁药物(如三环类、MAOI)。

症状及体征

双相障碍通常急性发病,之后反复发作与缓解。通常是完全缓解,但许多患者有残留症状,有些工作能力严重受损。复发可以表现为躁狂、抑郁、轻躁狂或混合发作(具有躁狂和抑郁的特点)的症状。复发持续时间从几周到 3~6 个月。从一次发作到另一次发作的循环时间各不相同。有些患者的发作频率很低,也许终身仅发作数次,而有些患者为快速循环型(定义为每年发作次数≥4 次)。仅有少数患者表现为抑郁和躁狂的规律交替发作,多数患者会以某个疾病相为主。

患者可能企图自杀或自杀。双相障碍自杀发生率至少高于普通人群 15 倍。

躁狂 躁狂发作是指持续 1 周以上的情感高涨、夸大、易激惹和持续增长的活动过多或精力旺盛,伴有下述 3 条或以上的附加症状:

- 自我评价高或夸大
- 睡眠需求减少
- 比平时言语增多
- 思维奔逸
- 随境转移
- 目的性活动增多
- 过多参与可能导致痛苦后果的活动(如疯狂购物,愚蠢的商业投资)

典型的躁狂在发作时精力充沛、活动过多、冲动地参加各种高风险活动(如赌博、极限运动、滥交)而无法察觉潜在的危险。症状严重影响基本功能(职业,学校,家庭)。鲁莽投资、花天酒地以及其他一些可能造成无法挽救后果的个人行为。

躁狂患者会穿着华丽或打扮得花枝招展,他们滔滔不绝夸夸其谈。说话会出现音联(新的想法更多被语言声音所触发产生而并非内容本身)。注意力容易分散,很快在不同主题间切换。然而,他们自认为处于最佳状态。缺乏自知力和活动性增加常会导致冲动行为和危险后果。人际关系冲突可能会使其感受到不公正待遇甚至产生被迫害感。此时,患者可能对自己或他人存在危险。患者的思维速度加快,感到自己的思维马不停蹄,医生会发现患者存在思维奔逸。

精神病性躁狂:严重躁狂有时很难与精神分裂症的精神病性症状相区别。患者可存在严重的夸大或被害妄想(如成为上帝或正被 FBI 迫害),有时会存在幻觉。兴奋水平明显增高,患者会大声尖叫、引吭高歌或者胡乱发誓。情感的波动性增加,表现为易激惹。可出现谵妄性躁狂,患者表现为思维的破裂和行为紊乱。

轻躁狂:轻躁狂的发作程度较躁狂轻,持续时间至少 4 日,与患者平日非抑郁情绪有明显区别。必须包括 3 项躁狂的附加症状。在轻躁狂期间会存在情绪高涨、睡眠需要减少、精神活动增加。对某些患者而言,轻躁狂状态的精力充沛、信心饱满、能力增加可使其社会功能超常。很多人并不愿意改变这种轻躁狂状态。部分患者社会功能良好,多数社会功能无明显受损。但有些患者的轻躁狂表现为注意力不集中、易激惹以及情感的不稳定,让患者自己及他人讨厌。

抑郁 抑郁发作具有典型抑郁症的特征(参见第 1576 页),必须包括下述至少 5 项,至少持续 2 周,并且情绪低落或丧失乐趣至少存在 1 项:

- 一天中多数时间情绪低落
- 一天中多数时间对几乎所有的活动存在兴趣缺乏或丧失乐趣
- 显著体重增加或减少(>5%),食欲增加或降低
- 失眠(通常是睡眠维持障碍),或睡眠过多
- 他人观察到的精神运动性激越或迟滞(并非自我报告)
- 疲劳或乏力
- 无价值感或过度的或不适当的内疚
- 思考能力下降或注意力不集中或犹豫不决
- 反复的自杀想法、自杀企图或自杀计划,精神病症状在双相抑郁中更常见

混合特性 躁狂或轻躁狂发作如果大部分时间存在大于 3 项抑郁症状则认为混合特征。这种情况通常很难诊断和通常会形成连续的循环状态;预后比单纯躁狂或轻躁狂要差。

混合发作的自杀风险特别高。

诊断

- 临床标准(DSM-5)
- 测量甲状腺素(T_4)和促甲状腺素水平排除甲状腺疾病
- 尿检排除精神活性物质滥用

诊断根据前述的躁狂或轻躁狂症状以及反复发作缓解的病程。症状需严重到明显影响社会或职业功能,或者需要住院治疗以防止伤害自己或他人。有些患者表现为抑郁,但之前可能会有躁狂或轻躁狂,如医生不询问,患者不会主动报告。技巧性提问可以提示更多症状(如开销巨大、冲动的性行为、刺激性药物滥用),这些信息也可来源于亲属。所有患者都必须直接但温和地询问有无消极想法、计划或行为。

精神活性物质滥用、甲状腺功能亢进或嗜铬细胞瘤的表现与躁狂或轻躁狂急性发作类似。需回顾物质使用(特别是安非他明、甲基苯丙胺等),通过尿检可以明确病因。因为药物使用也可以诱发患者发作,因此明确药物和症状(躁狂或抑郁)的关系尤为重要。甲状腺功能亢进的患者会存在其他躯体症状和体征(参见第 1204 页),对于新发患者应筛查甲状腺功能(T_4 和 TSH 水平)。嗜铬细胞瘤的患者有特征性的高血压,如果没有该症状没必要行相关检查。

分裂情感障碍患者(参见分裂情感障碍第 1601 页)可存在躁狂症状,但此类患者发作期间很少恢复正常,而且他们与躁狂患者不同,缺乏与他人交往的兴趣。

双相障碍患者可以合并焦虑障碍,如社交恐惧,惊恐发作,强迫症等,这些都会混淆诊断。

治疗

- 心境稳定剂（如锂盐、某些抗惊厥药），第二代抗精神病药物，或合用
- 支持治疗和心理治疗治疗分3个阶段：
- 急性期：稳定并控制症状
- 巩固期：达到完全缓解
- 维持并预防复发：让患者维持在缓解状态，尽管多数轻躁狂患者可在门诊治疗，但严重的躁狂发作需住院

治疗双相障碍的药物包括：

- 心境稳定剂
- 第二代抗精神病药，这些药物在各个疾病相可以单一使用或合并使用，但剂量应及时调整

心境稳定剂包括锂盐和某些抗惊厥药物，特别是丙戊酸盐、卡马西平和拉莫三嗪。第二代抗精神病药物包括阿立哌唑、鲁拉西酮、奥氮平、喹硫平、利培酮和齐拉西酮。

一些抗抑郁药物（如SSRI）有时可用于严重的抑郁发作，但疗效不确定，不推荐单一使用于双相抑郁。

电抽搐治疗（ECT）对于难治性抑郁发作可以使用，对于躁狂也有效。光疗对于季节性双相Ⅰ型或双相Ⅱ型（秋冬抑郁和春夏轻躁狂）有效。光疗也可能是最有效的增效剂。

药物的选择和使用　选择药物十分困难，因为所有药物都有明显的不良反应，并且药物的相互作用常见，没有一个药物广谱有效。选择药物可根据患者先前用药的疗效和耐受性。如果没有经验可循（或未知），可根据患者的临床记录（关注心境稳定剂的不良反应）和症状严重程度。

严重的精神病性躁狂，需要快速控制症状并保证患者安全，常用第二代抗精神病药物，有时辅助一些苯二氮䓬类药物，如劳拉西泮或氯硝西泮2~4mg肌内注射或每日3次口服。

对于无禁忌证（如肾功能不全）并且症状不太严重的急性发作患者，锂盐对于躁狂和抑郁的发作都是很好的选择。但起效时间慢（4~10日），患者的症状可能需要加用抗惊厥药或第二代抗精神病药来控制。对于双相抑郁患者，拉莫三嗪是较好的选择。

对于双相抑郁，证据推荐单独使用喹硫平、鲁拉西酮或氟西汀-奥氮平合剂。

一旦症状缓解，所有双相Ⅰ型患者都必须用心境稳定剂预防复发。如果在维持治疗期间复发，医生应评价患者的依从性，是否因患者不规则服药复发还是疾病本身反复。医生应当探究患者依从性差的原因，从而决定是该换用药物、调整剂量还是用其他更容易接受的治疗。

锂盐　2/3无并发症的双相障碍患者对锂盐有效，可减少患者的情绪波动但对正常人无明显效果。不论用锂盐还是其他心境稳定剂，混合相、快速循环型的双相障碍、合并焦虑症、物质滥用或神经症的患者疗效都不错。

碳酸锂从300mg口服开始，每日2次或3次，在7~10日内逐渐加量直至血液浓度达到0.8~1.2mEq/L。药物在5日后或是在最后一剂的12小时后达到稳态浓度。维持治疗的浓度较低，应保持在0.6~0.7mEq/L。高血药浓度对于预防躁狂发作有效（但对预防抑郁无效）但会引发更多不良反应。青少年由于肾脏代谢快需更高剂量，而老年人应降低剂量。

锂盐有镇静作用和由于可能直接或间接（导致甲状腺功能减退）引起认知损害，加重痤疮和银屑病。最为常见的轻微急性不良反应是细微颤动、肌肉抽搐、恶心、腹泻、多尿口干和体重增加（部分是由于饮用了高卡路里的饮料所致）。这些反应通常都是一过性的，并且在减少剂量，分散顿数以及使用缓释剂型后得到改善。一旦剂量确定，所有药量应当在晚餐后给予。这种定量给药能够增加依从性。β阻滞剂（如安替洛尔25~50mg/d）能够控制严重震颤，但某些β阻滞剂（如普萘洛尔）可能会加重抑郁。

锂盐的中毒：最初表现为粗大震颤，深反射加强，持续头痛，呕吐和神志不清；进一步表现为昏迷，抽搐和心律失常。中毒更易发生在老年人、肌酐清除率降低者和低钠患者身上（可能是由高热、呕吐、腹泻或是使用了利尿剂所致）。噻嗪类利尿药、ACE抑制剂和除阿司匹林之外NSAID都会导致血锂浓度升高。血锂浓度应当定时监测，剂量调整或每隔6个月检测一次。

锂盐**长期的不良反应**包括甲状腺功能减退，特别是对于有甲状腺功能减退家族史和肾小管功能损害（主要是肾实质损害）的患者而言。因此，对于有甲状腺功能减退家族史的患者在开始使用锂盐后应当至少每年检查一次TSH水平，其他人可以两年查一次。当提示甲状腺功能异常时（即使在躁狂发作期）应及时检测甲状腺素水平，因为甲状腺功能减退可降低心境稳定剂的疗效。基线时应测量尿素氮和肌酐，以后6个月内测2~3次，之后每年测1~2次。

抗惊厥药物　抗惊厥药物作为心境稳定剂，特别是丙戊酸盐和卡马西平常在急性躁狂发作和混合相（躁狂和抑郁）中使用。拉莫三嗪对于快速循环和抑郁有效。抗惊厥药物的治疗机制尚不明确，可能包括γ氨基酸的作用以及G蛋白信号系统。和锂盐相比它们的治疗范围更广并且没有肾毒性。

丙戊酸盐：治疗剂量为20mg/kg，从250~500mg（也可使用缓释剂）每日3次口服。血浓度在50~125μg/ml。这样加药与逐步滴定相比并不增加药物不良反应。不良反应包括恶心、头痛、镇静、头昏和体重增加。少见的严重不良反应包括肝功能损害和胰腺炎。

卡马西平：没有明确的负荷剂量，从200mg每日2次口服开始，每天200mg逐渐增加直到血浓度达到4~12μg/ml（最大剂量800mg，每日2次）。不良反应包括恶心、头昏、镇静和坐立不安。严重的不良反应包括再生障碍性贫血和粒细胞性白血病。

拉莫三嗪：从25mg/d口服开始持续2周，然后50mg/d口服持续2周，然后增加到100mg/d持续一周，再逐渐每周增加50mg一直到200mg/d。剂量比丙戊酸盐低但高于卡马西平。拉莫三嗪可导致皮疹，有时可引发致命的重症多形

红斑(Stevens-Johnson syndrome)(参见第907页),特别是加量过快超过推荐速度时。服用拉莫三嗪时,患者应该及时报告新的皮疹、丘疹、发热、腺体肿大、口腔和眼睛的溃疡以及嘴唇和舌头的肿胀。

抗精神病药 急性精神病性躁狂可以用第二代抗精神病药物快速有效的控制,如利醅酮(通常4~6mg/d)、奥氮平(通常10~20mg/d)、喹硫平(200~400mg/d)、齐拉西酮(40~80mg,每日2次)以及阿立哌唑(10~30mg/d)。有证据表明在急性期这些药物可以增加心境稳定剂的疗效。

尽管可能导致锥体外系不良反应,如静坐不能,但喹硫平和奥氮平这些镇静作用较强的药物出现较少。一些长期不良反应包括明显的体重增加和代谢综合征(包括体重增加、腹部脂肪堆积、胰岛素抵抗和血脂异常);但这些在镇静作用不强的第二代抗精神病药物中出现较少,如阿立哌唑和齐拉西酮。对于极度兴奋而进食较差的患者,在锂盐或抗惊厥药物的基础上辅助抗精神病药物的肌内注射和支持治疗是有效的。

妊娠期注意事项 在孕期使用锂盐会增加胎儿心血管畸形的风险(特别是Ebstein畸形)。但实际发生这种畸形的情况极其罕见。孕期服用锂盐会增加胎儿先天畸形2倍的风险,卡马西平和拉莫三嗪会增加2~3倍的风险。但丙戊酸盐的风险较低。叶酸缺乏会增加神经管缺陷和孤独谱系障碍的风险。

大量研究显示孕早期使用第一代的抗精神病药物和三环类抗抑郁药物并未发现不良影响。SSRI中除了帕罗西汀外,其余都比较安全。第二代抗精神病药物对胎儿影响的研究数据较少,但这些药物更广泛地使用在双相障碍的各个疾病相。

在分娩前使用药物(特别是锂盐和SSRI)会对胎儿产生后续作用。

意外怀孕会使治疗复杂化,致畸作用可能在医生发现之前就已经产生了。有必要去咨询相关的精神科医生。在任何情况下,与患者讨论治疗的利弊都是很重要的。

健康教育和心理治疗 亲属的支持对于防止躁狂发作十分重要。团体治疗也常常被推荐给患者及其伴侣,这样他们能够了解双相障碍及其社会影响,以及心境稳定剂在治疗中的重要作用。个体治疗将有助于帮助患者更好适应日常生活并提供自身认识的新思路。

那些双相Ⅱ型的患者可能不太愿意进行心境稳定剂的治疗,因为他们感觉药物降低了活力和创造性。医生可向他们解释能力下降并不常见,心境稳定剂会使得患者在社交、人际、学术、专业领域或艺术追求上更有成效。

告知患者尽量避免刺激性药物和酒精的摄入,以减少对睡眠的影响,能够早期识别复发的先兆。如果患者表现出过度消费的倾向,有必要将其财政交给其他信赖的家庭成员保管。患者也会存在过度性行为,需要告知其对于婚姻的影响(诸如离婚),以及可能存在感染性疾病特别是AIDS的风险。

支持性团体[如抑郁症和双相障碍支持联盟(DBSA)]可以通过提供一个论坛分享自己共同经历和感受,帮助其他患者。

> **关键点**
> - 双相情感障碍是躁狂发作可有或没有抑郁发作(双相Ⅰ型)或轻躁狂抑郁发作的(双相Ⅱ型)循环状态
> - 双相障碍明显损害工作和社会能力,增加自杀风险,然而轻度躁狂状态(轻躁狂)有时是适应的,因为能产生活力,创造力,信心和超常的社会功能
> - 患者的病程和周期各不相同,有些患者终身仅有几次发作,而另一些≥4次/年(快速循环形式)
> - 仅有少数患者表现为抑郁和躁狂规律的交替发作,多数患者会以某个疾病相为主
> - 诊断依据临床标准,但滥用兴奋剂和共病躯体疾病,如甲状腺功能亢进或嗜铬细胞瘤,必须通过相关的体格检查和实验室检查来排除
> - 治疗取决于表现及其严重性,但通常选用心境稳定剂(如锂盐、丙戊酸钠,卡马西平,拉莫三嗪),和/或第二代抗精神病药(如阿立哌唑,鲁拉西酮,奥氮平,喹硫平,利培酮,齐拉西酮)

环型障碍

环型障碍表现为持续数天的轻躁狂和轻度抑郁,病程欠规则,严重程度也较双相障碍轻,症状在大于2年内半数时间持续存在。诊断根据既往病史和临床。治疗以宣教为主,有些患者存在社会功能受损,需要药物治疗。

环型障碍通常是双相Ⅱ型障碍前兆。然而,也可能只是情绪的波动而不成为心境障碍。对于慢性轻躁狂,有一种情形在临床上较为少见,即在轻躁狂占主导时有习惯性的睡眠时间小于6小时。当处于这种情形时通常兴高采烈、过分自信、精力勃勃、雄心勃勃、爱管闲事,他们一刻不得闲,常常很快与他人熟稔。

对于某些人来说,环型障碍和慢性轻躁狂有助于其取得生意成功、提高领导力、获得成就以及艺术的创造力。但是,他们通常会出现严重的社交人际后果。常见后果是在工作或求学经历中不稳定、冲动和经常变化居住地,重复艳遇或重要人际关系的破坏,以及阶段性的酒精或毒品使用。

治疗
- 支持性治疗
- 有时需要使用心境稳定剂

患者需要被教导如何在他们喜怒无常的情绪波动下生活,然而和环型障碍的人一起生活并不容易,因为他们的人际关系常常变化无常。他们比较适合弹性较大的工作。有艺术倾向的患者应坚持从事该领域的职业,因为环型障碍的过度波动对于艺术工作者比较合适。

心境稳定剂(如锂盐、特定抗癫痫药,尤其丙戊酸盐、卡马西平及拉莫三嗪)使用与否取决于患者社会功能受损程

度和社交得益或创造力提升之间的平衡。双丙戊酸盐 500～1 000mg/d 的耐受程度通常好于相当剂量的锂盐。应该避免使用抗抑郁药,除非抑郁症状严重并且持续时间长,否则会存在转相和快速循环的风险。

团体治疗能给患者提供一个分享其经历和感受的机会。

211. 强迫障碍和相关障碍

强迫障碍

强迫障碍(OCD)的特征是存在反复发作的持续的不希望的,并且侵入性思维,冲动或意向(强迫观念)和/或由在此驱使下产生的重复行为(强迫行为)或精神行为来尝试减少或防止强迫观念导致的焦虑。诊断基于病史。治疗包括心理治疗(特别是暴露疗法和反应预防)、药物治疗(特别是SSRI 或氯米帕明)或对于严重病例两者结合。

强迫障碍的患病率约为 1%~2%,女性稍多见。约 30%的强迫症患者既往或现在存在抽动障碍(参见第 2390 页)。

症状及体征

强迫观念 是指不需要的,侵入性的思维、冲动或意向,通常会导致显著的苦恼或焦虑。强迫思维的常见对象可能是担心会自己或他人被伤害、危险、污染,以及怀疑心强、丧失或攻击等。例如,患者可能困扰于被污染灰尘或细菌,除非他们洗手为每天≥2 小时。强迫观念是不愉快的。因此,患者试图忽略和/或抑制其观念、冲动或意向。或者通过强迫行为中和。

强迫行为(通常称为仪式) 是过度的、重复的、有目的性的行为,以防止或减少强迫想法引发的焦虑。比如
- 洗涤(如洗手,洗澡)
- 检查(如炉子是否关闭,门是否锁好)
- 计数(如重复动作的特定次数)
- 排序(如特定的模式排列的餐具或工作区项目)

大多数仪式性动作是可以观察到的,如反复洗手和检查门锁,但有些是看不见的,如默默地反复计数或陈述。通常情况下,强迫仪式必须以精确的方式,根据严格的规则进行。仪式可能未必与实际担心的事件有关。当与现实有关时(如淋浴,以避免被弄脏,检查灶具防止火灾),该强迫行为显然是过分的,如每天洗澡几个小时或出门之前检查灶具 30 次。在所有情况下,强迫观念和/或强迫行为必须是费时(>1h/d,往往更多),导致显著的痛苦或功能损害,极端的强迫观念和强迫行为可能致残。

自知力程度不同。多数强迫障碍患者在一定程度承认自己的强迫观念是不现实的(如,碰触烟灰缸并不会真的得癌症)。但是,偶尔存在自知力完全缺乏(即患者坚信自己的观念真实的,强迫行为是合理的)。

由于害怕出丑或被歧视,患者往往要隐藏自己的强迫观念和仪式性动作。人际关系经常遭到破坏,工作和学习表现下降,继而产生抑郁。

诊断
- 临床标准

诊断根据临床上强迫观念和/或强迫行为的表现。强迫观念或强迫行为必须费时或导致临床显著的痛苦或功能损害。

治疗
- 暴露和反应预防治疗
- SSRI 或氯米帕明

暴露疗法和反应预防治疗有效,治疗实质是让患者暴露在能触发产生强迫观念和仪式的人或情景当中而不触发强迫行为。该方法让其在触发焦虑的暴露中逐步适应以减少焦虑。通常数年后症状会逐渐改善,特别是那些真正掌握方法并在正式治疗结束后自己也能用该方法应对焦虑的患者。但有些患者用这种治疗方法无明显效果,对药物治疗也不敏感。

有些抗抑郁药物包括 SSRI(参见第 1579 页)和氯米帕明(一种三环类抗抑郁剂,具有强大的 5-羟色胺能作用)非常有效。通常比治疗抑郁症和多数焦虑障碍需要更高的剂量。许多专家认为结合心理治疗和药物治疗是最好的选择,特别是对一些病情严重的患者。

> **关键点**
> - 强迫观念是侵入性,不必要的想法,冲动或意向,通常会造成显著的苦恼或焦虑
> - 强迫行为是过分的,重复的仪式,患者觉得必须为之从而减少或中和强迫想法导致的焦虑
> - 强迫观念和/或强迫行为必须是费时(>1h/d,通常更多)的,或导致患者痛苦或功能损害
> - 治疗包括让患者逐渐暴露于触发焦虑的强迫观念和仪式中,同时要求不进行仪式
> - SSRI 或氯米帕明有效

躯体变形障碍

躯体变形障碍的特点是存在≥1 项外人无法察觉和/或仅为轻微的身体缺陷的先占观念。身体外形缺陷的先占观

念给患者带来巨大痛苦或影响到其社交、职业、学业功能。并且在某些时候,患者因为先占观念出现反复和过度进行≥1的行为(如照镜子比较自己与其他人的外观)。诊断根据病史。治疗包括药物治疗(特别是 SSRI 或氯米帕明)、心理治疗(如暴露疗法,认知行为治疗)或两者皆用。

躯体变形障碍常始于青春期,在女性中可能更为常见。普通人群中患病率约 2%。

症状及体征

症状可缓慢进展或突然出现。尽管严重程度可能不同,但是不规范治疗通常都会呈现慢性化病程。症状一般涉及脸部或头部,但也可以涉及身体任何一个部位,或者多个部位,并常常可从一个部位转移到另一个部位。例如患者可能会关注自己稀疏的头发、痤疮、皱纹、伤疤、脸色、体毛或关注鼻子、有些人会关注眼睛、耳朵、嘴巴、胸部、臀部或身体其他部位的大小和形状。男性(很少有女性)有一种特殊表现形式称为肌肉变形,与患者始终觉得自己的身体肌肉不够发达强健的先占观念有关。患者可描述不喜欢的身体部位如面色难看,没有吸引力,变形,丑陋,或怪异。

患者通常会花很多时间,每天担心感知到的缺陷,往往误认为他人会因为这些缺陷特别关注或者嘲笑自己。大部分患者经常反复照镜子检查,有些人则回避照镜子,还有人则在两种行为间来回转换。

其他常见的强迫行为包括过度修饰打扮、挑剔(如去除或修复皮肤上的瑕疵)、反复寻求保证(关于对缺陷的感知)、反复换衣服。大部分患者试图掩饰他们想象中的缺陷,如通过留胡子遮住感觉到的伤疤,或者通过戴帽子来盖住稍微有点少的头发。很多人通过皮肤科治疗、牙齿矫正、外科治疗或其他化妆方式来矫正他们感知的缺陷,但是这些治疗通常不成功,并且会加重他们的先占观念。肌肉变形症的男性会服用雄激素,有可能导致危险。

由于躯体变形障碍患者对自身外表感到害羞,他们会回避在公众场合露面。对外表的过分关注损害多数患者的社交、学业、职业功能。有些患者只在夜晚离开家;还有些则根本闭门不出。该病会导致社会隔离,抑郁,反复住院和自杀行为。

自知力因人而异,通常是差或不存在。即患者真实地相信,不喜欢的身体部位可能(自知力差)或绝对(无自知力)看起来不正常、丑陋或没有吸引力。

诊断
- 临床标准

患者由于强烈的羞耻感不愿暴露他们的症状,该障碍可能会持续好几年都得不到诊断。与对外貌的正常关注不同,患者因为对自身缺陷的先占观念耗费大量时间,造成巨大痛苦,且影响其社会功能。

诊断主要依据病史。如果仅关注体形和体重,应诊断为厌食症(参见第1572页);而仅关注外部性征,应考虑性身份障碍(参见第1608页)。

诊断标准包括:
- 存在一种或多种事实上并不存在或难以察觉的外观感知缺陷
- 对外观关注的重复行为(如照镜子,过度修饰)
- 给患者带来痛苦,或社交、职业或其他重要功能受损

治疗
- SSRI 类药物和氯米帕明
- 认知行为治疗

SSRI(参见第1579页)和氯米帕明(一种三环类抗抑郁剂,具有强大的5-羟色胺能作用)有效。通常比治疗抑郁症和多数焦虑障碍需要更高剂量。

目前认为,针对躯体变形障碍症状的认知行为治疗是较好的心理治疗选择。认知方法和暴露与反应预防是治疗的基本要素。患者需要面对他们担心的情况并避免进行仪式动作。由于多数患者缺乏自知力,动机访谈往往需要增加他们的意愿并坚持治疗。

许多专家认为心理治疗合并药物治疗是最好的选择,特别是对一些病情严重的患者。

> **关键点**
> - 存在≥1项的他人无法察觉或轻微的外形缺陷的先占观念
> - 为消除外形缺陷的先占观念而进行重复行为(如照镜子,过度修饰)和/或采取措施伪装或去除感知到的缺陷
> - 患者通常具有较差的能力或缺乏自知力,并真实地相信,不喜欢的部位看起来异常或没有吸引力
> - 治疗包括认知疗法和仪式的预防,以及 SSRI 或氯米帕明药物治疗

囤积症

囤积症的特点是持续性的丢弃财物困难,不论其是否有实用价值。结果导致物品堆积以致影响正常生活区域。

囤积障碍往往始于青少年且程度较轻,随着年龄增长逐渐加重,30 岁中期可发生严重的功能受损。估计患病率为 2%~6%。

症状及体征

症状一般是慢性的,很少或根本没有波动或自发缓解。患者存在强烈的需求去保存物品,必须部分或完全丢弃物品时出现严重的不安。患者积累了大量的现有空间无法存储的物品;并且堆放杂乱堵塞了正常的生活空间,以至于空间里只有储囤积的物品。例如,囤积报纸堆可以填充水槽和覆盖在厨房的台面和炉灶,使得该区域无法烹饪。

动物囤积 是囤积症的一种形式,患者收养了大量的动物,但能提供足够营养,卫生和照顾,即使有动物健康(如体重下降,患病)和/或环境(如极度拥挤,极度不卫生)恶化。

自知力各有不同。有些患者意识囤积相关的观念和行为是有问题的,有的则没有。

诊断
- 临床标准

囤积应与瞬间的积累和堆积(如财产继承)不同,是逐渐持续积累的;此外,患者拒绝赠送或出售囤积物品。收藏

家(如书籍,雕塑)也类似囤积者,可以收藏和保存大量物品,但与囤积不同,收藏是有组织,有系统,不显著影响社会功能或家庭环境安全的。

诊断标准包括以下几点:
- 患者对物品存在持续丢弃困难,不论其实际价值
- 丢弃困难是由于认为需要保存这些物品,必须丢弃时十分痛苦
- 堆积的物品充斥生活区域(即不在地下室或存储区),并严重妨碍这些区域的用途
- 囤积给患者带来痛苦,造成社交、职业或其他重要功能受损

治疗
- SSRI 类
- 认知行为治疗

SSRI 可能有效,但缺乏证据。针对囤积症状的认知行为疗法可能有效。

拔毛癖
(拔毛障碍)

拔毛癖的特点是反复拔除毛发造成局部毛发缺失。

患者并非美容原因反复牵拉或拔出自己毛发。最常见的是头发、眉毛和睫毛,但也可以是身体任何部位的毛发。拔毛网站所列各种表现可能随时间而改变。

某些患者拔毛行为是自动的(即没有自我意识),有些则故意为之。拔毛并非强迫观念或考虑美观而引发,但可通过拔毛行为缓解之前的紧张或焦虑,从而产生满足感。

拔毛行为通常在青春期前后出现。时点患病率1%~2%。约90%为女性。

症状及体征

拔毛症状通常是慢性的,症状迁延波动。毛发缺失的方式因人而异。有些人的睫毛和/或眉毛区域完全缺失毛发,有些人只是头发稀疏。拔毛行为可伴有一系列行为(仪式)。患者可能会一丝不苟地搜索特定类型的毛发拔除,也可能尝试确保毛发被以特定的方式被拔除。他们可能会用手指缠绕头发,用牙齿咬住,然后拔除。许多患者吞下自己毛发。

患者可能会对自己的外貌尴尬或羞愧。多数试图通过覆盖失去毛发的区域(如戴假发或围巾)以掩饰毛发缺失。有些患者会分散拔除毛发以掩盖损失。他们会避免他人看到自己的毛发缺失,通常情况下,除了家庭成员他们不在外人面前拔毛。

有些患者会拔宠物或者材料(如衣物、毯子)的毛。多数患者也有其他的围绕身体的重复行为,如皮肤搔抓或咬指甲。

诊断
- 临床标准

临床诊断包括以下几点:
- 去除毛发
- 多次试图停止拔毛
- 因为拔毛经历明显的痛苦,或功能损害

这些痛苦包括尴尬或羞愧(如,个人行为失控,必须化妆掩盖毛发缺失)。

治疗
- SSRI 类药物或氯米帕明
- 认知行为治疗

SSRI 和氯米帕明(一种三环类抗抑郁剂,具有强大的5-羟色胺能作用)对于共存的抑郁或焦虑有效。对于拔毛,氯米帕明似乎比地昔帕明(抑制去甲肾上腺素的再摄取的三环抗抑郁药)更有效。不过,SSRI类效果欠佳。一些证据表明,ñ-乙酰半胱氨酸(部分谷氨酸激动剂)是有效的。有限的证据表明低剂量的多巴胺受体阻滞剂有效,但必须仔细评估风险收益率。

目前认为,针对拔毛特殊症状的认知行为治疗是较好的心理治疗选择。例如,厌恶治疗,一种常用行为治疗,可以使用。具体包括意识训练(如自我监测,识别触发的行为),刺激控制(改变环境-例如,避免触发行为以减少拔毛可能性),以及训练竞争应对(用其他方式替换拔毛行为)。

抓痕(皮肤搔抓)障碍

抓痕障碍的特征在于通过对皮肤的反复搔抓、揭皮等导致皮肤损伤。

抓痕障碍患者非美容原因(即不去除认为没有吸引力或可能发生病变的皮肤)反复搔抓自己的皮肤。有些患者挑选健康皮肤,有些选择轻微病变的部位,如老茧,丘疹,结痂。

有些患者的行为有自动性(即没有自我意识),有些则故意为之。揭皮行为不是强迫观念或考虑美观而触发,但可以通过揭皮缓解紧张或焦虑,并伴有满足感。

皮肤搔抓常起病于青春期,也可在不同年龄起病。时点患病率为1%~2%。约75%为女性。

症状及体征

皮肤搔抓通常是慢性的,症状迁延波动。抓痕网站所列各种表现可能会随时间改变。搔抓的方式因人而异。有些患者存在多处瘢痕,有些仅限于某些轻微损伤部位。多数患者尝试用衣服或化妆掩饰皮损。

搔抓行为可伴有一系列行为或仪式。患者可能会一丝不苟地搜索特定类型的痂去抠;也可能试图确保痂用一个特定方式抠挖(使用手指或工具),一旦去除会咬或吞咽痂。

患者可能会因为搔抓的部位外观受损而感到尴尬或羞愧。患者为避免他人看到皮损,除了家庭成员外,通常不会在别人面前表现揭皮行为。部分患者会选择他人的皮肤。多数患者也存在其他的围绕身体的重复行为(见上文),如拔毛(见上文)或咬指甲。

诊断
- 临床标准

诊断标准通常包括:
- 导致可见的皮损(虽然有些患者试图通过衣服或化妆掩盖病变)
- 多次试图停止搔抓行为
- 行为导致严重的痛苦,或功能损伤痛苦包括尴尬或羞愧

(如,个人行为失控,皮肤损伤必须通过化妆掩盖)

治疗
- SSRI 类
- 认知行为治疗

SSRI 对于共病抑郁或焦虑有效,并且有证据表明,也可一定程度减轻搔抓症状。

目前认为,针对揭皮特定症状的认知行为治疗是较好的心理治疗选择。例如,厌恶治疗,一种常用的行为治疗,可以使用。它包括意识训练(如自我监测,识别触发行为),刺激控制(改变环境-如避免触发,以减少揭皮可能性),以及竞争的应对训练(用其他行为替代揭皮行为)。

围绕身体的重复行为障碍

围绕身体的重复行为障碍表现为以针对身体的重复行为(如咬指甲,咬嘴唇,咬脸颊),并试图阻止该行为。

围绕身体的重复行为障碍属于其他特定的强迫及相关障碍(参见第1586页)。患者反复进行以身体伤害的重复活动(如咬指甲、咬嘴唇、咬脸颊)。

有些患者的行为是自动的(即没有自我意识),有些则故意为之。这些行为并非强迫观念或考虑美容而触发,但该行为可缓解紧张或焦虑,并伴随满足感。

严重的咬指甲或咬甲癖(onychotillomania)可能会导致指甲畸形(如洗衣板畸形或扭曲的指甲)和甲下出血。

诊断

诊断标准包括:
- 并非拔毛、搔抓等伤害身体的重复行为
- 多次尝试停止该行为
- 行为导致严重痛苦或功能损伤

治疗

治疗包括药物(如 SSRI 类药物)和认知行为治疗。类似于拔毛(拔毛障碍,参见第1588页)和抓痕障碍(参见第1588页)的治疗。

嗅觉相关综合征

嗅觉相关综合征属于其他特定强迫及相关障碍的特殊形式(参见第1586页)。患者存在自己有狐臭的先占观念,并且为此痛苦而损害社会功能,其实事实并非如此。先占观念通常伴随着重复行为(如闻自己,过度淋浴)。

212. 人格障碍

人格障碍概述

人格障碍是广泛的感知和行为模式,会引起个体明显的痛苦或功能障碍。人格障碍表现各异,但都为遗传和环境因素共同发挥作用所致。随着年龄逐渐增加许多患者会症状减轻,但某些特质在导致诊断的急性症状之后可能仍有一定程度的持续存在。诊断根据临床。治疗采用心理治疗,有时也用药物治疗。(参见第1590页)

人格特质 是思维、感受、反应以及人际交往的模式,它在不同时间和不同情境中相对稳定。

人格障碍 如果存在这些特征变得过分突出,缺乏弹性,适应不良,将影响工作和/或人际功能。人格障碍患者的社会适应不良会导致周围人明显的痛苦。人格障碍的患者(不像其他患者主动寻求帮助),通常因为其社会适应不良行为的后果前来就诊,而不是出于对自己的想法和感受的痛苦。因此,首先临床医生必须帮助患者看到他们的人格特质是问题的根源。

人格特质通常在青春后期或成年早期开始突显,多数特质会持续一生,但有些会随年龄增长而自行解决。

根据最新的DSM-5,人格障碍的主要类型为某些类型(如反社会、边缘)会随着年龄的增长症状减轻或问题解决,其他(如强迫、精神分裂)则不太可能自行缓解。

普通人群中患病率约10%,住院的精神病患者大约有一半存在人格障碍。总体而言,性别、社会经济阶层和种族上无明显区别。然而,在反社会型人格障碍中男女比例是6:1。在边缘型人格障碍中,男女比例是1:3(仅在临床数据,而非总人口中)。

对多数人格障碍,遗传概率约为50%,接近或高于其他主要精神疾病。这种遗传程度反驳了常见的假设,即人格障碍主要是由恶劣环境塑造的性格缺陷。

与人格障碍相关的直接健康医疗成本和因此失去生产力而产生的间接成本,要明显多于抑郁症或广泛性焦虑障碍所产生的同类成本,尤其是边缘型人格障碍和强迫性人格障碍。

人格障碍的种类

DSM-5 组的 10 种类型的人格障碍基于相似的特性分为3群(A、B 和 C)中。然而,这些群的临床实用性尚未确定。

A 群的特征在于表现得奇特或怪异。包括下列人格障碍:
- 偏执狂:不信任和猜疑
- 分裂样:对外界不感兴趣
- 分裂型:怪异的思维和行为

B 群特点是表现得戏剧化的、情感的或不稳定的。包括下列人格障碍:

- 反社会：对社会不负责任，漠视他人，迷惑和操纵他人谋取私利
- 边缘型：无法忍受孤独和情绪失控
- 表演型：引人注意
- 自恋型：自我失调，脆弱的自尊和明显夸大

C群特点是表现焦虑或害怕。包括下列人格障碍：
- 回避型：对拒绝的敏感而回避人际交往
- 依赖型：服从和需要被照顾
- 强迫型：追求完美、刻板和固执

症状及体征

根据DSM-5，人格障碍主要表现为：
- 自我认同问题
- 人际关系问题

自我认同问题 可能表现为一个不稳定的自我形象（如认为自己在善良和残忍之间波动）或价值观、目标和表现不一致（如在教堂笃信宗教，但在别处表现为亵渎和不敬）。

人际关系问题 一般表现为无法发展或维持密切的关系，或者是对他人感觉迟钝（如无法感同身受）。

人格障碍患者常表现得不一致、混乱，并且会让周围的人受挫甚至感到恼怒（包括医生）。这些人可能难以知道自己与他人之间的界限。自尊可能是不适当的高或低。他们在履行家庭义务时可能表现为矛盾、疏离、过度情绪化、虐待或不负责任，导致其配偶或子女的躯体或心理问题。

人格障碍的人可能意识不到自己有问题。

诊断
- 临床标准（DSM-5）

一旦临床医生怀疑患者有人格障碍，他们使用特定的诊断标准来评估认知，情感，人际关系和行为倾向。更专业和经验丰富的临床医生需要更复杂和实验严格的诊断工具。

人格障碍诊断的要求如下：
- ≥2项持久、缺乏弹性的、广泛的适应不良特质，具体包括：认知（或感知并解释自己、他人和事件的方式），情感，人际功能和冲动控制
- 适应不良方式导致明显的痛苦或功能损害
- 症状起病于青春期或成年早期

此外，必须排除其他可能导致这些情况的症状（如其他精神障碍，物质使用，头部创伤）。

对于<18岁的患者诊断人格障碍，该模式必须至少存在≥1年，除反社会人格障碍，其他人格障碍的诊断年龄不能<18岁。由于很多患者缺乏自知力，医生可能需要从既往接诊医生、其他治疗师、家庭成员、朋友或其他与之接触的人中获得病史。

治疗
- 心理治疗

人格障碍治疗的金标准是心理治疗。不论是个体还是团体治疗，患者存在寻求治疗意愿改变的动机是治疗的关键。通常情况下，人格障碍对药物治疗不敏感，但某些药物可以有效地针对特定症状（如抑郁、焦虑）。人格障碍经常共病其他障碍（如心境障碍、焦虑、药物滥用、躯体症状和饮食失调），使得治疗更具挑战性，延迟缓解时间，增加了复发的风险，并降低治疗效果。对于各种人格障碍的治疗建议，见表212-1。

表212-1 人格障碍的治疗

诊断	心理治疗	药物
偏执狂	支持性心理治疗	抗抑郁药
	认知行为治疗	非典型抗精神病药物
分裂样	支持性心理治疗	—
	社交技能训练	
分裂型	支持性心理治疗	抗精神病药物
	社交技能训练	
	认知行为治疗（CBT）治疗焦虑	
反社会型*	认知行为治疗	抗抑郁药：选择性5-羟色胺再摄取抑制剂
	应急管理	心境稳定剂（锂盐，丙戊酸盐）
边缘型	一般精神科处理和结构化临床管理办法	心境稳定剂（拉莫三嗪，托吡酯）用于情绪症状，冲动，和焦虑的处理
	支持性心理治疗	短暂的精神病性症状和愤怒问题可使用非典型抗精神病药物
	辩证行为治疗	抗抑郁药（无害，但效果有限）
	基于心理化的治疗	避免使用苯二氮䓬类和兴奋剂
	聚焦移情的心理治疗	
	聚焦图式的心理治疗	
	情绪预测和解决问题的系统培训	
戏剧性	精神动力性心理治疗	—
自恋	精神动力性心理治疗	—

续表

诊断	心理治疗	药物
	基于心理化的治疗	
	聚焦移情的心理治疗	
回避	精神动力性心理治疗	抗抑郁药:单胺氧化酶抑制剂,选择性5-羟色胺再摄取抑制剂
	支持性心理治疗	抗焦虑剂
	认知行为治疗	
依赖型	精神动力性心理治疗	抗抑郁药:单胺氧化酶抑制剂,选择性5-羟色胺再摄取抑制剂
	认知行为治疗	
强迫型	精神动力性心理治疗 认知行为治疗	抗抑郁药:选择性5-羟色胺再摄取抑制剂

*对于反社会型人格障碍治疗有争议。

治疗的一般原则 一般来说,性格疾病治疗的目标是
- 减少主观的痛苦
- 使患者明白是他们自己的问题
- 减少明显的不适当的或不良的社交行为
- 修正有问题的人格特质

减少主观的痛苦:(如焦虑、抑郁)是首要目标。增加社会心理支持往往可以缓解这些症状,包括将患者从高度紧张的状态或人际关系中解救出来。药物治疗也可能有帮助。减轻压力使治疗人格障碍更容易。

让患者看到自己的问题:应及早进行。早期应该努力使患者认识到他们在工作或人际关系中的问题是出在自身,即由于他们对这个世界的处理方式(如对待工作、权威或亲密关系上)的错误造成的。达到这样的理解需要大量的时间、耐心和临床医生方面的承诺。临床医生也需要对患者情绪敏感性和日常应对方式有一个基本的了解。家人和朋友可以帮助患者和临床医生确定不易察觉的问题。

不适当及不良的行为:(如鲁莽、与社会隔离、缺乏自信、脾气暴发)应尽快纠正,以最大限度地减少对工作和人际关系的持续伤害。行为上的改变对边缘型、反社会型或回避型人格障碍患者非常重要。
- 边缘型
- 反社会的
- 回避

经过团体心理治疗法和行为矫正,行为通常可以在几个月内得到改善。有时患者必须住日间病房或者全封闭病房。自助团体或家庭治疗也可以帮助改变其社会不良行为。由于家庭成员和朋友能够帮助患者增强或者削弱问题行为或观念,他们的参与是有帮助的,在处理问题时他们是治疗盟友。

改变存在问题的人格特质:(如依赖、不信任、傲慢、喜欢操纵别人)需要较长的时间,通常在一年以上。影响这些改变的基础是
- 个体心理治疗

治疗过程中,医生要设法找出患者人际交往中的问题。然后帮助患者了解这些问题是如何与他们的人格特质相关,并培训患者掌握新的、更好的与人互动的方式。通常情况下,临床医生必须反复指出不良行为及其后果,使得患者意识到问题,帮助患者改变他们的适应不良行为和错误的观念。虽然临床医师采取行动应当敏锐,然而应该注意,友善和明智的建议本身并不能改变人格障碍。

> **关键点**
> - 人格障碍包括持久的、不适当的人格特质,这些特征明显导致痛苦或损害工作和/或人际交往
> - 只有当患者理解问题存在于自身,而不只由外部因素引起的,治疗才会是有效的
> - 心理治疗是主要的治疗方法
> - 药品只在特定的情况下有帮助,例如,控制显著的焦虑、愤怒暴发和抑郁症状
> - 人格障碍往往抗拒改变,但许多随着时间的推移逐渐变得不那么严重

反社会型人格障碍

反社会型人格障碍(ASPD)的特点是持续的无视行为后果和他人权利。诊断根据临床标准。治疗包括认知行为治疗,抗精神病药物,和抗抑郁药又见焦虑障碍概述。

反社会型人格障碍的患者常为了个人利益进行非法,欺骗,剥削,鲁莽的行为,缺乏悔恨。具体包括:
- 辩解或合理化自己的行为(如认为输家就应该输,想自己成为老大)
- 责怪受害人是愚蠢或无助
- 无视自己的行为对他人的剥削和有害影响

发病率各不相同,普通人群中为1%~3.6%。男性比女性更常见(6:1),并且有很强的遗传性。患病率随年龄下降,提示患者随着时间适应不良的行为有所改善,并尝试建立新生活。

共病 常见。多数患者存在物质使用障碍(反社会型人格障碍患者约一半符合物质使用障碍的标准)。患者反社会型人格障碍往往也存在冲动控制障碍,注意力缺陷/多动症,或者边缘型人格障碍。

病因

遗传和环境因素（如在儿童时期虐待）有助于反社会人格障碍的发展。可能的机制是与异常5-羟色胺转运功能相关的攻击冲动。从幼儿期到青春前期一直无视他人的痛苦等反社会行为。

患者的一级亲属发生该障碍的机会比普通人群高。不论是养父母还是生物学父母罹患该障碍都会增加孩子的患病风险。

如果在10岁之前品行障碍伴随着注意力缺失/多动症，成年期发生反社会人格障碍的危险性增加。当父母虐待或忽视儿童或在管教或管教方式不一致的行为障碍发展为反社会人格障碍的风险可能增加（如对孩子忽冷忽热）。

症状及体征

反社会型人格障碍的患者表现为对他人和被毁坏财产的漠视，对骚扰他人或偷窃的无所谓。他们可能会欺骗、利用、诱惑或操纵别人得到自己想要的（如金钱，权力，性）。他们可能使用化名。

这些患者容易冲动，不提前规划，不计后果，不顾自己或他人的安全。因此，他们可能会突然改变工作，家庭，或人际关系。开车时，他们可能会超速行驶或毒驾，有时会导致事故的发生。他们可能饮酒过量，或使用非法毒品。

反社会型人格障碍的患者常在社会和经济上不负责任。他们可能经常毫无计划地换工作。可能在有条件时不去工作。他们可能不支付账单，拖欠贷款，或者不支付子女抚养费。

这些患者往往容易被挑衅，具有攻击性，他们可能会打架或虐待配偶或伴侣。性关系上，他们不负责任，并且利用性伴侣，无法保持一夫一妻制。

缺乏悔恨行为。反社会型人格障碍的患者可能会通过抱怨自己受到的伤害（如他们应得的）或者生活的方式（如不公平）合理化自己的行为。他们不愿被人摆布，并为自己的利益不惜任何代价。

缺乏对他人同情，对他人的权利和痛苦表现为蔑视或淡漠。

反社会型人格障碍的患者往往自我评价很高，并且很自以为是或傲慢。他们可能很迷人，夸夸其谈，并为自己的利益轻易许诺。

诊断

- DSM-5

反社会人格障碍的诊断，患者必须持续存在无视他人的权利，存在≥3项的如下内容：

- 无视法律规定，表现为反复出现犯法行为
- 欺骗，表现为反复说谎，使用化名，或为个人利益或乐趣摆布他人
- 冲动行事或不提前规划
- 容易被挑衅或有攻击行为，表现为经常斗殴或冒犯他人
- 漠视自己以及他人安全
- 持续的不负责任，表现工作不稳定，无计划，不支付账单
- 毫无悔意，表现为对他人的漠视或对虐待他人的合理化

此外，有证据表明15岁时就有品行障碍，但反社会型人格障碍只能在18岁以后诊断。

鉴别诊断 反社会型人格障碍必须和以下相鉴别：

- 有时很难确定冲动和不负责任的结果是因为物质使用障碍还是反社会型人格障碍，但可根据患者的病史进行判断，包括早期症状以及是否存在清醒期。有时物质使用障碍在改善后反社会型人格障碍更容易被诊断，但反社会人格障碍可以和物质使用障碍共病
- 品行障碍有持续的违反社会规范和法律的行为，但必须在15岁之前出现
- 患者同样存在剥削和同情缺乏，但他们往往没有反社会型人格障碍的攻击性和欺骗性
- 患者也存在类似操控行为，但这样做只是为了培育，而不是反社会人格障碍患者那样为了得到想要的东西（如金钱、权力）

治疗

- 有些患者可以使用认知行为治疗、情绪稳定剂和抗抑郁药

没有证据表明任何一种特定的治疗可以长期的改善。因此，治疗目的是到达其他一些短期的目标，比如避免法律后果，而不是改变患者。可使用应急管理（即根据患者的行为给予或限制患者）。

具有明显的冲动和情绪不稳的攻击性患者可使用认知行为疗法或药物（如锂、丙戊酸钠，SSRI类药物）。抗精神病药物可使用，但疗效不确定。

回避型人格障碍

回避型人格障碍（AVPD）的特点是避免拒绝，批评或羞辱风险的人际互动。诊断根据临床标准。治疗采用心理治疗、抗焦虑药和抗抑郁药物。

回避型人格障碍患者存在强烈的能力不足感，并回避得到负面评价的任何情况，造成社会适应不良。普通人群中患病率为1%~5.2%，女性比男性更常见。

共病 常见。患者通常共病抑郁症，恶劣心境，强迫症，或某种焦虑障碍[如惊恐障碍，尤其社交恐惧症（社交焦虑症）]。也可共病另一种人格障碍（如依赖型，边缘型）。存在社交恐惧的回避型人格障碍患者有更严重的症状和功能损害。

病因

研究表明，儿童时期的被拒绝和边缘化经历会导致社交焦虑特质，并产生回避型人格障碍的行为。早在2岁时即可出现社交场合的回避。

症状及体征

回避型人格障碍患者担心自己被批评、拒绝或者他人不同意自己而回避社会交往，甚至工作场所，具体包括以下几种情况：

- 担心同事的批评而拒绝晋升
- 避免会议
- 除非确信会被喜欢，否则拒绝结交新朋友

他们会假设他人都是不认可自己并且是吹毛求疵的，除非大量的事实证明并非如此。因此，在加入一个团体并形成密切关系，患者需要反复的支持和不加批判地接受保证。

患者渴望社会交往，却害怕将自己的幸福置于他人之手。鉴于这些患者限制与人的相互作用，他们往往相对独立，需要帮助时缺乏能够提高帮助的社交网络。

这些患者对任何轻微的批评、反对或嘲讽非常敏感，他们通常假设他人正在批评或抛弃自己。他们对任何负面的反馈十分警惕。他们紧张焦虑的外表可能会引起嘲讽或戏谑，从而更加加重自我怀疑。

自卑和自我能力不足感抑制这些患者在社交场合的表现，尤其是新的场合。患者自认为不善交际，缺乏吸引力，并且不如别人，导致与陌生人互动受到限制。他们往往安静胆小，并且试图躲避，他们认为如果他们自己说什么，别人会认为是错误的。他们不愿谈论自己以免被他人嘲笑或羞辱。他们担心自己会脸红或者受到批评的时候哭泣。

因为类似原因，回避型人格障碍患者非常不愿承担个人风险或参与新的活动。这种情况下，他们夸大危险并用减轻症状或其他方式来解释回避行为。他们可能更喜欢有限的生活方式，因为他们需要安全和确定性。

诊断

- DSM-5

对于回避性人格障碍的诊断，患者必须具有一种持续的行为模式，这种模式下，他们避免社会上的接触，感觉自己不完美，对批评和排斥过于敏感，出现以下情况≥4种：

- 避免参与涉及人际关系的相关活动，因为他们担心他们会遭到批评或拒绝，或者人们不赞成
- 除非他们确定别人喜欢他们，否则他们不愿意参与其他人的活动
- 因为他们害怕嘲笑或羞辱，他们要与别人必要的保持密切关系
- 专注于在社会环境（社会生活）中受到的批评或拒绝
- 因为他们感觉自己不完美，所以他们在新的环境下会感到拘谨
- 认为自己在社会上不能胜任，不能吸引人或比不上别人的观点
- 因为他们可能觉得有所尴尬，所以不愿承担个人风险或参与任何新的活动

此外，症状必须从成年早期开始。

鉴别诊断 回避型人格障碍必须和以下两种疾病鉴别：

- 社交恐惧症和回避型人格障碍之间的差异是微妙的。回避型人格障碍比社会恐惧症有更普遍的焦虑和回避现象，这通常特定于可能导致尴尬的公开场合下（如公开演讲，在舞台上表演）。然而，社交恐惧可能涉及更广泛的回避模式，因此可能难以区分。这2种病变常共存
- 这两种疾病的特点都是社会孤立。然而，分裂型人格障碍的患者变得孤立，是因为他们对其他人没有兴趣，而具有回避型人格障碍的患者之所以变得孤立，是因为他们对其他人可能的排斥或批评过于敏感

其他人格障碍可能是在某些方面类似回避型人格障碍，但可以通过特征表现来区分（如依赖型人格障碍需要被照顾 VS 回避型人格障碍害怕被批评）。

治疗

- 针对社交技能的认知行为治疗
- 支持性心理治疗
- 精神动力性心理治疗
- 抗焦虑药和抗抑郁药物

一般治疗回避型人格障碍治疗类似其他人格障碍。回避型人格障碍通常回避治疗。对社交恐惧症和回避型人格障碍都有效的治疗包括：

- 针对社交技能的认知行为疗法，团体治疗
- 有同样困扰的患者组成的团体治疗也有效

对于回避型人格障碍有效的治疗包括：

- 支持性的个体疗法，减轻患者对别人的反应过度敏感。精神动力性心理治疗，其重点是潜在的冲突，可能有效。有效的药物治疗包括单胺氧化酶抑制剂，SSRI 类药物和抗焦虑药，有助于减轻焦虑，帮助患者适应新的社交场合

边缘型人格障碍

边缘型人格障碍（BPD）的特点是一种普遍的模式，这种模式下，患者有不稳定和过于敏感的人际关系，不稳定的自我形象，强烈的情绪波动，和冲动。诊断根据临床标准。治疗可分别采取抗抑郁药物和心理疗法。

边缘型人格障碍的患者难以忍受独自一人，为了避免被抛弃，他们会做出一些疯狂的行为，而这导致了危险的发生，比如表现出想要自杀，以获得别人的救援和关心。

根据报告，边缘型人格障碍的患病率不同，在普通人群中可能在 1.7%~3% 之间，但在接受精神疾病治疗的患者中可高达 15%~20%。在临床上，这种疾病 75% 的患者是女性，但在普通人群中，男女的比例为 1∶1。

共病 是复杂的。患者可有多种其他疾病，尤其抑郁、焦虑、（如惊恐障碍）创伤后应激障碍、进食障碍、药物滥用障碍。

病因

儿童早期的应激可能促进边缘人格障碍的发生。童年的时候经历了身体和性虐待，被忽视，与照顾者分离和/或失去父母，这些情况在患有边缘型人格障碍的患者中是常见的。某些人可能具有某些遗传倾向，对环境生活压力会产生病理反应，并且边缘型人格障碍具有明显的遗传成分。一级亲属是边缘型人格障碍的人群罹患该障碍的风险是普通人群的 5 倍。大脑和神经肽系统的功能紊乱也可能导致障碍，但并非存在于所有的患者。

症状及体征

边缘型人格障碍的患者觉得自己是被遗弃或被忽视，感到强烈恐惧或愤怒。例如，当对他们很重要的人迟到或爽约，他们会极其愤怒或惊恐。他们认为这是抛弃，意味着他们自己是坏的。他们害怕抛弃的部分原因是不想独自

一人。

这些患者对他人看法往往存在突然的戏剧性的巨大变化。他们在早期可能理想化潜在的照顾者或恋人的关系，要求花很多时间在一起，分享一切。然后突然觉得对方不够关心，感到失望，并且变得愤怒或者贬低对方。从理想化到贬低对方的变化反映了非黑即白的思维（分裂的，好的和坏的两极化）。边缘型人格障碍患者可以用同情和关怀他人，但只有当他们觉得自己需要的时候他们会在那里。患者难以控制自己的愤怒，并且愤怒往往强烈和不恰当。

他们常冲着自认为忽视或遗弃自己的照顾者或情人表达愤怒，表现为尖刻的挖苦，痛苦或长篇大论，暴发后，他们常常感到惭愧和内疚，加重自己是坏人的感觉。

边缘型人格障碍患者也可能会突然转变自我形象，表现为突然改变自己的目标、价值观、观念、职业或朋友。他们在上一分钟可以表现为被照顾周到下一分钟就可以义愤填膺地抱怨被虐待。尽管通常把自己看成是坏的，他们有时觉得自己不存在的，例如，当他们觉得没有人对自己关心。他们常常感到内心空虚。

情绪（如强烈的烦躁不安、易怒、焦虑）的变化通常只持续几个小时，很少持续超过几天，可能反映了边缘型人格障碍患者的人际关系极端敏感。

边缘型人格障碍患者经常伤害自己以达到目标。例如，他们可能会在毕业前夕辍学，或者毁掉一个颇有前途的关系。冲动导致自我伤害常见。他们可能赌博，从事不安全性行为，暴饮暴食，野蛮驾驶，滥用物质，或超支。自杀行为、姿势和威胁以及自残（如切割、燃烧）很常见。虽然许多自伤行为并非旨在结束生命，在这些患者自杀风险是普通人群的40倍，8%~10%的患者最终自杀死亡。这些自伤行为通常因为照顾者或恋人可能的遗弃或对其失望拒绝而触发。患者可自残来弥补感到自己是坏人或通过解离发作来确定自己的能力感。

解离发作，偏执观念，有时精神病样症状（如幻觉、关系妄想）可在极端应激状态下产生，通常是害怕被遗弃，无论是真实的还是想象的。这些症状通常短暂，并且不会严重到符合单独障碍的诊断标准。

多数患者的症状会减轻，复发率很低。然而，社会功能状态通常不会显著改善。

诊断
- DSM-5

诊断为边缘型人格障碍，必须持续存在不稳定的关、自我形象和情绪（即情感失调），并有显著的冲动性，存在≥5项以下内容：
- 努力避免遗弃（实际的或想象的）
- 交替出现理想化和贬低他人，不稳定的紧张的人际关系
- 不稳定的自我形象和自我意识
- ≥2个区域可能伤害自己（如不安全性行为、暴食、鲁莽驾驶）
- 反复自杀行为，姿势或威胁以及自残
- 快速的情绪变化，通常只持久几个小时，很少超过几天
- 持续的空虚感
- 不适当的强烈愤怒或无法控制愤怒
- 暂时的偏执思想或由压力引发的严重分离症状此外，症状必须从成年早期开始，但是也可以发生在青春期

鉴别诊断 边缘型人格障碍最常见的误诊是躁郁症因为情绪，行为和睡眠的波动很大。然而，边缘型人格障碍患者应对压力时情绪和行为不稳定，特别是人际关系方面的压力，比起双向人格障碍患者，后者情绪更为稳定，反应也没那么强烈。

其他人格障碍有着相似的表现。表演型人格障碍或者自恋型人格障碍的患者寻求关注和操纵，但那些边缘型人格障碍经常认为自己是差劲的，感到空虚。有些患者符合多个人格障碍标准。

边缘型人格障碍与焦虑症、心境障碍不同，存在为负面的自我形象，不安全依恋关系，对拒绝敏感，这些表现通常后者不存在。

对于边缘型人格障碍的鉴别诊断还需要排除包括物质滥用障碍和创伤后应激障碍，边缘型人格障碍可以和多种障碍共病。

治疗
- 心理治疗
- 药物治疗 边缘型人格障碍的一般治疗同其他人格障碍识别和治疗共病是有效治疗边缘型人格障碍的关键。

心理治疗 边缘型人格障碍的主要治疗是心理治疗。许多心理治疗的干预是有效减少自杀行为，改善抑郁症状，以及改善社会功能。认知行为治疗可针对情绪失调和缺乏社交技能。具体包括：
- 辩证行为治疗（个人和团体的治疗作为行为教练随时）
- 情感预测和解决问题的系统培训（STEPPS）

其他干预侧重患者对自身和他人紊乱的情绪体验。这些干预包括：
- 基于心理化的治疗
- 聚焦移情的心理治疗
- 聚焦图式的治疗

心理化 是指自我反思的能力，了解自己内心和别人的心理状态的能力。心理化通过对照顾者安全的依恋来获得。心理化治疗可以从以下方面帮助患者：
- 有效调节自身情绪（如心烦时平静下来）
- 了解自己与他人相处的问题和困难
- 反思和理解他人的内心，因此，它可以帮助患者与他人同情和设身处地交往

聚焦移情的心理治疗 聚焦患者和治疗师之间的相互作用。治疗师提出问题和帮助患者思考自己的反应，使他们能够在治疗期间审视自己夸张、扭曲、不切实际的自我形象。强调此时此刻（如患者如何连接治疗师），而不是过去。例如，当一个胆小，安静的患者突然变得充满敌意和争论，治疗师会问患者是否注意到感情的变化，然后要求患者反思在治疗师和自己之间发生了什么、体验到了什么。其目的是：
- 帮助患者发展一个更稳定的和现实的自我意识和他人意识

- 通过对治疗师的移情发展出更健康的对他人的关系

聚焦图式的治疗 是整合了认知行为疗法，依恋理论，心理动力学的概念，和聚焦情绪疗法的综合治疗。它侧重于思想，感情和应对行为（成为图式）的长期失调模式，通过情感改变技术，治疗性关系等改善症状。其目的是帮助患者改变自己的模式。治疗分为三个阶段：

- 评估：确定图式
- 意识：认识图式在自己在日常生活中如何作用
- 行为改变：用更健康的替换消极的想法，感受和行为与健康的人

其中某些干预需要特殊训练和监督。然而，有些干预不需要。这些干预一般从业者均可进行，比如：

- 普通（或好）精神病管理

这种干预一般为个体治疗，一周一次，有时也使用药物。支持性心理治疗也有效。目标是与患者建立一种鼓励性的支持的情感，从而帮助患者养成健康的防御机制，特别是在人际交往方面。

药物 针对特殊症状药物是有效的。

SSRI 安全性好，过量致死的可能性很小。不过，SSRI 类药物用于治疗边缘型人格障碍的抑郁和焦虑勉强有效。

下列药物能有效地改善边缘型人格障碍的症状：

- 情绪稳定剂如拉莫三嗪：对于抑郁、焦虑、情绪不稳和冲动症状
- 抗精神病药：针对焦虑，愤怒和认知症状，包括应激相关的认知扭曲（如偏执的想法，黑与白的思维，严重认知混乱）

苯二氮䓬类和兴奋剂也可能有助于缓解症状，但因为依赖和药物分流风险不建议使用。

依赖型人格障碍

依赖型人格障碍的特点是持续的，过度的需要被照顾，导致顺从和依赖的行为。诊断根据临床标准。治疗可用心理治疗和抗抑郁药物。

依赖型人格障碍患者持续需要被照顾，导致他们自主权和利益的丧失。他们强烈担心对自己的照顾，变得过度依赖和顺从。

普通人群中约 0.7%，女性多见。

共病 常见。患者往往共病其他障碍，如抑郁障碍（抑郁症或恶劣心境），某种焦虑障碍，某种如酒精使用障碍，或者其他人格障碍（如边缘型、表演型）。

病因

依赖型人格障碍的病因不明。和焦虑相关的文化因素、早年的负性经历、生物易感性被认为和依赖型人格障碍的发生有关。家族特征，如顺从，不安全感和不出风头的行为也可能有关。

症状及体征

依赖型人格障碍患者认为无法照顾自己。他们用顺从让他人来照顾自己。

这使得患者在决策时通常需要很多安慰和建议。他们经常让别人，通常是某一个人，替代自己生活的许多方面承担责任。例如，他们依靠配偶告诉自己穿什么，找什么样的工作，并与谁交往。

患者认为自己低人一等，且往往贬低自己能力，他们将任何批评或反对作为自己无能的证据，进一步降低自信心。

因为害怕失去支持或准许，他们很难表达与他人的分歧。为了不失去他人的帮助，他们可能会同意明知道是错的事情。即使愤怒是恰当有理由，因为害怕失去支持他们也无法对朋友和同事表达愤怒。

这些患者确信，他们无法对自己做任何事情，他们对于开始新任务和独立工作存在困难，而且避免需要承担责任的任务。他们认为自己不称职，需要不断的帮助和安慰。当有主管人员监督和批准时，这些患者往往能充分发挥作用。然而，他们不希望表现过于突出以免被抛弃。因此，这些患者的职业功能可能会受到损害。患者因为无法学习独立生活的技能导致持续依赖。

他们竭尽全力获得他人关怀和支持（如做不愉快的任务，服从不合理的要求，忍受身体，性，或精神虐待）。独自一个会让他们感到极端不舒服或害怕，因为他们担心无法自我照顾。

患者只和他依赖的人进行社会交往。当亲密关系结束，患者会立即设法找到一个替代品。由于迫切需要被照顾，他们在选择替代品没有区别。

即便毫无理由，他们还是害怕被依赖者抛弃。

诊断

- DSM-5

诊断依赖型人格障碍，患者必须存在持久的，过度的被照顾需要，导致顺从和依赖行为，存在≥5 项以下内容：

- 犹豫不决，日常决策困难，需要他人的反复保证
- 需要他人负责其生活的重要方面
- 难以表达与他人的不同意见，因为担心失去他人的支持或认可
- 难以开始自己的项目，因为对自己的判断和/或能力（不是因为缺乏动力或能量）缺乏信心
- 竭力（如做不愉快的任务）获得他人的支持
- 独自一人时存在不适或无助感，担心无法照顾自己
- 亲密关系结束时迫切需要建立新的替代关系以提供关怀和支持
- 害怕被照顾者抛弃的不现实的先占观念。此外，症状必须从成年早期开始

鉴别诊断 其他以对他人的拒绝过度敏感为特点的人格障碍。然而，它们与依赖型人格障碍的不同具体如下：

- 与依赖型人格障碍患者相比，过于害怕而无法表达相同程度的控制。边缘型人格障碍，与依赖型人格障碍不同，摇摆在顺从和愤怒的敌意之间
- 患者也无法表达相同程度的控制。回避型人格障碍患者会退出直到确信自己完全被接受而不会被批评，相反依赖型人格障碍患者会尽力寻求并保持与他人的关系
- 患者持续寻求关注而不是反复保证（如做那些依赖型人格障碍），他们更多地去压抑。他们更加肤浅，积极寻求

关注；依赖型人格障碍患者则是谦虚和腼腆。

依赖型人格障碍需排除其他有依赖表现的精神障碍（如心境障碍、惊恐障碍、旷场恐惧症）。

治疗

- 认知行为治疗
- 精神动力性心理治疗
- 三环类抗抑郁药可能有效

依赖型人格障碍的一般治疗同其他人格障碍。侧重于检验依赖的恐惧和困难的精神动力性治疗和认知行为疗法，对依赖型人格障碍患者有效。临床医生应该注意，不要促进患者对治疗关系的依赖。

关于药物治疗依赖人格障碍的证据较少。对回避性人格障碍应用单胺氧化酶抑制剂（MAOI）可能是有效的，也可以使用 SSRI。

不能使用苯二氮䓬类药物，因为会增加依赖型人格障碍的患者药物依赖的风险。

表演型人格障碍

表演型人格障碍（histrionic personality disorder，HPD）的特点是过度的情绪化和寻求关注。诊断根据临床标准。治疗为精神动力性心理治疗。

详见人格障碍概述。表演型人格障碍通过其夸张的外表，不当的诱惑行为或挑衅的方式，获得他人的关注。他们缺乏自我方向感，存在高度的暗示性，经常行为做作以哗众取宠。

普通人群患病率约 1.5%~3%，女性更常见。

共病 常见，特别是其他人格障碍（反社会型、边缘型、自恋型），表明这些障碍存在共同的生物易感性，表演型人格障碍是否为单独的单元仍存在争议。有些患者也有心身疾病，需要相应的评估。也可以共病抑郁症，恶劣心境，和转换障碍。

症状及体征

表演型人格障碍患者不断需求成为他人关注的中心，否则就变得沮丧。他们常常表现活泼的，具有表演色彩，热情洋溢，表情肤浅，有时在结交新朋友时很有魅力。

患者常常往往穿着行为不合时宜地挑逗或诱惑他人，不只针对潜在的约会对象，在许多情况下（如工作，学校）也存在。他们希望别人对自己的外表留下深刻印象，因此往往对自己的形象有先占观念。

情感的表达可能是肤浅（关闭和转换得太快）和夸张的。他们说话戏剧化，表达激进意见，但鲜有事实或细节来支持观点。

表演型人格障碍患者容易被他人和当前氛围的影响。他们往往过于轻信他人，尤其是权威人物，他们认为可能会解决所有问题。他们通常对与他人关系的评估要比事实上更为紧密。他们渴望新奇，并易恼火。因此，他们可能会频繁更换工作和朋友。他们对延迟满足非常无法忍受，所以行动的目的往往是取得立即满足。

获得亲密的情感或性关系可能很困难。患者通常无法意识到自己扮演某一个角色（如受害者）。他们非常依赖伴侣，可能会通过诱惑或情绪来操纵对方。

诊断

- DSM-5

诊断表演型人格障碍，患者必须存在持久的过度情绪化和寻求他人注意，符合≥5 项以下内容：

- 没有成为关注的中心时感到不舒服
- 与他人不适当的性诱惑或挑逗的行为方式
- 快速变化和肤浅的情绪表达
- 持续地通过外貌吸引他人关注
- 讲话夸张
- 自我戏剧化，有表演性，和情感表达夸张
- 暗示性高（容易被他人或环境影响）
- 对关系的自我评估比实际更亲密，此外，症状必须从成年早期开始

鉴别诊断 表演型人格障碍与其他人格障碍的区分：

- 自恋型：患者也寻求关注，但不像表演型人格障碍患者寻求关注，表演型人格障碍不挑剔获得的关注，不介意表现得过于可爱或愚蠢
- 边缘型：患者认为自己不好，存在极强的剧烈情绪波动，表演型人格障碍不认为自己不好，即使对他人的反应可能是源于自卑
- 依赖型：患者类似表演型人格障碍试图接近别人，但更为焦虑，压抑，顺从（因为担心他人拒绝），表演型人格障碍患者较少压抑，更加肤浅

表演型人格障碍的鉴别诊断还包括心身疾病和焦虑障碍。

治疗

- 精神动力性心理治疗

表演型人格障碍的一般治疗同其他人格障碍。认知行为疗法和药物疗法的疗效不确定。

精神动力性心理治疗，其重点是潜在的冲突，可能有效。治疗师会鼓励患者用演讲代替行为，因此，患者可以用不那么夸张的方式了解自己，并与人沟通。然后，治疗师可以帮助患者理解他们戏剧性的行为如何吸引他人注意，并处理他们的自卑。

自恋型人格障碍

自恋型人格障碍（NPD）的特点是夸大、需要他人奉承，和缺乏同情心。诊断根据临床标准，治疗可分别采取精神动力学疗法。

见人格障碍概述，自恋型人格障碍患者存在自尊调节困难，需要他人或机构的赞誉和依附关系；他们也往往贬低其他人，使他们能够保持一种优越感。

普通人群中患病率约 0.5%，男性更常见。

共病 常见。患者通常共病抑郁障碍（如抑郁症、恶劣心境），神经性厌食症，某种物质使用障碍（特别是可卡因），或其他人格障碍（表演型、边缘型、偏执型）。

病因

自恋型人格障碍的生物学因素研究很少，尽管可能存在遗传成分。有些理论认为，患者在童年期没有得到恰当

的照顾。例如，受到过于严格或过分受赞美、欣赏或放纵的教育。

患者常有特殊的才华，并且将自我意象和自我感觉与他人的钦佩和尊重相关联。

症状及体征

自恋型人格障碍的患者常高估自己的能力，夸大自己的成就。他们认为自己是卓越的、独特的或特殊的。他们的自我价值和成就的高估往往意味着贬低他人的价值和成就。他们存在已经获得伟大成就的先占观念，感动于自己杰出的智慧、容貌、声望和影响力，或正在经历惊天动地的爱情。

他们觉得应该只与其特殊才华相匹配的人交往，而不是和普通人。与非凡的人交往更加支持和加强其自尊。由于患者需要被崇拜，他们的自尊建立于别人的积极关注，因此通常是非常脆弱的。这些患者往往在意他人如何看待和评估自己。他们对批评敏感，对困难心烦，并为此感到羞辱和挫败。他们可能会愤怒或蔑视回应对方，或者恶意反击。为了保护其自尊（夸大），他们会随时变换，或拒绝或接受。他们会避免可能的失败。

诊断

■ 诊断根据 DSM-5

诊断自恋性人格障碍，患者必须存在持久的夸大，需要他人的钦佩和缺乏同情心，存在≥5项如下情况：
■ 对自身重要性和才华过分自我感觉良好（夸大）
■ 对于自身成就、影响力、能力、智慧、容貌，还有完美爱情的先占观念
■ 相信自己是特殊的，独一无二的，只能和最优秀的人交往
■ 需要他人无条件的钦佩
■ 需要权利感
■ 通过对他人的剥削实现自我目标
■ 缺乏同情心
■ 认为他人嫉妒自己并嫉妒他人
■ 自大和傲慢此外，症状必须成年早期起病

鉴别诊断 自恋性人格障碍与其他障碍的区别：
■ 自恋型人格障碍患者常可表现为抑郁，而且由于其夸大，可能被误诊双相。患者虽然存在抑郁症状，但其持续存在的特点有别于他人与双相。此外，在自恋性人格障碍，情绪的变化来源于被侮辱的自尊
■ 两者都存在对他人的剥削。但动机不同。反社会型人格障碍患者剥削他人为了自身的利益；那些有自恋型人格障碍剥削别人来维持自己的自尊
■ 两者都存在寻求他人的关注。自恋型人格障碍的患者，不像表演型人格障碍，不屑做任何事情显得过分可爱或愚蠢的事情获得关注，他们希望得到钦佩

治疗

■ 精神动力性心理治疗

自恋型人格障碍的一般治疗同其他人格障碍。精神动力性心理治疗，其重点是潜在的冲突，可能有效

一些针对边缘型人格障碍的也可适用于自恋型人格障碍的患者。具体包括：
■ 基于心理化的处理

■ 聚焦移情的心理治疗

这些方法聚焦于患者对自己和他人的情绪紊乱。认知行为疗法可用于自恋型人格障碍的患者，因为他们可能会找到机会增加自己对赞美的需要可以被治疗师利用塑造行为。有的自恋型人格障碍患者认为认知行为的方法过于简单无法满足他们的特殊需要。

强迫型人格障碍

强迫型人格障碍（OCPD）的特点是持续地有秩序，追求完美和控制（缺乏灵活的余地），最终导致任务完成缓慢或干扰。诊断根据临床标准。治疗包括精神动力性心理治疗，认知行为治疗和SSRI类药物。

详见人格障碍概述。

由于强迫型人格障碍患者需要控制，他们往往独自努力，不信任他人帮助。

普通人群中患病率约2.1%，男性中更常见。家族中具有强迫特质，限制情感的表达和完美主义可能与障碍的发生有关。

可以存在共病。患者可存在某种抑郁障碍（抑郁症或恶劣心境）或酒精使用障碍。

症状及体征

强迫型人格障碍的症状可能在一年之后有所缓解，但长期预后尚未研究。

强迫型人格障碍的患者，对秩序有先占观念，完美主义，对自身和情况的控制严格，高效且公开。他们的行为常僵化并且固执，通常坚持一切以特定方式来完成。

为保持控制感，患者注重规则，微小的细节，程序，计划和清单。结果导致项目或活动的重点丢失。患者反复检查错误，并过度关注细节。他们不合理利用自己时间，直到最后结束时仍未完成最重要的任务。对细节存在先占观念，为确保一切完美而无休止地推迟完成。他们无法意识到他们的行为如何影响同事。当专注于某个任务时，患者可能忽视生活的其他方面。

因为他们希望以特定的方式来完成，他们很难委托他人完成任务，或者与他人合作。当与他人工作时，他们可能会列出任务如何完成的清单，如果其他同事提出另一种方式则表现得极其不安。当他们落后于既定计划时甚至拒绝帮助。

强迫型人格障碍患者过度专注于工作和业绩，他们的奉献行为并非出于经济原因。其结果是休闲活动和人际关系被忽略。他们可能认为自己没有时间放松或和朋友约会；他们可能会推迟休假，很长时间甚至不休假，或者他们可能觉得为了不浪费时间，必须边休假边工作。与朋友一起度假，也经常是安排正式组织的活动（如某个运动）。即使是爱好和休闲活动也需要组织和努力掌握的任务，目标是完美。

患者提前进行详尽的计划，并且不考虑改变。患者坚持不懈的固执可能会挫败同事和朋友的积极性。

他们通常也严格控制感情的表达。这些患者可能用一种正式、拘谨或严肃的方式与他人交流。通常情况下，他们只说自认为完美的话。他们可能会注重逻辑和理智，无法

容忍情绪化的行为或表现。

这些患者可能对于道德、伦理和价值观问题过分热心，挑剔，固执。他们对人对己都是严格的道德标准，并严厉地自我批评。他们是严格尊敬权威并极度遵守规则，没有情有可原的例外。

诊断
- **DSM-5**

诊断强迫型人格障碍，患者必须持续存在对秩序的先占观念，完美主义和对自我和他人的控制，存在≥4个以下情况：
- 对细节，规则，计划，组织，和清单的先占观念
- 过分追求完美而导致任务完成障碍
- 过分投入工作和业绩（不是因为经济原因），导致忽略休闲活动和朋友交往
- 对于伦理、道德和价值观问题过度尽责，一丝不苟，固执
- 不愿丢弃破旧或毫无价值的对象，甚至包括那些没有情感价值
- 不愿委托他人或与其他人共事，除非那些人同意完全按照自己的方式做事
- 对人对己爱钱如命以备不时之需
- 顽固和固执此外，症状必须从成年早期开始

鉴别诊断 强迫型人格障碍需与下列障碍鉴别
- 强迫症患者有真正强迫观念（重复的，不必要的，侵入性思维导致明显的焦虑）和强迫行为（通过仪式行为来控制强迫观念）。强迫症患者通常由于无法控制强迫症状而焦虑，而强迫型人格障碍患者对控制的需要是源于对秩序的先占观念，使得自己的行为，价值观和感情可接受并与自我意识相一致
- 两者都存在社会隔离。但是强迫型人格障碍患者的隔离源于工作和业绩，而不是人际关系，他们担心会影响其完美而不信任他人
- 两者都存在人际关系的疏离。但两者的动机是不同的：分裂样人格障碍患者无法与人产生亲密关系，而强迫型人格障碍患者对于工作的过分追求让人出现情感的不适

治疗
- 精神动力性心理治疗
- 认知行为治疗
- 选择性5羟色胺再吸收抑制剂

强迫型人格障碍的一般治疗同其他人格障碍。

强迫型人格障碍的治疗方法很少。此外，由于患者的顽固，固执，对于控制的需要，使得治疗令人沮丧。精神动力学心理治疗和认知行为疗法可能有效。有时在治疗期间，患者有趣的，详细的，高水平的谈话似乎提示有效，但事实上是回避，情绪并不会导致变化。

SSRI可能有用。

偏执型人格障碍

偏执型人格障碍（PPD）的特点是对他人持久地怀疑和不信任，并恶意解释他人的动机。诊断根据临床标准。治疗为认知行为疗法。

见人格障碍概述。

偏执型人格障碍患者不信任他人，认为他人有意伤害或欺骗自己，即使没有或缺乏足够理由。

普通人群中患病率0.4%~5.1%，而临床上估计有9.7%存在偏执型人格障碍。有证据表明在精神病人的家庭中患病率增加。有证据显示儿童期情绪和/或身体虐待和伤害与发病有关。

共病 常见。偏执型人格障碍很少单一的诊断。常见的共病包括思维障碍（如，精神分裂症），焦虑障碍[如社交恐惧症（社交焦虑症）]，创伤后应激障碍，酒精使用障碍，或其他人格障碍（如边缘型）。

症状及体征
偏执型人格障碍患者总是怀疑他人，认为他人计划利用，欺骗或伤害自己。他们觉得可能在任何时间，没有理由地受到攻击。即使缺乏证据，他们仍坚持并维护自己的怀疑和想法。

通常情况下，这些患者认为他人有已经严重地不可逆地伤害了自己。他们对潜在的侮辱，冷落，威胁和不忠过度警惕，并寻找言论和行动背后隐藏的意义。他们密切关注并寻求证据来支持自己的怀疑。例如，自己无法完成而将他人的帮助解读为潜在的企图。如果他们认为被侮辱或被任何方式伤害，决不原谅伤害自己的人。他们通常会对感知的伤害反击或变得愤怒。因为不信任他人，患者会觉得自主和自我控制非常重要。

他们不愿意倾诉或发展与他人的亲密关系，因为担心对方可能利用自己的信息。他们怀疑朋友的忠诚和他们的配偶或伴侣的忠贞。他们会非常嫉妒，不断质疑配偶的行为和动机以证明自己嫉妒的合理性。

因此，偏执型人格障碍患者很难与人相处。当他人对其表现为负面反应，他们将这些反应作为原有怀疑的确认。

诊断
- **DSM-5**

偏执型人格障碍的诊断，患者必须存在对他人持久的不信任和猜疑，存在≥4项以下情况
- 不合理地怀疑其他人利用、伤害或欺骗自己
- 毫无理由地怀疑朋友和同事的可靠性
- 不要向他人倾诉以免信息被利用
- 将正常的评论或事件解读为具有隐藏的轻视，敌意或威胁
- 对侮辱，伤害或轻视耿耿于怀
- 经常认为自己的人格或名誉受到攻击，容易愤怒地回应或反击
- 毫无理由地坚信自己的配偶或爱人不忠。此外，症状必须是从成年早期起病

鉴别诊断 临床医生通常根据持久地对他人的偏执症状来区分偏执型人格障碍（如相对于边缘人格的短暂的偏执症状）和其他人格障碍：
- 分裂样：冷漠（而不是偏执的不信任）
- 分裂型：怪异的思想，言语和行为
- 边缘型：依赖
- 自恋型：夸大

- 反社会型：攻击
- 回避型：害怕被拒绝

偏执型人格障碍与妄想症（被害型）、精神分裂症，以及情感障碍伴精神病特征的区别在于后者的精神病性症状（如妄想，幻觉）非常明显。

治疗
- 认知行为治疗

偏执型人格障碍的一般治疗同其他人格障碍。目前尚无有效治疗方法。患者怀疑和不信任的总体水平较高使得难以建立融洽的关系。患者对怀疑的认识可能有助于患者和医生之间的联盟。医患联盟可以让患者参与认知行为疗法或配合服用针对特定症状的药物（如抗抑郁药，非典型抗精神病药物）。所有非典型抗精神药物可改善焦虑症状。

分裂样人格障碍

分裂样人格障碍的特点是持久地疏离，对社会关系不感兴趣，并在其人际关系中情感表达有限。诊断根据临床标准。治疗为认知行为疗法。

详见人格障碍概述，分裂样人格障碍的患者与他人交往的能力受限。普通人群中患病率约为1%～3%。在患有精神分裂症或分裂型人格障碍家族史中更为常见。

共病　常见。半数患者至少有过一次抑郁症发作，通常会共病其他人格障碍，最常见的为分裂型、偏执型、边缘型或回避型。

病因
童年期照顾者情感冷漠，忽略或疏离，导致人际关系的感受不满意，可能与分裂样人格障碍的发生有关。

症状及体征
分裂样人格障碍患者似乎与他人，包括亲属，并无建立亲密关系的愿望。有时，除了一级亲属，他们没有亲密朋友或知己。他们很少约会经常终身未婚。他们更喜欢独身，选择那些不需要与他人互动的活动和爱好（如计算机游戏）。与他人的性活动是很少，也不感兴趣；也很少喜欢感官享受（如在海滩上散步）。

无论他人对其评价如何，他们也并不在意。他们不会在意社会交往的正常线索，使得他们看起来不善交际，孤傲，或我行我素。他们在社交场合很少有所行为（如微笑或点头）或流露感情。即使激怒他们，也很难以表达愤怒。他们对于重要的生活时间不作出适当的反应，对环境显得很被动。结果是，显得生命没有方向。

少数情况下，当他们愿意暴露自己时，会承认他们觉得很痛苦，尤其是在社会交往的情况下。

分裂样人格障碍的症状往往随着时间的推移保持稳定，比其他人格障碍更加严重。

诊断
- DSM-5

诊断分裂样人格障碍，患者必须存在与普通人群持久的疏离，对社会关系缺乏兴趣，并且对人际交往情绪表达有限，存在≥4项以下情况：

- 不享受亲密关系或没有欲望，包括家庭成员
- 喜欢独自活动
- 对与他人的性活动缺乏兴趣
- 很少甚至不享受娱乐休闲活动
- 除了一级亲属，缺少亲密朋友或知己
- 明显地漠视他人的表扬或批评
- 情感冷漠，疏离，或平淡此外，症状必须是从成年早期起病

鉴别诊断　临床医生应区分以下情况：
- 分裂样人格障碍患者没有认知或知觉障碍（如偏执狂，幻觉）
- 患者分裂样人格障碍患者的社会障碍和刻板行为或缺乏兴趣并不明显
- 分裂样人格障碍不存在扭曲的观念和思维
- 在分裂样人格障碍的社会隔离是对社会关系不感兴趣，而回避型人格障碍是由于害怕被尴尬或拒绝

治疗
- 社交技能训练

分裂样人格障碍的一般治疗同其他人格障碍。没有相关的心理治疗或药物治疗对照研究。一般情况下，分享不需要与人互动的主题（如财产，收藏，爱好）可能会吸引独自活动的患者，帮助建立治疗关系。侧重社交技巧的行为治疗也可有所帮助。由于分裂样人格障碍患者缺乏对他人的兴趣，他们没有动力去改变。

分裂型人格障碍

分裂型人格障碍的特点是由于扭曲的认知和感知，对于亲密关系的维持存在能力下降或持久地强烈不适，并伴有奇特的行为。诊断根据临床标准。治疗用抗精神病药物，抗抑郁药物和认知行为治疗。

详见人格障碍概述。

在分裂型人格障碍中，认知观念与现实明显背离（如牵连观念，偏执观念，躯体错觉，以及奇怪的想法），与其他人格障碍相比存在更多思维和言行的紊乱。

发病率各不相同，普通人群中患病率1%～2%。

共病　常见。半数以上分裂型人格障碍患者有≥1次抑郁发作，当诊断分裂型人格障碍时，有30%～50%的患者存在抑郁症病史，通常存在药物滥用障碍。

病因
分裂型人格障碍病因学可能与精神分裂症存在相似的大脑异常。一级亲属存在精神分裂症或其他精神障碍患病风险更高。

症状及体征
除了一级亲属，分裂型人格障碍患者缺乏亲密朋友或知己，与人交往让他们觉得很不舒服。如果不得不与人交往，他们觉得自己与众不同或者不属于其中。但他们仍对缺乏人际关系感到不满。他们在社交场合，尤其是不熟悉的场合很焦虑。在同一个场所中待更多的时间并不能缓解焦虑。

他们通常会将普通事件解读为存在特殊含义（牵连观念）。他们可能非常迷信，认为自己有特殊的超自然能力，

能感知未来事件或阅读他人想法。他们可能认为自己对他人有神奇的控制，以为自己的行为导致他人的日常生活（如养狗），或执行特殊仪式可以防止伤害（如洗手3次可预防疾病）。

言谈可能非常奇怪。表现为用一种奇特的方式，使用过于抽象或具体或含有奇特词汇、短语和句子。他们经常穿着奇怪或不修边幅（如穿着不合身或脏衣服），并有奇怪的举止。他们可能忽略通常的社会规范（如缺乏眼神接触），由于不理解正常的社会暗示，他们可能与他人进行不适当或生硬的互动。

分裂型人格障碍患者通常会怀疑，认为别人都是针对自己的。

诊断

- DSM-5

诊断分裂型人格障碍，患者必须持久存在亲密关系能力的下降和强烈不适感，存在≥5项以下情况：

- 牵连观念（即日常生活事件对自己有特殊意义或者是直接针对自己），但未达到关系妄想的程度（类似但更确信）
- 奇怪的观念（如千里眼，心灵感应或第六感，并对超自然现象存在先占观念）
- 不寻常的知觉体验（如听到声音耳语自己的名字）
- 奇怪的思维和言论（如充满模糊，隐喻，过分复杂或刻板的）
- 怀疑或偏执的思维
- 情感不协调或平淡
- 古怪或奇特的行为和/或外观
- 除了一级亲属外，缺少亲密朋友或知己
- 即使熟悉之后仍存在过度社交焦虑，存在偏执性的恐惧；此外，症状必须是从成年早期起病

鉴别诊断 主要与其他存在思维障碍的疾病鉴别（如精神分裂症，伴有精神病症状的双相障碍或抑郁症），后者通常有更严重的、离奇的和持续的妄想和幻觉。

分裂型人格障碍与偏执型和分裂样人格障碍不同，后者不存在奇怪的、混乱的思维和行为。

治疗

- 抗精神病药和抗抑郁药
- 认知行为治疗

分裂型人格障碍的一般治疗同其他人格障碍。分裂型人格障碍的治疗首选药物。抗精神病药减轻焦虑及精神病性症状，抗抑郁药也可减轻患者的焦虑。侧重于社交技巧和焦虑管理的认知行为疗法也有效。这种疗法可帮助患者感知自己奇特的行为和感受。支持性心理治疗也有效。目标是要建立一种充满感情的、鼓励的、支持性的医患关系，从而帮助患者养成健康的防御机制，尤其是在人际关系方面。

213. 精神分裂症及相关障碍

精神分裂症和相关障碍包括：短暂精神病性障碍、妄想障碍、分裂情感性障碍、精神分裂样障碍等以精神病性症状，通常还伴有阴性症状和/或认知障碍为特点。精神病性症状包括妄想、幻觉、思维和言语紊乱、怪异和不合时宜的行为。阴性症状是指在缺少或缺乏正常的情绪和行为，诸如情感淡漠和缺乏动力。认知功能障碍主要包括持续注意力和工作记忆的损害。

短暂精神病性障碍

短暂精神病性障碍表现为持续超过1日但少于1个月的妄想、幻觉或其他的精神病性症状，最终能够恢复到病前正常功能水平。通常是易感人群在巨大应激下产生。

短暂精神病性障碍并不常见。既往存在人格障碍（如偏执型、表演型、自恋型、分裂型、边缘型）是易感因素。严重的应激，如失去爱人，可诱其发作。这种障碍至少存在下述一种精神病性症状：

- 妄想
- 幻觉
- 言语紊乱
- 行为紊乱或紧张行为

并且无法用伴有精神病性症状的心境障碍、分裂情感性障碍、精神分裂症、躯体疾病、药物不良反应（处方药或违法药）解释这些症状。

对于既往无精神病性症状的患者而言，与精神分裂症的区别在于症状持续时间，如果持续时间超过1个月，则不考虑短暂精神病性障碍。

治疗与精神分裂症急性发作类似，需监护患者并给予短程的抗精神病药治疗。复发常见，但一般发作间隙期功能良好，很少或根本没有症状。

妄想障碍

妄想障碍的特点是持续1个月以上的妄想（错误信念），没有精神分裂症的其他症状。

妄想障碍与精神分裂症的区别在于有妄想但是没有精神分裂症的其他症状（参见1602）。妄想可能并不怪异，是可能出现的情况，如被跟踪、被毒害、被感染、为远方的某个

人所爱或者是被配偶或爱人欺骗。也可能是怪异的，比如认为被移除了内脏却没有留下任何瘢痕。

与精神分裂症不同，妄想障碍较少见。常在成年中期或晚期发作。患者的社会功能不像精神分裂症患者那样受损，受损的功能常直接与妄想信念有关。

当妄想障碍出现在年长患者时，有时称为妄想痴呆。它可以与轻度痴呆并存。当轻度痴呆的老年患者称被虐待时，医生必须仔细与妄想相鉴别。

症状及体征

妄想障碍可以见于偏执性人格障碍者。他们在成年早期就对他人不信任，怀疑他人动机，这种情况可以持续一生。早期症状有被利用感，担心朋友是否忠诚，是否值得信任，易于从别人善意的评价或美好的事件中感受到威胁的信息，总是心怀怨恨和戒备。

妄想障碍分为几种亚型。

- **色情狂**：患者坚信有人爱上自己。他会用种种努力去与妄想的客体接触，如打电话、写信、监视、跟踪尾随等。患者常因为这些行为而违法。
- **夸大狂**：患者坚信自己有了不起的才能并做出了重大发现
- **嫉妒狂**：患者坚信自己的配偶或爱人不忠。这种信念是并非从事实推理得来。他们可能存在人身攻击
- **迫害狂**：患者坚信自己被监视、被中伤、被侵害。可能会反复通过法院或其他政府机构来获得正义，也可能以暴力来报复想象中的迫害
- **躯体异常**：患者的妄想与躯体功能有关，如坚信自己身体是畸形的，身体有异味或者寄生虫

患者的行为并不怪异或奇特，除了妄想（如社会孤立或病耻感，婚姻或工作困难）可能产生的后果，患者的功能受损不明显。

诊断

诊断主要是通过临床评估，完整地收集病史，排除其他与妄想有关的特定情况（如药物滥用、阿尔茨海默病、强迫症、谵妄及其他精神分裂谱系障碍）。对危险程度进行评估很重要，特别要评估患者根据妄想采取行动的可能性。

预后

妄想障碍一般不导致严重功能损害或人格改变，但是妄想内容会逐渐进展。多数患者能继续工作。

治疗

治疗目的是建立有效的医患关系。缺乏自知力是治疗的挑战。

如果患者被评估为是危险的，可能需要住院治疗。缺乏足够数据支持特定药物治疗，有时抗精神病药物可以控制症状。长程治疗的目的是改变患者的关注点，使其从妄想信念转到更有建设性、更令人满意的信念，虽然困难却很合理。

躯体疾病所致的精神病性障碍

由于躯体疾病导致的幻觉或妄想称为其他躯体疾病所致的精神病性障碍。

当精神病性症状由于躯体疾病所致即可诊断。比如，颞叶性癫痫和顶叶病变有时可引起身体对侧忽视综合征相关的精神病性行为或嗅幻觉。其他可能导致精神病性症状的躯体疾病如中枢神经系统的肿瘤和感染、卒中、偏头痛，以及各种内分泌紊乱。

药物或药物戒断导致的精神病性症状，躯体疾病引起的谵妄，以及患者对医疗处理的心理反应（如 ICU 精神病）则不符合躯体疾病所致精神障碍的诊断。躯体疾病和精神症状之间必须存在时间关系（即同一时间开始，并在同一时间结束）。

处理躯体疾病可降低精神病症状的严重程度，但一些患者还需要对精神病症状特别处理。

其他精神分裂症谱系和精神障碍

精神病性症状不符合精神分裂症诊断标准可考虑其他精神分裂症谱系障碍的诊断。

症状被分为：

- 其他特定的精神分裂症谱系和其他精神障碍
- 非特定的精神分裂症谱系和其他精神障碍

这些类别指典型精神分裂症谱或其他精神障碍（如妄想、幻觉、错乱或紧张的行为）的症状，造成痛苦和社会职业功能损害，但不符合其他任何特殊诊断。有时在诊断精神分裂症谱系障碍的症状充分产生之前，可使用该诊断。如符合其他诊断而不再使用该诊断。

如果有特定的症状，临床医生应根据其症状作出诊断并进行分类。例如，一个患者除了持续性幻听，但缺乏其他症状，因而无法满足需要 2 项精神病表现的精神分裂症的诊断标准。当诊断信息不足（如在急诊室）时可使用非特定的诊断。根据需要，可使用抗精神病药和转诊精神科。

分裂情感障碍

分裂情感障碍的特点是存在明显的心境症状以及精神病性症状。它与精神分裂症的不同在于它出现一次或以上的抑郁或躁狂症状的发作。

当精神病患者同时表现出心境症状时应考虑分裂情感性障碍。做此诊断要求在疾病的整个病程中，明显的心境症状（抑郁或躁狂）出现相当长一段时间，且与精神分裂症症状（妄想、幻觉、整体的混乱、言语零乱、紧张症或者阴性症状）相伴持续 2 个月以上。分裂情感障碍与精神分裂症和心境障碍相鉴别需要对症状以及症状的进展进行纵向评估。其预后优于精神分裂症，但较心境障碍差。

治疗

- 通常是药物、心理治疗和社区支持的联合治疗

由于分裂情感障碍常导致长时间能力丧失，需要对其进行综合治疗（包括药物，心理治疗和社区支持）。

对于躁狂型的治疗，抗精神病药与锂盐，卡马西平，或丙戊酸盐组合可能比单用抗精神病药有效。

治疗抑郁型，首选第二代抗精神病药。一旦阳性症状缓解，应该使用抗抑郁药；SSRI 因安全性好成为首选。

精神分裂症

精神分裂症表现为精神病（与现实失去接触）、幻觉（错误的感知）、妄想（错误的信念）、言行紊乱、情感平淡（情感范围受限）、认知损害（推理和问题解决能力受损）以及职业和社会功能障碍。病因未明，但在遗传方面存在强有力的证据。症状通常始于青春期或成年早期。必须有1次或以上持续超过6个月的症状发作才能诊断。治疗包括药物治疗、心理治疗和康复治疗。

世界范围内精神分裂症的患病率约为1%。男女比例接近，且在不同文化中也相对恒定。城市地区中低社会经济阶层的患病率较高，可能是疾病引起的残疾导致了失业和贫穷。同样，单身患病率较高体现了疾病的影响或者疾病前兆对社会功能的影响。发病的平均年龄是女性为20多岁，男性略早，约40%者在20岁之前首发。童年期发病很少，但可在青春早期或老年期（有时称为妄想痴呆）发病。

病因

尽管病因未明，但研究发现精神分裂症有生物学基础：大脑结构发生改变，如脑室扩大、皮质变薄、前海马和其他脑区的脑容量下降、神经递质改变，特别是多巴胺和谷氨酸。有学者认为，精神分裂症在神经发育易感性的人群中多见，它的发作、缓解和复发是神经发育易感性和环境应激相互作用的结果。

神经发育易感性 易感性可能由遗传素质所致；可能是胚胎时期、出生时或出生后的并发症所致，也可由中枢神经系统的感染所致。母亲在孕期第4到第6个月营养匮乏和感冒，出生体重在2 500g以下，第2次怀孕时Rh血型不相容或缺氧均可以增加危险。

尽管大部分精神分裂症患者无家族史，遗传因素还是有一定的作用。如有一级亲属为精神分裂症患者，该个体罹患此病的概率为10%，而普通人群为1%。单卵双生子的共病率是50%。高敏感度的神经和神经精神检查提示：眼动检测异常、认知功能和注意力受损、有缺陷的感觉门控在精神分裂症者中出现的概率高于普通人群。这些标志物（内表型）同样出现在精神分裂症患者的一级亲属中，可能是遗传易感因素。

环境应激 可以诱发易感者出现症状或者复发。应激源可以是生物化学性的（如物质滥用，特别是大麻）或者是社会性的（如失业或贫穷、离家上大学、恋爱关系破裂、参军）。然而这些应激源与精神分裂症之间并没有因果关系。没有证据表明不良的父母养育方式会导致精神分裂症。

保护因素可以减轻应激对症状形成或恶化的影响，包括良好的社会支持、应对方式和抗精神病药物（治疗，参见第1603页）。

症状及体征

精神分裂症是一种慢性疾病，其进展有几个阶段，尽管各个阶段持续的时间和模式不同。精神分裂症患者从到医疗机构就诊前的12~24个月就开始出现精神病症状。

精神分裂症症状通常会影响患者的社会功能，其工作、社会关系和对自己的照顾能力明显下降。失业、社会隔离、人际关系恶化和生活质量下降是常见的结果。

分期 在病前期，患者可以无症状表现或出现社会功能受损，轻度的认知紊乱或感觉歪曲，愉悦感下降（快感缺乏）以及一般的应对能力下降。这些前兆症状可能很轻微，只有在回顾时才发现；也可以很明显，存在社会、学业和职业功能受损。

前驱期 可以出现亚临床症状：如退缩或者隔离、易激惹、怀疑和不寻常的思维、感知歪曲和紊乱。明显的精神分裂症发作（妄想和幻觉）可以突然出现（几天内或者几周），也可以是缓慢、隐匿的（几年内）。

在**疾病中期**，症状可以是发作性的（有着明显的加剧或缓解），也可以是持续的；功能损害加重。

疾病后期，疾病模式固定，功能损害可以变得稳定或者甚至减轻。

症状 一般而言，症状被分为：
- 阳性症状：正常功能的过度表现或歪曲
- 阴性症状：正常功能的减少或消失
- 瓦解症状：包括思维障碍和奇特行为
- 认知症状：是信息处理和问题解决能力受损，患者可以有一种类型或者所有类型的症状

阳性症状 可以进一步被划分为：
- 妄想
- 幻觉

妄想是即使存在相反证据仍坚信不疑的错误信念。有迫害妄想的患者认为自己在被折磨、被跟踪、被欺骗或者被监视。有关系妄想的患者认为书中、报纸、歌曲或者其他周围环境中的事件与自己有关。思维抽取或插入的患者认为他的思想和冲动是由外力强加在他身上的、他人能够阅读自己的思想、他们的想法可以转移给他人。精神分裂症中的妄想往往是很奇怪的-显然是不可信，并不能从日常的生活经验获得（如他们相信有人在没有留下瘢痕的情况下取走了他们的内脏）。幻觉是他人无法察觉的感知。幻觉可以是听幻觉、视幻觉、嗅幻觉、味幻觉或触幻觉，但是听幻觉最常见。患者听到有声音在评论他的行为，互相交谈，或者是批评、辱骂的评论。幻觉和妄想会让患者非常痛苦。

阴性（缺陷）症状：包括情感迟钝、言语贫乏、愉快感缺失及社会退缩。情感迟钝表现为患者面部呆滞，很少有眼神接触，没有什么表情。言语贫乏表现为寡言少语，回答问题简单，令人觉得其思维空洞。愉快感缺失表现为对任何活动都不感兴趣，无目的的活动增加。言语贫乏指言语量减少内容空洞，无法回答问题。兴趣缺乏表现为丧失兴趣以及对活动缺乏快感。社会退缩表现为对人际关系不感兴趣。阴性症状常导致意志力减退，以及对生活的目的和目标感减弱。

瓦解症状：是一组典型的阳性症状，包括思维紊乱和怪异行为。思维瓦解，表现为思维散漫、言谈无特定主题、话题不断地变换。言语可以从轻度的混乱到不连贯甚至令人无法理解。怪异行为包括幼稚愚蠢行为、激越、不合时宜的外表或行为、不讲卫生等。紧张症是一种极端的行为表现，患者保持固定的姿势且旁人难以移动或者是持续做毫无目

的自主运动。

认知缺陷：包括注意力、处理速度、工作记忆、抽象思维、问题解决和对社会的理解力受损。患者的思维僵化，其问题解决能力、理解他人观点的能力以及从经验中学习的能力下降。认知功能损害的严重程度是整体功能残疾的一个主要决定因素。

亚型　部分专家根据是否存在阴性症状及其严重程度，如情感迟钝、意志缺乏、动机下降等，把精神分裂症划分为缺陷型和非缺陷型两种。缺陷型的患者其严重的阴性症状不是由其他因素导致（如抑郁、焦虑、毫无刺激的环境、药物不良反应）。非缺陷型的患者存在妄想，幻觉和思维障碍，阴性症状相对较少。

原先的精神分裂症亚型（偏执、瓦解、紧张、残留、未分化）都没有证明有效或可靠，已经不再使用。

自杀　精神分裂症患者约有5%~6%存在自杀，约20%企图自杀，更多的有显著的自杀意念。自杀是精神分裂症患者过早死亡的主要原因，也部分说明了为何该病患者的平均寿命缩短10年。年轻男性精神分裂症和滥用药物者风险特别高。伴随抑郁症状或绝望感的患者、失业者，刚经历精神病发作，或刚出院的患者风险也有所增加。发病年龄较晚，病前社会功能较好的偏执型患者（预后最好）自杀危险同样最高。由于这些患者保留了悲伤和痛苦的能力，当他们现实地认识到该病对自己的影响时，更容易在绝望中自杀（参见第1618页）。

暴力　精神分裂症患者暴力行为的危险程度中等。威胁要采取暴力行为以及轻度的攻击行为远比严重的危险行为更常见。合并物质滥用、存在迫害妄想或命令性幻听者以及不遵医嘱服药的患者较容易采取明显的暴力行为。严重抑郁、孤立、偏执的患者会去攻击或杀死他认为的引起自己困境的人（如上级、名人、配偶），但是这种情况少见。

诊断

■ 综合病史、症状及体征

精神分裂症没有明确的实验室检查。诊断要根据对病史、症状和体征进行完整的评估。从间接途径，如家人、朋友、老师、同事等获得的信息通常很重要。根据DSM-5,诊断精神分裂症要求以下2条：

■ 存在2个或以上特征性症状（妄想、幻听、言语紊乱、行为紊乱、阴性症状），持续1个月以上（症状必须包括三者之一）

■ 疾病前驱期症状或社交、职业或自我照顾功能受损，持续时间达6个月（包括1个月的症状明显期）

在收集病史和检查时（检查包括实验室检查和神经影像学检查），要排除由于其他躯体疾病或物质滥用导致的精神病（参见第1601页）。尽管有些精神分裂症患者在影像上存在大脑结构的异常，但并没有特异的诊断学价值。

有类似症状的其他精神障碍，包括与精神分裂症相关的几种疾病：短暂精神病性障碍、精神分裂样障碍、分裂情感性障碍和妄想障碍。另外，有些心境障碍的患者也会存在精神病症状。某些人格障碍（特别是分裂型）也会表现出与精神分裂症类似的症状，尽管其严重程度通常比较轻，但不是真正的精神病。

预后

早期治疗预后更好。症状出现后的前5年，患者的功能会恶化，社会和工作能力下降并疏于对自己的料理。阴性症状会逐渐加重，认知功能下降。此后，功能残疾的水平趋于稳定。有证据表明，疾病的严重程度在后期会减轻，特别是女性。有严重阴性症状和认知功能缺损的患者会出现自主运动功能障碍，即便没有应用抗精神病药。

精神分裂症可以与其他精神障碍共病。存在明显强迫症状时（参见第1586页），预后尤其差；存在边缘型人格障碍症状时（参见第1593页），预后则较好。约80%的精神分裂症患者会有一次或以上的抑郁发作。

确诊后的第1年，预后与患者抗精神病药物的服药依从性紧密相关。总体而言，1/3的患者症状明显改善且疗效稳定；1/3有一定程度的改善，但会有间歇性复发，且有残留的功能障碍；1/3则有严重且持续的功能障碍。仅有约15%的患者完全恢复到病前的功能水平。

预后良好的因素包括：

■ 良好的病前功能（如学业成绩或工作业绩良好）
■ 发病年龄晚和/或急性起病
■ 家族史为心境障碍而非精神分裂症
■ 认知功能受损程度轻微
■ 较少阴性症状
■ 未经治疗的精神病病程较短

预后不良的因素包括：

■ 发病年龄早
■ 病前功能不良
■ 精神分裂症家族史
■ 较多的阴性症状
■ 未经治疗的精神病病程持续时间较长

男性预后较女性差；抗精神病药对女性的疗效较好。另一个严重的问题是约50%的精神分裂症患者合并物质滥用。近期资料表明，使用大麻或其他的致幻剂对精神分裂症患者的伤害很大，应规劝患者避免使用。合并物质滥用是预后差的重要预测因素，而且可以导致服药依从性差、反复复发、经常住院、功能下降、缺乏社会支持甚至无家可归。

治疗

■ 抗精神病药物
■ 康复，包括社区支持服务
■ 心理治疗

精神症状出现和首次治疗的时间间隔与治疗起效快慢、疗效有关。如果早期治疗，患者起效更快，更充分。如首次发作后没有使用抗精神病药巩固治疗，70%到80%的患者在1年内会有第2次发作。抗精神病药巩固治疗可以把1年内复发率降到约30%。第一次发作后药物治疗应持续1~2年。如果患者的病程已有多年，则持续更长时间。

治疗目的是减轻精神症状的严重程度、预防复发和相关功能受损、帮助患者的功能维持在可能的最高水平。抗精神病药、社区支持下的康复和心理治疗是主要的治疗手段。由于精神分裂症是慢性复发性疾病,教会患者疾病自我管理技能是一个非常重要的目标。向家长提供有关疾病(心理教育)信息,可以降低复发率。

根据药物特定的神经递质受体亲和力和活性把抗精神病药物分为传统抗精神病药和第二代抗精神病药(SGA)。SGA在一些方面较有优势,其疗效稍微优于传统药物(尽管有些SGA的疗效尚有争议),而且减少了不自主运动障碍及相关不良反应的概率。但SGA的代谢综合征(过度肥胖、胰岛素抵抗、血脂异常和高血压)的风险高于传统抗精神病药物。

传统抗精神病药 这些药物(表213-1)主要的药理作用是阻断多巴胺D_2受体(多巴胺D_2受体阻滞剂)。传统的抗精神病药可以被分为高效价、中效价和低效价药物。高效价抗精神病药对多巴胺受体的亲和力较高,对肾上腺素α受体和毒蕈碱型胆碱受体的亲和力较低。低效价抗精神病药用得很少,对多巴胺受体的亲和力较低,而对肾上腺素α受体,毒蕈碱型胆碱受体以及组胺受体的亲和力较高。不同的药物有片剂、滴剂、短效和长效肌内注射针剂等剂型。药物的选择根据药物的不良反应、所需的服用方式以及患者既往对药物的治疗反应。

表213-1 传统抗精神病药

药物	日剂量(范围)*	常规成人剂量	说明
氯丙嗪†‡	30~800mg	400mg 入睡前口服	低效价药物 也有直肠栓剂
甲硫哒嗪‡	150~800mg	400mg 入睡前口服	唯一有绝对最高剂量药物(800mg/d,因高剂量会导致视网膜色素沉着以及显著的抗胆碱能反应 会导致QTc间期延长
三氟啦嗪†‡	2~40mg	10mg 入睡前口服	—
氟奋乃静†‡	0.5~40mg	7.5mg 入睡前口服	肌注形式的氟奋乃静癸酸酯和庚酸酯(无法达到量效平行)
奋乃静‡	12~64mg	16mg 入睡前口服	—
洛沙平	20~250mg	60mg 入睡前口服	对多巴胺D_2和5-羟色胺2受体有亲和力
吗茚酮	15~225mg	60mg 入睡前口服	可能与体重减轻有关
氨砜噻吨†‡	8~60mg	10mg 入睡前口服	常见静坐不能
氟哌啶醇†‡	1~15mg	8mg 入睡前口服	高效价药物 有氟哌啶醇癸酸酯(肌注) 常见静坐不能
哌迷清	1~10mg	3mg 入睡前口服	只适用于Tourette综合征

* 传统抗精神病药物当前推荐的剂量从显示的最低值开始,并逐步增加至单一剂量;推荐入睡前口服。没有证据表明快速增加剂量更有效。
† 急性期治疗可以用肌内注射。
‡ 可口服。
QTc,心率的校正QT间期。

部分抗精神病药物有缓释剂型(表213-2)。这些剂型可用于依从性差的患者。也适用于紊乱、淡漠或否认疾病而不能规律服药的患者。

表213-2 抗精神病药物针剂

药名*	剂量	峰值†
阿立哌唑,长效针剂	300~400mg/月	5~7日
氟奋乃静癸酸酯	12.5~50mg 每2~4周	1日
氟奋乃静庚酸酯	12.5~50mg 每1~2周	2日
氟哌啶醇癸酸酯	25~150mg 每28日(范围可以在3~5周)	7日
双羟萘酸奥氮平‡	210~300mg 每2周一次或300~405mg 每4周一次	7日
利培酮微球§	25~50mg 每2周	35日

* Z-跟踪技术肌注。
† 在单次给药后达到峰值的时间。
‡ 双羟萘酸奥氮平可能引起罕见的但十分显著镇静,所以患者必须注射后3小时内进行观察。
§ 由于在第一次肌注和达到有效血药浓度之间有3星期的时间间隔,患者在第一次注射后必须继续口服3星期的抗精神病药物。在开始治疗前要对患者对口服制剂的耐受性进行评估。

传统的抗精神病药有一些严重的不良反应,如镇静、认知下降、肌张力障碍、肌肉僵硬、震颤、催乳素水平升高、体重增加、降低癫痫阈值增加癫痫风险(对不良反应的治疗,表206-4)。静坐不能(运动性坐立不安)让人特别不愉快,会导致服药依从性差或停止用药。这些药物还可以导致迟发性运动障碍。表现为不自主的运动障碍,特点为口、唇的轻微震颤和/或手臂、腿的舞蹈样动作。对于患者服用常规抗精神病药,每年药物暴露的迟发性运动障碍发病率约为5%。约2%的患者迟发性运动障碍的症状十分严重。有些即便停用药物也会一直持续。由于存在此类风险,对于长期维持治疗的患者至少每6个月要评估一次。评估工具包括异常不自主运动量表(表213-3)等。恶性综合征是一种很少见、但有潜在致死性的严重不良反应,特点为肌肉强直、发热、自主神经功能不稳定以及肌酸磷酸肌酶升高(参见第2702页)。

大概30%的精神分裂症患者对传统抗精神病药物治疗无反应。氯氮平及第二代的抗精神病药可能会对这些患者有效。

表 213-3 异常不自主运动量表

评分前后，医生应该进行如下操作：
观察走入房间的步态
如果影响检查，让患者拿掉口香糖或假牙
判断患者是否意识到这些运动
    让患者坐在固定、无扶手的椅子上，双手放于膝盖，双腿微微分开，脚平放于地板，在整个检查过程中，观察整个身体的运动
    让患者坐着，双手悬垂在膝盖两侧
    让患者两次张开嘴巴，观察舌头的运动
    让患者伸舌 2 次
    让患者用拇指轻轻叩击各个手指，持续 15 秒，两手都要做。观察脸和腿
    让患者站立，双臂向前伸展
根据严重程度，对下列条目评分：
- 0＝没有
- 1＝非常轻微，可能是正常的
- 2＝轻度
- 3＝中度
- 4＝重度

只有在活动时才出现的运动比自发出现的动作少 1 分

分类	项目	可能的分数范围				
脸部和嘴部动作	表情肌	0	1	2	3	4
	唇部及唇周区域	0	1	2	3	4
	下巴	0	1	2	3	4
	舌头	0	1	2	3	4
肢端动作	手臂	0	1	2	3	4
	腿	0	1	2	3	4
躯干动作	脖子，肩膀，和臀部	0	1	2	3	4
总体评估	异常运动的严重度	0	1	2	3	4
	由于异常运动带来的功能残疾	0	1	2	3	4
	患者对异常运动的意识程度（0＝没有意识到；4＝非常痛苦）	0	1	2	3	4

经许可摘自 ECDEU（Early Clinical Drug Evaluation Unit）Assessment Manual for Psychopharmacology. Guy UW. 精神药理评估手册，1976，美国卫生、教育和社会福利部。

第二代抗精神病药 与传统抗精神病药物相比，SGA 阻断多巴胺更有选择性，降低锥体外系不良反应的发生率。既往认为 SGA 与 5-羟色胺受体的结合与其疗效有关，但目前研究认为与药物疗效和不良反应无关。SGA 有以下作用：

- 减轻阳性症状
- 对阴性症状的疗效优于传统抗精神病药（尽管对此差异尚有争议）
- 导致认知功能损害较小
- 引起锥体外系不良反应的可能性较小
- 引起迟发性运动障碍的危险较低
- 很少或不会引起催乳素水平升高（除了利培酮，其升高催乳素的作用类似于传统抗精神病药物）

氯氮平，第一个 SGA，也是唯一被证明的对 50% 经传统抗精神病药治疗无效的患者有疗效。氯氮平减轻阴性症状，很少或不引起运动方面的不良反应，引起迟发性运动障碍的风险也最轻，但是它有其他的不良反应，包括镇静、低血压、心动过速、体重增加、2 型糖尿病，以及流涎。它还会引起癫痫发作，这与所用的剂量大小有关。最严重的不良反应是粒细胞缺乏，1% 的患者可出现。因此需经常监测白细胞（前 6 个月每周检测，之后每 2 周检测）氯氮平一般用于其他药物治疗效果不佳的患者。

新的 SGA（表 213-4）有许多氯氮平的优点，但又不会有粒细胞缺乏的危险，因此在治疗急性发作和预防复发上比传统抗精神病药更受欢迎。但在 1 项大型长期的临床对照研究中发现，4 种 SGA（奥氮平、利培酮、喹硫平、齐拉西酮）对于缓解症状的疗效并不由优于抗胆碱能的传统抗精神病药物奋乃静。一项随访研究发现，早期退出研究患者被随机分入另外 3 种 SGA 或氯氮平治疗，氯氮平的疗效明显优于其他药物。因此，氯氮平可能是传统抗精神病药物或其他 SGA 治疗无效的唯一有效的替代品。但临床上氯氮平应用较少，可能是因为其耐受性差，并且需要连续监测血象。

表 213-4 第二代抗精神病药*

药物	剂量范围	常规成人剂量	说明†
二苯氧氮平类			
氯氮平	150~450mg 口服 bid	400mg 睡前口服	第一个 SGA
			证实对难治性患者有效
			由于会引起粒细胞下降,需要定期监测白细胞
			容易出现癫痫、体重增加
苯丙异噁唑类			
伊潘立酮	1~12mg po bid	12mg po qd	由于可能直立性低血压,滴定时 4 日后加量
帕潘立酮	3~12mg 睡前口服	6mg 睡前口服	代谢同利培酮,不良反应同利培酮
利培酮	4~10mg 睡前口服	4mg 睡前口服	剂量大于 6mg 容易出现锥体外系不良反应,催乳素升高与剂量平行
噻酚苯二氮䓬类			
奥氮平	10~20mg 睡前口服	15mg 睡前口服	常见不良反应为嗜睡,代谢综合征,眩晕
二苯硫氮䓬类			
阿塞那平	5~10mg 舌下 bid	10mg 舌下 bid	舌下含服后 10 分钟不能进食(不应吞服)
喹硫平	150~375mg 口服 bid	200mg 口服 bid	低效价,剂量范围广
	缓释剂:400~800mg po		可导致代谢综合征
	睡时		无抗胆碱能不良反应
			由于阻滞 α_2 受体需要剂量滴定
			普通剂型 bid;缓释剂在睡前服用一次
哌嗪基苯并异噻唑			
鲁拉西酮	40~160mg po qd	80mg po qd	qd 与食物同服,肝功能不全的患者应用低剂量
齐拉西酮	40~80mg 口服 bid	80mg 口服 bid	血清素和去甲肾上腺素再摄取抑制可能具有抗抑郁作用
			在新药中,半衰期最短
			需要饭后 bid
			急性期治疗可以用肌内注射
			体重增加不明显
二氢喹啉酮类			
阿立哌唑	10~30mg 睡前口服	15mg 睡前口服	多巴胺 D_2 部分激动剂,体重增加不明显

* 这类药物推荐监测体重和 2 型糖尿病。
† 所有第二代抗精神病药物与老年患者痴呆的死亡率增高有关。
SGA,第二代抗精神病药。

新的 SGA 在疗效上非常类似,但不良反应不同,所以选择药物要根据个体反应以及药物的其他特点。比如,奥氮平镇静的发生比例相对较高,可以用于严重激越或失眠患者;对于疏懒患者则可以选用镇静作用较弱的药物。评估疗效一般需要 4~8 周的时间。在急性期症状稳定后,需要用最小有效剂量维持治疗以预防复发。阿立哌唑、奥氮平和利培酮有长效注射制剂。

体重增加、高血脂以及罹患 2 型糖尿病的危险增高,这些是 SGA 药物的主要不良反应。因此,在开始用 SGA 药物治疗之前,要对所有患者的危险因素进行筛查,包括个人/家庭糖尿病病史、体重、腰围、血压、空腹血糖和血脂。给患者及其家人提供关于糖尿病症状(多饮、多尿、体重减轻)和体征的教育,包括糖尿病酮症酸中毒(恶心、呕吐、脱水、呼吸急促、意识障碍)。此外,还要给开始用 SGA 的患者提供饮食和身体锻炼的咨询。所有正在使用 SGA 药物治疗的患者要定期监测体重、体重指数及空腹血糖,而对有高血脂或 2 型糖尿病的患者要转诊去做特殊的检查和评估。

康复和社区支持服务　社会心理技能训练和职业康复项目帮助很多患者工作、购物和照顾自己;料理家务;与他人相处以及配合医疗人员治疗。如果患者能被雇用,处在一个竞争性的工作环境中,同时有工作向导帮助他适应工作,这对患者的康复特别有意义。有时工作向导只是作为后援帮助患者解决问题或者是与雇主进行沟通。

支持服务帮助很多精神分裂症患者在社区中生活。尽管很多人可以独立生活,有些还是需要住在有工作人员来监督的公寓中,以保证其遵医嘱服药。项目根据不同的居住场所提供不同水平的监督服务,从 24 小时支持到定期家访。这些项目帮助提高患者的独立自主性,同时又提供给他们足够的照顾以把复发的可能性和住院需求降到最低。社区治疗项目在患者的家中或其他居住场所给患者提供服务,这样做需要工作人员-患者比例较高;治疗小组直接提供患者需要的所有或几乎所有的治疗。

当疾病复发并且症状严重时,需要让患者住院治疗;如果患者会给自己或他人带来危险,需要强制患者住院。即便是有最好的康复和社区支持服务,一小部分患者,特别是有严重认知功能缺陷者和药物治疗无效者,还是需要长期在精神病院或其他机构接受治疗,或是需要其他的支持性照顾。

心理治疗 心理治疗的目的在于建立患者、家庭和医生之间的合作关系,让患者学习理解和管理自己的疾病,遵医嘱服药,能更有效地应对压力。尽管个别心理治疗结合药物治疗是普遍的方法,但是可利用的经验性的指南很少。主要是探讨患者基本的社会服务需求,根据疾病的性质提供支持和教育,促进适应性的行为,能够共情并对精神分裂症有合理的动力性理解,这样的心理治疗可能是最有效的。很多患者需要共情和心理支持来适应这个持续一生且使功能严重受限的疾病。

除了个体的心理治疗,精神分裂症的认知行为治疗也有了显著的发展。例如,在个人或群体环境下进行的这种治疗,重点关注如何减少妄想想法的方法。

对于与家人生活在一起的患者,心理教育的家庭干预能降低复发的概率。支持团体,如美国精神障碍联盟,常常会对家庭有帮助。

> **关键点**
> - 精神分裂症表现为与现实失去接触、幻觉、妄想、言行紊乱、情感淡漠、认知损害以及职业和社会功能障碍
> - 自杀是最常见的死亡原因
> - 威胁要采取暴力行为以及轻度的攻击行为远比严重的危险行为更常见
> - 早期使用抗精神病药物,药物的选择根据药物的不良反应、所需的服用方式以及患者既往对药物的治疗反应
> - 心理治疗让患者学习理解和管理自己的疾病,遵医嘱服药,能更有效地应对压力
> - 治疗后,1/3 的患者症状明显改善且疗效稳定;1/3 有一定程度的改善,但会有间歇性复发,且有残留的功能障碍;1/3 则有严重且持续的功能障碍

精神分裂样障碍

精神分裂样障碍与精神分裂症具有同样的症状,但是持续时间大于等于 1 个月小于 6 个月。

该病易于与精神分裂症混淆。应排除继发于物质滥用或躯体疾病的精神障碍。鉴别精神分裂样障碍和精神分裂症的依据在于症状持续时间;如持续时间超过 6 个月,就不再符合精神分裂样障碍的诊断。症状或功能损害持续超过 6 个月提示精神分裂症的可能,但是急性的精神病也可以发展为伴有精神病性症状的心境障碍,如双相障碍或者是分裂情感性障碍。明确诊断和进行适当治疗常需要纵向观察。

治疗采用的是抗精神病药物治疗和支持性的社会心理照顾。在症状消失后,需要继续用药 1 年,然后慢慢减药,同时密切随访,注意精神病症状是否再次出现。

感应性精神病

感应性精神病发生在从亲密关系的人中获得妄想。

感应性精神病(既往称为疯狂夫妇),现在被认为是妄想症的一个亚型(参见第 1600 页)。这通常发生一个人或团体(通常是一个家庭)与存在妄想的患者有密切关系。患病率尚不清楚,但很罕见。主要患者通常在关系中占主导地位,并将自己的妄想影响或强加给次要患者。

确定主要患者非常重要,因为次要患者与主要患者分离后妄想观念常可消失。咨询和治疗,通常能帮助感应性精神病患者。

物质所致的精神病障碍

物质/躯体疾病所致的精神障碍为幻觉和/或妄想是物质或物质戒断的直接作用。

药物引起的精神病发作在急诊科和危机中心常见。精神病症状可以源于很多物质,如酒精、安非他明、大麻、可卡因、致幻剂、吸入剂、阿片、苯环己哌啶(PCP),以及某些镇静剂及抗焦虑药。考虑诊断物质所致的精神障碍时,幻觉和妄想应超过那些通常中毒或戒断症状,尽管也可以合并中毒或戒断。

症状往往是短暂的,致病药物被清除后不久即可恢复,安非他明,可卡因,PCP 导致的精神症状可能会持续数周。有些年轻人前驱或早期精神分裂症使用的物质,可诱发精神病,因此特别询问服药前的早期精神症状对于判断急性精神病是否药物导致很重要。

治疗
- 安静的环境
- 通常,苯二氮䓬或抗精神病药

大多数物质所致精神病,停用该物质,并给予抗焦虑或抗精神病药物有效。对于多巴胺刺激的药物如安非他明所致的精神病,抗精神病药物最有效。对于 LSD 所致的精神病,只需观察。对于不涉及多巴胺作用的物质,只需观察,或使用抗焦虑药。

214. 性活动、性别烦恼和性欲倒错

（男性的性功能障碍，参见第 1925 页；女性的性功能障碍，参见第 2053 页）

不同文化间或同一种文化之内能够接受的正常性行为和性态度都有很大的差异。即便是在社会文化的压力之下，医务人员也不应该对性行为加以道德评判。通常，正常和异常并不是由医学界定的。当性行为本身或性行为困难给患者或其伴侣造成显著困扰，或者造成了伤害，这时则需要治疗。

对性活动和性别的社会态度 有关性活动和性别的社会文化观念随着时代发展已经改变，例如：

手淫：一度被广泛视为堕落行为并且是导致精神障碍的原因，但是目前手淫（女性一般称自慰）被公认是贯穿一生的正常性活动。只有当手淫行为抑制了伴侣之间的性行为，或者在公开场合进行，以及成为强迫性冲动行为造成困扰时才被认为是不正常的。约有 97% 的男性和 80% 的女性有手淫行为。尽管手淫是无害的，他人不赞成及惩罚的态度给个体带来的内疚感会让其感到相当痛苦，并降低其性能力。甚至在健康的性关系中，手淫在某种程度上也常常会一直持续。

同性恋：近 40 余年美国精神病学会才将同性恋划出精神障碍范畴。人群中 4%~5% 的人认为自己毕生都是同性恋。与异性恋一样，同性恋是源于复杂的生物和环境因素，这些因素使得个体有被同性激发性兴奋的能力。与异性恋一样，同性恋不是个体主动选择的结果。

滥交：频繁地与很多人（常常是陌生人或只有一次见面的人）发生性活动，可能意味着这个人的亲密关系能力下降。然而，滥交本身并不能作为有性心理障碍的依据。在西方文化中随意的性活动是常见的，尽管对艾滋病、生殖器疱疹以及其他性传播疾病的恐惧使得这种情况有所减少。

婚外性活动：大多数文化不鼓励婚外性活动，但接受婚前或未婚状态的性活动。在美国，大部分的人在婚前或未婚状态时有性活动，这是发达国家性解放潮流的一部分。尽管有社会禁忌，婚外性活动在已婚人士中还是经常发生。这种行为有将疾病传染给不知情配偶和性伴侣的风险。

性别身份：性身份是个体对自我性别属性的主观意识。越来越多的文化认同，有些人不适合，也没有必要去适合传统的男女二分法。

父母对性活动的影响 性行为和性态度的接受标准很大程度上受父母影响。

如果父母禁止、清教徒似地拒绝性活动，包括肢体接触，会让儿童产生内疚和羞耻感，并会抑制他在成年时享受性的乐趣和发展健康的亲密关系。

亲子关系可能会被以下因素破坏：
- 父母过分的情感疏远
- 惩罚行为
- 明显的性诱惑及性剥削

遭受父母的打骂、拒绝和残忍对待的孩子容易在性和情感亲密性上出问题。例如，爱和性的唤起可能会分离，即与相同社会阶层或智力水平的人建立情感连接，但是只与被认为比较下等或被轻视的人（如妓女、不知名字的人）发生性关系而没有情感上的亲密。

医护人员的角色 医务人员可以给患者提供关于性活动的建议，并尽可能不要错过有效干预帮助患者的机会。必须与患者讨论可能会让他们染上性传播疾病的行为。医务人员在临床实践中可能有机会识别患者的性心理问题，包括性功能障碍（参见第 1925 页；参见第 2053 页），性别烦恼以及性欲倒错，并与其进行讨论。

性别烦恼和易性症

性别烦恼是指强烈而持久的异性认同，患者认为自己是生物偶然性的牺牲品，被残忍地囚禁在与他们主观认同性别不相容的身体内。性别烦恼的极端形式是易性症。

生理性别、性别和性身份 生理性别和性别是不一样的。

- **生理性别**是指一个人的生物学状态：男性，女性，或阴阳人
- **性身份**指的是一个人被性吸引的性身份性别
- **性别身份**是个体对自己性别属性的主观感受，例如人们将他们自己认定为男人、女人、跨性别者或者其他（如性别酷儿，genderqueer）
- **性别角色**是性别身份的客观和公开的表达，包括个体为了向他人和自己表明自己所属的性别身份以及与性别身份相符合的程度，而所说做作的一切

性别角色行为在传统的男性角色或女性角色间是一个连续谱，现在的文化越来越认识到，一些人已经不适合也没有必要去符合传统的男-女两分法。

比起男孩的娘娘腔或很柔弱，西方文化更能接受女孩表现出"假小子"一样的顽皮、放肆行为（一般不会当作性身份障碍）。许多男孩角色扮演为女孩或母亲，包括穿戴姐妹或母亲的服饰，通常情况下，这种行为是正常心理发育的一个阶段。儿童性别不协调不被视为一种疾病，很少持续到成年或导致性别烦恼，虽然性别不协调的男孩更有可能成为同性恋或双性恋。

性别烦恼 对大多数人而言，生理（出生）性别、性身份和性角色是一致的。然而，性别烦恼者的性别认同与生理性别有一定程度的不一致。

性别不协调本身不被认为是一种心理障碍。然而，当

出生性别和自我认同性别不匹配,并造成显著的精神痛苦或残疾,予以性别烦恼的诊断可能是合适的。这种精神痛苦通常是焦虑,抑郁和情绪易激惹的混合。患有严重性别烦恼的人,通常被称为变性人,可能会经历严重的令人不安的长期的症状,并有强烈的愿望采用药物和/或外科手术改造自己的身体以使身体与他们的性别身份更为匹配。然而给这种情况贴以"性别烦恼"的标签会增加他们的痛苦,因此应该打消患者的顾虑,向他们解释这个诊断名词并非道德评判。易性症按照出生性别的发生率,男性约为 1/11 900,女性约为 1/30 000。

一些学者认为,这个诊断应该归为躯体疾病范畴,类似于性发育障碍,而不应归为精神障碍。与之相反,一些跨性别群体的成员认为,即使性别不协调最极端的形式也只仅仅是人类性别认同和表达的一种正常变异罢了。

病因

尽管生物因素(如遗传互补,胎儿期的激素环境)在很大程度上决定了性别身份,但是稳定一致的性身份和性角色的形成也受到社会因素的影响,如父母间情感连接的特征,以及父子、母子关系。一些研究显示单卵双胎比异卵双胎发生性别烦恼的一致性更高,表明有遗传因素起作用。

易性症可能与生殖器两性畸形以及染色体异常有关[如特纳综合征(Turner syndrome),克兰费尔特综合征(Klinefelter syndrome)],不过这种情况非常罕见。当性别标签和抚养方式混乱的时候(如生殖器两性畸形或遗传综合征改变了生殖器外观,如雄激素不敏感综合征),儿童会对他们的性身份或性角色感到不确定,尽管环境因素的重要性究竟如何目前还是有争议的。然而当性别标签和抚养方式很明确的时候,即便是生殖器两性畸形,往往也不会影响到儿童的性别认同。

症状及体征

儿童性别烦恼症状 儿童性别烦恼通常在 2~3 岁时出现。儿童期性别烦恼主要表现在以下方面:
- 坚持穿异性的衣服
- 坚持自己是异性
- 希望一觉醒来会变成异性
- 倾向于参加刻板游戏,并与异性一起活动
- 对自己的生殖器有厌恶情绪

例如,女孩会坚称自己要长出阴茎,变成男孩;她可能会站着撒尿。男孩幻想自己是女孩的样子,回避参加莽撞性拼抢游戏和竞技性活动。他可能会坐着撒尿,并希望除掉自己的阴茎和睾丸。对男孩来说,对青春期身体变化的痛苦常常驱使他们寻求治疗力求身体女性化。性别烦恼儿童大部分要到 6~9 岁才被评估,但此时性别烦恼已经慢性化。

成年期性别烦恼症状 尽管大多数易性症患者在童年早期就存在性别烦恼症状或者感到与其他人不一样,但一些直到成年才发展成易性症。男性变女性的易性症可能最早表现为异装癖,此后才开始接受自己的异性性别身份。

在那些逃避自己异性性别(跨性别)感受的易性症患者中,结婚和参军很常见。一旦他们接受了自己的异性性别感受,许多人在社会上会公开采用异性角色。

出生性别为男性的易性症者中,一些人满足于拥有更加女性化的外貌,并获得女性身份证件(如驾照),这帮助他们在社会中以女人的身份来工作和生活。有些人则存在一些问题,如焦虑、抑郁和自杀行为。这些问题可能与社会和家庭拒绝接受与生理性别不一致的行为对患者所造成的压力有关。

诊断
- 根据 DSM-5 的诊断标准

所有年龄段人群的诊断 性别烦恼在不同年龄人群的表现存在差异。但是 DSM-5 诊断标准中,所有年龄人群的诊断要求同时满足以下两点:
- 出生性别与自我认同的性别(异性性别认同)之间存在明显的不协调已持续 6 个月以上
- 由于此不协调导致的临床显著的痛苦或功能受损

儿童性别烦恼的诊断 除了所有年龄组所要求满足的特征,儿童必须满足以下 6 条及以上:
- 强烈的愿望要成为或坚持他们是另一性别(或其他一些性别)
- 着装上强烈的典型异性服饰偏好,女孩拒绝穿着典型的女性服饰
- 玩耍时对异性性别角色有强烈的偏好
- 对典型的另一性别的玩具、游戏、活动有强烈的偏好
- 对于其他性别的玩伴有强烈的偏好
- 强烈拒绝与出生性别相匹配的玩具,游戏和活动
- 对其身体的强烈厌恶
- 对自我认同的性别相匹配的第一和/或第二性征的强烈愿望

异性性别认同必须排除在文化上成为异性会带来好处的情况。例如,一个男孩说想成为女孩,为了获得和他的小妹妹相同的特殊待遇,这个男孩不大可能有性别烦恼。

青少年和成人性别烦恼的诊断 除了对于所有年龄要求满足的特征,青少年和成人必须满足以下一条以及以上:
- 要去除(对青春早期而言为阻止发育)第一和/或第二性征的强烈愿望
- 符合他们自身认同性别的第一和/或第二性征的强烈愿望
- 成为其他性别(或其他一些性别)的强烈愿望
- 像另一个性别一样被对待的强烈愿望
- 有另一种性别的典型感受和反应的强烈信念

成人性别焦虑的诊断取决于是否给患者带来显著痛苦,或明显影响了其社交、职业和其他重要社会功能。仅有性别不协调不足以诊断性别烦恼。

治疗
- 心理治疗
- 对有治疗动机的患者,性激素治疗,有时变性手术

性别不协调的行为,如穿着异性服饰,只要不伴心理痛苦或功能损害,是不需要进行治疗的

如果需要治疗,治疗的目的是帮助患者适应,而不是试图让他们改变自己的性别认同。尝试改变成年人的性别认

同被证明无效,而且现在被认为是违反伦理的。

大部分要求治疗的易性症者的出生性别为男性,他们声称自己的身份为女性,并对自己的生殖器和男性特征感到厌恶。然而随着治疗手段的提高,女性变男性的易性症在医疗机构和精神科临床中越来越多见,尽管在西方文化中其发生率仅约为男性变女性易性症的1/3。

易性症者寻求医学帮助的首要目的不是为了获得心理治疗,而是要获得性激素治疗和变性手术使他们的外表更接近他们认同的性别身份。当诊断明确后,医生应该遵照世界跨性别健康专业协会(WPATH)制订的被国际广泛认可的性身份障碍治疗准则,结合心理治疗、性激素治疗、用认同的性别生活至少一年和变性手术可能是有效的。

尽管性别烦恼患者在考虑性激素和外科手术治疗之前不再必须接受心理治疗,精神卫生保健从业者可以执行以下操作,以帮助患者作出决定:
- 评估和治疗共病(如抑郁症,物质使用障碍)
- 帮助患者处理病耻感带来的负面影响(如指责,歧视)
- 帮助患者找到一种舒服的性别身份表达方式
- 如果适用,促进性别角色的改变和出柜

男性变女性的易性症　补充适量的**女性激素**(如雌二醇透皮贴剂 0.1~0.15mg/d),电针去毛,声音治疗以及其他的女性化治疗能帮助他们更为稳定地适应女性角色。女性激素对性别烦恼的症状有显著改善,而且经常先于任何可见的第二性征改变(如乳房发育,面部和身体毛发的减少,脂肪重新分布到臀部)。即使没有心理支持或外科手术,女性激素可以使一些患者足够舒适地感受到成为一个女性。

变性手术:是许多男性变女性的易性症者的要求。手术包括切除阴茎和睾丸,人工阴道及外阴成形。保留部分龟头组织再造阴蒂,作为性敏感区域,可以保持大多数患者性高潮能力。

做手术的决定常常给患者带来很重要的社会问题。许多患者都已经结婚生子。作为父母或配偶,改变性别和性别角色将可能有亲密关系大幅调整的问题,在调整的过程中可能会失去所爱的人。随访研究发现,对那些动机非常强,经过了恰当的评估和治疗,而且以异性的角色已经实际生活至少一年的患者,变性手术可以帮助他们获得更加愉快和更具建设性的生活。

参加性别支持性团体往往是非常有帮助的。

女性变男性的易性症　女性变男性得易性症患者常常首先要求乳房切除术,因为拥有大量乳腺组织而以男性生活是很困难的,而胸部捆绑往往导致呼吸困难。

然后,子宫及附件切除术可以在一个雄性激素治疗疗程后进行(如肌内注射睾酮酯,每三周一次,每次 300~400mg,或者相当剂量的雄激素透皮贴剂或凝胶)。睾酮制剂永久性地使声音变得低沉,诱导更多肌肉男性化和脂肪分布,阴蒂增大,促进面部和身体毛发的生长。

患者可能会选择下列之一:
- 从内前臂移植皮肤塑造人工阴茎(阴茎成形术)。从腿或腹部移植皮肤塑造人工阴茎(阴茎成形术)
- 将阴阜的脂肪组织移除,放置在睾酮催使过度生长肥大的阴蒂周围,重塑一个微型阴茎(阴蒂阴茎化手术)

手术能帮助一些患者更好地适应,对生活的满意度提高。与男性变女性的易性症者一样,女性变男性的易性症者在施行不可逆的变性手术前需要以男性身份生活至少 1 年以上。

与男性变女性的阴道再造术相比,阴茎再造术的解剖学结果外观和功能都不是那么令人满意,可能导致女性变男性的生殖器变性手术的需求相对较少。

并发症是很常见的,特别是在延长尿道到阴茎的手术步骤中。

性欲倒错障碍概述

性欲倒错障碍是对无生命的物体、儿童或未经允许的成人,存在反复、强烈的性幻想、性冲动或者性行为,这种情况使患者感到痛苦并影响其社会功能,或使其或其伴侣感到痛苦或羞辱。

性欲倒错涉及对非典型对象、在非常情况下,和/或非典型目标(如儿童,尸体,动物)产生性冲动。然而某些性活动对其他人或医务人员来说,不同寻常的性偏好并不会仅仅因为不同寻常就构成性欲倒错障碍。人们可能有特殊的性偏好,但不符合性欲倒错障碍的诊断标准。

只有在非常规的性偏好致性兴奋模式同时满足以下两种情况时,才被认为是病态的:
- 特殊的性偏好模式是强烈的和持久存在的
- 给患者带来痛苦,造成社交、职业或其他重要功能受损

或者对他人(如儿童、未经许可的成人)造成伤害,或者有伤害他人的可能性。

性欲倒错障碍者与伴侣在情感互动和性的亲密关系能力受损或缺乏。他们其他方面的个人调节和情绪调节能力也受到损害。

异常的性兴奋模式通常在青春期前就已发展出来。至少包含3个过程:
- 焦虑或早期情感创伤扰乱了正常性心理发展
- 标准的性兴奋模式被其他方式取代,有时候是因为早年经历了高度紧张的性体验,强化了个体的性愉悦感
- 异常的性兴奋模式常常获得了象征性和条件性的元素(如迷恋的物品象征了性兴奋的客体,但它被选中可能是因为这个物体偶然地与性好奇、性欲望和性冲动联系在一起)

是否所有的性欲倒错障碍都由这样的精神动力过程发展而来尚有争议,有证据表明有些性欲倒错障碍(如恋童癖)存在大脑功能和功能解剖学改变。

在大多数文化中,性欲倒错障碍在男性中远较女性常见。这种性别分布差异可能与生物因素有关,但鲜有明确证据。

性欲倒错障碍已被描述出数十种类型,但多数是少见或罕见的。最常见的包括:
- 恋童癖
- 窥阴癖
- 异装癖

■ 露阴癖

其他包括性受虐症和性施虐症。某些性欲倒错障碍（如恋童癖）是违法的,可能会导致患者坐牢并且终身被标记上性犯罪者的标签。有些性欲倒错障碍性犯罪者同时有严重人格障碍（如反社会型人格障碍、自恋型人格障碍）,这使得治疗更加困难。

一个患者常常同时有 2 种及以上的性欲倒错障碍。

恋物障碍
（恋物癖）

恋物癖是偏爱用无生命的物体来引起性兴奋。然而,在通常的语境中,这个词常用来描述特别的性兴趣,如性角色扮演,钟爱某些特定的身体特征和特别偏好某些性活动方式或者物体。恋物障碍是指反复出现的,强烈的性唤起来自使用无生命的物体,或者一个非常具体的非生殖器身体部位（或几个部位）,导致显著的痛苦或功能损害。

恋物癖是性欲倒错的一种形式,但大多数恋物癖的人不符合一个性欲倒错障碍的临床标准,即该人的行为,幻想,或强烈冲动没有导致临床显著的痛苦或功能损害。这种情况也必须已经存在了 6 个月以上。

迷恋的物品有很多种：常见的迷恋物品包括围裙、鞋、皮革或橡胶物品以及女性内衣。迷恋物品可能会取代与伴侣的性活动,或者是被整合到与乐意配合的伴侣的性行为中。轻微的恋物行为如果是双方同意用以给性生活添加情趣,就不能被当成障碍,因为它不引起痛苦和明显的功能障碍。更为强烈的强迫性的恋物癖性唤起模式和性行为会导致性伴侣关系出现问题,甚至会占据和摧毁一个人的全部生活。

迷恋的物品可能包括异性服饰（如女性内衣）,但如果性兴奋主要发生在穿着衣物时（即穿着异性服饰）,而不是在用其他方式使用它时,性欲倒错被认为是异装癖。

恋物癖的治疗包括心理治疗、药物治疗或者两者结合。SSRI 已被使用在一些要求治疗的患者,取得有限的疗效。

异装障碍
（异装癖）

异装癖包括反复出现的由穿着异性服饰激发的强烈性唤起,可以表现为性幻想,性冲动或性行为。异装障碍是异装癖导致显著的痛苦或显著的功能损害。

异装癖是一种类型的性欲倒错,但大多数喜欢穿着异性服饰的人不符合异装障碍的临床诊断标准;诊断标准要求其性幻想,强烈的性冲动,或性行为造成痛苦,损害其社会功能,或伤害他人。这种情况也必须已经存在 6 个月以上。

喜扮异性者是比异装癖更为常用也更易被接受的术语。喜扮异性者和异装障碍在出生性别为女性的人群中极为罕见。穿戴女性服饰的异性恋男性通常在童年晚期开始这种行为。此行为至少在最初阶段与强烈的性唤起有关。由该服装本身产生性唤起被认为是一种形式的恋物癖,并可能与异装行为同时发生或独立存在。

异装癖男性的人格特征通常与年龄、种族匹配的常模是类似的。

如果他们的伴侣合作,这些男性会穿着个别或一整套女性服饰进行性交。如果他们的伴侣不同意,他们会感到焦虑、抑郁、罪恶感,并对自己穿戴异装的欲望感到羞耻。因此这些男性经常清理他们放置女性衣物的衣橱。

治疗
■ 社交和支持性团体
■ 有时心理治疗

大部分的异装者不会寻求治疗。那些被不愉快的伴侣带来治疗的,要么是法院介绍过来的,要么是患者出于考虑异装癖给社交和就业带来的负面影响。一些异装者接受治疗是因为共病性别烦恼、物质滥用或抑郁症。

社交和支持性团体治疗通常对异装癖患者很有帮助。

没有药物是确定有效的。

心理治疗旨在自我接纳和改变危险行为。

在中老年,有时在 50 多岁或 60 多岁,男扮女装的男人可能会出现因性别烦恼的症状就医,然后可能会符合性别烦恼的诊断标准。

露阴障碍
（露阴癖）

露阴癖的特点是通过暴露自己的生殖器来获得性兴奋,对象通常是毫无准备的陌生人。它也可以指希望他人观察其性活动的强烈欲望。露阴障碍包括这些冲动和欲望投向与未经许可的人,或因为这种欲望和冲动导致显著的痛苦或功能损害。

露阴癖是一种性欲倒错,但大多数露阴癖的人不符合性欲倒错障碍的诊断标准,这需要一个人的性行为,性幻想,或强烈性冲动导致临床显著的痛苦或功能损害或导致伤害他人（行为施予一个未经许可的人）。这种情况必须已经持续存在 6 个月以上。

男性患发病率估计 2%～4%;女性患病率较低。很少有女性被诊断为露阴障碍,因为社会认可女性一些暴露生殖器的行为（如在媒体上和娱乐场所中）。

露阴癖患者（通常是男性）在暴露于他人或幻想暴露生殖器时可能会手淫。他可能会意识到自己想使看到的人惊奇、震惊或印象深刻。受害者几乎总是成年女性或者儿童。实际性接触是很少发生,毫不知情的见证人身体受到伤害很少见。

发病年龄通常在青春期;偶尔首发于青春前期或中年期。

被抓到的男性性犯罪者大约有 30% 为露阴癖患者。在所有的性犯罪者中,露阴癖再犯率最高,20%～50% 会再次被捕。

大部分露阴癖患者已婚,但常常因为不良的社会适应和性适应（如频繁的性功能障碍）而出现婚姻问题。

露阴癖患者也可能有人格障碍或品行障碍。

对一些人来说,露阴癖表达了他们要他人观察他们性行为的强烈渴望。与其说他们想要让观者感到惊讶,不如说他们希望自己喜欢的人看到自己这样的行为。这些露阴癖者可能会从事色情电影或成人节目表演。他们很少因此困扰,也不会患有精神障碍。

治疗
- 心理治疗,支持小组和SSRI类药物
- 有时,抗雄激素药物

通常当露阴癖患者性犯罪罪名成立,治疗也将开始,包括心理治疗,支持性团体治疗和SSRI。

如果这些药物无效,且病情严重,则应予以考虑药物降低睾酮水平,从而降低性欲。这些药物被称为抗雄激素药,尽管最常用的药物实际上并不阻止睾酮的影响。这些药物包括促性腺激素(GnRH)激动剂(如醋酸亮丙瑞林)和长效醋酸甲羟黄体酮;可以同时减少垂体促黄体生产素(LH)和卵泡刺激素(FSH)。如果这些药物无效,可以考虑使用雄激素拮抗剂,但要获得患者知情同意,并适时检测肝功能和睾酮水平。

累犯率很高。治疗情况和效果是基于自我报告,阴茎体积描记法和逮捕记录。

窥阴障碍
(窥阴癖)

窥阴癖是通过观察他人裸体、脱衣服,或他人性活动而获得性兴奋。如果被观察的对象不知情,这样的性行为常常会带来一些法律和人际关系问题。窥阴障碍指上述的欲望或幻想指向未经许可的成人,或者因为这种欲望和冲动导致显著的痛苦或功能损害。

窥阴癖是性欲倒错的一种形式,但大多数窥阴偏好的人不符合性欲倒错障碍的诊断标准,要求该人的行为,幻想,或强烈冲动导致临床显著痛苦或者功能损害,或造成对他人的伤害(在窥淫癖涉及对未经许可的人有强烈性冲动)。这种情况必须已经持续存在6个月以上。

观察他人的性行为的渴望是很常见的,其本身并非异常。窥阴癖通常开始于青春期或成年早期。人们对青春期的窥阴行为态度比较温和,很少有青少年会因此被捕。如果是病理性的窥阴癖,患者会花相当多时间来寻觅窥视机会,通常不能自控。性高潮通常是通过在偷窥活动期间或结束后手淫实现。偷窥者不寻求与被偷窥的人有性接触。

在许多文化中,窥阴癖者有大量合法途径观看性活动。然而,窥阴行为是最常见的,可能会导致与法律问题的性行为。

有12%的男性,4%的女性可能满足窥阴障碍诊断标准,大多数不会寻求医疗评估和治疗。

治疗
- 心理治疗,支持小组和SSRI类药物
- 有时候,抗雄激素药物

通常当窥阴癖患者性犯罪罪名成立,治疗也将开始,包括心理治疗,支持性团体治疗和SSRI。

如果这些药物无效,并且病症很严重的情况下,则应考虑应用药物降低睾酮水平从而降低性欲。这些药物被称为抗雄激素制剂,尽管最常用的药物实际上并不阻止睾酮的作用。这些药物包括促性腺激素(GnRH)激动剂(如醋酸亮丙瑞林)和长效醋酸甲羟黄体酮;两者均可减少垂体促黄体生产素(LH)和卵泡刺激素(FSH)的产生。要获得患者知情同意,并适时检测肝功能和睾酮水平。

性受虐障碍

性受虐癖是故意让自己遭受鞭打、捆绑、羞辱或受到其他虐待,并在其中可以体验性兴奋或乐趣。性受虐障碍患者为此导致显著的痛苦或显著性功能损害。

性受虐癖是性欲倒错的一种形式,但大多数性受虐癖不符合性欲倒错障碍的诊断标准,这要求该人的性行为,性幻想,或强烈性冲动导致临床显著的痛苦或功能损害。这种情况也必须已经持续存在6个月以上。

施虐与受虐的性幻想和性行为,在两个彼此同意的成人之间是非常普遍的。受虐活动往往会仪式化和长期化。对大多数参与者而言,羞辱和鞭打仅仅是做戏,他们知道这只是一种游戏,并会小心避免真正的羞辱或伤害。然而,一些受虐者随着时间的延长活动强度的增加,可能会导致严重的伤害或者死亡。

对性受虐癖患者来说,受虐行为可能是他们偏爱的或者唯一的激发性兴奋的方式。他们将自我虐待的幻想在自己身上表现出来,例如,
- 捆绑自己
- 刺穿自己的皮肤
- 应用电击
- 烧灼皮肤

或者,他们可能寻求一个性施虐狂,合作伙伴或陪伴者一起完成,包括:
- 捆绑
- 蒙住眼睛
- 打屁股
- 鞭打
- 被撒尿或排泄物羞辱
- 强迫异性装扮
- 模拟强奸的一部分

如同其他性欲倒错的诊断,仅当有临床显著痛苦或功能损害时才需要诊断。对性受虐癖的治疗常常是无效的。

性窒息 性窒息被认为是性受虐障碍的一个亚型。指在仅仅和到达性高潮时通过限制自己的呼吸(局部窒息)来强化自己的性高潮体验。通常情况下,使用衣物(如围巾、内衣)打成绳结套住自己获得窒息感。绳结经常系在房间里的某些东西上(如门把手、床柱)。

由于从静脉回流受阻使得脑灌注损伤,甚至在显著低氧和高碳酸血症之前,因此意识丧失可迅速发生。如果这样使自己窒息,失去意识无法松开绳结,可能会导致永久性脑损伤或死亡。

性施虐障碍

性施虐癖是对性伴侣施以躯体或精神上的折磨(如羞辱、恐吓)来刺激性冲动并获得性高潮。性施虐障碍是导致

显著的痛苦或功能障碍或性虐待施与对象是未经许可的成人。

性施虐障碍的人有强烈的性冲动,或者存在与衰弱或痛苦的性施虐主题幻想。这种情况必须已经持续存在 6 个月以上。

性施虐是性欲倒错的一种形式,但温和的性施虐行为在相互同意的成人之间是常见的性行为,通常是在可控范围,是无害的,不符合性欲倒错障碍的诊断标准。诊断需要患者的行为、幻想或强烈冲动导致临床显著的痛苦或功能障碍或造成对他人的伤害。而在一些人中,这种行为升级到伤害对方的地步。性施虐严重到一定程度则成为病态。

大多数性施虐者有持久的性幻想,即性兴奋源于施加给性伴侣的痛苦,无论对方是否同意。当性施虐的对象是未经许可的成人,性施虐构成犯罪活动,并有可能继续下去,直到虐待狂被抓获。然而,性施虐狂不等同于强奸,对受害者施与的性与权力的复杂混合体。强奸犯中被确诊性施虐癖的<10%,但目前在承认因为性动机而杀人的罪犯中 37%~75% 为性施虐癖。

当性施虐与反社会型人格障碍相关时,是非常危险的。而且特别难以进行任何形式的精神科治疗。

恋童障碍
(恋童癖)

恋童障碍的特点是反复发作,强烈的性幻想,冲动或行为涉及青春期前或青春期早期的孩子(通常≤13 岁);当患者≥16 岁而且比幻想或行为目标的孩子年长 5 岁以上才可以诊断。

恋童癖是性欲倒错的一种形式,对他人造成伤害的被认为是性欲倒错障碍。

对儿童进行性侵犯在性犯罪案件报道中占相当高的比例。对于年龄较大的青少年(17~18 岁),对 12 或 13 岁的孩子产生性兴趣可能无法满足诊断标准。但是,法律准则可能与精神科诊断标准并不一致。例如,在一个 19 岁和一个 16 岁孩子之间的性活动可能是一种犯罪,而不是一个恋童障碍,这取决于司法管辖权。诊断年龄准则适用于西方文化,而在其他很多文化中,可接受的性活动,婚姻和生育年龄比西方文化要小得多。

大多数恋童癖为男性。迷恋的对象可以是男孩、女孩或者男女均有。恋童癖选择异性和同性儿童的比例是 2:1。在大多数情况下,患者是受害儿童认识的人,可以是家庭成员,继父母,或有授权的人(如教师)。窥视或抚弄似乎比性器官接触更为普遍。恋童癖获得性满足的对象仅仅是儿童(纯粹的)或者也可以是成人(非纯粹的);有一些仅仅被与自己有亲戚关系的孩子吸引(乱伦的)。

很多冲动性的恋童癖患者有反社会型人格障碍,在事情暴露后,他们会用武力或恐吓来伤害儿童或儿童的宠物。

恋童癖一般是慢性的,常伴有物质滥用和抑郁。广泛的家庭功能失调,性虐待个人史和婚姻冲突很常见。其他共病包括注意缺陷障碍、抑郁症、焦虑障碍和创伤后应激障碍。

诊断
- 临床评估

广泛使用儿童色情产品是一项针对儿童的性吸引力的可靠指标,并有可能是该类障碍的唯一指标。但是,使用儿童色情制品本身并不符合恋童癖症标准,尽管它通常是非法的。

如果患者否认性吸引对象是儿童,但情况可能并非如此,某些诊断工具可以帮助明确这种情况。这些工具包括阴茎体积描记法(男),阴道光电容积(女),标准化色情材料的观看时间;然而,拥有这样的材料,即使是用于诊断目的,可能在某些司法管辖区是非法的。

临床诊断依据 DSM-5:
- 反复发作,强烈的性幻想,冲动或行为涉及青春期前的孩子或儿童(一般≤13 岁),且已经持续 6 个月以上
- 性冲动和幻想造成显著痛苦或功能损害,或者已经付诸行动
- 患者年龄≥16 岁,而且比其性幻想或性行为的目标大 5 岁以上(但不包括青春期晚期的青少年与 12 或 13 岁孩子之间的关系)

确定患者可能为恋童癖有时给医务人员带来伦理危机。然而,医务人员有责任保护儿童群体。医务人员必须知晓所在地区的相关上报制度。一旦医务人员有合理理由怀疑儿童遭受性或躯体虐待,根据法律要求医务人员必须向有关部门汇报。报告的要求因国家而异(见 Child Welfare In-formation Gateway/www.childwelfare.gov)。

治疗
- 心理治疗
- 治疗共病
- 药物治疗(如雄激素拮抗剂,SSRI)

长期的个体或团体心理治疗通常来说是必要的,并且作为多模式治疗的一部分,可能特别有帮助,这种多模式治疗包括社会技能训练,治疗共病的躯体疾病和精神障碍以及药物治疗。

如果是在法庭命令下强制治疗,疗效较差,尽管很多被定罪的性罪犯从治疗中受益,如团体治疗加雄激素拮抗剂治疗。

一些能够坚持治疗和监测的恋童癖患者可以逐渐摆脱疾病,回归社会。在没有共病其他精神障碍,特别是人格障碍的情况下,疗效较好。

药物 在美国治疗方法是:
- 醋酸甲羟黄体酮肌内注射

通过阻断垂体生产的促黄体素(LH)和卵泡刺激素(FSH),甲羟黄体酮降低睾酮产生,从而降低性欲,甲羟黄体酮常用剂量为 200mg 肌内注射,每周 2~3 次,共 2 周;接下来是 200mg,每周 1~2 次,共 4 周;然后是 200mg,每 2~4 周 1 次。

促性腺激素释放素(GnRH)激动剂,亮丙瑞林(leuprolide),可以减少垂体分泌 LH 和 FSH 并因此减少睾酮产生,也是一种选择,并且肌内注射剂频率较低(1~6 个月的间隔)。环丙黄体酮是丙酸睾酮的受体阻断剂,在欧洲运用广

泛。必须监测血清睾酮的水平，并维持在女性正常生理范围内（<62ng/dl）。治疗通常是长程的，因为停止治疗后的几周或几个月，不正常的性幻想往往会再次出现。需要监测肝功能、血压、骨密度、血常规。

雄激素拮抗剂对女性恋童癖患者的疗效目前尚不明确。

除了雄激素拮抗剂，SSRI（如高剂量的氟西汀60～80mg，每日顿服，或氟伏沙明200～300mg，每日顿服）有一定疗效。

当药物作为多模式综合治疗的一部分时，疗效最佳。

215. 躯体症状及相关障碍

躯体化是用躯体（躯体化）症状来表达心理现象。躯体化障碍是一个连续疾病谱，从症状发生于潜意识层面、不由意志控制到症状发生于意识层面、可受意志控制。这个疾病谱包括：躯体症状及相关障碍、做作性障碍和诈病。

这个疾病谱中的所有患者都把注意力集中在躯体症状上。因此，躯体化通常导致患者寻求过度的医学检查和治疗，而非精神科治疗。

躯体症状障碍及其相关障碍 特征表现为持续的躯体症状，这些躯体症状与过度的或非适应性的想法，感受，应对这些症状的行为以及对健康的关注有关。躯体症状及其相关障碍令患者痛苦，而且常常损害其社交、职业、学业或其他社会功能。躯体症状及其相关障碍包括：转换障碍、做作性障碍、疾病焦虑障碍、心理因素影响的其他医学情况以及躯体症状障碍。躯体症状障碍和疾病焦虑障碍最为常见。

做作性障碍 是没有外在动机（如获得休假逃避工作，获得残疾赔偿或者滥用药物，逃避兵役或刑事诉讼）情况下伪造躯体或心理上的症状和/或体征。孟乔森综合征（Munchausen syndrome）这一术语不再用于做作性障碍。

诈病 是在外在动机的驱使下，故意伪装身体或精神上的症状。有明确的外在动机也是与做作性障碍的区别之处。

转换障碍

转换障碍的神经系统症状或功能障碍发生于潜意识、不受意志控制，通常影响的是运动和感觉功能。症状表现难以用已知的病理生理机制或神经解剖通路的知识来解释。转换症状的发作、加剧和维持通常与心理因素有关，如应激。通常排除了躯体疾病后根据病史来做诊断。治疗首先是建立持续性、支持性的医患关系；心理治疗会有帮助，如催眠治疗。

转换障碍是一种躯体化的表现形式-用躯体（躯体化）症状来表达心理现象。

转换障碍容易出现在青春期或成年早期，但也可出现在其他任何年龄段。女性更为常见。

症状及体征

症状常骤然出现，其发作一般与应激事件有关。典型症状表现为自主运动或感觉系统功能明显损害，但有时还会表现为颤抖和意识损害（提示癫痫发作），以及异常的肢体姿势（提示其他神经系统疾病或一般躯体疾病）。如患者可能表现为平衡或共济失调、虚弱、一条胳膊或一条腿麻痹或身体的某一部位失去感觉，抽搐、没有反应、失明、复视、耳聋、失声、吞咽困难、喉咙梗阻感或者尿潴留。

症状可以单次或反复发作，也可以转为慢性病程。一般而言，每次发作持续时间比较短。

诊断

- 临床评估

只有在进行了详细的医学检查和评估完全排除了神经系统或其他器质性疾病后才能考虑此诊断。一个重要的特征是症状和体征与神经系统疾病不符。例如，可能不遵循解剖学分布（如涉及多个神经根的感觉障碍），或以不同的方式进行评估时发现可能存在检验结果差异，例如发生以下情况：

- 患者在床上检查跖屈肌力显著减弱，但可以踮起脚尖正常走路
- 当患者抬高健侧下肢对抗阻力时，检查者手放置于"瘫痪"侧下肢的足跟部可以感受到向下的压力（胡佛征）
- 当患者注意力被转移时（如让患者健侧手按照检查者的节拍运动），患侧手的震颤症状变化或者消失了
- 在明显抽搐发作时拒绝睁眼
- 视野缺损呈管状（管状视野）

如果要满足疾病诊断，症状通常非常严重，给患者带来显著痛苦，或影响了其社交、职业和其他重要社会功能。

治疗

- 有时催眠或认知行为治疗

持续的、信任的、支持性的医患关系是最基本的治疗因素。精神科医生和其他专科医生（如神经科或内科）协作治疗是非常有帮助的。当专科医生在排除了常见疾病，并向患者保证症状并非由严重的潜在疾病所致后，患者常常会自觉开始好转，症状也渐渐消失。

下列的治疗可能会有帮助：

- 催眠治疗可以帮助患者控制应激和自身精神状态对其躯体功能的影响
- 尽可能不采用麻醉诱导下的催眠治疗，除非患者需要镇静剂才能诱导到催眠状态
- 心理治疗，包括认知行为治疗，对某些患者有效

任何共病的其他精神障碍（如抑郁症）必须得到治疗。

指向自我的做作性障碍

做作性障碍，是在没有外在动机的情况下，患者故意制造或伪装躯体或心理的症状或体征；这种行为的动机是要获得疾病角色。症状可以是急性的，戏剧化的和令人信服的。患者常辗转于多个医生或医院治疗。确切的病因未明，但是应激和严重人格障碍可能与之有关，边缘型人格障碍最为常见。诊断主要依靠临床表现。没有确切有效的治疗方法。

指向自我的做作性障碍过去被称为孟乔森综合征（Munchausen syndrome），尤其是当临床表现非常戏剧化和严重的时候。做作性障碍也可以指向他人。

这些患者往往在起病初期或长期病程阶段成为内科和外科诊所的负担。然而，这种障碍是心理问题，不仅仅是单纯不诚实地模仿症状，而且与严重的情感困扰有关。

患者常常有明显的边缘型人格的特点，但通常又聪明机智。他们知道如何模仿疾病，而且对医疗机构非常熟悉。与诈病不同，尽管患者的欺骗和模仿是有意识的，受意志控制的，但是他们的行为并无明显外在利益动机驱使，如经济获益。除了自己的痛苦能获得一些医疗关注外，他们其他的获益并不清楚，他们的动机和寻求关注大部分是潜意识的，并且是模糊不清的。

患者早年可能有情感或躯体被虐待史，也可能在童年期有非常严重的疾病体验或是有一个患重病的亲属。患者似乎在自我认同上存在一些问题，人际关系不稳定。通过对他人无法治疗自己的疾病进行谴责，与权威的医生和医疗机构联系在一起，并且/或者表现得独一无二、非常复杂、英勇、具有渊博的医学知识，使得假装生病可能成为提高或保护自尊的一种方式。

症状及体征

患者可能会主诉或模拟躯体症状暗示某些疾病（如腹痛提示外科急腹症，呕血）。患者常常知道很多其假装疾病的许多相关症状和特点（如心肌梗死的疼痛可放射到左臂或下颌部，还会伴随出汗症状）。

有时他们模仿或诱导体检结果（如刺破手指流血污染尿样，皮下注射细菌导致发热或脓肿；在这种情况下，微生物致病源往往是大肠埃希菌）。患者腹部可能会有各种腹部探查手术瘢痕，纵横交错，或者是有一个手指、一只胳膊已被切除等。

诊断

- 临床评估

根据病史、体格检查，进行各项必要的检查以排除相关躯体疾病之后，做出诊断。主要临床表现为夸大的、假装的、模仿的和/或诱导的躯体症状。患者的行为必须在无明显外在利益动机驱使（如获得病休或者得到伤害赔偿）的情况下发生。

治疗

- 没有确切有效的治疗方法

治疗通常非常有挑战性，没有确切有效的治疗方法。患者在其治疗要求得到满足后会有缓解，但是他们的要求会不断升级，直到最后超出医生愿意做或能够做的地步。与患者面质或拒绝满足他们的治疗要求常常会引发患者的愤怒，他们往往会自行转至别的医生或医院（所谓逛医院）。

尽早识别此病，寻求精神科或心理会诊是很重要的，可以避免那些创伤性侵入性检查、外科手术以及过度或无根据地用药。

应该以非攻击性、非惩罚性和非质问性的方式对患者作出做作性障碍的诊断。医生可以将这个诊断看做是患者的求救信号，而非让患者感到内疚或耻辱。有些专家推荐另一种方法，即给患者提精神科治疗，但是不需要他们承认自己在致病原因中扮演的角色。无论是哪一种方式，向患者传递这样的一个信息是非常重要的，即医生和患者相互合作能够解决这个问题。

指向他人的做作性障碍

指向他人的做作性障碍指的是让他人假装或者出现疾病，一般是由照料者强加于被照料者。

此前，这种疾病被称为代理孟乔森综合征。指向他人的做作性障碍患者（通常照料者例如父母），常常故意制造或伪造被照料者（通常是孩子）的生理或心理症状或体征，而非患者自身出现躯体症状（如指向自我的做作性障碍）。

照料者捏造病史，通过用药物或其他东西来伤害孩子，或者是把血液、细菌等加入尿样中来装病。父母为孩子求医，并表现得非常关心、非常爱护自己的孩子。孩子通常有频繁住院史，往往是各种非特异性的症状，但没有明确的诊断。受害的孩子可能会病得很重，有时甚至会导致死亡。

作为指向他人的做作性障碍，照料者的行为必须是出现在没有显著外在动机的情况下（如为了掩盖虐待儿童的证据）。

疾病焦虑障碍

疾病焦虑障碍是指对患有或将患严重疾病的先占观念和恐惧。尽管全面的医学检查结果为阴性，对疾病的恐惧和躯体症状（如果存在的话）还是持续超过6个月，这时可以确定诊断。治疗包括建立持续的、支持性的医患关系；认知行为治疗和五羟色胺再摄取抑制剂可能有效。

疾病焦虑障碍（以前被称为疑病症，但是这个名称已经被弃用，因为有贬义色彩）大多数通常开始出现在成年早期，男女患病率基本一致。

患者的恐惧可能由于对非病理性躯体症状或正常的身体功能（如腹鸣、腹胀、抽筋、出汗、感觉到自己的心跳）进行错误解释演化而来。

症状及体征

患者有正在或可能会生病的先占观念，他们对疾病的

焦虑损害社会和职业功能或导致显著痛苦。患者可能有或没有身体症状，但即便有躯体症状，他们更多关注的是症状可能的解释而非症状本身。

有些患者反复进行自我检查（如，用镜子照看喉咙，检查他们的皮损），很容易对新出现的躯体感觉惊慌。有些患者频繁就医（求医型），另外一些则很少求医（回避求医型）。

一些患者呈现出慢性波动性病程，一些患者则症状稳定持续。有些患者能够痊愈。

诊断
- 临床评估

疾病焦虑障碍临床诊断依据（DSM-5）包括：
- 患者存在患有严重疾病的先占观念
- 患者没有或仅有轻微的躯体症状
- 患者对健康高度焦虑，对个人健康问题过度警觉
- 患者反复检查身体健康状况或者非适应性地回避就医
- 尽管详细的检查已排除躯体疾病以及得到反复保证，患者的恐惧和症状仍然持续超过6个月
- 症状不能被抑郁症或其他精神障碍很好地解释

如果患者有显著的躯体症状，并且关注的主要是症状本身，则诊断为躯体症状障碍。

治疗
- 有时五羟色胺再摄取抑制剂或认知行为治疗有效

与态度关切的、给予反复保证的医生之间建立信任关系对患者很有益。如果症状还是没有得到缓解，患者可能需要被转诊到精神卫生专业机构，同时继续在原来的医生那里治疗。

认知行为治疗和5-羟色胺再摄取抑制剂治疗有效。

心理因素影响的其他医学情况

当心理或行为因素对患者存在的躯体疾病病程或结局产生负面影响时，被诊断为心理因素影响的其他医学情况。

患者有一个或多个显著的心理或行为因素，对现有躯体疾病（如糖尿病，心脏病）或症状（如疼痛）存在负面影响。这些因素可能会增加痛苦，死亡或残疾的风险；加剧了潜在的躯体疾病；或导致住院或急诊的概率增加。而不存在影响躯体疾病结局的异常心理或行为反应被认为是一种适应障碍。

对躯体疾病产生负面影响的心理或行为因素包括：
- 对症状意义和严重程度的否认
- 对医生开具的检查和治疗的依从性差

患者可以表现为治疗无效或与应激相关的躯体疾病的恶化（如应激性心肌病）。

患者教育和心理治疗干预可能有效。

躯体症状障碍

躯体症状障碍以多个持续的躯体症状主诉为特点，这些躯体症状与过度和非适应性的想法、感受以及与这些症状相关的行为有关。这些症状并非故意制造或者假装，可伴或不伴已知的躯体疾病。诊断基于患者提供的病史，偶尔根据家庭成员的描述。治疗的核心是建立持续的支持性医患关系，避免让患者进行不必要的诊断性检查和治疗。

既往诊断的躯体形式障碍（如躯体化障碍，未分化躯体形式障碍，疑病症，以及躯体形式疼痛障碍），现在被认为是躯体症状障碍。它们有共同的特点，包括躯体化——用躯体（躯体化）症状来表达心理现象。

症状可以与其他医学问题有关或无关；症状不再必须是医学上无法解释的，患者对症状有不适宜的过度的想法、情感和关注才是本疾病的特征。有时症状是正常的身体感觉或不适，并不意味着严重障碍。

患者通常没有意识到自己深层次的精神问题，坚信自己存在躯体疾病，因此典型表现为持续给医生施压要求额外和重复的检查和治疗，即使检查结果为阴性。

症状及体征
一般在30岁之前开始反复出现身体不适；多数患者有多种躯体症状，但有的只有一个严重的症状，通常为疼痛。症状的严重程度有所波动，但症状持续存在，在相当长的时间内很少得到缓解。症状本身或对症状过度的担心给患者造成痛苦，或影响其日常生活。有些患者会出现明显抑郁。

当躯体症状障碍伴随其他躯体疾病，患者常常对躯体疾病的影响反应过度，例如，有些单纯心肌梗死的患者躯体上完全康复却经常表现为尚未康复或不断担心再次心肌梗死发作。

不论症状是否真的与其他躯体疾病相关，患者极度担心症状及其可能带来灾难性的后果，并且难以安抚。医生的反复保证经常会被患者认为不够重视自己的症状。

对健康的关注往往成为患者的生活中心，有时成为生活的全部。患者对自己的健康非常焦虑，并且常常对药物不良反应异常敏感。

可涉及身体的任何部位，而不同文化中特定症状及其发生频率不同。不论什么表现，躯体症状障碍的本质是患者对症状过度或不适应的想法、感受或行为。例如，一个单纯心肌梗死患者会认为自己预后很糟糕，并且出现与疾病严重程度不相称的严重焦虑。

患者可能会依赖他人，要求帮助和情感支持；当需求得不到满足时会变得愤怒。还可能会威胁或企图自杀。他们常对医疗服务不满，不断地更换医生，或同时找几个医生进行治疗。

症状的强度和持续时间可能反映了患者被照顾的强烈渴望。症状可以帮助患者逃避责任，但作为一种惩罚，也使患者无法感到愉悦，提示患者内心深处存在无价值感和内疚。

诊断
- 常用DSM-5的临床标准

症状必须给患者造成痛苦，或者影响日常生活，并且与以下至少一项相关：
- 对症状的严重程度存在与实际情况不相称的持久的想法
- 关注健康或症状持续存在严重的焦虑
- 在症状或健康上的关注花费过多的时间和精力

如前所述，医生应仔细询问病史（有时需要得到家属确认），详细体格检查以及实验室检查，以确定躯体疾病是否是症状的原因。因为躯体症状患者可能同时存在躯体疾病，当症状突然发生显著变化或出现客观体征时，也需要再

次进行恰当的体格检查和实验室检查。然而,一旦躯体疾病明确排除或轻度的疾病已被确认和治疗,医生应避免重复检查;因为患者很少对阴性的检查结果放心,并且会将继续的检查理解为医生对良性的诊断无法确认。

疾病焦虑障碍(疾病焦虑障碍,参见第 1615 页)的表现与其类似,但不同之处在于缺乏躯体症状或症状轻微。躯体症状障碍与广泛性焦虑障碍、转换障碍以及抑郁症的鉴别在于其以涉及多个部位、持续很长时间的躯体不适为主诉,并对症状存在过度想法、感受和行为。

治疗

■ 认知行为治疗

即使那些与基层医疗机构医生有满意的医患关系的患者,通常也应转诊给精神科医生。共病精神障碍(如抑郁症)可用抗抑郁药物治疗;然而最主要的干预还是心理治疗,尤其是认知行为治疗。患者也可以从和基层保健医生之间的支持性关系中获益,基层医疗机构的医生可以协调各种医疗资源,帮助症状缓解,经常随访,保护他们避免不必要的检查和治疗措施。

216. 自杀行为和自伤

自杀行为

自杀行为包括自杀死亡和自杀未遂。对自杀的想法和计划归为自杀意念。

自杀死亡是个体的自杀行为导致其死亡。自杀未遂是未致死的、自主实施的、可能造成损伤的意图结束生命的行为。自杀企图不一定会造成实际伤害。非自杀性自伤(NSSI)是自己行为造成疼痛或浅表损伤,但并不打算造成死亡。(参见 American Psychiatric Association Practice Guideline for the As-sessment and Treatment of Patients With Suicidal Behaviors at http://psychiatryonline.org)

流行病学

对自杀行为的统计主要是依据死亡证明和调查报告,因而低估了实际的发生率。为了提供更可靠的信息,在美国,疾病预防和控制中心(CDC)成立了美国暴力死亡报告系统(NVDRS);它是一种基于状态的系统,收集各种来源的每一个暴力事件事实,以提供暴力死亡事件(他杀和自杀)更为清晰的原因。NVDRS 目前已覆盖美国 40 个州。

在美国,自杀排在死亡原因的第 10 位,2015 年自杀率为 13.8/10 万,大约 41 000 人死于自杀。在美国,自杀作为死亡原因的排名如下:
- 25 岁至 34 岁人群中第 2 位
- 10 岁至 24 岁人群中第 3 位
- 35 岁至 64 岁人群中第 4 位

45 岁至 64 岁的人群近期自杀率显著上升,导致这个年龄段的自杀率最高。原因尚不明确,但是可能受到以下几个因素的影响:
- 多年以前,这个年龄组人群还是青少年的时候,研究发现相比年龄更大的人群,他们抑郁症发生率更高,并且研究人员曾预测随着年龄增长这个人群的自杀率会上升
- 这个人群自杀率增长包括了现役和退伍军人的自杀增长(自杀军人中 20% 是该年龄组)
- 这个人群自杀率增长可能反映了处方药和非处方药滥用的增加和经济不景气的影响。

自杀率第二位的人群是 85 岁以上

青少年自杀率在超过 20 年的稳定上升后,近年在下降,但近期又开始上升。

在所有年龄群中,自杀死亡的男女比例是 3.5:1。其原因尚不清楚,但可能的解释包括:
- 男性在遭受精神痛苦时寻求帮助的可能性更小
- 男性酗酒和药物滥用的发生率更高,从而导致自杀倾向
- 男性更具攻击性,在试图自杀时会使用更致命的手段
- 自杀的男性包括现役和退伍军人,而军人中男性比例更高

2015 年,自杀未遂的人数超过 110 万。大约 25 次自杀企图导致 1 例自杀死亡。很多人反复多次自杀未遂。仅有 5%~10% 的人 1 次自杀企图就导致了死亡,然而在老年人中每 4 次自杀企图就会导致 1 例死亡。女性的自杀企图次数比男性频繁 2~3 倍;年龄在 15~19 岁女孩的自杀企图次数可能是同龄男孩的 100 倍。

每 6 个自杀死亡者会有 1 个留下遗书。其内容可能表明自杀的原因(包括精神障碍)。

自杀模仿或自杀传染占到自杀的 10% 左右。集体自杀是极为罕见的,因为无法判定是谋杀还是自杀。还有非常罕见的一种情况,执法人员采取某种行为(如挥舞武器)迫使受害者杀了自己,即所谓的被警察执行的自杀。

病因

自杀行为通常是多个因素相互作用的结果。导致自杀的因素中,可以被纠正的首要因素是:
- 抑郁

抑郁症发作持续的时间是最强的自杀预测因子。此外,当抑郁症或者双相障碍抑郁发作时有严重的焦虑症状,自杀似乎更为常见。抗抑郁药治疗初期自杀意念和自杀企图的风险可能会增加(参见第 1619 页、2405 页)。

其他自杀危险因素包括(表 216-1):

表 216-1　自杀的危险因素和警戒信号

类型	特定因素
人口学因素	男性
	年龄 45~64 岁
社会环境	个人重要的纪念日
	失业或有经济困难,特别是经济状况急转直下
	近期分居,离异或丧偶
	最近被逮捕或有法律上的麻烦
	社会隔离,亲戚或朋友态度冷漠(无论这是真实的还是想象的)
自杀史	之前有自杀未遂
	有详细的自杀计划,逐步采取措施来实现 计划(获取枪支、药物),行事小心避免被发现
	有自杀或精神障碍家族史
临床特点	抑郁症,特别是在疾病发作时
	明显的激越,静坐不能和焦虑,伴有严重的失眠
	明显的内疚,无能感,绝望感;感到成为他人的负担;自我贬低;虚无妄想
	妄想或近似妄想地坚信自己有躯体疾病(如癌症、心脏病、性病)或其他妄想(如 贫穷妄想)
	命令性幻听
	冲动、敌对
	慢性的、巨大痛苦的或致残性的躯体障碍,特别是以往身体健康的患者
药物使用	酒精或药物滥用(包括滥用处方药),特别是最近使用量有所增加
	会导致自杀行为的药物的使用(如突然停用帕罗西汀和某些抗抑郁剂会使抑郁和焦虑症状加重,增加自杀行为风险)

- 大多数其他严重精神障碍
- 酒精和药物滥用
- 之前有自杀未遂
- 有严重的躯体疾病,特别是老年人群
- 人格障碍
- 失业和经济衰退
- 童年期有创伤性经历
- 有自杀和/或精神障碍家族史

自杀死亡在精神障碍患者中比在同年龄和同性别的对照组中更为常见。

精神分裂症患者死于自杀,有时候是因为抑郁。自杀方式可能是异乎寻常和非常暴力的。在这些人当中自杀未遂比以前更普遍。

酒精和药物滥用会增加脱抑制和冲动性,并使情绪恶化,两者同时存在使得自杀死亡风险增加。30%企图自杀者在自杀前有过饮酒,其中一半处于醉酒状态。酗酒者自杀风险升高,即便在他们清醒的时候。

严重的躯体疾病,特别是慢性、疼痛性的疾病,在老年自杀中大概占 20%。

人格障碍者更易有自杀行为,特别是情感不成熟的边缘型或反社会型人格障碍者,因为他们对挫折的耐受力很差,常常采取激烈的暴力和攻击行为应对压力。

特定的一些社会因素(如性伴侣问题、霸凌、近期被逮捕、有法律上的麻烦)可能与自杀有关。通常这样的事件之后,自杀是这些已经非常痛苦的人最后不得已的解脱手段。

童年期的创伤性经历,特别是遭受性或身体上的虐待,父母爱的剥夺与自杀未遂明确相关,与自杀死亡可能相关。

自杀行为在家庭中会有深远影响,所以自杀和自杀未遂或者精神障碍的家族史与易感人群的自杀危险增加有关。

自杀方式

自杀方式的选择取决于多种因素,包括文化因素,可获得的方法以及自杀决心的大小。有些方法(如高处坠落)是几乎不可能生还的,而其他方法(如服药)则还有抢救的可能。然而采用不是非常致命的方法并不意味着自杀意图不强烈。

自杀方式离奇提示有精神病的可能。服用药物是自杀未遂者最常用的方法。暴力方式,如开枪或自缢在自杀未遂中是很少见的。

有些方法,如开车掉下悬崖可能会伤害到其他人。

自杀死亡中,男性最常采用的方式是枪击(56%),其次是自缢、服毒、高空坠落和割腕;女性最常使用服毒(37%),其次是枪击,自缢,高空坠落和溺水。

处理

医务人员预见到患者有自杀可能时,要尽可能地用最大权限,通知相关的机构来进行干预。否则可能会面临犯罪行为和民事责任的诉讼。不能使这样的患者独处,除非他们处在安全的环境中。把他们转移到安全环境(通常是精神病专科机构),需要有经过培训的专业人员陪同(如急救人员、警察)。

任何自杀行为都必须认真对待,无论它是否仅是一种姿态或企图。对每一个有严重自伤行为的人都要进行评估并治疗他们身体所受的伤害。如果确认服用了过量可以致死的药物,首先要迅速采取的措施是阻止药物吸收,促进排泄,使用任何可获得的拮抗剂,并予支持治疗(参见第 2734 页)。

任何接受过自杀行为评估和管理的医务人员都可以进行初始评估。然而,所有患者都应该尽快接受精神科评估。必须对患者是否需要住院,是否需要强制住院或加以约束进行评估。有精神病性障碍和严重抑郁的患者,以及有难以解决的危机者必须收治入精神病院。可能混杂内科疾病的表现(如谵妄,抽搐,发烧)的患者可能需要内科住院治疗,同时给予适当的自杀预防措施。

在企图自杀之后,患者可能会否认他的问题,因为导致自杀行为的严重抑郁在自杀之后会有短暂的缓解,然而此后自杀死亡的风险仍是很高的,除非患者的疾病得到治疗。

精神科评估可以识别出导致患者自杀的一些问题,并帮助内科医生制订适当的治疗方案。它包括以下内容:

- 建立和谐的医患关系
- 了解患者自杀的背景,自杀前发生的事件,自杀发生的具体情境
- 询问有关与自杀相伴的精神障碍的症状
- 充分评估患者的精神状态,特别要确认患者是否有抑郁、焦虑、激越、惊恐发作、严重的失眠、酒精或药物滥用等精神障碍,除了进行危机干预外,还需要对这些问题进行治疗
- 全面地去理解个人和家庭关系,这些常常是与自杀企图有关的

- 与患者亲近的家庭成员或朋友进行访谈
- 询问住所是否有枪支（除了在佛罗里达，这种调查是违法的）
- 帮助患者明确自杀计划的触发因素，并制订自杀意念的应对方案

预防

自杀预防要求识别危险人群，并做适当的干预（表216-1）。尽管有些自杀未遂者或自杀死亡者让人意外，即便是与其关系亲密者也感到诧异甚至震惊，但个体在自杀前还是会给家庭成员、朋友或医务人员一些明显的自杀信号。这些信号常常是很明确的，如与人讨论自杀计划或者突然书写或改变遗嘱。然而，自杀征兆也可以是很隐晦的，如声称生活毫无意义或者说死了更好。

基层保健医生在工作中平均每年会碰到6个以上有潜在自杀风险的人。77%的自杀者在自杀死亡前一年内看过医生，32%则在自杀前一年接受了精神科治疗。由于严重、疼痛性的躯体障碍、物质滥用、精神障碍（特别是抑郁症）常常是导致自杀的因素，因此识别这些可能的因素并进行适当的治疗，是医生能够预防自杀的重要措施。

应该向每个抑郁症患者询问是否有自杀观念。对这样的问题会让患者产生自我伤害想法的担心是毫无根据的。询问可以帮助医生更清楚地了解患者抑郁的程度，鼓励进行建设性的讨论，并向患者传达医生了解其深刻的绝望。

即便患者威胁要马上采取自杀行为（如患者打电话来宣称将要服用致死剂量的药物，或声称要跳楼），他们还是可能有求生欲望。他们求救的对象，无论是医生还是其他人，都要鼓励患者生存的愿望。

对自杀患者的精神科急救

包括以下步骤：
- 与自杀者建立关系，与其开放性地交流
- 查询目前和过去的精神科就诊情况和目前正在服用的药物
- 帮助找出导致危机的问题
- 对这个问题提供建设性帮助
- 对潜在的精神障碍开始治疗
- 尽快推荐他们到合适的机构进行后续治疗
- 将低危险性的患者交给其所爱的人或者一位愿意提供帮助和理解的朋友陪伴
- 在美国，提供这些患者紧急求救电话号码：1-800-273-TALK(8255)

抑郁症治疗和自杀风险 抗抑郁药联合一些疗效已被证明的短程心理治疗是治疗抑郁症的理想方案。

抑郁症患者存在较高的自杀风险，对其自杀行为和自杀观念必须严密监测。抑郁症治疗早期自杀危险可能会提高，因为此时精神运动性迟滞和犹豫不决的症状可能有所改善，但抑郁情绪仅部分缓解。当抗抑郁药物使用初期或增加剂量时，一些患者会出现激越、焦虑、甚至抑郁加重的情况，这些都可能增加自杀风险。

近年对抗抑郁药物（尤其是帕罗西汀）可能与儿童、青少年自杀观念和自杀未遂有关的公共卫生警告，使得儿童和青少年人群中抗抑郁药物处方量下降超过30%。然而，青少年自杀率同期上涨了14%。由此可见，不鼓励药物治疗抑郁症的警告，短期导致自杀死亡率升高而非降低。总之，这些发现表明，最好的办法是鼓励治疗，但应该同时采取适当的预防措施，如：

- 抗抑郁药处方量低于致死剂量
- 在早期治疗应密切随访
- 给患者和家属和其他有关人员一个明确的警示，抗抑郁药物治疗早期会加重抑郁症状和自杀观念
- 指导患者、家属以及其他有关人员，如果症状加重或者出现自杀观念，立即联系处方医生或其他机构寻求治疗

自杀的影响

任何自杀行为都给所有相关人员带来巨大情绪冲击。医生、家人和朋友会因没能及时阻止这一行为而觉得内疚、羞耻和后悔，同时也对死者或其他人感到愤怒。医生可以很好地帮助死者的家人和朋友处理内疚和悲伤等情感。

医生协助死亡

医生协助死亡（以前称为协助自杀）是指医生向渴望结束生命的人提供帮助。这是有争议的，在美国5个州（俄勒冈州，华盛顿州，蒙大拿州，佛蒙特州，加利福尼亚州）和加拿大是合法的。然而，忍受病痛折磨，身体越来越虚弱，且无法治疗的患者可能会与医生讨论这个问题。

医生协助死亡会让医生面临伦理学困境。

非自杀性自伤

非自杀性自伤（NSSI）是由于自己造成的行为引起疼痛或浅表损伤，但没有自杀死亡的意图。

尽管有时使用的方法与那些自杀未遂重叠（如用剃须刀片割腕），非自杀性自伤与自杀是不一样的，因为患者不打算采取致命的行为。患者可能特别说明缺乏意图，或者可以通过反复使用明确非致命的方法来推断其缺乏自杀意图。尽管缺乏直接致死性，但是自杀未遂和自杀的长期风险上升，因此，对非自杀性自伤不应该掉以轻心。

非自杀性自伤的最常见的例子包括：
- 用尖锐物体（如刀，刀片，针）切开或刺伤皮肤
- 烧烫皮肤（通常用香烟）

患者经常在单次会谈中反复自残，在相同的部位制造多个伤口，典型的是在可见和/或可接触部位（如前臂，大腿的前部）。这些行为经常反复出现，导致大面积瘢痕。患者常常对伤害行为有一些先占观念。

非自杀性自伤往往在青少年早期开始，患病率男女的差异没有自杀行为的差异那么悬殊。病因尚不清楚，但这种行为青年期之后貌似会减少。

对于非自杀性自伤的动机尚不清楚，但自伤可能是一种减少紧张或负面情绪的方式，一种解决人际关系困难，自我惩罚的方式，或是一种求助的表达方式。有些患者将自

伤看成是积极性的行为,因而往往不会寻求或接受咨询。

非自杀性自残常伴其他精神障碍,特别是边缘型人格障碍,进食障碍,和药物滥用。

诊断

- 排除自杀行为

  非自杀性自伤的诊断必须排除自杀行为

- 自伤评估

  和自杀行为一样,治疗前对非自杀性自伤的评估是必不可少的。

  与患者讨论自伤行为对充分评估和帮助医生制订治疗计划是非常必要的。内科医生做到以下几点可以促进患者对自伤行为的讨论:

- 通过交流确认患者的体验,表明医生已经认真倾听和感受到了患者的体验
- 理解患者的情绪(如确认患者的情绪和行为在患者当时所处的环境下是可以理解的)

  评估包括以下内容:

- 确定具体伤害的类型,以及患者已造成多少种类型的伤害
- 确定非自杀性自伤发生的频率以及出现了多长时间
- 确定非自杀性自伤对患者的功能
- 评估和明确共病的精神障碍
- 评估自杀未遂的风险
- 确定患者治疗意愿的强度

治疗

- 有时予以特定形式的心理治疗
- 共病的治疗

  下面的心理治疗对非自杀性自伤可能是有用的:

- 辨证行为治疗(dialectical behavioral therapy,DBT)
- 情绪调节团体治疗(emotion regulation group therapy,ERGT)

  DBT 设置为 1 年的个体和小组治疗。ERGT 设置为 14 周小组治疗。

  没有任何药物被批准非自杀性自伤的治疗适应证。然而,纳曲酮及某些非典型抗精神病药物对部分患者是有效的。

  共病精神障碍(如抑郁症,进食障碍,物质滥用,边缘型人格障碍)应适当治疗。根据需要,患者应交由适当的医生。

  安排随访是必要的。

217. 物质相关障碍

物质相关障碍包括的药物直接激活大脑的奖赏系统。奖赏系统的激活通常会导致愉悦的感受,而诱发出的愉悦感受差异巨大,取决于不同的物质。这些物质被分为 10 种,但它们的药理学机制并不完全不同。这些种类包括:

- 酒精
- 咖啡因
- 大麻
- 致幻剂(如 LSD、苯环利定、裸盖菇碱)
- 吸入剂[挥发性碳氢化合物(如涂料稀释剂、某些胶水)]
- 阿片类药物(如芬太尼、吗啡、羟考酮)
- 镇静剂、安眠药、抗焦虑药和(如劳拉西泮、司可巴比妥)
- 中枢神经兴奋剂(如苯丙胺、咖啡因)
- 烟草
- 其他(如合成类固醇)

这些分类并非根据药物是合法的(如酒精、咖啡因)、非法的(如致幻剂)、还是通过处方(如吗啡、劳拉西泮)。药物具体细节请参照本手册的其他章节。

在这里"麻醉剂"是合法和通俗的说法。最初,它指药物有麻醉效果(麻木或昏迷),尤其是阿片类药物(如阿片、阿片衍生物)。但目前该词的使用很不一致(如美国政府将兴奋剂归为麻醉剂),使得该术语几乎没有科学或医学意义。

物质相关障碍的分类 物质相关障碍通常分为:

- 物质所致障碍
- 物质使用障碍

物质所致障碍 是指药物的直接作用,通常包括:

- 中毒
- 戒断
- 物质使用所致精神障碍

物质使用障碍是指患者由于持续使用物质产生明显的问题以及病态的行为方式。可以表现为生理功能的变化,如脑回路的改变。常用术语"成瘾","滥用"和"依赖"定义过于宽泛变化,在系统诊断中作用有限;"物质使用障碍"则比较全面,且有更少的负面意义。

10 类药品造成物质使用障碍的程度各不相同。其成瘾性取决于多种因素,包括:

- 给药途径
- 药物穿过血脑屏障和刺激奖赏回路的速率
- 作用发生的时间
- 诱导耐受和/或戒断症状的程度

管制药物 在美国,*Comprehensive Drug Abuse Prevention and Control Act of 1970* 以及后来的修正版,要求制药厂对特

定药物进行严格的使用记录和监测（管制药品）。管制物质根据其滥用的可能性、可接受的医疗用途、药物管理的安全性分为 5 栏（或类）。表 217-1 显示了不同栏目的分类确定物质的管制方式。

表 217-1　管制药物示例*

分栏	示　　　　　例
Ⅰ†	卡西酮（阿拉伯茶叶）和甲卡西酮，丙种羟基丁酸盐，海洛因（和其他一些阿片类药物），LSD，MDMA，迷幻药，合成大麻素
Ⅱ	安非他明、巴比妥类（短效）、可卡因、二氢可卡因酮（包括其衍生物）、氢吗啡酮、美沙酮、哌甲酯、吗啡、其他强阿片类激动剂、羟考酮、苯环利定
Ⅲ	合成类固醇、巴比妥类（中长效）、双氢可卡因、丁基原啡因、屈大麻酚、可卡因、止痛剂
Ⅳ	巴比妥类（长效）、苯二氮䓬类、水合氯醛、氨甲丙二酯、莫达芬尼、潘他唑新、普洛帕吩、唑吡坦
Ⅴ	含有小剂量可卡因的止咳药、普瑞巴林

* 毒品管制局根据字母顺序列表列出的管制药物（controlled substances）。
† 不可处方。
GHB，γ-羟基丁酸盐；LSD，麦角酸二乙基酰胺；MDMA，甲烯二氧甲苯丙胺。

- 分类Ⅰ：成瘾性高，无公认的医疗用途，安全性低。它们只有在政府许可下研究用
- 分类Ⅱ到Ⅳ：从分类Ⅱ到Ⅳ，成瘾性逐渐降低。它们具有公认的医疗用途。这些药物必须由具有毒品管制局（DEA）许可证的医生处方
- 分类Ⅴ：这些物质有很低的成瘾性。一些分类Ⅴ的药物不需要处方

美国各个州的分类可能有所不同。

物质所致障碍

物质所致障碍物质相关障碍的一类，由于药物的直接作用导致：
- 中毒
- 戒断
- 物质所致精神障碍

物质使用相关的病态行为方式（如即使已经导致严重问题患者仍继续使用物质）被认为是物质使用障碍，是物质相关障碍的一类。由于"成瘾"，"滥用"和"依赖"的定义过于宽泛变化，在系统诊断中作用有限。

物质引起的中毒和戒断的特征性表现和治疗将在手册其他地方讨论。

中毒　中毒是指一种可逆的药物特异性的精神和行为变化综合征，包括感知改变、欣快、认知功能损伤、判断力受损、躯体和社会功能受损、情感稳定性受损、好斗和攻击行为。极端情况下，中毒可以导致过量、致病甚至死亡。

戒断　戒断是指停用或减少特定物质后产生的生理变化、症状、以及行为变化。如诊断物质戒断综合征，必须引起患者明显的痛苦和/或损害功能（如社会，职业）。多数戒断患者发现重新服用物质会减轻症状。

虽然有些戒断综合征患者有物质使用障碍，但某些药物，尤其是阿片类、镇静/安眠药和兴奋剂，会即使在合理范围里短期使用也会导致戒断症状（<1 周阿片类药物）。如戒断症状产生于合理的医疗使用则不认为是物质使用障碍。

物质所致精神障碍　物质所致精神障碍是由物质使用或撤药产生类似于独立的精神障碍的精神状态改变（如抑郁、精神病、焦虑或神经认知障碍）。

如考虑物质所致，涉及的药物必须是已知能够导致该病的物质。物质可以是 10 类药物通常会引起物质相关疾病中的药物，也可以是其他药物（如抗胆碱能药物和糖皮质激素可能引起短暂的精神症状）。此外，精神障碍应该：
- 在物质中毒或戒断内 1 个月内出现
- 导致明显的痛苦或损害功能
- 使用该物质之前无类似症状
- 并不只发生在这种物质导致的急性谵妄
- 持续时间不长（但酒精，吸入剂，镇静或催眠药导致的某些神经认知功能障碍和致幻剂导致的幻觉可能是永久性的）

物质使用障碍

物质使用障碍是物质相关障碍的一类，即使药物使用导致明显问题患者仍继续使用，并存在病态的行为方式。也存在有生理变化，包括脑回路的改变。

涉及的物质通常是会导致物质相关的障碍 10 类药物。这些物质都直接激活大脑奖赏系统并产生愉快感。激活可以是如此强烈，患者会渴求物质持续使用而忽视正常的活动。

由于"成瘾"，"滥用"和"依赖"常用来定义物质使用，但这些术语定义太宽泛变化在系统诊断中作用有限。物质使用障碍则更全面，更具有较少负面的含义。

娱乐和非法药物使用　使用违禁药物，虽然有法律问题，但并一定导致物质使用障碍。反之，合法的物质，如酒精和处方药（以及越来越多州认可的大麻），却可能导致物质使用障碍。滥用处方和非法药物累及各个经济水平的人群。

娱乐吸毒，尽管通常不被社会认可，却不是一个新现象，几个世纪以来一直以某种形式存在。物质使用有各种原因。
- 改变或增强情绪
- 作为宗教仪式的一部分
- 获得精神上的启迪
- 提高性能力

某些服用者没有出现不良反应，他们间断服用小剂量以防产生在临床毒性、耐受和躯体依赖。许多娱乐性药物（如阿片原油、酒精、大麻、咖啡因、致幻蘑菇、古柯叶）的"自然"（即接近原作物）使得它们含有相对低浓度的精神活性物质，并且不提纯。

病因

人们通常从偶尔尝试到间或使用，然后大量使用，有时会导致物质使用障碍。这个过程非常复杂，难以完全理解。该过程受到药物、服用者和所在环境的影响。

药物　在 10 类药品导致物质使用障碍的程度各不相

同。其可能性称为成瘾性。成瘾性取决于多种因素,包括:
- 给药途径
- 药物穿过血脑屏障和刺激奖赏系统的速率
- 作用发生的时间
- 导致耐受和/或戒断症状的能力

此外,合法的和/或可获取的(如酒精、烟草)物质更可能产生滥用。并且对使用特定物质的风险感知减少,更有可能尝试毒品,增加暴露于滥用物质的风险。对风险感知的波动是多因素的,包括关于使用后对躯体、精神和社会的影响。

躯体疾病或外科牙科治疗期间常处方阿片类药物。但实际上患者并未完全使用,这意味着其可能成为儿童,青少年和成人非医疗目的的使用来源。作为对策,现在强调阿片类药物必须对恰当的疼痛小剂量处方,促进剩余药品安全储存时间,以及发展未服用药物的回收制度。

使用者 成为使用者的危险因素包括:
- 身体特点
- 人格特点
- 环境和疾病

身体特点可能包括遗传因素。尽管研究人员研究多年,但没有发现导致物质使用障碍的生化或代谢差异。

虽然自我控制(冲动)或高冒险和猎奇水平的人发生物质使用障碍的风险增加,但人格特点不是重要因素。但是,行为科学家描述过多种成瘾者的人格特征,但缺乏证据。

很多情况下环境因素和并发症出现增加风险。例如,悲伤、不安或社会隔离的人会发现药物可暂时缓解症状,便导致更多的使用,最终发展为物质使用障碍。存在其他精神障碍的患者发生物质使用障碍的风险增加。慢性疼痛患者(如背痛、镰状细胞病的疼痛、神经性疼痛、纤维肌痛)通常需要麻醉药止痛;许多会逐渐发展为物质使用障碍。但对于很多这样的患者,非阿片类或者其他治疗措施难以有效缓解疼痛。

环境 文化和社会因素在启动和维持(或复发)物质的使用非常重要。目睹家庭成员(如父母,兄长)和同辈使用物质会增加物质使用的风险。同辈是青少年一个特别重要的影响因素(参见第2201页)。周围人也使用该物质使得试图停用变得更加困难

医生有时为了缓解患者压力,过量使用精神活性物质从而导致药物滥用。许多社会因素包括大量的媒体宣传会让人误以为药物可用以解决所有的问题。

诊断
- 特定的临床诊断标准

物质使用障碍的诊断是基于病态的行为方式,即使使用物质已经造成明显问题,患者仍继续使用物质。共11条,症状标准分为四类。

使用控制受损
- 比原计划服用更大剂量和更长时间
- 希望停止或减少使用该物质
- 花费大量时间获取,使用物质,或从物质的影响中恢复
- 有强烈愿望(渴求)使用物质

社交受损
- 没有履行工作,学校或家庭的重要义务
- 即使导致(或恶化)社会或人际关系问题仍继续使用物质
- 因物质使用放弃或减少重要社会,职业或休闲活动

使用风险
- 在危险环境使用物质(如开车或出于危险的社会环境)
- 即使躯体情况恶化或导致精神问题仍继续使用

药理症状*
- 耐受是指需要逐渐增加剂量以产生原本以小剂量就能起到的作用
- 戒断:当药物停用或其作用被一种拮抗剂中和产生的躯体不适感

*请注意,某些药物,尤其是阿片类药物、镇静/安眠药和兴奋剂,即使短期合理的使用(<1周阿片类药物)也会导致耐受性和/或戒断症状。因合理的医疗使用导致的戒断症状不可诊断物质使用障碍。

12个月内存在≥2条标准可诊断物质使用障碍。物质使用障碍的严重程度根据症状的数目:
- 轻度:2~3条
- 中度:4~5条
- 重度:≥6条

治疗
- 根据物质和环境而异治疗

治疗物质使用障碍是具有挑战性的,包括一个或多个以下内容:急性中毒、预防和管理戒断、停药(或几乎不用,较少使用)以及戒药后的维持。不同的治疗阶段均需要药物和/或咨询和支持进行管理。特殊治疗措施见本手册其他章节。

随着越来越多的证据和强迫吸毒背后生物学过程的深入了解,物质使用障碍更多地被认为是躯体疾病。因此,这些障碍适合于各种形式的治疗,包括支持团体(匿名酗酒者等十二个步骤程序);心理治疗(如动机增强治疗,认知行为治疗,预防复发);以及药物治疗,从受体激动剂治疗(如尼古丁替代疗法对烟草使用障碍,美沙酮和丁丙诺啡阿片类治疗药物使用障碍),还有目前正在研究的各种新方法。准确识别物质使用障碍患者并转诊至更为专业的机构,对于患者的后果和社会影响非常重要。

> **关键点**
> - 物质使用障碍是指即使物质使用导致明显的问题仍继续使用,并伴有病态的行为方式
> - 临床表现可分为:使用控制受损,社交受损,危险使用和药理症状
> - 由于"成瘾","滥用"和"依赖"的定义宽泛变化,在系统诊断中价值不大,用物质使用障碍更加侧重其临床表现和严重性。
> - 物质使用障碍的后果和治疗方式差异很大,取决于使用的物质

更多信息

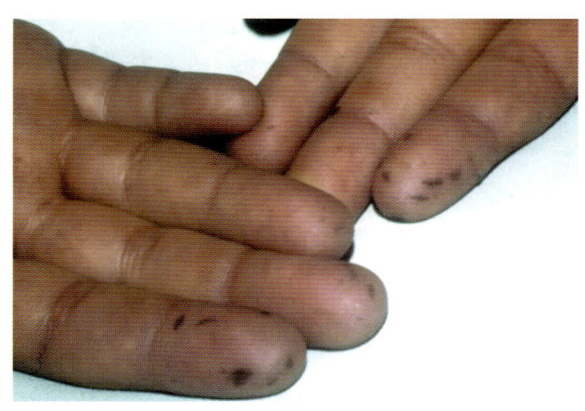

彩图 22-1　Peutz-Jeghers 综合征的手部病变（参见第 147 页）

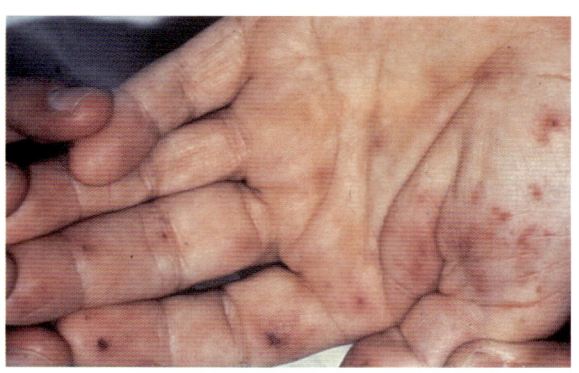

彩图 79-1　感染性心内膜炎的詹韦损害（Janeway lesion）（参见第 595 页）

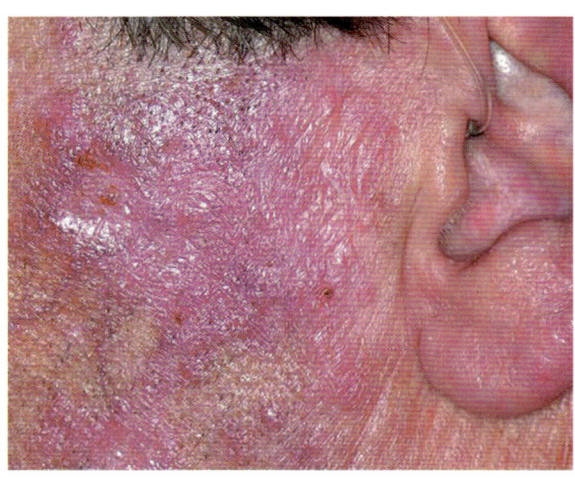

彩图 33-1　慢性盘状红斑狼疮：过度角化和红斑斑块（参见第 239 页）

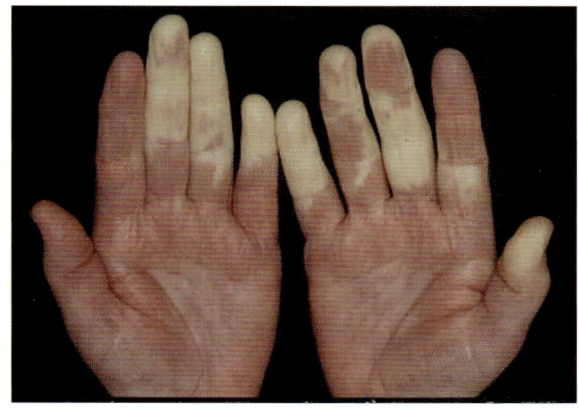

彩图 88-1　雷诺综合征的指端不规则苍白（参见第 676 页）

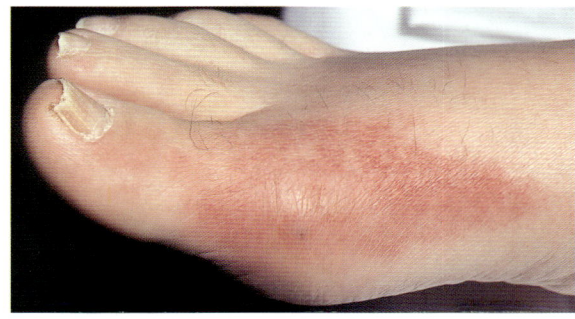

彩图 35-1　足痛风。跖趾关节红肿伴有压痛和肿胀是急性痛风的常见表现（参见第 245 页）

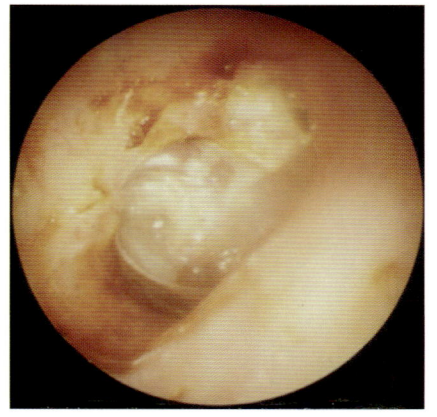

彩图 93-1　胆脂瘤。典型表现可见白色碎屑以及从穿孔的鼓膜脱出的有分泌物的息肉样团块（参见第 707 页）

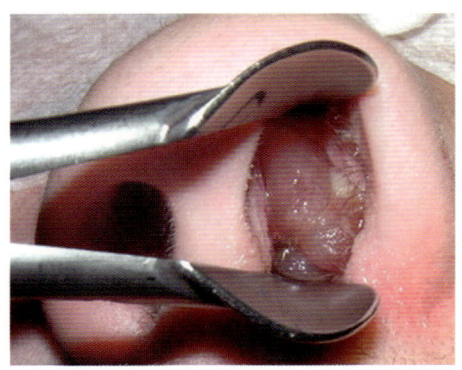

彩图 96-1　鼻息肉外表类似去皮的无籽葡萄（参见第 726 页）

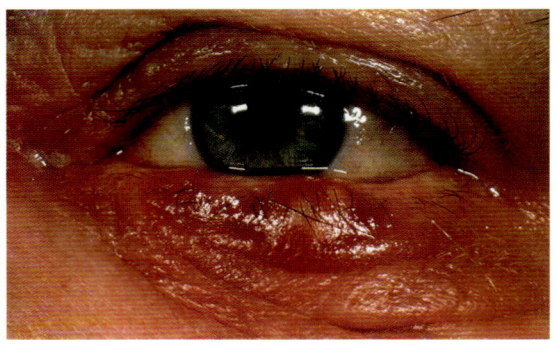

彩图 110-1　睑腺炎（外睑腺炎）。大多数睑腺炎为外睑腺炎，如图所示（下睑），是由于睫毛毛囊以及邻近的皮脂腺（Zeis 腺）或汗腺（Moll 腺）的感染和阻塞所致。睑腺炎表现为肿胀、充血和炎症，中央可出现轻度黄色改变。内睑腺炎很少见，是由于睑板腺的感染造成的。外睑腺炎在临床上很难和早期、急性的睑板腺囊肿相区别（参见第 817 页）

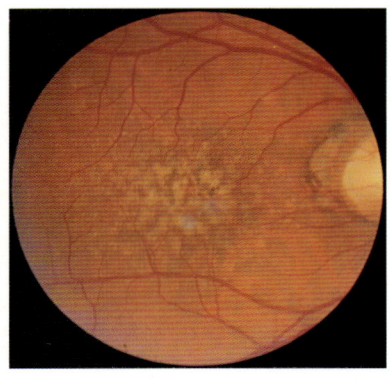

彩图 107-1　年龄相关性黄斑变性。玻璃膜疣（drusen）是视网膜下的沉积物。图片中表现为黄色沉积物。玻璃膜疣是年龄相关性黄斑变性的特征性表现之一（参见第 792 页）

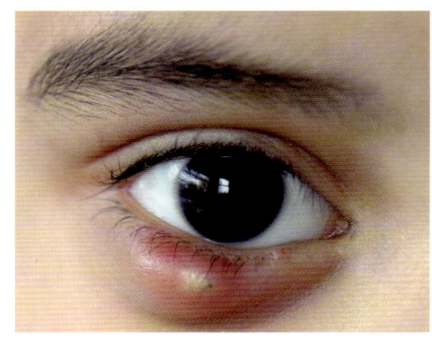

彩图 110-2　睑板腺囊肿。睑板腺囊肿是由于睑板腺的非感染性阻塞造成的。刺激性的脂质物质溢出到眼睑的软组织，引起局部的炎症性反应。疾病的初期，睑板腺囊肿和睑腺炎临床上常常无法区分开来（参见第 817 页）

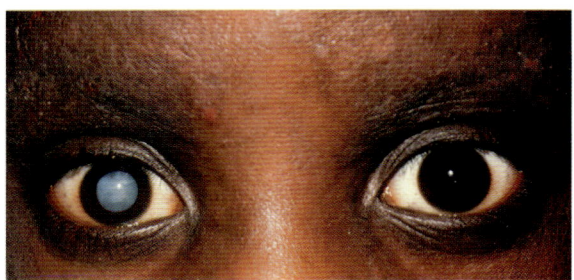

彩图 109-1　白内障。该患者右眼患有白内障。深色虹膜后的亮蓝色混浊团块即为白内障（参见第 813 页）

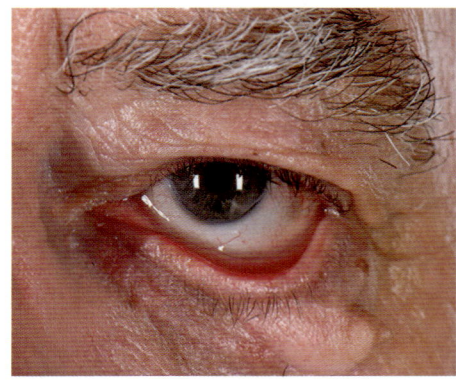

彩图 110-3　睑外翻。睑外翻是指眼睑的外翻，主要见于老年人的下睑。常见的症状包括流泪（由于泪道引流不畅所致）和干眼（可能由于暴露所致）（参见第 818 页）

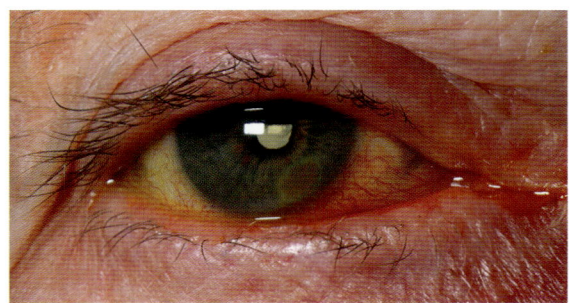

彩图 111-1　角膜溃疡。一位 80 岁女性患者的角膜溃疡（绿/棕，中央）。眼白（巩膜）处发黄是由于荧光素染色的原因，荧光素可帮助观察溃疡（参见第 820 页）

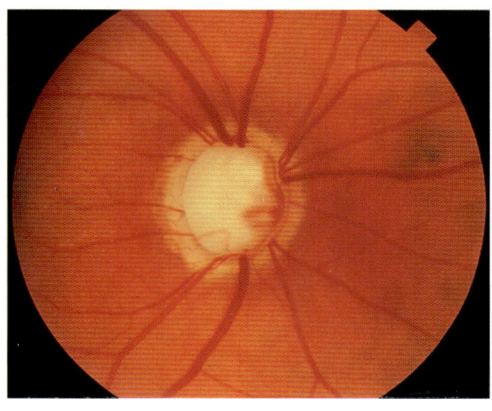

彩图 112-1　青光眼（视神经盘改变）。中期青光眼的表现包括杯盘比的扩大、视神经盘神经盘沿的变窄，视杯垂直径扩大，盘沿切迹和视网膜神经层缺损导致的楔形暗区（参见第 828 页）

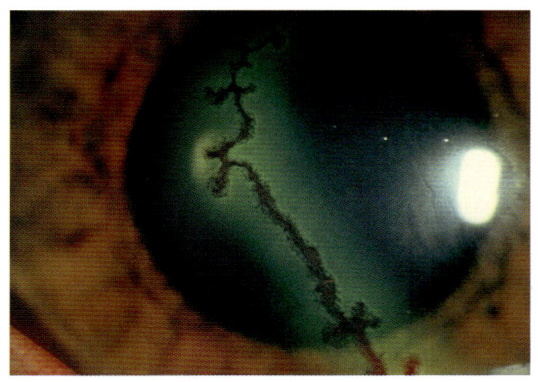

彩图 111-2　单纯疱疹（树枝状角膜炎）。树枝状（上皮性）角膜炎的特征表现为类似树枝的分枝状角膜上皮缺损。荧光素染色下最为清晰（参见第 821 页）

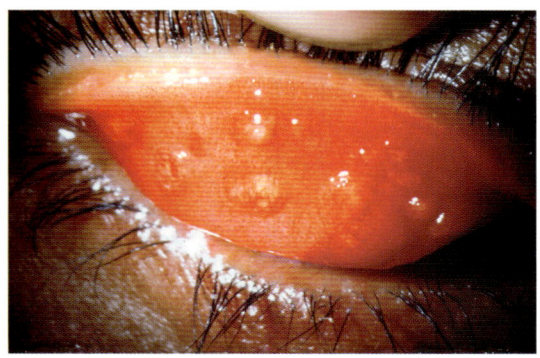

彩图 113-1　沙眼 Ⅱ 期。沙眼的 Ⅱ 期病变，见于充血和流泪发作（Ⅰ 期）后的 7~10 天，上睑的睑结膜形成小滤泡，在之后的 3~4 周数量和大小逐渐增加（参见第 838 页）

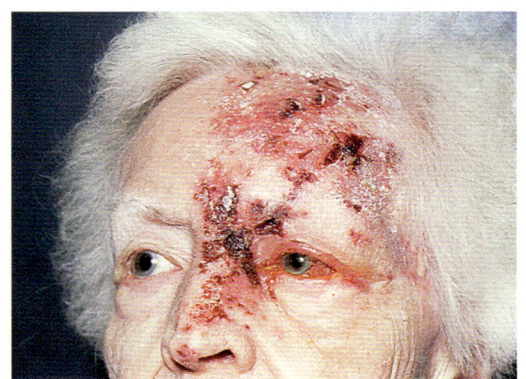

彩图 111-3　带状疱疹（三叉神经的第一分支）。急性带状疱疹患者的三叉神经眼支分布区可见小泡样病损。鼻尖部的病损提示累及了支配眼部的鼻睫神经（参见第 821 页）

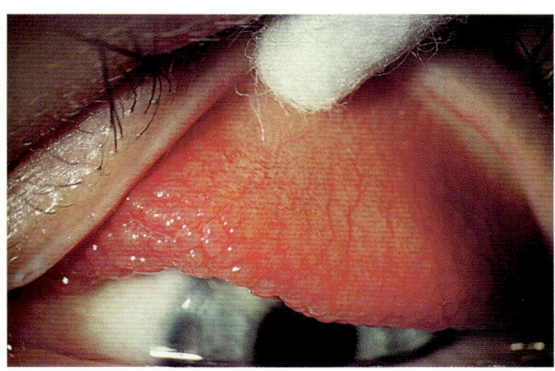

彩图 113-2　春季结膜炎。春季结膜炎是一种过敏性结膜炎，坚硬、扁平且排列紧密的淡红色到灰色的"鹅卵石样"乳头形成，主要见于上睑的睑结膜（参见第 838 页）

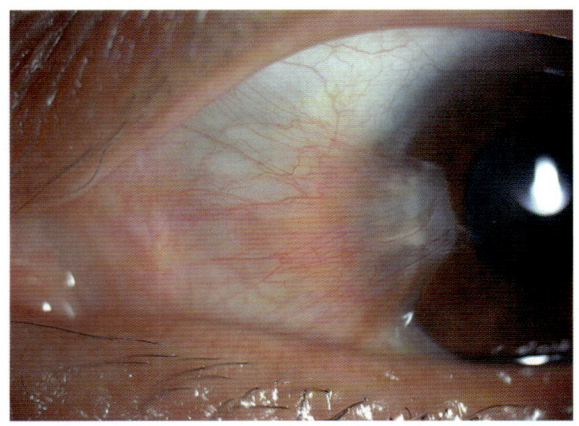

彩图 113-3 翼状胬肉。翼状胬肉是结膜的一种良性病灶（图示三角形白色新生物）位于巩膜表面，并向角膜生长，可能会影响视力（参见第 839 页）

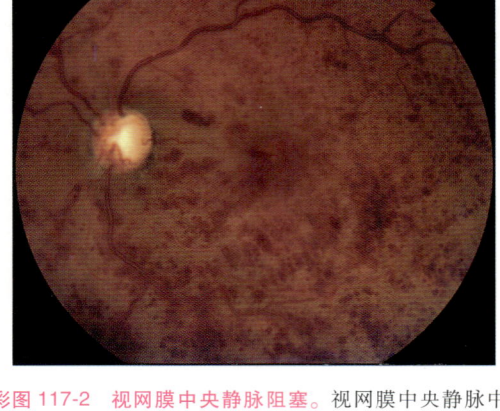

彩图 117-2 视网膜中央静脉阻塞。视网膜中央静脉中，视网膜静脉可见扩张迂曲。眼底表现为充血和水肿。大量的视网膜出血也是特征性体征之一（参见第 853 页）

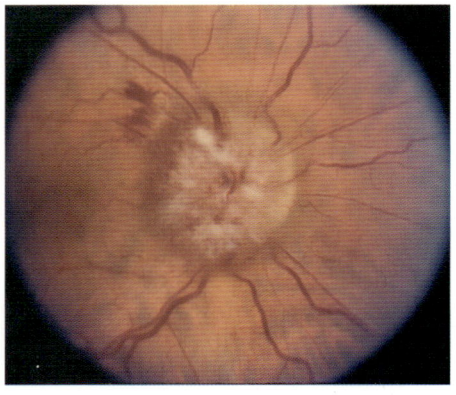

彩图 114-1 视神经盘水肿。眼底表现包括视网膜静脉的充血扩张和迂曲，视神经盘充血水肿以及视神经盘周围的出血（参见第 843 页）

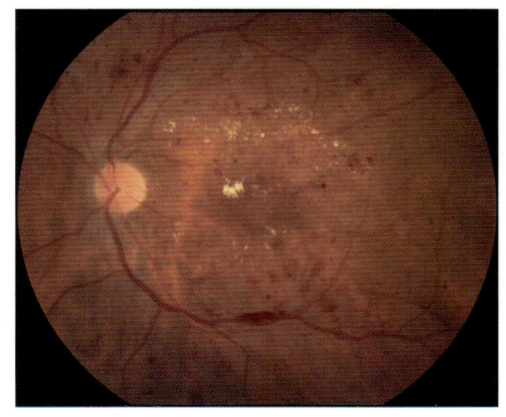

彩图 117-3 糖尿病视网膜病变（非增殖期）。非增殖期的糖尿病视网膜病变的眼底表现包括视网膜出血和硬性渗出（黄色斑片）（参见第 854 页）

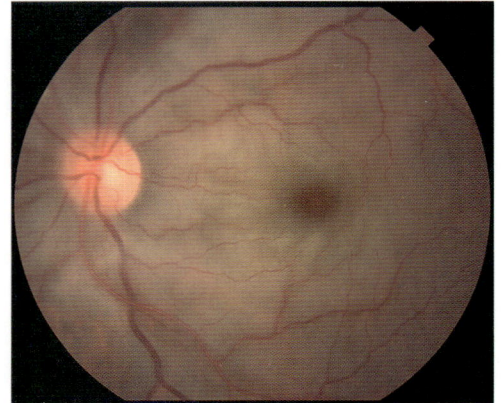

彩图 117-1 视网膜中央动脉阻塞。在急性视网膜中央动脉阻塞中，视网膜的弥漫水肿使得视网膜苍白，动脉变细。下方的脉络膜灌注透过视网膜形成特征性的樱桃红样外观（参见第 853 页）

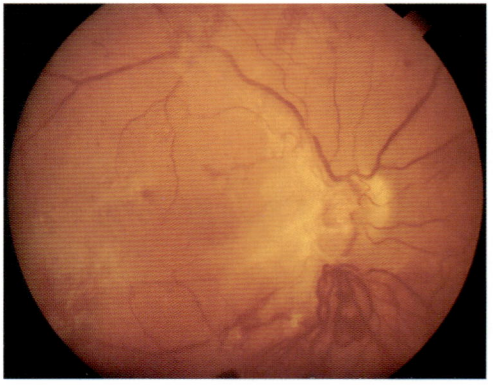

彩图 117-4 糖尿病视网膜病变（增殖期）。增殖期的糖尿病视网膜病变的眼底关键性改变为新生血管，该图在视神经盘周围可见（参见第 854 页）

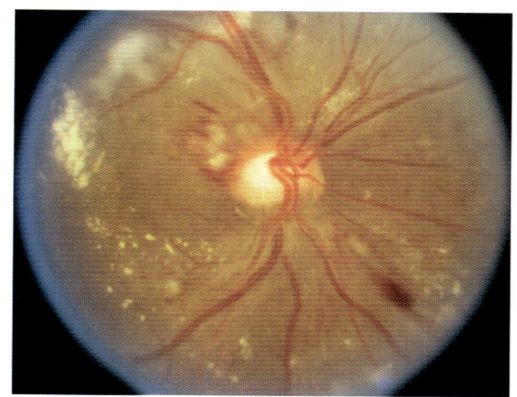

彩图 117-5 高血压性视网膜病变(中度)。高血压性视网膜病变表现为变细和走行变直的动脉,视网膜内层的出血和黄色、硬性渗出(参见第 855 页)

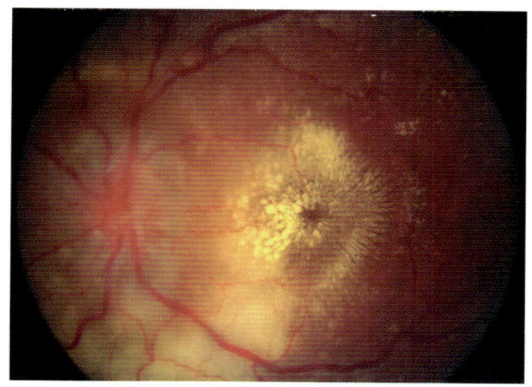

彩图 117-6 高血压性视网膜病变(星芒状渗出和视神经盘水肿)。恶性高血压的首要眼底表现为视神经盘的水肿,表现为视神经盘边界模糊和隆起。该眼底照还有另一个特征性表现为黄斑区的星芒状渗出,是由于视网膜血管的渗漏造成的(参见第 856 页)

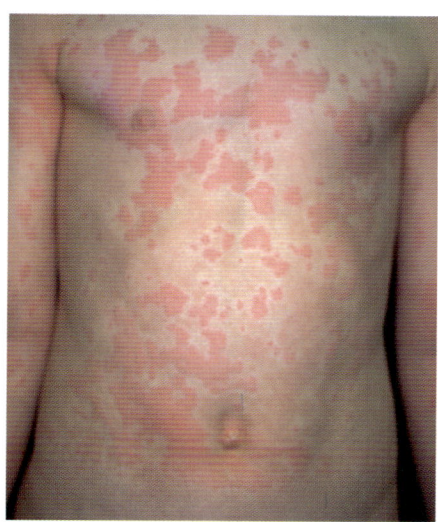

彩图 119-1 荨麻疹。局部皮肤水肿造成这些移行性、隆起性、瘙痒性红色皮损(参见第 865 页)

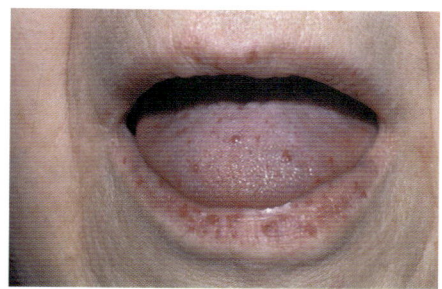

彩图 119-2 遗传性出血性毛细血管扩张症。丘疹状、点状或线状毛细血管扩张主要见于舌、唇、指端、口周及躯干。皮损有出血倾向(参见第 866 页)

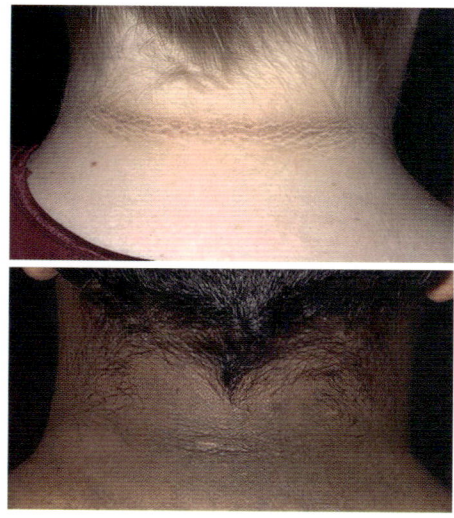

彩图 119-3 黑棘皮病。皮肤增厚及色素沉着主要累及腋下和颈部(上);在深肤色人群中,皮肤呈现皮革样外观(下)。最常见的病因是糖耐量异常,也可见于内脏肿瘤,尤其是发病快速和分布广泛的患者(参见第 873 页)

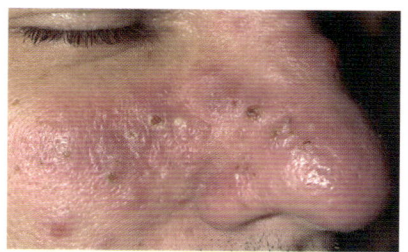

彩图 121-1 玫瑰痤疮。面部皮肤改变典型的包括潮红、毛细血管扩张、红斑、丘疹、脓疱,严重病例可伴有鼻赘(参见第 880 页)

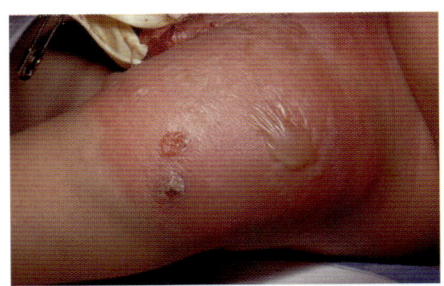

彩图 122-1　蜂窝织炎。先前注射疫苗部位出现的皮肤热、红、水肿(典型特征)以及大疱(参见第 882 页)

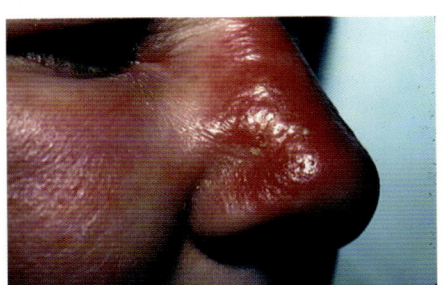

彩图 122-2　丹毒。特征是光滑、隆起、发硬并且有压痛的斑块样皮损且边界清楚,最常见于腿部和面部(参见第 883 页)

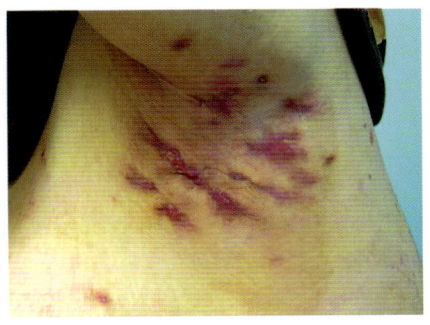

彩图 122-3　化脓性汗腺炎(Hurly Ⅲ期)。这位患者有多发的慢性排脓的脓肿和窦道(参见第 886 页)

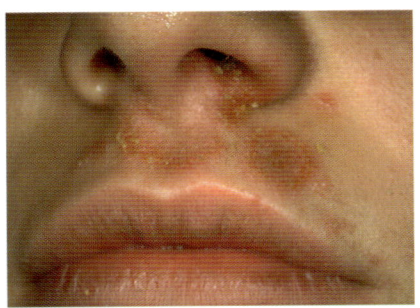

彩图 122-4　脓疱疮(非大疱型)。浅表的皮肤感染表现为成簇的水疱或者脓疱,破裂后形成蜜黄色结痂(参见第 886 页)

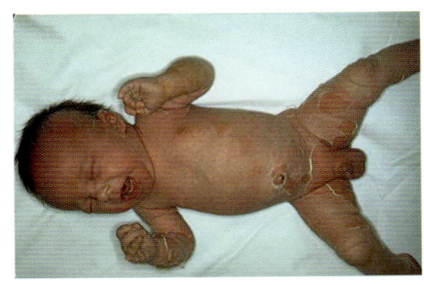

彩图 122-5　葡萄球菌烫伤样皮肤综合征。葡萄球菌毒素造成表皮剥脱,多发生于 6 岁以下儿童(参见第 888 页)

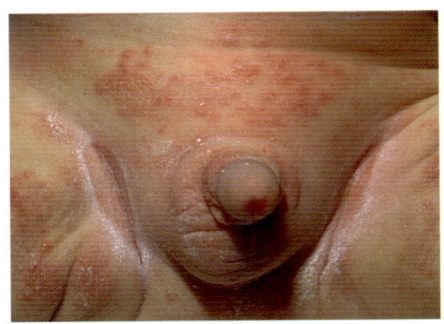

彩图 123-1　念珠菌病(尿布疹)(参见第 891 页)

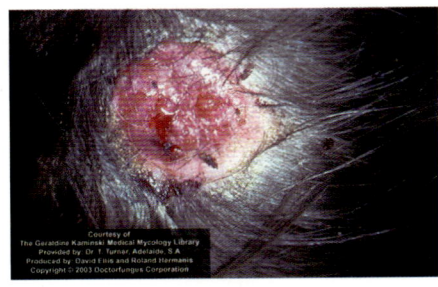

彩图 123-2　头癣(脓癣)。脓癣表现为头皮大块松软潮湿的团块,是由于对头皮皮肤癣菌感染产生严重的炎症反应(参见第 892 页)

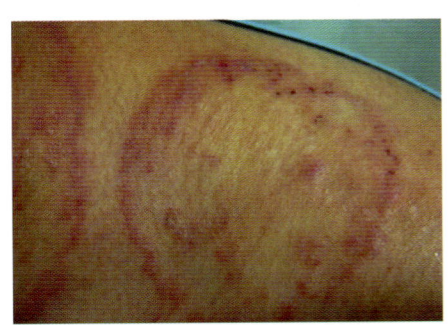

彩图 123-3　体癣伴有广泛中央消退(参见第 892 页)

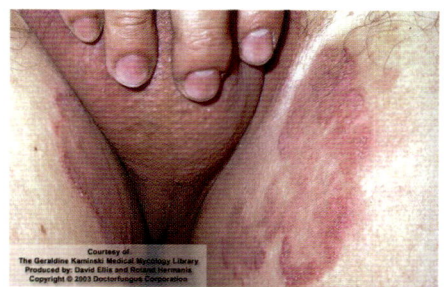

彩图 123-4　股癣。这类皮肤癣菌感染表现为瘙痒性、鳞屑性皮损或斑块，累及阴囊和大腿之间的褶皱区域（参见第 893 页）

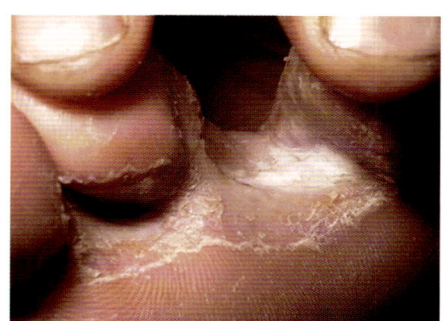

彩图 123-5　足癣。皮肤癣菌感染典型的表现为浸渍、脱屑的皮损，首先出现在第三、四趾之间，蔓延至足弓的背外侧面和/或足底（参见第 893 页）

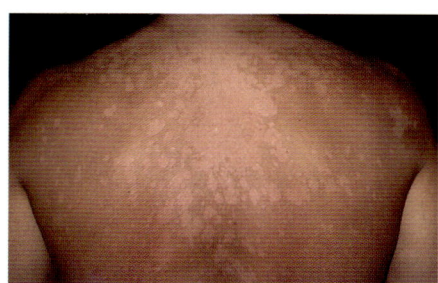

彩图 123-6　花斑癣。马拉色菌皮肤感染表现为多发的棕黄色、棕色、鲑鱼肉色或白色鳞屑性斑片，位于躯干、颈部和腹部（参见第 894 页）

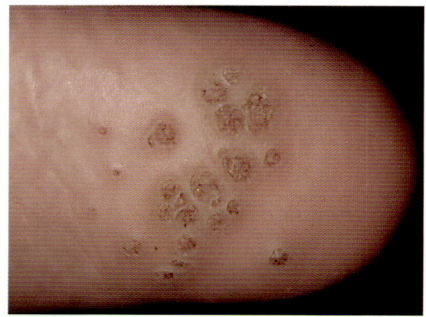

彩图 124-1　疣（掌跖部）（参见第 896 页）

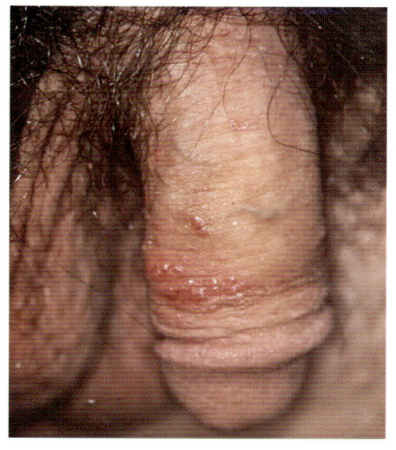

彩图 124-2　生殖器疣（男性）（参见第 896 页）

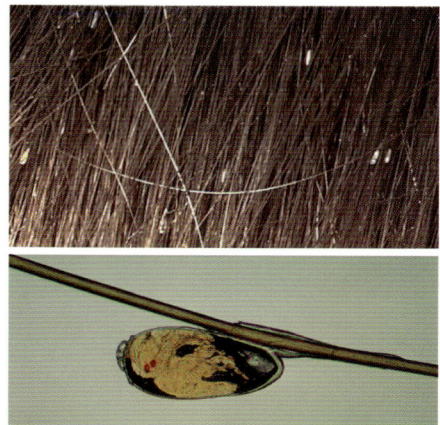

彩图 125-1　头虱（虱子）。虱子呈椭圆形、灰白色虫卵附着在毛干的基底部（上）；在低倍显微镜下有特征性的外观（下）（参见第 900 页）

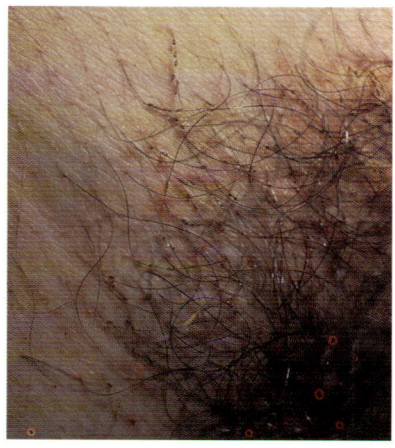

彩图 125-2　阴虱病（阴虱）。伴有虱子附着于阴毛（参见第 901 页）

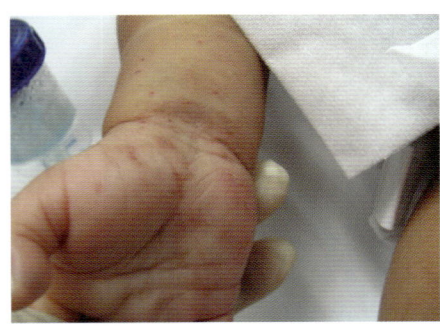

彩图125-3 疥疮。照片中的儿童有抓痕、结痂的皮损集中在手腕屈侧褶皱处。这些表现是疥疮的典型表现。隧道存在于3~4mm的结痂皮损处，分布于手腕皱褶处或其他部位（参见第901页）

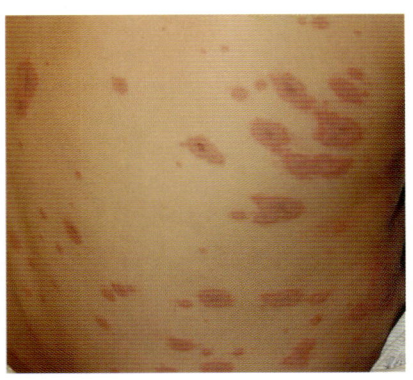

彩图126-1 靶形损害。靶形损害（又称为虹膜样损害）表现为环形皮损伴紫色的中心及粉红色晕，中间为苍白色的环。这种皮损是多形红斑的典型皮损，对称分布（参见第905页）

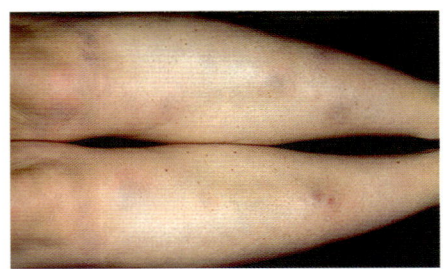

彩图126-2 结节性红斑。红色或紫红色可触及性、疼痛性皮下结节，典型地出现在胫前（参见第906页）

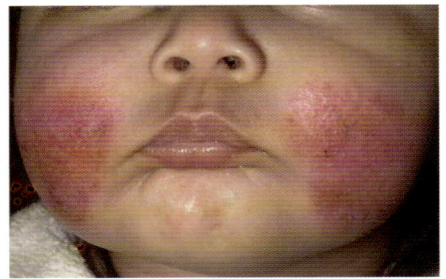

彩图127-1 特应性皮炎（急性期）。通常在婴儿期发病，皮损见于面部，然后播散至颈部、头皮和四肢（参见第910页）

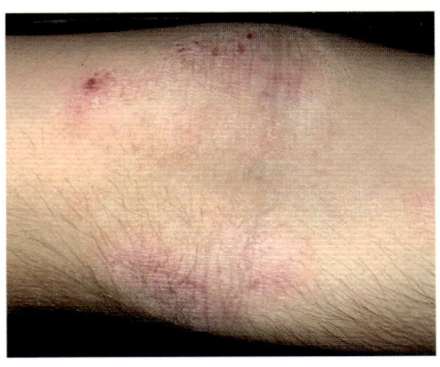

彩图127-2 特应性皮炎（慢性期）。皮损见于四肢屈侧褶皱处（参见第910页）

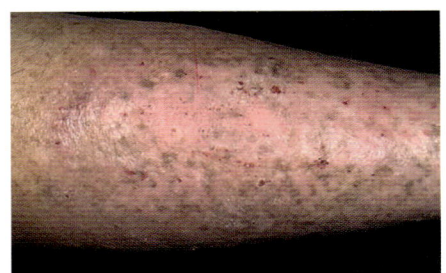

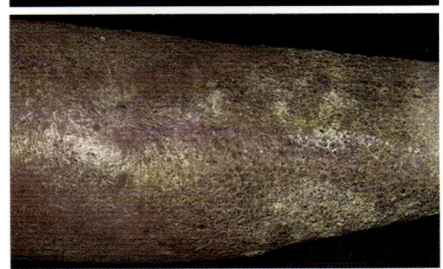

彩图127-3 坠积性皮炎（慢性期改变）。皮肤炎症性改变表现为红斑、脱屑、渗出以及结痂。浅肤色人群（上）深肤色人群（下）（参见第918页）

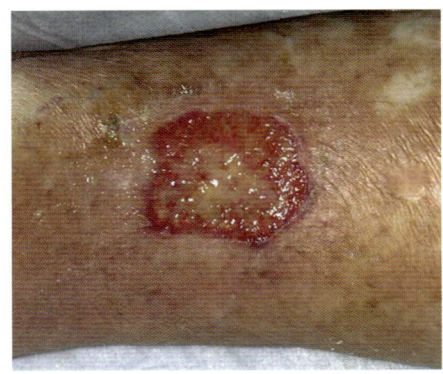

彩图127-4 坠积性皮炎（溃疡）。不恰当地治疗坠积性皮炎而造成溃疡，有时刚开始出现皮损就有溃疡（参见第918页）

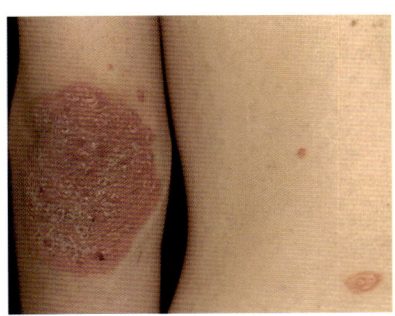

彩图 128-1 斑块型银屑病。 斑块为隆起、可触性皮损，直径>10mm。银屑病（如图）典型表现为斑块覆有厚、银白色、有光泽的鳞屑（参见第 921 页）

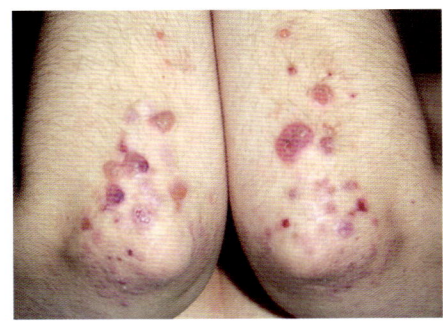

彩图 130-1 疱疹样皮炎。 此照片显示的是肘部伸侧面的疱疹样皮炎（伴有对称性瘙痒性丘疱疹）（参见第 929 页）

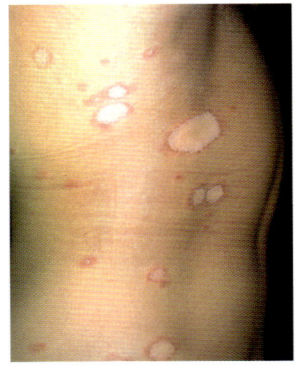

彩图 128-2 玫瑰糠疹。 特征性地表现为起初 2~3cm 母斑，接着出现向心性分布的椭圆形斑片或斑块，伴有轻度隆起的边缘，典型表现是沿着皮纹分布（参见第 922 页）

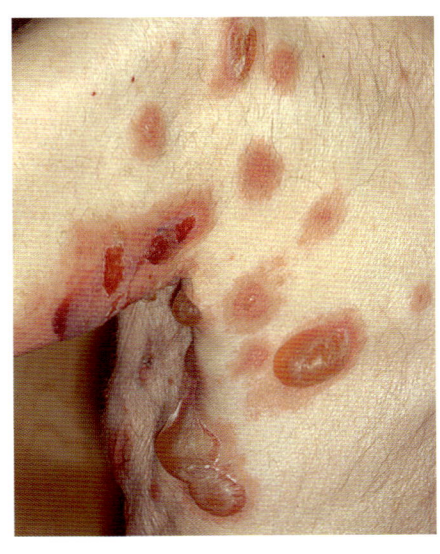

彩图 130-2 寻常型天疱疮（松弛性水疱）。 原发皮损是松弛性水疱（参见第 931 页）

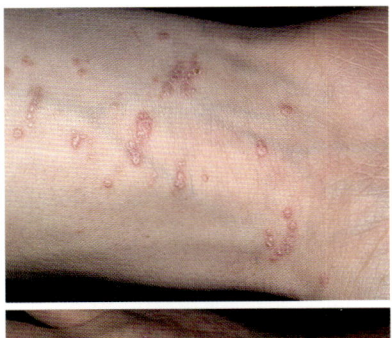

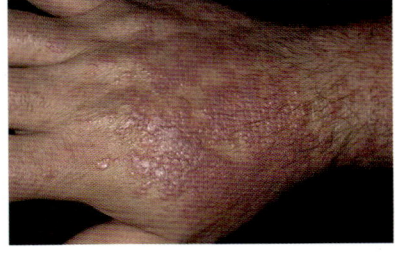

彩图 128-3 扁平苔藓。 皮损可为瘙痒性丘疹（上）或斑块（下），呈紫色，在交叉光下有特征性光泽（参见第 923 页）

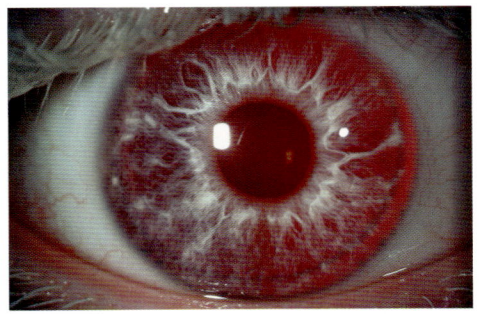

彩图 131-1 白化病（眼部症状）。 眼部受累的主要特征是虹膜色素减退或半透明、视网膜色素减少、视力减退、斜视以及眼震颤（参见第 932 页）

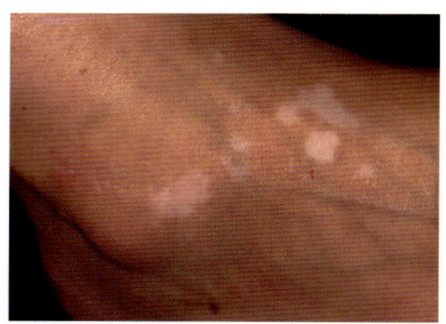

彩图 131-2　足部白癜风。皮肤黑素细胞缺失造成局部、节段性或少见的全身性色素脱失（参见第 933 页）

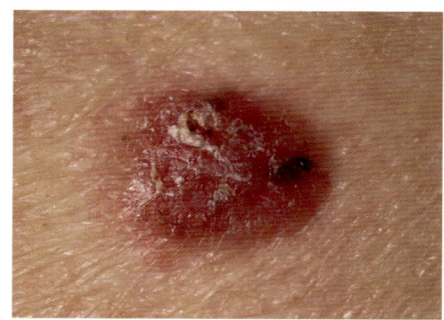

彩图 134-1　基底细胞癌。首先形成浅表的丘疹或者结节；缓慢增大，可出现破溃。这类皮肤癌罕见转移，但可能局部浸润，又是会影响重要的结构（如眼、耳、口、骨、硬脑膜）（参见第 945 页）

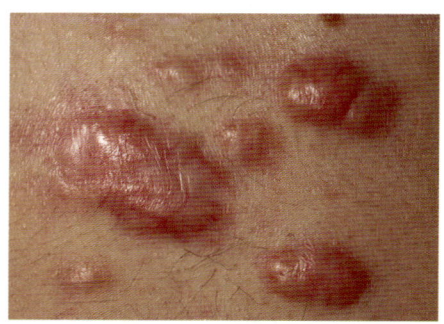

彩图 133-1　瘢痕疙瘩。在受伤部位产生，皮损是增生性的、光亮的、光滑的，常是圆顶状的，呈淡粉红色（参见第 942 页）

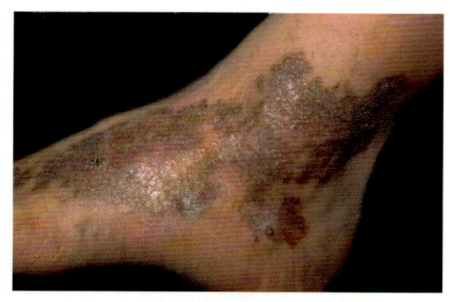

彩图 134-2　卡波西肉瘤（经典型）。通常这一类型仅引起下肢皮肤少量的皮损（参见第 946 页）

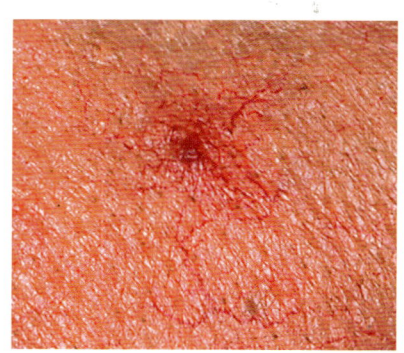

彩图 133-2　血管瘤（蜘蛛痣）。蜘蛛痣常见于孕期女性、口服避孕药的女性以及肝硬化患者（参见第 944 页）

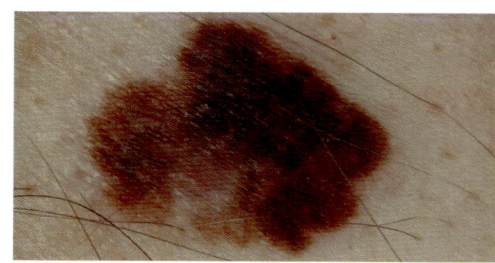

彩图 134-3　黑素瘤（浅表播散型）。通常，期初为不规则、隆起的、坚硬的棕黄色或棕色斑块，常伴有红色、白色、黑色或蓝色小点，或小的、有时是突起的蓝黑色结节（参见第 948 页）

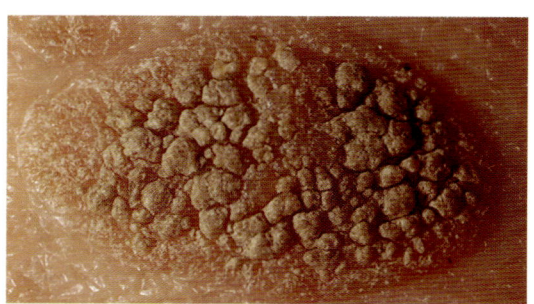

彩图 133-3　脂溢性角化病。这些良性的色素性皮损表现为黏着性，表面呈疣状、天鹅绒样、蜡样、脱屑或结痂（参见第 944 页）

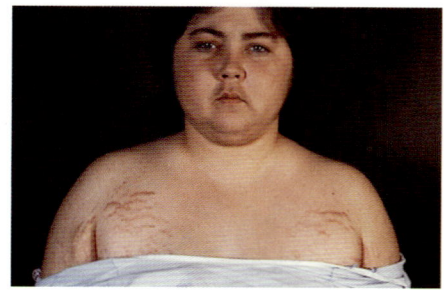

彩图 162-1　库欣综合征。表现为面部呈圆盘状，脸颊丰满，锁骨上部脂肪堆积，皮肤出现褶痕（参见第 1109 页）

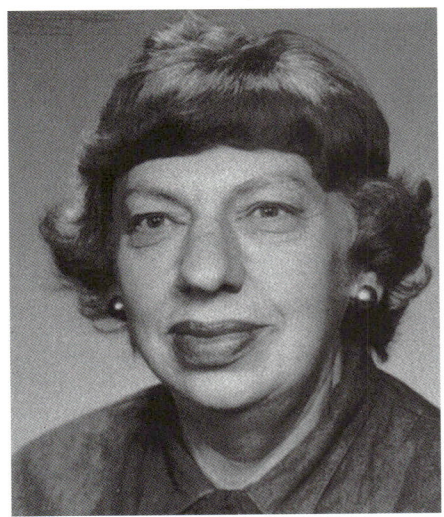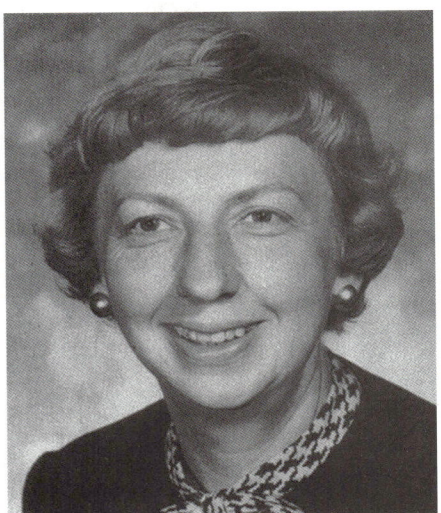

彩图 170-1　肢端肥大症（面部的变化）。 64 岁女性，因垂体腺瘤导致肢端肥大症（左）；11 年前的同一患者（右）（参见第 1184 页）

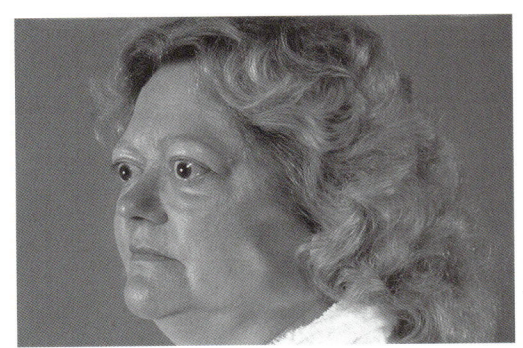

彩图 173-1　眼球突出。 甲状腺功能亢进的眼部表现（参见第 1205 页）

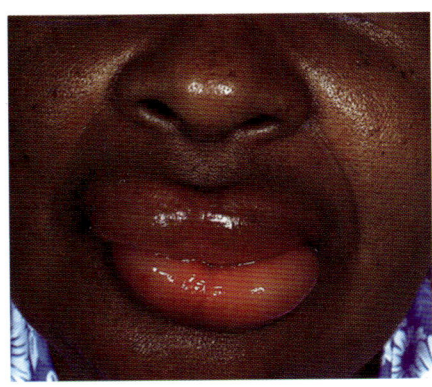

彩图 175-1　血管性水肿。 可见于遗传性血管性水肿患者的唇部（参见第 1238 页）

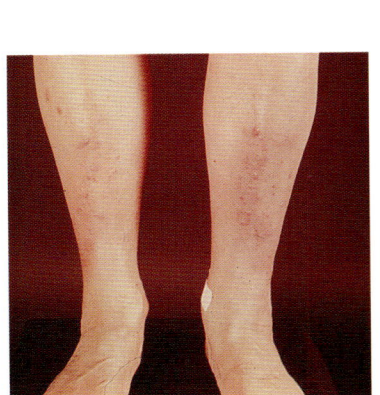

彩图 173-2　胫前黏液性水肿（参见第 1205 页）

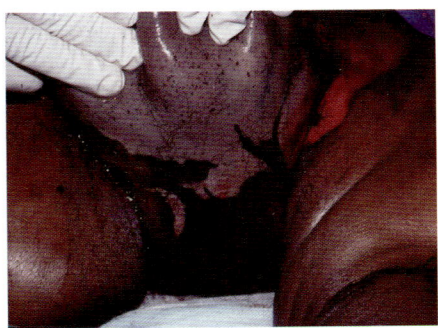

彩图 182-1　坏疽。 会阴部坏死性筋膜炎（参见第 1349 页）

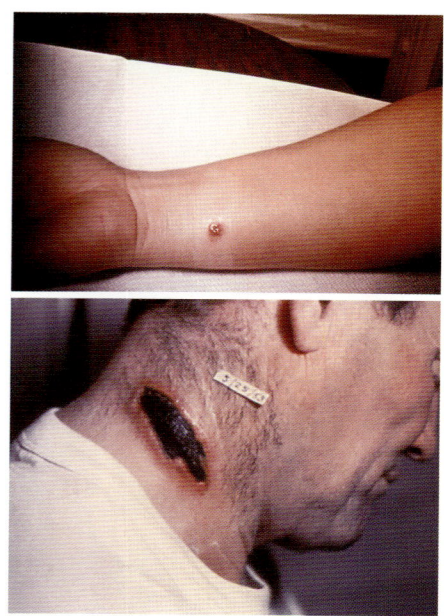

彩图 183-1 炭疽。开始为一个无痛性红棕色丘疹,此后丘疹扩大,被红斑和水疱环绕(上图);随后中心型溃疡发生,形成一黑色焦痂(下图)(参见第 1353 页)

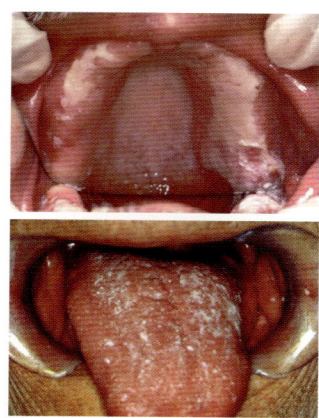

彩图 188-2 白色念珠菌病(口腔)。念珠菌病有多种形态,包括表面硬而粗糙的唇炎、口腔伪膜性斑块。在该图中,假牙与念珠菌病相关(上图);可发展至舌体和咽部(下图)(参见第 1412 页)

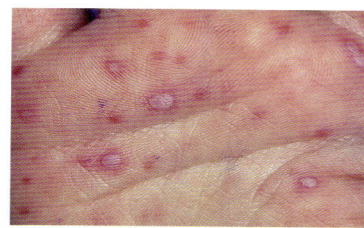

彩图 190-1 手足口病(手足部皮损)。该图显示手掌部的水疱,周围绕以红斑(参见第 1428 页)

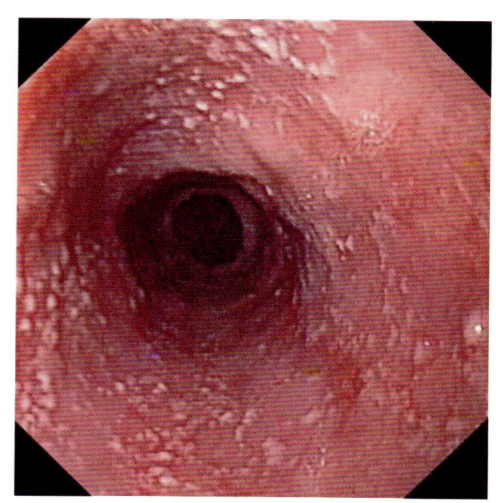

彩图 188-1 白色念珠菌病(食管)。食管念珠菌病可发生于免疫抑制者,该病为艾滋病相关性疾病之一(参见第 1412 页)

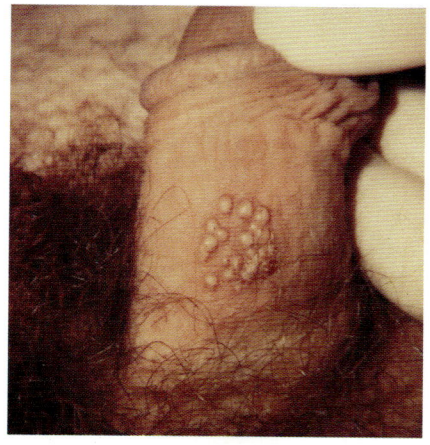

彩图 191-1 生殖器疱疹(男性)。阴茎体上成簇的水疱(参见第 1437 页)

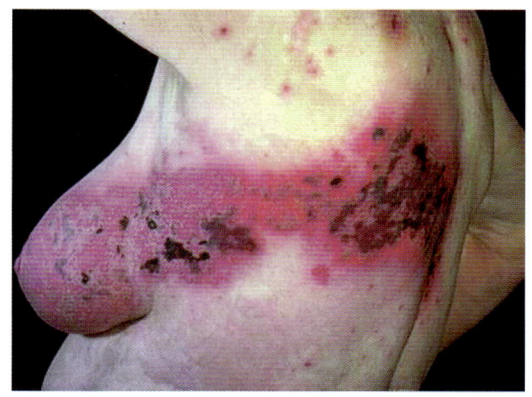

彩图 191-2 带状疱疹（胸部皮损）。神经性皮炎后出现皮肤病毒感染,伴随着烧灼感、红斑、水疱和皮肤破溃（参见第 1438 页）

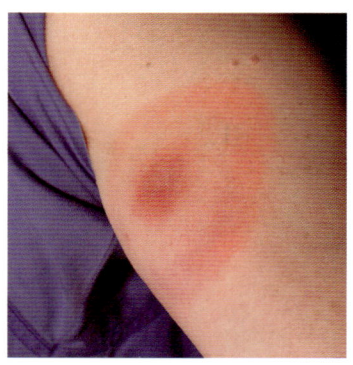

彩图 204-1 游走性红斑（牛眼征）。游走性红斑,形似牛眼,表现为中心红斑,周围苍白圈,此外再绕以一红斑圈（参见第 1537 页）

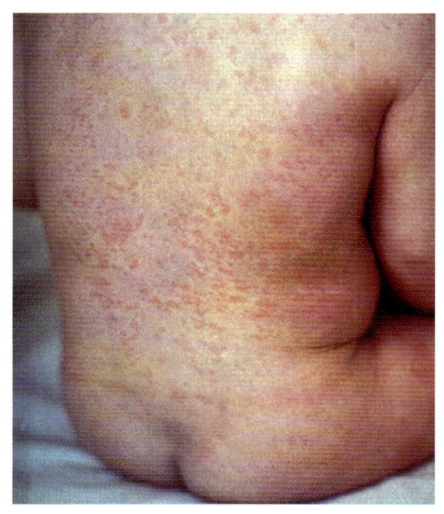

彩图 197-1 风疹（皮疹分布形态）。分布与麻疹类似,但皮疹较麻疹颜色稍淡,分布稍稀疏（参见第 1480 页）

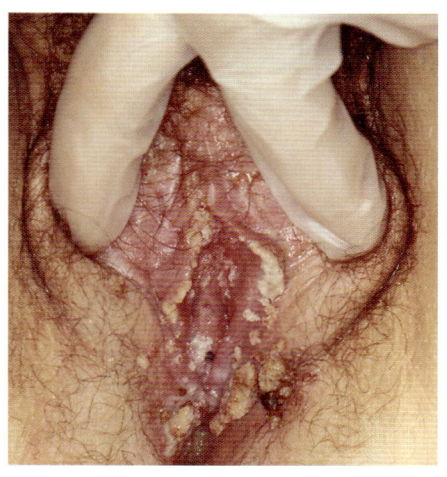

彩图 205-1 生殖器疣（女性）。凸起于外阴皮面,呈浅色的不规则颗粒,表面粗糙（参见第 1544 页）

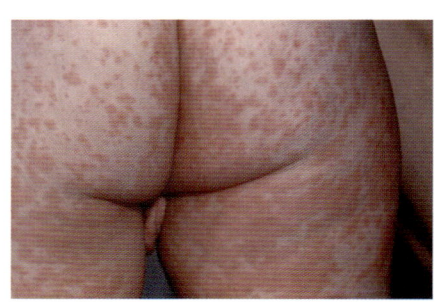

彩图 197-2 麻疹（斑疹）（参见第 1480 页）

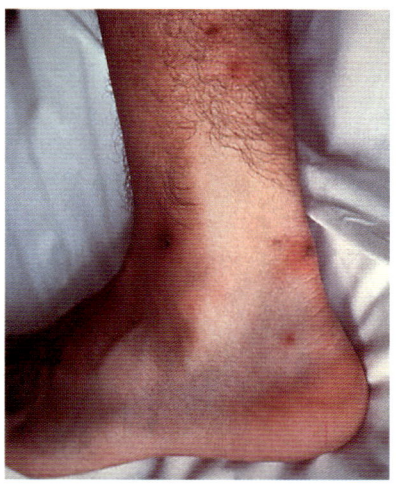

彩图 205-2 播散性淋球菌感染（皮肤损害）。小而轻微的痛性皮损,有一红色基底,多分布于上肢或下肢；典型的表现为脓疱（参见第 1545 页）

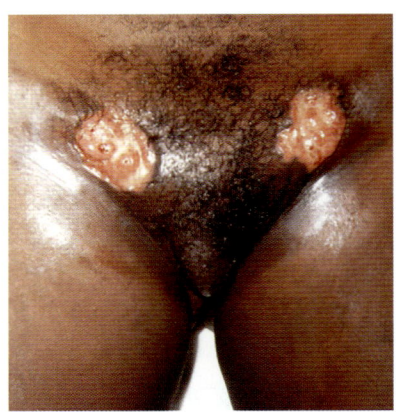

彩图 205-3　腹股沟肉芽肿（女性）（参见第 1547 页）

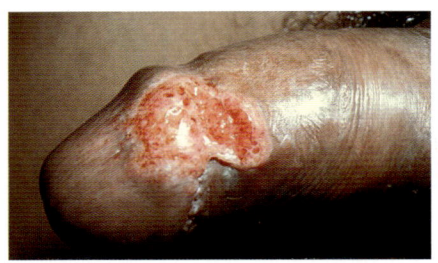

彩图 205-4　腹股沟肉芽肿（男性）（参见第 1547 页）

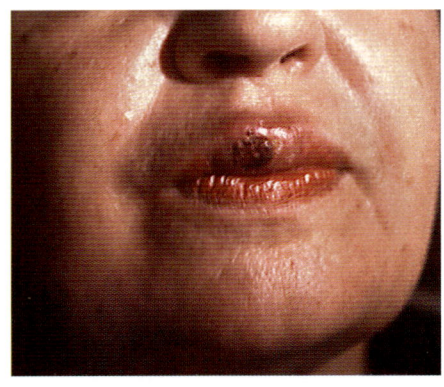

彩图 205-5　梅毒，一期（口唇硬下疳）（参见第 1549 页）

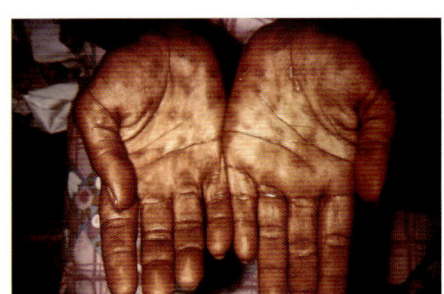

彩图 205-6　梅毒，二期（手部）。特征性的手掌或足底斑丘疹（参见第 1549 页）

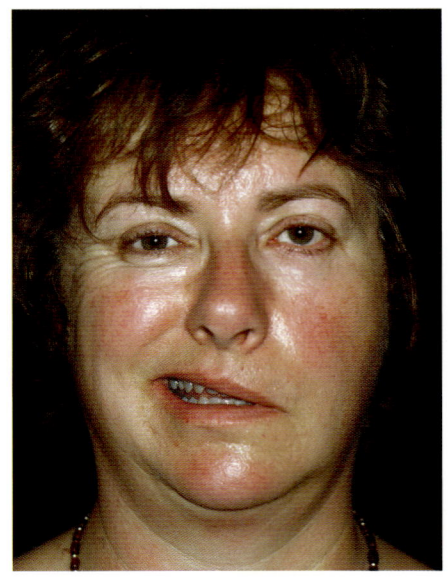

彩图 230-1　面神经麻痹（贝尔麻痹）。由于面神经（第Ⅶ对脑神经）麻痹，患者的左侧面部肌肉瘫痪（参见第 1744 页）

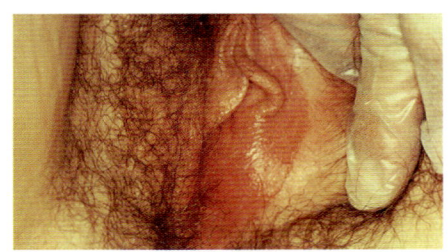

彩图 261-1　前庭大腺囊肿。囊肿通常可在阴道口附近触及，受累侧的阴唇肿胀，引起外阴不对称（参见第 1974 页）

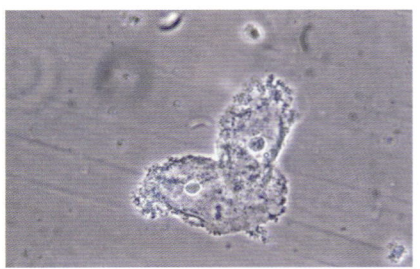

彩图 263-1　线索细胞。有细菌感染的上皮细胞，有时细胞边缘不完整，显示存在细菌性阴道炎（参见第 1992 页）

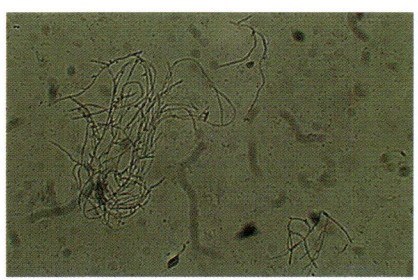

彩图 263-2　念珠菌性阴道炎：氢氧化钾（KOH）湿涂片显示菌丝和芽孢。 由于10%的氢氧化钾可以溶解上皮细胞，有助于检出念珠菌性阴道炎中菌丝和芽孢（参见第1992页）

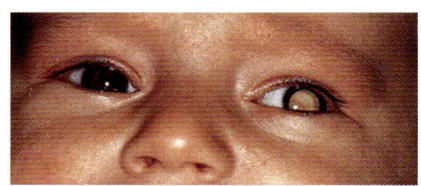

彩图 324-1　患有视网膜母细胞瘤婴儿的白瞳征。 最常见的原因是白垩样肿瘤（chalky-white tumor）的直接反射（参见第2476页）

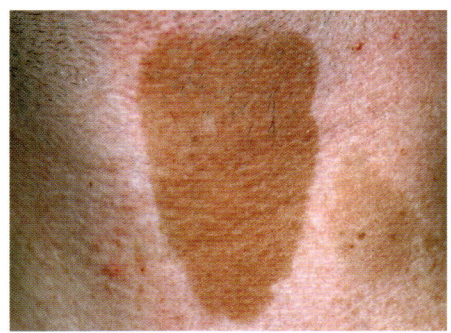

彩图 306-1　牛奶咖啡斑。 牛奶咖啡斑是指色素过多（褐色或咖啡色）的斑疹（参见第2323页）

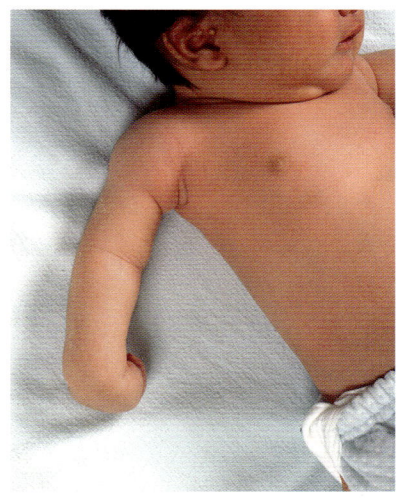

彩图 327-1　臂丛神经损伤。 本图显示了臂丛神经损伤的肩内旋，肘伸展以及腕部和手指的屈曲（参见第2491页）

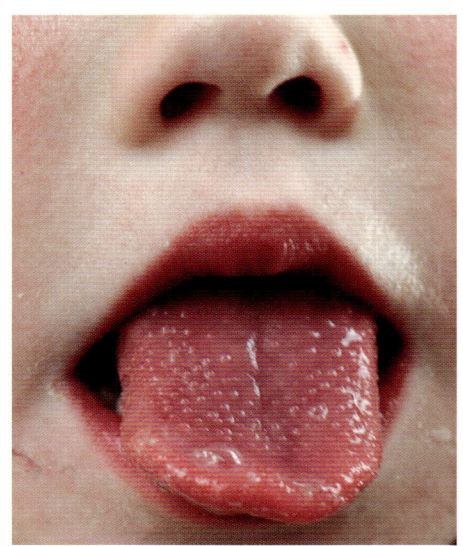

彩图 314-1　草莓舌。 该舌头红斑，有明显的乳突。草莓舌的特征是丝状乳头脱落（由系统性炎症过程引起）和真菌状乳头的持久性形成了草莓的"种子"。草莓舌不是川崎病所特有的。它也可能存在于链球菌和葡萄球菌毒素介导的疾病中（参见第2372页）

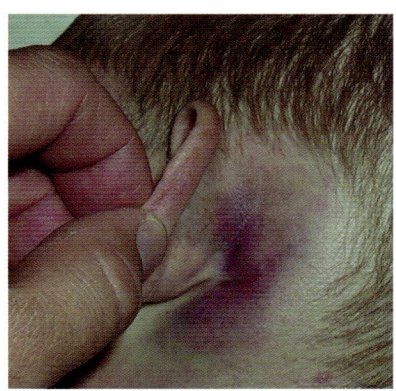

彩图 347-1　颅底骨折的体征（耳后淤血斑）。 本图展示了耳后淤血斑（参见第2621页）

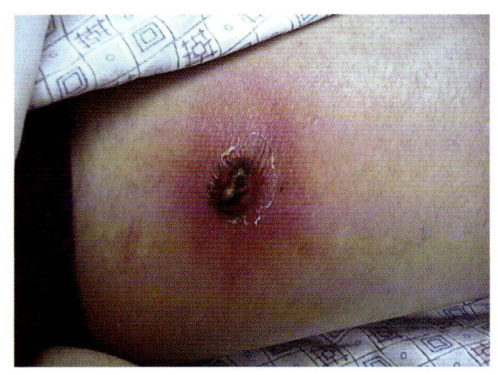

彩图 350-1　棕色遁蛛蜇伤伤口。本图展示了棕色遁蛛蜇伤导致的内侧大腿坏死性皮损（参见第 2643 页）

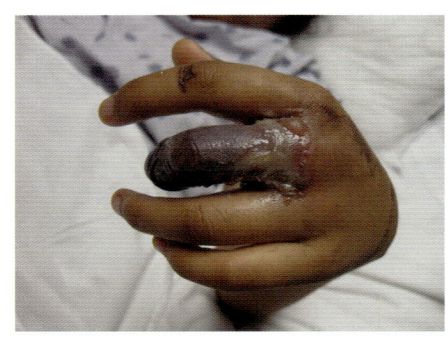

彩图 351-2　全层（Ⅲ度）烧伤。中指的大部分是全层烧伤，皮肤深黑且粗糙。手指基段的水疱与发红提示部分深度烧伤（参见第 2647 页）

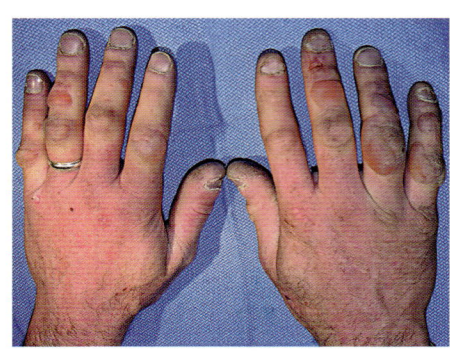

彩图 352-1　手的冻伤。本图展示了手的冻伤。水疱很明显（右手无名指和小指可见出血）。发绀的手指末端预示着坏死。应在手指肿胀前取下戒指（参见第 2650 页）

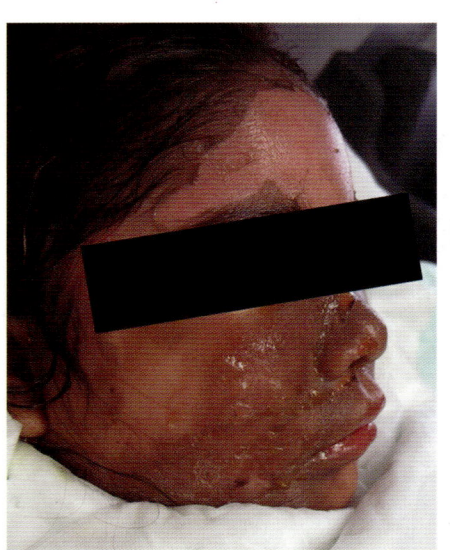

彩图 351-1　部分深度烧伤（Ⅱ度）。面颊上有水疱与发红。额头上明显的发红是由于大的水疱破裂，内部液体引流导致（参见第 2647 页）

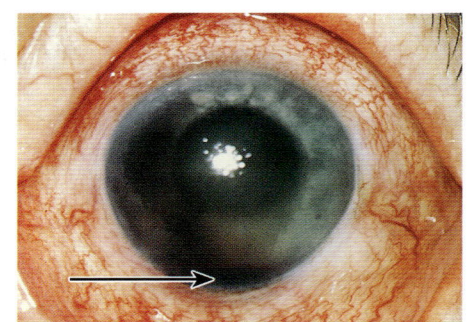

彩图 355-1　前房积血。该患者在眼外伤后出现了前房积血和结膜红斑（箭头所指）（参见第 2661 页）

摄氏度-华氏度等值表*

应用	℃	F	应用	℃	F
海平面水结冰	0	32		40.0	104.0
临床范围	36.0	96.8		40.5	104.9
	36.5	97.7		41.0	105.8
	37.0	98.6		41.5	106.7
	37.5	99.5		42.0	107.6
	38.0	100.4	巴士灭菌法(维持),30分钟	62.8	145.0
	38.5	101.3	巴士灭菌法(瞬间),15s	71.7	161.0
	39.0	102.2	海平面水沸腾	100.0	212.0
	39.5	103.1			

*转换：
将华氏度(℉)转换成摄氏度(℃)的方法，先减32，再乘以5/9或0.555。
将摄氏度℃转换成华氏度℉的方法，乘以9/5或1.8，再加32。
根据FDA美国联邦法规,1991。

附录Ⅱ 实验室数据正常值

以下5张表格列出了血液、尿液、脑脊液、大便和其他体液(如胃液)的常用的实验室指标参考值(注意：表格中所提供的参考值仅作为指南使用)。参考值因某些因素的不同而异，包括健康人群的样本来源、特定的检测方法和/或检测仪器。需由美国病理学会(College Of American Pathologists, CAP)认证的实验室来建立和/或验证他们的参考值，每年至少一次。因此，任何既定结果的解释应依照该实验室测试的参考值范围；实验室通常会给出参考值和测试结果。

血液检查：正常值

表1 实验室正常参考值：血液、血浆和血清

检查	标本类型	美制单位	SI单位
乙酰醋酸	血浆	<1mg/dl	<0.01mmol/L
乙酰胆碱酯酶(ACE),红细胞	血液	26.7~49.2U/g 血红蛋白	N
酸性磷酸酶	血清	0.5~5.5U/L	0~0.9μkat/L
部分凝血活酶时间(aPTT)	血浆	25~35s	N
促可的松(ACTH)	血清	9~52pg/ml	2~11pmol/L
白蛋白	血清	3.5~5.5g/L	35~55g/L
醛固酮：			
立位	血清	7~20ng/dl	194~554pmol/L
仰卧	血清	2~5ng/dl	55~138pmol/L
碱性磷酸酶(ALP)	血清	36~92U/L	0.5~1.5μkat/L
A_1抗胰蛋白酶(AAT)	血清	83~199mg/dl	N
甲胎蛋白(AFP)	血清	0~20ng/dl	0~20pg/L
δ-氨基乙酰丙酸(ALA)	血清	15~23μg/L	1.14~1.75μmol/L
丙氨酸氨基转移酶(ALT)	血清	0~35U/L	0~0.58pkat/L

附录 I 参考使用指南

在美国,多数实验室检测报告均使用美制单位,世界其他地方的实验室报告用国际系统单位(*Système International d'Unités*,SI)或国际单位(international units,IU)。SI 单位的规定由一个专门小组定期更新。

许多 SI 单位与美国所用的单位相同,除了有关浓度的 SI 单位。SI 的浓度报告使用的单位如摩尔(mol)或每单位容量(L)的摩尔十进分数(例如毫摩尔或微摩尔)。美制单位所报告的为每单位容量的质量(例如克、毫克)或化学当量(如毫克当量),容量单位可以是升,或升的十进分数(例如分升、毫升)。检验结果报告为每 100ml(1dl)所含的量,有时用百分率表示(例如:10mg/dl 可以写成 10mg%)。

摩尔、毫克和毫克当量　1 摩尔(mol)是一个阿伏伽德罗(Avogadro)常量(6.023×10^{23})元素的实体(如原子、离子、分子);某物质 1mol 的质量是其原子量克数(如 1mol 钠 = 23g,1mol 钙 = 40g)。同样,某特定数量物质的质量除以它的原子量就得出该摩尔的数值(如 20g 钠 = 20/23,或 0.87mol)。

1 个当量(equivalent)是整合电荷和摩尔的一种单位;1 个当量代表 1 个摩尔的电荷,从某物质内带电荷颗粒的摩尔数乘以该物质的原子价来计算而得。从而,带 +1 或 -1 电荷的离子(如 Na^+、K^+、Cl^-),1 个摩尔就是一个当量($1 \times 1 = 1$);对于带 +2 或 -2 电荷的离子(例如 Ca^{2+})而言,½ 摩尔就是 1 个当量(½×2=1),其他原子价值可依此类推。1 个毫克当量(mEq)是 1/1 000 当量。

下列是毫克当量、毫克和毫摩尔之间的换算:
毫克当量 = 毫克/化学式量 × 原子价 = 毫摩尔 × 原子价
毫克 = 毫克当量 × 化学式量/原子价 = 毫摩尔 × 化学式量
毫摩尔 = 毫克/化学式量 = 毫克当量/原子价
(注意:分子量 = 原子量或化学式量)

其他方法,有纸质的换算表或可在互联网上查找。

国际系统单位

单位	相当的子单位
重量	
1 千克(kg)	1 000 克(10^3g)
1 克(g)	1 000 毫克(10^3mg)
1 毫克(mg)	1 000 微克(10^{-3}g)
1 微克(μg)	1 000 纳克(10^{-6}g)
1 纳克(ng)	1 000 皮克(pg)(10^{-9}g)
容量	
1 升(L)	1 000 毫升(ml)
1 升(L)	1 000 立方厘米(cc)

国际-非国际单位的换算

国际单位	等值非国际单位[*]
溶液	
30 毫升(ml)	1 溶液盎司(oz)
250ml	8.4oz
500ml	1.06 品脱(pt)
1 000ml(1L)	1.06pt
重量	
65mg	1 加仑(gal)
28.35g	1oz
1kg	2.2 磅(lb)
长度	
1 毫米(mm)	0.04 英寸(in)
1 厘米(cm)	0.4in
2.54cm	1in
1 米(m)	39.37in
家庭食具	
4ml	1 茶匙(tsp)
5ml	1tsp,医用
8ml	1 甜食匙
15ml	1 汤匙(tbsp-1/2 溶液盎司)
240ml	1 杯(8oz)

[*] 近似值

某些重要医用成分的原子量

元素	符号	原子量[*]
氢	H	1
碳	C	12
氮	N	14
氧	O	16
钠	Na	23
镁	Mg	24
磷	P	31
氯	Cl	35.5
钾	K	39
钙	Ca	40

[*] 近似值。

检查	标本类型	美制单位	SI 单位
谷草转氨酶(AST)	血清	0~35U/L	0~0.58pkat/L
氨	血浆	40~80μg/dl	23~47μmol/L
淀粉酶	血清	0~130U/L	0~2.17μkat/L
抗体可提取细胞核抗原(AENA)	血清	<20.0 单位	N
抗环瓜氨酸肽(抗CCP)的抗体	血清	<5.0 单位	N
抗利尿激素(ADH;精氨酸升压素)	血浆	<1.7pg/ml	<1.57pmol/L
抗双链DNA(dsDNA)的抗体	血清	<25IU	N
抗线粒体抗体M2	血清	<0.1 个单位	N
抗中性粒细胞胞质抗体(ANCA)	血清	阴性	N
抗核抗体(ANA)	血清	<1.0 单位	N
抗平滑肌抗体(ASMA)滴度	血清	<1:80	N
抗链球菌溶血素O试验滴度	血清	<150 单位	N
抗甲状腺微粒体抗体滴度	血清	<1:100	N
$α_1$-抗胰蛋白酶(AAT)	血清	83~199mg/dl	15.3~36.6μmol/L
载脂蛋白:			
A-I,女性	血清	98~210mg/dl	0.98~2.1g/L
A-I,男性	血清	88~180mg/dl	0.88~1.8g/L
B-100,女性	血清	44~148mg/dl	0.44~1.48g/L
B-100,男性	血清	55~151mg/dl	0.55~1.51g/L
碳酸氢盐	血清	23~28mEq/L	23~28mmol/L
胆红素:			
直接	血清	0~0.3mg/dl	0~5.1μmol/L
合计	血清	0.3~1.2mg/dl	5.1~20.5μmol/L
血量:			
等离子,女性	血液	28~43ml/kg 体重	0.028~0.043L/kg 体重
等离子,男性	血液	25~44ml/kg 体重	0.025~0.044L/kg 体重
红细胞,女性	血液	20~30ml/kg 体重	0.02~0.03L/kg 体重
红细胞,男性	血液	25~35ml/kg 体重	0.025~0.035L/kg 体重
脑(B型)利钠肽水平	血浆	<100pg/ml	N
降钙素,年龄>16 岁:			
女性	血清	<8pg/ml	N
男性	血清	<16pg/ml	N
钙	血清	9~10.5mg/dl	2.2~2.6mmol/L
癌抗原(CA):			
CA 125	血清	<35U/ml	N
CA 15-3	血清	<30U/ml	N
二氧化碳(CO_2)含量	血清	23~28mEq/L	23~28mmol/L
二氧化碳分压力(PCO_2)	血液	35~45mmHg	N
碳氧血红蛋白	血浆	0.5%~5%	N
癌胚抗原(CEA)的	血清	<2ng/ml	<2μg/L

检查	标本类型	美制单位	SI单位
胡萝卜素	血清	75~300μg/L	1.4~5.6μmol/L
CD4:CD8比值	血液	1~4	N
CD4⁺T细胞计数	血液	640~1 175/μl	0.64×10^9~1.18×10^9/L
CD8⁺T细胞计数	血液	335~875/μl	0.34×10^9~0.88×10^9/L
血清铜蓝蛋白含量	血清	25~43mg/dl	250~430mg/L
氯	血清	98~106mEq/L	98~106mmol/L
胆固醇理想水平:			
高密度脂蛋白(HDL-C)	血浆	>40mg/dl	>1.04mmol/L
低密度脂蛋白胆固醇(LDL-C)	血浆	<130mg/dl	<3.36mmol/L
合计(TC)	血浆	150~199mg/dl	3.88~5.15mmol/L
凝血因子:			
因子Ⅰ	血浆	150~300mg/dl	1.5~3.5g/L
因子Ⅱ	血浆	正常的60%~150%	N
因子Ⅸ	血浆	正常的60%~150%	N
因子Ⅴ	血浆	正常的60%~150%	N
因子Ⅶ	血浆	正常的60%~150%	N
因子Ⅷ	血浆	正常的60%~150%	N
因子Ⅹ	血浆	正常的60%~150%	N
因子Ⅺ	血浆	正常的60%~150%	N
因子Ⅻ	血浆	正常的60%~150%	N
补体:			
C3	血清	55~120mg/dl	0.55~1.20g/L
C4	血清	20~59mg/dl	0.20~0.59g/L
合计	血清	37~55U/ml	37~55KU/L
铜	血清	70~155μg/L	11~24.3μmol/L
氢化可的松:			
1h后,促可的松	血清	>18μg/dl及以上,基线通常≥8μg/dl	>498nmol/L并且通常在基线以上≥221nmol/L
下午5点	血清	3~13μg/dl	83~359nmol/L
上午8点	血清	8~20μg/dl	251~552nmol/L
进行过夜地塞米松抑制试验后	血清	<5μg/dl	<138nmol/L
C肽	血清	0.9~4.3ng/ml	297~1 419pmol/L
C反应蛋白(CRP)	血清	<0.5mg/dl	<0.005g/L
C反应蛋白,高敏(hsCRP)	血清	<1.1mg/L	<0.001 1g/L
CK肌酸激酶	血清	30~170U/L	0.5~2.83μkat/L
肌酐	血清	0.7~1.3mg/dl	61.9~115μmol/L
D-二聚体	血浆	<300ng/ml	<300μg/L
脱氢表雄酮(DHEA-S):			
女性	血浆	0.6~3.3mg/ml	1.6~8.9μmol/L
男性	血浆	1.3~5.5mg/ml	3.5~14.9μmol/L
δ-氨基乙酰丙酸(ALA)	血清	15~23μg/L	1.14~1.75μmol/L

检查	标本类型	美制单位	SI 单位
11-脱氧氢化可的松(DOC):			
甲吡酮后	血浆	>7μg/dl	>203nmol/L
基础	血浆	<5μg/dl	<145nmol/L
D25g 的木糖摄取后 2h 糖水平 D 木糖	血清	>20mg/dl	>1.3nmol/L
肾上腺素,平卧	血浆	<75ng/ml	<410pmol/L
ESR 红细胞沉降率(ESR):			
女性	血液	0~20mm/h	0~20mm/h
男性	血液	0~15mm/h	0~20mm/h
促红细胞生成素	血清	4.0~18.5MIU/ml	4.0~18.5IU/L
雌二醇,女性:			
月经周期第 1~10 日	血清	14~27pg/ml	50~100pmol/L
月经周期第 11~20 日	血清	14~54pg/ml	50~200pmol/L
月经周期第 21~30 日	血清	19~40pg/ml	70~150pmol/L
雌二醇,男性	血清	10~30pg/ml	37~110pmol/L
铁蛋白	血清	15~200ng/ml	15~200μg/L
甲胎蛋白(AFP)	血清	0~20ng/L	0~20pg/L
纤维蛋白原	血浆	150~350mg/dl	1.5~3.5g/L
叶酸:			
红细胞	血液	160~855ng/ml	362~1 937nmol/L
血清	血清	2.5~20ng/ml	5.7~45.3nmol/L
促卵泡激素(FSH),女性:			
卵泡或黄体期	血清	5~20mU/ml	5~20U/L
排卵期峰值	血清	30~50mU/ml	30~50U/L
绝经后	血清	>35mU/ml	>35U/L
促卵泡激素(FSH),成年男性	血清	5~15mU/ml	5~15U/L
果糖胺	血浆	200~285mol/L	N
γ-谷氨酰转肽酶(GGT)	血清	8~78U/L	N
促胃液素	血清	0~180pg/ml	0~180ng/L
球蛋白:	血清	2.5~3.5g/L	25~35g/L
α$_1$-Globulins	血清	0.2~0.4g/L	2~4g/L
α$_2$-Globulins	血清	0.5~0.9g/L	5~9g/L
β 球蛋白	血清	0.6~1.1g/L	6~11g/L
γ 球蛋白	血清	0.7~1.7g/L	7~17g/L
β$_2$-微球蛋白	血清	0.7~1.8μg/ml	N
糖:			
2h 餐后	血浆	<140mg/dl	<7.8mmol/L
禁食	血浆	70~105mg/dl	3.9~5.8mmol/L
葡萄糖-6-磷酸脱氢酶(G-6-PD)	血液	5~15U/g 血红蛋白	0.32~0.97mU/mol 血红蛋白

续表

检查	标本类型	美制单位	SI 单位
γ-谷氨酰转肽酶(GGT)	血清	8~78U/L	N
生长激素:			
后口服葡萄糖	血浆	<2ng/ml	<2μg/L
言语刺激时睁眼	血浆	>7ng/ml	>7μg/L
结合珠蛋白	血清	30~200mg/dl	300~2 000mg/L
血细胞比容:			
女性	血液	36%~47%	N
男性	血液	41%~51%	N
血红蛋白:			
女性	血液	12~16g/L	120~160g/L
男性	血液	14~17g/L	140~170g/L
血红蛋白 A_{1c}	血液	4.7%~8.5%	N
血红蛋白电泳,成人:			
血红蛋白 A_1	血液	95%~98%	N
血红蛋白 A_2	血液	2%~3%	N
血红蛋白 C	血液	0%	N
血红蛋白 F	血液	0.8%~2.0%	N
血红蛋白 S	血液	0%	N
血红蛋白电泳,儿童 Hb F			
新生儿	血液	50%~80%	N
1~6 个月	血液	8%	N
>6 个月	血液	1%~2%	N
同型半胱氨酸:			
女性	血浆	0.40~1.89mg/L	3~14μmol/L
男性	血浆	0.54~2.16mg/L	4~16μmol/L
人绒毛膜促性腺素(hCG),定量	血清	<5MIU/ml	N
血清免疫球蛋白:			
IgA	血清	70~300mg/dl	0.7~3.0g/L
IgD	血清	<8mg/dl	<80mg/L
IgE	血清	0.01~0.04mg/L	0.1~0.4mg/L
IgG	血清	640~1 430mg/dl	6.4~14.3g/L
免疫球蛋白 G_1	血清	280~1 020mg/dl	2.8~10.2g/L
免疫球蛋白 G_2	血清	60~790mg/dl	0.6~7.9g/L
免疫球蛋白 G_3	血清	14~240mg/dl	0.14~2.4g/L
免疫球蛋白 G_4	血清	11~330mg/dl	0.11~3.3g/L
IgM	血清	20~140mg/dl	0.2~1.4g/L
胰岛素,空腹	血清	1.4~14μIU/ml	10~104pmol/L
INR 国际标准化比值(INR):			
治疗范围(标准亮度疗法)	血浆	2.0~3.0	N
高危患者的治疗范围(如人造心脏瓣膜置入者)	血浆	2.5~3.5	N

续表

续表

检查	标本类型	美制单位	SI单位
狼疮抗凝阳性患者的治疗范围	血浆	3.0~3.5	N
铁	血清	60~160μg/dl	11~29μmol/L
总铁结合力(TIBC)	血清	250~460μg/dl	45~82μmol/L
乳酸脱氢酶(LDH)	血清	60~160U/L	1~1.67μkat/L
乳酸,静脉	血液	6~16mg/L	0.67~1.8mmol/L
乳糖耐受试验	血浆	>15mg/dl 增加血浆葡萄糖水平	血浆葡萄糖水平增加>0.83mmol/L
铅中毒	血液	<40μg/ml	<1.9μmol/L
中性粒细胞碱性磷酸酶(LAP)分数	外周血涂片	13~130/100/中性(PMN)	
白细胞中性粒细胞和分类	N		
脂肪酶	血清	<95U/L	<1.58μkat/L
脂蛋白(a)[脂蛋白(a)]	血清	<30mg/dl	<1.1μmol/L
促黄体素(LH),女性:			
卵泡或黄体期	血清	5~22mU/ml	5~22U/L
排卵期峰值	血清	30~250mU/ml	30~250U/L
绝经后	血清	>30mU/ml	>30U/L
促黄体素,男性	血清	3~15mU/ml	3~15U/L
镁剂	血清	1.5~2.4mg/L	0.62~0.99mmol/L
锰	血清	0.3~0.9ng/ml	5.5~16.4nmol/L
平均血红蛋白量(MCH)	血液	28~32pg	N
平均细胞血红蛋白浓度(MCHC)	血液	32~36g/L	320~360g/L
平均红细胞容积(MCV)	血液	80~100fl	N
肾上腺素,分馏:			
游离肾上腺素	血浆	<0.50nmol/L	N
游离去甲-3-0-甲基肾上腺素	血浆	<0.90nmol/L	N
高铁血红蛋白	血液	<1.0%	N
甲基丙二酸(MMA)	血清	150~370nmol/L	N
髓过氧化物酶(MPO)的抗体	血清	<6.0U/ml	N
肌红蛋白:			
女性	血清	25~58μg/L	1.4~3.5nmol/L
男性	血清	28~72μg/L	1.6~4.1nmol/L
去甲肾上腺素,仰卧位	血浆	50~440pg/ml	0.3~2.6nmol/L
BNP的N-端前肽(NT-proBNP水平)	血浆	<125pg/ml	N
5'-核苷酸酶(5'NT)	血清	4~11.5U/L	N
渗透压	血浆	275~295mOsm/(kg·H_2O)	275~295mmol/(kg·H_2O)
渗透脆性试验	血液	在>0.5%NaCl溶液中溶血发生提示脆性增加	N
		脆性减低,如果在0.3%NaCl中溶血不完全	
氧分压(PO_2)	血液	80~100mmHg	N
甲状旁腺激素(PTH)	血清	10~65pg/ml	10~65ng/L

检查	标本类型	美制单位	SI单位
甲状旁腺激素过多（PTHrP）	血浆	<2.0pmol/L	N
PTT 部分凝血活酶时间（aPTT）	血浆	25~35s	N
pH 值	血液	7.38~7.44	N
磷，无机	血清	3.0~4.5mg/L	0.97~1.45mmol/L
血小板计数	血液	$150×10^3 \sim 350×10^3/\mu l$	$150×10^9 \sim 350×10^9/L$
血小板寿命，使用铬-51	N	8~12 日	N
卟啉	血浆	<1.0μg/dl	N
钾	血清	3.5~5mEq/l	3.5~5mmol/L
前白蛋白（转甲状腺素）	血清	18~45mg/dl	N
黄体酮：			
卵泡期	血清	<1ng/ml	<0.03nmol/L
黄体期	血清	3~30ng/ml	0.1~0.95nmol/L
催乳素：			
女性	血清	<20μg/L	<870pmol/L
男性	血清	<15μg/L	<652pmol/L
前列腺特异性抗原，总（PSA-T）	血清	0~4ng/ml	N
前列腺特异性抗原，游离与总和的比例（PSA-F：PSA-T）	血清	>0.25	N
C 蛋白活性	血浆	67%~131%	N
蛋白 C 抵抗，活化比（APC-R）	血浆	2.2~2.6	N
蛋白 S 活性	血浆	82%~144%	N
蛋白质，总	血清	6~7.8g/L	60~78g/L
PT 凝血酶原时间	血浆	11~13s	N
丙酮酸	血液	0.08~0.16mmol/L	N
红细胞数	血液	$4.2×10^6 \sim 5.9×10^6$ 细胞/μl	$4.2×10^{12} \sim 5.9×10^{12}$ 细胞/L
红细胞存活率，使用铬-51	血液	$T_{1/2}=28$ 日	N
直立血浆肾素活性，男性和女性			
年龄 18~39 岁：			
钠耗尽	血浆	2.9~24ng/(ml·h)	N
钠恢复	血浆	0.6(或更低)~4.3ng/(ml·h)	N
血涂片检查计数：			
百分比	血液	0.5%~1.5%	N
绝对	血液	$23×10^3 \sim 90×10^3/\mu l$	$23×10^9 \sim 90×10^9/L$
类风湿因子（RF）	血清	<40U/ml	<40KU/L
钠	血清	136~145mEq/L	136~145mmol/L
睾酮，成人：			
女性	血清	20~75ng/dl	0.7~2.6nmol/L
男性	血清	300~1 200ng/dl，每日 2 次	10~42nmol/L
凝血酶时间	血浆	18.5~24s	N
甲状腺碘-123（^{123}I）的吸收	N	在 24h 给药剂量 5%~30%	N

续表

检查	标本类型	美制单位	SI 单位
促甲状腺素(TSH)	血清	0.5~5.0μIU/ml	0.5~5.0MIU/L
甲状腺素(T_4):			
游离	血清	0.9~2.4ng/L	12~31pmol/L
游离指数	N	4~11μg/dl	N
合计	血清	5~12μg/dl	64~155nmol/L
运铁蛋白	血清	212~360mg/dl	2.1~3.6g/L
运铁蛋白饱和度	血清	20%~50%	N
甘油三酯(理想水平)	血清	<250mg/dl	<2.82mmol/L
碘甲状腺原氨酸(T_3):			
吸收	血清	25%~35%	N
合计	血清	70~195ng/L	1.1~3.0nmol/L
肌钙蛋白 I	血浆	<0.1ng/ml	<0.1μg/L
肌钙蛋白 T	血清	<0.03ng/ml	<0.03μg/L
尿素氮(BUN)	血清	8~20mg/dl	2.9~7.1mmol/L
尿酸	血清	2.5~8mg/dl	0.15~0.47mmol/L
维生素 B_{12}	血清	200~800pg/ml	148~590pmol/L
维生素 C:			
白细胞	血液	<20mg/dl	<1 136μmol/L
合计	血液	0.4~1.5mg/L	23~85μmol/L
维生素 D:			
1,25-二羟骨化三醇	血清	25~65pg/ml	65~169pmol/L
25 羟基胆钙化醇	血清	15~80ng/ml	37~200nmol/L
WBC 计数	血液	$3.9×10^3$~$10.7×10^3$ 细胞/μl	$3.9×10^9$~$10.7×10^9$ 细胞/L
锌	血清	66~110μg/dl	10.1~16.8μmol/L

尿检:正常值

表2 实验室正常参考值:尿液

检查	标本类型	美制单位	SI 单位
醛固酮	尿,24h	5~19μg/24h	13.9~52.6nmol/24h
总氨基酸	尿,24h	200~400mg/24h	14~29nmol/24h
淀粉酶	尿,定时	6.5~48.1U/h	N
钙,患者饮食无限制	尿,定时	100~300mg/d	2.5~7.5mmol/24h
总儿茶苯酚胺	尿,24h	<100μg/(m^3·24h)	<591nmol/(m^3·24h)
氯	尿,定时	80~250mEq/24h	80~250mmol/24h
铜	尿,24h	0~100μg/24h	0~1.6μmol/24h
粪卟啉	尿,24h	50~250μg/24h	76~382nmol/24h
游离氢化可的松	尿,24h	<90μg/24h	<248nmol/24h
肌酐:			
女性	尿,24h	0~100mg/24h	0~763mmol/24h
男性	尿,24h	4~40mg/24h	30~305mmol/24h

续表

检查	标本类型	美制单位	SI 单位
肌酸酐,基于权重	尿,24h	15~25mg/(kg·24h)	133~221mmol/(kg·24h)
摄取 D-木糖 25g 后 5 小时 D-木糖排泄量	收集5h尿液	5~8g	33~53mmol
雌三醇,女性	尿,24h	>12mg/24h	>42μmol/24h
17-羟糖皮质激素,分次,成人≥18年:			
氢化可的松	尿,24h	3.5~4.5μg/24h	9.7~12.4nmol/24h
可的松	尿,24h	17~129μg/24h	47~359nmol/24h
尿 5-羟吲哚基醋酸(5-HIAA)测定	尿,24h	2~9mg/24h	10.4~46.8μmol/24h
17 酮类固醇,分次,女性>12 岁:			
雄甾酮	尿,24h	55~1 589μg/24h	N
孕三醇	尿,24h	59~1 391μg/24h	N
17 酮类固醇,分次,男性≥12 岁:			
雄甾酮	尿,24h	234~2 703μg/24h	N
本胆烷醇酮	尿,24h	151~3 198μg/24h	N
11 羟雄(甾)酮	尿,24h	66~1 032μg/24h	N
11 羟乙基胆碱酯	尿,24h	17~1 006μg/24h	N
11 酮雄甾酮	尿,24h	4~55μg/24h	N
11 酮噻氯酮	尿,24h	51~1 016μg/24h	N
孕三醇	尿,24h	245~1 701μg/24h	N
肾上腺素,分次,血压正常的患者≥18 年:			
女性,肾上腺素	尿,24h	30~180μg/24h	N
女性,总甲氧基肾上腺素	尿,24h	142~510μg/24h	N
男性,肾上腺素	尿,24h	44~261μg/24h	N
男性,总甲氧基肾上腺素	尿,24h	190~583μg/24h	N
肾上腺素,分次,血压正常的男性和女性年龄 18~29 岁:			
去甲变肾上腺素	尿,24h	103~390μg/24h	N
肾上腺素,分次,高血压的男性和女性:			
肾上腺素	尿,24h	<400μg/24h	N
去甲变肾上腺素	尿,24h	<900μg/24h	N
总肾上腺素	尿,24h	<1 300μg/24h	N
微量白蛋白	尿,24h	<30mg/24h	N
微量白蛋白,白蛋白/肌酐比值	尿,随机	<20μg/mg	N
渗透压	尿,随机	38~1 400mOsm/(kg·H_2O)	N
草酸钙	尿,24h	0.11~0.46mmol/样品*	N
磷酸盐,肾小管重吸收	尿,随机	过滤负荷的79%~94%	N
卟胆原	尿,随机	0~0.5mg/g 肌酐	N
钾	尿,24h	25~100mgEq/24h	25~100mmol/24h
蛋白质总量	尿,24h	<100mg/24h	N
钠	尿,24h	100~260mgEq/24h	100~260mmol/24h

检查	标本类型	美制单位	SI 单位
尿酸	尿,24h	250~750mg/24h	1.48~4.43mmol/24h
尿常规			
pH 值	尿,随机	5~7	N
尿常规,试纸测试:			
胆红素	尿,随机	阴性	N
血液	尿,随机	阴性	N
糖	尿,随机	阴性	N
酮	尿,随机	阴性	N
白细胞酯酶	尿,随机	阴性	N
亚硝酸盐	尿,随机	阴性	N
蛋白质	尿,随机	阴性	N
尿胆原	尿,随机	0.2~1.0EU	N
尿胆原	尿,24h	0.05~2.5mg/24h	0.08~4.22μmol/24h
香草扁桃酸(VMA)	尿,24h	<8mg/24h	<40.4mol/24h

*数值基于 24h 收集。

显微镜检查正常可检测到几个红细胞(特别是行经期妇女),白细胞、上皮细胞、细菌、酵母细胞、晶体(例如钙草酸盐、三磷酸盐、无定形磷酸盐和尿酸盐)、精子和不可识别的材料。这些物质或某些其他材料的大量存在可能是异常的。

欧盟=埃利希单位。

CSF 测试:正常值

表3 实验室正常参考值:脑脊液

检查	美制单位	SI 单位
细胞计数	0~5 个/μl	0~0.5×10⁶ 细胞/L
分类(表168-1)	N	N
糖	40~80mg/dl(<同时测量血浆水平的 40%,如该血浆水平为异常)	2.5~4.4mmol/L(<同时测量血浆水平的 40% 是不正常)
髓鞘碱性蛋白	<1.5ng/ml	N
总蛋白质	15~60mg/dl	150~600mg/L

粪便检查:正常价值

表4 实验室正常参考值:大便

检查	美制单位	SI 单位
脂肪	<5g/d 的患者(100g 脂肪饮食)	N
氮	<2g/d	N
尿胆原	40~280mg/24h	68~473mg/24h
体重	<200g/d	N

其他检查:正常价值

表5 实验室正常参考值:其他

检查	标本类型	美制单位	SI 单位
胃酸分泌			
基础,女性	胃液	盐酸 36.6~38.2mgEq/h	36.6~38.2mmoL/h
基础,男性	胃液	盐酸 3.8~4.2mEq/h	3.8~4.2mmoL/h
高峰,女性	胃液	盐酸 23.9~25.9mEq/h	23.9~25.9mmoL/h
高峰,男性	胃液	盐酸 1.9~2.3mEq/h	1.9~2.3mmoL/h
脂肪酶	腹水	<200U/L	<3.33μkat/L
精子浓度	精液	$20×10^6$~$150×10^6$/ml	$20×10^9$~$150×10^9$/ml

常用检验套餐

某些测试的组合是常用的。

表 6　常用检验套餐

检查	组合						
	CMP	RFP	BMP	ELEC	HFPA	LPP	层析法
白蛋白	×	×			×		
碱性磷酸酶	×				×		
丙氨酸氨基转移酶（ALT）	×				×		
天门冬氨酸氨基转移酶（AST）	×				×		
直接胆红素					×		
总胆红素	×				×		
钙	×	×	×				
二氧化碳	×		×	×			
氯	×	×	×	×			
总胆固醇						×	
高密度脂蛋白						×	
肌酐	×	×	×				
糖	×	×	×				
A 型肝炎，IgM 型抗体							×
乙肝核心抗体，IgM 抗体							×
乙肝表面抗原							×
丙型肝炎抗体							×
磷		×					
钾	×	×	×	×			
总蛋白质	×				×		
钠	×	×	×	×			
甘油三酯*						×	
尿素氮（BUN）	×	×	×	×			

*包括风险比率和低密度脂蛋白（LDL）的计算。
AHP，急性肝炎组合；BMP，基础代谢组合；CMP，综合代谢小组；ELEC，电解质组合；HDL，高密度脂蛋白；HFPA，肝功能组合；LPP，脂质组合；RFP，肾功能组合；SGOT，血清谷丙转氨酶；SGPT，血清谷丙转氨酶。

索 引

14-3-3 蛋白 1782
24 小时尿蛋白定量 2079
2 日(排卵)法 2050
5-氨基水杨酸 120
5-羟色胺受体拮抗剂 1085
5-羟色胺综合征 2808
Ⅰa 类抗心律失常药物 555
Ⅰb 类抗心律失常药物 555
Ⅰc 类抗心律失常药物 555
Ⅰ相反应 2607
Ⅰ型脊肌萎缩症(Werdnig-Hoffmann 病) 1778
Ⅱ类抗心律失常药物 555
Ⅱ相反应 2607
Ⅱ型(中间型)脊肌萎缩症 1778
Ⅲ类抗心律失常药物 555
Ⅲ型脊肌萎缩症(Wohlfart-kugelberg-Welander 病) 1778
Ⅳ类抗心律失常药物 555
Ⅳ型脊肌萎缩症 1778
α_1-抗胰蛋白酶缺乏症 382
β-hCG 2074,2076
AFI 2112,2113
Albert 病 255
ASRM 子宫内膜异位症分期 1999
AUC 2606
Barrett 食管 240
Bayes 定律 2826
Beers 标准 2544
Bell 麻痹 1744
Bouchard 结节 262
Brugada 综合征 567
Buschke 选择性回忆测试 1689
California 词语学习测试 1689
Carney 综合征 641
Churg-Strauss 综合征 312
CKD 流行病学协作(CKD-EPI)公式 1832
CNS 莱姆病 1684
Cockcroft-Gault 方程 1832
Cogan 综合征 822
Colles 骨折 2676
CREST 综合征 239
CT 小肠造影 2903
CT 血管造影术 2903
D&E 法 2053
Darier 征 866
De Quervain 综合征 262
DMPA 2047,2048
D-二聚体 332
EB 病毒 1706
EB 病毒滴度检查 1705
EFI 评分 1999
EF 值保留的心力衰竭(HFpEF) 600
EF 值降低的心力衰竭(HFrEF) 600
Felty syndrome 1030

Finkelstein 试验 262
Freiberg 病 252
Frey 综合征 965
Gerson 饮食 2839
GnRH 激动剂 2000
Gottron 征 231
Heberden 262
Heimlich 手法 486
HELLP 综合征 2115,2116
Hermansky-Pudlak 综合征 932
HIV-相关肾病(HIVAN) 1877
HIV 相关痴呆 1677
Holter 监测 542
IgA 肾病 1868
IgG4 相关性疾病 235
ISAACS 综合征 1767
jacksonian 发作 1784
Jannetta 手术 1744
Kleine-Levin 综合征 1803
Klinefelter syndrome 1032
Koebner 现象 866
LAK 细胞 1089
Leber 遗传性视神经病变 840
Loffler 综合征 899
Mallory-Weiss 综合征 103
MDRD 方程 1832
Meige 综合征 1720
Milwaukee 肩综合征 249
Morton 神经瘤 252
Morton 神经痛 252
MRI 灌注成像 2904
Mulder 征 253
NAFLD 164
NK 细胞 1087
Ornish 饮食 2839
Ortner 综合征 589
p53 基因 1070
PALM-COEIN 1970
Pel-Ebstein 热 1032
PET MRI 2905
PET 1782
PET-CT 2907
Peutz-Jeghers 综合征(Peutz-Jeghers syndrome) 147
p*Ka* 2605
Phalen 征 261
PRICE 原则 2670
PROM 2108
PrP 基因 1782
PR 间期 541
P 波 541
P 物质/神经激肽-1 拮抗剂 1085
QRS 综合波 541
QT 间期 542

REM 睡眠行为障碍 1804
ROC 曲线 2824
Roux-en-Y 胃旁路术 23
Rowell 综合征 905
S_3 515
S_4 515
Schirmer 试验 235,823
SCL-70 抗体 240
Sever 病 256
Sjaastad 综合征 1743
Skene 腺 1977
SMILE 850
Smith 骨折 2676
ST 段 542
S-腺苷-L-甲硫氨酸 2854
tau 蛋白 1782
TA-90 1088
Tinel 征 258,261
TIPS 163
Todd 麻痹 1784
T 波 542
U 波 542
Wernicke 脑病 2111,2112
whiff 试验 1973
X 线造影剂 2901

A

阿尔茨海默病 1672,1688
阿诺尔德-基亚里综合征 1742
阿片类药物滥用 2809
阿育吠陀医学 2836
癌基因 1069
癌胚抗原 1088
癌前病变（不典型增生） 772
癌性脑脊膜病 1773
癌症 1069
艾灸 2835
艾滋病相关肿瘤 1466
安东综合征 1687
安全期避孕 2044,2050
安慰剂 2597
安慰剂效应 2597
氨基甲酸酯 2744
按摩 2840,2914
螯合疗法 2839
奥斯皮茨征 866

B

巴宾斯基征 1683,1726
巴德-吉亚利综合征（Budd-Chiari syndrome） 160,219
巴氏涂片 1964,1965,1991
巴氏腺 1974
拔罐 2835
拔牙后骨坏死 761
拔牙后牙槽骨炎（干槽症） 781
白癜风 933
白化病 932
白介素 1084
白毛舌 2852
白内障 813
白塞综合征 310,860

白色恶露 2135
白细胞破碎性血管炎 311
白细胞异常色素减退综合征（Chediak-Higashi syndrome） 932,1032
扳机指 262
斑秃 957
瘢痕疙瘩 942
半衰期 2607
半月板损伤 2691
伴癌综合征 1074
包含囊肿 1978
包含体肌炎 232
包茎 1957
胞饮作用 2604
保乳手术 1983
鲍恩病 946
暴发性痤疮 877
暴发性肝炎（fulminant hepatitis） 203
贝伐珠单抗 1084
被动扩散 2604
贲门失弛缓症 97
苯环己哌啶 2805
鼻骨骨折 2663
鼻后滴漏 328
鼻吸试验 353
比奥呼吸 325
比数 2821
必需氨基酸 3
必需营养素 2
必需脂肪酸 3
闭角型青光眼 832
闭经 2004
闭塞性血栓性大动脉病 321
闭锁 2003
闭锁综合征 1663
避孕 2044,2045
避孕海绵 2048,2049
避孕皮贴 2044,2047
避孕套 2048
避孕贴剂 2047
边际成本 2831
边际成本-效果比 2832
扁平苔藓 923
扁平疣 896
变形性骨炎 294
变异型（Fisher 综合征） 1767
变异型 CJD 1779
变异型免疫缺陷病 369
变应性支气管肺曲霉病（allergic bronchopulmonary aspergillosis, ABPA） 368
便秘 65
表层巩膜炎 839
表达性失语 1690
表观分布容积 2604,2606
表观遗传因子 2871
表皮包含囊肿 941
表皮囊肿 941,1978
表现度 2874
髌骨脱位 2688
丙型肝炎（hepatitis C） 210
病毒 1420
病毒感染 1443

病毒性结膜炎 835
病毒性脑膜炎 1713
病毒性胸膜炎(viral pleuritis) 422
病理性肌阵挛 1723
病态窦房结综合征 572
波伊茨-耶格综合征 934
玻片压诊法 867
剥脱性皮炎 915
伯基特淋巴瘤(Burkitt lymphoma) 1037
勃起功能障碍(ED) 1926
博氏线 961
薄基底膜肾病 1872
卟啉症 1769
补充和替代医学 2833
补体结合试验 1295
哺乳期闭经避孕法 2051
不典型失神发作 1784
不可逆性牙髓炎 779
不良睡眠习惯 1794
不明原因发热 1286
不宁腿综合征 1795,1805
不全纵隔子宫 2014
不依从 2598
布朗-塞卡综合征 1703,1807
布尼亚病毒科汉坦病毒 1471
步态失调 2564
部分(低效)促效剂 2603

C

彩色多普勒超声 2907
彩色多普勒超声心动图 540
藏毛病 89
草酸钙结晶沉积病 249
查科三联征 1683
察内克试验 867
产后抑郁症 2138
产前遗传咨询 2063
产前遗传咨询和评估 2063
产褥期 2134
产褥期子宫内膜炎 2136
长寿饮食 2839
长效醋酸甲羟黄体酮(DMPA) 2047
肠道病毒 1427
肠道内营养 13,14
肠道息肉 145
肠道原虫 1529
肠肝循环 2611
肠梗阻 83
肠球菌 1342
肠疝和直肠膨出 1997
肠外直接凝血酶抑制剂 682
肠易激综合征 127
常规心电图 540
常量元素 3,7
常年性过敏性结膜炎 837
常染色体显性遗传小管间质性肾病(ADTKD) 1902
常染色体显性遗传性多囊肾病(ADPKD) 1899
超声波成像 2907
超声检查 2076
超声心动图 539
超声心动图造影 540

沉淀试验 1295
陈-施呼吸 325
成本-效益分析法 2831
成人包涵体性结膜炎 836
成软骨细胞瘤 304
成瘾 1758
痴呆 1633,1669,1752
弛缓性肌无力 1767
持续短暂单侧神经痛样头痛发作伴结膜充血和流泪综合征 1699
持续气道正压通气(CPAP) 1800
持续性性唤起障碍 2054
持续性性兴奋综合征 2059
尺侧副韧带扭伤 2689
尺神经麻痹 1775
虫媒病毒 1467
抽动秽语综合征 1722
重复突变 1769
重复治疗 2599
臭汗症 964
出国旅行 2887
初级感觉区 1686
初级运动皮质 1686
初级运动区 1686
杵状指 325
处方级联 2544
川崎病 770
传染性软疣 895
传入阻滞性疼痛 1761
喘鸣音 326
床旁测试 1689
创伤性关节炎 786
垂体肿瘤(pituitary tumors) 1705
垂腕 1775
垂直加带胃隔间术 24
垂直凝视麻痹 1742
槌状趾 1769
锤状指 2689
锤状趾 256
春季角结膜炎 837
纯老化 2524
磁共振波谱成像 2904
磁共振小肠成像 2904
丛集性头痛 1695
粗面甲 962
促效-拮抗剂 2603
促效剂 2602
促性腺激素释放素(GnRH)激动剂 2000
促性腺激素释放素(GnRH)类似物 2013
猝倒 1795,1803
醋酸甲羟黄体酮注射液 2013
催眠疗法 2838
脆性X染色体相关震颤/共济失调综合征(FXTAS) 1721
脆性X染色体综合征 2017
痤疮 876
错𬌗 769

D

达峰时间 2606
达那唑 2000,2013
大便失禁 88
大动脉炎 321

大规模杀伤性武器 2718
大规模伤亡事件 2718
大麻 2806
大麻剧吐综合征 2807
大脑弥漫性功能障碍 1687
大泡性角膜病变 819
大疱性类天疱疮 928
大蒜 2849
代表性误差 2822
代谢 2603
代谢清除 2604
代谢综合征 26
丹迪-沃克综合征 1736
丹毒 883
单纯疱疹病毒性角膜炎 820
单纯性牙龈炎 784
单发性骨囊肿 307
单光子发射CT 2906
单克隆抗体 1084
单亲二倍体 2875
单药治疗 1788
单孕激素避孕药 2045,2047
单孕激素口服避孕药 2045,2047
胆管癌（cholangiocarcinomas） 198
胆管结石（choledocholithiasis） 194
胆管细胞癌（cholangiocarcinoma） 216
胆碱能危象 1772
胆绞痛（biliary colic） 196
胆囊癌（gallbladder carcinoma） 198
胆囊切除术后综合征（postcholecystectomy syndrome） 197
胆囊息肉（gallbladder polyps） 198
胆石性胰腺炎（gallstone pancreatitis） 193
胆石症（cholelithiasis） 195
蛋白尿 1841,2115
蛋白细胞分离 1768
蛋白印迹法 1295
蛋白质 2
蛋白质-热量营养不良（protein energy undernutrition,PEU） 31
蛋白质的生物价 3
导管内原位癌（DCIS） 1981
导管相关性尿路感染（CAUTI） 1952
岛叶 1687
倒班型睡眠节律紊乱 1801
倒睫 818
德热里纳-索塔斯病 1769
登革出血热 1470
低级别星形胶质细胞瘤 1704
低温 2651
低血压 161
低氧血症 470
滴虫性阴道炎 1973,1974
第1心音（S_1） 515
第2心音（S_2,舒张期心音） 515
第Ⅲ对脑神经（动眼神经） 1742
第Ⅳ对脑神经（滑车神经） 1743
第Ⅴ对脑神经 1743
第Ⅵ对脑神经（展神经） 1743
第Ⅶ对脑神经（面神经） 1744
第二产程 2081
第三产程 2082,2085
第四产程 2086

第五跖骨骨折 2684
第一产程 2081
癫痫 1783
癫痫部分持续状态 1784
癫痫持续状态 1785
典型失神发作 1784
电击伤 2656
电生理检查 543
跌倒 2553
蝶形红斑 236
丁型肝炎（hepatitis D） 213
顶叶 1687
动静脉畸形 1821
动静脉瘘 687
动静脉内瘘 1915
动脉瘤 648,1821,1823
动脉瘤性骨囊肿 307
动脉气体栓塞 2707
动脉粥样硬化 655
动作性震颤 1732
冻疮 2653
冻结伤 2653
冻伤 2650
毒力因子 1281
杜宾-约翰逊综合征（Dubin-Johnson syndrome） 164
端粒 1070
短肠综合征 136
短效避孕药 2046
短暂性全面遗忘 1689
对乙酰氨基酚中毒 2736
多巴反应性肌张力障碍 1720
多导睡眠描记术 1796
多导睡眠图 1782
多动障碍 1718
多发性骨髓瘤 305
多发性色素斑综合征 934
多发性神经病 1776
多发性硬化 1682
多汗症 964
多肌炎 231
多毛症 958
多模式联合区 1686
多模式治疗方法 1761
多囊卵巢综合征 1975,2004,2006,2009-2012,2015,2016
多囊肾病（PKD） 1899
多尿 1837
多普勒超声 2907
多数性单神经病 1776
多睡眠潜伏期测试 1796
多系统萎缩 1648
多形红斑 905
多形性日光疹 927
多重用药 2527

E

鹅颈样畸形 258
额颞叶痴呆 1676
额叶 1686
额叶背外侧皮质 1687
额叶内侧皮质 1686
恶病质 1086

恶性高热 2701
恶性骨巨细胞肿瘤 306
恶性黑素瘤 947
恶性纤维组织细胞瘤 305
鄂木斯克出血热 1477
腭植入物 1800
二分类检查 2825
二尖瓣反流 586
二尖瓣脱垂 585
二尖瓣狭窄 588

F

发绀 325
发热 1283
发作性睡病 1795
法布里病 1769
反安慰剂效应 2597
反呕 65
反促效剂 2602
反流性肾病 1892
反射疗法 2840
反式脂肪酸 3
反应性关节炎 280
泛酸 38
范可尼综合征 1893
防御性医疗 2867
房室传导阻滞 566
房室结折返性心动过速 571
房性期前收缩 569
房性心动过速 569
仿真结肠镜 2903
放射痛 1752
放射性核素扫描 2906
放射治疗 1077
放射状角膜切开术 851
放松技术 2839
放线菌病 1395
非必需营养素 2
非典型帕金森病 1725
非典型帕金森综合征 1729
非典型纤维黄瘤 945
非典型痣 940
非妇科疾病 2073
非感染性脑膜炎 1714
非感染性心内膜炎 598
非骨化性纤维瘤 304
非华法林口服抗凝剂 682
非惊厥性癫痫持续状态 1785
非酒精性脂肪性肝病(nonalcoholic fatty liver disease) 164
非酒精性脂肪性肝炎(nonalcoholic steatohepatitis,NASH) 168
非快速眼动睡眠 1793
非糜烂性胃炎 106
非特异性免疫反应 1280
非特异性外阴阴道炎 1973
非痫性发作 1783
非优势半球顶叶 1687
非增殖性视网膜病变 854
肥厚型心肌病 578
肥胖症 18
腓骨肌萎缩症 1769
腓总神经麻痹 1775

肺-肾综合征 334
肺癌 325
肺动脉瓣反流 590
肺动脉瓣狭窄 591
肺动脉导管 466
肺动脉高压 326,444
肺功能检查 348
肺囊性纤维化 329
肺气压伤 2706
肺气肿 375
肺水肿 609
肺通气/灌注扫描 332
肺纤维化 326
肺炎 422
肺源性心脏病 610
费尔蒂综合征 269,1030
痱子 966
分布容积 2606
分娩镇痛 2083
风湿性多肌痛 320
风险-获益分析 2593
蜂窝织炎 882,2078
跗管综合征 252
弗里德赖希共济失调 1736
辅酶Q10 2846
辅助治疗 1084
负荷超声心动图 540
负荷试验 547
妇科疾病,非产科病 2073
附睾炎 1956
附件扭转 2074
复发性阿弗他口炎 771
复发性病毒性脑膜炎 1714
复发性多软骨炎 233
复发性化脓性胆管炎(recurrent suppurative cholangitis) 195
复发性急性细菌性脑膜炎 1714
复发性结节性非化脓性脂膜炎 905
复发性流产 2117,2118
复发性脑膜炎 1714
复视 799
复杂部分发作 1784
复杂区域疼痛综合征 1761,1762
副神经节瘤 641
副银屑病 922
副作用 2593
腹壁疝 83
腹部创伤 2626
腹膜透析 1916
腹腔镜 75
腹腔镜检查 2076
腹腔脓肿 85
腹水(ascites) 162
腹泻 69
腹泻和自主神经病变相关的朊病毒病 1782
腹主动脉分支阻塞 654
腹主动脉瘤 648

G

伽马羟基丁酸 2804
概率 2821
干啰音 326

干皮病 953
干性 AMD 851
干眼 823
干燥综合征 234
甘草 2853
甘菊 2845
肝动脉闭塞（hepatic artery occlusion） 221
肝动脉瘤（hepatic artery aneurysms） 221
肝肺综合征（hepatopulmonary syndrome） 187
肝活检（liver biopsy） 179
肝母细胞瘤（hepatoblastoma） 216
肝囊肿（hepatic cysts） 215
肝肉芽肿（hepatic granuloma） 218
肝肾综合征（hepatorenal syndrome） 173
肝损伤 2629
肝细胞癌（hepatocellular carcinoma，HCC） 216
肝细胞腺瘤（hepatocellular adenoma） 215
肝纤维板层性癌（fibrolamellar carcinoma） 216
肝纤维化（hepatic fibrosis） 185
肝性脑病（hepatic encephalopathy） 171
肝炎（hepatitis） 199
肝移植 191
肝硬化（cirrhosis） 187
感觉过敏 1761
感觉和自主神经病 1769
感染 1286
感染后肾小球肾炎 1869
感染性关节炎 263,786
感染性屈肌腱鞘炎 260
感染性心内膜炎 594
感染性休克 1291
感染性原因 1283
感受性失语 1690
肛门瘙痒 91
肛门直肠瘘 88
肛门直肠脓肿 87
高催乳素血症 1989,2011
高弓足 1769
高血糖素瘤 154
高血压 660
高血压急症 670
高血压脑病 670
高血压性视网膜病变 855
高血压亚急症 670
高原病 2631
高原肺水肿（HAPE） 2632
高原脑水肿（HACE） 2632
睾丸癌 1911
睾丸扭转 1958
睾丸炎 1957
割裂伤 2712
革兰氏染色 1292
革兰氏阴性杆菌 1359
格-斯-施综合征 1779
格雷夫斯眼病 1742
铬 2846
根尖脓肿 774
根据预测的可能性决定检查措施 521
跟骨骨骺炎 256
跟骨骨折 2682
跟腱后滑囊炎 255

跟腱前滑囊炎 255
跟腱撕裂 2691
梗阻性尿道疾病 1942
梗阻性肾病 1942
弓形虫病 861
功能失调性子宫出血 2004
功能性囊肿 1976
功效 2595
肱骨近端骨折 2674
肱骨远端髁上骨折 2675
宫颈癌筛查 1964
宫颈功能不全 2107,2118,2124
宫颈举痛 1974
宫颈帽 2048
宫颈容受 2083
宫颈细胞学检查 1976
宫颈狭窄 1976,1977
宫内节育器 2044,2049
宫腔镜下绝育手术 2052
巩膜炎 839
共显性 2874
钩甲 962
姑息治疗 2858
孤立性直肠溃疡综合征 92
股白肿 679
股骨干骨折 2681
股青肿 679
股癣 893
骨关节炎 275,786
骨坏死 287
骨淋巴瘤 306
骨盆骨折 2679
骨肉瘤 305
骨软骨瘤 304
骨髓成红细胞增多症 2110
骨髓瘤相关肾病 1887
骨髓炎 267,781
骨纤维结构不良 307
骨样骨瘤 304
骨折 2665
骨质疏松症 290
固定桥 779
固有免疫 1214
刮痧 2835
寡核苷酸阵列 2876
关节脱位 2665
冠周炎 784
冠状动脉旁路移植术 538
管理费用 2869
贯叶连翘 2855
光学屈光性角膜切削术 850
广泛型侵袭性牙周炎 782
归因误差 2823
硅沉着病 394
过度佩戴综合征 849
过敏性疾病 1229
过敏性结膜炎 837
过敏性血管炎 311

H

哈勒沃登-施帕茨病 1719

海绵窦栓塞 844
海绵窦血栓性静脉炎 774
含铜宫内节育器 T380A 2049,2050
汉坦病毒肺综合征 1471
航空旅行 2886
郝秦生征 962
合成大麻素 2802
核黄疸 2110
核间性眼肌麻痹 1683,1742
核酸扩增技术 1296
核酸为基础的方法 1296
颌骨坏死 289
颌骨坏死（ONJ） 781
鹤腿 1769
黑升麻 2845
痕量元素 7
亨诺赫-舍恩莱因紫癜 317
亨廷顿舞蹈症 1722
横贯性感觉运动性脊髓病 1807
横纹肌瘤 641
红斑性肢痛症 672
红皮病 915
红癣 885
宏量营养素 2
猴痘 1441
后部葡萄膜炎 858
后负荷 599
后受体效应 2603
呼吸道病毒 1443
呼吸机相关性肺炎 430
呼吸衰竭 493
呼吸骤停 485
胡佛氏湿疹 2811
花斑糠疹 894
华-弗综合征 1708
滑膜软骨瘤病 307
滑囊炎 241
化脓性汗腺炎 885
化脓性肉芽肿 944
化学等效性 2606
化学相互作用 2603
踝关节骨折 2681
踝关节扭伤 2690
踝后部滑囊炎 255
坏疽性脓皮病 907
坏死性溃疡性牙周炎 783
坏死性皮下组织感染（necrotizing subcutaneous infection, NSI） 887
环状肉芽肿 906
寰椎半脱位 1810
幻肢痛 2885
患者导向的预后 2831
患者为导向的结局 2595
黄疸（jaundice） 164
黄褐斑 934
黄甲综合征 961
黄热病 1474
黄色瘤 818
黄体期 2003
回纹型风湿症 245
会阴浸润麻醉 2085
会阴切开 2085

惠普尔病（Whipple disease） 137
昏迷 1655
混合性结缔组织病 230
活病毒疫苗 1299
活跃期 2081
火焰色痣 941
获得性大疱性表皮松解症 930
获得性共济失调 1737
霍尔顿病 314
霍奇金淋巴瘤 1703

J

击剑姿势 1784
机械通气 494
肌壁间肌瘤 2041
肌颤搐 1767
肌电图 1766
肌酐清除率 1831
肌腱损伤 2665
肌腱炎 242
肌筋膜疼痛综合征 788
肌瘤变性 2041
肌肉减少症 2527
肌肉拉伤 2665
肌酸 2847
肌萎缩侧索硬化症 1770
肌无力危象 1772
肌张力障碍 1719
肌阵挛 1723,1781
肌阵挛发作 1785
基底核 1717
基底细胞癌 818,945
基孔肯雅病 1477
基因 2870
基因检测 1722
基因探针 2876
基因突变 1069
基因治疗 1084,2877
基因组印记 2874
稽留流产 2117,2118
激光辅助悬雍垂成形术 1800
激光原位角膜磨镶术 LASIK 850
激光周边虹膜切开术 833
激素疗法 1986
吉兰-巴雷综合征 1299,1682,1767
吉妥珠单抗 1084
急腹症 77,2077
急进性肾小球肾炎（RPGN） 1870
急性闭角型青光眼 832
急性臂丛神经炎 1778
急性病毒性肝炎（acute viral hepatitis） 201
急性肠系膜缺血 80
急性肠系膜血管阻塞 655
急性胆管炎（acute cholangitis） 195
急性胆囊炎（acute cholecystitis） 193
急性低氧性呼吸衰竭 496
急性发热 1283
急性发热性中性细胞皮肤病 902
急性腹痛 163
急性肝衰竭（acute liver failure） 160,172
急性高原病（AMS） 2632

急性横贯性脊髓炎 1807
急性呼吸窘迫综合征（ARDS） 496
急性坏死性溃疡性牙龈炎（ANUG） 784
急性坏死性溃疡性牙龈炎 770
急性甲沟炎 963
急性泪囊炎 817
急性尿酸盐肾病 1887
急性肾损伤 161,1850
急性肾小管坏死 1883
急性肾小管间质性肾炎（ATIN） 1890
急性肾小球肾炎 1867
急性肾盂肾炎 1949
急性生理和慢性健康状况评估系统 468
急性视力下降 793
急性视网膜坏死 862
急性疼痛 1751
急性细菌性结膜炎 835
急性细菌性脑膜炎 1708
急性心包炎 643
急性胰腺炎 138
急性支气管炎 354
急性周围动脉阻塞 675
疾病诊断相关分类 2869
脊肌萎缩症 1778
脊髓梗死 1809
脊髓或延髓空洞 1811
脊髓空洞症 1665
脊髓前部综合征 1807
脊髓小脑性共济失调 1737
脊髓血管畸形 1808
脊髓硬膜下及硬膜外血肿 1811
脊髓圆锥综合征 1807
脊髓中央综合征 1806,1807
脊髓肿瘤 1706
脊索瘤 306
脊柱外伤 2773
脊椎前移 287
脊椎压缩性骨折 2678
季节性过敏性结膜炎 837
剂量-反应曲线 2603
继发性甲状旁腺功能亢进 1918
继发性帕金森病 1725
继发性帕金森综合征 1729
继发性痛经 2014
继发性退行性关节炎 786
继发性血管炎 308
继发性震颤 1732
寄生虫妄想 899
加利福尼亚脑炎 1477
家庭暴力 2060,2062,2063
家庭卫生保健 2579
家系图谱 2871
家族型朊病毒病 1780
家族性腺瘤样息肉病 146
甲氨蝶呤 2074,2076
甲髌综合征 961
甲分离 962
甲沟炎 963
甲胎蛋白 1088
甲下出血 962
甲型肝炎（hepatitis A） 206

甲癣 962
甲中部营养不良 961
甲周疣 896
甲状腺功能低下 2118
甲状腺功能减退 2006
甲状腺功能亢进 2006,2111,2118
假性肌强直 1767
假性醛固酮减少症 1895
假性痛风 248
假肢 2879
尖端扭转型室性心动过速 570
间变性星形胶质细胞瘤 1704
间擦疹 894
间隔综合征 2684
间质性膀胱炎 1932
间质性肺病 326
肩（盂肱关节）脱位 2685
肩峰下滑囊炎 2778
肩锁关节扭伤 2689
艰难梭状芽孢杆菌 1399
监护 465
检测阈值 2829
减肥手术 23
减压病 2709
睑板腺囊肿 816
睑裂斑 838
睑内翻 818
睑外翻 818
睑腺炎 816
睑缘炎 815
简单部分发作 1784
碱性磷酸钙结晶沉积病 249
见红 2081
健康储蓄账户 2866
健康相关生活质量 2538
腱鞘囊肿 259
腱鞘炎 242,262
浆膜下肌瘤 2041
浆液性恶露 2135
浆液性视网膜脱离 856
僵人综合征 1767
交感活性增加 1782
交感性眼炎 862
胶母细胞瘤 1704
焦磷酸钙性关节炎 248
角化棘皮瘤 772,947
角结膜干燥症 823
角膜基质环植入术 850
角膜基质炎 822
角膜溃疡 819
角膜软化症 824
角膜镶嵌术 850
角膜移植 825
矫形器 2912
脚气病 40
疖 884
接触镜 848
接触性皮炎 912
节段性肌张力障碍 1720
节律性多动障碍 1718
拮抗剂 2602

结合 2606,2607
结核分枝杆菌 1379
结核分枝杆菌感染 1379
结核性脑膜炎 1715
结节病 860
结节性多动脉炎 319
结节性红斑 906
结膜下出血 839
结膜炎 834
结直肠癌 147
疥疮 901
金伯克病 261
紧急避孕 2051
紧急避孕法 2051
紧张型头痛 1700
进行性多灶性白质脑病 1654
进行性核上性麻痹 1731
进行性脊肌萎缩 1770
进行性假性延髓麻痹 1770
进行性延髓麻痹 1770
近红外热疗 2913
近视 847
浸渍(战壕)足 2653
经颈静脉肝内门-体分流(transjugular intrahepatic portal-systemic shunting) 163
经颈静脉肝内门体分流(transjugular intrahepatic portosystemic shunting,TIPS) 170
经皮电神经刺激 2914
经皮冠状动脉介入术 544
经皮腔内介入治疗 675
经皮神经电刺激 1759,1763
经前期综合征 2004,2014,2018
经前期综合征(PMS) 2018
经食管超声心动图 540
经阴道超声 2081
经阴道吸宫术 2052
精神-躯体技术 2835
精神虐待 2062
精神生理性失眠 1802
精神性睡眠障碍 1794,1802
颈背痛 282
颈部肌张力障碍 1721
颈部牵引 2914
颈动脉搏动 513
颈静脉波 514
颈静脉化脓性血栓静脉炎 679
颈静脉怒张 325,326
颈旁阻滞麻醉 2085
颈项强直 1707
胫后肌腱病 251
痉挛性发音障碍 1720
痉挛性斜颈 1721
静脉曲张 118,686
静脉输液复苏 2081
静脉炎后(血栓后)综合征 685
静脉营养 13
静止性震颤 1732
酒精性癫痫 2796
酒精性肝病(alcoholic liver disease,ALD) 180
酒精性肝炎(alcoholic hepatitis) 181
酒精性肝硬化(alcoholic cirrhosis) 181

酒精性幻觉症 2796
酒窝征 1978
旧石器时代饮食 2839
局限型侵袭性牙周炎 782
局灶节段性肾小球硬化(FSGS) 1876
局灶性大脑功能障碍 1687
局灶性肌张力障碍 1720
局灶性结节性增生(focal nodular hyperplasia) 215
橘皮征 1981
巨球蛋白血症 234
巨细胞动脉炎 314
拒绝心肺复苏术预嘱 2893
锯叶棕 2855
聚合性痤疮 877
觉过敏 1761
觉醒状态保持测试 1797
军队医疗保健方案 2866
菌菇类中毒 2742
菌血症 1291

K

卡波西肉瘤 946
卡波西水痘样疹 910
卡尔瓦约征 592
卡瓦 2853
卡西酮 2803
喀喇音 515
开瓣音 516
开放性复位和内固定 2669
抗胆碱酯酶试验 1772
抗胆碱酯酶药物 1771
抗环瓜氨酸肽抗体 269
抗菌效力 1312
抗磷脂抗体 238
抗磷脂抗体综合征 2118
抗生素 1311
抗生素耐药 1321
抗酸染色 1292
抗体 1296
抗细菌药物 1311
抗雄激素孕激素 2046
抗血管生成 1084
抗药性 2601
抗原 1296
抗真菌治疗 1407
抗中性粒细胞胞浆抗体 233,1871
抗着丝点抗体 240
柯萨可夫精神病 1689
科尔萨科夫精神病 2806
科萨科夫精神病 2806
科萨科夫遗忘综合征 2806
可变蛋白酶敏感型朊病毒病 1779
可变蛋白酶敏感性朊病毒病(VPSPr) 1781
可调型胃籇手术 23,24
可卡因 2803
可卡因肺 2804
可耐受最高摄入量(UL) 37
可逆性牙髓炎 779
可信赖医疗组织 2869
可用性误差 2822
可摘部分义齿 779

克-雅病　1724,1779,1780
克兰费尔特综合征　1032
克里格勒-纳贾尔综合征(Crigler-Najjar syndrome)　163
克罗恩病　122
孔源性视网膜脱离　856
控释剂　2605
口部自动症　1784
口臭　767
口服　2605
口服避孕药　2000,2044-2047
口干症　775
口腔癌　773
口腔淋病　770
口腔念珠菌病(鹅口疮)　772
口腔增生　772
口炎　769
口周皮炎　880
库鲁病　1779
库姆斯试验(Coombs test)　982,1074
库斯莫尔呼吸　325,326
库斯莫尔征,Kussmaul sign　514
夸赛纳森林病　1477
髋部骨折　2680
髋关节脱位　2687
狂犬病　1652
眶额皮质　1686
眶隔前蜂窝织炎　845
溃疡性结肠炎　124
扩宫和抽吸术(D&E)　2052
扩张型心肌病　576

L

拉沙热　1472
莱尔米特征　1684,1703
赖特染色和吉姆萨染色　1292
兰伯特-伊顿综合征　1766
阑尾炎　82,2074
狼疮性肾炎　1882
老龄　2524
老年患者的全面评估　2536
老年患者评价　2526
老年人　2524
老年司机　2568
老年医学　2524
老年综合征　2526
老人　2524
老视　848
酪氨酸激酶抑制剂　1084
雷夫叙姆病　1769
雷诺综合征　676
泪管狭窄　817
泪膜破裂试验　823
泪囊炎　817
泪小管炎　816
类风湿关节炎　268,786
冷火鸡　2809
冷疗　2914
梨状肌综合征　2780
里-施细胞(Reed-Sternberg cell)　1032
立克次体　1478
利德尔综合征　1894

利什曼原虫　1517
利妥昔单抗　1084
连枷胸　2783
连续口服避孕药　2000
连续试验　2826
连续性动静脉血液滤过　1916
连续性静静脉血液滤过　1916
连续性血液滤过和血液透析　1916
连续性杂音　517
联邦医疗保险　2866
联合避孕药　2045
臁疮　886
良性高血压性小动脉性肾硬化症　1859
良性骨巨细胞瘤　304
良性前列腺增生　1928
裂谷热　1477
裂孔疝　101
临产　2081
临产见红　2079
临床决策　2819
临床乳腺检查(CBE)　1982
临床相关不良作用　2596
临终关怀　2858
临终患者　2857
淋巴管畸形　943
淋巴管炎　887
淋巴结炎　886
淋巴结肿大　688
淋巴水肿　690,1985
淋巴细胞性脉络丛脑膜炎　1472
淋巴因子　1088
灵气疗法　2842
零级动力学　2607
流产　2117
流产合并感染　2117-2119
流泪　811
流速-容积环　349
硫酸镁　2114,2116
硫酸软骨素　2845
漏斗胸　325
颅动脉炎　314
颅骨骨折　2620
颅颈交界异常　1664
颅内血肿　2620
路易斯小体痴呆　1678
滤过性手术　831
旅行者腹泻　114,2889
绿茶　2852
绿甲综合征　961
氯胺酮　2805
卵巢早衰　2006,2016
卵泡期　2003
罗托综合征(Rotor syndrome)　164
螺旋体　1535
螺旋体脑膜炎　1715
裸金属支架　544
落叶型天疱疮　931

M

马鞍鼻　233
马尔堡和埃博拉病毒　1473

马尾综合征 1807
马亚罗热 1477
埋藏式自动复律除颤器 559
麦角酰二乙胺 2804
脉络膜黑色素瘤 858
脉络膜转移性肿瘤 858
蔓越莓 2847
慢性闭角型青光眼 832
慢性丙型肝炎（chronic hepatitis C） 211
慢性布鲁菌病 2818
慢性肠系膜血管功能不全 655
慢性创伤性脑病 1676
慢性单纯性苔藓 916
慢性胆囊炎（chronic cholecystitis） 194
慢性非癌性疼痛 1756
慢性腹痛 56
慢性肝炎（chronic hepatitis） 204
慢性甲沟炎 963
慢性静脉功能不全 684
慢性泪囊炎 817
慢性脑膜炎 1715
慢性尿酸盐肾病 1887
慢性疲劳综合征 2818
慢性肾小球肾炎 1867
慢性肾盂肾炎 1953
慢性肾脏病（CKD） 1855
慢性特发性脑膜炎 1717
慢性疼痛 1751，1760
慢性小管间质性肾病 1890
慢性牙周炎 782
慢性炎性脱髓鞘性多发性神经根神经病 1768
慢性胰腺炎 140
慢性乙型肝炎（chronic hepatitis B） 209
慢性支气管炎 326
慢性阻塞性肺疾病 374
慢性阻塞性支气管炎 375
毛发红糠疹 923
毛发囊肿（毛根鞘囊肿） 941
毛囊炎 884
毛细血管畸形 941
毛周角化症 953
锚定错误 2823
玫瑰痤疮 880
玫瑰糠疹 922
梅毒性脑膜炎 1716
梅克尔憩室 96
梅克尔细胞癌 950
煤工肺尘埃沉着病 392
酶免疫测定试验 1295
酶斯卡灵 2804
每日推荐供给量（RDA） 37
美国联邦医疗保险 2558
美国联邦医疗补助 2558，2562
门静脉高压（portal hypertension） 169
门静脉血栓形成（portal vein thrombosis） 222
门脉性肺动脉高压（portalpulmonary hypertension） 187
门体性脑病（portal systemic encephalopathy） 170
孟德尔遗传病 2872
梦魇 1804
梦游病 1804
弥漫性特发性骨肥厚 280

弥漫性轴索损伤 2620
弥散（弥散加权）磁共振成像 2904
弥散性淋巴结肿大 1285
迷走神经刺激 1788
糜烂性胃炎 104
米斯线 961
泌尿系结石 1945
棉毛斑 854
免疫检查点抑制剂 1089
免疫力 1296
免疫球蛋白 A 相关性血管炎 317
免疫缺陷病 1245
免疫缺陷患者肺炎 431
免疫学试验 1295
面部脓皮病 877
面神经（第Ⅶ对脑神经）麻痹 1744
敏感性 2824
冥想 2838
膜性肾病（MN） 1878
膜增生性肾小球肾炎 1880
摩擦音 515
磨损 765
磨牙症 767
莫拉雷脑膜炎 1714
莫氏Ⅱ度Ⅰ型房室传导阻滞 566
莫氏Ⅱ度Ⅱ型房室传导阻滞 566
跛囊炎 257
母乳喂养 2006

N

奈瑟菌 1391
耐受性 2601
男性绝育手术 2051
男性绝育术 2044
男性性功能 1925
男性性功能障碍 1925
男性性腺功能不全 1919
男用避孕套 2044，2048
男子乳腺发育 1923
囊腺癌（cystadenocarcinoma） 216
囊性纤维化 325
脑出血 1821
脑挫伤 2620
脑电图 1786
脑脊液检查 1684
脑膜瘤 1704
脑膜炎 1707
脑囊虫病 1653
脑脓肿 1650
脑神经 1626
脑死亡 1663
脑炎 1650
脑震荡 2620
内分泌治疗 1084
内镜检查 74
内膜吸出术 1965
内上髁炎 2780
内生软骨瘤 304
内脏痛 1751
能量疗法 2836
尼克脑病 1742

尼氏征 866
年龄相关性黄斑变性 851
黏膜白斑病 772
黏膜红斑病 772
黏膜类天疱疮 833,930
黏膜下肌瘤 2041
黏液瘤 641
念珠菌病 889
念珠菌性阴道炎 1973
尿蛋白/尿肌酐比率 2079
尿蛋白 2079
尿道癌 1912
尿道电切前列腺 1929
尿道扩张术 1850
尿道膨出 1997
尿道损伤 2695
尿道狭窄 1958
尿路感染（UTI） 1947
尿频指 1846
尿妊娠试验 1970
尿失禁 1934
尿酮体 2078
尿液分析 1827
尿潴留 1941
颞动脉炎 314,320
颞骨骨折 2664
颞下颌关节（TMJ）疾病 785
颞下颌关节内紊乱 787
颞下颌关节强直 786
颞叶 1687
凝集反应试验 1295
脓毒性休克 502
脓毒症 502,1291
脓疱疮 886
脓癣 892
脓肿 1290
女性避孕套 2048
女性绝育手术 2051
女性绝育术 2044,2052
女性屏障法 2044
女性性功能障碍 2053,2054
疟疾 1519
虐待老人 2550

P

帕金森病 1717,1724
帕金森病痴呆 1678
帕里诺综合征 1705,1742
排便困难 68
排卵期 2003
排尿困难 1833
排尿异常 1932
排泄 2603,2610
盘状红斑狼疮 239
膀胱癌 1903
膀胱镜 1849
膀胱膨出 1997
膀胱损伤 2693
膀胱炎 1948
膀胱置管 1848
泡性角结膜炎 824

疱疹病毒 1431
疱疹后神经痛 1761
疱疹性瘭疽 260
疱疹性皮炎 929
疱疹样溃疡 771
培养 1292
佩吉特病 294,950
佩吉特病（Paget disease） 1981
配体 2601
盆腔超声 2074,2078
盆腔检查 1964
盆腔痛 1964
盆腔瘀血综合征 2004,2015
皮肤脓肿 884
皮肤纤维瘤 942
皮肤癣菌病 891
皮肤血管炎 311
皮肤蝇蛆病 899
皮肤游走性幼虫病 898
皮肌炎 231
皮下埋植 2044,2048
皮样囊肿 1975
皮赘 944
疲劳 2893
疲劳综合征 2818
脾损伤 2630
蜱传脑炎 1477
偏侧面肌痉挛 1744
偏身投掷症 1719
偏头痛 1697
胼胝体变性病 2806
频谱多普勒超声心动图 540
平衡易位 2875
平价医疗法案 2866
评分系统 468
屏障避孕 2048
破伤风 1402
匐行疹 898
葡萄酒色斑 941
葡萄膜炎 858
葡萄球菌烫伤样皮肤综合征 888
葡萄糖胺 2851

Q

奇脉 513
气道管理 486
气性坏疽 1401
气压伤 2705
憩室病 94
憩室炎 95
牵引性视网膜脱离 856
铅中毒 2746
前部葡萄膜炎 858
前负荷 599
前列腺癌 1905
前列腺脓肿 1931
前列腺特异性抗原 1088
前列腺特异性抗原（PSA） 1832
前列腺炎 1930
前哨淋巴结活检 1984
前体药物 2607

前置胎盘 2080,2113,2114
前置血管 2080,2119,2120
钱币状皮炎 917
钳形指甲畸形 962
潜伏期 2081
浅表静脉血栓形成 686
浅层点状角膜炎 825
嵌顿包茎 1957
嵌甲 964
腔隙性脑梗 1815
强奸 2060
强哭强笑 1770
强直发作 1785
强直性脊柱炎 279
强直阵挛发作 1785
侵袭性牙周炎 782
青春期前牙周炎 783
青光眼 826,827,829,831
青少年肌阵挛癫痫 1785
青少年型原发性关节炎 860
轻热病 2818
轻型阿弗他溃疡 771
清除 2604
情感错误 2823
球后视神经炎 842
曲妥珠单抗 1084
屈大麻酚 1085
屈光不正 847,848
屈光参差 848
屈光手术 849
躯体痛 1751
躯体性睡眠障碍 1794,1802
龋齿 777
去氨加压素 2013
全口义齿 779
全面发作 1784
全面惊厥性癫痫持续状态 1785
全面性 1783
全葡萄膜炎 858
全身骨显像 2906
全身过敏反应 1235
全子宫切除术 2001
缺血性胆管疾病（ischemic cholangiopathy） 221
缺血性肝炎（ischemic hepatitis） 221
缺血性结肠炎 86
缺血性视神经病变 841
雀斑 934
确认偏误 2823

R

染色体异常 1070
染色体易位 2875
桡骨头半脱位 2686
桡骨头骨折 2676
桡骨远端骨折 2676
桡管综合征 262
桡神经麻痹 1775
热带痉挛性截瘫 1811
热带口炎性腹泻 136
热敷包 2913
热痉挛 2699

热疗 2913
热射病 2699
热衰竭 2699
热性惊厥 1783,1785
人参 2850
人工剥离胎盘 2085
人工流产 2052,2117
人工破膜术 2081
人免疫缺陷病毒 1450
人绒毛膜促性腺激素β 1088
人乳头瘤病毒 1965
人体寄生虫 1485
认知行为治疗 1802
韧带扭伤 2665
妊娠 2006
妊娠剧吐 2077,2111,2112
妊娠类天疱疮 2111
妊娠期高血压 2112
妊娠期瘙痒性荨麻疹性丘疹 2116
妊娠期糖尿病 2112-2114
妊娠期天疱疮 2111
妊娠期天疱疹 2111
妊娠性舞蹈病 1719
日尔贝综合征（Gilbert syndrome） 164
日光性角化病 926
日光性荨麻疹 927
日间睡眠过多 1793
日历表法 2050
绒毛膜羊膜炎 2107
肉毒杆菌 1397
肉毒杆菌中毒 1766
肉碱缺乏症 34
蛲虫 1485
乳糜泻 134
乳头溢液 1988
乳头状弹性纤维瘤 641
乳腺癌风险评估工具 1980
乳腺分叶状肿瘤 1990
乳腺囊肿 1987
乳腺纤维囊性变 1987
乳腺炎 2136
乳腺再造术 1985
乳腺重建 1985
乳腺自我检查（BSE） 1982
入睡或半醒幻觉 1803
软骨黏液样纤维瘤 304
软骨肉瘤 305
朊病毒 1780
朊病毒病 1779
朊蛋白 1780

S

赛洛西滨 2804
三叉神经痛 1743
三分支阻滞 569
三尖瓣反流 592
三尖瓣狭窄 593
三联重复序列异常 2875
三色染色（果莫里-Wheatley染色）和铁苏木精染色 1292
三维超声心动图 540
三阴性乳腺癌 1982

散发型朊病毒病　1780
散光　847
散光性角膜切开术　851
瘙痒症　867
色谱法　1295
色素沉着绒毛结节性滑膜炎　307
杀精剂　2048
沙尔科关节病　277
沙眼　837
筛查　1073
筛查试验　2827
晒伤　927
闪电伤　2658
膳食纤维　4
膳食营养指南　5
伤害性疼痛　1751
上调现象　1751
上市后监测　2595
上运动神经元病　1770
烧伤　2646
少汗症　966
少尿　471
少食多餐　2078
少突胶质细胞瘤　1704
舌咽神经痛　1745
舍格伦综合征　776
社区获得性肺炎　424
射频消融术　1800
伸膝装置　2690
身体虐待　2062
身体伤害　2063
深部组织推拿法　2840
深静脉血栓　2078
深静脉血栓形成　678
神经调节　1759
神经根病　1773
神经或肌肉活检　1777
神经衰弱症　2818
神经损毁术　1759
神经心理学检查　1786
神经性疼痛　1761
神经源性膀胱　1933
神经源性关节病　277
神经滋养血管损害　1776
神经阻滞　1759
神经阻滞剂恶性综合征　2702
肾病综合征　1872
肾出血热综合征　1471
肾动脉狭窄　1859
肾动脉粥样硬化栓塞　1861
肾静脉血栓形成　1863
肾痨　1901
肾皮质坏死　1862
肾清除　2604
肾上腺功能不全　2017
肾衰竭　173
肾损伤　2694
肾危象　240
肾细胞癌　1908
肾小管性酸中毒（RTA）　1896
肾小球疾病　1864

肾小球滤过率（GFR）　1831
肾性骨营养不良　1856
肾性尿崩症（NDI）　1894
肾性糖尿　1896
肾血管性高血压　669
肾炎综合征　1867
肾盂和输尿管癌　1910
肾盂肾炎（pyelonephritis）　2138
肾脏囊肿性疾病　1898
肾脏替代治疗（RRT）　1913
生长板　2671
生长受限　2113
生姜　2849
生理性肌阵挛　1723
生理性水肿　2078
生理性依赖　1756
生理性震颤　1732
生命维持治疗医嘱　2893
生物半衰期　2604
生物等效性　2606
生物反馈　2838
生物反应调节剂　1084
生物利用度　2603，2604，2606
生物疗法　2835
生物素　38
生殖器官充血　2054
生殖器外伤　2693
生殖器性唤起障碍　2057
生殖器疣　896
圣约翰草　2855
失眠　1793
失认　1687
失用　1692
失语　1690，1752
失张力发作　1785
虱病　899
湿啰音　326
湿性 AMD　851
石蜡浴　2914
石棉沉着病　388
时差型睡眠节律紊乱　1801
实验室检查　1291
食管感染　102
食管破裂　100
食管蹼　100
食管憩室　100
食物过敏　1242
事件记录器　542
事前指示　2892
视觉异常　1781
视盘水肿　842
视盘炎　842
视频脑电图　1786
视神经脊髓炎　1685，1808
视神经炎　842
视网膜电图检测　793
视网膜前膜　857
视网膜色素变性　857
视网膜脱离　856
视网膜中央动脉阻塞　852
视网膜中央静脉阻塞　853

视物模糊　797
适宜摄入量（AI）　37
适应性免疫　1214
适应性失眠　1794，1802
室管膜瘤　1704
室性期前收缩　573
室性心动过速　574
释放左炔诺孕酮宫内避孕器　2049
嗜铬蛋白 A　1088
嗜酸细胞性食管炎　99
嗜酸性筋膜炎　230
嗜酸性肉芽肿性多血管炎　312
收缩期杂音　517
手动负压吸引术（MVA）　2052
手术　2074
手术后疼痛综合征　1761
手掌脓肿　260
手指屈肌腱炎　262
手指脱位　2687
手足发绀症　672
手足徐动症　1719
首过代谢　2606
受试者工作特征曲线　2824
受体　2601，2603
受体位点　2599
舒尼替尼　1084
舒张期叩击音　515
舒张期心音　515
舒张期杂音　517
输精管结扎术　2051
输卵管结扎术　2051
输尿管损伤　2695
束支传导阻滞　568
树突状细胞　1087
数字减影血管造影术　2902
衰弱预防　2577
栓塞　1815
双角子宫　2014
水飞蓟　2854
水疗　2914
水平凝视麻痹　1741
水溶性维生素　4
水杨酸中毒　2739
水样液缺乏型角结膜干燥症　823
水肿　522
睡（夜）惊　1804
睡眠不足综合征　1795
睡眠缺乏综合征　1802
睡眠时相改变型睡眠节律紊乱　1801
睡眠时相提前综合征　1801
睡眠时相延迟综合征　1801
睡眠瘫痪　1795
睡眠相关腿部痉挛　1804
睡前或半醒现象　1795
睡瘫　1803
顺势疗法　2836
丝状疣　896
私人保险　2866
斯-里-奥综合征　1731
斯德奇-韦伯综合征（Sturge-Weber syndrome）　941
死产　2117，2119

死胎　2113，2115
似然比　2825
松果体区肿瘤　1705
粟丘疹　941
随机血浆葡萄糖　2123
髓母细胞瘤　1704
髓内肿瘤　1706
髓外肿瘤　1706
髓质海绵肾　1901
缩窄性心包炎　643
索拉非尼　1084
锁骨骨折　2673

T

胎产式　2083
胎儿宫内窘迫　2114
胎儿骨髓成红细胞增多症　2110
胎儿生长受限　2113-2115
胎方位　2083
胎膜早破　2082，2108，2112-2114，2120
胎盘早剥　2080，2106，2107，2112-2115，2119
胎盘植入　2114
胎吸　2085
胎先露　2083
苔藓样糠疹　923
弹性支出账户　2866
炭疽　1352
碳水化合物　2
碳水化合物耐受不良　133
糖尿病　2118
糖尿病肾病　1875
糖尿病性视网膜病变　854
绦虫　1506
特发性肺纤维化　325
特发性颅内压增高　1696
特发性毛细血管扩张症　687
特发性睡眠增多　1804
特纳综合征　2017
特异性　2824
特异性反应　2594
特异性环境不耐受　2878
特异性免疫应答　1280
特应性疾病　1228
特应性结膜炎　837
特应性皮炎　909
疼痛　1751
疼痛感受器　1751
剔甲癣　962
梯度回波成像　2904
提早关闭　2822
体表皮肤面积　2646
体腔上皮化生学说　1999
体外射精　2044
体位性直立位心动过速综合征　527
体癣　892
体重指数（BMI）　5
替代的不良作用　2596
替代结局　2595
天花　1441
天然屏障　1280
天使粉　2805

调节性T细胞　1088
铁中毒　2745
通气衰竭　499
同向凝视麻痹　1741
铜宫内节育器T380　2050
瞳孔不等　796
桶状胸　325
痛风　244
痛经　2004,2013
痛觉过度　1761
头癣　892
透明晶状体摘除术　850
透热疗法　2914
透视　2905
突变　2874
突发不可解释的死亡　1786
推拿　2840
退伍军人健康协会　2866
褪黑素　2853
吞咽困难　98
脱氢表雄酮　2847
脱髓鞘　1767,1776
唾液腺　763
唾液腺活检　235

W

外伤　2615
外上髁炎　2779
外显率　2873
完全静脉营养(TPN)　16
腕管综合征　261,1775
威尔逊氏症(Wilson disease)　161,1719
威尔逊氏症　9,1735
威斯科特-奥尔德里奇综合征(Wiskott-Aldrich syndrome)　1032
微量白蛋白尿　1830
微量营养素　2
微小病变肾病(MCD)　1879
微芯片　2876
微血管减压术　1744
韦格纳肉芽肿　315,334
韦尼克脑病　1689,1743,2811
围术期呼吸衰竭　501
维生素　35
维生素 B_6　2078
位置性震颤　1732
胃　2605
胃癌　144
胃肠间质瘤　145
胃肠炎　111,2077
胃泌素瘤　152
胃排空　2605
胃石　93
胃食管反流　328
胃食管反流性疾病　101
胃袖大部切除术　23
萎缩性阴道炎　1973,1974
沃勒变性　1769
无激惹试验　2084
无甲症　961
无菌性脑膜炎　1707
无菌性血栓性心内膜炎　598

无脉病　321
无脾　1298
无痛性阴囊肿块　1842
无线跟踪显示器　543
无症状性高尿酸血症　248
伍德灯(黑光灯,black light)　867
舞蹈样手足徐动　1782
舞蹈症　1718
戊型肝炎(hepatitis E)　214
物理治疗　2909

X

西德纳姆舞蹈病　1719
吸虫　1489
吸宫术　2052
吸入性肺炎　423
吸收　2603
吸收率　2606
吸收率常数　2604
膝关节脱位　2688
膝关节自发性骨坏死　288
膝外伤　2691
系统性红斑狼疮　235
系统性硬化症　239
细胞毒性T淋巴细胞　1087
细胞毒药物　1083
细胞膜　2604
细胞色素 P-450　2607
细胞周期　1069
细菌　1310
细菌过度生长综合征　133
细菌性阴道病　1973,1974
下颌髁突发育不全　787
下颌髁突增生　787
下凝视麻痹　1742
下腔静脉滤网(IVCF)　683
下食管环　102
下运动神经元病　1770
下肢多普勒超声　2079
先天畸形　1736
先天性长QT综合征　570
先天性甲肥厚　961
先天性重症肌无力　1771
先兆　1784
先兆临产　2081
先兆流产　2117,2118
纤维黄瘤　304
纤维肌痛综合征　243
纤维肌性发育不良　673
纤维肉瘤　305
纤维腺瘤　1987
纤维性皮质缺损　304
纤维状免疫触须样肾小球疾病　1880
鲜红斑痣　941
涎腺肿瘤　772
显微镜下多血管炎　318
显性视神经萎缩　840
限性遗传　2874
限制型心肌病　580
线虫　1494
线性IgA大疱性皮病　930

线状黑甲 962
相对性传入性瞳孔反应障碍 791
相干光层析成像 537,793
镶嵌型 2875
镶嵌疣 896
消除率 2604,2606
消除率常数 2604
消化不良 59
消化道出血 115
消化道穿孔 81
消化性溃疡 107
消退 2054
销魂 2807
小白菊 2848
小肠 2605
小肠淋巴管扩张症 135
小肠肿瘤 145
小管间质性肾炎 1888
小柳原田病(VKH 综合征) 860
小叶原位癌(LCIS) 1980
哮喘 328,355
哮喘-COPD 重叠 376
哮鸣音 326
缬草 2856
心包间皮瘤 642
心包摩擦音 517
心搏骤停 474
心导管术 536
心房颤动 561
心房扑动 565
心肺复苏 475,481
心肌灌注显像 545
心悸 529
心尖部持续的抬举样搏动 514
心理生理性失眠 1794
心理问题 2063
心力衰竭 599
心律 513
心率 513
心率变异性 542
心内膜心肌活检 537
心内膜炎 594
心排血量 537,599
心前区中部抬举 514
心室颤动 477,573
心因性非痫性发作 1783
心音 514
心脏储备力 599
心脏电复律-除颤 555
心脏分流检查 537
心脏起搏器 556
心脏压塞 643,2786
心脏再同步治疗 559
心脏震荡 613
心脏肿瘤 641
锌 2857
新辅助治疗 1084
星形胶质细胞瘤 1703
行走辅助器 2912
性传播疾病 1540
性动机 2054

性高潮 2054
性高潮障碍 2054,2057
性唤起 2054
性唤起障碍 2054,2057
性交痛 2054,2058
性趣/性欲障碍 2056
性欲/性趣障碍 2054
胸廓出口综合征 1779
胸膜间皮瘤 389
胸膜摩擦音 326
胸痛 518
胸外伤 2782
胸腺切除术 1773
胸主动脉瘤 650
雄激素样作用 2046
休克 505
须部假性毛囊炎 960
须癣 891
需氧运动 2863
需要处理的伤害数 2831
序贯试验 2827
悬雍垂腭咽成形 1800
选择性激光小梁成形术 831
癣菌疹 893
血-脑屏障 2607
血电解质 2078
血管活性肠肽瘤 153
血管痉挛 1823
血管瘤(hemangioma) 215
血管内超声检查 537
血管前置 2114
血管肉瘤(angiosarcoma) 216
血管通路 468
血管性痴呆 1680
血管性血友病因子 2013
血管炎 307
血管造影 537
血管造影术 2902
血浆浓度-时间曲线下的面积 2606
血浆药物浓度 2606
血尿 1835
血清素综合征 2703
血清阴性脊柱关节病 278
血栓闭塞性脉管炎 677
血栓形成 1815
血糖生成指数 2
血吸虫病 2889
血性恶露 2135
血性精液 1834
血压 513
血液透析 1914
寻常型痤疮 876
寻常型天疱疮 930
寻常疣 896
荨麻疹 870
循证医学 2820

Y

压力性溃疡 935
牙槽骨 762
牙齿畸形 765

牙结石 765
牙瘤 772
牙髓炎 778
牙脱位 780
牙龈 762
牙龈炎 783
牙釉质形成不全 766
牙折 780
牙周膜 762
牙周炎 782
亚急性脑膜炎 1715
亚急性皮肤型红斑狼疮 239
亚急性心包炎 643
亚甲二氧基甲基苯丙胺 2807
氩激光小梁成形术 831
烟草萎黄病 2920
淹溺 2654
言语治疗 2912
炎性乳腺癌 1981
炎症性肠病 119
炎症性眼眶疾病 844
眼部带状疱疹 821
眼红 808
眼肌型重症肌无力 1771
眼睑痉挛 816
眼睑肿胀 801
眼眶蜂窝织炎 845
眼眶肿瘤 847
眼内炎 860
眼前漂浮物 807
眼球突出 806
眼痛 803
眼外伤 2659
厌氧菌 1395
验后概率 2821
验前概率 2823,2826
羊膜腔感染 2107,2108
羊水过多 2112,2113
羊水过少 2113
羊水指数 2112,2113
阳性预测值 2825
腰部硬膜外注射 2084
腰麻 2084
腰椎穿刺 1707,1709
腰椎管狭窄 286
摇头丸 2807
药动学 2599,2603
药动学的相互作用 2599
药敏试验 1294
药师 2597
药物-药物相互作用 2598
药物不良反应 2593
药物错误 2595,2596
药物警戒 2595
药物流产 2052,2053
药物洗脱支架 544
药物相关性睡眠障碍 1795,1802
药物性长 QT 综合征 570
药物性肝损伤（drug-induced liver injury，DILI） 183
药物遗传学 2601
药效学 2599,2601
药效学的相互作用 2599

叶酸 38
叶状囊肉瘤 1990
液体复苏 508
一个半综合征 1742
一级动力学 2607
一级消除 2607
一氧化碳弥散能力 351
一氧化碳中毒 2740
伊马替尼 1084
衣原体 1477,1994
医疗保健相关性肺炎 428
医疗保险交易所 2866
医疗补助计划 2866
医疗差错 2893
医疗适应范围医嘱 2893
医院获得性肺炎 429
依从性 2593,2598
依酚氯铵试验 1771
胰岛素瘤 151
胰腺癌 150
胰腺内分泌肿瘤 151
胰腺炎 138
移植 1263,1265,1267,1269,1271,1273,1275
遗传性非息肉性结直肠癌 149
遗传性共济失调 1736
遗传性痉挛性截瘫 1809
遗传性肾炎 1867
遗传性视神经疾病 840
遗传性压力敏感性周围神经病 1769
遗传性周围神经病 1769
遗传学评估 2064
遗忘 1688
乙酰胆碱受体 1771
乙型肝炎（hepatitis B） 207
以核酸为基础的检测法 1295
异常感觉平面 1773
异常阴道出血 1964
异构促效剂 2602
异睡症 1804
异态睡眠 1793
异位妊娠 2073,2076,2108-2110,2117
异物吸入 328
抑癌基因 1070
易化被动扩散 2604
疫苗 1084,1296
意识障碍 1655
意外事故预防 2577
意向性震颤 1732
翼状胬肉 838
癔症球 62
阴部阻滞麻醉 2084
阴道避孕环 2047
阴道避孕药环 2044
阴道负压吸引法 2053
阴道隔膜 2048
阴道横隔 2014
阴道痉挛 2054,2057
阴道排液 1964
阴道杀精剂 2048
阴茎癌 1904
阴茎异常勃起 1839
阴囊疼痛 1844

阴性预测值 2825
银屑病 919
银屑病性关节炎 281
银杏 2850
引导联想 2838
吲哚菁绿血管造影 793
饮食疗法 2839
隐球菌脑膜炎 1716
隐血实验 1990
隐源性癫痫 1783
印第安健康服务 2866
印度墨汁（胶态碳）染色 1292
应力性骨折 2781
婴幼儿血管瘤 942
樱桃红斑 853
荧光染色 1292
荧光素血管造影 793
营养不良 27
营养需要量的预测 13
营养支持疗法 13
营养状态的评价 5
硬化性胆管炎（sclerosing cholangitis） 198
硬膜外脓肿 1654,1810
硬膜下积脓 1654
硬性渗出 854
痈 884
优势半球顶叶中部 1687
幽闭恐惧症 2905
幽门螺旋杆菌 105
尤因肉瘤 305
疣 895
游离分数 2604
有机磷 2744
有晶状体眼人工晶状体植入术 850
有效性 2595
右束支传导阻滞 568
右心脏导管插入术 536
诱导分化 1084
诱发性外阴前庭痛 2059
盂唇撕裂 2779
鱼鳞病 952
鱼油 2848
浴盐 2803
预防 2572
预付机制 2869
预激综合征 564,571
原虫 1485,1511
原发的单纯疱疹病毒 770
原发性闭经 2004
原发性侧索硬化 1770
原发性胆汁性肝硬化（primary biliary cirrhosis,PBC） 190
原发性肝癌（primary liver cancer） 215
原发性肝细胞性肝癌（primary hepatocellular carcinoma,HCC） 177
原发性开角型青光眼 829
原发性免疫缺陷综合征 1246
原发性全身性肌张力障碍（DYT1肌张力障碍） 1720
原发性痛经 2014
原发性纤毛运动障碍 369
原发性血管炎 308
原发性硬化性胆管炎（primary sclerosing cholangitis,PSC） 197
原发性震颤 1732
原发性中枢神经系统淋巴瘤 1705

原位小叶癌（LCIS） 1981
原形排泄分数 2604
原形药物 2606
圆锥角膜 824
远视 847
月骨和月骨周围脱位 2687
孕激素 2000
运动锻炼 2862
运动系统 1627
运动性震颤 1732
运动员心脏 611
运动障碍 1717
晕动病 2729
晕厥 531

Z

杂音 514
再加压治疗 2710
早产 2112,2113,2117
早现 1722,2875
早孕反应 2077
造影剂并发症 538
造影剂肾病 538,1885,2902
增殖时间 1069
增殖性视网膜病变 854
谵妄 1634,1666
掌骨颈骨折 2677
掌腱膜挛缩 259
掌疣 896
掌跖角化病 953
折返 549
针刺 2915
诊断性刮宫 2076
枕叶 1687
真菌感染 1406
真菌性阴道炎 1974
真性畏光 805
震颤 1732
震颤性谵妄 2796
蒸发过强型角结膜干燥症 823
正常压力脑积水 1680
正电子发射断层扫描 2906
正分子疗法 2839
政府保险项目 2866
症状体温方法 2050
症状体温结合法 2050
症状性癫痫 1783
症状性弥漫性食管痉挛 103
支架内血栓形成 545
支气管扩张 329
支气管热成形术 363
支气管羊鸣音 326
支原体 1478
知情同意 2890
肢体疼痛 524
肢体自动症 1784
脂肪 3
脂肪肝（fatty liver） 164,181
脂肪瘤 943
脂肪性肝炎（steatohepatitis） 181
脂膜炎 905
脂溶性维生素 4

脂溢性角化病 944
脂溢性皮炎 917
蜘蛛痣 944
直肠脱出 92
直肠脱垂 92
直肠炎 89
直立倾斜试验 548
直立位(体位性)低血压 526
职业性肌张力障碍 1720
职业性哮喘 393
跖趾关节骨折脱位 2683
跖痛症 252
跖疣 896
跖趾关节痛 253
止痛剂滥用性肾病(AN) 1885
指尖(多发)骨折 2678
趾甲内生 964
质量调整生命年 2831
质谱法 1295
治疗等效性 2606
治疗适应范围医嘱 2893
治疗性接触 2841
治疗阈值 2821
治疗指数 2594,2596,2606
致幻剂 2804
致热原 1283
致死性失眠 1779
痔 88
痣 943
中毒 2731
中毒性弱视 843
中间葡萄膜炎 858
中枢神经系统疾病 2077
中枢性睡眠呼吸暂停 1795
中枢性疼痛综合征 1761
中暑 2696
中心静脉导管 468,1914
中性粒细胞缺乏 1085
中央后回后外侧区域 1687
中医学 2837
终末期肝病模型(Model of End-Stage Liver Disease, MELD) 174
终止呼吸机支持 501
肿瘤减灭术 1077
肿瘤浸润性淋巴细胞 1089
肿瘤溶解综合征 1086
肿瘤特异抗原 1087
肿瘤相关抗原 1087
种植修复体 779
重型阿弗他溃疡 771
重症多形红斑 907
重症多形性红斑 770
重症肌无力 1771
舟骨骨折 2677
州儿童健康保险项目 2866
周边溃疡性角膜炎 824
周期性尖波 1781
周期性肢体活动障碍 1805
周期性肢体运动障碍 1795
周围动脉搏动 513
周围动脉疾病 672
周围神经病 1775
周围髓鞘蛋白22基因 1769

轴索病变 1776
轴索损害 1767
肘关节脱位 2686
肘管综合征 262
昼夜节律紊乱性睡眠障碍 1801
昼夜节律性睡眠障碍 1795
蛛网膜下腔出血 1822
主动脉瓣反流 582
主动脉瓣狭窄 583
主动脉分支动脉瘤 651
主动脉弓综合征 321
主动脉夹层分离 652
主动脉炎 654
主动转运 2604
主观性性唤起障碍 2057
注射软腭硬化剂 1800
注射孕激素 2044
转移 1069
转移性肝癌(metastatic liver cancer) 217
椎间盘髓核突出 1774
椎间盘突出 1773
锥体束 1717
坠积性皮炎(stasis dermatitis) 918
子宫肌瘤 2014,2041
子宫内膜消融术 2013
子宫内膜异位 2001
子宫内膜异位症 1998-2000,2014
子宫内膜异位症生育指数(EFI) 1999
子宫内膜增生 2013,2016
子宫破裂 2080
子宫腔粘连综合征 2005,2006,2011,2013
子宫脱垂及阴道膨出 1997
子宫腺肌症 2014
子痫 2114-2116
子痫前期 2078,2113-2116
籽骨炎 254
紫癜肝(purpura liver) 222
紫外线性角膜炎 825
紫锥菊 2848
自发性细菌性腹膜炎(spontaneous bacteria peritonitis, SBP) 163,172
自发性下颌骨脱位 781
自然疗法 2837
自然流产 2073,2076,2117,2118
自身免疫性肝炎 206
自身免疫性化生性萎缩性胃炎(AMAG) 104
自主神经系统 1645
自主神经性疼痛 1761
自主神经阻滞术 1762
纵隔气肿(pneumomediastinum) 420
足底筋膜病 254
足底内侧和外侧神经卡压 256
足底纤维瘤病 256
足癣 893
阻塞性睡眠呼吸暂停 761,1794,1795
组织多普勒显像 540
左额叶后下部 1687
左炔诺黄体酮宫内节育器(IUD) 2013
左束支传导阻滞 568
左心脏导管插入术 536
作业治疗 2910
坐骨神经痛 285